BMJ clinical evidence

临床证据

(第15版全版本)

主编　英国医学杂志出版集团

主译　唐金陵　王　杉

北京大学医学出版社
Peking University Medical Press

BMJ Clinical Evidence

This Translation of *Clinical Evidence* is published under agreement with BMJ Publishing Group Limited. *Clinical Evidence* is owned by the BMJ Publishing Group Limited of BMA House, Tavistock Square, London, WC1H 9HR, United Kingdom.

© BMJ Publishing Group Limited 2007

All Rights Reserved. No part of this publication may be reproduced, stored in a retrieval system, or transmitted in any form or by any other means, including electronic, mechanical, photocopying, recording, or otherwise, without prior permission, in writing, from the BMJ Publishing Group Limited.

北京市版权局著作权合同登记号：图字：01-2007-3236

图书在版编目（CIP）数据

临床证据：第 15 版全版本 / 英国医学杂志出版集团主编；
唐金陵，王杉译．—北京：北京大学医学出版社，2007.11
　　书名原文：Clinical Evidence
　　ISBN 978-7-81116-334-6

Ⅰ.临… Ⅱ.①英… ②唐… ③王… Ⅲ.临床医学 Ⅳ.R4

中国版本图书馆 CIP 数据核字（2007）第 148405 号

临床证据（第 15 版全版本）

主　　译：唐金陵　王　杉
出版发行：北京大学医学出版社（电话：010-82802230）
地　　址：(100083) 北京市海淀区学院路 38 号　北京大学医学部院内
网　　址：http://www.pumpress.com.cn
E-mail：booksale@bjmu.edu.cn
印　　刷：北京圣彩虹制版印刷技术有限公司
经　　销：新华书店
责任编辑：齐心　合力　责任校对：杜悦　责任印制：郭桂兰
开　　本：889mm×1194mm　1/16　印张：133.75　彩图：6　字数：6139 千字
版　　次：2007 年 11 月第 1 版　2007 年 11 月第 1 次印刷
书　　号：ISBN 978-7-81116-334-6
定　　价：488.00 元

版权所有，违者必究

(凡属质量问题请与本社发行部联系退换)

中文版序

循证医学作为一个年轻的学科,已经有十几年的发展历史。我国引入循证医学这一概念已经多年,但仍停留在检索文献和评估证据的水平,多数临床工作者还没有掌握运用证据指导临床实践的技能和方法,在很大程度上仍然依靠局限的经验,由此带来的不必要检查和过度治疗不仅增加了病人的痛苦,还浪费了宝贵的卫生资源。中国作为一个发展中国家,卫生资源十分匮乏,在临床医学工作中克服上述问题显得更为重要和迫切。因此,加强临床工作者的循证医学应用水平,是我国提高医疗服务水平的重要课题。

2002年,北京大学在实施第二期"211工程"时,建立了北京大学循证医学中心,汇集了北京大学医学部13个国家重点学科,旨在鼓励和协助临床医生进行循证医学的研究和实践。2005年9月,在循证医学中心的协助下,北京大学医学出版社决定引进英国医学杂志(BMJ)出版集团出版的《临床证据》。经过一年多的谈判,北京大学医学出版社于2006年底与BMJ集团签订正式协议,引进《临床证据》中文版。这无疑是我国循证医学发展中的一件大事。

《临床证据》是目前全球最权威的循证医学数据库之一。《临床证据》按系统分类,提供了对200多种常见疾病、540多种临床问题的近3000种治疗措施是否有效的证据,并且每个月都会随着临床医学汇集新的证据而对相关主题进行及时更新。《临床证据》已成为发达国家临床医生的必备工具书。希望《临床证据》中文版的出版对提高中国临床医学的循证医学应用水平,改进临床医疗服务水平,提高人民健康水平作出应有的贡献。同时我相信,中国的医务工作者在应用证据指导临床实践的过程中,随着循证医学理论水平和实践技能的提高,也将成为证据的"生产者",为世界循证医学的发展作出贡献。

全国人大常委会副委员长

2007 年 3 月

译 者 序

1992年循证医学问世。十几年来，我国也进行了大量的宣传、摸索和尝试，早期的工作或是呼吁加强临床研究，或是注重系统综述和Meta分析，或是强调检索、收集和评估文献。然而，循证医学的核心在于将证据用于实践。如果循证医学只停留在临床研究、系统综述和解读文献上，而卫生决策和临床实践最终不是建立在现有最好的证据之上，循证医学的核心尚没有落实。

依靠医生和决策者个人检索、收集和评估研究证据并将它们用于实践和决策，已经证明不是实现循证医学的有效方法，更不用说从进行原始临床研究和系统综述开始。因为，这些工作不是医生和决策者的首要任务，他们的首要任务是实践和决策，他们的精力和时间应该放在基于证据进行实践和决策上，而不是花在收集、整理和评估研究文献上，更何况后者也不是他们的专长，他们也没有足够的时间、精力、知识和技能来做这些事并做好这些事。

用集体的方式，由相关的专业人员来收集、整理和评估研究证据，并以高度概括的形式、简明的语言和方便快捷的方式，在实践需要的具体地点向医生和决策者提供现有最好的决策所需要的全部证据，已成为实现循证医学发展的瓶颈。例如，英国政府斥资180亿英镑（折合约2800亿元人民币）兴建的国家医疗卫生服务信息工程（*BMJ* 2006; 332: 599）正是围绕这样一个核心进行的。

2002年，北京大学成立了"211工程"循证医学学科群，建立了北京大学循证医学中心，汇集了北大医学部13个国家重点学科以推动北大和全国循证医学的发展 (北京大学循证医学中心网站：http://pkuebm.bjmu.cn)。怎样才能有效地鼓励和协助医生进行循证医学的尝试，一直是我们思考的中心问题。2004年的一天，在北京大学医学出版社，我们找到了一个目前最为满意的答案。北京大学医学出版社是Elsevier出版集团在中国医学出版的战略合作伙伴，翻译引进了大量的外文医学典籍。当看到出版社里展示的制作精美的大部头临床译著时，我们在想，这些全世界奉为圣经的医学教科书，有多少在送往出版社的途中很多内容已经过时了？因此，我们给陆银道社长和赵莳副总编辑提了一个大胆的似乎不可能被采纳的建议：如果我国要翻译任何临床参考书，第一本应该是英国医学杂志出版集团出版的《临床证据》。

下面是我们向出版社提出的理由。因循证医学而产生的文献资源主要有三种，它们分别是考科蓝图书馆 (The Cochrane Library)、各种循证医学杂志 (evidence-based medicine journals) 和临床证据 (Clinical Evidence)。考科蓝图书馆是目前最权威最全面的系统综述文献库，而循证医学杂志（如美国内科医师协会杂志俱乐部，ACP Journal Club）是对部分新的重要的系统综述或原始临床研究的简明的总结和评述（简称证据概要）。对于医生和决策者来说，前者的最大缺点是系统综述的报告复杂冗长，而且没有受过一定训练的人很难读懂它们；后者的缺点是它们经过高度筛选，因此收入的题目有限，涵盖范围很窄，不足以回答多数临床实践的问题。它们的共同缺点是一个报告只涵盖一项干预措施的证据。

然而，决策面对的是实践问题，不是一个一个的干预措施。面对实践问题时，医生和决策者需要的是关于该决策问题各个方面的证据。就一个病人的治疗而言，决策者需要的是所有相关治疗的证据，既需要有益作用的证据，还需要不良反应的证据。有了这样的综合证据，决策者将不再需要检阅大量的相互分离的研究，就能在短时间内获得所有相关的证据。《临床证据》正是依照这样的理念编纂的。

简单地说，《临床证据》就像是按照临床问题收集编纂的、更浓缩、更简明、更全面的证据概要。与其他证据资源不同的是，《临床证据》首先从确定相关的重要的临床问题开始，然后收集和总结现有最好的证据，并按照临床问题将干预措施以及相关的证据进行归类和编排。现阶段《临床证据》主要集中在治疗效果的证据，首先收集随机对照试验的系统综述；若系统综述不存在时，进而收集相关的随机对照试验；若无相关的随机对照试验，则明确指出缺乏高质量的研究证据。目前《临床证据》提供了关于200多种常见疾病、540多种临床问题的近3000种治疗手段效果的证据，是几乎所有发达国家临床医生必备的工具书。全世界有上百万医生人手拥有一册《临床证据》精华版。

2005年初，北京大学医学出版社决定筹建《临床证据》中文版项目。我们以北京大学循证医学中心、香港考科蓝分中心和北京大学医学出版社的名义，向《临床证据》编辑部提出了我们的设想。双方经过一年多的考察和谈判，英国医学杂志出版集团与北京大学医学出版社终于于2006年底决定，共同开发和建设这个对中国医疗卫生服务具有深远意义的项目。北京大学循证医学中心、北京大学人民医院，以及香港考科蓝分中心（香港中文大学）也为此项目作出了很大的努力。

北京奥运来临之际，我们把《临床证据》中文版献给中国几百万医务工作者，希望它为您的工作和决策提供现有最好的依据，成为您循证实践的最好伙伴，更希望它能成为提高我国医疗卫生服务质量和效率的重要工具。

香港中文大学医学院　唐金陵
北京大学人民医院　王 杉
2007年5月于北京大学

中文版《临床证据》指导委员会

主　任　韩启德　全国人大常委会副委员长、中国科学院院士、北京大学医学部主任

委　员　（按姓氏笔画排序）

　　　　　王　羽　　卫生部医政司司长

　　　　　王德炳　　中国高等教育学会医学教育专业委员会会长

　　　　　石鹏建　　教育部高等教育司副司长

　　　　　刘雁飞　　卫生部科教司司长

　　　　　柯　杨　　北京大学常务副校长

　　　　　钟南山　　中华医学会会长

　　　　　殷大奎　　中国医师协会会长

　　　　　曹荣桂　　中华医院管理学会会长

　　　　　黄洁夫　　卫生部副部长

中文版《临床证据》审定专家组

(按姓氏笔画排序)

马圣清	北京大学第一医院，皮肤科教授
王　杉	北京大学人民医院，外科教授
王海燕	北京大学第一医院，肾内科教授
白春学	复旦大学附属中山医院，呼吸内科教授
石一复	浙江大学医学院附属妇产科医院，妇产科教授
刘宏伟	北京大学口腔医学院，口腔医学教授
朱文玲	北京协和医院，心内科教授
李立明	中国医学科学院/中国协和医科大学，流行病学教授
李金锋	北京大学临床肿瘤学院乳腺中心，主任医师
李舜伟	北京协和医院，神经内科教授
汪忠镐	首都医科大学宣武医院，血管外科教授，中国科学院院士
沈　悌	北京协和医院，血液内科教授
邱泽武	军事医学科学院附属医院，消化科教授
陈　红	北京大学人民医院，内科教授
陈宝元	天津医科大学总医院，呼吸内科教授
陈顺乐	上海仁济医院，风湿免疫科教授
陈灏珠	复旦大学附属中山医院，内科教授，中国工程院院士
胡大一	北京大学人民医院心血管研究所，内科教授
胡永华	北京大学公共卫生学院，流行病学教授
党耕町	北京大学第三医院，骨科教授
唐金陵	香港考科蓝分中心主任，北京大学循证医学中心主任，香港中文大学医学院教授
桂永浩	复旦大学儿科医院，儿科教授
郭应禄	北京大学第一医院，泌尿外科教授，中国工程院院士
钱荣立	北京大学第一医院，内分泌科教授
斯崇文	北京大学第一医院，感染科教授
董　悦	北京大学第一医院，妇产科教授
韩东一	解放军总医院，耳鼻喉科教授
樊代明	第四军医大学西京医院，消化内科教授，中国工程院院士
黎晓新	北京大学人民医院，眼科教授
戴钟英	上海交通大学第六人民医院，妇产科教授
魏岗之	首都医科大学宣武医院，神经内科教授

中文版《临床证据》翻译委员会

主　任　唐金陵　王　杉

委　员（按姓氏笔画排序）

于　欣　王　俊　王　梅　王吉耀　王建六
王晓峰　刘元生　刘玉兰　刘建平　孙　莉
朱继红　纪立农　余力生　佟富中　张小明
张建中　张嘉庆　李永杰　杜军保　沈　浣
沈　琳　姜可伟　栗占国　秦　炯　秦　颖
郭　卫　郭丹杰　郭淮莲　高占成　高承志
黄晓军　韩　芳　詹思延　黎晓新　魏　来

原著者名单

Editorial Director David Tovey **Clinical Editors** Mike Bedford, Klara Brunnhuber, Anjana Patel, Jason Roach, Bazian Ltd **Senior Editor** Karen Pettersen **Quality Assurance Editor** James Woodcock **Scientific Editors** Morwenna Stewart, Sam Love, Claire Castle, Alan Thomas **North American Editor** David Goldmann **Publishing Manager** Polly Brown **Production Editor** Michelle McNeely **Content Manager** Marie Traisneau **Publishing Assistant** Julia Stimpson **Web Publishing Assistant** Michael Rose **Technical Editors** Andy Baker, Maysoon Delahunty, Anne Lawson, Adrienne Penfield **Indexer** Angela Cottingham **Technology Manager** Jonathan Peterson **Technology Team** Michael Blake, Alex Hooper, Jeremy Gillies, Kourosh Mojar, James Freeman, Chris Highfield **Operations Manager** David Ansley **Typesetting** BMJ Journal Production **Print Production** Catherine Harding-Wiltshire **Information Specialist Manager** Andrea Lane **Information Specialists** Mick Arber, Olwen Beaven, Sarah Greenley, Jane McHugh, Alex McNeil, Tamara Rader, Sam Martin **Information Specialist Administrator** Varsha Mistry **Publishing Director** Rachel Armitage **Business Development Manager** Charlotte Pestridge, David Bowen **Department Administrator** Anna Lillington **Marketing and Sales Manager** Diane Harris **Marketing and Sales Team** Jaspal Chaggar, Sadiya Adam-Saib, Kate Clubbs

SECTION ADVISORS

Blood and lymph disorders Mark Best, USA **Cardiovascular disorders** Nick Hicks, UK **Child health** Mary Rudolf, UK and Virginia Moyer, USA **Diabetes** Victor Montori, USA **Digestive system disorders** David Cave, USA, John McDonald, Canada, and David Metz, USA **Ear, nose, and throat disorders** George Browning, UK **Endocrine disorders** Shereen Ezzat, Canada **Eye disorders** Andrew Dick, UK **HIV and AIDS** Nandi Siegfried, South Africa **Infectious diseases** Paul Garner, UK **Kidney disorders** Fred Coe, USA and Michael Conlin, USA **Men's health** Peter Schlegal, USA and Robyn Webber, UK **Mental health** John Geddes, UK **Musculoskeletal disorders** Troels Mork Hansen, Denmark and John Stothard, UK **Neurological disorders** Tony Marson, UK **Oral health** Aubrey Sheiham, UK **Perioperative care** Andrew Smith, UK and Valerie Palda, Canada **Poisoning** Robin Ferner, UK and Allister Vale, UK **Pregnancy and childbirth** Metin Gulmezoglu, Switzerland **Respiratory disorders** Satyendra Sharma, Canada and Chris del Mar, Australia **Sexual health** George Schmid, USA **Skin disorders** Hywel Williams, UK and Jane McGregor, UK **Sleep disorders** Michael Hensley, Australia **Women's health** Joseph Onwude, UK **Wounds** Nicky Cullum, UK

ADVISORY BOARD

Don Berwick, USA · Jonathan Burton, UK · Nicky Cullum, UK · Chris Del Mar, Australia · Paul Glasziou, UK · Peter Götzche, Denmark · Andrew Haines, UK · Brian Haynes, Canada · Ryuki Kassai, Japan · Christian Koeck, Austria · Alessandro Liberati, Italy · Tom Mann, UK · Ruaridh Milne, UK · Elizabeth Mullen, USA · Cynthia Mulrow, USA · Andrew Oxman, Norway · Eleanor Wallace, USA

致 谢

The BMJ Publishing Group thanks the following people and organisations for their advice and support: The Cochrane Collaboration, and especially Iain Chalmers, Mike Clarke, Phil Alderson, and Carol Lefebvre; the National Health Service (NHS) Centre for Reviews and Dissemination, and especially Jos Kleijnen and Julie Glanville; the NHS, and especially Tom Mann, Ron Stamp, Ben Toth, Veronica Fraser, Muir Gray, and Nick Rosen; the British National Formulary, and especially Dinesh Mehta, Eric Connor, and John Martin; Martindale: The Complete Drug Reference, and especially Sean Sweetman; the Health Information Research Unit at McMaster University, and especially Brian Haynes and Ann McKibbon; the United Health Foundation (UHF), and especially Reed Tuckson and Yvette Krantz; Bazian Ltd, and especially Anna Donald and Vivek Muthu; previous staff who have contributed to this issue and the clinicians, epidemiologists, and members of patient groups who have acted as contributors, advisors, and peer reviewers.

The BMJ Publishing Group values the ongoing support it has received from the global medical community for *Clinical Evidence*. In addition to others, we wish to acknowledge the efforts of the UHF and the NHS who have provided educational funding to support wide dissemination to health professionals in the USA (UHF) and UK (NHS). We are grateful to the clinicians and patients who have taken part in focus groups, which are crucial to the development of *Clinical Evidence*. Finally, we would like to acknowledge the readers who have taken the time to send us their comments and suggestions.

目 录

中文版使用说明
引　言
简　介
阅读指南
编纂方法
循证医学名词解释
英中循证医学词汇对照表
英文缩略语表

血液淋巴系统疾病　　BLOOD AND LYMPH DISORDERS

多发性骨髓瘤　　Myeloma (multiple) 1
非霍奇金淋巴瘤（弥漫大 B 细胞淋巴瘤）　Non-Hodgkin's lymphoma (diffuse large B cell lymphoma) 21
镰状细胞病　　Sickle cell disease 32

心血管疾病　　CARDIOVASCULAR DISORDERS

稳定型心绞痛　　Angina (stable) 43
不稳定型心绞痛　　Angina (unstable) 49
心房颤动（新发）　Atrial fibrillation (recent onset) 58
行为改变　　Changing behavior 73
心力衰竭　　Heart failure 89
心肌梗死　　Myocardial infarction 106
外周动脉疾病　　Peripheral arterial disease 124
冠心病一级预防：血脂异常　Primary prevention of dyslipidaemia 134
冠心病一级预防：高血压　Primary prevention of hypertension 141
缺血性心脏事件的二级预防　Secondary prevention of ischaemic cardiac events 148
卒中的治疗　　Stroke management 173
卒中的预防　　Stroke prevention 184
血栓栓塞　　Thromboembolism 204
静脉曲张　　Varicose veins 217
快速性室性心律失常（医院外心脏骤停患者）　Ventricular tachyarrhythmias (out of hospital cardiac arrests) 224

儿童疾病　　CHILD HEALTH

儿童失神发作　　Absence seizures in children 229
儿童哮喘和喘息性疾病　Asthma and other wheezing disorders in children 233
儿童注意缺陷多动障碍　Attention deficit hyperactivity disorder in children 252
孤独症　　Autism 262
儿童细支气管炎　Bronchiolitis in children 270
儿童心肺骤停　Cardiorespiratory arrest in children 279
小儿便秘　　Constipation in children 285
哮吼　　Croup 289
儿童和青少年抑郁障碍　Depression in children and adolescents 303
热性惊厥　　Febrile seizures 315

儿童胃肠炎　Gastroenteritis in children	321
儿童胃食管反流　Gastro-oesophageal reflux in children	328
婴儿腹痛　Infantile colic	334
麻疹、流行性腮腺炎和风疹的预防　Measles, mumps, and rubella: prevention	341
儿童偏头痛　Migraine headache in children	357
新生儿感染　Neonatal infection	363
新生儿黄疸　Neonatal jaundice	366
儿童夜间遗尿症　Nocturnal enuresis in children	370
儿童鼻出血　Nosebleeds in children	378
儿童急性中耳炎　Otitis media in children (acute)	381
围产期窒息　Perinatal asphyxia	390
婴儿猝死综合征　Sudden infant death syndrome	397
儿童尿路感染　Urinary tract infection in children	403

糖尿病　DIABETES

糖尿病肾病　Diabetic nephropathy	412
糖尿病血脂异常　Dyslipidaemia in diabetes	423
糖尿病足溃疡和截肢　Foot ulcers and amputations in diabetes	438
1 型糖尿病的血糖控制　Glycaemic control in type 1 diabetes	445
2 型糖尿病的血糖控制　Glycaemic control in type 2 diabetes	452
糖尿病高血压　Hypertension in diabetes	463
糖尿病患者心血管事件的预防　Prevention of cardiovascular events in diabetes	471

消化系统疾病　DIGESTIVE SYSTEM DISORDERS

慢性肛裂　Anal fissure (chronic)	489
阑尾炎　Appendicitis	495
急性胆囊炎　Cholecystitis (acute)	500
结肠憩室病　Colonic diverticular disease	505
结直肠癌　Colorectal cancer	511
结直肠癌筛查　Colorectal cancer screening	516
成人便秘　Constipation in adults	521
胃食管反流病　Gastro-oesophageal reflux disease	529
痔　Haemorrhoids	540
幽门螺杆菌感染　*Helicobacter pylori* infection	549
腹股沟疝　Inguinal hernia	560
肠易激综合征　Irritable bowel syndrome	573
胃癌　Stomach cancer	579

耳鼻喉疾病　EAR, NOSE, AND THROAT DISORDERS

慢性化脓性中耳炎　Chronic suppurative otitis media	585
耵聍　Ear wax	597
梅尼埃病　Menière's disease	604
航空旅行时中耳疼痛及损伤　Middle ear pain and trauma during air travel	610
外耳道炎　Otitis externa	613
分泌性中耳炎　Otitis media with effusion	618
季节性变应性鼻炎　Seasonal allergic rhinitis	625
急性鼻窦炎　Sinusitis (acute)	635
耳鸣　Tinnitus	641
扁桃体炎　Tonsillitis	648

内分泌疾病　ENDOCRINE DISORDERS

原发性甲状腺功能减退症　Hypothyroidism (primary) 651
肥胖症　Obesity 656

眼科疾病　EYE DISORDERS

年龄相关性黄斑变性　Age related macular degeneration 668
白内障　Cataract 678
细菌性结膜炎　Conjunctivitis (bacterial) 682
糖尿病视网膜病变　Diabetic retinopathy 687
青光眼　Glaucoma 694
眼部单纯疱疹　Ocular herpes simplex 700
沙眼　Trachoma 706
急性前葡萄膜炎　Uveitis (acute anterior) 712

HIV 和艾滋病　HIV AND AIDS

HIV 感染　HIV infection 715
HIV：母婴传播　HIV: mother to child transmission 728
HIV：预防机会感染　HIV: prevention of opportunistic infections 736
HIV 感染者的肺孢子虫肺炎　*Pneumocystis* pneumonia in people with HIV 750
HIV 感染者的结核病　Tuberculosis in people with HIV 759

感染性疾病　INFECTIOUS DISEASE

阿米巴痢疾　Amoebic dysentery 767
水痘　Chickenpox 772
先天性弓形虫病　Congenital toxoplasmosis 778
登革热　Dengue fever 780
成人急性腹泻　Diarrhoea in adults (acute) 786
乙型肝炎的预防　Hepatitis B (prevention) 800
慢性丙型肝炎　Hepatitis C (chronic) 809
流行性感冒　Influenza 818
麻风　Leprosy 823
旅行者疟疾的预防　Malaria: prevention in travellers 831
致命的重症疟疾　Malaria: severe, life threatening 846
恶性疟原虫引起的无并发症疟疾　Malaria: uncomplicated, caused by *Plasmodium falciparum* 854
脑膜炎球菌病　Meningococcal disease 868
带状疱疹后神经痛　Postherpetic neuralgia 879
结核病　Tuberculosis 886

肾脏疾病　KIDNEY DISORDERS

终末期肾病　End stage renal disease 895
肾结石　Kidney stones 903
急性肾衰竭　Renal failure (acute) 910

男性健康　MEN'S HEALTH

良性前列腺增生　Benign prostatic hyperplasia 927
勃起功能障碍　Erectile dysfunction 939
慢性前列腺炎　Prostatitis (chronic) 956
睾丸癌：精原细胞瘤　Testicular cancer: seminoma 965

精索静脉曲张　Varicocele 977

精神卫生　MENTAL HEALTH

神经性厌食症　Anorexia nervosa 981
双相障碍　Bipolar disorder 988
神经性贪食症　Bulimia nervosa 1003
故意自伤（与自杀未遂）　Deliberate self harm (and attempted suicide) 1016
痴呆　Dementia 1024
成人抑郁症　Depression in adults 1042
广泛性焦虑障碍　Generalised anxiety disorder 1070
强迫障碍　Obsessive compulsive disorder 1084
惊恐障碍　Panic disorder 1095
创伤后应激障碍　Post-traumatic stress disorder 1106
精神分裂症　Schizophrenia 1117

肌肉骨骼疾患　MUSCULOSKELETAL DISORDERS

踝扭伤　Ankle sprain 1135
踇囊炎　Bunions 1142
腕管综合征　Carpal tunnel syndrome 1151
慢性疲劳综合征　Chronic fatigue syndrome 1162
绝经后妇女的骨折预防　Fracture prevention in postmenopausal women 1172
痛风　Gout 1185
腰椎间盘突出　Herniated lumbar disc 1193
髋部骨折　Hip fracture 1204
小腿痉挛　Leg cramps 1222
急性腰背痛　Low back pain (acute) 1227
慢性腰背痛　Low back pain (chronic) 1238
颈部疼痛　Neck pain 1253
非甾体抗炎药　Non-steroidal anti-inflammatory drugs 1268
膝关节骨性关节炎　Osteoarthritis of the knee 1274
足跟痛及筋膜炎　Plantar heel pain and fasciitis 1287
原发性雷诺现象　Raynaud's phenomenon (primary) 1295
肩痛　Shoulder pain 1302

神经系统疾患　NEUROLOGICAL DISORDERS

高空病　Altitude sickness 1315
Bell 麻痹　Bell's palsy 1320
癫痫　Epilepsy 1324
特发性震颤　Essential tremor 1341
慢性紧张性头痛　Headache (chronic tension-type) 1350
多发性硬化　Multiple sclerosis 1359
帕金森病　Parkinson's disease 1371
三叉神经痛　Trigeminal neuralgia 1385

口腔健康　ORAL HEALTH

复发性阿弗他溃疡　Aphthous ulcers (recurrent) 1392
灼口综合征　Burning mouth syndrome 1397
口咽念珠菌病　Candidiasis (oropharyngeal) 1402
口臭　Halitosis 1413
阻生智齿　Impacted wisdom teeth 1416

围手术期护理　PERIOPERATIVE CARE

术后肺部感染　Postoperative pulmonary infections 1419

中毒　POISONING

急性一氧化碳中毒　Carbon monoxide poisoning (acute) 1423
急性有机磷中毒　Organophosphorus poisoning (acute) 1430
扑热息痛（对乙酰氨基酚）中毒　Paracetamol (acetaminophen) poisoning 1438

妊娠和分娩　PREGNANCY AND CHILDBIRTH

会阴保护　Perineal care 1443
产后抑郁　Postnatal depression 1454
产后出血的预防　Postpartum haemorrhage: prevention 1464
子痫前期和高血压　Pre-eclampsia and hypertension 1477
早产　Preterm birth 1488
习惯性流产　Recurrent miscarriage 1502

急性呼吸系统疾患　RESPIRATORY DISORDERS (ACUTE)

急性支气管炎　Bronchitis (acute) 1510
普通感冒　Common cold 1517
社区获得性肺炎　Community acquired pneumonia 1524
咽喉痛　Sore throat 1532
自发性气胸　Spontaneous pneumothorax 1537

慢性呼吸系统疾患　RESPIRATORY DISORDERS (CHRONIC)

哮喘　Asthma 1542
支气管扩张　Bronchiectasis 1565
慢性阻塞性肺疾病　Chronic obstructive pulmonary disease 1571
肺癌　Lung cancer 1589

性健康　SEXUAL HEALTH

细菌性阴道病　Bacterial vaginosis 1602
单纯生殖器衣原体感染　Chlamydia (uncomplicated, genital) 1609
生殖器疱疹　Genital herpes 1615
生殖器疣　Genital warts 1625
淋病　Gonorrhoea 1635
同伴告知　Partner notification 1641
盆腔感染性疾病　Pelvic inflammatory disease 1646

皮肤病　SKIN DISORDERS

寻常痤疮　Acne vulgaris 1652
足癣　Athlete's foot 1665
蜂窝织炎和丹毒　Cellulitis and erysipelas 1669
趾甲真菌感染　Fungal toenail infections 1673
头虱　Head lice 1680
口唇疱疹　Herpes labialis 1685
恶性黑素瘤（非转移性）　Malignant melanoma (non-metastatic) 1691
银屑病（慢性斑块型）　Psoriasis (chronic plaque) 1702
疥疮　Scabies 1726

皮肤鳞状细胞癌（非转移性） Squamous cell carcinoma of the skin (non-metastatic) 1732
疣 Warts 1736
皮肤皱纹 Wrinkles 1745

睡眠障碍 SLEEP DISORDERS

失眠 Insomnia 1755
时差综合征 Jet lag 1758

女性健康 WOMEN'S HEALTH

转移性乳腺癌 Breast cancer (metastatic) 1762
非转移性乳腺癌 Breast cancer (non-metastatic) 1783
乳腺痛 Breast pain 1806
外阴阴道念珠菌病 Candidiasis (vulvovaginal) 1814
妇女家庭暴力侵犯 Domestic violence towards women 1826
痛经 Dysmenorrhoea 1833
子宫内膜异位症 Endometriosis 1847
女性不孕症 Female infertility 1860
子宫平滑肌瘤 Fibroids (uterine myomatosis, leiomyomas) 1877
盆腔脏器脱垂 Genital prolapse 1890
绝经期综合征 Menopausal symptoms 1894
月经过多 Menorrhagia 1904
多囊卵巢综合征 Polycystic ovary syndrome 1917
非妊娠女性肾盂肾炎 Pyelonephritis in non-pregnant women 1924
非妊娠女性复发性膀胱炎 Recurrent cystitis in non-pregnant women 1929
压力性尿失禁 Stress incontinence 1935

外伤 WOUNDS

轻度热烧伤 Burns (minor thermal) 1947
压迫性溃疡 Pressure ulcers 1953
下肢静脉性溃疡 Venous leg ulcers 1964

索引 INDEX 1979

附录 APPENDIX

附录1 心血管病一级预防的综合危险策略与危险预测工具 Appendix 1: Approaches to primary prevention
附录2 估计病人的心血管病危险与治疗的效果 Appendix 2: Estimating cardiovascular risk
附录3 如何根据病人的基线危险估计需治人数 Appendix 3: The NNT

中文版使用说明

本使用说明谨作为英文版引言、简介、阅读指南、编纂方法和附录内容的概括、解说和补充，主要介绍《临床证据》的特点及内容、定性信息的意义、定量信息的意义，以及《临床证据》的其他用途及未来发展，重点在于说明证据的意义和使用方法。

一、《临床证据》的特点及内容

临床实践应基于现有最好的证据，这需要检索、收集、评估和解读医学文献。但是，繁忙的医生没有足够的时间、精力和技能来做这些事。由相关专业人员统一收集、整理和更新研究证据，并以简明有效的方式提供给医生和决策者，已成为当今实施循证医学的有效途径。

《临床证据》围绕临床实践中常见的重要问题，通过定期的、大量的、完善的文献收集，经专家仔细地评估、整理和释义，用高度概括的方式和统一的格式，提供了现有最好的、临床实践需要的、及时更新的研究证据。

目前《临床证据》的主要内容是关于治疗措施效果的研究证据。这里"治疗"的含义是广义的，既包括传统的药物和手术治疗，也包括行为治疗、心理治疗及预防性治疗等。一般来讲，关于治疗效果的最好的证据来自高质量的随机对照试验的系统综述，其次是高质量的随机对照试验，再次是观察性研究。但是当疗效十分明显时，观察性研究甚至几个病例就足以说明其效果，此时若没有随机对照试验的证据，《临床证据》会根据观察性研究甚至临床共识作出判断，如疖痈的引流和大叶性肺炎的抗生素治疗。

因此，《临床证据》总是首先收集随机对照试验的系统综述，当系统综述不存在时则收集单一随机对照试验，仅在疗效可能十分明显且随机对照试验不存在时才收集观察性研究，而且每年更新一次，保证所提供的是现有最好的、最新的证据。保证收录的证据的质量至关重要，只有这样才能保证有关治疗效果的结论的真实性。

在译者序中已经提到，《临床证据》不同于 MEDLINE、EMBASE、考科蓝图书馆（The Cochrane Library）和证据概要资源。MEDLINE 和 EMBASE 是任何新兴的证据资源的基础，但它们绝大部分的内容与医学实践无直接关系，是循证实践文献检索的最后选择。考科蓝图书馆主要包含的是系统综述的全文报告，其内容冗长复杂，需要时间和特殊的知识方能理解和使用。证据概要（如循证医学杂志）则内容有限。它们的共同缺点是缺乏对同一个临床问题所有相关证据的集中总结和概括。《临床证据》则从具体的临床问题出发，从上述文献资源中收集证据，然后进行评估、总结和概括，其主要特点是相关、可靠、综合、简明、实用，以及不断更新。

对于每一个疾病，《临床证据》都以统一的格式从以下 5 个方面进行介绍：问题、治疗措施及其效果、主要信息、定义和其他相关材料，以及有关每个治疗效果证据的更为详细的陈述。《临床证据》所有专题下的所有问题都采取同一个提问格式：某治疗措施对患有某疾病的某类病人在某临床结局上的治疗效果如何。

"治疗措施及其效果"一览表、"主要信息"和"证据的详细陈述"不是相互独立的内容，而是同一内容由简到繁的陈述。"治疗措施及其效果"一览表是对治疗措施按照益害比和此结论可信性的最高度的概括；"主要信息"提供了研究类型、对照组的治疗、病人特征、结局指标等方面的信息，以及对效果定性的结论。"证据的详细陈述"是对"主要信息"部分各项内容的扩展，主要是对治疗的益处和害处的更为详细的定量的描述，还包括作者对证据的评论。

"定义及其他相关材料"包括疾病的定义和诊断、发病率/患病率、病因/危险因素、预后、治疗目的、结局、文献检索方法等方面的内容。这些内容对于理解和利用证据有重要的参考价值。

二、利用《临床证据》中的定性信息进行决策

基于现有最好的证据，《临床证据》按照干预的益害比和该结论的可信程度将治疗措施分为 6 类：肯定有效、很可能有效、益害相当、不太可能有效、很可能无效甚至有害，以及效果不明（详见引言和阅读指南）。这是对于治疗措施效果的最高度概括的定性结论，可以作为决策的简单快速的指引。

"不太可能有效"和"很可能无效甚至有害"的措施占《临床证据》收录的近 3000 种措施的 9%。这些措施应淘汰或避免使用。

"益害相当"的措施既有明显的益处又有明显的不良反应，占《临床证据》收录的措施的 8%。益害相当并不等于没有临床上的使用价值，其价值取决于病人对益处和害处的关注程度，有些病人可能取其益处而接受其害处，有些可能由于其害处而舍弃其益处。因此，使用这类措施时应尽可能与病人讨论，按照他们的意愿决定是否采取该治疗。

"肯定有效"和"很可能有效"的措施占 38%。有效不一定必须采用，是否采用还取决于经济因素和病人的意愿等。例如，一个无医疗保险的乡村病人可能会因为费用太高而拒绝有效的肝移植，一个高血压病人可能觉得 100 个人治疗 5 年可以预防 4 例卒中或心肌梗死在经济上不划算，因而不愿接受药物治疗。

"效果不明"的措施占45%。效果不明不等于无效，也不等于有效，是需要更多的高质量的科学研究加以验证的领域。目前，完全限制使用现行"效果不明"的措施似乎不切合实际，但使用时应尽可能慎重，应给予病人明确的交代。另外，即使这些措施有效，其效果多不会十分明显，因此更需要随机对照试验的证明。当发现非随机对照的观察性研究和临床经验的证据时，由于此类证据的科学性和可信性较低，很难作出肯定的结论，对相应的结果和结论应持一定的保留态度。

以上对6类措施的意义的解释的前提是：假设随机对照试验的对照组是无治疗或安慰治疗。当对照组的治疗不是无治疗或安慰治疗而是另一种治疗时，益害比将是试验组治疗（A）与对照组治疗（B）比较的相对结果，其临床意义也不同。

因此，在比较A和B两种治疗时，以上6种分类的含义将变成：

- 肯定有效：A肯定优于B
- 很可能有效：A很可能优于B
- 益害相当：A和B各有优缺点
- 不太可能有效：A不大可能优于B
- 很可能无效甚至有害：很可能A和B相当甚至A劣于B
- 效果不明：A和B孰优孰劣不明

与安慰治疗比较的目的在于验证治疗有效与否，但是临床实践多不是在治与不治之间的选择，而是在不同治疗之间的选择。比较不同治疗的研究在于揭示治疗之间效果大小的相对差别，在于比较不同治疗的优劣，更有助于病人进行选择，其结果也因此更符合临床的实际需要。

治疗的临床结局是决策必须考虑的重要因素，是决策中价值取向所依附的基础，结局指标不明时将很难取舍。因此，当告诉病人治疗有效时，同时还必须指明在什么结局上有效。比如，仅仅说抗高血压药有效对决策的帮助有限，应指明是对降血压有效还是对减少心血管事件有效。

另外，所有的结局指标都包含时间的概念，比如治疗5年内发生的心血管事件。时间也是决策应考虑的因素。例如，抗高血压药物可以在5年内在每100个70岁接受治疗的病人中预防5例心血管事件，如果这个时间是50年，其意义将大不相同。

三、利用《临床证据》中的定量信息更好地进行决策

除上述对治疗措施效果的定性分类外，《临床证据》提供的大部分内容是对治疗效果的定量描述。与定性信息相比，定量信息可以帮助医生和病人作出更准确更精细的决定。否则，将是对科学研究的浪费，《临床证据》的主要内容也失去了其意义。

比如，笼统地说"抗高血压治疗有效"，或者准确地说"抗高血压治疗5年可以在100个接受治疗的病人中预防4例卒中或心肌梗死事件"，对很多人来说治疗与否的决定可能是不一样的。定量信息对于肯定有效、很可能有效和益害相当的三类措施尤其重要。

治疗效果的大小既可用相对效果表达，也可以用绝对效果表达。前者如相对危险度（RR）、比值比（OR）和相对危险减少（RRR），后者如绝对危险减少（ARR）和需治人数（NNT）。《临床证据》多用相对效果指标表达效果的大小。与绝对效果相比，相对效果的最大优点是不同病人群组或治疗环境更趋于一致或相同。但是，相对效果指标有装潢作用，可能使人们对治疗的实际效果有夸大的印象，造成错误的决定。

例如，某治疗骨质疏松的药物可以在老年人中将骨折的机会减少60%，其效果看起来十分可观。但是，其绝对效果是4年治疗可以把骨折率从2.0%降低到0.8%，即每治疗80多位病人4年内可以预防1例骨折，在西方国家这相当于花费30万美元预防1例骨折，听起来显然不如骨折率绝对降低60%那么划算。因此，决策必须考虑治疗措施的绝对效果，需治人数是一项十分明了有用的指标。

需治人数还可以帮助确定哪些病人更可能从治疗中受益。例如，抗高血压药物预防心血管病的相对效果是可以使发生心血管病的危险降低25%，而且该相对效果在不同病人中是相似的。对于40岁无其他危险因素的高血压女性病人来说，不治疗时未来5年发生心血管事件的危险可能低于4%，如果进行降压治疗，可以将该危险降低25%，即降到3%，那么每治疗100个这样的病人最多可以预防1例心血管事件。而对于65岁左右吸烟有糖尿病和高血脂的男性高血压病人来说，不治疗时未来5年发生心血管事件的危险可能大于20%，如果进行降压治疗，可以将该危险降低25%，即降低到15%，那么每治疗100个这样的病人最少可以预防5例心血管事件。按照相对效果决策，两类病人效果相同，都可以给予治疗；但是，按照绝对效果决策，男性病人应优先给予治疗。

将相对效果转换成绝对效果时需要知道不治疗时病人发生相关结局的概率，即初始（基线）危险。特别需要注意的是，这里的初始危险必须是决策者自己的病人的初始危险，而不是研究中显示的初始危险。"相关结局"系指有关临床试验中估计效果使用的结局。读者可以利用附录2中的"新西兰心血管病危险预测图"来估计病人未来5年心血管病的发病危险。例如，60岁男性非糖尿病吸烟患者，当血压为160/95mmHg、TC/HDL为6时，根据此图，不治疗时的5年危险在25%~30%之间。

关于其他疾病的初始危险，最好参考当地队列研究中类似病人有关事件的发生率。其次，可以参考《临床证据》中有关临床试验中的无治疗或安慰剂对照组相关事件的发生频率，或是"预后"部分未治疗时病人相关结局的发生频率。

疾病的初始危险就是不治疗时相关结局发生的机会，即不治疗时的后果，其本身也是决策需要考虑的重要因素。例如，如果不给予治疗，高血压病人在 5~10 年内发生心血管事件的机会有多大？此危险越高，治疗的必要性就越大。不治疗的危险很高不等于一定要治疗，还取决于治疗效果的大小和费用，如果疗效甚微且费用很高，即使病人危重也可能不会采纳这些治疗。

有了初始危险（AR）和相对危险降低（RRR），就可以估计需治人数（NNT）：NNT = 1/(AR × RRR)。当结局指标为不良结局时（如死亡），RRR =（1 − RR）≈（1 − OR）。这里，RR 和 OR 的计算必须以对照组为分母，且初始危险和相对危险降低均需用小数表示。细节请参考"循证医学名词解释"中的表 1 和相关名词解释。估计需治人数的其他方法可参考附录 3。

决策还应参考效果大小的可信区间。可信区间是真实效果可能存在的区间。例如，随机对照试验显示 5 年内的相对危险度为 0.69，95% 可信区间为 0.57~0.83。真实效果不是 0.69，而是有 95% 的概率是 0.57~0.83 之间任何可能的数值，但效果最小不会小于 0.83，最大不会大于 0.57。

可信区间越窄，信息就越精确，对决策就越有用。就相对危险降低（RRR）而言，如果说 RRR 是 0%~100%（即可能的最宽的可信区间），等于对效果没有任何的界定，因此对决策也没有任何用处。如果说 RRR 在 49%~51% 之间（即十分精确的信息），无论真实值是 49%、50% 或是 51%，决定将会是一样的。

当治疗效果没有统计学显著性时（$P < 0.05$），不应简单地认为治疗无效。这时其可信区间将会跨越"治疗有益，治疗有害，或治疗没有任何作用"三个区域。但是，由于研究的样本量不够大，因此没有足够的把握度确定是哪种情况。

决策还需考虑不同研究之间的异质性（heterogeneity），即不同研究的结果间存在的明显差异。系统综述和 Meta 分析一般都会提供关于异质性的结果，异质性检验的 $P<0.10$ 时，显示异质性存在，P 值越小则异质性越大。异质性说明在不同病人中或在不同治疗环境下，治疗效果可能存在很大差异。此时决策者自己的病人能否获益以及获益多大，则很难准确判断。相反，当很多不同病人、不同治疗环境的研究显示无异质性时，说明无论病人或治疗环境如何，治疗效果都是一样的，这时决策者将有足够的理由相信自己的病人会获得同样大小的益处。

尤其是当异质性存在时，研究显示的效果可能不适用于所有不同于研究人群的病人。实际病人与研究人群特征的相似程度，经常是用来判断证据可否外推到实际病人的条件。决策者可以利用研究的亚组分析或分层分析的结果，更准确地判断自己的病人可能获得的效果。然而，病人的特征是多方面的，我们往往难以回答哪些是相关的哪些是不相关的，因此依据病人特征判断证据的外推性就成了一件十分困难的事情，在没有亚组或分层分析的结果时，经常只能依靠临床经验进行判断。例如，种族是病人的一个特征，是否西方人群的研究结果都不能用于中国病人呢？显然不是的。

最后还必须考虑实际病人的特征、当地的诊断条件、治疗水平和病人的依从性，判断相应的效果是否可以在当地病人中得到实现。例如，阿司匹林可以用于治疗出血性脑卒中，但是在诊断条件不足以准确地区别出血性和缺血性脑卒中的情况下，可能会错误地给出血性卒中病人使用阿司匹林，总体效果必然会降低，不良反应必然会升高。再如，在国外一流医院具有丰富实践经验的医生中证明益处大于害处的治疗，在我国边远贫穷地区的较低水平的医院里可能会变成害处大于益处，外科手术和其他程序复杂的治疗尤其如此。另外，急性病的给药时间也十分重要，例如在我国现实条件下是否可以在急性心肌梗死发病后很短时间内对病人进行溶栓治疗？如果不能，病人将很难得到研究中显示的效果。

总之，决策者需综合考量证据的方法学质量、研究中病人的特征、治疗方案、对照组的治疗、测量效果的结局指标、结局的观察时间、不治疗的危险、治疗的绝对效果、效果的可信区间、不同研究结果的异质性、治疗的不良反应等方面，对一项治疗措施效果的大小、益害比、结论的可信程度和在实际病人中的适用性作出判断。

《临床证据》提供了临床决策需要的最基本的高质量的定量信息，它们是医学科学实践的重要基础。然而，证据不等于决策。在证据及其适用性的基础上，决策者还必须结合实际病人的特征、当地的诊断条件、治疗水平、病人的依从性、资源的多少，以及病人的价值取向和个人意愿，作出最合理的决定。

以上介绍了如何理解证据并依据证据进行实践的一些基本思想，欲进一步做好循证实践，请参考有关循证医学、循证决策和流行病学的专著[1-4]。

四、《临床证据》的其他用途及未来发展

《临床证据》显示"效果不明"的措施是未来科学研究必须解决的问题，因此可以帮助科研人员和研究基金会确定新的研究项目。研究者还可以利用詹姆斯·林德联盟制作的"治疗作用不明领域数据库"寻找新的重要的研究问题。《临床证据》提供的各个方面的证据同时还是研究者制定研究方案的重要参考信息。

在提供现有最好的研究证据之外，理想的循证实践的信息提供系统必须是基于计算机联网、链接病人信息、提供药物处方信息、提供当地诊断和治疗标准的综合系统。《临床证据》的发展方向就是成为这样的综合信息提供系统的证据资源部分。

截至第 15 版，《临床证据》英文全文纸质版将停止发行。虽然精华版将会继续发行，但网络版无疑是其主要发展方向。英文网络版网站每月更新一次，并增加了临床指南栏目，"主要信息"部分的总结也更实用。因此，在出版中文全文版和精华版之时，中文《临床证据》的网络版也将向用户公开。请留意北京大学医学出版社（http://www.pumpress.com.cn）以及北京大学循证医学中心（http://pkuebm.bjmu.cn）网站的新闻。

《临床证据》希望不断改善，以最大程度地满足用户的需要。因此，读者的意见和回馈十分重要。读者可以在以下方面为《临床证据》提供建议和作出贡献：申请成为《临床证据》的作者或审稿人、提出改进意见、指出错误和遗漏，以及发表评论等。

参考文献

1. 唐金陵. 循证医学: 医学实践的新模式. 中华医学杂志 2005;85:276-278.
2. Muir Gray, 唐金陵 (著). 循证医学: 循证医疗卫生决策. 北京：北京大学医学出版社, 2004.
3. 詹思延主译. 循证医学实践和教学. 北京：北京大学医学出版社, 2004. [英文原著: Straus SE, Richardson WS, Glasziou P, Haynes RB. *Evidence-Based Medicine: How to Practice and Teach EBM* (3rd Edition). Edinburgh: Churchill Livingstone, 2005.]
4. 李立明主编. 流行病学 (第六版). 北京：人民卫生出版社, 2007.

香港中文大学医学院　唐金陵　秦　颖

2007年6月于香港中文大学

引 言

欢迎阅读《临床证据》第15版。《临床证据》是现有最好的、有关常见临床治疗方法效果的国际性证据资源。《临床证据》旨在总结有关疾病治疗和预防措施效果的现有最好的证据，现有证据缺乏或不确定时也明确指出。为此，我们首先对相关的研究进行系统的详尽的文献检索，然后对收集到的研究的科学质量进行严格的评估，最后对干预措施在益处和害处两个方面的最好的证据进行概括和总结。《临床证据》的目的是帮助医生进行实践和决策。

循证临床实践

循证医学已经走进它的第二个十年。但是，如何在日常临床实践中实施循证医学，在世界范围内，仍是一个持续讨论的话题，目前没有任何国家彻底解决了这个问题。

英国医学杂志2006年发表的一篇系统综述[1]发现，具有以下特征的临床决策支持系统有助于改善实践的质量和效果：

- ◆ 在医生的工作流程中自动提供决策支持
- ◆ 在总结和评估证据的基础上提供必要的建议
- ◆ 在决策的具体地点和时间提供决策支持
- ◆ 基于计算机的决策支持系统

结果进一步显示，在32个具备以上四个特征的临床决策支持系统中，30个系统（94%）可以明显地改善临床实践。

该研究的发现为证据资源未来的发展方向提供了明确的定位。已经证明，《临床证据》可以成功地整合到临床病历系统。如何利用《临床证据》支持各种不同的临床决策支持系统，也在尝试之中。

疗效知识的现状

关于现行治疗措施的效果，《临床证据》能告诉我们多少呢？《临床证据》依据现有最好的证据将治疗措施分为以下6类：

- ◆ 肯定有效
- ◆ 很可能有效
- ◆ 益害相当
- ◆ 不太可能有效
- ◆ 很可能无效甚至有害
- ◆ 效果不明

图1总结了目前《临床证据》收录的治疗措施中以上分类的比例。将治疗措施如此分类必然包含一定的主观性，有时甚至可能是有争议的。那么为什么我们还是决定如此分类呢？因为很多读者认为这样的分类是有用的。但是，使用这个分类进行

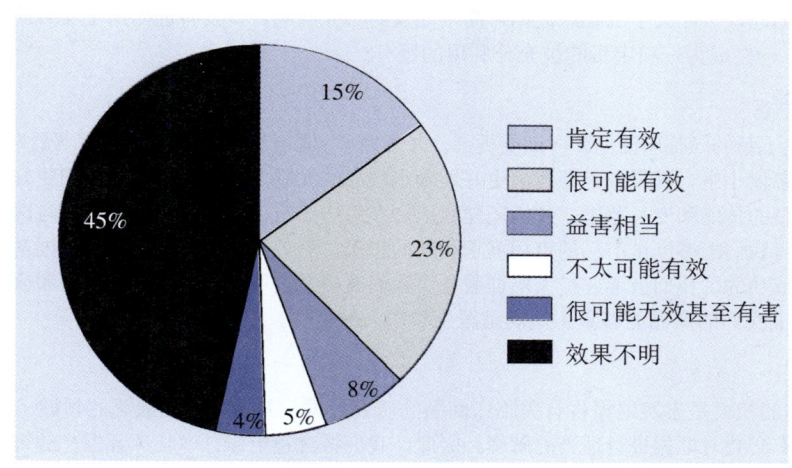

决策时，必须充分认识到：临床决策决非只取决于证据，还必须考虑病人的具体情况及其选择[2]。图1中"效果不明"的比例表明了医学研究所面临的任务之巨大。然而，"不明"的领域远甚于此。因为对于有效或可能有害的措施，所谓有效或有害是该措施与某一特定治疗措施进行比较的相对结果，若将它与另一措施比较，其结果可能是不同的。例如，假如证据显示 A 治疗优于安慰剂（即 A 治疗有效），这并不等于说 A 治疗一定优于其他同类治疗，实际上，与其他同类治疗相比，A 治疗的好坏是未知的。

《临床证据》会定期将这些"不明"的领域反馈给英国国家医疗卫生服务（The UK National Health Service）卫生技术评估委员会（Health Technology Assessment Programme，HTA），为该委员会委托和资助科学研究项目提供参考。具体来讲，我们每 6 个月对《临床证据》中"效果不明"的措施进行一次审核，将符合一定条件的措施，通过 http://www.ncchta.org/ 提交给"卫生技术评估委员会"。

合作伙伴

詹姆斯·林德联盟（James Lind Alliance）

詹姆斯·林德联盟旨在促进病人和医生团体的合作，共同确定重要的效果不明的治疗领域，厘定研究的优先顺序，并保证未来研究计划的制定建立在此基础之上。

它的重要成果之一是全球免费查阅的"治疗作用不明领域数据库"（Database of Uncertainties about the Effectiveness of Treatments，DUET）。该联盟致力于从公众和医务工作者中收集那些尚没有满意的科学证据可以回答的临床问题，例如当前特别感兴趣的精神分裂症、哮喘和癫痫。我们和林德联盟都十分希望听到《临床证据》的读者关于这方面的建议。您可以通过以下任何一种方式联络我们：《临床证据》的常规反馈信箱（CEfeedback@bmjgroup.com）、《临床证据》网站中的"Your Responses"功能，或是直接电邮《临床证据》主编 David Tovey 医生（dtovey@bmjgroup.com）。我们会十分高兴地将您的建议转达给詹姆斯·林德联盟。

链接药物处方信息

支持和推动临床中的循证实践一直是我们努力的目标。我们意识到，循证临床实践的主要障碍之一是缺乏一个提供所有临床决策相关信息的整合系统。可以想象，当关于治疗效果的证据和处方信息来自相互独立的不同的信息系统时，使用者的困难是不言而喻的。

《临床证据》是关于治疗效果的现有最好的国际性证据资源，而《英国国家处方指南》（British National Formulary，BNF）是英国医生广泛使用的用于选择和使用药物的处方信息手册。英国医生在使用网络版《临床证据》时，可以直接链接《英国国家处方指南》中的相关内容。我们定期更新这些链接，以反映两个信息资源的更新。

对于其他国家和地区，我们也十分有兴趣尝试将《临床证据》的内容与当地的药物处方信息结合起来，探索建立这种链接的可能性。

近期发展

"读者回应"

网络版《临床证据》新增了"读者回应"（Your Responses）功能，为了方便读者，每个章节以及每个治疗措施都设有此项功能。此功能在于鼓励读者阅读和反馈，并提出意见和评论。但是，在公开刊登以前，我们会对每条意见和评论进行审核和筛选，并不是每条建议和评论都会刊登。本项服务类似于英国医学杂志的网上"快速回应"（Rapid Responses），并采用同样的审稿和发表的程序和原则。

欲提交评论和意见，请在网页右侧的菜单栏点击"Your Responses"，然后按照指示进行即可。自本服务开启以来，我们已经收到一些十分宝贵的建议，如关于《临床证据》尚未涵盖的研究问题，以及将证据用于实践的技巧。我们希望随着参与人数的增加，"读者回应"一栏成为一项宝贵的被充分利用的服务。

用户小组和教育培训

2006 年，我们成立了新的《临床证据》咨询委员会，并开启了《临床证据》的姊妹产品《最好的治疗》（Best Treatments）。该咨询委员会就像一个参议小组，其任务是帮我们更好地确定产品的发展方向，收集能使我们更好地满足用户需要的建议，以及扩大参与产品开发人员的技能和专长范围。我们还建立了许多用户小组，包括护士小组、全科医生小组、年轻医生小组以及病人小组。这些小组使得我们能够测试产品的市场需求和新的想法。另外，我们也在进行为英国初级保健医生提供循证医学培训的尝试。如果证明是成功的，我们会考虑扩大培训服务。我们希望通过不断地与病人、医生和读者沟通，通过积极地与他们讨论和征求意见，来保证我们的产品能够真正地满足医生和病人的需要。

对证据进行释义

编纂《临床证据》的初衷是忠实地报告有关临床问题的研究证据，并指出证据缺乏的领域，但对证据不作任何评论。然而，很多医生读者认为有必要对证据进行适当的解释。因此，我们将会适当修订《临床证据》的策略，对证据进行适当的和必要的释义，提高读者对证据的理解。

其实，我们已经开始鼓励作者对证据的临床意义作适当的解释。在网络版和全版本里，许多主题下面已经包含了作者的评论，收录在"评论"（Comments）部分的"临床指南"（Clinical Guide）标题之下。我们目前正在修改作者指南，希望引导作者把这部分内容做得更好。

为了促进这项工作的开展，《临床证据》第15版特别添加了美国北卡罗来纳大学助理教授 Stacey Sheridan 的一篇文章，该文以心血管病的初级预防策略为例，展示了证据的临床意义，以及如何利用同一证据进行不同的实践。此文的详细内容，以及相关的心血管病危险评估方法，请见附录1和附录2。

增添有关诊断的证据

我们已经开始尝试在《临床证据》里增加有关诊断的研究证据。很多专家协助了此项工作，其中包括 Paul Dieppe、Tonya Fancher 和 Richard Kravitz。与此同时，考科蓝协作组织（The Cochrane Collaboration）正在计划建立诊断研究方法与诊断的系统综述文献库，这项计划将会十分有助于《临床证据》总结诊断证据的工作。

目前，本书把诊断的内容放在临床问题的背景材料部分，我们希望使这部分内容能够尽可能地帮助医生和病人。因此，我们由衷地希望读者提出改进意见，以增加它的使用价值。我们尤其希望知道您在以下几个方面的意见：哪些专业术语最合适？如何编排相关内容？是从临床主诉、症状和鉴别诊断的角度进行总结较好，还是从诊断试验的角度进行总结较好？

国际发行

《临床证据》已译成七种语言，全世界发行总量逾百万册（这些统计尚不包括中国）。在美国，联合健康基金会（The United Health Foundation）为美国50万医生订购了本书精华版。英国国家医疗卫生服务总局（The UK National Health Services）为英格兰、苏格兰和威尔士的66万临床工作者购买了本书网络版的使用权。另外，英国医学杂志出版集团为4万英格兰临床医生提供本书精华版，英国医学会（BMA）也每年向1万多名英国医学生免费提供本书精华版。挪威和新西兰政府向所有国民提供本书的网络版。意大利政府与意大利考科蓝中心使30万意大利医生人手拥有一册意大利文的精华版《临床证据》[3]。

除意大利语外，《临床证据》还出版发行其他非英语版本。由西班牙考科蓝中心和 Legis 翻译并出版了本书的完全版、精华版和网络版[4]。日文全版本、俄文七个专业全文合订版，以及德文、匈牙利文和葡萄牙文精华版也已经出版发行[5-8]。作为世界卫生组织和英国医学杂志出版集团牵头的"互联网取阅卫生研究项目"（Health InterNetwork Access to Research Initiative，HINARI）的一个部分，目前本书网络版仍然对发展中国家免费开放。《临床证据》网站（www.clinicalevidence.bmj.com）列有可以免费使用的国家的名单。

反馈意见

您可以通过我们的网站对《临床证据》提出您的反馈，我们欢迎任何建议和意见。联系方式有三种：电子邮箱 CEfeedback@bmjgroup.com；点击网页上的"Contact Us"链接；或者直接通过电话＋44(0)20 7383 6043 联系《临床证据》的主编 David Tovey。我们尤其感兴趣的是：是什么样的临床问题促使您使用了本书？以及本书在多大程度上回答了您的问题？如果您对《临床证据》的内容有任何评论，或是发现我们漏掉了重要的证据，或是建议新的内容和问题，请一定与我们联系。

如果您希望成为《临床证据》的作者或审稿人，请将您的简历通过电子邮件发送给 mmcneely@bmjgroup.com。

参考文献

1. Kawamoto K, Houlihan CA, Balas EA, et al. Improving clinical practice using clinical decision support systems: a systematic review of trials to identify features critical to success. *BMJ*, doi:10.1136/bmj.38398.500764.8F (published 14 March 2005); accessed 22 March 2006.
2. 'User's Guides to the Medical Literature', The Evidence-Based Medicine Working Group. Edited by Guyatt G, Rennie D, AMA Press 2002.
3. *Clinical Evidence Conciso: La fonte delle migliori prove de efficacia per la pratica clinica.* Milan, Italy: Centro Cochrane Italiano/Editore Italiano/Editore Zadig, 2003.
4. *Evidencia Clinica.* Barcelona, Spain/Bogota, Colombia: Asociacón Colaboración Cochrane Iberoamerican/Legis, 2004.
5. *Dokazatel´ naya meditsina.* Moscow, Russia: Media Sphera Publishing Group, 2003.
6. *Kompendium evidenzbasierte Medizin.* Bern, Switzerland Verlag Hans Huber, 2004.
7. *Clinical Evidence Concise.* Budapest, Hungary: Medition KiadóKft, 2005.
8. *Evidência Clinica – Conciso.* Porto Alegre, Brazil: Artmed Editora SA, 2005.

简 介

编纂《临床证据》的想法来自 1995 年的一个电话。英国医疗卫生服务行政总部的汤姆·曼（Tom Mann）及其同事打电话给英国医学杂志出版集团，问我们是否可以编纂一本像《英国国家处方指南》那样的"证据汇编"。他们说医生在知识更新和循证实践上面临着不断增加的压力，但是很少人有时间和技能做到这一点。因此设想编纂一本简明的、定期更新的、关于治疗措施的、现有最好的研究证据的总汇。他们认为国家医疗卫生服务总局不可能自己去做这件事。汤姆·曼说："如果有人能这么做，那就太好了。"很快，英国医学杂志组织了一个工作小组，开始尝试编纂最初叫做《临床疗效指南》（Clinical Effectiveness Directory）的《临床证据》。

此后，又发生了很多的变化。我们建立了与美国医师学会-美国内科医师协会（The American College of Physicians-American Society of Internal Medicine）的协作关系，组建了国际顾问委员会，成立了医生专门小组，咨询了病人群体，又从作者的早期文稿中吸取了大量的好主意。由始至终，我们都贯彻了一个原则，即斯劳森（Slawson）法则[1]：任何信息的有用性等于它的相关性与真实性之积除以检索和读取该信息需要的工作量。为了使《临床证据》充分发挥其作用，我们的目标是，只汇集高度临床相关的高质量的证据，并以最省时省力的查阅方式呈现给读者。我们还坚持公开和透明的原则，因为读者需要知道证据是从哪里来的，又是怎么概括和总结的。

独一无二的证据资源

《临床证据》是为数不多的专门为医生编纂的大型证据资源之一，以下几个特征使其不同于目前其他几个主要证据资源：

◆《临床证据》的内容由临床问题决定，围绕临床问题编排，而不是简单的现有证据的总结。换句话说，我们从确立重要的临床问题开始，然后检索和总结现有最好的相关的证据，以回答提出的问题，而不是发现有什么证据就总结什么。

◆ 当相关证据缺乏时，《临床证据》会明确指出来，但其本身不能弥补证据的不足。杰里·奥谢罗夫（Jerry Osheroff）是研究医生信息需求方面的专家，用他的话说就是：《临床证据》不但呈现了月球光亮的一面，也指出了其暗淡的一面[2]。我们认为有必要帮助医生区分他们知识的盲区是由于高质量科学研究的缺乏，还是由于他们对现有研究证据缺乏了解。

◆《临床证据》对每个临床问题每 12 个月进行一次全面的文献检索，以保证及时的更新。《临床证据》纸质版涵盖每个疾病的所有最新内容，且每 6 个月更新一次，网络版则每月更新或添加内容一次。

与其他主要证据资源的区别

很多人会问我们，《临床证据》与另两个高质量的证据资源有何不同？另两个证据资源指考科蓝图书馆（The Cochrane Library）和介绍最新研究证据的杂志，后者如美国内科医师学会杂志俱乐部（ACP Journal Club）、循证医学杂志（Evidence-Based Medicine）、循证精神健康杂志（Evidence-Based Mental Health），以及循证护理杂志（Evidence-Based Nursing）。考科蓝图书馆是一个以考科蓝协作组织（The Cochrane Collaboration）制作的关于临床试验的高质量的系统综述为主的数据库（http://www.cochrane.org）。《临床证据》与考科蓝协作组织的工作既互补又有不同，《临床证据》可以看作是考科蓝图书馆简明的、通俗易懂的、便于使用的、直接面对用户的终端形式。而且考科蓝图书馆只是《临床证据》采集的原始证据来源之一，大量《临床证据》的内容来自其他途径，可以说《临床证据》是各种研究证据资源经过高度提炼后的总汇。《临床证据》的很多顾问和作者同时也是考科蓝协作组织的积极成员，我们也正在与考科蓝协作组织探索如何进一步加深彼此在证据检索、总结和使用方面的联系。

《临床证据》与介绍最新研究证据的循证医学杂志也是既互补又有不同。这些循证医学杂志定期从世界医学杂志中遴选出最新的、质量最高的、临床最相关的研究，然后进行总结和评述，制作成文摘式的证据概述出版发表。目前循证医学杂志已有很多种，它们形成了一个高质量单个研究概述的重要来源。《临床证据》则不同，它从临床问题开始，而不是从杂志开始。对一些问题，《临床证据》提供了一定的答案；当高质量证据缺乏时，《临床证据》就明确地指出来。

一个不断改进的产品

《临床证据》在不断发展。一开始我们就认识到这是一个庞大的工程，做得越多，我们越觉得它的庞大。尽管我们努力保证文献检索的全面性，保证研究质量评估的客观性（详见"编纂方法"），我们可能还是在所难免地漏掉了个别重要的研究。为了提高对证据陈述的客观性，我们会说"我们没有发现相关的系统综述"，而避免说"不存在相关的系统综述。"为了保证方法学的明晰和可靠，我们要求每个部分的作者对其采用的方法做简明的陈述，包括文献检索的细节和总结原始研究结果的方法。

《临床证据》目前是一套以不同形式和不同语言发行的针对不同读者的出版物的总称。我们预期，随着医生和病人需要的变化，《临床证据》将继续演变和改进。

参考文献

1. Slawson DC, Shaughnessy AF, Bennett JH. Becoming a medical information master: feeling good about not knowing everything. *J Fam Pract* 1994; 38:505–513.
2. Ely JW, Osheroff JA, Ebell MJ, et al. Analysis of questions asked by family doctors regarding patient care. *BMJ* 1999;319:358–361.

阅读指南

每章概要

《临床证据》每个疾病的首页都有一个"本章概要",主要介绍该章欲回答的临床问题、涉及的治疗措施(以其名称字母为序排列)、对这些措施效果的分类,以及重要的证据信息。我们根据考科蓝协作组织妇产科有效干预指南(*A Guide to Effective Care in Pregnancy and Childbirth*)[1],制定了对一个治疗措施作用的分类方法,每个类别的含义见下表。

	《临床证据》中治疗作用的分类	
	肯定有效	这是一类随机对照试验明确显示其有益效果的措施,与其益处相比,其害处甚小
	很可能有效	这是一类有效的措施,但其证据又不像"肯定有效"的措施那样肯定
	益害相当	这是一类既有有益作用又有有害作用的措施,医生和病人需要根据具体情况和需要权衡利弊谨慎使用
	效果不明	这是一类无足够数据或缺乏高质量证据证明其效果的措施
	不太可能有效	这是一类不太可能有效的措施,但其证据又不像"很可能无效甚至有害"的措施那样肯定
	很可能无效甚至有害	这是一类证据明确显示没有有益作用或仅仅有害的措施

将治疗措施如此分类有时是困难的。首先,这个分类必须综合考虑三个不同的因素,即益处(或害处)的大小、证据的强度(例如是随机对照试验还是观察研究),以及结果的精确性(由可信区间表达),每个因素都有自己的高低之分。其次,临床决策需要的是比较不同治疗效果大小的证据,而不是仅仅看一个治疗是否优于安慰剂或无治疗。为了更好地协助临床使用,必要时我们尽可能表明参照的治疗措施是什么。第三,一些措施可能只是在一小部分病人的测试中显示有效,例如,可能发生某结局的高危人群。如果是这样,我们也会明确说明,希望用于其他人群时引起注意。也许,最困难的是保持所有章节在此问题上的一致性。我们会继续改进治疗措施分类的标准。另外,由于伦理学的原因或是现实的不可行性,随机对照试验可能不适用于评估某些治疗措施的效果,对于这些措施,我们也将它们归入以上的分类,并加星号以示不同。

阴性结果的表述

如何恰当地报告阴性结果出人意料的困难。说没有高质量证据证明一项治疗措施有效,显然不等于说该治疗无效。要弄清楚这一点,我们发现需要更好地理解系统综述和临床试验检出组间差异统计学显著性的能力(即把握度)的含义,还需界定一项治疗措施在重要结局上产生的有临床实践意义的组间差异是什么。同时,我们还希望明确区分以下两种情形:是没有益处,还是没有证据显示其益处。

临床结局

《临床证据》专注于病人关心的结局,即那些病人可以感受到的结局,如症状的严重程度、生活质量、生存时间、残疾、可行走的距离,以及活产率。替代结局是次要的,如血脂、血压和排卵率。每一个题目都包括一组主要的病人关心的结局,必要时我们会具体描述结局的测量方式。在结局上多大的改变才算临床有用的改变,是个十分重要的问题,但是我们目前决定暂时跳过此问题。不过,在如何界定临床有意义的最小效果的问题上,我们欢迎读者的建议。

强调作用而不是效果

《临床证据》的主要目的之一是突出不同治疗的优缺点的对比。因此，我们有意避开使用疗效（effectiveness）一词，而是用干预的作用（effects of interventions）一词，作用包括正反两个方面，即有益作用和有害作用。对每一个问题和治疗措施，我们都会分别报告它们的益处和害处两个方面。

治疗的害处

与益处相比，检索关于害处（harms）的高质量的信息总是更加困难[2]。大多数临床试验的设计在于探究干预的好处。很多试验不是对害处没有报告，就是报告的方式很难理解和诠释。当药物获准上市的时候，往往只有几千人在临床上用过，因此，缺乏早期可寻的证据不等于上市几年后不会发现严重不良反应的证据。

《临床证据》深知关于害处的证据的质量往往低于关于益处的证据的质量。为了避免由此产生的偏倚，在收录害处的证据时，《临床证据》特别降低了此类证据的入选质量标准。因此，大部分关于害处的证据来自观察研究，其质量高至队列研究，低至病例报告。在过去12个月内，我们特别要求新的文献检索方案必须包括重要的严重的不良反应。

药物名称

《临床证据》是面向全世界的。同一药物在不同国家和地区可能用着不同的名字，这给编纂和使用《临床证据》都带来了困难。因此，我们尽可能规定并建议使用国际通用名称，即通用名或非专利药名，而不是商品名。在没有国际通用名时，我们会使用最常用的名称，如阿司匹林。《临床证据》网站（(http://www.clinicalevidence.bmj.com）提供定期更新的同一药物名称对照表，它来自《马丁代尔大药典》(*Martindale*: *The Complete Drug Reference*)[3]。在《临床证据》网站首页上点击"EBM Resources"（循证医学资源）栏目，进入后可发现"Drug Information"（药物信息）栏目，在此栏目内您可以找到马丁代尔大药典的网站链接。或者直接点击：http://www.clinicalevidence.bmj.com/ceweb/resources/drug_information.jsp。药物按照国际通用名字母顺序排列。

费用的信息

在过去的《临床证据》版本里，我们没有收入药物费用和治疗成本效益的信息。这不是因为我们认为费用不重要，而是在什么构成了关于费用的高质量的证据的问题上，人们还没达成共识，而且药物费用在同一国家和不同国家都存在巨大的差异。然而，鉴于读者的反馈建议，我们决定放松这一限制。在未来的版本里，对于重要的费用信息，如果具有一般的借鉴意义，作者可以添加有关费用及其有关比较的信息。

数字资料的表达

我们尽可能使用原始研究采用的方式表述数字资料。必要时，我们会用统一的便于理解的形式，改变原始信息表达的单位和种类。

兼顾国际需要

在收录的问题方面，《临床证据》兼顾了不同国家和地区的需要。这意味着要包括只在一些地区准许使用的药物，也包括一些已经被取代了的旧的治疗，比如已被多药合用的鸡尾酒疗法取代的单一药物治疗HIV感染。

作者的利益冲突

与英国医学杂志的一贯政策一致[4]，我们不刻意排除作者的利益冲突，而是明确表达可能的利益冲突，读者可以自己判断作者的利益冲突是否影响了他们对证据的诠释的公正和准确性。因此，我们要求所有作者和审稿者，告诉我们他们可能的利益冲突，并将他们声明的冲突附在正文的后面。如果作者没有声明任何冲突，我们就注明"没有声明"。

上次更新后的内容变化

每个章节正文的最后列有本次更新的主要内容变化。这些内容变化包括：
- ◆ 陈述新添加的证据，它们可能支持或改变了原来的结论
- ◆ 对原来证据的重新评估
- ◆ 对重要错误的更正

网络版独有的内容

网络版里有一些在纸质版里没有的疾病和章节，主要有以下几种原因：①该章节最近没有更新，即文献检索日期在该版的编辑截止日期之前的 20 个月或以上。按照编辑部的规定，6 月出版的《临床证据》的编辑截止日期是 2 月份，12 月份出版《临床证据》的编辑截止日期是 8 月份。②该章节已停止更新。③该章节的内容很可能有新的未报道证据出现，影响到目前的证据的适用性，因此将网络版作为该章节的早期临时版本。

链接原始研究全文

《临床证据》网络版可以通过 PubMed 直接链接相关的原始研究的全文。

最新内容电子邮件提示服务

《临床证据》提供最新内容的电子邮件提示服务，最新内容指新收入的疾病、更新的内容，以及对错误的更正。感兴趣的读者可以在以下网址注册该项服务：http://www.clinicalevidence.bmj.com。

如何使用《临床证据》

《临床证据》提供的信息对提供高质量医疗卫生服务十分重要，但是单有证据还不够。《临床证据》是为了协助决策，但必须同时考量其他重要的决策信息。其他决策信息包括病人发生某结局的基线危险、经济因素、治疗的适用性，以及当地的医疗水平。病人基线危险是根据病人的病史、体检结果和其他检查结果推测的概率。本书附录 2 以及《临床证据》网站（http://www.clinicalevidence.com）提供了一些利用证据进行实践的指南。

参考文献

1. Enkin M, Keirse M, Renfrew M, et al. *A Guide to Effective Care in Pregnancy and Childbirth*. Oxford: Oxford University Press, 1998.
2. Derry S, Loke YK, Aronson JK. Incomplete evidence: the inadequacy of databases in tracing published adverse drug reactions in clinical trials. *BMC Medical Research Methodology* 2001;1:7.
   http://www.biomedcentral.com/1471-2288/1/7 (last accessed 13 October 2003).
3. Sweetman SC (Ed). *Martindale: The Complete Drug Reference*. 33rd ed. London: Pharmaceutical Press, 2002.
   http://www.pharmpress.com (last accessed 13 October 2003) or contact martindale@rpsgb.org.uk.
4. Smith R. Beyond conflict of interest. *BMJ* 1998;317:219-292.

编纂方法

《临床证据》采取了一系列严格的程序和措施,以保证其内容的可靠性和临床相关性。

疾病的选择

《临床证据》旨在覆盖初级卫生保健与医院服务中常见的重要的临床疾患。为了确定纳入哪些疾患,我们研究了很多国家的全国看病登记、患病率,以及死亡率的资料,并参考了很多国家优先提供的医疗卫生服务项目,如英国国家医疗服务框架(The UK National Service Frameworks)和美国医学研究所(The US Institute of Medicine)制定的相关策略,我们也咨询了很多全科医生和病人群体。《临床证据》网站(http://www.clinicalevidence.bmj.com)列有计划未来收入《临床证据》的疾病的清单。同时,我们欢迎读者给我们新的建议。

问题的选择

《临床证据》提出和回答的问题关注的是有关预防和治疗措施的益处和害处,而且以病人关心的结局为重点。问题的选择由《临床证据》相关领域的顾问和作者,根据临床实践的相关性,与相关的医生和病人群体一起确定。每一版新的《临床证据》不仅更新了旧的内容,也包括新收录的问题。我们恳请读者为我们建议新的临床问题,您可以用本书最后或《临床证据》网站上的"Your Responses",您也可以直接写信与我们联系。

文献的检索与评估

针对每一个问题,我们会检索考科蓝图书馆(The Cochrane Library)、MEDLINE、EMBASE,以及其他相关的文献库,以寻找相关的随机对照试验的高质量的系统综述,以及发表的相关的系统综述文献检索日期以后发表的高质量的随机对照试验。如果没有发现高质量的系统综述,我们会将随机对照试验的检索一直追溯到1966年。每个疾病的方法学部分都会注明我们的文献检索日期。在检索到的文献中,我们的信息专业人员会按照类似Sackett[1]和Jadad[2,3]提出的经过验证的质量标准,对每一个文摘进行评估和筛选,《临床证据》只对其中很小一部分研究进行总结。如果我们发现了两个或者两个以上的系统综述或临床试验时,我们会选择和总结那个质量最高的临床最相关的研究。当没有发现高质量的系统综述和临床试验时,我们会收入和总结质量较低的研究,并指出它们的局限性。《临床证据》的作者必须具备相关临床专业和流行病学两个领域的专长,由他们对入选的研究进行总结和评述,如果有充分的理由,他们也可以剔除或增加收录的研究。

《临床证据》网站(http://www.clinicalevidence.com)登有我们的文献检索策略,以及评估研究质量的标准。

总结证据、同行审核与文字编辑

对每个问题的证据的总结,均由编辑部以外的作者完成。经两个或两个以上的外部临床专家进行同行审核后,再由临床医生和流行病学家等专家组成的编辑委员会进行审核。最后由受过临床和流行病学双重训练的编辑进行大量的文字编辑,并与原始文献进行核对,检查数据的准确性。Bazian有限公司负责部分内容的编辑工作,也提供了其他内容和支持。

读者反馈与错误更正

尽管我们进行了大量的同行审核和编辑质量检查,由于《临床证据》所含内容之多,里面难免还会存在错误和矛盾之处。如果发现任何错误之处,您可以填写本书最后的意见反馈表,送给我们,您也可以用电子邮件(CEfeedback@bmjgroup.com)或《临床证据》网站(http://www.clinicalevidence.bmj.com)"Contact Us"与我们联系。

在《临床证据》网络版上(http://www.clinicalevidence.bmj.com),我们会立即纠正比较大的错误,其他错误则常规地每月修订一次。这些错误都会在下一期纸质版的《临床证据》中得到更正。

如果您经常使用《临床证据》指导您的临床实践,我们建议您(定期)访问我们的网站,以获得及时的更新。

参考文献

1. Sackett DL, Haynes RB, Guyatt GH, et al. *Clinical Epidemiology: A Basic Science for Clinical Medicine*. 2nd ed. Boston: Little Brown, 1991.
2. Jadad A. Assessing the quality of RCTs: Why, what, how and by whom? In: Jadad A, ed. *Randomised Controlled Trials*. London: BMJ Books, 1998: 45–60.
3. Jadad AR, Moore RA, Carroll D, et al. Assessing the quality of reports of randomized clinical trials: is blinding necessary? *Control Clin Trials* 1996; 17:1–12.

循证医学名词解释

安慰剂 Placebo

安慰剂是一种临床试验中给予对照组的没有特异治疗作用的物质,理想的安慰剂必须与试验组的药物在外观、气味、感觉上完全一样。当治疗为非药物性治疗(如针灸)时,相应的安慰治疗通常被叫做假仿治疗(sham treatment,见"假仿治疗")。在临床试验中设置安慰治疗对照,可以使盲法得以实现,并排除治疗的安慰作用。

把握度 Power

在临床试验中,把握度是指一个试验能够发现或检出确实存在的临床上重要的组间差异(即治疗作用)的概率。当样本量越大、或者结局事件越多、或者结局测量方法的精确性越好时,研究的把握度就越大。适当的把握度就是研究有足够高的机会发现真实存在的作用。

比值 Odds

比值是一种表达事件发生几率大小的方式。具体地讲,它是一个事件发生的概率(P)和该事件不发生的概率(1−P)的比值,即 Odds = P/(1 − P)。(参见表1)

表1 结局为二分变量的临床试验的效果估计举例

	试验组	对照组
新发结局事件(如死亡)的人数	a	c
未发生结局事件的人数	b	d
研究对象总人数	$N_1 = a + b$	$N_0 = c + d$
危险(结局的发生频率)	$P_1 = a/N_1$	$P_0 = c/N_0$
比值(结局发生的比值)	Odds = a/b	Odds = c/d
治疗效果的估计	绝对效果 ● 率差(Risk Difference, RD)= $P_1 − P_0$ ● 大于0的RD称为绝对危险增加(ARI) ● 小于0的RD称为绝对危险减少(ARR) ● 需治人数(NNT)= $1/(P_1−P_0)$ = 1/RD 相对效果 ● 相对危险度(RR)= P_1/P_0 ● 比值比(OR)= ad/bc = $[P_1/(1−P_1)] / [P_0/(1−P_0)]$ ● 相对差异 = RD/P_0 = $(P_1 − P_0)/P_0$ ● 大于0的相对差异称为相对危险增加(RRI) ● 小于0的相对差异称为相对危险减少(RRR)= 1 − RR ● 比值下降 = 1 − OR	

比值比 Odds ratio (OR)

比值比是一个测量治疗效果的相对指标。在临床试验中,比值比是试验组的比值与对照组比值之比(参见"比值")。比值比越接近于1,说明试验组和对照组治疗作用的差异越小。如果比值比大于1,则说明治疗组的作用大于对照组,反之亦然。注意,这里的作用可能是有害作用(如死亡和伤残),也可能是有益作用(如痊愈和生存)。另外,当事件发生频率很低时,比值比在数值上几乎等于相对危险度。但随着事件发生率的增加,比值比与相对危险度在数值上的差别也随之增大。(参见表1)

比值降低 Odds reduction
比值降低是一个衡量事件发生频率下降的相对指标，常用百分数表示，近似于相对危险减少（RRR）的概念。它与比值比互补，等于 1 − OR。当事件发生频率较低时，比值降低与相对危险减少十分接近。（参见表 1 和"相对危险减少"）

标化均数差 Standardised mean difference （SMD）
当研究结局为连续变量时，标化均数差可以用来表达治疗作用的大小，它等于两组间均数之差除以其标准差。由于"标化"消除了测量单位的区别，因此标化均数差可以用于合并或比较同一连续变量的不同测量结果（如不同方法测量的疼痛的结果）或不同连续变量的测量结果（如血压和血脂）。该指标为比值，故没有单位。

病例对照研究 Case control study
病例对照研究是一种非试验性研究，它以现患有某种特定疾病的病人（或已经发生某种特定临床结局的人）作为病例，以没有患该病的人（或没有发生某种特定临床结局的人）作为对照，比较病例和对照组过去的可疑危险因素（如吸烟和用药史）暴露史的差别。病例对照特别适用于探索罕见疾病或罕见不良反应的原因，如罕见的癌症。该研究的特点是省时省钱省力，但很容易发生偏倚。

病例系列分析 Case series
病例系列分析是指对一组患有某种疾病的人群进行的分析，以寻找某种规律或特征。例如，分析一组接受某种治疗的病人，看他们的转归如何。病例系列分析的主要特点之一是没有平行的对照组。

队列研究 Cohort study
队列研究是一种观察性研究，它将一个人群（即队列）按暴露于某可疑危险因素的情况分为不同的暴露组，如暴露组与非暴露组，然后追踪观察某特定结局的发生频率，比较不同暴露组之间的差异。常用于探索某暴露（如吸烟）是否为某特定结局（如肺癌）的病因，或研究某药物是否会引起不太常见的严重不良反应。队列研究又可细分为前瞻性队列研究（prospective cohort study，即从现在向未来追踪随访的队列研究）与回顾性队列研究（retrospective cohort study，即从过去某时间开始追踪随访的队列研究）。前者的结果比后者更可靠。

对照 Controls
在对照试验里，对照指被分配到对照组的研究对象，他们接受的治疗可能是安慰剂治疗、无治疗或常规治疗。

发表偏倚 Publication bias
发表偏倚是一种由于选择性地发表（或不发表）具有某种结果的研究而引起的偏倚。一般来讲，具有统计学显著性结果的研究比无显著性结果的研究更容易得到发表，阳性结果比阴性结果更容易得到发表，由此产生的后果是，在总结发表的文献时，会得出治疗比真实效果更大的错误的结论。

发病率 Incidence
发病率是指在一定的时间区间内一定人群中新发病例的频率。

非系统性综述 Non-systematic review
在《临床证据》里，非系统性综述是指所有未进行全面文献检索的、只回顾了部分相关研究的、或是没有明确描述其文献检索和研究质量评估方法的综述或 Meta 分析。（参见"系统综述"和"Meta 分析"）

分组隐匿 Allocation concealment
分组隐匿是临床试验中使用的一种预防选择偏倚的随机分组方法。在随机分组以前，通过隐匿措施，不让病人和医生知道分组的顺序，即不知道由随机数字决定的下一个病人的组别。分组隐匿避免了研究者有意识和无意识地决定或影响研究对象的评估、纳入和分组，确保随机分组获得组间可比性。

固定效应 Fixed effects
固定效应模型（the fixed effects model）是 Meta 分析中合并研究结果时使用的一种统计模型。固定效应模型假设所有研究的真实结果只有一个，即是一个"固定"的值，研究之间结果的差异完全是由于随机抽样误差造成的，而且研究的实际结果会围绕这个"固定"的真实值变化。当然，这个假设可能是不合理的。（参见"随机效应"）

害—需治人数 Number needed to harm（NNH）
害—需治人数是一个测量治疗害处大小的指标。它的含义是：在一定时间内，在特定人群中，用某干预进行治疗时，出现一例不良反应事件需要治疗的平均人数。害—需治人数的计算方法之一是：NNH = 1/ARI。ARI为绝对危险增加。在《临床证据》中，NNH一般只保留整数部分。小数部分，无论大小都不进位，以略微低估NNH。（参见表1）

横断面研究 Cross sectional study
横断面研究是一种在特定时间点对一个人群的危险因素、疾病或两者兼之的调查，可以用来获得人群的患病率。

患病率 Prevalence
患病率是一个人群中在某特定时间点（或很短的时间区间内）患有某种疾病或具有某种检查结果的人的比例。

回归分析 Regression analysis
在分析含有自变量（如疾病）和因变量（如病因或危险因素）的数据时，回归分析可以用来寻找或建立以自变量来描述或预测因变量的最佳的数学模型，也用来控制混杂作用。不同的回归模型适合于不同的分析需要，流行病学资料分析中常用的回归模型有线性回归（linear regression）、Logistic回归，以及比例风险回归（proportional hazard regression）。

基线危险 Baseline risk（BR）
基线危险指未采用治疗时某结局事件发生的危险。在临床试验里，通常指安慰剂对照组或无治疗对照组的结局事件的危险。

即时危险比 Hazard ratio（HR）
即时危险（Hazard）就是在一个很短时间区间内的发病或死亡危险，即时危险比就是两组人群即时危险的比例。即时危险比的解释基本上类似相对危险度（RR），即时死亡危险比为0.5时，病人的死亡危险是其参照病人的一半。但是，在发病危险随时间变化时，或发病或死亡率很高时，即时危险比优于相对危险度。其计算需要结局事件发生的具体时间，是分析生存时间这样的结局变量的常用指标。

疾病频率（患病率/发病率） Morbidity
疾病频率指测量疾病频率的指标，既可以指患病率（prevalence），也可以指发病率（incidence），但不包括死亡率。（参见"患病率"和"发病率"）。（注：《临床证据》中文版中，已经根据具体情况译成了患病率或发病率。）

加权均数差 Weighted mean difference（WMD）
在合并连续变量的Meta分析中，加权均数差是不同研究的组间均数差的加权平均结果。当结局为连续变量时，临床试验常用试验组和对照组的均数之差（组间均数差）来测量治疗的作用。进行Meta分析时，根据不同研究的样本量和精确度，给予不同研究不同的权重，如此得出的平均值就叫加权均数差。加权均数差是一个绝对指标，其单位是原始结局的单位。

假仿治疗 Sham treatment
假仿治疗是一种临床试验中给予对照组的没有特异治疗作用的措施。理想的假仿治疗须与试验组的治疗在外观和感觉上完全一样。比如假仿针灸和无治疗作用的超声波。（参见"安慰剂"）

假阳性 False positive
假阳性是指诊断的金标准确定无病但检查结果为阳性的人。

假阴性 False negative
假阴性是指诊断的金标准确定患有疾病但检查结果为阴性的人。

绝对危险减少 Absolute risk reduction（ARR）
率差（又称归因危险度）是测量治疗作用和病因作用大小的绝对指标之一，等于治疗组的危险（P_1）减去对照组的危险（P_0）。绝对危险减少是率差的一种，用于试验组危险低于对照组的情况。（参见表1）

绝对危险增加 Absolute risk increase（ARI）
率差（又称归因危险度）是测量治疗作用和病因作用大小的绝对指标之一，等于治疗组的危险（P_1）减去对照组的危险（P_0）。绝对危险增加是率差的一种，用于试验组危险高于对照组的情况。（参见表1）

开放试验 Open label trial
开放试验是指对治疗分组情况没有采取任何盲法的临床试验，即病人、医生和资料收集人员知道每个病人的治疗安排。

可信区间 Confidence interval （CI）
可信区间可以看作是真实值可能存在的区间。95% 可信区间的含义就是：真实的结果有 95% 的可能性存在于这个可信区间之内。准确地讲，假设在样本量、研究设计和研究总体均完全相同的条件下，重复某个研究很多次，其中任何一个研究的 95% 可信区间（又称可信限）将会包括 95% 的这些研究的结果。这近乎于（但不完全等于）说，真实作用的大小（一个永远不能确切知道的数字）有 95% 的可能性在这个区间之内。如果相对危险度或比值比的可信区间包括 1，或绝对危险度的可信区间包括 0，则提示没有充足的证据证明治疗作用的存在。与显著性检验的 P 值相比，可信区间的优越性在于它给出了真实作用可能存在的区间。

类随机分组 Quasi randomisation
类随机分组是临床试验中将病人分配到不同治疗组别的非真正随机化的分组方式。比如，根据病人的生日、会诊日期、病历编号、看病的月份或是进入研究的先后顺序，交替分配到不同的组别。

临床对照试验 Controlled clinical trial （CCT）
临床对照试验指设有两个或两个以上的不同治疗组的试验研究。在《临床证据》中，临床对照试验特指用非随机化的方式进行分组的对照试验。对采用随机化分组的对照试验，则称为随机对照试验（randomized controlled trial，RCT）。非随机对照试验比随机对照试验更容易存在偏倚。

灵敏度 Sensitivity
灵敏度是衡量一个诊断方法准确性的指标之一。它等于一个确实患病的人由一项检查检出阳性结果（即查出疾病）的概率。灵敏度不同于阳性预测值（PPV），后者是检查结果阳性时肯定患有某疾病的概率。（参见"阳性预测值"和"特异度"）

Meta 分析 Meta-analysis
Meta 分析是系统综述（systematic review）里用于将若干个研究的结果合并成一个加权的平均结果的统计学方法。计算加权平均结果时，结局事件数目多（即抽样误差小的）的研究或方法学质量高的研究会给予更多的权重。

Meta 分析中的需治人数 NNT for a Meta-analysis
用需治人数等绝对指标表达治疗效果的大小十分有用，但是绝对指标受治疗本身和病人基线危险两个因素的影响。如果 Meta 分析中临床试验的研究对象的基线危险不同，则没有任何一个单一的需治人数能够准确地表达治疗在该 Meta 分析所有人群中的绝对效果。相比而言，在没有异质性的情况下，一个相对效果指标（如比值比和相对危险度）则可以准确地表达治疗在所有不同人群中的相对效果。即使如此，《临床证据》有时还是给出了需治人数，这个需治人数是基于 Meta 分析的总体比值比和该 Meta 分析包括的临床试验对照组的平均危险计算的估计值，因此只适用于此平均危险大小的人群。

盲法 Blinding/Masking
在整个临床试验过程中，从研究分组到实施治疗到资料收集到资料分析和解释，对研究者、研究对象、资料收集者和（或）资料整理分析人员实行盲法，就是使他们不知道试验病人治疗的分组情况。对其中两方（常见的是医生和病人）实行盲法的试验，叫双盲试验。全盲就是对所有参与试验的人员都实行盲法。盲法是临床试验预防偏倚的重要措施之一。

敏感性分析 Sensitivity analysis
在 Meta 分析中，敏感性分析是用于考察 Meta 分析结果随原始数据的改变而改变的程度。例如，在 Meta 分析中，去除小型的研究，或是去除低质量的研究，或是去除早期的研究，然后重新分析，并与包括这些研究的分析结果进行比较，观察结果的改变情况。如果去除某些研究并不影响分析的结果，更说明结果的真实性和外推性。

P 值 P value
在临床试验里，P 值是在治疗真实无效时完全由于机会而得到治疗有效的错误结论的概率。换言之，P 值是当我们说治疗确实有效时可能出错的概率，$1 - P$ 就是当我们说治疗确实有效时正确的概率。如果这个概率小于 1/20（即当 P 小于 0.05 时），按照惯例我们会说该结果有"统计学显著性"。

偏倚 Bias

偏倚是一种由于研究方法的不当导致研究结果偏离真实结果的系统误差。常见的偏倚有三类：混杂偏倚、选择偏倚和信息偏倚。控制或降低偏倚的措施包括：选择最合适的研究设计，遵循流行病研究设计的一般原则，遵循特定研究设计（如临床试验）的一般原则。

区组随机分组 Block randomisation

区组随机分组是临床试验中使用的一种特殊的随机分组方法，目的是保证每个比较组能够获得设计规定的研究对象的人数，如人数相等的试验组与对照组。

伤残调整生命损失年数 Disability adjusted life year（DALY）

伤残调整生命损失年数是一种测量疾病负担的指标，其目的是用一个单一的指标来综合由于疾病和危险因素引起的生命质量和数量两方面的损失。伤残调整生命损失年数是以下两个因素的乘积：某特定疾病（或健康）状况下预期生存的年数和该疾病的伤残系数。伤残系数的变动范围为 0～1，伤残越重，系数越大，0 表示没有任何伤残，即理想的健康状况，1 表示死亡。一个伤残调整生命损失年等于损失一年完全健康的生命，因此，伤残调整生命损失年数越大，损失的健康生命就越多。在临床试验中，试验组和对照组伤残调整生命损失年数之差反映治疗可以增加或减少的健康生命年数。另外，在计算未来的生存年数时，由于还没有兑现的好处，所以要在预期生存年数基础上每年扣除 3%～5%。计算老年人和儿童的生存年数时，也会通过一定的权重方式，作适当的扣除。

实效试验 Pragmatic study

实效试验特指评估治疗在实际应用条件下的效果（effectiveness）的临床试验。实效试验不同于探索性试验（explanatory trials），后者在于探索治疗的效力或最大效果（efficacy），即在理想的或最好的治疗条件下的效果。实效试验有以下几个主要特征：研究对象代表实际治疗时的病人；只提供实际给药时的用药建议，不采取增加依从性的特别措施，因此只获得实际治疗环境时的依从程度；估计效果时采用意向治疗分析，而不是按照实际接受的治疗进行分析。

实验研究 Experimental study

在实验研究里，研究者可以在控制条件下，人为地改变一个或多个因素，然后观察其可能产生的作用。随机对照试验就是典型的在人群中进行的实验研究。

事件 Event

事件特指研究所关心的二分变量结局的发生事件，如心肌梗死、死亡或疼痛改善四级以上。

适用性 Applicability

就临床试验而言，适用性是指研究结果对特定个体病人的适用性，即在个体病人获得临床试验显示的同样效果的可能性。随机对照试验只提供了某治疗可以改变某临床结局的因果关系的一般性证据。其结果是否适用于一个特定的病人，还需要额外逻辑推证，病人的个体特征是需要考量的一个重要方面。

死亡率 Mortality

死亡率指在一定的时间段内一个人群中新发死亡病例的频率。

似然比 Likelihood ratio（LR）

像灵敏度和特异度一样，似然比是衡量一个诊断方法准确性的指标。具体地讲，似然比是一个确实患某病的人可能出现某特定检查结果的概率与一个确实不患某病的人可能出现同一检查结果的概率的比值。当检查的结果仅仅分为阳性和阴性两种时，针对阳性结果的似然比叫做阳性似然比（positive likelihood ratio），针对阴性结果的似然比叫做阴性似然比（negative likelihood ratio）。（参见"阳性似然比"和"阴性似然比"）

随机对照试验 Randomised controlled trial（RCT）

随机对照试验是一种流行病学研究设计，主要用来评估医学干预措施的作用。在随机对照试验里，研究者采取随机化的分组方式，将研究对象分配到两组或更多的组别，然后每组给予不同的治疗，至少一组（即试验组）接受研究评估的干预措施，其他组（即比较组或对照组）接受其他治疗或安慰剂治疗。（参见表1）

随机交叉试验 Crossover randomised trial
随机交叉试验是临床试验的一种。在随机交叉试验里,研究对象首先接受一种治疗,并收集结局资料,然后再接受另外一种治疗并测量结局。这样治疗的交替可以进行几次或很多次,但每次治疗的分配都是随机决定的。在两种治疗之间通常设有一个无治疗的间歇期,叫洗脱期(washout period),以消除或减少前阶段治疗的滞留作用(carry-over effect)对后阶段治疗的影响。随机交叉试验的结果受滞留作用的影响,解释可能十分复杂。

随机效应 Random effects
随机效应模型(the random effects model)是 Meta 分析中合并研究结果时使用的一种统计模型。该模型假设不同研究的真实结果是不同的(这个不同简称异质性),并将这个异质性作为实际研究结果总体变异的一个部分,从而给出一个比固定效应模型更宽的可信区间。随机效应模型还假设,不同研究的真实结果以合并的平均结果为中心呈随机对称分布。(参见"固定效应")

特异度 Specificity
特异度是衡量一个诊断方法准确性的指标之一。它等于一个确实无病的人由一项检查检出阴性结果(即确证无病)的概率。特异度不同于阴性预测值(NPV),后者是检查结果阴性时肯定没有某疾病的概率。(参见"阴性预测值"和"灵敏度")

剔除失访分析 Completer analysis
剔除失访分析是临床试验估计疗效时的一种资料分析策略,分析时剔除那些没有结局资料的中间退出或失访的研究对象,只包括完成了试验的研究对象的数据。相比之下,维持原随机分组分析(intention to treat analysis)则要求在分析中包括所有一开始纳入试验的研究对象。(参见"维持原随机分组分析")

同质性 Homogeneity
同质性的含义与异质性刚好相反,指在 Meta 分析中研究之间结果的相同或近似,研究间的任何差异完全由随机误差造成。(参见"异质性")

统计学显著性 Statistically significant
统计学显著性是指研究的发现不太可能是偶然原因产生的。一般来讲,"有统计学显著性(即 $P < 0.05$)"就是说研究发现的作用(或更大的作用)由于偶然因素产生的概率小于5%。当《临床证据》使用"显著的"或"显著性"的字眼时,它们只含有统计学意义的显著性,与临床意义的大小无关。(参见"P 值")

危险 Absolute risk(AR)
危险是指一个人在一定时间内发生某种特定结局的概率或可能性,近似于累积发病率的概念。取值在 0~1 之间,常用百分率来表示。注意,与危险的一般含义不同,这里的危险既可以用于不良事件(如心肌梗死)也可以用于有益事件(如治愈)。(参见表1)

维持原随机分组分析 Intention to treat (ITT) analysis
维持原随机分组分析是临床试验估计疗效时的一种资料分析方案,分析时必须包括那些没有结局资料的中间退出或失访的研究对象。而且,不管病人是否调换了组别,不管病人实际接受了什么治疗,分析时还必须把每个病人放在其原始随机分配的组别。维持原随机分组分析也译作"意向治疗分析"。

无显著性(或没有显著意义) Not significant/non-significant(NS)
无显著性即无统计学显著性或无统计学显著意义。简单地讲,无显著性的意思是:组间没有(研究显示的大小的或更大的)真实差异的机会大于5%。无显著性不等于说治疗无效,而是说一项研究的结果还不足以证明效果的存在。无显著性的结果有两种可能:①研究的把握度不足以检出确实存在的效果;②确实没有效果。尤其是当一个无显著性的结果显示可能存在潜在的重要临床效果时,我们会避免简单地说"没有显著性"。更恰当的说法是:"用药减少了死亡率,但是减少的程度尚没达到显著水平",或是"虽然差别没有显著性,但是可信区间提示可能存在有用的有益作用",或是"差别尚没有达到充分显著的水平"。

析因设计 Factorial design
析因设计是临床试验设计方案的一种。在随机析因试验里,研究者把研究对象随机分成多个比较组,每组施以不同的治疗组合,用来评估两个或多个治疗联合使用时可能产生的交互作用或效应修正作用。

系统综述 Systematic review

系统综述是一种新型的、系统的、定量的、科学的总结文献的研究方法。与传统的综述相比，每个系统综述都具有预先制定的明晰的研究问题，并采用明确的合理的方法收集文献、评估文献质量、提取原始资料，以及综合研究结果。不是所有系统综述都含有或需要Meta分析。在《临床证据》中，如果没有特别说明，系统综述仅指随机对照试验的系统综述。早年Meta分析与系统综述同义。系统综述也译作系统评价。（参见"Meta分析"）

显著性（或显著意义） Significant

显著性是统计学显著性的简称。如果没有特别指明，显著性特指5%水平上的显著性（见"统计学显著性"）。因此，有显著意义就等于说95%可信区间不包括与无效结果相应的值，反之亦然。

相对危险度 Relative risk（RR）

相对危险度是一组人群（A组）某事件发生的概率为另一组人群（B组）同一事件概率的倍数，即两组事件发生率之比，因此相对危险度又称率比。当RR = 1时，说明两组发生率相等；当RR > 1时，说明A组高于B组；当RR < 1时，说明B组高于A组。当事件发生率很低时，相对危险度与比值比在数值上十分接近。（参见表1和"比值比"）

相对危险减少 Relative risk reduction（RRR）

在临床试验中，我们把试验组危险（P_1）与对照组危险（P_0）的差值与对照组危险的商（即（$P_1 - P_0$）/P_0 或者 RD/P_0）叫做组间相对差异。当组间相对差异小于0时，就叫相对危险减少。（参见表1和"相对危险增加"）

相对危险增加 Relative risk increase（RRI）

在临床试验中，我们把试验组危险（P_1）与对照组危险（P_0）的差值与对照组危险的商（即（$P_1 - P_0$）/P_0 = RD/P_0）叫做组间相对差异。当组间相对差异大于0时，就叫相对危险增加。（参见表1和"相对危险减少"）

相关系数 Correlation coefficient

相关系数是一个测量两个变量同时变化的线性关系的强度和相互变化的方向的统计学指标，常用英文小写字母 r 表示，r 值的范围在 $-1 \sim +1$ 之间。$r > 0$ 为正相关，即一个变量增加时，另外一个变量以固定的量随之增加；$r < 0$ 为负相关，即一个变量增加时，另外一个变量以固定的量随之减少。当 $r = +1$ 或 $r = -1$ 时，表示两个变量呈完全线性相关关系，即一个变量完全随另一个变量的变化而变化。当相关系数显示两个变量不存在线性关系时，不能排除它们之间可能存在非线性的关系。

需治人数 Number needed to treat（NNT）

需治人数是一个测量治疗益处大小的指标。为了避免与害一需治人数混淆，也可以叫做益一需治人数。其含义是：在一定时间内，在特定人群中，用某干预进行治疗时，预防一例有害事件（如死亡）或产生一例有益事件（如痊愈）需要治疗的人数。益一需治人数的计算方法之一是：NNT = 1/ARR。ARR为绝对危险减少。在《临床证据》中，NNT只保留整数。小数部分，无论大小一般都进位整数，以略微高估NNT。（参见表1）

亚组分析 Subgroup analysis

在临床试验中，按照某种特征（如疾病的严重程度）将试验个体分成不同的亚组，然后分别估计治疗在不同组别的效果（即每个亚组中治疗组和对照组的组间差异），这种分析就叫亚组分析。在Meta分析中，也可以将研究（而不是研究中的个体）分成亚组，进行亚组分析或分层分析。亚组分析的目的在于研究交互作用或效应修正作用，即在不同人群或条件下，作用的大小是否不同。

阳性似然比 Positive likelihood ratio（PLR）

像灵敏度和特异度一样，阳性似然比是衡量一个诊断方法准确性的指标。当检查的结果仅仅分为阳性和阴性两种时，阳性似然比是一个确实患某病的人检查结果可能阳性的概率与一个确实不患某病的人检查结果可能阳性的概率的比值。阳性似然比＝灵敏度/(1 - 特异度)。（参见"似然比"和"阴性似然比"）

阳性预测值 Positive predictive value（PPV）

阳性预测值是检查结果阳性时肯定患有某疾病的概率。阳性预测值不同于灵敏度，后者是确实患有某病时检查结果出现阳性的概率。（参见"灵敏度"和"阴性预测值"）

异质性 Heterogeneity

在 Meta 分析中，异质性指不同研究之间结果的差异。异质性的来源有三：①不同研究的研究人群不同，或治疗措施不同，或结局变量不同（临床异质性）；②不同研究的研究设计不同，比如盲法和分组方法的不同（方法学异质性）；③不同研究使用了不同的统计方法（统计学异质性）。存在异质性时，合并的结果可能是不可靠的，或合并本身就是不恰当的。

阴性似然比 Negative likelihood ratio（NLR）

像灵敏度和特异度一样，阴性似然比是衡量一个诊断方法准确性的指标。当检查的结果仅仅分为阳性和阴性两种时，阴性似然比是一个确实患某病的人检查结果可能阴性的概率与一个确实不患某病的人检查结果可能阴性的概率的比值。阴性似然比 =（1－灵敏度）/ 特异度。（参见"似然比"和"阳性似然比"）

阴性预测值 Negative predictive value（NPV）

阴性预测值是检查结果阴性时肯定不患某疾病的概率。阴性预测值不同于特异度，后者是确实不患某病时检查结果出现阴性的概率。（参见"特异度"和"阳性预测值"）

真实性 Validity

真实性指研究或研究结果的正确性或可信性，真实性越高，研究结果越接近真实值。真实性可分为内部真实性和外部真实性。内部真实性指研究结果（如治疗效果的估计）的准确性。内部真实性与偏倚成反比，偏倚越多，内部真实性就越低。因此，内部真实性主要由研究设计和偏倚控制措施决定。研究设计越好（如随机对照试验优于非随机对照试验），内部真实性也越高；偏倚控制的措施越严，偏倚就越少，内部真实性也越高。外部真实性指研究结果可以外推到或适用于研究以外的实际人群的可能性。

真阳性 True positive

真阳性是指诊断金标准确定患有疾病且检查结果为阳性的人。

真阴性 True negative

真阴性是指诊断金标准确定没有疾病且检查结果为阴性的人。

整群随机分组 Cluster randomization

整群随机分组是随机对照试验的一种分组方法。它以研究对象的群组（如村庄、医院或学校）为单位，随机将一个个的群组分配到试验组和对照组，每个群组里的所有研究对象将会接受同一个干预。评估针对群体的干预措施，如宏观卫生政策与空气污染控制措施，必须使用整群随机分组。结果分析时，一般应以群体为研究单位，如果以个体为单位进行分析，可能会引入偏倚。

质量调整生命年数 Quality adjusted life year（QALY）

质量调整生命年数是一种比较不同健康结局的指标。它用一个指标综合生命的质量和数量两个方面，等于生存年数与生命质量的乘积。生命的质量由健康状况决定，变动范围为 0～1，健康越好生命质量越高，1 表示理想的健康状况，0 等于死亡。在临床试验中，可以比较不同治疗组的质量调整生命年数，从而同时综合疾病状况和生存年数两个方面，比较不同治疗的效果。质量调整生命年数是否是测量健康相关的生命质量的最好方法，还存在争议。（参见"伤残调整生命损失年"）

最好证据 Best evidence

随机对照试验的系统综述是确定治疗效果的最好方法，因此提供了关于疗效的最好的证据。

作用的大小（即标化均数差） Effect size（standardised mean differences）

在医学文献中，作用的大小可用各种不同的效应指标进行测量，如率差和相对危险度。在《临床证据》中，作用的大小特指标化均数差，即连续变量的两组间均数之差除以其标准差。（参见"标化均数差"）

（唐金陵　秦　颖　编译）

英中循证医学词汇对照表

英文	中文	英文	中文
Absolute risk (AR)	危险	Negative predictive value (NPV)	阴性预测值
Absolute risk increase (ARI)	绝对危险增加	NNT for a meta-analysis	Meta 分析中的需治人数
Absolute risk reduction (ARR)	绝对危险减少	Non-systematic review	非系统性综述
Allocation concealment	分组隐匿	Not significant/non-significant (NS)	无显著性（或没有显著意义）
Applicability	适用性	Number needed to harm (NNH)	害一需治人数
Baseline risk (BR)	基线危险	Number needed to treat (NNT)	需治人数
Best evidence	最好证据	Odds	比值
Bias	偏倚	Odds ratio (OR)	比值比
Blinding/Masking	盲法	Odds reduction	比值降低
Block randomisation	区组随机分组	Open label trial	开放试验
Case control study	病例对照研究	P value	P 值
Case series	病例系列分析	Placebo	安慰剂
Cluster randomization	整群随机分组	Positive likelihood ratio (PLR)	阳性似然比
Cohort study	队列研究	Positive predictive value (PPV)	阳性预测值
Completer analysis	剔除失访分析	Power	把握度
Confidence interval (CI)	可信区间	Pragmatic study	实效试验
Controlled clinical trial (CCT)	临床对照试验	Prevalence	患病率
Controls	对照	Publication bias	发表偏倚
Correlation coefficient	相关系数	Quality adjusted life year (QALY)	质量调整生命年数
Cross sectional study	横断面研究	Quasi randomisation	类随机分组
Crossover randomised trial	随机交叉试验	Random effects	随机效应
Disability adjusted life year (DALY)	伤残调整生命损失年数	Randomised controlled trial (RCT)	随机对照试验
Effect size (standardised mean differences)	作用的大小（即标化均数差）	Regression analysis	回归分析
Event	事件	Relative risk (RR)	相对危险度
Experimental study	实验研究	Relative risk increase (RRI)	相对危险增加
Factorial design	析因设计	Relative risk reduction (RRR)	相对危险减少
False negative	假阴性	Sensitivity	灵敏度
False positive	假阳性	Sensitivity analysis	敏感性分析
Fixed effects	固定效应	Sham treatment	假仿治疗
Hazard ratio (HR)	即时危险比	Significant	显著性（或显著意义）
Heterogeneity	异质性	Specificity	特异度
Homogeneity	同质性	Standardised mean difference (SMD)	标化均数差
Incidence	发病率	Statistically significant	统计学显著性
Intention to treat (ITT) analysis	维持原随机分组分析	Subgroup analysis	亚组分析
Likelihood ratio (LR)	似然比	Systematic review	系统综述
Meta-analysis	Meta 分析	True negative	真阴性
Morbidity	疾病频率（患病率/发病率）	True positive	真阳性
Mortality	死亡率	Validity	真实性
Negative likelihood ratio (NLR)	阴性似然比	Weighted mean difference (WMD)	加权均数差

英文缩略语表

英文缩写	英文全称	中文释义
AR	absolute risk	危险
ARI	absolute risk increase	绝对危险增加
ARR	absolute risk reduction	绝对危险减少
BR	baseline risk	基线危险
CI	confidence interval	可信区间
CCT	controlled clinical trial	临床对照试验
DALY	disability adjusted life year	伤残调整生命损失年数
HR	hazard ratio	即时危险比
ITT	intention to treat analysis	维持原随机分组分析
LR	likelihood ratio	似然比
NLR	negative likelihood ratio	阴性似然比
NPV	negative predictive value	阴性预测值
NS	not significant/non-significant	无显著性（或没有显著意义）
NNH	number needed to harm	害一需治人数
NNT	number needed to treat	需治人数
OR	odds ratio	比值比
P	P value	P 值
PLR	positive likelihood ratio	阳性似然比
PPV	positive predictive value	阳性预测值
QALY	quality adjusted life year	质量调整生命年数
RCT	randomised controlled trial	随机对照试验
RR	relative risk	相对危险度
RRI	relative risk increase	相对危险增加
RRR	relative risk reduction	相对危险度减少
SMD	standardised mean difference	标化均数差
WMD	weighted mean difference	加权均数差

多发性骨髓瘤

检索时间：2004年11月
原作者：Ambuj Kumar，Benjamin Djulbegovic 路瑾 译 黄晓军 校 沈悌 审

问 题

无症状早期（Ⅰ期）多发性骨髓瘤的治疗效果如何？
进展期（Ⅱ/Ⅲ期）多发性骨髓瘤一线治疗的效果如何？
进展期（Ⅱ/Ⅲ期）多发性骨髓瘤挽救治疗的效果如何？
进展期（Ⅱ/Ⅲ期）多发性骨髓瘤支持治疗的效果如何？

治疗措施及其效果

Ⅰ期多发性骨髓瘤的治疗

不太可能有效
对Ⅰ期患者早期进行含皮质类固醇的化疗（与延后治疗相比，并无益处）

进展期（Ⅱ/Ⅲ期）多发性骨髓瘤的一线治疗

肯定有效
单药化疗+泼尼松龙（与单用美法仑相比，提高了生存率）
联合化疗（与单用美法仑相比，提高了生存率）
联合化疗+皮质类固醇（不同方案之间生存率相似；与美法仑+泼尼松龙或美法仑+环磷酰胺相比，生存率无提高）
高剂量化疗+造血干细胞移植（与传统剂量化疗相比，提高了生存率）
自体造血干细胞移植前的高剂量美法仑预处理方案（与美法仑+全身照射的预处理方案相比，提高了总生存率）
中剂量化疗+造血干细胞移植（与传统剂量化疗相比，提高了生存率）
不同单药+皮质类固醇的相对有效性（苯达莫司汀+泼尼松龙，美法仑+泼尼松龙，美法仑+地塞米松，各个方案间生存率相似）
不同单药化疗方案的相对有效性（美法仑，环磷酰胺，洛莫司汀及卡莫司汀间生存率相似）
单药化疗（比安慰剂有效）

很可能有效
自体造血干细胞移植（与异基因造血干细胞移植相比，提高了生存率）
外周血造血干细胞移植（与骨髓干细胞移植相比，生存率相似，缩短了中性粒细胞低下以及血小板低下时间）
同基因造血干细胞移植（如有双胞胎供者，同基因移植与自体移植相比，提高了生存率）
自体造血干细胞移植的时机（早期移植与晚期移植相比，提高了无事件生存率）

益害相当
干扰素
最佳的动员方案

效果不明
硼替佐米
双次自体移植与单次自体移植相比
非清髓性异基因造血干细胞移植（降低预处理强度的移植，小移植）
沙利度胺及沙利度胺衍生物

不太可能有效
自体干细胞的净化

很有可能无效甚至有害
异基因造血干细胞移植（与自体造血干细胞移植相比，增加了治疗相关死亡率）

Ⅱ/Ⅲ期多发性骨髓瘤的挽救治疗

肯定有效
硼替佐米

不太可能有效
挽救治疗方案

Ⅱ/Ⅲ期多发性骨髓瘤的支持治疗

肯定有效
二膦酸盐类

很可能有效
重组人红细胞生成素α

益害相当	将在新版中加入
预防感染	以浆细胞瘤为表现的患者的一线治疗
	进展期多发性骨髓瘤的维持治疗
效果不明	
血浆置换	

主要信息

Ⅰ期多发性骨髓瘤的治疗

◆ **对Ⅰ期患者早期进行含皮质类固醇的化疗（与延后治疗相比，并无益处）**：一篇收入了三项小规模随机对照试验的系统综述发现，早期化疗联合皮质类固醇治疗早期多发性骨髓瘤患者与延后治疗相比减少了疾病进展。但是在有效率以及生存率上无显著性差异。很有可能该综述所包括的随机对照试验的统计学把握度不足（即样本量不够大），因而没有检出实际可能存在的效果。

进展期（Ⅱ／Ⅲ期）多发性骨髓瘤的一线治疗

◆ **单药化疗＋泼尼松龙（与单用美法仑相比，提高了生存率）**：一项随机对照试验发现与单用美法仑相比，在美法仑基础上加用泼尼松龙（即MP方案）可以改善生存率。另一项随机对照试验发现在有较好预后因素的患者中，MP比单用美法仑延长了中位生存时间；但是，在有不良预后因素的患者中，MP与单用美法仑相比缩短了中位生存时间，同时增加了严重及致死性感染的发生率；这些发现的统计学意义不详。另一项随机对照试验发现MP与单用环磷酰胺相比，在生存率上没有显著性差异。

◆ **联合化疗（与单用美法仑相比，提高了生存率）**：一项随机对照试验发现联合化疗（多柔比星＋卡莫司汀＋环磷酰胺＋美法仑）与单用美法仑相比，提高了生存率。

◆ **联合化疗＋皮质类固醇（不同方案之间生存率相似，与美法仑＋泼尼松龙或美法仑＋环磷酰胺相比，生存率无提高）**：一项随机对照试验发现将长春新碱＋卡莫司汀＋美法仑＋环磷酰胺＋泼尼松龙方案中环磷酰胺以及泼尼松龙的剂量增加后，不能提高总有效率及生存率。另一项随机对照试验发现在环磷酰胺＋长春新碱＋美法仑＋泼尼松龙的方案中加入雷莫司汀没有改善有效率及生存率。还有一项随机对照试验发现环磷酰胺与联合化疗（环磷酰胺＋美法仑＋泼尼松龙＋洛莫司汀）相比，没有显著性差异。一篇系统综述以及系统综述之后完成的两项随机对照试验发现MP与联合化疗＋泼尼松龙方案的生存率无显著性差异。

◆ **高剂量化疗＋造血干细胞移植（与传统剂量化疗相比，提高了生存率）**：两项在诊断时随机分组的随机对照试验发现，高剂量化疗＋自体造血干细胞移植与传统剂量化疗相比，提高了无疾病进展生存率以及总生存率。另一项随机对照试验的发现，如下：如果初始治疗有效，在初始治疗之后随机分组，结果显示高剂量化疗＋自体造血干细胞移植与传统剂量化疗相比提高了完全缓解率，但在两组间没有发现无疾病进展生存率以及总生存率存在显著性差异。还有两项随机对照试验仅以摘要形式发表，我们无法全面评估研究的质量。

◆ **自体造血干细胞移植前的高剂量美法仑预处理方案（与美法仑＋全身照射的预处理方案相比，提高了总生存率）**：一项随机对照试验发现的有限证据显示单用高剂量美法仑（$200mg/m^2$）与高剂量美法仑（$140mg/m^2$）＋全身照射（8Gy）相比，前者提高了总生存率，但没有提高无事件生存率。美法仑＋全身照射与单用美法仑相比，增加了严重黏膜炎发生率，延长了粒细胞低下时间。美法仑联合全身照射方案还有增加治疗相关死亡率的趋势。

◆ **中剂量化疗＋造血干细胞移植（与传统剂量化疗相比，提高了生存率）**：一项随机对照试验发现在50～70岁患者中，中剂量化疗＋自体造血干细胞移植与传统剂量化疗相比提高了有效率、无事件生存率以及总生存率。一项随机对照试验发现中剂量化疗＋清髓性治疗＋自体造血干细胞移植与单用中剂量化疗相比，提高了完全缓解率，但在生存率上无显著性差异。

◆ **不同单药＋皮质类固醇的相对有效性（苯达莫司汀＋泼尼松龙，美法仑＋泼尼松龙，美法仑＋地塞米松，各个方案间生存率相似）**：一项随机对照试验发现苯达莫司汀＋泼尼松龙与MP相比提高了完全缓解率以及无疾病进展生存率，两组间总生存率相似。一项随机对照试验发现MP与美法仑＋地塞米松方案相比生存率无显著性差异。

◆ **不同单药的相对有效性（美法仑，环磷酰胺，洛莫司汀及卡莫司汀间生存率相似）**：两项随机对照试验发现环磷酰胺与美法仑相比生存率没有显著性差异。另一项随机对照试验提供的有限证据表明美法仑与洛莫司汀或卡莫司汀相比提高了总有效率，但生存率无改善。

◆ **单药化疗（比安慰剂有效）**：我们没有发现在初治多发性骨髓瘤患者中关于化疗与安慰剂治疗之间进行比较的系统综述。但发现两项在既往接受过治疗的患者中的随机对照试验。关于化疗可以使多发性骨髓瘤患者获益已达成共识。

◆ **自体造血干细胞移植（与异基因造血干细胞移植相比，提高了生存率）**：我们没有发现这方面的系统综述、随机对照试验或是前瞻性队列研究。两项回顾性配对对比研究发现，如有双胞胎供者，多发性骨髓瘤的同基因移植与自体造血干细胞移植相比，提高了生存率。如果没有双胞胎供者，自体造血干细胞移植与异基因骨髓移植相比，提高了生存率。与自体造血干细胞移植相比，异基因骨髓移植的治疗相关毒性要高，这是目前可获得的最好证据。

- ◆ **外周血干细胞移植**（与骨髓干细胞移植相比，生存率相似，缩短了中性粒细胞低下以及血小板低下时间）：一项随机对照试验发现自体外周血干细胞移植与自体骨髓移植相比，在有效率、无事件生存率以及总生存率上均无显著性差异。但是发现外周血干细胞移植与骨髓移植相比，缩短了中性粒细胞低下以及血小板低下时间。
- ◆ **同基因造血干细胞移植**（如有双胞胎供者，同基因移植与自体移植相比提高了生存率）：我们没有发现这方面的系统综述、随机对照试验或是前瞻性队列研究，两项回顾性配对对比分析发现：如有双胞胎供者，多发性骨髓瘤中同基因移植比自体移植生存率要高。
- ◆ **自体干细胞移植的时机**（早期移植与晚期移植相比，提高了无事件生存率）：一项随机对照试验发现早期自体干细胞移植与晚期自体造血干细胞移植相比，提高了无事件生存率。在总生存率上无显著性差异。
- ◆ **干扰素**：一篇系统综述以及两项在系统综述之后完成的随机对照试验发现在诱导化疗或维持治疗期加入干扰素可提高有效率以及无疾病进展生存，但在总生存率上未发现显著性差异，综述以及随机对照试验均发现干扰素增加了毒性反应。
- ◆ **最佳的动员方案**：一项随机对照试验发现干细胞因子＋非格司亭（粒细胞集落刺激因子，Filgrastim）＋环磷酰胺与非格司亭＋环磷酰胺相比，在单次白细胞采集后获得更高的CD34$^+$产率。还发现干细胞因子＋非格司亭＋环磷酰胺增加了治疗相关不良事件的发生率。一项随机对照试验发现单用非格司亭与非格司亭＋环磷酰胺相比，缩短了开始干祖细胞动员至采集的时间，而且非格司亭＋环磷酰胺与单用非格司亭相比，需住院的患者比例以及发热、肺炎／败血症的发生率增加。
- ◆ **硼替佐米**：我们没有发现关于硼替佐米用于多发性骨髓瘤患者一线治疗的系统综述或随机对照试验。
- ◆ **双次自体移植与单次自体移植相比**：一项随机对照试验发现在接受高剂量化疗的患者中，双次自体干细胞移植与单次自体干细胞移植相比提高了7年无事件生存率以及总生存率。
- ◆ **非清髓性异基因造血干细胞移植**（降低预处理强度的移植，小移植）：一项非随机历史对照研究发现非清髓性移植和传统异基因骨髓移植相比，在总生存率上无显著性差异，但小移植的治疗相关死亡率要低。这是目前可得到的最好证据。
- ◆ **沙利度胺及沙利度胺衍生物**：我们没有发现沙利度胺或沙利度胺衍生物用于进展期多发性骨髓瘤一线治疗的全文发表的系统综述或随机对照试验。
- ◆ **自体干细胞的净化**：一项随机对照试验发现自体干细胞的净化减少了外周血干细胞采集中骨髓瘤细胞的污染。但是净化与未净化自体干细胞之间生存率无显著性差异。
- ◆ **异基因造血干细胞移植**（与自体造血干细胞移植相比，增加了治疗相关死亡率）：我们没有发现这方面的系统综述、随机对照试验或是前瞻性队列研究。两项回顾性配对对比研究发现自体干细胞移植与异基因骨髓移植相比提高了生存率，异基因骨髓移植的治疗相关毒性更大，这是目前可得到的最好证据。

Ⅱ／Ⅲ期多发性骨髓瘤的挽救治疗

- ◆ **硼替佐米**：我们发现一项硼替佐米治疗进展期多发性骨髓瘤的随机对照试验。试验表明与地塞米松相比，硼替佐米可提高有效率，延长无疾病进展时间，提高总生存率。
- ◆ **挽救治疗方案**：11项随机对照试验发现不同的挽救治疗方案的有效率以及生存率无显著性差异。

Ⅱ／Ⅲ期多发性骨髓瘤的支持治疗

- ◆ **二膦酸盐类**：一项系统综述发现二膦酸药物与安慰剂或无治疗相比，尤其是帕米膦酸盐（Pamidronate）以及氯膦酸盐（Clodronate），可以减少骨折及骨痛。在多发性骨髓瘤或乳腺癌患者中的一项随机对照试验表明，在唑来膦酸与帕米膦酸盐之间无差别。
- ◆ **重组人红细胞生成素α**：一项系统综述发现重组人红细胞生成素α与安慰剂或无治疗相比可以改善贫血。
- ◆ **预防感染**：一篇系统综述发现磺胺甲噁唑－甲氧苄啶以及免疫球蛋白可减少感染，但毒性可能增加。
- ◆ **血浆置换**：两项小的随机对照试验发现血浆置换改善了多发性骨髓瘤患者的肾功能。

定义 多发性骨髓瘤以浆细胞的恶性增生为特点。主要浸润部位是骨髓。其疾病谱从意义未明的单克隆免疫球蛋白升高（MGUS）到浆细胞白血病[1]。多发性骨髓瘤可在髓外以孤立性浆细胞瘤或髓外浆细胞瘤为表现，但在本章节不探讨。多发性骨髓瘤最常见的症状是与贫血、肾功能不全、感染或骨破坏相关的症状。多发性骨髓瘤患者年龄常在40岁以上。有症状的骨髓瘤的诊断要求为：血清中或尿中或同时在血清中和尿中出现单克隆蛋白（又称为M蛋白）；骨髓中有克隆性浆细胞（＞10%）或浆细胞瘤；相关器官或组织损伤（related organ or tissue impairment，ROTI）（见表1）。97%多发性骨髓瘤患者中出现血或尿M蛋白或血、尿同时出现M蛋白。无症状性骨髓瘤（又被称为冒烟性骨髓瘤）诊断需要以下几点：血清中M蛋白30g/L以上和（或）骨髓中克隆性浆细胞10%以上，没有ROTI或症状。有症状的多发性骨髓瘤最常见的鉴别诊断是MGUS和无症状性（冒烟性）多发性骨髓瘤（见表2）[2, 3]。其他少见的鉴别诊断包括非分泌型骨髓瘤、孤立性或髓外浆细胞瘤、浆细胞白血病、原发性系统性淀粉样变性、巨球蛋白血症以及非霍奇金淋巴瘤。Durie和Salmon 1975年初次提出了多发性骨髓瘤的临床分期[4]，Durie Salmon Ⅰ期常为无症状性（见表3），除了WHO提出的分类[5]，最近提出了对于多发性骨髓瘤的新的国际分期系统。这个分期是基于10 750例初治而有症状的患者的临床及实验室资料提出的（见表4）[6]。

发病率/患病率　多发性骨髓瘤是成人原发于骨的常见恶性肿瘤，2004年，在美国，它占所有恶性肿瘤的1%，占所有血液恶性疾病的14%[7]，美国年发病率3～4/10万[8]，患病率43/10万[9]。在英国，多发性骨髓瘤占每年新诊断恶性肿瘤的1%[10]。2001年，英国多发性骨髓瘤发病率为6.1/10万[10]。

病因/危险因素　多发性骨髓瘤的确切病因尚不清楚[1]。遗传因素与环境因素均与多发性骨髓的发生有关。但是尚无足够证据表明遗传因素或环境因素与疾病之间的关联[1]。

预后　目前，多发性骨髓瘤还是一种不可治愈的疾病。新提出的多发性骨髓瘤的国际分期系统基于10 750例初治而有症状的患者的临床以及实验室数据，发现疾病的中位生存期为29～62个月（见表4）[6]。

治疗目的　延长生存期，诱导并维持缓解，阻止或延迟疾病进展并减少症状。同时不良反应要尽可能少。

结局　生存率、无疾病进展生存率、有效率、治疗不良反应。

方法　采用《临床证据》2004年11月的文献检索和评价方案。使用下述检索方法和选择标准，作者还进行了他们自己的检索。作者检索了下述电子数据库来确定骨髓瘤中的随机对照试验：Medline，Embase，Cancerlit，Lilacs以及Cochrane Controlled Trials Register。根据数据库的要求进行以下检索词汇各种不同的联合检索："骨髓瘤"，"多发性骨髓瘤"，"浆细胞瘤"，"骨髓的"，"浆细胞的*"，包括希腊词汇和英文如myeloma或mieloma，multiple或multiplo，plasma或plasmo。所有仅骨髓瘤患者入选的随机试验才进行检索评估，包含其他类型恶性肿瘤的试验排除在外。每一篇文章的参考文献也进行了检索，同时我们还手工检索了美国血液学年会摘要、美国临床肿瘤学会年会摘要（1993～2002），以及欧洲血液联合会年会摘要（1993～2001）。除此之外，我们还将我们的随机对照试验列表与牛津临床试验服务机构的随机对照试验列表进行了对比，此领域的专家就此专题提供了一些未发表数据，在检索中未限定语言种类。关于一线治疗中的问题，我们包括的是大多数患者接受的是一线治疗的随机对照试验，其中也包括了仅使用一线治疗的随机对照试验。我们Durie Salmon Ⅱ、Ⅲ期肿瘤定义进展期多发性骨髓瘤为，但是在研究中我们也包括了一些明显为进展期、但没有采用Durie Salmon分期的患者。

问　题　无症状早期（Ⅰ期）多发性骨髓瘤的治疗效果如何？

治疗选择1　早期化疗

一篇收入了三项小规模随机对照试验的系统综述发现，早期多发性骨髓瘤患者进行早期化疗+皮质类固醇治疗与延后治疗相比，减少了疾病进展，但是在有效率以及生存率上早期治疗与延后治疗相比无显著性差异。此综述中包含的随机对照试验很有可能统计学把握度不足（即样本量不够大），因而没有检出有临床意义的生存率差异。

益处　我们找到了一篇系统综述（检索时间为2002年，包含3项随机对照试验，262例Ⅰ期患者）进行了早期多发性骨髓瘤早期与延后治疗的比较[11]。所有随机对照试验中的早期治疗均包括MP。综述发现早期治疗与延后治疗相比显著减少了疾病进展（2项随机对照试验，212例患者；早期治疗疾病进展率：9/106 [8.5%]；延后治疗的疾病进展率：46/106 [43.4%]；OR 0.16，95%CI 0.09～0.29），还减少了脊柱压缩性骨折的拟患率（早期治疗脊椎压缩性骨折的拟患率0/97 [0%]，延后治疗脊椎压缩性骨折的拟患率4/91 [4.4%]，OR 0.18，95%CI 0.02～1.59）。但是，在生存率及有效率上早期治疗与延后治疗无显著性差异（死亡率的分析包括262例患者，3项随机对照试验；早期治疗死亡率：64/131 [48.9%]；延后治疗死亡率：59/131 [45.0%]；OR 1.11，95%CI 0.67～1.84；有效率的分析包括2项随机对照试验，212例患者；早期治疗有效率：43/100 [43.0%]；延后治疗有效率：31/56 [55.4%]；OR 0.63，95%CI 0.33～1.23）[11]。

害处　综述发现早期使用MP方案治疗与延后治疗相比急性白血病的发生率无显著性增高（AR：早期治疗4/131 [3.1%]，延后治疗1/131 [0.8%]；OR 3.20，95%CI 0.55～18.73）。可信区间范围较宽提示此项分析对于两组之间差异缺少把握度。

评论　目前一致认为应直至疾病进展再采取治疗。要想在两种方案之间死亡率差异达10%，研究必须包括800例患者，但是，这项262例患者的Meta分析把握度仅51%。这表明此发现可能假阴性率为49%[11]。

问　题　进展期（Ⅱ/Ⅲ期）多发性骨髓瘤一线治疗的效果如何？

治疗选择1　单药化疗

我们没有发现比较化疗与单用安慰剂治疗初治的多发性骨髓瘤患者的系统综述或随机对照试验，但在复治患者中我们发现两项随机对照试验。目前一致认为化疗对于（进展期）多发性骨髓瘤有益。两项随机对照试验发现在环磷酰胺和美法仑之间生存率无显著性差异。另一项随机对照试验提供的有限证据表明美法仑与洛莫司汀或卡莫司汀相比提高了总有效率，但在生存率上无显著性差异。还有一项随机对照试验发现联合化疗（多柔比星＋卡莫司汀＋环磷酰胺＋美法仑）与美法仑相比提高了生存率。一项随机对照试验发现MP与单用美法仑相比提高了生存率。一项随机对照试验发现在有良好预后因素的患者中MP与单用美法仑相比延长了中位生存时间。但是，在有不良预后因素的患者中MP与单用美法仑相比缩短了中位生存时间，增加了严重感染以及致死性感染的发生率，但此发现的统计学意义不详。一项随机对照试验发现MP与环磷酰胺相比，生存率无显著性差异。一项随机对照试验发现环磷酰胺与联合化疗（环磷酰胺＋美法仑＋泼尼松龙＋洛莫司汀）＋皮质类固醇相比，无显著差异。

益处 **化疗与安慰剂的比较**：我们没有发现比较初治患者中化疗和仅接受安慰剂治疗的系统综述或随机对照试验（见下述评论）。**美法仑与环磷酰胺的比较**：我们没有发现系统综述，但发现两项比较美法仑与环磷酰胺的随机对照试验[12, 13]。一项随机对照试验（研究对象为130例进展期患者，见下述评论）发现两组间的中位生存时间无显著性差异（美法仑组中位生存时间15.5个月，环磷酰胺组中位生存时间13个月，$P=0.65$）[12]。在完成6周治疗的患者中，两组总有效率相似（美法仑组有效率15/54 [27.8%]，环磷酰胺组有效率14/49 [28.6%]；未报告显著性；参见下述评论）。另一项随机对照试验（研究对象为276例进展期患者）发现在环磷酰胺与美法仑治疗组间生存率无显著差异（两组中位生存期均为18个月，P值无显著性）[13]。**美法仑与洛莫司汀或卡莫司汀的比较**：我们没有发现这方面的系统综述。但发现一项随机对照试验，此随机对照试验随机将患者分为三个单药治疗组：美法仑，洛莫司汀，卡莫司汀（参见下述评论）[14]。此项随机对照试验发现不同初始治疗方案的中位生存时间无显著性差异（研究对象为361例患者；94.2%患者为Ⅱ期或Ⅲ期；美法仑组中位生存时间27.0个月，洛莫司汀组21.3个月，卡莫司汀组20.9个月；P值无显著性）。但是，美法仑与洛莫司汀和卡莫司汀相比显著提高了总有效率（美法仑组总有效率59/100 [59%]，洛莫司汀组总有效率57/136 [42%]，卡莫司汀组总有效率50/124 [40%]；与美法仑组的比较$P=0.001$，而洛莫司汀与卡莫司汀组之间总有效率无显著性差异）。**单药化疗与联合化疗的比较**：参见联合化疗的益处。**单药化疗与单药＋皮质类固醇的比较**：参见单药联合皮质类固醇化疗的益处。**单药化疗与联合化疗＋皮质类固醇的比较**：参见联合化疗＋皮质类固醇的益处。

害处 **化疗与安慰剂的比较**：参见本节中化疗的害处的其他部分。**美法仑与环磷酰胺的比较**：第一项随机对照试验[12]发现美法仑组与环磷酰胺组相比，血小板减少以及出血的发生率更高（血小板减少：美法仑组31例，环磷酰胺组18例；血小板减少伴出血：美法仑组5例，环磷酰胺组0例；两项比较的P值均为0.04）。两组间总的毒性反应无显著性差异（美法仑组71例，环磷酰胺组63例；报告的P值无显著性）。第二项随机对照试验中[13]，美法仑组中治疗相关死亡5例，未报告环磷酰胺组中的治疗相关死亡。**美法仑与洛莫司汀或卡莫司汀的比较**：随机对照试验发现严重的血小板减少在洛莫司汀组中比在卡莫司汀组和美法仑组中更常见，但这种差异并无统计学显著意义（洛莫司汀组中严重血小板减少发生率11%，卡莫司汀组7%，美法仑组7%，报告的P值无显著性。）卡莫司汀组中有一例治疗相关死亡，洛莫司汀组中有1例治疗相关死亡，2例的死亡原因都是白细胞减少后引发的感染。**单药化疗与联合化疗的比较**：参见联合化疗的害处。**单药化疗与单药化疗＋皮质类固醇的比较**：参见单药化疗＋皮质类固醇的害处。**单药化疗与联合化疗＋皮质类固醇的比较**：参见联合化疗＋皮质类固醇的害处。

评论 **化疗与安慰剂的比较**：我们发现两项发表于20世纪60年代的研究是比较化疗与安慰剂的[12, 15]。第一项随机对照试验（研究对象为83例患者）比较了乌拉坦和安慰剂[15]；此项试验中的大多数（64%）患者既往接受过治疗，当分为亚组分析其中既往没有接受过治疗的患者时，发现用乌拉坦治疗组生存时间短于安慰剂组（中位生存时间乌拉坦组5个月，而安慰剂组为12个月；未报告其统计学意义）。第二项研究[12]（研究对象为60例患者）比较了环磷酰胺与安慰剂，但不清楚入组者是否为随机入组，也不清楚有多少患者既往接受过治疗，此项研究发现与安慰剂组相比，环磷酰胺组显著延长了中位生存时间（环磷酰胺组中位生存期49周，安慰剂组中位生存时间为15周，$P=0.03$）。这些研究的方法学质量不详，因为细节报道得很少。目前达成共识的是对于进展期多发性骨髓瘤患者用化疗作为一线治疗是有益的，似乎没有必要进一步进行包含安慰剂的随机对照试验。**美法仑与环磷酰胺的比较**：第一项随机对照试验包括了髓外浆细胞瘤的患者以及既往接受过治疗的患者，但这些患者所占比例并不清楚[12]。由于方案变动或是因为不符合入选标准，第一项随机对照试验中在进行生存分析时除外了14例（10.8%）患者；因为未完成6周治疗在进行有效性分析时排除了33例（25%）患者，这其中大多数是因为患者死亡而未能完成治疗[12]。这两项研究均没有进行维持原随机分组分析，也没有在开始治疗之前进行把握度的分析[12, 15]。**美法仑与洛莫司汀或卡莫司汀的比较**：在此随机对照试验的22周时，各组患者随机分为继续接受单药化疗或接受长春新碱＋泼尼松龙[14]。接受长春新碱＋泼尼松龙对有效率以及生存率并无改善，因此无论此随后接受哪种治疗方案，都按其初始治疗方案统一进行结果统计。不清楚此项研究是否采用了充分的分组隐匿。尽管研究中描述了因失访、中止观察而撤出试验的人数，但不清楚研究是否进行了维持原随机分组分析。**单药化疗与联合化疗的比较**：参见联合化疗的评论。**单药化疗与单药化疗＋泼尼松龙的比较**：参见单药化疗＋皮质类固醇的评论。**单药化疗与联合化疗＋泼尼松龙的比较**：参见联合化疗＋皮质类固醇的评论。

治疗选择2 联合化疗

一项随机对照试验发现联合化疗（多柔比星＋卡莫司汀＋环磷酰胺＋美法仑）与美法仑相比，提高了生存率。

益处 **联合化疗与美法仑相比**：我们没有发现系统综述，但发现了一项比较美法仑与联合化疗（多柔比星＋卡莫司汀＋环磷酰胺+美法仑）的随机对照试验[16]。此项随机对照试验发现与单用美法仑相比，联合化疗显著提高了生存率（研究对象为644例患者；91%患者为Durie Salmon分期Ⅱ或Ⅲ期；联合化疗中位生存时间为32个月，单用美法仑中位生存时间为24个月；log rank检验P=0.0003）。两组间有效率相似（联合化疗总有效率192/314 [61%]，单用美法仑组总有效率186/316 [59%]；未报告统计学意义）。

害处 联合化疗与美法仑的比较：此项随机对照试验发现两组间因骨髓毒性而退出试验的患者比例无显著性差异（联合化疗组19%，单用美法仑组22%；P=0.35）。

评论 联合化疗与美法仑的比较：此项随机对照试验进行了充分的分组隐匿，描述了退出试验的人数。但不清楚是否进行了维持原随机分组分析[16]。

治疗选择3　单药化疗 + 皮质类固醇

一项随机对照试验发现与单用美法仑相比，美法仑+泼尼松龙的方案提高了生存率。另一项随机对照试验发现在有良好预后因素的患者中，美法仑+泼尼松龙与单用美法仑相比，延长了中位生存时间；但是，在有不良预后因素的患者中，美法仑+泼尼松龙与单用美法仑相比，缩短了中位生存时间，增加了严重以及致死性感染发生率，但其统计学意义不明。一项随机对照试验发现美法仑+泼尼松龙与单用环磷酰胺相比，在生存率上无显著性差异。一项随机对照试验发现洛莫司汀+泼尼松龙与美法仑+泼尼松龙相比，前者提高了完全缓解率以及无疾病进展生存率，但是两组间的总生存率相似。一项随机对照试验发现美法仑+泼尼松龙与美法仑+地塞米松相比，生存率无显著性差异。一篇系统综述以及系统综述之后完成的两项随机对照试验发现美法仑+泼尼松龙与联合化疗+泼尼松龙相比，生存率无显著性差异。

益处 **美法仑+泼尼松龙与美法仑的比较**：我们没有发现这方面的系统综述，但发现两项随机对照试验[17, 18]。第一项随机对照试验比较了4种治疗方法：单用美法仑，间歇应用美法仑（183例患者，每6周用4天），间歇应用美法仑+隔日应用泼尼松龙（1.0mg/（kg·d），每周用3天），间歇应用美法仑+同时应用泼尼松龙（2.0mg/（kg·d），每6周用4天）[17]。这项随机对照试验将单用美法仑组（每日用与隔日用）的结果汇总，并将美法仑+泼尼松龙（同时并用与隔日用）的结果汇总分析，发现在美法仑方案中加入泼尼松龙显著延长了中位生存时间（美法仑+泼尼松龙中位生存时间24个月，单用美法仑中位生存时间18个月；$P < 0.05$）[17]。第二项随机对照试验将入组者分为"高危"（"poor risk"）（75例有不良预后因素的患者）、"低危"（"good risk"）（114例有良好预后因素的患者），在不同危险层中再进行随机分组[18]。此项随机对照试验比较了三种治疗方法：单用美法仑，美法仑+泼尼松龙，美法仑+泼尼松龙+睾酮。此项随机对照试验发现，在低危组，美法仑+泼尼松龙与单用美法仑相比显著增加了有效率（有效率：美法仑+泼尼松龙23/42 [55%]，美法仑8/35 [23%]；$P<0.01$），延长了中位生存时间（美法仑+泼尼松龙中位生存时间53个月，单用美法仑中位生存时间30个月，报告的P值有显著性意义）。此项随机对照试验发现，在高危组，美法仑+泼尼松龙与单用美法仑相比，并不能显著提高有效率（美法仑+泼尼松龙有效率为9/29 [31%]，单用美法仑有效率为7/24 [28%]；报告的P值无显著性意义），尽管未报告生存率的统计学差异，但可以看出美法仑+泼尼松龙缩短了中位生存时间（美法仑+泼尼松龙中位生存时间9个月，单用美法仑中位生存时间21个月，未报告统计学意义）。**美法仑+泼尼松龙与环磷酰胺的比较**：我们发现了一项随机对照试验（研究对象为485例确诊的骨髓瘤），此试验根据患者血尿素氮水平分层并随机分组接受两种治疗方案：尿素氮<10mmol/L（非氮质血症）：比较美法仑+泼尼松龙与环磷酰胺；尿素氮≥10mmol/L（氮质血症）：比较环磷酰胺+美法仑+泼尼松龙+洛莫司汀与单用环磷酰胺。在没有氮质血症的患者中，此随机对照试验发现美法仑+泼尼松龙与环磷酰胺相比，生存率无显著性差异（美法仑+泼尼松龙组死亡率94/179 [53%]，环磷酰胺组死亡率105/174 [60%]；OR 0.73，95%CI 0.48～1.11）[19]。**美法仑+泼尼松龙与苯达莫司汀+泼尼松龙的比较**：我们发现一项随机对照试验，比较了美法仑+泼尼松龙与苯达莫司汀+泼尼松龙[20]，此随机对照试验发现与美法仑组相比，苯达莫司汀组获得完全缓解的比例增高，延长了无疾病进展生存时间（研究对象为136例Ⅱ或Ⅲ期患者；苯达莫司汀+泼尼松龙组获得完全缓解的比例为22/68 [32%]，美法仑+泼尼松龙组获得完全缓解的比例为8/63 [13%]；$P<0.01$，苯达莫司汀组中位无疾病进展生存时间14个月，美法仑组中位无疾病进展生存时间10个月；$P<0.03$）。但是，两组间的总生存率相似（苯达莫司汀+泼尼松龙组中位生存时间32个月，美法仑+泼尼松龙组中位生存时间33个月；未报告统计学意义）。**美法仑+泼尼松龙与美法仑+地塞米松的比较**：我们发现一项随机对照试验[21]。此随机对照试验发现两组间的总有效率、无事件生存率以及总生存率无显著性差异（研究对象为201例患者，年龄≥70岁，>95%患者为Ⅱ或Ⅲ期；美法仑+泼尼松龙组的总有效率49.4%，美法仑+地塞米松组的总有效率46.1%，$P=0.75$；美法仑+泼尼松龙组的无事件生存时间15.9个月，美法仑+地塞米松组的无事件生存时间23.3个月，$P=0.35$；美法仑+泼尼松龙组的总生存时间29.4个月，美法仑+地塞米松组的总生存时间27.2个月；$P=0.26$）[21]。**美法仑+泼尼松龙与联合化疗+泼尼松龙的比较**：我们发现了一篇系统综述[22]以及两项系统综述之后完成的随机对照试验[23, 24]。系统综述（未报告其检索时间，综述包括30项随机对照试验，6633例患者；其中20项随机对照试验有受试者的个人资料，共4930例患者，6%在Ⅰ期，67%在Ⅱ或Ⅲ期，27%患者分期不详；65%无症状）比较了美法仑+泼尼松龙与联合化疗+泼尼松龙，发现联合化疗显著提高了总有效率（20随机对照试验，未报告总病例数；联合化疗+泼尼松龙组的完全缓解或部分缓解的比例为60.0%，美法仑+泼尼松龙组的完全缓解或部分缓解的比例为53.2%；$P<0.00001$）。但是，此综述发现两组间生

存率无显著性差异（30项随机对照试验，6633例患者；联合化疗+泼尼松龙组死亡率为2525/3601 [70.1%]，美法仑+泼尼松龙组死亡率为2183/3032 [72.0%]；OR 0.99, CI 以图形表示，P=0.6，两组间没有显著异质性，P=0.2）。第一项在系统综述之后完成的随机对照试验比较了三种治疗方案：美法仑+泼尼松龙，长春新碱+多柔比星+地塞米松，间以美法仑+泼尼松龙（VAD-MP），长春新碱+米托蒽醌+地塞米松，间以美法仑+泼尼松龙（VND-MP)[23]。此随机对照试验发现各种治疗方案之间客观有效率以及中位生存时间无显著性差异（研究对象为527例有症状的多发性骨髓瘤患者，86%为Ⅱ或Ⅲ期；美法仑+泼尼松龙组客观有效率为95/179 [53%]，VAD-MP组客观有效率为82/174 [47%]），VND-MP组客观有效率为86/174 [49%]；报告的 P 值无显著性意义。美法仑+泼尼松龙组的中位生存时间36.5个月，VAD-MP组的中位生存时间29.0个月，VND-MP组的中位生存时间32.5个月；P值无显著性）。第二项随机对照试验比较了口服美法仑+泼尼松龙+重组α干扰素（rhIFNα）与联合化疗（长春新碱+卡莫司汀+美法仑+环磷酰胺+泼尼松龙+ rhIFNα)[24]。此随机对照试验发现两组间总有效率与生存率无显著性差异（研究对象为89例患者，77.5%的患者为 Durie Salmon Ⅱ或Ⅲ期；美法仑+泼尼松龙组完全缓解或部分缓解比例为67.4%，联合化疗组完全缓解或部分缓解比例为69.1%，P=0.59；美法仑+泼尼松龙组的预计5年生存率为66%，而联合化疗+泼尼松龙+干扰素组的预计5年生存率为62%，log rank 检验P=0.79）。

害处 **美法仑+泼尼松龙与美法仑的比较**：第一项随机对照试验发现美法仑+隔日使用泼尼松龙与美法仑单用相比，或与美法仑+同步使用泼尼松龙相比，美法仑+隔日使用泼尼松龙组的严重感染发生率更高，但未报告这种差异是否有统计学意义（每日单用美法仑组的严重感染发生率5/35 [14.3%]，隔日单用美法仑组发生率11/69 [15.9%]，隔日美法仑+低剂量泼尼松龙组发生率7/28 [25.0%]，隔日美法仑+高剂量泼尼松龙组的严重感染发生率5/51 [9.8%]；未报告其统计学意义)[17]。美法仑+隔日泼尼松龙组中90%患者有类 Cushing 综合征改变，有3例患者（10.7%）由于激素的严重毒性退出试验。在美法仑+同步使用泼尼松龙组中部分患者有面部短暂发红、发胀（未报告数据），1例患者（2.0%）出现严重激素的毒性反应。第二项随机对照试验发现在低危组患者，美法仑+泼尼松龙与单用美法仑相比，严重和致死性败血症发生几率相似（分别为2%，3%），肺部感染发生几率相似（分别为7%，9%），单用美法仑组中泌尿系统感染发生率更高（美法仑+泼尼松龙组发生率为0%，单用美法仑组发生率为3%；未报告统计学意义)[18]。第二项随机对照试验发现在高危组患者中，美法仑+泼尼松龙与单用美法仑相比，严重和致死性败血症病例数以及泌尿道感染率要高（美法仑+泼尼松龙组严重和致死性败血症发生率为7%，单用美法仑组严重和致死性败血症发生率为0%。美法仑+泼尼松龙组泌尿道感染率为14%，单用美法仑组泌尿道感染率为0%；未报告统计学意义)[18]。**美法仑+泼尼松龙与环磷酰胺的比较**：随机对照试验中未报告害处[19]。**美法仑+泼尼松龙与苯达莫司汀+泼尼松龙的比较**：随机对照试验发现严重的（3或4级）恶心呕吐在苯达莫司汀组更常见（苯达莫司汀组发生率11.8%，美法仑组发生率0%；$P < 0.01$)[20]。**美法仑+泼尼松龙与美法仑+地塞米松的比较**：随机对照试验发现两组间3级和4级血液学毒性无显著性差异（第1～6周期：美法仑+泼尼松龙组发生率14.9%，美法仑+地塞米松组发生率25.4%；第7～12周期：美法仑+泼尼松龙组发生率11.1%，美法仑+地塞米松组发生率17.9%；P值无显著性意义）。美法仑+地塞米松组3级和4级非血液学毒性发生率较高（第1～6周期：美法仑+泼尼松龙组发生率3.0%，美法仑+地塞米松组发生率12.5%；第7～12周期：美法仑+泼尼松龙组发生率0%，美法仑+地塞米松组3级和4级血液学毒性发生率7.7%；$P < 0.05$)[21]。**美法仑+泼尼松龙与联合化疗+泼尼松龙的比较**：这篇系统综述未报告害处[22]。第一项在系统综述之后完成的随机对照试验发现与美法仑+泼尼松龙相比，粒细胞低下在联合化疗组更常见，在VND-MP组中危险最大（美法仑+泼尼松龙组每个化疗周期粒细胞低下的发生率为15%，VAD-MP 组发生率为18%，VND-MP 组发生率为39%；VAD-MP 与美法仑+泼尼松龙相比，P=0.001；VND-MP 与美法仑+泼尼松龙相比，$P < 0.001$)[23]。VND-MP 与其他任何一组相比，感染更常见（美法仑+泼尼松龙组感染的发生率为10%，VAD-MP组发生率为14%，VND-MP组发生率为23%；组间比较P=0.009）。联合化疗与美法仑+泼尼松龙相比，WHO 3级和4级心脏毒性更常见（美法仑+泼尼松龙组发生率为1.1%，VAD-MP组发生率为3.4%，VND-MP组发生率为5.2%；P=0.04）。第二项在系统综述之后完成的随机对照试验发现联合化疗与单药化疗相比，中性粒细胞低下在联合化疗组更常见，但此差异无显著性（单药化疗中性粒细胞低下的发生率为49%，联合化疗的发生率为62%，P=0.52)[24]。

评论 **美法仑+泼尼松龙与美法仑的比较**：不清楚随机对照试验是否进行了维持原随机分组分析[17, 18]。尽管第二项随机对照试验高危患者中美法仑+泼尼松龙与单用美法仑相比无显著性差异。但不清楚分析的把握度如何，无法判定此结果是否是由于把握度欠佳造成[18]。低危和高危组结果的矛盾可能是由于人为造成的样本量偏小，使假阴性发生率加大。**美法仑+泼尼松龙与环磷酰胺的比较**：此随机对照试验未进行把握度的分析[19]。**美法仑+泼尼松龙与苯达莫司汀+泼尼松龙的比较**：此分析进行了维持原随机分组分析。此项研究也描述了中途退出试验的情况，但是关于样本量的先验计算、分组隐匿、α错误、β错误均无报道[20]。**美法仑+泼尼松龙与美法仑+地塞米松的比较**：此随机对照试验进行了维持原随机分组分析，但不清楚是否进行了充分的分组隐匿[21]。**美法仑+泼尼松龙与联合化疗+泼尼松龙的比较**：综述并未规定所包括的随机对照试验中的患者既往是否接受过治疗[22]。综述中包括的随机对照试验设计上有异质性，但根据所接受的联合化疗方案、给药剂量以及接受治疗的入组患者的特性进行亚组分析时发现，不能确切界定哪一种治疗方式对生存率有益或对生存率有害。也没有证据表明高危（或有不良预后因素）患者可从联合化疗+泼尼松龙的方案中获益更多。第一项在系统综述之后完成的随机对照试验的方法学质量很高[23]。但是如何进行分组隐匿不详。不清楚第二项在系统综述之后完成的随机对照试验是否进行了把握度分析，因而无法判定没有统计学差异是意味着疗效等同还是由于缺乏把握度。

治疗选择 4 联合化疗 + 皮质类固醇

一项随机对照试验发现在长春新碱 + 卡莫司汀 + 美法仑 + 环磷酰胺 + 泼尼松龙方案中增加环磷酰胺和泼尼松龙的剂量，并未改善总有效率及生存率。一项随机对照试验发现在环磷酰胺 + 长春新碱 + 美法仑 + 泼尼松龙的方案中加入雷莫司汀并未改善总有效率及生存率。一项随机对照试验发现环磷酰胺与联合化疗（环磷酰胺 + 美法仑 + 泼尼松龙 + 洛莫司汀）相比无显著性差异。一篇系统综述以及两项系统综述之后完成的随机对照试验发现美法仑 + 泼尼松龙与联合化疗 + 泼尼松龙相比，生存率无显著性差异。

益处 **不同联合化疗 + 皮质类固醇方案的比较**：我们发现四项随机对照试验比较不同联合化疗方案 + 皮质类固醇[19, 23, 25, 26]。第一项随机对照试验（研究对象为 511 例患者，年龄 < 70 岁；41% 位于 I 或 II 期，59% 为 III 期）比较了三种治疗方案：长春新碱 + 卡莫司汀 + 美法仑 + 环磷酰胺（400mg/m^2 静脉注射，每周期的第 1 天）+ 泼尼松龙（40mg/m^2 口服，每周期的第 1～4 天）（VBMCP）；VBMCP + 干扰素；VBMCP + 加量的环磷酰胺（400mg/m^2 静脉注射）+ 加量的泼尼松龙（100mg/m^2 口服，第 3～5 周期的第 1～4 天）（VBMCP-HiCy）。此项随机对照试验发现在 VBMCP 与 VBMCP-HiCy 之间客观有效率以及生存率均无显著性差异（VBMCP 的客观有效率 67%，VBMCP-HiCy 的客观有效率 70%；P 值无显著性意义。生存率以图形表示，log rank 检验 P=0.5）[25]。第二项随机对照试验（研究对象为 210 例患者；87.6% 患者为 II 或 III 期）比较了环磷酰胺 + 长春新碱 + 美法仑 + 泼尼松龙（CVMP）与 CVMP + 雷莫司汀（CVMP-R）[26]。此随机对照试验发现两种方案的有效率以及生存率均无显著性差异（CVMP 组有效率为 45/103 [43.7%]，CVMP-R 组有效率为 60/107 [56.1%]；P=0.097。CVMP 组的中位生存时间为 50 个月，CVMP-R 组的中位生存时间为 44 个月；log rank 检验 P=0.75）。第三项随机对照试验（研究对象为 485 例确诊的多发性骨髓瘤患者）根据血尿素氮水平对患者分层后进行随机分组，尿素氮 < 10mmol/L（非氮质血症）者比较美法仑 + 泼尼松龙与美法仑 + 环磷酰胺；尿素氮 ≥ 10mmol/L（氮质血症）者比较环磷酰胺 + 美法仑 + 泼尼松龙 + 洛莫司汀与环磷酰胺。在氮质血症期患者，此随机对照试验发现环磷酰胺与环磷酰胺 + 美法仑 + 泼尼松龙 + 洛莫司汀相比，生存率无显著性差异（联合化疗的死亡率为 49/61 [80%]，环磷酰胺的死亡率为 62/71 [87%]；OR 0.59，95%CI 0.23～1.52）[19]。第四项随机对照试验比较了三种治疗方法：美法仑 + 泼尼松龙；长春新碱 + 多柔比星 + 地塞米松，间以美法仑 + 泼尼松龙（VAD-MP）；长春新碱 + 米托蒽醌 + 地塞米松，间以美法仑 + 泼尼松龙（VND-MP）[23]。此随机对照试验没有具体描述两种联合化疗方案之间的统计学比较，但总客观有效率以及中位生存时间三种治疗方法之间无显著性差异（见单药化疗 + 皮质类固醇治疗的益处）。**联合化疗 + 皮质类固醇与单药化疗 + 皮质类固醇的比较**：见单药化疗 + 皮质类固醇的益处。

害处 **不同联合化疗 + 皮质类固醇的方案**：第一项随机对照试验发现中性粒细胞减少以及严重（3 级和 4 级）感染在 VBMCP-HiCy 组比在 VBMCP 组更常见（VBMCP-HiCy 组中性粒细胞减少的发生率为 85%，VBMCP 组中性粒细胞减少的发生率为 57%；P=0.001。VBMCP-HiCy 组严重感染发生率 25%，VBMCP 组严重感染发生率 13%；未报告统计学意义）[25]。第二项随机对照试验发现 3 级和 4 级血液毒性在含雷莫司汀的方案中更常见（CVMP 组贫血的发生率为 39%，CVMP-R 组贫血的发生率为 55%；CVMP 组中性粒细胞减少的发生率为 44%，CVMP-R 组中性粒细胞减少的发生率为 70%；CVMP 组血小板减少的发生率为 3%，CVMP-R 组血小板减少的发生率为 11%；未报告 P 值）[26]。第三项随机对照试验未报告害处[19]。第四项随机对照试验发现粒细胞减少以及感染在 VND-MP 组更常见（未报告联合 VAD-MP 与 VND-MP 化疗方案之间比较的统计学数据；见联合化疗的害处）。**联合化疗 + 皮质类固醇与单药化疗 + 皮质类固醇的比较**：见单药化疗 + 皮质类固醇的害处。

评论 **不同联合化疗方案 + 皮质类固醇方案的比较**：只有第二项随机对照试验进行了维持原随机分组分析并进行了充分的分组隐匿[26]。第三项随机对照试验未报告分析的把握度[19]。第四项随机对照试验的方法学质量很高，但其分组隐匿的方法不详[23]。**联合化疗 + 皮质类固醇与单药化疗 + 皮质类固醇的比较**：见单药化疗 + 皮质类固醇的评论。

治疗选择 5 高剂量化疗 + 造血干细胞移植与传统剂量化疗相比

两项诊断时将患者随机分组的随机对照试验发现，高剂量化疗 + 造血干细胞挽救与传统剂量化疗相比，提高了无疾病进展生存率以及总生存率。另一项随机对照试验是仅对初始治疗有效的患者进行进一步随机分组，发现高剂量化疗 + 造血干细胞移值与传统剂量化疗相比，增加了完全缓解率，此随机对照试验发现两组间无疾病进展生存率无显著性差异，总生存率相似。还有两项随机对照试验仅以摘要形式发表，因此我们无法完全评估研究的质量。

益处 我们发现一篇系统综述[27]以及两项在系统综述之后完成的随机对照试验[28, 31]进行了高剂量化疗 + 造血干细胞移植与传统剂量化疗的比较。患者在诊断时随机入组或在初始治疗后随机入组（见下评论）[29]。此系统综述（检索时间为 2000 年）发现了一项完整发表的随机对照试验（见下述评论）。此随机对照试验（其研究对象为 200 例患者，年龄 < 65 岁，II 或 III 期多发性骨髓瘤患者）发现高剂量化疗 + 自体造血干细胞移植与传统剂量化疗相比，显著提高了总有效率、5 年无事件生存率以及 5 年总生存率（高剂量组完全或部分缓解率为 81%，传统剂量组完全或部分缓解率为 57%；P=0.001。高

剂量组 5 年无事件生存率为 28%，传统剂量组 5 年无事件生存率为 10%；P=0.01。高剂量组 5 年总生存率为 52%，传统剂量组 5 年总生存率为 12%；P=0.03)[29]。第一项在系统综述之后完成的随机对照试验（研究对象为 401 例患者，年龄＜65 岁，进展期多发性骨髓瘤患者）发现高剂量化疗+干细胞移植（外周血来源干细胞占 92%；骨髓来源干细胞占 8%；混合来源干细胞占 3%）与传统剂量化疗相比，显著提高了无疾病进展生存率（高剂量组中位无疾病进展生存时间为 31.6 个月，传统剂量组为 19.6 个月；log rank 检验 P＜0.001），总生存率（高剂量组中位生存时间为 54.1 个月，传统剂量组为 42.3 个月；log rank 检验 P=0.04)[28]。此随机对照试验将其结果与系统综述[27]中包含的两项随机对照试验的结果[29, 30]汇总后发现：高剂量化疗+干细胞挽救与传统化疗相比提高了总生存率（死亡率的 OR 0.70，95%CI 0.53～0.93)[28]。第二项在系统综述之后完成的随机对照试验比较了高剂量化疗+干细胞（外周血干细胞）移植（HDT）与传统剂量化疗（164 例患者），此随机对照试验发现 HDT 与传统剂量化疗相比，显著提高了完全缓解率（HDT 组完全缓解率为 30%，传统剂量组为 11%；P=0.002）。但是在无疾病进展生存率和总生存率上两组间无显著性差异（HDT 组中位无疾病进展生存时间为 42 个月，传统剂量组中位无疾病进展生存时间为 33 个月，P 值无显著性；HDT 组中位生存时间为 61 个月，传统剂量组中位生存时间为 66 个月；未报告其统计学意义)[31]。

害处 在系统综述[27]包含的随机对照试验中，高剂量化疗组与传统剂量化疗组相比，高剂量化疗组治疗相关死亡率轻度升高（高剂量化疗组为 7%，传统剂量组为 5%；未报告统计学差异)[29]。第一项在系统综述之后完成的随机对照试验发现两组间感染相关死亡率相似（HDT 组为 35/201 [17.4%]，传统剂量组为 33/200 [16.5%]），早期死亡率相似（随机分组后 60 天内 HDT 组死亡率为 9/201 [4.5%]，传统剂量组为 8/200 [4.0%]，未报告统计学差异)[28]。第二项在系统综述之后完成的随机对照试验发现两组间治疗相关死亡率相似（HDT 组为 3/81 [3.7%]，传统剂量组为 3/83 [3.6%]；未报告 P 值)[31]。

评论 所有这三项随机对照试验设计均较合理。在前两项随机对照试验中进行了充分的分组隐匿，进行了维持原随机分组分析，在开始试验前进行了把握度的分析[28, 29]。第三项随机对照试验未报告关于分组隐匿以及把握度分析的细节，但进行了维持原随机分组分析[31]。前两项随机对照试验无论其初始治疗的有效率如何均进行患者的随机分组[28, 29]，但第三项随机对照试验是在患者对初始治疗有效后再进行随机分组[31]。综述[27]中包含了一项仅以摘要形式发表的随机对照试验[30]，此试验发现在 55～65 岁的有症状的多发性骨髓瘤患者中，高剂量化疗+骨髓移植与传统化疗相比，在无事件生存率和总生存率上无显著性差异。其后的一项随机对照试验发现在高剂量化疗+全身照射+外周血干细胞移植与传统剂量化疗之间，总生存率以及无事件生存率无显著性差异，但在高剂量化疗组有趋势显示可提高无事件生存率[32]。由于此项随机对照试验仅以摘要形式发表，因而我们无法完全评估其质量。

治疗选择 6　中剂量化疗 + 干细胞移植

一项随机对照试验发现在 50～70 岁患者中，中剂量美法仑+干细胞移植与传统剂量化疗相比，可以提高有效率、无事件生存率以及总生存率；另一项随机对照试验发现，中剂量化疗+清髓性治疗+自体干细胞移植与单用中剂量化疗相比，前者提高了完全缓解率，但在生存率上两者无显著性差异。

益处 **中剂量化疗 + 干细胞移植与传统化疗相比：**我们没有发现这方面的系统综述，但发现了一项随机对照试验（研究对象为 194 例患者，年龄 50～70 岁，Ⅱ或Ⅲ期），此随机对照试验进行了中剂量治疗（2 个疗程美法仑，每次 100mg/m²）+干细胞移植（来源为外周血干细胞）与传统剂量化疗（6 个疗程口服美法仑，每疗程 6mg/m²，合用泼尼松龙）的比较[33]。中剂量化疗+干细胞移植与传统剂量化疗相比，提高了 3 年无事件生存率（中剂量化疗组为 37%，传统剂量化疗组为 16%；P＜0.0001）以及 3 年总生存率（中剂量化疗组为 77%，传统剂量化疗组为 62%，P=0.0005）。**中剂量化疗 + 干细胞移植与单用中剂量化疗相比：**我们发现一项随机对照试验（研究对象为 261 例Ⅱ或Ⅲ期骨髓瘤患者，年龄＜66 岁）。此随机对照试验进行了中剂量化疗（2 个疗程美法仑，70mg/kg）+自体干细胞移植（外周血干细胞）与单用中剂量化疗（2 个疗程美法仑 70mg/m²）的比较[34]。此随机对照试验发现中剂量化疗+清髓性治疗+自体干细胞移植与单用中剂量化疗相比，前者显著提高了完全缓解率（清髓性治疗组为 29%，单用中剂量化疗组为 13%；P=0.002），但总生存率无显著性差异（清髓性治疗组中位生存时间 47 个月，中剂量化疗组中位生存时间 50 个月；P=0.41），无事件生存率无显著性差异（清髓性治疗组无事件生存时间 22 个月，中剂量化疗组无事件生存时间 21 个月，P=0.28）。

害处 **中剂量化疗 + 干细胞移植与传统剂量化疗相比：**此随机对照试验报告了传统剂量化疗组严重血液学毒性持续时间显著短于中剂量化疗组（中剂量化疗组中严重中性粒细胞减少持续时间为 5 天，严重血小板减少持续时间 3 天；无传统剂量化疗组的数据；报告的 P 值有显著性)[33]。至少有一个器官出现毒性反应的比例在中剂量化疗组高于传统剂量化疗组（中剂量化疗组至少有一个器官出现毒性反应的发生率为 30%，传统剂量化疗组为 8%；未报告统计学意义）。不明原因发热以及黏膜炎均在中剂量化疗组更常见（中剂量化疗组不明原因发热的发生率为 31%，传统剂量化疗组不明原因发热的发生率为 0%；P 值有统计学意义。中剂量化疗组黏膜炎的发生率为 23%，传统剂量化疗组黏膜炎的发生率为 0%；P 值有统计学意义）。**中剂量化疗 + 干细胞移植与单用中剂量化疗相比：**此随机对照试验发现中剂量化疗+清髓性治疗+干细胞移植与单用中剂量化疗相比，前者增加了 3 或 4 级非血液学毒性以及治疗相关死亡率（清髓性治疗 3 或 4 级非血液学毒性发生率为 45%，单用中剂量化疗第一个疗程 3 或 4 级非血液学毒性发生率为 9%，单用中剂量化疗第 2 个疗程 3 或

4级非血液学毒性发生率为5%。清髓性治疗组治疗相关死亡率为3.9%，单用中剂量化疗第一个疗程治疗相关死亡率为0.8%；第2个疗程治疗相关死亡率为5%；未报统计学意义)[34]。

评论 **中剂量化疗+干细胞移植与传统化疗相比**：此随机对照试验的设计进行了充分的分组隐匿，进行了维持原随机分组分析，在开始此随机对照试验之前进行了把握度的分析[33]。由此进行的分组分析提示年龄超过65岁的患者也同样可以从中剂量化疗中受益。**中剂量化疗+干细胞移植与单用中剂量化疗相比**：此随机对照试验进行了维持原随机分组分析，但是否进行了充分的分组隐匿不详[34]。

治疗选择7　双次自体移植与单次自体移植相比

一项随机对照试验发现在已接受过高剂量化疗的患者中，双次自体移植与单次自体移植相比，提高了7年无事件生存率与总生存率。

益处　我们没有发现这方面的系统综述，但发现了一项随机对照试验。此随机对照试验比较了高剂量化疗+双次自体移植与高剂量化疗+单次自体干细胞移植[35]。所采用的干细胞（骨髓或外周血）也为随机（见骨髓移植与外周血干细胞移植的比较的益处）。此随机对照试验发现两种方案在有效率上无显著性差异（研究对象为403例年龄<60岁的患者，92%为Ⅱ或Ⅲ期；完全缓解或非常好的部分缓解率：双次移植为50%，单次移植为42%；$P=0.10$）。但是双次移植显著增加了7年无事件生存率以及7年总生存率（双次移植7年无事件生存率为20%，单次移植7年无事件生存率为10%，$P=0.03$。双次移植7年总生存率为42%，单次移植7年总生存率为21%，$P=0.01$）。

害处　在双次移植与单次移植的治疗相关死亡率上，两者无显著性差异（双次移植为12/200 [6%]，单次移植为8/199 [4%]；$P=0.40$)[35]。

评论　此随机对照试验的方法学质量很高[35]。在此随机对照试验中，单次移植在移植前接受一次美法仑，剂量为140mg/m^2，双次移植组是在每次移植前接受美法仑140mg/m^2，共2次。但是另一项随机对照试验[36]（见自体干细胞移植前预处理方案的益处）发现与美法仑140mg/m^2+全身照射（8Gy）相比，美法仑200mg/m^{2}提高了总生存率，因而需要进一步进行使用美法仑200mg/m^{2}的试验来比较双次与单次自体移植。我们还发现了其他三项随机对照试验，但仅以摘要形式发表[37-39]。三项中两项随机对照试验[38,39]发现在单、双次自体移植间，双次移植显著提高了无事件生存率，另一项随机对照试验[37]则发现在年龄<56岁的有症状的骨髓瘤患者中，单双次移植在有效率、无事件生存率以及总生存率上无显著性差异。这几项随机对照试验均仅以摘要形式发表，因而我们无法完全评估其研究质量。

治疗选择8　外周血干细胞（与骨髓干细胞相比）

一项随机对照试验发现自体外周血干细胞移植与骨髓移植相比，有效率、无事件生存率以及总生存率均无显著性差异。但发现外周血干细胞移植与骨髓移植相比，缩短了中性粒细胞以及血小板低下时间。

益处　我们发现了一项随机对照试验，研究对象为344例初始高剂量化疗后一般状况较好、肺功能正常的患者。随机进行自体外周血干细胞移植或自体骨髓移植[35,40]。入组者事先被随机分为接受单次或双次移植（见双次与单次自体移植比较的益处）。此随机对照试验发现骨髓或外周血干细胞移植在有效率、6年无事件生存率以及6年总生存率上无显著性差异（未报告有效率的详细数据。骨髓移植6年无事件生存率为21%，外周血干细胞移植6年无事件生存率为26%，P值无显著性。骨髓移植6年总生存率37%，外周血干细胞移植6年总生存率为50%，$P=0.07$)[40]。

害处　此随机对照试验发现与骨髓移植相比，外周血干细胞移植缩短了中性粒细胞低下中位时间以及血小板低下中位时间（骨髓移植中性粒细胞低下中位时间12天，外周血干细胞移植中性粒细胞低下中位时间为10天；$P=0.001$。骨髓移植血小板低下中位时间为21天，外周血干细胞移植血小板低下中位时间为12天；$P=0.001$）。

评论　尽管样本量相对较大，但是关于此试验的把握度分析不详。

治疗选择9　自体造血干细胞移植前的高剂量美法仑预处理方案

一项随机对照试验发现的有限证据表明单用高剂量美法仑（200mg/m^2）与高剂量美法仑（140mg/m^2）+全身照射（8Gy）相比，前者提高了总生存率，但未提高无事件生存率。美法仑+全身照射与单用美法仑相比，增加了严重黏膜炎发生率以及中性粒细胞低下的持续时间，此外美法仑+全身照射有增加治疗相关死亡率的趋势。

益处　我们发现一项随机对照试验，此随机对照试验比较了外周血干细胞移植的两种预处理方案，即单用高剂量美法仑（200mg/m^2）与高剂量美法仑140mg/m^2+全身照射（8Gy）[36]。所有入组患者在随机分组前接受三个疗程的长春新碱+多柔比星+地塞米松。此随机对照试验（研究对象为298例年龄60~65岁的患者，94%为Ⅱ或Ⅲ期）发现两种预处理方案间总有效率无显著差异、中位无事件生存时间无显著差异（单用美法仑组完全缓解率或非常好的部分缓解率为60/140 [43%]，美法仑+全身照射组完全缓解率或非常好的部分缓解率为78/142 [55%]；$P=0.06$。单用美法仑组中位无事件生存时间20.5个月，美法仑+全身照射组中位无事件生存时间21.0个月；$P=0.6$）。但单用美法仑组45个月时的总生存率高（单用美法仑组总生存率为65.8%，美法仑+全身照射组总生存率为45.5%；$P=0.05$)[36]。

害处	美法仑＋全身照射组治疗相关死亡率较高，但这种升高未达到统计学显著性意义（单用美法仑组治疗相关死亡率为0/142 [0%]，美法仑＋全身照射组治疗相关死亡率为5/140 [3.6%]；$P=0.07$）。美法仑＋全身照射还延长了中性粒细胞低下时间以及严重黏膜炎（3 或 4 级）发生率（单用美法仑组中性粒细胞低下中位时间8天，美法仑＋全身照射中性粒细胞低下中位时间10天；$P \leq 0.001$。单用美法仑组严重黏膜炎的发生率为42/142 [30%]，美法仑＋全身照射组严重黏膜炎的发生率为71/140 [51%]；$P < 0.001$）[36]。
评论	此随机对照试验认为这种生存率的差异可能归因于入组患者复发后采用的挽救方案不同，在单用美法仑组有更多入组患者（50%）接受了两轮的强化治疗方案，而美法仑＋全身照射组仅有25%的入组患者接受了两轮的强化治疗方案。

治疗选择 10　最佳的动员方案

一项随机对照试验方案发现干细胞因子＋非格司亭＋环磷酰胺与非格司亭＋环磷酰胺相比，增加了单次白细胞采集后CD34⁺细胞的产率。此随机对照试验还发现干细胞因子＋非格司亭＋环磷酰胺增加了治疗相关不良事件的发生率。一项随机对照试验发现单用非格司亭与非格司亭＋环磷酰胺相比，缩短了采集外周血祖细胞前需等待的时间，非格司亭＋环磷酰胺与单用非格司亭相比，增加了需住院的患者比例，增加了发热和肺炎／败血症的发生率。

益处	我们没有发现这方面的系统综述，但发现了两项随机对照试验[41, 42]，第一项随机对照试验的研究对象为102例新诊断的多发性骨髓瘤患者或复发后再次化疗敏感的骨髓瘤患者（见下述评论）。此研究发现干细胞因子＋非格司亭＋环磷酰胺与非格司亭＋环磷酰胺相比，显著增加了单次白细胞采集达到CD34⁺细胞目标产率5×10^6/kg的比例（干细胞因子＋非格司亭＋环磷酰胺组单次白细胞采集CD34⁺细胞产率的达标率为36/55 [65%]，非格司亭＋环磷酰胺组单次白细胞采集CD34⁺细胞产率的达标率为19/47 [40%]；OR 2.79，95%CI 1.25～6.25）[41]。第二项随机对照试验（研究对象为44例多发性骨髓瘤患者，见下述评论）发现单用非格司亭与非格司亭＋环磷酰胺相比，显著缩短了动员至采集所需时间（非格司亭＋环磷酰胺动员至采集所需中位时间22天，单用非格司亭动员至采集所需中位时间8天；$P=0.0001$）[42]。
害处	第一项随机对照试验发现干细胞因子＋非格司亭＋环磷酰胺与非格司亭＋环磷酰胺相比，增加了治疗相关不良事件发生率（干细胞因子＋非格司亭＋环磷酰胺治疗相关不良事件发生率80%，非格司亭＋环磷酰胺治疗相关不良事件发生率17%；未报告统计学显著性）[41]。第二项随机对照试验发现非格司亭＋环磷酰胺与单用非格司亭相比，增加了需住院患者比例（非格司亭＋环磷酰胺100%的患者需住院，单用非格司亭32%的患者需住院；$P=0.0001$），发热发生率以及肺炎／败血症发生率增高（非格司亭＋环磷酰胺发热发生率32%，单用非格司亭发热发生率5%；$P=0.002$。非格司亭＋环磷酰胺肺炎／败血症发生率18%，单用非格司亭肺炎／败血症发生率0%；$P=0.04$）[42]。
评论	两项研究均为随机对照试验，但均未进行充分的分组隐匿。第二项随机对照试验样本量较小，两项随机对照试验均没有进行把握度分析。第一项随机对照试验包括了接受过放疗的患者以及Ⅰ期患者（干细胞因子＋非格司亭＋环磷酰胺组中接受过放疗的患者占22%，非格司亭＋环磷酰胺组中接受过放疗的患者占28%。干细胞因子＋非格司亭＋环磷酰胺组中Ⅰ期患者占2%，非格司亭＋环磷酰胺组中Ⅰ期患者占6%）[41]。第二项随机对照试验包括了难治患者（单用非格司亭组中难治患者占14%，非格司亭＋环磷酰胺中难治患者占32%）[42]。我们发现了第三项随机对照试验，但样本量太小，不符合《临床证据》入选标准[43]。

治疗选择 11　自体干细胞的净化

一项随机对照试验发现净化自体干细胞减少了外周血细胞采集过程中骨髓瘤细胞的污染，但发现使用净化或非净化自体移植物进行自体干细胞移植，两种方法的生存率无显著性差异。

益处	我们没有发现这方面的系统综述，但发现一项随机对照试验（190例患者）比较了CD34选择性自体移植与未分选的外周血祖细胞移植[44]。此随机对照试验发现CD34选择性移植与未分选的移植相比，使无肿瘤细胞污染的自体移植物比例升高（CD34选择性移植中无肿瘤细胞污染的自体移植物比例为54%，未分选的移植组无肿瘤细胞污染的自体移植物的比例为21%；$P=0.036$）。但是，此随机对照试验发现两组间37个月时的总生存率以及无病生存时间无显著差异（选择性移植组37个月时的总体生存率为36%，未分选的移植组37个月时的总生存率为35%；$P=0.784$。选择性移植组中位无病生存时间为100周，未分选的移植组中位无病生存时间为104周；$P=0.82$）[44]。
害处	此随机对照试验发现在中性粒细胞或血小板植入方面两组间无显著性差异，1年内的感染率在选择性和未分选的自体移植组也无显著性差异（未报告数据）[44]。
评论	此试验为随机试验，但是否进行了充分的分组隐匿不详，此随机对照试验包括的研究对象为至少三个疗程标准剂量化疗后病情稳定或治疗有效的患者[44]。

治疗选择 12　自体干细胞移植的时机

一项随机对照试验发现早期自体干细胞移植与晚期自体干细胞移植相比，提高了无事件生存率。但在总生存率上无显著性差异。

益处 我们没有发现这方面的系统综述，但是发现了一项随机对照试验（研究对象为202例患者）比较了早期与晚期自体外周血干细胞移植[45]。此随机对照试验发现在早期移植与晚期移植之间总生存率无显著性差异（早期移植组中位生存时间为64.4个月，晚期移植为64.0个月；RR 1.02，95%CI 0.67～1.57）。此随机对照试验发现早期移植与晚期移植相比，早期移植提高了无事件生存率（早期移植组中位无事件生存时间为39个月，晚期移植组为13个月；未报告统计学意义）[45]。

18 **害处** 此随机对照试验发现在早期自体造血干细胞移植与晚期自体造血干细胞移植之间治疗相关死亡率相似（早期移植治疗相关死亡率为10%，晚期移植为14%；未报告统计学意义）[45]。

评论 此随机对照试验进行了充分的分组隐匿但是并没有进行把握度的分析，进行了维持原随机分组分析，而且描述了中途退组情况。延长美法仑的使用时间对干细胞的采集有损伤，因此，不推荐在准备进行造血干细胞移植的患者中长期使用低剂量美法仑[46]。

治疗选择13　异基因造血干细胞移植与自体造血干细胞移植的比较

我们没有发现这方面的系统综述、随机对照试验或是前瞻性的队列研究。发现了两项回顾性配对病例系列分析，此分析发现如有双胞胎供者，多发性骨髓瘤的同基因造血干细胞移植与自体造血干细胞移植相比提高了生存率。如果没有双胞胎供者，自体造血干细胞移植与异基因骨髓移植相比，自体造血干细胞移植提高了生存率。异基因骨髓移植比自体干细胞移植治疗相关的毒性要高。这是目前可得的最好证据。

益处 我们没有发现这方面的系统综述或随机对照试验。我们发现了两项回顾性的配对病例系列分析（见下述评论）[47, 48]。第一项研究比较了双胞胎移植与异基因移植、自体干细胞移植（双胞胎移植为25例，大约76%的患者为Ⅱ和Ⅲ期。异基因移植研究对象为125例患者，85%的患者为Ⅱ和Ⅲ期。自体干细胞移植研究对象为125例患者，83%的患者为Ⅱ和Ⅲ期）[47]。根据既往接受的治疗方案、移植时的疾病状态以及移植的时间，每一个双胞胎移植的受者（96%为骨髓移植，4%为外周血干细胞移植）匹配5个同期进行的自体和异基因移植受体（未报告干细胞来源为骨髓还是外周）。此研究发现在双胞胎移植中无疾病进展生存率显著高于自体干细胞移植或异基因干细胞移植（双胞胎移植组的中位无疾病进展时间为72个月，自体干细胞移植组为25个月，异基因干细胞移植组为9个月；双胞胎移植与自体移植相比 $P=0.009$；双胞胎移植与异基因移植相比 P 值有统计学意义）。双胞胎移植总生存率最长，其次为自体移植，最后为异基因造血干细胞移植（双胞胎移植组中位生存时间为73个月，自体移植组中位生存时间为44个月，异基因移植组中位生存时间为16个月；双胞胎移植与自体移植相比 $P=0.10$；双胞胎移植与异基因移植相比 $P=0.008$）。此研究未提供自体与异基因干细胞移植之间的统计学比较。第二项研究比较了异基因骨髓移植与自体干细胞移植（研究对象为189例患者，中位年龄43岁，85%的患者为Ⅱ和Ⅲ期。自体干细胞移植中外周血干细胞占50%，骨髓干细胞占50%）[48]。根据性别以及既往接受治疗的方案，每一个异基因移植受者与同期进行的自体移植受者配对。此研究发现与异基因移植相比，自体造血干细胞移植提高了总生存率（研究对象为189例患者，中位年龄49岁，87%的患者为Ⅱ和Ⅲ期。自体干细胞移植生存期34个月，异基因移植生存期18个月；$P=0.001$）。

害处 在第一项研究中8%的双胞胎移植受者与大约40%的异基因移植受者死于治疗相关毒性（未提供进一步数据）[47]，未报告自体干细胞移植组中治疗相关死亡率。在第二项研究中，异基因骨髓移植与自体干细胞移植相比治疗相关死亡率显著增高（异基因移植组的治疗相关死亡率为41%，自体移植组为13%；$P=0.0001$）[48]。

19 **评论** 这两项研究都不是随机研究，但是他们期望通过已知的预后因素进行两组间的配对，有可能会有其他的混杂因素使这种配对不平衡。在第一项研究中，在自体移植组中男性患者更多（75%），而在双胞胎移植与异基因移植组中男性患者较少（两组均为48%；未报告 P 值）。在第二项研究中两组间的中位年龄有显著性差异（异基因移植组的中位年龄为43岁，自体移植组的中位年龄为49岁；$P=0.0001$）。两个研究都包括了既往接受过治疗的患者（移植并不是一线治疗）。在第一项研究中大约有68%的入组患者既往接受过0～1项治疗，而在第二项研究中所有入组患者既往接受过≥1项治疗[48]。同期配对对照可能存在选择偏倚，因为各组之间无法根据重要的预后因素完全配对，但是选择偏倚有可能会对异基因干细胞移植有利，而在这些研究中发现异基因造血干细胞移植的结果是最差的。

治疗选择14　非清髓性异基因造血干细胞移植（降低预处理强度的移植，小移植）

一项非随机历史对照研究发现非清髓性移植与传统异基因骨髓移植相比，总生存率无显著性差异，但是小移植的治疗相关死亡率较低，这是目前可得到的最好证据。

益处 我们发现了一篇系统综述（检索日期2002年）[49]，此系统综述未收入随机对照试验，但有一项与历史对照组配对的病例系列分析[50]。此研究比较了非清髓性异基因（外周血）造血干细胞移植与传统异基因骨髓移植（非清髓移植的研究对象为31例不符合传统异基因骨髓移植入选标准的患者，其中97%患者既往接受过自体干细胞移植。传统异基因移植的研究对象为93例患者）。此研究发现非清髓性移植组1年的总生存率高于传统异基因移植，但是这种差异并未达到显著性（非清髓性移植组的1年总生存率为71%，传统异基因移植组为45%；$P=0.09$）[50]。

害处 此研究发现传统异基因移植与非清髓性移植相比治疗相关死亡率显著增高（非清髓性移植组的治疗相关死亡率为3/31

评论　此研究为非随机研究，因而不同的预后因素和其他的混杂因素很有可能会打破这种配比，因而解释结果时要谨慎。与传统异基因移植相比，非清髓性移植的患者中位年龄显著增高（非清髓性移植组的患者中位年龄为56岁，传统移植组为46岁，P<0.0001），非清髓性移植组中染色体异常患者更多（非清髓性移植组染色体异常占97%，传统移植组占62%；P=0.0003）。非清髓性移植组中既往接受过少于两次自体移植的患者更少（非清髓性移植组既往仅接受过一次自体移植的患者为45%，传统异基因移植为78%；P=0.001）。此研究未报告如何选择历史对照组，这种选择过程可能存在偏倚，使用一个并非同期进行的对照组加入了更多的混杂因素[50]。但是选择偏移应该会对传统异基因移植的结果有利，而研究结果发现尽管在传统异基因移植组中年轻患者的比例高，但治疗相关死亡率却更高。我们还发现一项病例系列分析（欧洲血液及骨髓移植登记组的数据）报告非清髓性异基因移植在多发性骨髓瘤患者中可行性高，但是并不能使多数患者获益。

治疗选择 15　在化疗方案中加入干扰素

一项系统综述以及两项在系统综述之后完成的随机对照试验发现在诱导期或是在维持治疗期的化疗中加入干扰素可提高有效率以及无疾病进展生存率，但在总生存率上未发现显著性差异。此综述以及这两项随机对照试验发现干扰素增加了不良反应。

益处　**在诱导期使用干扰素**：我们发现了一篇系统综述以及一项系统综述之后完成的随机对照试验[25]，此系统综述（检索时间为1997年，包含10项随机对照试验，1323例患者）发现化疗+干扰素与单用化疗相比，显著提高了有效率以及无疾病进展生存率（有干扰素组3年有效率为30%，无干扰素组3年有效率为25%；P=0.0005。有干扰素组疾病进展的发生率为65.8%，无干扰素组疾病进展的发生率为69.0%；P=0.0003）。此系统综述发现在总生存率上化疗+干扰素与单用化疗相比无显著性差异（有干扰素组死亡率为66.3%，无干扰素组死亡率为68.9%；P=0.1）[52]。在系统综述之后完成的随机对照试验（研究对象为485例患者；42%患者为Ⅰ和Ⅱ期，58%为Ⅲ期）发现干扰素+化疗与单用化疗相比，显著提高了完全缓解率（有干扰素组获得完全缓解的比例为18%，无干扰素组为10%；P=0.03）。但在总生存率上两组无显著性差异（结果以图示；log rank 检验 P=0.714）[25]。**在维持期使用干扰素**：我们发现一篇系统综述[52]以及一项系统综述之后完成的随机对照试验[53]。系统综述（检索时间为1997年，共1543例患者；包含12项随机对照试验）发现加入干扰素与无干扰素相比，显著提高了无疾病进展生存率（有干扰素组疾病进展的发生率为71.6%，无干扰素组疾病进展的发生率为81.8%；P<0.00001）以及总生存率（有干扰素组死亡率为62.6%，无干扰素组死亡率为66.9%；P=0.04）[52]。在系统综述之后完成的随机对照试验（研究对象为81例，90%为Ⅱ和Ⅲ期患者）发现有效持续时间以及生存率在两组间无显著性差异（有干扰素组中位有效持续时间1.5年，无干扰素组中位有效持续时间0.7年，P=0.206。有干扰素组中位生存时间4.1年，无干扰素组中位生存时间3.7年；P=0.969）[53]。

害处　**在诱导期使用干扰素**：此系统综述未报告不良事件[52]。系统综述之后完成的随机对照试验发现化疗+干扰素与单用化疗相比，增加了中枢神经系统毒性反应（有干扰素组中枢神经系统毒性反应发生率为26%，无干扰素组为10%；未报告显著性）[25]。**在维持期使用干扰素**：此系统综述未报告不良事件[52]。系统综述之后完成的随机对照试验发现5%使用干扰素的患者出现≥3级的毒性反应，此随机对照试验未报告无干扰素组不良事件的发生率[53]。

评论　包含在系统综述中的各研究设计有很大的异质性[52]。在系统综述之后完成的两项随机对照试验中如何进行分组隐匿不详，而且并未进行维持原随机分组分析[25, 53]。

治疗选择 16　沙利度胺及其衍生物

我们没有发现以全文发表的沙利度胺及其衍生物用于进展期多发性骨髓瘤一线治疗的系统综述或随机对照试验。

益处　我们没有发现以全文发表的沙利度胺及其衍生物用于进展期多发性骨髓瘤一线治疗的系统综述或随机对照试验。

害处　我们没有发现这方面的随机对照试验。

评论　我们发现了一项随机对照试验，此随机对照试验以摘要形式发表，因而我们无法完全评估研究的质量[54]。此研究发现沙利度胺+地塞米松与单用地塞米松相比，提高了有效率。此摘要未报告生存率、无病生存率以及生存质量。此随机对照试验发现沙利度胺+地塞米松与单用地塞米松相比≥3级的血液学毒性发生率增高。其他几个使用沙利度胺治疗多发性骨髓瘤的随机对照试验正在进行（Kumar A, Djulbegovic B, personal communication, 2005）[55]。

治疗选择 17　硼替佐米

我们没有发现硼替佐米用于多发性骨髓瘤一线治疗的系统综述或随机对照试验。

益处　我们没有发现硼替佐米用于多发性骨髓瘤一线治疗的系统综述或随机对照试验。

害处　我们没有发现这方面的随机对照试验。

评论　目前关于硼替佐米用于多发性骨髓瘤一线治疗的试验正在进行（Kumar A, Djulbegovic B, personal communication, 2005）[55]。

问题 进展期（Ⅱ/Ⅲ期）多发性骨髓瘤挽救治疗的效果如何？

治疗选择 1　硼替佐米

我们发现了一项硼替佐米用于进展期多发性骨髓瘤挽救治疗的随机对照试验。此随机对照试验发现硼替佐米与地塞米松相比，提高了有效率以及总生存率，延长了无疾病进展生存时间。

益处　我们发现了一项随机对照试验（669例患者）将硼替佐米作为挽救方案用于进展期多发性骨髓瘤，此随机对照试验比较了在难治性骨髓瘤中硼替佐米与地塞米松的疗效[56]。它发现硼替佐米与地塞米松相比，显著提高了有效率、无疾病进展生存率以及总生存率（硼替佐米完全缓解率+部分缓解率为38%，地塞米松组完全缓解率+部分缓解率为18%；$P < 0.001$。硼替佐米无疾病进展生存时间为6.22个月，地塞米松组无疾病进展生存时间为3.49个月；HR 0.55，未报告可信区间范围；$P < 0.001$。硼替佐米总生存率80%，地塞米松总生存率66%；HR 0.57，未报告可信区间范围；$P=0.001$）[56]。

害处　此随机对照试验发现硼替佐米与地塞米松相比，因不良事件中途退组患者比例更高（硼替佐米组为37%，地塞米松组为29%），但Ⅳ级不良事件以及严重不良事件发生率两组相似（硼替佐米组4级不良事件发生率为14%，地塞米松组4级不良事件发生率为16%；硼替佐米组中严重不良事件发生率44%，地塞米松组中严重不良事件发生率43%）[56]。

评论　此试验为随机试验，事先进行了把握度的分析，并进行了维持原随机分组分析，但并未报告分组隐匿的细节。此项随机对照试验由于中位随访时间（8.3个月）较短以及研究结束时大量病人的结局不明（70%~80%的患者在报告时结局不明）[57, 58]受到质疑。需要进行更长时间的随访来证实结果的可靠性。

治疗选择 2　挽救性化疗方案

11项随机对照试验发现不同的挽救化疗方案之间有效率以及生存率无显著性差异。

益处　我们发现了11项随机对照试验对不同方案用于多发性骨髓瘤的挽救治疗进行了比较[59-69]。第1随机对照试验（83例患者）比较了表柔比星与环磷酰胺作为挽救方案（三线治疗）的效果[59]，两组患者均接受了泼尼松龙和干扰素。此随机对照试验发现两种方案的总有效率无显著性差异；两种方案总生存率也无显著性差异（表柔比星组有效率14/37 [38%]；环磷酰胺组有效率16/33 [48%]；P值无显著性。表柔比星组的中位生存时间为13.9个月；环磷酰胺组的中位生存时间为14.3个月；log rank 检验的 P 值无显著性）[59]。第2项随机对照试验（研究对象为120例患者）发现长春新碱+多柔比星+地塞米松（VAD）与VAD+维拉帕米相比，两种方案总生存率无显著性差异（中位生存时间：VAD组为10个月，VAD+维拉帕米组为13个月；$P=0.22$）；两种方案有效率相近（有效率：VAD组41%，VAD+维拉帕米组36%；未报告显著性）[60]。第3项随机对照试验（47例患者）发现VAD与VAD+干扰素之间总生存率以及客观有效率无显著性差异（中位生存时间：VAD组8.4个月，VAD+干扰素组8.1个月；差异无显著性；客观有效率：VAD组6/24 [25%]，VAD+干扰素组 7/23 [30%]；未报告 P 值)[61]。第4项随机对照试验（59例患者）比较了双次半身照射+支持治疗+干扰素与双次半身照射+支持治疗的疗效，结果表明两组间生存率无显著性差异（两组中位生存时间均为10个月；$P=0.221$）[62]。第5项随机对照试验（72例对美法仑治疗抵抗或使用后复发的患者）比较了环磷酰胺+多柔比星+泼尼松龙与卡莫司汀+多柔比星+泼尼松龙的疗效[63]，发现两组间客观有效率无显著性差异（环磷酰胺组有效率为 2/30 [7%]；卡莫司汀组有效率为 7/32 [22%]，$P=0.22$），两组间总生存率也无显著性差异（中位生存时间：环磷酰胺组7.7个月；卡莫司汀组8.4个月，log rank 检验 $P=0.75$）[63]。第6项随机对照试验（41例患者）发现环磷酰胺+泼尼松龙与环磷酰胺+泼尼松龙+氯喹相比，两组有效率相近（无氯喹组有效率为8/20 [40%]；有氯喹组有效率为8/18 [44%]；未报告 P 值）[64]。第7项随机对照试验（108例患者）发现环磷酰胺+长春新碱方案中长春新碱是第1天给还是第9天给，生存率以及有效率均无显著性差异（第1天给长春新碱的生存期为5.5个月，第9天给长春新碱的生存期为8.6个月；$P=0.28$。第1天给长春新碱的客观有效率 9/51 [17.6%]，第9天给长春新碱的客观有效率为 12/51 [23.5%]，$P=0.68$）[65]。第8项随机对照试验（103例对环磷酰胺抵抗或治疗后复发患者）比较了VAD与长春新碱+美法仑+卡莫司汀+环磷酰胺+泼尼松龙（VMBCP）[66]，发现两种方案的总生存率无显著性差异（中位生存时间：VAD 16.0个月，VMBCP 17.5个月；log rank 检验 $P=0.75$）[66]。第9项随机对照试验（67例难治或至少一个疗程化疗后复发患者）比较了VAD与米托蒽醌+长春新碱+地塞米松（MOD）[67]，研究发现两种方案的总生存率无显著性差异（结果以图形显示；log rank 检验 $P > 0.5$）。第10项随机对照试验（75例患者）发现VAD+环孢菌素A与单用VAD相比，尽管未报告其统计学意义，结果显示环孢菌素A的加入提高了完全缓解率（VAD+环孢菌素A组完全缓解率为 9/34 [26.5%]，单用VAD组完全缓解率为 4/34 [9.8%]；未报告显著性）[68]，但是两组治疗的总生存率无显著性差异（中位生存时间：VAD+环孢霉素A组13.0个月，单用VAD组14.6个月；HR 0.96，95%CI 0.62~1.72）[68]。第11项随机对照试验（98例对美法仑治疗抵抗或治疗后复发患者）比较了环磷酰胺+泼尼松龙与卡莫司汀+环磷酰胺+泼尼松龙的疗效[69]，尽管未报告此种差异的统计学意义，研究发现在环磷酰胺+泼尼松龙的方案中加入卡莫司汀提高了客观有效率（无卡莫司汀组的客观有效率 3/46 [7%]，有卡莫司汀组为 7/41 [17%]，未报告统计学差异），但发现两组治疗的总生存率无显著性差异（无卡莫司汀组中位生存时间 9.6 个月，有卡莫司汀组 9.5 个月；log rank 检验 $P=0.78$）[69]。

害处 第 1 项随机对照试验发现表柔比星与环磷酰胺之间粒细胞减少伴发热的发生率、3 级贫血以及血小板减少的发生率无显著性差异（表柔比星组粒细胞减少伴发热的发生率 15%，环磷酰胺组粒细胞减少伴发热的发生率 10%。表柔比星组 3 级贫血发生率 7%，环磷酰胺组 3 级贫血的发生率 6%。表柔比星组血小板减少的发生率 4%，环磷酰胺组血小板减少的发生率 2%），两组间 2 级呕吐的发生率也无显著性差异（表柔比星组 2 级呕吐的发生率 20%，环磷酰胺组 9%，P 值无显著性）。但是表柔比星组 2 或 3 级脱发的发生率显著高于环磷酰胺组（表柔比星组 2 或 3 级脱发的发生率 55%，环磷酰胺组 9%，$P<0.01$）[59]。第 2 项随机对照试验发现长春新碱 + 多柔比星 + 地塞米松（VAD）与 VAD + 维拉帕米相比，毒性反应发生率相近（3 或 4 级白细胞减少：VAD 组 11/61 [18.0%]；VAD + 维拉帕米组 10/58 [17.2%]。3 或 4 级血小板减少：VAD 组 3/61 [4.9%]；VAD + 维拉帕米组 3/58 [5.2%]。治疗相关死亡率：VAD 组 1/61 [1.6%]；VAD + 维拉帕米组 2/58 [3.4%]。未报告显著性）[60]。第 3 项随机对照试验发现 VAD 与 VAD + 干扰素相比毒性反应发生率以及治疗相关死亡率相近（严重或威胁生命的白细胞减少：VAD 组 17/26 [65.4%]，VAD + 干扰素组 17/26 [65.4%]；严重或威胁生命的血小板减少：VAD 组 5/26 [19.2%]，VAD + 干扰素组 9/26 [34.6%]；严重或威胁生命的贫血：VAD 组 13/26 [50.0%]，VAD + 干扰素组 13/26 [50.0%]；严重或威胁生命的感染：VAD 组 9/26 [34.6%]，VAD + 干扰素组 4/26 [15.4%]；治疗相关死亡率：VAD 组 3/26 [11.5%]，VAD + 干扰素组 1/26 [3.8%]，未报告显著性）[61]。第 4 项随机对照试验发现干扰素与单用支持治疗相比，流感样症状发生率增高（WHO 毒性反应分级的 1 级发热、乏力、关节痛、嗜睡的发生率：干扰素组 15/15 [100%]，支持治疗 0/23 [0%]），低钾发生率增高（干扰素组 3/15 [20%]，支持治疗 0/23 [0%]），短暂轻度转氨酶升高发生率增加（干扰素组 13/15 [87%]，支持治疗 0/23 [0%]，未报告显著性）[62]。第 5 项随机对照试验发现以环磷酰胺为基础的方案与卡莫司汀为基础的方案之间血液学不良反应发生率以及严重程度相似（中位白细胞最低值：环磷酰胺组 2300/mm³，卡莫司汀组 2200/mm³；中位血小板最低值：环磷酰胺组 8.6 万/mm³，卡莫司汀组 8.0 万/mm³，未报告 P 值）[63]。第 6 项随机对照试验发现环磷酰胺 + 泼尼松龙与环磷酰胺 + 泼尼松龙 + 氯喹之间毒性反应发生率无显著性差异（白细胞减少：无氯喹组 5/20 [25%]，有氯喹组 6/18 [33%]；血小板减少：无氯喹组 12/20 [60%]，有氯喹组 11/18 [61%]；感染：无氯喹组 5/20 [25%]，有氯喹组 8/18 [44%]；差异无显著性）[64]。第 7 项随机对照试验发现环磷酰胺 + 长春新碱方案中长春新碱是第 1 天给还是第 9 天给白细胞减少、感染以及贫血的发生率无显著性差异，但第 1 天给长春新碱血小板减少的发生率明显高于第 9 天给长春新碱组（致命或严重白细胞减少：第 1 天给长春新碱 47/53 [89%]，第 9 天给长春新碱 47/53 [89%]，$P=1.00$；致命或严重血小板减少：第 1 天给长春新碱 35/53 [66%]，第 9 天给长春新碱 23/53 [43%]，$P=0.03$；致命或严重感染：第 1 天给长春新碱 17/53 [32%]，第 9 天给长春新碱 11/53 [21%]，$P=0.27$；致命或严重贫血：第 1 天给长春新碱 1/53 [2%]，第 9 天给长春新碱 0/53 [0%]；$P=1.00$）[65]。第 8 项随机对照试验发现 VAD 与 VMBCP 因感染所致死亡率相近（VAD 组 2/50 [4.0%]，VMBCP 组 2/53 [3.8%]；未报告显著性），VAD 组有其他四项严重不良反应（胰腺炎，真菌性食管炎，心脏毒性以及血液毒性）[66]。第 9 项随机对照试验发现 VAD 与 MOD 相比血小板减少、血尿、皮肤毒性的发生率更高（指标以每人平均累及的化疗周期数表示：VAD 组每人平均有 1.7 周期有血小板减少；而 MOD 组每人平均有 0.7 周期出现血小板减少，$P=0.04$。VAD 组每人平均有 0.6 周期出现皮肤毒性，而 MOD 每人平均有 0.3 周期出现皮肤毒性，$P=0.017$。VAD 组每人平均有 0.4 周期出现血尿，而 MOD 每人平均有 0.0 周期出现血尿，$P=0.023$；多重比较未进行显著性水平的调整）[67]。第 10 项随机对照试验发现 VAD + 环孢霉素 A 与单用 VAD 相比，除了恶心之外（单用 VAD 组恶心发生率增高）两组的其他不良反应发生率相似（出血：VAD + 环孢霉素 A 组发生率 8%，单用 VAD 组 12%；黏膜炎：VAD + 环孢霉素 A 组发生率 5%，单用 VAD 组 18%；恶心：VAD + 环孢霉素 A 组发生率 8%，单用 VAD 组 30%，$P=0.015$；心律失常：VAD + 环孢霉素 A 组发生率 5%，单用 VAD 组 3%；周围神经病：VAD + 环孢霉素 A 组 10%，单用 VAD 组 18%；中枢神经病：VAD + 环孢霉素 A 组发生率 0%，单用 VAD 组 3%；便秘：VAD + 环孢霉素 A 组发生率 10%，单用 VAD 组 15%；疼痛：VAD + 环孢霉素 A 组发生率 35%，单用 VAD 组 51%；感染：VAD + 环孢霉素 A 组发生率 35%，单用 VAD 组 45%；除了恶心之外，未报道其他不良反应发生率的显著性。）[68]。第 11 项随机对照试验发现在含卡莫司汀的方案中血小板最低点比不含卡莫司汀的方案更低（无卡莫司汀组 9.8 万/mm³，有卡莫司汀组 6 万/mm³，未报告显著性），严重感染在含卡莫司汀组更少（无卡莫司汀组 5/46 [10.9%]，有卡莫司汀组 2/41 [4.9%]，未报告显著性）[69]。

评论 尽管所有这些研究均为随机对照试验，但只有两项研究进行了分组隐匿，只有一项随机对照试验进行了维持原随机分组分析。

| 问 题 | 进展期（Ⅱ/Ⅲ期）多发性骨髓瘤支持治疗的效果如何？ |

| 治疗选择 1 | **二膦酸盐类** |

一篇系统综述发现二膦酸盐类，尤其是帕米膦酸盐和氯膦酸盐，与安慰剂或是不治疗相比，减少了病理性骨折及骨痛发生率。而一项在多发性骨髓瘤或是乳腺癌患者中进行的随机对照试验发现唑来膦酸与帕米膦酸盐无差异。

24 **益处** 我们发现了一篇系统综述（检索时间为2004年）进行了二膦酸盐与安慰剂或是不治疗的比较[70]，发现二膦酸盐减少了脊椎病理性骨折发生率（7项随机对照试验；共1116例患者；OR 0.59，95%CI 0.45～0.78），减少了高钙血症发生率（8项随机对照试验；2046例患者；OR 0.76，95%CI 0.56～1.03），也减少了疼痛的发生率（8项随机对照试验；1281例患者；OR 0.59，95%CI 0.46～0.76）。此综述发现是否使用二膦酸盐在死亡率上无显著性差异（10项随机对照试验；2127例患者；OR 0.99，95%CI 0.88～1.12）[70]。

害处 此综述发现二膦酸盐与安慰剂或是不治疗相比[70]，二膦酸盐增加了胃肠道症状，但差异无显著性（二膦酸盐组胃肠道症状发生率110/853 [13%]，安慰剂或是不治疗组86/863 [10%]；OR 1.28，95%CI 0.95～1.74）[70]。非随机研究表明二膦酸盐药物有可能会导致严重并发症，如上颌骨坏死。在这些研究中研究质量最好的一项前瞻性病例系列研究的结果表明，9.9%的骨髓瘤患者可出现上颌骨坏死（所有类型癌症的总的上颌骨坏死发生率为17/252 [6.7%]，骨髓瘤患者上颌骨坏死的发生率为11/111[9.9%]）[71]。

评论 此系统综述包括了11项随机对照试验；6项进行了充分的分组隐匿，4项进行了维持原随机分组分析，8项为双盲试验[70]。未报告生命质量以及无疾病进展生存情况。二膦酸盐药物对疼痛疗效的判定有很大的临床异质性，因而需小心解释其结果。此综述发现最可靠的数据都来自帕米膦酸盐和氯膦酸盐使用后的资料，但缺乏两者之间比较的直接数据。一项在多发性骨髓瘤或是乳腺癌患者中进行的随机对照试验发现，唑来膦酸与帕米膦酸盐有相同疗效[72]。

治疗选择2　重组人红细胞生成素α

一篇系统综述发现重组人红细胞生成素α与安慰剂或是不治疗相比，重组人红细胞生成素α改善了贫血。

益处 我们发现一篇系统综述（检索时间为2004年），比较了重组人红细胞生成素α与安慰剂或是不治疗对于多发性骨髓瘤相关的贫血的疗效，发现与安慰剂或是不治疗相比，重组人红细胞生成素α明显改善了血液学反应以及平均血红蛋白水平（证实对血液学有效的有4项随机对照试验；272例患者；RR 7.75，95%CI 4.19～14.35。证实可提高平均血红蛋白水平的有3项随机对照试验；235例患者；加权均数差为2.29，95%CI 2.00～2.58）[73]。

害处 此综述发现重组人红细胞生成素α与安慰剂或是不治疗相比，前者增加了高血压的发生率（4项随机对照试验；290例患者；RR 5.80，95%CI 1.30～25.90）[73]。

评论 此综述包括4项已发表的研究以及2项以摘要形式发表的研究[74-79]。4项发表的研究均为随机试验，但是否进行了分组隐匿不详，而且未进行把握度的分析。所有这些试验都没有进行生活质量的评估。2项仅以摘要形式发表的研究，其研究质量无法评价。

治疗选择3　预防感染

一篇系统综述发现尽管使用磺胺甲噁唑-甲氧苄啶以及免疫球蛋白可减少感染，但毒性增加。

益处 我们发现了一篇系统综述（检索时间2004年；收入4项随机对照试验；208例患者），此综述进行了预防感染与安慰剂或是不治疗的比较[80]。第1项随机对照试验（20例患者）比较了雷尼替丁与安慰剂对细胞免疫的影响，但未报告患者相关的健康结局[81]。第2项随机对照试验（57例患者）发现磺胺甲噁唑-甲氧苄啶与不治疗相比，3个月的感染发生率降低（磺胺甲噁唑-甲氧苄啶组感染发生率为2/28 [7%]，不治疗组为11/26 [42%]；P=0.004）[82]。第3项随机对照试验发现丙种免疫球蛋白与白蛋白相比，19个月的感染发生率无显著性差异（48例患者；丙种球蛋白预防的感染发生率为7/17 [41%]，白蛋白对照组的感染发生率为8/24 [33%]，未报告显著性）[83]。第4项随机对照试验发现静脉输注免疫球蛋白与安慰剂相比，显著减少了1年内的严重感染发生率（83例患者；免疫球蛋白组严重感染发生例次为19例次，而安慰剂组严重感染发生例次为38例次；P=0.019）[84]。

25 **害处** 第1项随机对照试验未报告害处的数据[81]。第2项随机对照试验发现磺胺甲噁唑-甲氧苄啶与不治疗相比，因毒性而退出试验的患者比例要高（磺胺甲噁唑-甲氧苄啶组因毒性而退出试验的患者占25%，无治疗组占0%；未报告显著性）[82]。第3项随机对照试验发现丙种球蛋白与安慰剂相比，全身反应增加（丙种球蛋白组全身反应发生率为3/17 [18%]，安慰剂组为2/24 [8%]；未报告显著性）[83]。第4项随机对照试验发现免疫球蛋白组比安慰剂组的不良反应更多（输注相关不良反应：免疫球蛋白组为12%，安慰剂组为5%；未报告显著性）[84]。

评论 由于所包括的随机对照试验的异质性，此综述并不是以Meta分析的形式表述。所有这些随机对照试验的样本量都较小，也都描述了中途退组的情况，但仅有2项随机对照试验进行了维持原随机分组分析[83,84]。

治疗选择4　血浆置换

两项小的随机对照试验发现血浆置换改善了多发性骨髓瘤患者的肾功能。

益处 我们没有发现这方面的系统综述，但发现了2项随机对照试验，观察了血浆置换治疗多发性骨髓瘤急性肾功能衰竭的疗效[85,86]。第1项随机对照试验进行了强制利尿+化疗+血浆置换与强制利尿+化疗的比较，研究发现有血浆置换组的尿中M蛋白下降50%的患者比例更多（21例患者；有血浆置换组的尿中M蛋白下降50%的患者占71%，无血浆置换组

50%；$P < 0.001$）。但是两组间 2 年的生存率无显著性差异（均为 26%，无统计学意义）。第 2 项随机对照试验比较了血浆置换＋皮质类固醇＋细胞毒药物＋血液透析（如有需要）与腹膜透析＋皮质类固醇＋细胞毒药物，研究发现有血浆置换与无血浆置换相比，减少了 2 个月时需要透析的患者比例（29 例患者；有血浆置换组开始就需要透析的患者比例为 13/15 [87%]，无血浆置换组为 11/14 [79%]。有血浆置换组 2 个月后不需透析的患者比例为 11/13 [85%]，无血浆置换组为 2/11 [18%]；$P < 0.01$）。此研究还发现有血浆置换组与无血浆置换组相比，前者显著改善了 1 年生存率（有血浆置换组 1 年生存率为 66%，无血浆置换组为 28%；$P < 0.01$）。

害处 第 1 项随机对照试验未报告害处[85]。第 2 项随机对照试验发现血浆置换的害处少见而且轻微（未报告数据）[86]。

评论 这 2 项随机对照试验的样本量都很小，也未进行维持原随机分组分析。仅有 1 项研究描述了中途退组情况[85]。关于血浆置换在高黏滞血症患者中疗效的分析，我们没有发现这方面的随机对照试验。

参考文献

1. Tricot G. Multiple myeloma and other plasma cell disorders. In: Hoffman R, Benz EJJ, Shattil SJ, et al, eds. *Hematology: basic principles and practice.* 3rd ed. Philadelphia: Churchill Livingstone; 2000.
2. International Myeloma Working Group. Criteria for the classification of monoclonal gammopathies, multiple myeloma and related disorders: a report of the International Myeloma Working Group. *Br J Haematol* 2003;121:749–757.
3. Djulbegovic B, Sullivan DS, eds. *Decision making in oncology: evidence-based management.* New York: Churchill Livingstone, Inc; 1997.
4. Durie BG, Salmon SE. A clinical staging system for multiple myeloma. Correlation of measured myeloma cell mass with presenting clinical features, response to treatment, and survival. *Cancer* 1975;36:842–854.
5. Harris NL, Jaffe ES, Diebold J, et al. World Health Organization classification of neoplastic diseases of the hematopoietic and lymphoid tissues: report of the Clinical Advisory Committee meeting-Airlie House, Virginia, November 1997. *J Clin Oncol* 1999;17:3835–3849.
6. Greipp PR, San Miguel J, Durie BG, et al. International staging system for multiple myeloma. *Clin Oncol* 2005;23:3412–3420. [Erratum in: *J Clin Oncol* 2005;23:6281]
7. Jemal A, Tiwari RC, Murray T, et al. Cancer statistics, 2004. *CA Cancer J Clin* 2004;54:8–29.
8. Kyle RA, Beard CM, O'Fallon WM, et al. Incidence of multiple myeloma in Olmsted County, Minnesota: 1978 through 1990, with a review of the trend since 1945. *J Clin Oncol* 1994;12:1577–1583.
9. Bergsagel D. The incidence and epidemiology of plasma cell neoplasms. *Stem Cells* 1995;13 Suppl 2:1–9.
10. Cancer Research UK CancerStats. http://info.cancerresearchuk.org/cancerstats (last accessed 1 February 2006).
11. He Y, Wheatley K, Clark O, et al. Early versus deferred treatment for early stage multiple myeloma. In: The Cochrane Library, Issue 1, 2003. Oxford: Update Software. Search date 2002; primary sources Medline, Embase, Cancerlit, Lilacs, Cochrane Database of RCTs, hand searches of abstracts from main society meetings (American Society of Hematology, American . BMJ Publishing Group Ltd 2006 25 Society of Clinical Oncology, and European Haematology Association) and the list of RCTs maintained by the Oxford Clinical Trial Service Unit.
12. Rivers SL, Patno ME. Cyclophosphamide vs melphalan in treatment of plasma cell myeloma. *JAMA* 1969;207:1328–1334.
13. Medical Research Council's Working Party for Therapeutic Trials in Leukaemia. Myelomatosis: comparison of melphalan and cyclophosphamide therapy. *Br Med J* 1971;1:640–641.
14. Cornwell III GG, Pajak TF, Kochwa S, et al. Comparison of oral melphalan, CCNU, and BCNU with and without vincristine and prednisone in the treatment of multiple myeloma. *Cancer* 1982;50:1669–1675.
15. Holland JF, Hosley H, Scharlau C, et al. A controlled trial of urethane treatment in multiple myeloma. *Blood* 1966;27:328–342.
16. MacLennan IC, Chapman C, Dunn J, et al. Combined chemotherapy with ABCM versus melphalan for treatment of myelomatosis. *Lancet* 1992;339:200–205.
17. Alexanian R, Haut A, Khan AU, et al. Treatment for multiple myeloma combination chemotherapy with different melphalan dose regimens. *JAMA* 1969;208:1680–1685.
18. Costa G, Engle R, Schilling A, et al. Melphalan and prednisone: an effective combination for the treatment of multiple myeloma. *Am J Med* 1973;54:589–598.
19. Medical Research Council's Working Party on Leukaemia in Adults. Treatment comparisons in the third MRC myelomatosis trial. *Br J Cancer* 1980;42:823–830.
20. Ponisch W, Niederwieser D. Bendamustine in the treatment of multiple myeloma: results and future perspectives. *Semin Oncol* 2002;29:23–26.
21. Hernandez JM, Garcia-Sanz R, Golvano E, et al. Randomized comparison of dexamethasone combined with melphalan versus melphalan with prednisone in the treatment of elderly patients with multiple myeloma. *Br J Haematol* 2004;127:159–164.
22. Myeloma Trialists' Collaborative Group. Combination chemotherapy versus melphalan plus prednisone as treatment for multiple myeloma: an overview of 6,633 patients from 27 randomized trials. *J Clin Oncol* 1998;16:3832–3842. Search date not reported.
23. Cavo M, Benni M, Ronconi S, et al. Melphalan–prednisone versus alternating combination VAD/MP or VND/MP as primary therapy for multiple myeloma: final analysis of a randomized clinical study. *Haematologica* 2002;87:934–942.
24. Zervas K, Pouli A, Gregoraki B, et al. Comparison of vincristine, carmustine, melphalan, cyclophosphamide, prednisone (VBMCP) and interferon-alpha with melphalan and prednisone (MP) and interferon-alpha (IFN-alpha) in patients with good-prognosis multiple myeloma: a prospective randomized study. *Eur J Haematol* 2001;66:18–23.
25. Oken MM, Leong T, Lenhard RE, et al. The addition of interferon or high dose cyclophosphamide to standard chemotherapy in the treatment of patients with multiple myeloma: phase III Eastern Cooperative Oncology Group Clinical Trial EST 9486. *Cancer* 1999;86:957–968.
26. Takenaka T, Itoh K, Suzuki T, et al. Phase III study of ranimustine, cyclophosphamide, vincristine, melphalan, and prednisolone (MCNU-COP/MP) versus modified COP/MP in multiple myeloma: a Japan clinical oncology group study, JCOG 9301. *Int J Hematol* 2004;79:165–173.

27. Imrie K, Esmail R, Meyer RM. The role of high-dose chemotherapy and stem-cell transplantation in patients with multiple myeloma: a practice guideline of the Cancer Care Ontario Practice Guidelines Initiative. *Ann Intern Med* 2002;136:619–629. Search date 2000.
28. Child JA, Morgan GJ, Davies FE, et al. High-dose chemotherapy with hematopoietic stem-cell rescue for multiple myeloma. *N Engl J Med* 2003;348:1875–1883.
29. Attal M, Harousseau JL, Stoppa AM, et al. A prospective, randomized trial of autologus bone marrow transplantation and chemotherapy in multiple myeloma. *N Engl J Med* 1996;335:91–97.
30. Fermand J, Ravaud P, Katsahian S, et al. High dose therapy (HDT) and autologous blood stem cell (ABSC) transplantation versus conventional treatment in multiple myeloma (MM): results of a randomized trial in 190 patients 55 to 65 years of age *Blood* 1999;94(Suppl 1):396a. [Abstract]
31. Blade J, Rosinol L, Sureda A, et al. High-dose therapy intensification compared with continued standard chemotherapy in multiple myeloma patients responding to the initial chemotherapy: long-term results from a prospective randomized trial from the Spanish cooperative group PETHEMA. *Blood* 2005;106:3755–3759.
32. Crowley JJ, Fonseca R, Greipp P, et al. Comparable survival in newly diagnosed multiple myeloma (MM) after VAD induction with high dose therapy using melphalan 140mg/m^2 + TBI 12 Gy (MEL+TBI) versus standard therapy with VBMCP and no benefit from interferon (IFN) maintenance: final clinical results of intergroup trial S9321 in the context of IFM 90 and MRC VII trials. In: American Society for Hematology; San Diego, California; 2004.
33. Palumbo A, Bringhen S, Petrucci MT, et al. Intermediate-dose melphalan improves survival of myeloma patients aged 50 to 70: results of a randomized controlled trial. *Blood* 2004;104:3052–3057.
34. Segeren CM, Sonneveld P, van der Holt B, et al. Overall and event-free survival are not improved by the use of myeloablative therapy following intensified chemotherapy in previously untreated patients with multiple myeloma: a prospective randomized phase 3 study. *Blood* 2003;101:2144–2151.
35. Attal M, Harousseau JL, Facon T, et al. Single versus double autologous stem-cell transplantation for multiple myeloma. *N Engl J Med* 2003;349:2495–2502. [Erratum in: *N Engl J Med* 2004;350:2628]
36. Moreau P, Facon T, Attal M, et al. Comparison of 200 mg/m2 melphalan and 8 Gy total body irradiation plus 140 mg/m^2 melphalan as conditioning regimens for peripheral blood stem cell transplantation in patients with newly diagnosed multiple myeloma: final analysis of the Intergroupe Francophone du Myelome 9502 randomized trial. *Blood* 2002;99:731–735.
37. Fermand J, Alberti C, Marolleau J. Single versus tandem high dose therapy (HDT) supported with autologous blood stem cell (ABSC) transplantation using unselected or CD34-enriched ABSC: results of a two by two designed randomized trial in 230 young patients with multiple myeloma (MM). *Hematol J* 2003;4(Suppl 1):1:S59: abstract P10.2.2
38. Cavo M, Cellini C, Zamagni E, et al. Superiority of double over single autologous stem cell transplantation as first-line therapy for multiple myeloma. In: American Society for Hematology Meeting and Exposition; San Diego, California; 2004: abstract 536.
39. Sonneveld P, van der Holt B, Segeren C, et al. Intensive versus double intensive therapy in untreated multiple myeloma: updated analysis of the randomized Phase III study HOVON 24 MM. In: American Society for Hematology Meeting and Exposition; San Diego, California; 2004: abstract 948.
40. Attal M, Harousseau JL. Randomized trial experience of the Intergroupe Francophone du Myelome. *Semin Hematol* 2001;38:226–230.
41. Facon T, Harousseau JL, Maloisel F, et al. Stem cell factor in combination with filgrasrim after chemotherapy improves peripheral blood progenitor cell yield and reduces apheresis. *Blood* 1999;94:1218–1225.
42. Desikan KR, Barlogie B, Jagannath S, et al. Comparable engraftment kinetics following peripheral-blood stem-cell infusion mobilized with granulocyte colony-stimulating factor with or without cyclophosphamide in multiple myeloma. *J Clin Oncol* 1998;16:1547–1553.
43. Martinez E, Sureda A, De Dalmases C, et al. Mobilization of peripheral blood progenitor cells by cyclophosphamide and rhGM-CSF in multiple myeloma. *Bone Marorow Transplant* 1996;18:1–7.
44. Stewart AK, Vescio R, Schiller G, et al. Purging of autologous peripheral-blood stem cells using CD34 selection does not improve overall or progression-free survival after high-dose chemotherapy for multiple myeloma: results of a multicenter randomized controlled trial. *J Clin Oncol* 2001;19:3771–3779.
45. Fermand JP, Ravaud P, Chevret S, et al. High-dose therapy and autologus peripheral blood stem cell transplantation in multiple myeloma: up-front or rescue treatment? Results of a multicenter sequential randomized clinical trial. *Blood* 1998;92:3131–3136.
46. Barlogie B, Shaughnessy J, Tricot G, et al. Treatment of multiple myeloma. *Blood* 2004;103:20–32.
47. Gahrton G, Svensson H, Bjorkstrand B, et al. Syngeneic transplantation in multiple myeloma – a case-matched comparison with autologous and allogeneic transplantation. European Group for Blood and Marrow Transplantation. *Bone Marrow Transplant* 1999;24:741–745.
48. Bjorkstrand BB, Ljungman P, Svensson H, et al. Allogeneic bone marrow transplantation versus autologous stem cell transplantation in multiple myeloma: a retrospective case-matched study from the European Group for Blood and Marrow Transplantation. *Blood* 1996;88:4711–4718.
49. Djulbegovic B, Seidenfeld J, Bonnell C, et al. Nonmyeloablative allogeneic stem-cell transplantation for hematologic malignancies: a systematic review. *Cancer Control* 2003;10:17–41. Search date 2002.
50. Badros A, Barlogie B, Siegel E, et al. Improved outcome of allogeneic transplantation in high-risk multiple myeloma patients after nonmyeloablative conditioning. *J Clin Oncol* 2002;20:1295–1303.
51. Crawley C, Lalancette M, Szydlo R, et al. Outcomes for reduced-intensity allogeneic transplantation for multiple myeloma: an analysis of prognostic factors from the Chronic Leukaemia Working Party of the EBMT. *Blood* 2005;105:4532–4539.
52. The Myeloma Trialists' Collaborative Group. Interferon as therapy for multiple myeloma: an individual patient data overview of 24 randomized trials and 4012 patients. *Br J Haematol* 2001;113:1020–1034. Search date 1997; primary sources Cochrane Controlled Trials Register, Physician Data Query, Medline, Embase, hand searches of relevant articles, and contact with trialists, trial groups and pharmaceutical companies.
53. Wada M, Mizoguchi H, Kuriya S, et al. Induction therapy consisting of alternating cycles of ranimustine, vincristine, melphalan, dexamethasone and interferon alfa (ROAD-IN) and a randomized comparison of interferon alfa maintenance in multiple myeloma: a co-operative study in Japan. *Br J Haematol* 2000;109:805–814.
54. Rajkumar S, Blood E, Vesole D, et al. Thalidomide plus dexamethasone versus dexamethasone alone in newly diagnosed multiple myeloma (E1A00): results of a Phase III trial coordinated by the Eastern

Cooperative Oncology Group. *Blood* 2004;104: abstract 205.
55. http://www.cancer.gov/Search/SearchClinicalTrialsAdvanced.aspx (last accessed 1 February 2006).
56. Richardson PG, Sonneveld P, Schuster MW, et al. Bortezomib or high-dose dexamethasone for relapsed multiple myeloma. *N Engl J Med* 2005;352:2487–2498.
57. Dispenzieri A. Bortezomib for myeloma – much ado about something. *N Engl J Med* 2005;352:2546–2548.
58. Cecchi M, Caccese E, Messori A. Bortezomib in multiple myeloma. *N Engl J Med* 2005;353:1297–1298.
59. Brugnatelli S, Riccardi A, Ucci G, et al. Experience with poorly myelosuppresive chemotherapy schedules for advanced myeloma. *Br J Cancer* 1996;73:794–797.
60. Dalton WS, Crowley JJ, Salmon SS, et al. Phase III randomized study of oral verapamil as a chemosensitizer to reverse drug resistance in patients with refractory myeloma: a Southwest Oncology Group Study. *Cancer* 1995;75:815–820.
61. Gertz MA, Kalish LA, Kyle RA, et al. Phase III study comparing vincristine, doxorubicin (adriamycin), and dexamethasone (VAD) chemotherapy with VAD plus recombinant interferon alfa-2 in refractory or relapsed multiple myeloma: an Eastern Cooperative Oncology Group Study. *Am J Clin Oncol* 1995;18:475–480.
62. Giles FJ, McSweeney EN, Richards JD, et al. Prospective randomised study of double hemibody irradiation with and without subsequent maintenance recombinant alpha 2b interferon on survival in patients with relapsed multiple myeloma. *Eur J Cancer* 1992;28A:1392–1395.
63. Kyle RA, Pajak TF, Henderson ES, et al. Multiple myeloma resistant to melphalan: treatment with doxorubicin, cyclophosphamide, carmustine (BCNU), and prednisone. *Cancer Treat Rep* 1982;66:451–456.
64. Kyle RA, Seligman BR, Wallace HJ Jr, et al. Multiple myeloma resistant to melphalan (NSC-8806) treated with cyclophosphamide (NSC-26271), prednisone (NSC-10023), and chloroquine (NSC-187208). *Cancer Chemother Rep* 1975;59:557–562.
65. Lenhard RE Jr, Kalish LA, Oken MM, et al. Timed-sequential high-dose cyclophosphamide and vincristine in the treatment of multiple myeloma. *Cancer* 1994;73:2113–2118.
66. Mineur P, Menard JF, Le Loet X, et al. VAD or VMBCP in multiple myeloma refractory to or relapsing after cyclophosphamide-prednisone therapy (protocol MY 85). *Br J Haematol* 1998;103:512–517.
67. Phillips JK, Sherlaw-Johnson C, Pearce R, et al. A randomized study of MOD versus VAD in the treatment of relapsed and resistant multiple myeloma. *Leuk Lymphoma* 1995;17:465–472.
68. Sonneveld P, Suciu S, Weijermans P, et al. Cyclosporin A combined with vincristine, doxorubicin and dexamethasone (VAD) compared with VAD alone in patients with advanced refractory multiple myeloma: an EORTC-HOVON randomized phase III study (06914). *Br J Haematol* 2001;115:895–902.
69. Kyle RA, Gailani S, Seligman BR, Blom, et al. Multiple myeloma resistant to melphalan: treatment with cyclophosphamide, prednisone, and BCNU. *Cancer Treat Rep* 1979;63:1265–1269.
70. Djulbegovic B, Wheatley K, Ross J, et al. Bisphosphonates in multiple myeloma. In: The Cochrane Library, Issue 3, 2002. Oxford: Update Software. Search date 2004; primary sources Medline, Lilacs, Embase, Cochrane Controlled Trials Register, relevant references in each article, hand search of relevant meeting proceedings, and contact with manufacturers of bisphosphonates and researchers in the field.
71. Bamias A, Kastritis E, Bamia C, et al. Osteonecrosis of the jaw in cancer after treatment with bisphosphonates: incidence and risk factors. *J Clin Oncol* 2005;23:8580–8587.
72. Rosen LS, Gordon D, Kaminski M, et al. Long-term efficacy and safety of zoledronic acid compared with pamidronate disodium in the treatment of skeletal complications in patients with advanced multiple myeloma or breast carcinoma: a randomized, double-blind, multicenter, comparative trial. *Cancer* 2003;98:1735–1744.
73. Soares PH, Kumar A, Silvestris F, et al. Systematic review and meta-analysis of randomized controlled trials of erythropoietin in multiple myeloma. In: American Society for Hematology Annual Meeting and Exposition; San Diego, California; 2004: abstract 232. Search date 2004.
74. Dammacco F, Castoldi G, Rodjer S. Efficacy of epoetin alfa in the treatment of anaemia of multiple myeloma. *Br J Haematol* 2001;113: 172–179. [Erratum in: *Br J Haematol* 2001;114:738]
75. Dammacco F, Silvestris F, Castoldi GL, et al. The effectiveness and tolerability of epoetin alfa in patients with multiple myeloma refractory to chemotherapy. *Int J Clin Lab Res* 1998;28:127–134.
76. Garton JP, Gertz MA, Witzig TE, et al. Epoetin alfa for the treatment of the anemia of multiple myeloma. A prospective, randomized, placebo-controlled, double-blind trial. *Arch Intern Med* 1995;155:2069–2074.
77. Silvestris F, Romito A, Fanelli P, et al. Long-term therapy with recombinant human erythropoietin (rHu-EPO) in progressing multiple myeloma. *Ann Hematol* 1995;70:313–318.
78. Alymara V, Kouskou F, Bouranta P, et al. Clinical evaluation of once weekly dosing of epoetin alpha in multiple myeloma patients: improvement in hemoglobin are similar to three-times-weekly dosing. In: European Hematological Association 9th Annual Congress; Geneva, Switzerland; 2004.
79. Recasens V, Runbio-Martinez A, Gomez-Barrera M, et al. A pharmacoeconomical analysis comparing epoetin alpha vs transfusion in patients with anemia associated to multiple myeloma. In: American Society for Hematology Meeting and Exposition; San Diego, California; 2003.
80. Soares HP, Clark OA, Kumar A. Prophylaxis of infection in multiple myeloma patients: a systematic review of randomized controlled trials. In: Abstracts of the American Society of Hematology 45th Annual Meeting. 6–9 December 2003. San Diego, California, USA. *Blood* 2003;102: abstract 5259. Search date 2004.
81. Nielsen HJ, Nielsen H, Moesgaard F, et al. The effect of ranitidine on cellular immunity in patients with multiple myeloma. *Cancer Immunol Immunother* 1990;32:201–205.
82. Oken MM, Pomeroy C, Weisdorf D, et al. Prophylactic antibiotics for the prevention of early infection in multiple myeloma. *Am J Med* 1996; 100:624–628.
83. Salmon SE, Samal BA, Haves DM, et al. Role of gamma globulin for immunoprophylaxis in multiple myeloma. *N Engl J Med* 1967;227: 1336–1340.
84. Chapel HM, Lee M, Hargreaves R, et al. Randomised trial of intravenous immunoglobulin as prophylaxis against infection in plateau-phase multiple myeloma. *Lancet* 1994;343:1059–1063.
85. Johnson WJ, Kyle RA, Pineda AA, et al. Treatment of renal failure associated with multiple myeloma. Plasmapheresis, hemodialysis, and chemotherapy. *Arch Intern Med* 1990;150:863–869.
86. Zucchelli P, Pasquali S, Cagnoli L, et al. Controlled plasma exchange trial in acute renal failure due to multiple myeloma. *Kidney Int* 1988; 33:1175–1180.

原作者
Ambuj Kumar
Benjamin Djulbegovic
Moffitt Cancer Center and Research Institute
University of South Florida, Tampa, USA

利益冲突：没有声明。

表1　多发性骨髓瘤相关的器官或组织损伤的表现

高血钙	高于正常上限的 0.25mmol/L 或是 ＞ 2.75mmol/L
肾功能不全	肌酐 ＞ 173mmol/L
贫血	血红蛋白低于正常下限的 2g/dl 或是血红蛋白 ＜ 10g/dl
骨破坏	溶骨性骨破坏或是骨质疏松伴压缩性骨折
其他	高黏滞血症症状，淀粉样变性，反复感染（12个月内发作2次以上）

表2　鉴别诊断

意义未明的单克隆免疫球蛋白增多症	血清 M 蛋白 ＜ 30g/L
	骨髓克隆性浆细胞 ＜ 10%
	骨髓活检显示低水平的浆细胞浸润
	无其他 B 细胞增殖性疾病的证据
无症状性（冒烟性）骨髓瘤	血清 M 蛋白 ＜ 30g/L
	骨髓克隆性浆细胞 ≥ 10%（Durie Salmon 分期系统的ⅠA期）
	无终末器官的损伤，包括骨破坏

表3　Durie Salmon (D-S) 分期[4]

Ⅰ期	低肿瘤负荷（＜ 0.6×10^{12} 细胞$/m^2$）
	Hb ＞ 10g/dl；IgG ＜ 5g/dl；IgA ＜ 3g/dl；本周蛋白 ＜ 4g/24h
	血清钙正常；≤ 1处溶骨病变
Ⅱ期	中等肿瘤负荷（$0.6 \sim 1.2 \times 10^{12}$ 细胞$/m^2$）
	Hb、IgG、IgA、本周蛋白、血清钙水平介于Ⅰ、Ⅲ期之间
Ⅲ期	高肿瘤负荷 ＞ $1.2 \times 10^{12}/m^2$
	Hb ＜ 8.5g/dl；IgG ＞ 7g/dl；IgA ＞ 5g/dl；本周蛋白 ＞ 12g/24h
	血钙 ＞ 12mg/dl（根据白蛋白水平进行调整），多发溶骨性病变

表4　新的国际分期系统[6]

分期	标准	中位生存期（月）
Ⅰ	血清 $β_2$ 微球蛋白 ＜ 3.5mg/L，血清白蛋白 ≥ 3.5g/dl	62
Ⅱ	非Ⅰ、非Ⅲ*	44
Ⅲ	血清 $β_2$ 微球蛋白 ≥ 5.5mg/L	29

*Ⅱ期有两种情况：血清 $β_2$ 微球蛋白 ＜ 3.5mg/L 但白蛋白 ＜ 3.5g/dL；血清 $β_2$ 微球蛋白在 3.5 ~ 5.5mg/L 而无论白蛋白的水平是多少。

非霍奇金淋巴瘤（弥漫大 B 细胞淋巴瘤）

检索时间：2005年4月
原作者：Ellen R Copson 主鸿鹄 译 黄晓军 校 沈悌 审

问 题

侵袭性非霍奇金淋巴瘤（弥漫大 B 细胞淋巴瘤）一线治疗的效果如何？
复发性侵袭性非霍奇金淋巴瘤（弥漫大 B 细胞淋巴瘤）的治疗效果如何？

治疗措施及其效果

一线治疗

肯定有效
CHOP 21(其他替代方案 [MACOP-B，m-BACOD, ProMACE-CytaBOM, PACEBOM] 均无优势)

很可能有效
CHOP 14
CHOP 21＋放疗（与单用CHOP21相比，提高无疾病生存率）
CHOP 21＋利妥昔单抗（与单用CHOP21相比，提高了生存率）

复发疾病的治疗

很可能有效
传统剂量的挽救性化疗（一致认为应该进行治疗但是不同方案各自的优势不明确*）
大剂量化疗＋自体造血干细胞移植（与传统剂量化疗相比，提高化疗敏感者的生存率）

将在新版中加入
异基因骨髓移植治疗复发的侵袭性非霍奇金淋巴瘤
大剂量 CHOP 方案作为一线治疗
滤泡性非霍奇金淋巴瘤的治疗

＊基于共识

见词汇表 **G**

主要信息

一线治疗

◆ **CHOP 21(其他替代方案 [MACOP-B，m-BACOD，ProMACE-CytaBOM，PACEBOM] 均无优势)**：CHOP 21是侵袭性非霍奇金淋巴瘤（不包括Burkitt淋巴瘤）的标准治疗方案，安慰剂对照试验和不治疗是不符合伦理学要求的。两篇综述对6项随机对照试验的结果进行了分析，发现在总生存率方面MACOP-B，m-BACOD, ProMACE-CytaBOM, PACEBOM方案并不总优于CHOP 21方案，并且这些方案的毒性相似。有关CHOP 21＋放疗／利妥昔单抗或者比较CHOP21和CHOP 14的疗效的数据见相应的治疗选择部分。

◆ **CHOP 14**：我们发现一项随机对照试验，在 18～60 岁预后好的侵袭性淋巴瘤病人中进行了CHOP21 和 CHOP 14 的疗效比较。另一项随机对照试验在 61～75 岁侵袭性淋巴瘤病人中进行了CHOP21 和 CHOP 14 的疗效比较。在相对年轻的病人中，这两种方案在完全缓解率和5年无事件生存率方面无显著性差异，但是5年总生存率方面CHOP14优于CHOP21方案。在年龄大的病人中，CHOP14与CHOP21相比提高了完全缓解率、5年无事件生存率和总生存率。在这两个试验中CHOP14和CHOP21的毒性相似。

◆ **CHOP 21＋放疗（与单用 CHOP21 相比，提高了无疾病生存率）**：在一篇系统综述中分析了一项随机对照试验，发现在疾病早期病人中应用短程 CHOP 21（3个疗程）＋放疗比长程 CHOP21 方案（8个疗程）能够提高 5 年无疾病进展生存率和总生存率。与短程 CHOP 21＋放疗相比，长程单用 CHOP21 方案增加充血性心力衰竭的危险，轻微增加骨髓抑制的危险，但是差异未达到统计学显著性。随后的一项随机对照试验发现，长疗程CHOP21(8个疗程)治疗获得完全缓解后加用低剂量放疗可以提高 6 年无疾病生存率，但是 6 年总生存率无差异。

◆ **CHOP21＋利妥昔单抗（与单用CHOP21相比，提高了生存率）**：一项随机对照试验证实60～80岁的Ⅱ～Ⅳ期病人中，CHOP21＋

利妥昔单抗与单用CHOP21相比，在2年时可以提高缓解率，减少不良事件（疾病进展、复发或需要二线方案治疗）和死亡的发生率。

复发疾病的治疗

◆ **传统剂量的挽救性化疗**（一致认为应该进行治疗，但是不同方案各自的优势不明确）*：对于复发性侵袭性非霍奇金淋巴瘤，我们没有检索到任何比较不同传统剂量的挽救性化疗方案（PACEBOM，ESHAP，RICE，IVAC）的疗效的随机对照试验。但是多数研究者认为该类病人应该接受挽救性化疗。一篇系统综述对22项Ⅱ期试验进行分析，发现不同挽救性化疗方案疗效相似，没有发现哪一个方案更有优势。

◆ **大剂量化疗＋自体干细胞移植**（与传统剂量化疗相比，提高化疗敏感者的生存率）：在一篇系统综述中报道了在化疗敏感的病人中进行的一项随机对照试验，发现与传统剂量化疗相比，大剂量化疗＋自体骨髓移植可以提高复发性侵袭性非霍奇金淋巴瘤的5年无事件生存率和总生存率。但是我们没有发现对于耐药病人的随机对照试验。

*基于共识。

定义 非霍奇金淋巴瘤（NHL）是一类异质性肿瘤，多数起源于B细胞（占85%），少数起源于T细胞。NHL以淋巴结受累为主要表现（淋巴结淋巴瘤），但是也可以出现在其他部位（结外淋巴瘤）。根据显微镜下表现（组织病理学）和疾病的广泛程度对NHL进行分类。**组织病理学**：1966年以来，主要有四种分类方法（见表1～表4）。世界卫生组织（WHO）分类法[1]被认为是目前分类的金标准，以REAL分类系统为基础[2]。过去NHL曾被分为生长缓慢的"低度恶性"淋巴瘤和生长快速的"侵袭性"淋巴瘤。本章仅介绍最常见的侵袭性淋巴瘤——弥漫性B细胞淋巴瘤（WHO分类[见表1]）。因为组织病理学分类的变化，并且WHO的淋巴瘤分类和其他分类方法无直接相关性，导致对既往研究的结果难以分析，在试图得出结论时必须谨慎。如果在较早的文献中包括以下类型的侵袭性淋巴瘤我们也收录进来，如工作分类方法——原发性中度（E～H[见表2]）[3]；Kiel分类——中心母细胞性，免疫母细胞性和间变性(见表3)[4]；Rappaport分类——弥漫性组织细胞性，弥漫性淋巴细胞性，低分化性，弥漫性混合性（淋巴细胞和组织细胞[见表4]）[5]，这些类型与我们研究的WHO分类有很多的重叠。 **分期**：NHL经典分期是根据疾病侵犯的程度进行Ann Arbor分期（见表5）[6]。"早期"常指Ann Arbor Ⅰ或Ⅱ期，而"晚期"是指Ann Arbor Ⅲ或Ⅳ期。对于出现巨大肿块（直径大于10cm）的病人不论Ann Arbor分期如何均归于"晚期"。**复发疾病**：指NHL病人经过初期治疗并达到完全缓解后，再次出现活动病灶。多数研究中病人在复发前需要最少1个月的完全缓解期。

发病率／患病率 NHL的发病率男性多于女性，在西方国家正以每年4%速度递增，在英国，该病在最常见肿瘤中居第六位，英国2002年新增病例9443例，2003年死亡病例4418例。

病因／危险因素 多数NHL的病因不清，免疫抑制（先天性或获得性）人群的发病率增高。其他危险因素包括：病毒感染（人类T细胞白血病病毒1型，EB病毒，人类免疫缺陷病毒）、细菌感染（比如幽门螺旋杆菌）、有苯妥英或抗肿瘤药物治疗史、有杀虫剂或有机溶剂接触史[8]。

预后 **总生存率**：侵袭性NHL未经治疗一般情况下在数月内死亡。但是高度恶性淋巴瘤特别是弥漫大B细胞淋巴瘤和Burkitt淋巴瘤经过最初或挽救性治疗具有很高的治愈率[9]。2000～2001年诊断为NHL并接受治疗的病人年龄标化的5年生存率为55%（男性）和56%（女性）[7]。**复发**：约50%的NHL病人经过最初治疗可以治愈，其余病人中大约30%对最初治疗无反应（难治性疾病），大约20%～30%病人最终将复发。多数在最初治疗后2年内复发，在这些复发病人中大约50%对再次化疗敏感，其余的对化疗不敏感。**预后因素**：预后取决于病理组织学类型、分期、年龄、身体活动状况、LDH水平。在同一个Ann Arbor分期内的病人预后也有差异，国际预后指数（IPI）可以提供更多的预后信息[8]。IPI是根据5个指标进行评分：年龄（<60岁或>60岁）、血清LDH（正常或升高）、身体活动状态（0/1或2～4）、Ann Arbor分期（Ⅰ/Ⅱ或Ⅲ/Ⅳ）、结外受累的数量（0/1或2～4）。具有2个或2个以上危险因素的病人5年无复发生存率和总生存率不到50%。IPI是目前疾病分期和治疗选择的最重要的手段，但是我们收集到的研究多数在IPI评分系统提出之前。

治疗目的 提高无疾病生存率，在可能的情况下治愈疾病；姑息性治疗的目的是获得缓解并延长生存期；减少治疗的不良反应并提高生活质量。

结局 **益处**：总体生存（中位和5年）、无疾病生存、化疗有效率（完全缓解和部分缓解，在不同研究中不同，但是多数研究在治疗后1～2个月内评价疗效）、生活质量。**害处**：治疗相关死亡率和其他不良反应。

方法 采用《临床证据》2005年4月的文献检索和评价方案。只包括1990年以后的文献。适用于所有阶段的弥漫大B细胞淋巴瘤（和其他相似的侵袭性淋巴瘤）。除非在选择病例时特别说明，本章包括所有阶段（早期和晚期）。包括所有成人，HIV感染者除外。CHOP21为侵袭性NHL（不包括Burkitt淋巴瘤）的标准治疗方案。安慰剂对照研究被认为是不符合伦理学要求的。

问 题	侵袭性非霍奇金淋巴瘤（弥漫大B细胞淋巴瘤）一线治疗的效果如何？

治疗选择1　CHOP21

CHOP21是侵袭性NHL（不包括Burkitt淋巴瘤）的标准治疗方案。安慰剂对照研究或不治疗被认为是不符合伦理学要求的。两篇系统综述对6项随机对照试验的结果进行分析，发现MACOP-B、m-BACOD、ProMACE–CytaBOM、PACEBOM方案在总生存率方面并不优于CHOP21方案，并且毒性相似。CHOP21联合放疗/利妥昔单抗或者比较CHOP21/CHOP14疗效的数据见相应的治疗选择部分。

益处　**CHOP21和其他方案（MACOP-B、m-BACOD、ProMACE–CytaBOM、PACEBOM 的比较**：我们发现有两篇系统综述（一篇检索时间未报道[10]，另一篇检索时间2000年），包括6项随机对照研究（有9篇论文[12-20]，包括3241例患者），比较了CHOP21和MACOP-B、m-BACOD、ProMACE–CytaBOM Ⓖ、PACEBOM Ⓖ 的疗效。在总生存率方面，MACOP-B、m-BACOD、ProMACE–CytaBOM、PACEBOM方案并不优于CHOP21方案（见表6）。没有发现符合本章纳入标准的有关比较CHOP21和BCOP或HOP Ⓖ 的随机对照试验。**CHOP21和CHOP21+放疗的比较**：见CHOP21+放疗的益处。**CHOP21和CHOP21+利妥昔单抗的比较**：见CHOP21+利妥昔单抗的益处。**CHOP21和CHOP14的比较**：见CHOP14的益处的相关章节。

害处　**CHOP21和其他方案（MACOP-B、m-BACOD、ProMACE–CytaBOM、PACEBOM、BCOP、HOP）的比较**：在不良反应方面，这些方案和CHOP21方案相比无优势。

评论　CHOP21是侵袭性 Ⓖ NHL（不包括Burkitt淋巴瘤）的标准治疗方案。安慰剂对照研究被认为是不符合伦理学要求的。**老年病人**：我们发现了第三篇系统综述（检索时间2000年）对年龄大于60岁的初治晚期侵袭性 Ⓖ NHL的不同方案的疗效进行比较[21]，包括了12项随机对照试验，其中3项比较CHOP21和其他方案疗效的试验包括在我们的检索中（均被前述两篇综述包括[10, 11]）。研究证实在该年龄组中应用包含蒽环类的方案（如CHOP21）优于其他方案，但是除了一个试验外其他所有试验均未包括有明显合并症的病人。

治疗选择2　CHOP21+放疗

在一篇系统综述中分析了一项随机对照试验的结果，发现与长疗程CHOP21方案（8个疗程）相比，短疗程CHOP21(3个疗程)+放疗可以提高5年无疾病进展生存率和总生存率。长疗程CHOP21方案增加充血性心力衰竭的危险，轻微增加骨髓抑制的危险，尽管未达到统计学差异。随后的一项随机对照试验对早期病人进行了研究，发现与单用长疗程CHOP21（8个疗程）相比，在达到完全缓解基础上加用低剂量放疗可以进一步提高6年无疾病生存率，但是6年总生存率方面无差异。

益处　**CHOP21+放疗和单用CHOP21比较**：我们检索到一篇系统综述（最早检索时间1993年[22]，2001年更新[23]；收入一项随机对照试验[24]）和随后的一项随机对照试验[25]。在该综述中收入的随机对照试验包括工作分类中属于Ⅰ期和Ⅱ期、分度为D~J的401例淋巴瘤病人（不包括淋巴母细胞淋巴瘤），75%病人分度属于G和H；49%病人大于60岁。比较了短疗程CHOP21(3个疗程)+放疗(总剂量40~55Gy)的方案和单用长疗程CHOP21 Ⓖ（8个疗程）方案的疗效[24]，发现前者可以提高5年无疾病进展生存率和总生存率（预期无疾病进展生存率分别为77%和64%，预期HR为1.5，95%CI 1.0~2.2；预期总生存率分别为82%和72%，预期HR为1.7，95%CI 1.1~2.7）。随后的随机对照试验把经过8个疗程CHOP21治疗后获得完全缓解的病人随机分为两组，一组接受低剂量放疗（病变部位照射30Gy），另外一组观察作为对照[25]。发现与单独应用CHOP21方案相比，CHOP21+放疗可以提高6年无疾病生存率（172例病人在CHOP21方案治疗前属于Ⅰ期[伴有危险因素]和Ⅱ期弥漫性侵袭性 Ⓖ 淋巴瘤[工作分类：弥漫性大细胞，弥漫性混合大细胞性，弥漫性/小裂细胞性]；无疾病生存率CHOP21+放疗为73%，单用CHOP21为56%，$P=0.05$）。CHOP21+放疗可以减少治疗失败的病例，但是尚未达到显著性差异（二组分别为17/58[29%]和31/93[33%]；$P=0.06$），两组的6年总生存率无显著性差异（分别为82%和71%；$P=0.24$）。

害处　在该综述中收入的随机对照试验中有2例病人因治疗死亡[24]，1例病人在长疗程CHOP21方案治疗过程中死于粒细胞减少导致的败血症，另1例病人用短疗程CHOP21+放疗方案治疗时死于肝衰竭，符合放射性肝炎表现。单用长疗程CHOP21的病人发生致命性毒性事件更为常见，但是尚未达到显著性差异（短疗程CHOP21+放疗组：61/200[31%]；单用长疗程CHOP21组:80/201[40%]，$P=0.06$）。最常见的不良反应是骨髓抑制，导致4级中性粒细胞减少（中性粒细胞绝对数<500/mm³；单用长疗程CHOP21组：71/201（35%）；短疗程CHOP21+放疗组：54/200（27%）；$P=0.09$。该试验也发现单用长疗程CHOP21组中更多的病人出现充血性心力衰竭的症状和体征或者左心室射血分数下降20%以上（单用长疗程CHOP21组：7/201[3.5%]；短疗程CHOP21+放疗组：0/201[0%]；$P=0.02$）。随后的随机对照试验报道了394例入组病人，在进行随机化之前的诱导治疗过程中有4例病人发生了CHOP21治疗相关的死亡（2例死于感染，2例死于充血性心力衰竭），在接受CHOP21方案治疗的病人中发生4级中性粒细胞减少的病人有128/394（32%），该研究中未报道放疗相关的害处[25]。

评论 在该系统综述中[24]收入的随机对照试验包括低危Ⅰ期病人、滤泡大细胞性淋巴瘤、Burkitt淋巴瘤，这些类型在随后的随机对照试验[25]中均不包括，后者试验中淋巴结外疾病的比例较高，Ⅱ期疾病的病人比例也较高（前者47%，后者37%）。在后者试验中不仅比较了CHOP21+放疗与单用CHOP21的疗效，而且评价了其中71例病人在经过8个疗程的CHOP21方案化疗获得部分缓解后经过大剂量放疗（40Gy）的疗效[25]。其中22例（31%）在经过大剂量放疗后获得完全缓解，但是与仍处于部分缓解的病人相比，在无失败生存率、复发率、疾病再进展时间、总生存率方面无显著性差异。

治疗选择 3　CHOP21+ 利妥昔单抗

一项随机对照试验发现，在60～80岁的Ⅱ～Ⅳ期病人中，CHOP21+利妥昔单抗与单用CHOP21相比，在2年时可以增加缓解率，减少不良事件（进展、复发或需要二线方案治疗）和死亡的发生。

益处 我们发现一篇系统综述（检索时间2002年）[26]，在该综述中有一项随机对照试验[27]比较了单用CHOP21和CHOP21+利妥昔单抗（CHOP-R Ⓖ）方案的疗效，该试验包括399例60～80岁初治Ⅱ～Ⅳ期弥漫大B细胞淋巴瘤病人，两组病例数分别为197例（单用CHOP21，8个周期）和202例（CHOP-R，8个周期），CHOP-R方案中利妥昔单抗剂量为375mg/m^2（在每次CHOP21的第1天应用）。CHOP-R组病人2年的完全缓解Ⓖ率高于CHOP21组病人（分别为76%和63%，P=0.0005），同时明显减少不良事件（疾病进展、复发或需要二线方案治疗）和死亡的发生率（不良事件的发生率分别为43%和61%；调整后RR为0.58，95%CI 0.44～0.77；死亡的发生率分别为29%和41%；调整后RR为0.64，95%CI 0.45～0.89）。

害处 该随机对照试验发现两组中3级和4级不良反应发生率相似（总数没有报道）[27]。CHOP-R组心脏不良反应的发生率升高，因为1级事件发生增加（心脏事件发生率：CHOP-R组和CHOP21组分别为47%和35%，1级心脏事件发生率：CHOP-R组和CHOP21组分别为24%和13%，未报道两组之间的统计学差异）。这种差异的原因被认为是由于利妥昔单抗的轻至中度的输注反应所致，正如Ⅱ期临床研究所预测。在CHOP-R治疗过程中有19例病人（9%）发生3级或4级输注反应，最常见表现为呼吸道症状、寒战、发热、低血压，在减慢输液速度后所有病人的以上症状都消失，并且能够接受随后的利妥昔单抗的输注，均未再出现3级或4级输注反应，无1例病人出现输注相关的死亡。两组病人在治疗过程中总共有23例发生死亡，16例（4%）死于感染，4例（1%）死于恶病质，3例（0.8%）死于心血管事件。非淋巴瘤导致的死亡在两组之间相似（数值和P值未报道）。

评论 在我们检索日期之后发表了该试验的长期随访结果，将在随后的更新中进行评价[28]，我们没有发现在60岁以下病人中比较两种方案的随机对照试验。在我们检索到的系统综述[26]中也包括了一项小样本非对照Ⅱ期临床试验，共有33例初治侵袭性Ⓖ非霍奇金淋巴瘤病人（Ⅰ～Ⅳ期）接受CHOP-R方案[29]，该试验发现CHOP-R方案对小于60岁和大于60岁的病人疗效相似。

治疗选择 4　CHOP14

我们发现两项随机对照试验比较了CHOP21和CHOP14治疗侵袭性淋巴瘤的疗效，前一项试验中的病人为18～60岁的预后好的侵袭性淋巴瘤，后一项试验中的病人为61～75岁的侵袭性淋巴瘤。前一项试验发现，在相对年轻的病人中两个方案在完全缓解率和5年无事件生存率方面无显著性差异，但是CHOP14方案组的5年生存率高。后一项试验发现，与CHOP21相比，CHOP14可以提高老年病人的完全缓解率、5年无事件生存率、总生存率。两项试验都发现两种方案的毒性相似。

益处 我们没有发现有关的系统综述。我们发现两项随机对照试验比较了CHOP21和CHOP14方案Ⓖ的疗效[30,31]。前一项试验包括710例18～60岁初治侵袭性Ⓖ非霍奇金淋巴瘤（根据REAL分类，见下述评论），这些病人具有好的预后因素（LDH水平正常）[30]，利用2×2析因设计比较了6个疗程的4种方案的疗效[30]：CHOP14（172例病人），CHOP21（176例病人），CHOP14+VP-16（177例病人），CHOP21+VP-16（185例病人）。CHOP14组病人在化疗第4～13天接受G-CSF（Figrastim），在化疗结束后对初发巨块病灶和淋巴结外病灶进行放疗（36Gy）。该研究发现CHOP14和CHOP21方案在完全缓解率Ⓖ和5年预期无事件生存率方面无差异（未达完全缓解的比例：CHOP14和CHOP21组分别为21.5%和19.9%；调整后OR为1.10，95%CI 0.66～1.86；事件发生率分别为39.2%和45.3%；调整后RR 0.93，95%CI 0.66～1.29）。然而，与CHOP21相比，CHOP14能够明显增加5年预期总生存率（死亡率：CHOP14和CHOP21组分别为15.0%和25.1%；调整后RR 0.61，95%CI 0.37～0.96）。第二个随机对照试验中包括61～75岁初治侵袭性非霍奇金淋巴瘤（根据REAL分类，见下述评论）[31]，利用2×2析因设计比较了6个疗程的4种方案的疗效：CHOP14（172例病人），CHOP21（178例病人），CHOP14+VP-16（169例病人），CHOP21+VP-16（170例病人）[31]。G-CSF（Figrastim）和放疗与第一项随机对照试验的应用方式相同。CHOP14明显提高完全缓解率（未达完全缓解的比例：CHOP14组为23.9%，CHOP21组为39.9%；调整后OR为0.45，95%CI 0.28～0.73）和5年预期无事件生存率以及总生存率（事件率：CHOP14组为56.2% CHOP21组为67.5%；调整后RR 0.66, 95%CI 0.50～0.87；死亡率：CHOP14组为46.7%，CHOP21组为59.4%；调整后RR 0.58, 95%CI 0.43～0.79）。

害处 在两项随机对照试验中，CHOP21和CHOP14组的毒性相似[30,31]。在应用G-CSF基础上，与CHOP21相比，CHOP14发生3～4级白细胞减少的几率小（第一项随机对照试验：CHOP14组为33.6%，CHOP21组为34.1%[30]。第二项随机对照试验：CHOP14 组为 70.1%，CHOP21 组为 72.1%[31]；未报道统计学差异）、而 3～4 级贫血发生的几率大（第一项随机对照试验：CHOP14 和 CHOP21 组分别为 5.6% 和 3.6%[30]；第二项随机对照试验：分别为 19.5% 和 4.7%[31]）。第二项试验中（年龄大的病人）CHOP14 发生 3～4 级血小板减少的几率大（CHOP14 组与 CHOP21 组分别为 15.1% 和 4.1%[31]）而第一项试验中无差异（分别为 1.2% 和 2.4%）[30]，CHOP14 组病人在这两项试验中的感染发生率分别为 4.2%[30] 和 10.6%[31]，而 CHOP21 组病人在这两项试验中的感染发生率分别为 1.8%[30] 和 8.0%[31]。其他的毒性作用包括：脱发（在这两个方案中，CHOP14 组发生率分别为 64.8%[30] 和 58.3%[31]，而 CHOP21 组发生率分别为 63.6%[30] 和 62.5%[31]）、恶心呕吐（在这两个方案中，CHOP14 组发生率分别为 6.5%[30] 和 13.5%[31]，而 CHOP21 组发生率分别为 11.7%[30] 和 8.0%[31]）、黏膜炎（在这两个方案中，CHOP14 组发生率分别为 3.0%[30] 和 7.1%[31]，而 CHOP21 组发生率分别为 2.9%[30] 和 0%[31]）。两周一次的方案的神经毒性无增加（在这两个方案中，CHOP14 组发生率分别为 0.6%[30] 和 3.6%[31]，而 CHOP21 组发生率分别为 3.5%[30] 和 3.4%[31]）。两项试验均无治疗相关死亡病例。

评论 这两项试验均包括侵袭性Ⓖ非常强的淋巴瘤，如 Burkitt 淋巴瘤（第一项试验中占 1.4%[30]，第二项试验中占 3.7%[31]）和淋巴母细胞淋巴瘤。在第二项试验中两组病人中的弥漫大 B 细胞淋巴瘤病人比例不平衡（CHOP14 组和 CHOP21 组中的比例分别为 74.4% 和 63.5%，未报道统计学差异）[31]，调整后未能明显影响两组比较（事件的 RR 仍在 0.66）[31]，第一项试验只包括预后好的病人（LDH 水平在正常范围）[30]。

> **问 题** 复发性侵袭性非霍奇金淋巴瘤（弥漫大 B 细胞淋巴瘤）的治疗效果如何？

治疗选择 1　传统剂量的挽救性化疗（PACEBOM, ESHAP, RICE, IVAC）

我们没有发现传统剂量挽救性化疗不同方案（PACEBOM，ESHAP，RICE，IVAC）治疗复发性侵袭性非霍奇金淋巴瘤的随机对照试验。但是一致认为复发的病人需要给予挽救性化疗。有一篇系统综述包括了 22 项 II 期临床试验，应用不同的传统剂量挽救性化疗治疗复发病人，所有方案的疗效相似，未能发现哪个方案更好。

益处 不同方案比较：我们发现一篇系统综述（未提供检索时间）[10]，该综述没有检索到比较不同的传统剂量挽救性化疗方案（PACEBOM，ESHAP，RICE，IVACⒼ）治疗复发性侵袭性Ⓖ非霍奇金淋巴瘤的随机对照试验。

害处 该系统综述没有讨论有关方案的害处[10]。

评论 一致认为复发的病人需要给予挽救性化疗。该系统综述包括了 22 项 II 期临床试验，共有 1210 例病人，每个试验中的病人数为 20～208 例，选择了传统剂量化疗Ⓖ的二线细胞毒药物，共有 15 种不同的联合用药方案[10]。最常用药物有 VP-16（20 项试验中包括）、异环磷酰胺（14 项试验中包括）、氨甲蝶呤（11 项试验中包括）。其他药物包括顺铂（6 项试验中包括）、阿糖胞苷（4 项试验中包括）、米托蒽醌（3 项试验中包括）、博来霉素（3 项试验中包括）、甲基乙二醛-双胍腙[Methylglyoxal-bisguanylhydrazone，methylGAG，3 项试验中包括]。22 项 II 期临床试验均显示了相似的结果，二线药物联合方案常常能够使复发或难治性病人获得缓解。共有 60%～70% 病人获得肿瘤的客观缩小，完全缓解Ⓖ率在 20%～40%，但是维持缓解状态的时间不长，只有最多 10% 的病人维持无病生存 3～5 年，该系统综述的作者根据文献不能得出哪一个方案更优的结论。

治疗选择 2　大剂量化疗+自体造血干细胞移植

一篇系统综述中包括了一项治疗化疗敏感的复发性侵袭性淋巴瘤的随机对照试验，进行了大剂量化疗+自体骨髓移植和传统剂量化疗方案的比较，发现前者可以提高 5 年无事件生存率和总生存率。我们没有检索到在化疗耐药病人中的随机对照试验。

益处 化疗敏感的复发性侵袭性淋巴瘤：我们发现一篇系统综述（检索时间 2000 年）[32]，其中包括了一项治疗化疗敏感的复发性侵袭性淋巴瘤的多中心随机对照试验[33]。该试验[33] 进行了大剂量化疗+自体造血干细胞移植和传统剂量化疗方案的比较，共有中度或高度恶性侵袭性淋巴瘤的第一次复发或第二次复发病人 215 例，年龄在 18～60 岁，病人以前接受多柔比星为主的方案达到完全缓解Ⓖ并维持 4 周以上。所有病人最初接受两个疗程的 DHAP 方案化疗，对 DHAPⒼ方案有效的病人（109 例）被认为是化疗敏感者，然后随机接受传统剂量化疗Ⓖ（4 个疗程的 DHAP 方案+病灶处放疗；54 例）或者大剂量 BEACⒼ化疗+自体骨髓移植+病灶处放疗（55 例）。在这 109 例病人中，属于国际工作分类 I 或 J 度的病人有 5 例（4.6%），属于 D 度者 6 例（5.5%）。结果显示自体骨髓移植组病人的治疗有效率比传统化疗组高（分别为 84% 和 44%，未报道统计学差异），自体骨髓移植提高了 5 年无事件生存率和总生存率（中位随访时间 63 个月，移植组与传统化疗组的 5 年无事件生存率分别为 46% 和 12%，$P=0.001$；总生存率分别为 53% 和 32%，$P=0.038$）[33]。**耐药的复发性侵袭性淋巴瘤**：我们没有检索到在耐药病人中比较自体骨髓移植或外周血造血干细胞移植和传统化疗方案的随机对照试验。

害处 化疗敏感的复发性侵袭性淋巴瘤：该随机对照试验发现大剂量化疗+自体骨髓移植方案的毒性较大[33]，4 例病人死于治疗相关并发症（败血症 2 例，心脏毒性 1 例，后期肺部感染 1 例），而传统剂量化疗组无治疗相关死亡病例。自体移植与传统化疗相比，增加了以下事件的发生率：细菌感染（自体移植组与传统化疗组分别为 30 例次和 6 例次，每组都有 1 例病人死于感染性休克）、病毒感染（8 例次和 2 例次）、真菌感染（6 例次和 1 例次）、肝脏毒性（4 例次和 1 例次）、黏膜炎（27 例次和 4 例次）、腹泻（16 例次和 3 例次），皆未报道显著性。每组有 3 例发生肺炎，自体移植组有 1 例发生 4 级心脏毒性，传统化疗组 2 例发生 1 级心脏毒性，只有肾脏毒性在传统化疗组更为常见（传统化疗组和自体移植组分别为 14 例和 5 例，未报道显著性）。

评论 该随机对照试验在随机分组前剔除了 DHAP 治疗无效的 90 例病人[33]，在随机分组后 16 例病人因方案偏离而剔除。55 例随机接受自体移植的病人中 6 例未能按照试验方案进行，其中 4 例因为早期疾病 G 进展、1 例因为新出现心脏问题、1 例因为未能采集到足够的骨髓干细胞。在自体移植组有 22/55 例（40%）接受了放疗，化疗组有 12/54 例（22%）接受了放疗（未报道显著性）。化疗组共有 18/45（40%）例病人后来复发而进行了大剂量化疗+自体骨髓移植。自从该随机对照试验[33]发表后，根据欧洲骨髓移植登记处数据、回顾性研究的结果及临床经验（包括所有 NHL 类型），标准的自体移植方式已由外周血干细胞移植代替了骨髓移植[34]。尽管没有两种移植方法治疗侵袭性非霍奇金淋巴瘤的直接比较，在其他几种疾病中外周血干细胞移植似乎比骨髓移植更有效[35]。该系统综述也包括了 7 个回顾性研究，共有 460 例化疗敏感的复发病人接受了大剂量化疗+干细胞移植[32]，这些研究没有比较传统剂量挽救性化疗的疗效。

词汇表

侵袭性疾病（aggressive disease）：弥漫大 B 细胞淋巴瘤曾经被划分为弥漫组织细胞性淋巴瘤，偶尔被划分到 E～H 度；Kiel[4]分类：中心母细胞性，免疫母细胞性，间变性；Rappaport[5]分类：弥漫组织性，弥漫淋巴细胞性，低分化性，弥漫混合性（淋巴细胞和组织细胞）。

Ann Arbor 分期：见表 5。

BCOP：卡莫司汀（BCNU），环磷酰胺，长春新碱，泼尼松。

BEAC：卡莫司汀，依托泊苷（VP-16），阿糖胞苷，环磷酰胺。

CHOP14：环磷酰胺，多柔比星，长春新碱，泼尼松，每疗程间隔 14 天。

CHOP21：环磷酰胺，多柔比星，长春新碱，泼尼松，每疗程间隔 21 天（标准的 CHOP 方案）。

CHOP-R：环磷酰胺，多柔比星，长春新碱，泼尼松，利妥昔单抗，每疗程间隔 21 天。

完全缓解（complete response/remission）：所有的淋巴结肿块直径缩小到 1.5cm 以下，生化指标恢复正常，骨髓形态学正常（如果治疗前有骨髓受累者），该标准是 1999 年由非霍奇金淋巴瘤国际工作组推荐，在此之前无统一标准。

传统剂量化疗（conventional dose chemotherapy）：化疗剂量控制在一定程度，使其骨髓抑制的程度不需要干细胞支持就可以自行恢复。

DHAP：地塞米松，顺铂，阿糖胞苷。

早期和晚期疾病（early and advanced disease）：传统上根据 Ann Arbor 系统进行分期（见表 5）。Ⅰ期或Ⅱ期非巨块型淋巴瘤划分为早期，把Ⅲ期、Ⅳ期或巨块型淋巴瘤划分为晚期。必须认识到相同分期中的病人也不一致，最近的试验将应用国际预后指数（IPI）对以前的分期进行评价。

ESHAP（或 ESAP）：依托泊苷，顺铂，阿糖胞苷，甲泼尼龙。

HOP：多柔比星，长春新碱，泼尼松。

IVAC：异环磷酰胺，依托泊苷，阿糖胞苷。

MACOP-B：甲氨蝶呤，四氢叶酸解救，多柔比星，环磷酰胺，长春新碱，泼尼松，博来霉素。

m-BACOD：低剂量甲氨蝶呤，四氢叶酸解救，多柔比星，环磷酰胺，长春新碱，泼尼松，博来霉素。

PACEBOM：泼尼松龙，多柔比星，环磷酰胺，依托泊苷，博来霉素，长春新碱，甲氨蝶呤。

部分缓解（partial response）：最大的 6 个淋巴结或淋巴结肿块直径缩小 50% 以上，但是未达到完全缓解标准。该标准是 1999 年由非霍奇金淋巴瘤国际工作组推荐，在此之前无统一标准。

活动能力（performance status）：对侵袭性非霍奇金淋巴瘤病人能够完成的活动进行分级。活动能力正常者积分为 0；最大积分为 4，代表持续卧床。

ProMACE-CytaBOM：泼尼松，甲氨蝶呤，多柔比星，环磷酰胺，依托泊苷，阿糖胞苷，博来霉素，长春新碱，四氢叶酸解救。

REAL：目前 WHO 分类的前身[2]。

RICE：利妥昔单抗，异环磷酰胺，阿糖胞苷，依托泊苷。

WHO 分类（World Health Organization Classification）：世界卫生组织根据常规染色（如 HE 和网状纤维染色）、辅以免疫分型（应用单抗组合）对淋巴瘤进行分类。可能情况下对新鲜组织进行细胞遗传学分析。该分类系统融合了以上各种信息和临床资料，在多种分类系统中是一个理想分类方法（见表 1）。

重要更新和修订

CHOP21+放疗：增加了一项随机对照试验[25]，分组未变化。

参考文献

1. Harris NL, Jaffe ES, Diebold J, et al. The World Health Organization classification of neoplastic diseases of the haematopoietic and lymphoid tissues. Report of the Clinical Advisory Committee meeting, Airlie House, Virginia, November, 1997. *Ann Oncol* 1999;10:1419–1432.
2. Harris NL, Jaffe ES, Stein H, et al. A revised European-American classification of lymphoid neoplasms: a proposal from the International Lymphoma Study Group. *Blood* 1994;84:1361–1392.
3. The Non-Hodgkin's Lymphoma Pathologic Classification Project. National Cancer Institute sponsored study of classification of non-Hodgkin's lymphomas. Summary and description of a working formulation for clinical usage. *Cancer* 1982;49:2112–2135.
4. Stansfeld AG, Diebold J, Noel H, et al. Updated Kiel classification for lymphomas. *Lancet* 1988;1:292–293. [Erratum in: *Lancet* 1988;1:372]
5. Rappaport H. Tumours of the haemapoietic system. In: *Atlas of tumour pathology*, Section 3, fascicle 8. Washington DC: Armed Forces Institute of Pathology, 1966.
6. Carbone PP, Kaplan HS, Musshof K, et al. Report of the Committee on Hodgkin's Disease Staging Classification. *Cancer Res* 1971;31:1860–1861.
7. http://info.cancerresearchuk.org/cancerstats/nhl/survival/
8. Ferris Tortajada J, Garcia Castell J, Berbel Tornero O, et al. Risk factors for non-Hodgkin's lymphomas. *An Esp Pediatr* 2001;55:230–238. [In Spanish]
9. The International Non-Hodgkin's Lymphoma Prognostic Factors Project. A predictive model of aggressive non-Hodgkin's lymphoma. *N Engl J Med* 1993;329:987–994.
10. Kimby E, Brandt L, Nygren P, et al. A systematic review of chemotherapy effects in aggressive non-Hodgkin's lymphoma. *Acta Oncol* 2001;40:198–212.
11. Messori A, Vaiani M, Trippoli S, et al. Survival in patients with intermediate or high grade non-Hodgkin's lymphoma: meta-analysis of randomised studies comparing third generation regimens with CHOP. *Br J Cancer* 2001;84:303–307.
12. Fisher RI, Gaynor ER, Dahlberg S, et al. Comparison of a standard regimen (CHOP) with three intensive chemotherapy regimens for advanced non-Hodgkin's lymphoma. *N Engl J Med* 1993;328:1002–1006.
13. Fisher RI, Gaynor ER, Dahlberg S, et al. A Phase III comparison of CHOP vs. m-BACOD vs. ProMACE-CytaBOM vs. MACOP-B in patients with intermediate- or high-grade non-Hodgkin's lymphoma: results of SWOG-8516 (Intergroup 0067), the National High Priority Lymphoma Study. *Ann Oncol* 1994;5(Suppl 2):91–95.
14. Cooper IA, Wolf MM, Robertson TI, et al. Randomized comparison of MACOP-B with CHOP in intermediate-grade non-Hodgkin's lymphoma. The Australian and New Zealand Lymphoma Group. *J Clin Oncol* 1994;12:769–778.
15. Wolf M, Matthews JP, Stone J, et al. Long-term survival advantage of MCOP-B over CHOP in intermediate-grade non-Hodgkin's lymphoma. The Australian and New Zealand Lymphoma Group. *Ann Oncol* 1997;8(S1):71–75.
16. Jerkeman M, Anderson H, Cavallin-Stahl E, et al. CHOP versus MACOP-B in aggressive lymphoma — a Nordic Lymphoma Group randomised trial. *Ann Oncol* 1999;10:1079–1086.
17. Gordon LI, Harrington D, Andersen J, et al. Comparison of a second-generation combination chemotherapeutic regimen (m-BACOD) with a standard regimen (CHOP) for advanced diffuse non-Hodgkin's lymphoma. *N Engl J Med* 1992;327:1342–1349.
18. Montserrat E, Garcia-Conde J, Vinolas N, et al. CHOP vs. ProMACE-CytaBOM in the treatment of aggressive non-Hodgkin's lymphomas: long-term results of a multicenter randomised trial (PETHAMA: Spanish Cooperative Group for the Study of Hematological Malignancies Treatment, Spanish Society of Hematology). *Eur J Haematol* 1996;57:377–383.
19. Linch DC, Vaghan Hudson B, Hancock BW, et al. A randomised comparison of a third-generation regimen (PACEBOM) with a standard regimen (CHOP) in patients with histologically aggressive non-Hodgkin's lymphoma: a British National Lymphoma Investigation report. *Br J Cancer* 1996;74:318–322.
20. Linch DC, Smith P, Hancock BW, et al. A randomised British National Lymphoma Investigation trial of CHOP vs. a weekly multi-agent regimen (PACEBOM) in patients with histologically aggressive non-Hodgkin's lymphoma. *Ann Oncol* 2000;11(Suppl 1):87–90.
21. Kouroukis T, Browman GP, Esmail R, et al. Chemotherapy for older patients with newly diagnosed, advanced stage, aggressive-histology non-Hodgkin lymphoma: a systematic review. *Ann Intern Med* 2002;136:144–152.
22. Gustafsson A. Non-Hodgkin's lymphomas. *Acta Oncol* 1996;35(Suppl 7):102–116.
23. Gustavsson A, Osterman B, Cavallin-Stahl E. A systematic overview of radiation therapy effects in non-Hodgkin's lymphoma. *Acta Oncol* 2003;42:605–619.
24. Miller TP, Dahlberg S, Cassady JR, et al. Chemotherapy alone compared with chemotherapy plus radiotherapy for localized intermediate- and high-grade non-Hodgkin's lymphoma. *N Engl J Med* 1998;339:21–26.
25. Horning SJ, Weller E, Kim K, et al. Chemotherapy with or without radiotherapy in limited-stage diffuse aggressive non-Hodgkin's lymphoma: Eastern Cooperative Oncology Group study 1484. *J Clin Oncol* 2004;22:3032–3038.
26. Knight C, Hind D, Brewer N, et al. Rituximab (MabThera) for aggressive non-Hodgkin's lymphoma: Systemic review and economic evaluation. *Health Technol Assess* 2004;8:iii, ix–xi, 1–82. Search date 2002; primary sources Embase, Medline, Pre-Medline, EBM-reviews, HEED, Biosis, Cancerlit, National Cancer Institute, Cinahl, CERD, Cochrane Library, and Citation Indices.
27. Coiffier B, Lepage E, Briere J, et al. CHOP chemotherapy plus rituximab compared with CHOP alone in elderly patients with diffuse large-B-cell lymphoma. *N Engl J Med* 2002;346:235–242.
28. Feugier P, Van Hoof A, Sebban C, et al. Long-term results of the R-CHOP study in the treatment of elderly patients with diffuse large B-cell lymphoma: a study by the groupe d'Etude des lymphomas de l'Adulte. *J Clin Oncol* 2005;23:4117–4126.
29. Vose JM, Link BK, Grossbard ML, et al. Phase II study of rituximab in combination with CHOP chemotherapy in patients with previously untreated, aggressive non-Hodgkin's lymphoma. *J Clin Oncol* 2001;19:389–397.
30. Pfreundschuh M, Trumper L, Kloess M, et al. Two-weekly or 3-weekly CHOP chemotherapy with or without etoposide for the treatment of young patients with good-prognosis (normal LDH) aggressive lymphomas: results of the NHL-B1 trial of the DSHNHL. *Blood* 2004;104:626–633.
31. Pfreundschuh M, Trumper L, Kloess M, et al. Two-weekly or 3-weekly CHOP chemotherapy with or without etoposide for the treatment of elderly patients with aggressive lymphomas: results of the NHL-B2

trial of the DSHNHL. *Blood* 2004;104;634–641.
32. Hahn T, Wolff SN, Czuczman M, et al. The role of cytotoxic therapy with hematopoietic stem cell transplantation in the therapy of diffuse large cell B-cell non-Hodgkin's lymphoma: an evidence-based review. *Biol Blood Marrow Transplant* 2001;7:308–331.
33. Philip T, Guglielmi C, Hagenbeek A, et al. Autologous bone marrow transplantation as compared with salvage chemotherapy in relapses of chemotherapy-sensitive non-Hodgkin's lymphoma. *N Engl J Med* 1995; 333:1540–1545.
34. Cheson BD, Horning SJ, Coiffier B, et al. Report of an international workshop to standardize response criteria for non-Hodgkin's lymphomas. *J Clin Oncol* 1999;17:1244–1253. [Erratum in: *J Clin Oncol* 2000;18:2351] 35. Molineux G, Pojda Z, Hampson IN, et al. Transplantation potential of peripheral blood stem cells induced by granulocyte colony-stimulating factor. *Blood* 1990;76:2153–2158.
35. Molineux G, Pojda Z, Hampson IN, et al, Transplantation potential of peripheral blood stem cells induced by granulocyte colony-stimulating factor. *Blood* 1990; 76:2153-2158.

原作者
Ellen R Copson
CRC Wessex Medical Oncology Unit, Center Care Directorate, Southampton General Hospital, Southampton, UK

利益冲突：没有声明。

表1 WHO 分类 2001（见正文）[1]

前体 B 细胞肿瘤
前体 B 淋巴母细胞性白血病 / 淋巴瘤（前体 B 细胞急性淋巴细胞白血病）
成熟（外周）B 细胞肿瘤
B 细胞慢性淋巴细胞白血病 / 小淋巴细胞淋巴瘤
B 细胞幼淋巴细胞白血病
淋巴浆细胞淋巴瘤
脾边缘区 B 细胞淋巴瘤（＋/－绒毛淋巴细胞）
毛细胞白血病
浆细胞骨髓瘤/浆细胞瘤
结外边缘区 B 细胞淋巴瘤，MALT 型
结内边缘区 B 细胞淋巴瘤（＋/－单核细胞样 B 细胞）
滤泡性淋巴瘤
套细胞淋巴瘤
弥漫性大 B 细胞淋巴瘤
纵隔大 B 细胞淋巴瘤
原发渗出性淋巴瘤
Burkitt 淋巴瘤/Burkitt 细胞白血病

MALT: 黏膜相关淋巴组织；WHO:世界卫生组织。经过版权所有者同意后引用。Harris N, Jaffe E, Diebold J, et al. The World Health Organization Classification of Neoplastic Diseases of the Hematopoietic and Lymphoid Tissues. *Ann Oncol* 1999;10:1419-1432.

表2 国际工作分类（见正文）[3]

分度	工作分类	分类
低度恶性		
A	小淋巴细胞，慢淋巴细胞白血病	SL
B	滤泡，小裂细胞为主型	FSC
C	滤泡，小裂细胞和大细胞混合	FM
中度恶性		
D	滤泡，大细胞为主型	FL
E	弥漫，小裂细胞	DSC
F	弥漫，小细胞和大细胞混合	DM
G	弥漫，大细胞有裂或无裂	DL
高度恶性		
H	免疫母细胞，大细胞	BL
I	淋巴母细胞，折叠或非折叠核	LL
J	小无裂细胞，Burkitt 或非 Burkitt	SNC

表3 更新的 Kiel 分类（见正文）[4]

B 细胞淋巴瘤	T 细胞淋巴瘤
低度恶性	
淋巴细胞性、慢性淋巴细胞性及幼淋巴细胞白血病；毛细胞白血病	淋巴细胞性、慢性淋巴细胞性及幼淋巴细胞白血病
淋巴浆细胞性	淋巴上皮性（Lennert 综合征）
浆细胞性	血管母细胞性
中心母细胞性/中心细胞性，滤泡性，弥漫性	T 区
高度恶性	
中心细胞性	多形性，小细胞
免疫母细胞性	免疫母细胞性
大细胞间变性	大细胞间变性
Burkitt 淋巴瘤	
淋巴母细胞性	淋巴母细胞性

表4 Rappaport 分类（见正文）[5]

描述	分类
弥漫性淋巴细胞性，高分化	DLWD
结节性淋巴细胞性，低分化	NLPD
结节性混合细胞性，淋巴细胞和组织细胞	NM
结节性组织细胞性	NH
弥漫性淋巴细胞性，低分化	DLDP
弥漫性混合细胞性，淋巴细胞和组织细胞	DM
弥漫性组织细胞性	DH
弥漫性淋巴母细胞性	DL
弥漫性未分化性，Burkitt 或非 Burkitt	DU

表5 Ann Arbor 分期（见正文）[6]

分期	描述
Ⅰ	累及单个淋巴结区或者单个结外器官或部位
Ⅱ	累及横膈同侧两个或两个以上淋巴结区或局限性累及结外器官伴横膈同侧的一个或多个淋巴结区受累
Ⅲ	累及横膈两侧淋巴结区，可以伴有局限性累及结外器官或脾脏，或者两者同时累及
Ⅳ	弥漫性累及一个或多个结外器官，伴/不伴相关的淋巴结受累

经过美国癌症研究协会同意后引用（*Cancer Research*, 31:1860-1861,1971）。

表6 比较CHOP21和其他化疗方案（MACOP-B, MBACOD, ProMACE-CytaBOM, PACEBOM）作为一线治疗侵袭性淋巴瘤的疗效

比较	病人	益处	害处
CHOP21 v MACOP-B[14, 15]	304例 年龄16~72岁（67%<60岁） 工作分类： 中度恶性（D~G，D度占6%）或高度恶性（H）淋巴瘤 分期： Ⅰ~Ⅳ期（Ⅲ~Ⅳ期占64%） 中位随访时间6.5年 (65例因组织学或其他因素被剔除)	完全缓解率： 65/111[59%] v 64/125[51%] $P=0.3$ 总生存率： 4年，51% v 56%, $P=0.7$ 5年，41% v 54%, $P=0.035$ 8年，36% v 45%, $P=0.16$ 预期无病生存率： 4年，32% v 44%, $P=0.47$ 5年，30% v 42%, $P=0.045$ 8年，25% v 37%, $P=0.057$	胃炎： 9% v 45%, $P<0.0001$ 皮肤毒性： 0% v 11%, $P=0.0001$ 胃肠道溃疡： 4% v 12%, $P=0.0001$ 3~4级血液学毒性： CHOP21组少，$P=0.04$（具体数据未提供） 脱发： 71% v 48%, $P=0.0006$ 耐受性： MACOP-B在老年人中耐受性差，MACOP-B组完成治疗者老年人（>60岁）和年轻人分别为43%和83%
CHOP21 v MACOP-B[16]	405例 年龄18~67岁 Kiel分类： 中心母细胞性，免疫母细胞性，间变性大细胞，外周T细胞性 分期： Ⅰ~Ⅳ期（Ⅲ~Ⅳ期占51.6%） 中位随访时间57个月 (31例因组织学或其他因素被剔除)	完全缓解率： 37% v 41%, $P=NS$ 5年总生存率： 59% v 60%, $P=NS$ 无病生存率： 44% v 47%, $P=NS$ 生活质量： 1个中心对92/106例（87%）进行生活质量评价，12周MACOP-B组QoL评分显著降低（$P=0.04$，欧洲癌症治疗研究组织修订的QoL积分）和身体功能差，但在56周时差异不再有显著性。	治疗相关毒性： 1.9% v 1.7%, $P=NS$ MACOP-B组纳差而乏力明显 12周（MACOP-B组结束而CHOP组在进行中）：便秘，腹泻，乏力，口干，恶心呕吐，脱发，黏膜炎在CHOP组更常见MACOP-B组56周：神经症状和胰腺炎MACOP-B组更常见（图示，未提供数据）
CHOP21 v m-BACOD v Pro-MACE-Pro-MACE-Cyta-BOM[12, 13]	1138例 年龄15~81岁（75%<65岁） 中高度恶性D~H及J（D/E占15%，J占4%） 分期： Ⅱ（巨块）~Ⅳ期 中位随访时间49个月 239例因组织学证实低度恶性而被剔除	完全缓解率： 44% v 51% v 48% v 56%, $P=NS$ 3年总生存率： 55% v 49% v 51% v 53%, $P=0.68$ 3年无病生存率： 43% v 40% v 43% v 44%, $P=0.4$	致死性毒性： 1% v 6% v 5% v 3% 威胁生命毒性： 31% v 43% v 29% v 54% 总体毒性： CHOP21和ProMACE-CytaBOM比其他两组显著性降低（$P=0.001$）

续 表

比较	病人	益处	害处
CHOP21 v m-BACOD[17]	392 例（51% ≥ 60 岁） 工作分类： F ~ H 分期： II ~ IV 期 中位随访时间 4 年 （67 例因病理诊断不正确被剔除）	完全缓解率： 51% v 56%，$P = 0.32$ 5 年总生存率： 48% v 49%，$P = 0.54$ 无病生存率： 结果以图示，$P = NS$	2 ~ 4 级毒性： 3% v 23%，$P < 0.001$ 3 ~ 4 级感染： 13% v 35%，$P < 0.001$ 3 ~ 4 级血小板减少： 2% v 13%，$P = 0.003$ 3 ~ 4 级胃炎： 2% v 37%，$P = 0.001$ 治疗相关死亡率： 8/174 (4.6%) v 9/151 (6.0%)，$P = NS$
CHOP21 v Pro-MACE-Cyta-BOM[18]	175 例 年龄 21 ~ 82 岁（47% < 60 岁） 工作分类： 中高度恶性 D ~ H 及 J（D 占 7%） 分期： II ~ IV 期（III ~ IV 期占 75%） 中位随访时间 52 个月 （最初剔除 27 例，后来早期死亡和拒绝治疗的 14 例也被剔除）	完全缓解率： 57.5% v 62.3%，$P = NS$ 5 年总生存率： 42% v 42%，$P = NS$ 中位存活期： 45 个月 v 27 个月 未报道显著性	3 ~ 4 级毒性： $P = NS$（未报道具体数据） 治疗相关死亡率： 1/72 (1.4%) v 6/76 (7.9%)，$P = 0.126$
CHOP21 v PACEBOM[19, 20]	459 例，年龄 16 ~ 69 岁 工作分类： F 和 G 分期： II ~ IV 期（III 期或 IV 占 67%）	完全缓解率： 57% v 64%，$P = 0.14$ （完全缓解标准比多数随机对照试验更严格，要求治疗后 3 个月结果正常） 总生存率： 5 年：50% v 60%，$P = 0.18$ 8 年：41% v 51%，$P = 0.11$ 无病生存率： 5 年：59% v 67%，$P = 0.9$ 8 年：60% v 65%，$P = 0.65$	治疗相关死亡率： 3/226[1.3%] v 4/233[1.7%]， 未报道显著性 WHO3 ~ 4 级血液学毒性： 34% v 50%，$P = 0.02$

CHOP：环磷酰胺，多柔比星，长春新碱，泼尼松。m-BACOD：低剂量甲氨蝶呤，四氢叶酸解救，多柔比星，环磷酰胺，长春新碱，博来霉素，泼尼松。NS：无显著性。PACEBOM：泼尼松龙，多柔比星，环磷酰胺，依托泊苷，长春新碱，甲氨蝶呤。ProMACE-CytaBOM：甲氨蝶呤，多柔比星，环磷酰胺，依托泊苷，阿糖胞苷，博来霉素，长春新碱，甲氨叶酸解救，甲氨蝶呤。QoL：生活质量。

镰状细胞病

检索时间：2005年8月
原作者：Martin M Meremikwu 王婧 译 黄晓军 校 沈悌 审

问 题

镰状细胞病病人中镰状细胞危象和其他急性并发症的预防性干预措施效果如何？
对患有镰状细胞危象的病人进行疼痛干预性治疗的效果如何？

治疗措施及其效果

预防镰状细胞危象

肯定有效
5岁以下儿童预防用青霉素

很可能有效
羟基脲
疟疾的化学预防
吡拉西坦
硫酸锌

效果不明
避免寒冷环境
限制体育锻炼
在5岁以上儿童中使用青霉素预防
肺炎球菌疫苗

治疗镰状细胞疼痛

很可能有效
病人自控镇痛术

益害相当
最初静脉快速推注吗啡后口服控释吗啡与多次静脉注射吗啡比较
辅助麻醉剂镇痛的皮质类固醇

效果不明
针刺

阿司匹林
可待因
二氟尼柳
水化
布洛芬
酮咯酸
氧疗
对乙酰氨基酚

将在新版中加入
骨髓移植
西替地尔
长期输血
慢性溃疡
激素类避孕药
用于预防的水化
新生儿筛查
中草药和替代药物
阴茎异常勃起
心理治疗
尿素输注

请参考其他有关章节
非甾体抗炎药

见词汇表 **G**

主要信息

预防镰状细胞危象

◆ **5岁以下儿童预防用青霉素**：一篇系统综述发现，与不使用青霉素或使用安慰剂相比，给5岁以下儿童预防使用青霉素可以减少侵袭性肺炎球菌感染，与是否接种肺炎球菌疫苗无关。

◆ **羟基脲**：一篇系统综述中收入的一项在成人中进行的随机对照试验发现，与安慰剂相比，平均21个月的过程中，羟基脲可减少疼痛危象、急性胸部综合征的发生率，降低输血的需要。羟基脲和安慰剂比较，对卒中、肝隔离以及死亡率的影响无显著性差异，但本结论证据可能不强。与服用安慰剂的人相比，服用羟基脲的人出现这种结果较少。系统综述中收入的在儿童中进行的另一项随机对照试验发现，与安慰剂相比，羟基脲可减少住院时间。服用羟基脲会伴随出现中性粒细胞减少、脱发、皮疹和胃肠功能紊乱。我们未发现评价羟基脲长期效应的随机对照试验。

- ◆ **疟疾的化学预防**：恶性疟可促进镰状细胞危象，增加患镰状细胞贫血儿童的死亡危险，因此一致支持采用常规抗疟药进行化学预防。然而，一篇系统综述收入的一项半随机化试验和一项该综述遗漏的随机对照试验所提供的证据不足以支持在患有镰状细胞病的人群中进行常规疟疾化学预防。
- ◆ **吡拉西坦**：一篇系统综述收入的随机对照试验发现，与安慰剂相比，吡拉西坦可以减少儿童中镰状细胞危象的发生率。
- ◆ **硫酸锌**：一篇系统综述收入的一项随机对照试验发现，与安慰剂相比，硫酸锌可以减少镰状细胞危象的发生率。
- ◆ **避免寒冷环境**：我们没有发现证据充分的随机对照试验或观察研究评估避免暴露于寒冷环境对防止镰状细胞危象和其他危及生命的镰状细胞病并发症的作用。
- ◆ **限制体育锻炼**：我们没有发现证据充分的随机对照试验或观察研究评估限制体育锻炼对防止镰状细胞危象和其他危及生命的镰状细胞病并发症的作用。
- ◆ **在5岁以上儿童中预防使用青霉素**：在预防性服用青霉素至少2年以及接种了多糖类肺炎球菌疫苗的儿童中进行的一项随机对照试验发现，5岁以上持续服用青霉素的儿童和服用安慰剂的儿童之间任何一种肺炎球菌感染均无显著性差异。
- ◆ **肺炎球菌疫苗**：一项随机对照试验发现多糖类肺炎球菌疫苗接种和对照之间相比，肺炎球菌感染的发生率没有显著差异。三项随机对照试验并未评价肺炎球菌结合疫苗的临床受益情况。多项随机对照试验发现多糖类肺炎球菌疫苗和肺炎球菌结合疫苗都不引起严重不良反应，但可伴有轻度发热、局部疼痛和肿胀的症状。

治疗镰状细胞疼痛

- ◆ **病人自控镇痛术**：两项在有镰状细胞危象的成人中进行的小规模随机对照试验发现，使用哌替啶或吗啡的病人自控镇痛术和间歇肠外治疗相比，疼痛无显著差异。两种疗法的不良反应发生率也相似。
- ◆ **最初静脉快速推注吗啡后口服控释吗啡与多次静脉注射吗啡比较**：我们没有发现在患镰状细胞危象的人群中比较吗啡与安慰剂的随机对照试验。一项在患有疼痛危象的儿童中进行的随机对照试验发现，治疗开始时静脉给予负荷剂量的吗啡后，口服控释吗啡与多次静脉注射吗啡在减少疼痛方面同样有效。但是与多次静脉注射吗啡相比，最初静脉推注后口服吗啡伴随出现急性胸部综合征的危险性可能增加。
- ◆ **辅助麻醉剂镇痛的皮质类固醇**：一项随机对照试验发现，在患有急性严重镰状细胞危象的人群中，与安慰剂相比，静脉注射吗啡时加入高剂量甲泼尼龙可以减少住院病人止痛治疗持续时间。加入甲泼尼龙与安慰剂相比，尽管停止治疗后2周内由于疼痛复发而再次入院的病人中使用甲泼尼龙的更多，但是比例没有显著性差异。另一项随机对照试验发现，在患有急性镰状细胞胸部综合征的人群中，与安慰剂相比，静脉注射吗啡时加入地塞米松可以减少静脉注射止痛剂的给药次数和持续时间。已知的皮质类固醇不良反应包括：感染的危险性增加，体重增加，高血压，葡萄糖代谢不良，白内障和儿童发育不全。
- ◆ **针刺**：我们没有发现有关患镰状细胞危象的人群中使用针刺疗法的随机对照试验。
- ◆ **阿司匹林**：我们没有发现有关患有镰状细胞危象的人群中使用阿司匹林的随机对照试验。
- ◆ **可待因**：我们没有发现有关患有镰状细胞危象的人群中使用可待因的随机对照试验。
- ◆ **二氟尼柳**：一项在患有血管阻塞性镰状细胞危象的成人中进行的随机对照试验发现，与加入安慰剂相比，肌肉注射哌替啶时加入二氟尼柳，在止痛或给予的哌替啶剂量方面没有显著性差异，但是很可能效力不足以检测到临床上的重要差异。
- ◆ **水化**：我们没有发现有关常规给予额外液体治疗患有镰状细胞危象人群的效果的随机对照试验。
- ◆ **布洛芬**：我们没有发现有关患有镰状细胞危象的人群中使用布洛芬的随机对照试验。
- ◆ **酮咯酸**：四项小规模随机对照试验提供的证据不足以评价在患有血管阻塞性镰状细胞危象的人群中使用酮咯酸的情况。
- ◆ **氧疗**：一项在儿童中进行的随机对照试验提供的证据不足以评价在患有镰状细胞危象的人群中用氧气治疗的情况。
- ◆ **对乙酰氨基酚**：我们没有发现有关患有镰状细胞危象的人群中使用对乙酰氨基酚的随机对照试验。

定义 镰状细胞病指由于遗传一对异常血红蛋白基因引起的一组病症，这些基因中包括镰状细胞基因。镰状细胞病以慢性溶血性贫血、指炎ⓖ和被称作"危象"的急性发作性临床事件为特征[1]。血管阻塞性（疼痛）危象最为常见，在异常红细胞使小血管阻塞时发生，可引起组织缺血。其他情况包括高溶血性危象（过度溶血）、急性胸部综合征ⓖ、隔离危象ⓖ和再生障碍性危象ⓖ。在有一个镰状基因和一个地中海贫血基因的人群中出现一种镰状细胞病的常见变种，也以溶血性贫血为特征。**镰状细胞性状**出现在有一个镰状基因和一个正常基因的人群中。带有镰状细胞性状的人不出现任何疾病的临床表现。这一章涵盖患有镰状细胞病的，表现或不表现为地中海贫血的人群。

发病率/患病率 镰状细胞病最常见于生活或起源于撒哈拉以南非洲的人群中[2]。该疾病也影响地中海、加勒比海、中东和亚洲人群。镰状细胞基因最常见于疟疾流行的地区：镰状细胞特性影响约10%~30%非洲热带人群[3]。估计镰状细胞病每年影响1%~2%（120 000）非洲新生儿。英国每年约有178名婴儿（0.28/1 000受孕）受到镰状细胞病影响[4]。美国和英国分别约有60 000人和10 000人患有该病[5]。

病因/危险因素 镰状细胞疾病是一种常染色体隐性遗传病。父母双方必须有镰状细胞基因才可导致婴儿受到影响。在有镰状细胞特性的父母中，每次妊娠时婴儿受到影响的危险率为1/4。疼痛（血管阻塞性）危象是该疾病最常见的特点，在婴儿期和幼儿时期开始发作[6]。目前尚未完全了解促进或影响镰状细胞危象发生的因素，但是认为感染、缺氧、脱水、酸中毒、应激（例如大外科手术或分娩）和寒冷发挥了一些作用。在热带非洲，疟疾是引起贫血性和血管阻塞性危象最常见的原因[3]。已知高含量的胎儿血红蛋白ⓖ可改善镰状细胞危象以及其他并发症的严重程度和发生率。

预后 受到镰状细胞病影响的人易受细菌感染，特别是由具有荚膜的微生物，如肺炎球菌、流感嗜血杆菌、脑膜炎双球菌和沙门氏菌引起的感染。严重的细菌感染，如肺炎、脑膜炎和败血病是发病和死亡的常见原因，在幼儿中尤其如此[7]。约10%患有镰状细胞贫血的儿童可能发生卒中，其中超过50%可能出现卒中复发[8]。经颅多普勒扫描显示的脑血管异常特征预示患有镰状细胞病的儿童发生卒中的危险性高[9]。危象频繁发作，感染和器官损伤降低了镰状细胞病人的生活质量。血管阻塞性（疼痛）危象的高发生率是与早期死亡相关的临床严重性指数。该病预期寿命仍然很低，在卫生事业差的社区尤其如此。在非洲的某些地区，约50%患有镰状细胞病的儿童在1岁以前死亡[3]。美国患有镰状细胞病的男性预期寿命约为42岁，女性约为48岁[10]。频繁输血会增加免疫反应和感染的危险性，例如人类免疫缺陷病毒、B型或C型肝炎病毒感染以及恰加斯病（Chagas'disease）。患有镰状细胞病的人群需要反复输血，这使他们易于发生铁超负荷[11]。

治疗目的 降低死亡率，降低镰状细胞危象以及其他急性并发症的发生率和严重程度；预防器官损伤；改善生活质量，延长预期寿命；在不良反应尽可能小的前提下有效缓解危象发生过程中的疼痛。

结局 死亡率；指炎；危象发生率；危象严重程度；其他急性并发症（如疟疾、卒中、感染性并发症[侵袭性肺炎球菌感染或急性骨髓炎]）；生活质量；治疗不良反应（如非甾体抗炎药造成的胃肠道出血，麻醉性镇痛药成瘾，免疫反应，输血造成的感染[如HIV、病毒性肝炎和恰加斯病]）。继发结果包括危象持续时间，失学或失业天数，因严重贫血产生对输血的需求。胎儿血红蛋白和总血红蛋白含量并非直接结果，在本章中并未介绍。

方法 采用《临床证据》2005年8月的文献检索和评价方案。

| 问 题 | 镰状细胞病病人中镰状细胞危象和其他急性并发症的预防性干预措施效果如何？ |

治疗选择1　抗生素预防

一篇系统综述发现与不使用青霉素或使用安慰剂相比，在五岁以下儿童中用青霉素预防可以减少侵袭性肺炎球菌感染，与是否接种了肺炎球菌疫苗无关。一项在至少服用青霉素预防2年并接种了多糖类肺炎球菌疫苗的儿童中进行的随机对照试验发现，5岁以上儿童持续服用青霉素与安慰剂相比，在肺炎球菌感染和死亡率方面均无显著差异。

益处 **5岁以下儿童用青霉素预防与不治疗或使用安慰剂相比**：我们发现了一篇系统综述。（检索日期2005年，2项随机对照试验，857名患有镰状细胞病的儿童）[12]。由系统综述收入的随机对照试验将青霉素与不使用青霉素或使用安慰剂进行了比较。综述发现，与不使用青霉素或使用安慰剂相比，青霉素预防使肺炎球菌感染的危险性轻度降低但统计学上有显著性，与是否接种疫苗无关（青霉素预防9/248[3.6%]，不使用青霉素预防19/209[9.1%]；RR 0.39，95%CI 0.17~0.88）。青霉素预防与不使用青霉素预防相比死亡率没有显著差异（青霉素预防0/105[0%]，不使用青霉素预防4/110[3.6%]；RR 0.12，95%CI 0.01~2.14）[12]。死亡率评价中置信区间的宽度导致效力不足以检测到死亡率的显著差异。第一项随机对照试验（牙买加的242名儿童，年龄6~36个月）为析因设计ⓖ，将每月一次肌肉注射青霉素（未报道剂量）与不注射的情况进行了比较。接受青霉素和未接受青霉素的儿童中各有一半接种了多糖类肺炎球菌疫苗或H流感疫苗。第二项随机对照试验（美国的215名儿童，年龄为3~36个月）将每天口服两次125mg的青霉素与安慰剂进行了比较。所有儿童都在1岁和2岁时接种了多糖类肺炎球菌疫苗ⓖ。由于与不使用青霉素相比，青霉素组肺炎感染的危险性明显降低（RR 0.16，95%CI 0.04~0.70），所以比计划提早结束了该随机对照试验，因为继续进行试验违背伦理要求[13]。**在5岁以上儿童中使用青霉素预防与不治疗或使用安慰剂比较**：由系统综述收入的第三项随机对照试验（400名儿童，5岁）将5岁后持续使用青霉素预防与安慰剂进行了比较[14]。所有儿童都接受了2年以上预防性青霉素治疗，并且在2岁到3岁时接种了多糖类肺炎球菌疫苗。该随机对照试验发现持续使用每天2次125mg的青霉素与安慰剂相比在肺炎感染危险性（RR 0.47，95%CI 0.09~2.56）或死亡率方面没有显著性差异（RR 0.99，95%CI 0.14~7.08）[14]。

害处 **5岁以下儿童用青霉素预防与不治疗或使用安慰剂相比**：一项由系统综述收入的随机对照试验发现了不严重的不良反应，包括对疫苗的局部反应、恶性和呕吐（3例）；青霉素预防与安慰剂相比，恶心和呕吐的差异不明显（青霉素预防2/210[0.95%]；未使用青霉素预防1/199[0.50%]；RR 1.90，95%CI 0.17~20.74）[12]。

评论 **临床指导**：推荐使用抗生素预防以及接种肺炎球菌疫苗，以减少易感群体（包括患有镰状细胞病的儿童）肺炎球菌感染的发病率和死亡率[15]。肺炎链球菌抗药性的高发生率可能减少抗生素预防的效应。通常推荐用红霉素替代青霉素，但在随机对照试验中尚未就其对镰状细胞病的价值进行评价。

治疗选择 2 羟基脲

在成人中进行的一项经系统综述收入的随机对照试验，结果发现与安慰剂相比，平均21个月的过程中，羟基脲可降低疼痛危象、急性胸部综合征的发生率，减少输血的需要。羟基脲和安慰剂比较对卒中、肝隔离以及死亡率的影响无显著性差异，但本结论证据可能不强。与服用安慰剂的人相比，服用羟基脲的人出现这种结果较少。系统综述中收入的在儿童中进行的另一项随机对照试验发现，与安慰剂相比，羟基脲可减少住院时间。服用羟基脲会伴随出现中性粒细胞减少、脱发、皮疹和胃肠功能紊乱。我们未发现评价羟基脲长期效应的随机对照试验。

益处 羟基脲与安慰剂：我们发现了一篇系统综述（检索日期2001，2项随机对照试验）[16]。其中收入的两项随机对照试验都将羟基脲与安慰剂进行了比较（一项研究对象为25名儿童，采用交叉设计[17]；一项研究对象为299名成人，采用平行组设计[18]）。**疼痛危象**：综述发现在成人中，与安慰剂相比，在经历了平均21个月的随访后，羟基脲可以减少疼痛危象的数目（在研究对象为299名成人的随机对照试验中，随访中的平均发作数目：羟基脲5.1，安慰剂7.9；WMD -2.80，95%CI $-4.74 \sim -0.86$）[16]。综述还发现在经历了6个月的过程中，交叉前服用羟基脲的儿童住院时间短于服用安慰剂的儿童（在研究对象为25名儿童的随机对照试验中，平均住院时间：羟基脲5.3天，安慰剂15.2天；未报道95%CI）[17]。**其他危象和死亡率**：系统综述中收入的一项在成人中进行的随机对照试验发现，与安慰剂相比，羟基脲可以明显减少急性胸部综合征❻的危险（RR 0.44，95% CI 0.28 $\sim$ 0.68）和输血需要（RR 0.67，95% CI 0.52 $\sim$ 0.87）[16]。该试验发现羟基脲与安慰剂相比在卒中（RR 0.64，95% CI 0.11 $\sim$ 3.80），肝隔离（RR 0.32，95% CI 0.03 $\sim$ 3.06）或与镰状细胞病相关的死亡率（RR 0.48，95% CI 0.09 $\sim$ 2.60）方面没有显著性差异，尽管用羟基脲的人群出现上述情况的较少，且该随机对照试验的效力不足以检测到重要的临床差异。**生活质量**：系统综述中收入的一项在成人中进行的随机对照试验报告了生活质量方面的数据，用健康状况、心情状态和生活水平梯度以6个月为间隔收集了上述数据[16]。低分反映出各方面较低的生活质量。尽管羟基脲组12个月所有生活质量得分相对于基线的变化高于安慰剂组（一般健康感觉：WMD +0.60，95%CI $-0.18 \sim +1.38$；社会功能：WMD +0.20，95%CI $-0.36 \sim +0.76$；疼痛回忆：WMD +0.40，95%CI $-0.18 \sim +0.98$；生活阶梯：WMD +0.40，95%CI $-0.15 \sim +0.95$），但生活质量两组间比较无统计学差异。

害处 羟基脲组中79%的人报告了中性粒细胞减少（中性粒细胞计数 $\leq 2500 \times 10^9/L$），安慰剂组37%的人报告了中性粒细胞减少，但是没有与中性粒细胞相关的感染病例。一些人经历了脱发、皮疹、胃肠功能紊乱，但两组之间没有显著性差异[16]。羟基脲在镰状细胞病中的长期安全性仍然不确定。

评论 在成人中进行的随机对照试验中，羟基脲每天给予15mg/kg，在12周内，羟基脲增加量为每天2.5mg/kg，直到检测到轻度骨髓抑制（中性粒细胞计数 < 2 000/mm³，网织红细胞或血小板计数 < 80 000/mm³，或血红蛋白含量 < 4.5g/dl）[18]。儿童的剂量为每天20mg/kg，增加到最大剂量每天25mg/kg[17]。尚需要高质量的随机对照试验评价羟基脲的长期安全性。

治疗选择 3 疟疾的化学预防

恶性疟可促发镰状细胞危象，增加患有镰状细胞贫血儿童的死亡危险性，因此一致支持采用常规化学预防抗疟药。然而，一篇系统综述中收入的一项半随机化临床试验和一项该综述遗漏的随机对照试验所提供的证据不足以支持在患有镰状细胞病的人群中进行常规疟疾化学预防。

益处 疟疾化学预防与安慰剂相比较：我们发现了一篇系统综述（检索日期2003年，一项半随机化试验，126名儿童）[19]和一项该综述遗漏的随机对照试验[20]。系统综述中收入的随机对照试验对每周服用一次氯喹作为疟疾化学预防加每月注射一次长效苄星青霉素进行抗生素预防与无菌水进行了比较[19]。发现与无菌水相比疟疾化学预防加抗生素明显减少了疟疾的发生率（用化学预防药品的发生率为5/73[7%]，而用无菌水的发生率为36/84[43%]；RR 0.16；95%CI 0.07 $\sim$ 0.39）。发现疟疾化学预防加抗生素与无菌水间在指炎❻方面没有显著差异（$P < 0.1$；没有报道更多的数据）[19]。**预防疟疾药品乙胺嘧啶、预防疟疾药品白乐君与安慰剂相比较**：该综述以后发表的一项随机对照试验（97名患有镰状细胞病的尼日利亚儿童）对服用疟疾化学预防药品乙胺嘧啶（每周0.5mg/kg）、疟疾化学预防药品白乐君[1.5mg/(kg·d)]与安慰剂进行了比较。发现与安慰剂相比，白乐君使输血明显减少（AR：白乐君组为3/32[9.4%]而安慰剂组为8/29[27.6%]；$P < 0.05$）。与安慰剂相比，在骨痛危象（AR：白乐君组为0/32[0%]而安慰剂组为5/29[17.2%]）、溶血危象（AR：白乐君组为3/32[9.4%]而安慰剂组为7/29[24.1%]）、有症状的疟疾感染（AR：白乐君组为5/32[15.6%]而安慰剂组为9/29[31.0%]）和住院率（AR：白乐君组为5/32[15.6%]而安慰剂组为11/29[37.9%]；报道P值无显著性意义）方面没有显著差异，但其效力可能不足以检测出以上结果存在的临床显著差异[20]。同一项随机对照试验发现乙胺嘧啶使输血明显减少（AR：乙胺嘧啶组为0/36[0%]而安慰剂组为8/29[27.6%]；$P < 0.05$）。报道乙胺嘧啶与安慰剂相比在骨痛危象（AR：乙胺嘧啶组为2/36[5.6%]而安慰剂组为5/29[17.2%]）、溶血危象（AR：乙胺嘧啶组为0/36[0%]而安慰剂组为7/29[24.1%]），有症状的疟疾感染（AR：乙胺嘧啶组为14/36[38.9%]而安慰剂组为9/29[31.0%]）和住院率（AR：乙胺嘧啶组为2/36[5.6%]而安慰剂组为11/29[37.9%]；报道差别无显著性）方面没有显著差异，但其效力可能不足以检测出以上结果存在的临床显著差异[20]。

害处 综述中收入的临床试验没有给出关于不良反应的信息[19]。对常用于疟疾预防的药物（氯喹、白乐君、多西环素、甲氟喹、阿托伐醌-白乐君）的不良反应在其他章节进行了描述（参见旅行者疟疾的预防）。在该综述遗漏的一项随机对照试验中没有报道不良反应[20]。

评论 方案的不恰当及随机化技术的不完善使综述中收入的本项随机对照试验结果的真实性受到限制[19]。随机对照试验是在1962年至1964年间进行的，当时耐氯喹的镰状疟原虫还不像现在这样普遍。**临床指南**：在已知氯喹耐药较高的地区，用氯喹作为疟疾化学预防药品不可能有效。由于恶性疟被认为可以促使镰状细胞危象的发生，并且使患有镰状细胞贫血的儿童的死亡危险增加，所以一致主张用抗疟药进行常规的化学预防[3]。该综述中的证据尚不足以支持或驳倒这个惯例。而该综述遗漏的一项随机对照试验的效力也不足以发现治疗组间的重要的临床差异[20]。

治疗选择 4　吡拉西坦

一篇系统综述中收入的随机对照试验发现，与安慰剂相比，吡拉西坦可以减少儿童中镰状细胞危象的发生率。

益处 **吡拉西坦与安慰剂相比较**：我们发现了一篇系统综述（检索日期2004年，一项随机对照试验，103名儿童，年龄在3～12岁间）[21]。随机对照试验发现，与安慰剂相比，每天给吡拉西坦160mg/kg（假定治疗期为8～12周）可以明显减少危象的发生率（平均值：服用吡拉西坦组为2.4而服用安慰剂组为4.3；WMD为－1.9，95%CI －3.01～－0.79）。在两组中都没有发生死亡。

害处 **吡拉西坦与安慰剂相比较**：综述中收入的随机对照试验报告没有观察到与吡拉西坦相关的"毒性反应"[21]。

评论 可能这个随机对照试验的效力不足以提供关于不良反应方面的可靠信息。今后有必要进一步研究以获得关于吡拉西坦安全性的更可靠的数据。

治疗选择 5　硫酸锌

一篇系统综述中收入的一项随机对照试验发现，与安慰剂相比，硫酸锌可以减少镰状细胞危象的发生率。

益处 **硫酸锌与安慰剂相比较**：我们发现了一篇系统综述（检索日期2003，一项随机对照试验，145人，年龄12～27岁），对硫酸锌和安慰剂进行了比较[21]。系统综述收入的随机对照试验发现，与安慰剂相比，硫酸锌（200mg，一天3次，治疗持续时间没有报道）使镰状细胞危象（包括血管阻塞危象、溶血危象、隔离危象和再生障碍性危象 G）的平均数显著下降（平均值：硫酸锌组2.46而安慰剂组为5.29；WMD为－2.83；95%CI －3.51～－2.15）。在两组中都没有死亡发生。

害处 **硫酸锌与安慰剂相比较**：虽然不清楚监测的是何种不良反应，但是系统综述收入的随机对照试验报告没有观察到与硫酸锌相关的"明显毒性"[21]。

评论 无。

治疗选择 6　避免寒冷的环境

我们没有发现充分的证据评估避免暴露于寒冷环境对防止镰状细胞危象和其他危及生命的镰状细胞病并发症的作用的随机对照试验或观察研究。

益处 我们没有发现证据充分的系统综述、随机对照试验或高质量的观察性研究。

害处 我们没有发现随机对照试验或观察性研究。

评论 一项10年回顾性研究发现寒冷的天气与因镰状细胞疼痛危象而入院的发生率间存在密切联系[22]。在60名患有镰状细胞病的男性和30名具有正常血红蛋白基因型的成年人中进行的一项观察性研究发现，与具有正常血红蛋白基因型的人相比，患有镰状细胞病的人群，由于皮肤受冷更易诱发血管收缩（患有镰状细胞病的人群发生率为83%而具有正常血红蛋白基因型的人群发生率为60%；$P = 0.03$）[23]。在患有镰状细胞病的人群中，受冷易于诱发血管收缩的人群疼痛危象的发生频率明显高于受冷不易诱发血管收缩的人群（受冷易于诱发血管收缩人群发生率为0.36次危象/年，而受冷不易诱发血管收缩人群发生率为0.12次危象/年；$P = 0.04$）[23]。

治疗选择 7　限制体育锻炼

我们没有发现充分的证据评估限制体育锻炼对防止镰状细胞危象和其他危及生命的镰状细胞病并发症的作用效果的随机对照试验或观察研究。

益处 我们没有发现证据充分的系统综述、随机对照试验或观察性研究。

害处 我们没有发现随机对照试验或观察性研究。

评论 **临床指南**：一般认为适度的锻炼是有益的，尤其是在减少心血管疾病的危险性方面。因此，在患有镰状细胞病的人群中，适度的锻炼不可能引起危害。怀疑大强度体育锻炼可引起低组织氧饱和度、脱水和应激等促发镰状细胞危象的因素。

治疗选择 8　肺炎球菌疫苗

一项随机对照试验发现多糖类肺炎球菌疫苗接种和对照之间相比，肺炎球菌感染的发生率没有明显差别。三项随机对照试验未评价肺炎球菌结合疫苗的临床益处。多项随机对照试验发现多糖类肺炎球菌疫苗和肺炎球菌结合疫苗都不引起严重不良反应，但可伴有轻度发热、局部疼痛和肿胀的症状。

益处　**多糖肺炎球菌疫苗与安慰剂相比较：**我们发现了一篇系统综述（检索日期 2004 年，一项随机对照试验，242 人）[24]。经系统综述收入的随机对照试验发现多糖肺炎球菌疫苗和对照组间在肺炎球菌感染发生率上没有显著性差异（AR：接种疫苗组为 11/159[6.9%]而对照组为 2/83[2.4%]；RR 2.87，95%CI 0.65～12.65）[24]。**肺炎球菌结合疫苗与安慰剂相比较：**综述收入了三项肺炎球菌结合疫苗 G 的随机对照试验，但是没有评价临床结果如肺炎球菌感染的发生率[24]。

害处　系统综述发现用多糖肺炎球菌疫苗和肺炎球菌结合疫苗都没有出现严重的不良反应，但是它们与轻度的发热、局部疼痛和肿胀有关[24]。

评论　临床指导：推荐用抗生素预防和肺炎球菌疫苗来降低易感人群包括患有镰状细胞病的儿童的肺炎球菌感染的发病率和死亡率[15]。耐青霉素肺炎球菌的增长强调了肺炎球菌疫苗作为抗生素的一项替代品的潜能。多价多糖肺炎球菌疫苗 G 对小于 2 岁的儿童不提供保护性免疫，而小于 2 岁的儿童发生侵入性肺炎球菌感染的发生率最高[15]。曾报道肺炎球菌结合疫苗对小于 2 岁的儿童具有保护作用，并被推荐为年幼儿童的常规用药。但其在患有镰状细胞病的婴儿中没有显示出保护作用[25]。

问　题　对患有镰状细胞危象的病人进行疼痛干预性治疗的效果如何？

治疗选择 1　病人自控镇痛术

在有镰状细胞危象的成人中进行的两项小规模随机对照试验发现，病人使用哌替啶或吗啡进行自控镇痛术和间歇肠外治疗相比，疼痛无显著差异。两种疗法的不良反应发生率也相似。

益处　**病人自控哌替啶与间歇给予哌替啶相比较：**我们未发现系统综述。一项随机对照试验（20 名成年人，年龄 17～39 岁）将病人自控镇痛术（输入哌替啶 25～30mg/h，加每 6 个小时口服 50mg 羟嗪）与间歇性静脉注射镇痛术（根据需要每 3～4 个小时肌注哌替啶 75～100mg 加羟嗪 50～75mg）进行了比较[26]。发现经过 3 天病人自控镇痛术和间歇性镇痛术间疼痛没有显著性差异，疼痛根据疼痛绝对评分和模拟评分进行测量（在第二天的绝对得分：WMD +4.0mm，95%CI −1.09～+9.09mm；模拟得分：WMD +68.00mm，95%CI −25.35～+161.35mm）。3 天后还发现哌替啶每天的用量没有显著性差异（WMD +451mg，95%CI −70～+972mg）。没有对疼痛评分中所用的单位进行定义。**病人自控吗啡与间歇性给吗啡相比较：**一项随机对照试验在低剂量治疗和高剂量治疗两个阶段，在患有镰状细胞危象疼痛的成人中，将病人用吗啡进行自控镇痛与间歇性静脉注射吗啡进行了比较[27]。在第一个阶段（20 人），间歇治疗组根据需要每 30～60 分钟接受 4mg 硫酸吗啡的静脉注射大剂量冲击以达到小于 50mm 的线性疼痛强度模拟得分。病人自控镇痛术组接受 2mg 的静脉推注硫酸吗啡，接下来，间隔 6 分钟病人自控推注 1mg 的硫酸吗啡。如果第一个 30 分钟末疼痛控制不充分（疼痛得分 > 50mm），则间歇治疗组吗啡的剂量增加到 6mg，病人自控镇痛组剂量增加到 1.5mg。第二阶段（25 人）类似，只是病人自控镇痛组（间隔 10 分钟给 2.7mg）和间歇治疗组（每 30～60 分钟 8mg）应用的吗啡的剂量更高。随机对照试验发现根据线性模拟评分两组的疼痛得分都减少，两个治疗组间在第一阶段（WMD −0.10mm，95%CI −27.03～+26.83mm）和第二阶段（WMD +9.00mm，95%CI −18.25～+36.25mm）没有显著性差异。病人自控镇痛和间歇静脉注射镇痛间所给吗啡的总量在第一阶段（WMD −6.70mg，95%CI：−23.35～+9.95mg）或第二阶段（WMD +6.40mg，95%CI −8.71～+12.51mg）的研究中没有显著性差异。

害处　**病人自控哌替啶与间歇性给哌替啶相比较：**随机对照试验没有给出关于不良反应的信息[26]。严重的不良反应如癫痫发作和呼吸抑制与哌替啶有关[28]。有人可能担心麻醉性镇痛药会成瘾，但是一些研究显示在患有镰状细胞病的人中成瘾率（0～11%）相当低[29]。**病人自控吗啡与间歇性给吗啡相比较：**随机对照试验发现服用高剂量和低剂量吗啡，普遍观察到的不良反应为恶心、呕吐和瘙痒，其中在间歇治疗组中有 44% 的病人需要止吐治疗（丙氯拉嗪），在病人自控镇痛组中有 31% 需要止吐治疗[27]。发生不良反应的人的比例没有显著性差异（病人自控镇痛组不良反应发生率为 53% 而间歇治疗组不良反应发生率为 47%；P = 0.715），但是没有给出不良反应的类型及其严重程度。在随机对照试验中没有观察到呼吸抑制或临床症状明显的高血压。呼吸抑制是麻醉药品一个众所周知的不良反应。

评论　无。

治疗选择 2　针刺

我们没有发现在患有镰状细胞危象的人群中使用针刺的随机对照试验。

益处 我们未发现系统综述或随机对照试验。

害处 针刺被广泛地用来减轻疼痛。针刺在不同人群中的不良反应在临床证据其他部分中有阐述（见急性腰背痛和慢性腰背痛）。

评论 无。

治疗选择 3　阿司匹林

我们没有发现在患有镰状细胞危象的人群中使用阿司匹林的随机对照试验。

益处 我们没有发现系统综述或随机对照试验。

害处 我们没有发现随机对照试验。

评论 **临床指导**：虽然因阿司匹林与莱耶综合征(Reye's syndrome)有关而害怕将其用于儿童，但是临床医师仍广泛地用它来减轻轻度疼痛和发热。阿司匹林在不同人群中的不良反应在临床证据其他专题（卒中的预防和非甾体抗炎药）中进行了讨论。关于长期服用阿司匹林进行预防的研究中所探讨的问题与我们在这里提出的关于治疗镰状细胞危象中的急性疼痛的问题不同。

治疗选择 4　可待因

我们没有发现在患有镰状细胞危象的人群中使用可待因的随机对照试验。

益处 我们没有发现系统综述或随机对照试验。

害处 可待因被临床医师广泛地用于减轻中度疼痛。长期应用麻醉镇痛药可能导致成瘾。已知可待因的成瘾性要比其他麻醉镇痛药如吗啡和哌替啶的成瘾性要小。

评论 无。

治疗选择 5　二氟尼柳

一项在患有血管阻塞性镰状细胞危象的成人中进行的随机对照试验发现，与加入安慰剂相比，肌肉注射哌替啶时加入二氟尼柳，在止痛或给予的哌替啶剂量方面没有显著性差异，但是很可能其效力不足以检测到临床上的重要差异。

益处 **口服二氟尼柳与安慰剂相比**：我们没有发现系统综述。我们发现一项随机对照试验（32 名成年人，46 次发生血管阻塞危象），其比较了口服二氟尼柳（1000mg 的起始剂量，在随后的 5 天里每 12 小时口服 500mg）与安慰剂的差异[30]。将疼痛发作作为随机抽样的基础。在所有人群中根据缓解疼痛的需要每 3～4 小时静脉注射 1.0～1.5mg/kg 哌替啶和 0.5～1.0mg/kg 羟嗪。使用明确的疼痛评分范围从 0～5 级来评价治疗后的反应。随机对照试验发现，添加二氟尼柳组与安慰剂组相比，在疼痛强度评分方面并没有显著性差异（P 值无显著性差异，置信区间没有报道）。在服用哌替啶的平均总剂量方面也没有显著性差异（服用二氟尼柳 1400mg，服用安慰剂 1000mg，WMD +400.0，95%CI −28.6～+828.6）。此随机对照试验其效力可能不足以检测出在治疗组间重要的临床差异。

害处 **口服二氟尼柳与安慰剂相比**：随机对照试验发现给予二氟尼柳组与安慰剂相比会明显增加恶心的症状（二氟尼柳组6/22 [27%]，安慰剂组 2/15[13%]，$P < 0.05$）[30]。一名患者因为面部起疹而中途停药。与非甾体抗炎药联合使用的不良反应在临床证据其他部分中有阐述（见非甾体抗炎药、急性腰背痛、慢性腰背痛、骨性关节炎[仅限网络版]、网球肘[仅限网络版]、痛经）。

评论 在随机对照试验中用疼痛级别作为随机分组的基础。这种随机分组的方法会导致偏差。

治疗选择 6　水化

我们没有发现关于常规给予额外液体治疗患有镰状细胞危象人群的效果的随机对照试验。

益处 我们没有发现系统综述或随机对照试验（见下面的评论）。

害处 我们没有发现随机对照试验。

评论 **临床指导**：对于脱水的患者静脉注射或口服额外的液体是标准的处理方法。这一被广泛接受的临床方法也适用于脱水的镰状细胞病的患者。然而，对患有镰状细胞疼痛危象而无脱水的患者给予常规额外的液体是有益或是有害这点尚不清楚。

治疗选择 7　布洛芬

我们没有发现在患有镰状细胞危象的人群中使用布洛芬的随机对照试验。

益处 我们没有发现系统综述或随机对照试验。

害处 临床医生在缓解轻度疼痛和发热方面广泛使用布洛芬。布洛芬在其他人群中的不良反应在临床证据其他专题中有阐述（见急性中耳炎、腕管综合征、偏头痛[仅限网络版]）。

评论 与非甾体类抗炎药合用的不良反应在临床证据其他部分中有阐述（见非甾体抗炎药、急性腰背痛、慢性腰背痛、骨性关节炎[仅限网络版]、网球肘[仅限网络版]、痛经）。

治疗选择 8　酮咯酸

四项小规模随机对照试验提供的证据不足以评价在患有血管阻塞镰状细胞危象的人群中使用酮咯酸的情况。

益处　**酮咯酸与哌替啶比较**：我们没有发现系统综述，但发现了四项小规模的随机对照试验[31-34]。一项交叉随机对照试验（20 名年龄在 11～19 岁的青少年参与了此项试验）比较了在交叉前第一相（150 分钟）羟嗪酮咯酸 1.0mg/kg 给药与羟嗪哌替啶 1.5mg/kg 给药在血管阻塞性镰状细胞危象中的作用[31]。疼痛用直观模拟标度尺（VAS）来衡量，范围从 0mm 到 80mm，0mm 表示没有疼痛的感觉，80mm 表示"曾经经历的最严重的疼痛"。测量分别在 30 分钟和 150 分钟时进行。结果表明酮咯酸与哌替啶相比，在服用 30 分钟（直观模拟标度尺的平均读数为：酮咯酸 39mm；哌替啶 54mm；$P<0.01$）和 150 分钟（直观模拟标度尺的平均读数为：酮咯酸 33mm；哌替啶 56mm；$P<0.01$）都能够显著减轻疼痛。酮咯酸和哌替啶在给药 150 分钟后两组疼痛完全缓解人数的比例没有显著性差异（酮咯酸为 4/10[40%]；哌替啶为 2/10[20%]；RR 2.00，95% CI 0.47～8.56），但是这项随机对照试验效力不足以检测出临床重要差异。交叉后获得的数据并不包括在内，因为交叉的过程不适合于确定任何一个药物的效果。**酮咯酸加哌替啶与安慰剂加哌替啶比较**：我们发现两项随机对照试验[32-33]。第一项随机对照试验（18 个患有血管阻塞性镰状细胞危象的成年患者参与了此项试验）发现作为重复剂量静脉注射哌替啶的补充单次肌肉注射酮咯酸 60mg 组与安慰剂组相比在疼痛上没有显著性差异（用直观模拟标度尺评价的平均疼痛值为：酮咯酸 44mm，安慰剂 37mm；$P=0.49$）[32]。第二项随机对照试验（21 名年龄超过 14 岁患有镰状细胞危象的患者参与了此项试验）对静脉输注酮咯酸组（第一天 150mg，随后每天 120mg，连续给药 5 天）与安慰剂组作为间歇肌注哌替啶（如果疼痛水平始终不变或者剧烈则每 3 小时给药 100mg）的补充时进行了比较[33]。结果表明静脉注射酮咯酸的患者所需用来控制疼痛的哌替啶的量与给予安慰剂的患者相比显著降低（哌替啶的 WMD 为 -937.8mg，95% CI -1803.2～-72.4mg）。**酮咯酸加硫酸吗啡与安慰剂加硫酸吗啡相比**：一项随机对照试验（29 人，41 次发生偶血管阻塞性镰状细胞危象，年龄在 5～17 岁之间）对静脉注射酮咯酸 0.9mg/kg 组与安慰剂组作为羟嗪硫酸吗啡 0.1mg/kg 同时治疗的补充时进行了比较[34]。吗啡依据直观模拟标度尺评估的疼痛强度每 2 小时重复给药一次。疼痛发作作为随机抽样的依据。该项随机对照试验在酮咯酸组和安慰剂组之间对于吗啡的需要量没有显著性差异（酮咯酸组为 0.28mg/kg，安慰剂组为 0.32mg/kg；WMD -0.04mg/kg，95% CI -0.09～+0.01mg/kg）。同样，这两组之间在重度疼痛并需要进一步治疗的患者的比例上没有显著性差异（酮咯酸组为 9/22[41%]，安慰剂组为 10/19[53%]；RR 0.78，95% CI 0.40～1.50）。

害处　在这些随机对照试验中，除了一例患者在服用酮咯酸后出现鼻出血症状外，没有其他不良反应的报道[33]。其他不良反应（主要是胃肠功能紊乱）在不同治疗组中的发生率相似。

评论　随机对照试验用疼痛程度作为随机分配的基础。这种随机抽样的方法会导致偏差。

治疗选择 9　氧疗

一项在儿童中进行的随机对照试验提供的证据不足以评价在患有镰状细胞危象的人群中用氧气治疗的情况。

益处　**氧气与空气治疗的比较**：我们没有发现系统综述。一项随机对照试验（25 名年龄在 3～18 岁的患有血管阻塞危象的儿童和青少年参与了此项试验）比较了 50% 氧气与空气分别作为连续静脉注射吗啡的补充成分时的区别[35]。两者在重度疼痛的延续期（50% 氧气 0.94 天，空气 0.95 天；WMD -0.19 天，95% CI -0.91～+0.89 天），麻醉性镇痛药的服用数量，因为疼痛而入院接受治疗患者的比例（报道的所有结果无显著性，CI 没有报道）方面都没有显著性差异。在危象加重患者所占的比例方面也没有显著性差异，这用新增疼痛位点的出现来标明（50% 氧气组为 5/14[36%]，空气组为 4/11[36%]；报道无显著性，CI 没有报道）。该随机对照试验其效力可能不足以检测出两种治疗在临床上的重要差异。

害处　**氧气与空气治疗的比较**：随机对照试验没有给出氧气治疗中不良反应的相关信息[35]。

评论　在两种公开出版物中有该随机对照试验的报道[35-36]。低组织氧饱和度是导致镰状细胞形成的主要因素。假设镰状细胞形成增多是血管阻塞危象以及急性胸部综合征ⓖ的病理生理学上的关键组分，则氧气的治疗可以改善这些情况。氧气治疗在常规治疗镰状细胞急性胸部综合征时被推荐使用，但是患有急性胸部综合征的患者被排除在该随机对照试验之外[35]。

治疗选择 10　对乙酰氨基酚

我们没有发现在患有镰状细胞危象的人群中使用对乙酰氨基酚的随机对照试验。

益处　没有发现系统综述或者随机对照试验。

害处　没有发现随机对照试验。

评论　对乙酰氨基酚被广泛应用于临床，以缓解轻度的疼痛和发热。对乙酰氨基酚临床应用的标准剂量一般可耐受且不易引起损伤，但是过量使用会引起肝脏的毒性。（参见对乙酰氨基酚中毒）

治疗选择 11　皮质激素

一项随机对照试验发现，在患有急性严重镰状细胞危象的人群中，与安慰剂相比，静脉注射吗啡时加入高剂量甲泼尼龙可以减少住院病人止痛治疗持续时间。加入甲泼尼龙与安慰剂相比，尽管停止治疗后2周内由于疼痛复发而再次入院的病人中使用甲泼尼龙的更多，但是比例没有显著性差异。另一项随机对照试验发现，在患有急性镰状细胞胸部综合征的人群中，与安慰剂相比，静脉注射吗啡时加入地塞米松可以减少静脉注射止痛剂的给药次数和持续时间。已知的皮质激素不良反应包括：感染的危险性增加，体重增加，高血压，葡萄糖代谢不良，白内障和儿童发育不全。

益处　我们没有发现系统综述，但是发现了两项随机对照试验[37-38]。**地塞米松加吗啡与安慰剂加吗啡比较**：第一项随机对照试验在34名1~13岁儿童的43次急性镰状细胞胸部综合征急性发作中，将静脉注射地塞米松与安慰剂分别作为麻醉性镇痛药（静脉注射吗啡后口服可待因加对乙酰氨基酚）的辅助时进行了比较，该试验发现地塞米松与安慰剂相比大量地减少了平均给药次数和静脉注射止痛药的持续时间（平均给药次数：地塞米松2.5，安慰剂20.0，$P<0.001$；持续时间：地塞米松16.8小时，安慰剂76.8小时；$P<0.001$）[37]。**甲泼尼龙加吗啡与安慰剂加吗啡比较**：第二项随机对照试验在34名2~19岁患者的56次严重镰状细胞疼痛危象急性发作中，将静脉注射甲泼尼龙与安慰剂作为麻醉性镇痛药（静脉注射吗啡后口服可待因加对乙酰氨基酚）的辅助时进行了比较。疼痛的发作是随机分组的基础[38]。试验发现甲泼尼龙与安慰剂比较可以显著地减少住院患者止痛（静脉注射或口服）的持续时间（甲泼尼龙为41.3小时，安慰剂为73.1小时，$P=0.01$）。虽然更多的使用甲泼尼龙的病人重新入院（甲泼尼龙为4/26[15%]，安慰剂为1/30[3%]；RR 4.62，95%CI：0.55~38.74），但是停止治疗两周以内因再发疼痛而重新入院患者中使用甲泼尼龙和安慰剂的人比例并没有显著性差异。这项随机对照试验效力不足以检测出两组间存在的重要临床差异。

害处　**地塞米松加吗啡与安慰剂加吗啡比较**：第一项随机对照试验没有发现与地塞米松有关的不良反应，但是该试验效力不足以检测出临床上重要的不良反应[37]。已知皮质激素类药物的不良反应为：感染的危险性升高，体重增加，高血压，葡萄糖代谢差，白内障和儿童发育不全。**甲泼尼龙加吗啡与安慰剂加吗啡比较**：第二项随机对照试验没有发现与甲泼尼龙有关的不良反应[38]。

评论　随机对照试验使用疼痛级别作为随机分组的基础。这种随机分组的方法可能会导致偏差。

治疗选择 12　吗啡

我们没有发现在患有镰状细胞危象的人群中比较吗啡与安慰剂的随机对照试验。一项在患有疼痛危象的儿童中进行的随机对照试验发现，治疗开始时静脉给予负荷剂量的吗啡后，口服控释吗啡与多次静脉注射吗啡在减少疼痛方面同样有效。但是与多次静脉注射吗啡相比，最初静脉推注后口服吗啡伴随出现急性胸部综合征的危险性可能增加。

益处　**吗啡与安慰剂比较**：我们没有发现系统综述和随机对照试验。**口服与静脉注射吗啡比较**：我们发现了一项随机对照试验（56名患有疼痛危象的儿童，年龄5~17岁），比较了口服控释吗啡（1.9mg/kg每12小时）加静脉注射安慰剂（盐水）与静脉注射吗啡（0.04mg/kg）加安慰剂片治疗镰状细胞血管阻塞性危象的情况[39]。所有儿童都在初始治疗时静脉注射负荷剂量的吗啡0.15mg/kg。本随机对照试验发现口服治疗与静脉注射同样有效。在观察期间（每天在09：00，13：00，17：00和21：00时间点）按照the Children's Hospital of Eastern Ontario 的疼痛标准（CHEOPS）Ⓖ（WMD+0.10单位，95%CI -0.09~+0.70单位）或者其他的临床疼痛标准（Oucher标准、faces标准或者临床疼痛标准：-0.20单位，95%CI -0.54~+0.14单位）评价两者间疼痛没有显著性差异。口服和静脉注射吗啡在止痛的平均次数（WMD -0.12次/天，95%CI -0.30~+0.06次/天）和平均疼痛持续时间（WMD+1.20天，95%CI -0.01~+2.41天）方面也无显著性差异。

害处　**口服吗啡与静脉注射比较**：这项随机对照试验发现最初静脉推注后口服与静脉注射吗啡相比，自发报告的不良反应（口服吗啡62%，静脉注射52%）或者严重不良事件（口服吗啡16%，静脉注射19%；未报告更有意义的评价）频率上没有显著性差异。常见的不良事件为发热、瘙痒、恶心、呕吐和便秘，这些症状在各试验组中没有显著差别[39]。此项随机对照试验的析因分析发现口服吗啡比静脉注射增加了发生急性胸部综合征Ⓖ的危险性（AR：口服吗啡12/21[57%]，静脉注射吗啡4/23[17%]，$P<0.001$，参见下面的评价）[40]。

评论　在此项随机对照试验析因分析中，排除了登记时患有急性胸部综合征的儿童[40]。

词汇表

急性胸部综合征（acute chest syndrome）：急性胸部综合征是一种危及生命的镰状细胞病并发症，其表现特征主要包括发热、咳嗽、胸痛、呼吸困难、贫血恶化和放射学表现出的新的肺部浸润。临床上很难鉴别急性胸部综合征、肺炎以及肺梗死。

再生障碍性危象（aplastic crisis）：骨髓造血功能突然停止。

CHEOPS标准（Children's Hospital of Eastern Ontario Pain scale, CHEOPS scale）：一种用于评价术后疼痛的行为评分标准。最初在1~5岁儿童中进行验证，随后在其他人群和年龄的儿童中验证了其有效性[41]。CHEOPS标准一般用于监控减轻疼痛和不适感的干预措施的有效性。将范围在 4 ~ 13 的六个不同参数的得分相加，从而得到评分。

指（趾）炎（dactylitis）：手或脚上指（趾）的炎症，导致受累部位肿胀、发红和疼痛。通常发生于患有镰状细胞病的幼婴，镰状细胞病特有的镰状病变可促其发生。因为其易于同时发生在手和脚，伴有手背和脚背肿胀，因此通常称其为镰状细胞"手脚综合征"。

析因设计（factorial design）：一种试图通过多重随机分组，在单一试验中将一种以上干预措施与对照进行比较的随机对照试验设计。

胎儿血红蛋白（fetal haemoglobin, Hb F）：这是胎儿正常血红蛋白（即在人红细胞中运送氧的分子结构）的主要类型。出生之后，另一种类型的血红蛋白（Hb A）代替胎儿血红蛋白，并且将在一生中占主导地位。胎儿血红蛋白与氧结合的能力比 Hb A 更强，可以保持更高的组织氧分压。

肺炎球菌结合疫苗（pneumococcal conjugate vaccines）：多糖类肺炎球菌疫苗与某种蛋白结合，例如脑膜炎球菌的外膜、破伤风梭菌或白喉类毒素。这种肺炎球菌结合疫苗在小于 2 岁的儿童体内显示免疫原性，推荐在婴儿 2 月龄时开始常规使用[25,42]。

多价多糖类肺炎球菌疫苗（polyvalent polysaccharide pneumococcal vaccine, PPV）：这类疫苗包括纯化的几种肺炎球菌的荚膜多糖血清型。多数疫苗中包含的多糖不会诱导2岁以下儿童的保护性免疫。推荐2岁儿童和受环境因素影响导致侵袭性肺炎球菌感染的危险性增加的大龄儿童使用这种肺炎球菌疫苗[42]。

隔离危象（sequestration crisis）：血液突然集聚在脾脏和肝脏中，导致身体贫血和低血压，受累的器官显著性增大和疼痛。

重要更新和修订

疟疾的化学预防：对现有的论据进行再评价，分类从效果不明转变为很可能有效。

最初静脉快速推注吗啡后口服控释吗啡与多次静脉注射吗啡：对现有的论据进行再评价，分类从效果不明转变为益害相当。

参考文献

1. Akinyanju OO. A profile of sickle cell disease in Nigeria. *Ann N Y Acad Sci* 1989;565:126–136.
2. Serjeant GR. *Sickle cell disease*, 2nd revised ed. Oxford: Oxford University Press, 1992.
3. Ohene-Frempong K, Nkrumah FK. Sickle cell disease in Africa. In: Embury SH, Hebbel RP, Mohandas N, et al, eds. *Sickle cell disease: basic principles and clinical practice*. New York: Raven Press Ltd, 1994.
4. Hickman M, Modell B, Greengross P, et al. Mapping the prevalence of sickle cell and beta thalassaemia in England: estimating and validating ethnic-specific rates. *Br J Haematol* 1999;104:860–867.
5. Davies SC, Oni L. The management of patients with sickle cell disease. *BMJ* 1997;315:656–660.
6. Effiong CE. Sickle cell disease in childhood. In: Fleming AF, ed. *Sickle cell disease: a handbook for general clinicians*. Edinburgh: Churchill Livingstone, 1982:57–72.
7. Overtuff GD, Powars D, Baraff LJ. Bacterial meningitis and septicemia in sickle cell disease. *Am J Dis Child* 1977;131:784–787.
8. Cohen AR, Norris CF, Smith-Whitley K. Transfusion therapy for sickle cell disease. In: Capon SM, Chambers LA, eds. *New directions in pediatric hematology*. Bethesda, MD: American Association of Blood Banks, 1996:39–85.
9. Adams R, McKie V, Nichols F, et al. The use of transcranial ultrasonography to predict stroke in sickle cell disease. *N Engl J Med* 1992;326:605–610.
10. Platt OS, Brambilla DJ, Rosse WF, et al. Mortality in sickle cell disease: life expectancy and risk factors for early death. *N Engl J Med* 1994;330:1639–1643.
11. Harmatz P, Butensky E, Quirolo K, et al. Severity of iron overload in patients with sickle cell disease receiving chronic red blood cell transfusion therapy. *Blood* 2000;96:76–79.
12. Hirst C, Owusu-Ofori S. Prophylactic antibiotics for preventing pneumococcal infection in children with sickle cell disease. In: The Cochrane Library, Issue 1, 2006. Chichester, UK: John Wiley & Sons, Ltd. Search date 2005; primary sources Cochrane Cystic Fibrosis and Genetic Disorders Group Haemoglobinopathies Trials Register, references identified from comprehensive electronic database searches, and hand searches of relevant journals and abstract books of conference proceedings.
13. Gaston MH, Verter JI, Woods G, et al. Prophylaxis with oral penicillin in children with sickle cell anemia: a randomized trial. *N Engl J Med* 1986;314:1593–1599.
14. Falletta JM, Woods GM, Verter JI, et al. Discontinuing penicillin prophylaxis in children with sickle cell anemia. *J Pediatr* 1995;127:685–690.
15. Overturf GD. Pneumococcal vaccination in children. *Semin Pediatr Infect Dis* 2002;13:155–164.
16. Davies S, Olujohngbe A. Hydroxyurea for sickle cell disease. In: The Cochrane Library, Issue 4, 2005. Chichester, UK: John Wiley & Sons, Ltd. Search date 2004; primary sources Cochrane Cystic Fibrosis and Genetic Disorders Group Haemoglobinopathies Register, references identified from comprehensive electronic database searches, and hand searches of relevant journals and abstract books of conference proceedings.
17. Ferster A, Vermylen C, Cornu G, et al. Hydroxyurea for treatment of severe sickle cell anemia: a pediatric clinical trial. *Blood* 1996;88:1960–1964.
18. Charache S, Terrin ML, Moore RD, et al. Effect of hydroxyurea on the frequency of painful crisis in sickle cell anemia. *N Engl J Med* 1995;332:1317–1322.
19. Oniyangi O, Omari AAA. Malaria chemoprophylaxis in sickle cell disease (Cochrane Review). In: The Cochrane Library, Issue 4, 2005. Chichester, UK: John Wiley & Sons, Ltd. Search date 2003; primary sources Cochrane Infectious Diseases Group trials register, Cochrane Central Register of Controlled Trials, Medline, Embase, Lilacs, reference lists of articles and contact with individual researchers working

in sickle cell disease research to identify any unpublished trials.
20. Eke FU, Anochie I. Effects of pyrimethamine versus proguanil in malarial chemoprophylaxis in children with sickle cell disease: a randomised, placebo-controlled, open-label study. *Curr Ther Res* 2003; 64:616–625.
21. Riddington C, De Franceschi L. Drugs for preventing red blood cell dehydration in people with sickle cell disease. In: The Cochrane Library, Issue 4, 2005. Chichester, UK: John Wiley & Sons, Ltd. Search date 2004, primary sources Cochrane Cystic Fibrosis and Genetic Disorders Group trials register, references identified from comprehensive electronic database searches, and hand searches of relevant journals and abstract books of conference proceedings.
22. Redwood AM, Williams EM, Desal P, et al. Climate and painful crisis of sickle-cell disease in Jamaica. *BMJ* 1976;1:66–68.
23. Mohan J, Marshall JM, Reid HL, et al. Peripheral vascular response to mild indirect cooling in patients with homozygous sickle cell (SS) disease and the frequency of painful crisis. *Clin Sci* 1998;94:111–120.
24. Davies EG, Riddington C, Lottenberg R, et al. Pneumococcal vaccines for sickle cell disease. In: The Cochrane Library, Issue 4, 2005. Chichester, UK: John Wiley & Sons, Ltd. Search date 2004; primary sources Cochrane Cystic Fibrosis and Genetic Disorders Group Trials Register, references identified from comprehensive electronic database searches, hand searches of relevant journals and abstract books of conference proceedings, and contact with relevant pharmaceutical companies and experts in the field.
25. Pai VB, Heyman CA, Erramouspe J, et al. Conjugated heptavalent pneumococcal vaccine. *Ann Pharmacother* 2002;36:1403–1413.
26. Perlin E, Finke H, Castro O, et al. Infusional/patient-controlled analgesia in sickle-cell vaso-occlusive crises. *Pain Clinic* 1993;6:113–119.
27. Gonzalez ER, Bahal N, Hansen LA, et al. Intermittent injection vs patient-controlled analgesia for sickle cell crises pain: comparison in patients in the emergency department. *Arch Intern Med* 1991;151:1373–1378.
28. Hagmeyer KO, Mauro LS, Mauro VF. Meperidine-related seizures associated with patient-controlled analgesia pumps. *Ann Pharmacother* 1993;27:29–33.
29. Shapiro BS, Ballas SK. The acute painful episode. In: Embury SH, Hebbel RP, Mohandas N, et al, eds. *Sickle cell disease: principles and clinical practice*. New York: Raven Press Ltd, 1994.
30. Perlin E, Finke H, Castro O, et al. Treatment of sickle cell pain crisis: a clinical trial of diflunisal (Dolobid). *Clin Trials J* 1988;25:254–264.
31. Grisham JE, Vichinsky EP. Ketorolac versus meperidine in vaso-occlusive crisis: a study of safety and efficacy. *Int J Pediatr Hematol Oncol* 1996;3:239–247.
32. Wright SW, Norris RL, Mitchell TR. Ketorolac for sickle cell vaso-occlusive crisis pain in the emergency department: lack of a narcotic-sparing effect. *Ann Emerg Med* 1992;21:925–928.
33. Perlin E, Finke H, Castro O, et al. Enhancement of pain control with ketorolac tromethamine in patients with sickle cell vaso-occlusive crisis. *Am J Hematol* 1994;46:43–47.
34. Hardwick WE, Givens TG, Monroe KW, et al. Effect of ketorolac in pediatric sickle cell vaso-occlusive pain crisis. *Pediatr Emerg Care* 1999;15:179–182.
35. Robieux IC, Kellner JD, Coppes MJ, et al. Analgesia in children with sickle cell crisis: comparison of intermittent opioids vs. continuous intravenous infusion of morphine and placebo-controlled study of oxygen inhalation. *Pediatr Hematol Oncol* 1992;9:317–326.
36. Zipursky A, Robieux IC, Brown EJ, et al. Oxygen therapy in sickle cell disease. *Am J Pediatr Hematol Oncol* 1992;14:222–228.
37. Bernini JC, Rogers ZR, Sandler ES, et al. Beneficial effect of intravenous dexamethasone in children with mild to moderately severe acute chest syndrome complicating sickle cell disease. *Blood* 1998;92:3082–3089.
38. Griffin TC, McIntire D, Buchanan GR. High-dose intravenous methylprednisolone therapy for pain in children and adolescents with sickle cell disease. *N Engl J Med* 1994;330:733–737.
39. Jacobson SJ, Kopecky EA, Joshi P, et al. Randomised trial of oral morphine for painful episodes of sickle-cell disease in children. *Lancet* 1997;350:1358–1361.
40. Kopecky EA, Jacobson S, Joshi P, et al. Systematic exposure to morphine and the risk of acute chest syndrome in sickle cell disease. *Clin Pharmacol Ther* 2004;75:140–146.
41. Suraseranivongse S, Santawat U, Kraiprasit K, et al. Cross-validation of a composite pain scale for preschool children within 24 hours of surgery. *Br J Anaesth* 2001;87:400–405.
42. American Academy of Pediatrics. Technical report: prevention of pneumococcal infections, including the use of pneumococcal conjugate and polysaccharide vaccines and antibiotic prophylaxis. *Pediatrics* 2000; 106:367–376.

原作者

Martin Meremikwu
Department of paediatrics
College of Medical Sciences
University of Calabar
Calabar, Nigeria

利益冲突：没有声明。

稳定型心绞痛

检索时间：2004年12月
原作者：Laurence O'Toole　王伟民 译　刘元生　郭丹杰 校　陈灏珠 审

问　题

长期单药治疗稳定型心绞痛的效果如何？

治疗措施及其效果

单药治疗

很可能有效
β受体阻滞剂 *
钙通道阻滞剂 *
硝酸酯类 *
钾通道开放剂 *

将在新版中加入
联合及辅助抗心绞痛药物治疗
冠状动脉血运重建治疗
难治性心绞痛

* 基于共识。
见词汇表 G

主要信息

单药治疗

◆ **β受体阻滞剂** *：在一篇系统性综述中提到的一项小型随机对照试验发现，β受体阻滞剂（普萘洛尔）和安慰剂治疗6个月后，两组对心绞痛的发作频率和运动时程的影响无显著性差异。但是，该试验可能缺乏检出组间临床重要差异的把握度。目前的共识认为，β受体阻滞剂对于缓解稳定型心绞痛的症状是有效的。有几项随机对照试验发现，β受体阻滞剂和钙通道阻滞剂治疗6个月至3年时，两者在心绞痛的发生频率、运动时程、死亡率或非致死性心血管事件方面没有显著性差异。但是，这些随机对照试验可能缺乏检出组间临床差异的把握度。另有一项随机对照试验发现，β受体阻滞剂和钙通道阻滞剂对于生活质量的影响没有显著性差异。我们还没有找到系统综述或随机对照试验对长期使用β受体阻滞剂与长效硝酸酯类或钾通道开放剂的疗效进行比较。

◆ **钙通道阻滞剂** *：一篇系统综述中提到一项小型随机对照试验发现，苄普地尔（Beprildil）和安慰剂在心绞痛的发作频率方面没有显著性并异。该试验还发现，与安慰剂相比，在治疗6个月时，苄普地尔治疗可以提高运动时程。目前的共识认为，钙通道阻滞剂能有效治疗稳定型心绞痛的症状。综述中还包括的几项随机对照试验发现，钙通道阻滞剂和β受体阻滞剂在治疗6个月至3年时，二者在心绞痛发作、运动时程、死亡率或非致死性心血管事件方面没有显著性差异。但是，这些随机对照试验可能缺乏检出组间临床重要差异的把握度。另有一项随机对照试验发现，β受体阻滞剂和钙通道阻滞剂治疗对于生活质量的影响没有显著性差异。还有一项随机对照试验发现，氨氯地平和单硝酸异山梨酯对于心绞痛的发作频率和生活质量的影响没有显著性并异。该试验还发现，与单硝酸异山梨酯相比，氨氯地平使用6个月时可以提高运动时程。此外，该随机对照试验又发现，氨氯地平引起外周水肿情况比单硝酸异山梨酯更常见，而单硝酸异山梨酯引发头痛更常见。但我们没有找到比较长期使用钙通道阻滞剂和钾通道开放剂疗效的系统综述和随机对照试验。

◆ **硝酸酯类** *：我们没有找到比较长期单纯使用硝酸酯与安慰剂对稳定型心绞痛的疗效的随机对照试验。但已有共识认为硝酸酯可以有效缓解稳定型心绞痛的症状。一项随机对照试验比较了氨氯地平和单硝酸异山梨酯对心绞痛发作频率和生活质量的影响，但两组间无显著性差异。结果还表明，氨氯地平治疗6个月时比单硝酸异山梨酯能明显增加运动时程。此外，结果还显示氨氯地平较常引发周围水肿，而单硝酸异山梨酯较常引发头痛。

◆ **钾通道开放剂** *：我们没有找到有关稳定型心绞痛使用钾通道开放剂长期单药治疗的效果的随机对照试验。然而，目前的共识认为，钾通道开放剂对于治疗稳定型心绞痛的症状是有效的。

* 基于共识。

定义　心绞痛，常简称为绞痛，临床症状特点是胸部、肩部、背部、手臂或下颌的不适感[1]。心绞痛通常由冠状动脉粥样硬化疾病引起。其他少见的病因包括瓣膜性心脏病、肥厚型心脏病、未控制的高血压、血管痉挛或与动脉粥样硬化不相关的内皮功能障碍。心绞痛的鉴别诊断包括影响胸壁的非心源性因素、食管和肺。心绞痛可以分为稳定型和不稳定型。**稳定型心绞痛**定义为规律的或可预测的心绞痛症状，且症状的发作已经超过2个月。症状是一过性的，典型的表现是症状由活动诱发，能通过休息或含服硝酸甘油缓解。其他的诱发因素包括寒冷、进食和情绪紧张。本章特别关注冠心病所致的稳定型心绞痛的长期治疗，故仅包括随访期超过6个月的随机对照试验。**不稳定型心绞痛**的诊断：如果运动耐量迅速下降或出现静息痛可诊断为不稳定型心绞痛。这通常与动脉粥样硬化斑块不稳定相关，可能导致心肌梗死或死亡，应该按急症处理，通常需要住院治疗（见有关不稳定型心绞痛章节）。

发病率/患病率　稳定型心绞痛的患病率目前还不清楚[1,2]。英国的流行病学调查显示，估计在65～74岁的人群中，有6%～16%的男性和3%～10%的女性患过心绞痛[3-5]。在英国每年大约有1%的人口因为心绞痛症状就医[4]，有23 000人因为新发的心绞痛症状就医[6]。这些调查没有区分稳定型和不稳定型心绞痛[3-6]。

病因/危险因素　冠状动脉疾病导致的稳定型心绞痛，其特点是心外膜血管内层的局限性粥样硬化斑块。这些斑块突入冠状动脉管腔内，限制心肌的血供，尤其是在心肌耗氧量增加时。导致稳定型心绞痛的危险因素与冠心病的危险因素相似，包括年龄的增加、男性、超重、高血压、血清胆固醇水平增高、吸烟和活动少[7]。

预后　稳定型心绞痛是存在冠心病的标志，在英国每4例死亡病例中就有1例死于冠心病[8]。有心绞痛症状的患者更可能有其他冠心病的表现，这比没有心绞痛症状的患者高出2～5倍[7,9]。有一项以人群为基础的研究（7100名年龄在51～59岁的男性入选）发现，在人群随访研究的基线时点下，有心绞痛的人的死亡率比没有冠心病病史的人的死亡率要高（16年生存率：有心绞痛的人53%，没有冠心病的人72%，有心肌梗死病史的人34%）[10]。此外，在稳定型心绞痛病人中进行的临床试验筛选出不需进行冠脉血运重建的病人，结果表明这些病人的预后较好，年死亡率1%～2%，年非致死性心肌梗死发生率2%～3%[11-14]。预后不良的影响因素包括：症状较严重、男性[15]、静息心电图异常[16]（心绞痛的病人中有50%可以出现[17]）、既往有心肌梗死病史[10,18]、左室功能减退[19]以及运动负荷试验中很容易诱发出症状或广泛冠脉缺血表现（因稳定型心绞痛住院的病人中约1/3有此表现）、三支主要冠状动脉或左主干有明显狭窄[6,19]。此外，标准的冠心病危险因素对于稳定型心绞痛病人的预后有额外有害的影响[9,20,21]。对这些危险因素的控制参见《临床证据》的有关缺血性心脏事件的二级预防的章节。

治疗目的　预防死亡和心血管事件、改善症状、提高活动耐量和生活质量。

结局　一级结局：死亡、非致死性心肌梗死、不稳定型心绞痛。二级结局：抗心绞痛治疗的效果（用症状发作频率和平板运动试验中总的运动时间来衡量）、生活质量（用问卷评价）和治疗的不良反应。

方法　采用《临床证据》2004年12月的文献检索和评价方案。这次调查限于至少随访6个月的随机对照试验，且试验在考虑为冠状动脉粥样硬化引起的稳定型心绞痛的病人中进行，比较了单药抗心绞痛和安慰剂或其他单药抗心绞痛的效果。其中所有随访期少于6个月或病例数少于50例的随机对照试验都被排除。该项研究中包括的抗心绞痛药物类型有β受体阻滞剂、钙通道阻滞剂、长效硝酸酯制剂和钾通道开放剂。联合使用抗心绞痛药物的随机对照试验也被排除。不过，联合使用抗心绞痛药物治疗的情况在未来更新时将被涉及到。

问题　长期单药治疗稳定型心绞痛的效果如何？

治疗选择1　β受体阻滞剂

有一篇系统综述提到的小型随机对照试验发现，β受体阻滞剂（普萘洛尔）和安慰剂治疗6个月后，两组在心绞痛发作频率和运动时程方面无显著性并异。然而，该试验可能缺乏检出组间临床重要差异的把握度。目前有共识认为，β受体阻滞剂对于治疗稳定型心绞痛的症状是有效的。另有几项随机对照试验发现，β受体阻滞剂和钙通道阻滞剂服用6个月至3年时，对心绞痛发作频率、运动时程、死亡率和非致死性心血管事件的影响没有显著性并异。不过，这些随机对照试验可能缺乏检出组间临床重要差异的把握度。还有一项随机对照试验发现，β受体阻滞剂和钙通道阻滞剂对生活质量的影响也没有显著性并异。但我们没有找到任何有关比较长期使用β受体阻滞剂和长效硝酸酯类或钾通道开放剂的系统综述或随机对照试验。

益处　我们找到了一篇系统综述（检索时间1996年）[22]。**β受体阻滞剂与安慰剂比较**：该篇综述[22]有一项随机对照试验[23]（191名年龄70岁以下且运动负荷试验异常G或既往有心肌梗死病史的人入选），比较了3种药物治疗的疗效：β受体阻滞剂（普萘洛尔；78例）、钙通道阻滞剂（苄普地尔；78例）和安慰剂（35例）。服用6个月后发现，普萘洛尔和安慰剂在减少心绞痛发作频率和改善运动时程方面没有显著性并异（与基础情况相比，平均每周心绞痛发作次数减少情况：普萘洛尔组为71%，安慰剂组为77%；P值无显著性，但与基础情况相比，运动时程增加情况：普萘洛尔组为24%，安慰剂组为8%；P = 0.09）。严重心脏事件（心源性死亡、心肌梗死或心绞痛恶化）发生率在普萘洛尔组较安慰剂组高，但是没有报告差异（严重心脏事件的AR：普萘洛尔为8/78 [10.3%]，安慰剂为2/35 [5.7%]；P值没有报告）。**β受体阻滞剂与钙通道阻滞剂比较**：该篇系统综述[22]确认的5项随机对照试验均符合我们的入选标准（1818例）[13, 23-26]。其中第一项随机对照试验（191例，年龄<70岁且运动负荷试验异常或既往有心肌梗死病史）[23]比较了3种药物治疗的效果：β受体阻滞剂（普萘洛尔 60～240mg/d；78例），钙通道阻滞剂（苄普地尔 100～400mg/d；78例）和安慰剂（35例）。结果发现，3组在治疗6个月时，普萘洛尔和苄普地尔在减少心绞痛发作频率方面无显著性差异（心绞痛每周发作频率较基础水平减少的情况：苄普地尔组为69%，普萘洛尔组为71%，P值没有显著性），而且在改善运动时程方面，普萘洛尔和苄普地尔间没有显著性差异（运动时程较基础水平增加的情况：普萘洛尔组为24%，苄普地尔组为31%；P=0.26）。此外，普萘地尔组和苄普洛尔组的严重心脏事件（心源性死亡、心肌梗死或心绞痛恶化）的发生率是相似的（严重心脏事件的AR：普萘洛尔组为8/78 [10.3%]，苄普地尔组为6/78 [7.7%]；P值没有报告）。第二项随机对照试验（入选了80例，年龄≤80岁，且运动负荷试验异常）[24]比较了纳多洛尔（Nadolol） 40～160mg每天1次和氨氯地平 2.5～10mg每天1次对稳定型心绞痛病人的影响。两组在使用6个月后发现，两药在减少每周心绞痛发作频率或改变运动时程方面没有显著性差异（两组在使用6个月后，每周心绞痛发作次数改变与基础水平相比较的中位数为：纳多洛尔组从3.0减为0.3，氨氯地平组从4.0减为0.3，P值没有显著性；但总运动平板时间与基础水平相比较：纳多洛尔组从490秒减为475秒 [-3%]，氨氯地平组从454秒增为462秒 [+2%]；P值没有显著性）。第三项随机对照试验（入选了56名病人，<80岁且运动负荷试验异常）比较了美托洛尔（100mg每天2次；26例）和地尔硫䓬（120mg每天2次；30例）对稳定型心绞痛病人的影响[25]。治疗32周后两组在运动时程的改变方面没有显著性差异（评估了39例：美托洛尔组19例，地尔硫䓬组 20例；分析并不限于维持原随机分组；32周时较基础水平的运动时间的改变平均为：美托洛尔组为＋0.2分钟，地尔硫䓬组为＋0.3分钟；P值没有显著性）。但对心绞痛症状发作频率的治疗效果没有报告。第四项随机对照试验（入选809例，年龄<70岁，具有典型的临床病史且硝酸甘油治疗有效，但如果病史不典型则必须有运动负荷试验异常）比较了美托洛尔（200mg 每天1次）和维拉帕米（240mg 每天2次）[26]。平均随访3.4年后发现，在死亡率或死亡和非致死性心血管事件联合终点方面，两组间没有显著性差异（死亡率：美托洛尔组 AR 为 22/406 [5.4%]，维拉帕米组 AR 为 25/403 [6.2%]； OR 值 0.87，95%CI 0.48～1.30）。此外，两组在三个生活质量变量方面也没有显著性差异(Cornell 医学指数心理学症状指数：得分范围 39～195，平均得分变化：美托洛尔组－1.1，维拉帕米组－2.2，P = 0.34；总体生活满意度：得分范围 0～120，平均得分变化：美托洛尔组－3.0，维拉帕米组－2.5，P = 0.85；睡眠障碍：得分范围9～36，平均得分变化：两组均为－0.7；P=0.97）。第五项随机对照试验（入选了682例有稳定型心绞痛但还没有考虑马上行血运重建治疗的病人）比较了3种治疗方法的疗效：阿替洛尔（50mg每天2次），硝苯地平（病人可以耐受的情况下20或40mg，每天2次），阿替洛尔加硝苯地平[13]。平均随访2年后，3组在死亡、心肌梗死或不稳定型心绞痛的联合终点方面，阿替洛尔单药治疗组和硝苯地平单药治疗组组间没有显著性差异（死亡、心肌梗死或不稳定型心绞痛的联合终点的 AR：阿替洛尔组为 29/226 [12.8%]，硝苯地平组为 25/232 [10.8%]；对数秩检验 P=0.32）。**β受体阻滞剂与硝酸酯类或钾通道开放剂比较**：我们没有找到这方面的系统综述或随机对照试验。

害处 **β受体阻滞剂与安慰剂比较**：该篇综述中提到的随机对照试验表明，普萘洛尔组和安慰剂组相比较，两组在经历至少1次非心源性不良事件的人群比例方面没有显著性差异（AR：普萘洛尔组为23/78 [29.5%]，安慰剂组为6/35 [17.1%]；P=0.08）[23]。此外，两组间由于缺乏疗效或出现严重的不良反应而中断治疗的情况也没有显著性差异（普萘洛尔组为17/78 [21.8%]，安慰剂组为 6/35 [17.1%]；P=0.58）[23]。**β受体阻滞剂与钙通道阻滞剂比较**：综述提到的第一项随机对照试验发现，普萘洛尔组至少经历一次非心源性不良事件的比例比苄普地尔组明显增高（至少一次非心源性不良事件的AR：普萘洛尔组为 23/78 [29.5%]，苄普地尔组为 9/78 [11.5%]；P=0.003）[23]。这主要是由于普萘洛尔组的疲劳发生增多所致（普萘洛尔组为14/78 [17.9%]，苄普地尔组为6/78 [7.7%]，P = 0.05）。然而，由于缺乏疗效或因严重不良反应而中断治疗的情况在两组间没有显著性差异（普萘洛尔组为17/78 [21.8%]，苄普地尔组为15/78 [19.2%]；P=0.69）。第2项随机对照试验发现，服用纳多洛尔的病人发生不良事件的比例明显高于氨氯地平组（AR：纳多洛尔组为 33/40 [82.5%]，氨氯地平组为 17/40 [42.5%]；P<0.0001）[24]。不过，两组中由于不良反应中断治疗的数量相似（纳多洛尔组为4/40 [10.05]，氨氯地平组为 3/40 [7.5%]；P 值没有报告）。第 3 项随机对照试验报告，绝大多数不良反应都是轻微的，美托洛尔组和地尔硫䓬组的不良反应发生率没有显著性差异（没有报告具体数字，报告的P值没有显著性）[25]。第4项随机对照试验发现，美托洛尔组由于胃肠反应少，故中断治疗者明显比地尔硫䓬组少（AR：美托洛尔组为10/406 [2.5%]，维拉帕米组为22/403 [5.5%]； P=0.029）。但是，两组间由于不良反应中断治疗的总的情况无显著性差异（AR：美托洛尔组为45/406 [11.1%]，维拉帕米组为59/403 [14.6%]； P=0.13）[26]。第 5 项随机对照试验发现，平均随访超过2年时，阿替洛尔组由于不良事件中断治疗的比例明显比硝苯地平组少（AR：阿替洛尔组为60/226 [26.5%]，硝苯地平组为 93/232 [40.0%]。对数秩检验 P=0.001）[13]。**β受体阻滞剂与硝酸酯类或钾通道开放剂比较**：我们没有发现这方面的系统综述或随机对照试验。

评论 目前的共识认为，β受体阻滞剂对于治疗稳定型心绞痛的症状是有效的。该篇综述中包括的许多随机对照试验可能缺乏足够的检出组间重要临床差异的把握度[22]。

外周动脉疾病

◆ **戒烟***：建议戒烟的随机对照试验被认为是不符合伦理。一致的观点是戒烟改善了患有间歇性跛行人群的临床症状。一项观察研究的系统综述发现戒烟的非结论性结果是，与继续吸烟者相比较，戒烟增加了绝对的跛行距离，减少了症状进展的危险。

◆ **西洛他唑**：六项随机对照试验发现，与安慰剂相比，西洛他唑在12～24周时增加了跛行的距离。然而在进行随机对照试验时发现西洛他唑的不良反应也是常见的，包括头痛、腹泻和心悸。一项随机对照试验发现的有限证据表明，与己酮可可碱比较，西洛他唑增加了起始和绝对的跛行距离。

◆ **旁路搭桥术（与经皮腔内血管成形术比较）**：一篇系统综述发现，慢性进行性周围动脉疾病患者的手术治疗与经皮腔内血管成形术比较，手术在12～24个月后改善了初始通畅率，但是4年后两者的通畅率无显著性差异。这一综述发现在12～24个月后两者的死亡率也无显著性差异。尽管人们一致公认旁路搭桥术对严重的有症状的外周动脉疾病患者更有效，但我们从随机对照试验发现并无足够的长期临床结果证实这一观点。

◆ **己酮可可碱**：一篇系统综述和一项随后的随机对照试验没有找到足够的证据比较己酮可可碱与安慰剂。一项随机对照试验的有限证据提示，己酮可可碱24周后在改善初始和绝对跛行距离方面的疗效不如西洛他唑。

* 基于观察证据和一致的观点。

定义 当主动脉弓以远的动脉具有显著狭窄时即可导致外周动脉疾病。狭窄原因可能为动脉斑块、动脉炎、局部血栓形成和来自于心脏或更中央动脉的栓塞。这一课题包括对可能因粥样斑块所致的腿部血流减少而出现临床症状者的各种治疗方法。这些临床症状包括小腿活动后(间歇性跛行❻)疼痛和静息痛，皮肤溃疡，临界性肢体缺血性坏死❻(坏疽)。

发病率/患病率 外周动脉疾病在50岁以上年龄人群中比年轻者更常见，男性多于女性。在55岁以上男性人群中腿部的外周动脉疾病患病率（通过无创检查估计）约为13.9%～16.9%，而女性为11.4%～20.5%[1,2]。男性每年的间歇性跛行发病率是4.1/1000～12.9/1000，而女性为3.3/1000～8.2/1000[3]。

病因/危险因素 与外周动脉疾病发展有关的危险因素包括年龄、性别、吸烟、糖尿病、高血压、高脂血症、肥胖及身体不活动。最相关的是吸烟(RR 2.0～4.0)和糖尿病（RR 2.0～3.0）。急性肢体缺血❻可能起因于外周动脉的血栓形成和动脉栓塞。

预后 间歇性跛行❻症状可能自发性缓解，也可多年保持稳定，也可能很快发展到肢体临界缺血状态。约15%的间歇性跛行患者最终将发展为肢体临界性缺血，面临丧失肢体的危险。1990年丹麦和意大利的临界肢体缺血的年发生率是0.25/1000～0.45/1000[5,6]。冠心病是下肢患外周动脉疾病患者的主要死亡原因。5年以上，约20%间歇性跛行患者有非致命性心血管事件发生（心肌梗死或卒中）[7]。患外周动脉疾病者的死亡率是其同年龄同性别对照组的2～3倍。诊断有外周动脉疾病者5年和15年后的总死亡率分别为30%和70%[7]。

治疗目的 减轻症状（间歇性跛行），减少局部并发症（下肢动脉溃疡、临界肢体缺血）和全身并发症（心肌梗死和卒中）。

结局 **原始结果**：初始跛行距离。**继发结果**：绝对跛行距离❻，一般的/疾病特异生活质量，临床终点（治疗率、治疗后发病率/死亡率），生理评估（踝肱压力指数❻），各种原因导致的心血管发病率/死亡率。

方法 采用《临床证据》2004年12月的文献检索和评价方案。

| 问 题 | 慢性外周动脉疾病治疗效果如何？ |

治疗选择1　抗血小板药物

系统综述发现，与对照组相比，抗血小板药物（阿司匹林、氯吡格雷、阿司匹林加双嘧达莫、阿司匹林加糖蛋白IIb/IIIa受体阻滞剂、噻氯匹定）可减少平均约2年以上的主要的心血管事件。同时发现，与安慰剂和不治疗比较，抗血小板药物（阿司匹林和噻氯匹定）可减少动脉闭塞和血管重建手术的危险。对于大多数有症状的外周动脉疾病患者，由于他们同时有很大的发生心血管事件的危险，因此权衡利弊后，应予以治疗。

益处 **预防心血管事件，抗血小板药物与对照组比较**：我们检索到两篇系统综述[8,9]，第一篇系统综述（1999年检索）发现，与安慰剂比较，抗血小板治疗能显著减少心血管事件（非致命性心肌梗死、非致命性卒中或血管性死亡）（24项随机对照试验，6039例间歇性跛行❻患者，血管事件：抗血小板组为202/3100[6.5%]，安慰剂组为238/2936[8.1%]；OR 0.78，95%CI 0.63～0.96）[8]。该综述也发现抗血小板治疗（噻氯匹定、氯吡格雷、阿司匹林加潘生丁）与阿司匹林组相比能显著减少血管事件（5项随机临床试验，6928例外周动脉疾病患者，血管事件：阿司匹林组292/3467[8.4%]，其他抗血小板药物组为227/3461[6.6%]，OR 0.76，95%CI 0.64～0.91）。第二篇系统综述（2004年检索）发现，与对照组相比，抗血小板治疗（阿司匹林、噻氯匹定、潘生丁、阿司匹林加潘生丁）显著减少了严重血管事件的发生（42项随机临床试验，9214例外周动脉疾病患者，抗血小板药物组血管事件发生率为280/4844[5.8%]，对照组为347/4862[7.1%]；$P<0.004$）[9]。
预防外周动脉疾病并发症，抗血小板药物与对照组比较：我们找到两篇系统综述[10,11]。第一篇综述（1997年检索，42项随机对照试验；9214例患者有间歇性跛行，或行下肢动脉旁路搭桥术，或行外周动脉血管成形术）发现，与未行附加治疗比较，抗血小板药物可显著减少19个月以上的动脉闭塞的危险（动脉闭塞：RRR 30%，$P<0.00001$）[10]。第二篇综述（1998年检索）发现在3个月时，与安慰剂比较，阿司匹林可显著减少动脉闭塞或血管重建手术（1项随机对照试验，2810例患者，动脉闭塞或血管重建手术：OR 0.46，95%CI 0.27～0.77）[11]。它也发现，与安慰剂比较，噻氯匹定显著减少了长达7年的动脉闭塞或血管重建手术的需要（2项随机对照试验，1302例患者，OR 0.62，95%CI 0.41～0.93）。

害处 **预防心血管事件，抗血小板药物与对照组比较**：第一篇系统综述发现，抗血小板药物与安慰剂之间在严重出血方面无显著性差异（36项随机对照试验，8449例间歇性跛行患者接受了外科手术或经皮腔内成形术，严重出血：抗血小板药物组 47/4349[1%]，而安慰剂组 33/4100[<1%]，OR 1.4，95%CI 0.90～2.20）[8]。该综述还发现阿司匹林和其他抗血小板药物（盐酸噻氯匹定[Triclopidine]、氯吡格雷、潘生丁加阿司匹林）相比在严重出血方面也无显著性差异（5项随机对照试验，7028例外周动脉疾病患者，严重出血：阿司匹林组 68/3467[2.0%]，其他抗血小板药物组 50/3561[1.4%]，OR 0.73，95%CI 0.51～1.06）。因出血事件发生率太低以至于临床上都不能觉察到严重出血的增加。通过大量人群发现抗血小板药物显著增加了严重出血的危险。第二篇系统综述发现，与噻氯匹定有关的不良反应包括皮疹（25%），中性粒细胞减少症（1%～2%）和血栓性血小板减少性紫癜（0.025%～0.05%；但其结果的重要性未予报道）。对照组的结果未予报道。**预防外周动脉疾病并发症，抗血小板药物与对照组比较**：第一篇系统综述发现抗血小板治疗与对照组相比显著增加了严重颅外出血的危险性（抗血小板治疗组 535/47 158[1.13%]，而对照组为 333/47 168[0.71%]，OR 1.6，95%CI 1.4～1.8）[10]。第二篇系统综述对害处未予报道[11]。

评论 对于外周动脉疾病患者来说，没有证据比较氯吡格雷加阿司匹林与单一抗血小板药物的疗效。因为外周动脉疾病增加了心血管事件的危险，所以对于大多数患者来说，常规的抗血小板治疗的益处超过出血的危险。

治疗选择 2　锻炼

系统综述和对慢性稳定的跛行患者所做的随机对照试验发现，在3至6个月内进行至少每周三次锻炼与未锻炼者比较，在3～12月后前者能改善总的行走距离和最大锻炼时间。一项随机对照试验发现，维生素E加规律锻炼与安慰剂组比较，在6个月时前者增加了行走时间。一项随机对照试验发现戒烟和坚持步行与常规护理相比，在12个月时前者增加了最大行走距离。

益处 **行走锻炼与不锻炼比较**：我们检索到2篇系统综述[12,13]和三项随机对照试验[14-16]，进行了锻炼与对照治疗的比较，对照治疗是口服安慰剂或继续进行原来正常的生活方式。第一篇综述（1996年检索）发现，锻炼（在间歇性跛行的允许范围内每周至少进行3次，每次至少30分钟的行走，持续3～6个月，这些受试者也经过手术、阿司匹林或潘生丁治疗）与未进行锻炼者相比，前者在3～12个月后显著增加了初始跛行距离和绝对跛行距离ⓖ（锻炼和非锻炼组相比初始跛行距离平均增加量：4项随机对照试验，94例慢性稳定性间歇性跛行者ⓖ[见以下评论]：初始跛行距离增加了139米，95%CI 31～247米；锻炼组和非锻炼组相比绝对跛行距离平均增加量：5项随机对照试验，115例患者；绝对跛行距离增加了179米，95%CI 60～298米）[12]。第二篇综述（检索时间未报道）发现与非锻炼组相比，随访12周～15个月后锻炼组增加了最大锻炼时间（3项随机对照试验，53例患者，WMD 6.5分钟，95%CI 4.4～8.7分钟）[13]。第一项随后的随机对照试验比较了24周监督下的规律的拄棍行走（借助改装的滑雪杖，行走速度是1.8英里/小时，坡度是12%）和非锻炼者[14]。所有的参加者均接受了标准的药物治疗，在24周时发现规律锻炼组与非锻炼组相比，前者显著增加可控的平板试验的锻炼耐力（52例患者；平均增加的锻炼持续时间：锻炼组大约28分钟，而非锻炼组仅11分钟；$P<0.0001$）。第二项随后的随机对照试验比较了每周三次踏车试验组与非锻炼组[15]。鼓励锻炼组中的轻、中度跛行者进行30分钟锻炼。该随机对照试验发现，与非锻炼组相比，12周后锻炼组显著增加了至跛行发作的时间（64例患者，静息痛和劳力性心绞痛者排除在外，锻炼组的从基线的3.3分钟增至6.2分钟，而非锻炼组从基线的2.9分钟增至3.2分钟；$P=0.01$）。第三项随机对照试验比较了四种治疗：借助滑雪杖锻炼（45～60分钟，每周3次，持续24周）加维生素E，借助滑雪杖锻炼加安慰剂，仅服维生素E，仅服安慰剂[16]。结果发现在6个月时，与仅服安慰剂组比较，锻炼组增加了恒定工作速率的平板试验的持续行走时间（52例间歇性跛行患者；行走时间：锻炼组从基线的804秒增至2020秒，而安慰剂组从基线的612秒增至623秒；P值未报道）。**锻炼作为多种治疗中的一部分与常规护理或安慰剂比较**：我们发现2项随机对照试验[16,17]。第一项随机对照试验比较了四种治疗：借助滑雪杖锻炼（每次45～60分钟，每周3次，共24周）加维生素E；借助滑雪杖锻炼加安慰剂；仅维生素E；仅安慰剂[16]。发现在6个月时，锻炼加维生素E组较单纯服安慰剂组增加了恒定工作速率的平板试验的持续行走时间（52例间歇性跛行患者，行走时间：6个月时锻炼加维生素E组从基线时间486秒增至1886秒，而安慰剂组从612秒增至623秒；P值未报道）。第二项随机对照试验进行了戒烟联合坚持走与常规护理的比较（见下面的评论）[17]。所有的参加者均随机完成了爱丁堡跛行问卷和随访（2个月和12个月）。该问卷表用以比较自己报告在基线时和随访时的最大行走距离。结果发现在12个月时，治疗组较常规护理组显著增加了自我报告的最大行走距离（通过人口筛查选定882例早期外周血管疾病男性患者，23%为治疗组，15%为对照组；$P=0.008$）。两组的间歇性跛行评分无显著性差异（爱丁堡跛行问卷：$P=0.26$）。**不同锻炼方式**：我们发现一项随机对照试验，该试验比较了相同强度的上肢锻炼和下肢锻炼[18]。第三组的15个人非随机地分配为非锻炼组。该随机对照试验发现上肢锻炼组和下肢锻炼组在改善初始跛行距离或绝对跛行距离方面无显著性差异，但6周后两组均有改善（67例中、重度间歇性跛行患者，初始跛行距离改善情况：上肢锻炼组为122%，下肢锻炼组为93%，P值未报道；绝对跛行距离

改善情况：上肢锻炼组为147%，而下肢锻炼组为150%；P值未报道）。

害处 系统综述和随后的随机对照试验对锻炼的害处未予报道[12, 14-18]。

评论 系统综述中的随机对照试验有低的退出率（withdrawal rates），但对这些结果的评价是否盲法分组则不清楚。对参加者隐瞒分组是不可能的[12, 13]。在第二篇系统综述中大多数（5/6）锻炼项目是在监督下进行[13]。在第二项随机对照试验中调查的锻炼是作为多组分治疗中的一部分，在治疗组中的参加者均有一教育包，内有社区物理治疗服务宣传册和戒烟益处信息[17]。这些参加者的全科医生都收到一封信和教育材料（包括戒烟的作用，尼古丁替代品和外周动脉疾病信息）以及推荐人们进行社区物理治疗的建议。社区物理治疗者收到所有可能的治疗的详细情况。物理治疗者为年长公民提供一个社区流动项目，包括监督下的或以家庭为基础的锻炼以及每日至少行走30分钟的建议。我们找到一篇更进一步的系统综述（1993年检索，21项观察研究或关于锻炼的随机对照试验，564例外周动脉疾病患者）[19]。该研究根据锻炼治疗前后的跛行距离来计算疗效，但是它未考虑到参加者可能有自发性改善的情况。该研究报道，锻炼后患者的初始跛行距离（126～351米）和最大跛行距离（325～723米）有大的增加，但这些评价是仅根据观察资料作出的。上肢锻炼的益处仍未肯定，该研究提示行走的改善主要是因为心血管功能的整体改善所致，而并不是因为外周循环的局部改善。

治疗选择3　HMG-COA(β-羟-β-甲基戊二酸单酰辅酶A)还原酶抑制剂（他汀类药物）

三项对外周动脉疾病患者进行的随机对照试验发现，与安慰剂相比，他汀类药物（辛伐他汀、阿伐他汀和普伐他汀）减少了心血管事件（包括非致命性心肌梗死、冠心病死亡、总的冠心病事件、致命性和非致命性卒中）。一项随机对照试验发现，与安慰剂相比，在12个月时辛伐他汀推迟了至跛行的发作时间。一项随机对照试验发现，与安慰剂相比，辛伐他汀在6个月时增加了无痛行走距离和和总的行走距离。一项随机对照试验发现，与安慰剂相比，阿伐他汀在12个月时增加了无痛行走时间。

益处　**血管事件**：我们找到三项比较他汀类药物与安慰剂的随机对照试验[20-22]。第一项随机对照试验发现，与安慰剂相比，每天40mg辛伐他汀在5年时显著减少了全因死亡率、冠心病死亡、非致命性或致命性卒中，冠状动脉重建术或非冠状动脉重建术（20536例患者，2701例有外周动脉疾病，全因死亡率：辛伐他汀组1328/10 269[12.9%]，安慰剂组1507/10 267[14.7%]；$P=0.0003$；冠心病死亡：辛伐他汀组587/10 269[5.7%]，安慰剂组707/10 267[6.9%]；$P=0.0005$；非致命性或致命性卒中：辛伐他汀组444/10 269[4.3%]，安慰剂组585/10 267[5.7%]；$P<0.0001$；冠状动脉重建术或非冠状动脉重建术：辛伐他汀组939/10 269[9.1%]，安慰剂组1205/10 267[11.7%]；$P<0.0001$)[20]。第二项随机对照试验在随访中发现，与安慰剂相比，每天10mg阿伐他汀显著减少总的心血管事件（非致命性心肌梗死和致命性冠心病）、总的冠心病事件、致命性和非致命性卒中（10305例高血压患者，514例有外周动脉疾病，中位随访时间3.3年，总的心血管事件：阿伐他汀组389/5168[7.5%]，安慰剂组486/5137[9.5%]；HR 0.79，95%CI 0.69～0.90；总的冠心病事件：阿伐他汀组178/5168[3.4%]，安慰剂组247/5137[4.8%]；HR 0.71，95%CI 0.59～0.86；致命性或非致命性卒中：阿伐他汀组89/5168[1.7%]，安慰剂组121/5137[2.4%]；HR 0.73，95%CI 0.56～0.96)[21]；在随访中发现阿伐他汀组与安慰剂组在全因死亡率或心血管死亡率方面无显著性差异（全因死亡率：阿伐他汀组185/5168[3.6%]，安慰剂组212/5137[4.1%]；HR 0.87，95%CI 0.71～1.06；心血管死亡率：阿伐他汀组74/5168[1.4%]，安慰剂组82/5137[1.6%]；HR 0.90，95%CI 0.66～1.23）。第三项随机对照试验在随访中发现，与安慰剂相比，每天40mg普伐他汀显著减少了冠心病死亡、非致命性心肌梗死、致命性或非致命性卒中的联合终点（5804例，年龄70～82岁，513例有间歇性跛行❻或以前经历过外周动脉手术，平均随访时间3.2年；联合终点：普伐他汀组408/2891[14.1%]，安慰剂组473/2913[16.2%]，HR 0.85；95%CI 0.74～0.97)[22]。**间歇性跛行**：我们找到三项比较他汀类药物与安慰剂的随机对照试验[23-25]。第一项随机对照试验发现，与安慰剂比较，每天40mg辛伐他汀在12个月时可显著延长至间歇性跛行发作时间（69例间歇性跛行患者，年龄60～85岁，增加锻炼时间：辛伐他汀组从基线时间225秒到320秒；安慰剂组从基线时间231秒到221秒；$P<0.0001$)[23]。第二项随机对照试验发现，与安慰剂比较，每天40mg辛伐他汀在6个月时可增加无痛行走距离和总的行走距离（86例有外围动脉疾病和间歇性跛行的患者；无痛行走距离：辛伐他汀组从基线72米到190米；安慰剂组从基线74米到100米；$P<0.0005$；总的行走距离：辛伐他汀组从基线96米到230米；安慰剂组从基线93米到104米，$P<0.005$)[24]。同时发现与安慰剂比较，辛伐他汀在6个月时显著改善了休息时和运动后的踝肱比值❻(ABI)（休息时的ABI：辛伐他汀组从基线时0.53到0.65，安慰剂组从基线时0.55到0.56；$P<0.01$；运动后的ABI：辛伐他汀组从基线时0.35到0.55，安慰剂组从基线时0.39到0.36；$P<0.01$）。第三项随机对照试验发现，在12个月时，与安慰剂组比较，每天80mg阿伐他汀可改善无痛行走时间（354例外周动脉疾病和间歇性跛行患者；从基线改善的平均无痛行走时间：阿伐他汀组81秒，而安慰剂组仅39秒；$P=0.025$)[25]。然而，在治疗12个月后阿伐他汀组和安慰剂组的最大行走时间之间无显著性差异（从基线增加的最大行走时间：阿伐他汀组90秒，而安慰剂组为50秒；$P=0.37$）。各治疗组在生活质量方面也无显著性差异（通过行走损害问卷和SF-36评价；报道无显著意义；无进一步的资料报道）。

害处　**血管事件**：第一项随机对照试验发现，辛伐他汀组和安慰剂组之间在肌肉疼痛和肌肉无力方面无显著性差异（辛伐他汀组32.9%，安慰剂组33.2%；P值未报道)[20]。两组在因药物不良反应而未连续治疗者的比例方面也无显著性差异（辛伐他汀组4.8% vs 安慰剂组5.1%）。各治疗组间新的原发癌率也无显著性差异（辛伐他汀组814/10269[7.9%]；安慰剂组803/10267[7.8%]；RR 1.0，95%CI 0.91～1.11)[20]。第二项随机对照试验发现，他汀组和安慰剂组在严重不良反应方面无显著性差异（不良反应未予描述，统计学显著性也未予报道）[21]。随机对照试验报道他汀组发生1例致命性横纹肌溶解症。第三项随机对照试验发现，普伐他汀组和安慰剂组的严重不良反应（包括肌痛）的发生频率相似（肌痛：普伐他汀组36/2891[1.2%]，安慰剂组32/2913[1.1%]，统计学显著性未予报道）[22]。然而，该研究报道普伐他汀组的新的癌症数有显著增加（HR 1.25，95%CI 1.04～1.51）。**跛行**：第一和第二项随机对照试验没有报道害处[23, 24]。第三项随机对照试验报道10mg阿伐他汀组有4例死亡，80mg阿伐他汀组有1例死亡，安慰剂组有1例死亡（统计学显著性未予报道）[25]。该研究也报道10mg阿伐他汀组有4例心肌梗死和1例卒中，80mg阿伐他汀组有2例心肌梗死和1例卒中，安慰剂组有3例心肌梗死（意义未予报道）。该研究的三个组的中断治疗的例数相似（10mg阿伐他汀组33[27.5%]；80mg阿伐他汀组25[20.8%]；安慰剂组28[24.6%]；统计学显著性未报道）。

评论 三项随机对照试验调查了他汀类药物对预防血管事件的作用，其中有外周动脉疾病的人数仅占总随机人数的一小部分（3728/36645[10%]）[20-22]。然而，在此亚组中观察到相似的益处，提示这三项随机对照试验的结果可以外推到外周动脉疾病患者。在这三项随机对照试验中90%入组的人的随访是完整的。

治疗选择4　经皮腔内血管成形术

系统综述的两项小的随机对照试验在轻到中度间歇性跛行的患者中进行，在6个月后仅有限的证据显示，经皮腔内血管成形术与未行血管成形术相比可改善行走距离，但两组在2年或6年后没有显著性差异。系统综述中的两项小的随机对照试验和4项原先未收入的对股腘动脉狭窄或主髂动脉狭窄者的随机对照试验发现，单纯的经皮腔内血管成形术与血管成形术加支架置入术在血管通畅率、阻塞率或临床改善方面无显著性差异。该随机对照试验可能缺乏把握度发现临床上的重要作用。1项随机对照试验发现，在12个月时经皮腔内血管成形术加洛伐他汀与单纯经皮腔内血管成形术相比在再狭窄率方面无显著性差异。1篇系统综述发现，在12～24个月后，慢性进行性外周动脉疾病患者中行经皮腔内血管成形术者在改善通畅率方面不如行手术者，但4年后两组间无显著性差异，该综述还发现在12～24个月后两组间的死亡率无显著性差异。

益处 **经皮腔内血管成形术（PTA）与非经皮腔内治疗比较**：我们检索到一篇系统综述（检索日期未予报道），有两项随机对照试验[26]。第一项随机对照试验发现，与未行PTA治疗比较，PTA在6个月后显著增加了中位跛行距离，但2年后两者的中位跛行距离和生活质量无显著性差异（一项随机对照试验，98例轻度到中度间歇性跛行Ⓖ患者，6个月时中位跛行距离：667米vs172米；$P<0.05$；2年时中位跛行距离：$P=0.695$；生活质量[用诺丁汉健康方式评价]：$P>0.05$）[27]。第二项随机对照试验发现，与一种锻炼项目比较，PTA在6个月时显著增加了绝对跛行距离Ⓖ（一项随机对照试验，56例患者，130米vs 50米；WMD 80米；$P<0.05$），但6年后两组间的绝对跛行距离无显著性差异（180米vs130米；WMD50米；$P>0.05$）[28, 29]。**PTA与PTA加支架比较**：我们找到一篇系统综述（2002年检索，2项随机对照试验）[30]和2项原先未收入的随机对照试验，进行了PTA与PTA加支架的比较[31, 32]。综述中的随机对照试验应用了不同的技术和不同的再狭窄定义，资料没有汇总[30]。综述中的第一项随机对照试验发现，PTA与PTA加支架相比，两组在通畅率（通过彩色双功多普勒超声评价）或阻塞率方面无显著性差异（1项随机对照试验，51例造影确定的主髂或股腘动脉病变患者经静脉给予肝素和口服阿司匹林，通畅率：单纯PTA 74%；PTA加支架 62%；$P=0.22$，阻塞率：单纯PTA 2/27[7%]；PTA加支架5/24[21%]；$P=0.16$）[33]。第二项随机对照试验发现，PTA与PTA加支架相比，两组在34个月后的随访中的通畅率方面无显著性差异（53例患者经静脉给予肝素和口服阿司匹林；通畅率：单纯PTA 68.4%；PTA加支架为62%）[34]。PTA加支架组术前也经静脉给予500单位肝素加1g阿司匹林。第一项原先未收入的随机对照试验发现，PTA与PTA加支架相比，两组在1年后"临床改善"方面也无显著性差异（32例；PTA组71%；PTA加支架组60%；$P=0.17$）[31]。第二项原先未收入的随机对照试验发现，1年后造影证实单纯PTA与PTA加支架相比，两组在通畅率方面无显著性差异（141例患者，154条患肢，PTA组通畅率和PTA加支架组通畅率均为63%）[32]。**PTA加常规支架与PTA加选择性支架比较**：我们找到两项随机对照试验对PTA加常规支架和PTA加选择性支架进行了比较[35, 36]。第一项随机对照试验发现，两组在再次介入率方面无显著性差异（279例间歇性跛行和髂动脉狭窄者；再次介入率：PTA加常规支架组为7%；PTA加选择性支架组为4%；ARR 3%，95%CI −3%～+8%）[35]。第二项随机对照试验发现两组治疗1年后在死亡和再狭窄率方面无显著性差异（227例重度间歇性跛行或危及肢体的股浅动脉患者；死亡：PTA加选择性支架为8%；PTA加常规支架组为4%；$P=0.4$；>50%的再狭窄：PTA加选择性支架组为32.3%；PTA加常规支架组为34.7%；$P=0.85$）[36]。**PTA与PTA加他汀类药物的比较**：1项随机对照试验发现，PTA加每天20mg洛伐他汀与单纯PTA组相比，两者在12个月时再狭窄率方面无显著性差异（37例临界缺血或重度跛行者每日口服阿司匹林250mg；FontaineⒼ分级为IIb或III级；再狭窄率：单纯PTA组8/19[42%]；PTA加洛伐他汀组4/18[22%]；报道无显著意义；P值未报道）[37]。**PTA与手术比较**：见旁路搭桥术的益处部分。

害处 **PTA与PTA加支架的比较**：综述未报道害处[30]。**PTA加常规支架与PTA加选择性支架的比较**：一项随机对照试验发现，1年后常规支架比选择性支架显著增加了局部血管事件的危险（$P=0.017$）[36]。前瞻队列研究发现，PTA并发症包括：穿刺部位出血（3.4%），假性动脉瘤（0.5%），丧失肢体（0.2%），继发于造影剂的肾衰（0.2%），心脏并发症如心肌梗死（0.2%）和死亡（0.2%）[38, 39]。**PTA与PTA加他汀类药物的比较**：随机对照试验发现单纯PTA组丧失肢体率更高，但差别无显著性意义[37]。

评论 有限的证据提示，与未行血管成形术比较，血管成形术可获得短暂的益处。血管成形术或支架置入术对临床症状、旁路搭桥术和截肢的长期作用仍不清楚。现有的随机对照试验样本量可能太小以致于不能检测出支架置入术的重要临床作用。股腘血管成形术的长期通畅率不好，也无证据表明支架置入可获得额外的益处[31, 32, 34]。小数目的随机对照试验及其小的样本量和方法学上的弱点提示，需要进一步的随机对照试验来确定其可靠的临床疗效。调查血管成形术后他汀类药物对再狭窄率的作用的随机对照试验样本量小（37例），可能没有把握度检测出两个组之间微小的但临床意义显著的差异[37]。

治疗选择5 戒烟

建议戒烟的随机对照试验被认为是不合伦理。一致的观点是戒烟改善了间歇性跛行患者的临床症状。一项观察研究的系统综述得到了戒烟的非结论性结果：与继续吸烟者比较，戒烟既增加了绝对跛行距离也减少了症状进展的危险。

益处 **建议戒烟与不建议戒烟的比较：** 建议戒烟的随机对照试验被认为是不合伦理。一致的观点是戒烟改善了间歇性跛行❺患者的症状。我们找到一篇系统综述（1996年检索，4项观察性研究，866人）比较了建议戒烟和不建议戒烟[12]。综述中的一项观察研究发现,戒烟后绝对跛行距离❺没有增加（46.7米，95%CI − 19.3 ～ + 112.7米）。综述中的第二和第三项研究发现互相矛盾的结果：即与继续吸烟者相比，成功戒烟后有从中度跛行向重度跛行恶化的危险。第二项研究发现更多的吸烟者从Fontain II级向III级❺恶化（吸烟组：26/304[8.6%]，非吸烟组：0/39[0%]；ARR 8.6%，95%CI 5.4% ～ 11.7%）。然而，第三项研究发现在1年时吸烟者和戒烟者在踝肱比值❺的恶化方面无差异（资料未报道）。吸烟组和非吸烟组在血管重建手术失败方面也无显著性差异（$P=0.07$）[12]。第四项研究未提供数据结果。总的来说，综述没有较好的证据来证实或驳斥戒烟可改善间歇性跛行症状这一一致的观点。

害处 未找到相关的随机对照试验。

评论 无。

治疗选择6 西洛他唑

6项随机对照试验发现，与安慰剂组比较，西洛他唑在12～24周后可改善跛行距离。然而，随机对照试验发现西洛他唑的不良反应较常见，包括：头痛、腹泻和心悸。1项随机对照试验发现的有限证据表明，与己酮可可碱比较，西洛他唑增加了初始和绝对跛行距离。

益处 **西洛他唑与安慰剂的比较：** 我们未找到系统综述。我们找到一个非系统的Meta分析[40]和一项原先未收入的随机对照试验（见下面评论）[41]。该Meta分析（检索日期未报道）发现，与安慰剂组比较，100mg西洛他唑每日两次显著增加了平均最大活动平板行走距离和无痛平板行走距离（5项已发表的随机对照试验加1项药物公司进行的随机对照试验资料；1751例有半年或半年以上间歇性跛行的患者，治疗时间从12周到24周；90%是现仍吸烟者或以前吸烟者，27%有糖尿病，60%有高血压；最大距离：西洛他唑组从基线250米到350米，安慰剂组从基线252米到302米；$P<0.001$；无痛距离：西洛他唑组从基线127米到210米；安慰剂组从基线132米到185米；$P<0.001$)[40]。Meta分析中的一项随机对照试验也对小剂量的西洛他唑（100mg/d）进行了评估[42]。发现该剂量的西洛他唑与安慰剂比较在平均最大行走距离（每日100mg西洛他唑组167米；安慰剂组141米；$P=0.18$）方面无显著性差异。该项原先未收入的随机对照试验发现，与安慰剂组相比，每日两次100mg西洛他唑在12周时显著增加了初始跛行距离和绝对跛行距离❺（81例有半年或半年以上的稳定的间歇性跛行患者；维持原随机分组分析；初始跛行距离：西洛他唑组112.5米，安慰剂组84.6米；$P=0.007$；绝对跛行距离：西洛他唑组231.7米；安慰剂组152.1米；$P=0.002$)[41]。**西洛他唑与己酮可可碱比较：** 见己酮可可碱的益处部分[43]。

害处 在Meta分析中未报道害处[40]。Meta分析中的两项随机对照试验发现，与安慰剂组比较，西洛他唑组显著增加了由于不良反应或对安全性的担心而退出试验的危险（1项随机对照试验：每日200mg西洛他唑组39/227[17%]；安慰剂组24/239[10%]；RR 1.71，95% CI 1.06 ～ 2.75；NNH 14，95%CI 8 ～ 111；1 项随机对照试验：每日 200mg 西洛他唑组22.6%，每日100mg西洛他唑组12.1%，安慰剂组10.1%，未报道可信区间)[42,43]。这些随机对照试验中的第二项发现，与安慰剂组比较，200mg西洛他唑组由于头痛和心血管事件退出试验的人数增多（头痛：200mg西洛他唑组4.5%；安慰剂组0%；心血管事件：西洛他唑组12/133；安慰剂组5/129；未报道可信区间）。原先未收入的随机对照试验发现与安慰剂组比较，100mg西洛他唑组胃肠道主诉增多（西洛他唑组44%；安慰剂组15%；可信区间未报道)[41]。西洛他唑是一种磷酸二酯酶抑制剂；随机对照试验发现其他磷酸二酯酶抑制剂（米力龙、维司力龙）与心力衰竭者死亡率的增加有关。然而，从其他研究中收集的结果却未发现西洛他唑与心血管事件增加有关[44]。

评论 比较西洛他唑和安慰剂的Meta分析不是基于系统的研究，因此对研究的选择可能存在偏差[40]。然而，该Meta分析包括我们系统检索的所有研究。该分析的目的是为了处理偏差。尽管对西洛他唑和安慰剂比较的整体结果显示西洛他唑有增加行走距离的显著作用，但这些随机对照试验由于存在一些方法上的不足而限制了这些结果的适用性[41,43,45,46]。第一，没有任何一项随机对照试验评价西洛他唑的时间超过24周。而且，一些随机对照试验随机抽样后的退出率高（高达29%）[45]。大多数随机对照试验中西洛他唑组退出试验比安慰剂组更常见[41-43,45,46]。考虑到这些问题，作者把最后随访时的结果进行了按原随机分组分析。然而，这些分析未包括那些从来未被随访过而丢失的病人，对各组退出人数的差别的影响没有进行足够的探究。如果跛行恶化的人更可能退出的话，那么观察到的差别就存在误差。我们发现一项进一步的试验，以中文写出，该试验对32例有外周动脉疾病和II型糖尿病患者进行了西洛他唑和潘生丁的比较[47]。该研究正在等待收入《临床证据》进行翻译和评价。尽管西洛他唑呈现出前途，但其益处和害处的相对大小尚不清楚。

治疗选择 7　旁路搭桥术

一篇系统综述发现，与经皮腔内血管成形术比较，12～24个月后对慢性进行性外周动脉疾病者行手术治疗，其12～24个月后的原始通畅率优于经皮腔内血管成形术，但是4年后两者间无显著性异差。该综述发现12～24个月后两者间的死亡率也无显著性差异。尽管一致的观点认为对于症状加重的外周动脉疾病患者行旁路搭桥术是最有效的治疗，但我们从随机对照试验报道的长期临床结果中没有获得足够的证据证实该观点。

益处　**旁路搭桥术与经皮腔内血管成形术（PTA）的比较**：我们找到的一篇系统综述发现，手术和PTA在12～24个月后的死亡率方面无显著性差异（2001年检索，2项随机对照试验，365例慢性进行性外周动脉疾病患者，OR 1.08，95%CI 0.61～1.89）[48]。该综述发现在术后12～24个月后,手术组的通畅率明显高于PTA组（OR 0.62，95%CI 0.39～0.99），但是4年后两者间的原始通畅率却无显著性差异（原始通畅率：$P=0.14$）。**旁路搭桥术与PTA加支架的比较**：未找到比较手术和PTA加支架的长期疗效的随机对照试验。

害处　与PTA比较，手术增加了术后早期并发症。在经历了主髂动脉手术的人群中，围手术期（手术30天内）死亡率为3.3%，并发症对身体健康有较大影响者为8.3%[49]。在经历腹股沟以下动脉旁路搭桥术者中，围手术期死亡率大约为2%，发生严重并发症者8%[50]。经历PTA者无论放支架治疗与否，围手术期死亡率为1%，发生严重并发症者约5%[51]。

评论　随机对照试验样本小，随访时间不等，评价的结局也不同。随机对照试验中收集的腹股沟以下病变者太少，因而无法给手术治疗提供好的证据。对腹股沟以下病变的结果进行的间接比较提示PTA（5年后；通畅率为38%，变动范围34%～42%）的结果比手术（通畅率：80%）更差[52]。尽管一致的观点认为对于症状加重的外周动脉疾病患者来说，旁路搭桥手术是最有效的治疗方法，但是我们从有长期结果报道的随机对照试验中却未能获得足够的证据来证实该观点。

治疗选择 8　己酮可可碱

一篇系统综述和一项随后的随机对照试验发现只有不充分的证据进行了己酮可可碱和安慰剂的比较。一项随机对照试验发现的有限证据表明，24周后己酮可可碱在改善初始和绝对跛行距离方面不如西洛他唑有效。

益处　**己酮可可碱与安慰剂的比较**：我们找到一篇系统综述和一项随后进行的随机对照试验[43]。该系统综述（1999年检索）中有两项随机对照试验，但是没有对结果进行Meta分析。系统综述中的两项随机对照试验均没有发现己酮可可碱和安慰剂在改变初始跛行距离和绝对跛行距离ⓖ方面存在显著性差异（2项随机对照试验，192人，随访时间未报道，己酮可可碱和安慰剂组相比初始跛行距离改善的平均值分别为：15米，95%CI －5～+35米 vs －30米，95%CI －138～+78米；绝对跛行距离改善平均值为：+21米，95%CI －10～+52米 vs +69米，95%CI －44～+182米）[53]。随后进行的随机对照试验比较了三种治疗：己酮可可碱、西洛他唑和安慰剂[43]。发现己酮可可碱组和安慰剂组间在跛行距离方面没有变化或没有恶化的人数比例上无显著性差异（438人，见以下评论；己酮可可碱组72/212[34%]；安慰剂组68/226[30%]；RR 1.13，95%CI 0.86～1.48）。**己酮可可碱与西洛他唑的比较**：我们发现一项随机对照试验比较了三种治疗：己酮可可碱、西洛他唑和安慰剂[43]。该随机对照试验（见下面评价）发现，与西洛他唑比较，己酮可可碱显著增加了跛行距离没有变化或没有恶化者的人数比例（438人，己酮可可碱组72/212[34%]；西洛他唑组47/205[23%]；RR 1.48，95%CI 1.08～2.03；ARR 11%，95%CI 2.4%～20.0%；NNT 9，95%CI 5～42）。它发现24周后，己酮可可碱在增加初始跛行距离和绝对跛行距离方面的作用不如西洛他唑（己酮可可碱组202米 vs 西洛他唑组218米；平均差别－16米；$P=0.0001$；绝对跛行距离：己酮可可碱组308米 vs 西洛他唑组350米，平均差别－42米；$P=0.0005$）。

害处　一项随机对照试验发现，己酮可可碱与安慰剂比较，己酮可可碱显著增加了由于其不良反应和对其安全的担忧而退出试验的危险（己酮可可碱组44/232[19%]；安慰剂组24/239[10%]；RR 1.89，95%CI 1.19～3.00；NNH 12，95%CI 7～39）[43]。己酮可可碱的不良反应包括咽喉痛（己酮可可碱组14%，安慰剂组7%）、消化不良、恶心、腹泻（己酮可可碱组8%，安慰剂组5%；$P=0.31$）。尽管随机对照试验样本太小无法评价其可靠性，但尚无己酮可可碱有危及生命的不良反应的报道。

评论　在随机抽样后，该随机对照试验有较高的退出试验率，这可能是出现偏差的原因（己酮可可碱组60/232[26%]，西洛他唑组61/237[26%]）[43]。

词汇表

踝肱指数（ankle brachial index）：踝肱指数（ABI）是通过踝部测得的血压除以上肢测得的血压后的计算值。ABI值可通过计算休息时和运动后的数据以判断外周动脉疾病的严重程度。正常的ABI在休息时为1.0。运动后ABI的下降或休息时ABI低于

0.9 预示存在外周动脉疾病。

绝对跛行距离（absolute claudication distance）：也叫总的行走距离，在停止前一个人所能行走的最大距离。

急性肢体缺血（acute limb ischaemia）：威胁肢体存活性的缺血过程，伴随有疼痛、感觉缺失、皮肤毛细血管循环减少和/或多普勒检查不能闻及动脉血流信号。这一急性过程常需住院治疗。

临界肢体缺血（critical limb ischaemia）：导致皮肤破坏（溃疡或坏疽）或足部静息痛。临界肢体缺血相当于 Fontaine 分级中的 III 和 IV 级（见下）。

Fontaine 分级（Fontaine classification）：I：无症状；II：间歇性跛行；IIa：无痛跛行距离多于 200 米；IIb：无痛跛行距离少于 200 米；III：静息痛/夜间痛；IV：坏死/坏疽。

初始跛行距离（initial claudication distance）：在跛行的症状突然发作前能够行走的距离。

间歇性跛行（intermittent claudication）：随着行走而逐步出现腿疼痛、僵硬或腿无力，如继续行走则更为加剧直至无法行走，休息后缓解。

重要更新和修订

抗血小板药物：一篇附加的系统综述[9]；益处和害处资料被加强。分类无变化。

经皮腔内血管成形术：一项附加的随机对照试验[37]；益处和害处资料被加强。分类无变化。

参考文献

1. Newman A, Siscovick DS, Manolio TA, et al. Ankle-arm index as a marker of atherosclerosis in the Cardiovascular Health Study. *Circulation* 1993;88:837-845.
2. Meijer WT, Hoes AW, Rutgers D, et al. Peripheral arterial disease in the elderly. The Rotterdam Study. *Arterioscler Thromb Vasc Biol* 1998; 18:185-192.
3. Meijer WT, Cost B, Bernsen RM, et al. Incidence and management of intermittent claudication in primary care in The Netherlands. *Scand J Primary Health Care* 2002;20:33-34.
4. Murabito JM, D'Agostino RB, Silberschatz H, et al. Intermittent claudication: a risk profile from the Framingham Heart Study. *Circulation* 1997;96:44-49.
5. Catalano M. Epidemiology of critical limb ischemia: north Italian data. *Eur J Med* 1993;2:11-14.
6. Ebskov L, Schroeder T, Holstein P. Epidemiology of leg amputation: the influence of vascular surgery. *Br J Surg* 1994;81:1600-1603.
7. Leng GC, Lee AJ, Fowkes FG, et al. Incidence, natural history and cardiovascular events in symptomatic and asymptomatic peripheral arterial disease in the general population. *Int J Epidemiol* 1996;25: 1172-1181.
8. Robless P, Mikhailidis D, Stansby G. Systematic review of antiplatelet therapy for the prevention of myocardial infarction, stroke, or vascular death in patients with peripheral vascular disease. *Br J Surg* 2001; 88:787-800. Search date 1999; primary sources Medline, Embase, Antiplatelet Trialists Collaboration register of trials, Cochrane Controlled Trials Register, proceedings from vascular surgical society meetings (Vascular Surgical Society of Great Britain and Ireland, European Vascular Surgical Society, North American Society of Vascular Surgery), contact with pharmaceutical companies that market antiplatelet agents for details of any trials (Bristol Myers Squibb, Sanofi Winthrop).
9. Huyen T, Anand SS. Oral antiplatelet therapy in cerebrovascular disease, coronary artery disease and peripheral arterial disease. *JAMA* 2004;292:1867-1874.
10. Antithrombotic Trialists' Collaboration. Collaborative Meta-analysis of randomised trials of antiplatelet therapy for prevention of death, myocardial infarction, and stroke in high risk patients. *BMJ* 2002;324: 71-86. Search date 1997; primary sources Medline, Embase, Derwent, Scisearch, Biosis, the Cochrane Stroke and Peripheral Vascular Disease Group Registers, hand searching of journals, abstracts, and proceedings of meetings, reference lists of trials and review articles, and personal contact with colleagues, including representatives of pharmaceutical companies.
11. Girolami B, Bernardi E, Prins MH, et al. Antithrombotic drugs in the primary medical management of intermittent claudication: a Meta-analysis. *Thromb Haemost* 1999;81:715-722. Search date 1998; primary sources Medline and hand searches.
12. Girolami B, Bernardi E, Prins M, et al. Treatment of intermittent claudication with physical training, smoking cessation, pentoxifylline, or nafronyl: a Meta-analysis. *Arch Intern Med* 1999;159:337-345. Search date 1996; primary sources Medline and hand searches of reference lists.
13. Leng GC, Fowler B, Ernst E. Exercise for intermittent claudication. In: The Cochrane Library: Issue 1, 2005. Chichester: John Wiley & Sons. Search date not reported; primary sources Cochrane Peripheral Vascular Diseases Group trials register, Embase, reference lists of relevant articles, and personal contact with principal investigators of trials.
14. Langbein WE, Collins EG, Orebaugh C, et al. Increasing exercise tolerance of persons limited by claudication pain using polestriding. *J Vasc Surg* 2002;35:887-893.
15. Tsai JC, Chan P, Wong CH, et al. The effects of exercise training on walking function and perception of health status in elderly patients with peripheral arterial occlusive disease. *J Intern Med* 2002;252:448-455.
16. Collins EG, Langbein WE, Orebaugh C et al. Polestriding exercise and vitamin E management of peripheral vascular disease. *Med Sci Sports Exerc* 2003;35:384-393.
17. Fowler B, Jamrozik K, Norman P, et al. Improving maximum walking distance in early peripheral arterial disease: randomised controlled trial. *Aust J Physiother* 2002;48:269-275.
18. Walker RD, Nawaz S, Wilkinson CH, et al. Influence of upper and lower-limb exercise training on cardiovascular function and walking distances in patients with intermittent claudication. *J Vasc Surg* 2000;31:662-669.
19. Gardner A, Poehlman E. Exercise rehabilitation programs for the treatment of claudication pain. *JAMA* 1995;274:975-980. Search date 1993;

primary sources Medline and hand searches of bibliographies of reviews, textbooks, and studies located through a computer search.
20. Heart Protection Study Collaborative Group. MRC/BHF Heart Protection Study of cholesterol lowering with simvastatin in 20 536 high-risk individuals: a randomised placebo-controlled trial. *Lancet* 2002; 360:7-22.
21. Sever PS, Dahlof B, Wedel H, et al., for the ASCOT Investigators. Prevention of coronary and stroke events with atorvastatin in hypertensive patients who have average or lower-than-average cholesterol concentrations, in the Anglo-Scandinavian Cardiac Outcomes Trial-Lipid lowering arm (ASCOT-LLA): a multicentre randomised controlled trial. *Lancet* 2003;361:1149-1158.
22. Shepherd J, Blauw GJ, Murphy MNB, et al., on behalf of the PROSPER study group. Pravastatin in elderly individuals at risk of vascular disease (PROSPER): a randomised controlled trial. *Lancet* 2002;360: 1623-1630.
23. Aronow WS, Nayak D, Woodworth S, et al. Effect of simvastatin versus placebo on treadmill exercise time until the onset of intermittent claudication in older patients with peripheral arterial disease at six months and at one year after treatment. *Am J Cardiol* 2003;92:711-712.
24. Mondillo S, Ballo P, Barbati R, et al. Effects of simvastatin on walking performance and symptoms of intermittent claudication in hypercholesterolemic patients with peripheral vascular disease. *Am J Med* 2003;114:359-364.
25. Mohler ER, Hiatt WR, Creager MA. Cholesterol reduction with atorvastatin improves walking distance in patients with peripheral arterial disease. *Circulation* 2003;108:1481-1486.
26. Fowkes FG, Gillespie IN. Angioplasty (versus non surgical management) for intermittent claudication. In: The Cochrane Library: Issue 1, 2005. Chichester: John Wiley & Sons. Search date not reported; primary sources Cochrane Peripheral Vascular Diseases Group Trials Register, Embase, reference lists of relevant articles and conference proceedings, and personal contact with principal investigators of trials.
27. Whyman MR, Fowkes FGR, Kerracher EMG, et al. Randomized controlled trial of percutaneous transluminal angioplasty for intermittent claudication. *Eur J Vasc Endovasc Surg* 1996;12:167-172.
28. Creasy TS, McMillan PJ, Fletcher EWL, et al. Is percutaneous transluminal angioplasty better than exercise for claudication? Preliminary results of a prospective randomized trial. *Eur J Vasc Surg* 1990;4:135-140.
29. Perkins JMT, Collin J, Creasy TS, et al. Exercise training versus angioplasty for stable claudication. Long and medium term results of a prospective, randomized trial. *Eur J Vasc Endovasc Surg* 1996;11:409-413.
30. Bachoo P, Thorpe P. Endovascular stents for intermittent claudication. In: The Cochrane Library: Issue 1, 2005. Chichester: John Wiley & Sons. Search date 2002; primary sources Cochrane Peripheral Vascular Diseases Group Trials Register, Medline, Embase, hand searching of the *J Vasc Interv Radiol*, proceedings from vascular surgery and radiological society meetings, bibliographies, and contact with authors of published trials and manufacturers of endovascular stents.
31. Zdanowski Z, Albrechtsson U, Lundin A, et al. Percutaneous transluminal angioplasty with or without stenting for femoropopliteal occlusions? A randomized controlled study. *Int Angiol* 1999;18:251-255.
32. Cejna M, Thurnher S, Illiasch H, et al. PTA versus Palmaz stent placement in femeropopliteal artery obstructions: a multicenter prospective randomized study. *J Vasc Interv Radiol* 2001;12:23-31.
33. Vroegindeweij D, Vos L, Tielbeek A, et al. Balloon angioplasty combined with primary stenting versus balloon angioplasty alone in femoropopliteal obstructions: a comparative randomized study. *Cardiovasc Intervent Radiol* 1997;20:420-425.
34. Grimm J, Muller-Hulsbeck S, Jahnke T, et al. Randomized study to compare PTA alone versus PTA with Palmaz stent placementfor femoropopliteal lesions. *J Vasc Interv Radiol* 2000;12:935-942.
35. Teteroo E, van der Graef Y, Bosch J, et al. Randomized comparison of primary stent placement versus primary angioplasty followed by selective stent placement in patients with iliac artery occlusive disease. *Lancet* 1998;351:1153-1159.
36. Becquemin JP, Favre JP, Marzelle J, et al. Systematic versus selective stent placement after superficial femoral artery balloon angioplasty: a multicenter prospective randomised study. *J Vasc Surg* 2003;37:487-494.
37. Juhani Ramo O, Juha L, Martti S, et al. Effects of lovastatin in prevention of restenosis after percutaneous transluminal angioplasty in lower limbs. *Int J Angiol* 1995;4:173-176.
38. Becker GJ, Katzen BT, Dake MD. Noncoronary angioplasty. *Radiology* 1989;170:921-940.
39. Matsi PJ, Manninen HI. Complications of lower-limb percutaneous transluminal angioplasty: a prospective analysis of 410 procedures on 295 consecutive patients. *Cardiovasc Intervent Radiol* 1998;21;361-366.
40. Regensteiner JG, Ware JE, McCarthy WJ, et al. Effect of cilostazol on treadmill walking, community-based walking ability, and health-related quality of life in patients with intermittent claudication due to peripheral arterial disease: Meta-analysis of six randomized controlled trials. *J Am Geriatr Soc* 2002;50:1939-1946.
41. Dawson D, Cutler B, Meeisner M, et al. Cilostazol has beneficial effects in treatment of intermittent claudication. *Circulation* 1998;98: 678-686.
42. Strandness DE, Dalman RL, Panian S, et al. Effect of cilostazol in patients with intermittent claudication: a randomized, double-blind, placebo controlled study. *Vasc Endovasc Surg* 2002;36:83-91.
43. Dawson DL, Cutler BS, Hiatt WR, et al. A comparison of cilostazol and pentoxifylline for treating intermittent claudication. *Am J Med* 2000;109:523-530.
44. Hiatt WR. Medical treatment of peripheral arterial disease and claudication. *N Engl J Med* 2001;344:1608-1621.
45. Money SR, Herd A, Isaacsohn JL, et al. Effect of cilostazol on walking distances in patients with intermittent claudication caused by peripheral vascular disease. *J Vasc Surg* 1998;27:267-275.
46. Beebe HG, Dawson D, Cutler B, et al. A new pharmacological treatment for intermittent claudication. *Arch Intern Med* 1999;159:2041-2050.
47. Yuan G-H, Gao Y, Feng Q, et al. Clinical evaluation of cilostazol in treatment of peripheral vascular disease with type 2 diabetes. Chin J *Clin Pharmacol* 1999;15:425-430.
48. Leng GC, Davis M, Baker D. Bypass surgery for chronic lower limb ischemia. In: The Cochrane Library: Issue 1, 2005. Chichester: John Wiley & Sons. Search date 2001; primary sources Cochrane Peripheral Vascular Diseases Group Trials Register, Medline, Embase, reference lists of various articles, and contact with trial investigators.
49. De Vries SO, Hunink MG. Results of aortic bifurcation grafts for aortoiliac occlusive disease: a Meta-analysis. *J Vasc Surg* 1997;26: 558-569. Search date 1996; primary sources Medline and hand searches

of review articles, original studies, and a vascular surgery textbook.
50. Johnston KW, Rae M, Hogg-Johnston SA, et al. Five-year results of a prospective study of percutaneous transluminal angioplasty. *Ann Surg* 1987;206:403-413.
51. Bosch J, Hunink M. Meta-analysis of the results of percutaneous transluminal angioplasty and stent placement for aortoiliac occlusive disease. *Radiology* 1997;204:87-96. Search date not reported; primary sources Medline and hand searches of reference lists.
52. Johnson KW. Femoral and popliteal arteries: reanalysis of results of balloon angioplasty. Radiology 1992;183:767-771.
53. De Backer TL, Vander Stichele RH, Warie HH, et al. Oral vasoactive medication in intermittent claudication: utile or futile? *Eur J Clin Pharmacol* 2000;56:199-206. Search date 1999; primary sources Medline, International Pharmaceutical Abstracts, the Cochrane Library, direct contact with marketing companies and key authors, snowballing and Science Citation Index search.

原作者

Kevin Cassar
Aberdeen Royal Infirmary
Aberdeen
UK

Paul Bachoo
Aberdeen Infirmary NHS Trust
Aberdeen
UK

利益冲突：Paul Bachoo 是本章引用的系统综述 30 的共同作者。

冠心病一级预防：血脂异常

检索时间：2003年11月

原作者：Michael Pignone 秦颖 译 唐金陵 校 胡大一 审

问 题

在低危人群（年冠心病发病风险＜0.6%）中药物降低胆固醇预防冠心病的效果如何？
在中危人群（年冠心病发病风险为0.6%～1.4%）中药物降低胆固醇预防冠心病的效果如何？
在高危人群（年冠心病发病风险≥1.5%）中药物降低胆固醇预防冠心病的效果如何？
低脂饮食和调脂饮食预防冠心病的效果如何？

治疗措施及其效果

低危人群的药物治疗
（年冠心病发病风险＜0.6%）

效果不明
贝特类
烟酸类
树脂类
他汀类

中危人群的药物治疗
（年冠心病发病风险为0.6%～1.4%）

肯定有效
贝特类

很可能有效
树脂类
他汀类

效果不明
烟酸类

高危人群的药物治疗
（年冠心病发病风险≥1.5%）

肯定有效
他汀类

效果不明
贝特类
烟酸类
树脂类

饮食调节

很可能有效
低脂饮食和调脂饮食

主要信息

低危人群的药物治疗（年冠心病发病风险＜0.6%）

- ◆ **贝特类**：我们没有发现有关贝特类降胆固醇药物在低危人群中预防冠心病的随机对照试验。
- ◆ **烟酸类**：我们没有发现有关烟酸类降胆固醇药物在低危人群中预防冠心病的随机对照试验。
- ◆ **树脂类**：我们没有发现有关树脂类降胆固醇药物在低危人群中预防冠心病的随机对照试验。
- ◆ **他汀类**：我们没有发现有关他汀类降胆固醇药物在低危人群中预防冠心病的随机对照试验。

中危人群的药物治疗（年冠心病发病风险为0.6%～1.4%）

- ◆ **贝特类**：一项在男性中进行的大型随机对照试验发现，与安慰剂相比，使用吉非罗齐（Gemfibrozil）治疗5年，能降低冠心病发病率，但没有降低总死亡率。
- ◆ **树脂类**：一项在男性中进行的随机对照试验发现，与安慰剂相比，使用考来烯胺（Cholestyramine）治疗7年，能减少非致命性心肌梗死事件和冠心病死亡总数，虽然两组间的差异未达到常规意义的统计学显著性（即 P 值略大于 0.05）。

- **他汀类**：一项在冠心病中危男性中进行的随机对照试验发现，使用洛伐他汀（Lovastatin）治疗5年，能减少冠心病发病事件。但他汀治疗组和安慰剂对照组的全因死亡率没有显著性差异，这可能是由于该研究的样本量太小，因而没有足够的把握度检测出实际可能存在的、有重要临床意义的、组间死亡率的差别。另一项随机对照试验对中等危险的男性和女性平均治疗和随访4.8年后，发现普伐他汀（Pravastatin）和常规治疗在全因死亡率及非致命性心肌梗死和冠心病死亡的联合结局方面，没有统计学显著性差异。但是，常规治疗组约30%的参加者在研究期间已经开始使用降脂药，因此可能降低了对普伐他汀疗效的估计。
- **烟酸类**：我们没有发现有关烟酸类降胆固醇药物在中危人群中预防冠心病的随机对照试验。

高危人群的药物治疗（年冠心病发病风险 ≥ 1.5%）

- **他汀类**：两项随机对照试验和一篇系统综述证明，他汀类药物能减少高危人群的冠心病事件和全因死亡率。该药物治疗收益的大小与病人冠心病基线危险以及血胆固醇降低的程度呈正相关，但与病人初始血胆固醇浓度的高低无关。一个对所有主要的他汀类药物一级和二级预防随机对照试验进行的系统综述发现，在10年冠心病风险超过13%的人群中，他汀类治疗降低死亡率的收益超过其害处。
- **贝特类**：我们没有发现有关贝特类降胆固醇药物在高危人群中预防冠心病的随机对照试验。
- **烟酸类**：我们没有发现有关烟酸类降胆固醇药物在高危人群中预防冠心病的随机对照试验。
- **树脂类**：我们没有发现有关树脂类降胆固醇药物在高危人群中预防冠心病的随机对照试验。

饮食调节（dietary modification）

- **低脂饮食（reduced fat diet，即降低脂肪摄入总量的饮食）和调脂饮食（modified fat diet，即调整脂肪摄入比例的饮食）**：一篇包括各级冠心病危险人群的、关于调整饮食预防冠心病的系统综述发现，虽然证据有限，但是与常规饮食相比，低脂饮食和调脂饮食可以减少首次心血管事件的风险，但在降低死亡率方面，没有统计学显著性差异。

定义 血脂异常定义为血液总胆固醇（TC）升高或低密度脂蛋白（LDL）胆固醇升高或高密度脂蛋白（HDL）胆固醇降低，是冠心病和卒中（脑血管病）的重要危险因素。本章总结了关于心血管疾病一级预防中血脂异常治疗措施效果的证据。一级预防指对心血管疾病危险度增高的、尚未发生心血管疾病（如心肌梗死、心绞痛、卒中、外周血管病）的、且未进行过血管重建治疗的人群采取的长期管理措施。大多数心血管疾病风险增高的成人都没有症状或者明显的体征，但可以通过评估他们危险因素（见下文"病因与危险因素"部分）加以识别。我们按照冠心病发病率，将本章总结的研究人群分为三组：低危人群（年冠心病风险<0.6%）、中危人群（年冠心病风险为0.6%~1.4%）和高危人群（年冠心病风险≥1.5%）。脑血管事件的预防将另设一节进行讨论（见卒中的预防一章）。

发病率/患病率 血脂异常（TC升高或LDL胆固醇升高或HDL胆固醇降低）十分常见。1999~2000年美国国家健康与营养调查（NHANES）的数据表明，25%的成年人TC高于6.2mmol/L或正在服用降脂药[1]。根据1999年的世界卫生组织报告，缺血性心脏病居全世界死因之首，也是高收入国家死因的首位，在低等和中等收入国家，是仅次于下呼吸道感染的第二大死因。1998年，缺血性心脏病仍然是世界死因的首位，在世界卫生组织成员国中，估计每年有近740万人因该病死亡，它是低等和中等收入国家的第八大疾病负担，损失的伤残调整寿命达3070万年[2]。

病因/危险因素 缺血性心血管事件的主要危险因素包括年龄增长、男性、LDL胆固醇升高、HDL胆固醇降低、血压升高、吸烟、糖尿病、心血管疾病家族史、肥胖以及久坐的生活方式。观察性研究表明，其中的许多危险因素的水平和心血管疾病的发病风险呈连续的正相关关系，没有明显的阈值。尽管高危人群的事件发病率较高，但是大部分缺血性心血管事件却发生在中危人群，这是因为一个人群中中危人群的数量远远超过高危人群[3]的数量（见附录1）。

预后 苏格兰的一项研究发现，半数急性心肌梗死患者在28天内死亡，而三分之二的急性心肌梗死发生在医院之外[4]。心血管疾病患者和糖尿病患者未来发生缺血性心脏病的危险都很高（请分别参见缺血性心脏病的二级预防和糖尿病患者心血管疾病的预防）。无心血管疾病史的人未来发生缺血性心血管事件的风险一般较低，但个体差异很大。对于这些人，可以用简单的公式或表格，估计个人未来发生心血管事件的风险[5,6]（见附录1）。这个估计的风险可以用来决定是否采取治疗。

治疗目的 以最小的不良反应为前提，降低冠心病的发病和死亡风险。

结局 致命或非致命缺血性心血管事件，即心绞痛、心肌梗死和猝死。

方法 采用《临床证据》2003年11月的文献检索和评价方案。采用安慰剂对照组的冠心病事件年发生率作为研究人群的冠心病基线危险（又叫初始危险），并分为低危（<0.6%）、中危（0.6%~1.4%）和高危（≥1.5%）三组。

| 问 题 | 在低危人群（年冠心病发病风险＜0.6%）中药物降低胆固醇预防冠心病的效果如何？ |

治疗选择 1　贝特类

我们没有发现有关贝特类药物在低危人群中预防冠心病的随机对照试验。

益处　我们没有发现有关贝特类药物在低危人群中预防冠心病的随机对照试验。

害处　我们没有发现相关的随机对照试验。

评述　迄今为止，贝特类药物降脂治疗在低危人群中预防冠心病的效果尚未得到良好的证实。

治疗选择 2　烟酸类

我们没有发现有关烟酸类药物在低危人群中预防冠心病的随机对照试验。

益处　我们没有发现有关烟酸类药物在低危人群中预防冠心病的随机对照试验。

害处　我们没有发现相关的随机对照试验。

评论　迄今为止，烟酸类药物降脂治疗在低危人群中预防冠心病的效果尚未得到良好的证实。

治疗选择 3　树脂类

我们没有发现有关树脂类药物在低危人群中预防冠心病的随机对照试验。

益处　我们没有发现有关树脂类药物在低危人群中预防冠心病的随机对照试验。

害处　我们没有发现相关的随机对照试验。

评论　迄今为止，树脂类药物降脂治疗在低危人群中预防冠心病的效果尚未得到良好的证实。

治疗选择 4　他汀类

我们没有发现有关他汀类药物在低危人群中预防冠心病的随机对照试验。

益处　我们没有发现有关他汀类药物在低危人群中预防冠心病的随机对照试验。

害处　参见他汀类药物在中危人群中的害处。

评论　迄今为止，他汀类药物降脂治疗在低危人群中预防冠心病的效果尚未得到良好的证实。

| 问 题 | 在中危人群（年冠心病发病风险为 0.6% ~ 1.4%）中药物降低胆固醇预防冠心病的效果如何？ |

治疗选择 1　贝特类

一项在男性中进行的大型随机对照试验发现，与安慰剂相比，使用吉非罗齐治疗5年，能降低冠心病发病率，但没有降低总死亡率。

益处　**贝特类与安慰剂相比**：我们没有发现相关的系统综述，但发现了一项随机对照试验，其研究对象为4081名非HDL胆固醇＞200mg/dl的芬兰中年男性[7]。该研究发现，与安慰剂相比，吉非罗齐600mg每日两次治疗5年，显著降低冠心病事件发生率，但没有降低全因死亡率。（冠心病事件发生率：吉非罗齐治疗组为56/2051[2.7%]，安慰剂对照组为84/2030[4.1%]，组间差异$P<0.02$，RR 0.66，95%CI 0.47 ~ 0.92。全因死亡率：吉非罗齐治疗组为45/2051[2.2%]，安慰剂对照组42/2030[2.1%]，两组差异无显著性，未报告 P 值和CI）。

害处　该试验发现两组的肿瘤发病率没有统计学显著性差异。吉非罗齐治疗组肿瘤发病率为15.1%，安慰剂对照组12.8%，未报告 P 值[7]。然而，在治疗开始后第一年内，吉非罗齐组严重上消化道症状发生率远远高于安慰剂对照组。吉非罗齐治疗组严重上消化道症状发生率为11.3%，安慰剂对照组为7.0%，$P<0.001$。但是，两组因便秘、腹泻、恶心或呕吐而需要治疗的频率没有统计学显著性差异。

评论　无。

治疗选择 2　树脂类

一项在男性中进行的随机对照试验发现，与安慰剂相比，使用考来烯胺治疗7年，能减少非致命性心肌梗死事件和冠心病死亡的总数，虽然两组间的差异未达到常规意义的统计学显著性（即 P 值略大于 0.05）。

益处　**树脂类与安慰剂相比**：我们没有发现相关的系统综述，但发现一项随机对照试验，其研究对象为3806名35 ~ 59岁的LDL胆固醇＞190mg/dl的男性[8]。该试验发现，与安慰剂对照相比，考来烯胺每天24 g治疗7.4年，能减少非致命性心肌梗死和冠心病死亡事件的总数，虽然两组间的差异未达到常规意义的统计学显著性（考来烯胺治疗组发病率为8.1%，安慰剂对照组为 9.8%，RR 0.81，90%CI 0.68～0.97，P>0.05）。

害处 该随机对照试验没有有关害处的报告[8]。
评论 无。

治疗选择 3　他汀类

一项在中危男性中进行的随机对照试验发现，使用洛伐他汀治疗 5 年，能减少冠心病发病事件。但他汀治疗组和安慰剂对照组的全因死亡率没有显著性差异，这可能是由于该研究的样本量太小，因而没有足够的把握度检测出实际可能存在的、有重要临床意义的、组间死亡率的差别。另一项随机对照试验对中等危险的男性和女性平均治疗和随访 4.8 年后，发现普伐他汀和常规治疗在全因死亡率及非致命性心肌梗死和冠心病死亡的联合结局方面，没有统计学显著性差异。但是，常规治疗组约 30% 的参加者在研究期间已经开始使用降脂药，因此可能降低了对普伐他汀疗效的估计。

益处 他汀类与安慰剂或常规治疗相比：我们发现了两项比较 3-羟-3-甲基戊二酰辅酶 A 还原酶抑制剂（他汀类）和安慰剂对照的长期治疗效果（≥6 个月）的随机对照试验[9, 10]。第一项试验就是 AFCAPS/TexCAPS 研究，该研究包括 5608 名男性和 997 名女性，他们都是 HDL 胆固醇偏低的患者，但 TC 和 LDL 胆固醇处于一般人群的平均水平。该研究发现，与安慰剂比较，洛伐他汀每天 20～40mg 治疗 5.2 年，能显著降低首次主要冠心病事件和心血管事件的发生[9]（首次主要冠心病事件的 RR 0.63，95%CI 0.50～0.79；心血管事件的 RR 0.75，95%CI 0.62～0.91）。两组的全因死亡率无显著性差异，但是该研究计划的样本量本来也不足以检测出两组在全因死亡结局上的差别。（洛伐他汀组的全因死亡率为 80/3304 [2.4%]，安慰剂对照组为 77/3301 [2.3%]，差异无显著性，未报告 P 值和 CI）（见图 1）。第二项试验包括 10 355 名 LDL 胆固醇介于 120～189mg/dL 之间的高血压患者，他们同时还具备至少一个心血管病的其他危险因素，其中男性约占 50%，大部分研究对象（86%）无主要心脑血管病史。该研究比较了普伐他汀每天 40mg 治疗与常规治疗的效果[10]。平均治疗和随访 4.8 年后，未发现两组在全因死亡率以及非致命性心肌梗死和冠心病死亡联合结局上有统计学显著性差异。（6 年全因死亡率：普伐他汀治疗组为 631/5 170[14.9%]，常规治疗组为 641/5 185[15.3%]，RR 0.99，95%CI 0.89～1.11。6 年冠心病事件发生率：普伐他汀治疗组为 380/5 170[9.3%]，常规治疗组为 421/5 185[10.4%]，RR 0.91，95%CI 0.79～1.04）。参见下文的评论。

害处 我们找到了一篇关于长期他汀类治疗在心血管病一级和二级预防中的效果的系统综述[12]。该综述文献检索的时间为 1998 年，共收入 5 项随机对照试验，总计 31 817 名研究对象，其中两项试验为一级预防性研究，分别是在中危人群中进行的 AFCAPS/TexCAPS[9] 研究和在高危人群中进行的 WOSCOPS[11] 研究。该系统综述发现，在平均 5.4 年的治疗中，他汀类治疗组和安慰剂对照组在非心血管疾病死亡、癌症发病、无症状肌酸激酶升高（正常高限的 10 倍以上）和转氨酶升高（正常高限的 3 倍以上）方面无显著性差异（他汀组与安慰剂组相比：非心血管疾病死亡率的 RR 0.93，95%CI 0.81～1.07；癌症发生率的 RR 0.99，95%CI 0.90～1.08；肌酸激酶升高的 RR 1.25，95%CI 0.83～1.89；转氨酶升高的 RR 1.13，95%CI 0.95～1.33）。

评论 在上面益处部分引述的第二项试验中，与常规治疗相比，普伐他汀治疗 4 年，仅降低 LDL 胆固醇 16.7%，部分原因可能是常规治疗组中约 30% 的参加者在试验期间开始使用降脂药[10]，因而未能发现两组治疗在主要结局上有统计学显著性差异。

治疗选择 4　烟酸类

我们没有发现有关烟酸药物在中危人群中预防冠心病的随机对照试验。

益处 我们没有发现有关烟酸类药物在中危人群中预防冠心病的随机对照试验。
害处 我们没有发现相关的随机对照试验。
评论 无。

> **问　题** 在高危人群（年冠心病发病风险≥1.5%）中药物降低胆固醇预防冠心病的效果如何？

治疗选择 1　他汀类

两项随机对照试验和一篇系统综述证明，他汀类药物能减少高危人群的冠心病事件和全因死亡。该药物治疗收益的大小与患者冠心病基线危险以及血胆固醇降低的程度呈正相关，但与患者初始血胆固醇浓度的高低无关。一项对所有主要的他汀类药物一级和二级预防随机对照试验进行的系统综述发现，在 10 年冠心病风险超过 13% 的人群中，他汀类治疗降低死亡率的收益超过其害处。

益处 他汀类与安慰剂相比：我们未发现相关的系统综述，但找到了两项随机对照试验[11, 13]。第一项试验就是 WOSCOPS 研究，它包括 6595 名血清总胆固醇平均为 272mg/dL（7.0mmol/L）的 45～64 岁的男性。与安慰剂对照相比，普伐他汀每天 40mg 治疗 5 年，能显著减少非致命性心肌梗死和冠心病死亡的联合结局[11]（RR 0.69，95%CI 0.57～0.83）（见图 1）。

该研究还发现，与安慰剂对照相比，普伐他汀能降低全因死亡率，但两组间的差异刚刚达到统计学显著性水平（RR 0.78，95%CI 0.60～1.00）。第二项试验包括3239名70～82岁的无主要心血管疾病史的男性和女性。该研究发现，普伐他汀每天40mg治疗与安慰剂对照相比，在冠心病死亡、非致命性心肌梗死和卒中的联合结局上没有统计学显著性差异（普伐他汀组总发生率为181/1585[11.4%]，安慰剂对照组为200/1654[12.1%]，HR 0.94，95%CI 0.77～1.15）[13]。

害处 第二项试验未发现普伐他汀治疗组和安慰剂对照组在严重不良反应的发生率上有差异[13]。普伐他汀治疗组56%的人与安慰剂对照组55%的人报告曾发生过一次或一次以上严重不良反应。参见有关他汀类药物治疗中危人群时的害处。

评论 我们发现的证据显示，他汀类药物治疗收益的大小与受治者冠心病基线危险的高低以及血胆固醇降低的多少呈正相关，但是与初始血胆固醇浓度无关。我们发现了一项包括所有重要的、他汀类药物预防心血管病的、随机对照试验的系统综述，它既包括一级预防的试验，也包括二级预防的试验，涉及各种不同冠心病风险的人群。该系统综述的回归分析发现，对于10年内发生冠心病的风险超过13%的人，他汀类药物降低死亡率的益处大于其害处[17]（见图1）。

治疗选择2　贝特类

我们没有发现有关贝特类药物在高危人群预防冠心病的随机对照试验。

益处 我们没有发现有关贝特类药物在高危人群预防冠心病的随机对照试验。

害处 我们没有发现相关的随机对照试验。

评论 无。

治疗选择3　烟酸类

我们没有发现有关烟酸类药物在高危人群预防冠心病的随机对照试验。

益处 我们没有发现有关烟酸类药物在高危人群预防冠心病的随机对照试验。

害处 我们没有发现相关的随机对照试验。

评论 无。

治疗选择4　树脂类

我们没有发现有关树脂类药物在高危人群预防冠心病的随机对照试验。

益处 我们没有发现有关树脂类药物在高危人群预防冠心病的随机对照试验。

害处 没有发现相关的随机对照试验。

评论 无。

问题　低脂饮食和调脂饮食预防冠心病的效果如何？

治疗选择　低脂饮食（reduced fat diet，即降低脂肪摄入总量的饮食）和调脂饮食（modified fat diet，即调整脂肪摄入比例的饮食）

一篇包括各级冠心病危险人群的、关于调整饮食预防冠心病的系统综述发现，虽然证据有限，但是与常规饮食相比，低脂饮食和调脂饮食可以减少首次心血管事件的风险，但在降低死亡率方面，没有统计学显著性作用。

益处 **低脂饮食和调脂饮食与常规饮食相比：** 我们发现了一篇关于低脂饮食和调脂饮食（即通过给予饮食建议、饮食建议加膳食补充剂或提供膳食）预防心血管事件的疗效的系统综述[18]。该系统综述的文献检索时间是1999年，共纳入27项随机对照试验。虽然这27项试验既包括心血管病高危人群，也包括低危人群，但是所有研究人群的初始危险都很高：低危人群的心血管事件发生率为每年2.57%，高危人群为7.62%。总体结果显示，饮食干预组和正常饮食组的全因死亡率没有统计学显著性差异（RR 0.98，95%CI 0.86～1.12）。但是，饮食干预能显著降低心血管事件的发生率（RR 0.84，95%CI 0.72～0.99）（参见下文的评论）。另外，饮食干预预防心血管病的相对效果（即两组的率比）在高危和低危人群十分接近（高危人群的RR 0.84，95%CI 0.70～0.99；低危人群的RR 0.82，95%CI 0.56～1.20）。

害处 该系统综述没有提及饮食干预有关的害处[18]。

评论 该综述发现，如果在Meta分析中剔除一项用饮食建议加鱼油补充作为饮食干预的随机对照试验，饮食干预组和一般饮食组在总死亡率、心血管疾病死亡率和心血管事件发生率上的差别，都将变得没有统计学显著意义[18]（总死亡率的RR 1.02，95%CI 0.91～1.14；心血管疾病死亡率的RR 0.94，95%CI 0.79～1.11；心血管事件总发病率的RR 0.86，95%CI 0.72～1.03）。饮食干预预防心血管事件的相对效果在观察时间大于2年的试验中高于观察时间低于2年的试验。具体地讲，在随访时间大于2年的试验中，RR 0.76，95%CI 0.65～0.90；在随访时间小于2年的试验中，RR 0.96，95%CI

0.75～1.23。另外，唯一一项在低危人群中进行的试验是在统一集中就餐的机构和单位中进行的，并采用了控制式饮食。地中海饮食等其他类型的饮食在无心血管病史的人群中预防冠心病的效果尚未得到良好的证实。

参考文献

1. Ford ES, Mokdad AH, Giles WH, Mensah GA. Serum total cholesterol concentrations and awareness, treatment, and control of hypercholesterolemia among US adults: findings from the National Health and Nutrition Examination Survey, 1999 to 2000. Circulation 2003; 107:2185-2189.
2. World Health Organization. The world health report 1999: making a difference. The World Health Organization. Geneva. 2000. http://www.who.int/whr2001/2001/archives/1999/en/index.htm (last accessed 1 September 2005).
3. Heller RF, Chinn S, Pedoe HD, et al. How well can we predict coronary heart disease? Findings of the United Kingdom heart disease prevention project. *BMJ* 1984;288:1409-1411.
4. Tunstall-Pedoe H, Morrison C, Woodward M, et al. Sex differences in myocardial infarction and coronary deaths in the Scottish MONICA population of Glasgow 1985 to 1991: presentation, diagnosis, treatment, and 28-day case fatality of 3991 events in men and 1551 events in women. *Circulation* 1996;93:1981-1992.
5. Anderson KV, Odell PM, Wilson PWF, et al. Cardiovascular disease risk profiles. Am Heart J 1991;121:293-298.
6. National Health Committee. Guidelines for the management of mildly raised blood pressure in New Zealand. Wellington Ministry of Health, 1993. http://www.nzgg.org.nz (last accessed 7 August 2003).
7. Frick MH, Elo O, Haapa K, et al. Helsinki Heart Study: primary-prevention trial with gemfibrozil in middle-aged men with dyslipidemia. Safety of treatment, changes in risk factors, and incidence of coronary heart disease. N Engl J Med. 1987;317:1237-1245.
8. The Lipid Research Clinics Coronary Primary Prevention Trial results. I. Reduction in incidence of coronary heart disease. JAMA 1984;251: 351-364.
9. Downs JR, Clearfield M, Weis S, et al. Primary prevention of acute coronary events with lovastatin in men and women with average cholesterol levels: results of AFCAPS/TexCAPS. Air Force/Texas Coronary Atherosclerosis Prevention Study. JAMA 1998;279:1615-1622.
10. ALLHAT Officers and Coordinators for the ALLHAT Collaborative Research Group. The Antihypertensive and Lipid-Lowering Treatment to Prevent Heart Attack Trial. Major outcomes in moderately hypercholesterolemic, hypertensive patients randomized to pravastatin vs usual care: The Antihypertensive and Lipid-Lowering Treatment to Prevent Heart Attack Trial (ALLHAT-CLLT). JAMA 2002;288:2998-3007.
11. Shepherd J, Cobbe SM, Ford I, et al. Prevention of coronary heart disease with pravastatin in men with hypercholesterolemia. *N Engl J Med* 1995;333:1301-1307.
12. LaRosa JC, He J, Vupputuri S. Effect of statins on risk of coronary disease: a meta-analysis of randomized controlled trials. *JAMA* 1999; 282:2340-2346. Search date 1998; primary sources Medline, bibliographies, and authors' reference files.
13. Shepherd J, Blauw GJ, Murphy MB, et al.; PROSPER study group. PROspective Study of Pravastatin in the Elderly at Risk. Pravastatin in elderly individuals at risk of vascular disease (PROSPER): a randomised controlled trial. Lancet 2002;360:1623-1630.
14. Scandinavian Simvastatin Survival Study Group. Randomized trial of cholesterol lowering in 4444 patients with coronary heart disease: the Scandinavian simvastatin survival study (4S). *Lancet* 1995;344:1383-1389.
15. Long-term Intervention with Pravastatin in Ischemic Disease (LIPID) Study Group. Prevention of cardiovascular events and death with pravastatin in patients with coronary heart disease and a broad range of initial cholesterol levels. *N Engl J Med* 1998;339:1349-1357.
16. Sacks FM, Pfeffer MA, Moye LA, et al. Effect of pravastatin on coronary events after myocardial infarction in patients with average cholesterol levels. *N Engl J Med* 1996;335:1001-1009.
17. Jackson PR, Wallis EJ, Haq IU, et al. Statins for primary prevention: at what coronary risk is safety assured? *Br J Clin Pharmacol* 2001;52: 439-446. Search date not stated; primary sources Medline and bibliographies of reviews.
18. Hooper L, Summerbell CD, Higgins JPT, et al. Dietary fat intake and prevention of cardiovascular disease: systematic review. BMJ 2001; 322: 757-763. Search date 1999; primary sources the Cochrane Library, Medline, Embase, CAB abstracts, CVRCT registry (inception of database to mid-1998), SIGLE, related Cochrane Review Groups, bibliographies and 60 experts.

原作者

Michael Pignone
Associate Professor of Medicine
Division of General Internal Medicine
University of North Carolina
Chapel Hill
USA

利益冲突：Michael Pignone医生曾接受过拜尔（Bayer）制药公司和辉瑞（Pfizer）制药公司提供的研究资助、顾问费和与协助药物审批有关的报酬。

致谢：在此谨向本章以前版本的作者致谢，他们包括David Whiteman, Tom Kottke, Rod Jackson, Jeffery Probstfield, Colin Baigent, Cathie Sudlow, Cindy Mulrow 和 Andy Ness.

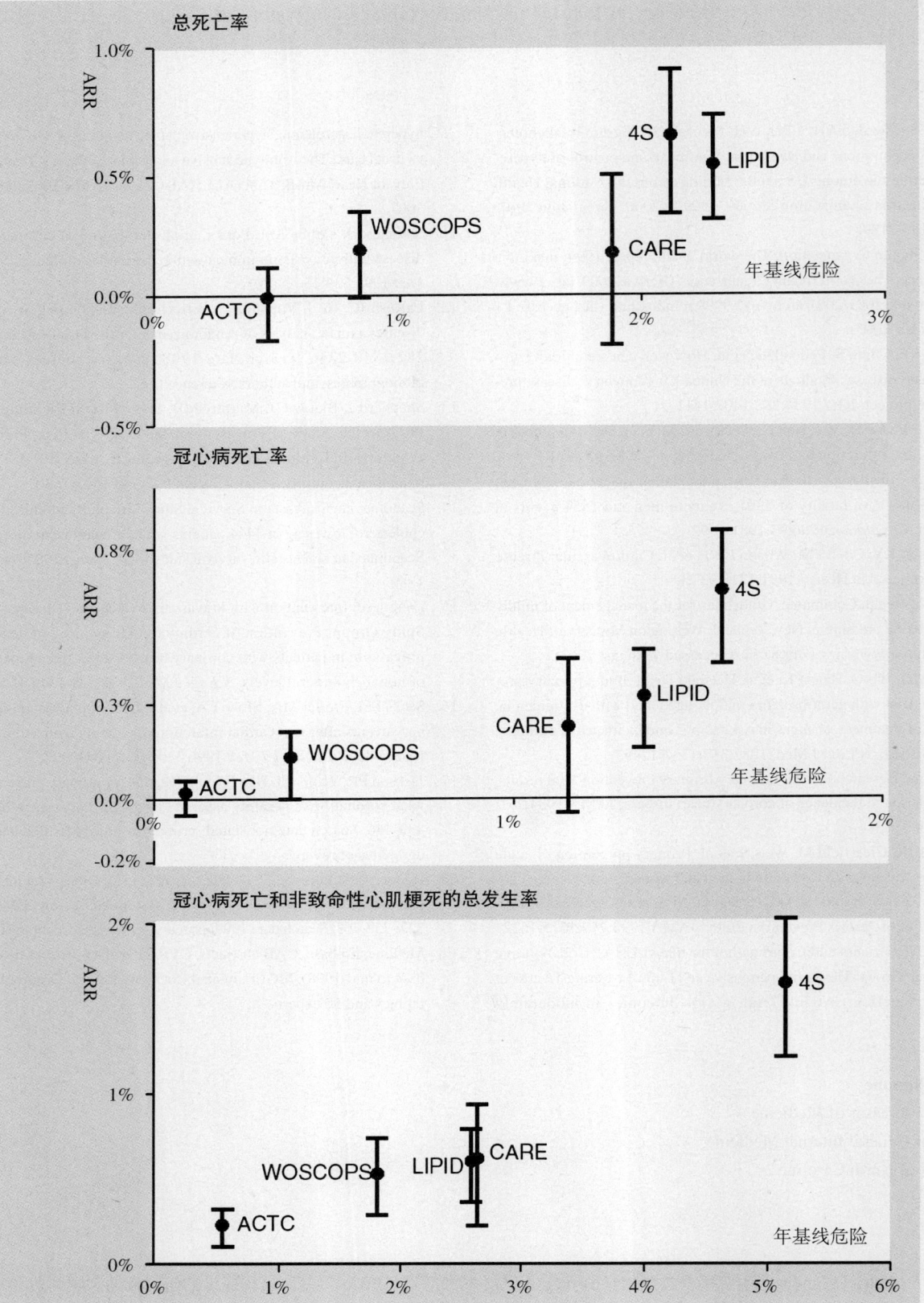

图1 在五项他汀类药物的大型冠心病一级预防和二级预试验中,降脂药物效果的绝对危险度(结局指标分别是年总死亡率、冠心病死亡率,以及冠心病死亡和非致命性心肌梗死总发生率)与安慰剂对照组相应事件基线危险(即发生率)的关系。五个研究分别是:ACTC=AFCAPS/TexCAPS[9],4S[14],LIPLD[15],CARE[16],WOSCOPS[11]。

冠心病一级预防：高血压

检索时间：2003年12月
原作者：Stacey Sheridan, Michael Pignone 郭丹杰 贾媛 译 刘元生 校 朱文玲 审

问　题

单药降压治疗的效果如何？
不同的降压药物对高血压患者的疗效如何？
饮食调控对高血压患者的效果如何？

治疗措施及其效果

治疗高血压
肯定有效
降压药物和安慰剂比较

降压药物之间的相互比较
效果不明
降压药物之间的相互比较

饮食补充预防高血压
很可能有效

鱼油的补充
低盐饮食
钾的补充

效果不明
钙的补充
镁的补充

请参考其他有关章节
参见糖尿病患者心血管事件的预防

主要信息

治疗高血压

◆ **降压药物和安慰剂比较**：几篇系统综述发现，与安慰剂相比，降压药物治疗降低了原发性高血压人群的致死和非致死性卒中、心脏事件的风险，并降低了总死亡率。

降压药物之间的相互比较

◆ **降压药物之间的相互比较**：几篇系统综述和随后进行的大规模随机对照试验发现，不同的降压药物治疗在降低总死亡率、心血管疾病死亡率和心肌梗死方面无显著性差异。但是，和其他降压药物相比，ACE抑制剂和α受体阻滞剂在降低卒中和联合心血管事件方面的效果不明显；ACE抑制剂、钙通道阻滞剂和α受体阻滞剂在减少心力衰竭发生方面没有显著效果；但钙通道阻滞剂在降低卒中的发生方面更有效。

饮食补充预防高血压

◆ **鱼油的补充**：我们没有发现系统综述和随机对照试验验证鱼油对高血压患者发病率和死亡率的影响。有一篇系统综述发现，和安慰剂相比，每日补充3克大剂量的鱼油可以适当地降低高血压患者的血压。
◆ **低盐饮食**：一篇系统综述发现，有关评价限制盐的摄入对心血管发病率和死亡率影响的随机对照试验太少，以至于无法得出结论。几篇系统综述显示，在高血压患者中，与普通饮食相比，饮食干预减少每日盐的摄入可以适度降低血压。
◆ **钾的补充**：我们没有发现系统综述或者随机对照试验验证钾的补充对高血压患者发病率和死亡率的影响。有一篇系统综述和一项随后进行的随机对照试验发现，与应用安慰剂或者不补充者相比，每日补充大约60mmol的钾（相当于5支香蕉内所含的钾的量）可以小幅度降低血压。
◆ **钙的补充**：我们发现，没有系统综述或者随机对照试验验证补充钙剂对高血压患者发病率和死亡率的影响。但有一篇包括

高血压患者和非高血压患者的系统综述发现，与安慰剂或者未补充者相比，补充钙剂可能会小幅度降低收缩压。

◆ **镁的补充**：我们没有发现系统综述和随机对照试验来验证补充镁对高血压患者发病率和死亡率的影响。但有一篇系统综述发现，对高血压人群补充镁和应用安慰剂相比，在降低血压方面没有显著性差异。

定义 高血压是一种临床上血压升高的疾病，在成人通常定义为舒张压大于等于90mmHg或者收缩压大于等于140mmHg[1,2]。世界卫生组织定义的高血压1级是指诊室收缩压在140～159mmHg或者舒张压在90～99mmHg；高血压2级是指收缩压在160～179mmHg或者舒张压在100～109mmHg；高血压3级是指收缩压大于等于180mmHg或者舒张压大于等于110mmHg[1]。通常推荐临床医生只要在1周或多周内，2次或多次不同随访中，每次均能获得2次或更多次升高的血压读数就可以诊断高血压。这个建议是按照降压治疗的随机对照试验中血压测量的模式，并且兼顾可靠检测血压升高和实际临床操作的折中方法。该篇综述主要关注原发性高血压的影响和治疗，即没有继发原因的收缩压和舒张压升高（单项或并存）。

发病率/患病率 冠心病是世界范围内造成死亡的主要原因[3]。它也是致残和增加健康开销的主要原因，并导致全世界13%人口的死亡率。大多数心脏疾病是和几种"传统的"危险因素相关，包括年龄、性别、血压升高、胆固醇升高、吸烟、糖尿病以及左心室肥厚[4]。在这些危险因素中，高血压最常见，占世界范围内成人发病率的20%[5]。与高血压相关的不良事件的相对风险是持续并不断升级的[6]。高血压不良预后的绝对风险依赖于是否存在其他心血管危险因素，包括吸烟、糖尿病、不正常的血脂水平以及血压升高的水平[7]。甚至年轻人成年期血压适度的升高都会增加中年时期心血管事件的风险[8]。

病因/危险因素 已经证实的高血压危险因素包括年龄、性别、种族、遗传易感性、饮食、缺少体力活动、肥胖，以及心理和社会性格[9]。

预后 与没有高血压的人群相比，高血压患者发生卒中、心肌梗死、心力衰竭和外周血管疾病的风险要增加2～4倍[6]。另外，他们患终末期肾病、视网膜病变、主动脉瘤的风险也会增加[10,11,12]。高血压患者不良事件的绝对风险依赖于其他心血管危险因素和血压升高的程度（参见发病率/患病率部分）[7]。

治疗目的 减少高血压病的发病率和死亡率及减少不良反应的发生。

结局 致死和非致死性心血管事件（包括冠状动脉、脑血管、肾脏和心力衰竭）的发生。当发病率和死亡率相关的结局不能获得时，替代结局包括个体危险因素的改变，例如血压。

方法 采用《临床证据》2003年12月的文献检索和评价方案。

问 题 单药降压治疗的效果如何？

治疗选择1 降压药物与安慰剂对比

几篇系统综述发现，与安慰剂相比，降压药物治疗降低了原发性高血压人群致死和非致死性卒中、心脏事件的风险，并降低了总死亡率。

益处 发病率和死亡率：我们发现三篇系统综述，其中一篇分别分析了不同严重程度的高血压患者应用降压药物的疗效[13]，另一篇评价了对于所有严重高血压患者应用降压药物的疗效[14]，第三篇评价了单纯收缩期高血压患者治疗的效果（见下面的注释）[15]。第一篇综述（检索日期1997年，包括15项随机对照试验，18 397名高血压患者）显示，舒张压高于110mmHg的患者，与安慰剂比较，作用于中枢的降压药物利血平和甲基多巴可以明显降低86%的充血性心力衰竭的发生（3项随机对照试验，171人；OR 0.14，95%CI 0.05～0.41）[13]。在这些试验中，由于1～2年时间里其他事件发生太少，以至于无法判断对卒中、主要冠状动脉事件、心血管疾病的发病率或者总死亡率的影响。该综述同时发现，对舒张压在90～109mmHg的60岁以下的成人，与安慰剂相比，利血平和甲基多巴可以显著减少1.4～7年间卒中的发生（5项随机对照试验，11 528名年龄小于60的患者；OR 0.51，95%CI 0.39～0.69），但是对于冠心病事件、心血管疾病死亡或者总死亡率没有影响。对于年龄大于60岁的患者，与安慰剂对比，甲基多巴或者β受体阻滞剂可以显著降低总死亡率（7项随机对照试验，6698人；OR 0.90，95%CI 0.81～1.00），心血管疾病死亡率（OR 0.77，95%CI 0.67～0.89），脑卒中（OR 0.66，95%CI 0.56～0.77），冠心病事件（OR 0.79，95%CI 0.68～0.92）以及充血性心力衰竭（OR 0.54，95%CI 0.43～0.68）。第二篇综述（检索日期未报道，16项随机对照试验，8项包括在第一篇综述中，45 019名高血压患者）发现，与安慰剂对比，包括ACE抑制剂、利尿剂、β受体阻滞剂和钙通道阻滞剂在内的所有降压药可以显著减少卒中和缺血性心脏事件的发生（卒中：RR 0.62，95%CI 0.54～0.70；缺血性心脏疾病事件：RR 0.85，95%CI 0.78～0.93）[14]。第三篇综述（检索日期1999年，8项随机对照试验，6项包括在前面的综述中，15 693名年龄超过60岁的单纯收缩期高血压患者）对年龄超过60岁的单纯收缩期高血压患者，进行降压药物与安慰剂的比较。降压药包括ACE抑制剂、利尿剂、β受体阻滞剂和钙通道阻滞剂[15]。研究发现，与安慰剂相比，降压药物可以显著减少卒中（RR 0.70，95%CI 0.59～0.82），冠心病事件（RR 0.70，95%CI 0.66～0.90）、心血管疾病死亡率（RR 0.82，95%CI 0.71～0.96）以及总死亡率（RR 0.87，95%CI 0.78～0.98）。而需要5年以上的治疗来预防心血管事件的数目在男性是18（95%CI 17～19）、女性是38（95%CI 36～40）。**生活质量**：我们发现一篇系统综述（检索日期1990年，9项随机对照试验，1620名高血压患者）比较了降压药物（β受体阻滞剂、血管扩张剂、钙通道阻滞剂、利尿剂、ACE抑制剂，作用于中枢的降压药物以及作用于中枢的α受体激动剂）与安慰剂或者未治疗者的效果[16]。其结果通过5项生活标准来评估：性功能、睡眠、精神活动、一般情况以及情绪。研究结果表明，药物治疗对上述指标没有任何负面作用。

害处 第一篇系统综述没有给出任何不良反应的信息[13]。第二篇系统综述（354项随机对照试验，有或无心血管事件的高血压患者）是针对单独应用钙通道阻滞剂、ACE抑制剂、血管紧张素受体阻滞剂、利尿剂和β受体阻滞剂，或者联合应用上述药物（包括40 000例治疗个体和16 000例对照个体）的疗效的研究。结果显示，与安慰剂相比，不同降压药物的不良反应明显不同[14]。同时发现，与安慰剂相比，标准剂量β受体阻滞剂、钙通道阻滞剂和利尿剂明显增加不良反应的发生（不良反应的比率：β阻滞剂：7.5%，95%CI 4%～11%；钙通道阻滞剂：8.3%，95%CI 4.8%～11.8%；利尿剂：9.9%，95%CI 6.6%～13.2%）。钙通道阻滞剂的不良反应包括颜面充血、踝关节水肿和头晕眼花；利尿剂的不良反应有头晕、乏力、恶心和肌肉抽搐；β受体阻滞剂的不良反应有肢端发凉、疲劳和恶心。但研究发现，标准剂量的血管紧张素Ⅱ受体阻滞剂或者ACE抑制剂和安慰剂，均不会明显增加不良反应的发生（不良反应的比率：血管紧张素受体阻滞剂：0.0%，95%CI －5.4%～+5.4%；ACE抑制剂：3.9%，95%CI －0.5%～+8.3%）。在服用任何降压药的人群中，由于不良反应造成撤药的发生率≥1%[14]。两篇进一步的系统综述也没有给出关于不良反应的信息[15,16]。对于标准剂量，请参见网络版表格A。

评论 在比一般人健康的人群中进行的随机对照试验显示，这些人的心血管危险因素、心血管疾病和共病（comorbidity）的比例较低[13,14,15,16]。有较高心血管危险的人群的短期绝对风险降低比随机对照试验中所见到的降低要多，而具有像终末期肿瘤或者晚期阿尔采墨病等主要竞争风险的人群的短期绝对风险降低较少。

问 题	不同的降压药物对高血压患者的疗效如何？

治疗选择1	降压药物之间的相互比较

几篇系统综述和随后的大规模随机对照试验发现，不同的降压药物治疗在减少总死亡率、心血管疾病死亡率和心肌梗死方面无显著性差异。但是，和其他降压药物相比，ACE抑制剂和α受体阻滞剂在降低卒中和联合心血管事件方面的效果较低；ACE抑制剂、钙通道阻滞剂和α受体阻滞剂在降低心力衰竭方面的疗效较低；但钙通道阻滞剂可更有效地降低卒中的发生率。

益处 我们发现了两篇系统综述和随后的一项随机对照试验（已在2项报道中发表）[18,19]。第一篇综述（检索日期2003年，15项随机对照试验，120 574名高血压患者）对比了新型降压药物（钙通道阻滞剂、ACE抑制剂、血管紧张素受体阻滞剂和α受体阻滞剂）和老药（利尿剂和β受体阻滞剂）的疗效[35]。研究发现，新型降压药物和老药相比，对总死亡率（OR 0.98，95%CI 0.94～1.02）、心血管病死亡率（OR 1.00，95%CI 0.95～1.07）、心肌梗死（OR 1.00，95%CI 0.95～1.06）、主要心血管事件（OR 1.01，95%CI 0.95～1.09）和卒中（OR 0.98，95%CI 0.88～1.08）的影响无显著性差异。但是，与老药相比，新型药物明显具有减少心力衰竭发生的保护作用（OR 1.23，95%CI 1.03～1.47）。第二篇综述（检索日期2000年，8项随机对照试验，其中4项包括在第一篇综述中，37 872名高血压患者）比较了新型降压药物（钙通道阻滞剂和ACE抑制剂）与老药（β受体阻滞剂和利尿剂）的疗效[17]。结果发现新旧两类降压药物对冠心病、心力衰竭、主要心血管事件和总死亡率（所有结果P>0.1）的影响无显著性差异。但是，该篇综述同时发现，与利尿剂或者β受体阻滞剂相比，钙通道阻滞剂（RR 0.87，95%CI 0.77～0.98）可以明显降低卒中的发生，并且具有降低心血管疾病的趋势（RR 1.12，95%CI 1.0～1.26）。随后进行的随机对照试验（33 357名高血压患者，并同时存在至少一项其他心血管危险因素）对比了四项干预措施的结果：利尿剂氯噻酮（25mg/d）、钙通道阻滞剂氨氯地平（2.5～10mg/d），ACE抑制剂赖诺普利（Lisonipril）（10～40mg/d），以及α受体阻滞剂都碟若欣（Doxazosin）（2mg/d、4mg/d和8mg/d）[18,19]。该随机对照试验结果证实，利尿剂和其他降压药物在预后方面各有优势。但利尿剂和其他降压药物相比，在致死性冠心病或非致死性心肌梗死方面无显著性差异（利尿剂与钙通道阻滞剂比较：RR 0.98，95%CI 0.90～1.07；利尿剂和ACE抑制剂比较：RR 0.99，95%CI 0.91～1.08；利尿剂和α阻滞剂比较：RR 1.02，95%CI 0.92～1.15）。但是这项研究同时发现，和利尿剂相比，ACE抑制剂和α受体阻滞剂明显增加了卒中和联合心血管事件的发生率；而且ACE抑制剂、钙通道阻滞剂和α受体阻滞剂明显增加了心力衰竭的发生率（ACE抑制剂与旧药比较：RR 1.19，95%CI 1.07～1.31；钙通道阻滞剂和旧药比较：RR 1.38，95%CI 1.25～1.52；α阻滞剂和旧药比较：RR 1.8，95%CI 1.61～2.02）。**β受体阻滞剂和利尿剂相比**：我们发现了2篇系统综述[20,21]。第一篇综述（检索日期1995年，18项随机对照试验，>48 000名入选者）将大、小两种剂量的利尿剂和β受体阻滞剂进行比较[20]。第二篇综述（检索日期1998年，10项随机对照试验，其中8项包括在第一篇综述中）仅限于60岁以上人群的研究结果（16 164名超过60岁的患者）[21]。在这些综述中，利尿剂一致地可降低卒中、心血管疾病和总死亡率。β受体阻滞剂在降低卒中方面与利尿剂有相似的作用，而且有降低心血管疾病和死亡率的趋势，尽管它的可信区间较大并且结果无显著性。**ACE抑制剂和钙通道阻滞剂比较**：我们发现一篇系统综述（检索日期2000年，2项随机对照试验，4871名高血压患者）比较了ACE抑制剂和钙通道阻滞剂的疗效[17]。结果发现，ACE抑制剂和钙通道阻滞剂在全因死亡率和卒中方面没有显著性差异（总死亡率：RR 1.03，95%CI 0.91～1.18；卒中：RR 1.02，95%CI 0.85～1.21）。但是，与钙通道阻滞剂相比，ACE抑制剂可以显著减少冠状动脉事件的发生（RR 0.81，95%CI 0.68～0.97），并且有降低心力衰竭发生的趋势（RR 0.81，95%CI 0.67～1.0）。**血管紧张素受体阻滞剂和其他新型降压药物对比**：我们没有发现系统综述和随机对照试验比较血管紧张素受体阻滞剂和其他新型降压药物。

害处 综述表明，与安慰剂相比，短效和长效钙通道阻滞剂并不增加卒中、心血管疾病、心力衰竭和总死亡率的风险[17]。但是，和其他药物相比（例如利尿剂、β受体阻滞剂和ACE抑制剂），钙通道阻滞剂可能增加心血管疾病、慢性心力衰竭和主要心血管事件的风险（见上）。非常少的研究证明，对那些无心血管疾病的患者应用短效钙通道阻滞剂可出现不良反应，尽管这些药物在已知心血管疾病人群中由于剂量相关的不良反应已被终止使用[22]。

评论 无。

| 问 题 | 饮食调控对高血压患者的疗效如何？ |

治疗选择1　鱼油的补充

我们没有发现系统综述和随机对照试验来验证鱼油对高血压患者发病率和死亡率的影响。但有一篇系统综述发现，和安慰剂相比，每日补充3克大剂量的鱼油可以适当降低高血压患者的血压。

益处 **发病率或死亡率**：我们没有发现系统综述和随机对照试验评价高血压人群补充鱼油对发病率和死亡率的影响。**血压**：我们发现有一篇系统综述（检索日期2001年，36项随机对照试验，2114名患者，其中50%有高血压）比较了补充鱼油（作为胶囊应用，中位数为3.7g/d[0.2～15g/d]，主要含二十碳五烯酸和二十二碳六烯酸）与不补充鱼油或者应用"安慰剂"对血压的影响[23]。这篇综述对高血压患者（定义为血压≥140/90mmHg）进行了单独的分析。研究发现，与应用安慰剂相比，高血压患者补充鱼油可显著降低血压（收缩压平均降低：−3.65mmHg，95%CI −5.73mmHg～−1.58mmHg；舒张压平均降低：−2.51mmHg，95%CI −3.70mmHg～−1.33mmHg）。其获益与鱼油的剂量无关，尽管仅有一项研究报道鱼油的剂量与西方饮食习惯中的含量是一致的（小于250mg/d）。

害处 该篇综述没有给出不良反应的相关信息[23]。有一篇包含随机对照试验的早期系统综述（检索日期未报道，1993年发表）和对照临床试验发现，服用大剂量鱼油的患者大约有1/3会出现呃逆、口臭、鱼腥味和腹痛[24]。

评论 这些随机对照试验是短期的（小于12周），而且应用了大剂量鱼油（中位数为3.7g/d）。如此大的剂量在西方人群中是很难维持的，因为他们的饮食习惯中每日鱼油的摄入量低于250mg/d（每周1次油腻的鱼餐）。

治疗选择2　低盐饮食

一篇系统综述发现，有关评价限制盐的摄入对心血管疾病发病率和死亡率影响的随机对照试验太少，以至于无法得出结论。几篇系统综述发现，在高血压患者中，与普通饮食相比，减少每日盐的摄入的饮食干预可以适度降低血压。

益处 **发病率或死亡率**：我们发现一篇系统综述（检索日期1998年，8项随机对照试验，其中5项在387名未治疗的高血压患者中进行，3项在801名已治疗的高血压患者中进行）对比了在血压正常和血压升高超过6个月至7年的患者中限盐饮食的干预与普通饮食对发病率和死亡率的影响[25]。研究发现，随机对照试验提供的有关心血管疾病发病率和死亡率的数据不充足，以致无法得出结论。**血压**：我们发现了三篇系统综述[25, 26, 27]和一项随后进行的随机对照试验[30]。每项研究都针对减少不同的盐摄入量（−48.94mmol，78mmol，118mmol）进行评价，所以我们在这里把它们均进行报道。这些研究均发现，限盐饮食降低了血压，但是有2篇综述[26, 27]得出了关于钠降低的幅度和时程与血压降低程度之间的关系的混合的结论。随后进行的随机对照试验直接检测了超过3个月的随访中盐的限制摄入量的幅度。第一篇综述（检索日期1998年，8项随机对照试验，1188名高血压患者）发现，与普通饮食相比，造成盐摄入量减少的强化饮食和行为改变的干预（24小时之内可减少−48.94，95%CI −65.4～+32.46）在6～12个月时可以明显降低收缩压（4项随机对照试验，179名患者：WMD −8.01mmHg，95%CI −18.5～−0.23），而舒张压无显著变化（2项随机对照试验，87名患者：WMD −4.65mmHg，95%CI −9.33～+0.04）[25]。针对舒张压的Meta分析可能缺乏把握度以致无法检出组间的临床重要差异。由于针对高血压患者随访超过12个月的随机对照试验太少，以至于不能得出有关长期预后的明确结论。但是，综述发现，对于有或无高血压的患者，与未限盐相比，限盐饮食在13～60个月时可以明显降低收缩压（4项随机对照试验，2347名患者：WMD −1.12mmHg，95%CI −1.83～−0.41），但是对舒张压的降低没有显著性差异（WMD −0.62mmHg，95%CI −1.54～+0.31）。第二篇综述（检索日期2001年，17项随机对照试验，没有一项包括在第一篇综述中，734名高血压患者）发现，盐摄入量减少78mmol且平均超过6周（95%CI −117mmol～−53mmol）可以明显降低血压（在4周至1年的范围内；平均降低收缩压：−4.97mmHg，95%CI −5.57～−4.17；平均降低舒张压：−2.73mmHg，95%CI −3.21～−2.25）[26]。第三篇综述（检索日期2002年，58项随机对照试验，12项包括在

第二篇综述中，2161 名高血压患者）发现，盐摄入量减少 118mmol 平均超过 28 天时可以明显降低血压（在 4 天至 1 年的范围内）；收缩压的 WMD：−4.18mmHg，95%CI −5.08 ~ −3.27；舒张压 WMD：−1.98mmHg，95%CI −2.46 ~ −1.32）[29]。我们发现一项随后进行的随机对照试验（412 名收缩压/舒张压>120/80mmHg 的患者，平均年龄 48 岁，时程 30 天）评价了钠和血压水平之间的关系[28]。在一项交叉设计中，人们分别接受 3 种已准备好的不同目标盐摄入量的饮食（150、100 和 50mmol/d[8.6、5.7 和 2.9g/d]）[28]。该项随机对照试验发现，与高盐摄入量者相比，所有食用典型美国饮食的患者，即盐摄入量最低组（例如那些最严格的限盐饮食者）的收缩压（平均降低 −6.7mmHg，95%CI −5.4 ~ −8.0；$P<0.001$）和舒张压明显降低（平均降低 −3.5mmHg，95%CI −0.8 ~ −2.5；$P<0.001$）。尽管限盐饮食的最强作用发生在 1 周以后，但在整个研究过程中血压仍持续降低，说明随访时间越长作用越明显[29]。

害处 我们没有发现有关害处的证据。

评论 与大型的随机对照试验相比，小型随机对照试验倾向于报道收缩压和舒张压的降低更明显。这点或许可以用小型随机对照试验的发表偏倚或者其方法严密性的欠缺来解释。

治疗选择 3　钾的补充

我们没有发现系统综述和随机对照试验验证钾的补充对高血压患者发病率和死亡率的影响。有一篇系统综述和一项随后进行的随机对照试验发现，与应用安慰剂或者不补充者相比，每日补充大约 60mmol 的钾（大约相当于 5 支香蕉内所含的钾量）可以小幅度降低血压。

益处 **发病率或者死亡率**：我们没有发现系统综述和随机对照试验验证补充钾对原发性高血压患者发病率和死亡率的影响。**血压**：我们发现一篇系统综述[30]和一项随后进行的随机对照试验[31]。该篇综述（检索日期 1995 年，21 项随机对照试验，1560 名成年高血压患者，年龄在 19 ~ 79 岁）比较了补充钾（60 ~ 100mmol/d[2 ~ 3g/d]的氯化钾）、安慰剂或者不补充钾对于血压的影响[30]。研究发现，和安慰剂或不补充钾者相比，补充钾可以明显降低收缩压（与安慰剂相比，补充钾收缩压平均降低 3.11mmHg，95%CI 1.91 ~ 4.31）和舒张压（与安慰剂相比，补充钾舒张压平均降低 1.97mmHg，95%CI 0.52 ~ 3.42）。随后进行的随机对照试验（150 名现居中国的成年人，年龄在 35 ~ 64 岁，血压在 130 ~ 159/80 ~ 94mmHg）发现，与安慰剂组相比，接受 12 周氯化钾（60mmol/d）治疗的患者的收缩压有同样的明显降低（与安慰剂相比，服用氯化钾者平均降低 5mmHg，95%CI −2.13 ~ −7.88）。但是，在舒张压平均降低方面两组间无显著性差异（与安慰剂相比，补充钾平均降低 0.63mmHg，95%CI −2.49 ~ +1.23）[31]。

害处 该篇系统综述中报告的胃肠道副作用如呃逆、胀气、恶心呕吐和腹部不适的发生率为 2% ~ 10%[30]。随后进行的随机对照试验没有给出不良反应的信息[31]。我们发现对于无肾衰竭和未服用可升高血清钾药物的人群，没有直接的证据证明补充钾有更多的害处。

评论 无。

治疗选择 4　钙的补充

我们没有发现系统综述和随机对照试验来验证补充钙对高血压患者发病率和死亡率的影响。有一项包括高血压患者和非高血压患者的系统综述发现，与安慰剂或者未补钙者相比，补充钙可能会小幅度地降低收缩压。

益处 **发病率或死亡率**：我们没有发现随机对照试验来验证补充钙对原发性高血压患者发病率或死亡率的影响。**血压**：我们发现一篇系统综述（检索日期 1994 年，42 项随机对照试验，4560 名有或无高血压的中年人）对比了每日补充 500 ~ 2000mg 钙、服用安慰剂或不补充钙对血压的影响[32]。该篇综述没有对有或者无高血压的患者进行单独分析。研究还发现，与安慰剂或没有应用者相比，补充钙可以小幅度降低血压，而且降低的幅度有显著性（平均收缩压降低：补充组与对照组相比：−1.44mmHg，95%CI −2.20 ~ −0.68；平均舒张压降低：−0.8mmHg，95%CI −1.44 ~ −0.24）。在饮食和非饮食补充钙的试验中也获得了同样的结果。

害处 该篇综述发现胃肠道不良反应通常是较轻的如腹痛，并且不同的制剂反应不同[32]。

评论 与高血压人群特殊相关的数据是由一些小样本、短时程的极少量的研究提供，因而无法评论。

治疗选择 5　镁的补充

我们没有发现系统综述和随机对照试验验证补充镁对高血压患者发病率和死亡率的影响。有一项系统综述发现，高血压人群补充镁和应用安慰剂相比，在降低血压方面没有显著性差异。

益处 **发病率或死亡率**：我们没有发现系统综述和随机对照试验验证补充镁对发病率和死亡率的影响。**血压**：我们发现一篇系统综述[33]和一项随后进行的随机对照试验[34]。这篇综述（检索日期 2001 年，20 项随机对照试验，1220 名有或无高血压及血镁正常的患者）对比了补充镁和安慰剂对血压的影响[33]。该篇综述对高血压患者（定义为平均开始时的收缩压>140mmHg 和舒张压>90mmHg）进行了单独分析。研究发现，每天增加 10mmol 的镁，并不能显著降低收缩压（3.3mmHg，95%CI −0.1 ~ +6.8）和舒张压（2.3mmHg，95%CI −1.0 ~ +5.6）。随后进行的随机对照试验（36 名轻度高血压患者）

发现，36名接受10周镁治疗的患者，与安慰剂对照组相比，补充镁600mg对血压无显著影响（$P=0.081$）[34]。

害处 该篇系统综述和随后进行的随机对照试验没有给出不良反应的信息。

评论 仍需进行有关补充更高剂量镁的更大型的研究。

参考文献

1. World Health Organisation; International Society of HypertensionWriting Group. 2003 WHO/ISH statement on management of hypertension. *J Hypertens* 2003;21:21983-21992.
2. Chobanian AV, Bakris GL, Black HR, et al. Seventh report of the Joint National Committee on Prevention, Detection, Evaluation,and Treatment of High Blood Pressure. *Hypertension* 2003;42:1206-1552.
3. World Health Organisation. The World Health Report 2000.Geneva: world Health Organisation: 2000.http://www.who.int/whr/2000/en/index.html (Accessed 19August 2005).
4. Greenland P, Knoll MD, Stamler J, et al. Major risk factors as antecedents of fatal and nonfatal coronary heart diseaseevents. *JAMA* 2003; 290:891-897.
5. World Health Organisation. The World Health Report 1997:Executive Summary. Geneva: world Health Organisation: 1997. http://http:www.who.int/shr2001/2001/archives//1997/exsum97e.htm (Accessed 3 February 2004)
6. Kannel WB. Blood pressure as a cardiovascular risk factor:prevention and Treatment. *JAMA* 1996;275:1571-1576.
7. Ferrucci L, Furberg CD, Phennix BW, et al. Treatment of isolated systolic hypertension is most effective in older patients withhigh risk profile. *Circulation* 2001;104:1923-1926.
8. Miura K, Daviglus ML, Dyer AR, et al. Relationships of blood pressure to 25-year mortality due to coronary heart disease, cardiovascular diseases, and all causes in young adult men: the Chicago Heart Association Detection Project in Industry. *Arch Intern Med* 2001;161:1501-1508.
9. Labarthe, Darwin R. High blood pressure. In: Epidemiology and prevention of cardiovascular diseases: a global challenge. Gaithersburg, MD: Aspen Publishers, Inc.; 1998:226.
10. Padwal R, Straus SE, McAlister FA. Evidence based management of Hypertension. Cardiovascular risk factors and their effects on the decision to treat hypertension: evidencebased review. *BMJ* 2001;332:977-980.
11. Klein R, Klein BE, Moss SE. The relation of systemic hypertension to changes in the retinal vasculature: the Beaver Dam Eye Study. *Trans Am Ophthalmol Soc* 1997;95:329-348.
12. Lederle FA, Johnson GR, Wilson SE, et al. Prevalence and associations of abdominal aortic aneurysms detected through screening. Aneurysm Detection and Management (ADAM)Veterans Affairs Cooperative Study Group. *Ann Intern Med* 1997;126:4411-4419.
13. Gueyffier F, Froment A, Gouton M. New meta-analysis of treatment trials of hypertension: improving the estimate of therapeutic benefit. *J Hum Hypertens* 1996;10:1–8. Search date 1997; primary source Medline.
14. Law M, Wald N, Morris J. Lowering blood pressure to prevent myocardial infarction and stroke: a new preventative strategy. *Health Technol Assess* 2003;7:1-94. Search date not reported;primary sources Medline, Cochrane collaboration and Web of Science databases, Stroke registries, Health Survey for England, Office of National Statistics, BUPA (British United Provident Association) study.
15. Staessen JA, Gasowski J, Wang JG, et al. Risks of untreated and treated isolated systolic hypertension in the elderly: meta-analysis of outcome trials. *Lancet* 2000;355:865-872.Search date 1999; primary sources other systematic reviews and reports from collaborative trialists.
16. Beto JA, Bansal VK. Quality of life in treatment of hypertension:a meta-analysis of clinical trials. *Am J Hypertens* 1992;5:125-133. Search date 1990; primary sources Medline and ERIC.
17. Blood Pressure Lowering Treatment Trialists Collaborative.Effects of ACE inhibitors, calcium antagonists, and other blood pressure lowering drugs: results of prospectively designed randomised trials. *Lancet* 2000;355:1955-1964. Search date 2000; primary sources not reported.
18. Major outcomes in high risk hypertensive patients randomised to angiotensin-converting enzyme inhibitor or calcium channel blocker vs diuretic: The Antihypertensive and Lipid LoweringTreatment to Prevent Heart Attack Trial (ALLHAT). *JAMA* 2002;288:2981-2997.
19. Antihypertensive and Lipid-Lowering Treatment to Prevent Heart Attack Trial Collaborative Research Group. Diuretic versus alpha blocker as first-step hypertensive therapy: final results from the Antihypertensive and Lipid-Lowering Treatment to Prevent Heart Attack Trial (ALLHAT). *Hypertension* 2003;42:239-246.
20. Psaty BM, Smith NS, Siscovick DS, et al. Health outcomes associated with antihypertensive therapies used as first line agents: a systematic review and meta-analysis. *JAMA* 1997;277:739-745. Search date 1995; primary source Medline.
21. Messerli FH, Grossman E, Goldbourt U. Are beta-blockers efficacious as first-line therapy for hypertension in the elderly? A systematic review. *JAMA* 1998;279:1903-1907. Search date 1998; primary source Medline.
22. Cutler JA. Calcium channel blockers for hypertension-uncertainty continues. *N Engl J Med* 1998;338:679-680.
23. Geleijnse JM, Giltay EJ, Grobbee DE, et al. Blood pressure response to fish oil supplement: metaregression analysis of randomised trials. *J Hypertens* 2002;20:1493-1499. Search date 2001; primary sources author check of tables and reference lists from meta-analyses and quantitative reviews, Medline.
24. Morris MC, Sacks F, Rosner B. Does fish oil lower blood pressure? A meta-analysis of controlled clinical trials. *Circulation* 1993;88:523-533. Search date not reported; primary source Index Medicus.
25. Hooper L, Bartlett C, Davey Smith G, et al. Advice to reduce dietary salt for prevention of cardiovascular disease (Cochrane Review). In: The Cochrane Library, Issue 1, 2005. Chichester, UK John Wiley & Sons, Ltd. Search date 1998, primary sources primary sources Cochrane Library, Medline, Embase, bibliographies of included studies and related systematic reviews, author contact.
26. He FJ, Macregror GA. Effects of modest salt reduction on blood pressure: a meta analysis of randomised trials. Implications for public health. *Journal of Human HTN* 2002;16:761-770. Search date 2001.
27. Jürgens G, Graudal NA. Effects of low sodium diet versus high sodium diet on blood pressure, renin, aldosterone, catecholamines, cholesterols, and triglyceride (Cochrane Review). In: The Cochrane Library, Issue 1, 2005. Chichester,UK: John Wiley & Sons, Ltd. Search date 2002; primary sources Medline, reference lists, Embase, CCTR.
28. Sacks FM, Svetkey LP, Vollmer WM, et al. Effects on blood pressure of reduced dietary sodium and the Dietary Approaches to Stop Hypertension (DASH) diet. *N Engl J Med* 2001;344:3-10.
29. Obarzanek E, Proschan MA, Vollmer WM, et al. Individual blood

pressure responses to changes in salt intake: results from DASH Sodium trial. *Hypertension* 2003;42:459-467.
30. Whelton PK, He J, Cutler JA, et al. Effects of oral potassium on blood pressure: meta-analysis of randomized controlled clinical trials. *JAMA* 1997;277:1624-1632. Search date 1995; primary source Medline.
31. Gu Dongfeng, He Jiang, Wu Xigui, et al. Effect of potassium supplementation on blood pressure in Chinese: a randomized placebo-controlled trial. *J Hypertens* 2001;19:1325-1331.
32. Griffith LE, Guyatt GH, Cook RJ, et al. The influence of dietary and nondietary calcium supplementation on blood pressure. *Am J Hypertens* 1999;12:84-92. Search date 1994; primary sources Medline and Embase.
33. Jee S, Miller E III, Gualler S, et al. The effect of magnesium supplementation on blood pressure: a meta-analysis of randomized clinical trials. *Am J Hypertens* 2002;15:691-696. Search date 2001; primary sources Medline, review of references lists of original research and review articles, review of own reference files.
34. Walker AF, Marrrakis G, Morris AP, et al. Promising hypotensive effect of hawthorne extract: a randomised double blind study of mild essential hypertension. *Phytother Res* 2002;16:48-54.
35. Staessen JA, Wang JG & Thijs L. Cardiovascular prevention and blood pressure reduction: a quantitative overview updated until 1 March 2003. *Journal of Hypertension* 2003;21:1055-1076.

原作者
Stacey Sheridan
Assistant Professor of Medicine

Michael Pignone
Assisstant Professor of Medicine
Division of General Intermal Medicine
University of North Carolina
Chapel Hill
USA

利益冲突：Michael Pignone 已经接受来自于拜耳公司和辉瑞公司的研究支持、顾问费和特许费。Stacey Sheridan 没有声明。

缺血性心脏事件的二级预防

检索时间：2004年7月

原作者：Apoor Gami　李帮清 译　刘元生　郭丹杰 校　朱文玲 审

问　题

抗血栓治疗的效果如何？
其他药物治疗的效果如何？
降低胆固醇的疗效如何？
降低血压的疗效如何？
非药物治疗的疗效如何？
血运重建治疗的疗效如何？

治疗措施及其效果

抗血栓治疗

肯定有效
阿司匹林
无抗血小板治疗时的口服抗凝药治疗
噻吩吡啶

很可能有效
抗血小板药物联合应用

很可能无效甚至有害
抗血小板治疗加用口服抗凝药
口服糖蛋白 IIb/IIIa 受体抑制剂

其他药物

肯定有效
胺碘酮
血管紧张素 II 受体阻滞剂
血管紧张素转换酶抑制剂（对有或无左心室功能障碍的人群）
β 受体阻滞剂

效果不明
血管紧张素 II 受体阻滞剂联合血管紧张素转换酶抑制剂

很可能无效甚至有害
钙通道阻滞剂
I 类抗心律失常药（奎尼丁、普罗卡因胺、丙吡胺、英卡尼、氟卡尼、莫雷西嗪）
激素替代治疗
索他洛尔

降低胆固醇的治疗

肯定有效
非特异性降低胆固醇
他汀类

很可能有效
贝特类

降低血压的治疗

肯定有效
降低血压

非药物治疗

肯定有效
心脏康复治疗（包括运动锻炼）

很可能有效
地中海饮食
社会心理治疗
戒烟

效果不明
建议减少脂肪摄入
建议增加纤维摄入
增加鱼油消耗（来自富含油的鱼或胶囊）

不太可能有效
抗氧化维生素组合
多种维生素
维生素 C

很可能无效甚至有害	很可能有效
β 胡萝卜素 维生素 E	冠状动脉旁路移植术（与加或不加支架治疗多支病变的经皮腔内血管成形术对比） 冠状动脉经皮腔内血管成形术与药物治疗对比
外科治疗	
肯定有效	**将在新版中加入**
冠状动脉旁路移植术与单纯药物治疗对比 冠状动脉内支架置入术（和单纯冠状动脉经皮腔内血管成形术对比）	酒精摄入 埋藏式心律转复除颤器 见词汇表 **G**

主要信息

抗血栓治疗

◆ **阿司匹林**：两篇系统综述发现，阿司匹林与安慰剂比较，前者可以降低严重的血管事件和全因死亡。其中一篇系统综述发现阿司匹林 75～325 mg/d 与较大剂量 500～1500 mg/d 是等效的。

◆ **无抗血小板治疗时的口服抗凝药治疗**：一篇系统综述发现，与安慰剂或阿司匹林比较，中等强度或高强度口服抗凝血药降低了冠状动脉疾病患者的心血管事件的危险性，但显著增加了出血的危险性。

◆ **噻吩吡啶类**：两篇系统综述和两项随机对照试验发现，噻吩吡啶在降低未来心血管事件危险性方面比阿司匹林更有效。

◆ **抗血小板药物联合应用**：有一项随机对照试验发现：与单用阿司匹林比较，对已用了阿司匹林的患者加服氯吡格雷可降低严重的心脏血管事件。一篇系统综述和一项随机对照试验发现，与单用阿司匹林相比，阿司匹林加口服糖蛋白 Ⅱb/Ⅲa 受体抑制剂增加死亡和严重出血事件。

◆ **抗血小板治疗加用口服抗凝药**：一篇系统综述发现，与单用阿司匹林比较，阿司匹林加用中等或高强度口服抗凝药能降低严重的心血管事件的危险性，但却增加了大出血的危险性。一项随机对照试验发现，与单用阿司匹林比较，在阿司匹林基础上加用固定小剂量的华法林对心血管结局无影响。另一项随机对照试验发现，与单用阿司匹林比较，定量的希美加群（Ximelagatran）降低了严重心血管事件。但我们没有发现比较口服抗凝血药加用阿司匹林与其他药物的随机对照试验。

◆ **口服糖蛋白 Ⅱb/Ⅲa 受体抑制剂**：有一篇系统性综述发现，与单用阿司匹林比较，口服糖蛋白 Ⅱb/Ⅲa 受体抑制剂（在没有服用阿司匹林的患者中）增加了死亡、心肌梗死和出血发生率。但我们没有发现关于口服糖蛋白 Ⅱb/Ⅲa 受体抑制剂与安慰剂或抗凝血药的比较。

其他药物

◆ **胺碘酮**：有两篇系统综述显示，与安慰剂比较，胺碘酮能降低新近发生的心肌梗死患者的全因死亡率和心源性死亡率的危险，并能降低心律失常性死亡的高危险性（包括左心室功能不全）。

◆ **血管紧张素 Ⅱ 受体阻滞剂**：有一项随机对照试验发现，对绝大多数未服用血管紧张素转换酶抑制剂的冠心病患者，与常规冠心病治疗比较，服用小剂量血管紧张素 Ⅱ 受体阻滞剂能降低心血管事件和死亡。

◆ **血管紧张素转换酶抑制剂（对有或无左心室功能障碍人群）**：两项大规模随机对照试验发现，血管紧张素转换酶抑制剂能降低心血管事件高危险人群（但心功能正常并且无心力衰竭）的严重心血管事件的危险性。另两篇系统综述发现，血管紧张素转换酶抑制剂能降低新近发生的心肌梗死和左心室功能障碍患者的死亡率，此外还发现对女性的益处较小，但对有或无糖尿病的患者以及黑人和白人有同样的益处。

◆ **β受体阻滞剂**：系统综述发现的有力证据表明，在心肌梗死的患者中，β受体阻滞剂可降低全因死亡、冠心病死亡、复发的非致死性心肌梗死和猝死的危险性。另有一篇系统综述发现其对男女两性的疗效没有差异。还有一篇系统综述显示，与安慰剂比较，β受体阻滞剂能降低左心室功能障碍患者因心力衰竭而死亡的危险，并且这种相对益处对有或无糖尿病的患者是相似的。但是，不同种类β受体阻滞剂的相对疗效仍不清楚。

◆ **血管紧张素 Ⅱ 受体阻滞剂联合血管紧张素转换酶抑制剂**：我们没有发现任何系统综述和随机对照试验来比较血管紧张素 Ⅱ 受体阻滞剂联合血管紧张素转换酶抑制剂和安慰剂的疗效。有两项随机对照试验研究了关于已经服用血管紧张素转换酶抑制剂治疗的患者加用血管紧张素 Ⅱ 受体阻滞剂与单用血管紧张素转换酶抑制剂对死亡率和发病率的影响，尽管其中一项随机对照试验可能缺乏检出重要临床疗效的把握度。

◆ **钙通道阻滞剂**：有一篇系统综述发现，钙通道阻滞剂和安慰剂对心肌梗死后或慢性冠状动脉疾病患者的死亡率的影响没有显著性差异。不过，对钙通道阻滞剂药物类型的亚组分析显示，对于心肌梗死后无心力衰竭的人群，地尔硫䓬和维拉帕米均能降低难治性心绞痛的发生率。但该篇综述没有发现二氢吡啶类钙通道阻滞剂比安慰剂有更高的死亡率。

- **I类抗心律失常药（奎尼丁、普罗卡因胺、丙吡尼、英卡尼、氟卡尼、莫雷西嗪）**：有一篇系统综述发现，与安慰剂比较，心肌梗死后应用I类抗心律失常药能增加心血管死亡率和猝死的危险性。另有一项随机对照试验发现，与安慰剂比较，对心肌梗死合并症状性室性心律失常的患者应用I类抗心律失常药能增加心脏骤停和死亡的危险性。
- **激素替代治疗**：两项随机对照试验发现，闭经后冠心病妇女合用雌激素和孕酮与单用安慰剂相比，两组间的心脏事件没有显著性差异。第三项随机对照试验发现，对心肌梗死后妇女给予雌激素和安慰剂，两组间死亡率没有显著性差异。第四项随机对照试验发现，与安慰剂相比，对已经患冠心病的男性应用大剂量雌激素能增加心脏事件的危险性。结果还显示激素替代治疗能导致静脉血栓栓塞、胆囊疾病和妇女阴道出血的发生率增加。
- **索他洛尔**：有一项随机对照试验发现，对于心肌梗死和左心室功能障碍的人群，索他洛尔比安慰剂增加了死亡率。

降低胆固醇的治疗

- **非特异性降低胆固醇**：有一篇系统综述和一项随机对照试验表明，与不降低胆固醇比较，多种降脂治疗措施用于冠心病患者可显著降低总死亡率、心血管死亡率和非致死性心血管事件。
- **他汀类**：有一篇系统综述和随后的几项随机对照试验发现，与对照组比较，对于心血管事件的高危患者或既往有疾病的患者，他汀类药物可降低死亡率和心脏事件的危险性。另有两项随机对照试验发现，强化他汀治疗比中等剂量的他汀治疗在降低死亡率和心脏事件方面更为有效。此外，有一项随机对照试验表明，普伐他汀能降低男性的心脏结局的危险性，但对女性则否。还有一项随机对照试验发现普伐他汀能有效降低老年人心血管事件。
- **贝特类**：一项随机对照试验发现与安慰剂比较，吉菲罗齐能降低冠心病患者的心脏死亡率和心脏事件的危险性。另有3项随机对照试验研究了氯贝丁酯对曾患心肌梗死的男性患者的心源性死亡率或全因死亡率的影响，但得到不同的结果。还有一项大型随机对照试验发现，苯扎贝特和安慰剂对心肌梗死患者或稳定型心绞痛且低密度脂蛋白 < 4.7 mmol/L（180 mg/dl）的患者的全因死亡率和心脏事件没有显著性差异。此外，有一项小型随机对照试验发现，与安慰剂比较，苯扎贝特降低心肌梗死合并血清高胆固醇的男性患者的心脏事件（死亡、再梗、血运重建治疗或以上的联合事件）。

降低血压的治疗

- **降低血压**：有一篇系统综述发现，冠心病患者的心血管事件降低的幅度与血压降低的幅度直接相关，但几乎没有证据表明不同种类药物的疗效有显著性差异。

非药物治疗

- **心脏康复治疗（包括运动锻炼）**：有一篇系统综述显示，与常规治疗相比较，心脏康复治疗能降低冠心病人群的心脏事件发生率和死亡率。而且，运动中或运动后的不良事件也很罕见。
- **地中海饮食**：有一项随机对照试验发现，对冠心病人群建议地中海饮食（更多的水果和蔬菜、面包、面食、土豆、橄榄油和油菜籽人造黄油）比西方饮食有更显著的生存益处。
- **社会心理治疗**：有一篇系统综述和随后的两项随机对照试验提供的有限证据表明，与常规治疗相比较，社会心理治疗能改善冠心病患者的症状并降低严重心脏事件的危险性。
- **戒烟**：我们没有找到随机对照试验来论证冠心病患者戒烟对心血管事件的影响。但有几项观察性研究已经发现，戒烟能显著降低冠心病患者心肌梗死和死亡的危险性。
- **建议减少脂肪摄入**：我们没有从随机对照试验中得到关于低脂饮食的建议对继发性缺血性心脏事件的效果的有力证据。
- **建议增加纤维摄入**：系统综述中没有一项随机对照试验能证明，高纤维饮食能对心源性死亡率或全因死亡率有影响。
- **增加鱼油消耗（来自富含油的鱼或胶囊）**：关于建议冠心病患者多吃鱼（特别是鱼油）或服用鱼油胶囊以降低心脏事件方面，有3项随机对照试验（其中一项包含在一篇系统综述中），这三项随机对照试验的证据相互矛盾。另一项随机对照试验发现，服用鱼油胶囊3.5年能降低死亡率。
- **抗氧化维生素组合**：有三项随机对照试验（包括在一篇系统综述中）发现，抗氧化维生素组合治疗对心血管事件或心源性死亡率没有益处。
- **多种维生素**：一篇系统综述中的一项随机对照试验发现，多种维生素治疗可降低心脏事件发生率，但对心源性死亡率没有影响。
- **维生素C**：我们没有找到检验维生素C对心血管事件或死亡的危险的随机对照试验。
- **β胡萝卜素**　系统综述中的一项随机对照试验发现，β胡萝卜素对轻微心绞痛患者的心血管事件或死亡率没有影响。结果还显示，β胡萝卜素对有心肌梗死病史的患者能增加心源性死亡率。
- **维生素E**：两篇系统综述提供的非确定性证据显示维生素E的益处，还有两项随机对照试验发现大剂量维生素E能增加心源性死亡率和全因死亡率。

外科治疗

- **冠状动脉旁路移植术与单纯药物治疗对比**：有一篇系统综述和随后的一项随机对照试验发现，与药物治疗比较，冠状动脉旁路移植术能降低血运重建和一年后的心绞痛，并能降低术后10年的心源性死亡率和全因死亡率。此外，尽管相对的益处相似，但是左心室功能障碍的患者比左心室功能正常的患者的死亡率绝对降低的程度更大。在左主干或三支病变的患者中，能观察到显著的生存益处，在单支或双支病变的患者中却看不到。

- **冠状动脉内支架置入术（和单纯的冠状动脉经皮腔内血管成形术比较）**：有一篇系统综述发现，常规支架与标准的经皮腔内血管成形术在死亡率、心肌梗死危险性和未来冠状动脉旁路移植术的危险性方面没有显著性差异。然而，结果发现支架能降低再狭窄和未来经皮腔内血管成形术手术率。一项随后的随机对照试验发现，与经皮腔内血管成形术比较，支架治疗5年能增加无事件生存率但不降低死亡率。有一篇系统综述发现，与对小支冠状动脉（<3 mm）进行经皮腔内血管成形术比较，支架治疗能显著降低心脏事件发生率、再狭窄和血运重建率。但有一项随后的随机对照试验发现，对小支冠状动脉来说两种治疗方法有相似的再狭窄率和心脏事件发生率。一项随机对照试验发现，与经皮腔内血管成形术相比，对曾经行冠状动脉旁路移植术的患者再次行大隐静脉支架术能明显降低6个月后的心脏事件发生率。此外，还有三项随机对照试验发现，支架治疗能降低再狭窄率并且改善冠状动脉完全闭塞患者的心绞痛症状。不过，对于经皮腔内血管成形术后的再次狭窄行支架治疗和行经皮腔内血管成形术治疗对未来再狭窄和心脏事件发生的影响方面，两项随机对照试验的结果相互矛盾。

- **冠状动脉旁路移植术（和加或不加支架治疗多支病变的经皮腔内血管成形术比较）**：有一篇系统综述发现，经皮腔内血管成形术（有或无支架）和冠状动脉旁路移植术术后3年比较，两组间的心肌梗死和死亡率没有显著性差异。但是，经皮腔内血管成形术（有或无支架）有较高的反复血运重建率和再发心绞痛。不过，该综述缺乏检出死亡率方面的相对差异低于20%~30%的把握度。

- **经皮腔内血管成形术和药物治疗比较**：有一篇系统综述发现，经皮腔内血管成形术和药物治疗对生存率的影响没有显著性差异。然而，结果显示，与单纯药物治疗比较，经皮腔内血管成形术能改善患者一年后的身体机能和总体健康及活力情况，并且能降低那些重度或中度心绞痛患者的心绞痛严重程度。但是，该篇综述还发现，经皮腔内血管成形术术后患者随后再次行冠状动脉旁路移植术的几率增加。另一项对于老年人群进行的随机对照试验发现，经皮腔内血管成形术能减少心绞痛症状和心脏不良事件，但不能减少死亡率或非致死性心肌梗死发生率。

定义 本章所谈的二级预防是指对曾患急性心肌梗死或因其他原因（如严重的冠状动脉狭窄、心绞痛或曾经做过冠状动脉外科手术等）引起缺血性事件的高危人群进行长期治疗以预防心脏疾病复发和改善生活质量而言的。

发病率/患病率 冠状动脉疾病是发达国家死亡率的首要病因，并且在发展中国家也正变成致残率和死亡率的一项主要原因。而且冠状动脉疾病的发生率、患病率和死亡率在国家间、地区间、不同时间有差异。在美国，冠心病患病率超过6%，并且年发病率超过0.33%[1]。

病因/危险因素 绝大多数缺血性心脏事件与导致急性冠状动脉闭塞的动脉粥样硬化斑块相关。冠心病更常发生于老年人或有危险因素者，如吸烟、高血压、高胆固醇和糖尿病。

预后 首次心肌梗死后第一年内，25%的男性和38%的女性将死亡。首次心肌梗死后6年内，有18%的男性和35%的女性可能患第二次心肌梗死，有22%的男性和46%的女性将患心力衰竭，并且其中7%的男性和6%的女性将猝死[1]。

治疗目的 预防（复发）急性冠状动脉综合征（心肌梗死或不稳定型心绞痛）、左心室功能障碍、心力衰竭、心源性猝死和总死亡率，并维持或改善生活质量。

结局 发病率（复发的心血管事件包括心肌梗死、心绞痛、卒中、冠心病）、死亡率、生活质量。

方法 采用《临床证据》2004年7月的文献检索和评价方案。

问题 抗血栓治疗的效果如何？

治疗选择1 阿司匹林

有两篇系统综述发现，与安慰剂比较，阿司匹林可以降低严重的血管事件和全因死亡。其中一篇综述发现阿司匹林75~325mg/d与较大的剂量500~1500mg/d是等效的。

益处 **阿司匹林组与非阿司匹林相比较**：我们找到两篇系统综述。其中，第一篇系统综述（检索日期1997年，195项随机对照试验，已有患病证据的高危人群>140 000）比较了抗血小板制剂（目前为止阿司匹林最为常用）与无抗血小板治疗（包括安慰剂）的疗效[2]。结果显示在60 000人（除外急性缺血性卒中患者）中，服用阿司匹林组比对照组显著降低严重血管事件（OR 0.77, 95%CI 0.73~0.81）[2]。第2篇系统综述（检索日期2002年，6项随机对照试验，6300名心脏血管疾病患者）比较了低剂量阿司匹林（≤325 mg/d）与安慰剂的疗效，结果发现低剂量阿司匹林能降低了全因死亡率

（OR 0.82，95%CI 0.70～0.99）和心肌梗死发生率（OR 0.70，95%CI 0.60～0.80）[3]。**不同剂量的阿司匹林**：我们找到一篇系统综述（检索日期1997年），直接比较了（3197例已有患病证据的高危人群）口服阿司匹林500～1500 mg/d和75～325 mg/d，结果两种剂量阿司匹林对预防心肌梗死、卒中和死亡没有显著性差异（OR 0.97，95%CI 0.79～1.19）[2]。该综述还直接比较了（3570人）每日75mg或75mg以上阿司匹林与每日75mg以下阿司匹林的疗效，结果没有发现两种剂量阿司匹林对心肌梗死发生率、卒中率和死亡率有显著影响，但可信区间包括一个潜在的临床重要效果（OR 1.08，95%CI 0.90～1.31）[2]。**阿司匹林与噻吩吡啶类比较**：参见噻吩吡啶的益处。**噻吩吡啶加用阿司匹林**：参见抗血小板药联合应用的益处。**阿司匹林与口服糖蛋白 IIb/IIIa 受体抑制剂**：参见抗血小板药联合应用的益处。**阿司匹林与抗凝制剂比较**：参见不用抗血小板治疗时口服抗凝药的益处。**抗凝药加用阿司匹林**：参见抗血小板治疗基础上加用口服抗凝药的益处。

害处 **出血**：有一篇关于抗血小板药物出血并发症的系统综述（检索日期2002年，25项随机对照试验，287 616人）发现，与其他抗血小板治疗比较，低剂量阿司匹林（＜100 mg/d）出血危险最低（3.6，95%CI：3%～3.9%），而较大剂量阿司匹林可引起较高的出血率（100～325 mg/d：9.1%，95%CI 8.7%～9.4%；＞325 mg/d：9.9%，95%CI 8.4%～11.8%）。**颅内出血**：有一篇系统综述（检索日期1997年，16项随机对照试验，55462人）比较了阿司匹林与对照组的疗效，结果发现阿司匹林治疗3年后颅内出血危险增加约1/1000（0.1%）[5]。另一篇系统综述（检索日期2002年）发现低剂量阿司匹林（＜325 mg/d）与对照组（19项随机对照试验，165 616人，事件发生率0.3%，95%CI 0.2%～0.4%）在发生颅内出血的危险性方面无显著性差异，但是＞325 mg/d的阿司匹林与对照比较增加了颅内出血的危险（3项随机对照试验，2224人，事件发生率1.1%，95%CI 0.7%～1.5%）[4]。**颅外出血**：有一篇系统综述（检索日期1997年）发现，阿司匹林可轻微增加严重颅外出血的危险，这与抗血小板治疗的危险大体上相似（见抗血小板药联合应用的害处）。此外还发现颅外大出血的危险性在不同剂量组间相似（数据结果没有报道）[2]。**胃肠道出血**：有一篇系统综述（检索日期1999年，24项随机对照试验，65987人，混合的一、二级预防人群）比较了阿司匹林与对照组的不良反应，结果发现阿司匹林组胃肠道出血的危险增加（OR 1.68，95%CI 1.51～1.88），但是不同剂量或不同剂型间的危险性没有肯定的差异[6]。第二篇系统综述（检索日期2002年）发现，低剂量阿司匹林（＜325 mg/d）比安慰剂组胃肠道出血的危险增加（OR 2.5，95%CI 1.4～4.7）[3]。第三篇系统综述（检索日期2002年）发现，阿司匹林＜100 mg/d的低剂量组的（5项随机对照试验，13337人，事件发生率1.1%，95%CI 0.9%～1.3%）胃肠道出血的危险性低于阿司匹林100～325 mg/d组（7项随机对照试验，30413人，事件发生率2.4%，95%CI 2.2%～2.6%）和阿司匹林＞325mg/d组（3项随机对照试验，2224人，事件发生率2.5%，95%CI 1.8%～3.1%）。

评论 在心脏事件高危人群中，阿司匹林使严重血管事件大幅度绝对降低的程度远超过阿司匹林的任何绝对危险。

治疗选择 2　抗血小板药联合应用

有一项随机对照试验发现，与单用阿司匹林相比，已服用阿司匹林的患者加用氯吡格雷可降低严重心血管事件。有一篇系统综述和一项随机对照试验发现，与单用阿司匹林相比，在阿司匹林基础上加用口服糖蛋白IIb/IIIa受体抑制剂能增加死亡率与严重的出血并发症。

益处 **阿司匹林加噻吩吡啶与单用阿司匹林比较**：我们没有发现系统综述，但发现一项随机对照试验（12 562例急性冠状动脉综合征后服用阿司匹林的患者）比较了氯吡格雷（起始剂量300 mg，随后75 mg/d）与安慰剂，结果发现阿司匹林加用氯吡格雷平均治疗9个月后能显著降低心源性死亡、心肌梗死、卒中的绝对危险（联合结局：RR 0.82，95%CI 0.70～0.95）[7]。**阿司匹林加用口服糖蛋白 IIb/IIIa 受体抑制剂与单用阿司匹林比较**：我们找到一篇系统综述[8]和随后的一项随机对照试验[9]。该综述（检索日期2001年，2项随机对照试验，接受经皮冠状动脉介入治疗的患者）发现，与单用阿司匹林相比，在阿司匹林基础上加用糖蛋白IIb/IIIa受体抑制剂增加了死亡率（两项随机对照试验，OR 1.32，95%CI 1.15～1.67）[8]。随后的随机对照试验（9190人，59%患冠心病，49%患脑血管疾病）评估了阿司匹林加用糖蛋白IIb/IIIa受体抑制剂治疗2年后的效应[9]。结果发现，与单用阿司匹林比较，阿司匹林加口服糖蛋白IIb/IIIa受体抑制剂对心血管事件危险性的影响没有显著性差异，但发现出血危险性增加（见下面的害处）。随后的随机对照试验还发现与单用阿司匹林相比，联合治疗能增加全因死亡率，其中绝大多数是血管相关的（全因死亡率：联用治疗组3.0%，单用阿司匹林组2.3%；HR 1.33，95%CI 1.03～1.72）。

害处 **阿司匹林加噻吩吡啶**：与单用阿司匹林比较，阿司匹林加氯吡格雷治疗急性冠状动脉综合征3～12个月后并不显著增加危及生命的出血的危险（RR 1.09，95%CI 0.75～1.59）[7]。**阿司匹林加口服糖蛋白 IIb/IIIa 受体抑制剂与单用阿司匹林比较**：该系统综述中的两项随机对照试验发现，与单用阿司匹林相比，阿司匹林加口服糖蛋白IIb/IIIa受体抑制剂增加了出血发生率。其中的第一项随机对照试验发现，与单用阿司匹林相比，阿司匹林加珍米洛非班（Xemilofiban）使中/重度出血率增加（阿司匹林加珍米洛非班 20 mg/d 7.1%，单用阿司匹林 1.8%）[8]。第二项随机对照试验也发现，与单用阿司匹林相比，阿司匹林加奥波非班（Orbofiban）（50mg每天两次用30天，然后50mg每天2次）使出血危险增加（阿司匹林加奥波非班 4.5% vs 单用阿司匹林 2.0%）。随后的随机对照试验发现与单用阿司匹林比较，联合治疗显著增加严重出血的危险（联合治疗组8.0%，阿司匹林组2.8%；P＜0.001）[9]。

评论 无。

治疗选择 3　抗血小板治疗加用口服抗凝药

一篇系统综述发现，与单用阿司匹林比较，阿司匹林加用中等强度或高强度口服抗凝药物能降低严重心血管事件的危险性，但却增加了大出血的危险性。有一项随机的对照试验发现，与单用阿司匹林比较，在阿司匹林基础上加用固定小剂量华法林对心血管结局事件无影响。另一项随机对照试验发现，与单用阿司匹林比较，固定剂量希美加群（Ximelagatran）也能降低严重的心血管事件。但我们没有发现比较口服抗凝血药加用阿司匹林与其他药物的随机对照试验。

益处　**阿司匹林加抗凝药与单用阿司匹林比较：** 我们找到一篇系统综述[10]和两项随后的随机对照试验[11,12]。该综述（检索日期2002年，22项随机对照试验）检验了阿司匹林加用抗凝药用于冠心病人群的效应[10]。该篇系统综述的7项随机对照试验（12333人）比较了中度或高度抗凝药（international normalised ratio[INR]ⓖ > 2）加用阿司匹林与单用阿司匹林的疗效，还有另外3项随机对照试验（8435人）比较了低强度抗凝药（INR < 2）加用阿司匹林与单用阿司匹林的疗效。中度或高度抗凝药加用阿司匹林降低了死亡、心肌梗死或卒中的联合结局（联合结局：OR 0.88，95%CI 0.80～0.97）。而阿司匹林加用低强度抗凝药没有显著降低危险（联合结局：OR 0.91，95%CI 0.75～1.06）[10]。随后的第一项随机对照试验（2300冠心病患者，随访5年）比较阿司匹林75 mg/d加华法林1.25mg/d与阿司匹林75 mg/d单用的效应。结果表明，两组间心血管性死亡、心肌梗死或卒中危险没有显著性差异（事件率：华法林加阿司匹林组28.1%，单用阿司匹林组28.8%；P=0.67）[11]。随后的第二项随机对照试验（1883人）比较了阿司匹林（160 mg/d）加希美加群（24～60 mg，2次/天）与单用阿司匹林（160 mg/d）的疗效[12]。结果显示，阿司匹林加希美加群能显著降低死亡、心肌梗死或再发缺血的危险性（HR 0.76，95%CI 0.59～0.98）。但还没有剂量效应的证据[12]。

害处　**阿司匹林加抗凝药与单用阿司匹林比较：** 有一篇系统综述（检索日期2002年，22项随机对照试验）发现，与单用阿司匹林比较，中度或高强度抗凝药加用阿司匹林使大出血显著增加（OR 1.74，95%CI 1.39～2.17）。结果还发现，与单用阿司匹林比较，低强度抗凝药加用阿司匹林没有显著增加大出血（OR 1.25，95%CI 0.93～1.70）[10]。随后的第一项随机对照试验发现低剂量华法林加低剂量阿司匹林使大出血的危险性显著增加（华法林加阿司匹林2.2%，单用阿司匹林1.0%，P < 0.001）[11]。随后的第二项随机对照试验是关于希美加群与阿司匹林对出血危险性的影响，结果发现与单用阿司匹林比较，阿司匹林加用希美加群没有显著增加大出血危险（HR 1.97，95%CI 0.8～4.84，见下面的评论）[12]。

评论　中度到高强度口服抗凝药可提供实质保护以减少心血管事件，但其严重出血的危险性高于单用阿司匹林组，因此需要常规监测。阿司匹林对心血管提供与抗凝药相似的保护作用，但它比抗凝药更安全、应用更方便。希美加群是该篇综述总结时提到的一种在研药物。

治疗选择 4　无抗血小板治疗时的口服抗凝药物治疗

有一篇系统综述发现与安慰剂或阿司匹林比较，中等强度或高强度口服抗凝血药物能降低冠状动脉疾病患者的心血管事件的危险性，但也显著增加出血的危险性。

益处　**口服抗凝药与安慰剂比较：** 我们找到一篇系统综述（检索日期2002年，22项随机对照试验）比较了冠心病人群口服抗凝药的疗效[10]。该综述对比了高强度抗凝药组（INRⓖ > 2.8）和对照组（13项随机对照试验，8140人，无抗凝药或安慰剂）的疗效，中等强度抗凝药组（INR 2～3）与对照组（3项随机对照试验，982人）的疗效。而且这些组中绝大多数患者未用阿司匹林。结果发现，与对照组比较，高强度抗凝治疗能降低死亡、心肌梗死或卒中的联合结局（高强度抗凝组20%，对照组30%，OR 0.43，95%CI 0.37～0.49；P < 0.0001），而中等强度抗凝仅引起小的并且没有显著性的联合结局的降低[10]。**口服抗凝药与抗血小板药物比较：** 我们找到一篇系统综述（同上，检索日期2002年，22项随机对照试验）比较了高强度或中等强度抗凝药（INR > 2）与阿司匹林（6项随机对照试验，4155人）的疗效。结果显示，与阿司匹林相比，口服抗凝药能显著降低心血管事件（死亡、心肌梗死或卒中）的危险性（OR 0.79，95%CI 0.67～0.94）[10]。

害处　**口服抗凝药与安慰剂对比：** 同一篇综述发现，与对照组比较，高强度抗凝治疗能显著增加大出血（主要是颅外出血）（11项随机对照试验，7933人；高强度抗凝组4.6%，对照组0.7%，OR 4.5，95%CI 2.5～6.0；P < 0.00001）[10]。中等强度抗凝治疗与对照组相比使大出血增加（OR 7.7，95%CI 3.3～17.6；P < 0.0001）。**口服抗凝药与抗血小板药比较：** 该篇综述发现，与阿司匹林相比，高强度或中等强度抗凝治疗能增加大出血的危险性（10项随机对照试验，6655人；OR 2.1，95%CI 1.7～2.7；P < 0.00001）[10]。

评论　口服抗凝药提供显著保护从而减少心血管事件，但其严重出血的危险高于单用阿司匹林，因此需要常规监测。阿司匹林能提供与口服抗凝药相似的保护，并且更安全且更易应用。

治疗选择 5　口服糖蛋白 IIb/IIIa 受体抑制剂

有一篇系统性综述发现，与单用阿司匹林比较，口服糖蛋白IIb/IIIa受体抑制剂（在没有服用阿司匹林的患者中）能增加死亡率、心肌梗死和出血的联合结局。但我们没有发现关于口服糖蛋白 IIb/IIIa 受体抑制剂与安慰剂或抗凝血药物疗效的比较。

益处 **口服糖蛋白 IIb/IIIa 受体抑制剂与安慰剂比较**：我们没有发现系统综述和随机对照试验。**口服糖蛋白 IIb/IIIa 受体抑制剂与阿司匹林比较**：我们找到一篇系统综述（检索日期 2001 年，2 项随机对照试验，行冠状动脉介入治疗的患者）[8]。结果显示，与单用阿司匹林对比，口服糖蛋白 IIb/IIIa 受体抑制剂（未用阿司匹林）3～10 个月后显著增加死亡率和心肌梗死的危险性（死亡率：2 项随机对照试验，OR 1.37，95%CI 1.00～1.86；心肌梗死：一项随机对照试验，大剂量的糖蛋白 IIb/IIIa 受体抑制剂的 AR 6.9%，阿司匹林的 AR 5.3%；$P=0.03$）[8]。**口服糖蛋白 IIb/IIIa 受体抑制剂与抗凝药比较**：我们没有发现系统综述和随机对照试验。

害处 该篇系统综述发现，与单用阿司匹林对比，口服糖蛋白 IIb/IIIa 受体抑制剂（未用阿司匹林）显著增加死亡率[8]。另一篇系统综述（7 项随机对照试验，34 447 人）比较了阿司匹林、双嘧达莫、ADP 受体阻滞剂和糖蛋白 IIb/IIIa 受体抑制剂（静脉注射或口服）治疗引起的出血率的差异。结果发现糖蛋白 IIb/IIIa 受体抑制剂引起的出血率最高（44.6，95%CI 43.7%～45.4%；P 值没有报道）[4]。

评论 无。

治疗选择 6　噻吩吡啶（噻氯吡啶或氯吡格雷）

两篇系统综述和两项随机对照试验发现，噻吩吡啶比阿司匹林对降低进一步的心血管事件的危险更为有效。

益处 **噻氯吡啶与阿司匹林比较**：我们找到一篇系统综述[2]和随后的一项随机对照试验[13]。该篇系统综述（检索日期 1997 年，4 项随机对照试验，3791 名已有疾病证据的高危患者）发现，与阿司匹林对比，噻氯吡啶并未显著降低严重血管事件（RR 0.85，95%CI 0.75～1.03）[2]。随后的随机对照试验（1470 名有心肌梗死病史的患者）也发现，与阿司匹林对比，噻氯吡啶没有显著降低血管事件的危险性（RR 0.69，95%CI 0.31～1.48）[13]。**氯吡格雷与阿司匹林比较**：我们没有发现系统综述，但发现一项随机对照试验比较了氯吡格雷与阿司匹林的疗效。该项随机对照试验（19195 例有心肌梗死、卒中或外周血管病病史的患者）比较了氯吡格雷 75 mg/d 和阿司匹林 325mg/d 的疗效，结果发现氯吡格雷使严重血管事件的危险降低 10%（OR 0.90，95%CI 0.82～0.99）[14]。**任一种噻吩吡啶与阿司匹林比较**：我们找到一篇系统综述（检索日期 1999 年，4 项随机对照试验，22 656 名患心血管病的高危患者）[15]。该篇综述发现，与阿司匹林比较，噻氯吡啶或氯吡格雷适当地但却显著地降低血管事件发生率（OR 0.91，95%CI 0.84～0.98；用一种噻吩吡啶代替阿司匹林治疗 2 年后平均每 1000 人可预防 11 个事件，95%CI 每 1000 人 2 个事件到每 1000 人 19 个事件）[15]。**噻氯吡啶与氯吡格雷比较**：我们没有发现随机对照试验来比较噻氯吡啶和氯吡格雷在心脏事件二级预防中的长期作用。

害处 有一篇系统综述（检索日期 1999 年，4 项随机对照试验）比较了噻吩吡啶（噻氯吡啶或氯吡格雷）和阿司匹林，发现噻氯吡啶和氯吡格雷都比阿司匹林显著减少胃肠道出血和上消化道症状（胃肠道出血：噻吩吡啶组 198/11128[1.8%]，阿司匹林组 276/11126[2.5%]；OR 0.71，95%CI 0.59～0.86）[15]。但是，噻氯吡啶组皮疹和腹泻发生率加倍，而氯吡格雷组增加约 1/3。结果还发现噻氯吡啶增加了中性粒细胞减少症的危险。此外，观察性研究也发现噻氯吡啶与血小板减少症和血栓性血小板减少性紫癜有关[16, 17]。有一篇系统综述（检索日期 2002 年，10 项随机对照试验，42502 人）发现，噻吩吡啶与最高的出血并发症发生率相关（噻吩吡啶组 44.6%，小剂量阿司匹林组 3.6%，双嘧达莫组 6.7%）[4]。

评论 无。

问题　其他药物治疗的疗效如何？

治疗选择 1　β 受体阻滞剂

几篇系统综述发现的有力证据表明，在心肌梗死的患者中，β 受体阻滞剂可降低全因死亡、冠心病死亡、复发的非致死性心肌梗死和心肌梗死后猝死的危险。另有一篇系统综述发现其对男女两性的疗效没有差异。还有一篇系统综述显示，与安慰剂比较，β 受体阻滞剂能降低左心室功能障碍患者心力衰竭所致的死亡危险，并且这种相对益处在有或无糖尿病的患者中是相似的。但是，不同种类 β 受体阻滞剂的相对疗效还不清楚。

益处 **生存率**：我们找到一篇系统综述（检索日期 1993 年，26 项随机对照试验，24 000 以上患者），比较了口服 β 受体阻滞剂和安慰剂用于急性心肌梗死后数天或数周并且持续达 6 周到 3 年的疗效[18]。其中，绝大多数随机对照试验随访时间达 1 年。该综述发现 β 受体阻滞剂比安慰剂明显降低死亡率（RR 0.77，95%CI 0.70～0.86）[18]。**心绞痛症状**：我们没有找到评估 β 受体阻滞剂对心肌梗死后人群抗心绞痛疗效的系统综述和随机对照试验。β 受体阻滞剂已经被证明对稳定型心绞痛患者有效，见稳定型心绞痛。**不同种类的 β 受体阻滞剂比较**：我们找到一篇系统综述[19]和随后的一项随机对照试验。该篇系统综述（检索日期没标注，24 项随机对照试验）发现不同的 β 受体阻滞剂（有或无心脏选择性或膜稳定特征）之间没有差异，但引起了对内源性拟交感活性的 β 受体阻滞剂对心肌梗死后患者的长期治疗的关注[19]。随后的随机对照试验（607 名心肌梗死患者）发现，与安慰剂比较，阿昔洛尔（一种有中度部分激动活性的 β 受体阻滞剂）能降低了一年死亡率（死亡 AR：阿昔洛尔组 6%，安慰剂组 11%；RR 0.52，95%CI 0.29～0.91)[20]。**不同亚组间疗效的比较**：我们找到一篇系统综述（检索日期 1983 年，9 项随机对照试验，13 679 名患者），比较了 β 受体阻滞剂和安慰剂在急性心肌梗死后 24 小时内开始用药并坚持到 9～24 个月[21]。结果发现 β 受体阻滞剂的生存益处在男女间相似。β 受体阻滞剂最大的绝对受益人群是 50 岁以上，入组时心率快，有心肌梗死病史、心绞痛、高血压或洋地黄治疗史，而且心肌梗死早期有一过性机械或电衰竭的症状或体征[21]的患者。**在左心室功能障碍患者的疗效**：我们找到一篇系统综述（检索日期 2003 年，7 项随机对照试验，12 727 名患者），比较了 β 受体阻滞剂和安慰剂对有左心室功能障碍患者的疗效[20]。结果显示，与安慰剂对比，β 阻滞剂能降低心力衰竭的死亡危险性，并且这种益处的大小在男女间相似（男性：RR 0.6，95%CI 0.59～0.75；女性：RR 0.63，95% CI 0.44～0.91)[22]。结果还发现，心力衰竭的相对危险在有或无糖尿病的患者间相似，尽管绝对益处在有糖尿病的患者中似乎更大（无糖尿病：RR 0.65，95%CI 0.57～0.74；有糖尿病：RR 0.77，95%CI 0.61～0.96；绝对危险没有显示）。另外，检验比索洛尔、美托洛尔和卡维地洛的研究的汇总分析发现，这些药物在黑人和白人中的获益程度相似（黑人：RR 0.67，95%CI 0.38～1.16；白人：RR 0.63，95%CI 0.52～0.77)。不过，包含对布新洛尔的随机对照试验的汇总分析发现，白人比黑人获益的程度更大（黑人：RR 0.97，95%CI 0.68～1.37；白人：RR 0.69，95%CI 0.55～0.85)[22]。

害处 β 受体阻滞剂与安慰剂比较：我们找到一篇系统综述（检索日期 2001 年，15 项随机对照试验，35 000 名以上患者）检验了 β 受体阻滞剂与安慰剂对曾患心肌梗死、心力衰竭或高血压患者的害处[23]。结果发现，β 受体阻滞剂与安慰剂在抑郁症或性功能障碍方面没有显著性差异（抑郁症：RR 1.12，95%CI 0.89～1.41；性功能障碍：RR 1.10，95%CI 0.96～1.25)。然而，它发现 β 受体阻滞剂和安慰剂比较，前者在引起疲劳方面有小的但却是显著性的增加（RR 1.15，95%CI 1.05～1.25)[23]。

评论 无。

治疗选择 2　血管紧张素转换酶抑制剂

两项大规模随机对照试验发现，血管紧张素转换酶抑制剂能降低心血管事件高危人群（但心功能正常并且无心力衰竭）的严重心血管事件的危险性。另外有两篇系统综述发现，血管紧张素转换酶抑制剂能降低新近发生的心肌梗死和左心室功能障碍患者的死亡率，此外还发现对女性的益处较小，但对有或无糖尿病的患者以及黑人和白人有同样的益处。

益处 血管紧张素转换酶抑制剂用于左心室功能正常或没有心力衰竭的患者：我们没有找到系统综述但找到两项随机对照试验评估血管紧张素转换酶抑制剂对左心室功能正常或没有心力衰竭的患者发生心血管事件的影响[24, 35]。其中，第一项随机对照试验（9297 例心血管事件高危患者，因这些患者既往有心血管病和糖尿病，并且至少存在另外一种危险因素）发现，与安慰剂比较，雷米普利 10 mg/d 平均治疗 4.7 年降低了心血管死亡、心肌梗死和卒中的一级联合结局（联合结局的 RR 0.78，95%CI 0.70～0.86，NNT 27，95%CI 20～45；心血管死亡 RR 0.74，95%CI 0.64～0.87；NNT 50，CI 未报道；心肌梗死 RR 0.80，95%CI 0.70～0.90；NNT 42，CI 未报道；卒中 RR 0.68，95%CI 0.56～0.84；NNT 67，CI 未报道；全因死亡 RR 0.84，95%CI 0.75～0.95；NNT 56，CI 未报道)[24]。结果还发现雷米普利减少了血运重建术的需要（RR 0.85，CI 未报道），并且也减少了心力衰竭相关事件（RR 0.77，CI 未报道)[24]。第二项随机对照试验（12 218 名冠心病患者，随访 4 年）发现，与安慰剂比较，培哚普利能降低心血管死亡、心肌梗死或心脏骤停的联合结局（培哚普利组 8%，安慰剂组 10%，RRR 20%，95%CI 9%～29%；P=0.0003)，并且这种益处在各亚组都可见到[25]。**血管紧张素转换酶抑制剂用于左心室功能障碍的患者**：我们找到两篇系统综述[22, 26]。其中，第一篇综述（检索日期未标明，3 项随机对照试验，5966 名近期有过心肌梗死和心力衰竭或左心室射血分数＜35%～40%)[26]比较了血管紧张素转换酶抑制剂（卡托普利、雷米普利或群多普利）与安慰剂在急性心肌梗死后 3～16 天开始应用并持续 15～42 个月。结果显示，血管紧张素转换酶抑制剂比安慰剂能显著降低死亡率（血管紧张素转换酶抑制剂组 702/2295[23.4%]，安慰剂组 866/2971[29.1%]；OR 0.74，95%CI 0.66～0.83；NNT 17 人治疗 2 年可预防一例死亡，CI 未报道），降低因心力衰竭再住院率（血管紧张素转换酶抑制剂组 355/2295[11.9%]，安慰剂组 460/2971[15.5%]；OR 0.73，95%CI 0.63～0.85；NNT 28，CI 未报道）及再发的非致死性心肌梗死（血管紧张素转换酶抑制剂 324/2295[10.8%]，安慰剂 391/2971[13.1%]；OR 0.80，95%CI 0.69～0.94；NNT 43，CI 未报道)[26]。第二篇综述（检索日期 2003 年，6 项随机对照试验，12 586 名患者）评价了有左心室功能障碍的亚组的死亡率[22]。结果发现，血管紧张素转换酶抑制剂与安慰剂比较可降低死亡率。但这种获益的程度在女性小于男性，在有或无糖尿病及在黑人与白人间相似（女性：RR 0.90，95%CI 0.78～1.05；男性：RR 0.80，95%CI 0.68～0.93；糖尿病患者：RR 0.84，95%CI 0.70～1.00；无糖尿病：RR 0.85，95%CI 0.78～0.92；白人：RR 0.89，95%CI 0.82～0.97；黑人：RR 0.89，95%CI 0.74～1.06)[22]。**血管紧张素转换酶抑制剂加血管紧张素 II 受体阻滞剂**：见血管紧张素 II 受体阻滞剂加血管紧张素转换酶抑制剂的益处。

害处 这些试验报告的主要不良反应是咳嗽（ACE 抑制剂与安慰剂相比，ARI 5%～10%)、头晕、低血压（ACE 抑制剂与安慰剂相比，ARI 5%～10%)、肾衰竭（ACE 抑制剂与安慰剂相比，ARI＜3%)、高钾血症（ACE 抑制剂与安慰剂相比，ARI＜3%)、心绞痛、晕厥、腹泻（ACE 抑制剂与安慰剂相比，ARI 2%)。卡托普利能引起味觉改变（2% 使用卡托普利者出现)[26]。

评论 无。

治疗选择 3 血管紧张素 II 受体阻滞剂

一项随机对照试验发现，与常规治疗相比，冠心病患者使用低剂量血管紧张素II受体阻滞剂能使心血管事件和死亡降低，其中大多数患者没有服用血管紧张素转换酶抑制剂。

益处 **血管紧张素II受体阻滞剂与常规治疗相比**：我们没有发现系统综述但发现一项随机对照试验[27]。这项随机对照试验（406例曾行冠脉重建患者，其中大多数没有服用血管紧张素转换酶抑制剂）发现，与单纯常规治疗相比，在常规治疗基础上每日增加坎地沙坦（Candesartan）4 mg，降低治疗2年后再次血运重建、非致死性心肌梗死或心血管死亡的危险（联合心血管结局：坎地沙坦加常规治疗为5.9%，单纯常规治疗为12.3%，RR 0.47，95%CI 0.24～0.93，$P = 0.03$）[27]。尽管在随访期间任何一组血压无改变，但仍观察到这种获益。对没有服用血管紧张素转换酶抑制剂的亚组分析观察到相似的结果（坎地沙坦加常规治疗组的联合心血管结局为10.6%，单纯常规治疗组为21.4%，$P = 0.01$，见如下的评论）[27]。

害处 随机对照试验并没有报告不良反应。但是报告4%的参加者不耐受坎地沙坦[27]。

评论 随机对照试验没有按照伴随用药进行分层分组，没有事先明确要进行亚组分析[27]。

治疗选择 4 血管紧张素受体阻滞剂加用血管紧张素转换酶抑制剂

我们没有发现系统综述或随机对照试验来比较血管紧张素受体阻滞剂加用血管紧张素转换酶抑制剂与安慰剂的疗效。对已经使用血管紧张素转换酶抑制剂的患者加用血管紧张素II受体阻滞剂与单纯使用血管紧张素转换酶抑制剂相比较，有两个随机对照试验，它们在发病率和死亡率方面有矛盾证据，尽管这些随机对照试验中有一项试验可能缺乏检出临床重要效果的把握度。

益处 **血管紧张素受体阻滞剂加服血管紧张素转换酶抑制剂与安慰剂相比**：我们没有发现系统综述或随机对照试验来比较血管紧张素受体阻滞剂加用血管紧张素转换酶抑制剂与安慰剂的疗效。**血管紧张素受体阻滞剂加服血管紧张素转换酶抑制剂与单纯使用血管紧张素转化酶抑制剂相比**：我们没有发现系统综述但是发现两项随机对照试验[27, 28]。第一项随机对照试验（406名先前有过血运重建的患者，随访2年，25%已经使用血管紧张素转换酶抑制剂治疗）比较了血管紧张素受体阻滞剂坎地沙坦与通常治疗的疗效。在同时使用血管紧张素转换酶抑制剂的患者的亚组分析中发现，加用坎地沙坦与单纯常规治疗相比，对再次血运重建、非致死性心肌梗死或心血管死亡的联合心血管结局危险性方面没有显著影响（血管紧张素转换酶抑制剂加血管紧张素受体阻滞剂为14.0%，常规治疗为15.5%，$P = 0.83$）[27]。但是，亚组分析可能缺乏检出临床重要效果的把握度[27]。第二项随机对照试验（5010名心力衰竭患者，>50%有缺血性心脏病，93%同时服用血管紧张素转换酶抑制剂）发现，与安慰剂相比，血管紧张素受体阻滞剂缬沙坦（Valsartan）显著降低发病率和死亡率（缬沙坦组723/2511[29%]，安慰剂组801/2499[32%]；RR 0.87，95%CI 0.77～0.97，$P=0.009$），尽管在心血管死亡率方面没有影响[28]。

害处 见血管紧张素转换酶抑制剂的害处部分和血管紧张素受体阻滞剂的害处部分。

评论 无。

治疗选择 5 钙通道阻滞剂

有一篇系统综述显示心肌梗死后或慢性冠心病患者使用钙通道阻滞剂和安慰剂，两组在死亡率方面无显著性差异。但是，不同药物种类的亚组分析显示，地尔硫䓬和维拉帕米能降低心肌梗死后无心力衰竭患者的难治性心绞痛的发生率。该篇综述发现，二氢吡啶类与安慰剂相比并未见死亡率显著升高。

益处 **任何钙通道阻滞剂和安慰剂比较**：我们发现一篇系统综述，没有随机对照试验[18]。该篇系统综述（检索日期1993年，24项随机对照试验）比较了在急性心肌梗死或不稳定型心绞痛的过程中早期或晚期给予钙通道阻滞剂（包括二氢吡啶类、地尔硫䓬和维拉帕米）和安慰剂并持续到中、长期治疗的效果[18]。其中有两项随机对照试验在稳定性冠心病患者中使用钙通道阻滞剂，并以冠状动脉狭窄消退作为结局。该综述发现，钙通道阻滞剂与安慰剂在死亡率上无显著性差异（AR：钙通道阻滞剂9.7%，安慰剂9.3%；钙通道阻滞剂与安慰剂比较的ARI +0.4%，95%CI −0.4%～+1.2%；OR 1.04，95%CI 0.95～1.14）[18]。**地尔硫䓬和维拉帕米**：我们发现一篇系统综述，没有随机对照试验。该篇系统综述（如上所述，检索日期为1993年；3项随机对照试验）发现，地尔硫䓬或维拉帕米与安慰剂比较，前者死亡率无显著性降低（OR 0.95，95%CI 0.82～1.09）[18]。综述还发现，使用地尔硫䓬或维拉帕米使再发梗死和难治性心绞痛发生率降低，但是只限于无症状或体征的心力衰竭患者[18]。**二氢吡啶类**：我们发现一篇系统综述，没有其他随机对照试验[18]。该篇综述（如上所述，检索日期为1993年）发现，使用二氢吡啶类钙通道阻滞剂与安慰剂比较并不显著增加死亡率（OR 1.16，95%CI 0.99～1.35）。但一些二氢吡啶类钙通道阻滞剂的随机对照试验发现死亡率增加，尤其在急性心肌梗死早期使用这些药物而未使用β受体阻滞剂时[18]。

害处 有3项关于地尔硫䓬或维拉帕米与安慰剂比较的随机对照试验发现一个趋势：地尔硫䓬或维拉帕米对有心力衰竭临床症状的患者存在有害的趋势[29-31]。

评论 CAMELOT研究，在2000例冠心病和正常血压的患者中比较了氨氯地平和安慰剂的疗效，随访2年，2002年完成入选工作，但是该研究在我们检索日期前未发表。这个研究本应该提供关于新一代二氢吡啶类钙通道阻滞剂对复发性缺血性事件的非常好的直接证据，该研究将会被加入到未来的更新版中。

治疗选择 6 I 类抗心律失常药物（奎尼丁、普鲁卡因胺、丙比胺、英卡尼、氟卡尼、莫雷西嗪）

一篇系统综述发现，在急性心肌梗死后使用 I 类抗心律失常药物，与安慰剂相比，前者增加心血管死亡和猝死发生率。有一项随机对照试验显示，与安慰剂相比，对心肌梗死和有症状的室性心律失常患者使用 I 类抗心律失常药物增加心脏骤停和死亡的危险性。

益处 I 类抗心律失常药物与安慰剂比较：我们发现一篇系统综述（检索日期1993年，51项随机对照试验，23 229 名急性心肌梗死患者）[18]和另外一项随机对照试验（1498 名心肌梗死和无症状或轻度症状性室性心律失常患者）[32]。两者均发现 I 类抗心律失常药物与安慰剂相比是有害的（见如下害处）。

害处 系统综述比较了 I 类抗心律失常药物和安慰剂对死亡率的影响[18]。该篇综述发现，与安慰剂相比，抗心律失常药物增加死亡率（死亡 AR：I 类抗心律失常药物为 5.6%，安慰剂为 5.0%。OR 1.14，95%CI 1.01～1.28）[18]。另一项额外的随机对照试验发现，恩卡尼或氟卡尼与安慰剂比较也增加 10 个月后死亡或心脏骤停的危险性（RR 2.38，95%CI 1.59～3.57；NNH 17）[32]。

评论 证据提示，I 类抗心律失常药物不应在心肌梗死后或有明显冠心病患者中使用。

治疗选择 7 胺碘酮

两篇系统综述发现胺碘酮（Ⅲ类抗心律失常药物）与安慰剂比较，前者显著降低新近心肌梗死和心律失常（包括左室功能不全）所致死亡的高危人群的全因死亡和心源性死亡的危险性。

益处 我们发现两篇系统综述[33, 34]。第一篇系统综述（检索日期未报告，13项随机对照试验，6553名新近心肌梗死或充血性心力衰竭患者）比较了胺碘酮和对照治疗的疗效[33]。入选病例为新近心肌梗死和心律失常高危者（左室射血分数低、频发室性早搏或非持续性室性心动过速，但无症状性室性心动过速或心室颤动的病史）；8项随机对照试验中78%患者有新近发生的心肌梗死，5项随机对照试验中22%患者有充血性心力衰竭[33]。大多数试验是以安慰剂作对照，平均随访时间为1.5年。充血性心力衰竭患者有症状但病情稳定，而且新近没有心肌梗死，尽管大多数患者其心力衰竭是缺血性心力衰竭。所有随机对照试验均使用负荷剂量胺碘酮（400mg/d 用 28 天或 800 mg/d 用 14 天），随后平均剂量为 200～400mg/d。胺碘酮与安慰剂相比，前者显著降低死亡率（总死亡率 AR：胺碘酮每年 10.9%，安慰剂每年 12.3%；RR 0.87，95%CI 0.78～0.99）、心源性猝死发生率（RR 0.71，95%CI 0.59～0.85）。胺碘酮在心肌梗死和充血性心力衰竭研究中有相似的效果[33]。第二篇系统综述（检索日期为1997年，5865名心肌梗死、充血性心力衰竭、左室功能不全或心脏骤停患者）发现相似的结果[34]。

害处 引起中断胺碘酮治疗的原因是甲状腺功能减退（以事件/100 人年表示；胺碘酮为 7.0，安慰剂为 1.1，OR 为 7.3）、甲状腺功能亢进（胺碘酮为 1.4，安慰剂为 0.5，OR 为 2.5）、周围神经病变（胺碘酮为 0.5，安慰剂为 0.2，OR 为 3.1）、肺浸润（胺碘酮为 1.6，安慰剂为 0.5，OR 为 3.1）、心动过缓（胺碘酮为 2.4，安慰剂为 0.8，OR 为 2.6）、肝功能异常（胺碘酮为 1.0，安慰剂为 0.4，OR 为 2.7）[33]。

评论 2项最大的心肌梗死后胺碘酮的随机对照试验发现，β受体阻滞剂和胺碘酮之间存在有利的相互作用，能额外降低心源性死亡率[36, 37]。

治疗选择 8 索他洛尔

一项随机对照试验发现，对心肌梗死和左室功能不全患者，索他洛尔与安慰剂比较，前者增加死亡率。

益处 我们没有发现系统综述，但是有一项随机对照试验[35]。这项随机对照试验（3121名心肌梗死和左室功能不全的患者）发现，索他洛尔与安慰剂比较，前者增加死亡率（死亡AR：索他洛尔5.0%，安慰剂3.1%；RR 1.65，95 %CI 1.15～2.36）。该试验提前一年终止[35]。

害处 这项随机对照试验由于服用索他洛尔的患者死亡率的增加而提早终止[35]。

评论 无。

治疗选择 9 激素替代治疗

两项随机对照试验发现，雌激素和孕激素联合治疗与安慰剂比较，在患冠心病的绝经期后妇女的心源性事件上没有显著性差异。第三项随机对照试验发现雌激素和安慰剂在心肌梗死后女性死亡率上没有显著性差异。第四项随机对照试验发现，对确诊有冠心病的男性，高剂量雌激素与安慰剂相比增加心脏事件的危险性。激素替代治疗会引起更高的静脉血栓栓塞、胆囊疾病和女性阴道出血发生率。

益处 联合雌激素和孕激素治疗与安慰剂比较：我们没有发现系统综述。我们发现 2 项随机对照试验（4 篇论文发表）评估了联合激素替代治疗（hormone replacement therapy，HRT）对心血管事件的影响[38-41]。第一项随机对照试验（2763名绝经期后冠心病女性）发现，使用雌激素 0.625 mg/d 和甲羟孕酮 2.5 mg/d 与安慰剂比较，随访 4.1 年，两组在心血管事件上没有显著性差异（非致死性心肌梗死或冠心病死亡：激素替代治疗172/1380[12.5%]，安慰剂176/1383[12.7%]；ARR +0.3%，95%CI -2.2～+2.7；RR 0.98，95%CI 0.80～1.19)[38]。同时也发现两组在二级心血管联合终点（冠脉重建、不稳定型心绞痛、充血性心力衰竭、心脏骤停复苏、卒中或短暂性脑缺血发作和周围动脉病）或全因死亡率方面无显著性差异。试验结束时，根据最初的治疗分组[39]为存活女性提供开放治疗。在随访的头2年，有超过80%的患者坚持激素替代治疗，但是在最后一年降到45%。而坚持服用安慰剂者在随访全程中保持90%以上。对这项随机对照试验的盲法治疗期和开放期的综合分析发现，联合激素替代治疗和安慰剂比较，在平均随访6.8年的冠心病事件方面无显著性差异（维持原随机分组分析：激素替代治疗36.6事件/1000人年，安慰剂36.8事件/1000人年；HR 0.99，95%CI 0.84～1.17)[39]。第二项随机对照试验（255名血管造影诊断为充血性心力衰竭的绝经期女性）也比较了激素替代治疗和安慰剂的疗效[40]。分配到激素替代治疗组中的女性接受雌激素和孕激素治疗（76名女性），曾行子宫切除术的女性只服用雌激素（58名女性）。该项随机对照试验发现，激素替代治疗组和安慰剂组在冠心病事件上无显著性差异，所有病例平均随访31个月（联合结局：心源性死亡、心肌梗死或心绞痛住院：激素替代治疗组15.4事件/100人年，安慰剂组11.9事件/100人年，RR 1.29，95%CI 0.84～1.95)[40]。**单纯雌激素和安慰剂比较**：我们未发现系统综述，但有两项随机对照试验，其中一项研究对象是女性，另一项研究对象是男性[42,43]。第一项随机对照试验（1017例第一次心肌梗死后存活的绝经后女性，随访2年）将单纯雌激素（17-β雌二醇2mg/d）与安慰剂比较，观察冠心病二级预防的疗效[42]。雌激素组（57%）比安慰剂组（37%）有更多女性因为阴道出血中断治疗（见下面害处）。雌激素组和安慰剂组在再梗死或心源性死亡上没有显著性差异（RR 0.99，95%CI 0.70～1.41），在全因死亡率方面也无显著性差异（RR 0.79，95%CI 0.50～1.27)[42]。针对男性的随机对照试验发现，高剂量雌激素（5 mg/d联合孕激素）增加已确诊冠心病的男性患者的心肌梗死和血栓栓塞事件的危险性[43]。

害处 **联合雌激素和孕激素治疗与安慰剂比较**：在一项随机对照试验中[38]，激素替代治疗组比安慰剂组有更多女性有静脉血栓栓塞（激素替代治疗组34/1380[2.5%]，安慰剂组12/1383[0.9%]，OR 2.65，95%CI 1.48～4.75）和胆囊疾病（激素替代治疗组84/1380[6.1%]，安慰剂组62/1383[4.5%]；OR 1.38，95%CI 0.99～1.92）。本试验延长的开放随访期在平均随访6.8年后发现相似的结果（综合盲法期和开放期维持原随机分组分析，静脉血栓栓塞：激素替代治疗组5.9事件/1000人年，安慰剂组2.8事件/1000人年，HR 2.08，95%CI 1.28～3.40；胆道手术：激素替代治疗组19.1事件/1000人年，安慰剂组12.9事件/1000人年，HR 1.48，95%CI 1.12～1.95)[41]。**单纯雌激素和安慰剂比较**：在一项对女性的随机对照试验中[41]，雌激素组（57%）比安慰剂组（37%）有更高的药物中断率，其主要原因是阴道出血，在子宫切除的女性中雌激素治疗组发生阴道出血的较多（雌激素治疗56%，安慰剂治疗7%)[41]。随访2年后，没有一例发生子宫内膜癌（90%以上雌激素治疗组女性完成了活组织检查），而且雌激素组和安慰剂组在脑血管事件、深静脉血栓、肺栓塞或乳腺癌危险性上没有显著性差异[41]。

评论 与几十年的大规模观察性研究相反的是，多中心随机对照试验显示，无论是否合用孕激素，绝经期后女性没有因雌激素治疗使心血管获益。

问题 降低胆固醇的疗效如何？

治疗选择1 贝特类

有一项随机对照试验发现，吉非贝齐（Gemfibrozil）与安慰剂相比，前者能降低冠心病患者心血管死亡率和心脏事件的危险。另三项随机对照试验发现关于氯贝丁酯对有心肌梗死病史的男性的心源性死亡率和全因死亡率的结果不同。还有一项大型随机对照试验发现，在心肌梗死或稳定型心绞痛和低密度脂蛋白水平低于4.7mmol/L（180mg/dL）的患者中，苯扎贝特和安慰剂在全因死亡率或心脏事件方面没有显著性差异。此外，一项小型随机对照试验发现，在有心肌梗死病史和血清胆固醇水平增高的男性中，苯扎贝特与安慰剂比较，前者能降低心脏事件（死亡、再梗死、血运重建或这些事件的联合结局）。

益处 **贝特类和安慰剂比较**：我们发现一篇系统综述[44]和两项随机对照试验[45,46]。该篇系统综述（检索日期未报告，4随机对照试验）对已知冠心病患者比较了贝特类和安慰剂[44]。但该综述没有完成Meta分析。该综述包括的第一篇随机对照试验（2531名冠心病和高密度脂蛋白胆固醇水平<1mmol/L [38mg/dL]的男性患者）的结果显示，在随访5.1年后，吉非贝齐比安慰剂明显降低冠心病患者的非致死性心肌梗死和死亡的联合结局（AR：吉非贝齐组219/1264[17%]，安慰剂组275/1267[22%]；ARR 4.4%，95%CI 1.4%～7.0%；RR 0.80，95%CI 0.68～0.94，NNH 23，95%CI 14～73)[44]。该综述包括的第二项随机对照试验（确诊冠心病的男性和女性患者）的结果发现，氯贝丁酯与安慰剂相比，前者能降低心源性死亡的危险（ARR 42%；P=0.02，但没有进一步的数据报告)[44]。该综述包括的第三项随机对照试验（有心绞痛和心肌梗死病史的男性和女性患者）发现，氯贝丁酯降低心绞痛和心肌梗死患者的心源性死亡率（P<0.05，也没有进一步的数据报告），但是仅仅根据事后制定的亚组分析的结果显示氯贝丁酯增加既往有心肌梗死病史的男性患者的心源性死亡的危险性（P<0.02，但没有进一步数据报告，见下面的评论)[44]。第四项随机对照试验也包括在该篇综述中（8341名年龄在30～64岁的曾有心肌梗死病史的男性患者），该试验比较了氯贝丁酯对全因死亡和心源性死亡的作用。结果显示，在氯贝丁酯和对照组之间没有显著

性差异（也没有进一步的数据报告）[44]。另外两项原先未收入的随机对照试验比较了苯扎贝特（Bezafibrate）和安慰剂的疗效[45,46]。其中第一项随机对照试验（3090名曾有心肌梗死或稳定型心绞痛、高密度脂蛋白胆固醇＜1.2 mmol/L [45 mg/dL]，低密度脂蛋白胆固醇＜4.7mmol/L [180 mg/dL]的患者）发现，苯扎贝特与安慰剂相比前者并没有显著降低全因死亡率或心肌梗死和猝死的联合结局（心肌梗死或猝死 AR：苯扎贝特13.6%，安慰剂15.0%；RR 0.91；$P = 0.26$）[45]。第二项随机对照试验（92名有心肌梗死病史的男性，平均血清胆固醇≥5.2 mmol/L）发现，苯扎贝特与安慰剂相比，前者显著降低死亡、再梗、血运重建的联合结局（苯扎贝特组3/47[6%]，安慰剂组11/45[24%]；RR 0.26，95%CI 0.08～0.88）[46]。

害处 该篇系统综述并未报告使用贝特类的害处[44]。第一项原先没有收入的随机对照试验报告了两组之间不良反应发生率无显著性差异（两组均为69%）[45]。同时，该项随机对照试验发现两组在致死性和非致死性肿瘤方面无差异（苯扎贝特 85/1548[5.5%]，安慰剂 91/1542[5.9%]，报告无显著性差异）[45]。第二项原先没有收入的随机对照试验报告的不良反应发生率在苯扎贝特组和安慰剂组是相似的（但没有进一步的细节报告）。该项随机对照试验也发现使用苯扎贝特比使用安慰剂的患者较少进展为糖尿病（苯扎贝特 3/47[6.4%]，安慰剂 5/45[11.1%]，没有进一步的细节报告）[46]。

评论 最大的几项随机对照试验提示，吉非贝齐而不是氯贝丁酯或苯扎贝特可能降低心血管事件或死亡，但是这类数据非常少。不过，贝特类的益处可由其他降低胆固醇的药物的试验推延出来（见非选择性降胆固醇药物的治疗选择）。

治疗选择2　非特异性降低胆固醇

有一篇系统综述和一项随机对照试验发现，在冠心病患者中多个降脂治疗与不降胆固醇相比，前者治疗能充分降低总死亡率、心血管死亡率和非致死性心血管事件。

益处 **常规的降胆固醇治疗**：我们发现一篇多个降脂治疗二级预防的系统综述。该篇综述（检索日期1999年，11项随机对照试验，30 018名冠心病患者）概括了三项他汀、一项氯贝丁酯、一项吉非贝齐、一项氯贝丁酯加烟酸、一项烟酸以及4项饮食治疗的随机对照试验[47]。Meta分析发现，降低胆固醇治疗与对照组（安慰剂或通常饮食）相比，前者可降低全因死亡率、心血管死亡率和冠脉事件（全因死亡率：RR 0.88，95%CI 0.83～0.93，$P < 0.001$；心源性死亡：RR 0.85，95%CI 0.79～0.90，$P < 0.001$；冠脉事件：RR 0.79，95%CI 0.76～0.83，$P < 0.001$）。但是，不同类型治疗的随机对照试验存在显著异质性[47]。

害处 该篇系统综述并未报告降低胆固醇相关的害处。

评论 在一篇系统综述中的多变量分析（检索日期1996年）[48]的结果提示，在普遍的临床实践中，相对危险性降低不依赖于降低胆固醇的方法，而是在于胆固醇降低的幅度（相对降低）。

治疗选择3　他汀类

有一篇系统综述和随后的随机对照试验发现，在心血管事件高危人群中或既往有心血管疾病证据的患者中，他汀类与对照组相比，前者能降低死亡和心脏事件的危险。有2项随机对照试验发现，强化他汀类治疗比中度他汀类治疗更能减少死亡率和心血管事件。有一项随机对照试验发现，普伐他汀可减少男性心脏结局的危险性，但不减少女性的。另一项随机对照试验发现辛伐他汀在女性以及老年男性中与在年轻男性中一样有相似的相对危险性降低。还有一项随机对照试验显示普伐他汀能降低老年人心血管事件。

益处 **降胆固醇的他汀组与对照组比较**：我们发现一篇系统综述[47]和3项随后的随机对照试验[49-51]。该篇系统综述（3项随机对照试验，17 617名稳定型心绞痛或心肌梗死患者，随访5～6年）比较了他汀类和常规治疗的疗效[47]。结果发现，他汀类显著改善5～6年后的结局（冠心病事件：OR 0.75，95%CI 0.70～0.81，$P < 0.001$，心源性死亡：OR 0.75，95%CI 0.66～0.84，$P < 0.001$，全因死亡率：OR 0.79，95%CI 0.73～0.86，$P < 0.001$）[47]。第一项随后的随机对照试验（20 536名高危成人，其总胆固醇＞3.5mmol/L [＞140mg/dL]，入选条件比以前他汀试验低，其中包括5000名以上女性和5000名以上 年龄≥70 的患者以及 5963 名糖尿病患者）比较了辛伐他汀40mg/d和安慰剂的疗效（见如下评论）[49]。研究发现与安慰剂比较，辛伐他汀在平均随访5.5年后降低总死亡率和主要血管事件（全因死亡率：辛伐他汀12.9%，安慰剂14.7%；RR 0.87，95%CI 0.81～0.94，主要血管事件：辛伐他汀19.8%，安慰剂25.2%，RR 0.76，95%CI 0.72～0.81）[49]。第二项随机对照试验（1600名确诊为冠心病的患者）发现，与非他汀类治疗相比，阿托伐他汀（10～80 mg/d，滴定以使低密度脂蛋白胆固醇＜2.6mmol/L [100mg/dL]）能显著降低复发冠脉事件或死亡以及全因死亡率（冠脉事件：他汀类12%，安慰剂 24.5%；RR 0.49，95%CI 0.27～0.73，全因死亡：他汀类2.9%，安慰剂5.0%；RR 0.57，95%CI 0.39～0.78）[50]。第三项随后的随机对照试验（10 000名以上高血压患者）比较了普伐他汀40mg/d 和常规治疗（见如下评论）[51]。结果发现对于冠心病患者（1475名试验开始时低密度脂蛋白胆固醇平均为 3.3 mmol/L [129 mg/dL]的患者），普伐他汀与常规治疗相比并不影响全因死亡率或冠心病死亡加非致死性心肌梗死发生率（全因死亡率：RR 0.95，95%CI 0.74～1.23，冠心病死亡加非致死性心肌梗死发生率：RR 1.03，95%CI 0.77～1.38）[51]。**强化他汀类治疗**：我们没有发现系统综述，但有2项随机对照试验[52,53]。其中第一项随机对照试验（1351名曾行大隐静脉冠脉搭桥术的患者）比较使用洛伐他汀和必要时使用考来烯胺的强化降脂治疗（低密度脂蛋白胆固醇降至1.6～2.2 mmol/L [60～85mg/dL]）与使用同样药物的[52]中度降脂治疗（低密度脂蛋白胆固醇降至3.4～3.7 mmol/L [130～140mg/dL]）的疗效。研究发现4年后强

化治疗比中度治疗能显著降低血管再次重建的危险性（强化降脂6.5%，标准降脂9.2%；$P = 0.03$）。该项随机对照试验发现在随访7年后强化降脂比中度降脂治疗更能降低再次血管重建和心血管死亡危险性（血运重建：强化降脂19%；中度降脂27%；$P = 0.0006$；心血管死亡：强化降脂7.4%，中度降脂11.3%；$P = 0.03$)[52]。第二项随机对照试验（4162名新近急性冠脉综合征患者）比较了标准降低低密度脂蛋白胆固醇（约降至2.5 mmol/L[100 mg/dL]，使用普伐他汀40 mg/d）和强化降低低密度脂蛋白胆固醇的疗效（降至1.8 mmol/L [70mg/dL]，使用阿托伐他汀80mg/d)[53]。结果发现强化降脂比普伐他汀标准治疗更能显著降低死亡、心肌梗死、不稳定型心绞痛需要再次住院、再次血运重建和卒中的联合结局（联合结局：HR 0.84, 95%CI 0.74 ~ 0.95)[53]。**不同人群中他汀类的效果**：我们没有发现系统综述，但是发现3项随机对照试验（已发表4篇）[49, 54-56]。第一项随机对照试验（1516女性和7498男性，有心肌梗死或不稳定型心绞痛史）比较了男性和女性服用普伐他汀与安慰剂对全因和心源性死亡、心肌梗死、卒中和不稳定型心绞痛再次住院的影响。结果发现普伐他汀显著降低男性所有心脏事件的危险性（冠心病死亡：RR 0.74, 95%CI 0.65 ~ 0.83；全因死亡：RR 0.75, 95%CI 0.69 ~ 0.87；心肌梗死：RR 0.69, 95%CI 0.59 ~ 0.80），但不降低女性心脏事件的危险性（冠心病死亡：RR 0.89, 95%CI 0.67 ~ 1.18；全因死亡：RR 1.00, 95%CI 0.72 ~ 1.36；心肌梗死：RR 0.84, 95%CI 0.59 ~ 1.19，见下面评论)[54]。降脂治疗的相对效果在男性和女性中的差异不显著，其原因可能是该研究的把握度不足，因此无法查出降脂治疗对女性心脏结局相对危险的作用[54]。第二项随机对照试验（20536名总胆固醇 > 3.5mmol/L[> 140 mg/dL]的高危成人，包括 > 5000名女性和 > 5000名70岁以上老人以及5963名糖尿病患者）发现，辛伐他汀在女性和老人中在二级预防降低危险性方面具有相似的结果（均与更年轻男性相比），对最初总胆固醇低于5.0mmol/L者与高于5.0mmol/L者的结果相似[49]。亚组分析发现，辛伐他汀显著降低糖尿病患者第一次主要血管事件发生率（ARR 22%，95%CI 13% ~ 30%；$P < 0.0001$)[55]。而相对危险保持不变，绝对获益与开始时的危险呈线性增加关系。这意味着开始时危险较高的患者比危险较低的患者更可能从他汀治疗中获益。第三项随机对照试验（5804名年龄在70 ~ 82岁的患者，伴心血管疾病或具有心血管疾病高危险性）发现，在平均随访3.2年中，普伐他汀40mg/d比安慰剂更能降低冠心病死亡、心肌梗死或卒中危险性（ARR 15%，95%CI 3% ~ 26%；$P = 0.014$)[56]。

害处 该篇系统综述比较了他汀类治疗与常规治疗的疗效，但并未报告与他汀类治疗相关的害处[47]。有一篇更早的他汀类长期治疗试验的系统综述发现，他汀类治疗和安慰剂比较，平均治疗5.4年在非心血管死亡、肿瘤发生率、无症状肌酸激酶升高（正常上限10倍以上）或转氨酶升高（正常上限3倍以上）方面无显著性差异（非心血管死亡率：OR 0.93, 95%CI 0.81 ~ 1.07；肿瘤发生率：OR 0.99, 95%CI 0.90 ~ 1.08；肌酸激酶升高：OR 1.25, 95%CI 0.83 ~ 1.89；转氨酶升高：OR 1.13, 95%CI 0.95 ~ 1.33)[57]。我们还发现一篇三项大型随机对照试验的Meta分析（19 592名患者），检验普伐他汀与安慰剂在一级预防和二级预防人群中的安全性[58]。结果发现普伐他汀和安慰剂在平均随访5年后对不良事件影响无临床重要差异（原发性肿瘤：普伐他汀9.6%，安慰剂9.3%；$P = 0.48$；骨骼肌不良事件：两组均 < 0.1%；$P = 0.02$；胃肠道不良反应：1.4%和1.5%，$P = 0.48$；肝脏不良反应：两组 ≤ 0.1，$P = 0.45$；皮疹：3.6%和3.4%，$P = 0.31$；肾脏不良反应：2.7%和2%5，$P = 0.42$)[58]。我们没有发现在老年人或急性心肌梗死后患者中降低胆固醇治疗有额外的害处。

评论 一些比较了他汀类治疗与常规治疗疗效的研究，可能已经包括非研究性的他汀类治疗。在这些病例中，随机对照试验并不是真正的安慰剂对照试验。大型他汀类试验中治疗组和安慰剂组的患者都同样给予降低胆固醇的饮食指导。在一篇系统综述中的多变量分析（检索日期1996年)[48]提示，在大范围的临床环境中相对危险性降低并不依赖降低胆固醇的方法而是取决于胆固醇降低的百分比（即相对降低），该发现被随后的随机对照试验证实[53]。降低胆固醇治疗数年的绝对获益在开始时缺血性心脏事件危险性最高的患者中是最大的。但仍然不知道是否任一种他汀比其他类更有益。我们发现只有一项大型随机对照试验直接比较了他汀类的疗效（阿托伐他汀和普伐他汀），但因在随机对照试验中使用不同的药物剂量因而无法评价不同药物的相对效果[53]。降脂治疗的主要目的是降低临床事件的绝对危险性（而不是降低胆固醇到某一个浓度）。而且，针对降低胆固醇的治疗需要通过比较及结合其他可能危险因素的干预措施来评价其疗效。目前检索的正在运行的试验包括新靶点治疗试验（比较阿托伐他汀80 mg/d和阿托伐他汀10 mg/d的疗效）、强化降脂降低结局试验（比较阿托伐他汀80 mg/d和辛伐他汀20 ~ 40mg/d的疗效）、辛伐他汀和Folate/B_{12}相加降低胆固醇和同型半胱氨酸的试验（辛伐他汀80mg/d和辛伐他汀20mg/d相比较）、以及心脏保护Ⅱ试验（辛伐他汀80mg/d和辛伐他汀20 ~ 40mg/d相比较）。

问 题 降低血压的疗效如何？

治疗选择1 降低血压

有一篇系统综述发现，冠心病患者中心血管危险性降低的程度与血压下降幅度直接相关，但几乎没有证据表明不同种类药物治疗效果有显著性差异。

益处 药物与安慰剂比较：我们没有发现系统综述或随机对照试验来比较降压药物和安慰剂的疗效。**不同降压药物间比较**：我们发现一篇系统综述[59]和一项随后的随机对照试验[60]。该篇系统综述（检索日期2003年，15项随机对照试验，120574名高血压患者）比较了"新"降压药物（钙通道阻滞剂、α受体阻滞剂、血管紧张素转换酶抑制剂和血管紧张素受体阻滞剂）与"老"药（利尿剂或β受体阻滞剂）对总死亡率、心血管死亡率、心血管事件、心肌梗死和心力衰竭的影响。该综述发现老药和新药在降低心肌梗死、心血管死亡和死亡率方面相似[59]。该综述还得出结论，冠心病患者中心血管危险性降低的程度与血压降低的程度直接相关[59]。随后的随机对照试验（22 576名合并冠心病的高血压患者）发现，随访2年后，维拉帕米240mg/d和阿替洛尔50mg/d对全因死亡、非致死性心肌梗死和卒中的联合结局的影响没有显著性差异（维拉帕米9.9%，阿替洛尔10.2%，RR 0.98，95%CI 0.90～1.06）[60]。达到降压目标还需给予额外的治疗（加服群多普利拉、氢氯噻嗪或两者）。这项随机对照试验不单纯是这两种治疗间的对比[60]。

害处 **药物和安慰剂比较**：我们没有发现随机对照试验。**不同降压药物间比较**：该篇系统综述发现，钙通道阻滞剂比利尿剂发生心力衰竭的危险性高（RR 1.33, 95%CI 1.22～1.44；$P<0.0001$）[59]。该篇综述中有一项随机对照试验发现，血管紧张素转换酶抑制剂与氯噻酮相比，前者增加心力衰竭的危险性（RR 1.19，95%CI 1.07～1.31；$P<0.001$，如下评论）[51]。还有一些观察研究发现，舒张压低的患者的死亡率增加[61]，尽管在治疗老年人的高血压和心力衰竭时情况并不是如此[62]。

评论 冠心病患者从降压治疗中获益的实验性证据需要从一级预防试验中外推出来（见高血压的一级预防）。没有特定血压结局要求的降压药物试验也可提供指南：死亡率方面的获益建立在：心肌梗死后应用β受体阻滞剂（见β受体阻滞剂）、无心力衰竭的心肌梗死后患者使用维拉帕米和地尔硫䓬（见钙通道阻滞剂）、心肌梗死后患者使用血管紧张素转换酶抑制剂，尤其是伴心力衰竭的患者（见血管紧张素转换酶抑制剂）。前瞻性流行病学研究已经明确，在已经有缺血性心脏病的患者中，血压升高是心血管事件的一个危险因子[63,64]。有一项研究（随访5218名心血管疾病女性，在妇女抗氧化心血管研究中报告了她们开始时的血压水平）发现，收缩压每增加10mmHg，继发心血管事件增加9%（95%CI 4%～15%）[64]。我们没有发现关于心血管疾病患者中血压必须降低到何种程度才能使风险和获益理想的证据。必须谨慎解释该篇综述中的ALLHAT[51]研究的结果，因为大多数受试者已经在随机分组时服用降压药物[51]。

问 题	非药物治疗的疗效如何？

治疗选择1　抗氧化维生素（维生素E、β胡萝卜素、维生素C）

我们没有发现随机对照试验验证维生素C对心血管事件或死亡的危险性。但有2篇系统综述发现维生素E的不确定的益处的证据。另有两项随机对照试验发现，高剂量维生素E增加心源性和全因死亡率。一篇系统综述中的一项随机对照试验发现，无论是轻度心绞痛还是有心肌梗死病史的患者，β胡萝卜素对心血管事件或死亡没有影响。另一篇系统综述中的三项随机对照试验发现，抗氧化剂对心血管事件或心源性死亡没有益处。一篇系统综述中的一项随机对照试验发现多种维生素可降低心血管事件但是对心源性死亡没有影响。

益处 我们发现两篇系统综述比较了补充维生素对心血管事件的影响[65,66]。第一篇综述（检索日期2001年，12项随机对照试验，20 835名心血管病患者）比较了补充维生素（维生素C或维生素E、β胡萝卜素、叶酸、抗氧化剂或多种维生素）与不补充维生素的疗效[65]。其中只有9个研究符合我们的入选标准（报告了相关结果并以全文形式发表）。该综述并未进行Meta分析，而且报道的随机研究并未显示某些维生素补充治疗（维生素C或维生素E、β胡萝卜素、叶酸）或联合抗氧化剂治疗对冠心病结局有一致的或显著的影响（符合我们入选标准的研究的详细情况见表1）[65]。第二篇系统综述（检索日期未报告，8项随机对照试验，约45 000名有心血管疾病或心血管病高危的患者）比较了补充维生素E治疗和安慰剂的疗效[66]。该篇综述包括3项随机对照试验，其研究结果已经包括在第一篇综述和5篇较近的综述中。结果发现补充维生素E治疗与安慰剂比较对全因死亡或心血管死亡或非致死性心肌梗死并无影响（全因死亡：RR 0.96，95%CI 0.84～1.10；心血管死亡：RR 0.97，95%CI 0.80～1.90；非致死性心肌梗死：RR 0.72，95%CI 0.51～1.02）[66]。

害处 没有一项符合我们入选标准的随机对照试验报道使用补充维生素治疗的害处。在第一篇系统综述中提到的随机对照试验[65]发现，吸烟者补充β胡萝卜素，增加肺癌发生率和肺癌死亡率[77]。

评论 无。

治疗选择2　包括运动锻炼的心脏康复治疗

有一篇系统综述发现，与常规治疗相比，心脏康复可降低冠心病患者死亡率和心脏事件发生率。而且运动中或运动后的不良事件也很罕见。

益处 **心脏康复与常规治疗相比**：我们发现一篇系统综述[78]。该篇系统综述（检索日期2003年，48项随机对照试验，8940名冠心病患者）比较了以心脏康复为目的的运动和常规治疗的疗效，结果发现心脏康复可降低全因死亡率和心源性死亡率，并改善冠心病危险因素（全因死亡率：OR 0.80，95%CI 0.68～0.93；心源性死亡率：OR 0.74，95%CI 0.61～0.96，见如下评论）[78]。心脏康复对总死亡率的影响独立于冠心病诊断、心脏康复形式、运动干预的剂量、随访时间、试验质量和试验发表日期。

害处 在康复管理项目中，不良心血管事件率（晕厥、心律失常、心肌梗死或猝死）是低的（2～3/100 000人小时），而且两个更早的调查报告显示,运动训练中或运动训练后即刻致死性心脏事件发生率的范围是1/116 400人小时～1/784 000人小时[79]。

评论 最新的综述发现,与常规治疗相比,心脏康复治疗与总胆固醇水平(WMD－0.37 mmol/L [－14.3mg/dL],95%CI －0.63～－0.11mmol/L [－24.3～－4.2mg/dL]),甘油三酯(WMD －0.23 mmol/L [－20.4 mg/dL],95%CI －0.39～－0.07mmol/L [－34.5～－6.2mg/dL]),收缩压(WMD －3.2mm Hg,95%CI －5.4 mmHg～－0.9mm Hg)的大幅降低有关,与自我报告的吸烟率降低也有关 (OR 0.64,95%CI 0.50～0.83)[78]。其他目的在于改变危险因素的干预措施,通常在干预组中执行(包括营养教育、行为方式改善,并且在一些试验中加用降脂药物)。该篇综述没有发现证据显示心脏康复治疗能提高与健康相关的生活质量和心肌梗死后重返工作岗位的比例[78]。

治疗选择3　饮食

从随机对照试验中我们没有找到强有力的证据证明推荐低脂饮食或高纤维饮食的效果。3项随机对照试验在推荐多食鱼类(尤其是含油较多的鱼类)或服用鱼油胶囊可以减少心脏事件方面得到了互相矛盾的证据。一项随机对照试验发现服用鱼油胶囊3.5年时可以降低死亡率。一项随机对照试验发现,与西方饮食相比,推荐地中海式饮食(较多的水果和蔬菜、面包、面条、马铃薯、橄榄油以及油菜籽油)可以获得大量的生存益处。

益处 **低脂饮食**:一篇系统综述比较了降低胆固醇的饮食干预对冠状动脉事件及死亡率的影响(1994年检索,10项随机对照试验,18 058名研究对象,以有心肌梗死病史的男患者为主)。这一综述发现,尽管血胆固醇有绝对的降低,但不同饮食对于冠状动脉事件或死亡率等结局的影响无显著性差异(10项随机对照试验,全因死亡率:OR 0.96,95%CI 0.85～1.08;心源性死亡率:OR 0.98,95%CI 0.83～1.15)[80]。这一综述中包括一项大型随机对照试验(2033名近期有心肌梗死的中年男性),该试验比较了三种饮食选择:少食脂肪,多食谷类纤维或每周至少进食2次含油鱼类食品[81]。结果发现,建议减少脂肪摄入组轻度减少了脂肪摄入而增加了水果和蔬菜的摄入。但是,建议减少脂肪摄入组(脂肪提供全部热量的30%,且多不饱和脂肪酸与饱和脂肪酸的比例为1:0)与未给予饮食建议组之间比较,总死亡率并无差异(给予建议组:111/1018[10.9%],未给予建议组:113/1018[11.1%];RR 1.00,95%CI 0.77～1.30)[81]。**高纤维饮食**:我们发现一篇系统综述而无其他随机对照试验[80]。这一综述(1994年检索)包括一项研究高纤维饮食对冠状动脉事件及死亡率影响的随机对照试验。这项研究(2033名男性,低于70岁,为心肌梗死恢复期)比较了建议减少脂肪摄入、建议增加含油鱼类摄入与建议增加纤维摄入的差异[81]。结果发现,在建议增加纤维摄入组与未建议增加纤维摄入组之间比较,两组在全因死亡或心源性死亡方面无显著性差异(全因死亡率:建议增加纤维摄入组123/1017[12.1%],未建议增加纤维摄入组101/1016[9.9%];RR 1.27,95%CI 0.99～1.65;心源性死亡率:建议增加纤维摄入组109/1017[10.7%],未建议增加纤维摄入组85/1016[8.4%];RR 1.23,95%CI 0.97～1.57)[81]。**多鱼饮食**:我们发现一篇系统综述[81]及两项随机对照试验[67,82]。这一综述(1994年检索)引用了一项比较建议多摄食鱼类对冠状动脉事件及死亡率影响的随机对照试验。这项随机对照试验(2033名男性,低于70岁,为心肌梗死恢复期)比较了建议减少脂肪摄入、建议增加含油鱼类摄入与建议增加纤维摄入间的差异[81]。结果发现,尽管建议增加鱼类摄入与未建议增加鱼类摄入相比前者减少了全因死亡率,但是两者在心源性死亡率方面无显著性差异(全因死亡率:建议增加鱼类摄入组94/1015[9.3%],未建议增加鱼类摄入组130/1018[12.8%];RR 0.71,95%CI 0.54～0.93;心源性死亡率:建议增加鱼类摄入组78/1015[7.7%],未建议增加鱼类摄入组116/1018[11.4%];RR 0.84,95%CI 0.66～1.07)[81]。另外的两项随机对照试验中,其中一项(3114名患有心绞痛的男性)比较了建议每日食用两份或两份以上的含油鱼类食物或服用三粒鱼油胶囊、建议进食较多的水果蔬菜及燕麦片、建议以上两者结合及未给予饮食建议这样四组之间的差异[82]。结果发现,3～9年后建议多进食鱼类饮食组与无此类建议组相比全因死亡率并未减少。而建议鱼类饮食组与无此类建议组比较,前者的心源性死亡(RR 1.26,95%CI 1.00～1.58)及心源性猝死(RR 1.54,95%CI 1.06～2.23)的危险性更高,其中,大部分事件发生于服用鱼油胶囊组[82]。另一项随机对照试验(11 324名近期心肌梗死的存活者)对每日补充1克n-3多不饱和脂肪酸鱼油、补充维生素E、补充鱼油加维生素E及安慰剂组间差别进行了比较。结果发现,随访3.5年后,补充鱼油组(2836名研究对象)与无补充组相比前者降低了全因死亡率(RR 0.86,95%CI 0.76～0.97)[67]。**地中海式饮食**:我们未发现该方面的系统综述。但我们发现一项随机对照试验(发表2篇文章;605名近期心肌梗死患者)比较了建议地中海式饮食(较多的面包、水果、蔬菜、鱼,较少的肉,以油菜籽油替代黄油与乳酪)与西式饮食[83,84]。随访过程中,地中海式饮食的依从性较好。结果发现,随访46个月后,与西式饮食相比,地中海式饮食显著减少心源性死亡与非致死性心肌梗死的联合结局以及全因死亡率(联合结局:RR 0.28,95%CI 0.15～0.53;全因死亡率:RR 0.44,95%CI 0.21～0.94)[84]。

害处 尚无饮食建议有明显不良反应的报道,但大剂量鱼油可能增加出血的危险。

评论 **对胆固醇的影响**:参见行为方式的改变。

治疗选择4　心理与应激治疗

有一篇系统综述及两项后续的随机对照试验提供的有限证据表明,与常规治疗相比,社会心理治疗能改善冠心病患者的症状并降低严重心脏事件的危险。

益处 **心理及应激治疗与常规治疗比较**：我们发现一篇系统综述[85]及两项后续的随机对照试验[86,87]。这篇系统综述（检索日期未提供，23项随机对照试验，3180名冠状动脉性心脏病患者）比较了一个多范围的心理治疗组与常规治疗组间的疗效[85]。结果显示，与对照组相比，心理干预组在心肌梗死后最初的2年里显著减少了死亡率及非致死性事件（死亡率：12项随机对照试验，存活 OR 1.70，95%CI 1.09～2.64；非致死性事件：无事件 OR 1.84，95%CI 1.12～2.99）[85]。第一项后续的随机对照试验（65名近期急性心肌梗死患者）对标准治疗与短期住院治疗以改变对疾病的理解进行了比较，后者包括与一位心理医生进行3次（每次30～40分钟）访谈[86]。在这些访谈中讨论参加者的忧虑，讨论并质疑冠状动脉性心脏病的因果关系模型，讨论对生活方式的影响，建立并评论阶段性的自我管理计划。结果发现，在3个月时，这种住院干预治疗与标准治疗相比显著减少心绞痛发生率（自我计数心绞痛：干预组14.3%，标准治疗组39.3%，$P < 0.05$）。但是，我们尚不清楚这一差别是源于患者对症状理解的改变还是因为缺血频率的不同[86]。第二项后续的随机对照试验（2481名心肌梗死后1个月内患者）比较常规药物治疗与认知行为治疗对抑郁及社会认知异常的疗效，其中认知行为治疗（6个月的个体与群体治疗）包括必要时加用选择性5-羟色胺重吸收抑制剂[87]。结果表明，认知行为治疗加用选择性5-羟色胺重吸收抑制剂能显著改善心理社会结局（Hamilton抑郁评分的改变[无进一步详述]：干预组 −10.7，常规治疗组 −8.4；$P < 0.001$）。但在无事件存活率方面，两组无显著性差异（干预组75.8%，常规治疗组75.9%）[87]。

害处 无特殊害处报道。

评论 以上随机对照试验规模较小，仅有短期随访，应用了不统一的结局评价标准，同时还有其他方法学上的问题。尽管没有证据表明对心血管发病率及死亡率的影响，但以上随机对照试验中绝大多数发现心理社会干预可以改善冠状动脉疾病患者的心理社会结局。有一篇综述（2001年检索，36项随机对照试验，12 841名研究对象）发现，非药物心理干预（包括应激处理）与常规药物治疗相比减少了非致死性心肌梗死发生率（OR 0.78，95%CI 0.67～0.90）。但是，由于发表偏倚，其结论认为：没有强有力的证据表明心理干预（包括应激处理）可以影响死亡率、心源性死亡率或冠状动脉疾病患者的血运重建[88]。

治疗选择5 戒烟

我们未发现有关戒烟对冠状动脉性心脏病患者的心血管事件的影响的随机对照试验。几项观察研究发现，戒烟显著降低冠状动脉性心脏病患者的心肌梗死及死亡的危险。

益处 **戒烟与持续吸烟对比**：我们没有发现评价戒烟对冠状动脉疾病发病率及死亡率影响的随机对照试验或对照试验的系统综述。但有一篇前瞻性观察性研究的系统综述（2003年检索；20项前瞻性研究；12 603名患有冠状动脉性心脏病的吸烟者；随访2～26年，平均随访5年；戒烟率28%～77%，平均45%）表明，戒烟可以引起死亡率及非致死性心肌梗死的显著减少（死亡率：RR 0.64，95%CI 0.58～0.71；非致死性心肌梗死：RR 0.68，95%CI 0.57～0.82）[89]。

害处 两项随机对照试验发现，没有证据表明稳定性冠状动脉性心脏病患者应用透皮贴剂的尼古丁替代治疗会增加心血管事件[90,91]。

评论 无。

问题 血运重建治疗的疗效如何？

治疗选择1 冠状动脉旁路移植术与单纯药物治疗对比

有一篇系统综述及一项后续的随机对照试验发现，与药物治疗相比，冠状动脉旁路移植术减少了一年后血运重建术及心绞痛发作，并能减少术后10年内的心源性及全因死亡率。尽管对左室功能不全的患者与正常心室功能患者有着相似的相对益处，但前者在死亡率上有更多的绝对性降低。而且在左主干或三支病变患者中可观察到显著的存活益处，但是单支病变或双支病变患者则未看到此益处。

益处 我们发现一篇系统综述[92]和一项后续的随机对照试验[93]，这两项研究对比了冠状动脉旁路移植术（coronary artery bypass grafting, CABG）与药物治疗的疗效。在该篇系统综述中（检索时间未给出，7项随机对照试验，2649名冠状动脉心脏病患者，男性为主，41～60岁，80%患者的射血分数为 >50%，60%有近期心肌梗死病史，83%具有2支或3支病变），对分配到CABG组的患者也给予药物治疗，而且有40%最初分配到药物治疗组的患者在随后的10年中也进行了CABG[92]。结果发现，与药物治疗相比，CABG降低了5年及10年死亡率（5年死亡率：RR 0.61，95%CI 0.48～0.77；10年死亡率：RR 0.83，95%CI 0.70～0.98）[92]。绝大多数试验没有给出再发心绞痛及生活质量的数据。后续的一项随机对照试验（研究对象为具有多支病变、稳定型心绞痛、良好的心室功能的患者）对比了经皮冠状动脉介入治疗、CABG及单纯药物治疗的疗效[93]。结果发现，CABG并没有显著提高一年存活率及一年无心肌梗死存活率（一年存活率：CABG组96.0%，单纯药物治疗组98.5%；一年无心肌梗死存活率：CABG组98%，单纯药物治疗组97%；P值无统计学显著性）。这项研究同时发现，CABG与单纯药物治疗相比，前者减少了血运重建术，较大程度减少了心绞痛的频率（血运重建术：CABG组0.5%，单纯药物治疗组8.3%；心绞痛发作频率下降：CABG组88%，单纯药物治疗组46%；$P < 0.0001$）[93]。**对左**

室功能降低的患者及左心室功能正常患者的疗效比较：有一篇系统综述（如前所述，检索时间未给出，7项随机对照试验，2649名冠状动脉心脏病患者）发现，在左室功能降低及左室功能正常的患者中CABG的相对益处是相似的（死亡率：如左室功能正常，OR 0.61，95%CI 0.46～0.81；如左室功能降低，OR 0.59，95%CI 0.39～0.91）[92]。由于左室功能降低的患者其开始时的死亡危险性较高，所以实际上CABG对左室功能降低患者的绝对益处较多。**对不同病变支数患者的疗效比较**：有一篇系统综述（与前述相同，检索时间未给出，7项随机对照试验，2649名冠状动脉心脏病患者）发现，单支病变、两支病变、三支病变、左主干病变的患者行CABG比药物治疗明显降低了死亡率。然而，这种死亡率的变化在单支病变及两支病变患者中并不显著。这可能是由于死亡数量较少所致（死亡率：单支病变RR 0.54，95%CI 0.22～1.33；两支病变RR 0.84，95%CI 0.54～1.32；三支病变RR 0.58，95%CI 0.42～0.80；左主干病变RR 0.32，95%CI 0.15～0.70）[92]。**对无症状患者的疗效比较**：我们没有发现在无症状患者中比较CABG与药物治疗效果的系统综述或随机对照试验（见以下评论）。

害处 在前述的系统综述中，1240名行CABG的患者中，在术后30日内，有40名（3.2%）死亡，有88名（7.1%）出现非致死性心肌梗死。随访一年，与药物治疗相比，采用CABG的患者其死亡率和心肌梗死发生率显著增加（CABG组11.6%，药物治疗组8%；RR 1.45，95%CI 1.18～2.03）[92]。CABG后的心肌梗死诊断较为困难，因此真正的发生率可能会更高。

评论 该系统综述的结果可能不会被轻易推广到目前的临床实践中。因为其中的研究对象为65岁及以下的患者，但是目前选用CABG的患者超过50%年龄超过65岁。并且，研究中几乎所有的研究对象均为男性和具有高危因素的患者，例如具有严重的心绞痛和左主干冠状动脉狭窄，因而代表性不强。胸廓内动脉旁路移植术仅被用于不到5%的患者。降脂药物（尤其是他汀类药物）与阿司匹林也不常应用（据记载仅有3%的患者应用了阿司匹林）。大约只有50%的患者应用β受体阻滞剂。由于药物与手术治疗冠状动脉疾病不是互斥的，因此该篇系统综述可能低估了CABG与单纯用药相比的真实益处；随访5年时，25%接受药物治疗的患者已进行了CABG；随访10年时，41%接受药物治疗的患者已进行了CABG。而且对于有高危因素的患者这种低估可能是最多的。尽管曾经行CABG的患者目前代表行该项手术的一个不断增多的部分，但上述随机对照试验并未对其进行研究[92]。**对无症状患者的疗效比较**：我们未找到系统综述，但发现一项随机对照试验。该项随机对照试验（558名经运动试验或动态心电图诊断的无症状心肌缺血患者）比较了CABG或经皮腔内成形术与症状指导的治疗、心电图与症状的指导治疗的效果。与单纯药物治疗相比，血运重建术减少了2年时的死亡率或心肌梗死发生率（死亡或心肌梗死：AR：血运重建术4.7%，症状指导的治疗8.8%，症状及心电图指导的治疗12.1%；P<0.04）[94]。

治疗选择2 冠状动脉旁路移植术与经皮腔内血管成形术（有或无支架置入）对多支病变疗效的对比

有一篇系统综述发现，冠状动脉旁路移植术与经皮腔内血管成形术（有或无支架置入）在3年后的死亡率或心肌梗死方面无显著性差异。然而，经皮腔内血管成形术（有或无支架置入）有较多的重复血运重建及再发心绞痛的比率。但该篇综述没有足够把握度来检出低于20%～30%的死亡率方面的相对差别。

益处 我们找到一篇系统综述，但未发现其他的随机对照试验[95]。这篇综述（2001年检索，8项随机对照试验，5066名研究对象，男性为主并有较高的高血压及心绞痛患病率）比较了冠状动脉旁路移植术（CABG）与经皮腔内血管成形术（percutaneous transluminal angioplasty, PTA）（有或无支架置入）的疗效。研究结果发现两组在3年后的生存率或心肌梗死方面没有显著性差异（死亡率：ARR+1.1%，95%CI -0.1%～+2.3%；P=0.08；心肌梗死发生率：ARI+1.2%，95%CI -1.8%～+4.2%；P=0.42）。同时还发现，PTA（有或无支架置入术）后有较多的重复血运重建及再发心绞痛（血运重建：ARI 34%，95%CI 28%～40%，P<0.001；心绞痛：ARI 9.7%，95%CI 4.6%～15.0%，P<0.001）[95]。

害处 参见经皮腔内血管成形术与药物治疗对比章节中"害处"部分。CABG相对PTA有创性更大，但是PTA可能需更多次重复介入治疗。

评论 尽管该篇系统综述中没有观察到在死亡或心肌梗死方面的显著性差异，但这些试验入选的研究对象有相对较低的心脏事件危险性。其中不足20%的研究对象存在左室功能异常，几乎有70%的研究对象有一支或两支病变，而观察到的第一年死亡率仅为2.6%，第二年死亡率为1.1%。最大的一项试验中的入选研究对象更接近于中等程度危险性的人群，因为这些研究对象中包括了较高比例的糖尿病患者[96]。在该项试验中，甚至有接近60%的研究对象存在两支病变。这几项试验入选的所有研究对象的数量尚不足以说明PTA与CABG之间存在低于20%～30%的死亡率方面的差异。有一项对合并糖尿病患者进行的亚组分析表明，CABG减少了4年的全因死亡率，尽管这一作用在第6.5年时不再显示出显著性（4年：ARR 8.6%，95%CI 2.2%～15.0%，P<0.01；6.5年：ARR+3.9%，95%CI -17.0%～+25.0%，P=0.71）[95]。

治疗选择3 冠状动脉经皮腔内血管成形术与单纯药物治疗对比

有一篇系统综述发现冠状动脉经皮腔内血管成形术与药物治疗在存活率方面没有显著性差异。但是，与单纯药物治疗比较，经皮腔内血管成形术后一年，患者的身体功能及一般状况和生命力得到改善；而且对有严重或中度心绞痛的患者，可以降低心绞痛的严重程度。这一综述发现经皮腔内血管成形术患者随后的冠状动脉旁路移植术增加。还有一项针对老年患者的随机对照试验发现，经皮腔内血管成形术减少了心绞痛症状及不良心脏事件，但是对死亡率或非致死性心肌梗死无明显影响。

益处 冠状动脉经皮腔内血管成形术与单纯药物治疗对比：有一篇系统综述（1998年检索，6项随机对照试验，1904名研究对象均具有稳定型冠状动脉性心脏病）比较了经冠状动脉皮腔内血管成形术（PTA）与单纯药物治疗的疗效[97]。随访时间从6个月到57个月不等。结果发现，与药物治疗组相比，单纯PTA减少了心绞痛的发生率，但是增加了以后行CABG的可能（心绞痛：RR 0.70，95%CI 0.50～0.98；CABG：RR 1.59，95%CI 1.09～2.32）。结果还显示，与单纯药物治疗相比，PTA有较高的死亡率及心肌梗死发生率，但是两组间并无显著性差异（死亡：RR 1.32，95%CI 0.65～2.70；心肌梗死：RR 1.42，95%CI 0.90～2.25）。该篇综述发现不同试验间有显著的异质性。其中最大的一项随机对照试验（1018名研究对象）发现，PTA与药物治疗相比，前者提高一年时的运动功能、活动度及整体健康状况（评估健康状况为"明显提高"的患者比例：经PTA治疗为33%，而单纯药物治疗者为22%；$P = 0.008$），但是随访3年后两组间无显著性差异[98]。健康状况改善评分与呼吸困难、心绞痛及踏车耐量有关。结果还显示，从药物治疗转为PTA治疗的比例较高（27%），这可能部分解释3年时两组间无显著性差异的原因。这项随机对照试验的长期随访发现，至第7年，PTA明显减少未来的血运重建术，改善心绞痛，但是对死亡率和心肌梗死无影响（血运重建术：PTA组为27.2%，药物治疗组为35.4%，P值未报告；心绞痛：PTA组为19.4%，药物治疗组为35.9%，ARR 16.5%，95%CI 11.0%～21.9%，P值未报道；死亡和心肌梗死：PTA组为14.5%，药物治疗组为12.3%，ARI 2.3%，95%CI −2.0%～+6.4%）[99]。**对老年患者的影响**：我们没有发现系统综述，但是发现一项随机对照试验。这项随机对照试验（305名研究对象，均为75岁以上并有慢性难治性心绞痛的患者）对比了PTA与单纯药物治疗的疗效[100]。结果发现，PTA在6个月后能减少全部心脏不良事件发生，同时降低了心绞痛的严重程度，但是对死亡率和非致死性心肌梗死无显著性影响（心脏不良事件AR：PTA组为19%，药物治疗组为49%，$P < 0.0001$；心绞痛分级的变化：PTA组为−2.0，药物治疗组为−1.6，$P < 0.0001$；死亡AR：PTA组为8.5%，药物治疗组为4.1%，$P = 0.15$；非致死性心肌梗死AR：PTA组为7.8%，药物治疗组为11.5%，$P = 0.46$）。**对不同严重程度心绞痛患者的影响**：我们发现一篇系统综述（同上，1998年检索，一项随机对照试验，1904名存在稳定型冠状动脉性心脏病的患者）[97]。该篇综述中包括的随机对照试验的结果发现，PTA的抗心绞痛益处仅限于中、重度心绞痛患者（II级或更为严重）（与药物治疗相比，PTA心绞痛的发生率减少20%而踏车运动时间延长1分钟）[101]。入选该项试验的轻度症状的患者的症状无显著性改善。

害处 该篇系统综述中的一些随机对照试验报告了PTA的并发症。在多项随机对照试验中，因操作过程引起的CABG比例为2%～3%，心肌梗死为3%～5%[101,102]。其中一项随机对照试验中，PTA引起的较高死亡率或心肌梗死发生率可归因于1例死亡及7例与操作过程相关的心肌梗死[100]。在另一项随机对照试验中，PTA组在6个月后有较高的CABG比例（PTA组为7%，单纯药物治疗组为0%）及较高的非计划性PTA（non-protocol PTA）的比例（PTA组为15.2%，单纯药物治疗组为10.3%）[101]。

评论 有一项随机对照试验（具有多支病变、稳定型心绞痛及心室功能代偿期的患者）比较了经冠状动脉介入治疗（PCI）（205名研究对象）、CABG（203名研究对象）及单纯药物治疗（203名研究对象）的疗效[93]。经过一年的随访，两组在存活率（PCI组为95.6%，单纯药物治疗组为98.5%）或无心肌梗死存活率（PCI组为92%，单纯药物治疗组为97%）方面均无统计学显著性差异，而PCI组有较高的血运重建（PCI组为13.3%，单纯药物治疗组为8.3%，P值未报告），同时该组心绞痛的减少较单纯药物治疗组高（PCI组为79%，单纯药物治疗组为46%，$P < 0.0001$）[93]。PCI过程包括支架置入术、激光治疗及动脉斑块旋切术，而不局限于PTA。研究发现，PTA能改善稳定型心绞痛患者的心绞痛症状但不降低死亡率或心肌梗死发生率，这一现象可能是由于围手术期并发症危险性及多数PTA仅针对单支病变所致。

治疗选择4 冠状动脉内支架置入术与单纯冠状动脉经皮腔内血管成形术对比

有一篇系统综述发现，常规支架置入术与标准的经皮腔内血管成形术在死亡率、心肌梗死危险性或未来冠状动脉旁路移植术的危险性方面无显著性差异。但是，这项研究发现支架置入术降低了再狭窄率及未来经皮腔内血管成形术比例。其后的一项随机对照试验发现，与经皮腔内血管成形术相比，5年后，支架置入术增加了无事件存活率而非死亡率。另有一篇系统综述发现，在小冠状动脉（<3mm）的治疗方面，与经皮腔内血管成形术相比，支架置入术显著减少心脏事件、再狭窄及血运重建术。但是，一项随后的随机对照试验发现，针对小冠状动脉的这两项治疗后的再狭窄率及心脏事件的比例是相似的。还有一项随机对照试验发现，在冠状动脉旁路移植术后的患者，大隐静脉搭桥血管处的支架置入术与该处的经皮腔内血管成形术相比，前者减少了6个月后心脏事件的发生率。还有3项随机对照试验发现，对完全闭塞病变的患者，支架置入术减少了再狭窄率，并改善了心绞痛症状。2项随机对照试验在初次经皮腔内血管成形术后再狭窄的患者中，比较支架置入术与经皮腔内血管成形术对未来发生再狭窄及心脏事件的影响，但这两项研究结果不一致。

益处 **支架置入术与经皮腔内血管成形术相比**：我们发现一篇系统综述[103]及其后的一项随机对照试验[104]。该篇系统综述（2002年检索，29项随机对照试验，9918名研究对象）比较了常规支架置入术与标准经皮腔内血管成形术的疗效（PTA：包括针对急性并发症的临时性支架或效果不理想时的单纯PTA）[103]。结果发现，两组在死亡率、心肌梗死和未来冠状动脉旁路移植术的危险性方面没有差异（死亡或心肌梗死：OR 0.90，95%CI 0.72～1.11；CABG：OR 1.01，95%CI 0.79～1.31）。研究还发现，常规支架置入术与标准PTA相比，前者降低了再狭窄率及重复PTA的比例（再狭窄：OR 0.52，95%CI 0.37～0.69；重复PTA：OR 0.59，95%CI 0.50～0.68）[103]。随后的一项随机对照试验（120名具有心绞痛或缺血或两者均备的患者）比较了支架置入术与PTA对左前降支近端孤立狭窄的治疗效果。随访5年后发现，支架置入术增加了无事件存活率（"事件"是指：心肌梗死、脑血管意外、病变血管的再通术），但是，对死亡率无显著性影响（无事件存活率：支架置入术组为80%，PTA组为53%，OR 0.29，95%CI 0.13～0.69，P = 0.0034；死亡率：支架置入术组为7%，PTA组为17%，OR 0.36，95%CI 0.10～1.21，P = 0.098)[104]。**对小冠状动脉的治疗（< 3mm）**：我们发现一篇系统综述[105]和随后的一项随机对照试验[106]，它们分别比较了支架置入术与PTA在治疗小冠状动脉（<3mm）方面的差异。该篇系统综述（2003年检索，11项随机对照试验，3541名研究对象）发现，与PTA相比，支架置入术减少了再狭窄率、心脏事件及再次血运重建术（再狭窄率：支架置入术组为25.8%，PTA组为34.2%，RR 0.77，95%CI 0.65～0.92，P = 0.003；心脏事件：支架置入术组为15.0%，PTA组为21.8%，RR 0.70，95%CI 0.57～0.87，P = 0.002；血运重建术：支架置入术组为12.5%，PTA组为17.0%，RR 0.75，95%CI 0.61～0.91，P = 0.004)[105]。随后的随机对照试验（496名研究对象）发现两者对小动脉的治疗效果在6个月时具有相似的再狭窄率（经冠状动脉造影证实），12个月时具有相似的主要心脏事件发生率（6个月再狭窄率：支架置入术组为21%，PTA组为25%，P值报告为无统计学显著性；12个月心脏事件：无数据报告）。该项随机对照试验中，随机行PTA的患者中有29%转为行支架置入术[106]。**冠状动脉旁路移植术后患者的大隐静脉旁路移植血管处的治疗**：我们没有发现与此有关的系统综述，但找到一项随机对照试验[107]。该项随机对照试验（220名研究对象）比较了支架置入术与单纯PTA对治疗大隐静脉搭桥血管狭窄的差异。结果发现，随访6个月后，两组发生再狭窄的比率没有统计学显著性差异（支架置入术组为37%，单纯PTA组为46%，P = 0.24）。但是，6个月时，支架置入术减少了心脏事件（死亡、心肌梗死、冠状动脉旁路移植术及重复冠状动脉经皮腔内成形术）的发生率（支架置入术的心脏事件为27%，单纯PTA的心脏事件为42%，P值为0.03[107]）。**完全闭塞病变患者的治疗**：我们没有发现系统综述，但发现了3项随机对照试验（来自4篇公开发表的文献）。这些随机对照试验比较了支架置入术与单纯PTA对慢性冠状动脉完全性闭塞患者的治疗效果[108-111]。第一项随机对照试验（119名研究对象）发现，与单纯PTA相比，支架置入术能减少6个月时的心绞痛发作频率、再狭窄率及重复介入治疗率（无心绞痛发作：支架置入术组为57%，单纯PTA组为24%，P < 0.001；冠状动脉造影随访发现大于50%狭窄者：支架置入术组为32%，单纯PTA组为74%，P < 0.001；重复介入治疗：支架置入术组为22%，单纯PTA组为42%，P < 0.03)[108]。第二项随机对照试验（110名研究对象）发现，与单纯PTA相比，支架置入术能减少4个月时的再狭窄率及重复PTA（再狭窄率：支架置入术组为26%，单纯PTA组为62%，P = 0.01；重复PTA：支架置入术组为24%，单纯PTA组为55%，P = 0.05)，而两组中均无死亡及冠状动脉旁路移植术病例出现，而且两组中心肌梗死发生率均较低（支架置入术组为0%，单纯PTA组为2%，P > 0.05)[109]。第三项随机对照试验（110名研究对象）发现，与单纯PTA相比，支架置入术能减少9个月时的再狭窄率及重复介入治疗手术率（再狭窄率：支架置入术组为32%，单纯PTA组为68%，P < 0.001；重复介入治疗：支架置入术组为5%，单纯PTA组为22%，P = 0.04)[110]。长期随访发现，与单纯PTA相比，支架置入术可减少6年时的心脏事件发生率（心源性死亡、心肌梗死、病变部位血运重建术），同时还能减少无血运重建术存活率（心脏事件：支架置入术组为60.4%，单纯PTA组为76.1%，P = 0.056；无血运重建术的存活率：支架置入术组65.5%，单纯PTA组为85.1%，P = 0.017)[111]。**经皮腔内血管成形术后再狭窄的患者的治疗**：我们没有发现与此有关的系统综述，但找到2项随机对照试验比较了冠状动脉支架置入术与单纯PTA治疗再狭窄的差别[112,113]。第一项随机对照试验（383名研究对象）发现，与单纯PTA相比，随访6个月时，支架置入术降低了再狭窄率及重复介入治疗手术的几率，并增加了无心肌梗死及重复血运重建术的存活率（再狭窄率：支架置入术组为18%，单纯PTA组为32%，P=0.03；重复介入治疗：支架置入术组为10%，单纯PTA组为27%，P=0.001；无心肌梗死及重复血运重建术的存活率：支架置入术组为84%，单纯PTA组为72%，P=0.04)[112]。第二项随机对照试验（450名研究对象）发现，支架置入术与PTA在1年时有相似的疗效（再狭窄率：支架置入术组为38%，PTA组为39%，P值无统计学显著性差异；心脏事件：支架置入术组为77%，单纯PTA组为71%，P = 0.19)[113]。该项研究还发现，当治疗直径大于3mm的冠状动脉时，支架置入术有较少的再狭窄率及较高的无事件存活率（再狭窄率：支架置入术组为27%，单纯PTA组为49%，P=0.007；无事件存活率：支架置入术组为84%，单纯PTA组为62%，P=0.002)[113]。

害处 支架内血栓的危险性小于1%[114-116]。与单纯PTA相比，支架置入术后出血（尤其股动脉出血）的发生率更高[117]；但是当应用抗血小板药物而非长期抗凝药物时，支架置入术后出血的发生率低于3%。

评论 支架置入术与PTA的存活率的显著性差异在各项研究中不一致。这些试验中的数据由于死亡病例数少而受到限制。PTA后立即出现并发症（如夹层）或不理想的扩张时，PTA被立即转为进行支架置入术，这样就可能掩盖了支架置入术与PTA之间的潜在差异。

词汇表

国际标准化比值（international normalized ratio，INR）：一个抗凝效果的度量值，源自于标准化实验的数值。该实验所用的实验材料由国际公认的标准参考材料校准，因此实验室间及试剂之间的可变性被最小化。正常血液的国际标准化比值为1。治疗性抗凝通常的目标值为国际标准化比值达到2.0～3.5。

参考文献

1. American Heart Association. *Heart disease and stroke statistics – 2004 update*. Dallas, Texas: American Heart Association; 2004.
2. Antithrombotic Trialists' Collaboration. Collaborative meta-analysis of randomised trials of antiplatelet therapy for prevention of death, myocardial infarction and stroke in high risk patients. *BMJ* 2002;324: 71–86. Search date 1997; primary sources Medline; Embase; Derwent; Scisearch; Biosis; trials registers of Cochrane Stroke and Peripheral Vascular Diseases Group; hand searches of journals, abstracts, and conference proceedings; and contact with experts.
3. Weisman SM, Graham DY. Evaluation of the benefits and risks of low-dose aspirin in the secondary prevention of cardiovascular and cerebrovascular events. *Arch Intern Med* 2002;162:2197–2202.
4. Serebruany VL, Malinin AI, Eisert RM, et al. Risk of Bleeding complications with antiplatelet agents: meta-analysis of 338,191 patients enrolled in 50 randomized controlled trials. *Am J Hematol* 2004;75: 40–47.
5. He J, Whelton PK, Vu B, et al. Aspirin and risk of hemorrhagic stroke. A meta-analysis of randomised controlled trials. *JAMA* 1998;280: 1930–1935.
6. Derry S, Loke YK. Risk of gastrointestinal haemorrhage with long term use of aspirin: meta-analysis. *BMJ* 2000;321:1183–1187. Search date 1999; primary sources Medline, Embase, and reference lists of existing systematic reviews.
7. Yusuf S, Mehta SR, Zhao F, et al. Early and late effects of clopidogrel in patients with acute coronary syndromes. *Circulation* 2003;107:966–972.
8. Newby LK, Califf RM, White HD, et al. The failure of orally administered glycoprotein IIb/IIIa inhibitors to prevent recurrent cardiac events. *Am J Med* 2002;112:647–658. Search date 2001.
9. Topol EJ, Easton D, Harrington RA, et al. Randomized, double-blind, placebo-controlled, international trial of the oral IIb/IIIa antagonist lotrafiban in coronary and cerebrovascular disease. *Circulation* 2003; 108:399–406.
10. Anand SS, Yusuf S. Oral anticoagulants in patients with coronary artery disease. *J Am Coll Cardiol* 2003;41:62S–69S.
11. Herlitz J, Holm J, Peterson M, et al. Effect of fixed low-dose warfarin added to aspirin in the long term after acute myocardial infarction; the LoWASA Study. *Eur Heart J* 2004;25:232–239.
12. Wallentin L, Wilcox RG, Weaver WD, et al. Oral ximelagatran for secondary prophylaxis after myocardial infarction: the ESTEEM randomised controlled trial. *Lancet* 2003;362:789–797.
13. Scrutinio D, Cimminiello C, Marubini E, et al. Ticlopidine versus aspirin after myocardial infarction (STAMI) trial. *J Am Coll Cardiol* 2001;37:1259–1265.
14. CAPRIE Steering Committee. A randomised, blinded, trial of clopidogrel versus aspirin in patients at risk of ischaemic events. *Lancet* 1996;348:1329–1339.
15. Hankey GJ, Sudlow CL, Dunbabin DW. Thienopyridine derivatives (ticlopidine, clopidogrel) versus aspirin for preventing stroke and other serious vascular events in high vascular risk patients. In: The Cochrane Library, Issue 4, 2002. Chichester, UK: John Wiley & Sons, Ltd. Search date 1999; primary sources Medline, Embase, Cochrane Stroke Group Register, Antithrombotics Trialists' database, authors of trials, and drug manufacturers.
16. Moloney BA. An analysis of the side effects of ticlopidine. In: Hass WK, Easton JD, eds. *Ticlopidine, platelets and vascular disease*. New York: Springer, 1993:117–139.
17. Bennett CL, Davidson CJ, Raisch DW, et al. Thrombotic thrombocytopenic purpura associated with ticlopidine in the setting of coronary artery stents and stroke prevention. *Arch Int Med* 1999;159:2524–2528.
18. Teo KK, Yusuf S, Furberg CD. Effects of prophylactic antiarrhythmic drug therapy in acute myocardial infarction. *JAMA* 1993;270:1589–1595. Search date 1993; primary sources Medline, hand searches of reference lists, and details of unpublished trials sought from pharmaceutical industry/other investigators.
19. Yusuf S, Peto R, Lewis J, et al. Beta blockade during and after myocardial infarction: an overview of the randomized trials. *Prog Cardiovasc Dis* 1985;27:335–371. Search date and primary sources not reported.
20. Boissel JP, Leizerovicz A, Picolet H, et al. Secondary prevention after high-risk acute myocardial infarction with low-dose acebutolol. *Am J Cardiol* 1990;66:251–260.
21. The Beta-Blocker Pooling Project Research Group. The Beta-Blocker Pooling Project (BBPP): subgroup findings from randomized trials in post infarction patients. *Eur Heart J* 1988;9:8–16. Search date 1983; primary sources not reported.
22. Shekelle PG, Rich MW, Morton SC, et al. Efficacy of angiotensin-converting enzyme inhibitors and beta-blockers in the management of left ventricular systolic dysfunction according to race, gender, and diabetic status: a meta-analysis of major clinical trials. *J Am Coll Cardiol* 2003;41:1529–1538.
23. Ko DT, Hebert PR, Coffey CS, et al. Beta-blocker therapy and symptoms of depression, fatigue, and sexual dysfunction. *JAMA* 2002;288: 351–357.
24. The Heart Outcomes Prevention Evaluation (HOPE) Investigators. Effects of an angiotensin-converting enzyme inhibitor, ramipril, on cardiovascular events in high-risk patients. *N Engl J Med* 2000;342; 145–153.
25. Fox KM. Efficacy of perindopril in reduction of cardiovascular events among patients with stable coronary artery disease: randomised, double-blind, placebo-controlled, multicentre trial (the EUROPA study). *Lancet* 2003;362:782–788. [comment]
26. Flather MD, Yusuf S, Kober L, et al. Long-term ACE-inhibitor therapy in patients with heart failure or left-ventricular dysfunction: a systematic overview of data from individual patients. ACE-Inhibitor Myocardial Infarction Collaborative Group. *Lancet* 2000 6;355:1575–81. Search date not reported; primary sources Medline, hand searches of reference lists, and contact with experts.
27. Kondo J, Sone T, Tsuboi H, et al. Effects of low-dose angiotensin II receptor blocker candesartan on cardiovascular events in patients with coronary artery disease *Am Heart J* 2003;146:E20.
28. Cohn JN, Tognoni, G. A randomized trial of the angiotensin-receptor blocker valsartan in chronic heart failure. *N Engl J Med* 2001;345: 1667–1675.
29. Gibson R, Boden WE, Theroux P, et al. Diltiazem and reinfarction in patients with non-Q-wave myocardial infarction. Results of a double-blind, randomized, multicenter trial. *N Engl J Med* 1986;315:423–429.
30. The Multicenter Diltiazem Postinfarction Trial Research Group. The effect of diltiazem on mortality and reinfarction after myocardial

infarction. *N Engl J Med* 1988;319:385–392.

31. The Danish Study Group on Verapamil in Myocardial Infarction. Effect of verapamil on mortality and major events after acute myocardial infarction: the Danish verapamil infarction trial II (DAVIT II). *Am J Cardiol* 1990;66:779–785.

32. Echt DS, Liebson PR, Mitchell LB, et al. Mortality and morbidity in patients receiving encainide, flecainide, or placebo. The Cardiac Arrhythmia Suppression Trial. *N Engl J Med* 1991;324:781–788.

33. Amiodarone Trials Meta-Analysis Investigators. Effect of prophylactic amiodarone on mortality after acute myocardial infarction and in congestive heart failure: meta-analysis of individual data from 6500 patients in randomised trials. *Lancet* 1997;350:1417–1424. Search date and primary sources not reported.

34. Sim I, McDonald KM, Lavori PW, et al. Quantitative overview of randomized trials of amiodarone to prevent sudden cardiac death. *Circulation* 1997;96:2823–2829. Search date 1997; primary sources Medline and Biosis.

35. Waldo AL, Camm AJ, de Ruyter H, et al, for the SWORD Investigators. Effect of d-sotalol on mortality in patients with left ventricular dysfunction after recent and remote myocardial infarction. *Lancet* 1996; 348:7–12.

36. Cairns JA, Connolly SJ, Roberts R, et al, for the Canadian Amiodarone Myocardial Infarction Arrhythmia Trial Investigators. Randomized trial of outcome after myocardial infarction in patients with frequent or repetitive ventricular premature depolarisations: CAMIAT. *Lancet* 1997;349:675–682.

37. Julian DG, Camm AJ, Janse MJ, et al, for the European Myocardial Infarct Amiodarone Trial Investigators. Randomised trial of effect of amiodarone on mortality in patients with left-ventricular dysfunction after recent myocardial infarction: EMIAT. *Lancet* 1997;349:667–674.

38. Hulley S, Grady D, Bush T, et al. Randomized trial of estrogen plus progestin for secondary prevention of coronary heart disease in postmenopausal women. *JAMA* 1998;280:605–613.

39. Grady D, Herrington D, Bittner V, et al. Cardiovascular disease outcomes during 6.8 years of hormone therapy: Heart and Estrogen/progestin Replacement Study follow up (HERS II). *JAMA* 2002;288: 49–57.

40. Clarke SC, Kelleher J, Lloyd-Jones H, et al. A study of hormone replacement therapy in postmenopausal women with ischaemic heart disease: the Papworth HRT atherosclerosis study. *Br J Obstet Gynaecol* 2002;109:1056–1062.

41. Hulley S, Furberg C, Barret-Connor E, et al. Noncardiovascular disease outcomes during 6.8 years of hormone therapy: Heart and Estrogen/progestin Replacement Study follow up (HERS II). *JAMA* 2002; 288:58–66.

42. Cherry N, Gilmour K, Hannaford P, et al. Oestrogen therapy for prevention of reinfarction in postmenopausal women: a randomised placebo controlled trial *Lancet* 2002;360:2001–2008.

43. Coronary Drug Research Project Research Group. The coronary drug project: initial findings leading to modifications of its research protocol. *JAMA* 1970;214:1303–1313.

44. Montagne O, Vedel I, Durand-Zaleski I. Assessment of the impact of fibrates and diet on survival and their cost-effectiveness: evidence from randomized, controlled trials in coronary heart disease and health economic evaluations. *Clin Ther* 1999;21:2027–2035. Search date not reported; primary sources Medline and hand searches of reference lists and systematic reviews.

45. Schlesinger Z, Vered Z, Friedenson A, et al. Secondary prevention by raising HDL cholesterol and reducing triglycerides in patients with coronary artery disease: the Bezafibrate Infarction Prevention (BIP) study. *Circulation* 2000;102:21–27.

46. Ericsson CG, Hamsten A, Nilsson J, et al. Angiographic assessment of effects of bezafibrate on progression of coronary artery disease in young male postinfarction patients. *Lancet* 1996;347:849–853.

47. Cucherat M, Lievre M, Gueyffier F. Clinical benefits of cholesterol lowering treatments. Meta-analysis of randomized therapeutic trials. *Presse Med* 2000;29:965–976. [In French]

48. Bucher HC, Griffith LE, Guyatt G. Systematic review on the risk and benefit of different cholesterol-lowering interventions. *Arterioscler Thromb Vasc Biol* 1999;19:187–195. Search date 1996; primary sources Medline, Embase, and bibliographic searches.

49. Heart Protection Study Collaborative Group. MRC/BHF Heart Protection Study of cholesterol lowering with simvastatin in 20 536 high-risk individuals: a randomised placebo-controlled trial. *Lancet* 2002; 360:7M–22M.

50. Athyros VG, Papageogrgiou AA, Mercouris BR, et al. Treatment with atorvastatin to the National. Cholesterol Educational Program goal versus 'usual' care in secondary coronary heart disease prevention. The GREek Atorvastatin and Coronary-heart-disease Evaluation (GREACE) study. *Curr Med Res Opin* 2002;18:220–228.

51. The ALLHAT Officers and Coordinators for the ALLHAT Collaborative Research Group. Major outcomes in moderately hypercholesterolemic, hypertensive patients randomized to pravastatin vs usual care: the Anti-hypertensive and Lipid-Lowering Treatment to Prevent Heart Attack Trial (ALLHAT-LLT). *JAMA* 2002;288:2998–3007.

52. Knatterud GL, Rosenberg Y, Campeau L, et al. Long-term effects on clinical outcomes of aggressive lowering of low-density lipoprotein cholesterol levels and low-dose anticoagulation in the post coronary artery bypass graft trial. Post CABG Investigators. *Circulation* 2000; 102:157–165.

53. Cannon CP, Braunwald E, McCabe CH, et al. Intensive versus moderate lipid lowering with statins after acute coronary syndromes. *N Engl J Med* 2004;350:1495–1504.

54. Hague W, Forder P, Simes J, et al. Effect of pravastatin on cardiovascular events and mortality in 1516 women with coronary heart disease: results from the Long-Term Intervention with Pravastatin in Ischemic Disease (LIPID) study. *Am Heart J* 2003;145:643–651.

55. Collins R, Armitage J, Parish S, et al. MRC/BHF Heart Protection Study of cholesterol lowering with simvastatin in 5963 people with diabetes: a randomised placebo-controlled trial. *Lancet* 2003;361: 2005–2016.

56. Kulbertus H, Scheen AJ. The PROSPER study (PROspective study of pravastatin in the elderly at risk). *Rev Med Liege* 2002;57:809–813. [In French]

57. LaRosa JC, He J, Vupputuri S. Effect of statins on risk of coronary disease: a meta-analysis of randomized controlled trials. *JAMA* 1999; 282:2340–2346. Search date 1998; primary sources Medline, bibliographies, and authors' reference files.

58. Pfeffer MA, Keech A, Scks FM, et al. Safety and tolerability of pravastatin in long term clinical trials: Prospective Pravastatin Pooling (PPP) project. *Circulation* 2002;105:2341–2346.

59. Staessen JA, Wang JG, Thijs L. Cardiovascular prevention and blood pressure reduction: a quantitative overview updated until 1 March 2003. *J Hypertens* 2003;21:1055–1076.

60. Pepine CJ, Handberg EM, Cooper-DeHoff RM, et al. A calcium antagonist vs a non-calcium antagonist hypertension treatment strategy

60. for patients with coronary artery disease. The International Verapamil–Trandolapril Study (INVEST): a randomized controlled trial. *JAMA* 2003;290:2805–2816.
61. D'Agostini RB, Belanger AJ, Kannel WB, et al. Relationship of low diastolic blood pressure to coronary heart disease death in presence of myocardial infarction: the Framingham study. *BMJ* 1991;303:385–389.
62. Pfeffer MA, Braunwald E, Moye LA, et al. Effect of captopril on mortality and morbidity in patients with left ventricular dysfunction after myocardial infarction: results of the survival and ventricular enlargement trial. *N Engl J Med* 1992;327:669–677.
63. Flack JM, Neaton J, Grimm R, et al. Blood pressure and mortality among men with prior myocardial infarction. *Circulation* 1995;92;2437–2445.
64. Mason PJ, Manson JE, Sesso HD, et al. Blood pressure and risk of secondary cardiovascular events in women: the Women's Antioxidant Cardiovascular Study (WACS). *Circulation* 2004;109:1623–1629.
65. Morris CD, Carson S. Routine vitamin supplementation to prevent cardiovascular disease: a summary of the evidence for the U.S. Preventive Services Task Force. *Ann Intern Med* 2003;139:56–70.
66. Shekelle PG, Morton SC, Jungvig LK, et al. Effect of supplemental vitamin E for the prevention and treatment of cardiovascular disease. *J Gen Intern Med* 2004;19:380–389.
67. GISSI-Prevenzione Investigators. Dietary supplementation with n-3 polyunsaturated fatty acids and vitamin E after myocardial infarction: results of the GISSI-Prevenzione. *Lancet* 1999;354:447–455.
68. Anderson TW, Reid DB. A double-blind trial of vitamin E in angina pectoris. *Am J Clin Nutr* 1974;27:1174–1178.
69. Gillilan RE, Mondell B, Warbasse JR. Quantitative evaluation of vitamin E in the treatment of angina pectoris. *Am Heart J* 1977;93:444–449.
70. Stephens NG, Parsons A, Schofield PM, et al. Randomised controlled trial of vitamin E in patients with coronary disease: Cambridge Heart Antioxidant Study (CHAOS). *Lancet* 1996;347:781–786.
71. Rapola JM, Virtamo J, Ripatti S, et al. Randomised trial of alpha-tocopherol and beta-carotene supplements on incidence of major coronary events in men with previous myocardial infarction. *Lancet* 1997;349:1715–1720.
72. Rapola JM, Virtamo J, Ripatti S, et al. Effects of alpha tocopherol and beta carotene supplements on symptoms, progression, and prognosis of angina pectoris. *Heart* 1998;79:454–448.
73. Tardif JC, Cote G, Lesperance J, et al. Probucol and multivitamins in the prevention of restenosis after coronary angioplasty. Multivitamins and Probucol Study Group. *N Engl J Med* 1997;337:365–372.
74. Brown BG, Zhao XQ, Chait A, et al. Simvastatin and niacin, antioxidant vitamins, or the combination for the prevention of coronary disease. *N Engl J Med* 2001;345:1583–1592.
75. Waters DD, Alderman EL, Hsia J, et al. Effects of hormone replacement therapy and antioxidant vitamin supplements on coronary atherosclerosis in postmenopausal women: a randomized controlled trial. *JAMA* 2002;288:2432–2440.
76. Schnyder G, Roffi M, Pin R, et al. Decreased rate of coronary restenosis after lowering of plasma homocysteine levels. *N Engl J Med* 2001;345:1593–1600.
77. The Alpha-Tocopherol, Beta Carotene Cancer Prevention Study Group. The effect of vitamin E and beta carotene on the incidence of lung cancer and other cancers in male smokers. *N Engl J Med* 1994;330:1029–1035.
78. Taylor RS, Brown A, Ebrahim S, et al. Exercise-based rehabilitation for patients with coronary heart disease: systematic review and meta-analysis of randomized controlled trials. *Am J Med* 2004;116:682–692. See comment of cardiac rehabilitation including exercise, p 215. [Review, 75 references]
79. Wenger NK, Froelicher NS, Smith LK, et al. *Cardiac rehabilitation and secondary prevention*. Rockville, Maryland: Agency for Health Care Policy and Research and National Heart, Lung and Blood Institute, 1995. Search date and primary source not reported.
80. Ebrahim S, Davey SG. *Health promotion in older people for the prevention of coronary heart disease and stroke*. London: Health Education Authority, 1996.
81. Burr ML, Fehily AM, Gilbert JF, et al. Effects of changes in fat, fish, and fibre intakes on death and myocardial reinfarction: Diet And Reinfarction Trial (DART). *Lancet* 1989;2:757–761.
82. Burr M, Ashfield-Watt PA, Dunstan FD, et al. Lack of benefit of dietary advice to men with angina: results of a controlled trial. *Eur J Clin Nutr* 2003;57:193–200.
83. de Lorgeril M, Renaud S, Mamelle N, et al. Mediterranean alpha-linolenic acid-rich diet in secondary prevention of coronary heart disease. *Lancet* 1994;343:1454–1459.
84. de Lorgeril M, Salen P, Martin JL, et al. Mediterranean diet, traditional risk factors, and the rate of cardiovascular complications after myocardial infarction: final report of the Lyon Diet Heart Study. *Circulation* 1999;99:779–785.[Comment]
85. Linden W, Stossel C, Maurice J. Psychosocial interventions in patients with coronary artery disease: a meta-analysis. *Arch Intern Med* 1996;156:745–752. Search date and primary sources not reported.
86. Petrie KJ, Cameron LD, Ellis CJ, et al. Changing illness perceptions after myocardial infarction: an early intervention randomized controlled trial. *Psychosom Med* 2002;64;580–586.
87. Berkman LF, Blumenthal J, Burg M, et al. Effects of treating depression and low perceived social support on clinical events after myocardial infarction: the Enhancing Recovery in Coronary Heart Disease Patients (ENRICHD) Randomized Trial. *JAMA* 2003;289:3106–3116. [Comment]
88. Rees K, Bennett P, West R, et al. Psychological interventions for coronary heart disease. In: The Cochrane Library, Issue 3, 2004. Chichester, UK: John Wiley & Sons, Ltd.
89. Critchley JA, Capewell S. Mortality risk reduction associated with smoking cessation in patients with coronary heart disease: a systematic review. *JAMA* 2003;290:86–97. [Review, 63 references]
90. Working Group for the Study of Transdermal Nicotine in Patients with Coronary Artery Disease. Nicotine replacement therapy for patients with coronary artery disease. *Arch Intern Med* 1994;154:989–995.
91. Joseph AM, Norman SM, Ferry LH, et al. The safety of transdermal nicotine as an aid to smoking cessation in patients with cardiac disease. *N Engl J Med* 1996;335:1792–1798.
92. Yusuf S, Zucker D, Peduzzi P, et al. Effect of coronary artery bypass graft surgery on survival: overview of 10-year results from randomized trials by the Coronary Artery Bypass Graft Surgery Trialists Collaboration. *Lancet* 1994;344:563–570. Search date and primary sources not reported.
93. Hueb W, Soares PR, Gersh BJ, et al. The medicine, angioplasty, or surgery study (MASS-II): a randomized, controlled clinical trial of three therapeutic strategies for multivessel coronary artery disease: one-year results. *J Am Coll Cardiol* 2004;43:1743–1751.
94. Davies RF, Goldberg AD, Forman S, et al. Asymptomatic Cardiac

Ischemia Pilot (ACIP) study two-year follow-up: outcomes of patients randomized to initial strategies of medical therapy versus revascularization. *Circulation* 1997;95:2037–2043.
95. Hoffman SN, TenBrook JA, Wolf MP, et al. A meta-analysis of randomized controlled trials comparing coronary artery bypass graft with percutaneous transluminal coronary angioplasty: one to eight-year outcomes. *J Am Coll Cardiol* 2003;41:1293–1304.
96. Bypass Angioplasty Revascularization Investigation (BARI) Investigators. Comparison of coronary bypass surgery with angioplasty in patients with multivessel disease. *N Engl J Med* 1996;335:217–225.
97. Bucher HC, Hengstler P, Schindler C, et al. Percutaneous transluminal coronary angioplasty versus medical treatment for non-acute coronary heart disease: meta-analysis of randomised controlled trials. *BMJ* 2000;321:73–77. Search date 1998; primary sources Medline, Embase, The Cochrane Library, Biological Abstracts, Health Periodicals Database, Pascal, and hand searches of references.
98. Pocock SJ, Henderson RA, Clayton T, et al. Quality of life after coronary angioplasty or continued medical treatment for angina: three-year follow-up in the RITA-2 trial. Randomized Intervention Treatment of Angina. *J Am Coll Cardiol* 2000;35:907–914.
99. Henderson RA, Pocock SJ, Clayton TC, et al. Seven-year outcome in the RITA-2 trial: coronary angioplasty versus medical therapy. *J Am Coll Cardiol* 2003;42:1161–1170.
100. TIME investigators. Trial of Invasive versus Medical therapy in Elderly patients with chronic symptomatic coronary-artery disease (TIME): a randomised trial. *Lancet* 2001;358:951–957.
101. RITA-2 Trial Participants. Coronary angioplasty versus medical therapy for angina: the second Randomized Intervention Treatment of Angina (RITA-2) trial. *Lancet* 1997;350:461–468.
102. Parisi AF, Folland ED, Hartigan P. A comparison of angioplasty with medical therapy in the treatment of single-vessel coronary artery disease. *N Engl J Med* 1992;326:10–16.
103. Brophy JM, Belisle P, Joseph L. Evidence for use of coronary stents. A hierarchical bayesian meta-analysis. *Ann Intern Med* 2003;138:777–786.
104. Versaci F, Gaspardone A, Tomai F, et al. A comparison of coronary artery stenting with angioplasty for isolated stenosis of the proximal left anterior descending coronary artery: five year clinical follow up. *Heart* 2004;90:672–675.
105. Moreno R, Fernandez C, Alfonso F, et al. Coronary stenting versus balloon angioplasty in small vessels: a meta-analysis from 11 randomized studies. *J Am Coll Cardiol* 2004;43:1964–1972.
106. Hanekamp C, Koolen J, Bonnier H, et al. Randomized comparison of balloon angioplasty versus silicon carbon-coated stent implantation for de novo lesions in small coronary arteries. *Am J Cardiol* 2004;93:1233–1237.
107. Savage MP, Douglas JS Jr, Fischman DL, et al. Stent placement compared with balloon angioplasty for obstructed coronary bypass grafts. *N Engl J Med* 1997;337:740–747.
108. Sirnes P, Golf S, Yngvar M, et al. Stenting In Chronic Coronary Occlusion (SICCO): a randomized controlled trial of adding stent implantation after successful angioplasty. *J Am Coll Cardiol* 1996;28:1444–1451.
109. Sievert H, Rohde S, Utech A, et al. Stent or Angioplasty after Recanalization of Chronic Coronary Occlusions? (The SARECCO trial). *Am J Cardiol* 1999;84:386–390.
110. Rubartelli P, Niccoli L, Verna E, et al. Stent implantation versus balloon angioplasty in chronic coronary occlusions: results from the GISSOC trial. Gruppo Italiano di Studio sullo Stent nelle Occlusioni Coronariche. *J Am Coll Cardiol* 1998;32:90–96.
111. Rubartelli P, Verna E, Niccoli L, et al. Coronary stent implantation is superior to balloon angioplasty for chronic coronary occlusions: six-year clinical follow-up of the GISSOC trial. *J Am Coll Cardiol* 2003;41:1488–1492.[Comment]
112. Erbel R, Haude M, Hopp HW, et al. Coronary artery stenting compared with balloon angioplasty for restenosis after initial balloon angioplasty. *N Engl J Med* 1998;23:1672–1688.
113. Alfonso F, Zueco J, Cequier A, et al. A randomized comparison of repeat stenting with balloon angioplasty in patients with in-stent restenosis. *J Am Coll Cardiol* 2003;42:796–805.
114. Versaci F, Gaspardone A, Tomai F, et al. A comparison of coronary-artery stenting with angioplasty for isolated stenosis of the proximal left anterior descending coronary artery. *N Engl J Med* 1997;336:817–822.
115. Schomig A, Neumann FJ, Kastrati A, et al. A randomized comparison of antiplatelet and anticoagulation therapy after the placement of intracoronary stents. *N Engl J Med* 1996;334:1084–1089.
116. Leon MB, Baim DS, Gordon P, et al. Clinical and angiographic results from the Stent Anticoagulation Regimen Study (STARS). *Circulation* 1996;94(suppl S):4002.
117. Witkowski A, Ruzyllo W, Gil R, et al. A randomized comparison of elective high-pressure stenting with balloon angioplasty: six-month angiographic and two-year clinical follow-up. *Am Heart J* 2000;140:264–271.

原作者
Apoor Gami
Division of Cardiovascular Diseases and Internal Medicine
Mayo Clinic College of Medicine
Rochester
USA

利益冲突：没有声明。

致谢：在此谨向本章以前版本的作者致谢，他们包括Michael Pignone，Charanjit Rihal，Colin Baigent，Jeffrey Probstfield，Cathie Sudlow，Andy Ness 和 Eva Lonn。

表 1　不同抗氧化的维生素对心脏结局的影响[67-76]

参考文献	干预方式	研究对象	结果	注解
维生素 C				
68	维生素 E 400 单位/日 vs 安慰剂	48 名稳定型心绞痛患者	维生素 E 组更多患者其心绞痛得到改善（维生素 E 组：5/18，安慰剂组：3/18，P 值未报告）	没有研究符合我们的纳入标准
维生素 E				
69	维生素 E 1600 单位/日 vs 安慰剂	52 名稳定型心绞痛并既往有心肌梗死的患者	两组间心血管事件无统计学显著性差异（维生素 E 组：2/48，安慰剂组：2/48，P > 0.05）	该项研究符合的随访时间为 9 周
70	大剂量维生素 E 400 单位/日或 800 单位/日	2002 名缺血性心脏病患者	维生素 E 减少了非致死性冠状动脉心脏病事件（RR 0.23, 95%CI 0.11 ~ 0.47）。但维生素 E 未显著增加冠心病死亡（RR 1.18, 95%CI 0.62 ~ 2.27）。	
71, 72	维生素 E 50 单位/日 vs β 胡萝卜素 vs 两者联合 vs 安慰剂	50 ~ 69 岁的戒烟者	对既往有心肌梗死的患者（1862 名），各组在心血管事件（RR 0.90, 95%CI 0.67 ~ 1.22）或心源性死亡率（RR 1.33, 95%CI 0.86 ~ 2.05）方面无统计学显著性差异[71]。对于有轻度心绞痛者（1795 名），各组在心血管事件（RR 0.95, 95%CI 0.68 ~ 1.33）或心源性死亡率（RR 1.08, 95%CI 0.68 ~ 1.72）方面也无统计学显著性差异[72]	
67	维生素 E 300 毫克/日 vs n-3 不饱和脂肪酸 1 克/日 vs 两者联合 vs 安慰剂	11 324 名近期心肌梗死的存活患者	维生素 E 增加全因死亡率（RR 1.16, 95%CI 1.03 ~ 1.31）	
β 胡萝卜素				
71, 72	维生素 E 50 单位/日 vs β 胡萝卜素 vs 两者联合 vs 安慰剂	50 ~ 69 岁的戒烟者	对既往有心肌梗死的患者，β 胡萝卜素与安慰剂相比，两组在心血管事件方面无统计学显著性差异（RR 1.11, 95%CI 0.84 ~ 1.48），但是 β 胡萝卜素增加了心源性死亡率（RR 1.75, 95%CI 1.16 ~ 2.64）[71]。对于有轻度心绞痛者，补充 β 胡萝卜素对于心血管事件（RR 1.08, 95%CI 0.78 ~ 1.50）及心源性死亡率（RR 1.18, 95%CI 0.74 ~ 1.87）无显著影响[72]	
抗氧化剂联合应用				
73	β 胡萝卜素 60 000 单位/日，维生素 C/1000 毫克/日，维生素 E/400 单位	255 名患者，狭窄 ≥ 50%，成功进行了血管成形术	补充维生素组有 1 例心肌梗死事件，而安慰剂组无心肌梗死事件（P 值未报告）	

(续表)

参考文献	干预方式	研究对象	结果	注解
	位/日 vs 不补充维生素	其中 70% 为男性		
74	天然 B 胡萝卜素 25 毫克/日，维生素 C 1000 毫克/日，维生素 E 800 单位/日，硒 100 毫克/日 vs 无维生素补充	160 名冠状动脉疾病患者（三支以上冠状动脉狭窄 30% 以上或 1 支冠状动脉狭窄 50% 以上；伴有高密度脂蛋白低及甘油三酯高）	维生素与安慰剂在心血管事件方面无统计学显著性差异（维生素组：21%，安慰剂组：24%；$P>0.05$）	
75	维生素 C 500 毫克/日，维生素 E 400 单位/日 vs 马结合雌激素	423 名有 1 支或 1 支以上冠状动脉狭窄 15% ~ 75% 的绝经后妇女	两组在心源性死亡率方面无统计学显著性差异（维生素组：4.7%，安慰剂组：1.9%；$P=0.17$）[75]	
多种维生素				
76	叶酸 1 毫克/日，维生素 B_{12} 400 微克/日，维生素 B_6 10 毫克/日	206 名有 1 支或 1 支以上冠状动脉狭窄大于 50% 的患者，而且成功进行了冠状动脉成形术	多种维生素显著减少心脏事件（RR：0.48，95%CI 0.25 ~ 0.94）。但在心源性死亡率方面无显著性差异（维生素组：1.0%，安慰剂组：2.1%；$P>0.2$）[76]	

卒中的治疗

检索时间：2005年1月
原作者：Elizabeth Warburton　孙莉 译校　李舜伟 审

问　题

急性卒中人群的专业护理效果如何？
急性缺血性卒中人群的药物治疗效果如何？
脑内血肿的手术治疗效果如何？

治疗措施及其效果

卒中的专业护理
肯定有效
专业护理（专业人员的卒中康复）

急性缺血性卒中的药物治疗
肯定有效
阿司匹林

益害相当
系统抗凝剂（普通肝素、低分子肝素、肝素衍生物、口服抗凝剂或特异性凝血酶抑制剂）
血栓溶解剂（增加了总体死亡率和致命性出血，减少幸存者的生活依赖，但其对生活依赖的有益作用不适用于链激酶）

不太可能有效
神经保护剂（钙通道拮抗剂，胞磷胆碱，γ-氨基丁酸激动剂，甘氨酸拮抗剂，芦贝鲁唑，N-甲基-D-天冬氨酸盐拮抗剂，替拉扎特）

很可能无效甚至有害
血压急剧下降

手术：脑内血肿
效果不明
抽吸治疗

将在新版中加入
支持早期出院和有关卒中服务机构的其他议题
急性缺血性卒中的其他治疗（皮质类固醇、纤维蛋白原降解剂、甘油、血液稀释技术、甘露醇）
使用阿司匹林或弹力袜预防卒中人群的深静脉血栓形成或肺动脉栓塞

见词汇表 **G**

主要信息

卒中的专业护理

◆ **专业护理（专业人员的卒中康复）**：一篇系统综述发现在平均随访一年后，与普通（低专业）护理相比，专业人员的卒中康复减少了死亡或生活依赖。前瞻性的观察资料显示这些结果在常规临床环境中是可复现的。包含一项随机对照试验的第二篇系统综述提供的证据不足以比较以医院内护理为基础的护理与标准护理。一项滞后的小型预试验研究发现在3个月时，与标准护理相比，密切监护降低了死亡率。该研究发现3个月时不良后果的比例在密切监护组与常规卒中单元护理组之间没有显著性差异，但也许是样本不够大，因而检测不出临床上的重要差异。

急性缺血性卒中的药物治疗

◆ **阿司匹林**：一篇针对CT扫描确诊为缺血性卒中人群的系统综述发现，与安慰剂相比，卒中发作48小时内服用阿司匹林治疗6个月，减少了死亡或生活依赖，并增加了完全康复人群的比例。另一篇系统综述发现，卒中发作48小时内服用阿司匹林治疗3～6个月与用系统抗凝剂[普通肝素（Unfractionated Heparin）和低分子肝素（Low Molecular Weight Heparin）]之间，在死亡或生活依赖方面没有显著性差异，而阿司匹林组发生症状性颅内或颅外出血的危险低于系统抗凝剂组。

◆ **系统抗凝剂（普通肝素、低分子肝素、肝素衍生物、口服抗凝剂或特异性凝血酶抑制剂）**：两篇系统综述比较系统抗凝剂（普通肝素、低分子肝素、肝素衍生物、口服抗凝剂或特异凝血酶抑制剂）与对照组（安慰剂或未治疗）或阿司匹林组，发现3～6个月后，在死亡或生活依赖方面各组间没有显著性差异。两综述均发现与对照组（安慰剂或无治疗组）或与阿司匹林相比，系统抗凝剂减少了缺血性卒中人群深静脉血栓形成的危险。然而，系统抗凝剂也增加了颅内或颅外出血的风险。

◆ **血栓溶解剂（增加了总体死亡率和致命性出血，但减少幸存者的生活依赖；对生活依赖的有益作用不适用于链激酶）**：一篇包括确诊为缺血性卒中人群的系统综述发现，与安慰剂相比，在1～6个月后溶栓治疗减少了死亡或依赖联合结局的危险。然而，溶栓治疗却增加了最初7～10天颅内出血致死的危险和在1～6个月后死亡的危险。这种额外的死亡率被少数人在卒中发作后幸存但生活依赖达6个月的结果所弥补，实际结果则是死亡人数或依赖人数的减少。汇总有关特效溶栓剂结果的系统综述发现，基因重组型组织纤溶酶原激动剂的利和弊与所有溶栓剂相似。然而，与安慰剂相比，链激酶增加了死亡率，而且此种害处并不能被幸存者的生活依赖的减少所抵消。这些综述的结果也许不能外推到最轻型或最重型的卒中人群。

◆ **神经保护剂（钙通道拮抗剂、胞磷胆碱、γ-氨基丁酸激动剂、甘氨酸拮抗剂、芦贝鲁唑、镁、N-甲基-D-天冬氨酸盐拮抗剂、替拉扎特）**：诸多随机对照试验并未发现与安慰剂相比，钙通道拮抗剂、胞磷胆碱（Citicoline）、芦贝鲁唑（Lubeluzole）、γ-氨基丁酸激动剂、替拉扎特（Tirilazad）、甘氨酸拮抗剂、镁、抗中性粒细胞抑制因子或N-甲基-D-天冬氨酸抑制剂改善临床后果的证据。一篇系统综述发现，与安慰剂相比，芦贝鲁唑增加了心电图QT间期延长超过450 ms的危险。

◆ **血压急剧下降**：一篇包括急性卒中人群的系统综述提供了并不充分的证据来评估与安慰剂比较降低血压对临床后果的影响。然而，其他研究却发现了与之相矛盾的结果。两项随机对照试验提示用降压药物治疗的人群可能出现更加不良的临床后果，并能增加死亡率。

手术：脑内血肿

◆ **抽吸治疗**：我们发现目前还不能清楚地确定有关幕上血肿抽吸治疗利弊平衡的问题。我们也未能从随机对照试验中发现有关幕下血肿伴意识水平进行性下降人群的抽吸或脑室引流治疗作用的证据。

定义	卒中是以迅速发展的临床症状和局灶体征（有时为全局的）为其特征，脑功能丧失的整个时间持续超过24小时或导致死亡，而无明显的血管外因素[1]。缺血性卒中是由于血管的供血不足所致（例如脑血管的血栓栓塞）而并非由于出血。
发病率/患病率	在大多数发展中国家，卒中是第三位最常见的死亡原因[2]。这是一个全球性的问题；每年大约有450万人死于卒中。卒中可能发生在任何年龄，但半数卒中出现在70岁以上的人群[3]。
病因/危险因素	大约80%的急性卒中是缺血性的，通常因脑动脉的血栓形成或栓子阻塞所致[4]。其余原因则由于大脑内或蛛网膜下腔出血所致。
预后	大约10%的急性缺血性卒中患者在卒中发作的30天内死亡[5]。那些急性事件的幸存者中约有50%的人将在6个月后经历某种程度的残疾[6]。
治疗目的	减少死亡率、损伤、残疾和继发的并发症，并使治疗不良反应降至最低。
结局	死亡或生活依赖的危险（通常评估的指标为死亡人数比例或是卒中发作后3～6个月身体需要帮助才能移动、活动、穿衣、吃饭或盥洗人群的比例）[6]；生活质量。
方法	采用《临床证据》2005年1月的文献检索和评价方案。

问 题	急性卒中人群的专业护理效果如何？

治疗选择 1	专业护理

一篇系统综述发现在平均随访一年后，与普通（低专业）护理相比，专业人员的卒中康复减少了死亡或生活依赖。前瞻性的观察资料提示这些结果在常规临床环境中是可以重现的。包含一项随机对照试验的第二篇系统综述提供的以医院内护理为基础的护理与标准护理进行比较的证据并不充分。一项随后的小型预试验研究发现在3个月时，与标准护理相比，密切监护降低了死亡率。该研究发现3个月时不良后果的比例在密切监护组与常规卒中单元护理组之间没有显著性差异，但也许是样本还没有足够大到能检测出临床上的重要差异。

益处 我们发现一篇比较专业卒中康复与常规护理的系统综述[7]，一篇比较医院内整体护理路径 Ⓖ 与常规多学科护理的综述[8]和一项随后的比较密切监护与常规卒中单元护理的随机对照试验[9]（参见网络版表格A）。第一篇综述（检索时间为2001年）发现，与其他低组织性护理相比，卒中康复单元组显著减少了在1年和5年时的死亡或生活依赖（参见图1）[7]。一项被纳入在这篇系统综述、并扩大随访至卒中后10年的随机对照试验发现，急性期和康复单元相结合的护理增加了卒中后能够在家中生活10年的人群比例[13]。由于第一篇综述中许多试验对停留期的计算方法不同，因此这些结果的异质性限制了通用性（generalisability）。然而，整体上在卒中单元内的停留期是明显短于在非卒中单元内的停留期。第二篇综述（检索时间为 2001 年）分析了一项小样本的随机对照试验，并发现 6 个月时在死亡或生活依赖联合后果或是在单一死亡后果方面，院内整体护理与常规多学科护理之间没有显著性差异[8]。然而，这个根据一项单独的随机对照试验作出的分析可能缺乏检测出两者疗效上的重要临床差异的把握度。随后的随机对照试验是一项小型预试验研究，比较在卒中护理监护单元内的护理（密切监测温度、氧饱和度、血压和心电图）与常规卒中单元内的护理[9]。它发现在 3 个月时监护组显著降低了死亡率，但在"不良后果"比例方面，各处理组间并无显著性差异。这项随机对照试验也许还没有足够的把握度检测出临床作用的重要差异。

害处 尚无归咎于卒中单元不良作用的报道[7-9]。

评论 **临床指南**：尽管死亡或生活依赖的降低比例在溶栓治疗组似乎更明显（参见血栓溶解），但卒中单元护理仍适用于大多数卒中患者，而且，由于溶栓治疗有合并出血的危险及其需要在一个短时间窗内开始治疗（如果可能应在 3 小时），故溶栓治疗仅适用于小范围的卒中患者。这篇系统综述未提供有关多学科手段哪些方面改善结局的证据[7]，但其中一项随机对照试验的一个有限的回顾性分析发现了几个可能与此有关的因素，包括早期活动，增加氧的利用，静脉输入盐溶液和降温[14]。多数的随机对照试验将最轻型或最重型卒中患者排除在外。自从这篇系统综述发表以来[7]，前瞻性的观察资料已被 80 所瑞典医院[15]的超过 14 000 人参与的一项大型系列研究收集。在这项系列研究中，入组卒中单元的人群在 3 个月时就已经开始减少了生活依赖（RRR 6%，95% CI 1% ~ 11%）。尽管这样的观察资料中固然存在着偏差，但这些发现提示这些 Meta 分析结果在常规的临床环境中是可以重现的。一篇综述检验了发现卒中单元[14]获益的第一篇系统综述[7]中的 11 项对照试验的特点。发现那些最有效的单元描述的相似处理是在几个方面：药物、护理和治疗评估；早期活动；缺氧的治疗；高血糖；可疑感染以及调整指导康复策略的目标[16]。这篇综述的作者提示这些要素可能会形成综合性卒中单元护理的基准和未来的研究目标。

问题 急性缺血性卒中人群的药物治疗效果如何？

治疗选择 1　阿司匹林

一篇包括被 CT 扫描确诊为缺血性卒中人群的系统综述发现，与安慰剂相比，卒中发作 48 小时内服用阿司匹林治疗 6 个月，减少了死亡或生活依赖，并增加了完全康复人群的比例。另一篇系统综述发现，卒中发作 48 小时内服用阿司匹林治疗 3 ~ 6 个月与运用系统抗凝剂（普通和低分子肝素）之间，在死亡或生活依赖方面没有显著性差异，而阿司匹林组发生症状性颅内或颅外出血的危险低于系统抗凝剂组。

益处 **阿司匹林的早期使用**：我们发现一篇系统综述（检索时间为 2002 年，3 项随机对照试验，研究对象为 40 850 名明确诊断或推测为缺血性卒中的患者），比较了卒中 14 天内开始服用阿司匹林与安慰剂[23]。该系统综述中的大多数（98%）资料来自两项有关卒中发作 48 小时内开始每日服用阿司匹林 160 ~ 300mg 的大型随机对照试验[11, 12]。多数人在随机分组前被 CT 扫描确诊为缺血性卒中，但神志清楚的患者则在 CT 扫描前就被随机分组了，即使他们的卒中在临床上非常可能是缺血性的。治疗期为 10 ~ 28 天。该综述发现急性缺血性卒中的患者最初 48 小时内开始用阿司匹林治疗，在 6 个月的随访时能显著减少了死亡或生活依赖（3 项随机对照试验，研究对象为 40 850 人；RR 0.97，95% CI 0.95 ~ 0.99）（参见图 1），并增加了完全恢复人群的比例（2 项随机对照试验，研究对象为 40 541 人；RR 1.04，95% CI 1.01 ~ 1.07）。我们发现两项大型随机对照试验[11, 12]的 Meta 分析[18]。该分析发现，与安慰剂组相比，阿司匹林组显著减少了再次卒中或死亡的发生（ARR 0.90%，95% CI 0.75% ~ 1.85%；NNT 111，95% CI 54 ~ 133）[18]。这个结果在各亚组（年长者对比年轻者；男性对比女性；有无神志受累；有无房颤；血压；卒中的亚型；CT 扫描的时间选择）也是相似。**阿司匹林的长期使用**：参阅卒中预防的阿司匹林部分。**阿司匹林与系统抗凝剂对比**：参阅系统抗凝的益处部分。

害处 **阿司匹林的早期使用**：阿司匹林在每 1000 个接受治疗者中就有大约超过 2 例发生颅内出血和 4 例颅外出血，但这些小风险更多地被近期[17]和远期[19]其他原因所致死亡和残疾的减少所抵消。阿司匹林的常见不良反应（例如消化不良和便秘）与剂量有关[20]。**阿司匹林的长期使用**：参阅卒中预防的阿司匹林部分。**阿司匹林与系统抗凝剂对比**：参阅系统抗凝的害处部分。

评论 我们没有发现在急性缺血性卒中治疗方面，阿司匹林的任何一个剂量比其他剂量更有效的明确证据。一项有关阿司匹林在卒中治疗方面量效关系的 Meta 回归分析发现，阿司匹林剂量范围在每日 50 ~ 1500 mg 的效果相同[21]。卒中后不能安全吞咽的人群可用阿司匹林栓剂给药。

治疗选择 2　血压下降

一篇包括急性卒中人群的系统综述提供了并不充分的证据来评估与安慰剂相比降低血压对临床后果的影响。然而，其他研究却发现了与之相矛盾的结果。两项随机对照试验提示用降压药物治疗的人群可能出现更差的临床后果，并增加死亡率。

益处 我们发现一篇系统综述[22]和两项综述原先未收录的随机对照试验[23, 24]。这篇综述（检索时间为 2000 年，5 项随机对照试验，研究对象为 281 名急性卒中患者）比较了针对急性卒中人群降低血压的干预治疗与安慰剂治疗（参见以下评论）[22]。

几种不同的降压药被使用。该综述的随机对照试验收集了并不充分的临床资料分析血压变化与所获临床结局之间的相关性[25]。我们发现两项以安慰剂作对照的原先未收录的随机对照试验，把测量血压作为结局，并提出用降压药治疗的人群可能出现不良临床结局和死亡率的增加[23, 24]。第一项原先未收录的随机对照试验（研究对象为295名急性缺血性卒中人群）对尼莫地平（一种钙通道拮抗剂）与安慰剂进行了对比（参见以下评论）[23]。由于尼莫地平治疗组中过多的不良神经后果，这项随机对照试验被提前终止。探索性分析证实这种负相关性与平均动脉血压（未报告可信区间；$P=0.02$）和舒张压（$P=0.0005$）的下降有关。第二项原先未收录的随机对照试验（研究对象为302名急性缺血性卒中人群）进行了β受体阻滞剂（阿替洛尔或普萘洛尔）的评估[24]。该试验发现，β受体阻滞剂治疗组的死亡率呈非显著意义地增加，而在获得良好结局的人群比例方面，两者没有显著性差异。

害处 第一篇系统综述的随机对照试验收集了并不充分的临床资料来分析血压变化与所获临床结局之间的相关性[25]。两项原先未收录以安慰剂作对照的随机对照试验提出，用降压药治疗的人群可能出现更加不良的临床结局与死亡率的增加（参见以上的益处部分）[23, 24]。

评论 该系统综述的作者仅纳入了具有特定降压目标的随机对照试验，因为他们感到那些以改变血压为目的的研究和那些试验步骤中可能已经测量或还未测量血压的研究之间存在着方法学的差异。该综述提到了几项正在进行的随机对照试验。我们确认了一项正在进行的、尚未包括在这篇综述中的附加的随机对照试验[26]。尽管钙通道拮抗剂尼莫地平的治疗目标是保护神经，但在这个试验[23]中，治疗组的血压是较低的。钙通道拮抗剂具有抗高血压和神经保护的双重作用。在神经保护剂的选择方面，它们被认为是特定的。**临床指南**：对一项缺血性卒中人群[27]的大型随机对照试验和一篇系统综述[28]提到的人群研究的资料进行的远期回顾性分析提示，血压与再发卒中的危险之间具有直接和持续性联系。然而，急性缺血性卒中的急剧血压下降可能导致脑缺血加重。这篇综述（未报告检索时间，以32个人群组为基础的观察研究，研究对象为10 892名颅内出血、急性缺血性卒中或混合型卒中的患者）评估了入院血压和临床后果[28]之间的相关性。在这个研究中随访期的变化相当大（从6天至6年）。这篇综述发现高平均动脉压（规定为110 mmHg）与高平均舒张压（规定为90mmHg）与死亡率的显著增加相关（动脉血压；纳入6项研究，研究对象为1211名颅内出血的患者：OR 1.61，95% CI 1.12～2.31；舒张压；纳入6项研究，研究对象为1655人：OR 1.71，95% CI 1.33～2.48）。因此，这些作者提出，血压适度的下降可改善颅内出血人群[28]的结局。

治疗选择3 抗凝剂

两篇比较系统抗凝剂(普通肝素、低分子肝素、肝素衍生物、口服抗凝剂或特异凝血酶抑制剂）与对照组(安慰剂或未治疗)或阿司匹林组的系统综述发现，3～6个月后，在死亡或生活依赖方面各组间没有显著性差异。两综述均发现与对照组(安慰剂或无治疗组）或与阿司匹林组相比，系统抗凝剂减少了缺血性卒中人群深静脉血栓形成的危险。然而，系统抗凝剂也增加了颅内或颅外出血的风险。

益处 **死亡或生活依赖**：我们发现四篇系统综述是有关系统抗凝剂与常规护理、阿司匹林或其相互间的比较[29-32]。两篇综述发现，3～6个月后，在死亡或生活依赖方面，抗凝剂与对照组（安慰剂或未治疗）或是抗凝剂与阿司匹林组之间无显著性差异，其他两篇综述提供了各抗凝剂之间相互比较的结果，但证据并不充分（参见网络版表格B）。**深静脉血栓形成与肺动脉栓塞**：我们发现四篇系统综述，是有关抗凝剂对比对照组、阿司匹林组，或是它们之间的相互对比（参见网络版表格B）[29-32]。这些综述发现与对照组或阿司匹林组相比，系统抗凝剂减少了深静脉血栓形成，且低分子肝素或肝素衍生物比普通肝素更为有效。对肺动脉栓塞的结果尚不明确。

害处 **系统抗凝剂与安慰剂或未治疗组对比**：第一篇综述发现与对照组相比，在开始治疗的14天内抗凝剂轻微地但显著地增加了症状性颅内出血和严重的颅外出血，并且随着剂量增大危险性也增加[29]。**系统抗凝剂与阿司匹林组对比**：第二篇系统综述发现，与阿司匹林相比，抗凝剂（普通或低分子肝素）显著增加了症状性颅内出血，与使用低剂量抗凝剂相比，所用剂量越大出血越多[30]。**普通肝素加阿司匹林与单独用阿司匹林对比**：第二篇综述发现，与单独用阿司匹林相比，普通肝素加阿司匹林显著增加了症状性颅内出血和严重的颅外出血[30]。**低分子肝素或肝素衍生物与普通肝素对比**：在第三和第四综述中，由于样本量太小，以至于无法进行低分子肝素或肝素衍生物与普通肝素在颅内或颅外出血方面的比较[31, 32]。

评论 有关预防急性缺血性卒中后深静脉血栓形成的治疗选择包括阿司匹林和弹力袜。对这些治疗的相关证据将在未来临床证据更新版中加以评论。

治疗选择4 血栓溶解剂

一篇包括确诊为缺血性卒中人群的系统综述发现，与安慰剂相比，溶栓治疗1～6个月后减少了死亡或生活依赖联合结局的危险。然而，溶栓治疗却增加了最初7～10天内颅内出血致死的危险和1～6个月后死亡的危险。这种额外的死亡率被少数人在卒中发作后幸存但生活依赖达6个月的结果所弥补，实际结果则是死亡或生活依赖人数的减少。汇总了有关特效溶栓剂结果的系统综述发现，基因重组型组织纤溶酶原激动剂的利和弊与所有溶栓剂结果相似。然而，与安慰剂相比，链激酶增加了死亡率，而且此种弊端并不能被幸存者的生活依赖的减少所抵消。这些综述的结果也许不能延用到最轻型或最重型的卒

益处 我们发现两篇系统综述[10, 33]。**所有溶栓剂**：第一篇综述（检索时间为1999年，17项随机对照试验，研究对象为5216名高度选择的人群[10]，排除了严重卒中或有出血危险的患者）对卒中发作后不久即静脉内或动脉内给予溶栓剂治疗与安慰剂组进行了比较。在该综述中，所有试验在随机分组前都采用CT或磁共振成像排除了颅内出血或其他非卒中性疾病。结果包括了三种不同的溶栓剂（链激酶、尿激酶和基因重组型组织纤溶酶原激动剂）。两项随机对照试验采取动脉内途径给予溶栓，而其余则采用了静脉给药的方法。这篇综述发现在这些试验结束时，与未用溶栓剂相比，任何类型的溶栓剂均显著减少死亡或生活依赖的联合危险（1~6个月：ARR 4.2%，95% CI 1.2%~7.2%；NNT 24，95% CI 14~83）（参见图1和2）[10]。**基因重组型组织纤溶酶原激活剂**：第一篇综述分别收集了诸多评估静脉内给予基因重组型组织纤溶酶原激动剂的资料[10]。该综述发现在这些研究结束时，与未用溶栓剂相比，基因重组型组织纤溶酶原激动剂显著减少了死亡或生活依赖（ARR 5.7%，95% CI 2.0%~9.4%；RR 0.90，95% CI 0.84~0.96；NNT 18，95% CI 11~50）。**链激酶**：第一篇综述没有分开收集评估链激酶试验的资料[10]。然而，第二篇综述包括了已被纳入在第一篇综述（未报告检索时间，纳入4项随机对照试验，研究对象为1292名急性缺血性卒中患者）中相同的链激酶随机对照试验，试验发现在3个月时，在死亡或生活依赖的比例方面链激酶与安慰剂之间没有显著性差异（RR 0.99，95% CI 0.92~1.06）[33]。

害处 **所有溶栓剂**：在第一篇系统综述中，与未用溶栓剂相比，溶栓剂治疗增加了最初7~10天内致命性的颅内出血（ARI 4.4%，95% CI 3.4%~5.4%；RRI 396%，95% CI 220%~668%；NNH 23，95% CI 19~29），并增加了在随访结束前的死亡危险（在1~6个月的死亡：ARI 3.3%，95% CI 1.2%~5.4%；RRI 23%，95% CI 10%~38%；NNH 30，95% CI 19~83）[10]。这种额外的死亡被卒中后少数人幸存但生活依赖达6个月的结果所弥补。实际结果则是死亡人群的比例或生活依赖人群的比例的减少。**基因重组型组织纤溶酶原激动剂**：第一篇综述也分别汇总了有关基因重组型组织纤溶酶原激活剂的资料[10]。它发现在7~10天时，与未溶栓相比，基因重组型组织纤溶酶原激动剂显著增加了致死性颅内出血（ARI 2.9%，95% CI 1.7%~4.1%；RRI 259%，95% CI 102%~536%；NNH 34，95% CI 24~59）[10]。**链激酶**：第二篇综述发现在3个月后，与安慰剂相比，链激酶显著增加了死亡率（RR 1.46，95% CI 1.24~1.73）[33]。

评论 **证据的局限性**：在第一篇综述中，总体治疗效果没有显著的异质性。但8项静脉给予基因重组型组织纤溶酶原激动剂[10]的试验，在最终随访时死亡结局和死亡或生活依赖的异质性结果受到关注。相关的解释可能包括联合使用抗血栓药物（在溶栓治疗的最初24小时内使用阿司匹林或肝素），卒中的严重性，CT扫描上早期缺血改变的出现，以及从卒中发生至随机分组的时间。多数试验报告了3个月时的结果；仅有一项试验报告了一年后的结局资料[34]。**临床指南；使用溶栓剂的时间选择**：一篇系统综述（纳入了6项随机对照试验，研究对象为2775人）评估了在卒中发作3小时内获得基因重组型组织纤溶酶原激动剂治疗的人群与安慰剂组比较的结果[35]。它证实有益效果的关键在于卒中发作后的给药时间越早越好[35]。该综述提出超过3小时也可能有益，但必须进行进一步试验。一个较早的初步汇总三项随机对照试验（研究对象为1734人）的资料提示，在3~6小时之间对某些人群给予基因重组型组织纤溶酶原激动剂与安慰剂相比，可能减少死亡或生活依赖[36]。**临床指南；溶栓的运送障碍**：在多数先进的卒中服务里，目标是确保尽可能多的、符合溶栓条件的人在3小时的时间窗内开始接受溶栓治疗。问题在于机构对卒中的识别以及患者未能迅速入住卒中中心，这就意味着大多数人到达太晚以至于错过溶栓时间，尽管大约4人中就有1人在卒中发生3小时内到达，并适合溶栓治疗。我们发现两篇系统综述（检索时间为2001年[37]和2002年[38]），分析了溶栓的运送障碍[37]，评估改善运送效果的方法[38]。第二篇综述（纳入10项观察性研究，研究对象等于或多于6345名急性缺血性卒中人群）发现改善溶栓运送的干预包括：提高公众对卒中症状认识的教育课程，改进急救人员的诊断技术与加速伤员分类入院的培训课程，重建患者群的一条龙式服务，尤其是患者一旦到达医院必须很快完成脑部成像。**临床指南；对个体患者的危险评估**：关于80岁以上人群的溶栓治疗益处的证据是有限的，因为目前为止试验中该年龄组的人数很少。当前对这个年龄组是否在3小时后给予溶栓的看法不一。较新的磁共振成像技术，例如弥散或灌注加权像可能有助于选择患者，但采用这些技术的研究还非常少[39]。一篇系统综述（检索时间为1996年，纳入8项随机对照试验，未报告随机对照试验的数量与研究对象的人数）发现伴发出血危险增加的诸多因素是年龄大于70岁，大面积皮层梗死，特别是那些具有占位效应者[40]。**正在进行的研究**：几项有关不同溶栓剂的试验正在进行中[41]。

治疗选择5　神经保护剂

随机对照试验并未发现钙通道拮抗剂、胞磷胆碱、芦贝鲁唑、γ-氨基丁酸激动剂、替拉扎特、甘氨酸拮抗剂、镁、抗中性粒细胞抑制因子或N-甲基-D-天冬氨酸抑制剂与安慰剂比较改善临床后果的证据。一篇系统综述发现，与安慰剂相比，芦贝鲁唑增加了心电图QT间期延长超过450 ms的危险。

益处 **钙通道拮抗剂**：我们发现两篇比较钙通道拮抗剂与安慰剂[25, 42]的系统综述。第一篇综述（检索时间为1999年，纳入28项随机对照试验，研究对象为7521名急性缺血性卒中的患者）发现，与安慰剂相比，钙通道拮抗剂在随访期结束时并未显著减少不良后果（包括死亡）的危险（不良后果：ARI +4.9%，95% CI 2.5%~+7.3%；RRI +4%，95% CI 2%~+9%）[25]。第二篇综述（检索时间为1999年）[42]包括了一项因第一篇综述[25]结果发表而被提前终止的原先未收录的随机对照试验（研究对象为454人）[43]。它的资料内容并没有改变第一篇综述的结果。**胞磷胆碱**：我们发现一篇系统综述

（未报告检索时间，纳入 4 项随机对照试验，研究对象为 1652 名中度至重度卒中患者），卒中发作后 24 小时内给予胞磷胆碱 并与安慰剂进行对比[44]。该综述发现胞磷胆碱治疗3个月时，显著增加了完全恢复人群的比例（胞磷胆碱组25% vs 安慰剂组 20%；OR1.33，95% CI 1.10～1.62，$P = 0.0034$）。然而，它也发现胞磷胆碱组与安慰剂组在死亡率方面没有显著性差异（胞磷胆碱组 19% vs 安慰剂组 18%；报告无显著意义，未报告 P 值）。**γ-氨基丁酸激动剂**：我们发现一篇系统综述（未报告检索时间，纳入 3 项随机对照试验，研究对象为 1002 名急性缺血性卒中人群）[45]和两项随后的随机对照试验[46,47]。这篇系统综述发现在随访结束时，吡拉西坦（Piracetam，一种 γ-氨基丁酸激动剂）与安慰剂在死亡或生活依赖人群的比例方面没有显著性差异（ARI +0.2%，95% CI −6.0%～+6.4%；RRI 0%，95% CI −11%～+9%）[45]。随后的两项随机对照试验也发现了相似的结果[46,47]。第一项随后的随机对照试验（研究对象为1360名急性卒中人群）发现在生活独立方面，氯美噻唑（Clomethiazole）（一种 γ-氨基丁酸激动剂）与安慰剂之间无显著性差异（ARR +1.5%，95% CI −4.0%～+6.6%；RRR +3%，95% CI −7%～+13%）[46]。第二项随后的随机对照试验（研究对象为 1198 名在 12 小时内发生急性严重的缺血性卒中患者）发现在 3 个月时神经功能的恢复方面，氯美噻唑组与安慰剂组之间无显著性差异（Barthel 指数 ≥ 60：氯美噻唑组 42/586 [7.1%] vs 安慰剂组 46/583 [7.9%]；OR 0.81，95% CI 0.62～1.05）[47]。**甘氨酸拮抗剂——加维斯替奈（Gavestinel）**：我们发现一篇系统综述（检索时间为 2001 年，纳入 8 项随机对照试验，研究对象为 3751 人）[48]。该综述发现在 1～3 个月后的死亡或生活依赖方面（OR 1.04，95% CI 0.91～1.18）或是在死亡率方面（OR 1.12，95% CI 0.95～1.32），加维斯替奈组与安慰剂组之间无显著性差异。我们发现两项随机对照试验[49,50]。一项随机对照试验（在卒中发作 6 小时内被评估为神志清楚伴有肢体无力的患者 1804 名）发现在 3 个月时的幸存与结局方面，加维斯替奈组与安慰剂组之间无显著性差异，采用 Barthel 指数评估（ARR +1.0%，95% CI −3.5%～+6.0%）[49]。第二项随机对照试验（研究对象为 1367 人，卒中前即被预先确定肢体无力和功能独立的水平）也发现在 3 个月时的幸存与结局方面无显著性差异[50]，采用 Barthel 指数评估（ARI +1.9%，95% CI −3.8%～+6.4%）[50]。**芦贝鲁唑**：我们发现一篇系统综述（检索时间为2001年，5项随机对照试验，研究对象为3510人）是有关芦贝鲁唑（每天5mg，10mg 或 20mg，应用 5 日）与安慰剂的比较[51]。该综述发现与安慰剂相比，在随访结束时的死亡或生活依赖方面，所有剂量的芦贝鲁唑与安慰剂之间无显著性差异（随访 4～12 周后：芦贝鲁唑 AR 为 54.6%，安慰剂 AR 为 53.4%；ARI +1.2%，95% CI −2.5%～+6.2%）。**镁**：我们没有发现相关的系统综述，但找到一项随机对照试验（研究对象为 2589 名急性缺血性卒中患者），是有关卒中发作 12 小时内镁（16 mmol 静脉注射 15 分钟，随后 24 小时追加 65mmol）与安慰剂的对比[52]。它发现镁与安慰剂在死亡或生活依赖的联合结局方面无显著性差异（OR 0.95，95% CI 0.80～1.13）[52]。**N-甲基-D-天冬氨酸抑制剂**：我们发现一篇系统综述（检索时间为2001年，纳入10项随机对照试验，研究对象为6317人）[48]。该综述发现在死亡或生活依赖（作为一个联合结局考虑）方面，N-甲基-D-天冬氨酸抑制剂Ⓖ组与安慰剂组（OR 1.05，95% CI 0.95～1.16）之间没有显著性差异。两项有关评估 N-甲基-D-天冬氨酸抑制剂塞福太（Selfotel）的随机对照试验发现，在 Barthel 指数超过 60 的人群比例方面没有统计学的显著意义，但由于这项试验在仅有总计划入组患者的31%出现了不良后果后而被终止，因此该资料受到限制。同样，一项有关N-甲基-D-天冬氨酸抑制剂阿替加奈（Aptiganel）对比安慰剂的随机对照试验，也因缺乏有效性和死亡率的潜在失衡而被提前终止[54]。这项随机对照试验发现在安慰剂组中有益结局人群的比例较大，而在死亡率方面有一个非显著性的趋势倾向于安慰剂组[54]。**替拉扎特**：我们发现一篇系统综述（检索时间为 2001 年，纳入 6 项随机对照试验，研究对象为 1757 名急性缺血性卒中患者），有关替拉扎特（一种类固醇衍生物）与安慰剂的对比[55]。当采用扩展 Barthel 指数（OR 1.23，CI 1.01～1.51）评定时，替拉扎特在 3 个月随访时增加了死亡与残疾[55]。

害处　钙通道拮抗剂：系统综述发现在整体不良反应方面，钙通道拮抗剂组与安慰剂组之间没有显著性差异（OR 1.19，95% CI 0.97～1.47）；尽管该综述中的一项随机对照试验发现，与安慰剂相比，氟桂利嗪（Flunarizine）显著增加了不良反应，尤其是浅表静脉的血栓性静脉炎（OR 3.73，95% CI 2.21～6.29；参见以下评论）[25]。在这篇综述里，间接局限地对比静脉与口服给药，结果发现，在不良事件方面两者没有显著性差异（静脉注射对比口服的ARI：+2.3%，95% CI −0.9%～+3.7%；RRI +17%，95% CI −3%～+41%）。**胞磷胆碱**：这篇系统综述发现了胞磷胆碱与安慰剂的整体不良反应具有同等的比率，尽管胞磷胆碱显著增加了下肢水肿，跌倒，焦虑，抑郁和尿失禁（所有后果的 P 值均小于 0.05）[44]。**γ-氨基丁酸激动剂**：在有关吡拉西坦（Piracetam）的系统综述中，与安慰剂相比，吡拉西坦组的死亡具有非显著性的增加，而纠正了在卒中严重性方面的不均衡后，这种增加则不再明显[45]。第二项随后的随机对照试验（研究对象为1198人）发现，与安慰剂相比，氯美噻唑显著增加了嗜睡（氯美噻唑组 50.6% vs 安慰剂组 12.7%）和鼻炎（氯美噻唑组 6.3% vs 安慰剂组 1.9%；未报告 P 值）[47]。**甘氨酸拮抗剂（加维斯替奈）**：这篇系统综述未报告相关的害处[48]。**芦贝鲁唑**：有关芦贝鲁唑的系统综述发现，在随访结束时，任何剂量的芦贝鲁唑均合并显著增加的心脏传导疾患（心电图的QT间期延长超过450ms）的危险（AR：芦贝鲁唑组 11.9% vs 对照组 9.7%；ARI 2.2%，95% CI 0.1%～4.2%；NNH 45，95% CI 23～1000）[51]。而在这个预期随访结束时，芦贝鲁唑并未显著增加心脏的节律性疾患（心房纤颤，室性心动过速或室颤，尖端扭转型室性心动过速）（OR 1.28，95% CI 0.97～1.69）。**N-甲基-D-天冬氨酸抑制剂**：系统综述未报告相关的害处[48]。塞福太试验在入组了 567 人后而被终止，因为塞福太组中的早期死亡率较高[53,54]。**镁**：随机对照试验发现镁与安慰剂组之间具有相似比例的低血压、心力衰竭、心脏传导阻滞和面部潮红（未报告任何结局的可信区间)[52]。**替拉扎特**：有关替拉扎特的系统综述发现，与安慰剂相比，注射药物侧静脉炎的危险增加（ARI 12.2%，95% CI 8.7% ~ 15.7%）[55]。

评论 **钙通道拮抗剂**：氟桂利嗪是一种具有阻断钙通道活动的抗组胺药物。**使用的证据；使用神经保护剂的时间选择**：我们发现一篇系统综述（检索时间为 2001 年，6 项第三阶段试验，研究对象为 5345 名急性缺血性卒中的患者），评估急性卒中发作多长时间开始使用神经保护药物的治疗[56]。它发现仅有 6% 的试验参与者在卒中发作 3 小时内获得了神经保护剂的治疗。**正在进行的研究**：系统综述正在研发抗氧化剂和兴奋氨基酸的调节剂[57]。几项随机对照试验正在进行中，其中包括一种地西泮类药物（一种 γ- 氨基丁酸激动剂）[58]。

问 题	脑内血肿的手术治疗效果如何？

治疗选择	抽吸治疗

我们发现目前还不能清楚地确定幕上血肿抽吸治疗利弊平衡的问题。我们也未能从随机对照试验中发现幕下血肿伴意识水平进行性下降人群的抽吸或脑室引流治疗作用的证据。

益处 **幕上血肿的人群**：我们发现三篇系统综述[59-61]。总体上，没有一篇综述发现手术与药物治疗在死亡或生活依赖方面存在近期或远期的显著性差异。第一篇综述（检索时间为 1998 年）[59]和第二篇综述（检索时间为 1997 年）[60]两者均提到四项相同的随机对照试验，在 349 名原发幕上脑内血肿人群中进行手术（3 项试验采用颅骨切开术，1 项试验采用内窥镜手术）与最好药物治疗比较了。在这些综述提到的随机对照试验中，最好药物治疗是很难被定义的，除了包括卧床休息、抗高血压药物、利尿剂以外，在一项试验中还包括了地塞米松。第二篇综述综合了颅骨切开术和内窥镜手术的资料，并与药物治疗进行了比较，发现在 6 个月时各组间的死亡和生活依赖没有显著性差异（手术组为 30/173 [75%] vs 药物治疗组为 125/176；OR 1.23，95% CI 0.77 ~ 1.98）。第三篇综述（检索时间为 1999 年）包括了几个手术与最好药物治疗比较的分析[61]。第一个分析包括了七项随机对照试验（研究对象为 530 人）的结果，其中三项随机对照试验未被纳入前两篇综述内。总结果与前两篇综述的结果相似，手术治疗人群在死亡或生活依赖方面没有显著性差异（OR 1.20，95% CI 0.83 ~ 1.74）。第三篇系统综述对新近的、计算机断层扫描后的、良好设计过的、平衡后的随机对照试验结果进行更深层分析，发现在这两组之间没有显著性差异（ARR +9.3%，95% CI - 2.6% ~ +21.2%）。**幕下血肿的人群**：我们没有发现系统综述或随机对照试验评估这个群体的手术抽吸或脑室引流治疗的作用。一项随机对照试验是不太可能被操作的（参见以下评论）[62]。

害处 **幕上血肿人群**：这些综述未给出相关的不良反应信息[59-61]。**幕下血肿人群**：我们没有发现相关的随机对照试验。

评论 **幕上血肿人群**：当前的实践是依据对意识水平下降的幕下（小脑的）血肿进行血肿抽吸治疗是有益的共识。作者提到了一项发表在《临床证据》检索日期之后的随机对照试验，比较自发脑实质内出血人群的血肿"早期手术抽吸治疗"与"初期保守治疗"[63]。该试验提示，与初期保守治疗相比，早期手术并没有整体上的益处；这些结果将全部刊登在下期的《临床证据》中。

词汇表

整体护理路径(integrated care pathway)：一种护理模式，包括了对治疗目的定义和为促进多学科护理，改进出院计划和缩短住院时间所设计的时间计划的详尽说明。

N- 甲基 -D- 天冬氨酸拮抗剂(N-methyl-D-aspartate antagonist)：谷氨酸盐能够与细胞膜上的 N- 甲基 -D- 天冬氨酸受体结合。一个假说提出在卒中期间谷氨酸盐的释放能够通过刺激 N- 甲基 -D- 天冬氨酸受体引起对神经元的进一步损害。而 N- 甲基 -D- 天冬氨酸拮抗剂阻断了这些受体。

重要更新和修订

血栓溶解：增加了评估溶栓运送障碍[37, 38]和评价给予溶栓剂时个体患者危险性的研究；分类未变(益害相当)。
神经保护剂：补充了镁[52]的一项随机对照试验，添加了有关胞磷胆碱[44]的一篇综述；分类未变(不太可能有效)。

参考文献

1. Hatano S. Experience from a multicentre stroke register: a preliminary report. *Bull World Health Organ* 1976;54:541-553.
2. Bonita R. Epidemiology of stroke. *Lancet* 1992;339:342-344.
3. Bamford J, Sandercock P, Dennis M, et al. A prospective study of acute cerebrovascular disease in the community: the Oxfordshire community stroke project, 1981-C1986. 1. Methodology, demography and incident cases of first everstroke. *J Neurol Neurosurg Psychiatry* 1988;51:1373-1380.
4. Bamford J, Dennis M, Sandercock P, et al. A prospective study of acute cerebrovascular disease in the community: the Oxfordshire community stroke project, 1981-C1986. 2. Incidence, case fatality rates and overall outcome at one year of cerebral infarction, primary intracerebral and subarachnoid haemorrhage. *J Neurol Neurosurg Psychiatry* 1990;53:16-22.
5. Bamford J, Dennis M, Sandercock P, et al. The frequency, causes and timing of death within 30 days of a first stroke: the Oxfordshire community stroke project. *J Neurol Neurosurg Psychiatry* 1990;53:824-829.
6. Wade DT. Functional abilities after stroke: measurement, natural history and prognosis. *J Neurol Neurosurg Psychiatry* 1987;50:177-182.
7. Stroke Unit Trialists' Collaboration. Organised inpatient (stroke unit) care for stroke. In: The Cochrane Library, Issue 4, 2004. Chichester, UK: John Wiley & Sons, Ltd. Search date 2001;primary sources Cochrane Stroke Group Specialised Trials Register, hand searches of reference lists of relevant articles, and personal contact with colleagues.
8. Kwan J, Sandercock P. In hospital care pathways for stroke. In: The Cochrane Library, Issue 4, 2004. Chichester, UK: John Wiley & Sons, Ltd. Search date 2001; primary sources Cochrane Stroke Group Specialised Trials Register, Cochrane Controlled Trials Register, Medline, Embase, Cinahl, Index to Scientific and Technical Proceedings, Healthstar, *J Manage Care* (later renamed the *J Integr Care*), and reference lists.
9. Sulter G, Elting JW, Langedijk M, et al. Admitting acute ischemic stroke patients to a stroke care monitoring unit versus a conventional stroke unit. *Stroke* 2003;34:101-104.
10. Wardlaw JM, del Zoppo G, Yamaguchi T. Thrombolysis for acute ischaemic stroke. In: The Cochrane Library, Issue 4, 2004. Chichester, UK: John Wiley & Sons, Ltd. Search date 1999;primary sources Cochrane Stroke Group Specialised Register of Controlled Trials, Embase, hand searches of relevant journals and references listed in relevant papers, and personal contact with pharmaceutical companies and principal investigators of trials.
11. CAST (Chinese Acute Stroke Trial) Collaborative Group. Randomised placebo-controlled trial of early aspirin use in 20 000 patients with acute ischaemic stroke. *Lancet* 1997;349:1641-1649.
12. International Stroke Trial Collaborative Group. The International Stroke Trial (IST): a randomised trial of aspirin, heparin, both or neither among 19 435 patients with acute ischaemic stroke. *Lancet* 1997;349:1569-1581.
13. Indredavik B, Bakke RPT, Slordahl SA, et al. Stroke unit treatment. 10-year follow-up. *Stroke* 1999;30:1524-1527.
14. Indredavik B, Bakke RPT, Slordahl SA, et al. Treatment in a combined acute and rehabilitation stroke unit. Which aspects are most important? *Stroke* 1999;30:917-923.
15. Stegmayr B, Asplund K, Hulter-Asberg K, et al. Stroke units in their natural habitat: can results of randomized trials be reproduced in routine clinical practice? For the risk-stroke collaboration. *Stroke* 1999;30:709-714.
16. Langhorne P, Pollock A in conjunction with the Stroke Unit Trialists' Collaboration. What are the components of effective stroke unit care? *Age Ageing* 2002;31:365-371. Search date not reported; primary source The Cochrane Library.
17. Gubitz G, Sandercock P, Counsell C. Antiplatelet therapy for acute ischaemic stroke. In: The Cochrane Library, Issue 4, 2004. Chichester, UK: John Wiley & Sons, Ltd. Search date 2002; primary sources Cochrane Stroke Group Specialised Register of Controlled Trials, the Register of the Antiplatelet Trialists' Collaboration, MedStrategy, and personal contact with pharmaceutical companies.
18. Chen Z, Sandercock P, Pan H, et al. Indications for early aspirin use in acute ischemic stroke: a combined analysis of 40 000 randomized patients from the Chinese Acute Stroke Trial and the International Stroke Trial. *Stroke* 2000;31:1240-1249.
19. Antithrombotic Trialists' Collaboration. Collaborative meta-analysis of randomised trials of antiplatelet therapy for prevention of death, myocardial infarction, and stroke in high risk patients. *BMJ* 2002;324:71-86. Search date 1997; primary sources Medline; Embase; Derwent; Scisearch; Biosis; Cochrane Stroke Group Controlled Trials Register; Cochrane Peripheral Vascular Disease Group Controlled Trials Register; hand searches of journals, abstracts, proceedings of meetings, and reference lists from relevant articles; and personal contact with colleagues and pharmaceutical companies.
20. Slattery J, Warlow CP, Shorrock CJ, et al. Risks of gastrointestinal bleeding during secondary prevention of vascular events with aspirin-analysis of gastrointestinal bleeding during the UK-TIA trial. *Gut* 1995;37:509-511.
21. Johnson ES, Lanes SF, Wentworth CE, et al. A metaregression analysis of the dose-response effect of aspirin on stroke. *Arch Intern Med* 1999;159:1248-1253.
22. Blood pressure in Acute Stroke Collaboration (BASC). Interventions for deliberately altering blood pressure in acute stroke. In: The Cochrane Library, Issue 4, 2004. Chichester, UK: John Wiley & Sons, Ltd. Search date 2000; primary sources Cochrane Stroke Group Specialised Register of Controlled Trials, The Cochrane Library (CDSR, CCTR), Medline, Embase, Bids, ISI-Science Citation Index, hand searches of reference lists of existing reviews and the ongoing trials section of the journal *Stroke*, and personal contact with research workers in the field and pharmaceutical companies.
23. Wahlgren NG, MacMahon DG, DeKeyser J, et al. Intravenous nimodipine west European stroke trial (INWEST) of nimodipine in the treatment of acute ischaemic stroke. *Cerebrovasc Dis* 1994;4:204-210.
24. Barer DH, Cruickshank JM, Ebrahim SB, et al. Low dose beta blockade in acute stroke (BEST trial): an evaluation. *BMJ* 1988;296:737-741.
25. Horn J, Limburg M. Calcium antagonists for acute ischemic stroke. In: The Cochrane Library, Issue 4, 2004. Chichester, UK: John Wiley & Sons, Ltd. Search date 1999; primary sources Cochrane Stroke Group Specialised Register of Controlled Trials and personal contact with trialists.
26. Schrader J, Rothemeyer M, Luders S, et al. Hypertension and stroke-rationale behind the ACCESS trial. *Basic Res Cardiol* 1998;93(suppl 2):69-78.
27. Rodgers A, MacMahon S, Gamble G. Blood pressure and risk of stroke patients with cerebrovascular disease. *BMJ* 1996;313:147.
28. Willmot M, Leonardi-Bee J, Bath PM. High blood pressure in acute stroke and subsequent outcome: a systematic review. *Hypertension* 2004;43:18-24. [Review, 57 references]
29. Gubitz G, Counsell C, Sandercock P, et al. Anticoagulants for acute ischaemic stroke. In: The Cochrane Library, Issue 4, 2004. Chichester, UK: John Wiley & Sons, Ltd. Search date 1999; primary sources

30. Berge E, Sandercock P. Anticoagulants versus antiplatelet agents for acute ischaemic stroke. In: The Cochrane Library, Issue 4, 2004. Chichester, UK: John Wiley & Sons, Ltd. Search date: 2000; primary sources Cochrane Stroke Group Trials Register, the Cochrane Controlled Trials Register, the trials register held by the Antithrombotic Therapy Trialists' Collaboration, Medline, and Embase.
31. Counsell C, Sandercock P. Low-molecular-weight heparins or heparinoids versus standard unfractionated heparin for acute ischaemic stroke. In: The Cochrane Library, Issue 4, 2004. Chichester, UK: John Wiley & Sons, Ltd. Search date 2001; primary sources Cochrane Stroke Group Specialised Trials Register, MedStrategy, and personal contact with pharmaceutical companies.
32. Bath P, Iddenden R, Bath F. Low-molecular-weight heparins and heparinoids in acute ischemic stroke: a meta-analysis of randomized controlled trials. *Stroke* 2000;31:1770-1778. Search date 1999; primary sources Cochrane Stroke Group Database of Trials in Acute Stroke, The Cochrane Library, and hand searches of reference lists of identified publications.
33. Cornu C, Boutitie F, Candelise L, et al. Streptokinase in acute ischemic stroke: an individual patient data meta-analysis: the thrombolysis in acute stroke pooling project. *Stroke* 2000;31:1555-1560.
34. Kwiatkowski T, Libman R, Frankel M, et al. Effects of tissue plasminogen activator for acute ischemic stroke at one year. National Institute of Neurological Disorders and stroke recombinant tissue plasminogen activator stroke study group. *N Engl J Med* 1999;340:1781-1787.
35. The ATLANTIS, ECASS, and NINDS rt-PA Study Group Investigators. Association of outcome with early stroke treatment: pooled analysis of ATLANTIS, ECASS, and NINDS rt-PA stroke trials. *Lancet* 2004: 363:768-774.
36. Ringleb PA, Schellinger PD, Schranz C, et al. Thrombolytic therapy within 3 to 6 hours after onset of ischemic stroke. Useful or harmful? *Stroke* 2002;33:1437-1441.
37. Kwan J, Hand P, Sandercock P. A systematic review of barriers to delivery of thrombolysis for acute stroke. *Age Ageing* 2004;33:116-121. [See comment; review, 67 references]
38. Kwan J, Hand P, Sandercock P. Improving the efficiency of delivery of thrombolysis for acute stroke: a systematic review. *QJM* 2004;97: 273-279. [Review, 39 references]
39. Parsons MW, Barber PA, Chalk J, et al. Diffusion- and perfusion-weighted MRI response to thrombolysis in stroke. *Ann Neurol* 2002;51:28-37.
40. Lindley RI, Wardlaw JM, Sandercock PAG, et al. Frequency and risk factors for spontaneous hemorrhagic transformation of cerebral infarction. *J Stroke Cerebrovasc Dis* 2004;13:235-246.
41. Internet Stroke Center. http://www.strokecenter.org/trials (last accessed 14 February 2006).
42. Horn J, Limburg M. Calcium antagonists for ischemic stroke: a systematic review. *Stroke* 2001;32:570-576. Search date 1999; primary sources Cochrane Collaboration Stroke Group Specialized Register of Controlled Trials, and personal contact with principal investigators and company representatives.
43. Horn J, de Haan R, Vermeulen M, et al. Very Early Nimodipine Use in Stroke (VENUS). A randomized, double-blind, placebo-controlled trial. *Stroke* 2001;32:461-465.
44. Davalos A, Castillo J, Alvarez-Sabin J, et al. Oral citicoline in acute ischemic stroke: an individual patient data pooling analysis of clinical trials. *Stroke* 2002;33:2850-2857. Search date not reported; primary sources Medline, The Cochrane Library, Ferrer Group electronic database, and personal contact with authors of trials retrieved.
45. Ricci S, Celani MG, Cantisani AT, et al. Piracetam for acute ischaemic stroke. In: The Cochrane Library, Issue 4, 2004. Chichester, UK: John Wiley & Sons, Ltd. Search date not reported; primary sources Cochrane Stroke Review Group trials register, Medline, Embase, Bidis ISI, hand searches of relevant journals, and personal contact with the manufacturer.
46. Wahlgren NG, Ranasinha KW, Rosolacci T, et al. Clomethiazole acute stroke study (CLASS): results of a randomised, controlled trial of clomethiazole versus placebo in 1360 acute stroke patients. *Stroke* 1999; 30:21-28.
47. Lyden P, Shuaib A, Ng K, et al. Clomethiazole Acute Stroke Study in Ischemic Stroke (CLASS-I) final results. *Stroke* 2002;33:122-129.
48. Muir KW, Lees KR. Excitatory amino acid antagonists for acute stroke. In: The Cochrane Library, Issue 4, 2004. Chichester, UK: John Wiley & Sons, Ltd. Search date 2001, primary sources Cochrane Specialised Register of Controlled Trials, Medline, Embase, hand searches of conference proceedings from European, International, American Heart Association and Princeton conferences on Stroke, American Neurological Association and American Academy of Neurology meetings from 1992 to 2001, and direct contact with individual investigators and pharmaceutical companies.
49. Lees K, Asplund K, Carolei A, et al. Glycine antagonist (gavestinel) in neuroprotection (GAIN International) in people with acute stroke: a randomised controlled trial. *Lancet* 2000;355:1949-1954.
50. Sacco R, DeRosa J, Haley E Jr, et al, for the GAIN Americas Investigators. Glycine antagonist in neuroprotection for patients with acute stroke. GAIN Americas: a randomized controlled trial. *JAMA* 2001;285:1719-1728.
51. Gandolfo C, Sandercock P, Conti M. Lubeluzole for acute ischaemic stroke. In: The Cochrane Library, Issue 4, 2004. Chichester, UK: John Wiley & Sons, Ltd. Search date 2001; primary sources Cochrane Stroke Group Specialised Register of Controlled Trials, Cochrane Controlled Trials Register (CENTRAL/CCTR), Medline, Embase, Pascal BioMed, Current Contents, hand searches of all references in relevant papers, and personal contact with Janssen Research Foundation.
52. Muir KW, Lees KR, Ford I, et al. Magnesium for acute stroke (Intravenous Magnesium Efficacy in Stroke trial): randomised controlled trial. *Lancet* 2004;363:439-445. [See comment]
53. Davis S, Lees K, Albers G, et al, for the ASSIST Investigators. Selfotel in acute ischemic stroke. Possible neurotoxic effects of an NMDA antagonist. *Stroke* 2000;31:347-354.
54. Albers GW, Goldstein LB, Hall D, et al. Aptiganel hydrochloride in acute ischemic stroke. A randomised controlled trial. *JAMA* 2001;286: 2673-2682.
55. The Tirilazad International Steering Committee. Tirilazad for acute ischaemic stroke. In: The Cochrane Library, Issue 4, 2004. Chichester, UK: John Wiley & Sons, Ltd. Search date 2001; primary sources Cochrane Stroke Group Specialised Trials Register, Cochrane Controlled Trials Register (CENTRAL/CCTR), The Cochrane Library, hand searches of a publication on the quality of acute stroke RCTs, and personal contact with Pharmacia & Upjohn.
56. Ferguson KN, Kidwell CS, Starkman S, et al. Hyperacute treatment initiation in neuroprotective agent stroke trials. *J Stroke Cerebrovasc Dis* 2004;13:109-112.
57. Cochrane Stroke Review Group. Department of Clinical Neurosciences,

Western General Hospital, Crewe Road, Edinburgh, UK EH4 2XU. http://www.dcn.ed.ac.uk/csrg (last accessed 14 February 2006).
58. Lodder J, van Raak L, Kessels F, et al. Early GABA-ergic activation study in stroke (EGASIS). *Cerebrovasc Dis* 2000;10(suppl 2):80.
59. Prasad K, Shrivastava A. Surgery for primary supratentorial intracerebral haemorrhage. In: The Cochrane Library, Issue 4, 2004. Chichester, UK: John Wiley & Sons, Ltd. Search date 1998; primary sources Cochrane Stroke Group Trials Register; and hand searches of reference lists of articles identified, three relevant monographs, and issues of *Curr Opin Neurol Neurosurg* and *Neurosurg Clin N Am*.
60. Hankey G, Hon C. Surgery for primary intracerebral hemorrhage: is it safe and effective? A systematic review of case series and randomised trials. *Stroke* 1997;28:2126-2132. Search date 1997; primary sources Medline; and hand searches of reference lists of identified articles, published epidemiological studies, and reviews.
61. Fernandes HM, Gregson B, Siddique S, et al. Surgery in intracerebral hemorrhage: the uncertainty continues. *Stroke* 2000;31:2511-2516. Search date 1999; primary sources Ovid databases (unspecified), Medline, and hand searches of the reference lists of identified articles and relevant cited references.
62. Warlow CP, Dennis MS, van Gijn J, et al, eds. Treatment of primary intracerebral haemorrhage. In: *Stroke: a practical guide to management*. Oxford: Blackwell Science, 1996:430-437.
63. Mendelow AD, Gregson BA, Fernandes HM, et al. Early surgery versus initial conservative treatment in patients with spontaneous supratentorial intracerebral haematomas in the International Surgical Trial in Intracerebral Haemorrhage (STICH): a randomised trial. *Lancet* 2005;365:387-397.

原作者

Elizabeth Warburton
Consultant in Stroke Medicine
Neuroscience Addenbrookes Hospital
Cambridge
UK

利益冲突：EAW 曾从 Servier 获取一项卒中护理的资金，并被支付参加一个卒中会议的费用。

致谢：我们答谢为了完成这个章节，包括 Gord Gubitz 和 Peter Sandercock 在内的前期投稿人。

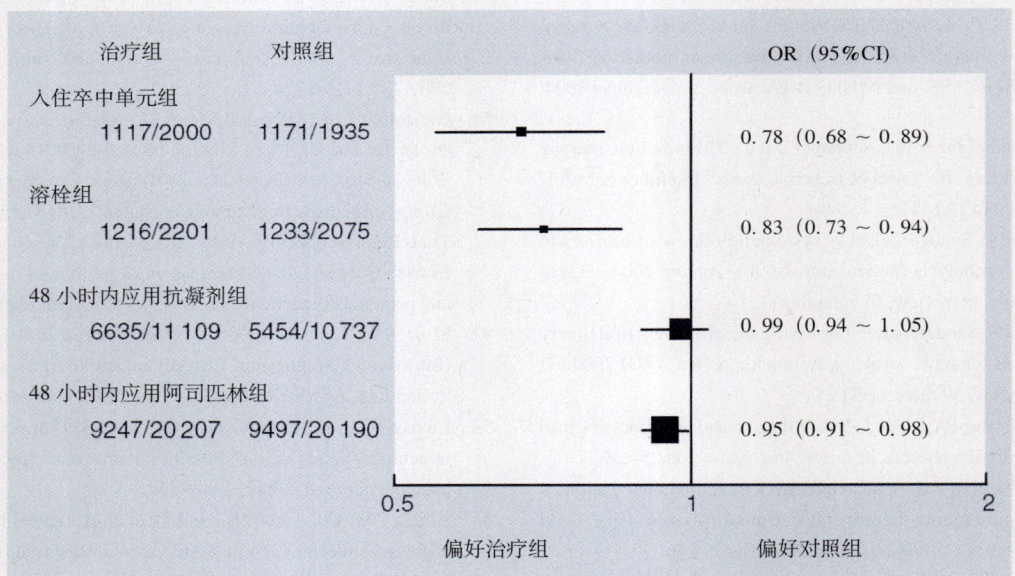

图1 预期随访结束时"死亡或生活依赖"的比例性结果：系统综述[7,10-12]的结果。数据仅提到有益而非有害的部分（参见正文）。

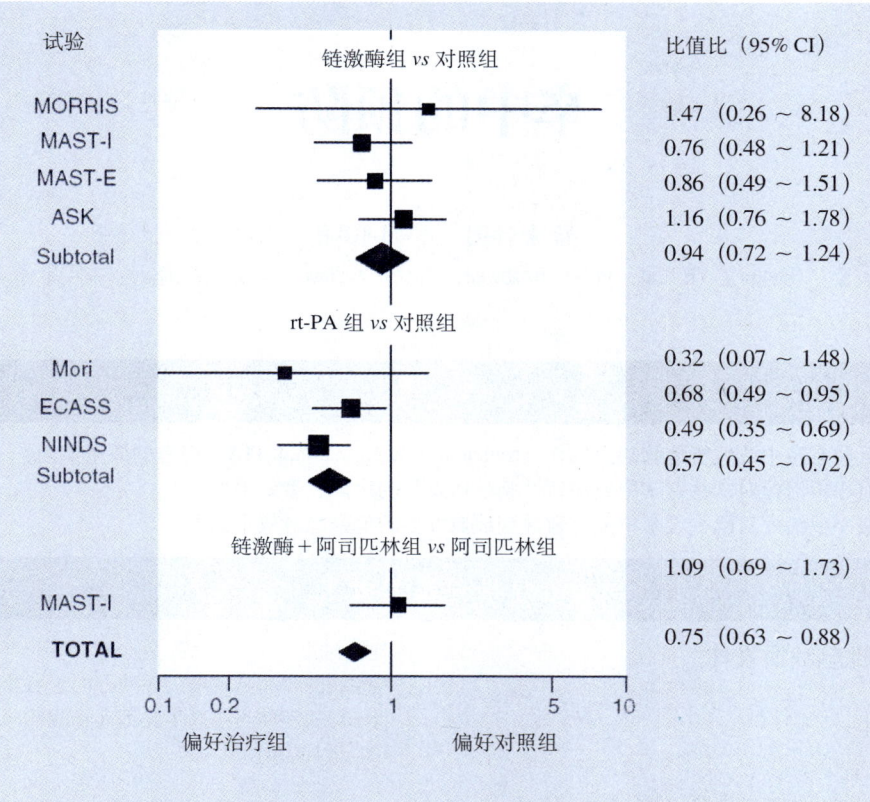

图2 试验结束时有关死亡或生活依赖方面的溶栓效果：综述的结果（参见正文）。获准许可的复制图。Wardlaw JM, Warlow CP, Counsell C. 有关溶栓治疗急性缺血性卒中的证据的系统综述。*Lancet* 1997；350：607-614.© by The Lancet Ltd, 1997. rt-PA：基因重组型组织纤溶酶原激动剂。

卒中的预防

检索时间：2004年8月
原作者：Gregory YH Lip, Peter Rothwell, Cathie sudlow 李永杰 译校 李舜伟 审

问 题

预防性的干预措施对既往有卒中或短暂性脑缺血发作（transient ischaemic attack,TIA）患者的效果如何？
预防性抗凝治疗和抗血小板治疗对既往有卒中或短暂性脑缺血发作的房颤患者效果如何？
预防性抗凝治疗和抗血小板治疗对既往无卒中或短暂性脑缺血发作的房颤患者效果如何？

治疗措施及其效果

既往有卒中或短暂性脑缺血发作

肯定有效
抗血小板治疗
降压治疗
对有症状的一般严重的颈动脉中度狭窄（50%～69%）的患者施行颈动脉内膜剥脱术
对有症状的颈动脉重度狭窄（>70%）的患者施行颈动脉内膜剥脱术
降低胆固醇治疗

很可能有效
对无症状的颈动脉重度狭窄患者施行颈动脉内膜剥脱术

效果不明
阿司匹林以外的抗血小板治疗（没有证据表明有哪一种治疗比单用阿司匹林更有效或无效）
颈动脉或椎动脉的经皮腔内血管成形术
不同的降压治疗（没有证据表明哪一种治疗比其他治疗更有效或无效）

不太可能有效
对有症状的颈动脉中度（30%～49%）狭窄患者施行颈动脉内膜剥脱术
对有症状的颈动脉狭窄近乎梗阻的患者施行颈动脉内膜剥脱术
大剂量阿司匹林与小剂量阿司匹林相比（没有额外的益处，但可能增加害处）

很可能无效甚至有害
对窦性心律的患者进行抗凝治疗
对有症状的颈动脉轻度狭窄（<30%）的患者施行颈动脉内膜剥脱术

房颤伴既往卒中或短暂性脑缺血发作

有效
口服抗凝剂

效果不明
阿司匹林

房颤不伴既往卒中或短暂性脑缺血发作

很可能有效
有抗凝剂禁忌证的患者使用阿司匹林
口服抗凝剂

见词汇表 **G**

主要信息

既往有卒中或短暂性脑缺血发作

◆ **抗血小板治疗**：1篇系统综述发现，与安慰剂或不使用抗血小板治疗相比，对既往有卒中或短暂性脑缺血发作的患者，长期给予抗血小板治疗使严重血管性事件（包括卒中）的发病风险下降。

◆ **降压治疗**：1篇系统综述发现，对既往有卒中或短暂性脑缺血发作的患者，无论是否有高血压，也无论其脑血管事件是哪一类型（缺血性或出血性的），与安慰剂或无治疗相比，降压治疗都能使卒中、心肌梗死和重要的血管性事件（卒中、心肌梗死或血管性死亡）的发生减少。

◆ **对有症状的一般严重的颈动脉中度狭窄（50%～69%）的患者施行颈动脉内膜剥脱术**：从3项随机对照试验中有症状的颈

动脉狭窄患者的资料的汇总分析中得到的证据发现，对颈动脉50%～69%狭窄的患者，与不做手术相比，颈动脉内膜剥脱术能使卒中和死亡减少。

◆ **对有症状的颈动脉重度狭窄（>70%）的患者施行颈动脉内膜剥脱术**：从3项随机对照试验中有症状的颈动脉狭窄患者资料的汇总分析得到的证据发现，尽管对接近闭塞的患者无益，但在颈动脉狭窄超过70%的患者中，颈动脉内膜剥脱术与不做手术相比，使卒中和死亡的风险降低。有症状的狭窄超过70%的患者比狭窄相对轻的患者获益更多。

◆ **降低胆固醇治疗**：我们没有发现单独报道比较他汀类药物和安慰剂对既往有卒中或短暂性脑缺血发作患者的治疗效果的系统综述。1篇系统综述发现，在各类患者中，包括那些既往有缺血性卒中或短暂性脑缺血发作者，无论其开始时的胆固醇水平如何，无论有无冠心病，与安慰剂或无治疗相比，他汀类药物都使包括卒中在内的重要血管性事件减少。我们没有查到对非他汀类降胆固醇药物和安慰剂在既往有卒中或短暂性脑缺血发作患者中的治疗结果进行单独报道的系统综述。1篇系统综述和另外3项在较大的人群中做的附加的随机对照试验发现，与安慰剂或无治疗相比，非他汀类降胆固醇药物没有减少卒中的发生。

◆ **对无症状的颈动脉重度狭窄患者施行颈动脉内膜剥脱术**：1篇系统综述和随后的1项随机对照试验发现，对无症状的严重颈动脉狭窄患者，颈动脉内膜剥脱术使围手术期的卒中、死亡和后来的同侧卒中减少。然而，由于不做手术的无症状患者的卒中发生的风险相对较低，所以手术带来的益处不大。

◆ **阿司匹林以外的抗血小板治疗（没有证据表明有哪一种治疗比单用阿司匹林更有效或无效）**：两篇系统综述和后来的1项在血管性事件高危患者中进行的随机对照试验发现，没有很好的证据表明，在预防严重的血管性事件（卒中、心肌梗死或血管性死亡）方面，吩噻吡啶（Thienopyridines）（噻氯匹啶[Ticlopidine]或氯吡格雷[Clopidogrel]）优于阿司匹林，但发现氯吡格雷是阿司匹林之外的一个安全有效的替代选择。1篇对血管性事件高危患者的系统综述发现，与单用阿司匹林相比，阿司匹林加上双嘧达莫（Dipyridamole）能使非致死性卒中减少，但两个治疗组之间严重血管性事件（卒中、心肌梗死或血管性死亡）无显著性差异。1篇系统综述和后来的两项对卒中高危患者的随机对照试验发现，在预防严重血管性事件方面，三氟醋柳酸（Triflusal）和阿司匹林无显著性差异。

◆ **颈动脉或椎动脉的经皮腔内血管成形术**：对有严重的颈动脉或椎动脉狭窄、并且近期有过同侧颈动脉或椎动脉供血区短暂性脑缺血发作或非致残性缺血性卒中（non-disabling ischaemic stroke）的患者，关于颈动脉或椎动脉的经皮腔内血管成形术（percutaneous transluminal angioplasty）或支架术（stenting）与内科治疗或颈动脉内膜剥脱术哪个疗效更好，随机对照试验提供的证据并不充分。

◆ **不同的降压治疗（没有证据表明有哪一种治疗比其他治疗更有效或无效）**：我们没有找到只在先前有过卒中或短暂性脑缺血发作的患者中进行的、比较不同降压药物治疗效果的随机对照试验或系统综述。1篇系统综述发现，噻嗪类利尿剂和β受体阻滞剂在死亡、卒中、冠心病死亡或总的心血管事件方面无显著性差异。另1篇系统综述发现，与血管紧张素转换酶抑制剂相比，钙离子拮抗剂能使卒中减少，但这种减少的统计学意义具有边缘性。该综述还发现，与血管紧张素转换酶抑制剂相比，利尿剂或β受体阻滞剂能使卒中减少，但这种减少的统计学意义具有边缘性。两篇综述都没有单独提供既往有卒中或短暂性脑缺血发作患者的结果。

◆ **对有症状的颈动脉中度（30%～49%）狭窄患者施行颈动脉内膜剥脱术**：对3项随机对照试验中的有症状的颈动脉狭窄患者资料进行汇总分析得到的证据发现，对狭窄介于30%～49%的患者，施行颈动脉内膜剥脱术没有益处。

◆ **对有症状的颈动脉狭窄近乎梗阻的患者施行颈动脉内膜剥脱术**：3项随机对照试验发现，没有证据表明，在颈动脉狭窄接近闭塞的有症状的患者中，同侧颈动脉内膜剥脱术使手术所致的卒中或死亡的风险增加。

◆ **大剂量阿司匹林和小剂量阿司匹林相比（没有额外的益处，但可能增加害处）**：1篇系统综述和后来的1项在血管性事件的高危患者中进行的随机对照试验发现，在预防严重的血管性事件（卒中、心肌梗死或血管性死亡）方面，小剂量阿司匹林（75～150mg/d）和较大剂量同样有效。同时还发现，75mg或更大剂量组与低于75mg组相比，两组之间严重的血管性事件无显著性差异。然而，该比较缺乏检测临床上重要差异的把握度。系统综述没有发现阿司匹林剂量与颅内出血、重要的颅外出血或胃肠道出血之间有关联的证据。随机对照试验发现大剂量阿司匹林（150～1500mg/d）与中等剂量阿司匹林（75～325mg/d）相比，前者使胃肠道不适的风险增加。

◆ **对窦性心律患者进行抗凝治疗**：系统综述发现，对于推测既往发生过缺血性卒中的正常窦性心律的患者，在预防卒中复发方面，口服抗凝剂治疗与安慰剂或抗血小板治疗的效果相比，没有显著性差异。与安慰剂或无治疗相比，抗凝剂增加了致死性的颅内出血和颅外出血的风险。与抗血小板治疗相比，高强度的抗凝治疗使颅内出血或其他重要的出血风险增加。

◆ **对有症状的颈动脉轻度（<30%）狭窄的患者施行颈动脉内膜剥脱术**：对3项随机对照试验中的有症状的颈动脉狭窄患者资料进行汇总分析得到的证据发现，对颈动脉狭窄低于30%的患者，与不做手术相比，颈动脉内膜剥脱术没有使手术引起的卒中或死亡风险显著增加。

房颤伴既往卒中或短暂性脑缺血发作

◆ **口服抗凝剂**：1篇系统综述发现，对既往有卒中或短暂性脑缺血发作的患者，与对照组相比，调整剂量的华法林（Warfarin）使卒中风险下降。缺血性卒中后开始抗凝治疗的最佳时间尚不明确。1篇系统综述提供了关于将华法林与阿司匹林相比较的不充分的证据。

- **阿司匹林**：1项随机对照试验发现，对既往有卒中或短暂性脑缺血发作的患者，阿司匹林和安慰剂相比，在卒中或死亡方面无显著性差异。1篇系统综述提供了阿司匹林和华法林相比较的不充分的证据。

房颤不伴卒中或短暂性脑缺血发作

- **有抗凝剂禁忌证的患者使用阿司匹林**：1篇系统综述发现，与安慰剂相比，阿司匹林使卒中的风险降低。然而，另1篇综述未发现两者之间存在显著性差异。这些发现支持对有抗凝剂禁忌证的房颤患者使用阿司匹林。
- **口服抗凝剂**：1篇系统综述发现，在卒中的高危患者中，如果出血风险很低，并且能够严格监测，那么与安慰剂相比，华法林使致死性和非致死性的缺血性卒中均减少。1篇综述发现，在65岁以下的卒中的低危患者，华法林组与安慰剂组相比，在卒中的年发病率上无显著性差异。1篇系统综述发现，在卒中的高危患者中，与阿司匹林相比，华法林使卒中风险降低。1项随机对照试验发现，在卒中预防方面，华法林和抗凝剂希美加群（Ximelagatrarn）无显著性差异。

定义 这里谈到的预防是对那些既往有卒中或短暂性脑缺血发作病史的患者，或者是那些由于房颤等其他原因所致的卒中高危患者进行的长期治疗。**卒中**（stroke）：参见卒中治疗中的定义。**短暂性脑缺血发作**（transient ischaemic attack）：与轻微的缺血性卒中相似，只是症状持续时间不超过24小时[1]。

发病率／患病率 参见卒中治疗中的发病率/患病率部分。

病因／危险因素 参见卒中治疗中的病因部分。卒中的危险因素包括既往有卒中或短暂性脑缺血发作，年龄增长，高血压，糖尿病，吸烟，与房颤、人工心脏瓣膜或心肌梗死有关的栓子。与胆固醇的关系尚不明确。在健康中年人中所做的前瞻性研究的综述发现，总胆固醇与全卒中风险无相关关系[2-4]。然而，这些综述中有2篇发现胆固醇水平升高使缺血性卒中风险增加，但使出血性卒中的风险下降[3,4]。

预后 在既往有卒中或短暂性脑缺血发作的患者，发生所有血管性事件的风险都很高，如心肌梗死，但再发卒中的风险尤其高（第一年约10%，此后每年以5%递增）；参见图1和缺血性心脏事件的二级预防中的图1[5-7]。与持续性房颤用阿司匹林治疗的患者相比，阵发性房颤用阿司匹林治疗的患者发生卒中的风险与之相似（缺血性卒中的年发生率：阵发性房颤3.2%，持续性房颤3.3%）[8]。

治疗目的 预防死亡或致残性卒中及其他严重的非致死性结局，尤其是心肌梗死，并将治疗的不良反应降至最低。

结局 卒中，心肌梗死，病死和生活依赖。

方法 采用《临床证据》2004年9月的文献检索和评价方案。

问题 预防性的干预措施对既往有卒中或短暂性脑缺血发作的患者的效果如何？

治疗选择1 降压治疗

Cathie Sudlow

1篇系统综述发现，对既往有卒中或短暂性脑缺血发作的患者，无论是否有高血压，也无论其脑血管事件是哪一类型（缺血性或出血性的），与安慰剂或无治疗相比，降压治疗都使卒中、心肌梗死和重要的血管性事件（卒中、心肌梗死或血管性死亡）的发生减少。

益处 我们找到1篇系统综述（未报道检索时间，7项随机对照试验，15 527例既往有卒中或短暂性脑缺血发作的患者，随访期为2～5年），对降压药物（β受体阻滞剂、利尿剂、血管紧张素转换酶[ACE]抑制剂）和安慰剂或无治疗进行了对比[9]。该综述发现，与安慰剂或无治疗相比，抗高血压药物使血压平均下降8mmHg（收缩压）/4 mmHg（舒张压），平均治疗3年以后，使卒中、心肌梗死（MI）和总的血管性事件显著减少（卒中：治疗组为689/7779[9.0%]，对照组为888/7748[11.5%]；OR 0.76，95%CI 0.63～0.92；心肌梗死：治疗组为244/7729[3.2%]，对照组为311/7699[4.0%]；OR 0.79，95%CI 0.63～0.98；总的血管性事件[卒中、心肌梗死或血管性死亡]：治疗组为993/7729[12.8%]，对照组为1232/7699[16.0%]；OR 0.79，95%CI 0.66～0.95）。但是，与安慰剂或无治疗相比，降压治疗没有使血管性死亡或全因死亡率显著下降（血管性死亡：OR 0.86，95%CI 0.76～1.06；全因死亡率：OR 0.91，95%CI 0.79～1.05）[9]。**血管紧张素转换酶抑制剂**：该综述发现，与安慰剂相比，血管紧张素转换酶抑制剂显著减少了心肌梗死，但没有使卒中或血管性事件显著减少（2项随机对照试验；3574例患者；心肌梗死：OR 0.74，95%CI 0.56～0.98；卒中：OR 0.92，95%CI 0.75～1.13；血管性事件：OR 0.83，95%CI 0.61～1.12）[9]。**利尿剂**：该综述发现，与安慰剂或无治疗相比，利尿剂显著减少了卒中和血管性事件，但没有使心肌梗死显著减少（3项随机对照试验；6216例患者；卒中：OR 0.68，95%CI 0.50～0.92；血管性事件：OR 0.75，95%CI 0.63～0.90；心肌梗死：OR 1.06，95%CI 0.63～1.78）[9]。**利尿剂加上血管紧张素转换酶抑制剂**：该综述发现，与安慰剂或无治疗相比，一种利尿剂加上一种血管紧张素转换酶抑制剂使卒中、心肌梗死和血管性事件都显著减少（1 项随机对照试验；3544 例患者；卒中：OR 0.55，95%CI 0.45～0.68；血管性事件：OR 0.58，95%CI 0.48～0.69；心肌梗死：OR 0.55，95%CI 0.38～0.79)[9]。**β- 受体阻滞剂**：该综述发现，与安慰剂或无治疗相比，β受体阻滞剂没有使卒中、心肌梗死或血管性事件显著减少（2 项随机对照试验；2193 例患者；卒中：OR 0.93，95%CI 0.72～1.20；心肌梗死：OR 0.94，95%CI 0.60～1.45；所有血管性事件：OR 1.01，95%CI 0.81～1.27)[9]。

害处 系统综述没有报道害处[9]。系统综述中引用的 2 项随机对照试验发现，与安慰剂相比，阿替洛尔使导致退出治疗的不良反应的风险增加（第一项随机对照试验：阿替洛尔组为108/732[15%]，安慰剂组为56/741[8%]；没有报告显著性检验的数据；第二项随机对照试验：阿替洛尔组为 63/372[17%]，对照组为 35/348[10%]；没有报告显著性检验的数据)[10, 11]。该综述中引用的最大样本量的随机对照试验发现，与安慰剂相比，培哚普利（Perindopril）加上或不加上吲达帕胺（Indapamide）使停药的风险轻度增加，并且该增加有统计学意义（治疗组为 714/3051[23%]，对照组为 636/3054[21%]；$P = 0.02$)[12]。该综述中引用的另 1 项随机对照试验发现，与安慰剂相比，雷米普利（Ramipril）使退出治疗的风险轻度增加（治疗组为1343/4645[28.9%]，对照组为1268/4652[27.3%]；没有报告显著性检验的数据）。这些不良事件的数据是基于对既往有和没有脑血管事件的患者的分析得到的)[13]。

评论 该系统综述发现，较大幅度的血压下降与较大幅度的卒中和血管性事件下降相关[9]。该综述还发现由于使用的降压药物不同，降压治疗带来的对卒中和所有血管性事件的作用也不相同，那些使血压下降最多的药物也最大幅度地减少了卒中和血管性事件[9]。它还发现，当不将所有的对照组纳入分析时，得到的卒中的平均风险是 11.5%，血管性事件的平均风险是 16%（与对照组相比，治疗组卒中和血管性事件的绝对风险减少[ARR]为 3%，大约每年减少 1%)[9]。该综述中引用的最大样本的随机对照试验中，对血管紧张素转换酶抑制剂——培哚普利加上利尿剂——吲达帕胺（在治疗医生指导下加量）和安慰剂进行了 4 年的对比。如果不考虑基础血压水平和脑血管事件类型（缺血性的和出血性的），两组的卒中和血管性事件的相对危险的减少仍然相似[12]。该试验发现，与安慰剂相比，培哚普利加上利尿剂吲达帕胺使血压下降 9/4mmHg，也使卒中和主要的血管性事件减少（卒中：RR 0.72，95%CI 0.62～0.83；主要血管性事件：RR 0.74，95%CI 0.66～0.84)[12]。和其他对既往有脑血管病病史的患者进行的研究一样，对健康中年和老年人群进行的观察性研究的综述也发现，没有证据表明存在某一个阈值，该阈值至少应低至 115/75 mmHg 左右，当血压低于此值时降压治疗对预防卒中无效[3, 14-16]。然而，对已知有严重的颈动脉和椎动脉狭窄的患者，降压应该格外慎重，因为这可能会诱发卒中[17]。对严重的双侧狭窄患者的观察性研究发现，较低的血压与卒中风险增加有关，提示对这组患者不主张进行强力降压[18]。

治疗选择 2 不同的降压治疗

Cathie Sudlow

我们没有找到随机对照试验或系统综述是比较不同的降压治疗对先前有卒中或短暂性脑缺血发作患者的效果。一篇系统综述发现，噻嗪类利尿剂和β受体阻滞剂在死亡、卒中、冠心病死亡或总的心血管事件方面均无显著性差异。另一篇系统综述发现，与血管紧张素转换酶抑制剂相比，钙离子拮抗剂使卒中减少，但这种减少的统计学意义具有边缘性。该综述还发现，与血管紧张素转换酶抑制剂相比，利尿剂或β受体阻滞剂使卒中减少，但这种减少的统计学意义具有边缘性。两篇综述都没有单独提供降压治疗对既往有卒中或短暂性脑缺血发作患者的效果。

益处 我们没有找到比较不同的降压治疗对既往有卒中和短暂性脑缺血发作（TIA）的患者的效果的系统综述或随机对照试验。我们查到两篇系统综述，比较不同的降压治疗对高血压或血管病患者的疗效[19, 20]。两者都没有单独提供对既往有卒中或 TIA 患者的结果。第一篇综述（检索时间1997年）比较了噻嗪类利尿剂（苄氟噻嗪2.5mg，5mg或10mg；氢氯噻嗪25mg或 50mg）与β受体阻滞剂（普萘洛尔 80mg 或 160mg；阿替洛尔 50mg）的作用[20]。Meta 分析发现，与 β 受体阻滞剂相比，噻嗪类利尿剂没有使死亡、卒中、冠心病或总的心血管事件减少（5 项随机对照试验，17 952 例高血压患者，治疗时间持续 1～10 年；死亡：噻嗪类利尿剂组 367/8915[4.1%]，β受体阻滞剂组为 387/9037[4.3%]；RR 0.97，95%CI 0.84～1.11；卒中：噻嗪类利尿剂组 107/8862[1.2%]，β受体阻滞剂组为 130/8984[1.4%]；RR 0.84，95%CI:0.65～1.08；冠心病：噻嗪类利尿剂组 285/8862[3.2%]，β受体阻滞剂组为 317/8984[3.5%]；RR 0.91，95%CI 0.78～1.07；总的心血管事件[包括卒中、冠心病、充血性心力衰竭和其他血管性事件]：噻嗪类利尿剂组 431/8862[4.9%]，β受体阻滞剂组为 495/8894[5.5%]；RR 0.88，95%CI 0.78～1.00)[20]。第二篇系统综述（检索时间 2003 年，16 项随机对照试验，142 341 例患者，未报道既往有卒中或 TIA 的比例）只用直接比较法评价不同的降压治疗（以血管紧张素转换酶抑制剂、钙离子拮抗剂、利尿剂和 β 受体阻滞剂为根据）对主要心血管结局的作用[19]。平均随访时间从 2.0 年到 8.4 年不等。大多数患者在试验开始时已经有心血管疾病或一种以上的心血管危险因素。分析时，将利尿剂组和β受体阻滞剂组进行汇总。该综述发现，与利尿剂组和β受体阻滞剂组相比，钙离子拮抗剂使卒中的发生减少，但该减少的统计学意义具有边缘性（RR 0.93，95%CI 0.86～1.00）。与血管紧张素转换酶抑制剂相比，钙离子拮抗剂使卒中的发生减少，但该减少的统计学意义具有边缘性（RR 0.89，95%CI 0.80～0.99）。它还发现与血管紧张素转换酶抑制剂相比，利尿剂或β受体阻滞剂使卒中的发生减少，但该减少的统计学意义具有边缘性（RR 0.92，95%CI 0.85～1.00）。

害处 第一篇系统综述发现，服用β受体阻滞剂者比服用吩噻嗪类利尿剂者更常由于不良反应退出治疗（β受体阻滞剂组924/8984[10.3%]，噻嗪类利尿剂组为 624/8862[7.0%]；RR 1.45，95%CI 1.32～1.59)[20]。参见降压药物的害处。第二篇系统综述未报道害处[19]。

评论 第二篇系统综述发现，卒中和除心力衰竭之外的其他重要的血管性结局的相对风险都与血压下降幅度直接成比例[19]。有一篇综述（检索日期2003年）是对已发表的随机对照试验进行Meta分析，这些随机对照试验是将降压治疗与安慰剂或不治疗做比较，更多的是和较弱的降压药进行比较；也将一种降压药与另一种降压药进行比较。结果发现在卒中结局方面，两种药治疗结果基本相似[21]。加上另外一篇对既往有卒中或TIA病史的患者（参见降压治疗的益处）的系统综述[9]，总的来说，这些发现提示：血压降低的幅度决定了治疗益处的大小，而不是由使用的某种特定的药物决定的。

治疗选择3　降低胆固醇治疗

Cathie Sudlow

我们没有发现对他汀类药物和安慰剂相比对既往有卒中或TIA的患者的治疗结果单独进行报道的系统综述。有一篇系统综述发现，在各类患者中，包括那些既往有缺血性卒中或短暂性脑缺血发作的患者，无论开始时胆固醇水平的高低，无论有没有冠心病，与安慰剂或无治疗相比，他汀类药物都使包括卒中在内的主要血管性事件减少。我们没有查到比较非他汀类降胆固醇药物和安慰剂对既往有卒中或短暂性脑缺血发作患者的治疗结果单独进行报道的系统综述。一篇系统综述和另外三项在较大人群中做的随机对照试验发现，与安慰剂或无治疗相比，非他汀类降胆固醇药物没有减少卒中的发生。

益处 **他汀类药物**：我们找到一篇系统综述对他汀类药物在有冠心病、胆固醇水平正常或增高、糖尿病、既往有缺血性卒中或短暂性脑缺血发作（TIA）的患者和老年患者中的作用进行了评价[22]。该综述没有对既往有缺血性卒中或TIA的患者的结果单独进行报道。该综述（检索时间2003年，26项随机对照试验，97 981例患者）发现，平均治疗4.3年以后，与安慰剂或无治疗相比，他汀类药物显著减少了卒中的发生（他汀组1258/47 090[2.7%]，对照组为1605/47 038[3.4%]；OR 0.79，95%CI 0.73～0.85）[22]。该综述还发现，他汀类药物对卒中的治疗效果与低密度脂蛋白（LDL）-胆固醇的下降相关紧密，以至于LDL-胆固醇每降低10%，卒中风险减少16%[22]。该综述中引用的1项随机对照试验（20 536例患者）对既往有缺血性卒中或TIA的3280例患者进行了亚组分析[23]。该分析发现，随访5年后，与安慰剂相比，辛伐他汀使主要的血管性事件（重要的冠脉事件、卒中和冠状动脉或非冠状动脉重建术）显著减少（他汀组24.7%，安慰剂组29.8%；RR 0.80，95%CI 0.71～0.92）。这个结果与该试验中其他17 256例患者的主要血管性事件的结果相似，并且与既往是否有已知冠心病无关[23]。该随机对照试验还发现，在既往有卒中或TIA的患者中，与安慰剂相比，辛伐他汀没有减少卒中的发生（RR 0.98，95%CI 0.79～1.22），但对既往有卒中或TIA患者的主要血管性事件的事先计划的分析中所看到的绝对益处并不支持该亚组的回顾性分析[23]。**非他汀类药物治疗**：我们没有找到单独报道既往有卒中或TIA患者的治疗结果的系统综述。我们查到一篇系统综述（未报道检索时间），对他汀类和非他汀类药物与安慰剂对卒中患者（既往有卒中或TIA病史的和既往无卒中或TIA病史的）的作用都进行了比较[4]。该综述发现，非他汀类药物治疗和安慰剂在卒中风险方面无显著性差异（有关的随机对照试验12项；非他汀类药物组169/12 143[1.4%]，安慰剂组为270/15 376[1.8%]；OR 1.04，95%CI 0.85～1.28）[4]。我们查到1项附加的随机对照试验[24]和随后的2项随机对照试验[25,26]对卒中的结局进行了评价。附加的随机对照试验（532例既往有卒中或TIA病史的男性患者）发现，在3.5年以后，氯贝丁酯（Clofibrate）组和安慰剂组的死亡情况无显著性差异（AR：氯贝丁酯组13%，安慰剂组16%；未报道P值）[24]。接下来的第一项随机对照试验（2531例男性冠心病患者）没有发现吉非罗齐组和安慰剂组在卒中风险方面存在显著性差异（AR：吉非罗齐组5%，安慰剂组6%；RRR+25%，95%CI-6%～+47%）[25]。接下来的第二项随机对照试验（3090例既往有心肌梗死或稳定型心绞痛，包括58例既往有卒中或短暂性脑缺血发作的患者）经过约6年的随访后发现，苯扎贝特400mg组和安慰剂组在卒中风险方面没有存在显著性差异（AR：苯扎贝特组4.6%，安慰剂组5.0%；P=0.66）[26]。

害处 **他汀类药物**：1篇系统综述发现，在出血性卒中方面，他汀类药物和安慰剂之间无显著性差异（他汀类药物组0.32%，安慰剂组0.36%；OR 0.90，95%CI 0.65～1.22）[22]。另1篇系统综述（35 000例患者，观察了158 000人年）发现，他汀类药物治疗组和安慰剂组之间的不良事件无显著性差异（48项随机对照试验；他汀类药物组1063/14 197[7.5%] vs 安慰剂组923/10 568[8.7%]；ARR 1%，95%CI-1%～+3%）[27]。该综述还发现，他汀类药物治疗组有8例、安慰剂组有5例出现横纹肌溶解症（未报道更多数据）。所有的随机对照试验中都没有肝衰竭病例的报道。他汀类药物治疗组有55例（0.17%）、安慰剂组有43例（0.13%）出现血清肌酸激酶水平增高（≥正常上限的10倍）；他汀类药物治疗组有13例、安慰剂组有4例出现肌肉症状（两个结局均未报道更多数据）。他汀类药物组有449例患者（1.3%）、安慰剂组有383例（1.1%）出现谷丙转氨酶升高（≥正常上限的3倍）（未报道更多数据）[27]。**他汀类或非他汀类药物治疗**：1篇系统综述发现，在缺血性心脏病和卒中以外的循环系统疾病死亡方面，他汀类药物治疗组、非他汀类药物治疗组和安慰剂或无治疗组之间无显著性差异（OR 0.87，95%CI 0.73～1.03；癌症：OR 1.06，95%CI 0.96～1.16；外伤和自杀：OR 0.94，95%CI 0.72～1.23；除循环系统疾病或癌症外的不良事件：OR 0.88，95%CI 0.78～1.01）[27]。将氯贝丁酯和安慰剂进行比较的随机对照试验发现，两组与治疗相关的不良反应发生率相似（氯贝丁酯组23/268[8.6%] vs 安慰剂组28/264[10.6%]；P值未报告）[24]。将吉非罗齐和安慰剂进行对比的随机对照试验发现，在癌症发生率或任一特殊原因所致死亡方面，以及在除消化不良（吉非罗齐组40% vs 安慰剂组34%；P=0.002）以外的症状方面，两组之间均无显著性差异[25]。将苯扎贝特和安慰剂进行对比的随机对照试验发现，两组之间不良反应发生率相似（未报道更多数据）[26]。

评论 系统综述发现，总的来说，与安慰剂或无治疗相比，他汀类药物或非他汀类药物使死亡率和致死性冠心病的发生显著减少（死亡率：OR 0.85，95%CI 0.76～0.93；致死性冠心病：OR 0.79，95%CI 0.74～0.85）[4]。另一篇系统综述发现，卒中和缺血性心脏疾病事件的减少与LDL-胆固醇下降的幅度成正比；LDL-胆固醇每下降1.0mmol/L，卒中风险约降低1/5，在治疗前2年，风险降低较少[27]。该综述还发现，治疗3～5年以后，缺血性心脏疾病事件的风险约下降1/3，在治疗前2年下降较多[27]。该综述中引用的最大的1项随机对照试验发现，在治疗前有不同水平的胆固醇和甘油三酯浓度的患者，无论既往是否有冠心病、缺血性卒中和短暂性脑缺血发作、缺血性心脏病、周围血管病或糖尿病，各个年龄组的主要血管性事件的相对下降情况相似[28]。1项将阿托伐他汀和安慰剂进行对比的随机对照试验正在进行中，该项试验的研究对象为4700例患有小卒中或短暂性脑缺血发作的患者[29]。1项包括所有随机对照试验的个体数据的计划进行的综述的目的是：总结包括既往有卒中或短暂性脑缺血发作在内的各种人群中，降低胆固醇治疗的效果[30]。2项观察性研究提出，降低胆固醇减少了血栓栓塞性的卒中，但没有使出血性卒中减少[3, 27]。

治疗选择 4　抗血小板治疗与无抗血小板治疗相比

Cathie Sudlow

一篇系统综述发现，与安慰剂或无抗血小板治疗相比，对既往有卒中或短暂性脑缺血发作的患者，长期给予抗血小板治疗能使包括卒中在内的严重血管性事件的风险下降。

益处 我们查到1篇系统综述（检索时间1997年，195项随机对照试验，135 640例血管性疾病的高危患者：既往有卒中或短暂性脑缺血发作[TIA]、急性卒中、缺血性心脏疾病、心力衰竭、心脏瓣膜病、心房纤颤、周围血管病、糖尿病和血液透析的患者），对抗血小板治疗（大多数是阿司匹林）和安慰剂或无抗血小板治疗进行了比较[7]。该综述发现，在既往有卒中或TIA的患者中（21项随机对照试验，18 270例患者），随访3年后，与安慰剂或无抗血小板治疗相比，抗血小板治疗使严重血管性事件（卒中、心肌梗死[MI]或血管性死亡）显著减少（抗血小板治疗组18% vs 安慰剂或无抗血小板治疗组21%；OR 0.78，95%CI 0.73～0.85）。抗血小板治疗也减少了卒中、心肌梗死、血管性死亡和死亡的独立结局（参见图1）。在每1000例既往有卒中和TIA的患者中，治疗约3年后，抗血小板治疗预防了25例非致死性卒中、6例非致死性心肌梗死和15例死亡的发生[7]。

害处 系统综述发现，在既往有卒中或TIA的患者中，与无抗血小板治疗相比，抗血小板治疗使重要的颅外出血（出血需要住院或输血）和颅内出血增加（颅内出血：抗血小板治疗 AR 0.64% vs 无抗血小板治疗 AR 0.56%，OR 1.2，未报道CI；重要的颅外出血：抗血小板治疗 AR0.97% vs 无抗血小板治疗 AR 0.47%，OR 2.0，未报道CI）[7]。我们查到的1篇系统综述（检索时间1999年，24项随机对照试验）评价了阿司匹林对胃肠道出血的作用[31]。该综述发现，与安慰剂和无阿司匹林相比，阿司匹林增加了胃肠道出血（OR 1.68，95%CI 1.51～1.88）。另1篇综述（检索时间1997年，16项随机对照试验，55 462例患者）发现，每1000人用阿司匹林治疗3年，大约增加1个颅内出血事件[32]。

评论 对于血管性疾病的高危患者，包括那些既往有缺血性卒中和TIA的患者，抗血小板治疗使严重血管性事件大幅度绝对性下降，这比任何绝对危险都更有价值。

治疗选择 5　大剂量阿司匹林和小剂量阿司匹林相比

Cathie Sudolw

1篇系统综述和后来的1项在血管性事件的高危患者中进行的随机对照试验发现，在预防严重的血管性事件（卒中、心肌梗死或血管性死亡）方面，小剂量阿司匹林（75～150mg/d）和大剂量同样有效。同时还发现，75mg或更大剂量组与低于75mg组相比，在严重血管性事件方面无显著性差异。然而，这种比较缺乏检测临床上重要差异的把握度。系统综述没有发现关于阿司匹林剂量与颅内出血、重要的颅外出血或胃肠道出血之间有关联的证据。随机对照试验发现大剂量阿司匹林（150～1500mg/d）与中等剂量阿司匹林（75～325mg/d）相比，使上消化道不适的风险增加。

益处 我们找到1篇系统综述（检索时间1997年）[7]和随后的1项随机对照试验[33]。该系统综述比较了较大剂量阿司匹林和较小剂量阿司匹林对严重血管性事件的作用（7225例血管性疾病的高危患者参加了随机对照试验，比较不同剂量阿司匹林的作用；约60 000例血管性疾病的高危患者参加了随机对照试验，除外有急性卒中的患者，对不同剂量的阿司匹林与安慰剂或不用阿司匹林进行了比较）[7]。结果发现，在严重的血管性事件（卒中、心肌梗死和血管性死亡）方面，阿司匹林500～1500mg/d与75～325mg/d之间无显著性差异（OR 0.97，95%CI 0.79～1.19）。该综述还发现，与低于75mg/d相比，75mg/d和更大剂量阿司匹林并没有使严重血管性事件的发生减少（OR 1.08，95%CI 0.90～1.31）。然而，这种对比缺乏检出临床重要差异的把握度。该综述还发现，与安慰剂和无抗血小板治疗相比，不同剂量阿司匹林在减少严重血管性事件方面，每日较大剂量组获益相似，而极低剂量组获益较少（较大剂量组500～1500mg/d与安慰剂和无抗血小板治疗相比：OR 0.81，95%CI 0.75～0.87；160～325mg/d与安慰剂和无抗血小板治疗相比：OR 0.74，95%CI 0.69～0.80；75～150mg/d与安慰剂和无抗血小板治疗相比：OR 0.68，95%CI 0.59～0.79；较低剂量组<75 mg/d 与安

慰剂和无抗血小板治疗相比：OR 0.87，95%CI 0.74～1.03）。参见缺血性心脏事件的二级预防中的图2。这些分析排除了急性卒中的患者，也没有单独列出既往有卒中或短暂性脑缺血发作患者的结果。随后的随机对照试验（2849例准备做颈动脉内膜剥脱术的患者，其中大多数既往有卒中或短暂性脑缺血发作）对小剂量（81和325mg/d）阿司匹林和大剂量（650和1300mg/d）阿司匹林进行了对比[33]。该试验发现，与小剂量阿司匹林相比，大剂量阿司匹林使3个月后的卒中、心肌梗死和死亡联合结局增加（大剂量组 AR8.4% vs 小剂量组 AR6.2%，RR 1.34，95%CI 1.03～1.75）[33]。

害处 **颅外出血**：系统综述发现，重要的颅外出血风险增加的比例与全天阿司匹林的剂量相关。在直接比较中，与阿司匹林低于75mg相比，阿司匹林75～325mg并没有增加重要的颅外出血（75～325mg/d组 AR 2.5% vs 低于75mg/d组 AR 1.8%；$P>0.05$）[7]。我们找到1篇关于阿司匹林在胃肠道出血中的作用的系统综述（检索时间1999年，24项随机对照试验）[31]。1项Meta回归分析中的间接比较发现，阿司匹林剂量与胃肠道出血风险之间无相关关系。对每日不同剂量阿司匹林的作用进行比较的随机对照试验发现，与中间剂量组（75～325mg）相比，高剂量组（500～1500mg）胃肠道出血有增加趋势，同时上消化道症状明显增多（上消化道症状：OR 1.3，95%CI 1.1～1.5），但在30mg/d和283mg/d之间，上述结局无显著性差异[33-35]。我们查到1篇系统综述（检索时间2001年，5项研究），是关于不同剂量阿司匹林对上消化道并发症（出血、穿孔或导致住院或就诊于专科医生的上消化道事件）风险的影响的观察性研究[36]。该综述发现，阿司匹林剂量高于300mg/d时，上消化道并发症风险增加。**颅内出血**：我们查到1篇关于阿司匹林对颅内出血的作用的系统综述（检索时间1997年，16项随机对照试验，55 462例患者）[32]。该综述发现，出血风险没有随着阿司匹林应用剂量的改变而有明显变化。3项随机对照试验对每日不同剂量的阿司匹林进行了比较，发现在颅内出血的风险方面没有显著性差异，但该比较缺乏检验临床重要差异的把握度[33-35]。

评论 无。

治疗选择6 阿司匹林以外的抗血小板治疗

Cathie Sudlow

2篇系统综述和后来的1项在血管性事件的高危患者中进行的随机对照试验发现，没有很好的证据表明，在预防严重血管性事件（卒中、心肌梗死或血管性死亡）方面，吩噻吡啶（噻氯匹啶或氯吡格雷）优于阿司匹林，但发现氯吡格雷是阿司匹林之外的一个安全有效的替代选择。1篇对血管性事件高危患者的系统综述发现，与单用阿司匹林相比，阿司匹林加上双嘧达莫能使非致死性卒中减少，但两个治疗组之间的严重血管性事件（卒中、心肌梗死或血管性死亡）无显著性差异。1篇系统综述和后来的2项在卒中高危患者中进行的随机对照试验发现，在预防严重的血管性事件方面，三氟醋柳酸和阿司匹林无显著性差异。

益处 **吩噻吡啶（噻氯匹啶或氯吡格雷）与阿司匹林相比**：我们找到2篇系统综述（检索时间分别为1997年[7]和1999年[37]）和后来的1项随机对照试验[38]，对吩噻吡啶和阿司匹林进行了对比。第一篇系统综述（4项随机对照试验，3791例血管性事件的高危患者，平均治疗时间为3年）发现，治疗结束时，在严重的血管性事件方面（卒中、心肌梗死或血管性死亡），噻氯匹啶组和阿司匹林组之间无显著性差异（噻氯匹啶组 21% vs 阿司匹林组 23%；OR 0.88，95%CI 0.75～1.03）[7]。该综述还发现，氯吡格雷组和阿司匹林组的严重血管性事件的风险相似（1项随机对照试验，19 185例患者：氯吡格雷组 10% vs 阿司匹林组 11%；OR 0.90，95%CI 0.82～0.99）。第二篇系统综述（4项随机对照试验）发现，大约2年后，与阿司匹林相比，氯吡格雷或噻氯匹啶稍微减少了血管性事件的发生（OR 0.91，95%CI 0.84～0.98；ARR 1.1%，95%CI 0.2～1.9）[37]。后来的1项随机对照试验（近期有非心源性栓塞的缺血性卒中的1809例非裔美国人）将噻氯匹啶（500mg/d）和阿司匹林（650mg/d）进行对比，2年后发现，在再发卒中、心肌梗死和血管性死亡的初步结局方面，两组之间无显著性差异（AR：噻氯匹啶组 14.7% vs 阿司匹林组 12.3%；HR 1.22，95%CI 0.94～1.57）[38]。**双嘧达莫加上阿司匹林与单用阿司匹林相比**：我们找到1篇系统综述（检索时间1997年，25项相关的随机对照试验，10 404例血管性事件的高危患者），将双嘧达莫加上阿司匹林与单用阿司匹林进行比较[7]。该综述发现在严重血管性事件（卒中、心肌梗死或血管性死亡）方面，两个治疗组之间无显著性差异（双嘧达莫加上阿司匹林组 614/5198[11.8%] vs 单用阿司匹林组 648/5206[12.4%]；OR 0.94，95%CI 0.83～1.06）[7]。总的来说，该综述发现，与单用阿司匹林相比，双嘧达莫加上阿司匹林使非致死性卒中显著减少（双嘧达莫加上阿司匹林组 183/4419[4.1%] vs 单用阿司匹林组 236/4432[5.3%]；OR 0.76，95%CI 0.62～0.92）[7]。**三氟醋柳酸与阿司匹林相比**：我们找到1篇系统综述[7]和随后的2项随机对照试验[39,40]将三氟醋柳酸和阿司匹林进行对比。该系统综述（3项随机对照试验，2675例血管性事件的高危患者，其中400例有缺血性卒中和短暂性脑缺血发作的病史）发现，在血管性事件方面，三氟醋柳酸和阿司匹林之间无显著性差异（三氟醋柳酸组 10%，阿司匹林组 10%；OR 0.93，95%CI 0.72～1.19）[7]。随后的第一项随机对照试验（2113例近期有缺血性卒中或TIA的患者）发现，在缺血性卒中、心肌梗死或血管性死亡的初步结局方面，三氟醋柳酸组和阿司匹林组之间无显著性差异（三氟醋柳酸组 13.1%，阿司匹林组 12.4%；HR 1.09，95%CI 0.85～1.38）[39]。然而，该随机对照试验缺乏排除两个治疗组间存在的重要临床差异的把握度。第二项随机对照试验（431例既往有缺血性卒中或TIA的患者，平均治疗时间586天）发现，在缺血性卒中、心肌梗死或血管性死亡或严重出血的联合发病率方面，三氟醋柳酸（600mg/d）组和阿司匹林（325mg/d）组之间无显著性差异（三氟醋柳酸组 27/213[12.7%]，阿司匹林为 30/216[13.9%]；OR 0.90，95%CI 0.51～1.56）[40]。然而，该随机对照试验缺乏排除两个治疗组间存在的重要临床差异的把握度[40]。

害处 **吩噻吡啶（氯吡格雷和噻氯匹啶）与阿司匹林相比**：第一篇系统综述未报道害处[7]。第二篇系统综述将吩噻吡啶和阿司匹林进行对比，发现与阿司匹林相比，吩噻吡啶减少了胃肠道出血和上消化道症状（胃肠道出血：OR 0.71，95%CI 0.59～0.86；消化不良、恶心或呕吐：OR 0.84，95%CI 0.78～0.90）[37]。然而，与阿司匹林相比，吩噻吡啶使皮疹和腹泻的发生率增加（皮疹：氯吡格雷与阿司匹林相比的OR 1.3，95%CI 1.2～1.5；噻氯匹啶与阿司匹林相比的OR 2.3，95%CI 1.9～2.8）。与阿司匹林相比，噻氯匹啶（但氯吡格雷没有）使中性粒细胞减少症增加（OR 2.7，95%CI 1.5～4.8）。观察性研究发现，噻氯匹啶与血小板减少症和血栓性血小板减少性紫癜有关[41,42]。接下来的随机对照试验将阿司匹林和噻氯匹啶进行了对比，发现与噻氯匹啶相比，阿司匹林使胃肠道出血增加，但该增加无统计学意义（阿司匹林组0.9%，噻氯匹啶组0.4%；$P=0.39$）[38]。该试验还发现，与阿司匹林相比，噻氯匹啶使腹泻、血小板减少症和中性粒细胞减少症增加，但这些差异都没有统计学意义（腹泻：噻氯匹啶组0.3%，阿司匹林组0.2%，$P=0.69$；中性粒细胞减少症：噻氯匹啶组3.4%，阿司匹林组2.2%；$P=0.12$）。**双嘧达莫加上阿司匹林与单用阿司匹林相比**：系统综述发现，在颅内出血和重要的颅外出血方面，两个治疗组之间无显著性差异（未报道进一步的数据）[7]。该综述中引用的最大的1项随机对照试验发现，与单用阿司匹林相比，双嘧达莫加上阿司匹林没有使重要的颅外出血风险增加（双嘧达莫加上阿司匹林38/2110[0.02%]，单用阿司匹林组为24/2094[0.01%]；OR 1.52，95%CI 0.93～2.49）[43]。该随机对照试验还发现，与单用阿司匹林组相比，双嘧达莫加上阿司匹林组更常发生因不良反应而停药（双嘧达莫加上阿司匹林组262/1650[15.9%]，单用阿司匹林组为141/1649[8.6%]；差异的显著性未报道）[43]。**三氟醋柳酸与阿司匹林相比**：系统综述未报道害处[7]。随后的第一项随机对照试验发现，与阿司匹林组相比，三氟醋柳酸组的出血风险较低（颅内和严重的颅外出血：三氟醋柳酸组1.9%，阿司匹林组4.0%；HR 0.48，95%CI 0.28～0.82；任何出血：三氟醋柳酸组16.7%，阿司匹林组25.2%；OR 0.76，95%CI 0.67～0.86）[39]。第二项随机对照试验也发现，与阿司匹林相比，三氟醋柳酸使任何出血风险显著下降（三氟醋柳酸组2.8%，阿司匹林组8.3%；$P=0.01$）[40]。但当只看颅内或严重的颅外出血情况时，该下降无统计学意义（三氟醋柳酸组0.5%，阿司匹林组3.2%；$P=0.07$）[40]。

评论 **吩噻吡啶（氯吡格雷和噻氯匹啶）与阿司匹林相比**：2项大的随机对照试验对15 000例缺血性心脏疾病的高危患者进行了长达1年的随访，评价阿司匹林加上氯吡格雷的效果（参见抗血小板治疗心绞痛的益处）[44,45]。3项进一步的大规模随机对照试验正在进行中，这些试验对氯吡格雷加上阿司匹林与单用阿司匹林在血管病高风险的患者（包括那些既往有缺血性卒中或TIA者）和最近（<12小时）有过小的缺血性卒中或TIA的患者中的效果进行评价[46-48]。1项进行中的随机对照试验对口服抗凝剂、阿司匹林加上双嘧达莫和单用阿司匹林对4500例既往有TIA和小的缺血性卒中患者的效果进行评价[49]。1项随机对照试验对阿司匹林加上氯吡格雷和单用氯吡格雷进行了对比（7599例近期有缺血性卒中和TIA的高危患者），发现在缺血性卒中、心肌梗死、血管性死亡或急性缺血再住院的初步联合结局方面，两个治疗组之间无显著性差异，但发现与单用氯吡格雷组相比，阿司匹林加上氯吡格雷组发生威胁生命的出血的风险增加（初步联合结局：阿司匹林加上氯吡格雷组15.7%，单用氯吡格雷组16.7%；RR 0.94，95%CI 0.84～1.05；威胁生命的出血：阿司匹林加上氯吡格雷组2.6%，单用氯吡格雷组1.3%；ARI 1.3，95%CI 0.6～1.9）[50]。**双嘧达莫加上阿司匹林与单用阿司匹林相比**：系统综述[7]发现，记录了大多数非致死性卒中的1项大规模的随机对照试验（有6000例既往有缺血性卒中或TIA的患者参加），将阿司匹林（50mg/d）、缓释双嘧达莫（400mg/d）、两者合用以及两者都不用的结局进行对比[43]。该随机对照试验发现，与单用阿司匹林相比，双嘧达莫与阿司匹林合用使卒中显著减少。但是，该综述中引用的其他试验发现，与单用阿司匹林相比，双嘧达莫与阿司匹林合用并未使卒中减少[7]。这些结果的不一致可能与偶然性、与大规模试验中使用的阿司匹林剂量太低或与双嘧达莫的特定剂量和剂型有关。

治疗选择7　对窦性心律患者进行抗凝治疗

Cathie Sudlow

系统综述发现，对于正常的窦性心律患者，在预防可能的缺血性卒中后的卒中复发方面，口服抗凝剂的效果与安慰剂或抗血小板治疗效果相比，没有显著性差异。与安慰剂或无治疗相比，抗凝剂增加了致死性的颅内和颅外出血的风险。与抗血小板治疗相比，高强度的抗凝剂使颅内或其他重大出血风险增加。

益处 **与安慰剂或无治疗相比**：我们找到1篇系统综述（检索时间2002年，11项随机对照试验，2487例推测既往有过非栓塞性缺血性卒中或短暂性脑缺血发作[TIA]的窦性心律的患者，平均治疗时间1.9年）[51]。该综述发现，在死亡或生活依赖、严重血管性事件（卒中、心肌梗死或血管性死亡）或随访期的全因死亡率方面，口服抗凝剂（香豆素类、苯茚双酮或小剂量肝素）治疗与安慰剂或无治疗之间无显著性差异（死亡或生活依赖：2项随机对照试验；抗凝剂组114/169[67.5%] vs 对照组为111/157[71.0%]；ARR ＋4%，95%CI －6%～＋14%；RR 0.95，95%CI 0.82～1.09。严重血管性事件：4项随机对照试验；抗凝剂组122/294[41.5%] vs 对照组为118/281[42.0%]；ARR ＋1%，95%CI －7%～＋8%；RR 0.98，95%CI 0.82～1.18。任何原因的死亡：10项随机对照试验；抗凝剂组163/679[24.0%] vs 对照组为161/654[24.6%]；ARR ＋1%，95%CI －4%～＋5%；RR 0.97，95%CI 0.81～1.16）。**与抗血小板治疗相比**：我们查到1篇系统综述（检索时间2001年，5项随机对照试验，4015例患者），比较长期（>6月）口服抗凝剂治疗（华法林、苯丙香豆素或硝苄香豆素[醋硝香豆素]）与抗血小板治疗（阿司匹林或阿司匹林加上双嘧达莫）对在过去的6个月内有TIA或推测是血管源性的（非心源性的）小卒中的患者的作用[52]。平均治疗时间为12.4～24个月。该综述中引用的随机对照试验对不同强度的抗凝治疗与抗血小板治疗（阿司匹林）的效果进行了比较。该综述发现，在预防再发卒中方面，高强度（国际标准化比值[INR]Ⓖ在3.0～4.5）、中等强度（INR2.1～3.5）、低强度（INR1.4～2.8）抗凝治疗与抗血小板治疗相比，无显著性差异（高强度抗凝治疗：1项随机对照试验；抗凝治疗组14/651[2.2%]，抗血小板治疗组为14/665[2.1%]；RR 1.02，95%CI 0.49～2.13；ARI 0%，95%CI －2%～+2%。中等强度抗凝治疗组：2项随机对照试验；抗凝治疗组8/182[4.4%]，抗血小板治疗组为9/194[4.6%]；RR 0.96，95%CI 0.38～2.42；ARR 0%，95%CI －4%～+4%）[52]。将低强度抗凝治疗和阿司匹林治疗相比较的随机对照试验（2206例患者）没有对再发性卒中效果的报道。该综述还发现，与阿司匹林相比，高强度抗凝治疗使血管性死亡、非致死性卒中、非致死心肌梗死或重要的出血并发症的联合结局风险增加（1项随机对照试验；抗凝治疗组81/651[12.4%]，阿司匹林组为36/665[5.4%]；RR 2.30，95%CI 1.58～3.35；参见下面的害处）。将中等强度和低强度抗凝治疗与阿司匹林进行对比的随机对照试验未报道此结局。将低强度抗凝治疗与阿司匹林进行对比的随机对照试验发现，两个治疗组之间在死亡和再发缺血性卒中方面无显著性差异（HR 1.13，95%CI 0.92～1.38）[52]。

害处 **与安慰剂和无治疗相比**：系统综述发现，与对照组相比，随访期内进行的抗凝治疗使致死性颅内出血和重要的颅外出血（致死性的和非致死性的）的风险明显增加（致死性颅内出血：抗凝治疗组20/618[3.2%]，对照组为7/596[1.2%]；RR 2.51，95%CI 1.12～5.60；ARI 2%，95%CI 0%～4%。所有重要颅外出血：抗凝治疗组40/604[6.6%]，对照组为10/579[1.7%]；RR 3.45，95%CI 1.82～6.54；ARI 5%，95%CI 3%～7%）[51]。**与抗血小板治疗相比**：系统综述发现，与阿司匹林相比，高强度抗凝治疗显著增加了重要的出血并发症（颅内和严重的颅外出血）的风险（抗凝治疗组53/651[8.1%]，阿司匹林组为6/665[0.9%]；RR 9.02，95%CI 3.91～20.84；ARI 7%，95%CI 5%～9%）[52]。该综述还发现，在颅内和严重的颅外出血方面，中等强度抗凝治疗组和低强度抗凝治疗组与阿司匹林比较，都没有显著性差异（中等强度抗凝治疗和阿司匹林相比：抗凝治疗组15/241[6.2%]，阿司匹林组13/252[5.2%]；RR 1.19，95%CI 0.59～2.41；ARR 1%，95%CI －4%～+5%。低强度抗凝治疗和阿司匹林相比：抗凝治疗组为38/1103[3.4%]，阿司匹林组30/1103[2.7%]；RR 1.27，95%CI 0.79～2.03；ARI 1%，95%CI －1%～+2%），由于事件数量较少，使可信区间较宽，尤其在中等强度抗凝治疗与阿司匹林相比较时。低强度抗凝治疗与阿司匹林相比较发现，与阿司匹林相比，低强度抗凝使小出血风险增加（RR 1.39，95%CI 1.17～1.64；ARI 7%，95%CI 3%～10%）[53]。

评论 **与安慰剂和无治疗相比**：综述中的大多数试验在方法上存在重要问题，包括抗凝监测不够[51]。大多数试验在常规的CT扫描之前就结束了，这意味着可能有原发性出血性卒中的患者被纳入研究。因此，系统综述还不能为与死亡和生活依赖相关的风险与益处之间的平衡提供一个可靠和精确的整体评估。**与抗血小板治疗相比**：正在进行的随机对照试验（包括数千例非心脏栓塞性缺血性卒中或短暂性脑缺血发作）对中等强度口服抗凝治疗（INR2～3）与抗血小板治疗进行了对比[49, 54, 55]。

治疗选择 8 　对近期颈动脉供血区缺血的患者进行颈动脉内膜剥脱术

Peter Rothwell

对3项随机对照试验中的有症状的颈动脉狭窄患者的资料进行汇总分析得到的证据发现，对颈动脉狭窄低于30%的患者，与不做手术相比，颈动脉内膜剥脱术没有使手术导致的卒中或死亡风险显著增加；当狭窄介于30%～49%之间时，手术没有益处；当狭窄介于50%～69%之间时，手术使卒中和死亡减少。随机对照试验发现，颈动脉内膜剥脱术尽管对接近闭塞的患者无益，但对颈动脉狭窄超过70%的患者，与不做手术相比，颈动脉内膜剥脱术使卒中和死亡的风险降低。有症状的狭窄超过70%的患者比狭窄相对轻的患者获益更多。1篇系统综述和后来的1项随机对照试验发现，对于无症状的严重颈动脉狭窄患者，颈动脉内膜剥脱术使围手术期的卒中、死亡和后来的同侧卒中减少。然而，由于无症状患者的卒中的绝对风险相对较低，所以手术带来的益处不大。

益处 **症状性狭窄患者**：我们查到1个对3项大规模的随机对照试验（4篇出版物）的患者资料的汇总分析，该分析对有症状的颈动脉狭窄患者进行内膜剥脱术的效果进行了总结[57-60]。这些随机对照试验采用了不同的方法评估颈动脉狭窄的程度，研究不同的人群，对事件结局进行不同的定义。然而，该汇总分析对这些不同之处进行了校正。该分析（3项随机对照试验，6092例患者，随访了35 000人年）发现，对于狭窄<30%的患者，外科手术使5年内的任何卒中和手术相关性死亡风险增加；对于狭窄介于30%～49%的患者，外科手术无明显获益；对于狭窄介于50%～69%的患者，外科手术有部分获益，外科手术使狭窄>70%且没有接近闭塞的患者获益最大（狭窄<30%者1746例：RR 1.17，95%CI 0.90～1.43；狭窄介于30%～49%者1429例：RR 0.90，95%CI 0.75～1.04；狭窄介于50%～69%者1549例：RR 0.72，95%CI 0.58～0.86；狭窄>70%且没有接近闭塞者1095例：RR 0.52，95%CI 0.40～0.64）[56]。然而，缺乏最严重的患者受益的证据（同侧颈动脉接近闭塞者262例：与对照组相比的RR 0.98，95%CI 0.61～1.59）。**无症状性狭窄患者**：我们找到一篇系统综述（检索时间1998年，4项随机对照试验，2203例患者），评价了颈动脉内膜剥脱术对无症状性颈动脉狭窄（过去的数月内没有颈动脉供血区短暂性脑缺血发作[TIA]或小卒中）患者[61]的作用，还有随后的1项随机对照试验[62]。该综述发现，与单用药物治疗相比，颈动脉内膜剥脱术降低了围手术期卒中、死亡或后来同侧卒中的风险（对4项随机对照试验的综述[61]：3年内外科手术组 AR 4.9% vs 药物治疗组 AR 6.8%；ARR 1.9%，95%CI 0.1%～3.9%；

NNT 52，95%CI 26～1000；参见下面的评论）。随后的随机对照试验（3129例颈动脉狭窄的患者，之前的6个月内无症状）将颈动脉内膜剥脱术和药物治疗（包括抗血小板药物、抗高血压药物和适当的降脂治疗）进行对比[62]。该试验发现，与药物治疗相比，5年后颈动脉内膜剥脱术使各种卒中和围手术期死亡的风险都显著降低（颈动脉内膜剥脱术组AR 6.4% vs 药物治疗组AR 11.8%；ARR 5.4%，95%CI 3.0%～7.8%；OR值未报道）。它还发现，与药物治疗相比，5年后，颈动脉内膜剥脱术使残疾或致死性卒中的风险都显著降低（颈动脉内膜剥脱术组AR 3.5% vs 药物治疗组AR 6.1%；ARR 2.5%，95%CI 0.8%～4.3%；OR值未报道）[62]。**外翻的颈动脉内膜剥脱术与传统的颈动脉内膜剥脱术比较**：我们找到1篇系统综述（检索时间1999年，5项随机对照试验，2645例患者，2590条颈动脉），对外翻的颈动脉内膜剥脱术和原发性闭合或修补血管成形术的传统的颈动脉内膜剥脱术Ⓖ进行了对比[63]。总的来说，该综述没有发现两组在围手术期卒中的发生率、卒中或死亡、局部并发症和神经事件发生率方面存在显著性差异（卒中和死亡：外翻手术组AR 1.7% vs 传统手术组AR 2.6%；ARR + 0.9%，95%CI − 0.3%～+ 2.1%；卒中：外翻手术组AR 1.4% vs 传统手术组AR 1.7%；ARR + 0.3%，95%CI − 0.7%～+ 1.3%）。

害处 **有症状的颈动脉狭窄患者**：汇总分析（3248例患者，随机入组后6天[中位数]随机进行手术）报道，在手术后的30天内发生了229例卒中或死亡（7.1%，95%CI 6.3%～8.1%）[56]。手术风险与狭窄程度无关。内膜剥脱术30天内的死亡风险是1.1%（36/3248；95%CI 0.8%～1.5%），在209例发生手术相关性卒中的患者中，20例死亡（9.6%，95%CI 5.9%～14.4%）。1篇较早的系统综述（检索时间1996年，36项研究）提出了颈动脉内膜剥脱术引起的手术相关性卒中和死亡的几个危险因素，包括女性、对侧颈内动脉闭塞、同侧颈外动脉狭窄和收缩期血压高于180mmHg[64]。1篇系统综述（检索时间2000年，103项研究，包括6项随机对照试验、病例系列分析和常规收集的资料）对颈动脉内膜剥脱术的害处进行了调查，发现手术相关性卒中和死亡的风险在大脑有短暂性脑缺血发作和卒中以及再狭窄的患者中最高，在有眼部缺血性事件和无症状狭窄的患者中最低（症状性狭窄和无症状性狭窄相比，有59项研究：OR 1.62，95%CI 1.45～1.81；再狭窄与初次手术相比，有6项研究：OR 1.95，95%CI 1.21～3.16；只有眼部事件与无症状性狭窄相比，有15项研究：OR 0.75，95%CI 0.50～1.14）[65]。该综述发现，与TIA或卒中发生数日后择期手术相比，立即急诊手术使手术相关性风险明显增加（OR 4.9，95%CI 3.4～7.1）[65]。内膜剥脱术也和其他术后并发症相关，包括创口感染（3%）、创口血肿（5%）和后组颅神经损伤（5%～7%）[66]。**无症状颈动脉狭窄患者**：尽管一般人群中严重颈动脉狭窄的发生率较低，但还是有这样的顾虑：对无症状的患者进行筛查并给予手术干预，导致的卒中会比预防的更多[67]。系统综述未报道害处[61]。随后的随机对照试验发现，在立即接受颈动脉内膜剥脱术的患者中，围手术期卒中或死亡的发生率为2.8%[62]。然而，该试验未对药物治疗组总的害处进行报道。在药物治疗组中最终接受颈动脉内膜剥脱术的229例患者的围手术期卒中或死亡风险是4.5%，与立即行颈动脉内膜剥脱术组相比，无显著性差异（P值未报道）[62]。30天时行颈动脉内膜剥脱术导致死亡的总风险是1.1%，30天时外科手术导致卒中或死亡的风险是3.0%[68]。这些数字与系列病例分析报道的比率相符。

评论 **有症状的颈动脉狭窄患者**：汇总分析中引用的随机对照试验发现的结果不同[57-60]。这是因为随机抽样之前，经导管动脉造影衡量颈动脉狭窄程度所使用的方法不同（某项随机对照试验使用的方法[57]比其他随机对照试验[58,59,69]使用的方法产生较高的狭窄值），还有对结局事件的定义不同。对所有试验结果的Meta分析也已经有报道，但这些分析都没有考虑到这些试验之间存在的上述差别[70,71]。后来的对个体参加者资料的汇总分析对这些方法上的差别进行了校正，校正后在临床上或统计学上均未发现这3项随机对照试验的结果之间存在显著性差异[56]。颈动脉狭窄的程度是影响内膜剥脱术效果的最重要的独立因素[56]。对3项随机对照试验汇总数据的亚组分析显示，在缺血性事件发生后的2周内行颈动脉内膜剥脱术效果最好（除外急诊手术和对重要的致残性卒中患者所进行的手术），如果手术被拖延，将影响效果（相互作用：P = 0.009）[72]。也有证据表明女性患者手术获益减少（相互作用：P = 0.003），随年龄增长益处有增加的趋势（P = 0.03）。在不同的个体试验中这些观察结果是一致的。**无症状颈动脉狭窄患者**：尽管在无症状颈动脉狭窄患者中，颈动脉手术的围手术期发生卒中或死亡的风险似乎都比有症状的患者低；但是在无症状的患者中，如果不做手术，其卒中和死亡的风险也是低的，因此手术的绝对益处很小；对大多数患者而言，手术的风险和益处很难权衡[61]。有2项随机对照试验比较内膜剥脱术和内科治疗对无症状颈动脉狭窄患者的效果，对其资料的亚组分析发现，平均随访2～3年后，手术对卒中的益处在男性比女性明显（男性卒中：手术组69/1565[4.4%]，内科治疗组38/1570[2.4%]；OR 0.49，95%CI 0.36～0.66；女性卒中：手术组46/820[5.6%]，内科治疗组48/824[5.8%]；OR 0.96，95%CI 0.63～1.45）[73]。目前还没有5年后女性获益的证据[73]。**对冠状动脉旁路移植术的患者进行的"预防性的"内膜剥脱术**：由于冠状动脉旁路移植术患者有发生卒中的高风险（冠状动脉旁路移植术后卒中总的风险为1.71；无症状狭窄患者的卒中风险为3%），所以对无症状性的狭窄患者在冠状动脉旁路移植术前或术中进行"预防性的"动脉内膜剥脱术都很常见[74]。我们没有找到以此为适应证进行内膜剥脱术的随机对照试验。1篇系统综述（检索时间2002年，97项随机对照试验）对前期的与冠状动脉旁路移植术同时进行的颈动脉内膜剥脱术的结局进行了报道，总的手术相关性卒中和死亡的风险是10%[75]。

治疗选择9　颈动脉和椎动脉的经皮腔内血管成形术

Peter Rothwell

对有严重颈动脉或椎动脉狭窄，并且近期有过同侧颈动脉或椎动脉供血区的短暂性脑缺血发作或非致残性缺血性卒中的患者，颈动脉或椎动脉的经皮腔内血管成形术或支架术与内科治疗或颈动脉内膜剥脱术哪个疗效更好,随机对照试验对此提供的证据并不充分。

益处 **颈动脉经皮腔内血管成形术与内膜剥脱术相比**:我们找到 1 项大样本的随机对照试验[76]和 1 项小样本的过早停止的随机对照试验[77]。大样本的随机对照试验(504例近期有颈动脉供血区短暂性脑缺血发作或非致残性缺血性卒中的患者,有同侧颈动脉狭窄),将所谓的"最佳内科治疗"加上颈动脉经皮腔内血管成形术与所谓的"最佳内科治疗"加上颈动脉内膜剥脱术进行了对比[76]。发现在第一次治疗后的 30 天内发生致残性卒中或死亡方面,血管内治疗和外科治疗之间无显著性差异(致残性卒中或死亡的 AR:经皮腔内血管成形术组为 6.4%,外科手术组为 5.9%;卒中持续>7 天或死亡的 AR:经皮腔内血管成形术组为 10.0%,外科手术组为 9.9%)。该试验发现,直到随机取样 3 年以后,两个治疗组之间的同侧卒中率也未出现显著性差异(校正后的 HR 1.04,95%CI 0.63 ~ 1.70;P = 0.9)。1 项包括 23 例患者的小样本的随机对照试验,在 17 例接受了指定的治疗以后,试验终止了,原因是血管成形术组与内膜剥脱术组相比,前者发生卒中的操作性风险高(血管成形术组 5/7 [71%],内膜剥脱术组为 0/10[0%];P = 0.03)[77]。**颈动脉血管成形术加上支架术与内膜剥脱术相比**:我们找到了 3 项在有症状的患者中进行的随机对照试验[78-80]。第一项随机对照试验(219 例颈动脉狭窄 60% ~ 90% 的患者)发现,与颈动脉内膜剥脱术相比,颈动脉支架术使 1 年时的同侧卒中、手术相关性死亡或血管性死亡的联合结局显著增加(支架组为 12.1%,内膜剥脱组为 3.6%;P = 0.022)[78]。第二项随机对照试验(颈动脉狭窄>70% 的患者 104 例)发现,在死亡或脑缺血方面,颈动脉成形术加上支架术与颈动脉内膜剥脱术之间无显著性差异(血管成形术组发生1例短暂性脑缺血发作,内膜剥脱组发生1例死亡;P 值未报道)[79]。第 3 项随机对照试验(334 例患者:无症状的颈动脉狭窄>80% 或有症状的颈动脉狭窄>50%,并被认为有较高的内膜剥脱术手术相关性风险,将颈动脉支架术(有栓子防护装置)与内膜剥脱术进行比较[80]。该试验的设计是以检验颈动脉支架术是否至少与内膜剥脱术同样有效为目的。由于入组太慢,该项随机对照试验在 1 年后被提前终止了。它发现,在 1 年内的死亡、卒中或心肌梗死的累计发生率方面,颈动脉支架术和内膜剥脱术之间无显著性差异(累计发生率:支架术组 12.2%,内膜剥脱术组 20.1%;ARR + 7.9%,95%CI − 0.7% ~ + 16.4%;只包括在 30 天内发生的心肌梗死)[80]。**椎动脉血管成形术**:我们找到 1 项随机对照试验(16 例患者),将椎动脉血管成形术与所谓"最好的内科治疗"进行比较[76]。该随机对照试验没有提供足够的资料对治疗产生的效果进行可靠的评价。

害处 **颈动脉成形术与内膜剥脱术相比**:将颈动脉成形术与内膜剥脱术进行对比的随机对照试验发现,颅神经病变在内膜剥脱术组更为常见(内膜剥脱术组 22 例 [8.7%]vs 血管成形术组 0 例[0%];$P<0.0001$)[76]。血管成形术后发生重要的腹股沟或颈部血肿比内膜剥脱术后少(血管成形术后 3 例 [1.2%]vs 内膜剥脱术后 17 例 [6.7%];$P<0.0015$)[76]。**颈动脉血管成形术加上支架术与内膜剥脱术相比**:另外一些试验没有提供有关害处的数据,这还有待于详细的报道[14, 78]。

评论 用于比较血管成形术和内膜剥脱术的随机对照试验的把握度都较低,结果欠精确[76]。几项随机对照试验正在进行中,对近期有症状的严重颈动脉狭窄患者进行颈动脉内膜剥脱术和初次支架术的疗效做比较。**颈动脉经皮腔内血管成形术**:比较动脉成形术(用或不用支架)和内膜剥脱术的两项随机对照试验提出,与内膜剥脱术相比,使用或不使用支架的血管成形术与较高的操作性风险之间的相关性较强,同时在随访期内发生再狭窄的几率较高[78,79]。然而,脑保护系统的改进可能使操作性风险降低[81],另外几项将血管成形术加上有脑保护作用的支架与内膜剥脱术相比较的随机对照试验正在进行中。将来血管成形术的使用可能会增多,但试验的结果将有助于判定使用的增加是否只局限在那些内膜剥脱术存在技术困难的患者。

问 题	预防性抗凝治疗和抗血小板治疗对既往有卒中或短暂性脑缺血发作的房颤患者的效果如何?

Gregory Y H Lip

治疗选择	抗凝治疗和抗血小板治疗

1 篇系统综述发现,对既往有卒中或短暂性脑缺血发作的患者,与对照组相比,调整剂量的华法林使卒中风险下降。缺血性卒中后开始抗凝治疗的最佳时间尚不明确。1 篇系统综述提供了将华法林与阿司匹林相比较的不充分的证据。1 项随机对照试验发现,对既往有卒中或短暂性脑缺血发作的患者,阿司匹林和安慰剂相比,在卒中或死亡方面无显著性差异。

益处 **调整剂量的华法林与安慰剂相比**:我们找到 1 篇系统综述(检索时间 1999 年[82],1 项随机对照试验[83],439 例既往有卒中或短暂性脑缺血发作[TIA]的患者),将调整剂量的华法林Ⓖ与对照组进行对比,对照组患者可自主选择服用阿司匹林。目标的国际标准化比值(INR)Ⓖ是 2.9。该随机对照试验发现,与安慰剂相比,调整剂量的华法林使卒中风险显著下降(华法林组 20/225[8.9%],对照组 50/214[23.4%];ARR 14.5%,95%CI 7.7% ~ 21.3%;NNT 7,95%CI 5 ~ 13)。**常规强度的华法林与低强度或小剂量华法林相比**:我们找到 1 项随机对照试验(之前 1 ~ 6 个月内发生过缺血性卒中的 115 例患者)[84]。该试验平均随访约 1 年以后发现,常规剂量华法林(目标 INR 值在 2.2 ~ 3.5)组和小剂量华法林Ⓖ(目标 INR 值在 1.5 ~ 2.1)组在缺血性卒中的发生率方面无显著性差异(AR:常规剂量华法林组 1/55 [1.1%],小剂量华法林组 2/60[1.7%];$P>0.99$)[84]。由于常规剂量华法林组的出血并发症明显高,该随机对照试验被提前终止了(参见下面的

儿童哮喘和喘息性疾病

检索时间：2004年10月
原作者：Duncan Keeley，Michael McKean 齐建光 译 杜军保 校 桂永浩 审

问 题

儿童哮喘急性发作治疗的效果如何？
对需要时吸入β受体激动剂的哮喘儿童，单药预防发作的效果如何？
对吸入标准剂量皮质激素不能控制哮喘的儿童，增加药物预防发作的效果如何？
婴儿急性喘息发作治疗的效果如何？
婴儿喘息的预防性治疗的效果如何？

治疗措施及其效果

哮喘急性发作

肯定有效
吸入皮质激素（大剂量）
吸入异丙托溴铵加β$_2$受体激动剂（急诊室）
通过带储雾罐的压力定量气雾器吸入β$_2$受体激动剂（与应用雾化器效果相同）
吸氧 *
全身给予皮质激素

很可能有效
静脉应用茶碱

效果不明
吸入异丙托溴铵加沙丁胺醇（初始病情稳定后）

预防

肯定有效
吸入皮质激素
吸入奈多罗米
口服白三烯受体拮抗剂（孟鲁司特）

益害相当
吸入长效β$_2$受体激动剂（沙美特罗）
口服茶碱

效果不明
吸入色甘酸钠

吸入标准剂量的皮质激素不能控制的哮喘

效果不明
加用长效β$_2$受体激动剂
加用口服白三烯受体拮抗剂（孟鲁司特）
加用口服茶碱
增加吸入皮质激素的剂量（倍氯米松）

婴儿急性喘息

很可能有效
短效β$_2$受体激动剂（雾化吸入沙丁胺醇）
带储雾罐的压力定量气雾器（与雾化器相比）吸入短效β$_2$受体激动剂

效果不明
吸入皮质激素（大剂量）
吸入异丙托溴铵
口服皮质激素（泼尼松龙）

婴儿喘息的预防

很可能有效
口服短效β$_2$受体激动剂（沙丁胺醇）

利害相当
吸入皮质激素（大剂量）

效果不明
吸入皮质激素（小剂量布地奈德）
吸入异丙托溴铵
吸入短效β$_2$受体激动剂（沙丁胺醇）

将在新版中加入
避免过敏原
喘息的婴儿为预防发作长期口服茶碱和吸入色甘酸钠
健康教育和自我控制

请参考其他有关章节
细支气管炎（见细支气管炎一章）

*在缺乏随机对照试验的证据的情况下，根据观察研究和吸氧有效的强有力的共识进行归类。

见词汇表 **G**

主要信息

哮喘急性发作

- **吸入皮质激素（大剂量）**：我们检索到一篇系统综述，它包含了4个比较吸入大剂量皮质激素和口服皮质激素在儿童中的作用的随机对照试验。3项随机对照试验发现，对于轻度到中度的哮喘儿童，在常规治疗的基础上雾化吸入布地奈德或者地塞米松与口服泼尼松相比，在住院率方面无显著性差异。一项对中度到重度哮喘儿童进行的随机对照试验发现，与吸入氟替卡松相比，口服泼尼松4小时降低了住院率，并改善了肺功能。一项随后的对年龄4～16岁儿童进行的随机对照试验发现，与口服泼尼松相比，雾化吸入氟替卡松7天后改善了肺功能。另一项对年龄5～16岁因重度哮喘入院儿童进行的随机对照试验发现，雾化吸入布地奈德与口服泼尼松相比，在入院后24小时或24天的肺功能方面无显著性差异。

- **吸入异丙托溴铵加 β_2 受体激动剂（急诊室）**：一篇系统综述发现，对于年龄18个月～17岁重度哮喘发作的儿童，多剂吸入异丙托溴铵加吸入 β_2 受体激动剂（非诺特罗或沙丁胺醇）与单纯吸入 β_2 受体激动剂相比，降低了住院率，并改善了肺功能。对于轻度和中度哮喘发作的儿童，单剂吸入异丙托溴铵加一种 β_2 受体激动剂（非诺特罗、沙丁胺醇或特布他林）与单纯吸入 β_2 受体激动剂相比，前者改善肺功能达2小时，但是没有降低住院率。

- **通过带储雾罐的压力定量气雾器吸入 β_2 受体激动剂（与应用雾化器效果相同）**：一篇系统综述报道，在哮喘急性发作但是并非危重状态，并且年龄足够大可以使用储雾罐的儿童中，应用带储雾罐的定量气雾器吸入 β_2 受体激动剂（非诺特罗、沙丁胺醇或特布他林）或 β 受体激动剂（奥西那林）与应用雾化器给药相比，在住院率方面无显著性差异。与雾化吸入 β_2 受体激动剂的儿童相比，使用带储雾罐的定量气雾器的儿童在急诊室留观的时间可能更短，低氧程度较轻，脉搏较慢。

- **吸氧*** 比较急性重度哮喘发作时吸氧与不吸氧效果的随机对照试验被认为不合伦理。一个前瞻性的队列研究和临床经验支持在哮喘急性发作时应给予吸氧治疗。

- **全身给予皮质激素**：一篇系统综述报道，与安慰剂相比，在沙丁胺醇、特布他林或者茶碱等常规治疗的基础上全身给予皮质激素，对于因哮喘急性发作住院的儿童，增加了4小时后离院的可能性，并降低了1～3个月内再复发的概率。

- **静脉应用茶碱**：一篇系统综述报道，对于年龄1～19岁因哮喘严重急性发作入院接受吸氧、支气管扩张剂和糖皮质激素治疗的儿童，加用静脉茶碱与加用安慰剂相比，前者能改善6～8小时后的肺功能和症状，但是在支气管扩张剂治疗的次数或者住院天数方面两者间无显著性差异。一项随后的对年龄1～17岁因重度哮喘入住重症监护病房的儿童进行的随机对照试验发现，与单独应用沙丁胺醇、异丙托品和甲泼尼龙相比，静脉加用茶碱减少了达到哮喘临床评分小于等于3分的时间，但是在重症监护的时间方面无显著性差异。如果超过治疗血药浓度，茶碱能够导致严重不良反应。

- **吸入异丙托溴铵加沙丁胺醇（初始病情稳定后）**：一项对于已稳定的最初因严重哮喘入院的儿童进行的随机对照试验发现，在沙丁胺醇（一种 β_2 受体激动剂）和皮质激素（氢化可的松或者泼尼松）的基础上加用雾化异丙托溴铵与加用安慰剂相比，两者在最初36小时临床哮喘评分方面无显著性差异。这项随机对照试验发现，与安慰剂相比，加用异丙托溴铵明显增加心率。

预防

- **吸入皮质激素**：一篇系统综述发现，与安慰剂相比，预防性吸入皮质激素改善了哮喘儿童的症状和肺功能。几项随机对照试验发现，吸入皮质激素与安慰剂相比轻微降低了生长速度，虽然长期随访研究提示可达到正常成人身高。罕有报道吸入皮质激素伴随肾上腺功能抑制的。一项对年龄6～16岁儿童进行的随机对照试验发现，吸入倍氯米松和应用茶碱对于哮喘症状的改善无显著性差异，但是吸入倍氯米松组支气管扩张剂和口服皮质激素的使用减少。几项小样本的随机对照试验发现，吸入皮质激素与色甘酸钠相比，前者对于症状和肺功能的改善更为有效。对年龄5～16岁儿童进行的随机对照试验发现，吸入皮质激素（倍氯米松、布地奈德或氟替卡松）与吸入长效 β_2 受体激动剂（沙丁胺醇）或者吸入奈多罗米相比，前者对于哮喘儿童症状和肺功能的改善更为有效。

- **吸入奈多罗米**：2项对于年龄6～12岁常规用药的儿童进行的随机对照试验发现，与安慰剂相比，加用奈多罗米降低了哮喘症状评分、哮喘严重程度、支气管扩张剂的使用，并且改善了肺功能。一项对于年龄5～12岁轻度到中度哮喘儿童进行的随机对照试验发现，加用奈多罗米与加用布地奈德或者安慰剂相比，两者在肺功能、住院率和日志卡片记录的症状评分方面无显著性差异。但是同时发现在哮喘症状和发病率的几个指标方面，布地奈德优于奈多罗米，并且奈多罗米优于安慰剂。

- **口服白三烯受体拮抗剂（孟鲁司特）**：一项对于年龄6～14岁儿童进行的随机对照试验发现，与安慰剂相比，口服孟鲁司特（一种白三烯受体拮抗剂）增加了与基线值相比的平均清晨1秒钟用力呼气容积，降低了每天总的 β_2 受体激动剂的使用，但是在白天哮喘症状评分和夜间因哮喘觉醒情况方面无显著性差异。另一项对年龄2～5岁儿童进行的随机对照试验发现，与安慰剂相比，口服孟鲁司特改善了平均白天症状评分，降低了口服激素的使用，但是在平均夜间哮喘症状评分方面无显著性差异。我们没有发现直接比较口服孟鲁司特和吸入皮质激素的随机对照试验。

- **吸入长效 β_2 受体激动剂（沙美特罗）**：两项对于年龄4～14岁儿童进行的随机对照试验发现，与安慰剂相比，吸入沙美特罗（一种长效 β_2 受体激动剂）改善了肺功能，有限的证据证明吸入沙美特罗降低了沙丁胺醇的使用。一项比较吸入沙美特罗和倍氯米松作用的随机对照试验发现，沙美特罗使支气管反应性显著恶化。另一项随机对照试验发现，吸入倍氯米松与沙美特罗相比，前者对于增加肺功能和降低沙丁胺醇的使用更为有效。
- ◆ 口服茶碱：一项对于年龄6～15岁正在应用常规治疗的儿童进行的小样本随机对照试验发现，与安慰剂相比，口服茶碱增加了平均清晨呼气峰流速，降低了急性夜间发作的平均次数和支气管扩张剂的使用。另一项对于年龄6～16岁儿童进行的随机对照试验发现，口服茶碱与吸入倍氯米松相比，在改善哮喘症状方面无显著性差异，但是茶碱组1年后支气管扩张剂和口服皮质激素的使用率高。如果超过治疗血药浓度，茶碱能够导致严重不良反应。
- ◆ 吸入色甘酸钠：一篇系统综述发现没有证据能够证明预防性吸入色甘酸钠对于年龄1～18岁的儿童，在降低哮喘症状方面有效。几项小样本的比较随机对照试验发现，色甘酸钠在改善症状和肺功能方面的疗效弱于吸入皮质激素。

吸入标准剂量的皮质激素不能控制的哮喘

- ◆ 加用长效 β_2 受体激动剂：一项对于年龄6～16岁儿童进行的随机对照试验发现，加用沙美特罗（一种长效 β_2 受体激动剂）在治疗最初几个月使呼气峰流速增加，但是1年后没有增加。第二项对于年龄4～16岁儿童进行的短期随机对照试验也发现，加用沙美特罗3个月后清晨呼气峰流速和无症状天数增加。第三项随机对照试验发现，与安慰剂相比，加用福莫特罗3个月后改善了肺功能，但是在症状评分或者急救药物的使用方面无显著性差异。
- ◆ 加用口服白三烯受体拮抗剂（孟鲁司特）：一项对于年龄6～14岁吸入布地奈德至少6周的持续哮喘儿童进行的交叉随机对照试验发现，与加用安慰剂相比，口服孟鲁司特（一种白三烯受体拮抗剂）4周缓解了哮喘的加重。组间差异有统计学意义，但是这种差异在临床方面很微小。
- ◆ 加用口服茶碱：一项小样本的随机对照试验发现，与加用安慰剂相比，在原来治疗的基础上加用茶碱4周，增加了无症状天数，降低了加用β受体激动剂（奥西那林）和皮质激素（倍氯米松或者泼尼松）的使用。我们发现的证据不足以评价这些治疗的短期疗效和可能的长期危害。第二项加用小剂量茶碱的小样本随机对照试验发现加用茶碱治疗无益处。
- ◆ 增加吸入皮质激素的剂量（倍氯米松）：一项对于年龄6～16岁正在吸入倍氯米松的儿童进行的随机对照试验，比较了吸入剂量加倍的皮质激素（倍氯米松）与安慰剂的疗效，结果发现1年后两组在肺功能、症状评分、症状加重比例和支气管反应性方面无显著性差异，但是皮质激素组生长速度减慢。

婴儿急性喘息

- ◆ 短效 β_2 受体激动剂（雾化吸入沙丁胺醇）：一项对于3个月～2岁儿童进行的随机对照试验发现，与安慰剂相比，雾化吸入沙丁胺醇改善了呼吸频率和临床症状评分，但是在住院率方面无显著性差异。另一项对于年龄小于18个月的儿童和年龄18～36个月的儿童进行的随机对照试验发现，雾化吸入沙丁胺醇与安慰剂相比，两者在改变临床症状评分方面无显著性差异。雾化吸入 β_2 受体激动剂可导致心动过速、震颤和低血钾。
- ◆ 通过带储雾罐的压力定量气雾器（与雾化器相比）吸入短效 β_2 受体激动剂：两项对于年龄5岁以下儿童进行的随机对照试验发现，通过带储雾罐的压力定量气雾器给予沙丁胺醇与通过雾化器吸入沙丁胺醇相比，两者在住院率方面无显著性差异。另一项对于年龄1～24个月儿童进行的随机对照试验发现，通过带储雾罐的压力定量气雾器给予特布他林与通过雾化器吸入特布他林相比，两者在症状改善方面无显著性差异。雾化吸入 β_2 受体激动剂可导致心动过速、震颤和低血钾。
- ◆ 吸入皮质激素（大剂量）：一篇系统综述发现，与安慰剂相比，吸入大剂量皮质激素降低了对口服皮质激素的需要，但是该差异无统计学的显著性。这篇综述也发现患儿的父母明显地偏爱吸入皮质激素甚于安慰剂。这些结果的临床意义尚不确定。
- ◆ 吸入异丙托溴铵：一篇对随机对照试验进行的系统综述提供的比较吸入异丙托溴铵与安慰剂或者加用 β_2 受体激动剂的临床效果的证据不充足。
- ◆ 口服皮质激素（泼尼松龙）：一项小样本的随机对照试验发现，口服泼尼松龙与安慰剂相比在每天症状评分方面无显著性差异。

婴儿喘息的预防

- ◆ 口服短效 β_2 受体激动剂（沙丁胺醇）：一篇系统综述中包括的一项对于年龄3～14个月儿童进行的随机对照试验发现，口服沙丁胺醇（一种短效 β_2 受体激动剂）与安慰剂相比减少了治疗的失败。
- ◆ 吸入皮质激素（大剂量）：一篇系统综述和2项附加的随机对照试验提供的证据表明，与安慰剂相比，吸入大剂量皮质激素降低了婴儿急性喘息发作的严重程度和发作频率。吸入大剂量皮质激素有发生不良反应的可能性。
- ◆ 吸入皮质激素（小剂量布地奈德）：两项随机对照试验没有发现明确的证据证明，预防性吸入小剂量布地奈德（一种皮质激素）对于1周～6岁反复喘息的儿童有效。
- ◆ 吸入异丙托溴铵：一项在系统综述中的小样本随机对照试验发现，雾化吸入异丙托溴铵与安慰剂相比在缓解症状方面无显著性差异。这个研究可能缺乏把握度排除治疗组间临床上的重要差异。
- ◆ 吸入短效 β_2 受体激动剂（沙丁胺醇）：对于年龄2岁以下儿童进行的系统综述中的两项随机对照试验发现，吸入沙丁胺醇与安慰剂相比在改善症状方面无显著性差异。

*在缺乏随机对照试验的证据的情况下,根据观察研究和认为吸氧有效的强有力的一致意见进行归类。

定义 鉴别哮喘和非哮喘性病毒感染伴随的喘息可能很困难。急性发作期持续存在的症状和体征提示哮喘,而存在湿疹和花粉热等变态反应性疾病的个人史和家族史也提示哮喘。**儿童哮喘**:以慢性或者复发性咳嗽和喘息为特征。对于年龄足够大可进行峰流速测定或者肺量仪测定的儿童,随着时间的推移发生多次可逆性气道阻塞,可确诊哮喘。儿童哮喘的诊断必须除外引起反复呼吸道症状的其他原因。哮喘急性发作是指哮喘症状严重恶化,伴随心动过速和呼吸急促。哮喘预防性治疗的目的是减轻持续存在的症状,预防急性恶化。**婴儿喘息**:以呼气时伴随的高调喘鸣音和哨音为特征,常常伴随急性病毒感染如细支气管炎(见细支气管炎章节或者成人哮喘)。上述在临床上不容易鉴别。

发病率/患病率 **儿童哮喘**:调查发现诊断哮喘的儿童比例增加。这种增加不能以哮喘诊断容易程度的增加来解释。一个来自苏格兰阿柏丁的问卷研究发现,1964年调查了年龄在8~13岁的2510例儿童,1989年调查了3403例儿童。哮喘的诊断从25年前的4%升高到25年后的10%[1]。从20世纪60年代到20世纪80年代儿童哮喘患病率的增加伴随同一时期住院率的增加。在英格兰和威尔士,患病率增加6倍[2]。**婴儿喘息**:很常见,患病率可能也在增加,虽然增加的程度不清楚。一个苏格兰交叉横断面研究(1964年年龄在8~13岁的2510例儿童和1989年3403例儿童)发现,喘息的患病率从1964年的10%升高到1989年的20%,在同一时期呼吸急促的发生从5%升高到10%[1]。准确分组有困难,症状常常自然恢复,明确症状是否为一过性也有困难,因此混淆了许多研究。

病因/危险因素 **儿童哮喘**:在伴有过敏体质个人史或者家族史的儿童中,在喘息发作的严重程度和频率高,在有不同程度的气道阻塞和气道高反应性中常见。症状和急性发作的触发因素包括:感染、房中尘螨、来源于宠物的过敏原、吸烟暴露和焦虑。**婴儿喘息**:大多数婴儿喘息是由呼吸道病毒感染引起。

预后 **儿童哮喘**:英国一项对20世纪70年代出生的儿童进行的纵向调查研究发现,过去有过喘息的5岁儿童中29%在10岁时仍有喘息[3]。另一项研究对澳大利亚墨尔本1964年时7岁的一组儿童追踪至成年。这项研究发现,相当大一部分(73%)14岁时症状不频繁的儿童,到28岁时症状很少或者根本没有症状,而14岁时喘息频繁的儿童有2/3到28岁时仍有反复发作的喘息[4]。**婴儿喘息**:一项队列研究(826例婴儿从出生跟踪至6岁)提示,婴儿喘息可能至少有3种不同的预后种类:"持续喘息"(占14%,有变态反应性哮喘的危险因素,如IgE水平升高或者母亲有哮喘的病史);病毒感染时伴随喘息,喘息持续到学龄期;"暂时喘息"(占20%,婴儿期肺功能下降,但是没有变态反应的早期标志物);病毒感染时伴随喘息,但是3岁后喘息不再发生;"晚发喘息"(占15%):小于3岁时没有喘息,但是到学龄期出现喘息[5]。另一项回顾性队列研究发现,1岁以下有过1次喘息发作的儿童中有14%,有过4次和4次以上喘息发作的儿童中有23%,在10岁以内会再发生至少一次喘息性疾病[6]。年龄小的儿童给予吸入治疗很困难。结果的不一致性可能反映了治疗药物、给药设备和药物剂量不同以及喘息性疾病种类和治疗反应的不同所致疗效的不同。

治疗目的 降低或者避免咳嗽和喘息;达到最佳的肺功能;降低严重发作的危险性;减少睡眠障碍和缺课;减少治疗的不良反应,获得正常生长发育。

结局 **儿童哮喘**:喘息,咳嗽,哮喘导致的夜间睡眠障碍,白天缺课或者不能正常活动,日志症状评分,应用短效β₂受体激动剂控制症状的频率,肺功能试验(呼气峰流速Ⓖ和1秒用力呼气容积Ⓖ),气道高反应性(应用醋甲胆碱激发试验进行评价),健康机构使用频率(急诊咨询、病人护理、住院)。急性发作期——血氧饱和度,住院率,住院时间,需重症监护和插管的情况,死亡率。**婴儿喘息**:缺乏合理评估治疗反应的客观结局指标,因为对婴儿的肺功能进行测定不切实际。症状和体征常常为主观指标,在不同的观察者中存在差异,并且受短期改变的影响。试验中包括的主要结局有:呼吸频率,呼吸功(胸骨上/胸骨/肋间/肋骨下凹陷、呻吟、鼻煽和点头),易激惹和氧饱和度。父母的偏爱也被认为是一种相关的结局。

方法 采用《临床证据》2004年10月的文献检索和评价方案。我们排除了对不同种类疾病婴儿进行的研究(包括细支气管炎,间断的病毒性喘息Ⓖ和慢性持续性喘息)。

问 题 儿童哮喘急性发作治疗的效果如何?

Duncan Keeley

治疗选择1 吸氧

比较急性重度哮喘发作时吸氧与不吸氧效果的随机对照试验应被认为不合伦理。一项前瞻性队列研究和临床经验支持在哮喘急性发作时应给予吸氧治疗。

益处 我们没有发现系统综述或者随机对照试验(见下述评论)。一项双盲的前瞻性队列研究(280例儿童)发现,进入急诊室时氧饱和度的降低与增加静脉氨茶碱Ⓖ和皮质激素的治疗、住院率或者后来的再入院率增加有关联(动脉氧饱和度≤91% vs 动脉氧饱和度≥96%;OR 35,95% CI 11~150;动脉氧饱和度92%~95% vs 动脉氧饱和度≥96%;OR 4.2,95% CI

$2.2\sim8.8$)[6]。

害处 我们没有发现关于害处的证据。

评论 比较急性重度哮喘发作时吸氧与不吸氧效果的随机对照试验应被认为不合伦理。这项队列研究没有直接探讨是否应该治疗性地吸氧，但是它和临床经验一起提示对于急性哮喘发作的儿童应尽早给予吸氧。

治疗选择 2　吸入异丙托溴铵加 β_2 受体激动剂

一篇系统综述发现，对于年龄 18 个月～17 岁重度哮喘发作的儿童，与单纯吸入 β_2 受体激动剂相比，多剂吸入异丙托溴铵加吸入 β_2 受体激动剂（非诺特罗或沙丁胺醇）降低了住院率，并改善了肺功能。对于轻度和中度哮喘发作的儿童，与单纯吸入 β_2 受体激动剂相比，单剂吸入异丙托溴铵加一种 β_2 受体激动剂（非诺特罗、沙丁胺醇或特布他林）改善了肺功能达 2 小时，但是没有降低住院率。一项对于最初已稳定的因严重哮喘入院的儿童进行的随机对照试验发现，在沙丁胺醇（一种 β_2 受体激动剂）和皮质激素（氢化可的松或者泼尼松）的基础上加用雾化异丙托溴铵与加用安慰剂相比，两者在最初 36 小时临床哮喘评分方面无显著性差异。这项随机对照试验发现，与安慰剂相比，加用异丙托溴铵使心率明显增加。

益处 **单剂**：我们检索到一篇系统综述（检索时间 2000 年，5 项随机对照试验，453 例年龄 18 个月～17 岁急性哮喘发作的儿童）[7]。结果发现对于轻度和中度发作的儿童，在吸入 β_2 受体激动剂（非诺特罗、沙丁胺醇 **G** 或者特布他林）的基础上加用单剂的异丙托溴铵吸入与单纯吸入 β_2 受体激动剂相比，1 小时后前者明显改善了 1 秒钟用力呼气容积 **G**（FEV_1）（3 项随机对照试验：标化均方差 0.57，95%CI 0.21～0.93），2 小时后也明显改善了 FEV_1（3 个随机对照试验：标化均方差 0.53，95%CI 0.17～0.90），但是没有明显降低住院率（3 项随机对照试验：RR 0.93，95%CI 0.65～1.32）[7]。**多剂**：我们检索到一篇系统综述（检索时间 2000 年，7 项随机对照试验，1045 例儿童）[7]和一项后来的随机对照试验[8]。这篇系统综述发现，对于轻度、中度和重度发作的儿童，在吸入 β_2 受体激动剂（非诺特罗或者沙丁胺醇）的基础上加用多剂的异丙托溴铵吸入，改善了 FEV_1（4 个随机对照试验：最后一次异丙托溴铵吸入后 1 小时，预期 FEV_1 的 WMD 为 9.7%，95%CI 5.7%～13.7%），并降低住院率（6 项随机对照试验：RR 0.75，95% CI 0.62～0.89；NNT 为 13，95% CI 8～32）。小组分析发现重度发作儿童的入院率明显降低（最后一次联合吸入后，预期的基线 FEV_1<50%，或者基线临床评分改变 7～9）（RR 0.71，95%CI 0.58～0.89；NNT 7，95%CI 5～20）[7]。后来的随机对照试验（80 例因中度到重度哮喘发作入院的年龄 1～18 岁的儿童青少年，预期 FEV_1 25%～85% 或者临床哮喘评分 **G** 3～9，最初在急诊室已稳定），比较了在雾化吸入沙丁胺醇和静脉用氢化可的松或者口服泼尼松的基础上，加用雾化异丙托溴铵 $250\mu g$ 与加用安慰剂的疗效[8]。结果发现两组在开始 36 小时临床哮喘评分、氧饱和度或者需雾化吸入的次数等方面无显著性差异。

害处 系统综述发现在以多剂异丙托溴铵治疗的哮喘儿童中，发生恶心（3 项随机对照试验：RR 0.59，95% CI 0.30～1.14）、呕吐（3 项随机对照试验：RR 1.03，95% CI 0.37～2.87）和震颤（4 项随机对照试验：RR 1.01，95%CI 0.63～1.63）的危险并未明显增加[7]。后来的随机对照试验发现异丙托溴铵与安慰剂相比，前者使心率明显增加。

评论 无。

治疗选择 3　应用带储雾罐的压力定量气雾器与应用雾化器吸入 β_2 受体激动剂的比较

一篇系统综述在哮喘急性发作但是并非危重状态、并且年龄足够大可以使用储雾罐的儿童中发现，应用带储雾罐的定量气雾器吸入 β_2 受体激动剂（非诺特罗、沙丁胺醇或特布他林）或 β 受体激动剂（奥西那林）与应用雾化器给药相比，在住院率方面无显著性差异。与雾化吸入 β_2 受体激动剂的儿童相比，使用带储雾罐的定量气雾器的儿童在急诊室留观的时间可能更短，低氧程度更轻，脉搏更慢。

益处 我们发现了一篇系统综述（检索时间 2001 年，13 项随机对照试验，880 例哮喘急性发作，但是除外了危重状态的儿童）比较了应用带储雾罐的定量气雾器吸入 β_2 受体激动剂（非诺特罗、沙丁胺醇 **G** 或特布他林）或 β 受体激动剂（奥西那林 **G**）与应用雾化器单次或者多次治疗的效果[9]。结果发现应用储雾罐和应用雾化器多次给药在住院率方面无显著性差异（OR 0.65，95% CI 0.40～1.06），而雾化器组心率明显增加（基础 WMD 7.6%，95% CI 5.2%～10.0%）。这篇综述发现，应用带储雾罐的定量气雾器进行治疗与应用雾化器多次给药相比，前者在急诊室留观的时间明显缩短（2 项随机对照试验，WMD -0.47 小时，95% CI -0.58～-0.37 小时，见下述评论）。这篇综述发现，与单次雾化吸入治疗相比，通过储雾罐吸入 β_2 受体激动剂（沙丁胺醇或特布他林）导致血气恶化更不常见（第 1 项随机对照试验，33 例儿童：RR 0.63，95% CI 0.12～3.28；第 2 项随机对照试验，111 例儿童：RR 0.49，95% CI 0.28～0.85）[9]。

害处 这篇系统综述发现，使用带储雾罐的定量气雾器吸入 β_2 受体激动剂与雾化吸入给药相比，未导致任何明显的恶化[9]。

评论 系统综述的结果提示，对于年龄足够大可以使用储雾罐的儿童，在急诊室和病房可以使用带储雾罐的定量气雾器代替雾化器治疗哮喘急性发作。

治疗选择 4　全身给予皮质激素

一篇系统综述发现，与安慰剂相比，在沙丁胺醇、特布他林或者茶碱等常规治疗的基础上全身性给予皮质激素，对于因哮喘急性发作住院的儿童，增加了 4 小时后离院的可能性，并降低了 1～3 个月内再复发的概率。

益处 **与加用安慰剂相比**：我们发现了一篇系统综述（检索时间2002年，6项随机对照试验，371例儿童，同时已应用沙丁胺醇❻、特布他林或者茶碱治疗）评估了全身加用皮质激素与加用安慰剂对于儿童和青少年哮喘急性发作的作用[10]。这篇综述发现，与常规治疗相比，加用口服皮质激素明显增加了初诊后 4 小时离院的比例，并降低了 3 个月内复发率（2 项随机对照试验，210 例儿童，平均年龄 5 岁。初诊后 4 小时离院的比例：OR 7.00，95% CI 2.98～16.45；NNT 3，95% CI 2～8。1～3 个月内复发率：OR 0.19，95% CI 0.07～0.55；NNT 3，95% CI 2～7）[10]。这篇综述发现，加用口服或者静脉皮质激素与加用安慰剂之间，在平均住院天数（3 项随机对照试验，132 例儿童，平均年龄 4～10 岁。平均住院天数：WMD －8.75 小时，95% CI －19.23～+1.74 小时）和肺功能（2 项随机对照试验，64 例儿童，平均年龄 9～12 岁。肺功能，预期呼气峰流速❻：WMD ＋7.21，95% CI －7.01～+21.25）方面无显著性差异。这些研究中应用的皮质激素为口服或者静脉泼尼松、静脉氢化可的松或者静脉甲泼尼龙。**口服皮质激素与吸入大剂量皮质激素相比**：见吸入大剂量皮质激素的益处。

害处 系统综述中包括的这些研究没有正式评价害处问题[10]。我们几乎没有发现短期全身应用皮质激素发生不良反应的报道。**感染水痘**：几个病例报道认为全身应用皮质激素治疗与严重水痘感染相关。一项对于合并或不合并水痘感染的具有免疫能力儿童进行的病例对照研究（167例病例，134例对照）发现，显著的危险性不能归因于皮质激素暴露（OR 1.6，95% CI 0.2～17.0），但是这个研究样本量太小，不足以排除具有重要临床意义的危险[11]。

评论 系统综述中包括的研究[10]可能剔除了最严重的病例，这在一项研究中已明确提及。此综述的作者评论了这些随机对照试验惊人地缺乏可接受的标准的干预证据。在严重病例中进行全身激素与安慰剂对比的随机对照试验目前被认为是不合伦理的。

治疗选择 5　吸入大剂量皮质激素

我们发现了一篇系统综述，它包含了 4 项比较吸入大剂量皮质激素和口服皮质激素在儿童中作用的随机对照试验。3 项随机对照试验发现，对于轻度到中度的哮喘儿童，在常规治疗的基础上雾化吸入布地奈德或者地塞米松与口服泼尼松相比，在住院率方面无显著性差异。一项对中度到重度哮喘儿童进行的随机对照试验发现，与吸入氟替卡松相比，口服泼尼松 4 小时降低了住院率，并改善了肺功能。一项后来对年龄 4～16 岁儿童进行的随机对照试验发现，与口服泼尼松相比，雾化吸入氟替卡松 7 天后改善了肺功能。另一项对年龄 5～16 岁因重度哮喘入院儿童进行的随机对照试验发现，雾化吸入布地奈德与口服泼尼松相比，两者在入院 24 小时或者之后的肺功能方面无显著性差异。

益处 **与口服皮质激素相比**：我们发现了一篇系统综述（检索时间2000年，4项随机对照试验）[12]，一项随后的随机对照试验[13]和另一项原先未收录的随机对照试验[14]。这篇系统综述比较了在医院急诊室最初大剂量吸入皮质激素治疗和口服皮质激素治疗对于住院率的作用[12]。这篇综述没有将随机对照试验的结果混在一起进行分析，因为这些研究之间差异明显。一项随机对照试验（100 例中度到重度哮喘的儿童，年龄 5～16 岁，最初平均 1 秒钟用力呼气容积 [FEV$_1$] 45%）比较了氟替卡松（2mg，通过带储雾罐的压力定量气雾器给药）和泼尼松（2mg/kg，口服）[15]。结果发现泼尼松降低了住院率（氟替卡松 31% vs 泼尼松 10%，P = 0.01），增加了 4 小时后的平均 FEV$_1$（氟替卡松 9% vs 泼尼松 19%，P ≤ 0.001）[15]。系统综述中的第 2 项随机对照试验（111 例轻度到中度哮喘的儿童，年龄 1～17 岁）比较了地塞米松（1.5 mg/kg，雾化器给药）和泼尼松（2mg/kg，口服）[16]。结果发现雾化吸入地塞米松和口服泼尼松在住院率方面无显著性差异（地塞米松组 12/56 [21%] vs 泼尼松组 17/55 [31%]，ARR ＋9.5%，95% CI －8.0%～+21.0%；RR 0.69，95% CI 0.36～1.27），但是雾化地塞米松组出院 48 小时内复发率更低（地塞米松组 0/44[0%] vs 泼尼松组 6/38[16%]，ARR －16.0%，95% CI －27.0%～－4.5%）。但是，这项随机对照试验中所有儿童出院后服用泼尼松 2mg/（kg·d） 5 天[16]。其他 2 项随机对照试验（102 例轻度到中度哮喘的儿童）比较了布地奈德（通过雾化器在 1 分钟、30 分钟和 60 分钟给药 800μg，通过都保[Tubohaler]喷雾器给药 1600μg）和泼尼松龙（2mg/kg，口服）[17,18]。一项随机对照试验将住院率作为结局，发现两组间无显著性差异（吸入皮质激素组 vs 口服皮质激素组的 OR 0.49，95% CI 0.22～1.07）[17,18]。后来的随机对照试验（321 例年龄 4～16 岁儿童，预期呼气峰流速❻40%～75%）比较了雾化吸入氟替卡松（1mg，每天 2 次，共 7 天）和口服泼尼松龙（2mg/kg 用 4 天，然后 1 mg/kg 用 3 天）。结果发现，雾化吸入氟替卡松与口服泼尼松龙相比，7 天后明显改善了清晨平均呼气峰流速（差值 9.5L/min，95% CI 2.0～17.0 L/min），而在症状评分、停药和不良反应方面无显著性差异[13]。原先未收录的随机对照试验（46 例儿童，年龄 5～16 岁，因哮喘重度发作入院）在入院时和入院 24 小时后比较了雾化吸入布地奈德（2mg/h）和口服泼尼松龙（2mg/kg）的作用[14]。结果发现，两组在入院后 24 小时、3 天和 24 天的 FEV$_1$ 方面无显著性差异。这个试验中所有儿童在出院后以布地奈德（800μg/d）进行治疗。

害处 这篇系统综述发现，吸入皮质激素没有明显不良反应[12]。后来的随机对照试验发现，吸入氟替卡松和口服泼尼松龙在不良反应方面无显著性差异，但氟替卡松组口腔鹅口疮的发生率轻度增高（氟替卡松 8% vs 泼尼松龙 3%）[13]。

评论 系统综述提示，目前尚没有足够的证据支持在中度严重急性哮喘发作的初始阶段，以大剂量吸入皮质激素代替口服皮质激素。随后的随机对照试验由氟替卡松的生产厂家资助[13]。

| 治疗选择 6 | 静脉应用茶碱 |

一篇系统综述发现，对于年龄1～19岁因哮喘严重急性发作入院接受吸氧、支气管扩张剂和糖皮质激素治疗的儿童，加用静脉茶碱与加用安慰剂相比，前者6～8小时后改善了肺功能和症状，但是在支气管扩张剂治疗的次数或者住院天数方面无显著性差异。一项后来对年龄1～17岁因重度哮喘入住重症监护病房的儿童进行的随机对照试验发现，与单独应用沙丁胺醇、异丙托品和甲泼尼龙相比，静脉加用茶碱减少了达到哮喘临床评分小于等于3分的时间，但是在重症监护的时间方面无显著性差异。如果超过治疗血药浓度，茶碱能够导致严重不良反应。

益处 与安慰剂相比：我们发现了一篇系统综述和一项随后的随机对照试验。这篇系统综述（检索时间2001年，7项随机对照试验，380例年龄1～19岁因严重哮喘入院的儿童青少年，预期1秒钟用力呼气容积❻35%～45%，接受吸氧、最大剂量支气管扩张剂吸入和口服/静脉糖皮质激素治疗）比较了加用静脉茶碱与加用安慰剂对肺功能的作用（测定了1秒钟用力呼气容积从基础值的变化）[19]。这篇综述发现，在6～8小时时，与安慰剂相比，静脉应用茶碱明显改善了肺功能（2项随机对照试验，WMD 8.4%，95% CI 0.8%～15.9%）和临床症状评分（WMD－0.71，95%CI－0.82～－0.60），但是在需应用雾化支气管扩张剂治疗的次数（2项随机对照试验，WMD＋0.15，95% CI－0.52～＋0.83）和住院天数（3项随机对照试验，WMD＋4.29，95% CI－4.16～＋12.74）方面无显著性差异。随后的随机对照试验（47例儿童，年龄1～17岁，因重度哮喘发作入重症监护病房，接受沙丁胺醇❻、异丙托品和甲泼尼龙治疗）比较了静脉加用茶碱与加用安慰剂对临床哮喘评分达到3或者3以下时间长短的影响[20]。结果发现，与安慰剂相比，静脉茶碱明显缩短了临床哮喘评分达到3或者3以下的时间（茶碱组18.6小时 vs 对照组31小时，$P<0.05$），但在重症监护的时间方面两者没有明显差异。

害处 系统综述发现，与安慰剂相比，加用茶碱明显增加了发生呕吐的危险性（5项随机对照试验，RR 3.69，95% CI 2.15～6.33），但是在头痛、震颤、惊厥和心律失常等方面无明显差异。包含的研究中无死亡报道[19]。随后的随机对照试验发现，茶碱组呕吐的发生率更高，对照组震颤的发生率更高（p值均<0.05）[20]。如果超过了治疗量血药浓度，茶碱能够导致严重不良反应（心律失常或者惊厥）。

评论 无。

| 问 题 | 对需要时吸入β受体激动剂的哮喘儿童，单药预防发作的效果如何？ |

Duncan Keeley

| 治疗选择 1 | 吸入皮质激素 |

一篇系统综述发现，与安慰剂相比，预防性吸入皮质激素改善了哮喘儿童的症状和肺功能。几项随机对照试验发现，与安慰剂相比，吸入皮质激素轻微降低了生长速度，虽然长期随访研究提示可达到正常成人身高。罕有报道吸入皮质激素伴随肾上腺功能抑制。一项对年龄6～16岁儿童进行的随机对照试验发现，吸入倍氯米松和应用茶碱对于哮喘症状的改善无显著性差异，但是吸入倍氯米松组对支气管扩张剂和口服皮质激素的使用减少。几项小样本的随机对照试验发现，吸入皮质激素与色甘酸钠相比，前者对于症状和肺功能的改善更为有效。对年龄5～16岁儿童进行的随机对照试验发现，与吸入长效β₂受体激动剂（沙丁胺醇）或者吸入奈多罗米相比，吸入皮质激素（倍氯米松、布地奈德或氟替卡松）对于哮喘儿童症状和肺功能的改善更为有效。

益处 与安慰剂相比：我们发现了一篇系统综述[检索时间1996年，24项随机对照试验，1087例儿童，24项随机对照试验中有10项对接受常规治疗（包括需要时吸入β₂受体激动剂）的学龄前儿童进行了研究，试验持续4～88周]，比较了规律吸入皮质激素（倍他米松、倍氯米松、布地奈德、氟尼缩松或氟替卡松）与安慰剂对于哮喘症状（见下述评论）、合用药物和呼气峰流速❻(PEFR)的作用[21]。结果发现，皮质激素明显改善了症状评分（症状评分总加权相对改善率为50%，95% CI 49%～51%），降低了β₂受体激动剂的使用（RR 0.37，95% CI 0.36～0.38），降低了口服皮质激素的使用（RR 0.68，95% CI 0.66～0.70），改善了PEFR（PEFR预期的加权平均改善率为11%，95% CI 9.5%～12.5%）。**与茶碱相比**：我们没有发现系统综述。我们发现一项原先未收录的随机对照试验（195例儿童，年龄6～16岁，接受包括需要时吸入β受体激动剂在内的常规治疗，随访了12个月）[22]。结果发现，吸入倍氯米松和口服茶碱在平均哮喘症状评分方面无显著性差异（0＝无症状，6＝能导致残疾的症状，平均评分：倍氯米松0.5～0.8 vs 茶碱0.6～0.9），但是吸入倍氯米松组更少使用支气管扩张剂和口服皮质激素[22]。**与色甘酸钠相比**：我们没有发现相关系统综述。我们发现了4项随机对照试验比较了吸入皮质激素（倍他米松、布地奈德、氟替卡松）与吸入色甘酸钠的作用[23-26]。一项随机对照试验（20例儿童，年龄6～14岁）发现，与色甘酸钠相比，倍他米松明显改善了症状和肺功能（平均PEFRs，$P<0.001$）[23]。第二项随机对照试验（交叉，75例儿童，年龄5～15岁）发现，与色甘酸钠相比，布地奈德或氟替卡松明显降低了支气管扩张剂的使用（$P<0.05$）和肺功能（1秒钟用力呼气容积[FEV₁]；$P<0.01$）[24]。第三项随机对照试验（非盲法，335例儿童，年龄2～6岁）发现，与色甘酸钠相比，布地奈德在52周后明显降低了哮喘加重比例（$P\leq0.001$）。哮喘加重

的定义是指全身使用皮质激素或增加维持治疗、急诊或者紧急就诊或者住院[25]。第四项随机对照试验（非盲法，多中心，225例儿童，年龄4～12岁）发现，与色甘酸钠相比，氟替卡松明显改善了PEFR平均百分率（在6～8周时，$P=0.0001$）和症状（在6～8周时，$P<0.05$），但是在减少药物使用或者FEV_1方面无显著性差异[26]。**与奈多罗米相比**：我们没有发现系统综述。我们发现了一项随机对照试验（1041例儿童，年龄5～12岁，轻度到中度哮喘，试验前平均FEV_1预期值94%，均使用沙丁胺醇 Ⓖ 控制症状），比较了吸入布地奈德（200μg，每天2次）和吸入奈多罗米（8mg，每天2次）以及安慰剂4～6年的作用[27]。结果发现，布地奈德与奈多罗米或者安慰剂相比，在肺功能、住院率或日志卡片症状评分方面无显著性差异。但是在哮喘症状和发病率方面，布地奈德优于奈多罗米，奈多罗米优于安慰剂（见表1）。在整个试验过程中，3组应用支气管扩张剂后FEV_1的平均改变无显著性差异。**与吸入长效β_2受体激动剂相比**：我们没有发现系统综述。我们发现了2项随机对照试验比较了倍氯米松（200μg，每天2次）和沙美特罗（50μg，每天2次）应用1年的作用[28, 29]。第一项随机对照试验（67例儿童，年龄6～16岁）发现，倍氯米松比沙美特罗在改善FEV_1方面更为有效（沙美特罗组预期的FEV_1平均改变为−4.5%，95% CI −9.0%～+0.1%；倍氯米松组预期的FEV_1平均改变为+10%，未报道可信区间；倍氯米松和沙美特罗的平均差值为14.2%，95% CI 8.3%～20.0%），在降低解救药物沙丁胺醇使用方面倍氯米松也更为有效（沙美特罗组每天使用0.44次 vs 倍氯米松组每天使用0.07次，$P \leq 0.001$）[28]。两种治疗均改善了症状评分（试验前：沙美特罗组儿童3%无症状 vs 倍氯米松组儿童6%无症状；1年时：沙美特罗组36%无症状 vs 倍氯米松组55%无症状）和PEFR（清晨PEFR的改善：沙美特罗组49L/min vs 倍氯米松组61L/min），但是在治疗1年时两种治疗无明显差异。倍氯米松组2例病情加重，而沙美特罗组17例病情加重[28]。第2项随机对照试验（241例儿童，年龄6～14岁）比较了倍氯米松（81例儿童）与沙美特罗（80例儿童）和安慰剂（80例儿童）的作用[29]。结果发现，与沙美特罗相比，倍氯米松气道高反应性的降低更为明显（试验给药12个月后，36小时醋甲胆碱PC20为：倍氯米松组2.1mg/mL vs 沙美特罗组0.9mg/mL，$P=0.009$）。与安慰剂相比，倍氯米松明显降低了急救性支气管扩张剂的使用（白天和夜间不需使用沙丁胺醇：倍氯米松组92% vs 安慰剂组83%，$P \leq 0.001$）和病情加重导致的停药（倍氯米松组5 vs 安慰剂组15，$P=0.03$）。与安慰剂相比，沙美特罗没有明显降低急救性支气管扩张剂的使用（白天和夜间不需使用沙丁胺醇：沙美特罗组88% vs 安慰剂组83%，$P=0.09$）和病情加重导致的停药（沙美特罗组15 vs 安慰剂组15，$P=0.55$）。与安慰剂相比，沙美特罗和倍氯米松都明显改善了FEV_1，但是沙美特罗组和倍氯米松组之间的差异无显著性（倍氯米松10% vs 沙美特罗10% vs 安慰剂5%）。**与口服孟鲁司特相比**：我们没有发现比较吸入皮质激素和口服孟鲁司特对儿童作用的随机对照试验。一篇主要对成人进行的研究比较吸入皮质激素和白三烯受体拮抗剂作用的系统综述发现，两组加重率相似，但是吸入激素组肺功能和症状的改善更为明显[30]。见成人哮喘及喘息性疾病中对于轻到中度、持续哮喘的成人白三烯受体拮抗剂的益处。

害处 **与安慰剂相比**：一篇系统综述（检索时间1996年）发现，吸入皮质激素（倍他米松、布地奈德、氟尼缩松或氟替卡松）与吸入安慰剂在肾上腺功能（12项随机对照试验）和临床发现口腔念珠菌病例（4项随机对照试验）方面无显著性差异[21]。病例报告[31]和一个国家对儿科医师和内分泌医师进行的调查[32]提示，吸入大剂量皮质激素的儿童有发生肾上腺功能抑制的可能性，甚至导致伴随低血糖的肾上腺危象。大部分病例用的是氟替卡松，每天500～2000μg。观察研究发现，吸入皮质激素后很少或者没有发现骨代谢生化改变的证据[33, 34]。2项对于长期吸入皮质激素（倍氯米松、布地奈德）的儿童应用裂隙灯筛查晶状体改变的横断面研究没有发现后囊下白内障[35, 36]。这篇系统综述包括了8项报道生长速度的随机对照试验，发现吸入皮质激素和吸入安慰剂无明显差异[21]。一篇系统综述（检索时间1993年，21个研究）报道了以口服或者吸入皮质激素治疗的810例儿童的年龄别身高（height for age）。结果没有发现吸入倍氯米松导致生长障碍的证据（12个研究，331例儿童）[37]。在第二篇系统综述（检索时间1999年，3项随机对照试验）中，发现了一项随机对照试验（94例儿童，年龄7～9岁），比较了吸入倍氯米松（400μg/d）和安慰剂对于反复病毒感染导致喘息的儿童的生长速度的作用[38]。结果发现和安慰剂组相比，倍氯米松组生长速度明显降低（治疗7个月时平均身高增长差异：−1cm，95% CI −1.4～−0.6 cm，$P<0.0001$），并且在随后的4个月的洗脱期内无显著性追赶生长[39]。我们发现了一项后来的大样本的随机对照试验，评价了吸入布地奈德对于轻度哮喘儿童生长速度的作用[40]。这项随机对照试验发现，与应用安慰剂的儿童相比，应用布地奈德3年的儿童生长速度更慢（1项随机对照试验，3195例儿童，年龄5～17岁，平均每年生长差异：−0.43cm，95% CI −0.54～−0.32 cm，$P<0.0001$）。11岁以下每天以布地奈德200μg治疗的儿童（−0.45厘米/年，95% CI −0.56～−0.34 cm，$P<0.0001$）和11岁以上每天以布地奈德400μg治疗的儿童（−0.40厘米/年，95% CI −0.66～−0.14 cm，$P=0.003$）的生长速度的差异是相同的。在11岁以下每天以布地奈德200μg治疗的儿童中这种作用在第一年（−0.58厘米/年，95% CI −0.76～−0.40 cm，$P<0.0001$）比第三年（−0.33厘米/年，95% CI −0.52～−0.14 cm，$P=0.0005$）更显著[40]。**与茶碱或色甘酸钠相比**：一项随机对照试验（如上所述，195例儿童）比较了吸入倍氯米松（360μg）和口服茶碱1年的作用[22]。结果发现茶碱生长速率更高，男孩更为突出（青春期前男孩的平均生长速度：倍氯米松组4.3厘米/年 vs 茶碱组6.2厘米/年）。这种作用不足以使儿童及其父母注意到，没有儿童因考虑到这方面原因撤出试验[22]。一个前瞻性对照研究比较了216例以布地奈德（400～600μg/d）治疗的儿童和62例以茶碱或者色甘酸钠治疗的儿童，随访了3～5年[41]。结果发现在布地奈德剂量达400μg/d时生长速度无明显差异（布地奈德组5.5厘米/年 vs 对照组5.6厘米/年）。将142例布地奈德治疗组儿童（平均治疗时间9.2年，

平均剂量412μg/d）成年后身高与18例从未用过吸入皮质激素治疗的儿童和51例健康同胞进行比较，结果发现无明显差异。所有组的儿童均达到了他们目标成年身高（测量的成年身高和目标成年身高的平均差异：布地奈德治疗组 +0.3 cm，95% CI − 0.6 ~ + 1.2cm；哮喘儿童对照组 − 0.2，95%CI − 2.4 ~ + 2.1cm；健康同胞 + 0.9 cm，95% CI − 0.4 ~ + 2.2cm）[42]。两项随机对照试验发现，在吸入皮质激素（倍他米松，布地奈德）和色甘酸钠之间无临床相关的差异[23,25]。一项随机对照试验发现，与氟替卡松或者色甘酸钠相比，布地奈德明显降低了生长速度（与前一年的平均身高标准差评分的改变相比，身高平均标准差评分的下降>2 个标准差，P<0.05）[24]。另一项随机对照试验发现，与氟替卡松相比，应用色甘酸钠的儿童因不良反应（气短和喘息、胸部烧灼感、咽痛和不适）停药的比例更高[26]。**与奈多罗米相比：**一项大样本的随机对照试验（1041例轻度到中度哮喘的儿童）比较了布地奈德（400μg/d）与奈多罗米及安慰剂随访4~6年的作用[27]。布地奈德组平均身高增加少于安慰剂组1.1cm（布地奈德组22.7cm vs 安慰剂组23.8cm，P= 0.005），差异主要发生在治疗开始第一年内[27]。**与吸入长效 β₂ 受体激动剂相比：**两项比较倍氯米松和沙美特罗作用的随机对照试验发现，倍氯米松组线性生长速度减慢（沙美特罗组治疗后年生长速度为5.4cm[28]和6.1cm[29]，倍氯米松组治疗后年生长速度为4.0cm[28]和4.7cm[29]，P=0.004[28]，P=0.007[29]）。一项比较吸入倍氯米松和沙美特罗作用的随机对照试验发现，沙美特罗组症状改善的同时伴随支气管反应性明显的恶化，提示不能控制潜在的炎症[28]。

评论 吸入皮质激素的治疗作用应该被定期综述评价，治疗剂量应逐渐降至能很好地控制症状的最低剂量。对于长期应用吸入皮质激素治疗的儿童，应定期测量身高，并绘制身高百分位图表。

治疗选择 2　吸入色甘酸钠

一篇系统综述发现没有证据能够证明预防性应用吸入色甘酸钠对于年龄1~18岁的儿童，在降低哮喘症状方面有效。几项小样本的随机对照试验发现，色甘酸钠在改善症状和肺功能方面的疗效弱于吸入皮质激素。

益处 **与安慰剂相比：**我们没有发现（检索时间2002年，24项随机对照试验，大约1000例年龄0~18岁中到重度哮喘的儿童，正在应用包括需要时吸入β受体激动剂在内的常规治疗）比较吸入色甘酸钠和安慰剂的作用[43]的系统综述。这些随机对照试验的试验设计、哮喘严重程度、入选儿童数量、儿童年龄、干预持续时间和随访时间不同。这篇综述发现色甘酸钠治疗组和安慰剂治疗组在无症状天数（4项随机对照试验：WMD + 6.76，95% CI − 2.18 ~ + 15.70）或者咳嗽（9项随机对照试验：WMD − 0.18，95% CI − 0.32 ~ + 0.04）方面无差异。在喘息（WMD − 0.11，95% CI − 0.19 ~ − 0.03）和总症状评分（WMD − 0.19，95%CI − 0.07 ~ + 0.32）方面有很小的差异，色甘酸钠效果更好些。这篇综述发现了由于缺乏小样本的阴性试验造成了明显的出版偏差（咳嗽和喘息：P = 0.01）。这篇综述提示，色甘酸钠能够有效预防性治疗儿童哮喘的证据不足。**与吸入皮质激素相比：**见吸入皮质激素的益处。

害处 **与安慰剂相比：**这篇系统综述包括的15项随机对照试验报告不良反应的发生率很低，不良反应包括：咳嗽、味苦、喘息、打喷嚏、咽喉刺激和独骨疮[43]。**与吸入皮质激素相比：**见吸入皮质激素的害处。

评论 无。

治疗选择 3　吸入奈多罗米

2项对于年龄6~12岁常规用药的儿童进行的随机对照试验发现，与安慰剂相比，加用奈多罗米降低了哮喘症状评分、哮喘严重程度、支气管扩张剂的使用，并且改善了肺功能。一项对于年龄5~12岁轻度到中度哮喘儿童进行的随机对照试验发现，加用奈多罗米和加用布地奈德或者安慰剂相比，在肺功能、住院率和日志卡片记录的症状评分方面无显著性差异，但是同时发现在哮喘症状和发病率的几个指标方面，布地奈德优于奈多罗米，并且奈多罗米优于安慰剂。

益处 **与安慰剂相比：**我们没有发现相关系统综述。我们发现了2项随机对照试验[44,45]。第一项随机对照试验（209例儿童和青少年，年龄6~7岁，继续应用常规治疗）比较了吸入奈多罗米（4mg，每天4次）和安慰剂12周的作用。儿童在每日日志卡片上记录症状，包括：白天和夜间哮喘和咳嗽严重程度的评分、药物的使用情况以及清晨和夜晚呼气峰流速 (PEFR)。这项随机对照试验发现，与安慰剂相比，吸入奈多罗米明显降低得了总的症状评分、临床医师评价的哮喘严重程度、β₂ 受体激动剂的使用，并改善了肺功能（1秒钟用力呼气容积）[44]。第二项随机对照试验（平行分组研究，79例儿童，年龄6~12岁，刚从急性哮喘恢复并且允许使用吸入支气管扩张剂）比较了吸入奈多罗米（2mg，每天3次）和安慰剂12周的作用[45]。儿童在每日日志卡片上记录症状，包括：白天和夜间哮喘严重程度的评分、清晨和夜晚PEFR、支气管扩张剂的使用。这项随机对照试验发现，与安慰剂相比，吸入奈多罗米6周后明显改善了（从基线）清晨PEFR（差值，20L/min；P=0.036）、夜晚PEFR（差值，22L/min；P=0.033）、夜晚哮喘评分（5分量表的差值，0.48；P=0.001）和白天哮喘评分（5分量表的差值，0.38；P = 0.03）。这项随机对照试验发现在治疗6周以内无显著性差异。**与吸入皮质激素相比：**见吸入皮质激素的益处。

害处 **与安慰剂相比：**第一项随机对照试验报道，奈多罗米组与安慰剂组相比，咽痛和头痛更为常见[44]。第二项随机对照试验发现，除了安慰剂组呼吸道不良反应发生更为频繁以外，奈多罗米和安慰剂在不良反应发生率方面无显著性差异[45]。**与吸入皮质激素相比：**见吸入皮质激素的害处。

评论 无。

治疗选择 4　吸入长效 β₂ 受体激动剂

两项对于年龄 4～14 岁儿童进行的随机对照试验发现，与安慰剂相比，吸入沙美特罗（一种长效 β₂ 受体激动剂）改善了肺功能，有限的证据证明吸入沙美特罗降低了吸入沙丁胺醇的使用。一项比较吸入沙美特罗和倍氯米松作用的随机对照试验发现，沙美特罗使支气管反应性显著恶化。另一项随机对照试验发现，与沙美特罗相比，吸入倍氯米松对于增加肺功能和降低沙丁胺醇的使用更为有效。

益处　**与安慰剂相比**：我们没有发现系统综述。我们发现了 2 项随机对照试验[29, 46]。第一项随机对照试验（241 例儿童，年龄 6～14 岁，哮喘临床上已稳定，以往糖皮质激素的使用少于 1 个月）比较了吸入沙美特罗（80 例儿童）和倍氯米松（81 例儿童）以及安慰剂（80 例儿童）治疗 1 年的作用[29]。这项随机对照试验发现，与安慰剂相比，沙美特罗明显改善了肺功能（1 秒钟用力呼气容积 G 平均变化的预期百分数：沙美特罗组 10% vs 安慰剂组 5%，$P<0.001$），但是在急救性沙丁胺醇 G 的使用（$P=0.09$）和因病情加重而停药（$P=0.55$）方面无显著性差异[30]。第二项随机对照试验 [平行分组研究，207 例儿童，年龄 4～11 岁，根据美国胸科学会指南诊断哮喘，正在应用包括需要时吸入 β 受体激动剂的常规治疗，预期的 1 秒钟用力呼气容积 50%～80%（未用药）] 比较了吸入沙美特罗（50μg，每天 2 次）和安慰剂 12 周的作用[46]。这项随机对照试验发现，与安慰剂相比，沙美特罗明显改善了肺功能（平均清晨呼气峰流速的变化：沙美特罗组 25L/min vs 安慰剂组 13.2L/min，$P<0.001$；平均夜间呼气峰流速的变化：沙美特罗组 20L/min vs 安慰剂组 10.1L/min，$P=0.01$），降低了沙丁胺醇的使用（沙美特罗组 -0.8 vs 安慰剂组 -0.3，$P=0.004$）。沙美特罗组和安慰剂组在夜晚无觉醒例数方面无显著性差异[46]。**与吸入皮质激素相比**：见吸入皮质激素的益处。

害处　**与安慰剂相比**：一项随机对照试验没有发现沙美特罗应用 1 年后不良反应的证据[29]。第二项随机对照试验发现，沙美特罗组和安慰剂组在发生不良反应方面无显著性差异[29]。**与吸入皮质激素相比**：见吸入皮质激素的害处。长效 β₂ 受体激动剂偶尔可导致震颤和心动过速。

评论　不建议应用单药长效 β₂ 受体激动剂进行治疗，因为有发生支气管反应性显著恶化（提示不能控制潜在的支气管炎症）的可能性（见吸入皮质激素的害处）。

治疗选择 5　口服茶碱

一项对于年龄 6～15 岁正在应用常规治疗的儿童进行的小样本随机对照试验发现，与安慰剂相比，口服茶碱增加了平均清晨呼气峰流速，降低了急性夜间发作的平均次数和支气管扩张剂的使用。另一项对于年龄 6～16 岁儿童进行的随机对照试验发现，口服茶碱与吸入倍氯米松相比，在改善哮喘症状方面无显著性差异，但是茶碱组 1 年后支气管扩张剂和口服皮质激素的使用率高。如果超过治疗血药浓度，茶碱能够导致严重不良反应（心律失常、惊厥）。

益处　**与安慰剂相比**：我们没有发现系统综述。我们发现了一项随机对照试验（交叉研究，24 例儿童，年龄 6～15 岁，每周至少有 2 次夜间觉醒，正在应用包括必要时吸入 β 受体激动剂的常规治疗）比较了每天口服一次持续释放茶碱（平均茶碱浓度 11.2mg/L）和安慰剂 6 周的作用[47]。这项随机对照试验发现，与安慰剂相比，茶碱明显增加了平均清晨呼气峰流速 G（茶碱组 244L/min vs 安慰剂组 207L/min，$P<0.001$），明显降低了急性夜间发作的平均次数（茶碱组 3.2 vs 安慰剂组 10.7，$P<0.001$）和支气管扩张剂使用的平均次数（茶碱组 6.5 vs 安慰剂组 23.7，$P<0.001$）。**与吸入皮质激素相比**：见吸入皮质激素的益处。

害处　**与安慰剂相比**：一项随机对照试验发现，与安慰剂组相比，口服持续释放茶碱组消化不良、恶心和呕吐等胃部症状的发生率明显增加（茶碱组 30% vs 安慰剂组 6%，$P<0.001$）[47]。一篇关于茶碱对于行为和认知方面作用的系统综述（未说明检索时间，包括 12 个研究，340 例儿童）没有发现显著不良反应的证据[48]。如果超过治疗血药浓度，茶碱可发生严重不良反应（心律失常、惊厥）[49]。**与吸入皮质激素相比**：见吸入皮质激素的害处。

评论　无。

治疗选择 6　口服白三烯受体拮抗剂

一项对于年龄 6～14 岁儿童进行的随机对照试验发现，与安慰剂相比，口服孟鲁司特（一种白三烯受体拮抗剂）增加了与基线值比较的平均清晨 1 秒钟用力呼气容积，降低了每天总的 β 受体激动剂的使用，但是在白天哮喘症状评分和夜间因哮喘觉醒方面无显著性差异。另一项对年龄 2～5 岁儿童进行的随机对照试验发现，与安慰剂相比，口服孟鲁司特改善了平均白天症状评分，降低了急救性口服激素的使用，但是在平均夜间哮喘症状评分方面无显著性差异。我们没有发现直接比较口服孟鲁司特和吸入皮质激素的随机对照试验。

益处　**与安慰剂相比**：我们没有发现相关系统综述。我们发现了 2 项随机对照试验[50, 51]。第一项随机对照试验（平行分组研究，336 例儿童，年龄 6～16 岁，平均 1 秒钟用力呼气容积 G 预期 72%，安慰剂组 33% 同时吸入激素治疗，孟鲁司特组 39% 同时吸入激素治疗）比较了孟鲁司特（5mg/d）和安慰剂 8 周的作用[50]。这个随机对照试验发现，与安慰剂相比，孟鲁司特明显增加了（与基线值相比）平均清晨 1 秒钟用力呼气容积（孟鲁司特组 8.2% vs 安慰剂组 3.6%，$P<0.001$），明

显降低了每天总的 β₂ 受体激动剂的使用（孟鲁司特组降低 13% vs 安慰剂组增加 9.5%，$P<0.01$）[50]。这项随机对照试验发现，孟鲁司特和安慰剂在白天哮喘症状评分或者哮喘导致的夜间觉醒方面无显著性差异[50]。第二项随机对照试验（平行分组研究，689 例儿童，年龄 2～5 岁，安慰剂组 29% 同时吸入激素治疗，孟鲁司特组 27% 同时吸入激素治疗，孟鲁司特组和安慰剂组例数的比值为 2：1）比较了口服孟鲁司特（4mg/d）和安慰剂 12 周的作用[51]。这项随机对照试验发现，与安慰剂相比，孟鲁司特明显改善了平均白天症状评分（在 6 分量表，孟鲁司特组改善 0.37 vs 安慰剂组改善 0.26，$P=0.003$），降低了急救性口服激素的使用（孟鲁司特组 19% 需口服激素 vs 安慰剂组 28% 需口服激素，$P=0.008$）。这项随机对照试验发现孟鲁司特和安慰剂在平均夜间哮喘症状评分方面无显著性差异[51]。**与吸入皮质激素相比**：我们没有发现直接比较口服孟鲁司特和吸入皮质激素作用的随机对照试验。

害处 与安慰剂组相比：2 项随机对照试验没有发现孟鲁司特和安慰剂在不良反应的发生率方面有显著性差异[50,51]。

评论 无。

问 题 对吸入标准剂量皮质激素不能控制哮喘的儿童，增加药物预防发作的效果如何？

Duncan Keeley

治疗选择 1　增加吸入皮质激素的剂量

一项对于年龄 6～16 岁正在吸入倍氯米松的儿童进行的随机对照试验，比较了吸入皮质激素（倍氯米松）剂量加倍与安慰剂的作用，结果发现 1 年后两组在肺功能、症状评分、症状加重比例和支气管反应性方面无显著性差异，但是吸入激素组生长速度减慢。

益处 我们没有发现系统综述。我们发现了一项随机对照试验（177 例儿童，年龄 6～16 岁，正在吸入倍氯米松 200μg 每天 2 次，支气管扩张剂应用前平均预期 FEV_1 86%），比较了倍氯米松 200μg 每天 2 次与沙美特罗 50μg 每天 2 次和安慰剂的作用[52]。结果发现 1 年后各组间的肺功能无显著性差异（倍氯米松剂量加倍组 1 秒钟用力呼气容积预期的平均改变为 5.8%，95% CI 2.9%～8.7%；安慰剂组 1 秒钟用力呼气容积预期的平均改变 4.3%，95%CI 2.1%～6.5%），各组在症状评分、症状加重比例、支气管反应性和气道高反应性的改变方面无显著性差异（沙美特罗组醋甲胆碱 1.3 单位，95%CI 0.73 单位醋甲胆碱～1.87 单位醋甲胆碱；安慰剂组醋甲胆碱 0.80 单位，95%CI 0.33 单位醋甲胆碱～1.27 单位醋甲胆碱）。在这组儿童中，加用沙美特罗或者倍氯米松剂量加倍无明显益处，他们对以往治疗药物的依从性良好。

害处 吸入大剂量皮质激素的儿童随访 1 年后生长速度显著减慢（倍氯米松剂量加倍组 3.6cm，95%CI 3.0～4.2cm；沙美特罗组 5.1cm，95%CI 4.5～5.7cm；安慰剂组 4.5cm，95% CI 3.8～5.2cm）。有病例报道吸入大剂量激素的儿童发生严重肾上腺危象，主要发生在氟替卡松每天剂量大于 500 μg 时[32]。

评论 尽管缺乏作用有益的证据，但是吸入大剂量皮质激素常常被临床应用。在一些儿童中，虽然医嘱为大剂量皮质激素，但是依从性差和吸入方法不正确可抵消掉一部分作用。

治疗选择 2　加用长效 β₂ 受体激动剂

一项对于年龄 6～16 岁儿童进行的随机对照试验发现，加用沙美特罗（一种长效 β₂ 受体激动剂）在治疗最初几个月使呼气峰流速增加，但是 1 年后没有增加。第二项对于年龄 4～16 岁儿童进行的短期随机对照试验也发现，加用沙美特罗 3 个月后清晨呼气峰流速和无症状天数增加。第 3 项随机对照试验发现，与安慰剂相比，加用福莫特罗 3 个月后改善了肺功能，但是在症状评分或者急救药物的使用方面无显著性差异。

益处 我们没有发现系统综述。我们发现了 3 项随机对照试验[52-54]。第一项随机对照试验（177 例儿童，年龄 6～16 岁，随访 1 年，应用支气管扩张剂前预期的 1 秒钟用力呼气容积 🅖[FEV_1]86%）发现，与单独应用倍氯米松相比，在倍氯米松（200 μg 每天 2 次）的基础上加用沙美特罗增加 3 个月后平均清晨呼气峰流速（PEFR）（差异：+ 12L/min，未报告 P 值）。随访 1 年后两组的肺功能、气道反应性、症状加重的比例和支气管反应性无明显差异。任意时间点两组的症状评分无显著性差异。第二项随机对照试验（210 例儿童，年龄 4～16 岁，随访 12 周，预期的平均清晨 PEFR 为 79%）比较了沙美特罗（50 μg 每天 2 次）和安慰剂对于吸入皮质激素（平均剂量每天 750ug）不足以控制症状的儿童的作用[53]。在 12 周时，沙美特罗组的平均清晨 PEFR（相对于预期 PEFR）高 4%（$P<0.05$）。平均夜间 PEFR 无显著性差异。与不加用沙美特罗相比，加用沙美特罗无症状天数的平均比例改善更明显（治疗第 3 个月：沙美特罗组 60% vs 安慰剂组 30%，$P<0.05$）。第三项随机对照试验（302 例儿童，年龄 6～11 岁，随访 14 周，预期的平均清晨 PEFR 为 78%）比较了加用福莫特罗（4.5μg 或者 9 μg 每天两次）和安慰剂对于吸入皮质激素（平均剂量每天 450 μg）不足以控制症状的儿童的作用[54]。结果发现，与安慰剂相比，加用福莫特罗 12 周明显增加了平均清晨 PEFR（与安慰剂相比PEFR 的增加：4.5 μg 福莫特罗组 7.8L/min，95% CI 0.6～15.0L/min；9 μg 福莫特罗组 10.8L/min，95% CI 3.4～18.2L/min）和 FEV_1（与安慰剂相比预期的 FEV_1 增加百分比：4.5 μg 福莫特罗组 4.01%，95% CI 1.22%～6.81%；9 μg 福莫特罗组 3.63%，95%

CI 0.72%～6.55%）。这项随机对照试验发现，福莫特罗和安慰剂在12周时对于症状评分、急救药物的使用或生活质量无显著性差异（未报告P值）[54]。

害处 这些随机对照试验没有发现与沙美特罗[52, 53]或者福莫特罗[54]相关的显著不良反应。

评论 第二项随机对照试验由沙美特罗生产厂家组织和资助。对吸入小剂量皮质激素症状控制不良的成人进行的试验发现，加用长效β2受体激动剂比加用大剂量吸入激素益处更大（见成人哮喘同样问题中沙美特罗与大剂量吸入皮质激素的比较）。

治疗选择3　加用口服茶碱

一项小样本的随机对照试验发现，与加用安慰剂相比，在原来治疗的基础上加用茶碱4周，增加了无症状天数的比例，降低了加用β受体激动剂（奥西那林）和皮质激素（倍氯米松或者泼尼松）的使用。我们发现的证据不足以权衡这些治疗的短期疗效和可能的长期危害。第二项加用小剂量茶碱的小样本随机对照试验发现加用茶碱治疗无益处。

益处 我们没有发现系统综述，但是发现了2项随机对照试验。第一项随机对照试验（双盲交叉试验，33例儿童，年龄6～19岁，从医院哮喘门诊招募，22例儿童吸入倍氯米松[平均每天533μg]，11例口服泼尼松[平均隔日30mg]）[55]发现，与安慰剂相比，加用口服茶碱4周（血药浓度10～20μg/mL）增加了平均无症状天数（茶碱组63% vs 安慰剂组42%，$P \leq 0.01$）。安慰剂组需要的β受体激动剂（奥西那林Ⓖ）是茶碱组的2倍（茶碱组0.5剂/天 vs 安慰剂组1.0剂/天，$P \leq 0.01$）。茶碱组比安慰剂组有更少的儿童每天加用泼尼松（茶碱组3/32[9%] vs 安慰剂组10/32[31%]，$P = 0.02$）。第二项随机对照试验（36例儿童，平行分组，平均年龄12.5岁，在入选试验前吸入激素至少6个月）发现，加用茶碱（平均茶碱血药浓度水平7.1μg/mL）没有明显改善症状（日志卡片记录）和急救药物的使用（没有报告P值，见下述评论）[56]。

害处 第一项随机对照试验中，6例儿童在从安慰剂向以往曾耐受的茶碱剂量交叉时，发生的不良反应包括轻度暂时头痛和恶心[55]。第二项随机对照试验中，茶碱组一例伴随恶心和呕吐的儿童撤出了试验[56]。这些随机对照试验时间太短，因而不能评价长期应用的害处。

评论 第一项随机对照试验中，一例儿童由于依从性差而在分析中被剔除[55]。第二项随机对照试验没有提供肺功能的组间比较，但是发现随访12周后，加用口服茶碱与基线相比明显改善了呼气峰流速Ⓖ（$P = 0.02$），尽管1秒钟用力呼气容积Ⓖ保持不变（$P = 0.5$）[56]。

治疗选择4　加用口服白三烯受体拮抗剂

一项对于年龄6～14岁吸入布地奈德至少6周的持续哮喘儿童进行的交叉随机对照试验发现，与加用安慰剂相比，口服孟鲁司特（一种白三烯受体拮抗剂）4周降低了哮喘的加重。组间差异有统计学意义，但是该差异在临床方面很微小。

益处 我们没有发现系统综述，但是发现了一项交叉随机对照试验（279例儿童，年龄6～14岁，以往吸入皮质激素至少6周，加用200μg布地奈德1个月后预期的平均1秒钟用力呼气容积Ⓖ为78%），比较了在吸入布地奈德的基础上加用口服孟鲁司特和安慰剂4周的作用[57]。结果发现，与安慰剂组相比，孟鲁司特组哮喘加重天数（峰流速从基线降低>20%，β2受体激动剂的使用从基线增加>70%）更少（孟鲁司特组12.2% vs 安慰剂组15.9%，$P \leq 0.001$）。两组在生活质量、总体评价、需计划外药物干预或者口服皮质激素治疗的哮喘发作方面无显著性差异。

害处 这项随机对照试验发现，孟鲁司特和安慰剂在哮喘加重、上呼吸道感染、头痛、咳嗽、咽炎和发热方面无显著性差异[57]。

评论 儿童的随机对照试验时间很短（治疗4周）[57]。我们发现的一项大样本的随机对照试验显示，对于哮喘控制不良的成人在倍氯米松的基础上加用孟鲁司特，16周后效果良好[57]。两项随机对照试验均由孟鲁司特的生产厂商赞助。

问　题 婴儿急性喘息发作治疗的效果如何？

Michael Mckean

治疗选择1　短效β2受体激动剂

一项对于年龄3个月～2岁儿童进行的随机对照试验发现，与安慰剂相比，雾化吸入沙丁胺醇改善了呼吸频率和临床症状评分，但是在住院率方面无显著性差异。另一项对于年龄小于18个月的婴儿和年龄18～36个月的儿童进行的随机对照试验发现，雾化吸入沙丁胺醇与安慰剂相比在改变与基线相比的临床症状评分方面无显著性差异。雾化吸入β2受体激动剂可导致心动过速、震颤和低血钾。两项对于年龄5岁以下儿童进行的随机对照试验发现，通过带储雾罐的压力定量气雾器给予沙丁胺醇与通过雾化器吸入沙丁胺醇相比，在住院率方面无显著性差异。另一项对于年龄1～24个月儿童进行的随机对照试验发现，通过带储雾罐的压力定量气雾器给予特布他林与通过雾化器吸入特布他林相比，在症状改善方面无显著性差异。雾化吸入β2受体激动剂可导致心动过速、震颤和低血钾。

益处 雾化吸入沙丁胺醇与安慰剂相比：我们发现了一篇系统综述（没有报道检索时间，2项随机对照试验，在医院急诊室喘息急性加重的儿童)[59]。第一项随机对照试验（28个儿童，年龄3个月～2岁）比较了雾化吸入沙丁胺醇（0.3mg/kg，共2次，中间间隔1小时）与安慰剂对于呼吸频率和症状评分（心率、呼吸次数、喘息和辅助肌评分）的作用[60]。这项随机对照试验发现，与安慰剂相比，雾化吸入沙丁胺醇明显改善了呼吸频率（WMD－5.10次/分，95%CI－9.45次/分～－0.75次/分）和心率、呼吸次数、喘息和辅助呼吸肌使用等总临床症状评分（临床症状评分在0[无症状]～3[症状严重]：WMD－2.50，95%CI－3.88～－1.12），但是住院率无显著性差异（OR 1.95，95%CI 0.27～13.98）[60]。第二项随机对照试验（年龄<18个月的儿童28例和年龄18～36个月的儿童13例，喘息急性发作）发现雾化吸入沙丁胺醇（0.15mg/kg，2次）和安慰剂在临床症状评分从基线的变化方面无显著性差异。年龄大于18个月的儿童临床有一些改善，但是无统计学显著性差异（未报告P值）[61]。**通过压力定量气雾器给药与通过雾化器给药相比**：我们没有发现相关系统综述。我们发现了3项比较通过压力定量气雾器与通过雾化器给予短效β₂受体激动剂作用的随机对照试验[62-64]。第一项随机对照试验（64例年龄1～5岁反复急性喘息发作的儿童）发现，通过带储雾罐的压力定量气雾器给予沙丁胺醇（50μg/kg）与雾化吸入沙丁胺醇（150μg/kg）相比，在住院率方面无显著性差异[62]。第二项随机对照试验（42例平均年龄<2岁急性喘息发作的儿童）发现，通过带储雾罐的压力定量气雾器给予沙丁胺醇（400μg）与雾化吸入沙丁胺醇（2.5mg）相比，在住院率方面无显著性差异[63]。第三项随机对照试验（34例年龄1～24个月的儿童）发现，通过带储雾罐的压力定量气雾器给予特布他林（500μg）与雾化吸入特布他林（4mg）相比，在临床评分（评价呼吸频率、喘息、三凹、发绀程度、颜色和脉搏血氧数据）从基线的改善率方面无显著性差异[64]。

害处 雾化沙丁胺醇与安慰剂相比：系统综述没有评价雾化吸入沙丁胺醇对于急性喘息发作婴儿的不良反应[59]。雾化吸入β₂受体激动剂可导致心动过速、震颤和低血钾[63]。**通过压力定量气雾器给药与通过雾化器给药相比**：三项随机对照试验没有发现临床上显著的不良反应[62-64]。

评论 无。

治疗选择2　吸入异丙托溴铵

一篇随机对照试验的系统综述提供的比较吸入异丙托溴铵和安慰剂或者加用β₂受体激动剂的临床效果的证据不充足。

益处 与安慰剂相比：我们发现了一篇系统综述（检索时间2001年，1项随机对照试验，31例年龄2～24个月因急性喘息发作住院的儿童）[65]。系统综述中的随机对照试验发现，异丙托溴铵（125～250μg，依据年龄确定剂量）和安慰剂在住院天数方面无显著性差异（WMD－0.4天，95%CI－1.4～＋0.61天）[66]。**与短效β₂受体激动剂合用**：我们发现了一篇系统综述（检索时间2001年，2项随机对照试验，130例急诊室就诊的婴儿）[65]。这篇综述中包括的第一项随机对照试验（61例婴儿）比较了异丙托溴铵与β₂受体激动剂合用和单用β₂受体激动剂的作用，结果发现与单用β₂受体激动剂相比，合用异丙托溴铵与β₂受体激动剂45分钟后明显减少了对进一步药物治疗的需要（OR 0.22，95%CI 0.08～0.61）[67]。这篇综述中包括的第二项随机对照试验（69例儿童）比较了沙丁胺醇（0.15mg/kg）加用异丙托溴铵与加用安慰剂的作用，结果发现两组间在"极好的"临床反应频率方面无显著性差异（OR 0.96，95% CI 0.37～2.47）[68]。这篇系统综述包括的2项附加的随机对照试验比较了β₂受体激动剂合用异丙托溴铵与合用安慰剂对于因急性喘息住院婴儿的作用，但是它们的质量和设计问题限制了结论的得出。

害处 这篇系统综述没有报道异丙托溴铵治疗中的不良反应[65]。

评论 这篇系统综述的结果不支持对于年龄2岁以下伴随气道梗阻和喘息的儿童，广泛地不加区别地使用抗胆碱药物进行治疗。婴儿有可能症状得到缓解，但是这往往不能被所选择的结局识别出来。

治疗选择3　口服皮质激素

一项小样本的随机对照试验发现，口服泼尼松龙与安慰剂相比在每天症状评分方面无显著性差异。

益处 我们没有发现系统综述。我们发现了一项随机对照试验（38例急性喘息发作的婴儿，年龄3～17个月，喘息发作持续≥48小时，其中30例以往曾因喘息住院）[69]比较了在一次急性喘息发作中口服泼尼松（每天2mg/kg）与安慰剂5天的作用。结果发现两组在每天症状评分（咳嗽、喘息或者气促，P=0.64）方面无显著性差异[69]。

害处 这项随机对照试验未报道家长发现的不良反应[69]。

评论 无。

治疗选择4　吸入大剂量皮质激素

一篇系统综述发现，与安慰剂相比，吸入大剂量皮质激素降低了对口服皮质激素的需要，但是差异无统计学显著性。这篇综述也发现患儿的父母明显地偏爱吸入皮质激素甚于安慰剂。这些结果的临床意义尚不确定。

益处 我们发现了一篇系统综述（检索时间1999年，2项随机对照试验，122例急性病毒性喘息Ｇ的儿童）[70]。这篇综述的主要结局是需口服皮质激素治疗的喘息发作。结果发现与安慰剂相比，间断吸入大剂量皮质激素（布地奈德、倍氯米松）减少了对口服皮质激素的需要，但是差异无统计学显著性（2项交叉随机对照试验，67例婴儿：RR 0.53，95% CI 0.27～

1.04)[70]。第三项随机对照试验（55例婴儿，平行试验）由于存在异质性没有被包括在这个Meta分析中。结果也发现吸入皮质激素减少了对口服皮质激素的需要，虽然差异无统计学显著性（RR 0.82, 95% CI 0.52～1.29）[71]。这篇系统综述也发现患儿父母明显地偏爱吸入皮质激素甚于安慰剂（2项交叉随机对照试验，67例婴儿；RR0.64, 95% CI 0.48～0.87）[70]。

害处 一个参加者因布地奈德可疑的不良反应退出了试验（未报告进一步的详细情况）[71]。这篇系统综述未特意报道不良反应。见吸入皮质激素的害处[70]。

评论 这篇系统综述中包括的大部分随机对照试验在20世纪90年代以前完成，当时普遍认为喘息是哮喘的同义词，并且年幼儿童的不同喘息模式很少被识别。虽然有一些证据支持在病毒性喘息急性发作时使用大剂量吸入皮质激素，但是给药途径可能限制其临床应用。

问题 婴儿喘息的预防性治疗的效果如何？

Michael Mckean

治疗选择1 吸入异丙托溴铵

一项在系统综述中发现的小样本随机对照试验发现，雾化吸入异丙托溴铵与安慰剂相比在缓解症状方面无显著性差异。这项研究可能缺乏排除治疗组间临床上重要差异的把握度。

益处 我们发现了一篇系统综述（检索时间2001年，1项随机对照试验）[65]。这篇系统综述中包括的随机对照试验（交叉设计，23例年龄4～23个月的婴儿）比较了雾化吸入异丙托溴铵与安慰剂或者色甘酸钠的作用。这项随机对照试验发现异丙托溴铵和安慰剂在缓解症状（日志卡片确定）方面无显著性差异（OR 0.60, 95% CI 0.19～1.88）[72]。

害处 这项随机对照试验报告异丙托溴铵无显著不良反应[72]。

评论 这项研究可能缺乏把握度发现治疗组间临床上重要的差异。我们没有发现足够的证据支持对喘息婴儿预防性应用异丙托溴铵。

治疗选择2 短效 β_2 受体激动剂

在一篇对于年龄2岁以下儿童进行的系统综述中发现的两项随机对照试验发现，吸入沙丁胺醇与安慰剂相比在症状改善方面无显著性差异。一篇系统综述中包括的一项对于年龄3～14个月儿童进行的随机对照试验发现，与安慰剂相比，口服沙丁胺醇（一种短效 β_2 受体激动剂）减少了治疗的失败。

益处 吸入短效 β_2 受体激动剂：我们发现了一篇系统综述（未报告检索时间，2项随机对照试验，2岁以下儿童反复喘息发作但是无明显性病毒性细支气管炎的病史）[59]。这篇系统综述中包括的一项随机对照试验（交叉试验，80例年龄<1岁的婴儿，持续或者反复喘息，伴随特应性体质的个人史或者家族史）比较了吸入沙丁胺醇Ⓖ（200μg，每天3次）和安慰剂4周的作用。结果发现，沙丁胺醇和安慰剂在症状（日志中记录）或者肺功能（WMD + 0.12, 95%CI - 0.71～+0.95）方面无显著性差异[73]。另一项随机对照试验（29例年龄2～18个月以往反复喘息发作的婴儿）比较了吸入沙丁胺醇600μg加吸入倍氯米松300μg和单独吸入沙丁胺醇600μg或者安慰剂6周的作用[74]。结果发现沙丁胺醇与安慰剂在症状（咳嗽、喘息、睡眠问题和咳痰）改善方面无显著性差异（症状评分从基线的变化：沙丁胺醇组 − 0.2 vs 安慰剂组 + 0.3, P> 0.05）[74]。口服短效 β_2 受体激动剂：我们发现了一篇系统综述（未报告检索时间，1项随机对照试验）[59]。这项随机对照试验（59例年龄3～14个月以往至少有过一次喘息发作的婴儿）比较了口服沙丁胺醇加安慰剂、安慰剂加泼尼松龙和安慰剂加安慰剂14天的作用[75]。结果发现与安慰剂相比，口服沙丁胺醇（糖浆，1mg，每天3次）明显减少了治疗的失败（RR 2.51, 95% CI 1.09～5.79）。并且发现单独应用沙丁胺醇和联合应用沙丁胺醇加泼尼松无显著性差异（RR 0.71, 95% CI 0.18～2.80）[75]。

害处 吸入短效 β_2 受体激动剂：这篇系统综述没有报道不良反应[59]。口服短效 β_2 受体激动剂：这篇系统综述（如上所述）没有报道不良反应[59]。

评论 无。

治疗选择3 吸入皮质激素

两项随机对照试验发现没有明确的证据证明，预防性吸入小剂量布地奈德（一种皮质激素）对于1周～6岁反复喘息的儿童有效。一项随机对照试验发现的有限证据证明，与安慰剂相比，丙酸氟替卡松降低了喘息发作的频率。一篇系统综述和2项附加的随机对照试验提供的证据表明，与安慰剂相比，吸入大剂量皮质激素降低了婴儿急性喘息发作的严重程度和发作频率。吸入大剂量皮质激素有发生不良反应的可能性。

益处 吸入小剂量皮质激素与安慰剂的比较：我们发现了一篇系统综述（检索时间1999年，1篇随机对照试验，41例年龄7个月~6岁的儿童）[70]和2项原先未收录的随机对照试验[76,77]。这篇综述中包括的随机对照试验（41例儿童）发现，吸入布地奈德（通过压力定量气雾器，每天400μg）和安慰剂4个月后，在喘息急性发作方面无显著性差异[78]。这项随机对照试验没有单独对婴儿进行分析。第一项另外的随机对照试验（29例年龄4~17个月反复喘息的婴儿）发现，与安慰剂相比，吸入布地奈德（通过压力定量气雾器给药，150μg）明显改善了气短、白天喘息和白天咳嗽症状，但是没有改善夜间喘息和咳嗽（气短：SMD 0.21，95% CI 0.05~0.37，$P=0.02$；白天喘息：SMD 0.53，95%CI 0.10~0.96，$P=0.03$；白天咳嗽：SMD 0.35，95%CI 0.05~0.65，$P=0.04$；夜间喘息和咳嗽：$P>0.05$，未报道进一步数据）。吸入布地奈德（通过压力定量气雾器给药，150μg）和安慰剂在支气管扩张剂的需要方面无显著性差异（SMD+0.27，95% CI -0.06~+0.60，$P=0.12$）[76]。第二项附加的随机对照试验（30例年龄7~24个月的婴儿，喘息并且有哮喘或者过敏体质的家族史）比较了丙酸氟替卡松（50μg，每天2次）、丙酸氟替卡松（125μg，每天2次）和安慰剂治疗6个月的作用（每组10例）[77]。这项随机对照试验发现，与安慰剂相比，氟替卡松明显减少了平均喘息发作的次数（平均发作次数：50μg 氟替卡松组 1.9 vs 125μg 氟替卡松组 2.8 vs 安慰剂组 6.0）。**吸入大剂量皮质激素与安慰剂的比较**：我们发现了一篇系统综述（如上所述，检索时间1999年，3项随机对照试验，吸入大剂量皮质激素）[70]和2项附加的随机对照试验[79,80]。系统综述中包括的所有3项随机对照试验发现，吸入大剂量皮质激素（布地奈德每天1600μg，二丙酸倍氯米松每天2250μg，布地奈德1600μg 每天2次）明显改善了症状评分，虽然不可能进行Meta分析。包含的2项随机对照试验发现患儿父母偏爱大剂量吸入皮质激素。一项另外的随机对照试验（40例年龄6~30个月严重哮喘的婴儿）比较了雾化吸入布地奈德（1mg，每天2次）和安慰剂12周的作用[79]。这项随机对照试验发现与安慰剂相比，雾化吸入布地奈德明显减少了急性喘息发作儿童的比例（布地奈德组 40% vs 安慰剂组 83%，$P<0.01$）、白天喘息的发生率（布地奈德组 2.2% vs 安慰剂组 11.6%，$P<0.05$）和夜间喘息的发生率（布地奈德组 0.6% vs 安慰剂组 6.5%，$P<0.01$），但是没有明显减少每个儿童急性喘息发作的次数（布地奈德组 0 vs 安慰剂组 1，$P=0.13$）。第二项附加的随机对照试验（77例年龄11~36个月中度到重度反复哮喘的婴儿）比较了雾化吸入布地奈德（400μg，每天2次）和安慰剂12周的作用[80]。这项随机对照试验发现与安慰剂相比，雾化吸入布地奈德明显改善了从基线的喘息症状评分和睡眠障碍（P均<0.05），但是在咳嗽或者因咳嗽或喘息使孩子的体力活动受限方面无显著性差异。结果也发现，吸入布地奈德和安慰剂相比，明显减少了需口服泼尼松的天数[80]。**短效β_2受体激动剂加吸入皮质激素**：我们没有发现系统综述。我们发现了一项随机对照试验（31例年龄13~18个月反复喘息的婴儿）比较了吸入倍氯米松（200μg，每天2次）加吸入沙丁胺醇Ⓖ（需要时）和吸入安慰剂加吸入沙丁胺醇Ⓖ（需要时）的作用[81]。结果发现，加倍氯米松和加安慰剂相比，在临床评分、沙丁胺醇使用次数、睡眠障碍或者无症状天数方面无显著性差异[81]。

害处 这些随机对照试验没有报告任何不良反应[76,78-81]。吸入大剂量皮质激素有发生不良反应的可能（见吸入皮质激素的害处）。

评论 无。

词汇表

氨茶碱（Aminophylline）：茶碱和乙二胺（Ethylenediamine）的稳定化合物；加入乙二胺可增加茶碱在水中的溶解度。

临床哮喘评分（clinical asthma score）：用来评估哮喘严重程度。包括5个临床变量（呼吸频率、喘息、吸呼比值、三凹征、呼吸困难），评分为0、1或者2。每个变量的评分加在一起，总评分可以为10分[82]。

1秒钟用力呼气容积（forced expiratory volume in 1 second, FEV_1）：向肺活量计用力吹气时第1秒钟吹出的容积，以升来量度。

奥西那林（Orciprenaline）：在美国被称为间羟异丙肾上腺素。是一种非选择性β受体激动剂。

呼气峰流速（peak expiratory flow rate, PEFR）：向最大流量计或者肺流量计吹气时从肺中呼出的最大气体流速。应即刻进行测量，单位为L/min。

沙丁胺醇（salbutamol）：在美国被称为albuterol，是一种短效β_2受体激动剂。

病毒性喘息（viral wheeze）：定义为喘息伴随鼻塞和流涕，而没有或者很少有下呼吸道症状。

参考文献

1. Russell G, Ninan TK. Respiratory symptoms and atopy in Aberdeen school children: evidence from two surveys 25 years apart. *BMJ* 1992; 304:873-875.
2. Kabesh M, Von Mutius E. Epidemiology and public health. In: Silverman M, ed. *Childhood asthma and other wheezing disorders.* 2nd ed. London: Arnold, 2002.
3. Park ES, Golding J, Carswell F, et al. Pre-school wheezing and prognosis at 10. *Arch Dis Child* 1986;61:642-646.
4. Kelly WJW, Hudson I, Phelan PD, et al. Childhood asthma in adult life: a further study at 28 years of age. *BMJ* 1987;294:1059-1062.
5. Martinez FD, Wright AL, Taussig L, et al. Asthma and wheezing in the first six years of life. *N Engl J Med* 1995;333:133-138.
6. Geelhoed GC, Landau LI, Le Souef PN. Evaluation of SaO2 as a predictor of outcome in 280 children presenting with acute asthma. *Ann Emerg Med* 1994;23:1236-1241.
7. Plotnick LH, Ducharme FM. Combined inhaled anticholinergics and beta$_2$ agonists for initial treatment of acute asthma in children. In: The Cochrane Library, Issue 3, 2004. Chichester, UK: John Wiley & Sons, Ltd. Search date 2000; primary sources Medline, Embase, Cinahl, hand searches of bibliographies of references, and contact with pharmaceu-

tical companies for details of unpublished trials and personal contacts.
8. Goggin N, Macarthur C, Parkin PC. Randomized trial of the addition of ipratropium bromide to albuterol and corticosteroid therapy in children hospitalized because of an acute asthma exacerbation. *Arch Pediatr Adolesc Med* 2001;155:1329-1334.
9. Cates CJ. Holding chambers versus nebulisers for beta-agonist treatment of acute asthma. In: The Cochrane Library, Issue 3, 2004. Chichester, UK: John Wiley & Sons, Ltd. Search date 2001; primary sources Medline and Cochrane Airways Review Group Register.
10. Smith M, Iqbal S, Elliott TM, et al. Corticosteroids for hospitalised children with acute asthma (Cochrane Review). In: The Cochrane Library, Issue 3, 2004. Chichester, UK: John Wiley & Sons, Ltd. Date of most recent amendment: 15 December 2002. Date of most recent substantive amendment: 30 October 2002.
11. Patel H, Macarthur C, Johnson D. Recent corticosteroids use and the risk of complicated varicella in otherwise immunocompetent children. *Arch Pediatr Adolesc Med* 1996;150:409-414.
12. Edmonds ML, Camargo CA Jr, Pollack CV Jr, et al. Early use of inhaled corticosteroids in the emergency department treatment of acute asthma. In: The Cochrane Library, Issue 3, 2004. Chichester, UK: John Wiley & Sons, Ltd. Search date 2000; primary sources Cochrane Airways Group Register, and hand searches of bibliographies.
13. Manjra AI, Price J, Lenney W, et al. Efficacy of nebulised fluticasone propionate compared with oral prednisolone in children with an acute exacerbation of asthma. *Respir Med* 2000;94:1206-1214.
14. Matthews EE, Curtis PD, McLain B, et al. Nebulized budesonide versus oral steroid in severe exacerbations of childhood asthma. *Acta Paediatr* 1999;88:841-843.
15. Schuh S, Resiman J, Alshehri M, et al. A comparison of inhaled fluticasone and oral prednisone for children with severe acute asthma. *N Engl J Med* 2000;343:689-694.
16. Scarfone RJ, Loiselle JM, Wiley JF II, et al. Nebulized dexamethasone versus oral prednisone in the emergency treatment of asthmatic children. *Ann Emerg Med* 1995;26:480-486.
17. Volovitz B, Bentur L, Finkelstein Y, et al. Effectiveness and safety of inhaled corticosteroids in controlling acute asthma attacks in children who were treated in the emergency department: a controlled comparative study with oral prednisolone. *J Allergy Clin Immunol* 1998;102:605-609.
18. Devidayal S, Singhi S, Kumar L, et al. Efficacy of nebulized budesonide compared to oral prednisolone in acute bronchial asthma. *Acta Paediatr* 1999;88:835-840.
19. Mitra A, Bassler D, Ducharme FM. Intravenous aminophylline for acute severe asthma in children over 2 years using inhaled bronchodilators. In: The Cochrane Library, Issue 3, 2004. Chichester, UK: John Wiley & Sons, Ltd. Search date 2001; primary sources Cochrane Airways Group Register and reference lists of relevant articles.
20. Ream RS, Loftis LL, Albers GM, et al. Efficacy of IV theophylline in children with severe status asthmaticus. *Chest* 2001;119:1480-1488.
21. Calpin C, Macarthur C, Stephens D, et al. Effectiveness of prophylactic inhaled steroids in childhood asthma: a systematic review of the literature. *J Allergy Clin Immunol* 1997;100:452-457. Search date 1996; primary source Medline.
22. Tinkelman DG, Reed C, Nelson H, et al. Aerosol beclomethasone dipropionate compared with theophylline as primary treatment of chronic, mild to moderately severe asthma in children. *Pediatrics* 1993;92:64-77.
23. Ng SH, Dash CH, Savage SJ. Betamethasone valerate compared with sodium cromoglycate in asthmatic children. *Postgrad Med J* 1977;53:315-320.
24. Kannisto S, Voutilainen R, Remes K, et al. Efficacy and safety of inhaled steroid and cromone treatment in school-age children: a randomized pragmatic pilot study. *Pediatr Allergy Immunol* 2002;13:24-30.
25. Leflein JG, Szefler SJ, Murphy KR, et al. Nebulized budesonide inhalation suspension compared with cromolyn sodium nebulizer solution for asthma in young children: results of a randomized outcomes trial. *Pediatrics* 2002;109:866-872.
26. Price JF, Weller PH. Comparison of fluticasone propionate and sodium cromoglycate for the treatment of childhood asthma (an open parallel group study). *Respir Med* 1995;89:363-368.
27. The Childhood Asthma Management Program Research Group. Long-term effects of budesonide or nedocromil in children with asthma. *N Engl J Med* 2000;343:1054-1063.
28. Verberne A, Frost C, Roorda R, et al. One year treatment with salmeterol compared with beclomethasone in children with asthma. *Am J Respir Crit Care Med* 1997;156:688-695.
29. Simons FER and the Canadian Beclomethasone Diproprionate-Salmeterol Xinafoate Study Group. A comparison of beclomethasone, salmeterol and placebo in children with asthma. *N Engl J Med* 1997;337:1659-1665.
30. Ducharme FM, Hicks GC. Anti-leukotriene agents compared to inhaled corticosteroids in the management of recurrent and/or acute asthma. In: The Cochrane Library, Issue 3, 2004. Chichester, UK: John Wiley & Sons, Ltd. Search date 1999; primary sources Medline, Embase, Cinahl, hand searches of reference lists, and personal contact with colleagues and internal headquarters of leukotriene producers.
31. Drake AJ, Howells RJ, Shield JPH, et al. Symptomatic adrenal insufficiency presenting with hypoglycaemia in children with asthma receiving high dose inhaled fluticasone proprionate. *BMJ* 2002;324:1081-1083.
32. Todd GR, Acerini CL, Ross-Russell R, et al. Survey of adrenal crisis associated with inhaled corticosteroids in the United Kingdom. *Arch Dis Child* 2002;87:457-461.
33. Wolthers OD, Riis BJ, Pedersen S. Bone turnover in asthmatic children treated with oral prednisolone or inhaled budesonide. *Pediatr Pulmonol* 1993;16:341-346.
34. Reilly SM, Hambleton G, Adams JE, et al. Bone density in asthmatic children treated with inhaled corticosteroids. *Arch Dis Child* 2001;84:183-184.
35. Simons FE, Persaud MP, Gillespie CA, et al. Absence of posterior subcapsular cataracts in young patients treated with inhaled corticosteroids. *Lancet* 1993;342:776-778.
36. Abuektish F, Kirkpatrick JN, Russell G. Posterior subcapsular cataract and inhaled steroid therapy. *Thorax* 1995;50:674-676.
37. Allen DB, Mullen M, Mullen B. A meta-analysis of the effect of oral and inhaled steroids on growth. *J Allergy Clin Immunol* 1994;93:967-976. Search date 1993; primary sources literature searches of leading medical journals 1956-1993.
38. Sharek PJ, Bergman DA. Beclomethasone for asthma in children: effects on linear growth. In: The Cochrane Library, Issue 3, 2004. Chichester, UK: John Wiley & Sons, Ltd. Search date 1999; primary source Cochrane Airways Group Asthma Trials Register.

39. Doull IJ, Freezer NJ, Holgate ST. Growth of prepubertal children with mild asthma treated with inhaled beclometasone dipropionate. *Am J Resp Crit Care Med* 1995;151:1715-1719.
40. Pauwels RA, Pedersen S, Busse WW, et al. Early intervention with budesonide in mild persistent asthma: a randomised, double-blind trial. *Lancet* 2003;361:1071-1076.
41. Agertoft L, Pedersen S. Effects of long-term treatment with an inhaled corticosteroid on growth and pulmonary function in asthmatic children. *Respir Med* 1994;88:373-381.
42. Agertoft L, Pedersen S. Effect of long-term treatment with inhaled budesonide on adult height in children with asthma. *N Engl J Med* 2000; 343:1064-1069.
43. van der Wouden J, Tasche M, Bernsen R, et al. Inhaled sodium cromoglycate for asthma in children. In: The Cochrane Library, Issue 3, 2004. Chichester, UK: John Wiley & Sons, Ltd. Search date 2002.
44. Armenio L, Baldini C, Bardare M, et al. Double blind placebo controlled study of nedocromil sodium in asthma. *Arch Dis Child* 1993;68: 193-197.
45. Edwards AM, Lyons J, Weinberg E, et al. Early use of inhaled nedocromil sodium in children following an acute episode of asthma. *Thorax* 1999;54:308-315.
46. Weinstein S, Pearlman D, Bronsky E, et al. Efficacy of salmeterol xinafoate powder in children with chronic persistent asthma. *Ann Allergy Asthma Immunol* 1998;81:51-58.
47. Pedersen S. Treatment of nocturnal asthma in children with a single dose of sustained release theophylline taken after supper. *Clin Allergy* 1985;15:79-85.
48. Stein MA, Krasowski M, Leventhal BL, et al. Behavioural and cognitive effects of theophylline and caffeine. *Arch Pediatr Adolesc Med* 1996;50:284-288. Search date not stated; primary sources Medline, Psychlit, Dissertation Abstracts, and hand searched references.
49. Tsiu SJ, Self TH, Burns R. Theophylline toxicity: update. *Ann Allergy* 1990;64:241-257.
50. Knorr B, Matz J, Bernstein JA, et al. Montelukast for chronic asthma in 6-14 year old children. *JAMA* 1998;279:1181-1186.
51. Knorr B, Franchi LM, Bisgaard H, et al. Montelukast, a leukotriene receptor antagonist for the treatment of persistent asthma in children aged 2-5 years. *Pediatrics* 2001;108:E48.
52. Verberne A, Frost C, Duiverman E, et al. Addition of salmeterol versus doubling the dose of beclomethasone in children with asthma. *Am J Respir Crit Care Med* 1998;158:213-219.
53. Russell G, Williams DAJ, Weller P, et al. Salmeterol xinafoate in children on high dose inhaled steroids. *Ann Allergy Asthma Immunol* 1995;75:423-428.
54. Zimmerman B, D'Urzo A, Berube D. Efficacy and safety of formoterol Turbuhaler when added to inhaled corticosteroid treatment in children with asthma. *Pediatr Pulmonol* 2004;37:122-127.
55. Nassif EG, Weinberger M, Thompson R, et al. The value of maintenance theophylline in steroid dependent asthma. *N Engl J Med* 1981; 304:71-75.
56. Suessmuth S, Freihorst J, Gappa M. Low-dose theophylline in childhood asthma: a placebo-controlled, double-blind study. *Pediatr Allergy Immunol* 2003;14:394-400.
57. Simons FER, Villa JR, Lee BW, et al. Montelukast added to budesonide in children with persistent asthma: a randomized double blind crossover study. *J Pediatr* 2001;138:694-698.
58. Laviolette M, Malmstrom K, Lu S, et al. Montelukast added to inhaled beclomethasone in treatment of asthma. *Am J Respir Crit Care Med* 1999;160:1862-1868.
59. Chavasse R, Seddon P, Bara A, et al. Short acting beta agonists for recurrent wheeze in children under 2 years of age. In: The Cochrane Library, Issue 3, 2004. Chichester, UK: John Wiley & Sons, Ltd. Search date not stated; primary sources Medline and Pubmed.
60. Bentur L, Canny GJ, Shields MD, et al. Controlled trial of nebulised albuterol in children younger than 2 years of age with acute asthma. *Pediatrics* 1992;89:133-137.
61. Prahl P, Petersen NT, Hornsleth A. Beta$_2$-agonists for the treatment of wheezy bronchitis. *Ann Allergy* 1986;57:439-441.
62. Ploin D, Chapuis FR, Stamm D, et al. High-dose albuterol by metered dose inhaler plus a spacer device versus nebulization in preschool children with recurrent wheezing: a double-blind randomized equivalence trial. *Pediatrics* 2000;106:311-317.
63. Mandelberg A, Tsehori S, Houri S, et al. Is nebulized aerosol treatment necessary in the pediatric emergency department? *Chest* 2000;117: 1309-1313.
64. Closa RM, Ceballos JM, Gomez-Papi A, et al. Efficacy of bronchodilators administered by nebulizers versus spacer devices in infants with acute wheezing. *Pediatr Pulmonol* 1998;26:344-348.
65. Everard ML, Bara A, Kurian M, et al. Anticholinergic drugs for wheeze in children under the age of two years. In: The Cochrane Library, Issue 3, 2004. Chichester, UK: John Wiley & Sons, Ltd. Search date not stated; primary sources Cochrane Airways Group Register and hand searches of respiratory care and paediatric journals.
66. Wang EE, Milner R, Allen U, et al. Bronchodilators for treatment of mild bronchiolitis: a factorial randomised trial. *Arch Dis Child* 1992; 67:289-293.
67. Naspitz CK, Sole D. Treatment of acute wheezing and dyspnea attacks in children under 2 years old: inhalation of fenoterol plus ipratropium bromide versus fenoterol. *J Asthma* 1992;29:253-258.
68. Schuh S, Johnson D, Canny G, et al. Efficacy of adding nebulized ipratropium bromide to nebulized albuterol therapy in acute bronchiolitis. *Pediatrics* 1992;90:920-923.
69. Webb M, Henry R, Milner AD. Oral corticosteroids for wheezing attacks under 18 months. *Arch Dis Child* 1986;61:15-19.
70. McKean M, Ducharme F. Inhaled steroids for episodic viral wheeze of childhood. In: The Cochrane Library, Issue 3, 2004. Chichester, UK: John Wiley & Sons, Ltd. Search date: 1999; primary sources Cochrane Airways Group Register and reference lists of articles.
71. Svedmyr J, Nyberg E, Thunqvist P, et al. Prophylactic intermittent treatment with inhaled corticosteroids of asthma exacerbations due to airway infection in toddlers. *Acta Paediatr* 1999;88:42-47.
72. Henry RL, Hiller EJ, Milner AD, et al. Nebulised ipratropium bromide and sodium cromoglycate in the first two years of life. *Arch Dis Child* 1984;59:54-57.
73. Chavasse RJ, Bastian-Lee Y, Richter H, et al. Inhaled salbutamol for wheezy infants: a randomised controlled trial. *Arch Dis Child* 2000;82: 370-375.
74. Kraemer R, Graf Bigler U, Casaulter Aebischer C, et al. Clinical and physiological improvement after inhalation of low-dose beclomethasone dipropionate and salbutamol in wheezy infants. *Respiration* 1997;64: 342-349.
75. Fox GF, Marsh MJ, Milner AD. Treatment of recurrent acute wheezing episodes in infancy with oral salbutamol and prednisolone. *Eur J Pediatr* 1996;155:512-516.

76. Noble V, Ruggins NR, Everard ML, et al. Inhaled budesonide for chronic wheezing under 18 months of age. *Arch Dis Child* 1992;67: 285-288.
77. Teper A, Colom A, Kofman CD, et al. Effects of inhaled fluticasone propionate in children less than 2 years old with recurrent wheezing. *Pediatr Pulmonol* 2004;37:111-115.
78. Wilson N, Sloper K, Silverman M. Effect of continuous treatment with topical corticosteroid on episodic viral wheeze in preschool children. *Arch Dis Child* 1995;72:317-320.
79. de Blic J, Delacourt C, Le Bourgeois M, et al. Efficacy of nebulized budesonide in treatment of severe infantile asthma: a double-blind study. *J Allergy Clin Immunol* 1996;98:14-20.
80. Bisgaard H, Munck SL, Nielsen JP, et al. Inhaled budesonide for treatment of recurrent wheezing in early childhood. *Lancet* 1990;336: 649-651.
81. Barrueto L, Mallol J, Figueroa L. Beclomethasone dipropionate and salbutamol by metered dose inhaler in infants and small children with recurrent wheezing. *Pediatr Pulmonol* 2002;34:52-57.
82. Parkin PC, Macarthur C, Saunders NR, et al. Development of clinical asthma score for use in hospitalized children between 1 and 5 years of age. *J Clin Epidemiol* 1996;49:821-825.

原作者

Duncan Keeley
General Practitioner
The Health Centre
Thame
UK

Michael McKean
Consultant in Respiratory Paediatrics
Royal Victory Infirmary
Newcastle-upon-Tyne
UK

利益冲突：Duncan Keeley 医师曾接受过 Allen and Hanburys, Astra, MSD, Zeneca, 3M 和 Boots 公司提供的咨询费以及组织会议和参加会议的帮助。Michael McKean 是参考文献 73 和 70 中系统综述的合著者。

表1 吸入布地奈德、奈多罗米和安慰剂4～6年对于哮喘症状和发病率作用的比较[27]

干预措施	布地奈德（311例儿童）	奈多罗米（312例儿童）	安慰剂（418例儿童）
每100人年泼尼松疗程	70	102	122
每100人年哮喘导致的急诊次数	12	16	22
每100人年哮喘导致的住院数	2.5	4.3	4.4
加用倍氯米松或者其他哮喘药物	6.6%	17.1%	18.7%

儿童注意缺陷多动障碍

检索时间：2005年5月
原作者：Deborah Pritchard　韩颖 译　秦炯 校　桂永浩 审

问 题

儿童注意缺陷多动障碍（ADHD）的治疗效果如何？

治疗措施及其效果

ADHD 的治疗

很可能有效
阿托西汀（Atomoxetine）
硫酸右苯丙胺（Dexamfetamine sulphate）
哌甲酯

哌甲酯联合心理/行为治疗

效果不明
可乐定
心理/行为治疗

见词汇表 G

主要信息

ADHD 的治疗

◆ **阿托西汀**：6项为期12周的随机对照试验显示，与安慰剂相比，阿托西汀可改善ADHD的症状。随机对照试验发现，与安慰剂相比，阿托西汀减少食欲，增加恶心、呕吐、无力、消化不良、感染、喉炎和皮肤瘙痒。由于逐渐出现的公认的有害数据，医生在给儿童或青少年开用阿托西汀等精神活性药时，应遵守国家药物监督部门规定的推荐和警示。

◆ **硫酸右苯丙胺**：2篇系统综述和随后1项随机对照试验发现的有限证据显示，与安慰剂相比，右苯丙胺（Dexamfetamine，Dexamphetamine）可以改善ADHD的部分行为问题。另1篇系统综述发现，比较右苯丙胺和哌甲酯治疗效果的证据不充分。1项随机对照试验发现有限的证据显示，与加用安慰剂相比，已服用右苯丙胺或哌甲酯的儿童，加用可乐定治疗6周后，可改善ADHD的行为问题。4项随机对照试验显示，与安慰剂相比，右苯丙胺可降低食欲。1项随机对照试验显示，与安慰剂相比，右苯丙胺可引起睡眠障碍。

◆ **哌甲酯**：1篇系统综述和随后1项随机对照试验显示，与安慰剂相比，哌甲酯短期内可改善ADHD的核心症状，但可以影响睡眠和食欲。2项随机对照试验发现的有限证据显示，1日1次的服药方式和1日3次的传统服药方式治疗效果相当。该综述发现，关于哌甲酯和右苯丙胺的疗效研究结果不一。该综述发现的有限证据显示，在治疗中期，哌甲酯较心理/行为治疗能更好地改善ADHD的症状，但其临床重要性尚不明确。1项小样本的随机对照试验提供了单独服用可乐定、单独服用哌甲酯、哌甲酯加服可乐定相比较的不充分的证据。另1项随机对照试验发现的有限证据显示，与加用安慰剂相比，已服用右苯丙胺或哌甲酯的儿童，加用可乐定治疗6周后，可改善ADHD的行为问题。另1篇系统综述发现的有限证据显示，与服用低剂量哌甲酯联合心理/行为治疗相比，服用高剂量哌甲酯没有提高疗效。

◆ **哌甲酯联合心理/行为治疗**：1篇系统综述发现，比较哌甲酯联合心理/行为治疗和安慰剂对ADHD儿童的治疗结果报道不一。另1篇系统综述发现，与单独应用心理/行为治疗相比，哌甲酯联合心理/行为治疗能更好地改善ADHD的症状。第3篇系统综述发现的有限证据显示，服用低剂量的哌甲酯联合心理/行为治疗与单独服用高剂量哌甲酯疗效相当。

◆ **可乐定**：来自1篇系统综述的有限证据显示，与安慰剂相比，可乐定可减轻ADHD的核心症状，但其临床重要性尚不明确。1项小样本的随机对照试验提供了单独服用可乐定、单独服用哌甲酯、可乐定加服哌甲酯相比较的不充分的证据，发现的有限证据显示，服用可乐定和可乐定合用哌甲酯可增加心动过缓的风险。另一项随机对照试验发现的有限证据表明，与加用安慰剂相比，已服用右苯丙胺或哌甲酯的ADHD儿童，加用可乐定6周可明显减轻ADHD的行为症状。

◆ **心理/行为治疗**：1篇包含2项小样本的随机对照试验的系统综述提供了心理/行为治疗与标准护理相比的疗效评估的不充分证据。1篇包含1项大样本的随机对照试验的系统综述发现，用行为量表进行评估，家庭治疗与标准护理之间无显著性差异。1篇系统综述发现的有限证据表明，在治疗中期，心理/行为治疗比哌甲酯治疗疗效差，但其临床重要性尚不清楚。

定义 注意缺陷多动障碍(attention deficit hyperactivity disorder，ADHD)是指持续出现较正常同龄儿更频繁和严重的注意力缺陷、多动和冲动行为(APA，DSM-IV)[1]。注意力缺陷、多动、冲动被认为是ADHD的核心症状ⓖ。症状必须出现于7岁以前，至少持续6个月以上，并且必须在1种以上的情境中出现社会功能、学业或职业功能的明显受损。这些症状不能被其他障碍性疾病，如焦虑障碍ⓖ、心境障碍、精神病性疾病或孤独症更好地解释[1]。世界卫生组织的疾病和相关健康问题的国际性标准分类ICD-10[2]用"多动障碍"这个名称进行更为严格的诊断。它与DSM-IV的分类[3]的区别在于注意力缺陷、多动、冲动三种问题必须都存在，必须满足广泛存在于多种场合的严格标准，以另1障碍的存在作为排除标准。本课题给出的证据大多是关于5岁或5岁以上儿童的，关于学龄前儿童治疗的有效性和安全性的证据很少。

发病率/患病率 ADHD患病率的评估因诊断标准和人群的不同而不同。根据DSM-IV标准，美国学龄儿童的患病率为3%～5%[1]。但根据其他诊断标准，患病率在1.7%至16.0%之间[4,5]。没有客观的检测手段能对ADHD作出明确的诊断，目前ADHD仍保留临床诊断。其他疾患常与ADHD同时存在。35%的ADHD儿童有对立违抗障碍ⓖ(95%CI 27%～44%)，26%的ADHD儿童有品行障碍ⓖ(95%CI 13%～41%)，26%的ADHD儿童有焦虑障碍ⓖ(95%CI 18%～35%)，18%的ADHD儿童有抑郁障碍ⓖ(95%CI 11%～27%)[6]。

病因/危险因素 ADHD的病因还不清楚[6]。有遗传因素的有限证据[7-9]。危险因素还包括心理社会因素[10]。男孩患病率高于女孩，男女之比为3:1[6]～4:1[3]。

预后 70%以上的多动儿童到青春期仍符合ADHD的诊断标准，65%的青少年到成年期仍符合ADHD的诊断标准[5]。诊断标准的不同使我们很难对现有的几项ADHD结局的研究进行阐述。1项平均随访时间为16年的关于男孩的系列研究表明，ADHD儿童反社会人格障碍的危险性增加了9倍，物质滥用的危险性增加了4倍。

治疗目的 减轻注意力缺陷、多动、冲动行为，改善影响儿童和青少年的心理社会和教育功能，将治疗的不良反应最小化。

结局 儿童行为评价，如Conners教师量表ⓖ；学校行为表现，如学校情境问卷ⓖ；自评症状；不良反应。

方法 采用《临床证据》2005年5月的文献检索和评价方案。我们检索了把各种治疗方案分别与安慰剂组、不治疗组相比较或者各种治疗方案之间相比较的随机对照试验和所有高质量的研究。

问 题	儿童注意缺陷多动障碍（ADHD）的治疗效果如何？

治疗选择1　阿托西汀

6项随机对照试验显示，与安慰剂相比，阿托西汀治疗12周可改善ADHD的症状。随机对照试验发现，与安慰剂相比，阿托西汀降低食欲，增加恶心、呕吐、无力、消化不良、感染、喉炎和皮肤瘙痒。由于逐渐出现的公认的有害数据，医生在给儿童或青少年开阿托西汀等精神活性药时，应遵守国家药物监督部门的推荐和警示。

益处 **阿托西汀与安慰剂相比：** 我们没有发现这方面的系统综述。我们发现了6项随机对照试验。前3项随机对照试验(在2篇论文中报道)发现，与安慰剂相比，阿托西汀在0.5mg/kg以上剂量、每日2次用药时，可明显改善ADHD量表(ADHD-RS)ⓖ检测的ADHD的症状[11,12]。第4项和第5项随机对照试验发现，与安慰剂相比，阿托西汀在0.8mg/kg以上剂量、每日1次用药时，也可以明显减轻ADHD的症状[13,14](表3)。第6项随机对照试验(年龄在6～15岁的416名儿童，先用阿托西汀开放性治疗12周，接着进行9个月的阿托西汀或安慰剂的双盲随机对照治疗)发现，阿托西汀比安慰剂能更有效地防止ADHD症状的复发(复发的定义为：ADHD-RS评分的严重程度又回到治疗前的90%)(复发率：阿托西汀组65/292 [22.3%] vs 安慰剂组47/124 [37.9%]；$P = 0.002$)[15]。但考虑到安慰剂组复发率也相对较低，上述试验结果的临床重要性还不清楚。**阿托西汀与哌甲酯相比：** 我们没有发现系统综述或随机对照试验。

害处 **阿托西汀与安慰剂相比：** 第1项随机对照试验发现，感染和瘙痒的不良反应随剂量增加而增加(感染：安慰剂组1/83 [1.2%] vs 阿托西汀每日0.5mg/kg组0/44 [0%] vs 阿托西汀每日1.2mg/kg组5/84 [6.0%] vs 阿托西汀每日1.8mg/kg组6/83 [7.2%]；瘙痒：安慰剂组0/83 [0%] vs 阿托西汀每日0.5mg/kg组0/44 [0%] vs 阿托西汀每日1.2mg/kg组1/84 [1.2%] vs 阿托西汀每日1.8mg/kg组5/83 [6.0%])[11]。第2项和第3项随机对照试验是一起报道的[12]。它们还发现，与安慰剂相比，阿托西汀可显著降低食欲(阿托西汀组21.7% vs 安慰剂组7.3%；$P < 0.05$)[12]。这两个试验的进一步分析发现，所有的治疗方法在心血管不良反应方面没有显著性差异(室颤、心动过速、心脏杂音、期前收缩、心动过缓，$P > 0.2$)[16]。第4项随机对照试验发现，与安慰剂相比，阿托西汀可显著降低食欲，增加恶心、呕吐、无力、消化不良(食欲减退：阿托西汀组17/85 [20.0%] vs 安慰剂组5/85 [5.9%]；$P = 0.02$；呕吐：阿托西汀组13/85 [15.3%] vs 安慰剂组1/85 [1.2%]；$P = 0.001$；恶心：阿托西汀组10/85 [11.8%] vs 安慰剂组2/85 [2.4%]；$P = 0.04$；无力：阿托西汀组9/85 [10.6%] vs 安慰剂组1/85 [1.2%]；$P = 0.02$；消化不良：阿托西汀组8/85 [9.4%] vs 安慰剂组0/85 [0%]；$P = 0.007$)[13]。第5项随机对照试验发现，与安慰剂组相比，阿托西汀可引起食欲减退，嗜睡和易疲倦(食欲减退：阿托西汀组23/131 [17.6%] vs 安慰剂组4/63 [6.3%]；嗜睡：阿托西汀组19/131 [14.5%] vs 安慰剂组1/63 [1.6%]；易疲倦：阿托西汀组13/131 [9.9%] vs 安慰剂组1/63 [1.6%]；所有比较均为$P < 0.05$)。第6项随机对照试验报道，阿托西汀与安慰剂组相比，在胃肠炎和咽炎

的发生率上具有显著性差异(每1项发生率均在5%以上；没有更多数据报道；报道具有意义)[15]。**阿托西汀与哌甲酯相比**：我们没有发现随机对照试验。**阿托西汀与自杀**：英国的Medicine and Healthcare Products Regulatory Agency (MHRA)和美国的Food and Drug Administration(FDA)都建议人们在应用阿托西汀时,注意抑郁征象、自杀想法或自杀行为,并提示在必要时应适当处理。而且,应通知病人及病人的父母注意这些风险,并建议观察任何的临床恶化、易激惹和兴奋、自杀想法或自杀行为以及其他的行为异常。另外,医生在开阿托西汀时,应注意标明警示,并给儿童和青少年的健康监护者一个警示医嘱,让他们注意服用此药的儿童和青少年有增加自杀倾向的风险,并告诉病人这些症状与阿托西汀的应用有关,停止服用阿托西汀后该症状可以消失(见本书的儿童与青少年抑郁障碍的章节)。

评论 临床指南：阿托西汀由肝脏的CYP2D6系统代谢。该代谢途径差的病人药物消除慢,不良反应的风险也增加。

治疗选择 2 硫酸右苯丙胺

2篇系统综述和随后1项随机对照试验发现的有限证据显示,与安慰剂相比,右苯丙胺可以改善ADHD的部分行为问题。另1篇系统综述发现,比较右苯丙胺和哌甲酯治疗效果的证据不充分。1项随机对照试验发现的有限证据显示,与加用安慰剂相比,已服用右苯丙胺或哌甲酯的儿童,加用可乐定治疗6周后,可改善ADHD的行为问题。4项随机对照试验显示,与安慰剂相比,右苯丙胺可降低食欲。1项随机对照试验显示,与安慰剂相比,右苯丙胺可引起睡眠障碍。

益处 **硫酸右苯丙胺与安慰剂相比**：我们检索到2篇系统综述[5,17]和随后的1项随机对照试验[18]。第1篇系统综述(1997年检索,4项随机对照试验,年龄在6～12岁的61名儿童,右苯丙胺用量为每天0.46～0.75mg/kg)发现,用简明Conners教师量表ⓖ进行检测,经过21天的随访,右苯丙胺比安慰剂能更有效地改善ADHD患者的结局(WMD -4.8, 95%CI -6.4~-2.9)[17]。第2篇系统综述(1997年检索,3项随机对照试验,年龄在6～16岁的150个儿童,右苯丙胺用量为5～20mg/d)仅做了较远期的研究评估(>12周)[5]。这篇综述发现的部分证据显示,与安慰剂相比,右苯丙胺可改善ADHD的结局(包括改善注意力和多动行为)。但这篇综述中的随机对照试验存在方法学的问题。随后的随机对照试验(交叉设计,年龄在6～12岁的35个儿童)发现,与安慰剂相比,在两个量表的评价(包括Conners教师量表中的多动指数,$P < 0.001$)中,右苯丙胺可显著改善行为拖拉、缓慢的问题[18]。**硫酸右苯丙胺与硫酸右苯丙胺加用可乐定相比**：见可乐定的益处。**右苯丙胺与哌甲酯相比**：见哌甲酯的益处。

害处 **硫酸右苯丙胺与安慰剂相比**：第1篇系统综述中的两项随机对照试验报道了患者因不良反应而停止试验[17]。第2篇系统综述发现,在3项随机对照试验中,右苯丙胺可明显引起厌食和食欲减退。随后的随机对照试验报道,服用右苯丙胺可引起食欲减退、体重减轻和睡眠障碍。**硫酸右苯丙胺与硫酸右苯丙胺加用可乐定相比**：硫酸见可乐定的害处。**右苯丙胺与哌甲酯相比**：见哌甲酯的害处。

评论 见主要治疗措施中的哌甲酯的益处。

治疗选择 3 哌甲酯

1篇系统综述和随后1项随机对照试验显示,与安慰剂相比,哌甲酯短期内可改善ADHD的核心症状,但可以影响睡眠和食欲。2项随机对照试验发现的有限证据显示,1日1次的服药方式和1日3次的传统服药方式治疗效果相当。该综述发现,哌甲酯和右苯丙胺相比较的疗效研究结果不一。该综述发现的有限证据显示,在治疗中期,哌甲酯较心理/行为治疗能更好地改善ADHD的症状,但其临床重要性尚不明确。1项小样本的随机对照试验提供了单独服用可乐定、单独服用哌甲酯、哌甲酯加服可乐定相比较的不充分的证据。另1项随机对照试验发现的有限证据显示,与加用安慰剂相比,已服用右苯丙胺或哌甲酯的儿童,加用可乐定治疗6周后,可改善ADHD的行为问题。另1篇系统综述发现的有限证据显示,与服用低剂量哌甲酯联合心理/行为治疗相比,服用高剂量哌甲酯没有提高疗效。

益处 我们发现1篇系统综述(2000年检索)[19]和4项随机对照试验评价了哌甲酯对ADHD症状的效果[20-23]。大部分研究是在美国做的,用DSM-Ⅲ或DSM-ⅢR或DSM-Ⅳ作为诊断标准,包括年龄在5～18岁的儿童,大部分由精神科或其他医院的门诊转诊而来。另外,1篇系统综述(检索时间未报道)发现,没有关于后来的药物滥用的随机对照试验[24]。**哌甲酯与安慰剂相比**：我们发现了1篇系统综述,这篇综述未能从13项严格筛选的短期的随机对照试验(1177项年龄在5～18岁的儿童)中得出结论[19]。10项随机对照试验发现,与安慰剂相比,哌甲酯(剂量范围：每天0.56～0.72mg/kg或5～35mg/d)可显著改善Conners教师量表ⓖ中的多动指数($P < 0.05$)。在3项小样本的随机对照试验中,这种改善无显著性(99个儿童)(见表2)。这篇综述发现,17项其他的随机对照试验(643个儿童)有相似的结果。这17项随机对照试验在参与者的均质性、结局评价方法和方法学的质量方面欠严格。第1项随后的随机对照试验(平行设计,年龄在6～12岁的276个ADHD儿童。这些儿童排除了抽动秽语综合征、活动期的癫痫、精神病患者和已来月经的女孩)做了哌甲酯缓释片(1天1次给药)和传统剂型(1天3次给药)与安慰剂的对比研究[20]。这项研究发现,与安慰剂相比,哌甲酯可显著改善学校中的注意力和行为(用教师评估的简明IOWA Conners I/O 量表ⓖ在研究的4周中进行检测,见表2)。这篇综述发现哌甲酯的缓释片和普通剂型在疗效上没有显著性差异。第2项随机对照试验(交叉设计,年龄在6～12岁的68个儿童)发现哌甲酯缓释片(1日1次)与安慰剂相比,具有与前述研究结果相似的益处；而与传统剂型(1日3次)哌

甲酯相比,具有较大的相似性(表2)[21]。另外2项随机对照试验(交叉设计,1项随机对照试验在平均年龄13.8岁的45个青少年中进行,1项随机对照试验在年龄7～12岁的136个男孩中进行)同样发现,与安慰剂相比,哌甲酯可显著改善ADHD症状(均用IOWA Conners量表进行测量)(见表2)[22,23]。**哌甲酯与可乐定相比**:见可乐定的益处。**哌甲酯与右苯丙胺相比**:这篇系统综述检验了4项把哌甲酯(剂量每天0.6～4.5mg/kg或者20mg/d)与右苯丙胺(剂量每天0.39～2.6mg/kg或者10mg/d)相比的低质量的交叉设计的随机对照试验(224个年龄在5～18岁的儿童)。但是因为其异质性,无法得出结论。3项随机对照试验(年龄在5～12岁的99个儿童)发现,哌甲酯与右苯丙胺在改善ADHD的核心症状Ⓖ方面没有显著性差异(见表2)。另1项随机对照试验发现,哌甲酯在改善教师量表的得分方面优于右苯丙胺,但在父母量表和结局方面两者无显著性差异。从这些研究中不能得出一个确切的结论。**哌甲酯与哌甲酯加用可乐定相比**:见可乐定的益处。**哌甲酯与哌甲酯加用心理/行为治疗相比**:见哌甲酯加用心理/行为治疗的益处。**哌甲酯与心理/行为治疗相比**:我们发现1篇系统综述(2000年检索)检验了把哌甲酯与心理/行为治疗Ⓖ进行比较的4项随机对照试验[19]。3项随机对照试验(年龄在5～12岁的192个儿童)把一系列的心理/行为治疗(12周的个体认知训练Ⓖ;父母和教师培训;8周的行为治疗)与哌甲酯(5～60mg/d)治疗进行了比较。这3项随机对照试验发现的有限证据表明,在治疗中期(12～52周)哌甲酯改善症状的疗效优于心理/行为治疗。第4项随机对照试验(年龄在7～10岁的579名儿童)把4种治疗方案作了比较:药物治疗(144名儿童,双盲调整哌甲酯剂量,平均初始剂量为30.5mg/d,如28天后疗效不满意,改用其他药物治疗如:右苯丙胺、匹莫林或丙咪嗪),强化行为治疗,药物加强化行为治疗,标准社区护理(由社区人员进行)[25]。药物治疗组中,有74%的儿童直到实验的最后都服用哌甲酯。最初的结果没有报道改善症状的儿童数量,仅提供了P值。与强化行为治疗相比,哌甲酯改善了部分而不是全部的ADHD的症状。这项随机对照试验是目前能得到的最大和最严格的关于ADHD治疗的随机对照试验[25]。随后的分析提示,药物治疗组中有56%的儿童症状得到改善,而强化行为治疗组中有34%的儿童症状得到改善[26]。这一研究还发现,合并行为问题(对立违抗障碍Ⓖ/品行障碍Ⓖ)的儿童较不合并行为问题的儿童对药物治疗的反应性更好;ADHD合并焦虑障碍Ⓖ的儿童的行为治疗或药物治疗的效果相当[27]。由于后续的分析较原始的分析易带有偏倚,因此在对结果进行后续分析时,应注意随机对照试验的方法学问题[28]。还应注意,主要的结局测定是基于父母和教师的印象做的评分;这些评估不包括儿童的看法或他们对治疗反应的直接检测。对心理社会适应、教育和行为改善的远期效果还不明确。我们没有发现关于哌甲酯治疗学龄前儿童的证据[17]。**哌甲酯/硫酸右苯丙胺加用可乐定治疗与安慰剂相比**:见可乐定加用哌甲酯/硫酸右苯丙胺治疗的益处。

害处 由于样本的异质性和数据报道的不完整性,这篇综述没有总结害处。它列出了检索到的结果有意义的随机对照试验的数量,但没有报道有害事件的数量。**哌甲酯与安慰剂相比**:至少1项随机对照试验发现,与服用安慰剂的儿童相比,服用哌甲酯的儿童更多地具有以下症状:睡眠障碍、食欲减退、头疼、抽动、易激惹和腹部疼痛(见表1)。后面的2项随机对照试验报道了类似的不良反应。第4项和第5项随机对照试验未报道哌甲酯的不良反应[22,23]。我们没有发现哌甲酯对儿童生长率的影响的好的证据。**哌甲酯与可乐定相比**:见可乐定的害处。**哌甲酯与右苯丙胺相比**:除了这篇综述分析的4项随机对照试验,还有2项随机对照试验提示,在食欲减退方面,哌甲酯与右苯丙胺相比无显著性差异;1项随机对照试验提示,在抽动、腹部疼痛和易激惹方面,哌甲酯与右苯丙胺相比无显著性差异。**哌甲酯与哌甲酯加用可乐定治疗相比**:见可乐定的害处。**哌甲酯与哌甲酯加用心理/行为治疗相比**:见哌甲酯加用心理/行为治疗的害处。**哌甲酯与心理/行为治疗相比**:1项大样本的随机对照试验将药物治疗与强化行为治疗Ⓖ相比较发现,服用药物治疗或者药物加用强化行为治疗的儿童,50%有轻微的不良反应,11%有中等程度的不良反应,3%有严重的不良反应[25]。这篇研究没有报道非药物治疗的不良反应,但发表评论认为报道有严重不良反应(抑郁、焦虑、易激惹,有些儿童可出现1项以上)的6/11可能来自非药物因素。**哌甲酯/硫酸右苯丙胺加用可乐定治疗与安慰剂相比**:见可乐定的害处。

评论 **Conners教师量表**:Conners简明教师量表被广泛用于ADHD治疗的研究,并且被研究、检验和标准化以用于ADHD治疗效果的监测。然而,通过Conners简明教师量表而得出的哌甲酯与安慰剂疗效比较的临床重要性尚不清楚。

治疗选择4 哌甲酯联合心理/行为治疗

1篇系统综述发现,与安慰剂相比,哌甲酯联合心理/行为治疗对ADHD儿童的治疗效果报道不一。另1篇系统综述发现,与单独应用心理/行为治疗相比,哌甲酯联合心理/行为治疗能更好地改善ADHD的症状。第3篇系统综述发现的有限证据显示,服用低剂量的哌甲酯联合心理/行为治疗与单独服用高剂量哌甲酯的疗效相当。

益处 **哌甲酯联合心理/行为治疗与对照/安慰剂相比**:我们发现1篇系统综述(检索时间1997年,3项随机对照试验,年龄在5～13岁的35位儿童)[17]。这篇综述发现,与对照/安慰剂相比,哌甲酯联合心理/行为治疗Ⓖ可以显著改善父母的ADHD评分(Conners父母量表;WMD -7.3,95%CI -12.3～-2.4),但对于教师评分没有明显改善(Conners教师量表Ⓖ;WMD +3.8,95%CI -2.0～+9.6)。这一结果的临床重要性尚不清楚[17]。**哌甲酯联合心理/行为治疗与单纯哌甲酯治疗相比**:1篇系统综述(2004年检索,1项随机对照试验,平均年龄8.27岁的32名ADHD儿童)显示,哌甲酯加父母行为训练加儿童自我控制指导与单纯的哌甲酯治疗相比,在教师的评分方面无显著性差异(平均分,Conners教师量表Ⓖ:合并治疗组17.77 vs 单纯的哌甲酯治疗组19.75;WMD -1.98,95%CI -6.01～+2.05)[30]。这篇综述还发现，有限的证据表明，低剂量的哌甲酯(0.4mg/kg)加用心理/行为治疗与单独用高剂量的哌甲酯(0.8mg/kg)治疗的疗效相当[30]。**哌甲酯联合心理/行为治疗与单独的心理/行为治疗相比**：我们发现1篇系统综述(检索时间2000年，11项随机对照试验，年龄在5～18岁的428位儿童)[19]。这篇综述提示，与单独应用行为治疗相比，哌甲酯联合行为治疗ⓖ可显著提高ADHD儿童的行为、症状和学业成绩。但在提高社会技能和改善儿童与父母的关系方面，两者没有显著性差异[19]。这篇综述单独分析了1项随机对照试验[25]发现，与单独应用强化行为治疗相比，哌甲酯联合强化行为治疗可显著改善3/5的ADHD核心症状ⓖ的评价，1/3的攻击/对抗行为的评价，1/3的焦虑抑郁和1/3的学业成绩的评价[25]。

害处 **哌甲酯联合心理/行为治疗与对照/安慰剂相比**：综述中没有报道其不良反应[17]。**哌甲酯联合心理/行为治疗与单纯哌甲酯治疗相比**：综述中没有报道其不良反应[30]。**哌甲酯联合心理/行为治疗与单纯的心理/行为治疗相比**：综述中没有报道其不良反应。见本章哌甲酯的害处。

评论 MTA协作组多模式治疗的随机对照试验是样本量最大且方法学上最严格的ADHD治疗研究，高标准地报告和随访了几乎所有的儿童(见本章哌甲酯的评论)[28]。对这项研究的后续分析结果发现，ADHD儿童和ADHD合并焦虑的儿童对药物治疗和强化行为治疗都反应良好[27]；但是也发现，药物联合强化行为治疗的疗效优于单独应用药物治疗[27]。

治疗选择5　可乐定

来自1篇系统综述的有限证据显示，与安慰剂相比，可乐定可减轻ADHD的核心症状，但其临床重要性尚不明确。1项小样本的随机对照试验提供了单独服用可乐定、单独服用哌甲酯、可乐定加哌甲酯相比较的不充分的证据。发现的有限证据显示，服用可乐定和可乐定合用哌甲酯可增加心动过缓的风险。另一项随机对照试验发现的有限证据表明，与加用安慰剂相比，已服用右苯丙胺或哌甲酯的ADHD儿童，加用可乐定6周后可明显减轻ADHD的品行症状。

益处 **可乐定与安慰剂相比**：我们发现1篇系统综述(检索时间1999年，6项随机对照试验，平均年龄11岁的143位儿童，可乐定剂量0.1～0.24mg/d，治疗4～12周)[31]。这篇综述显示，与安慰剂相比，可乐定能更有效地改善组合评分(标化均数差为0.58，95%CI 0.27～0.89)。这一结果的临床重要性还不清楚，结果也需谨慎对待。这篇综述对可乐定与安慰剂的比较所做的Meta分析中包括6项随机对照试验，其中有一项试验是可乐定与哌甲酯之间的比较，而不是可乐定与安慰剂之间的比较。并且，由父母、教师和临床医师完成的ADHD临床评价被结合在一起。这篇综述注意到了小样本、低质量研究中的较大的标化均数差。随机对照试验中的可乐定与哌甲酯之间的比较很难象征可乐定与安慰剂之间的比较。这项随机对照试验比其他的大多数研究有更大的标化均数差，很可能夸大了Meta分析的最终结果[32]。用在这篇系统综述里的随机对照试验的结果不是最初的随机对照试验报道的结果，可靠性要比严格比较的随机对照试验差。**可乐定加用哌甲酯/硫酸右苯丙胺治疗与单独应用哌甲酯/硫酸右苯丙胺治疗比较**：1项随机对照试验(年龄6～14岁的67名ADHD儿童，合并对立违抗障碍ⓖ和品行障碍ⓖ，已经服用精神兴奋剂，41/67[61%]服用右苯丙胺；26/67[39%]服用哌甲酯)对加用可乐定和安慰剂做了比较[33]。它通过异常的下降来定义改善(运用多动指数，父母评价的品行评分从基线下降了38%，父母评价的注意缺陷多动障碍症状评分从基线下降了43%)。与加用安慰剂相比，治疗6周时，加用可乐定可明显地改善品行评分；对多动的影响两者没有显著性差异(品行反应：加用可乐定组21/37[57%] vs 加用安慰剂组6/29[21%]；P<0.01；多动指数反应：加用可乐定组13/37[35%] vs 加用安慰剂组5/29[17%]；P≤0.16)[33]。它还发现，与加用安慰剂相比，加用可乐定可明显改善ADHD儿童对别人兴趣缺乏和不愿与别人交谈、易激惹、喜欢大声喊叫、焦虑的症状(发生率未报道，每项结果均为P<0.05)。**单独应用可乐定、单独应用哌甲酯及可乐定合用哌甲酯的比较**：1项小样本的随机对照试验(3组均为年龄在6～16岁的8名ADHD儿童，不合并对立违抗障碍或品行障碍ⓖ)对三种干预措施做了比较：可乐定(平均剂量0.17mg/d)、哌甲酯(平均剂量0.17mg/d)及可乐定合用哌甲酯[32]。大部分的结果在这三组之间没有显著性差异。但是在改善教师评分方面，可乐定明显不如哌甲酯(学校情境问卷ⓖ；P<0.0003)。各项结果的临床重要性还不清楚。

害处 **可乐定与安慰剂相比**：这篇综述包含了来自10项关于害处研究的信息[31]。害处以记录特殊不良反应的研究的数量或是在儿童身上发生的不良反应的数量进行报道。由于不都是高质量的随机对照试验，对结果很难进行阐述。在服用可乐定的儿童中，10项研究中有9项研究发现有镇静作用；6项研究发现可增加兴奋性。在2项安慰剂作对照的随机对照试验中，进行了心电图监测，没有发现异常改变。**可乐定加用哌甲酯/硫酸右苯丙胺治疗与单独应用哌甲酯/硫酸右苯丙胺治疗相比**：随机对照试验(已经服用精神兴奋剂的67名ADHD儿童，41/67[61%]服用右苯丙胺；26/67[39%]服用哌甲酯)发现，这些治疗在引起失眠、白日梦或凝视、降低食欲、心情低落、欣快、噩梦、胃部疼痛、头痛、指尖疼痛或抽动方面无显著性差异(数据和P值未报道)[33]。与安慰剂相比，可乐定可明显引起困倦和头晕，(发生率未报道，P<0.05)，尽管这些症状在6周内消失。**可乐定与可乐定加用哌甲酯治疗相比**：随机对照试验(24个男孩)发现，2/8(25%)的服用可乐定的男孩与4/8(50%)的服用可乐定加用哌甲酯的男孩可发生心动过缓[32]。

评论 没有评论。

治疗选择6　心理/行为治疗

1篇包含2项小样本的随机对照试验的系统综述提供了心理/行为治疗与标准护理相比的疗效评估的不充分证据。1篇包含1项大样本的随机对照试验的系统综述发现，用行为量表进行评估，家庭治疗与标准护理之间无显著显著性差异。1篇系统综述发现有限的证据表明，在治疗中期，心理/行为治疗比哌甲酯治疗疗效差，但其临床重要性尚不清楚。

益处　**心理/行为治疗与标准护理相比**：我们发现2篇系统综述。第1篇系统综述(1997年检索[17]，2项随机对照试验，年龄在6～13岁的50个儿童)发现，心理/行为治疗Ⓖ与标准护理(由社区保健医生提供的药物治疗，心理治疗，或者两者都有)相比，在Conners教师量表(SMD -0.40点，95%CI -1.28点～+0.48点))和父母量表(1项随机对照试验，26个儿童，WMD -3.8点，CI -9.6点～+2.0点)评价方面无显著性差异。这篇综述分析的随机对照试验样本量小，结果的临床重要性尚不清楚。第二篇系统综述(2004年检索[30]，1项随机对照试验，年龄在7.0～9.9岁的290个儿童)[30]发现了家庭治疗与标准护理(由社区保健医生提供的药物治疗，心理治疗，或者两者都有)相比的不充足的证据。这篇综述提到的随机对照试验[25]显示，经过14个月的治疗，家庭强化行为治疗Ⓖ与标准护理(由社区保健医生提供的药物治疗，心理治疗，或者两者都有)相比，在疗效方面无显著性差异[25]。该随机对照试验发现，对于合并焦虑障碍Ⓖ的儿童，强化行为治疗的临床结局更好。因为研究设计的缺陷，需谨慎阐述所得结果。**心理/行为治疗与哌甲酯相比**：见哌甲酯的益处。**心理/行为治疗与心理/行为治疗加用哌甲酯治疗相比**：见哌甲酯加用心理/行为治疗的益处。

害处　**心理/行为治疗与标准护理相比**：该系统综述没有对不良反应做任何评论[17, 30]。**心理/行为治疗与哌甲酯相比**：见哌甲酯的害处。**心理/行为治疗与心理/行为治疗加用哌甲酯治疗相比**：见哌甲酯加用心理/行为治疗的害处。

评论　**心理/行为治疗与标准护理相比**：这些研究中的儿童有不同的合并诊断、表现和临床需要。对1项随机对照试验[25]的后续分析提示，与标准护理相比，心理/行为治疗有少量的益处(34%的强化行为治疗儿童症状得到改善 vs 25%的标准护理的儿童症状得到改善)[21]。然而，由于后续分析较原始分析易带有偏倚，因此，对这一结果的阐述需慎重对待。

词汇表

简明IOWA Conners I/O 量表(abbreviated Inattention/Overactivity with Aggression (IOWA) Conners I/O rating scale)：由4分划分(0= 没有，3= 很多)的10个项目组成，又被分为各包含5个项目的2个亚群：注意力缺陷/多动(I/O)和对立/违抗(O/D)。
ADHD-RS(ADHD量表，ADHD Rating Scale)：在包括对注意力不集中、多动和冲动进行主观评价的DSM-Ⅳ 18条诊断标准基础上形成的18分评价表。
焦虑障碍(anxiety disorder)：包括焦虑不安、运动性紧张和不自主运动为特征的一种状态。
行为治疗(behavioural treatment)：运用学习理论的观点进行治疗，以达到行为发生特定改变的目的。往往是多结构的，可以用于ADHD的儿童或者家长或看护者。
认知训练(cognitive training)：简单的结构性训练，目的是改变不良的观点。
品行障碍(conduct disorder)：反复发生违反相应年龄的社会期望的反社会行为、攻击行为和对抗行为。
Conners 教师量表(Conners Teacher's rating scales)：在临床工作和流行病学研究中广泛应用的对ADHD症状进行评估的量表，包含10个项目的父母和教师问卷，可用于3～17岁的儿童。
核心症状(core symptoms)：注意力不集中、多动和冲动被公认为是ADHD的核心症状。
抑郁障碍(depressive disorder)：以持续性的情绪低落，兴趣和快乐感丧失，精力降低为特征。
对立违抗障碍(oppositional defiant disorder)：明显的对抗、不服从和挑衅行为，但没有品行障碍中严重的反社会和攻击行为。
心理/行为治疗(psychological/behavioural treatments)：包括下面所有的方法：意外事故管理法(例如：行为修正)，认知行为疗法，个体化心理治疗，家长培训或教育，教师培训和教育，父母和家庭咨询/治疗，社会技能培训，脑电、生物反馈和放松疗法。
学校情境问卷(school situations questionnaire)：由教师完成的检测儿童在12种学校情形下行为问题的普遍性。

重要更新和修订

阿托西汀：增加2项随机对照试验[14, 15]；分类不变。
心理／行为治疗：增加1篇系统综述[30]；分类不变。

参考文献

1. American Psychiatric Association. *Diagnostic and statistical manual of mental disorders (DSM-IV)*, 4th ed. Washington, DC: American Psychiatric Association, 1994.
2. World Health Organization. *International statistical classification of diseases and related health problems*, 10th rev ed. Geneva: World Health Organization, 1994.
3. Taylor E, Sergeant J, Doepfner M, et al. Clinical guidelines for

hyperkinetic disorder. European Society for Child and Adolescent Psychiatry. *Eur Child Adolesc Psychiatry* 1998;7:184-200.

4. Goldman LS, Genel M, Bezman RJ, et al. Diagnosis and treatment of attention-deficit/hyperactivity disorder in children and adolescents. Council on Scientific Affairs, American Medical Association. *JAMA* 1998;279:1100-1107.

5. Jadad AR, Boyle M, Cunningham C, et al. *Treatment of attention-deficit/hyperactivity disorder*. Evidence report/technology assessment No 11. (Prepared by McMaster University under Contract No 290-97-0017). Rockville MD: Agency for Health Care Policy and Research and Quality, 1999. Search date 1997; primary sources Medline, Cinahl, Healthstar, Psychinfo, Embase, The Cochrane Library, hand searches of reference lists, and contact with organisations funding research on attention deficit hyperactivity disorder and researchers. http://www.ncbi.nlm.nih.gov/books/bv.fcgi?rid=hstat1.chapter.14677 (last accessed 27 January 2006).

6. Green M, Wong M, Atkins D, et al. *Diagnosis and treatment of attention-deficit/hyperactivity disorder in children and adolescents*. Council on Scientific Affairs, American Medical Association. Technical Review No. 3 (Prepared by Technical Resources International, Inc. under Contract No. 290-94-2024.). Rockville MD: Agency for Health Care Policy and Research, AHCPR Publication No 99-0050, 1999.

7. Finkel MF. The diagnosis and treatment of the adult attention deficit hyperactivity disorders. *Neurologist* 1997;3:31-44.

8. Hertzig MEE, Farber EAE. *Annual progress in child psychiatry and child development*, 1996. New York: Brunner/Mazel Inc, 1997:602.

9. Kaminester DD. Attention deficit hyperactivity disorder and methylphenidate: when society misunderstands medicine. *McGill J Med* 1997;3:105-114.

10. Taylor E, Sandberg S, Thorley G, et al. *The epidemiology of childhood hyperactivity. Maudsley monographs*. London: Institute of Psychiatry, 1991:33.

11. Michelson D, Faries D, Wernicke J, et al. Atomoxetine in the treatment of children and adolescents with attention-deficit/hyperactivity disorder: a randomized, placebo-controlled, dose-response study. *Pediatrics* 2001; 108:E83. http://pediatrics.aappublications.org/cgi/reprint/108/5/e83 (last accessed 27 January 2006).

12. Spencer T, Heiligenstein JH, Biederman J, et al. Results from 2 proof-of-concept, placebo-controlled studies of atomoxetine in children with attention-deficit/hyperactivity disorder. *J Clin Psychiatry* 2002;63:1140-1147.

13. Michelson D, Allen AJ, Busner J, et al. Once-daily atomoxetine treatment for children and adolescents with attention deficit hyperactivity disorder: a randomized, placebo-controlled study. *Am J Psychiatry* 2002;159:1896-1901.

14. Kelsey DK, Sumner CR, Casat CD, et al. Once-daily atomoxetine treatment for children with attention-deficit/hyperactivity disorder, including an assessment of evening and morning behavior: a double-blind, placebo-controlled trial. *Am J Pediatrics* 2004;114:e1-e8.

15. Michelson D, Buitelaar JK, Danckaerts M, et al. Relapse prevention in pediatric patients with ADHD treated with atomoxetine: a randomized, double-blind, placebo-controlled study. *J Am Acad Child Adolesc Psychiatry* 2004;43:896-904.

16. Wernicke JF, Faries D, Girod D, et al. Cardiovascular effects of atomoxetine in children, adolescents, and adults. *Drug Saf* 2003;26:729-740.

17. Miller A, Lee SK, Raina P, et al. A review of therapies for attention-deficit/hyperactivity disorder. Canadian Coordinating Office for Health Technology Assessment, 1998. Search date 1997; primary sources Medline, Current Contents, hand searches of review articles, textbooks, British Columbia Methylphenidate Survey, and Intercontinental Medical Statistics for information on drug prescription and utilization in Canada.

18. James RS, Sharp WS, Bastain TM, et al. Double-blind, placebo-controlled study of single-dose amphetamine formulations in ADHD. *J Am Acad Child Adolesc Psychiatry* 2001;40:1268-1276.

19. Lord J, Paisley S. *The clinical effectiveness and cost-effectiveness of methylphenidate for hyperactivity in childhood*. London: National Institute for Clinical Excellence, Version 2, August 2000. Search date 2000; primary sources Jadad, et al,[5] Medline, Cinahl, Healthstar, Psychinfo, and Embase.

20. Wolraich ML, Greenhill LL, Pelham W, et al. Randomized, controlled trial of OROS methylphenidate once a day in children with attention-deficit/hyperactivity disorder. *Pediatrics* 2001;108:883-892.

21. Pelham WE, Gnagy EM, Burrows-MacLean L, et al. Once-a-day Concerta methylphenidate versus three-times-daily methylphenidate in laboratory and natural settings. *Pediatrics* 2001;107:E105.

22. Evans SW, Pelham WE, Smith BH, et al. Dose-response effects of methylphenidate on ecologically valid measures of academic performance and classroom behavior in adolescents with ADHD. *Exp Clin Psychopharmacol* 2001;9:163-175.

23. Pelham WE, Hoza B, Pillow DR, et al. Effects of methylphenidate and expectancy on children with ADHD: behavior, academic performance, and attributions in a summer treatment program and regular classroom settings. J Consult Clin Psychol 2002;70:320-335.

24. Wilens TE, Faraone SV, Biederman J, et al. Does stimulant therapy of attention-deficit/hyperactivity disorder beget later substance abuse? A meta-analytic review of the literature. *Pediatrics* 2003;111:179-185. Search date not reported.

25. Jensen PS, Arnold LE, Richters JE, et al. A 14-month randomized clinical trial of treatment strategies for attention-deficit/hyperactivity disorder. The MTA Cooperative Group. Multimodal Treatment Study of Children with ADHD. *Arch Gen Psychiatry* 1999;56:1073-1086.

26. Swanson JM, Kraemer HC, Hinshaw SP, et al. Clinical relevance of the primary findings of the MTA: success rates based on severity of ADHD and ODD symptoms at the end of treatment. *J Am Acad Child Adolesc Psychiatry* 2001;40:168-179.

27. Jensen PS, Hinshaw SP, Kraemer HP, et al. ADHD comorbidity findings from MTA study: comparing comorbid subgroups. *J Am Acad Child Adolesc Psychiatry* 2001;40:147-158.

28. Boyle MH, Jadad AR. Lessons from large trials: the MTA study as a model for evaluating the treatment of childhood psychiatric disorder. *Can J Psychiatry* 1999;44:991-998.

29. Goyette CH, Conners CK, Ulrich RF. Normative data on revised Conners Parent and Teacher Rating scales. *J Abnorm Child Psychol* 1978;6:221-236.

30. Bjornstad G, Montgomery P. Family therapy for attention-deficit disorder or attention-deficit/hyperactivity disorder in children and adolescents. In: The Cochrane Library, Issue 2, 2005. Chichester, UK: John Wiley & Sons, Ltd. Search date 2004; primary sources The Cochrane Library, Medline, Psychinfo, Cinahl, Biosis, Dissertation Abstracts, Sociological Abstracts, hand searches of relevant journals and bibliographies, and contact with experts in the field.

31. Connor DF, Fletcher KE, Swanson JM. A meta-analysis of clonidine for symptoms of attention-deficit hyperactivity disorder. *J Am Acad*

Child Adolesc Psychiatry 1999;38:1551-1559. Search date 1999; primary sources Medline; Psychinfo; Current Contents; Social and Behavioral Sciences; Current Contents Clinical Medicine; and hand searches of non-peer reviewed research reports, book chapters, chapter bibliographies, and individual report references.
32. Connor DF, Barkley RA, Davis HT. A pilot study of methylphenidate, clonidine, or the combination in ADHD comorbid with aggressive oppositional defiant or conduct disorder. *Clin Pediatr (Phila)* 2000;39:15-25.
33. Hazell PL, Stuart JE. A randomized controlled trial of clonidine added to psychostimulant medication for hyperactive and aggressive children. *J Am Acad Child Adolesc Psychiatry* 2003;42;886-894.
34. Barkley RA. *Attention-deficit hyperactivity disorder: a handbook for diagnosis and treatment.* New York: Guilford Press, 1990.

原作者
Deborah Pritchard
Medicines and Healthcare Products Regulatory Agency （MHRA）
London
UK

利益冲突：没有声明。文中表达的观点是作者的，并不是药品和健康产品管理机构的观点。

表1 报道与安尉剂相比哌甲酯治疗有严重不良反应的随机对照试验的数量（见正文）[11]。NICE2000 年批准发表

不良反应	报道不良反应的试验的数量
厌食或食欲减退	7/12(58%)
抽动	1/2(50%)
易怒	2/9(22%)
睡眠障碍	4/20(20%)
腹痛	2/10(20%)
头痛	2/10(20%)

表2 关于哌甲酯(MPH)的研究(见正文)[19-23]

参考文献	干预措施	研究者(年)	结局	
19	MPH vs 安慰剂, 13 项随机对照试验		核心症状评分：	
			MPH（均数）vs 安慰剂(均数)	SMD(95%CI)
		Brown(1988)	17.33 vs 24.50	−2.09（−3.17 至 −1.01）
		McBride(1988)	9.56 vs 16.42	−1.06（−1.42 至 −0.69）
		Rapport(1989)	6.53 vs 13.27	−1.26（−1.72 至 −0.81）
		Fischer(1991)	8.40 vs 13.70	−0.76（−0.98 至 −0.53）
		Fitzpatrick(1992)	7.30 vs 13.60	−0.85（−1.51 至 −0.18）
		DuPaul(1993)	7.16 vs 15.84	−1.70（−2.29 至 −1.12）
		Klorman(1994)	6.50 vs 14.00	−1.45（−1.80 至 −1.09）
		Buitelaar(1996)	18.00 vs 22.00	−0.59（−1.47 至 +0.29）
		Lufi(1997)	30.85 vs 32.60	−0.12（−0.74 至 +0.50）
		Hoeppner(1997)	8.20 vs 13.54	−0.68（−1.08 至 −0.28）
		Manos(1999)	56.12 vs 64.38	−0.60（−1.03 至 −0.16）
		Zeiner(1999)	8.83 vs 14.69	−0.92（−1.40 至 −0.43）
		Pliszka(2000)	12.80 vs 15.40	−0.32（−0.96 至 +0.32）
	MPH vs 右苯丙胺, 3 项随机对照试验		核心症状评分：	
		研究者(年)	MPH（均数）vs 右苯丙胺(均数)	SMD(95%CI)
		Arnold(1978)	73.55 vs 70.26	0.53（0.01 至 1.06）
		Efron(1997)	56.14 vs 58.76	−0.25（−0.50 至 0）
		Pelham(1990)	2.30 vs 1.70	+0.34（−0.25 至 +0.94）

(续表)

参考文献	干预措施	结局		
343	MPH vs TCAs，1 项研究	核心症状评分：		
		研究者(年)	MPH（均数）vs TCAs（均数）	SMD(95%CI)
		Quinn (1975)	8.30 vs 8.07	+0.05（-0.41 至 +0.50）
	MPH vs 心理/行为治疗，2 项随机对照试验	Conners 教师量表评分：		
		研究者(年)	MPH（均数）vs 心理/行为治疗（均数）	SMD(95%CI)
		Brown(1985)	15.0 vs 15.7	-0.22（-1.10 至 +0.66）
		Klein (1997)	1.2 vs 2.10	-0.93（-1.48 至 -0.39）
	MPH 加用心理/行为治疗，2 项随机对照试验	Conners 教师量表评分：		
		研究者(年)	MPH（均数）vs MPH 加用心理/行为治疗(均数)	SMD(95%CI)
		Brown (1985)	15.10 vs 15.00	+0.02（-0.85 至 +0.90）
		Klein (1997)	0.21 vs 1.20	-1.35（-1.93 至 -0.78）
20	IR-MPH 3 次/日 vs SR-MPH 1 次/日 vs 安慰剂	注意力缺陷/多动评分(从基线到治疗结束)： SR-MPH 组(从 9.74 至 5.98) vs IR-MPH 组(从 9.94 至 6.35) vs 安慰剂组(从 10.28 至 9.77) 对立/违抗评分(从基线到治疗结束)： SR-MPH 组(从 4.34 至 2.74) vs IR-MPH 组(从 3.83 至 2.50) vs 安慰剂组(从 5.44 至 5.21) (两种干预措施与安慰剂相比均为 $P<0.001$)		
21	IR-MPH 3 次/日 vs SR-MPH 1 次/日 vs 安慰剂	注意力缺陷/多动评分(治疗结束时)： MPH 3 次/日为 5.00 vs MPH 1 次/日为 4.69 vs 安慰剂为 10.34 对立/违抗评分(治疗结束时)： MPH 3 次/日为 1.99 vs MPH 1 次/日为 1.81 vs 安慰剂为 5.09 简易 Conners 评分(治疗结束时)： MPH 3 次/日为 7.94 vs MPH 1 次/日为 7.82 vs 安慰剂为 16.40		
22	MPH 10 mg，20 mg 或 30mg，3 次/日 vs 安慰剂	注意力缺陷/多动评分： 10 mg 为 2.7 vs 20 mg 为 1.7 vs 30 mg 为 1.2 vs 安慰剂 4.4 对立/违抗评分： 10 mg 为 1.3 vs 20 mg 为 0.9 vs 30 mg 为 0.6 vs 安慰剂为 2.5 (所有剂量与安慰剂相比均为 $P<0.05$)		
23	MPH 0.3mg/kg，2 次/日 vs 安慰剂	注意力缺陷/多动评分： MPH 0.5 vs 安慰剂 1.9 MPH 1.8 vs 安慰剂 3.5 (MPH vs 安慰剂均为 $P<0.001$) 对立/违抗评分： MPH 0.5 vs 安慰剂 1.9($P<0.01$)		

IR：立即释放； SR：持续释放； TCA：三环类抗抑郁药；MPH：哌甲酯。

表3 关于阿托西汀(ATX)(安慰剂作对照)的随机对照试验[11-13]

参考文献	人群和干预	用药组和安慰剂组之间 ADHD-RS 评分的均数差(95% CI)
11	0.5, 1.2, 1.8 mg/kg ATX 2 次 / 日 vs 安慰剂 持续时间：年龄在 8～18 岁的 297 名患儿，8 周	0.5 mg/kg 组为 −4.1（−9.0～+0.8） vs 1.2 mg/kg 组为 −7.8（−11.6～−4.0） vs 1.8 mg/kg 组为 −7.7（−11.6～−3.8）
12	ATX 1.5 mg/kg 2 次 / 日 vs 安慰剂 持续时间：年龄在 7～13 岁的 147 名患儿，12 周	−10.1（−14.5～−5.7）
12	ATX 1.5 mg/kg 2 次 / 日 vs 安慰剂 持续时间：年龄在 7～13 岁的 147 名患儿，12 周	−8.5（−13.0～−4.0）
13	ATX 1.0 mg/kg 1 次 / 日 vs 安慰剂 持续时间：年龄在 6～16 岁的 171 名患儿，6 周	−7.8（−11.2～−4.4）
14	ATX 0.8～1.2 mg/kg/ 日 1 次 / 日 vs 安慰剂 持续时间：年龄在 6～12 岁的 197 名患儿，8 周	−9.7（−13.8～−5.9）

ADHD-RS：ADHD 评定量表；ATX：阿托西汀。

孤独症

检索时间：2004年8月
原作者：Jeremy Parr 韩颖 译 秦炯 校 桂永浩 审

问 题

早期多种强化干预措施对儿童孤独症的效果如何？
儿童孤独症的治疗效果如何？

治疗措施及其效果

多学科治疗

很可能有效
孤独症的学前干预（APP）*
Lovaas 疗法（应用行为分析疗法）*
孤独症和相关交流障碍儿童的治疗和教育（TEACCH）*

效果不明
Rutger 孤独症训练

药物治疗

很可能有效
哌甲酯（只适用于伴多动的患儿）

益害相当
利培酮

效果不明
听觉统合训练（Auditory integration training）
无麸质和酪蛋白饮食（Gluten and casein free diet）
欧米加 3（鱼油）
选择性血清素再摄取抑制剂（Selective serotonin re-uptake inhibitors）
维生素 A
维生素 B_6 加镁剂
维生素 C

*由于缺乏对儿童孤独症的足够的随机对照试验的证据，分类是基于观察的证据，并且一致认为这些干预是有益的。

见词汇表 **G**

主要信息

在大量的随机对照试验中，缺乏高质量的证据证明对儿童孤独症的干预措施的效果。

多学科治疗

◆ **孤独症的学前干预**（autism pre-school programme，APP）*：没有找到符合我们要求的把孤独症的学前干预和对照组或其他干预措施相比较的随机对照试验或队列试验。尽管缺乏足够的随机对照试验的证据，但是孤独症的学前干预被一致认为很可能对孤独症儿童是有益的。

◆ **Lovaas疗法（应用行为分析疗法）**：我们没有找到符合要求的把孤独症的Lovaas疗法和对照组或其他干预措施相比较的随机对照试验或队列研究。尽管缺乏足够的随机对照试验的证据，但是孤独症的 Lovaas 疗法被一致认为很可能对孤独症儿童有益。

◆ **TEACCH**：没有找到符合我们要求的在孤独症的治疗中，把TEACCH和对照组或其他干预措施相比较的随机对照试验或队列研究。尽管缺乏足够的随机对照试验的证据，但是 TEACCH 被一致认为很可能对孤独症儿童有益。

◆ **Rutger 孤独症训练**：我们没有找到把 Rutger 孤独症训练与不治疗或其他方法治疗孤独症儿童相比较的系统综述或随机对照试验。

药物治疗

◆ **哌甲酯（只适用于伴多动的患儿）**：1项小样本的交叉随机对照试验发现的有限证据表明，盐酸哌甲酯可以降低孤独症儿童的多动和易冲动。

- ◆ **利培酮**：2项随机对照试验发现，经过8周的治疗，与安慰剂相比，利培酮可以改善孤独症儿童的全部症状。这些随机对照试验也发现，利培酮的治疗可以引起孤独症儿童的体重增加、震颤、嗜睡及其他广泛性发育障碍的不良反应。
- ◆ **听觉统合训练**：我们没有发现评价听觉统合训练对孤独症儿童治疗效果的随机对照试验。1篇系统综述包含的研究不符合我们入选的标准。
- ◆ **无麸质和酪蛋白饮食**：1项小样本的随机对照试验发现，有限的证据表明，与普通饮食相比，无麸质和酪蛋白饮食可以改善儿童的孤独症评分。由于样本量小和潜在的混淆性，这一研究结果需谨慎对待。
- ◆ **欧米加3（鱼油）**：我们没有检索到评价欧米加3（鱼油）对孤独症儿童治疗效果的随机对照试验。
- ◆ **选择性血清素再摄取抑制剂**：我们没有发现评价选择性血清素再摄取抑制剂对孤独症儿童治疗效果的随机对照试验。
- ◆ **维生素A**：我们没有发现评价维生素A对孤独症儿童治疗效果的随机对照试验。
- ◆ **维生素B_6加镁剂**：两项小样本的随机对照试验发现，没有证据表明，与安慰剂相比，维生素B_6加镁剂可以改善孤独症儿童的症状。可能由于样本量太小，无法检测到临床上的重要效果。
- ◆ **维生素C**：我们没有发现评价维生素C对孤独症儿童治疗效果的随机对照试验。

* 由于缺乏对儿童孤独症的足够的随机对照试验的证据，分类是基于观察性证据和一致认为这些干预是有益的强烈的共识。

定义	孤独症是综合性精神发育障碍（pervasive developmental disorders，PDD）中的一种。综合性发育障碍是指一组包括Asperger综合征、非特异性综合性精神发育障碍（pervasive developmental disorders not otherwise specified，PDD-NOS）、Rett综合征和儿童瓦解性障碍（childhood disintegrative disorder，CDD）的疾病。总的来说，孤独症、Asperger综合征和PDD-NOS被归为孤独障碍，Rett综合征和CDD被排除在孤独障碍之外。孤独症以交流和社会交往发生质的损害及局限的、重复性和刻板性的行为模式和兴趣为特征。3岁以前即出现发育异常。临床上应依靠ICD-10[1]和DSM-Ⅳ[2]作出孤独症的诊断。ICD-10的诊断标准见表1。有的孤独症患儿有语言发育迟滞的病史（单个词或短句发育迟滞），1/4的患儿可丧失已获得的功能，这些大部分都在2岁时发生[5]。1/3的患儿可以出现癫痫发作[6]，3/4的患儿可以有智力发育迟滞[7]。通常男孩比女孩更容易受影响（3.5～4.0:1）[8]。
发病率/患病率	近期的研究提示，孤独症在发展中国家的发病率是10/10 000，检测到的发病率近几年有上升的趋势：1977年到1991年之间报道的发病率是4.4/10 000，1992～2001年之间报道的发病率是12.7/10 000[9]。如果以孤独障碍来统计的话，发病率上升到60/10 000，许多病人有PDD-NOS[8]。
病因/危险因素	双胞胎研究和家族性研究证明，孤独症发病率的增高与遗传因素密切相关[10]。家族性研究证明，孤独症患儿同胞的发病率大约为2.2%[11]，所有PDD的同胞再发病率大约为5%～6%[12]，显著高于普通人群的发病率。单卵双胎共同发生孤独症的发病率为60%～91%[13]，可能是由于除了环境和其他因素外，主要原因是易感基因的成倍增加。孤独症发病的少数病因是遗传性疾病，如染色体疾病、脆性X综合征、结节性硬化、神经纤维瘤1型以及一些其他的疾病[13]。围产期的因素也被考虑在内，但似乎不起什么作用[14]。研究证明，MMR疫苗及一些疫苗中的消毒液不会引起孤独症（见麻疹、腮腺炎和风疹的预防）[14]。强有力的证据证明，孤独症的发病存在神经生物学基础。正在进行的神经生理学、神经解剖学、神经化学和遗传因素之间的研究，可能会深化我们的理解，并给我们提供了解孤独症复杂发病原因的最好的机会。表型和遗传异质性的存在给研究提供了重要的信息，孤独症可能通过改变外显而得到有效干预。
诊断	公认的关于孤独症的金标准评估工具是修订的孤独症诊断性会诊（ADI-R）[3]（为半结构式，会谈者是直接照顾患儿的人）(ADI-R)[3]和孤独症诊断观察量表（ADOS）[4]（为半结构式，评估由患儿本人来进行）。尽管这些量表给了临床医生大量的信息，但是孤独症还是需要临床诊断。
预后	孤独症是由于儿童和青少年期的不同原因引起的一种终生性疾患[16]。许多成年孤独症患者终生需要全天照顾。大约15%的成年孤独症患者生活可以自理，大约15%～20%的成年孤独症患者可以在社区支持下独自生活[16]。预示孤独症患儿成年后生活能否自理的最重要的因素是语言和全部的认知功能的情况[17]。
治疗目的	改善社会功能、交流和认知能力；减少重复性、刻板性动作和孤独症的并发症；将治疗的不良反应减到最小。
结局	社会功能、行为功能、认知功能、交流能力、重复行为、整体的改善、自理和家庭功能。
方法	采用《临床证据》2004年8月的文献检索和评价方案。包括关于孤独症儿童的系统综述、随机对照试验、队列研究。许多研究包括了孤独症儿童的广泛性发育障碍，这些研究的结果未对孤独症儿童进行单独陈述。对成人孤独症的研究被排除在外，对孤独症儿童的研究则包括在内。

| 问 题 | 早期多种强化干预措施对儿童孤独症的效果如何？ |

治疗选择 1　孤独症的学前干预（APP）

没有找到符合我们要求的把孤独症的学前干预和对照组或其他干预措施相比较的随机对照试验或队列研究。尽管缺乏足够的随机对照试验，但是孤独症的学前干预被一致认为很可能对孤独症儿童是有益的。

益处　我们发现了 1 篇系统综述（2002 年检索），其中没有符合要求的随机对照试验（见下文评论）[18]。我们没有找到把孤独症的学前干预（autism pre-school programme，APP）❻和不治疗或普通护理相比较的队列研究或随后的随机对照试验。

害处　没有找到符合我们要求的研究。一项没有把孤独症儿童和综合性精神发育障碍的儿童进行单独分析的随机对照试验没有报道不良反应。

评论　1 篇系统综述[18]中的 1 项随机对照试验（年龄在 3～4 岁的 35 位孤独症儿童或 PDD 的儿童）把父母/看护者教育+APP+日常普通护理与单纯的日常普通护理进行了比较[19]。这项研究没有单独给出孤独症儿童的结果。这项研究显示，尽管临床意义尚不明确，但与单纯的日常普通护理相比较，APP 在干预 2 周时可以明显改善语言功能（$P = 0.008$）。在行为、认知、理解能力、运动能力（运用了不同的测量工具进行测量）方面，APP 干预组和非干预组之间无显著差异[19]。这项研究的观察时程（2 周）不够长，不足以评估所有的结局。总的来看，早期干预被认为对孤独症儿童有益处。但由于研究设计的不完善和各组间对照困难，使这方面的证据不足。尚需要长期随访的、具有可比性的对照组的、设计完善的大型的随机对照试验来证实早期干预对孤独症儿童的有效性。

治疗选择 2　Lovaas 疗法（应用行为分析疗法）

没有找到符合我们要求的把孤独症的 Lovaas 疗法和对照组或其他干预措施相比较的随机对照试验或队列研究。尽管缺乏足够的随机对照试验的证据，但是孤独症的 Lovaas 疗法被一致认为很可能对孤独症儿童有益。

益处　我们发现了 1 篇系统综述（2002 年检索）。没有发现随后的在孤独症儿童中，把 Lovaas 疗法❻和安慰剂或其他治疗相比较的队列研究或随机对照试验[18]。这篇综述中没有符合我们要求的随机对照试验（见下面的评论）。

害处　没有找到符合我们要求的研究。随机对照试验没有把孤独症儿童和 PDD 儿童而非 PDD-NOS 进行单独分析，没有不良反应的报道。

评论　1 篇系统综述[18]中的 1 项随机对照试验（年龄在 18～42 个月的 28 位孤独症或 PDD 的儿童）把强化 Lovaas 疗法和父母给予 Lovaas 疗法训练进行了比较[20]，它没有在治疗组中把孤独症儿童与其他 PDD 的儿童进行比较，但它分别提供了孤独症儿童与其他 PDD 儿童的原始记分。当孤独症儿童与其他 PDD 儿童放在一起分析时，与父母给予 Lovaas 疗法训练相比，强化 Lovaas 疗法可以明显提高孤独症儿童的智商（$P = 0.04$）。而且，直觉空间能力（通过 Merrill-Palmer 测量，$P = 0.04$）和语言能力（Reynell 语言发育总测评；报道有意义）在强化 Lovaas 干预组明显改善[20]。总的来看，早期干预被认为对孤独症儿童有益处，但由于研究设计的不完善和各组间对比困难，使这方面的证据不足。尚需要长期随访的、有可比性的对照组的、设计完善的大型随机对照试验来证实早期干预对孤独症儿童是否有效。

治疗选择 3　TEACCH

没有找到符合我们要求的在孤独症的治疗中，把 TEACCH 和对照组或其他干预措施相比较的随机对照试验或队列研究。尽管缺乏足够的随机对照试验证据，但是 TEACCH 被一致认为很可能对孤独症儿童有益。

益处　我们没有找到系统综述或随机对照试验。1 项半随机研究（年龄在 2～6 岁的 22 位孤独症儿童）把 TEACCH❻的 10 部分与日常护理相比较[21]。结果发现，尽管对结果的陈述需要慎重，但与日常护理相比，TEACCH 可以改善一些发育指标（见下面的评论）。

害处　没有找到符合我们要求的随机对照试验。这项半随机对照研究没有不良反应的报道。

评论　这项半随机对照研究中，前面的 11 个家庭被归为 TEACCH 组，后面的 11 个家庭被归为对照组。结果发现，干预组中精细动作和粗大动作、非言语概念技能以及全部的 PEP-R 评分（修订后的心理学方面教育评分）都有明显改善。由于儿童不是被随机分配，组间基线水平可能有重要不同，伴随的干预也可能不同以及有意义的结果也可能是偶然因素造成的[21]，因此结果需慎重对待。总的来看，早期干预被认为对孤独症儿童有益处。但由于研究设计的不完善和各组间对比困难，使这方面的证据不足。尚需要长期随访的、有可比性的对照组的、设计完善的随机对照试验来证实早期干预对孤独症儿童是否有效。

治疗选择 4　Rutger 孤独症训练

我们没有找到把 Rutger 孤独症训练与不干预或其他方法相比较的系统综述或随机对照试验。

益处 我们没有找到在孤独症儿童中把Rutger孤独症训练ⓖ与不干预或其他方法相比较的系统综述、随机对照试验或队列研究。
害处 没有找到符合我们要求的研究。
评论 没有评论。

> **问 题** 儿童孤独症的治疗效果如何？

治疗选择1　哌甲酯

1项小样本的交叉随机对照试验发现，有限的证据表明，盐酸哌甲酯可以降低孤独症儿童的多动和易冲动。

益处 我们没有找到在孤独症儿童中把盐酸哌甲酯的疗效与安慰剂或其他治疗方法相比较的系统综述或队列研究。我们找到了1项随机对照试验（年龄在7～11岁的10位孤独症儿童，交叉设计）把两种剂量的盐酸哌甲酯（10mg 和 20mg，每日两次用药）与安慰剂做了比较[22]。结果发现，与安慰剂相比，盐酸哌甲酯可以明显改善孤独症儿童的多动和易冲动的评分，但两种剂量在疗效方面没有显著性差异（Conners 教师量表的多动性[分数＞1.8 表示比正常高2个标准差]：哌甲酯组为1.3 vs 安慰剂组为1.5；$P=0.02$；异常行为量表的易冲动性[最大分数45]：哌甲酯组为4.0 vs 安慰剂组为7.2；$P=0.01$）[22]。

害处 这项交叉设计的随机对照试验报道，哌甲酯治疗组与安慰剂组在不良反应方面没有显著差异（所有的事件发生率没有数据报道）。

评论 由于这项随机对照试验的样本量小，因此结果需谨慎对待[22]。1项不符合我们要求的与安慰剂相比的双盲对照研究（年龄为5～11岁的13位孤独症儿童或PDD-NOS的儿童，交叉设计）比较了不同剂量哌甲酯（0.3mg/kg 和 0.6mg/kg）的疗效[23]。结果表明，与安慰剂相比，两种剂量哌甲酯都可以改善孤独症儿童的易冲动症状（异常行为量表中易冲动评分的平均分：安慰剂组为15.58，0.3mg/kg 哌甲酯治疗组为11.58，0.6mg/kg 哌甲酯治疗组为9.83；不同剂量治疗组与安慰剂组相比的 P 值均小于0.05）。这项研究报道了0.6mg/kg 哌甲酯治疗可引起社交退缩和易冲动的不良反应[23]。需要监测哌甲酯治疗的儿童的发育参数和血压。

治疗选择2　利培酮

2项随机对照试验发现，经过8周的治疗，与安慰剂相比，利培酮可以改善孤独症儿童的全部症状。这些随机对照试验也发现，利培酮治疗孤独症儿童可以引起体重增加、震颤、嗜睡的不良反应及其他广泛性发育障碍。

益处 我们没有找到系统综述，但是找到了2项随机对照试验[24, 25]。第1项随机对照试验（平均年龄8.8岁的101位孤独症伴随暴躁、攻击和自伤行为的儿童）把利培酮（0.5～3.5mg/d，治疗8周）和安慰剂做了比较[24]。结果发现，与安慰剂相比，利培酮可以明显改善孤独症的症状（异常行为量表中易冲动评分从基线降低的程度：利培酮治疗组为56.9% vs 安慰剂组为14.1%；$P<0.001$；临床整体印象严重程度的改善情况：利培酮治疗组为69% vs 安慰剂组为12%；$P<0.001$）。68%的对利培酮治疗有反应的儿童，症状改善维持了6个月[24]。这项研究还报道了异常行为量表中亚量表评分。通过对修正后统计结果的反复分析发现，利培酮可以明显改善孤独症儿童的刻板动作（$P<0.001$）和多动（$P<0.001$）。第2项随机对照试验（年龄5～12岁，平均年龄7.5岁的79位包括孤独症的PDD的儿童）把利培酮（开始剂量为每天0.01mg/kg，最终剂量为每天0.05mg/kg）和安慰剂（口服溶液）做了比较[24]。对54位孤独症儿童组成的亚组分析发现，在治疗8周时，与安慰剂相比，利培酮可明显降低孤独症儿童的易冲动行为的评分（异常行为量表检测，易冲动评分从基线改善的程度：利培酮治疗组为13.5 vs 安慰剂组为7.5；$P\leq0.01$）[25]。

害处 第1项随机对照试验报道，与服用安慰剂相比，在研究期间服用利培酮的儿童体重明显增加（体重增长：利培酮治疗组为2.7kg vs 安慰剂组为0.8kg；$P<0.001$）[24]。该研究也发现服用利培酮的儿童的父母报道震颤的也比服用安慰剂的多（$P=0.06$）。这项研究还报道了其他一些不严重的不良反应[24]。第2项随机对照试验没有提供利培酮对只患有孤独症的儿童的不良反应的数据。服用利培酮的PDD儿童表现为明显的嗜睡（利培酮治疗组为73% vs 安慰剂组为8%）。20/29（69%）的服用利培酮的儿童因为嗜睡的原因，把服药改为下午顿服或1天2次服药后，其中18/20（90%）的儿童嗜睡问题得以解决。此外，上呼吸道感染和鼻炎发病率的增加以及食欲的增加（上呼吸道感染：利培酮治疗组为38% vs 安慰剂组为15%；鼻炎：利培酮治疗组为28% vs 安慰剂组为10%；食欲增加：利培酮治疗组为23% vs 安慰剂组为10%；P值未报道）也引起了重视[25]。还有1例因为意外过量服药引起了锥体外系不良反应。有5例服用利培酮的儿童出现心动过速的不良反应，使人们注意到利培酮可增加心率。血压平均值在服用利培酮组增加了4.0mmHg，而在对照组增加了0.7mmHg。尽管远期的临床作用还不清楚，研究中的这些差异被认为是没有临床意义[24]。

评论 利培酮对于改善孤独症儿童的行为症状可能有益，但它的不良反应限制了它在儿童中的应用。需要更长期的研究来监测包括体重增加、血压升高和锥体外系反应在内的可能的不良反应。

治疗选择3　听觉统合训练

我们没有发现评价听觉统合训练对孤独症儿童治疗效果的随机对照试验。1篇系统综述包含的研究不符合我们要求的标准。

益处 我们找到 1 篇系统综述（2002 年检索）[26]。它分析的随机对照试验不符合我们要求的标准。我们没有找到把听觉统合训练（auditory integration training，AIT）Ⓖ和普通护理或其他的治疗措施相比较的随机对照试验或队列研究。

害处 没有找到符合我们要求的研究。因为治疗中包括听声音，因此应注意听觉统合训练引起听力损害的潜在危险[27]。

评论 美国儿科学会（1998）建议，听觉统合训练只以研究为目的[28]。用听觉统合训练进行治疗，可能引起家庭的巨大花费[26]。

治疗选择 4　无麸质和酪蛋白饮食

1 项小样本的随机对照试验发现，有限的证据表明，与普通饮食相比，无麸质和酪蛋白饮食可以改善儿童的孤独症评分。由于样本量小和潜在的混淆性，这一研究结果需谨慎对待。

益处 **无麸质饮食或无酪蛋白饮食与正常饮食相比**：我们没有找到系统综述和随机对照试验。**无麸质和酪蛋白饮食与正常饮食相比**：我们找到 1 篇系统综述（2003 年检索，1 项随机对照试验[29]，年龄为 4～10 岁的 20 位儿童）[30]。这篇综述的随机对照试验[29]（平均年龄 7 岁的 20 名孤独症伴尿缩氨酸异常的儿童）把建议父母给孤独症儿童无麸质和酪蛋白饮食与不建议父母给孤独症儿童此类饮食限制做了比较。研究发现，治疗 1 年后，与对照组相比，无麸质和酪蛋白饮食可以显著地改善孤独症的评分（用 DIPAB 调查问卷[1 种检测多种孤独症特性的标准丹麦量表，每项评估均为 0～4 分，评分越高症状越严重]进行检测；随访时各组的 DIPAB 评分与基线的差别为：无麸质和酪蛋白饮食组为 6.9 vs 正常饮食组为 0.3，$P=0.001$）[29]。

害处 这个研究没有报道害处。

评论 由于这项关于无麸质和酪蛋白饮食与正常饮食相比的研究的样本量小，没有做组间易混淆因素的平衡，因此，对结果需谨慎对待[29]。对于家庭来说，限制饮食很不方便，而且价格昂贵[30]。只有得到大样本的关于饮食干预的随机对照试验的结果，有益于健康的平衡饮食才会被推荐给孤独症儿童。

治疗选择 5　欧米加 3（鱼油）

我们没有检索到评价欧米加 3（鱼油）对孤独症儿童治疗效果的随机对照试验。

益处 我们没有找到关于评价欧米加 3（鱼油）对孤独症儿童治疗效果的系统综述、随机对照试验或队列研究。

害处 我们没有找到相关研究。

评论 没有评论。

治疗选择 6　选择性血清素再摄取抑制剂

我们没有发现检测选择性血清素再摄取抑制剂对孤独症儿童治疗效果的随机对照试验。

益处 **与安慰剂相比**：我们没有发现在孤独症儿童中，把选择性血清素再摄取抑制与安慰剂进行比较的系统综述和随机对照试验（见评价）。

害处 没有找到符合我们要求的研究。

评论 需要大量的随机对照试验对选择性血清素再摄取抑制剂在儿童中用药的作用和安全性进行评估[31]。我们找到了 3 项非随机研究。1 项回顾性的病例研究，把 PDD 儿童（平均年龄为 11.1 岁的 15 位不同程度 PDD 的儿童）服用西太普兰（4.8～29.0 mg/d，52～386 天）前后的 PDD 症状严重程度进行了比较[32]。其中只有两名是孤独症儿童。研究发现，10/15（67%）的 PDD 儿童的焦虑症状得到明显改善（$P=0.005$）。5 例发现有不良反应（包括头痛、攻击性和唇部运动障碍）[32]。1 项病例研究（平均年龄为 11.3 岁的 18 位不同程度 PDD 儿童）评价了服用氟伏沙明（12.5mg/d 或 25mg/d，最大量为每天 1.5mg/kg，治疗 10 周）后 PDD 症状严重程度（用临床整体印象严重度量表［CGI-S］检测）的改变情况。研究发现，氟伏沙明对 CGIS 总分没有明显作用[33]。这个研究中只有 5 位儿童被诊断为孤独症。1 项服用氟伏沙明（每天 0.2～1.4mg/kg）的开放性的分类研究（年龄在 2～7 岁的 37 位孤独症儿童）显示，22/37（59%）的儿童对治疗表现出有益的反应，15/37 的儿童表现出典型的无反应。尽管治疗前后没有对能力做客观的检测，但 11 位儿童表现出了极好的反应[34]。

治疗选择 7　维生素 A

我们没有发现评价维生素 A 对孤独症儿童治疗效果的随机对照试验。

益处 我们没有找到关于评价维生素 A 对孤独症儿童治疗效果的系统综述、随机对照试验或队列研究。

害处 我们没有找到相关研究。

评论 没有评论。

治疗选择 8　维生素 B_6 加镁剂

2 项小样本的随机对照试验发现，没有评据表明，与安慰剂相比，维生素 B_6 加镁剂可以改善孤独症儿童的症状。可能由于样本量太小，无法检测临床的重要效果。

益处 我们发现了1篇系统综述[36]（2002年检索，1项随机对照试验[35]）和1项附加的随机对照试验[37]。这篇综述中分析的随机对照试验（年龄在3～17岁的12名孤独症儿童，交叉设计）比较了维生素 B_6 加镁剂（HDPM）（B6-Mg：10～30 mg/kg）与安慰剂治疗10周效果。结果发现，治疗结束2周后，孤独症的症状无明显改变（用儿童精神病学量表进行检测；得分差值：+2.70，95% CI：-6.29～+11.69）[36]。另1项随机对照试验（年龄在6～18岁的15位孤独症儿童，交叉设计）把维生素 B_6（200mg/70kg/d）加镁剂（每天100mg/70kg）治疗与安慰剂进行了比较[36]。结果发现，维生素 B_6 与安慰剂相比，对孤独症症状严重程度的影响无显著差异（Ritvo-Freeman 孤独症真实生活量表；$P > 0.2$；没有进一步的数据报道）[37]。见下面的评论。

害处 没有报道。

评论 这些随机对照试验样本量小，缺乏把握度检测治疗对孤独症症状的效果[35, 37]。需要进一步的大样本的研究来评价维生素 B_6 加镁剂治疗的有效性和安全性。

治疗选择9　维生素C

我们没有发现评价维生素C对孤独症儿童治疗效果的随机对照试验。

益处 我们没有找到关于评价维生素C对孤独症儿童治疗效果的系统综述、随机对照试验或队列研究。

害处 我们没有找到相关试验。

评论 没有评论。

词汇表

听觉统合训练（auditory integration training，AIT）：基于不同频率的声波会引起不同个体出现无知觉或产生异常知觉，而行为和学习的异常是这种结果的假说。这个假说认为，AIT可以增强声音敏感性并对听力进行再教育，从而改善相关的症状[38]。AIT治疗是通过耳机听电子改良后的音乐，每天听两个30分钟，连续听10天以上。

孤独症的学前干预（autism pre-school programme，APP）：这项干预措施和Rutger's孤独症训练相似。它提供给父母或看护者行为或语言发育方法的支持，这些方法可以在家中或日常护理中进行。

Lovaas 疗法（Lovaas therapy）：是治疗低年龄（2～3岁）孤独症儿童的行为干预措施。这种干预疗法强化孤独症患儿的正性行为，而阻止其负性行为（重复性）。这一疗法最初是基于一对一的教育，并通过时间去强化（最多一周40多个小时）。

Rutger 孤独症训练（Rutger's autism programme）：在许多地方和Lovaas疗法相似，但是由治疗机构建议或培训父母和学校进行治疗，而不是由治疗机构直接给予治疗。

孤独症和相关交流障碍儿童的治疗和教育（treatment and education of autistic and related communication handicapped children，TEACCH）：这种结构化教育程序持续提供教室装置，目的是提高孤独症儿童的发育技能以使他们能够学习。

参考文献

1. World Health Organization. *The ICD-10 classification of mental and behavioural disorders. Diagnostic criteria for research.* Geneva, World Health Organization. 1993 (available at www.who.int/classifications/icd/en, last accessed 9 June 2005).
2. American Psychiatric Association. *Diagnostic and statistical manual of mental disorders.* 4th ed. Washington, APA. 1994.
3. Le Couteur A, Lord C, Rutter M. *The Autism Diagnostic Interview - Revised (ADI-R).* Los Angeles, CA; Western Psychological Services. 2003.
4. Lord C, Risi S, Lambrecht L, et al. The autism diagnostic observation schedule-generic: a standard measure of social and communication deficits associated with the spectrum of autism. *J Autism Dev Disord* 2000;30:205-223.
5. Shinnar S, Rapin I, Arnold S, et al. Language regression in childhood. *Pediatr Neurol* 2001;24:183-189.
6. Volkmar FR, Nelson DS. Seizure disorders in autism. *J Am Acad Child Adolesc Psychiatry* 1990;29:127-129.
7. Lockyer L, Rutter M. A five- to fifteen-year follow-up study of infantile psychosis. *Br J Psychiatry* 1969;115:865-882.
8. Fombonne E. Epidemiological surveys of autism and other pervasive developmental disorders: an update. *J Autism Dev Disord* 2003;33:365-382.
9. Fombonne E. The prevalence of autism. *JAMA* 2003;289:87-89.
10. Bailey A, Le Couteur A, Gottesman I, et al. Autism as a strongly genetic disorder: evidence from a British twin study. *Psychol Med* 1995;25:63-77.
11. Szatmari P, Jones MB, Zwaigenbaum L, et al. Genetics of autism: overview and new directions. *J Autism Dev Disord* 1998;28:351-368.
12. Bolton P, Macdonald H, Pickles A, et al. A case-control family history study of autism. *J Child Psychol Psychiatry* 1994;35:877-900.
13. Lamb JA, Parr JR, Bailey AJ, et al. Autism: in search of susceptibility genes. *Neuromolecular Med* 2002;2:11-28.
14. Medical Research Council. *MRC Review of Autism Research. Epidemiology and Causes.* December 2001. (Report available at www.mrc.ac.uk/pdf-autism-report.pdf. Last accessed 9 June 2005).
15. Volkmar FR, Pauls D. Autism. *Lancet* 2003;362:1133-1141. [Erratum in: *Lancet* 2004 17;363:250].
16. Baird G, Cass H, Slonims V. Diagnosis of autism. *BMJ* 2003;327:488-493.
17. Howlin P, Goode S. Outcome in adult life for people with autism and Asperger's syndrome. In: Volkmar FR, Goodyer IM eds. *Autism and pervasive developmental disorders.* Cambridge: Cambridge University Press, 1998.
18. Diggle T, McConachie HR, Randle VRL. Parent-mediated early inter-

vention for young children with autism spectrum disorder. In: The Cochrane Library, Issue 3, 2004. Chichester, UK: John Wiley & Sons, Ltd. Search date 2002; primary sources ERIC (Educational Resources Information Centre), Cochrane Controlled Trials Register, Medline, Embase, Psychinfo, Cinahl, Dissertation Abstracts International, Social Sciences Abstracts, Sociological Abstracts, Linguistics and Language Behavior Abstracts, National Research Register, Lilacs, Caribbean Health Sciences Literature (1982-2002), hand searches of reference ists of key articles and key journals, and contact with field experts.

19. Jocelyn LJ, Casiro OG, Beattie D, et al. Treatment of children with autism: a randomized controlled trial to evaluate a caregiver-based intervention program in community day-care centers. *J Dev Behav Pediatr* 1998;19:326-334.

20. Smith T, Groen AD, Wynn JW. Randomized trial of intensive early intervention for children with pervasive developmental disorder. *Am J Ment Retard* 2000;105:269-285. [Erratum in: *Am J Ment Retard* 2000; 105:508; *Am J Ment Retard* 2001;106:208].

21. Ozonoff S, Cathcart K. Effectiveness of a home program intervention for young children with autism. *J Autism Dev Disord* 1998;28:25-32.

22. Quintana H, Birmaher B, Stedge D, et al. Use of methylphenidate in the treatment of children with autistic disorder. *J Autism Dev Disord* 1995; 25:283-294.

23. Handen BL, Johnson CR, Lubetsky M. Efficacy of methylphenidate among children with autism and symptoms of attention-deficit hyperactivity disorder. *J Autism Dev Disord* 2000;30:245-255.

24. McCracken JT, McGough J, Shah B, et al. Risperidone in children with autism and serious behavioral problems. *N Engl J Med* 2002;347:314-321.

25. Shea S, Turgay A, Carroll A, et al. Risperidone in the treatment of disruptive behavioral symptoms in children with autistic and other pervasive developmental disorders. *Pediatrics* 2004;114:e634-e641.

26. Sinha Y, Silove N, Wheeler D, et al. Auditory integration training and other sound therapies for autism spectrum disorders. In: The Cochrane Library, Issue 1, 2004. Chichester, UK: John Wiley & Sons, Ltd. Search date 2002.

27. Lucker JR. Is auditory integration training safe? *J Autism Dev Disord* 1998;28:267-268.

28. American Academy of Pediatrics - Committee on Children with Disabilities. Auditory integration training and facilitated communication for autism. *Pediatrics* 1998;102:431-433.

29. Knivsberg AM, Reichelt KL, Hoien T, et al. A randomised, controlled study of dietary intervention in autistic syndromes. *Nutr Neurosci* 2002;5:251-261.

30. Millward C, Ferriter M, Calver S, et al. Gluten- and casein-free diets for autistic spectrum disorder. In: The Cochrane Library, Issue 2, 2004. Chichester, UK: John Wiley & Sons, Ltd. Search date 2003.

31. Buitelaar JK. Why have drug treatments been so disappointing? In: *Autism: neural basis and treatment possibilities*. Colchester, UK: Novartis Foundation, 2003: 251, pp 215-244, discussion pp 245-249, pp 281-297.

32. Namerow LB, Thomas P, Bostic JQ, et al. Use of citalopram in pervasive developmental disorders. *J Dev Behav Pediatr* 2003;24:104-108.

33. Martin A, Koenig K, Anderson GM, et al. Low-dose fluvoxamine treatment of children and adolescents with pervasive developmental disorders: a prospective, open-label study. *J Autism Dev Disord* 2003; 33:77-85.

34. DeLong GR, Teague LA, McSwain Kamran M. Effects of fluoxetine treatment in young children with idiopathic autism. *Dev Med Child Neurol* 1998;40:551-562.

35. Findling RL, Maxwell K, Scotese-Wojtila L, et al. High-dose pyridoxine and magnesium administration in children with autistic disorder: an absence of salutary effects in a double-blind, placebo-controlled study. *J Autism Dev Disord* 1997;27:467-478.

36. Nye C, Brice A. Combined vitamin B6-magnesium treatment in autism spectrum disorder. In: The Cochrane Library, Issue 4, 2002. Oxford: Update Software. Search date 2002.

37. Tolbert L, Haigler T, Waits MM, et al. Brief report: lack of response in an autistic population to a low dose clinical trial of pyridoxine plus magnesium. *J Autism Dev Disord* 1993;23:193-199.

38. Berard G. *Hearing equals behaviour*. New Canaan, CT: Keats Publishing. 1993.

原作者
Jeremy Parr
University Section of Child and Adolescent Psychiatry
University of Oxford
Oxford
UK

利益冲突：没有声明。

表1 儿童孤独症的诊断标准——世界卫生组织出版的疾病国际分类（ICD-10）

相应的社会交往有质的损害，下面5条中有至少3条：
- 没有足够的眼对眼注视、面部表情、身体姿势及手势来调节社会交往。
- 不能与同龄人交往。
- 在感受压力和悲痛时，很少主动找别人寻求（或很少用别人）安慰和友爱；当别人表现出压力和悲痛时，很少给予安慰和友爱；或两者都有。
- 不能分享别人的幸福带来的快乐；与别人接触时，自发地寻找自己的快乐；或两者都有。
- 缺乏社交情绪上的互动。

交流上质的损害：
- 无论有什么语言技巧，都缺乏社交使用。
- 假扮游戏和社会模仿游戏受损害。
- 语言对话时缺乏同步和互动。
- 语言表达不灵活，思维过程缺乏创造性和幻想。
- 对他人口头或非口头建议缺乏情绪回应。
- 说话语调缺乏节奏和强调来进行谈话调整。
- 在语言交流时缺乏相应的手势来表达强调或目的含义。

局限性、重复性、刻板性的行为模式、兴趣、行动，下面6条中有至少2条：
- 不易改变的刻板的、重复的兴趣模式。
- 特别注意不平常的物体。
- 固执地遵循某些特殊的、没有意义的常规或仪式。
- 刻板的、重复的行动习惯。
- 注重某些物体的局部或没有意义的环境的细节。
- 轻微的没有意义的环境细节的改变可引起悲伤。

发育异常必须出现在3岁以前，否则不能诊断

儿童细支气管炎

检索时间：2004年10月

原作者：Juan Manuel Lozano　齐建光 译　杜军保 校　桂永浩 审

问 题

高危儿童预防措施的效果如何？
预防医院内传播的措施效果如何？
细支气管炎儿童的治疗效果如何？

治疗措施及其效果

高危儿童的预防

肯定有效
高危儿童应用呼吸道合胞病毒免疫球蛋白或帕利珠单抗（单克隆抗体）

预防传播

很可能有效
住院儿童的护理干预（分组隔离、洗手、隔离衣、口罩、手套和护目镜）

治疗

效果不明
支气管扩张剂（吸入沙丁胺醇，吸入肾上腺素）

皮质激素
呼吸道合胞病毒免疫球蛋白，混合免疫球蛋白或帕利珠单抗（单克隆抗体）
利巴韦林

将在新版中加入
吸氧
表面活性物质，在支气管肺发育不良情况下

见词汇表 **G**

主要信息

高危儿童的预防

◆ **高危儿童应用呼吸道合胞病毒免疫球蛋白或帕利珠单抗（单克隆抗体）**：一篇系统综述和一项随后的随机对照试验发现，对于支气管肺发育不良或者先天性心脏病的患儿，与安慰剂或者不采取预防措施相比，每月预防性应用呼吸道合胞病毒免疫球蛋白或者帕利珠单抗（单克隆抗体）降低了住院率。这篇系统综述发现免疫球蛋白或者帕利珠单抗也能减少重症监护。治疗持续 4 个月到 6 个月不等。

预防传播

◆ **住院儿童的护理干预（分组隔离、洗手、隔离衣、口罩、手套和护目镜）**：我们没有发现关于采取这些预防措施能够防止细支气管炎传播给其他儿童的作用的随机对照试验。但是，一项非随机试验和8项观察研究发现了有限的证据，证明护理干预（分组隔离、隔离衣和手套）能够降低疾病在住院儿童中的传播。

治疗

◆ **支气管扩张剂（吸入沙丁胺醇，吸入肾上腺素）**：三篇系统综述和一项随后的随机对照试验发现，与安慰剂相比，吸入支气管扩张剂在短期内（治疗后24小时内）改善了儿童的整体临床评分（对住院、门诊或者急诊病房患儿进行治疗），但这些结果的临床意义尚不确定。有限的证据显示支气管扩张剂轻微改善门诊患儿的氧合情况，但是这些结果的临床意义也不确定。这些系统综述和随后的随机对照试验没有发现支气管扩张剂与安慰剂相比，能够改善住院率和住院时间。

◆ **皮质激素**：三篇系统综述和随后的随机对照试验发现没有证据能够证明，全身应用或者吸入皮质激素与安慰剂或者不应用皮质激素相比，能够改善住院时间、临床评分或者住院率。这些系统综述所包含的随机对照试验有较多的交叉重叠。

◆ **呼吸道合胞病毒免疫球蛋白、混合免疫球蛋白或帕利珠单抗（单克隆抗体）**：小样本的随机对照试验比较了免疫球蛋白或帕利珠单抗与白蛋白溶液或者0.9%氯化钠溶液对住院的细支气管炎儿童的作用，但是证据不足。

◆ **利巴韦林**：一篇系统综述发现，利巴韦林和安慰剂在呼吸道合胞病毒引起细支气管炎的住院儿童的死亡率、呼吸状况恶化的风险性或者住院天数上无显著性差异。有限的证据表明，利巴韦林降低了机械通气的时间。2项随后的随机对照试验发现，利巴韦林和安慰剂在急性发作后一年内由于下呼吸道症状导致的住院时间或者住院率以及随访一年反复喘息的频率方面无显著性差异。

定义 细支气管炎是一种病毒感染导致的急性细支气管炎症，常伴随气道梗阻的症状和体征。其诊断主要依靠临床表现。临床表现包括：发热、鼻炎（鼻粘膜的炎症）、呼吸急促（呼吸快）、呼气性喘鸣、咳嗽、啰音、使用辅助呼吸肌、呼吸暂停（呼吸停止）、呼吸困难、鼻扇（鼻翼扇动）和三凹征（肋间软组织吸气时凹入）。细支气管炎的疾病严重程度ⓖ临床上可分成轻度、中度和重度。

发病率/患病率 细支气管炎是婴儿最常见的下呼吸道感染，有一定的季节性，温带地区冬季高发[1]，热带地区雨季高发。美国每年大约21%婴儿患下呼吸道疾病，6/1000～10/1000婴儿因细支气管炎住院（占<12个月儿童的1%～2%）[2]。住院率最高的为2～6个月的婴儿[3]。

病因/危险因素 70%的细支气管炎是由于呼吸道合胞病毒感染所致，冬季达80%～100%。但是，在初春季节，病因常常为3型副流感病毒[1]。

预后 **发病率和死亡率**：疾病的严重程度与婴儿的大小以及与感染婴儿接触的密切程度和频率有关。发病率和死亡率高危的儿童常常伴随先天性心脏病、慢性肺疾病、早产史、低氧或者年龄小于6周[4]。住院时间长或者住院期间发生并发症的其他因素包括：有呼吸暂停或者呼吸停止的病史，胸片发现肺实变和（北美）美洲土著居民或者因纽特人[5]。与其他组儿童（0.1%）相比，患先天性心脏病的儿童（3.4%）或慢性肺疾病的儿童（3.5%）2周内死亡的危险性更高[4]。入住重症监护病房的比例（31%～36%）和需机械通气的比例（11%～19%）在所有高危组中相似[4]。高危组需吸氧儿童的比例也较高（63%～80%）[4]。比较起来，无高危因素的儿童入住重症监护病房的比例（15%）和需机械通气的比例（8%）明显低[6]。**长期预后**：关于长期预后的信息在不同研究中结果不同。一个对配对的2组儿童（25例患细支气管炎，25例不患病）进行的小型前瞻性研究发现，没有证据证明需门诊治疗的细支气管炎与长期的哮喘危险性升高相关[7]。可致混淆的因素包括：疾病严重程度的差异、吸烟暴露和拥挤环境[8]。我们发现了一项对50例随机选择的细支气管炎儿童进行的前瞻性研究，进行了5年问卷调查随访和第5年时回诊。结果发现，与一般人群相比，该组儿童哮喘的发生率增加一倍。但是许多病例（30%）在随诊中失访，而且缺乏配对的对照组[9]。

治疗目的 降低发病率和死亡率，缩短住院天数，预防感染播散，减少不良反应。

结局 死亡率；住院率；住院天数；气管插管率或者入住重症监护病房率；临床评分（临床评分基于临床医师的主观判断，是未经验证的。常用的有2个临床评分：呼吸评估变化评分[respiratory assessment change score，RACS]；呼吸窘迫评估手段[respiratory distress assessment instrument，RDAI]）；临床感染率和血清学感染率；治疗的不良反应。氧饱和度是一个代理结局，虽然其临床意义和这个结局的敏感性尚不清楚，但仍在本章中报道。

方法 采用《临床证据》2004年10月的文献检索和评价方案。

| 问 题 | 高危儿童预防措施的效果如何？ |

治疗选择　呼吸道合胞病毒免疫球蛋白或帕利珠单抗（单克隆抗体）

一篇系统综述和一项随后的随机对照试验发现，对于支气管肺发育不良或者先天性心脏病的患儿，与安慰剂或者不采取预防措施相比，每月预防性应用呼吸道合胞病毒免疫球蛋白或者帕利珠单抗（单克隆抗体）降低了住院率。这篇系统综述发现免疫球蛋白或者帕利珠单抗也能够减少重症监护。治疗持续4个月到6个月不等。

益处 我们发现了一篇系统综述（检索时间1999年，4项随机对照试验，2598例儿童）[10]和一项随后的随机对照试验，将每月给予呼吸道合胞病毒免疫球蛋白（RSV Ig）或帕利珠单抗（单克隆抗体）与给予安慰剂或者不给予预防措施进行了比较[11]。综述中的3项随机对照试验静脉应用RSV Ig，1项研究肌肉注射帕利珠单抗。治疗维持4个月到6个月不等。使用RSV Ig的随机对照试验中有2项试验是开放性试验，并且都以不采取预防措施作为对照干预。系统综述发现，与安慰剂相比，RSV Ig或帕利珠单抗降低了住院率（RSV Ig或帕利珠单抗95/1535[6%] vs 安慰剂138/1063[13%]；OR 0.48，95%CI 0.37～0.64）和入重症监护病房的比例（RSV Ig或帕利珠单抗27/1535[2%] vs 安慰剂43/1063[4%]，OR 0.47，95%CI 0.29～0.77）[10]。在机械通气比例方面无显著性差异（RSV Ig或帕利珠单抗16/1535[1%] vs 安慰剂14/1063[1%]；

OR 0.99，95%CI 0.48～2.07）。系统综述中的随机对照试验的随访持续时间不同，从150天到17个月[10]。后来的随机对照试验（1287例年龄<24个月的儿童和婴儿，患有血流动力学改变明显的先天性心脏病）在4个RSV季节，比较了帕利珠单抗（每月15mg/kg，共5个月）和安慰剂的作用[11]。结果发现，与安慰剂相比，帕利珠单抗明显降低了住院率（帕利珠单抗34/639 [5.3%] vs 安慰剂63/648 [9.7%]；RR 0.55，95%CI 0.33～0.77）。入重症监护病房的比例和机械通气比例两者无显著性差异（入重症监护病房的比例：帕利珠单抗13/639 [2.0 %] vs 安慰剂24/648 [3.7%]，RR 0.54，未报告可信区间，P = 0.09；机械通气天数/100例儿童：帕利珠单抗6.5 vs 安慰剂54.7，RR 0.12，未报告可信区间，P = 0.22）。但是，这项研究没有显示这些结局的差异有统计学意义。

害处 见免疫球蛋白的害处。后来的随机对照试验发现治疗组间的不良反应无显著性差异（帕利珠单抗611/639 [95.6 %] vs 安慰剂625/648 [96.5 %]，P = 0.48）。与安慰剂相比，帕利珠单抗的发热、注射部位反应和严重发绀发生率略高（发热：帕利珠单抗27.1% vs 安慰剂23.9%；注射部位反应：3.4% vs 2.2%；严重发绀：3.6% vs 2.2%；未报告P值）。这些不良反应均未造成永久性的中断治疗。

评论 这些随机对照试验中包括的早产婴儿年龄小于6个月，并且出生时胎龄小于32周或35周。支气管肺发育不良的儿童年龄小于2岁，并且仍在治疗中。综述中预先计划的亚组分析发现，预防给药明显降低了早产是其唯一危险因素的儿童的住院率（OR 0.27，95%CI 0.15～0.49），降低了伴随支气管肺发育不良儿童的住院率（OR 0.54，95%CI：0.37～0.80），但是对于同时有心脏疾病的儿童住院率没有影响（OR 0.64，95%CI 0.37～1.10）[10]。成本效果分析提示，帕利珠单抗用于有其适用证的儿童时，其临床作用肯定，而且它的作用在高危儿童中可能与临床更有关联[12]。

问题　医院内预防传播措施的效果如何？

治疗选择　住院儿童护理干预（分组隔离、洗手、隔离衣、口罩、手套和护目镜）

我们没有发现采取这些预防措施能够防止细支气管炎传播给其他儿童的随机对照试验。但是，一项非随机试验和8项观察研究发现了有限的证据，证明护理干预（分组隔离、隔离衣和手套）能够降低疾病在住院儿童中的传播。

益处 我们没有发现高质量的评价分组隔离G、洗手、隔离衣、口罩、手套或者护目镜，单独或者联合应用，对于儿童细支气管炎在院内传播的作用的系统综述和随机对照试验。我们发现了一项非随机试验和8项观察研究（见表1）[13-21]。这项非随机试验（233例有严重院内感染危险性的儿童）比较了应用不同护理措施后病房内的感染率[13]。结果发现与所有其他措施（单纯分组隔离、单纯隔离衣和手套、无特殊防护）相比，分组隔离、隔离衣和手套的联合应用明显减少了院内传播。但是，在试验中，对照干预并不是持久不变的，这些结果的得出是基于一个期中分析（interim analysis），对危险儿童的定义也不确定。6项观察研究发现，许多护理干预降低了疾病传播率[14, 16-19, 21]。2项观察研究发现，各种干预对于传播的影响无显著性差异。这些观察研究没有针对试验开始时发病率的不同进行相应的校正（见表1）[15, 20]。

害处 **分组隔离**：伴随分组隔离可能的危险包括误诊为呼吸道合胞病毒感染，从而将没有感染的危险人群分入错误组群中。**洗手**：用某些产品反复洗手可能的不良反应是皮炎，影响护理人员。**其他干预**：未报道害处。

评论 洗手在许多情况下被公认能够降低交叉感染率，因此随机对照试验很难得到伦理上的支持证明。

问题　细支气管炎儿童治疗的效果如果？

治疗选择1　支气管扩张剂（吸入沙丁胺醇，吸入肾上腺素）

三篇系统综述和一项随后的随机对照试验发现，与安慰剂相比，吸入支气管扩张剂在短期内（治疗后24小时内）改善了儿童整体的临床评分（对住院、门诊或者急诊病房患儿进行治疗），尽管这些结果的临床意义尚不明确。有限的证据发现支气管扩张剂轻微改善门诊患儿的氧合情况，但是这些结果的临床意义也不明确。这些系统综述和以后的随机对照试验没有发现支气管扩张剂与安慰剂相比，能够改善住院率和住院时间。

益处 **与安慰剂相比**：我们检索到3篇系统综述[22-24]和一项随后的随机对照试验[25]。第一篇综述（检索时间1998年，8项随机对照试验，485例儿童）评价对于门诊或急诊和住院的儿童，吸入或者注射支气管扩张剂（沙丁胺醇、间羟异丙肾上腺素、非诺特罗、肾上腺素、异丙托溴铵和氨茶碱）的作用[22]。结果发现，支气管扩张剂在短期内改善了轻度和中度细支气管炎患儿的临床评分（临床评分改善不足，支气管扩张剂 vs 安慰剂：OR 0.29，95%CI 0.19～0.45；整体平均评分，支气管扩张剂 vs 安慰剂：汇总的差异 − 0.20，95%CI − 0.37～− 0.10）[22]。住院率（RR 0.70，95%CI 0.36～1.35）和住院天数（WMD +0.12天，95%CI − 0.31～+ 0.55天）无显著性差异。第二篇综述（检索时间1995年，5项随机对照试验，251例儿童）评价了沙丁胺醇对门诊（5项随机对照试验）和住院（3项随机对照试验）患儿的治疗作用[23]。所有这些随机对照试验都包括在第一篇系统综述内。这3项住院患儿试验的参与者、治疗方案和结局有相当大的不同，无法进行Meta分析。门诊试验的Meta分析发现，支气管扩张剂明显改善了氧饱和度，但是临床重要性不足（氧饱和度平均差值：1.2%，95%CI 0.8% ~ 1.6%），而住院率无显著性差异（RR 0.85, 95%CI 0.47 ~ 1.53）[23]。第三篇综述（检索时间2003年，14项随机对照试验，485例儿童）比较了肾上腺素与安慰剂或其他支气管扩张剂（主要为沙丁胺醇）对小于2岁的住院和门诊患儿的作用[24]。在住院患儿中，这篇系统综述发现与安慰剂相比，肾上腺素明显改善了临床评分（60分钟临床评分的 SMD －0.52, 95%CI －1.0 ~ －0.03），而住院天数无显著性差异（WMD －5.9 小时，95%CI －16.2 小时 ~ ＋4.4 小时）。在门诊患儿中，与安慰剂相比，肾上腺素明显改善了临床评分和氧饱和度（治疗后60分钟临床评分的 SMD －0.80, 95%CI －1.56 ~ －0.10；治疗后30分钟氧饱和度的 WMD 2.8%，95%CI 1.5% ~4.1%），但是住院率无显著性差异（RR 0.5, 95%CI 0.2 ~ 1.4）。以后的随机对照试验（129例临床诊断为细支气管炎的婴儿，在急诊就诊后直接离院回家）比较了口服沙丁胺醇（每次0.1mg/kg）与安慰剂的作用，每天给药3次，最多给药7天或者至细支气管炎症状完全缓解[25]。这项随机对照试验发现疾病恢复时间或者住院率无显著性差异（疾病恢复的平均天数：沙丁胺醇 8.9 天 vs 安慰剂 8.4 天，$P=0.5$；住院率：沙丁胺醇 4/64 [6%] vs 安慰剂 5/65 [8%]，RR 0.81, 95%CI 0.20 ~ 2.90）[25]。

害处 与安慰剂相比：第一篇系统综述报道了应用支气管扩张剂后会出现心动过速、血压升高、氧饱和度降低、脸红、过度兴奋、咳嗽时间延长和震颤等[22]。这篇系统综述没有报道不良反应发生的频率[23,24]。以后的随机对照试验报道治疗无不良反应[25]。

评论 三篇系统综述中仅有2篇汇总了整个试验过程的临床评分[22,24]。虽然它们发现在短期内的改善有统计学明显，但是这些发现的临床意义尚不明确。原始研究的偏差包括研究人群的不同，如将用了镇静剂的儿童包括在内，随诊时间短及临床评分的可靠性。支气管扩张剂可以通过全身作用而不仅仅通过改善呼吸功能从而改善患儿的临床表现[26]。这些系统综述进行了多重比较，这增加了一些结果之间虚假的统计学相关性的机会。系统综述中给出的证据很难解释，因为一些随机对照试验并未排除有喘息病史的儿童患有哮喘，在上述情况下很可能对支气管扩张剂有反应[22-24]。第3篇系统综述并未提供住院患儿和门诊患儿的差异，因为结果的差异无显著意义[24]。

治疗选择 2　皮质激素

三篇系统综述和后来的随机对照试验发现没有证据能够证明，全身应用或者吸入皮质激素与安慰剂或者不应用皮质激素相比，能够改善住院时间、临床评分或者住院率。这些系统综述中所含的随机对照试验有重大交叉重叠。

益处 短期作用：我们发现了3篇系统综述[27-29]和5篇后续的随机对照试验[30-34]。第一篇系统综述（检索时间1999年，6项住院儿童的随机对照试验）发现，平均住院天数无显著性差异（5项随机对照试验，229 例儿童；WMD －0.43 天，95%CI －1.05 ~ ＋0.18 天）[27]。应用已明确认定的随机化方法进行的敏感性分析在随机对照试验中得到了相同的结果（4项随机对照试验，253 例儿童；WMD －0.35 天，95%CI －0.84 ~ ＋0.14 天），在除外了包括以往有喘息病史儿童的随机对照试验后也得到了相同的结果（4项随机对照试验，264 例儿童；WMD －0.29 天，95%CI －0.71 ~ ＋0.13 天）[27]。很难解释比较皮质激素和安慰剂对临床症状作用的系统综述的结果（见下面的评论）。系统综述中的随机对照试验报告了开始治疗后不同时间的不同临床分级。分级通常包括氧饱和度、喘息、动用辅助呼吸肌和呼吸频率。开始治疗后72小时报告的结果分析非常不一致，以致无法进行分析。第一篇系统综述中的3项随机对照试验（197 例儿童）提供了开始治疗后24小时的结果。这3项随机对照试验得出的综合的标准化效应提示，与安慰剂相比，皮质激素效果改善明显[27]。但是，这种改善的临床意义尚不清楚，因为这些随机对照试验中结合了不同的分级。第二篇系统综述（检索时间2003年）包括了13项随机对照试验，对住院患儿或者不卧床的儿童全身用药给予皮质激素[28]。第一篇系统综述中包括的所有随机对照试验在第二篇系统综述中也被进行了分析。7项试验的汇总分析发现，皮质激素治疗儿童的住院天数减少了0.38天（95%CI －0.81 ~ ＋0.05 天），提示治疗组间无显著性差异。8项试验的汇总分析发现，3项临床评分的标准平均差值为 －0.20（95%CI －0.73 ~ ＋0.32），提示治疗组间无显著性差异。3项试验分析了住院率，发现治疗组间也无显著性差异（OR 1.05, 95%CI 0.23 ~ 4.87）。6项研究报告了在再入院率方面治疗组间无显著性差异。第三篇系统综述（检索时间 2002 年）包括 14 项随机对照试验，评估了口服、静脉和吸入激素的作用，分别有4项和7项随机对照试验包括在第一和第二篇系统综述中[29]。这篇系统综述未进行Meta分析，因为试验间差异太大（见下述评论）。第三篇系统综述中应用口服皮质激素的5项随机对照试验中有4项报告了住院率或住院天数。应用口服地塞米松的1项随机对照试验发现住院率降低，应用口服泼尼松的1项随机对照试验发现住院率增加，另2项试验未发现显著性差异。一个研究也报道了应用2天后临床评分改善。2项评价静脉应用皮质激素作用的随机对照试验发现，住院天数或临床症状改善的时间在组间无显著性差异。最后，2项评价吸入激素对患儿住院天数作用的随机对照试验，没有发现治疗组间有显著性差异[29]。4项后续的随机对照试验[30-33]比较了皮质激素与安慰剂的作用，1项后续的随机对照试验（仅作为摘要发表）[34]比较了皮质激素加标准治疗（沙丁胺醇）与单纯标准治疗对细支气管炎儿童的作用。这些随机对照试验没有发现皮质激素对细支气管炎儿童有明显益处（见表2）。**长期作用**：我们发现了4项随机对照试验进行了长期随访（1年[33]，3年[35]，3 ~ 5年[36]和2年[37]），研究了急性期应用皮质激素对于后来喘息的长期效果。4项随机对照试验中有3项没有发现皮质激素有益[33,35,36]。第4项是开放性的随机对照试验（117 例住院婴儿）[37]，这项试验存在几个问题，使得其可靠性需商榷（见下述评论）。

害处 系统综述中大部分的研究没有报道不良反应。报道了的不良反应包括：震颤（2项试验发现有2例婴儿，他们同时接受雾化沙丁胺醇的治疗）和便潜血阳性（1项试验发现2例地塞米松治疗的婴儿和1例安慰剂治疗的婴儿）[28]。口服皮质激素的急性副作用已被广泛认可，包括高血糖和免疫抑制[38]。见儿童哮喘及其他喘息性疾病中皮质激素的害处。

评论 很难解释系统综述提供的证据，因为一些随机对照试验并未将有喘息病史且可能患有哮喘的儿童排除，上述儿童可能对皮质激素有反应[28,29]。随机对照试验使用的临床评分包括氧饱和度，但是这个评分改变的临床关联意义尚不清楚。即使这些结果在表面价值上被接受，但是作用大小的临床意义尚不清楚。我们发现比较全身应用激素和吸入激素的作用的证据不足。开放性的随机对照试验比较了住院患儿吸入布地奈德的两种用药法的作用，但是存在的几个问题使结果的可靠性值得商榷[37]。哮喘的诊断仅仅依据电话调查，也没有评价这些患儿是否接受了能够解释这些结果的另外的干预或者暴露。第三篇系统综述的作者认为，全身应用皮质激素治疗对于住院率和住院天数有益的证据无说服力，这种治疗总体益处不大，即使将临床评分考虑在内[29]。

治疗选择3　利巴韦林

一篇系统综述发现，利巴韦林和安慰剂对于呼吸道合胞病毒细支气管炎住院儿童的死亡率、呼吸状况恶化的风险性或者住院时间无显著性差异。有限的证据表明，利巴韦林降低了机械通气的时间。2项后来的随机对照试验发现，利巴韦林和安慰剂对急性发作后一年内由于下呼吸道症状导致的住院时间或者住院率，以及随访一年反复喘息的频率无显著性差异。

益处 我们发现了一篇系统综述（检索时间2004年，12项小样本的随机对照试验）[39]和两项后续的随机对照试验[40,41]。这篇综述发现，在以呼吸道合胞病毒细支气管炎入院的儿童和婴儿中，与安慰剂相比，利巴韦林（三氮唑苷）没有明显地降低死亡率、呼吸状况的恶化、住院时间、机械通气的时间（死亡率：利巴韦林 5/86 [6%] vs 安慰剂 7/72 [10%]，RR 0.56，95%CI 0.17～1.84；呼吸状况恶化：利巴韦林 4/56 [7%] vs 安慰剂 11/60 [18%]，RR 0.38，95%CI 0.13～1.11；住院天数：利巴韦林与安慰剂比较的 WMD －1.9 天，95%CI －0.9 天～＋4.6 天；机械通气时间：利巴韦林与安慰剂比较的 WMD －1.08 天，95%CI －2.83 天～＋0.67 天）[39]。两组患儿死亡率高可能是由于开始时的疾病严重。第一项随后的随机对照试验（40例住院婴儿，在入院12小时内应用利巴韦林或者安慰剂）发现，急性期的结局（如吸氧时间或者住院时间）无显著性差异（吸氧时间：利巴韦林 2.72 天 vs 安慰剂 ＋1.92 天，平均差值 0.80 天，95%CI －0.73 天～＋2.32 天；住院天数：利巴韦林 4.94 天 vs 安慰剂 3.36 天，平均差值 ＋1.58 天，95%CI －0.18 天～＋3.35 天）[40]。这项随机对照试验也在急性期后跟踪随访患儿1年，结果发现下呼吸道疾病反复的再入院率或者应用支气管扩张剂的比例无显著性差异（下呼吸道疾病反复的再入院率：利巴韦林 2/16 [13%] vs 安慰剂 3/19 [16%]，RR 0.79，95%CI 0.15～4.17；支气管扩张剂的应用：利巴韦林 5/16 [31%] vs 安慰剂 8/19 [42%]，RR 0.74，95%CI 0.30～1.82）。但是，这项研究尚缺乏足够的把握度排除临床上的重要差异[40]。第二项开放的随机对照试验（45例以往体健康的婴儿，年龄<180天，因患重度呼吸道合胞病毒细支气管炎入院）比较了雾化吸入利巴韦林（60mg/mL 在 3×2 小时内，每 24 小时共 6g/100mL，共 3 天）和安慰剂。结果发现随诊一年后喘息性疾病反复的频率无显著性差异（利巴韦林 15/24 [63%] vs 安慰剂 17/21 [81%]，RR 0.78，95%CI 0.53～1.12）。

害处 我们从前瞻性研究中没有发现不良反应的结果。系统综述[39]和随机对照试验没有报道害处[40,41]。我们发现了在照顾者中有头痛和接触镜异常的个例报道[42]。利巴韦林曾被报道导致儿童急性支气管痉挛。标准气雾剂很粘稠，曾有报道导致通气设备堵塞[43]。

评论 我们发现了一项小样本的前瞻性研究，54例住院儿童随机应用利巴韦林或安慰剂治疗，比较其肺功能试验的结果[44]。结果未发现长期结局不同的证据，虽然这项研究的把握度不足以排除临床上重要的差异。

治疗选择4　呼吸道合胞病毒免疫球蛋白，混合免疫球蛋白或帕利珠单抗（单克隆抗体）

小样本的随机对照试验比较了免疫球蛋白或帕利珠单抗与白蛋白溶液或者0.9%氯化钠溶液对住院的细支气管炎儿童的作用，但是证据不足。

益处 我们没有发现相关的系统综述，但是发现了5项随机对照试验（4项应用白蛋白溶液作为对照，1项应用0.9%氯化钠溶液作为对照，共 335 例儿童）[45-49]。两项随机对照试验使用混合免疫球蛋白，两项试验使用呼吸道合胞病毒免疫球蛋白（RSV Ig），一项使用帕利珠单抗（合成的单克隆抗体）。使用 RSV Ig 的随机对照试验均未发现证据能够证明 RSV Ig 与白蛋白相比缩短了住院天数（在高危儿童**G**中；平均住院天数：RSV Ig 8.41 天 vs 白蛋白 8.89 天，$P > 0.05$，没有报道可信区间。在非高危儿童中：平均住院天数：RSV Ig 4.58 天 vs 白蛋白 5.52 天；$P > 0.05$，没有报道可信区间）[45,46]。第 3 项随机对照试验（35例儿童）没有发现证据证明帕利珠单抗降低了住院天数、机械通气时间或吸氧持续时间（住院天数：帕利珠单抗组平均 14.5 天，95%CI 12.4 天～16.6 天；安慰剂组平均 11.5 天，95%CI 10.0 天～13.0 天；$P = 0.25$。机械通气时间：帕利珠单抗组平均 8.8 天，95%CI 6.5 天～11.1 天；安慰剂组平均 6.2 天，95%CI 4.7 天～7.7 天；$P = 0.45$。吸氧持续时间：帕利珠单抗组平均 12.3 天，95%CI 10.0 天～14.6 天；安慰剂组平均 9.5 天，95%CI 7.9 天～11.1 天；$P = 0.47$）[47]。其余随机对照试验没有发现任何证据证明混合免疫球蛋白改善了细支气管炎儿童的结局[48,49]。

害处 随机对照试验发现，RSV Ig 伴随肝酶的升高和缺氧发作频率的升高（未提供频率）[45]。一项开放的预防性使用 RSV Ig 的随机对照试验（249例儿童）发现，治疗组儿童中约有3%发生不良反应[10]。该随机对照试验和随后的数据分析显示，这些不良反应包括：呼吸频率增加，第一次输注时体液轻度潴留，注射部位荨麻疹反应，氧饱和度轻度降低，发热（未报道频率）[10, 50]。

评论 4项随机对照试验使用白蛋白作为对照。白蛋白对于细支气管炎的作用尚不清楚。

词汇表

分组隔离（cohort segregation）：感染不同病毒的儿童彼此隔离，分别进行治疗，以防止交叉感染。
疾病严重程度（disease severity）：**轻度**：不需住院；**中度**：需住院但不需插管；**重度**：需插管或者人工通气。
高危儿童（high risk children）：伴随或不伴随支气管肺发育不良的早产儿或者患先天性心脏病的婴儿和儿童。
RDAI（respiratory distress assessment instrument）：呼吸窘迫评估手段。

参考文献

1. Phelan P, Olinsky A, Robertson C. *Respiratory illness in children*. 4th ed. London: Blackwell Scientific Publications, 1994.
2. Gruber W. Bronchiolitis. In: Long S, Pickering L, Prober C, eds. *Principles and practice of pediatric infectious diseases*. 1st ed. New York: Churchill Livingstone, 1997:1821.
3. Glezen WP, Taber LH, Frank AL, et al. Risk of primary infection and reinfection with respiratory syncytial virus. *Am J Dis Child* 1986;140:543–546.
4. Navas L, Wang E, de Carvalho V, et al. Improved outcome of respiratory syncytial virus infections in a high-risk hospitalized population of Canadian children. *J Pediatr* 1992;121:348–354.
5. Wang EEL, Law BJ, Stephens D, et al. Pediatric Investigators Collaborative Network on Infections in Canada (PICNIC) study of morbidity and risk factors with RSV disease. *J Pediatr* 1995;126:212–219.
6. Wang EEL, Law BJ, Boucher F, et al. Pediatric Investigators Collaborative Network on Infections in Canada (PICNIC) study of admission and management variation in patients hospitalized with respiratory syncytial viral lower respiratory infection. *J Pediatr* 1996;129:390–395.
7. McConnochie KM, Mark JD, McBride JT, et al. Normal pulmonary function measurements and airway reactivity in childhood after mild bronchiolitis. *J Pediatr* 1985;107:54–58.
8. McConnochie KM, Roghmann KJ. Parental smoking, presence of older siblings and family history of asthma increase risk of bronchiolitis. *Am J Dis Child* 1986;140:806–812.
9. Sly PD, Hibbert ME. Childhood asthma following hospitalization with acute viral bronchiolitis in infancy. *Pediatr Pulmonol* 1989;7:153–158.
10. Wang EEL, Tang NK. Immunoglobulin for preventing respiratory syncytial virus infection. In: The Cochrane Library, Issue 4, 2004. Chichester, UK: John Wiley & Sons, Ltd. Search date 1999; primary sources Cochrane Acute Respiratory Infections Trials Register, Medline, and abstracts from the Pediatric Academy Meetings and the Intersciences Conference on Antimicrobial Agents and Chemotherapy 1994–1997.
11. Feltes TF, Cabalka AK, Meissner HC, et al. Palivizumab prophylaxis reduces hospitalization due to respiratory syncytial virus in young children with hemodynamically significant congenital hearth disease. *J Pediatr* 2003;143:532–540.
12. Simpson S, Burls A. *A systematic review of the effectiveness and cost-effectiveness of palivizumab (Synagis) in the prevention of respiratory syncytial virus (RSV) infection in infants at high risk of infection*. Birmingham: West Midlands Health Technology Assessment Group, University of Birmingham, 2001. Search date 2001; primary sources Medline, Cinahl, Cochrane Register of Clinical Trials, Cochrane Database of Systematic Reviews, Embase, NHS Centre for Reviews and Dissemination.
13. Madge P, Patron JY, McColl JH, et al. Prospective controlled study of four infection-control procedures to prevent nosocomial infection with respiratory syncytial virus. *Lancet* 1992;340:1079–1083.
14. Hall CB, Geiman JM, Douglas RG Jr, et al. Control of nosocomial respiratory syncytial viral infections. *Pediatrics* 1978;62:728–732.
15. Hall CB, Douglas RG Jr. Nosocomial respiratory syncytial virus infections. Should gowns and masks be used? *Am J Dis Child* 1981;135:512–515.
16. Gala CL, Hall CB, Schnabel KC, et al. The use of eye-nose goggles to control nosocomial respiratory syncytial virus infection. *JAMA* 1986;256:2706–2708.
17. Leclair JM, Freeman J, Sullivan BF, et al. Prevention of nosocomial respiratory syncytial virus infections through compliance with glove and gown isolation precautions. *N Engl J Med* 1987;317:329–334.
18. Krasinski K, LaCouture R, Holzman RS, et al. Screening for respiratory syncytial virus and assignment to a cohort at admission to reduce nosocomial transmission. *J Pediatr* 1990;116:894–898.
19. Isaacs D, Dickson H, O'Callagham C, et al. Handwashing and cohorting in prevention of hospital acquired infections with respiratory syncytial virus. *Arch Dis Child* 1991;66:227–231.
20. Langley M, LeBlanc JC, Wang EEL, et al. Nosocomial respiratory syncytial virus infection in Canadian pediatric hospitals: a Pediatric Investigators Collaborative Network on Infections in Canada Study. *Pediatrics* 1997;100:943–946.
21. Macartney KK, Gorelick MH, Manning ML, et al. Nosocomial respiratory syncytial virus infection: the cost-effectiveness and cost-benefit of infection control. *Pediatrics* 2000;106:520–526.
22. Kellner JD, Ohlsson A, Gadomski AM, et al. Bronchodilators for bronchiolitis. In: The Cochrane Library, Issue 4, 2004. Chichester, UK: John Wiley & Sons, Ltd. Search date 1998; primary sources Medline, Embase, Reference Update, reference lists of articles, and files of the authors.
23. Flores G, Horwitz RI. Efficacy of beta 2-agonists in bronchiolitis: a reappraisal and meta-analysis. *Pediatrics* 1997;100:233–239. Search date 1995; primary sources Medline and hand searches of references and selected journals.
24. Hartling L, Wiebe N, Russell K, et al. Epinephrine for bronchiolitis. In: The Cochrane Library, Issue 4, 2004. Chichester, UK: John Wiley & Sons, Ltd. Search date 2003, primary sources The Cochrane Central Register of Controlled Trials, Medline, Embase, plus hand searches of reference lists of all selected articles and contact with primary authors of trials retrieved for information on additional trials.
25. Patel H, Gouin S, Platt RW. Randomized, double-blind, placebo-controlled trial of oral albuterol in infants with mild-to-moderate acute viral bronchiolitis. *J Pediatr* 2003;142:509–514.
26. Gadomski AM, Lichenstein R, Horton L, et al. Efficacy of albuterol in the management of bronchiolitis. *Pediatrics* 1994;93:907–912.

27. Garrison MM, Christakis DA, Harvey E, et al. Systemic corticosteroids in infant bronchiolitis: a meta-analysis. *Pediatrics* 2000;105:e44. Search date 1999; primary sources Medline, Embase, and Cochrane Clinical Trials Registry.
28. Patel H, Platt R, Lozano JM, et al. Glucocorticoids for acute viral bronchiolitis in infants and young children. In: The Cochrane Library, Issue 4, 2004. Chichester, UK: John Wiley & Sons, Ltd. Search date 2003; primary sources Cochrane Central Register of Controlled Trials, Medline, Current Contents, Embase, and Sci Search plus hand searches through cited references and contacts with experts.
29. King VJ, Viswanathan M, Bordley C, et al. Pharmacologic treatment of bronchiolitis in infants and children. *Arch Pediatr Adolesc Med* 2004; 158:127–137. Search date 2002; primary sources Medline, Cochrane Controlled Trials register from 1980–2002, hand searches of reference lists of relevant included articles, and contact with a technical expert advisory group regarding ongoing studies.
30. Cade A, Brownlee KG, Conway SP, et al. Randomised placebo controlled trial of nebulised corticosteroids in acute respiratory syncytial viral bronchiolitis. *Arch Dis Child* 2000;82:126–130.
31. Buckingham SC, Jafri HS, Bush AJ, et al. A randomized, double-blind, placebo-controlled trial of dexamethasone in severe respiratory syncytial virus (RSV) infection: effects on RSV quantity and clinical outcome. *J Infect Dis* 2002;185:1222–1228.
32. van Woensel JBM, van Aalderen WMC, de Weerd W, et al. Dexamethasone for treatment of patients mechanically ventilated for lower respiratory tract infection caused by respiratory syncytial virus. *Thorax* 2003;58:383–387.
33. Zhang L, Ferruzzi E, Bonfanti T, et al. Long and short-term effect of prednisolone in hospitalized infants with acute bronchiolitis. *J Paediatr Child Health* 2003;39:548–551.
34. Benyamin YS, Mahajan P, Thomas R. Nebulized dexamethasone in acute bronchiolitis – A randomized controlled trial. *Pediatr Res* 2003; 54:774.
35. Reijonen TM, Kotaniemi-Syrjanen A, Korhonen K, et al. Predictors of asthma three years after hospital admission for wheezing in infancy. *Pediatrics* 2000;106:1406–1412.
36. Van Woensel JBM, Kimpen JLL, Sprikkelman AB, et al. Long-term effects of prednisolone in the acute phase of bronchiolitis caused by respiratory syncytial virus. *Pediatr Pulmonol* 2000;30:92–96.
37. Kajosaari M, Syvanen P, Forars M, et al. Inhaled corticosteroids during and after respiratory syncytial virus-bronchiolitis may decrease subsequent asthma. *Pediatr Allergy Immunol* 2000;11:198–202.
38. Schimmer BP, Parker KL. Adrenocorticotropic hormone; adrenocortical steroids and their synthetic analogs; inhibitors of the synthesis and actions of adrenocortical hormones. In: Hardman JG, Limbird LE, eds. *Goodman & Gilman's the pharmacological basis of therapeutics*. 10th ed. New York: McGraw-Hill, 2001:1649–1677.
39. Ventre K, Randolph AG. Ribavirin for respiratory syncytial virus infection of the lower respiratory tract in infants and young children. In: The Cochrane Library, Issue 4, 2004. Chichester, UK: John Wiley & Sons, Ltd. Search date 2004; primary sources Cochrane Central Register of Controlled Trials, Medline, Embase and hand searches of reference lists of articles and contact with experts in the field.
40. Everard ML, Swarbrick A, Rigby AS, et al. The effect of ribavirin to treat previously healthy infants admitted with acute bronchiolitis on acute and chronic respiratory morbidity. *Respir Med* 2001;95:275–280.
41. Edell D, Khoshoo V, Ross G, et al. Early ribavirin treatment of bronchiolitis: effect on long-term respiratory morbidity. *Chest* 2002; 122:935–939.
42. Edelson PJ. Reactions to ribavirin. *Pediatr Infect Dis J* 1991;10:82.
43. Johnson EM. Developmental toxicity and safety evaluations of ribavirin. *Pediatr Infect Dis J* 1997;9(suppl):85–87.
44. Long CE, Voter KZ, Barker WH, et al. Long term follow-up of children hospitalized with respiratory syncytial virus lower respiratory tract infection and randomly treated with ribavirin or placebo. *Pediatr Infect Dis J* 1997;16:1023–1028.
45. Rodriguez WJ, Gruber WC, Welliver RC, et al. Respiratory syncytial virus (RSV) immune globulin intravenous therapy for RSV lower respiratory tract infection in infants and young children at high risk for severe RSV infections. *Pediatrics* 1997;99:454–461.
46. Rodriguez WJ, Gruber WC, Groothuis JR, et al. Respiratory syncytial virus immune globulin treatment of RSV lower respiratory tract infection in previously healthy children. *Pediatrics* 1997;100:937–942.
47. Malley R, DeVincenzo J, Ramilo O, et al. Reduction of respiratory syncytial virus (RSV) in tracheal aspirates in intubated infants by use of humanized monoclonal antibody to RSV F protein. *J Infect Dis* 1998;178:1555–1561.
48. Hemming VG, Rodriguez W, Kim HW, et al. Intravenous immunoglobulin treatment of respiratory syncytial virus infections in infants and young children. *Antimicrob Agents Chemother* 1987;31:1882–1886.
49. Rimensberger PC, Burek-Kozlowska A, Morell A, et al. Aerosolized immunoglobulin treatment of respiratory syncytial virus infection in infants. *Pediatr Infect Dis J* 1996;15:209–216.
50. Groothuis JR, Levin MJ, Rodriguez W, et al. Use of intravenous gamma globulin to passively immunize high-risk children against respiratory syncytial virus: safety and pharmacokinetics. *Antimicrob Agents Chemother* 1991;35:1469–1473.

原作者

Juan Manuel Lozano
Professor of Paediatrics
Department of Paediatrics and Clinical Epidemiology Unit
School of Medicine
Javeriana University
Bogotá DC
Colombia

利益冲突：没有声明。

致谢：在此谨向本章以前版本的作者致谢，他们包括 Nancy Tang 和 Elaine Wang。

表1　护理措施预防院内传播的作用[13-21]

参考文献	设计*	干预措施	参加者	结局	结果
13	非随机对照试验（加自身前后对照研究）	隔离衣和手套 vs 分组护理 vs 隔离衣和手套加分组护理 vs 无特殊防护	2065例儿童，年龄<2岁，4个普通儿科病房，3个RSV流行季节（1989～1991），英国	原先未感染RSV的儿童入院至少1周后证实在院内感染了RSV	院内RSV感染率：隔离衣和手套10/36[28%，95%CI －15.7%～44.4%] vs 分组护理7/36[19%，95%CI －9.6%～35.3%] vs 隔离衣和手套加分组护理1/33 [3%，95%CI －0.4%～18.6%] vs 无特殊防护[26%，95%CI －12.2%～47.2%]
14	自身前后对照研究	隔离感染婴儿，洗手，工作人员穿隔离衣，工作人员分组，隔离高危婴儿，限制探视 vs 无特殊防护	42例儿童，年龄<2岁，1个普通儿科病房，1个RSV流行季节（1976），美国	原先未感染RSV的儿童入院至少1周后证实在院内感染了RSV	院内RSV感染率下降：前（未提供绝对数值）45% vs 后8/42[19%]，$P<0.01$
15	自身前后对照研究	口罩和隔离衣 vs 无口罩和隔离衣	162例儿童，1个普通儿科病房，1个RSV流行季节（1979），美国	原先未感染RSV的儿童入院至少1周后证实在院内感染了RSV	院内RSV感染没有减少：口罩和隔离衣8/25 [32%] vs 无口罩和隔离衣11/27 [41%]，$P = NS$
16	自身前后对照研究	工作人员带眼鼻护目镜加对ARI婴儿进行隔离，RSV阳性婴儿分组和洗手 vs 对ARI婴儿进行隔离，RSV阳性婴儿分组和洗手	120例儿童，1个普通儿科病房，1个RSV流行季节（1984），美国	原先未感染RSV的儿童入院≥1周后证实在院内感染了RSV	院内RSV感染率下降：带护目镜1/17[6%] vs 不带护目镜9/21[43%]，$P = 0.04$
17	自身前后对照研究	通知评估护理人员预防措施（带手套和口罩）的依从性 vs 不通知评估	7547例儿童，年龄<5岁，1个普通儿科病房，3个RSV流行季节（1982～1984），美国	原先未感染RSV的儿童入院至少5天后证实在院内感染了RSV	干预前的RSV院内感染率高：前6.4×10^3人天 vs 后3.1×10^3人天，RR2.9，95%CI 1.5～5.7
18	病例系列分析	所有儿童进行RSV-ELASA检验。阳性者归入RSV感染组（暂时穿隔离衣），阴性者归入非RSV感染组	15 356例儿童，年龄<3岁，或伴随CHD、CPD或免疫抑制疾病需住院治疗，1个儿科病房，2个RSV流行季节（1986～1987），美国	原先未感染RSV的儿童入院至少5天后证实在院内感染了RSV	感染率：1986年1.2×10^3人天 vs 1987年0.5×10^3人天
19	自身前后对照研究	隔离感染儿童，酒精洗手，护理人员穿隔离衣，生病的护理人员分开和印发传单给父母 vs 无特殊防护	1817例儿童，年龄<2岁，2个普通儿科病房和1个ICU，3个RSV流行季节（1986～1988），英国	原先未感染RSV的儿童入院至少10天后证实在院内感染了RSV	院内RSV感染率降低：前18/425[4.2%] vs 后11/1392[0.8%]，$P<0.01$
20	生态学研究	9个儿童医院进行了感染控制	1516例儿童，9个儿童医院，2个RSV流行季节（1992～1993），加拿大	原先未感染RSV的儿童入院≥72小时后证实在院内感染了RSV	控制隔离政策和院内RSV感染与总RSV感染的比值之间没有关联（范围2.8%～13.0%）
21	自身前后对照研究	正式教育和洗手，隔离衣和手套，护士和患者的分组，限制探视和定期监测依从性	172 370人天，年龄<5岁，1个儿童医院，8个RSV流行季节（1988～1995），美国	原先未感染RSV的儿童入院≥5天后证实在院内感染了RSV	院内RSV感染率下降：前1.0×10^3人天 vs 后0.73×10^3人天，RR 0.61，95% CI 0.53～0.69

注：*如果没有其他说明为前瞻性研究。ARI，急性呼吸道感染；CHD，先天性心脏病；CPD，慢性肺疾病；ICU，重症监护病房；NS，无差异；RSV，呼吸道合胞病毒。

表2 皮质激素与安慰剂对细支气管炎作用的比较：系统综述后发表的随机对照试验的结果[28]

参考文献	分配/盲法	干预措施	病例数	结局	结果
30	随机/盲法	布地奈得 vs 安慰剂	161	住院天数，再入院率	中位数住院天数：布地奈得 2 天 vs 安慰剂 2 天，没有报告 P 值；再入院率：布地奈得 13/82 [16%] vs 安慰剂 14/79 [18%]，$P=0.78$
31	随机/盲法	静脉地塞米松 vs 安慰剂	41	住院天数，呼吸机次数，ICU 天数	中位数住院天数：地塞米松 11 天 vs 安慰剂 10 天，$P = 0.4$；中位数呼吸机次数：地塞米松 5.5 vs 安慰剂 6.0，$P=0.86$；中位数 ICU 天数：地塞米松 7.0 vs 安慰剂 8.0，$P = 0.76$
32	随机/盲法	iv 地塞米松 vs 安慰剂	82	住院天数，机械通气时间	中位数住院天数：地塞米松 15.9 天 vs 安慰剂 14.9 天，$P = 0.52$；中位数机械通气时间：地塞米松 6.9 天 vs 安慰剂 8.5 天，$P=0.19$
33	随机/未用盲法	口服泼尼松龙加标准治疗 vs 无泼尼松龙	52	住院天数，吸氧时间，至临床恢复的时间	中位数住院天数：泼尼松龙 6.0 天 vs 无泼尼松龙 5.0 天，$P = 0.5$；吸氧时间：泼尼松龙 24 小时 vs 无泼尼松龙 24 小时，$P=0.4$；至临床恢复的时间：泼尼松龙 4.0 天 vs 无泼尼松龙 4.0 天，$P = 0.75$
34	随机/盲法	雾化地塞米松 vs 安慰剂	73	ER 或者住院时间，住院率	ER 时间：地塞米松 4 小时 vs 安慰剂 4 小时，$P = 0.87$；住院天数：地塞米松 36 小时 vs 安慰剂 46 小时，$P=0.34$；住院率：地塞米松 10/34 [29%] vs 安慰剂 17/39 [44%]，$P = 0.23$

注：ICU，重症监护病房；ER，急诊室。

儿童心肺骤停

检索时间：2005年2月
原作者：Kate Ackerman, David Creery 齐建光 译 杜军保 校 桂永浩 审

问 题

医院外非溺水原因导致心肺骤停的治疗效果如何？

治疗措施及其效果

治疗

很可能有效
通畅气道和呼吸支持（包括气囊面罩通气和气管插管）*
旁观者心肺复苏*
直流电复律（室颤或无脉性室速）*
静脉注射标准剂量的肾上腺素*

效果不明
静脉注射大剂量肾上腺素

静脉注射碳酸氢钠
气管插管与气囊面罩通气的比较（相对益处不明）
培训父母进行心肺复苏

*虽然我们没有发现直接证据支持应用这些治疗，但是基于间接证据和成人资料的推论，广泛一致的意见认为这些治疗措施应该普遍地用于心肺骤停的儿童。安慰剂对照试验是不合伦理的。

见词汇表 **G**

主要信息

治疗

- **通畅气道和呼吸支持（包括气囊面罩通气和气管插管）***：虽然我们没有发现直接证据支持应用通畅气道和呼吸支持（包括气囊面罩通气和气管插管），但是基于间接证据和成人资料的推论，广泛一致的意见认为这些治疗措施应该普遍地用于心肺骤停的儿童。安慰剂对照试验是不合伦理的。
- **旁观者心肺复苏***：普遍认为对于心肺骤停的儿童应该进行心肺复苏和呼吸支持。安慰剂对照试验是不合伦理的。一篇基于观察研究的系统综述发现，心肺骤停时被人目击并且接受旁观者心肺复苏的儿童，与没有接受旁观者心肺复苏的儿童相比，存活到出院的可能性更大。一个观察研究发现，旁观者进行心肺复苏对存活率没有作用。
- **直流电复律（室颤或无脉性室速）***：虽然我们没有发现直接证据支持应用直流电复律，但是基于间接证据和成人资料的推论，广泛一致的意见认为这种治疗措施应该普遍地用于心肺骤停的儿童。安慰剂对照试验是不合伦理的。
- **静脉注射标准剂量的肾上腺素***：以标准剂量（0.01mg/kg）静脉注射肾上腺素广泛用于重建自身循环。进行安慰剂对照试验检验治疗效果是不合伦理的。
- **静脉注射大剂量肾上腺素**：我们没有发现有关比较肾上腺素与安慰剂、比较标准剂量与大剂量或单一剂量与多个剂量肾上腺素在社区心肺骤停儿童中作用的随机对照试验或者前瞻性观察研究。
- **静脉注射碳酸氢钠**：我们没有发现有关静脉注射碳酸氢钠在社区心肺骤停儿童中作用的随机对照试验或者前瞻性观察研究。
- **气管插管与气囊面罩通气的比较（相对益处不明）**：我们没有发现随机对照试验。一项非随机对照试验发现，气管插管与气囊面罩通气在社区非溺水原因导致的心肺骤停需通畅气道的儿童中，对于存活率或者神经系统预后的影响没有显著性差异。
- **培训父母进行心肺复苏**：我们没有发现有关培训父母进行心肺复苏在社区发生心肺骤停儿童中作用的随机对照试验或前瞻性观察研究。

　　*虽然我们没有发现直接证据支持应用这些治疗，但是基于间接证据和成人资料的推论，广泛一致的意见认为这些治疗措施应该普遍地用于心肺骤停的儿童。安慰剂对照试验是不合伦理的。

定义 本章探讨医院外非溺水原因导致的儿童心肺骤停问题,定义为发生在医疗机构以外非溺水原因导致的脉搏消失和呼吸暂停[1]。

发病率/患病率 我们检索到13个报告医院外非溺水原因导致儿童心肺骤停发病率的观察研究(4个前瞻性研究,9个回顾性研究)(见表1)[2-14]。2个研究报告成人和儿童中的发病率,11个研究报告儿童中的发病率[2-14]。一般人群中的发病率为每年1.3~5.7/10万(平均3.0,95%CI:2.0~3.9)。儿童中的发病率为每年6.3~18.0/10万(平均10.1,95%CI:6.9~13.3)。一个前瞻性研究(300例儿童)发现,医院外心肺骤停大约一半发生于12个月以下的儿童,2/3发生于18个月以下的儿童[11]。

病因/危险因素 我们发现了26个报告非溺水原因导致无脉性心搏停止❻病因的观察研究,共涉及1574例儿童[1, 3-12, 15-29]。最常见的病因为:不明确(与婴儿猝死综合征❻相似,39%),外伤(18%),慢性疾病(7%),肺炎(4%)(见表2)。

预后 我们没有检索到单独调查非溺水原因导致心肺骤停的观察研究。我们找到28个报告医院外心肺骤停的研究(6个前瞻性,22个回顾性,共2278例儿童)[1-12, 14-29]。院外心肺骤停总的存活率为5.5%(126例儿童)。其中19个研究(1140例儿童)发现,在存活的48例儿童中,12例(25%)没有神经系统后遗症或者后遗症轻微,36例(75%)遗留中等程度或者严重的神经系统后遗症。我们检索到一篇系统综述(检索时间:1997年),报告了对医院内和医院外包括溺水在内的各种原因导致心肺骤停的儿童进行心肺复苏的结果[30]。剔除了没有报告存活率的研究。这篇综述从前瞻性和回顾性观察研究中发现,任何原因导致的儿童医院外心肺骤停与医院内心肺骤停相比预后更差(医院外心肺骤停儿童中132/1568 [8%]存活到出院,医院内心肺骤停儿童中129/544 [24%]存活到出院)。报告神经系统后遗症的研究涉及了大约一半的存活者。其中,医院内心肺骤停的儿童与医院外心肺骤停的儿童相比,存活者中神经系统预后良好者(无神经系统后遗症或者后遗症轻微)比例更高(60/77[78%] vs 28/68 [41%])[30]。

治疗目的 提高存活率,将神经系统后遗症减至最小。

结局 院外死亡;院内没有重建自身循环而死亡;院内重建自身循环后死亡;重建自身循环后出院,合并轻微、中等程度、严重神经系统后遗症或者没有后遗症;治疗的不良反应。

方法 采用《临床证据》2005年2月的文献检索和评价方案。此外,作者查阅了检索文献的引用目录和相关的综述文献。对于以"青少年"为主题词报告医院外成人心肺骤停的研究也进行了检索。两位作者各自对检索到的文献进行了回顾,意见不一致处通过讨论解决。如果无法区别与溺水相关的资料和与溺水无关的资料,这篇研究则被剔除(除非我们没有发现仅报道非溺水心肺骤停的资料。这种情况下我们包括了不区别心肺骤停类型的研究,并指出了它们的局限性)。成人心肺骤停的某些特点与儿童不同,不能区别成人资料与儿童资料的研究被剔除。

问题 医院外非溺水原因导致心肺骤停的治疗效果如何?

治疗选择1 通畅气道和呼吸支持

虽然我们没有发现直接证据支持应用通畅气道和呼吸支持(包括气囊面罩通气和气管插管),但是基于间接证据和成人资料的推论,广泛一致的意见认为这些治疗措施应该普遍地用于心肺骤停的儿童。安慰剂对照试验是不合伦理的。

益处 我们没有找到相关的系统综述、随机对照试验和足够质量的观察研究。

害处 我们没有找到相关的前瞻性证据。

评论 基于间接证据和成人资料的推论,对于心肺骤停的儿童应该通畅气道并且迅速呼吸支持。安慰剂对照试验检验治疗效果是不合伦理的。

治疗选择2 气管插管与气囊面罩通气的比较

我们没有检索到随机对照试验。一个非随机对照试验发现,气管插管与气囊面罩通气在社区发生非溺水原因导致的心肺骤停需通畅气道的儿童中,对于存活率或者神经系统预后的影响没有显著性差异。

益处 我们没有发现系统综述或随机对照试验。我们发现了一个比较气囊面罩通气和气管插管(由受过训练的医务人员进行操作)的非随机对照试验(社区里830名需开放气道呼吸支持的儿童入选,其中98例为溺水后心肺骤停)[31]。隔日采用两种不同的治疗方案。采取维持原随机分组分析(见下面的评论)。这个试验发现非溺水因素导致的心肺骤停儿童的存活率和神经系统良好预后的比例(正常、轻微缺陷或者与基线功能比较没有改变)在两组间无显著差异(气囊面罩通气组349例中105例[30%]存活,气管插管组373例中90例[24%]存活;气囊面罩通气组349例中80例[23%]神经系统预后良好,气管插管组373例中70例[19%]神经系统预后良好)[31]。

害处 这个试验发现准备应用气管插管时在心肺骤停现场花费时间更长,这决定了从派遣医护人员到医务人员到达医院的时间在气管插管组更长(平均现场时间:气囊面罩通气组9min,气管插管组11min,$P < 0.001$;平均到达时间:气囊面罩

通气组 20min，气管插管组 23min，$P < 0.001$)[31]。但是同时发现气囊面罩通气组和气管插管组合并症的发生无明显差异（727 例有合并症的资料中，胃扩张：气囊面罩通气组 31% vs 气管插管组 7%，$P = 0.20$；呕吐：14% vs 14%，$P = 0.82$；误吸：14% vs 15%，$P = 0.84$；口腔或者气道外伤：1% vs 2%，$P = 0.24$）。两组中共 186 名儿童医务人员认为成功进行了气管插管。其中，3 例插入食管（2%），27 例脱管（14%），12 例没有被发现，15 例被发现），33 例插入右主支气管（18%），44 例气管插管大小不合适（24%）。除 1 例插入食管或脱管未被发现者外，其余均死亡[31]。

评论 **人群特点**：两组儿童在年龄、性别、种族和心肺骤停病因等基线特征方面无显著性差异。这个试验没有报告无脉性心搏停止ⓖ发生频率和呼吸停止ⓖ发生频率的比较。**维持原随机分组**：这个试验中气管插管和气囊面罩通气并不互相排斥[31]。试验方案允许在气管插管前或者气管插管失败后行气囊面罩通气。在 420 例原计划气管插管的儿童中，115 例在插管前应用了气囊面罩通气，128 例在插管失败后应用了气囊面罩通气，4 例失访，其余进行了气管插管并认为是成功的。在 410 例原计划气囊面罩通气的儿童中，10 例成功进行了气管插管（虽然违背了研究方案），9 例在插管失败后行气囊面罩通气，6 例失访，其余根据研究方案进行了气囊面罩通气。

治疗选择 3　静脉注射肾上腺素

以标准剂量（0.01mg/kg）静脉注射肾上腺素广泛用于重建自身循环。进行安慰剂对照试验检验治疗效果是不合伦理的。我们没有发现有关比较肾上腺素与安慰剂、标准剂量与大剂量或单一剂量与多个剂量肾上腺素在社区心肺骤停儿童中作用的随机对照试验或者前瞻性观察研究。

益处　我们没有发现有关静脉注射肾上腺素效果的系统综述、随机对照试验和前瞻性观察研究。

害处　我们没有发现相关的前瞻性证据。

评论　以标准剂量（0.01mg/kg）静脉注射肾上腺素广泛用于重建自身循环。进行安慰剂对照试验检验治疗效果是不合伦理的。**大剂量与小剂量的比较**：两个小样本的回顾性观察研究（128 例患者）没有发现小剂量与大剂量或者单一剂量与多个剂量肾上腺素对存活到出院有影响的证据，虽然这些研究样本量太小不能排除有作用的可能[8, 12]。

治疗选择 4　静脉注射碳酸氢钠

我们没有检索到有关静脉注射碳酸氢钠在社区心肺骤停儿童中作用的随机对照试验或者前瞻性观察研究。

益处　我们没有发现相关的系统综述、随机对照试验和高质量的观察研究。

害处　我们没有发现相关的前瞻性证据。

评论　普遍认为碳酸氢钠对于高钾血症引起的室性心动过速或室颤所导致的心肺骤停有效，但是我们没有发现前瞻性证据支持这一观点。

治疗选择 5　旁观者心肺复苏

普遍认为对于心肺骤停的儿童应该进行心肺复苏和呼吸支持。安慰剂对照试验是不合伦理的。一个观察研究的系统综述发现，心肺骤停时被人目击并且接受旁观者心肺复苏的儿童，与没有接受旁观者心肺复苏的儿童相比，存活到出院的可能性更大。一个观察研究发现，旁观者进行心肺复苏对存活率没有作用。我们没有检索到有关培训父母进行心肺复苏在社区心肺骤停儿童中作用的随机对照试验或前瞻性观察研究。

益处　**旁观者心肺复苏**：我们检索到一篇对于前瞻性和回顾性观察研究的系统综述（检索时间：1997 年，包括 1420 名医院外心肺骤停的儿童）[30]和一个随后的观察研究（为非随机研究[31]，830 例儿童中 599 例入选）[14]。这篇系统综述得出结论，心肺骤停时被人目击并且接受旁观者心肺复苏的儿童，与没有接受旁观者心肺复苏的儿童相比，存活到出院的可能性更大[30]。在 150 例医院外心肺骤停时被人目击的儿童中，有 28 例（19%）存活到出院。其中 76 例接受旁观者心肺复苏的儿童中 20 例（26%）存活到出院，而 74 例虽然心肺骤停时被人目击但未接受旁观者心肺复苏的儿童中 8 例（11%）存活到出院。这篇综述没有报告心肺骤停时未被人目击儿童的存活率，但是报告了医院外发生心肺骤停总的存活率是 8%。随后的观察研究（包括 599 例 ≤12 岁或 ≤40kg 的儿童，他们也同时入选一个随机对照试验[31]）发现，旁观者进行心肺复苏（590 例中的 181 例 [31%] 由旁观者进行了心肺复苏）与旁观者未进行心肺复苏相比，没有增加存活率（没有提供进一步的数据）[14]。**培训父母进行心肺复苏**：我们没有发现有关培训父母进行心肺复苏在社区心肺骤停儿童中作用的系统综述、随机对照试验或前瞻性观察研究。

害处　可能的害处为在呼吸停止ⓖ但循环良好的情况下进行不必要的胸部按压导致的损伤。

评论　心肺复苏并非随机分配，而且复苏儿童的全身状况与未复苏儿童可能不一样。心肺骤停时被人目击并且旁观者进行了心肺复苏的情况下，表观存活率的升高可能有假象，因为对于心肺骤停的评估可能并不正确。但是，在假定混杂变量在组间平均分配的情况下，心肺复苏的益处在于使儿童存活到出院的概率增加 15%。普遍认为对于心肺骤停的儿童应该进行心肺复苏和呼吸支持。安慰剂对照试验是不合伦理的。

治疗选择6 直流电复律

虽然我们没有发现直接证据支持应用直流电复律,但是基于间接证据和成人资料的推论,广泛一致的意见认为该治疗措施应该普遍地用于心肺骤停的儿童。安慰剂对照试验是不合伦理的。

益处 我们没有发现相关的系统综述、随机对照试验和高质量的观察研究。

害处 我们没有发现相关的前瞻性证据。

评论 目前普遍认为,对于医院外心肺骤停并且发生室颤或者无脉性室速🅖的儿童,应该应用直流电复律。安慰剂对照试验是不合伦理的。**室颤儿童:**一项回顾性研究(29例包括溺水在内的各种医院外原因导致的心肺骤停伴随室颤的儿童)发现,在27例除颤的儿童中11例存活(5例没有后遗症,6例重度残疾)。5例预后良好的儿童都在心肺骤停的10min内进行了除颤(没有提供死者的除颤时间)。没有提供2例没有进行除颤儿童的资料[32]。**心搏停止儿童:**一项回顾性研究发现,在90例心搏停止🅖儿童(包括溺水后心肺停止的儿童)中,49例(54%)进行了直流电复律。不管是否给予直流电复律,所有的儿童都没有存活到出院[31]。我们发现了一个记录心电图特征的观察研究的系统综述(检索时间:1997年,包括1420例医院外心肺骤停的儿童)[30]。73%的儿童发生过缓性心搏停止🅖或者存在无脉性电活动🅖,而10%的儿童发生室颤或者无脉性室速。综述发现,室颤或者室速后心肺骤停的儿童与心搏停止后心肺骤停的儿童相比,存活率更高。802例初始节律为心搏停止的儿童中仅39例(5%)存活到出院,而97例初始节律为室颤🅖或室速的儿童中29例(30%)存活到出院。

词汇表

心搏停止(asystole):心脏电活动停止。

过缓性心搏停止(bradyasystole):临床上与心搏停止无法区别的心动过缓。

初始节律心搏停止(initial rhythm asystole):初始检查发现心脏电活动停止。

初始节律室颤(initial rhythm ventricular fibrillation):初始检查电节律为室颤。

无脉性心搏停止(pulseless arrest):脉搏不能触及。

无脉性电活动(pulseless electrical activity):存在电活动,但是脉搏不能触及。

无脉性室速(pulseless ventricular tachycardia):电节律为室速,但是脉搏不能触及。

呼吸停止(respiratory arrest):呼吸运动停止。

婴儿猝死综合征(sudden infant death syndrome):儿童没有预期的突然死亡,常常发生于1个月到1岁的儿童。全身彻底尸检没有找到死亡的原因。接近婴儿猝死综合征指不明原因突然心搏停止的儿童存活下来。

参考文献

1. Schindler MB, Bohn D, Cox PN, et al. Outcome of out of hospital cardiac or respiratory arrest in children. *N Engl J Med* 1996;335:1473–1479.
2. Broides A, Sofer S, Press J. Outcome of out of hospital cardiopulmonary arrest in children admitted to the emergency room. *Isr Med Assoc J* 2000;2:672–674.
3. Eisenberg M, Bergner L, Hallstrom A. Epidemiology of cardiac arrest and resuscitation in children. *Ann Emerg Med* 1983;12:672–674.
4. Applebaum D, Slater PE. Should the Mobile Intensive Care Unit respond to pediatric emergencies? *Clin Pediatr (Phila)* 1986;25:620–623.
5. Tsai A, Kallsen G. Epidemiology of pediatric prehospital care. *Ann Emerg Med* 1987;16:284–292.
6. Thompson JE, Bonner B, Lower GM. Pediatric cardiopulmonary arrests in rural populations. *Pediatrics* 1990;86:302–306.
7. Safranek DJ, Eisenberg MS, Larsen MP. The epidemiology of cardiac arrest in young adults. *Ann Emerg Med* 1992;21:1102–1106.
8. Dieckmann RA, Vardis R. High-dose epinephrine in pediatric out of hospital cardiopulmonary arrest. *Pediatrics* 1995;95:901–913.
9. Kuisma M, Suominen P, Korpela R. Paediatric out of hospital cardiac arrests — epidemiology and outcome. *Resuscitation* 1995;30:141–150.
10. Ronco R, King W, Donley DK, et al. Outcome and cost at a children's hospital following resuscitation for out of hospital cardiopulmonary arrest. *Arch Pediatr Adolesc Med* 1995;149:210–214.
11. Sirbaugh PE, Pepe PE, Shook JE, et al. A prospective, population-based study of the demographics, epidemiology, management, and outcome of out of hospital pediatric cardiopulmonary arrest. *Ann Emerg Med* 1999;33:174–184.
12. Friesen RM, Duncan P, Tweed WA, et al. Appraisal of pediatric cardiopulmonary resuscitation. *Can Med Assoc J* 1982;126:1055–1058.
13. Hu SC. Out of hospital cardiac arrest in an Oriental metropolitan city. *Am J Emerg Med* 1994;12:491–494.
14. Young KD, Gausche-Hill M, McClung CD, et al. A prospective, population-based study of the epidemiology and outcome of out-of-hospital pediatric cardiopulmonary arrest. *Pediatrics* 2004;114:157–164.
15. Barzilay Z, Somekh E, Sagy M, et al. Pediatric cardiopulmonary resuscitation outcome. *J Med* 1988;19:229–241.
16. Bhende MS, Thompson AE. Evaluation of an end-tidal CO_2 detector during pediatric cardiopulmonary resuscitation. *Pediatrics* 1995;95:395–399.
17. Brunette DD, Fischer R. Intravascular access in pediatric cardiac arrest. *Am J Emerg Med* 1988;6:577–579.
18. Clinton JE, McGill J, Irwin G, et al. Cardiac arrest under age 40: etiology and prognosis. *Ann Emerg Med* 1984;13:1011–1015.
19. Hazinski MF, Chahine AA, Holcomb GW, et al. Outcome of cardiovascular collapse in pediatric blunt trauma. *Ann Emerg Med* 1994;23:

20. Losek JD, Hennes H, Glaeser P, et al. Prehospital care of the pulseless, nonbreathing pediatric patient. *Am J Emerg Med* 1987;5:370–374.
21. Ludwig S, Kettrick RG, Parker M. Pediatric cardiopulmonary resuscitation. A review of 130 cases. *Clin Pediatr (Phila)* 1984;23:71–75.
22. Nichols DG, Kettrick RG, Swedlow DB, et al. Factors influencing outcome of cardiopulmonary resuscitation in children. *Pediatr Emerg Care* 1986;2:1–5.
23. O'Rourke PP. Outcome of children who are apneic and pulseless in the emergency room. *Crit Care Med* 1986;14:466–468.
24. Rosenberg NM. Pediatric cardiopulmonary arrest in the emergency department. *Am J Emerg Med* 1984;2:497–499.
25. Sheikh A, Brogan T. Outcome and cost of open- and closed-chest cardiopulmonary resuscitation in pediatric cardiac arrests. *Pediatrics* 1994;93:392–398.
26. Suominen P, Rasanen J, Kivioja A. Efficacy of cardiopulmonary resuscitation in pulseless paediatric trauma patients. *Resuscitation* 1998;36:9–13.
27. Suominen P, Korpela R, Kuisma M, et al. Paediatric cardiac arrest and resuscitation provided by physician-staffed emergency care units. *Acta Anaesthesiol Scand* 1997;41:260–265.
28. Torphy DE, Minter MG, Thompson BM. Cardiorespiratory arrest and resuscitation of children. *Am J Dis Child* 1984;138:1099–1102.
29. Walsh R. Outcome of pre-hospital CPR in the pediatric trauma patient [abstract]. *Crit Care Med* 1994;22:A162.
30. Young KD, Seidel JS. Pediatric cardiopulmonary resuscitation: a collective review. *Ann Emerg Med* 1999;33:195–205. Search date 1997; primary sources Medline and bibliographic search.
31. Gausche M, Lewis RJ, Stratton SJ, et al. Effect of out of hospital pediatric endotracheal intubation on survival and neurological outcome. *JAMA* 2000;283:783–790.
32. Mogayzel C, Quan L, Graves JR, et al. Out of hospital ventricular fibrillation in children and adolescents: causes and outcomes. *Ann Emerg Med* 1995;25:484–491.
33. Losek JD, Hennes H, Glaeser PW, et al. Prehospital countershock treatment of pediatric asystole. *Am J Emerg Med* 1989;7:571–575.

原作者

Kate Ackerman

The Children's Hospital, Boston, USA

David Creery

Children's Hospital of Eastern Ontario, Ottawa, Canada

利益冲突：没有声明。

表1 儿童医院外非溺水原因导致心肺骤停的发生率* [1-14]

参考文献	地点	年代	病例	整个人群中的发病率（每10万人）	儿童中的发病率（第10万人）
12	加拿大马尼托巴	1982	儿童（1个月~16岁）	2.9	ND
3	美国金郡	1983	儿童（<18岁）	2.4	9.9
4	以色列耶路撒冷	1986	儿童（≤14岁）	2.5	6.9
5	美国弗雷斯诺	1987	儿童（<19岁）	5.7	ND
6	美国中西部	1990	儿童（<18岁）	4.7	ND
7	美国金郡	1992	成人和儿童	2.4	10.1
13	台湾省台北市	1994	成人和儿童	1.3	ND
8	美国旧金山	1995	儿童（<18岁）	2.2	16.1
9	芬兰赫尔辛基	1995	儿童（<16岁）	1.4	9.1
10	美国伯明翰	1995	儿童（≤13岁）	ND	6.9
11	美国休斯敦	1999	儿童（≤17岁）	4.9	18.0
2	以色列	2000	儿童（≤12岁）	3.5	7.8
14	美国加利福尼亚	2004	儿童（<12岁或者体重≤40 kg）	1.58	6.30

*发病率代表每年每10万人中发生心肺骤停的人数；ND，无数据。

表2 儿童医院外非溺水原因导致心肺骤停的原因 *[1,3-12,14-29]

原因	心肺骤停例数（%）	存活者例数（%）
未明	691 (43.9)	1 (0.1)
外伤	311 (19.8)	10 (3.2)
慢性病	126 (8.0)	9 (7.1)
肺炎	75 (4.8)	6 (8.0)
非意外事故受伤	23 (1.3)	0 (0)
误吸	20 (1.3)	0 (0)
药物过量	19 (1.2)	3 (15.8)
其他	309 (19.6)	28 (9.1)
总数	1574 (100)	59 (3.7)

*数值代表了每种诊断儿童的心肺骤停例数/存活者例数

小儿便秘

检索时间：2003年8月

原作者：Gregory Rubin　张清友 译　杜军保 校　桂永浩 审

问　题

便秘的治疗效果如何？

治疗措施及其效果

便秘

益害相当
西沙必利合用或不合用氧化镁＊

效果不明
生物反馈训练
增加膳食纤维
渗透性缓泻剂

刺激性缓泻剂

＊在儿童该药没有被广泛的批准应用。因为该药可导致心律失常，所以最近在成人中的应用也受到严格限制。对西沙必利的评论见儿童胃食管反流。

请参考其他有关章节
成人便秘

主要信息

便秘

◆ **西沙必利合用或不合用氧化镁**＊：2项在年龄2～18岁人群中进行的随机对照试验发现，在门诊应用西沙必利（Cisapride）治疗8～12周的患者与应用安慰剂的患者相比可增加患者的排便次数，改善便秘的症状。一项在年龄1～7岁慢性便秘的患儿进行的随机对照试验发现，与单用氧化镁治疗相比，在门诊联合应用西沙必利和氧化镁3～4周可显著增加患儿的排便次数。我们没有发现来自初级卫生保健机构的证据。在有些国家由于西沙必利的心脏方面的不良反应而被限制使用。

◆ **生物反馈训练**：一篇系统综述发现，经过12个月的治疗，便秘患儿应用生物反馈训练联合传统治疗方法进行治疗与单纯应用传统治疗方法相比治疗效果没有显著性差异。

◆ **增加膳食纤维**：我们没有发现关于增加食物纤维治疗小儿便秘的系统综述及随机对照试验。

◆ **渗透性缓泻剂**：我们没有发现比较渗透性缓泻剂与安慰剂在治疗小儿便秘中作用的随机对照试验。两个规模较小的随机对照试验发现，给年龄8个月到16岁的便秘小儿应用2～4周的乳果糖（Lactulose）与拉克替醇（Lactitol）相比在改善排便频率和大便硬度上没有显著性差异。其中一项随机对照试验发现，与拉克替醇相比，乳果糖有增加患儿腹痛和胃肠胀气的作用。第3项随机对照试验发现，给非母乳喂养的便秘婴儿应用不同浓度的乳果糖治疗，在疗效上没有显著性差异。

◆ **刺激性缓泻剂**：一篇系统综述报告，尚无可靠的随机对照试验比较刺激性缓泻剂与安慰剂或其他治疗方法治疗小儿便秘的疗效。

＊在儿童该药没有被广泛的批准应用。因为该药可导致心律失常，所以最近在成人中的应用也受到严格限制。对西沙必利的评论见儿童胃食管反流。

定义　便秘的特征是肠道排空的频率减少，粪便小而硬，或者排便困难或疼痛。肠道排空的频率因人而异[1]。根据小儿排便异常疾病的罗马Ⅱ诊断标准，功能性便秘可定义为"大多数的粪便非常硬或像小球，或者每周排2次或2次以下的较硬大便，并且患者不伴有器质性内分泌或代谢性疾病"[2]。在本章中有些研究采用了其他的诊断标准[3]。大便失禁的定义为年龄为4岁或以上的小儿，在不合适的地点发生不随意的肠道运动而出现的排便，至少每月1次持续达3个月或3个月以上[4]。

发病率／患病率　伴有或不伴有大便失禁的便秘在小儿很常见。在美国其可占儿科门诊会诊患者的3%，占小儿消化疾病专科门诊的 25%[5]。有报道称学龄儿童中大便失禁的发生率为 2%。发病高峰为 2～4 岁。

病因／危险因素 90%～95% 的便秘患儿找不到病因。低纤维素饮食和便秘家族史是发病的相关因素[6]。尽管大多数的便秘患儿发育正常，但是患儿往往存在精神社会因素[5]。慢性便秘可导致进行性的排泄物滞留、直肠扩张及感受器和运动功能的丧失。器质性病变导致的便秘不常见，主要包括先天性巨结肠（发病率为 1/5000 新生儿，男女比例为 4：1，便秘从出生后即出现）、囊性纤维化、肛门直肠的生理学异常、肛瘘、服用致便秘的药物、可导致脱水的代谢状态，以及其他各种类型的吸收不良[5]。本章内容主要针对找不出病因的便秘患儿。

预后 小儿便秘治疗非常困难，患儿往往需要长时间的支持治疗、健康教育及药物治疗。一项关于小儿便秘的长期随访研究发现，5 岁以内发病的患儿，50% 在 1 年内恢复，65%～70% 在 2 年内恢复，剩下的患儿几年内都需要应用缓泻剂来保持每日的肠道蠕动和大便的通畅[5]。目前还不清楚有多少比例的患儿便秘会延续到成人阶段，但是成人巨结肠或巨结肠患者往往从儿童时期就具有排便问题。

治疗目的 解除排泄物的堆积阻塞，保持正常的排便习惯，保持软便及排便通畅，在排便时没有不适感；保证自我控制排便并在合适的地方排便。

结局 每周排便的次数；通过吞服由凝胶包裹放射性不透明的小球来测定肠道转运时间；应用缓泻剂；大便的硬度；疼痛；排便困难；便血；每个月大便失禁的次数。

方法 采用《临床证据》2003 年 8 月的文献检索和评价方法。采用以下关键词：便秘、大便失禁、饮食治疗、诊断、治疗、心理学、刺激性缓泻剂、膳食纤维和乳果糖。检索范围限定为婴儿及小儿。如果试验主要目的是治疗便秘和（或）大便失禁，或与预防便秘有关，或试验对象为没有器质性病变的便秘儿童，这样的研究均可入选。

问题 便秘的治疗效果如何？

治疗选择 1 西沙必利

2 项在年龄 2～18 岁人群中进行的随机对照试验发现，在门诊应用西沙必利治疗 8～12 周的患者与应用安慰剂的患者相比可增加患者的排便次数，改善便秘的症状。一项在年龄 1～7 岁慢性便秘的患儿进行的随机对照试验发现，与单用氧化镁治疗相比，在门诊联合应用西沙必利和氧化镁 3～4 周可显著增加患儿的排便次数。我们没有发现来自初级卫生保健机构的证据。在有些国家由于西沙必利的心脏方面的不良反应而被限制使用。

益处 我们没有发现系统综述，但找到 3 个有关的随机对照试验[7-9]。**与安慰剂相比**：一项随机对照试验（69 例年龄在 4～18 岁的患者，主因便秘住院治疗，入选标准为排便疼痛、困难，或每周排便次数≤3～4 次持续至少 3 个月，无器质性肠道病变）发现，每日服用 0.3mg/kg 的西沙必利（糖浆）8 周与服用安慰剂相比可显著增加排便次数（6.75 次/周 vs 1.31 次/周）及减少肠道转运时间[7]。第 2 个随机对照试验（40 例年龄在 2～16 岁转科到儿科胃肠道门诊就诊的慢性便秘患儿）发现应用西沙必利 12 周的患儿疗效显著优于安慰剂组，评价指标包括增加排便次数、无大便失禁及无需用缓泻剂在内的综合指数（应用西沙必利组综合指数提高的比例为 14/20[70%]，而安慰剂组综合指数提高比例仅为 7/20[35%]；RR 2.00, 95%CI：1.03～3.88；NNT 3, 95%CI：1～24)[8]。**西沙必利联合氧化镁与单用氧化镁治疗比较**：第 3 个随机对照试验（84 例年龄在 1～7 岁的慢性便秘就诊患儿，便秘的定义为每周自然排便次数小于 2 次持续至少 1 个月以上，不伴有任何其他疾病和服用其他药物）比较了应用西沙必利（糖浆）（0.2mg/kg，3 次/日）联合氧化镁（体重少于 20kg 的患儿 125mg，3 次/日；体重大于 20kg 的患儿 250mg，3 次/日）与单用氧化镁治疗的疗效[9]。经过 1 周的治疗后，两组在增加排便次数上相似（30/44[68%] vs 23/40[58%]，P = 0.369）。但是如果继续观察 1～2 周后，西沙必利联合氧化镁治疗组的有效率则显著高于单用氧化镁治疗组（40/44[91%] vs 27/40[68%]，P = 0.013）。经过 4 周的治疗，在改变大便硬度上两组之间相比没有显著性差异（29/44[66%] vs 27/40[68%]），两组均有 11 例患儿的大便硬度没有变化（P=0.876）；两组患儿发生大便带血的比例也没有显著性差异（两组均有 3 例患儿出现大便带血，P = 1.0）。

害处 **与安慰剂相比**：西沙必利与安慰剂相比较的随机对照试验没有报道治疗的害处（见下面的评论）[7,8]。**西沙必利联合氧化镁与单用氧化镁治疗比较**：在比较西沙必利联合氧化镁与单用氧化镁治疗的随机对照试验中报道治疗的不良反应事件非常少，仅限于胃肠道不适，并且两组相比较发生率没有显著性差异（联合治疗组 2～4 例患儿出现了不良反应[5%～9%]，而单药治疗组 1～2 例患儿出现了不良反应[3%～5%]）。研究中没有报道任何与心律失常相关的症状[9]。

评论 由于使用西沙必利的成人患者出现了与药物相关的心律失常，因此在一些国家西沙必利限制使用。有关西沙必利的评论可参见儿童胃食管反流。

治疗选择 2 增加膳食纤维

我们没有发现有关增加膳食纤维治疗小儿便秘疗效的系统综述和随机对照试验。

益处 我们没有发现相关的系统综述和随机对照试验。

害处	我们没有发现相关的随机对照试验。
评论	无。

治疗选择3　渗透性缓泻剂

我们没有发现比较渗透性缓泻剂与安慰剂在治疗小儿便秘中作用的随机对照试验。两个规模较小的随机对照试验发现，给年龄8个月到16岁的便秘小儿应用2～4周的乳果糖与拉克替醇相比在改善排便频率和大便硬度上没有显著性差异。其中一项随机对照试验发现，与拉克替醇相比，乳果糖有增加患儿腹痛和胃肠胀气的作用。第3项随机对照试验发现，给非母乳喂养的便秘婴儿应用不同浓度的乳果糖治疗，在疗效上没有显著性差异。

益处	**与安慰剂比较**：我们没有发现相关的系统综述，也没有发现在小儿中应用渗透性缓泻剂与安慰剂相比较治疗便秘的随机对照试验。**药物之间相互比较**：我们发现了两个规模较小的随机对照试验[10,11]比较了拉克替醇与乳果糖在治疗小儿便秘中增加患者大便次数和改善大便硬度方面的疗效。第3个随机对照试验则比较了不同剂量的乳果糖治疗婴儿便秘的疗效。第1个随机对照试验（51例患儿，年龄在8个月～16岁，主因慢性特发性便秘就诊于儿内科）发现，应用拉克替醇4周后与应用乳果糖在增加排便次数和改善大便硬度方面没有显著性差异(拉克替醇组排便次数由每周2.5次增加为5.6次，而乳果糖组排便次数由每周2.0次增加为4.8次，没有报告显著性；拉克替醇组患儿大便硬度正常或变软的比例为15/23 [65%]，乳果糖组的比例为16/19 [84%]，无显著性，没有其他数据)[10]。第2个随机对照试验（39例患儿，年龄在11个月～13岁）比较了每天应用拉克替醇150～350mg/kg和每天应用乳果糖150mg/kg连续2周以上的治疗效果[11]。该研究发现拉克替醇和乳果糖在增加患儿的排便次数上没有显著性差异（两组患儿的大便次数均为1～1.5次/天）。第3个随机对照试验（220例非母乳喂养的便秘婴儿，年龄在0～6个月）比较了2%的乳果糖与配方奶的混合物和4%乳果糖与配方奶的混合物的疗效[12]。在治疗14天后，超过90%的两组患儿父母均报告患儿可容易的排出正常或稍稀软的大便。但是该试验没有对两组患儿的治疗结果进行比较。
害处	**药物之间相互比较**：第1个随机对照试验发现服用拉克替醇的患儿发生腹痛和胃肠胀气的比例显著低于应用乳果糖的患儿（腹痛：拉克替醇组为22%，乳果糖组为58%，$P < 0.005$；胃肠胀气：拉克替醇组为30%，乳果糖组为63%，$P < 0.01$）[10]。
评论	**药物之间相互比较**：第3项随机对照试验显示的益处是通过比较治疗前后的变化而得到的，这对治疗效果来说不是必需的[12]。

治疗选择4　刺激性缓泻剂

一篇系统综述报告，尚无可靠的随机对照试验比较刺激性缓泻剂与安慰剂或其他治疗方法治疗小儿便秘的疗效。

益处	**与安慰剂或其他治疗方法比较**：我们检索到一篇系统综述（检索时间为2001年），没有发现方法严格的随机对照试验比较刺激性缓泻剂与安慰剂或其他治疗方法治疗儿童便秘的疗效（见下面的评论)[13]。我们没有发现随后的以安慰剂为对照的随机对照试验研究刺激性缓泻剂的疗效。
害处	没有发现。
评论	**与安慰剂或其他治疗方法比较**：系统综述收入的研究都是应用了多种治疗方法的相互比较，而且研究样本量小[13]。一项类随机分组研究（应用最后住院号来随机分配患者）包括37例（年龄3～12岁）患有慢性便秘的患儿。该研究发现经过6个月的治疗，应用番泻叶治疗的患儿获得每日排便的比例显著少于应用矿物油的患儿（番泻叶组：9/18[50%]，矿物油组：16/19[89%]，$P < 0.05$)，在减少大便失禁的比例上番泻叶组的患儿也显著少于矿物油组(番泻叶组患儿在用药后继续大便失禁者为8/18[44%]，矿物油组患儿为1/19[5%]，RR 8.44，95%CI：1.52～16.70)[14]。两组患儿在治疗期间再次出现便秘症状的比例没有显著性差异（番泻叶组：16/18[89%]，矿物油组：12/19[66%]；RR 0.71，95%CI：0.48～1.04）。

治疗选择5　生物反馈训练

一篇系统综述发现，经过12个月的治疗，便秘患儿应用生物反馈训练联合传统治疗方法进行治疗与单纯应用传统治疗方法相比治疗效果没有显著性差异。

益处	我们检索到一篇系统综述（检索时间为2001年，包括8个随机对照试验)[3]。该系统综述报道应用传统疗法联合生物反馈训练治疗小儿便秘与单纯应用传统疗法相比，在改善患儿症状方面没有显著性差异（OR 1.34，95%CI：0.92～1.94）。这些研究之间具有临界的异质性（$P = 0.087$），因为该综述中包含一项随机对照试验（包括41例患儿）与其他7项随机对照试验研究结论的趋势不同[15]。在排除该项研究后，研究的异质性就不存在了。包括该项研究在内的Meta分析发现，与单用传统治疗方法比较，生物反馈训练联合传统疗法增加了患儿疾病持续存在的比例（OR 1.59，95%CI：1.07～2.35，异质性 $P = 0.53$）。
害处	没有报道。
评论	在系统综述中，样本量大多数较小，各临床试验的治疗方法和研究结局也有差异[3]。

参考文献

1. Nelson R, Wagget J, Lennard-Jones JE, et al. Constipation and megacolon in children and adults. In: Misiewicz JJ, Pounder RE, Venables CW, eds. *Diseases of the gut and pancreas*. 2nd ed. Oxford: Blackwell Science, 1994;843–864.
2. Rasquin-Weber A, Hymen PE, Cucchiara S, et al. Childhood functional gastrointestinal disorders. *Gut* 1999;45(SupplII):1160–1168.
3. Brazzelli M, Griffiths P. Behavioural and cognitive interventions with or without other treatments for defaecation disorders in children (Cochrane Review). In: The Cochrane Library, Issue 3, 2003. Chichester, UK: John Wiley & Sons, Ltd. Search date 2001; primary sources Cochrane Incontinence Group Trials Register, Cochrane Controlled Trials Register, hand searching of journals, and the Enuresis Resource and Information Centre Register.
4. American Psychiatric Association. *Diagnostic and statistical manual of mental disorders*. 4th ed. Washington, DC: American Psychiatric Association, 1994.
5. Loening-Baucke V. Chronic constipation in children. *Gastroenterology* 1993;105:1557–1563.
6. Roma E, Adamidis D, Nikolara R, et al. Diet and chronic constipation in children: the role of fiber. *J Pediatr Gastroenterol Nutr* 1999;28:169–174.
7. Halibi IM. Cisapride in the management of chronic pediatric constipation. *J Pediatr Gastroenterol Nutr* 1999;28:199–202.
8. Nurko MD, Garcia-Aranda JA, Worona LB, et al. Cisapride for the treatment of constipation in children: a double blind study. *J Pediatr* 2000;136:35–40.
9. Ni YH, Lin CC, Chang SH, et al. Use of cisapride with magnesium oxide in chronic pediatric constipation. *Acta Paediatr Taiwan* 2001;42:345–349.
10. Pitzalis G, Mariani P, Chiarini-Testa MR, et al. Lactitol in chronic idiopathic constipation of childhood. *Pediatr Med Chir* 1995;17:223–226.
11. Martino AM, Pesce F, Rosati U. The effects of lactitol in the treatment of intestinal stasis in childhood. *Minerva Pediatr* 1992;44:319–323.
12. Hejlp M, Kamper J, Ebbesen F, et al. Infantile constipation and allominlactulose. Treatment of infantile constipation in infants fed with breast milk substitutes: a controlled trial of 2% and 4% allomin-lactulose. *Ugeskr Laeger* 1990;152:1819–1822.
13. Price KJ, Elliott TM. What is the role of stimulant laxatives in the management of childhood constipation and soiling? In: The Cochrane Library, Issue 3, 2003. Chichester, UK: John Wiley & Sons, Ltd Search date 2001; primary sources Cochrane database of randomised controlled clinical trials, hand searching of paediatric journals, and contact with experts in the field.
14. Sondheimer JM, Gervaise EP. Lubricant versus laxative in the treatment of chronic functional constipation of children: a comparative study. *J Pediatr Gastroenterol Nutr* 1982;1:223–226.
15. Loening-Baucke V. Modulation of abnormal defecation dynamics by biofeedback treatment in chronically constipated children with encopresis. *J Pediatr* 1990;116:214–222.

原作者

Gregory Rubin

Professor of Primary Care

University of Sunderland, Sunderland, UK

利益冲突：没有声明。

哮 吼

检索时间：2004年11月

原作者：David Johnson　张清友 译　杜军保 校　桂永浩 审

问　题

对于轻度哮吼儿童的治疗效果如何？
对于中到重度哮吼儿童的治疗效果如何？
对于严重哮吼即将发生呼吸衰竭的儿童的治疗效果如何？

治疗措施及其效果

轻度哮吼

肯定有效
地塞米松（口服单剂）

效果不明
解充血药（口服）
湿化

不太可能有效
抗生素

中到重度哮吼

肯定有效
肾上腺素，雾化吸入
布地奈德，雾化吸入（与安慰剂相比）
地塞米松，肌肉注射或口服（与安慰剂相比）

很可能有效
地塞米松，肌肉注射（与雾化吸入布地奈德相比，哮吼评分的变化）
地塞米松，口服（与雾化吸入布地奈德相比）*
吸氧*

效果不明
肾上腺素（雾化吸入）加间歇正压通气治疗（与单纯雾化吸入肾上腺素相比）
β_2受体激动剂，短效（雾化吸入）

解充血药（口服）
地塞米松（不同剂量和不同用药方式之间的比较）
地塞米松（口服）联合布地奈德（雾化吸入）
氦氧混合气
湿化
左旋肾上腺素与外消旋肾上腺素相比

不太可能有效
抗生素

即将发生呼吸衰竭的严重哮吼

肯定有效
肾上腺素，雾化吸入*
皮质激素

很可能有效
吸氧*

效果不明
氦氧混合气

不太可能有效
抗生素
镇静药

* 基于一致意见。

见词汇表 **G**

主要信息

轻度哮吼

◆ **地塞米松（口服单剂）**：2项随机对照试验发现，与安慰剂相比，单次口服地塞米松（0.15~0.6mg/kg）可显著减少轻度哮吼患儿在患病的7~10天内再次因哮吼就诊看病的比例。另1项随机对照试验也发现地塞米松与安慰剂相比可缓解哮吼的症状。但是我们没有发现任何随机对照试验比较单次应用与多次应用地塞米松或其他皮质激素在治疗小儿轻度哮吼时的疗效。

- **解充血药（口服）**：我们没有发现有关口服解充血剂治疗小儿哮吼的系统综述、随机对照试验或质量较高的观察研究。
- **湿化**：我们没有发现有关湿化治疗小儿哮吼的系统综述、随机对照试验或质量较高的观察研究。
- **抗生素**：我们没有发现有关抗生素治疗小儿哮吼的系统综述、随机对照试验或质量较高的观察研究。然而，大家一致的意见是应用抗生素不会缩短病毒感染所致的小儿疾病的病程。

中到重度哮吼

- **肾上腺素，雾化吸入**：3项随机对照试验发现，与安慰剂相比，雾化吸入2.25%的外消旋肾上腺素在开始治疗的30分钟内可改善哮吼评分。其中的1项随机对照试验发现，到雾化吸入肾上腺素治疗后的2小时，其治疗作用就大部分消失了。没有1项随机对照试验报道该治疗方法导致心功能不全或增加心肌耗氧量的不良反应。但是，我们发现了1例非常详细的个案，报道了1名既往健康的患儿因为严重的哮吼在应用三次肾上腺素雾化吸入治疗后出现了持续的小面积心肌梗死。1项规模较小的随机对照试验发现，对已经给予湿化氧气和肌肉注射地塞米松0.6mg/kg治疗的哮吼患儿应用雾化吸入外消旋肾上腺素治疗，4小时后其在改善平均哮吼评分上与应用氦氧混合气之间没有显著性差异。

- **布地奈德，雾化吸入（与安慰剂相比）**：1篇系统综述发现，与安慰剂相比，雾化吸入布地奈德在治疗后6、12及24小时可改善哮吼评分，并且可减少患儿由于中到重度哮吼再次医院就诊或再次住院治疗的次数。在系统综述中提到的2项随机对照试验发现在治疗12小时后，雾化吸入布地奈德（1或4mg）在改善哮吼患儿评分上不如肌肉注射地塞米松0.6mg/kg有效，但是有1项随机对照试验发现两者在患儿因哮吼住院治疗方面没有显著性差异。在系统综述中提到的进一步的2项随机对照试验发现，雾化吸入布地奈德2mg和口服地塞米松0.6mg/kg相比较，治疗4小时后在改善哮吼评分或1周之内住院率方面没有显著性差异。尽管雾化吸入布地奈德和口服地塞米松之间的疗效相似，但是目前的一致建议是对于中到重度哮吼患儿治疗首选口服地塞米松，因为患儿往往不容易接受雾化吸入这种治疗方法，导致剧烈哭闹，这可加重患儿的呼吸窘迫，并且雾化吸入布地奈德需要15min才能完成而口服地塞米松仅需要1～2min即可完成。另1项随机对照试验发现应用雾化吸入布地奈德2mg联合口服地塞米松0.6mg/kg与仅口服地塞米松及与仅雾化吸入布地奈德之间，治疗后4小时在改善哮吼评分方面没有显著性差异。

- **地塞米松，肌肉注射或口服（与安慰剂相比）**：1篇系统综述发现，与安慰剂相比，肌肉注射或口服地塞米松治疗后的12小时及24小时时可改善中到重度哮吼患儿的哮吼评分。

- **地塞米松，肌肉注射（与雾化吸入布地奈德相比，哮吼评分的变化）**：在1篇系统综述中提到的2项随机对照试验发现，与雾化吸入布地奈德（1～4mg）相比，在治疗后12小时，肌肉注射地塞米松0.6mg/kg可改善哮吼评分，但是其中有1项随机对照试验发现在减少患儿入院率上两者之间没有显著性差异。

- **地塞米松，口服（与雾化吸入布地奈德相比）***：在系统综述中提到的2项随机对照试验发现，与雾化吸入布地奈德2mg相比，口服地塞米松0.6mg/kg治疗中到重度哮吼患儿4小时后在改善哮吼评分及在治疗1周内患儿的住院率方面没有显著性差异。尽管口服地塞米松和雾化吸入布地奈德治疗中到重度哮吼患儿的疗效相似，但是目前的一致建议是对于中到重度哮吼患儿治疗首选口服地塞米松，因为患儿往往不容易接受雾化吸入这种治疗方法，导致剧烈哭闹，这可加重患儿的呼吸窘迫，并且雾化吸入布地奈德需要15min才能完成而口服地塞米松仅需要1～2min即可完成。

- **吸氧***：我们没有发现对中到重度哮吼患儿采用吸氧治疗的高质量的评价疗效的相关系统综述、随机对照试验或观察研究。1项随机对照试验比较了对重度哮吼患儿进行吸氧治疗和不给予吸氧治疗，但该试验被认为是不符合伦理原则。因为人们广泛接受的观点是对严重呼吸窘迫的患儿给予吸氧可能对患儿是有益的。1项小规模的随机对照试验没有提供足够的证据比较吸入30%的氧气与吸入氦氧混合气（氦气70%，氧气30%）之间的疗效差别。

- **肾上腺素（雾化吸入）加间歇正压通气治疗（与单纯雾化吸入肾上腺素相比）**：1项规模较小的交叉设计的随机对照试验没有提供充分的证据比较雾化吸入肾上腺素加间歇正压通气与单纯雾化吸入肾上腺素治疗中到重度哮吼患儿的疗效差别。

- **β_2受体激动剂，短效（雾化吸入）**：我们没有发现高质量的评价雾化吸入短效β_2受体激动剂治疗中重度哮吼患儿疗效的系统综述、随机对照试验或观察研究。

- **解充血药（口服）**：我们没有发现相关系统综述、随机对照试验或观察研究高质量地评价口服解充血药治疗中到重度哮吼患儿的疗效。

- **地塞米松（不同剂量和不同用药方式之间的比较）**：在系统综述中提到的1项随机对照试验发现，对中到重度哮吼患儿单次口服剂量为0.6mg/kg与0.3mg/kg的地塞米松之间或单次口服剂量为0.3mg/kg与0.15mg/kg之间，在改善患儿的哮吼评分或再次就诊或再次入院治疗方面没有显著性差异。1篇系统综述（包括研究应用不同种类的皮质激素而不仅仅研究地塞米松）发现有限的证据表明，与应用安慰剂相比，应用皮质激素治疗中到重度哮吼患儿，服用剂量越大，报告病情缓解的患儿的比例越高。在系统综述中提到的2项随机对照试验发现，与口服地塞米松0.6mg/kg相比，肌肉注射相同剂量的地塞米松在减少中到重度哮吼患儿的再次就诊率及再次住院率方面没有显著性差异。

- **地塞米松（口服）联合布地奈德（雾化吸入）**：1项随机对照试验发现雾化吸入2mg布地奈德联合口服0.6mg/kg地塞米松治疗中到重度哮吼患儿与单用地塞米松和单用布地奈德相比，在治疗4小时后改善患儿哮吼评分上没有显著性差异。

- **氦氧混合气**：1项小规模的随机对照试验没有提供足够的证据比较吸入氦氧混合气（氦气70%，氧气30%）与仅吸入30%的氧气之间的疗效差别。另外1项随机对照试验发现对已经给予湿化氧气和肌肉注射地塞米松0.6mg/kg治疗的哮吼患儿再应用雾化吸入外消旋的肾上腺素治疗，4 小时后其在改善平均哮吼评分上与应用氦氧混合气之间没有显著性差异。

- **湿化**：1 项随机对照试验发现对已经给予单次剂量的地塞米松 0.6mg/kg 口服治疗的哮吼患儿再给予湿化氧气或没有湿化的氧气治疗，两者在治疗后2小时改善患儿的哮吼评分方面没有显著性差异。另1项随机对照试验发现，将哮吼患儿放置在高度湿化的空间内（湿度为 87%～95%）与放置在普通空气中 12 小时后进行比较，两者在改善患儿的哮吼评分方面没有显著性差异。有报道个别的哮吼患儿因热的湿化蒸汽而发生烫伤。
- **左旋肾上腺素与外消旋肾上腺素相比**：1 项规模较小的随机对照试验发现对哮吼患儿应用左旋肾上腺素（1:1000，5ml）与应用外消旋肾上腺素（2.25%，5ml）相比较在改善患儿哮吼评分上没有显著性差异。
- **抗生素**：我们没有发现系统综述、随机对照试验或观察研究高质量地评价抗生素治疗中到重度哮吼患儿的疗效。然而，大家一致的意见是应用抗生素不会缩短病毒感染所致的小儿疾病的病程。但是这一点不适用于疑是细菌性气管炎的患儿。

即将发生呼吸衰竭的严重哮吼

- **肾上腺素，雾化吸入***：我们没有发现有关比较应用雾化吸入肾上腺素与不用肾上腺素治疗即将发生呼吸衰竭的严重哮吼患儿的疗效的随机对照试验。因为目前被广泛接受的观点是对即将发生呼吸衰竭的严重哮吼患儿应用肾上腺素治疗是非常有益的，因此，此类的随机对照试验被认为是不符合伦理的。1项对患有严重上呼吸道阻塞的小儿进行的队列研究发现雾化吸入左旋肾上腺素可提高患儿的哮吼评分并降低患儿的二氧化碳水平。另1项队列研究发现雾化吸入外消旋肾上腺素可减轻患儿的喘鸣及矛盾呼吸。
- **皮质激素**：1篇系统综述发现，与安慰剂相比，应用皮质激素治疗即将发生呼吸衰竭的严重哮吼患儿可降低应用气管插管治疗的几率。1项在应用气管插管治疗的患儿中进行的随机对照试验发现，与应用安慰剂相比，应用泼尼松龙（每12小时1次直至拔管后 24 小时，每次 1mg/kg，通过鼻胃管给予）可减少插管时间和再次插管的几率。
- **吸氧***：我们没有发现相关系统综述、随机对照试验或观察研究评价对即将发生呼吸衰竭的严重哮吼患儿采用吸氧治疗的疗效。对严重哮吼患儿采用随机对照试验的方法比较给予患儿吸氧或不吸氧治疗的疗效被认为是不符合伦理原则的，因为广泛接受的观点是对严重呼吸窘迫的患儿给予吸氧可能对患儿是有益的。
- **氦氧混合气**：我们没有发现质量较高的系统综述、随机对照试验或观察研究评价吸入氦氧混合气治疗即将发生呼吸衰竭的严重哮吼患儿的疗效。
- **抗生素**：我们没有发现质量较高的系统综述、随机对照试验或观察研究评价抗生素治疗即将发生呼吸衰竭的严重哮吼患儿的疗效。然而，大家一致的意见是应用抗生素不会缩短明显是病毒感染所致的小儿疾病的病程。但是这一点不适用于怀疑是细菌性气管炎的患儿。
- **镇静剂**：我们没有发现相关系统综述或随机对照试验评价应用镇静剂治疗即将发生呼吸衰竭的严重哮吼患儿的资料。1项前瞻性的队列研究发现，对即将发生呼吸衰竭的患儿应用镇静剂可减少哮吼评分，但是不能相应地降低经皮监测的二氧化碳分压。这提示应用镇静剂减少了呼吸做功但是没有提高患儿的通气功能。

*基于专家的一致意见。

定义　哮吼的特征是大多数在夜间急性发生的犬吠样咳嗽、吸气性喘鸣、声嘶以及由于上呼吸道阻塞而致的呼吸窘迫。哮吼的症状往往发生在类似上呼吸道感染症状之后。最重要的需与哮吼症状鉴别的疾病包括细菌性气管炎、会厌炎和异物吸入。一些研究者还把哮吼分为几种类型[1-3]。需要区别的最常见的亚型是急性喉气管炎和痉挛性哮吼。患有急性喉气管炎的患儿常具有前驱上呼吸道感染表现，常伴有发热，具有较多的持续时间较长的症状。而患有痉挛性哮吼的患儿没有前驱上呼吸道感染症状，不伴有发热，具有反复出现的哮吼表现，但症状往往是一过性的。然而，几乎没有经验性的证据表明急性喉气管炎与痉挛性哮吼对治疗的反应不同。**研究对象**：在这章节中，我们选择年龄在 12 岁以下的哮吼患儿。没有特意将痉挛性哮吼患儿排除在外。我们没有发现被广泛接受的有关哮吼严重程度的临床分级标准。在本章节中，我们选择的标准来源于制定临床指南的 Alberta 医学会（加拿大）的专家和学者制定的标准[4]。哮吼严重程度标准与 Westley 哮吼评分相关（见表1）[5]，该评分是目前临床上一贯应用的评分标准，具有良好的实用性和可信性[6, 7]。**轻度哮吼**：偶有犬吠样咳嗽，在安静时没有喘息，不存在三凹征，Westley 评分为 0～2 分。**中度哮吼**：频繁的犬吠样咳嗽，在安静状态下也很容易听到喘息，安静时存在三凹征，但是没有呼吸窘迫及烦躁不安的表现。Westley 评分为 3～5 分。**重度的哮吼**：频繁的犬吠样咳嗽，显著的吸气性喘鸣，也存在呼气性喘息，明显的三凹征，听诊时呼吸音减低，伴有明显的呼吸窘迫及烦躁不安表现，Westley 评分为 6～11 分。**即将发生呼吸衰竭的严重哮吼**：存在犬吠样咳嗽（但往往不严重），在安静状态下可听到喘息（有时比较难听到），三凹征往往不明显，常常精神萎靡或存在意识障碍，在不吸氧状态下往往面色发灰。Westley 评分为 >11 分。当发生严重的呼吸窘迫时，婴幼儿的胸壁在吸气时会发生"凹陷"，导致患儿呼吸时胸部运动与腹部运动不协调（矛盾呼吸**G**）。根据该哮吼严重程度的分类标准，在因哮吼急诊就诊的患儿中，轻度哮吼患儿占 85% 左右，而严重哮吼患儿少于 1%（资料来源于在 Alberta 医学会所属的 21 家急诊室的尚未公开的前瞻性研究数据）。

发病率／患病率 在北美，6岁以下的小儿哮吼发生率每年平均3%，占急诊入院患儿的5%（加拿大Albertar的Calgary地区尚未公开的基于人群的研究资料，1996～2000年）[8]。1项比利时的回顾性研究发现16%的5～8岁的小儿至少发生过1次哮吼，并且其中有5%的小儿有哮吼的反复发作（3次及3次以上）[9]。我们不知道在世界上其他地区有关小儿哮吼发生的流行病学资料。

病因／危险因素 哮吼最常发生于6个月到3岁的婴幼儿，但是也可见于小到3个月或大到12～15岁的儿童[8]。在成人中非常少见[10]。感染性的哮吼主要发生在晚秋季节，但是其他季节也可见到，包括夏季[8]。哮吼常由病毒感染引起，有时也可见于肺炎支原体感染[8]。副流感病毒感染可以解释75%的病例，其中最常见的类型为1型副流感病毒。其他可引起哮吼的病原包括呼吸道合胞病毒、流感病毒A和B及支原体[8,11-13]。病毒侵入喉粘膜导致炎症反应、充血和水肿[1]。这会导致声门下狭窄。小儿通过呼吸增快和加深来代偿这种狭窄。随着狭窄的进展和患儿病情的加重，这种增加呼吸速度和深度的作用起到了相反的作用，引起气流通过上呼吸道时变成了涡流（喘息），吸气时患儿的胸壁反而发生凹陷，导致矛盾呼吸的发生，进一步使患儿变得极为疲劳。如果不及时治疗，该类患儿会发生低氧血症和高碳酸血症，最终导致呼吸衰竭和呼吸停止[14,15]。

预后 大多数哮吼患儿的症状在发病48小时内缓解[16]。然而，有一小部分哮吼患儿的症状会持续1周[16]。哮吼患儿的住院率在各个地区之间差异很大，但是，平均来讲哮吼患儿的住院率小于5%[17-20]。在住院患儿中，只有1%～3%的患儿需要气管插管治疗[21-24]。该病的死亡率非常低；1项持续10年的研究发现，有少于0.5%的气管插管的患儿死亡[22]。哮吼的并发症少见，少数患儿可并发肺炎、肺水肿和细菌性气管炎[25-27]。

治疗目的 尽量减少疾病发作时持续的时间及尽量减轻疾病发作时的严重程度，并且尽量减少治疗的不良反应。

结局 气管插管的比例及持续时间的长短；住院率及住院时间的长短；病情发作经治疗后需要再次治疗的比例；治疗的不良反应；随着时间的延长疾病严重程度的变化（通过临床评分进行评价，例如应用Westley哮吼评分[见表1]），上呼吸道阻塞的改变（通过一系列的病理生理的测量方法进行评价）。

方法 采用《临床证据》2004年11月的文献检索和评价方案。唯一具有较多数量的随机对照试验的干预措施是皮质激素的应用。因此，对于其他的干预措施，除了随机对照试验外，我们也检索了一些分析性的观察研究，不管其研究规模的大小。

问题 对于轻度哮吼儿童的治疗效果如何？

治疗选择1 皮质激素

2项随机对照试验发现，与安慰剂相比，单次口服地塞米松（0.15～0.6mg/kg）可显著减少轻度哮吼患儿在患病的7～10天内再次因哮吼就诊看病的比例。另1项随机对照试验也发现地塞米松与安慰剂相比可缓解哮吼的症状。但是我们没有发现任何随机对照试验比较单次应用与多次应用地塞米松或其他皮质激素在治疗小儿轻度哮吼时的疗效。

益处 **口服地塞米松与安慰剂相比**：我们没有发现相关系统综述，但是发现了2项随机对照试验[28,29]。第1项随机对照试验在100例年龄在4～10岁的患儿中比较了应用地塞米松与安慰剂治疗不需要住院的并且无喘息和在安静状态下无三凹征的轻度哮吼患儿的疗效。该试验发现，与安慰剂相比，单次应用地塞米松（0.15mg/kg）显著降低了发病7～10天内再次因哮吼症状去就诊的比例（口服地塞米松患儿AR为0/50[0%]而应用安慰剂患儿的AR为8/50[16%]；ARR 16%，95% CI 6%～26%；NNT 6，95%CI 4～17）[28]。第2项随机对照试验（720例在72小时内发生轻度哮吼的患儿，其就诊时的Westley评分≤2）发现，与安慰剂相比，单次口服地塞米松（0.6mg/kg）可减少患儿发病7天内的再次因哮吼而就诊的比例（AR在口服地塞米松的患儿为26/354[7.3%]而应用安慰剂组为54/354[15.3%]；ARR 8%，95%CI 3.3%～12.5%；NNT 13，95%CI 8～30；OR 0.41，95%CI 0.26～0.71）[29]。在治疗后24小时，通过电话随访，与应用安慰剂相比，应用地塞米松可降低轻度哮吼患儿的症状评分（采用门诊患者临床状态电话评估方法测量，分数为0～3分，分数越高说明症状越严重；数据采用图来描述；OR 0.31，95%CI 0.15～0.67）。在治疗后78小时，两组之间的差异缩小，2组所有患儿中有超过75%的患儿的症状完全缓解（进一步的数据没有再提供）[29]。**单次应用与多次应用相比较**：我们没有发现相关的系统综述及随机对照试验。**其他的皮质激素**：我们没有发现相关的系统综述及随机对照试验。

害处 第1项随机对照试验没有报道治疗的不良事件[28]。第2项随机对照试验报道应用地塞米松与应用安慰剂发生的不良事件类似（两组均发生32项不良事件）[29]。

评论 我们发现了1项随机对照试验中的患儿多数被描述为"轻度"哮吼患儿[30]。但是，我们在本篇综述中没有选择该项试验，原因是该试验包含了在安静状态下发生喘息及胸壁凹陷的患儿，这在本文中被定义为"中度"哮吼而非轻度哮吼。

治疗选择2 湿化

我们没有发现有关湿化治疗小儿哮吼的高质量的系统综述、随机对照试验或观察研究。

益处 我们没有发现有关湿化治疗小儿哮吼的质量较高的系统综述、随机对照试验或观察研究。

害处 我们没有发现有关湿化治疗轻度哮吼患儿的不良反应的相关研究。

评论 尽管从19世纪就开始广泛应用湿化方法治疗哮吼患者[31]，但是令人惊讶的是没有评价其治疗是否有效的研究。

治疗选择3　抗生素

我们没有发现有关抗生素治疗小儿哮吼的质量较高的系统综述、随机对照试验或观察研究。然而，大家一致的意见是应用抗生素不会缩短明显是病毒感染所致的小儿疾病的病程。

益处 我们没有发现有关抗生素治疗小儿哮吼的质量较高的系统综述、随机对照试验或观察研究（见评价）。

害处 我们没有发现评价应用抗生素治疗轻度哮吼患儿的不良反应的研究。

评论 对于哮吼患儿不常规推荐应用抗生素治疗，因为大多数导致哮吼发作的病原为病毒感染[32-36]。但对治疗方法的调查显示，在有些地区有30%～80%的哮吼患儿应用了抗生素治疗[37-39]。

治疗选择4　口服解充血剂

我们没有发现有关口服解充血剂治疗小儿哮吼的质量较高的系统综述、随机对照试验或观察研究。

益处 我们没有发现有关口服解充血剂治疗小儿哮吼的质量较高的系统综述、随机对照试验或观察研究。

害处 我们没有发现评价对轻度哮吼患儿应用口服解充血剂治疗的不良反应的研究。

评论 尽管目前没有证据表明应用口服解充血剂可有效治疗哮吼患儿，但是对治疗方法的调查显示，在有些地区有相当一部分哮吼患儿应用口服解充血剂治疗。

问题　对于中到重度哮吼儿童的治疗效果如何？

治疗选择1　肾上腺素，雾化吸入

3项随机对照试验发现，与安慰剂相比，雾化吸入2.25%的外消旋肾上腺素在开始治疗的30分钟内可改善哮吼评分。其中的1项随机对照试验发现，到雾化吸入肾上腺素治疗后的2小时，其治疗作用大部分就消失了。没有1项随机对照试验报道该治疗方法导致心功能不全或增加心肌耗氧量的不良反应。但是，我们发现了1例非常详细的个案报道，报告了1例既往健康的患儿因为严重的哮吼在应用三次肾上腺素雾化吸入治疗后出现了持续的小面积心肌梗死。1项规模较小的随机对照试验发现，对已经给予湿化氧气和肌肉注射地塞米松0.6mg/kg治疗的哮吼患儿再应用雾化吸入外消旋肾上腺素治疗，4小时后其在改善平均哮吼评分上与应用氢氧混合气之间没有显著性差异。1项规模较小的随机对照试验发现，对哮吼患儿应用左旋肾上腺素（1∶1000，5ml）与应用外消旋肾上腺素（2.25%，5ml）相比较，两者在改善患儿哮吼评分上没有显著性差异。1项规模较小的交叉设计的随机对照试验没有提供充分的证据比较雾化吸入肾上腺素加间歇正压通气与单纯雾化吸入肾上腺素之间治疗中到重度哮吼患儿的疗效差别。

益处 **与安慰剂相比**：我们没有发现相关的系统综述，但是发现了3项规模不大的随机对照试验[5, 40, 41]。第1项随机对照试验包括54例年龄在4个月到11岁的患儿，采用联合Taussig及Westley两种哮吼评分标准（见表1）的分值在2～9分之间（可能的范围是0～15分）。该研究发现，与安慰剂相比，雾化吸入外消旋肾上腺素（2.25%，0.5ml/kg，通过雾化器吸入）在治疗后39分钟，显著地改善了哮吼评分（与开始时的哮吼评分相比，平均改善哮吼评分为：肾上腺素组为-2.7，而安慰剂组为-1.1；$P=0.003$）[40]。第2项随机对照试验包括20例年龄在4个月到12岁的患儿，他们均是Westley哮吼评分为3～6分，且均接受了在雾化湿化房间的监护治疗的患儿。该研究发现，与安慰剂相比，通过间歇正压呼吸（IPPB）的方式雾化吸入2.25%的外消旋肾上腺素（0.5ml），治疗后的10分钟和30分钟显著改善了患儿的哮吼评分，但是在治疗后120分钟两者之间没有显著性差异（治疗后10分钟的平均哮吼评分：肾上腺素组为1.7，而安慰剂组为3.7，$P<0.01$；30分钟时：肾上腺素组为1.7，而安慰剂组为3.1，$P<0.01$；120分钟时：肾上腺素组为3.3，而安慰剂组为3.8，报告两者之间的差异没有显著性）[5]。第3项随机对照试验包括13例年龄在5个月到13岁的患儿，他们均是Taussing哮吼评分为5～12分的住院治疗的哮吼患儿。该研究发现，与安慰剂相比，通过IPPB方式雾化吸入2.25%的外消旋肾上腺素（剂量根据体重进行调整）20分钟后可显著改善患儿的哮吼评分（平均改善哮吼评分的估测差别为：3.6，95%CI 2.5～4.7；$P<0.001$；该项研究论文[41]中提到的平均值、标准差、治疗组之间的差异及P值均是作者通过每例患者的数值计算出来的）。**与氢氧混合气相比**：我们没有发现相关系统综述，但是发现了1项规模较小的随机对照试验（29例患儿，年龄在6个月到3岁，均是在儿科急诊室和重症监护室进行治疗的中到重度哮吼患儿[改良Taussig评分为5～9分，可能范围为0～14分]，并且这些患者已经接受吸入湿化氧气和肌肉注射地塞米松0.6mg/kg的治疗）[42]。在这项随机对照试验中，这些患儿随机接受先给予1～2次的生理盐水雾化吸入治疗然后再给予吸入70%的氦/30%的氧的混合气治疗3小时，或者先接受1～2次外消旋肾上腺素（2.25%，0.5ml）雾化吸入治疗然后再接受100%的氧气治疗3小时，两种气体的吸入均是通过密闭面罩进行。对患儿是否采用第2次的雾化吸入治疗取决于参加患儿治疗的主治医师判断患

儿是否还存在呼吸窘迫。经过90分钟的治疗，应用氦氧混合气治疗显著降低了患儿的哮吼评分（P<0.05，结果通过图来表示），但是该项随机对照试验发现在治疗后4小时，雾化吸入外消旋肾上腺素和吸入氦氧混合气在改善患儿的哮吼评分上没有显著性差异（P=0.13，结果通过图来表示）[42]。**左旋肾上腺素与外消旋肾上腺素相比**：我们没有发现相关系统综述，但是发现了1项规模较小的随机对照试验（31例年龄在6个月到6岁的患儿，均因哮吼就诊于急救室[改良Downes和Raphaely哮吼评分≥6分，可能范围0～10分]）[43]。该研究发现对哮吼患儿应用左旋肾上腺素（1:1000，5ml）与应用外消旋肾上腺素（2.25%，5ml）相比较在改善患儿哮吼评分上没有显著性差异。然而，该研究没有报告确切的P值，但是报告了平均的哮吼评分（包括基础状态、治疗后5分钟、15分钟、30分钟、60分钟、90分钟及120分钟）、平均心率和血压。应用左旋肾上腺素组患儿的平均哮吼评分略低于应用外消旋肾上腺素的患儿[43]。**单纯的雾化吸入与雾化吸入联合IPPB治疗相比**：我们没有发现相关系统综述但是发现了1项小规模的交叉的随机对照试验（14例年龄在4个月到5岁的住院治疗的哮吼患儿伴有安静状态下的轻度喘息），该试验比较了仅通过雾化器吸入肾上腺素（2.25%，0.25ml）与通过IPPB（压力为15～17cm水柱）联合雾化吸入肾上腺素疗效[44]。两种治疗之间间隔2小时。该项试验发现两种方法吸入肾上腺素均可在治疗后30分钟和60分钟显著降低哮吼评分（P<0.01）。但在治疗后的90分钟及120分钟的哮吼评分改变不明显（雾化吸入肾上腺素的平均哮吼评分：开始状态下为5.7，30分钟时为2.4，60分钟时为2.8，90分钟时为4.0，120分钟时为5.9；IPPB联合雾化吸入肾上腺素的平均哮吼评分：开始状态下为6.7，30分钟时为3.1，60分钟时为3.2，90分钟时为5.1，120分钟时为5.5）。该研究报道2种不同的雾化吸入肾上腺素之间在任何时间点上相比较，在改善患儿的哮吼评分上均没有显著性差异（报告中仅报道了没有显著性差异，没有提供P值及CI）。

害处 随机对照试验中没有报道雾化吸入肾上腺素治疗的不良反应，尤其是观察到应用肾上腺素没有增加患儿的心率和呼吸频率[40-44]。我们发现1例病例报道：既往健康的11岁患儿因严重的哮吼在60分钟内连续应用了3次雾化吸入外消旋肾上腺素（2.25%，0.5ml）。在接受第3次雾化吸入治疗时，患儿发生了室性心动过速。终止治疗后，患儿恢复了窦性节律。该患儿后来被证实没有心脏解剖畸形的存在，但是有明显的证据表明患儿发生了心肌梗死，包括持续的心电图异常、乳酸脱氢酶心肌同工酶的升高及异常的心脏核素灌注扫描[45]。

评论 我们发现了1项在年龄为5个月到5岁的儿童中进行的规模较小的随机对照试验，20例小儿均为在急诊室或住院治疗的哮吼患儿[46]。随机给予患儿雾化吸入外消旋肾上腺素（2.25%，0.5ml）联合IPPB治疗或给予安慰剂联合IPPB治疗[46]。在治疗前及治疗后15分钟进行疗效评价。该项随机对照试验发现10例应用外消旋肾上腺素治疗的患儿中有8例患儿减少了患儿的临床评分达2分或2分以上，而10例应用安慰剂治疗的患儿中有5例患儿同样减少了患儿的临床评分达2分或2分以上。临床评分减少2分及2分以上均可认为"显著改善"患儿的哮吼评分，但是该研究没有提供详细的试验数据。

治疗选择2　布地奈德（雾化吸入）

1篇系统综述发现，与安慰剂相比，雾化吸入布地奈德在治疗后6、12及24小时可改善哮吼评分，并且可显著减少由于中到重度哮吼患儿的再次医院就诊或再次住院治疗的次数。在系统综述中提到的2项随机对照试验发现在治疗12小时后，雾化吸入布地奈德（1或4mg）在改善哮吼患儿评分上不如肌肉注射地塞米松0.6mg/kg有效，但是有1项随机对照试验发现两者在患儿因哮吼住院治疗方面没有显著性差异。在系统综述中提到的进一步的2项随机对照试验发现，雾化吸入布地奈德2mg和口服地塞米松0.6mg/kg相比较，治疗4小时后在改善哮吼评分或1周之内住院率方面两者没有显著性差异。尽管雾化吸入布地奈德和口服地塞米松之间的疗效相似，但是目前的一致建议是对于中到重度哮吼患儿治疗首选口服地塞米松，因为患儿往往不容易接受雾化吸入这种治疗方法，导致剧烈哭闹，这可加重患儿的呼吸窘迫，并且雾化吸入布地奈德需要15min才能完成而口服地塞米松仅需要1～2min即可完成。另1项随机对照试验发现应用雾化吸入布地奈德2mg联合口服地塞米松0.6mg/kg与仅口服地塞米松及与仅雾化吸入布地奈德之间，治疗后4小时在改善哮吼评分方面没有显著性差异。

益处 **与安慰剂相比**：我们发现了1篇系统综述（检索时间为2003年，包含6项随机对照试验）[47]。该系统综述中提到的大部分研究均是针对哮吼住院治疗的患儿（见评价）。该研究发现在雾化吸入布地奈德治疗后的6、12及24小时均可显著改善患儿的哮吼评分（应用Westley评分法[见表1]与开始时相比分数改变的差异为：在治疗后6小时，5项随机对照试验，包括287例患儿：WMD －1.34，95%CI －2.00～－0.68；12小时时，2项随机对照试验，127例患儿：WMD －2.03，95%CI －2.03～－0.66；在24小时时，1项随机对照试验，67例患儿：WMD －2.03，95%CI －3.30～－0.76）[47]。该研究发现，与安慰剂相比，雾化吸入布地奈德在治疗后可显著减少中到重度哮吼患儿的再次医院就诊或再次住院治疗的次数（4项随机对照试验，228例患儿，应用布地奈德组AR 22/131[16.8%]，应用安慰剂组AR 33/97[34.0%]；RR 0.39，95%CI 0.17～0.92）。**与口服地塞米松相比**：见地塞米松的益处部分。**与肌肉注射地塞米松相比**：见地塞米松的益处部分。**与联合口服地塞米松相比**：见地塞米松的益处部分。

害处 该系统综述没有报道治疗的不良反应[47]。

评论 该系统综述包括1项随机对照试验（54例患儿），该试验包括轻到中度哮吼患儿（声音嘶哑、呼吸喘鸣及犬吠样咳嗽；也包括雾化吸入湿化氧气治疗后15分钟Westley评分仍≥2的患儿）。

哮 吼

治疗选择3　地塞米松

1篇系统综述发现,与安慰剂相比,肌肉注射或口服地塞米松治疗后的12小时及24小时可改善中到重度哮吼患儿的哮吼评分。在系统综述中提到的1项随机对照试验发现,对中到重度哮吼患儿口服地塞米松1次剂量为0.6mg/kg与0.3mg/kg或1次口服剂量为0.3mg/kg与0.15mg/kg之间,在改善患儿的哮吼评分或再次就诊或再次入院治疗方面没有显著性差异。1篇系统综述(包括研究应用不同种类的皮质激素而不仅仅研究地塞米松)发现有限的证据表明,与应用安慰剂相比,应用皮质激素治疗中到重度哮吼患儿,服用剂量越大,报告病情缓解的患儿的比例越高。在系统综述中提到的2项随机对照试验发现,与口服地塞米松0.6mg/kg相比,肌肉注射相同剂量的地塞米松在减少中到重度哮吼患儿的再次就诊率及再次住院率方面没有显著性差异。在1篇系统综述中提到的2项随机对照试验发现,与雾化吸入布地奈德(1mg或4mg)相比,肌肉注射地塞米松0.6mg/kg可改善治疗12小时内的哮吼评分,但是其中有1项随机对照试验发现在减少患儿入院率方面两者之间没有显著性差异。在系统综述中提到的2项随机对照试验发现,与雾化吸入布地奈德2mg相比,口服地塞米松0.6mg/kg治疗中到重度哮吼患儿4小时后在改善哮吼评分及在治疗1周内患儿的住院率方面没有显著性差异。尽管口服地塞米松和雾化吸入布地奈德在治疗中到重度哮吼患儿的疗效方面相似,但是目前的一致建议是对于中到重度哮吼患儿治疗首选口服地塞米松,因为患儿往往不容易接受雾化吸入的治疗方法,导致剧烈哭闹,这可加重患儿的呼吸窘迫,并且雾化吸入布地奈德需要15min才能完成,而口服地塞米松仅需要1～2min即可完成。1项随机对照试验发现雾化吸入2mg布地奈德联合口服0.6mg地塞米松治疗中到重度哮吼患儿与单用地塞米松和单用布地奈德相比,在治疗4小时后改善患儿哮吼评分上没有显著性差异。

益处　我们发现了1篇系统综述(检索时间为2003年)[47]。**与安慰剂相比**:系统综述发现,与安慰剂比较,地塞米松(肌肉注射或口服)可显著改善在治疗后的12小时和24小时的Westley哮吼评分(见表1),但是在治疗6小时后的评分改善方面不显著(与开始时的Westley哮吼评分相比的差异:在治疗后6小时,4项随机对照试验,186例患儿:WMD－0.50,95%CI－2.68～－1.68;在治疗后12小时,2项随机对照试验,67例患儿:WMD－2.27,95%CI－2.68～－1.68;在治疗后24小时,1项随机对照试验,26例患儿:WMD－2.00,95%CI－2.83～－1.17)[47]。在治疗后6小时的分析方面存在显著的异质性($P<0.0001$)。Meta分析中的5项随机对照试验中(包括148例患儿)有3项试验的患儿为中度哮吼患儿,另2项随机对照试验(67例患儿)为住院治疗的哮吼患儿,并且没有具体描述患儿哮吼的严重程度。**口服不同剂量地塞米松之间的比较**:系统综述[47]中的1项随机对照试验(120例患儿,年龄在6个月到14岁,在安静状态下均具有喘息和三凹征,并且哮吼评分均≥3)[49]。该研究发现单次服用地塞米松0.6mg/kg和0.3mg/kg在改善患儿的哮吼评分、再次就诊率及住院率上没有显著性差异(与开始时的状态相比,治疗后6小时:WMD＋0.29,95%CI－0.40～+0.98;再次就诊率或入院率:0.6mg/kg组为2/31[6%],而0.3mg/kg组为1/29[3%];RR 1.87,95%CI 0.18～19.55)。该研究还发现应用同样的标准评价单次服用地塞米松0.3mg/kg与0.15mg/kg,两者相比亦没有显著性差异(与开始时的状态相比,治疗后6小时:WMD＋0.23,95%CI－0.46～+0.92;再次就诊率或入院率:0.3mg/kg组为1/31[3%],而0.15mg/kg组为0/29[0%],RR 2.81,95%CI 0.12～66.40)。我们还发现了另1篇系统综述(检索时间为1987年,10项随机对照试验,1280例患儿)[50]。该系统综述包含应用不同种类的皮质激素,该作者将这些不同的皮质激素均转换为体重12.5kg患儿应用的相应剂量的泼尼松(应用泼尼松的剂量范围为4.2～267mg或约0.05～0.66mg/kg的地塞米松)。应用皮质激素与安慰剂的患儿的哮吼评分改善的比例与相应剂量泼尼松之间的关系被作者用图的方法表示。该系统综述发现应用皮质激素的剂量越大,与应用安慰剂相比,哮吼评分改善的患儿比例就越大[50]。**肌肉注射与口服地塞米松相比**:系统综述发现肌肉注射地塞米松与口服地塞米松0.6mg/kg相比较,在改善哮吼患儿的再次就诊率或入院率上没有显著性差异(2项随机对照试验,372例患儿;口服地塞米松组AR 45/184[24.5%],而肌肉注射地塞米松组AR 57/188[30.3%];RR 0.80,95%CI 0.58～1.12)[47]。在系统综述中提到的1项随机对照试验(95例患儿)包含了Westley评分≥2的患儿,因此该试验可能包含一部分轻度哮吼的患儿;而另1项随机对照试验则只包含了中度哮吼的患儿。**肌肉注射地塞米松与雾化吸入布地奈德相比较**:在系统综述中发现了2项相关的随机对照试验[51,52]。第1项随机对照试验发现,与雾化吸入布地奈德4mg相比,肌肉注射地塞米松0.6mg/kg 5小时后可改善患儿的哮吼评分,但是在减少患儿的住院率上两者没有显著性差异(与开始时的状态相比,治疗后5小时哮吼评分平均改变为:肌肉注射地塞米松组为－2.9,而雾化吸入布地奈德组为－2.0;估计的治疗差为－0.9,95%CI－1.5～－0.3,$P=0.003$;住院率:肌肉注射地塞米松组为11/47[23%],而雾化吸入布地奈德组为18/48[38%],OR 0.5,95%CI 0.2～1.2;$P=0.18$)。在这项随机对照试验中,那些随机接受布地奈德而不是接受肌肉注射安慰剂的患儿大腿上也缠上弹性绷带以达到盲法的目的。因此,该种盲法可能并不能保证持续有效,可能会对研究的结果造成偏倚[52]。第2项随机对照试验(包括59例年龄在3个月到6岁的住院治疗哮吼的患儿)发表在Danish上,只有英文摘要[51]。该研究发现,与雾化吸入布地奈德1mg相比,肌肉注射地塞米松0.6mg/kg可显著改善患儿在治疗后6小时和12小时的哮吼评分(比较肌肉注射地塞米松与雾化吸入布地奈德改善患儿Westley评分:在治疗后6小时,$P=0.001$;在治疗后12小时,$P=0.0004$;没有提供平均值及可信区间)。在该摘要中没有提供如何盲法的信息[51]。**口服地塞米松与雾化吸入布地奈德相比较**:在系统综述[47]中提到2项随机对照试验[53,54]。第1项随机对照试验(包括198例患儿,年龄在3个月到5岁,Westley评分为2～7分)比较了3种治疗方法:口服地塞米松0.6mg/kg,雾化吸入布地奈德2mg及口服地塞米松0.6mg/kg联合雾化吸入布地

奈德2mg[53]。该研究发现在治疗4小时内在改善患儿的哮吼评分上口服地塞米松与雾化吸入布地奈德之间没有显著性差异（与开始时的状态相比较哮吼评分平均变化值为：口服地塞米松组为 -2.4，而雾化吸入布地奈德组为 -2.3，平均治疗差异[临床重要性=1] 为 -0.12，95%CI -0.53 ~ +0.29）。该研究还发现在治疗后1周，雾化吸入布地奈德组与口服地塞米松组患儿在住院率上没有显著性差异（地塞米松组为1/68[1.5%]，雾化吸入布地奈德组为0/65[0%]；RR 2.87，95%CI 0.12 ~ 69.20）[47]。第2项随机对照试验（包括80例患儿，年龄在5个月到13岁，均因哮吼在急诊室观察的患儿，Westley哮吼评分≥3 [没有提供评分范围]）也比较了3种治疗方式：口服地塞米松 0.6mg/kg，雾化吸入布地奈德 2mg 及安慰剂[54]。该研究发现在治疗后 24小时口服地塞米松与雾化吸入布地奈德相比在减少患儿住院比例上没有显著性差异（口服地塞米松组 AR 为 2/23[8.7%]，而雾化吸入布地奈德组 AR 为 5/27[18.5%]；ARR 10%，95%CI -9% ~ +28%）[54]。**口服地塞米松联合雾化吸入布地奈德**：在系统综述中发现了 1 项随机对照试验，该试验比较了 3 种治疗方法的疗效（见上面所述）[53]。该研究发现在治疗后 4 小时口服地塞米松 0.6mg/kg 联合雾化吸入布地奈德 2mg 与单纯口服地塞米松或单纯雾化吸入布地奈德相比在改善患儿的哮吼评分上没有显著性差异（与开始时的哮吼评分相比平均变化值：口服地塞米松组为 -2.4，雾化吸入布地奈德组为 -2.3，地塞米松联合布地奈德组为 -2.4；平均治疗差异[临床重要性=1]：口服地塞米松 vs 口服地塞米松联合布地奈德为 0.02，95%CI -0.39 ~ +0.43；雾化吸入布地奈德 vs 口服地塞米松联合布地奈德为 0.14，95%CI -0.27 ~ +0.55）[53]。该研究还发现在治疗后1周，3种治疗方式的患儿在住院率上没有显著性差异（雾化吸入布地奈德组为0/65 [0%]，地塞米松组为1/68 [1.5%]，布地奈德与地塞米松联合组为0/64 [0%]；P=1.00）。

害处 在系统综述中没有提及治疗的不良反应[47]。**肌肉注射地塞米松与雾化吸入布地奈德**：在系统综述[47]中提到的 1 项随机对照试验[52]报道说在各治疗组的患儿中均没有发现任何治疗的不良反应。**口服地塞米松联合雾化吸入布地奈德**：在系统综述[47]中提到的 1 项随机对照试验[53]报道 1 例患儿在接受布地奈德治疗后出现了口周充血的表现，1 例接受地塞米松治疗的患儿发生了皮疹，还有 1 例患儿在口服地塞米松后出现了明显的行为异常，并且还有 1 例患儿在接受了口服地塞米松加雾化吸入布地奈德治疗后出现了明显的好动表现[53]。

评论 **口服地塞米松**：关于地塞米松剂量问题，有 1 项发表的随机对照试验专门对此进行了研究，但是该试验入选的患儿数量非常少，并且都是轻度哮吼患儿，因此该项研究没有足够的把握度检验出临床上重要的差异，尤其是对重度哮吼患儿。**口服地塞米松与雾化吸入布地奈德相比**：尽管有2项随机对照试验的结果均显示口服地塞米松与雾化吸入布地奈德的治疗效果相似，但是在临床实践中有几个理由要首选口服地塞米松。重要的临床考虑包括患儿对治疗的接受程度（雾化吸入往往会导致患儿持续的哭闹，这会加重患儿的呼吸窘迫）和治疗需要的时间（口服地塞米松平均时间为 1 ~ 2 分钟，雾化吸入平均需要 15 分钟）。**肌肉注射地塞米松与雾化吸入布地奈德相比**：第 1 项随机对照试验通过 priori 分析评价了哮吼类型（痉挛性哮吼、急性喉气管炎或混合性哮吼）与治疗之间的关系。该研究发现各种哮吼类型在各治疗组的住院率、需要再次接受治疗及 Westley 评分的改善上没有显著性的差异（没有提供定量的数据）。

治疗选择 4　吸氧

我们没有发现相关系统综述、随机对照试验或观察研究对中到重度哮吼患儿采用吸氧治疗的疗效进行高质量评价。1项随机对照试验比较了对重度哮吼患儿进行吸氧治疗及不给予吸氧治疗，但该试验被认为是不符合伦理原则。因为广泛接受的观点是对严重呼吸窘迫的患儿给予吸氧可能对患儿是有益的。1项规模小的随机对照试验没有提供足够的证据比较吸入30%的氧气与吸入氦氧混合气（氦气70%，氧气30%）之间的疗效差别。

益处 **与不给予吸氧治疗相比**：我们没有发现相关系统综述、随机对照试验或观察研究对中到重度哮吼患儿采用吸氧治疗进行高质量的疗效评价。1项随机对照试验比较了对重度哮吼患儿进行吸氧治疗及不给予吸氧治疗，但该试验被认为是不符合伦理原则。我们发现了1项前瞻性队列研究，该研究表明即使患儿不存在严重的上呼吸道阻塞，哮吼患儿也可出现低氧，因为该病患儿可出现明显的肺内分流[55]。该研究没有研究吸氧是否可减轻患儿呼吸窘迫。**与吸入氦氧混合气相比**：见吸入氦氧混合气的益处。

害处 **与不给予吸氧治疗相比**：我们没有发现对中到重度哮吼进行吸氧治疗的不良事件的相关报道及研究。**吸入氦氧混合气相比**：见吸入氦氧混合气的害处。

评论 对重度呼吸窘迫患儿进行吸氧治疗是公认的方法，并且没有发现对该类患儿吸氧治疗的害处。因此目前对于重度呼吸窘迫患儿进行吸氧治疗是大家公认的方法。

治疗选择 5　氦氧混合气

1项规模小的随机对照试验没有提供足够的证据比较吸入氦氧混合气（氦气70%，氧气30%）与仅吸入30%的氧气的疗效差别。另外1项随机对照试验发现对已经给予湿化氧气和肌肉注射地塞米松0.6mg/kg治疗的哮吼患儿再应用雾化吸入外消旋肾上腺素治疗，4小时后其在改善平均哮吼评分上与应用氦氧混合气之间没有显著性差异。

益处 **与吸氧治疗相比**：我们发现了 1 项随机对照试验（15 例患儿，年龄在 6 个月到 4 岁，均为因哮吼在急诊室留观的患儿[见表1的改良 Westley 评分约为 1 ~ 5，可能范围为 0 ~ 16]），该研究比较了吸入氦氧混合气（氦气70%，氧气30%）与仅吸入 30% 氧气（通过湿化器吸入20分钟）的疗效[56]。该研究发现在治疗20分钟后两种方法在改善患儿哮吼评分上没有显著性差异（与开始状态相比改良Westley哮吼评分平均减少为：氦氧混合气组为 −2.25，氧气组为 −1.42；$P=0.32$）[56]。但是该研究的规模较小可能不能检出临床上存在的重要差异。**与雾化吸入肾上腺素相比**：见雾化吸入肾上腺素的益处。

害处 **与单纯吸氧相比**：该项随机对照试验没有报道任何有关治疗的不良事件[56]。潜在的不良反应包括由于氧气和氦气混合比例不当而导致继发性低氧的发生及由于长时间吸入氦气导致的继发性低温。**与雾化吸入肾上腺素相比**：见雾化吸入肾上腺素的害处。

评论 无。

治疗选择6　湿化

1项随机对照试验发现对已经给予单次剂量的地塞米松0.6mg/kg口服治疗的哮吼患儿再给予湿化氧气或没有湿化的氧气进行治疗，两者在治疗后2小时改善患儿的哮吼评分方面没有显著性差异。另1项随机对照试验发现，将哮吼患儿放置在高度湿化的空间内（湿度为87%～95%），与放置在普通空气的空间内12小时后进行比较，两者在改善患儿的哮吼评分方面没有显著性差异。有报道个别的哮吼患儿因热的湿化蒸汽而发生烫伤。

益处 **湿化氧气**：我们没有发现有关系统综述但是发现了1项随机对照试验（包括71例患儿，年龄在3～6岁，均因哮吼在急诊室内观察[Westley哮吼评分（见表1）为2～7分]），比较了通过"雾化棒"湿化氧气治疗与没有湿化的氧气治疗哮吼患儿的疗效，在此之前所有患儿均接受了单剂口服地塞米松0.6mg/kg的治疗[57]。湿化氧气通过患儿的父母拿一根弯曲的湿化管给予。该试验中没有提及应用于治疗的氧气浓度，治疗的氧气的湿化程度也没有测定。该项随机对照试验发现治疗2小时后在改善患儿平均哮吼评分方面两组之间没有显著性差异（湿化氧气与对照相比哮吼评分比试验开始时的状态平均改变，$P=0.39$；没有报道进一步的数据）[57]。**湿化空气**：我们没有发现相关系统综述但是发现了1项随机对照试验（包括16例患儿，年龄在6个月到5岁，均为因哮吼住院治疗的患儿），该试验比较了将哮吼患儿置入充满高度湿化空气（87%～95%）的空间内与置入正常空气房间内患儿症状缓解情况[58]。该试验发现在治疗12小时两者在改善患儿哮吼评分方面没有显著性差异（治疗后12小时平均Westley哮吼评分：湿化组为3.00，而在正常空气组为3.75，两组之间没有显著性差异，但没有报道具体P值）[58]。

害处 我们发现的2项随机对照试验均没有报道治疗的不良反应[57,58]。我们发现了1项有关数位哮吼患儿因热的湿化空气导致患儿烫伤的报道[59]。我们没有发现有关湿化导致气管痉挛或低钠血症的报道，也没有由于患儿吸入没有消毒的湿化气而发生并发症的报道，尽管有报道发现在没有消毒的湿化器中存在细菌和真菌[60]。

评论 我们发现以摘要的方式发表[61]的1项随机对照试验和1项小规模的非双盲的队列研究[61]。但这2项研究均没有包括在系统综述中。尽管湿疗疗法被广泛应用在临床中，并且从19世纪初就用于哮吼的治疗，但是目前还没有证据表明湿化治疗可有效治疗哮吼患者。

治疗选择7　β_2受体激动剂，短效（雾化吸入）

我们没有发现相关系统综述、随机对照试验或观察研究对雾化吸入短效β_2受体激动剂治疗中到重度哮吼患儿的疗效进行高质量的评价。

益处 我们没有发现评价雾化吸入短效β_2受体激动剂治疗中到重度哮吼患儿的质量较高的相关系统综述、随机对照试验和观察研究资料。

害处 我们没有发现相关系统综述、随机对照试验或个案报道雾化吸入短效β_2受体激动剂治疗哮吼患儿相关的不良事件。

评论 尽管目前没有经验性的证据及理论证据证明雾化吸入短效β_2受体激动剂治疗哮吼的益处[32-35]，但是纵观各地区的临床实践发现，有很大一部分哮吼患儿应用吸入短效β_2受体激动剂治疗。

治疗选择8　抗生素

我们没有发现相关质量较高的评价抗生素治疗中到重度哮吼患儿的疗效的系统综述、随机对照试验或观察研究。然而，大家一致的意见是应用抗生素不会缩短明显是病毒感染所致的小儿疾病的病程。但是这一点不适用于怀疑是细菌性气管炎的患儿。

益处 我们没有发现相关的质量较高的评价抗生素治疗中到重度哮吼患儿的疗效的系统综述、随机对照试验或观察研究。

害处 我们发现2例报道最初诊断为哮吼的患儿同时应用地塞米松和抗生素治疗数日。1例患儿后来被诊断为疱疹性气管炎而另1例患儿发生了念珠菌性（candida）喉气管炎[64,65]。

评论 对哮吼患儿常规应用抗生素治疗被广泛认为没有任何的益处，因为大多数哮吼患儿为病毒感染所致[32-35]。不适用于该原则的是对于具有重度呼吸窘迫的有明显症状和体征符合细菌性气管炎的患儿。尽管细菌性气管炎仅占哮吼患儿中的很少一部分，但是纵观各地区的临床实践发现30%～80%的哮吼患儿应用抗生素治疗[37-39]。

治疗选择 9 口服解充血药

我们没有发现评价口服解充血药治疗中到重度哮吼患儿的质量较高的系统综述、随机对照试验或观察研究。

益处 我们没有发现评价口服解充血药治疗中到重度哮吼患儿的质量较高的相关系统综述、随机对照试验或观察研究。

害处 我们没有发现有关口服解充血药治疗中到重度哮吼患儿的不良反应的研究。

评论 尽管目前没有证据证明口服解充血剂对治疗哮吼具有益处,但是纵观各地区的临床实践发现有相当一部分哮吼患儿应用口服解充血剂治疗[39]。

问题 对于严重哮吼即将发生呼吸衰竭的儿童的治疗效果如何?

治疗选择 1 肾上腺素,雾化吸入

我们没有发现有关比较雾化吸入肾上腺素与不用肾上腺素治疗即将发生呼吸衰竭的严重哮吼患儿的随机对照试验。因为目前被广泛接受的观点是对即将发生呼吸衰竭的严重哮吼患儿应用肾上腺素治疗是非常有益的,因此该类的随机对照试验被认为是不符合伦理的。1项对患有严重上呼吸道阻塞的患儿进行的队列研究发现雾化吸入左旋肾上腺素可改善患儿的哮吼评分并降低患儿的二氧化碳水平。另 1 项队列研究发现雾化吸入外消旋肾上腺素可减轻患儿的喘鸣及矛盾呼吸。

益处 我们没有发现有关比较雾化吸入肾上腺素与不用肾上腺素治疗即将发生呼吸衰竭的严重哮吼患儿的系统综述及随机对照试验。因为目前被广泛接受的观点是对即将发生呼吸衰竭的严重哮吼患儿应用肾上腺素治疗是非常有益的,因此该类的随机对照试验被认为是不符合伦理的。我们发现了 2 项应用肾上腺素治疗急性上呼吸道阻塞患儿的队列研究[66,67]。第 1 项队列研究(包括17例年龄在 8 个月到 5 岁的在儿科监护室治疗的严重哮吼患儿)通过应用 Westley 哮吼评分(见表1)来评价并且监测患儿呼吸道阻塞的程度,并且经皮持续监测患儿血二氧化碳分压[67]。该研究发现对于患有急性上呼吸道阻塞的患儿,雾化吸入L-肾上腺素(1:1000,0.2ml/kg)可显著改善患儿的哮吼评分并降低患儿血二氧化碳分压(平均Westley哮吼评分:在治疗前为 12.4,在应用 L-肾上腺素治疗后为 5.3,$P \leq 0.001$;平均的经皮监测二氧化碳分压:在治疗前为 51.0mmHg,在应用 L-肾上腺素治疗后为 42.8mmHg,$P \leq 0.001$)[67]。第 2 项队列研究(包括 17 例年龄在 1 个月到 4 岁的儿科监护室治疗的严重哮吼患儿)通过体积传感器测量患儿胸腹呼吸的同步化情况(矛盾呼吸 **G**)来评价患儿呼吸道阻塞的严重程度,患儿胸腹呼吸同步化情况通过呼吸阶段曲线之间的角度(范围为 0°~180°)来表示[68]。该研究发现对于患有急性上呼吸道阻塞的患儿,雾化吸入外消旋肾上腺素(0.03ml/kg,没有提供浓度)可显著减少平均的曲线角度(平均曲线角度:治疗前为83.6°,治疗后为38.3°;$P=0.001$)。这项队列研究也报道了呼吸阶段曲线角度与患儿喘息程度具有高度相关性[66]。

害处 第1项队列研究发现应用L-肾上腺素治疗没有显著增加患儿的心率及呼吸频率[67]。6例患儿最后进行了气管插管治疗[67]。第2项队列研究发现应用外消旋肾上腺素没有显著增加患儿的心率及呼吸频率[66]。1例患儿最后进行了气管插管治疗[66]。

评论 对于即将发生呼吸衰竭的严重哮吼患儿,雾化吸入肾上腺素可迅速改善患儿的症状,能减少患儿需进行气管插管治疗的几率。尽管肾上腺素治疗的疗效短暂,但是该治疗为应用皮质激素治疗发挥作用赢得了时间。

治疗选择 2 抗生素

我们没有发现评价抗生素治疗即将发生呼吸衰竭的严重哮吼患儿的质量较高的系统综述、随机对照试验或观察研究。然而,大家一致的意见是应用抗生素不会缩短明显是病毒感染所致的患儿疾病的病程。但是这一点不适用于怀疑是细菌性气管炎的患儿。

益处 我们没有发现评价抗生素治疗即将发生呼吸衰竭的严重哮吼患儿的质量较高的系统综述、随机对照试验或观察研究。

害处 我们没有发现有关应用抗生素治疗即将发生呼吸衰竭的严重哮吼患儿的不良反应的研究。

评论 对哮吼患儿常规应用抗生素治疗被广泛认为没有任何的益处,因为大多数哮吼患儿为病毒感染所致[32-35]。不适用于该原则的是对于具有重度呼吸窘迫的有明显症状和体征符合细菌性气管炎的患儿。尽管细菌性气管炎仅占哮吼患儿中的很少一部分,但是纵观各地区的临床实践发现 30%~80% 的哮吼患儿应用抗生素治疗[37-39]。

治疗选择 3 皮质激素

1篇系统综述发现,与安慰剂相比,应用皮质激素治疗即将发生呼吸衰竭的严重哮吼患儿可降低应用气管插管治疗的几率。1项在应用气管插管治疗的患儿中进行的随机对照试验发现,与应用安慰剂相比,应用泼尼松龙(每12小时1次直至拔管后24小时,每次 1mg/kg,通过鼻胃管给予)可减少插管时间和再次插管的几率。

益处 **与安慰剂相比:** 我们发现了 1 篇系统综述(检索时间为 1987 年)[50]及 1 项接下来的随机对照试验[68]。该篇系统综述包括了应用不同种类皮质激素治疗的研究和不同用药方式(地塞米松[肌肉注射、皮下注射或口服];甲基泼尼松龙[肌肉

注射]；泼尼松[口服]）的研究。该研究的作者将这些不同的皮质激素均转换为体重为12.5kg患儿应用的相应剂量的泼尼松（应用泼尼松的剂量范围为4.2～267mg或约0.05～0.66mg/kg的地塞米松）[50]。该系统综述发现，与安慰剂相比，应用皮质激素治疗可显著减少患儿气管插管的几率（9项随机对照试验，1126例患儿；气管插管率：皮质激素组患儿为1/575[0.2%]，而安慰剂组为7/551[1.3%]；ARR 1.1%，95%CI 0.1%～2.1%）[50]。随后的随机对照试验（70例患儿）发现，与安慰剂相比，泼尼松龙（1mg/kg，通过鼻胃管每12小时给1次，直至患儿拔除气管插管24小时以后）可显著减少患儿气管插管的时间和需再次气管插管的几率（平均气管插管的时间：皮质激素治疗组为98小时，而安慰剂治疗组为138小时；再次气管插管的AR：皮质激素治疗组为2/38[5%]，而安慰剂治疗组为11/32[34%]；ARR 34%，95%CI 26%～42%；NNT 3，95%CI 2～4）[68]。

害处 与安慰剂相比：系统综述中的随机对照试验[50]和接下来的随机对照试验[68]均没有报道与治疗相关的不良反应。

评论 在随后的随机对照试验中，入选的2例患儿被随机分入安慰剂组最后被诊断为细菌性气管炎并被排除在分析之外[68]。

治疗选择4 氦氧混合气

我们没有发现评价吸入氦氧混合气治疗即将发生呼吸衰竭的严重哮吼患儿的质量较高的系统综述、随机对照试验或观察研究。

益处 我们没有发现评价吸入氦氧混合气治疗即将发生呼吸衰竭的严重哮吼患儿的质量较高的系统综述、随机对照试验或观察研究。

害处 我们没有发现有关应用氦氧混合气治疗即将发生呼吸衰竭的严重哮吼患儿的不良反应的研究。

评论 应用氦气治疗的理论上的好处是与100%的氧气或空气相比较，应用氦氧混合气能够稀释氧气的浓度。浓度低就容易使氧气在狭窄的气道内形成层流，而不会发生涡流。因为层流对气道狭窄的患儿更加有利于通气，减少呼吸衰竭的发生。

治疗选择5 吸氧

我们没有发现对即将发生呼吸衰竭的严重哮吼患儿采用吸氧治疗的高质量的系统综述、随机对照试验或观察研究。对严重哮吼患儿采用随机对照试验的方法比较给予吸氧与不吸氧治疗被认为是不符合伦理原则的，因为广泛接受的观点是对严重呼吸窘迫的患儿给予吸氧是有益的。

益处 我们没有发现对即将发生呼吸衰竭的严重哮吼患儿采用吸氧治疗的高质量的系统综述、随机对照试验或观察研究。对严重哮吼患儿采用随机对照试验的方法比较给予吸氧与不吸氧治疗被认为是不符合伦理原则的，因为广泛接受的观点是对严重呼吸窘迫的患儿给予吸氧是有益的。

害处 我们没有发现有关应用氧气治疗即将发生呼吸衰竭的严重哮吼患儿的不良反应的研究。给即将发生呼吸衰竭的严重哮吼患儿采用吸氧治疗不可能会有严重的并发症。

评论 即将发生呼吸衰竭的严重哮吼患儿具有典型的低氧状态，吸入氧气有利于阻止低氧性的细胞损伤。给严重呼吸窘迫的患儿吸氧治疗非常有益并且没有任何有害的证据。

治疗选择6 镇静剂

我们没有发现评价应用镇静剂治疗即将发生呼吸衰竭的严重哮吼患儿的系统综述或随机对照试验。1项前瞻性的队列研究发现对即将发生呼吸衰竭的患儿应用镇静剂可减少哮吼评分，但是不能相应地降低经皮监测的血二氧化碳分压。这提示应用镇静剂减少了呼吸做功但是没有提高患儿的通气功能。

益处 我们没有发现相关系统综述或随机对照试验评价应用镇静剂治疗即将发生呼吸衰竭的严重哮吼患儿的资料。

害处 我们没有发现有关应用镇静剂治疗即将发生呼吸衰竭的严重哮吼患儿的不良反应的相关系统综述或随机对照试验。

评论 我们发现了1项前瞻性的队列研究（包括17例患儿，年龄在8个月到5岁，均具有即将发生呼吸衰竭的严重哮吼发作，平均Westley评分[见表1]为12），对于这些即将发生呼吸衰竭的严重哮吼患儿持续监测其临床评分及经皮二氧化碳分压[67]。该项队列研究发现应用20～40mg/kg的水合氯醛治疗，4～6小时后显著地改善了患儿的哮吼评分，但是发现并没有同时降低患儿的经皮监测的血二氧化碳血压（与基础状态相比，平均哮吼评分为：应用水合氯醛前为11.2，而在应用水合氯醛后为6.5，$P<0.001$；平均经皮监测的二氧化碳血压：应用水和氯醛前为46.5mmHg，应用水合氯醛后为47.3mmHg，报告称没有显著性改变，但是没有提供具体P值）。该项队列研究还表明应用雾化吸入1:1000肾上腺素（2ml/10kg）可显著改善患儿的哮吼评分并降低经皮二氧化碳分压（2者的P均<0.001）[67]。我们没有发现评价其他镇静剂治疗即将发生呼吸衰竭的哮吼的患儿的疗效的研究资料。尽管对哮吼患儿应用镇静剂不再是哮吼患儿的标准治疗方法[32-35]，并且也没有经验性的证据表明镇静剂的有效性，但是对于住院治疗的严重哮吼患儿目前仍有时应用镇静剂治疗。

词汇表

矛盾呼吸（胸腹呼吸不协调）[paradoxical breathing（thoracoabdominal asynchrony）]：出现在严重呼吸窘迫的小儿中。正常

情况下，呼吸时人们的腹部和胸部的扩张是协调的。上呼吸道阻塞的患儿代偿性地增加呼吸做功，这导致患儿的胸腔负压增加，从而增加通过上呼吸道的气流。伴随着胸腔负压的增加，在吸气时，由于膈肌的收缩，腹部的凸起造成患儿的胸壁顺应性降低。这种胸腹的不协调运动通常被称为矛盾呼吸。矛盾呼吸的严重程度可通过呼吸体积传感器测量不同阶段呼吸曲线之间的角度进行测定。同阶段呼吸曲线之间角度的降低反映患儿矛盾呼吸严重程度的降低。

参考文献

1. Cherry JD. Croup (laryngitis, laryngotracheitis, spasmodic croup, and laryngotracheobronchitis). In: Feigin RD, Cherry JD, ed. *Textbook of pediatric infectious diseases*. 3rd ed, Vol. 1. Philadelphia, PA: WB Saunders Company, Harcourt Brace Jovanovich, Inc, 1992:209-220.
2. Cherry JD. The treatment of croup: continued controversy due to failure of recognition of historic, ecologic, and clinical perspectives. *J Pediatr* 1979;94:352-354.
3. Tunnessen W, Feinstein A. The steroid-croup controversy: an analytic review of methodologic problems. *J Pediatr* 1980;96:751-756.
4. "Croup" Working Committee. Guideline for the Diagnosis and Management of Croup. Alberta Medical Association Clinical Practice Guidelines (Canada). http://www.albertadoctors.org/bcm/ama/ama-website.nsf
5. Westley CR, Ross EK, Brooks JG. Nebulized racemic epinephrine by IPPB for the treatment of croup. *Am J Dis Child* 1978;132:484-487.
6. Klassen TP, Feldman ME, Watters LK, et al. Nebulized budesonide for children with mild-to-moderate croup. *N Engl J Med* 1994;331:285-289.
7. Klassen TP, Rowe RC. The croup score as an evaluative instrument in clinical trials [abstract]. *Arch Pediatr Adolesc Med* 1995;149:60.
8. Denny F, Murphy TF, Clyde WA Jr, et al. Croup: an 11-year study in a pediatric practice. *Pediatrics* 1983;71:871-876.
9. Van Bever HP, Wieringa MH, Weyler JJ, et al. Croup and recurrent croup: their association with asthma and allergy. An epidemiological study on 5-8-year-old children. *Eur J Pediatr* 1999;158:253-257.
10. Tong MC, Chu MC, Leighton SE, et al. Adult croup. *Chest* 1996;109:1659-1662.
11. Chapman RS, Henderson FW, Clyde WA Jr, et al. The epidemiology of tracheobronchitis in pediatric practice. *Am J Epidemiol* 1981;114:786-797.
12. Glezen WP, Loda FA, Clyde WAJ, et al. Epidemiologic patterns of acute lower respiratory disease of children in a pediatric group practice. *J Pediatr* 1971;78:397-406.
13. Williams JV, Harris PA, Tollefson SJ, et al. Human metapneumovirus and lower respiratory tract disease in otherwise healthy infants and children. *N Engl J Med* 2004;350:443-450.
14. Davis GM. An examination of the physiological consequences of chest wall distortion in infants with croup. In: *Medical science*. Calgary: University of Calgary, 1985:90.
15. Davis GM, Cooper DM, Mitchell I. The measurement of thoraco-abdominal asynchrony in infants with severe laryngotracheobronchitis. *Chest* 1993;103:1842-1848.
16. Johnson DW, Williamson J. Croup: duration of symptoms and impact on family functioning. *Pediatr Res* 2001;49:83A.
17. Phelan PD, Landau LI, Olinksy A. Respiratory illness in children. Oxford: Blackwell Science, 1982:32-33.
18. To T, Dick P, Young W. Hospitalization rates of children with croup in Ontario. *J Paediatr Child Health* 1996;1:103-108.
19. Johnson DW, Williamson J. Health care utilization by children with croup in Alberta. *Pediatr Res* 2003;53:185A.
20. Dawson KP, Mogridge N, Downward G. Severe acute laryngotracheitis in Christchurch 1980-90. *N Z Med J* 1991;104:374-375.
21. Sofer S, Dagan R, Tal A. The need for intubation in serious upper respiratory tract infection in pediatric patients (a retrospective study). *Infection* 1991;19:131-134.
22. McEniery J, Gillis J, Kilham H, et al. Review of intubation in severe laryngotracheobronchitis. *Pediatrics* 1991;87:847-853.
23. Sendi K, Crysdale WS, Yoo J. Tracheitis: outcome of 1,700 cases presenting to the emergency department during two years. *J Otolaryngol* 1992;21:20-24.
24. Tan AK, Manoukian JJ. Hospitalized croup (bacterial and viral); the role of rigid endoscopy. *J Otolaryngol* 1992;21:48-53.
25. Super DM, Cartelli NA, Brooks LJ, et al. A prospective randomized double-blind study to evaluate the effect of dexamethasone in acute laryngotracheitis. *J Pediatr* 1989;115:323-329.
26. Kanter RK, Watchko JF. Pulmonary edema associated with upper airway obstruction. *Am J Dis Child* 1984;138:356-358.
27. Edwards KM, Dundon MC, Altemeier WA. Bacterial tracheitis as a complication of viral croup. *Pediatr Infect Dis* 1983;2:390-391.
28. Geelhoed GC, Turner J, Macdonald WB. Efficacy of a small single dose of oral dexamethasone for outpatient croup: a double blind placebo controlled clinical trial. *BMJ* 1996;313:140-142.
29. Bjornson CL, Klassen TP, Williamson J, et al; Pediatric Emergency Research Canada Network. A randomized trial of a single dose of oral dexamethasone for mild croup. *N Engl J Med* 2004;351:1306-1313.
30. Luria JW, Gonzalez-del-Rey JA, DiGiulio GA, et al. Effectiveness of oral or nebulized dexamethasone for children with mild croup. *Arch Pediatr Adolesc Med* 2001;155:1340-1345.
31. Marchessault V. Historical review of croup. *J Paediatr Child Health* 2001;6:721-723.
32. Kaditis AG, Wald ER. Viral croup: current diagnosis and treatment. *Pediatr Infect Dis J* 1998;17:827-834.
33. Klassen TP. Croup. A current perspective. *Pediatr Clin North Am* 1999;46:1167-1178.
34. Brown JC. The management of croup. *Br Med Bull* 2002;61:189-202.
35. Geelhoed GC. Croup. *Pediatr Pulmonol* 1997;23:370-374.
36. Parainfluenza viral infections. In: Pickering L, ed. *Red book: 2003 report of the Committee on Infectious Diseases*. Elk Grove Village, IL: American Academy of Pediatrics, 2003:454-455.
37. Stephan U, Wiesemann HG, Hanssler L, et al. Are corticosteroids necessary in treatment of croup? *Therapiewoche* 1984;34:1518-1522.
38. Gonzalez de Dios J, Ramos Lizana J, Lopez Lopez C. Laryngitis epidemic (893 cases of acute laryngotracheitis and spastic croup). II. Clinical, diagnostic and therapeutic aspects. *An Esp Pediatr* 1990;32:417-422. [In Spanish]
39. Johnson D, Williamson J, Craig W, et al. Management of croup: practise variation among 21 Alberta Hospitals. *Pediatr Res* 2004;55:113A.
40. Kristjansson S, Berg-Kelly K, Winso E. Inhalation of racemic epinephrine in the treatment of mild and moderately severe croup. Clinical symptom score and oxygen saturation measurements for evaluation of treatment effects. *Acta Paediatr* 1994;83:1156-1160.
41. Taussig LM, Castro O, Beaudry PH, et al. Treatment of laryngotracheobronchitis (croup). Use of intermittent positive-pressure

42. Weber JE, Chudnofsky CR, Younger JG, et al. A randomized comparison of helium-oxygen mixture (Heliox) and racemic epinephrine for the treatment of moderate to severe croup. *Pediatrics* 2001;107:e96.
43. Waisman Y, Klein BL, Boenning DA, et al. Prospective randomized double-blind study comparing L-epinephrine and racemic epinephrine aerosols in the treatment of laryngotracheitis (croup). *Pediatrics* 1992;89:302-306.
44. Fogel JM, Berg IJ, Gerber MA, et al. Racemic epinephrine in the treatment of croup: nebulization alone versus nebulization with intermittent positive pressure breathing. *J Pediatr* 1982;101:1028-1031.
45. Butte MJ, Nguyen BX, Hutchison TJ, et al. Pediatric myocardial infarction after racemic epinephrine administration. *Pediatrics* 1999;104:e9.
46. Gardner HG, Powell KR, Roden VJ, et al. The evaluation of racemic epinephrine in the treatment of infectious croup. *Pediatrics* 1973;52:52-55.
47. Russell K, Wiebe N, Saenz A, et al. Glucocorticoids for croup. *The Cochrane Database of Systematic Reviews* 2004, Issue 1. Art. No.: CD001955. DOI: 10.1002/14651858.CD001955.pub2.
48. Klassen TP, Feldman ME, Watters LK, et al. Nebulized budesonide for children with mild-to-moderate croup. *N Engl J Med* 1994;331:285-289.
49. Geelhoed GC, Macdonald WB. Oral dexamethasone in the treatment of croup: 0.15 mg/kg versus 0.3 mg/kg versus 0.6 mg/kg. *Pediatr Pulmonol* 1995;20:362-368.
50. Kairys SW, Olmstead EM, O'Connor GT. Steroid treatment of laryngotracheitis: a meta-analysis of the evidence from randomized trials. *Pediatrics* 1989;83:683-693. Search date 1987; primary source Medline.
51. Pedersen LV, Dahl M, Falk-Petersen HE, et al. Inhaled budesonide versus intramuscular dexamethasone in the treatment of pseudo-croup. *Ugeskr Laeger* 1998;160:2253-2256.[In Danish]
52. Johnson DW, Jacobson S, Edney PC, et al. A comparison of nebulized budesonide, intramuscular dexamethasone, and placebo in moderately severe croup. *N Engl J Med* 1998;339:498-503.
53. Klassen TP, Craig WR, Moher D, et al. Nebulized budesonide and oral dexamethasone for treatment of croup: a randomized controlled trial. *JAMA* 1998;279:1629-1632.
54. Geelhoed GC, Macdonald WB. Oral and inhaled steroids in croup: a randomized, placebo-controlled trial. *Pediatr Pulmonol* 1995;20:355-361.
55. Newth CJ, Levison H, Bryan AC. The respiratory status of children with croup. *J Pediatr* 1972;81:1068-1073.
56. Terregino CA, Nairn SJ, Chansky ME, et al. The effect of Heliox on croup: a pilot study. *Acad Emerg Med* 1998;5:1130-1133.
57. Neto GM, Kentab O, Klassen TP, et al. A randomized controlled trial of mist in the acute treatment of moderate croup. *Acad Emerg Med* 2002;9:873-879.
58. Bourchier D, Dawson KP, Fergusson DM. Humidification in viral croup: a controlled trial. *Aust Paediatr J* 1984;20:289-291.
59. Greally P, Cheng K, Tanner MS, et al. Children with croup presenting with scalds. *BMJ* 1990;301:113.
60. Solomon WR. Fungus aerosols arising from cold-mist vaporizers. *J Allergy Clin Immunol* 1974;54:222-228.
61. Jamshidi PB, Kemp JS, Peter JR, et al. The effect of humidified air in mild to moderate croup: evaluation using croup scores and respiratory inductance plethysmograph. *Pediatr Res* 2001;49:79A.
62. Lenney W, Milner AD. Treatment of acute viral croup. *Arch Dis Child* 1978;53:704-706.
63. Hampers LC, Faries SG. Practice variation in the emergency management of croup. *Pediatrics* 2002;109:505-508.
64. Mancao MY, Sindel LJ, Richardson PH, et al. Herpetic croup: two case reports and a review of the literature. *Acta Paediatr* 1996;85:118-120.
65. Burton DM, Seid AB, Kearns DB, et al. Candida laryngotracheitis: a complication of combined steroid and antibiotic usage in croup. *Int J Pediatr Otorhinolaryngol* 1992;23:171-175.
66. Sivan Y, Deakers TW, Newth CJ. Thoracoabdominal asynchrony in acute upper airway obstruction in small children. *Am Rev Respir Dis* 1990;142:540-544.
67. Fanconi S, Burger R, Maurer H, et al. Transcutaneous carbon dioxide pressure for monitoring patients with severe croup. *J Pediatr* 1990;117:701-705.
68. Tibballs J, Shann FA, Landau LI. Placebo-controlled trial of prednisolone in children intubated for croup. *Lancet* 1992;340:745-748.
69. Kuusela A-L, Vesikari T. A randomized double-blind, placebo-controlled trial of dexamethasone and racemic epinephrine in the treatment of croup. *Acta Paediat Scand* 1988;77:99-104.
70. Downes JJ, Raphaely RC. Pediatric intensive care. *Anesthesiology* 1975;43:238-250.

原作者

David Johnson
Associate Professor
Departmenf of Pediatrics
University of Calgary
Calgary
Canada

利益冲突：David Johnson 是本综述中提到的 7 篇论文摘要、随机试验或 Meta 分析的作者。

表 1 哮吼严重程度的临床评分标准

Downes 及 Raphaely 哮吼评分[70]
总分范围为 0～10 分。根据下面的 5 项内容进行评分：
- 吸气音（0= 正常，1= 粗糙的干啰音，2= 吸气音延长）
- 喘息（0= 正常，1= 吸气时存在，2= 吸气、呼气时均存在）
- 咳嗽（0= 无，1= 声音嘶哑，2= 犬吠样）
- 三凹征/鼻翼扇动（0= 正常，1= 胸骨上窝存在，2= 胸骨上窝和肋间均存在）
- 发绀（0= 无，1= 在室内空气中存在，2= 吸入 FIO_2 为 0.4 时仍存在）

Taussing 哮吼评分[42]
总分范围为 0～14 分，根据下面的 5 项内容进行评分：
- 皮肤颜色（0= 正常，1= 发紫，2= 在吸入空气时发绀，3= 在吸入 24%～40% 的氧气时仍发绀）
- 吸入空气量（0= 正常，1= 轻度减少，2= 中度减少）
- 三凹征（0= 无，1= 轻度，2= 中度，3= 重度）
- 意识状态（0= 正常，1= 烦躁，2= 抑制状态）
- 喘息（0= 无，1= 轻度，2= 中度，3= 重度 [或者没有喘息但存在其他严重呼吸道阻塞的体征]）

Westley 哮吼评分[4]
总分范围为 0～17 分，根据下面的 5 项内容进行评分：
- 喘息（0= 无，1= 在烦躁不安时出现，2= 安静状态下也出现）
- 三凹征（0= 无，1= 轻度，2= 中度，3= 重度）
- 发绀（0= 无，4= 在烦躁不安时出现，5= 安静状态下也出现）
- 意识状态（0= 正常 [包括睡眠时]，5= 意识模糊）

儿童和青少年抑郁障碍

检索时间：2005年4月
原作者：Philip Hazell 韩颖 译 秦炯 校 桂永浩 审

问 题

儿童和青少年抑郁障碍的治疗效果如何？
儿童和青少年难治性抑郁障碍的治疗效果如何？

治疗措施及其效果

抑郁障碍的治疗

肯定有效
氟西汀（急性期的缓解和复发）
氟西汀加用认知疗法（青少年）
人际关系疗法（interpersonal therapy）（轻至中度抑郁障碍的青少年）

很可能有效
认知行为疗法（小组治疗：轻至中度抑郁障碍的儿童和青少年）

效果不明
西酞普兰（Citalopram）（儿童或青少年）
认知行为疗法（个体治疗：轻至中度抑郁障碍的儿童和青少年）
氟西汀加用认知疗法（儿童）
氟伏沙明（儿童或青少年）
小组治疗支持（group therapeutic support）（不同于认知行为疗法）
指导下的自我帮助
个体精神动力治疗（individual psychodynamic psychotherapy）
人际关系疗法（儿童）

单胺氧化酶抑制剂
帕罗西汀（儿童）
圣约翰草

不太可能有效
认知行为疗法（复发的预防）
家庭治疗（儿童和青少年）
帕罗西汀（青少年）
舍曲林（儿童或青少年）

很可能无效甚至有害
三环类抗抑郁药（口服）
文拉法辛（Venlafaxine）

难治性抑郁障碍的治疗

效果不明
电痉挛治疗
锂盐

见词汇表 **G**

主要信息

抑郁障碍的治疗

◆ **氟西汀（急性期的缓解和复发）**：1篇系统综述发现，尽管氟西汀不能明显地改善抑郁障碍儿童的功能，但与安慰剂相比，在治疗7～12周后，氟西汀可以明显地提高缓解率并改善抑郁症状。1项随机对照试验发现，与安慰剂相比，氟西汀可以延长缓解后复发的时间。这篇综述发现，与认知行为疗法相比，氟西汀可以明显地改善抑郁症状。由于逐渐出现的公认的有害数据，医生在开药（氟西汀）时，应遵守国家药物监督部门规定的关于儿童和青少年的抗抑郁药物的推荐和警示。

◆ **氟西汀加用认知疗法（青少年）**：1项大样本的随机对照试验发现，尽管只比单用氟西汀多很小的益处，但与安慰剂、单用氟西汀、单用认知行为疗法相比，氟西汀加用认知疗法在治疗青少年抑郁障碍时，可以明显改善抑郁症状。

◆ **人际关系疗法（轻至中度抑郁障碍的青少年）**：1篇系统综述发现，与无效对照处理（青少年）相比，人际关系疗法可以明显地增加缓解率并改善自我和临床医生的抑郁症状评分。我们没有找到关于人际关系疗法治疗抑郁障碍比标准护理更有效的证据（青少年）。

◆ **认知行为疗法（小组治疗：轻至中度抑郁障碍的儿童和青少年）**：1篇系统综述发现，与候诊对照组相比，小组认知行为疗法可以明显地改善自我和临床医生的抑郁症状评分。我们没有找到把小组认知行为疗法和其他的积极治疗措施相比较的随机对照试验。

- **西酞普兰（儿童或青少年）**：这篇综述发现，尽管没有证据表明西酞普兰可以改善抑郁障碍的缓解率，但有限的证据表明，与安慰剂相比，西酞普兰在治疗8周后，可以改善抑郁障碍的症状。总体而言，西酞普兰较安慰剂更能引起不良事件。英国的监督部门建议选择性血清素再摄取抑制剂（氟西汀除外）不应用于18岁以下的儿童；而美国的监督部门则要求，所有的抗抑郁药的包装上，都应该有粗体字表示的关于自杀危险的安全警告。
- **认知行为疗法（个体治疗：轻至中度抑郁障碍的儿童和青少年）**：1篇系统综述从1项小样本的随机对照试验中发现的有限证据表明，个体的认知行为疗法可以改善抑郁症状的自我评分。这篇综述发现，认知行为疗法与人际关系疗法（青少年）、家庭治疗（青少年）、非指导性的支持疗法（儿童和青少年）、标准护理相比，在改善抑郁症状方面没有差别。
- **氟西汀加用认知疗法（儿童）**：我们没有发现关于氟西汀加用认知疗法治疗儿童抑郁障碍的疗效的证据。
- **氟伏沙明（儿童或青少年）**：我们没有发现关于氟伏沙明治疗儿童或青少年抑郁障碍的疗效的证据。英国的监督部门建议选择性血清素再摄取抑制剂（氟西汀除外）不应用于18岁以下儿童，而美国的监督部门则要求，所有的抗抑郁药的包装上，都应该有粗体字表示的关于自杀危险的安全警告。
- **小组治疗支持（不同于认知行为疗法）**：我们没有发现关于小组治疗支持（不同于认知行为疗法）治疗儿童或青少年抑郁症状的证据。
- **指导下的自我帮助**：我们没有发现关于指导下的自我帮助对儿童或青少年抑郁障碍的疗效或缓解率的作用的证据。
- **个体精神动力治疗**：1项随机对照试验发现，与家庭治疗相比，个体精神动力治疗在儿童和青少年抑郁障碍的缓解率、抑郁症状或功能方面没有显著性差异。
- **人际关系疗法（儿童）**：我们没有发现评价人际关系疗法对12岁以下儿童抑郁障碍的疗效的随机对照试验。
- **单胺氧化酶抑制剂**：我们发现了1项小样本的随机对照试验（年龄为9～15岁的抑郁障碍儿童，部分儿童合并有其他障碍）把可逆的单胺氧化酶抑制剂（吗氯贝胺）与安慰剂相比较的不充足的证据。我们没有发现把不可逆的单胺氧化酶抑制剂用于儿童或青少年的随机对照试验。由于逐渐出现的公认的有害数据，医生在给儿童或青少年开抗抑郁药时，应遵守国家药物监督部门规定的关于儿童和青少年的抗抑郁药物的推荐和警示。
- **帕罗西汀（儿童）**：我们没有发现关于帕罗西汀治疗12岁以下儿童抑郁症状的疗效的随机对照试验。英国的监督部门建议选择性血清素再摄取抑制剂（SSRIs）（氟西汀除外）不应用于18岁以下儿童，而美国的监督部门则要求，所有的抗抑郁药的包装上，都应该有粗体字表示的关于自杀危险的安全警告。
- **圣约翰草**：我们没有发现关于圣约翰草治疗儿童或青少年抑郁症状的疗效的随机对照试验。
- **认知行为疗法（复发的预防）**：1篇系统综述发现，个体认知行为疗法与候诊对照组、人际关系疗法或临床治疗相比，在复发率方面没有显著性差异。这篇系统综述发现，有限的证据表明，与家庭治疗和非指导性的支持疗法（儿童和青少年）相比，个体认知行为疗法可以降低复发率。这篇综述发现，有限的证据表明，尽管小组认知行为疗法的强化阶段在维持缓解方面没有效果（青少年），但与候诊对照组相比，小组认知行为疗法可以降低复发率。
- **家庭治疗（儿童和青少年）**：我们从1篇系统综述中没有发现家庭治疗（儿童和青少年）比非干预对照组（青少年）、非特异支持疗法（青少年）、个体精神动力治疗在治疗抑郁障碍方面有更大益处的证据。有限的证据表明，与认知行为疗法相比，家庭治疗可以增加复发率，但对青少年的抑郁症状没有明显影响。
- **帕罗西汀（青少年）**：一篇系统综述发现的有限证据表明，与安慰剂相比，帕罗西汀可以改善抑郁障碍的缓解率，但对症状没有影响。1项随机对照试验发现，三环类抗抑郁药与帕罗西汀在抗抑郁方面没有显著性差异。总的来说，帕罗西汀比安慰剂更易引起不良事件。英国的监督部门建议选择性血清素再摄取抑制剂（氟西汀除外）不应用于18岁以下儿童，而美国的监督部门则要求，所有的抗抑郁药的包装上，都应该有粗体字表示的关于自杀危险的安全警告。
- **舍曲林（儿童或青少年）**：这篇系统综述发现，与安慰剂相比，舍曲林在缓解率、改善儿童或青少年抑郁障碍的症状和功能方面没有显著性差异。英国的监督部门建议选择性血清素再摄取抑制剂（氟西汀除外）不应用于18岁以下儿童，而美国的监督部门则要求，所有的抗抑郁药的包装上，都应该有粗体字表示的关于自杀危险的安全警告。
- **三环类抗抑郁药（口服）**：1篇系统综述发现，经过6～10周的治疗，三环类抗抑郁药和安慰剂相比，在改善儿童或青少年抑郁障碍的症状、缓解率或功能方面没有显著性差异。1项随机对照试验发现，丙咪嗪与安慰剂在严重的不良反应方面没有显著性差异。个案报道和系列的病例研究发现，很少发生因为过量引起的中毒和死亡。尽管发生率很低，但在有其他安全的治疗选择时，这些危险还是不能被接受的。由于逐渐出现的公认的有害数据，医生在给儿童或青少年开抗抑郁药时，应遵守国家药物监督部门规定的关于儿童和青少年的抗抑郁药物的推荐和警示。
- **文拉法辛**：1篇系统综述发现的有限证据表明，文拉法辛比安慰剂在改善抑郁症状方面更有效。文拉法辛比安慰剂更易引起自杀行为和自杀意念。

难治性抑郁障碍的治疗

- **电痉挛治疗**：我们没有发现关于电痉挛治疗儿童和青少年抑郁障碍的随机对照试验。
- **锂盐**：在抑郁障碍并伴有双相情感障碍家族史的儿童中进行的1项小样本的随机对照试验发现，经过6个周的治疗，锂盐和安慰剂在整体评价和抑郁障碍的评分方面没有显著性差异。但这项试验可能缺乏检出临床重要作用的把握度。

定义 与成人抑郁障碍相比,儿童(6~12岁)和青少年(13~18岁)抑郁障碍起病更凶险,更多的表现为易激惹而不是悲伤,而且经常合并其他疾患,如:焦虑、品行障碍、多动和学习问题[1]。"严重抑郁障碍"这个词被用来区别不连续的间断的抑郁和被称为"心境恶劣"的轻型的、慢性的(1年或1年以上)情绪低落或易激惹[1]。抑郁的严重程度可以用受损害的水平、精神运动改变的存在和缺乏以及躯体症状来加以定义。在一些试验中,按照抑郁量表的划界分(cut-off score)来对抑郁的严重程度加以定义。躁狂发作被定义为异常的持续心境高涨、自我评价过高和易激惹。其他的症状包括:夸大、睡眠需要减少、语速增快、飞跃式思维、注意力分散、精神兴奋和判断力减弱[2]。难治性抑郁障碍,也被称作耐药性抑郁障碍,是指对至少1种被认可疗法恰当试验无效或仅部分疗效。

发病率/患病率 社区评估的儿童和青少年抑郁障碍的患病率为2%~6%[3,4]。患病率随年龄增长而增加,在青春期开始时急速达到高峰。青春期前男孩和女孩患病率相似,但在青春期,女孩患病率高于男孩[5]。

病因/危险因素 病因不明确,可能包括遗传倾向[6]、童年事件和社会心理的不良刺激[1]。

预后 儿童和青少年第一次抑郁发作后的复发率为40%[7]。与成人患者相比,有中至重度抑郁发作的年龄较小的患者在随后的几年内更易发生躁狂发作[1,8]。治疗试验发现,儿童和成年的抑郁障碍对安慰剂的反应率很高(占住院病人的2/3),提示在许多病例中,抑郁发作可能具有自限性[9]。1/3的年轻患者在抑郁发作的一些时段会有自杀意念,并且有3%~4%的患者死于自杀[1]。

治疗目的 以最小的不良反应为前提,改善情绪、社会和工作功能,提高生活质量;降低发病率和死亡率;预防抑郁障碍复发。

结局 尽管在研究青少年抑郁障碍时一些研究采用成人用量表,如Hamilton抑郁分级量表,但在检测儿童和青少年时,可以用特殊的虚拟的连续性结局检测❻,如儿童抑郁分级量表或儿童抑郁问卷等。父母报告的虚拟的连续性结局检测,如父母用的儿童抑郁问卷也可以用。绝对结局有时表现为人们不再符合结构性精神访谈的抑郁的特殊标准,如把儿童和父母的数据结合起来的Kiddie-SADS就是一种结构性精神访谈。有时用临床综合印象量表或儿童总体评价量表对由调查者判断的症状总体改善进行报道(见表1)。

方法 采用《临床证据》2005年4月的文献检索和评价方案。

问 题 儿童和青少年抑郁障碍的治疗效果如何?

治疗选择1 三环类抗抑郁药

1篇系统综述发现,经过6~10周的治疗,三环类抗抑郁药和安慰剂相比,在改善儿童或青少年抑郁障碍的症状、缓解率或功能方面没有显著性差异。1项随机对照试验发现,丙咪嗪与安慰剂在严重的不良反应方面没有显著性差异。个案报道和系列的病例研究发现,很少发生因过量引起的中毒和死亡。尽管发生率很低,但在有其他安全的治疗选择时,这些危险还是不能被接受。由于逐渐出现的公认的有害数据,医生在给儿童或青少年开抗抑郁药时,应遵守国家药物监督部门规定的关于儿童和青少年的抗抑郁药物的推荐和警示。

益处 我们发现1篇系统综述[10]。这篇系统综述发现,经过8~10周的治疗(2004年检索;5项随机对照试验;年龄在5~18岁的331名抑郁障碍患者;无缓解的 RR 0.90,95%CI 0.76~1.06),加服三环类抗抑郁药(阿米替林、丙咪嗪和去甲替林)和安慰剂相比,在抑郁障碍的缓解率(儿童抑郁量表或Hamilton抑郁量表评分的降低)方面没有显著性差异。这篇综述还发现,经过6~10周的治疗(6项随机对照试验;年龄在5~18岁的352名抑郁障碍患者;抑郁评分的SMD −0.12,95%CI −0.33~0.09),治疗组与安慰剂组在改善抑郁障碍症状方面(CDRS或HDRS的改变)没有显著性差异[10]。这篇综述还发现,经过8周的治疗(5项随机对照试验;年龄在5~18岁的170名抑郁障碍患者;儿童总体评价量表或功能总体评分的 SMD −0.04,95%CI −0.34~0.26),三环类抗抑郁药(阿米替林、氯米帕明、丙咪嗪和去甲替林)与安慰剂在改善功能状态方面没有显著性差异[10]。**口服三环类抗抑郁药和选择性血清素再摄取抑制剂相比**:见选择性血清素再摄取抑制剂处的帕罗西汀与丙咪嗪相比较的益处。

害处 **口服三环类抗抑郁药**:我们发现了1篇系统综述[10]。这篇综述发现的证据提示,在治疗6周中,地昔帕明不良反应的平均评分高于安慰剂(年龄在15~19岁的42名抑郁障碍患者;SMD 0.72,95%CI 0.08~1.36)。但是没有证据显示,在治疗8周中,丙米嗪比安慰剂有更严重的不良反应(年龄在12~18岁的182名抑郁障碍患者;害处的RR 2.29,95%CI 0.46~11.50)[10]。我们发现了关于三环类抗抑郁药在过量和治疗量时的中毒和死亡的个案报道和系列病例研究[11]。死亡率大约占处方数的0.4/10万[12]。尽管发生率很低,但在有其他安全的治疗选择时,这些危险还是不能被接受。

评论 由于逐渐出现的公认的有害数据,医生在给儿童或青少年开抗抑郁药时,应遵守国家药物监督部门规定的关于儿童和青少年的抗抑郁药物的推荐和警示。

治疗选择 2　单胺氧化酶抑制剂

我们发现了 1 项小样本的随机对照试验（年龄在 9 ~ 15 岁的抑郁障碍儿童，部分儿童合并有其他障碍）把可逆的单胺氧化酶抑制剂（吗氯贝胺）与安慰剂相比较的不充分的证据。我们没有发现把不可逆的单胺氧化酶抑制剂用于儿童或青少年的随机对照试验。由于逐渐出现的公认的有害数据，医生在给儿童或青少年开抗抑郁药时，应遵守国家药物监督部门规定的关于儿童和青少年的抗抑郁药物的推荐和警示。

益处　**可逆的单胺氧化酶抑制剂**：我们没有找到系统的综述，但是我们发现了 1 项把吗氯贝胺和安慰剂相比较的为期 5 周的小样本随机对照试验[13]。这项随机对照试验（年龄在 9 ~ 15 岁的 20 名严重抑郁障碍儿童，包括 13 名合并其他障碍的儿童）发现，治疗 5 周后，与安慰剂相比，吗氯贝胺可以明显地改善临床量表的评分（临床总体印象量表——调查者评估抑郁的严重程度、不良反应和整体康复情况），但在父母评价（父母用的儿童抑郁问卷）和自我评价（儿童抑郁问卷）上没有显著性差异[13]。小的样本量限制了这项随机对照试验得出的结论[13]。**不可逆的单胺氧化酶抑制剂**：我们没有发现系统综述或随机对照试验。

害处　这项随机对照试验发现，用临床总体印象不良反应量表和自我评估不良反应的形式进行不良反应评估，吗氯贝胺和安慰剂之间没有显著性差异[13]。我们没有找到小于 9 岁的儿童用吗氯贝胺的信息。

评论　由于逐渐出现的公认的有害数据，医生在给儿童或青少年开抗抑郁药时，应遵守国家药物监督部门规定的关于儿童和青少年的抗抑郁药物的推荐和警示。

治疗选择 3　选择性血清素再摄取抑制剂

1 篇系统综述发现，尽管氟西汀不能明显地改善抑郁障碍儿童的功能，但与安慰剂相比，在治疗 7 ~ 12 周后，氟西汀可以明显地提高缓解率和改善抑郁症状。1 项随机对照试验发现，与安慰剂相比，氟西汀可以延长缓解后复发的时间。这篇综述发现，与认知行为疗法相比，氟西汀可以明显地改善抑郁症状。这篇系统综述发现的有限证据表明，与安慰剂相比，帕罗西汀可以改善抑郁障碍的缓解率，但对症状没有影响。1 项随机对照试验发现，三环类抗抑郁药与帕罗西汀在抗抑郁方面没有显著性差异。我们没有发现关于帕罗西汀治疗 12 岁以下儿童抑郁症状的疗效的证据。我们没有发现关于氟伏沙明治疗儿童或青少年抑郁障碍的疗效的随机对照试验。这篇系统综述发现，舍曲林与安慰剂相比，在缓解率、改善儿童或青少年抑郁障碍的症状和功能方面没有显著性差异。这篇综述发现，尽管没有证据表明西酞普兰可以改善抑郁障碍的缓解率，但有限的证据表明，与安慰剂相比，西酞普兰在治疗 8 周后，可以改善抑郁障碍的症状。选择性血清素再摄取抑制剂（单个使用或是一类使用）不比安慰剂更易引起自杀或自杀意念。然而，通常来说，帕罗西汀和西酞普兰比安慰剂更易引起不良事件。基于这些数据，英国的监督部门建议选择性血清素再摄取抑制剂（SSRIs）（氟西汀除外）不应用于 18 岁以下儿童，而美国的监督部门则要求，所有的抗抑郁药的包装上，都应该有粗体字表示的关于自杀危险的安全警告。

益处　**氟西汀**：我们发现了 1 篇系统综述（2004 年检索）[10]和随后的 1 项随机对照试验[14]。这篇综述发现，经过 7 ~ 8 周的治疗，氟西汀比安慰剂可以更明显地提高缓解率（缓解被定义为儿童抑郁量表（children's depression rating scale, CDRS）评分 < 29；2 项随机对照试验；年龄在 7 ~ 18 岁的 315 名儿童或青少年；氟西汀 vs 安慰剂的无缓解 RR 0.78，95%CI 0.67 ~ 0.90）[10]。这篇综述还发现，经过 7 ~ 12 周的治疗，氟西汀比安慰剂可以更明显地改善抑郁症状（3 项随机对照试验；年龄在 7 ~ 18 岁的 531 名抑郁障碍患者；CDRS 评分：SMD − 0.53，95%CI − 0.70 ~ − 0.35）[10]。这篇综述还发现，与安慰剂相比，经过 7 ~ 8 周的治疗（2 项随机对照试验；7 ~ 18 岁的 286 位患儿；功能评分的 SMD − 0.14，95%CI − 0.38 ~ 0.09），没有证据显示氟西汀能改善抑郁的功能状态（儿童总体评价量表或功能总体评价的评分的改变）[10]。另 1 项随机对照试验发现，与安慰剂相比，经过 32 周的治疗（9 周内对氟西汀有反应的 8~17 岁的 40 位患儿；至复发的平均时间：氟西汀治疗组 180.7 天 [SE17.0] vs 安慰剂组 71.2 天 [SE9.5]；$P < 0.05$），氟西汀可以预防抑郁症状（CDRS > 40）的复发[14]。这篇系统综述发现，与认知行为疗法 G 相比，经过 12 周的治疗（1 项随机对照试验；220 名抑郁障碍患儿；CDRS 评分的 SWD − 0.66，95%CI − 0.93 ~ − 0.39），氟西汀可以改善抑郁症状[10]。**帕罗西汀**：这篇系统综述发现，1 项随机对照试验把帕罗西汀（20 ~ 40mg）、丙咪嗪（逐渐加量至 200 ~ 300mg）和安慰剂做了比较。结果发现，经过 8 周的治疗（1 项随机对照试验；年龄在 12 ~ 18 岁的 180 名抑郁障碍患儿；无缓解的 RR 0.72，95%CI 0.52 ~ 0.99），帕罗西汀在诱导缓解（治疗末，Hamilton 抑郁量表评分 < 9）方面优于安慰剂[10]。这项随机对照试验发现，帕罗西汀和丙咪嗪的缓解率没有显著性差异（180 名抑郁障碍患儿；无缓解的 RR 0.77，95%CI 0.55 ~ 1.06）。这篇综述发现，经过 8 ~ 12 周的治疗（3 项随机对照试验；年龄在 12 ~ 18 岁的 648 名抑郁障碍患儿；抑郁评分的 SMD − 0.07，95%CI − 0.23 ~ 0.09），帕罗西汀和安慰剂在改善抑郁症状方面（CDRS, Hamilton 抑郁量表或 Montgomery Asberg 抑郁量表）没有显著性差异[10]。这篇系统综述发现，经过 8 周的治疗（1 项随机对照试验；年龄在 12 ~ 20 岁的 121 名严重的抑郁患儿；临床改善数量：帕罗西汀 35/59 [59%] vs 氯米帕明 32/55 [58%]；$P = 0.71$)，帕罗西汀和氯米帕明在临床改善方面（临床总体印象评分，2 分为改善明显，1 分为改善非常明显）没有显著性差异。**舍曲林**：这篇综述发现，经过 10 周治疗（2 项随机对照试验；年龄在 6 ~ 17 岁的 376 位患儿；无缓解的 RR 0.92，95%CI 0.62 ~ 1.38），舍曲林与安慰剂相比，在缓解率方面没有显著性差异[10]。这篇综述还发现，经过 10 周治疗，在改善抑郁症状方面也没有显

著性差异（CDRS 的 SMD - 0.28，95%CI - 0.49 ~ - 0.08）。这篇综述发现，经过 10 周治疗，舍曲林与安慰剂在功能状态方面没有显著性差异（儿童总体评价量表评分的 SMD - 0.09，95%CI - 0.11 ~ 0.30）[10]。**西酞普兰**：这篇综述发现，经过 8 周的治疗，西酞普兰与安慰剂在诱导缓解方面没有显著性差异（1 项随机对照试验；年龄在 7 ~ 17 岁的 174 位患儿；无缓解的 RR 0.84，95%CI 0.69 ~ 1.02）[10]。这篇综述还发现，经过 8 周的治疗，西酞普兰可以明显地改善抑郁症状（1 项随机对照试验；174 位患儿；CDRS 评分的 SMD - 0.34，95%CI - 0.64 ~ - 0.04）[10]。**氟伏沙明**：我们没有发现关于氟伏沙明对儿童或青少年抑郁障碍疗效的证据。

害处 **选择性血清素再摄取抑制剂共有的害处**：我们发现了 1 项关于选择性血清素再摄取抑制剂害处的 Meta 分析。结果发现，经过 7 ~ 12 周的治疗，没有证据显示，选择性血清素再摄取抑制剂可以增加自杀行为和自杀意念（10 项随机对照试验，1798 名患者，RR 1.41，95%CI 0.84 ~ 2.37）[15]。这篇综述发现，选择性血清素再摄取抑制剂可以增加患者的易激惹和攻击性（9 项随机对照试验，RR 2.34，95%CI 1.24 ~ 4.41）[15]。在 6 个病例的病例系列研究中，报道了选择性血清素再摄取抑制剂在减药和停药过程中出现了戒断症状[16]。最多见的症状包括：头晕、嗜睡、注意力不集中、恶心、头痛和疲倦[16]。基于这些尚未出版的数据，英国和美国的药品监督部门推荐，不应给 18 岁以下的患儿开帕罗西汀的处方[17]。**氟西汀**：这篇综述发现，经过 12 周的治疗，氟西汀与安慰剂相比，没有引起更严重的不良反应（1 项随机对照试验，221 名患儿，害处的 RR 2.23，95%CI 0.88 ~ 5.65）。这篇综述还发现，经过 7 周的治疗，氟西汀与安慰剂相比，没有引起更严重的不良反应（1 项随机对照试验，219 名患儿，严重不良反应的 RR 0.25，95%CI 0.03 ~ 2.22）。这篇综述发现，没有证据表明，经过 12 周的治疗，氟西汀能使自杀行为和自杀意念增加（4 项随机对照试验，576 名患儿，RR 1.31，95%CI 0.66 ~ 2.60）[10]。**帕罗西汀**：该综述发现，与安慰剂相比，帕罗西汀治疗 8 ~ 12 周增加严重不良反应发生率（2 项随机对照试验，455 名患者，严重不良反应的 RR 2.55，95%CI 1.23 ~ 5.30）[10]。该综述发现没有证据证明，帕罗西汀治疗 7 ~ 12 周后增加自杀行为或意念（3 项随机对照试验，662 名患者，RR 2.15，95%CI 0.71 ~ 6.52）[10]。**舍曲林**：这篇综述发现，经过 10 周的治疗，舍曲林不能增加不良反应的发生或自杀行为或意念（2 项随机对照试验；373 名患儿；不良反应的 RR 1.14；95%CI 0.39 ~ 3.32；自杀行为或企图的 RR 2.16；95%CI 0.48 ~ 9.62）[10]。**西酞普兰**：这篇综述发现的有限证据表明，经过 8~14 周的治疗，西酞普兰可以增加不良反应的发生，但不能增加自杀行为或意念（2 项随机对照试验；407 名患儿；不良反应的 RR 1.13；95%CI 1.01 ~ 1.27；422 名患儿；自杀行为或意念的 RR 1.37；95%CI 0.53 ~ 3.50）[10]。

评论 这里关于疗效的结论与综述中的结论略有不同[10]。我们这里注重的是少数的关键的结局检测，作用的大小是用相对危险和 SMD 来进行定义，而不是通过曲线下面积。大多数的关于选择性血清素再摄取抑制剂的试验是双盲随机对照试验，但综述包括的一部分随机对照试验把氟西汀加认知行为疗法❻与安慰剂、单纯的氟西汀治疗和单纯的认知行为疗法进行比较，其中接受认知行为治疗的患儿不是在"盲"的状态下接受治疗[10]。这些可能引起研究结果的偏倚。尽管 10 项随机对照试验发现，没有最终的证据证明，选择性血清素再摄取抑制剂比安慰剂更易引起抑郁患儿的自杀行为和自杀意念（来自包括文拉法辛、米氮平、奈发唑酮、丁氨苯丙酮的随机对照试验，结局包括焦虑障碍和强迫障碍），但证据证明，抗抑郁药比安慰剂更易引起严重的与自杀相关的不良反应（RR 1.74；95%CI 1.14 ~ 2.77）[15]。这些事件发生率很低（不到参加试验者的 25/10 万）。由于逐渐出现的公认的有害数据，医生在给儿童或青少年开抗抑郁药时，应遵守国家药物监督部门规定的关于儿童和青少年的抗抑郁药物的推荐和警示。

治疗选择 4　氟西汀加用认知行为疗法

1 项大样本的随机对照试验发现，尽管只比单用氟西汀多很小的益处，但与安慰剂、单用氟西汀、单用认知行为疗法相比，氟西汀加用认知行为疗法在治疗青少年抑郁障碍时，可以明显改善抑郁症状。我们没有发现关于氟西汀加用认知疗法对儿童抑郁障碍疗效的证据。

益处 **氟西汀加用认知行为疗法**：我们发现了 1 篇系统综述（2004 年检索）把氟西汀加用认知行为疗法❻与安慰剂做了比较。这篇综述发现，与安慰剂相比，经过 12 周的治疗，氟西汀加用认知行为疗法可以明显地改善抑郁症状（1 项随机对照试验；年龄在 12 ~ 17 岁的 439 名严重抑郁患儿；儿童抑郁量表评分的 SMD - 0.98；95%CI - 1.26 ~ - 0.70）[10]。包括在这篇综述中的随机对照试验发现，尽管只比单用氟西汀多很小的益处，但与安慰剂、单用氟西汀、单用认知行为疗法相比，氟西汀加用认知行为疗法在治疗青少年抑郁障碍时，可以明显改善抑郁症状（儿童抑郁量表评分：与单用氟西汀相比，SMD - 0.30，95%CI - 0.57 ~ - 0.04；与单用认知行为疗法相比，SMD - 0.94，95%CI - 1.22 ~ - 0.66）[10]。

害处 这篇系统综述没有报道氟西汀加用认知行为疗法的害处。

评论 由于逐渐出现的共识和（包括这里报道的）药物的有害数据，医生在给儿童或青少年开抗抑郁药时，应遵守国家药物监督部门规定的关于儿童和青少年的抗抑郁药物的推荐和警示。

治疗选择 5　文拉法辛

1 篇系统综述发现，有限的证据表明，与安慰剂相比，文拉法辛可以更有效地改善抑郁症状。文拉法辛比安慰剂更易引起自杀行为和自杀意念。

益处 我们发现了1篇系统综述。这篇综述发现，经过6~8周的治疗，与安慰剂相比，文拉法辛可以更有效地改善抑郁症状（2004年检索；2项随机对照试验；年龄在6~17岁的367名抑郁患儿；儿童抑郁量表评分的SMD -0.24；95%CI -0.45~-0.03）[10]。

害处 这篇综述发现，经过6~8周的治疗，与安慰剂相比，文拉法辛可以增加自杀行为和自杀意念的比例（2项随机对照试验；361名抑郁患儿；害处的RR 8.84，95%CI 1.12~69.51）[10]。基于这些数据，英国的监督部门建议文拉法辛不应用于18岁以下患儿，而美国的监督部门则要求，所有的抗抑郁药的包装上，都应该有粗体字表示的关于自杀危险的安全警告。

评论 由于逐渐出现的共识和（包括这篇综述报道的）药物治疗的有害数据，医生在给儿童或青少年开抗抑郁药时，应遵守国家药物监督部门规定的关于儿童和青少年的抗抑郁药物的推荐和警示。

治疗选择6　圣约翰草

我们没有发现关于圣约翰草治疗儿童或青少年抑郁症状的疗效的随机对照试验。

益处 我们没有发现相关的系统综述或随机对照试验。

害处 我们没有发现相关的随机对照试验。

评论 没有评论。

治疗选择7　特殊的心理治疗

1篇系统综述发现，与候诊对照组（waiting list control）相比，小组认知行为疗法可以明显地改善自我和临床医生的抑郁症状评价。我们没有找到把小组认知行为疗法和其他的积极治疗措施相比较的随机对照试验。1篇系统综述发现，个体认知行为疗法与候诊对照组、人际关系疗法和临床治疗相比，没有证据显示其可以降低复发率。这篇系统综述发现的有限证据表明，与家庭治疗和非指导性的支持疗法（儿童和青少年）相比，个体认知行为疗法可以降低复发率。这篇综述发现的有限证据表明，尽管小组认知行为疗法的强化阶段对维持缓解没有效果（青少年），但与候诊对照组相比，小组认知行为疗法可以降低复发率。1篇系统综述发现，1项小样本的随机对照试验的有限证据表明，个体认知行为疗法可以改善抑郁症状的自我评价。这篇综述发现，认知行为疗法与人际关系疗法（青少年）、家庭治疗（青少年）、非指导性的支持疗法（儿童和青少年）、标准护理相比，在改善抑郁症状方面没有差异。1篇系统综述发现，与无效对照处理（青少年）相比，人际关系疗法可以明显地增加缓解率和改善自我和临床医生的抑郁症状评价。我们没有找到关于人际关系疗法治疗抑郁障碍比标准护理更有效的证据（在青少年）。我们没有发现评价人际关系疗法对12岁以下儿童的抑郁障碍治疗效果的随机对照试验。我们从1篇系统综述中没有发现家庭治疗（儿童和青少年）比无效对照处理（青少年）、非特异支持疗法（青少年）、个体精神动力治疗在治疗抑郁障碍方面有更大益处的证据。我们发现有限的证据表明，与认知行为疗法相比，家庭治疗可以增加复发率，但对青少年的抑郁症状没有明显影响。我们没有发现关于小组治疗支持（不同于认知行为疗法）治疗儿童或青少年抑郁症状的疗效的证据。

益处 **认知行为疗法与候诊对照组相比**：我们发现了1篇系统综述[10]。这篇综述发现，认知行为疗法与候诊对照组在缓解率（Beck Depression Inventory [BDI]自我评分的降低或儿童抑郁详细目录 [children's depression inventory，CDI] 评分的降低）方面没有显著性差异（没有明确说明治疗持续时间；2004年检索，1项随机对照试验；年龄在13~17岁的48名抑郁患儿；无缓解的RR 0.75，95%CI 0.38~1.48）[10]。这篇综述发现，与候诊对照组、标准护理组和不治疗组相比，小组认知行为疗法可以提高缓解率（没有明确说明治疗持续时间；3项随机对照试验；年龄在13~18岁的217名抑郁患儿；无缓解的RR 0.78，95%CI 0.62~0.98）[10]。然而，这篇综述发现，经过12~24个月的随访，小组认知行为疗法和标准护理在维持缓解（不再符合临床DSM对抑郁的诊断标准）方面没有显著性差异（1项随机对照试验；年龄在13~18岁的81名抑郁患儿；12个月无缓解的RR 1.56，95%CI 0.69~3.55；24个月无缓解的RR 1.31，95%CI 0.28~6.08）[10]。这篇综述发现，与候诊对照组相比，个体认知行为疗法可以显著改善抑郁症状（BDI或CDI的自我评价检测）（没有明确说明治疗持续时间；1项随机对照试验；年龄在13~17岁的39名抑郁患儿；BDI或CDI的SMD -0.34；95%CI -0.98~-0.29）[10]。这篇综述发现，与候诊对照组相比，小组认知行为疗法可以显著改善与临床相关的抑郁症状（用children's depression rating scale [CDRS] 或 Hamilton depression rating scale [HRSD] 进行检测）（3项随机对照试验；年龄在4~18岁的197名抑郁患儿；CDRS或HRSD的SMD -0.30；95%CI -0.59~-0.01）。这篇综述发现，与候诊对照组、标准护理组和不治疗组相比，小组认知行为疗法可以明显地改善抑郁症状的自我评价（由BDI或CDI的自我评分进行检测）（4项随机对照试验；年龄在10~18岁的186名抑郁患儿；SMD -0.82；95%CI -1.12~-0.51）[10]。这篇综述发现，与候诊对照组相比，认知行为疗法和安慰剂在改善功能状态（由功能总体评价进行检测）方面没有差异（没有明确说明治疗持续时间；2项随机对照试验；年龄在13~18岁的149名抑郁患儿；功能总体评价的SMD -0.26；95%CI -0.79~0.28）[10]。**强化的认知行为疗法与单纯的评估相比**：我们发现了1篇把认知行为疗法的强化阶段与单纯的评估相比的系统综述[10]。这篇系统综述发现，没有证据表明，与单纯的评估相比，小组认知行为疗法的强化阶段能在首次治疗后维持缓解达6个月（1项随机对照试验；年龄在10~17岁的29名抑郁患儿；无缓解的RR 0.35；95%CI 0.11~1.14）[10]。这篇综述中的另1项小样本的随机对照试验发现，没有证据表明，与单纯的评估相比，强化的小组认知行为疗法在首次治疗后能维持缓解12个月或24个月（年龄在14～18岁的40名抑郁患儿；在12个月时无缓解的RR为3.33；95%CI 0.69～16.06；在24个月时无缓解的RR为−2.08；95%CI 0.76～5.67)[10]。**认知行为疗法与安慰剂和临床治疗相比**：我们发现了1篇把认知行为疗法与安慰剂和临床治疗相比的系统综述（2004年检索)[10]。这篇综述发现，经过12周的治疗，认知行为疗法与安慰剂在缓解率（不再符合临床医生评定的Kiddie-SADS面谈的严重抑郁的标准）和改善症状方面（由临床医生评定的CDRS进行检测）没有显著性差异（1项随机对照试验；年龄在12～17岁的223名抑郁患儿；无缓解的RR 0.87；95%CI 0.70～1.08；CDRS的SMD 0.03；95%CI −0.23～0.30)[10]。**认知行为疗法与人际关系疗法相比**：我们发现了1篇把个体认知行为疗法与人际关系疗法❻相比的系统综述[10]。这篇综述发现，个体认知行为疗法与人际关系疗法在缓解率（ICD自我评分<17）或改善症状方面没有显著性差异（1项随机对照试验；年龄在13～17岁的48名抑郁患儿；无缓解的RR 1.38；95%CI 0.58～3.27；CDI分数的SMD 0.34；95%CI −0.28～0.97)[10]。**认知行为疗法与家庭治疗相比**：我们发现了1篇把个体认知行为疗法与家庭治疗相比的系统综述。这篇综述发现，有限的证据表明，认知行为疗法可以明显提高缓解率（不再符合临床医生评定的Kiddie-SADS面谈的严重抑郁的标准），但自我评价的抑郁症状（由BDI的自我评价进行检测）没有明显改善（没有明确说明治疗持续时间；1项随机对照试验；年龄在13～18岁的72名抑郁患儿；无缓解的RR 0.58；95%CI 0.38～0.88；BDI评分的SMD为−0.38；95%CI −0.88～0.12)[10]。**认知行为疗法与非指导性的支持疗法相比**：我们发现1篇把认知行为疗法与非指导性的支持疗法❻相比的系统综述[10]。这篇综述发现，有限的证据表明，与非指导性的支持疗法相比，认知行为疗法可以明显地提高缓解率（不再符合临床DSM对严重抑郁的标准）（没有明确说明治疗持续时间；2项随机对照试验；年龄在8～18岁的129名抑郁患儿；无缓解的RR 0.63；95%CI 0.42～0.96）。这篇综述发现，在治疗后9个月或24个月，认知行为疗法与非指导性的支持疗法在维持缓解方面没有显著性差异（1项随机对照试验；年龄在8～17岁的56名抑郁患儿；9个月的无缓解RR 1.14；95%CI 0.48～2.72；24个月的无缓解RR 1.75；95%CI 0.58～5.29)[10]。这篇综述发现，认知行为疗法与非指导性的支持疗法在抑郁症状的自我评价方面没有显著性差异（没有明确说明治疗持续时间；1项随机对照试验；年龄在13～18岁的68名抑郁患儿；BDI评分的SMD −0.40；95%CI −0.88～0.08)[10]。**认知行为疗法加氟西汀与安慰剂相比**：见氟西汀加认知行为疗法的益处。**人际关系疗法与候诊对照组相比**：我们找到了1篇综述[10]。这篇综述发现，与候诊对照组相比，经过12周的每周1次的治疗，人际关系疗法可以明显提高缓解率（由BDI或CDI的自我评分降低）（2项随机对照试验；年龄在12～17岁的94名抑郁患儿；无缓解的RR 0.50；95%CI 0.28～0.88）。这篇综述中的1项随机对照试验发现，有限的证据表明，经过12周的每周1次的治疗，与候诊对照组相比，人际关系疗法更可能引起缓解（缓解被定义为不再符合临床DSM对抑郁的标准）（年龄在12～18岁的48名抑郁患儿；无缓解的RR 0.30；95%CI 0.09～0.96)[10]。这篇综述发现，有限的证据表明，与候诊对照组相比，人际关系疗法可以改善临床相关的抑郁症状（由临床HRSD进行检测）（1项随机对照试验；年龄在12～18岁的48名严重抑郁患儿；SMD为−0.65；95%CI −1.23～−0.07)[10]。这篇综述的2项随机对照试验发现，与候诊对照组相比，人际关系疗法可以改善抑郁症状的自我评分（BDI或CDI进行检测）（2项随机对照试验；年龄在12～18岁的85名抑郁患儿；BDI或CDI的SMD −0.69；95%CI −1.13～−0.25)[10]。**人际关系疗法与标准护理相比**：这篇系统综述发现，人际关系疗法与标准护理相比在缓解率（HRSD上减少的分数）或改善抑郁的症状方面没有显著性差异（由临床HRSD进行检测）（没有明确说明治疗持续时间；1项随机对照试验；年龄在12～18岁的63名抑郁患儿；无缓解的RR 0.76；95%CI 0.50～1.17；HRSD评分的SMD −0.45；95%CI −1.00～−0.01）。1项随机对照试验发现，人际关系疗法与标准护理相比在抑郁症状的自我评价方面没有显著性差异（由BDI或CDI进行检测）（1项随机对照试验，63名抑郁患儿；BDI或CDI的SMD −0.37；95%CI 0.87～0.13）。这项随机对照试验提供的有限证据表明，在改善功能状态方面（总体的功能评价量表），人际关系疗法（n=34）不如标准护理（n=29）（功能总体评价的SMD 0.54，95%CI 0.03～1.04)[10]。**家庭治疗与候诊对照组相比**：我们发现了1篇把基于依恋的家庭治疗❻与候诊对照组相比的系统综述。这篇综述发现，治疗6周时，基于依恋的家庭治疗与候诊对照组在缓解率（不再符合临床医生评定的Kiddie-SADS面谈的严重抑郁的标准）方面没有显著性差异（2004年检索；1项随机对照试验；年龄在13～17岁的32名严重抑郁患儿；无缓解的RR 0.33；95%CI 0.11～1.01)[10]。然而，这篇综述发现，治疗6周后，与候诊对照组相比，基于家庭治疗更可能引起缓解（通过BDI评分的划界分加以定义）（无缓解的RR 0.46，95%CI 0.24～0.91)[10]。这篇综述发现，基于依恋的家庭治疗的疗法与候诊对照组在抑郁症状的临床医生评分方面没有显著性差异（HRSD的SMD为−0.63，95%CI −1.34～0.08)[10]。这篇综述发现，如果用BDI进行检测，家庭治疗可以明显地改善抑郁症状（自我报告的BDI的SMD为−0.75，95%CI：−1.47～−0.03)[10]。**家庭治疗与非特异支持疗法相比**：我们发现了1篇把系统的家庭行为治疗❻与非特异支持疗法相比的系统综述。这篇综述发现，没有证据表明，与非特异支持疗法相比，系统的家庭行为治疗可以引起缓解（严重抑郁的DSM-III-R临床评价标准）或改善抑郁症状的自我评价（BDI自我评价进行检测）（没有明确说明治疗持续时间；年龄在13～18岁的70名抑郁患儿；无缓解的RR 1.13；95%CI 0.83～1.54；BDI的SMD −0.07，95%CI −0.57～0.43)[10]。**家庭治疗与个体精神动力治疗相比**：我们发现了1篇把家庭治疗与个体精神动力治疗❻相比的系统综述。这篇综述发现，没有证据证明，与个体精神动力治疗相比，家庭治疗更可能引起缓解（不再符合临床医生评定的Kiddie-SADS面谈的严重抑郁的标准）或改善抑郁症状的自我评价（由CDI自我报告进行检测）

（没有明确说明治疗持续时间；1项随机对照试验；年龄在10～15岁的72名严重抑郁患儿；无缓解的RR 0.63；95%CI 0.19～2.05；BDI的SMD －0.51，95%CI －0.98～0.04）[10]。这篇综述发现，没有证据证明，与个体精神动力治疗相比，家庭治疗可以改善抑郁的功能状态（儿童总体印象评分进行检测）（没有明确说明治疗持续时间；儿童总体印象评分的SMD －0.10，95%CI －0.55～0.37）。**家庭治疗与非指导性的支持疗法相比**：我们发现了1篇把家庭治疗与非指导性的支持疗法相比的系统综述。这篇综述发现，没有证据证明，与非指导性的支持疗法相比，家庭治疗更可能引起缓解（不再符合临床医生评定的Kiddie-SADS面谈严重抑郁的标准）（没有明确说明治疗持续时间；1项随机对照试验；年龄在13～18岁的70名严重抑郁患儿；无缓解的RR 1.13；95%CI 0.83～1.54）。这篇综述的随机对照试验发现，没有证据证明，与非指导性的支持疗法相比，家庭治疗可以改善抑郁症状的自我评价（BDI自我评价进行检测）（没有明确说明治疗持续时间；1项随机对照试验；62名患儿；BDI的SMD －0.07，95%CI －0.57～0.43）[10]。**小组治疗支持与小组社会技能训练相比**：我们没有发现系统综述，但检索到1项把小组治疗支持与小组社会技能训练相比的随机对照试验。这项随机对照试验发现，小组治疗支持与小组社会技能训练在治疗后达到缓解的患者数量方面没有显著性差异（Kiddie-SADS烦躁不安和快感缺乏症状评分＜4）（年龄在13～17岁的26名青少年严重抑郁患儿；小组治疗支持为8/16 [50%] vs 小组社会技能训练为4/10 [40%]；RR和P值没有报道）[20]。

害处 这篇综述没有报道任何不良反应[10]。我们没有发现关于儿童和青少年特殊不良反应的报道。

评论 此处关于疗效的结论与引用的综述中的结论略有不同[10]。我们这里注重的是少数的关键结局的评估措施，作用的大小是用相对危险和SMD来进行定义，而不是通过曲线分析下的面积。心理干预的试验很难让评价人不知道干预的条件。另外，一些随机对照试验的入选者是基于抑郁量表的评分进行筛选的，而不是通过临床会谈入选。心理干预的不良反应报道的很少，因此尚不清楚心理干预的不良反应。

治疗选择 8　指导下的自我帮助

我们没有发现关于指导下的自我帮助疗法对治疗儿童或青少年抑郁障碍的疗效或缓解率的证据。

益处 我们没有发现评价指导下的自我帮助疗法G对治疗儿童或青少年抑郁障碍的疗效的系统综述和随机对照试验。

害处 我们没有发现关于害处的证据。

评论 没有评论。

治疗选择 9　个体精神动力治疗

1项随机对照试验发现，对儿童和青少年进行的个体精神动力治疗和家庭治疗在对抑郁障碍的缓解率、抑郁症状或功能方面没有显著性差异。

益处 **精神动力治疗和家庭治疗相比**：见特殊心理治疗中的与家庭治疗的比较。

害处 这篇综述没有报道关于精神动力治疗的不良反应[10]。

评论 没有评论。

问题　儿童和青少年难治性抑郁障碍的治疗效果如何？

治疗选择 10　电痉挛治疗

我们没有发现关于儿童和青少年抑郁障碍电痉挛治疗的随机对照试验。

益处 我们没有发现系统综述和随机对照试验。

害处 我们没有发现电痉挛治疗对儿童和青少年的害处的特殊证据。已知的对成人的不良反应包括记忆力损害。见成人抑郁的电痉挛治疗。

评论 没有评论。

治疗选择 11　锂盐

1项在抑郁障碍并伴有双相情感障碍家族史的儿童中进行的小样本的随机对照试验发现，经过6周的治疗，锂盐和安慰剂在整体评价和抑郁障碍的评分方面没有显著性差异。但这项试验可能还缺乏检测临床重要作用的把握度。

益处 我们没有发现系统综述，但检索到1项把锂盐和安慰剂做比较的随机对照试验[21]。这项随机对照试验发现，经过6周的治疗，锂盐和安慰剂的疗效没有显著性差异（年龄在6～12岁的30名患儿，非双相抑郁伴双相情感障碍的家族史；整体评价：$P=0.07$；Kiddie-SADS面谈的9条抑郁条目：$P=0.91$）[21]。

害处 这项随机对照试验报道，随机分配到锂盐治疗组的17名患儿，有4名因为严重的不良反应而停止治疗（3名出现思维混乱，1名出现恶心和呕吐）[21]。

评论 这项随机对照试验没有得出临床重要差异的把握度。单纯的锂盐治疗在抑郁患儿治疗中不是常规治疗。锂盐有时被用来增强抗抑郁药的作用和预防抗抑郁药引起的躁狂。

词汇表

基于依恋的家庭治疗（attachment based family therapy）：面向青少年和其父母或看护人的简短的结构化心理疗法。它的目的在于促使青少年自由发展的同时修复依恋。这项措施有5项特殊的任务：家庭的中心由"修理"个体转向改善家庭关系；个体之间形成联盟；通过探索父母自己的紧张性刺激和依恋受损史，加强父母对个体的共情；鼓励个体表达以前对核心冲突未表达的愤怒；鼓励个体与外界建立成功联系（例如：学校、同伴、工作）。

认知行为疗法（cognitive behaviour therapy）：目的在于改变错误认知和以抑郁障碍为特征的负性自动思维的简短的结构化心理疗法（12～16周的20次会谈）[22]。认知行为疗法需要对治疗师进行高水平训练，适用于儿童和青少年抑郁障碍患者。1个疗程以每周1次共8～12次会谈为特征，由治疗师和儿童共同来解决目前的困难。治疗是结构化的，经常有指导手册来进行指导。治疗通常包括认知元素（如负性思维的挑战）和行为元素（如结构化从事高兴的活动的时间）。

指导下的自我帮助（guided self-help）：1种为治疗抑郁而设计的自我管理干预措施。它充分利用一些书籍或者自我帮助指南，或者网上的一些为上述目的专门设计的、以证据为基础的干预。

人际关系疗法（interpersonal therapy）：最初的目的是为了门诊的单相的、非精神病性的抑郁障碍而设计的简短心理疗法的标准形式（通常为12~16周的每周1次的会谈）。目的在于改善个体的人际交往功能，识别与抑郁发作相关的问题[23]。在儿童和青少年，人际交往疗法适用于解决青少年青春发育中的共同问题，如：与父母分开，在与父母的关系中挑战权威，成对人际关系的发展，第一次体验亲属或朋友死亡，及同伴的压力。

非指导性的支持疗法（non-directive supportive therapy）：帮助人们表达感情、澄清思想和困难；治疗师提示几种可供选择的理解，不给直接的建议，而是努力鼓励人们解决自己的问题。

虚拟的连续性结局检测（pseudo-continuous outcome measure）：连续性结局的严格定义是用连续改变的刻度进行测量，如：身高或收缩压。而且假定在量表的1个区域增长的1个单位与在另一个区域增长的1个单位是相等的。由于心理测量量表是由一系列问题组成，上述的假设不会都有效。因此，这些量表被认为是虚拟的连续性检测。应谨慎解释由这些检测报告的改变的大小。

精神动力治疗（psychodynamic psychotherapy）：心理干预起源于心理动力或精神分析模式：①患者和治疗师对冲突和这些冲突如何在现实的处境和关系（包括治疗关系）中再次出现进行探索并达成共识；②给患者机会来探索来源于过去的感受和意识及无意识的冲突，技术的中心在于阐述冲突和通过冲突起作用；③治疗是非指导性的，不用教给病人特殊技巧。

系统的家庭行为疗法（systemic behavioural family therapy）：有效地用于功能不良的家庭，把两种治疗方法结合到一起的治疗措施。治疗的第一步，治疗师澄清引起家庭进入治疗的主要原因，提供一系列为积极治疗和识别功能不良行为模式而设计的再构建方案（系统疗法）。第二步，家庭成员集中于交流和问题解决技巧以及改变家庭的关系模式（家庭行为疗法）。

重要更新和修订

口服三环类抗抑郁药：加1篇系统综述[10]；重新评价不良反应的证据；重新归类为很可能无效甚至有害。

选择性血清素再摄取抑制剂：增加1篇系统综述、1项附加的随机对照试验和1项有害数据的Meta分析[10,14,15]；重新评价证据；对个别的选择性血清素再摄取抑制剂分别分类；氟西汀分类为肯定有效；帕罗西汀（在青少年）分类为不太可能有效；帕罗西汀（在儿童）分类为效果不明；氟伏沙明分类为效果不明；舍曲林分类为不太可能有效；西酞普兰分类为效果不明。有害数据增加。

文拉法辛：加1篇系统综述[10]；重新评价不良反应的证据；重新分类为很可能无效甚至有害。

特殊心理治疗：加1篇系统综述[10]；重新评价证据。认知行为疗法（团体，在轻至中度抑郁的儿童和青少年）分类为很可能有效；认知行为疗法（预防复发）分类为不太可能有效；认知行为疗法（个体，在轻至中度抑郁的儿童和青少年）分类为效果不明。人际关系疗法（轻至中度抑郁的青少年）分类为肯定有效；人际关系疗法（在儿童）分类为效果不明。家庭疗法（在儿童和青少年）分类为不太可能有效。小组治疗支持（不同于认知行为疗法）分类为效果不明。

参考文献

1. Birmaher B, Ryan ND, Williamson DE, et al. Childhood and adolescent depression: a review of the past 10 years, Part I. *J Am Acad Child Adolesc Psychiatry* 1996;35:1427–1439.
2. American Psychiatric Association. *Diagnostic and statistical manual of mental disorders, 4th ed.* Washington DC: American Psychiatric Association, 1994;328.
3. Costello EJ, Angold A, Burns BJ, et al. The Great Smoky Mountains Study of Youth. Goals, design, methods, and the prevalence of DSM-III-R disorders. *Arch Gen Psychiatry* 1996;53:1129–1136.
4. Costello EJ. Developments in child psychiatric epidemiology. *J Am Acad Child Adolesc Psychiatry* 1989;28:836–841.
5. Lewinsohn PM, Rohde P, Seely JR. Major depressive disorder in older adolescents: prevalence, risk factors, and clinical implications. *Clin Psychol Rev* 1998;18:765–794.
6. Rice F, Harold G, Thapar A. The genetic aetiology of childhood depression: a review. *J Child Psychol Psychiatry* 2002;43:65–79.

7. Birmaher B, Williamson DE, Dahl RE, et al. Clinical presentation and course of depression in youth: does onset in childhood differ from onset in adolescence? *J Am Acad Child Adolesc Psychiatry* 2004;43:63–70.
8. Geller B, Fox LW, Fletcher M. Effect of tricyclic antidepressants on switching to mania and on the onset of bipolarity in depressed 6- to 12-year-olds. *J Am Acad Child Adolesc Psychiatry* 1993;32:43–50.
9. Hazell P, O'Connell D, Heathcote D, et al. Tricyclic drugs for depression in children and adolescents. In: The Cochrane Library, Issue 4, 2003. Chichester, UK: John Wiley & Sons, Ltd. Search date 2000; primary sources Medline, Embase, Excerpta Medica, Cochrane Depression, Anxiety and Neurosis Review Group Trials Register, hand searching of relevant studies and the Journal of American Academy of Child and Adolescent Psychiatry, and personal contact with authors of relevant studies in progress.
10. National Institute for Health and Clinical Excellence. Depression in children: identification and management of depression in children and young people in primary care and specialist services. Second Draft for Consultation. http://www.nice.org.uk/pdf/Scope_Depression_Child.pdf and http://www.nice.org.uk/pdf/Depn_child_2ndcons_%20App_P.pdf (last accessed 13 September 2005)
11. Anonymous. Sudden death in children treated with a tricyclic antidepressant. *Med Lett Drugs Ther* 1990;32:53.
12. Werry JS, Biederman J, Thisted R, et al. Resolved: cardiac arrhythmias make desipramine an unacceptable choice in children. *J Am Acad Child Adolesc Psychiatry* 1995;34:1239–1245.
13. Avci A, Diler RS, Kibar M, et al. Comparison of moclobemide and placebo in young adolescents with major depressive disorder. *Ann Med Sci* 1999;8:31–40.
14. Emslie GJ, Heiligenstein JH, Hoog SL, et al. Fluoxetine treatment for prevention of relapse of depression in children and adolescents: a double-blind, placebo-controlled study. *J Am Acad Child Adolesc Psychiatry* 2004;43:1397–1405.
15. Hammad TA. Review and evaluation of clinical data. http://www.fda.gov/ohrms/dockets/ac/04/briefing/ 2004–4065b1–10-TAB08-Hammads-Review.pdf (last accessed 13 September 2005)
16. Diler RS, Avci A. Selective serotonin reuptake inhibitor discontinuation syndrome in children: six case reports. *Curr Ther Res Clin Exp* 2002;63:188–197.
17. Riddle MA. Paroxetine and the FDA. *J Am Acad Child Adolesc Psychiatry* 2004;43:128–130.
18. Committee for Safety in Medicine. medicines. http://www.mhra.gov.uk/ourwork/monitorsafequalmed/ safetymessages/efexor0903.pdf (last accessed 20 September 2005).
19. Food and Drug Administration. http://www.fda.gov/cder/drug/antidepresants/ SSRIPHA200410.htm (last accessed 20 September 2005).
20. Fine S, Forth A, Gilbert M, et al. Group therapy for adolescent depressive disorder: a comparison of social skills and therapeutic support. *J Am Acad Child Adolesc Psychiatry* 1991;30:79–85.
21. Geller B, Cooper TB, Zimerman B, et al. Lithium for prepubertal depressed children with family history predictors of future bipolarity: a double-blind, placebo-controlled study. *J Affect Disord* 1998;51:165–175.
22. Haaga DAF, Beck AT. Cognitive therapy. In: Paykel ES, ed. *Handbook of affective disorders.* Edinburgh: Churchill Livingstone, 1992;511–523.
23. Klerman GL, Weissman H. Interpersonal psychotherapy. In: Paykel ES, ed. *Handbook of affective disorders.* Edinburgh: Churchill Livingstone, 1992;501–510.

原作者
Philip Hazell
Conjoint Professor of Child and Adolescent Psychiatry/Director Child and Youth Mental Health Service
University of Newcastle
Newcastle
Australia

利益冲突：Philip Hazell 由于向全科医生讲过有关治疗青年抑郁症的证据而接受舍曲林的制造商——辉瑞公司的酬金。他也参加过托莫西汀注意缺陷障碍的复发预防试验，因此也接受礼来公司的酬金。他是本章引用的一篇系统综述的第一作者。

表1　在儿童和青少年抑郁治疗的试验中的普遍应用的结局评估措施的概括

结局评估措施	描述	得分系统
儿童抑郁量表（修订版）	与儿童进行半结构化的面谈；父母或其他重要成员补充信息；评估包括适合DSM抑郁障碍诊断标准的17项症状；基于儿童前2周的感觉。可以用作抑郁障碍的筛查工具，明确诊断工具和测量儿童对治疗的反应。好的评估者间信度（0.74～0.96）和重测信度，合理的内在一致性（0.70），对儿童的年龄不敏感。	条目按1（最小困难）至5或7（最大困难）进行计分。然后总得分（17～113）被转换为t得分，得分低于55的不可能有抑郁障碍，得分55～64的提示有抑郁障碍的风险，得分65分以上的很可能有抑郁障碍。
儿童抑郁障碍问卷	包含27条自我报告问卷（当儿童填写时，施测者可以大声阅读）。对于每一条目，儿童从3项陈述中选1项来描述他们前2周的感觉。覆盖了大部分抑郁障碍的DSM标准。可以用作抑郁障碍的筛查工具，明确诊断工具和测量儿童对治疗的反应。不稳定的重测信度（0.38～0.87），合理的内在一致性（0.59～0.88）。	条目按0（最小困难）至2（最大困难）进行计分。总分（0～54）大于或等于11提示与抑郁障碍相联系（敏感性0.67，特异性0.60）。条目包括5方面要素：烦躁不安的情绪，行为，失去自我和社交兴趣，自我贬值，生活呆板症状。
Hamilton抑郁评价量表（修订版）	为评估成人抑郁症候群而设计的量表，但已被广泛用于青少年人群。临床医生评定基于面谈和自我报告的问卷。可以用作抑郁障碍的筛查工具，明确诊断工具和测量儿童对治疗的反应。极好的评估者间信度（0.90+），中到好的内在一致性（0.45～0.90）。	条目按3~5点上的0（缺乏）或2（明显存在）或4（严重存在）进行计分。总分（0～64）有11分则提示抑郁的诊断。
父母用的儿童抑郁障碍问卷	改良后的由父母完成的儿童抑郁障碍问卷，用来描述儿童前2周的情况。可以用作明确诊断的工具，能敏感检测儿童对治疗的反应。中等的重测信度（0.54～0.75），合理的内在一致性（0.82～0.85）。通常有中到好的父母总分相关性（0.54～0.64），但父母-儿童的相关性不稳定（0.03～0.74）。	条目按0（最小困难）至2（最大困难）进行计分。总分（0～54）大于或等于12提示与抑郁障碍相联系，但是不能很好区分抑郁和其他精神病的状态（敏感性0.87，特异性0.24）。
Kiddie情感失常和精神分裂症量表（Kiddie schedule for affective disorders and schizophrenia, K-SADS）	由儿童和父母完成的儿童和青少年半结构化诊断性面谈。覆盖了大部分的儿童疾患。有目前和终生评估版本。是研究中用于诊断性评估的标准方法。好的评估者间信度（0.86～0.89）和单个项目的中到好的重测信度（0.41～0.81），抑郁分类诊断(0.54)。中等的抑郁条目的内在一致性（0.60～0.84）。	条目按2至3点（不存在；亚临床状态；开始发病）进行评分。有些版本包括0～6个等级来评价严重性（没有/正常至极度）。
临床总体印象量表	临床医生评定量表用于评估有关基本功能的症状的总体严重度。培训过的临床医生有高的评估者间信度和中到好的重测信度。	由三个整体测量组成，包括疾病的严重程度（1～7等级，正常至极严重）；整体改善（1～7等级，非常改善至非常恶化）；效应指数（1～4等级，比较症状改善和不良反应，从无至超过治疗作用）。高分提示较多的症候群和损害或者与治疗前无明显改善。
抑郁清单评分	包括抑郁的10个主要症状，被DSM III采用，也适用于儿童。每种症状由这种症状的特征行为锚定。如果一种症状的存在是明确的，这种症状即被定为阳性。被用作明确诊断的工具和治疗反应的检测。没有关于可靠性和一致性的信息。	总得分（0～10）反应抑郁症状存在的数量。遵循DSM诊断方法，例如：如果1位儿童有足够的症状数达到阈值，持续时间1个月，与他们日常行为不同，可诊断为抑郁。
DSM-Ⅲ-R纵向随访评估面谈	临床医生评定的与患者面谈的半结构化量表，评估精神疾患的纵向过程。具有极好的评估精神症状的评估者间信度和整体评估得分（0.90）。	评估具有不同的等级水平，从1开始，最终等级不一。低分提示无症状/高功能，高分提示严重症状/符合诊断/低功能。
儿童整体印象评分	基于健康疾病是连续的假说上的对主体前几个月大部分功能损害水平的临床评估，与治疗和预后无关。	单一的评分范围为100～1，0提示无足够的信息。100～91之间和90～81之间分别提示所有的

(续表)

结局评估措施	描述	得分系统
	高的重测信度使这个工具成为检测随时间而发生变化的1种好的检测方法。评估者间信度中等。	区域功能优质和功能好，80～71提示仅有轻微损伤，70～61提示在某一区域出现困难，60～51提示在几个区域出现零星的不同的功能损伤，50～41提示在大部分区域出现中度的功能损伤或某一区域出现严重的功能损伤，40～31提示在几个区域出现严重的功能损伤或某一功能失用，30～21提示在大部分区域出现功能失用，20～11提示需要相当的管理来预防伤害自己或他人，10～1提示因为严重的攻击性或自伤行为或其他障碍，需要连续的管理。鼓励中间水平（如：35，58，62）反映更精细表达的受损等级。
总体功能评估量表	基于健康疾病是连续的假说上的心理、社会和职业功能的临床评估。不包括由身体和环境限制引起的功能损害。由这种手段获得的儿童和青少年的心理测量数据是有限的。	单一的评分由1～100组成，0提示无足够的信息。得分范围和儿童整体印象评分相似。

热性惊厥

检索时间：2005年7月
原作者：Leena D Mewasingh 常杏芝 姜玉武 译 秦炯 校 桂永浩 审

问 题

对于有一次或多次单纯型热性惊厥史的患儿，急性发热期治疗的效果如何？
对于有单纯型热性惊厥史的儿童，长期（每日用药，疗程超过 1 个月）止惊药物治疗的效果如何？
对于有单纯型热性惊厥史的儿童，降低继发癫痫风险的治疗效果如何？

治疗措施及其效果

高热期的治疗
效果不明
退热药治疗

很可能无效甚至有害
止惊药（间断应用）

预防热性惊厥复发
益害相当
止惊药（持续应用）

预防癫痫
不太可能有效
止惊药（间断或持续应用）

主要信息

高热期的治疗

◆ **退热药治疗**：有2项随机对照试验提供不充分的证据，对退热药在伴有一次单纯型热性惊厥史患儿中常规应用的疗效进行评估。研究发现，在1～2岁的儿童中，对乙酰氨基酚或布洛芬与安慰剂在预防热性惊厥的复发方面并没有显著性差异。我们未发现有关物理降温在有单纯型热性惊厥史儿童中应用的随机对照试验或系统综述。

◆ **止惊药（间断应用）**：关于在伴有单纯型或复杂型热性惊厥史的儿童中间断应用地西泮的效果，2篇系统综述发现不一致的结果。第1篇综述发现，间断应用地西泮可以降低热性惊厥再发的风险；第2篇系统综述发现，间断应用地西泮与安慰剂相比，对热惊惊厥的复发无显著影响。这种截然相反的结果可能是由于对其中1项随机对照试验中的事件发生率报道方面的差异造成的，而该随机对照试验同时被上述2篇综述纳入。被综述纳入的随机对照试验发现，与安慰剂相比，地西泮组患儿多动的发生率增加，且与嗜睡、易激惹、语言障碍、活动水平及睡眠障碍相关。另一项随后的随机对照试验发现，与安慰剂相比，氯巴占（氧异安定）可以减少热性惊厥复发的危险。我们未发现有关比较止惊药在伴有热性惊厥史的儿童中间断应用与持续应用的随机对照试验。

预防热性惊厥复发

◆ **止惊药（持续应用）**：2篇系统综述发现，与安慰剂或不治疗相比，在有单纯型或复杂型热性惊厥史的儿童中，苯巴比妥持续应用可以减少热性惊厥复发的危险。但是，苯巴比妥应用往往伴随认知损伤与行为问题，包括多动、易激惹与攻击行为。1篇系统综述发现，与安慰剂或不治疗相比，在伴有单纯型或复杂型热性惊厥史的儿童中，丙戊酸钠持续应用对热性惊厥的复发无显著影响。与丙戊酸钠相伴随的严重不良反应是肝损伤与血液系统损伤，二者均可致命。1项随机对照试验发现，持续应用苯巴比妥与持续应用丙戊酸钠相比，二者对单纯型热性惊厥复发率的影响无显著性差异。

预防癫痫

◆ **止惊药（间断与持续应用）**：1项随机对照试验发现，随访12年，在伴有单纯型热性惊厥史的儿童中，间断应用地西泮与不治疗相比，癫痫发生率无显著下降。1项随机对照试验发现，每日口服苯巴比妥的伴有热性惊厥史的儿童的癫痫发生率无显著下降。

定义　热性惊厥分为3个类型：单纯型热性惊厥、复杂型热性惊厥与热性惊厥持续状态。**本章节主要针对单纯型热性惊厥患儿**。美国国立卫生研究院制定的热性惊厥的定义为："发生于婴儿或儿童期，多发生于3个月至5岁的儿童，与发热伴随的惊厥，没有颅内感染的证据，不存在其他明确的可以导致惊厥的病因"[1]，之前曾经发生过无热惊厥的儿童须排除在外。国际抗癫痫联盟制定的热性惊厥的定义为："发生于1个月以上儿童中的与发热性疾病伴随发生的惊厥，排除中枢神经系统感染，且患儿无新生儿期惊厥发作，之前未发生过无诱因的惊厥，不符合其他急性症状性惊厥的诊断标准"[2]。在临床工作中，考虑到发生于小婴儿中的可治疗的潜在严重感染性疾病，如脑膜炎，可能仅表现为热性惊厥，因此，热性惊厥发生的年龄低限通常被认为是6个月。单纯型热性惊厥为全身性发作，持续时间短于15分钟，24小时内发作不超过1次，在发作后1小时完全恢复。由于发作持续时间多较短，惊厥发作时多无止惊处理。通常情况下，儿童到达医院时，惊厥多已停止。热性惊厥发作可能是发热性疾病的首发症状。**本章节不包括患复杂型热性惊厥的儿童**。复杂型热性惊厥是指具有以下特征中任意1条的热性惊厥：发作持续时间超过15分钟，有局灶性症状，24小时内复发，发作后1小时内意识未完全恢复。复杂型热性惊厥的诊断多需要影像学资料与代谢性疾病筛查资料以排除其他疾病可能。复杂型热性惊厥发作多需要止惊处理。**热性惊厥持续状态的患儿同样不在本章节讨论之列**。热性惊厥持续状态是指热性惊厥持续30分钟以上，需要应用止惊药物。

发病率／患病率　在5岁以前，大约2%～5%的美国与西欧的婴幼儿与6%～9%的日本婴幼儿至少发生1次单纯型或复杂型热性惊厥。在世界其他地方，热性惊厥发病率不一，印度为5%～10%，关岛则高达14%[2]。没有特异性的单纯型热性惊厥的发病率数据。

病因／危险因素　单纯型热性惊厥的确切病因未明。在某些病例中存在遗传倾向，热性惊厥在家庭成员中发生。但是，具体的遗传方式不明，且在各个家族中的遗传方式不一致。"热性惊厥易感性性状"被认为是常染色体显性遗传，伴不完全的外显率[3]。另外，已经发现有数个基因突变使得热性惊厥易感性增加[4-8]。热性惊厥在参加日托的儿童中以及一、二级亲属中有热性惊厥患者的儿童中多发[9]。同胞中有热性惊厥患者的儿童的热性惊厥发生率为五分之一，如果儿童的双亲及其一个同胞均为热性惊厥患者，儿童发生热性惊厥的风险为三分之一[10]。其他与热性惊厥复发率增加相关的危险因素包括：热性惊厥发生年龄小（小于12个月），既往有单纯型或复杂型热性惊厥病史，惊厥发作时的体温低于40度[9,11]。在上述几项危险因素中，发作时的年龄似乎是最恒定的预测指标。50%热性惊厥发作年龄小于12个月的儿童出现热性惊厥复发，30%发作年龄大于12个月的儿童出现惊厥复发。阳性癫痫家族史不一定与单纯型热性惊厥复发相关[11]。

预后　单纯型热性惊厥可能轻微增加癫痫发生的危险[12]，但是，对行为、学业或神经认知功能并无不良影响。伴有复杂型热性惊厥病史的儿童癫痫发生风险进一步增加[13-16]。热性惊厥持续状态或以部分性发作为特征的热性惊厥与后期颞叶癫痫的发生密切相关[12,17]。

治疗目的　采用不良反应尽可能少的治疗措施，减少热性惊厥的发生，预防癫痫的发生。

结局　热性惊厥，癫痫发生，治疗的不良反应。

方法　采用《临床证据》2005年7月的文献检索和评价方案。某些系统综述中进行Meta分析的随机对照试验的参加者包括单纯型与复杂型热性惊厥患儿；在某些随机对照试验中，热性惊厥的类型没有具体区分；我们对上述情况的报道贯穿本章节。

417 | **问　题**　对于有一次或多次单纯型热性惊厥史的儿童，急性发热期治疗的效果如何？

治疗选择1　止惊药（间断应用）

关于在伴有单纯型或复杂型热性惊厥史的儿童中间断应用地西泮的效果，2篇系统综述发现不一致的结果。第1篇综述发现，间断应用地西泮可以降低热性惊厥再发的风险，第2篇系统综述发现，间断应用地西泮与安慰剂相比，对热性惊厥的复发无显著影响。这种截然相反的结果可能是由于对1项随机对照试验中的事件发生率报道方面的差异造成的，而该随机对照试验同时被上述2篇综述纳入。被综述纳入的随机对照试验发现，与安慰剂相比，地西泮组患儿多动的发生率增加，且与嗜睡、易激惹、语言障碍、活动水平及睡眠障碍相关。另1项随后的随机对照试验发现，与安慰剂相比，氯巴占（氧异安定）可以减少热性惊厥复发的危险。我们未发现有关止惊药在伴有热性惊厥史的儿童中间断应用与持续应用相比较的随机对照试验。

益处　我们发现2篇系统综述[18,19]与1项随后的随机对照试验[20]，评价在伴有单纯型或复杂型热性惊厥史的儿童急性发热期间断应用止惊药（地西泮与氯巴占）的治疗效果。**间断应用止惊药与安慰剂或不治疗相比：**第1篇综述（检索时间未报道，纳入4项随机对照试验，791名儿童）比较了地西泮间断应用与安慰剂的疗效[18]。综述发现，与安慰剂相比，急性发热期服用地西泮的儿童的热性惊厥复发率降低（间断服用地西泮组惊厥复发率为44/393 [11%]，安慰剂组为68/398

[17%]，复发率的 OR 0.6，95% CI 0.40～0.90)。第 2 篇综述（检索时间未报道）中有 3 项随机对照试验与第 1 篇综述中的相同，另一项随机对照试验比较了间断应用地西泮与无治疗组的区别（1060名儿童）[19]。该综述发现，在随后的24个月内，间断应用地西泮组与安慰剂或无治疗组之间，在热性惊厥的复发率方面无显著性差异（间断服用地西泮组惊厥复发率为92/537 [17%]，安慰剂组或无治疗组为134/522 [26%]，$P=0.01$，见下面的评论）[19]。随后的随机对照试验（40名热性惊厥发作≥1次的儿童）比较了在急性发热期服用氯巴占与安慰剂的区别[20]。参加试验的儿童在平均9.9个月的时间内共有108次发热；60次应用氯巴占，48次应用安慰剂。试验发现，与安慰剂相比，急性发热期服用氯巴占可以显著降低热性惊厥的复发率（氯巴占组为6/48 [12%]，安慰剂组为1/60 [2%]，$P=0.01$）。该随机对照试验将儿童随机分组，分析急性发热的发生次数。不清楚是否做了调整以完成试验，但即使做了调整，结果也还是具有统计学显著性意义。**止惊药间断应用与持续应用的比较**：我们未发现系统综述或随机对照试验比较止惊药间断应用（地西泮）与持续应用（苯巴妥或丙戊酸钠）之间的差异。

害处　**间断应用止惊药与安慰剂或不治疗相比**：综述没有提供有关药物不良反应方面的信息[18,19]。但是，当我们查阅具体文章时，发现被综述采用的2项随机对照试验提供了药物不良反应的信息[21,22]。第1项随机对照试验（185名患单纯型或复杂型热性惊厥的儿童）发现，与安慰剂相比，地西泮显著延长儿童多动（定义为情绪激动和不能保持平静）的天数（地西泮组为138天，安慰剂组为34天，$P<0.0003$）[21]。第2项随机对照试验发现，有59/153 (39%) 间断服用地西泮的儿童发生不良反应，包括共济失调、嗜睡、易激惹、语言障碍、活动水平或睡眠障碍。1例服用安慰剂的儿童发生皮疹[22]。在随后的随机对照试验中，与安慰剂相比，氯巴占显著增加共济失调的发生率[20]。**止惊药间断应用与持续应用的比较**：我们未发现相关的随机对照试验。

评论　**间断应用止惊药与安慰剂或不治疗相比**：2篇综述中，有3项随机对照试验是相同的[18,19]。但是，这3项随机对照试验中的1项（Rossman 1993）[22]在2篇综述中被给予了不同的报道。在第1篇系统综述中[18]，该试验中服用地西泮的儿童的热性惊厥复发率为7/202 (3.5%)，服用安慰剂组的儿童惊厥的复发率为29/204 (14.2%)[18]；在第2篇系统综述中，该试验中服用地西泮的儿童的热性惊厥复发率被报道为37/202 (18.3%)，服用安慰剂组儿童惊厥的复发率被报道为53/204 (30.0%)[19]。这或许可以解释为什么基于相同随机对照试验的综述会得出不同的结论。在每项随机对照试验中，地西泮应用的模式、剂量与给药频率不同。综述中所提到的多数随机对照试验均存在方法上的薄弱之处。第1项随机对照试验规模小。在第2项随机对照试验中，有50名（25%）服用地西泮的儿童与55名（27%）服用安慰剂的儿童失访。第3项随机对照试验报道，服用地西泮儿童的依从性不佳，这与服用安慰剂者有显著不同[18,19]。

治疗选择 2　降温治疗

虽然提供的证据不充分，有2项随机对照试验评估了退热药在有一次单纯型热性惊厥史的患儿中常规规律应用的疗效。研究发现，在1～2岁的儿童中，对乙酰氨基酚或布洛芬与安慰剂在预防热性惊厥的复发方面并没有显著性差异。我们未发现有关物理降温在伴有单纯型热性惊厥史的儿童中应用的随机对照试验或系统综述。

益处　**物理降温方法**：我们未发现有关物理降温在伴有热性惊厥史的儿童中应用的系统综述或随机对照试验。**退热药与安慰剂相比**：我们发现有1篇系统综述（检索时间为2003年）纳入2项随机对照试验[23]。第1项随机对照试验（230名伴有1次单纯型热性惊厥史的儿童）发现，发热期应用布洛芬与应用安慰剂的儿童在1岁时的热性惊厥复发率方面无显著性差异，（布洛芬组为31/111 [28%]，安慰剂组为36/119 [30%]，报告为无显著性差异）。第2项随机对照试验（180名有1次单纯型热性惊厥史的儿童）比较了4种不同干预措施间的区别：对乙酰氨基酚加安慰剂，对乙酰氨基酚加地西泮，地西泮加安慰剂，安慰剂加安慰剂。结果发现，发热期应用对乙酰氨基酚与应用安慰剂的儿童在2岁时的热性惊厥复发率方面无显著性差异（对乙酰氨基酚加安慰剂组为5.2%，安慰剂加安慰剂组为8.2%，报告认为无显著性差异）[23]。

害处　**物理降温方法**：我们未发现在伴有单纯型热性惊厥史儿童中相关的随机对照试验（见下面的评论）。**退热药与安慰剂相比**：系统综述未见不良反应报道[23]。我们发现有一篇系统综述（检索时间2004年，3项随机对照试验，254名患者）比较了对乙酰氨基酚与安慰剂在发热儿童中的应用[24]。该综述发现，应用对乙酰氨基酚与应用安慰剂的儿童在药物不良反应的发生率上无显著性差异（对乙酰氨基酚组不良反应发生率为9/130 [7%]，安慰剂组为4/124 [3%]，RR 1.84，95%CI 0.65～5.18）。

评论　**物理降温方法**：我们发现1篇纳入2项随机对照试验（120名儿童）的系统综述（检索时间为2003年），在腋窝温度为38.5～40℃的患泌尿系感染或疟疾、或同时患上述两种疾病的儿童中，比较了温海绵擦浴法与对乙酰氨基酚降温的效果。其中的1项随机对照试验（80名患者）评价了对热性惊厥的影响[24]。研究发现，在发热2小时时，温海绵擦浴组与对乙酰氨基酚组之间在热性惊厥的发生率上无显著性差异（海绵擦浴组为1/40 [3%]，对乙酰氨基酚组为0/40 [0%]，RR 0.33，95%CI 0.01～7.95）。该综述发现，不良反应的发生率在两组之间无显著性差异，包括寒战、丘疹肉芽肿与不适（海绵擦浴组为6/55 [11%]，对乙酰氨基酚为2/65 [3%]，RR 0.26，95%CI 0.07～1.01）。由于此综述将有单纯型热性惊厥史的患儿排除在外，因此我们未在前一部分报道此综述内容[24]。**退热药与安慰剂相比**：综述所采用的方法存在缺陷，该综述采用了难以被重复的不充分的检索方法，且没有特异的入选与排除标准[23]。

| 419 | **问　题** | 对于有单纯型热性惊厥史的儿童，长期（每日用药，超过1个月）止惊药物治疗的效果如何？|

| **治疗选择** | **止惊药物（持续应用）** |

2篇系统综述发现，与安慰剂或不治疗相比，在伴有单纯型或复杂型热性惊厥史的儿童中，苯巴比妥持续应用可以减少热性惊厥复发的危险。但是，苯巴比妥应用往往伴随认知损伤与行为问题，包括多动、易激惹与攻击行为。一篇系统综述发现，与安慰剂或不治疗相比，在伴有单纯型或复杂型热性惊厥史的儿童中，丙戊酸钠持续应用对热性惊厥的复发无显著影响。与丙戊酸钠相伴随的严重不良反应是肝损伤与血液系统损伤，二者均偶可致命。一项随机对照试验发现，持续应用苯巴比妥与持续应用丙戊酸钠相比，二者对单纯型热性惊厥复发率的影响无显著差异。

益处　我们发现有2篇系统综述，共纳入8项随机对照试验，评价了在伴有单纯型或复杂型热性惊厥史的患儿急性热性疾病发生时持续应用止惊药物的疗效[18,19]。**苯巴比妥持续应用与安慰剂或不治疗相比**：第1篇综述（检索时间未报道）纳入了6项随机对照试验（598名儿童），比较了持续应用苯巴比妥与安慰剂的区别[18]。综述发现，与安慰剂相比，苯巴比妥持续应用可以显著减少热性惊厥复发的儿童的比例（热性惊厥复发儿童的比例苯巴比妥组为71/290[24%]，安慰剂组为114/308[37%]，OR 0.54，95%CI 0.38～0.76，NNT17，95%CI 10～85）。但是，在不同的随机对照试验之间具有显著的统计学异质性（$P<0.01$）[20]。第2篇综述纳入了8项随机对照试验（检索时间未报道，其中6项随机对照试验与第1篇综述中的相同，975名儿童）。同样发现，与安慰剂或不治疗相比，苯巴比妥持续应用可以减少热性惊厥复发的儿童的比例（热性惊厥复发儿童的比例：苯巴比妥组为90/483[18%]，安慰剂或未治疗组为184/492[37%]，RR 0.51，95%CI 0.32～0.82，$P<0.01$）[19]。第2篇综述同样发现，在不同的试验之间具有异质性（数据未报道，见下面的评论）。**丙戊酸钠持续应用与安慰剂或不治疗相比**：我们发现有1篇系统综述（检索时间未报道）纳入了3项随机对照试验（278名儿童），比较了丙戊酸钠持续应用与安慰剂或不治疗间的区别[19]。综述发现，丙戊酸钠持续应用与安慰剂或未治疗相比，两组的儿童的热性惊厥复发比例无显著性差异（丙戊酸钠组为29/102[28%]，安慰剂或未治疗组为34/114[30%]，RR 0.74，95%CI 0.24～2.23，$P=0.59$；应用随机效应模型进行统计分析）[19]。该综述的作者提出，如果仅从一项小规模（48名儿童）的以安慰剂作对照的随机对照试验结果看，与安慰剂相比，应用丙戊酸钠的患儿的热性惊厥复发率显著降低（丙戊酸钠组为1/22[4%]，安慰剂组为9/26[35%]，RR 0.13，95%CI 0.02～0.96，$P=0.01$）。**不同止惊药持续应用的比较**：我们发现有1篇系统综述（检索时间未报道）[18]，纳入1项随机对照试验（69名伴有1次热性惊厥病史的儿童，热性惊厥的类型未报道），比较了三种不同的干预措施之间的区别：每日服用丙戊酸钠，每日服用苯巴比妥和每日服用安慰剂[25]。综述发现，服用丙戊酸钠与服用苯巴比妥的儿童的热性惊厥复发率无显著性差异（服用苯巴比妥组的热性惊厥复发率为4/21[19%]，服用丙戊酸钠组为1/22[4%]，综述报道两者之间不具有显著性差异，P值未报道）。

害处　**苯巴比妥持续应用与安慰剂或不治疗相比**：综述没有提供有关药物不良反应方面的信息[18,19]。但是，当我们查阅具体文章时，发现被综述纳入的5项随机对照试验提供了药物不良反应相关的信息[26-30]。我们还发现有1项未被纳入综述的随机对照试验，评估了苯巴比妥对行为及认知的影响[31]。所有随机对照试验均发现，与安慰剂相比，苯巴比妥对行为与认知有不良影响（见网络版的表格A）。**丙戊酸钠持续应用与安慰剂或不治疗相比**：综述没有提供有关药物不良反应方面的信息[19]。虽然极少发生，丙戊酸钠已知的严重不良反应为肝脏与血液系统损害[32-34]。虽然丙戊酸钠引起的肝脏损害具有剂量依赖性，但极少数情况下由于个体体质差异，偶可发生不可逆的实验监测难以预测的肝损伤[32]。对血液系统的影响同样具有剂量依赖性，由于药物对骨髓的直接抑制导致再生障碍性贫血引起某一系或多系的外周血细胞减少或致命性的骨髓造血障碍[34]。**持续应用不同止惊药之间的比较**：综述[18]与随机对照试验[25]均没有提供有关药物不良反应方面的信息。

420

评论　第1篇综述纳入的研究包括使用西班牙语与英语的随机对照试验[18]，第2篇综述纳入的研究仅限于使用英语的随机对照试验[19]。入选标准在2篇综述内均有陈述。数据提取方法在2篇综述[18,19]内也均有陈述，虽然其中1篇[18]的陈述内容较另1篇简单。在不同随机对照试验之间，丙戊酸钠与苯巴比妥的剂量不同。多数随机对照试验没有评估患者的依从性。虽然所用止惊药物的不良反应已是众所周知，但对药物相关的潜在的不良反应未进行常规监测与研究。尽管缺乏正式的不良反应监测，随机对照试验与综述的作者往往得出这样的结论：应用苯巴比妥与丙戊酸钠的利小于弊。**入选的随机对照试验间的异质性**：2篇综述均进行了统计学方面的异质性分析，均发现关于苯巴比妥与丙戊酸钠应用研究的随机对照试验之间存在显著异质性[18,19]。但是，第1篇综述的作者得出结论，苯巴比妥的疗效不能被肯定[18]。这个结论与服用苯巴比妥组患儿热性惊厥的复发率显著降低的随机对照试验结果不一致[18]。第2篇综述发现，即使考虑了有关苯巴比妥试验研究间的异质性，苯巴比妥的整体疗效还是可以肯定的，并把各随机对照试验间的不一致归因于惊厥预防作用的程度的不同。[19]

问 题	对于有单纯型热性惊厥史的儿童，降低继发癫痫风险的治疗效果如何？

治疗选择	止惊药（间断与持续应用）

一项随机对照试验发现，随访12年，在有单纯型热性惊厥史的儿童中，与未经治疗的患者相比，间断应用地西泮组的癫痫发生率无显著下降。一项随机对照试验发现，每日口服苯巴比妥的有热性惊厥史的儿童的癫痫发生率无显著下降。

益处 我们没有发现有关在患有单纯型热性惊厥的儿童中应用止惊药物以预防癫痫发生的系统综述。**间断应用地西泮**：我们发现有1项随机对照试验（289名患1次单纯型或复杂型热性惊厥的儿童），对入选儿童随访了12年，评价了地西泮间断预防应用（在急性发热时应用）与非预防应用（仅在发生热性惊厥时应用）的区别[35]。该研究发现，12年后，两组间的癫痫发病率无显著性差异（地西泮间断预防应用组癫痫发病率为0.8%，地西泮仅在惊厥发作时应用组癫痫发病率为0.7%，两组间无显著性差异，P值未报道）。该随机对照试验发现，平均年龄为14岁时的癫痫发病率，在单纯型热性惊厥患儿中为1/250（0.4%），在复杂型热性惊厥患儿中为1/40(2.5%)[35]。患不同类型热性惊厥的患儿的癫痫发生率无显著性差异（报道差异不具统计学显著性，P值未报道）。**苯巴比妥持续应用**：我们发现有1项随机对照试验（355名患1次单纯型或复杂型热性惊厥的儿童），比较了3种不同干预措施的疗效：每日应用苯巴比妥、间断应用苯巴比妥（仅在发热时应用）与未应用止惊药[36]。该研究发现，尽管与未用止惊药者相比，苯巴比妥持续应用可以显著降低热性惊厥的复发率，但在平均6.3年以后，癫痫的发生率在两组间无显著性差异（每日应用苯巴比妥组癫痫发病率为7/116 [6%]，间断应用苯巴比妥组为6/158 [4%]，未应用止惊药组癫痫发病率为1/126 [1%]；报道差异不具统计学显著性，P值未报道）。**丙戊酸钠持续应用**：我们没有发现有关丙戊酸钠在患有单纯型热性惊厥的儿童中应用以预防癫痫发生的系统综述或随机对照试验。

害处 **间断应用地西泮**：随机对照试验发现，在患儿12岁时的全面的、语言的或成就智商（IQ，通过WISC一般性智力测验测定）、记忆、阅读测验及综合学校表现方面，间断预防应用地西泮组与仅在惊厥时应用地西泮组的患儿间无显著性差异[35]。**苯巴比妥持续应用**：随机对照试验未提供药物不良反应方面的信息[36]。**丙戊酸钠持续应用**：我们未发现相关的随机对照试验。

评论 随机对照试验中对服用苯巴比妥的热性惊厥患儿的分析发现，随后发生癫痫与未发生癫痫的患儿在以下方面存在差异：新生儿畸形发生的几率，智力迟钝的家族史，首次热性惊厥发作为局灶发作，首次热性惊厥发作前存在精神运动发育落后。该研究还提示，有一半发生智力迟钝的儿童在热性惊厥发生前就存在精神运动发育落后[36]。

参考文献

1. Anonymous. Consensus statement. Febrile seizures: long-term management of children with fever-associated seizures. *Pediatrics* 1980;66:1009-1012.
2. Commission on Epidemiology and Prognosis. International League Against Epilepsy. Guidelines for epidemiologic studies on epilepsy. *Epilepsia* 1993;34:592-595.
3. Iwasaki N, Nakayama J, Hamano K, et al. Molecular genetics of febrile seizures. *Epilepsia* 2002;43:32-35.
4. Johnson EW, Dubovsky J, Rich SS, et al. Evidence for a novel gene for familial febrile convulsions, FEB2, linked to chromosome 19p in an extended family from the Midwest. *Hum Mol Genet* 1998;7:63-67.
5. Gerard F, Pereira S, Robaglia-Schlupp A, et al. Clinical and genetic analysis of a new multigenerational pedigree with GEFS+ (Generalized Epilepsy with Febrile Seizures Plus. *Epilepsia* 2002; 43: 581-586.
6. Nabbout R, Prud'homme JF, Herman A, et al. A locus for simple pure febrile seizures maps to chromosome 6q22-q24. *Brain* 2002;125:2668-2680.
7. Kananura C, Haug K, Sander T, et al. A splice-site mutation in GABRG2 associated with childhood absence epilepsy and febrile convulsions. *Arch Neurol* 2002;59:1137-1141.
8. Baulac S, Gourfinkel-An I, Nabbout R, et al. Fever, genes, and epilepsy. *Lancet Neurol* 2004;3:421-430.
9. Knudsen FU. Febrile seizures - treatment and outcome. *Brain Dev* 1996;18:438-449.
10. Doose H, Maurer A. Seizure risk in offspring of individuals with a history of febrile convulsions. *Eur J Pediatr* 1997;156:476-481.
11. Berg AT, Shinnar S, Hauser WA, et al. Predictors of recurrent febrile seizures: a metaanalytic review. *J Pediatr* 1990;116:329-337.
12. Verity CM, Golding J. Risk of epilepsy after febrile convulsions: a national cohort study. *BMJ* 1991;303:1373-1376. [Erratum in: *BMJ* 1992;304:147]
13. Berg AT. Febrile seizures and epilepsy: the contributions of epidemiology. *Paediatr Perinat Epidemiol* 1992;6:145-152.
14. Verity CM, Butler NR, Golding J. Febrile convulsions in a national cohort followed up from birth. I - Prevalence and recurrence in the first five years of life. *BMJ* 1985;290:1307-1310.
15. Verity CM, Butler NR, Golding J. Febrile convulsions in a national cohort followed up from birth. II - Medical history and intellectual ability at 5 years of age. *BMJ* 1985;290: 1311-1315.
16. Verity CM, Greenwood R, Golding J. Long-term intellectual and behavioral outcomes of children with febrile convulsions. *N Engl J Med* 1998;338:1723-1738.
17. Tarkka R, Paakko E, Pyhitinen J, et al. Febrile seizures and mesial temporal sclerosis: no association in a long-term follow-up study. *Neurology* 2003;60:215-218.
18. Masuko AH, Castro AA, Santos GR, et al. Intermittent diazepam and continuous phenobarbital to treat recurrence of febrile seizures: a systematic review with meta-analysis. *Arq Neuropsiquiatr* 2003;61: 897-901. Search date not reported; primary sources Cochrane Center of Brazil, Medline, Lilacs, Embase, hand searches of references of articles

retrieved, thesis indexed at the Biblioteca Regional Medicina/Panamerican Health Organization of the World Health Organization, abstracts sent to medical meetings, and letters to experts.
19. Temkin NR. Antiepileptogenesis and seizure prevention trials with antiepileptic drugs: meta-analysis of controlled trials. *Epilepsia* 2001; 42:515-524. Search date not reported, primary sources Medline, Embase, Cochrane Controlled Trials Register, hand searches of references of articles retrieved, attendance at meetings, and other information communication.
20. Rose W, Kirubakaran C, Scott JX. Intermittent clobazam therapy in febrile seizures. *Indian J Pediatr* 2005;72:31-33.
21. Autret E, Billard C, Bertrand P, et al. Double-blind, randomized trial of diazepam versus placebo for prevention of recurrence of febrile seizures. *J Pediatr* 1990;117:490-494.
22. Rosman NP, Colton T, Labazzo J, et al. A controlled trial of diazepam administered during febrile illnesses to prevent recurrence of febrile seizures. *N Engl J Med* 1993;329:79-84.
23. El-Radhi AS, Barry W. Do antipyretics prevent febrile convulsions? *Arch Dis Child* 2003;88:641-642. Search date 2003; primary sources Pubmed, The Cochrane Library, and Dare.
24. Meremikwu M, Oyo-Ita A. Paracetamol for treating fever in children. In: The Cochrane Library, Issue 2, 2005. Chichester, UK: John Wiley & Sons, Ltd. Search date 2004; primary sources Cochrane Infectious Diseases Group Specialized Register, Central, Medline, Embase, Lilacs, Science Citation Index, reference lists of articles, and contact with researchers in the field.
25. Mamelle N, Mamelle JC, Plasse JC, et al. Prevention of recurrent febrile convulsions - a randomized therapeutic assay: sodium valproate, phenobarbitone and placebo. *Neuropediatrics* 1984;15:37-42.
26. Farwell JR, Lee YJ, Hirtz DG, et al. Phenobarbital for febrile seizures-effects on intelligence and on seizure recurrence. *N Engl J Med* 1990; 322:364-369. [Erratum in: *N Engl J Med* 1992;326:144]
27. Thilothammal N, Kannan, Krishnamurthy PV, et al. Role of phenobarbitone in preventing recurrence of febrile convulsions. *Indian Pediatr* 1993;30:637-642.
28. Bacon CJ, Hierons AM, Mucklow JC, et al. Placebo-controlled study of phenobarbitone and phenytoin in the prophylaxis of febrile convulsions. *Lancet* 1981;2:600-604.
29. Camfield PR, Camfield CS, Shapiro SHL, et al. The first febrile seizure - antipyretic instruction plus either phenobarbital or placebo to prevent recurrence. *J Pediatr* 1980;97:16-21.
30. Wolf SM, Forsythe A. Behavior disturbance, phenobarbital, and febrile seizures. *Pediatrics* 1978;61:728-731.
31. Camfield CS, Chaplin S, Doyle AB, et al. Side effects of phenobarbital in toddlers: behavioral and cognitive aspects. *J Pediatr* 1979;95:361-365.
32. Fenichel GM, Greene HL. Valproate hepatotoxicity: two new cases, a summary of others, and recommendations. *Pediatr Neurol* 1985;1:109-113.
33. Konig SA, Elger CE, Vassella F, et al. Recommendations for blood studies and clinical monitoring in early detection of valproate-associated liver failure. Results of a consensus conferences 9 May - 11 May 1997 in Berlin. *Nervenarzt* 1998;69:835-840. [In German]
34. Acharya S, Bussel JB. Hematologic toxicity of sodium valproate. *J Pediatr Hematol Oncol* 2000;22:62-65.
35. Knudsen FU, Paerregaard A, Andersen R, et al. Long term outcome of prophylaxis for febrile convulsions. *Arch Dis Child* 1996;74:13-18.
36. Wolf SM, Forsythe A. Epilepsy and mental retardation following febrile seizures in childhood. *Acta Paediatr Scand* 1989;78:291-295.

原作者

Leena Mewasingh

Resident in Paediatric Neurology

Univesity Hospitals Leicester NHS Trust

Leicester Royal Infirmary

Leicester

UK

利益冲突：没有声明。

儿童胃肠炎

检索时间：2004年8月

原作者：Jacqueline Dalby-Payne, Elizabeth Elliott　常杏芝　姜玉武 译　秦炯 校　桂永浩 审

问题

急性胃肠炎治疗的效果如何？

治疗措施及其效果

治疗

肯定有效
口服补液（与静脉输液一样有效）

很可能有效
无乳糖食物（缩短腹泻病程）
洛哌丁胺（缩短腹泻病程，但不良反应不明）
经鼻胃管补液（与静脉输液一样有效）

效果不明
清水（口服补液盐以外的其他无张力液体）

将在新版中加入
止吐药
以食物为基础的口服补液溶液
乳酸菌作为补液治疗的佐剂

见词汇表 **G**

主要信息

治疗

◆ **口服补液（与静脉补液一样有效）**　一篇系统综述以及另外 2 项在发达国家的轻至中度脱水的腹泻患儿中进行的随机对照试验结果表明，口服补液与静脉补液对于腹泻的病程、住院时间及出院时的体重增长方面的影响无显著性差异。对于在急诊室接受治疗的伴轻至中度脱水的腹泻患儿的一项小规模的随机对照试验表明，口服补液可以缩短住急诊室的时间。但是，与静脉补液相比，口服补液并没有显著降低住院率。对发展中国家伴重度脱水腹泻患儿的一项随机对照试验表明，与静脉补液相比，口服补液可以缩短腹泻病程，增加出院时体重，且不良反应更少。

◆ **无乳糖食物（缩短腹泻病程）**　一篇系统综述与随后的 5 项随机对照试验中的 3 项研究结果表明，与含乳糖食物相比，有限的证据表明，无乳糖食物可以缩短伴轻至中度脱水的腹泻患儿的病程。另 2 项随机对照试验则发现，食物含不含乳糖对腹泻的病程没有影响。

◆ **洛哌丁胺（缩短腹泻病程，但不良反应不明）**　2项随机对照试验发现，与安慰剂相比，在伴轻至中度脱水的腹泻患儿中，洛哌丁胺可以缩短腹泻的持续时间。另一项随机对照试验发现，与安慰剂比较，洛哌丁胺对腹泻的持续时间无显著影响。我们没有发现充足的证据评估应用该药后发生药物不良反应的风险。

◆ **经鼻胃管补液（与静脉补液一样有效）**　在美国进行的 2 项随机对照试验比较了经鼻胃管补液与静脉补液的差别，得出了不同的结论。在伴中度脱水的腹泻患儿中进行的一项小规模的随机对照试验发现，有限的证据表明，与静脉补液相比，经鼻胃管补液可以缩短腹泻病程，缩短住院时间。另一项较大规模的随机对照试验发现，静脉补液与经鼻胃管补液的患儿大便排出量没有显著性差异，但是，静脉补液患儿的体重增长百分比更大。与经鼻胃管补液相比，静脉补液需要更多的重复置管操作。

◆ **清水（口服补液盐以外的其他无张力液体）**　我们没有发现系统综述或随机对照试验比较清水（水，含碳酸饮料与半透明果汁）与口服补液盐在急性胃肠炎中的治疗作用。

定义　急性胃肠炎由胃肠道的感染引起，常见的为病毒感染。临床特征为急性发病的腹泻，伴或不伴呕吐、恶心、发热与腹痛[1]。在儿童中，上述症状与体征不具有疾病特异性[2]。腹泻定义为不成形稀便次数增多[3]。无论病因是什么，急性胃肠炎治疗的主要措施是提供足够的液体以预防和治疗脱水。在本章中，我们比较不同治疗措施的利弊，但不涉及腹泻的病因。

发病率／患病率 急性胃肠炎在世界范围内广泛发生。全世界每年约有 300 万至 500 万 5 岁以下的儿童发生急性胃肠炎[4]。在英国 5 岁以下的儿童中，急性胃肠炎占全科医生咨询门诊的 204/1000[5]。在英国，5 岁以内儿童每年由于急性胃肠炎住院的比率为 7/1000，而在美国为 13/1000[6]。在澳大利亚，急性胃肠炎患儿占 15 岁以内所有住院儿童的 6%[7]。

病因／危险因素 在发达国家，急性胃肠炎主要由病毒感染引起（87%）。其中，轮状病毒感染最常见[8-11]；其次主要是细菌感染，主要有弯曲杆菌、沙门菌、志贺菌与大肠埃希菌。在发展中国家，尽管轮状病毒感染也是导致急性胃肠炎的主要病因，细菌感染导致的急性胃肠炎却更常见。

预后 急性胃肠炎通常为自限性病程，但是，如果不治疗，继发的水、电解质紊乱可以导致疾病甚至死亡。在亚洲（不包括中国）、非洲与拉丁美洲，急性胃肠炎每年导致 400 万 5 岁以内的儿童死亡。其中，超过 80% 的死亡发生于 2 岁以内的儿童中[12]。在发达国家，虽然死亡不常见，但是，继发于急性胃肠炎的脱水却是导致死亡和住院治疗的重要原因[6, 7, 13]。

治疗目的 缩短腹泻持续时间，减少大便排出量，缩短住院时间；预防和治疗脱水；促进补液后的体重增长；预防乳糖不耐受伴随的持续腹泻。

结局 大便总量，腹泻持续时间（从发病到腹泻完全停止的时间），口服补液治疗的失败率（在个别随机对照试验中定义），补液后的体重增长，住院时间与死亡率。

方法 采用《临床证据》2004 年 8 月的文献检索和评价方案。

问题 急性胃肠炎治疗的效果如何？

治疗选择 1 清水（口服补液盐以外的其他无张力液体）

我们没有发现系统综述或随机对照试验比较清水（水、碳酸饮料与半透明果汁）与口服补液盐在急性胃肠炎中的治疗作用。

益处 我们没有发现有关比较清水与口服补液盐的系统综述或随机对照试验（见下面的评论）。

害处 我们没有发现相关的随机对照试验。

评论 在本章中，口服补液盐定义为葡萄糖加电解质或以电解质溶液为基础的食物（如大米）。果汁与碳酸饮料中钠离子与钾离子较少，通常含有较多的糖分，而后者可以加重腹泻。

治疗选择 2 口服补液

一篇系统综述与在发达国家中对轻至中度脱水的腹泻患儿进行的 2 项随机对照试验的结果表明，口服补液与静脉补液对于腹泻的病程、住院时间及出院时的体重增长方面的影响无显著差异。对于在急诊室接受治疗的伴轻至中度脱水的腹泻患儿的一项小规模的随机对照试验表明，口服补液可以缩短住院时间。但是，与静脉补液相比，口服补液并没有显著降低住院率。对发展中国家伴重度脱水的腹泻患儿的一项随机对照试验表明，与静脉补液相比，口服补液可以缩短腹泻病程，增加出院时体重，且不良反应更少。

益处 **轻至中度脱水**：有一篇系统综述[14]（检索时间为 1993 年，4 项随机对照试验[15-18]，发达国家 223 名患急性胃肠炎住院的儿童，多数伴有轻至中度脱水）和 2 项附加的随机对照试验[19, 20]及一项后续的随机对照试验，比较了口服补液与静脉补液的区别（见表 1）。综述及附加的随机对照试验认为，在腹泻的病程、住院时间与出院时的体重增长方面，口服补液与静脉补液没有显著性差异。如果口服补液疗效不佳，则需要静脉补液。静脉补液被认为是口服补液失败时的治疗选择。但是，没有记录静脉补液的失败率。后续的随机对照试验中（在急诊室接受治疗的 34 名儿童中进行的）没有关于腹泻病程、住院时间及体重增长的报告[21]。但是，在此研究中发现，与静脉补液相比，口服补液可以显著缩短呆在急诊室的时间，但对收住院率的影响，两者并无显著性差异（呆在急诊室的时间：口服补液 225 分钟 vs 静脉补液 358 分钟；$P<0.01$。收住院率：口服补液 11% vs 静脉补液 25%，$P=0.2$）。**重度脱水**：我们未见相关的系统综述。我们发现一项随机对照试验（伊朗，在患急性胃肠炎伴重度脱水的 470 儿童中进行），比较了口服补液与静脉补液的区别（见表 1）[22]。研究发现，与静脉补液相比，口服补液可以显著缩短腹泻的病程，增加出院时的体重（口服补液平均病程 4.8 天 vs 静脉补液的平均病程 5.5 天，相差 0.7 天，$P<0.01$；口服补液后出院时体重较入院时增加 9% vs 静脉补液后体重增加 7%，$P<0.001$）。口服补液失败（定义为需要转换为静脉补液）发生率 1/236（0.4%，可信区间未报道）。口服补液与静脉补液的死亡率没有显著性差异（口服补液 2/236[1%] vs 静脉补液 5/234[2%]，RR 0.40，95%CI 0.08～2.02）。死亡原因没有报道。

害处 **轻至中度脱水**：在系统综述中未见不良反应报道[14]。另一项随机对照试验（100 名阿富汗儿童）报道，接受静脉补液的 50 名儿童中有 9 名发生发热与肌僵直（18%），而接受口服补液的儿童中无上述并发症发生[19]。**重度脱水**：在伊朗儿童中进行的随机对照试验发现，在开始补液治疗的 6 小时内，接受静脉补液的儿童的呕吐发生率（70/234[30%]）显著高于接受口服补液儿童的呕吐发生率（47/234[20%]，RR 0.64，95%CI 0.46～0.89)[22]，眶周水肿或腹胀的发生率在两组间无显著性差异（眶周水肿：RR 0.99, 95%CI 0.25～3.92；腹胀：RR 8.90, 95%CI 0.48～164）。注射部位发生需要抗生素治疗的静脉炎的几率为5/234（2%）。对此随机对照试验中发生高钠血症的58例儿童的亚组分析发现，与静脉补液相比，口服补液过程中惊厥较少发生，虽然差异未达显著性（口服补液者惊厥的发生率2/34[6%]，静脉补液者惊厥发生率6/24[25%]，RR 0.23, 95%CI 0.05～1.07)[22]。

评论 由于报道不够详细，难以对随机对照试验的质量进行评估。1项随机对照试验中采用了分组隐匿方法[19]，2项随机对照试验采用了随机化方法[19, 21]。由于干预措施的属性，应用盲法分析试验结果是不可能的。所有随机对照试验都采用维持原随机分组分析。在急诊室儿童中进行的随机对照试验，由于数量较小，可能缺乏检出临床重要作用的把握度。

治疗选择 3　经鼻胃管补液

在美国进行的2项随机对照试验比较了经鼻胃管补液与静脉补液的差别，得出了不同的结论。在伴中度脱水的腹泻患儿中进行的一项小规模的随机对照试验发现，有限的证据表明，与静脉补液相比，经鼻胃管补液可以缩短腹泻病程，缩短住院时间。另一项大规模的随机对照试验发现，静脉补液与经鼻胃管补液的患儿的大便排出量没有显著性差异，但是，静脉补液患儿的体重增长百分比更大。与经鼻胃管补液相比，静脉补液需要更多的重复置管操作。

益处 与静脉补液相比：我们没有见到有关的系统综述，发现2项在美国胃肠炎患儿中进行的随机对照试验[23, 24]。在第一项小规模（24名伴中度脱水的胃肠炎患儿，年龄2～24个月）的随机对照试验中发现，与静脉补液相比，经鼻胃管补液可以显著缩短腹泻病程和住院时间（收住院后腹泻的时间：经鼻胃管补液患儿为23.3小时，静脉补液患儿为43.9小时，$P<0.05$；住院时间：经鼻胃管补液患儿为1.8天，静脉补液患儿为2.8天，$P<0.05$)[23]。经鼻胃管补液组的12名患儿中有一名因经鼻胃管补液不能纠正脱水状态而需要静脉补液。第二项随机对照试验（96名伴中度脱水的胃肠炎患儿，年龄3～36个月）发现，与经鼻胃管补液相比，静脉补液显著增加患儿体重增长的百分比，但体重增长的绝对数值没有显著性差异（体重增长的百分比：经鼻胃管补液患儿为2.21%，静脉补液患儿为3.58%，$P=0.007$；体重增长的绝对数值：经鼻胃管补液患儿为220g，静脉补液患儿为350g，P值没有报道)[24]。两组间的大便排出量没有显著性差异（没有资料报道）。48例患儿中有1例（2%）经鼻胃管补液失败。

害处 第一项随机对照试验发现，与静脉补液相比，经鼻胃管补液的并发症更少[23]。静脉补液最常见的并发症是穿刺部位的渗漏（患儿平均需要1.9个静脉输液管）。第二项随机对照试验发现，经鼻胃管补液的46例患儿中有2例（4.3%）需要重复置管，而在44例静脉补液的患儿中有13例（61.4%）需要重复静脉置管。有关治疗的其他并发症没有报道。

评论 由于报道的质量较差，难以对随机对照试验的质量进行评估[23, 24]。2项随机对照试验中均未见有关分组隐匿方法或盲法结果分析的报道。一项随机对照试验未采用维持原随机分组分析[24]。经鼻胃管补液安全有效且失败率低。虽然样本数量有限，在一项随机对照试验中，还是从统计学和临床方面显示出了经鼻胃管补液的优越性[23]。较大规模的随机对照试验并没有发现在小规模随机对照试验中所显示的结果（有关腹泻病程与住院时间)[24]。难以解释静脉补液对体重增加的有益作用，提示与经鼻胃管补液相比，静脉补液可以更快纠正脱水。

治疗选择 4　洛哌丁胺

2项随机对照试验发现，与安慰剂相比，在伴轻至中度脱水的腹泻患儿中，洛哌丁胺可以缩短腹泻的持续时间。另一项随机对照试验发现，与安慰剂比较，洛哌丁胺对腹泻的持续时间无显著影响。我们没有发现充足的证据评估应用该药后发生不良反应的风险。

益处 我们没有发现有关洛哌丁胺的系统综述。我们发现5项在急性胃肠炎患儿中进行的随机对照试验（共701名儿童，多数伴随轻至中度脱水）（见表2)[25-30]。在评估腹泻病程的3项随机对照试验中，2项随机对照试验[25, 27]发现洛哌丁胺与安慰剂相比可以显著缩短腹泻的持续时间（在包括315名儿童的最大的随机对照试验中，洛哌丁胺组24小时内发生腹泻的风险为36/100[36%]，安慰剂组为112/203[55%]，RR 0.83, 95%CI 0.73～0.94)[25]。另一项随机对照试验发现两组间无显著性差异[26]。其他试验结果见表2。

害处 4项随机对照试验报道，未见洛哌丁胺不良反应[25-27, 29]。1项随机对照试验发现，与服用安慰剂的患儿相比，服用洛哌丁胺患儿中轻度腹胀、睡眠过多、嗜睡的发生率显著增加（服用洛哌丁胺0.8mg/kg组发生率为3/16[19%]；服用洛哌丁胺0.4mg/kg组发生率为1/18[6%]；服用安慰剂组发生率为0/18[0%]；洛哌丁胺与安慰剂相比的RR 4.90, 95%CI 0.28～86.00）。一位患儿由于不良反应退出试验[28]。我们发现有一个基于指南的证据，证实有病例研究报道嗜睡、肠梗阻、呼吸抑制及昏迷不良反应的发生，尤其在婴儿中[2]。

评论 我们未发现有足够的证据精确评价儿童应用洛哌丁胺发生不良反应的风险。

治疗选择 5　免乳糖食物

1篇系统综述与随后的5项随机对照试验中的3项发现，与摄食含乳糖食物相比，有限的证据表明，无乳糖食物可以缩短伴轻至中度脱水腹泻患儿的病程。另2项随机对照试验则发现，食物含不含乳糖对腹泻的病程没有影响。

益处 关于喂食含乳糖食物与不含乳糖食物的比较，我们发现一篇系统综述（检索时间没有报道，13项随机对照试验，873名伴轻至重度脱水的儿童）[30]及5项后续的随机对照试验[31-35]（见表3）。这篇综述的价值因所使用方法存在缺陷而有所减小（见后面的评论）。文章发现，与无乳糖食物相比，含乳糖食物显著增加治疗的"失败率"（含乳糖食物组为89/399[22%]，无乳糖食物组为56/474[12%]，RR 2.1，95%CI 1.6～2.7）。治疗失败的定义在不同随机对照试验之间存在差异，包括腹泻的程度加剧或腹泻时间延长或重新出现脱水状态。文章发现，与含乳糖食物相比，无乳糖食物可以显著缩短腹泻的平均病程（9项随机对照试验，826名接受口服补液治疗的无脱水或伴轻度脱水的腹泻患儿，食用含乳糖食物组腹泻的平均病程为92小时，无乳糖食物组腹泻的平均病程为88小时，SMD 0.2，$P=0.001$）。当包括食用其他固体食物儿童在内的3项随机对照试验被排除后，文章发现，与含乳糖食物相比，无乳糖食物可以显著缩短腹泻的病程（6项随机对照试验，604名患儿，食用含乳糖食物组腹泻的平均病程为95小时，无乳糖食物组腹泻的平均病程为82小时，SMD 0.3，$P<0.001$）。与食用含乳糖食物的儿童相比，接受无乳糖食物的儿童的大便次数显著减少（4项随机对照试验，387名患儿，食用含乳糖食物组患儿大便为4次/日，无乳糖食物组患儿大便为3.5次/日，SMD 0.3，$P<0.004$）。接受含乳糖食物患儿的大便总量更多一些（4项随机对照试验，209名患儿，SMD 0.4，$P=0.002$）。由于试验之间存在显著异质性及在2项试验中应用了固体食物，因此，不能评估在治疗过程中体重增加的多少。在后续的5项随机对照试验中[31-35]，有3项试验发现，与含乳糖食物相比，无乳糖食物可以显著缩短腹泻病程（见表3）[31, 34, 35]。另2项随机对照试验则发现，食物含不含乳糖对腹泻的病程没有影响[32, 33]。其他结果见表3。

害处 一项评估无乳糖食物不良反应的随机对照试验发现，在治疗组与对照组均未见不良反应发生[33]。

评论 尽管系统综述中陈述了随机对照试验的入组与排除标准，但这仅限于已经发表的研究，对决定随机对照试验质量的方法则未加报道[28]。不同研究之间存在的明显的异质性限制了Meta分析的可靠性。就腹泻病程而言，无乳糖食物优于含乳糖食物。其他结果之间的差异，尽管具有统计学的显著性意义，但无重要临床意义。

词汇表

乳糖不耐受（lactose intolerance）：急性胃肠炎过后的一个短时期内，由于粘膜的破坏和乳糖酶的暂时缺乏导致的乳糖吸收不良。

参考文献

1. Armon K, Elliott EJ. Acute gastroenteritis. In: Moyer VA, Elliott EJ, Davis RL, eds. *Evidence based pediatrics and child health, 2nd edition.* London: BMJ Books, 2004;377–392.
2. American Academy of Pediatrics (APP). Practice parameter: the management of acute gastroenteritis in young children. American Academy of Pediatrics, Provisional Committee on Quality Improvement, Subcommittee on Acute Gastroenteritis. *Pediatrics* 1996;97:424–435.
3. Critchley M. *Butterworths medical dictionary, second edition.* London: Butterworths, 1986.
4. OPCS. *Mid-1993 population estimates for England and Wales.* London: HMSO, 1994.
5. OPCS. *Morbidity statistics from general practice. Fourth national study, 1991–1992.* London: HMSO, 1993.
6. Glass RI, Lew JF, Gangarosa RE, et al. Estimates of morbidity and mortality rates for diarrheal diseases in American children. *J Pediatr* 1991;118:S27–S33.
7. Elliott EJ, Backhouse JA, Leach JW. Pre-admission management of acute gastroenteritis. *J Paediatr Child Health* 1996;32:18–21.
8. Conway SP, Phillips RR, Panday S. Admission to hospital with gastroenteritis. *Arch Dis Child* 1990;65:579–584.
9. Finkelstein JA, Schwartz JS, Torrey S, et al. Common clinical features as predictors of bacterial diarrhea in infants. *Am J Emerg Med* 1989;7:469–473.
10. DeWitt TG, Humphrey KF, McCarthy P. Clinical predictors of acute bacterial diarrhea in young children. *Pediatrics* 1985;76:551–556.
11. Ferson MJ. Hospitalisations for rotavirus gastroenteritis among children under five years of age in New South Wales. *Med J Aust* 1996; 164:273–276.
12. Anonymous. *A manual for the treatment of diarrhoea. Programme for the control of diarrhoeal diseases.* Geneva: WHO, 1990.
13. Conway SP, Phillips RR, Panday S. Admission to hospital with gastroenteritis. *Arch Dis Child* 1990;65:579–584.
14. Gavin N, Merrick N, Davidson B. Efficacy of glucose-based oral rehydration therapy. *Pediatrics* 1996;98:45–51. Search date 1993; primary sources Medline and experts and organisations involved in diarrhoea treatment contacted.
15. Santosham M, Daum RS, Dillman L, et al. Oral rehydration therapy of infantile diarrhea: a controlled study of well-nourished children hospitalized in the United States and Panama. *N Engl J Med* 1982;306:1070–1076.
16. Listernick R, Zieserl E, Davis AT. Outpatient oral rehydration in the United States. *Am J Dis Child* 1986;140:211–215.
17. Tamer AM, Friedman LB, Maxwell SR, et al. Oral rehydration of infants in a large urban US medical center. *J Pediatr* 1985;107:14–19.
18. Issenman RM, Leung AK. Oral and intravenous rehydration of children. *Can Fam Physician* 1993;39:2129–2136.
19. Singh M, Mahmoodi A, Arya LS, et al. Controlled trial of oral versus intravenous rehydration in the management of acute gastroenteritis. *Indian J Med Res* 1982;75:691–693.
20. Martin de Pumarejo M, Lugo CE, Alvarez-Ruiz JR, et al. Oral rehydration: experience in the management of patients with acute gastroenteritis in the emergency room at the Dr. Antonio Ortiz pediatric hospital. *Bol Assoc Med PR* 1990;82:227–233.
21. Atherly-John YC, Cunningham SJ, Crain EF. A randomized trial of oral vs intravenous rehydration in a pediatric emergency department. *Arch Pediatr Adolesc Med* 2002;156:1240–1243.
22. Sharifi J, Ghavami F, Nowrouzi Z, et al. Oral versus intravenous rehydration therapy in severe gastroenteritis. *Arch Dis Child* 1985;60:856–

23. Gremse DA. Effectiveness of nasogastric rehydration in hospitalized children with acute diarrhoea. *J Paediatr Gastroenterol Nutr* 1995;21;145–148.
24. Nager AL, Wang VJ. Comparison of nasogastric and intravenous methods of rehydration in pediatric patients with acute dehydration. *Pediatrics* 2002;109:566–572.
25. Diarrhoeal Diseases Study Group (UK). Loperamide in acute diarrhoea in childhood: results of a double blind, placebo controlled multicentre clinical trial. *BMJ Clin Res Ed* 1984;289:1263–1267.
26. Owens JR, Broadhead R, Hendrickse RG, et al. Loperamide in the treatment of acute gastroenteritis in early childhood. Report of a two centre, double-blind, controlled clinical trial. *Ann Trop Paediatr* 1981;1:135–141.
27. Kassem AS, Madkour AA, Massoud BZ, et al. Loperamide in acute childhood diarrhoea: a double blind controlled trial. *J Diarrhoeal Dis Res* 1983;1:10–16.
28. Karrar ZA, Abdulla MA, Moody JB, et al. Loperamide in acute diarrhoea in childhood: results of a double blind, placebo controlled clinical trial. *Ann Trop Paediatr* 1987;7:122–127.
29. Bowie MD, Hill ID, Mann MD. Loperamide for treatment of acute diarrhoea in infants and young children. A double-blind placebo-controlled trial. *S Afr Med J* 1995;85:885–887.
30. Brown KH, Peerson JM, Fontaine O. Use of nonhuman milks in the dietary management of young children with acute diarrhea: a meta-analysis of clinical trials. *Pediatrics* 1994;93:17–27. Search date not reported; primary sources Medline, hand searches of reference lists, and contact with researchers.
31. Allen UD, McLeod K, Wang EE. Cow's milk versus soy-based formula in mild and moderate diarrhea: a randomized, controlled trial. *Acta Paediatr* 1994;83:183–187.
32. Clemente YF, Tapia CC, Comino AL, et al. Lactose-free formula versus adapted formula in acute infantile diarrhea. *An Esp Pediatr* 1993;39:309–312.
33. Lozano JM, Cespedes JA. Lactose vs. lactose free regimen in children with acute diarrhoea: a randomized controlled trial. *Arch Latinoam Nutr* 1994;44:6–11.
34. Fayad IM, Hashem M, Husseine A, et al. Comparison of soy-based formulas with lactose and with sucrose in the treatment of acute diarrhoea in infants. *Arch Pediatr Adolesc Med* 1999;153:675–680.
35. Wall CR, Webster J, Quirk P, et al. The nutritional management of acute diarrhea in young infants: effect of carbohydrate ingested. *J Pediatr Gastroenterol Nutr* 1994;19:170–174.

原作者

Jacqueline Dalby-Payne

Consultant Paediatrian

The Children's Hospital at Westmead

Sydney

Australia

Elizabeth Elliott

Associate Professor

Discipline of Paediatrics and Child Health

University of Sydney

Consultant Paediatician

The Children's Hospital at Westmead

Sydney

Austraila

利益冲突：没有声明。

表1 口服与静脉补液在轻至中度[15-21]及重度[22]脱水腹泻患儿中的比较（见正文）

干预（除非另有说明，盐水浓度以百分比表示）	参加者(年龄)	腹泻持续时间（天）	住院时间（天）	体重增加	大便量（ml/kg体重）	口服补液失败（定义为需要转换为静脉补液）*
口服补液与静脉补液在轻至中度脱水患儿中的比较						
口服补液（90，50）与静脉注射比较[15]	患急性腹泻的52名美国儿童与94名巴拿马儿童（3~24个月）	无显著差异	无报道	无显著差异	美国：口服补液盐（90）与静脉补液比较（无显著差异）；口服补液盐（50）与静脉补液比较（193 vs 112，P<0.02）。巴拿马：口服补液盐（90）与静脉补液比较（90 vs 168，P<0.001）；口服补液盐（50）与静脉补液比较（无显著差异）	1/98(1%)
口服补液（60）与静脉注射比较[16]	患急性腹泻的29名儿童（3~24个月）	无报道	无报道	无显著差异	无报道	2/15（13%）
口服补液（75，50）与静脉注射比较[17]	患急性腹泻的100名儿童（3~33个月）	无报道	无显著差异	无显著差异	无报道	3/50(6%)
口服补液（45，74）与静脉注射比较[18]	患急性腹泻的42名儿童（6~31个月）	无报道	无报道	无显著差异	无报道	4/22(18%)
口服补液（3.5g/L）与静脉注射比较[19]	患急性腹泻的100名儿童（平均年龄11岁）	无显著差异	无报道	无显著差异	无报道	无报道
口服补液（75）与静脉注射比较[20]	患急性腹泻的31名儿童（平均年龄4~5岁）	无显著差异	无报道	无显著差异	无报道	无报道
口服补液（未报道）与静脉注射比较[21]	患急性腹泻的34名儿童（3个月~17岁）	无报道	无报道	无报道	无报道	3/18(17%)
口服补液与静脉补液在重度脱水患儿中的比较						
口服补液（80，40）与静脉注射比较[22]	患急性腹泻的470名儿童（1~18个月）	口服补液组短于静脉补液组（4.8 vs 5.5；P<0.01）	无报道	口服补液组多于静脉补液组（8.9% vs 7.3%；P<0.001）	无报道	1/236(0.4%)

*虽然此项结果反映的是口服补液的失败情况，但不是两者比较的结果，因为没有报道静脉补液效果不佳的儿童数目。

表2 洛哌丁胺在轻至中度脱水腹泻患儿中的作用：以安慰剂作对照的随机对照试验结果[25-29]

干预[洛哌丁胺剂量 mg/(kg·d)]	参加者(年龄)	腹泻持续时间（天）	住院时间（天）	体重增加	大便量
洛哌丁胺（0.4，0.8）与安慰剂比较[25]	患急性腹泻伴轻至中度脱水的315名儿童（3个月~3岁）	洛哌丁胺组短于安慰剂组；腹泻持续24小时的风险比较；RR 0.83，95%CI 0.73~0.94	无显著差异	洛哌丁胺组多于安慰剂组；病程第3天儿童体重增加量：洛哌丁胺0.8mg组 vs 0.4mg组 vs 安慰剂组：58% vs 51% vs 36%	无报道
洛哌丁胺（0.2）与安慰剂比较[26]	患急性腹泻的50名儿童（1~4岁）	无显著差异	无显著差异	无显著差异	无报道
洛哌丁胺（0.2）与安慰剂比较[27]	患急性腹泻伴轻至中度脱水的100名儿童（小于2岁）	洛哌丁胺组短于安慰剂组(59.1小时 vs 81.1小时)；$P<0.05$	无报道	无显著差异	无显著差异
洛哌丁胺（0.4，0.8）与安慰剂比较[28]	患急性腹泻的53名儿童（3个月~3岁）	无报道	无报道	洛哌丁胺组多于安慰剂组；病程第3天儿童体重增加量：洛哌丁胺0.8mg组 vs 0.4mg组 vs 安慰剂组分别为：88% vs 50% vs 39%；RR0.53，95%CI 0.29~0.97	无报道
洛哌丁胺（0.8）与安慰剂比较[29]	患急性胃肠炎伴轻至中度脱水的185名儿童（3~18个月）	无报道	无显著差异	无报道	无报道

表3 含乳糖食物与无乳糖食物在轻至重度脱水腹泻患儿中的作用：后续的随机对照试验结果[31-34]

干预	参加者(年龄)	腹泻持续时间	体重增加	大便量（ml/kg体重）	治疗失败
牛奶与配方豆奶粉比较[31]	患急性腹泻伴轻至中度脱水的76名儿童（2~12个月）	含乳糖食物组长于无乳糖食物组；(6.6天 vs 4.5天)，$P<0.01$	无显著差异	无报道	无显著差异
含乳糖与无乳糖配方奶比较[32]	患急性腹泻的60名儿童（小于1岁）	无显著差异	无显著差异	无报道	无报道
含乳糖与无乳糖配方奶比较[33]	患急性腹泻伴轻至中度脱水的52名儿童（1~24个月）	无显著差异	无显著差异	无报道	无报道
含乳糖的配方豆奶粉与含蔗糖的配方豆奶粉比较[34]	患急性腹泻的200名男婴（3~18个月）	含乳糖食物组长于无乳糖食物组：39小时 vs 23小时，$P<0.001$	无显著差异	含乳糖食物组多于无乳糖食物组；平均164（95%CI 131~208）vs 69（95%CI 55~87），$P<0.001$	无显著差异
无乳糖 vs 低乳糖 vs 含乳糖配方奶[35]	患急性胃肠炎的91名儿童（小于24个月）	含乳糖食物组长于无乳糖食物组：38小时 vs 25小时，$P<0.03$	含乳糖食物组少于无乳糖食物组；7.48kg vs 7.84kg，$P<0.05$	无报道	无报道

儿童胃食管反流

检索时间：2004年7月
原作者：Yadlapalli Kumar, Rajini Sarvananthan　齐建光 译　杜军保 校　桂永浩 审

问 题

有症状的胃食管反流的治疗效果如何？

治疗措施及其效果

对症治疗

很可能有效
给婴儿喂稠厚的食物
海藻酸钠

益害相当
体位喂养（左侧卧位或者俯卧位）

效果不明
多潘立酮
H_2 拮抗剂
甲氧氯普胺
质子泵抑制剂
外科手术

见词汇表 G

主要信息

对症治疗

◆ **给婴儿喂稠厚的食物**：一篇关于稠厚食物喂养的系统综述中没有针对新生儿的随机对照试验。一项对于14～120天的婴儿进行的随机对照试验发现，预先使用稠厚的婴儿配方奶在1周内减少了反流、窒息和咳嗽的发生，而且没有导致便秘。一项对于3个月到5个月的婴儿进行的随机对照试验发现，与标准婴儿配方相比，以角豆胶制作的稠厚婴儿配方减少了反流的发生。一项对于1周到16周的婴儿进行的小样本随机对照试验发现，角豆胶面粉和安慰剂在治疗1周后没有发现明显差异，但是这项试验可能没有足够的把握度发现临床上重要的差异。

◆ **海藻酸钠**：两项对于婴儿和2岁以下儿童进行的随机对照试验发现，与安慰剂相比，海藻酸钠在应用8～14天后降低了反流发生的频率。第3项对于17岁以下儿童进行的小规模的随机对照试验发现，海藻酸钠与多潘立酮以及安慰剂相比，在治疗效果上没有显著差异。海藻酸钠中钠含量高，这对于早产儿可能不合适。

◆ **体位喂养（左侧卧位或者俯卧位）**：3项对于6个月以下儿童进行的交叉随机对照试验发现的有限证据证明，与仰卧位或者右侧卧位相比，左侧卧位或者俯卧位能够改善食管pH值。而与仰卧位相比，俯卧位和左侧卧位发生婴儿猝死综合征的危险性可能更高。

◆ **多潘立酮**：一项小样本的随机对照试验提供的关于应用多潘立酮治疗胃食管反流儿童疗效的证据不足。

◆ **H_2 拮抗剂**：两项小样本的随机对照试验提供的关于应用 H_2 拮抗剂治疗胃食管反流儿童疗效的证据不足。

◆ **甲氧氯普胺**：从三项小样本的随机对照试验中，我们发现与安慰剂或者其他治疗相比，甲氧氯普胺的临床疗效证据不足。

◆ **质子泵抑制剂**：一项对于3个月到12个月的婴儿进行的小样本随机对照试验发现，奥美拉唑改善了食管pH值。但是，这个结果的临床意义尚不清楚。

◆ **外科手术**：我们没有发现有关外科手术在儿童胃食管反流中的作用的随机对照试验。

定义　胃食管反流是由于食管括约肌下段暂时或者慢性松弛，导致胃内容物被动转移到食管[1]。一个对于69例在三级转诊中心就诊的胃食管反流儿童（中位数年龄16个月）进行的调查发现，主要症状包括反复呕吐（72%）、上腹部和腹部疼痛（36%）、喂食困难（29%）、发育停滞（28%）和易激惹（19%）[2]。但是，对于更小的儿童或者在初级医疗中心就诊的儿童（占大部分病例），结果可能不同。90%以上的胃食管反流儿童在出生后的前6周一直有呕吐[1]。

发病率/患病率 如果胃食管反流频繁发生、持续存在或者伴随其他症状，如哭闹加重、反胃造成的不适和频繁弓背，则被认为有问题[1,3]。一个对在19个初级医疗儿科中心就诊的948例婴儿进行的横断面研究发现，在出生3个月以内的婴儿中，51%每天至少会有1次反流发作。"有问题的"反流在儿童中的发生率要低许多（有问题的反流发生率14% vs 每天至少发作一次的反流发生率51%；$P<0.001$）[3]。6个月婴儿中23%反流"有问题"[3]。

病因/危险因素 胃食管反流的危险因素包括：食管下段括约肌发育不成熟，括约肌的慢性松弛，腹压增加，胃潴留，食管裂孔疝和食管运动失调[1]。伴随神经发育障碍或者先天食管畸形的早产婴儿和儿童尤其具有高危因素[1]。

预后 反流被认为是良性的，大部分病例在12个月到18个月时自然缓解[4]。一个包括948例患儿的横断面研究报告，四次以及四次以上反流发作的高峰年龄是5月龄（23%），到7月龄时降至7%（$P<0.001$）。一个队列试验发现，在2岁以内（2岁以内溢奶天数≥90天）经常溢奶 ⓖ 的婴儿，与不溢奶的婴儿相比，到9岁时更容易出现胃食管反流的症状（RR 2.3, 95%CI 1.3～4.0）[5]。"有问题"反流的发生率也从6月龄时的23%降到了10～12月龄时的3.25%[3]。胃食管反流少见的并发症有：伴随呕血和贫血的食管炎、呼吸系统异常（如咳嗽、呼吸暂停和反复喘息发作）和生长发育停滞[1]。一项小样本的比较试验（40例儿童）提示，与健康儿童相比，胃食管反流的儿童学会进食技能较慢，而且具有影响行为、吞咽、摄食和母婴间交流的问题[6]。

治疗目的 缓解症状，维持正常生长发育，防止食管炎等并发症的发生，将治疗的不良反应减至最少。

结局 临床情况（也就是呕吐和反流症状的改善）；生长发育情况；父母的痛苦；并发症的发生率（如食管炎）。反流指数，即测量食管内存在低pH值（常常<pH 4）的时间的百分比，是在随机对照试验中常常应用的代用结局指标。对于这些结果数据的临床解释是有问题的。我们仅仅在得不到临床结局资料的情况下报告反流指数。

方法 采用《临床证据》2004年7月的文献检索和评价方案。作者们也检索了Cinahl以查阅有关发病率和患病率的资料。此外，试验资料对于治疗组是否进行母乳喂养还是停止母乳喂养，大多没有进行讨论。是否同时进行母乳喂养可能会混淆试验结果。

问 题 有症状的胃食管反流的治疗效果如何？

治疗选择1　婴儿不同的睡眠姿势

3项对于6个月以下儿童进行的交叉随机对照试验发现的有限证据证明，与仰卧位或者右侧卧位相比，左侧卧位或者俯卧位能够改善食管pH值。而与仰卧位相比，俯卧位和左侧卧位发生婴儿猝死综合征的危险性可能更高。

益处 我们没有发现关于体位对于临床症状作用的系统综述或随机对照试验，但是发现了3项小样本的关于体位对于食管pH值如反流指数作用的交叉随机对照试验[7-9]。第一项随机对照试验（交叉设计，24个婴儿，年龄<5个月）评价了4种睡眠体位（仰卧，俯卧，左侧卧位和右侧卧位），共48小时。第一个24小时婴儿保持水平，另外的24小时婴儿头部被抬高[7]。结果发现48小时内，与仰卧位和右侧卧位相比，俯卧位和左侧卧位的反流指数明显改善（反流指数的差异：有利于俯卧位和左侧卧位$P<0.001$）。而水平位与头抬高相比，反流指数无明显差异。第二项随机对照试验（交叉，15个婴儿，年龄<6个月）中，给婴儿喂苹果汁后，轮流将婴儿放置俯卧位（在固定用具上头抬高）2小时和放置仰卧位（在婴儿坐椅上头和躯干抬高60°）2小时[8]。结果发现72小时后，与仰卧位相比，俯卧位明显改善了反流（反流指数减低，$P<0.001$）。第3项随机对照试验（交叉设计，18个婴儿，孕周<37周，年龄>7天）将俯卧位与左侧卧位和右侧卧位进行了比较，试验进行了24小时。结果发现，与右侧卧位相比，俯卧位和左侧卧位明显降低了反流的严重程度（降低反流指数：$P<0.01$；降低反流发生的次数：$P<0.001$；降低反流发生的最长持续时间：$P<0.001$）[9]。

害处 这些随机对照试验没有给出与不良反应相关的信息（见下面评论）[7-9]。

评论 所有3项随机对照试验对于反流指数这一代用结果指标进行了测量，很难对观察到的改变的临床重要性进行解释[7-9]。对这些随机对照试验结果的解释需要谨慎，因为食管pH值可以随时间而改变，这些结果没有在交叉前进行评价。俯卧位和左侧卧位发生婴儿猝死综合征的危险性增加（见婴儿猝死综合征中的俯卧位）。一个大样本的前瞻性队列研究发现，与仰卧位相比，左侧卧位增加了发生婴儿猝死综合征的危险性（2个月时：校正的OR 6.6, 95%CI 1.7～25.2）[10]。

治疗选择2　给婴儿喂稠厚的食物

一篇关于稠厚食物喂养的系统综述中没有针对新生儿的随机对照试验。一项对于14～120天的婴儿进行的随机对照试验发现，稠厚的婴儿配方奶在1周内减少了反流、窒息和咳嗽的发生，而且没有导致便秘。一项对于3～5个月婴儿进行的随机对照试验发现，与标准婴儿配方相比，以角豆胶制作的稠厚婴儿配方减少了反流的发生。一项对于1～16周婴儿进行的小样本随机对照试验发现，角豆胶面粉和稠厚安慰剂在治疗1周后没有显著性差异，但是这项试验可能没有足够的把握度发现临床上重要的差异。

益处 与安慰剂相比：我们检索到一篇系统综述（检索时间2001年，<28天的足月儿和校正孕周达44周的早产儿）[11]及一项原

先未收录的随机对照试验[12]和两项随后的随机对照试验[13, 14]。这篇综述没有提到结果仅针对新生儿[11]的随机对照试验,那项原先未收录的随机对照试验(20例婴儿,年龄1～16周,反流>5次/天,配方奶喂养,父母同意,俯卧位)比较了角豆胶面粉增稠食物和稠厚对照剂(Saint John's面包,没有纤维和多糖)[12]。结果发现角豆胶面粉和对照剂在治疗1周后的反流频率上没有显著性差异(平均反流评分:角豆胶面粉组 2.2 vs 安慰剂组 3.3,$P=0.14$)。第一项随后的随机对照试验(104例婴儿,年龄14～120天,反流≥5次/天)比较了稠厚的婴儿配方奶(Enfamil AR)和标准配方奶[13]。结果发现在喂养1周和5周后,与对照剂相比,稠厚的婴儿配方奶明显减少了反流发生的频率和反流量(降低反流频率:1周时,稠厚喂养降低34% vs 标准喂养降低22%,$P=0.045$;5周时,稠厚喂养降低38% vs 标准喂养降低24%,$P=0.036$。降低反流量:1周时,稠厚喂养降低4.5% vs 标准喂养降低3.4%,$P=0.035$;5周时,稠厚喂养降低4.6% vs 标准喂养降低3.4%,$P=0.05$)。结果显示在1周和5周时,稠厚喂养明显降低了窒息反流❻的百分比(1周时,稠厚喂养降低[从基线]27% vs 对照剂降低15%,$P=0.004$;5周稠厚配方喂养降低[从基线]更明显,$P=0.049$。没有报道其他数据)。第二项随后的随机对照试验(30例婴儿,年龄3～5月,反流≥3次/天,交叉设计)比较了两种含不同浓度角豆胶 [0.45g/100mL (HL-450)和0.35g/100mL (HL-350)]的不同稠度婴儿配方[14]。与对照配方奶(HL-00)相比,2种稠厚配方降低了反流次数中位数(反流发生次数中位数:HL-450组1.6 vs 对照组3.5,$P=0.0003$;反流发生次数中位数:HL-350组1.3 vs 对照组2.9,$P=0.021$)。两种稠度配方奶之间没有显著性差异[14]。在2周试验结束时,以HL-450配方奶喂养的母亲中81.3%希望继续这种稠厚喂养配方,以HL-350配方奶喂养的母亲中81.8%希望继续(见下述评论)。

害处 第一项随后的随机对照试验(104例婴儿)发现,在试验中断率方面稠厚喂养和对照剂之间无显著性差异(试验中断率:稠厚配方奶喂养13% vs 标准配方20%,未报告 P 值)[13]。不清楚中断标准配方奶喂养后以何种配方奶代替。第二项随后的随机对照试验中,没有婴儿出现与喂养相关的不良反应,虽然5/16(31%)母亲感到她们的孩子吸吮HL-450配方奶费力[14]。一项随机对照试验(24例儿童,年龄0～6月,患胃食管反流)评价了稠厚喂养对于咳嗽的作用。结果发现与等热量的非稠厚配方喂养相比,以干大米谷类稠厚配方喂养明显增加了咳嗽的发生(以次数/小时评价咳嗽:稠厚喂养 3.1 vs 非稠厚喂养 2.0,$P=0.034$)。

评论 那项原先未收录的随机对照试验反流评分改变的临床意义不明[12]。一项小样本的交叉随机对照试验(24例婴儿,年龄5～11个月)发现,与以米增稠的传统配方奶相比,角豆胶面粉在应用2周后明显减少了症状评分和父母记录的呕吐频率(症状评分的平均相对减轻:角豆胶面粉70% vs 以米增稠的传统配方奶49%,$P<0.01$;父母记录的呕吐频率,$P<0.05$)[16]。应谨慎对待这项交叉随机对照试验的结果,因为症状会随时间而改变,而且这些结果在交叉前未进行评估[16]。

治疗选择 3　海藻酸钠

两项对于婴儿和2岁以下儿童进行的随机对照试验发现,与安慰剂相比,海藻酸钠在应用8～14d后降低了反流发生的频率。第3项对于17岁以下儿童进行的小规模的随机对照试验发现,海藻酸钠与多潘立酮以及安慰剂相比,在治疗效果上没有显著性差异。海藻酸钠中钠含量高,这对于早产儿可能不合适。

益处 我们没有发现有关的系统综述,但是发现了3项随机对照试验[17-19]。第一项随机对照试验(90例年龄0～12个月的婴儿,在25个医疗机构全科诊室就诊)发现,与安慰剂相比,无铝藻酸盐在应用14天后减少了呕吐次数,延长了无症状天数(最初24小时中位数发作次数:藻酸盐组3.0次 vs 安慰剂组5.0次,$P=0.009$;至少10%的无症状天数:藻酸组31% vs 安慰剂组11%,$P=0.027$)[17]。第二项随机对照试验(20例儿童,平均年龄28个月)发现,与基础状况相比,海藻酸钠在24小时内减少了通过监测pH值确定的反流发生次数(发作次数:藻酸盐治疗后从基线的131.6次降至65.0次;安慰剂治疗后从基线的87次变为91次;治疗作用间的比较没有报道)[18]。第3项随机对照试验(30例儿童,年龄4个月～17岁),在餐前给予海藻酸钠、甲氧氯普胺或安慰剂,监测24小时后发现,三者对于反流发生频率(pH<4为发作)和反流指数的作用无显著性差异(报告为无显著性差异,没有提供进一步的数据)[19]。

害处 一项随机对照试验发现,无铝藻酸盐和安慰剂的不良反应无显著性差异[17]。另一项随机对照试验没有发现不良反应[18]。

评论 海藻酸钠中钠含量高,这对于早产儿可能不合适[20]。

治疗选择 4　多潘立酮

一项小样本的随机对照试验提供的关于应用多潘立酮治疗胃食管反流儿童疗效的证据不足。

益处 我们没有发现相关的系统综述,但是发现了一项小样本的随机对照试验[21]。这项随机对照试验(17例儿童,年龄5个月～11岁)通过评估父母每天的记录或者反流指数发现,以多潘立酮和安慰剂治疗4周后,两组在症状上(呕吐、溢奶、激惹、咳嗽和窒息)无显著性差异[21]。这个试验可能样本量太小,不足以发现临床上重要的差异。

害处 这项随机对照试验发现服用多潘立酮的儿童中有4例出现轻微的自限性腹泻,而服用安慰剂的儿童中有2例有类似情况[21]。

评论 无。

治疗选择 5　H₂拮抗剂

两项小样本的随机对照试验提供的关于应用 H₂ 拮抗剂治疗胃食管反流儿童疗效的证据不足。

益处　我们没有发现相关的系统综述，但是发现了 2 项小样本的随机对照试验[22, 23]。第一项随机对照试验（双盲，37 例儿童，年龄 1 个月~14 岁，胃食管反流合并食管炎，对 32 例进行了分析）发现，与安慰剂相比，西咪替丁每天 30~40 mg/kg 治疗 12 周，明显增加了临床改善儿童的比例（与基线相比临床指标评分改善的儿童的比例：西咪替丁组 67.4% vs 安慰剂组 29.6%，$P<0.01$）[22]。开发该临床评分是为了研究的目的，其结果的临床重要性尚不清楚。第二项随机对照试验（27 例儿童，年龄 3~14 岁，胃食管反流）比较了不同剂量西咪替丁的作用，但是仅报道了生理学结果（胃 pH 值，胃酸抑制）[23]。我们没有发现关于雷尼替丁在儿童中的作用的随机对照试验。

害处　这些随机对照试验没有发现不良反应[22, 23]。

评论　两项随机对照试验样本量小，提供的临床疗效的证据不足。西咪替丁曾被报道在一小部分人中可导致心动过缓[24]。雷尼替丁的非对照试验曾报道可致支气管痉挛、急性肌张力障碍反应、窦房结功能障碍、心动过缓和血管迷走反应[24]。

治疗选择 6　甲氧氯普胺

从三项小样本的随机对照试验中，我们发现与安慰剂或者其他治疗相比，甲氧氯普胺的临床疗效证据不足。

益处　我们没有检索到相关的系统综述，但是发现了 3 项随机对照试验[19, 25, 26]。第一项随机对照试验（交叉设计，30 例婴儿，年龄 1~9 个月，配方奶喂养）发现，与安慰剂相比，甲氧氯普胺（1mg/kg，每天 4 次）应用 2 周后明显降低了反流指数（$P<0.001$），但在每天平均症状上无显著性差异（见下面评论）[25]。第 2 项随机对照试验（44 例婴儿，年龄<1 岁）发现，在餐前给予甲氧氯普胺（0.2mg，每天 3 次）或者安慰剂，14 天后两组的反流指数无显著性差异[26]。第 3 项随机对照试验（30 例儿童，年龄 4 个月~17 岁）比较了三种治疗方法：甲氧氯普胺、海藻酸钠和安慰剂（见海藻酸钠的益处）[19]。

害处　这些随机对照试验没有给出有关不良反应的资料[19, 25, 26]。

评论　应慎重对待交叉随机对照试验的结果，因为它没有评价交叉前甲氧氯普胺和安慰剂的作用[25]。在第 2 项随机对照试验中，5/44（11%）婴儿中途退出了试验，其中的 3 例因为没有效果而退出试验，2 例退出的原因不明；所给出的结果不是维持原随机分组分析[26]。一个观察性研究（42 例婴儿）评价了甲氧氯普胺 0.2mg 或者 0.3mg 对于 pH 参数的作用，结果发现甲氧氯普胺与 1 例婴儿的张力障碍和 3 例婴儿的易激惹有关[27]。

治疗选择 7　质子泵抑制剂

一项对于 3~12 个月婴儿进行的小样本随机对照试验发现，奥美拉唑改善了食管 pH 值。但是，这个结果的临床意义尚不清楚。

益处　我们没有发现相关的系统综述，但是发现了 1 项随机对照试验[28]。这项小样本双盲交叉随机对照试验（30 例婴儿，年龄 3~12 个月，易激惹和反流指数>5%，食管炎，或者两者均存在）发现，与安慰剂相比，奥美拉唑明显降低了反流指数（降低反流指数：奥美拉唑 8.9% vs 安慰剂 1.9%，$P<0.001$）[28]。但是，这个结果的临床意义尚不清楚。

害处　这项随机对照试验没有报道不良反应[28]。这项随机对照试验报道在以奥美拉唑治疗后没有不良反应发生。

评论　质子泵抑制剂曾被报道导致肝炎，长期给予奥美拉唑使血清胃泌素水平升高[29]。

治疗选择 8　外科手术

我们没有发现有关外科手术在儿童胃食管反流中作用的随机对照试验。

益处　我们没有发现相关的系统综述或者随机对照试验。

害处　一个关于改良尼森胃底折叠手术的回顾性报道（106 例儿童）发现，手术失败率为 8%，将神经系统受损的儿童包括在内的远期死亡率为 8%[30]。如果仅考虑神经系统正常的儿童，术后即时死亡率为 2%，长期随访中死亡率为 3%（62 个儿童中 3 例死亡，所有死亡病例均合并先天畸形）。

评论　我们检索到一组对 22 例儿童行前胃底折叠术的病例报道[31]。其中 20 例儿童（91%）在术后 2 年保持没有症状。外科手术的并发症包括：倾倒综合征、干呕、肠梗阻、"胃胀气"和胃食管反流复发[20]。

词汇表

窒息反流（choke-gag reflux）：食物反流入咽部和食管上部，当人体试图以自动反射反应保护气道时导致窒息。

溢奶（spilling）：液体或者小颗粒物体溢出嘴外。

参考文献

1. Herbst JJ. *Textbook of gastroenterology and nutrition in infancy*. 2nd ed. New York: Raven Press, 1989:803-813.
2. Lee WS, Beattie RM, Meadows N, et al. Gastro-oesophageal reflux: clinical profiles and outcome. *J Paediatr Child Health* 1999;35:568-571.
3. Nelson SP, Chen EH, Syniar GM, et al. Prevalence of symptoms of gastroesophageal reflux during infancy. *Arch Pediatr Adolesc Med* 1997;151:569-572.
4. Vandenplas Y, Belli D, Benhamou P, et al. A critical appraisal of current management practices for infant regurgitation - recommendations of a working party. *Eur J Pediatr* 1997;156:343-357.
5. Martin JA, Pratt N, Kennedy D, et al. Natural history and familial relationships of infant spilling to 9 years of age. *Paediatrics* 2002;109:1061-1067.
6. Mathisen B, Worrall L, Masel J, et al. Feeding problems in infants with gastro-oesophageal reflux disease: a controlled study. *J Paediatr Child Health* 1999;35:163-169.
7. Tobin JM, McCloud P, Cameron DJS. Posture and gastro-oesophageal reflux: a case for left lateral positioning. *Arch Dis Child* 1997;76:254-258.
8. Orenstein SR, Whitington PF. Positioning for prevention of infant gastroesophageal reflux. *J Pediatr* 1983;103:534-537.
9. Ewer AK, James ME, Tobin JM. Prone and left lateral positioning reduce gastro-oesophageal reflux in preterm infants. *Arch Dis Child Fetal Neonatal Ed* 1999;81:F201-F205.
10. Dwyer T, Ponsonby AB, Newman NM, et al. Prospective cohort study of prone sleeping position and sudden infant death syndrome. *Lancet* 1991;337:1244-1247.
11. Huang RC, Forbes DA, Davies MW. Feed thickener for newborn infants with gastro-oesophageal reflux. In: The Cochrane Library, Issue 3, 2003. Oxford: Update Software. Search date 2001; primary sources Medline, Cochrane Controlled Trials Register, Cochrane Library, Cinahl, conference and symposia proceedings published in *Paediatric Research* 1990-1994, and conference proceedings for the European Society for Paediatric Gastroenterology and Nutrition and the North American Society for Paediatric Gastroenterology and Nutrition.
12. Vandenplas Y, Hachimi-Idrissi S, Casteels A, et al. A clinical trial with an "anti-regurgitation" formula. *Eur J Pediatr* 1994;153:419-423.
13. Miyazawa R, Tomomasa T, Kaneko H, et al. Effect of locust bean gum in anti-regurgitant milk on the regurgitation in uncomplicated gastroesophageal reflux. *J Pediatr Gastroenterol Nutr* 2004;38:479-483.
14. Vanderhoof JA, Moran JR, Harris CL, et al. Efficacy of a pre-thickened infant formula: a multicenter, double-blind, randomized, placebo-controlled parallel group trial in 104 infants with symptomatic gastroesophageal reflux. *Clin Pediatr* 2003;42:483-495.
15. Orenstein SR, Shalaby TM, Putnam PE. Thickening feedings as a cause of increased coughing when used as therapy for gastroesophageal reflux in infants. *J Pediatr* 1992;121:913-915.
16. Borrelli O, Salvia G, Campanozzi A, et al. Use of a new thickened formula for treatment of symptomatic gastroesophageal reflux in infants. *Ital J Gastroenterol Hepatol* 1997;29:237-242.
17. Miller S. Comparison of the efficacy and safety of a new aluminium-free paediatric alginate preparation and placebo in infants with recurrent gastro-oesophageal reflux. *Curr Med Res Opin* 1999;15:160-168.
18. Buts JP, Barudi C, Otte JB. Double-blind controlled study on the efficacy of sodium alginate (Gaviscon) in reducing gastroesophageal reflux assessed by 24 hour continuous pH monitoring in infants and children. *Eur J Pediatr* 1987;146:156-158.
19. Forbes D, Hodgson M, Hill, R. The effects of Gaviscon and metoclopramide in gastroesophageal reflux in children. *J Pediatr Gastroenterol Nutr* 1986;5:556-559.
20. Davies AEM, Sandhu BK. Diagnosis and treatment of gastro-oesophageal reflux. *Arch Dis Child* 1995;73:82-86.
21. Bines JE, Quinlan JE, Treves S, et al. Efficacy of domperidone in infants and children with gastroesophageal reflux. *J Pediatr Gastroenterol Nutr* 1992;14:400-405.
22. Cucchiara S, Gobio-Casali L, Balli F, et al. Cimetidine treatment of reflux esophagitis in children: an Italian multicentre study. *J Pediatr Gastroenterol Nutr* 1989;8:150-156.
23. Lambert J, Mobassaleh M, Grand RJ. Efficacy of cimetidine for gastric acid suppression in pediatric patients. *J Pediatr* 1992;120:474-478.
24. Vandenplas Y, Belli DC, Benatar A, et al. The role of cisapride in the treatment of pediatric gastroesophageal reflux. *J Pediatr Gastroenterol Nutr* 1999;28:518-528.
25. Tolia V, Calhoun J, Kuhns L, et al. Randomized, double-blind trial of metoclopramide and placebo for gastroesophageal reflux. *J Pediatr* 1989;115:141-145.
26. Bellisant E, Duhamel JF, Guillot M, et al. The triangular test to assess the efficacy of metoclopramide in gastroesophageal reflux. *Clin Pharm Ther* 1997;61:377-384.
27. Hyams JS, Leichtner AM, Zamett LO, et al. Effect of metoclopramide on prolonged intraoesophageal pH testing in infants with gastroesophageal reflux. *J Pediatr Gastroenterol Nutr* 1986;5:716-720.
28. Moore DJ, Tao BS, Lines DR, et al. Double-blind placebo-controlled trial of omeprazole in irritable infants with gastroesophageal reflux. *J Pediatr* 2003;143:219-223.
29. Gunasekaran TS, Hassall EG. Efficacy and safety of omeprazole for severe gastroesophageal reflux in children. *J Pediatr* 1993;123:148-154.
30. Spillane AJ, Currie B, Shi E. Fundoplication in children: experience with 106 cases. *Aust NZ J Surg* 1996;66:753-756.
31. Bliss D, Hirschl R, Oldham K, et al. Efficacy of anterior gastric fundoplication in the treatment of gastroesophageal reflux in infants and children. *J Paediatr Surg* 1994;29:1071-1075.

原作者

Yadlapalli Kumar
Consultant Paediatrician
Royal Cornwall Hospital
Treliske Truro Cornwall
UK

Rajini Sarvananthan
Lecturer in Paediatrics
Faculty of Medicine
University Kebangsaan Malaysia
Kuala Lumpar
Malaysia

利益冲突：没有声明。

婴儿腹痛

检索时间：2005年9月

原作者：Sally Wade 张清友 译 杜军保 校 桂永浩 审

问 题

治疗婴儿腹痛的疗效如何？

治疗措施及其效果

治疗

很可能有效
水解乳清奶

效果不明
减少刺激的建议
模拟坐车法
水解酪蛋白奶
头颅按摩
针对性建议
止痛水
婴儿按摩

低乳糖奶
西甲硅油
以豆奶为基础的婴儿饮食
脊椎推拿术

不太可能有效
增加怀抱患儿的时间

将在新版中加入
母乳喂养
母亲饮食的调整

见词汇表 **G**

主要信息

治疗

◆ **水解乳清奶**：一项小规模的随机对照试验发现应用水解乳清配方奶代替牛奶配方奶可减少由患儿父母记录的患儿哭闹的次数。

◆ **减少刺激的建议**：一项随机对照试验发现有限的证据表明，建议对小于12周的婴儿进行减少刺激7天的方法（包括不轻拍、不举高及不摇晃患儿或减少对患儿的声音刺激）与单纯的同理面谈而不给予任何建议相比较可减少患儿哭闹。但是，我们不能从这项样本较小的研究中得出肯定的结论。

◆ **模拟坐车法**：一项随机对照试验发现，在给患儿家长充分解释病情的基础上加用模拟坐车法与充分解释病情加建议患儿母亲应用一些特殊的处理方法来缓解患儿腹痛（包括患儿哭闹时给予轻轻的安慰抚摸、避免过度的刺激、应用安慰奶嘴和预防性抱着婴儿走动的方法）及单纯给患儿家长充分解释病情而不给予其他任何干预措施相比较，通过2周的治疗，各组在减轻患儿母亲的担心及减少患儿的哭闹时数上没有显著性差异。

◆ **水解酪蛋白奶**：有2项随机对照试验均没有提供充分的证据证实应用水解酪蛋白低变态反应性配方奶替代普通牛奶配方奶可有效地治疗婴儿腹痛。另一项规模较小的随机对照试验发现，用水解酪蛋白配方奶替代豆奶或普通牛奶配方奶与针对性的建议相比较不能有效地减少患儿哭闹程度及持续时间。

◆ **头颅按摩**：我们没有发现有关应用头颅按摩治疗婴儿腹痛的系统综述和随机对照试验。

◆ **针对性建议**：一项随机对照试验发现对腹痛婴儿进行2周的观察，建议患儿母亲应用一些特殊的处理方法（包括患儿哭闹时轻轻抚摸、避免过度刺激、应用安慰奶嘴及预防性抱着婴儿走动）加充分解释病情与应用模拟坐车法加充分解释病情及单纯的充分解释病情相比，在缓解患儿母亲担心和减少患儿的哭闹时间上没有显著性差异。另一项规模较小的随机对照试验发现与应用豆奶或水解酪蛋白配方奶替代普通牛奶配方奶相比较，特殊处理方法的建议可减少患儿哭闹的时间。

◆ **止痛水**：我们没有发现有关应用止痛水治疗婴儿腹痛的系统综述和随机对照试验。

- **婴儿按摩**：一项随机对照试验发现，与应用摇床器相比较，对患儿按摩的方法在缓解患儿腹痛相关的哭闹和母亲陈述的患儿腹痛的症状方面没有显著性差异。但是，该研究可能缺乏足够的把握度来检测这两种方法在临床上的重要差异。
- **低乳糖奶**：四项规模较小的交叉设计的随机对照试验没有提供足够的证据证明应用低乳糖奶可有效治疗婴儿腹痛。
- **西甲硅油**：一项随机对照试验发现，在婴儿照看者记录的婴儿腹痛率方面，西甲硅油治疗与安慰剂之间没有显著性差异。另外一项随机对照试验发现，在患儿父母的描述、每天24小时的记录及观察患儿行为方面，应用西甲硅油与安慰剂之间在治疗婴儿腹痛上没有显著性差异。另外一项质量较差的随机对照试验发现与安慰剂相比，应用西甲硅油治疗腹痛婴儿4～7天后可显著减少患儿哭闹的次数。
- **以豆奶为基础的婴儿饮食**：一项规模较小的随机对照试验发现，与应用标准的牛奶配方奶喂养的患儿相比较，以豆奶为基础的婴儿饮食可显著减少患儿哭闹的时间。然而，我们不能从该项规模较小的试验中得出肯定的结论。
- **脊椎推拿术**：2项随机对照试验没有发现足够的证据证明对腹痛婴儿应用脊椎推拿术可有效地缓解患儿症状。
- **增加患儿的怀抱走动时间**：一项随机对照试验发现，与对腹痛患儿的一般性建议（患儿哭闹时怀抱、检查患儿尿布、喂养、给予安慰奶嘴、将患儿放在母亲身旁或给患儿放音乐）相比较，每天至少增加3小时对患儿的怀抱走动时间，即使患儿不哭闹时也进行怀抱，并不能显著地减少患儿每天的哭闹时间。

定义　婴儿腹痛定义为其他方面均健康的患儿每天具有过多的哭闹。典型的哭闹开始于生后最初几周，生后4～5个月后消失。过多的哭闹定义为每天哭闹的时间至少3小时，每周3天，并且至少持续3周[1]。由于婴儿腹痛的自然病程特征，对该病症的治疗如果没有安慰剂或其他治疗措施作为对照，难以解释其结论。

发病率／患病率　平均6个家庭中有1个家庭（17%）会因为婴儿腹痛去咨询健康专家。一篇系统综述中提到的15项基于社区的研究在婴儿腹痛患病率上的变异很大，这主要与试验设计和记录方法有关[2]。在综述中提到的2项前瞻性研究发现婴儿腹痛的患病率分别为5%和19%[2]。一项随机对照试验发现（89例母乳和配方奶喂养的婴儿），在生后2周，每天哭闹超过3小时的发生率在配方奶喂养婴儿中为43%，在母乳喂养婴儿中为16%。在生后6周，配方奶喂养婴儿中的发生率为12%而在母乳喂养婴儿中发生率为31%[3]。一项全国性的对3345例婴儿的调查发现母亲吸烟与婴儿腹痛的发生有关（OR 1.34，95%CI 0.88～2.04）[4]。

病因／危险因素　病因不明。尽管应用婴儿腹痛这一名词，但是该病可能并不是腹部的疾病所致。其也可能部分反映了婴儿啼哭的正常分布。其他可能的病因包括肠道疼痛性收缩、乳糖不耐受、肠道积气或父母对婴儿正常啼哭的误解[1]。

预后　婴儿腹痛随时间可自然缓解。一项有关婴儿啼哭方式的父母自我报告的调查问卷发现，1～3个月的婴儿每天啼哭超过3小时的发生率为29%，但是当婴儿到了4～6个月时，其发生率就降低为7%～11%[5]。

治疗目的　减少婴儿啼哭时间和窘迫，减轻家长的焦虑，并且将治疗方法的不良反应减到最小。

结局　通过记录患儿哭闹发生的频率和持续时间来反映患儿腹痛及持续的时间。可通过分别记录或按顺序连续记录的方式来反映患儿哭闹的程度；父母感知患儿腹痛的严重程度并记在日志上。

方法　采用《临床证据》2005年9月的文献检索和评价方案。我们检索了所有的有对照组的治疗方法，包括与安慰剂对照、与其他治疗方法相互比较的试验研究及我们发现的任何有质量的随机对照试验。研究可因以下原因被排除：研究包含的婴儿具有正常的啼哭方式、研究对象为6个月以上的婴儿、治疗时间少于3天、试验没有设立对照组或Jadad量表❻评分低[6]。

| 问　题 | 治疗婴儿腹痛的疗效如何？ |

治疗选择1　水解乳清配方奶（与牛奶配方奶进行比较）

一项小样本的随机对照试验发现应用水解乳清配方奶替代牛奶配方奶可减少由患儿父母记录的患儿哭闹的次数。

益处　**水解乳清配方奶与牛奶配方奶比较**：我们发现了2篇相关的系统综述（检索时间为1996年[1]和1999年[7]）和一项后续的随机对照试验[8]。在系统综述中没有发现质量可靠的随机对照试验。接下来的一项双盲的随机对照试验（43例婴儿）发现，与应用牛奶配方奶的婴儿相比，应用水解乳清配方奶❻可显著减少由父母每天记录的可信的婴儿的哭闹（每天减少哭闹时间63分钟，95%CI 1～127min/d，$P=0.05$）。对患儿的父母可能做不到盲法，因此对患儿父母进行提问，其中有6对父母表示他们知道给予他们的配方奶的种类，但是其中有2例患儿父母回答错误。当把这些患儿排除在研究之外时，与应用牛奶配方奶的患儿相比，应用水解乳清配方奶的患儿哭闹时间仍显著减少（哭闹时间减少58min/d；$P=0.03$）。该研究没有提供进一步的统计数据[8]。

害处　**水解乳清配方奶与牛奶配方奶比较**：在后续的随机对照试验中没有发现该治疗的任何害处。

评论　该项随机对照试验具有较宽的可信区间，并且盲法可能已被破坏[8]。没有充分的证据推荐对应用标准牛奶配方奶生长良好的婴儿换奶治疗婴儿腹痛。应当鼓励母乳喂养患儿的母亲继续进行母乳喂养[8]。

治疗选择2　减少刺激的建议

一项随机对照试验发现的有限证据表明，建议对小于12周的婴儿进行7天减少刺激的方法（包括不拍、不抱起及不摇患儿或减少对患儿的声音刺激）与单纯的同理面谈而不给予任何建议相比较可减少患儿哭闹。但是，我们不能从这项样本较小的研究中得出肯定的结论。

益处　**减少刺激的建议与不给任何建议比较**：我们发现2篇系统综述（检索时间分别为1996年[1]和1999年[7]，1项随机对照试验）。该随机对照试验（42例婴儿，平均年龄10周）将建议患儿母亲减少对患儿的刺激（包括不要轻拍、举高或不摇晃患儿或减少对患儿的声音刺激）与单纯同理面谈（empathetic interview）而不给予患儿家长任何建议进行比较[9]。对于12周以下的婴儿，与没有给予任何建议相比较，建议对其减少刺激可显著改善更多患儿的变化评分（经过7天的治疗：给予建议的患儿中有14/15[93%]例患儿症状好转，而没有提供任何建议的仅有6/12[50%]症状改善；ARI 43%，95%CI 8%～49%；RR 1.9，95%CI 1.2～2.0；NNT 2，95%CI 2～13）[9]。评分变化提高的定义是：将患儿哭闹的程度分为－5～+5的10个等级，从试验开始至结束时观察到的患儿哭闹程度评分增加+2分或以上者称为评分变化的改善。该种评分标准是否可信目前尚不清楚（见下面的评价）。

害处　**减少刺激的建议与不给任何建议比较**：在随机对照试验中没有报道任何害处。

评论　给患儿母亲提出减少刺激的建议也就允许他们在不能忍受患儿的哭闹时离开患儿。不清楚这样是否意味着患儿变化评分的改善是代表实际患儿哭闹时数的真实变化还是代表患儿母亲对患儿哭闹感觉的改变。

治疗选择3　模拟坐车法

一项随机对照试验发现，在给患儿家长充分解释病情的基础上加用模拟坐车法与解释病情加建议患儿母亲应用一些特殊的处理方法来缓解患儿腹痛（包括患儿哭闹时给予轻轻的安慰抚摸、避免过度的刺激、应用安慰奶嘴和预防性抱着患儿走动）及单纯地给患儿家长充分解释病情而不给予其他任何干预措施相比较，通过2周的治疗，三者在减轻患儿母亲的担心及减少患儿的哭闹时间上没有显著性差异。

益处　**模拟坐车法加充分解释病情 vs 针对性的建议加充分解释病情 vs 仅给予充分解释病情**：见针对性的建议的益处部分。

害处　**模拟坐车法加充分解释病情 vs 针对性的建议加充分解释病情 vs 仅给予充分解释病情**：见针对性的建议的害处部分。在随机对照试验中没有报道模拟坐车法具有任何害处[10]。

评论　坐车模拟器不可能重现坐车时的情况。

治疗选择4　水解酪蛋白奶（与牛奶配方奶相比较）

有2项随机对照试验均没有提供充分的证据评价水解酪蛋白配方奶替代普通牛奶配方奶治疗婴儿腹痛的效果。另一项规模较小的随机对照试验发现用水解酪蛋白配方奶替代豆奶或普通牛奶配方奶与针对性的建议相比较不能有效地减少患儿哭闹的程度及时间。

益处　**水解酪蛋白奶与牛奶配方奶相比较**：我们发现2篇系统综述（检索时间分别为1996年[1]和1999年[7]）都提到了2项相同的随机对照试验[10,11]。第一项随机对照试验（双盲、交叉设计，17例婴儿）研究了给每位人工喂养婴儿交替给予水解酪蛋白奶Ⓖ和牛奶配方奶喂养，每次喂养时间4天，共交替了3次。交替第3次后，该研究发现虽然没有像以前那样进行统计学分析，但2组患儿的腹痛发生率没有显著性差异。其中共有8/17[47%]的婴儿在完成试验前就退出了研究。系统综述中提到的第2项随机对照试验（122例婴儿）比较了喂哺水解酪蛋白奶（活性饮食）的人工喂养儿（38例）与牛奶配方奶喂养儿及服用低变应原饮食Ⓖ（活性饮食）的母亲的母乳喂养儿（77例）与不改变母亲膳食的母乳喂养儿[10]。总共有54例婴儿接受了活性饮食治疗，但是该研究没有具体列出人工喂养和母乳喂养患儿。该项随机对照试验将母乳喂养儿和人工喂养儿的结果汇总评价，他们发现采用活性饮食治疗的婴儿与对照组婴儿相比，前者父母的通过有效图表评价的婴儿的窘迫程度降低（窘迫降低：活性饮食组39%[95%CI 25%～50%] vs 对照组16%[95%CI 0～30%]；$P = 0.012$）。由于人工喂养儿的数量太少以至于无法确立或排除与牛奶喂养相比的水解酪蛋白奶喂养的重要效果。**水解酪蛋白奶与针对性的建议相比较**：见针对性的建议的益处部分。

害处　**水解酪蛋白奶与牛奶配方奶相比较**：在随机对照试验中没有报道治疗的害处[10,11]。**水解酪蛋白奶与针对性的建议相比较**：见针对性的建议的害处部分。

评论　在第一项随机对照试验中退出研究的患儿数量较大，另一项随机对照试验将人工喂养儿与母乳喂养儿汇总评价，就使研究结果很难得出确切结论。目前尚没有充分的证据证明各种配方奶对婴儿腹痛的影响。如果一婴儿应用标准的牛奶配方奶能够健康地成长，目前的一致建议是没有必要因患儿腹痛而换奶。母乳喂养的应当鼓励其继续进行母乳喂养。

治疗选择 5　头颅按摩

我们没有发现有关应用头颅按摩治疗婴儿腹痛的系统综述和随机对照试验。

益处　我们没有发现有关应用头颅按摩治疗婴儿腹痛的系统综述和随机对照试验。
害处　我们没有发现相关的随机对照试验。
评论　无。

治疗选择 6　行为疗法：针对性的建议（对母亲）、增加怀抱患儿的时间、模拟坐车法、减少刺激

一项随机对照试验发现对腹痛婴儿进行2周的治疗时，与应用模拟坐车法加充分解释病情及单纯的充分解释病情相比，在充分解释病情的基础上加用建议患儿母亲采用一些特殊的处理方法（包括患儿哭闹时轻轻抚摸、避免过度刺激、应用安慰奶嘴及预防患儿哭闹）在缓解患儿母亲担心和减少患儿的哭闹时间上没有显著性差异。另一项规模较小的随机对照试验发现与应用豆奶或水解酪蛋白配方奶替代豆奶或牛奶相比较，这些建议可减少患儿哭闹的时间。

益处　**充分解释病情的基础上加用建议 vs 应用模拟坐车法加充分解释病情 vs 单纯的充分解释病情**：我们发现了2篇系统综述（检索时间分别为 1996 年[1]和 1999 年[7]，1 项随机对照试验）。该项随机对照试验（包含38例婴儿）通过问卷调查的方式评价患儿母亲的担心程度及患儿每天的哭闹时间[10]。该试验比较了3种干预措施：建议患儿母亲采用一些处理患儿的特殊方法（患儿哭闹时轻轻抚摸、避免过度刺激、应用安慰奶嘴及预防性抱起患儿走动）并且给患儿父母充分解释病情❻；模拟坐车法及给患儿父母充分解释病情；单纯给患儿父母充分解释病情。通过2周的观察，3种干预措施在缓解患儿母亲担心和减少患儿的哭闹时间上没有显著性差异（平均哭闹时间：结果用图表示；没有给出 P 值；患儿母亲平均焦虑评分：结果也用图表示；也没有给出 P 值）[10]。**建议与去除牛奶或豆奶蛋白相比较**：我们发现了2篇系统综述（检索时间分别为 1996 年和 1999 年，1项随机对照试验）。该项随机对照试验（20例婴儿）发现，建议患儿父母采取处理患儿哭闹的方法（包括喂奶、怀抱、给予安慰奶嘴、刺激或哄患儿睡觉的方法）与应用水解酪蛋白配方奶代替豆奶或牛奶喂养患儿相比可显著降低患儿哭闹的时间（通过父母每天的记录平均降低哭闹时间在提供建议组为2.1h/d，而在更换配方奶组为 1.2h/d，$P = 0.05$）[12]。

害处　在随机对照试验中没有报道任何害处[10, 12]。
评论　尽管在减少患儿哭闹的时间的效果上尚缺乏足够的证据，但大多数临床专家认为对腹痛婴儿的母亲充分解释病情并指导其处理方法是较好的临床处理婴儿腹痛的办法。

治疗选择 7　止痛水

我们没有发现有关应用止痛水治疗婴儿腹痛的系统综述和随机对照试验。

益处　我们没有发现有关应用止痛水治疗婴儿腹痛的系统综述和随机对照试验。
害处　我们没有发现相关的随机对照试验。
评论　尽管缺乏有关止痛水治疗婴儿腹痛的设计良好的试验的证据，但是止痛水被腹痛婴儿家长常用于腹痛患儿的治疗。

治疗选择 8　婴儿按摩

一项随机对照试验发现，与应用摇床器相比较，对患儿应用按摩的方法在缓解患儿腹痛相关的哭闹和母亲陈述的患儿腹痛的症状方面没有显著性差异。但是，该研究可能缺乏足够的把握度来检测两种方法在临床上的重要差异。

益处　**婴儿按摩与日常护理相比较**：我们没有发现相关系统综述和随机对照试验。**婴儿按摩与其他护理方法相比较**：我们没有发现相关系统综述。我们发现一项随机对照试验（58例婴儿，47%具有腹痛；见下文相关评论）通过4周的观察，比较了婴儿按摩与应用摇床器对婴儿腹痛的疗效[13]。婴儿按摩（3次/天）包括应用橄榄油轻轻地抚触婴儿头部、躯干及四肢皮肤的不同部位，并且始终保持与患儿的眼对眼的交流。摇床器也是每天至少应用 3 次，每次 25 分钟（见下文相关评论）。患儿腹痛的症状获自其父母的患儿哭闹日志的评价。该项随机对照试验发现，对患儿应用按摩的方法与摇床器相比在缓解患儿腹痛相关的哭闹和母亲评级的患儿腹痛的症状方面没有显著性差异（减少腹痛相关的哭闹的 AR：按摩组为64%，应用摇床器组为52%，$P = 0.24$）。

害处　**婴儿按摩与其他护理方法相比较**：在随机对照试验中没有报道任何害处。
评论　因为在该项随机对照试验中仅有47%的婴儿具有腹痛，因此该项研究的结论可能不能特异地应用于腹痛婴儿[13]。该项随机对照试验陈述说"他们之所以选择应用摇床器作为治疗的对照，是因为根据以往的研究发现应用摇床器治疗婴儿腹痛无效"。因此不清楚该项随机对照试验中所发现的患儿哭闹的减少是患儿腹痛的自然病程所致还是采用的干预措施所致[13]。该项随机对照试验可能缺乏足够的把握度来检测两种方法的临床上的重要差异。

治疗选择 9 低乳糖（乳糖酶处理过的）奶

四项规模较小的交叉设计的随机对照试验没有提供足够的证据证明应用低乳糖奶的效果。

益处 用奶瓶喂混合母乳 vs 乳糖酶处理过的低乳糖母乳 vs 牛奶 vs 乳糖酶处理过的低乳糖牛奶：我们发现了2篇系统综述（检索时间分别为1996[1]年和1999年[7]，2项随机对照试验）和2项原先未收录的随机对照试验[14, 15]。在系统综述中提到的第1项随机对照试验（双盲、交叉设计，10例断奶的婴儿）比较了4种干预措施：用奶瓶喂混合母乳、低乳糖母乳、牛奶和低乳糖牛奶[12]。该研究发现通过患儿父母的记录，这4种奶瓶喂养方式在患儿腹痛的时间、严重程度及持续时间上没有显著性差异。完整的有关低乳糖化奶和非低乳糖化奶之间的统计学分析在该项研究中没有提供，然而该研究提供了所有干预措施之间相比的 P 值（$P > 0.05$）[12]。在系统综述中提到的第2项随机对照试验（12例母乳喂养婴儿）比较了在喂养的5分钟内给予患儿低乳糖奶和安慰剂液体之间的差异[7]。该研究发现这两组患儿在喂养时间、患儿睡眠时间和哭闹时间上没有显著性差异。但是系统综述没有提供具体的统计分析。第1项原先未收录的随机对照试验（交叉设计，13例婴儿）比较了低乳糖奶与安慰剂奶之间的差别[14]。该研究发现给予低乳糖奶显著减少患儿哭闹时间（1.1h/d，95%CI 0.2～2.1h/d）；但是对于该项研究的结论应慎重对待，因为该研究的样本量较小且应用的是交叉设计（见相关评论）。第2项原先未收录的随机对照试验（交叉设计，53例婴儿）发现在交叉后25天，低乳糖配方奶/母乳与没有经过低乳糖化的配方奶/母乳相比，前者可减少患儿哭闹时间，但是两者之间的差异无统计学意义（中位数：低乳糖化的配方奶/母乳为11.0小时，而没有低乳糖化配方奶/母乳为14.1小时；中位数哭闹时间之间的差异为23%；$P = 0.09$）[15]。

害处 在随机对照试验中没有报道任何害处[1, 7, 14, 15]。

评论 从这些随机对照试验中很难得出肯定的结论[1, 7, 14, 15]。没有根据患儿是否存在肯定的乳糖不耐受来选择所有的患儿。3项交叉设计的随机对照试验的结论的可信性及其临床应用均有限，因为婴儿腹痛本身就具有易变的自然病程[12, 14, 15]。

治疗选择 10 以豆奶为基础的婴儿饮食（与牛奶相比较）

一项规模较小的随机对照试验发现，与标准的牛奶配方奶相比较，以豆奶为基础的婴儿饮食可减少患儿哭闹的时间。然而，我们不能从该项规模较小的试验中得出可靠的结论。

益处 以豆奶为基础的婴儿饮食与牛奶相比较：我们发现2篇系统综述（检索时间分别为1996年[1]和1999年[7]，2项随机对照试验）。在系统综述中提到的第1项随机对照试验（19例婴儿）发现，以豆奶为基础的婴儿饮食ⓖ与标准牛奶配方奶相比较，前者可显著减少患儿哭闹时间（豆奶喂养儿的哭闹时间为4.3～12.7小时 vs 牛奶配方奶喂养婴儿哭闹时间为17.3～20.1小时；平均差别为－10.3小时，95%CI －16.2～－4.3h；见下文评价）[16]。在系统综述中提到的第2项随机对照试验没有提供足够的证据，因为其选择的都是因腹痛而住院的患儿，且所用方法的科学性较差（Jadad 评分为1ⓖ）[6]。

害处 以豆奶为基础的婴儿饮食与牛奶相比较：在随机对照试验中没有报道治疗的害处[16, 17]。英国首席医务主任报告说，对于健康婴儿不应推荐使用豆奶作为治疗疾病的首选方法，因为豆奶中含有较多的植物雌激素，可能会对远期的生殖健康有影响[18]。

评论 没有足够质量的证据表明应用豆奶可有效治疗婴儿腹痛。

治疗选择 11 脊椎推拿术

2项随机对照试验没有发现足够的证据证明对腹痛婴儿应用脊椎推拿术可有效地缓解患儿症状。

益处 脊椎推拿术与西甲硅油相比较：我们没有发现相关的系统综述。我们发现了1项随机对照试验（41例婴儿），该试验通过父母每天的腹痛日记记录的患儿哭闹时间，比较了应用2周的脊椎推拿术ⓖ和2周内每天应用西甲硅油ⓖ的疗效[19]。该试验发现应用脊椎推拿术可比应用西甲硅油显著减少患儿哭闹时间（在治疗的4～7天中，平均减少哭闹时间：应用脊椎推拿术的患儿为2.4小时 vs 应用西甲硅油患儿为1.0小时；$P = 0.04$）[19]。对患儿的父母没有使用盲法，他们知道患儿的分组情况。脊椎推拿术与怀抱相比较：我们没有发现相关系统综述。我们发现了1项随机对照试验（86例婴儿），该试验比较了脊椎指压治疗者对患儿进行脊椎推拿术与护士怀抱患儿（每例患儿8天内进行3次治疗）对婴儿腹痛的治疗效果[20]。对患儿的父母实行盲法，他们不知道对患儿采用何种干预措施，通过他们每天记录的患儿哭闹日记将患儿症状的严重程度分为0～5个等级。该项随机对照试验发现采用脊椎推拿术和怀抱婴儿对降低腹痛婴儿哭闹时间没有显著性差异（到第8天时，平均减少时间：两组婴儿的时间均为3.1小时；$P = 0.98$）。

害处 在随机对照试验中没有报道治疗的害处。

评论 目前尚不清楚患儿哭闹时间减少是干预措施的效果还是疾病本身的自然缓解。

治疗选择 12 增加怀抱患儿的时间

一项随机对照试验发现，与对腹痛患儿的一般性建议（患儿哭闹时怀抱、检查患儿尿布、喂奶、给予安慰奶嘴、将患儿放在母亲身旁或给患儿背景刺激如放音乐）相比较，增加对患儿的怀抱时间，即使患儿不哭闹时也进行怀抱，每天至少增加3小时的怀抱时间并不能显著地减少患儿每天的哭闹时间。

益处	**增加怀抱患儿的时间与对患儿的一般性建议相比较**：我们发现了相关的2篇系统综述（检索时间分别为1996年[1]和1999年[7]，1项随机对照试验）。在系统综述中提到的随机对照试验（66例婴儿）比较了建议腹痛患儿的母亲多抱患儿，即使在患儿不哭闹时，每天至少比平时多抱患儿3小时与仅给予患儿母亲一般性的建议（包括患儿哭闹时怀抱、检查患儿尿布、喂养、给予安慰奶嘴、将患儿放在母亲身旁或给患儿背景刺激如放音乐）对腹痛婴儿的治疗作用[21]。"增加怀抱组"怀抱患儿的时间平均每天为4.5小时，"一般建议组"怀抱患儿的时间平均每天为2.6小时。该项随机对照试验发现两组在患儿每天哭闹时间上没有显著性差异（平均差异减少3分钟，95%CI：大于32分钟而小于37分钟）[21]。
害处	**增加怀抱患儿的时间与对患儿的一般性建议相比较**：在随机对照试验中没有报道治疗的害处[21]。
评论	尽管该项治疗本身没有任何害处，但是每天怀抱婴儿4小时以上会增加婴儿母亲的焦虑和紧张情绪。

治疗选择 13　西甲硅油

一项随机对照试验发现，根据婴儿照看者的评级应用西甲硅油治疗婴儿腹痛与安慰剂之间没有显著性差异。另一项随机对照试验发现根据患儿父母的评级、每天24小时的日记及观察患儿行为，应用西甲硅油与安慰剂在治疗婴儿腹痛上没有显著性差异。另外一项质量较差的随机对照试验发现，应用西甲硅油治疗腹痛婴儿4～7天后与安慰剂相比可降低患儿哭闹的次数。

益处	**西甲硅油与安慰剂相比较**：我们发现了2篇系统综述（检索时间分别为1996年和1999年，在每篇系统综述中均提到了3项相同的随机对照试验，136例婴儿）比较了西甲硅油**G**与安慰剂对腹痛婴儿哭闹时间或腹痛症状的治疗作用。在系统综述中提到的第1项随机对照试验（双盲，交叉设计，83例年龄2～8周婴儿）对比了在喂奶前服用0.3ml西甲硅油与安慰剂之间（治疗时间，平均1周）的疗效[22]。该研究发现根据婴儿照看者的评级，应用西甲硅油与应用安慰剂治疗婴儿腹痛的疗效没有显著性差异（应用西甲硅油组症状缓解率为28% vs 安慰剂组缓解率为37% vs 2组患儿平均缓解率为20%，西甲硅油与安慰剂比较标化均数差为－0.10，95%CI －0.27～+0.08）[1,22]。在系统综述中提到的第2项随机对照试验（双盲交叉设计，27例年龄在2～8周婴儿）发现，通过患儿父母的评级、每天24小时的日记及行为观察，应用西甲硅油与应用安慰剂（在治疗期间每24小时内在饭前给予10滴）相比在改善患儿症状方面没有显著性差异（标化均数差为+0.06，95%CI －0.17～+0.28，见相关评论）[1,23]。在系统综述中提到的第3项随机对照试验是一项质量较差的试验（包括26例年龄在1～12周的婴儿），该研究没有详细报道腹痛病例的定义[24]。该研究发现与应用安慰剂相比，应用西甲硅油4～7天后可显著减少患儿哭闹次数（作用大小为0.45，95%CI 0.21～0.87）[24]。**西甲硅油与脊椎推拿术相比较**：见脊椎推拿术的治疗益处。
害处	**西甲硅油与安慰剂相比较**：没有任何一项随机对照试验报道应用西甲硅油和安慰剂的不良反应[22-24]。**西甲硅油与脊椎推拿术相比较**：见脊椎推拿术的治疗害处。
评论	2项交叉设计的随机对照试验限制了其研究结论的有效性，因为它们不能提供在交叉前的结果且忽略了婴儿腹痛自然病程的变化。而且，西甲硅油的作用在洗脱期后可能还会持续一段时间[22,23]。**临床建议**：尽管很少有设计良好的试验证实西甲硅油对婴儿腹痛的治疗作用，但是在大家公认的基础上目前该药还在广泛应用。进一步的试验并不被认为具有重要的临床意义，且不大可能进行。

词汇表

水解酪蛋白奶（casein hydrolysate milk）：包含水解酪蛋白；与以豆奶为基础喂养婴儿的方法相同。

头颅按摩（cranial osteopathy）：整骨医生轻轻按摩患儿的头部组织。

低变应原饮食（hypoallergenic diet）：在人工喂养婴儿中，低变应原饮食就是指应用水解酪蛋白配方奶；在母乳喂养婴儿中，低变应原饮食包括母亲避免食用含人工色素、保鲜剂、添加剂及防腐剂的食物，并且减少常见的变应原如奶、蛋、小麦及坚果等的摄入。

Jadad量表（Jadad scale）：该量表是测量影响试验质量因素的方法。在试验中如果影响试验质量的因素表述较差，该试验的评分就较低，对效果的估计就较大。该量表主要包括3个方面：该试验是否采用了随机的方法分组（0～2分）；该试验是否采用了双盲的方法（0～2分）；该试验是否描述了退出试验的标准（0～1分）[5]。

充分解释病情（reassurance）：告知患儿父母婴儿腹痛是一种自限性疾病，可在3～4月龄时自然缓解，并且该病不是由疾病所致，与父母的照看好坏无关。

西甲硅油（simethicone）：该药具有消除泡沫的作用，能溶解胃肠道内的气体。

以豆奶为基础的婴儿饮食（soya based infant feeds）：指该食品的蛋白质来源于豆类；为无乳糖的植物蛋白奶，主要供对乳糖或牛奶不耐受的婴儿食用。

脊椎推拿术（spinal manipulation）：采用脊椎指压治疗法按压婴儿的脊柱。

水解乳清奶（whey hydrolysate milk）：包含乳清蛋白的奶；与以豆奶为基础的婴儿食品用法相同。

参考文献

1. Lucassen PLBJ, Assendelft WJJ, Gubbels JW, et al. Effectiveness of treatments for infantile colic: systematic review. *BMJ* 1998;316:1563–1569. Search date 1996: primary sources Cochrane Controlled Trials Register, Embase, Medline, and hand searches of reference lists.
2. Lucassen PLBJ, Assendelft WJJ, Van Eijk JTHM, et al. Systematic review of the occurrence of infantile colic in the community. *Arch Dis Child* 2001;84:398–403. Search date 1998; primary sources Embase and Medline.
3. Lucas A, St James-Roberts I. Crying, fussing and colic behaviour in breast and bottle-fed infants. *Early Hum Dev* 1998;53:9–18.
4. Reijneveld SA, Brugman E, Hirasing RA. Infantile colic: maternal smoking as a potential risk factor. *Arch Dis Child* 2000;83:302–303.
5. St James-Roberts I, Halil AT. Infant crying patterns in the first year: normal community and clinical findings. *J Child Psychol Psychiatry* 1991;32:951–968.
6. Jadad AR, Moore RA, Carroll D, et al. Assessing the quality of reports of randomized clinical trials: is blinding necessary? *Control Clin Trials* 1996;17:1–12.
7. Garrison MM, Christakis DA. A systematic review of treatments for infant colic. *Pediatrics* 2000;106:184–190. Search date 1999; primary sources Medline, Cochrane Clinical Trials Registry, hand searches of reference lists, and authors.
8. Lucassen PLBJ, Assendelft WJJ, Gubbels LW, et al. Infantile colic: crying time reduction with a whey hydrolysate: a double blind, randomized, placebo-controlled trial. *Pediatrics* 2000;106:1349–1354.
9. McKenzie S. Troublesome crying in infants: effect of advice to reduce stimulation. *Arch Dis Child* 1991;66:1416–1420.
10. Parkin PC, Schwartz CJ, Manuel BA. Randomized controlled trial of three interventions in the management of persistent crying of infancy. *Pediatrics* 1993;92;197–201.
11. Ståhlberg MR, Savilahti E. Infantile colic and feeding. *Arch Dis Child* 1986;61:1232–1233.
12. Taubman B. Parental counselling compared with elimination of cow's milk or soy milk protein for the treatment of infant colic syndrome: a randomized trial. *Pediatrics* 1988;81:756–761.
13. Huhtala V, Lehtonen L, Heinonen R, et al. Infant massage compared with crib vibrator in the treatment of colicky infants. *Pediatrics* 2000;105:e84.
14. Kearney PJ, Malone AJ, Hayes T, et al. A trial of lactase in the management of infant colic. *J Hum Nutr Diet* 1998;11:281–285.
15. Kanabar D, Randhawa M, Clayton P. Improvement of symptoms in infant colic following reduction of lactose load with lactase. *J Hum Nutr Diet* 2001,14;359–363.
16. Campbell JPM. Dietary treatment of infantile colic: a double-blind study. *J R Coll Gen Pract* 1989;39:11–14.
17. Lothe L, Lindberg T, Jakobsson I. Cow's milk formula as a cause of infantile colic: a double-blind study. *Pediatrics* 1982;70:7–10.
18. Chief Medical Officer. *Advice issued on soya-based infant formulas. CMO Update 37*. 2004. London: Department of Health.
19. Wiberg JMM, Nordsteen J, Nilsson N. The short term effect of spinal manipulation in the treatment of infant colic: a randomized controlled clinical trial with a blinded observer. *J Manipulative Physiol Ther* 1999;22:517–522.
20. Olafsdottir E, Forshei S, Fluge G, et al. Randomised controlled trial of infant colic treated with chiropractic spinal manipulation. *Arch Dis Child* 2001;84:138–141.
21. Barr RG, McMullen SJ, Spiess H, et al. Carrying as a colic "therapy": a randomized controlled trial. *Pediatrics* 1991;87:623–630.
22. Metcalf TJ, Irons TG, Sher LD, et al. Simethicone in the treatment of infantile colic: a randomized, placebo-controlled, multicenter trial. *Pediatrics* 1994;94:29–34.
23. Danielsson B, Hwang CP. Treatment of infantile colic with surface active substance (simethicone). *Acta Paediatr Scand* 1985;74:446–450.
24. Sethi KS, Sethi JK. Simethicone in the management of infant colic. *Practitioner* 1988;232:508.

原作者

Sally Wade
Staff Grade Community Paediatrician
Archer Street Clinic
Darlington
UK

利益冲突：没有声明。

麻疹、流行性腮腺炎和风疹的预防

检索时间：2005年7月

原作者：Robert Booy, Nitu Sengupta, Helen Bedford, David Elliman　熊晖 译　秦炯 校　桂永浩 审

问　题

麻疹疫苗的效果如何？
腮腺炎疫苗的效果如何？
风疹疫苗的效果如何？

治疗措施及其效果

麻疹疫苗

肯定有效
单价麻疹疫苗或麻腮风三联疫苗对比安慰剂或不接种疫苗

效果不明
麻腮风三联疫苗对比单价麻疹疫苗

腮腺炎疫苗

肯定有效
单价腮腺炎疫苗或麻腮风三联疫苗对比安慰剂或不接种疫苗

效果不明
麻腮风三联疫苗对比单价腮腺炎疫苗

风疹疫苗

肯定有效
单价风疹疫苗或麻腮风三联疫苗对比安慰剂或不接种疫苗

效果不明
麻腮风三联疫苗对比单价风疹疫苗

见词汇表 **G**

主要信息

麻疹、流行性腮腺炎和风疹在无免疫力的人群中可引起很严重的并发症，而麻腮风三联疫苗（MMR）可保护我们免于这三种疾病的危害。麻疹可以是致命的，可导致脑炎、癫痫发作、特发性血小板减少性紫癜（ITP）、亚急性硬化性全脑炎（SSPE）等多种并发症。流行性腮腺炎可引起睾丸炎、胰腺炎、脑膜脑炎、感觉神经性耳聋、不育等，个别情况下可导致死亡。在妊娠前三个月感染风疹可造成胎儿死亡或严重的先天性缺陷，包括耳聋、失明、心脏缺陷、肝、脾以及脑损害等。相对麻疹、腮腺炎、风疹单价疫苗而言，应用麻腮风三联疫苗可同时针对这三种疾病产生更早期的保护。同时，应用单价疫苗往往需要在更长时间内更多次的注射，从而导致摄取率的降低。若减少麻腮风三联疫苗的应用，将会导致社区人群中麻疹、流行性腮腺炎、风疹的易感者增加，从而增加这些病毒的传播几率，最终将导致这些疾病及其并发症的发生率增加。

麻疹疫苗

◆ **单价麻疹疫苗或麻腮风三联疫苗对比安慰剂或不接种疫苗**：我们没有发现比较麻腮风三联疫苗与安慰剂或者不接种疫苗对麻疹的预防效果的系统综述或是随机对照试验。目前，以安慰剂或者不接种疫苗者作为对照组的随机对照试验被认为不符合伦理学标准，因为，目前有证据证明麻腮风三联疫苗确实有效，而且，这项随机对照试验有可能引起麻疹、流行性腮腺炎、风疹的自然感染，从而造成危害。一项类随机试验，一项大型回顾性队列研究以及一些大规模的临床观察性研究发现，麻疹疫苗（单价或麻腮风三联疫苗）可以降低麻疹的发病率。大规模的队列研究以及其他一些观察性研究同时也发现，在接种了麻疹疫苗之后，儿童的死亡率有所下降。一些观察性研究发现，麻疹计划免疫还能够减少亚急性硬化性全脑炎的发病率。在接种疫苗之后，一些类似麻疹感染的症状有可能会发生，然而其发生率与麻疹自然感染中这些症状的发生率是否相同？目前仍没有相关研究来对其进行比较。接种麻疹疫苗后，很少发生严重并发症。观察性研究发现，和安慰剂与不接种疫苗相比较，麻腮风三联疫苗会增加发热以及热性惊厥的发生率，尽管热性惊厥不很常见且不会进展为无热惊厥。观察性研究同时发现，一种罕见的并发症无菌性脑膜炎，在大量接种麻腮风三联疫苗中的Leningrad-Zagreb（L-Z）株和Urabe株之后，其发生率有所上升，但是在接种Jeryl

Lynn，Hoshino或者Rubini株的人群中则没有发现。观察性研究发现，麻腮风三联疫苗和麻疹自然感染都会增加特发性血小板减少性紫癜的发生率。观察性研究发现，麻腮风三联疫苗与哮喘的发生没有关联。他们同时也发现，在接种三联疫苗之后，格林巴利综合征、孤独症、糖尿病、步态障碍、脱髓鞘疾病或者炎性肠病的发病率亦无显著增加。接种之后发生过敏者曾有报道，不过十分罕见。

◆ **麻腮风三联疫苗对比单价麻疹疫苗**：在儿童当中应用麻腮风三联疫苗与单价麻疹疫苗的临床效果是否相同？我们没有发现对此进行相关比较的系统综述或随机对照试验。一些随机对照试验发现，此两种疫苗的血清转化率以及不良反应发生率均相似。

腮腺炎疫苗

◆ **单价腮腺炎疫苗或麻腮风三联疫苗对比安慰剂或不接种疫苗**：我们没有发现对麻腮风三联疫苗与安慰剂或不接种疫苗在腮腺炎的预防效果上进行相关比较的系统综述或是随机对照试验。目前，以安慰剂或者不接种疫苗者作为对照组的随机对照试验被认为不符合伦理学标准，因为，目前有证据证明麻腮风三联疫苗确实有效，而且，这项随机对照试验有可能引起麻疹、流行性腮腺炎、风疹的自然感染，从而造成危害。有两项随机对照试验表明，与安慰剂相比，单价腮腺炎疫苗能够降低流行性腮腺炎的发病率。同时，一些以人群为基础的监测分析以及一些观察分析也发现，在接种麻腮风三联疫苗或单价腮腺炎疫苗后，流行性腮腺炎的发病率以及因流行性腮腺炎住院的人数均有显著降低。关于麻腮风三联疫苗的危害，请参见麻腮风三联疫苗在麻疹预防上存在的问题。

◆ **麻腮风三联疫苗对比单价腮腺炎疫苗**：我们没有发现比较麻腮风三联疫苗与单价腮腺炎疫苗对儿童的临床疗效的系统综述或随机对照试验。一项对单价腮腺炎疫苗与两种不同麻腮风三联疫苗进行比较的随机对照试验表明，麻腮风三联疫苗与单价腮腺炎疫苗有着相似的血清转化率。接种麻腮风三联疫苗的儿童更多出现皮疹，而接种单价腮腺炎疫苗的儿童局部反应要多些。

风疹疫苗

◆ **单价风疹疫苗或麻腮风三联疫苗对比安慰剂或不接种疫苗**：一项1968年的随机对照试验表明，和安慰剂组与空白对照组相比，麻腮风三联疫苗和单价风疹疫苗对于风疹都能够提供很强的保护力。另一项在20世纪60年代开展的随机对照试验也证实单价风疹疫苗有很强的保护效能。同时，一些以人群为基础的检测分析及其他一些观察性研究也发现在接种风疹疫苗后风疹的发病率大大降低。关于麻腮风三联疫苗的危害，请参见麻腮风三联疫苗在风疹预防上存在的问题。

◆ **麻腮风三联疫苗对比单价风疹疫苗**：我们没有发现比较在儿童当中应用麻腮风三联疫苗与单价风疹疫苗的临床效果的系统综述或随机对照试验。一项对单价风疹疫苗与两种不同麻腮风三联疫苗进行比较的随机对照试验表明，麻腮风三联疫苗与单价风疹疫苗有着相似的血清转化率以及不良反应发生率。

定义 麻疹、流行性腮腺炎和风疹属于感染性疾病。**麻疹**由一种RNA副粘病毒引起。该病特点为有6～19日的潜伏期（平均13日）[1]；前驱期2～4日，可出现上呼吸道症状，结膜炎，黏膜Koplik斑以及高热等。此后会出现广泛的斑丘疹，伴发热，持续约5～6日。**流行性腮腺炎**由一种RNA病毒引起，该病毒属于副粘病毒科腮腺炎病毒属[1]。此病特点为有15～24日的潜伏期（平均19日），在前驱期主要表现为非特异的感冒症状，之后进展为腮腺炎症。腮腺肿胀多双侧发生，同时伴腹痛和头痛等，多于7～10日内缓解。约三分之一腮腺炎感染为亚临床型或仅表现为一些症状很轻的非特异疾病，后者常被误诊为其他疾病[2]。**风疹**由风疹病毒引起，该病毒是一种有被膜包裹的RNA病毒，属于披膜病毒科。该病毒无动物宿主，且只有一种血清型[1]。该病潜伏期约15～20天（平均17天）。在出疹前7日至出疹后6日，都可以有病毒从体内排出，但其传染期仍不清楚。风疹病毒亚临床感染很常见[1]。在临床感染中，多无前驱症状。患者典型表现为全身性的淋巴结病，持续可达7日，之后发生皮疹。先天性风疹综合征（CRS）的患儿可持续排出病毒达数年之久，因此也是一个传染源。

发病率／患病率 由于麻疹、腮腺炎和风疹免疫接种的覆盖率不同，导致其发病率也不尽相同。**麻疹**：在全世界，每年大约有3千万麻疹病例[3]，但是在如美国、英国、墨西哥、印度、中国、巴西和澳大利亚等预防接种覆盖率较高的国家，其发病率大约只有（0～10）／10万人[4]。在美国麻疹疫苗推广之前，超过90%的人会在15岁前发生麻疹感染。1963年麻疹疫苗被批准应用后，其发病率降低了大约98%[5]。在芬兰，1970年麻疹年平均发病率是366/10万人[6]，但在90年代末期几乎降为0[7]。与此相似，在智利、加勒比海英语系国家以及古巴等地，在90年代开始实施麻疹计划免疫之后，其麻疹年平均发病率也几乎降到0[8, 9]。**腮腺炎**主要为儿童感染，在全世界，报道的病例约32%发生于0～4岁，53%发生在5～14岁[10]。在人们开始接种疫苗之前的年代，英格兰小于10岁的人口中约有87%存在腮腺炎感染的血清学证据[11]。在麻腮风三联疫苗诞生之后，在许多国家此类疾病的发病率均显著减少。比如芬兰，此后在其本土再未发生过类似疾病[6]。那些仍旧发病的病例多为年龄较大的人群，这类人群多数未接种过疫苗。在英格兰和威尔士，年龄大于15岁者在发病人群中所占的比例有所增加，从1989年的12%增长到了2004年的90%[12]。**风疹**：在英国开始接种疫苗之前，风疹在小于5岁的儿童中并不常见，主要的发病高峰年龄集中在5～10岁[13]。世界范围内的血清学研究发现，约80%的女性在进入青春期末或成人早期之前，都曾经感染过风疹[14]。

麻疹、流行性腮腺炎和风疹的预防

病因/危险因素 麻疹具有很强的传染性，而腮腺炎、风疹的传染性略差一些。和其他感染性疾病一样，危险因素包括过度拥挤和低水平的群体免疫[G]。**麻疹**主要通过呼吸道飞沫传播[1]。刚出生的新生儿比大些的婴儿患麻疹的风险低，因为其携带有从母体带来的保护性抗体，但在美国最近发生的麻疹暴发当中发现，母体的保护性抗体的保护性作用比预期要低一些[5]。那些通过免疫接种获得免疫力的母亲，其小孩的抗体水平往往比那些通过自然感染获得免疫力的母亲的小孩低[15, 16]。**流行性腮腺炎**可以通过呼吸道飞沫、唾液，甚至可能尿液传播[11]。在腮腺肿大前几日至肿大后五日，患者均具有传染性。和麻疹一样，在9～12月的婴儿中，由于母体保护性抗体的作用，其发病风险要低一些。但若在大面积疫苗接种的人群中，这种规律可以改变。**风疹**：通过直接接触与呼吸道飞沫传播。

预后 **麻疹**：据WHO估计，在2000年，麻疹大约造成了777 000人死亡以及27 500 000伤残调整生命损失年[17]。**麻疹在健康人群中**：在发达国家，绝大多数有关预后的数据都来自于疫苗开始推广之前的年代，在后来的暴发当中，也主要来自于那些未接种免疫的人群。在英国开始接种麻疹疫苗之前，其并发症的总发生率是6.7%。平均每1000个感染的患者当中，有1.2个合并脑炎，有38个合并呼吸道并发症[18]。在疫苗推广之前，其他并发症还包括癫痫（伴或不伴发热），每1000名感染者中约有5人发生[19]。特发性血小板减少性紫癜（ITP）也有报道，但发病率不清。亚急性硬化性全脑炎（SSPE）是一种致命的、进展性的中枢神经系统变性病，平均发生于麻疹感染后7～10年。建立在英格兰和威尔士的一个监测SSPE发病率的被动报告系统发现，其在1岁以下的麻疹患儿中发生率更高（在小于1岁儿童当中，发生率为18/10万人，而其总发生率为4/10万人）[20]。1989到1991年间，美国小于5岁的未接种过疫苗的儿童中麻疹曾暴发流行，受累病例共55 622例，超过11 000例住院治疗，死亡166人[21-23]。麻疹的并发症还包括腹泻（9%）和肺炎（6%）[23]。在妊娠期间感染麻疹可导致早产[24]，但目前尚无证据证实其可导致先天畸形[25]。**麻疹在营养不良和免疫力低下的人群当中**：在营养不良的人群当中，尤其是那些维生素A缺乏者，麻疹的病死率可以高达25%。在免疫缺陷患者中，麻疹发病率和病死率更高。在小于5岁的儿童以及大于20岁的成年人中，其发生严重并发症以及死亡的风险有所增加[21, 26]。1974～1984年间，据英国的四个中心报道，51名在白血病初次缓解时死亡的儿童，有15名死于麻疹感染（29%）[27]。这四个中心的另一组报道统计了在1973～1986年间17名同时伴有恶性疾病的麻疹患儿，其中5名死亡，证实恶性疾病合并麻疹感染可致命[28]。在1991年，美国共有36名患儿死于麻疹，其中至少5名伴有HIV感染[21]。在世界范围内，麻疹是导致失明的主要原因之一，同时在小于5岁的儿童当中，因麻疹而死亡的儿童占到5%[29]。**流行性腮腺炎**：流行性腮腺炎很少引起死亡，在英格兰和威尔士，在疫苗开始推广前每年大概只有5例流行性腮腺炎病人死亡，尽管其中可能只有一半是直接由流行性腮腺炎所致[10]。流行性腮腺炎导致死亡的患者主要集中在40岁以上。流行性腮腺炎最严重的并发症是中枢神经系统、性腺和胰腺受累。在麻腮风三联疫苗开始推广之前，流行性腮腺炎是英国导致无菌性脑膜炎的最常见原因之一，约20%无菌性脑膜炎病例由其引起[30]。结局大多良好。流行性腮腺炎脑膜炎比较少见，同时其结果也更为严重[31]。在芬兰，一项对41名儿童的病例系列分析发现，在腮腺炎脑炎后4个月到2年内，大约5%的儿童有持续性共济失调，17%有行为异常[32]。在腮腺炎感染后也可发生感应神经性耳聋，多为单侧性，其患病率不清，尽管以色列的儿科医师在1984年麻疹流行时做过关于听力缺失的统计，其发生率大约为1/3400人[33]。在美国，一项关于流行性腮腺炎的大宗临床研究（共1310例，1935～1974年）发现，大约有10%的流行性腮腺炎男性患者发生睾丸炎，且多见于成年患者[34]。睾丸炎中17%为双侧性。该研究发现，在132名男性患者中，47名有睾丸萎缩（36%），2名发展为睾丸肿瘤。还有一项样本量略小的研究，该研究以无性生活史的人群为研究对象（圣劳伦斯岛上的561名爱斯基摩人），发现在205名罹患流行性腮腺炎的男性当中，有52名患有睾丸炎（25%），其中26例为单侧，19例为双侧，7例不详[35]。大部分睾丸炎病例（73%）发生于15岁以上男性，而且这些男性患者37%为双侧发病。在患流行性腮腺炎的女性患者当中，15%伴有乳腺炎，其中约三分之一发生在15岁以后[35]。在美国，一项以社区为基础的研究（342例）发现，流行性腮腺炎最常见的并发症是胰腺炎，大约有12人发生（4%）[2]，而在一项病例系列分析当中发现，在因流行性腮腺炎住院治疗的109人中，有50人具有胰腺炎的临床表现（46%）[36]。在妊娠的头三个月感染腮腺炎的话，自发性流产的发生率可能上升[25]，但先天畸形和早产的发生率不受影响[24]。**风疹**：在儿童中，风疹并发症很罕见。日本在1987年的一次流行当中，共有约8250名小于15岁的儿童感染风疹病毒[37]。其中伴发脑炎5例（其中1例伴有不良后遗症），脑膜炎3例，特发性血小板减少性紫癜（ITP）4例，血管性紫癜4例，溶血性贫血2例，肺炎8例。一项回顾性观察数据提示，ITP的发生率大约为1/3000人[38]。风疹性脑病有可能发生，但很罕见，同时一项病例系列分析提示其长期后遗症的发生率低于麻疹性脑病[39]。在儿童当中，关节疼痛不常见，但在成人当中很常见，尤其是女性。一份在伦敦的住院记录综述（74名风疹成年患者）表明，大部分患者都有关节疼痛的表现，同时11人（15%）患有关节炎[13]。关节炎可呈反复发作性，但多为自限性。风疹感染的最严重结局是先天性风疹综合征（congenital rubella syndrome，CRS），该疾病最早由Gregg在1941年描述[40]。在CRS中，几乎所有系统均可受累，其受累程度取决于感染发生在妊娠的哪个阶段。在英格兰和威尔士，一项前瞻性队列研究发现，在超过1000名妊娠期间确诊风疹感染的妇女当中，在母亲怀孕的前12周内出疹者风疹先天性感染的发生率超过80%，而在妊娠的末期的三个月感染的，先天感染则下降到了25%[41]。在妊娠11周内的风疹感染中，患儿发生风疹先天缺陷的概率为100%，而在孕13～16周的风疹感染当中，风疹缺陷的发生率为35%[41]，再往后的感染，则无先天缺陷发生。感染发生得越早，其缺陷越为严重，例如，在妊娠11周前发生风疹感染的患儿同时患有先天性心脏病和先天性耳聋，而在较晚发生感染的儿童则只患有耳聋。

治疗目的 将不良反应降至最低，消除麻疹、流行性腮腺炎和风疹感染以及 CRS。

结局 麻疹、流行性腮腺炎、风疹及其并发症（包括死亡率和CRS）的临床发生率。如果没有临床结局的话，我们将报告血清转化❻率，因为血清转化率被认为与疫苗效果❻相关联而被经常使用。接种的不良反应率。

方法 采用《临床证据》2005 年 7 月的文献检索和评价方案。作者同时检索了 WHO、美国 CDC、欧洲疾病监控网站、英国健康保护机构所网站，并且手工检索了国家和国际政策文件。关于疫苗株和品牌的更多信息，请参见网络版的表A。条件允许的话，我们优先针对原文进行检索及评论，而非系统综述则次要考虑。我们同时也选取了全面的或系统性的综述。我们只选取目前在世界上应用较广泛的疫苗株型作为研究对象。在比较不同疫苗的益处部分，我们选取了随机对照试验和较有力的观察性研究，因为在早期的随机对照试验中，疫苗接种在对麻疹、流行性腮腺炎、风疹的保护作用中显示出了很强的效能，以致此后的随机对照试验被认为违反伦理学（参见麻疹疫苗的益处）。我们同时选取了一些最近的人群暴发研究来反映麻疹、流行性腮腺炎、风疹在并发症和疫苗效果上的持续影响，我们所选的研究只代表了所有研究报告的很小一部分。在害处部分我们只研究麻腮风三联疫苗，包括随机对照试验以及一些坚实的观察性试验（详见麻疹疫苗的害处）。我们没有选取非英语的文献。

问 题 麻疹疫苗的效果如何？

治疗选择1 单价麻疹疫苗或麻疹－腮腺炎－风疹三联疫苗对比安慰剂或不接种疫苗

关于麻疹－腮腺炎－风疹三联疫苗（麻腮风三联疫苗）与安慰剂或不接种疫苗在预防麻疹的效果方面的比较，我们没有发现相关的系统综述或随机对照试验。因为现有的证据证实了麻腮风三联疫苗的有效性以及自然感染的麻疹、腮腺炎、风疹的危害性，而随机对照实验需要对照组使用安慰剂或者不接种疫苗，这是不道德的。已有一项类随机试验，一项大型的回顾性队列研究以及几项大型的观察性研究发现麻疹疫苗（单价疫苗或麻腮风疫苗）可以降低麻疹的发病率。几个大样本的队列研究和其他的观察性研究也发现在麻疹接种后儿童的死亡率有了明显的下降。观察性研究发现：在麻疹疫苗接种后，亚急性硬化性全脑炎的发病率也随之降低。在麻疹疫苗接种后，个别人发生了麻疹病毒感染或可疑感染，但我们并没有发现比较麻疹自然感染发生率和接种疫苗后感染发生率的研究。罕有麻疹免疫后发生严重并发症的病例。观察性研究发现：与未接种疫苗或安慰剂相比，麻腮风疫苗增加了发热和热性惊厥的发生率，但热性惊厥并不常见而且不会发展为无热惊厥。观察性研究还发现，一种罕见的无菌性脑膜炎的并发症，在大量接种 Leningrad-Zagreb（L-Z）株和 Urabe 株的麻腮风疫苗后发生率有上升，但接种 Jeryl Lynn株、Hoshino株或Rubini株的疫苗则没有无菌性脑膜炎发病率上升的报道。观察性研究发现接种麻腮风疫苗和自然感染麻疹均使特发性血小板减少性紫癜的发生率增加。观察性研究发现接种麻腮风疫苗与哮喘的发病率之间并无关系。他们还发现，在麻疹疫苗接种后，格林－巴利综合征、孤独症、糖尿病、步态障碍、脱髓鞘性疾病、炎性肠病的发生率也没有显著增加。在接种麻腮风疫苗后，有发生过敏反应的报道，但这也是非常罕见的。

益处 我们没有发现相关的系统综述。我们发现英国有一个使用单价麻疹疫苗的类随机对照试验，该试验比较了使用疫苗的儿童与未使用疫苗的儿童之间的效果差别[42]。我们还发现了一个大型的回顾性队列研究[43]和几个大型的观察性研究[6,44,45]评估了接种麻疹疫苗后麻疹的感染率，并与未接种疫苗的儿童做了比较。这些研究全都发现麻疹疫苗可以降低麻疹的感染率。**接种麻腮风三联疫苗（麻腮风疫苗）或者单价麻疹疫苗后麻疹发病率的随机对照试验**：我们没有发现研究麻腮风三联疫苗❻与未接种疫苗或使用安慰剂的临床效果比较的随机对照试验。英国的类随机对照试验样本为 36 211 名儿童，年龄从 10 个月到 2 岁不等，对该群体进行了 9 个月的追踪观察[42]。根据生日将儿童分为活菌苗组（9538 名儿童）；死菌苗（E-E-B 株）后接种活菌苗（SWZ 株）组（10 434 名儿童）；未接种疫苗组（16 239 名儿童）。试验经过 6 个月的追踪观察发现：与未接种疫苗的对照组相比，单独接种活菌苗或者接种死菌苗加活菌苗的儿童有 85% 的有效性（20 例/1000 接种儿童，134 例/1000 未接种儿童）。2 年零 9 个月后随访这些儿童的亚组（活菌苗组[7889 名儿童]；死菌苗加活菌苗组[8171 名儿童]；未接种组[5593 名儿童]）发现在接种疫苗（94%活菌苗组，88%死菌苗加活菌苗组）后经历了两次大规模的麻疹流行后其保护效应增加了[42]。15 年来对 9106 名儿童的随访（在补种后的 12～17 年）发现未接种疫苗组麻疹发病率较高[46]。在对最初的对照组进行后继疫苗接种后该组与接种组的区别仍然存在。但是在大剂量的疫苗接种后对对照组进行成长的群体免疫❻后，两组的区别就不存在了。（AR：疫苗组 0.3/1000 人年，非疫苗组 1/1000 人年；$P<0.001$）。从 1976 年到 1990 年全体的防护效力很高（92%，95%CI 86%～95%）。[46] **接种麻腮风三联疫苗或单价疫苗后麻疹发病率的队列研究**：一项大型的回顾性队列研究对 1985 年到 1992 年的全美国人群中接种过麻疹疫苗的儿童与未接种过疫苗的儿童麻疹发病率进行了比较（从 1985 年到 1992 年，接种人数 51 264 140～52 377 192，发病 17 390 例；未接种人数 234 040～245 887，发病 2827 例）[43]。1985 年麻腮风疫苗在美国已经广泛应用，然而该研究并未说明儿童接受的是单价麻疹疫苗还是麻腮风疫苗。该研究发现，由于群体免疫的缘故，麻疹的发病率已降低。但与未接种疫苗的群体相比，疫苗显著地降低了麻疹的发病率（未接种疫苗组与接种疫苗组麻疹发病率的 RR 度为 4～170，依赖于年龄组和观察时间）。**接种单价麻疹疫苗或麻腮风疫苗后麻疹发病率的以人群为基础的研究**：我们还找到许多以人群为基础的追踪研究，来自于不同的国家、不同的卫生保健制度和不同的社会经济学和人口统计学分布[6,45,47-51]。这些研究

发现与麻疹疫苗的接种相伴随的是麻疹的显著下降。在大部分资源丰富的国家,疫苗覆盖率达到95%才可以消灭麻疹的发生。在人口密度非常大的国家,需要覆盖99%的人口才可以阻止麻疹的发生[52]。WHO一项时序调查发现麻疹的发病率(低估了麻疹的真实发病率)呈现全球下降的趋势,1980年的调查为450万患者/年,到2000年下降到了100万患者/年[44]。麻疹发病率的下降与麻疹疫苗的使用增加有关,1980年麻疹疫苗的覆盖率约为10%,到2000年疫苗的覆盖率已达到80%。芬兰一项基于人群的麻疹发病率的时序调查发现在一个人口约为500万的群体,在单价麻疹减毒活疫苗计划免疫(1975~1981年)后,每年新增的麻疹病例数呈逐年下降的趋势,已从1977~1981年平均2074例降到1985年的44例[6]。到九十年代中期,新增麻疹病例已基本降至零。从1982年芬兰麻腮风疫苗计划免疫推广后,很快风疹和流行性腮腺炎的发病率也基本降至零。巴西圣保罗一项横断面研究在1987年的麻疹疫苗接种(8163人,未报株型)之前和之后进行了重复调查,发现麻疹的发病率从1987年的222/10万降至1988年的2.7/10万[45]。然而,在麻疹疫苗高覆盖度❻的国家,麻疹的暴发流行仍有发生。在荷兰,1999~2000年,麻疹在一所只有7%接种过麻疹疫苗的学校暴发流行[53]。最后,有94%未接种过疫苗的人群通过社区密切传播而感染,总计达3292例。荷兰曾是麻疹发病率极低的国家之一,有着很高的麻疹疫苗覆盖度(96%),而一小部分的未接种人群的存在成为这次流行的原因。**接种单价麻疹疫苗或麻腮风三联疫苗后麻疹死亡率的以人群为基础的研究**:我们没有发现有足够质量的系统综述(见评论)[54]。我们发现一个队列研究[55]。有许多以人群为基础的研究评价了麻腮风疫苗在降低死亡率方面的效果,我们在下面报告了三例有代表性的研究(两篇发表文章[56, 57],一篇个人通讯)。该项队列研究对孟加拉共和国一组接种Schwarz株单价麻疹活菌苗的儿童与同年龄组未接种疫苗组进行了比较(8135配对)[55]。该研究发现接种疫苗能够明显降低麻疹死亡率(年龄在9~60个月的16270名儿童接种了疫苗,43个月时麻疹死亡率的RR 0.54,95%CI 0.45~0.65)。在意大利的坎帕尼亚,麻腮风疫苗的覆盖度低于70%,2002年报道过一次麻疹暴发流行,有1571例感染者[56]。这次暴发导致594人住院治疗,4人死亡。1999年12月到2000年6月,在爱尔兰的都柏林发生过一次麻疹的暴发流行,导致了1115例有症状患者和111例儿童医院住院的麻疹病人[57]。大于15个月(接种麻腮风疫苗的推荐时间)的儿童只有1/3接种了疫苗,而且三例死亡患者全部未接种过麻疹疫苗。相反,德国科堡麻疹疫苗的接种率大约77%,2001~2002年的麻疹暴发流行导致1191例病例,43例住院治疗,但是没有死亡(A Siedler,个人通讯,2004)。**接种单价麻疹疫苗或麻腮风三联疫苗后亚急性硬化性全脑炎发病率的病例对照研究**:在麻疹疫苗推广后,各地的亚急性硬化性全脑炎发病率均有了显著的下降[58-61]。一项病例对照研究发现:与健康人群相比,亚急性硬化性全脑炎患者既往麻疹疫苗接种率非常低(OR 0.25,95%CI 0.05~0.54)[62]。我们没有找到其他关于麻腮风疫苗的研究,但是在麻疹疫苗广泛应用的地区亚急性硬化性全脑炎已经罕见。在19例亚急性硬化性全脑炎患者的脑活检中没有获得与疫苗株相关的麻疹病毒[63]。

害处 **急性发热和热性惊厥**:我们发现一篇非系统综述[64],一项随机对照实验[65],两项回顾性队列研究[66, 67],一篇人群监督规划[68]和一个自身对照病例系列研究❻对健康儿童接种疫苗后发热做了评价[69]。一篇关于观察性研究(未报道研究和人群数目)的综述(检索日期1998年)发现5%的非免疫群体在接种疫苗的7~21天内会有中到高热(≥38.6℃)[64]。随机对照试验(交叉设计)对麻腮风疫苗的急性不良反应进行了研究。试验对象为1162对双胞胎(460名1岁儿童,其中1.3%已经接种过麻疹疫苗;702名年龄大于2岁的儿童,其中95%已经接种过疫苗或有过麻疹的感染史),实验组接种麻腮风疫苗,对照组接种安慰剂。双胞胎的其中之一随机选出并且在接种安慰剂三周之后接种了疫苗,双胞胎的另一个被分配到相反的组合。该随机对照试验发现:在14个月到18个月的儿童中,在接种麻腮风疫苗后21天内,中等程度发热(38.6~39.5℃;其中25%为疫苗接种组,6%为安慰剂组;OR 3.28,95%CI 2.23~4.82)和高热(≥39.5℃;其中7%为疫苗接种组,3%为安慰剂组;OR 2.83,95%CI 1.47~5.45)的发生率明显增加。在大于6岁的儿童中,发热的发生率并没有明显区别(5/1000接受了疫苗或安慰剂儿童;P >0.10),但他们大多数已经接种过疫苗。第一项回顾性队列研究对来自美国四家卫生保健机构(health maintenance organisations,HMOs)❻的679 942名儿童进行了研究发现:与未接种过疫苗的同龄儿童相比,接种过麻腮风疫苗(病毒株未列)的儿童在接种后8~14天内发生热性惊厥的几率明显升高(ARI:每100 000名接种儿童,25~34名额外增加的惊厥发作,RR 2.83,95%CI 1.44~5.55;与12~24个月儿童的背景惊厥发生率相比较的ARI:0.025%;NNH 4000;可信区间未知)[66]。该研究发现,在接种疫苗后一周之内或15~30天之间热性惊厥的发生率均没有明显变化(一周内:RR 1.73,95%CI 0.72~4.15;15~30天内:RR 0.97,95%CI 0.49~1.95)。该研究对526名并发热性惊厥的儿童进行了追踪调查(22名儿童为接种麻腮风疫苗后7~21天发生惊厥,18名儿童为接种百白破疫苗(diphtheria, tetanus and pertussis [DTP]❻)0~7天内发生惊厥,1名儿童为接种两者之后发生,521名儿童惊厥发作已经超出了疫苗接种后前述时期)。该研究发现:与安慰剂相比,在接种百白破疫苗❻或者麻腮风疫苗之后,发生惊厥的风险并没有增加(RR 0.65,95%CI 0.32~1.35)。接种疫苗后有热性惊厥的儿童均未发展成为无热惊厥。同样的,对来自于四家参与研究的卫生保健机构之一的273名热性惊厥的儿童的研究发现,在热性惊厥发生之前接种过麻腮风疫苗与否并不会对学习障碍或发育延迟的发生产生影响(第一次热性惊厥年龄调整后:RR 0.56,95%CI 0.07~4.20)。该研究发现接种麻腮风疫苗并不会增加无热惊厥的发生(麻腮风疫苗接种后15~30天:RR 0.48,95%CI 0.05~4.64)。第二项回顾性队列研究对丹麦1991年到1998年出生的537 171名儿童进行了研究,其中82%(439 521名)已经接种过麻腮风疫苗[67]。该研究发现:总体上来说,与接种安慰剂组相比,接种麻腮风疫苗后两周之内热性惊厥的发生率明显增加,但是这两组热性惊厥的发生率都非常的低(2.46/1000名接种疫苗儿童 vs 0.90/1000 名未接种儿童；RR 2.75，95%CI 2.55～2.97）。有过热性惊厥病史的儿童或者有同胞兄弟姐妹发生过热性惊厥的儿童发生热性惊厥的风险非常高（有过热性惊厥病史的儿童的 ARI 19.47，95%CI 16.05～23.55；有热性惊厥家族史的儿童的 ARI 3.97，95%CI 2.90～5.40，绝对数值未报）。该研究发现，发生过疫苗相关热性惊厥的儿童癫痫的发病率并没有明显改变（RR 0.70，95%CI 0.33～1.50），但是，再次发生热性惊厥的几率有明显的增加（RR 1.19，95%CI 1.01～1.41）。人群监督规划对芬兰14年来接种过麻腮风疫苗的180万人口调查评估了麻腮风疫苗的害处[68]。监督依赖于卫生保健人员对该规划的知晓程度和他们对麻腮风疫苗引起的不良反应的报告。因此，要谨慎地判断该结果。该计划的广告发布在研讨会、媒体和医疗杂志上。急性反应比长期影响更多见于报道。有227名儿童接种疫苗后发热（AR：15/10万接种儿童或9.2/10万剂）。热性惊厥有52名儿童被报道（AR：17/100万剂），通过临床和血清学表现判断，其中28名儿童应该是由于麻腮风疫苗引起（AR：9/100万剂）。与美国回顾性研究[66]相比，这些只是粗略评估。这也显露了芬兰在相关的小事件的研究方面的缺陷[68]。自身对照病例系列分析对接种不同株型的麻腮风疫苗后热性惊厥的发生率进行了调查[69]。发现年龄在12～24个月的幼儿在接种麻腮风疫苗后6～11天内发生热性惊厥导致住院的风险明显增加（AR：50/10万；ARI：33 例附加热性惊厥/10万剂），但是在Jeryl Lynn株的疫苗接种后15～35天期间未发生该问题。在接种Urabe株的疫苗后同一时期内，与未接种疫苗相比，热性惊厥和无菌性脑膜炎的绝对风险为91/10万接种儿童，归因危险度为38/10万接种儿童。**无菌性脑膜炎**：采用不同方法的观察性研究报道的接种麻腮风三联疫苗后无菌性脑膜炎的危险度差别较大（AR：7～250/100万次接种），甚至在同一个国家中的报道也不同[70]。在英国，使用一组自我对照的病例，无菌性脑膜炎的风险被用来评估含有Urabe或Jeryl Lynn腮腺炎疫苗病毒株的麻腮风三联疫苗，发现无菌性脑膜炎在接种Urabe株疫苗15～35天的人中发生的风险增加（AR：67/100万，ARI：63/100万接种儿童），而在Jeryl Lynn株麻腮风三联疫苗的接种者中未发现无菌性脑膜炎。后一项结果在美国一项使用相似方法的试验中得到了证实[71]。在巴西部分地区，基于一次大规模的Urabe株疫苗接种活动前后医院入院病人的一项回顾性的人群调查表明，在疫苗注射后3～5周内麻腮风三联疫苗明显增高患无菌性脑膜炎的风险（RR 30.4，95% CI 11.5～80.8；可归风险71/100万剂；32/452 344剂）[72]。一项住院儿童的病例交叉研究⑥表明，在接种Jeryl Lynn或者Rubini病毒株的儿童中发生无菌性脑膜炎的风险无明显增加(RR 0.60, 95% CI 0.18～1.97)，但在接种Urabe或者Hoshino病毒株(RR 15.6, 95% CI 5.9～41.2)[73]，尤其是在接种3周后，发病风险明显增加。但是，病毒株的分配是基于假设采用提供者决定的方式，而非个人的记录，并且没有证据来证明该假设。同前两年相比，1997年古巴大规模的接种使用Leningrad-Zagreb (L-Z)病毒株的麻腮风三联疫苗接种运动期间无菌性脑膜炎报道病例有所增加(28.7 例/10 000 人周 vs 4.5 例/10 000 人周)[74]。疫苗接种15～35天后无菌性脑膜炎的绝对危险为29/10万剂。其他引起无菌性脑膜炎的因素并未被排除，因此归因危险无法计算，但是病例增加的时间模式提示很可能是由于疫苗接种所造成的。含有L-Z的麻腮风三联疫苗所引起无菌性脑膜炎的风险似乎要比含有Urabe和Jeryl Lynn的疫苗更高。相似的发现在古巴两个州1998年一场大规模的注射L-Z疫苗的运动后也有报道[75]。无菌性脑膜炎的发病率要比前两年增高。依据现有的标准，疫苗接种后无菌性脑膜炎的估计可归危险为52/100万～160/100万疫苗接种。**特发性血小板减少性紫癜（ITP）**：麻疹自然感染与麻疹疫苗接种都与ITP的发生相关。我们发现了两组自我对照病例系列分析，其中的第二组包含第一组中的病例[69,76]。在这些分析中，疫苗记录与计算机化的住院记录联系起来，ITP在危险期间的发病率（麻腮风三联疫苗注射后0～42天）与这段期间外发病率相比较。麻腮风三联疫苗接种后ITP的发病率显著上升（AR：45/100万人，ARI：31/100万人；RR 3.27，95% CI 1.49～7.16）。这项调查包括14例在麻腮风三联疫苗接种前就有过第一次ITP发生的儿童。尽管这些儿童中三个人以后也有ITP的发生，但是没有人是在接种6周内发生的[69,76]。一项在英国的病例对照研究发现，在麻腮风三联疫苗接种后的6周内，麻腮风三联疫苗与ITP发病率的增加相关（ARI：40/100万接种儿童，95% CI 11/100万～47/100万）[77]。**关节炎或关节痛**：一项双生子的交叉随机对照试验发现，同安慰剂相比，不论是在14～18个月或者6岁时，麻腮风三联疫苗的接种均明显增加发生关节痛的危险（14～18个月：OR 3.66，CI 1.74～7.70；$P < 0.001$）[65]。关节痛持续时间并没有描述，但暗示这种疼痛是轻微的。**过敏反应**：尽管罕见，但是麻腮风三联疫苗后的过敏反应还是有报道[78]。我们尚未有准确的数据。在英国，1994年的麻疹风疹疫苗接种运动期间，580万儿童（5～16岁）均有接种。一项使用黄卡片⑥的被动调查表明，123例儿童有不同程度的过敏反应的症状或体征，但是没有在接种24小时内死亡或过敏者[79]。因此绝对危险剂量为15/100万剂。如果相对过敏反应来说，比值为1/10万剂。**哮喘和湿疹**：我们发现三个队列研究[81-83]和一个病例对照研究[84]。这些均使用简单方法的研究，没有发现在麻腮风三联疫苗接种和哮喘或湿疹之间的相关性。第一个在美国4个HMO的队列研究比较了在那些诊断为哮喘并且治疗过的孩子们，麻腮风三联疫苗接种后的免疫状态[81]。纳入标准是生后即被HMO登记，在1岁以后发生哮喘并至少持续到出生后18个月。整组的平均随访年龄为28个月。第一次哮喘发作的中位年龄为11个月。麻腮风三联疫苗接种后没有明显的哮喘发生危险（RR 0.97，95% CI 0.91～1.04）。当仅考虑这些需要急诊干预或住院的患有哮喘的儿童，数据并无明显变化。尽管追踪时间相对短（28个月），但是作者认为这段时间对挑选大部分病例来说已经足够长[81]。第二个在美国的队列研究评估那些在之前病例对照研究中被登记有婴儿期喘息的儿童，比较在麻腮风三联疫苗接种后或不接种麻腮风三联疫苗发生哮喘的发病率[82]。它包括了1778个3～7岁的儿童，其中881个在婴儿期有喘息发作而897个没有。这项研究发现在疫苗接种与未接种的儿童中患哮喘的比例没有明显区别（33/383接种儿童[8%] vs 125/1395 未接种儿童[9%]；校正后 OR 1.19，95% CI 0.78～1.82）。第二个研究分析表明在有婴儿期喘息史的患者

（校正后 OR 1.20，95%CI 0.55～2.63）和没有喘息史的人群中（校正后 OR 1.05，95%CI 0.65～1.70，绝对数值未报道）哮喘的发病率并无显著性差异。第三个队列研究用英国综合实践研究数据库（29 238个儿童）来评估哮喘/喘息和湿疹与麻腮风三联疫苗接种的关系[83]。纳入标准是接种前无哮喘/喘息和湿疹病史的儿童。研究发现接种麻腮风三联疫苗后哮喘和湿疹的发生率显著增加（哮喘：1753/16 470接种儿童，每69 602人年；校正后HR 2.20，95%CI 1.50～3.21；湿疹：1884/14 353接种儿童，每59 520人年；校正后HR 3.50，95%CI 2.38～5.15）。哮喘发病率的差异在那些不经常去医院检查的儿童中很明显，这会导致在这一小组人群中，有可能患有哮喘但是没有被诊断出来。另外，在这个研究中仅有1.6%的儿童未接种疫苗，使得结果很难解释清楚。新西兰进行的病例对照研究，观察诊断为哮喘的7～9岁儿童（病例组233人 vs 对照组241人），发现麻腮风三联疫苗接种与哮喘诊断并无显著相关关系（OR 1.43，95%CI 0.85～2.41）[84]。这项报道的作者推论可能有未被诊断的哮喘儿童。**糖尿病**：我们发现一个基于人群的研究，用医院记录（最初只有住院病人，后来包括所有接诊病人）来分析1990～2000年出生在丹麦的儿童中，计算所有患有1型糖尿病的儿童，并比较接种儿童与非接种儿童中糖尿病的发生率[85]。作者认为用医院记录可以说明丹麦地区超过90%的糖尿病儿童。他们发现在739 694名纳入的儿童中（4 720 571人年）有681名患有1型糖尿病，而接种麻腮风三联疫苗的儿童与非接种儿童中糖尿病的发生率无显著性差异（RR 1.14，95%CI 0.90～1.45）。**格林巴利综合征**：已有报道称在接种了含有麻疹病毒的活疫苗后会发生格林巴利综合征[64]。1994～1995年英国的麻疹-风疹运动中就报道了3例格林巴利综合征，但这是在预期的背景比值之内的[79]。一项芬兰医院的回顾性研究观察格林巴利综合征患者4年内的疫苗接种记录，发现没有一例是在免疫6周之内发病的[68]。间隔最短的患者是10周，而这名患者在这10周内还患有其他感染性疾病。**步态障碍**：我们发现一篇关于丹麦地区1987～1996年药物不良反应的回顾性综述[86]和一个英国的自我对照病例研究[87]。这篇综述表明在一小部分儿童（大约8/10万）接种麻腮风三联疫苗后会患有步态障碍。英国自我对照病例研究（62名12～24月间的儿童）用医院记录的数据来评估在接种麻腮风三联疫苗60天内发生步态障碍而需入院的风险[87]。结果表明接种麻腮风三联疫苗6～60天后因步态障碍而需入院的风险并无显著增加（RR 0.46，95%CI 0.16～1.35）。**脱髓鞘病变**：我们发现一个在成人中进行的多中心病例对照研究来评价麻腮风三联疫苗与中枢神经系统脱髓鞘病变的可能关系，病例来自于美国健康保障机构（332名18～49岁的多发性硬化患者，772名对照，108名视神经炎患者，228名对照）[88]。结果发现接种麻腮风三联疫苗后多发性硬化或视神经炎的发病风险并无显著增加。（多发性硬化：OR 0.9，95%CI 0.4～1.9；视神经炎：OR 0.8，95%CI 0.3～2.2）。**发育倒退或泛孤独症碍症候群**：我们发现一篇非系统性观察性研究的综述[89]，一个病例对照研究（624名泛孤独症障碍症候群ⓖ）[90]，一个大型回顾性队列研究（738例泛孤独症障碍症候群）[91]，另外还有2个人群监测研究（498例泛孤独症障碍症候群分别用两个研究[92,93]来分析，另外一个预期接种人口总数180万的研究[68]）。这些研究中均没有发现泛孤独症障碍症候群与麻腮风三联疫苗的相关关系。其中的非系统综述（检索日期不明）发现麻腮风三联疫苗与孤独症之间无因果联系[89]，这份综述包含两个大型横断面时间系列研究[94,95]，报道认为孤独症发病率与麻腮风三联疫苗覆盖率相互独立。第一个横断面时间系列研究于1999年在加利福尼亚的幼儿园儿童中进行[94]，观察在1980～1994年间出生且在17～24个月内接种麻腮风三联疫苗的儿童，并将这些儿童与同时期患有孤独症的儿童相比较，后者的数据来源于国家发展服务部（具体数字未透露）。研究发现麻腮风三联疫苗的24个月内覆盖率有轻度增长（从1980年的72%增长到1994年的82%，成比例增长14%），而同时期内援引的新发孤独症却不呈同比增长（从1980年的44/10万出生增长到1994年的208/10万出生，成比例增长了373%）。作者认为不能将援引比率的大幅度升高归咎于免疫率的小幅度升高。不过，援引于该部门的数字也并不能准确代表孤独症的发病率。第二个横断面时间系列研究在英国进行[95]，发现1988～1993年男孩的孤独症发病率增加，而麻腮风三联疫苗的覆盖率基本稳定在97%（2～5岁初次诊为孤独症的AR：1988年出生儿童为8/10万，95%CI 4/10万～14/10万；1993年出生儿童为29/10万，95%CI 20/10万～43/10万，305例孤独症每300万人年）[95]。病例对照研究（624名年龄在3～10岁的孤独症儿童，1824名性别、年龄、地区、学校相匹配的对照）同样表明麻腮风三联疫苗与孤独症之间无显著相关关系[90]。这个研究按照接种年龄的不同来评估接种组儿童与健康未接种组儿童中孤独症的发病情况。按照麻腮风三联疫苗接种情况，划分为"按时接种（18个月前）组"、24个月前接种组、36个月前接种组，分别与未接种组相比较，只有最后一组比较的结果具有显著性（93%的孤独症患者在36个月内接种过疫苗 vs 91%的对照组：OR 1.49，95%CI 1.04～2.14）。实际上绝大多数儿童都是在2～3岁接种麻腮风三联疫苗的，36月接种组孤独症发病率的增加被认为是因为孤独症儿童在36个月接受特殊教育计划之前需要进行麻腮风三联疫苗接种而产生的一种假象。在2～3岁前未接种麻腮风三联疫苗的非孤独症儿童一般要到5岁左右进学校之前才会接种。一个大型队列研究（537 303名丹麦地区1991年1月到1998年12月出生的儿童；2 129 864人年）发现麻腮风三联疫苗与泛孤独症障碍症候群之间无相关关系。（人群接种率82%，接种组 vs 未接种组的孤独症样障碍发病率RR 0.92，95%CI 0.68～1.24，接种组 vs 未接种组的其他泛孤独症障碍症候群的 RR 0.83，95%CI 0.65～1.07）[91]。同样，泛孤独症障碍症候群与接种年龄（P=0.23）、距离接种的时间（P=0.42）、以及接种日期（P=0.06）之间也无相关关系。当儿童患有脆X综合征、结节性硬化以及先天性风疹综合征（CRS）或者Angelman综合征，结果并无改变。不过，这些年龄小的儿童在研究末期有可能会对相关关系带来偏倚，但我们无法从公布的数据中得知这种偏倚是否是允许的。第一个人群监控研究用儿童发育中心及特殊学校的数据来确定498名在1979～1998年出生于英国八个卫生区的诊断为孤独症的儿童[92]，发现这段时期的孤独症发病率是增加的，但是在麻腮风三联疫苗接种计划推广后这一比率却没有改变。另一个研究用同样的方法和出生队列但是区域减少(473 名在 5 岁以前诊为孤独症的儿童),来评估孤独症儿童中发育倒退❡或肠道症状的发生率[93],发现这段时间这种情况并没有显著增加(倒退 $P=0.50$;肠道症状 $P=0.47$)。第二个来自芬兰的长期人群监控研究基于被动报告,发现在 180 万麻腮风三联疫苗接种人口中未发生与接种相关的发育倒退[68]。但是,那些未引起住院或者与接种仅仅是暂时相关的事件可能没有被报道。这尤其对于孤独症患者来说是可能的,所以不太可能从这个研究中得到任何麻腮风三联疫苗与泛孤独症障碍症候群的关系,无论是长期的还是短期的。**炎性肠病**:我们发现一篇非系统综述[64],一个队列研究[96],一个人口监控研究[68],一个病例对照研究[97]和一个病例系列研究[98]。这些研究都没有得出麻腮风三联疫苗与炎性肠病之间有相关关系。非系统综述(检索时间1998年,6个来源于不同发达国家的大型观察性研究)发现没有证据表明麻腮风三联疫苗与炎性肠病之间有相关关系(未做 Meta 分析)[64]。回顾性队列研究比较了 7616 名麻疹活疫苗接种者与未在 5 岁之前接种疫苗(平均接种时间 17.6 个月,标准差7.4 个月)的人群中溃疡性结肠炎、Crohn病与炎性肠病的发生率(通过邮递调查问卷的方式)[96]。参与者包括能够找到的 16 000 名在 1970 年第一周内出生的英国居民。研究发现在单价麻疹疫苗接种者与未接种者(这些人在调查期间平均年龄26岁)之间,溃疡性结肠炎、Crohn病与炎性肠病的发生率无显著性差异,无论是在经过性别、社会经济状况、人群校正之前还是校正之后(Crohn 病:接种组 AR 0.25%,未接种组 AR 0.31%;校正 OR 0.7,95%CI 0.3～1.6;溃疡性结肠炎:接种组 AR 0.16%,未接种组 AR 0.27%;校正 OR 0.6,95%CI 0.2～1.6;炎性肠病:接种组 AR 0.41%,未接种组 AR 0.58%;校正 OR 0.6,95%CI 0.3～1.2)。芬兰基于长期人口调查的被动监控研究发现在随访14年的180万麻腮风三联疫苗接种者中没有接种相关的炎性肠病,但是如前所述,这个研究在方法上有很大的缺陷[68]。美国的病例对照研究含有来自4个健康保障机构(HMO)的 142 名确定或者很有可能患有炎性肠病患者(67 名溃疡性结肠炎,75 名 Crohn 病)[97]。从 3 个 HMO 的 1958～1989 年的病例中(炎性肠病患者)由电脑检索电子病例和手工提取医疗记录而来,剩下的一个是用另一个 HMO 的 1979～1989 年的病例。检索日期不明而且年龄范围未报道,6 个月大到患病以前的非HMO 成员的人群未包括在内。结果发现经过性别、年龄校正后,麻腮风三联疫苗接种者的炎性肠病患病率并不比非疫苗接种组高(Crohn病的 OR 0.40,95%CI 0.08～2.00;溃疡性结肠炎的 OR 0.80,95%CI 0.18～3.56;炎性肠病的 OR 0.59,95%CI 0.21～1.69)。同样也发现其他含有麻疹的活疫苗与溃疡性结肠炎、Crohn病以及整个炎性肠病之间无相关关系。这份报告中还比较了麻腮风三联疫苗或其他含有麻疹病毒的活疫苗与不含有麻疹病毒的疫苗。其他含有麻疹病毒的活疫苗几乎可以肯定是单价麻疹疫苗,但是报告中并未明确提及,所以也不方便进一步评论。病例系列研究提出一个问题,即麻腮风三联疫苗与 12 个具有肠道症状的发育倒退患者之间是否相关[98]。这个病例系列是回顾性的(接种8年后由家长监督和报告),样本小,缺乏对照,而且是经过选择的。作者认为没有证据表明麻腮风三联疫苗与接种后的孤独症和小肠结肠炎之间有因果联系。

评论 **益处**:鉴于现有的证据充分证明麻疹疫苗的高度有效性以及自然感染麻疹、风疹、腮腺炎病毒的危险性,故比较麻腮风三联疫苗或单价疫苗组与安慰剂组的临床效果的随机对照实验被认为是违反伦理道德的。在一篇质量较差的系统综述(检索日期未报道,10 个回顾性队列研究,2 个病例对照研究)中,我们发现,在 7 个发展中国家里,根据随访期长短和国家的不同,接种单价麻疹活疫苗的儿童比与未接种的死亡率降低了 30%～80% 不等[54]。不过这篇系统综述的结果应该小心诠释,因为它所包含的一些研究并未处理接种组与未接种组之间的潜在干扰因素,如年龄、性别、地区和文化水平。这篇综述旨在通过观察百白破三联疫苗的接种状态来校正接受免疫的儿童(更可能受到更好的照顾)的选择偏倚,但这仅仅被有限数量的研究所证实。在观察同一社区内接受免疫组儿童与未免疫组儿童的5个研究中,疫苗效果❡率是唯一显著的因素(有效率40%～86%)。**害处**:评价接种麻疹疫苗后儿童发热的研究结果可以用感染麻疹的儿童的急性发热的发病率非常高来解释[65,99,100]。大量关于疫苗接种的不良反应的文献是基于被动的报道,尽管被放大了[68]。这样会有很多局限性,有些不良反应可能没有报道,而有些报道的事件没有实施相应的干预。例如:一个病例研究假定麻腮风三联疫苗可能和孤独症和小肠结肠炎综合征有因果联系,虽然实际上并没有任何证据证明这种联系[98]。这些研究促进了进一步的研究,但是因为它们只是假说衍生而来,所以其本身并不能作为确切的证据来证明风险的大小或者因果联系。我们发现两个比较单价麻疹疫苗和麻腮风三联疫苗接种后孤独症发病率的观察性研究[101,102],但两个实验在方法上都有一些瑕疵,因此我们不能由此得到一个这两种疫苗与孤独症之间关系的确定结论。其中一个小样本的病例对照研究(研究组 21个、对照组42个)的对照组的家长反馈率较低(58%),导致偏倚产生[101]。另一个观察性研究从一个孤独症患儿家长组织中招募 6～40 岁的孤独症患者作为观察对象,用时间趋势分析方法来研究在某一个特定时间点他们的表现。年龄较大的患者与年龄较小的患者可能有不同的特征,这很难解释用时间趋势分析方法的结果,而且这种经由选择的人群组也会产生偏倚。日本一个基于人群的观察性研究评估了从1988年到1996年出生的儿童中孤独症的发病率,发现尽管1993年曾停止进行麻腮风三联疫苗的接种,但泛孤独症障碍症候群的发病率仍然呈连续的增长曲线[103]。尽管如此,这个实验在方法上仍有严重的缺陷,它并没有明确泛孤独症障碍症候群儿童接种疫苗的情况,也没有关于普通人群中单价疫苗接种率的具体数字以及原有的单价疫苗接种计划,因此我们不能由此得出麻腮风三联疫苗对儿童孤独症的有无风险的结论。

治疗选择 2 麻腮风三联疫苗对比单价麻疹疫苗

我们没有发现对在儿童当中应用麻腮风三联疫苗与单价麻疹疫苗的临床效果进行相关比较的系统综述或随机对照试验。一些随机对照试验发现两种疫苗的血清转化率以及不良反应发生率均相似。

益处 我们没有找到比较麻腮风三联疫苗 ⒼG与单价麻疹活疫苗在儿童中应用的临床疗效的系统综述或随机对照试验。但是有三项随机对照试验比较了注射麻腮风三联疫苗(麻疹疫苗 Schwarz 菌株加上流行性腮腺炎疫苗 Urabe Am 9 菌株加上风疹疫苗 RA 27/3 菌株)与麻风活疫苗 Schwarz strain 之后的麻疹病毒血清转化ⒼG率[100,104,105]。第一项随机对照试验（420 名无麻疹或流行性腮腺炎病史的儿童，平均年龄15个月）发现6周后两组儿童有相似的血清转换率（麻腮风三联疫苗为92.6%，单价疫苗为 96.8%）[100]。第二项随机对照试验（319 名儿童，平均年龄 13 个月）发现两组儿童在 6 周时也有相似的血清转换率（麻腮风三联疫苗为 93%，Schwarz 株单价疫苗为 92%）[104]。第三项临床试验（502 名儿童，年龄从 15 个月到 4 岁不等）也评估了其血清转换率。它比较了七项干预措施：单价麻疹疫苗(Moraten 菌株)、单价流行性腮腺炎疫苗(Jeryl Lynn 菌株)、单价风疹疫苗(RA 27/3 菌株)、单价风疹疫苗(HPV-77:DE-5 菌株)、包含麻疹 Moraten 菌株加上流行性腮腺炎疫苗 Jeryl Lynn 菌株加上风疹 RA 27/3 菌株的麻腮风三联疫苗、包含麻疹疫苗 Moraten 菌株及流行性腮腺炎疫苗 Jeryl Lynn 菌株及风疹疫苗 HPV-77:DE-5 菌株的麻腮风三联疫苗、安慰剂。随机对照试验表明单价麻疹疫苗与麻腮风三联疫苗有相似的血清转换率（麻腮风三联疫苗为 99%，单价疫苗为 100%，两者无显著性并异）[105]。

害处 第一项随机对照试验显示单价麻疹疫苗与麻腮风三联疫苗在引起儿童发热的比例上没有显著性并异（麻腮风三联疫苗的发生率为 38.3%，单价疫苗为 37.8%，$P>0.05$）[100]。在第二项随机对照试验中，两组引起儿童发热（麻腮风三联疫苗的发生率为 34%，单价疫苗为 29%）、过敏（麻腮风三联疫苗为 67%，单价疫苗为 71%）以及皮疹发生率（两组均为41%）的比例相似，这些统计均截至接种疫苗第三周末。这两种疫苗都可引起淋巴结病（麻腮风三联疫苗的发生率为 2%，单价疫苗为 1%），且在接种麻腮风三联疫苗的儿童中有 1% 的儿童发生腮腺炎，而接种单价疫苗的儿童发生率为 0[104]。第三项随机对照试验评价了有血清转化的儿童中的不良反应，试验表明麻疹单价疫苗和麻腮风三联疫苗引起发热的比例相似（内含风疹 RA27/3 麻腮风三联疫苗 36% vs 内含 HPV-77:DE-5 麻腮风三联疫苗 30% vs 单价疫苗 33%）[105]。而局部反应、皮疹、呼吸系统症状、淋巴结病和眼痛的发生率在麻腮风三联疫苗组更高一些。所有这些随机对照试验都不能够发现其他临床上重要的不良反应。

评论 第三组随机对照试验分别比较了单价麻疹、腮腺炎、风疹疫苗与麻腮风三联疫苗，并对所有相关的观点进行了分别阐述[105]。
血清转化后麻疹疫苗带来的风险：一篇系统综述（1995年检索，共6项关于活疫苗的群组研究）检测了在注射疫苗（包括了单价与多价疫苗）引起血清转化后至少21天诱发麻疹感染的风险[106]。经多方求证，比对疫苗情况与医疗文件发现，临床注射疫苗后发生血清转化的儿童感染麻疹的比率为 0（2061 人注射疫苗，无人感染；0%，95% CI 0%～0.147%）。

问 题	腮腺炎疫苗的效果如何？

治疗选择 3	单价腮腺炎疫苗或麻腮风三联疫苗对比安慰剂或不使用疫苗

我们没有找到系统的综述或随机对照试验来比较麻腮风三联疫苗与安慰剂或不使用疫苗的临床效果。由于现有的证据证明麻腮风三联疫苗具有临床效果，并且自然感染麻疹，风疹和腮腺炎的危害众所周知，因此在随机对照试验中设立不使用疫苗或仅使用安慰剂的对照组被认为是违反伦理道德的。两项随机对照试验表明相对于安慰剂组，单价腮腺炎疫苗组减少了流行性腮腺炎的感染率。而以人群为基础的研究与其他观察性研究得来的数据也同样表明，麻腮风三联疫苗与单价流行性腮腺炎疫苗的使用大大减少了流行性腮腺炎的发病率和医院情况。而麻腮风三联疫苗的害处可参阅麻腮风三联疫苗预防流行性腮腺炎的部分。

益处 关于注射麻腮风三联疫苗或单价腮腺炎疫苗后流行性腮腺炎发生率的随机对照试验：我们没有找到系统综述。没有随机对照试验来比较麻腮风三联疫苗ⒼG与安慰剂或不使用疫苗的临床效果。有四篇文章写到了两项比较单价腮腺炎疫苗与安慰剂的随机对照试验[107-110]。两项实验都表明单价腮腺炎疫苗的使用降低了流行性腮腺炎的感染率。第一项试验于 1965 年在美国进行，历时 5 个月，追踪了 3924 名儿童[107,108]。这些儿童分别被给予活疫苗（Jeryl Lynn 菌株；2965 名儿童）或盐水（329 名儿童）。试验发现安慰剂组的儿童流行性腮腺炎发生率比接受疫苗组高出 21～23 倍。估计当时疫苗有效ⒼG率可达95.6%。除观察疾病的发生外，注射与未注射疫苗儿童患流行性腮腺炎的风险是依据血清学数据用外推法估计出来的[107,108]。第二项随机对照试验于 1965～1966 年在美国进行，一共对 867 名儿童进行了为期 5～9 个月的试验追踪[109,110]。试验儿童分别使用活疫苗(Jeryl Lynn 菌株；362 名儿童)或未用疫苗（505 名儿童）。试验发现流行性腮腺炎的发生率在疫苗注射组大大地降低（腮腺炎疫苗组为 2%，未使用疫苗组为 61%，未计算其显著性）[109]。疫苗的保护率为 97%。随着研究时间的延长，研究人群涉及了亲属与接触者，总的疫苗保护率至少可达95%。**注射麻腮风三联疫苗或单价腮腺炎疫苗后腮腺炎发生率的以人群为基础的研究**：这里有数个基于人群的研究评价麻腮风三联疫苗使用后流行性腮腺炎的发病率，以下我们选择了来自英国和美国的四项具有代表性的研究[111-114]。一项来自美国的以人群为基础的监督报告的数据显示，与1968年腮腺炎疫苗首次获得许可时相比较，1993 年的流行性腮腺炎发生率降低了99%[111]。同样在英国，来自基于人群的监督报告的数据显示，自从 1988 年麻腮风三联疫苗被纳入儿童免疫接种程序中以来，流行性腮腺炎的发生率在两年中下降了79%[112]。在接下来的几年里，流行性腮腺炎的发生率有了进一步的下降，因腮腺炎而住院的患者下降了92%[113]。然而，相比较 5 年前时 3907 例的流行性腮腺炎发生，2004 年确诊的病例数增至 8000 例[114]。这在

临床证据——儿童健康

1993年对疫苗血清流行病学研究中就已被预测到,试验显示某些队列尽管并没有很多暴露于自然感染的机会,但他们还是对流行性腮腺炎易感(当常规免疫开始时,他们对麻腮风三联疫苗的摄取率较高)[113, 114]。这说明易感流行性腮腺炎的高危人群包括那些年纪太大而没有接受两个剂量常规接种的人和那些年纪太小而没有暴露于自然感染的孩子。确诊的病例大多是一些年纪稍大的青少年和青年人(在1982～1990年间出生的人群)[114]。**注射麻腮风三联疫苗或单价疫苗后流行性腮腺炎暴发的分析**:从暴发流行的研究中发现,腮腺炎疫苗的有效性低于随机对照试验中所得到的数据[115, 116]。例如,我们发现有一项病例对照研究(188例病例,245例对照,根据确证的数据)对1986年在美国田纳西州暴发的流行性腮腺炎进行研究,发现全部的腮腺炎疫苗有效率仅为74%(95%CI 5%～84%)[115]。尽管那时在美国麻腮风三联疫苗已被广泛推广,但这些疫苗的种类未详细说明。另一项病例对照研究(161例病例,192例对照)对1998～1999年在英国暴发的流行性腮腺炎进行研究,发现50%的确诊者与77%的对照组人群曾有过至少一次的麻腮风三联疫苗接种史。任何麻腮风三联疫苗经年龄、性别和普通医师的医术调整后的有效率为69%(95%CI 41%～84%)[116]。对于暴发流行的研究可能会因为在暴发期疾病传播率高于一般人群而低估了疫苗的效果,然而,疫苗对机体免疫的保护失败也说明了在这些研究中疫苗的有效率确实不高。**注射麻腮风三联疫苗或单价疫苗后死亡率的研究**:我们没有发现任何由于接种麻腮风三联疫苗或单价疫苗患腮腺炎而导致儿童死亡的病例。流行性腮腺炎导致死亡的病例十分罕见,因此需要很大的样本量研究才能观察到结果。

害处 麻腮风三联疫苗的危害请参阅单价疫苗或麻腮风三联疫苗与安慰剂或不使用疫苗的比较部分。

评论 由于现有的证据充分证明麻腮风三联疫苗具有临床效果,并且自然感染麻疹、风疹和流行性腮腺炎的危害众所周知,因此比较麻腮风三联疫苗与安慰剂或不使用疫苗的临床效果的随机对照试验被认为是违反伦理道德的。流行性腮腺炎疫苗的所有菌株是否具有同等的保护效果还不十分清楚。**比较流行性腮腺炎疫苗各株的疗效**:我们从对瑞士流行性腮腺炎的一次暴发流行的队列研究(队列中165名患流行性腮腺炎的儿童有95%都注射过疫苗,仅8名儿童未进行过免疫)中,获得了有限的一些证据(此次流行性腮腺炎的暴发时间未报道)。研究证明注射Rubini株疫苗免疫的儿童与未接种免疫的儿童流行性腮腺炎发病率并无显著差别(79名儿童:67%注射过Rubini株疫苗,63%未注射疫苗,$P=1.00$)。然而,使用Jeryl Lynn和Urabe株疫苗相比较不使用疫苗的人群,可以明显降低流行性腮腺炎的发生率(Jeryl Lynn株疫苗使用后:14%的发生率;未使用其疫苗:63%的发生率;$P=0.03$;Urabe株疫苗使用后:8%的发生率;不使用疫苗:63%的发生率;$P=0.02$)。我们没有系统检索比较不同腮腺炎疫苗株效果的研究,因而由于存在这些不同的剂型,我们在讨论结果的时候也当更为严谨。不过20世纪90年代在瑞士、西班牙、意大利曾广泛使用Rubini株疫苗,而且在一些国家现在仍旧在使用,只是范围没那么广泛而已[117]。

治疗选择4 麻腮风三联疫苗对比单价腮腺炎疫苗

我们没有找到比较儿童使用麻腮风三联疫苗与单价腮腺炎疫苗临床效果的系统综述或随机对照试验。有一项随机对照试验显示,有一种单价腮腺炎疫苗与另两种不同的麻腮风三联疫苗的血清转化率相同。注射麻腮风三联疫苗的儿童更易出现皮疹,而注射单价腮腺炎疫苗的儿童更易产生局部反应。

益处 我们没有发现比较儿童使用麻腮风三联疫苗ⓖ与单价腮腺炎疫苗临床效果的系统综述或随机对照试验。但我们发现一项随机对照试验(502名年龄从15个月到4岁不等的儿童)比较了单价麻疹疫苗(Moraten株)、单价腮腺炎疫苗(Jeryl Lynn株)、单价风疹疫苗(RA 27/3和HPV-77:DE-5株)与它们的三联组合——麻腮风三联疫苗(包含了麻疹Moraten株加腮腺炎疫苗Jeryl Lynn株加风疹疫苗RA 27/3株,或者是包含麻疹Moraten株加流行性腮腺炎Jeryl Lynn株以及风疹HPV-77:DE-5株)的血清转化ⓖ率[105]。这项临床随机研究表明,单价腮腺炎疫苗与两种麻腮风三联疫苗有相同的血清转化率(单价腮腺炎疫苗89% vs 包含了风疹RA27/3株的麻腮风三联疫苗89% vs 包含HPV-77:DE-5风疹株的麻腮风三联疫苗90%;未报道显著性)。

害处 随机对照试验利用血清转化率评估了疫苗在儿童中的不良反应,发现接种单价腮腺炎疫苗的儿童比接种麻腮风三联疫苗的儿童皮疹的发生率要小(接种单价腮腺炎疫苗儿童的发生率为2%,含风疹疫苗RA 27/3株的麻腮风三联疫苗发生率为17%,含风疹疫苗HPV-77:DE-5株的麻腮风三联疫苗发生率为20%),发热的发生率也是如此(接种单价腮腺炎疫苗儿童的发生率为22%,含风疹疫苗RA 27/3株的麻腮风三联疫苗发生率为36%,含风疹疫苗HPV-77:DE-5株的麻腮风三联疫苗发生率为30%)[105]。但是同时也发现有更多注射单价腮腺炎疫苗的儿童发生了局部反应(接种单价腮腺炎疫苗儿童的发生率为14%,含风疹疫苗RA 27/3株的麻腮风三联疫苗发生率为8%,含风疹疫苗HPV-77:DE-5株的麻腮风三联疫苗发生率为5%,各项结果均未报道显著性)。而呼吸系统症状、淋巴结病、眼痛的发生率相似。这些随机对照试验都无法发现其他重要的临床不良反应。

评论 这项随机对照试验比较了单价的麻疹、流行性腮腺炎、风疹疫苗与麻腮风三联疫苗,并分别阐述了相关的观点。可同时参阅麻疹单价疫苗或麻腮风三联疫苗与安慰剂或不使用疫苗的评论。

问 题	风疹疫苗的效果如何？

治疗选择 1 单价风疹疫苗或麻腮风三联疫苗对比安慰剂或不接种疫苗

1968年进行的一项随机对照试验结果显示：与对照组或未接种疫苗组相比，麻疹、腮腺炎、风疹三联疫苗（MMR）和单价风疹疫苗都对风疹疾病有较高水平的预防作用。20世纪60年代进行的另一项随机对照试验也显示单价风疹疫苗对风疹有高效的预防作用。基于人群的监督研究和其他观察性研究的结果也一致显示，在使用疫苗以后，风疹的发病率明显降低。关于麻腮风三联疫苗的危害，参见麻腮风三联疫苗预防麻疹的问题。

益处 对接种麻腮风三联疫苗或单价风疹疫苗的人群进行的随机对照试验：我们没有检索到系统综述，只找到了1968年[118]在台湾进行的一项随机对照试验和1969年[119]在日本进行的一项随机对照试验。第一项随机对照试验在1968年台湾高雄的风疹大流行时对11670名小学生随访了一年，对比了六组干预措施：包含HPV-77-GMK株风疹疫苗的麻腮风三联疫苗 G（麻疹和腮腺炎株没有被报道，186名儿童），单价风疹疫苗(HPV-77-GMK株 [183名儿童]，HPV-77 DECC株 [187名儿童] 和 RA 27/3 [198名儿童])，对照 (用单价麻疹疫苗或腮腺炎疫苗 [276名儿童])，未接种疫苗者 (4420名男孩，5578名女孩) [118]。只有男孩被接种了疫苗。此项随机对照试验显示，与安慰剂组或无疫苗接种组相比，只有少数接种了疫苗者（麻腮风三联疫苗或任何一株单价风疹疫苗）感染了风疹（接种麻腮风三联疫苗、风疹HPV-77 DECC、风疹 RA 27/3组有0.5%，风疹HPV-77-GMK组有0%，麻疹疫苗安慰剂组有13%，腮腺炎疫苗安慰剂组有17%，未接种疫苗男孩组有13%，未接种疫苗女孩组有16%）。第二项随机对照试验是在日本的一次风疹流行中进行的(385名16～18岁男生)，对比接种 RA 27/3 风疹疫苗组(86名学生)与无疫苗接种组(299名学生)[119]。在接种后的前两周中，两组的临床风疹发生率相近。这项研究只分析了血清反应阴性的被试者(85人)并发现，在第三周，接种疫苗的学生的风疹的患病率比未接种疫苗组明显降低（接种者0/24 [0%]vs 未接种者41/61 [67%]；$P < 0.001$）。**麻腮风三联疫苗或单价风疹疫苗接种后风疹及先天性风疹综合征发生率的基于人群的监督调查研究**：我们检索到7项分别在美国、澳大利亚、欧洲进行的调查[120-125]。被动的人群监督发现，在美国，随着儿童麻腮风三联疫苗接种程序的进行，风疹发生率下降，先天风疹综合征（CRS）患儿的数量由20世纪70年代的20～70胎/年下降到1985年调查的2胎/年[120]。在六十年代晚期，在美国只有学龄儿童接种疫苗，这对于那些15岁以上的人群没什么效果，因为其中10%～20%仍对风疹易感。这种易感性与疫苗接种前年代相似，在1971～1977年间，先天性风疹综合征也以每年平均32例的地方性水平持续发生。在1970年代晚期，美国成功地对中学以及青年人进行了免疫接种，加上对幼儿的麻腮风三联疫苗常规接种，风疹在青年人群中的发病率迅速下降，导致先天性风疹综合征的发生率也呈戏剧性的下降。2004年获得的自1966年以来风疹发病率的调查数字显示，美国风疹的年发病率已经达到有史以来最低值(2001年23例，2002年18例，2003年7例，2004年9例)，这其中50%的病人不是在美国出生[121]。2000年澳大利亚一项关于医院记录的回顾性调查(65 227人)发现：海外分娩的女性中，风疹血清反应阴性者数量明显增多，这些妇女的胎儿有患上先天性风疹综合征的风险。在瑞典，1982年建立了两剂麻腮风三联疫苗普遍接种体制，疫苗接种率达到90%[123]。在此之前，1973年推广实行对12岁女孩接种风疹疫苗。人群监督调查显示，血清反应阴性的孕妇比例从1975年的12%降低到1994年2%。1974年以前，每年有14例先天性风疹综合征被报道；自从1985开始，就没有病例被报道。然而，人群监督也提出，欧洲地区的风疹发病率仍然很高，2003年俄罗斯(125 187例) 和罗马尼亚（120 377例）都有大量的病例被报道[124]。2001～2003年，47例先天性风疹综合征被报道，其中有1/3来自罗马尼亚。2003年那里暴发了一次大规模的风疹流行，有115 000例患病。虽然1998年开始对学龄女孩进行免疫接种，但罗马尼亚仍没有麻腮风三联疫苗的普遍免疫[125]。**麻腮风三联疫苗和单价疫苗接种后的风疹及先天性风疹综合征暴发分析**：我们检索到两项分析[126,127]。希腊在20世纪70年代中期提出对一岁的儿童进行麻腮风三联疫苗免疫接种，但是没有任何政策出台以达到较高的疫苗覆盖G率[126]或是对青少年和年轻女性进行特殊保护。70年代末到80年代，疫苗覆盖率持续保持在50%以下，1990年前没有达到过50%～60%。1993年发生的一场风疹流行影响到育龄妇女，发病率高于过去的流行，显示了感染风疹的年龄漂移；在之后的几年里，25名先天性风疹综合征患儿收入院(24.6病例/10万婴儿)，其中7例死亡。1999～2000年巴西发生一次风疹流行，主要累及青少年和年轻人(12～19年龄组相比于1～4岁年龄组；患病的RR 3.7，95%CI 2.4～5.8)，391例血清学确诊为风疹。对母亲为风疹患者的婴儿进行积极的先天性风疹综合征监测，发现5名婴儿为先天性风疹综合征。其中4例是母亲在怀孕的头三月内感染了风疹[127]。尽管在1992年巴西就进行了常规的儿童风疹疫苗免疫注射，但是它是以一个州接一个州的阶段模式推广的。2000年4月，针对1～11岁儿童进行的风疹免疫开始在风疹暴发的州推广，但是在相同的月份，风疹流行开始了。

害处 关于麻腮风三联疫苗的危害参见单价麻疹疫苗或麻腮风三联疫苗与安慰剂或不接种疫苗比较。

评论 参见单价麻疹疫苗或麻腮风三联疫苗与安慰剂或不接种疫苗比较。

治疗选择 2 麻腮风三联疫苗对比单价风疹疫苗

我们没有检索到对比在儿童中应用麻腮风三联疫苗和单价风疹疫苗的系统综述或是随机对照试验。一项随机对照试验在对比单价腮腺炎疫苗和两种不同的麻腮风疫苗时提出，它们对于风疹有着相似的血清转换率及相似的不良反应。

益处 我们没有检索到比较麻腮风三联疫苗Ⓖ和单价风疹疫苗临床效果的系统综述或随机对照试验。我们检索到一项随机对照试验(502名15月至4岁的儿童)，比较了单价麻疹疫苗(Moraten株)、单价腮腺炎疫苗(Jeryl Lynn株)或单价风疹疫苗(RA 27/3和HPV-77:DE-5株)与三价联合疫苗(包括Moraten麻疹加上Jeryl Lynn腮腺炎加上RA 27/3风疹的三联疫苗或包括Moraten麻疹加上Jeryl Lynn腮腺炎加上HPV-77:DE5风疹的三联疫苗)[105]的血清转换Ⓖ率。此项随机对照试验结果显示，单价的风疹疫苗与两种麻腮风三联疫苗(100% 单价风疹RA 27/3 vs 95% 单价风疹PV-77:DE-5 vs 100% 包括风疹RA 27/3的麻腮风三联疫苗 vs 99% 包括风疹HPV-77:DE-5的麻腮风三联疫苗；没有报道显著性)有着相似的风疹血清转换率。

害处 此项随机对照试验用血清转化评估了疫苗在儿童中的不良反应，发现与接种麻腮风三联疫苗相比，接种了单价风疹疫苗的儿童较少发生关节炎或关节痛(单价风疹疫苗接种组有0%，接种任意一种三联疫苗组有0.7%，未报道显著性)[105]。此项随机对照试验报告两名接种麻腮风三联疫苗的儿童早期发生了关节痛，认为这与接种疫苗无关[105]。同时还发现与接种麻腮风三联疫苗相比，接种了单价风疹疫苗的儿童较少出现发热(28%的单价风疹疫苗RA 27/3 vs 19%的单价风疹疫苗HPV-77:DE-5 vs 36%包含风疹RA 27/3的麻腮风三联疫苗 vs 30%包含风疹HPV-77:DE-5的麻腮风三联疫苗)和皮疹(11%～13%的单价疫苗 vs 17%～20%麻腮风三联疫苗；没有报道显著性)。接种包含风疹RA 27/3株的麻腮风三联疫苗的儿童较多出现了淋巴结病(8%包括RA 27/3的麻腮风三联疫苗 vs 4%其他风疹疫苗)。局部反应、呼吸症状及眼痛的发生率在单价风疹疫苗和麻腮风三联疫苗中相似。此项随机对照试验好像没能检测到其他一些临床上重要的不良反应。

评论 这项随机对照试验对比了单价麻疹、腮腺炎和风疹疫苗与麻腮风三联疫苗，并分别阐述了所有相关的观点[105]，请参见单价麻疹疫苗或麻腮风三联疫苗对比安慰剂或无疫苗接种。

词汇表

泛孤独症障碍症候群（autistic spectrum disorders）：儿童早期（36个月内诊断）出现社交障碍及限制性重复动作。包括儿童孤独症，儿童崩解症，Rett综合征和Asperger综合征。

病例交叉研究（case crossover study）：效果等同于自身对照病例系列研究，每个病例充当自己的对照。

麻疹、腮腺炎、风疹联合疫苗（MMR）（combined measles, mumps, and rubella (MMR) vaccine）：使免疫者提高对麻疹、流行性腮腺炎、风疹病毒的免疫力，疫苗中包括减毒的麻疹活疫苗(Schwarz株)。

发育倒退（developmental regression）：定义为已获得的发育能力的丧失。

DTP：白喉、破伤风、百日咳三联疫苗。

健康保障机构（health maintenance organisation，HMO）：这些是美国的医疗中心，他们有一级、二级和三级医疗保健措施，资金来源于个人健康护理保险。健康保障机构加入了疫苗安全数据关联（VSD），这个项目由疾病控制预防中心（CDC）在1991年建立。此项目联合了医疗事件信息，疫苗历史和从四家HMO机构的电脑数据库中筛选的人口统计学信息。该四家HMO机构是：西雅图普及特海峡，波特兰的Kaiser Permanate Northwest，奥克兰的北加利福尼亚州Kaiser Permanante医疗护理计划，洛杉矶的南加利福尼亚州Kaiser Permanante共同参加的健康协作。

群体免疫（herd immunity）：社区免疫的背景水平。高水平的群体免疫即使是在没有免疫的个体中也可减少感染的危险性，因为大环境中没有高危的个体可以传播感染。

自身对照病例系列研究（self controlled case series）：人们通过以自身作对照对比在特定时期内的事件比率的病例系列研究。特定时期包括暴露早期，暴露晚期或暴露的两期[69]。

血清转化（seroconversion）：血液中特异性抗麻疹抗体的发展，血清转化显示临床效果。

疫苗覆盖（vaccine coverage）：社会中接种疫苗的流行程度。

疫苗效果（vaccine efficacy）：在使用疫苗的案例中，与其相关的疾病降低的比例的估计。有效性 % = (1 − [接种者的感染率/未接种者的感染率] × 100)。

黄卡片（yellow cards）：一种被动报告系统，在这个系统中，当健康专职人员了解到一种药物使用后有意义的不良反应事件时，用黄卡片将此报告给英国药品安全委员会。

参考文献

1. Richardson M, Elliman D, MaGuire H, et al. Evidence base of incubation periods, periods of infectiousness and exclusion policies for the control of communicable diseases in schools and preschools. *Pediatr Infect Dis J* 2001;20:380-391.
2. Falk WA, Buchan K, Dow M, et al. The epidemiology of mumps in southern Alberta, 1980-1982. *Am J Epidemiol* 1989;130:736-749.
3. Reducing measles mortality. http://www.unicef.org/immunization/index_measles.html (last accessed 10 January 2006).
4. Reported measles incidence rate per 100,000 population, 2003. http://www.who.int/vaccines-surveillance/graphics/htmls/ meainc.htm (last accessed 10 January 2006).
5. Centers for Disease Control and Prevention. *Epidemiology and prevention of vaccine-preventable diseases*. Atlanta: CDC, 2000.
6. Peltola H, Heinonen P, Valle M, et al. The elimination of indigenous

measles, mumps and rubella from Finland by a 12-year, two-dose vaccination program. *N Engl J Med* 1994;331:1397-1402.
7. Peltola H, Davidkin I, Valle M, et al. No measles in Finland. *Lancet* 1997;350:1364-1365.
8. de Quadros CA, Olive J, Hersh BS, et al. Measles elimination in the Americas: evolving strategies. *JAMA* 1996;275:224-229.
9. Pan American Health Organization. Surveillance in the Americas. *Wkly Bull* 1995;1.
10. Galbraith NS, Young SE, Pusey JJ, et al. Mumps surveillance in England and Wales 1962-81. *Lancet* 1984;91-94.
11. Morgan-Capner P, Wright J, Miller CL, et al. Surveillance of antibody to measles, mumps, and rubella by age. *BMJ* 1988;297:770-772.
12. HPA website http://www.hpa.org.uk/infections/topics_az/mumps/gen_info.htm(last accessed 10 January 2006).
13. Fry J, Dillane JB, Fry L. Rubella, 1962. *BMJ* 1962;2:833-834.
14. Cockburn WC. World aspects of the epidemiology of rubella. *Am J Dis Child* 1969;118:112-122.
15. Pabst HF, Spady DW, Marusyk RG, et al. Reduced measles immunity in infants in a well-vaccinated population. *Pediatr Infect Dis J* 1992;11:525-529.
16. Brugha R, Ramsay M, Forsey T, et al. A study of maternally derived measles antibody in infants born to naturally infected and vaccinated women. *Epidemiol Infect* 1996;117:519-524.
17. WHO. *World Health Report, 2001: statistical annex.* Geneva:WHO, 2001.
18. Miller DL. Frequency of complications of measles, 1963. Report on a National Inquiry by the Public Health Laboratory Service in Collaboration with the Society of Medical Officers of Health. *BMJ* 1964;2:75-78.
19. Miller CL. Severity of notified measles. *BMJ* 1978;1:1253-1255.
20. Farrington CP. Subacute sclerosing panencephalitis in England and Wales: transient effects and risk estimates. *Stat Med* 1991;10:1733–1744.
21. Atkinson WL, Hadler SC, Redd SB, et al. Measles surveillance:United States, 1991. *MMWR Morb Mortal Wkly Rep*1992;41:1-12.
22. MMWR Current Trends Measles: United States, 1989 and first 20 weeks of 1990. *MMWR Morb Mortal Wkly Rep*1990;39:353-363.
23. MMWR Current Trends Measles: United States, 1990. *MMWR Morb Mortal Wkly Rep* 1991;40:369-372.
24. Siegel M, Fuerst HT. Low birth weight and maternal virus diseases. *JAMA* 1966;197:680-684.
25. Siegel M. Congenital malformations following chickenpox, measles, mumps and hepatitis. Results of a cohort study. *JAMA* 1973;226:1521-1524.
26. van den Hoof S, Conyn-van Spaendonck MA, van Steenbergen JE. Measles epidemic in the Netherlands, 1999-2000. *J Infect Dis* 2002;186:1483-1486.
27. Gray MM, Hann IM, Glass S, et al. Mortality and morbidity caused by measles in children with malignant disease attending four major treatment centres: a retrospective review. *BMJ* 1987;295:19-22.
28. Kernahan J, McQuillin J, Craft AW. Measles in children who have malignant disease. *BMJ* 1987;295:15-18.
29. WHO Child Health http://www.who.int/child-adolescent-health/OVERVIEW/Child_Health/child_epidemiology.htm (last accessed 10 January2006).
30. Anon. Virus meningitis and encephalitis 1978-2. *BMJ* 1985;290:921-922.
31. Levitt LP, Rich TA, Kinde SW, et al. Central nervous system mumps. A review of 64 cases. *Neurology* 1970;20:829-834.
32. Koskiniemi M, Donner M, Pettay O. Clinical appearance and outcome in mumps encephalitis in children. *Acta Paediatr Scand* 1983;72:603-609.
33. Garty BZ, Danon YL, Nitzan M. Hearing loss due to mumps. *Arch Dis Child* 1988;63:105-106.
34. Beard CM, Benson RC, Kelalis PP, et al. The incidence and outcome of mumps orchitis in Rochester, Minnesota, 1935 to 1974. *Mayo Clin Proc* 1977;52:3–7.
35. Philip RN, Reinhard KR, Lackman DB. Observations on a mumps epidemic in a virgin population. *Am J Hyg* 1959;69:91-111.
36. Nevarilova A, Sixtova E, Fassati M. Diagnosis and follow-up of parotitic pancreatitis by means of the determination of serum alpha-amylase activity. *Acta Univ Carol Med Monogr* 1977;89-95.
37. Moriuchi H, Yamasaki S, Mori K, et al. A rubella epidemic in Sasebo, Japan in 1987, with various complications. *Acta Paediatr Jpn* 1990;32:67-75.
38. Bayer WL, Sherman FE, Michaels RH, et al. Purpura in congenital and acquired rubella. *N Engl J Med* 1965;273:1362-1366.
39. Kenny FM, Michaels RH, Davis KS. Rubella encephalopathy. Later psychometric, neurologic, and encephalographic evaluation of seven survivors. *Am J Dis Child* 1965;110:374-380.
40. McAlister Gregg N. Congenital cataract following German measles in the mother. *Trans Ophthalmol Soc Aust* 1941;3:35-46.
41. Miller E, Cradock-Watson JE, Pollock TM. Consequences of confirmed maternal rubella at successive stages of pregnancy.*Lancet* 1982;2:781-784.
42. Anon. Vaccination against measles: clinical trial of live measles vaccine given alone and live vaccine preceded by killed vaccine.Second report to the medical research council by the measles vaccines committee. *BMJ* 1968;2:449-452.
43. Salmon DA, Haber M, Gangarosa E, et al. Health consequences of religious and philosophical exemptions from immunization laws: individual and societal risk of measles. *JAMA* 1999;282:47-53.
44. WHO. Measles global annual reported incidence and MCV coverage, 1980-2003. http://www.who.int/vaccines-surveillance/graphics/htmls/IncMeas.htm (last accessed 10 January 2006).
45. Pannuti CS, Moraes JC, Souza VA, et al. Measles antibody prevalence after mass immunization in Sao Paulo, Brazil. *Bull World Health Organ* 1991;69:557-560.
46. Ramsay ME, Moffatt D, O'Connor M. Measles vaccine: a 27-year follow up. *Epidemiol Infect* 1994;112:409-412.
47. de Quadros CA, Izurieta H, Carrasco P, et al. Progress toward measles eradication in the region of the Americas. *J Infect Dis* 2003;187(suppl 1):S102–S110.
48. Ramsay ME, Jin L, White J, et al. The elimination of indigenous measles transmission in England and Wales. *J Infect Dis* 2003;187(suppl 1): S198-207.
49. McFarland JW, Mansoor OD, Yang B. Accelerated measles control in the western Pacific region. *J Infect Dis* 2003;187(suppl 1):S246-251.
50. Gidding HF. The impact of Australia's measles control programme over the past decade. *Epidemiol Infect* 2005;133:99-105.
51. King A, Varughese P, De Serres G, et al. Measles elimination in Canada. *J Infect Dis* 2004;189:S236-S242.
52. Anderson RM, May RM. Static aspects of eradication and control. In: *Infectious diseases of humans dynamics and control.* Oxford: Oxford Science Publications 88,1992.
53. van den Hof S, Meffre CM, Conyn-van Spaendonck MA, et al. Measles

outbreak in a community with very low vaccine coverage, the Netherlands. *Emerg Infect Dis* 2001;7(suppl 3):593-597.

54. Aaby P, Samb B, Simondon F, et al. Non-specific beneficial effect of measles immunisation: analysis of mortality studies from developing countries. *BMJ* 1995;311:481-485. Search date not reported; primary source Medline.

55. Koenig MA, Khan B, Wojtynak B. Impact of measles vaccination on childhood mortality in rural Bangladesh. *Bull World Health Organ* 1990;68:441–447.

56. Centers for Disease Control and Prevention. Measles epidemic attributed to inadequate vaccination coverage: Campania, Italy,2002. *MMWR Morb Mortal Wkly Rep* 2003;52:1044-1047.

57. McBrien J, Murphy J, Gill D, et al. Measles outbreak in Dublin,2000. *Pediatr Infect Dis J* 2003;22:580-584.

58. Sussman J, Compston DAS. Subacute sclerosing panencephalitis in Wales. *Q J Med* 1994;87:23-34.

59. Beersma MFC, Galama JMD, Van Druten HAM, et al. Subacute sclerosing panencephalitis in the Netherlands: 1976–1990. *Int J Epidemiol* 1992;21:583-589.

60. Anlar B, Kose G, Gurer Y, et al. Changing epidemiological features of subacute sclerosing panencephalitis. *Infection* 2001;29:192-195.

61. Bojinova VS, Dimova PS, Belopitova LD, et al. Clinical and epidemiological characteristics of subacute sclerosing panencephalitis in Bulgaria during the past 25 years (1978-2002). *Eur J Paediatr Neurol* 2004;8:89-94.

62. Halsey NA, Modlin JF, Jabbour JT, et al. Risk factors in subacute sclerosing panencephalitis: a case-control study. *Am J Epidemiol* 1980; 111:415-424.

63. Lynn R, Nicoll A, Rahi J, et al, eds. Royal College of Paediatrics and Child Health British Paediatric Surveillance Unit 14th Annual Report 1999-2000. http://bpsu.inopsu.com/bpsuar2000final.pdf (last accessed 10 January 2006).

64. Duclos P, Ward BJ. Measles vaccines: a review of adverse events. *Drug Saf* 1998;6:435-454. Search date 1998; primary sources Stratton RS, Howe CJ, Johnston Jr RB. *Adverse events associated with childhood vaccines: evidence bearing on causality.* Washington DC: National Academy Press 1994 for papers published before 1994; for articles published after 1994 primary sources WHO Collaborating Centre for International Drug Monitoring Database, discussion groups, advisory committee documents, and other unspecified databases.

65. Virtanen M, Peltola H, Paunio M, et al. Day-to-day reactogenicity and the healthy vaccinee effect of measles–mumps–rubella vaccination. *Pediatrics* 2000;106:e62.

66. Barlow WE, Davis RL, Glasser JW. The risk of seizures after receipt of whole cell pertussis or measles mumps and rubella vaccine. *N Engl J Med* 2001;345:656-661.

67. Vestergaard M, Hviid A, Madsen KM, et al. MMR vaccination and febrile seizures: evaluation of susceptible subgroups and long-term prognosis. *JAMA* 2004;292:351-357.

68. Patja A, Davidkin I, Kurki T, et al. Serious adverse events after measles-mumps-rubella vaccination during a fourteen year prospective follow up. *Pediatr Infect Dis J* 2000;19:1127-1134.

69. Farrington P, Pugh S, Colville A, et al. A new method for active surveillance of adverse events from diphtheria/tetanus/pertussis and measles/mumps/rubella vaccines. *Lancet* 1995;345:567-569.

70. Miller E, Goldacre M, Pugh S, et al. Risk of aseptic meningitis after measles, mumps, and rubella vaccine in UK children. *Lancet* 1993; 341:979.

71. Black S, Shinefield H, Ray P, et al. Risk of hospitalization because of aseptic meningitis after measles–mumps–rubella vaccination in one-to two-year-old children: an analysis of the Vaccine Safety Datalink (VSD) Project. *Pediatr Infect Dis J* 1997;16:500-503.

72. Dourado I, Cunha S, Teixeira MG, et al. Outbreak of aseptic meningitis associated with mass vaccination with a Urabe-containing measles-mumps-rubella vaccine: implications for immunization programs. *Am J Epidemiol* 2000;151:524-530.

73. Ki M, Park T, Yi SG, et al. Risk analysis of aseptic meningitis after measles–mumps ubella vaccination in Korean children by using a case-crossover design. *Am J Epidemiol* 2003;157:158-165.

74. de Silveira CM, Kmetzsch CI, Mohrdieck R, et al. The risk of aseptic meningitis associated with the Leningrad-Zagreb mumps vaccine strain following mass vaccination with measles-mumps-rubella, Rio Grande do Sul, Brazil 1997. *Int J Epidemiol* 2002;31:978-982.

75. Da Cunha SS, Rodrigues LC, Barreto ML, et al. Outbreak of aseptic meningitis and mumps after mass vaccination with MMR vaccine using the Leningrad-Zagreb mumps strain. *Vaccine* 2002;20:1106-1112.

76. Miller E, Waight P, Farrington CP, et al. Idiopathic thrombocytopenic purpura and MMR vaccine. *Arch Dis Child* 2001;84:227-229.

77. Black C, Kaye JA, Jick, H. MMR vaccine and idiopathic thrombocytopaenic purpura. *Br J Clin Pharmacol* 2003;55:107-111.

78. Stratton KR, Howe CJ, Johnston RB, eds. *Adverse events associated with childhood vaccines. Evidence bearing on causality.* Washington DC: National Academy Press, 1994.

79. Committee on Safety of Medicines and Medicines Control Agency. Adverse reactions to measles rubella vaccine. *Curr Prob Pharmacovigil* 1995;25:9-10.

80. Salisbury DM, Campbell H, Edwards B. *Measles rubella immunisation campaign in England "one year on".* London: Department of Health, November 1995.

81. DeStefano D, Gu P, Kramarz BI, et al. Childhood vaccinations and risk of asthma. *Pediatr Infect Dis J* 2002;21:498-504.

82. Maher JE, Mullooly JP, Drew L, et al. Infant vaccinations and childhood asthma among full-term infants. *Pharmacoepidemiol Drug Saf* 2004;13:1-9.

83. McKeever TM, Lewis SA, Smith C, et al. Vaccination and allergic disease: a birth cohort study. *Am J Public Health* 2004;94:985-989.

84. Wickens K, Crane J, Kemp T, et al. A case-control study of risk factors for asthma in New Zealand children. *Aust N Z J Public Health* 2001; 25:44–49.

85. Hviid A, Stellfeld M, Wohlfahrt J, et al. Childhood vaccination and type 1 diabetes. *N Engl J Med* 2004;350:1398–1404.

86. Plesner AM, Hansen FJ, Taudorf K, et al. Gait disturbance interpreted as cerebellar ataxia after MMR vaccination at 15 months of age: a follow-up study. *Acta Paediatr* 2000;89:58–63.

87. Miller E, Andrews N, Grant A, et al. No evidence of an association between MMR vaccine and gait disturbance. *Arch Dis Child* 2005;90: 292-296.

88. DeStefano F, Verstraeten T, Jackson LA, et al; Vaccine Safety Datalink Research Group, National Immunization Program,Centers for Disease Control and Prevention. Vaccinations and risk of central nervous system demyelinating diseases in adults. *Arch Neurol* 2003;60:504-509.

89. Institute of Medicine. *Immunization safety review: measles–mumps–rubella vaccine and autism* (2001). Washington DC: National Academy Press, 2001. http://books.nap.edu/books/0309074479/html/index.html (last accessed 10 January 2006).

90. DeStefano F, Bhasin TK, Thompson WW, et al. Age at first measles–

mumps–rubella vaccination in children with autism and school-matched control subjects: a population-based study metropolitan Atlanta. *Pediatrics* 2004;113:259-266.
91. Madsen KM, Hviid A, Vestergaard M, et al. A population-based study of measles, mumps, and rubella vaccination and autism. *N Engl J Med* 2002;347:1477-1482.
92. Taylor B, Miller E, Farrington CP, et al. Autism and measles, mumps, and rubella vaccine: no epidemiological evidence for a causal association. *Lancet* 1999;353:2026-2029.
93. Taylor B, Miller E, Lingam R, et al. Measles, mumps, and rubella vaccination and bowel problems or developmental regression in children with autism: a population study. *BMJ* 2002;324:393-396.
94. Dales L, Hammer SJ, Smith N. Time trends in autism and in MMR immunization coverage in California. *JAMA* 2001;285:1183-1185.
95. Kaye JA, del Mar Melero-Montes M, Jick H. Mumps, measles, and rubella vaccine and the incidence of autism recorded by general practitioners: a time trend analysis. *BMJ* 2001;322:460-463.
96. Morris DL, Montgomery SM, Thompson NP. Measles vaccination and inflammatory bowel disease: a National British Cohort study. *Am J Gastroenterol* 2000;95:3507-3512.
97. Davis RL, Kramarz P, Bohlke K, et al. Measles–mumps–rubella and other measles containing vaccines do not increase risk for inflammatory bowel disease: a case control study from the Vaccine Safety Datalink project. *Arch Pediatr Adolesc Med* 2001;155:354-359.
98. Wakefield AJ, Murch SH, Anthony A, et al. Ileal–lymphoid–nodular hyperplasia, non-specific colitis, and pervasive developmental disorder in children. *Lancet* 1998;351:637-641.
99. Ceyhan M, Kanra G, Erdem G, et al. Immunogenicity and efficacy of one dose measles–mumps–rubella (MMR) vaccine at twelve months of age as compared to monovalent measles vaccination at nine months followed by MMR revaccination at fifteen months of age. *Vaccine* 2001; 19:4473-4478.
100. Edees S, Pullan CR, Hull D. A randomised single blind trial of a combined mumps measles rubella vaccine to evaluate serological response and reactions in the UK population. *Public Health* 1991;105:91-97.
101. Takahashi H, Suzumura S, Shirakizawa F, et al. An epidemiological study on Japanese autism concerning routine childhood immunization history. *Jpn J Infect Dis* 2003;56:114-117.
102. Chen W, Landau S, Sham P, et al. No evidence for links between autism, MMR and measles virus. *Psychol Med* 2004;34:543-553.
103. Honda H, Shimizu Y, Rutter M. No effect of MMR withdrawal on the incidence of autism: a total population study. *J Child Psychol Psychiatry* 2005;46:572-579.
104. Robertson CM, Bennet VJ, Jefferson N, et al. Serological evaluation of a measles, mumps, and rubella vaccine. *Arch Dis Child* 1988;63:612–616.
105. Lerman SJ, Bollinger M, Brunken JM. Clinical and serologic evaluation of measles, mumps, and rubella (HPV-77:DE-5 and RA 27/3) virus vaccines, singly and in combination. *Pediatrics* 1981;68:18-22.
106. Anders J, Jacobson R, Poland G, et al. Secondary failure rates of measles vaccines: a meta-analysis of published studies. *Pediatr Infect Dis J* 1996; 15:62-66. Search date 1995; primary sources Medline (English language only), hand searches of references cited in initial search, and references cited within first generation references.
107. Pagano JS, Levine RH, Sugg WC, et al. Clinical trial of new attenuated mumps virus vaccine (Jeryl Lynn strain): preliminary report. *Prog Immunobiolog Stand* 1967;3:196-202.
108. Sugg WC, Finger JA, Levine RH, et al. Field evaluation of live virus mumps vaccine. *J Pediatr* 1968;72:461-466.
109. Hilleman MR, Weibel RE, Buynak EB, et al. Live attenuated mumps-virus vaccine. IV. Protective efficacy as measured in a field evaluation. *N Engl J Med* 1967;276:252-258.
110. Weibel RE, Stokes J, Buynak EB, et al. Live attenuated mumps-virus vaccine. 3. Clinical and serologic aspects in a field evaluation. *N Engl J Med* 1967;276:245–251.
111. van Loon FP, Holmes SJ, Sirotkin BI, et al. Mumps surveillance – United States, 1988-1993. *MMWR CDC Surveill Summ* 1995;44:1–14.
112. Jones AG, White JM, Begg NT. The impact of MMR vaccine on mumps infection in England and Wales. *CDR (Lond Engl Rev)* 1991;1:R93–R96.
113. Gay N, Miller E, Hesketh L, et al. Mumps surveillance in England and Wales supports introduction of a two dose schedule. *Commun Dis Rep CDR Rev* 1997;7:R21-R26.
114. Savage E, Ramsay M, White J, et al. Mumps outbreaks across England and Wales in 2004: observational study. *BMJ* 2005;330:1119-1120.
115. Wharton M, Cochi SL, Hutcheson RH, et al. A large outbreak of mumps in the postvaccine era. *J Infect Dis* 1988;158:1253-1260.
116. Harling R, White JM, Ramsay ME, et al. The effectiveness of the mumps component of the MMR vaccine: a case control study. *Vaccine* 2005;23:4070–4074.
117. Schlegel M, Osterwalder JJ, Galeazzi RL, et al. Comparative efficacy of three mumps vaccines during disease outbreak in Eastern Switzerland: cohort study. *BMJ* 1999;319:352. [Erratum in: *BMJ* 1999; 319:477]
118. Beasley RP, Detels R, Kim KS, et al. Prevention of rubella during an epidemic on Taiwan. HPV-77 and RA 27-3 rubella vaccines administered subcutaneously and intranasally HPV-77 vaccine mixed with mumps and/or measles vaccines. *Am J Dis Child* 1969;118:301-306.
119. Furukawa T, Miyata T, Kondo K, et al. Rubella vaccination during an epidemic. *JAMA* 1970;213:987-990.
120. Anon. Rubella prevention. Recommendations of the Immunization Practices Advisory Committee (ACIP). *MMWR Recomm Rep* 1990;39 (RR-15):1-18.
121. Centers for Disease Control and Prevention (CDC). Elimination of rubella and congenital rubella syndrome – United States, 1969–2004. *MMWR Morb Mortal Wkly Rep* 2005;54:279-282.
122. Francis BH, Thomas AK, McCarty CA. The impact of rubella immunization on the serological status of women of childbearing age: a retrospective longitudinal study in Melbourne, Australia. *Am J Public Health* 2003;93:1274-1276.
123. Bottiger M, Forsgren M. Twenty years' experience of rubella vaccination in Sweden: 10 years of selective vaccination (of 12-year-old girls and of women postpartum) and 13 years of a general two-dose vaccination. *Vaccine* 1997;15:1538-1544.
124. World Health Organization. Progress towards elimination of measles and prevention of congenital rubella infection in the WHO European Region, 1990–2004. *Wkly Epidemiol Rec* 2005;80:66–71.
125. Rafila A, Marin M, Pistol A, et al. A large rubella outbreak, Roma-2003. *Euro Surveill* 2004;9;7–9.
126. Panagiotopoulos T, Antoniadou I, Valassi-Adam E. Increase in congenital rubella occurrence after immunisation in Greece: retrospective survey and systematic review. *BMJ* 1999;319:1462-1467. [Erratum in: *BMJ* 2000;320:361]
127. Lanzieri TM, Segatto TC, Siqueira MM, et al. Burden of congenital rubella syndrome after a community-wide rubella outbreak, Rio Branco, Acre, Brazil, 2000 to 2001. *Pediatr infect Dis J* 2003; 22:323-329

原作者

Robert Booy
Professor
Nitu Sengupta
Dr
Queen Mary School of Medicine and Dentistry
Barts and The London
London
UK

Helen Bedford
Dr
Centre for Paediatric Epidemiology
Institute of Child Health
London
UK

David Elliman
Dr
Islington PCT and Great Ormond Street Hospital
London
UK

利益冲突：Helen Bedford、Robert Booy 和 David Elliman 在过去都因为参加座谈会和指导研究而接受过疫苗制造商的钱。Robert Booy 也是许多疫苗制造商的顾问。Nitu Sengupta 没有声明。

儿童偏头痛

检索时间：2005年8月

原作者：Nick Barnes, Guy Millman, Elizabeth James 熊晖 译 秦炯 校 桂永浩 审

问题

儿童偏头痛急性发作的治疗效果如何？
儿童偏头痛预防的效果如何？

治疗措施及效果

急性发作的治疗

效果不明
5-HT_1拮抗剂（如曲普坦类）
止吐药
磷酸可待因
非甾体抗炎药
对乙酰氨基酚

预防

很可能有效
应激治疗

效果不明
β受体阻滞剂
饮食管理
苯噻啶
渐进性肌肉放松训练
温度生物反馈疗法

将在新版中加入
抗癫痫药
三环抗抑郁药

见词汇表 Ⓖ

主要信息

急性发作的治疗

- **5-HT_1拮抗剂（曲普坦类）**：两项随机对照试验提供的不充分的证据显示，鼻喷雾剂舒马普坦减轻偏头痛的症状，但发现与安慰剂相比，舒马普坦增加了味觉失调。一项随机对照试验发现口服利扎曲普坦和安慰剂相比在疼痛缓解方面无显著性差异。
- **止吐药**：没有发现有关止吐药治疗儿童偏头痛的随机对照试验。
- **磷酸可待因**：没有发现有关介绍磷酸可待因治疗儿童或青少年偏头痛的疗效的随机对照试验。
- **非甾体抗炎药**：没有发现可靠的随机对照试验评价非甾体类抗炎药治疗儿童或青少年偏头痛的作用。
- **对乙酰氨基酚**：没有发现有关评价对乙酰氨基酚（扑热息痛）治疗儿童或青少年偏头痛的疗效的有足够质量的随机对照试验。

预防

- **应激治疗**：一项小型随机对照试验提供了有限的证据证实：在1个月时应激治疗计划与无应激治疗相比，前者改善了头痛的严重程度和频率。
- **β受体阻滞剂**：一项随机对照试验发现与安慰剂相比，普萘洛尔提高了获益的感觉。然而，一项随机对照试验发现在偏头痛发作上两者无显著性差异，而另一项随机对照试验发现与安慰剂相比，普萘洛尔增加了头痛的持续时间。
- **饮食管理**：没有发现有关饮食管理在儿童和青少年偏头痛方面的疗效的足够质量的随机对照试验。
- **苯噻啶**：没有发现相关的足够质量的随机对照试验。
- **渐进性肌肉放松训练**：没有发现有关渐进性肌肉放松训练在儿童偏头痛中的作用的足够质量的随机对照试验。
- **温度生物反馈疗法**：没有发现有关温度生物反馈疗法在儿童偏头痛中的作用的足够质量的随机对照试验。

定义 偏头痛由国际头痛学会（international headache society, IHS）定义为一种复发性头痛，可有或无先兆ⓖ，持续 2～48 小时[21]。常为单侧、搏动性、中至重度疼痛，日常活动后加重。恶心、呕吐、畏光、恐声是常见的伴随症状。本章重点讨论 18 岁以下儿童。儿童的诊断标准较成人宽，允许持续时间和疼痛部位的范围更宽一些(见表 1)[2]。对幼小儿童来说诊断困难，因为偏头痛主要定义为主观症状，一些应用不明确符合 HIS 诊断标准（或为 15 岁以下儿童修订的 HIS 诊断标准）的标准而进行的研究被本章排除。

发病率／患病率 偏头痛发生于 3%～10% 的儿童[3-7]，在英国目前影响到 50/1000 的学龄儿童，估计欧盟有 7 800 000 名患病儿童[8]。发达国家的研究提示偏头痛是头痛患儿去全科医师处就诊最常给出的诊断。因为症状基于描述，因此极少在 2 岁以下婴幼儿中被诊断，但随着年龄增长而逐渐增加[1, 9, 10]。青春期前男女比例相似，但青春期后女性较男性多见[4, 6, 10]。偏头痛的发病率／患病率仅见于网络版。

病因／危险因素 偏头痛的病因不明。没有发现可靠的资料确认其危险因素或检测它们在儿童中的作用。在有遗传倾向的儿童和青少年中被建议的危险因素包括应激、饮食、月经和运动[10, 11]。

预后 没有发现关于由 HIS 标准诊断的儿童偏头痛的预后的可靠资料。有人认为一半以上儿童青春期后可自发缓解[10]。大家认为青春期发生的偏头痛倾向于持续到成人期，尽管后期其发作频率减少，严重程度减轻[12]。我们发现在瑞典进行 40 年以上的随访的一项纵向试验（73 名儿童具有显著偏头痛，平均发病年龄 6 岁）在日期上先于 HIS 偏头痛的诊断标准的日期[13]。该研究发现 23% 的患者于 25 岁以前停止偏头痛。然而，到 50 岁时，50% 以上继续存在偏头痛。没有发现前瞻性资料检测儿童偏头痛的远期危险。

治疗目的 以最小的不良反应为前提，缓解症状，预防远期复发，使对儿童行为的破坏减到最小。

结局 疼痛评分（常用视觉模拟量表），偏头痛复发，功能指标（如不上学的时间，行为评分，睡眠评分及睡眠满足），治疗的不良反应。偏头痛指数是一个有效的检测成人偏头痛严重程度的量表。它在儿童中的有效性尚不清楚。

方法 采用《临床证据》2005 年 8 月的文献检索和评价方案。作者还包括了未混合的随机对照试验。

问题　儿童偏头痛急性发作的治疗效果如何？

治疗选择 1　对乙酰氨基酚

没有发现有关对乙酰氨基酚治疗儿童或青少年偏头痛的疗效的足够质量的随机对照试验。

益处 没有发现足够质量的系统综述或随机对照试验（见以下评论）。

害处 没有发现相关的随机对照试验。见对乙酰氨基酚中毒的症状和对乙酰氨基酚过量的治疗。

评论 我们发现一项三组交叉ⓖ随机对照试验（106 名儿童），对比了对乙酰氨基酚、布洛芬和安慰剂。该项研究有较高的退出率（17%），且没有报道交叉前的结果[14]。可能因为交叉后继续治疗的效果和组间不相同的退出率而产生偏差。**临床指南**：尽管缺乏随机对照试验中的强有力证据，但应该给予偏头痛儿童对乙酰氨基酚，除非有禁忌证。

治疗选择 2　非甾体抗炎药

没有发现评价非甾体抗炎药在儿童和青少年偏头痛中的疗效的可靠的随机对照试验。

益处 没有发现系统综述或可靠的随机对照试验。

害处 没有发现相关的随机对照试验。

评论 我们发现一项三组交叉ⓖ随机对照试验（106 名儿童），对比了对乙酰氨基酚、布洛芬和安慰剂。因其存在方法上的缺陷，包括没有报道交叉前的结果，使得结果的正确性打折扣而被排除[14]。**临床指南**：尽管缺乏随机对照试验的强有力证据，但应该给予偏头痛儿童非甾体抗炎药（如布洛芬），除非有禁忌证。

治疗选择 3　磷酸可待因

没有发现评价磷酸可待因在儿童或青少年偏头痛中效果的随机对照试验。

益处 没有发现系统综述或随机对照试验。

害处 没有发现相关的随机对照试验。已知的可待因的不良反应包括恶心、呕吐、便秘、嗜睡、过量后有抑制呼吸的可能性、排尿困难、口干等。

评论 可待因应用于偏头痛尚未得到有效的证实。

| 治疗选择 4 | 5-HT$_1$ 拮抗剂（如曲普坦类） |

两项随机对照试验提供了不充分的证据。鼻喷雾剂舒马普坦减轻了偏头痛的症状，但是发现与安慰剂相比，舒马普坦增加了味觉失调。一项随机对照试验发现口服利扎曲普坦和安慰剂相比在疼痛缓解方面无显著性差异。

益处 **舒马普坦对比安慰剂**：我们发现两项随机对照试验[15, 16]。第一项随机对照试验（653名12～17岁儿童）比较了3种不同剂量的舒马普坦鼻喷雾剂（5、10或20mg）和安慰剂[15]。试验发现与安慰剂相比，经鼻喷入舒马普坦在2小时的时候提高了头痛的完全缓解率，尽管仅在最低剂量时结果具有显著性（20mg组74/118[63%]；10mg组85/133[64%]；5mg组84/128[66%]；安慰剂组 69/131[53%]，5mg 组与安慰剂相比 $P < 0.05$，而其他组与安慰剂相比并非如此）[15]。第二项随机对照试验（129名 8～17岁儿童）有一个交叉设计 G。它比较了经鼻喷入舒马普坦（体重 20～39kg者用 10mg，大于39kg者用20mg）和安慰剂[16]，交叉前的结果（包含交叉前分析的共 94 名儿童）发现与安慰剂相比，经鼻喷入舒马普坦（头痛缓解：舒马普坦34/46[74%]vs安慰剂16/48[33%]，$P < 0.001$）在2个小时的时候显著提高头痛的缓解率（检测显示从 5 点量表的基线下降了 2 点，5 = 严重，1 = 无疼痛）[16]。**利扎曲普坦对比安慰剂**：我们发现一项随机对照试验（360名 12～17岁儿童）比较了口服利扎曲普坦和安慰剂[17]。试验发现在 2 小时的时候部分或完全缓解疼痛方面利扎曲普坦和安慰剂之间没有显著性差异（疼痛消失：利扎曲普坦48/149[32%]对比安慰剂 40/142[28%]，$P = 0.47$；疼痛部分缓解：利扎曲普坦 98/149[66%]对比安慰剂 80/142[56%]，$P = 0.08$）[17]。研究发现利扎曲普坦与安慰剂相比恶心的发生率显著降低（1 小时的时候发生恶心：利扎曲普坦 AR 26% 对比安慰剂 AR 37%，$P = 0.044$；1.5 小时的时候发生恶心：利扎曲普坦 AR22% 对比安慰剂 AR 35%，$P = 0.016$；4 小时的时候发生恶心：利扎曲普坦 AR 16% 对比安慰剂 AR 27%，$P = 0.036$）。

害处 **舒马普坦对比安慰剂**：第一项随机对照试验发现舒马普坦与安慰剂相比味觉失调更常见（舒马普坦5mg19% vs 10mg30% vs 20mg26% vs 安慰剂 2%）[15]。第二项随机对照试验也报道了舒马普坦与安慰剂相比味觉失调更常见（交叉后结果：舒马普坦 29% 对比安慰剂 3%，$P < 0.001$）[16]。然而，两项试验均未发现其他不良反应上的显著性差异。**利扎曲普坦对比安慰剂**：随机对照试验报道 1 名儿童服用利扎曲普坦出现短暂的黄疸和高血糖症，在 1 周之内缓解[17]。

评论 **舒马普坦对比安慰剂**：我们发现一项随机对照试验（仅有摘要发表）[18]，因此无法充分评价。第二项双盲的以安慰剂作对照的交叉 G 随机对照试验没有报道交叉前结果，而且有较高退出率（26%），因此被除外[19]。我们发现一项小型交叉随机对照试验（14 名 6.4～9.8岁儿童）[20]，然而没有显示交叉前的结果，所以也被除外。**利扎曲普坦对比安慰剂**：在对比利扎曲普坦和安慰剂的随机对照试验中，360名儿童最初入选，其中64名儿童没有接受安慰剂或利扎曲普坦，原因未报道。7名儿童随后退出试验，但是停止治疗的原因未报道。**临床指南**：有一些证据支持在较大儿童中应用舒马普坦鼻喷雾剂缓解急性症状。

| 治疗选择 5 | 止吐药 |

没有发现止吐药在偏头痛中的随机对照试验。

益处 没有发现系统综述或随机对照试验。
害处 没有发现相关的随机对照试验。
评论 止吐药应用于偏头痛尚未得到良好的证实。

| 问 题 | 儿童偏头痛预防的效果如何？ |

| 治疗选择 1 | β受体阻滞剂 |

一项随机对照试验发现，与安慰剂相比，使用普萘洛尔提高了获益的感觉。然而，一项随机对照试验发现在偏头痛发作上没有显著性差异，另一项随机对照试验发现与安慰剂相比，普萘洛尔增加了头痛的持续时间。

益处 没有发现相关的系统综述。**β受体阻滞剂与安慰剂相比**：我们发现三项小型随机对照试验对比普萘洛尔和安慰剂[21-23]，第一项随机对照试验（双盲、交叉 G，32 名 7～16岁儿童）发现与安慰剂相比，普萘洛尔（60～120mg/d，分 3 次）在 3 个月时显著提高获益的感觉（交叉前报道有一些益处：普萘洛尔 13/13[100%]对比安慰剂 4/15[27%]，$P < 0.001$）[21]。然而，因为有13%的儿童失访，因此其可靠性有限。第二项随机对照试验（双盲、交叉，53 名 9～15岁儿童）比较了普萘洛尔 40～120mg/d 和安慰剂[22]，发现与安慰剂相比，普萘洛尔显著增加了头痛的持续时间（交叉前结果：头痛平均持续时间：普萘洛尔436 分钟对比安慰剂287 分钟，$P < 0.01$）。第三项随机对照试验（双盲、交叉，33 名 6～12 岁儿童）发现在偏头痛发作次数上普萘洛尔每天 3mg/kg 与安慰剂相比在 3 个月时无显著性差异（交叉前结果：平均头痛次数普萘洛尔 14.9 对比安慰剂 13.3，$P = 0.47$）[23]。在 5 名推测偏头痛是由于食物诱发的患儿中，饮食被限制以避免此类食物（无食物种类的详细报道）。这有可能混淆了明显的治疗效果。

害处 **β受体阻滞剂与安慰剂相比**：第一项随机对照试验报道了服用普萘洛尔后2/13（18%）名儿童失眠，但未报道安慰剂组的不良反应[21]。第二项随机对照试验发现安慰剂与普萘洛尔相比在不良反应上无显著性差异（每组各12名儿童）[22]。两组的不良反应均包括腹痛、食欲增加、头痛加重和乏力。然而，试验样本太小以至于在害处方面无法产生可靠的信息。第三项试验未报道不良反应[23]。所有的随机对照试验可能缺乏发现临床上重要差异的把握度。

评论 对于本组中β受体阻滞剂的疗效，随机对照试验的结果尚有争论。如果有可能，今后应在更大样本的试验中进一步评价。

治疗选择 2 苯噻啶

我们未发现足够质量的随机对照试验。

益处 没有发现足够质量的系统综述或随机对照试验。

害处 没有发现符合IHS关于偏头痛诊断标准的系统综述或随机对照试验（见以下评论）。

评论 我们排除了一项比较苯噻啶和安慰剂的随机对照试验（47名7~14岁儿童），因为它发表于IHS关于偏头痛的诊断标准之前。该研究中的儿童未满足通用的IHS定义的标准[24]。我们发现了一项更进一步的随机对照试验比较了苯噻啶和安慰剂[25]。它仅被发表为摘要形式，因此我们不能可靠地评论它的方法。**临床指南**：尽管苯噻啶几乎被广泛地应用于儿童偏头痛，但是没有从比较好的已行试验中得到证据说明它是有益的。随机对照试验应该是可行的而且应该被实施。

治疗选择 3 饮食管理

在儿童和青少年偏头痛方面没有发现足够质量的随机对照试验。

益处 没有发现足够质量的系统综述和随机对照试验（见以下评论）。

害处 没有发现随机对照试验。

评论 我们发现一项小型随机对照试验（39名儿童被分配至治疗组），研究去除食物血管活性胺Ⓖ对偏头痛发病情况的影响[26]。但我们排除了该试验，理由是该试验发表于IHS偏头痛的诊断标准之前，而且相当多的（33%）符合条件的儿童在随机分组前被排除。**临床指南**：很少有从饮食管理Ⓖ中得到益处的令人满意的证据，因此临床医师需要依靠观察的证据、可能合理的生物医学假说和他们自己的经验去认可此应用。

治疗选择 4 温度生物反馈疗法

没有发现有关温度生物反馈疗法在儿童偏头痛治疗中的作用的足够质量的随机对照试验。

益处 没有发现高质量的系统综述和随机对照试验（见以下评论）。

害处 没有发现相关的随机对照试验。

评论 我们发现两项随机对照试验，每个治疗组有10人以上[27, 28]。然而，第一项试验失访率太高（46%）[27]，第二项仅以会议摘要形式发表[28]。

治疗选择 5 渐进性肌肉放松训练

没有发现有关渐进性肌肉放松训练在儿童偏头痛中的作用的足够质量的随机对照试验。

益处 没有发现足够质量的系统综述和随机对照试验（见以下评论）。

害处 没有发现相关的随机对照试验。

评论 我们发现一项随机对照试验（99名9~17岁儿童），比较了渐进性肌肉放松训练Ⓖ和心理咨询[29]。然而，太高的失访率（30%）排除了可靠的结论。**临床指南**：关于渐进性肌肉放松训练效果的有可接受的随访率的随机对照试验还没有而且不可能进行。临床医师要推荐它，需要依靠观察到的证据、看似可信的生物医学假说和他们自己的经验。

治疗选择 6 应激治疗

一项小型随机对照试验提供了有限的证据证明，与无应激治疗相比，应激治疗计划在1个月时改善了头痛的严重程度和频率。

益处 没有发现系统综述。我们发现一项随机对照试验（87名11~18岁儿童）[30]，发现与无应激治疗相比，自我执行应激治疗计划Ⓖ与交给临床医师执行应激治疗计划在1个月时降低了头痛的严重程度和频率（自我执行治疗组16/24[67%] vs 交给临床医师执行治疗组10/23[44%] vs 无应激治疗组6/25[24%]，三组间均$P < 0.01$）[30]。

害处 随机对照试验没有有关害处的报道[30]。

评论 **临床指南**：关于应激治疗效果的有可接受的随访率的随机对照试验还没有而且不可能进行。临床医师要推荐它，需要依靠观察到的证据，看似可信的生物医学假说和他们自己的经验。

词汇表

先兆（aura）：在偏头痛开始前经历的一种有预兆的感觉或预告。

交叉试验（crossover trial）：对同一组患者，一项接着另一项执行两种干预，或以随机的形式，或以具体指定的形式。

饮食管理（dietary manipulation）：改变饮食旨在明确地减少或去除食物中某种被认为是诱发偏头痛的成分。

食物血管活性胺（dietary vasoactive amines）：对脑血管张力有影响的食物胺（蛋白质亚单位）。

渐进性肌肉放松训练（progressive muscle relaxation）：凭意志进行肌肉放松，旨在改变诸如头痛症状的感觉。

应激治疗（stress management）：对抗或放松策略，旨在改变症状的感觉。

温度生物反馈疗法（thermal biofeedback）：个别试图通过对他们的皮温的反馈做出反应来改变他们皮肤温度的一种治疗。

参考文献

1. Oleson J. The International Classification of Headache disorders. *Cephalalgia* 2004;24 (suppl):9–160.
2. Winner P, Martinez W, Mate L, et al. Classification of pediatric migraine: proposed revisions to the IHS criteria. *Headache* 1995;35:407–410.
3. Hockaday JM, Barlow CF. Headache in children. In: Olesen J, Tfelt-Hansen P, Welch KMA, eds. *The headaches*. New York: Raven Press, 1993:795–808.
4. Bille B. Migraine in schoolchildren. *Acta Paediatr* 1962;51(suppl 136):1–151.
5. Goldstein M, Chen TC. The epidemiology of disabling headache. *Adv Neurol* 1982;33:377–390.
6. Abu-Arefeh I, Russell G. Prevalence of headache and migraine in schoolchildren. *BMJ* 1994;309:765–769.
7. Ueberall M. Sumatriptan in paediatric and adolescent migraine. *Cephalalgia* 2001;21(suppl 1):21–24.
8. Evers S. Drug treatment of migraine in children. A comparative review. *Paediatr Drugs* 1999;1:7–18.
9. Migraine. In: Behrman RE, Kliegman RM, Jenson HB, eds. *Nelson textbook of pediatrics*. 16th ed. Philadelphia: Saunders, 2000:1832–1834.
10. Amery WK, Vandenbergh V. What can precipitating factors teach us about the pathogenesis of migraine? *Headache* 1987;27:146–150.
11. Blau JN, Thavapalan M. Preventing migraine: a study of precipitating factors. *Headache* 1988;28:481–483.
12. Pearce JMS. Migraine. In: Weatherall DJ, Ledingham JGG, Warrell DA, eds. *Oxford textbook of medicine*. Oxford: Oxford University Press, 1996:4024–4026.
13. Bille B. A 40-year follow-up of school children with migraine. *Cephalalgia* 1997;17:488–491.
14. Hämäläinen ML, Hoppu K, Valkeila E, et al. Ibuprofen or acetaminophen for the acute treatment of migraine in children. A double-blind, randomized, placebo-controlled crossover study. *Neurology* 1997;48:103–107.
15. Winner P, Rothner AD, Saper J, et al. A randomized, double-blind, placebo-controlled study of sumatriptan nasal spray in the treatment of acute migraine in adolescents. *Pediatrics* 2000;106:989–997.
16. Ahonen K, Hämäläinen ML, Rantala H, et al. Nasal sumatriptan is effective in treatment of migraine attacks in children. A randomized trial. *Neurology* 2004;62:883–887.
17. Winner P, Lewis D, Visser WH, et al. Rizatriptan 5 mg for the acute treatment of migraine in adolescents: a randomized, double-blind, placebo-controlled study. *Headache* 2002;42:49–55.
18. Korsgard AG. The tolerability, safety and efficacy of oral sumatriptan 50 mg and 100 mg for the acute treatment of migraine in adolescents. *Cephalalgia* 1995;15(suppl 16):99.
19. Hämäläinen ML, Hoppu K, Santavuori P. Sumatriptan for migraine attacks in children: a randomized placebo-controlled study. Do children with migraine respond to oral sumatriptan differently from adults? *Neurology* 1997;48:1100–1103.
20. Ueberall MA, Wenzel D. Intranasal sumatriptan for the acute treatment of migraine in children. *Neurology* 1999;52:1507–1510.
21. Ludviggson J. Propranolol used in prophylaxis of migraine in children. *Acta Neurol Scand* 1974;50:109–115.
22. Forsythe WI, Gillies D, Sills MA. Propranolol ("Inderal") in the treatment of childhood migraine. *Dev Med Child Neurol* 1984;26:737–741.
23. Olness K, MacDonald JT, Uden DL. Comparison of self-hypnosis and propranolol in the treatment of juvenile classic migraine. *Pediatrics* 1987;79:593–597.
24. Gillies D, Sills M, Forsythe I. Pizotifen (Sanomigran) in childhood migraine. A double-blind controlled trial. *Eur Neurol* 1986;25:32–35.
25. Salmon MA. Pizotifen (BC.105. Sanomigran) in the prophylaxis of childhood migraine [abstract]. *Cephalalgia* 1985;5(suppl 3):178.
26. Salfield SAW, Wardley BL, Houlsby WT, et al. Controlled study of exclusion of dietary vasoactive amines in migraine. *Arch Dis Child* 1987;62:458–460.
27. Labbe EL, Williamson DA. Treatment of childhood migraine using autogenic feedback training. *J Consult Clin Psychol* 1984;52:968–976.
28. Andrasik F, Attanasio V, Blanchard EB, et al. Behavioural treatment of pediatric migraine headache. In: Andrasik F (Chair). Recent developments in the assessment and treatment of headache. Symposium conducted at the annual meeting of the Association for Advancement of Behaviour Therapy, Philadelphia, PA, 1984.
29. McGrath PJ, Humphreys P, Goodman JT, et al. Relaxation prophylaxis for childhood migraine: a randomized placebo-controlled trial. *Dev Med Child Neurol* 1988;30:626–631.
30. McGrath PJ, Humphreys P, Keene D, et al. The efficacy of a self-administered treatment for adolescent migraine. *Pain* 1992;49:321–324.

原作者

Nick Barnes
Consultant Paediatrician
Northampton General Hospital
Northampton
UK

Guy Millman
Specialist Registrar Paediatric Neurology
Manchester Children's Hospital
Manchester
UK

Elizabeth James
General Practitioner
Didcot Health Centre
Didcot
UK

利益冲突：没有声明。

表 1 国际头痛学会（IHS）关于偏头痛的诊断标准[1]（括弧内的内容表示建议针对＜ 15 岁儿童[2]）

至少有 5 次符合以下标准 1 ~ 3 的无先兆的发作	或	至少有 2 次符合以下标准 1 ~ 4 中至少 3 条的有先兆的发作
1. 头痛持续 2 ~ 48 小时（30 分钟~ 48 小时） 2. 头痛符合以下标准中至少 2 条： 　　a）单侧或双侧（额叶或颞叶）分布的疼痛 　　b）跳痛 　　c）中至重度 　　d）日常体力活动后可加重 3. 头痛时以下症状至少有 1 条： 　　a）恶心、呕吐、或两者均有 　　b）畏光、恐声、或两者均有		1. 1 次或多次完全可逆的先兆症状包括局灶皮层、脑干功能障碍，或两者均有 2. 至少 1 种先兆症状逐渐发展超过 4 分钟，或 2 种或多种症状连续发生 3. 先兆症状持续少于 60 分钟 4. 头痛在先兆后 60 分钟内出现

新生儿感染

检索时间：2004年9月
原作者：James Hanley 汤泽中 译 杜军保 校 桂永浩 审

问 题

对无症状的、存在B族链球菌感染已知危险因素的、7日龄以内的新生儿进行预防性治疗的效果如何？

治疗措施及其效果

高危新生儿的预防性治疗

效果不明
不同的抗生素

不太可能有效

常规抗生素预防（不比监测后选择性治疗更有效）

主要信息

高危新生儿的预防性治疗

◆ **不同的抗生素**：我们没有找到有关不同的抗生素之间互相比较常规预防性治疗新生儿B族链球菌感染的系统综述和随机对照试验。

◆ **常规抗生素预防（不比监测后选择性治疗更有效）**：两个随机对照试验发现常规早期青霉素预防与有确切细菌污染证据或B族链球菌感染临床体征后选择性应用抗生素治疗对新生儿的死亡率或临床B族链球菌感染的发生率没有显著性差异。

定义 早发新生儿败血症通常在出生后7天内发生，而且典型的是由B族链球菌感染引起。最近的研究表明，B族链球菌感染已经成为早发B族链球菌败血症的较常见原因，由于产时预防应用抗生素其他可能的病原菌如大肠杆菌正逐渐被控制（每1000个新生儿中，1.4个感染B族链球菌，0.6个感染大肠杆菌)[1,2]。早发B族链球菌感染的症状可能是非特异的，包括体温不稳定、喂养差、过度哭闹或易激惹，以及呼吸窘迫。晚发B族链球菌感染发生于从出生后7～9天一直到2月龄末，与早发B族链球菌感染在血清型、临床表现和结局上不同。早发B族链球菌感染典型表现有败血症（69%）、白细胞减少症（31%）、肺炎（26%）、呼吸窘迫（13%）和罕见的脑膜炎（11%)[3-5]。晚发B族链球菌感染典型表现为发热（100%）和脑膜炎（60%)[3,4]。本章讨论出生时有已知的B族链球菌感染危险因素的无症状足月儿和早产儿，但是还没有作出B族链球菌感染的特异诊断（包括血、尿或脑脊液）。已知有B族链球菌定殖或感染的妇女的产前或产时感染的治疗不在本章的讨论范围。

发病率/患病率 B族链球菌感染占新生儿期严重细菌感染的近50%[6]。2000～2001年进行的一项调查估计：在英国和爱尔兰，每1000例活产儿有0.72例B族链球菌感染，其中0.48例为早发感染，0.24例为晚发感染[5]。一篇系统综述发现1985～1994年收集的数据表明，在美国每1000例活产儿有1.8例早发B族链球菌感染[7]。另一项报告估计，在美国每年有超过10 000例婴儿感染B族链球菌[6]。在美国，大约每1000例新生儿有3名发生为B族链球菌肺炎、败血症或脑膜炎[6]。

病因/危险因素 新生儿B族链球菌感染的主要危险因素是母亲B族链球菌感染，通过宫内传播而感染新生儿[8]。其他危险因素包括早产、低出生体重、胎膜早破、产时发热、绒毛膜羊膜炎、母亲种族（黑人和西班牙裔与白种人相比，危险性增加）、分娩时频繁的阴道检查[1,2,7]。有研究表明低龄母亲（＜20岁）和吸烟与早发B族链球菌感染的危险性增加有关，然而这种联系尚未得到进一步证实[2]。其他有可能增加B族链球菌感染的危险因素还包括社会经济状况较差者和母亲孕晚期（后三个月）泌尿系感染，目前尚未对此种危险性的增加进行定量评估。父亲、同胞和亲密接触者的B族链球菌的定殖等在晚发B族链球菌感染的发生中所起的作用尚不清楚[9]。早发B族链球菌感染的危险因素详见表1。

预后 B族链球菌感染是导致新生儿发病和死亡的重要原因。未治疗的早发B族链球菌感染的死亡率接近100%。尽管应用适当的抗生素和支持治疗，但是早发B族链球菌感染的发病率和死亡率合并超过50%[6]。即使在开始阶段立即给予抗生素治疗，早发B族链球菌感染的死亡率仍高达约30%[10]。早产儿患者的死亡率显著增高，尤其是低出生体重，或胎膜早破，或发展成呼吸窘迫、脓毒症、脑膜炎或白细胞减少等。即使给予积极干预，早产儿早发性B族链球菌感染的死亡率比足月儿患者高4～15倍[11]。晚发B族链球菌感染的发病率估计有4%～6%[3,4]。与早发B族链球菌感染相比，晚发B族链球菌感染的发病较少爆发性，通常是非致命性的[10]。最近的一个观察研究报道，早发B族链球菌感染的死亡率是14%，而晚发B族链球菌感染的死亡率是4%[3]。

治疗目的 预防与B族链球菌感染相关的发病率、死亡率和并发症，同时避免治疗的不良反应。

结局 主要结局是死亡率，感染进展或脓毒症，住院时间或再入院率，治疗的不良反应（如：耳毒性、肾毒性、光毒性）。次要结局是感染的后遗症（如发育延迟或神经系统异常、惊厥、神经系统后遗症、肾功能不全、肺部疾患、免疫功能紊乱、坏死性小肠结肠炎和吸收不良）。

方法 采用《临床证据》2004年9月的文献检索和评价方法。我们只收入对存在B族链球菌感染已知危险因素的新生儿进行预防性治疗的随机对照试验。

表1 早发B族链球菌感染的危险因素

研究类型	危险因素	B族链球菌感染的危险
系统综述[7]	母亲感染（分娩时阴道分泌物培养GBS阳性）	OR 204, 95% CI 100～419
	出生体重≤2500g	OR 7.4, 95% CI 4.5～12.1
	胎龄≤37周	OR 5.8, 95% CI 2.2～15.7
	胎膜早破＞18h	OR 7.3, 95% CI 4.4～12.0
	产时发热＞37.5℃	OR 4.1, 95% CI 2.2～7.6
	绒毛膜羊膜炎	OR 6.4, 95% CI 2.3～17.8
前瞻性观察研究[1]	母亲种族：	
	黑种人	RR 2.1, 95% CI 1.3～3.4
	西班牙裔	RR 2.0, 95% CI 1.1～3.6
回顾性观察研究[2]	吸烟	OR 1.46, 95% CI 0.52～4.11
	母亲年龄＜20岁	OR 2.57, 95% CI 0.96～8.61
	在分娩时频繁阴道检查（＞6次）	OR 2.9, 95% CI 1.1～8.0

问题 对无症状的、存在B族链球菌感染已知危险因素的、7日龄以内的新生儿进行预防性治疗的效果如何？

治疗选择1 常规抗生素预防与监测后选择性治疗比较

两个随机对照试验发现常规早期青霉素预防与有确切细菌污染证据或B族链球菌感染临床体征后选择性应用抗生素治疗对新生儿的死亡率或临床B族链球菌感染的发生率没有显著性差异。

益处 我们没有发现系统综述，但找到两个随机对照试验[12,13]。第一个随机对照试验对67例B族链球菌阳性母亲的新生儿，进行常规早期青霉素预防性治疗和延迟青霉素治疗（每天5万～10万U/kg）[12]。常规预防性治疗组所有病例在出生后立即接受青霉素治疗，而延迟治疗组只有在外耳道拭子、胃液或胎盘胎儿侧细菌培养提示B族链球菌生长的新生儿接受青霉素治疗，通常在出生后24～48h开始治疗。两组新生儿均未出现B族链球菌感染的临床症状[12]。早产儿：第二个随机对照试验是对1187例出生体重在501～2000g的早产儿比较早期常规青霉素预防（生后60～90min内，青霉素 10万U/12h，持续3天）与监测后治疗的效果。监测体温稳定性、呼吸状态和脓毒症的其他症状和体征[13]，一旦出现脓毒症表现即给予抗生素治疗（庆大霉素加青霉素或氨苄青霉素）。该试验发现两组在早发B族链球菌感染的发病率、总死亡率或早发B族链球菌感染的死亡率等方面无显著性差异。早发B族链球菌感染的发病率：常规青霉素预防组为1.7%（10/589），监测后治疗组为2.3%（14/598）。绝对危险减少（ARR）+0.6%，95%CI：-0.99～+1.99；P值无显著性；早发B族链球菌感染的死亡率：常规青霉素预防组为60.0%（6/10），而监测后治疗组为57.1%（8/14），P=0.39。总死亡率：常规青霉素预防组为9%（49/589），监测后治疗组11%（64/598），P值无显著性。

害处 这两个随机对照试验未报道不良反应[12,13]。尽管在新生儿使用青霉素的危险性很低，但可引起过敏反应[6,14-17]。常规预防性使用可促进对青霉素和氨苄青霉素耐药的B族链球菌菌株产生。然而，仍然还没有研究证实这成为有显著意义的危险[15,16,18]。基于临床发现和存在的特殊危险因素，慎重地有选择性地使用抗生素可能减少这种危险[16]。避免仅仅为了预防而使用广谱抗生素，也有助于降低产生细菌耐药的危险性[19]。预防性用药可能会造成体液细菌培养假阴性，而延误对B族链球菌菌血症的识别和及时治疗。然而一个大型的非随机对照试验（18 738例新生儿）表明在新生儿预防性使用青霉素并未导致 B 族链球菌感染漏诊[14]。

评论 第一个随机对照试验发现，大多数新生儿在生后头1小时内出现症状，支持B族链球菌感染是宫内传播的观点[12]。宫内传播的感染对出生时应用单一剂量的抗生素预防不敏感。在第二个随机对照试验中3例新生儿（1例是预防组、2例是监测组）最初的血培养（出生后1h内）为B族链球菌阴性，但是在出生后4h内出现脓毒症的症状，并且再次血培养（出生后3～70h）证实 B 族链球菌感染。

治疗选择 2　不同的抗生素进行常规预防性治疗的比较

我们没有找到有关不同的抗生素之间互相比较常规预防性治疗新生儿B族链球菌感染的系统综述和随机对照试验。

益处　我们没有发现相关的系统综述和随机对照试验。

害处　我们没有发现相关的系统综述和随机对照试验。

评论　无。

参考文献

1. Zaleznik DF, Rench MA, Hillier S, et al. Invasive disease due to group B streptococcus in pregnant women and neonates from diverse population groups. *Clin Infect Dis* 2000;30:276–281.
2. Schuchat A, Zywicki SS, Dinsmoor MJ, et al. Risk factors and opportunities for prevention of early-onset neonatal sepsis: a multicenter case-control study. *Pediatrics* 2000;105:21–26.
3. Chung MY, Ko DJ, Chen CC, et al. Neonatal group B streptococcal infection: a 7-year experience. *Chang Gung Med J* 2004;27:501–508.
4. Ho MY, Wu CT, Huang FY, et al. Group B streptococcal infections in neonates: an 11-year review. *Acta Paediatr Taiwan* 1999;40:83–86.
5. Heath PT, Balfour G, Weisner AM. et al, Group B streptococcal disease in UK and Irish infants younger than 90 days. *Lancet* 2004;363: 292–294.
6. Haft RF, Kasper DL. Group B streptococcus infection in mother and child. *Hosp Pract (Off Ed)* 1991;26:111–122,125–128,133–134.
7. Benitz WE, Gould JB, Druzin ML. Risk factors for early-onset group B streptococcal sepsis: estimation of odds ratios by critical literature review. *Pediatrics* 1999;103:e77.
8. Dillon HC, Khare S, Gray BM. Group B streptococcal carriage and disease: a 6-year prospective study. *J Pediatr* 1987;110:31–36.
9. Weindling AM, Hawkins JM, Coombes MA, et al. Colonisation of babies and their families by group B streptococci. *BMJ* 1981;283:1503–1505.
10. Knox JM. Group B streptococcal infection: a review and update. *Br J Vener Dis* 1979;55:118–120.
11. Carlough MC, Crowell K. How should we manage infants at risk for group B streptococcal disease? *J Fam Pract* 2003;52:406,408–409.
12. Gerard P, Vergote-D'Hulst M, Bachy A, et al. Group B streptococcal colonization of pregnant women and their neonates. Epidemiological study and controlled trial of prophylactic treatment of the newborn. *Acta Paediatrr Scand* 1979;68:819–823.
13. Pyati SP, Pildes RS, Jacobs NM, et al. Penicillin in infants weighing two kilograms or less with early-onset group B streptococcal disease. *N Engl J Med* 1983;308:1383–1389.
14. Siegel JD, McCracken GH, Threlkeld N, et al. Single-dose penicillin prophylaxis against neonatal group B streptococcal infections. *N Engl J Med* 1980;303:769–775.
15. Ghaey K, Tolpin M, Schauf V, et al. Penicillin prophylaxis and the neonatal microbial flora. *J Infect Dis* 1985;152:1070–1073.
16. Gotoff SP, Boyer KM. Prevention of early-onset neonatal group B streptococcal disease. *Pediatrics* 1997;99:866–869.
17. Cirko-Begovic A, Vrhovac B. Intensive monitoring of adverse drug reactions in infants and preschool children. *Eur J Clin Pharmacol* 1989; 36:63–65.
18. Siegel JD, McCracken GH, Threlkeld N, et al. Single-dose penicillin prophylaxis of neonatal group-B streptococcal disease. *Lancet* 1982; 1:1426–1430.
19. Saez-Llorens X, Ah-Chu MS, Castano E, et al. Intrapartum prophylaxis with ceftriaxone decreases rates of bacterial colonization and early-onset infection in newborns. *Clin Infect Dis* 1995;21:876–880.

原作者

James Hanley

Department of Emergency Medicine and Pediatrics

Vanderbilt University School of Medicine, Nashville, TN, USA

利益冲突：没有声明。

新生儿黄疸

检索时间：2003年11月
原作者：Anthony Akobeng 汤泽中 译 杜军保 校 桂永浩 审

问 题

对于足月儿和早产儿的高非结合胆红素血症的治疗方法的效果如何？

治疗措施及其效果

肯定有效
换血 *
光疗

效果不明
输注白蛋白
家庭光疗与住院光疗比较

将在新版中加入
产前抗-D 免疫球蛋白

连续与间断光疗的比较
免疫球蛋白输注治疗同种免疫溶血性黄疸
宫内输血
光疗的灯光颜色
苯巴比妥
光疗中变换体位与体位不变的比较
光疗中常规静脉输液

*尽管我们没有找到随机对照试验，但大家一致同意换血疗法对于降低血清胆红素水平是有效的。

主要信息

◆ **换血**＊：我们没有找到关于换血与不治疗或与光疗的效果比较的随机对照试验。但是大家普遍同意换血对于降低血清胆红素水平和预防神经发育后遗症是有效的。在比较其他治疗措施的大部分随机对照试验中，当那些措施不能控制血清胆红素升高的时候，换血能够成功地降低血清胆红素水平。

◆ **光疗**：两项随机对照试验发现，对降低新生儿黄疸而言，传统光疗和光导纤维光疗都比不治疗更有效。一篇系统综述（包括半随机和随机对照试验）和随后的一项随机对照试验发现传统光疗比光导纤维光疗更有效，尽管系统综述中的亚组分析发现在早产儿中两组之间无显著性差异。综述中所包括的试验没有评价每种光疗方法对母婴接触的影响。一项随机对照试验发现双面传统光疗比单面常规光疗更有效，然而另一项随机对照试验发现双面光导纤维光疗与单面传统光疗相比两者之间无显著性差异。一篇系统综述（包括半随机和随机对照试验）发现光导纤维光疗联合传统光疗与单独传统光疗相比，在额外继续光疗、换血或24小时后胆红素变化百分比方面无显著性差异，尽管在观察中发现光导纤维加传统光疗有更好的疗效趋势。大部分试验没有将核黄疸作为一个预后观察指标来报道。我们没发现关于光疗不良反应的足够证据。

◆ **输注白蛋白**：我们没有发现关于比较输注白蛋白与不治疗或其他疗法效果的随机对照试验。

◆ **家庭光疗相比住院光疗**：我们没有发现关于比较家庭光疗效果与不治疗或住院光疗的随机对照试验。

＊尽管我们没有找到随机对照试验，但大家一致同意换血疗法对于降低血清胆红素水平有效。

定义 新生儿黄疸是指由于血液中胆红素升高引起的新生儿皮肤和巩膜的黄染。

发病率/患病率 黄疸是新生儿中最常见的需要医疗关注的情形。大约50%的足月儿和80%的早产儿在出生后第一周会出现黄疸[1]。黄疸也是新生儿早期出院后再入院的常见原因[2]。黄疸通常在生后2～4天出现，1～2周后消失，通常大部分不需要治疗。

病因/危险因素 对大多数黄疸婴儿而言，没有潜在的引起黄疸的疾病，其黄疸是生理性的。当非结合胆红素在皮肤和黏膜积聚后就出现了生理性黄疸。典型的生理性黄疸出现在生后的第二或第三天，由胆红素生成增加（由于循环红细胞数增加和红细胞寿命缩短）和排泄减少（由于肝细胞结合蛋白浓度低，葡萄糖醛酸转移酶活性低和肠肝循环增加）引起，这些因素在正常新生儿身上经常发生。在某些婴儿中，高非结合胆红素血症与母乳喂养有关（母乳性黄疸），典型的母乳性黄疸在出生3天后发生。尽管母乳性黄疸的确切病因尚不明确，但一般认为其与母乳中一种尚未确认的因子有关。非生理性原因包括：血型不合（Rh 或 ABO 血型方面的问题），其他原因引起的溶血，败血症，产伤和代谢紊乱。Gilbert 综合征和 Crigler-Najjar 综合征是引起新生儿黄疸的罕见原因。

预后 在新生儿体内，非结合胆红素可以透过血脑屏障并且有潜在的神经毒性。高非结合胆红素血症因此可以造成神经-发育后遗症，包括核黄疸。核黄疸是由于胆红素在脑组织中的沉积所引起的脑损伤。然而，能够引起神经毒性的确切的胆红素水平尚不清楚，而且尸检研究报道胆红素水平没有显著升高的新生儿中也存在核黄疸。新近报道显示，核黄疸在那些本已基本消失的国家中又有增多的趋势[4]。这主要归结于新生儿过早出院。

治疗目的 预防与胆红素相关的神经-发育后遗症的发展，降低血清胆红素水平，减少不良反应。

结局 死亡率，听力丧失，核黄疸及其他神经-发育后遗症的发生率，治疗引起的不良反应（包括对母婴接触的影响），治疗时间，治疗失败（定义为需要使用其他治疗方法），住院时间，需要换血，血清胆红素水平变化。

方法 采用《临床证据》2003年11月的文献检索和评价方案。本文主要关注高非结合胆红素的治疗措施及其效果。尚未涉及高非结合胆红素的预防和其潜在病因的特异性治疗。高结合胆红素血症可能预示着潜在的肝脏或胆管疾病，这不在本文的讨论范围。

问 题	对于足月儿和早产儿的高非结合胆红素血症的治疗效果如何？

治疗选择 1 　光疗

两项随机对照试验发现传统光疗和光导纤维光疗对于降低新生儿黄疸都比不治疗更有效。一篇系统综述（包括半随机和随机对照试验）和随后的一项随机对照试验发现传统光疗比光导纤维光疗更有效，尽管系统综述中的亚组分析发现两者在早产儿中各亚组间无显著性差异。综述中所包括的试验没有评价每种光疗方法对母婴接触的影响。一项随机对照试验发现双面传统光疗比单面光疗更有效，然而另一项随机对照试验发现双面光导纤维光疗与单面传统光疗相比两者之间无显著性差异。一篇系统综述（包括半随机和随机对照试验）发现光导纤维光疗联合传统光疗与单独传统光疗相比，在额外光疗、换血或24小时后胆红素变化百分比方面无显著性差异，尽管在观察中发现光导纤维加传统光疗有更好的疗效趋势。大部分试验没有将核黄疸作为一个预后观察指标来报道。我们没发现关于光疗不良反应的足够证据。

益处 **传统光疗与不治疗比较**：我们没有发现系统综述，但是发现了一项随机对照试验[5]。该随机对照试验比较了传统白色荧光灯管光疗与不治疗，将试验对象按出生体重分为三组：出生体重<2000g组，2000～2499g组，≥2500g组。任何一组中如果有血清胆红素达到预设水平就给予换血。随机对照试验研究了在最低出生体重组预防高胆红素血症和在其他两组中治疗已经确定的高胆红素血症。此处仅报告对于已经确定的高胆红素血症的治疗效果。在 2000～2499g 出生体重组（141名新生儿，血清胆红素≥10mg/dl，平均为12.4mg/dl），随机对照试验发现与不予治疗相比，光疗能够显著降低具有较高的最高血清胆红素水平婴儿的比例（血清胆红素≥15mg/dl；接受光疗组 18.6% vs 未接受治疗组 42.3%；$P=0.002$）。总体而言，研究发现与不予治疗相比，光疗能够显著减少需要换血的婴儿的比例（光疗 4.3% vs 不接受治疗 25.4%，$P<0.001$）。亚组分析发现对于非溶血性黄疸，与不予治疗比较，光疗与不治疗比较能够显著降低换血率，但是对于溶血性黄疸两者差异无显著意义（非溶血：光疗组 1.9%，对照组 27.5%，$P=0.0002$；溶血：光疗组 16.7%，对照组 22.2%，差异无显著性）。在出生体重 2500g 或以上组中（276名患儿，血清胆红素≥13mg/dl，平均 15.6～15.7 mg/dl），随机对照试验发现，与不予治疗比较，光疗能够显著降低平均血清胆红素水平并且可持续至光疗后 24 小时（结果以图表示，未报道 P 值）。但是总体上，该试验发现光疗与不予治疗相比在需要换血的婴儿比例方面无显著性差异（光疗 10% vs 不接受治疗 16.9%，差异无显著性）。亚组分析发现，对于非溶血性黄疸，与不治疗比较，光疗能够显著降低换血率，但是对于溶血性黄疸两者无显著性差异（非溶血：光疗组 2.9%，不治疗组 17.3%，$P=0.05$；溶血：光疗组 17.1%，不治疗组 16.7%，差异无显著性）[5]。随后的报道提到该随机对照试验的所有病例中有两例在出院前死亡（2000～2499g 组：光疗 1 例，未治疗的 1 例；≥2500g 组：无）[6]。对于该随机对照试验的进一步随访研究发现在两个出生体重组中，各治疗组之间在 1 岁和 6 岁后脑瘫和其他运动异常的发生差异方面无显著性差异[7]。**光导纤维光疗与不治疗**：我们发现了一篇系统综述（检索时间 2000 年；足月和早产儿；随机和半随机试验；评论如下）[8]。该综述发现了一篇比较光导纤维光疗（Wallaby 系统）与不治疗的随机对照试验（46 名足月儿，不包括溶血）。若血清胆红素达到预定水平即给予传统光疗。综述发现，与不予治疗相比，光导纤维光疗能够显著增加每小时血清胆红素变化率（WMD −0.44%，95%CI −0.21%～−0.67%）和治疗 24 小时后的变化率（WMD −10.7%，95%CI −3.26%～−18.14%）[8]。综述发现光导纤维光疗组患儿可能较少需要接受传统光疗，但是差异无显著性（光导纤维光疗 0/23[0%] vs 不治疗 3/23[13%]；RR 0.14，95%CI 0.01～2.62）。**传统光疗与光导纤维光疗比较**：我们发现了一篇系统综述（检索时间 2000 年；足月和早产儿；随机和半随机试验；评论如下）[8]和一项随后的随机对照试验[9]。综述发现与光导纤维光疗比较，传统光疗能够显著增加治疗后 24 和 48 小时的血清胆红素变化率（24 小时：5 项试验，203 例患儿；WMD 3.59%，95%CI 1.27%～5.92%；

48 小时：4 项试验，183 例患儿；WMD 10.79%，95%CI 8.33% ~ 13.26%)[8]。还发现与传统光疗相比，光导纤维光疗显著增加额外继续光疗的使用（8 项试验；光导纤维光疗 52/366[14%] vs 传统光疗 35/390[9%]；RR 1.68，95%CI 1.18 ~ 2.38）。光导纤维光疗与传统光疗在换血使用率上没有显著性并异（3 项试验；光导纤维光疗 4/97[4%] vs 传统光疗 3/117[3%]；RR 1.62，95%CI 0.38 ~ 6.93）。只包括早产儿的亚组分析发现光导纤维光疗与传统光疗相比在以下方面没有显著性并异：光疗持续时间（3 项试验，232 例婴儿；WMD +2 小时，95%CI − 3.5 ~ 7.52 小时），额外继续光疗的使用（5 项试验，光导纤维光疗 3/148[2%]，传统光疗 3/156[2%]；RR 1.07，95%CI 0.27 ~ 4.27），治疗 24 小时后血清胆红素的变化率（1 项试验，20 例婴儿；WMD +1.7%，95%CI − 2.65% ~ +6.05%）和黄疸反弹后的重复光疗（3 项试验；光导纤维光疗 10/122[8%] vs 传统光疗 5/121[4%]；RR 2.00，95%CI 0.71 ~ 5.63)[8]。随后的随机对照试验（109 名足月儿，出生体重≥2500g，溶血病除外）发现与光导纤维光疗相比，传统日光灯光疗能够显著增加血清胆红素下降率并缩短治疗时间[胆红素下降率：传统光疗 0.15 ± 0.06mg/(dl·h)，光导纤维光疗 0.1 ± 0.05 mg/(dl·h)，$P<0.05$；光疗时间：传统光疗 49.4 ± 14.4 小时，光导纤维光疗 61 ± 13.1 小时；$P<0.05$][9]。**双面光疗与单面光疗相比较**：我们发现了一篇系统综述[检索时间2000年；足月和早产儿；随机和半随机试验；评论如下][8]和一项附加的随机对照试验[10]。系统综述发现了一项比较双面光导纤维光疗（患儿被包于双面光疗毯中）与单面传统光疗的随机对照试验（86个足月儿，溶血病除外)[8]。综述发现两组之间在光疗时间（WMD +2.24 小时，95%CI − 10.68 ~ +15.16h），每小时血清胆红素变化率（WMD − 0.04%，95%CI − 0.17% ~ +0.09%），每天血清胆红素变化率（WMD +2.82%，95%CI − 1.84% ~ +7.48%）和因黄疸反弹而需要重复光疗（RR 1.05，95%CI 0.07 ~ 16.22）方面都没有显著性并异[8]。综述还比较了光导纤维双面光疗联合传统光疗与单纯传统光疗。综述发现尽管光导纤维联合传统光疗有更好的疗效趋势，但是与单纯传统光疗在换血（1 个试验；光导纤维联合传统光疗 0/19[0%]，传统光疗 2/23[8%]，RR 0.24，95%CI 0.01 ~ 4.72），额外继续光疗（1 项试验；光导纤维联合传统光疗 0/90[0%]，传统光疗 4/90[4%]，RR 0.11，95%CI 0.01 ~ 2.02）和 24 小时或 48 小时后血清胆红素变化率（1 项试验，26 名患儿；24 小时：WMD − 3.2%，95%CI − 17.2% ~ +10.8%；48 小时：WMD − 9.2%，95%CI − 25.02% ~ +6.62%）方面没有显著性并异。综述还发现光导纤维联合传统光疗与单纯传统光疗相比在黄疸反复导致的重复光疗方面没有显著性并异（6项试验；光导纤维联合传统光疗 36/232[16%]，传统光疗 30/240[13%]，RR 1.29，95%CI 0.85 ~ 1.95)[8]。附加的随机对照试验（51 名足月儿，出生体重≥ 2500g，包括溶血病）比较了用白色荧光灯的双面传统光疗与单面传统光疗[10]。该试验发现在第一个 24 小时时，双面传统光疗比单面光疗能够更快地降低血清胆红素，并且差异有显著性[双面 0.22 ± 0.12 mg/(dl·h)，单面 0.14 ± 0.10 mg/(dl·h)，$P=0.02$]。该试验发现在第二天双面光疗与单面光疗相比，在降低血清胆红素方面前者有更快的趋势，但是差异无显著意义（$P=0.06$）。与单面光疗比较，双面光疗能够显著降低光疗的治疗时间（双面 34.9 ± 12.6 小时，单面 43.7 ± 17.5 小时；$P=0.039$）。试验没有报道核黄疸和其他远期结局。

害处 大多数随机对照试验没有报道不良反应。**传统与光导纤维光疗相比较**：在系统综述中，一项小型试验发现接受光导纤维设备治疗的患儿与接受传统光疗的相比，前者经皮失水（出汗）明显增多；一项小型试验发现光导纤维光疗与传统光疗比较，在患儿接受光疗时妈妈发生偏头痛的几率方面没有显著性并异[8]。但是，这些的临床意义尚不确定。一项随机对照试验报道了一过性红斑（传统光疗 1/50[2%]，光导纤维 1/50[2%]）和不会引起脱水的轻微水样腹泻（传统光疗 3/50[6%]，光导纤维 3/50[6%])[9]。**双面光疗与单面光疗比较**：一项随机对照试验发现双面光疗与单面光疗比较在体重减少、腹泻或发热频率上无显著性并异。

评论 除了随机对照试验，系统综述中还包括了半随机对照试验。所有试验采取交替或序列分配法[8]。这可能会限制结论的有效性。综述中包括的试验中应用了两种不同的光导纤维设备：光疗毯（BiliBlanket）和光疗袋（Wallaby）。两种光疗系统的辐照度不同，而且在不同试验中光疗毯的辐照度也不同[8]。各试验中传统光疗也各式各样，应用卤素灯或荧光灯，发出白光、蓝光或两者的混合光[8]。各试验的入选标准也不同，一些排除了溶血的患儿而另一些却将其包括在内。包括了溶血病例的试验中没有关于溶血病例的独立数据的报道，而且综述也不能做亚组分析[8]。在不同试验中开始光疗时的血清胆红素水平不同。综述中包括的试验报道的结局主要是血清胆红素水平变化；核黄疸发生率在任何试验中均无报道[8]。没有试验能够确切支持或否定下述观点：光导纤维设备对于婴儿护理和母婴接触的影响较小[8]。

治疗选择 2　家庭光疗

我们没有发现关于家庭光疗效果与不治疗或住院光疗比较的随机对照试验。

益处　**与不治疗比较**：我们没有发现系统综述或随机对照试验。**与医院内光疗比较**：我们没有发现系统综述或随机对照试验。

害处　我们没有发现随机对照试验。

评论　无。

治疗选择 3　输注白蛋白

我们没有发现关于输注白蛋白与不治疗或其他疗法效果比较的随机对照试验。

益处　**与不治疗比较**：我们没有发现系统综述或随机对照试验。**与其他治疗比较**：我们没有发现系统综述或随机对照试验。

害处 我们没有发现随机对照试验。

评论 无。

治疗选择 4　换血

我们没有找到关于换血与不治疗或光疗的效果比较的随机对照试验。但是大多学者一致同意换血对于降低血清胆红素水平和预防神经-发育后遗症是有效的。在比较其他治疗措施的大部分随机对照试验中,当那些措施不能控制血清胆红素升高的时候,换血能够成功地降低血清胆红素水平。

益处　**与不治疗比较**:我们没有发现系统综述或随机对照试验(见下述评论)。**与光疗比较**:我们没有发现系统综述或随机对照试验。

害处　我们没有发现随机对照试验。

评论　大多学者一致同意换血对于降低血清胆红素水平和预防神经-发育后遗症是有效的。在比较其他治疗措施的大部分随机对照试验中,当那些措施不能控制血清胆红素升高的时候,换血能够成功地降低血清胆红素水平。

参考文献

1. Kumar RK. Neonatal jaundice. An update for family physicians. *Aust Fam Physician* 1999;28:679-682.
2. Gale R, Seidman DS, Stevenson DK. Hyperbilirubinemia and early discharge. *J Perinatol* 2001;21:40-43.
3. Turkel SB, Guttenberg ME, Moynes DR, et al. Lack of identifiable risk factors for kernicterus. *Pediatrics* 1980;66:502-506.
4. Hansen TWR. Kernicterus in term and near-term infants – the specter walks again. *Acta Paediatr* 2000;89:1155-1157.
5. Brown AK, Kim MH, Wu PYK, et al. Efficacy of phototherapy in prevention and management of neonatal hyperbilirubinemia. *Pediatrics* 1985;75:393-400.
6. Lipsitz PJ, Gartner LM, Bryla DA. Neonatal and infant mortality in relation to phototherapy. *Pediatrics* 1985;75:422-426.
7. Scheidt PC, Bryla DA, Nelson KB et al. Phototherapy for neonatal hyperbilirubinemia: six-year follow-up of the National Institute of Child Health and Human Development clinical trial. *Pediatrics* 1990;85:455-463.
8. Mills JF, Tudehope D. Fibreoptic phototherapy for neonatal jaundice (Cochrane Review). In: The Cochrane Library. Issue 2, 2003. Oxford: Update Software. Search date 2000; primary sources Cochrane Controlled Trials Register, Medline, Embase, reference lists, conference proceedings, and personal communications with authors.
9. Sarici SU, Alpay F, Dundaroz MR, et al. Fibreoptic phototherapy versus conventional daylight phototherapy for hyperbilirubinemia of term newborns. *Turk J Pediatr* 2001; 43: 280-285.
10. Nuntnarumit P, Naka C. Comparison of the effectiveness between the adapted-double phototherapy versus conventional-single phototherapy. *J Med Assoc Thai* 2002;85:S1159-S1166.

原作者

Anthony Akobeng

Consultant Paediatrician

Central Manchester and Manchester Children's University Hospitals

Manchester

UK

利益冲突:没有声明。

儿童夜间遗尿症

检索时间：2005年3月
原作者：John Makari, H. Gil Rushton 黄建萍 译 杜军保 校 桂永浩 审

问 题

干预措施对缓解症状的效果如何？

治疗措施及其效果

缓解症状

肯定有效
去氨加压素（当持续治疗时）
不尿床训练加遗尿报警器
遗尿报警器

益害相当
三环类药物（丙咪嗪、地昔帕明）

效果不明
抗胆碱能药物（奥昔布宁、托特罗定、莨菪碱）

去氨加压素加遗尿报警器
不尿床训练
穴位激光（在一项随机对照试验中显示与去氨加压素效果相同）
标准家庭警报钟

不太可能有效
去氨加压素（治疗停止以后）

见词汇表 G

主要信息

缓解症状

◆ **去氨加压素（当持续治疗时）**：一篇系统综述表明，与安慰剂相比，去氨加压素能减少尿床及增加初治成功率（14天连续不尿床）。该综述发现比较鼻内与口服去氨加压素或比较去氨加压素与三环类药物的证据不充分。治疗中，与小剂量相比，大剂量去氨加压素能减少尿床的证据有限。一篇系统综述证明去氨加压素与三环类药物比较的证据不充分；虽然有限的证据表明，与报警器相比，在治疗的第一周去氨加压素能减少尿床，但去氨加压素与遗尿报警器在达到初治成功的儿童例数上无显著性差异。一项随后的随机对照试验证明，与报警器相比，在治疗12周期间，去氨加压素减少尿床次数。一项随机对照试验发现，三个月后，穴位激光和鼻内去氨加压素在儿童尿床次数方面无显著性差异。我们没有发现有关比较抗胆碱能药物奥昔布宁、托特罗定、莨菪碱加上去氨加压素的作用的随机对照试验。

◆ **不尿床训练加遗尿报警器**：不尿床训练加上遗尿报警器提高治疗成功率（连续14天不尿床），并能减少复发率。

◆ **遗尿报警器**：一篇系统综述发现，与不治疗相比，治疗10～20周后，遗尿报警器能降低尿床次数，并提高治疗成功率。一篇综述发现，治疗4～20周后遗尿报警器和不尿床训练在治疗成功率方面无显著性差异；报警器治疗联合不尿床训练与不治疗相比，治疗8～20周后，前者提高治疗成功率，并减少复发；报警器联合不尿床训练与单用警报器比较，治疗结束时，两组在治疗成功或复发方面均无显著性差异。另一篇系统综述发现，虽然有限的证据表明，与报警器相比，在治疗第一周，去氨加压素减少尿床次数，但去氨加压素与遗尿报警器在获得初治成功的儿童例数方面无显著性差异。一项随后的随机对照试验表明，与报警器相比，在治疗12周，去氨加压素显著减少尿床次数。一篇系统综述证明，虽然报警器加去氨加压素与单用报警器相比在6～24周后的治疗成功（连续14天不尿床）或在治疗停止后的复发率方面没有显著性差异；但与单用报警器或报警器加安慰剂比较，在治疗期间，去氨加压素联合报警器能减少每周尿床次数。随机对照试验证明，与三环类药物相比，治疗8～14周后，遗尿报警器更能减少治疗失败和治疗结束后的复发。一项随机对照试验发现，无证据表明遗尿报警器联合三环类药物在治疗5～6周后更有效。

◆ **三环类药物（丙咪嗪、地昔帕明）**：一篇系统综述发现，与安慰剂相比，三环类药物（丙咪嗪、地昔帕明）增加获得连续14天不尿床的可能，尽管治疗结束后这个效果不能持续。与安慰剂相比，三环类药物伴有不良反应，如厌食、焦虑、便秘、抑

郁、腹泻、头晕、嗜睡、口干、头疼、易激惹、昏睡、睡眠障碍、胃功能紊乱及呕吐。随机对照试验表明，与三环类药物相比，8~14周后，遗尿报警器可减少治疗失败及治疗结束后复发。一项随机对照试验发现，没有证据表明遗尿报警器与三环类药物联用5~6周后更有效。一篇系统综述发现的去氨加压素与三环类比较的证据不充分。一项小型随机对照试验表明，与安慰剂相比，联合奥昔布宁和丙咪嗪（三环类药物）可提高治疗成功率。

◆ **抗胆碱能药物（奥昔布宁、托特罗定、莨菪碱）**：一项小型随机对照试验提供了评价抗胆碱能药物奥昔布宁、托特罗定、莨菪碱治疗夜间遗尿的不充分证据。我们没有发现有关比较奥昔布宁、托特罗定、莨菪碱与去氨加压素、三环类药物、报警器或不尿床训练的随机对照试验。一项小型随机对照试验发现，与安慰剂相比，联合奥昔布宁和丙咪嗪（一种三环类药物）能提高治疗成功率。

◆ **去氨加压素联合遗尿报警器**：一篇系统综述发现，尽管报警器联合去氨加压素与单用报警器或报警器加安慰剂比较，6~24周后，在治疗成功率（连续14天不尿床）或治疗停止后的复发率上无显著性差异；但在最初的治疗过程中，与单用报警器或报警器加安慰剂相比，去氨加压素联合遗尿报警器可减少每周遗尿次数。

◆ **不尿床训练** 一篇系统综述发现确定不尿床训练8~24周是否优于不干预治疗的证据不充分。该综述发现，与单独不尿床训练相比，应用遗尿报警器4~20周后，可增加不尿床次数。

◆ **穴位激光（在一项随机对照试验中显示与去氨加压素效果相同）**：一项随机对照试验发现，穴位激光与鼻内去氨加压素相比，3个月后，在尿床次数上无显著性差异。

◆ **标准家庭报警钟**：一项随机对照试验发现，4个月的标准家庭报警钟治疗与每3个小时叫醒一次相比，前者获得14天连续不尿床儿童的比率更高，但治疗结束后3个月，两者在复发率上无显著性差异。

◆ **去氨加压素（治疗停止以后）**：少数随机对照试验发现的有限证据表明，去氨加压素与安慰剂相比，在停止治疗后，在治疗成功率上无显著性差异。2项随机对照试验发现，当治疗结束时，去氨加压素的效果不如报警器。

定义	夜间遗尿症是指5岁或5岁以上的儿童夜间非随意的排尿，并除外先天性或获得性中枢神经系统或尿路缺陷[1]。以尿床为症状的疾病（称夜间尿失禁）可通过详细的病史、体格检查和尿分析予以排除。单一症状性夜间遗尿症以只有夜间症状为特征，占所有病例的85%。如果患儿尿床持续6个月以上，称为原发性夜间遗尿症，而尿床前有6个月的无尿床史则称为继发性夜间遗尿症。大多数治疗方案是针对≥7岁的儿童。
发病率/患病率	5岁儿童有15%~20%、7岁儿童有7%、10岁儿童有5%、12~14岁儿童有2%~3%、15岁及15岁以上儿童有1%~2%平均每周尿床2次[2]。
病因/危险因素	夜间遗尿症和许多因素有关，包括功能性膀胱容量小、夜间多尿及更为常见的唤醒功能障碍。连锁分析发现相关基因位点在染色体8q、12q、13q及22q11[3-6]。
预后	夜间遗尿症的预后大不相同，从自发缓解到对所有现行治疗完全无效。约1%的儿童遗尿持续至成年期。不经治疗，每年大约有15%的遗尿症患儿自发缓解[7]。我们没有找到关于夜间遗尿症儿童开始治疗最佳年龄的随机对照试验。行为治疗（如潮或湿报警器）要求孩子和家长有很好的动机和义务。经验提示对于7岁以下的儿童用解释使其放心就足够了，因为小于该年龄的儿童可能没有显示出所需要的义务。
治疗目的	在特殊场合下不尿床（如拜访朋友时）；减少夜间尿床次数；减少遗尿对儿童生活方式的影响；开始成功的控制；以最小的不良反应避免复发。
结局	初治成功率（定义为连续14天不尿床）；每周平均尿床次数；初治成功后的复发次数；治疗停止后的平均尿床次数。
方法	采用《临床证据》2005年3月的文献检索和评价方案。

问题　干预措施对缓解症状的效果如何？

治疗选择1　遗尿报警器

一篇系统综述发现，与不治疗相比，遗尿报警器治疗过程中可减少夜间尿床次数，且10~20周后提高治疗成功率。一综述发现遗尿警报器与不尿床训练相比，治疗4~20周后，在治疗成功率方面无显著性差异；该综述发现，与不治疗相比，报警器联合不尿床训练治疗8~20周后可提高治疗成功率并减少复发；报警器联合不尿床训练与单用报警器治疗相比，在治疗结束时，两者的治疗成功率或复发无显著性差异。另一系统综述发现，尽管有限的证据表明在治疗的第一周，与报警器相比，去氨加压素能减少夜间尿床，但去氨加压素与遗尿报警器在获得初治成功的儿童例数方面无显著性差异。随后的一项随机对照试验发现，与报警器相比，去氨加压素在治疗的12周内明显减少尿床次数。一篇系统综述发现，尽管报警器联合去氨加压素与单用报警器在6~24周后的治疗成功率（14天连续不尿床）或在治疗停止后的复发率方面无显著性差异，但与单用报警器或报警器加安慰剂相比，去氨加压素联合报警器在治疗过程中可减少每周尿床次数。随机对照试验发现，与三环类药相比，治疗8~14周后，遗尿报警器能降低治疗失败和治疗结束后的复发。一项随机对照试验发现无证据表明遗尿报警器联合三环类药物治疗 5～6 周后更有效。

益处 遗尿报警器与不治疗相比：我们发现一篇系统综述（2004 年检索，17 项随机对照试验）[8]，它发现在治疗持续 10～20 周期间，与对照组相比，遗尿报警器明显减少尿床次数，并提高（连续 14 天不尿床）治疗成功率（尿床次数，3 项随机对照试验：WMD -3.34，95%CI -4.14～-2.55；治疗成功，13 项随机对照试验：遗尿报警器 68% 对比安慰剂 4%；失败的 RR 0.38，95%CI 0.33～0.45）[8]。该综述发现，与安慰剂相比，遗尿报警器减少治疗失败数或治疗结束后的复发数（5 项随机对照试验，治疗停止后失败或复发的 RR，0.56，95%CI 0.46～0.68）[8]。**遗尿报警器与不尿床训练**Ⓖ**相比**：见不尿床训练的益处。**遗尿报警器联合不尿床训练**：见不尿床训练的益处。**遗尿报警器与去氨加压素相比**：见去氨加压素的益处。**遗尿报警器联合去氨加压素与报警器加安慰剂相比**：见去氨加压素的益处。**遗尿报警器与三环类药物相比**：我们发现的一篇三环类药物与遗尿报警器比较的系统综述（检索日期 2004 年，7 项随机对照试验）[8]显示，与丙咪嗪相比，应用警报器 8～14 周后明显提高治疗成功率（3 项随机对照试验，RR 0.73，95%CI 0.61～0.88；见下面的评论）[8]。该综述中的一项小型随机对照试验显示，应用警报器减少失败和治疗结束后的复发率（24 例儿童，RR 0.58，95%CI 0.36～0.94）[8]。**遗尿报警器联合三环类药物与报警器相比**：我们发现一篇比较遗尿报警器联合三环类药物与单用报警器的系统综述（检索日期 2004 年，2 项随机对照试验，94 例儿童）。该综述中的一篇随机对照试验对遗尿报警器联合去甲替林与单用报警器进行了比较。它发现没有证据表明，与单用报警器相比，在遗尿报警器的基础上加三环类药物 5～6 周后提高治疗成功或减少复发率（40 例儿童，治疗期间失败的 RR 0.80，95%CI 0.62～1.03；失败或复发的 RR 1.50，95%CI 0.71～3.16）[8]。

害处 系统综述发现报警器的不良反应包括：报警失败、错误报警、惊恐、唤醒病人失败、由于叫醒家庭其他成员而中断、由于使用报警器困难所导致的非依从性。

评论 遗尿报警器与三环类药物相比：三项比较报警器与丙咪嗪的随机对照试验的综合分析包含 2 项用尿床引发电刺激的报警器研究。这种方法很难被儿童和他们的家长接受，不再被推荐使用[8]。

治疗选择 2　标准家庭警报钟

一项随机对照试验发现，与每 3 小时叫醒一次相比，标准家庭警报钟治疗 4 个月，获得连续 14 天不尿床儿童的比率更高，但标准家庭警报钟与 3 小时睡眠后叫醒比较，在治疗结束后 3 个月的复发率上无显著性并异。

益处 我们未发现相关系统综述（见下面的评论），但找到了一项随机对照试验。该随机对照试验（125 例遗尿儿童）评价了标准家庭警报钟在改善遗尿方面的效果[9]。它发现，与睡觉后 2～3 小时常叫醒儿童相比，用设定好的在他们通常的尿床时间之前立即叫醒他们的标准家庭警报钟治疗 3 个月后，获得连续 14 天连续不尿床的儿童明显增加。该随机对照试验发现，在治疗结束后 3 个月和 6 个月的复发例数方面，两者无显著性差异（在两个终点均 $P > 0.05$）（见表 1）。

害处 该随机对照试验没有有关害处的报告[9]。

评论 我们发现了一篇系统综述，该综述包括"行为和身体干预"（包括用标准家庭警报钟），但没有提供对家庭警报钟的单独分析[10]。

治疗选择 3　不尿床训练

一篇系统综述显示，从小型随机对照试验中得出的证据不充分，无法确定单独的不尿床训练治疗 8～24 周是否优于不治疗。一综述发现遗尿报警器与不尿床训练比较，4～20 周后在治疗成功率方面无显著性差异。这些综述发现，与不治疗相比，在不尿床训练基础上加遗尿警报器提高治疗成功（14 天连续不尿床）并减少复发率，但同时发现，该联合治疗与单用遗尿警报器相比，无显著性差异。

益处 **不尿床训练与不治疗相比**：我们发现一篇比较不尿床训练Ⓖ和不治疗的系统综述[11]（检索日期 2002 年，3 项随机对照试验，144 个儿童；见下面的评论）。该综述发现，持续治疗 8～24 周，不尿床训练与对照相比，在治疗成功（获得 14 天连续不尿床的例数）上无显著性并异（2 项随机对照试验，失败的 RR 0.82，95%CI 0.66～1.02）[11]；该综述中的一项随机对照试验显示，治疗结束后，在失败或复发例数方面无显著性并异（失败或复发的 RR 0.85，95%CI 0.71～1.02）[11]。**不尿床训练与遗尿报警器相比**：我们发现一篇比较不尿床训练和遗尿报警器的系统综述[8]（检索日期 2004 年，3 项随机对照试验）。该综述发现，持续治疗 4～20 周后，遗尿报警器和不尿床训练的效果没有显著性差异（3 项随机对照试验，治疗期间失败的 RR 1.33，95%CI 0.79～2.24）。该综述中的一项小型随机对照试验（40 例儿童）发现，与不尿床训练相比，用报警器治疗结束后，治疗失败或复发的儿童较少（失败或复发的 RR 0.59，95%CI 0.37～0.95）[8]。**遗尿报警器联合不尿床训练与不治疗相比**：我们发现一篇系统综述（检索日期 2002 年，4 项随机对照试验），比较了 8～20 周不尿床训练联合遗尿报警器与不治疗对照组[11]。该综述发现，与不治疗相比，治疗 8～20 周后，报警器联合不尿床训练提高了治疗成功率（获得连续 14 天不尿床的例数）（4 项随机对照试验，失败的 RR 0.17，95%CI 0.11～0.28）。它发现，在治疗期间，遗尿报警器联合不尿床训练明显减少尿床次数（2 项随机对照试验，尿床的 WMD -4.09，95%CI -5.44～-2.74）[11]。该综述中的一项随机对照试验（80 例儿童）发现，报警器联合不尿床训练明显降低复发率（复发的 RR 0.25，

95%CI 0.16～0.39)[11]。**遗尿报警器联合不尿床训练与单用报警器相比**：我们发现了一篇比较遗尿报警器联合不尿床训练与单用报警器的系统综述（检索日期2004年，5项随机对照试验）[8]。该综述发现在治疗期间，尿床次数在单用报警器与报警器联合不尿床训练两组间无显著性差异（2项随机对照试验，43例儿童，尿床的WMD ＋1.00，95%CI －0.20～＋2.20)[8]。该综述发现两组的治疗成功率（获得连续14天不尿床的例数）或治疗停止后的复发例数均无显著性差异（治疗成功：5项随机对照试验，234例儿童，RR 1.21，95%CI 0.82～1.81；失败或复发：3项随机对照试验，152例儿童，失败或复发的 RR 1.29，95% CI 0.94～1.77)[8]。

害处 该综述没有报道不尿床训练的害处[8]。一篇更早期的系统综述没有提供不尿床训练害处的相关信息[11]。

评论 **不尿床训练与不治疗相比**：比较不尿床训练与对照组的有关随机对照试验样本量小，可能不足以检测出两组间的临床显著性并异[11]。

治疗选择 4　去氨加压素

一篇系统综述发现，与安慰剂相比，去氨加压素减少尿床次数，并提高初治成功率（连续14天不尿床）。小样本随机对照试验发现有限的证据表明，治疗停止后，其治疗成功率与安慰剂相比无显著性差异。该综述发现鼻内与口服去氨加压素比较或去氨加压素与三环类药物的比较没有充分证据。有限的证据证明，与小剂量去氨加压素治疗相比，大剂量去氨加压素治疗能减少尿床次数。该综述发现，尽管从一项小型随机对照试验中发现的有限证据表明，在治疗的第一周，与报警器相比，去氨加压素能减少尿床次数，但去氨加压素与遗尿报警器相比，在获得初治成功（连续14天不尿床）的儿童例数上无显著性差异。随后的一项随机对照试验发现，在治疗的12周期间，与报警器相比，去氨加压素可减少尿床次数。两项随机对照试验发现，当治疗结束时，去氨加压素没有报警器有效。一项随机对照试验发现，穴位激光照射与鼻内去氨加压素相比，在3个月后儿童尿床次数方面无显著性差异。我们没有发现有关比较抗胆碱能药物奥昔布宁、托特罗定、莨菪碱联合去氨加压素的作用的随机对照试验。一篇系统综述发现，尽管报警器联合去氨加压素与单用报警器相比，在6～24周后的治疗成功率（连续14天不尿床）或治疗停止后的复发率方面无显著性差异，但与单用报警器或报警器加安慰剂相比，在初始治疗阶段，去氨加压素联合报警器可减少每周尿床次数。

益处 **去氨加压素与安慰剂相比**：我们发现一篇比较去氨加压素与安慰剂的系统综述（检索日期2004年，28项随机对照试验）[12]。该综述发现与安慰剂相比，去氨加压素（10～60μg）在治疗过程中（未报道疗程）明显减少每周尿床次数（去氨加压素 20μg：WMD －1.34，95%CI －1.57～－1.11）。该综述发现，与安慰剂相比，在治疗中去氨加压素明显提高初治成功率（14天连续不尿床）（10项随机对照试验，成功的 RR 1.2，95%CI 1.1～1.3）（见表1）。该综述中的 4项小型随机对照试验发现，治疗成功不能维持至终止治疗后。由于研究质量差，该综述没有进行治疗后效果的 Meta 分析。**鼻内与口服去氨加压素相比**：我们发现一篇比较鼻内和口服去氨加压素的系统综述（检索日期2004年，1项随机对照试验，交叉设计）[12]。该综述中的一项随机对照试验发现，比较鼻内和口服去氨加压素的证据不充分。**去氨加压素与三环类药物相比**：我们发现了一篇比较去氨加压素和三环类药物的系统综述（检索日期 2002年，2项随机对照试验）[12]。该综述中的第一项随机对照试验（31例儿童）发现，去氨加压素与阿米替林比较，在治疗期间，没有出现尿床次数的减少或治疗成功率的明显改善（尿床的WMD 1.40，95%CI 0.12～2.68，治疗失败的 RR 1.20，95%CI 0.89～1.61）。该综述中的第二项随机对照试验（36例儿童）发现去氨加压素与丙咪嗪相比，在尿床次数上无显著性差异（尿床的 WMD －0.10，95% CI －1.47～＋1.27)[12]。该综述的结论是：评价有关去氨加压素和三环类药物的益处的研究质量较差，因而证据不充分[12]。**去氨加压素与遗尿报警器相比**：我们发现一篇比较去氨加压素和单用遗尿报警器的系统综述（检索日期2004年，3项随机对照试验）及随后一项随机对照试验[12,13]。该综述发现，治疗3～6个月后，在获得治疗成功（14天连续不尿床）的儿童例数方面，去氨加压素和报警器无显著性差异（2项随机对照试验，失败的 RR 1.34，95%CI 0.94～1.91)[12]。然而，该综述中的一项随机对照试验（50例儿童）发现，尽管治疗3个月后，报警器组尿床次数更少（尿床的 WMD 1.40，95%CI 0.14～2.66），但在治疗的第一周，与报警器相比，去氨加压素明显减少每周尿床次数（尿床的 WMD －1.70，95% CI －2.95～－0.45）。随后的一项随机对照试验（105例夜间遗尿症患儿）比较了三种治疗方法：去氨加压素、遗尿报警器、报警器联合去氨加压素治疗12周。结果发现，与单用报警器相比，去氨加压素在治疗期间明显减少尿床次数（P＝0.02），尽管当治疗结束后这一效果并不持续存在（未报告显著性）[13]；与去氨加压素相比，报警器治疗使更多的儿童效果持久（报警器67% vs 去氨加压素40%，未报告显著性）[13]。**去氨加压素联合遗尿报警器**：我们发现一篇比较去氨加压素联合报警器与单用报警器的系统综述（检索日期2004年，3项随机对照试验，见下面的评论）及一项随后的随机对照试验[12,13]。该综述发现两项比较去氨加压素联合报警器与报警器加安慰剂的随机对照试验。结果发现，与报警器加安慰剂相比，8～24周后，去氨加压素联合报警器可减少尿床次数，但不能提高治疗成功率（获得14天连续不尿床的例数）（2项随机对照试验，尿床 WMD －0.72，95% CI －1.03～－0.42；治疗成功的 RR 1.00，95%CI 0.81～1.23）。该综述发现了两项比较去氨加压素联合报警器与单用报警器的随机对照试验，无安慰剂对照。与单用报警器相比，6～24周后，去氨加压素联合报警器可减少尿床次数，但不能改善治疗成功率（尿床 WMD －1.35，95%CI －2.32～－0.38；治疗成功的 RR 0.88，95% CI 0.52～1.5)[12]。该综述发现，在复发率方面，去氨加压素联合报警器与报警器加或不加安慰剂对照相比，两组间无显著性差异（2项有安慰剂作对照的随机对照试验，复发的 RR 0.99，

95%CI 0.80～1.23；1 项无安慰剂作对照的随机对照试验，RR 0.58，95%CI 0.31～1.10）[12]。随后的随机对照试验（105例夜间遗尿症患儿）比较了3种治疗方法：去氨加压素、遗尿报警器或报警器联合去氨加压素治疗12周[13]。发现，在治疗期间，与单用报警器相比，去氨加压素联合报警器明显减少尿床次数（报告有显著性，未给出进一步详细的数据）；它发现，与单用报警器相比，报警器联合去氨加压素治疗明显增加治疗结束后12周的完全有效率（P = 0.0006）。该随机对照试验发现，单用去氨加压素与联合使用去氨加压素和报警器相比，在获得完全有效的儿童比例上无显著性差异（P = 0.28）[13]。**去氨加压素与穴位激光相比**：见穴位激光的益处。**小剂量与大剂量去氨加压素相比**：我们发现一篇比较不同剂量去氨加压素的系统综述（检索日期2004年，8项随机对照试验，见下面的评论）[12]。有限的证据表明，在治疗中（未报道疗程），与小剂量相比，大剂量去氨加压素可减少尿床次数（去氨加压素 20μg 的尿床次数 vs 去氨加压素 60μg 的尿床次数；WMD 0.72，95%CI 0.3～0.14），然而，两者在治疗期间的初治成功率（连续14天不尿床）上无显著性差异[12]。**去氨加压素联合抗胆碱能药物**：我们没有发现有关的系统综述或随机对照试验。

害处 该系统综述报告了去氨加压素治疗的一些不良反应（5.3%），包括：鼻不适、头痛、鼻出血、味觉差、皮疹、视力障碍及食欲减退[12]。其他报告的不良反应包括其他胃肠道症状、咳嗽及咽喉痛[14]。罕见有水中毒的报告[15]。比较去氨加压素、报警器及联合治疗的随机对照试验显示没有与治疗有关的不良反应发生[13]。

评论 该系统综述仅仅包括了用来治疗原发或继发性夜间遗尿症的治疗措施的研究（失禁被医学检查或包含的随机对照试验中明确提到的准入/排除标准所排除），并包括了一个对基线尿床和其结局的系统性测量（一个例外）。该综述所包含的许多随机对照试验质量较差[12]。

治疗选择 5　抗胆碱能药物（奥昔布宁、托特罗定、莨菪碱）

一项小型随机对照试验提供的评价抗胆碱能药物奥昔布宁、托特罗定和莨菪碱治疗夜间遗尿症的证据不充分。我们没有发现有关比较奥昔布宁、托特罗定或莨菪碱与去氨加压素、三环类药物、报警器或不尿床训练的随机对照试验。一项小型随机对照试验发现，与安慰剂相比，联合奥昔布宁和丙咪嗪（一个三环类药物）可提高治疗成功。

益处 **抗胆碱能药物与安慰剂相比**：我们发现一篇系统综述（检索日期2004年，1项随机对照试验，30例儿童，交叉设计）[16]。该综述中的一项随机对照试验发现，奥昔布宁与安慰剂相比，在尿床次数上无显著性差异。该综述认为这项随机对照试验太小，以至于不能得出结论[16]。**抗胆碱能药物联合去氨加压素**：我们没有发现相关系统综述或随机对照试验。**抗胆碱能药物联合三环类药物**：见三环类药物的益处。**抗胆碱能药物与其他治疗方法相比**：我们没有发现有关比较抗胆碱能药物与去氨加压素、三环类药物、遗尿警报器或不尿床训练Ⓖ的系统综述或随机对照试验。

害处 该综述报道了用奥昔布宁治疗的不良反应，包括头晕、口干、头痛、胃部不适、视觉障碍、消化不良、恶心、眩晕和心悸[16]。

评论 一项研究发现去氨加压素对功能性膀胱容量减小的儿童不是十分有效，提示对单一药物治疗无效的儿童采用去氨加压素联合抗胆碱能药物可能有效[17]。

治疗选择 6　三环类药物（丙咪嗪、地昔帕明）

一篇系统综述发现，与安慰剂相比，三环类药物（丙咪嗪、地昔帕明）增加获得连续14天不尿床的机会，尽管治疗结束后该效果不能延续。与安慰剂相比，三环类药物相关的不良反应包括：食欲减退、焦虑、便秘、抑郁、腹泻、头晕、困倦、口干、头痛、易怒、嗜睡、睡眠紊乱、胃部不适及呕吐。随机对照试验发现，与三环类药物相比，8～14周后，遗尿报警器能减少治疗失败和治疗停止后的复发。一项随机对照试验发现，无证据证实遗尿报警器与三环类药物联合治疗5～6周后更有效。一篇系统综述比较去氨加压素与三环类药物的证据不充分。一项小型随机对照试验发现，与安慰剂相比，奥昔布宁联合丙咪嗪（一个三环类药物）可提高治疗成功。

益处 **三环类药物与安慰剂相比**：我们发现一篇系统综述（检索日期2004年，4项随机对照实验）显示，在治疗期间，与安慰剂相比，丙咪嗪减少尿床次数（4项随机对照试验，443例儿童；尿床 WMD − 1.19，95%CI − 1.56～− 0.82）[18]。丙咪嗪与安慰剂相比可提高治疗成功（10 项随机对照试验，627例儿童，失败的 RR 0.77，95% CI 0.72～0.83）。该综述发现两者在治疗效果或治疗结束后复发例数上无显著性并异（4项随机对照试验，392 例儿童，复发的 RR 0.98，95%CI 0.95～1.03）[18]。该综述中的一项随机对照试验（109例儿童）发现，与安慰剂相比，在治疗的60天中，地昔帕明明显提高治疗成功率（失败的 RR 0.83，95%CI 0.70～0.97）[18]。**三环类药物与遗尿报警器相比**：见遗尿报警器的益处。**三环类药物联合报警器**：见遗尿报警器的益处。**三环类药物与去氨加压素相比**：见去氨加压素的益处。**三环类药物联合抗胆碱能药物**：我们发现一篇系统综述（检索日期2002年，一项随机对照试验）。该综述中的随机对照试验发现，与安慰剂相比，丙咪嗪联合奥昔布宁可提高治疗的成功率（失败的 RR 0.43，95%CI 0.23～0.78）[18]。

害处 该综述报道，与安慰剂相比，三环类药物增加不良反应[18]，包括食欲减退、焦虑、灼热感、便秘、抑郁、腹泻、头晕、困倦、口干、头痛、易怒、嗜睡、睡眠障碍、胃部不适及呕吐[18]。另一篇综述引证了单用丙咪嗪治疗的病人中不良反应的发生率为34%[14]。据报道，三环类药物过量可致死。见儿童抑郁症章节的有关三环类抗抑郁药的害处。

评论 无。

糖尿病血脂异常

表 5 贝特类对心血管结局的影响[32, 45, 46]

研究	人群	治疗措施	结局	危险性下降	NNT
SENCAP Elkeles1998[45]*	164 例 2 型糖尿病患者，一级预防	苯扎贝特 400mg，每天 1 次	记录到心肌梗死或心电图可能显示缺血的改变	RR = 0.32；P = 0.01	8/3 年
VA-HIT Rubins[6]	亚组为 796 例男性 2 型糖尿病患者	吉非贝齐 1200 mg，每天 1 次	冠心病死亡、卒中或心肌梗死	RRR 32%，HR 0.68，95%CI 0.53～0.88，P = 0.04；	未报告/5.1 年
Helsinki Heart Study Koskinen[32]	亚组为 135 例男性 2 型糖尿病患者，一级预防	吉非贝齐 600mg，每天 1 次，共 5 年	明确的心肌梗死或心源性死亡	AR：吉非贝齐组 3.4%，安慰剂组 10.5%；P = 0.19	

* 该研究中冠心病死亡率次要结局。该研究的主要目的是评价苯扎贝特对超声测定的动脉性疾病的进展的影响。

表 6 评价贝特类调节血脂效果的随机对照试验[22, 47]

研究	贝特类	研究时间（周）	基线血脂	变化的百分比或绝对值（mmol/L）	P 值
Avogaro[22] 217 例 2 型糖尿病患者	吉非贝齐 600 mg，每天 2 次	20	TG (3.60 ± 0.95)	TG (2.4 ± 0.9)	<0.05（<0.001*）
O'Neal[47] 26 例 2 型糖尿病患者	吉非贝齐 600 mg，每天 2 次	24	TG (3.50 + 1.36)	TG (−40%)	<0.001

TG：甘油三酯；P 值是与安慰剂相比，除非有其他表述；* P 值是与基线值相比，血脂值为均数±标准误，除非有其他表述。

糖尿病足溃疡和截肢

检索时间：2005年9月
原作者：Dereck Hunt　高蕾莉 译　纪立农 校　钱荣立 审

问 题

糖尿病患者预防性干预措施的效果如何？
糖尿病足溃疡患者的治疗效果如何？

治疗措施及其效果

预防

很可能有效
筛查和到足病门诊就诊

效果不明
教育
治疗性足靴

治疗

肯定有效
用非可拆除性模具减压

很可能有效
人皮肤代用品
全身高压氧治疗（对感染性溃疡）
表皮生长因子

效果不明
人培养皮肤
用毡制泡沫减压或用减压半鞋减压
全身高压氧治疗（对非感染性非缺血性溃疡）

见词汇表 **G**

主要信息

预防

- ◆ **筛查和到足病门诊就诊**：一篇系统综述发现的一项随机对照试验显示与常规护理相比，糖尿病筛查和保护计划（包括若有高危特征到足病门诊就诊）2年后可降低大截肢的风险。
- ◆ **教育**：一篇系统综述提供的证据尚不足以评价患者教育对预防足部溃疡、严重的足部损伤或截肢的影响。
- ◆ **治疗性足靴**：一项在既往有糖尿病足溃疡但没有严重足部畸形的患者中进行的随机对照试验显示，使用治疗性足靴和普通足靴在足溃疡发生率上没有显著性差异。

治疗

- ◆ **用非可拆除性模具减压**：四项随机对照试验显示，与传统敷料更换、可拆除性助走模具或半鞋或特制布鞋相比，采用全接触模具或非可拆除性玻璃纤维模具减压可改善非感染性糖尿病足溃疡的愈合。一项在非感染性糖尿病足溃疡人群中进行的随机对照试验显示，标准全接触模具与可拆除性助走模具改制成的非可拆除性模具相比，在12周时其溃疡愈合无显著性差异。
- ◆ **人皮肤代用品**：一项在慢性神经性非感染性足溃疡人群中进行的随机对照试验显示，与生理盐水湿纱布相比，人皮肤代用品可增加溃疡的愈合率。
- ◆ **全身高压氧治疗（对感染性溃疡）**：一篇系统综述发现的一项随机对照试验显示与单纯常规护理相比，10周时全身高压氧治疗加常规护理可降低有严重感染的糖尿病足溃疡患者的截肢率。一项小型的随机对照试验显示使用全身高压氧治疗加常规护理与单纯常规护理相比其大截肢率没有显著性差异，但也可能该试验样本量过小故未能发现有临床意义的差异。
- ◆ **表皮生长因子**：一篇系统综述发现四项随机对照试验，此后还有一项随机对照试验，这些研究显示与安慰剂和对照组相比，表皮生长因子可增加糖尿病非感染性足溃疡的愈合率。另一项此后的随机对照试验在非感染性足溃疡患者中对使用Beclapermin加敷料与单用敷料进行了比较，发现20周后，两组患者足溃疡愈合率没有显著性差异。

- **人培养皮肤**：一篇关于人培养皮肤对非感染性糖尿病足溃疡愈合影响的系统综述证据不够充分。
- **用毡制泡沫减压或用减压半鞋减压**：一项随机对照试验显示用毡制泡沫敷料减压与使用减压半鞋减压在溃疡愈合时间方面没有显著性差异。
- **全身高压氧治疗（对非感染性非缺血性溃疡）**：一项在非感染性神经性非缺血性足溃疡患者中进行的小型随机对照试验显示，使用全身高压氧治疗加上常规护理与单纯常规护理相比，4周时两组的溃疡愈合没有显著性差异，但也可能由于样本量过小故未能发现有临床意义的差异。

定义 糖尿病足溃疡是指糖尿病患者足部全层皮肤的溃疡。溃疡的严重程度常根据Wagner系统[1]进行分级。**1级**：溃疡表浅，累及全层皮肤但未累及皮下组织。**2级**：溃疡更深，穿透达韧带和肌肉，但未累及骨骼或未形成脓肿。**3级**：溃疡深，有蜂窝织炎或脓肿形成，常并发骨髓炎。伴有局部坏疽的溃疡为**4级**。伴发广泛坏疽并累及整个足部的溃疡为**5级**。

发病率/患病率 在澳大利亚、芬兰、英国和美国进行的研究报道，糖尿病患者足溃疡的年发病率为2.5%～10.7%，各种原因截肢的年发生率为0.25%～1.80%[2-11]。

病因/危险因素 足溃疡和截肢的长期危险因素包括糖尿病病程长、血糖控制不良、微血管并发症（眼底病变、肾病和神经病变）、周围血管病变、足部畸形和既往足溃疡或截肢。足溃疡较强的预测因素有足部感觉的变化、足部畸形和既往足溃疡或截肢（感觉变化：RR 2.2，95%CI 1.5～3.1；足部畸形：RR 3.5，95%CI 1.2～9.9；既往足溃疡：RR 1.6，95%CI 1.2～2.3；既往截肢：RR 2.8，95%CI 1.8～4.3）[1-11]。

预后 在糖尿病患者中，足溃疡常常与血管功能不全并存，并可能合并感染。若病情严重或保守治疗无效可考虑行截肢手术。这些糖尿病的并发症不但会消耗大量用于治疗糖尿病的卫生保健经费，而且会影响患者的生活质量。已愈合的糖尿病足溃疡，5年累积足溃疡复发率为66%，截肢率为12%[12]。

治疗目的 预防糖尿病足部并发症，包括溃疡和截肢；对已形成溃疡者，在减少不良反应的情况下，促进溃疡愈合并防止截肢。

结局 足溃疡或主要足部损伤的发生率或复发率；截肢率（手术去除部分或全部下肢）；大截肢ⓖ或小截肢ⓖ；溃疡愈合时间或一定时间内溃疡愈合的程度；住院率；足部感染率；治疗的不良反应。

方法 采用《临床证据》2005年9月的文献检索和评价方案。

> **问 题** 糖尿病患者中预防性干预措施的效果如何？

治疗选择1 筛查和到足病门诊就诊

一篇系统综述发现的一项随机对照试验显示与常规护理相比，糖尿病筛查和保护计划（包括若有高危特征到足病门诊就诊）2年后可降低大截肢的风险。

益处 我们找到一篇系统综述（检索时间1998年，收入一项随机对照试验，2002例到普通糖尿病门诊就诊的患者）[13]。该项随机对照试验对糖尿病筛查和保护计划与常规护理进行了为期2年的比较[14]。糖尿病筛查和保护计划对患者的足背动脉、轻触觉、振动觉的异常进行筛查。存在持续异常的患者，若有足溃疡的病史，或其踝肱指数ⓖ降低（<0.75），或存在足部畸形则被送往糖尿病足病门诊就诊。该诊所提供足病治疗、保护性足靴以及针对足部护理的教育。常规护理包括患者在诊所的常规随访，可到足部保健门诊接受专业保健。这项随机对照试验显示与常规护理相比，糖尿病筛查和保护计划可显著降低大截肢ⓖ的发生率（AR：糖尿病筛查和保护计划组9.1‰，常规护理组1.2‰，ARR1.1%，95%CI 0.4%～1.9%，NNT 91，95%CI 53～250）。

害处 随机对照试验未提供不良反应方面的信息。

评论 临床指南：发现足并发症的高危患者是糖尿病患者最佳护理的重要部分，这一观点已被广泛接受。了解区域内足部保健门诊对对方便高危患者转诊是很重要的。

治疗选择2 治疗性足靴

一项在既往有糖尿病足溃疡但没有严重足部畸形的患者中进行的随机对照试验显示，使用治疗性足靴和普通足靴在足溃疡发生率上没有显著性差异。

益处 我们找到的一篇系统综述（检索时间1998年）未发现任何随机对照试验（见下述评论）[13]。我们发现此后的一项随机对照试验（400例既往有糖尿病足溃疡但无严重足部畸形的糖尿病患者，平均年龄62岁）对三种治疗方法进行了为期2年的比较：超深和超宽的治疗鞋配以特制的软木填充物，治疗鞋配以聚氨酯填充物，以及普通足靴[15]。这项随机对照试验显示治疗性足靴和普通足靴在足溃疡的发生率上无显著性差异（足溃疡的发生率：软木塞填充物足靴为15%，聚氨酯填充物足靴为14%，普通足靴为17%；软木塞填充物足靴与普通足靴相比，RR 0.88，95%CI 0.51～1.52；聚氨酯填充物足靴与普通足靴相比，RR 0.85，95%CI 0.48～1.48）。

害处 随机对照试验未提供不良反应方面的信息[15]。

评论 系统综述[13]发现了一项非随机对照试验[16]，该试验将69名既往有糖尿病足溃疡的患者交替分配到干预组（该组患者穿治疗性足靴）和对照组（该组患者继续穿普通鞋）。治疗性足靴按照Towey指南（鞋应足够深以放入专制的鞋垫并能适于畸形的足趾，用柔软的热成型皮革以及半弯的鞋底做材料）进行制作。所有受试者都了解有关足部护理和足靴的信息。1年后，该试验发现与普通鞋相比，穿治疗性足靴患者的足溃疡的复发率降低（治疗性足靴为27%，普通鞋为58%；ARR 31%，95%CI 7% ~ 55%；NNT 4，95%CI 2 ~ 14）。该试验未报道任何与治疗性足靴相关的不良反应。交替分配增加了混杂因素的可能性。**临床指南**：有明显足部畸形的个体应就诊并进行评估以定制足靴以适应足部解剖结构的改变。若无明显的足部畸形，不需在医师指导下定制足靴，但穿用高质量的合适足靴应是一个合理的选择。

治疗选择3　教育

一篇系统综述提供的证据尚不足以评价患者教育对预防足部溃疡、严重的足部损伤或截肢的影响。

益处 我们找到一篇系统综述（检索时间2001年，收入3项随机对照试验，一项类随机分组研究）。综述中的第一项随机对照试验（352例糖尿病患者参加了4个初级护理组，由初级护理组进行随机分配）比较了结构性护理（关于足部护理的患者教育课程、患者随访通知以及督促患者到保健诊所进行足部检查并接受教育）与常规护理（未描述）[18]。结果显示，与常规护理相比，12个月后结构性护理可减少"严重的足部损伤"（基于Seattle Wound 分类 **G**）[19]（OR 0.41，95%CI 0.16 ~ 1.00），但两组间在所有足部损伤的构成（OR 0.65，95%CI 0.36 ~ 1.17）或截肢（OR 0.32，95%CI 0.05 ~ 1.86）方面没有显著性差异[18]。综述中的第二项随机对照试验（266例参加初级护理的糖尿病患者）比较了足部护理教育（关于足部护理、皮肤清洁、糖尿病、危险因素、饮食和体重控制方面的9次课程）与常规护理[20]。1.5年后两组间在溃疡和截肢（联合）发生率方面没有显著性差异（足部护理教育组为10/127 [8%]，常规护理组为16/139[12%]；OR 0.66，95%CI 0.30 ~ 1.49）。综述中的第三项随机对照试验（530例糖尿病患者，没有明显的足部护理需要）对由足病医生实施教育（课程时间45分钟，内容涵盖足靴、足部清洁、趾甲修剪、润肤膏、避免危险、足部运动以及预防性足部护理）并1年到足病门诊就诊30 ~ 60分钟与书面的护理须知进行了比较[21, 22]。7年后两组间截肢和足溃疡发生率无显著差异（截肢率：教育和到足病门诊就诊组1/267 [0.4%]，书面足部护理须知组0/263 [0%]；P值未报道；溃疡发生率：教育和到足病门诊就诊组0.6%，书面足部护理须知组0.6%；P = 1.0）。综述中的类随机分组研究（227例糖尿病患者，根据社会安全号进行分组）比较了一次1小时的足部护理教育课程与常规糖尿病教育。该研究显示2年后教育课程可显著降低溃疡的复发率和大截肢率（溃疡复发率：足部保健教育组4.5%，常规教育组14.7%；RR 0.31，95%CI 0.15 ~ 0.65；NNT 10，95%CI 6 ~ 26；大截肢率：足部保健教育组2.8%，常规教育组10.2%；RR 0.28，95%CI 0.11 ~ 0.70；NNT 14，95%CI 8 ~ 50）。

害处 系统综述未提供有关害处的信息[17]。

评论 系统综述包括的试验在试验方法上存在缺陷[17]。其缺陷包括：只有一项试验使用了盲法结局评价；一项试验对失访未作任何评价；有些试验对分组隐匿未给予任何评价；试验皆未采用维持原随机分组分析；只有一项试验对有关溃疡危险因素的适用标准进行了充分描述。**临床指南**：因严重的下肢并发症具有破坏性，因此将足部护理教育作为糖尿病教育的一部分应该是合适的。

| 问 题 | 糖尿病足溃疡患者的治疗效果如何？ |

治疗选择1　减压

四项随机对照试验显示，与传统敷料更换、可拆除性助走模具或半鞋或特制布鞋相比，采用全接触模具或非可拆除性玻璃纤维模具减压可改善非感染性糖尿病足溃疡的愈合。一项在非感染性糖尿病足溃疡人群中进行的随机对照试验显示，标准全接触模具与可拆除性助走模具改制成的非可拆除性模具相比，在12周时其溃疡愈合无显著性差异。一项随机对照试验显示用毡制泡沫敷料减压与使用减压半鞋减压在溃疡愈合时间方面没有显著性差异。

益处 我们找到一篇系统综述（检索时间1998年，收入一项随机对照试验，40例糖尿病足底溃疡患者，无感染或坏疽的体征）[24]和随后的5项随机对照试验[25-29]。**减压与传统敷料更换比较**：综述中的随机对照试验比较了全接触模具 **G** 与传统敷料更换[30]。模具由有经验的物理治疗师进行穿戴，5 ~ 7天更换1次，此后每2 ~ 3周更换1次直至溃疡愈合。对照组的患者使用适应性足靴、拐杖或助步支具，并指导患者每日进行湿-干敷料更换2 ~ 3次。该随机对照试验显示，与传统敷料更换相比，全接触模具可显著增加溃疡的愈合并减少感染（溃疡愈合：全接触模具91%，传统敷料更换32%；ARR 59%，95%CI 31% ~ 87%；NNT 2，95%CI 1 ~ 3；感染：全接触模具0/21 [0%]，传统敷料更换5/19 [26%]；P < 0.05）[30]。**减压与可拆除模具/鞋比较**：随后的第一项随机对照试验（63例糖尿病合并非感染性神经性足底溃疡的患者）比较了三种治疗方法：全接触模具、可拆除性助走模具和半鞋。所有受试者均每周就诊进行创面护理和清创术。该随机对照试验显示，与可拆除性助走模具和半鞋相比，12周后全接触模具可显著促进溃疡的愈合（溃疡愈合率全接触模具89%，可

拆除性助走模具或半鞋61%；ARR 28%，95%CI 5%～51%；NNT 4，95%CI 2～19）。随后的第二随机对照试验（50例糖尿病合并非感染性神经性足底溃疡的患者）比较了可拆除性玻璃纤维模具与带有减压鞋垫的硬底特殊布料鞋，历时30天[26]。所有受试者每两天更换一次敷料。研究显示与特殊布料鞋相比，非可拆除性玻璃纤维模具可显著促进溃疡的愈合（溃疡愈合率：玻璃纤维模具50%，特殊布料鞋21%，ARR 29%，95%CI 1%～57%；NNT 4，95%CI 2～72）。随后的第三项随机对照试验（50例糖尿病合并非感染性非缺血性神经性足底溃疡的患者）比较了可拆除性助走模具与标准的可拆除性助走模具用黏性或膏药绷带包裹改制成的非可拆除性模具[27]。所有受试者均每周就诊进行创面护理和清创术。该随机对照试验显示，与可拆除性助走模具相比，12周时非可拆除性助走模具可显著增加溃疡的愈合（溃疡愈合率：非可拆除性模具83%，可拆除性助走模具52%；ARR 31%，95%CI 4%～58%；NNT 3，95%CI 2～27）[27]。随后的第四项随机对照试验（41例糖尿病合并非感染性非缺血性神经性足底溃疡的患者）比较了使用标准的全接触模具与可拆除性助走模具经一层玻璃纤维模具材料包裹后改制成的非可拆除性模具[28]。所有受试者均每周就诊进行创面护理和清创术。该随机对照试验显示，12周时两组在溃疡愈合方面没有显著性差异（溃疡愈合率：全接触模具74%，非可拆除性助走模具80%；绝对差值+6%，95%CI −22%～+33%）。**毡制泡沫减压敷料与减压半鞋比较**：随后的第五项随机对照试验（61例糖尿病合并神经性足底溃疡的患者）比较了毡制泡沫减压敷料与减压半鞋，试验时间至少10周[29]。该随机对照试验显示，两组在溃疡愈合时间上没有显著性差异（毡制泡沫79.6天，半鞋83.2天，$P = 0.61$）。

害处　**减压与传统敷料更换比较**：系统综述中的随机对照试验显示3/21（14%）使用全接触模具治疗的患者发生需局部治疗的真菌感染。这并不妨碍继续使用模具[30]。**减压与可拆除性模具/鞋比较**：随后的第三项随机对照试验显示两组间在发生感染时需要使用抗生素治疗的患者比例没有显著性差别（非可拆除性助走模具27%，可拆除性助走模具42%；$P=0.4$）[27]。结果显示与可拆除性助走模具相比，创口周围皮肤浸渍在非可拆除性助走模具中更为常见（非可拆除性助走模具68%，可拆除性助走模具38%；$P=0.04$）[27]。其他的随机对照试验没有不良反应方面的报道[25, 26, 29]。

评论　软组织感染和骨髓炎是全接触模具的禁忌证。安装改成的非可拆除性助走模具的时间（7.6分钟，95%CI 5.3～12.5分钟）显著短于安装全接触模具的时间（12.4分钟，95%CI 11.7～13.1分钟）[28]。**临床指南**：使用全接触模具减压是治疗糖尿病合并慢性非感染性非缺血性神经性足底溃疡患者的治疗金标准。近来有关使可拆除性模具改制成非可拆除性模具的研究显示这种改制的模具可能更可取，因为其安装需要的专业技术水平较低。

治疗选择2　人培养皮肤

一篇关于人培养皮肤对非感染性糖尿病足溃疡愈合影响的系统综述证据不够充分。

益处　我们找到一篇系统综述（检索时间1998年，收入2项随机对照试验，331例患者）对表面使用人培养皮肤⑥替代物（每周1次，共8周）并予常规护理与只进行常规护理进行了比较，研究对象为门诊就诊的糖尿病足溃疡患者，没有感染或严重血管受累的体征[24]。所有受试者均接受清创术，并鼓励患者避免患肢负重。该综述显示，12周时人培养皮肤组与常规护理组在溃疡愈合方面无显著性差异（12周时与常规护理组相比，人培养皮肤组的溃疡愈合增加了+21%，95%CI −13%～+36%）。一篇系统综述发现的随机对照试验显示人培养皮肤组与常规护理组在溃疡感染率上无显著性差异，而且两者在血液学或血清生化指标或血糖控制方面也没有显著性差异[24]。其他的随机对照试验显示在创口感染率方面也无显著性差异。

害处　系统综述未提供有关害处的信息[24]。

评论　**临床指南**：人培养皮肤不能广泛获得。

治疗选择3　人皮肤代用品

一项在慢性神经性非感染性足溃疡人群中进行的随机对照试验显示，与生理盐水湿纱布相比，人皮肤代用品可增加溃疡的愈合率。

益处　我们没有发现系统综述。我们找到一项随机对照试验（208例糖尿病合并慢性神经性非感染性足溃疡患者，年龄18～80岁）对人皮肤代用品⑥（每周使用皮肤移植物，最多5周）与生理盐水湿纱布（每周1次）进行了比较。该研究显示12周后与生理盐水湿纱布相比人皮肤代用品可改善溃疡愈合（人皮肤代用品56%，生理盐水湿纱布38%；ARI 18%，95%CI 5%～33%；RR 1.5，95%CI 1.1～2.0；NNT 6，95%CI 3～20）。使用人皮肤代用品的患者骨髓炎和截肢的发生率降低（骨髓炎：人皮肤代用品2.7%，生理盐水湿纱布10.4%；截肢：人皮肤代用品6.3%，生理盐水湿纱布15.6%）。

害处　随机对照试验未发现严重的不良反应[31]。两组创口感染和蜂窝织炎的发生率相同。

评论　**临床指南**：人皮肤代用品不能广泛获得。

治疗选择4　表皮生长因子

一篇系统综述发现四项随机对照试验，此后还有一项随机对照试验，这些研究显示与安慰剂和对照组相比，表皮生长因子可增加糖尿病非感染性足溃疡的愈合率。另一项此后的随机对照试验在非感染性足溃疡患者中对使用Beclapermin加敷料与单用敷料进行了比较，发现 20 周后，两组患者足溃疡愈合率没有显著性差异。

益处 我们找到一篇系统综述[24]和两项此后的随机对照试验[32,33]。系统综述（检索时间1998年，收入6项 随机对照试验），比较了四种不同的表皮生长因子G与安慰剂，研究对象为门诊糖尿病足溃疡患者，没有感染或严重血管受累的体征。所有受试者均接受清创术，并鼓励患者避免患肢负重。系统综述没有对随机对照试验的结果进行汇总[24]。其中两项随机对照试验的每一治疗组的患者不足10名，因此这两项随机对照试验从总结中剔除。第一项随机对照试验（65例患者）显示，与安慰剂相比，用表皮生长因子（精氨酸-甘氨酸-天门冬氨酸基质）每周 2 次共 10 周可显著增加溃疡的愈合率（未愈合 AR：基质组 65%，安慰剂组 92%；ARR 27%，95%CI 6% ~ 48%；NNT 4，95%CI 2 ~ 15；$P=0.02$）[34]。第二项随机对照试验（118例患者）显示，与安慰剂相比，使用血小板源性生长因子（每天30ug/g，共20周）可显著增加溃疡的愈合率（未愈合AR：血小板源性生长因子组52%，安慰剂组75%；ARR 23%，95%CI 5% ~ 41%；NNT 5，95%CI 3 ~ 14；$P=0.01$）[35]。第三项随机对照试验（382 例患者）显示，与安慰剂相比，使用血小板源性生长因子（每天 100ug/g，共20周）可显著增加溃疡的愈合率（未愈合AR：血小板源性生长因子组50%，安慰剂组65%；ARR 15%，95%CI 2% ~ 28%；NNT 7，95%CI 4 ~ 42；$P=0.007$）[36]。第四项随机对照试验（81 例患者）显示，与安慰剂相比，使用 CT-102 可显著增加溃疡的愈合率（未愈合 AR：CT-102 组 20%，安慰剂组 71%；ARR 51%，95%CI 19% ~ 84%；NNT 2，95%CI 1 ~ 5；$P=0.01$）[37]。随后的第一项随机对照试验（61 例糖尿病合并非缺血性足溃疡的患者）比较了人表皮生长因子（0.02%或0.04%，每日1次）合用对照组药膏（含去蛋白小牛血提取物）与单用对照组药膏[32]。该项随机对照试验显示，12周时与较低剂量的表皮生长因子和对照组相比，较高剂量的人表皮生长因子可显著增加溃疡愈合率（AR：0.04%人表皮生长因子组 95%，0.02% 人表皮生长因子组 57%，对照组 42%；0.04% 人表皮生长因子组与另外两组相比 $P=0.0003$）。随后的第二项随机对照试验（146例糖尿病合并非感染性非缺血性神经性足溃疡的患者）对每日使用 Beclapermin100ug/g（0.01%）加上Adaptic敷料与单用Adaptic敷料进行了比较。教授所有受试者每日更换敷料和最佳的创口护理方法，并告知不负重的重要性，每周进行一次评估。该项随机对照试验显示，20 周时两组间溃疡的完全愈合率没有显著性差异（Beclapermin 加上 Adaptic 敷料组 42%，单用 Adaptic 敷料组 35%，$P=0.3$；ARR +7%，95%CI −9% ~ +24%）。

害处 系统综述[24]和此后的随机对照试验[32,33]未报道与生长因子相关的不良反应。

评论 临床指南：这些治疗性物质非常昂贵。有关人类使用这些因子治疗的长期随访研究很少。没有关于优化的减压G治疗与表皮生长因子在溃疡愈合率方面的对比研究。

治疗选择 5　全身高压氧治疗

全身高压氧治疗（对感染性溃疡）：一篇系统综述发现的一项随机对照试验显示与单纯常规护理相比，10周时全身高压氧治疗加常规护理可降低有严重感染的糖尿病足溃疡患者的截肢率。一项小型的随机对照试验显示使用全身高压氧治疗加常规护理与单纯常规护理相比其大截肢率没有显著性差异，但也可能该试验样本量过小故未能发现有临床意义的差异。一项在非感染性神经性足溃疡患者中进行的小型随机对照试验显示，使用全身高压氧治疗加常规护理与单纯常规护理相比，4周时两组的溃疡愈合没有显著性差异，但同样也可能由于样本量过小故未能发现有临床意义的差异。

益处 **感染性足溃疡**：我们找到一篇系统综述（检索时间 1998 年，收入一项随机对照试验）[24]和一项系统综述遗漏的随机对照试验[38]。系统综述中的随机对照试验（70例患者，有严重感染性糖尿病足溃疡伴全层坏疽或脓肿，或有大面积感染性溃疡30天以上未愈）比较了全身高压氧G治疗（每天90分钟，2.2 ~ 2.5 个大气压）加上常规护理（彻底清创术，广谱静脉抗生素，若有适应证行血管重建术，以及理想的血糖控制）与单纯常规护理[39]。结果显示10周以后，与单纯常规护理相比全身高压氧治疗加上常规护理可显著降低大截肢G率（全身高压氧治疗9%，单纯常规护理33%；RR 0.26，95%CI 0.16 ~ 0.92；ARR 24%，95%CI 4% ~ 45%；NNT 5，95%CI 2 ~ 23）。被系统综述遗漏的随机对照试验（30 例慢性感染性足溃疡患者）比较了单纯常规护理（包括清创术，静脉使用抗生素，以及理想的血糖控制）与常规护理加上四种全身高压氧治疗（治疗时间8×45分钟，3个大气压）共2周[38]。结果显示两组间在大截肢危险性方面没有显著性差异（全身高压氧治疗组 13.3%，单纯常规护理组 46.7%；ARR +33%，95%CI −2% ~ +68%），但有可能该试验缺乏检出有临床意义的差异的效力。**非感染性非缺血性溃疡**：一项小型的随机对照试验（28 例神经性足溃疡患者）对全身高压氧治疗（治疗时间90分钟，2.5 个大气压，每日 2 次共 2 周）加上常规护理与单纯常规护理进行了比较[40]。结果显示，4 周时两组间在溃疡完全愈合率或溃疡面积缩小方面都没有显著性差异（溃疡完全愈合：高压氧治疗组 2/14 [14%]，对照组 0/13 [0%]；P 值未报告；溃疡面积缩小：高压氧治疗组 62%，对照组 22%；P 值未报告）。在检测有临床重要意义的效果上该随机对照试验可能缺乏效力。

害处 **感染性足溃疡**：系统综述发现的随机对照试验报道有两例患者出现气压伤性耳炎，但这并未使治疗中断[39]。此后的随机对照试验未提供不良反应方面的信息。**非感染性非缺血性溃疡**：随机对照试验报道有一例患者出现气压伤性耳炎[40]。

评论 临床指南：当出现严重感染性糖尿病足溃疡合并全层坏疽或脓肿，或合并大面积感染性溃疡 30 天以上未愈时可考虑采用全身高压氧治疗。就目前有限的随机对照试验资料来看，不建议将该技术推广使用。

词汇表

踝肱指数（ankle-brachial index）：足背动脉或胫后动脉收缩压与肱动脉最高收缩压之比值。通常用袖带血压计或高频持续波形多普勒测量。

人培养皮肤（human cultured dermis）：将体外培养的新生成的纤维细胞放于可吸收筛网上以产生有生命力的代谢活跃的组织，其中含有正常的皮肤基质蛋白和细胞因子。

人皮肤代用品（human skin equivalent）：由含有人皮肤细胞的两层异源层构成。一层由皮肤细胞（人成纤维细胞）构成，另一层由上皮细胞构成。人皮肤代用品可产生细胞因子和生长因子，参与皮肤的愈合过程。

大截肢（major amputation）：指膝上或膝下截肢。

小截肢（minor amputation）：部分切除足部，包括足趾或前足的切除。

减压（pressure off-loading）：使用旨在尽可能减少溃疡部位压力的各种技术。

Seattle Wound 分类（Seattle Wound Classification Scale）：使糖尿病足溃疡的描述标准化。分为 10 大类，从浅表创口（分类 1）到合并感染的深部创口和组织坏死（分类 10）。

全身高压氧（systematic hyperbaric oxygen）：使人体置身于高浓度氧和高压环境，旨在改善溃疡部位的氧供。

表皮生长因子（topical growth factor）：一种合成因子，专用于促进溃疡部位的细胞增生或基质形成。

全接触模具（total contact casting）：指用一层石膏覆盖足部和下肢，旨在将压力平均分配在整个足底部分，以减少足底溃疡部位的压力，甚至在行走时也是如此。

重要更新和修订

减压：增加了两项随机对照试验[27, 28]；益处和害处增加了；分类没有改变。

表皮生长因子：增加了一项随机对照试验[33]；益处和害处增加了，分类没有改变。

参考文献

1. Wagner FW. The dysvascular foot: a system for diagnosis and treatment. *Foot Ankle* 1981;2:64–122.
2. Rith-Najarian SJ, Stolusky T, Gohdes DM. Identifying diabetic patients at high risk for lower-extremity amputation in a primary health care setting. *Diabetes Care* 1992;15:1386–1389.
3. Veves A, Murray HJ, Young MJ, et al. The risk of foot ulceration in diabetic patients with high foot pressure: a prospective study. *Diabetologia* 1992;35:660–663.
4. Young MJ, Breddy JL, Veves A, et al. The prediction of diabetic neuropathic foot ulceration using vibration perception thresholds: a prospective study. *Diabetes Care* 1994;17:557–560.
5. Humphrey ARG, Dowse GK, Thoma K, et al. Diabetes and nontraumatic lower extremity amputations. Incidence, risk factors, and prevention: a 12 year follow-up study in Nauru. *Diabetes Care* 1996;19:710–714.
6. Lee JS, Lu M, Lee VS, et al. Lower-extremity amputation: incidence, risk factors, and mortality in the Oklahoma Indian Diabetes Study. *Diabetes* 1993;42:876–882.
7. Lehto S, Ronnemaa T, Pyorala K, et al. Risk factors predicting lower extremity amputations in patients with NIDDM. *Diabetes Care* 1996;19:607–612.
8. Moss SE, Klein R, Klein B. Long-term incidence of lower-extremity amputations in a diabetic population. *Arch Fam Med* 1996;5:391–398.
9. Nelson RG, Gohdes DM, Everhart JE, et al. Lower-extremity amputations in NIDDM: 12 year follow-up study in Pima Indians. *Diabetes Care* 1988;11:8–16.
10. Boyko ED, Ahroni JH, Stensel V, et al. A prospective study of risk factors for diabetic foot ulcer. The Seattle diabetic foot study. *Diabetes Care* 1999;22:1036–1042.
11. Abbott CA, Carrington AL, Ashe H, et al. The North-West Diabetes Foot Care Study: incidence of, and risk factors for, new diabetic foot ulceration in a community-based patient cohort. *Diabet Med* 2002;19:377–384.
12. Apelqvist J, Larsson J, Agardh CD. Long-term prognosis for diabetic patients with foot ulcers. *J Intern Med* 1993;233:485–491.
13. Mason J, O'Keeffe C, McIntosh A, et al. A systematic review of foot ulcer in patients with type 2 diabetes mellitus. I: Prevention. *Diabet Med* 1999;16:801–812. Search date 1998; primary sources Cochrane Controlled Trials Register, Medline, Embase, Cinahl, Healthstar, Psychlit, Science Citation, Social Science Citation, Index to Scientific and Technical Conference Proceedings (ISI), HMIC database, and Sigle.
14. McCabe CJ, Stevenson RC, Dolan AM. Evaluation of a diabetic foot screening and protection programme. *Diabet Med* 1998;15:80–84.
15. Reiber GE, Smith DG, Wallace C, et al. Effect of therapeutic footwear on foot reulceration in patients with diabetes: a randomized controlled trial. *JAMA* 2002;287:2552–2558.
16. Uccioli L, Faglia E, Monticone G, et al. Manufactured shoes in the prevention of diabetic foot ulcers. *Diabetes Care* 1995;18:1376–1378.
17. Valk GD, Kriegsman DMW, Assendelft WJJ. Patient education for preventing diabetic foot ulceration. A systematic review. *Endocrinol Metab Clin North Am* 2002;31:633–658. Search date 2001; primary sources Cochrane Controlled Trials Register, the Wounds Group Specialised Trials Register, and the reference list of all relevant studies.
18. Litzelman DK, Slemenda CW, Langefeld CD, et al. Reduction of lower extremity clinical abnormalities in patients with non-insulin-dependent diabetes mellitus. *Ann Intern Med* 1993;119:36–41.
19. Pecoraro RE, Reiber GE. Classification of wounds in diabetic amputees. *Wounds* 1990;2:65–73.
20. Bloomgarden ZT, Karmally W, Metzger MJ, et al. Randomized controlled trial of diabetic patient education: improved knowledge without improved metabolic status. *Diabetes Care* 1987;10:263–272.
21. Hamalainen H, Ronnemaa T, Toikka T, et al. Long-term effects of one

22. Ronnemaa T, Hamalainen H, Toikka T, et al. Evaluation of the impact of podiatrist care in the primary prevention of foot problems in diabetic subjects. *Diabetes Care* 1997;20:1833–1837.
23. Malone JM, Snyder M, Anderson G, et al. Prevention of amputation by diabetic education. *Am J Surg* 1989;158:520–524.
24. Mason J, O'Keeffe C, Hutchinson A, et al. A systematic review of foot ulcer in patients with type 2 diabetes mellitus. II: Treatment. *Diabet Med* 1999;16:889–909. Search date 1998; primary sources Cochrane Controlled Trials Register, Medline, Embase, Cinahl, Healthstar, Psychlit, Science Citation, Social Science Citation, Index to Scientific and Technical Conference Proceedings (ISI), HMIC database, and Sigle.
25. Armstrong DG, Nguyen HC, Lavery LA, et al. Off-loading the diabetic foot wound: a randomized clinical trial. *Diabetes Care* 2001;24:1019–1022.
26. Caravaggi C, Faglia E, De Giglio R, et al. Effectiveness and safety of a nonremovable fiberglass off-bearing cast versus a therapeutic shoe in the treatment of neuropathic foot ulcers: a randomized study. *Diabetes Care* 2000;23:1746–1751.
27. Armstrong DG, Lavery LA, Wu S, et al. Evaluation of removable and irremovable cast walkers in the healing of diabetic foot wounds: a randomized controlled trial. *Diabetes Care* 2005;28:551–554.
28. Katz IA, Harlan A, Miranda-Palma B, et al. A randomized trial of two irremovable off-loading devices in the management of plantar neuropathic diabetic foot ulcers. *Diabetes Care* 2005;28:555–559.
29. Zimny S, Meyer MF, Schatz H, et al. Applied felted foam for plantar pressure relief is an efficient therapy in neuropathic diabetic foot ulcers. *Exp Clin Endocrinol Diabetes* 2002;110:325–328.
30. Mueller MJ, Diamond JE, Sinacore DR, et al. Total contact casting in treatment of diabetic plantar ulcers. *Diabetes Care* 1989;12:384–388.
31. Veves A, Falanga V, Armstrong DG, et al. Graftskin, a human skin equivalent, is effective in the management of noninfected neuropathic diabetic foot ulcers: a prospective randomized multicenter clinical trial. *Diabetes Care* 2001;24:290–295.
32. Tsang MW, Wong WK, Hung CS, et al. Human epidermal growth factor enhances healing of diabetic foot ulcers. *Diabetes Care* 2003;26:1856–1861.
33. Robson MC, Payne WG, Garner WL, et al. Integrating the results of phase IV (postmarketing) clinical trial with four previous trials reinforces the position that Regranex (beclapermin) gel 0.01% is an effective adjunct to the treatment of diabetic foot ulcers. *J Appl Res* 2005;5:35–45.
34. Steed DL, Ricotta JJ, Prendergast JJ, et al. Promotion and acceleration of diabetic ulcer healing by arginine-glycine-aspartic acid (RGD) peptide matrix. *Diabetes Care* 1995;18:39–46.
35. Steed DL, and the Diabetic Ulcer Study Group. Clinical evaluation of recombinant human platelet-derived growth factor for the treatment of lower extremity diabetic ulcers. *J Vasc Surg* 1995;21:71–81.
36. Wieman TJ, Smiell JM, Su Y. Efficacy and safety of a topical gel formulation of recombinant human platelet-derived growth factor-BB (Becaplermin) in patients with chronic neuropathic diabetic ulcers. *Diabetes Care* 1998;21:822–827.
37. Holloway G, Steed D, DeMarco M, et al. A randomized controlled dose response trial of activated platelet supernatant, topical CT-102 in chronic, non-healing diabetic wounds. *Wounds* 1993;5:198–206.
38. Doctor N, Pandya S, Supe A. Hyperbaric oxygen therapy in diabetic foot. *J Postgrad Med* 1992;38:112–114.
39. Faglia E, Favales F, Aldeghi A, et al. Adjunctive systemic hyperbaric oxygen therapy in treatment of severe prevalently ischemic diabetic foot ulcer. *Diabetes Care* 1996;19:1338–1343.
40. Kessler L, Bilbault P, Ortega F, et al. Hyperbaric oxygenation accelerates the healing rate of nonischemic chronic diabetic foot ulcers: a prospective randomized study. *Diabetes Care* 2003;26:2378–2382.

原作者
Dereck Hunt
Assistant Professor of Medicine, McMaster University, Hamilton, Ontario, Canada

利益冲突：没有声明。

1型糖尿病的血糖控制

检索时间：2005年12月
原作者：Amaryllis Campbell　祝方 译　纪立农 校　钱荣立 审

问　题

青少年1型糖尿病治疗效果如何？
成人1型糖尿病治疗效果如何？

治疗措施及其效果

在青少年中的治疗

很可能有效
教育措施（与对照相比）

效果不明
不同频率的胰岛素注射
不同频率的自我血糖监测
强化治疗模式（与传统治疗模式相比）

在成人中的治疗

益害相当
持续皮下胰岛素注射（与每日多次皮下胰岛素注射相比）

强化治疗模式（与传统治疗模式相比）

效果不明
不同频率的自我血糖监测
教育措施（与对照相比）

请参考其他有关章节
见"糖尿病患者心血管事件的预防"

见词汇表 **G**

主要信息

在青少年中的治疗

◆ **教育干预（与对照相比）**：我们没有发现任何一个评价某种特定的教育模式或使用HbA1c作为唯一检测糖化血红蛋白方法的系统综述或随机对照试验。有一篇综述发现与对照组相比，不同的教育和心理社会干预可使青少年1型糖尿病患者的生活质量和糖化血红蛋白（使用不同方法测定）有所改善。然而，此篇综述中所引用的随机对照试验大多是小规模的，大多数干预措施缺乏理论基础，许多对结局的评价方法未经验证或未标准化。我们没有发现任何一个评价教育对青少年1型糖尿病在低血糖发生率、糖尿病酮症酸中毒、神经心理损害、体重增加或体液潴留等方面影响的系统综述或随机对照试验。

◆ **不同频率的胰岛素注射**：我们没有发现任何一个专门评价不同频率的胰岛素注射对青少年1型糖尿病在糖化血红蛋白（测量HbA1c）升高率、生活质量、低血糖或糖尿病酮症酸中毒的发生率和死亡率、体重增加、体液潴留、神经心理损害或各种原因死亡率等方面影响的系统综述或随机对照试验。

◆ **不同频率的自我血糖监测**：我们没有发现任何一个专门评价不同频率的自我血糖监测对青少年1型糖尿病在糖化血红蛋白（测量HbA1c）升高率、生活质量、低血糖或糖尿病酮症酸中毒的发生率和死亡率、体重增加、体液潴留、神经心理损害或各种原因死亡率等方面影响的系统综述或随机对照试验。

◆ **强化治疗模式（与传统治疗模式相比）**：我们没有发现任何一个专门比较强化治疗模式与传统治疗模式对青少年1型糖尿病在糖化血红蛋白（测量HbA1c）升高率、生活质量、低血糖或糖尿病酮症酸中毒的发生率和死亡率、体重增加、体液潴留、神经心理损害或各种原因死亡率等方面影响的系统综述或随机对照试验。

在成人中的治疗

◆ **持续皮下胰岛素注射（与每日多次皮下胰岛素注射相比）**：一项随机对照试验发现在16周时与每日多次皮下胰岛素注射相

比，持续皮下胰岛素注射可以改善糖化血红蛋白水平和生活质量，但另一项小规模的随机对照试验在9个月的时间里没有发现两组间在各种结局方面的显著性差异。有两项随机对照试验在轻微和严重低血糖方面发现了非结论性的证据。持续皮下胰岛素注射的潜在不利因素包括由于胰岛素泵连接异常或故障所导致的糖尿病酮症酸中毒风险和感染。

◆ **强化治疗模式**（与传统治疗模式相比）：一项被一篇系统综述所发现的随机对照试验、另一项被该系统综述遗漏的随机对照试验以及一项随后的随机对照试验发现在随访的1～10年内，与传统治疗模式相比，强化治疗模式可以降低糖化血红蛋白水平。在被系统综述遗漏的随机对照试验中还发现强化治疗模式与传统治疗模式在改善糖尿病相关的生活质量方面没有显著性差异，但强化治疗模式可增加严重低血糖的发生率。在随后的随机对照试验中还发现与传统治疗模式相比，强化治疗模式可改变糖尿病相关的生活质量，但在可察觉的低血糖的频率方面无显著性差异。另一篇系统综述发现与传统治疗模式相比，强化治疗模式可增加低血糖、糖尿病酮症酸中毒（与胰岛素泵使用有关）的发生率，以及与强化治疗相关的急性并发症的死亡率，但在各种原因死亡率方面无差异。

◆ **不同频率的自我血糖监测**：我们没有发现任何一个专门评价不同频率的自我血糖监测对成人1型糖尿病在糖化血红蛋白（测量HbA1c）升高率、生活质量、低血糖或糖尿病酮症酸中毒的发生率和死亡率、体重增加、体液潴留、神经心理损害或各种原因死亡率等方面影响的系统综述或随机对照试验。

◆ **教育干预**（与对照相比）：一项被一篇系统综述所发现的小规模随机对照试验发现，在18个月时在自我血糖监测教育组、自我管理教育组或常规治疗组间，糖化血红蛋白水平无显著性差异。但该报告不完整，可能统计学把握度不足，以至于未能检测出有临床意义的差别。我们没有发现任何一个专门比较群体教育干预与个人教育干预，或初级卫生保健教育干预与次级卫生保健教育干预对成人1型糖尿病各方面影响的系统综述或随机对照试验。鉴于1型糖尿病的本质和自我管理的需要，1型糖尿病患者在诊断时就会接受一些教育，因此大多数关于评价教育影响的研究实际上是评价以后的教育性干预措施的影响。这就很难分清一个复杂治疗策略中各个单独要素的影响，包括教育、自我管理训练、心理支持和胰岛素最优用法。

定义 糖尿病是一组由于胰岛素的分泌或作用缺陷或两者的共同缺陷所引起的碳水化合物、脂肪、蛋白质代谢紊乱，以慢性高血糖为特征的综合征。世界卫生组织的糖尿病定义承认糖尿病为一种进展性糖代谢缺陷，其患病个体经历正常血糖、糖耐量受损或空腹血糖受损、高血糖的阶段。1型糖尿病常是由于自身免疫过程破坏胰岛β细胞，使胰岛素分泌很少或分泌所导致的高血糖。当首次发生空腹高血糖时，自身免疫损伤的标志物（胰岛细胞抗体、胰岛素抗体、胰岛细胞和胰岛素自身抗体或谷氨酸脱羧酶抗体）存在于85%～90%的1型糖尿病患者中[1]。1型糖尿病的定义也包括那些不明原因所致的β细胞受损并有酮症酸中毒倾向的个体，但那些有明确原因（囊性纤维化、胰腺炎、胰腺癌）[2]的被除外。2型糖尿病由胰岛素分泌和作用缺陷引起。2型糖尿病的风险随年龄和体力活动减少而增加，多发于合并肥胖、高血压、血脂紊乱的人群（代谢综合征）。在既往有妊娠糖尿病的妇女中更加常见。有家族遗传证据。2型糖尿病不在本章涉及。**诊断**：有症状（口渴，多尿，视物模糊，体重下降），单次随机血浆血糖升高（≥11.1mmol/L）就可诊断糖尿病。无症状，需要至少有一次额外的血糖化验结果在糖尿病范围内，既可以是一次随机或空腹血糖（血浆葡萄糖≥7.0mmol/L），也可以是口服糖耐量试验，75g葡萄糖负荷后2小时血糖（≥11.1mmol/L）[2]。**人群**：本章我们选择了青少年和成人1型糖尿病，而排除了妊娠妇女和其他有急性疾病的患者，如外科术后或急性心肌梗死后。

发病率/患病率 每年超过218 000人患1型糖尿病，40%是儿童。发病率因人群不同而异，欧洲每年有60 000新病例，东南亚有45 000例，北美洲有36 000例，非洲发病率最低，每年有6900例[3]。无论在高发还是低发人群，世界范围内1型糖尿病的发病率呈增高趋势[4]。全球估计有530万人患1型糖尿病，患病率因人群而异，与发病率、人群结构及死亡率有关[3]。

病因/危险因素 1型糖尿病主要有两种病因。自身免疫性糖尿病是由自身免疫介导的胰腺β细胞破坏。破坏速率因人而异，但最终所有患者需依赖胰岛素而生存。自身免疫性糖尿病的发病高峰在儿童和青少年，但可发生在任何年龄。本病存在遗传倾向，患者可合并其他自身免疫病[5]。某些病毒和β细胞破坏有关，包括风疹病毒，柯萨奇病毒B，巨细胞病毒。其他环境因素也可能参与其中，但对此知之甚少。特发性糖尿病（原因不明的）在非洲裔和亚裔中常见[2]。

预后 大多数1型糖尿病，特别是自身免疫糖尿病，不经治疗，血糖水平会不断升高，发展成酮症酸中毒或非酮症高渗状态并导致昏迷和死亡。特发性糖尿病的病程起伏变化较大，尽管某些患者胰岛素用量是变化的，但也有一些患者会发展为永久性胰岛素缺乏并有酮症酸中毒倾向[2]。大多数1型糖尿病患者需要胰岛素维持生命，被描述为胰岛素依赖。长期并发症包括视网膜病变、肾病、神经病变。同时心血管疾病、脑血管疾病和外周血管疾病的危险性也升高。良好的血糖控制可减少并发症的发生[6]。

治疗目的 控制血糖；最大限度改善生活质量；防止糖尿病急性并发症如酮症酸中毒；维持HbA1c水平在目标范围内以减慢疾病进程和减少微血管和大血管并发症的危险性；最大限度减少治疗的不良反应。

结局 **主要结局**：糖化血红蛋白（通过测定HbA1c表示）的改变；生活质量；低血糖的发生率和死亡率；糖尿病酮症酸中毒的发生率和死亡率；体重增加；体液潴留；神经心理损害。**次要结局**：各种原因的死亡率；糖化血红蛋白（不通过测定HbA1c表示）。**本章未涉及的结局**：长期结局如视网膜病、肾病、神经病变和心血管病变的进展。

方法 采用《临床证据》2005年12月的文献检索和评价方案。数据来自最初的系统综述和Meta分析。当查到一篇高质量的系统综述时,就以综述发表日期开始,进一步查找相关的随机对照试验。当没有Meta分析时,被系统综述发现的随机对照试验会被重新评估,结果单独报道。一些被发现的随机对照试验基于以下原因被排除:随访期短(以观察HbA1c为主要结局的研究时间<12周,教育或行为干预研究<12个月),不全随访(<80%),研究方法不清(特别在教育干预的研究中)。测定HbA1c作为评价糖化血红蛋白的方法是目前监测血糖控制的标准方法。因此,只有当不能使用HbA1c作为评价糖化血红蛋白的方法时,使用其他方法评价血糖控制的研究才能被入选。交叉试验研究只有在交叉前的最初治疗结果被报道时才能被入选。通过查询参考文献来进一步查询系统综述或未被最初的检索所发现的随机对照试验。教育性干预被定义为单个或多个能提供信息或自我管理计划,或两者皆有的干预措施。以组织管理糖尿病治疗为主要目的的研究被除外。将青少年和成人的糖尿病教育研究分开是由于青少年对教育的需要与成人不同,同时血糖控制也较差。评价不包括教育措施的多重干预计划的研究被排除。

问 题 青少年1型糖尿病治疗效果如何?

治疗选择1　在青少年中的强化治疗模式

我们没有发现任何一个专门比较强化治疗模式与传统治疗模式对青少年1型糖尿病在糖化血红蛋白(测量HbA1c)升高率、生活质量、低血糖或糖尿病酮症酸中毒的发生率和死亡率、体重增加、体液潴留、神经心理损害或各种原因死亡率等方面影响的系统综述或随机对照试验。

益处 我们没有发现任何一个在青少年1型糖尿病患者中专门评价对各种临床结局有影响的含有教育措施在内的多重干预计划的系统综述或随机对照试验。

害处 我们没有发现任何一个在青少年中评价各种临床结局的系统综述或随机对照试验。

评论 **临床指南**:由于生理和心理的变化,青少年1型糖尿病的血糖控制非常差(见教育干预措施的评论)。理论上讲,最好进行一个包括教育计划、行为训练、心理支持、治疗强化的多方位干预措施来研究青少年1型糖尿病,但实际上很难募集许多青少年加入此项研究。

治疗选择2　在青少年中的教育

我们没有发现任何一个评价某种特定的教育模式或使用HbA1c作为唯一检测糖化血红蛋白方法的系统综述或随机对照试验。有一篇综述发现与对照组相比,不同的教育和心理社会干预可使青少年1型糖尿病的生活质量和糖化血红蛋白(使用不同方法测定)有所改善。然而,此篇综述中所引用的随机对照试验大多是小规模的,大多数干预措施缺乏理论基础,许多对结局的评价方法未经验证或未标准化。我们没有发现任何一个评价教育对青少年1型糖尿病在低血糖发生率、糖尿病酮症酸中毒、神经心理损害、体重增加或体液潴留等方面影响的系统综述或随机对照试验。

益处 **教育干预措施与对照比较**:我们没有发现任何一个评价某种特定的教育模式或实施方法的系统综述或随机对照试验。我们发现一篇系统综述(检索时间期1999年)[7]评价在青少年1型糖尿病患者中不同教育和心理干预措施的效果,包括使用不同方法测定糖化血红蛋白以及生活质量的研究。作者使用效应大小(effect size)进行了Meta分析。这篇综述指出与对照相比,教育干预措施可使生活质量发生很小但有显著性的改善(检索时间1999年;收入8项随机对照试验,未提供样本量和年龄范围的数据;平均效应大小为0.37,95%CI 0.19～0.55)。在行为学方面,效应大小0.2为小,0.5为中等,超过0.8为大。这篇综述还发现与对照组相比,教育措施可降低糖化血红蛋白水平(12项随机对照试验,573例,平均年龄9.0～14.5岁,平均效应大小为+0.33,95%CI −0.04～+0.70,等同于HbA1c下降0.6%;未报道P值)[7]。这篇综述所发现的随机对照试验大都样本量较小,缺乏足够的检验效力,特点为为干预措施多样但缺乏标准或可信的结果评价方法。大多数研究在美国进行,很难推广到其他人群。没有发现在青少年1型糖尿病患者中评价其他临床结局的系统综述或随机对照试验。

害处 **教育干预措施与对照比较**:这篇综述没有关于不良反应或结局的数据[7]。

评论 **临床指南**:青少年与成年人有不同的教育需求。而且青少年血糖控制更差,更容易导致糖尿病并发症发生和进展。尽管血糖控制差的一些原因是由于青少年本身青春期的生理改变,但无疑自身保健行为的改变也是原因之一。教育干预对改变这种结局应该有潜在的益处,但目前仍没有推荐某种特定教育模式的证据。

治疗选择3　不同频率的自我血糖监测

我们没有发现任何一个专门评价不同频率的自我血糖监测对青少年1型糖尿病在糖化血红蛋白(测量HbA1c)升高率、生活质量、低血糖或糖尿病酮症酸中毒的发生率和死亡率、体重增加、体液潴留、神经心理损害,或各种原因死亡率等方面影响的系统综述或随机对照试验。

益处 我们没有发现任何一个专门评价不同频率的自我血糖监测对相关临床结局影响的系统综述或随机对照试验。

害处 我们没有发现任何一个在青少年中评价各种相关临床结局的系统综述或随机对照试验。

评论 **临床指南**：在成年人中，将血糖尽可能维持在正常水平可以延缓或减少糖尿病的长期并发症，频繁的自我血糖监测与强化治疗方案中的其他措施相结合时，能够改善血糖控制[6]。然而人们也认识到，当处在青春期的青少年开始自己管理他们的糖尿病时，他们的血糖控制却更糟了。对于青少年而言，发展他们自己独立且不羁的生活方式并迎合他们群体的需要远远优先于频繁的血糖监测。目前，还没有针对该群体的理想的自我血糖监测频率的建议。

治疗选择4　不同频率的胰岛素注射

我们没有发现任何一个专门评价不同频率的胰岛素注射对青少年1型糖尿病在糖化血红蛋白（测量HbA1c）升高率、生活质量、低血糖或糖尿病酮症酸中毒的发生率和死亡率、体重增加、体液潴留、神经心理损害或各种原因死亡率等方面影响的系统综述或随机对照试验。

益处 我们没有发现任何一个专门评价不同频率的胰岛素注射对相关结局影响的系统综述或随机对照试验。

害处 我们没有发现任何一个在青少年中评价对相关临床结局影响的系统综述或随机对照试验。

评论 **临床指南**：青少年时期是一个生理和心理快速变化的时期，而维持良好的血糖控制又需要不断调整胰岛素。我们还没有发现关于评价不同频率胰岛素注射利弊的高质量的数据。

问题　成人1型糖尿病治疗效果如何？

治疗选择1　强化治疗模式

一项被一篇系统综述所发现的随机对照试验，一项被该系统综述遗漏的随机对照试验以及一项随后的随机对照试验发现在随访的1～10年内，与传统治疗模式相比，强化治疗模式可以降低糖化血红蛋白水平。在被系统综述遗漏的随机对照试验中还发现强化治疗模式与传统治疗模式相比在改善糖尿病相关的生活质量方面没有显著性差异，但强化治疗模式可增加严重低血糖的发生率。在随后的随机对照试验中还发现与传统治疗模式相比，强化治疗模式可改变糖尿病相关的生活质量，但在可察觉的低血糖的频率方面无显著性差异。另一篇系统综述发现与传统治疗模式相比，强化治疗模式可增加低血糖、糖尿病酮症酸中毒（与胰岛素泵使用有关）的发生率，以及与强化治疗相关的急性并发症的死亡率，但在各种原因死亡率方面无显著性差异。

益处 **强化治疗模式与传统治疗模式相比**：我们发现一篇系统综述（检索时间2002年）[8]、一项被该系统综述遗漏的随机对照试验（发表在两篇论文中）[6,9]以及一项随后的随机对照试验[10]。这篇系统综述发现了一项比较强化治疗模式与传统治疗模式的随机对照试验（见下文）[11]。这项随机对照试验发现，与对照组相比，强化治疗在1.5年、3.0年、5.0年、7.5年、10.0年时，可以明显降低糖化血红蛋白水平（102人，平均年龄31±7.4岁，门诊治疗；与对照组相比，HbA1c平均下降幅度：1.5年时为1.5%，数据由图表推导出，未报道标准差；3.0年时为1.6%±0.1%；5.0年时为1.5%±0.1%；7.5年时为1.4%±0.7%；10.0年时为1.1%±0.6%；$P<0.01$）[11]。强化治疗组被推荐使用每日多次胰岛素注射和频繁血糖监测，在家自我调整血糖水平，目标因个体而定，HbA1c的总体目标为7%。每2周电话咨询1次，在开始时如果有必要可进行更频繁的咨询，每2个月到诊所1次。对照组被建议监测血糖，调整胰岛素以降低血糖；目标是降低血糖而不增加低血糖发生的次数。系统综述遗漏的随机对照试验没有采用HbA1c作为衡量糖化血红蛋白的方法，这项研究发现与对照组相比，强化治疗可以明显降低糖化血红蛋白水平（1项随机对照试验，1441人，平均年龄27±7岁；9年中所有季度性HbA1c水平的中位数：强化组与对照组分别为7.0%与9.2%，$P<0.001$）[6]。这项研究通过使用糖尿病生活质量评价量表（DQOL）、Symptom Checklist-90R、Medical Outcome Study 36 Item Short Form Survey（SF-36）和并发的心理事件等方法来评价生活质量，发现两组间在生活质量方面没有显著性差异[9]。强化治疗组包括每日多次胰岛素注射或持续皮下胰岛素注射模式，通过至少每日4次自我血糖监测、饮食和预期的运动来调整胰岛素用量，以达到血糖控制目标。对照组（传统治疗组）包括每日1～2次皮下注射胰岛素，每日自测尿糖或血糖，接受关于饮食和运动的教育。强化治疗组通过每月到研究中心和更频繁的电话咨询来调整治疗；对照组每3个月调整1次。随后的一项随机对照试验对参加即时胰岛素调整训练（正常进食剂量调整[DAFNE]训练，是随自由饮食调整胰岛素的训练）的受试者与6个月后参加该项训练的对照组进行了比较。DAFNE训练包括了5天的计划以训练匹配每餐热量摄入和胰岛素量的技巧。这项研究发现与推迟训练的对照组相比，参加即时训练者HbA1c水平显著改善，在6个月时糖尿病依赖的生活质量有了一个小的改善，这种改变在1年时仍存在（1项随机对照试验，169名成人1型糖尿病患者，中等或更差的血糖控制，即HbA1c为7.5%～12%，平均年龄40岁；在6个月时HbA1c改善为：组间平均差为1.0%，95%CI 0.5%～1.4%；$P<0.0001$；在12个月时HbA1c改善为：组间平均差为0.5%，95%CI 0.2%～0.9%；$P=0.001$；在6个月时糖尿病生活质量指数组间平均差为0.4，95%CI −0.1～+0.9；12个月时的绝对数据未报道；关于糖尿病生活质量指数，可能值的范围由−9～+9，−9代表最大的阴性影响，+9代表最大的阳性影响）[10]。

害处 **强化治疗模式与传统治疗模式相比**：系统综述（检索时间2002年）[8]未报道任何强化治疗的害处的量化的数据。被这篇综述所收入的随机对照试验发现与对照组相比，接受强化治疗的人群在随访的3～5年至少经历1次低血糖事件的比例升高（1项随机对照试验，102人，平均年龄31±7.4岁，门诊治疗；在3年时至少发生过1次低血糖的比例：强化治疗组57%，对照组23%，$P<0.01$；在5年时：强化治疗组77%，对照组56%，$P<0.05$；在10年时：强化治疗组86%，对照组73%，P值和绝对数据未报道)[11]。这项随机对照试验还报道了发生糖尿病酮症酸中毒的比例（在7.5年时，强化治疗组1例，对照组2例；在10年时，强化治疗组1例，对照组4例；P值未报道）。无死亡率的报道[11]。被该系统综述遗漏的随机对照试验发现在强化治疗组严重低血糖发生率升高（1项随机对照试验，1441人，平均年龄27±7岁；需要辅助设备的严重低血糖，在强化治疗组为每100人年62次，对照组为每100人年19次，$P<0.001$)[6]。这项研究发现两组间糖尿病酮症酸中毒发生率没有显著性差异（强化治疗组每100人年2次，对照组每100人年1.8次，$P>0.7$），在神经精神损害或各种原因死亡率方面也没有显著性差异（强化治疗组7例死亡，对照组4例死亡，P值未报道）[6]。在9年的随访中发现与对照组相比，强化治疗组有4.75kg的额外体重增加，其中一半发生在第一年（强化治疗组3.3kg，对照组1.2kg，$P<0.0001$)[12]。随后的一项随机对照试验对参加即时胰岛素调整训练（正常进食剂量调整[DAFNE]训练，是随自由饮食调整胰岛素的训练）的受试者与6个月后参加该项训练的对照组进行了比较，发现在两组间无明显差异（1项随机对照试验，169名成人1型糖尿病患者，中等或更差的血糖控制，即HbA1c为7.5%～12.0%，平均年龄40岁；可察觉的低血糖指数平均差为-0.23，95%CI -0.68～+0.21；$P=0.31$；指数区间为0～6，指数越高说明可察觉的低血糖发生越频繁)[10]。这项研究未报道其他结局。我们还找到另一篇系统综述（检索时间1995年，收入14项随机对照试验，包括上述的被上一篇系统综述遗漏的随机对照试验，1028例成人1型糖尿病患者被随机分入强化治疗组，1039人进入对照组），进行了关于强化治疗不良反应的Meta分析[13]。综述发现与对照组相比，强化治疗组低血糖发生率显著升高（14项随机对照试验，2067人，低血糖的联合比值比［combinhed odds ratio］为2.99，95%CI 2.45～3.64；$P<0.0001$)[13]，酮症酸中毒发生率也显著增加（14项随机对照试验，2067人，联合比值为1.74，95%CI 1.27～2.38；$P=0.0003$)[13]。该综述发现与传统治疗相比，使用胰岛素泵的强化治疗组有更高的酮症酸中毒风险（8项随机对照试验，311人，OR 7.20，95%CI 2.95～17.58；$P<0.0001$），而每日多次胰岛素注射组与传统治疗组相比无显著性差异（1项随机对照试验，102人，加上3项随机对照试验，148人，无酮症中毒发生，OR 1.13，95%CI 0.15～8.35；$P=0.09$）。在强化治疗组中选择胰岛素泵还是每日多次胰岛素注射，两种模式间无显著性差异（3项随机对照试验，1511人，OR1.28，95%CI 0.90～1.83；$P=0.17$)[13]。系统综述发现两组间在各种死亡率方面无显著性差异（14项随机对照试验，2067人，OR1.40，95%CI 0.65～3.02；$P=0.39$），但发现与强化治疗急性并发症潜在相关的死亡率增加（强化治疗组7例死亡，传统治疗组0例，未报道OR，$P=0.007$)[13]。未发现关于强化治疗对体液潴留方面影响的系统综述或随机对照试验。

评论 **临床指南**：被第一篇系统综述遗漏的随机对照试验（糖尿病的控制和并发症研究，DCCT）在强化胰岛素治疗有助于改善血糖控制方面提供了可信的证据，尽管强化治疗组也接受了强化的教育、血糖监测和随访，以至于血糖改善不能仅归功于强化的胰岛素治疗[6]。这个研究结果是在次级卫生保健机构中花费大量的时间和资源所获得的，所以可能无法在其他研究部门或初级卫生保健环境中重复。大多数可改善血糖控制的强化治疗措施很可能包括治疗的调整、教育和自我管理技能的训练。这个评价强化治疗计划的研究结果提示强化治疗计划比单纯在治疗或教育方面强化更有效。尽管糖尿病控制和并发症研究（DCCT）没有发现强化治疗组与传统治疗组在生活质量上存在差异，但更好的血糖控制会带来更高的低血糖发生率，这是一些1型糖尿病患者所不能接受的。

治疗选择2　成人1型糖尿病的教育干预

一项被一篇系统综述所发现的小规模随机对照试验发现在18个月时，在自我血糖监测教育组、自我管理教育组或常规治疗组间，糖化血红蛋白水平无显著性差异。但该报告不完整，可能缺乏检出有临床意义的差别的效力。我们没有发现任何一个专门比较群体教育干预与个人教育干预，或初级卫生保健教育干预与次级卫生保健教育干预对成人1型糖尿病各方面影响的系统综述或随机对照试验。鉴于1型糖尿病的本质和自我管理的需要，1型糖尿病患者在诊断时就会接受一些教育，因此大多数评价教育影响的研究实际上是评价以后的教育干预措施的影响。这就很难分清一个复杂治疗策略中各个单独要素的影响，包括教育、自我管理训练、心理支持和胰岛素最优用法。

益处 **教育干预与对照相比**：我们发现1篇系统综述（检索时间2002年）[8]收入了一项在成人1型糖尿病患者中单纯评价教育影响的随机对照试验[14]。在18个月时，自我血糖监测教育组、自我管理教育组及一般保健组间HbA1c水平无显著性差异（1项随机对照试验，37人，年龄大于17岁，门诊治疗；HbA1c平均减少：教育加上自我血糖监测组2.1%，单纯自我血糖监测组2.0%，单纯教育组2%，一般保健组0.8%）。这项随机对照试验报道不完整，可能对于检验临床重要区别缺乏效力[14]。没有发现比较群体教育与对照组、群体教育和个体教育、基于教育的次级卫生保健和初级卫生保健对于成人1型糖尿病各种结局的影响的系统综述或随机对照试验。

害处 **教育干预与对照相比**：这项被系统综述[8]收入的随机对照试验未报道在自我血糖监测教育组、自我管理教育组或一般保健组间低血糖或酮症中毒发生率或各种原因死亡率的数据[14]。

评论 **临床指南**：鉴于1型糖尿病的性质和自我管理的需要，1型糖尿病患者在诊断时就会接受一些教育，因此大多数评价教育影响的研究实际上是评价以后的教育干预措施的影响。我们只找到很少的单纯评价教育影响的研究，可能是因为很难分清一个复杂治疗策略中各个单独要素的影响，包括教育、自我管理训练、心理支持和胰岛素最优用法。多重强化干预计划的影响被分别对待。群体教育可能在成本、时间以及组员间的互动支持上有益，但我们未能找到支持或反对群体教育方式的高质量的证据。

治疗选择 3　不同频率的自我血糖监测

我们没有发现任何一个专门评价不同频率的自我血糖监测对成人1型糖尿病在糖化血红蛋白（测量HbA1c）升高率、生活质量、低血糖或糖尿病酮症酸中毒的发生率和死亡率、体重增加、体液潴留、神经心理损害，或各种原因死亡率等方面影响的系统综述或随机对照试验。

益处　我们没有发现任何一个专门评价不同频率的自我血糖监测对成人1型糖尿病的各种结局影响的系统综述或随机对照试验。

害处　我们没有发现任何一个专门评价不同频率的自我血糖监测对成人1型糖尿病的各种结局影响的系统综述或随机对照试验。

评论　临床指南：一项随机对照试验（糖尿病控制与并发症研究；见强化治疗模式的益处，）确立了作为强化治疗计划一部分的频繁血糖监测（4次/日）的有效性，强化治疗计划还包括强化胰岛素治疗，根据预先设定的目标血糖来自我调整治疗方案，每月门诊随访和随访期间的电话咨询。这项研究并不是为了单独评价强化血糖监测的有效性。尽管我们推荐1型糖尿病患者规律监测血糖，但目前仍没有关于最佳监测频率建议的可信数据。

治疗选择 4　持续皮下胰岛素注射（胰岛素泵治疗）

一项随机对照试验发现在16周时与每日多次皮下胰岛素注射相比，持续皮下胰岛素注射可以改善糖化血红蛋白水平和生活质量，但另一项小规模的随机对照试验在9个月的时间里没有发现两组间在各种结局方面的显著性差异。有两项随机对照试验在轻微和严重低血糖方面发现了非结论性的证据。持续皮下胰岛素注射的潜在不利因素包括由于胰岛素泵连接异常或故障所导致的糖尿病酮症酸中毒风险和感染。

益处　**持续皮下胰岛素注射与每日多次皮下胰岛素注射相比**：我们发现两项随机对照试验[15, 16]。第一项试验（交叉试验设计）发现在16周时间里，与每日多次皮下注射速效胰岛素类似物Aspart相比，持续皮下Aspart注射可以明显改善长期血糖控制不良的1型糖尿病患者的糖化血红蛋白（测定HbA1c）和生活质量指数（1项交叉随机对照试验，79人，18～70岁，在试验前6个月的HbA1c＞8.5%；在第一次交叉时持续皮下胰岛素注射组与每日多次皮下注射组的HbA1c平均差为－0.84%，95%CI－1.3%～－0.36%，P=0.002；使用SF-36评价一般健康生活质量指数：持续皮下胰岛素注射为+5.9，每日多次注射为－1.2，P=0.048；使用SF-36评价精神健康生活质量指数：持续皮下胰岛素注射为+5.2，每日多次注射为－0.6，P=0.05）[15]。第二项随机对照试验发现试验前接受每日2次或更多次胰岛素注射治疗的1型糖尿病患者在使用持续皮下注射Lispro或每日多次注射Lispro治疗9个月后，糖化血红蛋白（测定HbA1c）或生活质量指数在两组间无显著性差异（1项随机对照试验，27人，18～60岁，病程至少2年；持续注射组与每日多次注射组经基线调整后的HbA1c差值：+0.08%，95%CI－0.23～+0.39；P＞0.10；使用糖尿病生活质量量表来评价两组间生活质量指数平均差：满意指数为+7.2，95%CI－3.4～+17.9；P＞0.10；影响指数为+1.6，95%CI－4.6～+7.7；P＞0.10；糖尿病焦虑指数为+5.4，95%CI－6.7～+17.6；P＞0.10；社会焦虑指数为－4.3，95%CI－18.8～+10.1；P＞0.10；综合健康指数为+0.9，95%CI－12.7～+14.4；P＞0.10；总差别使用多因素方差分析后无显著性，P＞0.10）[16]。我们没有发现任何一个专门评价持续胰岛素注射对成人1型糖尿病在其他临床结局方面影响的系统综述或随机对照试验。

害处　**持续皮下胰岛素注射与每日多次皮下胰岛素注射相比**：第一项随机对照试验发现在16周内使用速效胰岛素类似物Aspart的严重低血糖（需要别人帮助）发生率在两组间无显著性差异（79人，18～70岁；持续胰岛素注射组发生严重低血糖为3/39[8%]；每日多次皮下注射组为6/40[15%]；P=0.48）。然而，研究发现在持续胰岛素注射组中轻微低血糖（自我监测血糖值为3.9mmol/L或更低）发生率增加（组间每人周轻微低血糖发生平均差为0.99，95%CI 0.11～1.87；P=0.028）[15]。两组各有1例出现酮症酸中毒，两组间体重变化也类似（体重变化：持续胰岛素注射组为0.60±2.94kg，每日多次皮下注射组为0.88±2.74kg，P=0.68）[15]。第二项随机对照试验发现，持续皮下注射Lispro与每日多次皮下注射Lispro相比，9个月后两组间低血糖发生率无显著性差异（27人，18～60岁，低血糖事件平均数：持续胰岛素注射组为8.0，每日多次注射组为7.4，P＞0.10）。

评论　临床指南：糖尿病控制和并发症研究（见强化治疗模式的益处）证明强化胰岛素治疗在改善血糖控制和减少糖尿病长期并发症发生率方面有益。然而，强化治疗也有潜在的短期不利因素，如每日多次胰岛素注射会增加低血糖风险，持续胰岛素注射会发生与胰岛素泵本身有关的潜在的危险和不便（由于胰岛素泵连接异常或故障所导致的糖尿病酮症酸中毒风险、感染、穿刺点的选择等）。现有证据表明在短期到中期，强化治疗并没有显著影响生活质量，但目前尚缺乏关于长期效果和罕见结局的证据，特别对于持续胰岛素注射而言更是如此。

参考文献

1. Verge CF, Gianini R, Kawasaki E, et al. Predicting type I diabetes in first-degree relatives using a combination of insulin, GAD, and ICA512bdc/IA-2 autoantibodies. *Diabetes* 1996;45:926–933.
2. World Health Organization. *Definition, diagnosis and classification of diabetes mellitus and its complications*: report of a WHO consultation. Geneva, 1999.
3. International Diabetes Federation. *Diabetes atlas*. 2000.
4. Onkamo P, Vaananen S, Karvonen M, et al. Worldwide increase in incidence of Type I diabetes — the analysis of the data on published incidence trends. *Diabetologia* 1999;42:1395–1403.
5. Betterle C, Zanette F, Pedini B, et al. Clinical and subclinical organ-specific autoimmune manifestations in type 1 (insulin-dependent) diabetic patients and their first-degree relatives. *Diabetologia* 1984;26:431–436.
6. The Diabetes Control and Complications Trial Research Group. The effect of intensive treatment of diabetes on the development and progression of long-term complications in insulin-dependent diabetes mellitus. *N Engl J Med* 1993;329:977–986.
7. Hampson SE, Skinner TC, Hart J, et al. Effects of educational and psychosocial interventions for adolescents with diabetes mellitus: a systematic review. *Health Technol Assess* 2001;5:1–79.
8. Loveman E, Cave C, Green C, et al. The clinical and cost-effectiveness of patient education models for diabetes: a systematic review and economic evaluation. *Health Technol Assess* 2003;7: iii, 1–190.
9. The Diabetes Control and Complications Trial Research Group. Influence of intensive diabetes treatment on quality-of-life outcomes in the Diabetes Control and Complications Trial. *Diabetes Care* 1996;19:195–203.
10. DAFNE Study Group. Training in flexible, intensive insulin management to enable dietary freedom in people with type 1 diabetes: dose adjustment for normal eating (DAFNE) randomised controlled trial. *BMJ* 2002;325:746–749.
11. Reichard P, Britz A, Cars I, et al. The Stockholm Diabetes Intervention Study (SDIS): 18 months' results. *Acta Med Scand* 1988;224:115–122.
12. The Diabetes Control and Complications Trial Research Group. Influence of intensive diabetes treatment on body weight and composition of adults with type 1 diabetes in the Diabetes Control and Complications Trial. *Diabetes Care* 2001;24:1711–1721.
13. Egger M, Davey Smith G, Stettler C, et al. Risks of adverse effects of intensified treatment in insulin-dependent diabetes mellitus: a meta-analysis. *Diabet Med* 1997;14:919–928.
14. Terent A, Hagfall O, Cederholm U. The effect of education and self-monitoring of blood glucose on glycosylated hemoglobin in type I diabetes. A controlled 18-month trial in a representative population. *Acta Med Scand* 1985;217:47–53.
15. DeVries JH, Snoek FJ, Kostense PJ, et al. A randomized trial of continuous subcutaneous insulin infusion and intensive injection therapy in type 1 diabetes for patients with long-standing poor glycemic control. *Diabetes Care* 2002;25:2074–2080.
16. Tsui E, Barnie A, Ross S, et al. Intensive insulin therapy with insulin lispro: a randomized trial of continuous subcutaneous insulin infusion versus multiple daily insulin injection. *Diabetes Care* 2001;24:1722–1727.

原作者

Amaryllis Campbell

General Practitioner, Arun Adur and Worthing PCT, UK

利益冲突：没有声明。

2型糖尿病的血糖控制

检索时间：2003年9月
原作者：Amaryllis Campbell 祝方 译 纪立农 校 钱荣立 审

问 题

2型糖尿病的治疗效果如何？

治疗措施及其效果

在成人中的治疗措施

肯定有效
二甲双胍（与单纯饮食控制或安慰剂比较）
新型磺脲类药物（与传统磺脲类药物比较）

很可能有效
教育（与一般保健比较）
强化治疗计划（与一般治疗比较）
氯茴苯酸类（那格列奈，瑞格列奈）

益害相当
联合口服药治疗（与单药治疗比较）
胰岛素治疗（当HbA1c控制不佳时，与继续口服药治疗比较）

效果不明
不同频率的自我血糖监测

持续皮下胰岛素注射

不太可能有效
胰岛素治疗（作为起始治疗，与磺脲类比较）

将在新版中加入
阿卡波糖
胰岛素与口服药联合治疗
噻唑烷二酮类

请参考其他有关章节
1型糖尿病的血糖控制
糖尿病患者心血管事件的预防

见词汇表 Ⓖ

主要信息

在成人中的治疗措施

◆ **二甲双胍（与单纯饮食控制或安慰剂比较）**：一篇系统综述发现，与单纯饮食控制或安慰剂比较，二甲双胍可降低糖化血红蛋白水平。两组间平均体重无显著性差异。一项为期10年的随机对照试验发现，与单纯饮食控制比较，服用二甲双胍的患者HbA1c中位数降低，各种原因死亡率危险性降低，低血糖发生率提高。两项随机对照试验发现，与安慰剂比较，二甲双胍可降低HbA1c水平且两组间体重无显著性差异。系统综述发现，使用二甲双胍的禁忌证即经常被提到的副作用乳酸酸中毒的发生率很低。未评价生活质量。

◆ **新型磺脲类药物（与传统磺脲类药物比较）**：一项为期10年的随机对照试验发现，与单纯饮食控制比较，服用传统磺脲类药物（氯磺丙脲，格列本脲）的患者HbA1c水平降低而低血糖发生率和体重增加。三项随机对照试验发现，与安慰剂比较，新型磺脲类药物（格列美脲，格列吡嗪）在12~14周内可改善HbA1c水平。这些研究发现新型磺脲类药物（格列美脲，格列吡嗪）不增加低血糖发生率。其中一项随机对照试验发现在14周里，服用格列美脲的患者体重增加。其中两项随机对照试验发现在格列美脲与格列本脲间HbA1c水平无显著性差异，但格列美脲组低血糖发生率降低。

◆ **教育（与一般保健比较）**：一些证据表明，与一般保健比较，强化教育措施在短期内（<24个月）可降低HbA1c水平。我们尚未发现使用有效结局评测方案来评价教育干预对生活质量影响的高质量研究。团队教育似乎比标准保健更有效且与个体教育计划效果相当。没有足够证据证明特殊的教育计划或措施有效，也没有关于强化教育措施有害影响的证据。

◆ **强化治疗计划（与一般治疗比较）**：一项大型随机对照试验（日本糖尿病并发症研究）发现在3年内，强化治疗计划与一般治疗比较HbA1c水平下降0.05%，差异有统计学意义而无临床意义。与其他大型研究相比，本研究中强化治疗组HbA1c水平下降不多，原因可能在于本研究入选人群病程相对较长且基线时 HbA1c 水平较高（平均 HbA1c 7.74% ± 1.35%）。另一项随机对照试验发现，与一般治疗相比，强化治疗计划患者 4 年后 HbA1c 水平下降。该随机对照试验中的入选者受过良好教育，因此该人群的教育水平和能动性不能代表整个糖尿病人群。

- **氯茴苯酸类（那格列奈，瑞格列奈）** 许多随机对照试验都发现在治疗 12~24 周后，与安慰剂比较，那格列奈可降低 HbA1c 而不影响体重，但症状性和经证实的低血糖发生率提高。一项随机对照试验发现在 14 周时，瑞格列奈组与格列本脲组患者在 HbA1c 水平和低血糖发生率方面无显著性差异。另一项随机对照试验发现在 12 个月时，瑞格列奈组与格列美脲组患者有相同的 HbA1c 水平和体重。

- **联合口服药治疗（与单药治疗比较）** 许多随机对照试验发现，与单药治疗比较，磺脲类（氯磺丙脲、格列本脲、格列美脲）与二甲双胍合用，或氯茴苯酸类（那格列奈、瑞格列奈）与二甲双胍合用，可降低 HbA1c 水平，但增加症状性低血糖的发生。一项随机对照试验发现磺脲类（氯磺丙脲或格列本脲）与二甲双胍联用可增加各种原因死亡率的危险性，但原因不明。

- **胰岛素治疗（当 HbA1c 控制不佳时，与继续口服药治疗比较）** 三项随机对照试验发现，在治疗 12~16 周后，与继续口服药（磺脲类与或不与二甲双胍合用）治疗比较，胰岛素组可降低 HbA1c 水平。其中两项随机对照试验发现在胰岛素组低血糖症状发生频率和体重均增加，而另一项随机对照试验发现两组间患者报告的低血糖症状发生数无显著性差异。两项随机对照试验发现两组间在生活质量方面无显著性差异。

- **不同频率的自我血糖监测**：我们尚未发现系统综述或随机对照试验专门评价不同频率的自我血糖监测对 2 型糖尿病患者在 HbA1c 升高率，生活质量，低血糖的发生率和致死率，乳酸酸中毒的发生率和致死率，非酮症高渗性昏迷，体重增加，体液潴留，神经心理损伤，或各种原因导致死等方面的影响。

- **持续皮下胰岛素注射**：一项随机对照试验发现在 24 周时，持续皮下胰岛素（Aspart）注射与每日多次胰岛素注射（基础低精蛋白胰岛素，餐前 Aspart）相比，HbA1c 水平无显著性差异。该随机对照试验发现，在治疗 24 周后，两组低血糖事件比例类似，而在每日多次胰岛素注射组高血糖发生率增加。该随机对照试验未对生活质量进行评价。

- **胰岛素治疗（作为起始治疗，与磺脲类比较）**：一项针对新诊断的 2 型糖尿病的随机对照试验比较了胰岛素与磺脲类（氯磺丙脲、格列本脲、格列吡嗪）或单纯饮食控制为起始治疗对 HbA1c 水平的影响，结果提示胰岛素组与磺脲类组无显著性差异。与单纯饮食控制比较，另两组均可降低 HbA1c 水平。而在 10 年内，胰岛素与其他两组相比，低血糖发生率和体重增加的比例更高。该随机对照试验使用了两种横断面研究和一种纵向研究来评价入选者的生活质量，结果发现胰岛素组与单纯饮食控制组或磺脲类组相比，生活质量无显著性差异。

定义 糖尿病是一组由于胰岛素的分泌或作用缺陷，或两者的共同缺陷所引起的碳水化合物、脂肪、蛋白质代谢紊乱，以慢性高血糖为特征的综合征。2 型糖尿病在糖尿病中最为常见，且患者在诊断时存在胰岛素作用和胰岛素分泌的双重缺陷。世界卫生组织把糖尿病定义为一种进展性代谢缺陷，其患病个体经历正常血糖（空腹静脉血浆血糖 < 6.1 mmol/L），糖耐量受损（空腹静脉血浆血糖 < 7.0 mmol/L 或口服 75 g 葡萄糖后 2 小时血糖 ≥ 7.8 mmol/L）或空腹血糖受损（空腹静脉血浆血糖 ≥ 6.1 ~ < 7.0 mmol/L），高血糖（空腹静脉血浆血糖 ≥ 7.0 mmol/L 或口服 75g 葡萄糖后 2 小时血浆血糖 ≥ 11.1 mmol/L）[1]。由于机体不能使用葡萄糖作为能量来源，因此血糖水平升高并出现口渴、多尿、视物模糊或体重下降等症状[1]。**诊断**：有症状（口渴、多尿、视物模糊或体重下降），单次随机血浆血糖升高（≥ 11.1 mmol/L）即可诊断糖尿病。无症状，需要额外一次血糖在糖尿病范围内，一次随机或空腹血糖（血浆葡萄糖 ≥ 7.0 mmol/L），或口服糖耐量试验 2 小时血糖（≥ 11.1 mmol/L）[1]。**人群**：鉴于本章的意图，我们排除了妊娠妇女和有其他急性疾病的患者（如外科手术后或急性心肌梗死后的患者）。

发病率/患病率 2000 年全球 20~79 岁人群中糖尿病患者有 1.77 亿，其中 85%~95% 为 2 型糖尿病[2]，到 2001 为 1.51 亿（国际糖尿病联盟估计），而在 1995 年为 1.35 亿（世界卫生组织数据）。在儿童和青少年中的发病率和患病率尚无可靠数据，但在发展中国家的青少年和年青人中 2 型糖尿病越来越常见。2 型糖尿病的总患病率估计为 5.1%，但存在较大变异，在某些非洲国家不足 2%，而在另一些人群超过 14%[2]。

病因/危险因素 以胰岛素作用和胰岛素分泌双重缺陷为特征的 2 型糖尿病的病因尚未清楚[1]。2 型糖尿病的危险性随年龄和体力活动减少而升高，在肥胖、高血压、血脂紊乱（代谢综合征）人群中更常见。代谢综合征可在血糖异常前 10 年就存在，是心血管疾病和糖代谢异常（糖耐量受损或糖尿病）的很强的预测因素[3]。2 型糖尿病还经常发生于既往有妊娠糖尿病的妇女中。家族遗传因素也是 2 型糖尿病的危险因素。

预后 不论是否给予治疗也不管采用何种治疗方式，2 型糖尿病患者的血糖从诊断时起便逐渐升高[4]。血糖升高不仅与症状相关，还使糖尿病的长期慢性微血管和大血管并发症危险性增高[1]。

治疗目的 首先是控制血糖，最大限度改善生活质量并防止糖尿病急性并发症如酮症酸中毒和非酮症高渗性昏迷。其次是维持 HbA1c 水平以减缓疾病进程和减少微血管与大血管并发症的危险性以最大限度减少治疗的副作用。

结局 初级结局：糖化血红蛋白（以 HbA1c 表示）的升高率，生活质量，低血糖的发生率和死亡率，乳酸性酸中毒和非酮症性高血糖昏迷的发生率和死亡率，体重增加，体液潴留，神经心理损伤。**次级结局**：各种原因的致死率，非 HbA1c 糖化血红蛋白的升高率。**本章未涉及的结局**：长期结局如视网膜病，肾病，神经病变和心血管病变的进展。

方法 采用《临床证据》2003年9月的文献检索和评价方案。包含的研究均来自系统综述和Meta分析。当检索到一篇高质量的系统综述时，就以综述发表日期开始，进一步查找相关的随机对照试验。当无Meta分析时，被系统综述收录的随机对照试验会被重新评估，结果单独报道。一些系统综述收录的随机对照试验因下列原因被排除：随访期短（以观察HbA1c为初级结局的研究时间小于12周、教育或行为干预研究小于12个月）、不全随访（<80%）、研究方法不清（特别对于教育干预研究）。测定HbA1c作为评价糖化血红蛋白的方法是目前监测血糖控制的标准方法。因此，仅当无法使用HbA1c作为评价糖化血红蛋白方法时，使用其他方法作为评价血糖控制的研究才能被纳入。交叉试验研究只有在第一阶段治疗结果报道后才被纳入。参考文献列表中包括了未被最初的检索所发现的系统综述或随机对照试验。教育干预被定义为单个或多个能提供信息或自我管理计划，或两者皆有的干预措施。以组织管理糖尿病治疗为主要目的研究被除外。不包括教育措施的多重干预项目的效力的研究被除外。

599 问 题 2型糖尿病的治疗效果如何？

治疗选择1 联合口服药治疗

随机对照试验发现与单药治疗比较，磺脲类（氯磺丙脲、格列本脲、格列美脲）与二甲双胍合用，或氯茴苯酸类（那格列奈、瑞格列奈）与二甲双胍合用，均可降低HbA1c水平，但增加症状性低血糖的发生。一项随机对照试验发现磺脲类（氯磺丙脲或格列本脲）与二甲双胍联用可增加各种原因导致死亡的危险性，但原因不明。

益处 我们发现一篇未进行Meta分析的系统综述（检索日期未报道）[5]，两项被该系统综述遗漏的随机对照试验[6,7]和三项随后的随机对照试验[8-10]。**传统磺脲类药物与二甲双胍比较**：该系统综述[5]收录的一项随机对照试验[11]中发现在4年内，与单独使用磺脲类药物比较，一种磺脲类药物（氯磺丙脲或格列本脲）与二甲双胍联用可降低HbA1c水平（共纳入537例2型糖尿病患者，平均年龄59岁，空腹血糖6.1~15 mmol/L，使用最大剂量的磺脲类药物。平均HbA1c：联合用药组为7.7%，单独用药组为8.2%；CI和P值均未报告）[11]。另一项随机对照试验[12]发现，经过6个月治疗，与单用二甲双胍比较，格列本脲与二甲双胍联用可明显降低HbA1c水平（共纳入40例2型糖尿病患者。与单用二甲双胍相比，联用组平均HbA1c水平下降1%；该数据由系统综述引用，无法获取全文）。随后的第一项随机对照试验发现，经过16周治疗，与单用格列本脲或单用二甲双胍相比，格列本脲与二甲双胍联用可明显降低HbA1c水平（486人，平均年龄55岁，HbA1c>7.7%且<12%，饮食和运动控制不佳；与基线HbA1c水平相比，联用组HbA1c改变为−2.27%，单用格列本脲组为−1.90%，单用二甲双胍组为−1.53%，CI未报告；联用组与单用格列本脲组比较$P=0.0003$，联用组与单用二甲双胍组比较$P=0.0001$）。与单用格列本脲组或联用组相比，单用二甲双胍组患者体重明显下降（与基线比较：联用组体重变化为−1.1 kg，单用格列本脲组为+2.0 kg，单用二甲双胍组为−1.6 kg；$P<0.001$）[10]。未评价生活质量。参加者分别给予格列本脲（起始剂量2.5 mg，最大剂量10 mg），二甲双胍（起始剂量500 mg，最大剂量2000 mg），或格列本脲和二甲双胍联用（起始剂量1.25 mg/250.00 mg，最大剂量5 mg/1000 mg）。第二项随后的随机对照试验发现，经过4个月治疗，与单独使用格列本脲或二甲双胍相比，两药联用可明显改善HbA1c水平（共纳入411例单独使用二甲双胍控制不佳的2型糖尿病成年患者，平均年龄58岁，空腹血糖>7 mmol/L，平均HbA1c 7.9%；HbA1c水平与基线比较：格列本脲与二甲双胍剂量组（2.5 mg/500 mg）为−1.2%，格列本脲与二甲双胍剂量组（5 mg/500 mg）为−0.9%，格列本脲组（5 mg）为−0.33%，二甲双胍组（500 mg）为−0.19%；CI未报告；任意联合用药组与单药组相比$P<0.05$）[9]。治疗由起始量到最大量每日4片。第三项随后的随机对照试验发现，在治疗16周后，与单独使用格列本脲或二甲双胍相比，二者合用可明显改善HbA1c水平（纳入639例患者，平均年龄56岁，这些患者服用至少半量的磺脲类药物控制不佳，HbA1c>7.4%；HbA1c水平与基线比较：联用组与单用格列本脲组比较降低1.7%，$P<0.001$；联用组与单用二甲双胍组比较降低1.9%，$P<0.001$）[8]。参与者分别给予格列本脲10 mg一天两次与二甲双胍500 mg，或格列本脲与二甲双胍2.5 mg/500 mg，或格列本脲与二甲双胍5 mg/500 mg。在包含二甲双胍的治疗中，二甲双胍从起始量至最大量2000 mg。结果由联用组与单药组比较得出。**新型磺脲类药物与二甲双胍比较**：一项随机对照试验发现，在治疗20周后，与单用二甲双胍或格列美脲相比，二甲双胍和格列美脲联用可明显降低HbA1c水平（共纳入372例，平均年龄56岁，这些患者每日服用二甲双胍2250 mg控制不佳；平均HbA1c水平：二甲双胍和格列美脲联用组为−0.72%±0.08%，格列美脲组为+0.27%±0.09%，二甲双胍组为+0.07%±0.14%，任意联合用药组与单药组相比$P<0.001$）。未评价生活质量[6]。参与者每日3次分别给予二甲双胍850 mg与安慰剂，或根据需要给予格列美脲从起始量至最大量6 mg与安慰剂，或二甲双胍与格列美脲联用。**氯茴苯酸类（那格列奈、瑞格列奈）与二甲双胍比较**：被系统综述[5]收录的一项随机对照试验发现，治疗24周后，与单药治疗相比，每日那格列奈360 mg与二甲双胍1500 mg合用可明显降低HbA1c水平（529例单纯饮食控制不佳的2型成年糖尿病患者，平均年龄57岁；HbA1c水平与安慰剂对比：那格列奈与二甲双胍合用组为−1.9%，二甲双胍组为−1.2%，那格列奈组为−0.9%，任意联合用药组与单药组相比$P<0.001$）[13]。未评价生活质量。被该系统综述收录的另一项随机对照试验发现[14]，治疗4个月后，与单药治疗相比，

瑞格列奈与二甲双胍合用可明显降低HbA1c水平（共纳入56例，平均年龄58岁，单独使用二甲双胍治疗HbA1c＞7.1%；平均HbA1c：与二甲双胍和安慰剂合用比较，二甲双胍与瑞格列奈合用降低－1.08%，$P < 0.05$；与瑞格列奈和安慰剂合用比较，二甲双胍与瑞格列奈合用降低－1.03%，$P < 0.05$)[14]。二甲双胍剂量维持试验前水平，而在试验的头4个月，将瑞格列奈剂量加至目标量。未评价生活质量。一项随机对照试验发现，在治疗24周后，与二甲双胍和安慰剂合用比较，那格列奈和二甲双胍合用可明显降低HbA1c水平（467例，平均年龄57岁，单用二甲双胍治疗HbA1c 6.8%～11.0%；与基线比较：那格列奈60 mg和二甲双胍2000 mg联用组为－0.36%，$P=0.003$；那格列奈120 mg和二甲双胍2000 mg联用组为－0.51%，$P < 0.001$)[7]。未评价生活质量。

害处 我们尚未发现系统综述对害处进行报道。**传统磺脲类药物与二甲双胍比较**：被系统综述收录的一项随机对照试验发现与继续单独使用磺脲类药物（氯磺丙脲或格列本脲）相比，磺脲类与二甲双胍合用可增加各种原因死亡率的危险性（共纳入537例单独使用磺脲类效果不佳的2型糖尿病患者；死亡数目：二甲双胍与磺脲类合用为47/268（17.5%)，继续单独使用磺脲类药物为31/269（11.5%）；与单药治疗相比联合治疗可使全因死亡风险上升60%，$P=0.041$)[11]。一项随后的随机对照试验发现，在治疗4个月后，与单独使用二甲双胍比较，单用或联用格列本脲确诊的低血糖增多（发生低血糖症状和血糖≤2.8 mmol/L的百分比：格列本脲组10.6%，格列本脲与二甲双胍合用组11.2%，二甲双胍组0.6%，P值未报道)[10]。另一项随后的随机对照试验发现，合用组与单独使用二甲双胍或格列本脲组比较，严重低血糖发生率无显著性差异，但在各种低血糖事件发生方面有小的区别（严重低血糖百分比：二甲双胍500 mg组为1%，格列本脲5 mg组8%，二甲双胍500 mg与格列本脲2.5 mg联用组为11%，二甲双胍500 mg与格列本脲5 mg联用组为14%，P值未报道)[9]。该研究发现，在治疗4个月后，除单用二甲双胍组以外，其余各组均有体重增加（平均体重与基线相比：二甲双胍500 mg组为－0.8 kg，格列本脲组为＋0.9 kg，二甲双胍500 mg与格列本脲2.5 mg联用组为＋0.6 kg，二甲双胍500 mg与格列本脲5 mg联用组为＋1.0 kg；CI和P值未报道)[9]。随后的第三项随机对照试验未报告任何关于副作用的量化数据[8]。**新型磺脲类药物与二甲双胍比较**：一项随机对照试验发现，在治疗20周后，与单用格列美脲或二甲双胍比较，两者合用明显增加症状性低血糖的发生率（合用组为22%，单用格列美脲组为13%，单用二甲双胍组为11%，$P=0.039$)[6]。**氯茴苯酸类与二甲双胍比较**：一项随机对照试验未报告有关低血糖或体重增加的量化数据[13]。另一项随机对照试验发现在治疗4个月后，与单用二甲双胍比较，在单用瑞格列奈或两药合用组中更多的患者有低血糖症状（瑞格列奈组为10.7%，瑞格列奈与二甲双胍合用组为33.0%，二甲双胍组为0%，P值未报道）。在单用二甲双胍组患者体重保持稳定，而在瑞格列奈组或合用组患者体重明显增加（二甲双胍组为－0.9±0.5 kg，瑞格列奈组为＋2.4±0.5 kg，合用组为＋3.0±0.5 kg，$P < 0.05$)[14]。第三项随机对照试验发现，在治疗24周后，与单用二甲双胍2000 mg比较，那格列奈120 mg与二甲双胍2000 mg联用组体重明显增加（共纳入467例先使用二甲双胍治疗的患者，与单用二甲双胍比较，合用组平均体重增加＋0.9 kg，$P < 0.001$)[7]。

评论 许多2型糖尿病患者会接受药物联合治疗来控制血糖。我们发现的大多数随机对照试验规模较小且观察时间较短（3～6个月）。然而肯定的是，与单药治疗相比，二甲双胍与磺脲类合用或二甲双胍与氯茴苯酸类合用均可降低HbA1c水平，但增加体重和低血糖发生率。在上述随机对照试验中的一项随访期最长（4年）且规模最大的随机对照试验发现，与大多数其他小规模的研究相比，HbA1c水平降低有限，且发现尽管在二甲双胍与磺脲类合用初期HbA1c水平降低，但治疗3年后，HbA1c水平会逐步升高并与持续单用磺脲类药物的HbA1c水平接近[11]。即使此类研究被报告，但仍然很少有足够规模或足够长时间的研究提供关于害处的可信数据。该随机对照试验发现在磺脲类基础上加用二甲双胍会使各种原因死亡率的危险性的增加[11]，但此原因不明。实际上，由于禁忌证和副作用的原因，患者和医生更有可能选择联合治疗。

治疗选择2　不同频率的自我血糖监测

我们尚未发现任何一项关于专门评价不同频率的自我血糖监测对2型糖尿病在HbA1c升高率、生活质量、低血糖的发生率和死亡率、乳酸酸中毒的发生率和死亡率、非酮症高渗性昏迷、体重增加、体液潴留、神经心理损伤或各种原因致死等方面影响的系统综述或随机对照试验。

益处 我们尚未发现任何一项关于专门评价不同频率的自我血糖监测对2型糖尿病在各种结局方面影响的系统综述或随机对照试验。

害处 我们尚未发现任何一项关于专门评价不同频率的自我血糖监测对2型糖尿病在各种结局方面影响的系统综述或随机对照试验。

评论 尽管2型糖尿病患者被建议监测血糖，但对于监测血糖的益处或最佳频率所作的建议尚无可信的证据。由于越来越多的2型糖尿病接受胰岛素治疗，那么自我血糖监测很可能在这些人中更多地开展起来。

治疗选择3　教育

一些证据表明在短期内（＜24个月），与一般保健比较，强化教育措施可降低HbA1c水平。我们尚未发现使用有效结局评测方案来评价教育干预对生活质量影响的高质量研究。团队教育似乎比标准保健更有效，而与个体教育计划效果相当。没有足够证据证明特殊的教育计划或措施有效，也没有发现有害影响的证据。

益处 我们发现两篇系统综述（检索日期为2002年[15]和1999年[16]），两项随机对照试验[17,18]。最近的系统综述（收录了13项随机对照试验和3项临床对照试验）包括了最少随访12个月的研究但未进行Meta分析[15]。该综述收录了两篇高质量的随机对照试验[19,20]。**强化教育与一般保健比较**：系统综述（检索日期1999年）发现与对照组相比，任何教育措施都可明显降低糖化血红蛋白平均值，并有统计学意义（纳入了18项随机对照试验，2720例2型糖尿病患者，随访时间1～26个月，中位数为6个月；综合模块化均数差为-0.43%，95%CI-0.71%～-0.15%，$P=0.003$）[16]。该分析包括糖化血红蛋白（6项随机对照试验）、HbA1（7项随机对照试验）、HbA1c（5项随机对照试验）[16]的测量。该Meta分析有下列局限性：可能的人群偏倚导致了研究中阳性结果的比重过大；教育形式的异质性；研究中评价血糖控制的方法不一致；有些研究缺乏准确度估计；一些研究设计有缺陷，如减少了平均样本量和随访时间。**团队教育与一般保健比较**：一项随机对照试验（纳入112例2型糖尿病患者，年龄未报告）发现在治疗2年后，接受团队教育组HbA1c水平稳定而一般保健组恶化（$P=0.015$）。同时发现接受团队教育组生活质量改善（$P<0.01$）。团队教育指在治疗2年中，有32小时互动的自我管理教育。在一般保健组，每3个月随访1次。该随机对照试验采用DQOL评价生活质量[20]。系统综述[15]评估了这项随机对照试验，发现随机性符合要求但在盲法和治疗分析的目的方面尚有不足。被上述系统综述[15]收录的另一项随机对照试验（纳入256例患2型糖尿病的墨西哥裔美国人，年龄未报告）发现在治疗12个月后，与一般保健组比较，接受团队教育组HbA1c下降了0.74%（$P<0.05$）。该随机对照试验未评价生活质量。团队教育包括超过在9个月中的52小时特殊的互动方式和3个月1次的团队会议。该系统综述评价了这项随机对照试验，发现在治疗分析的目的方面做得很充分，但未提到盲法和随机性。被系统综述遗漏的一项随机对照试验[17]也发现，在治疗2年后，接受团队教育组HbA1c水平较一般保健组低（243例2型糖尿病患者，在试验前2周未接受过教育指导，平均年龄64.7岁，HbA1c：在第一年团队教育组为-0.30%，一般保健组为+0.40%，$P<0.005$；在第二年团队教育组为-0.5，一般保健组为+0.5，$P<0.005$）。未评价生活质量。团队教育包括在研究开始时连续的两次90分钟的团队保健教育，1年后重复[17]。**团队教育与个体教育比较**：时间较早的那篇系统综述进行了Meta分析，发现糖化血红蛋白在两组均有轻微下降（随机对照试验的数目和参与人数未知，检索时间为1999年；糖化血红蛋白改变的标化均数差：团队教育组-0.70%，$P=0.015$，个体教育组-0.62%，$P=0.005$）。糖化血红蛋白测量方法包括糖化血红蛋白、HbA1、HbA1c[16]。被系统综述遗漏的第二项随机对照试验发现在降低HbA1c方面，治疗12个月后，小组教育与个体教育效果相当（共纳入68例诊断2型糖尿病至少6个月的患者，平均年龄65岁，在试验前两年未接受团队教育；HbA1c平均降低：团队教育组-0.52%，个体教育组-0.49%，$P=0.20$）[18]。未评价生活质量。参与者随机分配到个体教育或5人一组的团队教育，参加隔周3次每次40分钟的教育课程。课程包括理论与实践内容。在第3、第6、第12月，参与者需完成一项测验并获得综合评级[18]。**基于专家或次级卫生保健的治疗与基于初级卫生保健的治疗的比较**：我们尚未发现系统综述或随机对照试验。

害处 我们尚未发现系统综述或随机对照试验有关害处的报道。

评论 我们发现的系统综述所收录的研究规模大多较小，治疗的种类多样且缺乏良好的描述。结局评价的方法多样。尽管大多数研究都评价了血糖控制，但无精确度估计，因此很难进行Meta分析。大多数研究采取的教育措施缺乏理论依据，很难断定何种措施对血糖控制有益。同时，有关生活质量的数据也难以解释。由于要求患者关注其疾病，因此教育措施也可能加重心理负担从而降低生活质量，如果如此，则生活质量无变化就可被视作阳性结果[21]。尽管一般而言随访期越长效应越小，但大多数研究随访期太短以至于缺乏长期结局的数据。最近有的研究把电话和互联网随访作为教育和随访的手段，这种方式很有前途，但被排除在本篇之外，是由于目前此类研究规模较小、退出率高以及随访期短。由于2型糖尿病人数不断增加，团队教育似乎和个体教育效果相当的这个发现的实际意义是可为2型糖尿病提供及时和经济有效的健康关护。

治疗选择4 胰岛素

一项针对新诊断的2型糖尿病的随机对照试验比较了胰岛素与磺脲类（氯磺丙脲、格列本脲或格列吡嗪）或单纯饮食控制作为起始治疗对HbA1c水平的影响，结果提示在胰岛素组与磺脲类组无显著性差异。与单纯饮食控制比较，另两组都可降低HbA1c水平，而在胰岛素组中发现，在10年后，与其他两组比较，存在更高比例的低血糖发生率和体重增加。该随机对照试验采用了两种横断面研究和一种纵向研究来评价入选者的生活质量，结果发现胰岛素组与单纯饮食控制组或磺脲类组比较生活质量无显著性差异。三项随机对照试验发现，在治疗12～16周后，与继续口服药（磺脲类与或不与二甲双胍合用）治疗比较，胰岛素组可降低HbA1c水平。其中的两项随机对照试验发现在胰岛素组低血糖症状发生频率和体重均增加而另一项随机对照试验发现两组间患者报告的低血糖症状发生数无显著性差异。两项随机对照试验发现治疗组间在生活质量方面无显著性差异。一项随机对照试验发现，在24周时，持续皮下胰岛素（Aspart）注射与每日多次胰岛素注射（低精蛋白胰岛素和餐前Aspart）相比，HbA1c水平无显著性差异。该随机对照试验发现，在治疗24周后，在持续皮下胰岛素注射组低血糖事件比例轻微升高，而在每日多次胰岛素注射组高血糖发生率增加。该随机对照试验未评价生活质量。

益处 **胰岛素治疗作为起始治疗，与磺脲类比较**：一项针对新诊断的2型糖尿病的随机对照试验[4]比较了以胰岛素与磺脲类（氯磺丙脲、格列本脲或格列吡嗪）或单纯饮食控制为起始治疗对HbA1c水平的影响，结果提示在胰岛素组与磺脲类组无显著性差异。与单纯饮食控制比较，两药物治疗组均可降低HbA1c水平（3876例新诊断2型糖尿病的患者，年龄48～60岁，超重，治疗3个月后空腹血糖为6.1～15 mmol/L；治疗10年后HbA1c水平中位数：胰岛素组为7.1%，氯磺丙脲组为6.7%，格列本脲组为7.2%，饮食控制组为7.9%，CI未报告；在胰岛素与磺脲类药物之间比较的P值未报告，在各治疗组与饮食控制组比较 $P<0.0001$）[4]。该随机对照试验使用了两种横断面研究和一项纵向研究评价了生活质量。第一项横断面研究未发现胰岛素组与饮食控制组或磺脲类药物组在生活质量上存在差异，包括情绪、认知错误、症状、工作满意度或一般健康等方面（共纳入2431例患者，平均年龄60岁，平均随访期来源于8年中随机进入英国糖尿病前瞻性研究的时间，P值未报告）。使用自我管理、参考和验证三项标准综合形成一个问卷调查表来评价生活质量。第二项横断面研究也未发现各组间在生活质量上存在差异（共纳入3104例患者，平均年龄62岁，平均随访期来源于11年中随机进入英国糖尿病前瞻性研究的时间，P值未报告）。研究使用单一的自我管理调查表（EQ5D），每年1次共评价6年。纵向研究也未发现胰岛素治疗组、磺脲类治疗组和单纯饮食控制组在治疗6年后患者生活质量上存在显著性差异（共纳入374例患者，平均年龄52岁，P值未报告）[22]。**胰岛素与持续使用口服降糖药比较**：我们未发现系统综述，发现了3项随机对照试验[23-25]。第一项随机对照试验发现，与持续使用口服降糖药（磺脲类药物，按照使用频率排序为格列齐特、格列本脲、格列吡嗪；其中50%患者加用二甲双胍治疗）比较，每日两次混合胰岛素注射在治疗12周后可明显降低HbA1c水平（交叉研究，93例血糖控制不佳的患者，平均年龄59岁；治疗12周后平均HbA1c水平降低1.46%，$P=0.021$）。生活质量通过调查表来评估，平均得分无显著性差异（$P=0.61$）[23]。第二项随机对照试验发现在治疗16周后，与持续使用格列本脲（最大剂量为每天15 mg）比较，固定剂量的混合胰岛素（Humalog Mix 25）可明显降低HbA1c水平（共纳入172例2型糖尿病患者，平均年龄59.5岁，这些患者在使用格列本脲≤15 mg/d时血糖控制不佳；与基线HbA1c水平比较：胰岛素组降低1.4%，格列本脲组降低0.7%，$P=0.004$）。该随机对照试验未评价生活质量[24]。第三项随机对照试验发现在治疗12周后，与持续使用口服降糖药（最大剂量的磺脲类和双胍类）相比，胰岛素可明显降低HbA1c水平（38例患者，平均年龄60岁，在最大口服药剂量时血糖控制不佳（定义为HbA1c > 8%）；与基线HbA1c水平比较：胰岛素组降低1.7%，持续口服药治疗组增加0.3%，$P=0.002$）。该随机对照试验发现生活质量得分无显著性差异（Sickness Impact Profile $P=0.44$；Diabetes Symptoms Checklist，DC-S2 Total，$P=0.96$）[25]。**持续皮下胰岛素注射与优化的皮下胰岛素注射**：我们发现一篇系统综述（检索时间2003年）未使用HbA1c作为结局评价的高质量的随机对照试验[26]。一项随机对照试验发现在治疗24周后，持续胰岛素治疗组（Aspart）和每日多次皮下胰岛素注射（基础胰岛素NPH和餐前胰岛素Aspart）比较HbA1c水平无显著性差异（共纳入132例患者，平均年龄55岁，试验前至少每天1次胰岛素注射，与基线HbA1c水平比较，持续胰岛素注射组为−0.62% ± 1.11%，每日多次皮下胰岛素注射组为−0.46% ± 0.89%，P值未报告）。该随机对照试验未评价生活质量[27]。

害处 **胰岛素治疗作为起始治疗，与磺脲类比较**：一项随机对照试验发现与单纯饮食控制或使用磺脲类药物比较，使用胰岛素可引起主要低血糖事件发生率增高（胰岛素组为1.8%，氯磺丙脲组为1.0%，格列本脲组为1.4%，饮食控制0.7%，$P<0.0001$）。治疗10年后，与饮食控制或使用磺脲类药物比较，胰岛素组体重明显增加（胰岛素组 +4.0 kg，99%CI 3.1～4.9 kg；与饮食控制组比较，$P<0.0001$；氯磺丙脲组为 +2.6 kg，99%CI 1.6～3.6 kg；与胰岛素组比较的P值未报告；格列本脲组为1.7 kg，99%CI 0.7～2.7 kg；与胰岛素组比较的P值未报告）[4]。**胰岛素与持续使用口服降糖药比较**：一项随机对照试验发现在治疗24周后，与持续使用口服药比较，每日2次固定剂量胰岛素注射发生低血糖症状的频率增加（共纳入93例患者，与口服药比较，使用注射器每日2次固定剂量胰岛素治疗组低血糖症状指数平均差为18.8，$P=0.0003$；与口服药比较，使用注射笔每日2次固定剂量胰岛素治疗组低血糖症状指数平均差为14.7，$P=0.002$）。该试验还发现使用每日2次胰岛素注射组体重增加（在24周与口服药治疗比较，胰岛素组体重平均差为4.92 kg，$P≤0.001$）[23]。第二项随机对照试验发现治疗16周后，与持续使用格列本脲组相比，使用Humalog Mix 25组有更多患者经历至少1次低血糖事件（Humalog Mix 25组为44.7%，格列本脲组为10.3%，$P=0.0001$）[24]。使用胰岛素比磺脲类体重增加更多（胰岛素组体重增加为1.32 ± 2.4 kg，格列本脲组体重减少为−0.7 ± 2.6 kg，$P≤0.001$）[24]。第三项随机对照试验（共纳入38例最大剂量口服药治疗血糖控制不佳的患者）发现在使用胰岛素和继续使用口服药两组间低血糖事件数目无显著性差异（$P=0.67$）[25]。**持续皮下胰岛素注射与优化的皮下胰岛素注射**：一项随机对照试验发现在治疗24周后，每日多次胰岛素注射与持续皮下胰岛素注射低血糖事件比率类似（共纳入132例患者，持续皮下胰岛素注射组为54%，每日多次胰岛素注射组为59%，P值未报告）。高血糖在每日多次注射组更为多见（持续胰岛素注射组为18%，每日多次胰岛素注射组为5%，P值未报告）。两组间体重无显著性差异（持续胰岛素注射组为1.7 kg，每日多次胰岛素注射组为0.7 kg，P值未报告）[27]。

评论 英国糖尿病前瞻性研究揭示了2型糖尿病随病程延长血糖逐渐失去控制而病情进行性发展和控制血糖对减少糖尿病长期并发症两方面的益处。当最大量口服药失效时，大多数患者使用胰岛素治疗。胰岛素治疗似乎可改善血糖控制，但这是以增加低血糖发生和体重增加为代价的。然而，由于试验规模小或随访时间短等因素，关于害处的资料有限或根本没有。在过去，由于患者对接受胰岛素治疗的负担和对生活质量的影响，医生不愿使用胰岛素作为治疗手段，尤其对于老年患者，但研究结果并不支持这一点。然而，由于参试者并未进行盲法观察，所以会影响对生活质量满意度的评价。胰岛素作为一线治疗似乎并不比口服药治疗有更多益处。在初级保健中心参试者的年龄（平均年龄60岁）和能动性也可能不同。持续胰岛素注射治疗的数据仍很有限,尚无临床价值。

治疗选择5　强化治疗计划

一项大型的随机对照试验(日本糖尿病并发症研究)发现,强化治疗计划3年后比一般治疗的HbA1c水平下降0.05%,差异有统计学意义但无临床意义。与其他大型研究相比,本研究中强化治疗组HbA1c水平下降不多,原因在于本研究入选人群病程相对较长且基线时HbA1c水平较高(平均HbA1c7.74% ± 1.35%)。另一项随机对照试验发现治疗4年后强化治疗与一般治疗相比HbA1c下降。该随机对照试验中的入选者受过良好教育,因此该人群的教育水平和能动性无法代表整个糖尿病人群。

益处　**强化治疗计划与一般治疗比较**:我们发现两项随机对照试验[28,29]。一项大型随机对照试验(日本糖尿病并发症研究)发现在治疗3年后,强化治疗计划与一般治疗比较HbA1c水平下降0.05%,差异有统计学意义但无临床意义(2205例2型糖尿病,平均病程11.3年,治疗3年后基线HbA1c水平:强化教育计划组为7.68% ± 1.27%到7.62% ± 1.20%,一般治疗组为7.80% ± 1.42%到7.70% ± 1.28%;在3年时$P=0.0023$)[28]。强化治疗包括在门诊随访和频繁的电话随访中进行饮食和运动的建议,坚持治疗和对治疗的强化管理。未评价生活质量[28]。与其他大型研究相比,该研究中强化治疗组HbA1c水平下降不多,原因可能在于本研究入选人群病程相对较长(平均病程为11年,而英国糖尿病前瞻性研究则是仅入选新诊断的2型糖尿病)且基线时HbA1c水平较高(平均HbA1c 7.74% ± 1.35%)[28]。第二项随机对照试验发现在治疗4年后,与一般治疗比较,参与强化治疗的患者HbA1c水平明显降低(共纳入165例合并高血压和高血脂的2型糖尿病患者,年龄45～70岁,在4年时HbA1c水平:强化治疗组为8.2% ± 1.5%,一般治疗组为8.9% ± 1.2%,$P=0.04$)[29]。未评价生活质量。所有参试者均进行初始评价(病史、体格检查、生化测定)和按照国际指南接受治疗建议。入选强化治疗计划的患者还接受教育,包括个体化的目标、达到目标的手段(药物治疗和行为改变)以及树立达标的责任心,他们会交给初级保健医生一份计划复印件,并选择门诊随访或电话咨询。两组间降糖药区别不大。本项随机对照试验的参试者受过良好教育,除了5个人其余都接受过高中教育,25%有大学学历;因此参试者的教育水平和能动性不能代表整个糖尿病人群。

害处　我们尚未发现相关的随机对照试验。

评论　生活方式在糖尿病发生和发展中的重要性提示一项包括教育患者自我管理的措施和强化药物治疗的计划可改善预后。在我们所提到的两项随机对照试验中,有一些证据提示包含教育措施在内的强化治疗计划有效,但由于其研究人群不具有代表性,证据仍然有限。在其中一项随机对照试验中的参试者尽管有多年糖尿病病史,但在研究开始时血糖控制很好[28],而在另一项随机对照试验中的参试者受过良好教育,可能比大多数糖尿病患者有更好的能动性[29]。目前仍不清楚是否类似的强化治疗计划可成功地被标准临床实践所采用,也不清楚强化治疗计划对时间和资源的消耗有多大。

治疗选择6　氯茴苯酸类

许多随机对照试验发现在治疗12～24周后,与安慰剂比较,那格列奈可降低HbA1c而不影响体重,但症状性和经证实的低血糖发生率提高。一项随机对照试验发现在治疗14周后,瑞格列奈组与格列本脲组在HbA1c水平和低血糖发生率方面无显著性差异。另一项随机对照试验发现在治疗12个月后,瑞格列奈组与格列美脲组患者HbA1c水平和体重相当。

益处　**氯茴苯酸类与饮食或运动比较**:我们尚未发现相关的系统综述或随机对照试验。**氯茴苯酸类与安慰剂比较**:我们发现一篇系统综述(检索时间未报告)[5]和一项随后的随机对照试验[30]。系统综述中收录的四项随机对照试验比较了氯茴苯酸类(瑞格列奈或那格列奈)与安慰剂,但未作Meta分析。第一项随机对照试验发现在治疗24周时,与安慰剂比较,那格列奈可降低HbA1c水平(共纳入351例2型糖尿病患者,平均年龄59岁,单独饮食控制时HbA1c 6.8%～11.0%,经安慰剂校正与基线HbA1c水平比较:那格列奈组降低0.9%,$P \leqslant 0.0001$)。未评价生活质量[13]。第二项随机对照试验发现在治疗12周后,与安慰剂比较,那格列奈每日60 mg或更大量可明显降低HbA1c水平(共纳入289例2型糖尿病患者,平均年龄57岁,平均基线HbA1c 8.3%～8.5%,与安慰剂比较HbA1c水平:那格列奈60 mg组下降0.45%,那格列奈120 mg组下降0.62%,那格列奈180 mg组下降0.64%,$P < 0.05$)。未评价生活质量[31]。由于随访期短,该系统综述收录的另两项随机对照试验未被本书包括[32,33]。随后的随机对照试验发现在治疗24周后,与基线比较,那格列奈30～320 mg组HbA1c水平下降,而在安慰剂组升高(1项随机对照试验,纳入675例2型糖尿病患者,年龄大于30岁,空腹血糖中度升高[7.0～8.3 mmol/L];与基线比较HbA1c水平:那格列奈30 mg组为-0.26% ± 0.05%,那格列奈60 mg组为-0.31% ± 0.04%,那格列奈120 mg组为-0.39% ± 0.05%,安慰剂组为+0.16% ± 0.05%,$P < 0.001$)。该随机对照试验未评价生活质量[30]。**氯茴苯酸类与传统磺脲类比较**:我们发现一篇收录了三项随机对照试验的系统综述[5],比较了瑞格列奈与格列本脲,但未作Meta分析。由于失访率高,其中两项随机对照试验被排除在外[34,35]。第三项随机对照试验发现在治疗14周后,格列本脲1.75～10.50 mg组与瑞格列奈1.5～2.0 mg组间在HbA1c水平上有轻微差别(共纳入195例2型糖尿病患者,平均年龄62岁,使用一种磺脲类治疗≥6个月;与基线比较,HbA1c水平:瑞格列奈组为-0.3% ± 0.1%,格列苯脲组为-0.4% ± 0.1%,P值未报告)[36]。**氯茴苯酸类与新型磺脲类比较**:一项随机对照试验发现在治疗12个月后,瑞格列奈和格列美脲组在HbA1c水平上无显著性差异(共纳入132例饮食和运动不能控制血糖的2型糖尿病患者,HbA1c > 7.0%,治疗后HbA1c与基线比较:瑞格列奈组为-1.20%,95%CI -6.20%～

−0.48%，格列美脲组为−1.10%，95%CI −5.60%～−0.54%，$P<0.01$）[37]。

害处 **氯茴苯酸类与饮食或运动比较**：我们尚未发现相关的随机对照试验。**氯茴苯酸类与安慰剂比较**：系统综述未提供害处的证据[5]。被一篇系统综述收录的两项随机对照试验发现，与安慰剂相比，那格列奈组低血糖事件发生率增高但未提供量化数据[13, 31]。其中一项随机对照试验发现在治疗24周后，那格列奈与安慰剂组在体重方面无显著性差异（P值未报告）[31]。一项随后的随机对照试验发现与安慰剂比较，那格列奈组存在和剂量相关的症状性和确诊的低血糖发生率增高（确诊的低血糖事件比例：那格列奈组为5.30%，安慰剂组为1.25%，$P<0.05$）[30]。**氯茴苯酸类与传统磺脲类比较**：一项随机对照试验发现瑞格列奈和格列本脲组在轻、中度低血糖数量上无显著性差异（瑞格列奈组20例，格列本脲组15例，P值未报告）。两组在体重上也无显著性差异，但未报告数据[36]。**氯茴苯酸类与新型磺脲类比较**：一项随后的研究发现在12个月里，瑞格列奈和格列本脲组在体重方面无显著性差异（体重：瑞格列奈组从基线时76.4 ± 5.2 kg到治疗12个月时77.1 ± 5.3 kg，格列美脲组从基线时77.1 ± 5.9 kg到治疗12个月时76.6 ± 5.3 kg，P值未报告）。未报告低血糖方面的数据[37]。

评论 氯茴苯酸类（瑞格列奈和那格列奈）与安慰剂比较可降低HbA1c水平0.4%～0.9%，与磺脲类作用相当。无害处的相关数据。氯茴苯酸类起效快，作用时间短，可在餐前服用，适合生活或进餐不规律的患者。选择氯茴苯酸类还是磺脲类可能取决于基于禁忌证和副作用方面考虑的患者或医生的倾向性。在英国，只有在单用二甲双胍疗效不佳，那格列奈才作为联合用药被批准使用。

治疗选择7 二甲双胍

一篇系统综述发现，与单纯饮食控制或安慰剂比较，二甲双胍可降低糖化血红蛋白水平。组间平均体重无显著性差异。一项为期10年的随机对照试验发现，与单纯饮食控制比较，服用二甲双胍的患者HbA1c中位数降低，全因死亡率危险性降低，低血糖发生率提高。两项随机对照试验发现，与安慰剂比较，二甲双胍可降低HbA1c水平且两组间体重无显著性差异。系统综述发现，使用二甲双胍的禁忌证即经常被提到的副作用乳酸酸中毒的发生率很低。未评价生活质量。

益处 **二甲双胍与单纯饮食控制或安慰剂比较**：一篇系统综述（检索时间1996年）综合评价了比较二甲双胍和饮食控制或安慰剂作用的随机对照试验[38]。与安慰剂比较，二甲双胍可降低HbA1c水平（共纳入9项随机对照试验，未报告患者数量，与安慰剂比较，糖化血红蛋白的加权均数差为−0.9%，95%CI −1.1%～−0.7%）。未评价生活质量[38]。对进入Meta分析的随机对照试验中是否使用测定HbA1c作为评价糖化血红蛋白的方法我们并不清楚[38]。**二甲双胍与单纯饮食控制比较**：一项随机对照试验[11]发现在治疗10年后，与单纯饮食控制比较，二甲双胍组HbA1c水平的中位数更低（753例超重的2型糖尿病患者；在10年后的HbA1c中位数：二甲双胍组为7.4%，饮食控制组为8.0%，未报告统计学分析）。该随机对照试验发现，与单纯饮食控制比较，二甲双胍组在全因死亡率方面危险性下降36%（$P=0.011$）[11]。未评价生活质量。二甲双胍组频繁监测血糖以达到预想目标值。在二甲双胍组，起始剂量为850 mg每日1次，增加剂量至850 mg每日2次，再增至1700 mg晨服和850mg晚上服用[11]。**二甲双胍与安慰剂比较**：一篇系统综述（检索时间未报告）收录了六项随机对照试验但未进行Meta分析[5]。在这六项随机对照试验里，仅保留了两项随机对照试验[39, 40]。这四项随机对照试验被排除，原因是其中三项研究不是以HbA1c作为结局评价指标，另一项研究随访率仅为60%[44]。在余下的两项随机对照试验中，第一项随机对照试验发现在治疗24周后，与安慰剂比较，二甲双胍明显降低HbA1c水平（共纳入63例单纯饮食控制不佳2型糖尿病患者，24周时经基线校正后HbA1c：二甲双胍组为8.7%，安慰剂组为9.8%，$P<0.0001$）。未评价生活质量[39]。第二项随机对照试验发现与安慰剂比较，二甲双胍每日500～2500 mg可使HbA1c明显出现剂量依赖的下降（451例单纯饮食控制欠佳或之前使用磺脲类药的患者，平均年龄57岁；在14周时HbA1c平均改变：安慰剂组为+1.2%，二甲双胍每日500 mg组为+0.3%，二甲双胍每日1000 mg组为+0.01%，二甲双胍每日1500 mg组为−0.5%，二甲双胍每日2000 mg组为−0.8%，二甲双胍每日2.5g组为−0.4%，$P<0.01$）。未评价生活质量[40]。

害处 **二甲双胍与单纯饮食控制或安慰剂比较**：一篇系统综述（包括9项随机对照试验，未报告人数，检索时间1996年）未发现二甲双胍组和安慰剂组在平均体重方面存在显著差异（与安慰剂比较，二甲双胍组体重加权均数差为0.8 kg，95%CI −1.0～2.5 kg）[38]。**二甲双胍与单纯饮食控制比较**：一项随机对照试验发现与单纯饮食控制比较，二甲双胍组低血糖发生率增加（治疗10年后，二甲双胍组每年4.2%，饮食控制组每年0.9%）。两组间体重无显著性差异（无量化数据）[11]。**二甲双胍与安慰剂比较**：系统综述未提供任何关于害处的量化数据[5]。一项随机对照试验报告两组中无低血糖事件，体重无明显差异（在24周时平均体重变化：二甲双胍组−0.5 kg，安慰剂组 0.2 kg，P值未报告）[39]。另一项随机对照试验报告在14周里，二甲双胍组发生3次低血糖事件，安慰剂组未发生，两组间体重无显著性差异（P值未报告）[14]。**乳酸酸中毒**：我们发现两篇系统综述[45, 46]和一篇随后的随机对照试验[47]评价了乳酸酸中毒的危险性。第一篇综述结合了一篇从1963年至1997年五个国家（英国、瑞典、瑞士、加拿大和美国）病例报告的文献综述，得到了一个与二甲双胍相关的乳酸酸中毒的估计发生率为3/100 000人年。作者估计与二甲双胍相关的乳酸酸中毒的死亡率和与磺脲类药相关的低血糖死亡率相当。大多数但不是全部二甲双胍相关的乳酸酸中毒发生在有危险因素的患者（肾功能受损、肝功能受损、严重心血管疾病或严重的系统性疾病）[45]。另一篇系统综述发现只要在处方时注意了相关禁忌证如肾功能不全、心血管疾病、外周血管疾病、肝病、肺病和年龄超过65岁，与其他降糖治疗相比，二甲双胍没有在乳酸酸中毒发生的危险性或乳酸水平方面升高的证据（176项随机对照试验和队列研究，平均年龄57±9岁，平均病程2.10～10.7年；致死或非致死乳酸酸中毒发生率：在35 619例使用二甲双胍者或30 002例未使用二甲双胍者中无一例报告；使用Poisson分析，二甲双胍相关的乳酸酸中毒真实发生率上限为：二甲双胍组为8.4例/100 000人年，非二甲双胍组9例/100 000人年；86项随机对照试验和队列研究，未报告患者数；二甲双胍与安慰剂或非双胍类比较，与基线相比乳酸水平的净改变：组间加权均数差为+0.12mmol/L，95%CI −0.01～+0.25mmol/L；治疗中二甲双胍组与非二甲双胍组乳酸水平比较：组间加权均数差为+0.06mmol/L，95%CI −0.01～+0.13mmol/L)[46]。一项随后的随机对照试验（393例有二甲双胍禁忌证的患者，随机分组，198例继续使用，195例停用）发现，4年后两组均无乳酸酸中毒病例（1372人年）。在4年结束时两组间血乳酸水平无显著性差异（停用组1.63mmol/L，持续用组1.66mmol/L；P值未报告)[47]。停用组体重增加（停用组增加3.8±0.4 kg，持续用组增加0.9±0.4 kg，P=0.002)[47]。

评论 大多数2型糖尿病患者最终需要口服药治疗。在过去的40年间，二甲双胍被广泛用于糖尿病的初始治疗。尽管如此，我们查询到的大多数关于二甲双胍治疗的系统综述质量不高。问题包括缺乏检索日期和策略、缺乏如何应用检索标准的细节、缺乏入选的试验质量方面的信息[5]、入选了一些交叉研究以及缺乏试验规模和糖化血红蛋白测定方法的信息[38]。然而系统综述和随机对照试验已确定与安慰剂比较二甲双胍可使HbA1c降低1%～2%。对于超重或肥胖患者来说，二甲双胍可带来体重不增加这个特殊的益处。如果避开了禁忌证（肾功能不全、心血管疾病、外周血管疾病、肝病、肺病和年龄超过65岁），目前的证据提示乳酸酸中毒罕有发生。二甲双胍可能是既安全又有效的首选。然而，在综述中涉及的大多数试验是在医院、特殊机构或次级卫生保健中心开展的。因此在初级保健中心尤其在老年人和二甲双胍的标准禁忌证被忽视的情况下，二甲双胍所带来的益处可能很小。如果目前的禁忌证被很好注意的话，那么有50%需要降糖药治疗的患者不适宜使用二甲双胍[46]。

治疗选择8 磺脲类药物

一项为期10年的随机对照试验发现，与单纯饮食控制比较，服用传统磺脲类药物（氯磺丙脲、格列本脲）的患者HbA1c水平降低而低血糖发生率和体重增加。三项随机对照试验发现，与安慰剂比较，新型磺脲类药物（格列美脲、格列吡嗪）在治疗12～14周后可改善HbA1c水平。这些研究发现新型磺脲类药物（格列美脲、格列吡嗪）不增加低血糖发生率，一项随机对照试验发现在14周里，服用格列美脲的患者体重增加。两项随机对照试验发现在格列美脲与格列本脲间HbA1c水平无显著性差异，但格列美脲组低血糖发生率降低。

益处 我们发现两篇系统综述但均未进行Meta分析[5,48]，一项被系统综述遗漏的随机对照试验[49]和一项随后的随机对照试验[50]。**传统磺脲类药物与单纯饮食控制比较**：一项被系统综述[5]收录的随机对照试验[4]发现在治疗10年后，与单纯饮食控制比较，磺脲类药物（氯磺丙脲、格列本脲）可明显降低HbA1c水平（2711例患者，年龄48～60岁，超重，新诊断糖尿病，饮食控制3个月后空腹血糖6.1～15.0 mmol/L；10年内HbA1c中位数为：氯磺丙脲组6.7%，格列本脲组7.2%，饮食控制组7.9%，未报告CI，P<0.0001)[4]。**新型磺脲类与安慰剂比较**：一项被系统综述[5]收录的随机对照试验发现在治疗14周后，与安慰剂比较，格列美脲（8 mg或16 mg，每日1次或2次）可明显降低HbA1c水平（417例之前使用一种磺脲类药的2型糖尿病患者，平均年龄61岁，HbA1c：在14周，格列美脲组由基线7.9%～8.1%到7.4%～7.6%，安慰剂组由7.7%到9.7%，组间和组内P≤0.001)[51]。被系统综述遗漏的随机对照试验（569例之前饮食控制或加用磺脲类药[具体药名不详]的2型糖尿病患者，平均年龄58岁）发现在治疗12周后，格列吡嗪可明显降低HbA1c水平和改善生活质量（安慰剂校正与基线比较HbA1c下降1.6%，P<0.001；4/5生活质量评分改善；P<0.05～0.0005)[49]。一项随后的随机对照试验发现在治疗14周后，与安慰剂比较，格列美脲可明显降低HbA1c水平（70例超过3个月的饮食控制和运动不能控制血糖的墨西哥裔美国人，平均年龄49岁，安慰剂校正HbA1c为−1.8%，95%CI −2.6%～−1.0%，P<0.001）。未评价生活质量[50]。**新型磺脲类和传统磺脲类比较**：一项被系统综述[48]收录的随机对照试验[52]发现在治疗12个月后，格列美脲组（1～8 mg）和格列苯脲组（2.5～20 mg）均可达到预定目标且HbA1c水平接近（1044例之前使用格列苯脲至少2个月的2型糖尿病患者，年龄26～81岁；12个月时经基线校正HbA1c平均差为+0.07，P=0.25）。未评价生活质量[52]。另一项随机对照试验（包括3个组随机对照试验，46例2型糖尿病患者，平均年龄59岁）[53]发现在治疗15个月后，与安慰剂比较，格列吡嗪2.5～15.0 mg和格列苯脲1.75～10.50 mg明显降低HbA1c水平（基线校正HbA1c：格列吡嗪组−0.4%，格列苯脲组−0.5%，安慰剂+0.6%，P<0.05，格列吡嗪组与格列苯脲组比较的P值未报告)[53]。第三项随机对照试验（共纳入577例之前饮食控制或服用磺脲类药[具体药名不详]的2型糖尿病患者，平均年龄59.5岁）发现在52周后，格列美脲1～12 mg和格列苯脲1.25～15.00 mg均可达到预定目标且HbA1c水平接近（HbA1c水平：格列美脲组由基线8.50%±1.20%到8.24%±1.51%，格列苯脲组由8.50%±1.30%到8.28%±1.48%，P值未报告)[54]。

害处 **传统磺脲类药物与单纯饮食控制比较**：一项随机对照试验发现与单纯饮食控制比较，服用磺脲类药物可增加低血糖发生（治疗10后，氯磺丙脲组12.1%，格列苯脲组17.5%，饮食控制组0.9%），也使体重明显增加（10年后体重改变：氯磺丙脲组+5.1 kg，格列苯脲组+4.2 kg，饮食控制组+2.5 kg，P值未报告)[4]。**新型磺脲类与安慰剂比较**：被系统综述[5]收录的一项随机对照试验报告在14周里，格列美脲组（8～16mg每日1次或2次）和安慰剂组都没有发生确定的低血糖事件（血糖 < 3.3 mmol/L）[51]。被系统综述遗漏的一项随机对照试验发现在治疗12周后，格列吡嗪 5~20 mg 组和安慰剂组在低血糖症状发生率方面无显著性差异（P=0.60），也无确定的低血糖事件（血糖 < 3.1 mmol/L）[49]。一项随后的研究报告在14周里，格列美脲 1~4 mg 和安慰剂都未引起低血糖事件。与安慰剂组比较，格列美脲组体重平均增加 4.8 ± 1.1 kg（P < 0.001）[50]。**新型磺脲类和传统磺脲类比较**：一项随机对照试验发现，与格列苯脲 2.5~15.0 mg 组相比，格列美脲 1~8 mg 组低血糖发生较少（格列美脲组60次，格列苯脲组74次，P值未报告）[52]。在评价安慰剂与格列吡嗪 2.5~15.0 mg 或格列苯脲 1.75~10.50 mg 治疗15个月时作用的第二项随机对照试验中未报告低血糖的量化数据[53]。第三项随机对照试验发现在治疗12个月后，格列美脲 1~12 mg 组和格列苯脲 1.25~15.00 mg 组比较，症状性低血糖累积发生率下降（格列美脲组12%，格列苯脲组17%，未报告P值）[54]。

评论 对那些有使用二甲双胍禁忌证或不能耐受的患者来说，磺脲类药物是有效的单药治疗手段。尽管磺脲类药物在临床使用广泛，但许多研究随访期短、缺乏检验效力计算、未报告CI。人群偏倚也不能被排除。新型的短效的磺脲类药（格列美脲和格列吡嗪）比传统的长效磺脲类药物（氯磺丙脲和格列苯脲）低血糖发生少。肝肾功能受损是它们的相对禁忌证。大多数研究是在次级保健中心开展（至少是在那里被报告的），许多研究排除了那些有明显糖尿病相关的或其他原因疾病的患者。在初级保健的环境中，由于人群年龄较大和疾病更严重，治疗益处可能会减少而风险增加。

参考文献

1. World Health Organization. 1999. Definition, diagnosis and classification of diabetes mellitus and its complications: report of a WHO consultation. Geneva.
2. International Diabetes Federation. *Diabetes atlas*. Brussels: International Diabetes Federation, 2000.
3. Mykkanen L, Kuusisto J, Pyorala K, et al. Cardiovascular disease risk factors as predictors of type 2 (non-insulin-dependent) diabetes mellitus in elderly subjects. *Diabetologia* 1993;36:553–559.
4. UK Prospective Diabetes Study (UKPDS) Group. Intensive blood-glucose control with sulphonylureas or insulin compared with conventional treatment and risk of complications in patients with type 2 diabetes (UKPDS 33). *Lancet* 1998;352:837–853. [Erratum in: *Lancet* 1999;354:602]
5. Inzucchi SE. Oral antihyperglycemic therapy for type 2 diabetes: scientific review. *JAMA* 2002;287:360–372. Search date not reported; primary sources Medline and bibliographies.
6. Charpentier G, Fleury F, Kabir M, et al. 2001. Improved glycaemic control by addition of glimepiride to metformin monotherapy in type 2 diabetic patients. *Diabet Med* 2001;18:828–834.
7. Marre M, Van Gaal L, Usadel KH, et al. Nateglinide improves glycaemic control when added to metformin monotherapy: results of a randomized trial with type 2 diabetes patients. *Diabetes Obes Metab* 2002;4:177–186.
8. Blonde L, Rosenstock J, Mooradian AD, et al. Glyburide/metformin combination product is safe and efficacious in patients with type 2 diabetes failing sulphonylurea therapy. *Diabetes Obes Metab* 2002;4:368–375.
9. Marre M, Howlett H, Lehert P, et al. Improved glycaemic control with metformin-glibenclamide combined tablet therapy (Glucovance) in type 2 diabetic patients inadequately controlled on metformin. *Diabet Med* 2002;19:673–680.
10. Garber AJ, Donovan DS, Dandona P, et al. Efficacy of glyburide/metformin tablets compared with initial monotherapy in type 2 diabetes. *J Clin Endocrinol Metab* 2003;88:3598–3604.
11. UK Prospective Diabetes Study (UKPDS) Group. Effect of intensive blood-glucose control with metformin on complications in overweight patients with type 2 diabetes (UKPDS 34). *Lancet* 1998;352:854–865. [Erratum in: *Lancet* 1998;352:1557]
12. Erle G, Lovise S, Stocchiero C, et al. A comparison of preconstituted, fixed dose combinations of low-dose glyburide plus metformin versus high-dose glyburide alone in the treatment of type 2 diabetic patients. *Acta Diabetol* 1999;36:61–65.
13. Horton ES, Clinkingbeard C, Gatlin M, et al. Nateglinide alone and in combination with metformin improves glycemic control by reducing mealtime glucose levels in type 2 diabetes. *Diabetes Care* 2000;23:1660–1665.
14. Moses R, Slobodniuk R, Boyages S, et al. Effect of repaglinide addition to metformin monotherapy on glycemic control in patients with type 2 diabetes. *Diabetes Care* 1999;22:119–124.
15. Loveman E, Cave C, Green C, et al. The clinical and cost-effectiveness of patient education models for diabetes: a systematic review and economic evaluation. Health Technol Assess 2003;7:22. Search date 2002. Primary sources Cochrane Library, Medline, Embase, Pubmed, Science Citation Index, Web of Science Proceedings, Dare and HTA databases, Psychinfo, Cinahl, NHS Economic Evaluation Database, and Econlit.
16. Gary TL, Genkinger JM, Guallar E, et al. Meta-analysis of randomized educational and behavioral interventions in type 2 diabetes. *Diabetes Educ* 2003;29:488–501. Search date 1999.
17. Lozano ML, Armale MJ. Education for type 2 diabetics: why not in groups? *Aten Primaria* 1999;23:485–492. [Erratum in: *Aten Primaria* 1999;24:178] [In Spanish]
18. Dalmau Llorca MR, Garcia Bernal G, Aguilar Martin C, et al. Group versus individual education for type-2 diabetes patients. *Aten Primaria* 2003;32:36–41. [In Spanish]
19. Brown SA, Garcia AA, Kouzekanani K, et al. Culturally competent diabetes self-management for Mexican Americans: the Starr County Border Health Initiative. *Diabetes Care* 2002;25:259–268.
20. Trento M, Passera P, Tomalino M, et al. Group visits improve metabolic control in type 2 diabetes: a 2-year follow-up. *Diabetes Care* 2001;24:995–1000.
21. Steed L, Cooke D, Newman S. A systematic review of psychosocial outcomes following education, self-management and psychological interventions in diabetes mellitus. *Patient Educ Couns* 2003;51:5–15.
22. UK Prospective Diabetes Study (UKPDS) Group. Quality of life in type 2 diabetic patients is affected by complications but not by intensive policies to improve blood glucose or blood pressure control (UKPDS 37). *Diabetes Care* 1999;22:1125–1136.
23. Barnett AH, Bowen JD, Burden AC, et al. Multicentre study to assess quality of life and glycaemic control of Type 2 diabetic patients treated with insulin compared with oral hypoglycaemic agents. *Pract Diabetes Int* 1996;13:179–183.
24. Roach P, Koledova E, Metcalfe S, et al. Glycemic control with Humalog

Mix25 in type 2 diabetes inadequately controlled with glyburide. *Clin Ther* 2001;23:1732–1744.

25. de Grauw WJ, van de Lisdonk EH, van Gerwen WH, et al. Insulin therapy in poorly controlled type 2 diabetic patients: does it affect quality of life? *Br J Gen Pract* 2001;51:527–532.

26. DeWitt DE, Hirsch IB. Outpatient insulin therapy in type 1 and type 2 diabetes mellitus: scientific review. *JAMA* 2003;289:2254–2264. Search date 2003; primary sources Medline, bibliographies, and contact with experts.

27. Raskin P, Bode BW, Marks JB, et al. Continuous subcutaneous insulin infusion and multiple daily injection therapy are equally effective in type 2 diabetes: a randomized, parallel-group, 24-week study. *Diabetes Care* 2003;26:2598–2603.

28. Sone H, Katagiri A, Ishibashi S, et al. Effects of lifestyle modifications on patients with type 2 diabetes: the Japan Diabetes Complications Study (JDCS) study design, baseline analysis and three year-interim report. *Horm Metab Res* 2002;34:509–515.

29. Rachmani R, Levi Z, Slavachevski I, et al. Teaching patients to monitor their risk factors retards the progression of vascular complications in high-risk patients with type 2 diabetes mellitus – a randomized prospective study. *Diabet Med* 2002;19:385–392.

30. Saloranta C, Hershon K, Ball M, et al. Efficacy and safety of nateglinide in type 2 diabetic patients with modest fasting hyperglycemia. *J Clin Endocrinol Metab* 2002;87:4171–4176.

31. Hanefeld M, Bouter KP, Dickinson S, et al. Rapid and short-acting mealtime insulin secretion with nateglinide controls both pranadial and mean glycemia. *Diabetes Care* 200;23:202–207.

32. Jovanovic L, Dailey G III, Huang WC, et al. Repaglinide in type 2 diabetes: a 24-week, fixed-dose efficacy and safety study. *J Clin Pharmacol* 2000;40:49–57.

33. Goldberg RB, Einhorn D, Lucas CP, et al. A randomized placebo-controlled trial of repaglinide in the treatment of type 2 diabetes. *Diabetes Care* 1998;21:1897–1903.

34. Marbury T, Huang WC, Strange P, et al. Repaglinide versus glyburide: a one-year comparison trial. *Diabetes Res Clin Pract* 1999:155–166.

35. Wolffenbuttel BH, Landgraf R. A 1-year multicenter randomized double-blind comparison of repaglinide and glyburide for the treatment of type 2 diabetes. Dutch and german Repaglinide Study Group. *Diabetes Care* 1999;22:463–477.

36. Landgraf R, Bilo HJG, Muller PG. A comparison of repaglinide and glibenclamide in the treatment of type 2 diabetic patients previously treated with sulphonylureas. *Eur J Clin Pharmacol* 1999;55:165–171.

37. Derosa G, Mugellini A, Ciccarelli L, et al. Comparison between repaglinide and glimepiride in patients with type 2 diabetes mellitus: a one-year, randomized, double-blind assessment of metabolic parameters and cardiovascular risk factors. *Clin Ther* 2003;25:472–484.

38. Johansen K. Efficacy of metformin in the treatment of NIDDM: meta-analysis. *Diabetes Care* 1999;22:33–37. Search date 1996; Cumulated Index Medicus, Medline, and Embase.

39. Hoffmann J, Spengler M. Efficacy of 24-week monotherapy with acarbose, metformin, or placebo in dietary-treated NIDDM patients: the Essen-II Study. *Am J Med* 1997;103:483–490.

40. Garber AJ, Duncan TG, Goodman AM, et al. Efficacy of metformin in type II diabetes: results of a double-blind, placebo-controlled, dose-response trial. *Am J Med* 1997;103:491–497.

41. Dornan TL, Heller SR, Peck GM, et al Double-blind evaluation of efficacy and tolerability of metformin in NIDDM. *Diabetes Care* 1991;14:342–344.

42. Nagi DK, Yudkin JS. Effects of metformin on insulin resistance, risk factors for cardiovascular disease and plasminogen activator inhibitor in NIDDM subjects. *Diabetes Care* 1993;16:621–629.

43. De Fronzo RA, Goodman AM. Efficacy of metformin in patients with non-insulin dependent diabetes melleitus: the Multicenter Metformin Study Group. *N Engl J Med* 1995;333:541–549.

44. Grant PJ The effects of high- and medium-dose metformin therapy on cardiovascular risk factors in patients with type II diabetes. *Diabetes Care* 1996;9:64–66.

45. Chan NN, Brain HPS, Feher MD. Metformin-associated lactic acidosis: a rare or very rare clinical entity? *Diabet Med* 1999;16:273–281. Search date 1998; primary sources Medline and Ovid.

46. Salpeter S, Greyber E, Pasternak G, et al. Risk of fatal and nonfatal lactic acidosis with metformin use in type 2 diabetes mellitus. In: The Cochrane Library, Issue 2, 2003. Oxford: Update Software. Search date 2000. Primary sources Cochrane Controlled Trials Register, Database of Abstracts of Reviews of Effectiveness, Medline, Embase, Oldmedline, and Reactions.

47. Rachmani R, Slavachevski I, Levi Z, et al. Metformin in patients with type 2 diabetes mellitus: reconsideration of traditional contraindications. *Eur J Intern Med* 2002;13:428–433.

48. Campbell RK. Glimepiride: role of a new sulfonylurea in the treatment of type 2 diabetes mellitus. *Ann Pharmacother* 1998;32:1044–1052.

49. Testa MA, Simonson DC. Health economic benefits and quality of life during improved glycemic control in patients with type 2 diabetes mellitus: a randomized, controlled, double-blind trial. *JAMA* 1998;280:1490–1496.

50. Bautista JL, Bugos C, Dirnberger G, et al. Efficacy and safety profile of glimepiride in Mexican American patients with type 2 diabetes mellitus: a randomized, placebo-controlled study. *Clin Ther* 2003;25:195–209.

51. Rosenstock J, Samols E, Muchmore DB, et al. 1996. Glimepiride, a new once-daily sulfonylurea. A double-blind placebo-controlled study of NIDDM patients. *Diabetes Care* 1996;19:1194–1199.

52. Draeger KE, Wernicke-Panten K, Lomp HJ, et al. Long-term treatment of type 2 diabetic patients with the new oral antidiabetic agent glimepiride (Amaryl): a double-blind comparison with glibenclamide. *Horm Metab Res* 1996;28:419–425.

53. Birkeland KI, Furuseth K, Melander A, et al. Long-term randomized placebo-controlled double-blind therapeutic comparison of glipizide and glyburide. *Diabetes Care* 1994;17:45–49.

54. Dills DG, Schneider J. Clinical evaluation of glimepiride versus glyburide in NIDDM in a double-blind comparative study. *Horm Metab Res* 1996;28:426–429.

原作者

Amaryllis Campbell
General Practitioner
West Sussex, UK

利益冲突：没有声明。

糖尿病高血压

检索时间：2004年2月
原作者：Sandeep Vijan 蔡晓凌 译 纪立农 校 钱荣立 审

问 题

糖尿病患者使用降压药物控制血压的治疗效果如何？
糖尿病患者不同血压控制目标的治疗效果如何？

治疗措施及其效果

治疗

肯定有效
血管紧张素转换酶抑制剂（ACEI）
利尿剂

很可能有效
血管紧张素II受体拮抗剂（与β受体阻滞剂相比可减少心血管事件）
β受体阻滞剂（与ACEI类降压药相比有类似的减少心血管事件和微血管并发症的作用）
钙通道阻滞剂（在减少心血管事件方面与利尿剂类似但作用弱于ACEI类降压药）

效果不明
α受体阻滞剂

不同的血压控制目标

肯定有效
更低的血压目标

主要信息

治疗

- **血管紧张素转换酶抑制剂（ACEI）**：有一项随机对照试验结果显示与安慰剂相比，雷米普利（一种血管紧张素转换酶抑制剂[ACEI]）可以减少心血管事件和肾病的发生。有一项随机对照试验结果显示在减少心血管事件方面，氯噻酮（一种利尿剂）至少和赖诺普利（一种ACEI类药物）的作用是类似的。有一项随机对照试验结果显示在心血管事件、微血管并发症或糖尿病相关的死亡事件方面，阿替洛尔（一种β受体阻滞剂）和卡托普利（一种ACEI类药物）两种药物作用没有显著差异，但是阿替洛尔导致体重增加的作用更强，并且需要更强的降糖治疗。有两项随机对照试验结果显示与钙通道阻滞剂（氨氯地平或尼索地平）相比，ACEI类药物（福辛普利或依那普利）可以减少心血管事件的发生。我们没有发现对ACEI类药物与α受体阻滞剂、与血管紧张素II受体拮抗剂，或与包括ACEI类药物在内的联合用药进行比较的随机对照试验。

- **利尿剂**：有一项随机对照试验结果显示在糖尿病患者以及单纯收缩性高血压患者中，与安慰剂加常规护理相比，氯噻酮可以减少心血管事件的发生。有一项随机对照试验结果显示在减少心血管事件方面，氯噻酮至少是和赖诺普利（一种ACEI类药物）的作用是类似的。有两项随机对照试验结果显示在总体心血管事件方面，利尿剂（氯噻酮或复合阿米洛利）与钙通道阻滞剂（硝苯地平或氨氯地平）两类药物之间没有显著差异。但是，其中的一项随机对照试验结果显示与氨氯地平相比，氯噻酮可以减少心衰事件的发生。有一项随机对照试验结果显示与氯噻酮（一种利尿剂）相比，多沙唑嗪（一种α受体阻滞剂）增加心血管事件的发生。我们没有发现对利尿剂与β受体阻滞剂、与血管紧张素II受体拮抗剂，或与包括利尿剂在内的联合用药进行比较的随机对照试验。

- **血管紧张素II受体拮抗剂（与β受体阻滞剂相比可减少心血管事件）**：我们没有发现在无肾病的糖尿病高血压患者中，对血管紧张素II受体拮抗剂与安慰剂之间进行比较的随机对照试验。有一项随机对照试验结果显示在糖尿病、高血压以及左心室肥厚的患者中，与阿替洛尔（一种β受体阻滞剂）相比，氯沙坦（一种血管紧张素II受体拮抗剂）可以减少心血管事件的发生。我们没有发现对血管紧张素II受体拮抗剂与α受体阻滞剂、与ACEI类药物、与钙通道阻滞剂，或与包括血管紧张素II受体拮抗剂在内的联合用药进行比较的随机对照试验。

- **β受体阻滞剂（与ACEI类降压药相比有类似的减少心血管事件和微血管并发症的作用）**：我们没有发现在β受体阻滞剂与

安慰剂之间进行比较的随机对照试验。有一项随机对照试验结果显示在心血管事件、微血管并发症或糖尿病相关的死亡事件方面，阿替洛尔（一种β受体阻滞剂）和卡托普利（一种ACEI类药物）两种药物作用没有显著差异，但是阿替洛尔导致体重增加的作用更强，并且需要更强的降糖治疗。有一项随机对照试验结果显示在糖尿病、高血压以及左心室肥厚的患者中，与阿替洛尔相比，氯沙坦（一种血管紧张素II受体拮抗剂）可以减少心血管事件的发生。我们没有发现对β受体阻滞剂与α受体阻滞剂、与利尿剂、与钙通道阻滞剂，或与包括β受体阻滞剂在内的联合用药进行比较的随机对照试验。

◆ **钙通道阻滞剂**（在减少心血管事件方面与利尿剂类似但作用弱于ACEI类降压药）：有两项随机对照试验结果显示与钙通道阻滞剂（氨氯地平或尼索地平）相比，ACEI类药物（福辛普利或依那普利）可以减少心血管事件的发生。有两项随机对照试验结果显示在总体心血管事件方面，利尿剂（氯噻酮或复合阿米洛利）与钙通道阻滞剂（硝苯地平或氨氯地平）两类药物之间没有显著差异。但是，其中一项随机对照试验结果显示氨氯地平在减少心衰方面的作用弱于氯噻酮。我们没有发现对钙通道阻滞剂与α受体阻滞剂、与血管紧张素II受体拮抗剂，或与包括钙通道阻滞剂在内的联合用药进行比较的随机对照试验。

◆ **α受体阻滞剂**：我们没有发现在α受体阻滞剂与安慰剂之间进行比较的随机对照试验。有一项随机对照试验结果显示多沙唑嗪（一种α受体阻滞剂）在减少心血管事件方面的作用弱于氯噻酮（一种利尿剂）。我们没有发现对α受体阻滞剂与β受体阻滞剂、与ACEI类药物、与钙通道阻滞剂、与血管紧张素II受体拮抗剂，或与包括α受体阻滞剂在内的联合用药进行比较的随机对照试验。

不同的血压控制目标

◆ **更低的血压控制目标**：有三项随机对照试验结果显示与非强化血压控制相比，强化（更低的）血压控制目标可以减少心血管事件或总死亡率。我们没有发现关于将血压控制目标定在收缩压＜150mmHg且舒张压＜75mmHg的随机对照试验。

定义 糖尿病中的高血压通常定义为收缩压≥140mmHg或者舒张压≥90mmHg[1]。高血压分为三个阶段。**高血压前期**是指收缩压120～139mmHg或舒张压80～89mmHg。**1期高血压**是指收缩压140～159mmHg或舒张压90～99mmHg。**2期高血压**是指收缩压≥160mmHg或者舒张压≥100mmHg[1]。但是，现在的指南建议任何有糖尿病和高血压的患者，血压无论处于哪一期均需要进行降压药物治疗。本章主要讲述的是糖尿病合并1期或2期高血压但没有冠心病或糖尿病视网膜病变的成人患者的治疗。大多数此类研究并未区分1型和2型糖尿病，但是流行病学和研究人群的年龄提示超过95%的研究受试者可能是2型糖尿病患者。合并糖尿病视网膜病变以及合并糖尿病肾病的患者的血压控制在其他章节讲述。

发病率/患病率 高血压在糖尿病患者中的患病率非常高。2型糖尿病患者合并高血压的比例大约是同龄普通人群的1.5～3倍[2]。用140/90 mmHg作为诊断阈值，大约40%的糖尿病患者在45岁时发生高血压，而超过60%的患者在75岁之前会发生高血压。大约有30%的1型糖尿病患者最终会发生高血压，常常是在他们并发糖尿病肾病之后[2]。高血压患病率的不同取决于研究人群的不同（见下面的病因/危险因素部分）。

病因/危险因素 高血压的病因是多因素的、复杂的，尚没有被研究清楚。在普通人群中，有几个主要的高血压危险因素；在糖尿病患者中是否有不同的特殊危险因素尚不清楚。年龄是一个主要因素；近期的数据显示随着年龄的增长高血压患病率升高，在普通人群中高血压的累积终生发病危险接近90%[3,4]。父母至少有一方患有高血压病的人发生高血压的几率比普通人高2倍[5]。非洲裔美国人比非西班牙裔美国白种人患高血压病的几率高7%～10%[4]。肥胖者患病危险更高；体重指数每升高一个单位，高血压患病率增加大约1%～1.5%[4]。胰岛素抵抗与高血压的发生相关[6-8]。

预后 糖尿病合并未经治疗的高血压，与心血管疾病（如心肌梗死、心衰和卒中）以及微血管疾病（如肾病[微量白蛋白尿、肾功能不全和终末期肾病]、糖尿病肾病）患病率升高相关[9-12]。在一些主要研究中，安慰剂组的2型糖尿病高血压患者，主要心血管事件的年发生率为4%～6%，在并发其他危险因素例如糖尿病肾病的人群中的发生率明显升高[9-12]。

治疗目的 减少糖尿病患者心血管事件和微血管病变的发病率和死亡率，同时尽量减少药物治疗的不良反应。

结局 致命的或非致命的心血管事件；肾病；视网膜病变；生活质量；研究对象对治疗方法的偏好；不良反应，包括高血糖和低血糖。

方法 采用《临床证据》2004年2月的文献检索和评价方案。我们将单纯在糖尿病肾病患者中进行的研究排除在外是因为对这个人群的研究将在其他章节单独论述。

问 题	糖尿病患者使用降压药物控制血压的治疗效果如何？

治疗选择1　血管紧张素转换酶抑制剂

有一项随机对照试验结果显示与安慰剂相比，雷米普利（一种血管紧张素转换酶抑制剂[ACEI]）可以减少心血管事件和肾病的发生。有一项随机对照试验结果显示在减少心血管事件方面，氯噻酮（一种利尿剂）至少和赖诺普利（一种ACEI类药物）的作用是类似的。有一项随机对照试验结果显示在心血管事件、微血管并发症或糖尿病相关的死亡事件方面，阿替洛尔（一种

β受体阻滞剂）和卡托普利（一种 ACEI 类药物）两种药物作用没有显著差异，但是阿替洛尔导致体重增加的作用更强，并且需要更强的降糖治疗。有两项随机对照试验结果显示与钙通道阻滞剂（氨氯地平或尼索地平）相比，ACEI 类药物（福辛普利或依那普利）可以减少心血管事件的发生。我们没有发现对 ACEI 类药物与α受体阻滞剂、与血管紧张素Ⅱ受体拮抗剂，或与包括 ACEI 类药物在内的联合用药进行比较的随机对照试验。

益处 我们没有发现关于用 ACEI 类药物治疗糖尿病患者高血压病的系统综述。**ACEI 类药物与安慰剂比较**：我们发现了一项随机对照试验（3577 名 1 型或 2 型糖尿病患者[98% 为 2 型]；平均年龄 65.3 岁；平均血压 142/80mmHg），该研究在 4.5 年的观察中发现，与安慰剂相比，10mg/d 的雷米普利可以显著减少联合心血管事件和糖尿病肾病的发生（心血管事件：RR 0.75，95%CI 0.64 ~ 0.88；糖尿病肾病：RR 0.76，95%CI 0.60 ~ 0.97）[13]。**ACEI 类药物与β受体阻滞剂比较**：见β受体阻滞剂与 ACEI 类药物比较的益处。**ACEI 类药物与α受体阻滞剂比较**：我们没有发现任何与此相关的随机对照试验。**ACEI 类药物与利尿剂比较**：见利尿剂与 ACEI 类药物比较的益处。**ACEI 类药物与钙通道阻滞剂比较**：我们发现两项随机对照试验[14,15]。第一项随机对照试验（380 名 2 型糖尿病患者；平均年龄 63 岁；平均血压 170/95mmHg）发现在平均随访 2.5 年的时间里，与氨氯地平相比，福辛普利可以显著减少心血管事件发生率（HR 0.49，95%CI 0.26 ~ 0.95）[14]。第二项随机对照试验（470 名 2 型糖尿病患者，平均年龄 57.5 岁，68% 为男性，平均血压 155/98mmHg）发现在观察 5 年之后，与尼索地平相比，依那普利可以显著降低心肌梗死的危险性（尼索地平组 25/235[11%]，依那普利组 5/235[2%]；ARI 9%，95%CI 4% ~ 13%；RR 5.5，95%CI 2.1 ~ 14.6）[15]。但是，卒中发生率（尼索地平组 11/235[5%]，依那普利组 7/235[3%]；RR 1.6，95%CI 0.6 ~ 4.2）、充血性心衰发生率（尼索地平组 6/235[3%]，依那普利组 5/235[2%]；RR 1.2，95%CI 0.4 ~ 4.0）、心血管事件死亡率（尼索地平组 10/235[4%]，依那普利组 5/235[2%]；RR 2.0，95%CI 0.7 ~ 6.1）皆没有显著差异。**ACEI 类药物与血管紧张素Ⅱ受体拮抗剂比较**：我们没有发现任何与此相关的随机对照试验。**单独应用 ACEI 类药物与包括 ACEI 类药物在内的联合用药比较**：我们没有发现任何与此相关的随机对照试验。

害处 **ACEI 类药物与安慰剂比较**：随机对照试验结果显示与安慰剂相比，ACEI 类药物增加患者咳嗽和体表水肿的比例（咳嗽：ACEI 组与安慰剂组分别为：7% 与 2%；体表水肿：两组分别为 0.3% 与 0.1%）[13]。**ACEI 类药物与β受体阻滞剂比较**：见β受体阻滞剂与 ACEI 类药物比较的害处。**ACEI 类药物与利尿剂比较**：见利尿剂与 ACEI 类药物比较的害处。**ACEI 类药物与钙通道阻滞剂比较**：第一项随机对照试验没有关于害处的报告[14]。第二项随机对照试验结果发现依那普利组患者头痛的比例比尼索地平组患者显著减少（尼索地平组 10/235[4%]，依那普利组 1/235[0.4%]；$P<0.05$）[15]。但是，依那普利组患者主诉乏力感增多（尼索地平组 0/235[0%]，依那普利组 7/235[3%]；$P<0.05$）。**ACEI 类药物与血管紧张素Ⅱ受体拮抗剂比较**：我们没有发现任何与此相关的随机对照试验。**单独应用 ACEI 类药物与包括 ACEI 类药物在内的联合用药比较**：我们没有发现任何与此相关的随机对照试验。

评论 无。

治疗选择 2　利尿剂

有一项随机对照试验结果显示在糖尿病伴单纯收缩性高血压患者中，与安慰剂加常规护理相比，氯噻酮可以减少心血管事件的发生。有一项随机对照试验结果显示在减少心血管事件方面，氯噻酮至少和赖诺普利（一种ACEI类药物）的作用是类似的。有两项随机对照试验结果显示在总体心血管事件方面，利尿剂（氯噻酮或复合阿米洛利）与钙通道阻滞剂（硝苯地平或氨氯地平）两类药物之间没有显著差异。但是，其中的一项随机对照试验结果显示与氨氯地平相比，氯噻酮可以减少心衰事件的发生。有一项随机对照试验结果显示与氯噻酮（一种利尿剂）相比，多沙唑嗪（一种α受体阻滞剂）增加心血管事件的发生。我们没有发现对利尿剂与β受体阻滞剂、与血管紧张素Ⅱ受体拮抗剂，或与包括利尿剂在内的联合用药进行比较的随机对照试验。

益处 我们没有发现关于用利尿剂治疗糖尿病患者高血压病的系统综述。**利尿剂与安慰剂比较**：我们发现有一项在单纯收缩性高血压患者中完成的随机对照试验，对糖尿病患者进行了事前规划亚组分析（583名2型糖尿病患者；平均年龄70岁；平均血压170/77mmHg）[9]。该亚组研究比较了以利尿剂为基础的治疗（单独应用氯噻酮，如果需要加用阿替洛尔或利血平）和安慰剂的效果。安慰剂组中针对长期的高血压病已经接受了积极的降压药物治疗的受试者（46%的受试者；没有报告已服降压药物的类型）在试验过程中继续他们的治疗（常规治疗）。此项随机对照试验结果发现与安慰剂加常规治疗相比，以利尿剂为基础的治疗组心血管事件的危险性显著降低（RR 0.66，95%CI 0.46~0.94；ARR 8%，95%CI 1%~14%）。**利尿剂与β受体阻滞剂比较**：我们没有发现任何与此相关的随机对照试验。**利尿剂与α受体阻滞剂比较**：见α受体阻滞剂与利尿剂比较的益处。**利尿剂与 ACEI 类药物比较**：我们发现一项随机对照试验，在糖尿病患者中进行了事前规划亚组分析（12 063 名 2 型糖尿病患者；平均年龄 66.9 岁；平均血压 146/84mmHg）[16]。该研究比较了三种治疗方案：一种利尿剂（氯噻酮），一种钙通道阻滞剂（氨氯地平），一种 ACEI 类药物（赖诺普利）。研究发现在 4.9 年的随访中，与赖诺普利相比，氯噻酮可以减少心血管疾病，尽管该差异的显著性在临界点（RR 0.92，95%CI 0.85~1.00；未报告糖尿病人群的绝对危险度）。其原因主要是受益于氯噻酮组比赖诺普利组的心衰危险性低（RR 0.82，95%CI 0.70~0.95）。**利尿剂与钙通道阻滞剂比较**：我们发现两项随机对照试验[16, 17]。第一项随机对照试验在糖尿病患者中进行了事前规划亚组分析（1302名糖尿病患者；平均年龄65岁），发现在心血管事件发生率方面，硝苯地平（一种钙通道阻滞剂）

组与复合阿米洛利（一种利尿剂）组之间没有显著差异（AR：硝苯地平组54/649[8.3%]，复合阿米洛利组55/653[8.4%]；RR 0.99，95%CI 0.69～1.42）[17]。第二项随机对照试验也在糖尿病患者中进行了事前规划亚组分析（12 063名2型糖尿病患者；平均年龄66.9岁；平均血压146/84mmHg），比较了三种治疗方案：氯噻酮（一种利尿剂），氨氯地平（一种钙通道阻滞剂），赖诺普利（一种ACEI类药物）[16]。该研究结果发现在4.9年的随访中，在心血管事件方面（包括冠心病所致死亡、非致死性心肌梗死、卒中、心绞痛、心衰，或周围动脉疾病）氨氯地平组与氯噻酮组没有显著差异（RR 1.06，95%CI 0.98～1.15）。但是，与氨氯地平相比，氯噻酮可以显著降低心衰发生率（没有报告AR；RR 1.42，95%CI 1.23～1.64）。**利尿剂与血管紧张素Ⅱ受体拮抗剂比较**：我们没有发现任何与此相关的随机对照试验。**单用利尿剂与包括利尿剂在内的联合用药比较**：我们没有发现任何与此相关的随机对照试验。

害处 **利尿剂与安慰剂比较**：有一项随机对照试验发现，在随访1年以后，与常规治疗组相比，氯噻酮可以使血糖、胆固醇和尿酸水平升高（血糖水平：氯噻酮组为182mg/dl[10.1mmol/L]，常规治疗组为165mg/dl[9.2mmol/L]；胆固醇水平：氯噻酮组为236mg/dl[6.1mmol/L]，常规治疗组为231mg/dl[6.0mmol/L]；尿酸水平：氯噻酮组为5.8mg/dl[345mmol/L]，常规治疗组为5.4mg/dl[321mmol/L]，P值没有报道）[9]。氯噻酮组患者还存在血钾水平低（氯噻酮组为4.2mmol/L，常规治疗组为4.4mmol/L，未报道显著性）。**利尿剂与β受体阻滞剂比较**：我们没有发现任何与此相关的随机对照试验。**利尿剂与α受体阻滞剂比较**：见α受体阻滞剂与利尿剂比较的害处。**利尿剂与ACEI类药物比较**：有一项随机对照试验发现，与ACEI类药物（赖诺普利）相比，利尿剂（氯噻酮）可以增加低血钾的发生率（氯噻酮组为8.5%，赖诺普利组为0.8%；P<0.001），并使胆固醇和空腹血糖水平升高（胆固醇水平：氯噻酮组为197.2mg/dl[5.1mmol/L]，赖诺普利组为195.0mg/dl[5.0mmol/L]；P=0.005；空腹血糖水平：氯噻酮组为126.3mg/dl[7.0mmol/L]，赖诺普利组为121.5mg/dl[6.7mmol/L]；P=0.002）[16]。**利尿剂与钙通道阻滞剂比较**：第一项随机对照试验并没有关于糖尿病人群的有害数据的报道[17]。第二项随机对照试验发现与钙通道阻滞剂相比，利尿剂可以显著升高胆固醇水平且降低血钾水平（胆固醇水平：利尿剂组与钙通道阻滞剂组分别为：197mg/dl[5.1mmol/L]与195.0mg/dl[5.0mmol/L]；P=0.009；血钾水平：两组分别为：4.1mmol/L与4.4mmol/L；P<0.001），但是这些发现被认为临床意义极小[16]。没有关于临床不良反应的报道。**利尿剂与血管紧张素Ⅱ受体拮抗剂比较**：我们没有发现任何与此相关的随机对照试验。**单用利尿剂与包括利尿剂在内的联合用药比较**：我们没有发现任何与此相关的随机对照试验。

评论 利尿剂在某些病例中常与β受体阻滞剂合用被称为"传统治疗"。我们发现有四项这样的随机对照试验，两项是该"传统治疗"与ACEI类药物比较[18,19]，两项是该"传统治疗"与钙通道阻滞剂比较[18,19]。但是没有一项研究单独分析利尿剂的效果，所以我们把这些试验结果排除在本章之外。第一项比较利尿剂和钙通道阻滞剂的随机对照试验并没有区分糖尿病患者的类型[17]。这项试验还针对血压超过140/90mmHg的患者加用了ACEI类药物或其他降压药物。与尼非地平组相比，复合阿米洛利组的患者需要加用更多的治疗（复合阿米洛利组为49%，尼非地平组为43%；P=0.027）。但是，当把加用药物的患者和没有加药的患者进行单独分组分析时发现，在主要结局和次要结局方面，两种药物治疗组间皆没有显著性差异。

治疗选择3　血管紧张素Ⅱ受体拮抗剂

我们没有发现在无肾病的糖尿病高血压患者中，对血管紧张素Ⅱ受体拮抗剂与安慰剂进行比较的随机对照试验。有一项随机对照试验结果显示在糖尿病、高血压以及左心室肥厚的患者中，与阿替洛尔（一种β受体阻滞剂）相比，氯沙坦（一种血管紧张素Ⅱ受体拮抗剂）可以减少心血管事件的发生。我们没有发现对血管紧张素Ⅱ受体拮抗剂与α受体阻滞剂、与ACEI类药物、与钙通道阻滞剂，或与包括血管紧张素Ⅱ受体拮抗剂在内的联合用药进行比较的随机对照试验。

益处 我们没有发现相关的系统综述。**血管紧张素Ⅱ受体拮抗剂与安慰剂比较**：在无肾病的患者中我们没有发现任何与此相关的随机对照试验。**血管紧张素Ⅱ受体拮抗剂与β受体阻滞剂比较**：见β受体阻滞剂与血管紧张素Ⅱ受体拮抗剂比较的益处。**血管紧张素Ⅱ受体拮抗剂与α受体阻滞剂比较**：我们没有发现任何与此相关的随机对照试验。**血管紧张素Ⅱ受体拮抗剂与利尿剂比较**：我们没有发现任何与此相关的随机对照试验。**血管紧张素Ⅱ受体拮抗剂与ACEI类药物比较**：我们没有发现任何与此相关的随机对照试验。**血管紧张素Ⅱ受体拮抗剂与钙通道阻滞剂比较**：在无肾病的患者中我们没有发现任何与此相关的随机对照试验。**血管紧张素Ⅱ受体拮抗剂与包括血管紧张素Ⅱ受体拮抗剂在内的联合用药比较**：我们没有发现任何与此相关的随机对照试验。

害处 **血管紧张素Ⅱ受体拮抗剂与安慰剂比较**：在无肾病的患者中我们没有发现任何与此相关的随机对照试验。**血管紧张素Ⅱ受体拮抗剂与β受体阻滞剂比较**：见β受体阻滞剂与血管紧张素Ⅱ受体拮抗剂比较的害处。**血管紧张素Ⅱ受体拮抗剂与α受体阻滞剂比较**：我们没有发现任何与此相关的随机对照试验。**血管紧张素Ⅱ受体拮抗剂与利尿剂比较**：我们没有发现任何与此相关的随机对照试验。**血管紧张素Ⅱ受体拮抗剂与ACEI类药物比较**：我们没有发现任何与此相关的随机对照试验。**血管紧张素Ⅱ受体拮抗剂与钙通道阻滞剂比较**：在无肾病的患者中我们没有发现任何与此相关的随机对照试验。**血管紧张素Ⅱ受体拮抗剂与包括血管紧张素Ⅱ受体拮抗剂在内的联合用药比较**：我们没有发现任何与此相关的随机对照试验。

评论 无。

治疗选择 4　β受体阻滞剂

我们没有发现在β受体阻滞剂与安慰剂之间进行比较的随机对照试验。有一项随机对照试验结果显示在心血管事件、微血管并发症或糖尿病相关的死亡事件方面，阿替洛尔（一种β受体阻滞剂）和卡托普利（一种ACEI类药物）两种药物作用没有显著差异，但是阿替洛尔导致体重增加的作用更强，并且需要更强的降糖治疗。有一项随机对照试验结果显示在糖尿病、高血压以及左心室肥厚的患者中，与阿替洛尔相比，氯沙坦（一种血管紧张素Ⅱ受体拮抗剂）可以减少心血管事件的发生。我们没有发现对β受体阻滞剂与α受体阻滞剂、与利尿剂、与钙通道阻滞剂，或与包括β受体阻滞剂在内的联合用药进行比较的随机对照试验。

益处　我们没有发现关于用β受体阻滞剂治疗糖尿病患者高血压病的系统综述。**β受体阻滞剂与安慰剂比较**：我们没有发现任何与此相关的随机对照试验。**β受体阻滞剂与α受体阻滞剂比较**：我们没有发现任何与此相关的随机对照试验。**β受体阻滞剂与利尿剂比较**：我们没有发现任何与此相关的随机对照试验。**β受体阻滞剂与ACEI类药物比较**：我们发现一项随机对照试验（1148名新诊断2型糖尿病的患者，平均年龄56.4岁，56%男性，86%为白种人，7%为非洲-南美洲裔，5%为亚裔印度裔；平均起始血压为160/94mmHg），进行了β受体阻滞剂（阿替洛尔）与ACEI类药物（卡托普利）的比较[21]。在经过8.4年的随访之后，该随机对照试验发现在糖尿病的任一终点事件方面（任何微血管并发症、心血管事件、由于糖尿病导致的死亡事件），阿替洛尔组与卡托普利组之间没有显著差异（每1000人年的事件发生率：卡托普利组为53.3，阿替洛尔组为48.4；RR 1.10，95%CI 0.86～1.41）。**β受体阻滞剂与钙通道阻滞剂比较**：我们没有发现任何与此相关的随机对照试验（见下面的评论）。**β受体阻滞剂与血管紧张素Ⅱ受体拮抗剂比较**：我们发现有一项随机对照试验的亚组分析是在糖尿病患者中完成的（1195名糖尿病患者，均为左心室肥大者；平均年龄67岁，53%为女性，86%为白种人，11%为黑人，2%为西班牙裔；平均血压为177/96mmHg），该试验比较了一种β受体阻滞剂（阿替洛尔）和一种血管紧张素Ⅱ受体拮抗剂（氯沙坦）[22]。该研究发现与阿替洛尔比较，氯沙坦可以显著降低心血管事件发生率（每1000人年的事件发生率：氯沙坦组为39.2，阿替洛尔组为53.6；RR 0.76，95%CI 0.58～0.98）。**β受体阻滞剂与包括β受体阻滞剂在内的联合用药比较**：我们没有发现任何与此相关的随机对照试验。

害处　我们没有发现关于用β受体阻滞剂治疗的害处的系统综述。**β受体阻滞剂与安慰剂比较**：我们没有发现任何与此相关的随机对照试验。**β受体阻滞剂与α受体阻滞剂比较**：我们没有发现任何与此相关的随机对照试验。**β受体阻滞剂与利尿剂比较**：我们没有发现任何与此相关的随机对照试验。**β受体阻滞剂与ACEI类药物比较**：有一项随机对照试验结果显示在经过8.4年的随访后，与ACEI类药物（卡托普利）比较，β受体阻滞剂（阿替洛尔）可以显著增加体重上升的幅度（体重增加：在阿替洛尔组为3.4kg，在卡托普利组为1.6kg；P = 0.02）[21]。该研究还发现与卡托普利组比较，阿替洛尔组需要增加降糖药物剂量的患者比例也明显上升（在阿替洛尔组为66%，在卡托普利组为53%；P = 0.0015），但是，尚不清楚这是由于β受体阻滞剂的害处还是由于ACEI类药物的益处所造成的。**β受体阻滞剂与钙通道阻滞剂比较**：我们没有发现任何与此相关的随机对照试验。**β受体阻滞剂与血管紧张素Ⅱ受体拮抗剂比较**：有一项随机对照试验结果显示与阿替洛尔相比，氯沙坦似乎与胸骨痛和眩晕有关（胸骨痛：在阿替洛尔组为8%，氯沙坦组为12%；P=0.036；眩晕：在阿替洛尔组为7%，氯沙坦组为12%；P = 0.01）[22]。但是，阿替洛尔似乎与微量白蛋白尿、低钾血症以及心动过缓相关（微量白蛋白尿：在阿替洛尔组为13%，氯沙坦组为7%；P = 0.002；低钾血症：两组分别为7%与4%；P = 0.02；心动过缓：两组分别为8%与1%；P<0.0001）。

评论　在一些随机对照试验中，β受体阻滞剂与利尿剂联合治疗被认为是一种"传统治疗"。我们发现有四项这样的随机对照试验，两项是该"传统治疗"与ACEI类药物比较[18,20]，两项是该"传统治疗"与钙通道阻滞剂比较[18,20]。但是没有一项研究单独分析β受体阻滞剂的影响，所以我们把这些试验结果排除在本章之外。β受体阻滞剂增加体重作用更强以及需要更大剂量降糖药物来控制血糖（见上述害处）应该是先考虑使用ACEI类药物然后再考虑使用β受体阻滞剂的主要原因。**β受体阻滞剂与血管紧张素Ⅱ受体拮抗剂比较**：比较阿替洛尔与血管紧张素Ⅱ受体拮抗剂的随机对照试验报告受试者"很可能"是2型糖尿病患者。

治疗选择 5　钙通道阻滞剂

有两项随机对照试验结果显示与钙通道阻滞剂（氨氯地平或尼索地平）相比，ACEI类药物（福辛普利或依那普利）可以减少心血管事件的发生。有两项随机对照试验结果显示在总体心血管事件方面，利尿剂（氯噻酮或复合阿米洛利）与钙通道阻滞剂（硝苯地平或氨氯地平）两类药物之间没有显著差异。但是，其中一项随机对照试验结果显示氨氯地平在减少心衰方面的作用弱于氯噻酮。我们没有发现对钙通道阻滞剂与α受体阻滞剂、与血管紧张素Ⅱ受体拮抗剂，或与包括钙通道阻滞剂在内的联合用药进行比较的随机对照试验。

益处　我们没有发现关于用钙通道阻滞剂治疗糖尿病患者高血压病的系统综述。**钙通道阻滞剂与安慰剂比较**：我们没有发现任何与此相关的随机对照试验。**钙通道阻滞剂与β受体阻滞剂比较**：见β受体阻滞剂与钙通道阻滞剂比较的益处。**钙通道阻滞剂与α受体阻滞剂比较**：我们没有发现任何与此相关的随机对照试验。**钙通道阻滞剂与利尿剂比较**：见利尿剂与钙通道阻滞剂比较的益处。**钙通道阻滞剂与ACEI类药物比较**：见ACEI类药物与钙通道阻滞剂比较的益处。钙通道阻滞剂与血管紧张素 II 受体拮抗剂比较：我们没有发现任何与此相关的随机对照试验。**单用钙通道阻滞剂与包括钙通道阻滞剂在内的联合用药比较**：我们没有发现任何与此相关的随机对照试验。

害处 我们没有发现关于用钙通道阻滞剂治疗糖尿病患者的害处的系统综述。**钙通道阻滞剂与安慰剂比较**：我们没有发现任何与此相关的随机对照试验。**钙通道阻滞剂与 β 受体阻滞剂比较**：见 β 受体阻滞剂与钙通道阻滞剂比较的害处。**钙通道阻滞剂与 α 受体阻滞剂比较**：我们没有发现任何与此相关的随机对照试验。**钙通道阻滞剂与利尿剂比较**：见利尿剂与钙通道阻滞剂比较的害处。**钙通道阻滞剂与 ACEI 类药物比较**：见 ACEI 类药物与钙通道阻滞剂比较的益处。**钙通道阻滞剂与血管紧张素 II 受体拮抗剂比较**：我们没有发现任何与此相关的随机对照试验。**钙通道阻滞剂与包括钙通道阻滞剂在内的联合用药比较**：我们没有发现任何与此相关的随机对照试验。

评论 我们发现了一项随机对照试验（492 名 1 型和 2 型糖尿病患者，平均血压 175/85mmHg，年龄 ≥ 60 岁）进行了事后亚组分析，比较了硝苯地平（一种钙通道阻滞剂）与安慰剂[23]。两组患者中绝大部分受试者也同时在服用氢氯噻嗪和依那普利，因此通过此研究来分析钙通道阻滞剂的独立疗效是有一些困难的。在亚组分析中，随机对照试验结果发现与安慰剂相比，在随访 2 年后，钙通道阻滞剂减少所有心血管事件的发生率及死亡率（心血管事件发生率：RR 0.37，95%CI 0.11 ~ 0.86；心血管疾病死亡率：RR 0.30，95%CI 0.11 ~ 0.81）。

治疗选择 6　α 受体阻滞剂

我们没有发现在 α 受体阻滞剂与安慰剂之间进行比较的随机对照试验。有一项随机对照试验结果显示多沙唑嗪（一种 α 受体阻滞剂）在减少心血管事件方面的作用弱于氯噻酮（一种利尿剂）。我们没有发现对 α 受体阻滞剂与 β 受体阻滞剂、与 ACEI 类药物、与钙通道阻滞剂、与血管紧张素 II 受体拮抗剂，或与包括 α 受体阻滞剂在内的联合用药进行比较的随机对照试验。

益处 我们没有发现关于 α 受体阻滞剂治疗糖尿病患者高血压病的系统综述。**α 受体阻滞剂与安慰剂比较**：我们没有发现任何与此相关的随机对照试验。**α 受体阻滞剂与 β 受体阻滞剂比较**：我们没有发现任何与此相关的随机对照试验。**α 受体阻滞剂与利尿剂比较**：我们发现一项随机对照试验，在糖尿病患者中进行了事前规划亚组分析（8664 名 2 型糖尿病患者），比较了多沙唑嗪（一种 α 受体阻滞剂）和氯噻酮（一种利尿剂）作为一线降压药物治疗的效果[24]。该试验结果发现与氯噻酮相比，多沙唑嗪显著增加心血管事件的发生率（没有报告 AR；RR 1.24，95%CI 1.12 ~ 1.38）。**α 受体阻滞剂与 ACEI 类药物比较**：我们没有发现任何与此相关的随机对照试验。**α 受体阻滞剂与钙通道阻滞剂比较**：我们没有发现任何与此相关的随机对照试验。**α 受体阻滞剂与血管紧张素 II 受体拮抗剂比较**：我们没有发现任何与此相关的随机对照试验。**单用 α 受体阻滞剂与包括 α 受体阻滞剂在内的联合用药比较**：我们没有发现任何与此相关的随机对照试验。

害处 我们没有发现关于 α 受体阻滞剂治疗糖尿病患者的害处的系统综述。**α 受体阻滞剂与安慰剂比较**：我们没有发现任何与此相关的随机对照试验。**α 受体阻滞剂与 β 受体阻滞剂比较**：我们没有发现任何与此相关的随机对照试验。**α 受体阻滞剂与利尿剂比较**：该随机对照试验并没有关于害处的报告[24]。**α 受体阻滞剂与 ACEI 类药物比较**：我们没有发现任何与此相关的随机对照试验。**α 受体阻滞剂与钙通道阻滞剂比较**：我们没有发现任何与此相关的随机对照试验。**α 受体阻滞剂与血管紧张素 II 受体拮抗剂比较**：我们没有发现任何与此相关的随机对照试验。**α 受体阻滞剂与包括 α 受体阻滞剂在内的联合用药比较**：我们没有发现任何与此相关的随机对照试验。

评论 根据上述证据所得出的观点是，作为一种降压药物，α 受体阻滞剂不像利尿剂那样有效，需慎重考虑该药是否能作为糖尿病高血压治疗的一线药物。

问 题　糖尿病患者不同血压控制目标的治疗效果如何？

治疗选择　不积极（较高）的控制目标与较积极（较低）的控制目标比较

有三项随机对照试验结果显示与非强化血压控制相比，强化（更低的）血压控制目标可以减少心血管事件发生率或总死亡率。我们没有发现关于将血压控制目标定在收缩压 < 150mmHg 且舒张压 < 75mmHg 的随机对照试验。

益处 我们发现一篇系统综述（检索 2002 年）[25]，其中收入了三项比较特定的血压控制目标的随机对照试验。第一项随机对照试验在糖尿病患者中进行了事前规划亚组分析（1501 名受试者，没有明确糖尿病的分型，平均年龄 61.5 岁，平均血压 170/105mmHg）[10]。该研究比较的是舒张压控制目标在 90、85 和 80mmHg 的疗效。在 90mmHg 这一组，血压控制在 144/85mmHg，在 85mmHg 这一组，血压控制在 141/83mmHg，在 80mmHg 这一组，血压控制在 140/81mmHg。该研究发现与血压控制目标在 90mmHg 这一组相比较，血压控制目标在 80mmHg 这一组可以显著减少主要心血管事件的发生率（在 80mmHg 组为 11.9/1000 人年，在 90mmHg 组为 24.4/1000 人年；RR 0.49，95%CI 0.29 ~ 0.81）。其他组间的心血管事件发生率没有显著性差异（90mmHg 组比 85mmHg 组：RR 1.32，95%CI 0.84 ~ 2.06；85mmHg 组比 80mmHg 组：RR 1.56，95%CI 0.91 ~ 2.67）。80mmHg 组比 90mmHg 组的心血管疾病死亡率显著下降（在 80mmHg 组为 3.7/1000 人年，在 90mmHg 组为 11.1/1000 人年；RR 0.33，95%CI 0.14 ~ 0.78）。85mmHg 组与 90mmHg 组相比心血管疾病死亡率没有显著性差异（RR 0.99，95%CI 0.54～1.82）。但是与85mmHg组比较，80mmHg组的心血管疾病死亡率显著下降（RR 0.33，95%CI 0.14～0.78）。第二项随机对照试验（1148名新诊断的2型糖尿病患者；平均年龄56岁；平均血压160/94mmHg）比较的是强化血压控制目标（<150/85mmHg）与非强化血压控制目标（<180/105mmHg）的疗效[11]。在控制目标<150/85mmHg组，血压控制在144/82mmHg，在控制目标<180/105mmHg组，血压控制在154/87mmHg。在随访8.4年之后，与非强化血压控制治疗组（<180/105mmHg）相比，强化血压控制治疗组（<150/85mmHg）发生心血管事件的危险性显著降低（任一心血管事件发生的 RR 0.66，CI 没有报告）。该研究发现与非强化血压控制治疗组相比，强化血压控制治疗组的任一糖尿病终点事件（心血管事件终点以及肾衰竭、截肢、玻璃体出血、进行视网膜光凝术、任一眼睛失明或晶体摘除）危险性均显著降低（强化组为50.9/1000人年；非强化组为67.4/1000人年；RR 0.76，95%CI 0.62～0.92）。该研究还发现与非强化血压控制组相比，强化血压控制组的糖尿病相关死亡率和微血管终点事件的危险性也显著降低（糖尿病相关死亡率：强化组为13.7/1000人年；非强化组为20.3/1000人年；RR 0.68，95%CI 0.49～0.94；微血管终点事件：强化组为12.0/1000人年；非强化组为19.2/1000人年；RR 0.63，95%CI 0.44～0.89）。第三项随机对照试验（470名2型糖尿病患者；平均年龄58岁；平均血压155/98mmHg）比较的是舒张压控制目标在75mmHg与80～89mmHg的疗效[12]。在强化组血压控制在132/78mmHg，在非强化组血压控制在138/86mmHg。两组间肾病或视网膜病变进展率没有显著性差异（进展至微量白蛋白尿：强化组比非强化组：RR 1.38，95%CI 0.84～2.27；进展为视网膜病变：RR 0.88，95%CI 0.68～1.15）。该研究还发现两组间心血管终点事件的发生率没有差异，但没有提供相应数据。该研究确实记录了不同的死亡率（强化组为5.5%，非强化组为10.7%；$P = 0.037$），但是作者并不能确定该死亡率下降的原因（例如任何心血管疾病死亡率或微血管疾病死亡率在组间都没有差异）。

害处 随机对照试验报告在不同的治疗目标组之间，主要的不良反应没有显著性差异，但具体的结果仅在第二项随机对照试验中提供[10-12]。第二项随机对照试验报告在低血糖或体重增加方面，强化组与非强化组之间没有显著性差异（低血糖：强化组为6.1%，非强化组为4.4%；P 值没有报告；体重增加：强化组增加1.3kg，非强化组增加2.0kg；$P = 0.13$）[11]。

评论 血压的控制目标，特别是收缩压控制目标，并没有被很好地明确。仅仅检验了收缩压低于150mmHg的控制目标；达到这个目标就有明确的益处。但是，研究中显示的能获益的血压控制目标明显低于150mmHg（在一个研究中为140mmHg，在另一个研究中为144mmHg）。因此，我们认为控制目标至少要在140mmHg是合理的。其他指南制定的收缩压控制目标甚至更低（在130～135mmHg的范围），尽管目前很少有证据可以支持这个控制目标[1, 26]。

参考文献

1. Chobanian AV, Bakris GL, Black HR, et al.; National Heart, Lung, and Blood Institute Joint National Committee on Prevention, Detection, Evaluation, and Treatment of High Blood Pressure; National High Blood Pressure Education Program Coordinating Committee. The Seventh Report of the Joint National Committee on Prevention, Detection, Evaluation, and Treatment of High Blood Pressure: the JNC 7 report. *JAMA* 2003;289:2560-2572.
2. Wingard DL, Barrett-Connor E. Heart disease and diabetes. In: Diabetes in America. Harris MI, Cowie CC, Stern MP, Boyko EJ, Reiber GE, Bennet PH (editors). Washington, DC: US Govt. Printing Office; 1995: 429-448.
3. Vasan RS, Beiser A, Seshadri S, et al. Residual risk for developing hypertension in middle-aged men and women. The Framingham heart study. *JAMA* 2002;287:1003-1010.
4. Hajjar I, Kotchen TA. Trends in prevalence, awareness, treatment, and control of hypertension in the United States, 1988-2000. *JAMA* 2003; 290:199-206.
5. Staessen JA, Wang J, Bianchi G, et al. Essential hypertension. *Lancet* 2003; 361:1629-1641.
6. Skarfors ET, Lithell HO, Selinus I. Risk factors for the development of hypertension: a 10-year longitudinal study in middle-aged men. *J Hypertens* 1991;9:217-223.
7. Shetterly SM, Rewers M, Hamman RF, et al. Patterns and predictors of hypertension incidence among Hispanics and non-Hispanic whites: the San Luis Valley Diabetes Study. *J Hypertens* 1994;12:1095-1102.
8. Fagot-Campagna A, Balkau B, Simon D, et al. Is insulin an independent risk factor for hypertension? The Paris Prospective Study. *Int J Epidemiol* 1997;26:542-550.
9. Curb JD, Pressel SL, Cutler JA, et al. Effect of diuretic-based antihypertensive treatment on cardiovascular disease risk in older diabetic patients with isolated systolic hypertension. Systolic Hypertension in the Elderly Program Cooperative Research Group. *JAMA* 1996;276: 1886-1892.
10. Hansson L, Zanchetti A, Carruthers SG, et al. Effects of intensive blood-pressure lowering and low-dose aspirin in patients with hypertension: principal results of the Hypertension Optimal Treatment (HOT) randomised trial. HOT Study Group. *Lancet* 1998;351:1755-1762.
11. Turner R, Holman R, Stratton I, et al. Tight blood pressure control and risk of macrovascular and microvascular complications in type 2 diabetes: UKPDS 38. *BMJ* 1998;317:703-713.
12. Estacio RO, Jeffers BW, Gifford N, et al. Effect of blood pressure control on diabetic microvascular complications in patients with hypertension and type 2 diabetes. *Diabetes Care* 2000;23(suppl 2):B54-B64.
13. Heart Outcomes Prevention Evaluation Study Investigators. Effects of ramipril on cardiovascular and microvascular outcomes in people with diabetes mellitus: results of the HOPE study and MICRO-HOPE substudy. *Lancet* 2000;355:253-259.
14. Tatti P, Pahor M, Byington RP, et al. Outcome results of the Fosinopril Versus Amlodipine Cardiovascular Events Randomized Trial (FACET) in patients with hypertension and NIDDM. *Diabetes Care* 1998;21: 597-603.
15. Estacio RO, Jeffers BW, Hiatt WR, et al. The effect of nisoldipine as compared with enalapril on cardiovascular outcomes in patients with non-insulin-dependent diabetes and hypertension. *N Engl J Med* 1998; 338:645-652.

16. ALLHAT Officers and Coordinators for the ALLHAT Collaborative Research Group. Major outcomes in high-risk hypertensive patients randomized to angiotensin-converting enzyme inhibitor or calcium channel blocker vs diuretic: the Antihypertensive and Lipid-Lowering Treatment to Prevent Heart Attack Trial (ALLHAT). *JAMA* 2002;288:2981-2997.
17. Mancia G, Brown M, Castaigne A, et al., and INSIGHT. Outcomes with nifedipine GITS or Co-amilozide in hypertensive diabetics and nondiabetics in Intervention as a Goal in Hypertension (INSIGHT). *Hypertension* 2003;41:431-436.
18. Lindholm LH, Hansson L, Ekbom T, et al. Comparison of antihypertensive treatments in preventing cardiovascular events in elderly diabetic patients: results from the Swedish Trial in Old Patients with Hypertension-2. STOP Hypertension-2 Study Group. *J Hypertens* 2000;18:1671-1675.
19. Niskanen L, Hedner T, Hansson L, et al. Reduced cardiovascular morbidity and mortality in hypertensive diabetic patients on first-line therapy with an ACE inhibitor compared with a diuretic/beta-blocker-based treatment regimen: a subanalysis of the Captopril Prevention Project. *Diabetes Care* 2001;24:2091-2096.
20. Hansson L, Hedner T, Lund-Johansen P, et al. Randomised trial of effects of calcium antagonists compared with diuretics and beta-blockers on cardiovascular morbidity and mortality in hypertension: the Nordic Diltiazem (NORDIL) study. *Lancet* 2000;356:359-365.
21. UK Prospective Diabetes Study Group. Efficacy of atenolol and captopril in reducing risk of macrovascular and microvascular complications in type 2 diabetes: UKPDS 39. *BMJ* 1998;317:713-720.
22. Lindholm LH, Ibsen H, Dahlof B, et al, and LIFE Study Group. Cardiovascular morbidity and mortality in patients with diabetes in the Losartan Intervention For Endpoint reduction in hypertension study (LIFE): a randomised trial against atenolol. *Lancet* 2002;359:1004-1010.
23. Tuomilehto J, Rastenyte D, Birkenhager WH, et al. Effects of calcium-channel blockade in older patients with diabetes and systolic hypertension. Systolic Hypertension in Europe Trial Investigators. *N Engl J Med* 1999;340:677-684.
24. ALLHAT Collaborative Research Group. Major cardiovascular events in hypertensive patients randomized to doxazosin vs chlorthalidone: the antihypertensive and lipid-lowering treatment to prevent heart attack trial (ALLHAT). *JAMA* 2000;283:1967-1975.
25. Vijan S, Hayward RA. Treatment of hypertension in type 2 diabetes mellitus: blood pressure goals, choice of agents, and setting priorities in diabetes care. *Ann Intern Med* 2003;138:593-602. Search date 2002; primary sources Cochrane Collaboration Diabetes Group report, Medline, reference lists of review articles, and contact with experts.
26. American Diabetes Association. Clinical Practice Recommendations 2005. *Diabetes Care* 2005;28(suppl 1):S1-79.

原作者

Sandeep Vijan

Assistant Professor of Internal Medicine, University of Michigan, Ann Arbor, MI, USA

利益冲突：Sandeep Vijan 是本章涉及的一篇系统综述[25]的作者之一。

糖尿病患者心血管事件的预防

检索时间：2004年11月
原作者：Ronald Sigal, Janine Malcolm, Amel Arnaout　陈静 译　纪立农 校　钱荣立 审

问　题

戒烟对糖尿病患者有何影响？
控制血压对糖尿病患者有何影响？
治疗血脂紊乱对糖尿病患者有何影响？
抗血小板药物对糖尿病患者有何影响？
控制血糖对预防糖尿病患者的心血管疾病有何影响？
控制多重危险因素对预防糖尿病患者的心血管疾病有何影响？
血管重建术对糖尿病患者有何影响？

治疗措施及其效果

戒烟

很可能有效
戒烟 *

控制血压

肯定有效
降压治疗（与不采用降压治疗比较）
较低的目标血压

益害相当
不同的降压药物

降血脂治疗

肯定有效
他汀类药物

很可能有效
使用他汀类药物进行积极降脂治疗和一般降脂治疗的比较
贝特类药物
在老年患者中使用低剂量他汀类药物和标准剂量他汀类药物治疗的比较

抗血小板药物

很可能有效
联合使用血小板糖蛋白Ⅱb/Ⅲa阻滞剂和肝素治疗急性冠脉综合征
氯吡格雷

益害相当
阿司匹林

不太可能有效
在急性冠脉综合征患者中联合使用氯吡格雷和阿司匹林

控制血糖

很可能有效
强化的血糖控制与传统的血糖控制的比较
超重或肥胖的2型糖尿病患者的初始治疗采用二甲双胍治疗与仅采用饮食控制的比较

针对多重危险因素的治疗

肯定有效
多重危险因素的强化治疗

血管重建治疗

肯定有效
冠状动脉旁路移植术与经皮冠状动脉腔内成形术比较
冠状动脉支架联合血小板糖蛋白Ⅱb/Ⅲa阻滞剂

很可能有效
经皮冠状动脉腔内成形术与溶栓治疗比较

益害相当
冠状动脉旁路移植术与经皮冠状动脉腔内成形术加支架治疗的比较

将在新版中加入
烟酸
鱼油
维生素E和维生素C
饮食（包括减少盐摄入）

* 未发现随机对照实验但有观察性研究提示可能有益

主要信息

戒烟

◆ **戒烟***：对于是否需要戒烟，尤其糖尿病患者是否需要戒烟，我们尚未发现相关的随机对照试验。来自非糖尿病人群的观察性的证据和推论提示戒烟很可能有助于降低心血管事件的发生。

控制血压

◆ **降压治疗（与不采用降压治疗比较）**：系统综述和随后的随机对照试验发现，与不采用降压治疗相比，患有高血压或伴有心血管病史的成年糖尿病患者使用降压药物（血管紧张素转换酶抑制剂、血管紧张素受体拮抗剂、β-受体阻滞剂、钙通道阻滞剂或利尿剂）进行降血压治疗可降低心血管事件的发病率和死亡率。一篇系统综述发现，β-受体阻滞剂可降低糖尿病患者的死亡率和充血性心力衰竭的发生，但β-受体阻滞剂降低充血性心力衰竭发生的作用在非糖尿病人群中表现得更明显。

◆ **较低的目标血压**：主要在伴有高血压的人群中进行的大型随机对照试验发现，严格控制血压，将患者的舒张压降至80mmHg或更低的水平可减少主要心血管事件的发生。一项在正常血压的糖尿病患者中进行的随机对照试验发现，严格的降压治疗可减少脑血管事件的发生，但心血管源性死亡、心肌梗死、充血性心力衰竭或全因死亡率与对照组相比无显著性差异。

◆ **不同的降压药物**：系统综述和随机对照试验发现，血管紧张素转换酶抑制剂、血管紧张素受体Ⅱ拮抗剂、β-受体阻滞剂和钙通道阻滞剂对于降低合并高血压的老年糖尿病患者的心血管事件的发病率和死亡率均有效，而且大多数随机对照试验都发现各种降压药的作用无明显差异。然而，其中一些随机对照试验发现，与其他降压药相比，钙通道阻滞剂在抗心衰方面效力稍弱，与使用利尿剂氢氯噻嗪相比，血管紧张素转换酶抑制剂赖诺普利使患者发生卒中和充血性心力衰竭的风险增加。还有一些随机对照试验发现，与β-受体阻滞剂或利尿剂相比，血管紧张素Ⅱ受体拮抗剂有增加患者心血管事件的发病率和死亡率的风险。不同的降压药存在不同的不良反应。随机对照试验发现，与服用卡托普利相比，患者服用阿替洛尔后体重增加更多，患者服用地尔硫䓬出现头痛、便秘的比例较服用利尿剂或β-受体阻滞剂高，因药物的不良反应使患者中断治疗的比例阿替洛尔组较氯沙坦组高。

降血脂治疗

◆ **他汀类药物**：一篇系统综述和一项随后的随机对照试验发现他汀类药物与安慰剂相比可减少患者的心血管事件。该随机对照试验还发现，在不伴有低密度脂蛋白胆固醇升高的人群中，治疗3.9年后，与安慰剂相比，每天服用10 mg阿托伐他汀可减少患者心血管事件的发生。

◆ **使用他汀类药物进行积极降脂治疗和一般降脂治疗的比较**：一项随机对照试验发现，与常规治疗相比，使用阿托伐他汀治疗使患者的低密度脂蛋白水平降至2.6 mmol/L（< 100 mg/dl）以下，可降低心血管事件的发生率和死亡率。另一项随机对照试验发现，使用洛伐他汀，如果需要还可加用考来烯胺，将患者的低密度脂蛋白严格地控制到1.55～2.2 mmol/L这样的低水平目标，与将患者的低密度脂蛋白水平控制到达3.36～3.62 mmol/L的目标相比，随访4年后，两组患者的心肌梗死和死亡的发生无显著性差异。

◆ **贝特类药物**：一项随机对照试验发现，与安慰剂相比，使用吉非贝齐治疗5年后减少了患者心血管事件的发生。另一项小型的随机对照试验发现两者没有差异。一项随机对照试验发现，与安慰剂相比，苯扎贝特治疗3年后可以减少患者心血管事件的发生。一项随机对照试验发现，使用非洛贝特或安慰剂治疗39个月后，两组患者的心肌梗死或死亡的发生无显著性差异。

◆ **在老年患者中使用低剂量他汀类药物和标准剂量他汀类药物治疗的比较**：一项随机对照试验发现，使用低剂量的普伐他汀（5 mg/d）和使用标准剂量的普伐他汀（10～20 mg/d）治疗4年后，两组间心血管事件的发生没有显著的差异。

抗血小板药物

◆ **联合应用血小板糖蛋白Ⅱb/Ⅲa阻滞剂和肝素治疗急性冠脉综合征**：我们尚未发现就采用血小板糖蛋白Ⅱb/Ⅲa阻滞剂治疗和不采用抗血小板治疗进行比较的随机对照试验。一项在不稳定心绞痛或非ST段抬高的急性心肌梗死的患者中进行的随机对照试验发现，与仅使用肝素治疗相比，联合使用替罗非班（一种血小板糖蛋白Ⅱb/Ⅲa阻滞剂）和肝素，联合治疗组患者180天的死亡、心肌梗死、难治性的心肌缺血的复合终点事件的发生率较单独治疗组低。而在事先已采用阿司匹林治疗的患者中，这两种治疗方案的出血风险无显著性差异。在需要行经皮冠状动脉腔内成形术的患者中进行的随机对照试验显示，血小板糖蛋白Ⅱb/Ⅲa阻滞剂加支架的治疗与安慰剂加支架的治疗相比，降低了患者心血管事件的发生率和死亡率。一项在ST段抬高的急性心肌梗死的患者中进行的随机对照试验发现，阿昔单抗联合半量瑞替普酶的治疗较单用全量瑞替普酶的治疗降低了患者7天内心肌梗死的再发生率，但同时也发现阿昔单抗联合半剂量瑞替普酶的治疗增加了患者出血的危险。

◆ **氯吡格雷**：我们尚未发现将氯吡格雷和安慰剂进行比较的随机对照试验。一项随机对照试验发现，在糖尿病和新近出现缺血性卒中、心肌梗死或已患有外周动脉疾病的患者中采用氯吡格雷或阿司匹林治疗，在28天时，两种治疗对患者心血管事件的影响没有差异。该随机对照试验还发现使用氯吡格雷引起的需要住院治疗的出血事件较使用阿司匹林少。

◆ **阿司匹林**：一篇系统综述发现，与对照组相比，使用阿司匹林作为主要的抗血小板治疗没有降低患者发生非致死性心肌梗死、非致死性卒中、血管原因引起的死亡或在患有糖尿病和心血管疾病的人群中发生不明原因死亡的风险。该综述还发现抗血小板治疗与患者发生严重的颅外出血和出血性卒中的风险增加有关，但该综述没有单独分析在糖尿病人群中是否也有这个结果。一项随后的随机对照试验将阿司匹林与安慰剂对比发现，在降低患者死亡、卒中或急性心肌梗死等复合终点事件方面两组间无显著性差异。该系统综述遗漏的一项随机对照试验发现，与安慰剂相比，使用阿司匹林5年后可降低患者发生急性心肌梗死的风险。上述两项随机对照试验发现阿司匹林能增加患者出血的风险。在患糖尿病并伴有新近发生卒中、心肌梗死或其他动脉血管性疾病的患者中进行的一项随机对照试验发现，使用阿司匹林或使用氯吡格雷治疗28天，两组患者心血管事件的发生无显著性差异。该随机对照试验还发现阿司匹林增加了患者需要住院治疗的出血事件。一项在不稳定心绞痛或非Q波心肌梗死的患者中进行的随机对照试验发现，患者采用阿司匹林加氯吡格雷的联合治疗与阿司匹林加安慰剂的联合治疗相比，治疗12个月后，阿司匹林加氯吡格雷治疗组患者的心血管事件的发生较对照组没有显著降低。该随机对照试验还发现，与安慰剂相比，联合使用阿司匹林和氯吡格雷增加了患者出现严重出血事件的比例。

◆ **在急性冠脉综合征患者中联合使用氯吡格雷和阿司匹林**：一项在不稳定心绞痛或非Q波心肌梗死的患者中进行的随机对照试验显示，患者采用阿司匹林加氯吡格雷的联合治疗与阿司匹林加安慰剂的联合治疗相比，治疗12个月后，阿司匹林加氯吡格雷治疗组患者的心血管事件的发生较对照组没有显著降低。该项研究还发现联合使用阿司匹林和氯吡格雷增加患者出现严重出血事件的比例。

控制血糖

◆ **强化的血糖控制和传统的血糖控制比较**：一篇系统综述发现，与传统的血糖控制相比，超过2年强化的血糖控制可以减少1型糖尿病患者首次主要的心血管事件的发生率。两项随机对照试验发现，在2型糖尿病患者中，强化血糖控制和传统血糖控制对患者心血管事件的发生率和死亡率的影响无显著性差异。这些随机对照试验还发现采用强化血糖控制组的患者的体重增高和低血糖事件较传统血糖控制组增加。

◆ **超重或肥胖的2型糖尿病患者的初始治疗采用二甲双胍治疗与仅采用饮食控制比较**：一项在超重或肥胖的2型糖尿病患者中进行的随机对照试验显示采用二甲双胍强化治疗与仅采用饮食控制的常规治疗相比，治疗5年后，强化治疗组的患者心肌梗死和卒中的发生率有所降低，但就卒中的发生而言，两组间无显著性差异。一项随机对照试验发现，与仅采用饮食控制的治疗相比，二甲双胍的治疗增加了患者轻到中度低血糖事件的发生。

针对多重危险因素的治疗

◆ **多重危险因素的强化治疗**：我们尚未发现系统综述或随机对照试验将治疗多重危险因素和治疗单一危险因素对心血管事件的结局的影响进行比较。一项在合并微量白蛋白尿的2型糖尿病患者中进行的随机对照试验将强化治疗多重危险因素治疗组与按临床指南进行常规治疗组进行比较，结果发现治疗8年后，强化治疗组的患者心血管疾病的发生率较对照组低。多重危险因素的治疗包括持续严格控制饮食、运动、控制血糖、控制血压、治疗微量白蛋白尿和抗血小板治疗。

血管重建治疗

◆ **对比冠状动脉旁路移植术（CABG）与经皮冠状动脉腔内成形术（PTCA）**：一篇系统综述发现，在糖尿病患者中，与采用PTCA相比，采用CABG进行血管重建后4年，患者的全因死亡率降低，但6.5年后，这两种治疗方案无显著性差异。一项在糖尿病合并冠脉多支病变的患者中进行的大型随机对照试验发现，与PTCA治疗相比，治疗8年后，采用CABG治疗减少了患者的死亡率和心肌梗死的发生率。另一项小型的随机对照试验发现，治疗4年后，这两种治疗在降低患者的死亡率方面无显著性差异。

◆ **在行经皮冠状动脉腔内成形治疗的患者中联合使用支架和血小板糖蛋白Ⅱb/Ⅲa阻滞剂的治疗**：在行经皮冠状动脉腔内成形术治疗的糖尿病患者中进行的随机对照试验发现，联合使用支架加血小板糖蛋白Ⅱb/Ⅲa阻滞剂的治疗，与支架加安慰剂治疗组相比，可减少患者心血管事件的死亡率和发病率。

◆ **经皮冠状动脉腔内成形术与溶栓治疗比较**：一篇系统综述发现，与溶栓治疗相比，经皮冠状动脉腔内成形术可以减少患者急性心肌梗死后30天的死亡和再梗死的风险。

◆ **冠状动脉旁路移植术（CABG）与经皮冠状动脉腔内成形术（PTCA）加支架治疗的比较**：一项在糖尿病和冠状动脉多支病变的患者中进行的随机对照试验发现，与PTCA加支架治疗相比，CABG可以减少患者随访第一年和第三年时的死亡、心肌梗死和血管重建。然而，CABG可增加患者短期内（住院期间）发生卒中的风险。

* 没有随机对照试验研究但是有观察性的证据证明可能有益。

定义 **糖尿病**：糖尿病是一组以高血糖为特征的疾病，空腹血糖≥7.0 mmol/L，或口服75g葡萄糖粉2h后血糖≥11.1 mmol/L，

且重复两次以上可诊断为糖尿病。强化治疗是指使血糖控制水平尽可能接近非糖尿病人群的血糖范围。强化治疗采用包括教育、心理咨询、监测、自我血糖管理以及应用口服抗糖尿病药物和注射胰岛素的手段来使患者的血糖水平达标。**心血管疾病**：是指由于心脏和（或）冠脉、脑血管、外周血管的粥样硬化性病变所引起的临床事件，例如：急性心肌梗死Ⓖ、充血性心力衰竭、心脏源性猝死、卒中、坏疽和（或）需要进行血管重建术的疾病。**人群**：在上一版的临床证据中，我们试图将一级预防研究和二级预防研究的人群加以区分。但是，在中老年患2型糖尿病的人群中，这种区分没有临床意义。目前在糖尿病人群中的干预治疗并未发现一级预防无效而二级预防有效的情况，反之亦然。大多数情况下，参加心血管疾病预防试验的糖尿病患者多为中老年患者，他们可能同时合并其他的心血管危险因素，而且他们可能很大比例并存未诊断的心血管疾病。

发病率/患病率　糖尿病是心血管疾病的一个重要危险因素。美国1986年的死亡调查显示，60%～75%的糖尿病患者死于心血管疾病[1]。糖尿病患者心血管疾病的年发病率提高了（男性：RR 2～3；女性：RR 3～4，调整了年龄和其他心血管危险因素）[2]。约有45%的白人中老年糖尿病患者合并心血管疾病，而白人非糖尿病的中老年人群患心血管疾病仅有25%。在芬兰进行的一项队列研究（入选了1059名糖尿病患者和1373名非糖尿病患者，年龄45～64岁），7年急性心肌梗死的风险在无心脏病病史的糖尿病患者（20.2/100人年）与有心脏病病史的非糖尿病患者（18.8/100人年）差不多[3]。

病因/危险因素　糖尿病升高了患心血管疾病的风险。在糖尿病患者中，心血管的危险因素包括传统的危险因素如：年龄，既往心血管疾病史、吸烟、高血压、血脂紊乱、久坐的生活方式、心血管疾病早现的家族史。此外，还有更多的糖尿病特有的危险因素如：尿蛋白排泄增多、血糖控制不良。传统的心血管疾病的危险因素同样升高了糖尿病患者出现心血管疾病的相对风险，风险程度与非糖尿病人群类似。一项前瞻性对列研究入选了一组糖尿病患者，包括164名女性和235名男性，平均年龄65岁，另一组为非糖尿病患者，包括437名女性和1099名男性，平均年龄为61岁，平均随访3.7年，研究患者发生急性心肌梗死后的死亡率。该项研究发现糖尿病组的死亡率显著高于非糖尿病组（糖尿病组116/399占29%，非糖尿病组204/1536占13%；RR 2.2，95%CI 1.8～2.7）[4]。该研究还发现，急性心肌梗死后，女性糖尿病患者的死亡率高于男性糖尿病患者（调整后HR：女性2.7，95%CI 1.8～4.2；男性1.3，95%CI 1.0～1.8）。体力活动少对女性和男性而言都是心血管事件十分重要的危险因素。另一项入选了5125名女性糖尿病患者的队列研究发现，很少运动（小于1小时/周）或完全不运动组与每周至少运动7小时组相比，发生心血管事件的风险增加了一倍[5]。第三项队列研究（入选1263名糖尿病患者，平均随访达12年）发现，基线心肺顺应性较低组的患者较中、高度心肺顺应性组全因死亡率增加（RR 2.9，95%CI 2.1～3.6）[6]，患病前3个月从不进行休闲运动的患者比同期进行休闲运动的患者总死亡率高（RR 1.8，95%CI 1.3～2.5）。对心血管事件的绝对风险而言，女性和男性糖尿病患者是相同的。**糖尿病患者特有的心血管危险因素包括**：成年后糖尿病的病程（20岁前患糖尿病的时间对心血管事件的影响很少）、升高的血糖浓度（以空腹血糖和糖化血红蛋白Ⓖ表示）、任何程度的微量白蛋白尿（白蛋白尿30～299 mg/24h）[7]。同样病程的糖尿病伴微量白蛋白尿的患者较不伴微量白蛋白尿的患者有着更高的心血管事件的发病率和死亡率（RR 2～3）[8,9]。与白蛋白排泄正常的2型和1型糖尿病患者相比，伴有蛋白尿的2型（RR 2.61，95%CI 1.99～3.43）[10]和1型糖尿病患者（RR 9）[7,11,12]心脏事件死亡率升高。一项心脏结局干预评估队列研究（入选了3498名至少伴有一种心血管危险因素的糖尿病患者，年龄大于55岁，其中1140名患者基线时存在微量白蛋白尿，占总数32%，平均随访5年）的流行病学分析显示，伴有微量白蛋白尿组（白蛋白肌酐比（ACR）≥2.0 mg/mmol）较不伴有微量白蛋白尿组有较高的发生主要心血管事件的风险（调整后RR 1.97，95%CI 1.68～2.31）和较高的全因死亡率（RR 2.15，95%CI 1.78～2.60）[13]。该研究还发现白蛋白肌酐比与主要心血管事件风险相关（ACR为0.22～0.57 mg/mmol：RR 0.85，95%CI 0.63～1.14；ACR为0.58～1.62 mg/mmol：RR 1.11，95%CI 0.86～1.43；ACR为1.62～1.99 mg/mmol：RR 1.89，95%CI 1.52～2.36）。

预后　糖尿病升高了患者发生冠脉事件后的死亡率或严重并发症发病率的风险，该风险的升高，部分是由于糖尿病患者合并其他心血管危险因素的比例较高（RR 1.5～3.0）[2,3,14,15]。一篇系统综述（检索时间1998年，包括15项前瞻性对列研究）发现，因急性心肌梗死住院的糖尿病患者，与较低的血糖水平相比，应激性高血糖与患者较高的死亡率显著相关（RR 1.7，95%CI 1.2～2.4）[16]。一项大型前瞻性队列研究（入选91 285名男性，平均年龄40～84岁）发现，与没有糖尿病和冠心病（CHD）的男性相比，伴或不伴冠心病的男性糖尿病患者、仅伴有冠状动脉疾病的男性、具有患心血管疾病最高风险的男性（见表1）[17]在随访5年时都存在较高的全因死亡率和冠心病死亡率，多元分析没有根本改变这些关联。糖尿病本身使全因死亡率升高2倍，使冠心病死亡率升高3倍，而已经存在冠心病的糖尿病患者发生冠心病相关的死亡率是既没有糖尿病也没有冠心病的患者的12倍[17]。

治疗目的　在最少的不良反应下降低患者冠心病的死亡率和患病率。

结局　致死或非致死急性心肌梗死的发生；充血性心力衰竭；心脏性猝死；冠脉重建术；卒中；坏疽；血管造影证实的冠脉、颅动脉、血管或外周动脉狭窄；全因死亡率。

方法　采用《临床证据》2004年11月的文献检索和评价方案。我们研究了在糖尿病人群中伴有至少10个肯定的临床心血管事件的系统综述和随机对照试验。仅有间接终点的研究报告（血管造影显示血栓消退，血脂改变）没有被纳入。大多数证据来自于大型随机对照试验的糖尿病人群的亚组分析。如同所有的亚组分析和小样本的研究一样，结果只能是具有提示性的而不是肯定性的。

| 问 题 | 戒烟对糖尿病患者有何影响？ |

| 治疗选择 | 戒烟 |

对于是否需要戒烟，尤其糖尿病患者是否需要戒烟，我们尚未发现相关的随机对照试验。来自非糖尿病人群的观察性的证据和推论提示戒烟很可能有助于降低心血管事件的发生。

益处 我们尚未发现相关的系统综述和随机对照试验研究戒烟，尤其在糖尿病人群中进行该项研究。

害处 我们尚未发现相关的随机对照试验。

评论 观察性研究已经发现吸烟与糖尿病患者心血管死亡事件的升高有关。在无糖尿病的患者中，发现戒烟与风险降低有关。戒烟很可能使糖尿病患者受益，至少与那些未患糖尿病但是存在其他心血管危险因素的人群同样获益（见戒烟作为缺血性心脏事件的二级预防）。

| 问 题 | 控制血压对糖尿病患者有何影响？ |

| 治疗选择 1 | 降压治疗与没有采用降压治疗比较 |

系统综述和随后的随机对照试验发现，与没有采用降压治疗比较，伴有高血压或伴有心血管事件的成年糖尿病患者使用降压药物（血管紧张素转换酶抑制剂、血管紧张素受体拮抗剂、β-受体阻滞剂、钙通道阻滞剂或利尿剂）进行降血压治疗可以降低患者心血管事件的发病率和死亡率。一篇系统综述发现，β-受体阻滞剂可以降低糖尿病患者的死亡率和充血性心力衰竭的发生率，但β-受体阻滞剂降低充血性心力衰竭发生的作用在非糖尿病人群中表现得更明显。

益处 降压治疗与对照：我们发现了4篇系统综述（检索时间为2000[18]，2002[19]，2002[20]，第4篇系统综述没有报告检索时间[21]）和一个包括几项重要随机对照试验的Meta分析[22]。我们还发现了三项随后的随机对照试验[23-25]。结果在网络版表A中列出。所有分析全因死亡率的综述和随机对照试验都发现，与对照组相比，降压治疗显著降低了合并或不合并心血管疾病的成年糖尿病患者的死亡率。一项大型随机对照试验发现降压治疗降低了卒中的发病率。一篇系统综述对合并或不合并糖尿病的充血性心力衰竭的患者进行分析发现，在同一试验中，糖尿病组的患者死亡风险的降低大于非糖尿病组（非糖尿病组 RR 0.72；95% CI 0.65～0.79）[21]。没有任何一篇系统综述和随机对照试验发现降压治疗减少了心肌梗死、心血管事件死亡率或非致死性心血管事件[18, 20, 23, 25]。

害处 系统综述和随后的随机对照试验有关不良反应的信息很少[18-26]。（见网络版表A）

评论 无。

| 治疗选择 2 | 不同的降压药物 |

系统综述和随机对照试验发现，血管紧张素转换酶抑制剂、血管紧张素受体Ⅱ拮抗剂、β-受体阻滞剂、钙通道阻滞剂对于降低合并高血压的老年糖尿病患者的心血管事件和死亡率均有效，且大多数随机对照试验都发现各种降压药之间作用无明显差异。然而，一些随机对照试验发现，与其他降压药相比，钙通道阻滞剂在抗心衰的作用方面效力稍弱；与使用利尿剂氢氯噻嗪相比，血管紧张素转换酶抑制剂赖诺普利使患者发生卒中和充血性心力衰竭的风险增加；与β-受体阻滞剂或利尿剂相比，血管紧张素Ⅱ受体阻滞剂有增加患者心血管事件和死亡率的风险。不同的降压药存在不同的不良反应，随机对照试验发现，与服用卡托普利相比，患者服用阿替洛尔后体重增加得更多，患者服用地尔硫䓬出现头痛、便秘的比例较服用利尿剂或β-受体阻滞剂高，这是由于药物的不良反应使患者中断治疗的比例阿替洛尔组较氯沙坦组高。

益处 我们发现3篇系统综述[19, 27, 28]，一项随机对照试验[29]和三项随后的随机对照试验[30-32]比较了各种降压药物（血管紧张素转换酶（ACE）抑制剂、血管紧张素受体Ⅱ拮抗剂、β-受体阻滞剂、钙通道阻滞剂），分别在合并或不合并心血管疾病的老年糖尿病患者（主要为2型糖尿病患者），对各种降压药进行比较。第一篇系统综述（检索时间为2002年）评价了每种降压药物，但是没有将所有随机对照试验认可的结果结合在一起共同分析[19]。第二篇系统综述（检索时间为2000[27]年）将ACE抑制剂和其他降压药进行了比较，第三篇系统综述评价了钙通道阻滞剂（检索时间为2003[28]年）。第二篇和第三篇系统综述将一些相同的随机对照试验结合起来进行分析，但是没有结合不同的资料进行分析。我们报道了被综述收录的对相关随机对照试验比较的结果并在必要之处报告了Meta分析结果。我们还报道了随后的随机对照试验研究结果。大多数随机对照试验发现，对于死亡和心血管事件的影响而言，不同的降压药间无显著性差异。一项随机对照试验发现ACE抑制剂赖诺普利与利尿剂氯噻酮相比显著增加了患者卒中的发生。两篇系统综述提示钙通道阻滞剂对心脏的保护作用较血管紧张素转换酶抑制剂、血管紧张素受体Ⅱ拮抗剂、β-受体阻滞剂或利尿剂弱。一项随机对照试验发现，与阿替洛尔相比，氯沙坦显著减少了心血管的复合终点事件。另一项随机对照试验发现应用多沙唑嗪6年后，与使用氯噻酮相比，显著增加了患者各种冠脉的事件，结果因此而中止了多沙唑嗪的治疗。结果在网络版表B中列出。

害处 大多数随机对照试验并未向我们提供降压药物不良反应方面的信息。第二篇系统综述[27]中的一项随机对照试验发现，与卡托普利治疗组相比，在试验的前4年，服用阿替洛尔使患者的体重增加得更多，然而，在试验接下来的4年中，两组间患者的体重无显著性差异。一项随机对照试验发现，合并或不合并糖尿病的患者服用维拉帕米比服用阿替洛尔发生便秘和咳嗽的比例高，而服用阿替洛尔发生呼吸困难、头晕目眩、症状性心动过缓以及哮喘的比例较高。一些随机对照试验发现，地尔硫䓬引起患者出现头痛、便秘的比例较利尿剂或β-受体阻滞剂高。一项随机对照试验发现因药物的不良反应使患者中断治疗的比例阿替洛尔较氯沙坦高。详细内容见网络版表 B 。

评论 **临床指南**：临床证据提示噻嗪类利尿剂、β-受体阻滞剂、血管紧张素转换酶抑制剂、钙通道阻滞剂都能减少糖尿病患者的心血管事件。有关钙通道阻滞剂的综述[28]对早期那些得出血管紧张素转换酶抑制剂优于钙通道阻滞剂的结论的小型研究提出质疑。该综述指出为了预防主要的心血管事件，作为高血压的初始治疗，钙通道阻滞剂至少和血管紧张素转换酶抑制剂一样有效。血管紧张素转换酶抑制剂是否和β-受体阻滞剂作用相当还不明了。在大多数随机对照试验中，为了达到目标血压，采用降压药联合治疗较单药治疗多。一篇系统综述[19]中的大型随机对照试验[33]发现，伴有其他心血管危险因素的老年糖尿病患者应用血管紧张素转换酶抑制剂雷米普利不仅减少了患者蛋白排泄，还减少了心血管事件的发病率和死亡率。血管紧张素转换酶抑制剂对心脏的相对保护作用对于合并或不合并高血压，伴有或不伴有微白蛋白尿的人群都是一样的。

治疗选择3 较低的目标血压

大型的随机对照试验，主要在伴有高血压的人群中进行的研究发现，严格控制血压，将患者的舒张压降至80 mmHg或更低的水平可以减少主要心血管事件的发生。一项在正常血压的糖尿病患者中进行的随机对照试验发现，严格的降压治疗可以减少脑血管事件的发生，但是，心血管源性死亡、心肌梗死、充血性心力衰竭以及全因死亡率与对照组相比无显著性差异。

益处 我们尚未发现相关的系统综述，但发现了3项随机对照试验[34-37]。第一项随机对照试验（在2篇文章中报道）发现，1148名高血压患者使用阿替洛尔或卡托普利治疗8.4年，与中等程度的降压治疗目标相比（血压≤180/105 mmHg），严格的降压目标（血压≤150/85 mmHg）使2型糖尿病患者的致死或非致死性急性心肌梗死 $\mathbf{G}$ 和卒中的发生显著降低，但是外周血管事件两组没有差异。在该项研究中，758名严格降压目标的患者有107名发生致死或非致死性急性心肌梗死，占14%，390名中等程度降压治疗的患者有83名发生致死或非致死性急性心肌梗死，占21%（RR 0.66，95% CI 0.51～0.86；NNT 14，95%CI 9～35）。758名严格降压治疗的患者有38名发生卒中，占5.0，390名中等程度降压目标的患者有34名发生卒中，占8.7%（RR 0.58，95% CI 0.37～0.90；NNT 27，95%CI 18～116）。758名严格降压目标的患者有8名发生外周血管事件，占1.1%，390名中等程度降压目标的患者有8名发生外周血管事件，占2.1%（RR 0.52，95%CI 0.20～1.36）[34-35]。第二项随机对照试验发现，治疗3.8年后，与将收缩压控制在90 mmHg或以下组相比，将收缩压严格控制在80 mmHg或以下，主要心血管事件的发生可以减少50%。该项随机对照试验为多中心的随机对照试验，包括3个分支研究，共入选了1501名高血压患者，服用非洛地平、ACE抑制剂、β-受体阻滞剂或利尿剂治疗。主要心血管事件：499名严格控制收缩压在80 mmHg或以下的患者有22名发生，占4.4%，而501名控制收缩压在90 mmHg或以下的患者有45名发生（RR 0.5，95%CI 0.3～0.8；NNT 22，95%CI 16～57）[36]。第三项随机对照试验发现，使用尼索地平或依那普利治疗，可以使患者的收缩压较基线时下降10 mmHg，而使用安慰剂治疗，患者的血压与基线80～89 mmHg的收缩压相比无明显改变，结果治疗5.3年后，与安慰剂组相比，治疗组患者心血管事件的发病率显著降低。该项随机对照试验入选了480名基线血压＜140/90 mmHg的2型糖尿病患者，使用尼索地平或依那普利治疗后，脑血管事件：237名达到比基线收缩压下降10 mmHg这一目标的患者中有4名发生，占1.7%，243名与基线80～89 mmHg的收缩压相比无明显改变的患者中有13名发生，占5.4%（OR 3.29，95%CI 1.06～10.25；NNT 27，95%CI 14～255）[37]。此项研究发现在心血管源性死亡、心肌梗死、充血性心力衰竭、或全因死亡率方面，两组间无显著性差异。另外，该研究还在患有2型糖尿病和外周动脉疾病（踝/臂指数＜0.9）的人群中进行的亚组研究发现，与血压没有明显下降的患者比较，严格控制血压在平均128/75 mmHg以下可以显著降低患者的主要心血管事件，该亚组共有53名患者，22名严格控制血压在128/75 mmHg以下的患者中有3名（占13.6%）发生心血管死亡、非致死性心肌梗死、非致死性卒中、需住院治疗的心力衰竭、或肺栓塞，而31名血压没有下降的患者中有12名（占38.7%）发生上述事件（ARR 25%，95%CI 3%～47%，NNT4，95%CI 2～37）[38]。

害处 我们发现没有很好的证据表明控制血压存在一个阈值，在此阈值之下的血压对人存在害处。第一项随机对照试验发现，与服用卡托普利相比，阿替洛尔组体重增加的患者的比例显著增加（9年平均体重增加：阿替洛尔组3.4 kg，卡托普利组1.6 kg，P=0.02），但严格控制血压组（血压≤150/85 mmHg）与中度控制血压组（血压≤180/105 mmHg）[34, 35]在低血糖发生和体重增加方面无显著性差异。第二项随机对照试验比较了严格控制血压组与中度控制血压组报道的不良事件，包括头晕、头痛、腿肿、脸红以及咳嗽。该研究提示在血压控制得最低组心血管死亡风险增加，并且阿司匹林与严重和轻微的出血（大约为1.8倍以上）的高发生率有关[36]。第三项在正常血压的人群中进行的随机对照试验没有关于不良事件的信息[37]。

评论 在患有糖尿病和高血压的人群中的积极降压治疗减少了心血管病的患病率和死亡率。大多数试验都采用两种以上的降压药以期达到良好的目标血压。

问题 治疗血脂紊乱对糖尿病患者有何影响？

治疗选择 1 贝特类药物

一项随机对照试验发现，与安慰剂相比，使用吉非贝齐治疗5年后减少了患者心血管事件的发生。另一项小型随机对照试验发现两者无显著性差异。一项随机对照试验发现，与安慰剂相比，苯扎贝特治疗3年后可以减少患者心血管事件的发生。一项随机对照试验发现，使用非洛贝特或安慰剂治疗39个月后，两组患者的心肌梗死或死亡的发生无显著性差异。

益处 我们发现有两篇系统综述（一篇检索时间没有报道[39]，另一篇检索时间为2002年[40]）将贝特类降脂药与安慰剂进行了比较。这些系统综述均未包括所有贝特类药物试验的综合或总结评估。我们报道了被至少一篇系统综述提到的随机对照试验。一项随机对照试验发现与安慰剂相比，吉非贝齐治疗5年后没有显著减少患者心肌梗死的发生和心源性死亡。该项随机对照试验共入选了135名未诊断过心血管疾病并且非高密度脂蛋白胆固醇大于 5.2 mM（200 mg/dl）的男性糖尿病患者，年龄40～55岁，吉非贝齐治疗组有59名患者，其中2名（占3.4%）出现事件，安慰剂组有76名患者，其中8名（占10.5%）出现事件（ARR 7%，95%CI −1%～15%；RR 32%，95%CI 7%～146%）[41]。此研究报道，与安慰剂相比，使用吉非贝齐可以使糖尿病患者的血脂水平与基线水平相比有较大的变化（此结果以图表的形式呈现，未进行显著性检验）。第二项随机对照试验发现，与安慰剂相比，每日服用吉非贝齐 1200 mg 治疗5年后可以显著减少冠心病、死亡、卒中或非致死性心肌梗死G的发生。此项研究入选了769名合并心血管的男性糖尿病患者，年龄小于74岁，并且患者的高密度脂蛋白胆固醇≤40 mg/dl，低密度脂蛋白胆固醇≤140 mg/dL，甘油三酯≤300 mg/dl。吉非贝齐治疗组有388名患者，其中105名（占27%）出现事件，安慰剂组有381名患者，其中141名（占37%）出现事件（HR 0.68，95%CI 0.53～0.88）[42]。第三项随机对照试验发现，与安慰剂相比，苯扎贝特治疗3年后可显著减少患者心肌梗死或心电图上出现新的缺血表现。该项研究共纳入164名未诊断过心血管疾病的2型糖尿病患者，年龄35～65岁，且患者血清甘油三酯 8.18～8.0 mmol/L，血清胆固醇 5.2～8.0 mmol/L，总胆固醇和高密度脂蛋白胆固醇比值≥4.7～≥7.2，苯扎贝特治疗组有64名患者，其中5名（占7.8%）出现事件，安慰剂组有64名患者，其中16名（占25%）出现事件（ARR 17.2%，95%CI 4.6%～30.1%；RR 0.31 95%CI 0.12～0.80；NNT 6，95%CI 5～20）[43]。该随机对照试验还发现，在治疗3年时，苯扎贝特显著改善了患者的血脂水平，其中总胆固醇与基线（范围5.6～5.77 mmol/L）相比平均降低了 4.8 mmol/L，而安慰剂组升高了 0.2 mmol/L（$P=0.004$）。甘油三酯与基线（范围2.09～2.24 mmol/L）相比平均降低了 0.8 mmol/L，而安慰剂组降低了 0.09 mmol/L（$P=0.001$）。高密度脂蛋白胆固醇与基线（范围0.94～1.02 mmol/L）相比平均升高了 0.02 mmol/L，而安慰剂组降低了 0.02 mmol/L（$P=0.001$）。中低密度脂蛋白胆固醇与基线（范围3.66～3.98 mmol/L）相比平均降低了 0.35 mmol/L，而安慰剂组降低了 0.04 mmol/L（$P=0.06$），两组间无显著性差异。第四项随机对照试验入选了418名合并或不合并心血管疾病的糖尿病患者，平均年龄57岁，将非洛贝特治疗与安慰剂进行比较，结果显示，每日服用非洛贝特 200 mg 或安慰剂治疗39个月后，两组患者发生心肌梗死或死亡的比例无显著性差异。非洛贝特治疗组有207名患者，其中15名（占7.2%）出现事件，安慰剂组有211名患者，其中21名（占9.9%）出现事件（ARR + 2.7%，95%CI − 2.8%～+ 8.3%；RR 0.73，95%CI 0.39～1.37）。该随机对照试验还发现，与安慰剂相比，非洛贝特显著改善了患者的血脂水平，其中总胆固醇与基线（范围5.56～5.58 mmol/L）相比有所下降（为图示研究结果，$P<0.001$）。低密度脂蛋白胆固醇比基线（范围3.38～3.43 mmol/L）降低（为图示研究结果 $P<0.001$）。甘油三酯比基线（范围2.42～2.59 mmol/L）降低（为图示研究结果，$P<0.001$）。高密度脂蛋白胆固醇与基线（范围1.01～1.05 mmol/L）相比升高（为图示研究结果，$P<0.001$））[44]。该随机对照试验对于心肌梗死和死亡的结局把握度较低，但是提示了使用非洛贝特有降低心肌梗死发生和死亡的趋势，因为研究显示服用非洛贝特9人发生心肌梗死，6人死亡，而安慰剂组有12人发生心肌梗死，9人死亡。非洛贝特有益于减少心肌梗死和死亡的结论具有提示性，不能完全排除这种可能性。

害处 系统综述没有评论贝特类药物的不良反应[39,40]。第一、二、三项随机对照试验也没有评论贝特类药物的不良反应[41-43]。将每日服用 200mg 非洛贝特和安慰剂进行比较的随机对照试验报道两组在胆囊综合征（治疗组207名患者中有1人发生，占0.5%，安慰剂组211名有3人发生，占1.4%）、肝毒性（治疗组207名患者中有3人发生，占1.5%，安慰剂组211名无人发生，占0%）、肌肉疼痛（治疗组207名患者中无人发生，占0%，安慰剂组211人中有1人发生，占0.5%）、关节疼痛（治疗组207名患者中有7人发生，占3.4%，安慰剂组211人中有6人发生，占2.5%）、癌症（治疗组207名患者中有5人发生，占2.4%，安慰剂组211人中有7人发生，占3.3%）的发生方面无显著性差异[44]。

评论 无。

治疗选择 2 他汀类药物

一篇系统综述和一项随后的随机对照试验发现他汀类药物与安慰剂相比可以减少患者的心血管事件的发病率和死亡率。该随机对照试验发现，与常规治疗相比，使用阿托伐他汀使患者的低密度脂蛋白水平降至2.6 mmol/L以下，减少了心血管事件的发生率和死亡率。一项随机对照试验发现在没有低密度脂蛋白胆固醇升高的人群中，每天服用10 mg阿托伐他汀，在治疗3.9年后，与安慰剂相比可以减少心血管事件的发生。另一项随机对照试验发现使用洛伐他汀，如果需要还可加用考来烯胺，将患者的低密度脂蛋白严格的控制在1.55～2.2 mmol/L的低水平目标，与将患者的低密度脂蛋白水平控制在3.36～3.62 mmol/L的中等水平目标相比，随访4年后，患者心肌梗死和死亡的发生无显著性差异。一项随机对照试验在老年人中随访4年后发现，使用低剂量普伐他汀（每天5mg）与标准剂量普伐他汀（每天10～20mg）对降低心血管事件无显著性差异。

益处 我们发现了两篇系统综述[40]，2项被遗漏的随机对照试验[47, 48]，和一项随后的随机对照试验[45]。我们还发现了一篇没有将评估他汀类药物的随机对照试验进行Meta分析的系统综述，但其提供了在入选这些试验的糖尿病患者的数据质量的评论（见评论部分）[39]。**他汀类和安慰剂比较**：我们发现一篇系统综述（检索时间2002年）将他汀类或贝特类和安慰剂进行比较的随机对照试验汇总进行研究[40]。我们还发现一项随后的随机对照试验也将他汀类和安慰剂进行比较[45]。这篇系统综述发现，与安慰剂相比，他汀类和贝特类对心血管事件包括非致死性急性心肌梗死 ⒢、卒中、心血管死亡率、不稳定性心绞痛的一级预防更有效果。关于这方面的研究包含了6项随机对照试验，其中5项是他汀类药物的研究，一项是贝特类药物的研究，共纳入7200名2型糖尿病患者。心血管事件：3598名他汀类或贝特类药物治疗的患者中有352人发生，占9.8%；3602名安慰剂组的患者中有455人发生，占12.6%；（RR 0.78，95%CI 0.67～0.89；ARR 3%，95%CI 1%～-4% 在4.3年时；NNT 35，95%CI 未报道）。该综述还发现对于心血管事件的二级预防而言，他汀类或贝特类也较安慰剂更有效果。关于这方面的研究包含了8项随机对照试验，其中7项是他汀类药物的研究，一项是贝特类药物的研究，共纳入4723名2型糖尿病合并冠状动脉疾病的患者。**心血管事件**：2359名他汀类或贝特类药物治疗的患者中有667人发生，占28%；2364名安慰剂组的患者中有817人发生，占34.6%；（RR 0.76，95%CI 0.5～0.93；ARR 7%，95%CI 3%～12% 在4.9年时；NNT 13.8，95%CI 未报道），排除贝特类药物研究后进行敏感性分析，结果显示对于心血管事件一级预防和二级预防相对危险度和绝对危险度的减少的评估没有改变[40]。一项随后的随机对照试验入选了2838名2型糖尿病患者，平均年龄61岁，既往无心血管疾病史，但是伴有高血压、目前仍有吸烟史、白蛋白尿、视网膜病变中的至少一项，同时低密度脂蛋白胆固醇小于4.1 mmol/L，随访了3.9年，结果发现，与安慰剂相比，使用阿托伐他汀可以显著降低心血管事件。1428名服用阿托伐他汀的患者中有83人发生心血管事件，占5.8%；安慰剂组有1410人，其中127人发生心血管事件，占9%。（RR 0.63，95%CI 0.48～0.83，P=0.001）[45]。**积极的降脂治疗与一般的降脂治疗的比较**：系统综述[40]中提到的一项随机对照试验[46]发现积极的降脂治疗和一般的降脂治疗对于4年内心肌梗死和死亡的发生没有显著性差异。该随机对照试验共纳入116名糖尿病合并心血管疾病的2型糖尿病患者，年龄21～74岁，采用氯伐他汀如果需要还可加用考来烯胺降脂治疗，使患者的低密度脂蛋白水平达到1.55～2.2 mmol/L（60～85 mg/dl）这样的低水平和3.36～3.62 mmol/L（130～140 mg/dl）这样的一般水平，4年死亡率：积极降脂治疗组6.5，一般降脂治疗组9.6（RR 0.67，95%CI 0.12～3.75）。4年心肌梗死事件率：积极降脂治疗组4.8%，一般降脂治疗组11.6%（RR 0.40，95%CI 0.07～2.47）。这项随机对照试验因入选的糖尿病患者的人数较少而把握度有限。第一项遗漏的随机对照试验[46]发现，与常规治疗相比，使用阿托伐他汀将患者的低密度脂蛋白水平降至2.6 mmol/L以下，3年后显著减少了患者发生全因死亡、非致死性心肌梗死、不稳定性心绞痛、充血性心力衰竭、血管重建、卒中等联合心血管事件终点的风险（入选313名合并心血管疾病的糖尿病患者，平均年龄58岁，RRR 0.42%，P=0.0001；结果为图示）。阿托伐他汀由每日10 mg逐渐增加最大可使用每日80 mg以达到将低密度脂蛋白胆固醇控制在2.6 mmol/L以下的降脂目标。常规治疗由家庭医生进行，包括饮食、锻炼、减重和（或）接受降脂药物治疗，14%常规治疗组的患者接受了任意一种降脂药物的治疗[47]。**在老年患者中低剂量他汀药物治疗和标准剂量他汀类药物治疗的比较**：第2项遗漏的随机对照试验发现，使用低剂量的普伐他汀（每天5mg）和使用标准剂量的普伐他汀（每天10～20mg）治疗4年后，心血管事件的发生两组无显著性差异（入选了199名年龄大于60岁的糖尿病患者，104名服用低剂量普伐他汀治疗的患者中17人发生事件，占16.3%，95名服用标准剂量普伐他汀治疗的患者中15人发生事件，占15.8%；ARR + 0.6%，95%CI -9.7%～+10.8%）[48]。

害处 **他汀类药物和安慰剂比较**：系统综述（检索时间2002年）报道他汀类药物和安慰剂治疗有着同样的中断治疗的发生比例（在许多病例中报道大约>15%），而在大型的研究中显示肝脏肌酶升高的比例两组无显著性差异（一项随机对照试验[49]，纳入3983名2型糖尿病患者；丙氨酸氨基转移酶大于正常上限2倍的比例：辛伐他汀组1.8%，安慰剂组1.6%，两组无显著性差异；肌酸激酶升高的比例：辛伐他汀组0.3%，安慰剂组0.2%，两组无显著性差异）[40]。**积极的降脂治疗和一般的降脂治疗的比较**：在该系统综述里提到的随机对照试验[46]没有不良反应的报道。另外一项随机对照试验[47]发现，因不良反应退出试验的患者的比例在阿托伐他汀和常规治疗组之间无显著性差异（因不良反应退出试验：800名阿托伐他汀治疗的患者中有6名发生，占0.75%，800名常规治疗的患者中有3名发生，占0.4%，两组间无显著差异；因肝酶升高而退出试验：800名阿托伐他汀治疗的患者中有4名发生，占0.5%，800名常规治疗的患者中有3名发生，占

0.4%，两组无显著差异）。**在老年患者中低剂量他汀类药物治疗和标准剂量他汀类药物治疗的比较：**另外一项比较低剂量和标准剂量普伐他汀的随机对照试验显示，治疗的不良反应包括胃肠道症状和肌酸激酶升高，且标准剂量治疗组发生的比例较高（不良反应的比例：334名低剂量治疗患者中有19名发生，占5.7%，331名标准剂量治疗组中有26人发生，占7.9%，P 值未报告）[48]。

评论 一篇系统综述[40]提到的随机对照试验[49]具有极为重要的意义。因为该项研究入选的患者并非血脂异常或既往存在血管疾病的人群，从而它是第一项提供了明确证据的试验，证明了他汀类药的治疗作为心血管疾病一级预防是肯定有效的[49]。无论先前是否合并冠状动脉性心脏病，也不论初始低密度脂蛋白水平如何，主要心血管事件相对危险度的减少是类似的。该随机对照试验的结果提示，他汀类药物的治疗对大多数易患冠状动脉性心脏病的糖尿病患者很可能有效，无论患者初始的低密度脂蛋白水平如何，也不论患者是否已经合并心血管疾病。而且，该项试验以及其他试验都提供了强有力的证据表明他汀类药物的治疗价值在于他汀类药物本身，而不仅仅是由于他汀类药物可以将低密度脂蛋白胆固醇降至某一水平来实现。除了此项随机对照试验[49]，大多数已发表的对于发现心血管事件有益处这一结论有充分把握度的随机对照试验要么入选的糖尿病患者很少，要么排除了糖尿病患者。因此，可以采用的证据几乎都建立在大型试验的亚组研究的基础上，而这些亚组研究关于糖尿病的型别、病程、并发症的严重性、代谢的控制情况方面的信息很少[39]。系统综述报道后，他汀类药物和安慰剂的比较试验被提前中止了，因为在所有研究人群中阿托伐他汀都表现了较高的有效性（心血管死亡和非致死性心肌梗死的RR 0.64，95% CI 0.50～0.83）[50]，尽管在糖尿病患者的亚组分析中显示差异没有显著性，糖尿病和非糖尿病的可信区间有所重叠。有几项评估贝特药物对糖尿病患者影响的试验正在进行中。

问 题 抗血小板药物对糖尿病患者有何影响？

治疗选择1 **阿司匹林**

一篇系统综述发现，与对照组相比，使用阿司匹林作为主要的抗血小板治疗没有降低患者发生非致死性心肌梗死、非致死性卒中、血管原因引起的死亡以及在患有糖尿病和心血管疾病的人群中发生不明原因死亡的风险。该综述还发现抗血小板治疗与患者发生严重的颅外出血和出血性卒中的风险增加相关，但是该综述没有单独分析糖尿病人群是否也有此结果。一项随后的随机对照试验将阿司匹林与安慰剂对比发现，在降低患者死亡、卒中、或急性心肌梗死等复合终点事件方面两组无显著性差异。该系统综述遗漏的一项随机对照试验发现，与安慰剂相比，使用阿司匹林5年后可以降低患者发生急性心肌梗死的风险。上述两项随机对照试验均发现阿司匹林出血的风险。在患糖尿病合并新近发生卒中、心肌梗死或其他动脉血管性疾病的患者中进行的一项随机对照试验发现，使用阿司匹林或使用氯吡格雷治疗28天，两组患者心血管事件的发生无显著性差异。该研究还发现，阿司匹林增加了患者需要住院治疗的出血事件。一项在不稳定心绞痛或非Q波心肌梗死的患者中进行的随机对照试验发现，患者采用阿司匹林和氯吡格雷的联合治疗与阿司匹林加安慰剂的联合治疗相比，治疗12个月后，阿司匹林加氯吡格雷治疗组患者的心血管事件的发生较对照组没有显著降低。该研究还发现与阿司匹林加安慰剂的联合治疗相比，联合使用阿司匹林和氯吡格雷增加了患者出现严重出血事件的比例。

益处 **阿司匹林与安慰剂或对照比较：**我们发现一篇系统综述（检索时间1997年）[51]，该系统综述遗漏的一项随机对照试验[52]和一项随后的随机对照试验[53]。系统综述发现，与对照组相比，主要使用阿司匹林进行抗血小板治疗并未显著减少患者非致死性心肌梗死、非致死性卒中、血管源性死亡、不明原因死亡的联合终点的风险。该系统综述包括9项随机对照试验，4961名未诊断糖尿病和心血管疾病的患者，2568名采用抗血小板治疗的患者中有403人发生联合终点事件，占15.7%，2558名对照组患者中426人发生联合终点事件，占16.7%；RR 0.94，95%CI 0.83～1.07。对相同结局的Meta分析显示，伴糖尿病患者的相对危险减少为6%，无显著性，而不伴糖尿病患者的相对危险减少为25%，有显著性[51]。该系统综述中最大的随机对照试验发现，在减少致死性或非致死性心肌梗死和卒中方面，每日服用650 mg阿司匹林与安慰剂相比无显著性差异（3711名1型和2型糖尿病患者，年龄18～70岁；5年时致死性或非致死性心肌梗死发生率：阿司匹林组9.1%，安慰剂组12.3%；RR 0.83，99%CI 0.66～1.04；致死性或非致死性卒中发生率：阿司匹林组4.5%，安慰剂组3.8%；RR 1.17，99%CI 0.79～1.28）[54]；该系统综述遗漏的一项随机对照试验发现，与安慰剂相比，阿司匹林显著降低了5年后急性心肌梗死❻的发生率（533名患糖尿病但未诊断过心血管疾病的男性医生入选该试验，阿司匹林组275名，11名发生，占4.0%，安慰剂组258名，26名发生急性心肌梗死，占10.1%；RR 0.39，95%CI 0.2～0.79；NNT 16，95%CI 12～47）[52]。随后的一项开放的随机对照试验（入选1031名2型糖尿病患者，平均年龄64岁，无心血管疾病史）发现，与对照组相比，阿司匹林治疗组并未显著降低患者发生心血管死亡、卒中和心肌梗死（总心血管事件：阿司匹林组519人中有53人发生，占10.2%，未治疗组512人中有59人发生，占11.5%；RR 0.89，95%CI 0.62%～1.26%）[53]。**阿司匹林与氯吡格雷的比较：**见氯吡格雷的益处。**阿司匹林联合氯吡格雷治疗：**见氯吡格雷的益处。

害处 在系统综述中，阿司匹林的使用剂量范围为75～1500 mg/d。多数随机对照试验中阿司匹林的使用剂量为75～325 mg/d[51]。使用阿司匹林剂量大于325 mg/d患者的出血风险增加但预防的效果未改善。使用剂量在75～325 mg/d时，阿司匹林的效果和不良反应无差异。该系统综述发现，阿司匹林作为抗血小板治疗使主要的颅外出血的比值比相对升高50%

（OR 1.6，95%CI 1.4～1.8），使颅内出血的相对危险增加（RR 22%，95%CI 3%～4%，$P < 0.01$）。这些结果对Meta分析而言，并未单独针对糖尿病患者的分析[51]。该系统综述中最大的随机对照试验未报道使用阿司匹林的害处[54]。系统综述中遗漏的随机对照试验发现，阿司匹林引起出血的风险显著高于安慰剂组（22 071名医生入选该试验，其中533名患糖尿病；出血的比例：阿司匹林组2979名发生出血，占13.5%，安慰剂组2248名发生出血，占10.1%；（RR 1.32，95%CI 1.25～1.40，$P < 0.00001$）[52]。其他常见的不良反应两组无明显差异。这些结论是针对所有入选者的分析得出的，并未单独针对糖尿病患者进行分析[52]。随后的一项开放的随机对照试验发现阿司匹林显著增加了出血的发生（阿司匹林组发生出血的比例为1.9%，无治疗组发生出血的比例为0.2%，$P = 0.007$，绝对数据未报道）[53]。

评论 我们未发现足够的证据表明糖尿病患者应使用阿司匹林治疗。在30岁之前，患心血管疾病的危险是较低的，白种人中多数成年糖尿病患者在30岁以上患心血管疾病的危险才有所增加。目前广泛认可的阿司匹林禁忌证是阿司匹林过敏、出血倾向、抗凝治疗、近期有胃肠道出血、活动性肝病[55]。

治疗选择2 氯吡格雷

我们尚未发现氯吡格雷与安慰剂进行比较的随机对照试验。在患糖尿病并合并新近出现缺血性卒中、心肌梗死或已患有外周动脉疾病的患者中进行的一项随机对照试验发现，采用氯吡格雷或阿司匹林治疗，在28天时，两种治疗对患者心血管事件的影响无显著性差异。该随机对照试验还发现使用氯吡格雷治疗引起的需要住院治疗的出血事件较使用阿司匹林治疗少。

益处 我们尚未发现有关于此的系统综述。**氯吡格雷与安慰剂比较**：我们尚未发现氯吡格雷与安慰剂比较的随机对照试验。**氯吡格雷与阿司匹林比较**：在患有1型或2型糖尿病并合并新近发生的缺血性卒中、心肌梗死或已患有外周动脉疾病的患者中进行的一项随机对照试验发现，采用氯吡格雷或阿司匹林治疗，两种治疗在28天内对心血管事件的影响无显著性差异。该随机对照试验[56]共入选3866名患者，平均年龄64岁，对患者发生心绞痛、血管源性死亡、心肌梗死、各种原因所致的卒中、因缺血事件再住院等事件进行分析，结果发现，1914名采用氯吡格雷治疗的患者中有299名发生上述心血管事件，占15.6%；1952名阿司匹林治疗的患者中有345人发生，占17.7%。ARR 2.1%，95%CI $-0.3\%～+4.4\%$，RR 0.88，95%CI 0.77～1.02。**阿司匹林和氯吡格雷联合治疗**：一项在不稳定心绞痛或非Q波心肌梗死的患者中进行的随机对照试验发现，采用阿司匹林和氯吡格雷的联合治疗与阿司匹林加安慰剂的联合治疗相比，治疗12个月后，阿司匹林加氯吡格雷治疗组患者的心血管事件的发生无明显降低。该试验共入选2840名未详细说明型别的糖尿病患者，平均年龄64岁，所有患者被随机分为两组，所有患者均在一次急性事件内24小时内先一次性给予大剂量氯吡格雷300 mg，然后每天服用75 mg。一组每天加用75～325 mg阿司匹林治疗，另一组每天加用安慰剂治疗，12个月后，观察患者的心血管死亡，非致死性心肌梗死或卒中的发生，结果显示：1405名阿司匹林加氯吡格雷治疗组的患者有200人发生上述事件，占14.2%；1435名阿司匹林加安慰剂的联合治疗组的患者中有240名发生事件，占16.7%（RR 0.85，95%CI 0.71～1.01）[57]。

害处 **氯吡格雷与阿司匹林比较**：一项随机对照试验发现，1型或2型糖尿病患者因为使用氯吡格雷或阿司匹林治疗28天，结果氯吡格雷组发生需要住院的出血事件的比例较阿司匹林组少（共纳入3866名患者，平均年龄64岁，发生需要住院的出血事件：氯吡格雷治疗组1914名中有34名，占1.8%，阿司匹林治疗组1952名中有55名，占2.8%；RRR 37.0%，95%CI 3.8%～58.7%，$P=0.031$）[56]。**氯吡格雷和阿司匹林联合治疗**：一项在发生不稳定性心绞痛和非Q波心肌梗死并已经使用阿司匹林治疗的患者中进行的随机对照试验发现，联合使用氯吡格雷组发生主要出血事件的患者比例较联合使用安慰剂高（主要出血事件：氯吡格雷组发生比例3.7%，安慰剂组2.7%；RR 1.38，95%CI 1.13～1.67，$P = 0.0001$）[57]。

评论 无。

治疗选择3 血小板糖蛋白Ⅱb/Ⅲa阻滞剂

我们尚未发现就采用血小板糖蛋白Ⅱb/Ⅲa阻滞剂治疗和不采用抗血小板治疗进行比较的随机对照试验。一项在不稳定心绞痛或非ST段抬高的急性心肌梗死患者中进行的随机对照试验研究发现，联合使用替罗非班（一种血小板糖蛋白Ⅱb/Ⅲa阻滞剂）和肝素的治疗，与单独使用肝素治疗相比，联合治疗组的患者180天的死亡、心肌梗死、或难治性的心肌缺血的复合终点事件的发生率较低。而在事先已经采用阿司匹林治疗的患者中，这两种治疗方案的出血风险无显著性差异。在需要行经皮冠状动脉腔内成形术的患者中进行的随机对照试验发现，血小板糖蛋白Ⅱb/Ⅲa阻滞剂加支架的治疗与安慰剂加支架的治疗相比，降低了患者心血管事件的发生率和死亡率。一项在ST段抬高的急性心肌梗死的患者中进行的随机对照试验发现，阿昔单抗联合半量瑞替普酶的治疗较单用全剂量瑞替普酶的治疗降低了患者7天内心肌梗死的再发生率，但同时也发现阿昔单抗联合半剂量瑞替普酶的治疗增加了患者出血的危险。

益处 我们尚未发现相关的系统综述。**血小板糖蛋白Ⅱb/Ⅲa阻滞剂与不使用抗血小板治疗比较**：目前我们尚未发现相关的随机对照试验。**血小板糖蛋白Ⅱb/Ⅲa阻滞剂联合肝素的治疗**：有一项在患有不稳定心绞痛或非ST段抬高的急性心肌梗死ⓖ的1型或2型糖尿病患者中进行的随机对照试验发现，联合使用替罗非班和肝素的治疗与单独使用肝素治疗相比，联合治疗组患者180天的死亡、心肌梗死或难治性的心肌缺血的复合终点事件的发生率较单独肝素治疗组低（纳入

362名事先已经采用阿司匹林治疗的患者，平均年龄65岁，169名替罗非班和肝素联合治疗组的患者中有19名发生复合终点事件，占11.2%；而肝素治疗组193名患者中有37名发生复合终点事件，占19.2%；ARR 8.0%，95%CI 0.7% ~ 15.3%；RR 59%，95%CI 35% ~ 98%，P=0.03；NNT 13，95%CI 7 ~ 146)[58]。**经皮冠状动脉腔内成形术联合血小板糖蛋白Ⅱb/Ⅲa阻滞剂的治疗**：见冠脉内支架术联合血小板糖蛋白Ⅱb/Ⅲa阻滞剂治疗的益处。**血小板糖蛋白Ⅱb/Ⅲa阻滞剂联合纤维蛋白溶解药物的治疗**：一项在ST段抬高的急性心肌梗死的患者中进行的随机对照试验发现，阿昔单抗联合半剂量瑞替普酶的治疗较单用全剂量瑞替普酶降低了患者7天时心肌梗死再发生率。该随机对照试验纳入2633名1型和2型糖尿病患者，平均年龄64岁，治疗7天时心肌梗死再发生比例：1334名联合治疗组有33名患者再发心肌梗死，占2.5%，1299名单用瑞替普酶治疗组有56名患者再发心肌梗死，占4.3%，ARR 1.8%，95%CI 0.4% ~ 3.2%；NNT 54，95%CI 31 ~ 221。与单用全剂量瑞替普酶治疗相比，阿昔单抗联合半剂量瑞替普酶的治疗还能降低患者治疗7天时包括死亡、再发心肌梗死、再发心绞痛、缺血或需要行血管重建在内的复合终点事件的发生率。1334名联合治疗组有540名患者发生复合终点事件，占40.5%，1299名单用瑞替普酶治疗组有584名患者发生复合终点事件，占45%，P = 0.021，ARR 4.5%，95%CI 0.7% ~ 8.3%；NNT 22，95%CI 12 ~ 142[59]。

害处 **血小板糖蛋白Ⅱb/Ⅲa阻滞剂联合肝素的治疗**：一项随机对照试验发现，在事先已采用阿司匹林治疗的患者中，使用替罗非班和肝素联合治疗与肝素单独治疗这两种方案所造成的出血的风险无显著性差异（有9.5%联合治疗组的患者发生出血，而有8.3%单独治疗组的患者发生出血；RR 1.16，95%CI 0.56 ~ 2.39)[58]。**血小板糖蛋白Ⅱb/Ⅲa阻滞剂联合纤维蛋白溶解剂的治疗**：一项在ST段抬高的急性心肌梗死的患者中进行的随机对照试验发现，阿昔单抗联合半剂量瑞替普酶的治疗较单用瑞替普酶治疗增加了患者出血的危险（出血发生比例：1334名联合治疗组有356名患者发生出血，占26.7%，1299名单用瑞替普酶治疗组有184名患者发生出血，占14.2%，P＜0.001[59]。

评论 无。

问 题	控制血糖对预防糖尿病患者的心血管疾病有何影响？

治疗选择	控制血糖

一篇系统综述发现，与常规血糖控制相比，强化血糖控制2年以后可以减少1型糖尿病患者首次主要心血管事件的发生率。两项随机对照试验发现，在2型糖尿病患者中，强化血糖控制组和常规血糖控制组对患者心血管事件的发生率和死亡率的影响无显著性差异。这些随机对照试验还发现采用强化血糖控制组患者的体重增加和低血糖事件较常规治疗组增加。一项在超重或肥胖的2型糖尿病患者中进行的随机对照试验发现，采用二甲双胍的强化血糖控制治疗与仅采用饮食控制的常规血糖控制治疗相比，治疗5年后，强化治疗组的患者心肌梗死和卒中的发生率有所降低，但就卒中的发生而言，两组间无显著性差异。一项随机对照试验提示，与仅采用饮食控制的治疗相比，二甲双胍的治疗增加了患者轻、中度低血糖事件的发生。

益处 我们发现一篇系统综述（检索时间1996年）[60]和三项随后的随机对照试验就此问题进行研究[61-63]。**在1型糖尿病患者中强化血糖控制与常规血糖控制的比较**：该系统综述发现与常规血糖控制相比，强化血糖控制2年以上可以显著降低1型糖尿病患者首次主要心血管事件发生率（6项随机对照试验，共纳入1731名1型糖尿病患者，年龄30 ~ 42岁；发生首次心血管事件的人数：961名强化治疗组中有27名，占2.8%；970名常规治疗组中有55名，占5.7%；OR 0.55，95%CI 0.35 ~ 0.88)[60]。主要心血管事件是指致死或非致死性心肌梗死、心脏性猝死、血管重建术、冠脉疾病所致的心绞痛、卒中、下肢截肢术、外周动脉事件和外周血管疾病。常规血糖控制包括每天注射1 ~ 2次胰岛素治疗，但不根据血糖或尿糖监测的结果进行注射剂量的自我调整。而强化治疗则是指每天注射3次或以上胰岛素治疗，并且根据血糖监测的结果进行注射剂量的自我调整[60]。**在2型糖尿病患者中强化血糖控制与常规血糖控制的比较**：第一项随后的随机对照试验发现，强化血糖控制组和常规血糖控制组对2型糖尿病患者5年后心血管事件的发生率和死亡率的影响两组间无显著性差异。该随机对照试验[62]入组1138名未诊断心血管疾病的2型糖尿病患者，平均年龄54岁；心肌梗死：2729名强化治疗组中有387人发生，占14.2%；1138名常规治疗组中有186人发生，占16.3%；RR 0.84，95%CI 0.71 ~ 1.00，P = 0.052；卒中：2729名强化治疗组中有148人发生，占5.4%；1138名常规治疗组中有55人发生，占4.8%；RR 1.11，95%CI 0.81 ~ 1.51。第二项随后的随机对照试验发现在2型糖尿病患者中，采用强化胰岛素治疗方案即逐步调整胰岛素治疗剂量使患者的血糖接近正常水平或采用每天注射一次胰岛素的常规治疗方案，治疗27个月后，两组患者新发心血管事件的发生率无显著性差异。该随机对照试验[63]纳入153名男性2型糖尿病患者，平均年龄60岁，许多患者既往发生过心血管事件；新发心血事件：75名强化治疗组中有24人发生，占32%；80名常规治疗组中有16人发生，占20%（RR 1.6，95%CI 0.92 ~ 2.50）。**在超重或肥胖的2型糖尿病患者中使用二甲双胍强化治疗与仅采用饮食控制治疗的对比**：第三项随后的随机对照试验发现，在超重或肥胖的2型糖尿病患者中，与仅饮食控制采用的常规治疗方案相比，治疗5年后，采用二甲双胍的强化治疗方案降低了患者心肌梗死和卒中的联合终点发生率，但对于降低卒中的发生率，两组间无显著性差异。该随机对照试验[61]纳入753名未诊断心血管疾病的患者，平均年龄53岁。心肌梗死：342名二甲双胍治疗组中有39人发生，占11%；411名饮食控制组中有73人发生，占18%（RR 0.61，95%CI 0.41 ~ 0.89）；卒中：342名二甲双胍治疗组中有12人发生，占3.5%；411名饮食控制组中有23人发生，占5.6%（RR 0.59，95%CI 0.29～1.18）。

害处 **在1型糖尿病患者中强化血糖控制与常规血糖控制的比较**：系统综述没有评论治疗的害处[60]。系统综述中提到的最大型的随机对照试验发现，强化治疗组患者的体重和腰臀比与常规治疗组相比显著增加（体重增加：$P \leq 0.001$；腰臀比：$P=0.02$)[64]。**在2型糖尿病患者中强化血糖控制与常规血糖控制的比较**：第一项随后的随机对照试验发现，强化血糖控制组患者的体重增加和低血糖事件较常规治疗组显著增加（体重增加：数据图示，$P < 0.0001$；低血糖事件的发生：数据图示，$P < 0.0001$)[62]。第二项随后的随机对照试验发现，强化治疗组较常规治疗组有更高的轻、中度低血糖事件发生率（强化治疗组低血糖事件的发生次数为16.5/人年，常规治疗组低血糖事件的发生次数为1.5/人年，$P < 0.01$)[63]。然而需要指出的是，由于常规治疗组患者测试血糖的频率很低，可能该组中有一些低血糖事件未被发现[63]。**在超重或肥胖的2型糖尿病患者中使用二甲双胍强化治疗与仅采用饮食控制治疗的对比**：第三项随后的随机对照试验发现，二甲双胍的治疗使患者发生严重低血糖事件的比例与仅采用饮食控制的治疗相似（维持原随机分组分析：严重低血糖事件的发生率二甲双胍的治疗组为0.6%，饮食控制组为0.7%，P值未报道)[61]。

评论 强化血糖控制对心血管疾病的一级预防的作用如何仍未清楚。然而，这样的治疗明显能降低微血管病变的发生同时又不增加心血管疾病发生的危险。由于强化治疗和常规治疗组所达到的平均HbA1cG的控制水平的差异不大以及患者相对较低的心血管疾病危险，使得在2型糖尿病人群中进行的这项最大型的随机对照试验对于显示严格控制血糖的效果的作用有限[61, 62]。相反，另一项一级预防试验，虽然两组患者HbA1c的控制水平存在较大差别（强化治疗组HbA1c平均为7.2%，常规治疗组为9.1%，$P < 0.001$)[64]，但由于受试者较年轻，发生心血管事件的风险必然较低，因而该研究对于发现治疗对心血管疾病的效果的能力有限。在基线时已有较高患心血管疾病风险的男性2型糖尿病人群中进行的随机对照试验发现，胰岛素强化治疗与常规治疗的HbA1c绝对值相差2%（治疗6个月时，平均HbA1c在强化治疗组为7.1%，常规治疗组为9.2%，$P < 0.001$)[63]，但该随机对照试验样本量较小，两组患者间差异无法显现。

问题 控制多重危险因素对预防糖尿病患者的心血管疾病有何影响？

治疗选择 多重危险因素的强化治疗

我们尚未发现系统综述或随机对照试验就治疗多重危险因素与治疗单一危险因素对心血管事件结局的影响进行比较。一项在合并微量白蛋白尿的2型糖尿病患者中进行的随机对照试验将强化控制多重危险因素治疗组与按临床指南进行常规治疗组进行比较，发现治疗8年后，强化治疗组的患者心血管疾病的发生率较常规治疗组低。多重危险因素的治疗包括持续严格控制饮食、运动、控制血糖、控制血压、治疗微量白蛋白尿、抗血小板治疗。

益处 我们尚未发现系统综述或随机对照试验就治疗多重危险因素与治疗单一危险因素对心血管事件结局的影响进行比较。**强化治疗组与常规治疗组比较**：我们发现一项随机对照试验将强化控制多重危险因素和常规控制多重危险因素进行了比较[66]。该试验发现，强化治疗合并微量白蛋白尿的2型糖尿病患者的多种危险因素可显著降低患者8年后的心血管疾病发生率（共入选患者160名，其中39名诊断有心血管疾病，平均年龄55岁；联合终点事件包括心血管疾病引起的死亡、非致死性心肌梗死、非致死性卒中、血管重建或截肢：RR 0.45，95%CI 5.7%～34%；NNT 5，95%CI 3～18）。强化治疗组按照严格的治疗目标逐步调整治疗方案力争使患者达标。治疗多重危险因素的手段包括行为干预：控制饮食、运动、戒烟。药物干预：积极控制血糖、控制血压、纠正血脂紊乱、治疗微量白蛋白尿、合并缺血性心血管疾病的患者使用阿司匹林治疗。常规治疗组主要按临床指南进行多重危险因素的治疗。

害处 **强化治疗组与常规治疗组比较**：该随机对照试验并未专门就此进行研究[66]。但发现两组间低血糖事件的发生无显著性差异（80名强化治疗组中有42人发生，占53%；80名常规治疗组中有39人发生，占49%；RR 0.84，95%CI 0.71～1.00，$P = 0.5$）。发生至少一次需要他人帮助的低血糖事件的比例常规治疗组稍高于强化治疗组，但两组间无显著性差异（主要低血糖事件：80名常规治疗组中有12人发生，占15%，80名强化治疗组中有5人发生，占6.3%，$P = 0.12$）。强化治疗组有一位患者因出血性溃疡而住院治疗[66]。

评论 **强化治疗组与常规治疗组比较**：随机对照试验纳入的患者在实验开始时均已合并微量白蛋白尿，发生心血管疾病的风险可能高于不合并微量白蛋白尿的2型糖尿病患者。按照指南进行的常规治疗可使患者获得高质量的治疗，如果常规治疗与强化治疗均在社区进行，强化治疗应该更能够减少心血管疾病的风险[66]。

问题 血管重建术对糖尿病患者有何影响？

治疗选择1 冠状动脉旁路移植术（CABG）与经皮冠状动脉腔内成形术（PTCA）比较

一篇系统综述发现，在糖尿病患者中，与采用PTCA相比，采用CABG进行血管重建后4年可降低患者的全因死亡率，但6.5年后，这两种治疗方案对降低患者的全因死亡率无显著性差异。一项在糖尿病和冠脉多支病变的患者中进行的大型的随机对照试验发现，与PTCA治疗相比，8年后，采用CABG治疗减少了患者的死亡率和心肌梗死的发病率。一项小型的随机对照试验发现，在治疗4年后，这两种治疗在降低患者的死亡率方面无显著性差异。一项在糖尿病和冠状动脉多支病变的患者中进行的随机对照试验研究显示，与PTCA加支架治疗相比，CABG可减少患者随访第1年和第3年时的死亡、心肌梗死和血管重建。然而，CABG可增加患者短期内（住院期间）发生卒中的风险。

益处 **CABG与不合并使用支架的PTCA比较**：一篇系统综述（检索时间2001年）发现在糖尿病患者中与采用PTCA相比，采用CABG可以显著降低患者进行血管重建4年后各种原因引起的死亡事件，但在治疗6.5年后，这两种治疗方案无显著性差异（收录了3项随机对照试验；537名糖尿病；4年时各种原因的死亡率：ARR 8.6%，95%CI 2.2%～15.0%，$P<0.01$；6.5年时各种原因的死亡率：ARR 3.9%，95%CI -17%～+25%，$P=0.71$)[67]。该系统综述提到了四项随机对照试验，两项随机对照试验报道了4年和6.5年的结果，一项仅报道了4年的结果，一项仅报道了6.5年的结果[67]。两篇系统综述提到的随机对照试验比较了CABG和PTCA，既不联合使用支架也不联合使用血小板糖蛋白Ⅱb/Ⅲa阻滞剂[68-69]。第一项随机对照试验发现，与采用PTCA相比，采用CABG可显著降低7年后患者死亡或发生Q波心肌梗死的比例。（共纳入合并2～3支冠状动脉病变的1型或2型糖尿病患者353名，平均年龄62岁；173名CABG治疗组中有60人发生，占34.7%；170名PTCA治疗组中有85人发生，占50%；ARR 15%，95%CI 5%～26%；RR 0.69，95%CI 0.54～0.89，NNT 7，95%CI 4～20）[68]。提高存活率的益处在那些至少接受过一次胸内移植的患者中得到肯定。第二项随机对照试验发现，4年的死亡率两组患者无显著性差异（共入选1型或2型糖尿病患者125名，平均年龄61岁。死亡率：63名CABG治疗组中有8人，占12.5%；62名PTCA治疗组中有14人发生，占22.6%；RR 0.56，95%CI 0.25～1.25；ARR 9.9%，95%CI -3.4%～+23.1%）[69]。**CABG与合并使用支架的PTCA比较**：一项随机对照试验在1型或2型糖尿病患者中比较了CABG和PTCA加支架的治疗效果，结果发现，在治疗的第1和第3年对于预防患者死亡、心肌梗死或再次进行血管重建术，CABG比PTCA加支架的治疗更有效（共纳入208名，其中1型糖尿病患者占15.6%，2型糖尿病患者84.4%，所有患者同时合并2～3支冠状动脉病变。第1年未发生上述事件的比例：96名CABG治疗组中有81人，占84.4%；112名PTCA加支架治疗组中有71人发生，占63.4%；$P<0.001$；第3年未发生上述事件的比例：96名CABG治疗组中有78人，占81.3%；112名PTCA加支架治疗组中有59人发生，占52.7%；$P<0.001$)[70]。3年内需要再次进行血管重建术的患者PTCA加支架治疗组较CABG治疗组多（血管再重建率：96名CABG治疗组中有8人，占9.3%；112名PTCA加支架治疗组中有46人发生，占41%；未进行显著性检验）[70]。

害处 **CABG与不合并使用支架的PTCA比较**：系统综述[67]及其收录的两项随机对照试验都未报道相关的不良反应[68,69]。**CABG与合并使用支架的PTCA比较**：较早的一项比较CABG与PTCA加支架治疗效果的随机对照试验发现，短期内（截至患者出院时）CABG[70]治疗组较PTCA加支架组患者卒中的发生率显著升高（共入选1型或2型糖尿病患者208名，患者同时合并2～3支冠状动脉病变。短期卒中发生：96名CABG治疗组中有4人发生，占4.2%；112名PTCA加支架治疗组中有无人发生，占0%，$P=0.04$)[71]。而包括死亡、心肌梗死、再次CABG、再次PTCA在内的复合终点事件发生率两组间无显著性差异（复合终点事件：96名CABG治疗组中有9人发生，占9.4%；112名PTCA加支架治疗组中有11人发生，占9.8%；RR 1.05，95%CI 0.45～2.42）[71]。

评论 无。

治疗选择2 经皮冠状动脉腔内成形术（PTCA）与溶栓治疗比较

一篇系统综述提示，与溶栓治疗相比，PTCA可以减少糖尿病患者急性心肌梗死后30天的死亡和再梗死的风险。

益处 **急性心肌梗死患者采用PTCA治疗与溶栓治疗的比较**：我们发现一篇系统综述（未标明检索时间）[72]和一项随后的随机对照试验[73]。系统综述对11项随机对照试验在急性心肌梗死患者中将采用PTCA治疗和溶栓治疗进行比较的数据汇总分析[72]，结果发现，在治疗30天时，PTCA治疗组的患者死亡或再发非致死性心肌梗死的发生率显著低于溶栓治疗（11项随机对照试验，共入选未说明型别的糖尿病合并急性心肌梗死患者367名，死亡或再发非致死性心肌梗死的发生率：196名PTCA治疗组中有18人发生，占9.2%；171名溶栓治疗组中有33人发生，占19.3%，$P<0.05$)[72]。首先采用PTCA治疗而不采用溶栓治疗在10名糖尿病患者中可防止一名患者发生死亡或再发非致死性心肌梗死。随后的一项随机对照试验入选了395名ST段抬高的急性心肌梗死患者，亚组中包括74名1型和2型糖尿病患者，平均随访7.5年。该研究对于比较PTCA和溶栓治疗在减少患者死亡率方面的不同提供的证据有限（数值未报道；HR 2.1；$P=0.04$)[73]。大多数研究是在患糖尿病组和无糖尿病组之间进行比较，却没有报道亚组治疗患者的基线数据和治疗结果的统计分析数据，因而很难从这些试验的结果中得出结论。

害处 **急性心肌梗死患者采用PTCA治疗与溶栓治疗的比较**：系统综述[72]和随后的随机对照试验[73]均无不良反应的报道。

评论 无。

治疗选择3 冠状动脉支架联合血小板糖蛋白Ⅱb/Ⅲa阻滞剂

在行PTCA治疗的糖尿病患者中进行的随机对照试验发现，与支架加安慰剂治疗组相比，联合使用支架加血小板糖蛋白Ⅱb/Ⅲa阻滞剂的治疗，可减少患者心血管事件的发病率和死亡率。

641 **益处** 我们发现了一篇收录了三项随机对照试验的非系统性综述[74]和两项随后的随机对照试验[75, 76]。**支架联合血小板糖蛋白 Ⅱ b/ Ⅲ a 阻滞剂与支架联合安慰剂的比较**：该非系统性综述[74]的数据汇总来自以安慰剂为对照的经皮冠状动脉介入治疗，这三项试验分别是：EPILOG[77]、EPISTENT[78-80]和EPIC[81]。该非系统性综述发现，与安慰剂相比，阿昔单抗（一种血小板糖蛋白 Ⅱ b/ Ⅲ a 阻滞剂）加冠脉内支架治疗显著降低了患者第1年的总死亡率（1462名1型和2型糖尿病患者入选，平均年龄60.9岁；死亡率：888名阿昔单抗组中有22人死亡，占2.5%；574名安慰剂组中有26人死亡，占4.5%；$P = 0.03$）[74]。第一项随后的随机对照试验发现，在治疗一年时，与安慰剂相比，依替巴肽（血小板糖蛋白Ⅱ b/ Ⅲ a 阻滞剂）显著减少了患者死亡或心肌梗死的复合终点事件，但是，就单个死亡事件而言两组无显著性差异（共有466名已经行非急诊冠状动脉腔内支架植入治疗的1型和2型糖尿病患者参加试验，平均年龄62岁。死亡或心肌梗死的复合终点事件：232名加用依替巴肽治疗组中有18人发生，占7.8%；234名加用安慰剂治疗组中有31人发生，占13.4%；HR 0.57，95%CI 0.32 ~ 1.02，$P = 0.001$；单个死亡事件：232名加用依替巴肽治疗组中有3人发生，占1.3%；234名加用安慰剂治疗组中有8人发生，占3.5%；HR 0.37，95%CI 0.10 ~ 1.41，$P = 0.28$）[76]。**在已行经皮冠状动脉腔内成形治疗的糖尿病患者中比较不同血小板糖蛋白 Ⅱ b/ Ⅲ a 阻滞剂**：第二项随后的随机对照试验发现，使用替罗非班或阿昔单抗治疗30天、6个月时，两组患者的死亡和急性心肌梗死的复合终点事件的发生率无显著性差异，两组患者一年的全因死亡率也无显著性差异（纳入 1117 名患者，其中 1 型糖尿病患者共 503 名，占45%，2 型糖尿病患者共 614 名，占55%，平均年龄62岁，所用患者入组前都已行经皮冠状动脉介入治疗；死亡或急性心肌梗死的复合终点事件：30天时：560名替罗非班组中有33人发生，占5.9%；557名阿昔单抗组中有29人发生，占5.2%，HR 1.14，95%CI 0.69 ~ 1.87，$P = 0.6$；6 个月时：560名替罗非班组中有46人发生，占8.2%；557名阿昔单抗中有42人发生，占7.5%，HR 1.09，95%CI 0.72 ~ 1.65，$P = 0.7$；1 年时全因死亡率：替罗非班组 2.9%；阿昔单抗组 2.1%；$P = 0.4$，绝对数未报道）[75]。

害处 支架联合血小板糖蛋白 Ⅱ b/ Ⅲ a 阻滞剂与支架联合安慰剂的比较：该非系统综述发现，阿昔单抗组的出血事件较安慰剂组略微升高，但是无显著性差异（严重出血事件发生率：阿昔单抗组4.3%，安慰剂组3.0%，$P = 0.66$；颅内出血：阿昔单抗组0%，安慰剂组0.17%，$P = 0.39$）[74]。第一项随后的随机对照试验没有报道任何与依替巴肽相关的不良反应[76]。**在已行经皮冠状动脉腔内成形治疗的糖尿病患者中比较不同血小板糖蛋白 Ⅱ b/Ⅲa阻滞剂**：第二项随后的随机对照试验发现，严重出血事件的发生率替罗非班或阿昔单抗这两种治疗方案间无显著性差异（严重出血事件的发生率：替罗非班组0.5%，阿昔单抗组0.7%，$P = 0.725$；绝对数未报道）[75]。

评论 对已行经皮冠状动脉腔内成形治疗的糖尿病患者，冠状动脉支架联合血小板糖蛋白 Ⅱ b/Ⅲ a 阻滞剂的治疗可降低冠脉再狭窄率和严重患病率。这种联合治疗是否能将患者的患病率、死亡率、与经皮血管重建术有关再狭窄率降低到CABG所能达到的水平尚不清楚。比较替罗非班和阿昔单抗的研究以及比较依替巴肽和安慰剂的研究的把握度不足以至未能检测出在糖尿病亚组人群中主要心血管事件的减少。

词汇表

急性心肌梗死（Acute myocardial infarction）：当心脏的血循环被突然阻断从而发生梗死和坏死，临床症状包括重度疼痛、苍白、出汗、恶心、呼吸困难、眩晕。心肌梗死是由于血液供应被阻断从而心肌出现大块坏死，通常由于动脉粥样硬化而引起。无痛性或无症状性（寂静性梗死）的心肌梗死在糖尿病患者中很普遍。

血红蛋白A1c（HbA1c）：血红蛋白A1c是最常进行的有关糖化血红蛋白（血红蛋白和糖不可逆的结合所形成）的实验室检查。HbA1c反映了检测前3个月的血糖平均水平，其为一段时间血糖水平的加权平均值，因此不同的血糖谱可能有相同的HbA1c水平。

重要更新和修订

642 **降压治疗和不降压治疗比较**：两篇系统综述[20, 21]和三项随后的随机对照试验[23-25]，结论肯定；分类仍未改变。
不同的降压药比较：一篇系统综述[28]和两项随后的随机对照试验[31, 32]，分类仍没有改变（益害相当）。
阿司匹林：一项随机对照试验[53]，分类仍未改变（益害相当）
血小板糖蛋白 Ⅱ b/ Ⅲ a 阻滞剂：一项随机对照试验[59]，分类仍未改变（益害相当）
对比冠状动脉旁路移植术与经皮冠状动脉腔内成形术：一项随机对照试验[70]，分类仍未改变（益害相当）
经皮冠状动脉腔内成形术与溶栓治疗比较：一篇系统综述[72]和一项随后的随机对照试验[73]，结论肯定；分类为很可能有效。

参考文献

1. Geiss LS, Herman WH, Smith PJ. Mortality in non-insulin-dependent diabetes. In: Harris MI, ed. *Diabetes in America*. 2nd ed. Bethesda, MD: National Institutes of Health, 1995:233-255.
2. Wingard DL, Barrett-Connor E. Heart disease and diabetes. In: Harris MI, ed. *Diabetes in America*. 2nd ed. Bethesda, MD: National Institutes of Health, 1995:429-448.
3. Haffner SM, Lehto S, Ronnemaa T, et al. Mortality from coronary heart disease in subjects with type 2 diabetes and in nondiabetic subjects with and without prior myocardial infarction. *N Engl J Med* 1998; 339:229-234.
4. Mukamai KJ, Nesto RW, Cohen MC, et al. Impact of diabetes on long-term survival after acute myocardial infarction. *Diabetes Care* 2001;

24:1422-1427.
5. Hu FB, Stampfer MJ, Solomon C, et al. Physical activity and risk for cardiovascular events in diabetic women. *Ann Intern Med* 2001;134: 96-105.
6. Wei M, Gibbons LW, Kampert JB, et al. Low cardiorespiratory fitness and physical inactivity as predictors of mortality in men with type 2 diabetes. *Ann Intern Med* 2000;132:605-611.
7. Krolewski AS, Warram JH, Freire MB. Epidemiology of late diabetic complications. A basis for the development and evaluation of preventive programs. *Endocrinol Metab Clin North Am* 1996;25:217-242.
8. Messent JW, Elliott TG, Hill RD, et al. Prognostic significance of microalbuminuria in insulin-dependent diabetes mellitus: a twenty-three year follow-up study. *Kidney Int* 1992;41:836-839.
9. Dinneen SF, Gerstein HC. The association of microalbuminuria and mortality in non-insulin-dependent diabetes mellitus: a systematic overview of the literature. *Arch Intern Med* 1997;157:1413-1418. Search date 1995; primary sources Medline, SciSearch, and hand searching of bibliographies.
10. Valmadrid CT, Klein R, Moss SE, et al. The risk of cardiovascular disease mortality associated with microalbuminuria and gross proteinuria in persons with older-onset diabetes mellitus. *Arch Intern Med* 2000;160:1093-1100.
11. Borch Johnsen K, Andersen PK, Deckert T. The effect of proteinuria on relative mortality in type 1 (insulin-dependent) diabetes mellitus. *Diabetologia* 1985;28:590-596.
12. Warram JH, Laffel LM, Ganda OP, et al. Coronary artery disease is the major determinant of excess mortality in patients with insulin-dependent diabetes mellitus and persistent proteinuria. *J Am Soc Nephrol* 1992;3(suppl 4):104-110.
13. Gerstein Hertzel C, Johannes FE, Qilong Yi, et al. Albuminuria and risk of cardiovascular events, death and heart failure in diabetic and nondiabetic individuals. *JAMA* 2001;286:421-426.
14. Behar S, Boyko V, Reicher-Reiss H, et al. Ten-year survival after acute myocardial infarction: comparison of patients with and without diabetes. SPRINT Study Group. Secondary Prevention Reinfarction Israeli Nifedipine Trial. *Am Heart J* 1997;133:290-296.
15. Mak KH, Moliterno DJ, Granger CB, et al. Influence of diabetes mellitus on clinical outcome in the thrombolytic era of acute myocardial infarction: GUSTO-I Investigators: global utilization of streptokinase and tissue plasminogen activator for occluded coronary arteries. *J Am Coll Cardiol* 1997;30:171-179.
16. Capes SE, Hunt D, Malmberg K, et al. Stress hyperglycaemia and increased risk of death after myocardial infarction in patients with and without diabetes: a systematic overview. *Lancet* 2000;355:773-778. Search date 1998; primary sources Medline, Science Citation Index, hand searches of bibliographies of relevant articles, and contact with experts in the field.
17. Lotufo PA, Gazziano M, Chae CU, et al. Diabetes and all-cause coronary heart disease mortality among US male physicians. *Arch Intern Med* 2001;161:242-247.
18. Huang ES, Meigs JB, Singer DE. The effect of interventions to prevent cardiovascular disease in patients with type 2 diabetes mellitus. *Am J Med* 2001;111:633-642. Search date 2000; primary sources Medline and reference lists.
19. Vijan S, Hayward RA. Treatment of hypertension in type 2 diabetes mellitus: blood pressure goals, choice of agents, and setting priorities in diabetes care. *Ann Intern Med* 2003;138:593-602. Search date 2002; primary sources Cochrane Library, Medline, references from meta-analyses, review articles, and expert recommendation.
20. Siebenhofer A, Plank J, Horvath K, et al. Angiotensin receptor blockers as anti-hypertensive treatment for patients with diabetes mellitus: meta-analysis of controlled double-blind randomized trials. *Diabet Med* 2004; 21:18–25. Search date 2002; primary sources Cochrane Library, Medline, Embase, the Cochrane Controlled Trials Register, Pubmed, CRD Databases, hand searches of cross-references from original articles and reviews, and contact with experts in the field.
21. Haas SJ, Vos T, Gilbert RE, et al. Are beta-blockers as efficacious in patients with diabetes mellitus as in patients without diabetes mellitus who have chronic heart failure? A meta-analysis of large-scale clinical trials. *Am Heart J* 2003;146:848–853. Search date not reported; primary source Medline.
22. Shekelle PG, Rich MW, Morton SC, et al. Efficacy of angiotensin-converting enzyme inhibitors and beta-blockers in the management of left ventricular systolic dysfunction according to race, gender, and diabetic status: a meta-analysis of major clinical trials. *J Am Coll Cardiol* 2003;41:1529-1538.
23. Berthet K, Neal BC, Chalmers JP, et al. Reductions in the risks of recurrent stroke in patients with and without diabetes: The PROGRESS Trial. *Blood Press* 2004;13:7–13.
24. Borghi C, Bacchelli S, Esposti DD, et al; SMILE study. Effects of the early ACE inhibition in diabetic nonthrombolyzed patients with anterior acute myocardial infarction. *Diabetes Care* 2003;26:1862–1868.
25. Marre M, Lievre M, Chatellier G, et al. Effects of low dose ramipril on cardiovascular and renal outcomes in patients with type 2 diabetes and raised excretion of urinary albumin: randomised, double blind, placebo controlled trial (the DIABHYCAR study). *BMJ* 2004;328:495–499.
26. Berl T, Hunsicker LG, Lewis JB, et al. Cardiovascular outcomes in the Irbesartan Diabetic Nephropathy Trial of patients with type 2 diabetes and overt nephropathy. *Ann Intern Med* 2003;138:542-549.
27. Pahor M, Psaty BM, Alderman MH, et al. Therapeutic benefits of ACE inhibitors and other antihypertensive drugs in patients with type 2 diabetes. *Diabetes Care* 2000;23:888-892. Search date 2000; primary source Medline.
28. Grossman E, Messerli FH. Are calcium antagonists beneficial in diabetic patients with hypertension? *Am J Med* 2004;116:44–49.
29. Black HR, Elliott WJ, Grandits G, et al. Principal results of the Controlled Onset Verapamil Investigation of Cardiovascular End Points (CONVINCE) trial. *JAMA* 2003;289:2073-2082.
30. Lindholm LH, Ibsen H, Dahlof B, et al. Cardiovascular morbidity and mortality in patients with diabetes in the Losartan Intervention For Endpoint reduction in hypertension study (LIFE): a randomized trial against atenolol. *Lancet* 2002;359:1004-1010.
31. Berl T, Hunsicker LG, Lewis JB, et al. Cardiovascular outcomes in the Irbesartan Diabetic Nephropathy Trial of patients with type 2 diabetes and overt nephropathy *Ann Intern Med* 2003;138:542–549.
32. Pepine CJ, Handberg EM, Cooper-Dehoff RM, et al. A calcium antagonist vs a non-calcium antagonist hypertenstion treatment strategy for patients with coronary artery disease. *JAMA* 2003;290:2805–2816.
33. Heart Outcomes Prevention Evaluation (HOPE) Study Investigators. Effects of ramipril on cardiovascular and microvascular outcomes in people with diabetes mellitus: results of the HOPE study and the MICRO-HOPE substudy. *Lancet* 2000;355:253-259.
34. UK Prospective Diabetes Study Group. Efficacy of atenolol and captopril in reducing risk of macrovascular and microvascular complications in type 2 diabetes: UKPDS 39. *BMJ* 1998;317:713-720.

35. UK Prospective Diabetes Study Group. Tight blood pressure control and risk of macrovascular and microvascular complications in type 2 diabetes: UKPDS 38. *BMJ* 1998;317:703-713.
36. Hansson L, Zanchetti A, Carruthers SG, et al. Effects of intensive blood-pressure lowering and low-dose aspirin in patients with hypertension: principal results of the Hypertension Optimal Treatment (HOT) randomised trial. *Lancet* 1998;351:1755-1762.
37. Schrier RW, Estacio RO, Esler A, et al. Effects of aggressive blood pressure control in normotensive type 2 diabetic patients on albuminuria, retinopathy and strokes. *Kidney Int* 2002;61:1086-1097.
38. Mehler PS, Coll JR, Estacio R, et al. Intensive blood pressure control reduces the risk of cardiovascular events in patients with peripheral arterial disease and type 2 diabetes. *Circulation* 2003;107:753-756.
39. Gami AS, Montori VM, Erwin PJ, et al. Systematic review of lipid lowering for primary prevention of coronary heart disease in diabetes. *BMJ* 2003;326:528-529. Search date not reported; primary source Medline.
40. Vijan S, Hayward RA; American College of Physicians. Pharmacologic lipid-lowering therapy in type 2 diabetes mellitus: background paper for the American College of Physicians. *Ann Intern Med* 2004;140:650-658.
41. Koskinen P, Manttari M, Manninen V, et al. Coronary heart disease incidence in NIDDM patients in the Helsinki Heart Study. *Diabetes Care* 1992;15:820-825.
42. Rubins HB, Robins SJ, Collins D, et al. Diabetes, plasma insulin, and cardiovascular disease: subgroup analysis from the Department of Veterans Affairs high-density lipoprotein intervention trial (VA-HIT). *Arch Intern Med* 2002;162:2597-2604.
43. Elkeles RS, Diamond JR, Poulter C, et al. Cardiovascular outcomes in type 2 diabetes. A double-blind placebo-controlled study of bezafibrate: the St Mary's, Ealing, Northwick Park Diabetes Cardiovascular Disease Prevention (SENDCAP) Study. *Diabetes Care* 1998;21:641-648.
44. Diabetes Atherosclerosis Interventions Study Investigators. Effect of fenofibrate on progression of coronary-artery disease in type 2 diabetes: The Diabetes Atherosclerosis Interventions Study, a randomized study. *Lancet* 2001;357:905-910.
45. Colhoun HM, Betteridge DJ, Durrington PN, et al; CARDS, investigators. Primary prevention of cardiovascular disease with atorvastatin in type 2 diabetes in the Collaborative Atorvastatin Diabetes Study (CARDS): multicentre randomised placebo-controlled trial. *Lancet* 2004;364:685-696.
46. Hoogwerf BJ, Waness A, Cressman W, et al. Effects of aggressive cholesterol lowering and low-dose anticoagulation on clinical and angiographic outcomes in patients with diabetes. The Post Coronary Artery Bypass Graft Trial. *Diabetes* 1999;48:1289-1294.
47. Athyros V, Papageorgiou A, Mercouris B, et al. Treatment with atorvastatin to the National Cholesterol Educational Program goal versus "usual" care in secondary coronary heart disease prevention. The GREek Atorvastatin and Coronary-heart-disease Evaluation (GREACE) study. *Curr Med Res Opin* 2002;18:220-228.
48. Ito H, Yasuyoshi O, Yasuo O, et al. A comparison of low versus standard dose pravastatin therapy for the prevention of cardiovascular events in the elderly: the Pravastatin anti-atherosclerosis trial in the elderly (PATE). *J Atheroscler Thromb* 2001;8:33-44.
49. Collins R, Armitage J, Parish S, et al. MRC/BHF Heart Protection Study of cholesterol-lowering with simvastatin in 5963 people with diabetes: a randomised placebo-controlled trial. *Lancet* 2003;361:2005-2016.
50. Sever PS, Dahlof B, Poulter NR, et al. Prevention of coronary and stroke events with atorvastatin in hypertensive patients who have average or lower-than-average cholesterol concentrations, in the Anglo-Scandinavian Cardiac Outcomes Trial – Lipid Lowering Arm (ASCOT-LLA): a multicentre randomised controlled trial. *Lancet* 2003;361:1149-1158.
51. Antithrombotic Trialists' Collaboration. Collaborative meta-analysis of randomised trials of antiplatelet therapy for prevention of death, myocardial infarction, and stroke in high risk patients. *BMJ* 2002;324:71-86. [Erratum in: *BMJ* 2002;324:141]. Search date 1997; primary sources Medline, Embase, Derwent, Scisearch, and Biosis.
52. Steering Committee of the Physicians' Health Study Research Group. Final report on the aspirin component of the ongoing Physicians' Health Study. *N Engl J Med* 1989;321:129-135.
53. Sacco M, Pellegrini F, Roncaglioni MC, et al. Primary prevention of cardiovascular events with low dose aspirin and vitamin E in type 2 diabetic patients: results of the primary prevention project (PPP) trial. *Diabetes Care* 2003;26:3264-3272.
54. ETDRS Investigators. Aspirin effects on mortality and morbidity in patients with diabetes mellitus. *JAMA* 1992;268:1292-1300.
55. American Diabetes Association. Aspirin therapy in diabetes. *Diabetes Care* 1997;20:1772-1773.
56. Bhatt DL, Marso SP, Hirsch AT, et al. Amplified benefit of clopidogrel versus aspirin in patients with diabetes mellitus. *Am J Cardiol* 2002;90:625-628.
57. The Clopidogrel in Unstable Angina to Prevent Recurrent Events Trial Investigators. Effects of clopidogrel in addition to aspirin in patients with acute coronary syndromes without ST-segment elevation. *N Engl J Med* 2001;345:494-502.
58. Theroux P, Alexander J, Pharand C, et al. Glycoprotein IIb/IIIa receptor blockade improves outcomes in diabetic patients presenting with unstable angina/non-ST-elevation myocardial infarction results from the platelet receptor inhibitor in ischemic syndrome management in patients limited by unstable signs and symptoms (PRISM-PLUS) study. *Circulation* 2000;102:2466-2472.
59. Gurm HS, Lincoff AM, Lee D, et al; GUSTO V. Trial. Outcome of acute ST-segment elevation myocardial infarction in diabetics treated with fibrinolytic or combination reduced fibrinolytic therapy and platelet glycoprotein IIb/IIIa inhibition: lessons from the GUSTO V trial. *J Am Coll Cardiol* 2004;43:542-548.
60. Lawson ML, Gerstein HC, Tsui E, et al. Effect of intensive therapy on early macrovascular disease in young individuals with type 1 diabetes. A systematic review and meta-analysis. *Diabetes Care* 1999;22:B35-B39. Search date 1996; primary sources Medline, Citation Index, personal files, and bibliographies of all retrieved articles.
61. UK Prospective Diabetes Study Group. Effect of intensive blood-glucose control with metformin on complications in overweight patients with type 2 diabetes (UKPDS 34). *Lancet* 1998;352:854-865.
62. UK Prospective Diabetes Study Group. Intensive blood-glucose control with sulphonylureas or insulin compared with conventional treatment and risk of complications in patients with type 2 diabetes (UKPDS 33). *Lancet* 1998;352:837-853.
63. Abraira C, Colwell J, Nuttall F, et al. Cardiovascular events and correlates in the Veterans Affairs Diabetes Feasibility Trial: Veterans Affairs Cooperative Study on glycemic control and complications in type II diabetes. *Arch Intern Med* 1997;157:181-188.

64. DCCT Research Group. Effect of intensive diabetes management on macrovascular events and risk factors in the Diabetes Control and Complications Trial. *Am J Cardiol* 1995;75:894-903.
65. DCCT Research Group. The effect of intensive treatment of diabetes on the development and progression of long-term complications in insulin-dependent diabetes mellitus. *N Engl J Med* 1993;329:977-986.
66. Gaede P, Vedel P, Larsen N, et al. Multifactorial intervention and cardiovascular disease in patients with type 2 diabetes. *N Engl J Med* 2003;348:383-393.
67. Hoffman SN, TenBrook JA, Wolf MP, et al. A meta-analysis of randomized controlled trials comparing coronary artery bypass graft with percutaneous transluminal coronary angioplasty: oneto eight-year outcomes. *J Am Coll Cardiol* 2003;41:1293-1304. Search date 2001; primary source Medline.
68. The BARI Investigators. Seven-year outcome in the Bypass Angioplasty Revascularization Investigation (BARI) by treatment and diabetic status. *J Am Coll Cardiol* 2000;35:1122-1129.
69. Kurbaan AS, Bowker TJ, Ilsley CD, et al. Difference in the mortality of the CABRI diabetic and nondiabetic populations and its relation to coronary artery disease and the revascularization mode. *Am J Cardiol* 2001;87:947-950.
70. Legrand VM, Serruys PW, Unger F, et al; Arterial Revascularization Therapy Study (ARTS) Investigators. Three-year outcome after coronary stenting versus bypass surgery for the treatment of multivessel disease. *Circulation* 2004;109:1114-1120.
71. Abizaid A, Costa MA, Centemero M, et al. Clinical and economic impact of diabetes mellitus on percutaneous and surgical treatment of multivessel coronary disease patients: insights form the arterial revascularization therapy study (ARTS) trial. *Circulation* 2001;104:533-538.
72. PCAT Collaborators. Primary coronary angioplasty compared with intravenous thrombolytic therapy for acute myocardial infarction: six-month follow up and analysis of individual patient data from randomized trials. *Am Heart J* 2003;145:47-57.
73. Timmer JR, Ottervanger JP, Thomas K, et al; Zwolle myocardial infarction study group. Long-term, cause-specific mortality after myocardial infarction after diabetes. *Eur Heart J* 2004;25:926-931.
74. Bhatt DL, Marso SP, Lincoff AM, et al. Abciximab reduces mortality in diabetics following percutaneous coronary intervention. *J Am Coll Cardiol* 2000;35:922-928.
75. Roffi M, Moliterno D, Meier B, et al. Impact of different platelet glycoprotein IIb/IIIa receptor inhibitors among diabetic patients undergoing percutaneous coronary intervention. *Circulation* 2002;105:2730-2736.
76. Labinaz M, Madan M, O'Shea JO, et al. Comparison of one-year outcomes following coronary artery stenting in diabetic versus nondiabetic patients (from the Enhanced Suppression of the Platelet IIb/IIIa Receptor With Integrilin Therapy [ESPRIT] Trial). *Am J Cardiol* 2002; 90;585-590.
77. Kleiman NS, Lincoff AM, Kereiakes DJ, et al. Diabetes mellitus, glycoprotein IIb/IIIa blockade, and heparin: evidence for a complex interaction in a multicenter trial. EPILOG Investigators. *Circulation* 1998; 97:1912-1920.
78. Marso SP, Lincoff AM, Ellis SG, et al. Optimizing the percutaneous interventional outcomes for patients with diabetes mellitus: results of the EPISTENT (Evaluation of platelet IIb/IIIa inhibitor for stenting trial) diabetic substudy. *Circulation* 1999;100:2477-2484.
79. The EPISTENT Investigators. Randomised placebo-controlled and balloon-angioplasty-controlled trial to assess safety of coronary stenting with use of platelet glycoprotein-IIb/IIIa blockade. Evaluation of platelet IIb/IIIa inhibitor for stenting. *Lancet* 1998;352:87-92.
80. Topol EJ, Mark DB, Lincoff AM, et al. Outcomes at 1 year and economic implications of platelet glycoprotein IIb/IIIa blockade in patients undergoing coronary stenting: results from a multicentre randomised trial. EPISTENT Investigators. Evaluation of Platelet IIb/IIIa Inhibitor for Stenting. *Lancet* 1999;354:2019-2024. [Erratum in *Lancet* 2000;355:1104].
81. The EPIC Investigation. Use of a monoclonal antibody directed against the platelet glycoprotein IIb/IIIa receptor in high-risk coronary angioplasty. *N Engl J Med* 1994;330:956-961.

原作者

Ronald Sigal
Associate Professor of Medicine and Human Kinetics
Clinical Epidemiology Program
Ottawa Hospital
Ottawa
Canada

Janine Malcolm
Clinical Scholar
Division of Endocrinology and Metabolism
University of Ottawa
Ottawa
Canada

Amel Arnaout
University of Ottawa
Ottawa Hospital
Ottawa
Canada

利益冲突：Ronald Sigal的研究得到了Aventis、GlaxoSmithKline、Bristol-Myers-Squibb、Novo-Nordisk、Merck-Frosst和Boehringer-Ingelheim公司的赞助，并得到了Aventis、GlaxoSmithKline、Servier、Novo-Nordisk和Eli Lilly公司的演讲费。Merck-Frosst公司还资助其举办了一项会议。GlaxoSmithKline公司为Janine Malcolm参加一项会议提供了差旅费。

致谢：在此我们对 Hilary Meggison 和 Marie-France Levac 对本章节之前版本的贡献表示诚挚的谢意。

表1 美国医生中糖尿病患者的全因死亡率和冠心病死亡率

年龄调整 RR	健康男性	男性糖尿病患者	男性冠心病患者	合并冠心病的男性糖尿病患者
全国死亡率	RR 1.00（对照）	RR 2.3, 95% CI 2.0～2.6	RR 2.2, 95% CI 2.0～2.4	RR 4.7, 95% CI 4.0～5.4
冠心病死亡率	RR 1.00（对照）	RR 3.3, 95% CI 2.6～4.1	RR 5.6, 95% CI 4.9～6.3	RR 12.0, 95% CI 9.9～14.6

慢性肛裂

检索时间：2004年1月
原作者：Marion Jonas, John Scholefield 姜可伟 译 王杉 校

问 题

慢性肛裂的治疗效果如何？

治疗措施及其效果

肯定有效
肛门内括约肌切开术

很可能有效
肛管前徙瓣术（一项随机对照试验支持与肛门内括约肌切开术同样有效）
硝酸甘油局部治疗*

利害相当
括约肌伸展术（与肛门内括约肌切开术同样有效，但排气失禁风险高）

效果不明
肉毒杆菌毒素A－血细胞凝集素复合体
肉毒杆菌毒素A－血细胞凝集素复合体加硝酸盐类
地尔硫䓬
吲哚拉明

将在新版中加入
硝苯地平治疗慢性肛裂
急性肛裂的治疗

*基于有限的证据和一致意见

见词汇表 **G**

主要信息

◆ **肛门内括约肌切开术**：一篇系统综述报道肛门内括约肌切开术在6周到两年后，与局部应用硝酸甘油相比可提高肛裂的治愈率。另一篇系统综述报道肛门内括约肌切开术与用肉毒杆菌毒素A－血细胞凝集素复合体相比，12个月内可降低肛裂残留率。另一篇系统综述报道肛门内括约肌切开术与肛管伸展术比较，在肛裂残留率上无显著性差异，并且发现上述两种方法的治愈率为70%～95%。然而研究还表明肛管伸展术较肛门内括约肌切开术可增加轻微的通气失禁症状发生率。一篇系统综述还报道无论是开放性还是闭合性肛门内括约肌切开术在肛裂残留率上无显著性差异。一项小的随机对照试验报道肛门内括约肌切开术和肛管前徙瓣术对于病人的满意程度或肛裂的治愈率上无显著性差异。

◆ **肛管前徙瓣术（一项随机对照试验支持与肛门内括约肌切开术同样有效）**：一项小的随机对照试验发现侧方肛门内括约肌切开术与肛前徙瓣在患者满意度和肛裂愈合方面无显著性差异。

◆ **硝酸甘油局部治疗**：一项系统综述和随后的一项随机对照试验发现有限的证据表明硝酸甘油局部治疗较安慰剂可缩短肛裂的病程。由于疗程和剂量的不同很难明确结果。一致的意见认为硝酸甘油局部治疗是慢性肛裂有效的一线措施。一篇系统综述报道肛门内括约肌切开术在6周到两年后，与局部应用硝酸甘油相比可提高肛裂的治愈率。一项系统综述发现硝酸甘油软膏与肉毒杆菌毒素A－血细胞凝集素复合体注射在治疗肛裂两个月后无显著性差异。两项随机对照试验发现硝酸甘油软膏与硝酸甘油片剂治疗8～12周后，在肛裂愈合方面无显著性差异。两项随机对照试验发现硝酸甘油局部治疗与地尔硫䓬局部治疗治疗肛裂8周无显著性差异。

◆ **括约肌伸展术（与肛门内括约肌切开术同样有效，但排气失禁风险高）**：一项系统综述发现肛门内括约肌切开术与括约肌伸展术在肛裂残留方面无显著性差异。此综述发现两种手术都可治愈约75%～90%肛裂患者。括约肌伸展术较肛门内括约肌切开术造成术后排气失禁的比率增高。

◆ **肉毒杆菌毒素A－血细胞凝集素复合体**：一篇系统性回顾发现肉毒杆菌毒素A－血细胞凝集素复合体与安慰剂及硝酸甘油治疗相比，在2个月时肛裂的持续存在方面没有显著性差异。另一篇回顾和随后进行的一个随机对照试验发现高低剂量之间在2～3个月后没有明显区别。一篇系统性回顾发现在第12个月时该复合物相比较肛门内括约肌切开术相比较明显增加了肛裂持续存在的时间。

◆ **肉毒杆菌毒素A－血细胞凝集素复合体加硝酸盐类：** 我们未发现将肉毒杆菌毒素A－血细胞凝集素复合体加硝酸盐类与安慰剂的对比研究，一个小的随机对照试验报道6周内肉毒杆菌毒素A－血细胞凝集素复合体加硝酸异山梨酯（每日3次）与单独肉毒杆菌毒素A－血细胞凝集素复合体治疗比较，可提高肛裂的治愈率，而在8～12周则无显著性差异。

◆ **地尔硫䓬：** 我们发现了无安慰剂对照的随机对照试验。2组随机对照试验发现局部地尔硫䓬与硝酸甘油在第8周时对于肛裂的康复没有明显的区别。一个被系统性回顾确认的小型随机对照试验发现经过8周的治疗，口服地尔硫䓬与局部地尔硫䓬对肛裂的持续时间没有明显区别，但口服地尔硫䓬的副作用更多。

◆ **吲哚拉明：** 一组随机对照试验发现口服吲哚拉明与安慰剂在6周后对于肛裂的康复无明显区别，但是这个试验太小，缺乏临床价值。

*基于有限的证据和一致意见。

定义 肛裂是远端肛管内侧的撕裂伤。常表现为肛门疼痛伴便鲜血和肛周瘙痒。急性肛裂边界清楚，常有新鲜的粘膜缘和基底肉芽组织。大部分急性肛裂可自愈，有便秘病史的患者除服用缓泻剂外可增加水和含粗纤维类食物的摄取量。通常将持续6周以上的肛裂称为慢性。慢性肛裂边缘硬化，肉芽组织较少，基底部有时可看到肛门内括约肌的肌纤维，需积极治疗才能愈合。

发病率／患病率 肛裂常见于各个年龄组，目前尚无可靠的发病率数据。

病因／危险因素 膳食纤维的低摄取可能是急性肛裂发生的危险因素之一[1]。肛裂患者常有肛门痉挛和静止期肛管压力增高[2,3]。男女发病率相当，女性分娩后肛裂发生率高达11%[4]。

预后 安慰剂对照研究期间发现70%～90%未治疗的"慢性"肛裂未愈合[5,6]。

治疗目的 缓解症状（疼痛、出血和瘙痒）；裂口愈合；减少治疗的不良反应

结局 部分患者肛裂愈合（内侧肛门粘膜完整）；疼痛、出血和瘙痒等症状强度的评分（以标准的无标记100mm直线标度尺，左侧端点代表无症状，右侧端点代表有可能的最坏的情况，由肛裂患者在此线上垂直划线标记）；报告存在治疗不良反应者的比例。

方法 根据《临床证据》2004年1月的调查和评估。

问 题 慢性肛裂的治疗效果如何？

治疗选择1 硝酸甘油局部治疗

一项系统综述和随后的一项随机对照试验发现有限的证据表明硝酸甘油局部治疗较安慰剂可缩短肛裂的病程。由于疗程和剂量的不同很难明确结果。一致的意见认为是慢性肛裂有效的一线治疗措施。一篇系统综述报道肛门内括约肌切开术在6周后到两年，与局部应用硝酸甘油相比可提高肛裂的治愈率。一项系统综述发现硝酸甘油软膏与肉毒杆菌毒素A－血细胞凝集素复合体注射在治疗肛裂两个月后无显著性差异。两项随机对照试验发现硝酸甘油软膏与硝酸甘油片剂治疗8～12周后在肛裂愈合方面无显著性差异。两项随机对照试验发现硝酸甘油局部治疗与地尔硫䓬局部治疗治疗肛裂8周无显著性差异。

益处 **对照安慰剂组：** 我们发现一篇系统性回顾（研究日期2003年，7组随机对照试验，入组人数694）[7]和一项后来的随机对照试验。系统性回顾提示局部硝酸甘油Ⓖ治疗对照安慰剂能明显减少肛裂时间，虽然数据来源从统计上讲是不同的（OR 0.64，95%CI为0.44～0.92）[7]。后来的随机对照试验（入组人数200）提示在经过8周的治疗后，对于疾病的康复及进展，硝酸甘油（0.1%，0.2%或0.4%，一天两次）与安慰剂没有本质上的区别（康复绝对危险：硝酸甘油治疗组62/133[46.6%]，安慰剂组18/48[37.5%]，$P=0.3$；疼痛指数无记录：0.1%硝酸甘油对比安慰剂，$P=0.40$；0.2%硝酸甘油对比安慰剂，$P=0.0.34$；0.4%硝酸甘油对比安慰剂 $P=0.64$）[8]。**对照肛门内括约肌切开术Ⓖ：** 我们发现一篇系统性回顾（研究时间2003年，4组随机对照试验，入组人数249）[7]。文中提出硝酸甘油比较肛门内括约肌切开术明显增加了肛裂持续时间（OR 8.97，95%CI 4.75～16.94）。**对照肉毒杆菌毒素A－血细胞凝集素复合体Ⓖ：** 见肉毒杆菌毒素A－血细胞凝集素复合体的益处。**硝酸甘油软膏对比硝酸甘油贴剂：** 我们发现一篇系统性回顾（研究时间2003年，1组随机对照试验，入组人数42）[7]和一篇后来的随机对照试验[9]。文中提出硝酸甘油软膏与贴剂之间对慢性肛裂持续时间没有明显区别（OR 1.00，95%CI 0.29～3.39）。并发的随机对照试验（89人）提示经过12周的治疗后，硝酸甘油软膏（0.2%，一天3次）与硝酸甘油贴剂对于肛裂的康复无明显区别（分析人数82；康复绝对危险：硝酸甘油软膏治疗组27/34[79%]，硝酸甘油贴剂治疗组39/48[81%]，$P=1.0$；相对危险度及可信区间未报道）[9]。**对照局部地尔硫䓬：** 我们发现一篇系统性回顾（研究时间2003年，1组随机对照试验，入组人数72；分析人数60）[7]和一组后来的随机对照试验[10]。回顾中提到对于肛裂持续时间，硝酸甘油（0.2%软膏，一天2次，疗程6～8周）与局部地尔硫䓬（2%霜剂，一天2次，疗程6～8周）没有明显区别（OR 0.66，95%CI 0.22～2.01）。并发随机对照试验（43人）提示经过8周治疗后，

硝酸甘油（0.5%软膏，一天2次）与局部地尔硫䓬(2%软膏，一天2次)对于肛裂康复没有明显区别（康复绝对危险：硝酸甘油软膏组 18/21[86%]对比地尔硫䓬组 19/22[90%]，$P > 0.95$；相对危险度及可信区间未报道）[10]。

害处　对比安慰剂组：系统性回顾发现局部硝酸甘油比较安慰剂明显增加了患者头痛的风险（11组随机对照试验，包括1组入组者为急性肛裂患者和3组儿童患者；767人；OR 4.09，95%CI 2.54～6.60)[7]。后来的随机对照试验同样也发现硝酸甘油比较安慰剂增加了头痛风险（硝酸甘油组 1/33[38.3%]，安慰剂组 6/48[12.5%]；P 值未报道)[8]。**对比肛门括约肌切开术**：系统性回顾发现硝酸甘油比较肛门括约肌切开术明显增加了头痛风险（4组随机对照试验，227人；OR 36.65，95%CI 9.72～138.21)[7]。回顾同时发现硝酸甘油比较括约肌切开术明显降低了尿失禁的风险（4组随机对照试验，161人；OR 0.23，95%CI 0.02～2.07）。**对比肉毒杆菌毒素A-血细胞凝集素复合体**：见肉毒杆菌毒素A-血细胞凝集素复合体的害处。**硝酸甘油软膏对比硝酸甘油贴剂**：系统性回顾发现硝酸甘油软膏与贴剂在头痛风险上没有明显区别（1组随机对照试验，42人；OR 1.54，95%CI 0.42～5.61)[7]。**对比地尔硫䓬**：系统性回顾发现硝酸甘油相比较地尔硫䓬明显增加了所有不利事件的风险和了头痛的风险（1组随机对照试验，6人；所有不利事件：OR 3.63，95%CI 1.23～10.73；头痛：OR 4.07，95%CI 1.37～12.14)[7]。

评论　由于在入组标准，硝酸甘油使用剂量、疗程以及对于使用局部硝酸甘油的建议和应用的不同，随机对照试验的结果是比较难解释的。回顾中所包含的研究，参与者均有至少4周的疼痛病史，或者更短时间但既往曾有类似的情况[7]。它除去了那些包含不典型肛裂患者的随机对照试验。对于最佳治疗周期及局部硝酸甘油的治疗剂量我们仍缺乏足够的证据。在多中心随机对照试验中，各个研究中心入组标准各式各样。因此，作者认为，某些单中心随机对照试验能紧紧把握入组标准及剂量控制，相比多中心随机对照试验，或许更能精确地反映硝酸甘油的作用。大多数的意见认为硝酸甘油仍是治疗慢性肛裂一种有效的一线用药。

治疗选择2　地尔硫䓬

我们发现了无安慰剂对照的随机对照试验。2组随机对照试验发现局部地尔硫䓬与硝酸甘油在第8周时对于肛裂的康复没有明显的区别。一个被系统性回顾确认的小型随机对照试验发现经过8周的治疗，口服地尔硫䓬与局部地尔硫䓬对肛裂的持续时间没有明显区别，但口服地尔硫䓬的副作用更多。

益处　对比安慰剂组：我们发现一篇系统性回顾（研究时间，2003年），但没有随机对照试验[7]。**局部地尔硫䓬对比局部硝酸甘油**：见局部硝酸甘油的益处。**口服对比局部地尔硫䓬**：我们发现一篇系统性回顾（研究时间2003年，1组随机对照试验，入组人数50），其中提出经过8周治疗后，口服地尔硫䓬60mg一天两次与2%地尔硫䓬凝胶体在肛裂持续时间上无明显区别（OR 3.20，95%CI 1.00～10.20)[7]。

害处　口服对比局部地尔硫䓬：回顾中包含的随机对照试验发现口服地尔硫䓬相比较局部地尔硫䓬副作用明显增加，包括恶心、呕吐、头痛、皮疹及嗅觉改变（口服地尔硫䓬绝对危险8/24[33%]对比局部地尔硫䓬0/26；回顾计算出OR 32.48，95%CI 1.77～597.56)[7, 11]。

评论　对于地尔硫䓬的最佳使用周期，我们仍缺乏足够的证据。为什么在先前治疗肛裂中地尔硫䓬会输给硝酸甘油目前还不清楚。

治疗选择3　吲哚拉明

一组随机对照试验发现口服吲哚拉明与安慰剂在6周后对于肛裂的康复无明显区别，但是这个试验太小，缺乏临床价值。

益处　对比安慰剂：我们未找到系统性回顾分析。我们发现一个小型随机对照试验（23例慢性肛裂患者)[12]。文中提出口服吲哚拉明20mg一天两次与安慰剂相比在第6周时对于肛裂的康复无明显区别（康复绝对危险：吲哚拉明组 1/14[7%]对比安慰剂组 2/9[22%]；OR 0.30，95%CI 0.03～3.05；见下面评论）。这个随机对照试验没有提供关于疼痛指数方面的对比性数据。

害处　试验报道吲哚拉明副作用发生率约50%，7/14[12]。

评论　随机对照试验太小，缺乏说服力[12]。试验发现单一的肛裂经吲哚拉明治疗后3月后会复发。

治疗选择4　肉毒杆菌毒素A-血细胞凝集素复合体（肉毒杆菌毒素A）

一篇系统性回顾发现肉毒杆菌毒素A-血细胞凝集素复合体与安慰剂及硝酸甘油对比在治疗2个月时对于肛裂的持续没有明显区别。另一篇回顾和另外一个随机对照试验发现高低剂量之间在2～3个月后没有明显区别。一篇系统性回顾发现在第12个月时该复合物相比较肛门括约肌切开术明显增加了肛裂持续时间。

益处　对比安慰剂：我们发现一篇系统性回顾（研究时间2003年，2组随机对照试验，74人)[7]。文中提出该肛门括约肌复合物注射（20U制剂）与安慰剂注射在2个月后无明显区别（OR 0.75，95%CI 0.32～1.77)[7]。然而，从统计学上讲数据来源是不同种类的。**对比局部硝酸甘油**：我们发现一篇系统性回顾（研究时间2003年，2组随机对照试验，107人)[7]。回顾提出肉毒杆菌毒素A-血细胞凝集素复合体（5U或20U）与局部硝酸甘油软膏（0.3%或0.2%治疗6周）治疗在2个月后对肛裂的持续时间无明显区别[7]。然而，从统计学上讲数据来源是不同的，因为两个试验中治疗剂量不同。对

比肛门内括约肌切开术：我们发现一篇系统综述（数据见2003，1个随机对照试验，111例患者）[7]，报道在12个月内与肛门内括约肌切开术相比，肉毒杆菌毒素A（0.3U/kg）可明显增加肛裂延期愈合时间（OR 5.57，95% CI 1.52～20.42）[7]。**对比不同剂量肉毒杆菌毒素A**：我们发现一篇系统综述（数据见2003，1个随机对照试验，150例患者）[7]和一个附加的RCT[13]，综述发现治疗2个月后，在肛裂愈合时间上高剂量肉毒杆菌毒素A（30U A型肉毒素制剂，1个月后50U复治）与其低剂量（20U A型肉毒素制剂，1个月后30U复治）相比无显著差异（OR 2.87，95% CI 0.73～11.25）[7]。相似的是另外的RCT组（50例患者）也发现治疗3个月后，在肛裂治愈方面高剂量肉毒杆菌毒素A（40U）与低剂量（20U）相比无显著差异（治愈对比：高剂量组20/25[80%]；低剂量组19/25[76%]；OR 1.10，95% CI 0.78～1.41）[13]。但尚不清楚此项研究为什么被排除在综述外。**对比加硝酸盐类治疗**：见肉毒杆菌毒素A加硝酸盐类的益处。

害处 **与安慰剂比较**：系统综述报道（1个随机对照试验，44例患者；OR 1.00，95% CI 0.24～4.10）[7]在副作用方面肉毒杆菌毒素A与安慰剂相比无显著差异。**与局部硝酸甘油用药比较**：系统综述报道（2个随机对照试验，107例患者；OR 0.11，95% CI 0.01～0.93）[7]肉毒杆菌毒素A导致的头痛症状较硝酸甘油轻。**对比肛门内括约肌切开术**：系统综述报道（1个随机对照试验，111例患者；OR 0.05，95% CI 0.00～0.85）肉毒杆菌毒素A导致的轻微的大便失禁症状较肛门内括约肌切开术明显轻。另外，该随机对照试验还显示肛门内括约肌切开术较肉毒杆菌毒素A明显延迟日常生活的恢复（肛门内括约肌切开术平均为14.8天，而肉毒杆菌毒素A平均为1.0天，$P < 0.0001$）[15]。**对比不同剂量肉毒杆菌毒素A**：由系统综述发现的RCT报道注射高剂量肉毒杆菌毒素A后两周内与低剂量相比导致的轻微通气失禁更为常见（高剂量组5/75[7%]；低剂量组0/75[0%]；RR和CI值未报道）[14]。另外的RCT组发现两周内有6%出现通气失禁，一周内有4%出现大便失禁[13]。早期的初步研究报道与用肉毒杆菌毒素A相关的并发症包括：疼痛、出血、与注射相关的败血症，大便失禁，大约有7%[16,17]。

评论 中断治疗则会复发。

治疗选择 5　肉毒杆菌毒素 A – 血细胞凝集素复合体加硝酸盐类

我们未发现将肉毒杆菌毒素A–血细胞凝集素复合体加硝酸盐类与安慰剂的对比研究，一个小的RCT研究报道6周内肉毒杆菌毒素A–血细胞凝集素复合体加硝酸异山梨酯（每日三次）与单独肉毒杆菌毒素A–血细胞凝集素复合体治疗比较，可提高肛裂的治愈率，而在8～12周则无显著性差异。

益处 **与安慰剂比较**：我们没有发现随机对照试验。**与单独应用肉毒杆菌毒素 A – 血细胞凝集素复合体治疗比较**：我们发现一个RCT（30例经单独局部硝酸异山梨酯治疗未能治愈的肛裂患者），研究报道6周内肉毒杆菌毒素A–血细胞凝集素复合体注射（20U）加硝酸异山梨酯（2.5mg每日三次）与单独肉毒杆菌毒素A–血细胞凝集素复合体治疗比较，可明显提高肛裂的治愈率（治愈率：肉毒杆菌毒素A–血细胞凝集素复合体注射加硝酸异山梨酯组10/15[67%]；单独肉毒杆菌毒素A–血细胞凝集素复合体3/15[20%]；ARI 47%，95%CI 11%～82%，RR 3.30，95% CI 1.14～9.75；NNT 3，95% CI 2～5）[18]。而在8～12周时则无显著性差异（8周治愈率：肉毒杆菌毒素A–血细胞凝集素复合体注射加硝酸异山梨酯组11/15[73%]；单独肉毒杆菌毒素A–血细胞凝集素复合体9/15[60%]；P值无显著意义；12周治愈率：肉毒杆菌毒素A–血细胞凝集素复合体注射加硝酸异山梨酯组11/15[73%]；单独肉毒杆菌毒素A–血细胞凝集素复合体10/15[66%]）；P值无显著意义）。

害处 RCT未报道不良反应[18]。见肉毒杆菌毒素A的不良作用。

评论 由于RCT组病例数较少，8周和12周的统计性差异尚无说服力[18]。

治疗选择 6　肛门内括约肌切开术

一篇系统综述报道肛门内括约肌切开术在6周后到两年，与局部应用硝酸甘油相比可提高肛裂的治愈率，另一篇系统综述报道肛门内括约肌切开术与肉毒杆菌毒素A–血细胞凝集素复合体相比，12个月内可降低肛裂残留率。另一篇系统综述报道肛门内括约肌切开术与肛管伸展术比较，在肛裂残留率上无显著性差异，并且发现上述两种方法的治愈率为70%～95%。然而研究还表明肛管伸展术较肛门内括约肌切开术可增加轻微的通气失禁症状发生率。一篇系统综述还报道无论是开放性还是闭合性肛门内括约肌切开术在肛裂残留率上无显著性差异。一项小的RCT报道肛门内括约肌切开术和肛管前徙瓣术对于病人的满意程度或肛裂的治愈率上无显著性差异。

益处 **与局部应用硝酸甘油相比**：参看局部应用硝酸甘油的益处。**与用肉毒杆菌毒素 A – 血细胞凝集素复合体相比**：参看肉毒杆菌毒素A–血细胞凝集素复合体的益处。**与肛管伸展术比较**：我们发现一个系统综述（数据未曾报道，其主要观察指标为肛裂残留率及大便失禁症状；6个RCT，386例患者）比较了肛门内括约肌切开术和肛管伸展术[19]，报道上述两种方法的治愈率为70%～95%，无论是肛门内括约肌切开术还是肛管伸展术在肛裂残留率上无显著性差异（6个RCT；RR 1.16，95% CI 0.65～2.08；见下面的评论）。**开放性与闭合性肛门内括约肌切开术的比较**：一篇系统综述还报道无论是开放性还是闭合性肛门内括约肌切开术在肛裂残留率上无显著性差异（2个RCT；RR 1.61，95% CI 0.28～9.28；见下方评论）[19]。**与肛管前徙瓣术ⓖ比较**：我们未发现系统综述。有一篇RCT（40例患者）报道肛门内括约肌切开术和肛管前徙瓣术在3个月内对于患者的满意程度或肛裂的治愈率上无显著性差异（行内括约肌切开术病人诉不满意率为3/20[15%]，行肛管前徙瓣术不满意率为3/20[15%]；而满意率都为17/20[85%]； P值未见报道；肛裂治愈率：行内括约肌切开术为20/20[100%]，行肛管前徙瓣术为17/20[85%]， P = 0.12[20]。

害处 与局部应用硝酸甘油相比：参看局部应用硝酸甘油的不良作用。与应用肉毒杆菌毒素A - 血细胞凝集素复合体相比：参看肉毒杆菌毒素 A - 血细胞凝集素复合体的不良作用。与肛管伸展术相比：系统综述报道肛管伸展术与肛门内括约肌切开术比较可增加大便失禁症状发生率（4 个 RCTs；RR 6.63, 95% CI 2.06 ~ 21.3；见下方评论）[19]。**开放性与闭合性肛门内括约肌切开术相比**：一篇系统综述还报道无论开放性还是闭合性肛门内括约肌切开术在术后大便失禁症状发生率上无显著性差异（2 个 RCT；RR 0.79, 95% CI 0.29 ~ 2.13；见下方评论）[19]。与肛管前徙瓣术相比：一个 RCT（40 例患者）报道肛门内括约肌切开术和肛管前徙瓣术均未发生大便失禁症状[20]。

评论 通过系统综述得到两种结果：即肛裂残留率和大便失禁[19]。其他一些结果（如裂口愈合相关的并发症）也许相关。综述报道认为从临床随机试验得到的证据表明四个回顾性的试验发现肛管伸展术与肛门内括约肌切开术比较可增加肛裂残留率（RR 1.89, 95% CI 1.28 ~ 2.81）[19]；而对于肛门内括约肌切开术和肛管前徙瓣术在肛裂治愈率方面的比较，仍需更多的证据来明确。

词汇表

肛管前徙瓣术（anal advancement flap）：切除肛裂及下移正常直肠粘膜以覆盖缺损。
括约肌伸展术（anal stretch）：通常将双手食指及中指伸入肛管反向牵拉持续扩肛 1 分钟。
肉毒杆菌毒素 A - 血细胞凝集素复合物（botulinum A toxin—haemagglutinin complex）：注射液成分含肉毒杆菌毒素 A 及血细胞凝集素。对于同一适应证，不同制剂的使用剂量不同，而且标记为相同单位数的不同制剂其浓度也并不一定对等。
肛门内括约肌切开术（internal anal sphincterotomy）：后位或侧位切开肛门内括约肌，通常行侧位肛门内括约肌切开，而且通常需要根据肛裂的长度进行修剪。
硝酸甘油（topical glyceryl trinitrate, GTN）：通常应用 0.2% ~ 0.3% 的软膏。

参考文献

1. Jensen SL. Diet and other risk factors for fissure-in-ano. Prospective case control study. *Dis Colon Rectum* 1988;31:770-773.
2. Gibbons CP, Read NW. Anal hypertonia in fissures: cause or effect? *Br J Surg* 1986;73:443-445.
3. Lund JN, Scholefield JH. Internal sphincter spasm in anal fissure. *Br J Surg* 1997;84:1723-1724.
4. Martin JD. Postpartum anal fissure. *Lancet* 1953;1(6):271-273.
5. Lund JN, Scholefield JH. A randomised, prospective, double-blind, placebo-controlled trial of glyceryl trinitrate ointment in the treatment of anal fissure. *Lancet* 1997;349:11-14.
6. Carapeti EA, Kamm MA, McDonald PJ, et al. Randomised controlled trial shows that glyceryl trinitrate heals anal fissures, higher doses are not more effective, and there is a high recurrence rate. *Gut* 1999;44: 727-730.
7. Nelson R. Non surgical therapy for anal fissure (Cochrane Review). In: The Cochrane Library, Issue 2, 2004. Chichester, UK: John Wiley & Sons, Ltd. Search date 2003; primary sources PubMed, the Cochrane Library, the CCCG specialised trials register, search of reference lists, proceedings of relevant meetings, and discussions with authors published in the field.
8. Scholefield JH, Bock JU, Marla B, et al. A dose finding study with 0.1%, 0.2%, and 0.4% glyceryl trinitrate ointment in patients with chronic anal fissures. Gut 2003;52:264-269.
9. Colak T, Ipek T, Urkaya N, et al. A randomised study comparing systematic transdermal treatment and local application of glyceryl trinitrate ointment in the management of chronic anal fissure. *Eur J Surg* 2002; 588:188-122.
10. Bielecki K, Kolodziejczak M. A prospective randomised trial of diltiazem and glyceryltrinitrate ointment in the treatment of chronic anal fissure. *Colorectal Dis* 2003;5:256-257.
11. Jonas M, Neal KR, Abercrombie JF, et al. A randomized trial of oral vs. topical diltiazem for chronic anal fissures. *Dis Colon Rectum* 2001; 44:1074-1078.
12. Pitt J, Dawson PM, Hallan RI, et al. A double-blind randomized placebo-controlled trial of oral indoramin to treat chronic anal fissure. *Colorectal Dis* 2001;3:165-168.
13. Jost W, Schrank B. Chronic anal fissures treated with botulinum toxin injections: a dose-finding study with Dysport. *Colorectal Dis* 1999;1: 26-29.
14. Brisindi G, Maria G, Sganga G, et al. Effectiveness of higher doses of botulinum toxin to induce healing in patients with chronic anal fissures. *Surgery* 2002;131:179-184.
15. Mentes BB, Irkorucu O, Akin M, et al. Comparison of botulinum toxin injection and lateral internal sphincterotomy for the treatment of chronic ana fissure. *Dis Colon Rectum* 2003;46:232-237.
16. Jost WH. One hundred cases of anal fissure treated with botulin toxin: early and long-term results. *Dis Colon Rectum* 1997;40:1029-1032.
17. Jost WH, Schanne S, Mlitz H, et al. Perianal thrombosis following injection therapy into the external anal sphincter using botulinum toxin. *Dis Colon Rectum* 1995;38:781.
18. Lysy J, Israelit-Yatzkan Y, Sestiery-Ittah M, et al. Topical nitrates potentiate the effect of botulinum toxin in the treatment of patients with refractory anal fissure. *Gut* 2001;48:221-224.
19. Nelson R. Operative procedures for fissure in ano. In: The Cochrane Library, Issue 3, 2004. Oxford: Update Software. Search date 2001; primary sources Cochrane Library, Medline, the Internet, and hand searches of cited reference lists from included reports.
20. Leong AF, Seow-Choen F. Lateral sphincterotomy compared with anal advancement flap for chronic anal fissure. *Dis Colon Rectum* 1995; 38:69-71.

原作者

Marion Jonas
Specialist Registrar, General Surgery

John Scholefield
Professor of Surgery
University of Nottingham
Nottingham, UK

利益冲突：MJ 未声明。JS 为开展研究和参加会议曾接受商业赞助。

阑尾炎

检索时间：2004年10月
原作者：John Simpson, William Speake 周静 译 王杉 校

问 题

急性阑尾炎的治疗效果如何？

治疗措施及其效果

治疗

肯定有效
辅助抗生素

很可能有效
腹腔镜外科与开腹手术比较（儿童患者）

益害相当
抗生素与外科手术比较
腹腔镜外科与开腹手术比较（成人患者）

效果不明
抗生素（与未接受治疗或采用安慰剂比较）
开腹手术（与未手术比较）
开腹阑尾切除术残端内翻

将在新版中加入
阑尾切除术选用抗生素的种类和剂量
阑尾炎的诊断

见词汇表 **G**

主要信息

治疗

◆ **辅助抗生素**：对因单纯或复杂阑尾炎而行阑尾切除术的儿童和成人进行研究，一项系统综述和一项后续的随机对照试验发现，预防性应用抗生素与不用抗生素比较，可减少切口感染、腹腔内脓肿的发生。系统综述的亚组分析发现，应用抗生素与不用抗生素比较，可降低儿童复杂性阑尾炎切口感染的发生率，而儿童单纯性阑尾炎切口感染的发生率无显著性差异。一项后续的针对儿童单纯性阑尾炎的随机对照试验发现，是否应用抗生素，对于切口感染的预防并无显著性差异，但是，该随机对照试验可能因规模过小而无法除外重要的临床差异。

◆ **腹腔镜外科与开腹手术比较（儿童患者）**：一项系统综述发现，相对于开腹手术，对儿童患者施行腹腔镜手术可减少切口感染发生、缩短住院时间，但在术后疼痛、活动早晚和腹腔内脓肿发生率等方面无显著性差异。

◆ **抗生素与外科手术比较**：一项对疑患阑尾炎的成人进行的小型随机对照试验发现，相对于阑尾切除术而言，抗生素保守治疗可减轻疼痛和减少最初10天吗啡的用量。然而，随机对照试验发现，35%的抗生素保守治疗患者会在1年内因急性阑尾炎再次入院，而后接受阑尾切除术。

◆ **腹腔镜外科与开腹手术比较（成人患者）**：一项系统综述和一项后续的随机对照试验提出证据，相对于开腹手术，成人接受腹腔镜手术可减少切口感染的发生、减轻术后疼痛、缩短留院时间和恢复工作时间。然而，系统综述发现，腹腔镜手术相对于开腹手术，其术后腹腔内脓肿的发生率增加。

◆ **抗生素（与未行治疗或采用安慰剂比较）**：未发现关于抗生素与未接受治疗或采用安慰剂进行比较的随机对照试验。

◆ **开腹手术（与未手术比较）**：未发现比较开腹手术和未行治疗的随机对照试验。一项针对疑患阑尾炎成人的小型随机对照试验发现，相对于阑尾切除术而言，抗生素保守治疗可减轻疼痛和减少最初10天吗啡的用量。然而，随机对照试验发现，35%的抗生素保守治疗患者会在1年内因急性阑尾炎再次入院，而后接受阑尾切除术。

◆ **开腹阑尾切除术残端内翻**：两项随机对照试验为阑尾切除术时进行残端内翻的效果提供了不充分的证据。

定义 急性阑尾炎是指阑尾的急性炎症。

发病率／患病率 阑尾炎的发病率正在下降，其原因并不清楚。据报道，美国人一生中阑尾炎的发生风险为男性8.7%、女性6.7%[1]，而英格兰和威尔士每年报道的病例为60 000。阑尾炎是最常见的需要手术治疗的外科急症。

病因／危险因素 虽存在多种理论，但阑尾炎的病因仍不明。多数理论涉及阑尾腔内梗阻，由于分泌物无法排出而不可避免地导致阑尾腔内压力增高，进而引发粘膜缺血，淤积为细菌的过度生长提供了理想的环境。梗阻的原因可能是粪石（常源于便秘）、淋巴增生或盲肠癌[2]。

预后 虽然已有报道至少1/13（8%）的发病过程可自行缓解[3]，未经治疗的阑尾炎的预后情况仍不清楚。阑尾炎经保守治疗后的复发[3,4]，以及某些人腹部症状的复发[5]，预示着慢性阑尾炎或复发性急性、亚急性阑尾炎的可能[6]。急性阑尾炎的标准治疗是阑尾切除术。对比治疗和不治疗的随机临床试验被认为是不道德的。急性阑尾炎的死亡率低于0.3%，穿孔后可升至1.7%[7]。阑尾切除术最常见的并发症是切口感染，发生率为5%～33%[8]。腹腔内脓肿形成并不常见，在阑尾切除病例中发生率为2%[9]。儿童时期阑尾穿孔似乎未对女性生育能力产生继发的负面影响[10]。

治疗目的 减轻疼痛；预防术后感染；缩短留院时间；促进恢复正常活动。

结局 切口感染率；腹腔内感染率；术后疼痛；恢复肠功能；恢复正常活动；死亡率。

方法 采用《临床证据》2004年10月的文献检索和评价方案。

问题 急性阑尾炎的治疗效果如何？

治疗选择1 辅助抗生素

对因单纯或复杂阑尾炎而行阑尾切除术的儿童和成人进行研究，一项系统综述和一项后续的随机对照试验发现，预防性应用抗生素与不用抗生素比较，可减少切口感染、腹腔内脓肿的发生。系统综述的亚组分析发现，应用抗生素与不用抗生素比较，可降低儿童复杂性阑尾炎切口感染的发生率，而儿童单纯性阑尾炎切口感染的发生率无显著性差异。一项后续的针对儿童单纯性阑尾炎的随机对照试验发现，是否应用抗生素，对于切口感染的预防并无显著性差异，但是，该随机对照试验可能因规模过小而无法除外重要的临床差异。

益处 **抗生素与未接受治疗或采用安慰剂比较：** 我们发现一项系统综述[9]和一项后续的随机对照试验，其对比了抗生素预防和安慰剂预防或无预防[11]。系统综述（检索日期2000年）发现，相对于未用抗生素预防，围术期全身应用抗生素预防，可显著减少切口感染和腹腔内脓肿的发生（切口感染：20项随机对照试验或临床对照试验，8643例因单纯性或复杂性阑尾炎Ⓖ接受阑尾切除的成人患者；287/4326[7%]应用抗生素，632/4317[15%]未应用抗生素；OR 0.32，95%CI 0.24～0.42；参见以下内容；腹腔内脓肿：8项随机对照试验或临床对照试验，4468例因单纯或复杂性阑尾炎接受阑尾切除的成人患者；16/2211[<1%]应用抗生素，39/2257[2%]未应用抗生素；OR 0.35，95%CI 0.13～0.91）[9]。亚组分析发现，在单纯性阑尾炎的病例中，应用抗生素预防可明显减少切口感染和腹腔内脓肿的发生（切口感染：26项随机对照试验或临床对照试验，5317例因单纯性阑尾炎接受阑尾切除的成人患者；113/2610[4%]应用抗生素，286/2707[11%]未应用抗生素；OR 0.37，95%CI 0.30～0.46；腹腔内脓肿：8项随机对照试验或临床对照试验，2968例因单纯性阑尾炎接受阑尾切除的成人患者；9/1433[<1%]应用抗生素，22/1535[1%]未应用抗生素；OR 0.46，95%CI 0.23～0.94）。亚组分析发现，在复杂性阑尾炎的病例中，应用抗生素预防可明显减少切口感染的发生，但腹腔内脓肿的发生并无显著差异（切口感染：24项随机对照试验或临床对照试验，1152例因复杂性阑尾炎接受阑尾切除的成人患者；121/645[19%]应用抗生素，175/507[35%]未应用抗生素；OR 0.28，95%CI 0.21～0.38；腹腔内脓肿：3项随机对照试验或临床对照试验，467例因复杂性阑尾炎接受阑尾切除的成人患者；3/262[1%]应用抗生素，4/205[2%]未应用抗生素；OR 0.54，95%CI 0.12～2.43）。综述同时发现，局部应用抗生素与安慰剂对于切口感染的影响并无显著性差异（52/339[15%]局部应用抗生素，61/340[18%]应用安慰剂；OR 0.77，95%CI 0.49～1.23）。**儿童：** 系统综述发现，围术期全身应用抗生素预防与未用抗生素预防比较，切口感染和腹腔内脓肿的发生并无显著性差异（7项随机对照试验，987例0～15岁因单纯或复杂性阑尾炎接受阑尾切除的患者；切口感染：23/548[4%]应用抗生素，34/542[6%]未应用抗生素；OR 0.64，95%CI 0.37～1.10；腹腔内脓肿：1/142[<1%]应用抗生素，5/141[4%]未应用抗生素；OR 0.25，95%CI 0.05～1.26；参见下面内容）[9]。虽然抗生素预防在儿童复杂性阑尾炎治疗中可明显减少切口感染，但儿童单纯性阑尾炎的亚组分析发现，是否应用抗生素在切口感染方面并无显著性差异（单纯性阑尾炎：3项随机对照试验或临床对照试验，704例0～15岁患者；7/347[2%]应用抗生素，8/357[2%]未应用抗生素；OR 0.92，95%CI 0.33～2.57；复杂性阑尾炎：3项随机对照试验或临床对照试验，253例0～15岁患者；5/134[4%]应用抗生素，15/119[13%]未应用抗生素；OR 0.31，95%CI 0.12～0.77）。后续的随机对照试验对比了三项治疗措施：未用抗生素、单次用抗生素（1g头孢曲松）和常规用5天抗生素（1g/d头孢曲松）[11]。试验发现仅有一例切口感染，该患儿未用抗生素（108例单纯阑尾炎儿童；其他数据未提供）。

害处 在上述益处段落中已描述了某些害处。综述和随机对照试验未报道更多害处数据。

评论	系统综述并未对抗生素种类进行区分[9]。这些问题将在即将出版的系统综述中进行阐述。在系统综述和随机对照试验中，儿童的病例数有限；因而，结果可能缺乏统计学力度[9, 11]。综述未能提供足够的数据，无法进行儿童单纯性或复杂性阑尾炎腹腔内脓肿的亚组分析[9]。儿童单纯性阑尾炎应用抗生素的益处尚不清楚。综述未报道术前影像学情况[9]。

治疗选择 2　腹腔镜外科与开腹手术比较

一项系统综述和一项后续的随机对照试验提出证据，相对于开腹手术，成人接受腹腔镜手术可减少切口感染的发生、减轻术后疼痛、缩短留院时间和恢复工作时间。然而，系统综述发现，腹腔镜手术相对于开腹手术，其术后腹腔内脓肿的发生率增加。综述发现，儿童接受腹腔镜手术，可减少切口感染的发生、缩短留院时间，而在术后疼痛、恢复活动时间和腹腔内脓肿发生的方面与开腹手术比较并无显著性差异。

益处　我们发现了比较腹腔镜手术与开腹手术的一项系统综述[12]和两项后续的随机对照试验[13, 14]。**成人**：系统综述（检索日期2000年）发现，接受腹腔镜手术可明显减少切口感染的发生，但明显提高了术后腹腔内脓肿的发生（切口感染：34项随机对照试验，4324例成人患者；86/2213[4%]接受腹腔镜手术，161/2111[8%]接受开腹手术；OR 0.47，95%CI 0.36～0.62；腹腔内脓肿：34项随机对照试验，4373例成人患者；41/2239[2%]接受腹腔镜手术，13/2134[<1%]接受开腹手术；OR 2.77，95%CI 1.61～4.77)[12]。综述同时发现，接受腹腔镜手术可明显减轻术后第一天的疼痛、缩短留院时间和恢复工作时间（以100mm视觉模拟评分法评价疼痛减轻程度：8mm，95%CI 3～13mm；缩短留院时间：0.7天，95%CI 0.4～1.0天；缩短恢复工作时间：3天，95%CI 1～5天）。第一个后续随机对照试验发现，腹腔镜手术对比开腹手术，可明显减轻术后第2天和第7天的疼痛（200例疑患阑尾炎的成人，以视觉模拟评分法评价疼痛程度[1＝无痛；10＝无法忍受的疼痛]；术后第2天平均疼痛评分：腹腔镜手术2.79，开腹手术4.77，$P < 0.001$；术后第7天平均疼痛评分：腹腔镜手术1.26，开腹手术1.95，$P < 0.001$)[13]。该随机对照试验还发现，对比接受开腹手术，接受腹腔镜手术可明显缩短完全恢复活动能力的时间（15.58天，19.65天，$P < 0.01$)，而在术后并发症发生率和留院时间方面无显著差异（术后并发症：腹腔镜手术9/96[9.4%]，开腹手术7/104[6.7%]，$P > 0.05$；留院时间：腹腔镜手术4.7天，开腹手术5.0天；差异无显著性）。第二个后续随机对照试验发现，腹腔镜手术对比开腹手术，术后第1天和第7天的疼痛、留院时间、恢复工作时间、术后切口感染等方面无显著性差异（52名男性，以视觉模拟评分法评价疼痛程度[标准未注明]；第1天：腹腔镜手术3.5，开腹手术4.0；第7天：腹腔镜手术2.1，开腹手术2.1，全程疼痛水平$P = 0.7$，第1天至第7天改变的程度$P = 0.5$；留院时间：腹腔镜手术21.5天，开腹手术29.2天；$P = 0.124$；恢复工作时间：腹腔镜手术11.0天，开腹手术9.5天；$P = 0.197$；切口感染：腹腔镜手术1/26[4%]，开腹手术1/26[4%]；P值未标明)[14]。**儿童**：系统综述发现，接受腹腔镜手术可明显减少切口感染的发生和缩短留院时间（切口感染：5项随机对照试验，436名1～16岁儿童；OR 0.22，95%CI 0.08～0.61；留院时间的差异：1项随机对照试验；差异为－0.7天，95%CI－1.1天～－0.3天)[12]。该综述发现，腹腔镜手术与开腹手术比较，在发生腹腔内脓肿、术后疼痛、术后活动时间等方面无显著差异（腹腔内脓肿：5项随机对照试验，436名1～16岁儿童；腹腔镜阑尾切除术1/220[0.45%]，开腹阑尾切除术1/216[0.46%]；OR 1.00，95%CI 0.06～16.50；术后疼痛：2项随机对照试验，124名1～16岁儿童；视觉模拟评分差异为－0.068，95%CI－0.797cm～+0.660cm；活动时间：1项随机对照试验，58名儿童；差异为－0.25天，95%CI－0.65天～+0.15天）。

害处　综述未提供更多的有关害处方面的数据[12]。第一项后续的随机对照试验发现，腹腔镜手术对比开腹手术，术后并发症的发生率无显著性差异（切口感染：开腹手术4例，腹腔镜手术3例；肠梗阻：开腹手术2例，腹腔镜手术无；阑尾动脉出血：开腹手术、腹腔镜手术各1例；套管穿入处出血：开腹手术无，腹腔镜手术1例；腹腔内脓肿：开腹手术无，腹腔镜手术3例；$P > 0.05$)[13]。第二项后续的随机对照试验发现，腹腔镜手术对比开腹手术，术后并发症发生情况相似（1例腹腔镜手术中转开腹，原因是血管钉结扎阑尾系膜出现迟发出血；切口感染：开腹手术、腹腔镜手术各1例)[14]。

评论　系统综述涉及的是临床诊断急性阑尾炎的患者，而并未提供术前影像学以及围术期应用抗生素方面的信息。以治疗依据为目的进行分析。报道阴性阑尾切除率大于50%的研究，未被涵盖。特别关注儿科的临床试验数目少，而对成人的研究中，并非将所有的试验的所有结果进行了评估。大多数试验是非盲性的，另外，即使切口感染和腹腔内脓肿并未显示，但大多数分析都显示出了不均质性。关于手术或术后并发症的定义和报告是矛盾的。综述中的一项随机对照试验报告了25名4～15岁复杂性阑尾炎儿童患者的情况[15]。该研究发现，在留院时间和恢复正常活动时间方面，开腹手术和腹腔镜手术间无显著性差异。13例接受腹腔镜手术的儿童发生了2例主要并发症（1例盆腔脓肿，1例肠外瘘），而12例接受开腹手术者未发生并发症。在后续随机对照试验中，要求所有的参与者至少留院3天[13]。

治疗选择 3　抗生素

未发现关于抗生素与未接受治疗或采用安慰剂进行比较的随机对照试验。一项对疑患阑尾炎的成人进行的小型随机对照试验发现，相对于阑尾切除术而言，抗生素保守治疗可减轻疼痛和减少最初10天吗啡的用量。然而，随机对照试验发现，35%的抗生素保守治疗患者会在1年内因急性阑尾炎再次入院，而后接受阑尾切除术。

益处　**抗生素与未治疗比较**：未发现关于抗生素与未接受治疗或采用安慰剂进行比较的随机对照试验和系统综述。**抗生素与外科**

手术比较：我们发现一项随机对照试验，其对比了抗生素治疗（静脉给药头孢噻肟一天2次、每次2g，加上替硝唑800mg/d，维持2天，继而口服氧氟沙星一天2次、每次200mg，加上替硝唑一天2次、每次500mg，维持8天）和开腹阑尾切除术[4]。试验发现，与阑尾切除术比较，抗生素可明显减轻最初治疗后的12小时到10天的疼痛（40例疑患阑尾炎的成人；$P<0.01$；其他数据以图显示）、明显减少吗啡用量（$P<0.001$）。

害处 **抗生素与未治疗比较**：未发现相关的随机对照试验和系统综述。**抗生素与外科手术比较**：随机对照试验发现，所有以抗生素保守治疗的患者都在48小时内出院，仅有1例因随机进行抗生素治疗后12小时，因阑尾穿孔导致弥漫性腹膜炎而接受外科手术治疗[4]。试验发现，7/20（35%）的抗生素保守治疗患者会在1年内因急性阑尾炎再次入院，而后接受阑尾切除术（平均7个月，范围3～12个月）。随机对照试验发现，外科治疗组中发生1例切口感染，各组中均无死亡病例。

评论 随机对照试验的入组标准包括急性阑尾炎典型的症状和征象，如超声的阳性发现、血液分析的中性粒细胞/C反应蛋白升高。

治疗选择4　开腹手术（与未手术比较）

未发现对比开腹手术和未行治疗的随机对照试验。一项针对疑患阑尾炎成人的小型随机对照试验发现，相对于阑尾切除术而言，抗生素保守治疗可减轻疼痛和减少最初10天吗啡的用量。然而，随机对照试验发现，35%的抗生素保守治疗患者会在1年内因急性阑尾炎再次入院，而后接受阑尾切除术。

益处 **开腹手术与未治疗比较**：未发现对比开腹手术和未行治疗的系统综述和随机对照试验。**开腹手术与抗生素治疗比较**：见抗生素治疗的益处。

害处 **开腹手术与未治疗比较**：未发现随机对照试验。**开腹手术与抗生素治疗比较**：见抗生素治疗的害处。

评论 目前外科手术是一项成熟的治疗方法。由于涉及伦理问题，关于外科手术与不进行治疗的随机对照试验是不可能实施的。

治疗选择5　开腹阑尾切除术残端内翻

两项随机对照试验为开腹阑尾切除术残端内翻的效果提供了不充分的依据。

益处 我们未发现系统综述，但发现了两项随机对照试验[16,17]。第一项随机对照试验比较了残端双叠处理（Z型缝制荷包，374例）和残端单纯结扎（361例）[16]。试验发现，在切口感染、留院时间和出现腹腔内脓肿等方面，两者并无显著性差异（735例14～91岁的单纯性或复杂性阑尾炎 G 患者；切口感染：双叠处理33/374[8.8%]，单纯结扎30/361[8.3%]；留院时间：双叠处理4.6天，单纯结扎4.9天；腹腔内脓肿：双叠处理6/374[1.6%]，单纯结扎2/361[<1%]）。第二项随机对照试验也比较了残端单纯结扎和双叠处理[17]。试验发现，双叠处理者的切口感染发生率明显高于单纯结扎者，但在留院时间和出现腹腔内脓肿等方面，二者并无显著性差异（134例4～90岁患者；切口感染：双叠处理4/55[7.3%]，单纯结扎0/79[0%]，$P=0.017$；脓肿：每组1例；留院时间：两组中位时间5天）。

害处 在两项随机对照试验中，双叠处理者术后出现粘连性肠梗阻更常见（双叠处理6/374[1.6%]，单纯结扎1/361[<1%]；$P<0.05$[16]；双叠处理1/55[1.8%]，单纯结扎0/79[0%][17]）。未描述替他特殊的并发症。

评论 双叠处理后增加的并发症与手术时间延长有关。两项试验均评论认为，阑尾残端双叠处理后可能导致盲肠变形，造影时类似于盲肠肿瘤表现，这是残端双叠处理后更严重的潜在危险[15,16]。

词汇表

复杂性阑尾炎（complicated appendicitis）：穿孔或坏疽性阑尾炎，或出现阑尾周围脓肿。
单纯性阑尾炎（simple appendicitis）：临床正常或炎性阑尾，未出现穿孔或坏疽、阑尾周围脓肿。
阴性阑尾切除（negative appendicectomy）：疑患阑尾炎病例进行阑尾切除术，但阑尾的组织学检查正常。

参考文献

1. Addiss DG, Shaffer N, Fowler BS, et al. The epidemiology of appendicitis and appendectomy in the United States. *Am J Epidemiol* 1990; 132:910-925.
2. Larner AJ. The aetiology of appendicitis. *Br J Hosp Med* 1988;39: 540-542.
3. Cobben LP, de van Otterloo AM, Puylaert JB. Spontaneously resolving acute appendicitis: frequency and natural history in 60 patients. *Radiology* 2000;215:349-352.
4. Eriksson S, Granstrom L. Randomized controlled trial of appendicectomy versus antibiotic therapy for acute appendicitis. *Br J Surg* 1995; 82:166-169.
5. Barber MD, McLaren J, Rainey JB. Recurrent appendicitis. *Br J Surg* 1997;84:110-112.
6. Mattei P, Sola JE, Yeo CJ. Chronic and recurrent appendicitis are uncommon entities often misdiagnosed. *J Am Coll Surg* 1994;178:385-389.
7. Velanovich V, Satava R. Balancing the normal appendectomy rate with the perforated appendicitis rate: implications for quality assurance. *Am Surg* 1992;58:264-269.
8. Krukowski ZH, Irwin ST, Denholm S, et al. Preventing wound infection after appendicectomy: a review. *Br J Surg* 1988;75:1023-1033.
9. Andersen BR, Kallehave FL, Andersen HK. Antibiotics versus pla-

cebo for prevention of postoperative infection after appendectomy. In: The Cochrane Library, Issue 3, 2004. Chichester, UK: John Wiley & Sons, Ltd. Search date 2000; primary sources Cochrane Controlled Trials Register, Medline, Embase, Cochrane Colorectal Cancer Group Specialised Register, and hand searches of reference lists of identified trials.
10. Andersson R, Lambe M, Bergstrom R. Fertility patterns after appendicectomy: historical cohort study. *BMJ* 1999;318:963-967.
11. Gorecki WJ, Grochowski JA. Are antibiotics necessary in nonperforated appendicitis in children? A double blind randomised controlled trial. *Med Sci Monit* 2001;7:289-292.
12. Sauerland SR, Lefering R, Neugebauer EAM. Laparoscopic versus open surgery for suspected appendicitis. In: The Cochrane Library, Issue 3, 2004. Chichester, UK: John Wiley & Sons, Ltd. Search date 2002; primary sources The Cochrane Library, Medline, Embase, Scisearch, and Biosis.
13. Milewczyk M, Michalik M, Ciesielski M. A prospective, randomized, unicenter study comparing laparoscopic and open treatments of acute appendicitis. *Surg Endosc* 2003;17:1023-1028.
14. Ignacio RC, Burke R, Spencer D, et al. Laparoscopic vs open appendicectomy. What is the real difference? Results of a prospective randomised double-blinded trial. *Surg Endosc* 2004;18:334-337.
15. Lintula H, Kokki H, Vanamo K, et al. Laparoscopy in children with complicated appendicitis. *J Pediatr Surg* 2002;37:1317-1320.
16. Engstrom L, Fenyo G. Appendicectomy: assessment of stump invagination versus simple ligation: a prospective, randomized trial. *Br J Surg* 1985;72:971-972.
17. Jacobs PP, Koeyers GF, Bruyninckx CM. Simple ligation superior to inversion of the appendiceal stump; a prospective randomized study. *Ned Tijdschr Geneeskd* 1992;136:1020-1023. [in Dutch]

原作者
John Simpson
Lecturer in Surgery

William Speake
Specialist Registrar
Division of Gastrointestinal Surgery
University Hospital Nottingham
Nottingham，UK

利益冲突：没有声明。

急性胆囊炎

检索时间：2004年12月

原作者：Julie Margenthaler, Douglas Schuerer, Robb Whinney　周静 译　王杉 校

问题

急性胆囊炎的治疗效果如何？

治疗措施及其效果

治疗

肯定有效
早期胆囊切除术（与延期胆囊切除术比较，可缩短留院时间、减少需急诊手术的情况）
腹腔镜胆囊切除术（与开腹胆囊切除术比较，可缩短留院时间、改善术中和术后的预后）

益害相当
进行观察（可导致30%的失败率和36%的胆石相关并发症）

开腹胆囊切除术（16%～27%的患者在接受腹腔镜手术时需中转开腹，增加了术中和术后并发症的发生）

效果不明
微型腹腔镜胆囊切除术

见词汇表 **G**

主要信息

治疗

◆ **早期胆囊切除术（与延期胆囊切除术比较，可缩短留院时间、减少需急诊手术的情况）**：一项系统综述和一项后续的随机对照试验发现，与延期手术比较，早期进行开腹或腹腔镜胆囊切除术可缩短留院时间，但在手术或围术期并发症的发生、术后死亡率方面无显著性差异。系统综述发现，23%准备接受延期胆囊切除术的患者，由于复发或症状恶化而需急诊手术。

◆ **腹腔镜胆囊切除术（与开腹胆囊切除术比较，可缩短留院时间、改善术中和术后的预后）**：三项随机对照试验发现，与开腹手术比较，腹腔镜胆囊切除术可缩短留院时间，但在缩短手术时间、减少术中和术后并发症方面的证据有限。一项随机对照试验发现，微型腹腔镜与传统腹腔镜胆囊切除术比较，在止痛药的应用、留院时间和中转开腹等方面无显著性差异。传统腹腔镜胆囊切除术的手术时间稍短。

◆ **进行观察（可导致30%的失败率和36%的胆石相关并发症）**：一项随机对照试验发现，与进行胆囊切除术（开腹或腹腔镜）比较，仅进行观察，8年后的失败率为30%，但在胆石相关并发症的发生（复发性胆囊炎，胰腺炎，顽固性疼痛）或因疼痛急诊入院的情况方面无显著差异。

◆ **开腹胆囊切除术（16%～27%的患者在接受腹腔镜手术时需中转开腹，增加了术中和术后并发症的发生）**：一项随机对照试验发现，与进行胆囊切除术（开腹或腹腔镜）比较，仅进行观察，8年后的失败率为30%，但在胆石相关并发症的发生（复发性胆囊炎，胰腺炎，顽固性疼痛）或因疼痛急诊入院的情况方面无显著差异。三项随机对照试验发现，与腹腔镜手术比较，开腹胆囊切除术可延长留院时间，但在延长手术时间、增加术中和术后并发症方面的证据有限。随机对照试验发现，16%～27%的患者在接受腹腔镜手术时需中转开腹。

◆ **微型腹腔镜胆囊切除术**：一项随机对照试验发现，微型腹腔镜与传统腹腔镜胆囊切除术比较，在止痛药的应用、留院时间和中转开腹等方面无显著性差异。但是，发现二项技术间重要临床差异的能力可能有限。与微型腹腔镜手术比较，传统腹腔镜胆囊切除术的手术时间稍短。

定义　急性胆囊炎是由于胆石等因素引发胆囊管梗阻，继而胆囊肿胀、发生化学性或细菌性炎症。急性胆囊炎患者常出现右上腹持续性疼痛、食欲减退、恶心、呕吐和发热。大约95%急性胆囊炎患者存在胆囊结石（结石性胆囊炎），5%的患者无

结石（非结石性胆囊炎）[1]。严重的急性胆囊炎可导致胆囊壁坏死，即坏疽性胆囊炎。综述并未涵盖急性胆管炎患者，急性胆管炎是胆石症严重的并发症，常由细菌感染所致。

发病率／患病率 胆石症患者中急性胆囊炎的发病率尚不清楚。因胆道疾病入院的患者中20%合并急性胆囊炎[1]。在20世纪80年代中期到90年代早期，因急性胆囊炎而接受胆囊切除术的患者数量增加，尤其是年老患者[2]。急性结石性胆囊炎患者中，50岁以下者女性是男性的3倍，而50岁以上者女性是男性的1.5倍[1]。

病因／危险因素 急性结石性胆囊炎似乎是由于胆石或局部粘膜侵蚀导致胆囊管梗阻、结石引发炎症所致，在动物实验中，单纯结扎胆囊管并不引发急性胆囊炎。细菌在急性胆囊炎发生过程中的作用尚不清楚；50%～75%的病例中胆汁或胆囊壁细菌培养为阳性[3,4]。急性非结石性胆囊炎的原因不明，可能为多种因素造成，如静态胆囊胆汁的细菌侵入易感性增加[1]。

预后 急性胆囊炎的并发症包括胆囊穿孔、胆囊周围脓肿、胆囊壁缺血和感染引发瘘等。美国报道并发症未经治疗的全部死亡率为20%[5]。

治疗目的 减少急性胆囊炎相关的发病率和死亡率，使副作用最小化。

结局 30天时的死亡率、持续性疼痛、无法耐受禁食、胆囊炎再次发作、生活质量和治疗的副作用。某些结局与外科手术相关：手术时间、留置鼻胃管的需要、止痛治疗的需要/时限、抗生素的需求、外科并发症（胆管损伤，胰腺炎，其他）和留院时间。术后血红蛋白的下降和腹腔镜手术中转开腹均为替代终点指标。

方法 采用《临床证据》2004年10月的文献检索和评价方案。随机对照试验未描述参与者是否为结石性或非结石性胆囊炎。随机对照试验不包括由于内科疾病（近期心肌梗死、严重慢性阻塞性肺病或肺功能不全、晚期转移性疾病、多器官功能衰竭）而无法接受手术以及胆囊切除术禁忌（如，围术期无法安全停止抗血小板治疗）的患者。

问 题　急性胆囊炎的治疗效果如何？

治疗选择1　腹腔镜胆囊切除术

三项随机对照试验发现，与开腹手术比较，腹腔镜胆囊切除术可缩短留院时间，但在缩短手术时间、减少术中和术后并发症方面的证据有限。随机对照试验发现，16%～27%的患者在接受腹腔镜手术时需中转开腹。一项随机对照试验发现，微型腹腔镜与传统腹腔镜胆囊切除术比较，在止痛药的应用、留院时间和中转开腹等方面无显著性差异。但是，探查二项技术间重要临床差异的能力可能有限。与微型腹腔镜手术比较，传统腹腔镜胆囊切除术的手术时间稍短。一项随机对照试验发现，与进行胆囊切除术（开腹或腹腔镜）比较，仅进行观察，8年后的失败率为30%，但在胆石相关并发症的发生（复发性胆囊炎，胰腺炎，顽固性疼痛）或因疼痛急诊入院的情况方面无显著差异。

益处 **与未经治疗/观察比较**：我们发现一项随机对照试验（64例急性胆囊炎患者），它比较了进行胆囊切除术（开腹G或腹腔镜G）和仅行观察的结果[6]。在胆囊切除组中，27/31（87%）在随即分组后中位时间3.6个月接受手术。8年后，10/33（30%）最初随机分在观察组的患者接受了胆囊切除术（失败率）。在胆囊切除组中，4/31（13%）患者由于症状消失而拒绝手术（$P < 0.0001$）。**与开腹胆囊切除术比较**：我们未发现系统综述，但发现了三项随机对照试验[7-9]。三项随机对照试验发现，与开腹手术比较，腹腔镜胆囊切除术可改善术中、术后的结局。第一项随机对照试验（271例急性胆囊炎患者）比较了腹腔镜手术（146例）和开腹手术（97例）[7]。腹腔镜手术中转开腹的比例为27%。随机分为开腹手术的患者平均年龄比腹腔镜手术组大10岁（$P < 0.001$），且合并内科疾病比例（$P = 0.002$）、发生坏疽性胆囊炎的比例（$P = 0.03$）明显提高。试验发现，与开腹手术比较，腹腔镜胆囊切除术可明显缩短手术时间（腹腔镜手术平均60分钟，开腹手术平均90分钟，$P < 0.00001$），减少鼻胃管的应用（腹腔镜手术51%，开腹手术94%，$P < 0.0001$），减少止痛药的平均用量（哌替啶用量：腹腔镜手术75mg，开腹手术175mg；$P < 0.0001$；安乃近用量：腹腔镜手术1g，开腹手术3g；$P < 0.0001$）和缩短留院时间（腹腔镜手术3天，开腹手术7天，$P < 0.0001$）。第二项随机对照试验（63例急性胆囊炎患者）报告了腹腔镜胆囊切除手术中转开腹的比例为16%[8]。试验发现，与开腹手术比较，腹腔镜胆囊切除术可明显缩短留院时间（腹腔镜手术4天，开腹手术14天；$P = 0.0063$）。试验还发现，两组在手术时间上并无显著性差异（腹腔镜手术平均108分钟，开腹手术平均99分钟；$P = 0.49$）。第三项随机对照试验（230例急性胆囊炎患者）报告了腹腔镜胆囊切除手术中转开腹的比例为5/109（4.4%）[9]。试验发现，虽然腹腔镜胆囊切除术的手术时间趋向于更短（腹腔镜手术95 ± 43.7分钟，开腹手术102.3 ± 46.3分钟；P值无显著性），但两组并无显著性差异。相似的是，两组术后血红蛋白的平均下降程度并无显著性差异，即使腹腔镜胆囊切除术后的血红蛋白下降得更少些（血红蛋白的平均下降程度：开腹手术1.9g/L，腹腔镜手术1.1g/L；$P = 0.6$）。腹腔镜手术的术后留院时间更短（开腹手术8.5 ± 3.9天，腹腔镜手术5.8 ± 4.2天；P值未标明）。**与微型腹腔镜胆囊切除术比较**：参见微型腹腔镜胆囊切除术的益处。

害处 **与未经治疗/观察比较**：一项随机对照试验发现，与进行胆囊切除术比较，仅进行观察，两组在胆石相关并发症的发生（复发性胆囊炎，胰腺炎，顽固性疼痛）或因疼痛急诊入院的情况方面无显著性差异（并发症或因疼痛急诊入院：胆囊切除组6/31[19%]，观察组12/33[36%]；$P = 0.16$）[6]。相似的是，试验发现两组在手术主要或次要并发症的发生率发面无显著性差异（主要并发症：胆囊切除组 3/27[11%]，观察组 1/10[10%]；次要并发症：胆囊切除组 7/27[26%]，观察组 1/10[10%]；两组术后并发症差异 $P = 0.66$）。主要并发症包括胆道损伤或出血，而次要并发症包括切口感染、膈下积液和其他感染（泌尿系或呼吸道）。试验未发现两组中发生胆石相关的死亡。**与开腹胆囊切除术比较**：第一项随机对照试验发现，两组术后并发症的发生率无显著性差异（腹腔镜手术 Ⓖ 24/146[16%]，开腹手术 Ⓖ 25/97[26%]；差异无显著性，可信区间未标明）[7]。并发症分为外科类（切口感染、膈下或肝下脓肿）、非感染外科类（胆道损伤或出血）、远隔感染（泌尿系或呼吸道）和其他（肺不张或深静脉血栓形成）。第二项随机对照试验发现，与开腹手术比较，腹腔镜手术可明显降低术后并发症的发生（主要并发症：腹腔镜组 0%，开腹组 23%；次要并发症：腹腔镜组 3%，开腹组 19%；两组全部并发症发生率比较 $P = 0.0048$）[8]。主要并发症包括心肌梗死、需后期手术修补的切口疝、胆囊切除后 1 个月内的粘连性肠梗阻和残留胆总管结石。次要并发症包括：腹泻、泌尿系感染。试验未发现两组中死亡或胆管损伤病例。第三项随机对照试验发现，与腹腔镜手术比较，开腹手术并发症的发生率更高（全部并发症发生率：开腹手术 26/116[22.4%]，腹腔镜手术 14/109[12.8%]；术中并发症发生率：开腹手术 12/116[10.3%]，腹腔镜手术 8/109[7.3%]；术后并发症发生率：开腹手术 14/116[12%]，腹腔镜手术 6/109[5.5%]；P 值未标明）[9]。术中并发症包括出血、胆道损伤和遗漏胆石；术后并发症定义为出血、肺炎、血栓形成、胆管结石、胆漏和切口感染。**与微型腹腔镜胆囊切除术比较**：参见微型腹腔镜胆囊切除术的害处。

评论　无区分结石性和非结石性胆囊炎的随机对照试验。**与开腹胆囊切除术比较**：第一项随机对照试验发现，如果由经验丰富的医生施行手术，腹腔镜手术几乎没有并发症[7]。胆囊、胆管或小肠间瘘管形成者，以及发生穿孔和右上腹脓肿的患者，最初需进行开腹胆囊切除术 Ⓖ。如果腹腔镜胆囊切除术 Ⓖ 要损伤周围组织结构才能继续或不能止血时，需进行中转开腹。我们发现一项系统综述，其涉及有症状的胆石患者，但并未区分是否合并急性胆囊炎[10]。综述（检索日期 1995 年）间接比较了腹腔镜（98 个系列或随机对照试验，78 747 有症状的胆石患者）和开腹胆囊切除手术（28 个系列或随机对照试验，12 973 接受开腹胆囊切除术的患者）患者的预后。发现腹腔镜手术死亡率低（腹腔镜 86～91/100 000，开腹手术 660～740/100 000；可信区间未标明），但胆管损伤几率高（腹腔镜 36～47/10 000，开腹手术 19～29/10 000；可信区间未标明）。

治疗选择 2　开腹胆囊切除术

一项随机对照试验发现，与进行胆囊切除术（开腹或腹腔镜）比较，仅进行观察，8 年后的失败率为 30%，但在胆石相关并发症的发生（复发性胆囊炎，胰腺炎，顽固性疼痛）或因疼痛急诊入院的情况方面无显著差异。三项随机对照试验发现，与腹腔镜手术比较，开腹胆囊切除术可延长留院时间，但在延长手术时间、增加术中和术后并发症方面的证据有限。随机对照试验发现，16%～27% 的患者在接受腹腔镜手术时需中转开腹。

益处　**与未经治疗/观察比较**：我们未发现仅比较开腹胆囊切除术和未经治疗的系统综述和随机对照试验（参见腹腔镜胆囊切除术的益处）。**与腹腔镜胆囊切除术比较**：参见腹腔镜胆囊切除术的益处。

害处　**与未经治疗/观察比较**：参见腹腔镜胆囊切除术的害处。**与腹腔镜胆囊切除术比较**：参见腹腔镜胆囊切除术的害处。

评论　**与腹腔镜胆囊切除术比较**：参见腹腔镜胆囊切除术的内容。

治疗选择 3　微型腹腔镜胆囊切除术

一项随机对照试验发现，微型腹腔镜与传统腹腔镜胆囊切除术比较，在止痛药的应用、留院时间和中转开腹等方面无显著性差异。但是，探查二项技术间重要临床差异的能力可能有限。与微型腹腔镜手术比较，传统腹腔镜胆囊切除术的手术时间稍短。

益处　**与未经治疗比较**：我们未发现比较微型腹腔镜胆囊切除术 Ⓖ 与未治疗的系统综述和随机对照试验。**与传统腹腔镜胆囊切除术比较**：我们发现了一项对比微型腹腔镜（器械直径 2～3mm）与传统腹腔镜胆囊切除术（器械直径 5mm）的随机对照试验[11]。两组的中转开腹率（微型腹腔镜手术 7.9%，传统腹腔镜手术 6.5%；$P = 0.597$）无显著性差异。两组术后止吐药和止痛药的应用比率相近（微型腹腔镜手术 30/35[86%]，传统腹腔镜手术 22/29[76%]；P 值未标明），留院时间无显著性差异（微型腹腔镜手术 4.3 天，传统腹腔镜手术 4.2 天；P 值无显著性，可信区间未标明）。相似的是，两组手术时间无显著性差异，但微型腹腔镜手术时间稍长（微型腹腔镜手术平均 113.8 分钟，传统腹腔镜手术平均 98.2 分钟；$P = 0.056$）。

害处　随机对照试验未发现与微型腹腔镜或传统腹腔镜胆囊切除术 Ⓖ 相关的主要并发症（胆总管损伤、胆漏、腹腔内出血和脓肿形成）[11]（参见以下内容）。试验发现两组之间次要并发症（切口感染、术后短期肠梗阻、脐下穿刺孔处出血）发生率相近（微型腹腔镜手术 4/35[11%]，传统腹腔镜手术 2/29[7%]；P 值未标明）。

评论　随机对照试验不足以探查两项技术间的临床重要差异[11]。目前，在传统腹腔镜手术外尚无法进行微型腹腔镜手术的正式训练。大多数已发表的关于微型腹腔镜胆囊切除术 Ⓖ 的研究，大都来源于美国的大型学术中心或非美国的研究中心，从而难以对其应用程度进行评估。

急性胆囊炎

治疗选择 4 　早期与延期胆囊切除术比较

一项系统综述和一项后续的随机对照试验发现，与延期手术比较，早期进行开腹或腹腔镜胆囊切除术可缩短留院时间，但在手术或围术期并发症的发生、术后死亡率方面无显著性差异。系统综述发现，23%准备接受延期胆囊切除术的患者，由于复发或症状恶化而需急诊手术。

益处　我们发现了一项比较早期与延期胆囊切除术（开腹或腹腔镜）的系统综述（检索时间2001年，12项随机对照试验，1225例患者）[12]。总体来讲，与延期手术比较，早期开腹或腹腔镜胆囊切除术 G 可缩短留院时间（早期手术 9.6 天，延期手术 17.8 天；$P<0.0001$）。然而，23% 准备接受延期胆囊切除术的患者需急诊手术。**早期与延期开腹胆囊切除术比较**：系统综述中的9项随机对照试验（1009例）比较了早期与延期开腹胆囊切除术[12]。综述发现，与延期开腹胆囊切除术比较，早期手术可缩短留院时间（平均留院时间：早期手术 10.6 天，延期手术 20.4 天；$P<0.0001$）。**早期与延期腹腔镜胆囊切除术比较**：综述中的 3 项随机对照试验（246 例）将早期与延期腹腔镜胆囊切除术进行了比较[12]。系统综述发现，早期手术可缩短留院时间，虽然其差异并无显著性。系统综述又发现，两组中腹腔镜手术中转开腹率无显著性差异（平均留院时间：早期手术 6.3 天，延期手术 9.9 天，$P=0.06$；腹腔镜手术中转开腹率：早期手术 21/119[17.6%]，延期手术 28/109[25.7%]，$P=0.1$）[12]。后续随机对照试验（145 例）比较了早期与延期腹腔镜胆囊切除术[12]。试验发现，与延期手术比较，早期腹腔镜胆囊切除术可缩短留院时间（留院时间：早期手术 5 天，延期手术 8 天；$P<0.05$），但两者在中转开腹率和手术时间方面无显著性差异（中转开腹率：早期手术 23/74[31%]，延期手术 20/69[29%]，P值未标明；手术时间：早期手术 98 分钟，延期手术 100 分钟；P值未标明）。

害处　**早期与延期开腹胆囊切除术比较**：系统综述发现，两组在手术和围术期并发症的发生以及术后死亡率方面无显著性差异（手术和围术期并发症：OR 0.95，95%CI 为 0.66～1.38，术后死亡率：OR 0.53，95%CI 为 0.17～1.66）[12]。随机对照试验中涉及的并发症包括肺炎、切口感染、切口裂开、切口疝、腹腔内脓肿、肠系膜血栓形成、胰腺炎、心肌梗死和暂时性精神障碍[12,14,15]。**早期与延期腹腔镜胆囊切除术比较**：系统综述发现，两组在手术和围术期并发症的发生方面无显著性差异（手术和围术期并发症：OR 0.69，95%CI 为 0.27～1.73），两组皆无术后死亡病例[12]。术后并发症包括膈下积液、胆囊管残端漏、表层切口感染、术后呼吸功能衰竭需机械通气、术后肠梗阻和房颤[12,16,17]。后续随机对照试验发现，两组术后并发症的发生无显著性差异，包括主要的胆管损伤、胆管漏、腹腔内或其他感染（主要的胆管损伤：早期手术 0/74[0%]，延期手术 1/69[1%]；胆管漏：早期手术 6/74[8%]，延期手术 0/69[0%]；腹腔内感染：早期手术 2/72[3%]，延期手术 3/69[4%]；其他感染：早期手术 5/74[7%]，延期手术 3/69[4%]）[13]。

评论　合并多种内科疾病以及存在胆囊切除术相关的禁忌证的急性胆囊炎患者，应采用抗生素治疗、低脂饮食，有时需胆囊造口引流。由于胆囊炎复发率高，大多数患者待其内科疾病改善后仍需接受延期胆囊切除术。仅有一项随机对照试验提供了经保守治疗成功而未接受手术的患者数据[16]。**早期与延期开腹胆囊切除术比较**：参与随机对照试验的外科医生的经验不同。在第一项随机对照试验中，开腹胆囊切除术 G 仅由外科高年住院医师施行，85%的手术是由随机对照试验的一名作者施行[14]。在第二项随机对照试验中，开腹胆囊切除术由众多不同经验的外科医生施行[15]。综述中其他的随机对照试验所提供的外科医生经验方面的信息有限[12]。**早期与延期腹腔镜胆囊切除术比较**：所有的腹腔镜胆囊切除术均由经验丰富的外科医生施行，他们在一项随机对照试验前进行了 ≥ 50 例腹腔镜胆囊切除术[16]，在另外三项随机对照试验前则 ≥ 300 例[13,17,18]。

词汇表

腹腔镜胆囊切除术（laparoscopic cholecystectomy）：以投影镜头和 5～10mm 穿刺套管为工具切除胆囊。如果腹腔镜手术要损伤周围组织结构才能继续或不能止血时，需进行中转开腹。胆囊、胆管或小肠间瘘管形成者，以及发生穿孔和右上腹脓肿的患者，需进行开腹胆囊切除术。

微型腹腔镜胆囊切除术（minilaparoscopic cholecystectomy）：以投影镜头和 2～3mm 穿刺套管为工具切除胆囊。

开腹胆囊切除术（open cholecystectomy）：通过开腹切除胆囊。胆囊、胆管或小肠间瘘管形成者，以及发生穿孔和右上腹脓肿的患者，需进行开腹胆囊切除术。

参考文献

1. Indar AA, Beckingham IJ. Acute cholecystitis. *BMJ* 2002;325:639-643.
2. Diettrick NA, Cacioppo JC, Davis RP. The vanishing elective cholecystectomy. *Arch Surg* 1988;810:123-126.
3. Fukunaga FH. Gallbladder bacteriology, histology and gallstones:study of unselected cholecystectomy specimens in Honolulu.*Arch Surg* 1973; 169:106-110.
4. Lou MA, Mandal AK, Alexander JL, et al. Bacteriology of the human biliary tract and the duodenum. *Arch Surg* 1997;965:112-116.
5. Isch JH, Finnernan JC, Nahrwold DL. Perforation of the gallbladder. *Am J Gastroenterol* 1971;55:451-458.
6. Vetrhus M, Soreide O, Nesvik I, Sondenaa K. Acute cholecystitis: delayed surgery or observation. A randomized clinical trial. *Scand J Gastroenterol*, 2003;38:985-990.

7. Eldar S, Sabo E, Nash E, et al. Laparoscopic versus open cholecystectomy in acute cholecystitis. *Surg Laparosc Endosc* 1997;7:407-414.
8. Kiviluoto T, Siren J, Luukkonen P, et al. Randomised trial of laparoscopic versus open cholecystectomy for acute and gangrenous cholecystitis. *Lancet*, 1998;351:321-325.
9. Schiedeck THK, Schulte T, Gunarsson R, Bruch HP. Laparoscopic cholecystectomy in acute cholecystitis. *Minim Invasive Chirurg* 1997; 6:48-51.
10. Shea JA, Healey MJ, Berlin JA, et al. Mortality and complications associated with laparoscopic cholecystectomy: a meta-analysis. *Ann Surg* 1996;224:609-620. Search date 1995; primary sources Medline and hand searches of bibliographies.
11. Hsieh CH. Early minilaparoscopic cholecystectomy in patients with acute cholecystitis. *Am J Surg* 2003;185:344-348.
12. Papi C, Catarci M, D'Ambrosio L, et al. Timing of cholecystectomy for acute calculous cholecystitis: a meta-analysis. *Am J Gastroenterol* 2004;99:147-155. Search date 2001; primary sources Medline, Embase, CancerLit, HealthSTAR, Cochrane Library, and hand searches of reference lists.
13. Johansson M, Thune A, Blomqvist A, et al. Management of acute cholecystitis in the laparoscopic era: results of a prospective, randomized clinical trial. *J Gastrointest Surg* 2003;7:642-645.
14. Jarvinen HJ, Hastbacka J. Early cholecystectomy for acute cholecystitis. *Ann Surg* 1980;191:501-505.
15. Norrby S, Herlin P, Holmin T, et al. Early or delayed cholecystectomy in acute cholecystitis? A clinical trial. *Br J Surg* 1983;70:163-165.
16. Lai BS, Kwong KH, Leung KL, et al. Randomized trial of early versus delayed laparoscopic cholecystectomy for acute cholecystitis. *Br J Surg* 1998; 85:764-767.
17. Lo CM, Liu CL, Fan ST, et al. Prospective randomized study of early versus delayed laparoscopic cholecystectomy for acute cholecystitis. *Ann Surg*, 1998;227:461-467.
18. Chandler CF, Lane JS, Ferguson P, et al. Prospective evaluation of early versus delayed laparoscopic cholecystectomy for treatment of acute cholecystitis. *Am Surg* 2000;66:896-900.

原作者

Julie Margenthaler
Resident in Surgery
Barnes Jewish Hospital
St. Louis，MO，USA

Douglas Schuerer
Assistant Professor of Surgery

Robb Whinney
Assistant Professor of Surgery
Washington University School of Medicine
St Louis，MO，USA

利益冲突：没有声明。

结肠憩室病

检索时间：2005年3月
原作者：John Simpson, Robin Spiller　朱元民 译　刘玉兰 校　樊代明 审

问　题

无并发症憩室病的治疗效果如何？
预防憩室病并发症的治疗效果如何？
急性憩室炎的治疗效果如何？

治疗措施及其效果

无并发症憩室病的治疗

很可能有效
利福昔明（利福昔明合用补充膳食纤维与单独补充膳食纤维比较）

效果不明
麸及卵叶车前果壳
选择性外科手术
乳果糖
甲基纤维素

预防并发症

效果不明
增加纤维素摄入
5-氨基水杨酸（急性憩室炎发作后）

治疗急性憩室炎

效果不明
内科治疗
外科治疗（憩室炎并发弥漫性腹膜炎）

见词汇表 **G**

主要信息

无并发症憩室病的治疗

◆ **利福昔明（利福昔明合用补充膳食纤维与单独补充膳食纤维治疗比较）**：两个随机对照试验显示利福昔明合用补充膳食纤维治疗12个月比单独补充膳食纤维治疗可改善无并发症憩室病的症状。

◆ **麸及卵叶车前果壳**：一个小样本随机对照试验发现麸或卵叶车前果壳治疗16周与安慰剂治疗相比症状缓解没有显著性差异。

◆ **选择性外科治疗**：没有找到系统综述或选择开腹手术或腹腔镜结肠切除治疗无并发症憩室病的随机对照试验。

◆ **乳果糖**：一个小样本随机对照试验显示乳果糖与病人自我增加膳食纤维治疗12周对无并发症憩室病症状缓解没有显著性差异。

◆ **甲基纤维素**：一个小样本随机对照试验发现甲基纤维素与安慰剂治疗无并发症憩室病3个月后病人症状指数平均值没有显著性差异。

预防并发症

◆ **增加纤维素摄入**：我们没有找到建议增加膳食纤维摄入比例或补充膳食纤维后对憩室病并发症发生率的影响的系统综述或随机对照试验。

◆ **5-氨基水杨酸（治疗急性憩室炎）**：一个存在方法学缺陷的随机对照试验，提供了5-氨基水杨酸治疗急性憩室炎与既往急性憩室炎未治疗效果相比的不够可靠的结果。

急性憩室炎的治疗

◆ **药物治疗**：我们没有找到关于药物治疗与安慰剂治疗急性憩室炎的系统综述或随机对照试验。一个小样本随机对照试验发现静脉点滴头孢噻吩或庆大霉素加克林霉素治疗急性憩室炎症，在临床治愈率及毒副作用方面没有显著性差异。研究发现药物治疗急性憩室炎死亡率较低，但是复发率可能较高。

◆ **外科治疗（憩室炎合并弥漫性腹膜炎）**：我们没有找到关于外科治疗与非外科治疗或药物治疗的系统综述或随机对照试验。一个随机对照试验发现外科切除治疗与经乙状结肠造口术之间死亡率及并发症没有显著性差异。第二项随机对照试验发现早期手术切除乙状结肠与较后切除治疗的死亡率及伤口、腹腔外并发症没有显著性差异，但是发现早期切除治疗可以减少手术后腹膜炎及急诊手术机会。我们没有找到关于开腹手术与腹腔镜治疗的随机对照研究。

定义 憩室是指黏膜通过肠壁环形肌层的缺损外疝出，经常伴随一些结构性的变化（结肠带弹性组织变性、结肠肌层变厚、黏膜皱折等），通常是多发的，最常发生在乙状结肠。如果憩室与症状有关，可称为憩室病；如果没有症状，称为憩室。

发病率／患病率 英国资料，憩室的发病率随着年龄的增长而增长，50～60岁年龄段的人约5%发生憩室，而90～100岁年龄段则高达50%[1]。虽然西方国家素食者因进食较多的纤维类饮食而有较低的憩室发病率，但是憩室在发达国家仍为常见[2]。憩室在非洲、亚洲的农村地区发病情况不详[3]。

病因／危险因素 结肠憩室的发生与低纤维素饮食有关[3]。观察研究发现体力活动与高纤维素饮食均可降低憩室病的发生[4,5]。病例对照研究发现憩室病发生穿孔与使用非甾体类消炎药、皮质类固醇激素、鸦片类镇痛药等有关。而钙离子拮抗剂则具有保护作用[6-9]。日本、新加坡、泰国患者憩室主要发生在右半结肠[10]。

预后 10%～25%的憩室患者在一定时期可产生症状[1]。尚不清楚为什么一些人产生症状，而另一些人则不产生症状。一些急性憩室炎的患者经药物成功治疗后接近2/3的患者会反复发生下腹痛的症状[11]。约7%～42%的憩室病患者可反复出现憩室炎，憩室病初次发病恢复后年预测发病机会为3%[12]，约50%发生在初次发病后1年内，90%发生在5年内[13]。随访结肠憩室患者10～30年，憩室病的并发症（穿孔、梗阻、出血以及瘘管形成等），每项发生率约为5%[14]。在英国，每年10万人群约有4例发生憩室穿孔，每年约2000例发生憩室穿孔[15]。腹腔内脓肿也是可以发生的一个并发症。

治疗目的 以小的代价为前提，降低死亡率、减轻症状以及减少并发症。

结局 使用问卷调查表评价患者主观胃肠道症状；住院率、再住院率可反映憩室病及其并发症的发生结果，包括憩室炎、出血、穿孔、脓肿、瘘管形成以及死亡率等。粪便重量以及通过时间可反映结局。

方法 临床证据检索和评价，2005年3月。作者也完成他自己的文献检索。

问 题 无并发症憩室病治疗的效果如何？

治疗选择1 麸及卵叶车前果壳

一个小样本随机对照试验发现麸或卵叶车前果壳与安慰剂治疗16周后对患者症状缓解没有显著性差异。

益处 **麸及卵叶车前果壳与安慰剂对比**：我们没有发现系统综述，但是找到一个关于纤维素补充治疗与安慰剂治疗的交叉随机对照试验。交叉随机对照试验（包括76个无并发症憩室病❻，均不合并其他胃肠道疾病及既往腹腔手术史），比较三种治疗方法：麸饼（6.99克纤维／天）、卵叶车前果壳（固体泻剂，9.04克纤维／天）以及安慰剂（2.34克纤维／天）。经过16周的治疗后以下观察指标没有显著性差异，疼痛指数（指数范围：0＝最低，100＝最严重）、下腹肠道症状指数（结合疼痛指数以及排便不尽感、排便费力感、大便性状、排气以及缓泻剂的使用等。指数范围：0＝最低，110＝最严重）或一般症状指数（包括恶心、呕吐、消化不良、腹胀，指数范围：0＝最低，55＝最严重，可参阅下面评论部分）（经治疗后的疼痛指数，麸：15.2，卵叶车前果壳：19.5，安慰剂：17.5，没有报告P值；经治疗后低位肠道症状指数：麸：39.7，卵叶车前果壳：41.3，安慰剂：45.0，没有报告P值；经治疗后一般症状指数：麸：6.7，卵叶车前果壳：8.1，安慰剂：7.6，没有报告P值）。该随机对照试验发现治疗16周后，两种治疗方法较安慰剂治疗在一些方面有明显效果，可明显减轻排便费力程度、增加大便湿重、增加大便频率及软化大便。（费力程度：麸治疗组 vs 安慰剂组：$P < 0.01$；卵叶车前果壳治疗组 vs 安慰剂组：$P < 0.001$；大便湿重：两种治疗组 vs 安慰剂组：$P < 0.001$；大便频率：两种治疗组 vs 安慰剂组：$P < 0.001$；大便软化：两种治疗组均较安慰剂组：$P < 0.001$；各比较结果均未报告CI范围）[16]。

害处 该随机对照试验未报告严重临床副作用[16]。

评论 该随机对照试验过程中18/76患者（24%）退出试验，而数据分析未根据意向治疗分析[16]。该随机对照试验未说明各治疗组接受治疗患者的准确数字，未计算RR及CI，试验中患者虽然排除其他合并腹部疾病但是未说明排除疾病范围[16]。

治疗选择 2　甲基纤维素

一个小样本随机对照试验发现，在对无并发症的憩室病患者应用甲基纤维素与安慰剂治疗3个月后，二者在改善患者平均症状指数方面没有显著性差异。

益处　**甲基纤维素与安慰剂对比**：我们没有找到甲基纤维素与安慰剂对比的系统综述。但是一个随机对照试验（30名有症状且未合并其他胃肠疾病憩室病ⓖ患者）比较甲基纤维素（500mg，2次／日）与安慰剂治疗效果[17]。发现3个月后两组患者症状指数无显著性差异。（参阅以下评论，平均症状指数：甲基纤维素组13.0，安慰剂组16.7，平均差别为－3.7，95%CI －8.9～+1.5）。

害处　该随机对照试验未报告药物副作用[17]。

评论　未详细报告评价症状、体征的指数，但是包括钡灌肠的结果[17]。指数范围为0～50，0为最轻症状，50为最严重症状。该随机对照试验样本量小，试验持续时间较短，甲基纤维素与安慰剂治疗均使患者症状指数得到一定好转。憩室均得到钡灌肠的证实，但是没有报告排除其他疾病范围。

治疗选择 3　乳果糖

一个小样本随机对照试验比较乳果糖与自我控制进食高纤维素治疗无并发症憩室病12周，治疗效果没有显著性差异。

益处　我们没有找到系统综述。**乳果糖与安慰剂比较**：我们没有找到随机对照试验。**乳果糖与高纤维素饮食比较**：我们发现一个随机对照研究试验（43名无其他腹部疾病的憩室病ⓖ患者）比较乳果糖（15ml，2次／日）与高纤维素饮食（30～40克纤维／日）[18]治疗效果。经过12周治疗后，一些病人症状明显改善，但两组患者症状改善者比例无显著性差异（参阅以下评论；乳果糖组7/20例[35%] vs 高纤维素饮食组9/21例[43%]；RR 0.80，95% CI 0.34～1.77）。

害处　**乳果糖与高纤维素饮食比较**：随机对照试验发现用高纤维素饮食或乳果糖治疗在增加新症状危险性方面没有显著性差异（高纤维素饮食12/21例[57%] vs 乳果糖9/20例[45%]；RR 1.30，95% CI 0.70～2.34）[18]。新症状被描述为轻微的，但是没有详细描述。随机对照试验发现2/20例（10%）服用乳果糖患者因不适症状退出试验，一例为腹痛，另一例为恶心。

评论　**乳果糖与高纤维素饮食比较**：虽然该随机对照试验结果为明显改善，但是未明确描述"明显改善"的定义[18]。研究对象虽然排除了其他腹部疾病，但是未报告排除疾病的范围。

治疗选择 4　抗生素（利福昔明）

两个比较利福昔明加补充膳食纤维与单用补充膳食纤维治疗无并发症憩室病的随机对照试验，发现治疗12个月后前者较后者可显著改善患者症状。

益处　我们没有找到系统综述，但是发现2个随机对照试验[19, 20]。第一个随机对照试验（168名无并发症憩室病患者）比较膳食纤维补充（葡甘露聚糖2g/d）加口服利福昔明ⓖ（400mg，2次／日）与膳食纤维补充（葡甘露聚糖2g/d）加安慰剂治疗[19]，两种治疗方法均为每月7天，共1年（参阅以下评论）。该随机对照试验发现经12个月治疗后膳食纤维补充加利福昔明治疗较单用膳食纤维补充治疗可明显增加没有症状或仅有轻微症状患者的比例（利福昔明组69% vs 安慰剂组39%，$P = 0.001$；结果以图显示，未提供确切数字）。该随机对照试验发现两组在缓解患者腹泻、里急后重、上腹部疼痛等症状程度方面没有显著性差异（数据及显著性检验未报告）。第2个开放随机对照试验（968名憩室病患者）也是比较膳食纤维补充（葡甘露聚糖4g/d）加口服利福昔明（400mg，2次／日，每月7天）与单独膳食纤维补充（葡甘露聚糖4g/d）[20]治疗，该随机对照试验发现膳食纤维补充加利福昔明治疗12个月比单用膳食纤维补充治疗可显著改善患者总体症状指数（总体症状指数通过评价6个临床指标：上腹部疼痛／不适、腹胀、里急后重、腹泻及腹部压痛；每个指标规定为0[没有症状]到3[严重]，总计最大指数为18；治疗效果：补充膳食纤维加利福昔明治疗组症状指数由基数6.5到治疗后1.0，而单独用膳食纤维补充治疗组由基数6.3到治疗后2.0，$P = 0.003$）。

害处　第1个随机对照试验没有报告副作用[19]。第2个开放随机对照试验报告10名（1.68%）服用利福昔明加葡甘露聚糖患者以及5名（1.34%）单独服用葡甘露聚糖患者发生副作用（恶心、头痛、乏力）[20]。

评论　虽然统计分析未根据意向治疗分析，但是一个随机对照试验报告17/168例（10%）患者没有完成试验[19]，由于急性憩室炎ⓖ，每个治疗组有2/84例（2%）患者退出试验。

治疗选择 5　选择性外科手术

我们没有找到关于选择开腹手术或腹腔镜结肠切除治疗无并发症的憩室病的系统综述或随机对照试验。

益处　没有找到系统综述或随机对照试验。

害处　我们没有找到选择手术治疗憩室病ⓖ的副作用的数据。

评论　没有。

问 题　预防憩室病并发症的治疗效果如何?

治疗选择 1　建议增加纤维素摄入

我们没有找到关于接受增加食物纤维素摄入或饮食纤维素补充治疗后憩室并发症发生率的系统综述或随机对照试验报告。

益处　我们没有找到系统综述或随机对照试验报告。

害处　我们没有找到随机对照试验报告。

评论　纤维素常用来预防憩室病ⓖ患者的并发症的发生,因为一些研究发现进食高纤维素的人群很少发生憩室病。(参阅 发病率/患病率)

治疗选择 2　美沙拉嗪

一个方法存在缺陷的随机对照试验提供了关于比较美沙拉嗪治疗后与以前未经治疗的患者发生急性憩室炎的不够充分证据的报告。

益处　**美沙拉嗪与无治疗比较**:我们没有找到系统综述,但是找到一个随机对照试验(166名曾发生过轻度/中度憩室炎患者)比较口服美沙拉嗪(400mg,2次/日)8周与未经治疗效果[21]。两组患者在随机分组前均接受肌肉注射舒巴坦-氨苄西林(1.5g,2次/日)及口服7天利福昔明ⓖ(400mg,2次/日)治疗。该随机对照试验发现美沙拉嗪治疗后较未服用美沙拉嗪治疗可减少4年内症状复发率(美沙拉嗪治疗:12/81例[15%]复发,未治疗:39/85例[46%]复发;RR 0.32,95% CI 0.18~0.57;NNT 4,95%CI 3~6)[21],参阅以下评论)。

害处　该随机对照试验发现美沙拉嗪治疗后腹痛发生率较未治疗组高(美沙拉嗪:13/81例[16%],未治疗组:4/85例[5%];RR 3.40,95%CI 1.16~10.00;NNT 8,95%CI 4~70)[21]。

评论　该随机对照试验未充分提供其他几种因素的资料[21]。炎症复发的诊断没有明确的临床及实试验室标准。未报告确定一些症状指数的方法,包括疼痛的评价及诊断。共45名患者没有完成试验,但是各组退出比例相近(3例患者死亡,9例患者出现憩室病ⓖ严重并发症,33例患者退出原因为依从性较差[未具体描述较差依从性][21]。一个非随机对照试验(218名既往至少发生两次急性憩室炎ⓖ患者,193名被统计)比较利福昔明(400mg,2次/天,7天;随后400mg,2次/天,7天/月)加美沙拉秦(800mg,3次/天,7天;随后800mg,3次/天,7天/月)与单用利福昔明(400mg,2次/天,7天;随后400mg,2次/天,7天/月)[22]。发现利福昔明加美沙拉嗪治疗较单用利福昔明治疗12个月并没有显著增加无症状患者比例(利福昔明加美沙拉嗪组:89/104例[86%],单用利福昔明组:44/89例[49%];$P < 0.0005$)。

问 题　急性憩室炎的治疗效果如何?

治疗选择 1　药物治疗

我们没有找到比较药物治疗与安慰剂治疗急性憩室炎的系统综述或随机对照试验。一个小样本随机对照试验发现静脉注射头孢噻吩与静脉注射庆大霉素加氯林可霉素在临床治愈率及毒副作用方面没有显著性差异。一些研究发现药物治疗急性憩室炎有较低的死亡率,但复发率可能较高。

益处　我们没有找到系统综述。**药物与安慰剂治疗比较**:我们没有找到随机对照试验报告。**药物治疗与其他治疗方法比较**:我们找到一个随机对照试验(51名临床诊断为急性憩室炎ⓖ不需急诊手术的患者),比较静脉内注射头孢噻吩(1~2g/6h)与静脉内注射庆大霉素(1.7mg/kg负荷剂量,随后1.0~1.4mg/kg/8h)加静脉注射氯林可霉素(总剂量为2400~2700mg/d,分3或4次给),在临床治愈率方面没有显著性差异(参阅以下评论;头孢噻吩组27/30例[90%],庆大霉素加氯林可霉素组 8/21例[86%],RR1.10,95% CI 0.85~1.30)。

害处　**药物治疗与安慰剂比较**:我们没有找到随机对照试验报告。**药物治疗相互比较**:虽然该随机对照试验两组患者发生副作用患者比例没有显著性差异(头孢噻吩组2/30例[7%],庆大霉素加氯林可霉素组3/21例[14%];RR 0.47,95% CI 0.09~2.56),但是两种治疗组均出现毒性反应(可能与抗生素有关)[23]。

评论　**药物治疗相互比较**:临床治愈定义为憩室炎相关症状及体征完全消失并且出院后至少6周内无复发,或症状及体征完全消失并且选择性外科手术切除结肠吻合术后未进行结肠造口或出现败血症并发症[23]。我们发现许多药物治疗急性憩室炎的研究报告,观察时间长短不一(1~12年),均一致报告较低死亡率(0~5%)[12,24-26]。这些研究也报告药物治疗后7%~42%患者再次复发急性憩室炎。

治疗选择 2　外科治疗

我们没有发现比较外科治疗与无手术治疗或药物治疗的系统综述或随机对照试验报告。一个随机对照试验发现急诊切除治疗和经乙状结肠造口术治疗死亡率及并发症无显著性差异。另一个随机对照试验发现首选切除乙状结肠或次选切除乙状结肠治疗死亡率、伤口及腹腔外并发症发生率无显著性差异，但是发现首选切除治疗可以降低术后腹膜炎及急诊再次手术的机会。我们没有发现比较开腹手术与腹腔镜手术治疗的随机对照试验报告。

益处　我们没有找到系统综述。**外科治疗与安慰剂或药物治疗比较**：我们没有找到随机对照试验报告。**比较不同方法开腹手术治疗**：我们找到2个随机对照试验[27,28]。两个都是小样本试验，而且可能缺乏足够效力去检测重要临床效果。第一个随机对照试验（62名左侧结肠急性憩室炎穿孔合并弥漫性腹膜炎，平均年龄72岁）比较急性乙状结肠切除术❻与非急性切除术（急性经结肠造口术，缝合及以网膜覆盖所见穿孔处）[27]。该随机对照试验发现急性乙状结肠切除治疗与非急性切除治疗30天内死亡率没有显著性差异（急性切除治疗死亡率：8/31 [26%]；非急性切除治疗死亡率：6/31 [19%]；RR：1.30，95% CI：0.52～3.39）。但是分组分析发现化脓性腹膜炎患者（46名）急性乙状结肠切除治疗后死亡率显著高于非急性切除治疗（急性切除治疗死亡率：6/25 [24%]；非急性切除治疗死亡率：0/21 [0%]；ARI 24.0%，95% CI 4.5%～44.0%）。分组分析排泄物性腹膜炎患者（16例）急性乙状结肠切除治疗后死亡率与非急性切除治疗后死亡率无显著性差异（急性切除治疗：2/6 [33%]；非急性切除治疗：6/10 [60%]；RR 0.60，95% CI 0.16～1.92，参阅以下评论）。该试验随后的分组分析可能不足以检测临床重要差别。第2个随机对照试验（105名急性憩室炎合并弥漫性腹膜炎，平均年龄66岁）比较首选乙状结肠切除治疗与次选乙状结肠切除治疗[28]效果。首选结肠切除治疗包括手术切除受累乙状结肠加断端造口术或结直肠吻合术保留或不保留近端去功能结肠造口术❻。次选切除治疗包括先缝合所见任何穿孔处加结肠造口术，然后择期进行乙状结肠切除治疗加结直肠吻合术保留或不保留结肠造口。该随机对照试验发现首选乙状结肠切除治疗经过初步治疗后较次选切除治疗显著降低术后腹膜炎的发生率，也显著降低了急诊再次手术的机会。（术后腹膜炎：首选手术切除治疗1/55 [2%]，次选切除治疗：10/44 [23%]；RR 0.09，95% CI 0.01～0.70；NNT 5，95% CI 3～12；急诊再次手术：首选手术切除治疗：2/55 [4%]，次选切除治疗9/48 [19%]；RR 0.19，95%CI 0.04～0.90；NNT 7，95%CI 4～35）。该随机对照试验发现首选切除治疗与次选切除治疗两种方法死亡率无显著性差异（首选切除治疗：13/55 [24%]，次选切除治疗：9/48 [19%]；RR 1.30，95% CI 0.60～2.70，参阅以下评论）。**开腹手术治疗与腹腔镜手术**：我们没有找到随机对照试验。

害处　**比较外科手术的方式**：该随机对照试验发现急诊切除治疗与非急诊切除治疗在以下并发症方面没有显著性差异：心肺并发症、血栓栓塞、精神或其他并发症如：伤口裂开、伤口感染但无裂开、腹腔脓肿形成、肠梗阻、结肠皮肤瘘管、结肠造口再修正等（心肺并发症：急性切除：13/31 [42%]，非急性切除：14/31 [45%]，RR 0.90，95%CI 0.53～1.63；血栓栓塞：急性切除治疗：3/31 [9.7%]，非急性切除治疗：5/31 [16%]，RR 0.60，95% CI 0.16～2.30；精神紊乱：急性切除治疗：4/31 [13%]，非急性切除：4/31 [13%]，RR 1.00，95%CI 0.27～3.65）[27]。第2个随机对照试验发现急诊切除治疗与非急诊切除治疗在伤口并发症、腹腔外败血症、腹腔外非败血症并发症方面无显著性差异（伤口并发症：急诊切除治疗：20/55 [36%]，非急诊切除治疗：23/48 [48%]，RR 0.80，95%CI 0.48～1.20；腹腔外败血症：急诊切除治疗：11/55 [20%]，非急诊切除治疗：12/48 [25%]，RR 0.80，95%CI 0.39～1.65；腹腔外非败血症并发症：急诊切除治疗：26/55 [47%]，非急诊切除治疗：21/48 [44%]，RR 1.08，95%CI 0.71～1.65）[28]。**开腹手术与腹腔镜手术**：我们没有找到随机对照试验。

评论　第1个随机对照试验在一个中心完成，花费14年收集62例患者[27]。第2例随机对照试验在17个中心完成，花费7年收集105例患者[28]。两项研究都是小样本，可能不足以检验一些治疗效果方面的显著性差异。老年人大肠穿孔后既往报告有高的并发症。由于手术治疗方式的多样化以及临床表现的复杂性使得急性憩室炎的随机对照试验难以实施。

词汇表

急性憩室炎（acute diverticulitis）：是指当憩室急性感染，出现一些感染症状和体征（包括发热、心率加快），伴或不伴一些局部症状和体征（疼痛、局部肌紧张、常常位于左下腹，有时可扪及腹部包块或直肠指诊可触及包块）。

急性乙状结肠切除术（acute sigmoid colonic resection）：立即乙状结肠切除，并且在结肠近端造口，在远端结肠形成黏液瘘管或缝合直肠残端。

去功能结肠造口术（defunctioning colostomy）：造口使粪便改道，而使粪便不再通过肛门。

憩室病（diverticular disease）：指与憩室有关的任何症状[29]。症状通常包括腹痛、排便习惯改变等。憩室病可合并脓肿、瘘管、穿孔、梗阻或出血等。

憩室（diverticulosis）：无症状憩室，多数乙状结肠憩室患者没有症状。

利福昔明（rifaximin）：一种利福霉素抗菌药物，同利平抗菌效果相似，主要在意大利销售。

参考文献

1. Parks TG. Natural history of diverticular disease of the colon. *Clin Gastroenterol* 1975;4:53-69.
2. Gear JS, Ware A, Fursdon P, et al. Symptomless diverticular disease and intake of dietary fibre. *Lancet* 1979;1:511-514.
3. Painter NS, Burkitt DP. Diverticular disease of the colon, a 20th Century problem. *Clin Gastroenterol* 1975;4:3-21.
4. Aldoori WH, Giovannucci EL, Rimm EB, et al. Prospective study of physical activity and the risk of symptomatic diverticulardisease in men. *Gut* 1995; 36:276-282.
5. Aldoori WH, Giovannucci EL, Rimm EB, et al. A prospective study of diet and the risk of symptomatic diverticular disease in men. *Am J Clin Nutr* 1994; 60:757-764.
6. Campbell K, Steele RJ. Non-steroidal anti-inflammatory drugs and complicated diverticular disease: a case-control study. *Br J Surg* 1991; 78:190-191.
7. Morris CR, Harvey IM, Stebbings WS, et al. Anti-inflammatory drugs, analgesics and the risk of perforated colonic diverticular disease. *Br J Surg* 2003; 90:1267-1272.
8. Morris CR, Harvey IM, Stebbings WS, et al. Do calcium channel blockers and antimuscarinics protect against perforated colonic diverticular disease? A case control study. *Gut* 2003;52:1734-1737.
9. Morris CR, Harvey IM, Stebbings WS, et al. Epidemiology of perforated colonic diverticular disease. *Postgrad Med J* 2002;78:654-658.
10. Sugihara K, Muto T, Morioka Y, et al. Diverticular disease of the colon in Japan. A review of 615 cases. *Dis Colon Rectum* 1984;27:531-537.
11. Munson KD, Hensien MA, Jacob LN, et al. Diverticulitis. A comprehensive follow-up. *Dis Colon Rectum* 1996;39:318-322.
12. Haglund U, Hellberg R, Johnsen C, et al. Complicated diverticular disease of the sigmoid colon. An analysis of short and long term outcome in 392 patients. *Ann Chir Gynaecol* 1979;68:41-46.
13. Parks TG, Connell AM. The outcome in 455 patients admitted for treatment of diverticular disease of the colon. *Br J Surg* 1970;57:775-778.
14. Boles RS, Jordon SM. The clinical significance of diverticulosis. *Gastroenterology* 1958;35:579-581.
15. Hart AR, Kennedy HJ, Stebbings WS, et al. How frequently do large bowel diverticula perforate? An incidence and cross-sectional study. *Eur J Gastroenterol Hepatol* 2000;12:661-665.
16. Ornstein MH, Littlewood ER, Baird IM, et al. Are fibre supplements really necessary in diverticular disease of the colon? A controlled clinical trial. *BMJ* 1981;282:1353-1356.
17. Hodgson WJ. The placebo effect. Is it important in diverticular disease? *Am J Gastroenterol* 1977;67:157-162.
18. Smits BJ, Whitehead AM, Prescott P. Lactulose in the treatment of symptomatic diverticular disease: a comparative study with high-fibre diet. *Br J Clin Pract* 1990;44:314-318.
19. Papi C, Ciaco A, Koch M, et al. Efficacy of rifaximin in the treatment of symptomatic diverticular disease of the colon. A multicentre double-blind placebo-controlled trial. *Aliment Pharmacol Ther* 1995;9:33-39.
20. Latella G, Pimpo MT, Sottili S, et al. Rifaximin improves symptoms of acquired uncomplicated diverticular disease of the colon. *Int J Colorectal Dis* 2003;18:55-62.
21. Trespi E, Colla C, Panizza P, et al. Therapeutic and prophylactic role of mesalazine (5-ASA) in symptomatic diverticular disease of the colon. 4-year follow-up results. *Minerva Gastroenterol Dietol* 1999;45:245-252.
22. Tursi A, Brandimarte G, Daffina R. Long-term treatment with mesalazine and rifaximin versus rifaximin alone for patients with recurrent attacks of acute diverticulitis of colon. *Dig Liver Dis* 2002;34:510-515.
23. Kellum JM, Sugerman HJ, Coppa GF, et al. Randomized, prospective comparison of cefoxitin and gentamicin-clindamycin in the treatment of acute colonic diverticulitis. *Clin Ther* 1992;14:376-384.
24. Larson DM, Masters SS, Spiro HM. Medical and surgical therapy in diverticular disease: a comparative study. *Gastroenterology* 1976;71:734-737.
25. Sarin S, Boulos PB. Long-term outcome of patients presenting with acute complications of diverticular disease. *Ann R Coll Surg Engl* 1994; 76:117-120.
26. Farthmann EH, Ruckauer KD, Haring RU. Evidence-based surgery: diverticulitis—a surgical disease? *Langenbecks Arch Surg* 2000;385:143-151.
27. Kronborg O. Treatment of perforated sigmoid diverticulitis: a prospective randomised trial. *Br J Surg* 1993;80:505-507.
28. Zeitoun G, Laurent A, Rouffet F, et al. Multicentre, randomized clinical trial of primary versus secondary sigmoid resection in generalized peritonitis complicating sigmoid diverticulitis. *Br J Surg* 2000;87:1366-1374.
29. Kohler L, Sauerland S, Neugebauer E. Diagnosis and treatment of diverticular disease: results of a consensus development conference. The Scientific Committee of the European Association for Endoscopic Surgery. *Surg Endosc* 1999;13:430-436.

原作者

John Simpson

Lecturer in Surgery

Department of General Surgery

Robin Spiller

Professor of Gastroenterology

Division of Gastroenterology

University Hospital Nottingham

Nottingham, UK

利益冲突：没有声明。

结直肠癌

检索时间：2005年8月
原作者：Praveen Roy, Reuben Last   李 健译   沈 琳校

问题

如何评价结直肠癌的治疗效果？

治疗措施及其效果

治疗

肯定有效
辅助化疗

很可能有效
密切随访

益害相当
术前放疗

效果不明
直肠全系膜切除术

将在新版中加入
结肠镜下息肉切除术
免疫治疗
结直肠癌肝转移切除术

见词汇表 **G**

主要信息

治疗

- **辅助化疗**：3篇系统综述和1项随机对照临床试验证实术后辅助化疗对比单纯手术可以降低Dukes'A、B、C期结直肠癌患者的死亡率。1项随机对照试验结果表明，对于Dukes'A、B、C期结直肠癌患者，术后采用 5-Fu 联合左旋咪唑较单独使用 5-Fu 进行辅助化疗，不能降低死亡率和复发率。另1项随机对照试验结果表明，Dukes'A、B、C期结直肠癌患者，术后采用 5-Fu 分别联合高剂量与低剂量亚叶酸进行辅助化疗，两者死亡率和复发率相似。

- **密切随访**：1篇系统综述表明，结直肠癌根治性手术之后，对患者进行密切随访可以及时发现肿瘤复发并增加孤立性转移灶的检出率。另1篇系统综述表明密切随访可以延长患者的总生存期。

- **术前放疗**：2篇系统综述与2项随机对照试验显示，直肠癌患者采用术前放疗与单纯手术相比，两者术后死亡率与复发率相似。1项随机对照试验结果表明，直肠癌术前放疗与术后放疗在死亡率上无显著性差异，但术前放疗可以降低直肠癌局部复发率。另1篇系统综述显示，术前放疗会增加直肠癌患者术后早期死亡率。

- **直肠全系膜切除术**：目前我们没有发现关于直肠全系膜切除术的系统综述和临床随机对照试验。但一些研究观察提示相对于传统手术方式，直肠全系膜切除术可能降低直肠癌局部复发率。

定义 结直肠癌是一种来源于结直肠粘膜层的恶性肿瘤，近2/3的肿瘤发生在直肠或乙状结肠，根据Dukes分期 **G** 分为A、B、C期（Dukes 分期详见后）。

发病率／患病率 在世界范围内，结直肠癌是第3位常见的恶性肿瘤。英国和美国每年分别约有20000名与60000名患者死于结直肠癌。尽管在过去的40年里，结直肠癌的总体发病率和死亡率没有明显变化，但近年来英国和美国的发病率已经开始出现下降的趋势[1,2]。同时发现，在英国，约有1/4的结直肠癌患者会发生肠梗阻或者肠穿孔等并发症[3,4]。

病因／危险因素 结直肠癌发病率与性别无明显相关性，好发年龄为60岁至80岁之间。直肠癌在男性中更多见[1]。结直肠癌的发病病因包括遗传因素和环境因素。其中饮食可能是最重要的环境因素[5]。

预后 结直肠癌患者5年生存率约在50%左右，并且在过去的40年里这一数字没有明显的变化。美国和英国结直肠癌患者的

问 题	幽门螺杆菌根除治疗对明确诊断为胃溃疡的患者有何作用？

治疗选择	明确诊断为胃溃疡的患者的根除治疗

一系统回顾发现幽门螺杆菌根除+抗分泌药物治疗与单一抗分泌药物治疗相比，两者愈合率无显著差异。该回顾发现，与不进行根除治疗相比，幽门螺杆菌根除治疗可减少复发。另一系统回顾发现，在十二指肠溃疡或胃溃疡患者，与单一愈合溃疡治疗以及愈合溃疡＋后续的抗分泌维持治疗相比，根除幽门螺杆菌治疗可降低出血风险。

益处 **内镜下愈合**：我们检索到一个系统回顾（在 2002 年检索到）[6]。该回顾发现根除治疗＋抗分泌药物治疗与单一抗分泌药物治疗相比，两者愈合率无显著差异（13 个 RCT，1469 人；AR：根除治疗＋抗分泌药物治疗为 78%，单一抗分泌药物治疗为 87%，溃疡持续 RR 1.32，95% CI 0.92～1.90）。该回顾中没有发现对胃溃疡患者在根除治疗与非根除治疗间进行比较的随机对照试验。**预防复发**：我们检索到一系统回顾（在 2002 年检索到）[6]。该回顾发现，与非根除治疗相比，根除治疗可明显减少复发（9 个 RCT，774 人；AR：根除治疗为 12%，非根除治疗为 40%，RR 0.31，95% CI 0.19～0.48；NNT 3，95% CI 3～5）。此回顾未发现有关在根除治疗与抗分泌维持治疗间进行比较的随机对照试验。**预防出血**：参见明确诊断为十二指肠溃疡的患者幽门螺杆菌根除治疗的益处部分。**预防其他并发症**：我们未检索到相关系统回顾和随机对照试验。

害处 参见明确诊断为十二指肠溃疡患者幽门螺杆菌根除治疗的危害部分。

评论 无。

问 题	幽门螺杆菌根除治疗对非甾体抗炎药（NSAID）相关消化性溃疡患者有何作用？

治疗选择	NSAID 相关消化性溃疡患者的根除治疗

一随机对照试验发现，对于服用 NSAID 药物并有出血性消化性溃疡的患者，根除幽门螺杆菌治疗与单一抗分泌治疗相比，两者间消化性溃疡的愈合率无显著性差异。

益处 我们检索到一随机对照试验，它对 NSAID 相关消化性溃疡患者在幽门螺杆菌根除治疗与单用质子泵抑制剂 ⓖ 治疗间进行了比较[10]。该随机对照试验（195 例幽门螺杆菌阳性患者，使用 NSAID 并有出血性消化性溃疡）发现，根除幽门螺杆菌治疗（次枸橼酸铋＋四环素＋甲硝唑＋奥美拉唑）与单用奥美拉唑 8 周相比，两者愈合率无显著差异（愈合 AR：根除治疗为 77/93 [83%]，单用奥美拉唑为 88/102 [86%]，$P = 0.50$，通过维持原随机分组分析）[10]。

害处 随机对照试验中没有有关危害性的报道[10]。

评论 无。

问 题	幽门螺杆菌根除治疗在预防既往有溃疡或消化不良患者非甾体抗炎药（NSAID）相关消化性溃疡中有何作用？

治疗选择	预防既往有溃疡或消化不良史患者 NSAID 相关消化性溃疡的根除治疗

一随机对照试验发现，对于有幽门螺杆菌感染并服用 NSAID 且既往有溃疡或消化不良史的患者，与单用奥美拉唑相比，6 个月后，根除幽门螺杆菌治疗可减少发生新的消化性溃疡的风险。另一随机对照试验发现，对于有幽门螺杆菌感染且既往有出血性溃疡并服用甲氧萘丙酸（naproxen）的患者，幽门螺杆菌根除与使用奥美拉唑维持治疗相比，前者预防出血性消化性溃疡的复发不如后者有效；但在服用小剂量阿司匹林的患者，两者间无显著性差异。

益处 我们检索到两个随机对照试验[11,12]。第一个随机对照试验（102 人，他们幽门螺杆菌阳性，使用非甾体抗炎药（NSAID），有消化不良或消化性溃疡病史，但无活动性溃疡）将一四联根除方案 ⓖ 与单用奥美拉唑进行了比较。该随机对照试验发现，与单用奥美拉唑相比，根除治疗可显著减少消化性溃疡的 6 个月累积风险（溃疡的 6 个月累积风险：根除治疗为 12.1%，单用奥美拉唑为 34.4%，$P = 0.009$）[11]。该随机对照试验还发现，与单用奥美拉唑相比，根除治疗可减少出血性消化性溃疡的 6 个月累积风险（出血性溃疡 6 个月累积风险：根除治疗为 4.2%，单用奥美拉唑为 27.1%，$P = 0.003$）。第二个随机对照试验（250 人服用小剂量阿司匹林，150 人服用甲氧萘丙酸，他们的出血性消化性溃疡曾经用奥美拉唑治疗后愈合过，幽门螺杆菌阳性）将一周三联根除方案 ⓖ（次枸橼酸铋＋四环素＋甲硝唑）与 6 个月奥美拉唑维持治疗进行了比较[12]。此随机对照试验发现对于服用甲氧萘丙酸的患者，与奥美拉唑相比，幽门螺杆菌根除治疗发生出血性消化性溃疡的 6 个月累积风险明显较高；而对于服用小剂量阿司匹林的患者，两者无显著差异（服用甲氧萘丙酸患者的溃疡复发率：根除治疗 18.8%，奥美拉唑 4.4%，ARR 14.4%，95% CI 4.4%～24.4%；服用阿司匹林患者的溃疡复发率：根除治疗 1.9%，奥美拉唑 0.9%，绝对差 +1.0%，95% CI －1.9%～+3.9%；见下面的讨论）。

害处 随机对照试验中未见到有关危害性的报告。

评论 尽管可以除外大的绝对影响，与甲氧萘丙酸（naproxen）比较，即便服用小剂量阿司匹林的患者有更低的出血风险，但该随机对照试验[12]可能低估了阿司匹林的作用。

问题：幽门螺杆菌根除治疗在预防既往无溃疡患者非甾体抗炎药（NSAID）相关消化性溃疡中有何作用？

治疗选择：预防既往无溃疡史患者 NSAID 相关消化性溃疡的根除治疗

一随机对照试验发现，对于既往无溃疡病史的患者，与非根除治疗相比，幽门螺杆菌根除治疗可降低发生 NSAID 相关消化性溃疡的风险。另一随机对照试验发现，与安慰剂相比，幽门螺杆菌根除可降低发生 NSAID 相关消化性溃疡的风险；但与单一抗分泌治疗相比，两者无显著差异。

益处 我们检索到两个随机对照试验[13, 14]。第一个随机对照试验（100人，幽门螺杆菌阳性，需要使用NSAID药物治疗，他们无消化性溃疡及胃手术病史）对一周三联根除方案 G +随后服用 NSAID 8 周与非根除治疗+随后服用 NSAID 8 周进行了比较[13]。该随机对照试验发现，与非根除治疗组相比，幽门螺杆菌根除治疗可明显降低8周后消化性溃疡发生的风险（溃疡 AR：根除治疗为 3/45[7%]，非根除治疗组为 12/47[26%]，$P = 0.01$）。第二个随机对照试验（832 人，幽门螺杆菌阳性，无溃疡病史，需要使用 NSAID）比较了四种治疗方案：一周三联幽门螺杆菌根除治疗、一周三联幽门螺杆菌根除治疗+4 周奥美拉唑治疗、单用奥美拉唑 5 周、安慰剂 5 周[14]，所有主动的治疗方案 5 周后在预防消化性溃疡方面都比安慰剂更有效，但在主动治疗方案之间没有显著差异（溃疡 AR：单一根除治疗为 2/161[1.2%]，根除治疗+奥美拉唑维持治疗为2/173 [1.2%]，单用奥美拉唑为0/155[0%]，安慰剂为10/171[5.8%]；每一主动治疗方案与安慰剂比较，$P < 0.05$，不是用意向治疗分析）。

害处 随机对照试验中未见到有关危害性的报道。

评论 无。

问题：幽门螺杆菌根除治疗对明确诊断为胃-食管反流病患者有何作用？

治疗选择：胃-食管反流病患者的根除治疗

有关幽门螺杆菌阳性的胃-食管反流病患者的两个随机对照试验发现，幽门螺杆菌根除治疗与安慰剂比较，两者的症状在 2 年以后无显著差异。

益处 我们未检索到系统回顾，但检索到两个随机对照试验[15, 16]。第一个随机对照试验（190 人，幽门螺杆菌阳性，有胃-食管反流病[GORD]而无十二指肠溃疡）比较了幽门螺杆菌根除治疗与安慰剂，发现两组患者在 1 年以后症状的复发率无显著差异（两组均为 83%，差异为 0%，95% CI 为 − 11% ~ +11%）[15]。第二个随机对照试验（1558 人，幽门螺杆菌阳性）按治疗前有无 GORD 症状划定亚组，比较了幽门螺杆菌根除治疗与安慰剂[16]。该随机对照试验发现，治疗前有 GORD 症状的患者，根除治疗与安慰剂比较，2 年后烧心和反酸在两组间无显著差异（烧心：OR 0.90，95% CI 0.71 ~ 1.14；反流：OR 0.89，95% CI 0.62 ~ 1.29）。

害处 以上两随机对照试验未提供 GORD 患者有关幽门螺杆菌根除治疗所致危害的充分证据[15, 16]。病例对照研究发现 H pylori 根除治疗后，发生反流症状的危险性增加[17]。但幽门螺杆菌根除治疗后，中断抗分泌药物治疗 G 可能会使共存的 GORD 症状显露出来。

评论 无。

问题：幽门螺杆菌根除治疗对胃 B 细胞淋巴瘤患者有何作用？

治疗选择：胃 B 细胞淋巴瘤患者的根除治疗

我们未检索到有关胃 B 细胞淋巴瘤患者幽门螺杆菌根除治疗的随机对照试验。观察研究提供的有限的证据显示，60% ~ 93%病变局限、低度恶性B细胞淋巴瘤患者在幽门螺杆菌根除治疗后肿瘤消退，可以避免或推迟外科手术根治治疗、放射治疗或化疗。

益处 我们未检索到相关的系统回顾和随机对照试验。

害处 我们未检索到随机对照试验。

评论 原发性胃淋巴瘤的治疗选择包括手术、放疗、化疗和幽门螺杆菌根除治疗。我们未检索到直接的对照研究。我们检索到 6 个对局限性、低度恶性淋巴瘤患者进行幽门螺杆菌根除治疗的前瞻性队列研究[18]。发现有 60% ~ 93% 的患者肿瘤消退，但治疗反应有的较慢，有的患者在治疗后1年内复发。一个更进一步的非对照研究（胃B细胞淋巴瘤ⒼB患者，28/34 [82%] 幽门螺杆菌 阳性，进行根除治疗）发现，14/28 患者（50%，95% CI 31% ~ 69%）在随访 18 个月后获得完全缓解[19]。

问 题	幽门螺杆菌根除治疗对发生胃癌的危险有何作用？

治疗选择	预防胃癌的根除治疗

一有关幽门螺杆菌阳性患者的随机对照试验发现，根除治疗与安慰剂相比，两者在7.5年后发生胃癌的危险性无显著差异。而一组有关胃萎缩或肠化生患者的随机对照试验发现，与非根除治疗比较，幽门螺杆菌根除治疗可促进高危病变的逆转。但该随机对照试验没有评估根除治疗对胃癌发生的作用。我们从幽门螺杆菌感染与远端胃腺癌危险性增加的相关关系的观察研究中发现了一致的证据。

益处 **幽门螺杆菌阳性患者**：我们没有检索到系统回顾，检索到一随机对照试验（1630 人，幽门螺杆菌阳性健康人群，内镜下未发现病变）[20]。该随机对照试验发现，根除治疗与安慰剂相比，两者在 7.5 年后发生胃癌的危险性无显著差异（根除治疗为 7/817 [0.86%]，安慰剂为 11/813 [1.35%]，HR 0.63，95% CI 0.24 ~ 1.62）。**胃癌高危人群**：我们未检索到有关幽门螺杆菌根除治疗对高危人群发生胃癌的作用的系统回顾和随机对照试验。一随机对照试验（852 人，内镜筛检发现有胃萎缩或肠化生）比较了四种疗法：幽门螺杆菌根除治疗、β-胡萝卜素、维生素 C 和安慰剂[21]。该随机对照试验发现，不管是萎缩（RR 4.8，95% CI 1.6 ~ 14.2），还是肠化生（RR 3.1，95% CI 1.0 ~ 9.3，未报告绝对数值），与非根除治疗比较，根除治疗使病变的转归增加（以多变量模型计算）。

害处 以上两个随机对照试验均未报告危害性[21, 22]。我们未检索到有关胃癌危险性患者的随机对照试验。

评论 在第一个随机对照试验中，post-hoc 分析提示胃癌可能只发生在有癌前病变基础的人群。我们检索到一篇进行嵌套病例对照研究的系统回顾（在 1999 年检索到，12 个研究，1228 个病例，3406 名对照）[22]。在缺乏试验资料的情况下，这是幽门螺杆菌感染与胃癌有关联的最好证据。总的来说，该回顾发现幽门螺杆菌感染与继发性胃癌的发生有显著的相关性（OR 2.36，95% CI 1.98 ~ 2.81）。该回顾发现幽门螺杆菌感染与贲门癌无显著的相关性（OR 0.99，95% CI 0.72 ~ 1.35），但确实发现与非贲门癌有显著的相关性（OR 2.97，95% CI 2.34 ~ 3.77）。该回顾也发现与年龄和样品收集的时间有较强的交互作用。幽门螺杆菌不在癌肿、肠化生及萎缩部位定植，其抗体可能随年龄的增长而消失。在收集血清样本至胃癌发生间这一短时期进行的前瞻性或回顾性研究可能会低估两者之间的相关性。该回顾发现，从样本收集至癌肿发生相隔 10 年以上的患者，幽门螺杆菌与非贲门（远端）癌有显著的相关性（OR 5.93，95% CI 3.41 ~ 10.3）[22]。

问 题	幽门螺杆菌根除治疗对明确诊断为非溃疡性消化不良的患者有何作用？

治疗选择	对明确诊断为非溃疡性消化不良患者的根除治疗

一有关非溃疡性消化不良患者的系统回顾发现，与安慰剂比较，幽门螺杆菌根除治疗可在 3 ~ 12 个月后减轻消化不良症状。

益处 我们检索到一系统回顾（在 2002 年检索到，12 个 RCT，2903 人，有幽门螺杆菌感染和非溃疡性消化不良），发现与安慰剂相比，幽门螺杆菌根除治疗可在 3 ~ 12 个月后明显改善消化不良症状（症状 AR：根除治疗为 1004/1593 [63%]，安慰剂为 927/1310 [70%]；RR 0.91，95% CI 0.86 ~ 0.95；NNT 15，95% CI 10 ~ 31）[23]。该系统回顾中的三个随机对照试验（839 人）发现，根除治疗与安慰剂相比，两者在 12 个月后的生活质量无显著差异（WMD −0.25，95% CI −3.49 ~ +2.99）[23]。

害处 参见对明确诊断为十二指肠溃疡的病人进行幽门螺杆菌根除治疗的危害部分。我们检索到两个随机对照试验，它们评估了非溃疡性消化不良患者的幽门螺杆菌根除治疗是否会增加食管炎的发生率[24, 25]。以上两随机对照试验发现，幽门螺杆菌根除治疗与安慰剂比较，两者内镜下食管炎的发生率无显著差异（根除治疗为 5.7%，安慰剂为 2.9%；ARI +2.8%，95% CI −0.5% ~ +6.0%；RR 2.1，95% CI 0.9 ~ 4.6）。没有试验对每一消化不良症状进行评价，故对反流症状的作用不能与上腹痛进行分别的评价。

评论 无。

问 题	幽门螺杆菌根除治疗对未接受检查的消化不良患者有何作用？

治疗选择	未接受检查的消化不良患者的根除治疗

一组有幽门螺杆菌感染患者的随机对照试验发现，与安慰剂对比，幽门螺杆菌根除可增加 1 年后消化不良症状的缓解率。对消化道恶性肿瘤低危患者进行的一个系统回顾和随后的一个随机对照试验发现，幽门螺杆菌检测+根除治疗与根据最初内镜检查

结果进行的处理相比，两者1年后在消化不良方面无显著差异。然而，推迟内镜检查对胃肠道恶性肿瘤危险性增加的患者是不安全的。

益处 **幽门螺杆菌根除与安慰剂比较**：我们检索到一个随机对照试验（294人，有消化不良症状并证实有幽门螺杆菌感染），与安慰剂相比，幽门螺杆菌根除治疗可显著增加1年后消化不良症状缓解患者的比例（根除治疗为41/145[28%]，安慰剂为22/149 [15%]；相差13%，95% CI 4% ～ 24%；$P = 0.008$）[26]。**先检测幽门螺杆菌＋随后根除治疗与根据最初内镜检查结果进行的处理比较**：我们检索到一个系统回顾[27]和一个随后的随机对照试验[28]。系统回顾（在2002年检索到，4个RCT，1412人，有消化不良症状，无胃肠道恶性肿瘤高危因素，见下面的讨论）发现，幽门螺杆菌检测＋根除治疗与以内镜检查为基础的处理相比，1年后两者有消化不良症状患者的比例无显著差异（幽门螺杆菌检测＋根除治疗为173/707 [24%]，以内镜检查为基础的处理为179/705 [25%]；RR 0.94，95% CI 0.71 ～ 1.25）[27]。随后的随机对照试验（270人，因消化不良而就诊，但无"报警症状"，见下面的讨论）发现，幽门螺杆菌检测＋治疗与以接受内镜检查为基础处理的病人比较，1年后两者症状的改善没有显著差异（消化不良症状以Likert 5分计量法评分，评分用图表示；对所有得分的均数进行比较，$P = 0.51$）[28]。该随机对照试验还发现，1年后病人生活质量的改善两组之间也没有显著差异（以RAND-36问卷进行评价，评分用图表示，对9个组分的得分中间值进行比较，$P > 0.05$）。

害处 系统回顾没有提供有关副作用的信息[27]。但在回顾中，其中的两个随机对照试验发现接受幽门螺杆菌根除治疗的小部分患者因短期的非特异副作用而中止了治疗（第一个RCT有14/104 [13%]的患者[29]，第二个RCT有4/80 [5%]的患者[30]）。随后的随机对照试验中未见到有关危害性的报告[28]。

评论 系统回顾[27]和随后的随机对照试验[28]的结论均是在胃肠道恶性肿瘤低危人群中得出的，不适用于所有消化不良的病人。有"报警症状"（吞咽困难、体重下降、黄疸、上腹包块以及贫血）的患者，或年龄大于55岁且有持续上腹痛或上一年有首发症状的患者，可能有发生上消化道恶性肿瘤的高危险性，立即进行内镜检查是有益的。回顾中有两个随机对照试验是在医院进行的；而第三个随机对照试验是在社区进行，且还未全文发表[31]。回顾中在医院进行的其中一个随机对照试验规定，所有就诊于普通医生且符合条件的消化不良病人全部入选；而另一个随机对照试验则仅入选了常规转诊的病人。回顾中的结论可能不能直接适用于社区，在社区可对较轻的消化不良病人进行治疗且幽门螺杆菌根除率可能较低，而且专家咨询所激发的确信或担忧作用可能难以重复[27]。

问　题　不同根除治疗方案的作用有不同吗？

治疗选择1　三联方案

我们没有检索到比较三联方案与二联方案有关对消化不良症状评分、有症状人群的比例、生活质量及死亡率的作用的系统回顾或随机对照试验。一个系统回顾发现三联方案比二联方案的幽门螺杆菌根除率高。

益处 **十二指肠溃疡并发症发生率**：我们没有检索到有关的系统回顾和随机对照试验。**根除率**：我们检索到一个系统回顾（在1995年检索到；19个RCT，奥美拉唑＋阿莫西林与奥美拉唑＋阿莫西林＋铋剂ⓖ比较；17个RCT，含有质子泵抑制剂ⓖ的二联根除方案ⓖ与三联根除方案ⓖ比较）[8]。尽管没有进行正式的Meta分析，但二联根除方案幽门螺杆菌的根除率低于三联根除方案（两种抗生素＋质子泵抑制剂或铋剂之一）（其结果以图显示）。

害处 参见幽门螺杆菌根除治疗对明确诊断为十二指肠溃疡病人的作用的害处部分。

评论 许多有关幽门螺杆菌根除治疗的随机对照试验存在方法上的问题，如缺乏定义治愈的金标准，且许多仅以摘要形式发表。一个比较不同治疗方案的幽门螺杆菌根除率的系统回顾正在进行中[31]。影响对一个病人进行根除治疗进行选择的因素可能还包括是否安心服药、潜在的危害、过敏或敏感性、耐药以及费用。

治疗选择2　不同的三联方案

我们没有检索到不同三联方案对消化不良症状评分、有症状人群的比例、生活质量及死亡率的作用的系统回顾或随机对照试验。一系统回顾发现在一个包括阿莫西林的三联方案中，增加克拉霉素剂量可提高幽门螺杆菌的根除率。然而，在一个包括甲硝唑的三联方案中，增加克拉霉素剂量并未提高对幽门螺杆菌的根除效果。另一系统回顾发现，与一个包括阿莫西林＋克拉霉素＋雷尼替丁铋剂的三联方案相比，甲硝唑＋克拉霉素＋雷尼替丁铋剂组成的三联方案治疗5 ～ 7天提高了幽门螺杆菌的根除率。

益处 **临床效果和十二指肠溃疡并发症发生率**：我们没有检索到不同三联根除方案ⓖ有关临床效果和并发症率的作用的系统回顾和直接对比。**根除率**：我们检索到两个比较不同三联方案的系统回顾[32, 33]。第一个系统回顾（在1998年检索到，4个RCT）发现，在质子泵抑制剂ⓖ＋克拉霉素＋阿莫西林组合中，与低剂量克拉霉素250mg Bid相比，高剂量克拉霉素500mg Bid可显著提高幽门螺杆菌的根除率（克拉霉素500mg为90%，克拉霉素250mg为80%；RR 0.89，95% CI 为0.81 ～ 0.97；NNT 11，95% CI 为6 ～ 38）[32]。该回顾发现在质子泵抑制剂＋克拉霉素＋甲硝唑组合中，克拉霉素500mg Bid与克拉霉素250mg Bid比较，它们的根除率无显著差异（克拉霉素500mg为89%，克拉霉素250mg为87%；RR 0.98，95% CI 为0.93 ～ 1.04）。第二个系统回顾（在2000年检索到，8个RCT，1139人）发现，与雷尼替丁400mg/d＋

克拉霉素 500mg Bid+ 阿莫西林 1000mg Bid 相比，雷尼替丁铋剂 G 400mg/d+ 克拉霉素 250mg Bid+ 甲硝唑 400 mg Bid 治疗 5～7 天可显著提高幽门螺杆菌的根除率（雷尼替丁铋剂+克拉霉素+甲硝唑为 499/565[88%]，雷尼替丁+克拉霉素+阿莫西林为 467/574 [81%]；RR 1.09，95% CI 1.03～1.14)[33]。**抗生素耐药**：我们检索到一个系统回顾（在 1995 年检索到，19 个 RCT，1006 人其幽门螺杆菌对甲硝唑敏感，452 人其幽门螺杆菌对甲硝唑耐药）[8]和随后的一个随机对照试验[34]，它们对其中的数据进行了分析，以便了解耐药对根除率的影响。该回顾发现，以硝基咪唑为基础的治疗方案中，在实验中显示，具有对硝基咪唑耐药菌株的人群，其幽门螺杆菌根除率显著低于具有敏感菌株的人群（具有敏感菌株人群的根除率为 99%，95% CI 97%～100%；具有耐药菌株的人群为 69%，95% CI 60%～77%)[8]。随后的随机对照试验（33 人明确诊断为十二指肠溃疡并有幽门螺杆菌感染，且对甲硝唑原发耐药，81 人无耐药）发现，在奥美拉唑+甲硝唑+克拉霉素的治疗方案中，甲硝唑耐药显著降低了幽门螺杆菌的根除率（无耐药者为 77/81 [95.1%]，耐药者为 25/33[75.8%]；RR 0.79，95% CI 0.62～0.93)[34]。

害处 参见幽门螺杆菌根除治疗对明确诊断为十二指肠溃疡病人的作用的害处部分。

评论 从评价硝基咪唑耐药的系统回顾得出的结论是：如果耐药菌株的比例低于 15%～25%，在临床上，它可能不会引起根除率明显下降[8]。幽门螺杆菌根除治疗方案的系统回顾难以解释。

治疗选择 3　四联方案

有关幽门螺杆菌感染人群的两个随机对照试验发现，不管患者有无十二指肠溃疡病史，四联疗法对幽门螺杆菌的根除同三联疗法一样有效。一个随后比较三天四联方案与一周三联方案的随机对照试验发现，6 周后，它们对幽门螺杆菌的根除率没有显著差异。然而，服用三天四联方案的患者经历副作用的时间更短。

益处 我们没有检索到系统回顾，而检索到 3 个随机对照试验[35-37]。第一个随机对照试验（405 人，有幽门螺杆菌感染和消化不良，但内镜下无十二指肠溃疡及食管炎）比较了三种治疗方案：7 天三联疗法（潘托拉唑 40mg Bid+ 阿莫西林 1000mg Bid + 克拉霉素 500mg Bid），7 天四联疗法（潘托拉唑 40mg Bid+ 次枸橼酸铋 108mg Qid+ 四环素 500mg Qid+ 甲硝唑 200mg Tid、400mg Qn），14 天三联疗法（次枸橼酸铋 108mg Qid+ 四环素 500mg Qid+ 甲硝唑 200mg Tid、400mg Qn)[35]。该随机对照试验发现，8 周后 7 天三联方案与 7 天四联方案之间根除率没有显著差异（意向性治疗分析；根除率：7 天四联疗法为 110/134 [82.1%]，7 天三联疗法为 104/134 [77.6%]；ARI 4.5%，95% CI 为 −5.1%～+14.1%；$P = 0.4$）。而 8 周后 7 天四联疗法比 14 天三联疗法的根除率高（7 天四联疗法为 110/134 [82.1%]，14 天三联疗法为 95/137[69.3%]；ARI 12.8%，95%CI 2.7%～22.8%；$P = 0.01$）。第二个随机对照试验（299 人，有幽门螺杆菌感染且目前存在或既往有十二指肠溃疡）比较了 10 天疗程四联疗法（铋剂[bismuth biskalcitrate] 420mg Qid+ 甲硝唑 375mg Qid+ 四环素 375mg Qid+ 奥美拉唑 20mg Bid）与 10 天疗程三联疗法（奥美拉唑 20mg Bid+ 阿莫西林 1000mg Bid+ 克拉霉素 500 mg Bid)[36]。该随机对照试验发现，在治疗后 2 个月，它们的根除率没有显著差异（四联疗法为 121/138 [87.7%]，三联疗法为 114/137 [83.2%]；ARI +4.5%，95% CI −3.9%～+12.8%；$P = 0.29$）。第三个随机对照试验（118 人，内镜下有活动性十二指肠溃疡）比较了 3 天四联疗法（兰索拉唑+克拉霉素+甲硝唑+次枸橼酸铋）和 7 天三联疗法（兰索拉唑+克拉霉素+甲硝唑)[37]。该随机对照试验发现，6 周后两种方案的幽门螺杆菌根除率没有显著差异（3 天四联疗法为 50/58 [86.2%]，7 周三联疗法为 52/60 [86.7%]；RR 0.99，95%CI 0.79～1.09）。

害处 第一个随机对照试验发现，患者中因副作用而中止治疗的比例，7 天四联疗法（3%）与 7 天三联疗法（2%）相似，而 14 天三联疗法较高（9%，无统计学比较的报告)[35]。第二个随机对照试验没有讨论危害性[36]。比较 3 天四联方案与 1 周三联方案的随机对照试验发现，服用 3 天方案的患者经历的苦味、排便紊乱、不适和黑便的时间更短（平均：3 天四联疗法 2.54 天，7 天三联疗法 4.58 天；$P < 0.001$)[37]。参见 H pylori 根除治疗对明确诊断为十二指肠溃疡病人的作用的害处部分。

评论 使用四联方案的基础在于它可用于二线治疗，它使用与目前常用于三联疗法中的不同抗生素，可减少耐药的可能性。

治疗选择 4　幽门螺杆菌根除治疗的疗程

一系统回顾发现，以质子泵抑制剂为基础的同一三联方案，与治疗 7 天比较，治疗 14 天的幽门螺杆菌根除率高。

益处 **十二指肠溃疡并发症发生率**：我们未检索到相关的系统回顾和随机对照试验。**根除率**：我们检索到一个系统回顾[38]和随后的一个随机对照试验[37]。系统回顾（在 1999 年检索到，7 个 RCT，906 人）比较了以质子泵抑制剂 G 为基础的三联根除方案 G 14 天疗法与以质子泵抑制剂为基础的三联方案 7 天疗法[38]。该回顾发现，与 7 天疗法相比，14 天疗法显著提高了幽门螺杆菌的根除率（7 天疗法为 339/470 [72.1%]，14 天疗法为 353/436 [81.0%]；RR 0.89，95% CI 0.83～0.96；NNT 11，95% CI 为 7～33）。

害处 参见幽门螺杆菌根除治疗对明确诊断为十二指肠溃疡病人的作用的害处部分。系统回顾未发现有关危害性报告的充足资料[38]。

评论 系统回顾只考虑到了包括克拉霉素+甲硝唑或阿莫西林的方案[38]。对于任何特殊患者，7 天方案与 14 天方案对比，其失败的危险性与当地抗生素耐药的程度有关，因为 14 天方案可能克服其中使用的一种抗生素引起的耐药。因为时间较长的方案会引起更长时间的轻微副作用,在失败率与副作用之间进行的平衡必须决定于当地有效的资料。

词汇表

抗分泌药物治疗(Antisecretory treatment): 是减少胃产酸的治疗,它们是 H_2 受体拮抗剂和质子泵抑制剂。

铋剂(Bismuth): 是一种含铋的化合物,如次水杨酸铋、雷尼替丁枸橼酸铋。

二联根除方案(Dual regimens): 由 2 种成分组成的幽门螺杆菌根除方案,包括一种抗分泌药物和一种抗生素。

MALT(粘膜相关淋巴样组织): "粘膜相关淋巴样组织"常常在肠道而不在胃内存在。MALT淋巴瘤也称为胃B细胞淋巴瘤。

质子泵抑制剂(Proton pump inhibitor): 是一种直接抑制胃内胃酸分泌机制的药物,如艾索美拉唑、兰索拉唑、奥美拉唑和雷贝拉唑。

四联根除方案(Quadruple regimens): 幽门螺杆菌根除方案,由一种质子泵抑制剂+铋剂+甲硝唑+四环素组成。

三联根除方案(Triple regimens): 幽门螺杆菌根除方案,由三种成分组成。原有的"三联方案"是指次水杨酸铋+甲硝唑+阿莫西林或四环素之一。现有的三联方案通常是指一种质子泵抑制剂+两种抗生素。

参考文献

1. Nguyen TN, Barkun AN, Fallone CA. Host determinants of *Helicobacter pylori* infection and its clinical outcome. *Helicobacter* 1999;4:185-197.
2. Harvey RF, Spence RW, Lane JA, et al. Relationship between the birth cohort pattern of *Helicobacter pylori* infection and the epidemiology of duodenal ulcer. *Q J Med* 2002;95:519-525.
3. Axon AT. *Helicobacter pylori* infection. *J Antimicrob Chemother* 1993; 32(suppl A):61-68.
4. Graham DY. Can therapy ever be denied for *Helicobacter pylori* infection? *Gastroenterology* 1997;113:S113-S117.
5. Huang J-Q, Sridhar S, Hunt RH. Role of *Helicobacter pylori* infection and non-steroidal anti-inflammatory drugs in pepticulcer disease: a meta-analysis. *Lancet* 2002;359:14-22.(Search date 2000, data sources, Medline, Cochranedatabase, hand searching).
6. Ford AC, Delaney BC, Forman D, et al. Eradication therapy in *Helicobacter pylori* positive peptic ulcer disease: systematic review and economic analysis. *Am J Gastroenterol* 2004;99:1833-1855. Search date 2002.
7. Sharma VK, Sahai AV, Corder FA, et al. *Helicobacter pylori* eradication is superior to ulcer healing with or without maintenance therapy to prevent further ulcer haemorrhage. *Aliment Pharmacol Ther* 2001; 15:1939-1947. Search date 2000; primary sources Medline and conference abstracts.
8. Penston JG, McColl KEL. Eradication of *Helicobacter pylori*: an objective assessment of current therapies. *Br J Clin Pharmacol* 1997;43: 223-243. Search date 1995; primary sources Medline and conference abstracts.
9. Laine L, Hopkins RJ, Girardi LS. Has the impact of *Helicobacter pylori* therapy on ulcer recurrence in the United States been overstated? A meta-analysis of rigorously designed trials. *Am J Gastroenterol* 1998; 93:1409-1415. Search date 1996;primary sources Medline, conference abstracts, and pharmaceutical companies (US trials only).
10. Chan FKL, Sung JJY, Suen R, et al. Does eradication of *Helicobacter pylori* impair healing of nonsteroidal anti-inflammatory drug associated bleeding peptic ulcers? Aprospective randomized study. *Aliment Pharmacol Ther* 1998;12:1201-1205.
11. Chan FKL, To KF, Wu JCY, Yung et al. Eradication of *Helicobacter pylori* and risk of peptic ulcers in patients starting long term treatment with non-steroidal anti-inflammatory drugs: a randomized trial. *Lancet* 2002;359:9-13.
12. Chan FKL, Chung SCS, Suen BY, et al. Preventing recurrent upper gastrointestinal bleeding in patients with *Helicobacter pylori* infection who are taking low-dose aspirin or naproxen. *N Engl J Med* 2001; 344:967-973.
13. Chan FKL, Sung JJY, Chung SCS, et al. Randomised trial of eradication of *Helicobacter pylori* before non-steroidal anti-inflammatory drug therapy to prevent peptic ulcers. *Lancet* 1997;350:975-979.
14. Labenz J, Blum AL, Bolten WW, et al. Primary prevention of diclofenac associated ulcers and dyspepsia by omeprazole or triple therapy in *Helicobacter pylori* positive patients: a randomised, double blind, placebo controlled, clinical trial. *Gut* 2002;51:329-335.
15. Moayyedi P, Bardhan C, Young L, et al. *Helicobacter pylori* eradication does not exacerbate reflux symptoms in gastroesophageal reflux disease. *Gastroenterology* 2001;121:1120-1126.
16. Harvey RF, Lane JA, Murray LJ, et al. Randomised controlled trial of the effects of *Helicobacter pylori* infection and its eradication on heartburn and gastro-oesophageal reflux: Bristol helicobacter project. *BMJ* 2004;328:1417.
17. Labenz J, Blum AL, Bayerdorffer E, et al. Curing *Helicobacter pylori* infection in patients with duodenal ulcer may provoke reflux esophagitis. *Gastroenterology* 1997;112:1442-1447.
18. Roher HD, Vereet PR, Wormer O, et al. *Helicobacter pylori* in the upper gastrointestinal tract: medical or surgical treatment ofgastric lymphoma? *Langenbecks Arch Surg* 2000;385:97-105.Search date not reported; primary sources Medline and hand searches.
19. Steinbach G, Ford R, Glober G, et al. Antibiotic treatment of gastric lymphoma of mucosa-associated lymphoid tissue. An uncontrolled trial. *Ann Intern Med* 1999;131:88-95.
20. Wong B, Lam SK, Wong WM, et al. *Helicobacter pylori* eradication to prevent gastric cancer in a high-risk region of China: a randomized controlled trial. *JAMA* 2004;291:187-194
21. Correa P, Fontham ETH, Bravo JC, et al. Chemoprevention of gastric dysplasia: randomized trial of antioxidant supplements and anti-*Helicobacter pylori* therapy. *J Natl Cancer Inst* 2000;92:1881-1888.
22. *Helicobacter* and Cancer Collaborative Group. Gastric cancer and *Helicobacter pylori*: a combined analysis of 12 case control studies nested within prospective cohorts. *Gut* 2001;49:347-353. Search date 1999; primary sources Medline and contact with investigators.
23. Soo S, Moayyedi P, Deeks J, et al. Eradication of *Helicobacter pylori* for non-ulcer dyspepsia. In: The Cochrane Library, Issue 3,2003. Oxford: Update Software. Search date 2002; Cochrane Controlled Trials Register primary sources Medline, Embase,Cinahl, SIGLE, hand searches of reference lists, and personal contact with experts in the

24. Blum AL, Talley NJ, O'Morain C, et al. Lack of effect of treating *Helicobacter pylori* infection in patients with nonulcer dyspepsia. *N Engl J Med* 1998;339:1875-1881.
25. Koelz HR, Arnold R, Stolte M, et al. Treatment of *Helicobacter pylori* (HP) does not improve symptoms of functional dyspepsia. *Gastroenterology* 1998;114:A182.
26. Chiba N, Veldhuyzen van Zanten SJO, Paul Sinclair, et al. Treating *Helicobacter pylori* infection in primary care patients with uninvestigated dyspepsia: the Canadian adult dyspepsia empiric treatment *Helicobacter pylori* positive (CADET-Hp) randomised controlled trial. *BMJ* 2002;324:1012.
27. Delaney BC, Moayyedi P, Forman D. Initial management strategies for dyspepsia (Cochrane Review). In: The Cochrane Library, Issue 3, 2003. Oxford: Update Software. Search date 2002; primary sources Medline, Embase, Science Citation Index, conference abstracts, and survey of experts.
28. Arents NLA, Thijs JC, van Zwet AA, et al. Approach to treatment of dyspepsia in primary care. A randomised trial comparing 'test and treat' with prompt endoscopy. *Arch Intern Med* 2003;163:1606-1612.
29. Lassen AT, Pedersen FM, Bytzer P, et al. *Helicobacter pylori* "test and eradicate" or prompt endoscopy for management of dyspeptic patients. A randomised controlled trial with one year follow-up. *Lancet* 2000; 356:455-460.
30. Heaney A, Collins JSA, Watson RGP, et al. A prospective randomised trial of a "test and treat" policy versus endoscopy based management in young *Helicobacter pylori positive* patients with ulcer-like dyspepsia, referred to a hospital clinic. *Gut* 1999;45:186-190.
31. Forman D, Bazzoli F, Bennett C, et al. Therapies for the eradication of *Helicobacter pylori*. Protocol for a Cochrane Review. In: The Cochrane Library, Issue 3, 2003. Oxford: Update Software.
32. Huang JQ, Hunt RH. The importance of clarithromycin dose in the management of *Helicobacter pylori* infection: a meta-analysis of triple therapies with a proton pump inhibitor, clarithromycin and amoxycillin or metronidazole. *Aliment Pharmacol Ther* 1999;13:719-729. Search date 1998; primary sources Medline and conference abstracts.
33. Janssen M, Van Oijen A, Verbeek A, et al. A systematic comparison of triple therapies for treatment of *Helicobacter pylori* infection with proton pump inhibitor/ranitidine bismuth citrate plus clarithromycin and either amoxicillin or a nitroimidazole. *Aliment Pharmacol Ther* 2001; 15:613-624. Search date 2000; primary sources Medline and hand searches of reference lists and meetings abstracts.
34. Lind T, Peal MFU. The Mach 2 study: role of omeprazole in eradication of *Helicobacter pylori* with 1-week triple therapies. *Gastroenterology* 1999;116:248-253.
35. Katelaris PH, Forbes GM, Talley NJ, et al. A randomized comparison of quadruple and triple therapies for *Helicobacter pylori* eradication: the QUADRATE study. *Gastroenterology* 2002;123:1763-1769.
36. Laine L, Hunt R, El Zimaity H, et al. Bismuth-based quadruple therapy using a single capsule of bismuth biskalcitrate, metronidazole, and tetracycline given with omeprazole versus omeprazole, amoxicillin, and clarithromycin for eradication of *Helicobacter pylori* in duodenal ulcer patients: a prospective, randomized, multicenter, North American trial. *Am J Gastroenterol* 2003;98:562-567.
37. Wong B, Wang W, Wong W, et al. Three-day lansoprazole quadruple therapy for *Helicobacter pylori*-positive duodenal ulcers: a randomised controlled study. Aliment Pharmacol Ther 2001;15:843-849.
38. Calvet X, Garcia N, Lopez T, et al. A meta-analysis of short versus long therapy with a proton pump inhibitor, clarithromycin and either metronidazole or amoxicillin for treating *Helicobacter pylori* infection. *Aliment Pharmacol Ther* 2000;14:603-609. Search date 1999; primary sources Medline and conference proceedings.

原作者

Brendan Delaney

Department of Primary Care and General Practice

University of Birmingham

Birmingham，UK

Paul Moayyedi

McMaster University

Hamilton，Canada

David Forman

Cochrane Upper Gastrointestinal and Pancreatic Disease Collaborative Review Group

University of Leeds

Leeds，UK

利益冲突：BD 接受了 Astra Zeneca,Eisai 和 Axcan 公司给予的会议演讲费用。DF 接受了 Astra Zeneca,Wyeth 和 TAP-TAKWDA 公司给予的咨询费用。PM 接受了 Astra Zeneca,Wyeth,Mareda 和 Abbott Laboraories 公司给予的演讲费用。

腹股沟疝

检索时间：2004年9月
原作者：Sanjay Purkayastha, Thanos Athanasiou, Paris Tekkis, Ara Darzi 姜可伟译 王杉校

问题

原发性单侧腹股沟疝的各种治疗方法的效果如何？
原发性双侧腹股沟疝的各种治疗方法的效果如何？
腹股沟复发疝的各种治疗方法的效果如何？

治疗措施及其效果

单侧腹股沟疝

肯定有效
开放式疝成形手术（与开放式疝修补手术相比，降低复发率，不增加手术并发症）
全腹膜外腹腔镜疝修补手术〔与开放式疝修补手术相比，减轻疼痛，缩短术后恢复时间〕
经腹腔腹膜前腹腔镜疝修补手术（与开放式疝成形手术相比，疼痛减少，缩短术后恢复时间）

很可能有效
开放式疝修补手术（传统而成熟的手术方法，但与开放式疝成形手术、全腹膜外腹腔镜疝修补手术、经腹腔腹膜前腹腔镜疝修补手术相比，临床效果稍差）

效果不明
期待疗法

双侧腹股沟疝

很可能有效
开放式疝成形手术（与开放式疝修补手术相比，可能会减少住院时间）
开放式疝修补手术（传统而成熟的手术方法，但与开放式疝成形手术、经腹腔腹膜前腹腔镜疝修补手术相比，临床效果可能稍差）*
经腹腔腹膜前腹腔镜疝修补手术〔与开放式疝修补手术相比，可能会缩短术后恢复时间〕

效果不明
期待疗法
全腹膜外腹腔镜疝修补手术

腹股沟复发疝

肯定有效
开放式疝成形手术（与开放式疝修补手术相比，轻度减少住院时间，其他作用未确定）

很可能有效
开放式疝修补手术（传统而成熟的手术方法，但与开放式疝成形手术、经腹腔腹膜前腹腔镜疝修补手术相比，临床效果可能稍差）*
全腹膜外腹腔镜疝修补手术（与开放式疝成形手术相比，可能会缩短术后恢复时间；其他作用未确定）
经腹腔腹膜前腹腔镜疝修补手术〔与开放式疝修补手术相比，可能会缩短术后恢复时间；其他作用未确定〕

效果不明
期待疗法

将在新版中加入
保守治疗措施及其效果（比如，疝托、疝带）
全腹膜外腹腔镜疝修补手术与经腹腔腹膜前腹腔镜疝修补手术的对比

*依据临床经验和医生的共识

见词汇表 G

主要信息

单侧腹股沟疝

◆ **开放式疝成形手术（与开放式疝修补手术相比，降低复发率，不增加手术并发症）**：我们没有发现这样的系统综述、随机对照试验或者队列研究，其内容涉及到开放式疝成形手术与期待疗法之间足够量的比较。一项系统综述表明：与开放式疝修补手术相比，开放式疝成形手术可以降低腹股沟疝的复发率，轻度的缩短住院时间。这项系统综述和后续的一项随机对照试验发

现开放式疝成形手术和开放式疝修补手术的手术并发症没有统计学显著性差异。另一项系统综述和三个后续随机对照试验发现，与全腹膜外腹腔镜疝修补手术相比较，开放式疝成形手术增加术后恢复时间，同时有限的证据表明，开放式疝成形手术轻度的增加住院时间和术后疼痛。虽然这项系统综述和其中一项随机对照试验发现了有限的证据表明与全腹膜外腹腔镜疝修补手术相比较，开放式疝成形手术增加了术后血肿出现的几率；但是他们并没有发现这两种术式在复发率和大多数术后并发症的发生率上有统计学显著性差异。另外一项系统综述发现与经腹腔腹膜前腹腔镜疝修补手术相比较，开放式疝成形手术增加了术后三个月内持续存在的疼痛的发生率，以及延长了恢复时间。这项系统综述并没有发现足够的证据证明这两种手术方法在复发率上有差别。一个后续的随机对照试验表明与经腹腔腹膜前腹腔镜疝修补手术相比，开放式疝成形手术增加术后疼痛，延长住院时间。虽然系统综述发现与经腹腔腹膜前腹腔镜疝修补手术相比，开放式疝成形手术减少发生血肿的危险，增加术后麻木和痛疽的几率，但是开放式疝成形手术与经腹腔腹膜前腹腔镜疝修补手术的不良反应是相似的。

◆ **全腹膜外腹腔镜疝修补手术**（与开放修补术相比，疼痛减少，缩短术后恢复时间）：我们没有发现这样的系统综述、随机对照试验或者队列研究，它们涉及到全腹膜外腹腔镜疝修补手术与期待疗法之间足够量的对比。一项系统综述和三项后续随机对照试验表明，与开放式疝成形手术相比，全腹膜外腹腔镜疝修补手术缩短术后恢复时间，同时发现有限的证据证明全腹膜外腹腔镜疝修补手术可以轻度的减少住院时间和术后疼痛。虽然这项系统综述和其中一项随机对照试验发现了有限的证据表明与开放式疝成形手术相比较，全腹膜外腹腔镜疝修补手术可以减少术后血肿出现的几率，但没有发现这两种术式在复发率和大多数术后并发症的发生率上有统计学显著性差异。一项系统综述发现，与开放式疝修补手术相比，全腹膜外腹腔镜疝修补手术可以轻度的减轻术后三个月内持续存在的疼痛和稍微减少住院时间，但是没有发现这两种术式在复发率和恢复时间上有统计学显著性差异。一个后续的随机对照试验没有发现全腹膜外腹腔镜疝修补手术和开放式疝修补手术在复发率、住院时间和腹股沟痛上有统计学显著性差异。虽然一项系统综述表明与开放式疝修补手术相比，全腹膜外腹腔镜疝修补手术增加血肿的发生率和降低感染率，但是这两者的不良反应是相似的。

◆ **经腹腔腹膜前腹腔镜疝修补手术**（与开放式疝成形手术相比，疼痛减少，缩短术后恢复时间）：我们没有发现这样的系统综述、随机对照试验或者队列研究，它们涉及到经腹腔腹膜前腹腔镜疝修补手术与期待疗法之间足够量的比较。一项系统综述发现，与开放式疝成形手术相比，经腹腔腹膜前腹腔镜疝修补手术能够减轻术后三个月内持续存在的疼痛，缩短恢复时间。尚没有足够的材料来对比两者在预防复发上的差异。一个后续的随机对照试验表明，与开放式疝成形手术相比，经腹腔腹膜前腹腔镜疝修补手术减轻术后疼痛，缩短住院时间。虽然与开放式疝成形手术相比，经腹腔腹膜前腹腔镜疝修补手术增加发生血肿的危险，减少术后麻木和痛疽的几率，但是开放式疝成形手术与经腹腔腹膜前腹腔镜疝修补手术的不良反应是相似的。一项系统综述和后续的随机对照试验发现，与开放式疝修补手术相比较，经腹腔腹膜前腹腔镜疝修补手术可以减轻术后疼痛，促进恢复。这项系统综述发现了有限的证据表明与开放式疝修补手术相比，经腹腔腹膜前腹腔镜疝修补手术可以降低复发率，但是两个后续的随机对照试验没有发现统计学显著性差异。经腹腔腹膜前腹腔镜疝修补手术和开放式疝修补手术的不良反应是类似的。

◆ **开放式疝修补手术**（传统成熟的手术方法，但与开放式疝成形手术、全腹膜外腹腔镜疝修补手术、经腹腔腹膜前腹腔镜疝修补手术相比，临床效果稍差）*：医生的临床经验和共识是，对于原发性单侧腹股沟疝这种手术是有效的。开放式疝修补手术的手术方式十分成熟。但是我们没有发现这样的系统综述、随机对照试验或者队列研究能有足够的证据说明开放式疝修补手术比期待疗法有更好的疗效。一项系统综述发现开放式疝成形手术与开放式疝修补手术相比，在减少复发及缩短住院时间上更有优势。此项综述及随之进行的随机对照试验发现这两种术式在手术的并发症方面没有区别。另一项系统综述发现全腹膜外腹腔镜疝修补手术与开放式疝修补手术相比，能减少术后三个月后疼痛，并能少量减少住院时间，但在减少复发风险及恢复正常活动方面，这两种术式没有区别。然而一项随之进行的随机对照试验却发现全腹膜外腹腔镜疝修补手术与开放式疝修补手术相比在减少复发风险及缩短住院时间或者减少术后疼痛上没有区别。全腹膜外腹腔镜疝修补手术与开放式疝修补手术的不良反应相似，但是开放式疝修补手术的血清肿发生率更低，而术后感染的几率更高。另一项系统综述及随之进行的随机对照试验将开放式疝修补手术与经腹腔腹膜前腹腔镜疝修补手术进行比较，发现相对后者，开放式疝修补手术增加了术后疼痛及恢复正常活动的时间。虽然随之进行的两项随机对照试验没有发现任何显著性差异，但是此项系统综述还是找到了有限的证据表明开放式疝修补手术在减少复发方面比经腹腔腹膜前腹腔镜疝修补手术效果要差。这两种术式的不良反应相似。

◆ **期待疗法**：我们没有找到任何符合标准要求的研究单侧腹股沟疝期待疗法的系统综述、随机对照试验或者队列研究。

双侧腹股沟疝

◆ **开放式疝成形手术**（可能比开放式疝修补手术的住院时间更短）：我们没有找到任何符合标准要求的系统综述、随机对照试验或者队列研究，其内容对比研究期待疗法与开放式疝成形手术治疗双侧腹股沟疝患者。一项系统综述找出了有限的证据证明开放式疝成形手术与开放式疝修补手术相比，能减少住院时间但是没有发现其他有关的临床效果。另一项系统综述找出了有限证据证明开放式疝成形手术与经腹腔腹膜前腹腔镜疝修补手术相比，增加了恢复正常活动的时间及术后皮肤感染的机会。但是这项研究没有找到足够的证据证实其他的临床效果，也没有对开放式疝成形手术与全腹膜外腹腔镜疝修补手术进行比较。

◆ **开放式疝修补手术**（传统，技术成熟，但是在改善临床效果方面可能不及开放式疝成形手术或者全腹膜外腹腔镜疝修补手术）*：临床经验以及广泛共识普遍认为外科治疗是双侧腹股沟疝的有效治疗方法。开放式疝修补手术是成熟的外科术式。尽管如此，我们没有找到任何符合标准要求的系统综述、随机对照试验或者队列研究，其内容对比研究期待疗法与开放式疝修补手术治疗双侧腹股沟疝病人。一项系统综述找到了有限的证据证明开放式疝修补手术与开放式疝成形手术相比，增加了住院时间，但是没能比较其他方面的临床效果。另一项系统综述找到了有限的证据证明开放式疝修补手术与经腹腔腹膜前腹腔镜疝修补手术相比，前者增加了恢复正常活动的时间。但是它没能找到足够的证据证明其他方面的临床效果，也没能比较开放式疝修补手术与全腹膜外腹腔镜疝修补手术的临床效果。

◆ **经腹腔腹膜前腹腔镜疝修补手术**（与开放式疝修补手术相比，可能缩短恢复正常活动的时间）： 我们没有找到任何符合标准要求的系统综述、随机对照试验或者队列研究，其内容对比研究期待疗法与经腹腔腹膜前腹腔镜疝修补手术治疗双侧腹股沟疝病人。一项系统综述找到了有限的证据证明经腹腔腹膜前腹腔镜疝修补手术与开放式疝修补手术或者开放式疝成形手术相比，减少了恢复正常活动的时间，并且与开放式疝成形手术相比，能减少术后表浅组织感染的几率。但是它没有找到足够的证据比较其他方面的临床效果。

◆ **期待疗法**：我们没有找到任何符合标准要求的系统综述、随机对照试验或者队列研究，研究双侧腹股沟疝病人的期待疗法。

◆ **全腹膜外腹腔镜疝修补手术**：我们没有找到任何符合标准要求的系统综述、随机对照试验或者队列研究，其内容对比研究期待疗法与全腹膜外腹腔镜疝修补手术治疗双侧腹股沟疝的病人。一项系统综述找到了证据比较全腹膜外腹腔镜疝修补手术与开放式疝修补手术或者开放式疝成形手术的临床效果，但是证据并不充分。

腹股沟复发疝

◆ **开放式疝成形手术**（与开放式疝修补手术相比，能少量减少住院时间，但是其他方面临床效果不确定）： 我们没有找到任何符合标准要求的将期待疗法与开放式疝成形手术进行研究的系统综述、随机对照试验或者队列研究。一项系统综述找到了有限的证据证明在腹股沟复发疝病人中，开放式疝成形手术与开放式疝修补手术相比，能够少量减少住院时间。但是该研究未能找到有效的证据比较两者在减少疼痛、恢复正常活动时间、远期复发或者手术并发症方面的差异。另一项系统综述找到了有限的临床证据证明开放式疝成形手术与全腹膜外腹腔镜疝修补手术与经腹腔腹膜前腹腔镜疝修补手术相比，会增加恢复正常活动的时间，但是它没有找到足够的证据比较它们之间其他临床效果方面的差异。

◆ **开放式疝修补手术**（传统，成熟，但是与开放式疝成形手术及全腹膜外腹腔镜疝修补手术相比可能在改善临床效果方面不及后者）*： 临床经验与临床共识普遍认为外科治疗是腹股沟复发疝的有效治疗手段。而开放式疝修补手术是一种非常成熟的术式。尽管如此，我们没有找到任何符合标准要求的将期待疗法与开放式疝修补手术进行研究的系统综述、随机对照试验或者队列研究。一项系统综述找到了有限的证据证明在腹股沟复发疝病人中，开放式疝修补手术与开放式疝成形手术相比，前者增加了住院时间，但是此项研究没能找到有效的证据比较疼痛、恢复正常活动时间、远期复发，或者手术并发症发面的差异。另一项系统综述找到了有限的证据证明开放式疝修补手术与经腹腔腹膜前腹腔镜疝修补手术相比，开放式疝修补手术增加了恢复正常活动的时间。但是此项研究也没能发现足够的证据比较开放式疝修补手术与全腹膜外腹腔镜疝修补手术在其他临床效果方面的差异。

◆ **经腹腔腹膜前腹腔镜疝修补手术**（与开放式疝修补手术相比，可能减少恢复正常活动的时间；其他方面临床效果不明确）： 我们没有找到任何符合标准要求的将期待疗法与经腹腔腹膜前腹腔镜疝修补手术进行研究的系统综述、随机对照试验或者队列研究。一项系统综述找到了有限的证据证明在腹股沟复发疝病人中，经腹腔腹膜前腹腔镜疝修补手术与开放式疝修补手术或者开放式疝成形手术相比，前者能够缩短术后恢复正常活动的时间，但是在其他方面的临床效果上未能找到充足的证据加以比较。

◆ **期待疗法**：我们没有找到任何符合标准要求的研究腹股沟复发疝病人期待疗法的系统综述、随机对照试验或者队列研究。

定义 腹股沟疝是腹膜的袋状膨出，它发生在腹股沟区，穿过前腹壁肌层水平的腹股沟管内，可以有或没有疝内容物。腹股沟疝几乎均发生在男性，因为男性在发育过程中精索穿过腹股沟管时形成了先天的腹壁薄弱点。部分肠管可能被包裹在疝囊中，表现为在腹股沟区出现团块。疝可以延伸入阴囊，并引起不适及疼痛。原发疝的意思为第一次发生的疝并与腹股沟复发疝区别。如果一个疝反复地发生，并能被推回腹腔内，则被描述为易复性疝；如果不能被推回至腹腔内，则称为难复性疝。腹股沟疝病程较长，并基于以上的典型临床症状及体征作出临床诊断。疝可以发生在一侧腹股沟区（单侧疝）或者双侧腹股沟区（双侧疝），也可以发生在治疗之后（复发疝）。偶尔，腹股沟疝也可以由于一些合并症而表现为急性病程（见下述诊断）。在此章节中，我们只讨论非急性、无合并症的成人腹股沟疝。临床经验及临床共识认为外科治疗是治疗腹股沟疝的有效治疗方法。尽管如此，外科治疗往往伴发一定的并发症（见下述结局），因此，此章节大部分讨论的是各种外科治疗手段的相对优点及安全性。腹股沟疝往往被分为腹股沟直疝与腹股沟斜疝，根据是疝囊是直接穿过腹股沟管的后壁（腹股沟直疝），或者穿入腹股沟内环与精索并行穿过腹股沟管（斜疝）。无论如何，我们已知的这些研究均没有区别这两种腹股沟疝。这些研究对于作为研究对象的疝的严重程度仅提供了极少的信息。一般而言，研究将那些患有难复性疝、复杂性疝及巨大的疝（进入阴囊），或伴有严重合并疾病以及那些手术风险高（例如存在凝血障碍）的患者排除在外。

发病率/患病率 在一份全国性的指南中指出，在英国以及威尔士[1]，每年有 105 000 人（约占人口的 0.2%）患腹股沟疝。在富裕的国家，通常通过外科手术治疗腹股沟疝。外科审计数据能够为发病率提供一个合理的估计，并且支持这一巨大数字的估计。英国的国家统计调查数据报道称，2002～2003 年期间，英国公共医疗中心共施行了约 70 000 例腹股沟疝修补术[2]。同样的，美国基于代表性的数据估计，在1993年约施行了700 000例腹股沟疝修补术[3]。一项针对占英格兰及威尔士总人口1%的全科医生的调查表明，在1991～1992年期间，在因腹股沟疝就诊于基层医疗单位患者中95%为男性[4]。其研究发现对于男性而言，发病率从16～24岁组的11/10 000人年上升至75岁或以上组的200/10 000人年。

病因/危险因素 年龄以及男性是危险因素（见上述的发病率/患病率）。慢性咳嗽以及包括抬举重物等体力劳动通常被认为是危险因素，因为其会导致腹内压力升高。肥胖也被认为是危险因素。无论如何，我们没有找到可靠的数据来量化这些危险因素。

预后 有关未经治疗的预后状况，相关数据极少。绞窄、肠梗阻以及肠坏死是未经治疗的疝的最为重要的急性并发症，并且是可以致命的。根据英国的国家统计数据，在1998～1999年间5%的疝修补术是急诊手术（有可能是因为急性并发症接受手术）[2]。高龄、疝病史长以及长期的不能还纳被认为是急性并发症的危险因素[5]，尽管我们没有找到可靠的数据来量化其作用。

治疗目的 预防复发，减轻症状，能够恢复正常的活动，提高生活质量，预防疝的急性并发症，并且降低治疗的不良反应。

结局 **益处**：疝复发、疝并发症、生活质量、住院时间、回归正常生活的时间、疼痛。**害处**：手术的不良反应：血清肿、血肿、麻木、感染、血管损伤、腹膜损伤、切口疝或裂开、手术死亡率，以及其他治疗引起的并发症。

方法 根据《临床证据》2004年9月检索及评价方案。对于期待疗法🄖的治疗选择，我们一并检索队列研究。

问 题 原发性单侧腹股沟疝的各种治疗方法的效果如何？

治疗选择1　期待疗法

我们没有找到单侧腹股沟疝患者给予期待疗法的系统综述、随机对照试验或队列研究。

益处 **与开放式疝修补手术、开放式疝成形手术或腹腔镜下疝修补手术相比**：我们没有找到符合质量标准要求的系统综述、随机对照试验或队列研究。

害处 **与开放式疝修补手术、开放式疝成形手术或腹腔镜下疝修补手术相比**：我们没有找到符合质量标准要求的系统综述、随机对照试验或队列研究。

评论 期待疗法🄖对于症状很轻的患者而言，可能是一个合理的策略，此类患者发生疝的并发症的风险低（见预后）或者手术风险高。无论如何，我们没有找到比较期待疗法与外科治疗的益处与风险的可信的证据。

治疗选择2　开放式疝成形手术

我们没有找到符合质量标准要求的关于比较开放式疝成形手术与期待疗法的系统综述、随机对照试验或队列研究。一篇系统综述发现，与开放式疝修补手术相比，开放式疝成形手术减少腹股沟疝的复发以及能够轻度减少患者的住院时间。系统综述以及一篇后续的随机对照试验发现，开放式疝成形手术与开放式疝修补手术在外科并发症方面没有统计学显著性差异。一篇系统综述以及三篇后续的随机对照试验发现，与全腹膜外腹腔镜疝修补手术相比，开放式疝成形手术增加了总的恢复时间，并且发现有限的证据表明，开放式疝成形手术轻度增加住院时间以及术后疼痛。尽管系统综述以及一篇随机对照试验发现有限的证据表明与全腹膜外腹腔镜疝修补手术相比，开放式疝成形手术增加了术后血肿的发生率，但两者在术后复发率或大多数术后并发症方面没有显著性差异。一篇系统综述发现，与经腹腔腹膜前腹腔镜疝修补手术相比，开放式疝成形手术增加了术后3个月时的疼痛以及恢复正常活动所需的时间。关于开放式疝成形手术与经腹腔腹膜前腹腔镜疝修补手术在复发率方面的比较没有充足的证据。开放式疝成形手术与经腹腔腹膜前腹腔镜疝修补手术的不良反应相似，尽管系统综述发现与经腹腔腹膜前腹腔镜疝修补手术相比，开放式疝成形手术降低了血清肿的发生危险，但增加了术后麻木及浅部感染。

益处 **与期待疗法相比**：我们没有找到符合质量标准要求的系统综述、随机对照试验或队列研究。**与开放式疝修补手术相比**：我们找到一篇系统综述（检索日期2000）[6]以及一篇后续随机对照试验[7]。系统综述发现与开放式疝修补手术🄖相比，开放式疝成形手术明显减少疝的复发率以及住院时间。（疝复发：18项随机对照试验，尤其是单侧疝患者［见下面的评论］，4532例；OR 0.37，95%CI 0.26～0.51；住院时间：17项随机对照试验，3733例；加权平均住院时间缩短：0.28天，95%CI 0.22～0.35天）[6]。无论如何，住院时间的差别很小，并且对于手术患者的意义有限。系统综述发现有限的证据表明，与开放式疝修补手术相比，开放式疝成形手术🄖明显降低了发生手术3个月后持续性疼痛的风险，并且减少了恢复正常活动所需的时间（3个月后持续性疼痛：9项随机对照试验，2393例；OR 0.68，95%CI 0.47～0.98；恢复正常活动所需时间：8项随机对照试验，1279例；HR 0.81，95%CI 0.73～0.91），尽管试验结果是不同种类的，提示这些作用可能与手术之外的其他因素相关（见下面的评论）。随后的随机对照试验（100例男性，其中5人为双侧腹股沟疝［见下面的评论］）发现，开放式疝成形手术与开放式疝修补手术相比，在恢复正常活动方面没有明显差别（两者均为5.1周；差别0周，95%CI －1.6周～＋1.6周）[7]。随机对照试验报道称，两组在4年的随访中各有2例复发。**与经腹腔腹膜前腹腔镜疝修补手术相比**：见经腹腔腹膜前腹腔镜疝修补手术的益处。**与全腹膜外腹腔镜疝修补手术相比**：

见全腹膜外腹腔镜疝修补手术的益处。

害处 **与期待疗法相比**：我们没有找到符合质量标准要求的系统综述、随机对照试验或队列研究。**与开放式疝修补手术 相比**：系统综述发现在血肿、血清肿、浅部感染、危及生命的外科并发症、深部或网片感染、手术3个月后持续性麻木或死亡率方面两者没有显著性差异，尽管严重事件以及死亡在两组中均极少（血肿：13项随机对照试验，3072例；OR 0.93，95%CI 0.68～1.26；血清肿：11项随机对照试验，3045例；OR 1.52，95%CI 0.92～2.52；浅部感染：16项随机对照试验，3516例；OR 1.24，95%CI 0.84～1.84；危及生命的并发症/深部感染：14项随机对照试验，3508例；OR 1.0，95%CI：0.20～4.95；持续性麻木：3项随机对照试验，602例；OR 0.70，95%CI 0.29～1.72；**死亡**：6项随机对照试验，1564例；OR 1.35，95%CI 0.65～2.80）[6]。随后的随机对照试验（100例男性）也有类似的发现，开放式疝成形手术与开放式疝修补手术在血肿、感染以及血清肿方面没有显著性差异，尽管也许缺乏足够的把握度来发现两组在临床上的重要区别[7]。**与经腹腔腹膜前腹腔镜疝修补手术相比**：见经腹腔腹膜前腹腔镜疝修补手术的害处。**与全腹膜外腹腔镜疝修补手术相比**：见全腹膜外腹腔镜疝修补手术的害处。

评论 系统综述发现，各项随机对照试验之间，手术3个月后仍持续性疼痛以及恢复正常活动时间的结果存在较大差异，反有一项试验疗效非常明显[6]。造成结果异质性的原因可能包括使用不同的缝线以及网片修补，参与者的不同特征，术者临床经验的差异以及对疗效评估的不同研究标准。当经过校正后，这些结果就没有什么差异显著性了（持续疼痛：随机效果模型；OR 0.86，95%CI 0.43～1.73；重返工作的时间：敏感性分析排除了一例随机对照试验，HR 0.89，95%CI 0.80～1.00）。系统综述分析包括单侧的、双侧的或者复发的股疝或者腹股沟疝。然而双侧疝或复发疝的病例数目少、股疝的数目可以忽略不计。因此，总体结果对于单侧的腹股沟疝是比较满意的。对于复发疝或双侧疝采取独立的Meta分析，结果显示如下（参见原发双侧腹股沟疝问题，以及复发腹股沟疝）。随后的随机对照试验包括一小部分双侧腹股沟疝，但没有包括独立的单侧疝[7]。但好像这并不影响结果，与系统综述比较，其样本小，没有证据证明各组间的复发差异显著性。

治疗选择3　开放式疝修补手术

临床经验和评价观点认为外科手术治疗对于原发腹股沟疝是有效的。开放式疝修补手术是一种成熟的外科手术。但是在期待疗法与开放式疝修补手术比较时没有发现符合质量标准要求的系统综述、随机对照试验或者队列研究。一项系统综述分析提示：开放式疝修补手术与开放式疝成形手术比较，不能有效降低腹股沟疝的复发，并且延长了住院时间。该系统综述以及随后的随机对照试验分析表明开放式疝修补手术与开放式疝成形手术的外科并发症无差异显著性。系统综述分析表明，与全腹膜外腹腔镜疝修补手术比较，开放式疝修补手术后3个月疼痛略重并且住院时间略延长。但在复发风险以及完全恢复所需要时间方面无显著差异。另外一项随机对照试验分析提示经腹腔腹膜前腹腔镜疝修补手术与开放式疝修补手术比较，其复发、住院时间以及腹股沟区疼痛无显著差异。尽管系统综述分析提示开放式疝修补手术发生血肿的几率小、感染的机会较大，但实际上两者不良反应基本相同。一项系统综述研究表明，与经腹腔腹膜前腹腔镜疝修补手术比较，开放式疝修补手术增加了术后疼痛的机会，延长了完全恢复正常所需要的时间。尽管随后的两项随机对照试验研究没有发现差异显著性，但系统综述研究提示，对于降低手术复发率，开放式疝修补手术略逊色于经腹腔腹膜前腹腔镜疝修补手术，两者不良反应基本相同。

益处 **与期待疗法比较**：未见系统综述、随机对照试验或者队列研究。**与开放式疝成形手术比较**：参见开放式疝成形手术益处。**与经腹腔腹膜前腹腔镜疝修补手术比较**：参见经腹腔腹膜前腹腔镜疝修补手术益处。**与全腹膜外腹腔镜疝修补手术比较**：参见全腹膜外腹腔镜疝修补手术益处。

害处 **与期待疗法比较**：未见系统综述、随机对照试验或者队列研究。**与开放式疝成形手术比较**：参见开放式疝成形手术害处。**与经腹腔腹膜前腹腔镜疝修补手术Ⓖ比较**：参见经腹腔腹膜前腹腔镜疝修补手术害处。**与全腹膜外腹腔镜疝修补手术比较**：参见全腹膜外腹腔镜疝修补手术害处。

评论 开放式疝修补手术Ⓖ对于腹股沟疝是一种成熟的治疗方案。

治疗选择4　全腹膜外腹腔镜疝修补手术

与期待疗法比较：未找到系统综述、随机对照试验或者队列研究。一项系统综述分析以及随后的随机对照试验发现，与开放式疝成形手术比较，全腹膜外腹腔镜疝修补手术降低了整体的恢复时间，并且发现可以略降低住院时间以及减少术后疼痛。尽管系统综述分析和随机对照试验发现了一些有限的证据证明全腹膜外腹腔镜疝修补手术会降低术后血肿的发生率，但开放式疝成形手术以及全腹膜外腹腔镜疝修补手术的复发率和术后并发症无统计学显著性差异。一项系统综述分析发现，与开放式疝修补手术比较，全腹膜外腹腔镜疝修补手术可以降低术后3个月内持续存在的疼痛、减少住院时间，但是对于术后复发以及完全恢复正常活动的时间却没有显著的影响。随后的一项随机对照试验发现，在术后复发、住院时间以及腹股沟区疼痛方面，全腹膜外腹腔镜疝修补手术以及开放式疝修补手术之间无显著差异。除了全腹膜外腹腔镜疝修补手术有可能会造成术后血肿的风险外，全腹膜外腹腔镜疝修补手术还可以降低术后感染的机会，其他方面的不良反应基本相同。

益处 **与期待疗法比较**：我们没有发现符合质量标准要求的系统综述、随机对照试验以及队列研究。**与开放式疝修补手术比**

较：有一项系统综述（检索时间 2002）[8]及一个随后的随机对照试验[9]。系统综述发现全腹膜外腹腔镜疝修补手术❻与开放式疝修补手术❻比较可以大大降低术后 3 个月内持续存在的疼痛。(持续疼痛：2 项随机对照试验，350 人；OR 0.22，95%CI 0.14 ~ 0.35)[8]。然而，在复发风险以及完全恢复正常活动方面全腹膜外腹腔镜疝修补手术和开放式疝成形手术则无统计学显著性差异（复发：5 项随机对照试验，1519 人；OR 0.67，95%CI 0.38 ~ 1.18；恢复正常活动所需要时间：1项随机对照试验，94 人，HR 0.78，95%CI 0.52 ~ 1.17）。系统综述分析发现，在住院时间方面，全腹膜外腹腔镜疝修补手术比开放式疝成形手术的住院时间略短（5项随机对照试验，622 人；平均缩短住院时间：0.34 天，95%CI：0.22 ~ 0.45 天）。随后的一个有 261 人参加的随机对照试验发现全腹膜外腹腔镜疝修补手术与开放式疝修补手术在住院时间、复发率以及术后两年内腹股沟疼痛方面无显著差异（244 人参与分析；中位住院时间两者均为 1 天，P 值未见报道；全腹膜外腹腔镜疝修补手术复发率：5/119（4%），开放式疝修补手术复发率：0/125 [0%]，P > 0.05；**腹股沟区疼痛**：全腹膜外腹腔镜疝修补手术 14/119 [12%]，开放式疝修补手术 8/125 [6%]，P > 0.05)[9]。**与开放式疝成形手术比较**：我们发现一项系统综述（检索时间 2002）[8]以及三个随后的随机对照试验[10, 12]，系统综述发现全腹膜外腹腔镜疝修补手术可以显著降低术后3个月内持续存在的疼痛以及减少恢复正常活动所需要的时间（持续疼痛：3项随机对照试验，350 人；OR 0.13，95%CI 0.05 ~ 0.34；恢复正常活动所需要的时间：4 项随机对照试验，409 人，HR：0.26，95%CI 0.21 ~ 0.33)[8]。然而两者的复发率无统计学显著性差异（6 项随机对照试验，678 人，OR 0.97，95%CI 0.34 ~ 2.77）。系统综述表明，与开放式疝成形手术❻比较，全腹膜外腹腔镜疝修补手术可以显著降低住院时间（5 项随机对照试验，622 人；平均缩短的住院日：0.34 天，95%CI 0.23 ~ 0.45 天）。第一项随机对照试验比较了全腹膜外腹腔镜疝修补手术与两种不同的开放式疝成形手术（299 例单侧疝，其中 297 人为腹股沟疝，85 人为原发性疝)[10]。（据参与者反馈）比起开放式疝成形手术，全腹膜外腹腔镜疝修补手术将大大提高痊愈速度（全腹膜外腹腔镜疝修补手术需要14天修复，开放式疝成形手术则需要 24 ~ 28 天；P < 0.0001）。在复发率方面，全腹膜外腹腔镜疝修补手术和开放式疝成形手术无统计学显著性差异（全腹膜外腹腔镜疝修补手术大约为 2%，开放式疝成形手术大约为 1%；P 值未报道）。第二项随机对照试验，在术后疼痛和一年内复发方面全腹膜外腹腔镜疝修补手术与开放式疝成形手术并无显著差异（185例腹股沟疝，其中 130 例为原发性单侧疝，10 例双侧疝，28 例复发疝；19 人被排除检查）（全腹膜外腹腔镜疝修补手术后一年：复发率2/76 [2.6%]，开放式疝成形手术：0/85 [0%]；P = 0.23)[12]。然而，比起开放式疝成形手术，全腹膜外腹腔镜疝修补手术病人将更早返回工作岗位（平均：全腹膜外腹腔镜疝修补手术患者需要 8 天，开放式疝成形手术病人需 11 天，P = 0.003）。第三项随机对照试验（134 人患腹股沟疝，95 例原发性单侧疝，其余为双侧疝和复发疝），研究发现全腹膜外腹腔镜疝修补手术在减轻术后疼痛、减少住院时间、恢复正常时间上占有优势（在直观模拟标度尺上的疼痛指数为：0 ~ 10；全腹膜外腹腔镜疝修补手术为 2.73；开放式疝成形手术为 4.61；平均住院时间：全腹膜外腹腔镜疝修补手术为1.80天，开放式疝成形手术平均为 2.73天；**恢复正常活动的平均时间**：全腹膜外腹腔镜疝修补手术组为 10.8 天，开放式疝成形手术组为 15.2 天；所有的比较 P =0.001）。但是治疗的效果可能由于组间基线的不同而被混淆了。接受全腹膜外腹腔镜疝修补手术的患者与开放式疝成形手术的患者相比，双侧疝或复发疝的患者的比例更高。

害处 **与期待疗法相比较**：我们没有得到符合质量标准要求的系统综述、随机对照试验或队列研究资料。**与开放式疝修补手术比较**：系统综述没有发现全腹膜外腹腔镜疝修补手术与开放式疝修补手术这两者之间在血肿发生或血管损伤方面有显著性的差异（血肿：3 项随机对照试验，1337 个人；OR 1.27，95%CI 0.7 ~ 2.23；血管损伤：3 项随机对照试验，1279 人；OR 0.55，95%CI 0.06 ~ 5.30）。不过，发现全腹膜外腹腔镜疝修补手术与开放式疝修补手术相比显著增加了血清肿的发生，但减少了表面感染的发生（血清肿：3 项随机对照试验，1279 人，OR 7.65，95%CI 2.33 ~ 25.09；**表面感染**：3 项随机对照试验，1279 人，OR 0.14，95%CI 0.03 ~ 0.61）。两组都没有深部感染（2 项随机对照试验，1098 人）或内脏损伤（2 项随机对照试验，1098 人）发生。系统综述报告术后 3 个月持续存在的麻木感无法进行评价。随后的随机对照试验没有发现两组在并发症方面有显著性差异（全腹膜外腹腔镜疝修补手术组 7 例，开放式疝修补手术组 4 例，P 值没有报告）。全腹膜外腹腔镜疝修补手术组中有 6 例患者有严重的疼痛，1 例患者发生附睾炎，而开放缝合组有 2 例患者有严重的疼痛，1 例患者发生胃肠炎，1 例患者出现不明原因的发热。**与开放式疝成形手术相比**：系统综述研究发现与补片修补相比，全腹膜外腹腔镜疝修补手术能够显著减少血肿的发生（4项随机对照试验，526人；OR 0.26，95%CI 0.14 ~ 0.48）。发现两组在血清肿、表面感染或术后 3 个月的麻木感方面没有显著性差异（血清肿：4 项随机对照试验，526 人；OR 1.12，95%CI：0.24 ~ 5.09；**表面感染**：5 项随机对照试验，526 人；OR 2.03，95%CI 0.04 ~ 1.21）。两组都没有深部感染（3 项随机对照试验，311 人）、血管损伤（3 项随机对照试验，323 人）或内脏损伤（2 项随机对照试验，298 人）发生。第一个随机对照试验在全腹膜外腹腔镜疝修补手术组和两种开放式疝成形手术组中没有发现在早期并发症中有显著性差异（包括血肿、血清肿、感染和麻木感；P =0.34）。第二个随机对照试验在术前并发症中没有发现三组之间有显著性差异（包括内脏或血管损伤）。通常的术后并发症主要有疼痛、血肿和麻木感。血肿和麻木感在开放式疝成形手术组中的发生率明显要高（血肿：全腹膜外腹腔镜疝修补手术组的发生率为7/74 [10%]，开放式疝成形手术组的发生率为 16/68 [24%]；P =0.03；麻木感：全腹膜外腹腔镜疝修补手术组的发生率为 8/71 [11%]，开放式疝成形手术组的发生率为38/47 [81%]；P <0.00001）。全腹膜外腹腔镜疝修补手术组和开放式疝成形手术组比较睾丸疼痛的

发生率要明显高（前者为19/62 [31%]，后者为6/79 [8%]；P =0.003）。第三个随机对照试验发现血肿或血清肿和腹股沟疼痛是最常见的外科并发症，各组的发生率相近（血肿/血清肿：全腹膜外腹腔镜疝修补手术组5例，开放式疝成形手术组3例；腹股沟疼痛：全腹膜外腹腔镜疝修补手术组4例，开放式疝成形手术组2例）。但由于事件的发生率太低，因此很难看出各组之间临床上的重要区别。

评论 系统综述排除了非腹股沟部位疝的患者，但是包括进了一小部分复发疝或双侧腹股沟疝的患者。所有的结果都适用于单侧腹股沟疝患者。对复发疝和双侧腹股沟疝进行了独立的Meta分析，结果列在了下面（见有关原发性双侧腹股沟疝和腹股沟复发疝）。类似的，随后的随机对照试验包括了一小部分复发疝和双侧腹股沟疝或股疝的患者。我们已经报告了这些研究的所有结果，这些结果可能对于原发性单侧腹股沟疝的患者更具有普遍性。

治疗选择5 经腹腔腹膜前腹腔镜疝修补手术

我们没有发现符合质量标准要求的系统综述、随机对照试验或队列研究资料，其内容涉及比较研究经腹腔腹膜前腹腔镜疝修补手术和期待疗法的优缺点。有一项系统综述发现经腹腔腹膜前腹腔镜疝修补手术与开放式疝成形手术相比，减少了术后3个月时的疼痛，也减少了恢复日常活动的时间。没有足够的证据来比较两者在复发率方面的效果。一项随机对照试验发现与开放式疝成形手术相比，经腹腔腹膜前腹腔镜疝修补手术能够减少术后的疼痛和住院的时间。虽然经腹腔腹膜前腹腔镜疝修补手术与开放式疝成形手术相比能够增加发生血清肿的危险，减少术后麻木感和表面感染的发生，但两者的并发症基本相似。有一项系统综述和随后的随机对照试验发现经腹腔腹膜前腹腔镜疝修补手术与开放式疝修补手术相比减少了术后的疼痛和恢复日常活动的时间。有一项系统综述对于经腹腔腹膜前腹腔镜疝修补手术与开放式疝成形手术相比能够减少复发方面有一些有限的证据，但随后的两项随机对照试验都没有发现两者间有显著性差别。两者在并发症方面相似。

益处 **与期待疗法相比**：我们没有发现符合质量标准要求的系统综述、随机对照试验或队列研究。**与开放式疝修补手术相比**：我们有一项系统综述（见2002年数据）和随后的两项随机对照试验资料。系统综述资料发现与开放式疝修补手术❻相比，经腹腔腹膜前腹腔镜疝修补手术❻能够显著降低复发率、缩短住院时间和恢复日常活动的时间，以及术后3个月时的疼痛，不过对于住院时间长短的影响相对小一些（复发：16个随机对照试验，2259名患者；OR 0.45，95%CI 0.28～0.72；住院时间：13项随机对照试验，1586名患者；平均减少0.10天，95%CI 0.02～0.17天；恢复日常活动的时间：7项随机对照试验，728名患者；HR 0.50，95%CI 0.43～0.58；术后3个月时的持续疼痛：8项随机对照试验，1233名患者；OR 0.35，95%CI 0.24～0.50）。第一项随后的随机对照试验（176名患者，其中152名为单侧腹股沟疝，24名为双侧腹股沟疝）没有发现经腹腔腹膜前腹腔镜疝修补手术与开放式疝修补手术相比在复发方面有显著性差异，虽然随机对照试验不太善于发现临床上的重要区别（复发：经腹腔腹膜前腹腔镜疝修补手术组2/86 [2.3%] 对比开放式疝修补手术组1/90 [1.1%]；P值没有报告）。第二项随机对照试验（多中心试验，1042名单侧原发性腹股沟疝患者）发现经腹腔腹膜前腹腔镜疝修补手术能够显著减少术后第一周的疼痛（依靠视觉类似物标注由患者自己评定；P＜0.001）。还有有限的证据发现经腹腔腹膜前腹腔镜疝修补手术减少了病假的时间（病假中位持续时间：经腹腔腹膜前腹腔镜疝修补手术组10天对比开放式疝修补手术组14天；P＜0.001）。两者在术后3个月时的复发没有显著性差异（经腹腔腹膜前腹腔镜疝修补手术组1.2% 对比开放式疝修补手术组0.6%；P =0.339）。**与开放式疝成形手术相比**：我们有一项系统综述（见2000年数据）和一项随后的随机对照试验资料。系统综述没有发现经腹腔腹膜前腹腔镜疝修补手术与开放式疝成形手术❻在疝复发方面有显著性差异（12个随机对照试验，1830名患者；OR 1.01，95%CI 0.58～1.85）。但结果是不同人之间的，提示复发方面的优点和负反应不能完全排除（见下面的评论）。还发现经腹腔腹膜前腹腔镜疝修补手术与开放式疝成形手术相比能够显著减少恢复日常活动的时间和术后3个月的持续疼痛感（恢复日常活动的时间：7个随机对照试验，876名患者；HR 0.63，95%CI 0.55～0.72，术后3个月时的持续疼痛：7个随机对照试验，1348名患者；OR 0.59，95% CI：0.43～0.83）。经腹腔腹膜前腹腔镜疝修补手术与开放式疝成形手术相比能够显著增加住院时间，虽然影响很轻微（住院时间：12个随机对照试验，1657名患者；平均增加0.15天，95%CI 0.09～0.21天）。随后的随机对照试验（50名患者）发现经腹腔腹膜前腹腔镜疝修补手术与开放式疝成形手术相比能够减少住院时间和术后疼痛（住院时间：经腹腔腹膜前腹腔镜疝修补手术1.52天对比开放式疝成形手术2.24天；P＜0.05；术后24小时的疼痛 [100分范围：0 =最轻的疼痛，100 =最严重的疼痛]：经腹腔腹膜前腹腔镜疝修补手术20.92对比开放式疝成形手术37.24；P＜0.05）。两组在平均13.5个月随访时都没有复发。

害处 **对比期待疗法**：我们未找到符合质量标准要求的系统综述、随机对照试验或队列研究。**对比开放式疝修补手术**：系统综述发现，经腹腔腹膜前腹腔镜疝修补手术与开放式疝修补手术在血肿、痛疽或深部感染等方面没有显著性差异（血肿：15项随机对照试验，2061人；OR 1.18，95% CI 0.81～1.73；痛疽：12项随机对照试验，1992人；OR 0.47，95%CI 0.21～1.04；深部感染：7项随机对照试验，1248人，OR 0.98，95%CI 0.06～15.7）[8]。与开放式疝修补手术对比，经腹腔腹膜前腹腔镜疝修补手术显著增加了血清肿的风险（10项随机对照试验，1424人；OR 1.93，95%CI 1.25～2.99），但显著减少了麻木的风险（持续麻木3个月：5项随机对照试验，871人，OR 0.20，95%CI 0.09～0.43）。随后的第1项随机对照试验（176人）发现，经腹腔腹膜前腹腔镜疝修补手术与开放式疝修补手术在血清肿、血肿或伤口感染方面无显著性差异（血清肿或血肿：经腹腔腹膜前腹腔镜疝修补手术为4%，开放式疝修补手术为3%；**感染**：经腹腔腹膜前腹腔镜疝修补手术为1%，开放式疝修补手术为2%)[13]。随后的第二项随机对照试验同样发现，经腹腔腹膜前腹腔镜疝修补手术与开放式疝修补手术在第1周的全部并发症发生率方面无显著性差异（经腹腔腹膜前腹腔镜疝修补手术为14.7%，开放式疝修补手术为18.3%；$P = 0.113$)。经腹腔腹膜前腹腔镜疝修补手术发生血肿或血清肿的病例明显少于开放式疝修补手术（经腹腔腹膜前腹腔镜疝修补手术为9.1%，开放式疝修补手术为14.7%；$P < 0.01$)。**对比开放式疝成形手术**：系统综述发现，经腹腔腹膜前腹腔镜疝修补手术与开放式疝成形手术在血肿或深部感染方面无显著性差异（血肿：10项随机对照试验，1485人；OR 0.77，95%CI 0.56～1.04；深部感染：10项随机对照试验，1537人；OR 0.16，95%CI：0.00～8.03)[8]。研究发现经腹腔腹膜前腹腔镜疝修补手术与开放式疝成形手术相比显著增加了血清肿的风险（10项随机对照试验，1499人；OR 2.47，95%CI 1.44～4.24)。但是，经腹腔腹膜前腹腔镜疝修补手术与开放式疝成形手术相比显著降低了痛疝和麻木的风险（痛疝：10项随机对照试验，1583人；OR 0.36，95%CI 0.23～0.59；麻木：7项随机对照试验，1288人；OR 0.18，95%CI 0.10～0.33)。随后的随机对照试验报告经腹腔腹膜前腹腔镜疝修补手术组的2人在术后的12个月和15个月有疼痛、肿胀和排脓[15]。开放式疝成形手术组中1人有阴囊血肿，1人有浅层伤口感染。

评论 系统综述排除了非腹股沟疝的病人，但包括了1小部分复发疝或双侧腹股沟疝的病人[8]。总的结果可适用于单侧腹股沟疝的病人。对复发疝或双侧腹股沟疝的病人进行了Meta分析，分析结果详见下文（见原发双侧腹股沟疝的问题，及腹股沟复发疝）。相同地，随后的随机对照试验包括了少数复发疝或双侧腹股沟疝或股疝的病人。我们报告了这些随后的随机对照试验全部的结果，因为结果可能对原发单侧腹股沟疝的病人具有广泛性。对比开放式疝成形手术：系统综述所包括的随机对照试验对复发的结果缺乏一致性。不均一性产生的原因可能包括使用不同的外科技术，参加者体质的不同，做手术的外科医生经验不同，或研究中测量结果的方法不同。

> **问 题** 原发性双侧腹股沟疝的各种治疗方法的效果如何？

我们未找到关于双侧腹股沟疝病人接受期待疗法的符合质量标准要求的系统综述、随机对照试验或队列研究。

治疗选择1 期待疗法

益处 **对比开放式疝修补手术、开放式疝成形手术或腹腔镜疝修补手术**：我们未找到符合质量标准要求的系统综述、随机对照试验或队列研究。

害处 **对比开放式疝修补手术、开放式疝成形手术或腹腔镜疝修补手术**：我们未找到符合质量标准要求的系统综述、随机对照试验或队列研究。

评论 期待疗法ⓖ可能对症状轻微的病人、疝并发症风险低的病人（见预后）或手术风险高的病人来说是合理的策略。但是我们没有发现关于期待疗法对比手术的益处和风险的可靠证据。

治疗选择2 开放式疝成形手术

我们未找到双侧腹股沟疝病人接受开放式疝成形手术对比期待疗法的符合质量标准要求的系统综述、随机对照试验或队列研究。1篇系统综述发现了开放式疝成形手术对比开放式疝修补手术能减少住院时间的有限的证据，但对其他临床效果的比较没有足够证据。1篇系统综述发现了开放式疝成形手术对比经腹腔腹膜前腹腔镜疝修补手术增加了恢复正常活动的时间和术后浅层感染的有限的证据。对其他临床效果的比较及开放式疝成形手术对比全腹膜外腹腔镜疝修补手术的临床效果没有足够证据。

益处 **对比期待疗法**：我们未找到符合质量标准要求的系统综述、随机对照试验或队列研究。**对比开放式疝修补手术**：我们找到1篇系统综述（检索时间2000）[6]。它根据对2项随机对照试验（46位双侧腹股沟疝病人）的小的Meta分析中找到有限的证据，表明开放式疝成形手术ⓖ对比开放式疝修补手术ⓖ显著减少了住院时间（WMD 1.52天，95%CI 0.70～2.33天）。但是，两种技术在恢复正常活动的时间、3个月后持续疼痛或复发方面无显著性差异（恢复正常活动的时间：1项随机对照试验，10人；HR 1.47，95%CI 0.43～5.09；持续疼痛：1项随机对照试验，10人；OR 12.18，95%CI 0.22～665.00；**复发**：2项随机对照试验，46人；OR 0.70，95%CI 0.05～9.60)。**对比全腹膜外腹腔镜疝修补手术**：见全腹膜外腹腔镜疝修补手术的益处。**对比经腹腔腹膜前腹腔镜疝修补手术**：见经腹腔腹膜前腹腔镜疝修补手术的益处。

害处 **对比期待疗法**：我们未找到符合质量标准要求的系统综述、随机对照试验或队列研究。**对比开放式疝修补手术**：系统综述发现开放式疝成形手术ⓖ对比开放式疝修补手术ⓖ在血肿或血清肿的风险方面无显著性差异（血肿：2项随机对照试验，46人；OR 0.47，95%CI 0.08～2.83；**血清肿**：2项随机对照试验，46人；OR 7.30，95%CI 0.36～146.00)[6]。**对比全腹膜外腹腔镜疝修补手术**：见全腹膜外腹腔镜疝修补手术的害处。**对比经腹腔腹膜前腹腔镜疝修补手术**：见经腹腔腹膜前腹腔镜疝修补手术的害处。

评论 比较双侧腹股沟疝病人接受开放式疝成形手术ⓖ和开放式疝修补手术ⓖ的Meta分析基于很少的数据。因此，少数临床重要结果的发生可能未被估计。相同地，很多结果缺乏足够的把握度鉴别临床结果的重大差异。CI大和结果缺乏显著性不应被用来表示手术技术之间缺乏临床重大差异。

治疗选择 3　开放式疝修补手术

　　临床经验及学科共识认为，外科手术是双侧腹股沟疝的有效疗法。开放式疝修补手术是一种成熟的术式。但是，我们未找到双侧腹股沟疝病人接受开放式疝修补手术对比期待疗法的符合质量标准要求的系统综述、随机对照试验或队列研究。1篇系统综述发现了开放式疝修补手术对比开放式疝成形手术增加了住院时间的有限证据，但对其他临床效果的比较未发现足够证据。1篇系统综述发现了开放式疝修补手术对比经腹腔腹膜前腹腔镜疝修补手术增加了恢复正常活动时间的有限证据。对其他临床效果的比较未发现足够证据，而且开放式疝修补手术与全腹膜外腹腔镜疝修补手术在临床效果方面的比较未发现足够证据。

益处　**对比期待疗法**：我们没有找到符合质量标准要求的系统综述、随机对照试验或队列研究。**对比开放式疝成形手术**：见开放式疝成形手术的益处。**对比全腹膜外腹腔镜疝修补手术**：见全腹膜外腹腔镜疝修补手术的益处。**对比经腹腔腹膜前腹腔镜疝修补手术**：见经腹腔腹膜前腹腔镜疝修补手术的益处。

害处　**对比期待疗法**：我们没有找到符合质量标准要求的系统综述、随机对照试验或队列研究。**对比开放式疝成形手术**：见开放式疝成形手术的害处。**对比全腹膜外腹腔镜疝修补手术**：见全腹膜外腹腔镜疝修补手术的害处。**对比经腹腔腹膜前腹腔镜疝修补手术**：见经腹腔腹膜前腹腔镜疝修补手术的害处。

评论　临床经验及学科共识认为，对于双侧的腹股沟疝来说，外科手术干预是有效的治疗方法。开放式疝修补手术是一种稳定有效的外科技术。

治疗选择 4　全腹膜外腹腔镜疝修补手术

　　对于全腹膜外腹腔镜疝修补手术对比期待疗法治疗双侧腹股沟疝，我们没有找到符合质量标准要求的系统综述、随机对照试验或队列研究。只有一项系统综述提供了不够充分的证据以对比全腹膜外腹腔镜疝修补手术与开放式疝修补手术及开放式疝成形手术的临床效果。

益处　**对比期待疗法**：我们没有找到符合质量标准要求的系统综述、随机对照试验或队列研究。**对比开放式疝成形手术**：我们发现有一项系统综述（研究时间为2002年）[8]指出，全腹膜外腹腔镜疝修补手术 Ⓖ 与开放式疝成形手术 Ⓖ 相比较，在术后3个月恢复日常活动时间及持续疼痛两方面而言，两者没有统计学显著性差异恢复（恢复日常活动时间：2 项随机临床试验，34 人；OR 0.68，95%CI 0.32 ~ 1.45；**持续疼痛**：1 项随机临床试验，19 人；OR 3.28，95%CI 0.02 ~ 708.00）。对于复发率，本系统综述并不能对两种手术方式提供充分证据。**对比开放式疝修补手术**：我们有一项系统综述[8]，但它无法提供充分证据证明全腹膜外腹腔镜疝修补手术与开放式疝修补手术 Ⓖ 相比，在术后3个月恢复日常活动时间、复发及持续疼痛方面存在统计学显著性差异。

害处　**对比期待疗法**：我们没有找到符合质量标准要求的系统综述、随机对照试验或队列研究。**对比开放式疝成形手术**：一项系统综述无法提供充分证据证明全腹膜外腹腔镜疝修补手术 Ⓖ 对比开放式疝成形手术 Ⓖ，在术后3个月血肿、持续麻木方面存在统计学显著性差异（血肿：1 项随机临床试验，19 人；OR 3.28，95%CI 0.02 ~ 708.00；**持续麻木**：1 项随机临床试验，19 人；OR 3.28，95%CI 0.02 ~ 708.00）[8]。**对比开放式疝修补手术**：此项系统综述对于全腹膜外腹腔镜疝修补手术 Ⓖ 与开放式疝修补手术 Ⓖ 的害处无法提供充分的证据[8]。

评论　关于双侧腹股沟疝患者行腹腔镜及开放性手术的meta分析只有少量数据。因此，数个临床相关重要数据的影响是无法评估的。同样的，许多结果缺乏足够的把握度检测临床效果差异的显著性。其可信度是宽泛的，且在各种外科技术中缺乏显著性差异去揭示临床疗效的差异。

治疗选择 5　经腹腔腹膜前腹腔镜疝修补手术

　　对于经腹腔腹膜前腹腔镜疝修补手术对比期待疗法治疗双侧腹股沟疝，我们没有找到符合质量标准要求的系统综述、随机对照试验或队列研究。一项系统综述发现了有限的证据经腹腔腹膜前腹腔镜疝修补手术与开放式疝修补手术及开放式疝成形手术相比可以缩短术后恢复正常活动的时间。且与开放式疝成形手术相比可以减少术后伤口感染的发生。但它没有充足的证据与其他临床效果相比较。

益处　**对比期待疗法**：我们没有找到符合质量标准要求的系统综述、随机对照试验或队列研究。**对比开放式疝成形手术**：我们有一项系统综述（检索时间 2002 年）[8]，它根据对随机临床试验的小 Meta 分析指出经腹腔腹膜前腹腔镜疝修补手术 Ⓖ 与开放式疝成形手术 Ⓖ 相比，可以缩短术后恢复正常活动的时间（5项随机临床试验，79 人；OR 0.44，95%CI 0.27 ~ 0.73）。但是，经腹腔腹膜前腹腔镜疝修补手术与开放式疝成形手术相比，在住院时间和3个月后持续疼痛方面未发现统计学显著性差异（住院时间：5 项随机临床试验，100 人；WMD -0.20 天，95%C -0.40 ~ 0.00 天；持续疼痛：2 项随机临床试验，74 人；OR 0.80，95%CI 0.29 ~ 2.22）。系统综述没有报道复发率。**对比开放式疝修补手术**：我们有一项系统综述[8]，它根据对随机临床试验的小meta分析指出经腹腔腹膜前腹腔镜疝修补手术与开放式疝修补手术 Ⓖ 相比，可以缩短术后恢复正常活动的时间（3 项随机临床试验，双侧腹股沟疝 59 人；OR 0.52，95%CI 0.31 ~ 0.88）。但是，经腹腔腹膜前腹腔镜疝修补手术与开放式疝修补手术相比，在住院时间和3个月后持续疼痛方面未发现统计学显著性差异（住院时间：4项随机临床试验，97人；WMD －0.05天，95%CI －0.17～＋0.07天；持续疼痛：2项随机临床试验，63人；OR 0.38，95%CI 0.10～1.43）。系统综述没有报道复发率。

害处 **对比期待疗法**：我们没有找到符合质量标准要求的系统综述、随机对照试验或队列研究。**对比开放式疝成形手术**：系统综述提示经腹腔腹膜前腹腔镜疝修补手术Ⓖ与开放式疝成形手术Ⓖ相比，在双侧腹股沟疝患者导致血肿、血清肿和持续麻木方面没有统计学显著性差异（血肿：4项随机临床试验，90人；OR 0.84，95%CI 0.27～2.64；血清肿：4项随机临床试验，90人；OR 2.86，95%CI 0.79～10.35；麻木：3项随机临床试验，84人；OR 0.18，95%CI 0.04～0.81）[8]。但是，经腹腔腹膜前腹腔镜疝修补手术与开放式疝成形手术相比，能够减少感染（4项随机临床试验，90人；OR 0.22，95%CI 0.07～0.69）。**对比开放式疝修补手术**：系统综述提示经腹腔腹膜前腹腔镜疝修补手术与开放式疝修补手术Ⓖ相比，在双侧腹股沟疝患者血肿、血清肿、伤口感染和内脏损伤方面没有统计学显著性差异（血肿：4项随机临床试验，97人；OR 1.26，95%CI 0.37～4.29；血清肿：3项随机临床试验，82人；OR 0.85，95%CI 0.24～3.04；伤口感染：4项随机临床试验，97人；OR 0.97，95%CI 0.08～11.59；内脏损伤：3项随机临床试验，82人；OR 5.16，95%CI 0.09～286.00）[8]。

评论 关于双侧腹股沟疝患者行腹腔镜疝修补术及开放性手术的Meta分析只有少量数据。因此，数个临床相关重要数据的影响是无法评估的。同样的，许多结果缺乏足够的把握度检测临床效果差异的显著性。其可信度是宽泛的，且在各种外科技术中缺乏显著性差异去揭示临床疗效的差异。

问题 腹股沟复发疝的各种治疗方法的效果如何？

治疗选择1　期待疗法

对于复发腹股沟疝的期待疗法，我们没有找到符合质量标准要求的系统综述、随机对照试验或队列研究。

益处 **对比开放式疝修补手术、开放式疝成形手术及腹腔镜疝修补手术**：我们没有找到符合质量标准要求的系统综述、随机对照试验或队列研究。

害处 **对比开放式疝修补手术、开放式疝成形手术及腹腔镜疝修补手术**：我们没有找到符合质量标准要求的系统综述、随机对照试验或队列研究。

评论 期待疗法Ⓖ有理由成为疝并发症少且手术风险高的轻度复发疝患者的可选治疗方法。但是对于期待疗法与手术治疗相比，我们没有关于益处与风险的可靠证据。

治疗选择2　开放性疝成形手术

对开放性疝成形手术与期待疗法治疗腹股沟复发疝患者的疗效对比研究，我们没有找到符合质量标准要求的系统综述、随机对照试验或队列研究。在有限的证据中，有一篇系统综述发现开放性疝成形手术较开放性疝修补手术可以略微减少腹股沟复发疝患者的住院时间。但是这篇系统综述中却没有证据显示在疼痛程度、恢复日常活动时间以及远期复发等并发症方面有益。另一篇系统综述显示开放性疝成形手术与经腹腔腹膜前腹腔镜疝修补手术以及全腹膜外腹腔镜疝修补手术相比，患者的住院时间延长。但这篇综述也没有比较其他的临床指标。

益处 **与期待疗法比较**：我们没有找到符合质量标准要求的系统综述、随机对照试验或队列研究。**与开放性疝修补手术比较**：只有一篇系统综述（检索时间2000年）[6]发现开放性疝成形手术Ⓖ可以显著降低患者住院时间，但实际减少的住院时间却很少（2项随机临床试验，59名腹股沟复发疝患者；加权均数差：0.41天，95%C 0.07～0.75天）。开放性疝成形手术与开放性疝修补手术Ⓖ在远期复发、持续疼痛以及恢复日常活动时间方面没有显著性差异（复发：2项随机临床试验，59名患者；OR 1.79，95%CI 0.39～8.23；持续疼痛：2项随机临床试验，49名患者；OR 1.05，95%CI 0.19～5.82；恢复日常活动时间：2项随机临床试验，33名患者；HR 0.88，95%CI 0.44～1.74）。但是这些分析结果的把握度偏弱，不足以发现临床结果的重要差别。**与全腹膜外腹腔镜疝修补手术比较**：见全腹膜外腹腔镜疝修补手术的益处。**与经腹腔腹膜前腹腔镜疝修补手术比较**：见经腹腔腹膜前腹腔镜疝修补手术的益处。

害处 **与期待疗法比较**：我们没有找到符合质量标准要求的系统综述、随机对照试验或队列研究。**与开放性疝修补手术比较**：系统综述发现在血肿形成、浅表感染、威胁生命的脏器或血管损伤、深部感染、麻木、死亡率方面，开放性疝修补手术Ⓖ与开放性疝成形手术Ⓖ没有显著性差异（血肿：OR 0.98，95%CI 0～16.53；浅表感染：OR 5.29，95%CI 0.10～289.31；威胁生命的并发症/深部感染：OR 1.47，95%CI 0.08～25.46；持续性麻木＞3个月：OR 1.73，95%CI 0.29～10.16；死亡率：OR 0.07，95%CI 0～1.28）[6]。然而可以看到分析结果的CI范围很大，反映了此次分析的把握度较差。不同治疗方法之间的差异可能并没有被发现。**与全腹膜外腹腔镜疝修补手术比较**：见全腹膜外腹腔镜疝修补手术的害处。**与经腹腔腹膜前腹腔镜疝修补手术比较**：见经腹腔腹膜前腹腔镜疝修补手术的害处。

评论 无。

治疗选择 3　开放性疝修补手术

临床经验和专业共识均认为外科手术是治疗腹股沟复发疝的有效方法。开放性疝修补手术是一个成熟的外科操作。然而没有任何系统综述、随机临床试验或队列研究对开放性疝修补手术与期待疗法的疗效进行比较。一篇系统综述发现有限的证据证实开放性疝修补手术较开放性疝成形手术可以略微增加腹股沟复发疝患者的住院时间，但是在比较两种术式疼痛程度、恢复日常活动时间以及远期复发或其他外科并发症方面没有提供充分的证据。另一篇系统综述发现有限的证据，证实开放性疝修补手术较经腹腔腹膜前腹腔镜疝修补手术略微增加了患者的恢复正常活动的时间，但在其他临床效果方面没有提供充分的证据，此外这篇综述也没有提供充分的数据以对比开放性疝修补手术与全腹膜外腹腔镜疝修补手术。

益处　**与期待疗法比较**：我们没有找到符合质量标准要求的系统综述、随机对照试验或队列研究。**与开放性疝成形手术比较**：见开放性疝成形手术的益处。**与全腹膜外腹腔镜疝修补手术比较**：见全腹膜外腹腔镜疝修补手术的益处。**与经腹腔腹膜前腹腔镜疝修补手术比较**：见经腹腔腹膜前腹腔镜疝修补手术的益处。

害处　**与期待疗法比较**：我们没有找到符合质量标准要求的系统综述、随机对照试验或队列研究。**与开放性疝成形手术比较**：见开放性疝成形手术的害处。**与全腹膜外腹腔镜疝修补手术比较**：见全腹膜外腹腔镜疝修补手术的害处。**与经腹腔腹膜前腹腔镜疝修补手术比较**：见经腹腔腹膜前腹腔镜疝修补手术的害处。

评论　开放性疝修补手术❻对腹股沟疝患者来说是一项非常成熟的外科技术。

治疗选择 4　全腹膜外腹腔镜疝修补手术

没有发现符合质量要求的系统综述、随机对照试验或队列研究对复发疝患者进行全腹膜外腹腔镜疝修补手术与期待疗法的疗效进行比较。一篇系统综述提供了有限的证据，证实全腹膜外腹腔镜疝修补手术较开放性疝成形手术可以缩短患者恢复正常活动的时间，但在对比其他临床效果方面没有提供充分的证据，此外这篇综述也没有提供充分的数据以对比全腹膜外腹腔镜疝修补手术与开放性疝修补手术。

益处　**与期待疗法比较**：我们没有找到符合质量标准要求的系统综述、随机对照试验或队列研究。**与开放性疝成形手术比较**：我们找到一篇系统综述（检索时间 2002 年）[8]，通过小规模的随机临床试验证实全腹膜外腹腔镜疝修补手术❻与开放性疝成形手术❻相比可以显著减少患者恢复日常活动的时间（1 项随机临床试验，40 名患者；OR：0.14，95%CI 0.05 ～ 0.36）。然而全腹膜外腹腔镜疝修补手术与开放性疝成形手术在持续疼痛以及复发方面没有显著性差异（持续疼痛：1 项随机临床试验，36 名患者；OR 0.19，95%CI 0.01 ～ 3.32；复发：1 项随机临床试验，36 名患者；OR 0.23，95%CI 0.01 ～ 4.48）。**与开放性疝修补手术比较**：我们找到一篇综述，证实全腹膜外腹腔镜疝修补手术与开放性疝修补手术❻相比没有带来明显益处。

害处　**与期待疗法比较**：我们没有找到符合质量标准要求的系统综述、随机对照试验或队列研究。**与开放性疝成形手术比较**：一个小规模的随机临床试验证实全腹膜外腹腔镜疝修补手术❻与开放性疝成形手术❻相比可以明显降低血肿的发生率（36 名患者，OR 0.15，95% CI 0.03 ～ 0.87）[8]。**与开放性疝修补手术比较**：系统综述没有发现关于血肿或血清肿的随机临床试验[8]。

评论　对腹股沟复发疝患者采用腹腔镜疝修补术或开放性手术进行比较，由于数据偏少，对其进行多因素分析的结果可能不能正确显示一些临床重要表现，尤其是重要并发症的发生情况。同样许多关于临床重要结果的分析缺乏说服把握度，CI 过宽，结果缺乏显著性，不能表示不同手术方法之间的差异。

治疗选择 5　经腹腔腹膜前腹腔镜疝修补手术

没有任何系统综述、随机临床试验或队列研究对经腹腔腹膜前腹腔镜疝修补手术与期待疗法的疗效进行比较。有限的一篇系统综述发现经腹腔腹膜前腹腔镜疝修补手术较开放性疝修补手术和开放性疝成形手术可以缩短腹股沟复发疝患者恢复日常活动的时间，但在其他临床指标方面没有差异。

益处　**与期待疗法比较**：我们没有找到符合质量标准要求的系统综述、随机对照试验或队列研究。**与开放性疝成形手术比较**：我们找到一篇系统综述（检索时间 2002 年）[8]证实经腹腔腹膜前腹腔镜疝修补手术❻与开放性疝成形手术❻相比可以显著缩短患者恢复日常活动的时间（5 项随机临床试验，114 名患者；OR：0.55，95%CI 0.37 ～ 0.80）。然而经腹腔腹膜前腹腔镜疝修补手术与开放性疝成形手术在住院时间、持续疼痛以及复发方面没有显著性差异（住院时间：5 项随机临床试验，190 名患者；WMD + 0.02 天，95%CI － 0.13 ～ 0.17 天；持续疼痛：3 项随机临床试验，153 名患者；OR 1.22，95%CI 0.49 ～ 3.03；复发：5 项随机临床试验，190 名患者；OR 1.20，95%CI 0.43 ～ 3.32）。**与开放性疝修补手术比较**：我们找到一篇系统综述（检索时间 2002 年）[8]证实经腹腔腹膜前腹腔镜疝修补手术❻与开放性疝修补手术❻相比可以缩短恢复日常活动的时间，但是没有统计学显著性差异（3 项随机临床试验，57 名复发患者；即时危险比：0.70，95%CI 0.41 ～ 1.20）。然而经腹腔腹膜前腹腔镜疝修补手术与开放性疝修补手术在住院时间、持续疼痛以及复发方面没有统计学显著性差异（住院时间：4 项随机临床试验，92 名患者；WMD + 0.08 天，95%CI － 0.25 ～ 0.41 天；持续疼痛：2 项随机临床试验，53 名患者；OR 0.18，95%CI 0 ～ 9.42；复发：4 项随机临床试验，93 名患者；OR 0.31，95%CI

0.04～2.26）。

害处 **与期待疗法比较**：我们没有找到符合质量标准要求的系统综述、随机对照试验或队列研究。**与开放性疝成形手术相比**：系统综述发现经腹腔腹膜前腹腔镜疝修补手术❻和开放性疝成形手术❻相比显著降低了术后3个月持续麻木的发生（4项随机临床试验，162名患者，OR 0.18，95% CI 0.05～0.69）[8]。然而，在血肿、血清肿、表皮感染或者内脏损伤方面没有显著性差异（血肿：4项随机临床试验，182名患者；OR 1.04，95% CI 0.43～2.54；血清肿：4项随机临床试验，176名患者；OR 2.06，95% CI 0.83～5.11；表皮感染：4项随机临床试验，182名患者；OR 0.45，95% CI 0.14～1.44；内脏损伤：3项随机临床试验，103名患者；OR 5.47，95% CI 0.10～294）。在两组中都没有深部感染或血管损伤的病例（深部感染：2项随机临床试验，182名患者；血管损伤：3项随机临床试验，103名患者）。**与开放性疝修补手术相比较**：系统综述发现在血肿、血清肿、表皮感染、深部感染或者术后3个月持续麻木方面没有显著性差异（血肿：4项随机临床试验，93名患者；OR 1.70，95% CI 0.42～6.84；血清肿：4项随机临床试验，93名患者；OR 2.14，95% CI 0.21～22.16；表皮感染：4项随机临床试验，93名患者；OR 0.18，95% CI 0～9.42；深部感染：2项随机临床试验，68名患者；OR 0.15，95% CI 0～7.71；麻木：2项随机临床试验，53名患者；OR 0.16，95% CI 0.02～1.70）[8]。两组中都没有血管损伤或内脏损伤（4项随机临床试验，93名患者）。

评论 根据一些研究数据，我们对复发疝患者的腹腔镜疝修补手术与开放手术的比较进行了Meta分析[8]。然而从这些数据无法预测一些重要临床预后（如并发症）的发生率。同样，很多结果缺乏足够的把握度来鉴别重要临床预后之间的差别。CI很广并且缺乏显著性，因而不能用于区分不同外科技巧之间的重要临床差别。

词汇表

期待疗法（expectant management）：一种不采取主动干预的治疗方法。

开放式疝成形手术（open mesh repair）：一种开放手术，将合成补片放置于腹股沟管的后壁，包括Lichtenstein和Stoppa两种不同方法。这种操作可以在局部麻醉或区域麻醉下进行。

开放式疝修补手术（open suture repair）：一种开放手术，应用缝合方法修补疝囊突出部位的肌肉和筋膜之间的薄弱处。有很多种不同的方法如Bassini，McVay Maloney，和Shouldice法）。这种操作通常在局部麻醉或区域麻醉下进行。

全腹膜外腹腔镜疝修补手术（totally extraperitoneal laparoscopic repair）：应用腹腔镜不进入腹腔进行手术。这种方法通常在全麻下进行。

经腹腔腹膜前腹腔镜疝修补手术（transabdominal preperitoneal laparoscopic repair）：应用腹腔镜进入腹膜，而修补过程（用补片修补）是在腹膜前完成的。这种方法通常在全麻下进行。

参考文献

1. NICE. Guidance on the use of laparoscopic surgery for inguinal hernia. January 2001. http://www.nice.org.uk/pdf/Laphernias_Full_guidance.pdf (last accessed 30 July 2004).
2. Department of Health. Hospital Episode Statistics, England: Financial year 2002–03. > (last accessed 30 July 2004).http://www.dh.gov.uk/assetRoot/04/06/73/91/04067391.pdf.
3. Rutkow IM, Robbins AW. Demographic, classificatory, and socioeconomic aspects of hernia repair in the United States. *Surg Clin North Am* 1993;73:413–426.
4. Royal College of General Practitioners. *Morbidity statistics from general practice. Fourth national study.* London: HMSO, 1995.
5. Rai S, Chandra SS, Smile SR. A study of the risk of strangulation and obstruction in groin hernias. *Aust N Z J Surg* 1998;68:650–654.
6. Scott NW, McCormack K, Graham P, et al on behalf of the EU Hernia Trialists Collaboration. Open Mesh versus Non-Mesh for Groin Hernia repair (Cochrane Review). In: *The Cochrane Library*, Issue 3, 2004. Chichester, UK: John Wiley & Sons, Ltd. Search date 2000; primary sources Medline, the Cochrane Central Controlled Trials Registry, relevant websites, search of reference lists, communication with authors of trials and specialists.
7. Koukourou A, Lyon W, Rice J, et al. Prospective randomized trial of polypropylene mesh compared with nylon darn in inguinal hernia repair. *Br J Surg* 2001;88:931–934.
8. McCormack K, Scott NW, Go PMNYH, et al on behalf of the EU Hernia Trialists Collaboration. Laparoscopic techniques versus open techniques for inguinal hernia repair (Cochrane Review). In: *The Cochrane Library*, Issue 3, 2004. Chichester, UK: John Wiley & Sons, Ltd. Search date 2002; primary sources Medline, main/0412 03/04/06 Inguinal hernia Digestive system disorders . BMJ Publishing Group Ltd 2006 756 Embase, the Cochrane Central Controlled Trials Registry, search of reference lists, communication with authors of trials and specialists, website check.
9. Wennstrom I, Berggren P, Akerud L, et al. Equal results with laparoscopic and Shouldice repairs of primary inguinal hernia in men. Report from a prospective randomised study. *Scand J Surg* 2004;93:34–36.
10. Bringman S, Ramel S, Heikkinen TJ, et al. Tension-free inguinal hernia repair: TEP versus mesh-plug versus Lichtenstein. A prospective randomized controlled trial. *Ann Surg* 2003;237:142–147.
11. Colak T, Akca T, Kanik A, et al. Randomized clinical trial comparing laparoscopic totally extraperitoneal approach with open mesh repair in inguinal hernia. *Surg Laparosc Endosc Percutan Tech* 2003;13:191–195.
12. Andersson B, Hallen M, Leveau P, et al. Laparoscopic extraperitoneal inguinal hernia repair versus open mesh repair: a prospective randomized controlled trial. *Surgery* 2003; 133:464–472.
13. Lorenz D, Stark E, Oestreich K, et al. Laparoscopic hernioplasty versus conventional hernioplasty (Shouldice): results of a prospective ran-

domized trial. *World J Surg* 2000;24:739–746.
14. Berndsen F, Arvidsson D, Enander LK, et al. Postoperative convalescence after inguinal hernia surgery: prospective randomized multicenter study of laparoscopic versus Shouldice inguinal hernia repair in 1042 patients. *Hernia* 2002;6:56–61.
15. Anadol ZA, Ersoy E, Taneri F, et al. Outcome and cost comparison of laparoscopic transabdominal preperitoneal hernia repair versus Open Lichtenstein technique. *J Laparoendosc Adv Surg Tech A* 2004;14:159–163.

原作者

Sanjay Purkayastha
Clinical Research Fellow

Paris Tekkis
Senior Lecturer
Department of Surgical Oncology and Technology
Imperial College, London, UK

Thanos Athanasiou
Locum Consultant
St Mary's Hospital NHS Trust
Department of Cardiothoracic Surgery
London, UK

Ara Darzi
Professor of Surgery and Head of Department
Department of Surgical Oncology and Technology
Imperial College, London, UK

利益冲突：没有声明。

致谢：我们对本章前版作者表示感谢，包括 Bazian Ltd.

肠易激综合征

检索时间：2004年6月
原作者：Gregory Rubin，Niek de Wit，Roger Jones　　王雪梅 译　刘玉兰 校　樊代明 审

问　题

在肠易激综合征人群中治疗的效果如何？

治疗措施及其效果

治疗

很可能有效

抗抑郁药[阿米替林(amitriptyline)、氯丙咪嗪(clomipramine)、去甲丙咪嗪(desipramine)、多虑平(doxepin)、米安色林(mianserin)、三甲丙咪嗪(trimipramine)]

平滑肌松弛剂[西托溴铵(cimetropium bromide)、丁溴东莨菪碱(hyoscine butyl bromide)、盐酸甲苯凡林(mebeverine hydrochloride)、奥替溴铵(otilonium bromide)、匹维溴安(pinaverium bromide)、曲美布汀(trimebutine)]

益害相当

5-HT_4受体激动剂[替加色罗(tegaserod)]
阿洛司琼(alosetron)

效果不明

5-HT_3受体拮抗剂（除外阿洛司琼）
纤维素制剂

将在新版中加入

达克罗宁
薄荷油

主要信息

治疗

◆ **抗抑郁药（阿米替林、氯丙咪嗪、去甲丙咪嗪、多虑平、米安色林、三甲丙咪嗪）**：一个系统综述发现抗抑郁药（阿米替林、氯丙咪嗪、去甲丙咪嗪、多虑平、米安色林、三甲丙咪嗪）比安慰剂在短期内缓解肠易激综合征症状，这方面的证据来源于低到中等质量的随机对照试验并且证据有限。精神心理因素是否影响肠易激综合征症状还不清楚。

◆ **平滑肌松弛剂（西托溴铵、丁溴东莨菪碱、盐酸甲苯凡林、奥替溴铵、匹维溴安、曲美布汀）**：一个系统综述发现平滑肌松弛剂（西托溴铵、丁溴东莨菪碱、盐酸甲苯凡林、奥替溴铵、匹维溴安、曲美布汀）比安慰剂改善症状的证据有限。后来的一项随机对照试验发现阿尔维林与安慰剂相比改善腹痛无明显差异，虽然这项研究可能在作出临床重要结果时缺乏影响力。一个系统综述找到了一项随机对照试验发现甲苯凡林比阿洛司琼在女性以腹泻为主的肠易激综合征患者中改善症状效果差，但是阿洛司琼可能诱发缺血性肠炎，这一点令人担心。

◆ **5-HT_4受体激动剂（替加色罗）**：一个系统综述发现在女性以便秘为主的肠易激综合征患者中，替加色罗与安慰剂相比改善症状明显有效，在男性患者中证据不足。后来的一项随机对照试验证明在不伴有腹泻的肠易激综合征成人中，替加色罗比安慰剂明显改善症状。系统综述和随机对照试验均发现替加色罗比安慰剂提高了腹泻的发生率。

◆ **阿洛司琼**：一个系统综述发现阿洛司琼（5-HT_3受体拮抗剂）在女性以腹泻为主的肠易激综合征患者中改善症状优于安慰剂和甲苯凡林。但是，由于阿洛司琼伴随的不良反应，尤其是便秘，并且由于它可能诱发缺血性肠炎，使其在一些国家中被限制使用。系统综述中关于阿洛司琼在男性中的作用证据不足。

◆ **5-HT_3受体拮抗剂（除外阿洛司琼）**：我们没有找到除外阿洛司琼的5-HT_3受体拮抗剂的随机对照试验。

◆ **纤维素制剂**：一个系统综述发现纤维素制剂改善肠易激综合征的症状和肠易激综合征相关的便秘证据很有限。

定义　肠易激综合征(IBS)是一种慢性非炎症状态，特点是腹痛，大便习惯改变（腹泻或便秘），腹胀，但没有可识别的结构和生化异常。以症状为基础的诊断标准，例如 Manning 标准(见表 1)[1]，罗马I标准(见表 2)[2]，罗马II标准(见表 3)[3]，帮

助诊断，但主要用途是在临床试验中确定人群。罗马标准也根据主要症状（腹泻、便秘或腹泻和便秘交替）将IBS分亚型。实际上，以便秘为主的和以腹泻为主的IBS不能将全部人群明确地划分开。限制IBS亚型的试验使研究结果的推广受到限制。

发病率/患病率 估计发病率和患病率的不同是由于诊断IBS所使用的诊断标准不同所致。在英国的Teeside做的一项交叉断面信件调查，参加者总计4476人，年龄在20～69岁，过去的一年中发生腹痛超过6次，并满足Manning标准中两条以上（见表1）[4]。估计英国IBS的患病率为16.7%，95%CI 15.4%～18.0%，女性患病率为22.8%，95%CI 20.8%～24.8%，男性患病率为10.5%，95%CI 8.9%～12.1%[4]。另一项在澳大利亚进行的交叉断面信件调查，参加者总计4500人，年龄>17岁，采用Manning标准（见表1）结果IBS患病率为13.6%，95%CI 12.3%～14.8%，采用罗马I标准（见表2）IBS患病率为6.9%，95%CI 6.0%～7.8%，采用罗马II标准（见表3）患病率为4.4%，95%CI 3.5%～5.1%[5]。

病因/危险因素 IBS的病理生理不明确。IBS的病因学研究有描述性和回顾性的，其可靠性是有限的。提出的致病因子包括：胃肠道运动功能异常[6-8]，内脏感觉增强[9-11]，社会心理因素例如幼年受虐待[12]，遗传易感性[13-15]和肠道炎症病史[16,17]。我们没有找到评价这些相关因子的可信的前瞻性研究资料。

预后 一项回顾性研究分析了112名IBS患者的病例记录，患者全部为1961～1963年在美国Mayo诊所诊断为IBS，年龄20～64岁。患者表现腹痛，与排便异常或腹胀相关，并且没有肠道器质性疾病，确诊IBS[18]。过了32年后，IBS患者的死亡率与年龄性别相匹配的对照组相似。一项信件调查，参加者总计4432人，年龄在20～69岁，结果显示IBS患者有胆囊切除术史者更常见，比对照组明显增高，OR 1.9，95%CI 1.2～3.2[4]。一篇报道在同一项研究中2238名年龄20～69岁女性中，IBS患者有子宫切除术者比对照组明显增多[19]。我们没有找到可信的估计不予治疗的IBS患者生存期的研究

治疗目的 以最小的副作用为前提，改善症状，降低失能。

结局 应用自我评估量表确认IBS症状的严重度（尤其是腹痛，便秘，腹泻，腹胀和排便急迫），包括：适当的缓解[20]；IBS严重度评分系统[21]；胃肠道症状分级量表[22,23]；功能性肠紊乱严重性指数[24]；IBS症状问卷[24]；IBS的生活质量和整体影响；IBS生活质量测量[25,26]；IBS生活质量问卷[27]；消化系统健康状况量表[28]；功能性消化功能紊乱生活质量问卷[29]；IBS健康相关生活质量问卷[30]。治疗的副作用。

方法 采用《临床证据》2004年6月的文献检索和评价方案。

| 问 题 | 在肠易激综合征人群中治疗的效果如何？ |

治疗选择1　抗抑郁药

我们的系统综述发现抗抑郁药（阿米替林、氯丙咪嗪、去甲丙咪嗪、多虑平、米安色林、三甲丙咪嗪）比安慰剂在短期内缓解肠易激综合征症状，这方面的来源于低到中等质量的随机对照试验的证据有限。精神心理因素是否影响肠易激综合征症状还不清楚。

益处 我们找到一篇系统综述，该综述文献检索的时间为1998年，共收入8个独立的人群随机对照试验，总计575名IBS患者[31]。7项随机对照试验，总计262人的双交叉试验结果提示使用抗抑郁药（阿米替林、氯丙咪嗪、去甲丙咪嗪、多虑平、米安色林、三甲丙咪嗪）6周后比安慰剂组明显改善症状，确定的结果：改善腹痛或对治疗有反应，OR 4.2，95%CI 2.3～7.9，ARR（绝对危险减低）32%，95%CI为15%～48%，NNT（需治人数）3，95%CI 2～7；8项随机对照试验总计575人对腹痛的连续结果评价：SMD（标化均数差）0.9，95%CI 0.6～1.2。我们没有找到后来的随机对照试验。

害处 系统综述没有分析相关的不良反应数据，但在一项25人的随机对照试验中报告了服用米安色林组疲劳的发生率比安慰剂组明显升高，米安色林组发生率为80%，对照组发生率为14%，未报告P值[31]。综述分析其他研究中，6项随机对照试验没有评价不良反应，另一项随机对照试验没有充分的描述发生了多少不良反应[31]。

评论 综述报告的研究是短期的且质量中等到低等的。另外，研究没有根据基础的抑郁症调整抗抑郁药的效应，这说明在IBS人群中应用抗抑郁药可有部分收益。

治疗选择2　平滑肌松弛剂

一个系统综述发现平滑肌松弛剂（西托溴铵、丁溴东莨菪碱、盐酸甲苯凡林、奥替溴铵、匹维溴安、曲美布汀）比安慰剂改善症状的证据有限。后来的一项随机对照试验发现阿尔维林与安慰剂相比对改善腹痛无明显差异，虽然这项研究可能在做出临床重要结果时缺乏影响力。一个系统综述找到了一项随机对照试验发现甲苯凡林比阿洛司琼在女性以腹泻为主的肠易激综合征患者中改善症状效果差，但是阿洛司琼可能与缺血性肠炎有关，这一点令人担心。

益处 **与安慰剂比较**：我们找到一篇系统综述，该综述的文献检索时间为1999年，共收入23项随机对照试验，总计1888人，

其中至少51%患IBS[32]和之后的一项随机对照试验[33]，这篇综述报道平滑肌松弛剂（西托溴铵、丁溴东莨菪碱、盐酸甲苯凡林、奥替溴铵、匹维溴安、曲美布汀）与安慰剂比较，整体状况改善、减轻腹痛、缓解腹胀各方面均明显优于安慰剂。整体改善方面共收入 21 项随机对照试验，总计 1852 人，OR 2.13，95%CI 1.77～2.58；减轻腹痛方面共收入 11 项随机对照试验，总计 1135 人，OR 1.65，95%CI 1.30～2.10；缓解腹胀方面共收入 6 项随机对照试验，总计 885 人，OR 1.46，95%CI 1.10～1.94[32]。但是，综述报道平滑肌松弛剂与安慰剂治疗便秘方面无显著性差异，共收入 4 项随机对照试验，总计 230 人，OR 0.89，95%CI 0.60～1.31。后来的一项随机对照试验，参加者符合罗马 II 标准，总计 107 名 IBS 患者（见表3），服用枸橼酸阿尔维林(alverine citrate)120mg 每日 3 次，治疗与安慰剂对比研究[33]，主要的有效性结果是每次复诊时记录腹痛评分（在入组时，筛选期 2 周后，治疗后 4、6、10、12 周），并且在筛选期、治疗 4～6 周复诊间期、治疗 10～12 周复诊间期由患者每天填写完整的自我评价日记卡。此项随机对照试验发现枸橼酸阿尔维林组与安慰剂组经过 12 周治疗症状无显著性差异；症状改善的绝对危险（AR）：枸橼酸阿尔维林组 66%vs 安慰剂组 58%；P＝0.5；没有更多的资料报告；从日记卡 1 到日记卡 3 腹痛的每天评分的日均值降低百分数：枸橼酸阿尔维林组 43.7%vs 安慰剂组 33.3%；P＞0.5，但是对于排除一项重要的临床治疗效应，它仍缺乏说服力。**与 5-HT$_3$ 受体拮抗剂比较**：见 5-HT$_3$ 受体拮抗剂益处。

害处 系统综述发现平滑肌松弛剂与安慰剂在发生不良事件方面无显著性差异，共收入 18 项随机对照试验，总计 1384 人；平滑肌松弛剂的不良事件平均发生率为 14%，而安慰剂为 10%；P＝0.08[32]。之后的随机对照试验报告阿尔维林没有发生严重的不良反应[33]。

评论 在综述中一些被确定的试验，其结论的不均一性可能限制 Meta 分析的可信性[32]。综述中部分试验没有应用权威的诊断标准，并且很多试验使用了几乎未被验证的结果评价方法。综述不包括关于双环维林和薄荷油的研究，引证了高危的不良反应。综述中也不包括有关普鲁本辛的研究，所以本综述的结果可能不能应用于所有的平滑肌松弛剂。

治疗选择3　5-HT$_4$ 受体激动剂

一个系统综述发现在女性以便秘为主的肠易激综合征患者中，替加色罗比安慰剂改善症状明显有效，在男性患者中证据不足。后来的一项随机对照试验证明在不伴有腹泻的肠易激综合征成人中，替加色罗比安慰剂明显改善症状。系统综述和随机对照试验均发现替加色罗比安慰剂提高了腹泻的发生率。

益处 我们找到一个系统综述，该综述的文献检索时间为 2002 年，共收入 8 项随机对照试验，其中 4 项随机对照试验仅发表了摘要，总计 5320 人，主要为女性患者（见下面的评论）[34]和后来的一项比较替加色罗和安慰剂的随机对照试验[35]。在系统综述中，7 项随机对照试验，参加者 5234 人是以便秘为主的 IBS 患者，1 项随机对照试验，参加者 86 人是以腹泻为主的IBS患者。综述发现替加色罗 4 或 12mg/d 治疗 12 周后比安慰剂明显提高了症状改善人群的比例（见下面的评论）。关于替加色罗 12mg 共收入 4 项随机对照试验是以便秘为主的 IBS 患者，替加色罗组 685/1603[42.7%]，安慰剂组 573/1591[36.0%]；RR 1.19，95%CI 1.09～1.29；NNT（需治人数）14，95%CI 10～33。关于替加色罗 4mg 共收入 3 项随机对照试验是以便秘为主的 IBS 患者，替加色罗组 327/846[38.7%]，安慰剂组 281/839[33.5%]；RR 1.15，95%CI 1.02～1.31；NNT 20，95%CI 10～100。后来的随机对照试验采用罗马 II 标准，入组 IBS 患者 647 人，服用替加色罗 6mg，每天两次，与安慰剂比较[35]；此项试验排除了主要肠道症状是腹泻的人群；主要结果缓解症状是令人满意的，在筛选期 2 周和治疗期 12 周期间，用电话语音交互应答系统每周记录患者的症状。试验结果发现替加色罗明显提高最初的 1 周症状改善的人群比例，替加色罗组为 34%，安慰剂组为 23%；OR 1.8，95%CI 1.3～2.4。

害处 系统综述发现替加色罗组比安慰剂组发生腹泻的比例明显升高。共收入 3 项随机对照试验，腹泻的绝对危险（AR）：替加色罗 12mg 组腹泻的发生率为 103/1320[7.8%]，安慰剂组腹泻的发生率为 37/1301[2.8%]；RR 2.75，95%CI 1.90～3.97；NNH 20[34]。系统综述没有报告严重的药物相关性不良反应，并且没有缺血性肠炎的病例报告。后来的随机对照试验也发现替加色罗组比安慰剂组发生腹泻的比例增高，但没有报告统计学意义，腹泻的发生率：替加色罗6mg每天两次为 9.2%，安慰剂为 1.3%[35]。

评论 这些随机对照试验主要受试者为女性，因此结果有可能不能推广到男性IBS患者中。综述认为这些试验观察的时间不够长，不能确定替加色罗能否使患者长期受益。Meta分析采用的四项随机对照试验中，受试者被要求对他们的生活改善每周做一次整体评价（包括生活质量和IBS症状），如"完全缓解"、"部分缓解"、"无变化"、"症状加重"。受试者报告他们的最后四次评价中，至少50%为完全或大部分缓解，或100%被认为有改善。我们找到另一篇系统综述（检索时间未报告），这篇文章没有用Meta分析，而是对6篇研究做叙事的综合分析[36]。这些研究中的5篇使用了收益的结果评价，这5篇均被第一篇系统综述采用。

治疗选择4　5-HT$_3$ 受体拮抗剂

一个系统综述发现阿洛司琼（5-HT$_3$受体拮抗剂）在女性以腹泻为主的肠易激综合征患者中改善症状优于安慰剂和甲苯凡林。但是，阿洛司琼伴随的不良反应，尤其是便秘，并且由于它可能诱发缺血性肠炎，使其在一些国家中被限制使用。系统综述中关于阿洛司琼在男性中的作用证据不足。我们没有找到除外阿洛司琼的 5-HT$_3$ 受体拮抗剂的随机对照试验。

益处 阿洛司琼与安慰剂比较：我们找到了一个系统综述[37]。该综述文献检索的时间为2002年，共收入5个随机对照试验，总计2675名研究对象，主要为女性患者，见下面的评论。大部分（75%）为以腹泻为主的IBS患者。该系统综述发现，阿洛司琼（≥2mg/d）治疗12周后改善症状明显优于安慰剂，改善症状的OR(见下面的评论)为1.85，95%CI 1.57～2.18。该系统综述报告当停止治疗时阿洛司琼的治疗效果消失了（综述中未报告追踪观察评分）。**阿洛司琼与甲苯凡林比较**：我们找到一篇系统综述[37]，收入1个随机对照试验，总计623名研究对象，主要为女性患者，见下面的评论。该系统综述发现，与甲苯凡林组相比，阿洛司琼每天≥2mg治疗12周，能显著改善症状，OR 1.69，95%CI 1.42～2.32。**其他5-HT$_3$受体拮抗剂**：我们没有找到质量足够好的相关的随机对照试验。

害处 因为担心阿洛司琼可能与缺血性肠炎有关，阿洛司琼在一些国家被限制使用。在系统综述中，报告了阿洛司琼组有两例缺血性肠炎发生，估计发生率为0.1%[37]。**阿洛司琼与安慰剂比较**：系统综述发现阿洛司琼组不良反应和便秘的发生比安慰剂对照组明显多见。5项随机对照试验，总计2675名研究对象，不良反应的OR为1.58，95%CI 1.34～1.85；便秘的OR为6.11，95%CI 4.82～7.82[37]。**阿洛司琼与甲苯凡林比较**：系统综述发现阿洛司琼组便秘的发生比甲苯凡林组明显常见，但两组间总的不良反应发生率无统计学显著性差异。1项随机对照试验，总计623名研究对象，便秘的OR为10.59，95%CI 9.15～12.25；不良反应的OR为1.22，95%CI 0.87～1.69。

评论 综述中收入的研究既评价了整体症状的改善，也评价了腹部不适和腹痛。在Meta分析中，每个研究中如果参加者至少50%的时间报告肯定的结果，如症状有足够的缓解，参加者就被认为症状改善[37]。因为综述收入的随机对照试验中94.5%的参加者为女性，男性患者中阿洛司琼的效果还不清楚。

治疗选择5　纤维素制剂

一篇系统综述发现纤维素制剂改善肠易激综合征的症状和肠易激综合征相关的便秘证据很有限。

益处 我们找到一个关于纤维素制剂的系统综述[38]。该综述文献检索的时间为2002年，共收入175个随机对照试验，总计1363名IBS的研究对象。综述发现与安慰剂比较，可溶性纤维素如欧车前(psyllium)、卵叶车前子(ispaghula)、聚卡波非(polycarbophil)，可以明显改善整体症状和便秘。关于整体症状的改善收入了8个随机对照试验，RR为1.55，95%CI 1.35～1.78；关于便秘的改善收入了2个随机对照试验，RR为1.60，95%CI 1.06～2.42；所有结果统计学上存在不均一性。综述发现，与安慰剂比较，不可溶性纤维素如谷类纤维(corn fibre)和麸皮(wheat bran)，可以明显改善便秘。共收入6个随机对照试验，RR为1.54，95%CI 1.10～2.14。不可溶性纤维素在改善整体症状方面与安慰剂对比无显著性差异。不可溶性纤维素与安慰剂对照组比较改善整体症状的研究收入了4个随机对照试验，RR 0.89，95%CI 0.72～1.11。

害处 系统综述发现可溶性纤维素比安慰剂明显缓解腹痛，此方面的研究综述收入了3个随机对照试验，RR 0.67，95%CI 0.47～0.95，结果有明显的不均一性[38]。不可溶性纤维素与安慰剂相比，对腹痛的治疗无显著性差异，共收入了6个随机对照试验，RR 0.87，95%CI 0.69～1.08。

评论 系统综述的作者[38]评论研究的不均一性、结果的可变性分析与以下因素有关：研究人员、研究样本量小、研究质量的差异。综述收入的研究没有调查基本的护理。

参考文献

1. Manning AP, Thompson WG, Heaton KW, et al. Towards positive diagnosis of the irritable bowel. *BMJ* 1978;2:653-654.
2. Thompson WG, Dotevall G, Drossman DA. Irritable bowel syndrome: guidelines for diagnosis. *Gastroenterol Int* 1989;2:92-95.
3. Drossman DA, Thompson WG, Talley NJ, et al. Identification of subgroups of functional gastrointestinal disorders. *Gastroenterol Int* 1990;3:159-172.
4. Kennedy TM, Jones RH. Epidemiology of cholecystectomy and irritable bowel syndrome in a UK population. *Br J Surg* 2000;87:1658-1663. [Erratum in *Br J Surg* 2001;88:1021]
5. Boyce PM, Koloski NA, Talley NJ. Irritable bowel syndrome according to varying diagnostic criteria: are the new Rome II criteria unnecessarily restrictive for research and practice? *Am J Gastroenterol* 2000;95:3176-3183. [Erratum in *Am J Gastroenterol* 2001;96:1319]
6. Prior A, Maxton DG, Whorwell PJ. Anorectal manometry in irritable bowel syndrome: differences between diarrhoea and constipation predominant subjects. *Gut* 1990;31:458-462.
7. Gorard DA, Libby GW, Farthing MJ. Ambulatory small intestinal motility in "diarrhoea" predominant irritable bowel syndrome. *Gut* 1994;35:203-210.
8. Kellow JE, Philips SF. Altered small bowel motility in irritable bowel syndrome is correlated with symptoms. *Gastroenterology* 1987;92:1885-1893.
9. Mayer EA, Gebhart GF. Basic and clinical aspects of visceral hyperalgesia. *Gastroenterology* 1994;107:271-293.
10. Mertz H, Morgan V, Tanner G, et al. Regional cerebral activation in irritable bowel syndrome and control subjects with painful and nonpainful rectal distention. *Gastroenterology* 2000;118:842-848.
11. Mertz H, Naliboff B, Munakata J, et al. Altered rectal perception is a biological marker of patients with irritable bowel syndrome. *Gastroenterology* 1995;109:40-52. [Erratum in *Gastroenterology* 1997;113:1054]
12. Delvaux M, Denis P, Allemand H. Sexual abuse is more frequently reported by IBS patients than by patients with organic digestive diseases or controls. Results from a multicentre inquiry. *Eur J Gastroenterol Hepatol* 1997;9:345-352.
13. Locke GR 3rd, Zinsmeister AR, Talley NJ, et al. Familial associations in adults with functional gastrointestinal disorders. *Mayo Clin Proc* 2000;75:907-912.

14. Levy RL, Jones KR, Whitehead WE, et al. Irritable bowel syndrome in twins: heredity and social learning both contribute to etiology. *Gastroenterology* 2001;121:799-804.
15. Morris-Yates A, Talley NJ, Boyce PM, et al. Evidence of a genetic contribution to functional bowel disorder. *Am J Gastroenterol* 1998;93:1311-1317.
16. Collins SM. Is the irritable gut an inflamed gut? *Scand J Gastroenterol Suppl* 1992;27:102-105.
17. Gwee KA, Leong YL, Graham C, et al. The role of psychological and biological factors in postinfective gut dysfunction. *Gut* 1999;44:400-406.
18. Owens DM, Nelson DK, Talley NJ. The irritable bowel syndrome: long-term prognosis and the physician-patient interaction. *Ann Intern Med* 1995;122:107-112.
19. Kennedy TM, Jones RH. The epidemiology of hysterectomy and irritable bowel syndrome in a UK population. *Int J Clin Pract* 2000;54:647-650.
20. Mangel AW, Hahn B, Heath AT, et al. Adequate relief as an endpoint in clinical trials in irritable bowel syndrome. *J Int Med Res* 1998;26:76-81.
21. Francis CY, Morris J, Whorwell PJ. The irritable bowel severity scoring system: a simple method of monitoring irritable bowel syndrome and its progress. *Aliment Pharmacol Ther* 1997;11:395-402.
22. Revicki DA, Wood M, Wiklund I, et al. Reliability and validity of the Gastrointestinal Symptom Rating Scale in patients with gastroesophageal reflux disease. *Qual Life Res* 1998;7:75-83.
23. Svedlund J, Sjodin I, Dotevall G. GSRS-a clinical rating system for gastrointestinal symptoms in patients with irritable bowel syndrome and peptic ulcer disease. *Dig Dis Sci* 1988;33:129-134.
24. Drossman DA, Li Z, Toner BB, et al. Functional bowel disorders. A multicenter comparison of health status and development of illness severity index. *Dig Dis Sci* 1995;40:986-995.
25. Patrick DL, Drossman DA, Frederick IO, et al. Quality of life in persons with irritable bowel syndrome: development and validation of a new measure. *Dig Dis Sci* 1998;43:400-411.
26. Drossman DA, Patrick DL, Whitehead WE, et al. Further validation of the IBS-QOL: a disease-specific quality-of-life questionnaire. *Am J Gastroenterol* 2000;95:999-1007.
27. Hahn BA, Kirchdoerfer LJ, Fullerton S, et al. Evaluation of a new quality of life questionnaire for patients with irritable bowel syndrome. *Aliment Pharmacol Ther* 1997;11:547-552.
28. Shaw M, Talley NJ, Adlis S, et al. Development of a digestive health status instrument: tests of scaling assumptions, structure and reliability in a primary care population. *Aliment Pharmacol Ther* 1998;12:1067-1078.
29. Chassany O, Marquis P, Scherrer B, et al. Validation of a specific quality of life questionnaire for functional digestive disorders. *Gut* 1999;44:527-533.
30. Wong E, Guyatt GH, Cook DJ, et al. Development of a questionnaire to measure quality of life in patients with irritable bowel syndrome. *Eur J Surg Suppl* 1998;583:50-56.
31. Jackson JL, O'Malley PG, Tomkins G, et al. Treatment of functional gastrointestinal disorders with antidepressant medications: a meta-analysis. *Am J Med* 2000;108:65-72. Search date 1998; primary sources Medline, Psychlit, Embase, Cochrane Controlled Trials Register, Cochrane Database of Systematic Reviews, Federal Research in Progress, and hand searches of references of reviewed articles.
32. Poynard T, Regimbeau C, Benhamou Y. Meta-analysis of smooth muscle relaxants in the treatment of irritable bowel syndrome. *Aliment Pharmacol Ther* 2001;15:355-361. Search date 1999; primary sources Medline, Current Contents and hand searches of general reviews, an overview of relevant meta-analyses and reference lists of published RCTs, and personal contact with pharmaceutical companies.
33. Mitchell SA, Mee AS, Smith GD, et al. Alverine citrate fails to relieve the symptoms of irritable bowel syndrome: results of a double-blind, randomized, placebo-controlled trial. *Aliment Pharmacol Ther* 2002;16:1187-1195.
34. Evans BW, Clark WK, Moore DJ, et al. Tegaserod for the treatment of irritable bowel syndrome (Cochrane Review). In: The Cochrane Library, Issue 2, 2004. Chichester, UK: John Wiley & Sons, Ltd. Search date 2002.
35. Nyhlin H, Bang C, Elsborg L, et al. A double-blind placebo-controlled randomized study to evaluate the efficacy, safety and tolerability of tegaserod in patients with irritable bowel syndrome. *Scand J Gastroenterol* 2004;39:119-126. Search date 2002; primary sources Medline.
36. Jones BW, Moore DJ, Robinson SM, et al. A systematic review of tegaserod for the treatment of irritable bowel syndrome. *J Clin Pharm Ther* 2002;27:343-352. Search date not reported.
37. Cremonini F, Delgado-Aros S, Camilleri M. Efficacy of alosetron in irritable bowel syndrome: a meta-analysis of randomized controlled trials. *Neurogastroenterol Motil* 2003;15:79-86. Search date 2002; primary sources Medline, Embase and hand searches of the cross-references included in the studies retrieved.
38. Bijkerk CJ, Muris JW, Knottnerus JA, et al. Systematic review: the roles of different types of fibre in the treatment of irritable bowel syndrome. *Aliment Pharmacol Ther* 2004;19:245-251.

原作者

Niek de Wit

Associate professor

Julius center for health sciences and primary care

University medical center Utrecht

Universiteitsweg

Utrecht, The Netherlands

Gregory Rubin

Professor of Primary Care

Centre for Primary and Community Care

University of Sunderland

Sunderland, UK

Roger Jones
Wolfson Professor of General Practice
Department of General Practice
Guy's King's and St Thomas's Medical School
King's College
London, UK

利益冲突：作者得到几家药厂关于肠易激综合征治疗的资料。GR 曾接受过诺华（Novartis）制药公司和葛兰素史克（GlaxoSmithKline）制药公司提供的研究资助、顾问费。

表 1 Manning 标准

反复发作腹痛或具备下述 2 个或 2 个以上主要症状：
- 腹痛便后缓解
- 腹痛初起时大便频率增加
- 腹痛初起时排稀便
- 腹胀（肉眼可见）
- 粘液便
- 排便不尽感

表 2 罗马 I 标准

腹痛或腹部不适具有以下 1 项或 1 项以上：
- 排便能使其缓解
- 伴有排便频率的改变
- 伴有与排便一致的改变

病程中至少有 1/4（25%）的时间存在下列 2 项或 2 项以上症状：
- 排便频率异常
- 粪便性状异常
- 粘液便
- 腹胀感或胃肠胀气

表 3 罗马 II 标准

过去 12 个月至少累计 12 周（不必是连续的）腹痛或腹部不适，并伴有以下 3 项症状中的 2 项：
- 腹痛或腹部不适在便后缓解
- 病初起时排便频率改变
- 病初起时大便性状改变

以下症状支持 IBS 的诊断，这些症状越多则越支持 IBS 诊断：
- 排便频率异常（每天排便>3 次或每周排便<3 次）
- 粪便性状异常（块状 / 硬便或稀便 / 水样便）
- 粪便排出过程异常（费力、急迫感、排便不尽感）
- 粘液便
- 腹部胀气或腹部膨隆感

胃 癌

检索时间：2005年8月
原作者：Charles Bailey　张小田 译　沈琳 校

问 题

根治性切除术与保守性切除术相比效果如何？
辅助化疗的效果如何？

治疗措施及其效果

根治性切除术与保守性切除术对比

很可能有效
对于可切除性远端胃癌，胃次全切除术与全胃切除术同样有效

效果不明
根治性淋巴结清扫术与保守性淋巴结清扫术对比

很可能无效甚至有害
切除邻近器官

辅助化疗

很可能有效
辅助放化疗

效果不明
辅助化疗

将在新版中加入
细菌或真菌提取物联合辅助化疗
辅助放疗
早期胃癌的内镜下粘膜切除术
区域化疗

见词汇表 Ⓖ

主要信息

根治性切除术与保守性切除术对比

- ◆ **对于可切除性远端胃癌，胃次全切除术与全胃切除术同样有效**：在患有远端胃癌的病例中进行了两项随机对照试验，结果显示全胃切除术和胃次全切除术的 5 年生存率和术后死亡率无显著性差异。
- ◆ **根治性淋巴结清扫术与保守性淋巴结清扫术对比**：一项系统综述未显示根治性与保守性的淋巴结清扫术的5年生存率存在显著性差异，但是某些复杂因素可能干扰结果的可靠性，而且前瞻性队列研究的亚组分析所提供的某些数据互不一致。
- ◆ **切除邻近器官**：一项随机对照试验研究显示根治性胃切除术联合脾切除术与单纯行根治性胃切除术的5年生存率和术后死亡率均无差别。但此项随机对照试验显示联合切除术较单纯行根治性胃切除术增加了术后感染的病例。观察性研究的回顾性分析和在胃癌患者中进行的随机对照试验发现切除邻近器官（脾和远端胰腺）增加了术后死亡率和并发症的发生率。

辅助化疗

- ◆ **辅助性放疗**：一项大规模随机对照试验发现，与单纯手术相比，辅助性放化疗能够改善可切除性胃癌患者的生存。
- ◆ **辅助化疗**：一项系统综述以及两项随后进行的随机对照试验发现，与单纯手术相比，辅助化疗可以改善胃腺癌患者的生存。但随后进行的另外三项随机对照试验未显示辅助化疗组与单纯手术组比较，其5年生存率存在显著性差异，而且辅助化疗的耐受性比较差。

定义　胃癌通常是腺癌，起源于胃，包括胃食管结合部或胃底（II型或III型结合部肿瘤）的肿瘤。肿瘤根据侵犯的深度和范围进行分期（见表1）。本章仅涉及非转移性胃癌。

发病率/患病率 国家不同、性别不同，胃癌的发病率亦有所不同。日本男性的年发病率是80/10万，女性为30/10万，英国男性为18/10万，女性为10/10万，美国男性为11/10万，女性为7/10万[1]。自1930年以来，在北美、澳大利亚和新西兰，胃癌的发病率显著下降，但欧洲的发病率下降缓慢[2]。在美国的某些种族中，例如日裔美国人和某些西班牙语人群中，胃癌仍然比较常见。在许多欧洲和北美人群中，近端胃癌和胃食管结合部胃癌的发病率迅速上升[3,4]，但至今原因未明。

病因/危险因素 远端胃癌的发生和幽门螺杆菌的长期感染以及抗氧化维生素（A、C和E）摄入不足密切相关[5,6]。在西欧和北美，远端胃癌的发生还和相对较差的社会经济状态有关。近端胃癌的发生和吸烟（OR大约为4）密切相关[7]，与胃食管反流、肥胖、高脂摄入以及中高水平社会经济状况亦可能相关。

预后 如未行手术，进展期胃癌（分期为T2～T4）不可治愈。从诊断开始，未经治疗的胃癌患者中位生存期不足6个月[8,9]。粘膜内或粘膜下癌（T1）可能经过数年慢慢发展为进展期胃癌[10]。美国新近确诊为胃癌的病例中超过50%伴有区域淋巴结转移或者邻近器官受侵。获得肉眼和病理完全切除（R0切除）的病例其预后与疾病分期❻密切相关，特别是侵犯浆膜层（T3）以及淋巴结受侵。5年生存率从90%（粘膜内癌）到20%（T3N2）不等（见表1）。日本的进展期胃癌的5年生存率大约50%，但是目前尚无法解释日美之间的差异，可能受到许多因素的干扰，如年龄、健康状况、疾病分期以及肿瘤的部位，许多西方的研究纳入了胃食管结合部腺癌，而此类腺癌的术后生存率明显为低。

治疗目的 以最小的不良反应防止进展，延长生存期并缓解症状。

结局 生存；生活质量；治疗的不良反应。

方法 采用《临床证据》2005年8月的文献检索和评价方案。为了检索到全部相关研究，作者于2004年8月也进行了会议进展和专家咨询的手工检索。我们还纳入了前瞻性和回顾性的队列对照研究和病例对照研究。由于发病风险不同，人口统计学以及对治疗的反应性也不同，我们还对不同地域的试验和结果也进行了区分。但是在许多研究中，对"西方"和"亚洲"的人群描述并无明确定义。

问 题 根治性切除术与保守性切除术相比效果如何？

治疗选择1 对可切除性远端胃癌采用全胃切除术或胃次全切除术

两项随机对照试验发现对于可切除性远端胃癌，全胃切除术与胃次全切除术的5年生存率和手术死亡率无显著性差异。

益处 **5年生存率**：我们未检索到比较全胃切除术和胃次全切除术❻的系统综述，仅发现两项随机对照试验（787例，4篇文献）[11-14]，但两者均未通过盲法随机分配入组。第一项比较全胃切除术和胃次全切除术的随机对照试验纳入小于76岁的可切除性胃癌648例，肉眼下切缘距肿瘤6cm[11,12]，全部病例进行D2式淋巴结清扫术。结果发现全胃切除术和胃次全切除术在切缘是否受累（病理诊断）和5年生存率上无显著性差异（胃次全切除术和全胃切除术通过病理确诊为切缘受累者分别为15/315（4.8%）和6/303（2.0%）；ARI＋2.8%，95%CI－0.1%～＋9.6%；Kaplan-Meier生存曲线显示胃次全切除术和全胃切除术的5年生存率分别为65%和62%，HR 0.89，95%CI 0.68～1.17）。多变量分析显示：在相关变量进行调整后，胃癌手术的类型对于5年生存率无显著性影响（HR 1.01，95%CI 0.76～1.33）。第二项比较全胃切除术和胃次全切除术的随机对照试验纳入169例可能治愈的远端胃癌，也未显示两者的5年生存率有显著性差异（两组都是48%；未报道CI）[13,14]。**生活质量**：我们未检索到可切除性远端胃癌比较两种术式的生活质量的随机对照试验

害处 **术后并发症**：包括腹腔内感染、胸部感染、切口感染和瘘的形成。第一项随机对照试验未显示两种术式的术后并发症和住院时间有显著性差异（胃次全切除术和全胃切除术的术后并发症的发生率分别为29/320[9%]和40/304[13%]，RR 0.67，95%CI 0.44～1.08，住院时间分别为13.8和15.4天）[11,12]。第二项随机对照试验也未显示胃次全切除术和全胃切除术的术后并发症的发生率有显著性差异（分别为32/93[34%]和25/76[32%]，RR 1.05，95%CI 0.68～1.60）[13,14]。**术后死亡率**：第一项随机对照试验未显示胃次全切除术和全胃切除术的术后死亡率有显著性差异（分别为4/320[1%]和7/304[2%]，RR 0.54，95%CI 0.16～1.84）[11,12]。第2项随机对照试验也未显示胃次全切除术和全胃切除术的术后死亡率存在显著性差异（分别为3/93[3.2%]和1/76[1.3%]，RR 2.45，95%CI 0.26～23.01）[13,14]。但是我们所检索到的几乎全部非随机对照研究却显示全胃均除术比胃次全切除术的术后死亡率更高，当然采取全胃切除术的病例往往病灶侵犯的范围更广。

评论 **临床指南**：对低分化"弥漫型"远端胃癌进行远端胃次全切除术时，近端切缘阳性仍是一个重要问题，因此某些医生推荐针对这些病例采取"原则性"全胃切除术❻。但是两项随机对照试验发现对于远端胃行全胃切除术或者胃次全切除术的生存率相似[11-14]。由于这两项试验所纳入病例均既往健康，所以术后死亡率均较低。

治疗选择 2 是否切除邻近器官

一项随机对照试验未显示根治性胃切除术联合脾切除术与单纯行根治性胃切除术的5年生存率和术后死亡率有显著性差异，但是前者增加了术后感染的发生率。观察性研究的回顾性分析和随机对照试验显示切除其他器官（脾和远端胰腺）增加了术后并发症的发生率和死亡率。

益处　未检索到系统综述，仅检索到一项随机对照试验（共187例，年龄为25～80岁）比较了根治性D2切除术联合脾切除术和单纯行D2切除术[15]，二者的5年生存率无显著性差异（分别为42%和36%，$P > 0.5$；未报道具体数字）。

害处　此项纳入187例的随机对照试验发现胃脾联合切除术显著增加了术后感染的发生率（发热>38℃，$P < 0.04$；肺部感染，$P < 0.008$，膈下脓肿；$P < 0.05$），但是胃脾联合切除术和单纯行胃切除术的术后死亡率无显著性差异（分别为4/90[4%]和3/97[3%]，RR 1.40，95%CI 0.33～6.24）[15]。某些随机对照试验和队列研究的回顾性分析中，在行根治性胃切除术（D2术式）G（见表2）或由外科医生慎重选择行D1术式时，将脾切除术和远端胰腺切除术列为常规，结果显示切除脾脏和远端胰腺增加了围术期死亡率（OR约为2），而且未能延长远期生存[16, 17]。

评论　临床指南：有些提倡根治术的学者建议，为了确保淋巴结清扫完全，行全胃切除术应同时切除脾脏和远端胰腺。但现在一致认为只有在为了保证肿瘤完整切除或者术中造成损伤等必须情况时方可进行邻近器官的切除。最近在日本已经开始了一项随机对照试验，以评价近端胃癌的全胃切除术联合脾切除术的意义[18]。

治疗选择 3 根治性淋巴结清扫术与保守性淋巴结清扫术对比

一项系统综述比较了根治性淋巴结清扫术和保守性淋巴结清扫术的5年生存率，结果未显示出显著性差异，但是许多复杂的因素可能会影响结果的可信度，而且我们在前瞻性的队列研究的亚组分析中发现某些数据互不一致。

益处　我们检索到一项系统综述（检索日期2003年7月，含2项随机对照试验，1111例），比较保守性淋巴结清扫术和根治性淋巴结清扫术的5年生存率，结果未显示显著性差异，二者的AR分别为237/580[41%]和226/531[43%]；RR 0.95，95%CI 0.83～1.09）[19]。其中1项随机对照试验随访10年发现，二者的AR分别为30%和35%（$P = 0.53$），结论同前相似[20]。

害处　此项系统综述发现与保守性淋巴结清扫术相比，根治性淋巴结清扫术明显增加了术后死亡率（根治性淋巴结清扫术和保守性淋巴结清扫术的AR分别为58/523[11%]和28/572[5%]；RR 2.23，95%CI 1.45～3.46）[19]。过高的术后死亡率可能与根治性切除术伴随的胰腺和脾脏切除有关。其中一项随机对照试验的10年随访未报道害处，仅在原文中进行了描述[20]。

评论　由于2项随机对照试验是由对根治性淋巴结清扫术（D2根治术）经验有限的外科医生开展，因此试验结果可能受学习曲线效应[21]和未按照预定方案操作（污染或者不依从）的影响[22]。其中一项随机对照试验的亚组分析显示对于Ⅱ期和ⅢA期（即T1N2M0，T2N1M0，T3N0M0，T2N2M0，T3N1M0和T4N0M0）的病例施行D2根治术可能有益，特别是对于那些未行邻近器官切除的病例[23]。一项大规模的前瞻性队列研究纳入1654例胃癌，10年随访的结果未显示D2根治术（此项研究规定为清扫淋巴结>25个，共300例）比D1根治术（淋巴结清扫数目≤25个，共1096例）有生存优势[24]。亚组分析显示对于Ⅱ期病例（230例，远期生存的RR为1.8%，95%CI 1.3～2.7）进行D2根治术有优势。比较根治性和保守性淋巴结清扫术的队列研究受很多偏倚的影响：选择偏倚，如外科医生选择年轻或者更健康的病例进行D2根治术，或者将现在进行的D2根治术与以往进行的D1根治术进行比较；"局限性"和"扩大性"的定义有差别；以及分期迁移偏倚G。由于存在这些偏倚，故难以解释这些观察数据的客观性。

问题　辅助化疗的效果如何？

治疗选择 1 辅助化疗

一项系统综述和两项随机对照试验显示与单纯手术相比，辅助化疗可以改善胃癌的远期生存。但是随后进行的三项随机对照试验未显示辅助化疗与单纯手术的5年生存率有显著性差异，而且辅助化疗耐受性较差。

益处　辅助化疗与单纯手术相比：我们共检索到比较辅助化疗G和单纯手术的一项系统综述[25]和随后进行的五项随机对照试验[26-30]。系统综述（检索时间为2000年，共含20项随机对照试验，3658例）发现辅助化疗对比单纯手术可减少死亡率（HR 0.82，95%CI 0.75～0.89）[25]。在此系统综述后又陆续进行了五项随机对照试验，第一项试验纳入137例淋巴结阳性的胃癌，对辅助化疗和单纯手术进行了比较，发现辅助化疗可显著延长中位生存期（辅助化疗为31个月，范围为7个月至超过60个月，而单纯手术者为18个月，范围为2个月至超过60个月；$P < 0.01$，HR 1.96，95%CI 1.32～2.92）[26]。第二项随机对照试验纳入274例胃癌，分期为T3、4或N1、2，未显示辅助化疗和单纯手术的5年生存率有显著性差异（二者的总生存率分别为52%和48%，HR 0.93，95%CI 0.65～1.34）[27]。第三项随机对照试验（139

例）对三组进行了比较：手术联合腹腔温热化疗；手术联合常温腹腔化疗；以及单纯手术[28]。结果发现手术联合腹腔温热化疗（丝裂霉素和顺铂，42℃）相比单纯手术（$P = 0.01$）和手术联合腹腔常温化疗（丝裂霉素和顺铂，37℃，$P = 0.05$，绝对数据以图表形式表示）均显著提高了5年生存率。对于进展期病例（T3或者淋巴结阳性），亚组分析显示相同结果，但对于病灶相对局限的病例（T2或淋巴结阴性者），未显示三组的5年生存率存在显著性差异。第四项随机对照试验纳入了252例浆膜未受侵犯的胃癌，也未显示辅助化疗和单纯手术的5年生存率具有显著性差异（辅助化疗组和单纯手术组分别为91.2%和86.1%，$P = 0.13$）[29]。第五项随机对照试验纳入病例为205例，均为浆膜或淋巴结受侵，也未显示辅助化疗和单纯手术的5年生存率具有显著性差异（辅助化疗组和单纯手术组分别为39%和39%）[30]，但是由于治疗相关毒性，有54%病例未完成化疗，32%病例的化疗减量。

害处　**辅助化疗对比单纯手术**：系统综述未提供有关害处的信息[25]。其中所含2项随机对照试验报道53%的病例出现化疗相关毒性反应（主要是恶心和呕吐）[31,32]。严重的毒性反应主要为心脏毒性或累积性的造血系统毒性；治疗相关死亡率是1%～2%。两项随后进行的随机对照试验未报道术后并发症和辅助化疗的并发症存在显著性差异[28,29]。另1项随机对照试验报道了93例接受化疗者中出现4例治疗相关性死亡[30]，而且由于副反应，此项研究中的大多数病例必须停止或减量化疗。

评论　此项系统综述[25]所含两项随机对照试验[33,34]可能重复了同一随机对照试验，而且许多辅助化疗的新方案未通过随机对照试验进行评价。术前超选动脉内化疗可能在专家指导的中心以外难以进行。

治疗选择 2　辅助性放化疗

一项大规模的随机对照试验发现对于可切除性胃癌，辅助放化疗与单纯手术相比可以改善生存。

益处　我们未检索到系统综述，但是发现一项随机对照试验比较了辅助放化疗和单纯手术在可切除性胃癌中的疗效[35]。此项研究发现辅助放化疗与单纯手术相比可以改善生存（共556例，单纯手术组和手术联合辅助放化疗组的中位生存期分别为27个月和36个月，HR 1.35, 95%CI 1.09～1.66）。

害处　此项随机对照试验报道了辅助放化疗组有3例治疗相关性死亡（3/273, 1%），41%发生3级毒性反应，32%发生4级毒性反应，但该研究未报道单纯手术组的害处[35]。

评论　予以关注的问题是手术切除技术缺乏规范化标准[35]。由于手术不是标准术式，很可能某些病例的手术不够彻底，造成肿瘤残留，所以与不接受任何治疗相比，辅助放化疗组可能会有益。但是如果以标准术式达到彻底手术，辅助放化疗组与单纯手术组相比可能无明显益处。

词汇表

辅助化疗（adjuvant chemotherapy）：以治愈为目的，对于手术给予补充性的细胞毒药物治疗。

疾病分期（disease stage）：对于原发肿瘤的手术和病理进行评估。由于远处转移的病理诊断依赖于根治性切除术切除，所以可能存在偏倚。

保守性淋巴结清扫术（D1）（conservative lymphadenectomy, D1）：清扫胃周淋巴结，即紧邻胃的淋巴结。

根治性淋巴结清扫术（D2）（radical lymphadenectomy, D2）：清扫区域性淋巴结，即胃供血血管分布的淋巴结。

分期迁移偏倚（stage migration bias）：在清扫受侵淋巴结后，分期重新评价导致特定分期的生存率明显增加而总生存率未受影响。

远端胃次全切除术（subtotal distal gastrectomy）：切除胃的远端（通常是2/3或者4/5）。

全胃切除术（total gastrectomy）：切除全部胃。

"原则性"全胃切除术（total gastrectomy "de principle"）：切除远端胃肿瘤时，技术上并不需要切除全胃时进行的全胃切除术。目的是减少切缘受侵犯或者胃窦继发肿瘤的风险。

参考文献

1. Whelan SL, Parkin DM, Masuyer E, eds. *Trends in cancer incidence and mortality* (IARC scientific publication no. 102). Lyon: IARC Scientific Publications, 1993.
2. Cancer Research Campaign. *Factsheet 18*. London: Cancer Research Campaign, 1993.
3. Powell J, McConkey CC. Increasing incidence of adenocarcinoma of the gastric cardia and adjacent sites. *Br J Cancer* 1990;62:440-443.
4. Devesa SS, Blot WJ, Fraumeni JF Jr. Changing patterns in the incidence of esophageal and gastric carcinoma in the United States. *Cancer* 1998;83:2049-2053.
5. EUROGAST study group. An international association between *Helicobacter pylori* infection and gastric cancer. *Lancet* 1993;341:1359-1362.
6. Buiatti E, Palli D, Decarli A, et al. A case-control study of gastric cancer and diet in Italy. II Association with nutrients. *Int J Cancer* 1990; 45:896-901.
7. Rios-Castellanos E, Sitas F, Shepherd NA, et al. Changing pattern of gastric cancer in Oxfordshire. *Gut* 1992;33:1312-1317.
8. Boddie AW Jr, McMurtrey MJ, Giacco GG, et al. Palliative total gastrectomy and esophagogastrectomy: an evaluation. *Cancer* 1983;51: 1195-2000.
9. McCulloch P. Should general surgeons treat gastric carcinoma? An audit of practice and results. *Br J Surg* 1994;81:417-420.
10. Kohli Y, Kawai K, Fujita S. Analytical studies of the growth of human

gastric cancer. *J Clin Gastroenterol* 1981;3:129-133.
11. Bozzetti F, Marubini E, Bonfanti G, et al. Total versus subtotal gastrectomy: surgical morbidity and mortality rates in a multicenter Italian randomized trial. *Ann Surg* 1997;226:613-620.
12. Bozzetti F, Marubini E, Bonfanti G, et al. Subtotal versus total gastrectomy for gastric cancer: five-year survival rates in a multicenter randomized Italian trial. *Ann Surg* 1999;230:170-178.
13. Gouzi JL, Huguier M, Fagniez PL, et al. Gastrectomie totale contre gastrectomie partielle pour adeno-cancer de l'antre. Une etude francaise prospective controlee [in French]. *Ann Chir* 1989;43:356-360.
14. Gouzi JL, Huguier M, Fagniez PL, et al. Total versus subtotal gastrectomy for adenocarcinoma of the gastric antrum. A French prospective controlled study. *Ann Surg* 1989;209:162-166.
15. Csendes A, Burdiles P, Rojas J, et al. A prospective randomised study comparing D2 total gastrectomy versus D2 total gastrectomy plus splenectomy in 187 patients with gastric carcinoma. *Surgery* 2002;131: 401-407.
16. Bonenkamp JJ, Songun I, Hermans J, et al. Randomised comparison of morbidity after D1 and D2 dissection for gastric cancer in 996 Dutch patients. *Lancet* 1995;345:745-748.
17. Cuschieri A, Fayers P, Fielding J, et al. Postoperative morbidity and mortality after D1 and D2 resections for gastric cancer: preliminary results of the MRC randomised controlled surgical trial. *Lancet* 1996; 347:995-999.
18. Sano T, Yamanoto S, Sasako M. Randomized controlled trial to evaluate splenectomy in total gastrectomy for proximal gastric cancer. *Jpn J Clin Oncol* 2002;32:363-364.
19. McCulloch P, Nita ME, Kazi H, Gama-Rodrigues J. Extended versus limited lymph nodes dissection technique for adenocarcinoma of the stomach. In: The Cochrane Library, Issue 3, 2005. Chichester, UK: John Wiley & Sons, Ltd. Search date 2003; primary sources MEDLINE, EMBASE, CancerLit, LILACS, Central Medical Journal Japanese Database and the Cochrane register, handsearch of references from relevant articles and conference proceedings, and contact with researchers in the field.
20. Hartgrink HH, van de Velde CJ, Putter H, et al. Extended lymph node dissection for gastric cancer: who may benefit? Final results of the randomized Dutch gastric cancer group trial. *J Clin Oncol* 2004;22: 2069-2077.
21. Parikh D, Chagla L, Johnson M, et al. D2 gastrectomy: lessons from a prospective audit of the learning curve. *Br J Surg* 1996;83:1595-1599.
22. Bunt AMG, Hermans J, Boon MC, et al. Evaluation of the extent of lymphadenectomy in a randomised trial of Western versus Japanese style surgery in gastric cancer. *J Clin Oncol* 1994;12:417-422.
23. Cuschieri A, Weedon S, Fielding J, et al. Patient survival after D1 and D2 resections for gastric cancer: long-term results of the MRC randomised surgical trial. *Br J Cancer* 1999;79:1522-1530.
24. Siewert JR, Bottcher K, Stein HJ, et al. Relevant prognostic factors in gastric cancer: ten-year results of the German Gastric Cancer Study. *Ann Surg* 1998;228:449-461.
25. Mari E, Floriani I, Tinazzi A, et al. Efficacy of adjuvant chemotherapy after curative resection for gastric cancer: a meta-analysis of published randomised trials. A study of the GISCAD (Gruppo Italiano per lo Studio dei Carcinomi dell'Apparato Digerente). *Ann Oncol* 2000;11: 837-843. Search date 2000; primary sources Medline, Embase, Cancerlit, and hand searched references.
26. Neri B, Cini G, Andreoli F, et al. Randomized trial of adjuvant chemotherapy versus control after curative resection for gastric cancer: 5-year follow-up. *Br J Cancer* 2001;84:878-880.
27. Bajetta E, Buzzoni R, Mariani L, et al. Adjuvant chemotherapy in gastric cancer: 5-year results of a randomised study by the Italian Trials in Medical Oncology (ITMO) Group. *Ann Oncol* 2002;13:299-307.
28. Yonemura Y, De Aretxabala X, Fujimura T, et al. Intraoperative chemohyperthermic peritoneal perfusion as an adjuvant to gastric cancer: final results of a randomized controlled study. *Hepato-gastroenterology* 2001;48:1776-1782.
29. Nashimoto A, Nakajima T, Furukawa H, et al. Randomized trial of adjuvant chemotherapy with mitomycin, Fluorouracil, and Cytosine arabinoside followed by oral Fluorouracil in serosa-negative gastric cancer: Japan Clinical Oncology Group 9206-1. *J Clin Oncol* 2003; 21:2282-2287.
30. Chipponi J, Huguier M, Pezet D, et al. Randomized trial of adjuvant chemotherapy after curative resection for gastric cancer. *Am J Surg* 2004;187:440-445.
31. Coombes RC, Schein PS, Chilvers CE, et al. A randomised trial comparing adjuvant 5-fluoro-uracil, doxorubicin and mitomycin C with no treatment in operable gastric cancer. International Collaborative Cancer Group. *J Clin Oncol* 1990;8:1362-1369.
32. Hallissey MT, Dunn JA, Ward LC, et al. The second British Stomach Cancer Group trial of adjuvant radiotherapy or chemotherapy in advanced gastric cancer: 5-year follow-up. *Lancet* 1994;343:1309-1312.
33. Alcobendas F, Milla A, Estape J, et al. Mitomycin C as an adjuvant in resected gastric cancer. *Ann Surg* 1983;198:13-17.
34. Grau JJ, Estape J, Alcobendas F. Positive results of adjuvant mitomycin C in resected gastric cancer: a randomised trial on 134 patients. *Eur J Cancer* 1993;29A:340-342.
35. Macdonald JS, Smalley SR, Benedetti J, et al. Chemoradiotherapy after surgery compared with surgery alone for adenocarcinoma of the stomach or gastroesophageal junction. *N Engl J Med* 2001;345:725-730.

原作者
Charles Bailey
Surgical Specialist Registrar
John Radcliffe Hospital
Oxford，UK

利益冲突：未声明。

致谢：对于此论题的前位作者 Peter Mc Culloch 致以谢意。

表 1　胃癌的分期

分期	描述
T1	侵犯粘膜或粘膜下层
T2	侵犯固有肌层
T3	侵犯浆膜层但未侵犯邻近器官
T4	侵犯邻近器官
N0	淋巴结未受侵犯
N1	局部（胃周）淋巴结受侵犯
N2	区域淋巴结受侵犯
N3	更远处的腹腔内淋巴结受侵犯
M0	无远处转移
M1	有远处转移

表 2　胃癌切除术的不同分型

切除术	描述
R0	切除所有可见肿瘤，病理诊断切缘未受侵犯；属"治愈性"手术
R1	不完全的切除，组织学诊断切缘受侵犯
R2	不完全的切除，肉眼可见肿瘤明显残存；属"姑息性"手术
D1	切除全部或部分胃，以及胃周淋巴结
D2	切除全部或部分胃，以及胃周和沿腹腔干血管分支分布的区域淋巴结
D3/D4	更加广泛的淋巴结清扫，包括主动脉旁和小肠系膜内的淋巴结

慢性化脓性中耳炎

检索时间：2004年11月
原作者：Jose Acuin 李文鹏 译 余力生 校 韩东一 审

问 题

治疗成人慢性化脓性中耳炎的方法的效果如何？
治疗儿童慢性化脓性中耳炎的方法的效果如何？

治疗措施及其效果

成人慢性化脓性中耳炎

很可能有效
局部抗生素与局部皮质类固醇联用

效果不明
全身使用抗生素
全身与局部抗生素联用
局部使用抗生素
局部使用消毒剂
局部使用皮质类固醇
耳部清洗
鼓室成形术（伴或不伴乳突根治术）

儿童慢性化脓性中耳炎

效果不明
全身使用抗生素
局部使用抗生素
局部抗生素与局部皮质类固醇联用
局部使用消毒剂
局部使用皮质类固醇
耳部清洗
鼓室成形术（伴或不伴乳突根治术）

将在新版中加入
胆脂瘤的治疗

请参考其他有关章节
急性中耳炎
分泌性中耳炎

见词汇表 **G**

主要信息

成人慢性化脓性中耳炎

◆ **局部抗生素与局部皮质类固醇联用**：一篇包含三项随机对照试验的系统综述报告在一定程度上说明，与使用安慰剂或者单独局部使用皮质类固醇相比，局部抗生素与局部类固醇的联用，能改善成人慢性化脓性中耳炎的症状。三项随机对照试验中，一项试验的设计不太严谨，另一项试验只是作为摘要被刊登。三项随机对照试验还发现，局部抗生素与皮质类固醇联用和局部单独使用抗生素相比，临床不良反应发生率没有明显差异。

◆ **全身使用抗生素**：随机对照试验表明，全身使用抗生素与使用安慰剂或者局部使用消毒剂相比，在成人慢性化脓性中耳炎的治疗结果上，没有明显差异。一项随机对照试验对比观察了耳内镜下的病变情况后表明，对于成人慢性化脓性中耳炎，全身使用抗生素的效果还不如局部使用抗生素。一项随机对照试验发现，全身和局部使用头孢唑肟，与全身使用头孢唑肟相比，治疗效果没有明显差异。

◆ **全身与局部抗生素联用**：对于成人慢性化脓性中耳炎，在全身和局部使用抗生素与使用安慰剂的治疗效果差异上，我们尚未检索到这方面的系统综述或随机对照试验。两项随机对照试验发现，全身和局部使用喹诺酮，与局部使用喹诺酮相比，在效果上没有显著差异。但另一项随机对照试验提示，局部使用喹诺酮比局部使用其他非喹诺酮类抗生素有效。一项随机对照试验发现全身和局部使用头孢唑肟，与全身使用头孢唑肟相比，疗效没有显著差异。

◆ **局部使用抗生素**：我们没有检索到这方面的长期随机对照试验。两项设计不太严谨的随机对照试验在一定程度上表明，对于成人慢性化脓性中耳炎，与使用安慰剂相比，局部使用喹诺酮能改善耳漏和1～3周内的中耳炎症。五项随机对照试验对比了成人局部使用不同的抗生素，发现它们的临床疗效没有显著性差异。三项随机对照试验对比了局部联合使用抗生素、激素与局部使用抗生素，发现对于成人慢性化脓性中耳炎的疗效，两者没有显著性差异。一项系统综述发现，对于成人慢性化脓性中耳炎，局部使用抗生素相比于全身使用抗生素，通过耳内镜观察，前者疗效更好。两项随机对照试验发现，全身和局部使用喹诺酮，与局部使用喹诺酮相比，在效果上没有显著性差异。但另一项随机对照试验提示，局部使用喹诺酮比局部使用其他非喹诺酮类抗生素有效。通过系统综述，发现一项随机对照试验将局部使用抗生素和局部使用消毒剂的效果进行对比，但不能有效证明前者疗效更佳。一项随机对照试验对比了鼓室成形术前用或不用局部抗生素的效果，发现两者没有显著性差异。在短期的随机对照试验中很少发现使用局部抗生素有副作用。无对照组的随机对照试验报告了局部使用非喹诺酮有前庭毒性。

◆ **局部使用消毒剂**：通过系统综述，我们尚未发现有随机对照试验针对成人慢性化脓性中耳炎病人，将局部使用消毒剂和使用安慰剂、其他治疗方法的疗效进行对比。通过系统综述发现了一个小规模的随机对照试验，其对比了局部使用消毒剂、局部使用抗生素和全身使用抗生素的效果差异，但循证性不强。

◆ **局部使用皮质类固醇**：我们没有检索到系统综述或者随机对照试验，将局部使用皮质类固醇、使用安慰剂或者不予治疗三种方法的疗效进行对比（成人）。对于成人慢性化脓性中耳炎，系统综述检索到一项可信度较低的随机对照试验，该试验证明，局部联合使用抗生素和皮质类固醇，比局部单用皮质类固醇，能更多地改善症状。

◆ **耳部清洗**：关于成人慢性化脓性中耳炎，尚无随机对照试验或者观察性研究，将耳部清洗和不予治疗两种状况进行充分的对比。

◆ **鼓室成形术（伴或不伴乳突根治术）**：对于不伴有胆脂瘤的成人慢性化脓性中耳炎，我们没有发现随机对照试验，将鼓室成形术（伴或不伴乳突根治术）的疗效，与不进行手术的疗效进行对比。

儿童慢性化脓性中耳炎

◆ **全身使用抗生素**：一项小规模的开放型随机对照试验，对儿童慢性化脓性中耳炎患者（经过耳部清洗和清创）给予了静点磺唑苄青霉素或头孢拉定，相对于不予抗生素治疗组，6个月后发现能改善持续性耳溢，而且发现，不同抗生素的疗效没有显著性差异。两篇系统综述未证实，针对儿童慢性化脓性中耳炎，尚无随机对照试验单独将局部使用抗生素、全身使用抗生素的疗效进行对比。另一篇系统综述未确认有随机对照试验比较全身应用抗生素与局部应用之区别。

◆ **局部使用抗生素**：我们没有检索到系统综述或者随机对照试验，针对儿童慢性化脓性中耳炎，将局部使用抗生素和安慰剂进行对比，或者将不同抗生素的效果进行对比。两篇系统综述证实没有发现随机对照试验，针对儿童慢性化脓性中耳炎，将局部或全身使用抗生素的效果进行对比观察。我们没有检索到随机对照试验，将局部使用抗生素、局部联用抗生素和激素对儿童中耳炎的治疗效果进行对比。

◆ **局部抗生素与局部皮质类固醇联用**：我们没有检索到相关的随机对照试验，针对儿童慢性化脓性中耳炎，将局抗生素与局部皮质类固醇联用和安慰剂或其他治疗方法进行对比。

◆ **局部使用消毒剂**：对于儿童慢性化脓性中耳炎，有两项随机对照试验将局部使用消毒剂（醋酸铝或者硼酸）的疗效，与对照组进行对比。但这项研究规模太小，无法发现有临床意义的差异。一项系统综述没有设立随机对照组，将局部使用消毒剂、全身使用抗生素进行对比。

◆ **局部使用皮质类固醇**：我们没有检索到系统综述或者随机对照试验，将局部使用皮质类固醇、使用安慰剂或者不予治疗三种方法的疗效进行了对比（儿童慢性化脓性中耳炎）。

◆ **耳部清洗**：关于儿童慢性化脓性中耳炎，系统综述检索到了两项不太严谨的随机对照试验，它们对比了耳部清洗或不予耳部清洗的疗效，其结果可参考性不强。

◆ **鼓室成形术（伴或不伴乳突根治术）**：对于不伴有胆脂瘤的儿童慢性化脓性中耳炎，我们没有检索到随机对照试验，将鼓室成形术（伴或不伴乳突根治术）的疗效，与不进行手术的疗效进行对比。

定义 慢性化脓性中耳炎是指中耳或者乳突的持续炎症，也称为慢性中耳炎（不伴渗出）、慢性乳突炎、慢性鼓室乳突炎。该病的特点是鼓膜穿孔，伴有反复发作或者持续的超过2～6周的耳溢。该病的典型特点还包括中耳粘膜肉芽状增厚、粘膜息肉以及中耳胆脂瘤❻。慢性化脓性中耳炎与慢性分泌性中耳炎不同，后者特点是鼓膜完整、中耳内有积液但没有活动性感染。慢性化脓性中耳炎不包括以下情况：慢性鼓膜穿孔但中耳干燥（或者偶尔耳溢），而且没有活动性感染的迹象。

发病率/患病率 慢性化脓性中耳炎在世界范围的患病人数是0.65～3.3亿人，其中0.39～2.2亿人有明显的听力下降[1]。现已证明中耳炎导致28000人死亡和2百万个伤残调整生命损失年。2000年的数据提示，以上病人94%见于发展中国家[2]。大部分的死亡都由慢性化脓性中耳炎导致，因为急性中耳炎的感染是自限性的。

病因/危险因素 慢性化脓性中耳炎被认为是急性中耳炎的并发症，但其危险因素尚不明确。频繁的上呼吸道感染、社会经济条件差（拥挤的居住环境[3]、营养卫生条件不佳）可能与慢性化脓性中耳炎的加重有关[4,5]。在1978～1987年，通过改善居住、营养卫生条件，毛利人儿童的慢性化脓性中耳炎的患病率降低了一半[6]。参见急性中耳炎。

预后 对非洲、巴西、印度、塞拉利昂[9]的儿童以及泰国[10]普通人群的调查显示，患慢性化脓性中耳炎的儿童大部分都有轻到中度的听力损失（听阈有 26～60dB 的增加）。在很多发展中国家，慢性化脓性中耳炎是儿童中度听力损失（40～60dB）[11]的最常见原因。2 岁以前持续的听力损失可能导致学习障碍和学习成绩差[12]。炎症的扩散可以导致致命的疾病，比如颅内感染和急性乳突炎[13]。在泰国和非洲，慢性化脓性中耳炎发生严重并发症的比例，从 1938 年的 20% 降低到 1948 年的 2.5%，目前的确定数据是泰国为 0.24%，非洲为 1.8%。这被认为与抗生素治疗的增加，鼓室成形术和乳突根治术 Ⓖ [14-16]的推广有关系。胆脂瘤是慢性化脓性中耳炎的另一个严重并发症，其发病率在慢性化脓性中耳炎患者中不固定（0～60%）[17-20]。在西方，胆脂瘤的发病率比较低，1993 年，芬兰的年标准发病率是每年 1 百万人口中有 8 个新增病例[21]。

治疗目的 治疗的不良反应降至最低，改善耳溢症状，治愈鼓膜穿孔，改善听力，减少并发症。

结局 主观检查或耳内镜观察发现人群中耳溢比例、鼓膜穿孔的比例、听力损失的比例、颅内以及颅外并发症的比例、死亡比例、副作用的比例。一项随机对照试验显示，主观耳溢停止与耳内镜下耳溢停止，相关性比较弱。很多随机对照试验用综合的检查结果来表示耳内镜下的病情活动情况（即指耳溢或中耳腔的感染）。**一直不统一的**：干耳持续时间，听力下降程度。

方法 采用《临床证据》2004 年 11 月的文献检索和评价方案。研究对象包括成人（大于 16 岁）以及儿童（小于 10 岁），一部分因不能确定年龄而被受益组排除的参与者，也归入了儿童组。但是通过系统综述，在成人和儿童组都发现了无效数据。各个随机对照试验对于慢性化脓性中耳炎的定义及其严重程度的测量都不一样，但观察时间都一样（1～3 周）。大部分研究得出结论的方法都不太恰当（参看描述部分）。大部分（但不是全部）研究都排除了胆脂瘤病例。所有研究都排除了有严重并发症的病例。

| 问 题 | 治疗成人慢性化脓性中耳炎的方法的效果如何？ |

治疗选择 1　耳部清洗

关于成人慢性化脓性中耳炎，尚无随机对照试验或者观察性研究，将耳部清洗和不予治疗两种状况进行充分的对比。

益处　**耳部清洗与不治疗进行对比**：我们检索到一篇系统综述（检索时间是 1996 年），发现没有随机对照试验将耳部清洗 Ⓖ 和不治疗进行对比[23]。我们也没有检索到系列的随机对照试验或者观察性研究，将耳部清洗和不予治疗两种方法进行了充分的对比。

害处　**耳部清洗与不治疗进行对比**：我们没有检索到相关的随机对照试验或者观察性研究。

评论　耳部清洗的方法多种多样。在西方国家，由训练有素的操作者在显微镜下对外耳道和中耳进行负压吸引，这是标准的耳部清洗方法。耳部清洗后用显微镜观察耳道，这是诊断持续性耳溢的一个重要方面。在发展中国家，干擦拭，耳引流及用消毒液进行耳道灌洗后进行耳内镜检查，是治疗慢性化脓性中耳炎的一部分。

治疗选择 2　抗生素（局部使用）

我们没有检索到长期跟踪的随机对照试验。有两项设计不太严谨的试验，观察了患有慢性化脓性中耳炎的成人和儿童，使用喹诺酮类抗生素 1～3 周后，相对于使用安慰剂，患者的耳溢和中耳感染得到了控制。五项随机对照试验发现成人局部使用抗生素，相对于使用安慰剂，并没有显著临床意义上的差异。三项随机对照试验发现成人慢性化脓性中耳炎患者，局部抗生素与激素联合使用，相对于单用局部抗生素，并没有显著的临床差异。一篇系统综述发现，相比于全身使用抗生素，局部使用抗生素后，耳内镜检查发现后者更能改善慢性化脓性中耳炎的症状。两项随机对照试验发现，全身与局部使用抗生素，与局部单独使用抗生素相比，疗效并没有显著性差异。但另外一项随机对照试验发现局部使用喹诺酮类抗生素，比全身和局部使用非喹诺酮类抗生素更有疗效。系统综述检索到了有一项小规模的随机对照试验，对比了局部使用抗生素和消毒剂的疗效差异，但其结论不太可靠。一项随机对照试验对比了鼓室成形术前是否局部使用抗生素，发现没有明显差异。在随机对照试验中，短期局部使用抗生素几乎没有发生有害事件。无对照的一项试验发现在局部使用非喹诺酮类抗生素后，发生了前庭耳毒性事件。

益处　**局部使用抗生素与安慰剂进行对比**：我们检索到一篇系统综述（检索时间 1996 年），该综述发现没有随机对照试验将局部单独使用抗生素和使用安慰剂进行对比[23]。我们检索到两项其后进行的随机对照试验[24, 25]。所有的参与者都进行了耳部清洗。两项试验都发现局部使用抗生素，相对于安慰剂，耳内镜检查下症状得到了改善，但两项试验的设计都不太严谨[24, 25]。第一项试验（来自泰国一个医院 50 例成人，有慢性化脓性中耳炎，但不伴有胆脂瘤）给病人使用环丙沙星 0.9% 氯化钠溶液（浓度为 0.25g/L，3 滴每天三次，使用 7 天），7 天后仍有持续性耳溢的病人比例是 3/19（16%），而使用 0.9% 氯化钠溶液组的是 14/16（88%）；RR 0.18，95%CI 0.06～0.5；NNT 2，95%CI 2～3。这项研究持续了 7 天，30%（15/50）病人中途退出，随机分组和测量的方法没有明确描述。第二项随机对照试验（来自以色列一家医院的 51 例成年不伴有胆脂瘤的慢性化脓性中耳炎患者，60 侧患耳）对比了三种处理方法：局部使用环丙沙星、局部使用妥布霉素和稀释的消毒剂（1% 的醋酸铝溶液，曾当作安慰剂使用）。三周后，环丙沙星组仍有耳溢的患者比例是 4/19（21%），而使用醋酸铝组的比例是 10/17（59%）；OR 0.21，95% CI 0.06～0.80；NNT 3，95% CI 2～18。使用妥布霉素组的比例是5/18（28%），与醋酸铝组没有显著差异；OR 0.29，95% CI 0.08～1.09。这项随机对照试验将患者随机分到治疗组，但统计结果时，用的是患耳的例数。1%的醋酸铝不应该被用作无治疗作用的安慰剂（参看局部使用消毒剂），即使被稀释的醋酸铝可以认为是无治疗作用的。**各种抗生素局部使用的效果对比**：我们检索到一篇系统综述（检索时间是1996年[23]，三项随机对照试验[26-28]，406例成人），以及两项其后进行的随机对照试验（参看表1）[25, 29]。三项随机对照试验发现局部使用喹诺酮（环丙沙星）或局部使用非喹诺酮类（庆大霉素或妥布霉素）后，经耳内镜观察，治疗效果没有显著差异[25, 28, 29]。有两项随机对照试验对比了局部使用非喹诺酮治疗的效果，发现在治疗结束时，耳内镜下不干耳的病人比例，没有显著性差异（参看表1）[26, 27]。**局部使用抗生素与全身使用抗生素的效果对比**：参看全身使用抗生素的益处。**局部使用抗生素与局部使用消毒剂的效果对比**：参看局部使用消毒剂的益处。**局部使用抗生素与局部全身联合使用抗生素效果对比**：参看局部全身联合使用抗生素的益处。**局部抗生素和激素联用的效果**：参看局部抗生素和激素联用的益处。**鼓室成形术同时局部使用抗生素**：我们检索到一项随机对照试验（101例将接受鼓室成形术的成人），分三组，在术前分别用氧氟沙星滴注10分钟、3分钟和0分钟，鼓膜穿孔的术后愈合情况，三组的比例分别是28/33、27/33和31/35。因此以上随机对照试验认为三组之间没有显著性差异，但没有报告P值。不过，这个研究也许是没有观察到不同组之间的临床上的差异。

害处　**局部使用抗生素的耳毒性**：系统综述[23]和后继的随机对照试验[24, 31, 32]，在局部使用抗生素之前，对成人和儿童的听力都进行了检测。相关综述（检索时间是1996年，11项随机对照试验）[23]发现局部使用抗生素对听力没有影响或者影响可以忽略不计。通过检索发现，有两项针对成人和儿童、一项针对成人的随机对照试验，在给病人局部使用环丙沙星或者氨基糖苷类后，没有病人出现听力下降。**局部使用抗生素的最小副作用**：系统综述发现，各项随机对照试验中，局部使用抗生素后出现副作用的比率很低而且变化范围不大[23]。**常见的副作用包括**：念珠菌感染、头晕、瘙痒、刺痛和耳痛。一项小规模的随机对照试验给19侧病耳局部使用了7天环丙沙星后，没有发现副作用[24]。

评论　目前人们认为，必须在彻底的耳部清洗后，局部使用抗生素才有效。关于慢性化脓性中耳炎发生并发症时，长期局部使用抗生素是否有效，目前还没有明确证据。上述的随机对照试验研究，规模太小，而且研究的质量不稳定。我们没有发现局部使用抗生素出现耳毒性的明确证据。试验都是通过测量听力图来观察是否有耳毒性，有一些病例研究发现，在局部使用非喹诺酮类抗生素7～20天后，出现了耳毒性[33-35]。研究发现，大部分试验者出现更多的是前庭症状而不是耳蜗症状，这可能是通过听力图或者听力检查得到的结果，并不能完全排除耳毒性。大多数局部使用的非喹诺酮类药物，都不能长期使用，包括鼓膜穿孔的患者。

治疗选择3　局部抗生素与皮质类固醇联用

一篇系统综述发现，对于患有慢性化脓性中耳炎的成人，相对于使用安慰剂或者局部单用皮质类固醇，局部抗生素和皮质类固醇联用能一定程度上改善症状。其中一项随机对照试验设计不太严谨，而另一项只是作为摘要而刊登。另外三项随机对照试验发现，对于成人慢性化脓性中耳炎患者，局部联用抗生素和皮质类固醇，相对于局部单用抗生素，临床疗效没有显著性差异。

益处　**局部联用抗生素和皮质类固醇对比安慰剂**：我们检索到了一篇系统综述（检索时间1996年[23]，两项随机对照试验[22, 36]，196例病人）将局部联用抗生素和皮质类固醇，与使用安慰剂进行对比。这篇综述没有作出Meta分析。两项随机对照试验都发现，局部联用抗生素和皮质类固醇，相对于安慰剂，可以减少持续性耳溢（参见之后的评论）。第一项随机对照试验（123例慢性化脓性中耳炎患者，均无胆脂瘤，均未行乳突根治术），局部联用庆大霉素和氢化可的松后耳内镜下活动性中耳炎的检出率是33/64（52%），而安慰剂组是44/59（75%）；OR 0.38，95%CI 0.18～0.78[22]。另外42例乳突根治术的病人也得到了类似结果。另一项随机对照试验（31例成人）局部联用庆大霉素和氢化可的松4周后，耳内镜下活动性中耳炎的检出率是6/17（35%），而安慰剂组是11/14（79%），OR 0.18，95%CI 0.05～0.75，参看后述的评论[36]。**局部联用抗生素和皮质类固醇对比局部单用皮质类固醇**：系统综述[23]证实，一项随机对照试验（64例成人）[37]发现，局部联合使用庆大霉素和氢化可的松3周后，患者持续活动性中耳炎的检出率是6/30（20%），明显低于单用倍他米松组17/24（71%）；OR 0.28，95%CI 0.13～0.60；NNT 2，95% CI 2～4。**局部联用抗生素和皮质类固醇对比局部单用抗生素**：我们检索到三项随机对照试验（参看表1）[29, 38, 39]，三项研究都没有发现临床意义上的明显差异。

害处　参看局部使用抗生素的害处。**局部联用抗生素和皮质类固醇对比局部单用抗生素**：一项随机对照试验发现了一例病人，在局部联用多粘菌素B、新霉素和氢化可的松6～12天后，病人的听力下降（环丙沙星组是0/157，而联用多粘菌素B、新霉素和氢化可的松组是1/138；OR 0.12，95% CI 0.002～5.99）[39]。这一差异的临床意义并不是很大。以上两组的副反应发生率，也没有显著性差异（环丙沙星组是24/165 [15%]，而联用多粘菌素B、新霉素和氢化可的松组是12/153[8%]；OR 1.86，95% CI 0.96～3.60)[39]。使用环丙沙星组的一例病人出现了眩晕，没有使用多粘菌素B、新霉素和氢化可的松的一例病人，也出现了眩晕。使用英文报道的后继性随机对照试验中，没有看到关于危害的报道（参看评论）[29]。

评论　参看对于局部使用抗生素的评论。综述[23]发现，仅有一篇将局部联用抗生素及激素与安慰剂进行对比的文章，而这篇文章仅仅作为摘要发表[36]。一项随机对照试验将局部联用抗生素、激素，与局部使用激素进行了对比，但没有标明研究结果的测量是否是双盲，而且也没有作进一步的结果分析。所以，目前没有明确的证据支持局部联用抗生素、激素的益处。

仅有的证据来自一项随机对照试验，该研究对比了局部联用抗生素、激素和局部使用抗生素，但只有摘要[29]。这则摘要也没有定义试验的临床反应和恢复程度。

治疗选择 4　局部使用消毒剂

对于患有慢性化脓性中耳炎的成人，通过系统综述，我们没有检索到有随机对照试验将局部使用消毒剂、使用安慰剂或者不予治疗进行了对比。系统综述检索到了一个小规模的随机对照试验，该研究对比了局部使用消毒剂、局部使用抗生素以及全身使用抗生素，但该研究可参考性不强。

益处　**局部使用消毒剂对比安慰剂**：关于成人慢性化脓性中耳炎，我们没有检索到此类随机对照试验。**局部使用消毒剂对比局部使用抗生素**：我们检索到一篇系统综述（检索时间1996年[23]，一项随机对照试验[40]，51例患者）。由综述发现的这项随机对照试验，对比了以下三种治疗方法：局部使用消毒剂（显微镜下进行耳部清洗，然后使用硼酸和碘剂），局部使用抗生素（庆大霉素或氯霉素），口服抗生素（根据细菌敏感性，选用头孢噻吩、氟氯西林、氯唑西林或阿莫西林）[40]。而后通过耳内镜检查，统计各组仍有活动性病变的比率，发现各组没有显著性差异：消毒剂组是13/20（65%），抗生素组是15/18（83%）；OR 0.40，95% CI 0.10～1.66[40]。该项随机对照试验可能未能有效地发现各组在临床意义上的差异。**局部使用消毒剂对比全身使用抗生素**：我们检索到一篇系统综述（检索时间1996年，一项随机对照试验，51例成人）[23]。这项随机对照试验对比了三种治疗方法：口服抗生素、局部使用消毒剂和局部使用抗生素（药物种类参看上文）[40]。用药后在耳内镜下观察，不论口服抗生素或者局部使用消毒剂，在疾病的活动率检出上没有显著差异：口服抗生素组是8/13（62%），局部使用消毒剂组是13/20（65%），局部使用抗生素组是15/18（83%）；OR 0.87，95%CI 0.21～3.61。该项试验也许是没能有效地发现各组在临床意义上的差异。

害处　副作用包括头晕和局部疼痛，系统综述发现用药后有轻微的或者没有听力降低[23]。

评论　可供局部使用的消毒剂包括：醋酸铝、硼酸钠、双氧水和碘剂。我们所能检索到的随机对照试验，都不能支持或者排除局部使用消毒剂的临床疗效。

治疗选择 5　局部使用皮质类固醇

我们没有检索到系统综述或者随机对照试验，将局部使用皮质类固醇、使用安慰剂或者不予治疗三种方法的疗效进行对比（成人）。对于成人慢性化脓性中耳炎，系统综述检索到一项可信度较低的随机对照试验，该研究证明，局部联合使用抗生素和皮质类固醇，比局部单用皮质类固醇，能更好地改善症状。

益处　**局部使用皮质类固醇对比安慰剂或不予治疗**：我们没有检索到此类随机对照试验。**局部使用皮质类固醇对比局部联用抗生素和皮质类固醇**：参看局部联用抗生素和皮质类固醇的益处。

害处　**局部使用皮质类固醇对比安慰剂或不予治疗**：我们没有检索到此类随机对照试验。**局部使用皮质类固醇对比局部联用抗生素和皮质类固醇**：参看局部联用抗生素和皮质类固醇的害处。

评论　无。

治疗选择 6　全身使用抗生素

随机对照试验表明，全身使用抗生素与使用安慰剂或者局部使用抗生素相比，对成人慢性化脓性中耳炎的治疗，没有明显差异。一项随机对照试验对比观察了耳内镜下的病变情况后表明，对于成人慢性化脓性中耳炎，全身使用抗生素的效果还不如局部使用抗生素。一项随机对照试验发现，全身和局部使用头孢唑肟，与全身使用头孢唑肟相比，治疗效果没有明显差异。

益处　**全身使用抗生素对比安慰剂（不予其他治疗）**：我们检索到一篇系统综述（检索时间1996年），该综述提示：没有随机对照试验将全身使用抗生素和安慰剂（抗生素组和安慰剂组均不予其他治疗）的疗效进行过对比[23]。**全身使用抗生素对比局部使用抗生素**：我们检索到一篇系统综述（检索时间1996年[23]，5项随机对照试验，291例患者）（参看表2）[40-44]。上述5项随机对照试验证实局部使用抗生素的效果优于全身使用抗生素。上述局部使用的抗生素包括：氧氟沙星、环丙沙星、庆大霉素及氯霉素；全身使用的抗生素包括：口服头孢氨苄、邻氯青霉素、阿莫西林、环丙沙星、氨基西刻洛（co-amoxiclav）、氧氟沙星，以及肌注庆大霉素；试验结束后发现，局部使用抗生素更有效地降低了耳内镜下病变的检出率（局部使用抗生素组的检出率34/153[22%]，全身使用抗生素组77/138[56%]；OR 0.23，95% CI 0.14～0.37）。**全身使用抗生素对比局部使用消毒剂**：参看局部使用消毒剂的益处。**全身使用不同抗生素的对比**：我们检索到一篇系统综述（检索时间1996年[23]，一项随机对照试验，75例患者）和两项后继的随机对照试验[45,46]。上诉第一项随机对照试验对比了以下药物：环丙沙星（500mg，每天两次），阿莫西林－克拉维酸（500mg，每天三次），给药5～10天后，试验发现对于降低耳内镜下病变的检出率，二者没有显著差异（环丙沙星组检出率16/40[40%]，阿莫西林－克拉维酸组22/35[63%]；OR 0.41，95% CI 0.16～1.00）。第一项后继随机对照试验（190例患者）给患者使用头孢替安和阿莫西林-克拉维酸，使用10天后发现，对于降低耳内镜下病变的检出率，二者没有显著差异（头孢替安组检出率37/94[39%]，阿莫西林-克拉维酸组33/94[35%]；OR 1.20，95% CI 0.67～2.16。参看后续的评论)[45]。第二项后续的随机对照试验[46]（30

例患者，分析了22例）对比了口服左氧氟沙星（500mg，每天一次）和阿莫西林-克拉维酸（650mg，每天三次）。10天后发现，左氧氟沙星更有效地改善了耳溢症状（左氧氟沙星组改善率9/12[75%]，阿莫西林-克拉维酸组6/10[60%]；P = 0.05）。**乳突切除术或鼓室成形术后全身使用抗生素**：我们检索到一篇系统综述（检索时间1996年[23]，一项随机对照试验[47]，26例患者），对比了乳突根治术或鼓室成形术后全身使用抗生素和安慰剂的疗效。该随机对照试验（26例患者进行了乳突切除术或鼓室成形术）发现静脉使用头孢他啶（术前12小时使用2g，术后5天每8小时使用1～2g），能有效地降低耳内镜下耳溢症状的检出率及术后2个月绿脓杆菌培养阳性率（头孢他啶组检出率1/14[7%]，安慰剂组 7/12[58%]；OR 0.10, 95% CI 0.02～0.51）[47]。值得注意的是，虽然该试验的设置进行了彻底的随机化，但分组似乎不太平衡：试验中抗生素组更多的病人只进行了鼓室成形术。**全身使用抗生素对比全身和局部联用抗生素**：参见全身和局部联用抗生素的益处。

害处 系统综述提示全身使用抗生素的副作用包括：念珠菌感染、头痛、恶心以及过敏反应[23]。前述试验（对比口服左氧氟沙星和口服氨基西刻洛）没有发现副作用。

评论 无。

治疗选择7　使用抗生素（局部联合全身）

对于成人慢性化脓性中耳炎，我们没有检索到系统综述或者随机对照试验，将局部使用抗生与全身使用抗生素、使用安慰剂的疗效进行了对比。两项随机对照试验发现，局部和全身同时使用喹诺酮类抗生素，较之于局部使用，两者无显著性差异。但第三项随机对照试验却发现，局部使用喹诺酮类抗生素，比局部和全身使用非喹诺酮类抗生素更有效。一项随机对照试验发现，局部和全身同时使用头孢唑肟，较之于全身使用，两者无显著性差异。

益处 **局部和全身同时使用抗生素对比安慰剂**：我们没有检索到此类随机对照试验（成人组）。**局部和全身同时使用抗生素对比局部使用抗生素**：我们检索到一篇系统综述（检索时间1996[23]，两项随机对照试验[41,48]，90例成人）和一个其后进行的随机对照试验[49]。上述的第一项随机对照试验，对比了三种治疗方法：口服环丙沙星、局部使用环丙沙星、局部和全身同时使用环丙沙星[41]。该研究发现，局部使用2周、局部和全身同时使用（口服5～10天，局部使用2周），两者在改善耳溢方面没有显著性差异（局部加口服组是5/20 [25%]，局部组是3/20 [15%]；OR 1.84，95% CI 0.40～8.49）[41]。上述的另外一项随机对照试验，对比了局部使用庆大霉素与氢化可的松（4周）加口服甲硝唑（2周）、局部使用庆大霉素与氢化可的松（4周），两者在改善耳溢方面没有显著性差异（前者是6/14 [38%]，后者是6/16 [38%]；OR 1.24，95% CI 0.29～5.23）[48]。后继的随机对照试验，对比了同时局部和口服非喹诺酮类抗生素、局部使用喹诺酮类药物的疗效[48]。该试验发现，局部使用0.3%的氧氟沙星2周能降低耳部持续症状（耳痛、耳溢、耳内镜下发现的感染）的比例（33%），而口服阿莫西林外加局部使用氯霉素组是63%（以上研究的患耳数目未报道；P < 0.001）。上述试验将病人随机分组，但分析了有持续性耳溢的患耳数目。**局部和全身使用抗生素对比全身使用抗生素**：我们检索到一项随机对照试验，该研究对于248名肌注头孢唑肟（7天）的患者，部分局部给予头孢唑肟，部分给予0.9%氯化钠。7天的治疗后，两组在症状的改善和耳内镜下病变检出率方面没有显著差异（局部使用头孢唑肟组是96%，氯化钠组是93%；研究认为没有显著差异；置信区间没有报道）。

害处 **局部和全身同时使用喹诺酮类抗生素对比局部使用喹诺酮类药物**：参看局部使用抗生素的害处和系统使用抗生素的害处。**局部和全身同时使用非喹诺酮类抗生素对比局部使用喹诺酮类药物**：相关随机对照试验报告了耳毒性（表现为骨导听阈的提高，言语识别域提高超过5dB）[49]。**局部和全身同时使用抗生素对比全身使用抗生素**：相关随机对照试验发现，以上两种治疗方法的副作用发生率相似，副作用包括皮疹、腹泻和上腹部疼痛（前者是0.8%，后者是1.6%；置信区间没有报道）[50]。

评论 以上三项随机对照试验对比了局部和全身同时使用抗生素、局部使用抗生素，其疗效上的差异，可能来自抗生素本身。在对比同一级的抗生素时，全身使用抗生素，并不能产生更好的疗效[41,47]。通过对比发现，局部使用喹诺酮类抗生素，比局部和全身使用非喹诺酮类抗生素更有效[49]。这一结果提示，对于革兰阴性杆菌，喹诺酮类抗生素能有效地降低耳溢的发生率[50]。

治疗选择8　鼓室成形术（伴或不伴乳突根治术）

对于伴有胆脂瘤的成人慢性化脓性中耳炎，我们没有检索到随机对照试验，将鼓室成形术（伴或不伴乳突根治术）的疗效，与不进行手术的疗效进行对比。

益处 **鼓室成形术（伴或不伴乳突根治术）对比非手术治疗**：我们没有检索到此类随机对照试验或者系统综述（参看评论部分）。

害处 我们没有检索到相关的随机对照试验。

评论 我们检索到了很多这一类的综述。其中一项试验对比了手术耳（鼓室成形术）与对照耳（非手术）的听力差异，这一研究来自意大利的一个医院，对象是41例双侧慢性化脓性中耳炎的成人[51]。不论手术与否，病人的听力都在逐渐地降低，但手术组的降低速度要明显低于非手术组。只要不影响手术对病变的彻底清除，同时又有保存一定听力的可能，那么作鼓室成形术可以同时行乳突根治术❻。观察性的试验发现，手术的成功率取决予以下因素：年龄、手术者的技术[52]、残余鼓膜和听骨链的功能[53]以及乳突根治术的术式。移植物行鼓膜修补的成功率可达90%~95%。大概50%~70%的病人在手术后，听力受损可得到改善[54-56]。

| 问 题 | 治疗儿童慢性化脓性中耳炎的方法的效果如何？ |

治疗选择1　耳部清洗

关于儿童慢性化脓性中耳炎，系统综述检索到了两个不太严谨的随机对照试验，它们对比了耳部清洗或不予耳部清洗的疗效，其结果可参考性不强。

益处　**耳部清洗对比不予治疗**：我们检索到一篇系统综述（检索时间是1996年[23]，二项随机对照试验[57, 58]，658例儿童），提示进行3~16周的耳部清洗后，与不进行清洗对比，治疗效果没有明显差异（二项随机对照试验观察了持续性耳溢：清洗组是125/170 [74%]，未清洗组是91/114 [80%]；95% CI 0.36~1.12。一项随机对照试验观察了鼓膜穿孔：清洗组是125/144 [87%]，未清洗组是63/73 [87%]；OR 1.04，95% CI 0.46~2.38）。上述随机对照试验设计不太严谨（参看下面的评论）。

害处　综述没有检索到支持耳部清洗有害的证据。

评论　耳部清洗的方法多种多样。在西方国家，由训练有素的操作者在显微镜下对外耳道和中耳进行负压吸引，这是标准的耳部清洗方法。在另外一些国家，外耳道的清洗可以由父母、看护人员或者类似的人员，每天使用消毒棉签清理4次。耳部清洗通常被认为是治疗慢性持续性耳溢的众多方法中的一种。几乎所有本章所提及的随机对照试验，都把耳部清洗纳入了研究。上述对比了耳部清洗或不予清洗的两个随机对照试验，都是来自慢性化脓性中耳炎的高发地区（所罗门群岛[57]和肯尼亚[58]）。第一项随机对照试验对比了五种治疗方法：（1）耳部清洗，（2）耳部清洗加局部使用消毒剂，（3）耳部清洗加局部使用消毒剂、抗生素和皮质类固醇（0.05%地塞米松，0.5%硫酸新霉素，0.005%短杆菌肽），（4）耳部清洗加局部使用消毒剂、抗生素、皮质类固醇再加口服抗生素（短杆菌肽），（5）不予治疗。该试验将儿童随机分组进行了6周的治疗，以持续性耳溢的耳朵数代表研究结果。该试验没有描述双盲和分配的方法[57]。第二项随机对照试验对比了三种治疗方法：（1）耳部清洗，（2）局部或全身使用抗生素外加皮质类固醇，（3）不予治疗[58]。研究将145个学校随机分组，但没有分析统计持续性耳溢的儿童的数目。试验追踪了16周，最终有72%的儿童完成了研究，最终数据分析也只包括这部分儿童。这项试验[58]的随机分组过程未提及，治疗分配也不是双盲的，对最终结果分析有影响。对以上数据分析的结果[23]进行参考时必须慎重，因为该分析结果将第一项研究治疗6周有耳溢的儿童的数目，与第二项研究治疗16周后仍有持续体征的儿童数目结合分析。在耳部清洗对耳溢的治疗作用上，以上两个试验有显著的不均一性（P=0.02）。总之，我们没有发现耳部清洗有益的证据，但不能排除其在临床治疗上的作用。

治疗选择2　抗生素（局部使用）

我们没有检索到系统综述或者随机对照试验，针对儿童慢性化脓性中耳炎，将局部使用抗生素和安慰剂进行对比，或者将不同抗生素的效果进行对比。两项系统性但没有进行随机对照的试验，针对儿童慢性化脓性中耳炎，将局部或全身使用抗生素的效果进行了对比。我们没有检索到随机对照试验，将局部使用抗生素、局部联用抗生素和激素对儿童中耳炎的治疗效果进行对比。

益处　**局部使用抗生素对比安慰剂**：我们没有检索到这方面的随机对照试验。**各种抗生素局部使用的效果对比**：系统综述（检索时间是1996年[23]）没有检索到单独地进行这方面对比的随机对照试验。**局部使用抗生素与全身使用抗生素的效果对比**：两篇系统综述（检索时间分别是1996年[23]和2000年[59]），没有进行随机对照试验，单独地进行了这方面的对比。但其中的一篇综述，其中有一项包含了成人和儿童的试验，局部使用抗生素比全身使用抗生素，能更有效地降低耳内镜下疾病的检出率[23]。**局部使用抗生素与局部联用抗生素、激素的效果对比**：没有检索到相关的随机对照试验。

害处　没有检索到相关的随机对照试验。

评论　我们没有检索到局部使用抗生素造成儿童耳毒性的评价。关于耳毒性的证据，都来自短期局部使用抗生素后的听力检查，以及来自一些使用非喹诺酮类药物7~120天后报告了耳毒性的非对照性试验。观察性研究发现，大部分患者出现更多的是前庭症状而不是耳蜗症状，因此通过听力图或者其他听力检查得到的结果，并不能排除耳毒性。大部分非喹诺酮类药物有使用限制，不能长期使用或用于鼓膜穿孔的患者。可参看耳部清洗部分的评论。

治疗选择3　局部抗生素与皮质类固醇联用

我们没有检索到相关的随机对照试验，针对儿童慢性化脓性中耳炎，将局部联合使用抗生素、激素、安慰剂或其他治疗方法进行了对比。

782 **益处** 我们没有检索到相关的随机对照试验。
害处 我们没有检索到这方面的随机对照试验。
评论 我们没有检索到药物对合并症的长期治疗作用。参看下面关于局部抗生素的评论。

治疗选择 4 局部使用消毒剂

对于儿童慢性化脓性中耳炎,有两项随机对照试验将局部使用消毒剂(醋酸铝或者硼酸)的疗效,与对照组进行对比。但这项研究规模太小,无法发现有临床意义的差异。一项系统综述发现,没有随机对照试验将局部使用消毒剂与全身使用抗生素进行对比。

益处 **局部使用消毒剂对比安慰剂或者不治疗**:我们没有检索到系统综述,但检索到两项随机对照试验[57, 63],第一项研究(来自南非一个医院的60例有耳溢的儿童,67侧患耳)对比了不同浓度的醋酸铝溶液的治疗作用(13%、3.25%、1.30%)[63]。最稀的溶液被认为是无效的。最终从56侧患耳 [84%] 采集了数据。这项试验发现,在治疗两周后各组的干耳率没有明显差异(13%组是 21/26 [81%],3.25组是 15/20 [75%],1.3%组是 5/10 [50%];$P = 0.18$)。第二项随机对照试验对比了五种治疗方法:(1)耳部清洗 Ⓖ,(2)耳部清洗加局部使用消毒剂,(3)耳部清洗加局部使用消毒剂、抗生素和皮质类固醇,(4)耳部清洗加局部使用消毒剂、抗生素、皮质类固醇再加口服抗生素,(5)不予治疗。研究发现,在耳部清洗后使用消毒剂(2%硼酸溶于20%的酒精,每天4次,每次每只耳朵3滴)的效果,与耳部清洗没有显著性差异(治疗6周后耳内镜下耳溢检出率:消毒剂组 12/32 [38%],耳部清洗组 13/26 [50%];OR 0.61,95% CI 0.22~1.71)[57]。**局部使用消毒剂对比局部联用抗生素激素**:我们没有检索到相关随机对照试验。**局部单用消毒剂对比全身使用抗生素**:参看儿童全身使用抗生素的益处。

害处 副作用包括头晕和局部疼痛[57, 63],系统综述发现用药后有轻微的或者没有听力降低。

评论 我们所能检索到的随机对照试验,都不能支持或者排除局部使用消毒剂的临床疗效。也可参看耳部清洗部分的评论。

治疗选择 5 局部使用皮质类固醇

我们没有检索到系统综述或者随机对照试验,将局部使用皮质类固醇、使用安慰剂或者不予治疗三种方法的疗效进行对比(儿童慢性化脓性中耳炎)。

益处 **局部使用皮质类固醇对比安慰剂或不予治疗**:我们没有检索到此类随机对照试验或者系统综述。
害处 **局部使用皮质类固醇对比安慰剂或不予治疗**:我们没有检索到此类随机对照试验。
评论 无。

治疗选择 6 使用抗生素(全身)

一项小规模的开放型随机对照试验,对儿童慢性化脓性中耳炎患者(经过耳部清洗和清创)给予了静点磺唑氨苄青霉素或头孢拉定,相对于不予抗生素治疗组,6个月后发现能改善持续性耳溢,而且发现,不同抗生素的疗效没有显著性差异。两篇系统综述都证实,针对儿童慢性化脓性中耳炎,尚无随机对照试验单独地将局部使用抗生素与全身使用抗生素的疗效进行对比。

783 **益处** **全身使用抗生素对比安慰剂或不予治疗(未行其他治疗的儿童)**:我们检索到一篇系统综述(检索时间是1996年[23]),该综述没有检索到随机对照试验,对未行其他治疗的儿童,给予全身使用抗生素的效果进行研究。**全身使用抗生素对比安慰剂或不予治疗(已行耳部清洗或者清创的儿童)**:我们检索到一篇系统综述(检索时间1996[23],一项开放型的随机对照试验)[64]。该试验(33例清创术后1~2周的儿童,已行耳部负压吸引清洗)对比了三种治疗方法:使用磺唑氨苄青霉素、头孢拉定或不予治疗[64]。试验发现,连续静脉使用磺唑氨苄青霉素或头孢拉定3~21天,6个月后,对比不予治疗组,耳内镜检查发现持续性耳溢明显降低(抗生素组是 0/21 [0%],不予抗生素组是 11/12 [92%];OR 0.02,95% CI 0.004~0.080;参看后面的评论)。**全身使用不同的抗生素**:我们检索到一篇系统综述(检索时间是1996年[23],1项随机对照试验,33例儿童)和一个其后进行的随机对照试验[65]。该试验发现,在静脉使用磺唑氨苄青霉素或头孢拉定后,经耳内镜检查,两者在耳溢的检出率上没有显著差异(磺唑氨苄青霉素组是 0/17 [0%],头孢拉定组是 0/19 [0%];置信区间没有报道)[23]。其后的随机对照试验(30例儿童)发现,使用头孢拉定或者氨曲南后,治疗的成功率(耳溢彻底停止的比率)和耳溢停止时所用的天数,并没有显著差异(成功率:头孢拉定组是84.6%,氨曲南组是67%;P值报告不明显。耳溢停止时所用的天数:头孢拉定组是7.9天,氨曲南组是8.4天)[65]。**全身使用抗生素对比局部使用抗生素**:参看局部使用抗生素的益处。**全身使用抗生素对比局部使用消毒剂**:一篇系统综述(检索时间1996年)证实没有此类的随机对照试验。

害处 系统综述发现,各个年龄组的副反应包括:念珠菌感染、头痛、恶心以及过敏反应[23]。

评论 一项随机对照试验对局部使用抗生素和激素后的儿童,又进行了全身使用抗生素与安慰剂的对比试验,该试验规模太小,没有报道分组以及双盲设置的方法,虽然将患儿随机分组,对患耳进行了分析[57]。所检索到的随机对照试验,都没有证明使用不同的抗生素进行全身治疗时,疗效有差异。对儿童的研究结果与成人组的类似。

治疗选择 7　鼓室成形术（伴或不伴乳突根治术）

对于不伴有胆脂瘤的儿童慢性化脓性中耳炎，我们没有检索到随机对照试验，将鼓室成形术（伴或不伴乳突根治术）的疗效，与不进行手术的疗效进行对比。

益处　鼓室成形术（伴或不伴乳突根治术）对比不予手术：我们没有检索到相关的随机对照试验。

害处　鼓室成形术（伴或不伴乳突根治术）对比不予手术：我们没有检索到相关的随机对照试验。

评论　我们没有检索到相关的随机对照试验，但检索到了很多综述性研究。只要不影响手术对病变的彻底清除，同时又有保存一定听力的可能，那么做鼓室成形术Ⓖ可以同时行乳突根治术Ⓖ。研究发现，手术的成功率取决于以下因素：年龄、手术者的技术[66]、中耳分泌物的性状[67]、乳突根治术的术式以及中耳重建的技术。移植物行鼓膜修补的成功率可达90%～95%。大约50%～70%的患者术后听力可得到改善[54-56]。对慢性化脓性中耳炎的高发人群（93例接受了鼓室成形术的土著儿童，其中6%接受了乳突根治术）进行长期追踪，发现在术后 103 个月，56/93（60%）的儿童鼓膜完整听力正常，而没有手术组的只有 17/93（18%）[68]。

词汇表

胆脂瘤（cholesteatoma）：中耳腔内上皮聚集形成的团块（先天性或获得性），这类组织通常起源于皮肤。它生长缓慢但能腐蚀和破坏邻近组织（听骨链、乳突、内耳，或者中耳腔内的骨头），可以引起持续疼痛和耳溢、听力下降、头晕、面瘫以及颅内感染。

伤残调整生命损失年（disability adjusted life year，DALY）：是一种测量疾病负担的指标，其目的是用一个单一的指标来综合由于疾病和危险因素引起的生命质量和数量两方面的损失。一个伤残调整生命损失年等于一年完全健康的生命的损失。

耳部清洗（ear cleansing）：也叫做耳部冲洗，包括用机械的方法，把耳内的分泌物以及其他来自耳道的碎屑，用棉签或金属钩网取出，或者用无菌液冲洗，或负压吸引。以上操作可以在耳内显微镜下或者在适当的照明直视下完成。

乳突根治术（mastoidectomy）：这是对很多手术方法的统称，此类手术的目的在于取出乳突的病变骨质以及周围的组织，或者使乳突与中耳畅通。

鼓室成形术（tympanoplasty）：这是一类手术的统称，该类手术是对传导性聋的病人，或修补鼓膜穿孔，或修复听骨链，以提高他们的听力。

参考文献

1. WHO. Chronic suppurative otitis media. Burden of illness and management options. 2004. http://www.who.int/child-adolescent-health/New_Publications/CHILD_HEALTH/ISBN_92_4_159158_7.pdf (last accessed 8 November 2005).
2. The global burden of disease: a comprehensive assessment of mortality and disability from diseases, injuries, and risk factors in 1990 and projected to 2020. Murray C, Lopez A eds. Cambridge (MA): Harvard School of Public Health on behalf of the WHO and the World Bank, distributed by Harvard University Press, 1996.
3. Homoe P. Otitis media in Greenland. Studies on historical, epidemiological, microbiological, and immunological aspects. *Int J Circumpolar Health* 2001;60(suppl 2):1–54.
4. Tos M. Sequelae of secretory otitis media and the relationship to chronic suppurative otitis media. *Ann Otol Rhino Laryngol* 1990;99:18–19.
5. Daly KA, Hunter LL, Levine SC, et al. Relationships between otitis media sequelae and age. *Laryngoscope* 1998;108:1306–1310.
6. New Zealand Health Technology Assessment Clearing House. Screening programmes for the detection of otitis media with effusion and conductive hearing loss in pre-school and new entrant school children: a critical appraisal of the literature (NZHTA REPORT 3). Christchurch, New Zealand, June 1998. http://nzhta.chmeds.ac.nz (last accessed 21 July 2003). Search date 1998; primary sources English language articles in Medline, Cinahl, HealthSTAR, Current Contents (combined files), Cochrane Library Database of Abstracts of Reviews of Effectiveness, NHS Economic Evaluation Database, New Zealand Bibliographic Network, New Zealand Ministry of Health publications, United States National Institute of Health publications, Catalogues of New Zealand medical libraries, and publications and current projects by the International Network of Agencies for Health Technology Assessment (INAHTA).
7. Bastos I. Otitis media and hearing loss among children in developing countries. Malmo: University of Malmo, 1994.
8. Jacob A, Rupa V, Job A, et al. Hearing impairment and otitis media in a rural primary school in south India. *Int J Pediatr Otorhinolaryngol* 1997;39:133–138.
9. Seely DR, Gloyd SS, Wright AD, et al. Hearing loss prevalence and risk factors among Sierra Leonean Children. *Arch Otolaryngol Head Neck Surg* 1995;121:853–858.
10. Antarasena S, Antarasena N, Lekagul S, et al. The epidemiology of deafness in Thailand. *Otolaryngol Head Neck Surg* 1988;3:9–13.
11. Muya EW, Owino O. *Special education in Africa: research abstracts*. Nairobi: UNESCO;1986.
12. Teele DW, Klein JO, Chase C, et al. Otitis media in infancy and intellectual ability, school achievement, speech, and language at age 7 years. Greater Boston Otitis Media Study Group. *J Infect Dis* 1990;162:685–694.
13. Osma U, Cureoglu S, Hosoglu S. The complications of chronic otitis media: report of 93 cases. *J Laryngol Otol* 2000;114:97–100.
14. Kenna M. Incidence and prevalence of complications of otitis media. *Ann Otol Rhinol Laryngol* 1990;99(suppl 149):38–39.
15. Berman S. Otitis media in developing countries. *Pediatrics* 1995;96:126–131.

16. Sorensen H. Antibiotics in suppurative otitis media. *Otolaryngol Clin North Am* 1977;10:45–50.
17. Mahoney JL. Mass management of otitis media in Zaire. *Laryngoscope* 1980;90:1200–1208.
18. Noh KT, Kim CS. The changing pattern of otitis media in Korea. *Int J Pediatr Otorhinolaryngol* 1985;9:77–87.
19. Nelson SM, Berry RI. Ear disease and hearing loss among Navajo children — a mass survey. *Laryngoscope* 1994;94:316–323.
20. Muhaimeid H, Zakzouk S, Bafaqeeh SA. Epidemiology of chronic suppurative otitis media in Saudi children. *Int J Pediatr Otorhinolaryngol* 1993;26:101–108
21. Alho OP, Jokinen K, Laitakari K, et al. Chronic suppurative otitis media and cholesteatoma. Vanishing diseases among Western populations? *Clin Otolaryngol Allied Sci* 1997;22:358–361.
22. Browning GG, Gatehouse S, Calder IT. Medical management of active chronic otitis media: a controlled study. *J Laryngol Otol* 1988;102:491–495.
23. Acuin J, Smith A, Mackenzie I. Interventions for chronic suppurative otitis media. In: The Cochrane Library. Issue 4, 2004. Chichester, UK: John Wiley & Sons, Ltd. Search date 1996; primary sources Medline, Hearing network database, handsearches, and experts.
24. Kasemsuwan L, Clongsuesuek P. A double blind, prospective trial of topical ciprofloxacin versus normal saline solution in the treatment of otorrhoea. *Clin Otolaryngol* 1997;22:44–46.
25. Fradis M, Brodsky A, Ben David J, et al. Chronic otitis media treated topically with ciprofloxacin or tobramycin. *Arch Otolaryngol Head Neck Surg* 1997;123:1057–1060.
26. Gyde MC, Randall RF. Comparative double-blind study of trimethoprim–sulfacetamide–polymyxin B and of gentamicin in the treatment of otorrhoea. *Ann Otolaryngol Chir Cervicofac* 1978;95:43–55.
27. Gyde M. A double-blind comparative study of trimethoprim–polymyxin B versus trimethoprim–sulfacetamide–polymyxin B otic solutions in the treatment of otorrhea. *J Laryngol Otol* 1981;95:251–259.
28. Llorente J, Sabater F, Maristany M, et al. Multicenter comparative study of the effectiveness and tolerance of topical ciprofloxacin (0.3%) versus topical gentamicin (0.3%) in the treatment of chronic suppurative otitis media without cholesteatoma. *An Otorrinolaringol Ibero Am* 1995;5:521–533.
29. Kaygusuz I, Karlidag T, Gok U, et al. Kronik supuratif otitis media tedavisinde topical siprofloksasin ve tobramisinin deksametazon ile kullanimi [Efficacy of topical ciprofloxacin and tobramycin in combination with dexamethasone in the treatment of chronic suppurative otitis media]. *Kulak Burun Bogaz Ihtisas Dergisi* 2002;9:106–111. [In Turkish]
30. Tong MC, Yue V, Ku PK, et al. Preoperative topical ofloxacin solution for tympanoplasty: a randomized, controlled study. *Otol Neurotol* 2002;23:18–20.
31. Ozagar A, Koc A, Ciprut A, et al. Effects of topical otic preparations on hearing in chronic otitis media. *Otolaryngol Head Neck Surg* 1997;117:405–408.
32. De Miguel Martinez I, Vasallo M Jr, Ramos MA. Antimicrobial therapy in chronic suppurative otitis media. *Acta Otorrinolaringol Esp* 1999;50:15–19.
33. Marias J, Rutka JA. Ototoxicity and topical eardrops. *Clin Otolaryngol* 1998;23:360–367.
34. Leliever WC. Topical gentamicin-induced positional vertigo. *Otolaryngol Head Neck Surg* 1985;93:553–555.
35. Longridge NS. Topical gentamicin vestibular toxicity. *J Otolaryngol* 1994;23:444–446.
36. Picozzi G, Browning G, Calder I. Controlled trial of gentamicin and hydrocortisone ear drops in the treatment of active chronic otitis media. *Clin Otolaryngol* 1983;8:367–368.
37. Crowther JA, Simpson D. Medical treatment of chronic otitis media: steroid or antibiotic with steroid ear-drops? *Clin Otolaryngol* 1991;6:142–144.
38. Gyde MC, Norris D, Kavalec EC. The weeping ear: clinical re-evaluation of treatment. *J Int Med Res* 1982;10:333–340.
39. Miro N, Perello E, Casamitjana F, et al. Controlled multicenter study on chronic suppurative otitis media treated with topical applications of ciprofloxacin 0.2% solution in single-dose containers or combination of polymyxin B, neomycin, and hydrocortisone suspension. *Otolaryngol Head Neck Surg* 2000;23:617–623.
40. Browning G, Picozzi G, Calder I, et al. Controlled trial of medical treatment of active chronic otitis media. *BMJ* 1983;287:1024.
41. Esposito S, D'Errico G, Montanaro C. Topical and oral treatment of chronic otitis media with ciprofloxacin. *Arch Otolaryngol Head Neck Surg* 1990;116:557–559.
42. Esposito S, D'Errico G, Mantanaro C. Topical ciprofloxacin vs. intramuscular gentamicin for chronic otitis media. *Arch Otolaryngol Head Neck Surg* 1992;118:842–844.
43. Povedano Rodriguez V, Seco Pinero M, Jurado Ramos A, et al. Eficacia del ciprofloxacino topico en el tratamiento de la otorrea cronica. *Acta Otorrinolaryngol Esp* 1995;46:15–18.
44. Yuen P, Lau S, Chau P, et al. Ofloxacin eardrop treatment for active chronic suppurative otitis media: prospective randomized study. *Am J Otol* 1994;15:670–673.
45. Cannoni M, Bonfils P, Sednaoui P, et al. Cefotiam hexetil versus amoxicillin/clavulanic acid for the treatment of chronic otitis media in adults. *Med Mal Infect* 1997;27:915–921.
46. Gonzalez A, Galindo T. Estudio abierto comparativo del tratamiento de otitis media cronica con levofloxacino vs amoxicillina/clavulanato. *Invest Med Int* 2001;28:33–36 [In Spanish]
47. Lildholdt T, Felding J, Juul A, et al. Efficacy of perioperative ceftazidime in the surgical treatment of chronic otitis media due to *Pseudomonas aeruginosa*. *Arch Otorhinolaryngol* 1986;243:167–169.
48. Picozzi G, Browning G, Calder I. Controlled trial of gentamicin and hydrocortisone ear drops with and without systemic metronidazole in the treatment of active chronic otitis media. *Clin Otolaryngol* 1984;9:305.
49. Supiyaphun P, Kerekhanjanarong V, Koranasophonepun J, et al. Comparison of ofloxacin otic solution with oral amoxycillin plus chloramphenicol ear drop in treatment of chronic suppurative otitis media with acute exacerbation. *J Med Assoc Thai* 2000;83:61–68.
50. Mira E, Benazzo M. Uso topico delle cefalosporine nel trattamento delle otiti medie purulente: valutazione della ceftizoxima (eposerin®). *Riv Ital Otorinolaringol Audiol Foniat* 1992;12:219–225.
51. Colletti V, Fiorino FG, Indelicato T. Surgery vs natural course of chronic otitis media. Long term hearing evaluation. *Acta Otolaryngol* 1991;111:762–768.
52. Soldati D, Mudry A. Cholesteatoma in children: techniques and results. *Int J Pediatr Otorhinolaryngol* 2000;52:269–276.
53. Chang CC, Chen MK. Canal-wall-down tympanoplasty with mastoidectomy for advanced cholesteatoma. *J Otolaryngol* 2000;29:270–273.
54. Vartiainen E, Kansanen M. Tympanomastoidectomy for chronic otitis media without choleasteatoma. *Otolaryngol Head Neck Surg* 1992;

106:230–234.
55. Mishiro Y, Sakagami M, Takahashi Y, et al. Tympanoplasty with and without mastoidectomy for non-cholesteatomatous chronic otitis media. *Eur Arch Otorhinolaryngol* 2001;258:13–15.
56. Berenholz LP, Rizer FM, Burkey JM, et al. Ossiculoplasty in canal wall down mastoidectomy. *Otolaryngol Head Neck Surg* 2000;123:30–33.
57. Eason R, Harding F, Nicholson R, et al. Chronic suppurative otitis media in the Solomon Islands: a prospective microbiological, audiometric and therapeutic survey. *N Z Med J* 1986;99:812–815.
58. Smith A, Hatcher J, Mackenzie I, et al. Randomised controlled trial of treatment of chronic suppurative otitis media in Kenyan schoolchildren. *Lancet* 1996;348:1128–1133.
59. Abes G, Espallardo N, Tong M, et al. A systematic review of the effectiveness of ofloxacin otic solution for the treatment of suppurative otitis media. *ORL J Otorhinolaryngol Relat Spec* 2003;65:106–116. Search date 2000; primary sources Medline, Cochrane Library, Centerwatch Clinical Trial Listing Service, Trial Banks, Research and Researcher Registry: Queen's University, hand searches of collaborators' local libraries and references lists of retrieved articles.
60. Marias J, Rutka JA. Ototoxicity and topical eardrops. *Clin Otolaryngol* 1998;23:360–367.
61. Leliever WC. Topical gentamicin-induced positional vertigo. *Otolaryngol Head Neck Surg* 1985;93:553–555.
62. Longridge NS. Topical gentamicin vestibular toxicity. *J Otolaryngol* 1994;23:444–446.
63. Thorp MA, Gardiner IB, Prescott CA. Burow's solution in the treatment of active mucosal chronic suppurative otitis media: determining an effective dilution. *J Laryngol Otol* 2000;114:432–436.
64. Fliss D, Dagan R, Houri Z, et al. Medical management of chronic suppurative otitis media without cholesteatoma in children. *J Pediatr* 1990;116:991–996.
65. Somekh E, Cordova Z. Ceftazidime versus aztreonam in the treatment of pseudomonal chronic suppurative otitis media in children. *Scand J Infect Dis* 2000;32:197–199.
66. Darrouzet V, Duclos JY, Portmann D, et al. Preference for the closed technique in the management of cholesteatoma of the middle ear in children: a retrospective study of 215 consecutive patients treated over 10 years. *Am J Otol* 2000;21:474–481.
67. Tos M, Stangerup SE, Orntoft S. Reasons for reperforation after tympanoplasty in children. *Acta Otolaryngol Suppl* 2000;543:143–146.
68. Mak DB, MacKendrick A, Bulsara MK, et al. Long-term outcomes of middle-ear surgery in Aboriginal children. *Med J Aust* 2003;179:324–325.

原作者

Jose Acuin
Associate Professor
De La Salle University
Health Sciences Campus
Dasmarinas Cavite, Philippines

利益冲突：没有声明。

表1 随机对照试验列表：局部使用不同抗生素的疗效对比，局部使用抗生素与局部联用抗生素和皮质类固醇的疗效对比

文献	慢性化脓性中耳炎的患病人数（患者数或患耳）	对比	结果 (1)	OR
局部使用不同种类的非喹诺酮类抗生素的效果对比				
26	例数，年龄设置 成人，57例患耳，法国，治疗时间不定	局部使用 0.3% 庆大霉素对比局部使用甲氧苄啶-磺胺醋酰-多粘菌素 B*	4/30（13%） 5/27（19%）	1.47（0.36～6.03）
27	27列患耳，法国，7～14天	局疗使用甲氧苄啶-磺胺醋酰-多粘菌素 B* 对比局部使用甲氧苄啶-多粘菌素 B*	4/13（31%） 8/14（57%）	0.36（0.08～1.59）
局疗使用喹诺酮类抗生素对比局部使用非喹诺同类抗生素				
25	40例成人，以色列的诊所，3周	局部使用环丙沙星对比局部使用妥布霉素	10/19（53%） 8/18（44%）	1.38（0.39～4.91）
28	308列成人，西班牙，30天	局部使用 0.3% 环丙沙星对比局部使用 0.3% 庆大霉素	8/159（5%） 9/149（6%）	0.82（0.31～2.19）
29(2)	80例成人，103例患耳土耳其 18～60岁	局部使用环丙沙星对比局部使用妥布霉素（该试验还包括：局部环丙沙星加地塞米松对比局部妥布霉素加地塞米松）	80% 70%	无报道
局部使用抗生素对比局部抗生素和皮质类固醇联用				
38	14例成人法国，30～40岁，2周	局部使用 0.3% 庆大霉素对比局部多粘菌素、新霉素及氢化可的松联用	1/8（13%） 1/6（17%）	0.73（0.04 to 13.45）
39	322例成人，西班牙，14～71岁，6～12天	局部使用环丙沙星对比局部多粘菌素 B、新霉素及氢化可的松联用	22/168（13%） 37/154（24%）	0.48（0.28～0.85）ITT 0.67（0.30～1.51）
29(2)	80例成人，103例患耳，18～60岁，土耳其	局部使用环丙沙星对比 局部使用妥布霉素对比 局环丙沙星和地塞米松联用对比 局部妥布霉素和地塞米松联用	80% 70% 90% 75%	无报道

(1) 上述随机对照试验，均以试验结束时耳内镜下未干耳而且菌培阴性的患者（患者）例数进行统计。
(2) 该试验的部分数据来自英文摘要，而该摘要没有对治疗的效果给出标准。

表2 局部使用抗生素对比全身使用抗生素

			持续耳溢	
文献	CSOM 患者数	对比	试验数据	OR
40	51例成人，苏格兰医院	局部使用庆大霉素或者氯霉素，对比多种全身使用的抗生素	11/18(61%)比 8/13(62%)	0.98（0.23～4.15）
41	60例成人 5～10天	局部使用环丙沙星对比口服环丙沙星	3/20(15%)比 12/20(60%)	0.15（0.04～0.54）
42	60例成人 5～10天	局部使用环丙沙星对比肌肉注射庆大霉素	5/30(17%)比 17/30(57%)	0.15（0.05～0.49）
43	60例成人 10天	局部使用环丙沙星对比口服环丙沙星	5/30(17%)比 15/30(50%)	0.23（0.08～0.56）
44	60例成人 7天	局部使用环丙沙星对比口服（阿莫西林＋克拉维酸）	7/30(57%)比 20/30(67%)	0.18（0.07～0.49）

耵 聍

检索时间：2004年12月
原作者：George Browning 李娜 译 余力生 校 韩东一 审

问 题

清除耵聍各种方法的效果如何？

治疗措施及其效果

耵聍清除

益害相当
外耳道冲洗法

效果不明
手法清除（除外耳道冲洗法外）
耵聍软化

外耳冲洗前耵聍软化

*虽然很多临床医生认为这些治疗方法要规范化，但我们并没有检索到相应的随机对照试验作为支持。

见词汇表Ⓖ

主要信息

耵聍清除

- ◆ **外耳道冲洗法**：多数人认为这是解决耵聍的有效治疗方法，但并没有发现在进行外耳道冲洗与未进行任何治疗的患者之间进行的随机对照试验。外耳道冲洗所带来的并发症包括：外耳道炎症，鼓膜穿孔，外耳道皮肤损伤出血，耳鸣，疼痛及眩晕。
- ◆ **手法清除（除外耳道冲洗法外）**：虽然很多耳科医生认为这些治疗方法需要规范化，我们并没有检索到除外耳道冲洗法之外的对于耵聍清除方法的系统的综述报道及随机对照试验。
- ◆ **耵聍软化**：两项随机对照试验分别对耵聍患者采取无软化处理、盐水浸泡、安慰剂浸泡，与进行耵聍软化组进行对比，并没有得到确定的证据。第一项随机对照试验选取耵聍嵌顿的老年患者进行对照，用包含花生油/氯丁醇/p-二氯苯的软化液软化耵聍后，与未做任何处理的患者相比，需外耳道冲洗治疗的几率要大大降低。但是在软化处理组与盐水组、安慰剂组（无菌盐水）之间比较，并未发现显著性差异，且在碳酸氢钠浸泡组与无处理组或盐水组、安慰剂组（无菌盐水）之间对比，需要做外耳道冲洗的比率也同样没有显著性差异。另外一项随机对照试验表明，在进行多库酯钠或三乙醇胺浸泡与盐水浸泡的儿童患者之间，需要进行外耳道冲洗的比率也同样没有显著性差异。这些随机对照临床试验并没有得出确切统一的结论来证实究竟哪一种软化剂会优于其他软化剂。
- ◆ **外耳道冲洗耵聍软化**：没有任何随机对照试验对进行外耳道冲洗前的软化过程进行确实的评估。
- *虽然很多临床医生认为这些治疗方法要规范化，但我们并没有检索到相应的随机对照试验作为支持。

定义　耵聍为外耳道的正常分泌物，其在引起患者听力下降、耳痛及其他相关的耳部症状时，才会造成疾患。当耵聍的存在影响对鼓膜的检查时，也同样需要清除。耵聍栓塞Ⓖ仅指耵聍阻塞于鼓膜外且造成耳部的症状[1]。

发病率／患病率　我们检索到耵聍栓塞发病率的4项调查报告[2-5]，他们分别选取了不同的人群，且对耵聍栓塞有不同的定义。发病率从7%～35%不等。在一般人群中的发病率不清。

病因／危险因素　阻碍耵聍从外耳道排出的各种因素（例如佩戴助听器、使用棉签清理外耳）都会促成耵聍的聚集。

预后　大多数耵聍会从外耳道自行脱落，一项随机对照试验表明，其中一组未进行任何治疗，其中32%都会在5天后自行清除。在没有嵌顿或贴近鼓膜的情况下，听力下降的发生率几乎为零。

治疗目的　解除耳部症状，完全清除嵌顿的耵聍或影响视觉的阻塞性耵聍Ⓖ以便进行鼓膜检查。

结局 部分患者（或患耳）听力降低程度及不适感会改善；主观感觉还有部分耵聍的残留。**在清理前进行耵聍软化**：部分患者需要机械清理去改善症状 鼓膜的可视度；减少机械清理。

方法 参照 2004 年 12 月《临床证据》的研究和评估。

问 题 清除耵聍各种方法的效果如何？

治疗选择 1 耵聍软化

两项随机对照试验分别对耵聍患者采取无软化处理、盐水浸泡、安慰剂浸泡，与进行耵聍软化组进行对比，并没有得到确定的证据。第一项随机对照试验选取耵聍嵌顿的老年患者进行对照，用包含花生油/氯丁醇/p-二氯苯的软化液软化耵聍后，与未做任何处理的患者相比，需外耳道冲洗治疗的几率要大大降低。但是在软化处理组与盐水组、安慰剂组（无菌盐水）之间比较，并未发现显著性差异，且在碳酸氢钠浸泡组与无处理组或盐水组、安慰剂组（无菌盐水）之间对比，需要做外耳道冲洗的比率也同样没有显著性差异。另外一项随机对照试验表明，在进行多库酯钠或三乙醇胺浸泡与盐水浸泡的儿童患者之间，需要进行外耳道冲洗的比率也同样没有显著性差异。这些随机对照试验并没有得出确切统一的结论来证实究竟哪一种软化剂会优于其他软化剂。

益处 我们检索到一项系统综述（检索时间 2003 年，8 项随机对照试验，537 例患者），对耵聍软化组与安慰剂组、无治疗组，及安慰剂组与无治疗组之间进行比较[6]。综述中包含的随机对照试验得出的主要结论：对于外耳道清理充分的患者，不必再进一步进行机械清理（外耳道冲洗）。由于试验的治疗措施、持续时间、方法及结果评估的不均一性，综述并未进行 Meta 分析[6]。**与安慰剂组或无治疗组对比**：这项综述[6]包含了两项随机对照试验[1,7]。第一项随机对照试验选择了一家医院的 113 例老年患者，他们都有一侧或双侧存在阻塞性耵聍Ⓖ[1]。给他们随机进行 4 种不同的护理：（1）专用软化剂（花生油/氯丁醇/p-二氯苯）；（2）碳酸氢钠+无菌水+甘油；（3）安慰剂；（4）无治疗。其中，已经应用过滴耳剂的患者以及外耳道和鼓膜有病理性改变的患者被排除。发现与未进行任何处置的患者相比，专用软化剂处理过的患者，需要进行外耳道冲洗的比率显著降低（31/40 [78%] 耵聍软化 v 36/38 [95%] 不治疗；$P < 0.05$），在应用花生油+三氯叔丁醇+对二氯苯组与安慰剂组之间，并没有发现显著性差异（31/40 [78%] 耵聍软化 v 30/38 [79%] 安慰剂组；报告的 P 值没有显著性差异 没有报告 CI；见下面的评论）[1]。在应用加入甘油的碳酸氢钠的水溶液与未进行任何治疗以及安慰剂处置后的患者之间进行对比，他们需要进行外耳道冲洗的比率也没有显著性差异（P 值没有显著性，CI 未予报道）[1]。另一项随机对照试验（48 例儿童）将应用多库酯钠或三乙醇胺与应用盐水的患者进行对比，发现需要外耳道冲洗的比率在应用耵聍软化组与应用盐水组之间并无显著性差异（多库酯钠组与盐水组相对比，RR 1.07，95%CI 0.17～6.64；三乙醇胺组与盐水组相对比，RR 3.29，95%CI 0.80～13.57）[7]。**不同软化剂之间对比**：综述[6]包含两项随机对照试验[1,8]及两个类随机分组试验[9,10]比较不同的耵聍软化剂。我们也检索到一个附加的随机对照试验[11]以及一个附加的类随机分组试验[12]，试验在多种不同模式下进行，几乎所有的随机对照试验都有易于偏倚的弱点，样本大小从 36 例（72 耳）到 160 例（286 耳）。最常见的结果就是对仍残留耵聍的主观评定，进一步机械清理（外耳冲洗）的需求，或对外耳冲洗后主观感觉的减轻。这些随机对照试验并没有得到一致的证据证实哪一种耳部软化剂在临床上优于其他（表 1）。

害处 **与使用安慰剂或未进行治疗对比**：第一项随机对照试验未发现使用软化剂后的不良反应[1]，第二项随机对照试验未对软化过程中的不良反应做出相应报道。它发现 10/48 [21%] 的患儿在冲洗中会产生疼痛感[7]。**不同软化剂之间对比**：三项随机对照试验未对不良反应做出报道。两项只发现了一例不良反应病例，在使用软化剂后出现兴奋过度、疼痛、瘙痒、嗡嗡声、异常嗅觉[8,9]。一项随机对照试验发现，使用花生油+三氯叔丁醇+二氯苯与成分未报道的软化剂相比，疼痛、兴奋、眩晕、异常嗅觉等不良反应的发生率无显著性差异[11]。另一项研究表明，乙酸可导致耳部疼痛[12]。

评论 在第一项随机对照试验中[1]，为了评估不需要外耳冲洗的比率，综述[6]选择了包括适当清理及完全清理的耳朵的人群。在研究中，只有完全清理过的患耳不需要耳部冲洗，我们在前面已经报道过原始的随机对照试验的数据[1]；我们发现没有很好的最佳治疗时间的证据。许多研究没有将随机研究严格化，且没有将外耳道阻塞分度。许多研究只是为了公司新产品而进行的测试，但偏倚性并未进行评估。随机对照试验的选择标准并不明确：许多试验规定参与患者存在阻塞性耵聍而并未对其进行定义。

治疗选择 2 机械法

多数人认为这是解决耵聍的有效治疗方法，但并没有发现在进行外耳道冲洗与未进行任何治疗的患者之间进行的随机对照试验。外耳道冲洗所带来的并发症包括：外耳道炎症，鼓膜穿孔，外耳道皮肤损伤出血，耳鸣，疼痛及眩晕。

益处 多数人认为这是解决耵聍的有效治疗方法，但并没有发现在进行外耳道冲洗与未进行任何治疗的患者之间进行的随机对照试验。两项随机对照试验在进行耳部冲洗前用安慰剂（盐水），50%～70% 的患者在进行耳部冲洗后都可完整看清鼓膜[13]。

害处 外耳道冲洗所带来的并发症包括：外耳道炎症，鼓膜穿孔，外耳道皮肤损伤出血，耳鸣，疼痛及眩晕[13]。

评论 无。

治疗选择 3 机械法（除外耳道冲洗法外）

我们并没有检索到除外耳道冲洗法之外的耵聍清除方法的系统综述及随机对照试验，虽然众多耳科医生认为这些治疗方法需要规范化。

益处　我们没有检索到系统综述及随机对照试验比较单独应用机械方法与无治疗或任选治疗。**对比应用软化剂后**：见耵聍软化剂的益处。

害处　对274名参与调查者进行调查，38%接受外耳冲洗的人报道并发症包括外耳炎、鼓膜穿孔、外耳道皮肤损伤出血、耳鸣、疼痛及眩晕[13]。对这些并发症的发病率、经验与教训的影响并无报道。在冲洗或吸取时，会感觉眩晕。**应用耳软化剂后**：见耳软化剂的害处。

评论　机械法除了外耳冲洗还包括直视下机械取出，也可在耳显微镜下，应用吸引器、探头、镊子。这些方法都需要特殊的训练及合适的装置。

治疗选择 4 外耳冲洗前的耵聍软化

没有任何随机对照试验对进行外耳道冲洗前的软化过程进行确实的评估。

益处　综述[6]提供一项随机对照试验[14]，我们发现另外的六项随机对照试验[15-20]，及一项类随机试验[21]，在进行外耳冲洗前给予不同的软化剂，或不予任何治疗，而后进行对比。50例（50耳）到130例（224耳）不等，每个研究都有缺陷会造成偏倚，其中2项在清除时显示出差异，而另4项并未发现差异。其中一项对比研究油剂滴耳而后冲洗，与单独应用油剂滴耳，来评估听力[18]。此研究并未将耵聍移除与听力恢复相关。结果发现，应用油剂滴耳+冲洗后，听力提高的几率大于单独油剂滴耳[18]。但是，油剂有可能损伤听力水平基线，会对治疗措施的结果产生偏倚。这使随机对照试验的结果很难解释。类随机试验发现应用水剂15分钟与夜晚应用油剂3天相比，结果没有显著性差异。但这些统计学研究有可能是不充分的。

害处　一项随机对照试验发现软化剂在8%的耳朵中可引起瘙痒、皮炎，而另三项则未发现有证据表明有刺激性[20]。另一项研究发现一例冲洗后出现外耳道出血的情况[19]。另六项随机对照试验未提示任何不良反应。

评论　无。

词汇表

耵聍栓塞（impacted wax）：压迫在外耳道，完全阻塞外耳道。许多随机对照试验将它与阻塞鼓膜相联系。

阻塞性耵聍（obstructing wax）：影响直视鼓膜的耵聍。

参考文献

1. Keane EM, Wilson H, McGrane D, et al. Use of solvents to disperse ear wax. *Br J Clin Pract* 1995;49:7–12.
2. Kalantan KA, Abdulghani H, Al-Taweel AA, et al. Use of cotton tipped swab and cerumen impaction. *Ind J Otol* 1999;5:27–31.
3. Minja BM, Machemba A. Prevalence of otitis media, hearing impairment and cerumen impaction among school children in rural and urban Dar es Salaam, Tanzania. *Int J Pediatr Otorhinolaryngol* 1996;37:29–34.
4. Swart SM, Lemmer R, Parbhoo JN, et al. A survey of ear and hearing disorders amongst a representative sample of grade 1 school children in Swaziland. *Int J Pediatr Otorhinolaryngol* 1995;32:23–34.
5. Lewis-Cullinang C, Janken JK. Effect of cerumen removal on the hearing ability of geriatric patients. *J Adv Nurs* 1990;15:594–600.
6. Burton MJ, Doree CJ. Ear drops for the removal of ear wax (Cochrane Review). In: The Cochrane Library, Issue 4, 2003. Chichester, UK: John Wiley & Sons, Ltd. Search date 2003, primary sources Cochrane ENT Group Register, Cochrane Central Register of Controlled Trials, Medline, Embase, and hand searches of reference lists of all trials retrieved.
7. Meehan P, Isenhour JL, Reeves R, et al. Ceruminolysis in the pediatric patient: a prospective, double-blinded, randomized controlled trial. *Acad Emerg Med* 2002;9:521–522.
8. Jaffe G, Grimshaw J. A multicentric clinical trial comparing Otocerol with Cerumol as cerumenolytics. *J Int Med Res* 1978;6:241–244.
9. Lyndon S, Roy P, Grillage MG, et al. A comparison of the efficacy of two ear drop preparations ("Aurax" and "Earex") in the softening and removal of impacted ear wax. *Curr Med Res Opin* 1992;13:21–25.
10. Fahmy S, Whitefield M. Multicentre clinical trial of Exterol as a cerumenolytic. *Br J Clin Pract* 1982;36:197–204.
11. Carr MM, Smith RL. Ceruminolytic efficacy in adults versus children. *J Otolaryngol* 2001;30:154–156.
12. Dummer DS, Sutherland IA, Murray JA. A single-blind, randomized study to compare the efficacy of two ear drop preparations ("Andax" and "Cerumol") in the softening of ear wax. *Curr Med Res Opin* 1992;13:26–30.
13. Sharp JF, Wilson JA, Ross L, et al. Ear wax removal: a survey of current practice. *BMJ* 1990;301:1251–1252.
14. Singer AJ, Sauris E, Viccellio AW. Ceruminolytic effects of docusate sodium: a randomized controlled trial. *Ann Emerg Med* 2000;36:228–232.
15. Amjad AH, Scheer AA. Clinical evaluation of cerumenolytic agents. *Eye Ear Nose Throat Mon* 1975;54:76–77.
16. Chaput de Saintonge DM, Johnstone CI. A clinical comparison of triethanolamine polypeptide oleate-condensate ear drops with olive oil

for the removal of impacted wax. *Br J Clin Pract* 1973;27:454–455.
17. Fraser JG. The efficacy of wax solvents: *in vitro* studies and a clinical trial. *J Laryngol Otol* 1970;84:1055–1064.
18. Memel D, Langley C, Watkins C, et al. Effectiveness of ear syringing in general practice: a randomised controlled trial and patients' experiences. *Br J Gen Pract* 2002;52:906–911.
19. Whatley VN, Dodds CL, Paul RI. Randomized clinical trial of docusate, triethanolamine polypeptide, and irrigation in cerumen removal in children. *Arch Pediatr Adolesc Med* 2003;157:1177–1180.
20. Roland PS, Eaton DA, Gross RD, et al. Randomized placebo-controlled evaluation of Cerumenex and Murine earwax removal products. *Arch Otolaryngol Head Neck Surg* 2004;130:1175–1177.
21. Eekhof JA, de Bock GH, Le Cessie S, et al. A quasi-randomised controlled trial of water as a quick softening agent of persistent earwax in general practice. *Br J Gen Pract* 2001;51:635–637.

原作者
George Browning
Professor of Otorhinolaryngology
MRC Institute of Hearing Research
Glasgow, UK

利益冲突：没有声明。

致谢：我们谨向本章的前版作者致谢，包括 Martin Burton，Elizabeth Mogg。

耵聍

表 1 耵聍软化的效果，随机对照试验的比较结果[1, 9-12]

参考文献	软化剂	使用方法	选择特征；环境	样本量	随机性；盲性	结果	结论	不良反应
1	(a) 花生油三氯叔丁醇 p-二氯苯 (b) 碳酸氢钠 (c) 无菌水 (d) 无治疗	一日2次一次4滴持续5日	阻塞性；医院	113例补充97例完全阻塞（155耳）	随机（技术未描述）；双盲（有效的处理）	残余耵聍；3级临床等级评定	(a)组与(b)组相比较，5日治疗之后，完全清除的比率并无显著性差异[(a)组22%(b)组21%，无显著性差异，CI未报道]	没有发生刺激性的病例
12	(a) 环氧乙烷聚丙二醇水杨酸胆碱（Audax） (b) 花生油三氯叔丁醇 p-二氯苯（Cerumol）	未报道	阻塞性或质地坚硬的耵聍；全科医生	50例患者（100耳）	未报道；单盲	残余耵聍，颜色，坚硬程度；客观听力，整体效果评价	(a)组与(b)组相比较，在各方面结果均无显著性差异（无显著性差异，CI未报道），例如，各组清除率均约为50%	(a) 组报道2例刺激性副作用； (b) 组1例瘙痒，1例蜂鸣音
9	(a) 环氧乙烷聚丙二醇水杨酸胆碱（Audax） (b) 花生油杏仁油精馏樟脑油（滴耳液）	一日2次滴满外耳道持续4天	症状上需软化的耵聍；全科医生	36名患者（72耳）	未说明；未进行盲性试验	阻塞程度；需进行外耳冲洗；对外耳冲洗需要的减少效果评价	(a)组与(b)组相比较，在无阻塞或轻度阻塞无显著性差异[(a)组27/38 (b)组17/34，CI未报道。(a)优于(b)；易于清除：37/38 v 19/30 P < 0.005	(b) 组报道1例刺激性；恶性气味
10	(a) 甘油+5%尿素氢氧过氧化物 (b) 甘油	一日2次，一次5～10滴持续1周	外耳耵聍；耳鼻喉专科	40例患者（80耳）	交替；双盲	需外耳冲洗；减少外耳冲洗	(a)组显著性优于(b)组；不需外耳冲洗的比率或易于冲洗的比率：35/40 v 20/40，P < 0.001	未评估
10	(a) 甘油+5%尿素氢氧过氧化物 (b) 花生油三氯叔丁醇 p-二氯苯	一日2次，一次5～10滴持续1周	外耳耵聍；耳鼻喉专科	50例患者（100耳）	交替；双盲	需外耳冲洗；减少外耳冲洗	(a)组优于(b)组，不需外耳冲洗的比率：20/50 v 5/50，P < 0.001	未评估
10	(a) 甘油+5%尿素氢氧过氧化物	一日2次，一次5～10滴，	外耳耵聍；全科医生	160例患者（286耳）	交替；双盲	需外耳冲洗；减少外耳冲洗	(a)组显著性优于(b)组，不需外耳冲洗的比率或易于	未评估

续表

参考文献	软化剂	使用方法	选择特征；环境	样本量	随机性；盲性	结果	结论	不良反应
	(b) 花生油三氯叔丁醇p-二氯苯(Cerumol)	持续1周					冲洗的比率：146/157 v 93/129，$P < 0.001$	
8	(a) Otocerol(b) 花生油三氯叔丁醇p-二氯苯(Cerumol)	三个连续的夜晚用药	建议使用软化剂的患者；全科医生	106例患者（患耳未说明）	随机；双盲	3级临床分度	无显著性差异；38/53 v 33/53（无显著性差异，CI未报道）	疼痛，刺激性；眩晕；异味感[(a) 7/53 v (b) 10/53]
11	(a) 10%碳酸氢钠水溶液(b) 2.5%乙酸水溶液	每日应用持续14日	偶然发现的耵聍	60例患者(138耳)	随机性未说明；患者选择是否盲性试验；观察者盲性	耳镜检查对耵聍进行分级	阻塞程度无显著性差异（无显著性差异，CI报道）	(b)组中出现疼痛，2/34

表 2 在外耳冲洗前耵聍软化的效果，随机对照试验的比较结果[13-18]

参考文献	软化剂	使用方法	选择特征	样本量	随机性；盲性	结果	结论	不良反应
14	(a) 三乙胺多肽 (b) 多库酯钠（WaxoIT）	外耳道冲洗前 15 分钟一次性给药	部分或完全阻塞的耵聍	50 例患者（50 耳）	随机 非盲性	鼓膜的可视程度	(b) 显著优于 (a) (22/27 [82%] v 8/23 [35%])	未报道
15	(a) 三乙胺多肽酯浓缩物 (b) 过氧化氢脲	外耳道冲洗前 30 分钟一次性给药	嵌顿或质地坚硬的耵聍环境不清	80 例患者（患耳未说明）	随机 双盲	耵聍被清除程度的临床 4 级分度	(a) 优于 (b)；(33/40 v 7/40，但 (b) 多应用复杂装置，CI 未报道	未报道
16	(a) 三乙胺多肽酯浓缩物 (b) 橄榄油	外耳道冲洗前 20 分钟一次性给药	适于冲洗的嵌顿耵聍；医院门诊患者	67 例患者（患耳未说明）	随机 双盲	耵聍被清除程度的临床 3 级分度	无显著性差异 (20/32 v 21/35, 无显著性差异，CI 未报道；(a) 组需水量显著少于 (b) 组	未报道
17	(a) 花生油三氯叔丁醇 p-二氯苯 (b) 多库酯钠 (c) 橄榄油 (d) 碳酸氢钠	每 3 日一次药物充满外耳道持续 15 分钟	双侧质地坚硬阻塞性耵聍；老年病医院	124 例患者（248 耳）	每位参试者被随机选择一侧患耳，另一侧进行 a, b 或 c 的治疗；双盲	外耳道冲洗法失败的患耳	(a) 显著优于 (b), 1/24 v 5/24, $P<0.005$。(b) (d) 无显著性差异, 3/24 v 5/24。(c) (d) 无显著性差异, 2/24 v 4/24。(a) (b) (c) 无显著性差异, P 值报道无显著性差异, CI 未报道	未报道
18	(a) 油剂 + 外耳冲洗 (b) 单纯油剂	未描述	一侧或双侧鼓膜被阻塞；全科医生	44 例患者单侧 70 例患者双侧	听力提高 ≥ 10db	(a) 显著优于 (b) 18/53 [34%] 1/61 [2%], $P<0.001$	结果可能存在偏倚听力水平的基线造成损害	未报道
19	(a) 多库酯钠 (b) 三乙醇胺多肽油酸 (c) 盐水	外耳道冲洗前 15 分钟给予 1ml	部分或完全阻塞性耵聍的儿童患者	92 例患者（患耳未说明）	未公开	鼓膜可视程度	三组无显著性差异（a 18/34 v b 13/30 v c 19/29, $P=0.17$	1 例冲洗后出血
20	(a) 三乙醇胺多肽油酸浓缩物 (b) 过氧化氢脲 (c) 安慰剂	外耳道冲洗前 15 分钟给予 2 次	部分或完全阻塞性耵聍的成人患者	74 例患者（74 耳）	随机	鼓膜可视程度	无显著性差异 [(a)7/24 v (b) 26 v (c) 10/24], $P=0.37$ (a) 组与 (c) 组, $P=0.06$ (b) 组与 (c) 组	出现瘙痒或皮炎, (a) 组 2/24, (b) 组 2/26, (c) 组 0/2
21	(a) 水橄花耳塞 (b) 油橄花耳塞	(a) 15 分钟 (b) 每晚持续 3 日	5 次冲洗仍持续存在；全科医生	130 例患者（224 耳）	类随机，非盲性	需清理的数量	无显著性差异，但是统计检验操作不充分	未报道

梅尼埃病

检索时间：2005年1月
原作者：Adrian James，Marc Thorp　李文鹏 译　余力生 校　韩东一 审

问 题

梅尼埃病急性发作的治疗效果如何？
预防发作和延缓病程的治疗措施效果如何？

治疗措施及其效果

治疗急性发作的措施

效果不明
抗胆碱能药物
苯二氮䓬类
倍他司汀

预防急性发作和延缓病程的措施

效果不明
氨基糖苷类

倍他司汀（针对眩晕或耳鸣）
饮食调整
利尿剂
心理治疗
三甲氧苄嗪
前庭康复

不太可能有效
倍他司汀（针对听力损伤）
见词汇表 **G**

主要信息

治疗急性发作的措施

- **抗胆碱能药物**：我们没有检索到关于抗胆碱能药物对梅尼埃病急性发作的疗效的系统综述或者随机对照试验。
- **苯二氮䓬类**：我们没有检索到关于苯二氮䓬类药物对梅尼埃病急性发作的疗效的系统综述或者随机对照试验。
- **倍他司汀**：我们没有检索到关于倍他司汀对梅尼埃病急性发作的疗效的系统综述或者随机对照试验。

预防急性发作和延缓病程的措施

- **氨基糖苷类**：我们没有检索到相关的能预防发作或者延缓病程的全身应用氨基糖苷的报告。
- **倍他司汀（针对眩晕或耳鸣）** 7项随机对照试验针对诊断可能是梅尼埃病患者，将倍他司汀和安慰剂对比，观察了在以下方面的疗效：急性发作的频率和严重程度，耳鸣，耳胀闷感，研究最终没有提供有效数据。两项研究发现，对于改善听力或者耳鸣，使用倍他司汀或者三甲氧苄嗪治疗，没有显著性差异。上述的一项研究发现，较之于倍他司汀，三甲氧苄嗪更能降低眩晕的程度，但另一项研究却发现两者在改善眩晕程度上没有显著差异。
- **饮食调整**：我们没有检索到相关的能预防发作或者延缓病程的饮食调整的系统综述或随机对照试验。
- **利尿剂**：一项小规模的交叉研究提示，联用氨苯喋啶和双氢氯噻嗪，对于降低听力下降、耳鸣和眩晕发作的频率有作用，但该结果可信度不高。我们没有发现数据支持利尿剂能延缓疾病的进程。
- **心理治疗**：我们没有检索到资料，证实心理治疗（比如放松治疗）能预防发作或延缓病程。
- **三甲氧苄嗪**：我们没有检索到三甲氧苄嗪在预防梅尼埃病发作方面的作用的随机对照试验。有两项小规模的随机对照试验，针对诊断明确或不明确的梅尼埃病人，对比了三甲氧苄嗪和倍他司汀的疗效，发现在改善听力或耳鸣方面，没有显著差异。其中一项试验发现，三甲氧苄嗪在降低眩晕的强度方面优于倍他司汀，但另一项试验显示，两个药物在改善眩晕强度方面没有显著差异。我们没有发现数据证明三甲氧苄嗪可延缓疾病进程。
- **前庭康复**：目前没有发现前庭康复能预防发作或延缓病程的资料。

◆ **倍他司汀（针对听力损伤）**：四项随机对照试验发现，使用倍他司汀或者安慰剂，对于改善听力（通过纯音测听检查）两者没有显著差异。两项小规模的随机对照试验发现，对于改善确诊或可疑的梅尼埃病的症状方面。使用倍他司汀或者三甲氧苄嗪治疗没有显著性差异。

定义 梅尼埃病的典型症状是：反复发作的眩晕、感音神经性听力下降、耳鸣以及耳部胀闷感觉。症状可为单侧或者双侧。即使该病的缓解期可长达数月，急性发作1年最多可达6～11次[1]。梅尼埃病的诊断主要根据临床症状[2]。在诊断上最重要的一点是，必须排除一些眩晕不伴有听力下降和耳鸣的疾病（比如：良性位置性眩晕，急性迷路炎），因为这些疾病的治疗不同于梅尼埃病。在本章节，我们使用美国耳鼻咽喉－头颈外科学会的分类方法，去评估随机对照试验的诊断的严格性（见表1）[3-5]。

发病率/患病率 虽然年轻人也有发病的报道，但梅尼埃病的高发期是40～60岁[6-7]。在欧洲的发病率是每年50～200人/每10万人。一项对英国全科医生的病人记录调查显示：每年27365人中有43人发病（每年157人/每10万人）[8]。但这项调查并没有明确的诊断标准。瑞典的一项针对一百万人的调查（严格按照诊断标准：眩晕、听力下降和耳鸣）显示，梅尼埃病的发病率是每年46人/每10万人[9]。一些小规模的研究显示：乌干达的发病率较低，日本较高（350人/每10万人，根据日本国内一项对全国医院住院病人的单周调查）[7]。

病因/危险因素 梅尼埃病与淋巴囊水肿有关（内耳的膜迷路压力升高）[11]，但两者之间的因果关系有待研究[12]。一些伴发内淋巴水肿的特发性疾病（如：颞骨骨折，梅毒，甲状腺功能低下，Cogan's综合征**G**，Mondini畸形**G**）都会出现类似梅尼埃病的症状。

预后 梅尼埃病会逐渐加重，而且伴不可预知的病情波动。出现好转时，难以区分这是病程的自然转归还是治疗的作用。在很多随机对照试验中，使用了安慰剂后，会出现眩晕的明显改善[13-14]。在出现症状后的前几年，眩晕急性发作的频率会增加，但之后随着听力的持续恶化，眩晕发作的频率又会降低[6]。大部分病人的眩晕发作最后都完全消失[15]。一项对34例的20年追踪研究发现，28人（82%）至少有中度的听力下降（纯音听力下降＞50dB），16例（47%）疾病发展为双侧[1]。有60%～80%病人不经治疗，听力症状自行缓解[16]。

治疗目的 预防梅尼埃病的发作。减轻急性发作时眩晕的程度。**减轻该病的慢性症状**：耳鸣和听力下降。以最小的不良反应为前提，提高患者的生活质量。

结局 急性发作的频率和程度。听敏度。耳鸣的严重程度。耳部胀闷感。生活质量和功能受损。治疗的不良作用。

方法 采用《临床证据》2005年1月的文献检索和评价方案。病人失访率超过20%的随机对照试验，我们不引用。没有使用美国耳鼻喉－头颈外科诊断标准的随机对照试验，我们也不引用[3-5]。

问 题	梅尼埃病急性发作的治疗效果如何？

治疗选择1　抗胆碱能药物

我们没有检索到关于抗胆碱能药物疗效的系统综述或者随机对照试验。

益处 我们没有检索到相关的系统综述或者随机对照试验，只检索到一项非随机试验（参看下面的评论）[17]。

害处 上述非随机试验未提及副作用。

评论 上述的非随机试验（37例被诊断为梅尼埃病的患者），将抗胆碱能药（甘罗溴铵，2 mg Bid）与安慰剂进行对比，4周后发现，甘罗溴铵显著降低眩晕的剧烈程度，并改善了眩晕对生活质量的影响（眩晕导致残障的可能性，症状评分[18]，这些评分从开始到研究结束时变化如下：甘罗溴铵组76到37分，安慰剂组73到75分；$P<0.001$）。但由于试验不是随机的，在引用该结果时应该慎重。

治疗选择2　苯（并）二氮䓬类

我们没有检索到关于苯二氮䓬类药物对急性发作的疗效的系统综述或者随机对照试验。

益处 我们没有检索到系统综述或随机对照试验。

害处 我们没有检索到随机对照试验。

评论 无。

治疗选择3　倍他司汀

我们没有检索到关于倍他司汀对急性发作的疗效的系统综述或者随机对照试验。

益处 我们没有检索到随机对照试验。

害处 我们没有检索到相关资料。

评论 一项1940年的观察性研究提示，静脉给予倍他司汀与降低急性发作的严重程度有关系[19]。

问 题	预防发作和延缓病程的治疗措施效果如何？

治疗选择1　利尿剂

一项小规模的交叉试验提示，联用氨苯喋啶和双氢氯噻嗪，对于降低听力下降、耳鸣和眩晕发作的频率有效，但该结果可信度不高。我们没有发现数据支持利尿剂能延缓疾病的进程。

益处 我们没有检索到系统综述，但有一个交叉试验（33例诊断可能是梅尼埃病的患者）对比了利尿剂（氨苯喋啶50mg，双氢氯噻嗪25mg）和安慰剂的疗效[20]。17周以后，该试验没有发现明显的听力学改变（$P > 0.2$）。也可能是该试验未能观测到有临床意义的差异。该试验提供的关于改善听力和眩晕的数据，被认为是无效的。我们没有检索到相关的系统综述或者随机对照试验，只检索到一项非随机试验（参看下面的评论）[17]。

害处 上述非随机试验未提及副作用[20]。

评论 在上述试验中，眩晕发作的频率降低，但耳鸣并没有改变。不过试验只提供了统计数据的平均值，因此不能进行有效的统计学分析[20]。

治疗选择2　三甲氧苄嗪

我们没有检索到三甲氧苄嗪在预防梅尼埃病发作方面的作用的随机对照试验。有两项小规模的随机对照试验，针对诊断明确或不明确的梅尼埃病患者，对比了三甲氧苄嗪和倍他司汀的疗效，发现在改善听力或耳鸣方面，没有显著差异。我们没有检索到关于苯二氮䓬类药物对急性发作的疗效的系统综述或者随机对照试验。其中一项试验发现，三甲氧苄嗪在降低眩晕的强度方面优于倍他司汀，但另一项试验显示，两种药物在改善眩晕强度方面没有显著差异。我们没有发现数据可证明三甲氧苄嗪可延缓疾病进程。

益处 我们没有检索到系统综述。**与安慰剂对比**：我们没有检索到随机对照试验。**与倍他司汀对比**：我们检索到两项随机对照试验[21, 22]。第一项研究（20例诊断为或可能的梅尼埃病患者）对比了三甲氧苄嗪（20mg Tid）和倍他司汀（8mg Tid）在改善听力、耳鸣、耳胀和生活质量方面的疗效，治疗三个月[21]后发现没有显著性差异（95%CI 0.34～2.93）。与倍他司汀相比，使用三甲氧苄嗪治疗后，主诉"眩晕发作时间缩短或者治愈"以及"眩晕强度改善或者治愈"的病人比例有显著的增加（缩短眩晕发作时间：RR 1.8，95% CI 1.0～3.2；改善眩晕强度：RR 1.7，95% CI 1.0～2.8）。与倍他司汀相比，三甲氧苄嗪能显著改善眩晕的总体评分（改善的RR是2.59，95% CI 1.17～5.3）[21]。第二项试验（45例可能诊断为梅尼埃病的患者）对比了三甲氧苄嗪（20 mg Tid）和倍他司汀（12mg Tid）在改善耳鸣或者听力上的疗效，治疗两个月后，发现两者没有显著性差异[22]。曾有报道提示三甲氧苄嗪对改善眩晕的强度有益，但该报道的数据分析又不能证实该论断（$P=0.23$；双侧费歇尔精确检验）[22]。

害处 我们没有检索到有关副作用的随机对照试验[21, 22]。

评论 无。

治疗选择3　倍他司汀

7项随机对照试验针对诊断可能是梅尼埃病的患者，将倍他司汀和安慰剂对比，观察了在以下方面的疗效：急性发作的频率和严重程度，耳鸣，耳胀闷感，研究最终没有提供有效数据。4项随机对照试验发现，使用倍他司汀或者安慰剂，对于改善听力（通过纯音测听检查）两者没有显著差异。我们没有检索到关于倍他司汀对急性发作的疗效的系统综述或者随机对照试验。两项试验发现，对于改善听力或者耳鸣，使用倍他司汀或三甲氧苄嗪治疗，没有显著性差异。上述的一项试验发现，较之于倍他司汀，三甲氧苄嗪更能降低眩晕的程度，但另一项试验却发现两者在改善眩晕程度上没有显著差异。

益处 **对比安慰剂**：我们检索到一篇系统综述[23]（搜索时间1999年，6项随机对照试验[13, 24-28]，162例病人）和一个其后进行的随机对照试验[29]，针对梅尼埃病患者，对比了倍他司汀和安慰剂的疗效。上述综述没有进行数据分析，因为不同试验间的数据不同一性（参看后面的评论）[23]。第一项随机对照试验（30例诊断可能是梅尼埃病的患者）对比了倍他司汀（8mg Tid）和安慰剂的疗效，经过6周治疗后，发现倍他司汀显著降低了眩晕的剧烈程度（$P=0.0001$），耳鸣（$P = 0.001$），耳胀闷感（$P = 0.002$）[24]。第二项试验（35例诊断可能为梅尼埃病的患者，交叉试验，参看后面的评论）对比了倍他司汀（24mg Tid，缓释剂型）和安慰剂的疗效，16周后发现在改善耳鸣（$P=0.68$），耳胀闷感（$P=0.63$）方面，两者没有显著性差异。第三项试验（16/36 [44%]的患者可能患梅尼埃病）对比了倍他司汀（18 mg Bid）和安慰剂的疗效，2周后发现在改善眩晕或耳鸣上，两者没有显著性差异（眩晕：RR 1.17，95%CI 0.86～1.58；耳鸣：RR 2.4，95% CI 0.11～51.32）[25]。第四项试验（10例诊断可能是梅尼埃病的患者）对比了倍他司汀（8 mg Tid）和安慰剂的疗效，6～12个月后，发现在改善眩晕、耳鸣和耳胀闷感方面，两者没有显著性差异（眩晕改善：RR 5.0，95%CI 0.3～84）[26]。上述试验都没发现听力改变（通过听力图检查）[13, 24-26]。还有两项试验不能明确证实，研究的参与者是梅尼埃病患者[27, 28]。后继的随机对照试验（81例诊断可能为梅尼埃病的患者）发现相比于安慰剂，使用倍他司汀（8mg Bid）3个月后，明显地降低了眩晕发作频率，主诉发作减轻的病人的比率也有提高（结果以图片表示；眩晕发作率降低：倍他司汀组是65%，安慰剂组是20%，$P<0.05$；眩晕程度降低：倍他司汀组60%，安慰剂组30%，$P<0.03$）[29]。但必须谨慎地引用这些数据，因为试验中部分数据评估了但未报告。研究并没有具体给出每一项结果的人数、症状的严重程度以及对听力的影响[29]。**对比三甲氧苄嗪**：参看三甲氧苄嗪的益处。

害处 **与安慰剂对比**：上述试验均未报道副作用[23]。后继的随机对照试验（81例患者）发现，与安慰剂相比，倍他司汀提高了头痛的发生率（倍他司汀组：5.41 [12.2%]；安慰剂组：0/40；P值和置信区间没有报道)[29]。试验发现，就治疗的总体副作用而言，倍他司汀和安慰剂没有显著性差异。**与三甲氧苄嗪对比**：相关的随机对照试验没有报道副作用。

评论 **系统性综述这样评述**："我们没有检索到较可靠的试验，使用了较高的标准去诊断疾病和评价结果（这样方法的偏差较小）。"[23] 上述研究由于诊断标准的缺乏，所以其结果的可靠性有待商榷[23]。在后继的倍他司汀和安慰剂的对比研究中，由于对结果测量值有选择，所以产生的偏倚不能排除[29]。**交叉试验**：该试验的结果难以阐释，因为在治疗期间眩晕的程度可能波动，或者药物的作用有延长，那么对疗效的评价就不稳定[30]。梅尼埃病的病情不稳定，而且目前不清楚倍他司汀的作用是否有延长。

治疗选择4　饮食调整

我们没有检索到相关的能预防发作或者延缓病程的饮食调整的系统综述或随机对照试验。

益处 我们没有检索到系统综述或随机对照试验。
害处 我们没有检索到随机对照试验。
评论 低盐饮食有可能降低内淋巴系统的压力，但我们没有检索到随机对照试验。

治疗选择5　氨基糖苷类

我们没有检索到相关的能预防发作或者延缓病程的全身应用氨基糖苷的报告。

益处 我们没有检索到随机对照试验。
害处 有报道认为，氨基糖苷类药物会造成严重的平衡障碍（包括振动幻觉❼）和感音神经性听力下降。
评论 氨基糖苷类被用于治疗严重的双侧梅尼埃病，但我们没有检索到相关试验来证明或者否定其作用。

治疗选择6　心理治疗

我们没有检索到资料，证实心理治疗（比如放松治疗）能预防发作或延缓病程。

益处 我们没有检索到系统综述或随机对照试验。
害处 我们没有检索到随机对照试验。
评论 各种治疗梅尼埃病发作的方法，都有一定的效果，比如给予安慰剂[16, 36]，或者告知病人他很快就将手术治疗[37]。这种症状的改善，可以归结为治疗带给病人的心理作用，也可能是梅尼埃病的自然病程转归。

治疗选择7　前庭康复

我们没有检索到系统综述或随机对照试验，证实前庭康复能预防发作或延缓病程。

益处 我们没有检索到系统综述或随机对照试验。
害处 我们没有检索到随机对照试验。
评论 无。

词汇表

Cogan's 综合征（Cogan's syndrome）：梅尼埃病阵发性眩晕的类型，有体力损失，间质角化，没有梅毒。
Mondini 畸形（Mondini dysplasia）：一种先天畸形，患耳的耳蜗只有底周。
振动幻觉（Oscillopsia）：由前庭－眼反射导致的平衡障碍，表现为头部运动时出现振动幻觉。
前庭康复（Veatibular rehabilitation）：通过控制头部和身体的运动，以改善平衡觉，这样的一系列运动，统称为前庭康复[38]。对于病情稳定的前庭病变的病人，通常推荐该项康复治疗[39]。

参考文献

1. Friberg U, Stahle J, Svedberg A. The natural course of Menière's disease. *Acta Otolaryngol Suppl* 1984;406:72-77.
2. Kitahara M. Concepts and diagnostic criteria of Menière's disease. In: Kitahara M, ed. *Menière's disease*. Tokyo: Springer-Verlag, 1990:3-12.
3. Alford BR. Menière's disease: criteria for diagnosis and evaluation of therapy for reporting. Report of subcommittee on equilibrium and its measurement. *Trans Am Acad Ophthalmol Otolaryngol* 1972;76:1462-1464.
4. Pearson BW, Brackmann DE. Committee on Hearing and Equilibrium guidelines for reporting treatment results in Menière's disease. *Otolaryngol Head Neck Surg* 1985;93:578-581.
5. Committee on Hearing and Equilibrium. Guidelines for the diagnosis and evaluation of therapy in Menière's disease. *Otolaryngol Head Neck Surg* 1995;113:181-185.
6. Moffat DA, Ballagh RH. Menière's disease. In: Kerr AG, Booth JB, eds. *Scott-Brown's otolaryngology* 6th ed. Oxford: Butterworth-Heinemann, 1997.
7. Watanabe I. Incidence of Menière's disease, including some other epidemiological data. In: Oosterveld WI, ed. *Menière's disease: a comprehensive appraisal*. Chichester: Wiley, 1983:9-23.
8. Cawthorne T, Hewlett AB. Menière's disease. *Proc Royal Soc Med* 1954;47:663-670.
9. Stahle J, Stahle C, Arenberg IK. Incidence of Menière's disease. *Arch Otolaryngol* 1978;104:99-102.
10. Nsamba C. A comparative study of the aetiology of vertigo in the African. *J Laryngol Otol* 1972;86:917-925.
11. Hallpike C, Cairns H. Observations on the pathology of Menière's syndrome. *J Laryngol Otol* 1938;53:625-655.
12. Ruckenstein MJ, Harrison RV. Cochlear pathology in Menière's disease. In: Harris JP, ed. *Menière's disease*. The Hague: Kugler Publications, 1999:195-202.
13. Schmidt JT, Huizing EH. The clinical drug trial in Menière's disease with emphasis on the effect of betahistine SR. *Acta Otolaryngol* 1992;497(suppl):1-189.
14. Moser M, Ranacher G, Wilmot TJ, et al. A double-blind clinical trial of hydroxyethylrutosides in Menière's disease. *J Laryngol Otol* 1984;98:265-272.
15. Silverstein H, Smouha E, Jones R. Natural history versus surgery for Menière's disease. *Otolaryngol Head Neck Surg* 1989;100:6-16.
16. Torok N. Old and new in Menière's disease. *Laryngoscope* 1977;87:1870-1877.
17. Storper IS, Spitzer JB, Scanlan M. Use of glycopyrrolate in the treatment of Menière's disease. *Laryngoscope* 1998;108:1442-1445.
18. Jacobson GP, Newman CW. The development of the Dizziness Handicap Inventory. *Arch Otolaryngol Head Neck Surg* 1990;116:424-427.
19. Sheldon CH, Horton BT. Treatment of Menière's disease with histamine administered intravenously. *Proc Staff Meet Mayo Clin* 1940;15:17-21.
20. van Deelen GW, Huizing EH. Use of a diuretic (Dyazide) in the treatment of Menière's disease. A double-blind cross-over placebo-controlled study. *ORL J Otorhinolaryngol Relat Spec* 1986;48:287-292.
21. Kluyskens P, Lambert P, D'Hooge D. Trimetazidine versus betahistine in vestibular vertigo. A double blind study. *Ann Otolaryngol Chir Cervicofac* 1990;107(suppl 1):11-19. [In French]
22. Martini A, De Domenico F. Trimetazidine versus betahistine in Menière's disease. A double blind method. *Ann Otolaryngol Chir Cervicofac* 1990;107(suppl 1):20-27. [In French]
23. James AL, Burton MJ. Betahistine for Menière's disease or syndrome. In: The Cochrane Library, Issue 4, 2004. Chichester, UK: John Wiley & Sons, Ltd. Search date 1999; primary sources Cochrane Controlled Trials Register, Medline, Embase, Index Medicus, and hand searches of reference lists.
24. Salami A, Dellepiane M, Tinelle E, et al. Double blind study between betahistine hydrochloride and placebo in the treatment of Menière's syndromes. *Valsalva* 1984;60:302-312. [In Italian]
25. Okamato K, Hazeyama F, Taira T, et al. Therapeutic results of betahistine in Menière's disease with statistical analysis. *Iryo* 1968;22:650-666. [In Japanese]
26. Ricci V, Sittoni V, Nicora M. Efficacy and safety of betahistine hydrochloride versus placebo in Menière's disease. *Riv Ital Ornitolog Audiolog Foniat* 1987;7:347-350. [In Italian]
27. Burkin A. Betahistine treatment of Menière's syndrome. *Clin Med* 1967;74:41-48.
28. Elia JC. Double-blind evaluation of a new treatment for Menière's syndrome. *JAMA* 1966;196:187-189.
29. Mira E, Guidetti G, Ghilardi L, et al. Betahistine dihydrochloride in the treatment of peripheral vestibular vertigo. *Eur Arch Otorhinolaryngol* 2003;260:73-77.
30. Fleiss JL. The crossover study. In: *The design and analysis of clinical experiments*. Chichester: Wiley, 1984.
31. Furstenburg AC, Richardson G, Lathrop FD. Menière's disease. Addenda to medical therapy. *Arch Otolaryngol* 1941;34:1083-1092.
32. Balyan FR, Taibah A, De Donato G, et al. Titration streptomycin therapy in Menière's disease: long-term results. *Otolaryngol Head Neck Surg* 1998;118:261-266.
33. Wilson WR, Schuknecht HF. Update on the use of streptomycin therapy for Menière's disease. *Am J Otol* 1980;2:108-111.
34. Graham MD. Bilateral Menière's disease. Treatment with intramuscular titration streptomycin sulfate. *Otolaryngol Clin North Am* 1997;30:1097-1100.
35. Shea JJ, Ge X, Orchik DJ. Long-term results of low dose intramuscular streptomycin for Menière's disease. *Am J Otol* 1994;15:540-544.
36. Thomsen J, Bech P, Prytz S, et al. Menière's disease: lithium treatment (demonstration of placebo effect in a double blind cross-over trial). *Clin Otolaryngol* 1979;4:119-123.
37. Kerr AG, Toner JG. A new approach to surgery for Menière's disease: talking about surgery. *Clin Otolaryngol* 1998;23:263-264.
38. Dix MR. The rationale and technique of head exercises in the treatment of vertigo. *Acta Otorhinolaryngol Belg* 1979;33:370-384.
39. Clendaniel RA, Tucci DL. Vestibular rehabilitation strategies in Menière's disease. *Otolaryngol Clin North Am* 1997;30:1145-1158.

原作者

Adrian James
Department of Otolaryngology
Southmead Hospital
Bristol, UK

Marc Thorp
Department of Otolaryngology
Corner Brook
Newfoundland, Canada

利益冲突：AJ是本章一则系统综述（参考文献23）的共同作者。

表1 美国耳鼻喉头颈外科学会梅尼埃病诊断指南

确诊	临床确诊+病理证实
临床确诊	除外其他原因的2次以上眩晕发作+听力检查为感音神经性聋；耳鸣或耳涨满感
可能诊断	除外其他原因的1次眩晕发作+听力检查为感音神经性聋+耳鸣或耳涨满感
可疑诊断	除外其他原因的不伴有听力下降的眩晕发作，或伴有平衡失调的感音神经性聋
眩晕发作：自发的超过20分钟的视物旋转	

航空旅行时中耳疼痛及损伤

检索时间：2005年4月
原作者：Arin basu　李文鹏 译　余力生 校　韩东一 审

问　题

航空性中耳疼痛和损伤的治疗效果如何？

治疗措施及其效果

预防气压性损伤

很可能有效
成人口服伪麻黄碱

效果不明
儿童口服伪麻黄碱

局部使用鼻粘膜减充血剂

将在新版中加入
球囊充气

见词汇表 **G**

主要信息

预防气压性损伤

◆ **成人口服伪麻黄碱**：一项针对有航空性耳痛史的成年旅客的随机对照试验在一定程度上提示，与服用安慰剂的对照组相比，口服伪麻黄碱可以降低航空旅行时的气压性损伤。另一项针对有航空性耳痛史的成年旅客的随机对照试验在一定程度上提示，相对于服用安慰剂的对照组，口服伪麻黄碱可以降低航空旅行时的耳痛和听力下降。

◆ **儿童口服伪麻黄碱**：一项针对6岁以下儿童的小规模随机对照试验提示，对于预防飞机起降时的耳痛，口服伪麻黄碱与口服安慰剂在疗效上没有显著差异。同时这项研究发现，与对照组相比，口服伪麻黄碱组有更多的儿童在飞机起飞时嗜睡。

◆ **局部使用鼻粘膜减充血剂**：一项针对有航空性耳痛史的成年旅客的小规模随机对照试验提示，在减轻气压性损伤的症状方面，鼻喷羟甲唑啉组和安慰剂组相比没有显著性差异，但这一研究的样本太小，可能发现不了减充血剂的重要临床作用。

定义　航空旅行对中耳的影响包括：鼓膜疼痛，眩晕，听力下降和鼓膜穿孔。

发病率/患病率　气压性损伤的患病率取决于飞行高度、飞机的类型、乘客的体质。一项患病率研究表明，在乘坐飞机后，20%的成人和40%的儿童出现了中耳负压，而且10%的成人和22%的儿童用耳镜检查时发现鼓膜损伤[1]。在商务航班中发生鼓膜穿孔极其罕见，所以我们没有发现鼓膜穿孔发病率的相关数据。

病因/危险因素　飞机降落时，中耳相对外耳道处于负压状态，此时如果咽鼓管狭窄、感染或功能不良，都会阻碍空气从咽鼓管注入中耳。结果中耳与外耳的压差增大，并导致鼓膜内陷。

预后　大多数人以上症状会自行消失。来自空军的经验提示，大多数的鼓膜穿孔也会自行愈合[2]。

治疗目的　预防航空时的耳痛和损伤。

结局　航空性耳痛和听力下降的发病率以及严重程度；鼓膜穿孔的发病率；气压性损伤。

方法　采用《临床证据》2005年4月的文献检索和评价方案。

| 问 题 | 航空性中耳疼痛和损伤的治疗效果如何？ |

治疗选择1　口服伪麻黄碱

一项针对有航空性耳痛史的成年旅客的随机对照试验在一定程度上提示，与服用安慰剂的对照组相比，口服伪麻黄碱可以降低航空旅行时的气压性损伤。另一项针对有航空性耳痛史的成年旅客的随机对照试验在一定程度上提示，对比于服用安慰剂的对照组，口服伪麻黄碱可以降低航空旅行时的耳痛和听力下降。一项针对6岁以下儿童的小规模随机对照试验提示，对于预防飞机起降时的耳痛，口服伪麻黄碱与口服安慰剂在疗效上没有显著差异。同时这项研究发现，与对照组相比，口服伪麻黄碱组有更多的儿童在飞机起飞时嗜睡。

益处　我们没有检索到相关的系统综述。我们检索到三项对口服伪麻黄碱和口服安慰剂进行比较的随机对照试验[3-5]。**成人口服伪麻黄碱**：有两项这方面的研究，针对有航空性耳痛的成人，对比了口服伪麻黄碱（飞机起飞前30分钟给予120mg）和口服安慰剂的效果[3-5]。研究样本排除急慢性耳病患者。乘客飞行后填写问卷寄回，两项研究由此得到结果。第一项（150例）随机对照试验对比了三种治疗方法：口服伪麻黄碱；鼻喷羟甲唑啉；安慰剂。这项随机对照试验发现，相对安慰剂，伪麻黄碱显著地降低了发生气压性损伤ⓖ的人数比例（耳痛、耳堵闷感、听力下降、头晕/眩晕、耳鸣，这些症状的发生率在口服伪麻黄碱组是14/41[34%]，安慰剂组是29/41[71%]，RR 0.48，95% CI 0.29～0.67）。我们没有检索到有关贝特类药物在低危人群中预防冠心病的随机对照试验[3]。第二项（190人）随机对照试验提示，口服伪麻黄碱显著降低耳痛病人的比例（耳痛比例：伪麻黄碱组25/96[26%]，安慰剂组43/94[46%]；$P=0.007$），降低听力下降的病人的比例（听力下降比例：伪麻黄碱组20/96[21%]，安慰剂组38/94[40%]；$P=0.006$）[4]。**儿童口服伪麻黄碱**：第三项随机对照试验（50例儿童，从6个月到6岁）对比了口服伪麻黄碱和口服安慰剂的效果[5]，飞机起飞时，伪麻黄碱组和安慰剂组在耳痛发生人数上无显著差异（伪麻黄碱组2/50[4%]，安慰剂组2/41[5%]；$P=1.0$），飞机降落时结果类似（伪麻黄碱组6/49[12%]，安慰剂组5/39[13%]；$P=1.0$）。

害处　**成人口服伪麻黄碱**：第一项随机对照试验报告的副作用包括：嗜睡（伪麻黄碱组4/41[10%] v 安慰剂组2/41[5%]）、口干（4/41[10%] v 1/41[2%]）、鼻腔激惹（1/41[2%] v 0/41[0%]）、胃肠不适（1/41[2%] v 0/41[0%]）以及头痛（0/41[0%] v 1/41[2%]）[3]。第二项随机对照试验报告了以下副作用：嗜睡（伪麻黄碱组7/96[7.3%] v 安慰剂组2/94[2.2%]）、恶心、口干（4.2% v 4.3%）[4]。**儿童口服伪麻黄碱**：第三项随机对照试验表明，服用伪麻黄碱后，更多的儿童在起飞时嗜睡（伪麻黄碱组30/50[60%] v 安慰剂组11/41[27%]；$P=0.003$）[5]。

评论　无。

治疗选择2　局部使用鼻粘膜减充血剂

一项针对有航空性耳痛史的成年旅客的小规模随机对照试验提示，在减轻气压性损伤的症状方面，鼻喷羟甲唑啉组和安慰剂组相比没有显著性差异，但这一研究的样本太小，可能发现不了减充血剂的重要临床作用。我们没发现将其他鼻粘膜减充血剂和安慰剂进行对比的研究。

益处　我们没有检索到系统性的回顾。我们检索到一项针对有耳痛史的成人的研究，研究对比了鼻喷羟甲唑啉（0.05%，起飞前30分钟前使用）；口服伪麻黄碱；口服安慰剂。研究结果来自乘客下机后寄回的问卷。研究发现，对于航空旅行时气压性损伤ⓖ的症状（耳痛，耳堵闷感，听力下降，头晕/眩晕，耳鸣），羟甲唑啉组和安慰剂组没有显著性差异（27/42[64%] v 29/41[71%]；$P=0.695$）[3]。我们没发现将其他鼻粘膜减充血剂和安慰剂进行对比的研究。

害处　这项随机对照试验发现了以下副作用：鼻腔激惹（羟甲唑啉组6/42[14%] v 安慰剂组0/41[0%]）、嗜睡（1/42[2%] v 2/41[2%]）、口干（1/42[2%] v 1/41[2%]）、胃肠不适（1/42[2%] v 0/41[0%]）和头痛（1/42[2%] v 1/41[2%]）[3]。

评论　这一研究的样本太小，可能发现不了减充血剂的重要临床作用。

词汇表

气压性损伤（barotrauma）：由大气压改变造成的症状叫做气压性损伤。耳部气压性损伤包括以下症状：鼓膜疼痛，眩晕，听力下降，耳鸣和鼓膜穿孔。

参考文献

1. Stangerup S-E, Tjernstrom O, Klokke M, et al. Point prevalence of barotitis in children and adults after flight, and the effect of autoinflation. *Aviat Space Environ Med* 1998;69:45–49.
2. O'Reilly BJ. Otorhinolaryngology. In: Ernsting J, Nicholson AN, Rainford DJ, eds. *Aviation medicine*. 3rd ed. Oxford: Butterworth-Heinemann, 1999:319–336.
3. Jones JS, Sheffield W, White LJ, et al. A double-blind comparison between oral pseudoephedrine and topical oxymetazoline in the prevention of barotrauma during air travel. *Am J Emerg Med* 1998;16: 262–264.

4. Csortan E, Jones J, Haan M, et al. Efficacy of pseudoephedrine for the prevention of barotrauma during air travel. *Ann Emerg Med* 1994;23: 1324–1327.

5. Buchanan BJ, Hoagland J, Fischer PR. Pseudoephedrine and air travel-associated ear pain in children. *Arch Pediatr Adolesc Med* 1999;153: 466–468.

原作者

Arin Basu

Prof Allan Smith's Research Group

University of California at Berkeley

Berkeley

CA, United States

利益冲突：未声明。

致谢：在此谨向本章以前版本的作者，包括 Simon Janvrin 致谢。

外耳道炎

检索时间：2005年3月
原作者：Daniel Hajioff　李娜 译　余力生 校　韩东一 审

问题

经验治疗的效果如何？

治疗措施及其效果

经验治疗

很可能有效
局部醋酸铝滴剂（与局部应用抗生素同样有效）
局部抗生素（联合类固醇激素用药或单独用药）
局部类固醇激素

效果不明
口服抗生素
专科医生洗耳治疗
局部应用醋酸（缺乏足够的证据证明与安慰剂相对比它是有效的）

局部抗真菌剂（联合类固醇激素用药或单独用药）

不太可能有效
口服抗生素＋局部应用抗感染剂（实际等同于局部应用抗感染制剂）

将在新版中加入
对外耳道炎的预防
外耳道炎后耳道狭窄的外科手术治疗
对坏死性外耳道炎的治疗

见词汇表**G**

主要信息

经验治疗

- **局部醋酸铝滴剂（与局部应用抗生素同样有效）**：我们没有检索到有关将局部应用醋酸铝滴剂与安慰剂进行对比的随机对照试验及系统综述。一项在急性弥漫性外耳道炎患者中进行的随机对照试验发现，局部应用醋酸铝滴剂与局部应用多粘菌素-新霉素-氢化可的松4周后，在临床治愈时间或临床治愈率方面并没有显著性差异。

- **局部抗生素（联合类固醇激素用药或单独用药）**：一项随机对照试验发现，与安慰剂对照组相比较，应用甲强龙-新霉素滴剂28天可以改善患者症状和体征。两项随机对照试验发现，局部应用喹诺酮类抗生素组与应用其他抗感染制剂组，在治愈率方面没有显著性差异。另一项随机对照试验发现，与应用氢化可的松-新霉素-多粘菌素B相比较，应用氟氢化泼尼松-新霉素滴剂可改善治愈率。另两项随机对照试验发现了有限的证据，与不含醋酸的局部抗感染滴剂相比较，应用新霉素-地塞米松-醋酸喷剂可改善临床治愈率。我们没有检索到有关口服抗生素与口服抗感染制剂作用相比较的随机对照试验。一项随机对照试验将局部抗感染膏剂＋口服复方新诺明与单独应用局部抗感染膏剂的症状严重程度、持续时间、治愈率进行比较，发现并无统计学显著性差异。一项在急性弥漫性外耳道炎患者中进行的随机对照试验发现，多粘菌素-新霉素-氢化可的松组与醋酸铝滴剂组在达到临床治愈时间与治疗4周时的临床治愈率方面并无统计学显著性差异。

- **局部类固醇激素**：一项在急性或慢性轻度/中度外耳道炎患者中进行的随机对照试验发现，与安慰剂组相比较，使用布地奈德组可改善患者的症状和体征。我们没有找到关于局部应用抗感染制剂与局部应用类固醇激素相对比的随机对照试验。一项随机对照试验发现，在局部应用弱效激素（氢化可的松）与局部应用强效激素（氢化可的松丁酸酯）1周后，两组症状的评分并无统计学显著性差异。

- **口服抗生素**：我们没有检索到关于口服抗生素与安慰剂或者应用局部抗感染制剂相对比的随机对照试验或系统综述。

- **专科医生洗耳治疗**：我们没有检索到关于专科医生洗耳治疗与未进行洗耳治疗的随机对照试验或系统综述。一项对治疗后的二级护理措施的随机对照试验发现，耳部纱条＋抗感染滴剂与抗感染膏剂浸泡的纱条在治疗4周后的改善率方面并无统计学显著性差异。

◆ **局部应用醋酸（缺乏足够的证据证明与安慰剂相对比它是有效的）**：我们没有检索到关于局部应用醋酸与应用安慰剂的随机对照试验或系统综述。一项在急性弥漫性外耳道炎患者中进行的随机对照试验发现，局部应用醋酸可延长症状的持续时间、提高复发率，与局部应用类固醇激素+抗生素、局部应用醋酸+类固醇激素相比，降低了治愈率。

◆ **局部抗真菌剂（联合类固醇激素用药或单独用药）**：我们没有检索到关于局部应用抗真菌剂（联合类固醇激素或单独用药，联合口服抗生素或单独用药）的随机对照试验或系统综述。

◆ **口服抗生素+局部应用抗感染剂（实际等同于局部应用抗感染制剂）**：一项随机对照试验发现，口服复方新诺明+局部抗感染膏剂与局部应用抗感染膏剂在症状严重程度、持续时间、治愈率方面，并无统计学显著性差异。

定义 外耳炎为炎症反应，通常是外耳道的感染。它通常会扩散至整个外耳道，所以又被称为"弥漫性外耳道炎"。目前的诊断除外了局部的炎症反应，例如疖肿。外耳炎分为急性（＜6周）、慢性（＞3个月）和坏死性（恶性）。急性外耳炎表现为单独的急性发作，或复发，表现为耳部疼痛、耳漏、听力下降[1]。外耳道在可视的情况下，表现出发红和其他炎症反应的表现。慢性外耳炎会导致外耳道狭窄，表现出相关的听力下降，在这种情况下，不适宜佩戴助听器。坏死性外耳炎是以颞骨骨质破坏为前提定义的，通常为免疫抑制或糖尿病病人的合并症，在这种情况下是对生命有威胁的[2]。在此章节，我们只涉及对于急性及慢性外耳炎的经验治疗。

发病率/患病率 在世界范围内，外耳炎都属于常见病。这个数字没有被精确的统计过，不过有10%的人群被认为曾经得过外耳炎[3]。成人的发病率大于儿童。外耳炎在耳鼻喉科室的工作中占很大的比例，但轻症患者往往在初级护理时被治疗[3]。

病因/危险因素 外耳炎可能与外耳道局部或广泛的湿疹有关，它在游泳运动员、潮湿环境、缺乏外耳耵聍、外耳道狭窄、佩戴助听器、外耳曾经受过机械性损伤的人群中更常见[4]。

预后 我们找到的可靠数据很少。许多外耳炎的病人在数周、数月后炎症反应自行消退。急性发作存在复发的趋势，虽然复发率是未知的。经验提示，单纯的急性外耳炎只有很少一部分转为慢性炎症，转为外耳道狭窄的几率几乎为零[1]。

治疗目的 改善与消除症状；阻止复发及并发症的出现，使不良后果最小化。

结局 症状和体征的严重程度和持续时间（疼痛，耳漏，听力下降，充血）；缓解或治愈率（定义为症状及体征完全缓解）；防止复发；可佩戴助听器；提高生活质量；治疗的不良作用。

方法 采用《临床证据》2005年3月的文献检索和评价方案。我们除外随访率＜80％的随机对照试验，还除外随访时间小于1个月的随机对照试验，以便我们可以持续评估缓解率及复发率。

问 题　经验治疗的效果如何？

治疗选择 1　口服抗生素

我们没有检索到关于口服抗生素与安慰剂或者应用局部抗感染制剂相对比的随机对照试验或系统综述。一项随机对照试验发现，口服复方新诺明+局部抗感染膏剂与局部应用抗感染膏剂在症状严重程度、持续时间、治愈率方面，并无统计学显著差异。

益处 我们没有检索到系统综述。**口服抗生素与安慰剂**：未检索到随机对照试验。**口服抗生素与局部抗生素**：未检索到随机对照试验。**局部抗生素+口服抗生素**：一项双盲随机对照试验（105例耳镜检查确诊急性弥漫性外耳炎患者，无论症状严重程度）服用口服复方新诺明5日在一级护理条件下[5]，与进行安慰剂治疗组进行对比，此后，两组样本分别给予包含氟氢化泼尼松、新霉素、短杆菌肽的药膏局部应用，若有耳漏，局部外耳道吸引。两组在症状的评分、持续时间、治愈率（评估症状改善的评分从1[无症状]～5[最严重]；使用复方新诺明组评分0.72，使用安慰剂组评分0.69，$P＞0.4$；症状持续的平均时间：复方新诺明组3.1天，安慰剂组3.1天，$P＞0.5$；**治愈率**：复方新诺明组18/47[38%]，安慰剂组21/53[40%]，$P＞0.8$）[5]。**口服抗生素与局部用抗真菌药物**：未检索到随机对照试验。**局部抗真菌+口服抗生素**：未检索到随机对照试验。

害处 随机对照试验未提供任何不良作用的信息[5]。

评论 无。

治疗选择 2　局部抗感染制剂（抗生素或抗真菌药物与类固醇激素联合用药或单独用药）

一项随机对照试验发现，与安慰剂对照组相比较，应用甲强龙-新霉素滴剂28天可以改善患者症状和体征。两项随机对照试验发现，局部应用喹诺酮类抗生素组与应用其他抗感染制剂组，在治愈率方面没有显著性差异。另一项随机对照试验发现，与应用氢化可的松-新霉素-多粘菌素B相比较，应用氟氢化泼尼松-新霉素滴剂可提高改善率。另两项随机对照试验发现了有限的证据，与不含醋酸的局部抗感染滴剂相比较，应用新霉素-地塞米松-醋酸喷剂可改善临床治愈率。我们没有检索到有关口服抗生素与口服抗感染制剂作用相比较的随机对照试验。一项随机对照试验将局部抗感染膏剂+口服复方新诺明与单独应用局部抗感染膏剂的症状严重程度、持续时间、治愈率进行比较，发现并无统计学显著性差异。一项在急性弥漫性外耳道炎患者中进行的随机对照试验发现，多粘菌素 - 新霉素 - 氢化可的松组与醋酸铝滴剂组在达到临床治愈时间与治疗4周时的临床治愈率方面并无统计学显著性差异。我们没有检索到对于外耳炎患者关于局部应用抗真菌剂（联合类固醇激素或单独用药，联合口服抗生素或单独用药）的随机对照试验。

益处 我们没有检索到系统综述。**局部抗生素与安慰剂**：一项双盲随机对照试验（40例二级护理的轻度、中度、重度的急性弥漫性外耳炎患者）分别给予甲强龙-新霉素局部滴剂与安慰剂共10天进行对比[6]。所有参加随机对照试验的患者接受外耳道清洗（具体未报道）。试验发现，与安慰剂组对比，应用甲强龙-新霉素滴剂28天的患者显著改善了症状和体征（治疗反应佳：甲强龙 - 新霉素组11/20 [55%]，安慰剂组2/20 [10%]；$P < 0.001$）。**局部应用抗生素与口服抗生素**：未发现随机对照试验。**局部抗生素 + 口服抗生素**：见口服抗生素的益处。**局部应用抗生素之间对比**：我们检索到三项随机对照试验。7～9其中两项试验将应用奎诺酮类抗生素与应用其他抗生素的组项进行对比[7, 8]。第一项试验（双盲，842例耳镜检查下诊断为急性弥漫性外耳炎的症状从轻到重的患者），将分别应用环丙沙星滴耳液，联合氢化可的松或单独用药，与多粘菌素-新霉素-氢化可的松滴耳液的患者在一级护理下应用1周进行对比[7]，所有存有外耳道渗出的病人都接受外耳道清理。随机研究对单独应用环丙沙星滴耳液，环丙沙星 - 氢化可的松，多粘菌素 - 环丙沙星 - 氢化可的松的患者进行14～28天的追踪随访并对比，并没有发现统计学显著性差异（改善：环丙沙星组222/239 [93%]，环丙沙星 - 氢化可的松组212/236 [90%]，多粘菌素 - 新霉素 - 氢化可的松组198/228 [87%]，P值未报道）。第二项随机对照试验（单盲，601例耳镜检查下诊断为急性弥漫性外耳炎的症状从轻到重的患者），将应用氧氟沙星滴耳液，新霉素-氢化可的松 - 多粘菌素B一级护理下应用1周进行对比[8]，1个月后，各组的临床治愈率与微生物标准治愈率都没有统计学显著性差异（临床治愈：氧氟沙星组215/242 [89%]，新霉素 - 氢化可的松 - 多粘菌素B组206/232 [89%]，$P=0.86$；**微生物标准治愈**：氧氟沙星组85/93 [91%]，新霉素 - 氢化可的松 - 多粘菌素B组97/103 [94%]，$P=0.77$；无其他数据报道）。第三项随机对照试验（双盲，55例耳镜检查下诊断为中度到重度急性弥漫性外耳炎及慢性弥漫性外耳炎的患者，二级护理），将应用氢化可的松 - 新霉素 - 多粘菌素B与应用氟氢化泼尼松 - 新霉素 - 十一烯酸持续1个月，或直到所有症状和体征改善，进行对比[9]。若外耳道有渗出，显微镜下吸引器吸出。研究发现，氟氢化泼尼松 - 新霉素滴耳液应用1个月与应用氢化可的松-新霉素-多粘菌素B滴耳液组对比，可显著提高其改善率（改善率：氟氢化泼尼松-新霉素27/34 [79%]，氢化可的松 - 新霉素 - 多粘菌素B 10/21 [47%]，$P < 0.01$）。**抗生素 – 类固醇激素 – 醋酸喷雾剂与抗生素–类固醇激素滴耳剂**：我们检索到两项随机对照试验[10, 11]。其中一个为单盲试验（60例耳镜检查下诊断为轻度到重度急性弥漫性外耳炎及慢性弥漫性外耳炎的患者），将应用新霉素 - 地塞米松 - 醋酸喷雾剂与新霉素B- 短杆菌肽 - 地塞米松滴耳液的患者在一级护理下治疗持续10天后，进行对比[10]。治疗1个月后，与新霉素B- 短杆菌肽 - 地塞米松滴耳液治疗组比较，新霉素 - 地塞米松 - 醋酸喷雾剂组显著改善了患者的症状和体征（症状改善：新霉素 - 地塞米松 - 醋酸喷雾剂组26/32 [81.3%]，新霉素B- 短杆菌肽 - 地塞米松滴耳液组6/26 [23.1%]，$P < 0.0001$；临床体征改善：新霉素 - 地塞米松 - 醋酸喷雾剂组17/32 [53.1%]，新霉素B- 短杆菌肽 - 地塞米松滴耳液组10/28 [37%]，$P < 0.05$）。第二项研究为非盲研究（187例耳镜检查下诊断为轻度到重度急性弥漫性外耳炎及慢性弥漫性外耳炎的患者），将应用新霉素-地塞米松 - 醋酸喷雾剂与新霉素 - 氢化可的松 - 多粘菌素B滴耳液的患者在一级护理下治疗持续10天后，进行对比[11]。各组患者在治疗10天/1个月后，整体症状改善的评分并无统计学显著差异（治疗10天：新霉素 - 地塞米松 - 醋酸喷雾剂组86/91 [94.5%]，新霉素 - 氢化可的松 - 多粘菌素B滴耳液组79/85 [92.9%]，$P > 0.5$；治疗1个月：新霉素 - 地塞米松 - 醋酸喷雾剂组54/86 [62.8%]，新霉素 - 氢化可的松 - 多粘菌素B滴耳液组48/81 [59.3%]，$P > 0.5$），但是，与新霉素 - 氢化可的松 - 多粘菌素B滴耳液组相比，新霉素 - 地塞米松 - 醋酸喷雾剂组患者在治疗10天时，体征有显著改善的比率有显著性提高（新霉素 - 地塞米松 - 醋酸喷雾剂组48/91 [52.7%]，新霉素 - 氢化可的松 - 多粘菌素B滴耳液组31/85 [36.5%]，$P < 0.05$）。**局部抗生素 + 局部类固醇激素**：未检索到随机对照试验。**局部抗生素 + 局部醋酸铝**：见局部应用醋酸铝的益处。**局部抗生素 + 局部醋酸（与类固醇激素联合或单独用药）**：见局部应用醋酸的益处。**局部抗生素 + 局部抗真菌**：未检索到随机对照试验。**局部抗真菌**：未检索到随机对照试验，设立安慰剂组，口服抗生素，局部类固醇激素，局部醋酸铝滴剂，局部醋酸，或其他局部抗感染滴剂对外耳炎患者治疗，与局部抗真菌组（与类固醇激素联合或单独用药）组进行对比。

害处 **局部应用抗生素之间对比**：第一项随机对照试验对不同治疗带来的害处进行对比并没有发现统计学显著性差异（环丙沙星组6%，环丙沙星 - 氢化可的松组5%，多粘菌素 - 新霉素 - 氢化可的松组5%，P值未报道）[7]。头痛、耳痛、瘙痒是最常被报道的症状。多数症状是轻度到中度。研究发现，各组治疗的停用率比较并无统计学显著差异（环丙沙星组1/239 [0.4%] [另一边耳感染]，环丙沙星-氢化可的松组4/236 [1.7%] [腹泻，恶心，呕吐，淋巴结病，中耳炎]，多粘菌素-新霉素 - 氢化可的松组3/228 [1.3%] [恶心，呕吐，中耳炎，头痛]，P值未报道）[8]。第二项随机对照试验与之相似，对应用氧氟沙星滴耳液与新霉素 - 氢化可的松 - 多粘菌素B滴耳液相比较，患者出现局部瘙痒、头晕或眩晕的几率并无统计学显著性差异。（局部瘙痒：氧氟沙星滴耳液组25/258 [15.8%]，新霉素-氢化可的松 - 多粘菌素B滴耳液组18/156 [11.5%]，$P=0.33$；**眩晕或头晕**：氧氟沙星滴耳液组4/158 [2.5%]，新霉素 - 氢化可的松 - 多粘菌素B滴耳液组2/156 [1.3%]，P值未报道）[8]。第三项随机对照试验对不良反应未作报道[9]。**抗生素 – 类固醇激素 – 醋酸喷雾剂与抗生素 –**

类固醇激素滴耳剂：第一项随机对照试验报道6/32（18.8%）应用新霉素-地塞米松-醋酸喷雾剂的患者及3/26（11.5%）应用新霉素B-短杆菌肽-地塞米松滴耳剂的患者在治疗初期会感觉局部螯刺或烧灼（未报道有无显著性），这种症状不会持续不减[10]。另一项随机对照试验未对不良反应进行报道[11]。

评论 无。

治疗选择3 局部类固醇激素

一项在急性或慢性轻度/中度外耳道炎患者中进行的随机对照试验发现，与安慰剂组相比较，使用布地奈德组可改善患者的症状和体征。我们没有检索到关于局部应用抗感染制剂与局部应用类固醇类激素相对比的随机对照试验。一项随机对照试验发现，在局部应用弱效激素（氢化可的松）与局部应用强效激素（氢化可的松丁酸酯）1周后，两组症状的评分并无统计学显著性差异。

益处 我们没有检索到系统综述。**局部应用类固醇激素与安慰剂**：一项双盲随机对照试验（60例耳镜下诊断为轻度、中度急性或慢性弥漫性外耳炎患者）[12]。外耳道完全闭塞者被排除。试验对在二级护理下局部应用布地奈德与安慰剂治疗7天的患者进行对比[12]。两组患者若有外耳道渗出都给予吸取。试验发现，10天后与安慰剂治疗组比较，使用布地奈德滴耳液可显著改善患者症状和体征（对整体临床症状进行评分0[无症状/体征]～3[最严重症状/体征]；布地奈德滴耳液组－2.29，安慰剂组+0.23，P=0.001）。**局部类固醇激素与局部抗感染药物**：没有检索到随机对照试验。**低效与高效类固醇激素**：一项双盲研究（55例耳镜下诊断为急性或慢性弥漫性外耳炎的严重程度不等的患者）对比在二级护理下的低效类固醇激素类滴耳液（1%氢化可的松）与高效类固醇激素类滴耳液（氢化可的松-17-α-倍它松）的治疗[13]。发现在治疗1周后，对症状的评分并没有统计学显著差异（评分从0[无症状]～3[症状严重]：低效类固醇激素0.84，高效类固醇激素0.80；P>0.2）[13]。

害处 局部应用类固醇激素与安慰剂：研究发现两者之间发生局部或全身不良反应的几率并无统计学显著性差异（布地奈德30%，安慰剂组27%）[12]。**低效与高效类固醇激素**：研究并未对不良反应进行报道[13]。

评论 无。

治疗选择4 局部醋酸铝滴耳剂

我们没有检索到关于局部应用醋酸与应用安慰剂的随机对照试验或系统综述。一项急性弥漫性外耳炎患者的随机对照试验发现，应用醋酸铝滴耳剂与局部应用多粘菌素-新霉素-氢化可的松4周后在临床治愈时间及临床治愈率方面相比较，并无统计学显著性差异。

益处 我们没有检索到系统综述。**局部醋酸铝滴耳剂与安慰剂**：未检索到随机对照试验。**局部醋酸铝滴耳剂与局部抗生素**：一项随机对照试验（126例耳镜下诊断为急性弥漫性外耳炎的症状轻重不一的患者）对在一级护理下应用醋酸铝滴耳剂与多粘菌素-新霉素-氢化可的松14天后进行对比[14]，两组患者都有外耳道渗出（未更多提供技术详情）。在治疗4周后的临床治愈率与临床改善的平均时间上并无统计学显著性差异（临床治愈率：醋酸铝组59/65[91%]，多粘菌素-新霉素-氢化可的松组49/61[80%]，P>0.2；临床改善平均时间：醋酸铝组9.4天，多粘菌素-新霉素-氢化可的松组11.1天；P>0.2）。**局部醋酸铝滴耳剂与局部抗真菌滴耳剂**：未检索到随机对照试验。

害处 局部醋酸铝滴耳剂与局部抗生素：试验并未对不良反应进行报道[14]。

评论 无。

治疗选择5 局部醋酸滴耳剂

我们没有检索到关于局部应用醋酸与应用安慰剂的随机对照试验或系统综述。一项在急性弥漫性外耳道炎患者中进行的随机对照试验发现，局部应用醋酸可延长症状的持续时间、提高复发率，与局部应用类固醇激素＋抗生素、局部应用醋酸＋类固醇激素相比，降低了治愈率。

益处 **局部应用醋酸与应用安慰剂**：未检索到随机对照试验及系统综述。**局部应用醋酸（联合类固醇激素与单独用药）与局部抗生素**：我们检索到一项随机对照试验（213例耳镜下诊断为急性弥漫性外耳炎的症状轻重不一的患者），在3种治疗下进行对比，醋酸滴耳剂、氟氢化泼尼松-醋酸滴耳剂、地塞米松-新霉素-多粘菌素滴耳剂[15]。各组都进行所需的耳部清理G（吸取或纱条清理扩大）。发现与局部应用类固醇激素-抗生素相比，单独应用醋酸滴耳剂显著性增加治愈时间，治疗21天时显著降低治愈率，21～48天时显著增加复发率（治愈的平均时间：醋酸滴耳剂组8天，类固醇激素-抗生素6天；P值未报道；治愈率：醋酸滴耳剂组40/65[62%]，类固醇激素-抗生素组63/73[86%]；类固醇-抗生素组与醋酸滴耳剂组的OR 3.9，95%CI 1.7～9.1；复发率：醋酸滴耳剂组21/47[45%]，类固醇-抗生素组14/68[21%]，类固醇-抗生素组与醋酸滴耳剂组的OR 0.4，95%CI 0.2～1.0）。**局部应用醋酸与局部应用醋酸－类固醇激素**：上述随机对照试验（213例耳镜下诊断为急性弥漫性外耳炎的症状轻重不一的患者）[15]发现与局部应用醋酸＋类固醇激素相比，单独应用醋酸可显著性延长症状的持续时间，治疗21天时降低治愈率，显著提高复发率（痊愈的平均时间：醋酸滴耳剂组 8 天，醋酸 - 类固醇激素组 7 天。**治愈率**：醋酸滴耳剂组 40/65 [62%]，醋酸 - 类固醇激素组 54/61 [89%]；醋酸 - 类固醇组与醋酸滴耳剂组的 OR 4.8，95%CI 1.9 ～ 12.3；复发率：醋酸滴耳剂组 21/47 [45%]，醋酸 - 类固醇组 15/57 [26%]，醋酸 - 类固醇组与醋酸滴耳剂组的 OR 0.3，95%CI 0.1 ～ 0.7）。**局部应用醋酸滴耳剂与局部应用抗真菌剂**：未检索到随机对照试验。

害处 在随机对照试验中，74%参与者报道过最少一项不良反应[15]。包括局部烧灼、疼痛、刺激。虽然研究报道在不同的治疗组之间并没有发现统计学显著性差异（没有报道数据）。

评论 无。

治疗选择 6　耳科专家洗耳治疗

我们没有检索到关于专科医生洗耳治疗与未进行洗耳治疗的随机对照试验或系统综述。一项在治疗后的二级护理措施的随机对照试验发现，耳部纱条＋抗感染滴剂与抗感染膏剂浸泡的纱条在 4 周后的改善率方面并无统计学显著性差异。

益处 未检索到系统综述。**耳科专家应用洗耳器与未应用洗耳器**：未检索到随机对照试验。**不同洗耳器之间进行对比**：一项随机对照试验（94例耳镜下诊断为急性弥漫性外耳炎的中度到重度的患者）二级护理下，局部纱条＋抗感染滴剂（新霉素 B - 短杆菌肽 - 地塞米松或氟地塞米松）3 天后取出，与抗感染膏剂浸泡的纱布条（新霉素 B - 短杆菌肽或氟氢化泼尼松 - 短杆菌肽 - 新霉素 - 制霉菌素）3 天后取出[16]，4 周后两组的改善率并无统计学显著性差异（改善定义为症状和体征的消失：纱条 30/47 [64%]，纱布条 33/47 [70%]；P=0.58])。

害处 试验并未对不良反应进行报道[16]。

评论 不能根据此项随机对照试验决定处置方法，因为专业人士并没有被培训过如何提供专业的耳部清理ⓖ。

词汇表

耳部清理（aural toilet）：耳部清理通常包含在二级护理内，包括擦拭干外耳道及吸引外耳道，可在头灯或显微镜下操作，这样可清理外耳道内的更多范围。

参考文献

1. Agius AM, Pickles JM, Burch KL. A prospective study of otitis externa. *Clin Otolaryngol* 1992;17:150-154.
2. Doroghazi RM, Nadol JB, Hyslop NE, et al. Invasive externalotitis. Report of 21 cases and review of the literature. *Am J Med* 1981;71:603-618.
3. Raza SA, Denholm SW, Wong JC. An audit of the management of otitis externa in an ENT casualty clinic. *J Laryngol Oto l* 1995;109:130-133.
4. Hirsh BE. Infections of the external ear. *Am J Otolaryngol* 1992;17:207.
5. Yelland MJ. The efficacy of oral cotrimoxazole in the treatment of otitis externa in general practice. *Med J Aust* 1993;158:697-699.
6. Cannon SJ, Grunwaldt E. Treatment of otitis externa with a tropical steroid-antibiotic combination. *Eye Ear Nose Throat Mon* 1967;46:1296-1302.
7. Pistorius B, Westberry K, Drehobl M, et al. Prospective,randomized, comparative trial of ciprofloxacin otic drops, with or without hydrocortisone, vs. polymyxin B-neomycin-hydrocortisone otic suspension in the treatment of acute diffuse otitis externa. *Infect Dis Clin Pract* 1999;8:387-395.
8. Jones RN, Milazzo J, Seidlin M. Ofloxacin otic solution for treatment of otitis externa in children and adults. *Arch Otolaryngol Head Neck Surg* 1997;123:1193-1200.
9. Worgan D. Treatment of otitis externa. Report of a clinical trial. *Practitioner* 1969;202:817-820.
10. Smith RB, Moodie J. A general practice study to compare the efficacy and tolerability of a spray ("Otomize") versus a standard drop formulation ("Sofradex") in the treatment of patients with otitis externa. *Curr Med Res Opin* 1990;12:12-18.
11. Smith RB, Moodie J. Comparative efficacy and tolerability of two antibacterial/anti-inflammatory formulations ("Otomize" spray and ("Otosporin" drops) in the treatment of otitis externa in general practice. *Curr Med Res Opin* 1990;11:661-667.
12. Jacobsson S, Karlsson G, Rigner P, et al. Clinical efficacy of budesonide in the treatment of eczematous external otitis. *Eur Arch Otorhinolaryngol* 1991;248:246-249.
13. Buch-Rasmussen A. Hydrocortisone alcoholic solution in eczematous external otitis. *J Int Med Res* 1979;7:449-451.
14. Lambert IJ. A comparison of the treatment of otitis externa with ("Otosporin") and aluminium acetate: a report from a services practice in Cyprus. *J R Coll Gen Pract* 1981;31:291-294.
15. van Balen FAM, Smit WM, Zuithoff NPA, et al. Clinical efficacy of three common treatments in acute otitis externa in primary care: randomized control trial. *BMJ* 2003;327:1201-1203.
16. Pond F, McCarty D, O'Leary S. Randomized trial on the treatment of oedematous acute otitis externa using ear wicks or ribbon gauze: clinical outcome and cost. *J Laryngol Oto l* 2002;116:415-419.

原作者

Daniel Hajioff

Clinical Fellow, Department of Otolaryngology

Toronto General Hospital, Toronto, Canada

利益冲突：没有声明。

分泌性中耳炎

检索时间：2005年3月

原作者：Ian Williamson　李娜 译　余力生 校　韩东一 审

问　题

预防性措施的效果如何？
药物、机械及手术治疗的效果如何？

治疗措施及其效果

预防性措施
效果不明
减少造成分泌性中耳炎的高危因素

治疗
很可能有效
咽鼓管吹张法（鼻气球鼓气）

益害相当
单独采用鼓膜置管
鼓膜置管+腺样体切除

效果不明
单独腺样体切除
咽鼓管吹张法（除鼻气球鼓气外）
皮质类固醇激素（鼻腔局部应用）

不太可能有效
口服抗生素
粘液溶解剂

很可能无效甚至有害
抗组胺药+口服减充血剂
口服皮质类固醇激素

见词汇表 Ⓖ

主要信息

预防性措施

◆ **减少造成分泌性中耳炎的高危因素**：我们没有检索到有关减少造成分泌性中耳炎高危因素的随机对照试验，例如被动吸烟、奶瓶哺乳法。

治疗

◆ **咽鼓管吹张法（应用鼻气球鼓气）**：一项系统综述发现，与不进行任何治疗相比，应用鼻气球鼓气治疗2周至3个月后，分泌性中耳炎的症状会改善。但部分儿童应用鼻气球很困难。

◆ **单独采用鼓膜置管**：一项系统综述发现，在2～5岁儿童中，鼓膜置管治疗与不进行置管治疗相比，可以改善听力。临床上听力提高不明显（<10dB）。综述还发现，虽然应用的为相对不敏感的结果，但在提高认知力、语言理解及表达能力方面，置管治疗与不置管治疗并没有统计学的显著性差异。综述发现，12个月以上儿童，单独置管与加切除腺样体，在提高听力方面并无统计学显著性差异。鼓膜置管1年发生鼓室硬化的危险增加。

◆ **鼓膜置管+腺样体切除**：一项系统综述发现，6个月龄儿童，鼓膜置管+腺样体切除与不进行任何治疗相比，会改善听力，虽然这种差距会在12个月儿童中减小。此外还发现，在大于12个月的儿童中，联合治疗与单独鼓膜置管在改善听力方面并没有统计学显著性差异。在另一项综述中发现，在大于12个月的儿童中，联合治疗在改善听力方面会优于单独切除腺样体，但在2～5岁儿童中，我们并没有发现这个结果。临床显著性改善度不清。鼓膜置管存在形成鼓室硬化的高风险。

◆ **单独腺样体切除**：一项综述表明，并没有足够的证据证明单独切除腺样体的效果。

◆ **咽鼓管吹张法（除鼻气球鼓气外）**：两项小规模随机对照试验发现应用吹风鼓气机或面罩进行充气治疗与未进行任何治疗

相比，在改善临床症状方面并无统计学显著性差异。
- ◆ **皮质类固醇激素（鼻腔局部应用）**：一项小规模随机对照试验发现，鼻腔局部单独应用皮质类固醇激素与应用安慰剂共3周时相比较，在减少渗出方面并无统计学显著性差异。另一项小规模随机对照试验发现，只有有限的证据表明，鼻部应用皮质类固醇激素＋抗生素4～12周在减少渗出方面优于单独应用抗生素。
- ◆ **口服抗生素**：一项系统综述发现，在治愈率方面，抗生素与安慰剂组并无统计学显著性差异。另一项系统综述总结了4项随机对照试验，研究了有限的证据，发现抗生素＋口服皮质类固醇激素2周与单独应用抗生素相比，可提高有效率。一项小规模随机对照试验发现有限的证据，抗生素＋鼻部应用皮质类固醇激素与单独应用抗生素4～12周相比，可减少渗出。其中2%～32%的儿童患者应用抗生素后出现了副作用（恶心、呕吐、腹泻）。
- ◆ **粘液溶解剂**：一项系统综述发现，应用羧甲半胱氨酸或羧甲半胱氨酸赖氨酸1～3个月，与应用安慰剂或不进行任何治疗相比，并无统计学显著性差异。3项对溴己新与安慰剂进行的随机对照试验没有确定的结论。
- ◆ **抗组胺药＋口服减充血剂**：一项系统综述发现，应用抗组胺药＋口服减充血剂4周与应用安慰剂相比，在渗出的清除率方面，并无统计学显著性差异。
- ◆ **口服皮质类固醇激素**：一项系统综述发现，应用口服皮质类固醇激素7～14天与应用安慰剂相比，2周后，渗出的清除率无统计学显著性差异。有限的证据证明，口服皮质类固醇激素＋抗生素与单独应用抗生素相比，2周后可以提高有效率。但口服激素可能使儿童出现发育迟缓。

定义 分泌性中耳炎，又称胶耳，是中耳内浆液或粘液的渗出，而不是脓性渗出。儿童经常表现为听力障碍或语言障碍。与急性中耳炎不同，分泌性中耳炎的患者并无耳痛、发热、耳部不适。听力损失只是轻度的，通常家长在注意到儿童行为、在学校的表现以及语言学习进展时，会研究他们听力的变化。

发病率/患病率 分泌性中耳炎为儿科的常见病，在中耳炎中占25%～35%[1]。一项英国的调查发现，即使在不同的年代，5%的5岁儿童都有至少3个月的分泌性中耳炎造成的持续的双侧听力下降[2]。6岁后患病率会下降[3]。美国和欧洲的调查表明，约50%～80%的4岁儿童曾经患过分泌性中耳炎[3,4]。美国的调查表明，2个月～2岁的儿童中，91.1%的儿童曾经有过中耳的渗出性积液，52.2%为双侧[5]。在英国，分泌性中耳炎被认为是儿童中接受手术治疗的最常见的病因[6]。耳鼻喉科开业医生在1999～2001年对分泌性中耳炎报告的数字从每年1000人中的15.2（2～10岁）升高到1000人中的16.7（Williamson I，personal communication，2005）。在成人中，也会在上呼吸道感染或乘坐飞机后患分泌性中耳炎，也会在患急性中耳炎后症状持续数周或数月[7]。

病因/危险因素 诱发因素：上呼吸道感染，上呼吸道气道狭窄[7,8]。病例对照研究证实高危因素包括：≤6岁，日托，多个兄弟姐妹，社会低收入人群，频繁上呼吸道感染，瓶哺，被动吸烟[3,7]。这些因素使患分泌性中耳炎的几率提高两倍[8]。

预后 一项对2～4岁儿童前瞻性的调查数据表明，50%的病例会在3个月时改善，95%会在1年时痊愈[9]。5%的学龄前儿童，分泌性中耳炎会持续至少1年[9,10]。一项对3岁儿童的人群研究发现，65%的患者在3个月内就会治愈[10]。多数6岁及6岁以上的儿童会有其他更多的问题存在[2]。而在多数病例中，这些症状最终会自行消退[2,5,6]。但是，一项大型人群研究（534名儿童）发现，5岁儿童中耳疾病造成听力下降的发生率升高（OR 1.44，95%CI 1.18～1.76）并且会影响10岁以后的语言发展[11]。听力损害是分泌性中耳炎最常见的并发症。多数患儿会有波动或持续性的听力下降，平均下降可达27dB。通常是传导性聋，也可以是感音神经性聋，或混合性聋。而感音神经性聋往往是持续的[12]。患分泌性中耳炎的患儿中鼓膜穿孔、鼓室硬化以及胆脂瘤的发病率较高。

治疗目的 为了提高听力和健康状况；改进语言能力及学习能力；避免不良行为；阻止复发耳痛及中耳炎，达到最佳预后。

结局 我们用耳镜检查、鼓室测压、全面的临床检测方法来评估渗出的消退（速度及程度）；测听检查评估听力损失（虽然阳性率只达到49%）[13]；发育及能力测试；语言能力发育；治疗的副作用。儿童听力丧失仅15dB就可能造成不良后果，所以治疗可以取得明显的临床疗效。儿童中心对患分泌性中耳炎患儿的治疗结果需要进一步的评估的发展（例如下降的行为能力及生活质量）。对偶发的一次分泌性中耳炎的足够的随访时间是1～3个月，但是复发率很高，所以对生活质量的随访应达到最少3个月。

方法 2005年3月版《临床证据》检索和评价系统。

| 问 题 | 预防性措施的效果如何？ |

治疗选择1　减少造成分泌性中耳炎的高危因素

我们没有检索到有关减少造成分泌性中耳炎高危因素的随机对照试验，例如被动吸烟、奶瓶哺乳法。

益处 我们没有检索到有关减少造成分泌性中耳炎高危因素的随机对照试验及系统综述。

害处 我们没有检索到有关的随机对照试验。

评论 流行病学调查证据表明，被动吸烟[3]，奶瓶哺乳[5]，社会低收入人群，与过多的儿童接触[13]，都是分泌性中耳炎的高危因素。其中可行的预防措施包括减少家庭中吸烟及鼓励母乳喂养。

问 题 药物、机械及手术治疗的效果如何？

治疗选择 1 口服抗生素

一项系统综述发现，在治愈率方面，抗生素与安慰剂组并无统计学显著性差异。另一项系统综述总结了4项随机对照试验，有限的证据表明，抗生素+口服皮质类固醇激素治疗2周与单独应用抗生素相比，可提高有效率。一项小规模随机对照试验有限的证据表明，抗生素+鼻部应用皮质类固醇激素与单独应用抗生素4～12周相比，可减少渗出。其中2%～32%的儿童患者应用抗生素后出现了副作用（恶心、呕吐、腹泻）。

益处 **与安慰剂对比**：我们检索到一项系统综述（1997年，8项随机对照试验，1292例分泌性中耳炎患儿，年龄分布不祥）[14]，在进行2～5周抗生素与安慰剂治疗后，治愈率并没有统计学显著性差异（治愈率：抗生素组 179/813 [22%]，安慰剂组 85/479 [18%]；治愈的 ARI + 4.3%，95%CI − 0.1% ～ + 8.6%）。**与抗生素+皮质类固醇激素相比**：见皮质类固醇激素的益处。

害处 系统综述并没有报道副作用的发生率[14]。一项较早的系统综述（1992年，10项随机对照试验，1041例分泌性中耳炎患儿，年龄分布不详）发现抗生素的副作用发生率很高。使用阿莫西林的患儿，20%～30%发生腹泻，3%～5%起皮疹。使用阿莫西林-克拉维酸的患儿，9%发生腹泻，4%发生恶心呕吐，3%发生皮疹及荨麻疹[13,15]。使用抗生素的全部患儿中，恶心、呕吐、腹泻，或全部发生的比率达2%～32%，皮肤反应<5%[15]。长期应用抗生素后果不良，因此轻微症状建议开处方时向患儿家长进行更仔细的告知[16]，防止抗生素的耐药性[17]。

评论 早期系统综述（上述）发现与安慰剂或不进行任何治疗相比，应用抗生素1个月会改善渗出的吸收情况[13]。但是，这其中包括不同种类的随机对照试验。这个观点被最近的系统综述所质疑[14]，不论有无安慰剂对比，数据都过少，可能使抗生素的疗效出现显著性偏倚。

治疗选择 2 局部类固醇激素

一项系统综述发现，应用口服皮质类固醇激素7～14天与应用安慰剂相比，2周后，渗出的清除率并无统计学显著性差异。有限的证据证明，口服皮质类固醇激素+抗生素与单独应用抗生素相比，2周后可以提高改善率。但口服激素会对儿童造成发育迟缓。一项小规模随机对照试验发现，鼻部单独应用皮质类固醇激素与应用安慰剂共3周时相比较，在减少渗出方面并无统计学显著性差异。另一项小规模随机对照试验发现，只有有限的证据表明，鼻部应用皮质类固醇激素+抗生素4～12周与单独应用抗生素相比，可以减少渗出。

益处 我们检索一篇系统综述（检索时间2002年，10项随机对照试验，718例患儿接受中级护理及有选择的环境）[18]。**口服皮质类固醇激素与安慰剂**：系统综述证实3项（108例患儿）随机对照试验对口服皮质类固醇激素治疗（泼尼松或地塞米松）及安慰剂进行了对比。进行7～14天治疗后，根据鼓气耳镜、鼓室压图、测听等检查结果评估渗出的情况。综述发现，并无统计学显著性差异（与口服皮质类固醇激素和安慰剂相比清除率 ARI + 21%，95%CI − 3% ～ 44%）。远期效果无充分的的结果记录。**口服皮质类固醇激素+抗生素**：系统综述证实4项（274例患儿）随机对照试验对口服抗生素（头孢克肟、阿莫西林、磺胺异噁唑）+皮质类固醇激素（倍他米松、泼尼松）治疗及单独应用抗生素进行了对比[18]。测定结果时间从1周到6个月不等，在清除率方面有统计学显著性差异（非清除v单独用抗生素2周 ARR 32%，95%CI 20%～50%，$P < 0.01$）。远期效果无充分的结果记录。**鼻腔局部皮质类固醇激素与安慰剂**：系统综述证实1项（45例患儿）随机对照试验对鼻腔应用地塞米松与安慰剂治疗3周进行了对比，渗出的存在情况并没有统计学显著性差异（OR 2.12，95%CI 0.65 ～ 6.90）[19]。**鼻腔局部皮质类固醇激素+抗生素**：系统综述证实1项（59例患儿，年龄3～11岁）随机对照试验，鼻部皮质类固醇激素+抗生素4周（$P < 0.05$），8周（$P < 0.05$），12周（$P < 0.01$）与应用抗生素+安慰剂对比，渗出明显减轻[20]。

害处 6项随机对照试验报道并没有发现应用皮质类固醇激素严重或持续的副作用[18]。轻度的包括呕吐、腹泻、皮疹、鼻部短暂螫刺感、鼻出血。一项对患囊性纤维化病儿童的系统综述发现，长期应用口服皮质类固醇激素与安慰剂相比，可能造成儿童的生长抑制[21]。

评论 综述的试验样本小，表现了显著的不均一性[18]。应用于二级护理人群会减弱对一级护理的可应用性。

治疗选择 3 抗组胺药+口服减充血剂

一项系统综述发现，应用抗组胺药+口服减充血剂4周与应用安慰剂相比，渗出的清除率相并无统计学显著性差异。

益处 我们检索到一项系统综述（1992年，4项随机对照试验，1202例分泌性中耳炎婴儿+年长儿，年龄分布不详）[13]。综述发现，抗组胺药+口服减充血剂治疗4周与应用安慰剂相比，在渗出的清除率方面，没有发现统计学显著性差异。我们以病史、耳镜检查、鼓室测压进行评估（平均差－0.9%，95%CI －3.6% ～ ＋5.4%）。

害处 抗组胺药的不良反应包括机能亢进、失眠、困倦、行为异常、血压不稳定、癫痫发作[13]。一项对健康志愿者的随机对照试验表明，3周或以上时间应用鼻部减充血滴剂会造成医源性鼻炎[22]。

评论 本综述中的随机对照试验人群包括不同人群（例如婴儿及年长儿），选择个体从门诊病人到预约病人[13]。但是，综述提示，这些证据可被各年龄段的儿童广泛使用。

治疗选择 4　粘液溶解剂

一项系统综述发现，应用羧甲半胱氨酸或羧甲半胱氨酸赖氨酸1～3个月，与应用安慰剂或不进行任何治疗相比，并无统计学显著性差异。3项对溴己新与安慰剂进行的随机对照试验未得出确定结论。

益处 我们检索到一项系统综述（1993年，6项随机对照试验，428例分泌性中耳炎患儿，年龄分布3～11岁及2例成人），应用羧甲半胱氨酸或羧甲半胱氨酸赖氨酸或共用15～90天后，与应用安慰剂或无任何治疗相对比[23]。研究应用粘液溶解剂与不进行治疗相比，完全缓解率增加，但没有统计学显著性差异（178例儿童；治疗组80/81 [99%]；安慰剂组54/98 [55%]；OR 2.25，95%CI 0.97～5.22）。3个小规模随机对照试验（155例患儿，195侧耳），对另一种粘液溶解剂（溴己新）与安慰剂进行对比，未得到确定的结果[24-26]。

害处 综述并未提供不良反应的报道[23]。

评论 随机对照试验的临床结果和治疗持续时间是异质的[23]。但在Meta分析中汇总的随机对照试验显示在剂量和疗效上是同质的。

治疗选择 5　咽鼓管吹张

一项系统综述发现，与不进行任何治疗相比，应用鼻气球鼓气治疗2周至3个月后，分泌性中耳炎的症状会改善。但部分儿童应用鼻气球很困难。两项小规模随机对照试验发现应用吹风鼓气机或面罩进行充气治疗与未进行任何治疗相比，在改善临床症状发面并无统计学显著性差异。

益处 我们检索到一项系统综述（5项随机对照试验，345例分泌性中耳炎患儿，年龄分布3～18岁）对应用咽鼓管吹张**G**与无任何治疗患儿相比较[27]。综述表明，使用鼻气球2周到3个月后，与未进行治疗比较，在鼓室测压及听力学测定标准方面会有所改善（3项随机对照试验，386例儿童；AR应用咽鼓管吹张63/195 [32%]；无治疗27/191 [14%]；OR 3.53，95%CI 2.03～6.14）[27]。一项随机对照试验表明（40例患儿，3～10岁，78侧随机患耳），鼓风机组治疗3周和无治疗组在用鼓室测压、听力学检查等评估，在改善症状方面并无显著性差异（改善的AR：鼓风机组4/41 [9.8%]；无治疗组10/37 [27%]；）一项随机对照试验（41例患儿，3～18岁）表明，在用麻醉面罩鼓气治疗2周和无治疗组在改善渗出的比率方面并无显著性差异（AR面罩组1/19 [5.3%]；无治疗组2/21 [9.5%]，比值比及95%CI用图示）。

害处 综述并未对严重不良反应进行报道[27]。

评论 此项综述证据的质量被很多弱点所限制。多数研究并没用痊愈做分析，而他们的益处也只有在粘连达到70%或更多时才被注意[28]。结果的评估不是盲性的，且随访时间短。随机对照试验的结果评估方面也不同：渗出减少，鼓室压图改善，听力改善。数月后，咽鼓管可扩张，可通过将塑料管置于鼻腔内进行吹张。在此项综述的其中一项随机对照试验中，12%的3～10岁儿童不会使用鼓气球[28]。这项研究的数据会有一些方法学上的问题（如不同设备，选择标准，治疗时间，结果评估），所以这些数据只是提示性的，而不是结论性的。咽鼓管吹张只是一个短期治疗方法，其长期效果不明。咽鼓管吹张治疗的经验性应用是合理的，特别用于年长儿，因为它的副作用最小。

治疗选择 6　外科治疗（鼓膜置管法，腺样体切除法，或共用）

一项系统综述发现，在2～5岁儿童中，鼓膜置管治疗与无鼓膜置管治疗相比，会改善听力。听力提高（＜10dB）的临床显著率不明。综述还发现，虽然应用的为相对不敏感的结果，但在提高认知力、语言理解及表达能力方面，鼓膜置管治疗与无鼓膜置管治疗并没有统计学显著性差异。综述发现，12个月以上儿童，单独鼓膜置管与加切除腺样体，在提高听力方面并无统计学显著性差异。它存在形成鼓室硬化的高风险。一项系统综述发现，6个月龄儿童，鼓膜置管＋腺样体切除与不进行任何治疗相比，会改善听力，虽然这种差距会在12个月龄儿童中减小。此外还发现，大于12个月的儿童，联合治疗与单独鼓膜置管在改善听力方面并没有统计学显著性差异。另一项综述发现，大于12个月的儿童，联合治疗在改善听力方面会优于单独切除腺样体，但在2～5岁儿童中，我们并没有得出这个结果。外科治疗临床显著性改善度不清。

益处 **鼓膜置管与不进行鼓膜置管/观望治疗相比：** 我们检索到一个系统综述（2003年，11项随机对照试验），将进行单侧或双侧鼓膜置管与未进行鼓膜置管/观望治疗相对比[29]，发现2岁以上儿童单侧鼓膜置管，与未进行鼓膜置管治疗相比，听力会显著提高（1～3个月后改善，2项随机对照试验，142侧患耳，WMD 7.5dB，95%CI 4.2dB～10.8dB；4～6个月后改善，5项随机对照试验，432侧患耳，WMD 9.4 dB，95% CI 4.3dB～14.5dB；7～12个月后改善，5项随机对照试验，458侧患耳，WMD 6.1 dB，95% CI 3.0dB～9.2dB；2年后改善，3项随机对照试验，282侧患耳，WMD 4.1dB，

95% CI 1.7dB ~ 6.4dB）。但是，改善率随着时间而减少，而在 5 岁患儿的对比中并没有发现统计学显著性差异（2 项随机对照试验，195 侧患耳 WMD + 1.7dB，95% CI + 3.9 ~ − 0.6）。随机对照试验选取的为未接受过鼓膜置管治疗，未接受过外科治疗、鼓膜切开的患者。综述发现，6 个月龄以上患儿，接受双侧鼓膜置管治疗与观望治疗相比，听力会显著性提高（平均 1 ~ 3 个月会改善，1 个 RCT，25 例患儿，WMD 9.8 dB，95% CI 2.2 dB ~ 17.4 dB；4 ~ 6 个月，2 项随机对照试验，212 例患儿，WMD 4.2 dB，95% CI 0.7 dB ~ 7.8 dB）。综述发现与观望治疗相比，双侧鼓膜置管减少了外科手术后渗出消失的时间达 32%（3 项随机对照试验，574 例患儿，减少的 95%CI 17% ~ 48%）。在 6 ~ 9 个月龄患儿，双侧鼓膜置管与观望治疗在提高语言理解能力、表达能力方面，甚至22个月龄患儿的认知能力（语言理解能力，3 项随机对照试验，394 例患儿，SMD + 0.09，95%CI − 0.21 ~ + 0.39，语言表达能力，3 项随机对照试验，393 例患儿，SMD + 0.02，95%CI − 0.45 ~ + 0.49；认知能力，2 项随机对照试验，559 例患儿，SMD − 0.03，95%CI − 0.31 ~ + 0.26），并无显著性差异。这些接受调查的患儿没有接受腺样体切除术。**腺样体切除与未进行任何治疗相比**：我们检索到一篇系统综述（1992 年数据），对腺样体切除与未进行任何治疗的患者进行对比[6]。其中 1 项（79 侧患耳）研究，对于 12 个月龄以上患儿，切除腺样体与未进行任何治疗相比，可显著提高听力水平（平均 6 个月，16.1dB；12 个月，7.7dB；95%CI 图示）。而综述的另两项随机对照试验在腺样体切除 12 个月与未进行任何治疗相比，并未发现统计学显著性差异。第一项随机对照试验，74 侧患耳，平均差在 6 个月及 12 个月时为 4.3 dB；第二项随机对照试验，72 侧患耳，平均差在 6 个月时为 3.1dB，12 个月时为 2.8 dB；95% CI 并没有显著性差异。5 年的随访发现，单独腺样体切除会使分泌性中耳炎从未接受治疗的 7.8 年的持续时间减少到 4 年（log-rank P=0.001）[30]。**鼓膜置管 + 腺样体切除与未治疗**：我们检索到了一个系统综述（1992 年数据，3 项随机对照试验，样本量未知）[6]。证实鼓膜置管 + 腺样体切除 6 个月后与未进行治疗相比，听力会显著提高（平均差 8 ~ 20dB 不等；平均差及 95%CI 见图示）。12 个月后，虽然联合应用组还有改善听力的趋势，但差别会减小，其中只有一项随机对照试验显示出显著性差异（平均差 2 ~ 10dB 不等；平均差及 95%CI 见图示）。**鼓膜置管 + 腺样体切除与单独切除腺样体相比**：我们检索到一篇系统综述（2003 年数据，8 项随机对照试验）[29]。证实在联合治疗 12 个月后，与单独切除腺样体相比，听力会改善（1 ~ 3 个月，5 项随机对照试验，472 侧患耳，WMD 5.3 dB，95% CI 3.5 dB ~ 7.1 dB；4 ~ 6 个月，6 项随机对照试验，558 侧患耳，WMD 3.7 dB，95%CI 2.0 dB ~ 5.3 dB；7 ~ 12 个月，7 项随机对照试验，751 侧患耳，WMD 1.4 dB，95%CI 0.1 dB ~ 2.8 dB）。但在治疗 2 ~ 5 年后，并无显著性差异（2 年，3 项随机对照试验，344 侧患耳，WMD + 1.0 dB，− 1.0 dB ~ + 3.0 dB；5 年，2 项随机对照试验，297 例患儿，WMD − 0.88 dB，− 4.4 dB ~ + 2.6 dB）。**鼓膜置管 + 腺样体切除与单独鼓膜置管相比**：我们检索到一项系统综述（1992 年数据，3 项随机对照试验）[6]。在治疗 12 周时，两者并未发现显著性差异（第一项随机对照试验，74 侧患耳，6 个月时平均差 2.1 dB，12 个月时 2.4 dB；第二项随机对照试验，79 侧患耳，6 个月平均差 1.1 dB；第三项随机对照试验，72 侧患耳，6 个月时平均差 2.6 dB，12 个月时 1.7dB；95%CI 没有显著性差异）。

害处 **鼓膜置管**：最近的综述（2003 年）发现与未进行任何治疗相比鼓膜置管 1 年后会大大增加鼓室硬化的发生率，3 ~ 4 年后鼓膜形态还会发生改变（鼓室硬化，4 项随机对照试验，AR：鼓膜置管 108/305 [35.4%]，未进行鼓膜置管 3/305 [1.0%]；RR：25.9，95%CI 9.0 ~ 74.9）而在 1 年后，这些情况在组内都无显著性差异，萎缩（2 项随机对照试验，AR：鼓膜置管 15/109 [13.8%]，未进行鼓膜置管 10/109 [9.2%]；RR：1.5，95% CI 0.7 ~ 3.1），穿孔（2项随机对照试验，AR：1/109 [0.9%] v 0/109 [0%]；RR：3.0，95% CI 0.1 ~ 72.1），耳漏（1 项随机对照试验，AR：11/54 [20.4%] v 4/54 [7.4%]；RR：2.8，95% CI 0.9 ~ 8.1）。综述发现，儿童进行鼓膜置管后，游泳后发生耳漏的几率会很小，但对耳的保护并未证实是有益的。**腺样体切除术**：害处并未在综述中报道[6, 29]。

评论 鼓膜切开常与鼓膜置管共用，但单独应用作用不大[6]。听力改善的临床显著性在综述中是不同的。没有任何随机对照试验选择了安慰剂作为对照，即使有部分随机对照试验的患耳选择了一侧的鼓膜置管，因为这样可与另一侧未鼓膜置管的相对比。虽然可靠性是不确定的，但最近的研究表明，多采用儿童随机分组而不是患耳[29]。约有半数的鼓膜置管患儿在 5 年后需要重新置入[32]。接受外科治疗的儿童，如果被动吸烟，其症状改善时间会延长[33]。在最近的综述中，越来越多的偏倚分析显示了显著的统计学不均质性。但这不能导致对结果优劣的错误判断，所有的随机对照试验显示了它们结果的共同趋向性。

词汇表

咽鼓管吹张法（autoinflation）：可以用一些自助方法通过升高鼻内压力使咽鼓管开放（比如用吹气球和接头，可以通过鼻孔吹气）。

Richman 动作参照表（Richman behaviour check list）：12 个条目，由行为筛查量表衍生而来。

鼓膜置管（rentilation tubes）：鼓膜置管是一个小的人工装置（如鼓室通气管），鼓膜切开后置于鼓膜下部，这种管道或通气管可长时间地保持开放，为中耳进行通气起到了作用。

重要更新和修订

皮质类固醇激素（corticosteroids）：一项系统回顾补充说明[21]，危险数据增加，种类未变。

通气管（rentilation tubes）：一项系统回顾补充说明[29]，单独使用通气管的类型和通气管 + 腺样体切除术改变了益处和害处之间的区别。

参考文献

1. Eden A, Fireman P, Stool SE. Otitis media with effusion: sorting out the options. *Patient Care* 2000;29:32-56.
2. Williamson IG, Dunleavey J, Bain J, et al. The natural history of otitis media with effusion: a three year study of the incidence and prevalence of abnormal tympanograms in four SW Hampshire infant and first schools. *J Laryngol Otol* 1994;108:930-934.
3. Casselbrant ML, Brostoff LM, Cantekin EI, et al. Otitis media with effusion in preschool children. *Laryngoscope* 1985;95:428-436.
4. Zielhuis GA, Rach GH, Van den Broek P. The occurrence of otitis media with effusion in Dutch pre-school children. *Clin Otolaryngol* 1990;15:147-153.
5. Paradise JL, Rockette HE, Colborn DK, et al. Otitis media in 2253 Pittsburgh area infants: prevalence and risk factors during the first two years of life. *Pediatrics* 1997;99:318-333.
6. University of York. Centre for Reviews and Dissemination. 1992. The treatment of persistent glue ear in children. Effective Health Care 1 (4). Search date 1992; primary sources Bids, Medline, and Embase.
7. Teele D, Klein J, Rosner B. Epidemiology of otitis media during the first seven years of life in children in greater Boston: a prospective, cohort study. *J Infect Dis* 1989;160:83-94.
8. Haggard M, Hughes E. Objectives, values and methods of screening children's hearing: a review of the literature. London: HMSO, 1991.
9. Zeilhuis GA, Rach GH, Broek PV. Screening for otitis media with effusion in pre-school children. *Lancet* 1989;1:311-314.
10. Fiellau-Nikolajsen M. Tympanometry in three year old children: prevalence and spontaneous course of MEE. *Ann Otol Rhinol Laryngol* 1980; 89(Suppl 68):233-237.
11. Bennett KE, Haggard MP. Behaviour and cognitive outcomes in middle ear disease. *Arch Dis Child* 1999;80:28-35.
12. Lim DJ. Recent advances in otitis media. *Ann Otol Rhinol Laryngol Suppl* 2002;199:1-124.
13. Stool SE, Berg SO, Berman S, et al. Otitis media with effusion in young children: clinical practice guideline number 12. AHCPR Publication 94-0622. Rockville, Maryland: Agency for Health Care Policy and Research, Public Health Service, United States Department of Health and Human Services, July 1994. Search date 1992; primary sources online database of National Library of Medicine and 10 specialised bibliographic databases.
14. Cantekin EI, McGuire TW. Antibiotics are not effective for otitis media with effusion: reanalysis of meta-analysis. *Otorhinolaryngol Nova* 1998;8:214-222. Search date 1997; primary sources RCTs in refereed journals and proceedings published between 1980 and 1997 in English language publications.
15. Computerised clinical information system. Denver, Colorado: Micromedex, June 1993.
16. Little P, Gould C, Williamson I, et al. Reattendance and complications in a randomised trial of prescribing strategies for sore throat: the medicalising effect of prescribing antibiotics. *BMJ* 1997;315:350-352.
17. Wise R, Hart T, Cars O, et al. Antimicrobial resistance is a major threat to public health [Editorial]. *BMJ* 1998;317:609-610.
18. Butler CC, van der Voort JH. Oral or topical nasal steroids for hearing loss associated with otitis media with effusion in children. In: The Cochrane Library, Issue 1, 2005. Chichester, UK: John Wiley & Sons Ltd. Search date 2002; primary sources Cochrane Controlled Trials Register, Embase, and Medline.
19. Shapiro GG, Bierman CW, Furukawa CT, et al. Treatment of persistent eustachian tube dysfunction with aerosolized nasal dexamethasone phosphate versus placebo. *Ann Allergy* 1982;49:81-85.
20. Tracy TM, Demain JG, Hoffman KM, et al. Intranasal beclomethasone as an adjunct to treatment of chronic middle ear effusion. *Ann Allergy Asthma Immunol* 1998;80:198-206.
21. Cheng K, Ashby D, Smyth R. Oral steroids for cystic fibrosis. In: The Cochrane Library, Issue 1, 2005. Chichester, UK: John Wiley & Sons Ltd. Search date 2004; primary sources Cochrane Controlled Trials Register, Embase, Medline, hand searches of journals, conference abstracts, and reference lists.
22. Graf P. Rhinitis medicamentosa: aspects of pathophysiology and treatment. *Eur J Allergy Clin Immunol* 1997;52(Suppl 40):28-34.
23. Pignataro O, Pignataro LD, Gallus G, et al. Otitis media with effusion and S-carboxymethylcysteine and/or its lysine salt: a critical overview. *Int J Pediatr Otorhinolaryngol* 1996;35:231-241. Search date 1993; primary sources Medline, Embase, and Biosis.
24. Van der Merwe J, Wagenfeld DJ. The negative effects of mucolytics in otitis media with effusion. *S Afr Med J* 1987;72:625-626.
25. Stewart IA, Guy AM, Allison RS, et al. Bromhexine in the treatment of otitis media with effusion. *Clin Otolaryngo* 1985;10:145-149.
26. Roydhouse N. Bromhexine for otitis media with effusion. *N Z Med J* 1981;94:373-375.
27. Reidpath DD, Glasziou PP, Del Mar C. Systematic review of autoinflation for treatment of glue ear in children. *BMJ* 1999;318:1177-1178. Search date not reported; primary sources Medline, Cochrane Library, and pharmaceutical company database.
28. Blanshard JD, Maw AR, Bawden R. Conservative treatment of otitis media with effusion by autoinflation of the middle ear. *Clin Otolaryngol* 1993;18:188-192.
29. Lous J, Burton MJ, Felding JU, et al. Grommets (ventilation tubes) for hearing loss associated with otitis media with effusion in children. In: The Cochrane Library, Issue 1, 2005. Chichester, UK: John Wiley & Sons Ltd. Search date 2003; primary sources Cochrane Controlled Trials Register, Embase, Medline, hand searches of reference lists.
30. Maw R, Bawden R. Spontaneous resolution of severe chronic glue ear in children and the effect of adenoidectomy, tonsillectomy, and insertion of ventilation tubes. *BMJ* 1993;306:756-760.
31. Carbonell R, Ruiz-Garcia V. Ventilation tubes after surgery with otitis media with effusion or acute otitis media and swimming. Systematic review and meta-analysis. *Int J Pediatr Otorhinolaryngol* 2002;66: 281-289. Search date 2001; primary sources Medline, Embase, Cochrane library databases, and hand searches.
32. Maw AR. Development of tympanosclerosis in children with otitis media with effusion and ventilation tubes. *J Laryngol Otol* 1991;105: 614-617.
33. Wilks J, Maw R, Peters TJ, et al. Randomised controlled trial of early surgery versus watchful waiting for glue ear: the effect on behavioural problems in pre-school children. *Clin Otol* 2000;25:209-214.

原作者

Ian Williamson
Senior Lecturer in Primary Medical Care
The University of Southampton, Southampton, UK

利益冲突：没有声明。

季节性变应性鼻炎

检索时间：2004年9月

原作者：Aziz Sheikh, Sukhmeet Singh Panesar, Sangeeta Dhami　王昱　孙薇　译　余力生　校　韩东一　审

问　题

季节性变应性鼻炎各种治疗方法效果如何？

治疗措施及其效果

治疗方法

肯定有效

口服抗组胺药物（阿伐斯汀Acrivastine、阿扎他定Azatadine、溴苯那敏Brompheniramine、西替利嗪Cetirzine、左西替利嗪Levocetirizine、依巴斯汀Ebastine、非索非那定Fexofenadine、氯雷他定loratadine、地氯雷他定Desloratadine、卢帕他定Rupatadine和咪唑斯汀Mizolastine）

口服伪麻黄素（pseudoephedrine）加抗组胺药

很可能有效

鼻腔用左卡巴斯汀（Levocabastine）
口服白三烯受体拮抗剂
口服白三烯受体拮抗剂加口服抗组胺药

益害相当

口服阿司咪唑（Astemizole）

口服特非那定（Terfenadine）

效果不明

鼻腔用氮䓬斯汀（Azelastine）
鼻腔用异丙托溴铵（Ipratropium bromide）
口服减充血剂

将在新版中加入

预防治疗的效果：避免变应原；色甘酸钠；免疫治疗（经鼻内、皮下和舌下）；顺势疗法；抗Ig-E和皮质类固醇类药物（鼻腔用药和全身用药）
儿童季节性变应性鼻炎

见词汇表**G**

主要信息

治疗

◆ **口服抗组胺药物（阿伐斯汀、阿扎他定、溴苯那敏、西替利嗪、左西替利嗪、依巴斯汀、非索非那定、氯雷他定、地氯雷他定、卢帕他定和咪唑斯汀）**：随机对照试验发现，与安慰剂相比，使用非索非那定与氯雷他定可以提高生活质量和改善鼻炎症状。随机对照试验发现，与安慰剂相比，其他的口服抗组胺药物（阿伐斯汀、阿扎他定、溴苯那敏、西替利嗪、地氯雷他定、依巴斯汀、左西替利嗪、咪唑斯汀和卢帕他定）可以改善鼻炎症状。困倦、镇静和嗜睡是口服抗组胺药物最常报道的不良反应。

◆ **口服伪麻黄素加抗组胺药**：我们没有检索到有关口服减充血药物对于改善生活质量效果的系统综述和随机对照试验。随机对照试验发现，与单独使用伪麻黄素、口服抗组胺药或安慰剂相比，伪麻黄素加口服抗组胺药（非索非那定、阿伐斯汀、西替利嗪、特非那定、曲普利啶、氯雷他定或阿扎他定）可以改善季节性变应性鼻炎的全部症状。联合用药最常报道的不良反应为头痛和失眠。

◆ **鼻腔用左卡巴斯汀**：随机对照试验发现，与安慰剂相比，鼻腔用左卡巴斯汀可以改善季节性变应性鼻炎的症状。

◆ **口服白三烯受体拮抗剂**：1篇系统综述和2项随机对照试验发现，与安慰剂相比，口服白三烯受体拮抗剂孟鲁司特，能改善鼻部症状和生活质量。1项随机对照试验发现，与安慰剂相比，普仑司特在改善症状方面无确定疗效。

◆ **口服白三烯受体拮抗剂加口服抗组胺药**：1篇系统综述证实有3项随机对照试验发现，与安慰剂相比，孟鲁司特加氯雷他定可以改善鼻部症状和生活质量。然而没有证据表明联合用药效果优于单独使用孟鲁司特或氯雷他定。

◆ **口服阿司咪唑**：随机对照试验发现，与安慰剂相比，使用阿司咪唑可以改善鼻炎症状，但阿司咪唑与QTc间期延长有关，并可能诱发室性心律失常。

◆ **口服特非那定**：随机对照试验发现特非那定与安慰剂相比，在改善鼻炎的治疗效果方面，结果矛盾。同时，若与大环内酯类抗生素、口服抗真菌药物或葡萄柚汁共用，特非那定有可致死性的心脏毒性。

◆ **鼻腔用氮䓬斯汀**：4项随机对照试验发现，与安慰剂相比，鼻腔用氮䓬斯汀在改善季节性变应性鼻炎症状方面结果矛盾。2项小规模的随机对照试验发现在改善鼻部症状方面，鼻腔用抗组胺药物（氮䓬斯汀、左卡巴斯汀）和口服抗组胺药物（西替利嗪、特非那定）的治疗效果无显著性差异。

◆ **鼻腔用异丙托溴铵**：我们没有检索到有关异丙托溴铵治疗季节性变应性鼻炎效果的系统综述或随机对照试验。

◆ **口服减充血剂**：我们没有检索到有关口服减充血剂改善患者生活质量的系统综述或随机对照试验。我们没有检索到单独对比口服减充血剂与安慰剂效果的随机对照试验。随机对照试验发现，与单独使用伪麻黄素、口服抗组胺药或安慰剂相比，伪麻黄素加口服抗组胺药（非索非那定、阿伐斯汀、西替利嗪、特非那定、曲普利啶、氯雷他定、地氯雷他定或阿扎他定）可以改善季节性变应性鼻炎的全部症状。联合用药最常报道的不良反应为头痛和失眠。

定义 季节性变应性鼻炎是可能影响多器官系统的一组综合症状表现。典型症状包括季节性的打喷嚏、鼻痒、鼻塞和流清水样鼻涕[1]。眼部症状（眼红、眼痒和溢泪）也很常见。其他症状可能有季节性加重的咳嗽、哮喘和气短，口腔过敏症状（如服食核果类后出现口咽部发痒和水肿）和全身症状如疲倦、发热、头部压迫感和痒感。为证实存在花粉过敏症可行客观的变态反应检查，如皮肤点刺研究、血清特异性IgE检测，此外鼻腔激发研究可能提高诊断的准确性。

发病率/患病率 季节性变应性鼻炎是一种全球性发病的疾病。流行病学证据表明其患病率存在明显的地域差异。患病率在社会经济发达国家里最高，达到人口数量的25%[2-4]。患病率和严重度正逐年增加。一般认为生活水平的提高和儿童时期受感染风险的减少可能导致T辅助细胞的早期免疫偏离，从而增加季节性变应性鼻炎的易感性（即"卫生假说"）[5, 6]。尽管各年龄人群均可发病，发病年龄高峰期仍为青春期[7]。

病因/危险因素 季节性变应性鼻炎的症状是草、树或杂草花粉引起的由IgE介导的1型变态反应。其他季节性吸入性过敏原如真菌孢子，亦可诱发症状。典型表现为在相关的花粉季节，并处于花粉接触增多的开放性环境时临床症状加重。危险因素包括个人或家族的遗传性过敏症史或其他过敏性疾病史、男性、胎次（第一胎患病风险高）和家庭规模小型化[8, 9]。

预后 季节性变应性鼻炎会损害生活质量，影响工作、睡眠和娱乐活动[10]。其他的过敏性疾病，例如哮喘和湿疹经常与之共存，加重了其不良影响[11]。

治疗目的 旨在最小化或消除症状，最大程度地提高生活质量，并减低并发疾病的发生风险。

结局 我们记录了以下结局的相关数据：生活质量、误学/工时间、鼻炎症状评分（如研究中的描述）、药物的使用、药物使用评分（如研究中定义）和不良反应。尽管大部分这些结局测量方法表面看是有效的，仅少数几项被正式验证有效。利用被证实的生活质量测量方法进行研究是最可取的，但仅有一些使用这些方法。

方法 采用《临床证据》2004年9月的文献检索和评价方案。

问题 季节性变应性鼻炎各种治疗方法效果如何？

治疗选择 1　口服抗组胺药物

随机对照试验发现，与安慰剂相比，使用非索非那定与氯雷他定可以提高生活质量和改善鼻炎症状。随机对照试验发现，与安慰剂相比，使用阿司咪唑可以改善鼻炎症状，但阿司咪唑与QTc间期延长有关，并可能诱发室性心律失常。关于特非那定与安慰剂相比较的随机对照试验中，在改善鼻炎的治疗效果方面，结果矛盾。同时，若与大环内酯类抗生素、口服抗真菌药物或葡萄柚汁共用，特非那定有可致死的心脏毒性。随机对照试验发现，与安慰剂相比，其他的口服抗组胺药物（阿伐斯汀、阿扎他定、溴苯那敏、西替利嗪、地氯雷他定、依巴斯汀、左西替利嗪、咪唑斯汀和卢帕他定）可以改善鼻炎症状。困倦、镇静和嗜睡是口服抗组胺药物最常报道的不良反应。随机对照试验发现，与单独使用伪麻黄素、口服抗组胺药或安慰剂相比，伪麻黄素加口服抗组胺药（非索非那定、阿伐斯汀、西替利嗪、特非那定、曲普利啶、氯雷他定或阿扎他定）可以改善季节性变应性鼻炎的全部症状。联合用药最常报道的不良反应为头痛和失眠。

益处 我们没有检索到系统综述。我们检索到了大量比较口服抗组胺药物与安慰剂或其他抗组胺药物的随机对照试验，但是仅有5项随机对照试验是以生活质量评分为评估标准[12-16]。大部分随机对照试验是采用症状评分来作为评估标准。本部分所有随机对照试验的详细结果见以地理位置分类的表A、B、C（见网络附加表A、B、C）依次对应欧洲、美国及世界其他地方。**阿伐斯汀**：3项随机对照试验发现，与安慰剂相比，每日16～32mg的阿伐斯汀可以显著控制鼻炎症状[17-19]。**阿司咪唑**：7项随机对照试验发现阿司咪唑（10mg Qd或每周10～25mg）与安慰剂对比可以改善全部症状[20-26]。**阿扎他定**：一项小规模随机对照试验（交叉研究、对象为38例年龄大于12岁、同时患有哮喘和鼻炎的患者）发现在原有的食物疗法（没有特别指明）基础上服用阿扎他定（1mg Bid）与服用安慰剂相比，鼻炎症状无显著差异[27]。**溴苯那敏**：2项大规模随机对照试验分别比较了服用溴苯那敏8～24mg/d与服用特非那定60～120mg/d或者服用安慰剂比较，发现与安慰剂相比，溴苯那敏可以显著改善鼻炎症状[28, 29]。**西替利嗪**：9项随机对照试验发现，与安慰剂相比，西替利嗪（10mg Qd）可以显著改善鼻炎症状[30-38]。**左西替利嗪**：一项随机对照试验（470例）发现左西替利嗪（2.5、5和10 mg Qd服用两周）与服用安慰剂两周相比，在改善打喷嚏、流涕、鼻痒和眼痒方面有显著效果（与安慰剂对比四种症状总分的平均差值：2.5 mg组0.91，5 mg组1.11，10 mg组1.61，$P<0.001$）[39]。一项随机对照试验（30例）对比了服用左西替利嗪5mg/d与服用地氯雷他定5mg/d及安慰剂，发现使用两周后与安慰剂对比，左西替利嗪可以显著改善症状总得分（$P=0.0009$）[40]。**依巴斯汀**：我们检索到3项随机对照试验比较依巴斯汀10～40mg/d与安慰剂[41-43]，有两项随机对照试验比较依巴斯汀10mg/d、20mg/d与氯雷他定10mg/d及安慰剂[44,45]。所有五项随机对照试验都发现与安慰剂相比依巴斯汀可以显著改善患者症状[41-45]。一项进一步的随机对照试验比较依巴斯汀10mg/d、卢帕他定10mg/d及安慰剂[46]。发现依巴斯汀与安慰剂在平均每日症状总评分上没有显著差异。**非索非那定**：我们检索到了8随机对照试验[12-14, 38, 47-50]。其中3项随机对照试验以生活质量为标准。第一项随机对照试验（多中心，845例，12～65岁，患季节性变应性鼻炎且对某种非特异性过敏原皮肤研究呈阳性）对比了使用非索非那定120mg/d或180mg/d与安慰剂两周[12]，结果采用鼻结膜炎生活质量问卷评分RQLQ**G**，工作、学习能力和日常生活受损情况（工作效率和活力损害指数WPAI**G**）和总体健康状态评估（SF-36健康调查量表**G**）作为评估标准。此项随机对照试验发现，与安慰剂相比，非索非那定可以显著提高生活质量（$P\leq0.006$）和减少工作能力和日常生活受损情况（$P\leq0.004$），而在改善学习能力受损方面没有显著意义。第二项随机对照试验（多中心，1948例年龄在11～68岁之间的季节性变应性鼻炎患者、病史2年、皮肤研究对草和树的过敏原呈阳性，）也发现，与安慰剂对比，非索非那定120mg/d可以显著提高生活质量（$P\leq0.05$）和减少工作能力受损情况（$P\leq0.05$）[13]。第三项随机对照试验（多中心，688例年龄在12～75岁之间的季节性变应性鼻炎患者，病史2年且皮肤研究对草或/和树的过敏原呈阳性），将服用非索非那定120mg/d与使用氯雷他定10mg/d或安慰剂进行对比，治疗时间为两周[14]。发现与安慰剂相比，非索非那定可以显著提高生活质量（$P\leq0.005$）和24小时反映的症状得分（$P<0.001$）[14]。其他的5项随机对照试验未以生活质量为评估标准，发现与安慰剂相比，非索非那定80～240mg/d可以显著改善鼻炎症状[38, 47-50]。**氯雷他定**：13项随机对照试验比较了氯雷他定与安慰剂或其他抗组胺药物（氯马斯汀clemastine、美喹他嗪mequitazine、特非那定），发现与安慰剂相比，氯雷他定可以降低鼻炎症状评分[14-16, 23, 44, 51-58]。其中2项随机对照试验也发现，与安慰剂相比，氯雷他定可以显著降低鼻结膜炎生活质量问卷评分RQLQ[15, 16]。1项随机对照试验发现氯雷他定与安慰剂在改善鼻炎症状上无显著差异[45]。**地氯雷他定**：我们检索到1篇系统综述（综述的文献检索时间为2002年，收入4项关于季节性变应性鼻炎的随机对照试验）[59]，此外还有1项其他的随机对照试验和3项后继的随机对照试验比较了地氯雷他定与安慰剂及其他抗组胺药物[40, 61, 62]。系统回顾发现地氯雷他定与安慰剂相比，可以显著降低症状总分、鼻部症状总分、非鼻部症状总分和鼻塞自评得分（所有对比的P值均≤0.05）[59]。另外一项随机对照试验（被试为337例≥12岁，有2年季节性变应性鼻炎病史者）发现经过2周多的治疗，与安慰剂相比，服用地氯雷他定5mg/d可以显著地更快降低鼻炎症状总分（$P<0.01$）[60]。第一项后继的随机对照试验（30例，平均年龄26.9岁，有2年季节性变应性鼻炎病史）比较了三种治疗方法：左西替利嗪5mg/d、地氯雷他定5mg/d和安慰剂，发现治疗2周地氯雷他定与安慰剂相比，可以显著降低症状总分（$P=0.03$）[40]。第二项后继的随机对照试验（1026≥12岁，有2年季节性变应性鼻炎病史的被试）发现地氯雷他定5～20mg/d与安慰剂相比，可以显著降低症状总分（即刻症状评分$P<0.01$，过去12小时症状评分$P<0.05～P<0.01$）[61]。第三项后继的随机对照试验（331例年龄在15～75之间的并已知有季节性变应性鼻炎病史被试）发现，与安慰剂相比，治疗29天时地氯雷他定可以显著降低平均AM/PM（早晚）回顾性症状总评分（$P<0.001$）[62]。**卢帕他定**：1项随机对照试验（250例，12～65岁，对单一对花粉过敏的季节性变应性鼻炎患者，至少2年病史）比较了三种治疗方法：卢帕他定10mg/d、依巴斯汀10mg/d和安慰剂，发现治疗2周后卢帕他定与安慰剂相比，可以显著降低平均每日症状总分（$P=0.005$）[46]。**咪唑斯汀**：3项随机对照试验发现，与安慰剂相比，使用咪唑斯汀10mg/d或15mg/d可以显著降低医师评价的全身症状得分（$P<0.005$），但咪唑斯汀5mg/d效果与安慰剂相比没有显著差异[34, 63, 64]。**特非那定**：我们检索到了比较特非那定和安慰剂及其他抗组胺药14项随机对照试验[25, 28, 29, 33, 51-53, 57, 65-70]。6项随机对照试验发现，与安慰剂相比，特非那定可以显著降低主观评估的全身症状总分[51-53, 57, 65, 66]。7项随机对照试验发现，与安慰剂相比，特非那定在降低主观评估的全部鼻炎症状总分的效果上没有差异[28, 29, 33, 67-70]。1项随机对照试验发现与特非那定相比，安慰剂可以显著改善流鼻涕和鼻塞症状[25]。**其他抗组胺药物**：我们没有检索到相关的随机对照试验。**口服药与鼻腔用抗组胺药对比**：见鼻腔用抗组胺药益处。**联合孟鲁司特**：见孟鲁司特用药益处。**联合口服减充血剂**：见口服减充血剂用药益处。

害处 大部分随机对照试验显示困倦、镇静和嗜睡为常见的不良反应（详见网络附加表A、B、C）。我们检索到一项队列研究（关于非索非那定、阿伐斯汀、西替利嗪和氯雷他定的上市后监测，包括43363例，主要结果评定标准为镇静、困倦），研究发现与氯雷他定相比，阿伐斯汀（OR 2.79，95% CI 1.69～4.58；$P<0.001$）和西替利嗪（OR 3.53，95% CI 2.07～5.42；$P<0.001$）镇静的发生率有显著差别，而非索非那定则没有显著差别（OR 0.63，95% CI 0.36～1.11；$P=0.1$）。而这四种抗组胺药物并无发生意外事件或损伤的危险率增高[71]。**阿司咪唑**：阿司咪唑已报道与QTc间期延长有关，并可能诱发室性心律失常[72]。**特非那定**：特非那定若与大环内酯类抗生素、口服抗真菌药物或葡萄柚汁共用，特非那定有可致死的心脏毒性[73]。

评论 无。

826 治疗选择 2 鼻腔用抗组胺剂

我们没有检索到有关鼻腔用抗组胺剂对改善生活质量作用效果的系统综述或随机对照试验。随机对照试验发现鼻腔用左卡巴斯汀与安慰剂相比可以改善季节性变应性鼻炎的症状。4项随机对照试验发现，与安慰剂相比，鼻腔用氮䓬斯汀在改善季节性变应性鼻炎症状方面结果矛盾。2项小规模的随机对照试验发现在改善鼻部症状方面，鼻腔用抗组胺药物（氮䓬斯汀、左卡巴斯汀）和口服抗组胺药物（西替利嗪、特非那定）的治疗效果无显著性差异。

益处 我们没有检索到有关鼻腔用抗组胺剂对改善生活质量作用效果的系统综述或随机对照试验。**左卡巴斯汀与安慰剂对比：**我们检索到了一项Meta分析（收入11项随机对照试验，其中只有1项是发表的研究，总数共693例，每一单项研究之间无显著的异质性）比较鼻腔用左卡巴斯汀与安慰剂的全面疗效[74]。全面疗效定义为由研究者评估的鼻炎症状对治疗有无反应。这项Meta分析发现左卡巴斯汀与安慰剂相比全面疗效显著（汇总OR 2.30，95% CI 1.70～3.11；$P<0.001$）。另外有两项不包含在此Meta分析中的随机对照试验，其中一项发现治疗4周，与安慰剂相比，左卡巴斯汀可以显著改善主观评估的鼻炎症状（$F<0.05$）[75]，而另外一项是项小样本研究（16例），发现左卡巴斯汀与安慰剂治疗组的症状上无显著差异[76]。**氮䓬斯汀与安慰剂对比：**我们检索到了有4项从鼻炎症状上比较氮䓬斯汀与安慰剂的疗效的随机对照试验[77-80]，第一项随机对照试验（160例，18～65岁，有至少3年季节性变应性鼻炎病史）比较了鼻腔用氮䓬斯汀1.12mg/d同鼻腔用倍氯米松0.4mg/d或者安慰剂的效果，治疗周期为2周[77]。每天由被试者对于6项症状（打喷嚏、鼻痒、流鼻涕、鼻塞、眼痒和流泪）进行评分。研究发现与安慰剂相比，氮䓬斯汀可以显著降低主观的鼻炎症状评分（$P<0.05$；总结资料未报道）。第二项随机对照试验（多中心，262例，年龄>12岁，有至少2年季节性变应性鼻炎病史和对某种过敏原皮肤研究呈阳性）比较了鼻腔用氮䓬斯汀0.52～1.04mg/d与口服扑尔敏24mg/d及安慰剂，治疗4周的效果[78]。效果评估采用症状总分和主要症状的综合严重度积分同基数值相比的变化。症状包括流鼻涕或抽鼻涕，鼻痒，溢泪，眼、耳、咽喉或软腭瘙痒，咳嗽，鼻涕倒流，鼻塞，擦鼻涕和打喷嚏。这项随机对照试验发现随机分组治疗4周后，在主观评估的症状总分上氮䓬斯汀与安慰剂没有显著差异。第三项随机对照试验（30例，18～53岁，有2年季节性变应性鼻炎病史和对草或墙草属过敏原皮试呈阳性）发现鼻腔用氮䓬斯汀0.28～0.56mg/d与安慰剂相比在控制症状得分上没有显著差异（总结数据和P值未报道）[79]。第四项随机对照试验（99例，19～61岁，有至少1年季节性变应性鼻炎病史）发现与安慰剂相比，治疗7天时氮䓬斯汀可以减轻症状，尽管统计学差异取决于如何定义"有效"（总的眼部和鼻部症状评分降低≥50%，且开始的7天内使用少于3片西替利嗪救急：氮䓬斯汀为43%，安慰剂为30%，$P=0.18$；第7天时总的眼部和鼻部症状评分降低≥50%，且不使用西替利嗪救急：氮䓬斯汀为49%，安慰剂为28%，$P=0.04$）[80]。**鼻腔用抗组胺药与口服抗组胺药对比：**我们检索到2项小规模双盲随机对照试验比较鼻腔用抗组胺药与口服抗组胺药[81,82]，都发现鼻腔用抗组胺药（氮䓬斯汀、左卡巴斯汀）与口服抗组胺药（西替利嗪、特非那定）治疗后的鼻部症状没有显著差异。

害处 这些研究没有严重的不良反应报道。治疗组与安慰剂组的不良反应发生率相同。最常见的不良反应为鼻窦炎和头痛。

评论 鼻腔用抗组胺药与口服抗组胺药对比：这2项比较鼻腔用抗组胺药与口服抗组胺药的随机对照试验可能还不足以探究这两种治疗方式间是否存在差异[81,82]。

827 治疗选择 3 口服减充血剂

我们没有检索到有关口服减充血剂改善患者生活质量的系统综述或随机对照试验。我们没有检索到单独对比口服减充血剂与安慰剂效果的随机对照试验。随机对照试验发现，与单独使用伪麻黄素、口服抗组胺药或安慰剂相比，伪麻黄素加口服抗组胺药（非索非那定、阿伐斯汀、西替利嗪、特非那定、曲普利啶、氯雷他定或阿扎他定）可以改善季节性变应性鼻炎的全部症状。联合用药最常报道的不良反应为头痛和失眠。

益处 我们没有检索到有关口服减充血剂对改善生活质量作用效果的系统综述或随机对照试验。我们也没有检索到单独对比口服减充血剂与安慰剂效果的随机对照试验。我们检索到9项随机对照试验比较口服减充血剂加口服抗组胺药与单独使用其他减充血剂、单独使用抗组胺药和安慰剂对鼻炎症状的疗效[83-91]。**伪麻黄素加非索非那定：**第一项随机对照试验（651例，12～65岁，对豚草提取物过敏原皮肤研究呈阳性且对抗组胺药临床有效）将服用缓释的伪麻黄素（120mg Bid）加非索非那定（60mg Bid）治疗2周的效果，同单独服用伪麻黄素（120mg Bid）及单独服用非索非那定（60mg Bid）作比较[83]。研究发现联合用药与单独服用伪麻黄素相比，可以显著降低打喷嚏的症状评分（$P<0.0001$），降低鼻、软腭痒或咽痒评分或此两项症状总评分（$P=0.002$），降低眼痒、溢泪、红眼的症状评分（$P=0.0006$）。联合用药与单独服用非索非那定相比也可以显著降低鼻塞充血症状评分（$P=0.0005$）[83]。**伪麻黄素加阿伐斯汀：**第二项随机对照试验（多中心，双盲，702例，年龄≥12岁，有至少2年在豚草季节出现季节性变应性鼻炎症状的病史，而且对豚草提取物过敏原皮肤研究呈阳性）将服用伪麻黄素60mg/d加阿伐斯汀8mg/d治疗2周的效果，与单独服用伪麻黄素60mg/d和单独服用阿伐斯汀8mg/d及安慰剂作比较[84]。研究发现联合使用伪麻黄素与阿伐斯汀与单独使用阿伐斯汀相比，可以显著降低鼻堵塞症状平均评分（$P<0.001$）；联合用药与单独服用阿伐斯汀、单独服用伪麻黄素和服用安慰剂相比，可以显著

诊断 传统区分细菌性结膜炎与其他类型结膜炎的要点是：黄白色浆液性分泌物，乳头增生（睑结膜表面小的纤维血管突起，外观上呈天鹅绒样），双眼发病。近期的系统综述中没有找到关于这些标准的研究，但是综述作者在其后来的研究中提出眼部分泌物增多、不伴眼痒提示为细菌性结膜炎。如果存在近期结膜炎病史，可能不支持细菌性结膜炎诊断[10,11]。

预后 大多数细菌性结膜炎是自限性的。一篇系统综述（检索时间2001年）发现安慰剂治疗2～5天后64%患者临床症状好转（95%CI 54%～73%）[12]。有时也可以出现角膜或其他器官并发症的症状。流感嗜血杆菌所致的儿童细菌性结膜炎中25%出现中耳炎[13]，原发性脑膜炎球菌性结膜炎中18%可能出现脑膜炎症状[14]。接触镜佩带者中细菌性结膜炎比例为(10～30)/10万[15]。

治疗目的 迅速控制感染，防止出现并发症，尽量减少不良反应。

结局 治愈或好转时间。临床症状包括充血、分泌物增加、乳头增生、滤泡增生、结膜水肿、眼痒、疼痛、畏光。多数研究将这些症状体征进行分级后用数字序列表示，有些需要研究者或参与者来判断治疗是否成功。细菌培养结果：通常通过菌落数表示，有时也参考阈值水平。结果被分为根除、减少、仍存在和增加。

方法 采用《临床证据》2005年1月的文献检索和评价方案。

问　题 治疗成人和儿童细菌性结膜炎有效的抗生素是什么？

治疗选择1 给怀疑为细菌性结膜炎的患者经验性地局部应用抗生素

一篇系统综述从一项随机对照试验中得到有限证据，证明局部诺氟沙星点眼5天后，不论从临床上还是从微生物学上都可以提高治愈率。随机对照试验表明不同抗生素都可以从临床或微生物角度上提高治愈率，但是它们之间的差别没有显著性。一项随机对照试验发现，多黏菌素B与杆菌肽的混合眼膏点眼与口服头孢克肟相比，无论从临床还是微生物角度上治疗效果的差别都没有显著性。局部点抗生素可能引起刺痛、灼痛和口苦感觉。

益处 **局部点抗生素与安慰剂比较**：找到一篇检索时间为2001年的系统综述，其中包括一项随机对照试验，试验对象共284位成人，50%患者细菌培养阳性，比较局部诺氟沙星点眼与安慰剂的疗效（见网络版表A）[12]。结果证据证明与安慰剂相比局部诺氟沙星点眼5天后，不论从临床上还是从微生物学上都可以提高治愈率，诺氟沙星组治愈率88%，95%CI 81%～93%，安慰剂组治愈率72%，95%CI 63%～79%，P<0.01（见评论）。所有治疗组的治愈率均高于安慰剂组。**不同抗生素之间比较**：没有找到系统综述，但是找到22项针对成人和儿童的随机对照试验[16-34]，其中4项结果在同一文章中发表[16]（见网络版表A）。所有这些试验都发现不同抗生素在临床治疗和微生物学上的效果差别没有显著性，只有一项试验发现在微生物学上不同抗生素治疗效果的差别有统计学意义。**局部点眼与口服抗生素比较**：一项针对80位儿童的随机对照试验[35]发现多黏菌素B与杆菌肽的混合眼膏点眼与口服头孢克肟相比治疗效果差别没有显著性，口服头孢克肟组失败率为37.5%（15/40），多黏菌素B与杆菌肽的混合组失败率为7/40（17.5%），P=0.07。但是这一试验可能缺乏检验效力，不能够发现两者之间有临床意义的差别。

害处 **局部点抗生素与安慰剂比较**：随机对照试验没有发现明显的不良反应，发生结膜水肿和灼痛的比例在诺氟沙星组为4%，在安慰剂组为7%（P值没有报道）[7]。一篇非系统综述发现4例在局部氯霉素点眼后发生再生障碍性贫血，1例在局部磺胺醋酰点眼后引起Steven-Johnson综合征[36]，但是没有报道使用这类药物的患者数量，因此很难排除这些疾病是由其他原因造成的。**不同抗生素之间比较**：随机对照试验发现不同药物不良反应的发生率报道各不相同，通常较轻，比如灼热感、刺痛感、刺激症状、口苦（见网络版表A）[16-34]。

评论 与安慰剂对比的随机对照试验没有评价抗生素的耐药性[7]。多数研究包括儿童和成人，但是没有特殊交待儿童和成人的比例。洛美沙星与氯霉素和夫西地酸、诺氟沙星与夫西地酸、妥布霉素与夫西地酸的比较都是单盲。在一项随机对照试验中妥布霉素治疗组的患者数量明显高于夫西地酸治疗组，由于点眼次数不同两组患者的依从性也不同，并且夫西地酸治疗组中儿童比例较高[33]。回顾所有的随机对照试验，使用角膜接触镜者没有被单独提出来分析，或者被排除在分析范围外，在治疗期间也没有禁止使用角膜接触镜。没有找到对于这部分患者经验性地应用抗生素的研究证据。

治疗选择2 给细菌培养阳性的患者（局部）用抗生素

一篇系统综述和两项随后的随机对照试验发现局部用抗生素（环丙沙星、氧氟沙星、左氧氟沙星、莫西沙星）2～10天后与安慰剂组相比，不论从临床上还是从微生物学上都可以提高治愈率。一项随机对照试验发现，与安慰剂相比多黏菌素B与杆菌肽的混合制剂点眼3～5天后临床表现明显好转，但是这种优势在8～10天消失。4项随机对照试验表明不同的抗生素之间临床和微生物的治疗效果差别没有显著性。有一项随机对照试验发现夫西地酸与氯霉素相比治疗效果更好。一项随机对照试验发现局部应用奈替米星与庆大霉素相比治疗效果更好。另一项随机对照试验发现，从微生物学上判断，左氧氟沙星比氧氟沙星治疗效果好，但是从临床上看两者没有差别。这些随机对照试验都没有发现明显的不良反应，与安慰剂组相比差别没有显著性。这些随机对照试验比较了不同的抗生素，发现有些抗生素造成点状角膜上皮剥脱、刺痛、灼痛和轻度流泪的可能性较大。

益处 局部用抗生素与安慰剂比较：找到一篇检索时间为2001年[12]的系统综述（3项随机对照研究[37-39]）和2项随后的随机对照试验[40,41]。比较多黏菌素B-杆菌肽、环丙沙星、氧氟沙星与安慰剂治疗细菌培养阳性的细菌性结膜炎患者的疗效（见网络版表A）。除了一项随机对照试验外，所有试验都认为局部用抗生素（环丙沙星、氧氟沙星、左氧氟沙星、莫西沙星）2～10天后，不论从临床上还是从微生物学上，都可以提高治愈率[38-41]。一项随机对照研究发现，多黏菌素B与杆菌肽的混合制剂点眼与安慰剂相比，3～5天后临床表现明显好转，但是8～10天后这种优势消失[37]。这项研究还发现对那些已经接受全身抗生素治疗的患者，多黏菌素B与杆菌肽的混合制剂点眼与安慰剂点眼3～5天后，两者的治疗效果在临床上和微生物学上都没有显著差别[37]。**不同抗生素之间比较**：没有找到系统综述，但是找到8项随机对照试验（见网络版表A）[38,42-48]。多数研究发现不同抗生素的治疗效果差别没有显著性。两项随机对照试验发现环丙沙星和妥布霉素治疗7天后的效果差别无显著性，其中一项统计临床和微生物学上的治愈率[38]，另一项统计细菌减少和根除的比例[43]。第3项随机对照试验发现夫西地酸比氯霉素的治愈率高，并且有统计学意义[42]。两项关于左氧氟沙星和氧氟沙星疗效比较的随机对照试验没有得出确定结论[47,48]。其中一项发现治疗5天时左氧氟沙星比氧氟沙星在微生物学上的治愈率更高，而治疗6～10天时这种差别失去统计学意义[47]。另一随机对照试验则发现两者都有一定临床治疗效果，但是两者的差别没有显著性[48]。第5项随机对照试验发现洛美沙星和氧氟沙星使用7天后在消除症状方面无显著差别[45]。第6项随机对照试验发现局部应用奈替米星5～10天后的治疗效果比庆大霉素好，差别有统计学意义[46]。第7项随机对照试验发现多黏菌素B-杆菌肽、庆大霉素和磺胺醋酰点眼2～7天后的治疗效果差别没有显著性[44]。

害处 局部用抗生素与安慰剂比较：这些随机对照试验都没有发现明显的并发症，与安慰剂组相比两者没有差别（见网络版表A）[37-41]。**不同抗生素之间比较**：在不同抗生素之间比较的随机对照试验中发现以下这些轻微的不良反应：点状角膜上皮剥脱（妥布霉素35%，环丙沙星20%）、口苦（诺氟沙星20%，夫西地酸6%），刺痛（诺氟沙星50%，夫西地酸37%）、烧灼感（庆大霉素33%，洛美沙星20%，左氧氟沙星1.45%，氧氟沙星0.97%）、轻度流泪（使用左氧氟沙星或氧氟沙星组每组2人）（见网络版表A）[19,23,24,47,48]。

评论 所有这些随机对照试验都没有涉及抗生素的耐药性，而自限性疾病的细菌耐药性是一个很有趣的课题。不是所有研究都针对不同年龄段进行了分析，并且没有人研究再感染率。大部分研究中患者在细菌培养结果出来之前就接受了随机的治疗，细菌培养阴性的患者在分析时被排除在外。没有找到针对角膜接触镜佩戴者细菌性结膜炎抗生素治疗的研究。回顾所有的随机对照试验，使用角膜接触镜没有被单独提出来分析，或者被排除在分析范围外，在治疗期间角膜接触镜也没有被禁止使用。所有的随机对照试验都没有对戴角膜接触镜者单独分析。

参考文献

1. Limberg, MB. A review of bacterial keratitis and bacterial conjunctivitis. *Am J Ophthalmology* 1991;112:2S-9S.
2. Thadani SM, Foster CS. Treatment of ocular inflammation in children. *Pediatr Drugs* 2004;6:289-301.
3. Wishart PK, James C, Wishart MS, et al. Prevalence of acute conjunctivitis caused by chlamydia, adenovirus, and herpes simplex virus in an ophthalmic casualty department. *Br J Ophthalmol* 1984;68:653-655.
4. Fitch CP, Rapoza PA, Owens S, et al. Epidemiology and diagnosis of acute conjunctivitis at an inner-city hospital. *Ophthalmology* 1989;96:1215-1220.
5. Woodland RM, Darougar S, Thaker U, et al. Causes of conjunctivitis and keratoconjunctivitis in Karachi Pakistan. *Trans R Soc Trop Med Hygiene* 1992;86:317-320.
6. Seal DV, Barrett SP, McGill JI. Aetiology and treatment of acute bacterial infection of the external eye. *Br J Ophthalmol* 1982;66:357-360.
7. Miller IM, Wittreich J, Vogel R, et al, for the Norfloxacin-Placebo Ocular Study Group. The safety and efficacy of topical norfloxacin compared with placebo in the treatment of acute bacterial conjunctivitis. *Eur J Ophthalmol* 1992;2:58-66.
8. Gigliotti F, Williams WT, Hayden FG, et al. Etiology of acute conjunctivitis in children. *J Pediatr* 1981;98:531-536.
9. Weiss A, Brinser JH, Nazar-Stewart V. Acute conjunctivitis in childhood. *J Pediatr* 1993;122:10-14.
10. Rietveld RP, Weert H, Bindels PJE. Diagnostic impact of signs and symptoms in acute infectious conjunctivitis: systematic literature search. *BMJ* 2003;327:789.
11. Rietveld RP, ter Riet G, Bindels PJ, et al. Predicting bacterial cause in infectious conjunctivitis: cohort study on informativeness of combinations of signs and symptoms. *BMJ* 2004;329:206-208.
12. Sheikh A, Hurwitz B, Cave J. Antibiotics versus placebo for acute bacterial conjunctivitis. In: The Cochrane Library, Issue 4,2004. Chichester, UK: John Wiley & Sons Ltd. Search date 2001;primary sources Cochrane Controlled Trials Register,Medline, bibliographies of identified trials, Science Citation Index, and personal contacts with investigators and pharmaceutical companies.
13. Bodor FF. Conjunctivitis-otitis media syndrome: more than meets the eye. *Contemp Pediatr* 1989;6:55-60.
14. Barquet N, Gasser I, Domingo P, et al. Primary meningococcal conjunctivitis: report of 21 patients and review. *Rev Infect Dis* 1990;12:838-847.
15. McLeod SD. Infectious keratitis. In: Yanoff M, Duker JS, eds. *Ophthalmology*, 2nd ed. St. Louis, MO: Mosby, Inc., 2004.
16. The Trimethoprim-Polymyxin B Sulphate Ophthalmic Ointment Study Group. Trimethoprim-polymyxin B sulphate ophthalmic ointment versus chloramphenicol ophthalmic ointment in the treatment of bacterial conjunctivitis-a review of four clinical studies. *J Antimicrob Chemother* 1989;23:261-266.
17. Kettenmeyer A, Jauch A, Boscher M, et al. A double-blind double-dummy multicenter equivalence study comparing topical lomefloxacin

0.3% twice daily with norfloxacin 0.3% four times daily in the treatment of acute bacterial conjunctivitis. *J Clin Res* 1998;1:75-86.
18. Agius-Fernandez A, Patterson A, Fsadni M, et al. Topical lomefloxacin versus topical chloramphenicol in the treatment of acute bacterial conjunctivitis. *Clin Drug Invest* 1998;15:263-269.
19. Montero J, Casado A, Perea E, et al. A double-blind double-dummy comparison of topical lomefloxacin 0.3% twice daily with topical gentamicin 0.3% four times daily in the treatment of acute bacterial conjunctivitis. *J Clin Res* 1998;1:29-39.
20. Adenis JP, Arrata M, Gastaud P, et al. Etude randomisée multicentrique acide fusidique gel ophtalmique et rifamycine collyre dans les conjonctivites aigues. *J Fr Ophtalmol* 1989;12:317-322.
21. Huerva V, Ascaso FJ, Latre B, et al. Tolerancia y eficacia de la tobramicina topica vs cloranfenicol en el tratamiento de las conjuntivitis bacterianas. *Ciencia Pharmaceutica* 1991;1:221-224.
22. Gallenga PE, Lobefalo L, Colangelo L, et al. Topical lomefloxacin 0.3% twice daily versus tobramycin 0.3% in acute bacterial conjunctivitis: a multicenter double-blind phase III study.*Ophthalmologica* 1999;213:250-257.
23. Alves MR, Kara JN. Evaluation of the clinical and microbiological efficacy of 0.3% ciprofloxacin drops and 0.3% tobramycin drops in the treatment of acute bacterial conjunctivitis. *Rev Bras Oftalmol* 1993; 52:371-377.
24. Wall AR, Sinclair N, Adenis JP. Comparison of Fucithalmic(fusidic acid viscous eye drops 1%) and Noroxin (norfloxacin ophthalmic solution 0.3%) in the treatment of acute bacterial conjunctivitis. *J Clin Res* 1998;1:316-325.
25. Behrens-Baumann W, Quentin CD, Gibson JR, et al.Trimethoprim-polymyxin B sulphate ophthalmic ointment in the treatment of bacterial conjunctivitis: a double-blind study versus chloramphenicol ophthalmic ointment. *Curr Med Res Opin* 1988;11:227-231.
26. Van-Rensburg SF, Gibson JR, Harvey SG, et al.Trimethoprim-polymyxin ophthalmic solution versus chloramphenicol ophthalmic solution in the treatment of bacterial conjunctivitis. *Pharmatherapeutica* 1982;3:274-277.
27. Gibson JR. Trimethoprim-polymyxin B ophthalmic solution in the treatment of presumptive bacterial conjunctivitis - a multicentre trial of its efficacy versus neomycin-polymyxin B-gramicidin and chloramphenicol ophthalmic solutions. *J Antimicrob Chemother* 1983;11:217-221.
28. Genee E, Schlechtweg C, Bauerreiss P, et al.Trimethoprim-polymyxin eye drops versus neomycin-polymyxin-gramicidin eye drops in the treatment of presumptive bacterial conjunctivitis - a double-blind study.*Ophthalmologica* 1982;184:92-96.
29. Malminiemi K, Kari O, Latvala M-L, et al. Topical lomefloxacin twice daily compared with fusidic acid in acute bacterial conjunctivitis. *Acta Ophthalmol Scand* 1996;74:280-284.
30. Carr WD. Comparison of Fucithalmic (fusidic acid viscous eye drops 1%) and Chloromycetin Redidrops (chloramphenicol eye drops 0.5%) in the treatment of acute bacterial conjunctivitis. *J Clin Res* 1998;1:403-411.
31. Horven I. Acute conjunctivitis. A comparison of fusidic acid viscous eye drops and chloramphenicol. *Acta Ophthalmol* 1993;71:165-168.
32. Hvidberg J. Fusidic acid in acute conjunctivitis. Single-blind, randomized comparison of fusidic acid and chloramphenicol viscous eye drops. *Acta Ophthalmol* 1987;65:43-47.
33. Jackson WB, Low DE, Dattani D, et al. Treatment of acute bacterial conjunctivitis: 1% fusidic acid viscous drops vs. 0.3% tobramycin drops. *Can J Ophthalmol* 2002;37:228-237.
34. Sinclair NM, Leigh DA. A comparison of fusidic acid viscous eye drops and chloramphenicol eye ointment in acute conjunctivitis.*Curr Ther Res* 1988;44:468-474.
35. Wald ER, Greenberg D, Hoberman A. Short term oral cefixime therapy for treatment of bacterial conjunctivitis. *Pediatr Infect Dis J* 2001;20: 1039-1042.
36. Stern GA, Killingsworth DW. Complications of topical antimicrobial agents. *Int Ophthalmol Clin* 1989;29:137-142.
37. Gigliotti G, Hendley JO, Morgan J, et al. Efficacy of topical antibiotic therapy in acute conjunctivitis in children. *J Pediatr* 1984;104:623-626.
38. Leibowitz HM. Antibacterial effectiveness of ciprofloxacin 0.3% ophthalmic solution in the treatment of bacterial conjunctivitis. *Am J Ophthalmol* 1991;112:29S-33S.
39. Ofloxacin Study Group III. A placebo-controlled clinical study of the fluoroquinolone ofloxacin in patients with external infection. *Invest Ophthalmol Vis Sci* 1990;31:572.
40. Hwang DG, Schanzlin DJ, Rotberg MH, et al. A phase III, placebo controlled clinical trial of 0.5% levofloxacin ophthalmic solution for the treatment of bacterial conjunctivitis. *Br J Ophthalmol* 2003;87: 1004-1009.
41. Gross RD, Lichtenstein SJ, Schlech BA. Early clinical and microbiological responses in the treatment of bacterial conjunctivitis with moxifloxacin ophthalmic solution 0.5% (vigamox) using BID dosing. *Todays Ther Trends* 2003;21:227-237.
42. Van Bijsterveld OP, El Batawi Y, Sobhi FS, et al. Fusidic acid in infections of the external eye. *Infection* 1987;15:16-19.
43. Gross RD, Hoffman RO, Lindsay RN. A comparison of ciprofloxacin and tobramycin in bacterial conjunctivitis is children. *Clin Pediatr* 1997;36:435-444.
44. Lohr JA, Austin RD, Grossman M, et al. Comparison of three topical antimicrobials for acute bacterial conjunctivitis. *Pediatr Infect Dis J* 1988;7:626-629.
45. Tabbara KF, El-Sheik HF, Monowarul Islam SM, et al. Treatment of acute bacterial conjunctivitis with topical lomefloxacin 0.3% compared to topical ofloxacin 0.3%. *Eur J Ophthalmol* 1999;9:269-275.
46. Papa V, Aragona P, Scuderi AC, et al. Treatment of acute bacterial conjunctivitis with topical netilmicin. *Cornea* 2002;21:43-47.
47. Schwab IR, Friedlaender M, McCulley J, et al, and the Levofloxacin Bacterial Conjunctivitis Active Control Study Group. A phase III clinical trial of 0.5% levofloxacin ophthalmic solution versus 0.3% ofloxacin ophthalmic solution for the treatment of bacterial conjunctivitis. *Ophthalmology* 2003;110:457-465.
48. Zhang M, Hu Y, Chen F. Clinical investigation of 0.3% levofloxacin eyedrops on the treatment of cases with acute bacterial conjunctivitis and bacterial keratitis. *Yen ko Hsueh Pao [Eye Science]* 2000;16:146-148.

原作者
John Epling
Assistant Professor

John Smucny
Assistant Professor
Department of Family Medicine
State University of New York-Upstate Medical
University
Syracuse
New York
USA

利益冲突：没有声明。

糖尿病视网膜病变

检索时间：2004年11月
原作者：Simon Harding　曲进锋 译　黎晓新 校

问　题

糖尿病视网膜病变的治疗效果如何？
玻璃体出血的治疗效果如何？

治疗措施及其效果

治疗糖尿病视网膜病变

肯定有效
对有临床意义的黄斑水肿患者进行黄斑区微血管瘤光凝
对增殖前期糖尿病视网膜病变（中重度非增殖性糖尿病视网膜病变）合并糖尿病黄斑病变患者进行周边视网膜激光光凝
对增殖期糖尿病视网膜病变患者进行周边视网膜激光光凝

很可能有效
对糖尿病黄斑病变患者进行视网膜增厚区格栅光凝

效果不明
对背景期或增殖前期糖尿病视网膜病变（非增殖性糖尿病视网膜病变）不伴糖尿病黄斑病变患者进行周边视网膜激光光凝
对糖尿病黄斑病变但是没有临床意义的黄斑水肿患者进行黄斑区微血管瘤光凝

治疗玻璃体出血

可能有效
对严重玻璃体出血和增殖期糖尿病视网膜病变患者进行玻璃体切除手术

效果不明
对糖尿病黄斑病变患者进行玻璃体切除手术

将在新版中加入
糖尿病黄斑病变患者的激素治疗
糖尿病视网膜病变的药物治疗

请参考其他有关章节
控制高血压，阻止糖尿病视网膜病变的发展（见糖尿病的高血压控制）

本章中斜体字为美国的词汇表示方法，视力用英尺作为单位。正体为英国的词汇表示方法，视力用米作为单位（见表1）。

见词汇表 **G**

主要信息

治疗糖尿病视网膜病变

◆ **对有临床意义的黄斑水肿患者进行黄斑区微血管瘤光凝**：随机对照试验发现对于轻中度糖尿病视网膜病变合并黄斑水肿的患者进行黄斑区微血管瘤光凝与不进行治疗相比可以降低其在2～3年内视力下降的风险。视力较好的患者激光的效果更好。亚组分析发现对有临床意义的黄斑水肿患者，特别是黄斑中心凹受累者或即将受累者，激光的好处更明显。我们没有找到证据证明不同的激光治疗效果不同。

◆ **对增殖前期糖尿病视网膜病变（中重度非增殖性糖尿病视网膜病变）合并糖尿病黄斑病变患者进行周边视网膜激光光凝**：随机对照试验发现对于增殖前期糖尿病视网膜病变合并糖尿病黄斑病变患者进行周边视网膜光凝与不进行治疗相比可以减少其5年内发生重度视力下降的风险。我们没有找到证据证明不同的激光治疗效果不同。

◆ **对增殖期糖尿病视网膜病变患者进行周边视网膜激光光凝**：随机对照试验发现对于增殖期糖尿病视网膜病变患者进行周边视网膜光凝与不进行治疗相比可以降低其在2～3年内视力下降的风险。有一项随机对照试验发现对于有高危因素的增殖期糖尿病视网膜病变患者，低能量的氩激光光凝比常规能量的氩激光更不容易引起玻璃体出血和黄斑水肿。两种不同方法治疗后视力的差异无显著性，但是其检验效力可能不足以发现有临床意义的差别。我们没有找到证据证明不同的激光治疗效果不同。

◆ **对糖尿病黄斑病变患者进行视网膜增厚区格栅光凝**：一项随机对照试验发现对于弥漫性黄斑病变合并或不合并有临床意义的黄斑水肿患者进行视网膜增厚区格栅光凝与不进行治疗相比可以提高其在12个月和24个月时的视力。与不治疗相比，光凝将中度视力下降的危险降低了50%～70%。我们没有找到证据证明不同的激光治疗效果不同。

◆ **对背景期或增殖前期糖尿病视网膜病变（非增殖性糖尿病视网膜病变）不伴糖尿病黄斑病变患者进行周边视网膜激光光凝**：没有找到任何系统综述或随机对照试验。

◆ **对糖尿病黄斑病变但是没有临床意义的黄斑水肿患者进行黄斑区微血管瘤光凝**：没有找到任何系统综述或随机对照试验。

治疗玻璃体出血

◆ **对严重玻璃体出血和增殖期糖尿病视网膜病变患者进行玻璃体切除手术**：一项随机对照试验发现对严重玻璃体出血和增殖期糖尿病视网膜病变患者进行早期玻璃体切除手术与延迟玻璃体切除术相比可以降低其1～3年后视力下降的风险。

◆ **对糖尿病黄斑病变患者进行玻璃体切除手术**：没有找到任何系统综述或随机对照试验。

定义 糖尿病视网膜病变的特征是不同程度的视网膜微血管瘤、出血、渗出、静脉改变、新生血管形成、视网膜增厚。可以累及周边视网膜和/或黄斑区。按照糖尿病视网膜病变的严重程度可以分为背景期ⓖ(轻度非增殖性)、增殖前期ⓖ(中/重度非增殖性)、增殖期ⓖ和晚期ⓖ。根据黄斑受累情况可以分为局限性ⓖ、弥漫性ⓖ、缺血性ⓖ或混合性。

发病率／患病率 糖尿病视网膜病变排在英国致盲原因的首位，16～64岁的盲人中有12%是由于糖尿病视网膜病变致盲的[1]。

病因／危险因素 包括年龄、病程、糖尿病控制情况、高血压、高血脂[2]。

预后 20世纪60年代后的研究发现至少一半的增殖期糖尿病视网膜病变患者在3～5年内视力下降至 Snellen 视力ⓖ 6/60 (20/200) 以下[3-5]。4年内相对较好眼的视力下降至6/60 (20/200) 以下者占1型糖尿病患者的1.5%，占不使用胰岛素的2型糖尿病患者的2.7%，占使用胰岛素的2型糖尿病患者的3.2%[6]。

治疗目的 阻止低视力、残视力和盲的发生，提高生活质量、尽量减少并发症。

结局 视力（如果不加以说明均指Snellen视力ⓖ表）、低视力的发生率[视力较好眼的视力低于6/24 (20/80)]、残视力的发生率[视力较好眼的视力低于6/60 (20/200)]、盲的发生率[视力较好眼的视力低于3/60 (10/200)]。多数研究中以患眼数作为单位，而不是患者数。临床有意义的视力下降指Snellen视力表视力下降2行或2行以上，大致相当于视角加倍（视角是指眼睛能看清最小视标时视标的上下界与眼睛连线所成的角度）。

方法 按《临床证据》2004年11月的文献检索和评价方案。作者手工检索到的一些其他证据也包括在内。文中提到与治疗相关的一些数字皆指眼数而不是人数。

问 题	糖尿病视网膜病变的治疗效果如何？

治疗选择1　周边视网膜光凝

随机对照试验发现与不进行治疗相比，对于增殖前期糖尿病视网膜病变（中/重度非增殖性糖尿病视网膜病变）合并糖尿病黄斑病变患者、增殖期糖尿病视网膜病变患者、合并高危因素的增殖期糖尿病视网膜病变患者，进行周边视网膜光凝可以减少其视力下降的风险。有一项随机对照试验发现对于有高危因素的增殖期糖尿病视网膜病变患者，低能量的氩激光光凝比常规能量的氩激光更不容易引起玻璃体出血和黄斑水肿。两种不同方法治疗后视力的差异无显著性，但是其检验效力可能不足以发现有临床意义的差别。我们没有找到关于不合并黄斑病变的增殖前期糖尿病视网膜病变（中/重度非增殖性糖尿病视网膜病变）的随机对照试验。我们没有找到证据证明不同的激光治疗效果不同。

益处 **周边视网膜光凝与不治疗比较**：没有找到系统综述，但是找到六项随机对照试验（发表在8篇文章中）（见表2）[7-14]，研究对象包括不同程度的糖尿病视网膜病变患者，比较了不同的周边视网膜光凝方法与不治疗或者推迟治疗的效果。两项针对增殖期糖尿病视网膜病变ⓖ的随机对照试验发现与不进行治疗相比，进行周边视网膜光凝可以减少其在2～3年内视力下降的风险（见表2）[7,8]。两项针对增殖前期ⓖ(中/重度非增殖性糖尿病视网膜病变)和增殖期糖尿病视网膜病变的大型随机对照试验（发表在4篇文章中）[9,10,13,14]发现与不进行治疗相比，进行周边视网膜光凝可以减少其在5年内视力下降的风险，但是其中一项研究重度视力下降的比例很小，光凝与对照组重度视力下降的几率差别没有显著性（见表2）。这些随机对照试验[10,13]中有一项研究中的亚组分析[14]发现2型糖尿病患者、严重增殖前期糖尿病视网膜病变（严重非增殖性糖尿病视网膜病变）或没有危险因素ⓖ的增殖早期糖尿病视网膜病变患者对于激光的反应较好（数据见图表），差异有统计学意义。另两项针对增殖前期糖尿病视网膜病变的随机对照试验发现与不进行治疗相比，进行周边视网膜光凝可以减少其在5年内视力下降的风险[11,12]。所有以上试验中的患者多数都合并糖尿病黄斑病变。我们没有找到未出现黄斑病变的增殖前期糖尿病视网膜病变（中/重度非增殖性糖尿病视网膜病变）患者的治疗效果的随机对照试验

（见表2）。**不同激光之间比较**：没有找到系统综述，但是找到3项随机对照试验[15-17]。第1项试验的对象是增殖期糖尿病视网膜病变患者（共33人，42眼），比较了氩激光与倍频YAG激光，发现29个月后两组新生血管的消退率大致相同，均为20/21（95.2%），P值未报道[15]。第2项多中心试验的对象是合并视盘新生血管的增殖期糖尿病视网膜病变患者（共696人，907眼），发现氪红激光和氩绿激光治疗3个月后新生血管的消退率（新生血管面积小于视盘的1/3）没有差别，均为41.8%，P = 0.92[16]。第3项试验的对象是有危险因素的增殖期糖尿病视网膜病变患者（共50人，65眼），比较低能量氩激光（平均能量235mW，平均随访22.4个月）和常规能量氩激光（平均能量450mW，平均随访21.6个月），结果发现两组治疗后视力（logMAR视力表ⓖ的平均视力）没有明显差别，分别为0.18和0.27，P = 0.231[17]。

害处 光凝的不良反应包括视野和视力损害[18,19]、闪光感[20]、对比敏感度下降[20,21]、色觉减退[22]、暂时性脉络膜脱离、前葡萄膜炎、黄斑水肿加剧、治疗时疼痛。多数研究的样本数较小，不足以计算这些不良反应发生的确切比例，另外可能由于当时采用的技术陈旧而过高估计了这些不良反应的发生率。**周边视网膜光凝与不治疗比较**：一项随机对照试验中5%患者在氩激光治疗后视野缩窄到固视点45°之内，0%患者在氩激光治疗后视野缩窄到固视点30°之内，3%患者Snellen视力ⓖ下降2行或2行以上[9]。**分阶段治疗**：1项随机对照试验发现分阶段的光凝治疗比一次治疗引起的不良反应（包括渗出性视网膜脱离、脉络膜脱离、房角关闭）较少[23]。**不同激光之间比较**：我们没有发现不同激光引起的并发症发生频率的有力证据。氩蓝/绿激光可以造成操作医生的暂时性色觉减退。周边视网膜光凝时染料激光[24]和黄激光（600nm）[25]治疗时疼痛比氩光明显[23]。有随机对照试验发现低能量的激光比常规能量激光引起的黄斑水肿ⓖ和玻璃体积血ⓖ更少，但是脉络膜脱离或者神经营养性角膜炎的发生几率两者间差别没有显著性。低能量激光后1眼发生黄斑水肿，0眼发生玻璃体出血、脉络膜脱离、神经营养性角膜病变；常规能量激光后7眼发生黄斑水肿，6眼发生玻璃体出血，3眼发生脉络膜脱离，2眼发生神经营养性角膜病变，P值分别为0.023、0.009、0.103、0.224[17]。

评论 有限的前瞻性观察研究建议如果出现病变恶化，应当再次进行周边视网膜光凝[25]。我们没有找到理论证据证明激光能够明显改善临床预后。有关视野损伤的研究在激光前没有视野记录，有研究显示糖尿病患者激光治疗前视野丧失就比没有糖尿病的患者明显（P<0.01）[26]。找到一项激光治疗糖尿病视网膜病变与不治疗比较的Meta分析[27]，但是其结果的得出没有已出版的系统综述做基础，没有包括最大型的随机对照研究[10]，包括1项针对黄斑光凝的随机对照研究[28]。

治疗选择2　糖尿病黄斑病变的黄斑激光治疗

随机对照试验发现对于轻中度增殖前期糖尿病视网膜病变（中/重度非增殖性糖尿病视网膜病变）合并黄斑水肿的患者进行黄斑区微血管瘤光凝与不进行治疗相比可以降低其在2～3年内视力下降的风险。亚组分析发现对临床有意义的黄斑水肿患者，特别是黄斑中心凹受累或即将受累者，激光的好处更明显。光凝黄斑微血管瘤对于其他类型糖尿病黄斑病变的疗效不明。一项随机对照试验发现对于弥漫性黄斑病变合并或不合并有临床意义的黄斑水肿患者进行视网膜增厚区格栅光凝与不进行治疗相比可以提高其在12个月和24个月时的视力。与不治疗相比，光凝将中度视力下降的危险降低了50%～70%。没有找到证据证明不同的激光治疗糖尿病黄斑病变效果不同。

益处 **黄斑光凝与不治疗比较**：没有找到系统综述。找到两项随机对照试验比较对黄斑区微血管瘤进行直接光凝与不进行治疗两种方法对于轻中度糖尿病视网膜病变合并黄斑水肿患者的治疗效果[28,29]。另一项随机对照试验比较黄斑水肿区氩激光格栅光凝与不进行治疗对于弥漫性黄斑病变ⓖ合并或不合并有临床意义的黄斑水肿ⓖ患者的治疗效果[30]。**直接光凝微血管瘤**：第1项随机对照试验的对象是增殖前期ⓖ（中/重度非增殖性）糖尿病视网膜病变合并黄斑水肿的患者39人，光凝组和不治疗组相比，两年后两组发生视力下降的比例差别无显著性，激光组为7/30（23%），不治疗组为13/30（43%），RR 0.54，95%CI 0.25～1.16，但是这一研究的效力可能不足以检验出有临床意义的差别[28]。第2项较大型的随机对照试验的对象为轻到中度糖尿病视网膜病变合并黄斑水肿患者，共2244眼，直接光凝微血管瘤组754眼，不治疗组1490眼，激光可以降低3年后中度视力下降的比例，与不治疗相比RR 0.50，95%CI 0.47～0.53，NNT 8眼，95%CI 7～12眼[29]。亚组分析发现合并临床有意义的黄斑水肿，特别是累及或即将威胁到黄斑中心凹的患者激光后的效果更明显[31]。黄斑水肿不太明显的患者激光后效果相对较差。但是这种结果可能是由于这两组发生视力下降的比例都较低造成的。**黄斑水肿区的格栅光凝**：第3项随机对照试验的对象是弥漫性糖尿病黄斑病变合并或者不合并有临床意义的黄斑水肿患者160眼，结果证明格栅光凝ⓖ能够明显降低12个月后患者视力降低的危险，与不治疗相比格栅光凝12个月后视力下降的RR 0.84，NNT4眼，95%CI 3～9眼；24个月后视力下降的RR 0.78，95%CI 0.60～0.96，NNT 3眼，95%CI 2～7眼[30]。光凝使中度视力下降（Snellen视力ⓖ下降2行左右，视角加倍）的比例降低50%～70%[30]。**不同激光之间比较**：没有找到系统综述。一些小型随机对照试验没有发现氩激光、二极管激光、氪红激光和染料激光对于糖尿病黄斑病变的治疗效果不同。

害处 非对照研究报告直接光凝黄斑中心凹后引起对比敏感度和视力下降。我们没有找到确切的不良反应的发生率。**直接光凝微血管瘤**：最大的随机对照试验发现激光组和不治疗组发生即刻视力下降的比例差别无显著性[29]。一项前瞻研究利用图形视视网膜电图发现旁黄斑区局部氩激光光凝后黄斑的功能下降40%[32]。其他并发症包括激光对于黄斑中心凹的损害和诱发脉络膜新生血管，但是没有发现确切发生率。**黄斑水肿区的格栅光凝**：相关的随机对照试验报道格栅光凝后出现中心凹旁格栅样暗点或视物模糊，但是数据不足以计算出相应的发生率[30]。

评论 激光对于糖尿病黄斑病变的作用不像其对于增殖性糖尿病视网膜病变ⓖ的作用那样受人重视。局部光凝和格栅光凝的作用和害处比较需要进一步的随机对照试验。我们没有发现理论证据证明某种激光更能明显的改善视力预后。针对黄斑水肿区的格栅光凝的随机对照试验在随访期间有些病例失访，12个月时随访到149人，24个月时只随访到79人[30]。

问题　玻璃体出血的治疗效果如何？

治疗选择1　玻璃体切除

一项随访4年的随机对照试验发现对玻璃体出血，尤其是合并严重增殖性糖尿病视网膜病变患者进行早期玻璃体切除手术可以降低其视力下降的风险。玻璃体切除对于玻璃体出血合并糖尿病黄斑病变的作用还不清楚。

益处 没有找到系统综述。**对于有糖尿病视网膜病变的患者**：找到1项随机对照试验，研究对象包括增殖期糖尿病视网膜病变ⓖ合并近期玻璃体出血ⓖ[视力下降至2/60（5/200）以下]患者616眼，早期玻璃体切除ⓖ与1年后再行玻璃体切除手术组相比，治疗1～3年后视力好于6/12（20/40）的比例较高，两年时RR 0.84，ARR 10%，NNT 10，95%CI 6～29[33]。**对于有糖尿病黄斑病变的患者**：没有找到随机对照试验。

害处 一项260眼的回顾性研究报道玻璃体切除术后6%患者出现新生血管性青光眼，8%出现视网膜脱离，27%出现白内障[34]。术前有视网膜脱离的患者术后发生青光眼的比例更高。在一项随机对照试验中56例术前应用组织纤溶酶原激活剂的增殖期糖尿病视网膜病变患者玻璃体切除术后并发症发生率并没有降低[35]。

评论 **对于糖尿病视网膜病变患者**：随访4年的一项随机对照试验中，随访率为370/616[33]。亚组分析发现1型糖尿病患者治疗的效果好于2型糖尿病患者，并且视网膜病变的程度越重治疗效果越明显。1型糖尿病患者中视力高于10/20的比例占早期手术者的59%，占推迟手术者的35%；2型糖尿病患者中视力高于10/20的比例占早期手术者的14%，占推迟手术者的11%；新生血管较轻的患者中视力高于10/20的比例占早期手术者的44%，占推迟手术者的40%；新生血管较重的患者中视力高于10/20的比例占早期手术者的35%，占推迟手术者的10%[36]。

词汇表

晚期糖尿病视网膜病变（advanced retinopathy）：糖尿病视网膜病变发展至晚期出现牵拉性视网膜脱离ⓖ和/或玻璃体出血，眼底看不清。

背景期糖尿病视网膜病变（background retinopathy）：（轻微的非增殖性）糖尿病视网膜病变早期，表现为微血管瘤，小的出血和渗出（硬性渗出物）。

有临床意义的黄斑水肿（clinically significant macular oedema）：具备以下一项或多项表现：黄斑中心凹500微米以内的视网膜增厚；黄斑中心凹500微米以内的硬性渗出伴有视网膜增厚；面积大于1个视盘的视网膜增厚且其边缘距黄斑中心凹中心距离小于1个视盘直径。

弥漫性渗出性黄斑病变（diffuse exudative maculopathy）：黄斑中心凹视网膜增厚，通常伴有囊样改变。

局部渗出性黄斑病变（focal exudative maculopathy）：距黄斑中心凹中心1个视盘直径范围内的硬性渗出，或者黄斑区环状的硬性渗出。

格栅光凝（grid laser treatment）：视网膜增厚区和/或视网膜无灌注区排列成格栅样的激光光凝。

高危因素（high risk characteristics）：(1)超过1/3视盘面积的视盘新生血管，(2)小于1/3视盘面积的视盘新生血管或者其他部分大于1/2视盘面积的新生血管，伴有玻璃体出血或者视网膜前出血。

缺血性黄斑病变（ischaemic maculopathy）：视网膜荧光血管造影时可见黄斑区毛细血管无灌注的特征表现，但是常常被黄斑区的深层出血遮挡。

logMAR视力表（logMAR chart）：一种衡量视力的视力表。与Snellen视力表类似但是更精确。通常在4米处辨认，记录能够读出的全部视标数量的得分。仅能够读出第一行的5个视标记录为1.0，相当于Snellen视力的6/60。0.1相当于Snellen视力的6/6。

增殖前期糖尿病视网膜病变（preproliferative retinopathy）：根据病变的程度分为轻、中、重度。特征是棉絮斑、深层点状视网膜出血、静脉串珠、血管襻和血管增生、视网膜内微血管异常。

增殖期糖尿病视网膜病变（proliferative retinopathy）：以出现新生血管为特征。

Snellen视力（Snellen visual acuity）：Snellen视力表通常是一系列由大到小排列成行的数字、字母或者图形。测定时需在规定的距离处，通常是6米。结果用分数表示，6/18表示正常视力的人能在18米处看到的视标，测试者在6米处才能看清。

牵拉性视网膜脱离（tractional retinal detachment）：玻璃体腔与视网膜之间的纤维组织增殖牵拉视网膜与视网膜的色素上皮分离。这种病变在增殖性糖尿病视网膜病变中常见。

玻璃体切除（vitrectomy）：玻璃体通常是透明的胶状物质，占据眼内后方的大部分空间。玻璃体可以发生出血、炎症、混浊、瘢痕形成等改变。玻璃体切除就是通过手术将病变的玻璃体清除。

玻璃体出血（vitreous haemorrhage）：视网膜的血管破裂引起血液进入到玻璃体腔中称为玻璃体出血。

参考文献

1. Evans J, Rooney C, Ashwood F, et al. Blindness and partial sight in England and Wales: April 1990-March 1991. *Health Trends* 1996;28: 5-12.
2. Ebeling P, Koivisto VA. Occurrence and interrelationships of complications in insulin-dependent diabetes in Finland. *Acta Diabetol* 1997; 34:33-38.
3. Beetham WP. Visual prognosis of proliferating diabetic retinopathy. *Br J Ophthalmol* 1963;47:611-619.
4. Caird FI, Burditt AF, Draper GJ. Diabetic retinopathy: a further study of prognosis for vision. *Diabetes* 1968;17:121-123.
5. Deckert T, Simonsen SE, Poulsen JE. Prognosis of proliferative retinopathy in juvenile diabetes. *Diabetes* 1967;10:728-733.
6. Klein R, Klein BEK, Moss SE. The Wisconsin epidemiologic study of diabetic retinopathy: an update. *Aust NZ J Ophthalmol* 1990;18:19-22.
7. British Multicentre Study Group. Proliferative diabetic retinopathy: treatment with xenon arc photocoagulation. *BMJ* 1977;i:739-741.
8. Hercules BL, Gayed II, Lucas SB, et al. Peripheral retinal ablation in the treatment of proliferative diabetic retinopathy: a three-year interim report of a randomised, controlled study using the argon laser. *Br J Ophthalmol* 1977;61:555-563.
9. Diabetic Retinopathy Study Research Group. DRS group 8: photocoagulation treatment of proliferative diabetic retinopathy. *Ophthalmology* 1981;88:583-600.
10. Early Treatment Diabetic Retinopathy Study Research Group.Pars plana vitrectomy in the Early Treatment Diabetic Retinopathy Study. ETDRS report number 17. *Ophthalmology* 1992;99:1351-1357.
11. British Multicentre Study Group. Photocoagulation for diabetic maculopathy: a randomized controlled clinical trial using the xenon arc. *Diabetes* 1983;32:1010-1016.
12. Patz A, Schatz H, Berkow JW, et al. Macular edema—an overlooked complication of diabetic retinopathy. *Trans Am Acad Ophthalmol Otol* 1973;77:34-42.
13. Early Treatment Diabetic Retinopathy Study Research Group. Early photocoagulation for diabetic retinopathy: ETDRS report number 9. *Ophthalmology* 1991;98:766-785.
14. Ferris F. Early photocoagulation in patients with either type I or type II diabetes. Trans *Am Ophthalmol Soc* 1996;94:505-537.
15. Bandello F, Brancato R, Lattanzio R, et al. Double-frequency Nd:YAG laser vs argon-green laser in the treatment of proliferative diabetic retinopathy: randomized study with long-term follow-up. *Lasers Surg Med* 1996;19:173-176.
16. The Krypton Argon Regression Neovascularization Study Research Group. Randomized comparison of krypton versus argon scatter photocoagulation for diabetic disc neovascularization: the krypton argon regression neovascularization study report number 1. *Ophthalmology* 1993;100:1655-1664.
17. Bandello F, Brancato R, Menchini U, et al. Light panretinal photocoagulation (LPRP) versus classic panretinal photocoagulation (CPRP) in proliferative diabetic retinopathy. *Semin Ophthalmol* 2001;16:12-18.
18. Pearson AR, Tanner V, Keightey SJ, et al. What effect does laser photocoagulation have on driving visual fields in diabetics? *Eye* 1998; 12:64-68.
19. Theodossiadis GP. Central visual field changes after panretinal photocoagulation in proliferative diabetic retinopathy. *Ophthalmologica* 1990;201:71-78.
20. Mackie SW, Walsh G. Contrast and glare sensitivity in diabetic patients with and without pan-retinal photocoagulation.*Ophthalmic Physiol Opt* 1998;18:173-181.
21. Khosla PK, Rao V, Tewari HK, et al. Contrast sensitivity in diabetic retinopathy after panretinal photocoagulation. *Ophthalmic Surg* 1994; 25:516-520.
22. Birch J, Hamilton AM. Xenon arc and argon laser photocoagulation in the treatment of diabetic disc neovascularization. Part 2: effect on colour vision. *TransOphthalmol Soc UK* 1981;101:93-99.
23. Doft BH. Single versus multiple treatment sessions of argon laser panretinal photocoagulation for proliferative diabetic retinopathy. *Ophthalmology* 1982;89:772-779.
24. Seiberth V, Schatanek S, Alexandridis E. Panretinal photocoagulation in diabetic retinopathy: argon versus dye laser coagulation. *Graefes Arch Clin Exp Ophthalmol* 1993;231:318-322.
25. Cordeiro MF, Stanford MR, Phillips PM, et al. Relationship of diabetic microvascular complications to outcome in panretinal photocoagulation treatment of proliferative diabetic retinopathy. *Eye* 1997;11:531-536.
26. Buckley S. Field loss after pan retinal photocoagulation with diode and argon lasers. *Doc Ophthalmol* 1992;82:317-322.
27. Duffy SW, Rohan TE, Altman DG. A method for combining matched and unmatched binary data: application to randomized, controlled trials of photocoagulation in the treatment of diabetic retinopathy. *Am J Epidemiol* 1989;130:371-378.
28. Blankenship GW. Diabetic macular edema and argon laser photocoagulation: a prospective randomized study.*Ophthalmology* 1979;86:69-75.
29. Early Treatment Diabetic Retinopathy Study Research Group. Photocoagulation for diabetic macular edema. *Arch Ophthalmol* 1985;103: 1796-1806.
30. Olk RJ. Modified grid argon (blue-green) laser photocoagulation for diffuse diabetic macular edema. *Ophthalmology* 1986;93:938-950.
31. Early Treatment Diabetic Retinopathy Study Research Group. Focal photocoagulation treatment of diabetic macular edema: relationship of treatment effect to fluorescein angiographic and other retinal characteristics at baseline: ETDRS report number 19. *Arch Ophthalmol* 1995; 113:1144-1155.
32. Ciavarella P, Moretti G, Falsini B, et al. The pattern electroretinogram (PERG) after laser treatment of the peripheral or central retina. *Curr Eye Res* 1997;16:111-115.
33. Diabetic Retinopathy Vitrectomy Study Group. Early vitrectomy for severe vitreous hemorrhage in diabetic retinopathy. Four-year results of a randomized trial. Diabetic Retinopathy Vitrectomy Study report 5. *Arch Ophthalmol* 1990;108:958-964.
34. Sima P, Zoran T. Long-term results of vitreous surgery for proliferative diabetic retinopathy. *Doc Ophthalmol* 1994;87:223-232.
35. Le Mer Y, Korobelnik JF, Morel C, et al. TPA-assisted vitrectomy for proliferative diabetic retinopathy: results of a double-masked, multicenter trial. *Retina* 1999;19:378-382.
36. The Diabetic Retinopathy Vitrectomy Study Research Group. Early vitrectomy for severe proliferative diabetic retinopathy in eyes with useful vision. Results of a randomized trial. Diabetic Retinopathy Vitrectomy Study report 3. *Ophthalmology* 1988;95:1307-1320.

原作者

Simon Harding
Consultant Ophthalmologist
St Paul's Eye Unit
Royal Liverpool University Hospital
Liverpool
UK

利益冲突：没有声明。

表1 英国与美国相关术语比较

英国	美国
背景期糖尿病视网膜病变	轻度非增殖性糖尿病视网膜病变
增殖前期糖尿病视网膜病变	中度非增殖性糖尿病视网膜病变
严重增殖前期糖尿病视网膜病变	重度非增殖性糖尿病视网膜病变
渗出	硬性渗出
Snellen 视力测量单位为米（如 6/24）	Snellen 视力测量单位为英尺（如 20/80）

糖尿病视网膜病变

表 2 糖尿病视网膜病变患者周边光凝与不治疗的随机对照试验

参考文献	人数（眼数）	视网膜病变分级* 增殖前期（非增殖期）	视网膜病变分级* 增殖期	糖尿病黄斑病变	比较	结局	结果（按眼数分析）(95%CI)
7	100(200)	无	全部（双眼）		氩弧激光周边凝与不治疗比较	失明（平均2年）	5/100 v 17/100 RR: 0.29 (0.11～0.77) NNT: 9 (5～31)
8	94(188)	无	全部（双眼）		氩弧激光周边凝与不治疗比较	失明（3年）	7/94 (7%) v 36/94 (38%) RR: 0.19 (0.09～0.41) NNT: 3 (3～6)
9	1742(3484)	有（双侧时）	有	有	激光周边 + 局部光凝与不治疗比较	视力严重下降（5年）	90/650 (14%) v 171/519 (33%) RR: 0.42 (0.34～0.53) NNT: 6 (5～7)
13	3711(7422)	有	有	有	早期光凝与推迟光凝比较	视力严重下降（5年）	2.6% v 3.7%† HR: 0.77 (0.56～1.06)
10	同上	同上	同上	同上	同上	玻璃体切除率‡（5年）	2.3% v 4.0%‡
11	99(198)	有	无	全部	氩弧激光周边凝与不治疗比较	视力恶化（5年）	19/60 (32%) v 39/60 (55%) RR: 0.49 (0.32～0.74) NNT: 3 (2～7)
12	63(126)	有（双侧时）	无	有	激光周边光凝与不治疗比较	视力恶化（26个月）	4/63 (6%) v 40/63 (63%) RR: 0.10 (0.04～0.26) NNT: 2 (2～3)

表格中空白处表示随机对照试验中没有明确提到是否包括具有此特征的患者。"全部"表示研究中的全部对象都具有此特征；"有"表示研究中的部分对象具有此特征，"无"表示研究中的全部对象都不具有此特征。*表示相对危险度是《临床证据》根据每个随机对照试验提供的绝对危险度计算出来的。†标记的随机对照试验没有提供绝对值而只提供了百分数。危害率是根据文献中基于Cox百分比危害模型得到的结果而得出的。‡标记的随机对照试验在进行到一半的时候玻璃体未切除术的指征发生了变化。最初只要有严重的视力下降就有玻璃体出血，后来改为严重的玻璃体出血后1～6个月再进行玻璃体切除术。

青光眼

检索时间：2004年7月
原作者：Rajiv Shah, Richard Wormald　曲进锋 译　黎晓新 校

问 题

原发性开角型青光眼的治疗效果如何？
降低正常眼压青光眼患者眼压的效果如何？
急性闭角型青光眼的治疗效果如何？

治疗措施及其效果

原发性开角型青光眼

可能有效
激光小梁成形术联合药物治疗（与没有先行或单独药物治疗相比）
局部药物治疗（有些随机对照试验中包括原发性开角型青光眼或只有高眼压症）

益害相当
小梁切除术

效果不明
激光小梁成形术（与小梁切除术相比）

降低正常眼压青光眼患者的眼压

可能有效
药物治疗

益害相当
手术治疗

急性闭角型青光眼

效果不明
药物治疗*
手术治疗*

将在新版中加入
青光眼的早期诊断（偶然发现，人群筛查）

* 无安慰剂作对照的随机对照试验，但公认为是有效治疗

见词汇表 **G**

主要信息

原发性开角型青光眼

◆ **激光小梁成形术联合药物治疗（与没有先行或单独药物治疗相比）**：一项针对新近诊断的原发性开角型青光眼和假性囊膜剥脱性青光眼患者的随机对照试验发现，先进行激光小梁成形术联合降眼压药物局部治疗与不治疗相比能够降低6年后青光眼进展的可能。另一项随机对照试验发现与单纯降眼压药物治疗相比，激光小梁成形术联合降眼压药物的局部治疗可以有效降低眼压并且阻止视神经损伤，改善7年后的视野情况。

◆ **局部药物治疗（有些随机对照试验中包括原发性开角型青光眼或只有高眼压症）**：针对原发性开角型青光眼或高眼压症患者的一篇系统综述和一项随后的随机对照试验提供了一些有限的证据，证明在随访3个月至5年的时间内，与安慰剂或密切观察相比降眼压药物能够有效降低眼压。但是在随访1～3年的时间内，与安慰剂相比降眼压药物在阻止视野损伤方面无显著差别。随后一项大型随机对照试验发现，局部降眼压药物与密切观察相比能够降低高眼压症患者（无青光眼受损的证据）在5年内发展为原发性开角型青光眼的危险性。另一项随机对照试验发现与单纯降眼压药物治疗相比，激光小梁成形术联合降眼压药物的局部治疗可以有效降低眼压并且阻止视神经损伤，改善7年后的视野情况。两项随机对照试验发现与药物治疗相比小梁切除术更能有效降低眼压阻止视野受损，但是两种方法治疗后5年的视力没有显著差别。一项针对原发性开角型青光眼、色素性青光眼、假性囊膜剥脱性青光眼的随机对照试验发现先行药物治疗与先行小梁切除术相比，两者5年后视野的损伤差别没有显著性。先行小梁切除术组患者的视力下降比较明显，但是差别没有显著性。

◆ **小梁切除术**：两项随机对照试验发现与药物治疗相比小梁切除术更能有效降低眼压并阻止视野受损，但是两种方法治疗后5年的视力差别没有显著性。一项针对原发性开角型青光眼、色素性青光眼、假性囊膜剥脱性青光眼的随机对照试验发现先行药物治疗与先行小梁切除术相比，两者5年后视野损伤的情况类似，差别没有显著性。小梁切除术组患者的视力下降比较明显，但是差别没有显著性。两项随机对照试验发现与激光小梁成形术相比，小梁切除术更能够有效降低眼压，但是5～7年后视力和视野的变化受到了很多混杂因素的影响。小梁切除术可能与中心视力下降有关。

◆ **激光小梁成形术（与小梁切除术相比）**：两项随机对照试验发现与激光小梁成形术相比，小梁切除术更能够有效降低眼压，但是5～7年后视力和视野的变化受到了混杂因素的影响。

降低正常眼压青光眼患者的眼压

◆ **药物治疗**：一项随机对照试验发现药物联合或者不联合手术治疗与不治疗相比可以降低8年后视野受损进展的几率。

◆ **手术治疗**：一项随机对照试验发现药物联合或者不联合手术治疗与不治疗相比可以降低8年后视野受损进展的几率，但是手术使白内障的发生率增高。

急性闭角型青光眼

◆ **药物治疗**＊：我们没有找到安慰剂做对照的随机对照试验，但是药物对于急性闭角型青光眼的治疗作用已经得到了公认。一项小型随机对照试验发现小剂量的匹罗卡品与增强剂量匹罗卡品和匹罗卡品眼内给药相比，2小时后三者在眼压降低程度上差别没有显著性。我们没有找到关于其他药物的随机对照试验。

◆ **手术治疗**＊：我们没有找到安慰剂做对照的随机对照试验，但是手术治疗对于急性闭角型青光眼的治疗作用已经得到了公认。一项小型随机对照试验发现周边虹膜切除术与激光虹膜造孔术相比，3年后视力和眼压改变差别无显著性。

＊无安慰剂作对照的随机对照试验，但疗效得到公认。

定义 青光眼是一组以视神经进行性病变为特征的疾病。通常是双眼发病，但是两眼的眼压可能不一致。所有类型的青光眼都表现为与视野缺损对应的视神经损伤（凹陷变大或变白）。原发性开角型青光眼⒢的患者前房引流角开放并且没有继发因素。原发性开角型青光眼的自然病程不完整，但是目前认为是由于眼压的升高超过了视神经所能承受的程度。但是在青光眼中有约40%的患者眼压在统计学定义的正常范围内。高眼压症是指那些眼压超过正常范围的上限（约21mmHg）的患者，但是他们当中只有10%左右会发生视神经损伤。因为眼压是主要并且唯一可调整的危险因素，研究降眼压效果的试验对象通常包括原发性开角型青光眼和高眼压症患者。很多针对原发性开角型青光眼治疗效果的研究将高眼压症患者作为对照组。比较治疗方法的一些研究选择原发性开角型青光眼和高眼压症患者作为研究对象，但是这些研究观察的指标通常只是眼压。**正常眼压青光眼**患者的眼压一直低于正常眼压范围的上限（21mmHg，高于人群平均2SD）。**急性闭角型青光眼**是前房角阻塞引起眼压迅速而明显升高的青光眼。

发病率/患病率 青光眼在40岁以上的白人中发病率为1%～2%，70岁以上白人中为5%。其中2/3为原发性开角型青光眼，后者中1/4为正常眼压青光眼[1,2]。黑人中青光眼的发病率更高，发病年龄更小，眼压更高，更难以控制，也是黑人不可逆转盲的主要病因[1,3]。英国新登记的盲人中有8%是由于青光眼所致[4]。

病因/危险因素 原发性开角型青光眼进展的主要危险因素是眼压升高。其他危险因素包括家族史和人种。血压与眼压的关系是决定视神经血液供应的重要因素，因此也可作为危险因素之一[5]。一些基于医院就诊患者的研究发现低血压、血管痉挛（包括雷诺病和偏头疼）、失血史是正常眼压青光眼的危险因素[6]。急性闭角型青光眼的危险因素包括家族史、女性、远视和白内障。最近的系统综述没有发现快速散瞳剂常规散瞳是急性闭角型青光眼发病的危险因素[7]。

预后 明显的视野缺损发生在20%初诊的原发性开角型青光眼患者[8]，是青光眼致盲的重要预后指标[9]。青光眼的视野缺损和中心视力下降可以造成失明。眼压高于30mmHg的患者一旦出现早期的视野损伤，如果不进行治疗，将会在3年内失明[10]。青光眼进展期的患者从明亮的地方进入黑暗的地方或者下台阶时有困难。正常眼压青光眼患者视野缺损发展比较慢。急性闭角型青光眼患者角膜水肿、视神经缺血也可以引起急性的视力下降。

治疗目的 阻止视野缺损进展，尽量减少不良反应。

结局 视力、视野、病程。视盘凹陷和眼压是替代结局。

方法 采用《临床证据》2004年7月的文献检索和评价方法。

| 问 题 | 原发性开角型青光眼的治疗效果如何？ |

治疗选择 1　激光小梁成形术

一项针对新近诊断的原发性开角型青光眼和假性囊膜剥脱性青光眼患者的随机对照试验发现，先行激光小梁成形术联合降眼压药物的局部治疗与不治疗相比能够降低 6 年后青光眼进展的可能。另一项随机对照试验发现与单纯降眼压药物治疗相比，激光小梁成形术联合降眼压药物的局部治疗可以有效降低眼压并且阻止视神经损伤，改善 7 年后的视野情况。两项随机对照试验发现与激光小梁成形术相比，小梁切除术更能够有效降低眼压，但是 5～7 年后视力和视野的变化受到了混杂因素的影响。

益处　**与不治疗比较**：我们找到一项随机对照试验，研究对象为新诊断的原发性开角型青光眼和未治疗过的假性囊膜剥脱性青光眼患者，共 255 人，年龄 50～80 岁，比较先行激光小梁成形术ⓖ联合降眼压的药物局部治疗与不治疗的效果[11]。青光眼进展定义为患者单眼或者双眼客观的视野缺损进展和/或视盘凹陷变大。视盘改变由两位盲法分级者用闪烁计时计分别独立确定。视野缺损改变经过与青光眼的视野缺损模式图比较后确定。治疗组眼压比基线平均下降 25%，对照组眼压没有下降。随机对照试验发现先行激光小梁成形术联合降眼压的药物局部治疗与不治疗比较能够降低 6 年后青光眼进展的可能，视野缺损和视盘损害进展的比例在治疗组为 58/129（45%），对照组为 78/126（62%），$P=0.007$。平均进展时间在治疗组较长，为 66 个月，对照组为 48 个月，P 值未报告[11]。**与药物治疗比较**：找到一项 203 人的随机对照试验[12]，发现与单纯降眼压药物治疗相比，激光小梁成形术联合降眼压的药物局部治疗可以有效降低眼压并且阻止视神经损伤，改善 7 年后的视野情况。联合治疗组眼压下降幅度比单纯药物组大 1.2mmHg（$P=0.001$），视野平均视觉敏感度提高程度比单纯药物组大 0.6dB（$P<0.001$），视盘恶化比单纯药物组较慢（$P = 0.005$）[12]。**与小梁切除术比较**：见后文小梁切除术的益处。

害处　激光小梁成形术ⓖ的不良反应较少，包括一过性眼压升高和虹膜周边前粘连ⓖ。眼压升高 5mmHg 以上者占 91/271（34%），虹膜周边前粘连的比例为 93/271（34%）[12]。在比较激光联合药物治疗和不治疗的研究中，治疗组晶状体混浊的发生率较高，$P = 0.002$[11]。

评论　第一项随机对照试验是多研究者参与的多中心研究，但是这些研究者是否采用了盲法没有交待[12]。

治疗选择 2　局部药物治疗

原发性开角型青光眼或高眼压症患者的一篇系统综述和一项随后的随机对照试验提供了一些有限的证据，证明在随访 3 个月到 5 年的时间内，与安慰剂或密切观察相比降眼压药物能够有效降低眼压。但是在随访 1～3 年的时间内，与安慰剂相比降眼压药物并没有阻止视野损伤。一项随后的大型随机对照试验发现，局部降眼压药物与密切观察相比能够降低高眼压患者（无青光眼损害证据）在 5 年内发展为原发性开角型青光眼的危险性。另一项随机对照试验发现与单纯降眼压药物治疗相比，激光小梁成形术联合降眼压药物的局部治疗可以有效降低眼压并且阻止视神经损伤，改善 7 年后的视野情况。两项随机对照试验发现与药物治疗相比小梁切除术更能有效降低眼压并阻止视野受损，但是两种方法治疗后 5 年的视力没有差别。一项针对原发性开角型青光眼、色素性青光眼、假性囊膜剥脱性青光眼的随机对照试验发现先行药物治疗与先行小梁切除术相比，两者 5 年后视野的损伤差别没有显著性。先行小梁切除术组患者的视力下降比较明显，但是差别没有显著性。

益处　**与安慰剂或不治疗比较**：我们找到一篇检索时间是 1991 年的系统综述（16 项随机对照试验）[13]和 2 项随后的随机对照试验[14,15]。系统综述包括针对原发性开角型青光眼，原发性开角型青光眼或高眼压症患者，或只针对高眼压症的随机对照试验[13]。结果发现与安慰剂相比，在随访 3 个月或以上的随访期内降眼压药物能够明显地降低眼压（6 项随机对照试验，共 452 人，眼压平均下降 4.9mmHg，95%CI 2.5～7.3 mmHg）。综述发现在随访 1 年或更长的时间内，与安慰剂相比降眼压药物并没有阻止视野损伤（3 项随机对照试验，共 306 人，药物组与对照组视野恶化的 OR 0.75，95%CI 0.42～1.35）。随后第一项大型随机对照试验（涉及高眼压症患者 1636 人，年龄 40～80 岁，平均眼内压一眼 24～32 mmHg，另一眼 21～32 mmHg，没有青光眼损害的证据）比较了局部药物治疗组（已上市的降眼压药）和密切随访组[14]。进展为原发性开角型青光眼的标准为一眼或者双眼出现可以被重复检测出的视野缺损或视盘凹陷变大。视野和视盘的改变由有资质的读片者盲法审阅后再经委员会在盲法下最终确定。药物组眼压平均下降 22.5 ± 9.9%，对照组下降 4 ± 11.6%，差别没有显著性。局部降眼压药物能够明显降低高眼压患者进展为原发性开角型青光眼的危险性（5 年后进展为原发性开角型青光眼的患者药物组为 4.4%，对照组为 9.5%，HR 0.40，95%CI 0.27～0.59）。第二项随后的随机对照试验涉及高眼压患者 356 人，眼压 22～35 mmHg，没有视野损害的证据[15]，一组为倍他洛尔治疗组，一组为安慰剂组。结果发现治疗组能够明显地降低眼压（3 年后治疗组平均眼压 21.6mmHg，安慰剂组为 23.7 mmHg，$P<0.0001$），但是 3 年后发展为青光眼的绝对危险度（AR）两组之间差别无显著性（治疗组为 5/135 [3.7%]，安慰剂组为 6/132 [4.5%]，$P = 0.8$）。这项研究失访率较高，为 101/356（28%），无法分析 5 年后的效果。**与激光小梁成形术比较**：见前文激光小梁成形术的益处。**与小梁切除术比较**：见后文小梁切除术的益处。

害处　局部药物治疗的全身不良反应不常见，但是可能很严重，包括使用非选择性的β受体阻滞剂后加重慢性呼吸系统疾病的气道阻塞。非选择性的β受体阻滞剂还可以造成低血压和心率减慢[16]。第一项随后的随机对照试验发现治疗组出现眼部症状的比例较高（治疗组为57%，对照组为47%，P<0.001）；出现皮肤、毛发、指甲症状的比例在治疗组为23%，对照组为18%，P<0.001[14]。最常见的眼部症状是眼干、流泪、眼痒。第二项随后的随机对照试验中治疗组和对照组因为无法耐受而退出试验的患者比例大致相同，治疗组为8/182（4.4%），对照组为7/174（4.0%），差异无显著性[15]。

评论 系统综述没有分别列入入选和排除的标准以及局部药物治疗的具体方法[13]，只是笼统地提到这102项随机对照试验，其入选标准、具体治疗方案差别很大。第一项针对高眼压症的随后随机对照试验提出其结果并不能说明对所有的临界性或高眼压患者都应当给予药物治疗，而应当根据不同个体的循环状态和发展为原发性开角型青光眼的危险因素决定[14]。欧洲青光眼预防研究近期准备公布其研究结果。

治疗选择3　小梁切除术

两项随机对照试验发现与药物治疗相比小梁切除术更能有效降低眼压并阻止视野受损，但是两种方法治疗后5年的视力差别无显著性。一项针对原发性开角型青光眼、色素性青光眼、假性囊膜剥脱性青光眼的随机对照试验发现先行药物治疗与先行小梁切除术相比，两者5年后视野受损情况类似，差异没有显著性。研究发现小梁切除术组患者的视力下降比较明显，但是差别没有显著性。两项随机对照试验发现与激光小梁切除术相比，小梁切除术更能够有效降低眼压，但是5～7年后视力和视野的变化受到了混杂因素的影响。小梁切除术可能与中心视力下降有关。

益处 没有找到系统综述。**与药物治疗比较**：找到3项随机对照试验[17-19]。第一项116人，分为小梁切除术Ⓖ组（术后必要时加以药物治疗）和药物治疗组（药物治疗控制不良时行小梁切除术）[18]。平均随访4.6年后发现两组在视力上没有差别（P=0.44，其他指标见表，CI没有报道）。但是小梁切除术组可以明显降低视野受损（P=0.03，其他指标见表，CI没有报道）。第二项随机对照试验186人，分为药物治疗组（匹罗卡品±噻吗心安±拟交感神经药物）、激光小梁成形术Ⓖ组、小梁切除术组[17]。与其他两组相比小梁切除术组能够明显降低眼压（P=0.0001，其他指标见表，CI没有报道），但是5年后的视力各组间差别无显著性（结果见表，P值没有报道）。第三项随机对照试验（包括新诊断的原发性开角型青光眼、色素性青光眼、假性囊膜剥脱性青光眼607人）。按照初次治疗方法分为药物治疗组和小梁切除术组（使用或不使用5-Fu）[19]。视野受损评价采用0～20评分法，0为正常，20分为青光眼终末期，需要白内障摘除者术前视野评分减去0.28分作为矫正。结果发现5年后两组的视野受损没有差别（P=0.07），视野评分下降3分的比例在药物组为11%，手术组为14%，差别无显著性。5年后手术组的视力下降比较明显，但是这种差异没有显著性，视力下降15个视标以上的比例在药物组为3.9%，手术组为7.2%，差异没有显著性。两组均能降眼压，但是手术组效果更明显（结果见表，P值有统计学意义）。**与激光小梁成形术比较**：找到两项随机对照试验[17,20]。第一项包括较重的青光眼789人，451个黑人，325个白人。按照初次治疗方法分为小梁切除术组和激光小梁成形术组[20]。必要时小梁切除术后还可以进行再次手术或者激光小梁成形术，激光小梁成形术后也可以进行小梁切除术。在重要结局上，种族与治疗间存在统计学有显著意义的交互作用，因此分析按种族进行。亚组分组随访7年后发现在黑人中，初次采用激光小梁成形术比采用小梁切除术能够明显改善视力和视野（P<0.01，其他指标见表，CI没有报道）；而在白人中两种方法的视力和视野差别无显著性（结果见表）。研究还发现不论黑人还是白人中，与激光小梁成形术相比小梁切除术能够降低眼压，但是这种差异没有显著性（结果见表）。第二项随机对照研究比较了药物治疗、激光小梁成形术和小梁切除术（见前文）[17]。

害处 小梁切除术Ⓖ与中心视力减退有关，一项观察性研究发现83%的患者视力降低2行（Snellen视力表）[21]。一项针对正常眼压青光眼的随机对照试验发现与不治疗相比，治疗（包括小梁切除术）与不治疗相比使8年后白内障形成的几率明显增加（见后文降低正常眼压青光眼患者眼压的害处）[22,23]。

评论 **与药物治疗比较**：第三项随机对照试验中手术后眼压控制不良的患者将接受激光小梁成形术[19]。两组中各有8%患者不能够达到目标眼压。**与先行激光成形术比较**：第一项随机对照试验随访10年的结果已经发表[20]，但是我们没有将它归纳近来，因为失访的比例太高[24]。

问　题 降低正常眼压青光眼患者眼压的效果如何？

治疗选择　药物和手术治疗

一项随机对照试验发现药物和手术治疗单独使用或联合使用均可降低8年后视野受损进展的几率，但是手术使白内障的发生率增高。

益处 没有找到系统综述。找到一项随机对照试验（共140人，140眼），将眼压降低30%的药物和/或小梁切除术Ⓖ治疗组（61眼）与不治疗组（79眼）相比[22]。视野的进展定义为原有暗点Ⓖ的加深，出现新的暗点或视野缺损或视野缺损范围向中心扩展。视盘改变经过照相后由2位眼科医生独立评价得出。随机对照试验发现治疗与不治疗相比可以降低8年后视野损失进展的几率，治疗组为7/16（12%），不治疗组为28/79（35%）；RR 0.32，95%CI 0.15～0.70；NNT 5，95%CI 3～9[22]。

害处 研究发现治疗（药物和/或小梁切除术ⓖ）明显增加8年后白内障形成的几率，治疗组为23/61（38%），不治疗组为11/79（14%），RR 2.7，95%CI 1.4～5.1，NNH 4，95%CI 2～10[22]。亚组分析发现手术后白内障形成的几率更高（$P = 0.0001$）。见前文小梁切除的害处。

评论 与前文提到的随机对照试验[22]同时发表的一篇文章[23]提出只有当小梁切除术ⓖ后继发白内障的这一因素被去除后，小梁切除术才能体现出其降低眼压的优势。不接受治疗的正常眼压青光眼中40%在5年内都不发生进展[23]。

问 题 急性闭角型青光眼的治疗效果如何？

治疗选择 1　药物治疗

我们没有找到安慰剂做对照的随机对照试验，但是药物对于急性闭角型青光眼的治疗作用已经得到了公认。一项小型随机对照试验发现小剂量的匹罗卡品与增强剂量匹罗卡品和匹罗卡品眼内给药相比，2小时后三者在眼压降低程度上差别没有显著性。我们没有找到关于其他药物的随机对照试验。

益处 **匹罗卡品与安慰剂比较**：我们找到一篇检索时间为2002年的系统综述，其中不含以安慰剂做对照的随机对照试验[25]。**低剂量匹罗卡品、大剂量匹罗卡品和匹罗卡品眼内给药比较**：找到一篇系统综述（检索时间2002年）[25]。其中一项77眼的随机对照试验将患者分为低剂量匹罗卡品组（2%匹罗卡品2次/小时）、增强剂量匹罗卡品组（4%匹罗卡品每5分钟1次，持续1小时甚至更长时间）、匹罗卡品眼内给药组（每小时释放匹罗卡品40微克）[26]。所有患者同时接受500mg乙酰唑胺静脉注射。结果2小时后三组眼压差别没有显著性（没有报道详细的数据和P值）。**其他药物之间比较**：没有找到随机对照试验。

害处 **低剂量匹罗卡品与大剂量匹罗卡品和匹罗卡品眼内给药比较**：研究报告眼内给药组出现眼部不适（没有给出统计学数据）[26]。

评论 匹罗卡品与安慰剂的随机对照试验是不符合伦理学规则的。降眼压的药物（特别是可以非口服给药的乙酰唑胺静注）对于急性闭角型青光眼是否有效还有争议，我们没有找到这方面的证据。

治疗选择 2　手术治疗

我们没有找到安慰剂做对照的随机对照试验，但是手术对于急性闭角型青光眼的治疗作用已经得到了公认。一项小型随机对照试验发现周边虹膜切除术与激光虹膜造孔术相比，3年后视力和眼压改变的差别无显著性。

益处 **手术或激光与安慰剂比较**：我们找到一篇检索时间2002年的系统综述，其中不含以安慰剂做对照的随机对照试验[25]。**周边虹膜切除术与Nd：YAG激光虹膜造孔术相比**：我们找到一篇检索时间2002年的系统综述[25]。其中一项随机对照研究（48人有单眼急性闭角型青光眼）符合我们的入选标准[6]，它比较了周边虹膜切除术与Nd：YAG激光虹膜造孔术ⓖ的治疗效果，结果3年后两组的视力和眼压改变差别无显著性。周边虹膜切除术组视力为logMAR 0.3，激光虹膜造孔术组为logMAR 0.57；眼压低于21mmHg的比例在周边虹膜切除术组为15/21（70%），在激光虹膜造孔术组为19/27（72%），RR 1.02，95%CI 0.71～1.46。

害处 系统综述没有报告害处[25]。周边虹膜切除术ⓖ属于内眼手术，可以引起严重的并发症，比如眼内感染或出血。我们没有找到有关这些并发症的证据。Nd：YAG激光虹膜造孔术ⓖ可能造成虹膜出血、压力性晶状体楔形混浊、角膜水肿[27]、静止的局限性的晶状体混浊[28]。一项非随机对照试验发现虹膜出血更常见于Nd：YAG激光，而瞳孔变形、虹膜炎、虹膜后阻滞更常见于氩激光[29]。

评论 我们没有找到安慰剂做对照的随机对照试验，但是手术对于急性闭角型青光眼的治疗作用已经得到了公认。急性闭角型青光眼的治疗目标是沟通前后房，重建房水的引流至前房角和小梁网。一项非随机对照试验发现使用Nd：YAG激光需要的激光点数平均为6点，而用氩激光则为73点[29]。

词汇表

引流角（drainage angle）：眼前房角内，虹膜与巩膜接触的地方，房水在此通过小梁网引流。

激光虹膜造孔术（laser iridotomy）：用Nd：YAG或氩激光在虹膜的根部打孔（无需打开眼球）。

激光小梁成形术（laser trabeculoplasty）：借助角膜接触镜和内镜，用激光照射色素沉着的小梁网。

暗点（scotoma）：视野中视功能部分或者完全丧失的区域，周围视功能正常。

周边虹膜切除术（surgical iridectomy）：从角膜缘打开眼球后，在虹膜根部切除三角形的虹膜组织。

粘连（synechiae）：虹膜与周围结构的粘连可以引起炎症反应。虹膜可以与晶状体或者角膜后表面发生粘连。

小梁切除术（trabeculectomy）：一种显微手术。在结膜下做以角膜为基底的板层巩膜瓣，在瓣下角膜缘切除部分巩膜穿透至前房，使得房水能够通过结膜下引流，同时在穿透至前房的部位做虹膜根部切除。

参考文献

1. Sommer A, Tielsch JM, Katz J, et al. Relationship between intraocular pressure and primary open angle glaucoma among white and black Americans. *Arch Ophthalmol* 1991;109:1090-1095.
2. Coffey M, Reidy A, Wormald R, et al. The prevalence of glaucoma in the west of Ireland. *Br J Ophthalmol* 1993;77:17-21.
3. Leske MC, Connell AM, Wu SY, et al. Incidence of open-angle glaucoma: the Barbados Eye Studies. The Barbados Eye Studies Group. *Arch Ophthalmol* 2001;119:89-95.
4. Government Statistical Service. *Causes of blindness and partial sight amongst adults.* London: HMSO, 1988.
5. Tielsch JM, Katz J, Quigley HA, et al. Diabetes, intraocular pressure, and primary open-angle glaucoma in the Baltimore Eye Survey. *Ophthalmology* 1995;102:48-53.
6. Fleck BW, Wright E, Fairley EA. A randomised prospective comparison of operative peripheral iridectomy and Nd:YAG laser iridotomy treatment of acute angle closure glaucoma: 3 year visual acuity and intraocular pressure control outcome. *Br J Ophthalmol* 1997;81:884-888.
7. Pandit RJ, Taylor R. Mydriasis and glaucoma: exploding the myth. A systematic review. *Diabet Med* 2000;17:693-699.
8. Sheldrick JH, Ng C, Austin DJ, et al. An analysis of referral routes and diagnostic accuracy in cases of suspected glaucoma. *Ophthalmic Epidemiol* 1994;1:31-38.
9. Fraser S, Bunce C, Wormald R, et al. Deprivation and late presentation of glaucoma: case-control study. *BMJ* 2001;322:639-643.
10. Jay JL, Murdoch JR. The rates of visual field loss in untreated primary open angle glaucoma. *Br J Ophthalmol* 1993;77:176-178.
11. Heijl A, Leske MC, Bengtsson B, et al. Reduction of intraocular pressure and glaucoma progression: results from the Early Manifest Glaucoma Trial. *Arch Ophthalmol* 2002;120:1268-1279.
12. Glaucoma Laser Trial Group. The glaucoma laser trial (GLT) and glaucoma laser trial follow-up study: results. *Am J Ophthalmol* 1995;120:718-731.
13. Rossetti L, Marchetti I, Orzalesi N, et al. Randomised clinical trials on medical treatment of glaucoma: are they appropriate to guide clinical practice? *Arch Ophthalmol* 1993;111:96-103. Search date 1991; primary source Medline.
14. Kass MA, Heuer DK, Higginbotham EJ, et al. The Ocular Hypertension Treatment Study: a randomized trial determines that topical ocular hypotensive medication delays or prevents the onset of primary open-angle glaucoma. *Arch Ophthalmol* 2002;120:701-713.
15. Kamal D, Garway-Heath D, Ruben S, et al. Results of the betaxolol versus placebo treatment trial in ocular hypertension. *Graefes Arch Clin Exp Ophthalmol* 2003;241:196-203.
16. Diamond JP. Systemic adverse effects of topical ophthalmic agents: implications for older patients. *Drugs Aging* 1997;11:352-360.
17. Migdal C, Gregory W, Hitchins R, et al. Long-term functional outcome after early surgery compared with laser and medicine in open angle glaucoma. *Ophthalmology* 1994;101:1651-1657.
18. Jay JL, Allan D. The benefit of early trabeculectomy versus conventional management in primary open angle glaucoma relative to severity of disease. *Eye* 1989;3:528-535.
19. Feiner L, Piltz-Seymour JR; Collaborative Initial Glaucoma Treatment Study. Collaborative Initial Glaucoma Treatment Study: a summary of results to date. *Curr Opin Ophthalmol* 2003;14:106-111.
20. The AGIS investigators. The Advanced Glaucoma Intervention Study (AGIS): 4. Comparison of treatment outcomes within race. Seven year results. *Ophthalmology* 1998;105:1146-1164.
21. Costa UP, Smith M, Spaeth GL, et al. Loss of vision after trabeculectomy. *Ophthalmology* 1993;100:599-612.
22. Collaborative Normal-tension Glaucoma Study Group. Comparison of glaucomatous progression between untreated patients with normal-tension glaucoma and patients with therapeutically reduced intraocular pressure. *Am J Ophthalmol* 1998;126:487-497.
23. Collaborative Normal-tension Glaucoma Study Group. The effectiveness of intraocular pressure reduction in the treatment of normal-tension glaucoma. *Am J Ophthalmol* 1998;126:498-505.
24. Ederer F, Gaasterland DA, Dally LG, et al. The Advanced Glaucoma Intervention Study (AGIS): 13. Comparison of treatment outcomes within race: 10-year results. *Ophthalmology* 2004;111:651-664.
25. Saw SM, Gazzard G, Friedman DS. Interventions for angle-closure glaucoma: an evidence-based update. *Ophthalmology* 2003;110:1869-1878; quiz 1878-1879,1930. Search date 2002; primary sources MEDLINE, PubMed, EMBASE, Cochrane Collaborations, hand search of reference lists of important articles.
26. Edwards RS. A comparative study of Ocusert Pilo 40, intensive pilocarpine and low-dose pilocarpine in the initial treatment of primary acute angle-closure glaucoma. *Curr Med Res Opin* 1997;13:501-509.
27. Fleck BW, Dhillon B, Khanna V, et al. A randomised, prospective comparison of Nd:YAG laser iridotomy and operative peripheral iridectomy in fellow eyes. *Eye* 1991;5:315-321.
28. Pollack IP, Robin AL, Dragon DM, et al. Use of neodymium:YAG laser to create iridotomies in monkeys and humans. *Trans Am Ophthalmol Soc* 1984;82:307-328.
29. Moster MR, Schwartz LW, Spaeth GL, et al. Laser iridectomy. A controlled study comparing argon and neodymium:YAG. *Ophthalmology* 1986;93:20-24.

原作者

Rajiv Shah
Ophthalmic Surgeon
Department of Ophthalmology
St Vincent's Hospital
Sydney
Australia

Richard Wormald
Consultant Ophthalmic Surgeon
Moorfields Eye Hospital
London
UK

利益冲突：Rajiv Shah 声明未受任何资助。Richard Wormald 曾因参加多家生产青光眼药物的公司组织的会议并发言而获得他们的谢礼，这些公司包括爱尔康、眼力健和辉瑞。

致谢：向为本章的编写作出贡献的 Jeremy Diamond, Colm O'Brien 致谢。

眼部单纯疱疹

检索时间：2005年5月
原作者：Nigel H Barker　曲进锋 译　黎晓新 校

问 题

上皮性角膜炎的治疗效果如何？
实质性角膜炎的治疗效果如何？
预防眼部单纯疱疹复发的措施效果如何？
角膜移植后预防眼部单纯疱疹复发的措施效果如何？

治疗措施及其效果

治疗上皮性角膜炎

肯定有效
局部应用抗病毒药物
局部应用干扰素

效果不明
清创

治疗实质性角膜炎

肯定有效
抗病毒药物联合皮质激素局部应用

不太可能有效
抗病毒药物和皮质激素局部应用联合口服阿昔洛韦

预防眼部单纯疱疹复发

肯定有效
长期（1年）口服阿昔洛韦

不太可能有效
短期（3周）口服阿昔洛韦

角膜移植后预防眼部单纯疱疹复发

效果不明
口服阿昔洛韦

参见词汇表 **G**

主要信息

治疗上皮性角膜炎

◆ **局部应用抗病毒药物**：一篇系统综述发现与安慰剂相比，局部应用抗病毒药物［疱疹净（Idoxuridine）或阿糖腺苷（Vidarabine）］能够提高14天后的治愈率；与疱疹净相比，三氟尿苷（Trifluridine）或阿昔洛韦（Aciclovir）能够提高7天和14天后的治愈率；与单纯抗病毒药物相比，抗病毒药物联合清创能够增加7天后的治愈率，但是14天后这种差别消失；局部疱疹净与局部干扰素治疗相比，两者7天时的治愈率差别无显著性，但是14天时干扰素的治愈率更高；与单纯抗病毒药物相比，抗病毒药物联合干扰素局部治疗能够提高7天时的治愈率。但是这些研究中有些没有提出治愈的标准。

◆ **局部应用干扰素**：一篇系统综述发现与安慰剂相比，局部干扰素（α干扰素或β干扰素）治疗能够提高7天和14天后的治愈率。局部干扰素与局部疱疹净治疗相比，两者7天时的治愈率差别无显著性，但是14天时干扰素的治愈率更高。与单纯抗病毒药物相比，抗病毒药物联合干扰素局部治疗能够提高7天时的治愈率。但是这些研究中有些没有提出治愈的标准。

◆ **清创**：一篇系统综述发现物理化学清创与不治疗在效果上的差别无显著性。与单纯抗病毒或者单纯物理化学清创相比，物理化学清创联合抗病毒能够增加7天后的治愈率，14天后物理化学清创联合抗病毒的治愈率仍高于单纯物理化学清创。物理清创联合阿昔洛韦与物理清创联合疱疹净7天或14天后的治愈率差别无显著性。

治疗实质性角膜炎

- **抗病毒药物联合皮质激素局部应用**：一项随机对照试验发现局部使用抗病毒药物的患者加用皮质激素点眼比点安慰剂更可以控制病情发展，缩短病程。
- **抗病毒药物和皮质激素局部应用联合口服阿昔洛韦**：一项随机对照试验发现给局部使用抗病毒药物联合皮质激素点眼的患者加用口服阿昔洛韦或者安慰剂后，两者16周后的治愈率差别无显著性。

预防眼部单纯疱疹复发

- **长期（1年）口服阿昔洛韦**：一项针对曾经患眼部单纯疱疹（上皮性或基质性）患者的随机对照试验发现，与安慰剂相比，长期（1年）口服阿昔洛韦能够降低眼部单纯疱疹1年后的复发率。
- **短期（3周）口服阿昔洛韦**：一项针对上皮性角膜炎患者的随机对照试验发现在局部三氟尿苷治疗的基础上加用短期（3周）口服阿昔洛韦与安慰剂相比，两者1年后的实质性角膜炎或虹膜炎的发生率差别无显著性。

角膜移植后预防眼部单纯疱疹复发

- **口服阿昔洛韦**：一项小型开放随机对照试验发现口服阿昔洛韦与安慰剂相比，可能会降低单纯疱疹的复发率，提高植片成活率。

定义 眼部单纯疱疹通常是由于单纯疱疹病毒1型（HSV-1）引起的，有时也由单纯疱疹病毒2型（HSV-2）引起。眼部单纯疱疹的表现不同，包括睑缘炎（眼睑的炎症）、泪道阻塞、结膜炎、角膜并发症、虹膜炎和视网膜炎。角膜并发症主要分为两种：炎症累及角膜表层称为上皮性角膜炎，炎症累及角膜基质称为实质性角膜炎。单纯疱疹病毒感染可以分为新生儿性、初发性（之前没有病毒感染）和复发性（以前曾有体液或者细胞感染病毒）。

发病率/患病率 HSV的感染通常发生较早。美国的一项研究表明30岁的人群中，HSV-1抗体阳性者占经济条件较好人群的50%，占经济条件较差人群的80%。其中引用的一篇报道提出过度拥挤可能是危险因素之一[1]。在HSV抗体阳性的人群中只有20%～25%的患者曾经有眼部或者皮肤疱疹的病史[2]。眼部HSV感染是高收入人群角膜致盲的首位原因，也是单眼角膜致盲的最常见原因[3]。一项在Rochester（Minnesota）人群进行了33年的研究报告眼部单纯疱疹的新发病例每年约为8.4/10万（95%CI 6.9/10万～9.9/10万），每年单次病例（新病例和复发病例）是20.7/10万（95%CI 18.3/10万～23.1/10万）[4]。人群中眼部单纯疱疹的发病率为149/10万（95%CI 115/10万～183/10万）。12%患者为双眼发病[4]。

病因/危险因素 上皮性角膜炎是角膜上皮被有复制能力和溶解性的病毒感染所致。实质性角膜炎和虹膜炎是病毒感染及其所引起的免疫力下降的共同作用结果。观察性研究（涉及眼部单纯疱疹患者346人）报告实质性角膜炎病史是眼部单纯疱疹复发的危险因素，没有实质性角膜炎病史的患者复发的比例是6/174（4%），而有实质性角膜炎病史的患者复发的比例是53/172（32%）；RR 10.0，95%CI 4.3～23.0，$P<0.001$[5]。年龄、性别、人种和既往非眼部HSV病史与复发率高低无关[5]。

预后 上皮性单纯疱疹角膜炎一般在1～2周内自行缓解，而实质性角膜炎往往造成角膜瘢痕和视力下降。一项针对正在接受三氟尿苷点眼患者的研究中，研究对象（271人）被随机分为口服阿昔洛韦组和安慰剂组，1周后安慰剂组病变完全消失或者小于1mm的比例为89%，2周后为99%[6]。上皮性角膜炎患者中25%出现实质性角膜炎或虹膜炎[7]。实质性单纯疱疹角膜炎的并发症包括瘢痕、组织结构破坏、新生血管形成、青光眼和上皮病变持续存在。单次眼部单纯疱疹发病后的复发率1年时为10%，2年时为23%，10年时为50%[8]。以前的发病次数越多复发率越高，2～3次发病与1次发病相比，复发的RR 1.41，95%CI 0.82～2.42；大于4次发病与1次发病相比，复发的RR 2.09，95%CI 1.24～3.50[5]。在澳大利亚有5%的实质性单纯疱疹角膜炎患者在随访10年时间内由于失明、急性或即将发生角膜穿孔而接受角膜移植。角膜植片单纯疱疹复发是影响植片成活率的主要因素。澳大利亚角膜植片登记显示在随访9年时间内，单纯疱疹角膜炎患者的角膜植片中至少有58%复发一次[9]。

治疗目的 降低单纯疱疹角膜炎和虹膜炎的发病率、降低复发率、提高穿透性角膜移植 Ⓖ 后角膜植片的成活率。

结局 治愈时间、症状严重程度和持续时间、并发症的严重程度、复发率、角膜植片成活率。

方法 采用《临床证据》2005年5月的检索文献和评价方法。

| 问 题 | 上皮性角膜炎的治疗效果如何？|

治疗选择 1　局部应用抗病毒药物

一篇系统综述发现与安慰剂相比，局部应用抗病毒药物（疱疹净或阿糖腺苷）能够提高14天后的治愈率；与疱疹净相比，三氟尿苷或阿昔洛韦能够提高 7 天和 14 天后的治愈率；与单纯抗病毒药物相比，抗病毒药物联合清创能够增加 7 天后的治愈率，但是 14 天后这种差别消失；局部疱疹净与局部干扰素治疗相比，两者 7 天时的治愈率差别无显著性，但是 14 天时干扰素的治愈率更高；与单纯抗病毒药物相比，抗病毒药物联合干扰素局部治疗能够提高7天时的治愈率。但是这些试验中有些没有提出治愈的标准。

益处　**局部抗病毒药物与安慰剂比较**：我们找到一篇检索时间为2002年的系统综述[10]。结果发现与安慰剂相比，疱疹净能够提高 7 天后的治愈率（10 项随机对照试验，共 392 人，OR 4.05，95%CI 2.60～6.30）和 14 天后的治愈率（2 项随机对照试验，共 63 人，OR 4.17，95%CI 1.33～13.04）[10]。阿糖腺苷与安慰剂相比在 7 天后治愈率上差别无显著性，这可能是由于检验效力较低而不足以发现有临床意义的差别（1 项随机对照试验，共 43 人，OR 3.08，95%CI 0.78～12.12）。但是阿糖腺苷与安慰剂相比可以提高 14 天后的治愈率（1 项随机对照试验，共 43 人，OR 5.40，95%CI 1.42～20.52）。**局部抗病毒药物之间的比较**：我们找到一篇检索时间2002年的系统综述[10]。与疱疹净相比，三氟尿苷能够提高7天后的治愈率（4 项随机对照试验，共 223 人，OR 4.77，95%CI 2.66～8.58）和 14 天后的治愈率（5 项随机对照试验，共 256 人，OR 4.26，95%CI 2.20～8.23）[10]；阿昔洛韦能够显著提高 7 天后的治愈率（8 项随机对照试验，共 353 人，OR 5.33，95%CI 3.33～8.53）和 14 天后的治愈率（11 项随机对照试验，共 600 人，OR 3.71，95%CI 2.27～6.08）。阿糖腺苷和疱疹净相比7天后的治愈率差别无显著性（3 项随机对照试验，共 243 人，OR 1.20，95%CI 0.70～2.00），14 天后的治愈率差别也无显著性（3 项随机对照试验，共 243 人，OR 1.24，95%CI 0.65～2.37）。**抗病毒药物（局部或口服）联合清创**：见后文清创的益处。**局部抗病毒药物与局部干扰素比较**：见后文干扰素的益处。**局部抗病毒药物联合局部干扰素**：见后文干扰素的益处。

害处　该系统综述对于害处的研究报告太少以至于无法进行药物比较。**抗病毒药物（局部或口服）联合清创**：见后文清创的害处。**局部抗病毒药物与局部干扰素比较**：见后文干扰素的害处。**局部抗病毒药物联合局部干扰素**：见后文干扰素的害处。

评论　该系统综述中"治愈"的标准不同。多数研究都是采用荧光素染色或琥红染色来评价的，有些研究中评价治愈的具体方法没有报道。

治疗选择 2　清创

一篇系统综述发现物理化学清创与不治疗在效果上的差别无显著性。与单纯抗病毒治疗或者单纯物理化学清创相比，物理化学清创联合抗病毒治疗能够增加 7 天后的治愈率，14 天后物理化学清创联合抗病毒治疗的治愈率仍高于单纯物理化学清创。物理清创联合阿昔洛韦与物理清创联合疱疹净 7 天或 14 天后的治愈率差别无显著性。

益处　我们找到一篇检索时间 2002 年的系统综述，包括 97 项随机对照试验，共 5102 人[10]。**物理化学清创与安慰剂或者不治疗比较**：综述发现物理化学清创与不治疗相比在 7 天后的治愈率上差别无显著性（2 项随机对照试验，共 105 人，OR 1.62，95%CI 0.72～3.61），14 天的治愈率差别也无显著性（1 项随机对照试验，共 55 人，OR 2.12，95%CI 0.38～11.95）[10]。**物理化学清创联合抗病毒治疗与单纯清创比较**：物理化学清创联合抗病毒治疗（局部用药或口服）与单纯物理化学清创比较能够显著提高 7 天后的治愈率（1 项采用口服抗病毒药物的随机对照试验和 6 项采用局部抗病毒药物的随机对照试验，共 269 人，OR 2.08，95%CI 1.17～3.71），但是 14 天后治愈率差别无显著性（2 项随机对照试验，共 59 人，OR 10.81，95%CI 1.81～64.50）[10]。**物理化学清创联合抗病毒治疗与单纯抗病毒治疗相比**：物理化学清创联合抗病毒治疗与单纯抗病毒治疗相比能够显著提高7天后的治愈率（7项随机对照试验，共 305 人，OR 2.04，95%CI 1.21～3.34），但是 14 天后治愈率差别无显著性（3 项随机对照试验，共 115 人，OR 1.45，95%CI 0.64～3.29）。**物理清创联合阿昔洛韦与物理清创联合疱疹净比较**：两组 7 天后的治愈率差别无显著性（1 项随机对照试验，共 25 人，OR 2.75，95%CI 0.40～18.88），14 天后治愈率差别也无显著性（CI 没有报道）。

害处　该系统综述针对害处的研究报告太少以至于无法进行比较[10]。

评论　该系统综述显示不同清创方法的上皮愈合率类似[10]。综述中治疗方法的不同限制了其结果的应用，综述中"治愈"的标准不同。多数研究都是采用荧光素染色或琥红染色来评价的，有些研究中评价治愈的具体方法没有报道[10]。

治疗选择 3　局部应用干扰素

一篇系统综述发现与安慰剂相比，局部干扰素（α 干扰素或 β 干扰素）治疗能够提高 7 天和 14 天后的治愈率。局部干扰素与局部疱疹净治疗相比，两者 7 天时的治愈率差别无显著性，但是 14 天时干扰素的治愈率更高。与单纯抗病毒药物相比，抗病毒药物联合干扰素局部治疗能够提高 7 天时的治愈率。但是这些研究中有些没有提出治愈的标准。

益处 我们找到一篇检索时间2002年的系统综述，包括97项随机对照试验，共5102人[10]。**局部干扰素与安慰剂比较**：局部干扰素（α干扰素或β干扰素）治疗能够提高7天后的治愈率（3项随机对照试验，共178人，OR 2.09，95%CI 1.15～3.81）和14天后的治愈率（2项随机对照试验，共110人，OR 3.43，95%CI 1.30～9.02）[10]。**不同浓度干扰素比较**：低浓度α和γ干扰素（<1MU/ml）与高浓度α和γ干扰素（1.5和30MU/ml）相比，两者7天后的治愈率差别无显著性（1项随机对照试验，共45人，OR 0.21，95%CI 0.02～2.42）[10]。此研究的检验效力可能较低而不足以检验出有临床意义的差别。**局部干扰素与局部抗病毒药物比较**：局部β干扰素与局部疱疹净相比，7天后的治愈率差别无显著性（2项随机对照试验，共75人，OR 1.18，95%CI 0.29～4.75），但是β干扰素14天时的治愈率更高（3项随机对照试验，共85人，OR 3.48，95%CI 1.06～11.40）[10]。**抗病毒联合干扰素局部治疗**：与单纯抗病毒药物（通常是三氟尿苷）相比，抗病毒联合干扰素局部治疗能够提高7天时的治愈率（8项随机对照试验，共401人，OR 13.31，95%CI 7.41～23.89），但是两者14天后的治愈率差别无显著性（5项随机对照试验，共282人，OR 2.62，95%CI 0.91～7.57）[10]。

害处 该系统综述针对害处的研究报告太少以至于无法进行比较[10]。

评论 该系统综述中治疗方法的不同限制了其结果的应用，综述中"治愈"的标准不同。多数研究都是采用荧光素染色或琥红染色来评价是否治愈的，有些研究中评价治愈的具体方法没有报道。

问题 实质性角膜炎的治疗效果如何？

治疗选择1 皮质激素局部应用

一项随机对照试验发现局部使用抗病毒药物的患者加用皮质激素点眼后比安慰剂更可以控制病情发展，缩短病程。

益处 **局部抗病毒治疗加局部皮质激素**：找到一项随机对照试验，其中包括106位接受三氟尿苷局部治疗的患者，分为两组，分别同时接受安慰剂或者局部泼尼松龙磷酸钠治疗（逐渐减量，持续10周）[11]。结果发现联合激素组可以明显降低病变持续的时间，控制炎症发展，缩短病程。联合激素组的病程平均为26天，安慰剂组为72天，相差46天，95%CI 14～58天。

害处 **局部抗病毒治疗加局部皮质激素**：研究中联合激素组有9人出现不良反应[11]。4人出现树枝状上皮性角膜炎而退出研究；4人5周后出现三氟尿苷的毒性反应，虽没有退出研究但是停止了使用三氟尿苷；1人出现上皮缺损而退出试验。安慰剂组有6人出现不良反应。1人出现树枝状角膜炎；3人出现上皮缺损；2人在试验开始9天内出现三氟尿苷引起的过敏性结膜炎。

评论 没有说明是否维持原随机分组分析[11]。

治疗选择2 口服阿昔洛韦

一项随机对照试验发现局部使用抗病毒药物联合皮质激素点眼的患者加用口服阿昔洛韦或者安慰剂后，两者16周后的治愈率差别无显著性。

益处 **单纯口服阿昔洛韦**：没有找到系统综述或随机对照试验。**局部抗病毒治疗联合皮质激素和口服阿昔洛韦**：我们找到一项包括104人的随机对照试验，将局部抗病毒治疗联合皮质激素和口服阿昔洛韦与局部抗病毒治疗联合皮质激素和安慰剂进行比较[12]。主要的观察指标是治疗失败率，定义为实质性角膜炎没有好转或者恶化或出现不良反应。结果两组治疗失败的平均时间差别无显著性，口服阿昔洛韦组为84天，对照组62天，P = 0.46（CI 没有报道）；16周时两组的失败率差别也无显著性，分别为38/51（75%）和39/53（74%），RR 1.01，95%CI 0.78～1.24[12]。

害处 **单纯口服阿昔洛韦**：没有找到系统综述或随机对照试验。**局部抗病毒治疗联合皮质激素和口服阿昔洛韦**：随机对照试验在对照组发现2例三氟尿苷引起的不良反应，1例为上皮性角膜炎，1例为过敏反应[12]。其他不良反应包括可能由肺部栓子引起的肺炎（1人）、充血性心力衰竭（1人）、腹泻（1人）、下肢水肿（1人）和贫血（1人）。口服阿昔洛韦组的不良反应包括三氟尿苷引起的毒性反应（1人）和头痛（1人）。

评论 无。

问题 预防眼部单纯疱疹复发的措施效果如何？

治疗选择1 阿昔洛韦（口服）

一项针对曾经患眼部单纯疱疹（上皮性或实质性）患者的随机对照试验发现，与安慰剂相比，长期（1年）口服阿昔洛韦能够降低眼部单纯疱疹1年后的复发率。但是并不能降低没有得过实质性角膜炎的患者出现实质性角膜炎的几率。一项针对上皮性角膜炎患者的随机对照试验发现在局部三氟尿苷治疗的基础上加用短期（3周）口服阿昔洛韦与安慰剂相比，两者1年后的实质性角膜炎或虹膜炎发生率的差别无显著性。

益处 **长期（1年）口服阿昔洛韦**：我们没有找到系统综述。找到一项随机对照试验，研究对象为12岁以上在近12个月内曾经有过单眼或者双眼上皮性或者实质性单纯疱疹角膜炎而无免疫抑制的患者,共703人[13]。分别接受口服阿昔洛韦(400mg,每日2次,持续1年)或者安慰剂治疗。结果阿昔洛韦组1年后眼部单纯疱疹的复发率为19%,明显低于安慰剂组的32%,RR 0.55,95%CI 0.41~0.75。对曾有实质性角膜炎的337人做亚组分析,发现阿昔洛韦组1年后实质性角膜炎的复发率为14%,明显低于安慰剂组的28%,RR 0.48,95%CI 0.29~0.80。但是并不能降低没有得过实质性角膜炎的患者出现实质性角膜炎的几率。研究没有发现在停药6周后有反跳现象。**短期(3周)口服阿昔洛韦**:我们没有找到系统综述。找到了一项随机对照试验,研究对象为采用局部三氟尿苷治疗的上皮性角膜炎患者287人,分别接受3周口服阿昔洛韦或安慰剂治疗[6]。结果发现两组实质性角膜炎或虹膜炎的发生率差别无显著性,阿昔洛韦组实质性角膜炎或虹膜炎的发生率为11%,安慰剂组为10%,RR 1.04,95%CI 0.52~2.10;随访1年时实质性角膜炎或虹膜炎的累积发生率差别也无显著性,阿昔洛韦组为12%,安慰剂组为11%,$P = 0.92$,CI没有报道。

害处 长期口服阿昔洛韦的研究显示不良反应(通常是胃肠反应)并不常见,两组不良反应的发生率大致相同[13]。32人由于不良反应退出了研究,阿昔洛韦组15人,安慰剂组17人。常见的不良反应包括胃肠不适,其中阿昔洛韦组有7人,安慰剂组9人。

评论 无。

> **问 题** 角膜移植后预防眼部单纯疱疹复发的措施效果如何?

> **治疗选择1** 口服阿昔洛韦

一项小型开放随机对照试验发现口服阿昔洛韦与安慰剂相比,可能会降低单纯疱疹的复发率,提高植片成活率。

益处 **口服阿昔洛韦与安慰剂比较**:我们没有找到系统综述。找到一项小型开放随机对照试验,研究对象为接受角膜移植手术Ⓖ的单纯疱疹性角膜炎患者22人,23眼[14]。分别接受安慰剂或者口服阿昔洛韦治疗(800或1000mg,每日4~5次,逐渐减量到12个月,然后维持至15个月),口服阿昔洛韦从术前或者术后第一天开始。结果发现口服阿昔洛韦组(平均随访17个月)眼部单纯疱疹的复发率明显低于安慰剂组(平均随访21个月),阿昔洛韦组为0%,安慰剂组为44%,$P<0.01$。阿昔洛韦组的植片失败率也明显低于安慰剂组,阿昔洛韦组为14%,安慰剂组为56%,$P<0.05$。

害处 综述没有报告与口服阿昔洛韦有关的不良反应[14]。

评论 无。

词汇表

角膜移植(keratoplasty):将患者的角膜替换成供体角膜的一种手术方法。

重要更新和修订

角膜移植后的患者口服阿昔洛韦:重新评价证据后将其分类改为效果不明。

参考文献

1. Nahmias AJ, Lee FK, Beckman-Nahmias S. Sero-epidemiological and sociological patterns of herpes simplex virus infection in the world. *Scand J Infect Dis Suppl* 1990;69:19-36.
2. Kaufman HE, Rayfield MA, Gebhardt BM. Herpes simplex viral infections. In: Kaufman HE, Baron BA, McDonald MB, eds. *The cornea*. 2nd ed. Woburn, MA: Butterworth-Heinemann, 1997.
3. Dawson CR, Togni B. Herpes simplex eye infections: clinical manifestations, pathogenesis, and management. *Surv Ophthalmol* 1976;21:121-135.
4. Liesegang TJ, Melton LJ III, Daly PJ, et al. Epidemiology of ocular herpes simplex. Incidence in Rochester, Minnesota, 1950 through 1982. *Arch Ophthalmol* 1989;107:1155-1159.
5. Herpetic Eye Disease Study Group Predictors of recurrent herpes simplex virus keratitis. *Cornea* 2001 20:123-128.
6. The Herpetic Eye Disease Study Group. A controlled trial of oral acyclovir for the prevention of stromal keratitis or iritis in patients with herpes simplex virus epithelial keratitis. The Epithelial Keratitis Trial. *Arch Ophthalmol* 1997;115:703-712.
7. Wilhelmus KR, Coster DJ, Donovan HC, et al. Prognostic indicators of herpetic keratitis. Analysis of a five-year observation period after corneal ulceration. *Arch Ophthalmol* 1981;99:1578-1582.
8. Liesegang TJ. Epidemiology of ocular herpes simplex. Natural history in Rochester, Minnesota, 1950 through 1982. *Arch Ophthalmol* 1989;107:1160-1165.
9. Williams KA, Muehlberg SM, Lewis RF, et al. *The Australian Corneal Graft Registry*:1996 report. Adelaide: Mercury Press, 1997.
10. Wilhelmus KR. Interventions for herpes simplex virus epithelial keratitis. In: The Cochrane Library, Issue 4, 2005. Chichester, UK: John Wiley & Sons, Ltd. Search date 2002; primary sources Medline, Embase, Cochrane Controlled Trials Register, Science Citation Index, hand searches of reference lists of relevant trials, and personal communication with investigators of included studies.
11. Wilhelmus KR, Gee L, Hauck WW, et al. Herpetic Eye Disease Study. A controlled trial of topical corticosteroids for herpes simplex stromal keratitis. *Ophthalmology* 1994;101:1883-1896.
12. Barron BA, Gee L, Hauck WW, et al. Herpetic Eye Disease Study. A

controlled trial of oral acyclovir for herpes simplex stromal keratitis. *Ophthalmology* 1994;101:1871-1882.
13. The Herpetic Eye Disease Study Group. Acyclovir for the prevention of recurrent herpes simplex virus eye disease. *N Engl J Med* 1998;339:300-306.
14. Barney NP, Foster CS. A prospective randomized trial of oral acyclovir after penetrating keratoplasty for herpes simplex keratitis. *Cornea* 1994;13:232-236.

原作者

Nigel H Barker
Consultant Ophthalmologist
Warrens Eye Care Centre
Manor Lodge
St Michael
Barbados

利益冲突：没有声明。

沙 眼

检索时间：2004年10月
原作者：Denise Mabey 曲进锋 译 黎晓新 校

问 题

减少活动期沙眼预防瘢痕化沙眼形成的治疗方法效果如何？
眼睑手术治疗瘢痕化沙眼引起的睑内翻和倒睫效果如何？

治疗措施及其效果

预防瘢痕化沙眼形成

很可能有效
勤洗脸联合局部使用四环素（优于单纯使用四环素）

效果不明
抗生素
单纯洗脸

杀虫剂灭蝇

手术治疗瘢痕化沙眼

很可能有效
双层睑板翻转或者睑板前徙翻转术（优于其他术式）

见词汇表 **G**

主要信息

预防瘢痕化沙眼形成

◆ **勤洗脸联合局部使用四环素（优于单纯使用四环素）**：一项随机对照试验发现勤洗脸联合局部四环素治疗比单纯使用四环素更能有效降低1年后严重沙眼的发生率，但是两者在沙眼总的发生率上差别无显著性。但是这一研究可能缺乏足够的力度检测出有重要临床意义的差别。另一项随机对照试验发现与不进行干预相比，由教师进行的洗脸加局部使用四环素可以降低儿童3个月后沙眼的发病人数。

◆ **抗生素**：一篇系统综述比较了抗生素与安慰剂控制沙眼活动的效果，但是没有得到足够的证据证明抗生素的有效性。这一综述还将口服阿奇霉素和局部使用四环素、口服阿奇霉素以外的其他抗生素和局部使用抗生素进行了比较，也没有得到足够的证据。但是综述中涉及的研究具有异质性，可能并不能得出有重要临床意义的结论。

◆ **单纯洗脸**：一项随机对照试验发现单纯洗脸（由教师进行）与不进行干预相比3个月后儿童沙眼的发生率差别无显著性。

◆ **杀虫剂灭蝇**：一项随机对照试验前的小型预试验研究发现用溴氰菊酯（Deltamethrin）控制苍蝇与不进行干预相比可以降低3个月后沙眼的发生率。

手术治疗瘢痕化沙眼

◆ **双层睑板翻转或者睑板前徙翻转术（优于其他术式）**：对于较重的倒睫，有一项随机对照试验发现了有限的证据证明双层睑板翻转术后2周成功率高于缝线法、睑板前徙或睑板楔形切除且不良反应较低，但是双层睑板翻转与睑板前徙翻转两者术后2周成功率差别无显著性。另一项随机对照试验发现双层睑板翻转术后25个月的成功率高于睑板前徙翻转。这两项研究的手术均由资深的医生操作。对于轻度倒睫，有一项随机对照试验发现双层睑板翻转与单纯冷冻或者电解的方法相比，术后25个月成功率更高。另一项随机对照试验发现，不管对于轻度还是重度倒睫，双层睑板翻转与睑板前徙翻转两者术后3个月的成功率差别无显著性，但是前者的并发症（眼睑切迹和脓性肉芽肿）的发生率相对较高。这一研究的手术由经验较少的医生在指导下完成。

定义 **活动期沙眼**是由沙眼衣原体引起的结膜的慢性炎症。世界卫生组织将活动期沙眼分为轻度和重度，轻度（TF－滤泡性沙眼）指上睑结膜有5个以上直径大于0.5mm的滤泡，重度（TI－浸润性沙眼）指上睑结膜由于长期炎症增厚，半数以上的血管模糊不清[1]。**瘢痕化沙眼**时由于沙眼衣原体反复感染引起上睑缩短、内翻ⓖ和倒睫ⓖ。瘢痕化沙眼不一定有内翻倒睫，但是有内翻倒睫时一定有瘢痕化沙眼。内翻倒睫严重时可以引起角膜混浊甚至失明。

发病率/患病率 沙眼是排在世界可避免盲首位的病因，是排在白内障后的第二位致盲原因[2]。沙眼患者在全世界约1.5亿，多数是儿童，其中有550万人因此失明或有失明危险。沙眼的发病与地域无关而与经济水平有关。瘢痕化沙眼多见于非洲大部分地区、中东、西亚、南亚、澳大利亚的土著部落，美洲中部和南部也有些小的聚集地[2]。在一些沙眼发病率一直较高的地区，学龄前儿童中活动期沙眼的比例占50%以上，可能有60%~90%[3]。45岁以上女性和男性中有瘢痕化沙眼的比例分别为75%和50%[4]。随着年龄增加沙眼的发病率减少，不到5%的成年人有活动期沙眼[3]。男女的发病比例虽然相同，但是女性发生上睑内翻、倒睫、角膜混浊的比例较男性高[3]。

病因/危险因素 活动期沙眼与年龄和密切接触有关。眼鼻的分泌物可能是传染扩散的来源[5]。与其他有沙眼活动的人共一寝室是感染的危险因素[6]。苍蝇与面部的接触可能与活动期沙眼有关，但是这方面的证据还不充分[7]。

预后 沙眼的多种机制都可以造成角膜混浊。瘢痕化沙眼可以引起泪液分泌减少、角膜干燥，使角膜更易受到倒睫的损伤，引起角膜混浊。瘢痕化沙眼的发生率随年龄增加而增加，瘢痕化沙眼的并发症也多见于老年人[8]。

治疗目的 阻止活动期病变、减少瘢痕化沙眼的进展、缓解瘢痕化沙眼患者睑内翻和倒睫、尽量减少不良反应。

结局 活动期沙眼比例、世界卫生组织提供的活动期沙眼临床体征分级标准、衣原体感染的实验室证据、眼睑位置、内翻倒睫的程度。1987年以前的研究可能采用了与世界卫生组织不同的分级标准[1]。

方法 采用《临床证据》2004年10月的文献检索和评价方案。

问 题 减少活动期沙眼预防瘢痕化沙眼形成的治疗方法效果如何？

治疗选择1　公共卫生措施

一项随机对照试验发现勤洗脸联合局部四环素治疗比单纯使用四环素更有效降低1年后严重沙眼的发生率，但是两者在沙眼总的发生率上差别无显著性。但是这一研究可能缺乏足够的力度检测出有重要临床意义的差别。另一项随机对照试验发现与不进行干预相比，由教师进行的洗脸加局部使用四环素可以降低儿童3个月后沙眼的发病人数。一项随机对照试验发现单纯洗脸（由教师去做）与不进行干预相比3个月后儿童沙眼的发生率差别无显著性。一项随机对照试验前的小型预试验研究发现用溴氰菊酯控制苍蝇与不进行干预相比可以降低3个月后沙眼的发生率。

益处 我们找到一篇系统综述（检索时间2003年），其中包括2项随机对照试验[9]。**勤洗脸联合局部四环素与单纯使用四环素比较**：第一项随机对照试验[9]包括1417名年龄1~7岁的儿童，对比勤洗脸联合局部使用四环素眼膏30天与单纯局部使用四环素眼膏[10]30天的治疗效果。结果发现勤洗脸联合局部四环素治疗比单纯使用四环素更能有效降低1年后严重沙眼的发生率，两者发生严重沙眼的OR 0.62，95%CI 0.4~0.97，但是两者在沙眼总的发生率上差别无显著性，OR 0.81，95%CI 0.42~1.59[10]。研究发现能够保持脸部清洁的孩子发生活动期沙眼的可能性比那些随访期间从来不洗脸或者仅洗一次脸的孩子要小，活动期沙眼的发生率OR 0.58，95%CI 0.47~0.72[10]。**单纯洗脸与洗脸联合局部四环素和不进行干预比较**：第二随机对照试验包括36个社区的1143儿童，分为三组，分别为单纯洗脸组、洗脸联合局部四环素组（每个月使用抗生素1周）和不进行干预组[11]，洗脸均由一名教师做。这项研究在世界卫生组织的沙眼定义制定之前，因此将沙眼定义为上睑结膜1个以上的滤泡或乳头增生。失访者被归入沙眼阳性者进行分析。结果单纯洗脸与不进行干预相比3个月后儿童沙眼的发生率差别无显著性，分别为191/246（78%）和160/211（76%），回归分析，P>0.05[12]。洗脸联合局部四环素可以降低3个月后沙眼的发病率，分别为215/312（69%）和160/211（76%），回归分析，P<0.05[12]。**用杀虫剂灭蝇**：见后文评论。

害处 这一系统综述没有报道不良反应[9]。

评论 **洗脸联合或者不联合局部抗生素使用**：整群随机分组限制了组间差异的检验效力和不同个体之间差异的分析[7,10,12]。这两项随机对照试验比较了局部使用抗生素与卫生教育联合洗脸的效果。要想将卫生教育和洗脸的影响分开几乎不可能[9]。第二项研究采用的沙眼定义与世界卫生组织不同，限制了其结果的公认程度[11]。**杀虫剂灭蝇**：找到一项随机对照前的小型预试验研究，包括414名10岁以下的儿童，灭蝇组223人（其中一部分除雨季外使用溴氰菊酯灭蝇，另一部分除旱季外使用溴氰菊酯灭蝇），不干预组191人[7]。结果发现3个月后灭蝇组新发的沙眼数量明显减少，灭蝇组相对于不干预组新发沙眼的RR 0.25，95%CI 0.09~0.64[7]。

治疗选择2　抗生素

一篇系统综述比较了抗生素与安慰剂控制沙眼活动的效果，但是没有足够的证据证明抗生素的有效性。这一综述还将口服阿奇霉素和局部使用四环素、口服阿奇霉素以外的其他抗生素和局部使用抗生素进行了比较，也没有没有得到足够的证据。但是综述中涉及的研究具有异质性，可能并不能得出有重要临床意义的结论。

益处 我们找到一篇系统综述（检索时间2001年）[13]。**与安慰剂或者不治疗相比**：综述包括9项随机对照试验，8篇相关报道，共2177人，比较局部或者口服抗生素与不进行干预或者口服安慰剂或每月服用维生素的效果（见表1）[12, 14-20]。由于这些研究的异质性，系统综述没能得出结论[13]。随访3个月时，有6项随机对照试验发现与对照组相比抗生素能够有效地降低活动期沙眼的比例（P<0.05），但是另外3项发现抗生素与对照组活动期沙眼的发生率差别无显著性[13]。随访12个月时，有3项随机对照试验发现与对照组相比抗生素能够有效地降低活动期沙眼的比例（P<0.05），但是有1项随机对照试验发现抗生素与对照组活动性沙眼的发生率差别无显著性[13]。**口服阿奇霉素与局部使用四环素比较**：综述中有6项随机对照试验比较口服阿奇霉素与局部使用四环素的疗效[21-24]（4篇报道，7666人）（见表2）。由于这些随机对照试验的异质性，系统综述无法得出结论[13]。随访3个月时，有2项随机对照试验发现与局部使用四环素相比口服阿奇霉素能有效地降低活动期沙眼的比例（P<0.05），但是另外4项随机对照试验发现局部使用四环素与口服阿奇霉素两者活动期沙眼发生率差别无显著性[13]。随访12个月时，有2项随机对照试验发现与局部使用四环素相比口服阿奇霉素能够有效地降低活动期沙眼的比例（P<0.05），但是有2项随机对照试验发现局部使用四环素与口服阿奇霉素两者活动期沙眼发生率差别无显著性[13]。**口服抗生素与局部抗生素比较**：系统综述[13]中3项随机对照试验[15, 17, 19]比较了口服阿奇霉素以外的其他抗生素与局部使用抗生素的效果有何不同（见表1）。随访3个月时，有1项随机对照试验发现与局部使用抗生素相比口服抗生素更能有效地降低活动期沙眼的比例（P<0.05），但是另外2项随机对照试验发现口服抗生素与局部抗生素两者活动期沙眼发生率差别无显著性[13]。随访12个月时，3项随机对照试验都发现两者活动期沙眼发生率差别无显著性[13]。**局部抗生素联合或者不联合洗脸**：见前文公共卫生措施的益处。

害处 系统综述没有报道害处[13]。

评论 系统综述采集结果的时间点为3个月和12个月[13]。但并不是全部研究都是在这一时间点采集结果的，综述中将采集时间在6个月以内的归结到3个月，采集时间在6～18个月内的归结到12个月[13]。如果有多个采集结果，选择最接近3或12个月的结果[13]。**与安慰剂或者不治疗相比**：相关研究中采用了不同的设计方案，大多数研究对象为学龄前的孩子[13]。这些研究的质量较差，有些没有维持原随机分组分析[13]。抗生素治疗包括口服和局部使用。综述得出的结论是"无法得出有关抗生素治疗有效性的任何结论，但是提示我们口服或者局部使用的抗生素可能能够降低活动期沙眼的发生率"[13]。**口服阿奇霉素与局部使用四环素比较**：相关研究中有2项规模较小，质量较差的随机对照试验[22, 24]。第3项整群随机对照试验比较了多种治疗方法，患者的治疗方案完全随机确定而与其病情无关[23]。相关分析发现整群内的不同个体之间有相似性，这影响了结果的可靠性。综述没有找到有关细菌耐药性产生的相关证据[13]。

问题 眼睑手术治疗瘢痕化沙眼引起的睑内翻和倒睫效果如何？

治疗选择1　眼睑翻转术

对于较重的倒睫，有一项随机对照试验发现有限的证据证明与缝线法、睑板前徙或睑板楔形切除相比，双层睑板翻转术后2周成功率较高而不良反应较低，但是双层睑板翻转与睑板前徙翻转两者术后2周成功率差别无显著性。另一项随机对照试验发现双层睑板翻转术后25个月的成功率高于睑板前徙翻转。这两项研究的手术均由资深的医生操作。对于轻度倒睫，有一项随机对照试验发现双层睑板翻转与单纯冷冻或者电解的方法相比，术后25个月成功率更高。另一项随机对照试验发现，不管对于轻度还是重度倒睫，双层睑板翻转与睑板前徙翻转两者术后3个月的成功率差别无显著性，但是前者并发症（眼睑切迹和脓性肉芽肿）的发生率相对较高。这一研究的手术由经验较少的医生在指导下完成。

益处 我们没有找到系统综述，但是找到3项随机对照试验比较了不同术式之间的效果[25-27]。前两项随机对照试验中多数手术由资深医生完成[25, 26]。第3项随机对照试验的手术由第2年住院医经过培训后在高年医生和资深的手术医生指导下完成[27]。手术成功的标准是第一眼位时睫毛不与角膜接触，轻轻闭眼时眼睑能够完全闭合。前两项随机对照试验报道了术前倒睫Ⓖ的严重程度。第3项随机对照试验将不同程度倒睫合在一起分析。**重度倒睫**：第1项随机对照试验（包括165位Omani村民，165眼）比较了5种术式：双层睑板翻转Ⓖ、缝线法Ⓖ、睑板前徙Ⓖ、睑板楔形切除Ⓖ和睑板前徙翻转Ⓖ[25]。结果发现双层睑板翻转术后2周的手术成功率为30/44（68%），明显高于缝线法、睑板前徙和睑板楔形切除，术后2周成功率分别为8/25（32%）、11/41（27%）和3/32（9%）。双层睑板翻转相对于后三者手术成功率RR分别为2.13（95%CI 1.16～3.91）、2.5（95%CI 1.5～4.4）和7.3（95%CI 2.4～21.8）。双层睑板翻转与睑板前徙翻转术后2周的手术成功率差别无显著性，分别为30/44（68%）和10/23（43%），RR 1.57，95%CI 0.94～2.60。但是这一研究的效力不足，并且没有维持原随机分组分析。第2项随机对照试验（包括200位Omani村民，200眼）比较了双层睑板翻转与睑板前徙翻转的治疗效果[26]。结果发现双层睑板翻转后25个月的成功率高于睑板前徙翻转，睑板前徙翻转与双层睑板翻转相比手术失败的危险率比为3.1，95%CI 1.9～5.2。**轻度倒睫**：第2项随机对照试验（172眼）比较了3种术式：双层睑板翻转、冷冻和电解[26]。结果发现双层睑板翻转术后25个月的成功率高于另外两种方法，电解与双层睑板翻转相比的手术失败危险率比为6.1，95%CI 2.9～12.8，冷冻与双层睑板翻转相比的手术失败危险率比为7.5，95%CI 3.6～15.4。轻度和重度倒睫：第 3 项随机对照试验（包括 153 名黑人，256 眼）比较了双层睑板翻转（Weis）与睑板前徙翻转（Trabut）的治疗效果[27]。两组的手术成功率分别为 99/115（86.1%）和 107/122（87.7%），两组差异无显著性。复发率分别为 12/115（10.4%）和 15/122（12.3%），$P = 0.711$，两组差异无显著性。双层睑板翻转组有 4 例发生过矫，发生率为（4/115）3.5%，睑板前徙翻转没有过矫发生。

害处 手术的并发症包括角膜暴露、溃疡、眼球痨Ⓖ、重度倒睫复发[25, 28]。在前两项随机对照试验中与双层睑板翻转和睑板前徙翻转相比，缝线法、睑板前徙、睑板楔形切除术后重度倒睫Ⓖ和眼睑闭合不全的发生率较高，但是没有显著性[25, 26]。睫毛的冷冻可以造成睑缘坏死和角膜溃疡。第 2 项随机对照试验中只有冷冻后出现了眼球痨，发生率为 2/57（3.5%）[26]。第 3 项随机对照试验中双层睑板翻转术后发生眼睑切迹和脓性肉芽肿的几率较高（绝对数量没有报道，$P = 0.002$)[27]，没有严重的并发症发生[27]。具体数据见表 3。

评论 前两项随机对照试验中给重度和轻度倒睫Ⓖ做了明确定义[25, 26]。这两项比较不同术式的随机对照试验的多数手术由一名资深医生完成。益处或害处的证据可能并不适用于不同的术者，不同质量的手术器械也会影响手术效果。我们找到一项随机对照试验比较了村级医院和大的医疗中心手术治疗重度倒睫的情况[29]，研究对象包括 158 位重度倒睫患者。两者随访率差别无显著性，分别为 57/86（66%）和 32/72（44%），RR 1.5，CI 没有报道。随机分组的问题使得 RR 的 CI 计算相关危险性无法完成。《临床证据》维持原随机分组分析 3 个月后手术成功率（手术成功定义为没有倒睫）两者之间差异没有显著性，结果村级医院为 52/86（60%），医疗中心为 (30/72)42%，RR 1.4，CI 没有报道[29]。

词汇表

双层睑板翻转（bilame llar tarsal rotation）：上睑缘上方 3mm 处垂直做平行于睑缘的上睑全层切口，长度从泪小点至外眦，矫正缝线穿过眼睑全层防止睑缘向内翻。

睑内翻（entropion）：眼睑向眼球方向的翻转。

缝线法（eversion splinting）：利用系在小纱布卷上的多对缝线压迫睫毛根部，使睑缘翻转向外。

重度倒睫（major trichiasis）：6 根以上睫毛与角膜接触，眼睑可以闭合。

轻度倒睫（minor trichiasis）：1～5 根睫毛与角膜接触，眼睑可以闭合。

眼球痨（phthisis bulbi）：没有视功能，萎缩的眼球。

睑板前徙（tarsal advance）：将皮肤、睫毛、眼轮匝肌从睑板游离后向后重新缝合在睑板上，留出睑板上方一段区域作为新的睑缘。

睑板前徙翻转（tarsal advance and rotation）：翻转上睑后，沿睑缘上方 3mm 处平行睑缘切开睑板，保留眼轮匝肌和皮肤，与睑缘相连的睑板的缩窄部分 180 度翻转后通过缝线固定形成新的睑缘。

睑板楔形切除（tarsal grooving）：楔形切除与睑缘平行的部分皮肤、眼轮匝肌和睑板后通过缝线将睑缘翻转向外。

倒睫（trichiasis）：睫毛生长方向错误，朝向眼球。

参考文献

1. Dawson CR, Jones BR, Tarizzo ML. *Guide to trachoma control in programmes for the prevention of blindness*. Geneva: World Health Organization: Albany, NY: WHO Publications Centre USA [Distributor], 1981.
2. Thylefors B, Negrel AD, Pararajasegaram R, et al. Global data on blindness. *Bull World Health Organ* 1995;73:115–121.
3. West SK, Munoz B, Turner VM, et al. The epidemiology of trachoma in central Tanzania. *Int J Epidemiol* 1991;20:1088–1092.
4. Courtright P, Sheppard J, Schachter J, et al. Trachoma and blindness in the Nile Delta: current patterns and projections for the future in the rural Egyptian population. *Br J Ophthalmol* 1989;73:536–540.
5. Bobo L, Munoz B, Viscidi R, et al. Diagnosis of *Chlamydia trachomatis* eye infection in Tanzania by polymerase chain reaction/enzyme immunoassay. *Lancet* 1991;338:847–850.
6. Bailey R, Osmond C, Mabey DCW, et al. Analysis of the household pattern of trachoma in a Gambian village using a Monte Carlo simulation procedure. *Int J Epidemiol* 1989;18:944–951.
7. Emerson PM, Lindsay SW, Walraven GE, et al. Effect of fly control on trachoma and diarrhoea. *Lancet* 1999;353:1401–1403.
8. Munoz B, West SK. Trachoma: the forgotten cause of blindness. *Epidemiol Rev* 1997;19:205–217.
9. Ejere H, Alhassan MB, Rabiu M. Face washing promotion for preventing active trachoma. In: The Cochrane Library, Issue 3, 2004. Chichester, UK: John Wiley & Sons, Ltd. Search date 2003.
10. West S, Munoz B, Lynch M, et al. Impact of facewashing on trachoma in Kongwa, Tanzania. *Lancet* 1995;345:155–158.
11. Peach H, Piper S, Devanesen D, et al. Northern Territory Trachoma Control and Eye Health Committee's Randomised Controlled Trial of the Effect of Eye Drops and Eye Washing on Follicular Trachoma Among Aboriginal Children. *Report of the Northern Territory Trachoma Control and Eye Health Committee Incorporated* 1987:1–33.
12. Peach H, Piper S, Devanesen D, et al. Trial of antibiotic drops for the prevention of trachoma in school-age Aboriginal children. *Annual Report Menzies School for Health Research* 1986;74–76.
13. Mabey D, Fraser-Hurt N. Antibiotics for trachoma (Cochrane Review). In: The Cochrane Library, Issue 1, 2003. Oxford: Update Software. Search date 2001; primary sources Medline, Embase, Cinahl, Science Citation Index, Cochrane Controlled Trials Register, and personal contacts.
14. Attiah MA, el Kohly AM. Clinical assessment of the comparative effect of terramycin and GS 2989 in the mass treatment of trachoma. *Rev Int Trach Pathol Ocul Trop Subtrop Sante Publique* 1973;50:11–20.
15. Darougar S, Jones BR, Viswalingam N, et al. Family-based suppressive intermittent therapy of hyperendemic trachoma with topical ox-

16. Dawson CR, Hanna L, Wood TR, et al. Controlled trials with trisulphapyrimidines in the treatment of chronic trachoma. *J Infect Dis* 1969;119:581–590.
17. Foster SO, Powers DK, Thygeson P. Trachoma therapy: a controlled study. *Am J Ophthalmol* 1966;61:451–455.
18. Hoshiwara I, Ostler HB, Hanna L, et al. Doxycycline treatment of chronic trachoma. *JAMA* 1973;224:220–223.
19. Shukla BR, Nema HV, Mathur JS, et al. Gantrisin and madribon in trachoma. *Br J Ophthalmol* 1966;50:218–221.
20. Woolridge RL, Cheng KH, Chang IH, et al. Failure of trachoma treatment with ophthalmic antibiotics and systemic sulphonamides used alone or in combination with trachoma vaccine. *Am J Ophthalmol* 1967;63(suppl):1577–1586.
21. Bowman RJC, Sillah A, Van Dehn C, et al. Operational comparison of single-dose azithromycin and topical tetracycline for trachoma. *Invest Ophthalmol Vis Sci* 2000;41:4074–4079.
22. Dawson CR, Schachter J, Sallam S, et al. A comparison of oral azithromycin with topical oxytetracycline/polymyxin for the treatment of trachoma in children. *Clin Infect Dis* 1997;24:363–368.
23. Schachter J, West SK, Mabey D, et al. Azithromycin in control of trachoma. *Lancet* 1999;354:630–635.
24. Tabbara KF, Abu el Asrar A, al Omar O, et al. Single-dose azithromycin in the treatment of trachoma. A randomized, controlled study. *Ophthalmology* 1996;103:842–846.
25. Reacher MH, Huber MJE, Canagaratnam R, et al. A trial of surgery for trichiasis of the upper lid from trachoma. *Br J Ophthalmol* 1990;74:109–113.
26. Reacher MH, Munoz B, Alghassany A, et al. A controlled trial of surgery for trachomatous trichiasis of the upper lid. *Arch Ophthalmol* 1992;110:667–674.
27. Adamu Y, Alemayehu W. A randomized clinical trial of the success rates of bilamellar tarsal rotation and tarsotomy for upper eyelid trachomatous trichiasis. *Ethiop Med J* 2002;40:107–114.
28. Reacher MH, Taylor HR. The management of trachomatous trichiasis. *Rev Int Trach Pathol Ocul Trop Subtrop Sante Publique* 1990;67:233–262.
29. Bowman RJ, Soma OS, Alexander N, et al. Should trichiasis surgery be offered in the village? A community randomised trial of village vs. health centre-based surgery. *Trop Med Int Health* 2000;5:528–533.

原作者
Denise Mabey
Guy's and St Thomas' Hospital Trust
London
UK

利益冲突：没有声明。

表1 减少活动期沙眼阻止瘢痕化沙眼：将活动期沙眼患者给予抗生素治疗与不治疗、安慰剂、每月维生素治疗比较的随机对照试验

参考文献	治疗	给药方式	剂量	时间	比较
10	四环素	局部	不详	每月5天，每天1次，共3个月	不治疗
14	四环素衍生物 GS2989	局部	0.25%	每周前5天，每天1次，共11周	不治疗
13	土霉素	局部	不详	每周前5天，每天1次，共11周	不治疗
15	土霉素	局部	1%	每月连续7天，每天2次，共12个月	口服维生素，每月1次，服12个月
14	多西霉素	口服	5mg/kg	每月1次，共12个月	口服维生素，每月1次，服12个月
15	三磺嘧啶	口服	3.5g/d	每日3次，连续3周	口服乳糖，每日3次，服3周
17	Sulfametopyridazine	口服	0.5g	每周连续5天，每天1次，共3周	不治疗
16	四环素	局部	1%	每周连续5天，每天3次，共6周	不治疗
18	多西霉素	口服	2.5~4.0 mg/kg	每周连服5天，每天1次，至40天内共服28次为止	安慰剂每周连服5天，每天一次，至40天内共服28次为止
19	磺胺异噁唑+碘胺二甲氧嘧啶	局部+口服	15%/100 mg/kg	每月连续5天，每天2次，共5个月；或者每两周连续5天，每天2次，共5个月	不治疗
18	碘胺二甲氧嘧啶	口服	100mg/kg	每周1次或2次，共5个月	不治疗
18	磺胺异噁唑	局部	15%	每月连续5天，每天2次，共5个月	不治疗
20	四环素	局部	1%	每周连续6天，每天2次，共6周	不治疗

表2 减少活动期沙眼阻止瘢痕化沙眼的治疗措施：口服阿奇霉素或者局部使用四环素后细菌感染情况和活动性沙眼比较

参考文献	治疗	剂量	时间	比较	剂量／时间
21	阿奇霉素口服	20mg/kg	1次	局部四环素	每日2次，共6周
22	阿奇霉素口服	20mg/kg	1次；或每隔1周1次，共3次；或每隔28天一次，共6次	1%局部多黏菌素＋口服安慰剂	每日连续5天，每天1次眼膏，共6个月
23	阿奇霉素口服 分娩妇女 红霉素	20mg/kg 至最大量1g 500mg 每日2次或 250mg 每日4次	每周1次，共3周 14天	1%局部土霉素 ND	每天一次，共6周 ND
24	阿奇霉素口服	20mg/kg	1次	1%局部四环素	每周连续5天，每天2次，共6周

ND：没有数据

表3 瘢痕化沙眼手术后的害处

参考文献		双层睑板翻转	睑板前徙翻转	缝线法	睑板前徙	睑板楔形切除
26	重度倒睫	4/150	4/101	ND	ND	ND
	眼睑闭合不全	2/150	1/101	ND	ND	ND
27	重度倒睫	9/86	13/81	ND	ND	ND
	轻度倒睫	3/29	2/41	ND	ND	ND
	过矫	4/115	0/122	ND	ND	ND
28	重度倒睫	1/44	1/23	7/25	10/41	11/32
	眼睑闭合不全	2/44	0/23	0/25	0/41	5/32

ND：没有数据

急性前葡萄膜炎

检索时间：2005年2月
原作者：André Curi, Kimble Matos, Carlos Pavesio　曲进锋 译　黎晓新 校

问 题

消炎眼药水治疗急性前葡萄膜炎的效果如何？

治疗措施及其效果

消炎眼药水

很可能有效
皮质激素类眼药水 *

效果不明
非甾体消炎类（NSAID）眼药水

将在新版中加入
散瞳药

口服皮质激素
药物逐渐减量
结膜下皮质激素注射
慢性虹膜睫状体质的治疗

* 得到公认，不必进行随机对照试验

见词汇表 Ⓖ

主要信息

消炎眼药水

◆ **皮质激素类眼药水**：20世纪50年代以来，皮质激素眼药水一直是前葡萄膜炎的常规治疗方法。但是我们发现一些随机对照试验有一些不充足的证据，证明皮质激素对于急性前葡萄膜炎的治疗并不一定是必需的。一项小型随机对照研究发现，皮质激素（倍他米松磷酸盐/氯倍他松丁酸盐）与安慰剂比较治疗14或21天后，两组的症状严重程度差别无显著性。两项随机对照试验发现泼尼松龙和利美索龙在减少前房浮游细胞（病变严重程度的一个指标）的效果方面差别无显著性。一项随机对照试验发现与氯替泼诺相比，泼尼松龙治疗28天后每视野前房浮游细胞数小于5个的比例增加。第2项泼尼松龙和利美索龙比较的随机对照试验结果难以解释。随机对照试验发现利美索龙和氯替泼诺引起眼压升高的可能性比泼尼松龙要低，但是这种差别没有显著性。有3项随机对照试验发现，皮质激素与非甾体消炎药治疗14或21天后，两组临床治愈率差别无显著性。

◆ **非甾体消炎类（NSAID）眼药水**：1项随机对照试验发现非甾体消炎类眼药水与安慰剂治疗相比21天后两组在临床治愈率上差别无显著性。3项随机对照试验发现，皮质激素与非甾体消炎药治疗14或21天后，两组临床治愈率差别无显著性。

* 得到公认，不必进行随机对照试验。

定义　前葡萄膜炎是葡萄膜的炎症，包括虹膜炎 Ⓖ 和虹膜睫状体炎 Ⓖ 。根据临床过程分为急性和慢性，根据临床表现分为肉芽肿性和非肉芽肿性。**急性前葡萄膜炎**的特点是眼红、眼痛伴有畏光，有时视力下降[1]。**慢性前葡萄膜炎**指炎症持续6周以上。通常没有症状，有些患者在病情恶化时有轻度症状。

发病率／患病率　急性前葡萄膜炎每年的发病率为12/10万[2]，在芬兰人中较多（每年发病率22.6/10万，患病率68.7/10万），这可能是由于芬兰人中 HLA-B27 基因阳性率较高[3]。男女发病率相等，90%发生在20岁以上人群中[3,4]。

病因／危险因素　60%~80%的急性前葡萄膜炎患者找不到确切的病因。可能与之相关的全身疾病包括强直性脊柱炎、Reiter综合征、川崎病、感染性葡萄膜炎、白塞病、炎症性肠病、间质性肾炎、结节病、小柳原田病、飞蚊症 Ⓖ [5]。急性前葡萄膜炎还与 HLA-B27 基因的表达有关。急性前葡萄膜炎可以在手术后出现，也可以是某种药物的不良反应或过敏反应的表现[3,4]。

预后　急性前葡萄膜炎通常是自限性的，但是我们没有找到其自行缓解率、缓解时间和缓解见于哪些患者的相关证据。并发症

包括虹膜后粘连🅖、白内障、青光眼和慢性葡萄膜炎。一项针对急性前葡萄膜炎患者的研究（共154人，232眼），其中119人HLA-B27阳性，209/232（90%）的患者视力好于20/60，23/232（10%）患者视力低于20/60，11/232（5%）患者视力低于20/200（法律定义盲）[6]。

治疗目的 减轻炎症反应，缓解疼痛，阻止并发症和视力损害的发生，尽量减少不良反应。

结局 用评分法表示炎症的严重程度，每视野前房浮游细胞数，房闪，虹膜前粘连，睫状充血，症状严重程度（畏光和疼痛）。

方法 采用《临床证据》2005年2月的文献检索和评价方案。

| 问 题 | 消炎眼药水治疗急性前葡萄膜炎的效果如何？ |

治疗选择1　皮质激素类眼药水

20世纪50年代以来，皮质激素眼药水一直是前葡萄膜炎的常规治疗方法。但是我们发现一些随机对照试验有一些不充足的证据，证明皮质激素对于急性前葡萄膜炎的治疗并不一定是必需的。一项小型随机对照试验发现，皮质激素（倍他米松磷酸盐/氯倍他松丁酸盐）与安慰剂相比治疗14或21天后，两组的症状严重程度差别无显著性。两项随机对照试验发现泼尼松龙和利美索龙在减少前房浮游细胞（病变严重程度的一个指标）的效果方面差别无显著性。一项随机对照试验发现与氯替泼诺相比，泼尼松龙治疗28天后每视野前房浮游细胞数小于5个的比例增加。第2项泼尼松龙和利美索龙比较的随机对照试验结果难以解释。随机对照试验发现利美索龙和氯替泼诺引起眼压升高的可能性比泼尼松龙要低，但是这种差别没有显著性。有3项随机对照试验发现，皮质激素与非甾体消炎药治疗14或21天后，两组临床治愈率差别无显著性。

益处 没有找到系统综述。**皮质激素眼药水与安慰剂比较**：一项60人的随机对照试验比较了3种治疗方法：0.1%倍他米松磷酸盐每2小时2滴，0.1%氯倍他松丁酸盐每2小时2滴和安慰剂点眼[7]。结果发现，皮质激素（倍他米松磷酸盐/氯倍他松丁酸盐）与安慰剂相比治疗14或21天后，患者症状严重程度改善差别无显著性（结果以图示）。**皮质激素眼药水之间比较**：我们找到4项随机对照试验的2篇报道[8,9]。其中2项随机对照试验比较了1%的泼尼松龙和1%的利美索龙的治疗效果[8]。较大的一项183人的研究发现两者治疗28天后每视野前房浮游细胞的数量差别无显著性，利美索龙为0.4个/视野，泼尼松龙为0.2个/视野，相差0.2个/视野，CI没有报道，$P=0.16$。较小的一项83人的研究也发现两者治疗28天后每视野前房浮游细胞的数量差别无显著性，利美索龙为0.3个/视野，泼尼松龙为0.2个/视野，相差0.1个/视野，CI没有报道，$P=0.40$[8]。另2项随机对照试验比较1%泼尼松龙和0.5%氯替泼诺的治疗效果[9]。其中较大的一项175人的研究（5人失访）结果发现泼尼松龙治疗28天后每视野前房浮游细胞数小于5个的比例增加，泼尼松龙组为77/89（87%），氯替泼诺组为58/81（72%），RR 1.20，95%CI 1.03～1.42，NNT 7，95%CI 4～35。较小的70人的研究发现泼尼松龙治疗后每视野前房浮游细胞数小于5个的比例增加，但差异无显著性[9]。**皮质激素类眼药水与非甾体类眼药水比较**：见后文非甾体消炎眼药水。

害处 局部点皮质激素的常见不良反应有：局部刺激症状、充血、结膜水肿、视物模糊。易感人群使用局部皮质激素点眼3～6周后可能出现眼压升高，更长时间后可能出现后囊下白内障。另一个潜在的不良反应是使发生单纯疱疹性角膜炎的危险增加[1]。随机对照试验中这些不良反应通常轻微，不需要治疗就可缓解，不会造成永久的损伤[7-9]。第一项随机对照试验没有报道害处[7]。比较1%泼尼松龙和0.5%氯替泼诺的较小的随机对照试验中，4/70（6%）患者由于不良反应而退出研究，包括使用氯替泼诺后出现黄斑囊样水肿和眼部不适，使用泼尼松龙后出现间质性角膜炎和年龄相关性黄斑变性的发生率增加[9]。**眼压升高**：随机对照试验发现利美索龙引起眼压升高（眼压比基线升高10mmHg以上）的可能性比泼尼松龙要低，但是这种差别没有显著性。眼压升高的比例在泼尼松龙组为11/94（12%），在利美索龙组为6/89（7%），RR 1.7，95%CI 0.7～4.5[8]。另一项随机对照试验中眼压升高的比例在泼尼松龙组为6/91（7%），在氯替泼诺组为1/84（1%），RR 5.5，95%CI 0.7～45.0[9]。

评论 20世纪50年代以来，皮质激素眼药水一直是前葡萄膜炎，特别是急性或者严重前葡萄膜炎的常规治疗方法。**皮质激素眼药水与安慰剂比较**：比较皮质激素与安慰剂的研究中有12/60（20%）患者没有完成试验，分析数据时没有维持原随机分组分析[7]。其中安慰剂组有4/12（33%）由于严重的前葡萄膜炎而退出试验，这项研究的样本量太小，不能得出有临床意义的任何结论。**皮质激素眼药水之间比较**：比较泼尼松龙和利美索龙的一项大型和一项小型的随机对照试验中，分别有23/183（13%）和8/93（9%）的患者由于各种原因在分析时没有包括在内[8]。比较泼尼松龙和氯替泼诺的小型随机对照试验中患者来自美国和英国，但是只报道了美国患者的治疗结果[9]，这使得其结果难以解释。

治疗选择2　非甾体消炎类眼药水

1项随机对照试验发现非甾体消炎类（NSAID）眼药水与安慰剂相比治疗21天后两组临床治愈率差别无显著性。3项随机对照试验发现，皮质激素与非甾体消炎药治疗14或21天后，两组临床治愈率差别无显著性。

益处 没有找到系统综述。**非甾体消炎类眼药水与安慰剂比较**：找到一项100人的随机对照试验，它比较了三种治疗方法：

24. Gordin F, Chaisson RE, Matts JP, et al. Rifampin and pyrazinamide vs isoniazid for prevention of tuberculosis in HIV-infected persons: an international randomized trial. *JAMA* 2000;283:1445-1450.
25. Whalen CC, Johson JL, Okwera A, et al. A trial of three regimens to prevent tuberculosis in Ugandan adults with the human immunodeficiency virus. *N Engl Med* 1997;337:801-808.
26. Alfaro EM, Cuadra F, Solera J, et al. Assessment of two chemoprophylaxis regimens for tuberculosis in HIV-infected patients. *Med Clin* 2000;115:161-165.
27. Oldfield EC, Fessel WJ, Dunne MW, et al. Once weekly azithromycin therapy for prevention of *Mycobacterium avium* complex infection in patients with AIDS: a randomized, double-blind, placebo-controlled multicenter trial. *Clin Infect Dis* 1998;26:611-619.
28. Faris MA, Raasch RH, HoPfer RL, et al. Treatment and prophylaxis of disseminated *Mycobacterium avium* complex in HIV-infected individuals. *Ann Pharmacother* 1998;32:564-573. Search date 1997; primary sources Medline and Aidsline.
29. Pierce M, CramPton S, Henry D, et al. A randomized trial of clarithromycin as prophylaxis against disseminated *Mycobacterium avium* complex infection in patients with advanced immunodeficiency syndrome. *N Engl J Med* 1996;335:384-391.
30. Benson CA, Williams PL, Cohn DL, et al. Clarithromycin or rifabutin alone or in combination for primary prophylaxis of *Mycobacterium avium* complex disease in patients with AIDS: a randomized, double-blind, placebo-controlled trial. *J Infect Dis* 2000;181:1289-1297.
31. Tseng AL, Walmsley SL. Rifabutin-associated uveitis. *Ann Pharmacother* 1995;29:1149-1155. Search date 1994; primary sources Medline and hand searches of reference lists and conference abstracts.
32. Dube MP, Sattler FR, Torriani FJ, et al. A randomized evaluation of ethambutol for prevention of relapse and drug resistance during treatment of *Mycobacterium avium* complex bacteremia with clarithromycin-based combination therapy. *J Infect Dis* 1997;176:1225-1232.
33. Chaisson RE, Keiser P, Pierce M, et al. Clarithromycin and ethambutol with or without clofazimine for the treatment of bacteremic *Mycobacterium avium* complex disease in patients with HIV infection. *AIDS* 1997;11:311-317.
34. May T, Brel F, Beuscart C, et al. Comparison of combination therapy regimens for the treatment of human immunodeficiency virus-infected patients with disseminated bacteremia due to *Mycobacterium avium*. ANRS Trial 033 Curavium Group. Agence Nationale de Reserche sur le Sida. *Clin Infect Dis* 1997;25:621-629.
35. Gordin F, Sullam P, Shafran S, et al. A placebo-controlled trial of rifabutin added to a regimen of clarithromycin and ethambutol in the treatment of *M. avium* complex bacteremia. *Clin Infect Dis* 1999;28:1080-1085.
36. Cohn DL, Fisher EJ, Peng GT, et al. A prosPective randomized trial of four three-drug regimens in the treatment of disseminated *Mycobacterium avium* comPlex disease in AIDS Patients: excess mortality associated with high-dose clarithromycin. Terry Beirn Programs for Clinical Research on AIDS. *Clin Infect Dis* 1999;29:125-133.
37. Chaisson RE, Benson CA, Dube MP, et al. Clarithromycin theraPy for bacteremic *Mycobacterium avium* complex disease: a randomized, double-blind, dose-ranging study in patients with AIDS. *Ann Intern Med* 1994;121:905-911.
38. SPector SA, McKinley GF, Lalezari JP, et al. Oral ganciclovir for the prevention of cytomegalovirus disease in persons with AIDS. Roche Cooperative Oral Ganciclovir Study Group. *N Engl J Med* 1996;334:1491-1497.
39. Brosgart CL, Louis TA, Hillman DW, et al. A randomized, placebo-controlled trial of the safety and efficacy of oral ganciclovir for prophylaxis of cytomegalovirus disease in HIV-infected individuals. Terry Beirn Community Programs for Clinical Research on AIDS. *AIDS* 1998;12:269-277.
40. Ioannidis JPA, Collier AC, Cooper DA, et al. Clinical efficacy of high-dose acyclovir in patients with human immunodeficiency virus infection: a meta-analysis of randomized individual patient data. *J Infect Dis* 1998;178:349-359. Search date not stated; primary sources Medline, abstract searching from major meetings, trial directories, and communication with experts, investigators of the identified trials, and industry researchers.
41. Feinberg JE, Hurwitz S, Cooper D, et al. A randomized, double-blind trial of valaciclovir prophylaxis for cytomegalovirus disease in patients with advanced human immunodeficiency virus infection. AIDS Clinical Trials Group Protocol 204/Glaxo Wellcome 123-014 International CMV ProPhylaxis Study Group. *J Infect Dis* 1998;177:48-56.
42. Schacker T, Hu HL, Koelle DM, et al. Famciclovir for the suppression of symptomatic and asymptomatic herpes simplex virus reactivation in HIV-infected persons: a double-blind, placebo-controlled trial. *Ann Intern Med* 1998;128:21-28.
43. Schuman P, CaPPs L, Peng G, et al. Weekly fluconazole for the prevention of mucosal candidiasis in women with HIV infection: a randomized, double-blind, placebo-controlled trial. *Ann Intern Med* 1997;126:689-696.
44. McKinsey DS, Wheat LJ, Cloud GA, et al. Itraconazole prophylaxis for fungal infections in patients with advanced human immunodeficiency virus infection: randomized, placebo-controlled, double-blind study. National Institute of Allergy and Infectious diseases Mycoses Study Group. *Clin Infect Dis* 1999;28:1049-1056.
45. Chariyalertsak S, Supperatpinyo K, Sirisanthana T, et al. A controlled trial of itraconazole as primary prophylaxis for systemic fungal infections in patients with advanced human immunodeficiency virus infection in Thailand. *Clin Infect Dis* 2002;34:277-284.
46. Smith DE, Bell J, Johnson M, et al. A randomized, double-blind, placebo-controlled study of itraconazole capsules for the prevention of deep fungal infections in immunodeficient patients with HIV infection. *HIV Med* 2001;2:78-83.
47. Havlir DV, Dube MP, McCutchan JA, et al. Prophylaxis with weekly versus daily fluconazole for fungal infections in patients with AIDS. *Clin Infect Dis* 1998;27:253-256.
48. Powderly WG, Finkelstein DM, Feinberg J, et al. A randomized trial comparing fluconazole with clotrimazole troches for the prevention of fungal infections in patients with advanced human immunodeficiency virus infection. *N Engl J Med* 1995;332:700-705.
49. Tseng AL, Foisy MM. Management of drug interactions in patients with HIV. *Ann Pharmacother* 1997;31:1040-1058.
50. SupparatPinyo K, Perriens J, Nelson KE, et al. A controlled trial of itraconazole to prevent relapse of Penicillium marneffei infection in patients with the human immunodeficiency virus. *N Engl J Med* 1998;339:1739-1743.
51. Smith D, Midgley J, Gazzard B. A randomized, double-blind study of itraconazole versus placebo in the treatment and prevention of oral or oesophageal candidosis in patients with HIV infection. *Int J Clin Pract* 1999;53:349-352.
52. Saag MS, Cloud GA, Graybill JR, et al. A comparison of itraconazole versus fluconazole as maintenance therapy for AIDS-associated cryp-

tococcal meningitis. *Clin Infect Dis* 1999;28:291-296.
53. Trikalinos TA, Ioannidis JPA. Discontinuation of *Pneumocystis carinii* prophylaxis in patients infected with human immunodeficiency virus: a meta-analysis and decision analysis. *Clin Infect dis* 2001;33:1901-1909. Search date 2001; primary sources Medline, Aidsline, Embase, and abstracts from major meetings.
54. Lopez Bernaldo de Quiros JC, Miro JM, Pena JM, et al. A randomized trial of the discontinuation of primary and secondary prophylaxis against *Pneumocystis carinii* pneumonia after highly active antiretroviral therapy in patients with HIV infection. *N Engl J Med* 2001;344:159-167.
55. Mussini C, Pezzotti P, Govoni A, et al. Discontinuation of primary prophylaxis for *Pneumocystis carinii* pneumonia and toxoplasmic encephalitis in human immunodeficiency virus type I-infected patients: the changes in opportunistic prophylaxis study. *J Infect Dis* 2000;181:1635-1642.
56. Miro JM, LoPez JC, Podzamczer D, et al, and the GESIDA 04/98B study group. Discontinuation of toxoplasmic encephalitis prophylaxis is safe in HIV-1 and *T. gondii* co-infected patients after immunological recovery with HAART. Preliminary results of the GESIDA 04/98B study. In: Abstracts of the 7th Conference on Retroviruses and OPPortunistic Infections, Alexandria, Virginia: Foundation for Retrovirology and Human Health. Abstract no. 230.
57. El-Sadr WM, Burman WJ, Grant LB, et al. Discontinuation of prophylaxis for *Mycobacterium avium* complex disease in HIV-infected patients who have a response to antiretroviral therapy. *N Engl J Med* 2000;342:1085-1092.
58. Currier JS, Williams PL, Koletar SL, et al. Discontinuation of Mycobacterium avium complex prophylaxis in patients with antiretroviral therapy-induced increases in CD4+ cell count. A randomized, double-blind, placebo-controlled trial. *Ann Intern Med* 2000;133:493-503.
59. Curi AL, Muralha A, Muralha L, et al. Suspension of anticytomegalovirus maintenance therapy following immune recovery due to highly active antiretroviral therapy. *Br J Ophthalmol* 2001;85:471-473.
60. Jouan M, Saves M, Tubiana R, et al. Discontinuation of maintenance therapy for cytomegalovirus in HIV-infected patients receiving highly active antiretroviral therapy. RESTIMOP study team. *AIDS* 2001;15:23-31.
61. Whitcup SM, Fortin E, Lindblad AS, et al. Discontinuation of anticytomegalovirus therapy in patients with HIV infection and cytomegalovirus retinitis. *JAMA* 1999;282:1633-1637.
62. Torriani FJ, Freeman WR, MacDonald JC, et al. CMV retinitis recurs after stopping treatment in virological and immunological failure of potent antiretroviral therapy. *AIDS* 2000;14:173-180.
63. Postelmans L, Gerald M, Sommereijns B, et al. Discontinuation of maintenance therapy for CMV retinitis in AIDS patients on highly active antiretroviral therapy. *Ocul Immunol Inflamm* 1999;7:199-203.
64. Jabs DA, Bolton SG, Dunn JP, et al. Discontinuing anticytomegalovirus therapy in patients with immune reconstitution after combination therapy. *Am J Opthalmol* 1998;126:817-822.
65. Vrabec TR, Baldassano VF, Whitcup SM. Discontinuation of maintenance therapy in patients with quiescent cytomegalovirus retinitis and elevated CD4+ counts. *Ophthalmology* 1998;105:1259-1264.
66. MacDonald JC, Torriani FJ, Morse LS, et al. Lack of reactivation of cytomegalovirus (CMV) retinitis after stopping CMV maintenance therapy in AIDS patients with sustained elevations in CD4 T cells in response to highly active antiretroviral therapy. *J Infect Dis* 1998;177:1182-1187.
67. Tural C, Romeu J, Sirera G, et al. Long-lasting remission of cytomegalovirus retinitis without maintenance therapy in human immunodeficiency virus-infected patients. *J Infect Dis* 1998;177:1080-1083.
68. Berenguer J, Gonzalez J, Pulido F, et al. Discontinuation of secondary prophylaxis in patients with cytomegalovirus retinitis who have responded to highly active antiretroviral therapy. *Clin Infect Dis* 2002;34:394-397.

原作者

John Ioannidis
Chairman
DePartment of Hygiene and EPidemiology
University of Ioannina School of Medicine
Ioannina
Greece

David Wilkinson
Pro Vice Chancellor and Vice President
Division of Health Sciences
University of South Australia
Adelaide
Australia

利益冲突：没有声明。

表 1 在既往有巨细胞病毒感染史的患者中停止维持治疗的研究结果

参考文献	停药标准	参加人数	随访（月）	复发
62*	CD4 > 70	17	14.5（平均）	5
63	CD4 ≥ 75	8	8（中位数）	0
61	CD4 > 150	14	16.4（平均）	0
64	CD4 297（中位数）	15	8（中位数）	0
65	CD4 > 100	8	11.4（平均）	0
66*	CD4 183（中位数）	11	5（平均）	0
67	CD4 > 150 VL < 200/mL CMV 测定采用 PCR	7	9（中位数）	0
59	CD4 > 143	41	20.4（平均）	0
60	CD4 > 75 VL < 30 000/mL	48	11（平均）	2
68	CD4 > 100 VL < 500 或 CD4 > 150 VL < 10 0000 拷贝/mL	36	21（中位数）	1

纳入患者皆大于 5 例。CD4 细胞计数单位为 /mm^3。* 在同类研究中，McDonald 等[66]的研究报告发表较早，随后的研究报告由 Torriani 等[62]发表。在后者的研究中，复发仅出现于 CD4 < 50/mm^3 的患者中。

CMV：巨细胞病毒。PCR：聚合酶链反应。VL：病毒载量（血浆中 HIV-1 的 RNA）。

HIV 感染者的肺孢子虫肺炎

检索时间：2005年11月
原作者：Richard Bellamy 刘栩 译 栗占国 校 陈顺乐 审

问 题

在 HIV 感染患者肺孢子虫肺炎中，一线抗肺孢子虫治疗的效果如何？
在 HIV 感染患者肺孢子虫肺炎中，接受一线抗肺孢子虫治疗时，使用激素辅助治疗的效果如何？
在 HIV 感染患者肺孢子虫肺炎中，对一线抗肺孢子虫治疗无效时，采用其他治疗措施的效果如何？

治疗措施及其效果

一线治疗

肯定有效
阿托伐醌
克林霉素 - 伯氨喹
戊烷脒（气雾剂）
戊烷脒（静脉）
甲氧苄啶 - 氨苯砜
甲氧苄啶 - 磺胺甲噁唑（复方新诺明）

在 HIV 感染中激素辅助治疗

肯定有效
激素辅助治疗中度至重度肺孢子虫肺炎

效果不明
激素辅助治疗轻度肺孢子虫肺炎

一线治疗失败后是否需要治疗

效果不明
一线治疗失败后的治疗

请参考其他有关章节
预防肺孢子虫肺炎及其他AIDS相关的机会感染（参见"HIV：预防机会感染"）

主要信息

HIV感染的患者在没有特效的抗肺孢子虫治疗的情况下，肺孢子虫肺炎几乎肯定是致命的。因此，没有将治疗组与安慰剂或无治疗组对比的临床试验，这种对比被认为不符合伦理学标准。

一线治疗

◆ **阿托伐醌**：在 HIV 感染患者的肺孢子虫肺炎治疗中，我们没有找到将阿托伐醌作为一线治疗，并与安慰剂或无治疗组对比的随机对照试验，这些随机对照试验被认为不符合伦理学标准。一项随机对照试验发现，阿托伐醌与静脉戊烷脒同样有效。另一项随机对照试验发现，阿托伐醌与甲氧苄啶-磺胺甲噁唑（复方新诺明）相比，疗效稍弱。而阿托伐醌出现导致停药的不良反应少于甲氧苄啶 - 磺胺甲噁唑和静脉戊烷脒。

◆ **克林霉素 – 伯氨喹**：由于不符合伦理学标准，我们没有找到与安慰剂或无治疗组对比的克林霉素-伯氨喹作为一线用药治疗HIV 患者肺孢子虫肺炎的随机对照试验研究。研究显示，克林霉素 - 伯氨喹与甲氧苄啶 - 磺胺甲噁唑（复方新诺明）及甲氧苄啶 - 氨苯砜疗效相当，而且在严重不良反应发生率方面也无显著性差异。

◆ **戊烷脒（气雾剂）**：由于不符合伦理学标准，我们没有找到使用戊烷脒气雾剂作为一线药物治疗HIV感染者肺孢子虫肺炎，并与安慰剂或无治疗组对比的随机对照试验。一项随机对照试验发现，戊烷脒气雾剂及静脉注射剂在死亡率及治疗失败率方面无显著性差异。另外两项随机对照试验发现，该药与甲氧苄啶 - 磺胺甲噁唑在死亡率方面无显著性差异。这两项研究还显示，戊烷脒气雾剂的严重不良反应发生率较低。

◆ **戊烷脒（静脉）**：我们没有找到在感染HIV并患肺孢子虫肺炎的患者中，使用静脉戊烷脒作为一线治疗，并与安慰剂或无治疗对比的随机对照试验；这些随机对照试验被认为不符合伦理学标准。一项随机对照试验发现，静脉戊烷脒与阿托伐醌在疗效方面无显著性差异，但阿托伐醌组导致停药的不良反应较少。另一项随机对照试验显示，静脉戊烷脒与戊烷脒气雾剂在死亡率及治疗失败率方面无显著性差异。两项随机对照试验发现，静脉戊烷脒与甲氧苄啶-磺胺甲噁唑（复方新诺明）在死亡率、治疗失败率或不良反应发生率方面均无显著性差异。但是，另一项随机对照试验显示，与甲氧苄啶-磺胺甲噁唑（复方新诺明）相比，静脉戊烷脒增加了患者死亡率。

- ◆ **甲氧苄啶 - 氨苯砜**：我们没有找到在感染 HIV 并患肺孢子虫肺炎的患者中，使用甲氧苄啶 - 氨苯砜作为一线治疗，并与安慰剂或无治疗对比的随机对照试验；这些随机对照试验被认为不符合伦理学标准。一项随机对照试验发现，甲氧苄啶-氨苯砜与克林霉素-伯氨喹同样有效。另一些随机对照试验发现，甲氧苄啶-氨苯砜与甲氧苄啶-磺胺甲噁唑（复方新诺明）同样有效，不良反应发生率也类似。

- ◆ **甲氧苄啶 - 磺胺甲噁唑（复方新诺明）**：我们没有找到在感染 HIV 并患肺孢子虫肺炎的患者中，使用甲氧苄啶 - 磺胺甲噁唑（复方新诺明）作为一线治疗，并与安慰剂或无治疗对比的随机对照试验；这些随机对照试验被认为不符合伦理学标准。一项随机对照试验发现，甲氧苄啶 - 磺胺甲噁唑疗效优于阿托伐醌。另一些随机对照试验发现，该药与克林霉素 - 伯氨喹、甲氧苄啶-氨苯砜及戊烷脒气雾剂疗效相当。两项随机对照试验显示，甲氧苄啶-磺胺甲噁唑（复方新诺明）与静脉戊烷脒在死亡率、治疗失败率及不良反应发生率方面均无显著性差异。但是，另一项随机对照试验显示，与静脉戊烷脒相比，甲氧苄啶-磺胺甲噁唑降低了死亡率。还有研究显示，甲氧苄啶 - 磺胺甲噁唑组导致停药的不良反应发生率较阿托伐醌及戊烷脒气雾剂组更常见。

HIV 感染者的激素辅助治疗

- ◆ **激素辅助治疗中度至重度肺孢子虫肺炎**：一项综述显示，在治疗中重度肺孢子虫肺炎时，若早期使用激素，可以降低死亡率（参见"定义"）。

- ◆ **激素辅助治疗轻度肺孢子虫肺炎**：尚无足够证据证实早期使用激素辅助治疗对感染轻度肺孢子虫肺炎的 HIV 患者有益。

一线治疗失败后是否需要治疗

- ◆ **一线治疗失败后的治疗**：我们没有找到肺孢子虫肺炎一线治疗失败后，其他治疗措施疗效及不良反应评价的系统性综述或随机对照试验。一项总结了对照研究、病例系列分析及病例报告的系统综述提示：在此情况下，克林霉素-伯氨喹疗效可能优于其他治疗措施。

定义 肺孢子虫肺炎（PCP）是由机会性真菌耶氏肺孢子菌（*Pneumocystis jiroveci*）引起的。本病发生于免疫功能缺陷的患者，大多数为HIV感染者。在这些患者中，PCP是提示AIDS的表现之一。PCP分为三级，轻度患者在呼吸室内空气条件下，PaO_2 大于 70mmHg，或肺泡-动脉氧分压差小于 35mmHg，或二者都符合。中/重度患者 PaO_2 通常小于 70mmHg，或肺泡-动脉氧分压差大于 35mmHg，或二者都符合。本章集中讨论成人 HIV 感染者 PCP 的治疗。PCP 的预防见"HIV：预防机会感染"。

发病率/患病率 在发达国家，PCP 是提示 AIDS 最常见的表现之一[1]。该病在发展中国家也很常见，但由于诊断较困难，其患病率较难估计。据估计，在各种预防感染措施被广泛使用之前，多达 80% 的 AIDS 患者最终患 PCP[2]。随着 PCP 的预防及高效抗逆转录治疗的广泛使用，其发病率正迅速减少（参见"HIV：预防机会感染"）。

病因/危险因素 PCP 的危险因子包括HIV 感染，原发性免疫缺陷，早产，肿瘤，器官移植后免疫抑制剂的使用，以及较长时间使用大剂量皮质激素。目前，HIV 感染是绝大多数 PCP 患者的病因。在HIV 感染的成人中，CD4 计数低于 $200/mm^3$ 的患者危险性最高。在 PCP 诊断时，平均 CD4 计数约为 $50/mm^3$ [3]。

预后 通常，在 AIDS 患者中，未经治疗的PCP 是致命的。基于伦理学原因，没有关于未经治疗PCP 患者短期预后的研究。患 AIDS 及 PCP 的患者通常同时合并其他严重的机会感染，对预后有较差的影响。

治疗目的 减少 PCP 引起的死亡，并使治疗相关的不良反应减至最低。

结局 死亡，治疗失败（需要改变治疗方案），以及不良反应。

方法 采用《临床证据》2005 年 11 月的文献检索和评价方案。重点检索随机对照试验的系统综述和大型随机对照试验。如果没有检索到大样本、安慰剂对照研究，我们也考虑小样本随机对照试验，非对照研究的系统综述，以及有对照组的、至少 50 例以上患者的前瞻性队列研究。研究过程中，在初始治疗无效或出现毒性反应时，很多参加者会转换治疗组。而许多研究也允许临床医师自己决定是否应该改变治疗方案，而无须遵守严格的、预先制定的标准。某些患者在对初始治疗尚未达到最佳反应的时候可能已经改变了治疗方案，因此，对 PCP 治疗研究的分析难度较大。死亡率及治疗失败率的对比通常以维持原随机分组分析作为基础，但是很多作者分析不良反应时使用按照实际接受的治疗进行分析（相对于维持原随机分组分析）。为了确定研究的可比性，所有比较两组二维结局的统计学方法都采用比较两组区别的 Yates 校正的 x^2 检验进行二次计算。而样本量少于40时，通常采用Fisher精确检验。除了特殊注明外，本章纳入的研究仅包括HIV 感染患者。大多数研究是在白人为主的发达国家进行。尽管某些研究纳入了青少年患者，但未收集到相应数据，而且绝大多数研究排除了妊娠妇女及儿童，因此针对这些人群的治疗效果尚无定论。甲氧苄啶-磺胺甲噁唑（复方新诺明）通常被认为是PCP的标准治疗，大多数研究使用该药作为有效对照。

| 问　题 | 在HIV感染患者肺孢子虫肺炎中，一线抗肺孢子虫治疗的效果如何？ |

治疗选择1　阿托伐醌

由于不符合伦理学标准，尚无将阿托伐醌作为一线药物治疗HIV感染者肺孢子虫肺炎，并与安慰剂或无治疗组对比的随机对照试验。一项随机对照试验发现，阿托伐醌与静脉戊烷脒疗效相当。另一项随机对照试验发现，阿托伐醌疗效较甲氧苄啶-磺胺甲噁唑（复方新诺明）差。与甲氧苄啶-磺胺甲噁唑或静脉戊烷脒比较，阿托伐醌较少出现导致停药的不良反应。

益处　**阿托伐醌与安慰剂的比较**：我们没有找到系统综述或随机对照试验（参见下文"评论"）。**阿托伐醌与静脉戊烷脒的比较**：我们找到一项非盲法随机对照试验（144例可疑PCP患者，109例确诊），比较口服阿托伐醌750mg每日三次与静脉戊烷脒$3\sim4$mg/（kg·d）的疗效，治疗持续21天。在确诊PCP的患者中，治疗结束时，治疗失败率无显著性差异（阿托伐醌组16/56[28.6%]，戊烷脒组9/53[17.0%]；RR 1.68，95%CI $0.81\sim3.47$；$P=0.23$）[4]。该研究可信区间较广，提示该试验检验的把握度不够。**阿托伐醌与甲氧苄啶-磺胺甲噁唑（TMP-SMX；复方新诺明）的比较**：我们找到一项随机对照试验（408例可疑肺孢子虫肺炎[PCP]的患者，组织学确诊者322例），比较了口服阿托伐醌750mg每日三次与口服甲氧苄啶320mg每日三次加磺胺甲噁唑1600mg每日三次的疗效，治疗共持续21天[5]。治疗终点时，阿托伐醌组的治疗失败率显著增高（阿托伐醌组28/138[20.3%]，TMP-SMX组10/146[6.8%]；RR 2.96，95%CI $1.50\sim5.87$；$P=0.002$），治疗4周内的死亡率也显著增高（阿托伐醌组11/160[6.9%]，TMP-SMX组1/162[0.6%]；RR 11.14，95%CI $1.45\sim85.27$；$P=0.008$）。

害处　**阿托伐醌与安慰剂的比较**：我们没有找到随机对照试验。阿托伐醌组导致停药的不良反应通常为皮疹和肝酶升高[4-6]。**阿托伐醌与静脉戊烷脒的比较**：在一项随机对照试验中，阿托伐醌组导致停药的不良反应显著少于戊烷脒（阿托伐醌组5/73[6.8%]，戊烷脒组29/71[40.8%]；RR 0.17，95%CI $0.07\sim0.41$；$P<0.0001$）[4]。**阿托伐醌与TMP-SMX的比较**：在一项随机对照试验（2篇文章报道）中，阿托伐醌组需要改变治疗方案的不良反应显著少于TMP-SMX组（阿托伐醌组19/203[9.4%]，TMP-SMX组50/205[24.4%]；RR 0.38，95%CI $0.23\sim0.63$；$P<0.0001$）[5,6]。

评论　**阿托伐醌与安慰剂的比较**：由于未经治疗的HIV感染者的PCP死亡风险很高，将阿托伐醌与安慰剂进行对比的临床试验不符合伦理学标准。**临床指南**：多数临床医师对甲氧苄啶-磺胺甲噁唑不耐受的患者往往采用阿托伐醌作为PCP的一线治疗。应开展比较阿托伐醌与甲氧苄啶-磺胺甲噁唑的更多的随机对照试验研究。

治疗选择2　克林霉素-伯氨喹

我们没有找到在感染HIV并患肺孢子虫肺炎的患者中，使用克林霉素-伯氨喹作为一线治疗，并与安慰剂或无治疗对比的随机对照试验。这些随机对照试验可能被认为不符合伦理学标准。随机对照试验发现，克林霉素-伯氨喹与甲氧苄啶-磺胺甲噁唑（复方新诺明）及甲氧苄啶-氨苯砜疗效相当，并且在严重不良反应发生率方面，这些治疗措施之间也无显著性差异。

益处　**克林霉素-伯氨喹与安慰剂的比较**：我们没有找到系统综述或随机对照试验（参见下文"评论"）。**克林霉素-伯氨喹与甲氧苄啶-磺胺甲噁唑（TMP-SMX；复方新诺明）的比较**：我们找到三项随机对照试验（65[7]，181[8]及87[9]例确诊肺孢子虫肺炎[PCP]的患者）。第一项随机对照试验比较了以下两个方案的疗效：克林霉素（静脉注射600mg，每日四次，治疗10天，后改为口服450mg，每日四次，治疗11天）加口服伯氨喹每日15mg；甲氧苄啶240mg每日四次加磺胺甲噁唑1200mg每日四次，静脉给药10天，之后改为口服，疗程21天。在确诊PCP的患者中，治疗结束时，治疗失败率无显著性差异（克林霉素-伯氨喹组为3/27[11.1%]，TMP-SMX组2/22[9.1%]；RR 1.22，95%CI $0.22\sim6.68$；$P=0.81$）[7]。该研究可信区间较广，提示该试验检验临床意义的把握度不够。第二项随机对照试验比较了三种治疗方案的疗效：口服克林霉素600mg每日三次加口服伯氨喹每日30mg；口服甲氧苄啶320mg每日三次加口服磺胺甲噁唑1600mg每日三次；以及口服甲氧苄啶320mg每日三次加氨苯砜每日100mg，疗程21天。在随访2个月时，克林霉素-伯氨喹与TMP-SMX在死亡率方面无显著性差异（克林霉素-伯氨喹组2/58[3.4%]，TMP-SMX组4/64[6.3%]；RR 0.55，95%CI $0.10\sim2.90$；$P=0.77$）；在治疗21天时，二者的治疗失败率也无显著性差异（克林霉素-伯氨喹组4/58[6.9%]，TM-SMX组6/64[9.4%]；RR 0.74，95%CI $0.22\sim2.48$；$P=0.87$）[8]。第三种方案的结果在甲氧苄啶-氨苯砜中讨论（参见"甲氧苄啶-氨苯砜"的"益处"）。第三项随机对照试验比较了两种治疗方案的效果：静脉或口服克林霉素450mg每日四次加口服伯氨喹每日15mg；口服甲氧苄啶320mg每日三次加静脉或口服磺胺甲噁唑1600mg每日四次。预计疗程21天。治疗结束时，两组在死亡率方面无显著性差异（克林霉素-伯氨喹组1/45[2.2%]，TMP-SMX组2/42[4.8%]；RR 0.47，95%CI $0.04\sim4.96$；$P=0.95$），两组在治疗失败率方面也无显著性差异（克林霉素-伯氨喹组11/45[24.4%]，TMP-SMX组9/42[21.4%]；RR 1.14，95%CI $0.53\sim2.47$；$P=0.94$）[9]。该研究可信区间较广，提示该临床试验检验死亡率差异的把握度不够。

害处　**克林霉素-伯氨喹与安慰剂的比较**：我们没有找到相关的系统综述。在克林霉素-伯氨喹组导致停药的不良反应主要有皮疹，肝酶升高，白细胞减少，贫血以及高铁血红蛋白血症[7-9]。**克林霉素–伯氨喹与 TMP–SMX 的比较**：在最早的两项随机对照试验中，需要改变治疗方案的不良反应在两组间无显著性差异（第一项中，克林霉素-伯氨喹组6/27[22.2%]，TMP-SMX 组 4/22[18.2%]；RR 1.22，95%CI 0.39～3.80；$P=0.99$）[7]。第二项中，克林霉素-伯氨喹组 19/58[32.8%]，TMP-SMX 组 23/64[35.9%]；RR 0.91，95%CI 0.56～1.49；$P=0.86$）[8]。第三项随机对照试验报告的克林霉素-伯氨喹的严重不良反应发生率较低，但是，使用比较两组区别的 Yates 校正的 x^2 检验进行校正后，两者的差异无显著性（克林霉素-伯氨喹组 13/45[28.9%]，TMP-SMX 组 21/42[50.0%]；RR 0.58，95%CI 0.33～1.00；$P=0.07$）[9]。

评论 **克林霉素–伯氨喹与安慰剂的比较**：HIV感染者中的PCP患者在未经治疗的情况下死亡危险很高，因此比较克林霉素-伯氨喹与安慰剂的随机对照试验是不符合伦理学标准的。**临床指南**：多数临床医师对甲氧苄啶-磺胺甲噁唑不能耐受的患者往往选用克林霉素-伯氨喹作为PCP的一线治疗。应开展比较阿托伐醌与甲氧苄啶-磺胺甲噁唑的随机对照试验研究。

治疗选择3　戊烷脒（气雾剂）

由于不符合伦理学标准，我们没有找到使用戊烷脒气雾剂作为一线药物治疗HIV感染者的肺孢子虫肺炎，并与安慰剂或无治疗组对比的随机对照试验。一项随机对照试验发现，戊烷脒气雾剂及静脉注射剂在死亡率及治疗失败率方面无显著性差异。两项随机对照试验显示，戊烷脒气雾剂与甲氧苄啶-磺胺甲噁唑在死亡率方面无显著性差异，而戊烷脒气雾剂组严重不良反应发生率较低。

益处　**戊烷脒气雾剂与安慰剂的比较**：我们没有找到相关的系统综述或随机对照试验（参见下文"评论"）。**戊烷脒气雾剂与静脉戊烷脒的比较**：我们找到一项随机对照试验（45 例可疑肺孢子虫肺炎[PCP]患者，38 例确诊 PCP），比较了戊烷脒气雾剂 600mg 每天与静脉戊烷脒 3mg/（kg·d）（治疗时间未说明）。两组在死亡率方面无显著性差异（戊烷脒气雾剂组 2/17[11.8%]，静脉戊烷脒组 0/21[0%]；RR 无法计算，$P=0.19$，Fisher 精确检验），在治疗失败率方面也无显著性差异（戊烷脒气雾剂组 2/17[11.8%]，静脉戊烷脒组 4/21[19.0%]；RR 0.62，95%CI 0.13～2.98；$P=0.67$，Fisher 精确检验）[10]。该研究可信区间较广，提示该临床试验检验死亡率差异的把握度不够。在治疗28天内，戊烷脒气雾剂组症状的复发显著高于静脉戊烷脒组（戊烷脒气雾剂组 7/20[35%]，静脉戊烷脒组 0/18[0%]；$P=0.009$，Fisher 精确检验）[10]。**戊烷脒气雾剂与甲氧苄啶–磺胺甲噁唑（TMP–SMX；复方新诺明）的比较**：我们找到两项随机对照试验[11,12]。第一项随机对照试验（46 例确诊 PCP 的患者，分级为轻度[呼吸室内空气情况下，$PaO_2>70mmHg$]，检测了其中 45 例患者）比较了以下两种方案治疗 21 天（计划疗程）的效果：戊烷脒气雾剂 600mg 每日；甲氧苄啶 20mg/（kg·d）加磺胺甲噁唑 100mg/（kg·d），静脉给药，共4次。结果发现，治疗结束时，治疗失败率无显著性差异（戊烷脒组为5/22[22.7%]，TMP-SMX 组 8/23[34.8%]；RR 0.65，95%CI 0.25～1.69；$P=0.57$）[11]。第二项随机对照试验（367 例轻-中度可疑PCP 的成人患者[呼吸室内空气情况下，肺泡-动脉氧分压梯度<55mmHg]，确诊PCP者287[78%]例）比较了两种治疗方案的疗效：戊烷脒气雾剂 600mg 每日；甲氧苄啶 15mg/（kg·d）加磺胺甲噁唑 75mg/（kg·d），静脉给药至少5天，之后改为口服，疗程共 10 天。结果发现，35 天时，两组死亡率无显著性差异（戊烷脒组为 12/182[6.6%]，TMP-SMX 组 17/185[9.2%]；RR 0.72，95%CI 0.35～1.46；$P=0.47$）。治疗结束时，戊烷脒气雾剂组治疗失败率显著高于 TMP-SMX 组（戊烷脒组为 94/182[51.6%]，TMP-SMX 组 22/185[11.96%]；RR 4.34，95%CI 2.86～6.59；$P<0.001$）[12]。

害处　**戊烷脒气雾剂与安慰剂的比较**：我们没有找到随机对照试验。**戊烷脒气雾剂与静脉戊烷脒的比较**：随机对照试验发现，两者导致停药的不良反应发生率无显著性差异（戊烷脒气雾剂组 0/17[0%]，静脉戊烷脒组 3/21[14.3%]；RR 无法计算，因为戊烷脒气雾剂组无事件发生；$P=0.24$，Fisher 精确检验）。戊烷脒气雾剂组总不良反应发生率显著低于静脉组（戊烷脒气雾剂组 2/17[11.8%]，静脉戊烷脒组 11/21[52.4%]；RR 0.22，95%CI 0.06～0.88；$P=0.02$，Fisher 精确检验）[10]。**戊烷脒气雾剂与TMP–SMX的比较**：在两项随机对照试验中，戊烷脒气雾剂组严重不良反应发生率显著低于TMP-SMX组（第一项随机对照试验：戊烷脒气雾剂组不良反应发生率0/22[0%]，TMP-SMX组7/24[29.2%]；由于戊烷脒组无事件发生，RR值无法计算；$P=0.02$）[11]。第二项随机对照试验：戊烷脒气雾剂组不良反应发生率17/179[9.5%]，TMP-SMX组 73/187[39.0%]；RR 0.24，95%CI 0.15～0.40；$P<0.001$）[12]。

评论　**戊烷脒气雾剂与安慰剂的比较**：HIV感染者中的PCP患者若未经治疗死亡危险很高，因此比较戊烷脒与安慰剂的随机对照试验不符合伦理学标准。由于戊烷脒气雾剂全身吸收少，该药很少发生需要停药的不良反应[11]。**戊烷脒气雾剂与TMP-SMX的比较**：两项随机对照试验排除了严重呼吸功能受损的患者，这些患者可能由于药物吸收的原因对戊烷脒治疗反应欠佳[11,12]。**临床指南**：由于治疗失败率较高，多数临床医师不愿使用戊烷脒气雾剂治疗 PCP，尤其是中-重度PCP。

治疗选择4　戊烷脒（静脉）

由于不符合伦理学标准，我们没有找到使用静脉戊烷脒作为一线药物治疗HIV感染者的肺孢子虫肺炎，并与安慰剂或无治疗组对比的随机对照试验。一项随机对照试验发现，静脉戊烷脒与阿托伐醌的疗效无显著性差异，而阿托伐醌组导致停药的不良反应较少。另一项随机对照试验发现，静脉戊烷脒与戊烷脒气雾剂在死亡率及治疗失败率方面无显著性差异。上述两项研究显示，静脉戊烷脒与甲氧苄啶-磺胺甲噁唑（复方新诺明）在死亡率、治疗失败率或不良反应方面也无显著性差异。但另有研究显示，与甲氧苄啶-磺胺甲噁唑（复方新诺明）相比，静脉戊烷脒增加了死亡率。

益处 **静脉戊烷脒与安慰剂的比较**：我们没有找到相关的系统综述或随机对照试验（参见下文"评论"）。**静脉戊烷脒与阿托伐醌**：参见阿托伐醌的"益处"。**静脉戊烷脒与戊烷脒气雾剂的比较**：参见戊烷脒气雾剂的"益处"。**静脉戊烷脒与甲氧苄啶-磺胺甲噁唑（TMP-SMX；复方新诺明）的比较**：我们找到三项相关的随机对照试验（分别入选41例[13]，163例[14]，70例[15]确诊肺孢子虫肺炎[PCP]的患者）。第一项随机对照试验比较了以下两种方案的效果：静脉戊烷脒 4mg/(kg·d)，治疗21天；甲氧苄啶每天20mg/kg 加磺胺甲噁唑每天100mg/kg，静脉给药，共4次。结果发现，两组治疗期间的死亡率无显著性差异（戊烷脒组 1/20[5.0%]，TMP-SMX 组 5/20[25.0%]；RR 0.20，95%CI 0.03～1.56；P=0.18）[13]。但该研究可信区间较广，提示其检验的把握度不够。第二项随机对照试验比较了以下两种方案：静脉戊烷脒每天4mg/kg 治疗21天；静脉甲氧苄啶每天20mg/kg 加静脉磺胺甲噁唑每天100mg/kg。两组在治疗结束时，死亡率无显著性差异（戊烷脒组 18/68 [26.5%]，TMP-SMX 组 30/92 [32.6%]；RR 0.81，95%CI 0.50～1.33；P = 0.51）；两组治疗失败导致换药的发生率也无显著性差异（戊烷脒组 27/68 [39.7%]，TMP-SMX 组 39/92 [42.4%]；RR 0.94，95%CI 0.64～1.37；P = 0.86）[14]。第三项随机对照试验比较了以下两种方案：静脉戊烷脒每天 4mg/kg 治疗 17～21 天；甲氧苄啶每天 15～20mg/kg 加磺胺甲噁唑每天75～100mg/kg，静脉给药直至临床症状缓解后，改为口服给药。结果显示，在治疗结束时，静脉戊烷脒组的死亡率及需要辅助呼吸的比例均显著高于 TMP-SMX 组（戊烷脒组(13/33 [39.4%]，TMP-SMX 组 5/36 [13.9%]；RR 2.84，95%CI 1.13～7.10；P = 0.03）[15]。

害处 **静脉戊烷脒与安慰剂的比较**：我们没有找到相关的随机对照试验。静脉戊烷脒组导致停药的不良反应主要为肝酶升高，血肌酐升高，低钠血症，低血糖，白细胞减少及皮疹[13-15]。**静脉戊烷脒与阿托伐醌的比较**：参见阿托伐醌的"害处"。**静脉戊烷脒与戊烷脒气雾剂的比较**：参见戊烷脒气雾剂的"害处"。**静脉戊烷脒与 TMP-SMX 的比较**：前两项随机对照试验发现，两者主要不良反应发生率无显著性差异（第一项随机对照试验：戊烷脒组14/32 [43.8%]，TMP-SMX组13/32 [40.6%]；未给出统计学分析结果[13]。第二项随机对照试验：戊烷脒组 17/68 [25%]，TMP-SMX 组 31/92 [33.7%]；RR 0.74，95%CI 0.45～1.23；P = 0.31）[14]。第三项随机对照试验中，只出现一例导致停药的不良反应（在接受戊烷脒治疗的患者中）[15]。

评论 **静脉戊烷脒与安慰剂的比较**：患 PCP 的 HIV 感染者在未经治疗的情况下有很高的死亡危险，因此比较戊烷脒与安慰剂疗效的随机对照试验是不符合伦理学标准的。**临床指南**：多数临床医师对甲氧苄啶-磺胺甲噁唑不能耐受的患者往往选用静脉戊烷脒作为 PCP 的一线治疗。

治疗选择 5　甲氧苄啶 – 氨苯砜

由于不符合伦理学标准，目前尚无使用甲氧苄啶-氨苯砜作为一线治疗，并与安慰剂或无治疗组对比的治疗HIV阳性肺孢子虫肺炎患者的随机对照试验。一项随机对照试验发现，甲氧苄啶-氨苯砜与克林霉素-伯氨喹疗效相当。另一些随机对照试验发现，甲氧苄啶-氨苯砜与甲氧苄啶-磺胺甲噁唑（复方新诺明）同样有效，不良反应发生率也类似。

益处 **甲氧苄啶-氨苯砜与安慰剂的比较**：我们没有找到相关的系统综述或随机对照试验（参见下文"评论"）。**甲氧苄啶-氨苯砜与克林霉素-伯氨喹的比较**：第二项随机对照试验发现，随访 2 个月后，甲氧苄啶-氨苯砜与克林霉素-伯氨喹在死亡率上无显著性差异（甲氧苄啶-氨苯砜组死亡率 2/59 [3.4%]，克林霉素-伯氨喹组 2/58 [3.4%]；RR 0.98，95%CI 0.14～6.75；P = 0.62）；在治疗 21 天结束时，治疗失败率也无显著性差异（甲氧苄啶-氨苯砜组 7/59[11.9%]，克林霉素-伯氨喹组 4/58 [6.9%]；RR 1.72，95%CI 0.53～5.56；P = 0.55）[8]。该研究可信区间较广，提示其检验的把握度不够。**甲氧苄啶-氨苯砜与甲氧苄啶-磺胺甲噁唑（TMP-SMX；复方新诺明）的比较**：我们找到两项相关的随机对照试验（分别入选60例[16]，181例[8]确诊肺孢子虫肺炎[PCP]的患者）。第一项随机对照试验比较了以下两种方案的效果：甲氧苄啶每天 20mg/kg 加氨苯砜每天 100mg，与甲氧苄啶每天 20mg/kg 加磺胺甲噁唑每天 100mg/kg，两组均为口服治疗21天。治疗结束时，两组治疗失败率无显著性差异（甲氧苄啶-氨苯砜组 2/30 [6.7%]，TMP-SMX 组 3/30 [10.0%]；RR 0.67，95%CI 0.12～3.71；P = 1.00）[16]。第二项随机对照试验比较了三种方案治疗 21 天的效果：口服克林霉素 600mg 每日三次加口服伯氨喹每日 30mg；口服甲氧苄啶 320mg 每日三次加口服磺胺甲噁唑 1600mg 每日三次；口服甲氧苄啶 320mg 每日三次加口服氨苯砜每日 100mg。在随访 2 个月时，甲氧苄啶-氨苯砜组与 TMP-SMX 组的死亡率无显著性差异（甲氧苄啶-氨苯砜组 2/59 [3.4%]，TMP-SMX 组 4/64 [6.3%]；RR 0.54, 95%CI 0.10～2.85；P = 0.75），21 天之内的治疗失败率也无显著性差异（甲氧苄啶-氨苯砜组 7/59 [11.9%]，TMP-SMX 组 6/64 [9.4%]；RR 1.27, 95% CI 0.45～3.55；P = 0.88）[8]。第三个治疗组的效果将在下面讨论。

害处 **甲氧苄啶-氨苯砜与安慰剂的比较**：我们没有找到相关的随机对照试验。在甲氧苄啶-氨苯砜组导致停药的不良反应主要有皮疹、呕吐及肝酶升高[8,16]。**甲氧苄啶-氨苯砜与克林霉素-伯氨喹的比较**：第二项随机对照试验发现，甲氧苄啶-氨苯砜组与克林霉素-伯氨喹组在需要改变剂量或治疗方案的不良反应方面，无显著性差异(甲氧苄啶-氨苯砜组 19/59 [32.2%]，克林霉素-伯氨喹组 19/58 [32.8%]；RR 0.98, 95% CI 0.58～1.66；P = 0.89)[8]。**甲氧苄啶-氨苯砜与 TMP-SMX 的比较**：第一项随机对照试验发现，甲氧苄啶-氨苯砜的严重不良反应发生率较低，但使用比较两组区别的 Yates 校正的 x^2 检验进行校正后，两者差异的显著性消失(甲氧苄啶-氨苯砜组 9/30 [30.0%]，TMP-SMX 组 17/30 [56.7%]；RR 0.53, 95%CI 0.28～0.99；P=0.07）[16]。第二项随机对照试验发现，甲氧苄啶-氨苯砜与 TMP-SMX 在导致换药或更换剂量的不良反应发生率方面无显著性差异(甲氧苄啶-氨苯砜组 19/59 [32.2%]，TMP-SMX 组 23/64 [35.9%]；RR 0.90，95%CI 0.55～1.47；$P = 0.81$)[8]。

评论 **甲氧苄啶-氨苯砜与安慰剂的比较**：患 PCP 的 HIV 感染者在未经治疗的情况下死亡危险很高，因此比较甲氧苄啶-氨苯砜与安慰剂的随机对照试验不符合伦理学标准。**临床指南**：多数临床医师对不能耐受甲氧苄啶-磺胺甲噁唑的患者往往选用甲氧苄啶-氨苯砜作为 PCP 的一线治疗。应开展比较甲氧苄啶-氨苯砜与甲氧苄啶-磺胺甲噁唑的随机对照试验研究。

治疗选择 6　甲氧苄啶-磺胺甲噁唑（复方新诺明）

由于不符合伦理学标准，我们没有找到使用甲氧苄啶-磺胺甲噁唑（复方新诺明）作为一线药物治疗患肺孢子虫肺炎的 HIV 感染者，并与安慰剂或无治疗组对比的随机对照试验。一项随机对照试验发现，甲氧苄啶-磺胺甲噁唑比阿托伐醌更有效。另一些随机对照试验证实，甲氧苄啶-磺胺甲噁唑与克林霉素-伯氨喹、甲氧苄啶-氨苯砜及戊烷脒气雾剂同样有效。两项随机对照试验发现，甲氧苄啶-磺胺甲噁唑（复方新诺明）与静脉戊烷脒在死亡率、治疗失败率及不良反应发生率方面均无显著性差异。但是，第三项随机对照试验发现，与静脉戊烷脒相比，甲氧苄啶-磺胺甲噁唑减少了死亡率。还有一些随机对照试验发现，甲氧苄啶-磺胺甲噁唑组导致停药的不良反应较阿托伐醌及戊烷脒气雾剂组更常见。

益处 **甲氧苄啶-磺胺甲噁唑（TMP-SMX；复方新诺明）与安慰剂或无治疗的比较**：我们没有找到相关的系统综述或随机对照试验（参见下文"评论"）。**TMP-SMX 与阿托伐醌的比较**：参见阿托伐醌的"益处"。**TMP-SMX 与克林霉素-伯氨喹的比较**：参见克林霉素-伯氨喹的"益处"。**TMP-SMX 与戊烷脒气雾剂的比较**：参见戊烷脒气雾剂的"益处"。**TMP-SMX 与静脉戊烷脒的比较**：参见静脉戊烷脒的"益处"。**TMP-SMX 与甲氧苄啶-氨苯砜的比较**：参见甲氧苄啶-氨苯砜的"益处"。

害处 **TMP-SMX 与安慰剂或无治疗的比较**：我们没有找到相关的随机对照试验。TMP-SMX 组导致停药的不良反应主要有皮疹、严重的恶心呕吐、肝酶升高、发热及白细胞减少[11~15]。某些研究显示，恶心呕吐发生率约 40%，并可导致 5%～10% 患者停药[11,12,15]。皮疹发生率约 30%～45%，并导致 10%～15% 患者停药[11,12,14,15]。**TMP-SMX 与阿托伐醌的比较**：参见阿托伐醌的"害处"。**TMP-SMX 与克林霉素-伯氨喹的比较**：参见克林霉素-伯氨喹的"害处"。**TMP-SMX 与戊烷脒气雾剂的比较**：参见戊烷脒气雾剂的"害处"。**TMP-SMX 与静脉戊烷脒的比较**：参见静脉戊烷脒的"害处"。**TMP-SMX 与甲氧苄啶-氨苯砜的比较**：参见甲氧苄啶-氨苯砜的"害处"。

评论 **临床指南**：多数临床医生认为甲氧苄啶-磺胺甲噁唑是肺孢子虫肺炎标准的一线治疗。**TMP-SMX 与安慰剂或无治疗的比较**：HIV 感染者中的 PCP 患者在未经治疗的情况下有很高的死亡危险，因此，比较甲氧苄啶-磺胺甲噁唑与安慰剂或无治疗的随机对照试验不符合伦理学标准。应开展更多的比较甲氧苄啶-磺胺甲噁唑与阿托伐醌、克林霉素-伯氨喹或甲氧苄啶-氨苯砜的随机对照试验研究。

问题　在 HIV 感染者肺孢子虫肺炎中，接受一线抗肺孢子虫治疗时，使用激素辅助治疗的效果如何？

治疗选择　激素辅助治疗

一项系统综述显示，在治疗中重度肺孢子虫肺炎时，若较早应用激素，可以降低死亡率（参见"定义"）。对患轻度肺孢子虫肺炎的 HIV 感染者，早期使用激素是否有益尚无定论。

益处 **用或不用激素辅助治疗的比较**：我们找到一项系统综述[17]及两项随后的随机对照试验[18,19]。该系统综述（检索时间为 1991 年，包括 4 项随机对照试验[5 篇发表文章][20~24]，纳入 326 例确诊肺孢子虫肺炎[PCP]的患者）显示，在中重度 PCP 患者中（呼吸室内空气情况下，$PaO_2 < 70$ mmHg 或肺泡-动脉氧分压差 > 35 mm Hg），特异性抗生素治疗开始 72 小时内应用激素，可以减低死亡率及呼吸衰竭发生率[17]。但目前无相关的 Meta 分析。在该系统综述中，一项最大规模的随机对照试验未采用盲法，该临床试验（333 例可疑 PCP 的患者，符合分析条件的为 251 例确诊或可能为 PCP 的患者）比较了用或不用激素治疗的疗效。激素治疗方案为：泼尼松 40mg 每日两次，持续 5 天；之后减为 40mg 每日一次，持续 5 天；再减为每日 20mg，直至抗 PCP 治疗结束（或等效剂量的甲泼尼龙）。31 天后，采用激素治疗的患者死亡率显著低于不用激素者(用激素组 13/123 [10.6%]，不用激素组 28/128 [21.9%]；RR 0.48, 95% CI 0.26～0.89；$P = 0.02$)，呼吸衰竭发生率也显著低于不用激素组(用激素组 17/123 [13.8%]，不用激素组 38/128 [29.7%]；RR 0.47, 95% CI 0.28～0.78；$P = 0.004$)。轻度 PCP 患者中，用或不用激素治疗死亡率的差异不显著(用激素组 0/28 [0%]，不用激素组 1/34 [3.0%]；由于用激素组无事件发生，RR 值无法计算；$P = 0.92$)，呼吸衰竭发生率也无显著性差异(用激素组 1/28 [3.6%]，不用激素组 3/34 [8.8%]；RR 0.40, 95%CI 0.04～3.68；$P = 0.75$)[20]。该系统综述中其他的三项随机对照试验规模不大（23, 37 及 41 例可能或确诊 PCP 的患者）[19~22]。第一项随后的随机对照试验（非盲法，59 例 PCP 患者，呼吸室内空气情况下，$PaO_2 < 67.5$ mmHg，或 $PaCO_2 < 30$ mm Hg）对静脉应用甲泼尼龙 0.5 mg/kg 每日 4 次，与不用激素组的疗效进行了评价[18]。作者报告，在治疗结束时，甲泼尼龙组的死亡率较低，但是使用比较两组区别的 Yates 校正的 x^2 检验进行

校正后，两者的差异无显著性(甲泼尼龙组 3/30 [10.0%]，不用激素组 9/29 [31.0%]；RR 0.32，95%CI 0.10～1.07；$P = 0.09$)。甲泼尼龙组需要机械通气的比例较少（甲泼尼龙组3/30[10.0%]，不用激素组12/29[41.4%]；RR 0.24，95% CI 0.08～0.77；$P=0.01$)[18]。第二项随后的随机对照试验（78例HIV相关的PCP患者，呼吸室内空气情况下PaO_2<70mmHg 或吸氧时动脉-肺泡氧分压差>40mmHg）比较了静脉甲泼尼龙40mg每日两次，治疗21天，与安慰剂之间的效果[19]。治疗结束时，两组的死亡率无显著性差异（甲泼尼龙组4/40 [10.0%]，安慰剂组6/38 [15.8%]；RR 0.63, 95%CI 0.19～2.07；$P = 0.67$)，需要机械通气的比率也无显著性差异（甲泼尼龙组3/40 [7.5%]，安慰剂组5/38 [13.2%]；RR 0.57, 95% CI 0.15～2.22；$P = 0.65$)[19]。

害处 **用或不用激素辅助治疗的比较**：系统综述发现，激素治疗患者的感染发生率略微升高[17]。该项系统综述中最大样本的研究显示，激素治疗组新发疱疹类疾病的发病率较高(激素治疗组32/123 [26.0%]，不用激素治疗组19/128[14.8%]；RR 1.75, 95%CI 1.05～2.92；$P = 0.04$)，口腔念珠菌感染发生率也增高，但差异无显著性(激素治疗组 65/123 [52.8%]，不用激素治疗组53/128 [41.4%]；RR 1.28, 95% CI 0.98～1.66；$P = 0.09$)[20]。严重机会感染（巨细胞病毒病，鸟型分枝杆菌感染，隐球菌感染，食道念珠菌感染以及Kaposi's肉瘤）的发生率无显著性差异(激素治疗组 28/123 [22.8%]，不用激素治疗组27/128 [21.1%]；RR 1.08, 95% CI 0.68～1.72；$P=0.87$)[20]。该系统综述中较小样本的随机对照试验发现，激素治疗组感染的危险未显著增加，但有一项随机对照试验报告，激素治疗组的总体不良反应有所增加（在19例甲泼尼龙治疗的患者中，有3例机会感染，2例菌血症，1例泌尿系感染，1例上消化道出血，以及2例急性精神异常)[24]。第一项随后的随机对照试验发现，出现并发症患者的数量无显著性增加(甲泼尼龙组5/30 [16.7%]，不用激素组 4/29 [13.8%]；RR 1.21, 95% CI 0.36～4.06；$P=0.96$)[18]。第二项随后的随机对照试验发现，激素组二重感染发生率升高，但差异无显著性(甲泼尼龙组 33 例，安慰剂组 24 例；$P=0.51$)[19]。

评论 一些随机对照试验报道激素辅助治疗对PCP无益处，但我们发现其中一项研究的甲泼尼龙治疗晚于抗肺孢子虫治疗（滞后大于3天）[24]。这可能解释出现阴性结果的原因。未发现在抗肺孢子虫治疗失败或发生呼吸衰竭后开始使用激素的随机对照试验。**临床指南**：研究显示，激素治疗对HIV感染者的中重度PCP有效，而尚无充分证据证实该治疗对轻度PCP患者有益。应开展在轻度PCP患者中使用激素治疗的进一步随机对照试验。

问 题 HIV感染患者肺孢子虫肺炎中，对一线抗肺孢子虫治疗无效时，采用其他治疗措施的效果如何？

治疗选择 一线抗肺孢子虫治疗无效患者的治疗措施

我们没有找到评价一线治疗失败后HIV感染者的肺孢子虫肺炎采用其他治疗措施的效果及不良反应的系统综述或随机对照试验。一项总结了对照研究，病例系列分析及病例报告的系统综述提示：在此情况下，克林霉素-伯氨喹比其他治疗更有效。

益处 **一线治疗失败后的治疗**：我们没有找到评价一线治疗失败后，其他治疗方案对HIV感染者PCP疗效的随机对照试验或系统综述。

害处 **一线治疗失败后的治疗**：未找到相关的随机对照试验。

评论 我们找到一项关于PCP患者一线治疗失败后治疗的系统综述（检索时间为1999年，包括27个对照临床试验、病例系列分析或个案报告）。其中的一项Meta分析（497例确诊PCP的患者，但其中41例未发生AIDS）比较了克林霉素-伯氨喹，戊烷脒，甲氧苄啶-磺胺甲噁唑，甲氧苄啶，依氟鸟氨酸以及阿托伐醌的效果。克林霉素-伯氨喹治疗有效的患者多于其他药物（克林霉素-伯氨喹42～44/48[87.5～91.7%]，戊烷脒64/164 [39.0%]，甲氧苄啶-磺胺甲噁唑 27/51 [52.9%]，甲氧苄啶47/159 [29.6%]，依氟鸟氨酸40/70 [57.1%]，阿托伐醌 4/5 [80.0%]）[25]。在对这些结果进行解释时需要注意，由于这些结果来自不同的队列研究，很难在不同的研究之间进行直接比较。**临床指南**：对抗肺孢子虫肺炎一线治疗失败的患者是否需要继续抗PCP治疗，目前尚无一致意见。应开展更多的多中心随机对照试验以进一步明确。

参考文献

1. Selik Rm, Starcher ET, Curran JW. Opportunistic diseases reported in AIDS patients: frequencies, associations and trends. *AIDS* 1987;1:175-182.
2. Glatt AE, Chirgwin K, Landesman SH. Treatment of infections associated with human immunodeficiency virus. *N Engl J Med* 1988;318:1439-1448.
3. Phair J, Munoz A, Detels R, et al. The risk of *Pneumocystis carinii* pneumonia among men infected with human immunodeficiency virus type 1. *N Engl J Med* 1990;322:161-165.
4. Dohn MN, Weinberg WG, Torres RA, et al. Oral atovaquone compared with intravenous pentamidine for *Pneumocystis carinii* pneumonia in patients with AIDS. *Ann Intern Med* 1994;121:174-180.
5. Hughes W, Leoung G, Kramer F, et al. Comparison of atovaquone (566C80) with trimethoprim-sulfamethoxazole to treat *Pneumocystis carinii* pneumonia in patients with AIDS. *N Engl J Med* 1993;328:1521-1527.
6. Hughes WT, LaFon SW, Scott JD, et al. Adverse events associated with trimethoprim-sulfamethoxazole and atovaquone- during the treatment of AIDS-related *Pneumocystis carinii* pneumonia. *J Infect Dis* 1995;171:1295-1301.
7. Toma E, Fournier S, Dumont M, et al. Clindamycin/primaquine versus trimethoprim-sulfamethoxazole as primary therapy for

Pneumocystis carinii pneumonia in AIDS: a randomized, double-blind pilot trial. *Clin Infect Dis* 1993;17:178-184.

8. Safrin S, Finkelstein DM, Feinberg J, et al. Comparison of three regimens for treatment of mild to moderate *Pneumocystis carinii* pneumonia in patients with AIDS. A double-blind, randomized trial of oral trimethoprim-sulfamethoxazole, dapsone-trimethoprim, and clindamycin-primaquine. ACTG 108 Study Group. *Ann Intern Med* 1996;124:792-802.
9. Toma E, Thorne A, Singer J, et al. Clindamycin with primaquine vs. trimethoprim-sulfamethoxazole therapy for mild and moderately severe *Pneumocystis carinii* pneumonia in patients with AIDS: a multicenter, double-blind, randomized trial (CTN 004). *Clin Infect Dis* 1998;27:524-530.
10. Conte JE Jr, Chernoff D, Feigal DW Jr, et al. Intravenous or inhaled pentamidine for treating *Pneumocystis carinii* pneumonia in AIDS. A randomized trial. *Ann Intern Med* 1990;113:203-209.
11. Arasteh KN, Vohringer HF, Heise WS, et al. Pentamidine aerosol vs cotrimoxazole in the treatment of slight to moderate *Pneumocystis carinii* pneumonia. *Drug Invest* 1994;8:321-330.
12. Montgomery AB, Feigal DW Jr, Sattler F, et al. Pentamidine aerosol versus trimethoprim-sulfamethoxazole for *Pneumocystis carinii* in acquired immune deficiency syndrome. *Am J Respir Crit Care Med* 1995;151:1068-1074.
13. Wharton JM, Coleman DL, Wofsy CB, et al. Trimethoprim-sulfamethoxazole or pentamidine for *Pneumocystis carinii* pneumonia in the acquired immunodeficiency syndrome. A prospective randomized trial. *Ann Intern Med* 1986;105:37-44.
14. Klein NC, Duncanson FP, Lenox TH, et al. Trimethoprim-sulfamethoxazole versus pentamidine for *Pneumocystis carinii* pneumonia in AIDS patients: results of a large prospective randomized treatment trial. *AIDS* 1992;6:301-305.
15. Sattler FR, Cowan R, Nielsen DM, et al. Trimethoprim-sulfamethoxazole compared with pentamidine for treatment of *Pneumocystis carinii* pneumonia in the acquired immunodeficiency syndrome. A prospective, noncrossover study. *Ann Intern Med* 1988;109:280-287.
16. Medina I, Mills J, Leoung G, et al. Oral therapy for *Pneumocystis carinii* pneumonia in the acquired immunodeficiency syndrome. A controlled trial of trimethoprim-sulfamethoxazole versus trimethoprim-dapsone. *N Engl J Med* 1990;323:776-782.
17. Sistek CJ, Wordell CJ, Hauptman SP. Adjuvant corticosteroid therapy for *Pneumocystis carinii* pneumonia in AIDS patients. *Ann Pharmacother* 1992;26:1127-1133.
18. Nielsen TL, Eeftinck Schattenkerk JKM, Jensen BN, et al. Adjunctive corticosteroid therapy for *Pneumocystis carinii* pneumonia in AIDS: a randomized European multicenter open label study. *J Acquir Immune Defic Syndr Hum Retrovirol* 1992;5:726-731.
19. Walmsley S, Levinton C, Brunton J. A multicenter randomized double-blind placebo-controlled trial of adjunctive corticosteroids in the treatment of *Pneumocystis carinii* pneumonia complicating the acquired immune deficiency syndrome. *J Acquir Immune Defic Syndr Hum Retrovirol* 1995;8:348-357.
20. Bozzette SA, Sattler FR, Chiu J, et al. A controlled trial of early adjunctive treatment with corticosteroids for *Pneumocystis carinii* pneumonia in the acquired immunodeficiency syndrome. California Collaborative Treatment Group. *N Engl J Med* 1990;323:1451-1457.
21. Gagnon S, Boota AM, Fischl MA, et al. Corticosteroids as adjunctive therapy for severe *Pneumocystis carinii* pneumonia in the acquired immunodeficiency syndrome. A double-blind, placebo-controlled trial. *N Engl J Med* 1990;323:1444-1450.
22. Montaner JSG, Lawson LM, Levitt N, et al. Corticosteroids prevent early deterioration in patients with moderately severe *Pneumocystis carinii* pneumonia and the acquired immunodeficiency syndrome (AIDS). *Ann Intern Med* 1990;113:14-20.
23. Montaner JSG, Guillemi S, Quieffin J, et al. Oral corticosteroids in patients with mild *Pneumocystis carinii* pneumonia and the acquired immune deficiency syndrome (AIDS). *Tuber Lung Dis* 1993;74:173-179.
24. Clement M, Edison R, Turner J, et al. Corticosteroids as adjunctive therapy in severe *Pneumocystis carinii* pneumonia; a prospective, placebo-controlled trial. *Am Rev Respir Dis* 1989;139:A250.
25. Smego RA Jr, Nagar S, Maloba B, et al. A meta-analysis of salvage therapy for *Pneumocystis carinii* pneumonia. *Arch Intern Med* 2001; 161:1529-1533. Search date 1999; primary sources Medline plus hand searches of Index Medicus, Current Contents, bibliographies of articles, and major infectious disease textbooks.

原作者

Richard Bellamy

ObaapaVitA Trial Director

Kintampo Health Research Centre

Kintampo

Ghana

利益冲突：没有声明。

表1 HIV感染者肺孢子虫肺炎治疗的随机对照试验

Ref	参加者分组情况	治疗对比	每种治疗人数	死亡率的RR值（95%CI）	呼吸衰竭和（或）治疗失败RR值（95%CI）
4	144例可疑PCP患者；只对确诊的109例进行治疗评价	阿托伐醌 vs 静脉戊烷脒	56 vs 53		1.68 (0.81~3.47)
5,6	408例可疑PCP患者；肺泡-动脉氧分压差≤45mmHg；只对确诊的322例进一步评价	阿托伐醌 vs TMP-SMX	160 vs 162	11.14 (1.45~85.27)	2.96 (1.50~5.87)
7	65例可疑初次发病的PCP患者；只对确诊的49例进一步评价	克林霉素-伯氨喹 vs TMP-SMX	27 vs 22		1.22 (0.22~6.68)
8	256例可疑PCP患者；只对确诊的181例进一步评价	克林霉素-伯氨喹 vs TMP-氨苯砜 vs TMP-SMX	58 vs 59 vs 64	C-P: 0.55 (0.10~2.90) T-D: 0.54 (0.10~2.85)	C-P: 0.74 (0.22~2.48) T-D: 1.27 (0.45~3.55)
9	116例可疑PCP患者；只对确诊的87例进一步评价	克林霉素-伯氨喹 vs TMP-SMX	45 vs 42	0.47 (0.04~4.96)	1.14 (0.53~2.47)
10	45例可疑PCP患者；只对确诊且签署同意书的38例进一步评价	戊烷脒气雾剂 vs 静脉用药	23 vs 22		0.62 (0.13~2.98)
11	46例确诊PCP且呼吸室内空气时PaO$_2$>70mmHg的患者	戊烷脒气雾剂 vs TMP-SMX	22 vs 23		0.65 (0.25~1.69)
12	367例确诊或疑诊PCP患者，肺泡-动脉氧分压差<55mmHg	戊烷脒气雾剂 vs TMP-SMX	182 vs 185	0.72 (0.35~1.46)	4.34 (2.86~6.59)
13	41例确诊的初发PCP患者	静脉戊烷脒 vs TMP-SMX	20 vs 20	0.20 (0.03~1.56)	
14	187例疑诊PCP患者，只对确诊的163例进行进一步评价	静脉戊烷脒 vs TMP-SMX	68 vs 92	0.81 (0.50~1.33)	0.94 (0.64~1.37)
15	70例确诊或疑诊PCP患者	静脉戊烷脒 vs TMP-SMX	33 vs 36		2.84 (1.13~7.10)
16	60例确诊PCP的初发患者，呼吸室内空气时PaO$_2$>60mmHg	TMP-氨苯砜 vs TMP-SMX	30 vs 30		0.67 (0.12~3.71)
18	59例确诊的初发PCP患者，呼吸室内空气时PaO$_2$<67.5mmHg或PaCO$_2$<30mmHg	静脉甲泼尼松龙 vs 不用激素	30 vs 29	0.32 (0.10~1.07)	0.24 (0.08~0.77)
19	120例疑诊PCP患者，PaO$_2$<70mmHg或肺泡-动脉氧分压>40mmHg 只对其中确诊的78例进一步评价	静脉甲泼尼龙 vs 安慰剂	40 vs 38	0.63 (0.19~2.07)	0.57 (0.15~2.22)
19	24例疑诊PCP患者；只对确诊的23例进行进一步评价	静脉甲泼尼龙 vs 安慰剂	12 vs 11	0.31 (0.11~0.85)	0.31 (0.11~0.85)
20	333例疑诊PCP的患者；只对确诊的251例进一步评价	泼尼松 vs 不用激素	123 vs 128	0.48 (0.26~0.89)	0.47 (0.28~0.78)
21	37例初发的确诊PCP患者，呼吸室内空气时动脉氧饱和度>85%	泼尼松 vs 安慰剂	18 vs 19		0.13 (0.02~0.95)
22	41例确诊PCP的患者，呼吸室内空气时，PaO$_2$≤50mmHg	静脉甲泼尼龙 vs 安慰剂	19 vs 22		1.16 (0.58~2.31)

*RR值是第一次与第二次治疗的比较。参考文献14中RR值是每种治疗与TMP-SMX的比较。以下详细信息请参照正文：试验设计，入选标准，治疗药物的剂量及疗程，随访时间，以及呼吸衰竭/治疗失败的定义。部分文献的数据较总参加人数少，因为这些研究者治疗时未遵守初始方案。

C-P：克林霉素-伯氨喹；T-D：甲氧苄啶-氨苯砜；PCP：肺孢子虫肺炎；SMX：磺胺甲噁唑；TMP：甲氧苄啶；Ref：参考文献。

HIV 感染者的结核病

检索时间：2005年7月
原作者：Richard Bellamy　刘栩 译　栗占国 校　陈顺乐 审

问　题

一线抗结核药在 HIV 感染患者中的效果如何？
二线抗结核药在 HIV 感染患者中的效果如何？

治疗措施及其效果

一线治疗

肯定有效
传统的抗结核治疗

效果不明
辅助性高效抗逆转录治疗（与滞后的高效抗逆转录治疗比较）
含喹诺酮类药物的抗结核治疗（与不含者比较）
含利福布汀的抗结核治疗（与不含者比较）
短程督导治疗（与非督导治疗比较）
长疗程抗结核治疗（与传统的短程抗结核治疗比较）

不太可能有效
分枝杆菌疫苗辅助性免疫治疗

很可能无效甚至有害
含氨硫脲的抗结核治疗

含≤3个月利福平的抗结核治疗（与含≥5个月利福平的抗结核治疗比较）

二线治疗

效果不明
联合抗分枝杆菌治疗（不同方案的比较尚不清楚）

请参考其他有关章节
HIV 感染患者中的预防性抗结核（参见"HIV：预防机会感染"）
HIV 感染者的治疗（参见"HIV 感染"）
未感染 HIV 患者中的结核病（参见"结核病"）

* 基于共识分类。

见词汇表 **G**

主要信息

活动性结核的安慰剂对照临床研究是不符合伦理学标准的，因此不太可能开展。

一线治疗

◆ **传统的抗结核治疗***：目前的共识是，传统的抗结核治疗（2个月的利福平、异烟肼加吡嗪酰胺[在可能有耐药性结核的地区还要加乙胺丁醇]，之后改为 4～7 个月的利福平加异烟肼）在 HIV 感染患者的结核治疗中是有效的。无足够的证据证实传统的抗结核治疗比含利福布汀或喹诺酮类药物的抗结核治疗更有效。一项随机对照试验提示，与含氨硫脲的抗结核治疗比较，传统的抗结核治疗增加了治疗2个月后痰培养阴性患者的比例，但该随机对照试验提供的证据不十分充分。该随机对照试验还发现，两种治疗在生存率方面差异不显著，而传统治疗的不良反应较少。

◆ **辅助性高效抗逆转录治疗（与滞后的高效抗逆转录治疗比较）**：我们没有找到比较抗结核治疗加辅助性高效抗逆转录治疗，与传统抗结核治疗加滞后高效抗逆转录治疗的随机对照试验。

◆ **含喹诺酮类药物的抗结核治疗（与不含者比较）**：一项随机对照试验提示，含喹诺酮类药物（左旋氧氟沙星）抗结核治疗比传统治疗更有效，但此证据不充分。作为感染 HIV 患者结核病的一线治疗，目前尚无比较含喹诺酮类的方案与含利福布汀或氨硫脲方案的随机对照试验。

◆ **含利福布汀的抗结核治疗（与不含者比较）**：一项小样本随机对照试验提示，含利福布汀方案比传统治疗更有效，但此证据不充分。作为感染 HIV 患者结核病的一线治疗，我们没有找到比较含利福布汀方案与含喹诺酮类药物或含氨硫脲方案的系统综述或随机对照试验。

- **短程督导治疗（与非督导治疗比较）**：我们没有找到比较短程督导与非督导治疗HIV感染者结核病的随机对照试验。
- **长疗程抗结核治疗（与传统的短程抗结核治疗比较）**：关于大于6个月的长程抗结核治疗与短于6个月的传统短程治疗的效果，随机对照试验未能提供充分的证据证明哪一个更好。
- **分枝杆菌疫苗辅助性免疫治疗**：随机对照试验发现，抗结核治疗加分枝杆菌疫苗免疫在生存率及痰结核分枝杆菌培养转阴率方面，并不比抗结核治疗加安慰剂更好。
- **含氨硫脲的抗结核治疗**：一项随机对照试验提示，与传统的抗结核治疗比较，含氨硫脲的方案减少了治疗2个月后痰培养阴性患者的比例，但该证据不充分。在生存率方面两种治疗无显著性差异，但是，含氨硫脲的方案发生不良反应者更多，多为皮疹。一项观察性研究报道，在接受含氨硫脲方案治疗的HIV阳性的儿童中，致命的皮肤黏膜不良反应发生率较高。在HIV感染者的结核中，我们没有找到以含氨硫脲的方案作为一线治疗，并与含喹诺酮类药物或利福布汀方案比较的系统综述或随机对照试验。很多国家已停止使用氨硫脲，因为该药不良反应发生率较高。
- **含≤3个月利福平的抗结核治疗（与含≥5个月利福平的抗结核治疗比较）**：一项系统综述显示，与含3个月或更少时间利福布汀的抗结核方案比较，含至少5个月利福布汀的抗结核方案可以减少结核病复发。

二线治疗

- **联合抗分枝杆菌治疗（不同方案的比较尚不清楚）**：在HIV感染者的结核病中，我们没有找到在一线抗结核治疗失败后，比较其他抗结核方案的随机对照试验。

* 基于共识分类。

定义	与其他感染性疾病相比，HIV感染可导致更多患者死亡[1]。无论在发达国家还是在发展中国家，结核分枝杆菌感染都是最重要的HIV相关机会感染之一。HIV感染削弱了宿主的免疫防御，导致宿主的免疫系统不能控制结核分枝杆菌的潜伏感染，从而导致活动性（即有症状）结核感染。在很多国家，HIV的流行已经成为结核病流行的重要因素。结核菌通常感染肺，但也可以感染其他器官，例如淋巴结、肾脏、肝脏、胃肠道以及中枢神经系统。在San Francisco进行的一项研究中，入选了132例HIV阳性并且感染结核的患者，50例（38%）有肺部感染，40例（30%）有肺外感染，42例（32%）二者都有[2]。在非洲及南美洲，40%～80%伴有结核病的HIV阳性患者有肺部受累[3]。结核的特异临床表现取决于感染部位。肺部感染的症状有咳嗽、咯血、胸痛以及全身症状，全身症状包括体重减低及盗汗。本章主要讨论HIV感染者中活动性结核病（包括肺结核及肺外结核）的治疗。HIV感染者结核病的预防在其他章节讨论（参见"HIV：预防机会感染"）。
发病率/患病率	大约世界人口的1/3有潜伏结核分枝杆菌感染[4]。每年HIV阳性患者中，约出现3百万活动性结核病患者，并导致其中1百万患者死亡[4]。HIV感染被认为是目前世界范围内结核病数量增加的主要原因之一[5]。大多数感染HIV的患者生活在撒哈拉沙漠地区。在这一地区的某些国家中，超过40%的结核患者是HIV感染者[5~8]。在非洲地区HIV感染者中，结核是主要的致死原因[9]。
病因/危险因素	结核的危险因子包括很多社会因素，比如贫穷、居住环境拥挤、无住房以及激素治疗等医疗原因。在HIV感染合并结核感染者中，每年发展为活动性结核病的危险为5%～10%[10,11]，人数是未感染HIV的结核患者的10倍还多。
预后	HIV感染者中，活动性结核在未经治疗的情况下，很可能是致命的。基于伦理学原因，在HIV感染者中，尚无研究未经治疗的活动性结核患者的预后研究。一项高效抗逆转录治疗ⓖ开始之前的研究显示，因结核而治疗的HIV感染者，平均生存时间为16个月[2]。但是，只有13/99（13%）的死亡与结核相关。其他常见的死因还有：卡式肺孢子虫肺炎（24%），细菌性肺炎（14%），消耗综合征（9%）及Kaposi's肉瘤（9%）[2]。HIV感染患者中结核复发者比未感染HIV患者更常见。在纽约的一项研究[12]，83/1530（5.4%）完成抗结核治疗的HIV感染者出现了结核复发，而未感染HIV患者中仅21/1413（1.5%）出现复发[12]。一项在南非326例成功治疗结核的矿工中进行的队列研究显示，HIV阳性患者的结核复发率更高。HIV阳性者为16.0例/（100人·年），而HIV阴性者为6.4例/（100人·年）[13]。
治疗目的	治疗结核，减少复发，使治疗相关的不良反应降至最低。
结局	初级结局：死亡，生活质量，治疗相关的不良反应。二级结局：治疗中或治疗结束时，痰中出现结核分枝杆菌（培养ⓖ或涂片ⓖ检测），结核复发及呼吸衰竭。
方法	采用《临床证据》2005年7月的文献检索和评价方案。我们重点检索包括随机对照试验及大规模随机对照试验的系统综述。活动性结核的安慰剂对照临床试验是不符合伦理学标准的，因此此类试验未能开展。当大样本随机对照试验无法获得时，我们也考虑小样本随机对照试验及包括非对照研究的系统综述。某些研究HIV感染者中结核治疗的文章很难解释，因为相当一部分参加者最终失访或未进行痰分枝杆菌检查。有些作者以治疗结束时痰菌转阴率计算治愈率，而另一些作者在治疗结束时根据实际参加痰菌检查的人数计算痰菌转阴率。这可能会引起偏倚，因为那些可以获得痰菌检查的

患者与那些未获痰菌检查的患者缺乏可比性。该系统综述仅描述了在 HIV 感染者中结核的治疗。在研究有 HIV 感染和无 HIV 感染的结核患者时，研究者只给出了有 HIV 感染患者的结果。关于此后亚组分析的研究在本书的"评论"部分讨论。尽管某些研究包括了青少年，但是从这组人群中获得的数据很少，而且大多数研究还把妊娠妇女和儿童排除在外，所以很难对这些人群的治疗效果作出结论。通常认为的结核传统治疗方案Ⓖ是：2 个月的利福平加异烟肼加吡嗪酰胺（在可能出现耐药的地区还需要加乙胺丁醇），之后改为利福平加异烟肼治疗 4～7 个月。大多数研究将此方案作为有效对照。

问　题　一线抗结核药在 HIV 感染患者中的效果如何？

治疗选择 1　传统的抗结核治疗

目前的共识是，传统的抗结核方案（2 个月利福平加异烟肼加吡嗪酰胺[在可能出现耐药的地区还需要加乙胺丁醇]，之后改为 4～7 个月的利福平加异烟肼）可以有效治疗 HIV 感染患者的结核病。但是，该方案与含利福布汀或喹诺酮类药物的治疗相比，哪一种效果更好尚不明确。一项随机对照试验提示，与含氨硫脲的方案比较，在传统抗结核治疗 2 个月后，痰菌培养阴性患者的比例增加，但该证据不充分。该随机对照试验发现，两种治疗方案在生存率方面的差异不显著，而传统治疗的不良反应较少。

益处　**传统的抗结核方案与含利福布汀治疗方案的比较**：参见含利福布汀的抗结核治疗的"益处"。**传统的抗结核方案与含氨硫脲治疗方案的比较**：参见含氨硫脲的抗结核治疗的"益处"。**传统的抗结核方案与含喹诺酮类药物治疗方案的比较**：参见含喹诺酮类药物抗结核治疗的"益处"。

害处　**传统的抗结核治疗方案**：很多已发表的随机对照试验都没有详细报告传统抗结核治疗方案不良反应出现的频率。了解这些治疗相关的不良反应需要依靠随访，而在某些研究中，会出现相当数量的漏报。一项队列研究（包括 265 例 HIV 阳性及 26 例 HIV 阴性的乌干达成人患者，培养Ⓖ证实有肺结核）显示，在接受传统抗结核治疗（包括乙胺丁醇）的 HIV 阳性患者中，超过 1/3 的参加者（98/265 [37.0%]）出现不良反应[14]。常见的不良反应包括关节痛（59/265 [22.3%]），周围神经病（18/265 [6.8%]），皮疹（7/265 [2.6%]），肝炎（2/265 [0.8%]），以及胃肠道不耐受（2/265 [0.8%]）[14]。导致停药的不良反应不多见（2/265 [0.8%]）[14]。其他一些随机对照试验报道的不良反应发生率更高。一项在美国进行的随机对照试验发现，17.2% 接受传统抗结核治疗者曾出现过潜在的、威胁生命的或导致停药的不良反应（参见含喹诺酮类药物抗结核治疗的"害处"）[15]。与乌干达的研究相比，该随机对照试验中停止治疗的阈值可能较低[14]。**传统的抗结核方案与含利福布汀治疗方案的比较**：参见含利福布汀抗结核治疗的"害处"。**传统的抗结核方案与含氨硫脲的方案的比较**：参见含氨硫脲抗结核治疗的"害处"。**传统的抗结核方案与含喹诺酮类药物治疗方案的比较**：参见含喹诺酮类药物抗结核治疗的"害处"。

评论　通常认为传统的抗结核治疗方案Ⓖ是，2 个月利福平加异烟肼加吡嗪酰胺（在可能出现耐药性结核的地区还需要加乙胺丁醇），之后改为 4～7 个月的利福平加异烟肼。目前的共识是，传统的抗结核方案治疗 HIV 感染者的结核有效。

治疗选择 2　含利福布汀的抗结核治疗

一项小样本随机对照试验提供了不够充分的证据表明与传统抗结核治疗相比，含利福布汀方案的疗效。目前尚无系统综述或随机对照试验比较含利福布汀方案与含喹诺酮类药物或氨硫脲方案作为一线方案时的效果。

益处　**含利福布汀的抗结核治疗与传统抗结核治疗的比较**：我们找到一项随机对照试验（乌干达，50 例 HIV 阳性患者，痰涂片Ⓖ阳性肺结核，参见下文"评论"）[16]。该研究比较了以下两种方案的效果：第一种方案为利福布汀（＜50kg 的患者给予每日 150mg，≥50kg 的患者给予每日 300mg）加常规剂量的异烟肼，每日使用，共 6 个月，在最初 2 个月还加乙胺丁醇及吡嗪酰胺；第二种方案为传统抗结核方案 6 个月，最初 2 个月加乙胺丁醇。结果发现，与传统治疗Ⓖ比较，含利福布汀的方案增加了治疗 2 个月时痰培养Ⓖ阴性患者的比例，但是两组间差异的显著性在治疗结束时缩小（治疗 2 个月时痰培养阴性的 AR：含利福布汀的方案 18/24 [75.0%]，传统治疗 11/25 [44.0%]。治疗结束时痰菌培养阴性的 AR：含利福布汀的方案 22/24 [91.7%]，传统治疗 22/25 [88.0%]；差异的显著性未报告）。与传统治疗相比，含利福布汀的方案还显著缩短了痰菌转阴的时间（隔周检查一次，连续 3 周）（结果用图形表示；对数秩和检验 $P < 0.05$）。该研究检测两种治疗死亡率差异的把握度不够（死亡率的 AR：含利福布汀的方案 4/24 [16.7%]，传统治疗 2/25 [8.0%]；是否有显著性未报告）。**含利福布汀的方案与含氨硫脲或喹诺酮类药物方案的比较**：我们没有找到相关的系统综述或随机对照试验。

害处　**含利福布汀的抗结核治疗与传统抗结核治疗的比较**：该随机对照试验未发现含利福布汀的方案与传统治疗方案的不良反应有显著性差异（但无更多的数据支持）。在两种治疗方案中，已知的不良反应包括：关节痛（轻度关节痛的 AR 31%，中度关节痛的 AR 22%，重度关节痛的 AR 4.4%），肌肉痛，恶心，呕吐，胃肠道不适及食欲不振（无更多的数据支持）[16]。两组均无黄疸及肾功能不全。但是，含利福布汀方案组在 6 周时血肌酐水平较治疗开始时明显升高（平均增加 0.3 mg/dl，无更多的数据支持）；在 24 周时血清丙氨酸转氨酶水平较治疗初始时明显升高（无更多的数据支持）[16]。**含利福布汀的方案与含氨硫脲或喹诺酮类药物方案的比较**：我们没有找到相关的随机对照试验。

评论 一例利福布汀组患者在分析阶段被排除，因为发生了其他分枝杆菌感染（偶然分枝杆菌，*Mycobacterium fortuitum*）。

治疗选择3　含氨硫脲的抗结核治疗

一项随机对照试验提示，与传统的抗结核治疗比较，含氨硫脲的方案减少了治疗2个月后痰培养阴性患者的比例，但该试验的证据不充分。两者在生存率方面无显著性差异，但是，含氨硫脲的方案的不良反应更多，多为皮疹。一项观察性研究报道，在接受含氨硫脲方案治疗的HIV阳性儿童中，致命的皮肤黏膜不良反应发生率较高。在HIV感染者的结核中，我们没有找到比较含氨硫脲方案与含喹诺酮类药物或利福布汀方案作为一线方案时效果的系统综述或随机对照试验。因不良反应发生率较高，很多国家已停止使用氨硫脲。

益处　**含氨硫脲的抗结核治疗与传统的抗结核治疗的比较**：我们找到一项随机对照试验（乌干达，191例HIV阳性患者，痰涂片Ⓖ阳性肺结核），比较了12个月的氨硫脲（每日150 mg）加异烟肼（每日300 mg）加链霉素（开始的2个月中，<50kg的患者每日0.75 g，≥50kg的患者每日1g），与传统抗结核治疗9个月（不包括乙胺丁醇）的效果[17]。结果显示，随访1年时，两组在生存率方面无显著性差异（AR：含氨硫脲方案组65%，传统治疗Ⓖ组72%，对数秩和检验 $P > 0.2$）。随访2个月时，含氨硫脲方案组痰分枝杆菌培养Ⓖ阴性患者比传统治疗组显著减少（含氨硫脲方案组21/57 [36.8%]，传统治疗组55/74 [74.3%]；$P < 0.001$）。但是，解释痰菌培养结果时应非常注意，分析结果并不是根据维持原随机分组分析原则进行的（即未将60例未提供痰标本和死亡的患者计算在内）。这可能对该研究的可靠性产生影响。**含氨硫脲的方案与含利福布汀或喹诺酮类药物方案的比较**：我们没有找到相关的系统综述或随机对照试验。

害处　在接受含氨硫脲方案治疗的HIV阳性患者中，皮疹是最常见的不良反应。在一项回顾性研究中，用含氨硫脲方案治疗的赞比亚HIV阳性患者，24/79（30.4%）因皮疹而改变治疗方案[18]。一项在1个月至15岁赞比亚儿童中进行的队列研究也提示，在HIV阳性儿童中，氨硫脲的不良反应发生率较高（19/88 [21.6%]）[19]。12例（13.6%）出现严重的皮肤黏膜反应（Stevens-Johnson综合征），其中11例（12.5%）死亡[19]。**含氨硫脲的抗结核方案与传统的抗结核方案的比较**：随机对照试验发现，与传统治疗相比，含氨硫脲方案引起的不良反应显著增多（含氨硫脲方案组12例 [18.2/100人年]，传统治疗组1例 [1.6/100人年]；RR 11.7，95%CI 1.52～90.0）[17]。最常见的不良反应是皮疹，也比传统治疗组显著增多（含氨硫脲方案组10例 [15.2/100人年]，传统治疗组1例 [1.6/100人年]；RR 9.7，95%CI 1.24～75.8）[17]。**含氨硫脲的方案与含利福布汀或喹诺酮类药物方案的比较**：我们没有找到相关的随机对照试验。

评论　许多国家因为不良反应发生率较高而不再使用氨硫脲。

治疗选择4　含喹诺酮类药物的抗结核治疗

一项随机对照试验提示，含喹诺酮类药物（左旋氧氟沙星）抗结核治疗方案比传统治疗更有效，但该证据不充分。作为感染HIV患者结核病的一线治疗，目前尚无比较含喹诺酮类药物的方案与含利福布汀或氨硫脲方案的随机对照试验。

益处　**含喹诺酮类药物的抗结核治疗与传统的抗结核治疗的比较**：我们找到一项随机对照试验（参见下文"评论"）[15]。一项开放随机对照试验（174例年龄>13岁的美国患者，可疑HIV及结核感染，其中101例为培养Ⓖ确诊的涂片Ⓖ阳性肺结核，且存在HIV相关的免疫抑制）比较了8周传统治疗加或不加左旋氧氟沙星（喹诺酮类；每日500 mg，使用2周后，改为750 mg，每周3次，继续使用6周）的效果（参见下文"评论"）[15]。该研究使用的传统抗结核治疗在初始2周每日给药，之后改为每周给药3次，持续6周；剂量为利福平600mg，异烟肼900mg（体重≥50kg）或600 mg（体重<50kg），吡嗪酰胺2.5g（体重≥50kg）或2g（体重<50kg），以及乙胺丁醇20mg/kg。完成前8周治疗的受试者随机分至传统治疗Ⓖ4个月或7个月组（不同治疗时间效果的差异在长程抗结核治疗中讨论）。随机对照试验结果显示，在初始8周的治疗中，两组在死亡率方面无显著差异（含左旋氧氟沙星方案组1/53 [1.9%]，传统治疗组3/48 [6.2%]；P值无显著性）。而且，该随机对照试验发现，治疗8周后，两组结核菌培养阴性的患者比例也无显著差异（含左旋氧氟沙星方案组46/48 [95.8%]，传统抗结核治疗组36/37 [97.3%]；$P = 1.00$）[15]。**含喹诺酮类药物的方案与含利福布汀或氨硫脲方案的比较**：我们没有找到相关的系统综述或随机对照试验。

害处　**含喹诺酮类药物的抗结核治疗与传统的抗结核治疗的比较**：该随机对照试验发现，含左旋氧氟沙星方案与传统治疗，在最初8周内严重不良反应发生率无显著性差异（AR：含左旋氧氟沙星组15/87 [17.2%]，传统治疗组15/87 [17.2%]；$P = 1.00$）[15]。**含喹诺酮类药物的方案与含利福布汀或氨硫脲方案的比较**：我们没有找到相关的随机对照试验。

评论　**含喹诺酮类药物的抗结核治疗与传统的抗结核治疗的比较**：该随机对照试验进行的地区中，至少10%患者感染的是耐异烟肼的结核分枝杆菌[15]。全部参加者的治疗中添加了维生素B_6。随机分组时包括了部分怀疑但未确诊HIV和结核的患者。但在结果分析时，只包括了101例（58%）存在HIV相关免疫抑制状态的、培养确诊的涂阳肺结核患者。在分析中去除了较多患者，可能导致混杂因子引起的组间不平衡。因此，应用该随机对照试验结果时应注意这一点。我们还找到一项开放随机对照试验，包括200例坦桑尼亚涂阳肺结核成人患者，检出58例HIV阳性患者后，进行了亚组分析[20]。该随机对照试验比较了6个月的利福平（每日600mg）加异烟肼（每日300mg）加环丙沙星（开始4个月，每日750mg），与6个月传统抗结核治疗（开始4个月为利福平每日600mg，加异烟肼每日300mg，加吡嗪酰胺每日25mg/kg；最初2

个月还加乙胺丁醇每日15mg/kg）的差别。结果发现，与传统治疗比较，含环丙沙星的方案显著延长了痰菌转阴的时间间隔（平均时间间隔：含环丙沙星方案2.9个月，传统治疗1.7个月；$P < 0.0004$）。该研究还发现，在完成治疗后的6个月中，两组在结核复发率方面无显著性差异（AR：含环丙沙星方案3/25 [12.0%]，传统治疗0/30 [0%]；$P = 0.09$）。

治疗选择5　长疗程抗结核治疗

随机对照试验未能提供充分证据比较大于6个月的长程抗结核治疗与传统短程治疗（6个月）的效果。一项系统综述显示，含至少5个月利福平的治疗方案与含利福平小于等于3个月的方案比较，可以减少结核复发。

益处　**长程抗结核治疗与传统的短程治疗的比较**：我们找到2项随机对照试验[15, 20]。第一项随机对照试验纳入了335例扎伊尔HIV阳性的涂阳Ⓖ肺结核患者，全部患者接受了6个月的传统治疗（包括乙胺丁醇）[21]。治疗结束时，247例涂阴或培养Ⓖ阴性的患者随机分为传统治疗Ⓖ组（每周两次利福平[体重≥50 kg时予600mg，体重<50kg时予450mg] 加异烟肼[15 mg/kg]）及安慰剂组，并接受6个月进一步治疗（参见下文"评论"）。该随机对照试验发现，在随机分组后12个月时，两组在生存率方面无显著性差异（12个月治疗组102/121 [84.3%]，6个月治疗组100/119 [84.0%]；$P = 0.95$）[21]。但是，在完成治疗后随访18个月发现，治疗延长至12个月可以显著减少结核复发（估计复发的AR：12个月治疗为1.9%，6个月治疗为9%；$P < 0.01$）。第二项随机对照试验入选了101例HIV阳性的美国患者，年龄大于13岁，全部患者为培养阳性的肺结核，完成2个月传统抗结核治疗（包括乙胺丁醇），加或不加左旋氧氟沙星（参见含喹诺酮类药物的抗结核治疗方案）[15]。参加者随机分至两组接受进一步治疗：4个月治疗组（总疗程为6个月）及7个月治疗组（总疗程为9个月），每组用药方案为每周两次利福平600mg加异烟肼（体重≥50kg时给予900 mg，体重<50kg时给予600mg）。该随机对照试验结果显示，在随访至少2年的过程中，若以治疗失败或复发为结局，两组无显著性差异（9个月治疗组事件发生率1/50 [2.0%；1.0事件/100人年]，6个月治疗组事件发生率2/51 [3.9%；2.1个事件/100人年]；P值无显著性）。同样，该研究还发现，在随访至少2年的过程中，两组在死亡率方面也无显著性差异（9个月治疗组死亡率26/50 [52.0%；27.1/100人年]，6个月治疗组死亡率21/51 [41.2%；21.1/100人年]；RR1.3，CI未报告；$P = 0.38$）。

害处　**长程抗结核治疗与传统的短程治疗的比较**：第一项随机对照试验未报告每组不良反应出现的频率[21]。总的来说，常见的不良反应包括关节痛（78%的患者），感觉异常（21%的患者）及皮疹（11%的患者）[21]。第二项随机对照试验发现，9个月及6个月治疗在严重不良反应发生率方面无显著性差异（9个月治疗组8/50 [16.0%]，6个月治疗组4/51 [7.8%]；$P = 0.23$）[15]。该研究报告的不良反应大多数为肝毒性（具体数据未报告）[15]。

评论　**长程抗结核治疗与传统的短程治疗的比较**：第一项随机对照试验中，由于在随机分组时已排除了6个月治疗后结核菌培养或涂片阳性的患者，因此，该研究的结果不能代表全部开始接受抗结核治疗的HIV阳性患者[21]。**含≥5个月利福平的抗结核治疗与含≤3个月利福平的抗结核治疗的比较**：我们找到一项前瞻性队列研究的系统综述（检索时间为2002年，47项研究，21项包括HIV感染患者的研究）总结了以利福平为基础的抗结核治疗方案[22]。该系统综述比较了药物种类及疗程对疗效的影响。其结论是，在HIV阳性患者中，与含5～6个月或7个月以上利福平的方案比较，含2～3个月利福平治疗方案的复发率显著增高（2～3个月与5～6个月比较：RR 3.2，95% CI 1.6～4.7。2～3个月与≥7个月比较：RR 4.6，95%CI 1.7～7.4）[22]。总的来说（在HIV感染及非感染的结核患者中），含5～6个月利福平的方案与含大于等于7个月利福平的方案在结核复发率方面无显著性差异（$P = 0.17$）。

治疗选择6　辅助性免疫治疗

随机对照试验发现，与抗结核治疗加安慰剂相比，抗结核治疗加分枝杆菌疫苗免疫，在生存率及痰结核分枝杆菌培养转阴率方面并未达到更好的效果。

益处　我们找到两项随机对照试验[23, 24]。第一项随机对照试验随机入选了374例涂片Ⓖ阳性的南非成人肺结核患者，其中119例HIV阳性[23]。全部参加者接受6个月传统抗结核治疗（包括乙胺丁醇）。在传统治疗Ⓖ第8天分别给予分枝杆菌疫苗免疫或安慰剂，该随机对照试验比较了两者疗效差异。HIV阳性患者中的亚组分析显示，治疗6个月时，两组痰结核杆菌培养Ⓖ阴性患者比例无显著性差异（分枝杆菌疫苗免疫组46/48 [95.8%]，安慰剂组48/48 [100.0%]；$P = 0.48$）。第二项随机对照试验随机入组了1229例赞比亚及马拉维成人患者，其中760例HIV阳性[24]。赞比亚参加者采用8个月异烟肼加乙胺丁醇治疗，最初2个月还加利福平及吡嗪酰胺。马拉维参加者采用2个月链霉素、异烟肼、利福平和吡嗪酰胺，之后改为6个月异烟肼加乙胺丁醇。在治疗最初2周内使用分枝杆菌疫苗或安慰剂免疫，该随机对照试验比较了两者的差异。在HIV阳性患者中进行的亚组分析显示，经2年以上随访，两组在死亡率方面无显著性差异（AR：分枝杆菌疫苗免疫组109/374 [29.1%]，安慰剂组107/386 [27.7%]。HR1.03，95% CI 0.79～1.35；$P = 0.8$）。该研究还发现，在12个月时，两组痰菌培养阴性患者比例无显著性差异（分枝杆菌疫苗免疫组187/374 [50.0%]，安慰剂组201/386[52.1%]；P值无显著性）。

害处　第一项随机对照试验未详细报告HIV阳性患者的不良反应[23]。总的来说，分枝杆菌疫苗免疫组的红斑、疱疹、注射部位溃疡等不良反应比安慰剂组多（红斑：分枝杆菌疫苗免疫组98.4%，安慰剂组9.2%。疱疹：分枝杆菌疫苗免疫组50.3%，安慰剂组1.1%。溃疡：分枝杆菌疫苗免疫组22.2%，安慰剂组1.1%。差异的显著性未给出）[23]。但是，两组严重不良事件发生率基本一致（分枝杆菌疫苗免疫组37/189 [19.6%]，安慰剂组34/185[18.4%]；差异的显著性未报告）。在第二项随机对照试验中，仅两例HIV阳性参加者出现注射局部疼痛（2/374 [0.53%]），一例HIV阴性参加者出现注射局部化脓（1/385 [0.26%]）[24]。安慰剂组无不良反应报告[24]。

评论 分枝杆菌疫苗辅助性免疫目的在于刺激宿主对结核分枝杆菌产生更有效的免疫反应。第一项随机对照试验中，因为只有少部分参加者HIV阳性，且随机分组时没有用HIV状态分层，所以HIV阳性治疗组中的一些混杂因素未被平衡[23]。因此，应用该随机对照试验结果时应注意此点。

治疗选择7　辅助性高效抗逆转录治疗

我们没有找到比较抗结核治疗加辅助性高效抗逆转录治疗与传统抗结核治疗加滞后的高效抗逆转录治疗的随机对照试验。

益处 我们没有找到系统综述或随机对照试验比较抗结核治疗加辅助性高效抗逆转录治疗（HAART）G与抗结核治疗加滞后的高效抗逆转录治疗。

害处 我们没有找到相关的随机对照试验。

评论 包含利福平的抗结核治疗方案与HAART药物之间可能存在较强的药代动力学方面的相互作用。因此，通常推荐HAART不要与含利福平的抗结核治疗同时开始[25]。但是，这种关于抗结核药物及HAART开始时间的建议是基于专家意见而不是随机对照试验结果。

治疗选择8　督导治疗（与非督导治疗比较）

在感染HIV患者的结核病中，我们没有找到比较督导与非督导治疗的随机对照试验。

益处 我们没有找到比较HIV阳性的结核患者中，督导治疗（DOTS）G与非督导治疗的系统综述或随机对照试验。

害处 我们没有找到相关随机对照试验。

评论 我们找到一项包括DOTS队列研究的系统综述（Medline检索限定于1990～2000年；34项符合标准的研究，包括可以分析的78 253例患者）[26]。尽管该系统综述并未限定于HIV感染患者，但限定时间为HIV高流行年代，相当比例的参加者可能已经感染了HIV。在21项以结核分枝杆菌培养G为基础的可分析的研究中，平均治疗失败率为2.4%（SD 2.2%），在9项以涂片抗酸染色G为基础的研究中，治疗失败率为2.5%（SD 1.7%）。若以未完成治疗或失访作为失败进行统计分析（维持原随机分组分析），则在以培养为诊断依据的20项研究中，平均治疗失败率增加11.1%（SD 6.7%）；以涂片抗酸染色为诊断依据的9项研究中，平均治疗失败率增加10.0%（SD7.5%）。在以培养为诊断依据的21项研究中，平均结核复发率为3.6%（SD 2.4%）；以涂片抗酸染色为诊断依据的2项研究中，平均结核复发率为3.2%。尽管这种复发率可以接受，但作者认为仍不能据此判断DOTS是否可以显著减少复发率。一项随后的非随机研究比较了接受督导治疗（DOTS）与接受8个月非督导治疗的效果差别（168例涂阳肺结核患者）[27]。全部参加者接受8个月的异烟肼加乙胺丁醇治疗，在最初2个月还加入利福平及吡嗪酰胺。有数据显示，该地区结核患者中70%～80%可能是HIV感染者[25]。治疗结束时，两组在死亡率方面无显著性差异（DOTS组16/72 [22.2%]，非督导治疗组18/96[18.8%]；P值无统计学意义）。该研究还显示，在开始治疗2个月之后，两组在痰涂片抗酸染色阴性患者比例方面也无显著性差异（DOTS组54/72 [75.0%]，非督导治疗组64/96[66.7%]；未报告是否有显著性）。但是，治疗结束时，DOTS组痰菌阴性患者比例显著高于对照组（DOTS组39/72 [54.2%]，非督导治疗组20/96 [20.8%]；$P < 0.001$）[27]。

问　题　二线抗结核药在HIV感染患者中的效果如何？

治疗选择　联合抗分枝杆菌治疗

在HIV感染者的结核中，我们没有找到一线抗结核治疗失败后，比较其他抗结核治疗方案的随机对照试验。

益处 我们没有找到一线抗结核治疗失败后，比较其他抗结核治疗方案的系统综述或随机对照试验。

害处 我们没有找到相关的随机对照试验。

评论 无。

词汇表

传统治疗（conventional treatment）：两个月的利福平加异烟肼加吡嗪酰胺（在可能出现耐药结核的地区还需要加乙胺丁醇），之后改为4～7个月的利福平加异烟肼。WHO推荐的传统治疗剂量为：利福平每日600mg（≥50kg的患者）或每日450mg（<50kg）；异烟肼每日300mg；乙胺丁醇每日15mg/kg；吡嗪酰胺每日2000mg（≥50kg）或每日1500mg（<50kg）[28]。除非

另外标注，该剂量是本文所包含各项研究的标准剂量。

培养检测（culture test）：采用痰或其他标本培养的方法检测结核分枝杆菌。该方法是活动性结核最权威的证据，但在资源缺乏的研究设计中，该方法可行性差。

短程督导治疗（directly observed therapy[short course]，DOTS）：在医生监督下给予联合抗结核治疗。

高效抗逆转录治疗（highly active antiretroviral treatment[Short course]，HAART）：用以达到抑制HIV复制最佳效果的联合药物治疗。

涂片检测（smear test）：对痰或其他标本进行直接Ziehl-Nielsen染色，用以检测抗酸杆菌的方法。该抗酸杆菌最可能为结核分枝杆菌，但在HIV感染患者中，也可能代表其他非典型分枝杆菌。与HIV阴性患者比较，HIV阳性的结核患者出现涂片阴性的可能性更高。因为较低的分枝杆菌负荷就可以在此类患者中导致活动性（即有症状的）感染[3]。

参考文献

1. WHO. Global tuberculosis control. Geneva: WHO, 2002. Report no. WHO/CDS/TB/2002.295.
2. Small PM, Schecter GF, Goodman PC, et al. Treatment of tuberculosis in patients with advanced human immunodeficiency virus infection. *N Engl J Med* 1991;324:289-294.
3. Raviglione MC, Narain JP, Kochi A. HIV-associated tuberculosis in developing countries: clinical features, diagnosis, and treatment. *Bull World Health Organ* 1992;70:515-526.
4. Murray CJ, Styblo K, Rouillon A. Tuberculosis in developing countries: burden, intervention and cost. *Bull Int Union Lung Dis* 1990;65:6-24.
5. Narain JP, Raviglione MC, Kochi A. HIV-associated tuberculosis in developing countries: epidemiology and strategies for prevention. *Tuber Lung Dis* 1992;73:311-321.
6. Elliott AM, Luo N, Tembo G, et al. Impact of HIV on tuberculosis in Zambia: a cross sectional study. *BMJ* 1990;301:412-415.
7. Eriki PP, Okwera A, Aisu T, et al. The influence of human immunodeficiency virus infection on tuberculosis in Kampala, Uganda. *Am Rev Respir Dis* 1991;143:185-187.
8. Harries AD. Tuberculosis and human immunodeficiency virus infection in developing countries. *Lancet* 1990;335:387-390.
9. Mukadi Y, Perriens JH, St Louis ME, et al. Spectrum of immunodeficiency in HIV-1-infected patients with pulmonary tuberculosis in Zaire. *Lancet* 1993;342:143-146.
10. Selwyn PA, Hartel D, Lewis VA, et al. A prospective study of the risk of tuberculosis among intravenous drug users with human immunodeficiency virus infection. *N Engl J Med* 1989;320:545-550.
11. Selwyn PA, Sckell BM, Alcabes P, et al. High risk of active tuberculosis in HIV-infected drug users with cutaneous anergy. *JAMA* 1992;268: 504-509. [Erratum in: *JAMA* 1992;268:3434]
12. Driver CR, Munsiff SS, Li J, et al. Relapse in persons treated for drug-susceptible tuberculosis in a population with high coinfection with human immunodeficiency virus in New York City. *Clin Infect Dis* 2001;33:1762-1769.
13. Sonnenberg P, Murray J, Glynn JR, et al. HIV-1 and recurrence, relapse, and reinfection of tuberculosis after cure: a cohort study in South African mineworkers. *Lancet* 2001;358:1687-1693. [Erratum in: *Lancet* 2002;359:2120].
14. Johnson JL, Okwera A, Nsubuga P, et al. Efficacy of an unsupervised 8-month rifampicin-containing regimen for the treatment of pulmonary tuberculosis in HIV-infected adults. *Int J Tuberc Lung Dis* 2000;4: 1032-1040.
15. El Sadr WM, Perlman DC, Matts JP, et al. Evaluation of an intensive intermittent-induction regimen and duration of short-course treatment for human immunodeficiency virus-related pulmonary tuberculosis. *Clin Infect Dis* 1998;26:1148-1158.
16. Schwander S, Rusch-Gerdes S, Mateega A, et al. A pilot study of antituberculosis combinations comparing rifabutin with rifampicin in the treatment of HIV-1 associated tuberculosis. A single-blind randomized evaluation in Ugandan patients with HIV-1 infection and pulmonary tuberculosis. *Tuber Lung Dis* 1995;76:210-218.
17. Okwera A, Whalen C, Byekwaso F, et al. Randomised trial of thiacetazone and rifampicin-containing regimens for pulmonary tuberculosis in HIV-infected Ugandans. *Lancet* 1994;344:1323-1328.
18. Kelly P, Buve A, Foster SD, et al. Cutaneous reactions to thiacetazone in Zambia - implications for tuberculosis treatment strategies. *Trans R Soc Trop Med Hyg* 1994;88:113-115.
19. Chintu C, Luo C, Bhat G, et al. Cutaneous hypersensitivity reactions due to thiacetazone in the treatment of tuberculosis in Zambian children infected with HIV-I. *Arch Dis Child* 1993;68:665-668.
20. Kennedy N, Berger L, Curram J, et al. Randomized controlled trial of a drug regimen that includes ciprofloxacin for the treatment of pulmonary tuberculosis. *Clin Infect Dis* 1996;22:827-833.
21. Perriens JH, St Louis ME, Mukadi YB, et al. Pulmonary tuberculosis in HIV-infected patients in Zaire. A controlled trial of treatment for either 6 or 12 months. *N Engl J Med* 1995;332:779-784.
22. Korenromp EL, Scano F, Williams BG, et al. Effects of human immunodeficiency virus infection on recurrence of tuberculosis after rifampin-based treatment: an analytical review. *Clin Infect Dis* 2003; 37:101-112. Search date 2002; primary sources Pubmed, reference lists, and contact with experts.
23. Durban Immunotherapy Trial Group. Immunotherapy with *Mycobacterium vaccae* in patients with newly diagnosed pulmonary tuberculosis: a randomised controlled trial. *Lancet* 1999;354:116-119.
24. Mwinga A, Nunn A, Ngwira B, et al. *Mycobacterium vaccae* (SRL172) immunotherapy as an adjunct to standard antituberculosis treatment in HIV-infected adults with pulmonary tuberculosis: a randomised placebo-controlled trial. *Lancet* 2002;360:1050-1055.
25. CDC, National Institute of Health, HIV Medicine Association/ Infectious Disease Society of America. Treating opportunistic infections among HIV-infected adults and adolescents. *MMWR Recomm Rep* 2004;53(15):1-112. [Erratum in: *MMWR* 2005;54(12):311]
26. Hill AR, Manikal VM, Riska PF. Effectiveness of directly observed therapy (DOT) for tuberculosis: a review of multinational experience reported in 1990-2000. *Medicine* 2002;81:179-193.
27. Miti S, Mfungwe V, Reijer P, et al. Integration of tuberculosis treatment in a community-based home care programme for persons living with HIV/AIDS in Ndola, Zambia. *Int J Tuberc Lung Dis* 2003;7:S92-S98.
28. WHO. Guidelines for Tuberculosis Treatment in adults and children in National Tuberculosis Programmes. WHO/Tub/91.161.

临床证据 —— HIV 和艾滋病

原作者
Richard Bellamy
Consultant Physician
Department of Infection and Travel Medicine
James Cook University Hospital
Middlesbrough
UK

利益冲突：没有声明。

阿米巴痢疾

检索时间：2005年1月
原作者：Leonila Dans, Elizabeth Martínez 陈美芳 译 魏来 校

问 题

在流行地区药物治疗阿米巴痢疾的效果如何？

治疗措施及其效果

药物治疗

很可能有效
奥硝唑（Ornidazole）
塞克硝唑*（Secnidazole）
替硝唑*（Tinidazole）

效果不明
依米丁（Emetine）
巴龙霉素（Paromomycin）

不太可能有效
甲硝唑*（Metronidazole）

将在新版中加入
在流行区防止复发和传播的治疗措施和效果
免疫功能低下患者的治疗措施和效果

双碘喹啉（Diiodohydroxyquin，iodoquinol）
喹法米特（Quinfamide）
伴随抗生素（Concomitant antibiotics）应用于暴发型阿米巴结肠炎
呋喃唑酮（Furazolidone）
二氯乙酰苯胺衍生物（Dicholoroacetanilide derivates）（呋喃二氯散 furamide、克立法胺 clefamide、喹法米特 quifamide 和依托法胺 etofamide）
替克洛占（Teclozan）
二氯尼特（Diloxanide）

*没有与安慰剂间对照的随机对照试验。根据共识和效果相似证据将这些药物进行分类。

见词汇表 **G**

主要信息

药物治疗

◆ **奥硝唑**：一项随机对照试验发现，与安慰剂相比，奥硝唑可降低治疗的失败率。但恶心、呕吐症状较安慰剂更常见。两项随机对照试验发现，治疗儿童阿米巴痢疾，奥硝唑与替硝唑或塞克硝唑相比有相似的治疗失败率。

◆ **塞克硝唑***：我们没有发现有关塞克硝唑与安慰剂对照的随机对照试验。一项随机对照试验发现，在治疗儿童阿米巴痢疾，塞克硝唑与奥硝唑有相似的治疗失败率。

◆ **替硝唑***：我们没有发现有关替硝唑与安慰剂对照的随机对照试验。却发现9项替硝唑与甲硝唑对比的随机对照试验，大部分试验发现替硝唑治疗组治疗失败率和不良反应发生率都较低。一项治疗儿童阿米巴痢疾的随机对照试验发现，替硝唑与奥硝唑清除寄生虫的效果相似。我们没有发现替硝唑与塞克硝唑、依米丁、巴龙霉素对比的随机对照试验。

◆ **依米丁**：我们没有发现有关评价依米丁治疗阿米巴痢疾的随机对照试验。

◆ **巴龙霉素**：我们没有发现有关评价巴龙霉素治疗阿米巴痢疾的随机对照试验。

◆ **甲硝唑***：我们没有发现有关甲硝唑与安慰剂对比的随机对照试验。我们发现9项关于甲硝唑与替硝唑对比的随机对照试验，大部分试验发现甲硝唑治疗组治疗失败率和不良反应发生率都较高。

*没有与安慰剂对比的随机对照试验。根据共识和效果相似证据将这些药物进行分类

定义 阿米巴痢疾是由溶组织内阿米巴原虫感染引起。侵袭性肠道寄生虫感染可导致暴发型痢疾样症状，如发热、寒战、血便

或黏液便、腹部不适或黏液血便。此痢疾可出现便秘和腹泻缓解交替出现。此章节主要讲述阿米巴痢疾和感染水平不会因时间而产生波动的流行地区内的疑似和确诊患者[1]。"阿米巴痢疾"这词包括有症状的肠道阿米巴病、阿米巴结肠炎、阿米巴腹泻或侵袭性肠道阿米巴病。肠外阿米巴病（如阿米巴肝脓肿）和无症状阿米巴病不包括在内。

发病率/患病率 我们没有发现准确的溶组织内阿米巴感染和阿米巴痢疾的全球性流行数据。阿米巴感染的患病率估计占中部和南部美洲、非洲和亚洲人口的1%～40%左右，在发达国家流行病区患病率估计占0.2%～10.8%，如美国[2-5]。然而这些估计又难以解释，主要因为有无症状感染的存在或有未报道的现象存在[6]。还有因为许多较早的报道没有把溶组织内阿米巴从与之形态学一致的非致病的dispar内阿米巴中鉴别出来。目前随着更多先进检测方法的发展和使用（如酶联免疫吸附试验[ELISA]）Ⓖ）使得两种不同的阿米巴能被区分开并可以给出一个更准确的全球性患病率的估计[7]。在发展中国家溶组织内阿米巴感染是急性腹泻的常见病因。在埃及的一个调查发现，门诊急性腹泻患者约38%为阿米巴痢疾[8]。

病因/危险因素 进食被含有包囊粪便污染的食物和水是溶组织内阿米巴传播的主要途径。卫生设备和卫生环境差，尤其那些相对拥挤、热带气候地区、粪便污染水和食物，粪便不恰当处理等，所有这些可解释高感染率的现象在发展中国家可见[9, 10]。一些动物如狗、猪、猴可以作为原虫的储存宿主，但现在还没被证实。在发达国家，危险因素包括群居、口和肛门性交、自身免疫功能低下、从流行病区移居或旅游回来等[9, 11, 12]。

预后 阿米巴痢疾可发展为阿米巴瘤Ⓖ、暴发型结肠炎、中毒性巨结肠、结肠溃疡，甚至可引起穿孔[13]。阿米巴瘤可能被误诊为结肠癌或脓肿。阿米巴痢疾也可导致慢性携带和慢性阿米巴包囊排出。暴发型阿米巴痢疾被报道死亡率达55%～88%[14, 15]。据估计全世界约超过5亿人被感染溶组织内阿米巴[10]。其中每年因此感染而死亡者达4万～10万，死亡率仅次于疟疾，排列于因原虫感染而死亡的第二位[16]。

治疗目的 缩短传染期，缩短病程，降低脱水风险，减少传播风险，降低重症病例的比例；预防并发症和死亡，减少不良反应。

结局 死亡；生活质量；腹泻严重程度（病程，到成形便时间，每日稀便次数，粪便量）；并发症的发生率（如阿米巴瘤，扩散至胸膜腔，慢性包囊携带）；住院时间；需要住院率；症状改善情况（如痉挛性腹痛，恶心，呕吐）；治愈（定义为粪便中无寄生虫，症状消失，溃疡愈合）；治疗失败（定义为症状持续存在或便中寄生虫持续存在；或两者兼存）；治疗的不良反应。

方法 采用《临床证据》2005年7月的文献检索和评价方案。

问题　在流行地区药物治疗阿米巴痢疾的效果如何？

治疗选择1　甲硝唑

我们没有发现有关甲硝唑与安慰剂对比的随机对照试验。我们发现9项有关甲硝唑与替硝唑对比的随机对照试验，在大部分试验中发现甲硝唑治疗组治疗失败率和不良反应事件发生率都较高。

益处 我们没有发现相关的系统性综述。**甲硝唑与安慰剂间的对照**：我们没有发现相关的随机对照试验。**甲硝唑与替硝唑间的对照**：我们发现9项相关的随机对照试验[17-25]（表1）。7项随机对照试验[17-20, 22-24]发现，与替硝唑相比，甲硝唑治疗组治疗失败率（定义为症状持续存在或寄生虫持续存在30天）较高，尽管有2项随机对照试验未评价统计学意义[22, 24]。一项随机对照试验[21]发现，治疗后第6天甲硝唑和替硝唑有相似的治疗失败率（见表1），然而另一项试验[25]发现在治疗后第30天两组均无失败。这两项随机对照试验均没有进行统计学意义的评价[21, 25]。**甲硝唑与塞克硝唑、奥硝唑、依米丁或巴龙霉素对照**：我们没有发现相关的随机对照试验。

害处 **甲硝唑与替硝唑对照**：6项随机对照试验[17, 19, 20, 22-24]发现，与甲硝唑相比，替硝唑不良反应（恶心、呕吐、腹痛、味苦、腹泻、全身疲乏、舌苔毛糙、尿色深、纳差、视物模糊、头痛、睡眠紊乱、眩晕、皮疹、排尿困难）较少，但只有两项随机对照试验差异达到统计学显著性[19, 20]。一项随机对照试验发现，甲硝唑治疗组报告的不良反应患者较少，但多数报告事件均比较严重（归类为中度）[18]。此试验没有进行统计学意义的评价。一项随机对照试验发现，甲硝唑组和替硝唑组有相似的不良反应发生率[25]。一项随机对照试验没有报道不良反应（见表1）[21]。

评论 不清楚两项随机对照试验是否涉及同一组病人群或不同组样本来自相同病人群[19, 20]。许多随机对照试验的质量较难评价，因为许多方法没有详细描述。这些观点还需要高质量的随机对照试验进一步证实。

治疗选择2　塞克硝唑

我们没有发现有关塞克硝唑与安慰剂对照的随机对照试验。一项治疗儿童阿米巴痢疾的随机对照试验发现，塞克硝唑组与奥硝唑组有相似的治疗失败率。

益处 我们没有发现相关的系统综述。**塞克硝唑与安慰剂对照**：我们没发现相关的随机对照试验。**塞克硝唑与奥硝唑组对照**：我们发现一项随机对照试验（120例儿童阿米巴痢疾患者）[26]，分别用塞克硝唑（每日30mg/kg治疗3日）和奥硝唑（每日 15 mg/kg 治疗 10 天），试验发现，治疗结束后 10 天，清除寄生虫失败率两组相似（奥硝唑组 10/42[24%]，塞克硝唑 19/60[32%]）；未进行统计学意义的评价）。**塞克硝唑与甲硝唑、替硝唑、依米丁或巴龙霉素对照**：我们没有发现相关的随机对照试验。

害处 **塞克硝唑与奥硝唑对照**：随机对照试验没有发现塞克硝唑与奥硝唑的不良反应。
评论 无。

治疗选择 3　奥硝唑

一项随机对照试验发现，与安慰剂相比，奥硝唑可降低治疗的失败率，但恶心、呕吐症状更常见。两项随机对照试验发现，治疗儿童阿米巴痢疾，奥硝唑、替硝唑和塞克硝唑治疗失败率相似。

益处 我们没发现相关性系统性综述。**奥硝唑与安慰剂对照**：我们发现一项随机对照试验（55 例阿米巴痢疾患者，年龄 5 ～ 92 岁）[27]。试验发现，与安慰剂相比，奥硝唑（500 mg 每日 3 次治疗 3 日）可降低治疗的失败率（8 ～ 10 天后清除寄生虫失败的 AR：奥硝唑组 7/35[20.0%]，安慰剂组 20/20[100%]；未进行统计学意义的评价）。**奥硝唑与替硝唑对照**：我们发现一项随机对照试验（40 例儿童阿米巴痢疾患者，年龄 1 ～ 13 岁）[28]。试验发现，奥硝唑（每日 50mg/kg，治疗 3 日）与替硝唑（每日 50mg/kg，治疗 3 日）治疗失败率相似；4 周后清除寄生虫失败的 AR：奥硝唑组 0/18 [0%]例；替硝唑组 1/17 [5.9%]例；未进行统计学意义的评价。**奥硝唑与塞克硝唑对照**：见塞克硝唑益处部分。**奥硝唑与甲硝唑、依米丁或巴龙霉素对照**：我们没有发现相关的随机对照试验。

害处 **奥硝唑与安慰剂对照**：与安慰剂相比，奥硝唑组恶心和呕吐症状更常见（不良反应事件 AR：奥硝唑组 3/35 [8.6%]例，安慰剂组 0/20 [0%]例；未进行统计学意义的评价）[27]。**奥硝唑与替硝唑对照**：随机对照试验报道一例服奥硝唑患者发生轻度呕吐[28]。**奥硝唑与塞克硝唑对照**：见塞克硝唑害处部分。

评论 **奥硝唑与替硝唑对照**：随机对照试验中的大部分儿童同时还患有蠕虫病 Ⓖ（存在蛔虫、鞭虫或钩虫：替硝唑组 17/20 [85%]，奥硝唑组 18/20[90%]），这可能会掩盖临床结果[28]。

治疗选择 4　替硝唑

我们没有发现关于替硝唑和安慰剂间的随机对照试验。我们发现 9 项关于替硝唑与甲硝唑间的随机对照试验，大部分试验发现替硝唑治疗组治疗失败率和不良反应发生率都较低。一项治疗儿童阿米巴痢疾的随机对照试验发现，替硝唑和奥硝唑清除寄生虫效果相似。我们没有发现有关替硝唑与塞克硝唑、依米丁和巴龙霉素间的随机对照试验。

益处 我们没有发现相关的系统综述。**替硝唑与安慰剂对照**：我们没有发现相关的随机对照试验。**替硝唑与甲硝唑对照**：见甲硝唑益处部分。**替硝唑与奥硝唑对照**：见奥硝唑益处部分。**替硝唑与塞克硝唑、依米丁和巴龙霉素间对照**：我们没有发现相关的随机对照试验。

害处 **替硝唑与甲硝唑对照**：见甲硝唑害处部分。**替硝唑与奥硝唑对照**：见奥硝唑害处部分。
评论 无。

治疗选择 5　依米丁

我们没有发现关于评价依米丁治疗阿米巴痢疾效果的随机对照试验。

益处 我们没有发现关于依米丁与安慰剂、甲硝唑、替硝唑、塞克硝唑、奥硝唑和巴龙霉素间的随机对照试验和系统综述。
害处 我们没有发现相关的随机对照试验。
评论 无。

治疗选择 6　巴龙霉素

我们没有发现关于评价巴龙霉素治疗阿米巴痢疾效果的随机对照试验。

益处 我们没有发现关于巴龙霉素与安慰剂、甲硝唑、替硝唑、塞克硝唑、奥硝唑和依米丁间的随机对照试验和系统综述。
害处 我们没有发现相关的随机对照试验。
评论 无。

词汇表

阿米巴瘤（amoeboma）：由溶组织阿米巴长期局部感染导致盲肠和升结肠的肉芽肿样病变。
酶联免疫吸附试验（enzyme linked immunosorbent assay，ELISA）：是用免疫反应检测激素、细菌抗原和抗体等物质的一种检测方法。
蠕虫病（helminthiasis）：包括线虫如蛔虫、鞭虫和钩虫等寄生虫存在于人体内。

参考文献

1. Last JM (editor). *A dictionary of epidemiology, 3rd ed.* New York: Oxford University Press; 1995.
2. Rivera WI, Tachibana H, Kanbara H. Field study on the distribution of *Entamoeba histolytica and Entamoeba dispar* in the northern Philippines as detected by PCR. *Am J Trop Med Hyg* 1998;59:916-921.
3. Haque R, Faruque ASG, Hahn P, et al. *Entamoeba histolytica* and *Entamoeba dispar* infection in children in Bangladesh. *JInfect Dis* 1997; 175:734-736.
4. Braga LL, Mendonca Y, Paiva CA, et al. Seropositivity for and intestinal colonization with *Entamoeba histolytica* and *Entamoeba dispar* in individuals in Northeastern Brazil. *J Clin Microbiol* 1998;36:3044-3045.
5. Chacin-Bonilla L, Bonillla E, Parra AM, et al. Prevalence of *Entamoeba histolytica* and other intestinal parasites in a community from Maracaibo, in Venezuela. *Ann Trop Med Parasitol* 1992;86:373-380.
6. Anonymous. Amoebiasis. *Wkly Epidemiol Rec* 1997;72:97-99.
7. Huston CD, Petri WA. Amoebiasis: clinical implications of the recognition of *Entamoeba dispar*. *Curr Infect Dis Rep* 1999;1:441-447.
8. Abd-Alla MD, Ravdin JI. Diagnosis of amoebic colitis by antigen capture ELISA in patients presenting with acute diarrhoea in Cairo, Egypt. *Trop Med Int Health* 2002;7:365-370.
9. Davis AN, Haque R, Petri WA. Update on protozoan parasites of the intestine. *Curr Opin Gastroenterol* 2002;18:10-14.
10. Lucas R, Upcroft JA. Clinical significance of the redefinition of the agent of amoebiasis. *Rev Latinoam Microbiol* 2001;43:183-187.
11. Petri WA, Singh U. Diagnosis and management of amebiasis. *Clin Infect Dis* 1999;29:1117-1125.
12. Stanley SL. Amoebiasis. *Lancet* 2003;361:1025-1034.
13. Haque R, Huston CD, Hughes M, et al. Amebiasis. *N Engl JMed* 2003; 348:1565-1573.
14. Singh B, Moodley J, Ramdial PK. Fulminant amoebic colitis: a favorable outcome. *Int Surg* 2001;86:77-81.
15. Vargas M, Pena A. Toxic amoebic colitis and amoebic colon perforation in children: an improved prognosis. *J Pediatr Surg* 1976;11:223-225.
16. Espinosa-Cantellano M, Martínez-Palomo A. Recent developments in amoebiasis research. *Curr Opin Infect Dis* 2000;13:451-456.
17. Singh G, Kumar S. Short course of single daily dosage treatment with tinidazole and metronidazole in intestinal amoebiasis: a comparative study. *Curr Med Res Opin* 1977;5:157-160.
18. Swami B, Lavakusulu D, Sitha Devi C. Tinidazole and metronidazole in the treatment of intestinal amoebiasis. *Curr Med Res Opin* 1977;5: 152-156.
19. Misra NP, Gupta RC. A comparison of a short course of single daily dosage therapy of tinidazole with metronidazole in intestinal amoebiasis. *J Int Med Res* 1977;5:434-437.
20. Misra NP. A comparative study of tinidazole with metronidazole as a single daily dose for three days in symptomatic intestinal amoebiasis. *Drugs* 1978;15 (suppl 1):19-22.
21. Chunge CN, Estambale BBA, Pamba HO, et al. Comparison of four nitroimidazole compounds for treatment of symptomatic amoebiasis in Kenya. *East Afr Med J* 1989;66:724-727.
22. Misra NP, Laiq SM. Comparative trial of tinidazole and metronidazole in intestinal amebiasis. *Curr Ther Res Clin Exp* 1974;16:1255-1263.
23. Joshi HD, Shah BM. A comparative study of tinidazole and metronidazole in treatment of amoebiasis. *Indian Pract* 1975:295-302.
24. Awal ARMA, Ali S. Tinidazole in the treatment of symptomatic intestinal amoebiasis. *Curr Ther Res Clin Exp* 1979;26:962-966.
25. Mathur SN, Itigi A, Rao PD, et al. Evaluation of tinidazole in treatment of amoebiasis. *Ind Med Gaz* 1976;361-364.
26. Toppare MF, Kitapci F, Senses DA, et al. Ornidazole and secnidazole in the treatment of symptomatic intestinal amoebiasis in childhood. *Trop Doct* 1994;24:183-184.
27. Apt W, Perez C, Miranda C, et al. Tratamiento de la amebiasis intestinal y giardiasis con ordinazol [in Spanish]. *Rev Med Chile* 1983;111: 1130-1133.
28. Panggabean A, Sutjipto A, Aldy D, et al. Tinidazole versus ornidazole in amebic dysentery in children (a double blind trial). *Paediatr Indones* 1980;20:229-235.

原作者

Leonila Dans
Associate Professor

Elizabeth Martínez
Associate Professor
Department of Pediatrics and Clinical Epidemiology
University of Philippines
Manila，Philippines

利益冲突：Elizabeth Martínez 被骋为联合实验公司治疗组总监。

表1 甲硝唑与替硝唑间随机对照试验结果

参考文献	患者	替硝唑与甲硝唑治疗失败率*	P值	替硝唑与甲硝唑不良反应发生率	P值
17	60例，年龄16～55岁	2/27（7%）v 12/29（41%）	< 0.01	14/27（52%）v 22/29（76%）	未评价统计学意义
18	60例†，平均年龄30.5岁，年龄范围未报道	1/29（3%）v 12/27（44%）	< 0.01	15/29（52%）v 10/27（37%）‡	未评价统计学意义
19	60例住院患者，年龄16～60岁§	3/30（10%）v 14/30（47%）	< 0.01	8/30（27%）v 16/30（53%）	P< 0.05
20	60例住院患者，年龄16～60岁§	3/29（10%）v 14/30（47%）	< 0.01	8/29（28%）v 16/30（53%）	P< 0.05
21	225例，年龄12～65岁¶	78/123（63%）v 60/102（59%）	未评价统计学意义	未报道	未评价统计学意义
22	60例，年龄16～50岁	7/30（23%）v 8/30（27%）	未评价统计学意义	2/30（7%）v 9/30（30%）	未评价统计学意义
23	60例，年龄20～50岁	1/30（3%）v 6/30（20%）	< 0.05**	6/30（20%）v 7/30（23%）	未评价统计学意义
24	66例，年龄10～60岁††	替硝唑2g治疗3日组2/22（9.1%）v 替硝唑2g治疗2日组2/21（9.5%）v 甲替硝唑2g治疗2日组4/23（17.4%）	未评价统计学意义	6/22（27%）v 4/21（19%）v 14/23（61%）	未评价统计学意义
25	60例‡‡	0/30（0%）v 0/30（0%）	未评价统计学意义	9/30（30%）v 9/30（30%）	未评价统计学意义

*：治疗失败率：在7个试验中定义为治疗30天后症状和寄生虫持续存在[17-24]，在一个试验中定义为治疗6天后寄生虫持续存在[21]。
†：粪便中存在溶组织内阿米巴。
‡：这些数字可能会引起误导，因为在甲硝唑组多数不良反应较重才被报告[18]。
§：不清楚这些随机对照试验是否涉及同一组病例或不同但相同病例人群[19, 20]。
¶：参加这个随机对照试验的病例被随机分成四个治疗组：开放甲硝唑（专利药）、开放替硝唑（专利药）、普通甲硝唑和普通替硝唑[21]。
**：这个随机对照试验报道替硝唑可明显降低治疗失败率；但重新计算又显示差异无显著统计学意义（P ≥ 0.10）[23]。
††：这个随机对照试验报道的结果是专利药和普通药剂的混合结果[24]。参加这个随机对照试验的病例被随机分成三个治疗组：替硝唑2g疗3日；替硝唑2g治疗2日；甲硝唑2g治疗2日。这个随机对照试验报道的结果是按上述顺序的。
‡‡：年龄范围未被限定，但11例患者年龄小于20岁。

水 痘

检索时间：2005年3月
原作者：George Swingler　吕飒 译　魏来 校　斯崇文 审

问 题

在健康成人和儿童中预防水痘的措施效果如何？
在出生前暴露儿童中预防水痘的措施效果如何？
在免疫功能低下的成人和儿童中预防水痘的措施效果如何？
在健康成人和儿童中治疗水痘的效果如何？
在免疫功能低下的成人和儿童中治疗水痘的效果如何？

治疗措施及其效果

健康成人和儿童的预防

肯定有效
在健康儿童中应用减毒活疫苗

效果不明
在健康成人中应用减毒活疫苗

出生前暴露儿童的预防

效果不明
阿昔洛韦
在出生前暴露的儿童中应用带状疱疹免疫球蛋白

免疫功能低下的成人和儿童的预防

肯定有效
在HIV感染人群中应用高剂量阿昔洛韦（>3200mg/d）

效果不明
在非HIV导致的免疫功能低下的人群中应用阿昔洛韦
在免疫功能低下的人群中应用减毒活疫苗

在免疫功能低下的成人中应用带状疱疹免疫球蛋白
在免疫功能低下的儿童中应用带状疱疹免疫球蛋白和水痘带状疱疹免疫球蛋白的比较

健康成人和儿童的治疗

很可能有效
在健康人群中口服阿昔洛韦（出疹24小时内给予）

效果不明
在健康人群中口服阿昔洛韦（出疹24小时后给予）

免疫功能低下的成人和儿童的治疗

很可能有效
在有恶性肿瘤的水痘患儿中静脉注射阿昔洛韦治疗

效果不明
在免疫功能低下的成人中应用阿昔洛韦

见词汇表 **G**

主要信息

健康成人和儿童的预防

◆ **在健康儿童中应用减毒活疫苗**：经过一个系统综述证明的两个随机对照试验发现，与安慰剂相比，减毒活疫苗可以减少健康儿童临床型水痘的发生，而且不良作用无显著性增加。一个疫苗接种后的随机对照试验发现，减毒活疫苗和安慰剂相比较，在临床发病率方面无显著性差异。但是却发现减毒活疫苗可以降低水痘的严重程度。

◆ **在健康成人中应用减毒活疫苗**：我们没有发现关于健康成人应用水痘减毒活疫苗效果方面的随机对照试验。

出生前暴露儿童的预防

◆ **阿昔洛韦**：我们没有发现在出生前暴露儿童中应用阿昔洛韦效果方面的随机对照试验。

◆ **在出生前暴露儿童中应用带状疱疹免疫球蛋白**：我们没有发现关于在出生前暴露儿童中应用带状疱疹免疫球蛋白效果方面的随机对照试验。

免疫功能低下的成人和儿童的预防

◆ **在HIV感染人群中应用高剂量阿昔洛韦（＞3200mg/d）**：一个关于HIV感染人群的系统综述发现，与安慰剂相比，高剂量阿昔洛韦（＞3200mg/d）能降低发生临床型水痘的风险，并能在经过22个月治疗后与安慰剂组比较降低全因死亡率。

◆ **在非HIV感染的免疫功能低下人群中应用阿昔洛韦**：我们没有发现关于在非HIV感染的免疫功能低下人群中应用阿昔洛韦效果方面的随机对照试验。

◆ **在免疫功能低下人群中应用减毒活疫苗**：我们没有发现在免疫功能低下成人或儿童中应用水痘减毒活疫苗效果方面的随机对照试验。

◆ **在免疫功能低下成人中应用带状疱疹免疫球蛋白**：我们没有发现在免疫功能低下成人中应用带状疱疹免疫球蛋白效果方面的随机对照试验。

◆ **在免疫功能低下儿童中应用带状疱疹免疫球蛋白和水痘带状疱疹免疫球蛋白的比较**：一组在接触了水痘患者兄弟姐妹的免疫功能低下儿童之中进行的随机对照试验发现，应用带状疱疹免疫球蛋白与应用水痘带状疱疹免疫球蛋白相比，在12周预防临床型水痘发病方面两者之间无显著性差异。

健康成人和儿童的治疗

◆ **健康人群口服阿昔洛韦（在出疹24小时内给予）**：一个对儿童的系统综述发现阿昔洛韦能减少发热的持续时间，但是在出现新的损伤时间方面没有显著性差异。一个经过系统综述证明的一组随机对照试验发现阿昔洛韦能减轻成人水痘的症状。

◆ **健康人群口服阿昔洛韦（在出疹24小时后给予）**：一个对成人的系统综述和另一组在成人和儿童中进行的随机对照试验发现，与安慰剂相比，在出疹24小时后给予口服阿昔洛韦不能减轻水痘的症状。

免疫功能低下的成人和儿童的治疗

◆ **在有恶性肿瘤的水痘患儿中静脉注射阿昔洛韦治疗**：两个随机对照试验对给肿瘤患儿静脉注射阿昔洛韦和安慰剂进行了比较。一个大型的随机对照试验发现阿昔洛韦能减少临床的恶化。另一个稍小的随机对照试验发现在减少临床恶化方面两者没有显著性差异。

◆ **在免疫功能低下成人中应用阿昔洛韦**：我们没有发现关于在免疫功能低下成人中应用阿昔洛韦效果方面的随机对照试验。

定义 水痘是由水痘-带状疱疹病毒引起的原发感染。在健康人群中，通常为一个轻度的自限性疾病，以低热、不适，并有普遍的伴瘙痒感的水疱样皮疹为特征。

发病率/患病率 水痘传染性很强。超过90%的未接种疫苗的人将受到感染。但是在不同年龄，在世界不同地区感染发生情况也不同：在美国、英国和日本，到10岁的时候超过80%的人群曾经受到感染，但是在印度、东南亚和西印度群岛要到30岁才超过80%的人群受到感染[1,2]。

病因/危险因素 水痘是由于接触到水痘-带状疱疹病毒而引起的。

预后 **婴儿和儿童**：在健康儿童中，通常为轻度自限性疾病。在美国，患水痘的婴儿死亡率大约为7/100 000，患水痘的儿童（1～14岁之间）死亡率大约为1.4/100 000[3]。在澳大利亚，1～11岁水痘患儿的死亡率约为0.5～0.6/100 000，婴儿的死亡率约为1.2/100 000[4]。细菌性皮肤败血症是5岁以下儿童最常见的并发症，急性小脑性共济失调是年长儿童最常见的并发症；因上述两种原因需要入院治疗的约为2～3/10 000[5]。**成人**：成人死亡率较高，大约为31/100 000[5]。水痘性肺炎是最常见的并发症，入院率约为20～30/10 000。潜伏的水痘-带状疱疹病毒再激活能够引起带状疱疹（见后遗神经痛）。**肿瘤化疗**：一组病例系列研究（以77个同时患肿瘤和水痘患儿为研究对象，1个儿童在接触水痘72小时内注射了带状疱疹免疫球蛋白**G**）发现，与那些伴有多脏器受累的缓慢进展型水痘儿童相比，接受化疗越多（接受化疗的儿童为19/60[32%]，缓慢进展型的儿童为0/17[0%]），死亡的儿童越多（接受化疗的儿童为4/60[7%]，缓慢进展型的儿童为0/17[0%]）[6]。**HIV感染**：一组回顾性病例系列研究以45个AIDS儿童为研究对象，但没有治疗报告。这个研究发现有4例在医院受到水痘感染的AIDS儿童1例发展为肺炎，并有5%死亡[7]。一个回顾性队列研究以73个HIV伴水痘感染的儿童为研究对象，其中83%有HIV感染症状。共有14个儿童接种了水痘带状疱疹免疫球蛋白**G**，其中有9个儿童在接触48小时内注射。这个研究发现有10个儿童（14%）发生超过2个月的感染，38个儿童（55%）发生复发性水痘-带状疱疹病毒感染。在复发数量的增加和低CD4细胞数量之间有很强的关联性[8]。在复发感染中一半表现为皮疹扩散，另一半是出现带状疱疹。**新生儿**：我们没有发现在围生期接触水痘的未治疗儿童中进行的队列研究。一个队列研究以281例因为母亲在分娩前或后的1个月患水痘皮疹而接种水痘带状疱疹免疫球蛋白的新生儿为研究对象，结果发现134例（48%）发展为水痘皮疹，19例（14%）发展为严重水痘[9]。严重水痘发生在其母亲分娩前7天开始出皮疹的新生儿。

治疗目的 预防临床型水痘（以皮疹为特征）的发生；减少疾病过程和水痘的并发症。

结局 临床型水痘的发展；疾病的持续时间（至出现新损伤的时间，发热的消失）；水痘的并发症；死亡率。

方法 采用《临床证据》2005年3月的文献检索和评价方案。我们翻译了所有必要的和优质的文章。

问 题 在健康成人和儿童中预防水痘的措施效果如何？

治疗选择 水痘减毒活疫苗

通过一个系统综述证明的两个随机对照试验发现，与安慰剂相比，在健康儿童中应用水痘减毒活疫苗能减少临床型水痘的发生，而且不良反应没有显著性增加。一个关于接触水痘后接种疫苗的随机对照试验发现，水痘减毒活疫苗与安慰剂相比，在减少临床发病率方面没有显著性差异。但是研究发现疫苗可以降低水痘的严重性。我们没有发现关于健康成人的随机对照试验。

益处 在健康儿童中：我们发现一个系统综述（该综述文献检索日期为2000年，共收入2个随机对照试验）[10]和一个随后的随机对照试验[11]。第一个经过一个综述证实的随机对照试验以914个年龄在1～14岁健康儿童为研究对象，结果发现水痘减毒活疫苗可以在9个月（疫苗组为0/468[0%]，安慰剂为38/446[8.5%]；ARR 8.5%，95%CI 6.1%～11.5%；保护率为100%）[12]和2年（疫苗组为1/163[< 1%)，安慰剂组为21/161[13%]；OR 0.05，95%CI 0.01～0.35][13]显著减少临床型水痘的发生。第二个经过一个综述证实的随机对照试验以327个年龄在10～30个月之间的健康儿童为研究对象，结果也发现水痘减毒活疫苗可以在平均29个月后显著性减少临床型水痘的发生（AR：疫苗组为5/166[3%]，安慰剂组为41/161[25%]；RR 0.12，95%CI 0.05～2.29)[14]。随后的一个随机对照试验以42个年龄在12个月～13岁之间的儿童为研究对象，这些儿童在他们的一个兄弟姐妹首次出现皮肤损害的72小时内接受免疫。结果发现在28天后，水痘减毒活疫苗和安慰剂相比，对于减少临床型水痘的发生没有显著性差异（AR：疫苗组为9/22[41%]，安慰剂组为9/20[45%]；RR 1.10，95%CI 为0.55～2.21)。并发现减毒活疫苗可以减少患中度或严重疾病儿童的比例（疫苗组为1/9[11%]，安慰剂组为8/9[89%]；RR 8.00，95%CI 1.21～51.51)[11]。在健康成人中：我们发现一个系统综述[10]。这篇综述没有发现在健康成人中评估临床结局的随机对照试验。

害处 系统综述发现唯一报告的一个关于水痘疫苗的不良作用，是水痘样丘疹或小囊泡的非显著性增加（AR：疫苗组为5.4%，安慰剂组为3.7%；RR 1.45，95%CI 0.53～4.0)[10]。没有儿童出现发热或全身症状。后来的随机对照试验没有发现关于水痘疫苗的不良反应[11]。一个以89 753个接种疫苗的成人和儿童为研究对象进行的上市后数据库分析显示，水痘疫苗与任何少见的严重不良事件没有关系[15]。另一个分析发现严重不良事件的发生率为2.9/100 000[16]。

评论 一个关于疫苗预防儿童和成人患水痘的新系统综述正在进行中[17]。阿昔洛韦、水痘带状疱疹免疫球蛋白Ⓖ、带状疱疹免疫球蛋白Ⓖ对于预防健康人群患水痘还有着可疑的临床重要性。从健康人群和免疫功能低下人群中得到的数据将在其他地方显示（见阿昔洛韦在预防中的益处，和带状疱疹免疫球蛋白在预防中的益处）。

问 题 在出生前暴露儿童中预防水痘的措施效果如何？

治疗选择1 阿昔洛韦

我们没有发现有关阿昔洛韦在出生前暴露儿童中预防水痘效果的随机对照试验。

益处 我们没有发现随机对照试验。

害处 我们没有发现随机对照试验。

评论 没有。

治疗选择2 带状疱疹免疫球蛋白

我们没有发现有关带状疱疹免疫球蛋白在出生前暴露儿童中预防水痘效果的随机对照试验。

益处 我们没有发现有关带状疱疹免疫球蛋白Ⓖ在出生前暴露儿童中作用效果的随机对照试验。

害处 我们没有发现随机对照试验。

评论 没有。

| 问 题 | 在免疫功能低下的成人和儿童中预防水痘的措施效果如何? |

治疗选择 1　水痘减毒活疫苗

我们没有发现在免疫功能低下成人或儿童中应用水痘减毒活疫苗作用效果的随机对照试验。

益处　我们没有发现在接受肿瘤化疗或 HIV 感染人群中进行的临床结果评价的随机对照试验。

害处　我们没有发现随机对照试验。

评论　一个在儿童和成人中进行的疫苗预防水痘的新系统综述正在进行中[17]。

治疗选择 2　阿昔洛韦（高剂量）

一个以 HIV 感染人群为研究对象的系统综述发现与安慰剂相比，高剂量阿昔洛韦（≥3200mg/d）可以降低患临床型水痘的危险，并能降低经过 22 个月治疗后的全因死因死亡率。我们没有发现在其他形式免疫功能低下人群中进行的随机对照试验。

益处　**在 HIV 感染人群中**：我们发现一个系统综述（调查数据没有报告，收入了 8 个随机对照试验，以 1792 个各种阶段 HIV 感染的人为研究对象，CD4 数量的中位数为 34～607/mm^3）对高剂量的阿昔洛韦和安慰剂进行了比较[18]。其中有 3 个随机对照试验还没有发表，包括 2 个制药公司进行的试验。这篇综述发现阿昔洛韦（≥3200mg/d 应用超过 22 个月）可以显著减少临床型水痘的发生（AR：阿昔洛韦组为 14/895[2%]，安慰剂组为 54/897[6%]；OR 0.29，95%CI 0.13～0.63；NNT 23，95%CI 17～39）。全因死亡率也有所降低（HR 0.78，95%CI 0.65～0.93；OR 0.75，95%CI 0.57～1.00）。治疗效果没有随着 CD4 的数量有显著性变化。我们没有发现在 HIV 感染人群中应用低剂量阿昔洛韦的随机对照试验。**在其他免疫功能低下人群中**：我们没有发现在其他类型免疫功能低下成人或儿童中应用阿昔洛韦的随机对照试验。

害处　系统综述没有评价不良事件（见阿昔洛韦治疗的害处）。

评论　没有。

治疗选择 3　带状疱疹免疫球蛋白

我们没有发现在免疫功能低下成人中应用带状疱疹免疫球蛋白效果的随机对照试验。一个以健康儿童为研究对象的小型随机对照试验发现，与安慰剂相比，带状疱疹免疫球蛋白可以降低患临床型水痘的儿童的比例。一个以接触水痘患者兄弟姐妹的免疫功能低下儿童为研究对象的随机对照试验发现，接种带状疱疹免疫球蛋白与接种水痘带状疱疹免疫球蛋白相比，在 12 周时患临床型水痘没有显著性差异。

益处　我们没有发现系统综述。**与安慰剂比较**：我们没有发现随机对照试验。**与在免疫功能低下儿童中应用免疫血清球蛋白 G（ISG）比较**：我们没有发现随机对照试验。**与在免疫功能低下儿童中应用水痘带状疱疹免疫球蛋白（VZIG）比较**：我们发现一个随机对照试验以 164 个免疫功能低下儿童为研究对象，其中大多数儿童患白血病，并且接触了水痘患者的兄弟姐妹。这个试验对带状疱疹免疫球蛋白（ZIG）G（1.25ml/10kg）和 VZIG G（1.25ml/10kg）进行了比较[19]。结果发现在 12 周时患临床型水痘的儿童的比例两者之间没有显著性差异（AR：带状疱疹免疫球蛋白组为 31/88[37%]，水痘带状疱疹免疫球蛋白组为 36/81[44%]；RR 0.84，95%CI 0.58～1.22）。

害处　没有评价不良作用的随机对照试验。

评论　**在健康儿童中与免疫血清球蛋白比较**：我们发现一个小型的随机对照试验以 12 个接触了新近水痘发病患者的兄弟姐妹的易感健康儿童为研究对象，对 ZIG（2ml/10kg）与 ISG（2ml/10kg）进行了比较[20]。结果发现在 20 天后 ZIG 能降低临床型水痘儿童的比例（AR：ISG 组为 0/6[0%]，ZIG 组为 6/6[100%]）。因为在免疫功能低下人群中缺乏证据，在健康人群中得到的数据可能会有所帮助，但是结果对于免疫功能低下人群的适用性仍值得怀疑。

| 问 题 | 在健康成人和儿童中治疗水痘的效果如何? |

治疗选择　阿昔洛韦

一个关于儿童的系统综述发现阿昔洛韦能减少发热的持续时间，但是发现在出现新损伤的时间方面没有显著性差异。一个经过系统综述证明的随机对照试验发现在成人中应用阿昔洛韦能减少水痘的症状。一个关于成人的系统综述和一个补充的关于成人和儿童的随机对照试验发现，与安慰剂相比，在出现皮疹 24 小时后口服阿昔洛韦不能减少水痘的临床症状。

益处　**在健康儿童中**：我们发现一个关于儿童和青少年的系统综述（该综述检索日期为 2003 年，共收入 3 个随机对照试验，包括 979 个儿童）[21]和一个补充的关于儿童和成人的随机对照试验[22]。系统综述以 0～18 岁的健康儿童为研究对象，对出现皮疹 24 小时内给予阿昔洛韦和安慰剂进行了比较[21]。结果发现在出现新损伤的时间方面，阿昔洛韦和安慰剂之间没有显著性差异（WMD −0.8 天，95%CI −1.6 天～+0.02 天）。综述发现与安慰剂相比，阿昔洛韦能显著减少发热的持续时间（发热持续时间的加权平均值减少1.1天，95%CI 1.3～0.9天）[21]。我们发现一个补充的随机对照试验，它以77个儿童、青少年和成年人为研究对象[22]。结果发现与儿童在出现皮疹后第三天应用阿昔洛韦相比，第二天应用可以显著减少不出现新损伤的时间（中位数：在第二天应用为4天，在第三天应用为5天；组间差异$P < 0.04$）。综述发现在青少年和成人中没有显著性差异。在青少年中早期治疗能显著性减少出现体温下降的时间（中位数：在第二天应用为2～3天，在第三天应用为3～4天；组间差异$P < 0.02$），但是在儿童和成人中没有差异。**在健康成人中**：我们发现一个系统综述（该综述文献检索日期为1997年，共收入3个随机对照试验）[23]。它没有进行meta分析。第一个经过综述证明的随机对照试验以148个成年人为研究对象，比较了与安慰剂相比，早期和晚期应用阿昔洛韦（800mg，5次/天）的效果。结果发现与应用安慰剂相比，在出现皮疹24小时内应用阿昔洛韦，可以显著减少损伤的最大数量（$P<0.01$）和缩短完全结痂时间（$P = 0.001$）。并发现如果阿昔洛韦在出现皮疹后24～72小时给予则在完全结痂时间方面没有显著性差异（$P > 0.2$）。两个仍在进行中的随机对照试验以168个健康成人为研究对象，比较了在出现皮疹后24小时以后给予阿昔洛韦与安慰剂的效果。结果发现在不出现新损伤的时间方面，这两个试验均没有显著性差异（在1个随机对照试验中$P = 0.55$，在另一个随机对照试验中报告了所有的不同严重程度的皮疹的P值，所有的P值> 0.05）。他们没有提供出现体温下降所需时间的数字信息。我们发现一组以儿童、青少年和成人为研究对象的补充的随机对照试验（见上述在健康儿童中篇）[22]。

害处 有关儿童的系统综述发现在治疗组和对照组没有显著性差异，也没有发现应用阿昔洛韦的儿童出现不利的趋势[21]。

评论 对于可测量的结局作用效果较小，而且在没有经过治疗就顺利恢复的健康人群中的临床重要性方面也值得怀疑。

问 题 在免疫功能低下的成年人和儿童中治疗水痘的效果如何？

治疗选择 阿昔洛韦

两个随机对照试验比较了在肿瘤患儿中静脉应用阿昔洛韦和安慰剂的效果。一个大型的随机对照试验发现阿昔洛韦减少了临床恶化的发生。另一个小型的随机对照试验发现在临床恶化方面没有显著性差异。我们没有发现在免疫功能低下成人中应用阿昔洛韦的效果的随机对照试验。

益处 **在免疫功能低下儿童中**：我们发现了两个以安慰剂为对照、以接受化疗的肿瘤儿童为研究对象，静脉应用阿昔洛韦的随机对照试验[24, 25]。最大的随机对照试验以50个1～14岁水痘患儿为研究对象，其中60%皮疹持续时间> 24小时。结果发现接受阿昔洛韦治疗（500mg/m^{2}体表面积）的儿童更少发生病情恶化（和转入开放的阿昔洛韦组和安慰剂组比较，阿昔洛韦组为1/25 [4%]，安慰剂组为12/25 [48%]；RR 0.08，95%CI 0.01～0.59；NNT 3，95%CI 2～4）[24]。对于剩余没有转入开放的阿昔洛韦组的儿童分析发现，阿昔洛韦能显著缩短损伤完全结痂的时间（中位数：阿昔洛韦组为5.7天，安慰剂组为7.1天；组间差异$P < 0.013$）。综述发现在体温下降方面没有显著性差异。第二个随机对照试验以20个平均年龄为6.4岁的儿童为研究对象，将阿昔洛韦（500mg/m^{2}体表面积）与安慰剂相比，发现在临床恶化和转入开放的阿昔洛韦组间没有显著性差异（AR：阿昔洛韦组为1/8 [12.5%]，安慰剂组为5/12 [42.0%]，RR 0.30，95% CI 0.04～2.10）[25]。但是，随机对照试验规模太小以至于不能除外临床上重要的差异。**在免疫功能低下的成人中**：我们没有发现随机对照试验。

害处 在第一个随机对照试验中，2/25（8%）的应用阿昔洛韦的儿童出现短暂的血尿素氮水平增高，在安慰剂组有两个儿童出现另外的短暂、轻微的不良反应[24]。在第二个随机对照试验中，在接受阿昔洛韦治疗的8名儿童中除了有1名儿童出现了持续1天的自限性斑丘疹，没有不良事件发生[25]。

评论 第一个以免疫功能低下儿童为研究对象的随机对照试验中，剔除应用安慰剂但发生临床恶化儿童的随后分析表明安慰剂的效果可能被高估[24]。

词汇表

免疫血清球蛋白（immune serum globulin，ISG）：从混合的人血浆中制备的免疫球蛋白。

水痘带状疱疹免疫球蛋白（varicella zoster immune globulin，VZIG）：从富含高滴度抗水痘-带状疱疹病毒抗体的供者血浆中制备。

带状疱疹免疫球蛋白（zoster immune globulin，ZIG）：从带状疱疹恢复期供者的血浆中制备（很难得到足够的供应）。

参考文献

1. Lee BW. Review of varicella zoster seroepidemiology in India and Southeast Asia. *Trop Med Int Health* 1998;3:886-890.
2. Garnett GP, Cox MJ, Bundy DA, et al. The age of infection with varicella-zoster virus in St Lucia, West Indies. *Epidemiol Infect* 1993; 110:361-372.
3. Preblud SR. Varicella: complications and costs. *Pediatrics* 1986;78:728-735.
4. Scuffman PA, Lowin AV, Burgess MA. The cost effectiveness of

varicella vaccine programs for Australia. *Vaccine* 1999;18:407-415.
5. Guess HA, Broughton DD, Melton LJ, et al. Population-based studies of varicella complications. *Pediatrics* 1986;78:723-727.
6. Feldman S, Hughes WT, Daniel CB. Varicella in children with cancer: seventy-seven cases. *Pediatrics* 1975;56:388-397.
7. Leibovitz E, Cooper D, Giurgiutiu D, et al. Varicella-zoster virus infection in Romanian children infected with the human immunodeficiency virus. *Pediatrics* 1993;92:838-842.
8. von Seidlein L, Gillette SG, Bryson Y, et al. Frequent recurrence and persistence of varicella-zoster virus infections in children infected with human immunodeficiency virus type 1. *J Pediatr* 1996;128:52-57.
9. Miller E, Cradock-Watson JE, Ridehalgh MK. Outcome in newborn babies given anti-varicella-zoster immunoglobulin after perinatal maternal infection with varicella-zoster virus. *Lancet* 1989;2:371-373.
10. Skull SA, Wang EE. Varicella vaccination: a critical review of the evidence. *Arch Dis Child* 2001;85:83-90. Search date 2000; primary sources Medline, Embase, the Cochrane Library, reference lists, the internet for position papers from health organisations, and vaccine product information.
11. Mor M, Harel L, Kahan E, et al. Efficacy of postexposure immunization with live attenuated varicella vaccine in the household setting - a pilot study. *Vaccine* 2004;23:325-328.
12. Weibel RE, Neff BJ, Kuter BJ, et al. Live attenuated varicella virus vaccine. Efficacy trial in healthy children. *New Engl J Med* 1984;310:1409-1415.
13. Kuter BJ, Weibel RE, Guess HA, et al. Oka/Merck varicella vaccine in healthy children: final report of a 2-year efficacy study and 7-year follow-up studies. *Vaccine* 1991;9:643-647.
14. Varis T, Vesikari T. Efficacy of high-titer live attenuated varicella vaccine in healthy young children. *J Infect Dis* 1996;174:S330-S334.
15. Black S, Shinefield H, Ray P, et al. Postmarketing evaluation of the safety and effectiveness of varicella vaccine. *Pediatr Infect Dis* J 1999;18:1041-1046.
16. Wise RP, Salive ME, Braun MM, et al. Postlicensure safety surveillance for varicella vaccine. *JAMA* 2000;284:1271-1279.
17. Coole L, Law B, McIntyre P. Vaccines for preventing varicella in children and adults. (Protocol) In: the Cochrane Library, Issue 4, 1999. Oxford: Update Software.
18. Ioannidis JP, Collier AC, Cooper DA, et al. Clinical efficacy of high-dose aciclovir in patients with human immunodeficiency virus infection: a meta-analysis of randomized individual patient data. *J Infect Dis* 1998;178:349-359. Search date not reported; primary sources Medline, hand searches of abstracts from meetings and trial directories, and communication with experts.
19. Zaia JA, Levin MJ, Preblud SR, et al. Evaluation of varicella-zoster immune globulin: protection of immunosuppressed children after household exposure to varicella. *J Infect Dis* 1983;147:737-743.
20. Brunell PA, Ross A, Miller LH, et al. Prevention of varicella by zoster immune globulin. *N Engl J Med* 1969;280:1191-1194.
21. Klassen TP, Belseck EM, Wiebe N, et al. Acyclovir for treating varicella in otherwise healthy children and adolescents. In: the Cochrane Library, Issue 2, 2004. Chichester, UK: John Wiley & Sons, Ltd. Search date 2003; primary sources Cochrane Controlled Trials Register, Medline, Embase, Pubmed, hand searches of reference lists, and contact with authors and pharmaceutical companies.
22. Balfour HH Jr, Edelman CK, Anderson RS, et al. Controlled trial of acyclovir for chickenpox evaluating time of initiation and duration of therapy and viral resistance. Pediatr *Infect Dis J* 2001;20:919-926.
23. Alfandari S. Second question: antiviral treatment of varicella in adult or immunocompromised patients. *Med Malad Infect* 1998;28:722-729. Search date 1997; primary sources Medline, Embase, and hand searches of reference lists and selected journals.
24. Nyerges G, Meszner Z, Gyarmati E, et al. Aciclovir prevents dissemination of varicella in immunocompromised children. *J Infect Dis* 1988;157:309-313.
25. Prober CG, Kirk LE, Keeney RE. Aciclovir therapy of chickenpox in immunosuppressed children: a collaborative study. *J Pediatr* 1982;101:622-625.

原作者

George Swingler
School of Child and Adolescent Health
Red Cross Children's Hospital and the University of Cape Town
Cape Town，South Africa

利益冲突：没有声明。

致谢：在此谨向本章以前版本的作者 Jimmy Volmink 致谢。

先天性弓形虫病

检索时间： 2004年3月
原作者： Piero Olliaro 朱建莹 译 魏来 校 斯崇文 审

问 题

在孕期治疗弓形虫病对母婴的效果如何？

治疗措施及其效果

效果不明
抗寄生虫药

见词汇表 G

主要信息

◆ **抗寄生虫药**：两个有关在孕期血清转化妇女研究的系统综述发现，现在的抗寄生虫药治疗与未治疗相比对母婴疗效的不足。

定义 弓形虫病是由刚地弓形虫引起的。免疫功能正常的个体感染后无症状或症状不明显，但引起终身的抗体应答。孕期可通过胎盘传染弓形虫病，并引起胎儿死亡、新生儿生长停滞、智力迟钝、视觉缺陷、日后失明。先天性弓形虫病（被证实的胎儿或新生儿的感染）也可出现在出生时：既可为亚临床疾病，它在日后可能进展为神经系统或眼科的疾病；也可为严重程度不同的一种疾病，范围从轻度的眼损伤到严重智力障碍。

发病率/患病率 与过去一样，弓形虫血清阳性报告率在不同的国家之间及在一个国家之内不同。年轻人中原发感染的危险很高，包括怀孕期的年轻女性。我们没有发现描述育龄妇女每年的血清转化率的队列研究，也没有原发感染的发病率。一个系统综述（检索日期1996年）确认了15项研究，报告的无免疫孕妇中血清转化率在欧洲的范围为2.4～16/1000，而美国为2～6/1000[1]。法国在1978年开始对先天性弓形虫病进行筛选，在1980～1995年期间，无免疫妇女怀孕期间血清转化率为4～5/100C[2]。

病因/危险因素 弓形虫感染常常通过摄食包囊（来源于被猫粪污染的未洗的水果或蔬菜）或组织包囊（来源于生的或未煮熟的肉）而获得，感染的危险性与不同的饮食习惯，和猫及其他宠物的接触，以及职业性暴露有关。

预后 一个关于在1983～1996年间实施的研究的系统综述发现没有基于孕期弓形虫感染的自然史的前瞻性研究的人群[1]。一个系统综述（检索日期1997年，9个非随机对照研究）发现，未治疗的孕期获得性弓形虫病与10%～100%的儿童期感染率相关[3]。我们发现两个欧洲的研究显示新生儿感染的危险性和疾病的严重程度与孕期母体血清转化的时间相关[4,5]。传染的危险性随着母体血清转化的胎龄增加而增加，当血清转化发生在妊娠30周后，传染的危险性达70%～90%。相反，当母体血清转化发生在早孕期，婴儿发展为临床疾病的危险性相对最高。当血清转化发生在妊娠24～30周之间，记录到的早期病症（包括脉络膜视网膜炎和脑积水）发生的最高危险性约为10%[5]。出生时患先天性弓形虫病和泛发神经系统畸形的婴儿，智力发展迟缓、生长发育迟滞、失明或视觉障碍、癫痫发作和强直。出生时处于亚临床感染的儿童可能有认知、运动和视觉的障碍，这可能在很多年内无法被诊断。一个病例对照研究（在巴西845名学龄儿童）发现智力迟钝和视网膜脉络膜炎与弓形虫血清阳性显著相关（人群归因危险度6%～9%）[6]。

治疗目的 以最小的不良反应来预防母婴传播、先天性感染、新生儿及日后生活中的视力缺损和神经系统缺陷。

结局 自然流产、胎儿感染、明显的新生儿疾病（神经系统和视觉的缺陷）的发病率；新生儿中血清学阳性率，治疗的不良反应。

方法 采用《临床证据》2004年3月的文献检索和评价方案。

问 题	在孕期治疗弓形虫病对母婴的效果如何？

治疗选择	抗寄生虫药

两个有关在孕期血清转化妇女研究的系统综述发现，现在的抗寄生虫治疗与未治疗相比对母婴疗效的证据不足。

益处 我们发现两个系统综述（检索日期1997年）[3,7]和一个病例系列分析研究[8]。第一个综述确认没有随机对照试验[3]。它确认了对照治疗（单用螺旋霉素，乙胺嘧啶－磺胺类药，或这两种治疗的联合）与未治疗的9个小型的队列研究。被综述确认的研究中的5个发现治疗母亲组与未治疗组相比，胎儿感染率显著减少（$P < 0.01$）。另外4个研究发现胎儿感染无明显减少。第二个综述有严格的选择标准，确认无随机对照试验或高质量的观察研究[7]。用螺旋霉素或螺旋霉素加乙胺嘧啶－磺酰胺治疗妇女的系列病例研究没有发现结果不同的证据（胎儿感染，明显的新生儿疾病）[8]。由于随访期限的不同使源于这些研究的数据比较较困难。

害处 据报道螺旋霉素和乙胺嘧啶－磺酰胺有很好的耐受性和非致畸性[9]。已知磺胺药物有引起新生儿核黄疸Ⓖ的危险，在妊娠末三个月应尽可能避免使用；还有骨髓抑制的危险，它可通过同时使用叶酸来减轻。

评论 我们发现证据的质量较差。包括在第二个系统综述中的研究较小，且没有说明胎龄的差别。只有两个研究提供了有关对照组的信息，治疗组先天性感染相同[3]。有关筛查和治疗子宫内弓形虫感染的一个决策分析建议，治疗可能拯救妊娠，但不能防止新生儿的感染[10]，这可能导致先天性疾病的上升。复合磺胺甲基异噁唑（甲氧苄啶加磺胺甲基异噁唑），阿托伐醌或氟喹诺酮类等药物，已经用于或正在被试用于免疫功能缺陷人群中（尤其是那些HIV感染者）弓形虫病的二级预防治疗,因生殖毒性还不明确,尚未被用于孕期研究。最后,尽管儿童被观察的时间越长其后遗症的发病率越高,但最佳随访期限仍未被确定。

词汇表

核黄疸（kernicterus）：在新生儿中由高胆红素水平引起的脑毒性被称做核黄疸。临床表现包括呕吐、嗜睡、发热和痉挛。

参考文献

1. Eskild A, Oxman A, Magnus P, et al. Screening for toxoplasmosis in pregnancy: what is the evidence of reducing a health problem? *J Med Screen* 1996;3:188-194. Search date 1996; primary sources Medline, Cochrane Pregnancy and Childbirth Database, and hand searched references.
2. Carme B, Tirard-Fleury V. Toxoplasmosis among pregnant women in France: seroprevalence, seroconversion and knowledge levels: trends 1965-1995. *Med Malad Infect* 1996;26:431-436.
3. Wallon M, Liou C, Garner P, et al. Congenital toxoplasmosis: systematic review of evidence of efficacy of treatment in pregnancy. *BMJ* 1999;318:1511-1514. Search date 1997; primary sources Medline, Embase, Pascal, Biological Abstracts, and personal communications.
4. Foulon W, Villena I, Stray-Pedersen B, et al. Treatment of toxoplasmosis during pregnancy: a multicenter study of impact on fetal transmission and children's sequelae at age 1 year. *Am J Obstet Gynecol* 1999; 180:410-415.
5. Dunn D, Wallon M, Peyron F, et al. Mother-to-child transmission of toxoplasmosis: risk estimates for clinical counselling. *Lancet* 1999; 353:1829-1833.
6. Caiaffa WT, Chiari CA, Figueiredo AR, et al. Toxoplasmosis and mental retardation: report of a case-control study. *Mem Inst Oswaldo Cruz* 1993;88:253-261.
7. Peyron F, Wallon M, Liou C, et al. Treatments for toxoplasmosis in pregnancy. In: The Cochrane Library, Issue 2, 2000. Oxford: Update Software. Search date 1997; primary sources Medline, Embase, Pascal, Biological Abstracts, and the Cochrane Controlled Trials Register.
8. Vergani P, Ghidini A, Ceruti P, et al. Congenital toxoplasmosis: efficacy of maternal treatment with spiramycin alone. *Am J Reprod Immunol* 1998;39:335-340.
9. Garland SM, O'Reilly MA. The risks and benefits of antimicrobial therapy in pregnancy. *Drug Saf* 1995;13:188-205.
10. Bader TJ, Macones GA, Asch DA. Prenatal screening for toxoplasmosis. *Obstet Gynecol* 1997;90:457-464.

原作者

Piero Olliaro
Scientist/Manager
UNDP/World Bank/WHO Special Programme for Research and Training in Tropical Diseases CDS/TDR/World Health Organization
Geneva, Switzerland

利益冲突：没有声明。

登革热

检索时间：2004年11月
原作者：Marissa M Alejandria　吕飒 译　魏来 校　斯崇文 审

问　题

在儿童中使用支持疗法对于登革出血热和登革休克综合征的治疗效果如何？

治疗措施及其效果

很可能有效
静脉补液*

效果不明
在标准的静脉补液中加入卡络磺钠（AC-17）
在标准的静脉补液中加入皮质激素
在标准的静脉补液中加入静脉用免疫球蛋白
胶体液（与晶体液相比）

将在新版中加入
在儿童中应用输注血小板治疗登革出血热或登革休克综合征

在青少年和成人中应用支持性疗法治疗登革热

*尽管我们没有发现直接的证据支持他们的方法，但是因为登革出血热或登革休克综合征可以引起血管通透性的急性升高，并导致血浆外渗，从而导致红细胞比容升高和血压的下降。因此普遍共识的方法是在患这些疾病的儿童中应普遍静脉补充晶体液。安慰剂对照试验被视为不符合伦理道德

见词汇表 Ⓖ

主要信息

◆ **静脉补液***：我们没有发现比较静脉补液与安慰剂或非治疗组的随机对照试验。普遍接受的观点是在患登革出血热或登革休克综合征的儿童中应立即进行补液。在安慰剂对照试验中来检测补液的效果是不符合伦理道德的。

◆ **在标准的静脉补液中加入卡络磺钠（AC-17）**：一个以患登革出血热/登革休克综合征的泰国儿童为研究对象的随机对照试验发现，在标准静脉补液中加入卡络磺钠与加入安慰剂相比，在休克和胸腔积液的发生，及住院时间长短方面没有显著性差异。另一个以患Ⅱ级登革出血热的印尼儿童为研究对象的随机对照试验（本试验的方法有缺陷）发现有效的证据表明，与单独应用标准静脉补液相比，加入卡络磺钠能减少胸腔积液发生。

◆ **在标准静脉补液中加入皮质激素**：两个以患登革休克综合征的泰国和印尼儿童为研究对象的随机对照试验发现，在标准补液中加入皮质激素与加入安慰剂相比，在死亡率方面没有显著性差异。一个以患登革休克综合征的缅甸儿童为研究对象的开放的随机对照试验（本试验的方法有缺陷）发现有效的证据表明，与单独应用标准静脉补液相比，加入皮质激素能降低死亡率。

◆ **在标准静脉补液中加入静脉免疫球蛋白**：我们没有发现关于在患登革出血热或登革休克综合征的人群中应用静脉免疫球蛋白的已经发表的随机对照试验。一个以患登革休克综合征的菲律宾儿童为研究对象的未发表的随机对照试验发现，与在标准静脉补液中加入安慰剂相比，加入静脉免疫球蛋白能降低死亡率。

◆ **胶体液（与晶体液相比）**：两个在以患登革休克综合征的越南儿童为研究对象的随机对照试验发现，急性复苏时应用晶体液和胶体液相比，在死亡率，休克的复发，或进一步灌注的需要方面没有显著性差异。

*尽管我们没有发现直接的证据支持他们的用法，但是因为登革出血热或登革休克综合征可以引起血管通透性的急性升高，并导致血浆外渗，从而导致红细胞比容升高和血压的下降。因此普遍共识的方法是在患这些疾病的儿童中应普遍静脉补充晶体液。安慰剂对照试验被视为不符合伦理道德。

定义　登革热感染是一种经蚊子传播的虫媒病毒感染。登革热病毒感染可以引起从无症状或未分型的发热性疾病到登革热和登革出血热或登革休克综合征各种表现。诊断登革热感染的一个重要的标准是有旅游史或在发热两周内居住在登革热流行的地区。**登革热**是一种急性发热性疾病，年龄不同临床表现也不同。新生儿或幼儿表现为伴斑丘疹的未分型的发热性

疾病。15岁或15岁以上的年长儿童及成人表现为轻度的发热性疾病或典型的极度疲乏样疾病，也被称为"断骨热（breakbone fever）"，表现为突然出现高热，非特异性症状，严重的头痛，眼后痛，肌肉、骨骼或关节痛，恶心，呕吐和皮疹。**登革出血热**诊断标准有4个：急起高热；出血表现包括止血带试验ⓖ阳性，皮肤出血，粘膜和胃肠道出血；血小板减少；以及红细胞压积升高或降低，胸腔或腹腔积液，低蛋白血症为表现的血浆外渗。登革出血热根据严重程度分为4级（见表1）[1]。血小板减少和血液浓稠性的出现可以将登革出血热的Ⅰ级和Ⅱ级与登革热区分开来。Ⅲ级和Ⅳ级登革出血热又称**登革休克综合征**[1]。血浆外渗是登革出血热主要的病理生理特征。

发病率/患病率 登革热和登革出血热是世界范围内的公共健康问题，尤其是在低洼地区，那里有一种蚊子叫埃及伊蚊。在安迪斯山脉附近的城市虽然离赤道较近，但是海拔较高，就是因为在如此高的海拔伊蚊无法生存所以没有登革热。在世界范围内，每年大约有5千万~1亿的登革热病例和数十万的登革出血热病例[2]。流行区域在美国，东南亚，西太平洋，非洲和东地中海。全球人口的变化及相应的后果（由于媒介防除的削弱，蚊虫的密度和地理分布增加，不可靠的供水系统；非生物降解包装物的增加及固体废弃物处理的缺乏；由于空中旅行增加导致的病毒传播的地理分布区的变化；市区人口密度的增加[3,4]）是20世纪登革热疾病活跃的主要原因。世界卫生组织估计全球温度升高1.0~3.5℃就可以通过缩短在伊蚊体内的病毒潜伏期而引起传播的增加，每年将增加20 000~30 000以上的致死病例[5]。

病因/危险因素 登革热的病原体为登革热病毒，有4个血清型（DEN 1、2、3、4），属于黄病毒属。这些血清型非常接近，但是有抗原区别。埃及伊蚊是主要的将病毒传染给人的传播媒介。尽管登革热主要发病人群为成人和年长儿童，但是登革出血热和登革休克综合征主要发病人群为15岁以下的儿童。在流行时，容易发展为登革出血热和登革休克综合征的重要危险因子包括病毒株和病毒的血清型、宿主的免疫状态、年龄和遗传易感性。有证据显示连续的感染或以前存在抗登革抗体，会通过抗体依赖性增加导致登革出血热发生的危险性增高[3,4,6-8]。

预后 登革热是一种表现为极度疲乏的疾病。尽管登革出血热和登革休克综合征是儿童死亡和住院的主要原因，但是在健康成人中预后较好。登革热是自限性疾病，只有少于1%的死亡率。疾病的急性期持续2~7天，但是恢复期可以持续数周，尤其是在成人中常伴有乏力、抑郁有关。登革出血热和登革休克综合征的预后依赖于预防或早期诊断以及休克的治疗。住院病例死亡率在2.5%~5.0%之间。一旦出现休克，死亡率将升高到12%~44%[9]。如能够给予合适监护、支持疗法为中心的治疗，死亡率可以低于1%。没有特异的抗病毒疗法。标准的治疗是给予静脉补液以扩充血容量。病人在经过迅速充分的补液和补充电解质后可以康复。但是最佳的补液疗法仍是讨论的热点。尤其在登革热中更为重要。因为登革热在治疗方面的难点就是迅速纠正低血容量症但是不能出现补液过多。

治疗目的 预防死亡，改善症状，减少不良反应。

结局 死亡率；休克的复发；症状缓解；肾功能衰竭；住院期长短；恢复时间；误工时间；输血的需要；液体需求；不良反应（出血，补液过量，超敏反应，继发感染）。继发结局包括休克和胸腔积液的发生。

方法 采用《临床证据》2004年11月的文献检索和评价方案。作者也通过手动检索和与此领域的专家接触获得附加的材料。

| 问 题 | 在儿童中使用支持疗法对于登革出血热和登革休克综合征的治疗效果如何？ |

治疗选择1　静脉补液

我们没有发现对静脉补液与安慰剂或不治疗之间进行比较的随机对照试验。目前广泛共识对于患登革出血热或登革休克综合征的儿童应立即补液；而使用安慰剂对照试验中检测静脉补液的效果是不符合伦理道德的。两个以患登革休克综合征的越南儿童为研究对象的随机对照试验发现，晶体液和胶体液治疗急性复苏相比，在死亡率、休克的复发或进一步的灌注需要方面，两者之间无显著性差异。但是似乎这两个试验没有能力检测到临床上重要的差异。

益处 **与安慰剂和无治疗相比**：我们没有发现随机对照试验（见下文）。**晶体液与胶体液相比**：我们没有发现系统综述，但是找到了2个随机对照试验（见下文）[10,11]。第一个随机对照试验以50个年龄在5~15岁患登革休克综合征的越南儿童为研究对象，比较了4种治疗急性复苏的静脉疗法：2个晶体液疗法（25个儿童应用氯化钠或林格氏乳酸盐溶液），2个胶体液疗法（25个儿童应用右旋糖酐70或血定安）[10]。晶体液或胶体液在第一个小时以内以20ml/kg的速度输入，在第二个小时内以10ml/kg的速度输入。然后所有的儿童在主治医师根据WHO的指南所进行的慎重考虑的基础上再接受进一步的静脉灌注治疗。所有的儿童仅应用补液就得以恢复（在任何一组都没有死亡）。随机对照试验发现在这些组中，在休克的复发方面（在每组中中位数为1；$P=0.46$），或者需要进一步（从灌注后2小时到完全从休克中恢复）的晶体液灌注（$P=0.16$）或胶体液灌注方面（$P=0.70$）没有显著性差异。在这两组中，从2个小时的灌注和从休克中完全恢复过来没有显著性差异。休克恢复定义为脉压为20mmHg和更高。这个随机对照试验还发现，在休克持续时间的中位数方面各组也没有显著性差异（在氯化钠组平均为1.5小时，在林格氏乳酸盐溶液组平均为0.5小时，在右旋糖酐70组平均为2.8小时，在血定安组平均为7.0小时；$P=0.36$）[10]。第二个随机对照试验以222个年龄在1~15岁患登革休克综合征的越南儿童为研究对象，也比较了4种静脉输液疗法对于急性复苏的效果：2个晶体液疗法（111个儿童应用氯化钠或林格氏乳酸盐溶液），2 个胶体液疗法（111 个儿童应用右旋糖酐 70 或血定安）[11]。液体在第一个小时内以 20ml/kg 的速度输入。所有的儿童根据 WHO 指南再给予进一步的林格氏乳酸盐溶液的灌注。但是那些没有得到症状改善和病情恶化的儿童在主治医师慎重的考虑后接受额外的胶体液（右旋糖酐 70）灌注。所有的儿童补液后得到恢复（在任何一组都没有死亡）。这个随机对照试验发现晶体液和胶体液相比，在休克复发儿童的比例方面没有显著性差异（胶体液组为 24/90[27%]，晶体液组为 20/81[25%]；RR 1.02，95%CI 0.56～1.85）。也发现直到从休克中完全恢复所需要的液体灌注总体积（$P = 0.95$），或在第一个小时后需要进一步灌注的儿童的比例（氯化钠组为 17/56[30%]，林格氏乳酸盐溶液组为 20/55[36%]，右旋糖酐 70 组为 17/55[31%]，血定安组为 15/56[27%]；$P = 0.75$），在这 4 组中都没有显著性差异[11]。

害处 第一个随机对照试验发现恒用晶体液或胶体液都没有不良反应，但是对于检验临床上重要的不良反应显得不足[10]。在第二个随机对照试验中，6 个经过胶体液治疗的儿童出现发热和寒战[11]。2 个接受胶体液治疗的儿童出现休克复发，这种休克用晶体液治疗后有效。一个使用血定安组的儿童出现严重的鼻衄，需要输血，另一个在右旋糖酐组的儿童在一次小的外伤后出现大血肿。平均分在 4 个组中的 35 个儿童在休克恢复后需要利尿治疗 1 或 2 天[11]。

评论 在患登革出血热或登革休克综合征的儿童患者中进行安慰剂对照试验来研究静脉补液的效果是不符合伦理道德的。广泛的共识是应该在患登革出血热或登革休克综合征的儿童患者中普遍应用含晶体液的静脉补液治疗，因为这两种疾病都可以引起血管通透性的急性增加，从而导致血浆外渗，引起红细胞比容的升高和血压的下降。这两个比较晶体液和胶体液的随机对照试验有可能在检验临床上重要的结局方面略显不足[10,11]。这两个随机对照试验在应用补液后 1 或 2 小时后就判断疾病结局，就可能忽略了在补液复苏第一个小时内的临床上重要的效果。不管晶体液或胶体液是多么的有效，如果灌注了相同的体积，在引起液体过多方面二者之间是没有差别的[12]。

治疗选择 2　在标准的静脉补液中加入皮质激素

两个以患登革出血热或登革休克综合征的泰国和印尼儿童为研究对象的随机对照试验发现，在标准补液中加入皮质激素与加入安慰剂相比，在死亡率方面无显著性差异。一个以患登革出血热或登革休克综合征的缅甸儿童为研究对象的开放的随机对照试验（研究方法有缺陷）发现，有限的证据表明，与单独静脉补液相比，在静脉补液中加入皮质激素可以降低死亡率。

益处 我们没有发现系统综述。我们发现 3 个随机对照试验[13-15]。第一个以 63 个年龄在 15 岁以下、患登革休克综合征并接受标准静脉补液的儿童为研究对象的随机对照试验，对在生理盐水中加入甲泼尼松龙（单次快速灌注 30mg/kg）与加入 5% 葡萄糖作为安慰剂对照组进行了比较[13]。所有接受晶体液治疗（林格氏乳酸盐溶液或者 0.5% 葡萄糖生理盐水）的儿童根据临床和脱水状态以 10～20ml/kg 的输液速度进行调整。如果红细胞比容降低，则输全血，如果出现无法控制的出血则输血小板浓缩液。红细胞比容要根据休克和出血的严重程度每 2～4 小时检测一次。这个随机对照试验发现，静脉补液中加入甲泼尼松龙与加入安慰剂相比，在死亡率方面没有显著性差异（甲泼尼松龙组为 4/32[12.5%]，安慰剂组为 4/31[12.9%]；RR 0.97，95% CI 0.27～3.54）。在住院持续时间方面也没有显著性差异（甲泼尼松龙组平均为 7.3 天，安慰剂组平均为 6.2 天；$P > 0.2$）。在需要输血的儿童比例方面也没有显著性差异（甲泼尼松龙组为 11/32[34%]，安慰剂组为 8/31[26%]；RR 1.51，95%CI 0.51～4.46）[13]。第二个随机对照试验以 97 个年龄在 1～10 岁的患登革休克综合征的儿童为研究对象，疾病诊断通过血清学或病毒学，或两者共同证实，儿童患者均接受标准的静脉补液。这个随机对照试验以加入生理盐水为安慰剂，将加入氢化可的松半琥酯（单一剂量为 50mg/kg，静脉注射）与安慰剂相比较[14]。它也发现在加入氢化可的松和加入安慰剂相比，在死亡率方面没有显著性差异（氢化可的松组为 8/47[17%]，安慰剂组为 9/50[18%]；RR 0.95，95%CI 0.40～2.25），在平均补液量方面也没有显著性差异（氢化可的松组平均为 2.3L，安慰剂组平均为 2.4L；$P > 0.05$）[14]。第三个开放的随机对照试验以 98 个年龄在 1～8 岁之间的经血清学证实的登革休克综合征的缅甸儿童为研究对象，在静脉补液（包括含生理盐水，改良的林格氏乳酸盐溶液晶体液，血浆和血液制品）中加入氢化可的松半琥酯与单纯静脉补液相比较（见下文）[15]。氢化可的松半琥酯在第一天以 25mg/kg，第二天以 15mg/kg，第三天以 10mg/kg 的单一剂量静脉注射。还不清楚有多少儿童只接受了晶体液或血液制品或联合治疗[15]。这个随机对照试验发现，与单独应用静脉补液相比，加入氢化可的松可以显著降低死亡率（氢化可的松组为 9/48[19%]，单独应用静脉补液组为 22/50[44%]；RR 0.43，95%CI 0.22～0.83；见下文"评论"）[15]。

害处 在第一个随机对照试验中，甲泼尼松龙组在感染（肺炎，菌血症）和肺出血的发生频率方面与安慰剂相似[13]。3 个接受甲泼尼松龙治疗的儿童出现癫痫。所有的幸存者在接受治疗后随访 2 周，后遗症包括血肿、关节强硬、中耳炎、脓肿和牙龈炎的出现几率是相似的[13]。另外两个随机对照试验没有关于不良反应的信息[14,15]。

评论 第三个随机对照试验是一个开放的试验，由于随机化设计和分配的隐蔽性不清楚，因此可能在评价加入氢化可的松的效果方面评价过高[15]。两组之间的基线特征没有进行比较，在 2 岁以下的儿童比例较高，而且休克时间较长的儿童没有接受类固醇的治疗，这些都可以导致这些儿童的死亡率较高。但是在关于单独接受静脉补液的死亡儿童的数量方面，上述的两篇文章的正文中报告的数字（见上述益处部分）与表中的数字有偏差。在表中的数字是 19/50，但是在结果中报道的略有不同（氢化可的松组为 9/48[19%]，单独应用静脉补液组为 9/50[44%]；RR 0.49，95%CI 0.25～0.98）。另一个随机对照试验[13,14]没有发现在早期的随机对照试验[15]中发现的死亡率的降低。在这些随机对照试验中所用的方法有所不同，在20世纪90年代进行的支持疗法的改良可以解释这一不同结果的原因。一个以患登革休克综合征的成人和儿童为研究对象的系统综述正在进行中[16]。我们发现一个尚未发表的系统综述（检索时间为1992年[17]，收入了3个随机对照试验[见上述描述]，2个临床试验[18, 19]，334个患登革出血热或登革休克综合征的儿童为研究对象）对类固醇和安慰剂进行了比较（私人联络，Thongpenyai Y，2003）[17]。这个未发表的综述发现这些临床试验是异质的，但是有两个具有正确的盲法，并对基线进行了比较的随机对照试验（以160个患登革休克综合征的儿童为研究对象）所进行的Meta分析发现，在静脉补液中加入类固醇与加入安慰剂相比，在死亡率方面没有显著性差异（类固醇组为12/79[15%]，安慰剂组为13/81[16%]；OR 0.94，95% CI 0.37～2.41）[17]。所有的5项研究中的meta分析也发现，在标准静脉补液中加入类固醇与单独应用静脉补液相比，在死亡率方面没有显著性差异（类固醇组 AR 27/152[18%]，安慰机组 AR 36/160[22%]；混合OR 0.65，95%CI 0.35～1.19）[17]。

治疗选择3　在标准静脉补液中加入静脉用的免疫球蛋白

我们没有发现有关在登革出血热或登革休克综合征的人群中应用静脉免疫球蛋白的已经发表的随机对照试验。一个未发表的以患登革休克综合征的菲律宾儿童为研究对象的随机对照试验发现，与在标准静脉补液中加入安慰剂相比，在标准静脉补液中加入静脉用的免疫球蛋白可以降低死亡率。

益处　我们没有发现系统综述或已经发表的随机对照试验（见下述评论）

害处　我们没有发现已经发表的随机对照试验。

评论　一个未发表的双盲的随机对照试验是在一个菲律宾第三大学附属教学医院中进行的，以216个年龄在6个月～14岁的菲律宾儿童为研究对象，其中205个通过血清学验证为登革休克综合征。这个随机对照试验对静脉用的免疫球蛋白（0.4g/kg，一日一次用3天）与安慰剂进行了比较（私人联络，Frias MV，2003）[20]。所有的儿童均接受WHO指南中要求的标准的静脉晶体液治疗。这个随机对照试验发现与安慰剂相比，免疫球蛋白能显著性降低死亡率（静脉用的免疫球蛋白组为18/108[17%]，安慰剂组为31/108[29%]；RR 0.58，95% CI 0.35～0.97，NNT 8，95%CI 4～102）[20]。也发现两组在住院时间方面相似。静脉用免疫球蛋白组出现皮疹的患儿比安慰剂组多，但是没有显著性差异（RR 1.6，95%CI 0.95～2.68）[20]。

治疗选择4　在标准的静脉补液中加入卡络磺钠（AC-17）

一个以患登革出血热/登革休克综合征的泰国儿童为研究对象的随机对照试验发现，在标准静脉补液中加入卡络磺钠与加入安慰剂相比，在休克、胸腔积液的发生、住院时间的长短方面没有显著性差异。另一个以患Ⅱ级登革出血热的印尼儿童为研究对象的随机对照试验（试验方法有缺陷）发现，有限的证据表明，与单独应用标准的静脉补液相比，在标准的静脉补液中加入卡络磺钠能减少胸腔积液的发生。

益处　我们没有发现系统综述，但是检索到2个随机对照试验[21, 22]。第一个随机对照试验以95个年龄在1.8～14.8岁之间的患登革出血热/登革休克综合征的泰国儿童为研究对象，疾病的诊断在出现休克之前即用血清学和（或）病毒培养方法进行了验证，接受了标准的静脉补液治疗。这个随机对照试验在标准静脉补液中加入维生素B作为安慰剂，将加入卡络磺钠（AC-17）与之相比较[21]。卡络磺钠在初始快速静脉注射连续注射3天。这个随机对照试验发现，与在标准静脉补液中加入安慰剂相比，加入卡络磺钠在治疗过程中休克的发生方面没有显著性差异（卡络磺钠组为4/45[8.9%]，安慰剂组为3/50[6%]，$P = 0.44$）。这个试验还发现在住院的平均时间方面也没有显著性差异（卡络磺钠组平均为4天，安慰剂组平均为4天；没有显著性差异，P值没有报告），在胸腔积液的整个发生情况方面也没有显著性差异（卡络磺钠组为15/45[33%]，安慰剂组为15/50[30%]，$P = 0.89$）[21]。这个随机对照试验发现在入院后第1、2、3天胸腔积液的发生方面两组没有显著性差异（第一天：卡络磺钠组为20%，安慰剂组为14%；第二天：卡络磺钠组为31%，安慰剂组为28%；第三天：卡络磺钠组为20%，安慰剂组为14%；没有显著性差异，P值没有报告）[21]。第二个随机对照试验以77个年龄在6个月～12岁之间的泰国儿童为研究对象，经血清学确认他们患Ⅱ级登革出血热，并接受标准的静脉补液治疗（见下述评论）。这个随机对照试验以加入0.9%生理盐水作为安慰剂，与加入卡络磺钠相比较[22]。这个试验发现，两组在住院后第一天胸腔积液的发生方面没有显著性差异（卡络磺钠组为13/37[35%]，安慰剂组为21/39[54%]，$P < 0.20$），但是在入院第二天和第三天时，加入卡络磺钠可以显著性降低胸腔积液的发生（第二天：卡络磺钠组为8/38[21%]，安慰剂组为19/36[53%]，$P < 0.005$；第三天：卡络磺钠组为5/37[14%]，安慰剂组为16/38[42%]，$P < 0.01$）[22]。此为非维持原随机分组分析。

害处　在第一个随机对照试验中，在标准静脉补液中加入卡络磺钠与加入安慰剂相比，在治疗过程中出血的发生方面相似（卡络磺钠组的儿童为2/45[2%]，安慰剂组的儿童为3/50[6%]）[21]。所有的出血均比较轻微；4个儿童为鼻衄，需要局部填塞止血；一个儿童在呕吐物中有血丝。没有儿童需要输血。第二个随机对照试验没有报告不良反应[22]。

评论　任何一个随机对照试验都没有将死亡率作为主要的结局进行报告[21, 22]。只对中间的结局，如作为血浆外渗标志的休克和胸腔积液的发生进行了报告。第二个随机对照试验存在方法上的缺陷，对治疗效果评价过高[22]。这个试验没有报告随机化设计表和方案的隐藏，以及从保健提供者那里获得的试验药物和安慰剂是如何进行判定的，或者以年龄和治疗前疾病的持续时间方面的两组基线的比较[22]。

词汇表

止血带试验（Tourniquet test）：给血压表套袖加压至收缩压和舒张压之间的中间点5分钟，然后给套袖放气，直至皮肤恢复正常颜色，然后在前臂的腹侧面 2.5cm 面积内数瘀点的数量。在 6.25cm^2 内有 20 个或 20 个以上的瘀点则为止血带试验阳性。

参考文献

1. World Health Organization. Dengue hemorrhagic fever: diagnosis, treatment, prevention and control. Geneva: WHO 1997.
2. Pinheiro FP, Corber SJ. Global situation of dengue and dengue haemorrhagic fever, and its emergence in the Americas. *World Health Stat* Q 1997;50:161-168.
3. Gubler DJ. Dengue and dengue hemorrhagic fever. *Clin Microbiol Rev* 1998;11:480-494.
4. Guzman MG, Kouri G. Dengue: an update. *Lancet Infect Dis* 2002;2:33-42.
5. Githeko AK, Lindsay SW, Confalonieri UE, et al. Climate change and vector-borne diseases: a regional analysis. *Bull World Health Organ* 2000;78:1136-1147.
6. Cardosa MJ. Dengue haemorrhagic fever: questions of pathogenesis. *Curr Opin Infect Dis* 2000;13:471-475.
7. Morens DM. Antibody-dependent enhancement of infection and the pathogenesis of viral disease. *Clin Infect Dis* 1994;19:500-512.
8. Vaughn DW, Green S, Kalayanarooj S, et al. Dengue viremia titer, antibody response pattern, and virus serotype correlate with disease severity. *J Infect Dis* 2000;181:2-9
9. Rigau-Perez JG, Clark GG, Gubler DJ, et al. Dengue and dengue hemorrhagic fever. *Lancet* 1998;352:971-977.
10. Dung NM, Day NPJ, Tam DTH, et al. Fluid replacement in dengue shock syndrome: a randomized, double-blind comparison of four intravenous-fluid regimens. *Clin Infect Dis* 1999;29:787-794.
11. Ngo NT, Cao XT, Kneen R, et al. Acute management of dengue shock syndrome: a randomized double-blind comparison of 4 intravenous fluid regimens in the first hour. *Clin Infect Dis* 2001;32:204-213.
12. Halstead SB, O'Rourke EJ. Editorial response: resuscitation of patients with dengue hemorrhagic fever/dengue shock syndrome. *Clin Infect Dis* 1999;29:795-796.
13. Tassniyom S, Vasanawathana S, Chirawatkul A, et al. Failure of high-dose methylprednisolone in established dengue shock syndrome: a placebo-controlled, double-blind study. *Pediatrics* 1993;92:111-115.
14. Sumarmo, Talogo W, Asrin A, et al. Failure of hydrocortisone to affect outcome in dengue shock syndrome. *Pediatrics* 1982;69:45-49.
15. Min M, Tin U, Aye M, et al. Hydrocortisone in the management of dengue shock syndrome. *Southeast Asian J Trop Med Public Health* 1975;6:573-579.
16. Panpanich R, Sornchai P, Kanjanaratanakorn K. Corticosteroids for treating dengue shock syndrome (protocol for a Cochrane Review). In: The Cochrane Library, Issue 4, 2004. Chichester, UK: John Wiley & Sons, Ltd.
17. Tongpenyai Y. Steroids in dengue hemorrhagic fever [dissertation]. Hamilton, ON, Canada: McMaster University 1992.
18. Pongpanich B, Bhanchet P, Phanichyakarn P, et al. Studies on dengue hemorrhagic fever. Clinical study: an evaluation of steroids as a treatment. *J Med Assoc Thai* 1973;56:6-14.
19. Sumarmo MSW, Martoatmodjo K. Clinical observations on dengue shock syndrome (An evaluation of steroid treatment). *Paediatr Indones* 1975;15:151-160.
20. Frias MV. The use of intravenous immunoglobulin in dengue shock syndrome: a randomized double-blind placebo-controlled trial [dissertation]. Manila, The Philippines: University of the Philippines College of Medicine 1999.
21. Tassniyom S, Vasanawathana S, Dhiensiri T, et al. Failure of carbazochrome sodium sulfonate (AC-17) to prevent dengue vascular permeability or shock: a randomized, controlled trial. *J Pediatr* 1997;131:525-528.
22. Funahara Y, Sumarmo, Shirahata A, et al. Protection against marked plasma leakage in dengue haemorrhagic fever by infusion of carbazochrome sodium sulfonate (AC-17). Southeast *Asian J Trop Med Public Health* 1987;18:356-361.

原作者

Marissa M Alejandria
Associate Professor
Section of Infectious Diseases
Departments of Medicine and Clinical Epidemiology College of Medicine
University of the Philippines
Manila，The Philippines

利益冲突：没有声明。

表1 WHO关于登革出血热严重程度的分级[1]

级别	描述
Ⅰ级	发热伴非特异的全身症状；唯一的出血表现是止血带试验阳性，容易碰伤，或两者兼而有之
Ⅱ级	除了Ⅰ级表现之外的自发出血，通常在皮肤或其他部位出血
Ⅲ级	出现循环衰竭，表现为脉率快、脉搏微弱和脉压差缩小，低血压，皮肤湿冷，感觉到冷和烦躁不安
Ⅳ级	深度休克，血压或脉搏测不到

复制得到 WHO 的批准。登革出血热：诊断、治疗、预防和控制。日内瓦：WHO 1997

成人急性腹泻

检索时间：2005年1月
原作者：Guy de Bruyn　陈美芳 译　魏来 校　斯崇文 审

问 题

发达国家成人急性腹泻的治疗效果如何？
到过发展中国家旅游的发达国家成人轻-中度腹泻的治疗效果如何？
发展中国家成人轻-中度急性腹泻的治疗效果如何？
发展中国家成人重度急性腹泻的治疗效果如何？

治疗措施及效果

发达国家腹泻

很可能有效
抗动力药

益害相当
抗生素（经验性治疗轻-中度腹泻）

效果不明
口服补液盐

旅游者腹泻

很可能有效
抗动力药

益害相当
抗生素（经验性治疗轻-中度腹泻）

效果不明
口服补液盐

发展中国家轻–中度腹泻

很可能有效
抗动力药

效果不明
抗生素（经验性应用）

口服补液盐

发展中国家重度腹泻

肯定有效
氨基酸口服补液盐
谷物基础口服补液盐
标准口服补液盐

效果不明
抗生素（经验性应用）
抗动力药
碳酸氢盐口服补液盐
静脉补液（与单独鼻胃管补液或口服补液相比）
低渗口服补液盐

将在新版中加入
吸附剂
抗分泌药
次水杨酸铋

请参考其他有关章节
儿童胃肠炎

见词汇表 **G**

主要信息

发达国家腹泻

◆ **抗生素（经验性治疗轻-中度腹泻）**：一些随机对照试验发现，与安慰剂相比，抗生素可缩短腹泻持续时间和改善急性腹泻的症状，并且能较好地清除粪便中的病原体。一项随机对照试验发现，口服抗生素患者可出现许多不同的自限性的不良反应，但只在出现皮疹时才被停服抗生素，同时试验还发现弯曲菌感染患者服用抗生素（环丙沙星[ciprofloxacin]或甲氧苄啶-磺胺甲噁唑[trimethoprim-sulfamethoxazole]），其细菌耐药率达 20% 左右。

- ◆ **抗动力药**：一些随机对照试验发现，与安慰剂相比，盐酸洛哌丁胺（loperamide hydrochloride）和氧洛哌丁胺（loperamide oxide）可缩短腹泻持续时间和改善急性腹泻症状。另外，有一项随机对照试验发现，与安慰剂相比，地芬诺脂-阿托品（diphenoxylate-atropine）可减少肠蠕动次数，但至最后一次腹泻的中位时间，两组差异无显著性。还有一项随机对照试验发现，同样疗程，与安慰剂相比，盐酸洛哌丁胺和 2mg 氧洛哌丁胺可增加便秘发生，但 1mg 氧洛哌丁胺与安慰剂相比无显著性差异。
- ◆ **口服补液盐**：我们没有发现有关评价口服补液盐治疗发达国家成人急性腹泻效果的系统性综述和随机对照试验。

旅游者腹泻

- ◆ **抗生素（经验性治疗轻-中度腹泻）**：一份系统性综述、一项随后的随机对照试验和一项另外的随机对照试验发现，与安慰剂相比，抗生素可缩短腹泻持续时间。这个系统综述对 5 项随机对照试验进行了 Meta 分析，并报道与安慰剂相比，抗生素可增加不良反应，但未发现严重的不良反应。
- ◆ **抗动力药**：两项随机对照试验发现，与安慰剂相比，盐酸洛哌丁胺可以缩短腹泻持续时间。其中一项随机对照试验还发现，单独使用洛哌丁胺和单独使用甲氧苄啶-磺胺甲噁唑对腹泻持续时间的影响相似。但与单独使用洛哌丁胺相比，洛哌丁胺和甲氧苄啶-磺胺甲噁唑联合应用可缩短腹泻持续时间。两项随机对照试验发现，洛哌丁胺联合环丙沙星和单用环丙沙星治疗急性腹泻，在改善症状方面两组间差异无显著性。
- ◆ **口服补液盐**：我们没有发现有关评价口服补液盐对曾到过发展中国家旅游的发达国家成人轻-中度急性腹泻患者治疗效果的系统性综述和随机对照试验。一项随机对照试验发现，洛哌丁胺联合口服补液盐和单用洛哌丁胺治疗急性腹泻，在控制腹泻持续时间和症状方面两组间差异无显著性。

发展中国家轻–中度腹泻

- ◆ **抗生素（经验性应用）**：两项方法学存在缺陷的随机对照试验发现，在发展中国家，使用抗生素和安慰剂治疗成人轻-中度腹泻，在改善症状方面两组间差异无显著性。
- ◆ **抗动力药**：两项随机对照试验发现，与安慰剂相比，利达脒（lidamidine）和洛哌丁胺可改善急性腹泻的症状。
- ◆ **口服补液**：一项随机对照试验发现，使用柠檬酸盐口服补液盐与碳酸氢盐口服补液盐，48 小时后粪便排出量两组间差异无显著性。

发展中国家重度腹泻

- ◆ **氨基酸口服补液盐**：一些随机对照试验发现，对霍乱和非霍乱腹泻患者的治疗，与标准口服补液盐相比，氨基酸口服补液盐有一定的临床益处。
- ◆ **抗生素（经验性应用）**：我们没有发现关于评价经验性应用抗生素治疗发展中国家成人重度腹泻效果的系统性综述和随机对照试验。
- ◆ **抗动力药**：我们没有发现关于抗动力药治疗发展中国家成人重度腹泻效果评价的系统性综述和随机对照试验。
- ◆ **碳酸氢盐口服补液盐**：三项随机对照试验发现，在霍乱和非霍乱腹泻患者治疗中，碳酸氢盐口服补液盐、标准口服补液盐和含氯口服补液盐对整个粪便排出量和腹泻持续时间的影响，三组间差异无显著性。
- ◆ **静脉补液（与单独鼻胃管肠道补液或口服补液相比）**：一项关于一开始都接受静脉补液治疗的成人霍乱伴重度脱水患者的小型随机对照试验发现，通过鼻胃管肠道补液和静脉补液对腹泻持续时间和粪便排出量的影响，两组间差异无显著性。我们没有发现关于单独口服补液与静脉补液间相对比的系统综述和随机对照实验。
- ◆ **低渗口服补液盐**：三项随机对照试验发现，与标准口服补液盐相比，低渗口服补液盐对减少霍乱腹泻患者的腹泻持续时间和粪便排出量有一定的效果，但效果不一致。低渗口服补液盐可能与增加无症状性低钠血症风险有关。
- ◆ **谷物基础口服补液盐**：一项系统性综述发现，与标准口服补液盐相比，对霍乱和非霍乱腹泻患者，用谷物基础口服补液盐可减少粪便排出量。另外一项随机对照试验也发现，与标准口服补液盐相比，谷物基础口服补液盐可减少粪便排出量。
- ◆ **标准口服补液盐**：一些口服补液与不补液治疗间对比的随机对照试验被认为是不道德的。大家一致公认用标准口服补液盐补液对重度腹泻患者是有益的。

定义 腹泻为水样便或稀便，通常一天粪便量超过 200g 和一天的排便次数增加。这一章将阐述被疑为成人感染性腹泻的经验性治疗（empirical treatment）**ⓖ**。

发病率/患病率 据估计，1996 年全世界发生腹泻病例约 40 亿例，导致 250 万人死亡。据估计，在美国每人每年发生肠道感染性疾病的发病率约为 0.44 次（每人每 2.3 年发作一次），导致大约每人每 28 年就诊医生一次[2]。最近英国一项社区研究报道，每 100 人年发病 19 例，其中每 100 人中 3.3 例须就诊普通开业医生[3]。两个报道均来自人口基础研究，包括成人和儿童。旅游者腹泻（travellers' diarrhoea）的流行病学尚不十分清楚。去发展中国家旅游者发生旅游者腹泻的发病率较高，但发病率随旅游地理位置和季节有很大的变化[4]。在发展中国家成人腹泻的发病率还不十分清楚，因为在这些国家还没有大样本的调查研究。

病因/危险因素 腹泻主要受地理位置、食品卫生、环境卫生、供水卫生和季节等因素影响。发达国家成人散发性腹泻常见病原包括空肠弯曲菌、沙门菌、致贺菌、大肠杆菌、耶尔森菌、原虫和病毒。（见表1）[5,6]。约有半数以上腹泻患者的病原尚未明确。在回来的旅游者中，约50%的腹泻发病者由细菌引起，如产毒素大肠杆菌、沙门菌、致贺菌、空肠弯曲菌、弧菌、肠聚集性大肠杆菌、耶尔森菌、气单胞菌（见表1）[5]。

预后 在发达国家，尽管有严重的并发症包括严重脱水和肾功能衰竭，因有这些并发症而需去医院治疗，但因感染性腹泻而导致死亡的病例却很少。不过老年人和在长期康护中心的腹泻患者，其死亡的风险就增加了[7]。据报道，与其他地区相比，发展中国家腹泻导致5岁以下儿童死亡更多见[1]。有关能预测成人腹泻较差结局的检测指标研究很少。

治疗目的 缩短传染期、缩短病程、降低脱水风险、减少传播、降低重症患者的比率；预防并发症和死亡；降低不良反应发生率。

结局 病程（从治疗开始到最后一次稀便的时间；从治疗开始到第一次成形便的时间；腹泻持续时间；发热持续时间；排出病原体时间）；症状控制（一天稀便次数；粪便总量；腹部痉挛性痛、恶心和呕吐的缓解；呕吐的发生率；重症患者的发生率）；微生物学效果（病原的清除）；细菌耐药性产生；需住院率。

方法 采用《临床证据》2005年1月的文献检索和评价方案。

问 题 发达国家成人急性腹泻的治疗效果如何？

治疗选择1 抗生素（经验性用药）

随机对照试验发现，与安慰剂相比，抗生素可缩短急性腹泻持续时间和改善急性腹泻症状，并且能更有效地清除粪便中的病原体。一项随机对照试验发现，口服抗生素患者有许多不同的可自限的不良反应，但只有出现皮疹才会停用抗生素。还发现，空肠弯曲菌感染患者口服抗生素（环丙沙星或甲氧苄啶-磺胺甲噁唑），其细菌耐药率达20%左右。

益处 我们没有发现相关的系统性综述，但发现5项随机对照试验，关于经验性应用一种或多种抗生素（环丙沙星、甲氧苄啶-磺胺甲噁唑、硝呋齐特[nifuroxazide]、氧氟沙星[ofloxacin]、培氟沙星[pefloxacin]）与安慰剂或对症治疗间的比较[8-12]。

腹泻或发热持续时间：第一项随机对照试验（法国102例成人急性腹泻[acute diarrhoea]，定义为每天水样便＞3次）发现，与安慰剂相比，硝呋齐特（400mg每日2次治疗5日）可显著缩短腹泻平均持续时间（硝呋齐特治疗组为2.09日，安慰剂组3.26日，$P<0.004$）[8]。第二项随机对照试验（美国202例成人急性腹泻，定义为24小时内＞3次不成形便或有症状前8小时内＞2次不成形便）为三组不同治疗的比较：环丙沙星（500mg每日2次治疗5日），甲氧苄啶-磺胺甲噁唑（160～800mg每日2次治疗5日）和安慰剂[9]。此试验发现，与安慰剂相比，环丙沙星可显著缩短腹泻持续时间（环丙沙星组2.4日，安慰剂组3.4日，$P<0.0005$）。被确认为细菌性腹泻患者，用甲氧苄啶-磺胺甲噁唑治疗，结果两组间腹泻持续时间相似（开始治疗到最后一次不成形便的时间：甲氧苄啶-磺胺甲噁唑组4.2日，安慰剂组4.0日，统计学差异未报道）。第三项随机对照试验（西班牙117例成人急性胃肠炎，定义为24小时内＞2次不成形便或8小时内＞2次，同时伴发热、腹痛、病情急或其他胃肠道症状）进行了单剂量400mg氧氟沙星与安慰剂间的对照[10]。试验发现氧氟沙星和安慰剂对腹泻平均持续时间的影响，两者差异无显著性（氧氟沙星组2.51日，安慰剂组3.41日，$P=0.117$），但发现与安慰剂相比，氧氟沙星可明显缩短发热持续时间（氧氟沙星组0.63日，安慰剂组1.05日，$P=0.02$）。第四项随机对照试验（英国173例成人重症急性胃肠炎，定义为每24小时＞4次稀便，同时至少伴有下列症状之一：腹痛、发热、呕吐、肌痛、或头痛）进行了环丙沙星（500mg每日2次治疗5日）与安慰剂间的比较[11]。发现环丙沙星可显著缩短腹泻持续时间（环丙沙星组2.2日，安慰剂组4.6日，$P<0.0001$）和改善胃肠道症状的时间（环丙沙星组1.9日，安慰剂组4.3日，$P<0.0001$）。第五项随机对照试验（克罗埃西亚82例急性成人细菌性胃肠炎，定义为每24小时内大于3次稀便，体温＞38℃，同时至少伴有下列症状之一：腹痛、恶心或呕吐）进行了培氟沙星400mg一日一次治疗5日，治疗7日与对症治疗间的比较（定义为标准的支持治疗）[12]。试验发现经验性应用培氟沙星的两种不同疗程的疗法均能缩短发热的平均热程（培氟沙星5日疗程组为3.3日，对症治疗组5.0日，$P<0.001$；培氟沙星7日疗程组为3.0日，对症治疗组5.0日，$P<0.001$）。此试验还发现，两组不同疗程培氟沙星对缩短发热的平均热程，差异无显著性（$P=0.261$）。**症状控制**：第一项随机对照试验发现，与安慰剂相比，硝呋齐特可显著减少治疗后第一天和第二天肠蠕动的次数，第一天（硝呋齐特组为3.09次，安慰剂组4.40次，$P<0.015$），第二天（硝呋齐特组为1.89次，安慰剂组2.79次，$P<0.008$），但到治疗第三天差异无显著性（硝呋齐特组为1.46次，安慰剂组1.98次，P值无统计学意义，CI无报道）[8]。第二项随机对照试验（有3个研究组）发现，与安慰剂相比，环丙沙星可显著提高患者第1、3、4、5天后的治愈率和病情改善率（$P<0.05$）[9]。与安慰剂相比，尽管甲氧苄啶-磺胺甲噁唑可显著提高患者治愈或改

善率，但仅仅在第三天差异有显著性（第三天患者治愈或改善率：甲氧苄啶-磺胺甲噁唑组占76%，安慰剂组58%，$P < 0.05$）。第三项随机对照试验发现，与安慰剂相比，氧氟沙星治疗48小时后症状无改善患者比率，两组间差异无显著性（氧氟沙星组3/44[7%]例，安慰剂组6/46[13%]例，$P = 0.485$）[10]。第四个随机对照试验发现，与安慰剂相比，环丙沙星可明显降低症状无改善患者的比例，（环丙沙星组3/81[4%]例，安慰剂组17/81 [21%]例，$P < 0.001$）[11]。第五个随机对照试验发现，与对症治疗相比两组培氟沙星疗法均能明显减少一天稀便的平均次数（第三天：培氟沙星5天疗程组为3.0次，对症治疗组4.2次，培氟沙星7天疗程组为3.0次，对症治疗组4.2次；第五天：培氟沙星5天疗程组为1.5次，对症治疗组4.0次，培氟沙星7天疗程组为1.6次，对症治疗组4.0次；第七天：培氟沙星5天疗程组为1.2次，对症治疗组2.1次，培氟沙星7天疗程组为1.4次，对症治疗组2.1次；$P < 0.001$）[12]。此试验还发现两组不同疗程的培氟沙星对减少一天稀便的平均次数差异无显著性（$P > 0.23$）。**病原微生物效果**：在第二项随机对照试验中，61株病原体（主要为弯曲菌，志贺菌和沙门菌）从57/202（28%）例标本中被分离出来[9]。此试验发现，与安慰剂、甲氧苄啶-磺胺甲噁唑相比，环丙沙星能更有效地清除病原体。（阴性便标本数：环丙沙星组14/17[82%]例，安慰剂组4/19[21%]例，$P < 0.001$），环丙沙星组14/17[82%]例，甲氧苄啶-磺胺甲噁唑组12/25[48%]例，$P < 0.001$）。在第三项随机对照试验中，一些病原体（主要肠炎沙门[氏]菌）从72/117（62%）例标本中被分离出来[10]。此试验发现治疗2天后，与安慰剂相比，氧氟沙星能更有效地清除病原体（治疗2天后阴性便患者数：氧氟沙星组36/53[68%]例，安慰剂组23/56[41%]例，$P = 0.0018$）。然而，治疗后第15天病原体清除的比较，氧氟沙星与安慰剂组间差异无显著性（治疗后第15天阴性便患者数：氧氟沙星组33/43[77%]例，安慰剂组32/45[71%]例，$P = 0.63$）。在第四项随机对照试验中，一些病原体（主要为弯曲菌和沙门菌）从141/162（87%）例标本中被分离出来[11]。此试验发现，与安慰剂相比，环丙沙星可明显增加治疗后第五天便标本病原体阴性患者的比例（环丙沙星组59/69[86%]例，安慰剂组23/67 [34%]例，P值未报道），治疗后6周病原体的清除比较，两组间差异无显著性（环丙沙星组8/67[12%]例，安慰剂组8/65 [12%]例，P值未报道）。在第五项随机对照试验中，一些病原体（主要为肠炎沙门[氏]菌和鼠伤寒沙门菌）从82（100%）例标本中被分离出来[12]，此试验发现，与对症治疗相比，从第5天后不同疗程的两组培氟沙星对清除病原体均有较好的效果（治疗后第5天阴性便患者数：5天疗程的培氟沙星组18/20[90%]例，对症治疗组21/35[60%]例，$P = 0.049$；7天疗程的培氟沙星组23/27[93%]例，对症治疗组21/35[60%]例，$P = 0.017$；治疗后第7天：5天疗程的培氟沙星组19/20[95%]例，对症治疗组22/35[63%]例；7天疗程的培氟沙星组23/27[93%]例，对症治疗组22/35[63%]例，P值有统计学意义，CI未报道）。治疗后1周相比，不同疗程的两组培氟沙星均清除了所有47例患者便中的病原体（100%），而对症治疗组为29/35（87%）例（P值未报道）。治疗后4周所有患者便标本均阴性。

害处 第一项随机对照试验报道没有发现不良反应[8]。第二项随机对照试验报道应用环丙沙星组20例患者出现不良反应（4例头痛，4例肌痛，3例睡眠紊乱，3例恶心，2例皮疹，睾丸鞘膜炎、吞咽困难、眩晕和味苦各1例）；应用甲氧苄啶-磺胺甲噁唑组23例出现不良反应（8例头痛，4例皮疹，3例眩晕，3例恶心，2例睡眠紊乱，排尿困难、胃胀气、味酸各1例）；安慰剂组12例（5例头痛，2例恶心，2例眩晕，睾丸鞘膜炎、排尿困难、皮疹各1例）。这些主诉能自行缓解，而皮疹则会影响患者治疗的继续[9]。被分离出来的弯曲菌对环丙沙星的耐药为2/10（20%）例，对甲氧苄啶-磺胺甲噁唑耐药为3/14（21%）例。第三项随机对照试验发现，各治疗组间发生不良反应差异无显著性（氧氟沙星组有1例头痛，安慰剂组有1例皮疹；无须治疗，P值未报道）[10]。第四项随机对照试验发现应用环丙沙星治疗组出现2例不良反应（1例出现不适的味觉，1例为睾丸鞘膜疮）；安慰剂组不良反应病例数无报道。在治疗过程中细菌耐药率没有增高[11]。第五项随机对照试验发现，培氟沙星治疗组中没有因不良反应而需中断治疗的患者[12]。

评论 从每个不同研究的患者粪便中分离到不同病原微生物可以部分解释不同的研究结果。各个试验间所报道结果不同，这些结果没有直接比较或没有进行治疗效果的概括。

治疗选择2 抗动力药

几项随机对照试验发现，与安慰剂相比，盐酸洛哌丁胺和氧洛哌丁胺可缩短腹泻持续时间并能改善急性腹泻患者的症状。一项随机对照试验发现，与安慰剂相比，地芬诺脂-阿托品联合应用可减少肠蠕动次数，但至最后一次腹泻的中位时间，两组差异无显著性。一项随机对照试验发现，同样疗程，与安慰剂对照，盐酸洛哌丁胺和2mg氧洛哌丁胺可增加便秘发生，而1mg氧洛哌丁胺在便秘发生中与安慰剂间差异无显著性。

益处 我们没有发现相关的系统性综述，但发现6项随机对照试验[13~18]。**地芬诺辛（difenoxin）**：我们没有发现相关的随机对照试验。**地芬诺脂（diphenoxylate）**：我们发现一项随机对照试验（152例病程小于24小时的成人急性腹泻㋐病例），地芬诺脂-阿托品和安慰剂对照，发现地芬诺脂组治疗后可显著减少24小时内肠蠕动次数（$P = 0.05$）[13]，但至最后一次稀便的中位时间，两组间差异无显著性（地芬诺脂组25小时，安慰剂组30小时；$P = 0.29$）。**利达胺（lidamidine）**：我们没有发现相关的随机对照试验。**盐酸洛哌丁胺**：我们发现二项随机对照试验（409[15]例和261[16]例成人急性腹泻，定义为24小时内＞2次水样便或稀便），每项试验分别有四个研究组，分别进行盐酸洛哌丁胺与安慰剂及2种不同治疗量的氧洛哌丁胺间的对照（1mg和2mg）。两项随机对照试验均发现，与安慰剂相比，盐酸洛哌丁胺可显著缩短腹泻持续时间（第一项随机对照试验[15]：腹泻症状完全缓解的中位时间：盐酸洛哌丁胺组27小时，安慰剂组45小时15分，

$P = 0.006$；第二项随机对照试验[16]：腹泻症状完全缓解的中位时间：盐酸洛哌丁胺组 17 小时 30 分，安慰剂组 37 小时，$P = 0.007$)。两项试验均发现积极治疗组间差异无显著性（第一项随机对照试验：腹泻症状完全缓解的中位时间：盐酸洛哌丁胺组 27 小时，氧洛哌丁胺 1mg 组 23 小时 30 分，氧洛哌丁胺 2mg 组 25 小时 30 分，$P > 0.7$；第二项随机对照试验：腹泻症状完全缓解的中位时间：盐酸洛哌丁胺组 17 小时 30 分，氧洛哌丁胺 1mg 组 18 小时，氧洛哌丁胺 2mg 组 18 小时 30 分，$P > 0.8$)。**氧洛哌丁胺**：我们发现 5 项随机对照试验，分别进行氧洛哌丁胺与安慰剂、盐酸洛哌丁胺及不同治疗剂量的氧洛哌丁胺间的比较[14-18]。第一项随机对照试验（230 例成人腹泻，定义为 24 小时内 > 2 次水样便或稀便）有三个研究组，并进行两种不同治疗量的氧洛哌丁胺（1mg 和 2mg）与安慰剂间比较[14]。试验发现，与安慰剂相比，两组不同治疗量的氧洛哌丁胺均能显著缩短腹泻持续时间（腹泻症状完全缓解的中位时间：氧洛哌丁胺 1mg 组 27 小时 55 分，安慰剂组 40 小时 35 分，$P = 0.022$；氧洛哌丁胺 2mg 组 25 小时，安慰剂组 40 小时 35 分，$P = 0.011$）。第二、三项随机对照试验分别有四个研究组，并进行两组不同治疗量的氧洛哌丁胺（1mg 和 2mg）与安慰剂、盐酸洛哌丁胺间的对照试验[15,16]。两项随机对照试验发现，与安慰剂相比，两组不同治疗量的氧洛哌丁胺能显著缩短腹泻持续时间（第一项随机对照试验：腹泻症状完全缓解的中位时间：氧洛哌丁胺 1mg 组 23 小时 30 分，安慰剂组 45 小时 15 分，$P = 0.009$；氧洛哌丁胺 2mg 组 25 小时 30 分，安慰剂组 45 小时 15 分，$P = 0.007$；第二项随机对照试验：腹泻症状完全缓解的中位时间：氧洛哌丁胺 1mg 组 18 小时，安慰剂组 37 小时，$P = 0.003$；氧洛哌丁胺 2mg 组 18 小时 30 分，安慰剂组 37 小时，$P = 0.012$）。并发现积极治疗组间差异无显著性（见上述盐酸洛哌丁胺部分）。第四项随机对照试验（242 例成人急性腹泻，定义为 24 小时内 > 3 次水样便或稀便）将两组不同治疗量的氧洛哌丁胺（0.5mg 和 1mg）与安慰剂进行比较[17]。试验发现，与安慰剂相比，两组不同治疗量的氧洛哌丁胺均能显著缩短腹泻持续时间（症状完全缓解的中位时间：氧洛哌丁胺 0.5mg 组 25 小时 40 分，安慰剂组 34 小时 15 分，$P = 0.041$；氧洛哌丁胺 1mg 组 26 小时 30 分，安慰剂组 34 小时 15 分，$P = 0.044$）。研究者用了 5 点评级法，评价氧洛哌丁胺 1mg 治疗量组总体效果明显比安慰剂好（$P = 0.008$）。氧洛哌丁胺 0.5mg 治疗量组与安慰剂相比，两者未达到统计学意义上的差异显著性（$P = 0.096$）。同样，受试者通过用 100 点视觉模拟评级法对治疗效果进行总体评价，氧洛哌丁胺 1mg 治疗量总体效果明显比安慰剂好（$P = 0.003$），但是氧洛哌丁胺 0.5mg 治疗量与安慰剂相比，两者差异无显著性（P 值报道为无统计学意义，CI 未报道）。第五项随机对照试验（258 例成人急性腹泻，定义为 24 小时内 ≥ 4 次水样便或稀便，并且腹泻持续时间不超过 72 小时）进行四组不同治疗间相比较：氧洛哌丁胺 1mg、2mg、4mg 和安慰剂。所有患者给一个 2 片的起始量，并在有症状时服另 1 片。试验发现，与安慰剂相比，所有剂量的氧洛哌丁胺均能缩短腹泻症状缓解的中位时间，但不同治疗剂量的氧洛哌丁胺三组，其间差异无显著性（至第一个症状缓解的中位时间：安慰剂组 28 小时 40 分；氧洛哌丁胺 1mg 组 10 小时；氧洛哌丁胺 2 mg 组 12 小时 45 分；氧洛哌丁胺 4 mg 组 7 小时 30 分）[18]。

害处　**地芬诺辛**：我们没有发现相关的随机对照试验。**地芬诺脂**：关于地芬诺脂-阿托品和安慰剂间的随机对照试验未报道有不良反应[13]。**利达脒**：我们没有发现相关的随机对照试验。**盐酸洛哌丁胺**：第一项随机对照试验发现，同样疗程，与安慰剂相比，盐酸洛哌丁胺可明显增加便秘患者的比例（25% vs 7%，$P ≤ 0.002$）[15]。第二项随机对照试验（261 例成人腹泻）进行氧洛哌丁胺 1 mg、氧洛哌丁胺 2 mg、洛哌丁胺 2 mg 和安慰剂间的比较[16]。不良反应主要为胃肠炎（氧洛哌丁胺 1 mg 组 4 例，氧洛哌丁胺 2 mg 组 4 例，安慰剂组 8 例，洛哌丁胺 2 mg 组 6 例；胃肠炎性不良反应具体没有进一步说明）。各组间不良反应差异的统计学显著性未报道。**氧洛哌丁胺**：第一项随机对照试验发现发生不良反应很少，并且所有都是轻度或中度（氧洛哌丁胺 1 mg 组 3/70[4.3%] 例，氧洛哌丁胺 2 mg 组 1/72[1.4% 例]，安慰剂组 3/71[4.2%] 例）[14]。第二项随机对照试验发现，同样疗程，与安慰剂相比，洛哌丁胺 2 mg 组明显增加便秘病例的比例（25% vs 7%，$P ≤ 0.002$），但未发现氧洛哌丁胺 1 mg 与安慰剂间差异有统计学显著性（16% vs 7%，报道无显著性）[15]。第三项随机对照试验（261 例成人腹泻），进行了氧洛哌丁胺 1 mg、氧洛哌丁胺 2 mg、洛哌丁胺 2 mg 和安慰剂间的对照[16]。不良反应主要为胃肠炎（氧洛哌丁胺 1 mg 组 4 例，氧洛哌丁胺 2 mg 组 4 例，安慰剂组 8 例，洛哌丁胺 2 mg 组 6 例；胃肠炎性不良反应具体没进一步说明）。各组间不良反应差异的统计学显著性未报道。第四项随机对照试验（242 例成人腹泻）发现，安慰剂组较氧洛哌丁胺组不良反应病例较多，但差异有无统计学显著性未报道（安慰剂组 16/80[20%] 例，氧洛哌丁胺 0.5mg 组 3/79[4%] 例，氧洛哌丁胺 1 mg 组 7/83[8%] 例）[17]。服用安慰剂组病例报道最常见的不良反应为腹部痉挛痛。一例服安慰剂后发生严重的腹部痉挛痛。第五项随机对照试验发现，没有引导性提问后发生的各种不良反应，安慰剂组 13/66（19.7%）例，氧洛哌丁胺 1 mg 组 7/64（10.9%）例，氧洛哌丁胺 2 mg 组 13/63（20.6%）例，氧洛哌丁胺 4 mg 组 14/65（21.5%）例（各组间差异有无统计学显著性未报道）[18]，结果的统计学意义也未报道。同样治疗疗程 ≥ 48 小时，各组发生便秘率如下：安慰剂组 11%，氧洛哌丁胺 1 mg 组 10%，氧洛哌丁胺 2 mg 组 25%，氧洛哌丁胺 4 mg 组 25%），氧洛哌丁胺与安慰剂组间差异无统计学显著性。

评论　无。

治疗选择 3　口服补液盐

我们没有发现关于评价口服补液盐治疗发达国家成人急性腹泻效果的系统综述和随机对照试验。

益处　我们没有发现关于评价口服补液盐治疗发达国家成人急性腹泻效果的系统综述和随机对照试验。

害处 我们没有发现相关的系统综述和随机对照试验。
评论 无。

> **问 题** 到过发展中国家旅游的发达国家成人轻-中度腹泻的治疗效果如何？

> **治疗选择1** 抗生素（经验性应用）

一篇系统综述，一项随后的随机对照试验和一项另外的随机对照试验发现，与安慰剂相比，抗生素可缩短腹泻持续时间。系统综述对5项随机对照试验进行了meta分析并报告，与安慰剂相比，抗生素增加了不良反应，但没有严重不良反应。

益处 我们发现一篇系统综述[19]（搜索日期2000年，19项随机对照试验，3157例患者）和一项随后的随机对照试验[20]，其中到过发展中国家旅游的发达国家成人腹泻病例进行一系列抗生素和安慰剂间、同一抗生素不同剂量间、或与另一种抗生素间的对照研究。**多目的研究（美洲中部、南美、非洲）**：系统综述[19]确认了两项随机对照试验[21,22]和一项随后的随机对照试验[20]。被综述确认的第一项随机对照试验（142例急性腹泻ⓖ病例，来自南美和非洲西部的美国男性军人）为口服诺氟沙星（400mg 每日2次治疗5日）和口服甲氧苄啶-磺胺甲噁唑（160/800mg 每日2次治疗5日）间的对照试验[21]。此试验发现，对于腹泻持续时间，诺氟沙星和甲氧苄啶-磺胺甲噁唑两组间统计学差异无显著性（从开始治疗后腹泻持续的中位时间：1.6天 vs 1.8天，$P = 0.37$）。便标本中细菌性病原体的检出，诺氟沙星组36/73（49.3%）例和甲氧苄啶-磺胺甲噁唑组27/69（39.1%）例。分离出的细菌体外耐药率，甲氧苄啶-磺胺甲噁唑组20/74（27%）例，但诺氟沙星组没有[21]。被综述确认的第二项随机对照试验（447例曾到过非洲、亚洲或拉丁美洲旅游的瑞士急性腹泻患者）为口服诺氟沙星（400mg 每日2次治疗3日）和安慰剂间的对照试验[22]。试验发现，与安慰剂相比，诺氟沙星组明显提高了3天后腹泻患者的治愈率（24小时≤1次稀便，无其他症状）（诺氟沙星组34/48 [73.9%]例，安慰剂组18/48 [37.5%]例，$P < 0.0001$）。一项随后的随机对照试验（380例到过危地马拉、墨西哥和肯尼亚的急性旅游者腹泻，定义为24小时内≥3次不成形便再加一项肠道感染的症状）为三组不同治疗间进行对照试验：利福昔明（每日600 mg 治疗3日），利福昔明（每日1200 mg 治疗3日）和安慰剂[20]。5天后随访，与安慰剂相比，利福昔明600 mg组与利福昔明1200 mg组明显缩短了至最后一次不成形便的中位时间（两组利福昔明与安慰剂组分别为：32.5小时 vs 32.9小时 vs 60.0小时，$P = 0.0001$）。**美洲中部（墨西哥、百里斯）**：系统综述[19]确认了12项随机对照试验[23-34]。第一项随机对照试验（17例从休斯敦、得克萨斯到墨西哥旅游者，24小时内≥4次稀便或≥2次稀便外加以下任何一种症状：口温≥38℃、呕吐、痉挛性腹痛）为环丙沙星250 mg 每日2次治疗3天与安慰剂间的对照试验[23]。试验发现，环丙沙星组48小时后治愈率（24小时≤1次稀便，无其他症状）明显高于安慰剂组（环丙沙星组6/7 [86%]例，安慰剂组2/8 [25%]例，$P = 0.04$）。试验还发现与安慰剂相比，环丙沙星能明显减少每天稀便次数和缩短从开始治疗到痊愈的中位时间（每天稀便次数：0.4次 vs 2.6次，$P = 0.03$；痊愈的中位时间：26小时 vs 60小时，$P = 0.03$）。第二项随机对照试验（83例百里斯英国军人一次或更多次稀便）对环丙沙星500 mg（单剂）与安慰剂进行对照[24]。此试验发现，与安慰剂相比，环丙沙星能明显改善腹泻持续时间（到最后一次稀水便的中位时间：20.9小时 vs 50.4小时，$P < 0.0001$；到最后一次不成形便的中位时间：24.8小时 vs 53.5小时，$P < 0.0001$）。其他10项随机对照试验都在墨西哥瓜达康纳尔岛的同一中心完成，具体描述见表2。7项随机对照试验发现，与安慰剂相比，抗生素可显著缩短病程[25,26,28-30,32,33]。1项随机对照试验发现，与单用氧氟沙星相比，氧氟沙星加洛哌丁胺可显著缩短病程[34]。一项随机对照试验还发现，三组不同治疗剂量的甲氧苄啶-磺胺甲噁唑加洛哌丁胺对腹泻病程的影响，差异无统计学显著性[31]。一项随机对照试验发现，呋喃唑酮和氨苄西林对腹泻病程的影响，两组间差异无统计学显著性[27]。**北非和西非（摩洛哥、埃及、冈比亚）**：系统性综述[19]确认两项随机对照研究[35,36]。第一项随机对照试验（摩洛哥106例结束旅游的旅游者腹泻ⓖ，定义为24小时内≥4次不成形便或在8小时内3次不成形便再加≥1项肠道其他症状：腹痛或痉挛、恶心、呕吐或发热）为诺氟沙星（400 mg 每日2次治疗3日）与安慰剂间的对照[35]。试验发现，与安慰剂相比，诺氟沙星明显缩短腹泻的中位病程（1.2天 vs 3.3天，$P < 0.01$）。第二项随机对照试验（冈比亚195例急性旅游者腹泻，定义为≥1次水便或软便再加上腹痛、呕吐或恶心）为三组不同治疗间的对照：氟罗沙星（每日400 mg 治疗1日），氟罗沙星（每日400 mg 治疗2日）和安慰剂[36]。试验发现，48小时后随访，对形成正常粪便黏稠度的作用，一日和二日疗程的氟罗沙星组均明显优于安慰剂组（氟罗沙星1日组36/54 [67%]例，氟罗沙星2日组34/48 [71%]例，安慰剂组18/49 [37%]例，$P < 0.01$）。两组不同治疗量的氟罗沙星间差异无统计学显著性（P值未报道）。与安慰剂相比，两组不同治疗量的氟罗沙星可显著增加腹泻症状完全缓解患者的比例，但两组不同治疗量的氟罗沙星间差异无统计学显著性（36小时：50% vs 50% vs 14%；48小时：67% vs 71% vs 37%[绝对病例数未报道]，氟罗沙星组与安慰剂组间 $P < 0.05$；两组不同治疗量的氟罗沙星间差异无统计学显著性，P值未报道）。与安慰剂相比两组不同治疗量的氟罗沙星可显著增加腹泻患者的治愈比例，但两组不同治疗量的氟罗沙星间差异无统计学显著性（48小时：28/54 [52%]例 vs 24/48 [50%]例 vs 14/49 [29%]例；氟罗沙星组与安慰剂组间 $P < 0.05$；两组不同治疗量的氟罗沙星间差异无统计学显著性，P值未报道；72小时：> 80% vs > 80% vs 47%[具体病例数未报道]，氟罗沙星组与安慰剂组间 $P < 0.01$；两组不同治疗量的氟罗沙星间差异无统计学显著性，P值未报道）。**亚洲（印**

度，泰国）：系统性综述[19]确认了2项随机对照试验[37, 38]。第一项随机对照试验（在印度，47例丹麦的旅游者腹泻患者）为匹美西林（pivmecillinam）（400 mg 每日3次治疗3日）与安慰剂间的对照。试验发现，与安慰剂相比，匹美西林可显著缩短水样便的持续时间（持续时间 < 24 小时：匹美西林组 20/24 [83%]例，安慰剂组 10/23 [43%]例；持续 24~48 小时：6/24 [25%] 例 vs 8/23 [35%]例；持续时间 > 48 小时：0/24 [0%] 例 vs 6/23 [26%]例；P < 0.05）[37]。第二项随机对照试验（在泰国 79 例患急性腹泻的美国军人，定义为 24 小时内 ≥ 3 次稀便或 2 次稀便再加发热、腹痛、恶心或呕吐）为阿奇霉素 500mg 与环丙沙星 500mg 间的对照。试验发现腹泻的平均病程两组间相似（阿奇霉素组 36.9 小时，环丙沙星组 38.2 小时，P 值未报道）[38]。

害处 系统性综述[19]将5项随机对照试验进行了一个 meta 分析[25, 26, 32, 33, 36]。与安慰剂相比，服用抗生素患者有明显较多的不良反应（OR 2.37，95%CI：1.50 ~ 3.75）。但不良反应都不严重，无须停服药物。**多目的研究（拉丁美洲、南美洲、非洲）：**第一项随机对照试验无不良反应报道[21]。第二项随机对照试验报道服用诺氟沙星组发生两件不良反应事件（便秘、烧心：2/19 [10.5%]例），安慰剂组发生七件不良反应事件（眩晕、头痛、肌痛、便秘、感觉异常：7/21 [33.3%]例）[22]。治疗前后均未发现大肠杆菌对诺氟沙星产生耐药；然而，经治疗后大肠杆菌对其他抗生素产生较多耐药，尤其在安慰剂组。随后的随机对照试验发现，在非严重不良反应（相关胃肠道症状、头痛）方面，各组间差异无统计学显著性（利福昔明 600 mg 组 74/125 [59.2%]例，利福昔明 1200 mg 组 88/126 [69.8%]例，安慰剂组 90/129 [69.8%]例）[20]。利福昔明 1200 mg 组疲劳的不良反应明显较多（P = 0.023，绝对病例数未报道）。**美洲中部（墨西哥，百里斯）：**第一项随机对照试验发现无不良反应报道[23]。第二项随机对照试验也无不良反应报道[24]。表2详细列举了在墨西哥瓜达拉哈拉中心这些随机对照试验治疗过程中发生的不良反应[25-34]。总之，这些随机对照试验发现，抗生素治疗后的不良反应都较轻而且能自限。**北非和西非（摩洛哥，埃及，冈比亚）：**第一项随机对照试验（106 例患者）报道，轻症不良反应病例安慰剂组较诺氟沙星组多（安慰剂组 18 例，诺氟沙星组 7 例；差异统计学意义未见报道）[35]。第二项随机对照试验（对 195 例中的 190 例患者的安全性进行分析）发现，不良反应发生的可能性和是否发生迟发反应等与治疗方案有关，与安慰剂相比，氟罗沙星治疗方案中 1 天和 2 天组发生不良反应的可能性更大。（安慰剂组 25/64 [39%]例，氟罗沙星（1 天）组 36/61 [59%]例 [P < 0.05]，氟罗沙星（2天）组 42/65 [65%] 例 [P < 0.05]）[36]。最常见的不良反应为疲劳。没有严重的不良反应事件。**亚洲（印度、泰国）：**一些随机对照试验均无关于不良反应的报道[37, 38]。

评论 一个随机对照试验（598 例 ≥ 12 岁的急性腹泻❻患者，腹泻持续时间 ≤ 5 天；仅 70% 为旅游者腹泻❻，剩下的为非旅游者腹泻）为诺氟沙星（400 mg 每日 2 次）与安慰剂间的对照[39]。试验发现，治疗 5 天后与安慰剂相比，诺氟沙星组治愈患者（24 小时内 ≤ 1 次稀便，同时无其他症状）比例明显增多（诺氟沙星组 161/257 [63%] 例，安慰剂组 130/254 [51%]例，P = 0.003）。地区间抗生素治疗效果不同可能与地区间抗生素耐药水平不同有关。由于耐药菌株流行的稳步变化，有可能将抗生素治疗效果的不同误归于地区间的不同。

治疗选择2　抗动力药

两项随机对照试验发现，与安慰剂相比，盐酸洛哌丁胺能缩短腹泻持续时间。其中一项随机对照试验还发现，单独应用洛哌丁胺和单独应用甲氧苄啶-磺胺甲噁唑相比，其最终的腹泻持续时间相似，如两者合用与单用洛哌丁胺相比，前者可缩短腹泻持续时间。两项随机对照试验发现，对改善急性腹泻症状，单用环丙沙星和洛哌丁胺加环丙沙星相比，两组间差异无统计学显著性。

益处 我们没有发现相关的系统综述，但发现 4 项随机对照试验[30, 40-42]。**盐酸洛哌丁胺与安慰剂对照：**第一项随机对照试验（227 例美国学生参加在墨西哥举办的夏令营，出现 24 小时内 ≥ 3 次不成形便，腹泻持续时间 ≤ 14 天，并且至少有一项腹部痉挛性痛、恶心或呕吐的腹泻患者）为四组不同治疗间的对照：盐酸洛哌丁胺 4 mg 为负荷剂量，每次稀便再予以 2mg；给单剂甲氧苄啶-磺胺甲噁唑 300/1600 mg 后，160/800 mg 每日 2 次治疗 3 日；甲氧苄啶-磺胺甲噁唑 160/800mg 每日 2 次治疗 3 日同时加用洛哌丁胺和安慰剂组[30]。试验发现，与安慰剂相比，洛哌丁胺可显著缩短腹泻的平均病程（洛哌丁胺组 33 小时，安慰剂组 58 小时，P ≤ 0.05）。来自随机对照试验的其他研究组的结果在下面其他相关章节中阐述。第二项随机对照试验（在孟加拉国，50 例北美和西欧成人流亡者，24 小时内 > 3 次不成形便，并且病程很少超过 72 小时）为每次稀便后予以 2mg 洛哌丁胺与安慰剂间的对照[40]。试验发现，与安慰剂对照，洛哌丁胺可明显减少治疗后第一或第二天排便次数（见表）。**单用盐酸洛哌丁胺与甲氧苄啶−磺胺甲噁唑的比较：**有四个研究组的随机对照试验（见上述）发现，两组间腹泻平均持续时间相似（洛哌丁胺组 33 小时，甲氧苄啶-磺胺甲噁唑组 36 小时；差异的显著性未报道）[30]。**单用盐酸洛哌丁胺与盐酸洛哌丁胺加甲氧苄啶−磺胺甲噁唑（联合治疗）的比较：**有四个研究组的随机对照试验发现，与单用盐酸洛哌丁胺相比，联合治疗可明显缩短腹泻平均持续时间（单用盐酸洛哌丁胺组 33 小时，联合治疗组 16 小时，P < 0.05）[30]。**洛哌丁胺加环丙沙星与单用环丙沙星的比较：**第一项随机对照试验（在埃及 104 例腹泻的美国军人）为环丙沙星（500mg 每日 2 次治疗 3 日）加洛哌丁胺（首剂 4mg，然后每次稀便后予以 2mg，最多每日 16mg）与环丙沙星（500mg 每日 2 次治疗 3 日）加安慰剂（每次稀便均给药，最多每天 8 片）间的比较[41]。24 小时后随访，发现对于病情改善（与 24 小时前比，稀便次数减少 50%）或治愈（所有症状均消失）患者的比例，环丙沙星加洛哌丁胺组和环丙沙星加安慰剂组间差异无显著性（环丙沙星加洛哌丁胺组 41/50 [82%] 例，环丙沙星加安慰剂组

36/54 [67%]例；OR 2.3，95% CI：0.8～6.3；$P=0.08$）。48小时后随访，也发现对于病情改善或治愈患者比例，两组间差异无显著性（环丙沙星加洛哌丁胺组 45/50 [92%] 例，环丙沙星加安慰剂组 48/54 [89%]例；OR 和 CI 无报道；$P>0.2$）。对于治疗 24 小时和 48 小时后稀便的平均次数，环丙沙星加洛哌丁胺组和环丙沙星加安慰剂组间差异也无显著性（24 小时：1.9 次 vs 2.6 次，$P=0.19$；48 小时：3.1 次 vs 4.0 次，$P=0.19$）[41]。第二项随机对照试验（142 例泰国腹泻军人）为三组不同治疗间的对照：环丙沙星 750mg 加洛哌丁胺（首剂 4mg，然后每次稀便予以 2mg，最多每日 16mg）、环丙沙星（500mg 每日 2 次治疗 3 日）加洛哌丁胺（首剂 4mg，然后每次稀便予以 2mg，最多每日 16mg）和环丙沙星 750mg 加安慰剂间进行比较[42]。试验发现 24、48 和 72 小时后完全治愈患者的比例，三组间差异无显著性（24 小时：单剂环丙沙星加洛哌丁胺组占 36%，3 日疗程的环丙沙星加洛哌丁胺组占 38%，单剂环丙沙星加安慰剂组占 36%；48 小时：70% vs 64% vs 64%；72 小时：83% vs 82% vs 96%；P 值未报道）。还发现，对于治疗开始到最后一次不成形便的平均时间（34 小时 vs 44 小时 vs 36 小时；P 值未报道）和到所有症状均缓解的平均时间（40 小时 vs 45 小时 vs 38 小时；P 值未报道），三组间差异无显著性[42]。

害处 第二项随机对照试验报道，洛哌丁胺治疗组中出现眩晕 3 例、便秘 4 例，服用安慰剂组出现不良反应 3 例（两组间差异显著性未报道）[40]。

评论 无。

治疗选择 3 口服补液盐

我们没有发现关于口服补液盐治疗到过发展中国家旅游的发达国家成人急性轻、中度腹泻效果评价的系统综述和随机对照试验。一项随机对照试验发现，关于腹泻持续时间或症状控制时间，洛哌丁胺加口服补液盐与单用洛哌丁胺比较，两组间差异无显著性。

益处 我们没有发现相关的系统综述和随机对照试验。

害处 我们没有发现相关的系统综述和随机对照试验。

评论 一项随机对照试验（80 例在墨西哥的美国学生）为口服补液盐（初始剂量为 500 mL，然后每次稀便后口服 250mL，最多每日 1000 mL）加洛哌丁胺（首剂 4mg，然后每次稀便予以 2mg，最多每日 8mg）与单用洛哌丁胺治疗 48 小时后的比较[43]。试验发现，关于腹泻持续时间或症状控制时间，两组间差异无显著意义。

问　题 发展中国家成人轻-中度急性腹泻的治疗效果如何？

治疗选择 1 抗生素（经验性应用）

两项方法学存在缺陷的随机对照试验发现，对发展中国家成人轻、中度急性腹泻患者症状的改善，抗生素治疗与安慰剂组间差异无显著性。

益处 我们没有发现相关的系统综述，但发现一篇关于两项墨西哥随机对照试验的报道，两项随机对照试验是两种不同抗生素与安慰剂间、以及与甲氧苄啶-磺胺甲噁唑间的对照试验[44]。第一项随机对照试验（307 例成人腹泻，24 小时内≥ 3 次不成形便，且病程很少超过 72 小时，治疗前便镜检白细胞≥ 10 个）为甲氧苄啶-磺胺甲噁唑 160/800 mg 每日 2 次、氯碘羟喹 250 mg 每日 3 次和安慰剂间的对照。试验发现，在 3 天试验中患者排不成形便的平均次数在三组间差异无显著性（甲氧苄啶-磺胺甲噁唑组为 4.2 次，氯碘羟喹组为 4.2 次，安慰剂组为 5.3 次；P 值未报道）。采用维持原随机分组分析法（20 例[6.5%]在分析时被剔除）。第二项随机对照试验（150 例男性患者，24 小时≥ 4 次不成形便，或 8 小时 3 次不成形便同时伴一项或多项症状，如发热、腹痛、急性便意、恶心或呕吐，病程不超过 60 小时）为 3 组不同治疗间的对照：依诺沙星、甲氧苄啶-磺胺甲噁唑或安慰剂。试验发现，经依诺沙星、甲氧苄啶-磺胺甲噁唑或安慰剂治疗 72 小时，治愈患者的比例三组间差异无显著性（依诺沙星组 23/47 [49%]例，甲氧苄啶-磺胺甲噁唑 21/43 [49%]例，安慰剂组 16/49 [33%]例；$P>0.05$）[44]。采用维持原随机分组分析法（13 例[8.7%]在分析时被剔除）。在统计分析前根据病原体将结果分成几个亚组。

害处 第一项随机对照试验没有报道不良反应[44]。第二项随机对照试验报道 4 例患者因发生不良反应而离开试验（1 例有轻度头痛、眩晕和畏光，依诺沙星组有 1 例中度抑郁，甲氧苄啶-磺胺甲噁唑组有 1 例皮疹、1 例中度精神紊乱和腹痛）。

评论 无。

治疗选择 2 抗动力药

两项随机对照试验发现，与安慰剂相比，利达脒和洛哌丁胺可改善急性腹泻的症状。

益处 **抗动力药与安慰剂的对照：**我们没有发现相关的系统性综述，但发现两项墨西哥的随机对照试验，关于抗动力药与安慰剂间、不同抗动力药间或相同抗动力药不同剂量间的对照[45, 46]。第一项随机对照试验（30 例成人急性腹泻❻）发现，与安慰剂相比，29 小时后利达脒（2 mg 或 4mg）可减轻粪便的平均重量（利达脒 4 mg 组 435 g，利达脒 2 mg 组 364 g，安慰剂组576 g）。第二项随机对照试验（105例成人急性腹泻）为三组不同治疗间的对照：利达脒、洛哌丁胺和安慰剂[46]。试验发现，与安慰剂相比，72小时后利达脒减少了稀便的次数（利达脒组8.5次，安慰剂组3.9次；P值未报道）。

害处 服用利达脒组有1例出现便秘，安慰剂组未发生不良反应（利达脒组1/35 [3%]例，安慰剂组0/35 [0%]例）[46]。

评论 无。

治疗选择3　口服补液盐

一项随机对照试验发现，柠檬酸盐口服补液盐和碳酸氢盐口服补液盐治疗，48小时后粪便排出量两组间差异无显著性。

益处 我们没有发现相关的系统性综述。我们发现一项随机对照试验，关于柠檬酸盐口服补液盐（ORS）与碳酸氢盐口服补液盐间的比较[47]。此试验（57例孟加拉国成人非重度腹泻患者）发现，两组口服补液盐治疗，48小时后粪便排出量两组间差异无显著性（数据报道差异无显著性）。柠檬酸盐口服补液盐组3例和碳酸氢盐口服补液盐组4例患者被剔除出试验，主要因为持续呕吐而不能口服补液。

害处 随机对照试验未报道有关不良反应[47]。

评论 无。

问题 发展中国家成人重度急性腹泻的治疗效果如何？

治疗选择1　抗生素（经验性应用）

我们没有发现关于评价经验性应用抗生素治疗发展中国家成人重度腹泻效果方面的系统综述或随机对照试验。

益处 我们没有发现相关的系统综述或随机对照试验。

害处 我们没有发现相关的系统综述或随机对照试验。

评论 见下文口服补液盐中的"评论"。

治疗选择2　抗动力药

我们没有发现关于评价抗动力药治疗发展中国家成人重度腹泻效果方面的系统综述或随机对照试验。

益处 我们没有发现相关的系统综述或随机对照试验。

害处 我们没有发现相关的系统综述或随机对照试验。

评论 无。

治疗选择3　口服补液盐

口服补液与不补液间的随机对照试验被认为是缺乏职业道德的。大家一致公认用标准口服补液盐（oral rehydration solution，ORS）口服补液对重度腹泻患者有益。一些随机对照试验发现，与柠檬酸盐口服补液盐相比，氨基酸口服补液盐治疗霍乱和非霍乱性腹泻有一定的临床益处。三项随机对照试验发现，用碳酸氢盐口服补液盐、柠檬酸盐口服补液盐和含氯口服补液盐比较治疗霍乱和非霍乱性腹泻，对腹泻的粪便量和腹泻持续时间的影响，三组间差异无显著意义。三项随机对照试验发现，对霍乱腹泻患者排便量和腹泻持续时间的影响，与柠檬酸盐口服补液盐相比，低渗口服补液盐有一定效果但效果不一致。低渗口服补液盐可能与无症状性低钠血症风险增加有关。一篇系统综述发现，与柠檬酸盐口服补液盐相比，谷物基础口服补液盐治疗霍乱和非霍乱腹泻可减少粪便量和腹泻持续时间。一项另外的随机对照试验发现，与柠檬酸盐口服补液盐相比，谷物基础口服补液盐可减少腹泻的粪便量。一项小型随机对照试验，是关于成人霍乱伴重度脱水开始就接受静脉补液治疗的患者，后通过鼻胃管肠道补液与直接静脉补液对腹泻粪便量和腹泻持续时间影响的对比，发现两者间差异无显著性。我们没有发现关于单独口服补液与静脉补液间对照的系统综述和随机对照试验。

益处 我们发现一篇系统综述（检索日期1998年，4项随机对照试验，694例成人腹泻）[48]和9项另外的随机对照试验[49-57]。**口服补液与不补液间的比较**：我们没有发现相关的系统综述或随机对照试验。口服补液与不补液间的随机对照试验被认为是缺乏职业道德的。**氨基酸口服补液盐**：我们没有发现相关的系统综述。发现两项随机对照试验（97例男性急性腹泻伴重度脱水接受静脉补液治疗的住院患者[50]；108例男性患者，腹泻病程 < 48小时并伴有重度脱水[51]）为氨基酸口补液盐和标准口服补液盐（standard ORS）Ⓖ间的对照。在有静脉补液的随机对照试验中，与标准口服补液盐相比，氨基酸口补液盐对缩短腹泻持续时间差异无显著性，但可明显减少粪便量[50]。另一项随机对照试验发现，在霍乱腹泻患者治疗中，与标准口服补液盐相比，氨基酸口补液盐可减轻粪便的重量，但不是粪便的体积[51]。在非霍乱样腹泻患者治疗中，氨基酸口补液盐可减少粪便体积，但不是重量。**碳酸氢盐口服补液盐**：我们没有发现相关的系统综述。发现一项小型随机对照试验（60例霍乱伴重度脱水患者）为碳酸氢盐口服补液盐与其他一种口服补液盐的对比，在此试验中用含氯口服补液盐代替碳酸氢盐口服补液盐[52]。试验发现，腹泻的粪便量和腹泻持续时间，组间差异无显著性。我们又发现两项

随机对照试验，是关于碳酸氢盐口服补液盐与标准口服补液盐间的比较[53,54]。第一项随机对照试验（180例男性腹泻患者，腹泻持续时间＜48小时），发现两组口服补液盐治疗对腹泻的粪便量和腹泻持续时间的影响差异无显著性[53]。第二项随机对照试验（130例霍乱患者）发现，尽管与标准口服补液盐相比，碳酸氢盐口服补液盐增加腹泻持续时间和腹泻的粪便量，但没有评价组间差异的显著性[54]。**低渗口服补液盐**：我们没有发现相关的系统综述。但发现三项随机对照试验，这些试验发现，与标准口服补液盐相比，低渗口服补液盐对腹泻粪便量和腹泻持续时间，存在小的不一致的影响[55-57]。**谷物基础口服补液盐**：我们发现一篇系统综述（搜索日期为1998年，4项随机对照试验）关于霍乱和非霍乱腹泻患者[48]。综述发现，在成人霍乱治疗中，与标准口服补液盐相比，谷物基础口服补液盐可显著减少24小时的粪便量（4项随机对照试验，加权均数差 [WMD] －51mL/kg，95%CI －66mL/kg ~ －36mL/kg）。一项另外的随机对照试验发现，与标准口服补液盐相比，谷物基础口服补液盐和低钠谷物基础口服补液盐均能显著减少粪便量（谷物基础口服补液盐组4 L，标准口服补液盐组5 L，$P < 0.02$；低钠谷物基础口服补液盐组3 L，标准口服补液盐组5 L，$P < 0.05$）[57]。**口服补液与静脉补液的比较**：我们没有发现有关单独口服补液盐与静脉补液盐间比较的系统综述和随机对照研究。但发现一项小型随机对照研究（20例成人霍乱伴重度脱水患者）为静脉补液与通过鼻胃管肠道补液的比较[49]。两组开始就接受静脉补液达90分钟。这试验发现通过静脉补液与通过鼻胃管肠道补液对整个腹泻持续时间、排出粪便的总量、弧菌排出持续时间的影响，两组间差异无显著性：腹泻持续时间（静脉补液组44小时，鼻胃管肠道补液组37小时；差异＋7小时，95%CI －6 小时 ~ ＋20 小时），总粪便量（静脉补液组8.2L，鼻胃管肠道补液组11L；差异 －2.9 L），弧菌排出持续时间（静脉补液组1.1 天，鼻胃管肠道补液组1.4 天；差异0.3 天，95% CI 0 天 ~ 1 天）。

害处 **氨基酸口服补液盐**：一项随机对照试验报告，氨基酸口服补液盐或标准口服补液盐 G 治疗中均无高钠血症 (hypernatraemia) G 和低钠血症 (hyponatraemia) G 事件发生[51]。**碳酸氢盐口服补液盐**：一项随机对照试验（130 例霍乱患者）报道，与碳酸氢盐口服补液盐相比，更多患者认为标准口服补液盐口味"不好"（标准口服补液盐组占29%，碳酸氢盐口服补液盐组占13%；CI 未报道）[21]。**低渗口服补液盐**：与标准口服补液盐相比，低渗口服补液盐可显著增加无症状性低钠血症。（OR 2.1，95% CI 1.1 ~ 4.1）[55]。在随机对照试验中有症状性低钠血症的病例未见报道[55, 56]。

评论 所有霍乱患者都接受了抗生素和补液的治疗。口服四环素或多西环素被广泛应用，往往在开始口服补液后不同时间开始服药。霍乱患者与非重度腹泻患者对口服补液盐的反应可能是不一致的。

词汇表

急性腹泻（acute diarrhoea）：腹泻持续时间小于或等于14 天。

经验性治疗（empirical treatment）：根据专家经验或在微生物学调查前或在无微生物学依据下的治疗。

高钠血症（hypernatraemia）：高于正常的血清钠浓度。

低钠血症（hyponatraemia）：低于正常的血清钠浓度。

重度腹泻（severe diarrhoea）：大量或伴有脱水的粪便丢失、血便、发热或患者为婴幼儿、老年人或免疫功能低下者。

标准口服补液盐（standard oral rehydration solution）：是包括柠檬酸盐10 mmol/L、糖111 mmol/L和分子渗透压浓度为311 mmol/L 的一种口服补液盐。

旅游者腹泻（travellers' diarrhoea）：腹泻发生者为那些跨越国界的旅游者，且腹泻发生在旅游期间或旅游后短时间内。

参考文献

1. *The World Health Report 1997*. Geneva: World Health Organization, 1997:14-22.
2. Garthwright WE, Archer DL, Kvenberg JE. Estimates of incidence and costs of intestinal infectious diseases in the United States. *Public Health Rep* 1988;103:107-115.
3. Wheeler JG, Sethi D, Cowden JM, et al. Study of infectious intestinal disease in England: rates in the community, presenting to general practice, and reported to national surveillance. *BMJ* 1999;318:1046-1050.
4. Cartwright RY, Chahed M. Foodborne diseases in travellers. *World Health Stat Q* 1997;50:102-110.
5. Jiang ZD, Lowe B, Verenkar MP, et al. Prevalence of enteric pathogens among international travelers with diarrhea aquired in Kenya (Mombasa), India (Goa), or Jamaica (Montego Bay). *J Infect Dis* 2002;185:497-502.
6. De Wit MA, Koopmans MP, Kortbeek LM, et al. Etiology of gastroenteritis in sentinel general practices in The Netherlands. *Clin Infect Dis* 2001;33:280-288.
7. Lew JF, Glass RI, Gangarosa RE, et al. Diarrheal deaths in the United States 1979 through 1987. *JAMA* 1991;265:3280-3284.
8. Bouree P, Chaput JC, Krainik F, et al. Double-blind controlled study of the efficacy of nifuroxazide versus placebo in the treatment of acute diarrhea in adults. *Gastroenterol Clin Biol* 1989;13:469-472. [in French]
9. Goodman LJ, Trenholme GM, Kaplan RL, et al. Empiric antimicrobial therapy of domestically acquired acute diarrhea in urban adults. *Arch Intern Med* 1990;150:541-546.
10. Noguerado A, Garcia-Polo I, Isasia T, et al. Early single dose therapy with ofloxacin for empirical treatment of acute gastroenteritis: a randomised, placebo-controlled double-blind clinical trial. *J Antimicrob Chemother* 1995;36:665-672.
11. Dryden MS, Gabb RJ, Wright SK. Empirical treatment of severe acute community-acquired gastroenteritis with ciprofloxacin. *Clin Infect Dis* 1996;22:1019-1025.
12. Troselj-Vukic B, Poljak I, Milotic R, et al. Efficacy of pefloxacin in the treatment of patients with acute infectious diarrhoea. *Clin Drug Invest* 2003;23:591-596.
13. Lustman F, Walters EG, Shroff NE, et al. Diphenoxylate hydrochloride

(Lomotil) in the treatment of acute diarrhoea. *Br J Clin Pract* 1987;41: 648-651.
14. Dettmer A. Loperamide oxide in the treatment of acute diarrhea in adults. *Clin Ther* 1994;16:972-980.
15. Hughes IW. First line treatment in acute non-dysenteric diarrhoea: clinical comparison of loperamide oxide, loperamide and placebo. *Br J Clin Pract* 1995;49:181-185.
16. Van den Eynden B, Spaepen W. New approaches to the treatment of patients with acute, nonspecific diarrhea: a comparison of the effects of loperamide and loperamide oxide. *Curr Ther Res* 1995;56:1132-1141.
17. Dreverman JWM, Van der Poel AJM. Loperamide oxide in acute diarrhoea: a double-blind, placebo-controlled trial. *Aliment Pharmacol Ther* 1995;9:441-446.
18. Cardon E, Van Elsen J, Frascio M, et al. Gut-selective opiates: the effect of loperamide oxide in acute diarrhoea in adults. The Diarrhoea Trialists Group. *Eur J Clin Res* 1995;7:135-144.
19. De Bruyn G, Hahn S, Borwick A. Antibiotic treatment for travellers' diarrhoea. In: The Cochrane Library, Issue 4, 2004. Chichester, UK: John Wiley & Sons, Ltd. Search date 2000; primary sources The Cochrane Collaboration Trials Register, Medline, Embase, and hand searching and contact with experts.
20. Steffen R, Sack DA, Riopel L, et al. Therapy of travelers' diarrhea with rifaximin on various continents. *Am J Gastroenterol* 2003;98:1073-1078.
21. Thornton SA, Wignall SF, Kilpatrick ME, et al. Norfloxacin compared to trimethoprim/sulfamethoxazole for the treatment of travelers' diarrhea among U.S. military personnel deployed to South America and West Africa. *Mil Med* 1992;157:55-58.
22. Wiström J, Jertborn M, Hedström Sä, et al. Short-term self-treatment of travellers' diarrhoea with norfloxacin: a placebo-controlled study. *J Antimicrob Chemother* 1989;23:905-913.
23. Wiström J, Gentry LO, Palmgren AC, et al. Ecological effects of short-term ciprofloxacin treatment of travellers' diarrhoea. *J Antimicrob Chemother* 1992;30:693-706.
24. Salam I, Katelaris P, Leigh-Smith S, et al. Randomised trial of single-dose ciprofloxacin for travellers' diarrhoea. *Lancet* 1994;344:1537-1539.
25. DuPont HL, Reves RR, Galindo E, et al. Treatment of travelers' diarrhea with trimethoprim/sulfamethoxazole and with trimethoprim alone. *N Engl J Med* 1982;307:841-844.
26. Ericsson CD, DuPont HL, Sullivan P, et al. Bicozamycin, a poorly absorbable antibiotic, effectively treats travelers' diarrhea. *Ann Intern Med* 1983;98:20-25.
27. DuPont HL, Ericsson CD, Galindo E, et al. Furazolidone versus ampicillin in the treatment of traveler's diarrhea. *Antimicrob Agents Chemother* 1984;26:160-163.
28. Ericsson CD, Johnson PC, DuPont HL, et al. Role of a novel antidiarreal agent, BW942C, alone or in combination with trimethoprim-sulfamethoxazole in the treatment of traveler's diarrea. *Antimicrob Agents Chemother* 1986;29:1040-1046.
29. Ericsson CD, Johnson PC, DuPont HL, et al. Ciprofloxacin or trimethoprim-sulfamethoxazole as initial therapy for travelers' diarrea. *Ann Intern Med* 1987;106:216-220.
30. Ericsson CD, DuPont HL, Mathewson JJ. Treatment of traveler's diarrhea with sulfamethoxazole and trimethoprim and loperamide. *JAMA* 1990;263:257-261.
31. Ericsson CD, Nicholls-Vasquez I, DuPont HL, et al. Optimal dosing of trimethoprim-sulfamethoxazole when used with loperamide to treat travelers' diarrhea. *Antimicrob Agents Chemother* 1992;36:2821-2824.
32. DuPont HL, Ericsson CD, Mathewson JJ, et al. Oral aztreonam, a poorly absorbed yet effective therapy for bacterial diarrhea in US travelers to Mexico. *JAMA* 1992;267:1932-1935.
33. DuPont HL, Ericsson CD, Mathewson JJ, et al. Five versus three days of ofloxacin therapy for traveler's diarrhea: a placebo-controlled study. *Antimicrob Agents Chemother* 1992;36:87-91.
34. Ericsson CD, DuPont HL, Mathewson JJ. Single dose ofloxacin plus loperamide compared with single dose or three days of ofloxacin in the treatment of travelers' diarrhea. *J Travel Med* 1997;4:3-7.
35. Mattila L, Peltola H, Siitonen A, et al. Short-term treatment of traveler's diarrhea with norfloxacin: a double-blind, placebo-controlled study during two seasons. *Clin Infect Dis* 1993;17:779-782.
36. Steffen R, Jori R, DuPont HL, et al. Efficacy and toxicity of fleroxacin in the treatment of travelers' diarrhea. *Am J Med* 1993;94:182S-186S.
37. Christensen OE, Tuxen KK, Menday P. Treatment of travellers' diarrhoea with pivmecillinam [letter]. *J Antimicrob Chemother* 1988;22: 570-571.
38. Kuschner RA, Trofa AF, Thomas RJ, et al. Use of azithromycin for the treatment of Campylobacter enteritis in travellers to Thailand, an area where ciprofloxacin resistance is prevalent. *Clin Infect Dis* 1995;21: 536-541.
39. Wistrom J, Jertborn M, Ekwall E, et al. Empiric treatment of acute diarrheal disease with norfloxacin: a randomized, placebo-controlled study. Swedish Study Group. *Ann Intern Med* 1992;117:202-208.
40. Van Loon FPL, Bennish ML, Speelman P, et al. Double blind trial of loperamide for treating acute watery diarrhoea in expatriates in Bangladesh. *Gut* 1989;30:492-495.
41. Taylor DN, Sanchez JL, Candler W, et al. Treatment of travelers' diarrhea: ciprofloxacin plus loperamide compared with ciprofloxacin alone. *Ann Intern Med* 1991;114:731-734.
42. Petruccelli BP, Murphy GS, Sanchez JL, et al. Treatment of traveler's diarrhea with ciprofloxacin and loperamide. *J Infect Dis* 1992;165:557-560.
43. Caeiro JP, DuPont HL, Albrecht H, et al. Oral rehydration therapy plus loperamide versus loperamide alone in the treatment of traveler's diarrhoea. *Clin Infect Dis* 1999;28:1286-1289.
44. De la Cabada FJ, DuPont HL, Gyr K, et al. Antimicrobial therapy of bacterial diarrhea in adult residents of Mexico - lack of an effect. *Digestion* 1992;53:134-141.
45. Heredia Diaz JG, Alcantara I, Solis A. Evaluation of the safety and effectiveness of WHR-1142A in the treatment of non-specific acute diarrhea. *Rev Gastroenterol Mex* 1979;44:167-73. [in Spanish]
46. Heredia Diaz JG, Kajeyama Escobar ML. Double-blind evaluation of the effectiveness of lidamidine hydrochloride (WHR-1142A) vs. loperamide vs. placebo in the treatment of acute diarrhea. *Salud Publica Mex* 1981;23:483-491. [in Spanish]
47. Ahmed SM, Islam MR, Butler T. Effective treatment of diarrhoeal dehydration with an oral rehydration solution containing citrate. *Scand J Infect Dis* 1986;18:65-70.
48. Fontaine O, Gore SM, Pierce NF. Rice-based oral rehydration solution for treating diarrhoea. In: The Cochrane Library, Issue 3, 2002. Oxford: Update Software. Search date 1998; primary sources Medline, Embase, Lilacs, Cochrane Controlled Trials Register, and Cochrane Infectious Diseases Group.
49. Pierce NF, Sack RB, Mitra RC, et al. Replacement of water and electrolyte losses in cholera by an oral glucose-electrolyte solution. *Ann Intern Med* 1969;70:1173-1181.

50. Patra FC, Sack DA, Islam A, et al. Oral rehydration formula containing alanine and glucose for treatment of diarrhoea: a controlled trial. *BMJ* 1989;298:1353-1356.
51. Khin-Maung-U, Myo-Khin, Nyunt-Nyunt-Wai, et al. Comparison of glucose/electrolyte and maltodextrin/glycine/glycyl-glycine/electrolyte oral rehydration solutions in cholera and watery diarrhoea in adults. *Ann Trop Med Parasitol* 1991;85:645-650.
52. Sarker SA, Mahalanabis D. The presence of bicarbonate in oral rehydration solution does not influence fluid absorption in cholera. *Scand J Gastroenterol* 1995;30:242-245.
53. Mazumder RN, Nath SK, Ashraf H, et al. Oral rehydration solution containing trisodium citrate for treating severe diarrhoea: controlled clinical trial. *BMJ* 1991;302:88-89.
54. Hoffman SL, Moechtar MA, Simanjuntak CH, et al. Rehydration and maintenance therapy of cholera patients in Jakarta: citrate-based versus bicarbonate-based oral rehydration salt solution. *J Infect Dis* 1985;152:1159-1165.
55. Alam NH, Majumder RN, Fuchs GJ. Efficacy and safety of oral rehydration solution with reduced osmolarity in adults with cholera: a randomised double-blind clinical trial. *Lancet* 1999;354:296-299.
56. Faruque ASG, Mahalanabis D, Hamadani JD, et al. Reduced osmolarity oral rehydration salt in cholera. *Scand J Infect Dis* 1996;28:87-90.
57. Bhattacharya MK, Bhattacharya SK, Dutta D, et al. Efficacy of oral hyposmolar glucose-based and rice-based oral rehydration salt solutions in the treatment of cholera in adults. *Scand J Gastroenterol* 1998;33:159-163.

原作者

Guy de Bruyn

Project Director

Perinatal HIV Research Unit

University of the Witwatersrand

Chris Hani Baragwanath Hospital

Johannesburg

South Africa

利益冲突：没有声明。

表1 腹泻患者或对照者便标本中发现病原体的比例

人群	GP 参加者在荷兰[5]			在肯尼亚、印度*、牙买加腹泻的欧洲、北美旅游者[6]
年龄	15～29 岁	30～59 岁	≥60 岁	年龄范围未报道
病例数（例）	（170/72 对照）	（313/244 对照）	（102/102 对照）	（1079 例）
阳性百分比（%）				
腺病毒	1.0/0.0	0.6/1.4	0.3/0.0	2.8
气单胞菌	—	—	—	1.9
星状病毒	0.6/0.0	0.6/0.0	3.9/2.0	—
人酵母菌	27.2/34.7	23.9/34.4	16.7/37.3	—
弯曲菌	14.7/0.0	10.5/1.2	7.8/0.0	4.2
隐孢子虫	3.0/0.0	0.6/0.0	0.0/0.0	0.6
圆孢子球虫	0.6/0.0	0.3/0.0	0.0/0.1	—
脆弱双核阿米巴	8.3/18.1	8.9/17.4	9.8/13.7	—
溶组织内阿米巴	0.0/2.8	1.0/0.8	1.0/0.0	1.5
肠毒性大肠杆菌	—	—	—	25.5
贾第鞭毛虫	3.0/0.0	5.7/1.2	3.9/3.9	0.7
诺瓦克样病毒	5.9/1.4	3.9/0.8	1.0/1.0	—
毗邻单胞菌	—	—	—	6.3
轮状病毒	4.1/1.4	1.9/1.6	2.9/0.0	2.6
沙门氏菌	3.5/0.0	2.6/0.0	3.9/1.0	6.3
札幌样病毒	2.9/0.0	0.6/0.7	0.0/0.0	—
志贺菌	0.0/0.0	0.0/0.0	0.0/0.0	6.6
弧菌	—	—	—	3.1
产志贺样毒素大肠杆菌	0.0/1.6	0.7/0.4	0.0/1.1	—
耶尔森菌	1.2/0.0	0.3/1.6	2.0/2.0	—

*在印度，5～9 月很难得到便标本，因为缺乏旅游者。

表2 抗生素治疗旅游者腹泻的效果，在墨西哥瓜达拉哈拉（见正文）

参考文献	抗生素	受试验者	治疗后病程	不良反应
氧氟沙星				
32	氧氟沙星300mg 每日2次治疗5日，治疗3日和安慰剂间的比较	232例成人患者（66例 vs 81例 vs 79例）（急性腹泻定义24小时内≥4次不成形便或8小时内≥3次并伴有发热或胃肠道症状	平均：5日组39小时（与安慰剂相比P值无显著性）；3日组28小时（与安慰剂相比P < 0.05）；安慰剂组56小时	5日组 4/84例（5%）（失眠、眩晕、味觉障碍、睡眠障碍、恶心、鞘膜炎）每组各2例；3日组 3/68例（4%）4/84例各组；鞘膜炎1例。两例停服氧氟沙星（因恶心、鞘膜炎和头痛、皮疹）
33	氧氟沙星单剂量400mg；氧氟沙星200mg每日2次治疗3日；氧氟沙星单剂量400mg加洛哌丁胺（首剂4mg，每次稀便后2mg）同的比较	166例成人患者（56例 vs 56例 vs 54例）（定义24小时内≥3次不成形便伴一项胃肠道症状）	平均：单剂量组14小时；3日组28小时；联合组0小时（P < 0.001）	受试者无一例发生严重不良反应
氨曲南				
31	氨曲南100mg每日3次治疗5日与安慰剂间的比较	191例成人患者（98例 vs 93例）（急性腹泻24小时内≥4次不成形便或8小时内≥3次伴有≥1项其他症状（腹痛或痉挛痛、恶心、呕吐或发热）	平均：氨曲南组33小时；安慰剂组68小时（P=0.001）	氨曲南组 18/98例（18%）；安慰剂组 12/93例（13%）。不良反应（轻度胃肠道症状：4例 vs 2例；呼吸道症状：9例 vs 8例）（差异无显著性，P值未报道）
甲氧苄啶-磺胺甲噁唑				
29	甲氧苄啶-磺胺甲噁唑（320/1600 mg）单剂；甲氧苄啶-磺胺甲噁唑（160/800 mg）每日2次治疗3日；盐酸洛哌丁胺每日2次治疗3日（首剂4mg，后每次稀便给2mg，后每次稀便≤16 mg）；氧苄啶-磺胺甲噁唑（160/800 mg）每日2次治疗3日加盐酸洛哌丁（首剂4mg，每次稀便给2 mg，每日≤16 mg）；与安慰剂间比较	227例成人患者（44例 vs 45例 vs 46例 vs 47例 vs 45例）（定义24小时内≥3次不成形便，伴1项其他症状）	平均：28小时 vs 36小时 vs 33小时 vs 16小时 vs 58小时（安慰剂组与积极治疗组相比，P ≤ 0.005）	服用甲氧苄啶-磺胺甲噁唑3日组中患者出现自限性皮疹
27	BW942C（首剂20 mg，后10 mg每日5次；甲氧苄啶-磺胺甲噁唑（160/800 mg）每日2次）；BW942C（首剂20 mg，后10mg每日5次）加甲氧苄啶-磺胺甲噁唑（160/800 mg）每日2次）；安慰剂，治疗72小时	134例成人患者（31例 vs 31例 vs 33例）（急性腹泻24小时或8小时不成形便3次伴1项其他胃肠道症状）	24小时（甲氧苄啶-磺胺甲噁唑）；59小时（安慰剂）（P=0.001）	BW942C组 9/32（28.1%）；甲氧苄啶-磺胺甲噁唑组 2/31例（6.5%）；BW942C加甲氧苄啶-磺胺甲噁唑组 3/33例（9.1%）；安慰剂组 1/33例（3.0%）（在第一个24小时内出现眩晕、轻度头痛、不安、失眠、集中注意力困难、意识错乱、欣快感）
28	环丙沙星500mg；甲氧苄啶-磺胺甲噁唑（160/800 mg）；安慰剂，均每日2次	181例成人患者（60例 vs 59例 vs 62例）（急性腹泻24小时≥4次不成形便或8	平均：环丙沙星组29小时；甲氧苄啶-磺胺甲噁唑组20小时；安慰剂	环丙沙星组2例（手、眼睑痒、手和嘴唇肿胀、生殖器鞘膜感染；甲氧苄

续表

参考文献	抗生素	受试验者	治疗后病程	不良反应
30	治疗5日	小时内3次伴≥1项其他胃肠道症状)	组81小时(安慰剂组与积极治疗组相比，P<0.001)	甲硝唑组1例(肺同色素沉着)
	甲氧苄啶-磺胺甲噁唑(160/800 mg每日2次治疗3日)加洛哌丁胺(首剂4mg，后每次稀便给2 mg，每日≤16 mg治疗3日)；甲氧苄啶-磺胺甲噁唑(单剂320/1600 mg)加洛哌丁胺(首剂4mg，每次稀便后2 mg，每日≤16 mg/日治疗3日)；负荷剂量，然后160/800 mg每日2次治疗5日加洛哌丁胺(首剂4mg，每次稀便后给2 mg，每日≤16 mg治疗3日)	190例成人患者(62例 vs 64例 vs 64例)(24小时内不成形便≥6次)	50%好转的时间：11小时 vs 4小时 vs 0小时(第三组有意义，P<0.09)；75%好转的时间：34小时 vs 33小时 vs 12小时(第三组有意义，P<0.09)	没有严重不良反应报道
24	甲氧苄啶-磺胺甲噁唑(160/800 mg每日2次治疗5日；甲氧苄啶200 mg每日2次治疗5日；安慰剂	110例成人患者(37例 vs 38例 vs 35例)(急性腹泻为24小时内≥4次不成形便或8小时内3次伴≥1项其他胃肠道症状)	29.2小时 vs 30.7小时 vs 92.8小时(P<0.0001)	甲氧苄啶组1例(3%)出现轻度自限的皮疹
二环霉素				
25	二环霉素(500 mg每日4次治疗3日)；安慰剂	140例成人患者(72例 vs 68例)(急性腹泻为24小时内≥4次不成形伴1项其他胃肠道症状)	28.2小时 vs 63.7小时(P=0.00009)	二环霉素组出现细小皮疹有4/78例，二环霉素组1/72例；安慰剂组1/68例出现红斑疹
呋喃唑酮与氨比西林				
26	呋喃唑酮(100mg每日4次治疗5日)；氨比西林(500mg每日4次治疗5日)	94成人患者(47例 vs 47例)(定义为24小时内≥4次不成形便或8小时内3次)	平均：57小时 vs 72小时(差异无显著性，P值未报道)	呋喃唑酮组9/17例(52.9%)和氨比西林组2/20例(10%)喝酒后出现脸潮红。呋喃唑酮组12/47例(25.5%)例出现深黄色尿

乙型肝炎的预防

检索时间：2004年11月

原作者：Suzanne Norris, Kamran Siddiqi, Abdul Mohsen　于浩 译　魏来 校　斯崇文 审

问题

高流行国家预防免疫的效果如何？
低流行国家预防免疫的效果如何？

治疗措施及其效果

乙型肝炎预防免疫：高流行国家

肯定有效
对于高危人群（证据仅针对HBsAg阳性母亲所生婴儿）的选择性免疫
婴儿普遍预防免疫（较安慰剂或不作预防免疫有效；有限证据显示婴儿普遍预防免疫可能要比高危人群选择性预防免疫好）

乙型肝炎预防免疫：低流行国家

很可能有效
对高危人群选择性免疫
青少年普遍预防免疫

婴儿普遍预防免疫

效果不明
不同免疫策略的效果对比
非乙型肝炎所致慢性肝脏疾病人群的选择性预防免疫

将在新版中加入
其他预防干预
乙型肝炎治疗

见词汇表 Ⓖ

主要信息

乙型肝炎预防免疫：高流行国家

◆ **高危人群的选择性免疫（证据仅针对HBsAg阳性母亲所生婴儿）** 一项针对于血源疫苗和重组疫苗的重要观察性研究的非系统综述以及两个关于血源性乙肝疫苗的随机对照试验均发现，与应用安慰剂或不作预防免疫相比，HBsAg阳性母亲所生婴儿应用预防免疫可以阻止慢性携带状态的发生。1个随机对照试验发现应用预防免疫有轻微的不良事件发生；另1个随机对照试验没有报告不良事件。在其他高危人群中我们没有找到好的证据。1个整群随机对照试验发现在防止慢性携带状态和急性肝炎发生中，高危人群选择性免疫不如在婴儿中普遍预防免疫有效。

◆ **婴儿普遍预防免疫（较应用安慰剂或不作预防免疫有效；有限证据提示可能较高危人群选择性免疫有效）** 1个非系统性综述和4个附加及后续的随机对照试验发现，与安慰剂相比，婴儿进行普遍预防免疫（应用重组或血源性疫苗）可以减少急性肝炎和慢性携带状态的发生。最长的随机对照试验发现普遍预防免疫保护期可达15年。来自大量疫苗预防免疫项目的数据发现，普遍预防免疫可以使肝细胞肝癌的发病率、继发于肝细胞肝癌的病死率、急性肝衰竭病死率、乙肝病毒携带率、乙肝病毒慢性携带状态、慢性肝病及肝硬化的患病率下降。3个非系统性综述和1个随机对照试验发现，应用重组乙肝疫苗预防免疫后仅有轻微不良反应。1个整群随机对照试验发现，与高危人群选择性预防免疫相比，应用血源性或重组疫苗进行普遍预防免疫可以使慢性携带状态和急性肝炎事件下降。

乙型肝炎预防免疫：低流行国家

◆ **比较不同免疫策略的效果**：我们没有发现有关在低流行国家对不同免疫策略的效果进行对比研究的系统综述、随机对照试验或观察性研究。

◆ **高危人群的选择性免疫**：1个系统综述发现，在低流行国家中，乙型肝炎血源性疫苗预防免疫对于暴露于体液的高危医务工作者可以预防急性乙型肝炎和慢性携带状态的发生。1个系统综述发现，在血液透析病人中应用疫苗，和安慰剂相比，在乙

型肝炎病毒感染的发病率或死亡率方面没有明显差异。3个随机对照试验发现，应用血源性乙肝疫苗可以阻止男性同性恋者急性乙型肝炎的发生。1个小型随机对照试验发现，乙肝病毒感染者异性伴侣中乙肝事件的发生没有明显不同。1项观察性研究显示，尽管国家对于高危人群有预防免疫策略，在年轻的同性恋者中仍有较高的乙型肝炎病毒携带状态流行率和较低的免疫激活。来自日本国家预防免疫计划的监测数据发现，HBsAg阳性母亲所生的新生儿应用重组乙肝疫苗加乙肝免疫球蛋白预防免疫，可以使95%的新生儿免于发展为慢性乙型肝炎病毒（HBV）携带状态。我们没有发现有关在低流行国家中对高危人群进行选择性免疫与其他免疫策略疗效对比的充足的证据。

◆ **对于非乙肝所致的已知慢性肝病患者的选择性预防免疫**：我们没有发现充足的证据来比较在非乙肝所致的已知慢性肝病患者中进行选择性预防免疫与不进行预防免疫有无差别。1个随机对照试验比较了几个不同剂量的疫苗，以及几个观察性研究发现，在酒精或丙型肝炎所致的慢性肝病患者中进行选择性免疫没有出现严重的不良反应。

◆ **青少年的普遍预防免疫**：1项观察性研究发现，系统的预防免疫可使报告的急性乙型肝炎病毒感染的发生率下降。1项观察性研究提示，在这个群体中应用乙肝预防免疫后仅有轻微的不良反应。

◆ **婴儿的普遍预防免疫**：1项历史队列研究发现，在低流行国家应用普遍预防免疫后乙型肝炎慢性携带状态的流行率有下降。我们没有发现足够的证据来就其效果与其他策略进行比较。两项队列研究和监测数据没有报告乙肝免疫接种与严重不良反应之间有任何联系。

定义 乙型肝炎是一种病毒感染性疾病，潜伏期40～160天。急性乙型肝炎表现为食欲减退、腹部不适、恶心、呕吐、黄疸，有时伴有发热，常伴有肝功能异常（特别是丙氨酸氨基转移酶升高）并且出现急性乙型肝炎感染的病毒学标记（例如乙肝表面抗原HBsAg**G**、抗-HBc Ig M）[1]。

发病率/患病率 急性乙型肝炎的发病率及慢性携带状态**G**的患病率在全球存在较大差异。在高流行国家**G**（HBsAg流行率≥8%，例如东亚和非洲），半数以上的人在一生中曾经感染HBV[2]。在低流行国家**G**（HBsAg流行率＜2%，例如北美、西欧、澳大利亚），大多数人未感染HBV[2]。全世界近1/3的人一生中曾经感染HBV，至少3.5亿人（占世界人口的5%～6%）为HBV慢性携带状态[3]。

病因/危险因素 在高流行国家，多数感染发生于儿童期，由被感染的母亲传染给孩子（垂直传播）或从一个家庭成员传染给另一个（水平传播）[4]。水平传播被认为是婴幼儿期一种重要的乙肝病毒感染途径，可能主要通过已感染HBV的家庭成员的未被注意的血液接触而感染[5]。在高流行国家，由垂直传播途径感染的慢性HBsAg携带者约占5%～50%[6-8]。虽然中国一项研究发现27.2%的家庭中有1个或1个以上HBsAg阳性者[8]，但是由水平传播途径引起HBsAg慢性携带状态的比例尚不清楚。在发达国家，大多数乙型肝炎感染发生较晚，感染途径主要是性活动、药物注射或职业暴露。少数通过日常生活接触、常规血液透析、医疗操作，以及接受器官移植或血液制品而感染HBV[9]。国家的预防免疫政策对乙肝疾病的发展起着决定性作用。20世纪80年代早期研发出血源性乙肝疫苗，随后血源性疫苗又被重组疫苗**G**所取代，很多国家采取了对所有的婴儿进行普遍接种乙肝疫苗的政策。基于疾病的危害，世界卫生组织建议到1995年为止，高流行国家把乙肝疫苗列入到婴儿和儿童常规免疫项目中，到1997年为止，这个项目应用于所有国家[10]。然而，在很多低流行国家，普遍预防免疫政策尚有争议，还没有被采纳[11]。这些国家中一部分采用的政策为对高危人群进行选择性免疫，另外的国家采用的政策为对青少年进行普遍免疫接种。

预后 在急性感染后，90%～95%的乙肝感染可以痊愈。在剩余的病例中（5%～10%），HBV感染可以导致几种严重的后果。在急性病毒性肝炎病例中，约有1%的病例发生大片肝组织坏死，导致严重的、常常是致命的情况，即急性肝衰竭。成人感染者中约2%～10%成为慢性携带者，表现为HBsAg持续阳性超过6个月。儿童感染者中发展为慢性携带者更加常见，而围生期感染的婴儿中，90%发展为慢性携带者[1]。约20%～25%的慢性携带者发展为进展性慢性肝病。这些病例中，又有1/3～1/4进展为肝硬化或肝细胞肝癌[12]。这些并发症在年龄较大的病人中发病率常常上升，也是乙肝高流行人群病死的主要原因[4]。一些观察性研究提示，在这些国家中约80%的慢性肝脏疾病和肝硬化由乙型肝炎引起，这些并发症在世界范围内每年导致1百万人死亡。

治疗目的 减少易感人群乙型肝炎的感染，同时减少预防免疫的不良反应。

结局 急性乙肝的发病率；慢性携带状态的患病率；慢性肝脏疾病；继发于乙型肝炎的肝硬化和肝细胞肝癌；继发于乙肝感染及其慢性病变的病死率；不良事件。

方法 《临床证据》检索及评估，2004年11月。对于指定的比较或结局，由于没有好的随机对照试验数据提供，我们收集了一些基于前瞻性的、大于1000人的、大的人群观察性研究。包括血源性疫苗及重组疫苗。

临床证据 —— 感染性疾病

| 问 题 | 高流行国家预防免疫的效果如何? |

治疗选择 1　高危人群的选择性免疫

1个包含主要的针对血源性疫苗和重组疫苗的观察性研究的非系统性综述，以及2个关于血源性乙肝疫苗的随机对照试验均发现，在HBsAg阳性母亲所生的孩子中，与应用安慰剂或不作预防免疫相比，应用疫苗免疫可以阻止慢性携带状态的发生。1个随机对照试验发现在预防免疫中有轻微的不良反应；另1个随机对照试验未报告不良反应。我们发现在其他高危人群中没有好的证据。一个基于人群的随机对照试验发现，在阻止慢性携带状态和急性肝炎事件方面，对高危人群选择性免疫不如对婴儿进行普遍预防免疫效果好。

益处　**高危人群选择性预防免疫与应用安慰剂或不作预防免疫的比较**：我们发现1个非系统性综述[13]和另外2个附加的随机对照试验（在3个出版物中报告）[14-16]。这个综述（24个研究对象为婴儿；主要为个体、临床和流行病学监测研究）评价了对感染乙肝的母亲所生的婴儿应用血源性疫苗和基因重组疫苗的保护效果[13]。因为这些研究的试验设计不同，所以这个综述没有进行meta分析。然而，这个综述发现，在几个试验中，与应用安慰剂或历史对照相比，两种疫苗都有稳定的保护效果。第一个附加的随机对照试验是在台湾进行的，对血源性疫苗联合或不联合乙肝免疫球蛋白（HBIG）与不作预防免疫进行了比较（A组：单用疫苗；B组：疫苗加单剂量HBIG；C组：疫苗加双倍剂量HBIG；D组：不用疫苗）[14]。在6个月时，与未接受免疫的婴儿（D组）相比，接受预防免疫的婴儿获得了针对于HBsAg🅖的较强的保护（HBsAg阳性率A组9/38[23.7%]，保护率73.7%，与D组比较$P<0.01$；B组4/36[11.1%]，保护率87.7%，与D组比较$P<0.01$；C组2/38[5.3%]，保护率94.1%，与D组比较$P<0.01$；D组为26/29[90%]）。这个研究同时发现，与单用疫苗相比，加用HBIG明显增加了保护作用[14]。第二个附加的随机对照试验在中国进行（208例HBsAg阳性母亲所生的婴儿），在阻止慢性携带状态🅖方面对2个不同品牌的血源性疫苗联合或不联合HBIG，与安慰剂进行了比较（A组：安慰剂；B组：生产于国际公司的疫苗；C组：当地生产的疫苗；D组：当地疫苗加HBIG）[15,16]。这项研究发现，6个月后应用国际公司疫苗的婴儿较应用当地疫苗或安慰剂的婴儿更不易发展为慢性携带状态（HBsAg阳性率：A组24/55[47%]，B组3/55[5.4%]，C组12/56[21%]，D组2/27[7%]；保护率：B组87%[与A组相比，$P<0.001$]，C组51%[与A组相比，$P<0.03$]，D组83%[与A组相比，$P<0.003$]），5年时（HBsAg阳性率A组19/31[66%]，B组2/19[11%]，保护率72%；C组4/20[22%]，保护率38%；D组2/11[12%]；P值未报告）。研究发现在B组（国际公司生产的疫苗）与D组（当地疫苗加HBIG）在阻止乙肝携带状态方面的保护效果是相似的（CI或P值未报告）。**高危人群选择性免疫与婴儿普遍预防免疫的比较**：参见婴儿普遍预防免疫的"益处"[15,16]。

害处　**高危人群选择性免疫与安慰剂或不作预防免疫的比较**：附加的几个随机对照试验没有报告不良事件[14-16]。在中国，1个随机对照试验对在HBsAg阳性母亲所生的婴儿中应用血源性疫苗或重组疫苗免疫接种所报告的轻微不良反应（5%，主要是过敏和皮疹）[17]进行了比较。**高危人群选择性免疫与婴儿普遍预防免疫**：参见婴儿普遍预防免疫的"害处"。

评论　**高危人群 选择性免疫与应用安慰剂或不作预防免疫的比较**：第二个附加的随机对照试验在中国进行，持续了10年，有56%的参加者在随访的9年中失访[15,16]。虽然在治疗初始时各组间是相似的，但这些失访导致了失访偏倚。1个在中国进行的随机对照试验（220例HBsAg阳性母亲所生的儿童）比较了血源性疫苗和重组疫苗🅖在阻止发展为慢性携带状态方面的作用（A组单用血源性疫苗，B组单用重组疫苗20μg，C组重组疫苗20μg加HBIG，D组重组疫苗10μg加HBIG）[17]。这项研究发现，12个月后两个剂量的重组疫苗联合或不联合HBIG较应用血源性疫苗可以提供更多保护（A组保护率51%，HBsAg阳性率12/49[24.5%]；B组保护率82.6%，HBsAg阳性率4/46[8.7%]；C组保护率92%，HBsAg阳性率2/50[4%]；D组保护率87%，HBsAg阳性率3/49[6.1%]；P值未报告）。仅55%的符合条件的妇女同意参加这个临床试验，这可能使得结果不能代表这个人群[17]。**高危人群的选择性免疫与婴儿普遍预防免疫的比较**：参见婴儿普遍预防免疫。

治疗选择 2　婴儿的普遍预防免疫

1个非系统综述和4个附加的和随后的随机对照试验发现，与应用安慰剂相比，婴儿普遍预防免疫（应用重组或血源性疫苗）降低了急性肝炎的发生和发展为慢性携带状态的机会。最长的1个随机对照试验发现，15年时普遍预防免疫还有保护作用。大量来自疫苗项目的观察数据发现，普遍预防免疫降低了肝细胞肝癌的发病率、继发于肝细胞肝癌的病死率、急性肝衰竭的病死率、乙肝携带者比例、慢性携带状态、慢性肝病和肝硬化的患病率。3个非系统性综述和1个随机对照试验发现，应用重组乙肝疫苗免疫接种后仅有轻微的不良反应。1个整群随机对照试验发现，与高危人群选择性免疫相比，应用血源性疫苗或重组疫苗进行普遍预防免疫可以减少向慢性携带状态的进展和急性肝炎事件。

益处　**婴儿普遍预防免疫与应用安慰剂或不作预防免疫的比较**：我们发现1个非系统综述（检索时间为1989年，包括2个随机对照试验，203例年龄<1岁的婴儿）[18]，3个随后的随机对照试验[19-22]，1个附加的随机对照试验[23]，以及在中国台湾和意大利大量免疫项目之前和之后的观察数据[24-28]，对应用乙肝疫苗和安慰剂或不应用疫苗进行了对比。综述发现，

应用重组乙肝疫苗在免疫9个月时（保护率Ⓖ87%，免疫组HBsAgⒼ阳性者15/148[10.1%]）和免疫后15个月时（保护率96%，免疫组HBsAg阳性者2/55[3.6%]；可信限及对照组人数未报告）可以阻止慢性携带状态Ⓖ的发展[18]。第一个随后的随机对照试验在冈比亚进行（1864例婴儿），对按照世界卫生组织推荐的扩大的免疫计划Ⓖ联合4种剂量的乙肝疫苗（重组疫苗或血源性疫苗）与单用扩大的免疫计划进行了比较[19, 20]。这项研究发现，乙肝疫苗加扩大的免疫计划在接种4年后，对慢性携带状态有明显的阻止作用（保护率94%，95%CI 84%～98%，免疫组HBsAg阳性者4/720[0.6%]，安慰剂组HBsAg阳性者103/816[13%]）。研究发现，9年后两组结果仍有显著性差异（免疫组保护率90%，95%CI 79%～95%；HBsAg阳性者4/677[0.5%]；安慰剂组为99/823[12%]）。第二个随后的随机对照试验在中国进行（包括649例年龄3～36个月的儿童，并且没有先前感染的血清标志），对3个剂量的血源性疫苗与安慰剂进行了比较[21]。研究发现，在免疫后5、12、15年，乙肝疫苗对阻止儿童发展为慢性携带状态有明显的保护作用（5年时免疫组保护率100%，HBsAg阳性者0/152[0%]，安慰剂组HBsAg阳性者24/190[12.6%]；$P < 0.001$；12年时免疫组保护率82.2%，HBsAg阳性者3/171[1.8%]，安慰剂组HBsAg阳性者18/179[10.1%]；$P < 0.01$；15年时免疫组保护率88.0%，HBsAg阳性者1/52[1.9%]，安慰剂组HBsAg阳性9/154[16.7%]；$P < 0.01$；CI未报告）。第三个随后的随机对照试验应用同样的人群，也是在中国进行的（513例年龄3～36个月的儿童，没有先前感染的血清标志），对3个剂量的血源性疫苗与安慰剂进行了比较[22]。研究发现，乙肝疫苗在接种12年后对阻止儿童发展为慢性携带状态有明显的保护作用（保护率92%，免疫组HBsAg阳性者1/167[0.6%]，安慰剂组HBsAg阳性者14/183[7.6%]；$P < 0.0001$；CI未报告）。1个来源于布隆迪的附加的随机对照试验（480例婴儿）比较了接种1年后血源性疫苗Ⓖ与安慰剂的保护率[23]。研究发现，疫苗可以明显保护儿童，减少急性乙肝事件Ⓖ（保护率100%，疫苗组乙肝事件发生率0/59[0%]，安慰剂组乙肝事件发生率5/59[8.5%]；$P = 0.046$），并且可以阻止发生慢性携带状态（保护率100%，乙肝疫苗组携带状态率0/59[0%]，安慰剂组4/59[6.8%]；统计分析未报告）。4个附加的观察性研究评价了1984年在台湾推广的普遍血源性疫苗预防免疫计划[24-27]。第一个研究评价了在3个历史队列中（出生于1981～1986年的儿童[1700万人]，出生于1987～1990年的儿童[1400万人]，出生于1991～1994年的儿童[1400万人]）应用血源性疫苗5～13年后肝细胞肝癌的发生率[24]。肝细胞肝癌的年平均发病率在1984年开始普遍免疫接种后的儿童中有明显的下降（每1000例儿童的病死率：1981～1986年的队列中为0.70，1987～1990年的队列中为0.57，1991～1994年的队列中为0.36，1990年之前与1990年之后两个队列相比较$P < 0.01$）。1991～1994年队列与另外两个队列合并后相比较，继发于肝细胞肝癌的病死率也有下降（在1990年7月之前，肝癌相关死亡率为每100万人0.72人，在1990年7月之后为每100万人0.33人；RR 0.51；$P < 0.01$；参见下文"评论"）。第二个研究（儿童年龄为1～9岁）也发现，应用血源性疫苗的预防免疫计划开始后，有较低的肝细胞肝癌标准化死亡率（1983年标准化死亡率为1.25[95%CI 0.7～2.25]，1993年为0.34[95%CI 0.14～0.89]；比较的统计结果未报告）[25]。与之不相符的是在此时期成人继发于肝细胞肝癌的标准化死亡率没有变化。第三个研究评价了15岁以下儿童在应用系统的血源性疫苗免疫接种15年后HBsAg的阳性率[27]。研究发现系统的疫苗预防计划降低了急性肝衰竭的死亡（急性肝衰竭的病死率：1975～1984年为每10万婴儿5.36人[范围2.9～6.7]，1985～1998年为每10万婴儿1.71人[范围0.3～4.6]）。这个研究还发现，与1975～1984年相比，在1986～1998年有较低的平均病死率（1975～1984年为0.32，95%CI 0.24～0.42）。第四个研究对15岁以下儿童的HBsAg携带率进行了评估[26]。研究发现系统的疫苗预防免疫计划使HBV携带率由10%降至不足1%（$P < 0.001$）[26]。第五个观察性研究（包括儿童、青少年、青年）评价了在意大利南部1个城镇中应用普遍预防免疫（开始应用血源性疫苗，后来应用重组疫苗Ⓖ）对相关的慢性肝病、肝硬化、肝细胞肝癌的影响[28]。研究发现，在开始应用预防免疫计划15年后，慢性携带状态患病率有下降（1978～1983年HBsAg流行率8.3%，1997年为1.0%；$P < 0.001$）。这个研究也报告了相关慢性肝病、肝硬化、肝细胞肝癌患病率的下降，但没有提供数据。**婴儿普遍预防免疫与高危人群选择性免疫的比较**：我们发现意大利1个整群随机对照试验（包括2个城镇，每个城镇人口约6万人），这个研究对普遍预防免疫策略Ⓖ（所有婴儿和青少年）与仅对高危人群进行选择性免疫（包括与慢性携带者生活在一起的人、男性同性恋、静脉药物成瘾者、已感染的母亲所生的婴儿、医务工作者、商业性工作者、接受输血及其他血液制品者、暴露于针刺伤害者及慢性湿疹及银屑病患者）进行了比较[29]。在1987年前，这个试验应用血源性疫苗，之后应用重组疫苗。这个研究发现普遍预防免疫与乙肝发病率较大的下降有关（应用普遍预防免疫，每年乙肝发病率均数在1963～1990年为63例/10万人，在1991～1993年为3例/10万人；应用高危人群预防免疫，每年乙肝发病率均数在1963～1990年为55例/10万，在1991～1993年为15例/10万）。研究也发现，普遍预防免疫与较低的HBsAg阳性率有关（HBsAg阳性率：应用普遍预防免疫，从1978年13.4%到1993年3.0%；应用选择性免疫从1978年13.6%到1993年7.4%；统计显著性未报告）。

害处 **婴儿普遍预防免疫与应用安慰剂或不作预防免疫的比较**：一个非系统综述发现，10%的儿童（13个临床试验，2096人）和4%的婴儿（11个临床试验，1187例婴儿）在应用乙肝重组疫苗后有不良反应[18]。儿童中的手臂疼痛（8.5%）和婴儿中的轻度发热（2.5%）是报道中最常见的两个症状。研究没有发现严重的不良反应。我们发现另外2个评价结缔组织病Ⓖ和重组疫苗的非系统性综述[30, 31]。第一个综述发现2个没有对照人群的研究[30]。第一个有关应用血源性疫苗的研究（166 757例儿童，新西兰）发现，在每1万例接种疫苗的儿童中，关节炎和关节痛事件的发生率小于1例。第二个有关应用血源性疫苗的研究（43 618人，阿拉斯加）发现，在每3千例接种疫苗的儿童中，持续超过3天的关节炎或关节痛的发生率小于 1 例。研究发现乙肝疫苗与严重结缔组织疾病之间较弱的证据（病例报道和病例系列分析）。第二个非系统性综述（检索时间为 2000 年，研究的数量未报道）发现没有证据（病例系列分析和病例报道）显示在系统性红斑狼疮与重组疫苗间有必然联系[31]。一个在埃及进行的随机对照试验（590 例婴儿）对出生时应用 3 种剂量的重组乙肝疫苗加上常规免疫（A 组），出生后两个月应用 3 种剂量的重组乙肝疫苗加上常规免疫（B 组）及仅进行常规免疫（C 组）进行了比较[32]。这个研究发现出生两个月时开始乙肝免疫接种的婴儿与出生时即开始乙肝免疫接种或仅进行常规免疫接种的儿童相比较，首剂量后有轻微不良反应的比例明显较高（A 组 5/178[2.8%]有局部反应，10/178[5.6%]有发热；B 组 12/167[7.2%]有局部反应，12/167[7.2%]有发热；C 组 3/191[1.6%]有局部反应，4/191[2.1%]有发热；B 组与 A 组、C 组相比较 $P<0.05$）。各组中均未发现严重不良反应。一个随机对照试验发现，出生即免疫接种的婴儿与出生两个月后才接受第一次疫苗接种的婴儿相比，不良反应发生率较低[32]。这个随机对照试验应用了严格的纳入标准，排除了低体重和有其他疾病的婴儿。这个临床试验声称在随访中只有 10%的参加者失访，没有人因不良反应失访。但这个研究没有说明失访是如何评价的。没有随机对照试验或队列研究在益处部分报告危害[19-28]。**婴儿普遍预防免疫与高危人群选择性免疫的比较：**这个随机对照试验没有报告两种预防免疫的不良后果[29]。

评价 **婴儿普遍预防免疫与应用安慰剂或不作预防免疫的比较：**所有在益处部分提到的研究失访率都较高[18-28]。一个在中国进行的 15 年的研究[21]中，失访比例特别高（83%）。然而，对一个在冈比亚进行的随机对照试验进行敏感分析发现，即使把失访的 31%病人纳入分析，预防免疫也减少了 9 年后慢性携带状态[20]。1 个在意大利的研究可能存在归类偏倚，因为肝炎事件的最终诊断仅仅是在临床上由全科医师作出的，而未经证实[28]。**婴儿普遍预防免疫与高危人群选择性免疫的比较：**1 个在意大利南部两个城镇进行的整群随机对照试验可能受到交叉感染和移民迁入的影响[29]。除去这些可能存在的局限性，两种策略所导致的肝炎发病率下降的不同，以绝对优势支持了普遍预防免疫的策略。

问题 低流行国家的免疫干预的效果如何？

治疗选择 1 高危人群的选择性免疫

1 个系统综述发现，在低流行国家，对于高危暴露于体液的医务工作者，应用血源性乙肝疫苗阻止了急性乙型肝炎的发生和向慢性携带状态的发展。1 个系统综述发现，在血液透析病人中应用疫苗和安慰剂，乙肝感染发病率或病死率没有明显差异。3 个随机对照试验发现，在男性同性恋者中应用血源疫苗可以阻止急性乙型肝炎的发生。1 个小型随机对照试验发现，在感染乙肝病毒患者的异性伴侣之间，乙肝事件没有明显不同。1 个观察性研究显示，尽管国家有针对于高危人群的免疫策略，在年轻同性恋者中仍有较高的 HBV 携带状态患病率和较低的免疫激活率。日本的国家预防免疫计划监测数据发现，对 HBsAg 阳性母亲所生的新生儿进行免疫接种（重组乙肝疫苗加乙肝免疫球蛋白），可以提供 95%的保护率，避免发展为慢性携带状态。我们在低流行国家没有充足的证据来比较高危人群选择性免疫与其他免疫策略。

益处 **对高危人群进行选择性免疫与应用安慰剂或不作预防免疫的比较：**我们发现有 2 个系统综述[33,34]和 4 个随机对照试验[35-38]。第一个系统综述（检索时间未报告，4 个随机对照试验，2701 人）对在医务工作者中应用血源性疫苗或安慰剂进行了比较[33]。这个研究发现，与安慰剂相比，疫苗明显降低了乙型肝炎的发生（OR 0.33，95% CI 0.21～0.53；以基线乙肝发病率评估 NNT 7～145 人）。随访时间平均为 14.5 个月。第二个系统综述（检索时间为 2003 年，包括 7 个随机对照试验，1850 人）在血液透析病人中对乙肝疫苗与安慰剂进行了比较[34]。这个研究发现，在应用疫苗与安慰剂之间，乙肝发病率或病死率没有明显差异（乙肝感染发病率：AR 免疫组 52/933[5.57%]，安慰剂组 83/917[9.05%]；RR 0.50，95%CI 0.20～1.24；病死率：AR 免疫组 113/273[41.4%]，安慰剂组 117/266[43.98%]；RR 0.71，95%CI 0.25～2.05）。我们发现 3 个附加的男性同性恋的随机对照试验[35-37]。第一个随机对照试验（包括荷兰 800 例男性同性恋者）对应用血源性疫苗与安慰剂进行了比较，随访 21.5 个月[35]。这个研究发现，与安慰剂相比，在男性同性恋者中进行预防免疫可以明显降低急性肝炎感染的发病率（疫苗组 17/397[4.3%]，安慰剂组 56/403[13.9%]；RR 0.31，95%CI 0.18～0.52；NNT 11，95%CI 8～18）。第二个随机对照试验（1083 例美国男性同性恋者）对血源性疫苗免疫接种与安慰剂进行了比较[36]。这个研究发现，疫苗对预防急性乙肝（急性乙肝：免疫组 13/448[2.7%]，安慰剂组 77/431[21%]；$P<0.0001$）和在 2 年末的慢性携带状态 ⓖ（保护率 ⓖ 87%；$P<0.0001$；免疫组 HBsAg ⓖ 阳性者 12/448[2.7%]，安慰剂组 HBsAg 阳性者 90/488[23.5%]；OR 71.6；CI 及 P 值未报告）有明显的保护作用。第三个随机对照试验（美国，1402 例男性同性恋者）对血源性疫苗与安慰剂进行了比较[37]。这个研究发现在免疫接种 2 年之后，与安慰剂相比，免疫接种明显降低了乙肝事件的风险（肝炎事件 免疫组 58/482[9%]，安慰剂组 110/443[21%]；$P<0.001$）。我们发现 1 个随机对照试验（160 对感染乙肝的夫妻），对异性伴侣为 HBV 感染者的人群应用乙肝免疫接种或安慰剂进行暴露后预防免疫的效果进行了评估[38]。这个研究发现在 9 个月时，在急性肝炎事件方面应用免疫接种与应用安慰剂没有明显差异（免疫组 12/75[16%]，安慰剂组（13/71[18.3%]；$P>0.5$）。在日本，乙肝患病率约 1.4%，主要因感染的母亲通过垂直传播传染给孩子。1986 年日本开始实施一个应用于 HBsAg 阳性母亲所生婴儿的国家免疫计划（重组乙肝疫苗加乙肝免疫球蛋白）[39]。绝大多数待产孕妇（95.1%）接受了检验，这项措施在 1986～1994 年间保护了大多数 HBV 感染的母亲所生的婴儿免于发展为慢性携带状态（980/1030 [95.1%]例 HBV 感染的母亲所生的婴儿没有发展为慢性携带状态）[39]。**高危人群选择性免疫与普遍预防免疫**：我们没有发现系统综述、随机对照试验或观察性研究。

害处 有关于在医务工作者中应用血源性疫苗的系统综述发现，与安慰剂相比，免疫接种在不良事件（OR 1.13，95%CI 0.95～1.35）、系统性不良事件的严重性（OR 1.60，95%CI 0.64～4.04）或局部不良反应的严重性（OR 1.09，95%CI 0.90～1.33）方面没有明显差异[33]。第二个系统综述发现，应用免疫接种与安慰剂在不良事件方面没有明显差异（2个随机对照试验，共539人；AR 免疫组 27/273[9.89%]，安慰剂组 19/266[7.14%]；RR 1.39，95%CI 0.79～2.44）[34]。第一个随机对照试验在男性同性恋者应用血源性疫苗，发现在两组没有明显差异（不良事件发病率：疫苗组 24.3%，对照组 21.4%；差别无统计学意义；P 值未报告）[36]。其他两个有关血源性疫苗的随机对照试验发现，应用免疫接种较安慰剂有较高的轻微不良反应发病率[35, 37]。1个随机对照试验发现，免疫接种后臂痛和头晕的发生率上升（臂痛：免疫接种组 8.9%，安慰剂组 5.9%；头晕：免疫接种组 2.6%，安慰剂组 0.6%；$P < 0.001$）。另一个随机对照试验发现，臂痛发生率有明显上升（首剂后的臂痛：免疫接种组 64%，安慰剂组 45%；$P < 0.001$）。1个美国成人的疫苗上市后监测数据的回顾性研究发现，与其他疫苗相比，重组乙肝疫苗使神经疾病（重组乙肝疫苗每百万人 0.39 例，其他疫苗每百万人 0.12 例；RR 3.3，95%CI 1.4～8.0；$P < 0.01$）、关节炎（重组乙肝疫苗每百万人 0.88 例，其他疫苗每百万人 0.06 例；RR 15，95%CI 7～36；$P < 0.001$）、多发性硬化症（重组乙肝疫苗每百万人 0.39 例，其他疫苗每百万人 0.01 例；RR 19，95%CI 7～442；$P<0.001$）以及其他慢性不良反应的危险性明显升高[40]。然而，这些反应是少见的，而且这些结果应该考虑到这些回顾性研究自身的特点。

评论 美国的两个有关男性同性恋的随机对照试验在2年的随访中有较高的失访率（19%[36]和25%[37]），使偏倚的可能性增大。来自荷兰的随机对照试验在随访中有 4.0%～4.8% 的参加者失访[35]。所有3个随机对照试验的治疗组和对照组均有可比性。然而，1个美国的横断面研究提示，尽管有国家高危免疫计划❺，这个人群中仍有较低的免疫激活率和较高的慢性携带状态的患病率[41]。这可能低估了实际问题，因为仅有62%的符合条件的男性能够联系到，而这些人中仅有62%的人同意参加这个研究。1个随机对照试验发现，对于因近期由黄疸入院治疗而确认HBV感染者的固定伴侣应用暴露后免疫没有益处。这个随机对照试验只能收集75%的符合条件的伴侣，这可能使结果没有代表性。1个队列研究发现，对于居住于智力障碍所的居民，乙肝疫苗最多可以提供长达11年的保护，阻止向慢性携带状态的发展。然而，这项研究中有将近51%的参加者未能完成随访。

治疗选择 2　青少年普遍预防免疫

1个观察性研究发现：系统的预防免疫使报告的急性HBV感染发病率下降。1个观察性研究提示，在这个群体中进行乙肝免疫接种有轻微的不良反应。我们发现没有足够的证据来对青少年普遍预防免疫与其他免疫策略进行比较。

益处 **青少年普遍预防免疫与安慰剂或不作预防免疫的比较**：我们没有发现相关的系统综述或随机对照试验。我们发现1个观察性研究，评价了英属哥伦比亚省自1992年在青春期前学生中应用系统的免疫接种的效果[42]。从1993年到2001年，这个研究发现报告的急性HBV感染发病率从 7 例/10 万人降至 2 例/10 万人，12 至 21 岁人群发病率从 1.7 例/10 万人降至 0 例/10 万人。提示在经过免疫的青少年队列中急性乙肝病毒的消除（显著性未报告）。**青少年普遍预防免疫与其他免疫策略的比较**：我们没有发现相关系统综述、随机对照试验或观察性研究。

害处 1个加拿大的、来源于疫苗上市后常规监测系统的研究（41 494 例 11 岁的学生）发现 69 例不良事件[43]。主要种类为注射部位反应（23%）、晕厥（20%）和皮疹（17%）。有 4 例关节炎和 1 例过敏反应。研究没有对照组，使得评估因果关系困难。

评论 我们发现1个对在英属哥伦比亚省。加拿大随机选取的年龄 15～44 岁的 1215 例怀孕妇女的乙肝感染标志物的横断面监测。通过这个队列，研究者评价了青少年免疫计划开始 7 年后 15～19 岁女性HBsAg❺的流行情况（开始于 1992 年）[44]。这个研究报告在这个年龄组没有 HBsAg 阳性病例。然而，在整个队列中，15～44 岁女性中 HBsAg 的流行率为 1.4%。这些感染者主要由未在免疫计划下进行预防免疫的人组成。这个监测没有提供青少年免疫策略因果关系的证据，但它提示这个策略可能提供保护，避免发展为慢性携带状态。我们发现没有关于青少年免疫策略（在美国和加拿大很多地方采用）效果的有力证据。对加拿大青少年免疫计划的评价不包括这个综述所采用的初步结果[45]。来自美国和加拿大的监测数据显示没有严重不良反应。结果基于个人报告资料，没有对照组。

治疗选择 3　婴儿的普遍预防免疫

1个历史队列研究发现，在低流行国家普遍预防免疫后，乙肝慢性携带状态的患病率有下降。我们发现没有足够的证据对免疫的效果与其他策略进行比较。两个队列研究和监测数据没有报告乙肝免疫接种与严重不良反应之间有任何联系。

益处 **婴儿普遍预防免疫与安慰剂或不作预防免疫的比较**：我们发现没有随机对照试验评价乙肝低流行国家❺普遍预防免疫的效果。1个在阿拉斯加的历史队列研究（7个村，533 例儿童，年龄 ≤ 10 岁）发现，在采用普遍免疫策略后慢性携带状态❺患病率有明显下降（HBsAg❺流行率在 1982～1987 年为 3.1%，在 1993～1994 年为 0%，统计学显著性没有报告）[46]。

婴儿普遍预防免疫与其他免疫策略相比较：我们没有发现系统综述、随机对照试验或观察性研究。

害处 1个在美国的重组疫苗ⓖ的回顾性队列研究（6515例儿童，年龄＜6岁）比较了应用免疫接种与未应用免疫接种的儿童的不良反应发生率[47]。这个研究发现接受乙肝免疫接种的儿童较未应用免疫接种的儿童有较高的关节炎、急性耳部感染和咽炎的比例（关节炎 OR 5.91，95%CI 1.05～33.14；急性耳部感染 OR 1.60，95%CI 1.00～2.58；咽炎 OR 1.41，95% CI 0.95～2.09）。这个结果因人口统计学上的差异而作了调整，但绝对危险度和事件的确切数字没有报告。第2个关于重组疫苗的队列研究（美国，5655例儿童）发现，在免疫接种和未免疫接种的儿童中，出生后第一个21天报告给健康组织的不良事件没有明显差异（免疫接种 27/3302[0.8%]，未接种 26/2353[1.1%]；$P = 0.28$）[48]。发热、过敏反应、焦虑或其他精神事件在两个组中都是最常见的事件。美国1991～1995年的重组疫苗上市后监测数据发现，在应用重组疫苗的孩子中联合或不联合应用其他常规免疫接种，都没有发现意料外的不良事件（未作统计分析）[49]。这个研究报告了1991～1998年应用乙肝疫苗的18例新生儿死亡[50]，但是在这些死亡与疫苗接种之间没有建立因果关系。意大利（1991～2000年）关于重组疫苗的监测数据报告了19例严重的免疫后不良事件，这些事件中没有与多发性硬化症或任何其他严重精神疾病存在联系[51]。来自美国的监测数据没有提示在乙肝免疫接种与精神病或其他严重不良反应之间有任何联系[49, 50]。

评论 阿拉斯加的研究仅能够收录49%符合条件的儿童，这可能使结果失去代表性[46]。两个均有大样本的队列研究，在不良事件方面得出了相反的结果[47, 48]。然而，这两个研究均未报告任何严重不良反应。这两个研究均没有通过其他途径确认他们的数据。第一个队列研究存在无回答偏倚的可能性，因为这些参加研究的人可能不能代表整个人群[47]。第二个队列研究仅分析了报告给医院的不良反应，从而可能低估了事件的发生率[48]。

治疗选择4　对存在非乙肝所致的已知慢性肝病患者的选择性免疫

我们发现没有充足的证据来对存在非乙肝所致的已知慢性肝病患者进行选择性免疫或不免疫进行比较。1个随机对照试验比较了几种不同剂量的疫苗，几个观察性研究发现在酒精或丙型肝炎所引起的慢性肝病患者中进行选择性免疫没有发现严重不良事件。

益处 我们没有发现有关对比在慢性肝病患者中进行免疫接种或不进行免疫接种的效果的系统综述或随机对照试验（参见下面的"评论"）。

害处 1个随机对照试验[52]和几个观察性研究[53~57]检测了疫苗的不良反应。这个随机对照试验（110例嗜酒者）对标准剂量乙肝疫苗（20μg，0、1、6个月）和大剂量（40μg，0、1、3、6个月）进行了比较[52]。这个研究发现参加者的3/110（2.7%）在疫苗接种期间有短暂的局部臂痛（常见）以及轻微不良事件（发热、腹泻或头痛）。第一个观察性研究（152例慢性丙肝患者）发现参加者中有16人（16/152，10.5%）有轻微的不良反应，包括局部疼痛、红斑、注射部位肿胀或肌痛[53]。第二个观察性研究（59例慢性丙型肝炎患者）发现7%的参加者中有局部不良反应（红斑和肌肉水肿），1/3的参加者有全身症状（乏力、活动减少、头痛、肌肉酸痛）[54]。3个另外的观察性研究发现有一些轻微的局部不良反应，但其中没有严重不良反应[55~57]。这些研究中的一个研究报告，有10/77（13%）的参加者在第二次、第三次疫苗注射后的开始几天有流感样症状、头痛、发热和乏力[56]。

评论 1个观察性研究（353例非乙肝器官移植患者）发现，移植后应用乙肝疫苗降低了表面抗体的阳性率（表面抗体阳性率：移植前36%，移植后11.6%）[58]。

词汇表

急性乙型肝炎事件（Acute hepatitis B events）：急性疾病伴有肝酶上升（丙氨酸氨基转移酶[ALT]水平）及急性肝炎血清学标志（HBsAg、抗-HBc IgM）[59]。

慢性携带状态（Chronic carrier state）：若患者HBsAg持续阳性大于6个月，可以确定为慢性携带状态[59]。

结缔组织病（Connective tissue disorders）：继发于机体针对自身组织的炎症反应而导致损害和长期功能障碍的一种多系统状态[59]。

乙肝高流行国家（Countries with high hepatitis B endemicity）：HBsAg 患病率≥8%[41]。

乙肝低流行国家（Countries with low hepatitis B endemicity）：HBsAg 患病率＜2%[60]。

扩大的免疫计划（Expanded Program Immunisation）：由世界卫生组织于1974年提出的，对全球范围所有婴儿提供系统的预防免疫。

乙肝表面抗原（HBsAg）：乙肝表面抗原是乙肝病毒表面的血清学标志，它提示急性或慢性乙肝感染[60]。

肝炎疫苗（Hepatitis vaccine）：包括两种疫苗（现在少用的血浆来源的疫苗和现在常用的酵母基重组疫苗）[60]。

高危免疫策略（High risk immunisation strategy）：在这个策略中乙肝疫苗推荐给个人或人群，这些人因生活方式、职业和其他因素而处于乙型肝炎高危之中。这些情况包括与病人或携带者密切接触、已感染母亲所生的婴儿、注射药瘾者、频繁更换性伴侣者、同性恋或双性恋男性、血友病患者、血液透析者、医务工作者、居住于为严重学习能力障碍人所安排的居所的人[60]。

保护率（Protective efficacy）：[(R1-R2)/R1]×100，这里R1是对照组人群事件的发生率，R2是免疫接种人群的事件发生率[17]，与相对危险下降相同。

重组疫苗（recombinant vaccine）：它含有吸附于氢氧化铝佐剂的HBsAg，是应用DNA重组技术由酵母细胞产生的[1]。

普遍免疫策略（universal immunisation strategy）：在这个策略中，通过国家计划来完成对所有婴儿和青少年的乙肝常规免疫[60]。

重要更新和修订

高流行国家婴儿普遍免疫：2个观察性研究加入[26, 27]；益处部分增大；分类未变。

低流行国家中高危人群的选择性免疫：1个系统综述加入[34]；益处及害处部分增大；分类未变。

低流行国家青少年普遍免疫：1个观察性研究加入[42]；益处部分增大；分类未变。

参考文献

1. Department of Health. *Immunisation against infectious disease*. London: HMSO, 1996.
2. Kane M. Global programme for control of hepatitis B infection. *Vaccine* 1995;13(suppl 1):47-49.
3. Margolis HS. Hepatitis B virus infection. *Bull World HealthOrgan* 1998;76(suppl 2):152-153.
4. Kao JH, Chen DS. Global control of hepatitis B virus infection. *Lancet Infect Dis* 2002;2:395-403.
5. Kammerlander R, Zimmermann H. Transmission of hepatitis B. *Soz Praventivmed* 1998;43:S31-33,S105-107. [In French/German]
6. van Hattum J, Boland GJ, Jansen KG, et al. Transmission profile of hepatitis B virus infection in the Batam region, Indonesia. Evidence for a predominantly horizontal transmission profile. *Adv Exp Med Biol* 2003;531:177-183.
7. Yao GB. Importance of perinatal versus horizontal transmission of hepatitis B virus infection in China. *Gut* 1996;38:S39-S42.
8. Yao JL. Perinatal transmission of hepatitis B virus infection and vaccination in China. *Gut* 1996;38:S37-S38.
9. Lee WM. Hepatitis B virus infection (comment). *N Engl J Med* 1997;337:1733-1745.
10. World Health Organization. Hepatitis B vaccine. *Wkly Epidemiol Rec* 1991;11.
11. Edmunds WJ. Universal or selective immunisation against hepatitis B virus in the United Kingdom? A review of recent cost-effectiveness studies. *Commun Dis Public Health* 1998;1:221-228.
12. Maddrey WC. Hepatitis B: an important public health issue. *J Med Virol* 2000;61:362-366.
13. Andre FE, Zuckerman AJ. Review: protective efficacy of hepatitis B vaccines in neonates. *Med Virol* 1994;44:144-151.
14. Lo KJ, Tsai YT, Lee SD. Combined passive and active immunization for interruption of perinatal transmission of hepatitis B virus in Taiwan. *Hepatogastroenterology* 1985;32:65-68.
15. Xu ZY, Liu CB, Francis DP, et al. Prevention of perinatal acquisition of hepatitis B virus carriage using vaccine: preliminary report of a randomized, double-blind placebo-controlled and comparative trial. *Pediatrics* 1985;76:713-718.
16. Xu ZY, Duan SC, Margolis HS, et al. Long-term efficacy of active postexposure immunization of infants for prevention of hepatitis B virus infection. United States-People's Republic of China Study Group on Hepatitis B. *J Infect Dis* 1995;171:54-60.
17. Halliday ML, Kang LY, Rankin JG, et al. An efficacy trial of a mammalian cell-derived recombinant DNA hepatitis B vaccine in infants born to mothers positive for HBsAg, in Shanghai, China. *Int J Epidemiol* 1992;21:564-573.
18. Andre FE. Summary of safety and efficacy data on a yeast-derived hepatitis B vaccine. *Am J Med* 1989;87:14S-20S.
19. Fortuin M, Chotard J, Jack AD, et al. Efficacy of hepatitis B vaccine in the Gambian expanded programme on immunisation. *Lancet* 1993;341:1129-1131.
20. Viviani S, Jack A, Hall AJ, et al. Hepatitis B vaccination in infancy in The Gambia: protection against carriage at 9 years of age. *Vaccine* 1999;17:2946-2950.
21. Liao SS, Li RC, Li H, et al. Long-term efficacy of plasma-derived hepatitis B vaccine: a 15-year follow-up study among Chinese children. *Vaccine* 1999;17:2661-2666.
22. Liao SS, Li RC, Li H, et al. Long-term efficacy of plasma-derived hepatitis B vaccine among Chinese children: a 12-year follow-up study. *World J Gastroenterol* 1999;5:165-166.
23. Perrin J, Coursaget P, Ntareme F, et al. Hepatitis B immunization of newborns according to a two dose protocol. *Vaccine* 1986;4:241-244.
24. Chang MH, Chen CJ, Lai MS, et al. Universal hepatitis B vaccination in Taiwan and the incidence of hepatocellular carcinoma in children. Taiwan Childhood Hepatoma Study Group. *N Engl J Med* 1997;336:1855-1859.
25. Lee CL, Ko YC. Hepatitis B vaccination and hepatocellular carcinoma in Taiwan. *Pediatrics* 1997;99:351-353.
26. Ni YH, Chang MH, Huang LM, et al. Hepatitis B virus infection in children and adolescents in an hyperendemic area: 15 years after mass hepatitis B vaccination. *Ann Intern Med* 2001;135:796-800.
27. Khao JH, Hsy HM, Shau WY, et al. Universal hepatitis B vaccination and the decreased mortality from fulminant hepatitis in infants in Taiwan. *J Pediatrics* 2001;139:349-352.
28. Da Villa G, Piccinino F, Scolastico C, et al. Long-term epidemiological survey of hepatitis B virus infection in a hyperendemic area (Afragola, southern Italy): results of a pilot vaccination project. *Res Virol* 1998;149:263-270.
29. Da Villa G, Picciottoc L, Elia S, et al. Hepatitis B vaccination: universal vaccination of newborn babies and children at 12 years of age versus high risk groups. A comparison in the field. *Vaccine* 1995;13:1240-1243.
30. Arkachaisri T. Serum sickness and hepatitis B vaccine including review of the literature. *J Med Assoc Thail* 2002;85(suppl2):607-612.
31. Hanslik T, Vaillant JN, Audrain L, et al. Systemic lupus erythematosus and risk of hepatitis B vaccination: from level of evidence to prescription. *Rev Med Interne* 2000;21:785-790. [In French]
32. Bassily S, Kotkat A, Gray G, et al. Comparative study of the immunogenicity and safety of two dosing schedules of hepatitis B vaccine in neonates. *Am J Trop Med Hygiene* 1995;53:419-422.
33. Jefferson T, Demicheli V, Deeks J, et al. Vaccines for preventing hepatitis B in health-care workers. In: The Cochrane Library, Issue 1, 2003. Oxford: Update Software. Search date not reported; primary sources Medline; Embase; The Cochrane Library; hand searches of Vaccine and reference lists; and contact with authors, researchers, and manufacturers.
34. Schroth RJ, Hitchon CA, Uhanova J, et al. Hepatitis B vaccination for

patients with chronic renal failure. In: The Cochrane Library: Issue 4, 2004. Chichester: John Wiley & Sons. Search date 2003; primary sources The Cochrane Hepato-Biliary Group Controlled Trials Register, The Cochrane Renal Group Controlled Trials Register, The Cochrane Trials Register, PubMed/MedLine, EMBASE, Current Clinical Practice Guidelines (Canadian Immunization Guide and Vaccine Preventable Diseases Surveillance Manual), Science Citation Index, and journals, publishes abstracts, and reference lists of articles.

35. Coutinho RA, Lelie N, Albrecht VL. Efficacy of a heat inactivated hepatitis B vaccine in male homosexuals: outcome of a placebo controlled double blind trial. *BMJ* 1983;286:1305-1308.
36. Szmuness W, Stevens CE, Zang EA, et al. A controlled clinical trial of the efficacy of the hepatitis B vaccine (Heptavax B): a final report. *Hepatology* 1981;1:377-385.
37. Francis DP, Hadler SC, Thompson SE, et al. The prevention of hepatitis B with vaccine. Report of the centers for disease control multi-center efficacy trial among homosexual men. *Ann Intern Med* 1982;97:362-366.
38. Roumeliotou-Karayannis A, Papaevangelou G, Tassopoulos N, et al. Post-exposure active immunoprophylaxis of spouses of acute viral hepatitis B patients. *Vaccine* 1985;3:31-34.
39. Noto H, Terao T, Ryou S, et al. Combined passive and active immunoprophylaxis for preventing perinatal transmission of the hepatitis B virus carrier state in Shizuoka, Japan during 1980-1994. *J Gastroenterol Hepatol* 2003;18:943-949.
40. Geier DA, Geier MR. Chronic adverse reactions associated with hepatitis B vaccination. *Ann Pharmacother* 2002;36:1970-1971.
41. MacKellar DA, Valleroy LA, Secura GM, et al. Two decades after vaccine license: hepatitis B immunization and infection among young men who have sex with men. *Am J Public Health* 2001;91:965-971.
42. Patrick DM, Bigham M, Ng H, et al. Elimination of acute hepatitis B among adolescents after one decade of an immunization program targeting Grade 6 students. *Pediatr Infect Dis* J 2003;22:874-877.
43. Dobson S, Scheifele D, Bell A. Assessment of a universal, school-based hepatitis B vaccination program [comment]. *JAMA* 1995;274:1209-1213.
44. Dawar M, Patrick DM, Bigham M, et al. Impact of universal preadolescent vaccination against hepatitis B on antenatal seroprevalence of hepatitis B markers in British Columbia women. *CMAJ* 2003;168:703-704.
45. Bell A. Universal hepatitis B immunization: the British Columbia experience. *Vaccine* 1995;13:S77-S81.
46. Harpaz R, McMahon BJ, Margolis HS, et al. Elimination of new chronic hepatitis B virus infections: results of the Alaska immunization program. *J Infect Dis* 2000;181:413-418.
47. Fisher MA, Eklund SA, James SA, et al. Adverse events associated with hepatitis B vaccine in U.S. children less than six years of age, 1993 and 1994. *Ann Epidemiol* 2001;11:13-21.
48. Lewis E, Shinefield HR, Woodruff BA, et al. Safety of neonatal hepatitis B vaccine administration. *Pediatr Infect Dis J* 2001;20:1049-1054.
49. Niu MT, Davis DM, Ellenberg S. Recombinant hepatitis B vaccination of neonates and infants: emerging safety data from the Vaccine Adverse Event Reporting System. *Pediatr Infect Dis J* 1996;15:771-776.
50. Niu MT, Salive ME, Ellenberg SS. Neonatal deaths after hepatitis B vaccine: the vaccine adverse event reporting system, 1991-1998. *Arch Pediatr Adolesc Med* 1999;153:1279-1282.
51. Zanetti AR. Update on hepatitis B vaccination in Italy 10 years after its implementation. *Vaccine* 2001;19:2380-1283.
52. Efficacy of a high and accelerated dose of hepatitis B vaccine in alcoholic patients: a randomised clinical trial. *Am J Med* 1997;103:217-222.
53. Idilman R, De Maria N, Colantoni A, et al. The effect of high dose and short interval HBV vaccination in individuals with chronic hepatitis C. *Am J Gastroenterol* 2002;97:435-439.
54. Wiedmann M, Liebert UG, Oesen U, et al. Decreased immunogenicity of recombinant hepatitis B vaccine in chronic hepatitis C. *Hepatology* 2000;31:230-235.
55. Lee SD, Chan CY, Lu RH, et al. Hepatitis B vaccination in patients with chronic hepatitis C. *J Med Virol* 1999;59:463-468.
56. Leroy V, Bourliere M, Durand M, et al. The antibody response to hepatitis B virus vaccination is negatively influenced by the hepatitis C virus viral load in patients with chronic hepatitis C: a case-control study. *Eur J Gastroenterol Hepatol* 2002;14:485-489.
57. De Maria N, Idilman R, Catantoni A, et al. Increased effective immunogenicity to high-dose and short interval hepatitis B virus vaccination in individuals with chronic hepatitis without cirrhosis. *J Viral Hepat* 2001;8:372-376.
58. Arslan M, Wiesner RH, Sievers C, et al. Double-dose accelerated hepatitis B vaccine in patients with end-stage liver disease. *Liver Transplant* 2001;7:314-320.
59. Andreoli TE, Carpenter CCJ, Griggs RC, et al (eds). Cecil essentials of medicine. Philadelphia: WB Saunders, 1993.
60. Chin JE (ed). Control of communicable diseases. Washington: American Public Health Association, 2000.

原作者

Suzanne Norris
St James Hospital
Dublin, Ireland

Kamran Siddiqi
Nuffield Institute for Health
Leeds, UK

Abdul Mohsen
The Princess Royal University Hospital
Kent, UK

利益冲突：没有声明。

慢性丙型肝炎

检索时间：2005年5月

原作者：Abdul Mohsen, Suzanne Norris 郭芳 译 魏来 校 斯崇文 审

问 题

在初治的没有肝脏功能失代偿的慢性 HCV 感染患者中治疗效果如何？
在干扰素无效的没有肝脏功能失代偿的慢性 HCV 感染患者中治疗效果如何？
在干扰素治疗后复发的没有失代偿的慢性 HCV 感染患者中治疗效果如何？

治疗措施及其效果

初治患者的治疗

肯定有效
干扰素
干扰素联合利巴韦林
聚乙二醇干扰素
聚乙二醇干扰素联合利巴韦林

干扰素无效患者的治疗

肯定有效
干扰素 α 联合利巴韦林

很可能有效
聚乙二醇干扰素联合利巴韦林 *

效果不明
干扰素
聚乙二醇干扰素

干扰素治疗后复发患者的治疗

肯定有效
干扰素联合利巴韦林

很可能有效
聚乙二醇干扰素联合利巴韦林 *

效果不明
干扰素
聚乙二醇干扰素

将在新版中加入
抗纤维化药物
抗氧化剂
中草药
免疫调节治疗（白细胞介素 -10，白细胞介素 -2）
干扰素作为肝细胞癌的预防治疗
治疗急性丙型肝炎病毒感染
治疗合并 HIV 感染者
疫苗研制
病毒特异性抑制剂如蛋白酶抑制剂或聚合酶抑制剂

* 无随机对照试验结果，分类基于共识

见词汇表 **G**

主要信息

初治患者的治疗

◆ **干扰素**：一个系统综述发现，与安慰剂或不治疗相比，干扰素治疗初治患者持续病毒学应答比例更高。同时还发现与不治疗相比，更多的肝硬化或进展性纤维化患者进行干扰素治疗出现持续的病毒学应答。这一综述还发现与安慰剂或不治疗相比，干扰素治疗可有肝脏组织学改善。一个随机对照试验发现，与不治疗相比，干扰素治疗降低Child-Pugh A级肝硬化患者中肝细胞癌的发生率没有显著性差异。

◆ **干扰素联合利巴韦林**：一个系统综述和两个随后的随机对照试验发现，与单用干扰素相比，干扰素联合利巴韦林提高初治患者的持续病毒学应答比例。

◆ **聚乙二醇干扰素**：一个系统综述和一个随后的随机对照试验发现，与单用普通干扰素相比，聚乙二醇干扰素（α-2a或α-2b）

提高初治患者的持续病毒学应答比例。这个系统综述证实的一个包含三个随机对照试验的meta分析发现，与普通干扰素相比，聚乙二醇干扰素更能抑制肝纤维化。

◆ **聚乙二醇干扰素联合利巴韦林**：四个随机对照试验发现，与单用聚乙二醇干扰素或联合安慰剂、或普通干扰素联合利巴韦林、或不治疗相比，聚乙二醇干扰素联合利巴韦林治疗初治患者增加持续病毒学应答的比例。

1062 干扰素无效患者的治疗

◆ **干扰素α联合利巴韦林**：两个系统综述和一个随后的随机对照试验发现，与单用干扰素相比，干扰素α联合利巴韦林治疗干扰素无效的患者大部分有持续的病毒学应答。

◆ **聚乙二醇干扰素联合利巴韦林***：我们没有发现有关聚乙二醇干扰素联合利巴韦林治疗干扰素无效患者的系统综述或随机对照试验。但是，对干扰素无效患者进行干扰素联合利巴韦林治疗有效，而且有共识认为聚乙二醇干扰素联合利巴韦林很可能有效。

◆ **干扰素**：一个系统综述发现，没有随机对照试验报告对干扰素无效患者进行干扰素再治疗的病毒学应答结果。

◆ **聚乙二醇干扰素**：我们没有发现有关聚乙二醇干扰素治疗干扰素无效患者的系统综述或随机对照试验。

干扰素治疗后复发患者的治疗

◆ **干扰素α联合利巴韦林**：一个系统综述发现，与单用干扰素相比，干扰素α联合利巴韦林治疗的患者有持续的病毒学应答的比例更高。

◆ **聚乙二醇干扰素联合利巴韦林***：我们没有发现有关聚乙二醇干扰素联合利巴韦林治疗干扰素治疗后复发患者的系统综述或随机对照试验。但是，对干扰素治疗后复发患者进行干扰素联合利巴韦林治疗有效，而且有共识认为聚乙二醇干扰素联合利巴韦林很可能有效。

◆ **干扰素**：一个系统综述发现，没有随机对照试验对干扰素治疗后复发患者进行干扰素再治疗，与安慰剂或不治疗进行比较。

◆ **聚乙二醇干扰素**：我们没有发现有关聚乙二醇干扰素治疗干扰素治疗后复发患者的系统综述或随机对照试验。

*没有随机对照试验结果，分类基于共识。

定义 丙型肝炎病毒（HCV），于1989年发现，属于黄病毒科的球形病毒，有包膜，为单股正链RNA病毒[1, 2]。有6个不同基因型。基因1型最为常见且对治疗应答最差[3]。慢性HCV感染定义为血清可检测出HCV RNA持续6个月以上，不论是否合并肝脏功能检查异常。与急性HCV感染相区别，急性HCV感染在6个月内血清HCV RNA消失。前瞻性研究提示60%～85%的HCV感染者可转化为慢性感染[2, 4]。本章仅总结了没有失代偿肝脏疾病Ⓖ的慢性HCV感染的治疗措施效果。治疗效果的评估通过能否在血清中检测到HCV RNA来衡量。在治疗结束时不能检测到HCV RNA，定义为治疗结束时病毒学应答Ⓖ。治疗结束随访24周或更长时间，不能检测到HCV RNA，定义为持续病毒学应答Ⓖ。有应答定义为血清不能检测到HCV RNA。无应答定义为治疗过程中不能清除血清中的HCV RNA。复发Ⓖ定义为治疗过程中不能检测到HCV RNA，但治疗结束后随访过程中再次检测到HCV RNA，特别是治疗结束后24周内。

发病率/患病率 HCV在过去的20年中成为主要的流行病毒，全世界有约3%的人口被慢性感染[5]。HCV的感染率在世界各地各不相同，埃及报道感染率最高（6%～28%）[6]。在美国，大约400万人抗-HCV阳性，感染率为2%，每年估计有大约35 000人新发HCV感染[2]。在欧洲，HCV感染率在0.5%～2.0%之间[7]。由于HCV传播的危险因素广泛存在，特别是静脉注射毒品，真正的HCV感染率很难精确计算。

病因/危险因素 HCV在血液中存在，并且主要通过暴露于感染的血液传播。这种暴露发生于使用感染的针头注射毒品，未经严格筛查输血或接受由感染的供者提供的器官移植，母婴（垂直）传播，不安全的医疗操作，职业性接触感染血液[8]。经过对HCV的筛查，经接受输血或血制品感染HCV的危险性显著降低，发生已低于1/400 000单位血制品[9]。HCV垂直传播不常见，传播几率低于6%[10]。贫穷、高度危险的性行为、受教育年限小于12年与感染的危险增加有关[11]。但是，仍有一些HCV感染者感染途径不明[12]。

1063 诊断
诊断HCV感染依靠有效筛查，因为许多慢性感染者没有症状，包括相当大部分已进展到肝硬化的感染者。因此，建议常规筛查高危人群。

预后 诊断HCV感染依靠有效筛查，因为许多慢性感染者没有症状，包括相当大部分已进展到肝硬化的感染者。肝脏疾病的程度和疾病进展的程度在慢性HCV感染者中各有不同。HCV慢性感染的并发症包括肝硬化，代偿期和失代偿期肝脏疾病Ⓖ和肝细胞癌。研究提示三分之一的HCV慢性感染者属于"快速进展"型（从感染到发生硬化<20年）；三分之一属于"中速进展"型（发生硬化时间20～50年）；三分之一为"慢速或不进展"型（发生硬化时间>50年）[13]。影响疾病进展的因素包括感染年龄大；男性；合并HIV感染；合并乙型肝炎病毒感染，或HIV及乙型肝炎病毒均感染；同时存在肝脏疾病；过度嗜酒。已发生硬化的患者，5年内发生失代偿比例为15%～20%，5年发生肝细胞癌的比例为10%，每年发生肝细胞癌的比例为1%～5%[14~16]。

治疗目的 以最小的不良反应为前提，清除HCV感染，阻止进展到终末期肝病，阻止HCV的传播，防止肝细胞癌的发生，避免肝移植的发生，改善生存质量，降低死亡率。

结局 治疗结束时病毒学应答（病毒学应答定义为HCV RNA阴性）；持续病毒学应答ⓖ；死亡率；生存质量；肝细胞癌的发生；终末期肝病的发生；移植率。次要结局：改善肝脏组织学。生化指标结局本章不再提及。

方法 采用《临床证据》2005年5月的文献检索和评价方案。

问 题 在初治的没有肝脏功能失代偿的慢性HCV感染患者中治疗效果如何？

治疗选择1 干扰素

一个系统综述发现，与安慰剂或不治疗的相比，干扰素治疗初治患者持续病毒学应答比例更高。同时发现与不治疗相比，更多的肝硬化或进展性纤维化患者进行干扰素治疗出现持续的病毒学应答。这一综述还发现与安慰剂或不治疗相比，干扰素治疗可有肝脏组织学改善。一个随机对照试验发现，与不治疗相比，干扰素治疗降低Child-Pugh A级肝硬化患者中肝细胞癌的发生率没有显著性的差异。

益处 **干扰素治疗与安慰剂或不治疗的比较**：我们发现一个系统综述[17]和另外一个随机对照试验[18]，在初治患者中进行干扰素ⓖ治疗与安慰剂或不治疗的比较。综述发现，与安慰剂和不治疗相比，干扰素治疗（剂量范围：3～6MU；成分：普通干扰素-α1a或2b）在治疗及随访结束时（疗程：12～48周；随访时间：3～24个月）持续病毒学应答ⓖ率显著增高（该系统综述的检索时间是1999年；共纳入8个随机对照试验，409例患者入组；持续病毒学应答率：干扰素组33/209[16%]，不治疗组2/200[1%]；OR 6.59，95%CI 3.30～13.17）[17]。综述中检索的3个随机对照试验在初治的肝硬化或进展性的肝纤维化患者中比较干扰素与不治疗。这些随机对照试验发现，与不治疗相比，干扰素治疗持续病毒学应答率显著增高（242例患者入组；干扰素组17/100[17%]，不治疗组0/101[0%]；OR 8.84，95%CI 3.29～23.77）[17]。综述还发现，与安慰剂或不治疗相比，干扰素治疗初治患者肝脏组织学有显著改善（6个随机对照试验；干扰素组106/153[69%]，安慰剂或不治疗组28/137[20%]；OR 9.22，95%CI 5.69～14.94）[17]。另外一个随机对照试验，进行干扰素（3MU每周3次，共12个月）与不治疗比较。结果显示，干扰素组和不治疗组肝细胞癌的发生率没有显著性差异（122例Child-Pugh A级肝硬化ⓖ初治患者；干扰素治疗组15/51[29%]，不治疗组24/71[34%]；P=0.752）[18]。

害处 系统综述中关于治疗剂量和持续时间的引述见下面[评论]部分。一个随机对照试验发现8例干扰素组的患者因不良反应中断治疗（未治疗组的相关结果未报告）[18]。

评论 达到持续病毒学应答的干扰素疗效取决于干扰素剂量和治疗持续时间。**治疗持续时间比较**：系统综述中发现，与治疗6个月（3MU或6MU，每周三次）相比，干扰素治疗12个月（3MU或6MU，每周三次）患者持续病毒学应答率有显著性差异（治疗12个月91/526[17%]，治疗6个月组55/530[10%]；OR 1.87，95%CI 1.30～2.67）[17]。**与治疗持续时间相关的害处**：系统综述中发现不论患者是否合并肝硬化，与干扰素治疗6个月组相比，12个月组患者不良反应更加常见（流感样症候群：12个月组80%，6个月组64%；P<0.001；抑郁：12个月组24%，6个月组12%；P<0.001；脱发：12个月组20%，6个月组15%；P=0.02）[17]。与6个月组相比，12个月组患者减少剂量和中断治疗也更常见（减少剂量：12个月组15%，6个月组10%；P<0.001；中断治疗：12个月组9%，6个月组5%；P<0.001）[17]。**治疗剂量比较**：系统综述发现，与3MU每周三次的干扰素剂量相比，6MU每周三次剂量组持续病毒学应答率无显著性差异（6MU每周三次组95/390[24.4%]，3MU每周三次组70/357[19.6%]；OR 1.39，95%CI 0.98～1.97）[17]。**与治疗剂量相关的害处**：综述发现，与3MU每周三次干扰素剂量相比，5～6MU每周三次干扰素剂量组中性粒细胞减少更易发生（5～6MU每周三次组10%，3MU每周三次组1%；P<0.001）[17]。一个随机对照试验（642例初治患者入组）比较不同干扰素剂量（3μg [0.6 MU]组合干扰素，9μg [1.8 MU]组合干扰素，或15μg [3 MU]干扰素α-2b，每周三次共24周）治疗患者的健康相关生存质量（评估SF-36量表和医疗结果研究量表）[19]。该试验发现，与干扰素治疗24周后未取得持续病毒学应答的患者相比，取得持续病毒学应答的患者健康相关生存质量较治疗开始时有显著性的提高。

治疗选择2 干扰素联合利巴韦林

一个系统综述和两个随后的随机对照试验发现，与单用干扰素治疗相比，干扰素联合利巴韦林治疗提高初治患者持续病毒学应答率。

益处 **干扰素联合利巴韦林与单用干扰素的比较**：我们发现一个系统综述[20]和两个随后的随机对照试验[21,22]，对初治患者干扰素ⓖ联合利巴韦林和单用干扰素治疗进行比较（参见下面的[评论]）。该综述发现，与单用干扰素治疗相比，干扰素联合利巴韦林治疗随访6个月后明显有更多患者达到持续病毒学应答ⓖ（检索时间2001年，共纳入6个随机对照试验，2311

例患者入组，参见下面的［评论］；两组没有达到持续病毒学应答的 RR 0.74，95%CI 0.70～0.78)[20]。该综述发现，干扰素联合利巴韦林治疗初治患者能够显著降低不能改善肝脏炎症（通过评估肝脏组织学炎症指数）的危险性（收纳5个随机对照试验；RR 0.83，95%CI 0.74～0.93)[20]。第一个随后的随机对照试验比较干扰素（3MU 干扰素 α-2b，皮下注射，每周三次）联合利巴韦林（每日 1000～1200mg，分两次口服）和单用干扰素治疗，共治疗 52 周[21]。该试验发现，与单用干扰素相比，干扰素联合利巴韦林显著增加持续病毒学应答率（116例患者入组；干扰素联合利巴韦林组31/57[54%]，单用干扰素组12/59[20%]；$P = 0.001$)[21]。第二个随后的随机对照试验比较干扰素（5MU，每周三次）合利巴韦林（每日 1000～1200mg）和单用干扰素治疗，共治疗 12 个月[22]。该试验发现，与单用干扰素相比，干扰素联合利巴韦林显著增加持续病毒学应答率（192 例患者入组；干扰素联合利巴韦林组 54.2%，单用干扰素组 20.8%；$P = 0.0001$)[22]。

1065 害处 系统综述中发现，与单用干扰素相比，干扰素联合利巴韦林显著增加贫血发生率（收纳17个随机对照试验；RR 16.67，95%CI 5.68～48.89，咳嗽发生率（收纳 3 个随机对照试验；RR 1.66，95%CI 1.19～2.3），消化不良发生率（收纳 4 个随机对照试验；RR 1.72，95%CI 1.17～2.54），呼吸困难发生率（收纳 2 个随机对照试验；RR 2.03，95%CI 1.49～2.77），白细胞减少发生率（收纳 1 个随机对照试验；RR 4.52，95%CI 1.55～13.23），咽炎发生率（收纳 2 个随机对照试验；RR 1.55，95%CI 1.14～2.12），瘙痒发生率（收纳 9 个随机对照试验；RR 2.32，95%CI 1.75～3.08），皮疹发生率（收纳 7 个随机对照试验；RR 2.37，95%CI 1.58～3.56），剂量减少发生率（收纳 19 个随机对照试验；RR 2.44，95%CI 1.58～3.75）和中断治疗发生率（收纳 25 个随机对照试验；RR 1.28，95%CI 1.07～1.52)[20]。第一个随后的随机对照试验发现两组患者发生常见的不良反应无显著性差异，如流感样症候群合并发热、乏力、头痛、肌痛、脱发、厌食和抑郁（未报道P值和CI）[21]。在干扰素联合利巴韦林组中，有12例患者因贫血和精神行为不良反应减少了剂量（贫血：干扰素联合利巴韦林组4/57[7%]，单用干扰素组0/59[0%]；精神行为不良反应发生率：干扰素联合利巴韦林组3/57[5%]，单用干扰素组 1/59 [2%]；未报道 P 值和 CI）[21]。第二个随后的随机对照试验发现干扰素联合利巴韦林组中12.5%患者血红蛋白低于10g/dl；这些患者减少了利巴韦林的剂量[22]。轻度的精神神经方面的不良反应在单用干扰素组发生率为 13.5%，干扰素联合利巴韦林组为 4.2%（报道为不显著，CI未报道）。大部分患者出现流感样症候群；两组患者中该不良反应发生率无显著性差异。两组患者在治疗6个月后中断治疗，原因为依从性不佳（6例），较重的精神异常（5例），感染（4例），感觉不适（3例）[22]。

评论 系统综述的 meta 分析所纳入的一些试验包括少于 100 例患者（范围在 30～912 例患者）和治疗疗程小于 6 个月（12～52 周）。治疗后随访时间范围为 12 周到 96 周（平均 24 周）[20]。一个系统综述（检索时间为 2000 年，共收纳 15 个随机对照试验，3344 例患者入组）发现有证据显示，针对HCV 基因型 1 型而非其他基因型的患者，联合治疗比单用干扰素治疗相对有效（$P = 0.016$，未报道其他数据）[23]。该综述还发现，治疗 HCV 基因 1 型患者，与治疗持续时间较短相比，干扰素联合利巴韦林治疗持续时间较长组持续病毒学应答率有显著性差异（$P = 0.0001$，未报道其他数据）[23]。一个随机对照试验（912例患者入组）评价干扰素 α-2b（3MU，每周三次）联合利巴韦林（每日 1000～1200mg，共 24 或 48 周）比较干扰素联合安慰剂治疗初治患者的健康相关生存质量（使用肝炎生命质量量表）[24]。该试验发现，与对照相比，慢性 HCV 感染患者在治疗前，在 SF-36 量表 8 个维度中的 5 个维度都出现显著性的降低。治疗后，干扰素联合利巴韦林组取得持续病毒学应答的患者其降低的 5 个维度中有 4 个恢复（结果由图表形式呈现，$P<0.001$)[24]。

治疗选择 3　聚乙二醇干扰素

一个系统综述和一个随后的随机对照试验发现，与单用普通干扰素相比，聚乙二醇干扰素（α-2a或α-2b）治疗初治患者增加持续病毒学应答率。一个收纳 3 个随机对照试验的 meta 分析综述证实聚乙二醇干扰素与普通干扰素相比，更能降低肝纤维化的发生。

益处 聚乙二醇干扰素与普通干扰素的比较：我们发现一个系统综述，该综述比较聚乙二醇干扰素❻α-2a（每周45～270μg；收纳 3 个随机对照试验）或聚乙二醇干扰素 α-2b（每周 0.5～1.5μg /kg；收纳 1 个随机对照试验）与单用普通干扰素 α-2a（3～6MU，每周三次，共治疗48周），还有一个随后的随机对照试验，该试验比较聚乙二醇干扰素α-2a（每周135μg或180μg）与单用普通干扰素 α-2a治疗初治患者[25, 26]。综述发现，与普通干扰素相比，聚乙二醇干扰素治疗持续病毒学应答率❻有显著性差异（检索时间2002年，共收纳 4 个随机对照试验，2580 例患者入组；持续病毒学应答率：聚乙二醇干扰素（α-2a 或 α-2b）组为 10%～39%，普通干扰素组为 3%～19%；未报道 P 值）[25]。综述中包括的 3 个随机对照试验的meta分析发现聚乙二醇干扰素与普通干扰素 α-2a 相比能显著抑制肝纤维化（1013 例合并或未合并肝硬化的初治患者入组；标化均数差：－0.14，95%CI：－0.27～－0.01)[27]。随后的随机对照试验发现单用聚乙二醇干扰素（每周135μg 和180μg）显著增加初治的慢性丙型肝炎患者的持续病毒学应答比例（639 例慢性丙肝的初治患者入组；持续病毒学应答比例：聚乙二醇干扰素 α-2a每周135μg组为61/215 [28%]，普通干扰素 α-2a 为 23/214[11%]，OR 3.3，95%CI 1.9～5.9；$P = 0.001$；聚乙二醇干扰素 α-2a 每周 180μg 组为 58/210[28%]，普通干扰素 α-2a 组为 23/214[11%]，OR 3.2，95%CI 1.7～5.8；$P = 0.001$)[26]。

害处 聚乙二醇干扰素和普通干扰素 α-2a 治疗比较，因不良反应而减少剂量和中断治疗的比例没有显著性差异（减少剂量比例：聚乙二醇干扰素组为2%～20%，普通干扰素α-2a组为2%～18%；未报告P值；中断治疗比例：聚乙二醇干扰素组为0%～22%，普通干扰素α-2a组为2%～10%；未报告P值)[25]。随后的随机对照试验报道全部的不良反应比例两组间无显著性差异（报道为无显著性差异；数值未报告）[26]。

评论 聚乙二醇干扰素是一种聚乙二醇化的新型干扰素制剂。这种结构的改变使干扰素在血清中可持续存在5～7天，从而可以减少使用频率（每周1次）。**治疗剂量比较**：随后的随机对照试验发现，与聚乙二醇干扰素α-2a每周1次135μg相比，聚乙二醇干扰素α-2a每周1次180μg可以显著改善肝脏组织学（639例干扰素初治慢性丙型肝炎患者入组；有组织学应答的比例：180μg组为93/160[58%]，135μg组为82/171[48%]；P = 0.035）[26]。

治疗选择 4 聚乙二醇干扰素联合利巴韦林

四个随机对照试验发现，与单用聚乙二醇干扰素或联合安慰剂，普通干扰素联合利巴韦林，或不治疗相比，聚乙二醇干扰素联合利巴韦林治疗初治患者可以增加持续病毒学应答比例。

益处 **聚乙二醇干扰素联合利巴韦林与安慰剂的比较**：我们没有发现相关的系统综述，但发现一个随机对照试验，进行了聚乙二醇干扰素Ⓖα-2a（每周180μg）联合利巴韦林（每日800mg）治疗24或48周与不治疗之间的比较[28]。该研究发现，与安慰剂相比，聚乙二醇干扰素联合利巴韦林不论治疗24或48周，均能提高持续病毒学应答Ⓖ比例，但是否具有显著性未报告（491例慢性丙型肝炎且丙氨酸氨基转移酶持续正常的患者入组；持续病毒学应答：聚乙二醇干扰素联合利巴韦林治疗24周组为30%，聚乙二醇干扰素联合利巴韦林治疗48周组为52%，不治疗组为0%；没有更详细的数据报告；参见下面的"评论"）[28]。**聚乙二醇干扰素联合利巴韦林与单用聚乙二醇干扰素的比较**：我们发现1个随机对照试验，进行了聚乙二醇干扰素α-2a（每周180μg）联合利巴韦林（每日1000 mg或1200mg，口服），与聚乙二醇干扰素α-2a联合安慰剂和普通干扰素Ⓖα-2b（3MU,每周3次）联合利巴韦林，对初治患者治疗48周的比较[29]。该研究发现，与单用聚乙二醇干扰素相比，聚乙二醇干扰素联合利巴韦林显著增加持续病毒学应答比例（1121例患者入组；聚乙二醇干扰素联合利巴韦林组为56%，单用聚乙二醇干扰素组为29%；P = 0.001）[29]。**聚乙二醇干扰素联合利巴韦林与普通干扰素联合利巴韦林的比较**：我们发现2个随机对照试验，进行聚乙二醇干扰素联合利巴韦林与普通干扰素联合利巴韦林治疗初治患者的比较[29,30]。第一个随机对照试验进行了聚乙二醇干扰素α-2b（每周1.5μg/kg）联合利巴韦林（每日800mg）和聚乙二醇干扰素α-2b（每周1.5μg/kg，4周后改为每周0.5μg/kg）联合利巴韦林（每日1000～1200mg，口服），和普通干扰素α-2b（3MU，每周3次，皮下注射）联合利巴韦林（每日1000～1200mg，口服）治疗48周比较[30]。该研究发现，与小剂量聚乙二醇干扰素联合利巴韦林比较，与普通干扰素联合利巴韦林比较，大剂量聚乙二醇干扰素联合利巴韦林治疗患者达到持续病毒学应答比例有显著性的增高（1530例既往未经治疗的患者入组；达到持续病毒学应答的比例：大剂量聚乙二醇干扰素联合利巴韦林治疗组为274/511 [54%]，普通干扰素联合利巴韦林治疗组为235/505[47%]，小剂量聚乙二醇干扰素联合利巴韦林治疗组为244/514[48%]；大剂量聚乙二醇干扰素联合利巴韦林治疗组与普通干扰素联合利巴韦林治疗组相比较，P = 0.01；小剂量聚乙二醇干扰素联合利巴韦林治疗组与普通干扰素联合利巴韦林治疗组相比较，P = 0.73）[30]。第二个随机对照试验进行了聚乙二醇干扰素（每周180μg）联合利巴韦林（每日1000 mg或1200mg，口服），和聚乙二醇干扰素α-2a联合安慰剂，和普通干扰素α-2b（3MU,每周3次）联合利巴韦林治疗48周比较[29]。该试验发现，与普通干扰素联合利巴韦林相比，聚乙二醇干扰素联合利巴韦林治疗患者治疗结束时病毒学应答Ⓖ比例和持续病毒学应答比例显著增高（1121例患者入组；治疗结束时病毒学应答比例：聚乙二醇干扰素联合利巴韦林治疗组为69%，普通干扰素联合利巴韦林治疗组为52%；P<0.001；持续病毒学应答比例：聚乙二醇干扰素联合利巴韦林治疗组为56%，普通干扰素联合利巴韦林治疗组为44%；P<0.001）[29]。

害处 一个随机对照试验发现，与普通干扰素联合利巴韦林相比，聚乙二醇干扰素联合利巴韦林治疗增加了注射部位反应，因中性粒细胞减少或发热而减少剂量的危险性（注射部位反应：聚乙二醇干扰素联合利巴韦林为58%，普通干扰素联合利巴韦林为36%；因中性粒细胞减少而减少剂量：聚乙二醇干扰素联合利巴韦林为18%，普通干扰素联合利巴韦林为8%；因发热而减少剂量：聚乙二醇干扰素联合利巴韦林为46%，普通干扰素联合利巴韦林为33%；是否具有显著性未报告）[30]。聚乙二醇干扰素联合利巴韦林与普通干扰素联合利巴韦林比较，因不良反应中断治疗的比例没有显著性差异（聚乙二醇干扰素联合利巴韦林为14%，普通干扰素联合利巴韦林为13%；P 值未报告）[30]。一个随机对照试验报告，与普通干扰素联合利巴韦林相比，聚乙二醇干扰素联合利巴韦林显著降低抑郁的发生率（聚乙二醇干扰素联合利巴韦林为22%，普通干扰素联合利巴韦林为30%；P = 0.01）[29]。

评论 **治疗剂量的比较**：两个随机对照试验发现，与小剂量的聚乙二醇干扰素联合利巴韦林或普通干扰素联合利巴韦林相比，大剂量的聚乙二醇干扰素联合利巴韦林治疗达到持续病毒学应答比例有显著增高[29,30]。不同HCV基因型（基因型1型或非1型）亚组分析3种治疗的疗效发现，与小剂量聚乙二醇干扰素联合利巴韦林或普通干扰素联合利巴韦林相比，大剂量的聚乙二醇干扰素联合利巴韦林治疗HCV基因型1型患者达到持续病毒学应答比例显著增高[29,30]。而各组间HCV非1型患者达到持续病毒学应答比例没有显著性差异[30]。这些研究的结果提示大剂量的聚乙二醇干扰素联合利巴韦林治疗可能使 HCV 基因型1型患者更有可能受益[29,30]。**治疗持续时间的比较**：一个随机对照试验发现，与治疗24周相比，聚乙二醇干扰素联合利巴韦林治疗48周患者达到持续病毒学应答比例显著增高[3]。该试验还发现感染基因型1型丙型肝炎病毒的患者需要更联合大剂量的利巴韦林（1000~1200mg）治疗48周以求达到持续病毒学应答，而感染基因2和3型丙型肝炎病毒的患者聚乙二醇干扰素联合小剂量的利巴韦林（每日800mg）治疗24周就可达到持续病毒学应答[3]。该试验还发现达到早期病毒学应答Ⓖ的患者中65%可获得持续病毒学应答，而未达到早期病毒学应答的患者中97%未获得持续病毒学应答。因此早期病毒学应答可以作为预测既往未经治疗的患者是否获得持续病毒学应答的指标[29]。未感染基因1型丙型肝炎病毒患者似乎更易获得持续病毒性应答（OR 3.25，95%CI 2.09~5.12），或感染年龄小于40岁（OR 2.60，95%CI 1.72~3.95），或体重为75kg或更低（OR 1.91，95%CI 1.27~2.89）[29]。随机对照试验进行了聚乙二醇干扰素Ⓖα-2a（每周180μg）联合利巴韦林（每日800mg）治疗24周，和聚乙二醇干扰素α-2a（每周180μg）联合利巴韦林（每日800mg）治疗48周，和安慰剂比较。发现与治疗24周相比，聚乙二醇干扰素α-2a（每周180μg）联合利巴韦林（每日800mg）治疗48周患者达到持续病毒学应答比例显著增高（治疗24周组为30%，治疗48周组为52%；RR 1.7，95%CI 1.4~2.2；$P<0.001$）[28]。对感染HCV基因1型和4型丙型肝炎病毒的患者进行亚组分析发现，与治疗24周相比，治疗48周患者达到持续病毒学应答比例显著增高，尽管感染基因2型或3型丙型肝炎病毒的患者治疗持续时间无明显差异（HCV基因1型 RR 3.1，95%CI 1.9~4.9；HCV基因4型治疗24周组为13%，治疗48周组为56%；HCV基因2型或3型 RR 1.1，95%CI 0.9~1.3）[28]。**聚乙二醇干扰素联合利巴韦林与普通干扰素联合利巴韦林治疗感染HCV基因4型患者的比较**：我们发现一个系统综述（共收纳6个随机对照试验，包括2个上述的试验，共424例感染HCV基因4型患者入组），进行了聚乙二醇干扰素联合利巴韦林，和普通干扰素联合利巴韦林治疗基因4型HCV感染患者，共治疗12个月。Meta分析基因4型HCV感染患者发现，与普通干扰素联合利巴韦林相比，聚乙二醇干扰素联合利巴韦林显著增加持续病毒学应答率（持续病毒学应答率：聚乙二醇干扰素联合利巴韦林组为55%，普通干扰素联合利巴韦林组为30%；RR 1.71，95%CI 1.15~2.56；$P = 0.0088$）[31]。

问 题	在干扰素无效的没有肝脏功能失代偿的慢性HCV感染患者中治疗效果如何？

治疗选择1　干扰素

一个系统综述发现没有随机对照试验报告干扰素再治疗既往干扰素无效患者的病毒学结果。

益处　**干扰素与安慰剂或不治疗的比较**：我们发现一个系统综述（检索时间为2001年），该综述发现没有随机对照试验报告病毒学结果（参见下面的"评论"）[32]。

害处　该综述中的一些随机对照试验报告不良反应包括流感样症候群、腹泻和中性粒细胞减少[32]。大多数试验仅报告了严重的需要中断治疗的不良反应的发生频率，例如抑郁或严重血小板减少造成出血。有几个试验报告无应答和治疗后复发的患者发生不良反应的总频率。基于综述的结果，在无应答患者中，干扰素Ⓖ相关的不良反应尚不能作出肯定的结论。但是，既往针对初治Ⓖ患者干扰素治疗的研究中提示大剂量和长疗程的干扰素治疗与不良反应的发生频率增加相关。

评论　我们发现一个系统综述，分析了两个随机对照试验，对干扰素无效Ⓖ的患者进行了干扰素再治疗与不治疗的比较[32]。该试验未报告任何病毒学结果。**治疗持续时间的比较**：综述分析了两个随机对照试验，进行了治疗24和48周的比较。该试验发现，与治疗24周相比，治疗48周显著增加了达到持续病毒学应答Ⓖ患者的比例（2个随机对照试验，257例定义为无生化应答的患者入组；达到持续病毒学应答的比例：24周治疗组为7/130[5%]，48周组为21/127[17%]；未达到持续病毒学应答的RR 0.87，95%CI 0.79~0.96）[32]。

治疗选择2　干扰素α联合利巴韦林

两个系统综述和一个随后的随机对照试验发现，与单用干扰素相比，使用干扰素联合利巴韦林治疗干扰素无效的患者，大部分可获得持续病毒学应答。

益处　**干扰素α联合利巴韦林与单用干扰素的比较**：我们发现两个系统综述[33,34]和一个随后的随机对照试验[35]。第一个系统综述比较了干扰素联合利巴韦林（3~6MU干扰素α-2a或α-2b，每周三次，联合利巴韦林每日1000~1200mg）和单用干扰素（3MU，每周三次）治疗6个月或12个月。该综述发现，与单用干扰素相比，干扰素联合利巴韦林治疗发生持续病毒学应答Ⓖ比例显著增加（检索时间为2001年，共收纳10个随机对照试验，1728例干扰素无效Ⓖ的患者入组；干扰素Ⓖ联合利巴韦林为12.6%，单用干扰素组为2.0%；OR 5.45，95%CI 1.90~15.90）[33]。第二个系统综述比较了干扰素联合利巴韦林（3~6MU干扰素α或α-2b或α-n3，每周三次，联合利巴韦林每日1000~1200mg）和单用干扰素（3~6MU，每周三次）治疗6个月[34]。该综述发现，与单用干扰素相比，干扰素联合利巴韦林治疗发生持续病毒学应答比例显著增加（检索时间为2000年，共收纳9个随机对照试验[包括第一个系统综述中收纳的4个随机对照试验]，789例干扰素无效的患者入组；OR 4.9，95%CI 2.1~11.2）[34]。随后的随机对照试验比较了单用干扰素α-2b（6MU，皮下注射，每周3次治疗24周后，改为3MU，每周3次治疗24周）或联合利巴韦林（每日1000~1200mg，分两次口服）和干扰素α-2b（3MU，皮下注射，每日1次治疗24周后，改为3MU，每周3次治疗24周）联合利巴韦林（每日1000~1200mg，分两次口服）[35]。该试验发现第2个24周治疗结束后，与单用干扰素治疗相比，干扰素α-2b联合利巴韦林治疗（不论每周或每天使用干扰素）达到持续病毒学应答的患者比例显著增高（376例患者入组；每周使用干扰素α-2b联合利巴韦林组为27/129[20.9%]，每天使用干扰素α-2b联合利巴韦林组为33/127[26.0%]，单用干扰素组为7/120[5.8%]；$P<0.001$）[35]。

害处 参见干扰素联合利巴韦林治疗初治患者的"害处"。

评论 第一个系统综述中收纳的4个随机对照试验发现，与单用干扰素相比，干扰素联合利巴韦林治疗干扰素无效的患者，治疗剂量高于3MU每周3次、或治疗持续时间达到12个月或更长，能够显著增加持续病毒学应答比例[33]。一个系统综述发现，与单用干扰素相比，干扰素联合利巴韦林显著改善干扰素无效患者的肝脏炎症（通过肝脏组织学炎症指数评估）（共收纳9个随机对照试验；未改善肝脏炎症的RR 0.73，95%CI 0.66～0.82）[20]。

治疗选择3 聚乙二醇干扰素

我们没有发现有关聚乙二醇干扰素治疗干扰素无效患者的系统综述或随机对照试验。

益处 我们没有发现有关聚乙二醇干扰素Ⓖ治疗干扰素Ⓖ无效患者疗效的系统综述或随机对照试验。

害处 没有发现相关的随机对照试验。参见聚乙二醇干扰素治疗初治患者的"害处"。

评论 无。

治疗选择4 聚乙二醇干扰素联合利巴韦林

我们没有发现有关聚乙二醇干扰素联合利巴韦林治疗干扰素无效患者的系统综述或随机对照试验。但是，对干扰素无效患者进行干扰素联合利巴韦林治疗有效，有共识认为聚乙二醇干扰素联合利巴韦林治疗也很可能有效。

益处 聚乙二醇干扰素联合利巴韦林与普通干扰素治疗或不治疗的比较：我们没有发现对干扰素无效Ⓖ患者比较聚乙二醇干扰素Ⓖ联合利巴韦林治疗，和普通干扰素Ⓖ或不治疗相关的系统综述或随机对照试验。

害处 没有发现相关的系统综述或随机对照试验。参见聚乙二醇干扰素联合利巴韦林治疗初治患者的"害处"。

评论 缺乏随机对照试验证据，基于有力的共识，不同种类聚乙二醇干扰素联合利巴韦林治疗很可能有效。

问题 在干扰素治疗后复发的没有失代偿的慢性HCV感染患者中治疗效果如何？

治疗选择1 干扰素

我们发现一个系统综述，该综述发现没有随机对照试验报告对干扰素治疗后复发患者，进行干扰素与安慰剂或不治疗的比较。

益处 干扰素与安慰剂或不治疗的比较：我们发现一个系统综述（检索时间为2001年），该综述发现没有随机对照试验报告对干扰素治疗后复发患者，进行干扰素Ⓖ与安慰剂或不治疗的比较（参见下面的"评论"）[32]。

害处 一个系统综述发现，与治疗24周相比，干扰素治疗复发患者48周组更易出现减少干扰素剂量（RR 9.07，95%CI 1.20～68.63）[32]。参见干扰素治疗初治患者的"害处"。

评论 我们发现一个系统综述（检索时间为2001年，8个随机对照试验，共484例患者入组）[32]。该综述收纳的随机对照试验比较了不同类型干扰素（干扰素α-2b，5个随机对照试验；成淋巴细胞干扰素，1个随机对照试验；重组干扰素，1个随机对照试验；1个随机对照试验未指明何种类型的干扰素）或不同剂量的干扰素（剂量范围从3MU每周3次到10MU每周6次）；治疗持续时间为4周、24周或48周；治疗结束后随访时间从0周到58周[32]。该综述发现，干扰素治疗24周时，剂量为3MU每周3次与剂量高于3MU每周3次相比，持续病毒学应答Ⓖ率没有显著差异。与治疗24周相比，干扰素治疗复发Ⓖ的患者48周后，更易达到持续病毒学应答[32]。

治疗选择2 干扰素α联合利巴韦林

一个系统综述发现，与单用干扰素α相比，使用干扰素α联合利巴韦林治疗，更多患者可获得持续病毒学应答。

益处 干扰素α联合利巴韦林与单用干扰素的比较：我们发现一个系统综述，进行了干扰素αⒼ联合利巴韦林治疗，与单用干扰素治疗的比较[20]。该综述发现，与单用干扰素α治疗后进行6个月的随访相比，干扰素α联合利巴韦林治疗患者获得持续病毒学应答Ⓖ比例有显著增高（检索时间2001年，共收纳8个随机对照试验，854例治疗后复发的患者入组；8个随机对照试验中，没有达到持续病毒学应答的比例：干扰素联合利巴韦林组242/426[57%]，单用干扰素组384/428[90%]；RR 0.63，95%CI 0.58～0.69）[20]。

害处 参见干扰素联合利巴韦林治疗初治患者的"害处"；和干扰素治疗无应答患者的"害处"。

评论 无。

治疗选择3	聚乙二醇干扰素

我们没有发现有关聚乙二醇干扰素治疗复发患者的系统综述或随机对照试验。

益处 我们没有发现对单用干扰素Ⓖ治疗后复发患者进行聚乙二醇干扰素Ⓖ治疗的系统综述或随机对照试验。
害处 我们没有发现相关的随机对照试验。
评论 无。

治疗选择4	聚乙二醇干扰素联合利巴韦林

我们没有发现有关聚乙二醇干扰素联合利巴韦林治疗干扰素治疗后复发患者的系统综述或随机对照试验。但是，对干扰素治疗后复发患者进行干扰素联合利巴韦林治疗有效，有共识认为聚乙二醇干扰素联合利巴韦林治疗也很可能有效。

益处 我们没有发现对单用干扰素Ⓖ治疗后复发患者进行聚乙二醇干扰素Ⓖ联合利巴韦林治疗的系统综述或随机对照试验。
害处 我们没有发现相关随机对照试验。参见聚乙二醇干扰素联合利巴韦林治疗初治患者的"害处"。
评论 缺乏随机对照试验证据，基于有力的共识，不同种类聚乙二醇干扰素联合利巴韦林治疗很可能有效。

词汇表

Child-Pugh 分级肝硬化（Child-Pugh cirrhosis）：评估肝硬化严重程度的评分系统。分值（1，2或3）分别用在下列不同情况：胆红素水平（<2mg/dl，2～3mg/dl,>3mg/dl）、白蛋白水平（>35g/L，30～35g/L,<30g/L）、腹水（无，中度，重度）、肝性脑病（无，中度，重度），和凝血酶原时间（延长<4秒，延长4～6秒，延长>6秒）。Child-Pugh A 级：5～6分；Child-Pugh B 级：7～9分；Child-Pugh C 级：10～15分。

代偿期肝脏疾病（compensated liver disease）：指肝脏有疾病或有硬化状态，但肝脏功能尚能代偿。

失代偿期肝脏疾病（decompensated liver disease）：指肝脏处于失代偿状态。伴有腹腔积液（腹水）；黄疸；凝血功能障碍（凝血病）；食道静脉曲张破裂出血危险性增加；和更严重的病例中，因肝脏清除毒素不佳造成的精神混乱，定向障碍，和失眠（肝性脑病）。

早期病毒学应答（early virological response）：治疗 12 周时血清 HCV RNA 定量检测较治疗开始时降低 2 个对数级以上。

治疗结束时病毒学应答（end of treatment virological response）：指治疗结束时不能检测到 HCV RNA。

干扰素（interferon）：干扰素α（除外其他规定）。

干扰素初治（interferon naive）：丙型肝炎病毒感染患者既往未接受过干扰素或其他干扰素联合治疗。

干扰素无效（interferon non-responsive people）：指对丙型肝炎患者进行至少 3MU 每周 3 次，持续治疗时间 12 周的干扰素治疗结束后，没有达到抑制 HCV RNA 的疗效。

复发（relapse from treatment）：治疗结束时不能检测到 HCV RNA，但治疗结束后 6 个月内，再次检测到 HCV RNA。

聚乙二醇干扰素［pegylated interferons (peginterferon)］：将聚乙二醇蛋白分子（分子量12～40kD）1：1连接到干扰素分子上。聚乙二醇干扰素较干扰素在血浆中的半衰期延长 10 倍，因此可以在人体内较长时间维持抗病毒活性。清除干扰素延迟使用间隔延长至 1 周。

持续病毒学应答［sustained virological response (SVR)］：治疗结束后 6 个月或以上不能检测到 HCV RNA。

重要更新和修订

聚乙二醇干扰素治疗初治患者[26]：加入 1 个随机对照试验[26]；益处数据增加，分类未变（肯定有效）。

聚乙二醇干扰素联合利巴韦林治疗初治患者与安慰剂的比较：加入1个随机对照试验[28]；益处数据增加，分类未变（肯定有效）。

参考文献

1. Choo QL, Kuo G, Weiner AJ, et al. Isolation of a cDNA clone derived from blood-borne non-A, non-B viral hepatitis genome. *Science* 1989; 244:359-362.
2. National Institutes of Health consensus development conference statement. Management of Hepatitis C: 2002, 10-12 June 2002. http://consensus.nih.gov/cons/116/ 091202116cdc_statement.htm (last accessed 18 March 2005).
3. Hadziyannis S, Sette H Jr, Morgan TR, et al. Peginterferon-alpha2a and ribavirin combination therapy in chronic hepatitis C: a randomized study of treatment duration and ribavirin dose. *Ann Intern Med* 2004;140:346-355.
4. http://consensus.nih.gov/cons/116/revisions.htm (last accessed 18 March 2005).
5. WHO. Hepatitis C: global update. *Wkly Epidemiol Rec* 1997;72:341-344.
6. Frank C, Mohamed MK, Strickland GT, et al. The role of parenteral antischistosomal therapy in the spread of hepatitis C virus in Egypt. *Lancet* 2000;355:887-891.
7. WHO. Hepatitis C - global update. *Wkly Epidemiol Rec* 1999;74:425-427.
8. Centres for Disease Control. *Hepatitis surveillance report*. Atlanta: CDC, 1994;55.
9. Schreiber GB, Busch MP, Kleinman SH, et al. The risk of transfusion-transmitted viral infections. *N Engl J Med* 1996;334:1685-1690.

10. Consensus statement. EASL International Consensus Conference on Hepatitis C. *J Hepatol* 1999;30:956-961.
11. Alter MJ, Kruszon-Moran D, Nainan OV, et al. The prevalence of hepatitis C virus infection in the United States, 1988 through 1994. *N Engl J Med* 1999;341:556-562.
12. Mohsen AH, Group TH, for the Trent HCV Study Group. The epidemiology of hepatitis C in a UK health regional population of 5.12 million. *Gut* 2001;5:707-713.
13. Poynard T, Bedossa P, Opolon P. Natural history of fibrosis progression in patients with hepatitis C. *Lancet* 1997;349:825-832.
14. Alberti A, Chemello L, Benvegnu L. Natural history of hepatitis C. *J Hepatol* 1999;31:S17-S24.
15. Colombo M, de Franchis R, Del Ninno E, et al. Hepatocellular carcinoma in Italian patients with cirrhosis. *N Engl J Med* 1991;325:675-680.
16. Tsukuma H, Hiyama T, Tanaka S, et al. Risk factors for hepatocellular carcinoma among patients with chronic liver disease. *N Engl J Med* 1993;328:1797-1801.
17. Myers RP, Regimbeau C, Thevenot T, et al. Interferon for interferon naive people with chronic hepatitis C. In: The Cochrane Library, Issue 2, 2005. Chichester, UK: John Wiley & Sons, Ltd. Search date 1999; primary sources; Medline, Cochrane Controlled Trials Register.
18. Testino G. Hepatocarcinoma in HCV compensated correlated liver cirrhosis: role of treatment with interferon. *Recenti Prog Med* 2002; 93:302-307. [In Italian].
19. Bonkovsky HL, Woolley JM. Reduction of health-related quality of life in chronic hepatitis C and improvement with interferon therapy. *Hepatology* 1999;29:264-270.
20. Gluud LL, Krogsgaard K, Gluud C. Ribavirin with or without alpha interferon for chronic hepatitis C. In: The Cochrane Library, Issue 2, 2005. Chichester, UK: John Wiley & Sons, Ltd. Search date 2001; [This review has been withdrawn].
21. Verbaan HP, Widell HE, Bondeson TL, et al. High sustained response rate in patients with histologically mild (low grade and stage) chronic hepatitis C infection. A randomized, double blind, placebo controlled trial of interferon alpha-2b with and without ribavirin. *Eur J Gastroenterol Hepatol* 2002;14:627-633.
22. Mangi A, Villani MR, Minerva N, et al. Efficacy of 5 MU of interferon in combination with ribavirin for naive patients with chronic hepatitis C virus: a randomized controlled trial. *J Hepatol* 2001;34:441-446.
23. Kjaergard LL, Krogsgaard K, Gluud C. Interferon alfa with or without ribavirin for chronic hepatitis C: systematic review of randomised trials. *BMJ* 2001;323:1151-1155.
24. McHutchison JG, Ware JE Jr, Bayliss MS, et al. The effects of interferon alpha-2b in combination with ribavirin on health related quality of life and work productivity. *J Hepatol* 2001;34:140-147.
25. Chander G, Sulkowski MS, Jenckes MW, et al. Treatment of chronic hepatitis C: a systematic review. *Hepatology* 2002;36:S135-S144.
26. Pokros PJ, Carithers R, Desmond P, et al. Efficacy and safety of two-dose regimens of peginterferon alpha-2a compared with interferon alpha-2a in chronic hepatitis C: a multicentre, randomised controlled trial. *Am J Gastroenterol* 2004;99:1298-1305.
27. Camma C, Di Bona D, Schepis F, et al. Effect of peginterferon alfa-2a on liver histology in chronic hepatitis C: a meta-analysis of individual patient data. *Hepatology* 2004;39:333-342.
28. Zeuzum S, Moises D, Gamne E, et al. Peginterferon alfa-2a (40 kilodaltons) and ribavirin in patients with chronic hepatitis C and normal aminotransferase levels. *Gastroenterology* 2004;127:1724-1732.
29. Fried MW, Shiffman ML, Reddy KR, et al. Peginterferon alfa-2a plus ribavirin for chronic hepatitis C virus infection. *N Engl J Med* 2002; 347:975-982.
30. Manns MP, McHutchison JG, Gordon SC, et al. Peginterferon alfa-2b plus ribavirin compared with interferon alfa-2b plus ribavirin for initial treatment of chronic hepatitis C: a randomised trial. *Lancet* 2001; 358:958-965.
31. Khuroo MS, Khuroo MS, Dahub ST. Meta-analysis: a randomised trial of peginterferon plus ribavirin for the initial treatment of chronic HCV genotype 4. *Aliment Pharmacol Ther* 2004;20:931-938.
32. Myers RP, Poynard T. Interferon for interferon nonresponding and relapsing patients with chronic hepatitis C. In: The Cochrane Library, Issue 2, 2005. Chichester, UK: John Wiley & Sons, Ltd. Search date 2001; primary sources: Cochrane Hepato-Biliary Group Controlled Trials Register, Medline, EMBASE.
33. San Miguel R, Guillen F, Cabases JM, et al. Meta-analysis: combination therapy with interferon-alpha 2a/2b and ribavirin for patients with chronic hepatitis C previously non-responsive to interferon. *Aliment Pharmacol Ther* 2002;16:1611-1621.
34. Cheng SJ, Bonis PA, Lau J, et al. Interferon and ribavirin for patients with chronic hepatitis C who did not respond to previous interferon therapy: a meta-analysis of controlled and uncontrolled trials. *Hepatology* 2001;33:231-240.
35. De Ledinghen V, Trimoulet P, Winnock M, et al. Daily or three times per week interferon alpha-2b in combination with ribavirin or interferon alone for the treatment of patients with chronic hepatitis C not responding to previous interferon alone. *J Hepatol* 2002;36:819-826.

原作者

Abdul Mohsen

Department of Gastroenterology

Chelsea and Westminster Hospital

London, UK

Suzanne Norris

Consultant Hepatologist

Hepatology Centre

St James Hospital

Dublin, Ireland

利益冲突：没有声明。

流行性感冒

检索时间：2003年7月
原作者：Lucy Hansen　高燕 译　魏来 校　斯崇文 审

问题

早期抗病毒药物治疗实验室确认的成人流行性感冒（简称"流感"）的效果如何？

治疗措施及其效果

很可能有效
口服金刚烷胺早期治疗成人甲型流感（缩短症状持续时间）
经口吸入扎那米韦早期治疗成人甲型或乙型流感（缩短症状持续时间）
口服奥塞米韦早期治疗成人甲型或乙型流感（缩短症状持续时间）
口服金刚乙胺早期治疗成人甲型流感（缩短症状持续时间）

见词汇表 Ⓖ

主要信息

来自实验室确认的流感患者的研究结果不可推论用于临床疑似的未被实验室确认的甲型或乙型流感的患者。我们没有发现足够的证据来评价抗病毒药物对预防严重流感病例的效果。

◆ **所有的抗病毒药物对预防严重流感并发症的效果**：我们没有发现足够的证据来证实关于抗病毒药物在减少严重的流感并发症方面的效果。

◆ **口服金刚烷胺早期治疗成人甲型流感（缩短症状持续时间）**：一个系统综述和三个随机对照试验发现，口服金刚烷胺与安慰剂相比可缩短大约1天的甲型流感症状的持续时间。

◆ **经口吸入扎那米韦早期治疗成人甲型或乙型流感（缩短症状持续时间）**：二个系统综述发现，经口吸入扎那米韦治疗与安慰剂相比可缩短大约1天的流感症状持续时间，但是后来的一个随机对照试验发现，组间差异无显著性。在采用扎那米韦与安慰剂治疗的患者其并发症与不良反应的发生率是相似的。

◆ **口服奥塞米韦早期治疗成人甲型或乙型流感（缩短症状持续时间）**：二个系统综述发现，奥塞米韦可缩短至多1天的流感症状持续时间，但是后来的一个随机对照试验发现，在奥塞米韦和安慰剂组间差异无显著性。二个随机对照试验发现，奥塞米韦治疗与安慰剂比较增加了恶心和呕吐的发生。

◆ **口服金刚乙胺早期治疗成人甲型流感（缩短症状持续时间）**：一个系统综述发现，口服金刚乙胺与安慰剂相比可缩短大约1天的甲型流感症状持续时间。我们没有发现足够的证据来证实关于在这种情况下的不良反应。

定义　流行性感冒（流感）是由于感染了流感病毒而引起的。单纯流感的特征是骤起发热、寒战、干咳、肌痛、头痛、鼻充血、咽痛和乏力[1]。流感通常是临床诊断，不是所有感染了流感病毒的人都会出现症状，也不是每个具有以上症状的人都是流感患者。根据年龄和对流感病毒的免疫力不同，40%～85%的感染会导致临床发病[2]。

发病率/患病率　在气候温暖的北半球地区，典型的流感活动高峰出现在12月下旬至3月上旬，而在南半球地区则出现在5月至9月。在热带地区，流感的流行贯穿全年而无活动时间的高峰[3]。根据对流感病毒流行株的人群免疫力水平的不同，流感的年发病率每年不同[1]。美国的一个地区研究发现，无论是否出现症状，一年中有10%～20%的人发生血清学转换，20岁以下的人群其感染率最高[4]。在公共机构和人群拥挤的地区发病率较高[5]。

病因/危险因素　流感病毒主要通过打喷嚏、咳嗽、说话时的呼吸道飞沫导致人到人的传播[1,6]。

预后　流感的潜伏期是1～4天，感染的成年人通常从症状发作的前1天到发病后5天具有传染性。单纯流感的症状和体征通常1周时间内缓解，但是咳嗽和乏力症状可持续存在[1]。流感的合并症包括中耳炎、细菌性鼻窦炎、继发的细菌性肺炎以及不常见的病毒性肺炎、呼吸衰竭、原有的基础病恶化[1,3]。在英国，每年有1.3%的流感样病例患者住院治疗（95%CI

0.6%～2.6%)[7]。据估计，流感每年导致300～400人死亡，而在流感流行期间可多达2.9万人死亡[7]。65岁以上老人、婴幼儿、有慢性基础病的患者其住院的危险最高[1,8,9]。在美国近来季节性的流行期间，90%以上与流感有关的死亡病例是65岁以上的老年人[1]。在流感大流行期间，其发病率和死亡率在较年轻的人可以是高的。甲型比乙型流感病毒感染其严重病例更常见[1]。

治疗目的 降低流感症状和体征的持续时间和严重性，降低发生合并症的危险，减少治疗的不良反应。

结局 流感症状的严重性和持续时间，流感合并症的发生率和严重性，治疗的不良反应。

方法 采用《临床证据》2003年7月的文献检索和评价方法。作者检索了Medline（1966～2001年；主题词：金刚烷胺和流感，金刚乙胺和流感；关键词：扎那米韦，神经氨酸酶抑制剂，GG167，奥塞米韦，GS4104和Ro64-0796）。汇集了摘要用来确定尚未发表的扎那米韦和奥塞米韦的研究。我们仅包括了对自然发生流感的系统综述和以安慰剂做对照的双盲随机对照试验，并剔除了化学药物预防的流感、实验诱导流感的随机对照试验和综述以及一种以上药物联合应用的随机对照试验的综述，并且仅评估了实验室确认的流感患者。对金刚烷胺和金刚乙胺，仅包括了甲型流感的随机对照试验。对扎那米韦和奥塞米韦，包括了甲型或乙型流感的研究。对扎那米韦仅包括了经口吸入药物的随机对照试验，除非是报道单独经口吸入给药，剔除了滴鼻加上经口吸入给药的研究。对金刚烷胺、金刚乙胺和奥塞米韦，仅包括了口服给药的随机对照试验，剔除了主要在12岁以下的儿童、那些以退热药而不是以安慰剂作为对照组的随机对照试验，以及剔除了那些从症状的发作到开始治疗的时间不明确和没有临床疗效定量测定方法的随机对照试验。

问 题 在成人中实验室确认的流感其抗病毒治疗的效果如何？

治疗选择1 口服金刚烷胺

一个系统综述和三个随机对照试验发现，甲型流感患者口服金刚烷胺与安慰剂比较可缩短大约1天的症状持续时间。

益处 我们发现一个系统综述（检索时间2002年，纳入7个随机对照试验，531个健康人）[10]和另外三个口服金刚烷胺[11-13]（通常在症状发作的48小时内开始治疗）与安慰剂比较的甲型流感患者的随机对照试验。这个综述发现，金刚烷胺与安慰剂比较显著地缩短了发热的时间（体温＞37.0℃缩短1天，95%CI 0.7～1.3天）。我们没有发现金刚烷胺在预防诸如肺炎或慢性病恶化等流感严重合并症方面效果的随机对照试验，也没有发现金刚烷胺在治疗孕妇、慢性病患者或已免疫了的人群甲型流感的随机对照试验。

害处 综述发现金刚烷胺治疗组与安慰剂组在不良反应的发生率方面差异无显著性。然而，纳入的随机对照试验所包含的关于金刚烷胺与安慰剂比较在用于治疗甲型流感有关的不良反应方面的信息很少[14-16]。可得到的关于金刚烷胺用于预防甲型流感的害处的证据较多（见下述评论）。

评论 在体外，金刚烷胺对甲型流感病毒具有特异性的抗病毒活性，但对乙型流感病毒却没有此活性[17]。利用不同结果评价的随机对照试验以及由此难以得出概括的结果。仅有一个随机对照试验检测了金刚烷胺在老年人的应用情况[13]。所有的随机对照试验仅考虑了实验室确认的甲型流感患者，因此这些分析不是根据意向治疗进行的。分离自普通人群中存在的对金刚烷胺耐药的甲型流感病毒株的比例仍然是低的[18,19]。没有发现对金刚烷胺耐药的甲型流感病毒比非耐药的病毒其毒力更强[3]。来自老年人和高危人群的证据很有限，以至难以概括这些人群的结果。一个系统综述发现，与安慰剂比较，采用金刚烷胺来预防甲型流感与增加了胃肠道和中枢神经系统的不良反应有关[10]。

治疗选择2 口服金刚乙胺

一个系统综述发现，与安慰剂比较，对甲型流感患者，口服金刚乙胺缩短了大约1天的症状持续时间。我们没有发现关于在这种情况下不良反应方面的足够证据。

益处 我们发现一个系统综述（检索时间2002年，纳入3个随机对照试验，104个健康成人）[10]和另外一个小型的金刚乙胺（通常在症状发作的48小时内开始治疗）以安慰剂做对照的治疗甲型流感的随机对照试验[20]。这个综述发现，金刚乙胺与安慰剂比较显著地缩短了发热的持续时间（体温＞37.0℃缩短1.3天，95%CI 0.8～1.8天）。我们没有发现金刚乙胺在治疗65岁以上老年人、孕妇、慢性病患者、已免疫了的人群甲型流感的随机对照试验，也没有发现金刚乙胺对预防诸如肺炎、慢性病恶化等的严重流感合并症效果的随机对照试验。

害处 这个综述没有发现关于与安慰剂比较的金刚乙胺在治疗甲型流感患者的不良反应方面的足够证据[10]。一个与安慰剂比较的金刚乙胺的非系统性综述（340个成人流感治疗）发现，采用金刚乙胺治疗有较多的人出现中枢神经系统症状，最常见的是失眠（治疗组10.8%，对照组8.6%，P值未报告）；以及胃肠道症状，最常见的是腹痛和恶心（治疗组6.0%，对照组2.3%，P值未报告）[21]。另外，可得到关于金刚乙胺用于预防甲型流感的不良反应的证据（见下述评论）。

评论 体外实验发现，金刚乙胺对甲型流感病毒具有特异性的抗病毒活性，但是对乙型流感病毒无此活性[17]。利用不同结果评价的随机对照试验以及由此难以得出概括的结果。另外，在俄罗斯已进行了金刚乙胺的研究，但是相关的研究在英国却很少[22]。对金刚乙胺耐药的病毒研究结果表明对金刚烷胺交叉耐药，反之亦然[18]。实验未发现对金刚乙胺耐药的甲型流感病毒比非耐药的病毒其毒力更强[3]。分离自普通人群中存在的对金刚乙胺（或金刚烷胺）耐药的甲型流感病毒株的比例仍然是低的[18,19]。来自老年人和高危人群的证据很有限，以至难以概括这些人群的结果。一个系统综述发现，与安慰剂比较，采用金刚乙胺来预防甲型流感与增加了胃肠道的不良反应有关[10]。

1076 治疗选择 3 　经口吸入扎那米韦

二个系统综述发现，与安慰剂比较，对甲型或乙型流感患者，经口吸入扎那米韦缩短了大约 1 天的流感症状持续时间。后来的一个随机对照试验发现结果相似，但是经口吸入扎那米韦治疗效果较弱，无统计学意义。与安慰剂比较，经口吸入扎那米韦治疗的患者其不良反应是相似的。

益处　我们发现二个系统综述（检索时间2001年[7]，纳入 10 个随机对照试验；2000年[23]，纳入 8 个随机对照试验）以及后来的一个以安慰剂做对照的经口吸入扎那米韦（通常在症状发作的48小时内开始治疗）的随机对照试验[24]。这两个综述都根据意向治疗分析了数据资料，很大程度上包括了相同的随机对照试验，但是对每个综述而言有些随机对照试验是独特的[7,23]。**总人群的症状**：一个系统综述发现，与安慰剂比较，扎那米韦缩短了 1 天的症状缓解中位时间（扎那米韦大约为 5 天，安慰剂大约为 6 天；组间差异为－1 天，95%CI－1.7 天～－0.4 天）[23]。**健康人群的症状**：一个系统综述发现，与安慰剂比较，扎那米韦缩短了 1 天的症状缓解中位时间（平均绝对时间未报告；组间差异为－0.8 天，95%CI－1.31 天～－0.26 天）[7]。后来的一个随机对照试验发现（纳入 1023 个部队士兵），与安慰剂比较，扎那米韦缩短了症状持续时间但是差异无统计学意义（扎那米韦缓解症状的中位时间为 2.0 天，安慰剂为 2.33 天；组间差异为 0.33 天，95%CI－0.17 天～＋1.0 天，P 值为 0.08）[24]。**高危人群的症状**：二个系统综述均发现，与安慰剂组比较，在高危患者中（基础病加上年龄大于 65 岁合并存在定义为高危患者）扎那米韦缩短了症状缓解的中位时间（症状持续时间的组间差异为 0.93 天，95%CI－1.9 天～＋0.05 天[7]，缩短了大约 8～7 天，合并存在基础病的高危患者组间差异为 1.16 天，95%CI 0.13 天～2.19 天[23]。**合并症**：一个系统综述发现，在扎那米韦治疗组和安慰剂组之间，并发症总体发生率或并发症需要抗生素治疗的比率差异无显著性（任何一种并发症：扎那米韦为 35%，安慰剂为 38%，P 值为 0.61；需要抗生素治疗者：扎那米韦为 18%，安慰剂为 23%，P 值为 0.20）[23]。这个综述还发现扎那米韦治疗组和安慰剂组之间，在高危人群中需要抗生素治疗的合并症差异无显著性（扎那米韦组为18%[70/391]，安慰剂组为24%[97/412]；组间差异为－8%，95%CI－21%～＋5%，由于存在统计学显著的异质性而采用了随机效应模式）[23]。

害处　与安慰剂组（单独吸入乳糖赋形剂）比较，采用扎那米韦治疗的患者不良反应是相似的[23]。观察性研究发现，扎那米韦可能与支气管痉挛、已有的呼吸道疾病的恶化有关[25]。

评论　扎那米韦是经口吸入给药的粉剂。在体外研究中发现，扎那米韦对甲型或乙型流感病毒均有抗病毒活性[26]。众多的随机对照试验主要包括了甲型流感患者（≥85%）。由于采用扎那米韦治疗的时间短暂，以及缺乏检测耐药毒株的理想方法，我们没有发现评价扎那米韦耐药毒株产生的足够证据[3,27-31]。我们仅发现了一个以摘要形式发表的随机对照试验（纳入525个患有气道阻塞性疾病和流感的病人）[32]，这个试验发现与安慰剂组比较，扎那米韦显著地缩短了症状缓解的时间（扎那米韦组与安慰剂组比较缩短的中位时间为 1.5 天，P 值为 0.009）。我们发现某些观察性研究结果表明，扎那米韦可能与支气管痉挛及原有的呼吸道疾病的恶化有关[25]。然而，一个已经以摘要形式发表的随机对照试验发现与安慰剂组比较，扎那米韦治疗组早晨和傍晚呼气高峰流量有少量但却是有意义的增加（扎那米韦组与安慰剂组比较，早晨呼气高峰流量较高为 12.9 升／分，P 值为 0.011；傍晚呼气高峰流量较高为 13.1 升／分，P 值为 0.007）[32]，这个实验还发现在扎那米韦组和安慰剂组之间，需要抗生素治疗的合并症或呼吸道疾病用药的变化无显著性减少（扎那米韦组与安慰剂组比较呼吸频率变化量为 58%，P 值为 0.064）。

1077 治疗选择 4 　口服奥塞米韦

一个系统综述发现在奥塞米韦治疗组和安慰剂组之间，前者缩短了至多1天的症状持续时间，但后来的一个随机对照试验发现两者之间差异较小。两个随机对照试验发现与安慰剂比较奥塞米韦增加了恶心和呕吐的症状。

益处　我们发现了一个系统综述（检索时间2001年，纳入 8 个随机对照试验）[7]；以及后来的一个随机对照试验[33]，患者是实验室确认的流感病例，根据意向治疗分析了这个综述和随机对照试验的资料。**健康人群的症状**：这个系统综述（在937个健康人中进行的3个随机对照试验）发现与安慰剂组比较，奥塞米韦显著地缩短了症状缓解的中位时间（中位绝对时间未报告；组间差异为－20.69 小时，95%CI－33.97 小时～－7.41 小时）[7]。后来的一个随机对照试验（在流感季节里478个患发热性疾病的健康人）发现病程的中位时间，奥塞米韦与安慰剂组间差异较小（奥塞米韦组为83.5 小时，对照组为 87.7 小时，P 值未报告）[33]。生存分析发现与安慰剂组比较，奥塞米韦显著地增加了症状缓解人数的比例（P 值为 0.0355）。**高危人群的症状**：一个系统综述（5 个随机对照试验，纳入 1134 人）发现在症状缓解的时间上，奥塞米韦与安慰剂组间差异无显著性（组间差异为－8.33 小时，95%CI－33.69 小时～＋17.03 小时，P 值未报告）[7]。**合并症**：由系统综述（检索时间 2001 年）确定的一个随机对照试验（患者人数未报告）发现，需要抗生素治疗的合并症，奥塞米韦与安慰剂组间差异无显著性（比值降低 43%，在综述中未得到进一步的详细资料，数据来自于药品生产商）[7]。

害处 与安慰剂比较,接受奥塞米韦治疗的患者较常出现明显的恶心和呕吐症状[34, 35]。后来的随机对照试验发现,在可能或很可能与研究药物有关的不良事件上,奥塞米韦与安慰剂组间差异无显著性(奥塞米韦组为16%[21/134],安慰剂组为14%[19/139],P 值为 0.56)[33]。

评论 由于采用奥塞米韦治疗时间短暂,以及缺乏检测耐药病毒株的理想方法,我们没有发现关于对奥塞米韦耐药病毒株的足够证据[3, 28, 30, 31]。

参考文献

1. Cox NJ, Fukuda K. Influenza. *Infect Dis Clin North Am* 1998;12:27-38.
2. Fox JP, Cooney MK, Hall CE, et al. Influenza virus infections in Seattle families, 1975-1979. II. Pattern of infection in invaded households and relation of age and prior antibody to occurrence of infection and related illness. *Am J Epidemiol* 1982;116:228-242.
3. Bridges CB, Fukuda K, Uyeki TM, et al. Prevention and control of influenza: recommendations of the Advisory Committee on Immunization Practices (ACIP). *MMWR Recomm Rep* 2002;51(RR-3):1-31.
4. Sullivan KM, Monto AS, Longini IM. Estimates of the US health impact of influenza. *Am J Public Health* 1993;83:1712-1716.
5. Kilbourne ED. *Influenza*. New York: Plenum Medical Book Co, 1987: 269-270.
6. Tablan OC, Anderson LJ, Arden NH, et al. Hospital Infection Control Practices Advisory Committee. Guideline for prevention of nosocomial pneumonia. *Infect Control Hosp Epidemiol* 1994;15:587-604.
7. Cooper NJ, Sutton AJ, Abrams KR, et al. Effectiveness of neuraminidase inhibitors in treatment and prevention of influenza A and B: systematic review and meta-analyses of randomised controlled trials. *BMJ* 2003;326:1235-1239. Search date 2001; primary sources Medline, Embase, Integrated Science Citation Index, PubMed, references, previous systematic reviews and meta-analysis, manufacturer's trial databases, and contact with drug companies.
8. Neuzil KM, Mellen BG, Wright PF, et al. The effect of influenza on hospitalizations, outpatient visits, and courses of antibiotics in children. *N Engl J Med* 2000;342:225-231.
9. Izurieta HS, Thompson WW, Kramarz P, et al. Influenza and the rates of hospitalization for respiratory disease among infants and young children. *N Engl J Med* 2000;342:232-239.
10. Jefferson TO, Demicheli V, Deeks JJ, et al. Amantadine and rimantadine for preventing and treating influenza A in adults. In: The Cochrane Library, Issue 2, 2003. Oxford: Update Software. Search date 1997; primary sources Medline, Cochrane Controlled Trials Register, Embase, reviews of references of identified trials, and letters to manufacturers and authors.
11. Baker LM, Shock MP, Iezzoni DG. The therapeutic efficacy of Symmetrel (amantadine hydrochloride) in naturally occurring influenza A2 respiratory illness. *J Am Osteopath Assoc* 1969;68:1244-1250.
12. Galbraith AW, Schild AW, Schild GC, et al. The therapeutic effect of amantadine in influenza occurring during the winter of 1971-1972 assessed by double-blind study. *J R Coll Gen Pract* 1973;23:34-37.
13. Walters HE, Paulshock M. Therapeutic efficacy of amantadine HCl. *Mo Med* 1970;67:176-179.
14. Kitamoto O. Therapeutic effectiveness of amantadine hydrochloride in influenza A2: double-blind studies. *Jpn J Tuberc Chest Dis* 1968;15: 17-26.
15. Kitamoto O. Therapeutic effectiveness of amantadine hydrochloride in naturally occurring Hong Kong influenza: double-blinded studies. *Jpn J Tuberc Chest Dis* 1971;17:1-7.
16. Van Voris LP, Betts RF, Hayden FG, et al. Successful treatment of naturally occurring influenza A/USSR/77 H1N1. *JAMA* 1981;245: 1128-1131.
17. Tominack RL, Hayden FG. Rimantadine hydrochloride and amantadine hydrochloride use in influenza A virus infections. *Infect Dis Clin North Am* 1987;1:459-478.
18. Belshe RB, Burk B, Newman F, et al. Resistance of influenza A viruses to amantadine and rimantadine: results of one decade of surveillance. *J Infect Dis* 1989;159:430-435.
19. Ziegler T, Hemphill ML, Ziegler M-L, et al. Low incidence of rimantadine resistance in field isolates of influenza A viruses. *J Infect Dis* 1999;180:935-939.
20. Rabinovich S, Baldini JT, Bannister R. Treatment of influenza: the therapeutic efficacy of rimantadine HCl in a naturally occurring influenza A2 outbreak. *Am J Med Sci* 1969;257:328-335.
21. Soo W. Adverse effects of rimantadine: summary from clinical trials. *J Respir Dis* 1989;10(suppl.):S26-S31.
22. Zlydnikov DM, Kubar OI, Kovaleva TP, et al. Study of rimantadine in the USSR: a review of the literature. *Rev Infect Dis* 1981;3:408-421.
23. Burls A, Clark W, Stewart T, et al. Zanamivir for the treatment of influenza in adults: a systematic review and economic evaluation. *Health Technol Assess* 2002;6:1-87. Search date 2000; primary sources Cochrane Library, Medline, Embase, Science Citation Index, Glaxo Wellcome Clinical Trials Register, follow up of internet links, hand searches of Scrip, Federal Drug Association submissions for new drug applications, conference abstracts, reference lists, and Glaxo Wellcome submission to NICE.
24. Puhakka T, Lehti H, Vainionpaa R, et al. Zanamivir: a significant reduction in viral load during treatment in military conscripts with influenza. *Scand J Infect Dis* 2003;35:52-58.
25. Henney JE. Revised labeling for zanamivir. *JAMA* 2000;284:1234.
26. Woods JM, Bethell RC, Coates JAV, et al. 4-guanidino-2,4-dideoxy-2,3-dehydro-N-acetylneuraminic acid is a highly effective inhibitor of both the sialidase (neuraminidase) and growth of a wide range of influenza A and B viruses *in vitro*. *Antimicrob Agents Chemother* 1993; 37:1473-1479.
27. Read RC. Letter to the Editor. *Lancet* 1999;353:668-669.
28. Tisdale M. Monitoring of viral susceptibility: new challenges with the development of influenza NA inhibitors. *Rev Med Virol* 2000;10:45-55.
29. Gubareva LV, Kaiser L, Brenner MK, et al. Evidence for zanamivir resistance in an immunocompromised child infected with influenza B virus. *J Infect Dis* 1998;178:1257-1262.
30. Gubareva LV, Webster RG, Hayden FG. Detection of influenza virus resistance to neuraminidase inhibitors by an enzyme inhibition assay. *Antiviral Res* 2002;53:47-61.
31. Zambon M, Hayden FG. Position statement: global neuraminidase inhibitor susceptibility network. *Antiviral Res* 2001;49:147-156.
32. Berger W, Stein WJ, Sharp SJ, et al. Effect of inhaled zanamivir on pulmonary function and illness duration in asthma and/or chronic

obstructive pulmonary disease (COPD) patients with influenza. *Ann Allergy Asthma Immunol* 2001;86:85.

33. Li L, Cai B, Wang M, et al. A double-blind, randomized, placebo-controlled multicenter study of oseltamivir phosphate for treatment of influenza infection in China. *Chin Med J* 2003;116:44-48.

34. Treanor JJ, Hayden FG, Vrooman PS, et al. Efficacy and safety of the oral neuraminidase inhibitor oseltamivir in treating acute influenza: a randomized controlled trial. *JAMA* 2000;283:1016-1024.

35. Nicholson KG, Aoki FY, Osterhaus ADME, et al. Efficacy and safety of oseltamivir in treatment of acute influenza: a randomized controlled trial. *Lancet* 2000;355:1845-1850.

原作者

Lucy Hansen
Locum Consultant Physician with Specialist interest in Immunology
Hairmyres Hospital
East Kilbride，UK

利益冲突：没有声明。

致谢：在此谨向本章以前版本的作者 Timothy Uyeki 致谢。

麻 风

检索时间：2004年9月
原作者：Diana Lockwood 王晓艳 译 张建中 校 斯崇文 审

问 题

预防麻风的措施效果如何？
治疗麻风的措施效果如何？

治疗措施及其效果

预防措施

有效
卡介苗（BCG）和灭活麻风分枝杆菌
卡介苗（又称结核菌苗）

很可能有效
ICRC 疫苗

不太可能有效
分枝杆菌疫苗

治疗

有效
多种药物联合治疗多菌型麻风*

多种药物联合治疗少菌型麻风*
麻风病单发皮损使用多剂量和单剂量治疗的比较（均可达到很高的治愈率，但是多剂量的治愈率可能更高）

将在新版中加入
麻风反应的治疗

*根据观察的证据和共识制定分类；不可能进行随机对照试验

见词汇表 **G**

主要信息

预防措施

◆ **BCG加灭活麻风分枝杆菌疫苗**：两项随机对照试验5~9年的随访发现：与安慰剂相比，BCG加灭活麻风分枝杆菌疫苗可降低麻风的发病率。其中的一项随机对照试验还评估了其他一些疫苗，发现：BCG+灭活麻风分枝杆菌疫苗比单用BCG或分枝杆菌疫苗更有效，但是较ICRC疫苗效果差。这项试验同时发现BCG+灭活麻风分枝杆菌疫苗疗法不良反应极轻微。

◆ **卡介苗**：一项随机对照试验和三项非随机或类随机对照试验经过13~16年的随访发现：单用卡介苗（BCG）可降低麻风的发病率。这项试验也评估了其他疫苗，发现：单用BCG较分枝杆菌疫苗更有效，但是比ICRC疫苗、BCG加灭活麻风分枝杆菌疫苗效果差。试验同时发现了单用BCG不良反应极轻微。

◆ **ICRC疫苗**：一项随机对照试验经过6~7年的随访发现：与安慰剂相比，ICRC疫苗可降低麻风的发病率。这项试验同时评估了其他疫苗，发现：ICRC疫苗比BCG加灭活麻风分枝杆菌疫苗、单用BCG以及分枝杆菌疫苗更有效。这项试验也发现了ICRC疫苗不良反应极轻微。

◆ **分枝杆菌疫苗**：一项随机对照试验经过6~7年的随访发现：与安慰剂相比，分枝杆菌疫苗可降低麻风的发病率，虽然降低的程度很小。这项试验同时评估了其他疫苗，发现：分枝杆菌疫苗较ICRC疫苗、BCG加灭活麻风分枝杆菌疫苗和单用BCG效果差。这项试验也发现了分枝杆菌疫苗不良反应极轻微。

治疗

◆ **多种药物联合治疗多菌型麻风***：我们没有发现将利福平+氯法齐明+氨苯砜多药物联合治疗多菌型麻风与安慰剂进行对

照的可靠的研究，也没有发现氨苯砜+利福平或者利福平单独治疗的研究。目前专家们一致认为多药物联合治疗是有效的，但是氨苯砜逐渐升高的耐药率将使得类似的研究不符合伦理。病例序列分析发现：多药物联合治疗能更好的治愈皮损，加速神经的恢复，复发率也降低。不良反应的发生率的证据很少。

◆ **多种药物联合治疗少菌型麻风***：我们没有发现将利福平+氯法齐明+氨苯砜多药物联合治疗少菌型麻风与安慰剂进行对照的可靠的研究，也没有发现氨苯砜+利福平或者利福平单独治疗的研究。目前专家们一致认为多药物联合治疗是有效的，但是氨苯砜逐渐升高的耐药率将使得类似的研究不符合伦理。病例序列分析发现：多药物联合治疗能更好的治愈皮损，加速神经的恢复，复发率也降低。不良反应的发生率的证据很少。

◆ **多剂量和单剂量治疗单发皮损麻风病的对照（均达到很高的治愈率，但是多剂量的治愈率更高）**：一项随机对照试验发现：利福平/月+氨苯砜/日多剂量治疗6个月，在第18个月时观察疗效，比利福平+米诺环素+氧氟沙星单剂量治疗的治愈率高。两组中99%的患者均有不同程度的临床好转。两种疗法的不良反应相似。

* 根据观察的证据和共识制定分类；不可能进行随机对照试验。

定义 麻风是由麻风杆菌引起的一种慢性肉芽肿性疾病，主要侵犯周围神经和皮肤。临床表现主要取决于个体对麻风杆菌的免疫应答。在Ridley-Jopling分型中，结核样型麻风的个体可产生有效的细胞免疫，皮损很少，而麻风结节（瘤型麻风）型的个体对麻风杆菌的反应性很低，导致细菌广泛播散，皮肤和粘膜受到浸润。在整个免疫"谱"中，均可发生周围神经损害。神经损害可以在治疗前、中及治疗后发生。有些患者没有神经损伤，有些出现手足麻木，导致发生神经损伤的风险。手、足和眼睛的小块肌肉的无力和麻痹有发展至畸形和挛缩的危险。虚弱、四肢麻木和反复受损可导致四肢末端的缺损。这些明显的畸形是造成麻风患者被歧视的原因。分类主要依据临床表现和病损的细菌指数Ⓖ。世界卫生组织的麻风分类主要依据病损的数目：单皮损麻风（1个皮损），少菌型麻风（2～5个皮损），多菌型麻风（>5个皮损）[1]。

发病率/患病率 世界上每年有720 000例新发麻风[2]，大约2千万人有麻风相关性残疾。6个主要流行国家的新发病例（印度，巴西，缅甸，马达加斯加，尼泊尔和莫桑比克）占所有新发病例的88%。队列研究显示本病的发病高峰在10～20岁之间[3]。青春期过后，男性发病率是女性的2倍。

病因/危险因素 麻风杆菌从未治疗的瘤型麻风患者的鼻粘膜中排出，经由被感染者的鼻粘膜播散，侵犯皮肤和神经。麻风杆菌是一种耐寒的生物，被证实可在人类宿主体外存活几个月[4]。感染的危险因素包括与麻风患者的家庭接触。我们没有发现麻风感染与HIV感染、营养状态及社会经济情况相关的可靠的临床证据[5]。

预后 麻风的并发症包括神经损伤、麻风反应、麻风杆菌的浸润。未经治疗，结核样型的麻风感染可最终自愈。大多数界限类偏结核样型和界限类偏瘤型的麻风患者最终会发展为麻风结节（瘤型麻风）。许多患者在确诊麻风时已有神经损伤，从孟加拉国[6]的15%到埃塞俄比亚[7]的55%。无论是否使用抗菌素治疗均可出现麻风反应。免疫介导反应（1型反应）和神经炎Ⓖ可导致进一步的神经损伤。麻风结节性红斑Ⓖ（2型反应）是免疫复合物介导的反应，可出现发热、不适和神经炎。20%的瘤型麻风和5%界限类偏瘤型麻风患者可出现此型反应[8]。33%～56%的已确定神经损伤的麻风患者可出现继发性损伤（创伤、挛缩和指趾末端吸收）[9]。我们没有发现关于死亡率的近期资料。

治疗目的 **预防**：预防麻风杆菌感染。**治疗**：治疗感染，改善皮损；防止复发和并发症（神经损伤和麻风结节性红斑）。并发症如溃疡和畸形的预防可提高个体的生活质量，帮助减轻由于麻风而受到严重歧视。

结局 **预防**：麻风的发病率。**治疗**：临床改善症状，复发率，生活质量，治疗的不良反应以及死亡率。

方法 《临床证据》检索和评估日期：2004年9月。作者还手工检索了参考文献目录中的其他文献。预防性干预的随机对照试验需要随访很长时间，因为根据疾病类型的不同，潜伏期可以从2年到15年不等。我们对2年内的随访进行了剔除。

问 题 预防麻风的措施效果如何？

治疗选择1　疫苗

一项随机对照试验和三项非随机或类随机对照试验经过13～16年的随访发现：单独使用卡介苗（BCG）与安慰剂或不进行治疗相比，可降低麻风的发病率。两项随机对照试验经过5～9年的随访发现：BCG+灭活麻风分枝杆菌疫苗与安慰剂相比，可降低麻风的发病率。一项随机对照试验经过6～7年的随访发现：ICRC疫苗与安慰剂相比，可降低麻风的发病率。一项随机对照试验经过6～7年的随访发现：分枝杆菌疫苗与安慰剂相比，可降低麻风的发病率，虽然降低的程度很小。一项随机对照试验评估了这4种疫苗后发现：ICRC疫苗和BCG+灭活麻风杆菌疫苗是最有效的，随后是单用BCG，分枝杆菌疫苗是效果最差的。该试验还发现所有4种疫苗的不良反应均极轻微。

益处 我们没有发现系统综述。**不同的疫苗与安慰剂比较**：我们发现一项在麻风流行地区进行的随机对照试验，以临床表现作为结局的评估（见文后的表1）[10]。这项试验（双盲，印度171 400名1～65岁的健康人群，随访6～7年）将4种疫苗（ICRC疫苗Ⓖ：22541人；分枝杆菌疫苗：33720人；BCG：38213人；BCG+灭活麻风分枝杆菌疫苗：38229人）

与生理盐水（38697人）进行对照。因为生理盐水的多项对照，本试验包含了统计校正。最有效的疫苗是ICRC疫苗（RRR 65.5%，95%CI 48.0% ~ 77.0%）和BCG + 灭活麻风分支杆菌疫苗（RRR 64.0%，95%CI 50.4% ~ 73.9%）。然而分枝杆菌疫苗的疗效差异很小（RRR 25.7%，95%CI 1.9% ~ 43.8%）。**BCG与不进行治疗或安慰剂比较**：除了上述随机对照试验[10]，我们发现了三项临床对照试验，分别在不同地理位置的麻风流行地区进行，将单用BCG与安慰剂进行对照，以临床表现作为结局的评估（见文后的表1）[11-13]。这项对照试验（乌干达、缅甸和新几内亚岛的超过39000名儿童）是类随机或非随机的，但是随访时间较随机对照试验长（13 ~ 16年）。他们发现BCG可显著降低三个国家的麻风的发病率（见文后的表1）。各国之间麻风预防的程度不同，乌干达和缅甸较高。其中一个试验同时发现死亡率显著下降（BCG组的死亡率为442/2707[16.3%]；盐水组的死亡率为489/2649[18.5%]；RR 0.89，95%CI 0.79 ~ 0.99；NNT 47，95%CI 24 ~ 997）[12]。**BCG + 灭活麻风分枝杆菌疫苗**：除了上述随机对照试验[10]，我们发现了一项随机对照试验，在麻风流行地区进行，以临床表现作为结局评估（见文后的表1）[14]。这项试验根据是否有卡介苗的疤痕将人群分层。有瘢痕或者可能有瘢痕的人（54865人）注射了BCG、BCG + 灭活麻风分枝杆菌疫苗或者安慰剂。这项试验（双盲，马拉威121020健康人群，年龄 ≥ 3个月，未患麻风、结核、重度营养不良或其他严重疾病，随访时间5 ~ 9年）发现：BCG和BCG + 灭活麻风分枝杆菌疫苗可较安慰剂显著降低麻风的发病率（BCG、BCG + 灭活麻风分枝杆菌疫苗与安慰剂对照的组合分析：RR 0.51，95%CI 0.26 ~ 0.99）。没有瘢痕的人（66155人）注射了BCG或BCG + 灭活麻风分枝杆菌疫苗。**ICRC疫苗与安慰剂比较**：我们发现一项随机对照试验（见上面的不同疫苗与安慰剂对照）[10]。**分枝杆菌疫苗与安慰剂比较**：我们发现了一项随机对照试验（见上面的不同疫苗与安慰剂对照）[10]。**疫苗的剂量**：在缅甸进行的对照试验将两种不同浓度的BCG疫苗与不治疗进行比较[13]。经过14年的随访发现：杆菌浓度较高的疫苗可显著降低麻风的发病率（BCG 3.8/1000人年；对照5.4/1000人年；RRR 30%，95%CI 19% ~ 40%）。杆菌浓度较低的疫苗的保护作用没有显著性差异（BCG 35.0/1000人年；对照5.6/1000人年；RRR +11%，95%CI − 3% ~ +23%）。在马拉威进行的随机对照试验发现高浓度与标准浓度的灭活麻风杆菌疫苗之间没有显著性差异[14]。

害处 在印度进行的随机对照试验发现4种疫苗均可出现轻微的波动性淋巴腺炎，没有观察到其他不良反应（数量未报告）[10]。其他试验未报告害处[11-14]。

评论 在马拉威进行的试验中，7/82人（9%）HIV阳性[14]。共应用了11批不同的BCG。失访率很高（26%），有多种治疗与安慰剂进行比较，样本量较小，不足以得出有临床意义的结论。

问 题	麻风的治疗效果如何？

治疗选择1　多种药物联合治疗多菌型麻风

我们没有发现将利福平 + 氯法齐明 + 氨苯砜多药物联合治疗多菌型麻风与安慰剂进行对照的可靠的研究，也没有发现氨苯砜 + 利福平或者利福平单独治疗的研究。目前专家们一致认为多药物联合治疗是有效的，但是氨苯砜逐渐升高的耐药率将使得类似的研究不符合伦理。病例序列分析发现：多药物联合治疗能更好的治愈皮损，加速神经的恢复，复发率也降低。不良反应的发生率的证据很少。

益处 我们没有发现系统综述、随机对照试验、有对照物的队列研究以及病例序列分析。我们发现了6个病例序列评估多药物治疗（每月监督服用利福平600mg和氯法齐明300mg，加上未监督每日服用氨苯砜100mg和氯法齐明500mg）24个月的疗效[15-20]。**皮损**：在泰国进行的一项研究（53人）发现：发病3年时29%的皮损仍具有活动性（见表1）[15]。**神经损伤**：在泰国进行的研究发现：出现可见的畸形（世界卫生组织标准Ⅱ级❻）的人群比例从开始登记时的8%上升至随访8 ~ 10年后的13%[15]。**复发**：6组病例报告了复发率（见表1）[15-20]，从埃塞阿比亚的0/1000人年❻到印度的20.4/1000人年。在印度进行的试验中，8年（20.4/1000人年）的总复发率是20/260（7.7%）。其中，18/20（90%）的复发发生在开始治疗时细菌指数❻大于4的人群[19]。

害处 大多数病例序列并未报告不良反应。氯法齐明可引起皮肤色素沉着，这可能是白皮肤人群的特殊问题。

评论 来自病例序列的临床缓解和复发率证据提示：氨苯砜 + 氯法齐明 + 利福平治疗多菌型麻风有效，而目前多药物联合治疗与安慰剂或不治疗的对照研究被认为是违反伦理的。多药物联合并未与单用氨苯砜进行对照，因为逐渐升高的氨苯砜的耐药率将使研究违反伦理。只有一项病例序列分析依据细菌指数将结果分层[19]。世界卫生组织化学治疗研究小组推荐治疗时间为24个月[21]。在1998年，第七届专家委员会给出了治疗方案，将治疗时间从24个月缩短为12个月[1]。我们没有发现支持这项建议的对照试验。我们发现一项随机对照试验（93例未治疗瘤型麻风）将氨苯砜50mg/d + 利福平450mg/d与氨苯砜50mg/d + 利福平1200mg/月（治疗前6个月）进行对比[22]。试验发现：每天或每月服用利福平的临床改善情况没有显著性差异（每天服用利福平40/47[85%]；每月服用利福平43/46[91%]；RR 0.91，95%CI 0.62 ~ 1.03）。每日服用利福平较每月服用的不良反应常见，每日服用的患者8.5%出现停药，而每月服用为0%[22]。

治疗选择 2　多种药物联合治疗少菌型麻风

我们没有发现将利福平+氯法齐明+氨苯砜多药物联合治疗少菌型麻风与安慰剂进行对照的可靠的研究，也没有发现氨苯砜+利福平或者利福平单独治疗的研究。目前专家们一致认为多药物联合治疗是有效的，但是氨苯砜逐渐升高的耐药率将使得类似的研究不符合伦理。病例序列分析发现：多药物联合治疗能更好的治愈皮损，加速神经的恢复，复发率也降低。不良反应的发生率的证据很少。

益处　我们没有发现系统综述、随机对照试验、有对照的队列研究以及病例序列分析（见下文的评论）。我们发现 7 个病例序列评估了多药物联合治疗（氨苯砜 100mg/ 日 + 利福平 600mg/ 月 治疗 6 个月）的疗效，随访时间从 6 个月到 10 年不等（见表 2）[15-18,23-26]。研究使用了不同的评估方法，难以比较结果。**皮损**：3 组病例报告了皮损的消退率（见下文的评论）（见表 2）[15,23-25]。一项研究（499 人）发现：1 年后 38% 的患者皮损消退[24]；随后 6 个月又发现 8%（共 50 人）的患者皮损消退[23]。治疗后皮损仍具有临床活动性的人群比例从 2% 到 44% 不等[15,23,24]。**神经损伤**：2 组病例报告了新发或者恶化的神经损伤率（见表 2）[15,25]。一项研究（499 人）发现：4 年后 2.5% 的患者出现新发残疾，3.3% 的已患残疾患者恶化[25]。另一项研究（130 人）发现：可见残疾（世界卫生组织Ⅱ级Ⓖ）从登记时的 4% 升高到随访 8～10 年后的 7%[15]。**复发**：6 组病例报告了随访 3～8 年的复发率（见表 2）[15-18,25,26]。复发的风险率从随访 4.1 年的埃塞阿比亚的 0%[16]到随访超过 5 年的中国的 0.33%（0.66/1000 人年）[18]到随访超过 4 年的马来威的 2.5%[25]。（少菌型麻风Ⓖ在临床上很难将复发和麻风反应区分开来）。

害处　这些病例序列均未正式监测不良反应。在一项研究中，1/130 人（0.8%）出现利福平引起的肝炎，但是诊断方法未报告[15]。另一项研究中，1/503 人（0.2%）出现利福平和氨苯砜的过敏反应（细节未报告）[24]。

评论　1982 年，研究发现 30% 的麻风杆菌隔离群对氨苯砜耐药[27]。因此，世界卫生组织紧急推荐氨苯砜 + 利福平联合治疗，并没有正式的随机对照试验与单用氨苯砜相对比。现在进行这样的试验将被视为违反伦理。多药物联合与安慰剂或不治疗的对照研究也将被视为违反伦理，因为专家们一致认为多药物联合治疗有效。

治疗选择 3　多剂量和单剂量治疗单发皮损的麻风的比较

一项随机对照试验发现：利福平/月+氨苯砜/日多剂量治疗 6 个月，在第 18 个月时观察疗效，比利福平+米诺环素+氧氟沙星单剂量治疗的治愈率高。两组中 99% 的患者均有不同程度的临床好转。两种疗法的不良反应相似。

益处　我们没有发现系统综述。我们发现一项随机对照试验（1483 名少菌型Ⓖ单发皮损麻风患者；见下面的评论）将利福平 600mg + 氧氟沙星 400mg + 米诺环素 100mg 单剂量治疗与氨苯砜 100mg/ 日 + 利福平 600mg/ 月多剂量治疗 6 个月进行对照。18 个月后根据一项评分系统进行结局的评估，评分系统包括：皮损的消退，色素减退的减少，浸润程度的降低，皮损尺寸变小以及皮损处感觉的改善。治疗失败被定义为没有改变或临床评分增加，显著改善被定义为基线与 18 个月时评分相差 13 分。这项试验发现：多剂量治疗可较单剂量显著提高临床改善率（多剂量 392/684[57.3%]；单剂量 361/697[51.8%]；P=0.04）和痊愈率（374/684[54.7%]；327/697[46.9%]；RR 1.17，95%CI 1.05～1.28；NNT13，95%CI 8～40）。有 12 例治疗失败（每组各 6 例），在研究结束时，两组中 99.1% 的患者有不同程度的改善[28]。

害处　7 例患者（6 例服用多剂量；1 例服用单剂量）出现过敏反应（非特异性的），5 例患者出现胃肠道反应（2 例服用多剂量；3 例服用单剂量）。1 型麻风反应Ⓖ的数量没有显著性差异（单剂量 7/697[1.0%]；多剂量 3/684[0.4%]；ARI +0.6%，95%CI −0.2%～+3.4%）。

评论　随机对照试验并没有规定麻风的诊断标准，也并未确定临床诊断标准。单剂量组仅随访 18 个月来监测麻风来说是不够的。该组中的一些受感染患者可能会自愈，另外，缺乏安慰剂对照组也不能进行疗效评估[28]。单剂量治疗少菌型麻风的疗效曾被做过评估。一项随机对照试验（在 Za re 的 622 人）比较了两个单剂量疗法：利福平 40mg/kg + 氯法齐明 1200mg 与利福平 40mg/kg + 氯法齐明 100mg + 氨苯砜 100mg + 乙硫异烟胺 500mg 进行比较。发现总复发率为 20.4/1000 人年，较氨苯砜 + 利福平（见多药物联合治疗少菌型麻风的评论）和利福平 + 氨苯砜 + 氯法齐明（见多药物联合治疗少菌型麻风的评论）治疗 6 个月的复发率显著升高。然而，单剂量治疗在有些地区有便于操作的优点，尤其是居住地较远，不能数月就医一次的患者[29]。

词汇表

细菌指数（bacteriological index）：测定皮肤中麻风杆菌密度的一种方法。在几个不同的部位取细菌涂片，染色后在镜下观察。将每个高倍视野下的细菌数记在一个对数尺度（0～6）上，然后总分除以取材部位数即可得到。

ICRC 疫苗（ICRC vaccine）：由印度癌症研究中心研制的一种疫苗。

多菌型麻风（multibacillary leprosy）：有大于 5 处皮损[30]。

神经炎（neuritis）：神经的炎症，可有以下的临床表现：自发神经痛，感觉异常，触痛，感觉、运动或自主神经损伤。

少菌型麻风（paucibacillary leprosy）：有 2～5 处皮损。

人年风险（person years at risk）：一个特定时期内的新发病例数除以这个时期内存在患病风险的人数。（平均复发风险人数×观察时间）

单发皮损麻风（single lesion leprosy）：只有一个皮损。

1型麻风（逆向）反应〔type 1 (reversal) reaction〕：对麻风杆菌抗原的迟发型变态反应。表现为急性炎症性皮损和急性神经炎（神经压痛，部分功能丧失）。

2型麻风反应或麻风结节性红斑（type 2 reaction or erythema nodosum leprosum）：发生于瘤型麻风的一种抗原抗体复合物介导的变态反应。表现为短暂性、反复性的软性红斑性皮下结节，可发展为溃疡。可出现系统症状：如发热、淋巴结炎，还有神经、眼、关节、睾丸、手指、足及其他器官受累的表现等。

世界卫生组织残疾分级（World Health Organization disability grading）：是一个简单的分级系统，主要被用来收集残疾的一般信息[1]。0级=没有感觉缺失，没有可见的畸形或损伤；1级=有感觉缺失，没有可见的畸形或损伤；2级=有明显的畸形或损伤。

参考文献

1. WHO Expert Committee on Leprosy. *World Health Organ Tech Rep Ser* 1988;768:1-51.
2. World Health Organization. Leprosy global situation. *Wkly Epidemiol Rec* 2002;77:1-8.
3. Fine PE. Leprosy: the epidemiology of a slow bacterium. *Epidemiol Rev* 1982;4:161-188.
4. Desikan KV, Sreevatsa. Extended studies on the viability of *Mycobacterium leprae* outside the human body. *Lepr Rev* 1995;66:287-295.
5. Lienhardt C, Kamate B, Jamet P, et al. Effect of HIV infection on leprosy: a three-year survey in Bamako, Mali. *Int J Lepr Other Mycobact Dis* 1996;64:383-391.
6. Croft RP, Richardus JH, Nicholls PG, et al. Nerve function impairment in leprosy: design, methodology, and intake status of a prospective cohort study of 2664 new leprosy cases in Bangladesh (The Bangladesh Acute Nerve Damage Study). *Lepr Rev* 1999;70:140-159.
7. Saunderson P, Gelore S, Desta K, et al. The pattern of leprosy-related neuropathy in the AMFES patients in Ethiopia: definitions, incidence, risk factors and outcome. *Lepr Rev* 2000;71:285-308.
8. Pfaltzgraff R, Ramu G. Clinical leprosy. In: Hastings R ed. *Leprosy*. Edinburgh: Churchill Livingstone, 1994:237-287.
9. van Brakel WH. Peripheral neuropathy in leprosy and its consequences. *Lepr Rev* 2000;71:S146-S153.
10. Gupte MD, Vallishayee RS, Anantharaman DS, et al. Comparative leprosy vaccine trial in south India. *Indian J Lepr* 1998;70:369-388.
11. Brown JA, Stone MM, Sutherland I. BCG vaccination of children against leprosy in Uganda: results at end of second follow-up. *BMJ* 1968;1:24-27.
12. Bagshawe A, Scott GC, Russell DA, et al. BCG vaccination in leprosy: final results of the trial in Karimui, Papua New Guinea, 1963-79. *Bull World Health Organ* 1989;67:389-399.
13. Lwin K, Sundaresan T, Gyi MM, et al. BCG vaccination of children against leprosy: fourteen-year findings of the trial in Burma. *Bull World Health Organ* 1985;63:1069-1078.
14. Karonga Prevention Trial Group. Randomised controlled trial of single BCG, repeated BCG, or combined BCG and killed *Mycobacterium leprae* vaccine for prevention of leprosy and tuberculosis in Malawi. *Lancet* 1996;348:17-24.
15. Dasananjali K, Schreuder PA, Pirayavaraporn C. A study on the effectiveness and safety of the WHO/MDT regimen in the northeast of Thailand; a prospective study, 1984-1996. *Int J Lepr Other Mycobact Dis* 1997;65:28-36.
16. Gebre S, Saunderson P, Byass P. Relapses after fixed duration multiple drug therapy: the AMFES cohort. *Lepr Rev* 2000;71:325-331.
17. Schreuder PA. The occurrence of reactions and impairments in leprosy: experience in the leprosy control program of three provinces in northeastern Thailand, 1987-1995 [correction of 1978-1995]. I. Overview of the study. *Int J Lepr Other Mycobact Dis* 1998;66:149-158.
18. Li HY, Hu LF, Hauang WB, et al. Risk of relapse in leprosy after fixed duration multi-drug therapy. *Int J Lepr Other Mycobact Dis* 1997;65:238-245.
19. Girdhar BK, Girdhar A, Kumar A. Relapses in multibacillary leprosy patients: effect of length of therapy. *Lepr Rev* 2000;71:144-153.
20. Shaw IN, Natrajan MM, Rao GS, et al. Long-term follow up of multibacillary leprosy patients with high BI treated with WHO/MDT regimen for a fixed duration of two years. *Int J Lepr Other Mycobact Dis* 2000;68:405-409.
21. Chemotherapy of leprosy. Report of a WHO study group. WHO Technical Report Series, No 847, 1994.
22. Yawalkar SJ, McDougall AC, Languillon J, et al. Once-monthly rifampicin plus daily dapsone in initial treatment of lepromatous leprosy. *Lancet* 1982;1:1199-1202.
23. Kar PK, Arora PN, Ramasastry CV, et al. A clinicopathological study of multidrug therapy in borderline tuberculoid leprosy. *J Indian Med Assoc* 1994;92:336-337.
24. Boerrigter G, Ponnighaus JM, Fine PE. Preliminary appraisal of a WHO-recommended multiple drug regimen in paucibacillary leprosy patients in Malawi. *Int J Lepr Other Mycobact Dis* 1988;56:408-417.
25. Boerrigter G, Ponnighaus JM, Fine PE, et al. Four-year follow-up results of a WHO-recommended multiple-drug regimen in paucibacillary leprosy patients in Malawi. *Int J Lepr Other Mycobact Dis* 1991;59:255-261.
26. Chopra NK, Agarawal JS, Pandya PG. A study of relapse in paucibacillary leprosy in a multidrug therapy project, Baroda District, India. *Lepr Rev* 1990;61:157-162.
27. Ji B. Drug resistance in leprosy - a review. *Lepr Rev* 1985;56:265-278.
28. Single-lesion Multicentre Trial Group. Efficacy of single-dose multidrug therapy for the treatment of single-lesion paucibacillary leprosy. *Indian J Leprosy* 1997;69:121-129.
29. Pattyn SR. A randomized clinical trial of two single-dose treatments for paucibacillary leprosy. *Lepr Rev* 1994;65:45-57.
30. WHO Expert committee on Leprosy. Seventh Report. WHO Technical Report Series, No 874, 1998.

原作者

Diana Lockwood
Consultant Leprologist
London School of Hygiene & Tropical Medicine and The Hospital for Tropical Diseases
London, UK

利益冲突：没有声明。

麻风

表1 氨苯砜/利福平/氯法齐明治疗多菌型麻风的病例序列分析：临床结局和复发率

参考文献	地点	参与人数	随访时间（年）	皮损	神经损伤	复发率
15	泰国	53	10～12	3年时有临床活动性：14/49（29%）	2级残疾：开始治疗时8%，结束治疗时13%	0/1000 PYAR
17	泰国	220	3	没有数据	没有数据	2/198（1.0%）3.3/1000PYAR
18	中国	2318	10	没有数据	没有数据	0/1000PYAR
16	埃塞俄比亚	256（57人登记时BI>4）	4.3（0～8.6）38%随访≥5年，1～8年不等	没有数据	没有数据	0/1000 PYAR
19	印度	260	1～8	没有数据	没有数据	20/260（7.7%）20.4/1000PYAR登记时 18/20（90%）BI>4
20	印度	65	1～8	没有数据	没有数据	1/46（2.1%）0.023/1000PYAR

注释：BI：细菌指数；PYAR：人年风险。

表2 氨苯砜+利福平治疗少菌型麻风：临床结局和复发率

参考文献	地点	参与人数	随访时间（年）	皮损	神经损伤	复发率
24 25	马拉威	499	1[24] 4[25]	1年时 不明显：180/473 (38.0%)[24] 可见但不活动：282/473 (59.6%)[24] 可见并活动：11/473 (2.3%)[24]	4年时[25] 新发残疾：12/484 (2.5%)[24] 已有残疾恶化：16/484 (3.3%)[24]	12, 484 (2.5%) 6.5/1000PYAR
23	印度	50	0.5	非活动：4/50 (8%) 显著改善：16/50 (32%) 消退（活动）：22/50 (44%) 活动性增加在：8/50 (16%)	没有数据	没有数据
15	泰国	130	8～10	治疗后仍有临床活动性：27/123 (22%)	2级残疾：登记时 4%，随访时 7%（绝对数未提供）	2/112[1.8%]2.0/1000PYAR
17	泰国	420	大约5	没有数据	没有数据	8/393 (2.0%) 4.1/1000 PYAR（按时标未明确来估算）
26	印度	11095（723人为第二个疗程）	3	没有数据	没有数据	21/10995 (0.19%) PYAR 未计算，因为接受2个疗程的患者的复发率未单独计算
18	中国	878（未接受化学疗法）	5	没有数据	没有数据	0.66/1000PYAR
16	埃塞俄比亚	246	平均4.1年	没有数据	没有数据	0

注释：PYAR：人年风险。

旅行者疟疾的预防

检索时间：2005年2月
原作者：Ashley M Croft　封波 译　魏来 校　斯崇文 审

问　题

成年旅行者中非药物预防疟疾的效果如何？
成年旅行者中药物预防疟疾的效果如何？
抗疟疾疫苗预防旅行者疟疾的效果如何？
抗疟处理对儿童旅行者的预防效果如何？
抗疟处理对妊娠旅行者的预防效果如何？
抗疟处理对飞行员的预防效果如何？

治疗措施及其效果

成人非药物预防

肯定有效
杀虫剂处理的蚊帐

很可能有效
杀虫剂处理的衣服

效果不明
蜂鸣器
喷雾型杀虫剂
空调和电扇
生物学控制方法
着长衣长裤
蚊香和蚊香片
烟雾
局部（皮肤）使用驱蚊剂

成人药物预防

很可能有效
阿托伐醌-盐酸氯胍
多西环素

益害相当
氯喹-盐酸氯胍
甲氟喹

效果不明
氯喹
乙胺嘧啶-氨苯砜
乙胺嘧啶-磺胺多辛

很可能无效甚至有害
氨酚喹

抗疟疾疫苗

效果不明
疫苗

儿童预防

效果不明
抗疟药

很可能无效甚至有害
含有二乙基甲苯酰胺（DEET）的局部（皮肤）使用驱蚊剂

孕期预防

效果不明
抗疟药
杀虫剂处理的衣服
杀虫剂处理的蚊帐
局部（皮肤）使用驱蚊剂

飞行员的预防

效果不明
抗疟药

请参考其他有关章节
致命的重症疟疾

见词汇表 **G**

主要信息

成人非药物预防

◆ **杀虫剂处理的蚊帐**：我们没有发现杀虫剂处理蚊帐预防旅行者疟疾的随机对照试验。一项在疟疾流行区成人和儿童居民中进行的系统综述发现，杀虫剂处理的蚊帐能减少轻型疟疾的例数及儿童的病死率。

◆ **杀虫剂处理的衣服**：两项在未接受过化学药物预防的士兵和难民中进行的随机对照试验发现，穿着苄氯菊酯（permethrin）处理的织物（衣服或被单）能减少疟疾的发病率。然而，一项在经化学药物预防的士兵中进行的非随机性对照试验发现，穿着苄氯菊酯处理衣服的士兵与对照组疟疾发病率没有显著性差异，可能是药物预防掩盖了苄氯菊酯处理衣服的效果。

◆ **蜂鸣器**：我们没有发现有关蜂鸣器预防成人疟疾的随机对照试验。

◆ **喷雾型杀虫剂**：我们没有发现有关喷雾型杀虫剂预防旅行者疟疾的随机对照试验。一项针对旅行者的大型问卷调查没有发现有关喷雾型杀虫剂预防疟疾的充分证据。两项针对疟疾流行区居民的社区随机对照试验发现，室内喷洒喷雾型杀虫剂能减少疟疾的发生。

◆ **空调和电扇**：我们没有发现有关空调和电扇预防旅行者疟疾的随机对照试验。一项大型问卷调查发现，空调能减少疟疾的发病率。一项小型观察性研究发现，吊扇能减少室内库蚊密度，但并不能减少按蚊密度。

◆ **生物学控制方法**：我们没有发现有关生物学控制方法预防旅行者疟疾的随机对照试验。

◆ **着长衣长裤**：我们没有发现有关着长衣长裤预防旅行者疟疾的随机对照试验。一项在军事人员中进行的非随机性对照试验和一项针对旅行者的大型问卷调查显示，着长裤和长袖衬衫能减少疟疾的发病率。

◆ **蚊香和蚊香片**：我们没有发现有关蚊香和蚊香片预防旅行者疟疾的随机对照试验，但发现一项有关蚊香预防旅行者疟疾的系统综述。一项针对旅行者的病例对照研究没有发现使用蚊香能预防疟疾的证据。

◆ **烟雾**：我们没有发现有关烟雾预防疟疾的随机对照试验。一项临床对照试验发现在晚间烟雾能驱散蚊虫。

◆ **局部（皮肤）使用驱蚊剂**：我们没有发现有关局部（皮肤）使用驱蚊剂预防旅行者疟疾的随机对照试验。一项小型交叉随机对照试验发现二乙基甲苯酰胺（DEET, diethyltoluamide）制剂能预防蚊虫叮咬。但有报告显示DEET能导致全身性和皮肤局部不良反应，尤其在延长疗程时。

成人药物预防

◆ **阿托伐醌-盐酸氯胍**（atovaquone-proguanil）：一项针对不完全免疫移居者的随机对照试验发现：与安慰剂比较，阿托伐醌-盐酸氯胍能减少患疟人群的比例。一项随机对照试验发现，在预防疟疾方面阿托伐醌-盐酸氯胍与氯喹-盐酸氯胍（chloroquine-proguanil）没有显著性差异。一项随机对照试验比较了阿托伐醌-盐酸氯胍与甲氟喹（mefloquine），整个试验过程中没有发现临床疟疾病例，但发现甲氟喹神经精神损害的发生率高于阿托伐醌-盐酸氯胍。比较阿托伐醌-盐酸氯胍与氯喹-盐酸氯胍不良反应随机对照试验的结果存在差异，其中一项随机对照试验发现与甲氟喹、氯喹-盐酸氯胍比较阿托伐醌-盐酸氯胍能减少不良反应的发生，但与多西环素（doxycycline）比较不良反应的发生率相似，另一项随机对照试验发现阿托伐醌-盐酸氯胍与氯喹-盐酸氯胍的不良反应没有显著性差异。

◆ **多西环素**：一项针对士兵的随机对照试验和一项针对不完全免疫移居者的随机对照试验发现，与安慰剂相比，多西环素能减少罹患疟疾的风险。一项随机对照试验发现，服用多西环素超过13周可以出现恶心、呕吐、腹泻、咳嗽、头痛和尚未明确的皮肤症状。我们没有发现此药长期安全性的证据。一项随机对照试验发现，多西环素的不良反应比甲氟喹和氯喹-盐酸氯胍少，与阿托伐醌-盐酸氯胍类似。

◆ **氯喹-盐酸氯胍**：一项随机对照试验发现，在控制恶性疟的发病率方面氯喹-盐酸氯胍与氯喹加乙胺嘧啶-磺胺多辛（pyrimethamine-sulfadoxine）没有显著性差异。一项随机对照试验发现，在控制恶性疟的发病率方面氯喹-盐酸氯胍与单用盐酸氯胍没有显著性差异。另一项随机对照试验发现，氯喹-盐酸氯胍与阿托伐醌-盐酸氯胍在预防疟疾方面没有显著性差异。多项随机对照试验比较了氯喹-盐酸氯胍与阿托伐醌-盐酸氯胍的不良反应，结果存在差异，其中一项随机对照试验发现与其他三种抗疟药（多西环素、甲氟喹、阿托伐醌-盐酸氯胍）相比氯喹-盐酸氯胍的不良反应增加，另一项随机对照试验发现氯喹-盐酸氯胍与阿托伐醌-盐酸氯胍的不良反应没有显著性差异。

◆ **甲氟喹**：一项系统综述涉及一个在士兵中进行的随机对照试验，发现与安慰剂比较，甲氟喹能减少疟疾病例并且有100%的保护率。三项针对旅行者的随机对照试验发现，与安慰剂或另一种化学预防方法比较，甲氟喹在神经精神方面的不良反应增加。

◆ **氯喹**：我们没有发现有关氯喹预防旅行者疟疾的随机对照试验。一项针对居住于尼日利亚的奥地利工人进行的随机对照试验发现，应用氯喹或磺胺多辛-乙胺嘧啶6～22个月后疟疾的发病率没有显著性差异。现在世界大多数疟疾流行区出现了恶性疟原虫对氯喹的抗药性。

◆ **乙胺嘧啶-氨苯砜**（pyrimethamine-dapsone）：我们没有发现有关乙胺嘧啶-氨苯砜预防旅行者疟疾的随机对照试验。一项针对泰国士兵的随机对照试验比较了乙胺嘧啶-氨苯砜和盐酸氯胍-氨苯砜，但没有发现其预防旅行者疟疾的充分证据。有限的观察性证据显示，乙胺嘧啶-氨苯砜可能导致粒细胞缺乏症。

- ◆ **乙胺嘧啶-磺胺多辛**：我们没有发现有关单用乙胺嘧啶-磺胺多辛预防旅行者疟疾的随机对照试验。一项随机对照试验发现，在控制恶性疟发病率方面氯喹-盐酸氯胍和氯喹加乙胺嘧啶-磺胺多辛没有显著性差异。一项回顾性观察研究提示，乙胺嘧啶-磺胺多辛与严重的皮肤反应有关。
- ◆ **氨酚喹**（amodiaquine）：我们没有发现有关氨酚喹预防旅行者疟疾的随机对照试验。有限的观察性证据显示，氨酚喹可能导致中性粒细胞减少症、肝脏损害和肝炎。

抗疟疾疫苗

- ◆ **疫苗**：我们没有发现有关疫苗预防旅行者疟疾的随机对照试验。一项针对疟疾流行区居民抗疟疾疫苗效果的系统综述发现，与安慰剂相比，SPf66疫苗能减少疟疾的首次发生。

儿童预防

- ◆ **抗疟药**：我们没有发现有关抗疟药预防儿童旅行者疟疾的充分证据。
- ◆ **含有二乙基甲苯酰胺（DEET）的局部（皮肤）使用驱蚊剂**：我们没有发现有关二乙基甲苯酰胺（DEET）预防儿童旅行者疟疾的随机对照试验。针对幼儿的病例报告发现DEET可致严重的不良反应。

孕期预防

- ◆ **抗疟药**：我们没有发现有关抗疟药预防妊娠旅行者疟疾的随机对照试验。我们没有发现有关氯喹、多西环素和甲氟喹在妊娠安全性方面的充分证据。
- ◆ **杀虫剂处理的衣服**：我们没有发现有关穿着杀虫剂处理的衣服预防妊娠旅行者疟疾的随机对照试验。
- ◆ **杀虫剂处理的蚊帐**：我们没有发现有关杀虫剂处理的蚊帐预防妊娠旅行者疟疾的随机对照试验。一项针对居住于疟疾流行区妊娠妇女的随机对照试验没有发现有关苄氯菊酯处理的蚊帐能预防疟疾的充分证据。
- ◆ **局部（皮肤）使用驱蚊剂**：我们没有发现有关局部（皮肤）使用驱蚊剂预防妊娠旅行者疟疾的随机对照试验。尚不清楚哪些局部（皮肤）使用驱蚊剂对妊娠是安全的。

飞行员的预防

- ◆ **抗疟药**：我们没有发现有关抗疟药预防飞行员疟疾的随机对照试验。

定义 疟疾是由一种或多种疟原虫（恶性疟原虫、间日疟原虫、卵形疟原虫和三日疟原虫）侵犯和破坏红细胞引起的热带、亚热带急性寄生虫病[1]。由于疟原虫种类、遗传因素、免疫状态和被感染者年龄的不同，疟疾的临床表现而有变化[2]。人类最严重的疟疾是由恶性疟原虫所致，其临床特点包括峰型热、寒战、头痛、肌痛乏力、呕吐、咳嗽、腹泻和腹痛，可以并发器官衰竭的症状，如急性肾功能衰竭、全身性惊厥和循环衰竭，甚至昏迷、死亡[3,4]。在大多数东亚国家恶性疟原虫占疟疾感染的50%以上，在非洲撒哈拉以南地区占90%以上，而在西班牙几乎占100%[5]。本文中的旅行者是指从非疟区进入疟疾流行区并停留1年以上的人员。

发病率/患病率 疟疾是人类最危险的寄生虫病，世界上大约5%的人口被感染，每年死亡约100万人[6]。由于战争、气候变化、大规模人口流动、带疟蚊虫孳生机会的增加、药物和杀虫剂抗性的迅速扩散以及对公众健康问题的忽视，使得疟疾不断爆发[1,7]。目前疟疾流行于100多个国家，每年超过1.25亿国际旅行者访问这些国家[4]。每年约有2.5万来自于工业化国家的国际旅行者罹患疟疾，其中报告约1000例，150例死亡[8]。

病因/危险因素 人类罹患疟疾源于感染性雌按蚊叮咬人体传入子孢子[9]。嗜血雌蚊逆风飞行以寻找宿主的气味[10]。通过许多刺激物包括二氧化碳、乳酸、其他宿主的气味、温度和湿度，在7~20米范围就可将雌按蚊吸引至人体[11]。大个身材比小个、成人比婴儿和儿童易于被蚊虫叮咬[11,12]。试验发现女性比男性更易于被蚊虫叮咬[13]。迄今描述的大约3200种蚊虫中，430种属于按蚊属，已知约有70种按蚊可以传播疟疾，其中约40种是重要的带虫者[14]。16℃以下或35℃以上、赤道上海拔高度超过3000米（气候越冷海拔越低），均不会传播疟疾，因为此时蚊虫体内的子孢子不能发育[15]。传播的最佳条件是湿度大于60%、环境温度25~30℃[16]。大多数重要的带疟蚊虫几乎不需要食物就可在阳光照射的短暂潜留地表水或干涸河床残留的水中繁殖[17]。尽管降雨可以提供蚊虫的繁殖地，但过多的降雨会冲掉幼虫和蚊蛹[18]。相反，如果干旱减小河水的面积和流量至足以产生按蚊的繁殖地，那么延长干旱时间会增加疟疾的传播[19]。尽管叮咬大多发生在晚上和夜间，但按蚊会随嗜好的食物和休息地而改变[20]。除非极饿，按蚊通常白天不进食[21]。尽管有人观察到按蚊能飞行7千米以上，但成年按蚊通常仅飞离繁殖地2~3千米[22]。一项在大约7000名10岁以下儿童中进行的横断面研究发现，

临床证据 —— 感染性疾病

在疟疾传播高峰的数月内，生活在按蚊繁殖地3千米以内比生活在8～10千米以外会显著增加罹患疟疾的风险（RR 21.00，95%CI 2.87～153.00）[23]。例外的是，强风会将按蚊带至30千米以外[11]。对于旅行者，罹患疟疾的风险与目的地、活动程度和旅行的持续时间有关。一项在1989～1997年意大利旅行者中进行的回顾性队列研究（5898例确诊病例）发现，到南非的旅行者疟疾发病率是1.5/1000，到亚洲的发病率是0.11/1000，到中南美洲的发病率是0.04/1000[24]。一项研究调查了2131名到非洲撒哈拉以南地区的德国旅行者，发现自助旅行者罹患疟疾的风险比参加旅行团者高9倍[25]。一项病例对照研究（46例患者，557例对照）报告，到热带旅行21天以上者罹患疟疾的风险两倍于不超过21天者[26]。

预后 一只按蚊叮咬就可能引起疟疾[27]。人类疟疾的潜伏期通常是10～14天（恶性疟原虫、间日疟原虫、卵形疟原虫）至大约28天（三日疟原虫）[28]。间日疟原虫和卵形疟原虫的某些株潜伏期可长达6～18个月[19]。90%出现疟疾症状的旅行者中部分在家里发作[29]。回家后发作的病例约36%是在回家2个月后发生的[30]。从流行区返回并伴有发热的人员均应考虑罹患疟疾的可能，除非证实为其他原因所致[4,6,21,27,31]。一旦出现疟疾感染，年龄越大的旅行者临床预后越差，甚至死亡。在1966～1987年的美国旅行者中，疟疾病死率0～19岁为0.4%，20～39岁为2.2%，40～69岁为5.8%，70～79岁为30.3%[32]。疟疾患者出现并发症和死亡主要是因为治疗不合理或延迟治疗[33]。疟疾如果得到迅速诊断和治疗，约88%既往健康的旅行者会痊愈[34]。

治疗目的 以最小的不良反应减少疟疾感染的风险，预防疾病和死亡。

结局 临床疟疾和死亡的发生率以及治疗的不良反应。替代措施包括蚊虫叮咬数和室内蚊虫密度。流行区的长期居民对感染蚊虫的叮咬获得了部分免疫力，只有少部分叮咬进展为新发感染（监护肯尼亚西部6个月至6岁儿童18个月，只有7.5%的叮咬所致感染发展为临床疟疾）[35]。对无免疫力的旅行者，一次叮咬感染后罹患疟疾的可能性要高得多（在利比里亚度过1～14个夜晚的美国水兵中，疟疾的发病率高达44%）[36]。

方法 采用《临床证据》2005年2月的文献检索和评价方案。另外作者手工检索了自己的资料。评价了所有随机对照试验，这些试验中每组至少有10名参与者。病例对照和观察性研究的证据被归于不存在随机化研究或没有列出特殊问题的部分。某些部分是从病例中引出害处证据。在有关针对成人预防性治疗的问题中，我们排除了针对孕妇或飞行员的研究，因为这些人群涉及其他特殊问题。

问题 成年旅行者中非药物预防疟疾的效果如何？

预防选择1 喷雾型杀虫剂

我们没有发现有关喷雾型杀虫剂预防旅行者疟疾的随机对照试验。一项针对旅行者的大型问卷调查没有发现有关喷雾型杀虫剂预防疟疾的充分证据。两项针对疟疾流行区居民的社区随机对照试验发现，室内喷洒杀虫剂能减少疟疾的发生。

益处 我们没有发现针对旅行者的系统综述或随机对照试验（参见下文的评论）。两项社区随机对照试验发现，室内喷洒合成拟除虫菊酯能减少疟疾流行区居民疟疾的发生[37,38]。

害处 我们没有发现有关喷雾型杀虫剂害处的证据。

评论 一项针对89 617名从东非返回的欧洲旅行者的大型问卷调查，分别在返回途中和返回2周后进行了两次完整问卷，研究了这些人群的疟疾发病率，发现商用喷雾杀虫剂并不能减少疟疾的发病率（$P = 0.55$）[39]。历史上，对短期停留的旅行者并不推荐室内喷洒杀虫剂，但我们没有发现支持该观点的证据。

预防选择2 生物学控制措施

我们没有发现有关生物学控制措施预防旅行者疟疾的随机对照试验。

益处 我们没有发现有关生物学控制措施 Ⓖ 预防旅行者疟疾的系统综述或随机对照试验（参见下文的评论）。

害处 我们没有发现生物学控制措施害处的证据。

评论 一项系统综述（检索日期：1997年）收入了两项基于蚊虫数量的队列研究[40]，没有发现正在生长的柑橘属植物以及建造鸟巢或蝙蝠巢捕捉蚊虫能减少按蚊叮咬致人感染的证据。唯一已知自然减少按蚊的方法是清除滞留水源，诸如隔断的排水沟、残树洞以及丢弃的轮胎、罐子和瓶子[40]。

预防选择3 空调和电扇

我们没有发现有关空调和电扇预防旅行者疟疾的随机对照试验。一项大型问卷调查发现，空调能减少疟疾的发病率。一项小型观察性研究发现，吊扇能减少室内库蚊密度，但不能显著减少按蚊的密度。

益处 我们没有发现相关的系统综述或随机对照试验（参见下文的评论）。

害处 我们没有发现有关空调和电扇害处的证据。

评论 一项针对89 617名从东非返回的欧洲旅行者的大型问卷调查，分别在返回途中和返回2周后进行了两次完整问卷，研究了这些人群的疟疾发病率，发现睡在空调房间能显著减少疟疾的发病率（$P = 0.04$）[39]。一项在巴基斯坦村庄 6 个供试验用的茅舍里进行的队列研究使用了各种不同驱蚊措施，发现高速运转的吊扇能显著减少嗜血库蚊的密度（$P < 0.05$），但不能显著减少嗜血按蚊的密度[41]。这些研究表明蚊虫不喜欢在有风的环境中飞行[42]，但也提示按蚊比库蚊更能耐受强风。

预防选择 4　蜂鸣器

我们没有发现有关蜂鸣器预防成人疟疾的随机对照试验。

益处　我们没有发现相关的系统综述或随机对照试验。

害处　我们没有发现有关蜂鸣器害处的证据。

评论　我们发现了一项使用商用超声发射仪的非随机性对照试验（在加蓬的 16 处房屋里进行），试验持续 6 周，以蚊虫密度作为判定标准[43]，大多数是库蚊。发现超声发射仪与对照设备在控制蚊虫密度上没有显著性差异[43]。

预防选择 5　蚊香和蚊香片

我们发现了一项系统综述，但没有发现有关蚊香和蚊香片预防旅行者疟疾的随机对照试验。一项在旅行者中使用蚊香的病例对照研究也没有发现其预防疟疾的证据。

益处　蚊香：我们发现的一项系统综述（检索日期：2003 年）[44]，没有收入有关蚊香对疟疾发病率影响的随机对照试验。随后的一项病例对照研究（603 例 9～12 月间到加蓬的英国旅行者，其中 48% 的人烧过蚊香）显示，是否罹患疟疾与使用蚊香没有显著相关性（OR 0.65，95%CI 0.32～1.34）[26]。蚊香片：我们没有发现评价蚊香片和以疟疾作为结局的系统综述和随机对照试验。

害处　一项系统综述报告，使用蚊香后眼睛和鼻子受到刺激[44]。各项研究没有关于暴露于蚊香和蚊香片释放物质中存在潜在害处的报告。需要进一步研究潜在的害处。

评论　一项使用蚊香的随机对照试验和一项使用合成除虫菊酯蚊香片的观察性研究发现，这些方法能减少室内库蚊的数量。

预防选择 6　烟雾

我们没有发现有关烟雾预防疟疾的随机对照试验。一项临床对照试验发现，在晚间烟雾能驱散蚊虫。

益处　我们没有发现烟雾预防疟疾的系统综述或随机对照试验，但发现一项临床对照试验（参见下文的评论）[45]。

害处　烟雾对眼睛和呼吸系统可能有刺激和毒性作用，但在临床对照试验中没有量化这种作用[45]。

评论　在巴布亚新几内亚的一个村庄进行的一项临床对照试验（连续 5 个晚上燃起 5 处小火堆）发现，不同类型的烟雾能产生不同的效果[45]，燃烧槟榔使按蚊密度减少 84%（95%CI 62%～94%），燃烧生姜减少 69%（95%CI 25%～87%），燃烧椰子壳减少 66%（95%CI 17%～86%）。

预防选择 7　杀虫剂处理的蚊帐

我们没有发现有关杀虫剂处理的蚊帐预防旅行者疟疾的随机对照试验。一项针对流行区成人和儿童居民的系统综述发现，杀虫剂处理的蚊帐能减少轻型疟疾病例及儿童病死率。

益处　我们没有发现有关杀虫剂处理的蚊帐预防旅行者疟疾的系统综述或随机对照试验。一项系统综述（未报告研究数据）收入了在疟疾流行区（传播区病例数稳定 > 1 人次因叮咬感染病例/年，不含外来的儿童和成人）进行的 18 项随机对照试验[46]，发现与没用蚊帐或用未经处理的蚊帐相比，使用诸如苄氯菊酯的合成除虫菊酯喷洒或浸泡的蚊帐 4～29 个月后能减少轻型疟疾病例数（杀虫剂处理的蚊帐和没用蚊帐：2 项随机对照试验；RRR 48%，95%CI 41%～54%；杀虫剂处理的蚊帐和使用未经处理的蚊帐：3 项随机对照试验；RRR 39%，95%CI 27%～48%；参见下文的评论）和儿童病死率（杀虫剂浸泡的蚊帐和没用蚊帐：3 项随机对照试验；RR 0.83，没有报告 CI；杀虫剂浸泡的蚊帐和使用未经处理的蚊帐：1 项随机对照试验；RR 0.77，没有报告 CI）[46]。这篇综述概括性地指出，与对照组相比，使用杀虫剂处理的蚊帐的儿童可获得每年每千人减少死亡 5.6 人的率差（4 项随机对照试验；没有报告 CI）[46]。

害处　我们没有发现有关杀虫剂处理的蚊帐害处的证据。

评论　综述收入的 7 项随机对照试验中，通过个人（或家庭）进行随机选择和配置，而有 11 项随机对照试验是通过分组（以家庭、村内区域、村庄或街区为单位）进行的[46]。由于聚类的随机性，没有对保护率的 CI 进行校正[46]。苄氯菊酯可以保持活性大约 4 个月[27]。尽管对杀虫剂处理的蚊帐的分析并非针对外来的儿童和成人，但结果对诸如旅行者的其他人群具有普遍适用性。

预防选择 8　杀虫剂处理的衣服

两项在未经化学预防的士兵和难民中进行的随机对照试验发现，苄氯菊酯处理的织物（衣服或被单）能减少疟疾的发病率。然而，一项针对接受过化学预防士兵的非随机性对照研究发现，与对照组相比，穿着苄氯菊酯处理的制服并不能显著减少疟疾的发病率，可能是化学预防掩盖了苄氯菊酯处理制服的效果。

益处 我们没有发现相关的系统综述，但发现了两项随机对照试验[47,48]和一项非随机性对照试验[49]。第一项随机对照试验（172名在疟疾流行区巡逻平均4.2周的哥伦比亚士兵）发现，与穿着未被浸泡的制服相比，穿着苄氯菊酯浸泡的制服能显著减少疟疾的发病率（发病率：穿着浸泡制服组 3/86 [3%]，穿着未被浸泡制服组 12/86 [13%]；RR 0.25，95%CI 0.07～0.85）[47]。第二项随机对照试验（102名生活在巴基斯坦西北部的难民）发现，与安慰剂比较，使用苄氯菊酯处理的围巾和床单4个月以上能显著减少罹患恶性疟的风险（RR 0.56，95%CI 0.41～0.78）[48]。一项非随机性对照研究（663名在疟疾流行区巡逻6个月的泰国士兵）发现，与穿着安慰剂处理的制服相比，穿着苄氯菊酯处理的制服并不能显著减少疟疾的发病率（发病率：穿着安慰剂处理的制服组 68/249 [27%]，穿着苄氯菊酯处理的制服组 118/414 [29%]；没有报告RR和CI）[49]，整个研究中所有参与者均接受了化学预防。

害处 第一项随机对照试验研究了286名在利什曼病流行区巡逻平均6.6周的士兵，比较了穿着苄氯菊酯浸泡的制服和未被浸泡的制服预防疟疾的效果[47]，发现 2/229（0.9%）穿着苄氯菊酯浸泡制服的参与者出现过情绪激动和瘙痒，对于穿着未经浸泡制服的士兵没有任何可供比较的信息。第二项随机对照试验[48]和非随机性研究[49]均没有不良反应的报告。

评论 在第一项随机对照试验，整套制服（帽子、衬衫、汗衫、长裤、袜子）均经苄氯菊酯处理[47]，指导所有参与者连续全天穿着制服并拉下袖子，研究期间每位参与者使用肥皂和水洗制服两至三次，局部（皮肤）没有使用驱蚊剂。在第二项随机对照试验，参与者的面纱或围巾、床单经过 $1g/m^2$ 苄氯菊酯处理。第三项研究中，参与者的衬衫和长裤使用含151ml苄氯菊酯/7.5L水的乳剂均匀喷洒直到完全饱和[49]。以上任何研究均没有提及再处理。在士兵中进行的试验可能并不普遍适用于其他旅行者，因为观光客或商务旅行者不太可能像士兵一样连续穿着浸泡过的衣服。

预防选择9 着长衣长裤

我们没有发现着长衣长裤预防旅行者疟疾的随机对照试验。一项针对军事人员的非随机性对照试验和一项针对旅行者的大型问卷调查显示，穿着长裤和长袖衬衫能减少疟疾的发病率。

益处 我们没有发现相关的系统综述或随机对照试验（参见下文的评论）。**其他生活方式的改变**：我们没有发现相关的研究（参见下文的评论）。

害处 无。

评论 我们发现的一项非随机性对照研究（研究对象：二战期间在同一疟疾流行区1个月的两支美国空军小分队，其中一支小分队队员连续穿着长袖衬衫和长裤，另一支连续穿着短袖衬衫和短裤）显示，穿着长袖衬衫和长裤能显著减少疟疾的发病率（发病率：长袖组 2/150 [1%]，短袖组 62/150 [41%]；没有报告RR和CI）[50]，试验没有提供研究所用标准、设计方法、统计分析、混杂因素等的相关信息。一项在89 617名从东非返回的欧洲旅行者中进行的大型问卷调查显示，穿着长袖衬衫和长裤能明显减少疟疾的发病率（$P = 0.02$）[39]。**其他生活方式的改变**：包括雨季不到疟疾流行区旅行（大多数疟疾传播在此时发生）以及傍晚或夜间不到户外。白天从无疟区到疟疾流行区的旅行者如果黄昏前返回，则罹患疟疾的风险极小[51]。有人建议，由于蚊虫喜欢落在深颜色物体上，故应尽量穿浅颜色的衣服[51,52]。

预防选择10 局部（皮肤）使用驱蚊剂

我们没有发现有关局部（皮肤）使用驱蚊剂预防旅行者疟疾的随机对照试验。一项小型交叉随机对照试验发现，二乙基甲苯酰胺（DEET）制剂能防御蚊虫叮咬。有报告显示DEET能导致全身性和皮肤不良反应，尤其延长使用时间时。

益处 我们没有发现相关的系统综述或随机对照试验（参见下文的评论）。

害处 在一项针对美国国家公园雇员重复和延长使用二乙基甲苯酰胺（DEET）的病例系列分析中，我们发现了有关的全身性毒性反应（意识模糊、易怒、失眠）[53]。我们还发现DEET导致14例使用者出现了接触性荨麻疹和刺激性接触性皮炎（大多数是士兵）[39]。DEET滞留在肘窝过夜，被吸收的风险更高[54]。DEET还能降解诸如眼镜架等塑料[55]。

评论 一项小型交叉性随机对照试验让4人连续随机暴露于存在雌库蚊的环境中，进而比较6种DEET控释剂的效果[56]，发现这些制剂都可以防御至少95%的蚊虫叮咬[56]。尽管大多数专家推荐在疟疾流行区使用局部（皮肤）驱蚊剂，但唯一的证据源于没有临床结果的小型随机对照试验。需要更大型的随机对照试验比较DEET与其他局部（皮肤）使用驱蚊剂和安慰剂预防疟疾的效果。

问题 成年旅行者中药物预防疟疾的效果如何？

预防选择1 氯喹

我们没有发现有关氯喹预防旅行者疟疾的随机对照试验。一项在居住于尼日利亚的奥地利工人中进行的随机对照试验，没有发现使用氯喹和磺胺多辛-乙胺嘧啶 6～22个月后在疟疾的发病率方面存在差异。现在世界上大多数疟疾流行区出现了恶性疟原虫对氯喹的抗药性。

益处	我们没有发现有关氯喹预防旅行者疟疾的系统综述或随机对照试验。一项随机对照试验（173名居住于尼日利亚的奥地利工人）发现，使用氯喹和磺胺多辛 - 乙胺嘧啶6～22个月后疟疾的发病率并无显著性差异[57]。
害处	这项随机对照试验发现氯喹与3/87（3%）使用者的失眠有关[58]。由于不良反应两人退出试验，一人因为皮疹，另一人因为视觉障碍。回顾性问卷调查显示，预防性用药剂量罕见严重不良反应[58]。
评论	饮酒、其他给药方法和并存疾病均可影响抗疟药的效果[59, 60]。现在世界上大多数疟疾流行区出现了恶性疟原虫对氯喹的抗药性，尽管有些国家（主要在中非和近东）没有报告过这种抗药性。

预防选择2　氯喹 – 盐酸氯胍

一项随机对照试验发现，氯喹 - 盐酸氯胍与氯喹加乙胺嘧啶 - 磺胺多辛在控制恶性疟的发病率上没有显著性差异。一项随机对照试验发现氯喹 - 盐酸氯胍与单用盐酸氯胍在控制恶性疟的发病率上没有显著性差异。另一项随机对照试验发现氯喹 - 盐酸氯胍与阿托伐醌 - 盐酸氯胍在预防疟疾方面没有显著性差异。多项随机对照试验比较了氯喹 - 盐酸氯胍与阿托伐醌 - 盐酸氯胍的不良反应，结果存在差异，其中一项随机对照试验发现与其他三种抗疟药（多西环素、甲氟喹、阿托伐醌-盐酸氯胍）相比氯喹 - 盐酸氯胍的不良反应增加，另一项随机对照试验发现氯喹 - 盐酸氯胍与阿托伐醌 - 盐酸氯胍不良反应无显著性差异。

益处	**与氯喹加磺胺多辛 – 乙胺嘧啶比较**：我们发现的一项开放性随机对照试验（767名到东非的斯堪的纳维亚人；其中70%旅行超过4周，没有报告随访时间）比较了氯喹 - 盐酸氯胍与氯喹加磺胺多辛 - 乙胺嘧啶[61]，发现两者在控制恶性疟发病率方面没有显著性差异（发病率：前者为4/384 [1.0%]，后者3/383 [0.7%]；RR1.3，95%CI 0.3～5.9）[61]。**与单用盐酸氯胍比较**：一项随机对照试验[62]（1625名到非洲的荷兰旅行者，其中60%在热带度过的时间短于6周）显示，服用氯喹300mg/周加盐酸氯胍200mg/天和单用盐酸氯胍的旅行者返回荷兰4周后恶性疟发病率没有显著性差异（随访每百人数月罹患疟疾的风险：2.8，95%CI 前者0.9～10.1，后者2.6～14.0）[62]。**与阿托伐醌 – 盐酸氯胍相比**：见成人服用阿托伐醌 - 盐酸氯胍的益处。
害处	在斯堪的纳维亚旅行者中进行的随机对照试验中，与氯喹-盐酸氯胍有关的不良反应包括恶心（3%）、腹泻（2%）和头晕（1%）[61]。一项队列研究（470名驻扎在百里斯的英国士兵）发现，与单用盐酸氯胍比较，使用氯喹 - 盐酸氯胍出现口腔溃疡的风险升高近两倍（P = 0.025）[63]。一项随机对照试验（623名到撒哈拉以南非洲国家的未经免疫的旅行者）比较了四种化学预防方法，即氯喹-盐酸氯胍、甲氟喹、多西环素和阿托伐醌-盐酸氯胍，随访时间从旅行前17天至返回后4周[64]，发现与其他三种方法相比氯喹-盐酸氯胍的严重不良反应增加（需要采取医疗措施），尽管这些差异在各种方法间没有显著性（发生严重不良反应人数：氯喹 - 盐酸氯胍组19/153 [12%]，甲氟喹组16/153 [11%]，多西环素组9/153 [6%]，阿托伐醌 - 盐酸氯胍组11/164 [7%]；所有4种方法比较P = 0.14）。与其他三种方法相比，使用氯喹 - 盐酸氯胍增加了轻（轻微的）至中度（妨碍日常活动）不良反应（这些不良反应发生率：氯喹-盐酸氯胍组45%，甲氟喹组42%，多西环素组33%，阿托伐醌 - 盐酸氯胍组32%；所有4种方法比较P = 0.048）。参见下文的评论。
评论	益处中提到的两项试验中[61, 62]，已证实的恶性疟发病率很低，不能排除临床方面的重要影响。比较不同给药方法的随机对照试验没有着力评价疟疾的预防[64]，没有发现经过治疗的疟疾病例，该试验比较了四种方法耐受性的差异但没有直接进行两两比较。

预防选择3　多西环素

一项针对士兵的随机对照试验和一项针对不完全免疫移居者的随机对照试验发现，与安慰剂相比，多西环素能减少罹患疟疾的风险。一项随机对照试验发现，用药超过13周，多西环素可以导致恶心、呕吐、腹泻、咳嗽、头痛和尚未确定的皮肤症状。我们没有发现该药长期安全性的证据。一项随机对照试验发现多西环素的不良反应比甲氟喹和氯喹-盐酸氯胍少，与阿托伐醌 - 盐酸氯胍类似。

益处	我们没有发现相关的系统综述，但发现两项随机对照试验[65, 66]。第一项随机对照试验（136名印尼士兵）比较了疟疾流行区多西环素与甲氟喹和安慰剂的使用情况[65]，发现在出现耐药的地区，与安慰剂相比，服药13～15周后多西环素能明显减少罹患疟疾的风险（AR：多西环素组1/67 [2%]，安慰剂组53/69 [77%]；RR 0.02，95%CI 0.003～0.14）。第二项随机对照试验（300名不完全免疫的印尼移居者）比较了阿齐霉素与多西环素和安慰剂，发现与安慰剂相比，服用多西环素20周以上能显著减少疟疾的发病率（恶性疟发病率：多西环素组2/75 [3%]，安慰剂组29/77 [38%]；RR 0.07，95%CI 0.02～0.29；NNT 3，95%CI 2～4；间日疟发病率：多西环素组1/75 [2%]，安慰剂组27/77 [35%]；RR 0.04，95%CI 0.01～0.28）[66]。
害处	第一项随机对照试验发现使用多西环素超过13周，导致16/67（24%）例士兵出现胃肠道症状（包括恶心、呕吐、腹痛和腹泻），22/67（33%）例出现尚未确定的皮肤病，21/67（31%）例出现咳嗽，11/67（16%）例出现头痛[65]。一项问卷调查（383名服用过多西环素并已返回的澳大利亚旅行者）发现40%出现过恶心或呕吐，12%出现过腹泻，9%女性旅行者出现过阴道炎[67]。来自病例报告的证据显示，晴朗天气50%以上使用多西环素的旅行者会出现光敏性皮疹[68]。一项随机对照试验（623名到撒哈拉以南非洲国家但未经免疫的旅行者）比较了四种预防疟疾的方法[64]，发现与甲氟喹和氯喹 - 盐酸氯胍比较，多西环素能减少不良反应的发生但与阿托伐醌 - 盐酸氯胍不良反应类似（严重不良反应发生率：氯

喹-盐酸氯胍组 12%，甲氟喹组 11%，阿托伐醌-盐酸氯胍组 7%，多西环素组 6%；$P = 0.14$；轻至中度不良反应发生率：氯喹-盐酸氯胍组 45%，甲氟喹组 42%，多西环素组 33%，阿托伐醌-盐酸氯胍组 32%；4 种方法比较 $P = 0.048$）。参见下文的评论。

评论 大多数针对旅行者的药物试验是在士兵中进行的，结果可能并不普遍适用于观光客或商务旅行者[69,70]。益处中提到的两项随机对照试验均是三组平行研究，这里仅报告了多西环素和安慰剂的比较[65,66]。比较 4 种给药方法的随机对照试验没有着力评价疟疾的预防[64]，没有发现经过治疗的疟疾病例。该试验比较了四种方法耐受性的差异但没有直接进行两两比较。

预防选择 4　甲氟喹

一项系统综述收入了在士兵中进行的一项随机对照试验，发现与安慰剂比较，甲氟喹能减少疟疾病例并且有 100% 的保护率。三项针对非军事人员旅行者的随机对照试验发现，与安慰剂或其他化学预防方法比较，甲氟喹增加了神经精神方面的不良反应。

益处 我们发现一项系统综述[70]和一项随机对照试验[71]。**与安慰剂相比**：我们发现的一项系统综述（检索日期：2000年）收入了一项随机对照试验（203名印尼士兵），后者比较了疟疾流行区使用甲氟喹、多西环素、安慰剂以评价疟疾的发病率（参见下文的评论）[70]，发现与安慰剂相比，服药长达 15 周甲氟喹的保护率达 100%（95%CI 93%～100%）（发生疟疾病例数：服用甲氟喹数月者 0/202 例，使用安慰剂者 53/109 例）。**与阿托伐醌-盐酸氯胍相比**：随后的随机对照试验（976人）比较了甲氟喹加安慰剂和阿托伐醌-盐酸氯胍，试验中没有发现疟疾病例。

害处 我们发现了一项系统综述[70]和随后的两项随机对照试验[71,72]，两项随机对照试验专门观察了甲氟喹的不良反应。系统综述收入了 10 项随机对照试验[70]，275 名研究对象应用甲氟喹 2～15 周，发现甲氟喹与其他抗疟疾预防措施（氯喹或多西环素）不良反应没有显著性差异（不良反应发生率：甲氟喹组 29/863 [3%]，其他预防措施组 20/798 [2%]；RR 1.32，95%CI 0.75～2.31）[70]。通常报告的与甲氟喹有关的不良反应包括头痛（16%）、失眠（15%）和乏力（8%）。综述显示 500 例以上的不良反应与甲氟喹有关，包括四例死亡报告。第一项随机对照试验（976 名未经免疫的观光客和商务旅行者）发现，甲氟喹加安慰剂和阿托伐醌-盐酸氯胍在不良反应发生的风险上没有显著性差异（不良反应发生率：甲氟喹加安慰剂组 324/483 [67.1%]，阿托伐醌-盐酸氯胍组 313/493 [63.5%]；ARR +2.6%，95%CI －3.4%～+8.5%）[71]。然而，分析那些明确归因于研究用药的不良反应时，甲氟喹加安慰剂组出现的不良反应比阿托伐醌-盐酸氯胍组多（不良反应发生率：甲氟喹加安慰剂组 204/483 [42%]，阿托伐醌-盐酸氯胍组 149/493 [30%]；RR 1.40，95%CI 1.18～1.66；NNH 9，95%CI 6～17；参见下文的评论）。特别地，与阿托伐醌-盐酸氯胍相比，甲氟喹加安慰剂增加了下列不良反应的发生率：多梦或怪梦（甲氟喹加安慰剂组 66/483 [14%] vs 阿托伐醌-盐酸氯胍组 33/493 [7%]）、失眠（65/483 [13%] vs 15/493 [3%]）、头昏或眩晕（43/483 [9%] vs 11/493 [2%]）、焦虑（18/483 [4%] vs 3/493 [1%]）、抑郁（17/483 [4%] vs 3/493 [1%]）、视力障碍（16/483 [3%] vs 8/493 [2%]）和头痛（32/483 [7%] vs 19/493 [4%]）[71]。第二项随机对照试验（100 名成年旅行者）比较了单次剂量的甲氟喹和安慰剂，发现与安慰剂相比甲氟喹增加了神经精神方面的不良反应（主要是睡眠紊乱、多梦、注意力不集中）（甲氟喹组 13/59 [22%]，安慰剂组 3/31 [10%]；没有报告 RR 和 CI，参见下文的评论）[72]。针对观光客和商务旅行者的回顾性问卷调查也发现，服用甲氟喹者普遍存在睡眠障碍和精神异常[73]。一项有关 74 例皮肤异常报告的综述发现，30% 以上的甲氟喹使用者出现过斑丘疹，4%～10% 出现过皮肤瘙痒[74]。10 项针对观光客的队列研究发现，使用甲氟喹的女性比男性更易出现不良反应（包括头晕、睡眠紊乱、头痛、腹泻和恶心）[67,73,75-82]。一项在 93 668 名到东非的欧洲旅行者中进行的回顾性问卷调查发现，使用甲氟喹后年长者出现的不良反应（未报告）比年轻者少（$P < 0.05$）[83]。一篇综述分析了 516 例已发表的病例报告，显示甲氟喹的许多不良反应可以被解释为肝后综合征，因为甲氟喹的应用常与其他损肝因素（如酒精、脱水、口服避孕药、兴奋性药物和其他损肝药物）同时存在，有些使用者还可能出现甲状腺功能紊乱的症状[84]。一项随机对照试验（623 名到撒哈拉以南非洲国家的未经免疫的旅行者）比较了四种化学方法[64]，发现甲氟喹和氯喹-盐酸氯胍有类似的不良反应发生率，两者与多西环素和阿托伐醌-盐酸氯胍相比，严重不良反应的发生率较高（严重不良反应发生率：氯喹-盐酸氯胍组 12%，甲氟喹组 11%，阿托伐醌-盐酸氯胍组 7%，多西环素组 6%；$P = 0.14$；轻至中度不良反应发生率：氯喹-盐酸氯胍组 45%，甲氟喹组 42%，阿托伐醌-盐酸氯胍组 32%，多西环素组 33%；所有 4 种方法比较 $P = 0.048$）。参见下文的评论。

评论 针对印尼士兵的试验是一项三组平行随机对照试验，比较了甲氟喹（68 例）、多西环素（67 例）、安慰剂（69 例），这里只包括了甲氟喹和安慰剂的比较[70]。早期应用甲氟喹预防疟疾的随机对照试验是针对士兵进行的，具有很好的依从性，由于非军事人员中存在很高比例的合并用药和并存疾病，因此针对军事人员的药物试验不具有普遍适用性[70]。甲氟喹预防非军事人员旅行者疟疾的随机对照试验发现，甲氟喹组出现过多的神经精神方面的不良反应[64,71,72]。第二项随机对照试验包括两个含不同药物成分的甲氟喹组[72]。比较甲氟喹和阿托伐醌-盐酸氯胍的随机对照试验发现甲氟喹的不良反应发生率高于以往的研究，但该研究只报告了积极治疗后出现的不良事件，而甲氟喹组进行积极治疗比阿托伐醌-盐酸氯胍组早三周[71]。

预防选择 5 　阿托伐醌 – 盐酸氯胍

一项针对不完全免疫移居者的随机对照试验发现，与安慰剂比较，阿托伐醌-盐酸氯胍能减少患疟人群的比例。一项随机对照试验发现，在预防疟疾方面阿托伐醌 - 盐酸氯胍与氯喹 - 盐酸氯胍的效果无显著性差异。一项比较阿托伐醌 - 盐酸氯胍与甲氟喹的随机对照试验在整个试验过程中没有发现临床疟疾病例，但发现甲氟喹组神经精神损害的发生率高于阿托伐醌-盐酸氯胍组。两项随机对照试验比较了阿托伐醌 - 盐酸氯胍与氯喹 - 盐酸氯胍的不良反应，结果存在差异，其中一项随机对照试验发现，与甲氟喹和氯喹 - 盐酸氯胍比较，阿托伐醌 - 盐酸氯胍能减少不良反应的发生，而与多西环素比较有相似的不良反应发生率，另一项随机对照试验发现阿托伐醌 - 盐酸氯胍与氯喹 - 盐酸氯胍不良反应的发生率无显著性差异。

益处　我们没有发现相关的系统综述，但发现三项随机对照试验[71, 85, 86]。**与安慰剂相比**：一项随机对照试验（299 名不完全免疫的印尼移居者）发现，与安慰剂相比，使用阿托伐醌-盐酸氯胍24周能显著性减少疟疾患者的比例（AR：阿托伐醌-盐酸氯胍组 3/150 [2%]，安慰剂组 37/149 [25%]； $P < 0.001$ ）[85]。**与氯喹 – 盐酸氯胍相比**：一项多中心随机对照试验（1083例旅行者）比较了阿托伐醌-盐酸氯胍与氯喹-盐酸氯胍，发现服用9周后疟疾的发病率没有显著性差异（卵形疟发病率：阿托伐醌 - 盐酸氯胍组 1/511 [0.2%]，氯喹 - 盐酸氯胍组 3/511 [0.6%]； ARR 0.4%；RR 0.33，95%CI 0.03 ～ 3.16）[86]。**与甲氟喹相比**：见成人使用甲氟喹的益处。

害处　**与安慰剂相比**：随机对照试验发现，阿托伐醌-盐酸氯胍组多见口腔炎（ $P < 0.001$ ）和背痛（ $P = 0.009$ ），而安慰剂组多见腹痛（ $P = 0.02$ ）和不适（ $P = 0.01$ ），未报告绝对数字[85]。大多数不良反应为轻至中度，4例严重不良事件可能与药物有关（3例腹痛和1例皮疹）[85]。**与氯喹 – 盐酸氯胍相比**：针对旅行者的多中心随机对照试验发现，阿托伐醌 - 盐酸氯胍与氯喹-盐酸氯胍在一项或多项不良事件的发生率上没有显著差异（阿托伐醌-盐酸氯胍组311/511 [61%]，氯喹-盐酸氯胍组 329/511 [64%]； RR0.95，95%CI 0.85 ～ 1.04）[86]。常见的不良反应主要是胃肠道方面（腹泻：阿托伐醌 - 盐酸氯胍组 5% vs 氯喹 - 盐酸氯胍组 7%；口腔溃疡：4% vs 5%；腹痛：3% vs 6%；恶心：2% vs 7%）、神经精神方面（多梦：阿托伐醌 - 盐酸氯胍组 4% vs 氯喹 - 盐酸氯胍组 3%；头晕：3% vs 4%；失眠：2% vs 2%）以及视力障碍（阿托伐醌 - 盐酸氯胍组 2% vs 氯喹 - 盐酸氯胍组 2%）[86]。一项随机对照试验（623名到撒哈拉以南非洲国家的未经免疫的旅行者）比较了四种预防方法[64]，发现与氯喹-盐酸氯胍比较，阿托伐醌-盐酸氯胍能减少不良反应但没有报告统计学上的显著性差异（阿托伐醌 - 盐酸氯胍组 7%，氯喹 - 盐酸氯胍组 12%）。**与甲氟喹相比**：见成人应用甲氟喹的害处。

评论　无。

预防选择 6 　氨酚喹

我们没有发现有关氨酚喹预防旅行者疟疾的随机对照试验。我们发现了有关氨酚喹可能导致中性粒细胞减少症、肝脏损害和肝炎的有限的观察性证据。

益处　我们没有发现有关氨酚喹预防旅行者疟疾的系统综述和随机对照试验。

害处　一项回顾性队列研究调查了 10 000 名预防性使用氨酚喹 6 ～ 13 周的英国旅行者，报告显示约 1/2000 的使用者出现了中性粒细胞减少症[87]。我们发现，服用氨酚喹约两个月以防治疟疾的旅行者中，28 例出现了肝脏损伤或肝炎[88-93]。

评论　由于不良反应的存在，目前氨酚喹仅限于疟疾的治疗。

预防选择 7 　乙胺嘧啶 – 氨苯砜

我们没有发现有关乙胺嘧啶-氨苯砜预防旅行者疟疾的随机对照试验。一项针对泰国士兵的随机对照试验比较了乙胺嘧啶-氨苯砜和盐酸氯胍 - 氨苯砜，但没有发现充分的证据。我们发现了有关乙胺嘧啶 - 氨苯砜可能导致粒细胞缺乏症的有限的观察性证据。

益处　我们没有发现有关乙胺嘧啶-氨苯砜预防旅行者疟疾的系统综述或随机对照试验。一项针对泰国士兵的随机对照试验比较了乙胺嘧啶 - 氨苯砜和盐酸氯胍 - 氨苯砜，使用超过40天两者在控制恶性疟原虫感染上没有显著性差异（乙胺嘧啶-氨苯砜组 10.3%，盐酸氯胍 - 氨苯砜组 11.3%；结果以图解显示，没有报告 P 值）。并发现与乙胺嘧啶 - 氨苯砜比较，使用盐酸氯胍 - 氨苯砜能显著降低间日疟原虫的感染率（盐酸氯胍 - 氨苯砜组 1.6%，乙胺嘧啶 - 氨苯砜组 12.4%；结果以图解显示， $P < 0.001$ ）[94]。

害处　针对泰国士兵的随机对照试验发现，乙胺嘧啶-氨苯砜引起的药物相关不良反应低于 2%[94]。一项回顾性队列研究调查了 15 000 名服用乙胺嘧啶 - 氨苯砜的瑞典旅行者，报告显示约 1/2000 的使用者出现了粒细胞缺乏症[95]。

评论　无。

预防选择 8 　乙胺嘧啶 – 磺胺多辛

我们没有发现有关单用乙胺嘧啶 - 磺胺多辛预防旅行者疟疾的随机对照试验。一项随机对照试验发现，氯喹 - 盐酸氯胍和氯喹加乙胺嘧啶 - 磺胺多辛在控制恶性疟发病率方面没有显著性差异。一项回顾性观察研究提示，乙胺嘧啶 - 磺胺多辛与严重的皮肤反应有关。

益处 我们没有发现有关单用乙胺嘧啶-磺胺多辛预防旅行者疟疾的系统综述或随机对照试验。一项随机对照试验比较了乙胺嘧啶-磺胺多辛加氯喹和氯喹-盐酸氯胍的应用情况（见成人应用氯喹-盐酸氯胍的益处）。

害处 一项回顾性研究观察了 182 300 例每周预防性使用乙胺嘧啶-磺胺多辛的美国旅行者，报告显示，平均使用 3.4 周后 24 例（1/5000 ~ 1/8000）出现严重的皮肤反应（多形性红斑、Stevens-Johnson 综合征和中毒性表皮坏死溶解），相关病死率约为 1/11 000 ~ 1/25 000[95]。

评论 无。

1101 问题 抗疟疾疫苗预防旅行者疟疾的效果如何？

预防选择 1 疫苗

我们没有发现有关疫苗预防旅行者疟疾的随机对照试验。一项针对疟疾流行区居民应用抗疟疾疫苗的系统综述发现，与安慰剂相比，SPf66 疫苗能减少疟疾的首次发生。

益处 我们没有发现有关抗疟疾疫苗预防旅行者疟疾的系统综述或随机对照试验。一项针对疟疾流行区居民应用抗疟疾疫苗的系统综述（检索时间：1993 年，包括 13 项随机对照试验）发现，与安慰剂相比，应用 SPf66 疫苗两年以上能显著减少疟疾的首次发生率（SPf66 组 1039/3718 [28%]，安慰剂组 1108/3681 [30%]；RR 0.90，95%CI 0.84 ~ 0.96）[96]。

害处 上述系统综述中几乎所有 SPf66 疫苗的随机对照试验（其中一项除外）报告，全身反应（发热、头痛、胃部不适、肌痛或头晕）的发生率低于 10%，局部反应（炎症、结节、疼痛、红斑、瘙痒、硬结或注射部位灼热感）的发生率低于 35%[96]。而例外的那项随机对照试验发现，尽管局部皮肤反应经过对症治疗 24 小时内可以缓解，但这些反应发生的比例较大；安慰剂组全身反应的发生率较高（10%~13%），同时疫苗组全身反应的发生率也很高（11%~16%），与其他随机对照试验比较该项试验监护得更密切。

评论 无。

问题 抗疟处理对儿童旅行者的预防效果如何？

预防选择 1 含有二乙基甲苯酰胺（DEET）的局部（皮肤）使用驱蚊剂

我们没有发现有关二乙基甲苯酰胺（DEET）预防儿童旅行者疟疾的随机对照试验。针对幼儿的病例报告发现，DEET 可致严重的不良反应。

益处 我们没有发现相关的系统综述或随机对照试验。

害处 我们发现了 13 例 8 岁以下儿童过度使用（未明确定义）含有二乙基甲苯酰胺（DEET）的局部（皮肤）使用驱蚊剂出现脑毒性的病例报告[97, 98]。

评论 婴幼儿皮肤较薄，体表面积与体重之比较大[99]。有些研究者认为，1~8 岁儿童乙基己二醇作为局部（皮肤）使用驱蚊剂优于 DEET[100]。

预防选择 2 抗疟药

我们没有发现有关抗疟药预防儿童旅行者疟疾的充分证据。

益处 一项在 221 例未经免疫的 2~17 岁旅行者中进行的随机对照试验（多中心研究）比较了阿托伐醌-盐酸氯胍与氯喹-盐酸氯胍，两组均未发现疟疾病例（参见下文的评论）[101]。我们没有发现其他抗疟药预防儿童旅行者疟疾的随机对照试验。

害处 上述随机对照试验发现，应用阿托伐醌-盐酸氯胍或氯喹-盐酸氯胍约 20~50 天后，不良事件的发生没有显著性差异（不良事件中最常见腹泻、腹痛、呕吐、恶心或口腔溃疡；阿托伐醌-盐酸氯胍组 39/110 [35%]，氯喹-盐酸氯胍组 41/111 [37%]，没有报告 RR 和 CI）[101]。

评论 该随机对照试验没有着力监测临床药效方面的重要差异[101]。

1102 问题 抗疟处理对妊娠旅行者疟疾的预防效果如何？

预防选择 1 杀虫剂处理的蚊帐

我们没有发现有关杀虫剂处理的蚊帐预防妊娠旅行者疟疾的随机对照试验。一项针对居住于疟疾流行区妊娠妇女的随机对照试验没有发现有关苄氯菊酯处理的蚊帐能预防疟疾的充分证据。

益处 我们没有发现有关杀虫剂处理的蚊帐预防妊娠旅行者疟疾的系统综述或随机对照试验。一项随机对照试验（341例妊娠妇女分别生活在泰国三处疟疾流行区，平均随访16.6周）比较了使用苄氯菊酯处理的蚊帐、未经处理的蚊帐及不用蚊帐时妊娠旅行者疟疾的发病情况[102]。在其中一处流行区，苄氯菊酯浸泡的蚊帐能显著减少蚊虫密度，和未经浸泡的蚊帐一起使用能将妊娠期疟疾的发病率从56%减至33%（RR 1.67，95%CI 1.07～2.61，$P = 0.03$，考虑到了经产数）。

害处 我们没有发现有关杀虫剂处理的蚊帐预防妊娠旅行者疟疾的证据。在泰国进行的有关苄氯菊酯处理蚊帐的随机对照试验没有发现对母亲或胎儿有毒性作用的证据[102]。

评论 由于疟疾在妊娠妇女更常见、更严重，且抗疟药对胎儿有毒副作用，妊娠旅行者被作为一组特殊人群[103]。一项非随机性对照试验（36例妊娠和36例未妊娠的冈比亚妇女连续三晚独自睡在6个相同小屋内的蚊帐里）显示，妊娠妇女被按蚊叮咬的可能性是未妊娠妇女的两倍（平均每晚叮咬次数：妊娠妇女6.3，未妊娠妇女3.1；$P = 0.0002$）[104]。感染疟疾显著增加流产的可能性。

预防选择2　杀虫剂处理的衣服

我们没有发现有关穿着杀虫剂处理的衣服预防妊娠旅行者疟疾的随机对照试验。

益处 我们没有发现相关的系统综述或随机对照试验。

害处 我们几乎没发现涉及妊娠旅行者的相关证据。**苄氯菊酯**：一项关于苄氯菊酯处理蚊帐的随机对照试验（341例生活在泰国的妊娠妇女）没有发现任何对母亲或胎儿有毒副作用的证据[102]。**二乙基甲苯酰胺（DEET）**：见局部（皮肤）使用驱蚊剂对妊娠旅行者的害处。

评论 参见杀虫剂处理蚊帐对妊娠旅行者的评论。

预防选择3　局部（皮肤）使用驱蚊剂

我们没有发现有关二乙基甲苯酰胺（DEET）预防妊娠旅行者疟疾的随机对照试验。尚不清楚哪些局部（皮肤）使用驱蚊剂对妊娠是安全的。

益处 我们没有发现相关的系统综述或随机对照试验。

害处 我们几乎没发现涉及妊娠旅行者的相关证据。**二乙基甲苯酰胺（DEET）**：我们发现的一例病例报告显示，一名整个妊娠期间使用DEET的母亲所生的婴儿出现了胎儿期的不良反应（智力发育迟缓、感觉运动的协调受损及颅面畸形）[105]。一项针对妊娠妇女的随机对照试验（897例生活在泰国林区的难民，当地的疟疾流行率低）比较了DEET（每次妊娠使用DEET剂量的中位数是214.2g）和一种化妆香脂，使用2～6个月后有关头痛、头晕或恶心呕吐的周报没有发现任何差异[106]，出生时或出生后1年没有发现对婴儿存活、生长、发育的不良影响（存活率：DEET组95.2%，化妆香脂94.0%；$P = 0.57$；1年时的平均体重：DEET组7 983g，化妆香脂组7 984g）。动物试验发现DEET能穿过胎盘屏障[107]。有关DEET对生殖影响的动物研究均没有明确的结论[108, 109]。

评论 见杀虫剂处理蚊帐对妊娠旅行者的评论。针对难民的随机对照试验报告，DEET组女性出现皮肤灼热感的比例明显增加（出现皮肤灼热感的比例：DEET组359/449 [80%]，化妆香脂组258/448 [58%]；RR 1.39，95%CI 1.27～1.52），但其临床意义尚不清楚[106]。一些研究者认为，只有植物衍生出的局部（皮肤）使用驱蚊剂对妊娠是安全的，DEET具有潜在致突变的危险[100]。然而，我们没有发现其他驱蚊剂对妊娠影响的证据。

预防选择4　抗疟药

我们没有发现有关抗疟药预防妊娠旅行者疟疾的随机对照试验。我们没有发现有关氯喹、多西环素和甲氟喹在妊娠安全性方面的充分证据。

益处 我们发现的一项系统综述（检索日期：2000年）没有收入任何有关抗疟药预防妊娠旅行者疟疾的随机对照试验[110]，但收入了在疟疾流行区居民中进行的15项随机对照试验，这些试验研究了抗疟药对妊娠的影响，发现与不预防相比，使用抗疟药预防疟疾能显著减少女性被感染的比例（感染比例：预防组5/167 [3%]，未预防组37/170 [22%]；RR 0.14，95%CI 0.06～0.34），并能显著减少发热不良事件的发生例数（预防组22/119 [18%]，未预防组45/108 [42%]；RR 0.42，95%CI 0.27～0.66）。同时发现是否使用抗疟药预防在控制围生期死亡数（围生期死亡数：预防组66/1494 [4%]，未预防组64/1426 [4%]；RR 1.02，95%CI 0.73～1.43）或早产数（预防组17/182 [9%]，未预防组22/175 [12%]；RR 0.75，95%CI 0.42～1.35）方面无显著性差异。然而，系统综述发现，与不预防相比，使用抗疟药预防疟疾导致婴儿出生体重显著增加（RR 0.53，95%CI 0.32～0.81）[110]。

害处 **氯喹**：一项在1 464例长期生活在布基纳法索的妊娠妇女中进行的随机对照试验没有报道任何不良反应[111]。**多西环素**：病例报告发现妊娠期或哺乳期服用多西环素会损害胎儿或婴儿的骨骼或牙齿[58]。**甲氟喹**：一项随机对照试验（339例长期生活于泰国的居民）发现，与安慰剂相比，甲氟喹显著增加女性出现头晕的比例（甲氟喹组28%，安慰剂组14%；$P < 0.005$）。然而，2年随访期间没有发现其他对母亲、妊娠或婴儿存活发育有显著影响的不良反应[112]。

物比较的随机对照试验。

益处 **任何α受体阻滞剂与安慰剂比较**：我们检索到两篇系统综述（检索时间：1998年，21项随机对照试验[9]；1999年，24项随机对照试验[10]）。这两篇系统综述中所引用的多数随机对照试验都表明，应用α受体阻滞剂后的症状评分较安慰剂有明显改善，但没有计算疗效的综合统计结果（结果用图表的形式表示）[9, 10]。**坦索罗辛与安慰剂比较**：我们检索到与此相关的一篇系统综述（检索时间为2000年，6项随机对照试验，2758例）与一项后续随机对照试验（见网络版中的表A）[11, 12]。该系统综述显示，与安慰剂相比，坦索罗辛能够显著改善症状、提高最大尿流率[11]。而随后的随机对照试验发现，因急性尿潴留接受插管导尿的患者，使用坦索罗辛可明显降低撤管后需再次导尿的风险[12]。**特拉唑嗪与安慰剂比较**：我们找到一篇系统综述（检索时间为2001年，10项随机对照试验，3941例患者）（见网络版中的表A）[13]。该系统综述发现，与安慰剂比较，特拉唑嗪能够改善症状，提高最大尿流率[13]。综述中引用的最大的一项随机对照试验（包括2084例患者）结果显示，与安慰剂相比，特拉唑嗪可明显改善国际前列腺症状（IPSS）评分Ⓖ[14]。通过对一项随机对照试验（随机分组1229例，1078例进入统计分析）[15]进行二次分析的结果表明，与安慰剂相比，应用特拉唑嗪治疗一年后，夜尿次数显著减少[16]。**阿夫唑嗪与安慰剂比较**：我们共检索到4项随机对照试验（见网络版中的表A）[17-20]。两项随机对照试验均表明，与安慰剂相比，阿夫唑嗪可以显著改善症状评分[17, 19]。另两项随机对照试验显示，与安慰剂相比，因前列腺增生导致急性尿潴留接受插管导尿的患者服用阿夫唑嗪后，可显著提高拔除尿管后恢复自行排尿的比例[18, 20]。其中一项随机对照试验[20]选用能够恢复自行排尿患者，随机分别服用阿夫唑嗪或安慰剂6个月[21]。结果显示，与安慰剂相比，3个月时阿夫唑嗪治疗可显著减少需要手术治疗的患者比例，但6个月时两组的差别没有显著性。**多沙唑嗪与安慰剂比较**：我们检索到3项随机对照试验（见网络版中的表A）[22-24]。这3项研究结果都表明，与安慰剂相比，多沙唑嗪可改善症状评分。**坦索罗辛与其他α受体阻滞剂比较**：我们检索到2篇系统综述（检索时间为2000年[11]和2001年[13]）（见网络版中的表A）。第一篇系统综述认为，坦索罗辛与阿夫唑嗪、坦索罗辛与哌唑嗪在改善症状评分方面没有显著性差异[11]。第二篇系统综述表明坦索罗辛与特拉唑嗪对改善症状评分没有显著性差异[13]。**特拉唑嗪与其他α受体阻滞剂比较**：我们检索到一篇系统综述（检索时间为2001年）（见网络版中的表A）[13]。该系统综述发现，特拉唑嗪与坦索罗辛对改善症状评分方面无显著差异；同时，特拉唑嗪分别与多沙唑嗪或哌唑嗪相比较也均无显著性差异。**阿夫唑嗪与其他α受体阻滞剂比较**：我们检索到两篇系统综述[11, 13]和两项随机对照试验（见网络版中的表A）[25, 26]。该系统综述结果显示，阿夫唑嗪与坦索罗辛或特拉唑嗪之间在改善症状评分方面均无显著性差异[11]。第一项随机对照试验显示，阿夫唑嗪与哌唑嗪在改善症状评分方面无显著性差异[25]。第二项随机对照试验则证实，与阿夫唑嗪相比较，多沙唑嗪可显著改善症状，但二者的平均用药剂量并不等效[26]。**多沙唑嗪与其他α受体阻滞剂比较**：我们检索到一篇系统综述[13]和三项随机对照试验[26, 27]，其中两项（共1475例男性患者）的数据被综合进行了统计分析（见网络版中的表A）[27]。系统综述则认为多沙唑嗪与特拉唑嗪在改善症状评分方面无显著性差异[13]。第一项随机对照试验显示，与阿夫唑嗪相比，多沙唑嗪能够显著改善症状，但两种药物的平均使用剂量并不等效[26]。两项进行综合分析的随机对照试验则未发现多沙唑嗪标准剂型与控释剂型在改善症状评分方面存在显著性差异[27]。**哌唑嗪与其他α受体阻滞剂比较**：我们检索到两篇系统综述[11, 13]，其结果均显示哌唑嗪与坦索罗辛或特拉唑嗪间在改善症状评分方面没有显著性差异（见网络版中的表A）。**特拉唑嗪与5α还原酶抑制剂比较**：我们检索到一篇系统综述（检索时间为2001年，包括1项随机对照试验，1229例男性患者）（见网络版中的表A）[13]。该系统综述引用的随机对照试验质量不高[15]，其结果显示，与非那雄胺相比，特拉唑嗪治疗后能显著降低AUASI评分Ⓖ。**阿夫唑嗪与5α还原酶抑制剂比较**：我们检索到一项随机对照试验（1051例）（见网络版中的表A）[28]。结果显示，与非那雄胺相比，应用阿夫唑嗪后能使治疗前的基线症状得到明显改善。**多沙唑嗪与5α还原酶抑制剂比较**：我们检索到2项随机对照试验，其中两项将4种治疗方法进行了比较（见网络版中的表A）[23, 24]。第一项随机对照试验显示，与单独使用非那雄胺相比，应用多沙唑嗪1年能显著改善IPSS评分Ⓖ并提高最大尿流率[23]。另一项随机对照试验则发现，与非那雄胺比较，多沙唑嗪能改善症状，但是并不能遏制临床病程的进展[24]。**坦索罗辛与5α还原酶抑制剂比较**：我们检索到两项坦索罗辛与非那雄胺相比较的随机对照试验（见网络版中的表A）[29, 30]。第一项随机对照试验发现，应用坦索罗辛后4周临床症状就有明显的改善，而非那雄胺则需要24周[29]。另一项随机对照试验显示，与非那雄胺相比，应用坦索罗辛治疗12周可显著改善尿流情况[30]。**α受体阻滞剂与经尿道微波热疗术比较**：请参见经尿道微波热疗术的益处。**α受体阻滞剂与锯叶棕提取物比较**：请参见锯叶棕提取物的益处。**α受体阻滞剂与β-谷甾醇植物提取物比较**：我们没有检索到相关的随机对照试验。**α受体阻滞剂与黑麦草花粉提取物比较**：我们没有检索到相关的随机对照试验。**α受体阻滞剂与非洲臀果木比较**：我们没有检索到相关的随机对照试验。

害处 **任何α受体阻滞剂与安慰剂比较**：一篇系统综述显示，由于发生不良反应所导致的撤药率在阿夫唑嗪、坦索罗辛（0.4mg）和安慰剂间相似（见网络版中的表A）[9]。与安慰剂相比较，阿夫唑嗪与坦索罗辛导致的眩晕发生率无显著性差异，而特拉唑嗪和多沙唑嗪引发的眩晕发生率有显著性增加（结果用图表方式表示；可信区间未报道）。一篇对3个随机对照试验（830例）进行的非系统性综述显示，选择性和低选择性α受体阻滞剂都与射精障碍有关；坦索罗辛引起射精障碍发生率显著高于安慰剂（坦索罗辛4.5% vs 安慰剂1.0%，$P = 0.042$）[31]。**坦索罗辛与安慰剂比较**：一篇系统综述显示，坦索罗辛与安慰剂因不良反应导致的撤药率没有显著性差异（见网络版中的表A）[11]。随后的一项随机对照试验则证实，坦索罗辛与安慰剂的不良反应总发生率类似（无进一步报道；未说明显著性情况）。应用坦索罗辛较安慰剂更易导致眩续的随机对照试验（4325例男性患者）将度他雄胺（Dutasteride）和安慰剂进行对照研究[36]，服药24个月后，度他雄胺能显著改善AUASI评分❻和最大尿流率（AUASI评分降低：非那雄胺组4.5，安慰剂组2.3，$P<0.001$；最大尿流率增加：非那雄胺+2.2ml/s，安慰剂+0.6ml/s，$P<0.001$）[36]。第3项后续随机对照试验（3047例男性患者）将非那雄胺、多沙唑嗪、多沙唑嗪+非那雄胺、安慰剂进行了比较[24]。结果显示，和安慰剂比较，非那雄胺能显著降低疾病发生临床进展的危险（临床进展包括急性尿潴留、尿失禁、肾功能不全、尿路感染和AUASI评分超过基线评分4分以上；危险降低34%，$P<0.002$）[24]。试验还发现，非那雄胺较安慰剂能显著减少急性尿潴留和需要侵入性治疗的危险（急性尿潴留危险降低68%，$P=0.009$；侵入性治疗危险降低64%，$P<0.001$）[24]。**5α还原酶抑制剂与α受体阻滞剂比较**：参见α受体阻滞剂的益处。**5α还原酶抑制剂与锯叶棕提取物比较**：参见锯叶棕提取物的益处。**5α还原酶抑制剂与β-谷甾醇比较**：我们没有检索到相关的随机对照试验。**5α还原酶抑制剂与黑麦草花粉提取物比较**：我们没有检索到相关的随机对照试验。**5α还原酶抑制剂与非洲臀果木提取物比较**：我们没有检索到相关的随机对照试验。**5α还原酶抑制剂与手术治疗比较**：我们没有检索到相关的随机对照试验。

害处 **5α还原酶抑制剂与安慰剂比较**：该系统综述显示，非那雄胺治疗引起性功能障碍、阳痿、射精异常和性欲减退的发生率显著高于服用安慰剂的患者（没有报告数据）[35]。综述中引用的一项随机对照试验（3040例，服药4年）详细阐述了非那雄胺的不良反应[7, 41]。在试验开始的第1年，服用非那雄胺的患者中有15%出现与治疗相关的性功能障碍，而安慰剂组为7%（$P<0.001$）[41]。非那雄胺组与安慰剂组的性欲减退（2.6% vs 2.6%）和阳痿（5.1% vs 5.1%）的发生率无显著性差异，但非那雄胺组射精异常的发生率略高于安慰剂组（0.2% vs 0.1%，未检验差异的显著性）[7]。在随后进行的试验中，两组中的新发性功能不良反应的发生率无显著性差异（两组的发生率均为7%）[7, 41]。总体上，由于性功能障碍而中断治疗的患者比例在非那雄胺组为4%，安慰剂组为2%。在中断治疗的患者当中，50%的非那雄胺组患者和41%的安慰剂组患者不良反应症状逐渐得以缓解。在继续药物治疗的性功能障碍患者中，非那雄胺组有12%、安慰剂组有19%症状消失[41]。尽管非那雄胺使血PSA浓度平均降低约50%（个体差异性非常大），在应用该药物4年中，前列腺癌的检出率与安慰剂组相比并没有降低[7, 37-40]。两项后续的随机对照试验没有报告害处[23, 26]。一项随后的随机对照试验报告，服用非那雄胺后勃起功能障碍、性欲减退和射精异常的发生率远高于安慰剂（三组结果均$P<0.05$）[24]。**5α还原酶抑制剂与α受体阻滞剂比较**：参见α受体阻滞剂的害处。**5α还原酶抑制剂与锯叶棕提取物比较**：参见锯叶棕提取物的害处。**5α还原酶抑制剂与手术治疗比较**：我们没有检索到相关的随机对照试验。

评论 **5α还原酶抑制剂与安慰剂比较**：我们检索到2篇非系统性综述对非那雄胺与安慰剂进行了比较[42, 43]。其中一篇非系统性综述（包括6项随机对照试验）发现，和安慰剂相比，非那雄胺能够明显降低前列腺症状评分（症状评分相差-0.9分，95%CI：-1.2～-0.6分，评分范围0～30）[43]。相对于安慰剂，非那雄胺的疗效在前列腺体积较大（>40g）时最为明显。另一篇非系统性综述（对3个随机对照试验进行的Meta分析）发现，服用非那雄胺2年后因尿潴留需要导尿的发生率由2.7%下降至1.1%[42]。这项Meta分析还显示，在服用药物1～2年后，非那雄胺对于体积较大前列腺患者的疗效显著优于安慰剂。不过，组中前列腺体积最大和最小的患者前列腺症状评分较基线值下降的均值差别仅为1分。在PSA稍高的患者（假设是前列腺较大的一种标志）中，非那雄胺的相关疗效看起来也较安慰剂好一些[37]。

| 问 题 | 手术治疗的效果如何？ |

治疗选择1　经尿道前列腺切除术

随机对照试验发现，经尿道前列腺切除术比警惕性等待能更显著地改善患者的症状，且不增加勃起功能障碍和尿失禁的发生风险。一篇系统综述显示，经尿道前列腺切除术和经尿道前列腺切开术对临床症状的改善情况无显著性差异。另一篇系统综述则没有发现明显证据表明经尿道前列腺切除术与可视或接触性激光前列腺消融术对改善临床症状存在显著性差异。一篇系统综述和三项后续的随机对照试验显示，经尿道前列腺切除术和前列腺电切汽化术（electrical vaporisation）在改善前列腺症状方面的疗效相似。一篇系统综述仅找到了有限的数据显示，经尿道前列腺微波热疗后6～12个月，在改善前列腺症状和最大尿流率方面的疗效不如经尿道前列腺切除术；该综述还发现，与经尿道前列腺切除术相比，经尿道前列腺微波热疗能减少需要输血、尿道狭窄和逆行射精等的发生危险；不过，接受经尿道前列腺切除术的患者因前列腺增生需要继续治疗的比例较低。一项随机对照试验显示，与经尿道射频消融术相比，经尿道前列腺切除术1年后症状的缓解情况更为显著，但经尿道射频消融术的不良反应发生率较低。

益处 **经尿道前列腺切除术与警惕性等待比较**：我们检索到两项随机对照试验（4篇文献）将经尿道前列腺切除术（TURP）和警惕性等待进行了比较（见网络版中的表B）[44-47]。两项随机对照试验都证实，经尿道前列腺切除术（手术后3年和7.5个月时）较警惕性等待更明显改善前列腺症状评分。其中第一项试验还显示，与警惕性等待相比，经尿道前列腺切除术能减少治疗的失败率[44, 46]。**经尿道前列腺切除术和经尿道前列腺切开术比较**：我们检索到一篇系统综述（检索时间为1999年，包括9个随机对照试验）（见网络版中的表B）[48]。该综述发现，经尿道前列腺切除术和经尿道前列腺切开术在改善前列腺症状评分方面无显著性差异。**经尿道前列腺切除术与可视激光前列腺消融术比较**：我们检索到一篇系统综述（检索时间为2002年，包括8个随机对照试验，1024例男性患者）（见网络版中的表B）[49]。该系统综述显示，有关前列腺症状评分结果的Meta分析结果因随机对照试验评估方法的不同而有差异。如果按照症状评分的平均变化进行评价，则6个月后的随访结果显示，经尿道前列腺切除术较可视非接触激光前列腺消融术降低前列腺症状评分更为显著。然而，如果按照随访的平均症状评分进行评价，则6或12个月后两者在改善症状评分方面无显著性差异。综述发现，经尿道前列腺切除术在增加最大尿流率方面的疗效优于可视激光消融术。其中一项随机对照试验（98例男性患者）进行了较长时间的随访，发现经尿道前列腺切除术5年后需要二次手术治疗的比例低于可视激光前列腺消融术[50]。**经尿道前列腺切除术和接触式激光消融术比较**：我们检索到一篇系统综述（检索时间为2002年，包括8个随机对照试验，851例男性患者[49]）（见网络版中的表B）。该系统综述分别将经尿道前列腺切除术和接触式Nd：YAG及钬激光消融术进行了比较[49]，发现经尿道前列腺切除术在改善前列腺症状评分方面优于接触式Nd：YAG激光消融术，但二者在增加最大尿流率方面无显著性差异；经尿道前列腺切除术在改善前列腺症状评分方面与钬激光消融术无显著性差异，但在增加最大尿流率方面的疗效明显不如接触式钬激光消融术。**经尿道前列腺切除术与电切汽化术比较**：我们检索到一篇系统综述（检索时间为1999年，包括5个随机对照试验，454例男性患者）[51]及3项后续的随机对照试验（见网络版中的表B）[52-54]。该系统综述和3项后续的随机对照试验均发现，经过12～24个月的随访，经尿道前列腺切除术和电切汽化术在改善前列腺症状评分方面无显著性差异[51-54]。**经尿道前列腺切除术和经尿道微波热疗术比较**：见经尿道前列腺微波热疗术的益处。**经尿道前列腺切除术和经尿道射频消融术比较**：见经尿道射频消融术的益处。

害处 对统计数据的分析表明，良性前列腺增生患者接受经尿道前列腺切除术后30天内的死亡率为0.4%（65～69岁年龄段）～1.9%（80～84岁年龄段），近几年死亡率已有所下降[55]。在一项观察研究的综述中，良性前列腺增生患者经尿道前列腺切除术后，近期约有12%发生外科并发症，2%因出血需要治疗，14%出现勃起功能障碍，74%发生逆行射精，5%发生尿失禁[56-58]。根据公开资料的一项分析指出，经尿道前列腺切除术1年后的二次手术率，即需要再次手术治疗的患者比例约为1%[55]。**经尿道前列腺切除术与警惕性等待比较**：随机对照试验显示，在随机分组后接受前列腺切除术的患者发生勃起功能障碍和尿失禁的风险并不高于警惕性等待组（见网络版中的表B）[44-47]。另一项随机对照试验则显示，与警惕性等待相比，经尿道前列腺切除术能减少勃起功能障碍、减少射精疼痛和不适感，但是射精障碍的发生率较高[45,47]。**经尿道前列腺切除术与经尿道前列腺切开术比较**：一篇系统综述显示，经尿道前列腺切除术后发生并发症、逆行射精及需要输血的几率要远高于经尿道前列腺切开术，不过，研究并未说明这些数据的显著性意义（见网络版中的表B）[48]。**经尿道前列腺切除术与可视激光消融术比较**：综述（检索时间为2002年）显示，随机对照试验均未深入报告不良反应[49]。但总体看，经尿道前列腺切除术后的急性尿潴留、尿路感染和排尿困难发生率低于可视激光消融术（见网络版中的表B）。**经尿道前列腺切除术和接触式激光前列腺消融术比较**：系统综述（检索时间为2002年）没有分别说明Nd：YAG激光和钬激光接触式消融术的不良反应[49]，但发现经尿道前列腺切除术和接触式激光消融术在不良反应方面没有显著性差异。**经尿道前列腺切除术和前列腺电切汽化术比较**：系统综述发现，经尿道前列腺切除术和前列腺电切汽化术发生输血、尿路刺激症状和尿路感染方面的风险相似，但前列腺电切汽化术后尿潴留的风险明显增加（见网络版中的表B）[51]。第一项后续的随机对照试验未发现二者在导致勃起功能障碍方面有显著性差异[52]，第二项后续的随机对照试验也未发现二者在术后尿失禁、需要输血和尿路狭窄等不良反应方面有显著性差异[53]，第三项后续的随机对照试验显示二者在导致逆行射精方面无显著性差异，但术后6个月前列腺电切汽化术组阳痿的发生率高于经尿道前列腺切除术组[54]。

评论 由于技术发展迅速而严格随访的对照研究却相对缺乏，这导致经尿道前列腺切除术与外科新技术之间很难进行客观对比。有一项有关经尿道前列腺切除术和前列腺电切汽化术疗效比较的系统综述显示，没有一个随机对照试验采用了盲法或按照维持原随机分组（ITT）原则进行分析，但5个随机对照试验中有4个失访率低于10%[51]。

治疗选择 2 经尿道前列腺微波热疗术

3项随机对照试验发现，与假治疗相比，经尿道前列腺微波热疗术能有效改善症状。一篇系统综述所引用的有限证据显示，经尿道微波热疗术治疗6～12个月，在改善症状和提高最大尿流率方面疗效差于经尿道前列腺切除术。结果还显示，与经尿道前列腺切除术相比，经尿道前列腺微波热疗术可减少术中输血、术后尿路狭窄及逆行射精的风险；但经尿道前列腺切除术后，一般不再需要接受其他针对良性前列腺增生的治疗。一项随机对照试验显示，与α受体阻滞剂特拉唑嗪相比，经尿道微波热疗术治疗18个月后可显著改善症状。

益处 **经尿道微波热疗术与假治疗比较**：我们检索到3项有关经尿道微波热疗术（TUMT）与假治疗比较的随机对照试验[59-61]。其中一项样本量最大的随机对照试验（220例男性患者）发现，与假治疗相比，TUMT能显著改善国际前列腺症状评分（IPSS）（平均降低5分，$P < 0.05$）[59]。第二个随机对照试验（169例男性患者）发现，与假治疗相比，TUMT治疗6个月能显著降低IPSS评分（$P < 0.05$）[60]。第三个随机对照试验（50例男性患者）显示，与假治疗相比，TUMT治疗后Madsen症状评分（0～27分，分数越高代表症状越重）降低程度更大（TUMT组减少了7.3分，假治疗组减少了3.9分，但未说明统计的显著性意义）。**经尿道微波热疗术与经尿道前列腺切除术比较**：我们检索到一篇相关的系统综述（见评论）[62]。综述显示，与经尿道微波热疗术相比，经尿道前列腺切除术后6～12个月能显著改善症状得分与最大尿流率（检索时间为2003年，包括6个随机对照试验，随访时间不少于6个月。540例男性患者的IPSS评分或Msdsen-

Iversen 评分的 WMD：−1.83，95%CI：−3.09 ~ −0.58；最大尿流率的 WMD：5.37 ml/s，95%CI：4.22 ~ 6.51 ml/s)[62]。两者对生活质量评分的影响没有显著性差异（3 项随机对照试验的 IPSS 评分改变：热疗组 4.1 ~ 1.7，经尿道前列腺切除术组 4.1 ~ 1.2，未报告 P 值）。**经尿道微波热疗术与α受体阻滞剂比较**：我们检索到一项随机对照试验（103 名男性患者）[63-64]，显示经尿道微波热疗术与特拉唑嗪相比在 6 和 18 个月时能显著改善症状得分（特拉唑嗪最大用量 10mg/d；IPSS 评分在 18 个月时降低 35%；P< 0.001）。

害处 **经尿道微波热疗与假治疗比较**：在随机对照试验中，与 TUMT 有关的不良反应事件各不相同。TUMT 与假治疗各种不良反应的发生率分别为：留置导尿管超过 1 周（8% vs 2%）[60]、持续性的刺激症状（22% vs 8%）[59]、血尿（14% vs 1%）[59]、性功能障碍（多为血精和射精异常；29% vs 2%）[59]。**经尿道微波热疗术与经尿道前列腺切除术比较**：系统综述（检索时间为2003年）显示，大多数随机对照试验并未详细描述围手术期的不良反应发生情况[62]。经尿道微波热疗术与经尿道前列腺切除术相比能显著减少输血、逆行射精以及因尿道狭窄再治疗的风险。在4个随机对照试验中，需要输血的发生率：TUMT 为 0%，TURP 为 5.7%，RR 为 0.11，95%CI 为 0.01 ~ 0.86；在 2 个随机对照试验中，逆行射精的发生率：TUMT 为 22.2%，TURP 为 57.6%，RR 为 0.39，95%CI 为 0.21 ~ 0.75；尿道狭窄再治疗的发生率：RR 为 9.76，95%CI 为 2.22 ~ 42.96[62]。与经尿道前列腺切除术相比，经尿道微波热疗后再次需要针对前列腺增生治疗的比例增加，RR 为 10.0，95%CI 为 2.4 ~ 50.0。在导致勃起功能障碍方面两组间没有显著性差异：在 4 个随机对照试验中，TUMT 为 8/140（5.7%），TURP 为 10/72（13.9%），RR 为 0.41，95%CI 为 0.16 ~ 1.72。**经尿道微波热疗与α受体阻滞剂比较**：随机对照试验（103 例男性患者）显示，应用α受体阻滞剂的最初 6 个月中发生不良反应事件多于 TUMT 治疗（α受体阻滞剂组：17/52；TUMT组：7/51，未报告可信区间）[63-64]。α受体阻滞剂组最常见的不良反应是眩晕（7例）和无力（4例）；TUMT 组最常见的不良反应为尿路感染（3 例）。

评论 TUMT可以在门诊病人中开展，它是利用插入尿道中的微波触角产生热量而导致前列腺组织凝固。TUMT的长期疗效尚未在对照研究中进行充分评价。比较经尿道微波热疗与经尿道前列腺切除的系统综述指出，所有的相关研究都存在方法学错误（即随机化原则与盲法的水平不明确，缺乏症状评分变化的结果），而随访超过 2 年的患者中也存在失访率过高的问题[62]。

治疗选择3　经尿道射频消融术

一项随机对照试验显示，尽管经尿道射频消融术（transurethral needle ablation）较经尿道前列腺切除术的不良反应发生率更低，但经尿道前列腺切除术治疗后一年缓解症状的疗效优于经尿道射频消融术。

益处 **经尿道射频消融术与经尿道前列腺切除术比较**：我们检索到一个随机对照试验（121例男性患者）比较了经尿道前列腺切除术（TUPP）与经尿道射频消融术（TUNA)Ⓖ的疗效[65]，TURP 术后一年的 IPSS 评分Ⓖ明显低于 TUNA（8.3 分 vs 11.1 分，P =0.04)。

害处 **经尿道射频消融术与经尿道前列腺切除术比较**：与TURP相比，TUNA术后逆行射精障碍（TUNA为0%，TURP为38%）和出血（TUNA 为 32%，TURP 为 100%)[65]的发生率较低。

评论 TUNA术可以在门诊病人中开展，它利用射频的能量，通过插入前列腺内的两个电极产生的热量导致前列腺组织发生凝固。在不同的文献报道中，对麻醉的要求也不相同。这种治疗的长期效果尚未得到充分的评估。

| 问　题 | 植物类药物治疗的效果如何？ |

治疗选择1　锯叶棕提取物

一篇系统综述发现，与安慰剂相比，锯叶棕提取物能够改善良性前列腺增生的症状。同时，锯叶棕提取物在缓解症状方面的疗效与α受体阻滞剂坦索罗辛或5α还原酶抑制剂非那雄胺相比均无显著性差异。一项随机对照试验比较了单用坦索罗辛与联合应用坦索罗辛/锯叶棕提取物在缓解症状方面的疗效，结果显示二者无显著性差异。

益处 **锯叶棕提取物与安慰剂比较**：我们检索到一篇系统综述，包括所有的锯棕榈制剂的试验（检索时间为2002年）[66]。该综述显示，与安慰剂相比，锯叶棕组中有更多患者的自我症状得到改善（包括6个随机对照试验，659例男性患者，RR为1.7，95%CI：1.2~2.4)[66]、夜尿症状也明显减少（10个随机对照试验，634例男性患者，VMD为每晚0.76件，95%CI：−0.31 ~ −1.21）。**锯叶棕提取物与α受体阻滞剂比较**：我们找到一个随机对照试验（704 例男性患者）[67]。综述发现，坦索罗辛与锯叶棕在改善IPSS 评分Ⓖ及 12 个月的最大尿流率均无显著性差异（锯叶棕组最大尿流率增加 1.8ml/s，坦索罗辛组增加 1.9ml/s；P 值无显著性)[67]。**锯叶棕提取物与α受体阻滞剂比较**：我们找到一项随机对照试验（352 例男性患者）比较了坦索罗辛与联用坦索罗辛/锯叶棕的疗效[68]，结果显示两组在改善症状评分方面无显著性差异（IPSS 评分的改善：坦索罗辛组 5.2，坦索罗辛与锯棕榈合用组 6.0，P 值无显著性）。**锯叶棕提取物与5α还原酶抑制剂比较**：我们检索到一篇系统综述，包括所有的锯叶棕制剂的试验（检索时间为2002年，包括2个随机对照试验，1440例男性患者）。该综述发现，非那雄胺与锯叶棕在改善 IPSS 评分方面无显著性差异（WMD 为 + 0.37 分，95%CI：− 0.45 ~ + 1.19)[66]。

害处 **锯叶棕提取物与安慰剂比较**：一篇系统综述发现，锯叶棕与安慰剂在撤药率方面无显著性差异（9% vs 7%，$P=0.17$）[66]，两组勃起功能障碍的发生率相似（1.1% vs 0.7%，$P=0.58$）。**锯叶棕提取物与α受体阻滞剂比较**：在一项比较锯叶棕与坦索罗辛的随机对照试验中，两组因不良反应事件导致的撤药率相似（7.7% vs 8.2%）[67]。锯叶棕组异常射精的发生率显著低于坦索罗辛组（2/349 [0.6%] vs 15/354 [4.2%]，$P=0.001$）[67]。**锯叶棕提取物与5α还原酶抑制剂比较**：综述中未发现锯叶棕与非那雄胺在撤药率方面存在显著性差异（9% vs 9%，$P=1.00$）[66]。锯叶棕引起勃起功能障碍的发生率显著低于非那雄胺（1.1% vs 4.9%，$P<0.001$）[66]。

评论 系统综述中引用的随机对照试验均为短期研究，且很少使用有效的症状评分标准[66]。不同的制剂不一定等效，在许多国家甚至不需要处方而直接卖给消费者[66]。在本文中引用的比较锯叶棕和坦索罗辛的随机对照试验中，所使用的均为锯叶棕标准制剂[67]。

治疗选择 2 β-谷甾醇植物提取物

一篇系统综述结果显示，与安慰剂相比，短期使用β-谷甾醇植物提取物能够改善下尿路症状。我们没有找到有关β-谷甾醇植物提取物与其他疗法相比较的随机对照试验。

益处 **β-谷甾醇植物提取物与安慰剂比较**：我们检索到一篇系统综述（检索时间为1998年，包括4个随机对照试验，519例男性患者）[69]。该综述发现，与安慰剂相比，β-谷甾醇植物提取物在4～26周内能显著改善IPSS评分Ⓖ（2个随机对照试验；WMD = -4.9分，95%CI：-6.3 ～ -3.5）。**β-谷甾醇植物提取物与α受体阻滞剂比较**：我们没有检索到相关的随机对照试验。**β-谷甾醇植物提取物与5α还原酶抑制剂比较**：我们没有检索到相关的随机对照试验。

害处 **β-谷甾醇植物提取物与安慰剂比较**：与安慰剂相比，β-谷甾醇植物提取物引起的胃肠道不良反应发生率更多见（1.6% vs 0%，可信区间未报告）[69]，阳痿发生率也较高（0.5% vs 0%，可信区间未报告）。两组的撤药率相似（7.8% vs 8.0%，可信区间未报告）。**β-谷甾醇植物提取物与α受体阻滞剂比较**：我们没有检索到相关的随机对照试验。**β-谷甾醇植物提取物与5α还原酶抑制剂比较**：我们没有检索到相关的随机对照试验。

评论 系统综述中所引用的随机对照试验的缺点在于随访时间短（最长26周）[69]。同时，不同的制剂可能导致药品中含有不同的成分，因此很难对结果进行综合。

治疗选择 3 黑麦草花粉提取物

一篇系统综述显示，只有少数研究证据证实与安慰剂相比，黑麦草花粉提取物应用12～24周后能够提高症状评分、减少夜尿次数。不过，该系统综述中仅引述了两个小样本的随机对照试验，因此难以获得可靠的结论。我们没有找到黑麦草花粉提取物与其他疗法比较的随机对照试验。

益处 **黑麦草花粉提取物与安慰剂比较**：我们检索到一篇系统综述（检索时间为1997年，包括2个随机对照试验，163例男性患者），对黑麦草花粉提取物与安慰剂进行了比较[70]。该综述发现，黑麦草花粉提取物组与安慰剂相比能显著改善患者的自我症状、减少夜尿次数（自我症状改善的比例，包括1个随机对照试验的60名男性患者：黑麦草花粉提取物组为20/31[65%]，安慰剂组为7/26[27%]，RR 2.40，95%CI：1.21 ～ 4.75；NNT 3，95%CI：2 ～ 9；夜尿减少的比例，包括2个随机对照试验：黑麦草花粉提取物组为50/79[63%]，安慰剂组为23/74[31%]，RR 2.05，95% CI：1.41～3.99），但解释上述结果仍应谨慎（见下面的评论）。**黑麦草花粉提取物与α受体阻滞剂比较**：没有检索到相关的随机对照试验。**黑麦草花粉提取物与5α还原酶抑制剂比较**：没有检索到相关的随机对照试验。

害处 **黑麦草花粉提取物与安慰剂比较**：综述发现，在黑麦草花粉提取物组有一名男性出现呕吐症状（安慰剂组没有发现这种不良反应）[70]。两组的退出率没有显著性差异（4.8% vs 2.7%，$P=0.26$）。**黑麦草花粉提取物与α受体阻滞剂比较**：我们没有检索到相关的随机对照试验。**黑麦草花粉提取物与5α还原酶抑制剂相比**：我们没有检索到相关的随机对照试验。

评论 综述中引述的两个随机对照试验样本量小、随访时间短（12～24周），因此存在局限性[70]。治疗方式的分配组别不清楚，制剂的成分组成也不清楚，因此很难得出结论。

治疗选择 4 非洲臀果木

在一篇系统综述中所引述的少量证据认为，与安慰剂相比，非洲臀果木具有一定疗效，即应用4～16周能够提高最大尿流率、减少残余尿量。我们没有找到非洲臀果木与其他疗法相比较的随机对照试验。

益处 **非洲臀果木与安慰剂比较**：我们检索到一篇系统综述（检索时间为2000年，包括18个随机对照试验，1562例男性患者），对非洲臀果木与安慰剂进行了比较[71]。该综述发现，非洲臀果木与安慰剂相比能显著改善症状（5个随机对照试验的430名男性患者；症状改善的比例：65% vs 30%；RR 2.1，95%CI：1.4 ～ 3.1）。同时，非洲臀果木治疗4-16周能增加最大尿流率（4个随机对照试验的384名男性患者；非洲臀果木组与安慰剂组相比平均增加23%，WMD 2.5ml/s，95%CI：0.3～4.7ml/s），降低残余尿量（2个随机对照试验的284名男性患者；非洲臀果木组与安慰剂组相比平均降低24%，WMD -13ml，95%CI：-23.3 ～ -3.0ml）[71]。但解释上述结果仍应谨慎（见下面的评论）。**非洲臀果木与α受体阻滞剂比较**：

我们没有检索到相关的随机对照试验。**非洲臀果木与5α还原酶抑制剂比较**：我们没有检索到相关的随机对照试验。

害处 **非洲臀果木与安慰剂比较**：在系统综述所引述的随机对照试验中，没有提供有关不良反应的资料[71]。系统综述显示，与安慰剂相比，非洲臀果木的不良反应一般较为温和且与安慰剂相似。非洲臀果木最常见的不良反应是胃肠道症状，在研究报道共发生于5个随机对照试验中的7名男性患者（无进一步的研究数据）。**非洲臀果木与α受体阻滞剂比较**：我们没有检索到相关的随机对照试验。**非洲臀果木与5α还原酶抑制剂比较**：我们没有检索到相关的随机对照试验。

评论 系统综述中所引述的随机对照试验由于随访时间短（最长时间16周）而有局限性[71]。由于随机对照的方案设计不同，而制剂的组成成分又存在差别，因此很难得出确定结论。

词汇表

美国泌尿外科协会症状指数（American Urological Association Symptom Index，AUASI）：是一个病人调查问卷表，包括关于症状严重程度（程度为0～35）评分的7个问题。轻度症状评分是0～7分，中度症状评分是8～19分，重度症状评分是20～35分。

Boyarsky症状评分（Boyarsky Symptom Score）：是一个病人调查问卷表，包括症状严重程度（程度为0～27）评分的9个问题。无症状为0分，症状最严重为27分。

国际前列腺症状评分（International Prostate Symptom Score，IPSS）：是一个病人调查问卷表，本质上与美国泌尿外科协会症状指数（AUASI）是一致的。参见α受体阻滞剂的益处。

经尿道微波热疗术（transurethral microwave thermotherapy，TUMT）：使用一个具有微波触角的特殊导管，导管通过尿道传递热量至前列腺，使组织发生坏死。

经尿道射频消融术（transurethral needle ablation，TUNA）：是利用射频能量，使用两个针头电极经尿道进入前列腺内。当受到射频冲击时，前列腺组织发生坏死。

经尿道前列腺切除术（transurethral resection of the prostate，TURP）：是在内窥镜下进行的。应用透热疗法切除组织。术中通过电凝处理出血，前列腺组织碎片经膀胱冲出。

重要更新和修订

α受体阻滞剂：增加了3个随机对照试验（4篇文献）[12, 20, 21, 26]；分类未变（肯定有效）。

经尿道前列腺切除术与经尿道前列腺切开术比较：增加了1篇系统综述[49]；分类未变（效果不明）。

经尿道微波热疗术：增加了1篇系统综述[62]；分类未变。

锯叶棕提取物：重新评估证据后，分类从肯定有效变成很可能有效。

参考文献

1. Bosch JL, Hop WC, Kirkels WJ, et al. Natural history of benign prostatic hyperplasia: appropriate case definition and estimation of its prevalence in the community. *Urology* 1995;46(suppl A):34-40.
2. Barry MJ, Adolfsson J, Batista JE, et al. Committee 6: measuring the symptoms and health impact of benign prostatic hyperplasia and its treatments. In: Denis L, Griffiths K, Khoury S, et al, eds. *Fourth International Consultation on BPH, Proceedings*. Plymouth, UK: Health Publication Ltd, 1998:265-321.
3. Oishi K, Boyle P, Barry MJ, et al. Committee 1: Epidemiology and natural history of benign prostatic hyperplasia. In: Denis L, Griffiths K, Khoury S, et al, eds. *Fourth International Consultation on BPH, Proceedings*. Plymouth, UK: Health Publication Ltd, 1998:23-59.
4. Jacobsen SJ, Girman CJ, Guess HA, et al. Natural history of prostatism: longitudinal changes in voiding symptoms in community dwelling men. *J Urol* 1996;155:595-600.
5. Barry MJ, Fowler FJ, Bin L, et al. The natural history of patients with benign prostatic hyperplasia as diagnosed by North American urologists. *J Urol* 1997;157:10-15.
6. Jacobsen S, Jacobson D, Girman C, et al. Natural history of prostatism: risk factors for acute urinary retention. *J Urol* 1997;158:481-487.
7. McConnell J, Bruskewitz R, Walsh P, et al. The effect of finasteride on the risk of acute urinary retention and the need for surgical treatment among men with benign prostatic hyperplasia. *N Engl J Med* 1998;338:557-563.
8. Barry MJ, Fowler FJ Jr, O'Leary MP, et al. The American Urological Association symptom index for benign prostatic hyperplasia. *J Urol* 1992;148:1549-1557.
9. Djavan B, Marberger M. A meta-analysis on the efficacy and tolerability of α1-adrenoceptor antagonists in patients with lower urinary tract symptoms suggestive of benign prostatic obstruction. *Eur Urol* 1999;36:1-13. Search date 1998; primary source Medline.
10. Clifford GM, Farmer RDT. Medical therapy for benign prostatic hyperplasia: a review of the literature. *Eur Urol* 2000;38:2-19. Search date 1999; primary sources Medline, Embase, and the Cochrane Library.
11. Wilt TJ, MacDonald R, Nelson D. Tamsulosin for treating lower urinary tract symptoms compatible with benign prostatic obstruction: a systematic review of efficacy and adverse effects. *J Urol* 2002;167:177-183. Search date 2000; primary sources Medline, Embase, The Cochrane Library, Cochrane prostatic Disease and Urologic Malignancies Group Trial Register, and hand searched reference lists.
12. Lucas MG, Stephenson TP, Nargund V. Tamsulosin in the management of patients in acute urinary retention from benign prostatic hyperplasia. *BJU Int* 2005; 95:354-357.
13. Wilt TJ, Howe W, MacDonald R. Terazosin for treating symptomatic benign prostatic obstruction: a systematic review of efficacy and ad-

verse effects. *BJU Int* 2002;89:214-225. Search date: 2001; primary sources Medline, Embase, Cochrane Library, the Prostatic Diseases and Urological Malignancies Group specialised register, and reference lists from previous reviews.
14. Roehrborn CG, Oesterling JE, Auerbach S, et al. The Hytrin community assessment trial study: a one-year study of terazosin versus placebo in the treatment of men with symptomatic benign prostatic hyperplasia. *Urology* 1996;47:159-168.
15. Lepor H, Williford WO, Barry MJ, et al. The efficacy of terazosin, finasteride, or both in benign prostatic hyperplasia. Veterans' Affairs cooperative studies benign prostatic hyperplasia study group. *N Engl J Med* 1996;335:533-539.
16. Johnson TM, Jones K, Williford WO, et al. Changes in nocturia from medical treatment of benign prostatic hyperplasia: secondary analysis of the department of veterans affairs cooperative study trial. *J Urol* 2003;170:145-148.
17. Roehrborn CG. Efficacy and safety of once-daily alfuzosin in the treatment of lower urinary tract symptoms and clinical benign prostatic hyperplasia: a randomized, placebo-controlled trial. *Urology* 2001;58:953-959.
18. McNeil SA, Daruwala PD, Mitchell IDC, et al. Sustained-release alfuzosin and trial without catheter after acute urinary retention: a prospective placebo-controlled trial. *BJU Int* 1999;84:622-627.
19. Van Kerrebroeck P, Jardin A, Laval KU, et al. Efficacy and safety of a new prolonged release formulation of alfuzosin 10 mg once daily versus alfuzosin 2.5 mg thrice daily and placebo in patients with symptomatic benign prostatic hyperplasia. *Eur Urol* 2000;37:306-313.
20. McNeill SA, Hargreave TB, Roehrborn CG. Alfuzosin once daily facilitates return to voiding in acute urinary retention. *J Urol* 2004;171:2316-2320.
21. McNeill SA, Hargreave TB, Roehrborn CG. Alfuzosin 10 mg once daily in the management of acute urinary retention. Results of a double-blinded placebo-controlled study. *Urology* 2005;65:83-89.
22. Andersen M, Dahlstrand C, Hoye K. Double-blind trial of the efficacy and tolerability of doxazosin in the gastrointestinal therapeutic system, doxazosin standard, and placebo in patients with benign prostatic hyperplasia. *Eur Urol* 2000;38:400-409.
23. Kirby RS, Roehrborn S, Boyle P, et al. Efficacy and tolerability of doxazosin and finasteride, alone or in combination, in treatment of symptomatic benign prostatic hyperplasia: the prospective European doxazosin and combination therapy (PREDICT) trial. *Urology* 2003;61:119-126.
24. McConnell JD, Roehrborn CG, Bautista OM, et al. The long-term effect of doxazosin, finasteride, and combination therapy on the clinical progression of benign prostatic hyperplasia. *N Engl J Med* 2003;349:2387-2398.
25. Buzelin JM, Herbert M, Blondin P, et al. Alpha-blocking treatment with alfuzosin in symptomatic benign prostatic hyperplasia: comparative study with prazosin. *Br J Urol* 1993;72:922-927.
26. De Reijke TM, Klarskov P. Comparative efficacy of two alpha adrenoreceptor antagonists, doxazosin and alfuzosin, in patients with lower urinary tract symptoms from benign prostatic enlargement. *BJU Int* 2004;93:757-762.
27. Kirby RS, Andersen M, Gratzke P, et al. A combined analysis of double-blind trials of the efficacy and tolerability of doxazosin-gastrointestinal therapeutic system, doxazosin standard and placebo in patients with benign prostatic hyperplasia. *BJU Int* 2001;87:192-200.
28. Debruyne FMJ, Jardin A, Colloi D, et al. Sustained-release alfuzosin, finasteride and the combination of both in the treatment of benign prostatic hyperplasia. *Eur Urol* 1998;34:169-175.
29. Lee E. Comparison of tamsulosin and finasteride for lower urinary tract symptoms associated with benign prostatic hyperplasia in Korean patients. *J Int Med Res* 2002;30:584-590.
30. Rigatti P, Brausi M, Scarpa RM, et al. A comparison of the efficiency and tolerability of tamsulosin and finasteride in patients with lower urinary tract symptoms suggestive of benign prostatic hyperplasia. *Prostate Cancer Prostatic Dis* 2003;6:315-323.
31. Hofner K, Claes H, De Reijke TM, et al. Tamsulosin 0.4 mg once daily: effect on sexual function in patients with lower urinary tract symptoms suggestive of benign prostatic obstruction. *Eur Urol* 1999;36:335-341.
32. Roehrborn CG, Oesterling JE, Auerbach S, et al. The Hytrin community assessment trial study: a one-year study of terazosin versus placebo in the treatment of men with symptomatic benign prostatic hyperplasia. *Urology* 1996;47:159-168.
33. Mobley D, Dias N, Levenstein M. Effects of doxazosin in patients with mild, intermediate, and severe benign prostatic hyperplasia. *Clin Ther* 1998;20:101-109.
34. Kaplan S, Kaplan N. Alpha-blockade: monotherapy for hypertension and benign prostatic hyperplasia. *Urology* 1996;48:541-550.
35. Edwards JE, Moore RA. Finasteride in the treatment of clinical benign prostatic hyperplasia: a systematic review of randomised trials. *BMC Urol* 2002;2:14.
36. Roehrborn C, Boyle P, Nickel JC, et al. Efficacy and safety of a dual inhibitor of 5-alpha-reductase types 1 and 2 (dutasteride) in men with benign prostatic hyperplasia. *Urology* 2003;60:434-441.
37. Roehrborn CG, Boyle P, Bergner D, et al. Serum prostate specific antigen and prostate volume predict long-term changes in symptoms and flow rate: results of a four-year, randomised trial comparing finasteride and placebo. *Urology* 1999;54:663-669.
38. Roehrborn CG, McConnell JD, Lieber M, et al. Serum prostate-specific antigen concentration is a powerful predictor of acute urinary retention and the need for surgery in men with clinical benign prostatic hyperplasia. *Urology* 1999;53:473-480.
39. Roehrborn CG, Bruskewitz R, Nickel GC, et al. Urinary retention in patients with BPH treated with finasteride or placebo over 4 years. *Eur Urol* 2000;37:528-536.
40. Kaplan S, Garvin D, Gilhooly P, et al. Impact of baseline symptom severity on future risk of benign prostatic hyperplasia-related outcomes and long-term response to finasteride. *Urology* 2000;56:610-616.
41. Wessells H, Roy J, Bannow J, et al. Incidence and severity of sexual adverse experiences in finasteride and placebo-treated men with benign prostatic hyperplasia. *Urology* 2003;61:579-584.
42. Andersen J, Nickel J, Marshall V, et al. Finasteride significantly reduces acute urinary retention and need for surgery in patients with symptomatic benign prostatic hyperplasia. *Urology* 1997;49:839-845.
43. Boyle P, Gould AL, Roehrborn CG. Prostate volume predicts outcome of treatment of benign prostatic hyperplasia with finasteride: meta-analysis of randomized clinical trials. *Urology* 1996;48:398-405.
44. Wasson J, Reda D, Bruskewitz R, et al. A comparison of transurethral surgery with watchful waiting for moderate symptoms of benign prostatic hyperplasia. *N Engl J Med* 1995;332:75-79.
45. Donovan JL, Peters T, Neal DE, et al. A randomized trial comparing transurethral resection of the prostate, laser therapy and conservative treatment of men with symptoms associated with benign prostatic enlargement: the ClasP study. *J Urol* 2000;164:65-70.

46. Flanigan RC, Reda DC, Wasson JH, et al. Five year outcome of surgical resection and watchful waiting for men with moderately symptomatic benign prostatic hyperplasia: a Department of Veterans' Affairs cooperative study. *J Urol* 1998;160:12-17.
47. Brookes ST, Donovan JL, Peters TJ, et al. Sexual dysfunction in men after treatment for lower urinary tract symptoms: evidence from randomized controlled trial. *BMJ* 2002;324:1059-1064.
48. Yang Q, Peters TJ, Donovan JL, et al. Transurethral incision compared with transurethral resection of the prostate for bladder outlet obstruction: a systematic review and meta-analysis of randomized controlled trials. *J Urol* 2001;165:1526-1532. Search date 1999; primary sources Medline, Embase, ISI, the Cochrane Library, and Cochrane Prostatic Diseases and Urologic Cancers Group Trial Register.
49. Hoffman RM, MacDonald R, Wilt TJ. Laser prostatectomy for benign prostatic obstruction. In: The Cochrane Library, Issue 2, 2005. Chichester, UK: John Wiley & Sons, Ltd. Search date 2002; primary sources Medline, Cochrane Library, the Prostatic Diseases and Urological Cancers Group Registry, Science Citation Index, references and previous reviews, and hand searching of the journals *The Journal of Urology* and *Urology*.
50. McAllister WJ, Absalom MJ, Mir K, et al. Does endoscopic laser ablation of the prostate stand the test of time? Five-year test results from a multicentre randomised controlled trial of endoscopic laser ablation against transurethral resection of the prostate. *BJU Int* 2000;85:437-439.
51. Wheelahan J, Scott NA, Cartmill R, et al. Minimally invasive non-laser thermal techniques for prostatectomy: a systematic review. *BJU Int* 2000;86:977-988. Search date 1999; primary sources Medline, Embase, Current Contents, and the Cochrane Library.
52. Kupeli S, Yilmaz E, Soygur T, et al. Randomized study of transurethral resection of the prostate and combined transurethral resection and vaporization of the prostate as a therapeutic alternative in men with benign prostatic hyperplasia. *J Endourol* 2001;15:317-321.
53. Helke C, Manseck A, Hakenberg OW, et al. Is transurethral vaporesection of the prostate better than standard transurethral resection? *Eur Urol* 2001;39:551-557.
54. McAllister WJ, Karim O, Plail RO, et al. Transurethral electrovaporization of the prostate: is it any better than conventional transurethral resection of the prostate: *BJU Int* 2003;91:211-214.
55. Lu-Yao GL, Barry MJ, Chang CH, et al. Transurethral resection of the prostate among Medicare beneficiaries in the United States: time trends and outcomes. *Urology* 1994;44:692-698.
56. McConnell JD, Barry MJ, Bruskewitz RC, et al. *Direct treatment outcomes - complications. Benign prostatic hyperplasia: diagnosis and treatment.* Clinical Practice Guideline, Number 8. Rockville, MD: Agency for Health Care Policy and Research, Public Health Service, US Department of Health and Human Services, 1994:91-98.
57. McConnell JD, Barry MJ, Bruskewitz RC, et al. *Direct treatment outcomes - sexual dysfunction. Benign prostatic hyperplasia: diagnosis and treatment.* Clinical Practice Guideline, Number 8. Rockville, MD: Agency for Health Care Policy and Research, Public Health Service, US Department of Health and Human Services, 1994:99-103.
58. McConnell JD, Barry MJ, Bruskewitz RC, et al. *Direct treatment outcomes - urinary incontinence. Benign prostatic hyperplasia: diagnosis and treatment.* Clinical Practice Guideline, Number 8. Rockville, MD: Agency for Health Care Policy and Research, Public Health Service, US Department of Health and Human Services, 1994:105-106.
59. Roehrborn C, Preminger G, Newhall P, et al. Microwave thermotherapy for benign prostatic hyperplasia with the Dornier Urowave: results of a randomized, double-blind, multicenter, sham-controlled trial. *Urology* 1998;51:19-28.
60. Larson T, Blute M, Bruskewitz R, et al. A high-efficiency microwave thermoablation system for the treatment of benign prostatic hyperplasia: results of a randomized, sham-controlled, prospective, double-blind, multicenter clinical trial. *Urology* 1998;51:731-742.
61. De la Rosette J, De Wildt M, Alivizatos G, et al. Transurethral microwave thermotherapy (TUMT) in benign prostatic hyperplasia: placebo versus TUMT. *Urology* 1994;44:58-63.
62. Hoffman RM, MacDonald R, Monga M, et al. Transurethral microwave thermotherapy vs transurethral resection for treating benign prostatic hyperplasia: a systematic review. *BJU Int* 2004;94:1031-1036. Search date 2003; primary sources Medline, the Cochrane Library, the Prostatic Diseases and Urological Cancers Group Registry, Science Citation Index, reference lists in reports and previous reviews, and contact with manufacturers of thermotherapy units.
63. Djavan B, Roehrborn CG, Shariat S, et al. Prospective randomized comparison of high energy transurethral microwave thermotherapy versus alpha blocker treatment of patients with benign prostatic hyperplasia. *J Urol* 1999;161:139-143.
64. Djavan B, Seitz C, Roehrborn C, et al. Targeted transurethral microwave thermotherapy versus alpha-blockade in benign prostatic hyperplasia: outcomes at 18 months. *Urology* 2001;57:66-70.
65. Bruskewitz R, Issa M, Roehrborn C, et al. A prospective, randomized 1-year clinical trial comparing transurethral needle ablation to transurethral resection of the prostate for the treatment of symptomatic benign prostatic hyperplasia. *J Urol* 1998;159:1588-1594.
66. Wilt T, Ishani A, Stark G, et al. Serenoa repens for benign prostatic hyperplasia (Cochrane Review). In: The Cochrane Library, Issue 2, 2005. Chichester, UK: John Wiley & Sons, Ltd. Search date 2002; primary sources Medline, Embase, Phytodok, and the Cochrane Library.
67. DeBruyne F, Koch G, Boyle P, et al. Comparison of a phytotherapeutic agent (Permixon) with an _ blocker (Tamsulosin) in the treatment of benign prostatic hyperplasia: a 1-year randomized international study. *Eur Urol* 2002;41:497-507.
68. Glemain P, Coulange C, Billebaud T, et al. Tamsulosine avec ou sans *Serenoa repens* dans l'hypertrophie benigne de la prostate: l'essai OCOS [in French]. *Prog Urol* 2002;12:395-403.
69. Wilt TJ, Macdonald R, Ishani A. Beta-sitosterol for the treatment of benign prostatic hyperplasia: a systematic review. *BJU Int* 1999;83:976-983. Search date 1998; primary sources Medline, Embase, Phytodok, and the Cochrane Library.
70. Macdonald R, Ishani A, Rutks I, et al. A systematic review of Cernilton for the treatment of benign prostatic hyperplasia. *BJU Int* 2000;85:836-841. Search date 1997; primary sources Embase and the Cochrane Library. Additional Medline search 1998.
71. Wilt T, Ishani A, MacDonald R, et al. *Pygeum africanum* for benign prostatic hyperplasia (Cochrane Review). In: The Cochrane Library, Issue 2, 2005. Chichester, UK: John Wiley & Sons, Ltd. Search date 2000; primary sources Medline, Embase, Cochrane Library, Phytodok, hand searches of bibliographies, and contact with relevant manufacturers and researchers.

原作者

Robyn Webber

Consultant Urologist

Queen Margaret Hospital, Dunfermline, Scotland

利益冲突：RW has been reimbursed by MSD, the manufacturers of finasteride, for attending several conferences.

致谢：在此谨向本章以前版本的作者致谢，他们是 Michael Barry 和 Claus Roehrborn。

勃起功能障碍

检索时间：2004年8月
原作者：Prathap Tharyan, Ganesh Gopalakrishanan
许清泉 译　王晓峰 校　郭应禄 审

问　题

男性勃起功能障碍（erectile dysfunction）的治疗效果如何？

治疗措施及其效果

肯定有效
阴茎海绵体注射前列地尔（Alprostadil）
前列地尔尿道内给药
阿朴吗啡（Apomorphine）
西地那非（Sildenafil）
他地那非（Tadalafil）
伐地那非（Vardenafil）

很可能有效
人参（Ginseng）
阴茎假体（Penile prosthesis）*
性心理咨询（Psychosexual counselling）
负压吸引装置（Vacuum devices）
育亨宾（Yohimbine）

益害相当
局部用前列地尔
罂粟碱（Papaverine）

罂粟碱加酚妥拉明两联用药（Bimix）
罂粟碱加酚妥拉明（Phentolamine）加前列地尔三联用药（Trimix）

效果不明
认知行为治疗（Cognitive behavioural therapy）

将在新版中加入
肥胖患者的锻炼
福斯高林（Forskolin）
口服前列地尔
睾酮（Testosterone）
局部用米诺地尔（Minoxidil）
药物引起的勃起功能障碍的治疗

* 基于一致的意见进行分类；随机对照试验不太可能进行。

见词汇表 **G**

主要信息

勃起功能障碍的治疗

◆ **阴茎海绵体注射前列地尔**：2个随机对照试验发现与安慰剂相比，阴茎海绵体注射前列地尔能显著改善阴茎勃起。3个随机对照试验发现前列地尔阴茎海绵体注射较尿道内给药更能有效地改善勃起，提高性交成功率。3个随机对照试验发现阴茎海绵体注射前列地尔对改善勃起较注射罂粟碱疗效更佳。2个随机对照试验发现注射前列地尔与罂粟碱加酚妥拉明两联在改善勃起方面疗效相同。2个随机对照试验发现注射前列地尔在治疗两联无效的患者方面，其疗效不及前列地尔加罂粟碱加酚妥拉明三联治疗。1个小规模的随机对照试验发现西地那非与阴茎海绵体注射前列地尔均能改善阴茎勃起，获得成功性交，两者的疗效无显著性差异。1个小规模的随机对照试验发现有限的证据表明负压吸引装置与阴茎海绵体注射前列地尔在改善阴茎勃起硬度方面疗效相似，但前者在性高潮或总体性交满意度方面的疗效不及后者。注射部位疼痛是阴茎海绵体注射前列地尔最常见的不良反应，发生率高达40%。

◆ **前列地尔尿道内给药**：1篇系统综述及一个随机对照试验（针对既往对前列地尔治疗有效的患者）发现与安慰剂相比，前列地尔能有效改善阴茎勃起和性交成功率。3个随机对照试验发现前列地尔尿道内给药在改善阴茎勃起和性交成功率方面疗效不及阴茎海绵体注射给药。阴茎疼痛是最常见的不良反应，见于1/3的男性患者。

◆ **阿朴吗啡**：3个随机对照试验发现与安慰剂相比，舌下含服阿朴吗啡能显著增加成功勃起及性交成功率。最常见的不良反应包括恶心、头晕、头痛及困倦。持续用药后这些不良反应会减少。

◆ **西地那非**：1篇系统综述及随后的23个随机对照试验发现与安慰剂相比，西地那非能改善勃起、提高性交成功率。1个小规模的随机对照试验发现使用西地那非或阴茎海绵体注射前列地尔4～9个月（平均为6个月），两者均能增加足以成功性交的勃起次数，但两组疗效无显著性差异。西地那非的不良反应包括轻中度头痛、面部潮红及消化不良，见于1/4的男性患者。西地那非禁忌与硝酸酯类药物合用，已有两者合用后出现患者死亡的报告。

◆ **他地那非**：1篇系统综述及随后的3个随机对照试验发现与安慰剂相比，他地那非能改善勃起、提高性交成功率，药效可持续36个小时。2个药物交叉随机对照试验中，患者喜欢选用他地那非胜过西地那非。服用降压药的糖尿病患者，20mg他地那非的疗效好于10mg他地那非或安慰剂。不良反应包括轻中度头痛、肌肉疼痛、背痛、消化不良及面部潮红，见于1/3的男性患者。他地那非禁忌与硝酸酯类药物合用，因两者合用可导致致命性的低血压。

◆ **伐地那非**：1篇系统综述及随后的1个随机对照试验发现与安慰剂相比，伐地那非能改善阴茎勃起，增加性交成功率。不良反应包括轻中度头痛、面部潮红及消化不良，见于1/3的患者。伐地那非禁忌与硝酸酯类药物合用，两者合用可导致致命性的低血压。我们尚未发现有关伐地那非与西地那非或他地那非直接比较的研究。

◆ **人参**：1个小规模的随机对照试验发现有限的证据表明，与安慰剂相比，高丽红参（Korean red ginseng）能增加成功勃起次数、改善性欲及增加性交成功率。未报告不良反应。

◆ **阴茎假体***：我们未发现有关阴茎假体治疗男性勃起功能障碍的系统综述或随机对照试验。无对照研究提示患者满意度高，但我们未发现足够质量的研究来进行评估。但是，一致的观点认为阴茎假体很可能有效。阴茎假体植入最严重的并发症为机械故障和感染。通常创伤小的措施无效时才考虑植入阴茎假体。

◆ **性心理咨询**：1个小规模的随机对照试验发现接受性心理咨询患者与候诊对照患者的性交成功率无显著性差异，而另一个随机对照试验则发现与候诊对照患者相比，性心理咨询能改善性功能和满意度。该随机对照试验还发现与单纯性心理咨询相比，针对改善社交技能的人际关系治疗辅助或不辅助性心理咨询能改善性功能及性满意度。所有随机对照试验的对象均为心理性勃起功能障碍患者。害处未充分描述。

◆ **负压吸引装置**：负压吸引装置尚未在随机对照试验中得到充分的评价。1个小规模随机对照试验发现有限的证据表明负压吸引装置与阴茎海绵体注射前列地尔在改善阴茎勃起硬度方面疗效相似，但前者在改善性高潮方面的疗效不及后者。1项随机对照试验发现尽管负压吸引装置联合性心理治疗改善勃起的患者数多，但其疗效不比单纯性心理治疗更好。随机对照试验的规模太小，因此不能发现可能实际存在的重要的临床效果。一些患者发现负压吸引装置产生的勃起硬度不足，且射精受阻。

◆ **育亨宾**：1篇系统综述发现与安慰剂相比，服用育亨宾2～10周能改善自评的性功能和阴茎硬度。1个随后的随机对照试验未能证实育亨宾的疗效，但试验的规模可能太小以致不能发现可能实际存在的重要的临床效果。1/3的患者出现短暂的不良反应。

◆ **局部用前列地尔**：2个随机对照试验发现与安慰剂相比，前列地尔胶涂抹于龟头能改善阴茎勃起和性交成功率。约1/3的患者诉阴茎疼痛和红斑。

◆ **罂粟碱**：1个小规模的随机对照试验发现有限的证据表明单纯阴茎海绵体注射罂粟碱改善勃起的疗效不及罂粟碱加酚妥拉明两联药物注射。3个随机对照试验发现阴茎海绵体注射罂粟碱改善阴茎勃起的疗效不及注射前列地尔。高达25%的患者出现短暂的阴茎烧灼痛。1项研究发现，长期注射罂粟碱的患者有1/10出现阴茎瘀斑、延长勃起及阴茎海绵体纤维化。

◆ **罂粟碱加酚妥拉明两联用药**：1个小规模的随机对照试验发现与注射生理盐水相比，罂粟碱加酚妥拉明两联阴茎注射能增加有效勃起患者的比例。另外1个小规模的随机对照试验发现有限的证据表明两联用药改善勃起的疗效优于单纯阴茎海绵体罂粟碱注射。2个随机对照试验发现两联药物注射改善阴茎勃起的疗效与注射前列地尔相同。不良反应包括注射部位轻度一过性疼痛及瘀斑。1项前瞻性队列研究发现用药1年后，高达半数患者出现阴茎无痛性纤维结节及轻中度肝功能异常，不到1/10的患者出现瘀斑、延长勃起及阴茎海绵体纤维化。

◆ **罂粟碱加酚妥拉明加前列地尔三联用药**：2个随机对照试验发现注射三联药物对两联用药无效的患者的疗效优于注射前列地尔。三联用药阴茎疼痛的发生率少于注射前列地尔。

◆ **认知行为治疗**：我们没有发现评价认知行为疗法治疗男性勃起功能障碍的系统综述或随机对照试验。无对照研究提示该疗法可能有效，但我们未发现足够质量的研究。

*基于一致的意见进行分类；随机对照试验不太可能进行。

定义　勃起功能障碍指不能持续达到或维持足够的阴茎勃起硬度以完成满意性交。该术语基本已取代旧称"阳痿（impotence）"。本章涉及的对象只包括血睾酮及促性腺激素正常、有正常夜间勃起的男性，以及合并心血管疾病、前列腺癌、糖尿病及脊髓损伤的患者，不包括药物引发的性功能障碍患者。由于伴发心血管疾病的勃起功能障碍的原因不明（疾病或治疗药物），因此纳入此类患者。

发病率／患病率　全球横断面流行病学研究[1-4]发现年龄40～70岁的男性有30%～50%存在不同程度的勃起功能障碍。全球有1亿5千万男性不能达到和维持足够的勃起以获得满意的性交[1]。年龄是勃起功能障碍的最重要的相关因素，40～70岁的男性中，中度勃起功能障碍的发生率为17%～34%，而重度勃起功能障碍的发生率为5%～15%[4]。

病因／危险因素 约80％的勃起功能障碍为器质性原因，其余为心理性。多数病例存在多种病因，继发于疾病、压力、外伤（脊髓损伤、盆腔及前列腺手术），或药物引发的与正常勃起相关的心理、神经、内分泌、血管及肌肉方面的不良反应。危险因素包括年龄增加、吸烟和肥胖。糖尿病、高血压、心脏病、焦虑及抑郁的男性，其勃起功能障碍的患病率增加。

预后 我们未发现器质性勃起功能障碍不进行治疗预后的好的证据。

治疗目的 恢复满意勃起，同时使不良反应最小。

结局 患者及其伴侣回报性生活满意度及性功能状况、生活质量，客观阴茎硬度测试、起效时间、持续时间、使用方便程度、死亡率及治疗的不良反应。

方法 《临床证据》检索及评价时间为2004年8月。我们检索比较治疗措施与安慰剂对照、未治疗或相互比较的随机对照试验及其他足够质量的研究。血激素水平正常的患者数不足80％的研究被排除。我们仅纳入包括临床治疗终点的研究。如果找到多个随机对照试验，仅纳入使用临床治疗终点（如成功尝试性交）作为结局判定的研究。

问 题 男性勃起功能障碍的治疗效果如何？

治疗选择1 **阴茎海绵体注射前列地尔**

2个随机对照试验发现与安慰剂相比，阴茎海绵体注射前列地尔能显著改善阴茎勃起。3个随机对照试验发现前列地尔阴茎海绵体注射较尿道内给药更能有效地改善勃起，提高性交成功率。3个随机对照试验发现阴茎海绵体注射前列地尔对改善勃起较注射罂粟碱疗效更佳。2个随机对照试验发现注射前列地尔与罂粟碱加酚妥拉明两联在改善勃起方面疗效相同。2个随机对照试验发现注射前列地尔在治疗两联无效的患者方面，其疗效不及前列地尔加罂粟碱加酚妥拉明三联治疗。1个小规模的随机对照试验发现西地那非与阴茎海绵体注射前列地尔均能改善阴茎勃起，获得成功性交，两者的疗效无显著性差异。1个小规模的随机对照试验发现有限的证据表明负压吸引装置与阴茎海绵体注射前列地尔在改善阴茎勃起硬度方面疗效相似，但前者在性高潮或总体性交满意度方面的疗效不及后者。注射部位疼痛是阴茎海绵体注射前列地尔最常见的不良反应，发生率高达40％。

益处 **阴茎海绵体注射前列地尔与安慰剂比较治疗各种原因的勃起功能障碍**：我们找到2个随机对照试验比较了注射前列地尔与安慰剂的疗效[6,7]。第一个随机对照试验（包括296例患者，年龄21～74岁，排除阴茎畸形、未控制的糖尿病或高血压、主要精神疾病、感染疾病或有阴茎异常勃起❻病史的患者）比较了阴茎海绵体注射2.5μg、5μg、10μg及20μg前列地尔与安慰剂的疗效[6]。安慰剂对所有患者无效，所有剂量组的前列地尔完全勃起的患者比例增加（$P < 0.01$）且硬度计评估硬度增加70％或完全勃起10min以上的比例也增加（$P < 0.01$）。其中，高剂量组前列地尔有效的患者比例也更高（$P \leqslant 0.001$），提示存在剂量效应关系。未报告具体数字，也未给出用图解表示的结果[6]。第二个随机对照试验是一个小规模交叉试验，包括60例患者，平均年龄58岁，勃起功能障碍超过6个月，治疗方案包括阴茎海绵体注射30μg前列地尔、罂粟碱30mg加0.5mg甲磺酸酚妥拉明两联药物和安慰剂（等渗盐水）[7]。结果发现前列地尔与安慰剂相比能显著增加足以插入的有效勃起的次数（成功勃起的比例：50％ vs 0％，$P < 0.001$）[7]。**阴茎海绵体注射前列地尔与尿道内给药比较**：见前列地尔尿道内给药的益处。**阴茎海绵体注射前列地尔与罂粟碱比较**：我们找到3个交叉随机对照试验比较了注射前列地尔与注射罂粟碱的疗效[8-10]。第一个交叉随机对照试验（采用单盲方法，包括205例各种病因引起的勃起功能障碍患者，平均年龄57.5岁）比较前列地尔（5μg）和罂粟碱（18mg，30mg/ml溶液中注射0.6ml）阴茎海绵体注射的疗效[8]。前列地尔组有效勃起持续10～20min的患者的比例显著高于罂粟碱组（完全勃起的比例：前列地尔组为34/129[26％]，罂粟碱组为17/129[13％]，$P < 0.03$）。两组用药当日及随后4周内成功性交的比例无显著性差异（当日成功性交的比例：前列地尔组为24/129[19％]，罂粟碱组为15/129[12％]，$P = 0.077$；随后4周内成功性交的比例：前列地尔组为12/129[9％]，罂粟碱组为6/129[5％]，$P = 0.61$）[8]。第二个小规模的随机对照试验（包括54位血管原因引起的勃起功能障碍患者，平均年龄57岁）比较阴茎海绵体注射20μg前列地尔与60mg罂粟碱的疗效[9]。前列地尔组达到部分或完全勃起的患者比例高于罂粟碱组（部分或完全勃起的比例：前列地尔组46％，罂粟碱组14％，$P < 0.002$，未报告患者的具体数量）[9]。第三个小规模的交叉随机对照试验（包括52名各种病因的勃起功能障碍患者，平均年龄48.6岁，病程0.7～6.0年）比较20μg前列地尔与30mg罂粟碱的疗效[10]。前列地尔显著增加成功勃起（阴茎勃起垂直角度超过90°，持续时间≥2小时）患者的比例（成功勃起的比例：前列地尔组42/52[81％]，罂粟碱组33/52[63％]，$P = 0.01$）。在24例考虑血管性勃起功能障碍的亚组，前列地尔也显著地增加成功勃起的比例（成功勃起的比例：前列地尔组16/24[67％]，罂粟碱组11/24[46％]，$P < 0.04$）[10]。**阴茎海绵体注射前列地尔与罂粟碱加酚妥拉明两联药物比较**：我们发现两个交叉随机对照试验比较了前列地尔和两联药物的疗效[7,11]。第一个小规模的交叉随机对照试验（包括60例患者，平均年龄58岁，病程>6个月）比较30μg前列地尔与两联药物（30mg罂粟碱加0.5mg甲磺酸酚妥拉明）及安慰剂（等渗盐水）的疗效[7]。结果发现，前列地尔组与两联药物组成功勃起患者的比例无显著性差异（前列地尔组为30/60[50％]，两联药物组为34/60[56％]，$P > 0.05$）[7]。第二个交叉随机对照试验（包括91例患者，平均年龄55岁）比较20μg前列地尔、两联药物（30mg罂粟碱加1mg酚妥拉明）及三联药物（10μg前列地尔加15mg罂粟碱加0.5mg酚妥拉明）的疗效[11]。阴茎硬度由观察者主观评测并通过弯角规客观测量。前列地尔与两联药物的比较结果表明，两者改善勃起的疗效相同，平均总硬度百分比或有效阴茎勃起的患者比例无显著性差异（平均总硬度百分比：前列地尔组为60%，两联药物组为59%，$P > 0.46$；有效阴茎勃起的比例：前列地尔组为60%或更高58/82[71%]，两联药物组为46/82[59%]，$P > 0.12$）[11]。**阴茎海绵体注射前列地尔与前列地尔加罂粟碱加酚妥拉明三联药物比较**：我们找到2个交叉随机对照试验比较了前列地尔和三联药物的疗效[11,12]。1个小规模的交叉随机对照试验（包括32例患者，平均年龄61.3岁，病程＞6个月）比较了2次两联药物无效的患者接受40μg前列地尔与三联药物（5.8μg前列地尔加17.64mg罂粟碱加0.58mg酚妥拉明）的疗效[12]。结果发现，与前列地尔相比，三联药物能显著增加有效勃起的患者比例（有效勃起的比例：前列地尔组为7/32[22%]，三联药物组为16/32[50%]，$P < 0.05$）[12]。第二个交叉随机对照试验（包括91例患者，平均年龄55岁）比较20μg前列地尔、两联药物（30mg罂粟碱加1mg酚妥拉明）及三联药物（15mg罂粟碱加0.5mg酚妥拉明加10μg前列地尔）的疗效[11]。三联药物组显著增加平均总体硬度百分比60%以上（前列地尔组为60%，三联药物组为66%，$P = 0.0115$）及至少达到60%硬度的有效勃起患者的比例（前列地尔组为58/82[71%]，三联药物组为67/82[82%]，$P = 0.007$）[11]。**阴茎海绵体注射前列地尔与西地那非比较**：见西地那非的益处。**阴茎海绵体注射前列地尔与负压吸引装置比较**：1个小规模的交叉随机对照试验（包括50例患者，44人完成研究，平均年龄62.3岁，病程超过6个月）比较阴茎海绵体自我注射前列地尔与使用负压吸引装置18～24个月后患者及其伴侣的满意度[13]。结果发现两者在改善勃起方面无显著性差异（平均勃起质量的自评分1～10分：前列地尔组为5.1，负压吸引装置组为4.3，结果无显著性）。但是，前列地尔组获得性高潮的能力显著高于负压吸引装置（平均阴茎感觉自评1～10分：前列地尔组为5.2，负压吸引装置为4.5，$P < 0.05$）。前列地尔组患者及其伴侣的总体满意度显著高于负压吸引装置组（患者平均总体满意度评分0～10分：前列地尔组为6.5，负压吸引装置组为5.4，$P < 0.05$；伴侣平均总体满意度评分0～10分：前列地尔组为6.5，负压吸引装置组为5.1，$P < 0.05$）。

害处 **阴茎海绵体注射前列地尔与安慰剂比较治疗各种原因的勃起功能障碍**：随后的多中心随机对照试验发现前列地尔的不良反应包括阴茎疼痛（54/327[23%]）及阴茎异常勃起（5/237[2.1%]）[6]。一组208例患者阴茎海绵体自我注射前列地尔随访3年的结果报告不良反应有：血肿（0.5%），阴茎异常勃起（1.5%），阴茎海绵体纤维化（1.0%）及阴茎纤维结节（0.5%）[14]。**阴茎海绵体注射前列地尔与罂粟碱比较**：第一个随机对照试验中两治疗组均有注射疼痛且强于进针疼痛（注射疼痛：前列地尔组为11/72[15.3%]，罂粟碱组为6/72[8.3%]，未评估显著性）。其中罂粟碱组中有1例（1/72）出现阴茎异常勃起，8小时后自行缓解[8]。第二个随机对照试验报告了轻度注射部位疼痛（罂粟碱组为44%，前列地尔组为45%，绝对数量未报告）。罂粟碱组有2例出现头晕和头痛，前列地尔组有1例出现头晕和头痛[9]。第三个随机对照试验中，前列地尔组6/52（11.5%），罂粟碱组13/52（25%）报告短暂的、能耐受的注射部位烧灼感。无阴茎异常勃起的报告，甚至接受前列地尔治疗的8例曾因注射罂粟碱出现阴茎异常勃起的患者也未报告出现阴茎异常勃起[10]。**阴茎海绵体注射前列地尔与罂粟碱加酚妥拉明两联药物比较**：随机对照试验发现前列地尔组阴茎疼痛较两联药物组更常见（前列地尔组为21/60[35%]，两联药物组为9/60[15%]，$P < 0.05$）[7]。**阴茎海绵体注射前列地尔与前列地尔加罂粟碱加酚妥拉明三联药物比较**：随机对照试验发现前列地尔组阴茎疼痛较三联药物组更常见（前列地尔组为13/32[41%]，三联药物组为4/32[12.5%]，$P < 0.05$）[12]。未发现长期不良反应的数据。**阴茎海绵体注射注射前列地尔与负压吸引装置比较**：两者不良反应的发生率无显著性差异[13]。

评论 没有随机对照试验描述随机及分组隐匿的步骤。本试验的主要临床指标由未受盲的观察者主观判定。在比较注射治疗与负压吸引装置的随机对照试验中，44对完成研究的夫妇中，80%在18～24个月后仍在采用1种以上其他治疗措施。

治疗选择2　前列地尔尿道内给药

1篇系统综述及一个随机对照试验（针对既往对前列地尔治疗有效的患者）发现与安慰剂相比，前列地尔能有效改善阴茎勃起和性交成功率。3个随机对照试验发现前列地尔尿道内给药在改善阴茎勃起和性交成功率方面疗效不及阴茎海绵体注射给药。阴茎疼痛是最常见的不良反应，见于1/3的男性患者。

益处 **前列地尔尿道内给药与安慰剂比较治疗各种原因的勃起功能障碍**：我们发现1篇系统综述（检索时间为2003年，包括3个随机对照试验，1828例患者，多数为器质性勃起功能障碍）比较了4种剂量的前列地尔（125μg、250μg、500μg及1000μg）与安慰剂的疗效[15]。其中2个随机对照试验采用平行设计，1个采用交叉设计。该综述合并两个平行设计试验的结果发现，与安慰剂相比，自行用药3个月后，前列地尔尿道内给药能显著增加至少获得一次成功性交的患者的比例（2个随机对照试验，1101例患者，至少一次成功性交的比例：尿道内给药组为345/528[65.3%]，安慰剂组为101/573[17.6%]；OR 7.22，95%CI：5.68～9.18，$P < 0.00001$）。一个平行设计的随机对照试验发现，与安慰剂相比，前列地尔能改善含有8个问题的生活质量问卷中的全部3个方面的状况（夫妻关系改善：前列地尔组为34%，安慰剂组为11%；个人健康改善：前列地尔组为5%，安慰剂组为8%；勃起质量：前列地尔组为71%，安慰剂组为1%，各组$P < 0.005$）。35%前列地尔组患者的伴侣报告夫妻关系改善，而安慰剂组仅为12%（未进行显著性检验）。该综述收入的交叉随机对照试验发现63.6%的患者至少一个剂量的前列地尔尿道内给药后获得至少一次成功性交（成功性交的比例：125μg前列地尔组为39.4%，250μg组为33.3%，500μg组为40%，1000μg组为50%，安慰剂组为12.5%，每个前列地尔剂量组与安慰

剂比较，P < 0.01）。与安慰剂比较，前列地尔还增加有效勃起患者的比例（有效勃起的比例：125μg 前列地尔组为 19.7%，250μg 组为 30.3%，500μg 组为 26.7%，1000μg 组为 31.7%，安慰剂组为 4.8%，每个前列地尔剂量组与安慰剂比较，P < 0.001）[15]。**前列腺根治性切除术后前列地尔尿道内给药**：我们发现1个随机对照试验（包括270例患者），采用从 125 ~ 1000μg 前列地尔个体化剂量或安慰剂在家治疗3个月。结果发现与安慰剂相比，尿道内给药增加至少获得一次成功性交患者的比例（前列地尔组为 72/126[57.1%]，安慰剂组为 9/137[6.6%]，P < 0.001）。**前列地尔尿道内给药与阴茎海绵体注射比较**：我们找到3个随机对照试验比较了前列地尔尿道内给药与阴茎海绵体注射的疗效[17-19]。第一个随机对照试验（111例患者）比较阴茎海绵体注射前列地尔（< 40μg）与尿道内给药（< 1000μg）加 ACTIS（一种阴茎束窄环），在医院调整剂量 1 ~ 14天后，在家治疗4周的疗效[17]。结果发现与阴茎海绵体注射相比，尿道内给药组至少获得一次成功勃起的患者比例减少（交叉开放标签设计，平均年龄59.2岁，各种病因的勃起功能障碍，平均病程4.5年；成功勃起的比例：尿道内给药组 42/68[61.8%]，阴茎海绵体注射组 63/68[92.6%]，P < 0.0001）。结果还发现与阴茎海绵体注射组相比，尿道内给药能降低国际勃起功能指数ⓖ问题3和问题4的平均得分（平均得分 0 ~ 5分；问题3：尿道内给药组基线得分为1.7，第4周为3.0；阴茎海绵体注射组基线得分为1.7，第4周为4.4；问题4：尿道内给药组基线得分为1.3，第4周为2.8；阴茎海绵体注射组基线得分为1.3，第4周为4.2，两组比较 P < 0.0001）。与阴茎海绵体注射相比，仅少数患者及其伴侣更喜欢使用尿道内给药（给药方式喜好的具体资料，患者：尿道内给药组为16%，阴茎海绵体注射组为69%；伴侣：尿道内给药组为10%，阴茎海绵体注射组为63%，未进行显著性检验）[17]。第2个随机对照试验（包括60例器质性勃起功能障碍患者）比较前列地尔尿道内给药20μg 与阴茎海绵体注射1mg的疗效[18]。结果发现与阴茎海绵体注射相比，尿道内给药降低有效勃起及超过一次成功性交的患者比例（有效勃起的比例：尿道内给药组为60%，阴茎海绵体注射组为90%；成功性交的比例：尿道内给药组为53%，阴茎海绵体注射组为87%，两组比较 P < 0.05）[18]。第3个随机对照试验（包括103例患者，平均年龄51.7岁）比较尿道内给药（< 1000μg）与阴茎海绵体注射（< 20μg）的疗效[19]。与阴茎海绵体注射相比，尿道内给药降低性交成功率（性交成功率：尿道内给药组为43%，阴茎海绵体注射组为70%，未进行显著性检验）。

害处 **前列地尔尿道内给药与安慰剂比较治疗各种原因的勃起功能障碍**：系统综述发现，与安慰剂相比，前列地尔尿道内给药增加阴茎疼痛的发生率（2个随机对照试验，1056例患者；阴茎疼痛的发生率：尿道内给药组为 170/567[30.0%]，安慰剂组为 18/589[3.1%]，OR 7.39，95%CI：5.40 ~ 10.12）[15]。1个随机对照试验也报告前列地尔组阴茎疼痛和尿道烧灼感的发生率显著高于安慰剂组（阴茎疼痛的发生率：前列地尔组为38.9%，安慰剂组为1.5%，P < 0.001；尿道烧灼感的发生率：前列地尔组为18.3%，安慰剂组为4.4%，P < 0.001）[16]。系统综述发现，与安慰剂相比，前列地尔尿道内给药还增加轻度尿道损伤的发生率（前列地尔组为 26/567[4.6%]，安慰剂组为 6/589[1.0%]，OR 3.79，95%CI：1.88 ~ 7.65）。尿道感染的发生率无显著性差异（前列地尔组为0.17%，安慰剂组为0.51%，OR 0.39，95%CI：0.05 ~ 2.78）。阴茎异常勃起ⓖ前列地尔组发现1例（前列地尔组为 1/567[0.18%]，安慰剂组为 0/589[0%]，OR 7.12，95%CI：0.14 ~ 359.12）。前列地尔组头晕的发生率显著高于安慰剂组（前列地尔组为 11/567[1.9%]，安慰剂组为 1/589[0.17%]，OR 5.57，95%CI：1.79 ~ 17.37）[15]。**前列地尔尿道内给药与阴茎海绵体注射比较**：1个随机对照试验发现两组最常见的不良反应为阴茎疼痛（阴茎疼痛的发生率：阴茎海绵体注射组为33.8%，尿道内给药组为25.0%）[17]。局部出血在两组均有报告（局部出血的发生率：阴茎海绵体注射组为1.5%，尿道内给药组为2.9%，未进行显著性检验）。另外一个随机对照试验中，阴茎海绵体注射组阴茎疼痛的发生率显著高于尿道内给药组（阴茎疼痛的发生率：尿道内给药组为7%，阴茎海绵体注射组为47%，P < 0.05）[18]。但是，第3个随机对照试验的结果与此相反（阴茎疼痛/尿道烧灼感的发生率：尿道内给药组为31.4%，阴茎海绵体注射组为10.6%，未进行显著性检验）。短暂尿道出血见于 5/103（4.8%）尿道内给药组患者。短暂头晕（6.8%）及眩晕（1人）也见于尿道内给药组患者，但阴茎海绵体注射组未出现[19]。未见到阴茎纤维化或其他严重不良反应的报告。

评论 没有随机对照试验描述随机或分组隐匿的步骤。系统综述中收入的所有随机对照试验及2个随后的随机对照试验在随机分组前预先筛选出对前列地尔效果好的患者[15, 18, 19]，这将增加与安慰剂比较时效应的大小，影响结果的外在效力及其临床实践中的代表性。

治疗选择3　阿朴吗啡

3个随机对照试验发现与安慰剂相比，舌下含服阿朴吗啡能显著增加成功勃起及性交成功率。最常见的不良反应包括恶心、头晕、头痛及困倦。持续用药后这些不良反应会减少。

益处 我们未发现相关的系统综述。**阿朴吗啡与安慰剂比较治疗各种原因的勃起功能障碍**：我们发现3个舌下含服阿朴吗啡与安慰剂比较的随机对照试验[20-22]。第1个随机对照试验发现，与安慰剂比较，舌下含服阿朴吗啡 15 ~ 25min 后起效（4周内剂量从2mg增加至4mg，并继续用药4周），8周后能增加有效勃起及成功性交的比例（包括507例患者，年龄 22 ~ 77岁，超过50%的患者有伴随用药，有效勃起的比例：阿朴吗啡组为62%，安慰剂组为55%，P = 0.02；成功性交的比例：阿朴吗啡组为38%，安慰剂组为28%，P = 0.001）[20]。与安慰剂相比，舌下含服阿朴吗啡2mg（目前推荐剂量）及 2 ~ 3mg 均能显著改善性交成功率（性交成功率：阿朴吗啡 2mg 结果未报告，P = 0.007；阿朴吗啡 2 ~ 3mg：阿朴吗啡组为35%，安慰剂组为26%，$P = 0.002$）。将剂量从2mg增加至3mg能提高获得成功性交患者的比例（$P = 0.002$）。但剂量增加至4mg并不能进一步提高获得成功性交的患者比例（结果未报告，也未进行显著性检验）。第2个随机对照试验比较舌下含服阿朴吗啡4周内调节最佳剂量2mg、4mg、5mg或6mg再继续用药4周，固定剂量5mg或6mg用药8周，以及安慰剂8周[21]。8周时，所有剂量组的阿朴吗啡均显著增加成功勃起及成功性交的患者比例（569例患者，年龄21～72岁，重度勃起功能障碍占32%，多数为器质性勃起功能障碍，交叉设计；成功勃起的比例：阿朴吗啡2mg、4mg、5mg、6mg调节剂量组为52.4%，2mg、4mg调节剂量组为47.5%，5mg固定剂量组为53.1%，6mg固定剂量组为52.6%，安慰剂组为34.5%，所有阿朴吗啡组与安慰剂组的比较，$P < 0.002$；成功性交的比例：阿朴吗啡2mg、4mg、5mg、6mg调节剂量组为50.3%，2mg、4mg调节剂量组为45.1%，5mg固定剂量组为50.9%，6mg固定剂量组为49.9%，安慰剂组为32.5%，所有阿朴吗啡组与安慰剂组的比较，$P < 0.01$）。第3个交叉随机对照试验分为3个治疗组，比较舌下含服阿朴吗啡3mg、4mg及安慰剂的疗效[22]。与安慰剂相比，阿朴吗啡3mg显著增加成功勃起及成功性交患者的比例（296例患者，平均年龄27～72岁，中重度勃起功能障碍患者的比例超过50%，多数为器质性病因；成功勃起的比例：3mg阿朴吗啡组为48.3%，安慰剂组为34%，$P < 0.001$；成功性交的比例：3mg阿朴吗啡组为49.3%，安慰剂组为34.6%）。3mg与4mg阿朴吗啡组间的成功勃起和成功性交患者比例无显著性差异（成功勃起的比例：3mg阿朴吗啡组为49%，4mg阿朴吗啡组为50%；成功性交的比例：3mg阿朴吗啡组为48%，4mg阿朴吗啡组为50%，两组比较$P > 0.40$）。3mg阿朴吗啡组在所有程度勃起功能障碍的疗效均高于安慰剂组。3mg阿朴吗啡的平均起效时间为18.8min（95%CI：17.0～20.0min）。3mg阿朴吗啡显著增加轻度、中度及重度勃起功能障碍患者成功勃起的患者比例（轻度勃起功能障碍成功勃起的比例：3mg阿朴吗啡组为66%，安慰剂组为51%，$P = 0.004$；中度勃起功能障碍成功勃起的比例：3mg阿朴吗啡组为55%，安慰剂组为35%，$P = 0.002$；重度勃起功能障碍成功勃起的比例：3mg阿朴吗啡组为33%，安慰剂组为25%，P值未报告，未进行显著性检验）。

害处 阿朴吗啡与安慰剂比较治疗各种原因的勃起功能障碍：在所有比较阿朴吗啡与安慰剂并报告不良反应的随机对照试验中[20-22]，舌下含服阿朴吗啡最常见的不良反应是恶心、头晕、嗜睡及头痛。1个随机对照试验发现，与安慰剂相比，阿朴吗啡组恶心的患者比例增加（阿朴吗啡组为25/224[9.8%]，安慰剂组为1/224[0.4%]，未进行显著性检验）[20]。恶心见于首次用药，4mg组更常见（13/25[52%]），持续用药后会下降。此外，头晕发生率阿朴吗啡组为7.1%，安慰剂组为2.4%；头痛发生率阿朴吗啡组为6.7%，安慰剂组为4%[20]。1个随机对照试验发现，与安慰剂相比，3mg阿朴吗啡组恶心患者的比例增加（阿朴吗啡组为7.0%，安慰剂组为1.1%，未进行显著性检验）[22]。这是最常见的不良反应。该研究还发现，与安慰剂比较，3mg阿朴吗啡组增加打哈欠（阿朴吗啡组为8.1%，安慰剂组为0.6%）、头晕（阿朴吗啡组为6.5%，安慰剂组为3.4%）、嗜睡（阿朴吗啡组为4.9%，安慰剂组为1.7%）、头痛（阿朴吗啡组为2.2%，安慰剂组为4.5%）以及血管扩张（阿朴吗啡组为2.2%，安慰剂组为2.3%）的发生率。1例3mg用药组的患者首次用药后出现血管迷走神经性晕厥，但是体格检查、生命体征及实验室检查与基线相比无显著性的临床差异。3mg阿朴吗啡组的各种不良反应的发生率均低于4mg组（恶心：3mg组为3.3%，4mg组为14.1%；打哈欠：3mg组为8.9%，4mg组为13%；头晕：3mg组为2.2%，4mg组为5.4%；嗜睡：3mg组为5.6%，4mg组为9.8%；头痛：3mg组为4.4%，4mg组为6.5%；血管扩张：3mg组为1.1%，4mg组为6.5%）。另外一个随机对照试验也报告相似的剂量依赖的不良反应[21]。这些不良反应的发生率在服药的后4周（疗程为8周）显著下降（4周时恶心患者的比例：2mg、4mg调节剂量组为24%，5mg固定剂量组为34%，6mg固定剂量组为44%，安慰剂组为3%；8周时恶心患者的比例：2mg、4mg调节剂量组为10%，5mg固定剂量组为12%，6mg固定剂量组为17%，安慰剂组为0%，未进行显著性检验）[21]。另外一个安慰剂对照的交叉随机对照试验（162例患者伴随服用抗高血压药物、利尿药及硝酸酯类药物）专门评估了5mg阿朴吗啡的心血管安全性[23]。结果发现，服用常用抗高血压药物、短效硝酸酯类药物及多数长效硝酸酯类药物患者的血压和心率无显著临床意义的改变。合并服用长效硝酸酯类药物的患者舌下含服阿朴吗啡后立位血压显著改变，但仰卧位血压无显著改变（平均立位收缩压变化：服药后30～60min时降低5～9mmHg；平均立位舒张压改变：服药后50～60min时降低3～4mmHg，两组与基线比较$P < 0.05$）。单剂量阿朴吗啡其他不良反应的发生率高于安慰剂组（任何不良反应的发生率：阿朴吗啡组为21%，安慰剂组为8%，未进行显著性检验）。最常见的不良反应有头晕（阿朴吗啡组为11%，安慰剂组为2%）、恶心（阿朴吗啡组为10%，安慰剂组为1%）及头痛（阿朴吗啡组为6%，安慰剂组为2%）。1例合用β受体阻滞剂的患者出现晕厥，8例出现症状性低血压（1例合用血管紧张素转换酶抑制剂，1例合用α受体阻滞剂，1例合用β受体阻滞剂，1例合用利尿剂，2人合用短效硝酸酯类药物，2例合用长效硝酸酯类药物）。

评论 没有随机对照试验描述随机及分组隐匿方法[20-22, 24, 25]。阿朴吗啡治疗合用硝酸酯类药物的勃起功能障碍可能比西地那非、他地那非或伐地那非更安全。

治疗选择 4 西地那非

1篇系统综述及随后的23个随机对照试验发现与安慰剂相比，西地那非能改善勃起、提高性交成功率。1个小规模的随机对照试验发现使用西地那非或阴茎海绵体注射前列地尔4～9个月（平均为6个月），两者均能增加足以成功性交的勃起次数，但两组疗效无显著性差异。西地那非的不良反应包括轻中度头痛、面部潮红及消化不良，见于1/4的男性患者。西地那非禁忌

勃起功能障碍

与硝酸酯类药物合用，已有两者合用后出现患者死亡的报告。

益处 我们发现1篇系统综述（检索时间为2000年，包括27个随机对照试验）[26]和23个随后的随机对照试验[27-51]比较西地那非与安慰剂的疗效，以及1个随机对照试验[52]比较西地那非与阴茎海绵体注射前列地尔的疗效。**西地那非与安慰剂比较治疗各种病因的勃起功能障碍**：该系统综述发现，与安慰剂相比，按需服用可变剂量西地那非显著增加至少有一次成功性交的患者比例（14个随机对照试验，2283例各种病因的勃起功能障碍患者，服药4周后至少有一次成功性交的患者比例：西地那非组为83%，安慰剂组为45%，RR 1.8，95%CI：1.7～1.9）[26]。固定剂量的7个随机对照试验中，高剂量组（50～100mg）获得成功性交的患者比例稍高于低剂量组（25mg以下）（成功性交的患者比例：25mg西地那非组为43%，安慰剂组为17%，95%CI：18～35；50mg组为50%，安慰剂组为14%，95%CI：30～42；100mg组为51%，安慰剂组为14%，95%CI：31～42）。15个随后的随机对照试验均发现，与安慰剂比较，西地那非能显著改善性功能[27-41]。其中，最大的随机对照试验发现，与安慰剂比较，西地那非按需服用4周能在20min内显著增加成功性交患者的比例（包括228例患者，平均年龄60岁，平均病程为7年；成功性交的比例：100mg按需服用组为51%，安慰剂组为30%，$P<0.05$）[40]。平均达到成功性交的起效时间为：100mg西地那非组为36.3min，安慰剂组为140.7min（RR 3.49，95%CI：2.43～5.01）[40]。**西地那非与安慰剂比较治疗合并糖尿病的勃起功能障碍**：系统综述收入2个合并糖尿病患者的随机对照试验，以及14个对糖尿病患者进行亚组分析的随机对照试验[26]。亚组分析的结果发现，与安慰剂相比，西地那非显著增加成功勃起及成功性交患者的比例（1019例合并糖尿病患者：成功勃起的比例：西地那非组为63%，安慰剂组为19%，RR 3.0，95%CI：2.5～3.7；551例合并糖尿病患者：成功性交的平均百分率：西地那非组为44%，安慰剂组为16%，95%CI：20～34）。我们找到4个随后的随机对照试验[42-45]。第1个随后的随机对照试验发现，与安慰剂相比，用药12周后，25～100mg西地那非显著改善患者自评的勃起状况及国际勃起功能指数的问题3和问题4评价的勃起状况（219例合并糖尿病的勃起功能障碍患者；患者自评的勃起改善的比例：西地那非组为64.6%，安慰剂组为10.5%，图示可信区间，$P < 0.0001$；12周后问题3平均评分：西地那非组为3.42，安慰剂组为1.86；12周后问题4平均评分：西地那非组为3.35，安慰剂组为1.84，两组比较 $P < 0.0001$）[42]。第2个随后的随机对照试验发现，与安慰剂相比，用药12周后西地那非显著改善国际勃起功能指数ⓖ问题3和问题4的评分（188例合并糖尿病的勃起功能障碍患者，12周后问题3平均评分：西地那非组为3.61，安慰剂组为2.71，$P = 0.001$；12周后问题4平均评分：西地那非组为3.25，安慰剂组为2.19，$P = 0.001$）[43]。与安慰剂比较，西地那非还增加成功性交的比例，但差异的显著性处于临界水平（图示结果，$P = 0.051$）。第3个随后的随机对照试验发现，与安慰剂相比，西地那非显著提高国际勃起功能障碍指数问题3和4的评分（112例合并糖尿病的勃起功能障碍患者，问题3平均评分：西地那非组为3.0，安慰剂组为1.7，$P < 0.0001$；问题4平均评分：西地那非组为2.6，安慰剂组为1.6，$P < 0.0001$）[44]。第4个随后的随机对照试验发现，与安慰剂相比，西地那非显著增加至少一次成功性交的患者比例（282例合并糖尿病的勃起功能障碍患者，262例完成试验。至少一次成功性交的比例：西地那非组为59%，安慰剂组为21%，$P < 0.002$）[45]。**西地那非与安慰剂比较治疗合并脊髓损伤的勃起功能障碍**：系统综述收入1个相关的随机对照试验[26]。结果发现，与安慰剂相比，西地那非显著改善勃起（205例合并脊髓损伤的勃起功能障碍患者，勃起的比例：西地那非组为83%，安慰剂组为12%，RR 7.2，95%CI：4.7～10.9）。**西地那非与安慰剂比较治疗根治性前列腺切除术后或合并前列腺癌的勃起功能障碍患者**：系统综述收入一个对有根治性前列腺切除术史的患者进行亚组分析的研究。结果发现，与安慰剂相比，西地那非显著增加成功勃起和成功性交患者的比例（116例根治性前列腺切除术后或合并前列腺癌的勃起功能障碍患者，成功勃起的比例：西地那非组为48%，安慰剂组为10%，RR 3.8，95%CI：1.6～9.5；42例患者，成功性交的平均百分率：西地那非组为25%，安慰剂组为3%，WMD 24，95%CI：5～43）[26]。我们发现1个小规模的随后的随机对照试验[46]研究行前列腺癌外放射治疗的患者，结果发现，与安慰剂相比，用药6周后，西地那非显著改善总体疗效及成功性交患者的比例（60例根治性前列腺切除术后或合并前列腺癌的勃起功能障碍患者，总体有效的比例：西地那非组为45%，安慰剂组为8%，$P < 0.001$；成功性交的比例：西地那非组为55%，安慰剂组为18%，$P < 0.001$）[46]。**西地那非与安慰剂比较治疗合并心脏病的勃起功能障碍患者**：系统综述收入一个对缺血性心脏病患者进行亚组分析的研究。结果发现，与安慰剂相比，西地那非显著增加成功勃起及成功性交患者的比例（373例合并心脏病的勃起功能障碍患者，成功勃起的比例：西地那非组为63%，安慰剂组为20%，相对益处增加2.6，95%CI：1.8～3.8；202例患者，成功性交的平均百分率：西地那非组为42%，安慰剂组为14%，WMD 23.8，95%CI：2.1～45.6）[26]。我们发现2个随后的随机对照试验比较了西地那非和安慰剂治疗合并心脏病的勃起功能障碍患者的疗效[47, 48]。第1个随后的随机对照试验发现，与安慰剂相比，用药12周后，可变剂量的西地那非显著增加国际勃起功能指障碍数问题3和4的评分（224例合并心脏病的勃起功能障碍患者，年龄超过40岁，合用硝酸酯类药物以外的各种抗高血压药物；12周后问题3平均评分：西地那非组为3.7，安慰剂组为2.2；12周后问题4平均评分：西地那非组为3.3，安慰剂组为1.9；两组比较：$P = 0.0001$）[47]。西地那非显著改善通过总体疗效问题ⓖ评估的勃起功能（西地那非组为71%，安慰剂组为24%，$P = 0.0001$）[47]。第2个随机对照试验发现，与安慰剂相比，用药12周后，可变剂量的西地那非显著提高国际勃起功能障碍指数问题3和问题4的评分（142例各种病因的勃起功能障碍患者，年龄39～82岁，平均病程5年，合并稳定型冠心病，平均病程7年，其中50%的患者曾有心肌梗死，超过8周，50%的患者曾接受过冠状动脉成形术和（或）冠状动脉搭桥术。12周后问题3平均评分：西地那非组为3.5，安慰剂组

为2.7；12周后问题4平均评分：西地那非组为3.3，安慰剂组为2.3，两组比较$P < 0.006$)[48]。**西地那非与阴茎海绵体注射前列地尔比较**：我们找到1个小规模的随机对照试验（包括54例患者）比较了西地那非与阴茎海绵体注射前列地尔的疗效[49]。结果表明，用药4～9个月（平均6个月）后，西地那非和阴茎海绵体注射前列地尔均能有效改善勃起，两者疗效无显著性差异（有效勃起的比例：西地那非组为80%，前例地尔组为83.3%，$P > 0.05$)。

害处 **西地那非与安慰剂比较治疗各种病因的勃起功能障碍**：系统综述发现14个可变剂量的临床试验中（包括3780例患者），与安慰剂相比，西地那非显著增加至少1种不良反应的危险（3780例患者；至少1种不良反应的发生率：西地那非组为48%，安慰剂组为36%，RR 1.4，95%CI：1.3～1.6)[26]。不良反应包括：头痛（西地那非组为11%，安慰剂组为4%，RR 2.6，95%CI：1.8～3.7)、面部潮红（西地那非组为12%，安慰剂组为2%，RR 5.8，95%CI：3.4～10)、消化不良（西地那非组为5%，安慰剂组为1%，RR 3.8，95%CI：2.2～6.6）及视觉障碍（西地那非组为3.0%，安慰剂组为0.8%，RR 3.1，95%CI：1.8～5.4)。西地那非与安慰剂组因不良反应中断治疗的比例相似（西地那非组为1.3%，安慰剂组为1.2%，RR 1.3，95%CI：0.7～2.3)[26]。系统综述中固定剂量的临床试验结果发现，高剂量西地那非的不良反应更常见，为轻度至中度[26]。1个随后的随机对照试验（包括236例各种病因的勃起功能障碍患者）发现西地那非的不良反应有面部潮红（25.2%)、头晕（6.7%)、头痛（5.9%)及心悸（3.4%)[28]。第2个随机对照试验发现头痛（西地那非组为20%，安慰剂组为6%)、面部潮红（西地那非组为15%，安慰剂组为1%)、消化不良（西地那非组为15%，安慰剂组为0%)及视觉异常（西地那非组为8%，安慰剂组为1%，未进行显著性检验）在西地那非组更常见[31]。4个其他随机对照试验报告的不良反应与此相似[27, 33, 36, 41]。**西地那非与安慰剂比较治疗合并糖尿病的勃起功能障碍患者**：1个随机对照试验（包括188例合并糖尿病的勃起功能障碍患者）发现，与安慰剂相比，西地那非增加不良反应的发生率，如头痛（西地那非组为20%，安慰剂组为8%)、面部潮红（西地那非组为18%，安慰剂组为3%）及消化不良（西地那非组为32%，安慰剂组为8%，未进行显著性检验）[43]。另外1个小规模的随机对照试验（包括60例患者）报告了类似的不良反应发生率（头痛：西地那非组为42%，安慰剂组为15%，$P < 0.001$；消化不良：西地那非组为32%，安慰剂组为8%，$P < 0.001$)。其他不良反应包括肌肉疼痛、鼻塞、视觉异常及头晕的发生率在两组无显著性差异[46]。1个以安慰剂作对照的随机对照试验发现西地那非组4/137（2.7%）患者出现胸痛，2/137（1.5%）出现心肌梗死[45]。**西地那非与安慰剂比较治疗合并脊髓损伤的勃起功能障碍患者**：1个安慰剂对照、交叉设计的随机对照试验（包括23例患者）评估第6胸椎以上完全脊髓损伤患者使用西地那非的心血管反应[52]。结果发现，与安慰剂相比，西地那非显著降低颈髓损伤患者的收缩压（12例合并脊髓损伤的勃起功能障碍患者，1小时后平均卧位收缩压变化：100mg 西地那非组降低13.8mmHg，安慰剂组降低0.4mmHg，$P < 0.005$)。西地那非还显著降低颈胸髓损伤患者的舒张压（12例颈髓损伤患者，1小时后平均卧位舒张压变化：50mg 西地那非组降低9.5mmHg，安慰剂组降低1.6mmHg，$P < 0.005$；11例胸髓损伤患者，1小时后平均卧位舒张压变化：100mg 西地那非组降低9.5mmHg，安慰剂组降低0mmHg，$P < 0.05$)。所有的脊髓损伤患者均报告剂量依赖性头晕。**西地那非与安慰剂比较治疗合并心脏病的勃起功能障碍患者**：服用西地那非的1个重要禁忌证是服药后24小时内禁忌与口服硝酸酯类药物合用，因合用有可能导致严重低血压[53]。2个随机对照试验（包括264例患者）评估合并使用除硝酸酯类药物以外的抗高血压药物的心脏病患者的血流动力学变化，结果发现，西地那非未产生有临床意义的血压变化[11, 28]。第1个随机对照试验（包括224例患者）评估了40岁及以上服用硝酸酯类药物以外的各种抗高血压药物的心脏病患者服用西地那非后的疗效[47]。除了面部潮红（西地那非组为17%，安慰剂组为2%）外，未报告其他心血管系统的不良反应。第2个小规模的随机对照试验（包括105例患者）评估西地那非对冠心病患者锻炼时心血管系统的影响[54]，结果发现，西地那非对患者锻炼诱发的症状、体征及缺血的程度没有影响。系统综述（包括27个随机对照试验，西地那非组4240人，安慰剂组2707人）发现西地那非组与安慰剂组患者的死亡率及严重心血管并发症的发生率无显著性差异（死亡率：西地那非组为4/4240[0.1%]，安慰剂组为2/2707[0.1%]；心肌梗死的发生率：西地那非组6/4240[0.1%]，安慰剂组为6/2707[0.2%]）[26]。未服用硝酸酯类药物的缺血性心脏病患者的亚组分析结果发现，与安慰剂相比，西地那非显著增加心绞痛患者的比例（包括24个随机对照试验，664例未服用硝酸酯类药物的缺血性心脏病患者；心绞痛患者的比例：西地那非组为2.4%，安慰剂组为0.4%，$P = 0.06$)[26]。2个随机对照试验中未出现与西地那非有关的患者死亡[47, 54]。一项研究综合了包括1993～2001年进行的120个临床试验中的心肌梗死和心血管病因死亡数据。这里的临床试验包括随机对照试验、无盲法的试验和解除盲法后的延续试验。结果发现，西地那非并不增加心肌梗死或心血管原因死亡的危险（西地那非组为0.91/100随访人年，95%CI：0.52～1.48；安慰剂组为0.84/100随访人年，95%CI：0.39～1.60，RR 1.08，95%CI：0.45～2.77，$P = 0.88$)[55]。

评论 系统综述中的许多随机对照试验及随后的随机对照试验未描述随机及分组隐匿的程度，可能的解释有二：随机方法有问题或是对正确随机方法的描述不充分。随机方法不当时，特别是分组隐匿不当时，研究会高估治疗的效果。

治疗选择5 他地那非

1篇系统综述及随后的3个随机对照试验发现与安慰剂相比，他地那非能改善勃起、提高性交成功率，药效可持续36个小时。2个药物交叉随机对照试验中，患者喜欢选用他地那非胜过西地那非。服用降压药的糖尿病患者，20mg他地那非的疗效好于10mg他地那非或安慰剂。不良反应包括轻中度头痛、肌肉疼痛、背痛、消化不良及面部潮红，见于1/3的男性患者。他地那非禁忌与硝酸酯类药物合用，因两者合用可导致致命性的低血压。

益处 我们没有发现系统综述。**他地那非与安慰剂比较治疗各种病因的勃起功能障碍**：我们找到1篇系统综述（包括11个随机对照试验，2102例患者，年龄22～88岁，平均年龄56岁，器质性、心理性或混合病因的轻度至重度勃起功能障碍至少1年，312人服用10mg他地那非，1143人服用20mg他地那非，638人服用安慰剂，疗程为12周，1999年4月～2003年2月间由厂商支持在全球174个中心完成，见下面的评论）[56]。两个他地那非剂量组的通过国际勃起功能指数❻勃起功能域评估的勃起功能平均改善显著高于安慰剂组（2036例患者，平均勃起功能域评分：10mg他地那非组为6.5，20mg他地那非组为8.6，安慰剂组为0.9，两个剂量组与安慰剂比较$P<0.001$）。两个剂量的他地那非均显著增加通过性事问卷❻问题3评估的成功性交的比例（2055例患者，成功性交比例较基线[22%～24%]的平均变化：10mg他地那非组为34%，20mg他地那非组为46%，安慰剂组为8%，两个剂量他地那非与安慰剂比较，$P<0.001$）[56]。两个剂量的他地那非还显著改善总体评估问卷❻评估的勃起状况（2055例患者，改善勃起的比例：10mg他地那非组为71%，20mg他地那非为84%，安慰剂组为33%，两个剂量组他地那非与安慰剂组比较，$P<0.001$）[56]。我们发现3个随后的随机对照试验比较他地那非与安慰剂的疗效[57-59]。1个随机对照试验（包括179例各种病因的勃起功能障碍患者，年龄21～72岁，平均年龄56岁）比较固定剂量2mg、5mg、10mg或25mg他地那非与安慰剂用药3周的疗效[57]。与安慰剂相比，所有剂量的他地那非显著提高国际勃起功能指数问题3的评分（179例患者，用药后问题3较基线水平[范围2.36～3.1]的平均变化：2mg他地那非+0.6，5mg他地那非+1.2，10mg他地那非+1.0，25mg他地那非+1.3，安慰剂组-0.3，2mg他地那非与安慰剂比较$P<0.005$，5mg、10mg、25mg他地那非与安慰剂比较$P<0.0005$）[57]。与安慰剂相比，除2mg组外，所有剂量的他地那非均显著改善国际勃起功能指数问题4的评分（179例患者，用药后问题4较基线水平[范围1.9～2.5]的平均变化：2mg他地那非+0.8，5mg他地那非+1.4，10mg他地那非+1.7，25mg他地那非+1.7，安慰剂组+0.2，5mg、10mg、25mg他地那非与安慰剂比较$P<0.0005$）。与安慰剂相比，他地那非组的患者及其伴侣的总体性满意度提高（179对夫妻，报告总体满意的比例，患者：他地那非组为58%，安慰剂组为16.6%，$P\leq0.05$；伴侣：他地那非组为63%，安慰剂组为19.6%，未进行显著性检验）[57]。第2个随后的随机对照试验（207例患者，多数为器质性勃起功能障碍）比较了20mg他地那非按需服用（159例患者）与安慰剂（48例患者）比较治疗12周的疗效。结果发现，与安慰剂比较，他地那非显著改善性事表问题2和问题3评估的成功性交和性交评分（问题2较插入基线评分[范围：40.5%～45.2%]的平均变化：他地那非组+31.6，安慰剂组+2.3，$P<0.0001$；问题3较性交基线评分[19.1%～20.7%]的平均变化：他地那非组为43.6，安慰剂组为3.5，$P<0.0001$）[58]。与安慰剂比较，他地那非显著增加用药后4～36小时内的性交尝试次数及成功性交的比例（用药后4～36小时内尝试性交比例：他地那非组为2446/4433[55.2%]，安慰剂组为350/1005[34.8%]，$P=0.001$；用药后4～36小时内成功性交的比例：他地那非组为1728/2988[57.8%]，安慰剂组为63/253[26.8%]，$P<0.001$）[58]。第3个随后的随机对照试验（包括348例各种病因的勃起功能障碍患者，平均年龄57岁）比较了性交前24小时或36小时服用20mg他地那非与安慰剂的疗效[59]。与安慰剂比较，他地那非24小时及36小时组均显著增加成功性交的比例（348例患者，24小时组的比例：他地那非组为120/227[52.9%]，安慰剂组为72/247[29.1%]；36小时组成功性交的比例：他地那非组为132/223[59.2%]，安慰剂组为60/212[28.3%]，两组比较$P<0.001$）[59]。**他地那非与安慰剂比较治疗合并糖尿病的勃起功能障碍患者**：我们找到1个随机对照试验（包括216例1型或2型糖尿病患者，勃起功能障碍至少3个月）比较10mg、20mg他地那非与安慰剂最多每日一次不限制饮食或饮酒共12周的疗效[60]。两个剂量的他地那非均显著改善国际勃起功能指数评估的勃起及性功能（国际勃起功能指数勃起功能域评分的平均变化：10mg他地那非组为6.4，20mg他地那非组为7.3，安慰剂组为0.1，两剂量组与安慰剂组比较$P<0.001$）。对合用抗高血压药物的患者，20mg他地那非的疗效好于10mg他地那非或安慰剂（国际勃起功能指数勃起功能域评分的平均变化：安慰剂组为-1.8，10mg他地那非组为+3.9，20mg他地那非组为+9.5，10mg他地那非与安慰剂未进行显著性检验，20mg他地那非与安慰剂比较，$P<0.001$；性事表问题2[成功插入]]较基线评分[范围未报告]的变化：10mg他地那非组+22.2%，20mg他地那非组+30.6%，安慰剂组-4.1%，两个剂量组与安慰剂比较，$P<0.001$；性事表问题3[成功性交]较基线评分[范围未报告]的变化：10mg他地那非组+28.4%，20mg他地那非组+29.1%，安慰剂组1.9，两个剂量组与安慰剂比较，$P<0.001$）[60]。**他地那非与西地那非比较**：我们找到1个双盲交叉试验（215例患者，年龄18～65岁，病程至少3个月，无他地那非用药史，15.3%患者接受了不充分的50mg西地那非试验）评估了患者对他地那非或西地那非的喜好[61]。该试验比较了20mg他地那非与50mg西地那非按需服用4周，再经过1～2周的清洗期后交换药物使用4周后的疗效。190/215（88%）患者更偏好他地那非（偏好他地那非的比例：20mg他地那非组为126/190[66.3%]，50mg西地那非组为64/190[33.7%]，$P<0.001$）[61]。

害处 **他地那非与安慰剂比较治疗各种病因的勃起功能障碍**：11个随机对照试验的综合结果提示，他地那非至少出现一种不良反应的比例高于安慰剂组（至少出现一种不良反应的比例：安慰剂组为39%，10mg他地那非组为58%，20mg他地那非组为51%，未进行显著性检验）[56]。他地那非组因不良反应退出试验的人数多于安慰剂组，但绝对数不多（因不良反应退出试验的人数：10mg他地那非组为5/321[1.6%]，20mg他地那非组为36/1143[3.2%]，安慰剂组为8/638[1.3%]，$P=0.026$）。不良反应包括头痛、消化不良、背痛、鼻咽炎、肌肉疼痛、面部潮红、鼻塞及肢体疼痛[56]。1个随后的随机对照试验发现他地那非不良反应的发生率随剂量增加（不良反应的发生率：2mg他地那非为17.1%，25mg他地那非为36.1%，未进行显著性检验）。该试验及2个随后的随机对照试验发现他地那非组因不良反应退出试验的人数多于安慰剂组[57-59]。20mg他地那非组有2/207（1%）因胸痛入院[58]。他地那非与安慰剂比较治疗合并糖尿病的患者：随机对照试验发现，他地那非组的不良反应发生率普遍高于安慰剂组，但仅消化不良的发生率有显著性差异（10mg他地那非组为8/73[11.0%]，20mg他地那非组为8/72[11.1%]，安慰剂组为0/71[0%]，$P = 0.005$）[60]。**他地那非与西地那非比较**：随机对照试验中，常见的不良反应包括头痛（他地那非组为24/215[11.2%]，西地那非组为19/215[8.8%]，未进行显著性检验）[61]。其他不良反应包括消化不良、鼻咽炎、面部潮红、肌肉疼痛及鼻塞等[61]。

评论 系统综述中的临床试验在勃起功能障碍的病因及年龄上存在临床异质性，研究设计及结局评估也不一致。统计学异质性未正式评估[56]。没有试验描述随机及分组隐匿的步骤。与西地那非比较，他地那非提供的更大的性交时间窗，没有饮食限制，而西地那非仅有效4小时，葡萄汁或高脂肪餐会降低疗效。比较他地那非或西地那非偏好的试验[61,62]局限于曾服用西地那非的患者，缺乏剂量低于20mg的分组，仅有35%需要上调西地那非剂量的患者得到调整[62]。没有关于他地那非视觉方面不良反应的报告。

治疗选择6　伐地那非

1篇系统综述及随后的1个随机对照试验发现与安慰剂相比，伐地那非能改善阴茎勃起，增加性交成功率。不良反应包括轻中度头痛、面部潮红及消化不良，见于1/3的患者。伐地那非禁忌与硝酸酯类药物合用，两者合用可导致致命性的低血压。我们尚未发现有关伐地那非与西地那非或他地那非直接比较的研究。

益处 **伐地那非与安慰剂比较治疗各种病因的勃起功能障碍**：我们发现1篇系统综述（检索时间为2002年，包括5个随机对照试验，1900例患者）[63]及1个随机对照试验[64]。该系统综述发现2个有临床治疗终点的随机对照试验。第1个随机对照试验发现，与安慰剂相比，5mg、10mg及20mg伐地那非性交前1小时服用12周显著改善国际勃起功能指数（IIEF）**G**问题3和问题4评估的勃起及性交成功率（601例患者，平均年龄52.2岁，病程≥6个月，平均基线勃起功能域评分为14.0，12周时平均勃起功能域评分改善：5mg伐地那非组为6.7，10mg伐地那非组为8.0，20mg伐地那非组为9.0，安慰剂组为1.6，所有剂量组与安慰剂组比较，$P < 0.001$）。第2个随机对照试验发现，与安慰剂相比，5mg、10mg及20mg伐地那非服用12周显著改善IIEF勃起功能域的评分，但26周时仅10mg组及20mg组改善评分（805例患者，平均年龄57.2岁，平均基线勃起功能域评分为13.1，12周时平均勃起功能域评分改善：5mg伐地那非组为5.9，10mg伐地那非组为7.2，20mg伐地那非组为8.6，安慰剂组为1.4，所有剂量组与安慰剂组比较，$P < 0.001$；26周时勃起功能域评分：10mg和20mg组与安慰剂组比较$P < 0.001$）。5mg、10mg及20mg伐地那非还显著改善性事表**G**日记问题2和问题3评估的成功勃起和成功性交（每组与安慰剂组比较，$P<0.0001$），以及总体疗效问题**G**回答是的患者比例（5mg、10mg及20mg伐地那非组与安慰剂组比较，$P < 0.001$）。我们找到1个随后的随机对照试验[64]。结果发现，与安慰剂相比，固定剂量的伐地那非显著改善IIEF勃起功能域的评分（323例患者，平均年龄54岁，50%~54%的患者曾使用西地那非，平均基线勃起功能域评分为13，10mg使用4周后，调整剂量至5~20mg按需服用8周。12周时平均勃起功能域评分改善：伐地那非组为3.2，安慰剂组为1.9，$P < 0.005$）。伐地那非还改善性事表日记问题2（插入）和问题3（成功性交）评估的勃起状况（基线期平均每人成功插入的比例：伐地那非组为38%~39%，安慰剂组为44%~48%；基线期平均每人成功性交的比例：伐地那非组为14%，安慰剂组为18%~20%；用药4周时平均每人成功插入的比例：伐地那非组为73%，安慰剂组为41%；8周时：伐地那非组为84%，安慰剂组为49%；12周时：伐地那非组为80%，安慰剂组为46%；所有组与安慰剂组比较$P < 0.001$；用药4周时平均每人成功性交的比例：伐地那非组为58%，安慰剂组为22%；8周时：伐地那非组为71%，安慰剂组为31%；10周时：伐地那非组为74%，安慰剂组为34%；所有组与安慰剂组比较$P < 0.001$）[64]。**伐地那非与安慰剂比较治疗合并糖尿病的患者**：系统综述收入1个随机对照试验（452例患者，糖化血红蛋白<12%，病程>6个月）比较10mg及20mg伐地那非与安慰剂治疗12周，随后延长治疗3个月（343例患者，118例继续服用10mg伐地那非，116例继续服用20mg伐地那非；106例原服用安慰剂的患者中，55例改服10mg伐地那非，51例改服20mg伐地那非）[63]。结果发现，与安慰剂相比，12周后伐地那非显著改善IIEF勃起功能域评分（基线期平均勃起功能评分为11.3，12周时平均勃起功能评分：安慰剂组为13，10mg伐地那非组为17，20mg伐地那非组为19，每组与安慰剂比较$P < 0.0001$）。3个月延长治疗结束时，从安慰剂改用伐地那非的患者勃起功能域评分改善，继续伐地那非治疗的患者勃起功能域评分无变化（数据未报告，未进行显著性检验）。**伐地那非与安慰剂比较治疗前列腺切除术后患者**：系统综述收入的1个随机对照试验比较伐地那非与安慰剂对前列腺切除术后患者的疗效。结果发现，与安慰剂相比，用药12周后10mg或20mg伐地那非显著改善勃起及成功性交，评估方法包括IIEF勃起功能域评分、性事表日记问题2和问题3及总体疗效评估问卷（440例患者，>67%为重度，耻骨后保留神经根治性前列腺切除术后至少6个月，所有组与安慰剂组比较$P < 0.0001$）。伐地那非可改善各种程度的勃起功能障碍（具体数据未报告）。

害处 系统综述发现4个随机对照试验中22%~61%的患者报告服用伐地那非5~40mg后出现不良反应。最大的随机对照试验（762例进入安全性分析）中，最常见的不良反应是头痛（10%~21%），其次是鼻炎（9%~17%）、面部潮红（5%~13%），及消化不良（1%~6%）[63]。系统综述未报告安慰剂组不良反应的发生率。该综述还收入1个交叉、单剂量研究（41例合并稳定型心绞痛患者），评估服用10mg伐地那非或安慰剂后患者的运动耐量。与安慰剂组相比，伐地那非不会延长无症状运动时间（$P = 0.39 \sim 0.59$）。与安慰剂相比，伐地那非能延长ST段出现压低的时间（伐地那非组为381s，安慰剂组为334s，$P = 0.0004$）。该综述发现1个合并高血压患者的药物相互作用试验，20mg伐地那非与血管舒张剂硝苯地平合用后，患者的血压未出现有临床意义的重要变化（数据未报告）[63]。1个随后的随机对照试验发现，与安慰剂相比，伐地那非组的不良反应发生率显著增加（报告的不良反应发生率：5mg伐地那非组为14%，10mg伐地那非组为22%，20mg伐地那非组为11%，安慰剂组为5%，未进行显著性检验）。总体上有45/157（29%）伐地那非组患者出现至少一种不良反应，安慰剂组为5%。发生率超过2%的与药物有关的不良反应包括面部潮红（伐地那非组为18/157[11%]，安慰剂组为0/164[0%]）、头痛（伐地那非组为15/157[10%]，安慰剂组为3/164[2%]）、鼻炎（伐地那非组为8/157[5%]，安慰剂组为1/164[1%]）、消化不良（伐地那非组为4/157[3%]，安慰剂组为0/164[0%]）及头晕（伐地那非组为3/157[2%]，安慰剂组为1/164[1%]）[64]。伐地那非与其他磷酸二酯酶5抑制剂一样，禁忌与硝酸酯类药物合用（见西地那非与安慰剂比较治疗合并心脏病患者的害处）。

评论 系统综述局限于Medline及英文期刊的电子检索。试验未进行质量评估或未描述。所有的试验排除了西地那非无效的患者，但是有49%~71%患者曾使用西地那非，因此并非首次相关治疗。数据未进行Meta分析，仅以叙述方式描述。报告称伐地那非是药力最强且选择性最高的磷酸二酯酶5抑制剂，但未发现任何伐地那非与西地那非、他地那非或其他治疗方法比较的试验。未见伐地那非视觉方面不良反应的报告。

治疗选择7 人参

1个小规模的随机对照试验发现有限的证据表明，与安慰剂相比，高丽红参（Korean red ginseng）能增加成功勃起次数、改善性欲及增加性交成功率。未报告不良反应。

益处 我们没有发现相关的系统综述。**人参与安慰剂比较**：我们找到1个小规模的交叉随机对照试验（包括45例患者，平均年龄54岁，各种病因的勃起功能障碍，40%~50%为重度勃起功能障碍）比较高丽红参与安慰剂每日三次，共2个8周疗程，中间有2周清洗期[65]。结果发现，与安慰剂相比，人参改善IIEF⑥评估的勃起功能、性欲及性交满意度（平均勃起功能评分：安慰剂组为11.24，人参组为15.02；平均性欲评分：安慰剂组为4.40，人参组为5.28；平均性交满意度评分：安慰剂组为5.56，人参组为7.10；所有组与安慰剂组比较 $P < 0.05$）。与安慰剂相比，人参还增加IIEF问题3和问题4评估的成功勃起和性交成功率（问题3平均评分[范围1~5]：安慰剂组为2.06，人参组为2.70；问题4平均评分：安慰剂组为1.92，人参组为2.83，两组与安慰剂组比较 $P < 0.01$）。与安慰剂相比，较多的患者通过总体疗效评估问卷⑥回答人参改善了勃起（勃起满意的比例：人参组为60%，安慰剂组为20%，$P < 0.01$）。

害处 随机对照试验未报告害处。

评论 **临床指南**：人参是一个传统的亚州治疗药，不良反应很少，推荐剂量为0.5~2.0g/d。

治疗选择8 阴茎假体

我们未发现有关阴茎假体治疗男性勃起功能障碍的系统综述或随机对照试验。无对照研究提示患者满意度高，但我们未发现足够质量的研究来进行评估。但是，一致的观点认为阴茎假体很可能有效。阴茎假体植入最严重的并发症为机械故障和感染。通常创伤小的措施无效时才考虑植入阴茎假体。

益处 我们没有发现相关的系统综述或随机对照试验。基于伦理方面的原因，不太可能进行植入阴茎假体与非手术治疗措施比较的随机对照试验。无对照研究提示患者满意度高，但我们未发现足够质量的研究来进行评估。但是，一致的观点认为阴茎假体很可能有效。

害处 我们找到1个随访10年的前瞻性队列研究（包括331例植入各种类型阴茎假体的患者）[66]。手术的不良反应包括术后创口感染（19/331[5.7%]），多数因出现脓肿而需要手术去除假体。其他并发症包括疼痛持续1周以上（20/331[6.0%]），局部肿胀持续1个月以上（18/331[5.4%]），短暂阴茎和阴囊血肿（16/331[4.8%]），外观异常需要矫正（9/331[2.7%]），以及日常生活不方便需要去除假体（3/331[0.9%]）。还有一个并发症是机械故障（22/331[6.6%]）[66]。

评论 **临床指南**：通常在其他创伤小的措施无效时才考虑植入阴茎假体。

治疗选择9 性心理咨询

1个小规模的随机对照试验发现接受性心理咨询患者与候诊对照患者的性交成功率无显著性差异，而另一个随机对照试验则发现与候诊对照患者相比，性心理咨询能改善性功能和满意度。该随机对照试验还发现与单纯性心理咨询相比，针对改善社交技能的人际关系治疗辅助或不辅助性心理咨询能改善性功能及性满意度。所有随机对照试验的对象均为心理性勃起功能障碍患者。害处未充分描述。

益处 我们没有发现相关的系统综述。**性心理咨询与候诊对照患者比较**：我们找到2个随机对照试验治疗单身勃起功能障碍患者与候诊患者比较[67, 68]。1个小规模的随机对照试验（包括21例心理性勃起功能障碍患者）发现，与候诊患者相比，性心理咨询显著改善性行为及态度（自评总体性生活满意度；图示结果，$P < 0.01$）。性心理咨询与候诊患者至少一次

成功性交的比例无显著性差异（图示结果，$P<0.10$）[67]。另一个随机对照试验（69 例患者，排除器质性勃起功能障碍）比较了 4 种治疗措施：标准性心理咨询（手淫训练获得无焦虑勃起；步骤为"性感集中"、"挤压"及"停止－开始"获得射精控制；射精感觉锻炼减少性活动焦虑、增强性快感；消除性行为和性关系的误解，消除因性功能不全暴露而出现的恐惧）、人际关系障碍定向治疗（个体化社交技巧训练）、性心理咨询联合人际关系障碍定向治疗及 15 周候诊患者作为对照[68]。15 周治疗结束时，与候诊患者相比，所有心理治疗组的评估综合评分显示改善性活动（$P<0.03$）及性满意度（$P<0.004$），评估方法是包括 258 个问题的 Derogatis 性功能问卷。3 个心理治疗方法之间的性功能和满意度改善无差别。**性心理咨询与人际关系治疗比较**：前面提及的随机对照试验发现单纯性心理咨询、单纯人际关系治疗或两者联合治疗 15 周时，性功能和性满意度改善无显著性差异[68]。但是，随访 6 及 12 个月后，人际关系治疗组无勃起功能障碍的患者比例显著高于性心理治疗组（1 年时不符合 DSM Ⅲ 勃起功能障碍标准的比例：人际关系治疗组为 78%，性心理咨询组为 40%，$P<0.02$）。与单纯人际关系治疗或性心理咨询治疗比较，随访 6 个月及 1 年后，两种方法联合治疗也增加无勃起功能障碍患者的比例（$P<0.03$，图示结果）。**性心理咨询与阴茎海绵体注射前列地尔比较**：见阴茎海绵体注射前列地尔的益处。**性心理咨询与负压吸引装置比较**：见负压吸引装置的益处。

害处 随机对照试验未报告不良反应[67,68]。

评论 随机对照试验未描述随机或分组隐匿的方法[67,68]。1 个比较性心理咨询与候诊患者的随机对照试验规模太小因此不能确定其是否肯定有效[67]。比较前列地尔与性心理咨询的随机对照试验未描述性心理咨询的具体方法。相对于性心理咨询在临床上的广泛应用，评估其疗效的随机对照试验太少。

治疗选择 10　负压吸引装置

负压吸引装置尚未在随机对照试验中得到充分的评价。1 个小规模随机对照试验发现有限的证据表明负压吸引装置与阴茎海绵体注射前列地尔在改善阴茎勃起硬度方面疗效相似，但前者在改善性高潮方面的疗效不及后者。1 项随机对照试验发现尽管负压吸引装置联合性心理治疗改善勃起的患者数多，但其疗效不比单纯性心理治疗更好。随机对照试验的规模太小，因此不能发现可能实际存在的重要的临床效果。一些患者发现负压吸引装置产生的勃起硬度不足，且射精受阻。

益处 **负压吸引装置与安慰剂比较**：我们没有发现相关的系统综述或随机对照试验。**负压吸引装置与阴茎海绵体注射前列地尔比较**：见阴茎海绵体注射前列地尔的益处。**负压吸引装置与性心理治疗比较**：我们找到 1 个随机对照试验（45 对夫妇）比较性心理治疗（联合关系治疗与改进 Masters & Johnson 性心理治疗，每次 45～50min，2 周一次，至少治疗 3 次，对治疗师进行监督指导）与第二次心理治疗后联合负压吸引装置的疗效。按照治疗师评估的疗效（分为很好、中度改善、轻度改善、无改善或恶化），两组有效患者的比例无显著性差异，但是接受联合治疗改善的人数更多（治疗改善的比例：联合治疗组为 84%，单纯性心理治疗组为 60%，绝对益处增加 +24%，95%CI：－2%～+47%，$P=0.096$）[69]。该随机对照试验的规模太小，因此不能发现临床上可能存在的重要疗效。

害处 随机对照试验中的一些患者报告负压吸引装置影响性交的自然过程，表现为启动时间长，有时因为在阴茎根部束环而导致勃起不充分（具体数目没有报告）[69]。随机对照试验发现，负压吸引装置较阴茎海绵体注射三联药物增加阴茎擦伤的发生率，尽管该差异没有显著性（阴茎擦伤的发生率：负压吸引装置组为 16%，阴茎海绵体三联药物注射组为 9%）[13]。该随机对照试验还发现负压吸引装置可导致射精受阻（9/23[39%]）、缩窄环部位出现血肿（3/23[13%]）及不适感（12/23[52%]）[70]。

评论 随机对照试验比较负压吸引装置与性心理治疗的疗效时未采用盲法，这可能高估了联合治疗的疗效[69]。结局未报告有关勃起或性交成功率的具体状况。随机对照试验比较阴茎海绵体注射前列地尔与负压吸引装置时采用了未经验证的结局评估方法（见阴茎海绵体注射前列地尔的评论）[13]。

治疗选择 11　育亨宾

1 篇系统综述发现与安慰剂相比，服用育亨宾 2～10 周能改善自评的性功能和阴茎硬度。1 个随后的随机对照试验未能证实育亨宾的疗效，但试验的规模可能太小以致不能发现可能实际存在的重要的临床效果。1/3 的患者出现短暂的不良反应。

益处 **育亨宾与安慰剂比较**：我们发现 1 篇系统综述（检索时间为 1997 年，包括 7 个随机对照试验[包括 5 个交叉试验]，419 例各种病因的勃起功能障碍患者）[71]和 1 个随后的随机对照试验[72]。Meta 分析发现，与安慰剂相比，育亨宾显著改善勃起反应（各个研究疗效的评价指标不同，包括阴茎硬度及性功能的主观和客观评价指标；勃起反应：育亨宾组 34%～73%，安慰剂组 9%～45%，OR 3.85，95%CI：2.22～6.67，绝对数量未报告）[71]。随后的随机对照试验是一个小规模的交叉研究（包括 29 例混合型勃起功能障碍患者，平均年龄 51 岁），比较育亨宾 36mg/d 与安慰剂的疗效，育亨宾与安慰剂间有 14 天清洗期，每药疗程 25 天。结果发现，育亨宾与安慰剂的疗效无显著性差异（有效率：育亨宾 12/27[44%]，安慰剂为 13/27[48%]，未报告显著性）[72]。

害处 系统综述报告的不良反应一般较小而且可逆，包括易激惹、焦虑、头痛、血压轻度增加、尿量增加及胃肠不适。育亨宾的不良反应发生率较安慰剂组高（育亨宾组为 10%～30%，安慰剂组为 5%～16%，未进行显著性检验）[71]。2 人退出随后的交叉随机对照试验，1 人因为出现高血压危象，另外 1 人出现严重心悸[72]。

评论　系统综述[71]中的随机对照试验及随后的随机对照试验[72]均没有描述随机的方法。系统综述中的随机对照试验中的病因及年龄存在临床上的异质性，研究设计及结局评估方法不一致（组合部分交叉设计和平行设计的随机对照试验）。Meta分析的森林图未发现不一致，但统计学异质性未进行评估[71]。

治疗选择12　局部用前列地尔

2个随机对照试验发现与安慰剂相比，前列地尔胶涂抹于龟头能改善阴茎勃起和性交成功率。约1/3的患者诉阴茎疼痛和红斑。

益处　我们没有发现相关的系统综述。**局部用前列地尔与安慰剂比较**：我们找到2个小规模的随机对照试验比较了前列地尔胶或膏涂抹于龟头与安慰剂比较治疗勃起功能障碍的疗效[73,74]。第1个随机对照试验（包括42例各种病因的勃起功能障碍患者）发现，与安慰剂比较，前列地尔膏能显著改善成功勃起和成功性交状况（通过国际勃起功能指数❻中的问题3和4加以评估）（用药后问题3评分较基线[1.67～2.05]的变化：前列地尔组为10.19，安慰剂组为1.4，$P<0.01$；问题4评分较基线[1.29～1.65]的变化：前列地尔组为1.45，安慰剂组为0.14，$P<0.01$）[73]。与安慰剂比较，前列地尔膏也可改善由总体评估问卷❻评价的勃起功能（42例患者中，前列地尔膏组改善73.7%，安慰剂组为19.0%，$P<0.01$）并提高成功性交的比例（42例患者中，前列地尔膏组有68.4获得成功性交，安慰剂组有19.1%，$P<0.01$，具体数量未报告）[73]。第2个小规模的随机对照试验（包括60例中重度勃起功能障碍患者）比较了1%前列地尔胶与安慰剂胶的疗效。结果发现，与安慰剂比较，前列地尔胶显著增加有效勃起（患者自我评分≥3，分数范围1～5分，或医生检查患者直立位勃起角度≥70°）的患者比例（前列地尔组为12/31[38.9%]，安慰剂组为2/29[6.9%]，$P=0.005$）[74]。

害处　**局部用前列地尔与安慰剂比较**：第1个随机对照试验报告前列地尔膏组不良反应事件的发生率高于安慰剂组（前列地尔膏组为30%，安慰剂组为4.8%，$P<0.01$）。常见的不良反应包括：阴茎及尿道轻度疼痛[73]。第2个随机对照试验中，前列地尔组的阴茎红斑发生率显著高于安慰剂组（具体数量未报告，$P<0.001$）。其他不良反应包括：结膜炎（2/31[6.5%]）及低血压（1/31[3.2%]）[74]。另外1个Ⅱ期临床试验（包括303例中重度勃起功能障碍患者，年龄21～70岁，90%的患者病程超过1年）比较了0.05mg、0.1mg、0.2mg及0.3mg前列地尔膏与安慰剂的疗效[75]。结果发现，前列地尔胶组的不良反应发生率高于安慰剂组（≤1个不良反应的比例：前列地尔胶组为135/230[58.7%]，安慰剂组为25/75[33.3%]，未进行显著性检验）。尽管超过90%的不良事件均为轻度，且持续时间不超过60min，但与安慰剂组比较，前列地尔组有更多的患者因为不良反应而退出试验（因不良反应退出试验的比例：前列地尔胶组为37/230[16.1%]，安慰剂组为0/75[0%]，未进行显著性检验）。导致退出试验的不良反应包括泌尿生殖器疼痛（前列地尔膏组为22/230[10%]，安慰剂组为0/75[0%]，未进行显著性检验）和低血压（前列地尔膏组为13/230[5.7%]，安慰剂组为0/75[0%]，未进行显著性检验）。1人使用200μg前列地尔胶后出现晕厥，持续约10min。前列地尔胶组约2%患者伴侣报告轻度、短暂的阴道烧灼感。我们没有找到有关阴茎纤维化、延长勃起或其他严重不良事件的随机对照试验或足够质量的观察研究。

评论　随机对照试验均没有描述随机化及分组隐匿的方法。

治疗选择13　罂粟碱

1个小规模的随机对照试验发现有限的证据表明单纯阴茎海绵体注射罂粟碱改善勃起的疗效不及罂粟碱加酚妥拉明两联药物注射。3个随机对照试验发现阴茎海绵体注射罂粟碱改善阴茎勃起的疗效不及注射前列地尔。高达25%的患者出现短暂的阴茎烧灼痛。1项研究发现，长期注射罂粟碱的患者有1/10出现阴茎瘀斑、延长勃起及阴茎海绵体纤维化。

益处　我们没有发现相关的系统综述。**罂粟碱与安慰剂比较**：我们没有发现相关的随机对照试验。**罂粟碱与罂粟碱加酚妥拉明两联药物比较**：我们找到1个交叉随机对照试验（包括40例各种病因的勃起功能障碍患者，年龄40～75岁，病程超过1年）比较阴茎海绵体注射40mg罂粟碱与20mg罂粟碱加0.5mg酚妥拉明两联药物的疗效[76]。结果发现，与单纯注射罂粟碱相比，两联药物注射显著提高完全勃起（注射20min后由编盲的观察者评估）的患者比例（罂粟碱组为11/40[27%]，两联药物组为19/40[48%]，$P<0.05$）。两联药物还显著提高注射当天成功性交的患者比例（罂粟碱组为5/40[12%]，两联药物组为15/40[38%]，$P<0.05$）[76]。**罂粟碱与阴茎海绵体注射前列地尔比较**：见阴茎海绵体注射前列地尔的益处。**罂粟碱与罂粟碱加酚妥拉明加前列地尔三联药物比较**：我们没有发现相关的随机对照试验。

害处　**罂粟碱与安慰剂比较**：我们没有发现相关的随机对照试验。1个包括226患者的自行注射罂粟碱随访2年的研究结果发现，8%出现血肿，10%出现异常勃起❻，12%出现阴茎海绵体纤维化，以及9%出现阴茎纤维结节（未进行显著性检验）[14]。**罂粟碱与罂粟碱加酚妥拉明两联药物比较**：随机对照试验发现罂粟碱组有11/40（27.5%），两联药物组有7/40（17.5%）注射后30秒出现阴茎烧灼痛，2min后消退（未进行显著性检验）。两联药物组1/40（2.5%）患者出现延长勃起[76]。**罂粟碱与阴茎海绵体注射前列地尔比较**：见阴茎海绵体注射前列地尔的害处。**罂粟碱加酚妥拉明两联药物**：见罂粟碱加酚妥拉明两联药物的害处。**罂粟碱加酚妥拉明加前列地尔三联药物**：见罂粟碱加酚妥拉明加前列地尔三联药物的害处。

评论　无。

治疗选择 14 罂粟碱加酚妥拉明两联用药

1个小规模的随机对照试验发现与注射生理盐水相比，罂粟碱加酚妥拉明两联阴茎注射能增加有效勃起患者的比例。另外1个小规模的随机对照试验发现有限的证据表明两联用药改善勃起的疗效优于单纯阴茎海绵体罂粟碱注射。2个随机对照试验发现两联药物注射改善阴茎勃起的疗效与注射前列地尔相同。不良反应包括注射部位轻度一过性疼痛及瘀斑。1项前瞻性队列研究发现用药1年后，高达半数患者出现阴茎无痛性纤维结节及轻中度肝功能异常，不到1/10的患者出现瘀斑、延长勃起及阴茎海绵体纤维化。

益处 我们没有发现相关的系统综述。**罂粟碱加酚妥拉明两联药物与安慰剂比较**：我们发现1个小规模的交叉随机对照试验（包括30例各种病因的勃起功能障碍患者，平均年龄60.9岁，平均病程4.8年）比较30mg罂粟碱加1mg酚妥拉明两联药物与生理盐水注射液的疗效[77]。结果发现，与生理盐水相比，两联药物可增加有效勃起的比例（有效勃起的比例：两联药物组为82.8%，生理盐水组为0%，未报告显著性）。**罂粟碱加酚妥拉明两联药物与罂粟碱比较**：见罂粟碱的益处。**罂粟碱加酚妥拉明两联药物与阴茎海绵体注射前列地尔比较**：见阴茎海绵体注射前列地尔的益处。**罂粟碱加酚妥拉明两联药物与其他治疗比较**：我们没有发现相关的随机对照试验。

害处 1个前瞻性队列研究（111例患者）发现57%的患者自我注射两联药物12个月后出现无痛性纤维结节（图示结果，$P = 0.005$）[78]。该研究还发现，注射频率高的患者发生无痛性结节的比例比注射频率低的患者高（平均注射51.3次出现结节，平均注射20次没有结节，未进行显著性检验）。家庭注射未出现阴茎异常勃起ⓖ，但2/239（0.6%）医生注射出现异常勃起。50例患者在开始注射治疗后，至少检测1次肝功能，20/50（40%）例患者至少出现1次肝功能异常，多为轻中度的碱性磷酸酶和乳酸脱氢酶升高（未进行显著性检验）。1个回顾性队列研究（224例患者）发现，注射两联药物2年后，5%的患者出现血肿，7%出现异常勃起，9%发生阴茎海绵体纤维化，8%发生纤维斑块[79]。**罂粟碱加酚妥拉明两联药物与安慰剂比较**：随机对照试验中1人出现延长勃起，26小时后自行缓解，未出现并发症[77]。多数患者（未报告数量）的注射部位出现不同程度的瘀斑ⓖ，一些患者有轻度疼痛。

评论 无。

治疗选择 15 罂粟碱加酚妥拉明加前列地尔三联用药

2个随机对照试验发现注射三联药物对两联用药无效的患者的疗效优于注射前列地尔。三联用药阴茎疼痛的发生率少于注射前列地尔。

益处 我们没有发现相关的系统综述。**三联药物与安慰剂比较**：我们没有发现相关的随机对照试验。**三联药物与阴茎海绵体注射前列地尔比较**：见阴茎海绵体注射前列地尔的益处。**三联药物与罂粟碱比较**：我们没有发现相关的随机对照试验。

害处 **三联药物与安慰剂比较**：我们没有发现相关的随机对照试验。**三联药物与阴茎海绵体注射前列地尔比较**：见阴茎海绵体注射前列地尔的害处。

评论 无。

治疗选择 16 认知行为治疗

我们没有发现评价认知行为疗法治疗男性勃起功能障碍的系统综述或随机对照试验。无对照研究提示该疗法可能有效，但我们未发现足够质量的研究。

益处 我们没有发现相关的系统综述或随机对照试验。

害处 我们没有发现相关的随机对照试验。

评论 认知行为治疗除了行为锻炼（如标准的性治疗），还涉及心理及夫妻关系方面的因素。现代性治疗融合了一些认知行为治疗，相反，认知行为治疗也包括许多性治疗的措施。无对照研究结果提示该疗法可能有效，但我们未发现足够质量的研究。

词汇表

瘀斑（ecchymosys）：因血管破裂血液进入组织中而导致皮肤颜色改变。

总体评估问卷（Global Assessment Questionnaire）：1种由患者自行评估勃起功能改善状况的自评问卷。

总体疗效问题（Global Efficacy Question）：问题是"过去4周进行的治疗改善勃起了吗？"回答选择"是"或"不是"。在有些试验中，疗效从"无改善"到"极大改善"分为7级进行评分。

国际勃起功能指数问题 3 和问题 4（International Index of Erectile Function (IIEF) questions 3 and 4）：该问题已经验证在勃起功能障碍的疗效评估中有效。问题是"过去4周中，当你尝试性交时，多少次能插入配偶体内？"及"过去4周内，性交时，插入配偶体内后有多少次能维持勃起？"每个问题的答案分为6级，0～5分。

异常勃起（priapism）：阴茎在没有性欲时勃起，勃起时间延长，持续数小时至数日，常伴有疼痛。如勃起在4小时内不能消退，应进行积极治疗缓解勃起防止形成瘢痕。

性事表问题 2 和 3（Sexual Encounter Profile (SEP) questions 2 and 3）：这是一个包括许多回答是或否问题的由患者记录每次性行为的日记。问题 2 是"你是否能插入配偶的阴道？"，问题 3 是"你的勃起是否足以完成性交至射精？"。

重要更新和修订

阴茎海绵体注射前列地尔：增加 7 个随机对照试验[6-12]，分类为"肯定有效"。

前列地尔尿道内给药：增加 1 篇系统综述及 3 个随机对照试验；益处及害处数据得到加强；分类仍为"肯定有效"。

西地那非：增加 8 个随机对照试验[28, 30, 40-45]，益处和害处数据得到加强，分类仍为"肯定有效"。

阴茎假体：证据重新评估，害处数据得到加强[66]。基于共识分类为"很可能有效"，随机对照试验不太可能进行。

负压吸引装置：增加 1 个随机对照试验[69]，益处和害处数据得到加强，分类从"效果不明"变为"很可能有效"。

育亨宾：增加 1 个随机对照试验[72]，已有证据重新评估，分类从"肯定有效"变为"很可能有效"。

局部用前列地尔：增加 1 个随机对照试验[73]，害处数据得到加强，分类仍为"益害相当"。

参考文献

1. McKinley JB. The worldwide prevalence and epidemiology of erectile dysfunction. *Int J Impot Res* 2000;12:S6-S11.
2. Mak R, De Backer G, Kornitzer M, at al. Prevalence and correlates of erectile dysfunction in a population-based study in Belgium. *Eur Urol* 2002;41:132-138.
3. Moreira ED, Lisboa LCF, Glasser DB. A cross-sectional population based study of erectile dysfunction epidemiology in northeastern Brazil. *J Urol* 2000;163(suppl):15.
4. Feldman HA, Goldstein I, Hatzichristou DG, et al. Impotence and its medical and psychosocial correlates: results of the Massachusetts Male Aging Study. *J Urol* 1994;151:54-61.
5. AACE Male Sexual Dysfunction Task Force. American Association of Clinical Endocrinologists medical guidelines for clinical practice for the evaluation and treatment of male sexual dysfunction: a couple's problem - 2003 update. *Endocr Pract* 2003;9:77-95.
6. Linet OI, Ogrinc FG. Efficacy and safety of intracavernosal alprostadil in men with erectile dysfunction. *N Engl J Med* 1996;334:873-877.
7. Bechara A, Casabe A, Cheliz G, et al. Comparative study of papaverine plus phentolamine versus prostaglandin E1 in erectile dysfunction. *J Urol* 1997;157:2132-2134.
8. Earle CM, Keogh EJ, Wisniewski ZS, et al. Prostaglandin E1 therapy for impotence, comparison with papaverine. *J Urol* 1990;143:57-59.
9. Kattan S, Collins JP, Mohr D. Double-blind, cross-over study comparing prostaglandin E1 and papaverine in patients with vasculogenic impotence. *Urology* 1991;37:516-518.
10. Mahmoud KZ, el Dakhli MR, Fahmi IM, et al. Comparative value of prostaglandin E1 and papaverine in treatment of erectile failure: double-blind crossover study among Egyptian patients. *J Urol* 1992;147:623-626.
11. Ribe N, Rajmil O, Bassas L, et al. Response to intracavernous administration of 3 different drugs in the same group of patients with erectile dysfunction. *Arch Esp Urol* 2001;54:355-359. [In Spanish]
12. Bechara A, Casabe A, Cheliz G, et al. Prostaglandin E1 versus mixture of prostaglandin E1, papaverine and phentolamine in nonresponders to high papaverine plus phentolamine doses. *J Urol* 1996;155:913-914.
13. Soderdahl DW, Thrasher JB, Hansberry KL. Intracavernosal drug-induced erection therapy versus external vacuum devices in the treatment of erectile dysfunction. *Br J Urol* 1997;79:952-957.
14. Pastorini S, Marino G, Cocimano V, et al. Complications of intracavernous pharmacologic infusion in impotence. Long-term results. *Minerva Urol Nefrol* 1993;45:109-112. [In Italian]
15. Urciuoli R, Cantisani TA, Carlini M, et al. Prostaglandin E1 for treatment of erectile dysfunction. In: The Cochrane Library, Issue 3, 2004. Chichester, UK: John Wiley & Sons, Ltd. Search date 2003, primary sources Cochrane Multiple Sclerosis Group Trials Register; the Cochrane Central Register of Controlled Trials; Medline; Embase; reference lists of articles; hand searches of urological and neurological journals, abstracts of conference proceedings, and symposia; and contact with pharmaceutical companies.
16. Costabile RA, Spevak M, Fishman IJ, et al. Efficacy and safety of transurethral alprostadil in patients with erectile dysfunction following radical prostatectomy. *J Urol* 1998;160:1325-1328.
17. Shabsigh R, Padma-Nathan H, Gittlemann M, et al. Intracavernous alprostadil alfadex is more efficacious, better tolerated, and preferred over intraurethral alprostadil plus optional ACTIS: a comparative, randomized, crossover, multicenter study. *Urology* 2000;55:109-113.
18. Shokeir AA, Alserafi MA, Mutabagani H. Intracavernosal versus intraurethral alprostadil: a prospective randomized study. *BJU Int* 1999;83:812-815.
19. Porst H. Transurethral alprostadil with MUSE (medicated urethral system for erection) vs intracavernous alprostadil - a comparative study in 103 patients with erectile dysfunction. *Int J Impot Res* 1997;9:187-192.
20. Von Keitz AT, Stroberg P, Bukofzer S, et al. A European multicentre study to evaluate the tolerability of apomorphine sublingual administered in a forced dose-escalation regimen in patients with erectile dysfunction. *BJU Int* 2002;89:409-415.
21. Dula E, Keating W, Siami PF, et al. Efficacy and safety of fixed-dose and dose-optimization regimens of sublingual apomorphine versus placebo in men with erectile dysfunction. *Urology* 2000;56:130-135.
22. Dula E, Bukofzer S, Perdok R, et al. Double-blind, crossover comparison of 3 mg apomorphine SL with placebo and with 4 mg apomorphine SL in male erectile dysfunction. *Eur Urol* 2001;39:558-563.
23. Fagan TC, Buttler S, Marbury T, et al. Cardiovascular safety of sublingual apomorphine in patients on stable doses of oral antihypertensive agents and nitrates. *Am J Cardiol* 2001;88:760-766.
24. Stief C, Padley RJ, Perdok RJ, et al. Cross-study review of the clinical efficacy of apomorphine SL 2 and 3 mg: pooled data from three placebo-controlled, fixed-dose crossover studies. *Eur Urol* 2002;1:12-20.
25. Heaton JP. Apomorphine: an update of clinical trial results. *Int J Impot Res* 2000;12(Suppl):S67-S73.

26. Fink HA, MacDonald R, Rutks IR, et al. Sildenafil for male erectile dysfunction: a systematic review and meta-analysis. *Arch Intern Med* 2002;162:1349-1360. Search date 2000; primary sources Medline, Healthstar, Current Contents, The Cochrane Library, bibliographies of retrieved trials and review articles, and hand searches of urology journals and national meeting abstracts.
27. Shirai M, Tsukamoto T, Sato Y, et al. Randomised, placebo-controlled, double-blind study of oral sildenafil in Japanese men with erectile dysfunction. *Nishinihon J Urol* 2000;62:373-382. [In Japanese]
28. Chen KK, Hsieh JT, Huang ST, et al. ASSESS-3: a randomised, double-blind, flexible-dose clinical trial of the efficacy and safety of oral sildenafil in the treatment of men with erectile dysfunction in Taiwan. *Int J Impot Res* 2001;13:221-229.
29. Lewis R, Bennett CJ, Borkon WD, et al. Patient and partner satisfaction with Viagra (sildenafil citrate) treatment as determined by the Erectile Dysfunction Inventory of Treatment Satisfaction Questionnaire. *Urology* 2001;57:960-965.
30. Meuleman E, Cuzin B, Opsomer RJ, et al. A dose-escalation study to assess the efficacy and safety of sildenafil citrate in men with erectile dysfunction. *BJU Int* 2001;87:75-81.
31. Seidman SN, Roose SP, Menza MA, et al. Treatment of erectile dysfunction in men with depressive symptoms: results of a placebo-controlled trial with sildenafil citrate. *Am J Psychiatry* 2001;158:1623-1630.
32. Becher E, Tejada Noriega A, Gomez R, et al. Sildenafil citrate (Viagra) in the treatment of men with erectile dysfunction in southern Latin America: a double-blind, randomized, placebo-controlled, parallel-group, multicenter, flexible-dose escalation study. *Int J Impot Res* 2002; 14(suppl):S33-S41.
33. Glina S, Bertero E, Claro J, et al. Efficacy and safety of flexible-dose oral sildenafil citrate (Viagra) in the treatment of erectile dysfunction in Brazilian and Mexican men. *Int J Impot Res* 2002;14(suppl):27-32.
34. Gomez F, Davila H, Costa A, et al. Efficacy and safety of oral sildenafil citrate (Viagra) in the treatment of male erectile dysfunction in Colombia, Ecuador, and Venezuela: a double-blind, multicenter, placebo-controlled study. *Int J Impot Res* 2002;14(suppl):42-47.
35. Young JM, Bennett C, Gilhooly P, et al. Efficacy and safety of sildenafil citrate (Viagra) in black and Hispanic American men. *Urology* 2002; 60:39-48.
36. Choi HK, Ahn TY, Kim JJ, et al. A double-blind, randomised, placebo, controlled, parallel group, multicentre, flexible-dose escalation study to assess the efficacy and safety of sildenafil administered as required to male outpatients with erectile dysfunction in Korea. *Int J Impot Res* 2003;15:80-86.
37. Kongkanand A, Ratana-Olarn K, Ruangdilokrat S, et al. The efficacy and safety of oral sildenafil in Thai men with erectile dysfunction: a randomized, double-blind, placebo controlled, flexible-dose study. *J Med Assoc Thailand* 2003;86:195-205.
38. Levinson IP, Khalaf IM, Shaeer KZ, et al. Efficacy and safety of sildenafil citrate (Viagra) for the treatment of erectile dysfunction in men in Egypt and South Africa. *Int J Impot Res* 2003;15(suppl):S25-S29.
39. Nurnberg HG, Hensley PL, Gelenberg AJ, et al. Treatment of antidepressant-associated sexual dysfunction with sildenafil. *JAMA* 2003; 289:56-64.
40. Padma-Nathan H, Stecher VJ, Sweeney M, et al. Minimal time to successful intercourse after sildenafil citrate: results of a randomized, double-blind, placebo-controlled trial. *Urology* 2003;62:400-403.
41. Tignol J, Furlan PM, Gomez-Beneyto M, et al. Efficacy of sildenafil citrate (Viagra) for the treatment of erectile dysfunction in men in remission from depression. *Int Clin Psychopharmacol* 2004;19:191-199.
42. Boulton AJ, Selam JL, Sweeney M, et al. Sildenafil citrate for the treatment of erectile dysfunction in men with Type II diabetes mellitus. *Diabetologia* 2001;44:1296-1301.
43. Stuckey BG, Jadzinsky MN, Murphy LJ, et al. Sildenafil citrate for treatment of erectile dysfunction in men with type 1 diabetes: results of a randomized controlled trial. *Diabetes Care* 2003;26:279-284.
44. Escobar-Jimenez F. Efficacy and safety of sildenafil in men with type 2 diabetes mellitus and erectile dysfunction. *Med Clin (Barc)* 2002; 119:121-124. [In Spanish]
45. Safarinejad MR. Oral sildenafil in the treatment of erectile dysfunction in diabetic men: a randomized double-blind and placebo-controlled study. *J Diabetes Complications* 2004;18:205-210.
46. Incrocci L, Hop WC, Slob AK. Efficacy of sildenafil in an open-label study as a continuation of a double-blind study in the treatment of erectile dysfunction after radiotherapy for prostate cancer. *Urology* 2003;62:116-120.
47. Olsson AM, Persson CA. Efficacy and safety of sildenafil citrate for the treatment of erectile dysfunction in men with cardiovascular disease. *Int J Clin Pract* 2001;55:171-176.
48. DeBusk RF, Pepine CJ, Glasser DB, et al. Efficacy and safety of sildenafil citrate in men with erectile dysfunction and stable coronary artery disease. *Am J Cardiol* 2004;93:147-153. [Erratum in: *Am J Cardiol* 2004;94:543-544]
49. Wang ZL, Li B, Yan JZ, et al. Prostaglandin E1 versus sildenafil in the management of erectile dysfunction. *Zhonghua Nan Ke Xue* 2002;8: 198-200. [In Chinese]
50. Webster LJ, Michelakis ED, Davis T, et al. Use of sildenafil for safe improvement of erectile function and quality of life in men with New York Heart Association classes II and III congestive heart failure: a prospective, placebo-controlled, double-blind crossover trial. *Arch Intern Med* 2004;164:514-520.
51. Hultling C, Giuliano F, Quirk F, et al. Quality of life in patients with spinal cord injury receiving Viagra (sildenafil citrate) for the treatment of erectile dysfunction. *Spinal Cord* 2000;38:363-370.
52. Ethans KD, Casey AR, Schryvers OI, et al. The effects of sildenafil on the cardiovascular response in men with spinal cord injury at or above the sixth thoracic level. *J Spinal Cord Med* 2003;26:222-226.
53. Cheitlin MD, Hutter AM, Brindis RG, et al. The ACC/AHA expert consensus document. Use of Sildenafil (Viagra) in patients with cardiovascular disease. *J Am Coll Cardiol* 1999;33:273-282. [Erratum in: *J Am Coll Cardiol* 1999;34:1850]
54. Arruda-Olson AM, Mahoney DW, Nehra A, et al. Cardiovascular effects of sildenafil during exercise in men with known or probable coronary artery disease: a randomized crossover trial. *JAMA* 2002;287: 719-725.
55. Mittleman MA, Glasser DB, Orazem J. Clinical trials of sildenafil citrate (Viagra) demonstrate no increase in risk of myocardial infarction and cardiovascular death compared with placebo. *Int J Clin Pract* 2003; 57:597-600.
56. Carson CC, Rajfer J, Eardley I, et al. The efficacy and safety of tadalafil: an update. *BJU Int* 2004;93:1276-1281.
57. Padma-Nathan H, McMurray JG, Pullman WE, et al. On-demand IC351 (Cialis) enhances erectile function in patients with erectile dysfunction. *Int J Impot Res* 2001;13:2-9.
58. Seftel AD, Wilson SK, Knapp PM, et al. The efficacy and safety of

59. Porst H, Padma-Nathan H, Giuliano F, et al. Efficacy of tadalafil for the treatment of erectile dysfunction at 24 and 36 hours after dosing: a randomized controlled trial. *Urology* 2003;62:121-125.
60. Saenz de Tejada I, Anglin G, Knight JR, et al. Effects of tadalafil on erectile dysfunction in men with diabetes. *Diabetes Care* 2002;25:2159-2164.
61. Govier F, Potempa AJ, Kaufman J, et al. A multicenter, randomized, double-blind, crossover study of patient preference for tadalafil 20 mg or sildenafil citrate 50 mg during initiation of treatment for erectile dysfunction. *Clin Ther* 2003;25:2709-2723.
62. von Keitz A, Rajfer J, Segal S, et al. A multicenter, randomized, double-blind, crossover study to evaluate patient preference between tadalafil and sildenafil. *Eur Urol* 2004;45:499-507.
63. Crowe SM, Streetman DS. Vardenafil treatment of erectile dysfunction. *Ann Pharmacother* 2004;38:77-85. Search date 2002; primary sources Medline and bibliographic searches of retrieved articles, unpublished data from manufacturer, and proceedings of professional meetings.
64. Hatzichristou D, Montorsi F, Buvat J, et al. The efficacy and safety of flexible-dose vardenafil (Levitra) in a broad population of European men. *Eur Urol* 2004;45:634-641.
65. Hong B, Ji YH, Hong JH, et al. A double-blind crossover study evaluating the efficacy of Korean red ginseng in patients with erectile dysfunction: a preliminary report. *J Urol* 2002;168:2070-2073.
66. Chiang HS, Wu CC, Wen TC. 10 years of experience with penile prosthesis implantation in Taiwanese patients. *J Urol* 2000;163:476-480.
67. Price SC, Reynolds BS, Cohen BD, et al. Group treatment of erectile dysfunction for men without partners: a controlled evaluation. *Arch Sex Behav* 1981;10:253-268.
68. Stravynski A, Gaudette G, Lesage A, et al. The treatment of sexually dysfunctional men without partners: a controlled study of three behavioural group approaches. *Br J Psychiatry* 1997;170:338-344.
69. Wylie KR, Jones RH, Walters S. The potential benefit of vacuum devices augmenting psychosexual therapy for erectile dysfunction: a randomized controlled trial. *J Sex Marital Ther* 2003;29:227-236.
70. Turner LA, Althof SE, Levine SB, et al. Treating erectile dysfunction with external vacuum devices: impact upon sexual, psychological and marital functioning. *J Urol* 1990;144:79-82.
71. Ernst E, Pittler MH. Yohimbine for erectile dysfunction: a systematic review and meta-analysis of randomized clinical trials. *J Urol* 1998;159:433-436. Search date 1997; primary sources Medline, Embase, The Cochrane Library, and hand searches of references.
72. Kunelius P, Hakkinen J, Lukkarinen O. Is high-dose yohimbine hydrochloride effective in the treatment of mixed-type impotence? A prospective, randomized, controlled double-blind crossover study. *Urology* 1997;49:441-444.
73. Jiang H, Xu QQ, Hong K, et al. Efficacy and safety of PGE1 cream in the treatment of erectile dysfunction. *Zhonghua Nan Ke Xue* 2003;9:97-99. [In Chinese]
74. Goldstein I, Payton TR, Schechter PJ. A double-blind, placebo-controlled, efficacy and safety study of topical gel formulation of 1% alprostadil (Topiglan) for the in-office treatment of erectile dysfunction. *Urology* 2001;57:301-305.
75. Padma-Nathan H, Steidle C, Salem S, et al. The efficacy and safety of a topical alprostadil cream, Alprox-TD, for the treatment of erectile dysfunction: two phase 2 studies in mild-to-moderate and severe ED. *Int J Impot Res* 2003;15:10-17.
76. Keogh EJ, Watters GR, Earle CM, et al. Treatment of impotence by intrapenile injections. A comparison of papaverine versus papaverine and phentolamine: a double-blind, crossover trial. *J Urol* 1989;142:726-728.
77. Gasser TC, Roach RM, Larsen EH, et al. Intracavernous self-injection with phentolamine and papaverine for the treatment of impotence. *J Urol* 1987;137:678-680.
78. Levine SB, Althof SE, Turner LA, et al. Side effects of self-administration of intracavernous papaverine and phentolamine for the treatment of impotence. *J Urol* 1989;141:54-57.
79. Montague DK, Angermeier KW. Contemporary aspects of penile prosthesis implantation. *Urol Int* 2003;70:141-146.

原作者

Prathap Tharyan

Professor of Psychiatry

Ganesh Gopalakrishanan

Professor of Psychiatry
Department Of Psychiatry, Christian Medical College
Tamil Nadu, India

利益冲突：没有声明。

致谢：在此谨向本章以前版本的作者致谢，他们包括 Robyn Webber, Michael O' Leary 及 Bazian Ltd。

慢性前列腺炎

检索时间：2005年7月
原作者：Bradley A Erickson, Thomas L Jang, Christina Ching, Anthony J Schaeffer
叶海云 译　王晓峰 校　郭应禄 审

问 题

慢性细菌性前列腺炎的治疗效果如何？
慢性非细菌性前列腺炎（CP/CPPS）的治疗效果如何？

治疗措施及其效果

慢性细菌性前列腺炎

很可能有效
α 受体阻滞剂
口服抗生素

效果不明
局部注射抗生素
非甾体抗炎药
根治性前列腺切除术
经尿道前列腺切除术

慢性非细菌性前列腺炎（CP/CPPS）

很可能有效
α 受体阻滞剂

效果不明
5α 还原酶抑制剂
别嘌呤醇
生物反馈治疗
非甾体抗炎药
口服抗生素
多硫戊聚糖
前列腺按摩
坐浴
经尿道微波热疗

将在新版中加入
槲皮素（Quercetin）
美帕曲星（Mepartricin）

见词汇表 **G**

主要信息

慢性细菌性前列腺炎发病机制清楚，临床上有确切的治疗方案。而慢性非细菌性前列腺炎（CP/CPPS）病因不清，其发病可能与多种因素有关。所以慢性非细菌性前列腺炎的治疗方案仍未最终确定，治疗原则仅限于缓解症状和解除精神焦虑。

慢性细菌性前列腺炎

◆ **α受体阻滞剂**：我们没有发现有关α受体阻滞剂治疗慢性细菌性前列腺炎的系统综述，以及与安慰剂或不治疗比较的随机对照试验。只有1个随机对照试验提供的有限证据提示：与单用抗生素比较，抗生素加用α受体阻滞剂可改善慢性细菌性前列腺炎的症状并减少其复发。

◆ **口服抗生素**：我们没有发现有关口服抗生素治疗慢性细菌性前列腺炎的系统综述，以及与安慰剂或不治疗比较的随机对照试验。2个随机对照试验发现环丙沙星与其他喹诺酮类药物（左旋氧氟沙星或洛美沙星）比较，6个月后的临床治愈率和细菌学治愈率均无显著性差异。在这2项随机对照试验中，依所应用的抗生素不同，临床治愈率为73%～89%，细菌学治愈率为63%～77%。

◆ **局部注射抗生素**：我们没有发现有关局部注射抗生素治疗慢性细菌性前列腺炎的系统综述，以及与安慰剂或不治疗比较的随机对照试验。一个规模较小的随机对照试验发现，与肌肉注射阿米卡星（Amikacin）相比，肛门黏膜下注射阿米卡星3个月后可改善症状评分并提高细菌清除率。

- **非甾体抗炎药**：我们没有发现有关非甾体抗炎药治疗慢性细菌性前列腺炎的系统综述或随机对照试验。
- **根治性前列腺切除术**：我们没有发现有关根治性前列腺切除术治疗慢性细菌性前列腺炎疗效的系统综述或随机对照试验。
- **经尿道前列腺切除术**：我们没有发现有关经尿道前列腺切除术治疗慢性细菌性前列腺炎疗效的系统综述或随机对照试验。

慢性非细菌性前列腺炎（CP/CPPS）

- **α受体阻滞剂**：1篇系统综述收入的2个小样本的随机对照试验以及随后的4个小样本的随机对照试验提供的有限证据显示：与安慰剂比较，α受体阻滞剂可改善慢性非细菌性前列腺炎患者的生活质量和临床症状。这些随机对照试验样本量过小，故难以发现其他重要的临床疗效。我们没有发现有关不同的α受体阻滞剂间比较的系统综述或随机对照试验。
- **5α还原酶抑制剂**：1篇系统综述中收入的1个随机对照试验以及随后的1个随机对照试验提供的不充分证据表明，与安慰剂比较，5α还原酶抑制剂对慢性非细菌性前列腺炎有疗效。
- **别嘌呤醇（Allopurinol）**：1篇系统综述收入的1个随机对照试验提供的不充分证据表明，与安慰剂相比，别嘌呤醇对慢性非细菌性前列腺炎（CP/CPPS）有疗效。
- **生物反馈治疗**：我们没有发现有关生物反馈治疗慢性非细菌性前列腺炎疗效的系统综述或随机对照试验。
- **非甾体抗炎药**：我们没有发现有关非甾体抗炎药治疗慢性非细菌性前列腺炎疗效的系统综述或随机对照试验。
- **口服抗生素**：2个随机对照试验显示，口服抗生素治疗慢性非细菌性前列腺（CP/CPPS）6周后，与对照组相比，美国国家卫生研究院-慢性前列腺炎症状评分表（NIH-CPSI）评分无显著性差异。目前支持抗生素对慢性非细菌性前列腺炎有效的证据不多。
- **多硫戊聚糖（Pentosan polysulfate）**：1篇系统综述收入的1个随机对照试验以及随后的1个随机对照试验提供的不充分证据说明与安慰剂或未治疗组相比，多硫戊聚糖对慢性非细菌性前列腺炎有疗效。
- **前列腺按摩**：我们没有发现有关前列腺按摩治疗慢性非细菌性前列腺炎疗效的系统综述或随机对照试验。
- **坐浴**：我们没有发现有关坐浴治疗慢性非细菌性前列腺炎疗效的系统综述或随机对照试验。
- **经尿道微波热疗**：1篇系统综述收入的1个小样本随机对照试验提供的有限证据显示，与假治疗组相比，经尿道微波热疗在3个月内可改善生活质量，21个月以上可改善临床症状。但我们难以从该小样本试验中获得确切结论。

定义 慢性细菌性前列腺炎（chronic bacterial prostatitis）定义为前列腺液细菌培养阳性，其引起的症状有：耻骨上、腰骶部或会阴疼痛，轻度的尿急、尿频和尿痛等，可能与反复尿路感染有关。该病也可急性发作或突然加重，而期间可能无症状。**慢性非细菌性前列腺炎或慢性盆腔疼痛综合征**（chronic abacterial prostatitis/chronic pelvic pain syndrome, CP/CPPS）定义为盆腔或会阴疼痛，但前列腺液中未发现致病细菌。该病常伴有排尿刺激或梗阻症状，如尿急、尿频、排尿踌躇或尿中断。此外，还可有耻骨上、腰骶部、阴茎或阴囊疼痛，以及射精疼痛等症状。CP/CPPS可为炎症性（前列腺液含白细胞）或非炎症性（前列腺液不含白细胞）[1]。美国国家卫生研究院已制定了前列腺炎分类标准**ⓖ**[2]。

发病率/患病率 美国一项在社区进行的研究（包括2115例40～79岁男性）估计，9%的男性曾被诊断为前列腺炎[3]。另一项观察研究发现，以泌尿生殖系症状就诊于泌尿外科的男性约8%被诊断为慢性前列腺炎，而就诊于社区医生者，约1%被诊断为慢性前列腺炎[4]。慢性前列腺炎以非细菌性为主，慢性细菌性前列腺炎虽诊断容易，但较少见。

病因/危险因素 与细菌性前列腺炎相关的微生物主要是大肠杆菌和其他革兰阴性肠杆菌，有时可为假单胞菌，极少数为革兰阳性肠球菌。慢性细菌性前列腺炎的危险因素有导尿或尿道器械操作、避孕套式集尿器、排尿功能障碍（高压排尿）、以及无保护的性交。慢性非细菌性前列腺炎（CP/CPPS）的病因尚不清楚，曾有提示沙眼衣原体[5]、解脲支原体[6]、人型支原体[7]和阴道滴虫[8]等感染与之有关。病毒[9,10]、念珠菌（免疫抑制人群）[11]和寄生虫[12]在少数情况下也可能引起该病。非感染性因素包括：炎症反应[13]、自身免疫[14]、激素失衡[15]、盆底张力性肌痛[16]、前列腺内尿液反流[17]和心理失调[18]等。1项病例对照研究（463例CP/CPSS患者，121例无症状年龄匹配男性作为对照）显示，慢性非细菌性前列腺炎患者的非特异性尿道炎（12% vs 4%，$P = 0.008$）、心血管疾病（11% vs 2%，$P = 0.004$）、神经系统疾病（41% vs 14%，$P < 0.001$）、精神疾患（29% vs 11%，$P<0.001$）、造血淋巴系统或感染性疾病（41% vs 20%，$P <0.001$）等的患病率显著高于对照组[19]。这些因素是否与慢性非细菌性前列腺炎（CP/CPPS）致病有关有待进一步研究[19]。

预后 慢性细菌性前列腺炎和非细菌性前列腺炎（CP/CPPS）如不予治疗，其自然病史如何尚不清楚。慢性细菌性前列腺炎可引起反复尿路感染，而非细菌性前列腺炎则无此影响[20]。有研究人员报告慢性细菌性前列腺炎和慢性非细菌性前列腺炎与不育有关[21]。一项研究发现慢性非细菌性前列腺炎对生活质量的影响与咽峡炎、Crohn病或既往心梗相似[22]。

治疗目的 以最小的不良反应为前提，缓解症状和消除可能的感染灶。

结局 症状改善（症状评分，烦扰评分）；生活质量；尿流动力学；细菌学治愈率（清除前列腺液中的致病菌）；治疗的不良反应。

方法 采用《临床证据》2005年7月的文献检索和评价方案。此外采用Medline 1998年7月的作者检索。

> **问 题** 慢性细菌性前列腺炎的治疗效果如何？

治疗选择 1　口服抗生素

我们没有发现有关口服抗生素治疗慢性细菌性前列腺炎的系统综述，以及与安慰剂或不治疗比较的随机对照试验。2 个随机对照试验发现环丙沙星与其他喹诺酮类药物（左旋氧氟沙星或洛美沙星）比较，6 个月后的临床治愈率和细菌学治愈率均无显著性差异。在这 2 项随机对照试验中，依所应用的抗生素不同，临床治愈率为 73%～89%，细菌学治愈率为 63%～77%。

益处　口服抗生素与安慰剂或不用抗生素比较：我们没有发现有关口服抗生素与安慰剂或不用抗生素间比较的系统综述或随机对照试验。**口服抗生素之间互相比较**：我们没有发现有关口服抗生素间比较的系统综述，但找到 2 个随机对照试验[23,24]。第 1 个随机对照试验（包括 182 名男性）比较了洛美沙星（400mg/d）和环丙沙星（500mg，每天 2 次）治疗 4 周的疗效[23]。结果显示，洛美沙星和环丙沙星在 6 个月后的临床成功率或细菌学治愈率无显著性差异。洛美沙星的临床治疗成功率为 81.3%（61/93），环丙沙星为 88.9%（64/89），二者间相差 7.6%，95%CI 为 −23.6%～+6.0%。洛美沙星的细菌学治愈率为 62.8%（49/93），环丙沙星为 72.0%（54/89），二者相差 9.2%，95%CI 为 −26.0%～+6.0%。临床治疗成功率定义为临床治愈（基本症状完全缓解）或改善（症状改善但未完全缓解）。第 2 个随机对照试验（包括 377 名男性）对左氧氟沙星（500mg/d）和环丙沙星（500mg，每天 2 次）治疗 28 天的疗效进行了比较[24]。结果显示，左氧氟沙星和环丙沙星在 6 个月后的临床治疗成功率或细菌学治愈率无显著性差异。临床治疗成功率定义为症状完全缓解，或症状明显改善无需进一步应用抗生素。左氧氟沙星的临床治疗成功率为 75.0%（102/136），环丙沙星为 72.8%（91/125），二者间相差 −2.2%，95%CI 为 −13.3%～+8.9%。左氧氟沙星的细菌学治愈率为 75.0%（102/136），环丙沙星为 76.8%（96/125），二者相差 −1.8%，95%CI 为 −9.0%～12.6%。

害处　口服抗生素与安慰剂或不用抗生素比较：我们没有发现有关口服抗生素与安慰剂或不用抗生素间比较的系统综述或随机对照试验。**口服抗生素之间互相比较**：第 1 个随机对照试验对洛美沙星和环丙沙星进行比较，结果显示二者最常见的不良反应是胃肠道不适（洛美沙星为 5/9[35%]，环丙沙星为 8/89[9%]，P 值未报告）[23]。二者因不良反应而退出治疗的比例相近（洛美沙星为 5/93[5%]，环丙沙星为 4/89[4%]，P 值未报告）[23]。第 2 个随机对照试验显示环丙沙星和左氧氟沙星出现至少一种治疗相关不良反应患者的比例相近（左氧氟沙星为 87/197[44%]，环丙沙星为 67/180[37%]，P 值未报告）[24]。二者最常见的不良反应是胃肠道不适（左氧氟沙星为 19%，环丙沙星为 17%，P 值未报告）[24]。

评论　我们发现一些有关不同抗生素细菌学治愈率的回顾性病例研究资料[25-27]。这些资料没有对抗生素与安慰剂、不治疗或其他治疗进行比较。**甲氧苄啶-磺胺甲基异噁唑（Trimethoprim-sulfamethoxazole）**：1 个非系统综述确认有 8 个回顾性病例研究，总共包括 1140 例经细菌学确诊的男性前列腺炎患者，他们均予以甲氧苄啶-磺胺甲基异噁唑治疗（160mg/800mg，每天 2 次，10～140 天）[25]。这些研究报告的治愈率为 0%～70%。如治疗持续 90 天以上，治愈率超过 30%。该综述未报告不良反应。**喹诺酮类药物**：1 个非系统综述总结了 3 个回顾性病例研究，总共包括 106 例患者，给予诺氟沙星治疗（400mg，每天 2 次，治疗时间分别为 10 天、28 天和 174 天）[26]。这 3 项研究报告的治愈率为 64%～80%。我们还发现 6 个回顾性病例研究，采用环丙沙星治疗 141 例男性患者（250～500mg，每天 2 次，14～259 天），治愈率为 60%～75%。**阿莫西林/克拉维酸或克林霉素**：1 个病例研究中，50 例男性患者对根据经验应用的喹诺酮类药物耐药[27]，其前列腺液中，24 例显示高菌落数的革兰阳性菌和革兰阴性厌氧菌，其中 18 例只有革兰阳性菌，6 例同时伴有革兰阴性厌氧菌。采用阿莫西林/克拉维酸或克林霉素治疗 3～6 周后，所有患者症状减轻或完全消失，同时前列腺液不再检出厌氧菌[27]。喹诺酮类药物较高的治愈率可能与其较强的前列腺穿透力有关[28]。我们的综述仅包括采用标准方法治疗局限性前列腺感染的研究[29]。

治疗选择 2　局部注射抗生素

我们没有发现有关局部注射抗生素治疗慢性细菌性前列腺炎的系统综述，以及与安慰剂或不治疗比较的随机对照试验。一个规模较小的随机对照试验发现，与肌肉注射阿米卡星相比，肛门黏膜下注射阿米卡星 3 个月后可改善症状评分并提高细菌清除率。

益处　局部注射抗生素与安慰剂或未用抗生素比较：我们没有发现有关局部注射抗生素与未治疗比较的系统综述或随机对照试验。**局部注射抗生素间互相比较**：我们发现 1 个小型的随机对照试验（50 例患者，其前列腺液细菌对阿米卡星敏感），对肛门黏膜下注射阿米卡星（400mg/d，共 10 天）和肌内注射阿米卡星（400mg/d，共 10 天）进行比较[30]。在 3 个月时，与肌内注射相比，肛门黏膜下注射阿米卡星可显著改善 NIH-CPSI 评分 G 以及提高细菌清除率（NIH-CPSI 评分：黏膜下注射组为 9.0，肌内注射组为 22.5，P < 0.05；细菌培养阴性：黏膜下注射组为 28/30[93%]，肌内注射组为 7/20[35%]，P < 0.05）。

害处　局部注射抗生素与安慰剂或未用抗生素比较：我们没有发现相关的随机对照试验。**局部注射抗生素间互相比较**：上述随机对照试验对肛门黏膜下注射和肌内注射阿米卡星进行比较，除 3/30 例（10%）患者在第 1 次黏膜下注射后出现轻度血便外，没有其他明显的不良反应[30]。该侵入性方法在理论上存在感染的危险。

评论 1个小型的队列研究（包括24例难治性前列腺炎患者）采用经会阴前列腺直接注射庆大霉素160mg和头孢唑林3g，经一定时间后（未说明），15例患者感染得以清除[31]。

治疗选择3　α受体阻滞剂

我们没有发现有关α受体阻滞剂治疗慢性细菌性前列腺炎的系统综述，以及与安慰剂或不治疗比较的随机对照试验。只有1个随机对照试验提供的有限证据提示：与单用抗生素比较，抗生素加用α受体阻滞剂可改善慢性细菌性前列腺炎的症状并减少其复发。

益处 α受体阻滞剂与安慰剂比较：我们没有发现有关α受体阻滞剂坦索罗辛与安慰剂或未治疗间比较的系统综述或随机对照试验。α受体阻滞剂加抗生素与单用抗生素间的比较：我们发现1个随机对照试验（64例细菌性前列腺炎患者，平均年龄48岁）对α受体阻滞剂（特拉唑嗪1～2mg/d；或特拉唑嗪2.5mg/d；或阿夫唑嗪2.5mg，qd或bid）加抗生素与单用抗生素进行比较[32]。结果显示，与单用抗生素相比，α受体阻滞剂加抗生素可显著改善症状和降低复发率（通过前列腺液细菌培养确定复发率，$P = 0.02$，未报告相对危险度和可信区间，5例退出治疗）。

害处 α受体阻滞剂与安慰剂比较：我们没有发现有关α受体阻滞剂加抗生素与单用抗生素间比较的随机对照试验。α受体阻滞剂加抗生素与单用抗生素间比较：比较α受体阻滞剂加抗生素与单用抗生素的随机对照试验未报告α受体阻滞剂的不良反应[32]。

评论 无。

治疗选择4　非甾体抗炎药

我们没有发现有关非甾体抗炎药治疗慢性细菌性前列腺炎疗效的系统综述或随机对照试验。

益处 我们没有发现相关的系统综述或随机对照试验。

害处 我们没有发现相关的随机对照试验。

评论 无。

治疗选择5　经尿道前列腺切除术

我们没有发现有关经尿道前列腺切除术治疗慢性细菌性前列腺炎疗效的系统综述或随机对照试验。

益处 我们没有发现相关的系统综述或随机对照试验。

害处 我们没有发现有关慢性细菌性前列腺炎的随机对照试验。1个有关良性前列腺增生的随机对照试验显示，经尿道前列腺切除与警惕性等待二者间的阳痿或尿失禁的发生率无显著性差异[33]。

评论 1个回顾性研究报告经尿道前列腺切除术治疗慢性前列腺炎患者50例，治愈率为40%～50%。但很多患者是否有细菌性前列腺炎却不能得以证实[34]。

治疗选择6　根治性前列腺切除术

我们没有发现有关根治性前列腺切除术治疗慢性细菌性前列腺炎疗效的系统综述或随机对照试验。

益处 我们没有发现相关的系统综述或随机对照试验。

害处 我们没有发现相关的随机对照试验。病例研究发现根治性前列腺切除术可引起阳痿（依年龄不同，9%～75%不等）和不同程度的压力性尿失禁[36]。其他潜在的害处与开放性前列腺切除术相同。

评论 我们发现1个报告，对2例难治性细菌性前列腺炎导致反复溶血危象的年轻男性患者进行根治性前列腺切除术[37]。

问题 慢性非细菌性前列腺炎（CP/CPPS）的治疗效果如何？

治疗选择1　口服抗生素

2个随机对照试验显示，口服抗生素治疗慢性非细菌性前列腺（CP/CPPS）6周后，与对照组相比，NIH-CPSI评分无显著性差异。目前支持抗生素对慢性非细菌性前列腺炎有效的证据不多。

益处 我们发现2个相关的随机对照试验[38, 39]。第1个随机对照试验采用析因设计，包括196例男性患者，对环丙沙星、坦索罗辛（一种α受体阻滞剂）、环丙沙星加坦索罗辛联合用药和安慰剂治疗慢性非细菌性前列腺炎（CP/CPPS）❻进行比较[38]。治疗6周后，各治疗组均可中度改善NIH-CPSI评分❻，但与对照组相比，无一达到显著性程度（纵向回归分析：环丙沙星与非环丙沙星比较，$P = 0.15$；坦索罗辛与非坦索罗辛比较，$P > 0.2$）。第2个随机对照试验（80例患者）对左氧氟沙星（45例）和安慰剂（35例）进行比较[39]。结果显示，经6周治疗后，左氧氟沙星和安慰剂对于改善NIH-CPSI评分无显著性差异（NIH-CPSI 评分平均改善幅度从 0～43 不等；平均改善幅度，左氧氟沙星组为 5.4，安慰剂组为 2.9，$P=0.2$）。但该研究治疗组样本量过小，难以得出可靠结论。

害处 第 1 个随机对照试验发现各组间的不良反应发生率（主要为胃肠道不适）无显著性差异[38]。第 2 个随机对照试验报告左氧氟沙星引起的轻度药物相关反应发生率为 20%（9/45），并不显著高于安慰剂（20% vs 17%，未提供 P 值）[39]。1 例服用左氧氟沙星患者诉有肌腱炎，但没有肌腱断裂。

评论 这 2 个随机对照试验包括的患者，其平均症状持续时间分别为 6.2 年和 6.5 年[38,39]。治疗前的症状持续时间对治疗反应是否有影响尚不清楚；对于初次发病患者，反应率是否有差异也不清楚。

治疗选择 2　α 受体阻滞剂

1 篇系统综述收入的 2 个小样本的随机对照试验以及随后的 4 个小样本的随机对照试验提供的有限证据显示：与安慰剂比较，α 受体阻滞剂可改善慢性非细菌性前列腺炎（CP/CPPS）患者的生活质量和临床症状。这些随机对照试验样本量过小，故难以发现其他重要的临床疗效。我们没有发现有关不同的 α 受体阻滞剂间比较的系统综述或随机对照试验。

益处 **α 受体阻滞剂与安慰剂比较**：我们发现 1 个系统综述（检索时间为 1999 年 2 月，包括 2 个随机对照试验，50 例患者）和 5 个随后的随机对照试验[38,41-44]。该综述收入的第 1 个随机对照试验（20 例患者）对阿夫唑嗪（2.5mg，tid）与安慰剂进行比较。结果显示，与安慰剂相比，阿夫唑嗪可显著提高最大尿流率（阿夫唑嗪组为 15.4～20.3ml/s，安慰剂组为 13.9～15.6ml/s，$P=0.01$）[45]。但其他效果无显著性差异（因资料不足，不能对症状评分进行比较评估）。该综述收入的第 2 个随机对照试验（30 例患者）发现与安慰剂相比，α 受体阻滞剂（酚苄明 10mg，bid）治疗 6 周可显著改善前列腺按摩ⓖ后的疼痛症状（$P<0.05$）[40]。第 1 个随后的随机对照试验（86 例患者）对特拉唑嗪（剂量从 1mg/d 增加至 5mg/d，治疗 14 周）与安慰剂进行比较[41]。结果显示，与安慰剂相比，特拉唑嗪在 14 周时可显著提高生活质量，显著减轻疼痛症状（NIH-CPSI 生活质量评分 0～2：特拉唑嗪组为 24/43[56%]，安慰剂组为 14/43[33%]，$P=0.03$；NIH-CPSI 疼痛评分较前减少＞50%：特拉唑嗪组为 26/43[60%]，安慰剂组为 16/43[37%]，$P=0.03$）。在尿流率峰值或残余尿方面，特拉唑嗪和安慰剂无显著性差异（最大尿流率增加值：特拉唑嗪组为 15.4～18.7ml/s，安慰剂组为 18.1～19.7ml/s，未报告 P 值；残余尿变化值：特拉唑嗪组为 24.8～17.1ml，安慰剂组为 20.6～16.0ml，未报告 P 值）[41]。第 2 个随后的随机对照试验（70 例患者）对 3 种治疗方法进行比较：阿夫唑嗪（5mg，bid），标准治疗（热水坐浴ⓖ加抗炎药物）和安慰剂（参见下面的评论），治疗 6 个月，并随访 6 个月[42]。30 例患者不愿意随机进入标准治疗组，因此只是阿夫唑嗪组和安慰剂组的病例是随机分配的。该随机对照试验发现，治疗 6 个月后，与安慰剂相比，阿夫唑嗪可改善症状并减轻疼痛（总 NIH-CPSI 评分变化值：阿夫唑嗪组为 -9.9，安慰剂组为 -3.8；NIH-CPSI 疼痛评分变化值：阿夫唑嗪组为 -3.5，安慰剂组为 -1.1，未报告 P 值）。此疗效持续 12 个月（治疗结束后 6 个月，总 NIH-CPSI 评分变化值：阿夫唑嗪组为 -9.9，安慰剂组为 -0.1，未报告 P 值）[42]。第 3 个随后的随机对照试验（58 例患者，年龄＜55 岁）对坦索罗辛和安慰剂进行比较[45]。结果显示，治疗 45 天后，与安慰剂相比，坦索罗辛可显著改善症状（NIH-CPSI 评分变化差值为 -3.6，95%CI：-7.0～-0.3，$P=0.04$）。亚组分析（组间分析）发现坦索罗辛对于症状较严重患者有相对更好的效果。第 4 个随后的随机对照试验（60 例患者）对多沙唑嗪和安慰剂进行比较[44]。该随机对照试验显示，在治疗的第 3 个月，虽然治疗已经停止，但与安慰剂相比，多沙唑嗪仍显著改善 IPSS 评分（治疗开始至治疗结束后 3 个月，评分范围 0～35：多沙唑嗪从 9.8 降至 5.9，安慰剂组从 9.3 降至 8.8，$P=0.001$）。亚组分析（组间分析）显示与起始症状较轻者相比，起始症状较严重者的 IPSS 评分（$P<0.001$）和疼痛症状评分（$P<0.01$）改善更显著[44]。第 5 个随后的随机对照试验发现与非坦索罗辛组相比，坦索罗辛治疗 6 周对于改善 NIH-CPSI 评分无显著性差异（$P>0.2$）[38]。参见口服抗生素的益处部分。**α 受体阻滞剂间比较**：我们没有发现相关的系统综述或随机对照试验。

害处 **α 受体阻滞剂与安慰剂比较**：综述中的第 1 个随机对照试验报告，接受阿夫唑嗪治疗的所有患者中，4 例出现短暂的收缩压降低，2 例出现轻度的性欲减退[40]。第 1 个随后的随机对照试验发现，与安慰剂相比，特拉唑嗪治疗相关的不良反应明显增多（特拉唑嗪组为 18/43[42%]；安慰剂组为 9/43[21%]，$P=0.04$）[41]。最常见的不良反应有头晕和乏力，这在特拉唑嗪组更常见（头晕：特拉唑嗪组为 7/43[16%]，安慰剂组为 2/43[5%]；乏力：特拉唑嗪组为 7/43[16%]，安慰剂组为 3/43[7%]，未报告 P 值）。第 2 个随后的随机对照试验显示各种治疗中（阿夫唑嗪、安慰剂或标准治疗），没有因不良反应而撤出者[42]。服用阿夫唑嗪后，1 例（5%）患者出现胃灼热，4 例（21%）患者出现射精量减少。第 3 个和第 4 个随后的随机对照试验没有报告特异性的不良反应[43,44]。**α 受体阻滞剂间比较**：我们没有发现相关的系统综述或随机对照试验。

评论 **α 受体阻滞剂与安慰剂比较**：2 个随后的随机对照试验显示治疗时间是获得最大疗效的关键。但为获得明确结论，仍需进行更大样本量和足够把握度的研究。

治疗选择 3　5α 还原酶抑制剂

1 篇系统综述中收入的 1 个随机对照试验以及随后的 1 个随机对照试验提供的不充分证据表明，与安慰剂比较，5α 还原酶抑制剂对慢性非细菌性前列腺炎（CP/CPPS）有疗效。

益处 我们发现 1 篇系统综述（检索时间为 1999 年，包括 1 个随机对照试验，41 例患者）[40]和随 1 个后的随机对照试验[46]，对非那雄胺和安慰剂进行比较。综述收入的随机对照试验显示，非那雄胺治疗 1 年后，虽然患者的症状评分显著降低，但与安慰剂相比，在疼痛评分方面没有显著性差异[47]。该随机对照试验样本量小，把握度低（31/41[75%]患者分入非那雄胺组，10/40[25%]患者分入安慰剂组）。随后的随机对照试验（64 例患者）显示，与安慰剂相比，随机分入非那雄胺 6 个月治疗组的患者，其 NIH-CPSI 评分有中等程度的改善，但非显著性改善（治疗有效定义为 NIH-CPSI 评分改善>25%；非那雄胺组为 33%，安慰剂组为 16%，$P>0.05$）[46]。

害处 综述收入的随机对照试验报告非那雄胺治疗组中有 3 例不全阳痿，而安慰剂组没有[47]。随后的随机对照试验发现治疗组和对照组间有相近的不良反应发生率（非那雄胺组 5 例，安慰剂组 7 例，未报告显著性）[46]。

评论 现已知非那雄胺可减少前列腺体积（如综述中收入的研究所示，$P < 0.03$），但其与前列腺炎症状的关系尚不清楚[47]。

治疗选择 4　非甾体抗炎药

我们没有发现有关非甾体类抗炎药治疗慢性非细菌性前列腺炎（CP/CPPS）疗效的系统综述或随机对照试验。

益处 我们没有发现相关的系统综述或随机对照试验（参见下面的评论）。

害处 我们没有发现相关的随机对照试验。

评论 我们发现 1 个足够质量的随机对照试验，对罗非考昔[Rofecoxib，一种环氧化酶（COX）-2 抑制剂]与安慰剂治疗慢性非细菌性前列腺炎（CP/CPPS）进行比较[48]。但罗非考昔现已不在临床使用。

治疗选择 5　多硫戊聚糖

1 篇系统综述收入的 1 篇随机对照试验以及随后的 1 个随机对照试验提供的不充分证据说明与安慰剂或未治疗组相比，多硫戊聚糖对慢性非细菌性前列腺炎（CP/CPPS）有疗效。

益处 我们发现篇系统综述（检索时间为 1999 年，包括 1 个随机对照试验，30 例患者）[40]和随后的 1 个随机对照试验[49]。综述收入的随机对照试验对多硫戊聚糖（200mg，bid）与安慰剂进行比较[50]。结局包括医生评定的症状变化、症状评分和尿流率测定。该随机对照试验发现，多硫戊聚糖治疗 3 个月后医师评定的症状改善或局部症状评分，与安慰剂相比无显著性差异（医师评定的症状改善率：多硫戊聚糖组 7/10[70%]，安慰剂组 5/14[36%]，RR 2.00，95%CI：0.87~4.40；患者症状评分改善率：多硫戊聚糖组 5/10[50%]，安慰剂组 6/14[43%]，RR 1.2，95%CI：0.5~2.8)[50]。6 例患者因不依从或有细菌性前列腺炎而没有进入该分析（没有按照维持原随机分组原则分析）。该随机对照试验样本量过小，故难以发现重要的临床效果（组间差异）。医师评定的症状改善率不是一种客观方法。多硫戊聚糖与安慰剂间在其他更客观更标准的结局上没有显著性差异。随后的随机对照试验（100 例患者）采用了更大剂量的多硫戊聚糖（300mg，tid）并在治疗后 16 周评定治疗效果[49]。该随机对照试验发现，与安慰剂相比，多硫戊聚糖有改善 NIH-CPSI 评分的趋势，但只有生活质量评分达到显著性差异（平均评分改善差值，总 NIH-CPSI 评分：多硫戊聚糖组为 5.9，安慰剂组为 3.2，$P = 0.081$；生活质量评分：多硫戊聚糖组为 2.0，安慰剂组为 1.0，$P = 0.037$；尿路症状评分：多硫戊聚糖组为 1.2，安慰剂组为 0.5，$P = 0.374$；疼痛症状评分：多硫戊聚糖组为 2.7，安慰剂组为 1.7，$P = 0.21$）。

害处 综述收入的随机对照试验发现有 2 例患者服用多硫戊聚糖后出现腹泻[50]。安慰剂组未出现胃肠道的不良反应。随后的随机对照试验发现，随机分配的患者中，多硫戊聚糖组因不良反应引起的撤出率为 22%（11/51），而安慰剂组为 8%（4/49）（未提供统计分析数据）[49]。最常见的不良反应有腹泻、恶心、头痛、腹痛和背痛。该随机对照试验发现两组间无不良反应患者比例（$P = 1.0$）或各种不良反应发生率（P 值均> 0.2）均没有显著性差异[49]。

评论 无。

治疗选择 6　经尿道微波热疗

1 篇系统综述收入的 1 个小样本随机对照试验提供的有限证据显示，与假治疗组相比，经尿道微波热疗在 3 个月内可改善生活质量，21 个月以上可改善临床症状。但我们难以从该小样本试验中获得确切结论。

益处 我们发现 1 篇系统综述（检索时间为 1999 年[40]，包括 1 个双盲随机对照试验[51]，20 例患者）。该综述收入的随机对照试验对经尿道微波热疗与假治疗进行比较[51]。结果发现治疗 3 个月时，与假治疗相比，热疗可显著改善生活质量（评分范围：0~10；经尿道微波热疗组的生活质量评分从 4.4 改善至 3.0，而假治疗对照组没有变化，仍为 5.2，$P < 0.05$）。平均随访 21 个月以后，采用全球通用的主观症状评价标准，热疗可显著提高患者的症状改善率，比假治疗对照组高 50%以上（经尿道微波热疗组为 7/10[70%]，假治疗组为 1/10[10%]，未提供 P 值）。该综述没有发现热疗在治愈率或复发率方面的证据。

害处 4 例患者诉短暂的不良反应（3 周内即缓解），包括血尿 2 例，尿路感染、阳痿、尿潴留、尿失禁和早泄各 1 例[51]。但该随机对照试验没有报告这些出现不良反应的患者属于热疗组还是假治疗组。

评论 热疗使患者前列腺液中的白细胞持续升高，说明热疗可造成组织破坏。

治疗选择 7　别嘌呤醇

1 篇系统综述收入的 1 个随机对照试验提供的不充分证据表明，与安慰剂相比，别嘌呤醇对慢性非细菌性前列腺炎（CP/CPPS）有疗效。

益处　我们发现 1 篇系统综述（检索时间为 2000 年[52]，包括 1 个随机对照试验[53]，54 例患者）。该综述收入的随机对照试验对别嘌呤醇（300mg/d 或 600mg/d）与安慰剂进行比较[53]。34 例患者（63%）完成持续 240 天的全程研究。对所有记录的资料进行分析。该随机对照试验发现别嘌呤醇可显著减轻不适程度评分（治疗前评分＝0，别嘌呤醇 300mg 和 600mg 组评分减少 1.1，而安慰剂组减少 0.2，$P = 0.02$）[53]。

害处　所有接受别嘌呤醇治疗者均无显著的不良反应，但该随机对照试验没有解释什么是显著的不良反应。55% 的安慰剂组患者，及 68% 的别嘌呤醇组患者完成了整个试验[53]。

评论　该试验的症状评分难以证实，其高撤出率也使结果难以解释[53]。

治疗选择 8　前列腺按摩

我们没有发现有关前列腺按摩治疗慢性非细菌性前列腺炎疗效的系统综述或随机对照试验。

益处　我们没有发现相关的系统综述或随机对照试验。

害处　我们没有发现相关的随机对照试验。

评论　无。

治疗选择 9　坐浴

我们没有发现有关坐浴治疗慢性非细菌性前列腺炎（CP/CPPS）疗效的系统综述或随机对照试验。

益处　我们没有发现相关的系统综述或随机对照试验。

害处　我们没有发现相关的随机对照试验。

评论　无。

治疗选择 10　生物反馈治疗

我们没有发现有关生物反馈治疗慢性非细菌性前列腺炎疗效的系统综述或随机对照试验。

益处　我们没有发现相关的系统综述或随机对照试验。

害处　我们没有发现相关的随机对照试验。

评论　无。

词汇表

生物反馈训练（biofeedback training）：该方法有助于人们自觉改变机体的重要机能（如正常情况下不能自主控制的心率）。

NIH 分类系统（NIH Classification System）：Ⅰ型：急性细菌性前列腺炎，前列腺的一种急性感染。Ⅱ型：慢性细菌性前列腺炎，前列腺的一种反复感染。Ⅲ型：慢性非细菌性前列腺炎/慢性盆腔疼痛综合征（CP/CPPS），没有感染表现。该型又细分为 2 种亚型：①炎症性 CPPS（精液、前列腺液或前列腺按摩后尿液中有白细胞）；②非炎症性 CPPS（上述标本中未见白细胞）。Ⅳ型：无症状炎症性前列腺炎，无主观症状，但因其他疾病检查时发现前列腺或前列腺液中有白细胞（如因怀疑前列腺癌行前列腺活检）[2]。

美国国立卫生研究院－慢性前列腺炎症状评分（National Institutes of Health-Chronic Prostatitis Symptom Index, NIH-CPSI）：包括 3 组评分，共 9 个问题：疼痛评分（4 个问题，0～21 分）；尿路症状评分（2 个问题，0～10 分）；生活质量评分（3 个问题，0～12 分）。各组评分中，分值越高，病情越重。

前列腺按摩（prostatic massage）：经直肠指压前列腺。

坐浴（sitz bath）：坐于温水浴盆中，使臀、髋部浸在水里。

重要更新和修订

口服抗生素（慢性细菌性前列腺炎问题条目下）：重估证据后，类别为很可能有效。

α受体阻滞剂：增加了 2 个随机对照试验[38,44]，类别无改变（很可能有效）。

5α还原酶抑制剂：增加了 1 个随机对照试验[46]，类别无改变（效果不明）。

多硫戊聚糖：增加了 1 个随机对照试验[49]，类别无改变（效果不明）。

参考文献

1. Nickel JC, Nyberg LM, Hennenfent M. Research guidelines for chronic prostatitis: consensus report from the first National Institutes of Health International Prostatitis Collaborative Network. *Urology* 1999;54:229-233.
2. Schaeffer AJ. Classification (traditional and national institutes of health) and demographics of prostatitis. *Urology* 2002;60:5-7.
3. Roberts RO, Lieber MM, Rhodes T, et al. Prevalence of a physician-assigned diagnosis of prostatitis: the Olmsted County study of urinary symptoms and health status among men. *Urology* 1998;51:578-584.
4. Collins MM, Stafford, RS, O'Leary MP, et al. How common is prostatitis? A national survey of physician visits. *J Urol* 1998;159:1224-1228.
5. Poletti F, Medici MC, Alinovi A, et al. Isolation of *Chlamydia trachomatis* from the prostatic cells in patients affected by nonacute abacterial prostatitis. *J Urol* 1985;134:691-693.
6. Weidner W, Brunner H, Krause W. Quantitative culture of *Ureaplasma urealyticum* in patients with chronic prostatitis or prostatosis. *J Urol* 1980;124:622-625.
7. Brunner H, Weidner W, Schiefer HG. Studies on the role of *Ureaplasma urealyticum* and *Mycoplasma hominis* in prostatitis. *J Infect Dis* 1983;147:807-813.
8. Skerk V, Schonwald S, Granic J, et al. Chronic prostatitis caused by *Trichomonas vaginalis - diagnosis and treatment. J Chemother* 2002;14:537-538.
9. Doble A, Harris JR, Taylor-Robinson D. Prostatodynia and herpes simplex virus infection. *Urology* 1991;38:247-248.
10. Benson PJ, Smith CS. Cytomegalovirus prostatitis. *Urology* 1992;40:165-167.
11. Golz R, Mendling W. Candidiosis of the prostate: a rare form of endomycosis. *Mycoses* 1991;34:381-384.
12. Gardner WA, Culberson DE, Bennett BD. *Trichomonas vaginalis* in the prostate gland. *Arch Pathol Lab Med* 1986;110:430-432.
13. Jang TL, Schaeffer AJ. The role of cytokines in prostatitis. *World J Urol* 2003;21:95-99. [Erratum in: *World J Urol* 2003;70:223.]
14. Alexander RB, Brady F, Ponniah S. Autoimmune prostatitis: evidence of T cell reactivity with normal prostatic proteins. *Urology* 1997;50:893-899.
15. Naslund MJ, Strandberg JD, Coffey DS. The role of androgens and estrogens in the pathogenesis of experimental nonbacterial prostatitis. *J Urol* 1988;140:1049-1053.
16. Nadler RB. Bladder training biofeedback and pelvic floor myalgia. *Urology* 2002;60:42-43.
17. Kirby RS, Lowe D, Bultitude MI, et al. Intra-prostatic urinary reflux: an aetiological factor in abacterial prostatitis. *Br J Urol* 1982;54:729-731.
18. de la Rosette JJ, Ruijgrok MC, Jeuken JM, et al. Personality variables involved in chronic prostatitis. *Urology* 1993;42:654-662.
19. Pontari MA, McNaughton-Collins M, O'Leary MP, et al. A case-control study of risk factors in men with chronic pelvic pain syndrome. *BJU Int* 2005;96:559-565.
20. Roberts RO, Lieber MM, Bostwick DG, et al. A review of clinical and pathological prostatitis syndromes. *Urology* 1997;49:809-821.
21. Giamarellou H, Tympanidis K, Bitos NA, et al. Infertility and chronic prostatitis. *Andrologia* 1984;16:417-422.
22. Wenninger K, Heiman JR, Rothman I, et al. Sickness impact of chronic nonbacterial prostatitis and its correlates. *J Urol* 1996;155:965-968.
23. Naber KG. Lomefloxacin versus ciprofloxacin in the treatment of chronic bacterial prostatitis. *Int J Antimicrob Agents* 2002;20:18-27.
24. Bundrick W, Heron SP, Ray P, et al. Levofloxacin versus ciprofloxacin in the treatment of chronic bacterial prostatitis: a randomized double-blind multicenter study. *Urology* 2003;62:537-541.
25. Hanus PM, Danzinger LH. Treatment of chronic bacterial prostatitis. *Clin Pharmacol* 1984;3:49-55.
26. Naber KG, Sorgel F, Kees F, et al. Norfloxacin concentration in prostatic adenoma tissue (patients) and in prostatic fluid in patients and volunteers. 15th International Congress of Chemotherapy, Landsberg. In: Weidner N, Madsen PO, Schiefer HG, eds. *Prostatitis: etiopathology, diagnosis and therapy*. New York: Springer Verlag, 1987.
27. Szoke I, Torok L, Dosa E, et al. The possible role of anaerobic bacteria in chronic prostatitis. *Int J Androl* 1998;21:163-168.
28. Cox CE. Ofloxacin in the management of complicated urinary tract infections, including prostatitis. *Am J Med* 1980;87(suppl 6c):61-68.
29. Meares EM, Stamey TA. Bacteriologic localization patterns in bacterial prostatitis and urethritis. *Invest Urol* 1968;5:492-518.
30. Hu WL, Zhong SZ, He HX. Treatment of chronic bacterial prostatitis with amikacin through anal submucosal injection. *Asian J Androl* 2002;4:163-167.
31. Baert L, Leonard A. Chronic bacterial prostatitis: 10 years of experience with local antibiotics. *J Urol* 1988;140:755-757.
32. Barbalias GA, Nikiforidis G, Liatsikos EN. Alpha-blockers for the treatment of chronic prostatitis in combination with antibiotics. *J Urol* 1998;159:883-887.
33. Wasson JH, Reda DJ, Bruskewitz RC, et al. A comparison of transurethral surgery with watchful waiting for moderate symptoms of benign prostatic hyperplasia. *N Engl J Med* 1995;332:75-79.
34. Smart CJ, Jenkins JD, Lloyd RS. The painful prostate. *Br J Urol* 1975;47:861-869.
35. Quinlan DM, Epstein JI, Carter BS, et al. Sexual function following radical prostatectomy: influence of preservation of neurovascular bundles. *J Urol* 1991;145:998-1002.
36. Steiner MS, Morton RA, Walsh PC. Impact of radical prostatectomy on urinary continence. *J Urol* 1991;145:512-515.
37. Davis BE, Weigel JW. Adenocarcinoma of the prostate discovered in 2 young patients following total prostatovesiculectomy for refractory prostatitis. *J Urol* 1990;144:744-745.
38. Alexander RB, Propert KJ, Schaeffer AJ, et al. Ciprofloxacin or tamsulosin in men with chronic prostatitis/chronic pelvic pain syndrome. *Ann Intern Med* 2004;141:581-589.
39. Nickel JC, Downey J, Clark J, et al. Levofloxacin for chronic prostatitis/chronic pelvic pain syndrome in men: a randomized placebo-controlled multicenter trial. *Urology* 2003;62:614-617.
40. Collins M, MacDonald R, Wilt T. Diagnosis and treatment of chronic abacterial prostatitis: a systematic review. *Ann Intern Med* 2000;133:367-368. Search date 1999; primary sources Medline, The Cochrane Library, hand searches of bibliographies, and contact with an expert.
41. Cheah PY, Liong ML, Yuen KH, et al. Terazosin therapy for chronic prostatitis/chronic pelvic pain syndrome: a randomized, placebo controlled trial. *J Urol* 2003;169:592-596.
42. Mehik A, Alas P, Nickel JC, et al. Alfuzosin treatment for chronic prostatitis/chronic pelvic pain syndrome: a prospective, randomized, double-blind, placebo-controlled, pilot study. *Urology* 2003;62:425-429.
43. Nickel JC, Narayan P, McKay J, et al. Treatment of chronic prostatitis/chronic pelvic pain syndrome with tamsulosin: a randomized double

blind trial. *J Urol* 2004;171:1594-1597.
44. Evliyaoglu Y, Burgut R. Lower urinary tract symptoms, pain and quality of life assessment in chronic non-bacterial prostatitis patients treated with alpha-blocking agent doxazosin; versus placebo. *Int Urol Nephrol* 2002;34:351-356.
45. de la Rosette JJ, Karthaus HF, van Kerrebroeck PE, et al. Research in "prostatitis syndromes": the use of alfuzosin (a new alpha 1-receptor-blocking agent) in patients mainly presenting with micturition complaints of an irritative nature and confirmed urodynamic abnormalities. *Eur Urol* 1992;22:222-227.
46. Nickel JC, Downey J, Pontari MA, et al. A randomized placebo-controlled multicentre study to evaluate the safety and efficacy of finasteride for male chronic pelvic pain syndrome (category IIIA chronic nonbacterial prostatitis) *BJU Int* 2004;93:991-995.
47. Leskinen M, Lukkarinen O, Marttila T. Effects of finasteride in patients with inflammatory chronic pelvic pain syndrome: a double-blind, placebo-controlled, pilot study. *Urology* 1999;53:502-505.
48. Nickel, JC, Pontari M, Moon T, et al. A randomized, placebo controlled, multicenter study to evaluate the safety and efficacy of rofecoxib in the treatment of chronic nonbacterial prostatitis. *J Urol* 2003; 169: 1401-1405.
49. Nickel JC, Forrest JB, Tomera K, et al. Pentosan polysuflate sodium therapy for men with chronic pelvic pain syndrome: a multicenter, randomized, placebo controlled study. *J Urol* 2005;173:1252-1255.
50. Wédren H. Effects of sodium pentosanpolysulphate on symptoms related to chronic non-bacterial prostatitis. Scand *J Urol Nephrol* 1987; 21:81-88.
51. Nickel J, Sorensen R. Transurethral microwave thermotherapy for nonbacterial prostatitis: a randomized double-blind sham controlled study using new prostatitis specific assessment questionnaires. *J Urol* 1996;155:1950-1955.
52. McNaughton Collins M, MacDonald R, Wilt T. Interventions for chronic abacterial prostatitis. In: The Cochrane Library, Issue 2, 2005. Chichester, UK: John Wiley & Sons, Ltd. Search date 2000; primary sources Medline, The Cochrane Library, hand searches of bibliographies of identified articles and reviews, and contact with an expert.
53. Persson B, Ronquist G, Ekblom M. Ameliorative effect of allopurinol on nonbacterial prostatitis: a parallel double-blind controlled study. *J Urol* 1996;155:961-964.

原作者
Bradley Erickson
Thomas Jang
Christina Ching
Anthony Schaeffer
Department of Urology, Northwestern University
Feinberg School of Medicine, Chicago, USA

利益冲突：Anthony Schaeffer 是本章引用的 2 篇文献[13, 30]和 1 个随机对照试验[2]的共同作者。Thomas Jang 是本章引用的 1 篇系统综述[13]的共同作者。Bradley Erickson 和 Christina Ching 无呈报。

睾丸癌：精原细胞瘤

检索时间：2005年4月
原作者：Richard Neal, Nicholas Stuart, Clare Wilkinson　许克新 译　王晓峰 校　郭应禄 审

问 题

行睾丸切除术的Ⅰ期精原细胞瘤患者（肿瘤局限于睾丸），其治疗效果如何？
行睾丸切除术的预后较好的非Ⅰ期精原细胞瘤患者，其治疗效果如何？
对于预后较好的非Ⅰ期精原细胞瘤患者，在行睾丸切除术及化疗后的缓解期，维持化疗的治疗效果如何？
行睾丸切除术的预后中等的精原细胞瘤患者，其治疗效果如何？

治疗措施及其效果

预后较好的Ⅰ期精原细胞瘤（肿瘤局限于睾丸）

肯定有效
辅助放疗：20Gy分10次照射主动脉旁淋巴结，与30Gy分15次照射主动脉旁淋巴结及同侧髂淋巴结相比较（治疗效果相似，但前一种方法的毒性更小）

益害相当
辅助化疗（与密切随访相比能够降低复发的风险，但增加即刻毒性反应，影响患者远期生育能力，以及可能继发恶性肿瘤）*
辅助放疗（与密切随访相比能够降低复发风险，但增加即刻毒性反应，影响患者远期生育能力，以及可能继发恶性肿瘤）*
密切随访（避免了辅助放、化疗相关的毒性反应，但增加了复发的风险）*

效果不明
比较辅助化疗不同药物联合方案的疗效
比较辅助化疗不同化疗周期数的疗效

预后较好的非Ⅰ期精原细胞瘤

很可能有效
依托泊苷（Etoposide, VP16）和顺铂（Cisplatin），加用或不加用博来霉素（Bleomycin）的化疗方案（与其他联合化疗方案相比，能够提高肿瘤的无复发生存率）
长春碱（Vinblastine）、顺铂、博来霉素三种药物联合的化疗方案（与长春碱和顺铂两种药物联合的化疗方案相比，能减少复发率和死亡率）

放疗（30～36Gy，分15～18次照射方案）
三个周期与四个周期化疗方案比较（两者的生存率无显著性差异，但前者毒性反应小）

益害相当
放疗与化疗比较（放疗的毒性反应较小，但复发风险较高）*

效果不明
在两种药物的联合化疗方案中，加入高、低两种剂量的顺铂或长春碱的疗效比较

不太可能有效
单独使用卡铂（Carboplatin）的化疗方案（与联合化疗方案相比，无复发生存率较低）

维持化疗

不太可能有效
维持化疗（maintenance chemotherapy）

预后中等的精原细胞瘤

效果不明
化疗

*没有相关的随机对照试验。根据观察研究的证据和一致的意见。

见词汇表 **G**

主要信息

预后较好的Ⅰ期精原细胞瘤（肿瘤局限于睾丸）

◆ **辅助放疗**：20Gy分10次照射主动脉旁淋巴结，与30Gy分15次照射主动脉旁淋巴结及同侧髂淋巴结相比较（治疗效果相

似，但前一种方法的毒性更小）：一篇系统综述收入的 1 个大规模的随机对照试验发现，对于 I 期精原细胞瘤患者，于睾丸切除术后行腹主动脉旁淋巴结照射与同侧髂淋巴结照射相比，对于降低 3 年复发率的效果相似，但腹主动脉旁淋巴结照射患者，其恶心、呕吐、白细胞减少等不良反应的发生率较低。该系统综述收入的另一个大规模的随机对照试验对两组患者分别采用 20Gy 分 10 次照射和 30Gy 分 15 次照射的放疗方案，平均观察期超过 37 个月。结果表明，两组的肿瘤复发率无显著性差异；同时，20Gy 照射组患者，在第 4 周时较少出现嗜睡，并且能更早恢复工作；而在第 12 周时，两组的不良反应的发生率无显著性差异。此试验还发现有 6 名接受 30Gy 照射的患者，在 61 个月后出现了继发恶性肿瘤。

◆ **辅助化疗**（与密切随访相比能够降低复发的风险，但增加即刻毒性反应，影响患者远期生育能力，以及可能继发恶性肿瘤）*：我们没有找到有关 I 期精原细胞瘤患者行睾丸切除术后，行辅助化疗和密切随访两种方法相比较的随机对照试验。但观察研究的证据表明，辅助化疗与密切随访相比，能够降低肿瘤的复发风险，但增加即刻毒性反应（如恶心、腹泻、消化不良等），并且可能降低患者远期生育能力，以及存在继发恶性肿瘤的可能。一个最近完成、以摘要形式发表的随机对照试验发现，一个疗程的卡铂辅助化疗和辅助放疗相比，其提高无复发生存率的效果相似。一个队列研究提供的有限证据支持上述观点，该研究发现，尽管卡铂辅助化疗和辅助放疗相比，患者较少出现恶心，且能较早地恢复工作，但两种方法的复发率和即刻不良反应的发生率相似。

◆ **辅助放疗**（与密切随访相比能够降低复发风险，但增加即刻毒性反应，影响患者远期生育能力，以及可能继发恶性肿瘤）*：我们没有找到有关 I 期精原细胞瘤患者行睾丸切除术后，行辅助放疗与辅助化疗或密切随访相比较的随机对照试验。精原细胞瘤是一种放疗敏感性肿瘤，目前该病 I 期患者的标准治疗方法为睾丸切除术加术后膈下淋巴结照射。观察研究的证据表明，尽管一些患者因肿瘤复发而需要补救治疗，但睾丸切除术加放疗的最终治愈率可达 100%；辅助放疗与密切随访相比，能够降低肿瘤的复发风险，但增加即刻毒性反应（如恶心、腹泻、消化不良等），并且可能降低患者远期生育能力，以及可能出现继发恶性肿瘤。一个最近完成、以摘要形式发表的随机对照试验发现，辅助放疗和一个疗程的卡铂辅助化疗相比，其提高无复发生存率的效果相似。一个队列研究提供的有限证据支持上述观点，该研究发现，尽管辅助放疗和卡铂辅助化疗相比，患者较多出现恶心，且恢复工作较晚，但两种方法的复发率和即刻不良反应的发生率相似。

◆ **密切随访**（避免了辅助放、化疗相关的毒性反应，但增加了复发的风险）*：我们没有找到有关 I 期精原细胞瘤患者行睾丸切除术后，密切随访与辅助放疗或辅助化疗相比较的随机对照试验。不可能用随机对照试验来评价该病的生存率指标，因为该病本身就预后很好，且单纯行睾丸切除术与行睾丸切除术加术后放疗或化疗相比，远期效果差异不大，所以很难发现两组在死亡率上的差异。精原细胞瘤是一种放疗敏感性肿瘤，目前该病 I 期患者的标准治疗方法为睾丸切除术加术后膈下淋巴结照射。观察研究的证据表明，密切随访避免了辅助放、化疗相关的毒性反应，但增加了复发的风险。因此，随访需要至少 10 年。

◆ **比较辅助化疗不同药物联合方案的疗效**：一篇系统综述没有找到有关 I 期精原细胞瘤患者行睾丸切除术后，比较辅助化疗不同药物联合方案疗效的随机对照试验或足够质量的观察研究。

◆ **比较辅助化疗不同化疗周期数的疗效**：一篇系统综述没有找到有关 I 期精原细胞瘤患者行睾丸切除术后，比较辅助化疗不同化疗周期数疗效的随机对照试验。一项前瞻性队列研究比较了采用卡铂化疗一个周期和两个周期的治疗效果，结果发现，2 年后两组的复发率分别为 9% 和 0%，无复发生存率均为 91%。

预后较好的非 I 期精原细胞瘤

◆ **依托泊苷和顺铂，加用或不加用博来霉素的化疗方案**（与其他联合化疗方案相比，能够提高肿瘤的无复发生存率）：一篇系统综述收入的一个随机对照试验发现，依托泊苷和顺铂联合化疗与依托泊苷和卡铂联合化疗相比，前种方案能增加患者平均 2 年的无复发生存率，但总生存率无显著性差异。该系统综述收入的另一个随机对照试验发现，在包含有依托泊苷的两种药物联合化疗方案中再加入博来霉素，能降低患者 3~4 年的复发率和死亡率。该系统综述收入的第三个随机对照试验发现，采用两种药物（依托泊苷和顺铂）的联合化疗方案，与采用五种药物（顺铂、长春碱、博来霉素、环磷酰胺、更生霉素）的联合化疗方案相比，两组平均 5 年的无复发生存率和总生存率无显著性差异，而两种药物的联合化疗方案能减少毒性反应。

◆ **长春碱、顺铂、博来霉素三种药物联合的化疗方案**（与长春碱和顺铂两种药物联合的化疗方案相比，能减少复发率和死亡率）：一个随机对照试验发现，在长春碱和顺铂的联合化疗方案中加入博来霉素，可减少 3~4 年的肿瘤复发率和死亡率。

◆ **放疗**（30~36Gy，分 15~18 次照射方案）：我们没有找到有关预后较好的非 I 期精原细胞瘤患者行睾丸切除术后，比较放疗与化疗效果或评价不同照射剂量放疗效果的随机对照试验。对于行睾丸切除术，预后较好的非 I 期精原细胞瘤患者，我们没有找到用来比较放疗与化疗效果或评价不同照射剂量放疗效果的随机对照试验。目前临床上比较认同采用 30~36Gy 分 15~18 次照射的放疗方案，但我们没有找到相关的随机对照试验证明该方案是否是最佳的。尽管一随机对照试验发现，对于 I 期精原细胞瘤患者，较低剂量的照射与 30~36Gy 照射相比，有效率接近，但该结果不能应用于非 I 期精原细胞瘤患者。

◆ **三个周期与四个周期化疗方案比较**（两者的生存率无显著性差异，但前者毒性反应小）：2 个随机对照试验发现，三个周期的联合化疗方案与四个周期的化疗方案相比，两者的总生存率无显著性差异；而且另有一个随机对照试验发现采用三个周期的化疗方案，较四个周期的化疗方案可提高患者的生存率。这三个随机对照试验都得出了三个周期化疗方案可减轻毒性反应的结论。这些随机对照试验的研究对象包括精原细胞瘤和非精原细胞瘤患者，但这些结果可以外推到预后较好的非 I 期精原细胞瘤患者。

- **放疗与化疗比较（放疗的毒性反应较小，但复发风险较高）***：我们没有找到有关预后较好的非Ⅰ期精原细胞瘤患者行睾丸切除术后，比较放疗与化疗效果或评价不同照射剂量放疗效果的随机对照试验。观察研究的证据表明，放疗的即刻毒性反应小于化疗，但对于体积较大的肿瘤患者（直径大于2cm，ⅡB期），放疗后的肿瘤复发风险较高。因此，我们推荐放疗用于体积较小的肿瘤（ⅡA期），化疗用于体积较大的肿瘤（ⅡB期）。
- **在两种药物的联合化疗方案中，加入高、低两种剂量的顺铂或长春碱的疗效比较**：一个随机对照试验发现，在长春碱和博来霉素的联合化疗方案中，加入较高剂量的顺铂与加入较低剂量的顺铂相比，前者能增加第一年的有效率。但另一个随机对照试验发现，在顺铂和博来霉素的联合化疗方案中，加入较高剂量的长春碱和加入较低剂量的长春碱相比，两者第一年的有效率无显著性差异。
- **单独使用卡铂的化疗方案（与联合化疗方案相比，无复发生存率较低）**：一个随机对照试验发现，单独使用卡铂的化疗方案与联合应用顺铂和依托泊苷的化疗方案相比，3年的无复发生存率或总生存率无显著性差异，但该试验可能把握度较低，不足以发现重要的临床效果。一篇系统综述收入的另一个以摘要形式发表的随机对照试验发现，单独使用卡铂的化疗方案与联合应用依托泊苷、顺铂加异环磷酰胺的化疗方案相比，前者52个月的无复发生存率相对较低，但总生存率无显著性差异。

维持化疗

- **维持化疗**：两个随机对照试验发现，起始化疗后完全缓解的患者，使用长春碱进行维持化疗不能降低1~5年的复发率。这些随机对照试验的研究对象包括精原细胞瘤和非精原细胞瘤患者，但这些结果可以外推到预后较好的非Ⅰ期精原细胞瘤患者。

预后中等的精原细胞瘤

- **化疗**：一篇系统综述未发现评价化疗对预后中等的精原细胞瘤疗效的随机对照试验。预后中等的精原细胞瘤仅占精原细胞瘤总数的10%，并且是精原细胞瘤中预后相对最差的一类。

*没有相关的随机对照试验。根据观察研究的证据和一致的意见。

定义 尽管与睾丸有关的症状比较常见，但睾丸癌较少见。睾丸实性肿大，累及整个睾丸，高度（>50%可能性）提示睾丸癌的存在。睾丸癌最常见的症状为无痛性睾丸肿块或睾丸肿胀感（>85%）。约有10%的患者表现为急性疼痛，20%~30%的患者表现为重物牵拉样的感觉或广泛疼痛。这些不典型的症状可能会导致医生将其误诊为附睾炎或急性睾丸扭转。少数病人表现为肿瘤转移症状和不育。睾丸癌可分为精原细胞瘤和非精原细胞瘤，其中精原细胞瘤约占所有睾丸肿瘤的一半，并且好发于老年男性；非精原细胞瘤主要包括畸胎瘤、混合瘤以及其他细胞类型的肿瘤，好发于年轻男性。关于睾丸癌的分期有几种方法（见表1），目前临床上最常用的是国际生殖细胞分类法（International Germ Cell Consensus Classification, IGCCC），该方法将睾丸肿瘤分为预后较好、预后中等、预后较差三类[1]。由于90%的精原细胞瘤患者预后较好，所以该分类方法不适用于精原细胞瘤患者，于是我们将预后较好的精原细胞瘤进一步分为Ⅰ期（肿瘤局限于睾丸）和非Ⅰ期（有淋巴结转移但无其他脏器转移），该方法基于Royal Marsden和TNM两种分期系统。

发病率/患病率 在英国，每年大约有1400例新发睾丸癌患者（包括精原细胞瘤、畸胎瘤、精原细胞瘤和畸胎瘤的混合瘤），25~45岁年龄段为发病高峰[2]。睾丸癌大约占男性恶性肿瘤的1%，并且是年轻男性中最常见的恶性肿瘤。该病发病率的高低与地理位置显著相关，一项研究统计了北欧10个不同地区的癌症登记数据资料，结果发现各国家发病率差异很大，丹麦的发病率最高（7.8/10万），立陶宛的发病率最低（0.9/10万）[3]。

病因/危险因素 睾丸癌的发病既与个体因素有关，又与环境因素有关[2]。一级亲属患有睾丸癌的人群中该病的发病风险增高，约1/5的患者发病可能与遗传因素有关。如果男性既往存在发育异常（如隐睾、性腺发育不良）、对侧睾丸癌、HIV感染和（或）艾滋病、睾丸扭转、睾丸外伤（尽管可能存在巧合）、Klinefelter综合征等病史，则睾丸癌的发病风险增高[2]。由于以上描述的个体因素不能解释该病全球发病率分布不均的现象，所以该病的发生可能还与地理变异等环境因素有关[3]。

预后 总的来说，睾丸肿瘤的预后较好。按照国际生殖细胞分类法（见表1），90%的精原细胞瘤患者被划分为"预后较好"，包括肿瘤局限于睾丸（Royal Marsden或TNM分期为Ⅰ期）和有淋巴结转移但无非肺部脏器转移的患者。剩下10%的精原细胞瘤患者被划分为"预后中等"，包括非肺部脏器转移的患者。精原细胞瘤患者没有被划分为"预后较差"的。精原细胞瘤延误治疗将发生进展，导致肿瘤局部生长和远处转移。远处转移的首发部位是淋巴系统，尤其是盆腔和腹主动脉旁淋巴结。血行转移可至肺、肝和脑，但较少见。约75%的患者为Ⅰ期精原细胞瘤。根据国际生殖细胞肿瘤合作组织（International Germ Cell Cancer Collaborative Group）的预后分类，90%的精原细胞瘤表现为"预后较好"，5年生存率为86%；10%的精原细胞瘤表现为"预后中等"，5年生存率为73%[1]。精原细胞瘤为放疗敏感性肿瘤，目前对于Ⅰ期患者的标准治疗方法为睾丸切除术❻加术后行膈下淋巴结照射[4]。观察研究的证据表明，采用该方法的治愈率接近100%。

治疗目的 减少发病率、死亡率和复发率；同时最大程度地减少不良反应。

结局 死亡率、治愈率、复发率、生活质量、治疗的不良反应。

方法 采用《临床证据》2005年4月的文献检索和评价方案。本章收入的关于精原细胞瘤治疗的系统综述，在描述数据时没有采用单一的分期系统[5]。在选择治疗方法时，将患者分为四类，即Ⅰ期精原细胞瘤（根据Royal Marsden 和TNM分期系统），其他预后较好、预后中等以及预后较差的睾丸肿瘤患者（根据国际生殖细胞分期系统）。我们采用同样的方法。在可能的情况下，我们对所有睾丸肿瘤中预后中等和预后较好的精原细胞瘤进行区分。由于关于精原细胞瘤治疗的随机对照试验很少，我们收入了以摘要形式发表的随机对照试验以及观察研究的结果。

问题 行睾丸切除术的Ⅰ期精原细胞瘤患者（肿瘤局限于睾丸），其治疗效果如何？

治疗选择1 辅助化疗

我们没有找到有关Ⅰ期精原细胞瘤患者行睾丸切除术后，行辅助化疗和密切随访两种方法相比较的随机对照试验。但观察研究的证据表明，辅助化疗与密切随访相比，能够降低肿瘤的复发风险，但增加即刻毒性反应（如恶心、腹泻、消化不良等），并且可能降低患者远期生育能力，以及存在继发恶性肿瘤的可能。一个最近完成、以摘要形式发表的随机对照试验发现，一个疗程的卡铂辅助化疗和辅助放疗相比，其提高无复发生存率的效果相似。一个队列研究提供的有限证据支持上述观点，该研究发现，尽管卡铂辅助化疗和辅助放疗相比，患者较少出现恶心，且能较早地恢复工作，但两种方法的复发率和即刻不良反应的发生率相似。

益处 **辅助化疗与密切随访比较**：见密切随访的益处。**辅助化疗与辅助放疗比较**：见辅助放疗的益处。**不同药物联合辅助化疗的疗效比较**：见不同药物联合辅助化疗的益处。**辅助化疗不同周期数的疗效比较**：见辅助化疗不同周期数的益处。

害处 **辅助化疗与密切随访比较**：见密切随访的害处。**辅助化疗与辅助放疗比较**：见辅助放疗的害处。性功能障碍（sexual dysfunction）：我们找到两篇关于评价睾丸癌治疗后发生性功能障碍的系统综述（检索时间为1999年）[9,10]。第一篇系统综述没有分别报道各种治疗方法的结果（见密切随访的害处）。第二篇系统综述评价了7个前瞻性研究和28个回顾性观察研究（包括2786例患有精原细胞瘤、畸胎瘤或混合瘤的患者）[10]。前瞻性研究没有提供足够的数据直接比较睾丸切除术后采用密切随访、放疗或化疗这三种方法对性功能的影响。系统综述发现，采用睾丸切除术加术后化疗，约有25%的患者出现性欲减退，28%的患者出现性高潮消失或时间缩短，11%的患者存在勃起功能障碍，15%的患者对性生活不满意，当然对性生活不满意也可能与治疗方法无关。该综述从回顾性研究中间接比较的数据发现有限的证据表明，睾丸切除术加术后化疗与睾丸切除术加术后放疗相比，勃起功能障碍的发生率较少，但性欲减退的发生率较高；而辅助化疗与密切随访相比，勃起功能障碍及性欲减退的发生率相似。**与化疗有关的继发性恶性肿瘤**：精原细胞瘤存活者较一般人群更容易发生继发性恶性肿瘤，部分与化疗有关。一篇系统综述（检索时间未报告）评价了9个临床试验，每个试验的样本量都大于300人，各个试验都采用了不同的化疗方案治疗睾丸癌，包括采用烷化剂的方案[18]。随访时间超过6年，结果发现，在所有的临床试验中，继发性实体肿瘤或白血病的发生率并未显著增加（实体肿瘤的RR：0.7～3.4，白血病的RR：0.5～5.2，可信区间都较宽）。然而，该综述提示采用依托泊苷化疗的睾丸癌患者，继发性白血病的发生率显著升高；但由于发病率很低，不同的危险暴露时间及不同的依托泊苷剂量，使这些资料很难解释。综述引用的3个试验发现，采用依托泊苷化疗的睾丸癌患者，继发性白血病的发生率显著升高（RR 2.4, 95%CI：1.4～3.7；RR 5.1, 95%CI：1.4～130；RR 5.2, 95%CI：2.3～10）[18]。其他可能存在的不良反应包括与顺铂相关的听力减退和肾功能减退，与依托泊苷、顺铂、博来霉素联合化疗相关的雷诺现象，与博来霉素相关的肺纤维化。**不同药物联合辅助化疗的效果比较**：见不同药物联合辅助化疗的害处。**不同化疗周期数的效果比较**：见不同化疗周期数的害处。

评论 见密切随访下的评论。

治疗选择2 辅助放疗

我们没有找到有关Ⅰ期精原细胞瘤患者行睾丸切除术后，行辅助放疗与辅助化疗或密切随访相比较的随机对照试验。精原细胞瘤是一种放疗敏感性肿瘤，目前该病Ⅰ期患者的标准治疗方法为睾丸切除术加术后膈下淋巴结照射。观察研究的证据表明，尽管一些患者因肿瘤复发而需要补救化疗，但睾丸切除术加放疗的最终治愈率可达100%；辅助放疗与密切随访相比，能够降低肿瘤的复发风险，但增加即刻毒性反应（如恶心、腹泻、消化不良等），并且可能降低患者远期生育能力，以及可能出现继发恶性肿瘤。一个最近完成、以摘要形式发表的随机对照试验发现，辅助放疗和一个疗程的卡铂辅助化疗相比，其提高无复发生存率的效果相似。一个队列研究提供的有限证据支持上述观点，该研究发现，尽管辅助放疗和卡铂辅助化疗相比，患者较多出现恶心，且恢复工作较晚，但两种方法的复发率和即刻不良反应的发生率相似。

益处 **辅助放疗与密切随访比较**：见密切随访的益处。**辅助放疗与化疗比较**：我们找到一个仅以摘要形式发表的随机对照试验[11]和一个队列研究[8]。该随机对照试验（包括1447例Ⅰ期精原细胞瘤患者）比较了辅助放疗（904例）和卡铂辅助化疗（543例）的疗效[11]。放疗患者的照射剂量范围为20Gy分10次照射至30Gy分15次照射；13%的患者照射范围为同侧髂淋巴结和腹股沟淋巴结（dogleg 区），87% 的患者照射范围为主动脉旁淋巴结。结果发现，辅助放疗与卡铂化疗相比，2 年或 3 年的无复发生存率无显著性差异（2 年的无复发生存率：辅助放疗组 97.2%，卡铂化疗组 98.1%；3 年的无复发生存率：辅助放疗组 96.6%，卡铂化疗组 95.4%；两组间的即时危险比 HR 为 1.39，95%CI：0.92 ~ 2.11；另外，90% 可信区间显示，卡铂化疗组的 2 年复发率不会比辅助放疗组高出 3%，3 年复发率不会比辅助放疗组高出 4%）。队列研究（224 例患者）比较了三种治疗措施：辅助化疗、辅助放疗和密切随访[8]。结果发现，辅助化疗或辅助放疗与密切随访相比，能显著降低复发率（复发率：放疗组为 5%、化疗组为 2%、密切随访组为 27%；各组比较 P < 0.01）；而辅助放疗与辅助化疗 5 年后的复发率无显著性差异（5/79[5%] vs 1/78[2%]，P 值无显著性，可信区间未报道）。**不同的辅助放疗方案之间的比较**：见不同的辅助放疗方案的益处。

害处 **辅助放疗与密切随访比较**：见密切随访的害处。**辅助放疗与辅助化疗比较**：在该随机对照试验的摘要中，关于不良反应的信息很少，只报道了采用放疗的患者中有 7 人发生了继发性生殖细胞肿瘤，而采用卡铂化疗的患者只有 1 人发生[11]。队列研究发现，尽管采用卡铂化疗的患者出现恶心的情况较少，且能较早地恢复工作，但两种治疗方法不良反应的发生率相似[8]。**性功能障碍**：我们找到两篇关于评价睾丸癌治疗后发生性功能障碍的系统综述（检索时间为 1999 年）[9, 10]。第一篇系统综述没有分别报道各种治疗方法的结果（见密切随访的害处）。第二篇系统综述评价了 7 个前瞻性研究和 28 个回顾性观察研究（包括 2786 例患有精原细胞瘤、畸胎瘤或混合瘤的患者）[10]。前瞻性研究没有提供足够的数据直接比较睾丸切除术❻后采用密切随访、放疗或化疗这三种方法对性功能的影响。系统综述发现，采用睾丸切除术加术后放疗，约有 14% 的患者出现性欲减退，23% 的患者出现性高潮消失或时间缩短，40% 的患者存在勃起功能障碍，16% 的患者对性生活不满意。该综述从回顾性研究中间接比较的数据发现有限的证据表明，睾丸切除术加术后放疗与睾丸切除术加术后化疗或密切随访相比，勃起功能障碍的发生率较多，但性欲减退的发生率较低。**与放疗相关的继发性恶性肿瘤**：精原细胞瘤存活者较一般人群更容易发生继发性恶性肿瘤。一项在苏格兰开展的队列研究，在 1950 ~ 1969 年随访了 897 名接受放疗的睾丸肿瘤患者，结果发现在 15 ~ 19 年后，在未照射部位出现继发恶性肿瘤的数量显著增加，主要发生在尿路和下消化道（P < 0.001）[12]。**不同的辅助放疗方案之间的比较**：见不同的辅助放疗方案的害处。

评论 见密切随访后的评论。精原细胞瘤是放疗敏感性肿瘤，目前对于 I 期患者的标准治疗方案为睾丸切除术加术后行膈下淋巴结照射[4]。观察研究的证据表明，采用该方法的治愈率接近 100%。一个队列研究比较了密切随访、辅助放疗和辅助化疗，我们在本部分以及密切随访部分[8]分别进行阐述。

治疗选择 3　密切随访

我们没有找到有关 I 期精原细胞瘤患者行睾丸切除术后，密切随访与辅助放疗或辅助化疗相比较的随机对照试验。不可能用随机对照试验来评价该病的生存率指标，因为该病本身就预后很好，且单纯行睾丸切除术与行睾丸切除术加术后放疗或化疗相比，远期效果差异不大，所以很难发现两组在死亡率上的差异。精原细胞瘤是一种放疗敏感性肿瘤，目前该病 I 期患者的标准治疗方法为睾丸切除术加术后膈下淋巴结照射。观察研究的证据表明，密切随访避免了辅助放、化疗相关的毒性反应，但增加了复发的风险。因此，随访需要至少 10 年。

益处 我们没有找到有关 I 期精原细胞瘤患者行睾丸切除术❻后，密切随访❻与辅助放疗或辅助化疗相比较的随机对照试验。不可能用随机对照试验来评价该病的生存率指标，因为该病本身就预后很好，且单纯行睾丸切除术与行睾丸切除术加术后放疗或化疗相比，远期效果差异不大，所以很难发现两组在死亡率上的差异。队列研究的结果提示，密切随访同辅助放疗或辅助化疗相比，对防止肿瘤复发的效果相同[6-8]。我们找到了一篇系统综述（检索时间为 2002 年）[4]，该综述收入了 3 个前瞻性队列研究，评价了 1981 ~ 1994 年 956 例睾丸切除术后采用密切随访的患者[6-8]。第一个队列研究（包括 261 例 I 期精原细胞瘤患者）[6]平均随访了 4 年，结果 49/261（19%）的患者 4 年后复发。第二个队列研究（包括 471 例 I 期精原细胞瘤患者）[7]比较了密切随访（226 例）和辅助放疗（245 例）的效果，前 3 年 4 个月复查一次，4 ~ 7 年 6 个月复查一次，8 ~ 10 年 1 年复查一次。结果两种方法 5 年复发率相似（无复发率：放疗组为 231/245[94%]，密切随访组为 189/226[84%]；P 值未报告）。只有 1 例患者 5 年后死于精原细胞瘤。第 3 个队列研究（224 例）[8]比较了 3 种治疗措施：密切随访、辅助放疗和辅助化疗。结果发现密切随访的复发率显著高于辅助放疗和辅助化疗（复发率：密切随访组为 27%、辅助放疗组为 5%、辅助化疗组为 2%；密切随访与其他疗法相比 P < 0.01）；辅助放疗和辅助化疗的 5 年复发率无显著性差异（复发率：放疗组为 5/79[5%]，化疗组为 1/78[2%]；P 值无显著性，可信区间未报告）。

害处 其中两个队列研究没有提供不良反应的相关信息[6, 7]。另一个队列研究发现，与接受放、化疗的患者相比，密切随访患者出现呕吐、腹泻、消化不良、生育问题等事件的发生率较低，并且能更早地恢复工作[8]。我们找到两篇评价睾丸癌治疗后性功能障碍的系统综述（检索时间为 1999 年）[9, 10]。第一篇系统综述包括 79 个观察研究、66 个回顾性研究、6 个对照研究（709 例患者）和 7 个非对照研究（包括 337 例男性，均为精原细胞瘤、畸胎瘤或混合性瘤的患者），结果发现，睾丸切除术后采用任何一种治疗方法（密切随访、辅助放疗或辅助化疗），2 年后都会导致性高潮减退或消失（13 个对照和非对照研究；OR 4.62，95%CI：2.47 ~ 8.63）和勃起功能障碍（OR 2.47，95%CI：1.54 ~ 3.96）。然而，该研究没有分别报道各种治疗方法的结果，所以不能帮助我们判断哪一种方法导致性功能障碍的可能性更小。第二篇系统综述评价了 7 个前瞻性研究和 28 个回顾性观察研究（包括 2786 例患有精原细胞瘤、畸胎瘤或混合瘤的患者）[10]。前瞻性研究没有提供足够的数据直接比较睾丸切除术后采用密切随访、放疗或化疗这三种方法对性功能的影响。系统综述发现，采用睾丸切除术加密切随访，约有25%的患者出现性欲减退，24%的患者出现性高潮消失或时间缩短，7%的患者出现勃起功能障碍，8%的患者对性生活不满意，当然对性生活不满意也可能与治疗方法无关。该综述从回顾性研究中间接比较的数据发现有限的证据表明，睾丸切除术加术后密切随访与睾丸切除术加术后放疗相比，勃起功能障碍的发生率较少，但性欲减退的发生率较高；而密切随访与辅助化疗相比，勃起功能障碍以及性欲减退的发生率相似。

评论 对于Ⅰ期精原细胞瘤患者，睾丸切除术后采用密切随访、辅助放疗和辅助化疗，治愈率基本相同，因此治疗方法的选择，往往由治疗所产生的毒性类型、治疗的复杂程度、患者的喜好，尤其是患者对复发的态度所决定。采用密切随访，患者可以避免辅助治疗⑥的毒性反应，但必须面对复发的不确定性，以及长达10年的定期医院随访。辅助化疗或放疗确实能够降低复发的风险，但又不可避免地带来了治疗相关的轻中度毒性反应。辅助放疗还会带来概率很低、很难定量、但会长期存在的继发性恶性肿瘤和生育能力降低的风险。辅助放疗和化疗后肿瘤复发的形式也有所不同，放疗后肿瘤复发常见于盆腔淋巴结、纵隔淋巴结和锁骨上淋巴结；化疗后肿瘤复发常见于腹主动脉旁淋巴结。精原细胞瘤为放疗敏感性肿瘤，目前对于Ⅰ期患者的标准治疗方法为睾丸切除术加术后膈下淋巴结照射。一项队列研究比较了密切随访、辅助放疗和辅助化疗，我们在本部分以及辅助放疗部分分别进行阐述[8]。

治疗选择4　不同的辅助放疗方案

一篇系统综述收入的1个大规模的随机对照试验发现，对于Ⅰ期精原细胞瘤患者，于睾丸切除术后行腹主动脉旁淋巴结照射与同侧髂淋巴结照射相比，对于降低3年复发率的效果相似，但腹主动脉旁淋巴结照射患者，其恶心、呕吐、白细胞减少等不良反应的发生率较低。该系统综述收入的另一个大规模的随机对照试验对两组患者分别采用20Gy分10次照射和30Gy分15次照射的放疗方案，平均观察期超过37个月。结果表明，两组的肿瘤复发率无显著性差异；同时，20Gy照射组患者，在第4周时较少出现嗜睡，并且能更早恢复工作；而在第12周时，两组的不良反应的发生率无显著性差异。此试验还发现有6名接受30Gy照射的患者，在61个月后出现了继发恶性肿瘤。

益处 我们找到一篇系统综述（检索时间为2002年，包括2个随机对照试验，1496例Ⅰ期精原细胞瘤患者）[4]。由于试验中剂量、放疗方案和治疗方法的不一致，该研究没有进行Meta分析。两个随机对照试验都没有评价对死亡率的影响。第一个随机对照试验（478例患者）比较了腹主动脉旁淋巴结（限制区域）照射和同侧髂淋巴结（传统区域）照射（两组都是30Gy分15次照射3周）的疗效[13]，结果发现两种方案皆降低了3年复发率，且复发率相似（主动脉旁淋巴结照射组为96%，髂淋巴结照射组为96.6%，绝对数和可信区间未报告）。第二个随机对照试验（包括625例在放疗前8周内行睾丸切除术的Ⅰ期精原细胞瘤患者）仅以摘要形式发表[14-16]。该试验比较了20Gy分10次照射2周和30Gy分15次照射3周的效果，照射区域均为腹主动脉旁淋巴结。结果发现平均观察37个月后复发率无显著性差异（复发率：20Gy照射组为8，30Gy照射组为10；HR 1.27，90%CI：0.58～2.8；未报告每组的绝对数量）[14-16]。该试验的全文发表在系统综述的检索时间之后，观察中位时间为61个月，也得到了相似的结果（复发率：20Gy照射组为10，30Gy照射组为11；HR 1.11，90%CI：0.54～2.28）[17]。一位接受20Gy照射的患者在第61个月死亡[17]。第3个随机对照试验包括393例患者，是第二个随机对照试验[15]的扩展，结果仍为两种方法的复发率相似[17]。（见下面的评论）

害处 第一个随机对照试验发现，接受腹主动脉旁淋巴结照射的患者与接受同侧髂淋巴结照射的患者相比，毒性反应（如恶心、呕吐、白细胞减少）的程度较轻、频率低，并且在第18个月时的精子计数值较高（无进一步数据报道）[13]。试验中有3人出现了继发性恶性肿瘤（腺瘤或非精原细胞性睾丸肿瘤），其中2人接受腹主动脉旁淋巴结照射，1人接受同侧髂淋巴结照射。第二个随机对照试验评价了患者的生活质量，结果发现与20Gy照射组相比，30Gy照射组显著增加中、重度嗜睡的发生率（20% vs 5%），并且在4周后恢复工作能力的患者较少（未恢复工作能力的比例：46% vs 28%；两组比较有显著性，未报告可信区间）[16]，但这些指标在第12周后，便没有显著性差异了（未报告可信区间）。该试验的全文发表在系统综述的检索时间之后，结果发现30Gy照射显著增加了3～4级恶心（WHO标准）和呕吐的发生率（30Gy照射组为20%，20Gy照射组为18%，$P=0.06$）[17]；有6例接受30Gy照射的患者在61个月后出现了非生殖细胞肿瘤。

评论 第二个和第三个随机对照试验的作者对两个试验的结果做了联合分析，提示采用20Gy照射，复发率可降低0.8%（可信区间未报告）[15]。

治疗选择5　比较辅助化疗不同药物联合方案的疗效

一篇系统综述没有找到有关Ⅰ期精原细胞瘤患者行睾丸切除术后，比较辅助化疗不同药物联合方案疗效的随机对照试验或足够质量的观察研究。

益处 我们找到一篇系统综述（检索时间为2002年），该综述没有发现随机对照试验或足够质量的观察研究比较不同药物联合化疗方案的治疗效果[4]。

害处 我们没有找到相关的随机对照试验或足够质量的观察研究。

评论 无。

睾丸癌：精原细胞瘤

治疗选择 6　比较辅助化疗不同化疗周期数的疗效

一篇系统综述没有找到有关 I 期精原细胞瘤患者行睾丸切除术后，比较辅助化疗不同化疗周期数疗效的随机对照试验。一项前瞻性队列研究比较了采用卡铂化疗一个周期和两个周期的治疗效果，结果发现，2 年后两组的复发率分别为 9% 和 0%，无复发生存率均为 91%。

益处　我们找到一篇系统综述（检索时间为 2002 年），该综述没有找到有关 I 期精原细胞瘤患者行睾丸切除术后，比较辅助化疗不同化疗周期数疗效的随机对照试验[4]。该综述收入的一个前瞻性队列研究（包括 125 例患者）比较了采用卡铂 $400mg/m^2$ 分别化疗一个周期（93 例）和两个周期（32 例）这两种方案的疗效[19]，2 年后两组的复发率分别为 9% 和 0%，无复发生存率均为 91%。

害处　该队列研究发现，发生骨髓毒性的比例较低，并提示卡铂较少引起性腺毒性。

评论　无。

问题　行睾丸切除术的预后较好的非 I 期精原细胞瘤患者，其治疗效果如何？

治疗选择 1　采用不同的药物联合化疗

一篇系统综述收入的一个随机对照试验发现，依托泊苷和顺铂联合化疗与依托泊苷和卡铂联合化疗相比，前种方案能增加患者平均 2 年的无复发生存率，但总生存率无显著性差异。该系统综述收入的另一个随机对照试验发现，在包含有依托泊苷的两种药物联合化疗方案中再加入博来霉素，能降低患者 3~4 年的复发率和死亡率。该系统综述收入的第三个随机对照试验发现，采用两种药物（依托泊苷和顺铂）的联合化疗方案，与采用五种药物（顺铂、长春碱、博来霉素、环磷酰胺、更生霉素）的联合化疗方案相比，两组平均 5 年的无复发生存率和总生存率无显著性差异，而两种药物的联合化疗方案能减少毒性反应。第四个随机对照试验发现，在长春碱和顺铂的联合化疗方案中加入博来霉素可以降低患者 3~4 年的肿瘤复发率和死亡率。一个随机对照试验发现，在长春碱和博来霉素的联合化疗方案中，加入较高剂量的顺铂与加入较低剂量的顺铂相比，前者能增加第一年的有效率。但另一个随机对照试验发现，在顺铂和博来霉素的联合化疗方案中，加入较高剂量的长春碱和加入较低剂量的长春碱相比，两者第一年的有效率无显著性差异。这些随机对照试验的研究对象包括精原细胞瘤和非精原细胞瘤患者，但这些结果可以外推到预后较好的非 I 期精原细胞瘤患者。

益处　我们找到一篇系统综述（检索时间为 2002 年）[4]，该综述收入 5 个随机对照试验[20-24]，我们还找到另外一个在预后较好的非 I 期肿瘤（包括精原细胞瘤和畸胎瘤；见下面的评论）患者中进行的随机对照试验[5]。3 个随机对照试验评价了依托泊苷和顺铂，加或不加博来霉素的化疗方案[20-24]。第 4 个随机对照试验评价了长春碱和顺铂，加或不加博来霉素的化疗方案[23]。其余两个随机对照试验评价了在两种药物的化疗方案中加入高剂量和低剂量的长春碱或顺铂的疗效[5, 24]。**依托泊苷和顺铂，加或不加博来霉素**：第 1 个随机对照试验（包括 270 例预后较好的非 I 期精原细胞瘤、畸胎瘤、混合性瘤患者）比较了依托泊苷加顺铂与依托泊苷加卡铂的化疗方案[20]。结果发现，依托泊苷加卡铂，依托泊苷加顺铂能够显著增加患者的无复发生存率（$P < 0.05$），但是在超过中位观察时间为 22.4 个月的总生存率上，二者无显著性差异（$P = 0.52$，图示绝对数量）。第 2 个随机对照试验（包括 178 例患者，为预后较好的非 I 期精原细胞瘤[33 例]、畸胎瘤、混合瘤患者）比较了依托泊苷和顺铂加或不加博来霉素的效果[23]。结果发现，化疗方案中加入博来霉素能显著降低中位观察 4.1 年的复发率（复发率：加博来霉素为 8/81[10%]，不加博来霉素为 17/75[23%]，P 值未报告），并且能显著提高 3 年生存率（生存率：加博来霉素为 95%，不加博来霉素为 86%；$P = 0.01$）。第 3 个随机对照试验（包括 164 例预后较好的非 I 期精原细胞瘤、畸胎瘤、混合瘤患者）比较了两种药物（依托泊苷和顺铂）的联合化疗方案，与采用五种药物（顺铂、长春碱、博来霉素、环磷酰胺、更生霉素）的联合化疗方案[22]。结果发现，5 年的无复发生存率和总生存率两种方案无显著性差异（图示绝对数字，P 值未报告）。**长春碱和顺铂，加或不加博来霉素**：第 4 个随机对照试验（包括 222 例预后较好的非 I 期精原细胞瘤、畸胎瘤、混合瘤患者）比较了长春碱加顺铂加或不加博来霉素的化疗方案[21]，结果发现两种方案 4 年复发率无显著性差异，尽管少数接受博来霉素的患者肿瘤复发（复发率：加博来霉素为 5/110[5%]，不加博来霉素为 8/108[7%]；$P = 0.12$）。该试验还发现加入博来霉素能够显著降低患者 4 年与肿瘤相关的死亡率（加博来霉素为 6/110[5%]，不加博来霉素为 16/108[15%]，$P = 0.02$）。**向两种药物的联合化疗方案中加入较高剂量和较低剂量的顺铂或长春碱方案比较**：第 5 个随机对照试验（包括 114 例预后较好的非 I 期精原细胞瘤、畸胎瘤、混合瘤患者）比较了在长春碱和博来霉素的联合化疗方案中加入较高剂量和较低剂量顺铂的方案[24]。结果发现，加入较高剂量的顺铂能够显著提高 1 年的完全有效率（较高剂量组为 63%，较低剂量组为 43%；$P = 0.03$），对于那些病变负荷大的亚组患者，该方案的优势更明显（较高剂量组为 57%，低剂量为 34%；$P = 0.02$）。另外一个随机对照试验（包括 203 例预后较好的非 I 期精原细胞瘤、畸胎瘤、混合瘤患者）比较了在顺铂加博来霉素的联合化疗方案中加入较高剂量的长春碱（0.20mg/kg）与较低剂量的长春碱（0.15mg/kg），联合使用 4 个周期（每个周期 12 周）的方案[5]，仅有 134/203（66%）的患者完成了随访，结果发现每组 1 年的完全缓解率为 71%（可信区间未报告）。

害处 **依托泊苷和顺铂，加或不加博来霉素**：第1个随机对照试验发现依托泊苷加顺铂方案与依托泊苷加卡铂方案相比，能够显著降低贫血（$P=0.005$）、血小板减少症（$P<0.005$）、中性粒细胞减少症（$P=0.004$）的发生率[20]。第2个随机对照试验评价了联合化疗与死亡率之间的关系，结果发现有2例接受依托泊苷加顺铂再加博来霉素方案的患者和1例接受依托泊苷加顺铂方案的患者死亡[23]。第3个随机对照试验发现，依托泊苷加顺铂方案与顺铂加长春碱加博来霉素加环磷酰胺加更生霉素方案相比，化疗毒性显著降低（呕吐：$P=0.05$；黏膜炎：$P=0.06$）[22]。**长春碱和顺铂，加或不加博来霉素**：第4个随机对照试验发现，尽管接受博来霉素治疗的患者死亡率稍高（加博来霉素为6/110[5%]，不加博来霉素为1/108[1%]，$P=0.06$），但两种方案的死亡率没有显著性差异[21]。**向两种药物的联合化疗方案中加入较高剂量和较低剂量的顺铂或长春碱方案**：第5个随机对照试验发现，接受较高剂量顺铂化疗的患者中，51%的患者出现了严重的血小板减少症，而接受较低剂量顺铂化疗的患者中，只有38%患者出现此并发症（未报告显著性）[24]。另外一个随机对照试验发现，向顺铂和博来霉素的化疗方案中加入较高剂量的长春碱，与加入较低剂量的长春碱相比，显著增加了白细胞减少症的发生率（36% vs 13%，$P=0.001$，而且也显著增加了粒细胞减少性发热的发生率（55% vs 30%；可信区间未报告）。

评论 专门研究预后较好的非Ⅰ期精原细胞瘤的随机对照试验较少，大部分有关睾丸生殖细胞肿瘤的化疗研究既包括精原细胞瘤，又包括非精原细胞瘤，但这些结果可外推到预后较好的精原细胞瘤。

治疗选择 2　放疗

我们没有找到有关预后较好的非Ⅰ期精原细胞瘤患者行睾丸切除术后，比较放疗与化疗效果或评价不同照射剂量放疗效果的随机对照试验。对于行睾丸切除术后，预后较好的非Ⅰ期精原细胞瘤患者，我们没有找到用来比较放疗与化疗效果或评价不同照射剂量放疗效果的随机对照试验。目前临床上比较认同采用30～36Gy分15～18次照射的放疗方案，但我们没有找到相关的随机对照试验证明该方案是否是最佳的。尽管一个随机对照试验发现，对于Ⅰ期精原细胞瘤患者，较低剂量的照射与30～36Gy照射相比，有效率接近，但该结果不能应用于非Ⅰ期精原细胞瘤患者。观察研究的证据表明，放疗的即刻毒性反应小于化疗，但对于体积较大的肿瘤患者（直径大于2cm，ⅡB期），放疗后的肿瘤复发风险较高。因此，我们推荐放疗用于体积较小的肿瘤（ⅡA期），化疗用于体积较大的肿瘤（ⅡB期）。

益处 我们找到一篇系统综述（检索时间为2002年），该综述没有发现有关预后较好的非Ⅰ期精原细胞瘤患者行睾丸切除术后进行放疗的随机对照试验（见下面的评论）[4]。

害处 我们没有找到相关的随机对照试验。参见Ⅰ期精原细胞瘤患者采用不同放疗方案的害处（不同的辅助放疗方案；不同药物联合的辅助化疗方案；不同化疗周期的辅助化疗方案）。

评论 放疗的即刻毒性反应小于化疗，但对于体积较大的肿瘤患者（直径大于2cm，ⅡB期），放疗后的肿瘤复发风险较高。因此，我们推荐放疗用于体积较小的肿瘤（ⅡA期），化疗用于体积较大的肿瘤（ⅡB期）。目前临床上比较认同采用30～36Gy分15～18次照射的放疗方案，但我们没有找到相关的随机对照试验证明该方案是否是最佳的。尽管一个随机对照试验（3篇文献）[14-16]发现，对于Ⅰ期精原细胞瘤患者，较低剂量的照射与30～36Gy照射相比，有效率接近，但该结果不能应用于非Ⅰ期精原细胞瘤患者。

治疗选择 3　三个周期与四个周期化疗方案比较

2个随机对照试验发现，三个周期的联合化疗方案与四个周期的化疗方案相比，两者的总生存率无显著性差异；而且另有一个随机对照试验发现采用三个周期的化疗方案，较四个周期的化疗方案可提高患者的生存率。这三个随机对照试验都得出了三个周期化疗方案可减轻毒性反应的结论。这些随机对照试验的研究对象包括精原细胞瘤和非精原细胞瘤患者，但这些结果可以外推到预后较好的非Ⅰ期精原细胞瘤患者。

益处 我们找到一篇系统综述（检索时间为2002年）[4]，该综述收入3个关于不同化疗周期数疗效的随机对照试验[25-27]。第一个随机对照试验（包括184例预后较好的非Ⅰ期精原细胞瘤、畸胎瘤、混合瘤患者）比较了3个周期（超过9周）和4个周期（超过12周）的化疗疗效，两种方案的化疗药物均为顺铂、依托泊苷和博来霉素[25]。结果发现，两种化疗方案的复发率相似（3个周期为5/88[6%]，4个周期为5/96[5%]，P值未报告）。第二个随机对照试验（包括166例预后较好的非Ⅰ期精原细胞瘤、畸胎瘤、混合瘤患者）[26]比较的化疗方案与第一个随机对照试验完全相同，结果发现3个周期的化疗与4个周期化疗相比，能够显著降低3年的总死亡率（3个周期为3/83[4%]，4个周期为13/83[16%]，HR 0.22，95%CI：0.06～0.77），在无复发生存率上，二者无显著性差异（16/83[19%] vs 19/83[23%]，HR 0.84，95%CI：0.43～1.63）。第三个随机对照试验（812例，均为预后较好的非Ⅰ期精原细胞瘤、畸胎瘤、混合瘤患者）比较了四种治疗方案：3个周期联合化疗（顺铂、依托泊苷、博来霉素）3天，3个周期联合化疗5天，4个周期联合化疗（顺铂、依托泊苷、博来霉素化疗3个周期，依托泊苷化疗1个周期）3天，4个周期联合化疗5天[27]。结果发现，四种方案的无进展生存率和总生存率都没有显著性差异（3个周期与4个周期的无进展生存率比较：90% vs 89%，HR 0.93，80%CI：0.71～1.24；总生存率比较：97% vs 97%，HR 1.02，80%CI：0.61～1.73）。

害处 第一个随机对照试验认为3个周期化疗与4个周期相比，能"显著降低毒性反应"，但是并没有给出每组关于毒性反应的结果[25]。第二个随机对照试验发现，3个周期化疗与4个周期化疗相比，能够显著降低患者恶心、呕吐的发生率

(47/83[57%] vs 62/83[74%]，P=0.02)[26]，但没有发现两种方案在血液系统毒性、肾毒性、肺毒性方面有显著性差异（所有结果 P > 0.05）。第三个随机对照试验发现，在血液系统毒性方面，两种化疗方案不良反应（白细胞减少性发热）的发生率基本相同（60/406[15%] vs 62/83[15%]，P 值未报告）。

评论 专门研究预后较好的非Ⅰ期精原细胞瘤的随机对照试验较少，大部分有关睾丸生殖细胞肿瘤的化疗研究既包括精原细胞瘤，又包括非精原细胞瘤，但这些结果可外推到预后较好的精原细胞瘤。

治疗选择4 单独使用卡铂的化疗方案与联合化疗方案相比较

一个随机对照试验发现，单独使用卡铂的化疗方案与联合应用顺铂和依托泊苷的化疗方案相比，3年的无复发生存率或总生存率无显著性差异，但该试验可能把握度较低，不足以发现重要的临床效果。一篇系统综述收入的另一个以摘要形式发表的随机对照试验发现，单独使用卡铂的化疗方案与联合应用依托泊苷、顺铂加异环磷酰胺的化疗方案相比，前者52个月的无复发生存率相对较低，但总生存率无显著性差异。

益处 我们找到了一篇系统综述[4]，该综述收入2个随机对照试验[28, 29]。第一个随机对照试验（包括130例预后较好的非Ⅰ期精原细胞瘤、畸胎瘤、混合瘤患者）比较了单独使用卡铂的化疗方案与联合应用顺铂和依托泊苷的化疗方案[28]。结果发现，3年的无复发生存率或总生存率无显著性差异（无复发生存率：HR 0.64，95%CI：0.32～1.28；总生存率：HR 0.85，95%CI:0.35～2.10，图示绝对数字），但该试验把握度不够，故不足以发现重要的临床效果。第二个随机对照试验（包括251例预后较好的非Ⅰ期精原细胞瘤、畸胎瘤、混合瘤患者）比较了单独使用卡铂的化疗方案与联合应用依托泊苷、顺铂加异环磷酰胺的化疗方案[29]。结果发现，单独使用卡铂与联合化疗方案相比，中位52个月的无复发生存率相对较低，但总生存率无显著性差异（无复发生存率：74% vs 95%，P < 0.01；总生存率：87% vs 95%，P 值无显著性，可信区间未报告）。该随机对照试验仅以摘要形式发表。

害处 第一个随机对照试验发现，单独使用卡铂的化疗方案与联合应用顺铂和依托泊苷的化疗方案相比，前者中性粒细胞减少的发生率显著降低（3% vs 32%；P < 0.01）[28]。而两种方案对血液系统毒性相似（每组有5人出现WHO标准的3级或4级血小板减少症）。第二个随机对照试验发现，白细胞减少和血小板减少（WHO标准的3级或4级）的发生率在单独使用卡铂的化疗方案中较低（7/89[8%] vs 67/93[72%]，P 值未报告）[29]。

评论 无。

问题 对于预后较好的非Ⅰ期精原细胞瘤患者，在行睾丸切除术及化疗后的缓解期，维持化疗的治疗效果如何？

治疗选择1 维持化疗

两个随机对照试验发现，起始化疗后完全缓解的患者，使用长春碱进行维持化疗不能降低1～5年的复发率。这些随机对照试验的研究对象包括精原细胞瘤和非精原细胞瘤患者，但这些结果可以外推到预后较好的非Ⅰ期精原细胞瘤患者。

益处 我们没有找到相关的系统综述，但找到两个随机对照试验[30, 31]。第一个随机对照试验（包括171例预后较好的非Ⅰ期精原细胞瘤、畸胎瘤、混合瘤患者）比较了使用长春碱进行维持性化疗和不化疗两种方案，研究对象为113例联合化疗后完全缓解达12周的患者[30]。结果发现，两种方案12个月后的复发率相似（长春碱维持化疗5/58[9%]，不化疗4/55[7%]，P值未报告）。第二个随机对照试验（包括253例预后较好的非Ⅰ期精原细胞瘤、畸胎瘤、混合瘤患者）也比较了使用长春碱进行维持化疗和不化疗两种方案，治疗时间为6个月，研究对象为联合化疗后完全缓解达12周的患者[31]。在183例完全缓解的患者中，88例被随机分到化疗组或不化疗组，但该试验评价了183例患者的结果。结果发现，两种方案5年的复发率无显著性差异（被随机分组患者的复发率：维持化疗组为11/43[26%]，未化疗组为7/45[16%]；未被随机分组的患者随访后的复发率：7/95[7%]，三组比较 P = 0.08）。

害处 这两个随机对照试验未给出关于维持化疗和不维持化疗的不良反应的比较结果，它们只评价了起始联合化疗方案的不良反应[30, 31]。

评论 专门研究预后较好的非Ⅰ期精原细胞瘤的随机对照试验较少，大部分有关睾丸生殖细胞肿瘤的化疗研究既包括精原细胞瘤，又包括非精原细胞瘤，但这些结果可外推到预后较好的精原细胞瘤。

问题 行睾丸切除术的预后中等的精原细胞瘤患者，其治疗效果如何？

治疗选择1 化疗

一篇系统综述未发现评价化疗对预后中等的精原细胞瘤疗效的随机对照试验。预后中等的精原细胞瘤仅占精原细胞瘤总数的10%，并且是精原细胞瘤中预后相对最差的一类。

益处 我们找到一篇系统综述（检索时间为2002年）[4]，该综述未发现评价化疗对预后中等的精原细胞瘤疗效的随机对照试验

（见下面的评论）。

害处 我们没有找到相关的随机对照试验。见 I 期精原细胞瘤辅助化疗的害处。

评论 预后中等的精原细胞瘤仅占精原细胞瘤总数的 10%，并且是精原细胞瘤中预后相对最差的一类。**复发**：足量化疗后，精原细胞瘤很少复发。一旦复发，则患者预后较差，并且对进一步化疗也不会有良好的反应。尽管多数复发的精原细胞瘤按照复发畸胎瘤处理，但还不知道是否为最佳的治疗方法。

词汇表

辅助治疗（adjuvant treatment）：是一种抗肿瘤治疗方法，一般用在手术完整切除原发肿瘤后，此时不存在任何可检出的残余肿瘤，目的是为了预防复发或减少复发的风险。

睾丸切除术（orchidectomy）：完整手术切除发生肿瘤的睾丸。只要怀疑为睾丸恶性肿瘤，一般经腹股沟途径切除睾丸，以最大限度地减少肿瘤种植和局部复发的风险。

密切随访（surveillance）：是一种系统治疗策略，通过对肿瘤患者的密切随访，结合临床表现、生化指标、影像学资料，从而达到早期诊断肿瘤复发的目的，为及时有效地进行治疗提供条件。目前的指南（欧洲内科肿瘤协会）[32]推荐随访时间为起始治疗后 5 年。然而，有些肿瘤复发发生在 5 年后，所以有学者建议随访时间应为 10 年[33]。

参考文献

1. International Germ Cell Cancer Collaborative Group. International Germ Cell Consensus Classification: a prognostic factor-based staging system for metastatic germ cell cancers. *J Clin Oncol* 1997;15:594-603.
2. Dearnaley DP, Huddart RA, Horwich A. Managing testicular cancer. *BMJ* 2001;322:1583-1588.
3. Adami HO, Bergstrom R, Mohner M. Testicular cancer in nine Northern European countries. *Int J Cancer* 1994;59:33-38.
4. Shelley MD, Burgon K, Mason MD. Treatment of testicular germ-cell cancer: a Cochrane evidence-based systematic review. *Cancer Treat Rev* 2002;28:237-253. Search date 2002; primary sources Medline, Embase, Science Citation Index and The Cochrane Library.
5. Kaye SB, Bokkel-Huinink WW, Van Oosterom AT, et al. EORTC Genito-Urinary Group studies in advanced testicular cancer: past and future. *Aust N Z J Surg* 1985;55:239-241.
6. von der Maase H, Specht L, Jacobsen GK. Surveillance following orchidectomy for stage 1 seminoma of the testis. *Eur J Cancer* 1993;29A:1931-1934.
7. Warde P. Long term outcome and cost in the management of stage 1 testicular seminoma. *Can J Urol* 2000;7:967-972.
8. Oliver RTD, Edmonds PM, Ong JY. Pilot Studies of 2 and 1 course carboplatin as adjuvant for stage 1 seminoma: should it be tested in a randomized trial against radiotherapy. *Int J Radiat Oncol Biol Phys* 1994;29:3-8.
9. Nazareth I, Lewin J, King M. Sexual dysfunction after treatment for testicular cancer. A systematic review. *J Psychosom Res* 2001;51:735-743. Search date 1999; primary sources Medline, Cochrane Library and hand searches of bibliographies of retrieved articles and contact with experts in the field.
10. Jonker-Pool G, Van de Wiel H, Hoekstra HJ, et al. Sexual functioning after treatment for testicular cancer-review and meta-analysis of 36 empirical studies between 1975-200. *Arch Sex Behav* 2001;30:55-74. Search date 1999; primary sources Medline, Psychlit and hand searches of articles retrieved.
11. Oliver RT, Mason M, Von der Masse H, et al., On behalf of the MRC Testis Tumour Group and the EORTC GU Group. A randomised comparison of single agent carboplatin with radiotherapy in the adjuvant treatment of stage I seminoma of the testis, following orchidectomy: MRC TE19/EORTC 30982 [abstract]. Proceedings of the Annual Meeting of the American Society of Clinical Oncology. *J Clin Oncol* 2004;22:4517.
12. Hay JH, Duncan W, Kerr GR. Subsequent malignancies in patients irradiated for testicular tumours. *Br J Radiol* 1984; 57:597-602.
13. Fossa SD, Horwich A, Russell JM, et al. Optimal planning target volume for stage 1 testicular seminoma: a Medical Research Council randomised trial. Medical Research Council Testicular Tumour Working Group. *J Clin Oncol* 1999;17:1146.
14. Jones WG, Fossa SD, Mead GM. Preliminary results of a international randomised trial of radiotherapy at two dose schedules of 20 Gy versus 30 Gy (at 2 Gy/day) as adjuvant treatment of stage 1 seminoma testis, including morbidity and quality of life data (MRC study TE18). In: Fifth International Germ Cell Tumour Conference, University of Leeds, 2001.
15. Jones WG, Fossa SD, Mead GM, et al. A randomised trial of two radiotherapy schedules in the adjuvant treatment of stage 1 seminoma (MRC TE18). *Eur J Cancer* 2001;37:S157.
16. Fossa SD, Jones WG, Stenning SP. Quality of life (QL) after radiotherapy (RT) for stage 1 seminoma: results from a randomised trial of two RT schedules (MRC TE18). *Proceedings of the Annual Meeting of the Society of Clinical Oncology*. 2002;21:118a abstract 750.
17. Jones WG, Fossa SD, Mead GM, et al. Randomized trial of 30 versus 20 Gy in the adjuvant treatment of stage I testicular seminoma: a report on Medical Research Council Trial TE18, European Organisation for the Research and Treatment of Cancer Trial 30942 (ISRCTN18525328). *J Clin Oncol* 2005;23:1200-1208.
18. Bokemeyer C, Schmoll HJ. Treatment of testicular cancer and the development of second malignancies. *J Clin Oncol* 1995;13:283-292. Search date not reported; primary source Medline.
19. Dieckmann KP, Bruggeboes B, Pichlmeier U, et al. Adjuvant treatment of clinical stage 1 seminoma: is a single couse of carboplatin sufficient? *Urology* 2000;55:102-106.
20. Bajorin DF. Randomised trial of etoposide and cisplatin versus etoposide and carboplatin in patients with good-risk germ cell tumours. A multi institutional study. *J Clin Oncol* 1993;11:598-606.
21. Levi J A, Raghavan D, Harvey V, et al The importance of bleomycin in combination chemotherapy for good-prognosis germ cell carcinoma. *J Clin Oncol* 1993;11:1300-1305.
22. Bosl GJ, Geller NL, Bajorin D, et al A randomized trial of etoposide +

cisplatin versus vinblastine + bleomycin + cisplatin + cyclophosphamide + dactinomycin in patients with good-prognosis germ cell tumors. *J Clin Oncol* 1988;6:1231-1238.
23. Loehrer PJ Sr, Johnson D, Elson P, et al. Importance of bleomycin in favorable-prognosis disseminated germ cell tumors: an Eastern Cooperative Oncology Group trial. *J Clin Oncol* 1995;13:470-476.
24. Samson MK, Rivkin SE, Jones SE, et al. Dose-responsive and dose-survival advantage for high versus low-dose cisplatin combined with vinblastine and bleomycin in disseminated testicular cancer. A Southwest Oncology Group study. *Cancer* 1984;53:1029-1035.
25. Einhorn LH, Williams SD, Troner M, et al Evaluation of optimum duration of chemotherapy in favourable-prognosis disseminated germ cell tumours: a Southeastern Cancer Study Group protocol. *J Clin Oncol* 1989;7:387-391.
26. Toner GC, Stockler MR, Boyer MJ, et al. Comparison of two standard chemotherapy regimens for good-prognosis germ-cell tumours: a randomised trial. *Lancet* 2001;357:739-745.
27. de Wit R, Roberts JT, Wilkinson PM, et al. Equivalence of three or four cycles of bleomycin, etoposide, and cisplatin chemotherapy and of a 3- or 5-day schedule in good-prognosis germ cell cancer: a randomized study of the European Organization for Research and Treatment of Cancer Genitourinary Tract Cancer Cooperative Group and the Medical Research Council. *J Clin Oncol* 2001;19:1629-1640.
28. Horwich A, Oliver RTD, Wilkinson PM, et al. A Medical Research Council randomized trial of single agent carboplatin versus etoposide and cisplatin for advanced metastatic seminoma. *Br J Cancer* 2000; 83:1623-1629.
29. Clemm C, Bokemeyer C, Gerl A, et al. Randomised trial comparing cisplatin/etoposide/ifosfamide with carboplatin monochemotherapy in patients with advanced metastatic seminoma. *Proceedings of the Annual Meeting of the Society of Clinical Oncology*. 2000:1293.
30. Einhorn LH, Williams SD, Troner M, et al The role of maintenance therapy in disseminated testicular cancer. *N Engl J Med* 1981;305: 727-731.
31. Levi JA, Thomson D, Sandeman T, et al. A prospective study of cisplatin-based combination chemotherapy in advanced germ cell malignancy: role of maintenance and long term follow up. *J Clin Oncol* 1988;6:1154-1160.
32. Anonymous. ESMO minimum clinical recommendations for diagnosis, treatment and follow-up of testicular seminoma. *Ann Oncol* 2001;12: 1217-1218.
33. Dieckmann KP, Albers P, Classen J, et al. Late relapse of testicular germ cell neoplasms: a descriptive analysis of 122 cases. *J Urol* 2005; 173:824-829.

原作者

Richard Neal
Senior Lecturer in General Practice
North Wales Clinical School, Cardiff University Wales College of Medicine
Wrexham, Wales

Clare Wilkinson
Professor
North Wales Clinical School, Cardiff University Wales College of Medicine
Wrexham, Wales

Nicholas Stuart
Professor of Cancer Studies
Gwynedd Hospital
Gwynedd, Wales

利益冲突：没有声明。

表 1　睾丸癌的分期系统

	Royal Marsden	TNMS（大的分类）	IGCCC
局限于睾丸，无转移证据	I	0-1B 期	预后好
局限于睾丸，血清标记物升高	I M	1S 期	预后好
腹部淋巴结转移	II	II 期	预后好
直径 ≤ 2cm	II A	II A	预后好
直径 2～5cm	II B	II B	预后好
直径 ≥ 5cm	II C	II C	预后好
膈上淋巴结转移	III	III 期包括以下的分期，即所有出现淋巴结和远处转移者	预后好
纵隔	III M		预后好
锁骨上、颈部或腋窝	III N		预后好
无腹部淋巴结转移	III O		预后好
淋巴结大小/病变体积	III MNO/ABC		预后好
淋巴系统外转移	IV		预后好
肺	IV L1,2 或 3，根据转移数目	III B M1A 和 B 期	预后好
肝、脑、骨	肝 (H+)，骨 (Bo+)，脑 (Br+)	III C 期	预后中等 + 非肺部转移

IGCCC：国际生殖细胞分类

精索静脉曲张

检索时间：2005年9月
原作者：Chandra Shekhar Biyani, Jon Cartledge, Günter Janetschek
叶雄俊 译　王晓峰 校　郭应禄 审

问　题

男性精索静脉曲张（varicocele）的治疗效果如何？

治疗措施及其效果

治疗

效果不明
栓塞
等待治疗
硬化治疗
手术结扎

将在新版中加入
药物治疗
男性儿童的治疗

见词汇表 **G**

主要信息

治疗

- **栓塞**（embolisation）：我们没有找到栓塞与不治疗和硬化治疗相比较的系统综述和随机对照试验。三个随机对照试验认为男性精索静脉曲张患者采用栓塞治疗在改善生育方面效果要优于手术结扎，但是证据不充分。我们没有找到检验栓塞对精索静脉曲张所致的疼痛或不适有治疗效果的临床证据。
- **等待治疗**（expectant management）：一篇系统综述收录的质量较差的异质性随机对照试验发现，由男性因素导致的生育力低下的夫妻，采用等待治疗、手术结扎或硬化治疗在受孕率方面的差异并没有一致的证据。这篇综述发现没有比较等待治疗和栓塞的随机对照试验。我们没有找到检验等待治疗对精索静脉曲张所致的疼痛或不适有治疗效果的系统综述和随机对照试验。
- **硬化治疗**（sclerotherapy）：一个随机对照试验证实硬化治疗和不治疗相比，受孕率无显著性差异。我们没有找到检验硬化治疗对精索静脉曲张所致的疼痛或不适有治疗效果的系统综述。
- **手术结扎**（surgical ligation）：一篇系统综述和另一个随机对照试验并未能提供充分证据证实不同的手术结扎术式和不治疗、栓塞及不同术式之间比较，在受孕率方面的差异。我们没有找到检验结扎对精索静脉曲张所致的疼痛或不适有治疗效果的系统综述和随机对照试验。

定义　精索静脉曲张是指精索蔓状血管丛的扩张。按严重程度分级如下：**0级**，仅仅通过专项检查（如超声检查等）才能显示；**1级**，仅当 Valsalva 动作（用力憋气）时可以触及或者看到；**2级**，室温下站立时可以触及但是看不到；**3级**，室温下站立时即可看到。至少85%的精索静脉曲张患者为左侧单发，其余的大多数病例为双侧，右侧单发的精索静脉曲张相当少见。患者大多没有症状。常见症状为睾丸疼痛或者不适以及外观所致压力。通常认为精索静脉曲张与男性不育有关，而不育是患者就诊最为常见的原因，但两者的因果关系只有零星证据[1]。

发病率/患病率　关于精索静脉曲张发病率的数据很少。据估计在一般人群中大约10%～15%的男性和青少年患有精索静脉曲张[1]。一项多中心研究发现，在生育力低下的夫妻中，男性配偶精索静脉曲张的发病率约为12%[2]。精液分析异常的男性中精索静脉曲张的发病率约为25%。

病因/危险因素　我们没有找到精索静脉曲张流行病学危险因素的可靠数据，如家族史或环境暴露等。从解剖学上来说，精索静脉曲张是因为精索静脉的静脉瓣功能障碍导致血流在蔓状血管丛中淤积，左侧比右侧常见是由于正常的解剖不对称导致的。

预后 一般认为，精索静脉曲张与生育力低下有关，但缺少可靠的证据，其自然病史尚不清楚。

治疗目的 改善有精索静脉曲张男性而女性无明显生育问题夫妻的受孕率，减少与精索静脉曲张相关的疼痛和不适，以及减少治疗的不良反应。

结局 我们报告的疗效包括自然分娩活胎率（不采用体外授精等辅助生育技术），自然受孕率，疼痛或不适（我们没有找到针对此症状的特定评判标准），生活质量，治疗的不良反应。睾丸温度、血流和精子计数等非临床疗效被剔除。

方法 《临床证据》文献检索和评价时间为 2005 年 9 月。作者应用主题词 "精索静脉曲张" 对 Medline 和印度 Medlars 中心（http://medind.nic.in）进行了广泛的检索。手工查阅检索到的文献、摘要和综述的题录。复习所有被证实为随机对照试验的相关文献，开放性研究和包括青少年精索静脉曲张的研究被排除。

问 题　男性精索静脉曲张的治疗效果如何？

治疗选择 1　等待治疗（不治疗）

一篇系统综述收录的质量较差的异质性随机对照试验发现，由男性因素导致的生育力低下的夫妻，采用等待治疗、手术结扎或硬化治疗在受孕率方面的差异并没有一致的证据。这篇综述发现没有比较等待治疗和栓塞的随机对照试验。我们没有找到检验等待治疗对精索静脉曲张所致的疼痛或不适有治疗效果的系统综述和随机对照试验。

益处 我们没有找到检验等待治疗对精索静脉曲张所致的疼痛或不适有治疗效果的系统综述和随机对照试验。**等待治疗与手术结扎比较**：我们找到一篇系统综述（检索时间为 2003 年，包括 4 个随机对照试验[3-6]，见下面的评论）[1]。该综述并没有对两者的比较进行全面的 Meta 分析，仅有一个随机对照试验发现等待治疗与手术结扎相比受孕率有显著性差异。该综述中的第一个随机对照试验（45 例生育力低下的 1～3 级精索静脉曲张患者）发现，与不治疗相比，采用 Palomo 术式ⓖ手术结扎精索静脉在术后 12 个月受孕率显著改善（手术结扎组 15/25[60%]，不治疗组 2/20[10%]，OR 8.00，95%CI：2.41-26.55）[3]。第二个随机对照试验（96 例生育力低下的精索静脉曲张患者）发现，与不治疗相比，采用 Palomo 术式手术结扎单侧或双侧的精索内静脉在平均 53 个月的随访后受孕率无显著性差异（手术结扎组 4/51[8%]，不治疗组 8/45[18%]，OR 0.41，95%CI：0.12～1.36）[4]。第三个随机对照试验（92 例生育力低下的精索静脉曲张患者）发现精索内静脉高位结扎与不治疗相比在 12 个月后的受孕率无显著性差异（手术结扎组 3/45[6.6%]，不治疗组 4/47[8.5%]，OR 0.77，95%CI：0.16～3.57）[5]。第四个随机对照试验[6]（68 例分级较低的精索静脉曲张患者）报道手术结扎组（Palomo 术式）和不治疗组在 12 个月时受孕率无显著性差异（手术结扎组 1/34[3%]，不治疗组 2/34[6%]，OR 0.50，95%CI：0.05～5.0）。**等待治疗与硬化治疗比较**：我们找到一篇系统综述（检索时间为 2003 年，包括 1 个随机对照试验[7]，67 例至少 12 个月无子女的精索静脉曲张患者）[1]。这个随机对照试验发现硬化治疗和不治疗在 12 个月后受孕率无显著性差异（硬化治疗组 5/32[15.6%]，不治疗组 6/33[8.2%]，OR 0.88，95%CI：0.18～4.06）[7]，但此研究在方法学上有明显的缺陷（参见下面的评论）。**等待治疗与栓塞比较**：我们找到一篇系统综述（检索时间为 2003 年），该综述没有发现相关的随机对照试验[1]。

害处 **等待治疗与手术结扎比较**：系统综述（检索时间为 2003 年）中未见报道[1]。第四个随机对照试验报道术后未见并发症发生[6]。**等待治疗与硬化治疗比较**：随机对照试验未报道害处[7]。**等待治疗与栓塞比较**：我们没有发现相关的随机对照试验。

评论 系统综述中有两个随机对照试验治疗组超过两个[1]。一个比较手术结扎（Palomo 术式）、硬化治疗、栓塞ⓖ和不治疗，另一个比较手术结扎（Bernardi 术式ⓖ）、栓塞和不治疗。由于受试者随机分配入治疗组，而没有考虑治疗方法，这样就不能可靠地评价单独采用手术结扎或栓塞的治疗效果，因此这两个研究被剔除[1]。有一个随机对照试验检验等待治疗的效果，但其初步结果是以摘要形式发表，当其全文发表时会考虑将其结果纳入[8]。**等待治疗与手术结扎比较**：系统综述发现所纳入的研究为异质性的，方法学上欠妥[1]。综述中的第一个随机对照试验是世界卫生组织始于 1984 年的一项大的前瞻性多中心研究的一部分[3]，该研究的全部结果尚未公布[1]。第三个随机对照试验研究高位结扎手术，由于采用的是 Ivanissevich 术式ⓖ，结果尚不清楚[5]。没有一个随机对照试验采用维持原随机分组分析。**等待治疗与硬化治疗比较**：随机对照试验并没有达到满足足够把握度所需的预计样本量（460 例患者），而仅仅只有 67 例患者[7]。此外，34 例患者（51%）失访，在维持原随机分组分析中视为其配偶不会受孕。

治疗选择 2　手术结扎

一篇系统综述和另一个随机对照试验并未能提供充分证据证实不同的手术结扎术式和不治疗、栓塞及不同术式之间比较，在受孕率方面的差异。我们没有找到检验结扎对精索静脉曲张所致的疼痛或不适有治疗效果的系统综述和随机对照试验。

益处 我们没找到检验结扎对精索静脉曲张所致的疼痛或不适有治疗效果的系统综述和随机对照试验。**手术结扎与不治疗比**

较：参见等待治疗的益处。**手术结扎与栓塞比较**：参见栓塞的益处。**手术结扎与硬化治疗比较**：参见硬化治疗的益处。我们没有找到相关的随机对照试验。**不同的结扎术式之间比较**：我们没有找到系统综述，但发现有两个随机对照试验[9,10]。第一个随机对照试验（137例患有精索静脉曲张的不育男性患者）比较Ivanissevich术式ⓖ、Bernardi术式ⓖ和精索内静脉栓塞ⓖ的治疗效果[9]，发现术后18个月Ivanissevich术式组和Bernardi术式组受孕率无显著性差异（Ivanissevich术式组13/34[38%]，Bernardi术式组9/35[26%]，OR 1.63，95%CI：0.59～4.49）。第二个随机对照试验（119例患有精索静脉曲张的不育男性患者）比较Palomo术式ⓖ、Bernardi术式和导管栓塞的治疗效果[10]，术后2年发现两手术结扎组之间受孕率无显著性差异（Palomo术式组16/55[29%]，Bernardi术式组7/28[25%]，栓塞组10/36[28%]，无显著性差异，P值未给出）。

害处 **手术结扎与不治疗比较**：参见等待治疗的害处。**手术结扎与栓塞比较**：参见栓塞的害处。**手术结扎与硬化治疗比较**：参见硬化治疗的害处。**不同结扎术式之间比较**：第一个随机对照试验未报道手术害处[9]。第二个随机对照试验比较高位结扎、经腹股沟结扎和导管栓塞，栓塞组2例出现发热和侧腹部疼痛，结扎组1例出现伤口感染[10]。

评论 **手术结扎与不治疗比较**：参见等待治疗的评论。

治疗选择3 栓塞

我们没有找到栓塞与不治疗和硬化治疗相比较的系统综述和随机对照试验。三个随机对照试验认为男性精索静脉曲张患者采用栓塞治疗在改善生育方面效果要优于手术结扎，但是证据不充分。我们没有找到检验栓塞对精索静脉曲张所致的疼痛或不适有治疗效果的临床证据。

益处 我们没有找到检验栓塞ⓖ对精索静脉曲张所致的疼痛或不适有治疗效果的临床证据。**栓塞与不治疗比较**：我们找到一篇系统综述（检索时间为2003年），该综述没有发现相关的随机对照试验。**栓塞与手术结扎比较**：我们没有找到相关的系统综述但找到三个随机对照试验[9-11]。第一个随机对照试验（107例原发不育男性和30例继发不育男性，均有精索静脉曲张）比较Ivanissevich术式ⓖ、Bernardi术式ⓖ和栓塞的治疗效果[9]，发现Ivanissevich术式与栓塞相比明显增加受孕率（Ivanissevich术式组13/34[38%]，Bernardi术式组9/35[26%]，栓塞组7/34[21%]；Ivanissevich术式组与栓塞组相比$P<0.05$，其他组P值未报道）。第二个随机对照试验（119例有原发和继发不育的男性）比较Palomo术式ⓖ、Bernardi术式和导管栓塞的治疗效果[10]，2年后发现三个治疗组之间受孕率无显著性差异（Palomo术式组16/55[29%]，Bernardi术式组7/28[25%]，栓塞组10/36[28%]，P值未报道）。第三个随机对照试验（71例患有精索静脉曲张的不育男性患者）发现手术结扎和栓塞在12个月时受孕率无显著性差异（结扎组11/38[29%]，栓塞组11/33[33%]，$P>0.05$）[11]。**栓塞与硬化治疗比较**：我们没有找到相关的随机对照试验。

害处 **栓塞与手术结扎比较**：第一个比较栓塞和左侧精索内静脉结扎的随机对照试验报道了一些并发症（Palomo术式组2/43[5%]，Bernardi术式组2/43[5%]，栓塞组3/51[6%]，P值未报道）[9]。

评论 一篇收入两个随机对照试验的系统综述治疗组超过2个[1]。一个比较结扎（Palomo术式）、硬化治疗ⓖ、栓塞和不治疗，另一个比较结扎（Bernardi术式）、栓塞和不治疗。由于受试者随机分配入治疗组，而没有考虑治疗方法，这样就不能可靠地评价单独采用结扎或者栓塞的治疗效果，因此这两个研究被剔除[1]。

治疗选择4 硬化治疗

一个随机对照试验证实硬化治疗和不治疗相比，受孕率无显著性差异。我们没有找到检验硬化治疗对精索静脉曲张所致的疼痛或不适有治疗效果的系统综述。

益处 我们没有找到检验硬化治疗对精索静脉曲张所致的疼痛或不适有治疗效果的系统综述。**硬化治疗与不治疗比较**：参见等待治疗的益处。**硬化治疗与手术结扎比较**：我们没有找到相关的随机对照试验。

害处 **硬化治疗与不治疗比较**：参见等待治疗的益处。**硬化治疗与手术结扎比较**：我们没有找到相关的随机对照试验。

评论 一篇收入一个随机对照试验的系统综述中治疗组超过2个[1]，该随机对照试验比较结扎（Palomo术式ⓖ）、硬化治疗、栓塞和不治疗。由于受试者随机分配入治疗组，而没有考虑治疗方法，这样就不能可靠地评价单独硬化治疗的效果，因此此研究被剔除[1]。一个最近发表的随机对照试验报道顺行硬化治疗与开放手术（腹股沟路径）相比手术时间缩短（顺行硬化治疗组25min，开放手术组42min，$P<0.05$）。由于未报道分娩率和受孕率，此研究被剔除[12]。

词汇表

Bernardi术式结扎（Bernardi technique of ligation）：在靠近腹股沟环处结扎精索。手术通常需要全麻在门诊手术室进行，偶而也可在局麻下手术。

栓塞（embolisation）：通过左侧肾静脉将导管插入左侧精索静脉，然后行选择性的精索静脉造影术证实静脉血管的解剖，利用各种液体和固体栓塞精索静脉，包括线圈、可拆分的球囊、硬化剂（如酒精、十四烷基钠、胶）或其他复合物。经导管栓塞需要静脉麻醉下在门诊进行手术。

Ivanissevich 术式结扎（Ivanissevich technique of ligation）：在靠近髂嵴处高位结扎精索静脉，手术通常需要全麻在门诊手术室进行，偶尔也可在局麻下手术。

Palomo 术式结扎（Palomo technique of ligation）：在髂前上棘水平结扎腹膜后精索内静脉。手术通常需要全麻在门诊手术室进行，偶尔也可在局麻下手术。

硬化治疗（sclerotherapy）：将硬化剂注入精索静脉使得血管内皮破坏纤维化后导致静脉闭塞。硬化治疗可在局麻下进行。

参考文献

1. Evers JL, Collins JA. Surgery or embolisation for varicocele in subfertile men (Cochrane Review). In: The Cochrane Library, Issue 3, 2004. Chichester, UK: John Wiley & Sons Ltd. Search date 2003; primary sources Cochrane Menstrual Disorders and Subfertility Group's specialised register of controlled trials, Medline, hand searches of 22 specialist journals (first issue until 2004) and searches of references of identified studies.
2. World Health Organization. The influence of varicocele on parameters of fertility in a large group of men presenting to infertility clinics. *Fertil Steril* 1992;57:1289-1293.
3. Madgar I, Weissenberg R, Lunenfeld B, et al. Controlled trial of high spermatic vein ligation for varicocele in infertile men. *Fertil Steril* 1995;63:120-124.
4. Nilsson S, Edvinsson A, Nilsson B. Improvement of semen and pregnancy rate after ligation and division of the internal spermatic vein: fact or fiction? *Br J Urol* 1979;51:591-596.
5. Yamamoto M, Hibi H, Hirata Y, et al. Effect of varicocelectomy on sperm parameters and pregnancy rate in patients with subclinical varicocele: a randomized prospective controlled study. *J Urol* 1996; 155:1636-1638.
6. Grasso M, Lania C, Castelli M, et al. Low-grade left varicocele in patients over 30 years old: the effect of spermatic vein ligation on fertility. *BJU Int* 2000;85:305-307.
7. Krause W, Müller HH, Schaâfer H, et al. Does treatment of varicocele improve male fertility? Results of the Deutsche Varikozelenstudie, a multicentre study of 14 collaborating centres. *Andrologia* 2002;34:164-171.
8. Dohle GR, Pierik F, Weber RF. Does varicocele repair result in more spontaneous pregnancies? A randomised prospective trial. *J Urol* 2003; 169(suppl):408-409. [abstract 1525].
9. Yavetz H, Levy R, Papo L, et al. Efficacy of varicocele embolization versus ligation of the left internal spermatic vein for improvement of sperm quality. *Int J Androl* 1992;15:338-344.
10. Sayfan J, Soffer Y, Orda R. Varicocele treatment: prospective randomized trial of 3 methods. *J Urol* 1992;148:1447-1449.
11. Nieschlag E, Behre HM, Schlingheider A, et al. Surgical ligation vs angiographic embolization of the vena spermatica: a prospective randomized study for the treatment of varicocele-related infertility. *Andrologia* 1993;25:233-237.
12. Zucchi A, Mearini L, Mearini E, et al. Treatment of varicocele: randomized prospective study on open surgery versus Tauber antegrade sclerotherapy. *J Androl* 2005;26:328-332.

原作者

Chandra Shekhar Biyani
Consultant Urological Surgeon
Pinderfields General Hospital, Wakefield, UK

John Cartledge
St James's University Hospital
Leeds, UK

Günter Janetschek
Professor of Urology
Elisabethinen, Linz, Austria

利益冲突：没有声明。

神经性厌食症

检索时间：2004年12月
原作者：Janet Treasure, Ulrike Schmidt 李雪霓 译 于欣 校

问 题

神经性厌食症治疗的效果如何？
预防或治疗神经性厌食症并发症的干预手段的效果如何？

治疗措施及其效果

神经性厌食症的治疗

效果不明
赛庚啶
住院治疗与门诊治疗比较
心理治疗
选择性5-羟色胺再摄取抑制剂
锌

很可能无效甚至有害
抗精神病药物
三环类抗抑郁剂

预防或治疗并发症

效果不明
雌激素治疗

见词汇表 G

主要信息

◆ 尚无有力的研究证据表明任何治疗方案对神经性厌食症疗效好，但逐渐积累的证据提示早期干预是有效的。对家庭进行干预也可能阻断疾病发展为持久状态。

神经性厌食症的治疗

◆ **赛庚啶**：两项针对住院病人的随机对照试验提供的证据不足以评估该药对神经性厌食症患者的作用。
◆ **住院治疗与门诊治疗比较**：一项小型随机对照试验发现不需要紧急干预的神经性厌食症女患者在接受住院治疗或门诊治疗后的1年、2年和5年时在体重增长和摩根拉塞尔量表（Morgan Russell Scale）总体得分上未见显著性差异。
◆ **心理治疗**：小型的随机对照试验在心理治疗与常规治疗、饮食咨询的比较或不同心理治疗之间的比较上提供的证据不够充分。
◆ **选择性5-羟色胺再摄取抑制剂**：3项小型随机对照试验，主要在同时接受心理治疗的患者中进行，将选择性5-羟色胺再摄取抑制剂治疗与安慰剂或无治疗进行比较，其在神经性厌食症的疗效方面提供的证据不够充分。其中两项试验的退出率都很高。
◆ **锌**：一项小型随机对照试验未能提供充足证据来评估锌对神经性厌食症患者的作用。
◆ **抗精神病药物**：我们没有发现有关的系统综述或随机对照试验。神经性厌食症患者可能出现QT间期延长，而许多神经阻滞剂（氟哌啶醇、匹莫齐特、舍吲哚、硫利达嗪、氯丙嗪和其他药物）都会延长QT间期。QT间期延长可能增加室性心动过速、尖端扭转型室性心动过速和猝死的风险。
◆ **三环类抗抑郁剂**：两项小型随机对照试验，一个在同时接受心理治疗的患者中进行，没有提供充足的证据评估阿米替林对体重增长的作用；另一个发现阿米替林与更多的不良反应相关，如困倦、口干和视物模糊。神经性厌食症患者可能出现QT间期延长。三环类抗抑郁剂（阿米替林、普罗替林、去甲替林、多塞平、马普替林）也会延长QT间期，QT间期延长可能增加室性心动过速、尖端扭转型室性心动过速和猝死的风险。

预防或治疗并发症

◆ **雌激素治疗**：我们没有发现有关雌激素对神经性厌食症女性患者骨折率影响的系统综述或随机对照试验。有两个小型随机

对照试验发现，雌激素治疗组和安慰剂或无治疗组比较，神经性厌食症女患者的骨矿物质密度未见显著性差异。

定义 神经性厌食症的特点是拒绝将体重维持在正常体重最低限或之上 [低于与年龄和身高匹配的预期体重的85%，或体重指数（BMI)ⓖ< 17.5kg/m^2]，或者在生长发育期内体重增长达不到预期水平。与此相应，通常会有对体重增加的强烈恐惧、对体重的先占观念，以及对当前低体重和低体重所带来的对健康的不良影响及闭经的否认。神经性厌食症有两种明确定义过的亚型，暴食型和限制型[1]。

发病率／患病率 1950 至 1992 年间发表的 12 个累积研究（主要来自美国 [49%] 和荷兰 [22%]）估计神经性厌食症在女性中年平均发病率为 19/10 万，在男性为 2/10 万[2]。青少年（13～19岁）女性年发病率最高，为 50.8/10 万。1985 年的一个大型队列研究筛查了 4291 名瑞典 16 岁学龄儿童，通过测量体重和随后的面谈，发现神经性厌食症（通过 DSM-Ⅲ和 DSM-Ⅲ-R 标准定义）的患病率为女孩 7/1000，男孩 1/1000[3]。亚洲、南美洲及非洲的发病率或患病率不明。

病因／危险因素 神经性厌食症的发病与家庭因素、生物学因素、社会和文化因素有关。研究发现神经性厌食症的发病与神经性厌食症、神经性贪食症、抑郁症、广泛性焦虑障碍、强迫障碍或强迫性人格障碍的家族史相关（厌食症：调整后的HR 11.4, 95%CI 1.1～89.0；贪食症：调整后的 HR 3.5, 95%CI 1.1～14.0[4]，抑郁症、广泛性焦虑障碍、强迫障碍或强迫性人格障碍：调整后的 RR 3.6, 95%CI 1.6～8.0[5]）。一个孪生子研究提示神经性厌食症与基因有关，但是它不能可靠地估计非共享环境因素在发病中所起的作用[6]。儿童期气质的独特方面被认为与神经性厌食症有关，包括完美主义、负性的自我评价和极度顺从[7]。围生期因素包括早产，尤其是小于胎龄儿（早产：OR 3.2, 95%CI 1.6～6.2；早产和小于胎龄儿：OR 5.7, 95%CI 1.1～28.7)[8]。

预后 一项前瞻性研究追踪了 51 名青少年期起病的神经性厌食症患者，他们当中将近一半的人没有接受或仅接受了很少的治疗（< 8 次治疗）[9]。10 年以后，51 人当中的 14 人 (27%) 一直存在进食障碍，3 人 (6%) 正患有神经性厌食症，6 人 (12%) 曾经历过一段时间的神经性贪食症。厌食症患者相比于在性别、年龄和学校都匹配的正常对照组更容易出现情感障碍（厌食症患者的情感障碍终生危险为 96%，而对照组是 23%；ARI 73%, 95%CI 60%～85%）。相似地，跟对照组相比，强迫障碍在厌食症患者中更常见 (30% vs 10%；ARI 20%, 95%CI 10%～41%)。但是共患强迫障碍和厌食症的患者中，35% 的强迫障碍出现在厌食症之前。研究对象中大约一半在 10 年随访时心理社会功能仍很差（使用摩根拉塞尔量表ⓖ和总体功能评估量表评估）[9]。一项对治疗研究的总结（总结了 1953 至 1989 年发表的 68 项研究，研究对象共 3104 个人，随访时间 1～33 年不等）发现 43% 的人完全康复（波动范围 7%～86%），36% 好转（波动范围 1%～69%），20% 发展成慢性进食障碍（波动范围 0%～43%），5% 死于厌食症（波动范围 0%～21%)[10]。好的预后因素包括发病早，从症状出现到接受治疗之间的时间短。不良的预后因素包括呕吐、贪食、严重的体重下降、慢性化、病前存在发育异常或既往病史。进食障碍（包括神经性厌食和贪食）的所有原因的标化死亡率比值估计为538，高出其他精神障碍3倍[11]。1970 至 1996 年间发表的研究显示，在 10 组进食障碍人群中 (1322 人) 女性平均年死亡率为 0.59%，研究中最短的随访时间为 6 年[12]。低体重和就诊晚的患者死亡率高。神经性厌食症的青年女性在后来的生活中骨折风险增加[13]。

治疗目的 恢复躯体健康（体重在正常范围内，消除长期饥饿的后遗效应，如恢复规律月经、正常骨容积）；重建正常进食模式及对体重和体型的态度；减少其他精神科共病（如抑郁、焦虑、强迫障碍）；减少疾病对社会功能和生活质量的影响。

结局 神经性厌食症患者结局评估最常用的工具是摩根拉塞尔量表[14]，其内容包括了营养状态、月经情况、精神状态、性和社会适应功能。生物学结局如体重（体重指数或与匹配的人群体重相比）和月经情况很少被单独用做结局指标。随机对照试验通常没有足够的把握度或足够长的随访时间来检验死亡率。其他经过验证的结局评估工具还包括进食症状评估[15-18]。骨矿物质密度被用做评估骨折风险的指标。

方法 采用《临床证据》2004 年 12 月的文献检索和评价方案。此外，作者还对找出的综述的参考文献列表进行了手工检索。我们对每一个列出的干预方法与安慰剂、无治疗、常规治疗或其他干预方法之间进行比较的随机对照试验进行了检索，并纳入了所有质量过关的随机对照试验。必须有至少 30 名受试者随机分组，且随访率 75% 以上的随机对照试验才能被纳入综述。每项入选的试验结果分别由两个研究者独立提取。任何有争议之处都将被讨论直到达成共识。

问 题	神经性厌食症治疗的效果如何？

治疗选择 1　住院治疗与门诊治疗比较

一项小型随机对照试验发现不需要紧急干预的神经性厌食症女患者在接受住院治疗或门诊治疗后的 1 年、2 年和 5 年时在体重增长和摩根拉塞尔量表总体得分上未见显著性差异。

益处 一篇系统综述（检索日期 1999 年）比较了住院治疗ⓖ和门诊治疗的效果[19]。该综述中的一项随机对照试验[21]进行了 5 年的随访[21]，共 90 例神经性厌食症女性患者（平均年龄 22 岁，体重比相匹配人群的平均体重低 26%，病程平均 3.2 年，不需要紧急干预）被随机分入4个治疗组：住院治疗组、门诊治疗组（个别治疗和心理治疗Ⓖ）、门诊集体治疗组和仅予评估性访谈组。评估者了解受试者的分组。对治疗分组的依从性（定义为接受分组并至少参加一次集体治疗或个别治疗的活动）在住院治疗组和门诊治疗组间有显著差异（依从率：住院治疗组：18/30［60%］，门诊治疗组（个别和家庭治疗）18/20［90%］，门诊治疗组（集体心理治疗Ⓖ）17/20［85%］，仅接受评估性访谈组20/20［100%］；住院治疗组不依从 vs 门诊治疗组不依从的RR为1.5，95%CI 1.1～2.0）。对治疗的平均接受程度各组间也不同（住院治疗组为20周，门诊治疗组为9次，集体治疗组为5次）。在仅接受评估性访谈组，有6例在第1年的随访中没有接受任何形式的治疗，其他人则在别处接受了治疗（6例接受住院治疗，5例在医院门诊治疗，3例至少每周与她们的全科医生联系一次），其中6例几乎全年都在接受治疗。在第1、2、5年随访时发现所有4组患者的平均体重增长及摩根拉塞尔量表Ⓖ总体得分相近。住院治疗组第2年结局良好者的比例为5/29（17%），第5年为9/27（33%）；门诊治疗组（个别治疗和家庭治疗）第2年为4/20（20%），第5年为8/17（47%）；门诊集体治疗组第2年为5/19（26%），第5年为10/19（53%）；仅有评估性访谈组第2年为2/20（10%），第5年为6/19（32%）。

害处 1例分到门诊集体治疗组的患者完成评估等待加入门诊集体治疗期间死于厌食症。1例分入住院治疗组的患者在5年内死于厌食症[20, 21]。

评论 该系统综述[19]未能从大量的病例系列分析中得出有意义的结论，因为病例的特点、治疗、死亡率和结局差异相当大。病例系列分析中收入院治疗的患者比那些门诊治疗的患者平均体重低。一项随后的观察性研究（神经性厌食症患者355例，其中169例是暴食型厌食症，平均年龄25岁，平均病程5.7年；75%的患者被随访了2.5年）发现病程较长的患者住院治疗时间越长结局可能越好[22]，病程短的患者则简短的住院治疗可能有更好的结局。住院治疗时间中位数在神经性厌食症是11.6周，而暴食型厌食症是10.6周。

治疗选择2　心理治疗

小型的随机对照试验在心理治疗与常规治疗、饮食咨询的比较或不同心理治疗之间的比较上提供的证据不够充分。

益处 **心理治疗与常规治疗或饮食咨询比较**：我们找到一篇系统综述（检索日期2002年，4个小型随机对照试验，173例患者）。这综述未做 Meta 分析，其中仅有3个随机对照试验符合我们的纳入标准[24-26]。这3个随机对照试验质量有限，比较了不同类型的心理治疗和饮食咨询Ⓖ或常规治疗（见网络版表A）。3个随机对照试验都是在门诊进行，对象为发病年龄较晚和（或）病程较长的厌食症患者。最大型的那个随机对照试验发现焦点分析性治疗（focal analytial therapy）和家庭治疗在体重增加方面显著优于常规治疗，且达到其康复标准的患者比例也高[24]。常规治疗包括一个每次30分钟的咨询（每周一次或每2周一次），由一名实习精神科医生解释厌食症的后果（由一名进食障碍专家督导），鼓励规律、持久的健康饮食，并在每次咨询时监测体重和躯体状态。第2个随机对照试验比较了疗程均为12次的心理治疗和饮食咨询的效果，未发现结局上的显著性差异[25]。第3个随机对照试验比较了认知疗法和饮食咨询，发现认知治疗组较基线水平有了显著性改善[26]。饮食咨询组的所有患者要么没有参加治疗，要么就是提前退出，并拒绝试验公开他们的有关数据，使得组间比较无法进行。**不同类型心理治疗之间相互比较**：我们找到6个小型的、质量不高的随机对照试验（发表在7篇文章中），它们比较了不同类型的心理治疗Ⓖ[24, 27-32]。其中3个随机对照试验是在门诊进行的，对象为早发的（平均发病年龄＜18岁）和病程短的（平均≥1年）患者；另2个随机对照试验也是在门诊进行，对象为晚发的（平均＞18岁）和（或）病程长（平均≥2年，最长6年）的患者[24, 30]；最后一个在2篇文章中发表的随机对照试验，纳入了早发和晚发及病程长短不一的厌食症患者（见网络版表A）[31, 32]。没有一个随机对照试验在不同类型的心理治疗之间发现总体上的显著性差异。

害处 治疗的可接受性在不同的随机对照试验之间不同[24-32]。治疗开始前的退出率在0%～30%之间，治疗开始后的退出率在0%～70%之间，但这可能是由于确定病例的方法不同所致（见网络版表A）。患者住院治疗Ⓖ的比例在不同随机对照试验中也不同，在0～36%之间。在一项门诊病人的随机对照试验中，第1年随访时对照组1例患者死于厌食症[24]。在一项住院病人的随机对照试验中，第5年随访时有3例患者死于厌食症[32]。

评论 所有随机对照试验样本量都很少，在检验组间临床意义的差异上把握度有限。治疗性的投入在不同随机对照试验间和随机对照试验内部都有相当大的差异。病例收集方法、关键结果的报告（如退出率）、受试者的特点和选择的描述都存在差异。我们找到1篇系统综述（检索日期2002年，2个小型随机对照试验，32例患者），将不同类型心理治疗互相比较，它使用了一个比我们这章使用的心理治疗的定义更窄的定义[23]。该综述中引用的随机对照试验没有一个符合我们的纳入标准。

治疗选择3　三环类抗抑郁剂

有两项小型随机对照试验，一个在同时接受心理治疗的患者中进行，没有提供充足的证据来评估阿米替林对体重增长的作用。另一个随机对照试验发现阿米替林与更多的不良反应相关，如困倦、口干和视物模糊。厌食症患者可能出现QT间期的延长。三环类抗抑郁剂（阿米替林、普罗替林、去甲替林、多塞平、马普替林）也会延长QT间期，QT间期延长可能增加室性心动过速、尖端扭转型室性心动过速和猝死的风险。

益处 我们没有发现相关的系统综述，找到2个小型随机对照试验。第1个随机对照试验（共43例，其中5例是门诊病人，发病早，病程短，平均年龄16.6岁，平均低于标准体重27%，平均病程1.5年）将阿米替林与安慰剂对照，历时5周[33]。受试者可以同时接受不同类型的心理治疗ⓖ。其中18例拒绝参加，被当作第3个比较组。治疗第5周时，该试验在所有结局量表评估中均未发现各组间有显著性差异（总体反应改善超过50%的在阿米替林组是1/11 [9%]，安慰剂组是1/14 [7%]；RR 1.2，95%CI 0.1～16.7）。第2个随机对照试验（72例女性，平均年龄20.6岁，平均病程2.9年）比较了阿米替林（最大剂量160mg）、赛庚啶和安慰剂，历时6周[34]。结果发现阿米替林比安慰剂能显著提高体重增加的比例（达到目标体重的平均日期：服用阿米替林32天，服用安慰剂45天，$P<0.076$）[34]。

害处 在第1个随机对照试验中，阿米替林比安慰剂的负性事件更多见，包括排汗增多（阿米替林2/11 [18%]，安慰剂0/14 [0%]），困倦（阿米替林6/11 [55%]，安慰剂0/14 [0%]）、口干（阿米替林4/11 [36%]，安慰剂2/14 [14%]）、视物模糊（阿米替林1/11 [9%]，安慰剂0/14 [0%]）、尿潴留（阿米替林1/11 [9%]，安慰剂0/14 [0%]）、低血压（阿米替林2/11 [18%]，安慰剂0/14 [0%]）、白细胞减少（阿米替林1/11 [9%]，安慰剂0/14 [0%]）。安慰剂比阿米替林更多见的负性事件有心悸（阿米替林0/11 [0%]，安慰剂1/14 [7%]）和头晕（阿米替林0/11 [0%]，安慰剂2/14 [14%]）[33]。第2个随机对照试验发现服用阿米替林出现中到重度躯体症状者比服用安慰剂的要少[34]。神经性厌食症患者可能会出现QT间期延长，三环类抗抑郁剂（阿米替林、普罗替林、去甲替林、多塞平和马普替林）也可能延长QT间期[36-38]。在一项观察性研究中（495名精神障碍患者和101名健康对照），在对年龄和其他药物使用情况进行了校正后，仍然发现三环类抗抑郁剂的使用会增加QT间期延长的风险（校正后的OR为2.6，95%CI 1.2～5.6）[39]。三环类抗抑郁剂的常见危害在抑郁症章节有描述（见成人抑郁症）。

评论 这两项随机对照试验都是短程的。QT间期的延长可能与室性心动过速、尖端扭转型室性心动过速和猝死的风险增加有关[37,38]。第2个关于阿米替林的随机对照试验中的病例是否接受心理治疗不清楚[34]。

治疗选择4　选择性5-羟色胺再摄取抑制剂

3项小型随机对照试验，主要在同时接受心理治疗的患者中进行，将选择性5-羟色胺再摄取抑制剂治疗组与安慰剂或无治疗组进行比较，其在神经性厌食症的疗效方面提供的证据不够充分。其中两项试验的退出率都很高。

益处 我们没有找到系统综述，找到3个小型随机对照试验[40-42]。第1个随机对照试验（33例女性，平均年龄26.2岁，平均体重指数15.0kg/m^2，厌食症平均病程8.0年）比较了氟西汀60mg/d与安慰剂在住院治疗期间的疗效（平均住院36天），包括个别和集体心理治疗ⓖ[40]。氟西汀组有两例早期退出。结果发现氟西汀组和安慰剂组之间在体重增加、进食症状及抑郁症状上无显著性差异（报告为无显著性，但未报P值）。第2个随机对照试验（39名女性，暴食型厌食症被除外，平均年龄22岁，平均厌食症病程4～7年）比较了氟西汀（初始剂量20mg/d）与安慰剂，历时1年。所有病例均在体重增加后出院（体重至少恢复到标准体重的75%）。允许同时接受心理治疗。那些症状严重而功能丧失的患者被鼓励退出研究。虽然氟西汀组的退出率显著低于安慰剂组（氟西汀组6/16 [37%]，安慰剂组16/19 [84%]；RR 0.45，95% CI 0.23～0.86）[41]，但是退出率仍然太高使得无法从该试验得出有关疗效的可靠结论。第3个随机对照试验[52个成人，具有中等严重程度的限制型厌食症（体重指数15.8kg/m^2）]将西酞普兰治疗组（由10mg/d加至20mg/d）与等候治疗组进行了比较，历时12周。之后这些患者才开始接受标准的饮食与精神科综合治疗[42]。由于退出率太高试验结果的可靠性有限（西酞普兰组退出率7/26 [29.5%]，对照组6/26 [23.1%]）。该试验发现两组患者的体重增长相近（西酞普兰组平均2.99kg，对照组1.44kg），自评抑郁症状（及其他一些共病指标）的改善仅见于西酞普兰组（从基线到第12周的体重变化：西酞普兰组从43.5kg到46.5kg，对照组从42.5kg到43.9kg，P值未报告；贝克抑郁问卷（Beck Depresson Inventory）得分：西酞普兰组从14.5分降到7.3分，对照组从12.7分降到12.3分，P值未报告）。

害处 选择性5-羟色胺再摄取抑制剂的常见危害在抑郁症章节中有描述（见成人抑郁症）。比较西酞普兰和对照组的随机对照试验没有报告不良反应或退出的原因[42]。

评论 第2个随机对照试验在分析时又去除了4个病例，其中3例是因为患者知道了治疗分组的情况，1例是因为服药不足30天即停药了。

治疗选择5　抗精神病药物

我们没有找到有关的系统综述或随机对照试验。厌食症患者可能出现QT间期延长，而许多神经阻滞剂（氟哌啶醇、匹莫齐特、舍吲哚、硫利达嗪、氯丙嗪和其他药物）都会延长QT间期。QT间期延长可能增加室性心动过速、尖端扭转型室性心动过速和猝死的风险。

益处 我们没有找到相关的系统综述或随机对照试验。

害处 神经阻滞剂的常见危害在精神分裂症一章中有描述（见精神分裂症）。厌食症患者可能出现QT间期延长[35,36]，很多神经阻滞剂（氟哌啶醇、匹莫齐特、舍吲哚、硫利达嗪、氯丙嗪及其他药物）也可能延长QT间期。一个观察性研究（495名精神障碍患者和101名健康对照）发现在对年龄和其他药物使用情况进行校正后，大剂量和超大剂量神经阻滞剂的使用会增加 QT 间期延长的风险（大剂量组：校正后 OR 3.4，95%CI 1.2～10.1；超大剂量组：校正后的 OR 5.6，95%CI 1.6～19.3）[39]。

评论 QT 间期延长可能与室性心动过速、尖端扭转型室性心动过速和猝死的风险增加有关。

治疗选择 6　锌

一项小型随机对照试验未能提供充足证据评估锌对神经性厌食症患者的作用。

益处 我们没有找到相关的系统综述，找到 1 个随机对照试验（54 名 15 岁以上的女性患者，平均体重指数 ⓖ15.8kg/m²，平均病程 3.7 年，曾住过 2 次院）。这个随机对照试验比较了 100mg/d 葡萄糖酸锌治疗组和安慰剂组[43]。除 3 个人外其他所有人在治疗以前已经具有正常锌水平。治疗会持续到个体体重较入院时增长 10% 且持续稳定 2 周后。锌治疗组有 10 人、安慰剂组有 9 人没有完成研究。结果发现，与安慰剂组相比，锌治疗组显著地提高了体重指数日增长率（锌治疗组 0.079，安慰剂组 0.039；$P = 0.03$）[43]。

害处 该随机对照试验发现服用锌剂的患者没有一例出现不良反应[43]。

评论 对锌水平正常的人群补充锌的理论不明。

治疗选择 7　赛庚啶

两项针对住院病人的随机对照试验提供的证据不足以评估该药对神经性厌食症患者的作用。

益处 我们没有找到相关的系统综述，仅找到 2 个小型随机对照试验。第 1 个随机对照试验（来自 3 个专科住院部的 81 名女性）将赛庚啶治疗和安慰剂治疗、行为治疗和无行为治疗进行了对照比较[44]。行为治疗的效果没有报告。该随机对照试验发现经过 10 周的治疗，赛庚啶组和安慰剂组在体重增长上没有显著性差异（赛庚啶组平均 5.11kg，安慰剂组平均 4.32kg）。第 2 个随机对照试验（72 名平均年龄 20.6 岁的女性，平均体重是目标体重的 77%，平均厌食症病程 2.9 年，来自 2 个专科住院机构）比较了阿米替林治疗、赛庚啶治疗（最大剂量 32mg）和安慰剂治疗，共治疗 6 周[34]。结果发现赛庚啶组与安慰剂组相比显著加快了体重增长的速度（达到目标体重的平均天数：赛庚啶组 36 天，安慰剂组 45 天；$P < 0.05$）。

害处 第 1 个随机对照试验没有给出不良反应方面的信息[44]。第 2 个随机对照试验，在第 7 天和第 21 天，服用赛庚啶的患者比服用安慰剂或阿米替林的患者更少出现中至重度的躯体不良反应事件[34]。没有因为不良反应而退出试验的人。

评论 两个随机对照试验都历时较短。

问题　预防或治疗神经性厌食症并发症的干预手段的效果如何？

治疗选择　雌激素治疗

我们没有找到有关雌激素对神经性厌食症女患者骨折率的影响方面的系统综述或随机对照试验。2 个小型随机对照试验发现，雌激素治疗组和安慰剂或无治疗组的神经性厌食症女患者的骨矿物质密度未见显著性差异。

益处 我们没找到检验雌激素治疗对神经性厌食症女患者骨折率的影响的系统综述或随机对照试验，但找到了 2 个检验雌激素治疗对骨矿物质密度的影响的随机对照试验（见评论）[45, 46]。第 1 个随机对照试验比较了 3 个治疗组（48 名平均年龄 23.7 岁的女性，神经性厌食症的平均病程 4.0 年）：激素替代治疗组（每月的第 1 天到第 25 天服用复合雌激素 0.625mg/d，第 16 到 25 天加服孕激素 5mg）、每日口服含 35μg 炔雌醇的避孕药组和不给药组，治疗持续时间为 6 个月[45]。所有女性通过口服碳酸钙来维持 1500mg/d 的钙摄取量。每隔 6 个月测量一次脊椎骨的矿物质密度。结果发现在 0.5～3 年的随访期间，激素替代治疗组与口服避孕药组最终的骨矿物质密度相近（激素替代治疗组平均 128 mg $K_2 HPO_4/cm^3$，口服避孕药组 132 mg $K_2 HPO_4/cm^3$；P 值没有报告）。第 2 个随机对照试验（60 名年龄 18～38 岁的女性，平均体重 44.7kg，体重指数 ⓖ16.6kg/m²，患神经性厌食症的平均病程 2.3 年，入组时有骨量减少）比较了 4 个治疗组：单用口服避孕药组（35μg 炔雌醇加 0.4mg 炔诺酮）、安慰剂组、单用重组人胰岛素样生长因子 I 组、口服避孕药合并重组人胰岛素样生长因子 I 组[46]。另外，所有女性每天均服用 1500mg 钙和 400IU 维生素 D。结果发现在第 9 个月时口服避孕药组和安慰剂组之间骨矿物质密度无显著性差异（髋骨密度：$P = 0.071$；脊柱骨密度：$P = 0.21$）。

害处 第 1 个随机对照试验比较了激素替代治疗、口服避孕药和安慰剂，3 例患者退出了雌激素治疗：其中 2 例是因为不良反应，1 例是因为出国[45]。对照组有 1 例患者随访时不愿回来做进一步的检查。雌激素的危害还可参见压力性尿失禁（stress incontinence）一章。

评论 骨矿物质密度的改善可能降低骨折风险。

词汇表

体重指数（body mass index）：体重（kg）除以身高（m）的平方。

饮食咨询（dietary counselling）：具有进食障碍知识的饮食专家讨论饮食、情绪和日常行为。

住院治疗（inpatient treatment）：被认为是治疗厌食症的标准方法。住院治疗的一个关键部分是重新进食，通过结构化的、有监督的进食来完成。很多住院治疗方案里都包括了心理治疗（多种类型）和药物治疗。

摩根拉塞尔量表（Morgan Russell Scale）：一个广泛使用的评估神经性厌食症结局的工具[47]，由两组评分构成：一个平均结局得分和一个综合结局得分。前者是基于5个方面的得分：营养状态、月经、精神状态、性欲调节和社会经济状态。

心理治疗（psychotherapy）：包括以个体、集体、家庭形式进行的各种不同类型的心理治疗，使用心理动力学、认知行为、支持技术，或将这些技术联合使用。家庭治疗包括原生家庭的成员或组合家庭的成员，进食障碍被视为家庭的问题。

参考文献

1. American Psychiatric Association. *Diagnostic and statistical manual of mental disorders (DSM-IV)*, 4th ed. Washington, DC: American Psychiatric Association, 1994.
2. Pawluck DE, Gorey KM. Secular trends in the incidence of anorexia nervosa: integrative review of population-based studies. *Int J Eat Disord* 1998;23:347–352.
3. Rastam M, Gillberg C, Garton M. Anorexia nervosa in a Swedish urban region. A population-based study. *Br J Psychiatry* 1989;155:642–646.
4. Strober M, Freeman R, Lampert C, et al. Controlled family study of anorexia nervosa and bulimia nervosa: evidence of shared liability and transmission of partial syndromes. *Am J Psychiatry* 2000;157:393–401.
5. Lilenfeld LR, Kaye WH, Greeno CG, et al. A controlled family study of anorexia nervosa and bulimia nervosa: psychiatric disorders in first-degree relatives and effects of proband comorbidity. *Arch Gen Psychiatry* 1998;55:603–610.
6. Wade TD, Bulik CM, Neale M, et al. Anorexia nervosa and major depression: shared genetic and environmental risk factors. *Am J Psychiatry* 2000;157:469–471.
7. Fairburn CG, Cooper Z, Doll HA, et al. Risk factors for anorexia nervosa: three integrated case-control comparisons. *Arch Gen Psychiatry* 1999;56:468–476.
8. Cnattingius S, Hultman CM, Dahl M, et al. Very preterm birth, birth trauma, and the risk of anorexia nervosa among girls. *Arch Gen Psychiatry* 1999;56:634–638.
9. Wentz E, Gillberg C, Gillberg IC, et al. Ten-year follow-up of adolescent-onset anorexia nervosa: psychiatric disorders and overall functioning scales. *J Child Psychol Psychiatry* 2001;42:613–622.
10. Steinhausen H-C. The course and outcome of anorexia nervosa. In: Brownell K, Fairburn CG, eds. *Eating disorders and obesity: a comprehensive handbook*. New York, NY: Guilford Press, 1995:234–237.
11. Harri EC, Barraclough B. Excess mortality of mental disorder. *Br J Psychiatry* 1998;173:11–53.
12. Nielsen S, Møller-Madsen S, Isager T, et al. Standardized mortality in eating disorders: a quantitative summary of previously published and new evidence. *J Psychosom Res* 1998;44:413–434.
13. Lucas A, Melton L, Crowson C, et al. Long term fracture risk among women with anorexia nervosa: a population-based cohort study. *Mayo Clin Proc* 1999;74:972–977.
14. Morgan HG, Russell GF. Value of family background and clinical features as predictors of long-term outcome in anorexia nervosa: four-year follow-up study of 41 patients. *Psychol Med* 1975;5:355–371.
15. Cooper Z, Fairburn CG. The Eating Disorders Examination. A semi-structured interview for the assessment of the specific psychopathology of eating disorders. *Int J Eat Disord* 1987;6:1–8.
16. Garner DM. *Eating Disorder Inventory-2 (EDI-2): professional manual*. Odessa, FL: Psychological Assessment Resources Inc, 1991.
17. Garner DM, Garfinkel PE. The eating attitudes test: an index of the symptoms of anorexia nervosa. *Psychol Med* 1979;9:273–279.
18. Henderson M, Freeman CPL. A self-rating scale for bulimia: the 'BITE'. *Br J Psychiatry* 1987;150:18–24.
19. West Midlands Development and Evaluation Service. *In-patient versus out-patient care for eating disorders*. DPHE 1999 Report No 17. Birmingham: University of Birmingham, 1999. Search date 1999; primary sources Medline, Psychlit, The Cochrane Library, variety of internet sites, and hand searches of relevant editions of relevant journals and references from identified articles.
20. Crisp AH, Norton K, Gowers S, et al. A controlled study of the effect of therapies aimed at adolescent and family psychopathology in anorexia nervosa. *Br J Psychiatry* 1991;159:325–333.
21. Gowers S, Norton K, Halek C, et al. Outcome of outpatient psychotherapy in a random allocation treatment study of anorexia nervosa. *Int J Eat Disord* 1994;15:165–177.
22. Kåchele H, for the study group MZ-ESS. Eine multizentrische studie zu aufwand und erfolg bei psychodynamischer therapie von eβstörungen. *Psychother Med Psychol (Stuttg)* 1999;49:100–108.
23. Hay P, Bacaltchuk J, Claudino A, et al. Individual psychotherapy in the outpatient treatment of adults with anorexia nervosa (Cochrane Review). In: The Cochrane Library, Issue 1, 2004. Chichester, UK: John Wiley & Sons, Ltd. Search date 2002; primary sources Medline, Extramed, Embase, Psychlit, Current Contents, hand searches of *Int J Eat Disord*, and correspondence with researchers in the field.
24. Dare C, Eisler I, Russell G, et al. Psychological therapies for adult patients with anorexia nervosa: a randomised controlled trial of outpatient treatments. *Br J Psychiatry* 2001;178:216–221.
25. Hall A, Crisp AH. Brief psychotherapy in the treatment of anorexia nervosa. Outcome at one year. *Br J Psychiatry* 1987;151:185–191.
26. Serfaty MA. Cognitive therapy versus dietary counselling in the outpatient treatment of anorexia nervosa: effects of the treatment phase. *Eur Eat Dis Rev* 1999;7:334–350.
27. Eisler I, Dare C, Hodes M, et al. Family therapy for adolescent anorexia nervosa: the results of a controlled comparison of two family interventions. *J Child Psychol Psychiatry* 2000;41:727–736.
28. Robin AL, Siegel PT, Moye AW, et al. A controlled comparison of family versus individual therapy for adolescents with anorexia nervosa. *J Am Acad Child Adolesc Psychiatry* 1999;38:1482–1489.
29. Wallin U, Kronvall P, Majewski ML. Body awareness therapy in teen-

30. Treasure JL, Todd G, Brolly M, et al. A pilot study of a randomized trial of cognitive analytical therapy vs educational behavioral therapy for adult anorexia nervosa. *Behav Res Ther* 1995;33:363–367.
31. Russell GFM, Szmukler G, Dare C, et al. An evaluation of family therapy in anorexia nervosa and bulimia nervosa. *Arch Gen Psychiatry* 1987;44:1047–1056.
32. Eisler I, Dare C, Russell GFM, et al. Family and individual therapy in anorexia nervosa. A 5-year follow-up. *Arch Gen Psychiatry* 1997;54:1025–1030.
33. Biederman J, Herzog DB, Rivinus TM, et al. Amitriptyline in the treatment of anorexia nervosa: a double-blind, placebo-controlled study. *J Clin Psychopharmacol* 1985;5:10–16.
34. Halmi KA, Eckert E, LaDu TJ, et al. Anorexia nervosa. Treatment efficacy of cyproheptadine and amitriptyline. *Arch Gen Psychiatry* 1986;43:177–181.
35. Ackerman MJ. The long QT syndrome: ion channel diseases of the heart. *Mayo Clin Proc* 1998;73:250–269.
36. Becker A, Grinspoon SK, Klibanski A, et al. Current concepts: eating disorders. *N Engl J Med* 1999;340:1092–1098.
37. Yap Y, Camm J. Risk of torsades de pointes with non-cardiac drugs: doctors need to be aware that many drugs can cause QT prolongation. *BMJ* 2000;320:1158–1159.
38. Sheridan DJ. Drug-induced proarrhythmic effects: assessment of changes in QT interval. *Br J Clin Pharmacol* 2000;50:297–302.
39. Reilly JG, Ayis SA, Ferrier IN, et al. QTc interval abnormalities and psychotropic drug therapy in psychiatric patients. *Lancet* 2000;355:1048–1052.
40. Attia E, Haiman C, Walsh BT, et al. Does fluoxetine augment the inpatient treatment of anorexia nervosa? *Am J Psychiatry* 1998;155:548–551.
41. Kaye WH, Nagata T, Weltzin TE, et al. Double-blind placebo-controlled administration of fluoxetine in restrictingand restricting–purging-type anorexia nervosa. *Soc Biol Psych* 2001;49:644–652.
42. Fassino S, Leombruni P, Daga G, et al. Efficacy of citalopram in anorexia nervosa: a pilot study. *Eur Neuropsychopharmacol* 2002;12:453–459.
43. Birmingham CL, Goldner EM, Bakan R. Controlled trial of zinc supplementation in anorexia nervosa. *Int J Eat Disord* 1994;15:251–255.
44. Goldberg SC, Halmi KA, Eckert RC, et al. Cyproheptadine in anorexia nervosa. *Br J Psychiatry* 1979;134:67–70.
45. Klibanski A, Biller BMK, Schoenfeld DA, et al. The effects of estrogen administration on trabecular bone loss in young women with anorexia nervosa. *J Clin Endocrinol Metab* 1995;80:898–904.
46. Grinspoon S, Thomas L, Miller K, et al. Effects of recombinant human IGF-I and oral contraceptive administration on bone density in anorexia nervosa. *J Clin Endocrinol Metab* 2002;87:2883–2891.
47. American Psychiatric Association. Practice guideline for the treatment of patients with eating disorders (revision). *Am J Psychiatry* 2000;157(suppl1):1–39.

原作者

Janet Treasure

Psychiatrist

Institute of Psychiatry, Kings College London, London, UK

Ulrike Schmidt

Psychiatrist

South London and Maudsley NHS Trust, London, UK

利益冲突：没有声明。

双相障碍

检索时间：2003年8月
原作者：John Geddes 原岩波 杨磊 译 于欣 校

问 题

躁狂治疗的效果如何？
双相抑郁治疗的效果如何？
预防躁狂或双相抑郁复发的治疗措施效果如何？

治疗措施及其效果

躁狂的治疗

肯定有效
锂盐
奥氮平
丙戊酸盐

很可能有效
卡马西平
氯硝西泮
氟哌啶醇
利培酮
齐拉西酮

效果不明
氯丙嗪
加巴喷丁
拉莫三嗪
喹硫平
托吡酯

双相抑郁的治疗

很可能有效
抗抑郁剂
拉莫三嗪

效果不明
卡马西平
锂盐
心理治疗
托吡酯
丙戊酸盐

预防复发

肯定有效
锂盐

很可能有效
卡马西平
认知治疗
识别复发症状的教育
拉莫三嗪（减少双相抑郁发作的复发）
丙戊酸盐

效果不明
抗抑郁剂
以家庭为焦点的心理教育

将在新版中加入
奥氮平加氟西汀
奥氮平预防复发
Oxcarbazepine

见词汇表 **G**

主要信息

躁狂的治疗

◆ **锂盐**：一篇系统综述中的一项双相Ⅰ型躁狂发作期的随机对照试验表明，与安慰剂对照，锂盐在3～4周后有效率更高。另一篇系统综述发现，在3周时，锂盐较之氯丙嗪能增加躁狂症状缓解的比例。还发现在3～6周时，锂盐和氟哌啶醇、丙戊酸盐、卡马西平或氯硝西泮对于症状改善没有显著差异。这篇系统综述中的另一项随机对照试验发现，利培酮在4周时对于减少躁狂症状比锂盐更有效。其他随机对照试验则表明在4周时锂盐和奥氮平、拉莫三嗪在改善症状方面没有显著差异。另一项系统综述中的随机对照试验表明，与安慰剂对照，锂盐合并奥氮平能够增加在3～6周有效人数的比例。锂盐可能导致一系列的不良反应，包括：胃肠道不适、细微震颤、肾损害、烦渴多饮、白细胞增多、体重增加、水肿和甲状腺功能减退。随机对照试验所提供的关于锂盐和其他抗精神病药相比较的不良反应证据还不充足。

- ◆ **奥氮平**：一篇系统综述和一项随后进行的随机对照试验发现，与安慰剂对照，奥氮平不管是单独使用还是合并锂盐或丙戊酸盐，都可以增加双相Ⅰ型障碍患者在3～6周起效的人数比例。一项随机对照试验发现，使用奥氮平或锂盐在28天时对于改善症状没有显著差异。系统综述中的一些随机对照试验发现奥氮平对于改善症状比丙戊酸盐更加有效，但同时也更容易引起镇静和体重增加的不良反应。体重增加限制了奥氮平的可接受性。
- ◆ **丙戊酸盐**：一篇关于双相Ⅰ型躁狂发作的系统综述发现，丙戊酸盐较之安慰剂增加了在3周起效的患者比例，但也导致了更多的头晕。还发现丙戊酸盐和锂盐、氟哌啶醇、卡马西平在1～6周的有效率没有显著差异。丙戊酸盐对于减轻躁狂症状没有奥氮平效果明显，但导致镇静和体重增加的不良反应可能性也小。系统综述中的一项随机对照试验发现，与安慰剂比较，丙戊酸盐合并奥氮平增加了3～6周起效的人数比例。
- ◆ **卡马西平**：一篇系统综述中的关于双相Ⅰ型躁狂发作的随机对照试验发现，卡马西平和锂盐或丙戊酸盐相比，在4～6周时对于躁狂症状的改善没有显著差异。该综述没有提供评价卡马西平不良反应的足够证据。
- ◆ **氯硝西泮**：没有找到氯硝西泮与安慰剂对照治疗躁狂的随机对照试验。一篇系统综述中的关于双相Ⅰ型躁狂发作的随机对照试验显示，氯硝西泮在1～4周对于改善躁狂症状可能与锂盐类似。该综述没有提供评价氯硝西泮不良反应的足够证据。
- ◆ **氟哌啶醇**：没有找到氟哌啶醇与安慰剂对照治疗躁狂的随机对照试验。一篇系统综述中的关于双相Ⅰ型躁狂发作的随机对照试验发现，尽管氟哌啶醇比丙戊酸盐有更多的锥体外系不良反应和镇静作用，但1～3周时氟哌啶醇与锂盐或丙戊酸盐比较对于改善躁狂症状没有显著差异。
- ◆ **利培酮**：没有找到单用利培酮与安慰剂对照的随机对照试验。一项治疗躁狂的随机对照试验，患者服用锂盐、丙戊酸盐或卡马西平，加用利培酮与加用安慰剂对照对于症状改善没有显著差异，加用利培酮增加了锥体外系不良反应。另一项有关双相Ⅰ型躁狂发作的随机对照试验发现，在4周时利培酮比锂盐更多减少了躁狂症状。
- ◆ **齐拉西酮**：一项随机对照试验发现，齐拉西酮与安慰剂对照增加了3周时的有效率，但导致镇静作用、头痛、头晕和静坐不能。
- ◆ **氯丙嗪**：一项规模很小的关于躁狂的随机对照试验提供的有限证据表明，氯丙嗪与安慰剂或丙咪嗪对照，经过7周后可以更好改善躁狂症状。一篇综述发现，经过3周后服氯丙嗪比服锂盐症状缓解人数更少。该综述和上述随机对照试验没有提供评价氯丙嗪不良反应的足够证据。
- ◆ **加巴喷丁**：一项有关双相Ⅰ型躁狂发作或混合发作的随机对照试验发现，已经服用锂盐或丙戊酸盐的患者加用加巴喷丁，10个月后对于减轻躁狂症状没有加用安慰剂有效。加巴喷丁伴有嗜睡、头晕、腹泻和记忆丧失。
- ◆ **拉莫三嗪**：没有找到拉莫三嗪与安慰剂对照治疗躁狂的随机对照试验。一篇系统综述中的一项关于双相Ⅰ型躁狂发作的随机对照试验发现，拉莫三嗪与锂盐对照，在4周时躁狂症状没有显著差异。该综述没有提供评价拉莫三嗪不良反应的足够证据。
- ◆ **喹硫平**：一项在青少年中进行的随机对照试验发现，喹硫平与安慰剂对照，能增加6周时的有效率，但导致镇静作用。
- ◆ **托吡酯**：一篇托吡酯治疗躁狂的系统综述，其中没有随机对照试验。

双相抑郁的治疗

- ◆ **抗抑郁剂**：多篇系统综述发现抗抑郁剂与安慰剂比较，在试验结束时（未具体说明时间），能改善抑郁症状。虽然选择性5-羟色胺再摄取抑制剂比三环类抗抑郁剂的有效率更高，但没有显著差异。这些综述和随后进行的一项随机对照试验都表明单胺氧化酶抑制剂和三环类抗抑郁剂之间，或选择性5-羟色胺再摄取抑制剂和5-羟色胺去甲肾上腺素再摄取抑制剂之间在症状改善上没有显著差异。抗抑郁剂能引起转躁，这些综述和随机对照试验都显示三环类抗抑郁剂比选择性5-羟色胺再摄取抑制剂更容易诱发躁狂。
- ◆ **拉莫三嗪**：一篇系统综述中的一项关于双相Ⅰ型抑郁发作的随机对照试验发现，与安慰剂对照，拉莫三嗪能增加7周后的有效率。拉莫三嗪较安慰剂导致头痛的比例更高。
- ◆ **托吡酯**：我们找到一篇托吡酯治疗双相抑郁的系统综述，但其中没有随机对照试验。随后进行的一项随机对照试验发现，服用锂盐或丙戊酸盐的患者，加用托吡酯或者加用丁氨苯丙酮，在8周时症状没有显著差异。该随机对照试验发现，有三分之一服用托吡酯的患者和五分之一服用丁氨苯丙酮的患者因不良反应退出试验。不良反应包括焦虑、食欲亢进或减退、视物模糊、背痛、头痛和恶心。
- ◆ **卡马西平、锂盐**：一篇系统综述没有找到足够质量的随机对照试验来评估这两种药治疗双相抑郁的价值。
- ◆ **心理治疗、丙戊酸盐**：没有找到关于这两种方法治疗双相抑郁的综述或随机对照试验。

预防复发

- ◆ **锂盐**：一些系统综述和其后的一些随机对照试验发现，锂盐较安慰剂可以减少2年内的复发。服用锂盐和丙戊酸盐、卡马西平或拉莫三嗪在预防复发方面没有显著差异。一些随机对照试验发现在所有不良反应（未特别指明）方面，锂盐都要比安慰剂多，锂盐还会导致甲状腺功能减退。和丙戊酸盐相比，锂盐导致更多的多尿、口渴和腹泻，但镇静作用和感染较少。服锂盐比服卡马西平出现不良反应的人数多，包括视物模糊、注意力难以集中、口渴、手颤和肌肉无力，但服用卡马西平食欲增加的人数更多。这些随机对照试验还发现，和服用拉莫三嗪相比，服用锂盐较少出现头痛。

◆ **卡马西平**：没有找到卡马西平与安慰剂对照预防复发的随机对照试验。一篇系统综述和一项随后进行的随机对照试验发现卡马西平和锂盐在 1～3 年内的复发率没有显著差异，这篇综述和随后的随机对照试验都发现卡马西平比锂盐不良反应更少。

◆ **认知治疗**：两项随机对照试验发现，和常规治疗相比，认知治疗能减少 6～12 个月内的复发。虽然接受认知治疗的复发人数更少，但另一项随机对照试验发现采用认知治疗和常规治疗在 6 个月内的复发率上没有显著差异。这项随机对照试验的把握度似乎不足以判定治疗方法之间的差异有临床意义。这些随机对照试验没有提供认知治疗不良反应的足够证据。

◆ **识别复发症状的教育**：一项随机对照试验提供的有限证据表明，识别复发症状的教育计划能减少 18 个月内的躁狂复发，但可能增加抑郁发作。

◆ **拉莫三嗪（减少双相抑郁发作的复发）**：3 项随机对照试验发现拉莫三嗪和安慰剂相比能减少复发。但是对其中两项随机对照试验的二次分析表明，拉莫三嗪对抑郁复发有保护作用，对躁狂复发则没有。有的随机对照试验发现拉莫三嗪和锂盐在复发率上没有显著差异，还发现服用拉莫三嗪后头痛的人数比服用锂盐的多。

◆ **丙戊酸盐**：一篇系统综述中的一项随机对照试验发现丙戊酸盐与安慰剂对照能减少 12 个月内的复发。一篇系统综述发现丙戊酸盐和锂盐比较对于 12 个月内的复发没有显著差异。这篇综述发现丙戊酸盐比锂盐导致镇静作用更多，但多尿、口渴和腹泻较少。

◆ **抗抑郁剂**：一篇系统综述和其后进行的一项随机对照试验为评价抗抑郁剂预防双相障碍复发提供的证据尚不充分。

◆ **以家庭为焦点的心理教育**：一项随机对照试验发现采用 21 次以家庭为焦点的心理教育比 2 次家庭教育加上危机管理更能减少 12 个月的复发。另一项随机对照试验发现以家庭为焦点的心理教育比以个人为焦点的治疗更能减少复发。这些随机对照试验没有提供不良反应的信息。

定义	双相障碍（双相情感障碍、躁郁症）的特点是情感波动于躁狂（情感高涨）和双相抑郁之间，导致明显的个人痛苦和社会功能障碍，但并非由药物或已知躯体障碍所致。抑郁发作之间出现躁狂或混合发作诊断为**双相 I 型障碍**，抑郁发作之间出现不严重的情感高涨发作且不导致功能障碍或残疾（轻躁狂）则诊断为**双相 II 型障碍**。还可以通过其他方法进一步细分双相障碍（见表1）[1]。
发病率/患病率	1996 年进行的一项基于社区的跨国研究（38 000 人）发现，双相障碍的终生患病率范围从中国台湾的 0.3% 到新西兰的 1.5%[2]。男性和女性发病风险类似，首次发病年龄在 19～29 岁之间（比重性抑郁症的首发年龄平均早 6 年）。
病因/危险因素	虽然家系研究和双生子研究表明存在遗传基础，但双相障碍病因不明[3]。双相障碍患者的一级亲属中双相障碍的终生患病风险增加（单卵双生子 40%～70%，其他一级亲属 5%～10%）。如果在成年晚期首次躁狂发作，那么可能是由于潜在的躯体疾病或物质诱发因素所致的继发躁狂[4]。
预后	双相障碍是一种复发性疾病，是全世界导致残疾的主要原因之一，特别是在 15～44 岁年龄组[3]。一项为期 4 年的队列研究（173 例首次发作躁狂或混合情感障碍患者）发现 93% 的患者在 2 年时不再符合躁狂的诊断标准（症状缓解时间的中位数为 4.6 周），但只有 36% 的人能够恢复到病前功能水平[4]。研究发现 40% 的人在首次发作缓解之后的 2 年内复发躁狂（20%）或抑郁（20%）。一项 Meta 分析，通过与一组年龄性别相匹配的正常人群对比双相障碍的实测自杀率，发现双相障碍患者自杀的终生发生率为 2%，是预期自杀率的 15 倍[5]。
治疗目的	减轻躁狂和双相抑郁症状；预防复发Ⓖ和自杀；改善社会和职业功能；以最少的不良反应获得最佳的生活质量。
结局	评定量表（医生评定、患者自评或共同评定）中的症状级别；有临床意义的治疗有效率；痊愈所需时间；生活质量评分；社会和职业功能评分；复发；住院；自杀率；不良反应出现频率；临床试验退出率。通常用来评定症状的工具包括：Young 氏躁狂评定量表（Young Mania Rating Scale），评定 11 项躁狂症状，总分 0～60；情感障碍检查提纲躁狂分量表（Schedule for Affective Disorders Change Mania Sub Scale），评定 18 个项目，总分 10～65 分；汉密尔顿抑郁量表（Hamilton Depression Rating Scale），有 17 项和 21 项两种版本。在这些量表中，有临床意义的治疗有效率通常定义为评分较基线减少 50% 以上[6]。试验结束时，痊愈的标准是，Young 氏躁狂评定量表 12 分及以下，汉密尔顿抑郁量表 8 分及以下[6]。评定生活质量的量表有 SF-36 等，评定社会和职业功能的量表有临床总体印象量表（Clinical Global Impression Scale）等。
方法	采用《临床证据》2003 年 8 月的文献检索和评价方案，包括检索有关治疗的不良反应的观察性研究。

问 题	躁狂治疗的效果如何？

治疗选择 1　锂盐

一篇系统综述中的一项关于双相 I 型躁狂发作期的随机对照试验表明，与安慰剂对照，锂盐在 3～4 周后有效率更高。一篇系统综述发现，锂盐和氯丙嗪相比能增加3周时躁狂症状的缓解比例。另发现在3～6周时，锂盐和氟哌啶醇、丙戊酸盐、卡马西平或氯硝西泮对于改善症状没有显著差异。这篇系统综述中的一项随机对照试验发现，锂盐在4周时对于减少躁狂症状不如利培酮有效。多项随机对照试验表明4周时，锂盐和奥氮平、拉莫三嗪在改善症状方面没有显著区别。另一篇系统综述中的随机对照试验表明，与安慰剂对照，锂盐合并奥氮平能够增加在3～6周时治疗有效人数的比例。锂盐可能导致一系列的不良反应，包括：胃肠道不适、细微震颤、肾损害、烦渴多饮、白细胞增多、体重增加、水肿和甲状腺功能减退。这些随机对照试验对于与其他抗精神病药物相比锂盐的不良反应如何所提供的证据还不充足。

益处 **与安慰剂比较**：找到一篇系统综述（检索时间1999年，1项随机对照试验，179例双相Ⅰ型障碍患者）[7]。这项随机对照试验比较了3种治疗：锂盐（36例）、丙戊酸盐（69例）和安慰剂（74例）。结果发现锂盐和安慰剂相比能够显著增加3～4周后的有效率（"有效"被定义为情感性障碍和精神分裂症检查提纲（Affective Disorders and Schizophrenia-Change，SADS-C）的躁狂评分改善≥50%；锂盐18/36 [50%]，安慰剂19/74 [27%]；RR 1.95，95%CI 1.17～3.23；NNT 5，95%CI 3～20）。**与氯丙嗪比较**：找到一篇系统综述（检索时间1999年，4项随机对照试验，114例双相Ⅰ型障碍患者）[7]。发现锂盐和氯丙嗪相比能够显著增加3周时的症状缓解率[未对"缓解"定义，其中3项随机对照试验在3周时的评估结果：锂盐23/57 [40%]，氯丙嗪7/57 [12%]；RR 1.96，95%CI 1.02～3.77（数据来自论文中表5）；NNT 4，95%CI 3～9]。**与氟哌啶醇比较**：找到一篇系统综述（检索时间1999年，2项随机对照试验，50例双相Ⅰ型障碍患者）[7]。发现氟哌啶醇和锂盐相比，3周时的症状评分没有显著差异[用简明精神病量表（Brief Psychiatric Rating Scale，BPRS）评估：作用的大小为－2.14，95%CI－6.57～＋2.30]。**与利培酮比较**：找到一篇系统综述（检索时间1999年，1项随机对照试验，54例双相Ⅰ型障碍患者）[7]。发现利培酮和锂盐相比，在4周时明显能更好地改善症状严重度的评分（用BPRS评估：作用的大小为－2.79，95%CI－4.22～－1.36）。**与奥氮平比较**：没有找到系统综述，但找到1项随机对照试验（30例双相Ⅰ型障碍患者）[8]。发现锂盐和奥氮平相比，在28天时Young氏躁狂评定量表（YMRS）评分没有显著差异（锂盐13.2，奥氮平10.2，$P=0.315$）。**与丙戊酸盐比较**：找到一篇系统综述（检索时间2002年，3项随机对照试验，158例双相Ⅰ型障碍患者）[6]。发现丙戊酸盐和锂盐相比，在3～6周期间的无效率没有显著差异（"有效"被定义为YMRS或SADS-C躁狂评分减少50%，丙戊酸盐45/97 [46%]，锂盐26/61 [43%]；RR 1.05，95%CI 0.74～1.50）。**与卡马西平比较**：找到一篇系统综述（检索时间1999年，3项随机对照试验，176例双相Ⅰ型障碍患者）[7]。这篇综述没有能够对全部3项随机对照试验作Meta分析，原因是结果评估的方法不同。第1项随机对照试验（105例）发现锂盐和卡马西平在4周内有效率没有显著差异（锂盐15/54 [28%]，卡马西平14/51 [27%]；RR 1.01，95%CI 0.54～1.88）。另外两项随机对照试验（71例）发现锂盐和卡马西平相比，在4周内症状总体严重程度没有显著差异[用临床总体印象量表（CGI）评定，作用的大小＋0.44，95%CI－0.78～＋1.67][7]。**与拉莫三嗪比较**：没有找到系统综述，但找到1项随机对照试验（30例双相Ⅰ型障碍患者）[9]。发现锂盐和拉莫三嗪相比，在4周时的YMRS评分没有显著差异（平均分：锂盐13.2，拉莫三嗪14.3；报告差异没有显著性；未报告更多数据）。**与氯硝西泮比较**：找到一篇系统综述（检索时间1999年，2项随机对照试验，52例双相Ⅰ型障碍患者）[7]。这篇综述未能进行Meta分析，原因是两项随机对照试验结果评估的方法不同。第1项随机对照试验（12例）的有限证据表明经过10天氯硝西泮治疗之后，比锂盐在一些评估方面能更好改善躁狂[平均运动活动评分（mean motor activity score）：氯硝西泮1.8，锂盐2.8；平均言语增多评分（mean logorrhoea score）评定言语频率：氯硝西泮2.2，锂盐2.9，未报告CI]。第2项随机对照试验（40例，开放研究）发现锂盐和氯硝西泮在4周时用BPRS评定的症状严重程度没有显著差异（平均评分：锂盐6.27，氯硝西泮7.79）；4周后用CGI评定的症状总体严重程度没有显著差异（平均评分：锂盐2.07，氯硝西泮1.68；报告认为没有显著性，未报告CI）。**合并奥氮平**：见奥氮平的益处。

害处 锂盐有一系列不良反应，很多是剂量依赖性的，包括胃肠道不适、轻微颤抖、肾损害（特别是尿浓缩功能损害和多尿）、多饮、白细胞增多、体重增加、水肿（可能是减少剂量的反应）和甲状腺功能减退。**与安慰剂比较**：系统综述中的随机对照试验发现与安慰剂比较不良反应率显著增加（锂盐33/36 [92%]，安慰剂58/74 [78%]；RR 1.17，95%CI 1.00～1.37；NNT 8，95%CI 4～334）[7]。不良反应未具体说明。**与氯丙嗪比较**：该系统综述提供的锂盐和氯丙嗪比较的不良反应率的证据属非结论性[7]。不良反应未具体说明。**与氟哌啶醇比较**：该系统综述没有提供相关不良反应信息[7]。**与利培酮比较**：该系统综述未提供不良反应信息[7]。**与奥氮平比较**：该项随机对照试验未发现锂盐或奥氮平有锥体外系不良反应[8]。**与丙戊酸盐比较**：该系统综述发现丙戊酸盐与锂盐比较显著减少发热比例（1项随机对照试验：丙戊酸盐1/69 [1%]，锂盐5/36 [14%]；RR 0.10，95%CI 0.01～0.86）。其他不良反应比例没有显著差异[6]。**与卡马西平比较**：该系统综述发现卡马西平与锂盐比较不良反应没有显著差异（2项随机对照试验：锂盐27/73 [37%]，卡马西平35/66 [53%]；RR 0.71，95%CI 0.49～1.02）[7]。**与拉莫三嗪比较**：这项随机对照试验发现锂盐与拉莫三嗪比较"没有显著的不良反应"，但是有可能是因规模过小而无法找到有临床意义的不良反应[9]。服锂盐有1例因癫痫发作退出，服拉莫三嗪有1例因糖尿病加重退出。**与氯硝西泮比较**：该系统综述未提供不良反应信息[7]。**合并奥氮平**：见奥氮平的害处。

评论 无。

治疗选择 2 丙戊酸盐

一篇关于双相 I 型躁狂发作的系统综述发现，丙戊酸盐和安慰剂相比增加了在3周时的有效患者比例，但也导致了更多的头晕。还发现丙戊酸盐和锂盐、氟哌啶醇、卡马西平相比在 1～6 周的有效率没有显著差异。丙戊酸盐对于减轻躁狂症状没有奥氮平效果明显，但导致镇静和体重增加的不良反应可能性也小。系统综述中的一项随机对照试验发现，与安慰剂比较，丙戊酸盐合并奥氮平增加了 3～6 周有效率。

益处 **与安慰剂比较**：找到一篇系统综述（检索时间 2002 年，3 项随机对照试验，316 例双相 I 型障碍患者）[6]。结果发现丙戊酸盐和安慰剂相比能够显著增加 3 周的有效率（"有效"被定义为 Young 氏躁狂评定量表（YMRS）或情感性障碍和精神分裂症检查提纲（SADS-C）躁狂评分减少50%；无效率：丙戊酸盐66/155 [42%]，安慰剂111/161 [69%]；无效的 RR 0.62，95%CI 0.51～0.77)[6]。**与锂盐比较**：见锂盐的益处。**与氟哌啶醇比较**：找到一篇系统综述（检索时间 2002 年，1 项随机对照试验，36 例双相 I 型障碍患者）[6]。这项随机对照试验发现丙戊酸盐和氟哌啶醇相比，6 天时的无效率没有显著差异（丙戊酸盐11/21 [52%]，氟哌啶醇（译者注：原文为锂盐）10/15 [67%]；RR 0.79，95%CI 0.46～1.35)。**与奥氮平比较**：找到一篇系统综述（检索时间 2002 年，2 项随机对照试验，363 例双相 I 型障碍患者）[6]。结果发现奥氮平和丙戊酸盐相比，试验（未特别说明）结束时症状减轻更多（用 YMRS 评定症状：WMD 2.81，95%CI 0.83～4.79)。其中一项随机对照试验（251例）发现奥氮平和丙戊酸盐相比，试验（未特别说明）结束时有效率显著增加（"有效"被定义为 YMRS 评分减少50%；无效率：丙戊酸盐77/123 [63%]，奥氮平57/125 [46%]；无效的 RR 1.27，95%CI 0.99～1.62)。**与卡马西平比较**：找到一篇系统综述（2 项随机对照试验，59 例双相 I 型障碍患者）。发现丙戊酸盐和卡马西平 4～6 周的无效率没有显著差异（"有效"被定义为 YMRS 或 SADS-C 躁狂评分减少50%；丙戊酸盐11/30 [37%]，卡马西平16/29 [55%]；RR 0.66，95%CI 0.38～1.16)[6]。**合并奥氮平**：见奥氮平的益处。

害处 **与安慰剂比较**：该综述发现丙戊酸盐与安慰剂比较因不良反应而退出试验的比例没有显著差异（丙戊酸盐9/158 [6%]，安慰剂5/163 [3%]；RR 1.95，95%CI 0.66～5.71)，但发现服用丙戊酸盐的患者更多出现头晕（丙戊酸盐13/138 [9%]；安慰剂 4/141 [3%]；RR 3.17，95%CI 1.13～8.88)[6]。服用丙戊酸盐比服用安慰剂没有更多其他不良反应的报告。**与锂盐比较**：见锂盐的害处。**与氟哌啶醇比较**：该随机对照试验发现，丙戊酸盐与氟哌啶醇相比导致的锥体外系不良反应相当少（丙戊酸盐0/21 [0%]，氟哌啶醇8/15 [53%]；RR 0.04，95%CI 0～0.69)，口干更少（丙戊酸盐1/21 [5%]，氟哌啶醇3/15 [20%]；RR 0.24，95%CI 0.03～2.07)，及镇静作用更少（丙戊酸盐1/21 [5%]，氟哌啶醇4/15 [27%]；RR 0.18，95%CI 0.02～1.44)[6]。**与奥氮平比较**：该综述发现丙戊酸盐和奥氮平因不良反应而退出试验的比率没有显著差异（1 项随机对照试验：丙戊酸盐9/126 [7%]；奥氮平12/125 [10%]；RR 0.74，95%CI 0.33～1.70)，运动障碍也无显著差异（静坐不能：WMD －0.02，95%CI －0.27～＋0.23；异常不自主运动：WMD －0.17，95%CI －0.62～＋0.28)[6]。发现丙戊酸盐与奥氮平相比导致更多的恶心（1 项随机对照试验：丙戊酸盐36/126 [28%]；奥氮平13/125 [10%]；RR 2.75，95%CI 1.53～4.93)，但导致食欲增加较少（1 项随机对照试验：丙戊酸盐3/126 [2%]，奥氮平15/125 [12%]；RR 0.20，95%CI 0.06～0.67)，体重增加更少（WMD －2.14kg，95%CI －2.65 kg～－1.62 kg)，较少的口干（丙戊酸盐8/126 [6%]，奥氮平42/125 [34%]；RR 0.19，95%CI 0.09～0.39)，镇静作用更少（2 项随机对照试验：丙戊酸盐44/189 [23%]，奥氮平76/182 [42%]；RR 0.55，95%CI 0.41～0.76)。**与卡马西平比较**：有 1 项随机对照试验（28例，由该综述收入）评估不良反应[6]。结果发现丙戊酸盐与卡马西平比较，不良反应没有显著差异，但把握度不足以判定差异有临床意义。**合并奥氮平**：见奥氮平的害处。

评论 包含丙戊酸基的制剂有几种，包括丙戊酸钠、丙戊酰胺和双丙戊酸钠。在英国，双丙戊酸钠是唯一被批准用来治疗躁狂的制剂。在本章，将这一类药都称为丙戊酸盐，这也是通用的术语。

治疗选择 3 氯丙嗪

一项关于躁狂的小规模随机对照试验提供的有限证据表明，氯丙嗪和安慰剂或丙咪嗪比较，经过 7 周可以改善躁狂症状。另一篇系统综述发现，在3周时服氯丙嗪比服锂盐症状缓解的人数更少。该综述和上述随机对照试验没有提供评价氯丙嗪不良反应的足够证据。

益处 **与安慰剂比较**：找到一篇非系统综述，其中一项小规模的随机对照试验（13 例躁狂患者），对比了 3 种治疗：氯丙嗪、丙咪嗪和安慰剂[10]。结果发现氯丙嗪与丙咪嗪或安慰剂相比能够显著改善7周时的总体结果（用 －9～＋9的量表评分，＋9＝改善；氯丙嗪＋6.1，丙咪嗪＋2.0，安慰剂－2.8；报告有显著性，没有报告更多数据）。**与锂盐比较**：见锂盐的益处。

害处 **与安慰剂比较**：该非系统综述没有提供不良反应信息[10]。**与锂盐比较**：见锂盐的害处。

评论 关于较老的抗精神病药的证据稀少，当前没有可用的系统综述。但是这些药被广泛用于治疗躁狂。

治疗选择 4 氟哌啶醇

没有找到氟哌啶醇与安慰剂比较治疗躁狂的随机对照试验。系统综述中的关于双相 I 型躁狂发作的随机对照试验发现，在

1～3周氟哌啶醇与锂盐或丙戊酸盐相比，对于躁狂症状的治疗没有显著差异，而氟哌啶醇却比丙戊酸盐有更多的锥体外系不良反应和镇静作用。

益处 **与安慰剂比较**：没有找到系统综述或随机对照试验比较氟哌啶醇和安慰剂。**与锂盐比较**：见锂盐的益处。**与丙戊酸盐比较**：见丙戊酸盐的益处。

害处 **与安慰剂比较**：没有找到随机对照试验。**与锂盐比较**：见锂盐的害处。**与丙戊酸盐比较**：见丙戊酸盐的害处。

评论 关于较老的抗精神病药的证据稀少，当前没有可用的系统综述。但是这些药被广泛用于治疗躁狂。

治疗选择5　利培酮

没有找到单用利培酮与安慰剂比较的随机对照试验。有一项关于躁狂的随机对照试验，患者服用锂盐、丙戊酸盐或卡马西平，加用利培酮或加用安慰剂作对照，发现加用利培酮和加用安慰剂对于改善症状没有显著差异，加用利培酮增加了锥体外系不良反应。另一项关于双相Ⅰ型躁狂发作的随机对照试验发现，在4周时利培酮和锂盐相比减少了躁狂症状。

益处 **与安慰剂比较**：没有找到随机对照试验。**添加到锂盐、丙戊酸盐或卡马西平**：找到一项随机对照试验（151例双相Ⅰ型障碍住院患者，全部服用锂盐、丙戊酸盐或卡马西平），对照比较利培酮1～6mg/d和安慰剂[11]。发现在4周时利培酮和安慰剂对躁狂症状的改善没有显著差异（YMRS减分均数差－3.10，95%CI－7.60～+0.54）**与锂盐比较**：见锂盐的益处。

害处 **与安慰剂比较**：没有找到随机对照试验。**添加到锂盐、丙戊酸盐或卡马西平**：在这项随机对照试验，服用利培酮或安慰剂有相似比例的患者出现不良反应（利培酮57%，安慰剂51%）[11]。服用利培酮出现锥体外系不良反应的人数大概是服用安慰剂的两倍（RR 2.67，95%CI 1.15～6.33）。**与锂盐比较**：见锂盐的害处。

评论 无。

治疗选择6　奥氮平

一篇系统综述和一项随后进行的随机对照试验发现，与安慰剂对照，无论是单独使用还是合并锂盐或丙戊酸盐，奥氮平都可以增加双相Ⅰ型障碍患者在3～6周起效的比例。一项随机对照试验发现，使用奥氮平或锂盐在28天时，症状上没有显著区别。系统综述中的一些随机对照试验发现奥氮平对于改善症状比丙戊酸盐更加有效，但同时也更容易引起镇静和体重增加等不良反应。体重增加限制了奥氮平的可接受性。

益处 **与安慰剂比较**：找到一篇系统综述[12]和其后进行的一项随机对照试验[13]。这篇综述（检索时间2002年，6项随机对照试验，1422例双相Ⅰ型障碍患者）发现奥氮平与安慰剂比较显著增加了3～4周有效率（"有效"被定义为YMRS躁狂分减少50%；2项随机对照试验；无效率：奥氮平56/125［45%］，安慰剂89/129［69%］；无效的RR 0.64，95%CI 0.52～0.81）[12]。其后的随机对照试验（201例双相Ⅰ型障碍和激越患者）比较了1～3次肌肉注射奥氮平（10mg/10mg/5mg）、劳拉西泮（2mg/2mg/1mg）和安慰剂[13]。结果发现奥氮平和安慰剂相比，显著增加了首次注射后2小时的有效率［"有效"被定义为阳性和阴性症状量表（Positive and Negative Syndrome Scale）中的兴奋条目减分≥40%；2小时：奥氮平81%，安慰剂44%；RR 1.85，95%CI 1.40～2.67；NNT 3，95%CI 2～4］。24小时的差异没有显著性。**合并锂盐或丙戊酸盐**：这篇系统综述发现与安慰剂比较，奥氮平合并锂盐或丙戊酸盐显著增加6周时的有效率（1项随机对照试验；无效率：奥氮平80/229［35%］，安慰剂64/115［56%］；无效的RR 0.63，95%CI 0.49～0.80）[12]。**与锂盐比较**：见锂盐的益处。**与丙戊酸盐比较**：见丙戊酸盐的益处。

害处 这篇综述发现，无论是单用还是与锂盐或丙戊酸盐合用奥氮平都会比安慰剂导致更为显著的体重增加（3项随机对照试验，581例患者：WMD 2.27 kg，95%CI 1.56 kg～2.99 kg）[12]。结果发现奥氮平和安慰剂相比，在运动障碍上没有显著差异［由Barnes静坐不能量表（Barnes Akathisia Scale）评定；2项随机对照试验，246例患者：WMD－0.13，95%CI－0.32～+0.06］，但发现奥氮平显著增加嗜睡（奥氮平162/354［46%］，安慰剂48/244［20%］；RR 2.13，95%CI 1.62～2.79），口干（奥氮平100/354［28%］，安慰剂18/244［7%］；RR 3.64，95%CI 2.24～5.91），头晕（奥氮平54/354［15%］，安慰剂16/244［6%］；RR 2.37，95%CI 1.39～4.04），肌肉无力（奥氮平61/354［17%］，安慰剂23/244［9%］；RR 1.69，95%CI 1.09～2.64），食欲增加（奥氮平54/229［23%］，安慰剂9/115［8%］；RR 3.01，95%CI 1.54～5.88）和言语障碍（奥氮平15/229［6%］，安慰剂1/115［0.9%］；RR 7.53，95%CI 1.01～56.32）。**与锂盐比较**：见锂盐的害处。**与丙戊酸盐比较**：见丙戊酸盐的害处。

评论 无。

治疗选择7　齐拉西酮

一项随机比较试验发现，齐拉西酮与安慰剂比较增加了3周时的有效率，但导致镇静作用、头痛、头晕和静坐不能。

益处 **与安慰剂比较**：找到一项随机对照试验（201例年龄≥18岁的双相Ⅰ型障碍患者），齐拉西酮每天80～160mg和安慰剂对比，为期3周[14]。发现齐拉西酮和安慰剂相比能显著增加3周时的有效率（"有效"被定义为Young氏躁狂评定量表评分较基线减少≥50%：齐拉西酮50%，安慰剂35%；RR 1.45，95% CI 1.02～2.13；NNT 6，95%CI 3～128）。

害处 **与安慰剂比较**：该随机对照试验发现，与安慰剂比较，服用齐拉西酮出现更多的嗜睡（齐拉西酮37%，安慰剂13%），头痛（齐拉西酮21%，安慰剂19%），头晕（齐拉西酮22%，安慰剂10%）和静坐不能（齐拉西酮11%，安慰剂6%；所有结果都没有报告CI)[14]。

评论 无。

治疗选择 8　喹硫平

一项在青少年中进行的随机对照试验发现，喹硫平与安慰剂比较能增加6周时的有效率，但导致镇静作用。

益处 **与安慰剂比较**：找到一项随机对照试验（30例住院双相Ⅰ型障碍患者，年龄12～18岁），喹硫平每天最大量450mg和安慰剂对比，为期6周[15]。发现喹硫平和安慰剂相比能显著增加6周时的有效率（"有效"被定义为YMRS评分减少≥50%：喹硫平87%，安慰剂53%，RR 1.63，95%CI 1.01～2.94）。

害处 **与安慰剂比较**：该随机对照试验发现，喹硫平与安慰剂比较显著增加了出现镇静作用的青少年的比例（喹硫平12/15 [80%]，安慰剂5/15 [33%]；$P = 0.03$)[15]。

评论 无。

治疗选择 9　卡马西平

一篇系统综述中的关于双相Ⅰ型躁狂发作的随机对照试验发现，卡马西平与锂盐或丙戊酸盐相比，4～6周时对于躁狂症状的疗效没有显著差异。该综述没有提供评价卡马西平不良反应的足够证据。

益处 **与安慰剂比较**：没有找到系统综述或随机对照试验。**与锂盐比较**：见锂盐的益处。**与丙戊酸盐比较**：见丙戊酸盐的益处。

害处 **与安慰剂比较**：没有找到随机对照试验。**与锂盐比较**：见锂盐的害处。**与丙戊酸盐比较**：见丙戊酸盐的害处。

评论 无。

治疗选择 10　氯硝西泮

没有找到氯硝西泮与安慰剂比较治疗躁狂的随机对照试验。一篇系统综述中的关于双相Ⅰ型躁狂发作的随机对照试验显示，经过1～4周氯硝西泮对于改善躁狂症状可能与锂盐同样有效。该综述没有提供评价氯硝西泮不良反应的足够证据。

益处 **与安慰剂比较**：没有找到系统综述或随机对照试验。**与锂盐比较**：见锂盐的益处。

害处 **与安慰剂比较**：没有找到随机对照试验。**与锂盐比较**：见锂盐的害处。

评论 无。

治疗选择 11　加巴喷丁

一项关于双相Ⅰ型躁狂发作或混合发作的随机对照试验发现，已经服用锂盐或丙戊酸盐的患者加用加巴喷丁，经过10个月对于减轻躁狂症状不如加用安慰剂有效。加巴喷丁伴有嗜睡、头晕、腹泻和记忆丧失。

益处 **与安慰剂比较**：找到一项双盲随机对照试验（117例年龄＞16岁的双相Ⅰ型障碍患者，已经服用丙戊酸盐或锂盐），为期10周，比较了加用加巴喷丁每日600～3600mg和安慰剂的疗效[16]。发现加巴喷丁对于YMRS中症状的减轻作用显著低于安慰剂（平均减分：加巴喷丁－6.5，安慰剂－9.9；均数差3.34，95% CI 0.32～6.35；$P = 0.03$）。

害处 **与安慰剂比较**：该随机对照试验发现，与安慰剂相比，服用加巴喷丁更易出现嗜睡（加巴喷丁24%，安慰剂12%），头晕（加巴喷丁19%，安慰剂5%），腹泻（加巴喷丁16%，安慰剂12%），记忆丧失（加巴喷丁10%，安慰剂3%；所有结果均未报告CI)[16]。

评论 无。

治疗选择 12　拉莫三嗪

没有找到拉莫三嗪与安慰剂比较治疗躁狂的随机对照试验。一篇系统综述中的一项关于双相Ⅰ型躁狂发作的随机对照试验发现，拉莫三嗪与锂盐比较在4周时躁狂症状改善没有显著差异。该综述没有提供评价拉莫三嗪不良反应的足够证据。

益处 **与安慰剂比较**：没有找到系统综述或随机对照试验。**与锂盐比较**：见锂盐的益处。

害处 **与安慰剂比较**：没有找到随机对照试验。**与锂盐比较**：见锂盐的害处。

评论 无。

治疗选择 13　托吡酯

有一篇关于托吡酯治疗躁狂的系统综述，其中没有随机对照试验。

益处 与安慰剂比较：找到一篇系统综述（检索时间2001年），该综述中无随机对照试验[17]。

害处 与安慰剂比较：该综述无关于双相情感障碍的随机对照试验[17]，有关于癫痫的随机对照试验。发现托吡酯最常见的药物不良反应有：无力，头晕，头痛，思维异常，意识错乱，嗜睡，共济失调，注意力不集中，复视，眼球震颤，食欲减退。

评论 无。

问题 双相抑郁治疗的效果如何？

治疗选择1 心理治疗

没有找到对双相抑郁患者进行心理治疗的随机对照试验。

益处 我们没有找到在双相抑郁患者中进行的系统综述或随机对照试验（见下面的评论）。

害处 没有找到随机对照试验。

评论 没有找到关于双相抑郁心理干预的随机对照试验。根据治疗单相抑郁的证据来推断是否合理尚不清楚。特殊干预可能有效，但需要随机对照试验来评估这些治疗的利弊（见成人抑郁障碍）。

治疗选择2 抗抑郁剂

多篇系统综述发现抗抑郁剂与安慰剂比较，在试验结束时（未具体说明时间），能改善抑郁症状。虽然选择性5-羟色胺再摄取抑制剂比三环类抗抑郁剂可能更有效，但二者没有显著差异。这些综述和随后进行的一项随机对照试验都表明单胺氧化酶抑制剂和三环类抗抑郁剂之间，或选择性5-羟色胺再摄取抑制剂和5-羟色胺去甲肾上腺素再摄取抑制剂之间对于症状改善没有显著差异。抗抑郁剂能引起转躁，这些综述和随机对照试验都提示三环类抗抑郁剂比选择性5-羟色胺再摄取抑制剂更容易诱发躁狂。

益处 **与安慰剂比较**：我们找到一篇系统综述（未报告检索日期，12项随机对照试验，732例当前符合抑郁障碍或混合发作，以前至少有一次躁狂发作的患者），仅作为摘要发表[18]。发现在试验结束时（未具体说明时间），服用抗抑郁剂[三环类抗抑郁剂（TCAs）、选择性5-羟色胺再摄取抑制剂（SSRIs）、5-羟色胺去甲肾上腺素再摄取抑制剂（SNRIs）或单胺氧化酶抑制剂（MAOIs）]治疗的无效人数显著少于安慰剂（302例；无效率：抗抑郁剂87/180 [48%]，安慰剂92/122 [75%]；OR 0.30，95%CI 0.18～0.48；NNT 4，95%CI 3～7）。**抗抑郁剂之间的比较**：找到两篇系统综述[18, 19]和随后进行的一项随机对照试验[20]。第1篇综述（未报告检索日期，12项随机对照试验，732例当前符合抑郁障碍或混合发作，以前至少有一次躁狂发作的患者）发现在试验结束时（未说明具体时间），SSRIs和TCAs有效率没有显著差异，虽然SSRIs无效率更低（71例：SSRIs 31/65 [48%]，TCAs 44/69 [64%]；OR 0.53，95%CI 0.27～1.04）[18]。还发现在试验结束时（未说明具体时间），MAOIs和TCAs有效率没有显著差异（MAOIs 54/109 [49%]，TCAs 54/103 [52%]；OR 0.89，95%CI 0.52～1.52），SSRIs和SNRIs有效率也没有显著差异（SSRIs 19/34 [56%]，SNRIs 21/35 [60%]；OR 0.85，95%CI 0.33～2.17）。第2篇综述（检索时间2000年，6项随机对照试验，422例双相抑郁，190例单相抑郁，其中约25%服用锂盐、卡马西平或丙戊酸盐）也发现各种抗抑郁剂疗效相似，但没有定量结论[19]。随后进行的随机对照试验（60例双相抑郁，全部服用情感稳定剂，主要是锂盐、卡马西平或丙戊酸钠）发现文拉法辛和帕罗西汀6周时的有效率没有显著差异（文拉法辛 13/30 [43%]，帕罗西汀 14/30 [47%]；RR 0.93，95%CI 0.53～1.63）[20]。**与增加锂盐或丙戊酸盐比较**：找到一项小规模随机对照试验（27例接受锂盐或丙戊酸盐治疗的躁狂或双相抑郁的患者），比较了加用帕罗西汀与增加锂盐或丙戊酸盐剂量的疗效。发现6周后抑郁或躁狂症状在组间没有显著差异（结果以图示）[21]。

害处 抗抑郁剂能引起转躁**G**。**抗抑郁剂之间的比较**：第1篇综述发现SSRIs诱发躁狂的可能性显著小于TCAs（OR 0.14，95%CI 0.02～0.81）[18]。第2篇综述的结论也是三环类药物比其他抗抑郁剂更容易诱发躁狂，但没有定量结论[19]。随后进行的随机对照试验发现文拉法辛和帕罗西汀诱发轻躁狂或躁狂的比例没有显著差异，虽然服用文拉法辛转躁的人数更多［文拉法辛 4/30 [13%]（译者注：原文为4/13 [13%]），帕罗西汀 1/30 [3%]；RR 4.00，95%CI 0.65～25.90）[20]。这项随机对照试验的把握度不足以判定差异有临床意义。

评论 有一篇正在进行中的关于双相抑郁的系统综述[22]。虽然治疗效果可能不同，但治疗单相抑郁的证据（见成人抑郁障碍）据信也适用于双相抑郁，应该考虑到特殊的不良反应，如抗抑郁剂诱发躁狂。

治疗选择3 锂盐

有一篇系统综述没有找到质量好的随机对照试验评估锂盐治疗双相抑郁的价值。

益处 我们找到一篇关于双相抑郁的系统综述（检索时间2000年），其中没有质量好的随机对照试验[19]。该综述中有一项有关抑郁的交叉试验（52例患者，其中40例为双相抑郁）[19]。参与者随机交叉接受2周锂盐和6天安慰剂。这项试验发现锂盐治疗2周后能改善32/40（80%）受试者的症状，而其中12/32（38%）的人服用安慰剂后复发。另一项交叉试验的有限证据表明锂盐并不比安慰剂更多地诱发双相抑郁转躁㉡。

害处 没有找到质量好的随机对照试验。

评论 无。

治疗选择 4　卡马西平

有一篇系统综述，其中无质量好的随机对照试验评估卡马西平治疗双相抑郁的价值。

益处 找到一篇双相抑郁的系统综述（检索时间 2000 年），其中无质量好的在双相抑郁患者中进行的随机对照试验（见下面评论）[19]。

害处 没有找到质量好的随机对照试验。

评论 该系统综述中有一项抑郁交叉试验（35 例患者，其中 24 例为双相抑郁）[19]，即参与者在 45 天卡马西平治疗之前或之后随机服用安慰剂的交叉试验。该试验发现在平均45天中卡马西平能改善62%受试者的症状。有限证据表明卡马西平（译者注：原文为锂盐）并不比安慰剂更多地诱发双相抑郁转躁㉡。

治疗选择 5　丙戊酸盐

没有找到关于丙戊酸盐治疗双相抑郁的综述或随机对照试验。

益处 没有找到关于丙戊酸盐治疗双相抑郁的综述或随机对照试验。

害处 没有找到随机对照试验。

评论 无。

治疗选择 6　拉莫三嗪

一篇系统综述中的一项关于双相Ⅰ型抑郁发作的随机对照试验发现，与安慰剂比较，拉莫三嗪能增加7周的有效率。拉莫三嗪较安慰剂更多出现头痛。

益处 找到一篇系统综述（检索时间 2000 年）[19]，其中有一项随机对照试验（195 例年龄 19～75 岁的双相Ⅰ型障碍重性抑郁发作患者）[23]。该随机对照试验比较了 3 种治疗：拉莫三嗪每天 200mg、拉莫三嗪每天 50mg 和安慰剂[23]。发现经过 7 周，拉莫三嗪和安慰剂在汉密尔顿抑郁量表评分上没有显著差异，但发现拉莫三嗪每天200mg显著改善Montgomery-Asberg抑郁评定量表（Montgomery-Asberg Depression Rating Scale）得分（平均减分值：拉莫三嗪 －13.3，安慰剂 －7.8；$P<0.05$），提高了治疗有效率（临床总体印象量表：得分平均变化：拉莫三嗪 2.6，安慰剂 3.3；$P<0.05$）。

害处 该随机对照试验发现拉莫三嗪比安慰剂更多出现头痛（拉莫三嗪 200mg 20/63 [32%]，安慰剂 11/65 [17%]；$P<0.05$）[23]。

评论 无。

治疗选择 7　托吡酯

有一篇托吡酯治疗双相抑郁的系统综述，无随机对照试验。随后进行的一项随机对照试验发现，服用锂盐或丙戊酸盐的患者，加用托吡酯或者加用丁氨苯丙酮，在8周时症状没有显著差异。该随机对照试验发现，有三分之一服用托吡酯的患者和五分之一服用丁氨苯丙酮的患者因不良反应退出试验。不良反应包括焦虑、食欲亢进或减退、视物模糊、背痛、头痛和恶心。

益处 **与安慰剂比较**：找到一篇系统综述（检索时间 2001 年），其中无随机对照试验[17]。**与丁氨苯丙酮比较**：找到一篇系统综述，其中无随机对照试验[17]。找到一项其后进行的随机对照试验比较了托吡酯和丁氨苯丙酮（36例双相抑郁患者，服用锂盐或丙戊酸盐）[24]。发现托吡酯和丁氨苯丙酮均能显著改善 8 周时的临床总体印象评分。两种治疗之间差异没有显著性（$P=0.092$；未报告绝对值）。

害处 **与安慰剂比较**：没有找到随机对照试验[17]。**与丁氨苯丙酮比较**：其后进行的随机对照试验发现6/18（33%）服用托吡酯的患者和4/33（22%）服用丁氨苯丙酮的患者因不良反应退出了研究，不良反应包括焦虑、食欲亢进或减退、视物模糊、背痛、头痛和恶心（未报告 CI）[24]。

评论 无。

问题　预防躁狂或双相抑郁复发的治疗措施效果如何？

治疗选择 1　认知治疗

有两项随机对照试验发现，与常规治疗比较，认知治疗能减少6～12个月的复发。另一项随机对照试验发现经过 6 个月，采用认知治疗和常规治疗在复发率上没有显著差异，虽然接受认知治疗的复发人数更少。这项随机对照试验的把握度似乎不足以判定两种治疗之间的差异有临床意义。这些随机对照试验没有提供评价认知治疗不良反应的足够证据。

益处 没有找到系统综述，但找到 3 项随机对照试验[25-27]。所有 3 项随机对照试验都采用了适于双相障碍患者的认知治疗**G**，包括服药依从性教育、自我症状监控、建立规律的生活习惯和保证充足的睡眠以预防复发**G**。第1项随机对照试验（42例年龄≥18岁的门诊双相Ⅰ型障碍患者，在研究之前2年内经历过≥1次躁狂/轻躁狂发作或双相抑郁发作，其中多数患者单一服用锂盐或合并服用其他情感稳定剂），比较了认知治疗和常规治疗6个月之后再进行认知治疗[25]，发现采用认知治疗和常规治疗在6个月内的复发率没有显著差异，虽然接受认知治疗的复发人数更少（认知治疗1/21 [5%]、常规治疗 2/21 [10%]；$P = 0.06$）。这项随机对照试验的把握度似乎不足以判定不同治疗之间的差异有临床意义。第 2 项随机对照试验（103 例门诊双相Ⅰ型障碍患者，年龄 18～70 岁，当前未处于躁狂或双相抑郁状态，在研究之前 2 年内经历过≥2次情感发作或在过去5年内经历过≥3次情感发作，服用锂盐、卡马西平或丙戊酸钠）对认知治疗和常规治疗进行了 1 年的比较[26]。开始 6 个月进行 12～18 次认知治疗，随后 6 个月再进行 2 次。这项随机对照试验发现认知治疗显著减少了 12 个月的复发率（认知治疗 21/48 [44%]，常规治疗 36/48 [75%]；HR 0.40，95%CI 0.21～0.74）。第 3 项随机对照试验（25 例门诊双相Ⅰ型障碍患者，年龄 18～70 岁，当前未处于躁狂或双相抑郁状态，在研究之前 2 年内经历过≥2次情感发作或在过去5年内经历过≥3次情感发作）比较了 6 个月的 12～20 次认知治疗和常规治疗（见下面的评论）[27]。结果发现与常规治疗相比认知治疗显著减少 6 个月的复发率（RR 0.23，未报告 CI；$P < 0.001$，未报告绝对值）。

害处 第 1 项随机对照试验发现采用认知治疗的患者中有 1 例自杀[25]。

评论 无。

治疗选择 2　识别复发症状的教育

一项随机对照试验只发现了有限的证据，支持识别复发症状的教育计划能减少18个月的躁狂复发，但可能增加抑郁发作。

益处 没有找到系统综述。找到一项随机对照试验（69 例在过去 1 年里有过复发的门诊双相障碍的患者），对为期 18 个月的旨在识别复发症状的教育项目**G**和常规治疗进行了比较[28]。发现在18个月内参与教育项目的患者出现躁狂发作的可能性明显少于接受常规治疗的患者（教育项目组为9/33 [27%]，而常规治疗组为20/35 [57%]；RR 0.48，95%CI 0.25～0.86；NNT 4，95%CI 2～16），但是出现抑郁发作的可能性更大（教育项目组为 18/33 [55%]，而常规治疗组为 13/35 [37%]；RR 1.47，95%CI 0.87～2.54），尽管差异并不明显。研究还发现与常规治疗组比较，18 个月后教育项目组患者的社会功能较基线水平明显改善（以 4 级评分制评估社会活动的 8 个方面：0 分为表现完好，4 分为不能执行功能；均数差为 1.97，95%CI 0.71～3.23）[28]。

害处 该随机对照试验发现与常规治疗组比较，识别复发症状的教育可能增加抑郁的复发（参见上述益处）[28]。

评论 无。

治疗选择 3　以家庭为焦点的心理教育

一项随机对照试验发现21次的以家庭为焦点的心理教育比2次家庭教育加上危机管理更能减少12个月内的复发。另一项随机对照试验发现以家庭为焦点的心理教育比以个体为焦点的心理教育更能减少复发。两项随机对照试验没有提供不良反应的信息。

益处 没有找到系统综述，但是找到两项随机对照试验[29, 30]。第 1 项随机对照试验（101 例最近由急性发作转为康复的门诊和住院的双相障碍患者，均服用抗精神病药）比较了 12 个月中 21 次以家庭为焦点的心理教育和 2 次家庭教育加上危机管理的效果[29]。以家庭为焦点的心理教育包括有关双相障碍的症状、病因及治疗的教育；关于识别复发症状的教育的预防计划；关于解决问题和沟通技巧的训练。危机管理包括必要时提供危机辅导，每月至少打一次电话。该随机对照试验发现与家庭教育加上危机管理比较，以家庭为焦点的心理教育能明显降低 12 个月的患者复发比例（HR 1.47，CI 未报道；$P = 0.042$）[29]。第 2 项随机对照试验 [53 例双相Ⅰ型障碍因躁狂发作入院的患者，所有患者服用锂盐、丙戊酸盐、卡马西平，合用或不合用抗精神病药或抗抑郁剂（未详细说明）] 比较了为期12个月的以家庭为焦点的心理教育和以个体为焦点的治疗[30]。研究发现在为期12个月的治疗中，两组在复发率上没有明显差异（以家庭为焦点的心理教育组46%，以个体为焦点的治疗组52%；$P = 0.11$），尽管研究发现以家庭为焦点的心理教育能显著降低治疗后1年内的复发率（以家庭为焦点的心理教育组 28%，以个体为焦点的治疗组 60%；$P < 0.05$）。

害处 两项随机对照试验都没有提供不良反应的信息[29, 30]。

评论 无。

治疗选择 4　锂盐

系统综述和其后的一些随机对照试验发现，锂盐与安慰剂比较可以减少2年内的复发。服用锂盐和丙戊酸盐、卡马西平或拉莫三嗪在复发方面没有显著差异。一些随机对照试验发现在总体不良反应（未特别指明）方面，锂盐比安慰剂多，锂盐还会导致甲状腺功能减退。和丙戊酸盐相比，锂盐会导致更多的多尿、口渴和腹泻，但镇静作用和感染较少。服锂盐比服卡马西平出现不良反应的人数多，包括视物模糊、注意力难以集中、口渴、手颤、肌肉无力，但服用卡马西平食欲增加的人数更多。有些随机对照试验还发现，和服用拉莫三嗪相比，服用锂盐较少出现头痛。

益处 **与安慰剂比较**：找到3篇关于双相障碍、单相障碍以及单相/双相混合型障碍的系统综述[31-33]和两项其后进行的随机对照试验[34,35]。第1篇综述（检索时间未报告，9项随机对照试验，825例单相或者双相情感障碍患者）发现两年时间中锂盐较安慰剂减少了41%的复发风险 G（3项随机对照试验，412例双相情感障碍患者："复发"的定义包括入院和需要增加药量：锂盐组73/202 [36%]，安慰剂组128/210 [61%]，RR 0.59，95%CI 0.48～0.73）[31]。该综述表明在双相或单相情感障碍患者的自杀率方面，锂盐和安慰剂没有显著差异；但是试验的把握度可能不足以检出显著的临床差异（4项随机对照试验：锂盐组0/186 [0%]；安慰剂组2/189 [1%]；RR 0.32，95%CI 0.03～2.98）。第2篇综述（检索时间未报告，15项随机对照试验，包括第1篇综述中纳入的8项，558例双相障碍患者）发现在试验结束时（未说明具体时间），锂盐较安慰剂减少了48%的绝对复发风险[32]。第3篇综述（检索时间2000年，包括第1篇综述中纳入的3项随机对照试验，19项观察性研究）评估了长期锂盐治疗在自杀率方面的效果[33]。发现服用锂盐的单相或者双相障碍患者的自杀率低于未治疗的患者（锂盐治疗的死亡率：150/10万人年，未经治疗的死亡率：876/10万人年；RR 8.85，95%CI 4.12～19.1）。两项后续的随机对照试验（647例年龄≥18岁的双相Ⅰ型或Ⅱ型障碍患者，入组标准为近期躁狂、抑郁或者轻躁狂发作痊愈并且病情稳定8～16周，这期间开始服用拉莫三嗪并撤掉其他精神药物）历时76周比较了3种治疗：锂盐、拉莫三嗪和安慰剂[34,35]。这两项随机对照试验都显示，与安慰剂相比，锂盐显著延长了需要增加干预以控制躁狂或抑郁发作的时间（距增加药物治疗所需时间的中位数：锂盐24～42周，安慰剂12～13周；两项研究中 $P = 0.05$）。对这些随机对照试验的二次分析显示：锂盐预防躁狂复发，不能预防抑郁复发。**与丙戊酸盐比较**：我们找到一篇系统综述（未报道检索时间），其中有一项随机对照试验（372例）比较了3种治疗：丙戊酸盐、锂盐和安慰剂[36]。该综述发现丙戊酸盐和锂盐在12个月的复发率上没有显著差异（"复发"被定义为双相障碍发作导致的退出：锂盐12/187 [6%]，丙戊酸盐9/91 [10%]；RR 0.8，95%CI 0.5～1.2），但由于研究规模太小，并不足以判定差异有临床意义。**与卡马西平比较**：我们找到一篇系统综述[32]（检索时间未报道，10项随机对照试验，572例单相或者双相障碍患者）以及其后进行的1项随机对照试验[37]，其比较了锂盐和卡马西平。该综述发现锂盐和卡马西平对1～3年的复发率没有显著差异（锂盐60%，卡马西平55%；报告为没有显著差异，未报告进一步数据；见下面的评论）。其后进行的随机对照试验（94例年龄≥18岁的双相障碍门诊患者，过去3年内有过≥2次情感发作）比较锂盐（血药浓度0.6～1.0mmol/L）和卡马西平（血药浓度6～10mg/L），治疗时间为2年[37]。该研究发现锂盐和卡马西平在2年的复发率上没有显著差异（"复发"被定义为出现躁狂或双相抑郁发作：锂盐12/44 [27%]，卡马西平21/50 [42%]；RR 1.54，95%CI 0.88～2.78）。预先设计的亚组分析显示在躁狂状态时随机分组的患者中锂盐更有效。**与拉莫三嗪比较**：没有找到系统综述，但有两项随机对照试验（638例双相Ⅰ型或Ⅱ型障碍患者，入组标准为近期躁狂、抑郁或者轻躁狂发作痊愈并且病情稳定8～16周，这期间开始服用拉莫三嗪并撤掉其他精神药物）比较3种治疗：锂盐、拉莫三嗪和安慰剂[34,35]。其中1项随机对照试验仅以摘要形式发表[35]。第1项随机对照试验（175例）发现锂盐和拉莫三嗪在需要增加干预以控制情感发作的时间上没有显著差异（距增加药物治疗所需时间的中位数：锂盐24～42周，拉莫三嗪20～29周；$P > 0.05$）[34]。二次分析发现虽然服用锂盐躁狂复发人数较少，但是锂盐和拉莫三嗪在躁狂复发方面没有显著差异（$P = 0.092$）[34]。二次分析还发现锂盐和拉莫三嗪在抑郁复发方面也没有显著差异（$P = 0.36$）。第2项随机对照试验结果类似[35]。

害处 **与安慰剂比较**：第1篇综述发现锂盐发生的总体不良反应（未具体指明）要显著多于安慰剂（锂盐160/233 [69%]，安慰剂112/225 [50%]；RR 1.4，95%CI 1.2～1.6），另外锂盐可造成甲状腺功能减退（锂盐7/158 [4%]，安慰剂0/152 [0%]；RR 5.1，95%CI 0.9～27.7）[31]。**与丙戊酸盐比较**：综述发现丙戊酸盐比锂盐更容导致镇静作用（1项随机对照试验：丙戊酸盐78/187 [42%]，锂盐24/91 [26%]；RR 1.6，95%CI 1.1～2.3）和感染（感染类别未特定，1项随机对照试验：丙戊酸盐51/187 [27%]，锂盐12/91 [13%]；RR 2.1，95%CI 1.2～3.7），但是丙戊酸盐比锂盐较少导致多尿（丙戊酸盐15/187 [8%]，锂盐17/91 [19%]；RR 0.4，95%CI 0.2～0.8）和烦渴（丙戊酸盐11/187 [6%]，锂盐14/91 [15%]；RR 0.4，95%CI 0.2～0.8），可能腹泻也少（丙戊酸盐65/187 [35%]，锂盐42/91 [46%]；RR 0.75，95%CI 0.6～1.0）[36]。**与卡马西平比较**：该综述没有给出关于不良反应的信息[32]。综述中的1项随机对照试验（144例双相障碍患者）显示虽然服用卡马西平的患者较服用锂盐的患者更多地退出了试验（卡马西平9/70 [13%]，锂盐4/74 [5%]；报告无显著性；未报告进一步数据），但是在2.5年中服用锂盐的患者出现"轻到中度"不良反应的比例显著高于卡马西平（卡马西平21%，锂盐61%；$P < 0.001$）[38]。其后进行的1项随机对照试验发现服用锂盐的患者出现视物模糊、注意集中困难、口渴、手抖、肌肉无力的比例高于卡马西平[37]。卡马西平食欲增加更常见。**与拉莫三嗪比较**：第1项随机对照试验发现锂盐导致的头痛明显少于拉莫三嗪（锂盐4%，拉莫三嗪20%；$P = 0.02$），但腹泻多于拉莫三嗪（锂盐28%，拉莫三嗪5%；$P = 0.002$）[34]。第2篇综述并未提供有关不良反应的信息[35]。

评论 **与卡马西平比较**：该综述没有区分单相或双相障碍的试验，应谨慎解读[32]。

双相障碍

治疗选择 5　丙戊酸盐

一篇系统综述中的一项随机对照试验发现丙戊酸盐与安慰剂比较能减少12个月的复发。一篇系统综述发现在12个月内丙戊酸盐和锂盐在预防复发上没有显著差异。这篇综述发现丙戊酸盐比锂盐导致镇静作用和感染更多，多尿、口渴和腹泻较少。

益处　**与安慰剂比较**：我们找到一篇系统综述（未报告检索时间，1项随机对照试验，372例双相障碍患者）比较了3种治疗：丙戊酸盐、锂盐和安慰剂[36]。该系统综述发现丙戊酸盐和安慰剂相比，能显著减少12个月的复发ⓖ（"复发"被定义为由于双相障碍发作而退出：丙戊酸盐 45/187 [24%]，安慰剂 36/94 [38%]；RR 0.6，95%CI 0.4～0.9），但发现距复发时间没有显著差异（$P = 0.33$；未报告进一步数据）。**与锂盐比较**：见锂盐的益处。

害处　**与安慰剂比较**：这篇综述发现丙戊酸盐较安慰剂更容易导致震颤（RR 3.2，95%CI 1.9～5.6）、体重增加（RR 2.9，95%CI 1.3～6.2）、脱发（RR 2.4，95%CI 1.1～5.7）和恶心（RR 1.4，95%CI 1.0～1.9）[36]。我们还找到一项病例对照研究（32例年龄15～45岁的女性双相障碍患者），发现服用丙戊酸盐的女性有 8/17（47%）存在月经不规律，而未服用丙戊酸盐的女性只有 2/15（13%）[39]。**与锂盐比较**：见锂盐的害处。

评论　无。

治疗选择 6　卡马西平

没有找到卡马西平与安慰剂比较预防复发的随机对照试验。一篇系统综述和一项随后进行的随机对照试验发现卡马西平和锂盐对于1～3年复发率的影响没有显著差异，这篇综述和随后的随机对照试验都发现卡马西平比锂盐不良反应更少。

益处　**与安慰剂比较**：没有找到比较卡马西平与安慰剂预防复发ⓖ的系统综述或随机对照试验。**与锂盐比较**：参见锂盐的益处。

害处　**与安慰剂比较**：没有找到随机对照试验。**与锂盐比较**：参见锂盐的害处。

评论　一项关于卡马西平预防复发的疗效的系统综述仍在进行中[40]。

治疗选择 7　拉莫三嗪

3项随机对照试验发现拉莫三嗪和安慰剂相比能减少复发。但是对其中两项随机对照试验的二次分析表明，拉莫三嗪对抑郁复发有保护作用，对躁狂复发则没有。随机对照试验发现拉莫三嗪和锂盐在复发率上没有显著差异，还发现服用拉莫三嗪的人头痛的比服用锂盐的多。

益处　**与安慰剂比较**：我们没有找到系统综述，但是找到3项随机对照试验[34, 35, 41]。两项随机对照试验（647例年龄≥18岁的双相Ⅰ型或Ⅱ型障碍的患者，入组标准为近期躁狂、抑郁或者轻躁狂发作痊愈并且病情稳定 8～16 周，这期间开始服用拉莫三嗪并撤掉其他精神药物）历时76周，比较了3种治疗：锂盐、拉莫三嗪和安慰剂（见后面的评论）[34, 35]。两项随机对照试验都发现与安慰剂比较，拉莫三嗪显著延长需要增加药物来治疗躁狂或双相障碍抑郁发作的时间（距增加药物治疗所需时间的中位数：拉莫三嗪组为20～29周，安慰剂组是12～13周；两项随机对照试验的 $P = 0.05$）[34, 35]。二次分析提示拉莫三嗪能降低抑郁的复发，但不能降低躁狂的复发ⓖ。第3项随机对照试验（182例快速循环型双相障碍患者）（见表1）发现拉莫三嗪与安慰剂在影响增加药物的时间上没有显著性差异（$P = 0.177$，结果以图示）[41]。**与锂盐比较**：见锂盐的益处。

害处　**与安慰剂比较**：有两项随机对照试验没有提供不良反应的信息[34, 35]。第3项随机对照试验没有发现服用拉莫三嗪和安慰剂出现不良反应的人数比例有显著差异。这些不良反应包括恶心和头痛（拉莫三嗪为67%，安慰剂为68%；据报告无显著性，未报告 CI 值）[41]。**与锂盐比较**：见锂盐的害处。

评论　第1项随机对照试验只是作为摘要发表[34]。

治疗选择 8　抗抑郁剂

一篇系统综述为评价抗抑郁剂预防双相障碍复发提供了不充分的证据。

益处　我们找到一篇系统综述（检索时间为2000年，4项随机对照试验，258例双相Ⅰ型或Ⅱ型障碍患者）比较了三环类抗抑郁剂与安慰剂或锂盐[42]。该综述没有进行 Meta 分析，也没有将结论量化。仅提供了描述性的研究概况，与安慰剂比较没有发现明确证据支持三环类抗抑郁剂能减少1～2年的复发ⓖ。它提示三环类抗抑郁剂对预防1～2年的复发效果不如锂盐。

害处　该综述提示抗抑郁剂可能会导致心境不稳定或诱发躁狂[42]。

评论　无。

词汇表

认知治疗（cognitive therapy）：短程的结构式治疗（为期12～16周，20次治疗），目的是改变抑郁障碍患者典型的无用信念和消极的自动式思维。它需要接受过很好培训的治疗师。

转躁（manic switching）：是指在治疗抑郁发作不长时间后突然出现躁狂发作。使用抗抑郁剂治疗后更容易出现。

复发（relapse）：症状反复，再次达到符合疾病诊断标准所有症状的程度。实际上，双相障碍患者会识别早期的先兆迹象，并在达到诊断标准前开始治疗。出于这种原因，复发经常被定义为由于抑郁或躁狂症状再次出现而需要接受药物治疗。

参考文献

1. Müller-Oerlinghausen B, Berghöfer A, Bauer M. Bipolar disorder. *Lancet* 2002;359:241–247.
2. Weissman MM, Bland RC, Canino GJ, et al. Cross-national epidemiology of major depression and bipolar disorder. *JAMA* 1996;276:293–299.
3. Murray CJ, Lopez AD. Global mortality, disability, and the contribution of risk factors: Global Burden of Disease Study. *Lancet* 1997;349:1436–1442.
4. Tohen M, Hennen J, Zarate C, et al. Harvard first episodes project: predictors of recovery and relapse. *Bipolar Disord* 2002;4:135–136.
5. Harris EC, Barraclough B. Suicide as an outcome for mental disorders. A meta-analysis. *Br J Psychiatry* 1997;170:205–208.
6. Macritchie K, Geddes JR, Scott J, et al. Valproate for acute mood episodes in bipolar disorder. In: The Cochrane Library, Issue 3, 2003. Oxford: Update Software. Search date 2002; primary sources Cochrane Collaboration Depression, Anxiety and Neurosis Review Group Controlled Trials Register; Cochrane Controlled Trials Register; hand searches of reference lists of relevant papers and textbooks; and personal contact with authors of trials, experts, and pharmaceutical companies.
7. Poolsup N, Li Wan Po A, de Oliveira IR. Systematic overview of lithium treatment in acute mania. *J Clin Pharm Ther* 2000;25:139–156. Search date 1999; primary sources Medline, Embase, Science Citation Index, the Cochrane Library, and hand searches of reference lists of identified RCTs and reviews.
8. Berk M, Ichim M, Brook S. Olanzapine compared to lithium in mania: a double-blind randomized controlled trial. *Int Clin Psychopharmacol* 1999;14:339–343.
9. Ichim L, Berk M, Brook S. Lamotrigine compared with lithium in mania: a double-blind randomized controlled trial. *Ann Clin Psychiatry* 2000;12:5–10.
10. McElroy SL, Keck PE. Pharmacologic agents for the treatment of acute bipolar mania. *Biol Psychiatry* 2000;48:539–557.
11. Yatham LN, Grossman F, Augustyns I, et al. Mood stabilisers plus risperidone or placebo in the treatment of acute mania. International double-blind, randomised controlled trials. *Br J Psychiatry* 2003;182:141–147. [Erratum in: *Br J Psychiatry* 2003;182:369]
12. Rendell JM, Gijsman HJ, Keck P, et al. Olanzapine alone or in combination for acute mania. In: The Cochrane Library, Issue 3, 2003. Oxford: Update Software. Search date 2002; primary sources The Cochrane Collaboration Depression, Anxiety and Neurosis Controlled Trials Register, The Cochrane Central Register of Controlled Trials, Embase, Medline, Cinahl, and Psychinfo.
13. Meehan K, Zhang F, David S, et al. A double-blind, randomized comparison of the efficacy and safety of intramuscular injections of olanzapine, lorazepam, or placebo in treating acutely agitated patients diagnosed with bipolar mania. *J Clin Psychopharmacol* 2001;21:389–397.
14. Keck PE, Versiani M, Potkin S, et al. Ziprasidone in the treatment of acute bipolar mania: a three-week, placebo-controlled, double-blind randomized trial. *Am J Psychiatry* 2003;160:741–748.
15. Delbello MP, Schwiers ML, Rosenberg HL, et al. A double-blind, randomized, placebo-controlled study of quetiapine as adjunctive treatment for adolescent mania. *J Am Acad Child Adolesc Psychiatry* 2002;41:1216–1223.
16. Pande AC, Crockatt JG, Janney CA, et al. Gabapentin in bipolar disorder: a placebo-controlled trial of adjunctive therapy. *Bipolar Disord* 2000;2:249–255.
17. Maidment ID. The use of topiramate in mood stabilization. *Ann Pharmacother* 2002;36:1277–1281. Search date 2001; primary sources Medline 1985–2001 and contact with the manufacturers of topiramate.
18. Gijsman HJ, Geddes JR, Rendell JM, et al. Systematic review of antidepressants for bipolar depression [abstract]. *J Psychopharmacol* 2001;15(suppl):A19. Search date not reported; primary sources Cochrane Collaboration Depression Anxiety and Neurosis Controlled Trials Register.
19. Nolen WA, Bloemkolk D. Treatment of bipolar depression: a review of the literature and a suggestion for an algorithm. *Neuropsychobiology* 2000;42:11–17. Search date 2000; primary sources Medline and hand searches of reference lists and recent congress abstracts books.
20. Vieta E, Martinez-Aran A, Goikolea JM, et al. A randomized trial comparing paroxetine and venlafaxine in the treatment of bipolar depressed patients taking mood stabilizers. *J Clin Psychiatry* 2002;63:508–512.
21. Young LT, Joffe RT, Robb JC, et al. Double-blind comparison of addition of a second mood stabilizer versus an antidepressant to an initial mood stabilizer for treatment of people with bipolar depression. *Am J Psychiatry* 2000;157:124–126.
22. Gijsman HJ, Rendell J, Geddes J, et al. Antidepressants for bipolar depression (protocol for a Cochrane Review). In: The Cochrane Library, Issue 3, 2003. Oxford: Update Software.
23. Calabrese JR, Bowden CL, Sachs GS, et al. A double-blind placebo controlled study of lamotrigine monotherapy in outpatients with bipolar 1 depression. *J Clin Psychiatry* 1999;60:79–88.
24. McIntyre RS, Mancini DA, McCann S, et al. Topiramate versus bupropion SR when added to mood stabilizer therapy for the depressive phase of bipolar disorder: a preliminary single-blind study. *Bipolar Disord* 2002;4:207–213.
25. Scott J, Garland A, Moorhead S. A pilot study of cognitive therapy in bipolar disorders. *Psychol Med* 2001;31:459–467.
26. Lam DH, Watkins ER, Hayward P, et al. A randomized controlled study of cognitive therapy for relapse prevention for bipolar affective disorder: outcome of the first year. *Arch Gen Psychiatry* 2003;60:145–152.
27. Lam DH, Bright J, Jones S, et al. Cognitive therapy for bipolar illness – a pilot study of relapse prevention. *Cognitive Ther Res* 2000;24:503–520.
28. Perry A, Tarrier N, Morriss R, et al. Randomised controlled trial of efficacy of teaching patients with bipolar disorder to identify early symptoms of relapse and obtain treatment. *BMJ* 1999;318:149–153.
29. Miklowitz DJ, Simoneau TL, George EL, et al. Family-focused treatment of bipolar disorder: 1-year effects of a psychoeducational program in conjunction with pharmacotherapy. *Biol Psychiatry* 2000;48:

30. Rea MM, Tompson MC, Miklowitz DJ, et al. Family-focused treatment versus individual treatment for bipolar disorder: results of a randomized clinical trial. *J Consult Clin Psychol* 2003;71:482–492.
31. Burgess S, Geddes J, Hawton K, et al. Lithium for maintenance treatment of mood disorders. In: The Cochrane Library, Issue 3, 2003. Oxford: Update Software. Search date not reported; primary sources Cochrane Collaboration Depression, Anxiety and Neurosis Review Group Specialised Register; Cochrane Controlled Trials Register; hand searches of reference lists of relevant papers, major textbooks of mood disorder, and the journals *Lithium* and *Lithium Therapy Monographs*; and personal communication with authors, other experts in the field, and pharmaceutical companies.
32. Davis JM, Janicak PG, Hogan DM. Mood stabilizers in the prevention of recurrent affective disorders: a meta-analysis. *Acta Psychiatr Scand* 1999;100:406–417. Search date not reported; primary sources Medline, Psychlit, Pubmed, and hand searches of reference lists of identified studies and personal communication with colleagues.
33. Tondo L, Hennen J, Baldessarini RJ. Lower suicide risk with long-term lithium treatment in major affective illness: a meta-analysis. *Acta Psychiatrica Scand* 2001;104:163–172. Search date 2000; primary sources Medline, Current Contents, Psychlit, Pubmed, hand searches of reference lists of relevant publications and contents lists and/or indices of leading international psychiatric research journals, and personal communication with colleagues who have done research in the field.
34. Bowden CL, Calabrese JR, Sachs G, et al. A placebo-controlled 18-month trial of lamotrigine and lithium maintenance treatment in recently manic or hypomanic patients with bipolar 1 disorder. *Arch Gen Psychiatry* 2003;60:392–400.
35. Bowden CL, Calabrese JR, Baldwin D, et al. Lamotrigine delays mood episodes in recently depressed bipolar I patients. *Eur Neuropsychopharmacol* 2002;12:S216–S217.
36. Macritchie KAN, Geddes JR, Scott J, et al. Valproic acid, valproate and valproate semisodium in the maintenance treatment of bipolar disorder. In: The Cochrane Library, Issue 3, 2003. Oxford: Update Software. Search date not reported; primary sources Cochrane Collaboration Depression, Anxiety and Neurosis Review Group Specialised Register; Cochrane Controlled Trials Register; Embase; Medline; Lilacs; Psychlit; Psyndex; hand searches of reference lists of relevant papers, major textbooks on mood disorder, *Comprehensive Psychiatry*, and relevant conference proceedings; and personal communication with authors, other experts, and pharmaceutical companies.
37. Hartong EG, Moleman P, Hoogduin CA, et al. Prophylactic efficacy of lithium versus carbamazepine in treatment-naive bipolar patients. *J Clin Psychiatry* 2003;64:144–151.
38. Greil W, Ludwig–Mayerhofer W, Erazo N, et al. Lithium versus carbamazepine in the maintenance treatment of bipolar disorders: a randomised study. *J Affect Disord* 43:151–161.
39. O'Donovan C, Kusumaker V, Graves GR, et al. Menstrual abnormalities and polycystic ovary syndrome in women taking valproate for bipolar mood disorder. *J Clin Psychiatry* 2002;63:322–330.
40. Bandeira CA, Lima MS, Geddes J, et al. Carbamazepine for bipolar affective disorders (protocol for a Cochrane Review). In: The Cochrane Library, Issue 3, 2003. Oxford: Update Software.
41. Calabrese, JR Suppes, T, Bowden, CL, et al. A double-blind, placebo-controlled, prophylaxis study of lamotrigine in rapid-cycling bipolar disorder. Lamictal 614 Study Group. *J Clin Psychiatry* 2000;61:841–850.
42. Ghaemi SN, Lenox MS, Baldessarini RJ. Effectiveness and safety of long-term antidepressant treatment in bipolar disorder. *J Clin Psychiatry* 2001;62:565–569. Search date 2000; primary sources Medline, Healthstar, Current Contents, Psychinfo, and hand searches of bibliographies of identified reports and recent reviews.

原作者

John Geddes

Department of Psychiatry, University of Oxford, Oxford, UK

利益冲突：在 JG 担任主要研究者的 BALANCE 试验中由 Sanofi-Synthélabo 公司提供了药物 Depakote（双丙戊酸钠缓释片）。

表1 DSM-IV双相障碍分类（见正文）。得到 Elsevier 的重印许可（Müller-Oerlinghausen B, Berghöfer A, Bauer M. Bipolar disorder. *Lancet* 2002; 359: 241-247)[1]

DSM-IV分类	标准	病程修饰词和举例
双相I型障碍	一次或多次躁狂或混合发作，通常伴有一次或多次抑郁发作	描述当前（或最近发作）：轻度，中度，重度不伴有精神病性特征；重度伴有精神病性特征；部分或完全缓解；伴有木僵特征；产后发病
		描述当前（或最近）抑郁发作：慢性；伴有忧郁特征；伴有不典型特征
		描述发作的模式：伴有或不伴有完全的发作间期痊愈；有季节特征；有快速循环（既往12个月中多于4次发作）
双相II型障碍	反复的抑郁发作，出现过一次或多次轻躁狂（比躁狂程度轻）发作	描述当前（或最近的发作）：轻躁狂；抑郁
		描述当前（或最近的）重性抑郁发作和发作模式：参见双相I型障碍
环性心境障碍	慢性（＞2年），出现多次轻微轻躁狂和抑郁症状的波动性心境紊乱，且不符合抑郁发作的诊断标准	在两年中没有症状的间歇期持续不超过2个月
双相障碍（未特定）	有双相特征的障碍，且不符合任何特定双相障碍的诊断标准	例如：非常快速循环（几天内）；反复发作无抑郁症状的轻躁狂；无法确定原发还是继发（躯体疾病或物质滥用所致）

神经性贪食症

检索时间：2005年6月
原作者：Phillipa J Hay, Josue Bacaltchuk 李雪霓 译 于欣 校

问 题

成人神经性贪食症治疗的效果如何？
中止治疗对已获临床缓解的患者有何影响？

治疗措施及其效果

治疗

很可能有效
神经性贪食症的认知行为治疗
联合治疗（抗抑郁剂联合认知行为治疗与任一单一治疗效果相当）
单胺氧化酶抑制剂
选择性 5-HT 再摄取抑制剂（证据仅限于氟西汀）
三环类抗抑郁剂

效果不明
认知行为治疗联合加强暴露反应预防法
认知定向治疗
辩证行为治疗
指导下的自助式认知行为治疗

催眠行为治疗
人际心理治疗（与认知行为治疗效果相当）
米氮平
动机强化治疗
奈法唑酮
单纯或无指导的自助式认知行为治疗
瑞波西汀
文拉法辛

中断抗抑郁剂治疗

不太可能有效
中断氟西汀治疗

见词汇表 **G**

主要信息

治疗

◆ **神经性贪食症的认知行为治疗**：一篇系统综述中的一项随机对照试验中发现，与等待治疗或不治疗的对照组相比，神经性贪食症的认知行为治疗（CBT-BN）提高了贪食症的临床疗效。有一项随机对照试验发现，认知行为治疗与暴露反应预防法的联合治疗与CBT-BN相比在贪食症的缓解率或症状变化方面差异无显著性。有两项随机对照试验发现，指导下的自助式认知行为治疗与CBT-BN相比，患者在1年后暴食呕吐的缓解方面差异无显著性。一篇引用了两项随机对照试验的系统综述发现，治疗结束时，认知行为治疗**G**组的患者能克制暴食和清除行为的显著多于人际心理治疗组，但这一差异在1年后随访到的患者中消失了。一项随机对照试验发现，催眠行为治疗与CBT-BN在贪食行为症状改善上没有明显差异，但这两组的基线水平不平衡。在一项随机对照试验中，没有发现动机强化治疗与CBT-BN在改善暴食频率上有具临床意义的差异。两项随机对照试验发现，CBT-BN与氟西汀治疗在贪食症缓解率或症状变化上无明显差异。两项比较三环类抗抑郁剂与CBT-BN的随机对照试验有不同结果，一个发现与丙咪嗪相比，CBT-BN能提高缓解率；而另一个发现，CBT-BN与地昔帕明在贪食症缓解率上没有明显差异。两项随机对照试验发现，CBT-BN与CBT-BN合并三环类抗抑郁剂在贪食症缓解率或症状变化方面没有明显差异。两项随机对照试验发现，CBT-BN 与 CBT-BN 合并氟西汀在贪食症缓解率或症状变化方面没有明显差异。

◆ **联合治疗（抗抑郁剂联合认知行为治疗与任一单一治疗效果相当）**：有两项随机对照试验发现，CBT-BN合并三环类抗抑郁剂与单独使用这两种治疗在贪食症缓解率或症状变化方面没有明显差异。在一篇系统综述引用的一项随机对照试验中发现，CBT-BN联合氟西汀治疗和单独使用CBT-BN或氟西汀治疗在贪食症缓解率或症状变化方面没有明显差异。一项随机对照试验发现，无指导的自助式认知行为治疗联合氟西汀治疗和单独使用这两种治疗之一在贪食症缓解率上没有明显差异。

◆ **单胺氧化酶抑制剂**：一篇系统综述引用的随机对照试验发现，与安慰剂相比，单胺氧化酶抑制剂提高了贪食症的缓解率，

但是在贪食症状或抑郁评分的改善上没有明显差异。

- ◆ **选择性5-HT再摄取抑制剂（证据仅限于氟西汀）**：一篇系统综述中引用的3项随机对照试验发现，与安慰剂对比，每天60mg氟西汀增加了临床好转的人数，但不是缓解。另外2项随机对照试验发现，CBT-BN与氟西汀治疗在贪食症缓解率或症状变化方面没有明显差异。我们没有找到关于其他选择性5-HT再摄取抑制剂（氟伏沙明、帕罗西汀、舍曲林、西酞普兰）的随机对照试验。有一项随机对照试验发现，氟西汀与单纯自助式认知行为治疗或单用氟西汀与联合治疗在贪食症缓解率上没有明显差异。
- ◆ **三环类抗抑郁剂**：一篇系统综述发现，与安慰剂相比，三环类抗抑郁剂（地昔帕明与丙咪嗪）能改善贪食症状，减少暴食。两项比较三环类抗抑郁剂与CBT-BN的随机对照试验得出不同结果。其中一项发现丙咪嗪在提高贪食症缓解率上不如CBT-BN，而另一项发现CBT-BN与地昔帕明治疗在贪食症缓解率上没有明显差异，两项随机对照试验均未发现三环类抗抑郁剂单用与联合治疗之间有显著差异。
- ◆ **认知行为治疗联合加强暴露反应预防法**：一项随机对照试验发现，与等待治疗组相比，尽管暴露反应预防法能改善抑郁评分，但在呕吐频率上认知行为治疗联合加强暴露反应预防法与等待治疗组没有明显差异。一篇系统综述引用的一项随机对照试验发现，认知行为治疗联合暴露反应预防法与CBT-BN在贪食症缓解率或症状变化方面没有明显差异。
- ◆ **认知定向治疗**：我们没有找到神经性贪食症患者认知定向治疗的随机对照试验。
- ◆ **辩证行为治疗**：一项小型的随机对照试验中的有限证据显示，与等待治疗组相比，辩证行为治疗增加了停止暴食及清除行为的比例，改善了贪食症状，但在抑郁评分上没有明显差异。
- ◆ **指导下的自助式认知行为治疗**：一项随机对照试验发现，面谈或通过电话提供指导的自助式认知行为治疗与等待治疗相比在行为症状的改善方面没有显著性差异。两项随机对照试验发现，指导下的自助式认知行为治疗组与CBT-BN组治疗1年后的暴食呕吐缓解率无明显差异。
- ◆ **催眠行为治疗**：一项随机对照试验中得到的有限证据表明，与等待治疗组相比，催眠行为治疗在短期内改善了对暴食或清除行为的控制。同一个随机对照试验发现，催眠行为治疗与CBT-BN在对贪食行为症状的疗效上没有明显差异，但这两组的基线状态不平衡。
- ◆ **人际心理治疗（与认知行为治疗效果相当）**：我们没有找到人际心理治疗与不治疗组、等待治疗组或安慰剂组做比较的随机对照试验。一篇系统综述引用的两项随机对照试验发现，治疗结束时，经过人际心理治疗能克服暴食及清除行为的人明显比经CBT-BN治疗后能克制的人少，但这种差别在1年后的随访中消失了。
- ◆ **米氮平**：我们没有发现相关随机对照试验。
- ◆ **动机强化治疗**：我们没有找到动机强化治疗与不治疗组、等待治疗组或安慰剂组做比较的随机对照试验。一项随机对照试验发现，动机强化治疗组与CBT-BN组在4周的治疗结束时暴食频率没有具临床意义的差异。
- ◆ **奈法唑酮**：我们没有发现相关的随机对照试验。
- ◆ **单纯或无指导的自助式认知行为治疗**：两项随机对照试验发现单纯或无指导的自助式认知行为治疗在缓解率或暴食清除频率的减少上与等待治疗组没有明显差异。一项随机对照试验发现无指导的自助式认知行为治疗和氟西汀治疗单用或二者合用相比，在缓解率上均无明显差异。
- ◆ **瑞波西汀**：我们没有发现相关的随机对照试验。
- ◆ **文拉法辛**：我们没有发现相关的随机对照试验。

中断抗抑郁剂治疗

- ◆ **中断氟西汀治疗**：一项随机对照试验发现，在最初使用8周氟西汀治疗反应较好的患者中，继续使用氟西汀60mg/d比换用安慰剂能更有效地维持呕吐频率的降低。

定义 神经性贪食症是一种强烈的对体重与体型的先占观念，规律性、发作性地出现不可控的过量进食大量食物（暴食ⓖ），伴随用极端手段来对抗过量进食的可怕后果。如果一个患者同时满足神经性厌食症的诊断标准，则神经性厌食症的诊断优先[1]。因为暴食及清除行为的极端隐秘性，神经性贪食症的识别可能存在困难。体重可以是正常范围，但通常会有神经性厌食或节食的病史。有些患者在神经性厌食和神经性贪食之间转换。一些随机对照试验纳入了未达神经性贪食症诊断标准的或相关的进食障碍、暴食障碍患者。本章尽可能地只报告与神经性贪食症相关的结果。

发病率/患病率 在以社区为基础的研究中，年轻女性神经性贪食症的患病率为0.5%~1%，而社会各阶层分布平均[2-6]。大约90%诊断为神经性贪食症的患者为女性。在20世纪70年代后期得到重视之后的10年里，工业化国家给出的神经性贪食症的患病数字在增长，并且在社区调查中报告了"队列效应（acohort effect）"[2,7,8]，提示发病率的升高。进食障碍，例如神经性贪食症，在非工业化人口中患病率较低[9]，而且有种族差异。非裔的美国女性比美国白人女性节食率低，但两者的暴食率是相似的[10]。

病因/危险因素 节制饮食摄入量的发达国家年轻女性罹患神经性贪食症或其他进食障碍的风险最高。一项以社区为基础的病例对照研究对比了102例神经性贪食症患者与204例健康对照，发现进食障碍患者具以下情况的比例较高：肥胖、心境障碍、性或躯体虐待、父母肥胖、物质滥用、低自尊、完美主义、紊乱的家庭动力模式、父母对体重/体型的关注、月经初潮早[11]。以102例有其他精神障碍的女性患者做对照，神经性贪食症的女性患者存在父母问题及肥胖问题的比率更高。

预后 一项为期10年的随访研究（共50例神经性贪食症患者接受米安色林与安慰剂对照治疗的试验）发现52%接受安慰剂治疗的患者完全康复，只有9%持续表现神经性贪食症的丰富症状[12]。一个更大的研究（来自1个抗抑郁剂与定式强化集体心理治疗试验的222例患者）发现，经过平均11.5年的随访，11%的患者仍符合神经性贪食症诊断标准，而70%的患者完全或部分缓解ⓖ[13]。短期研究发现相似结果：大约50%的人完全康复，30%部分康复，20%仍有丰富症状[14]。对远期结局的预测因子研究少有一致。预后好与病程较短、发病年龄较小、社会阶层较高，及酒精滥用家族史相关[12]。预后差与物质滥用史[15]、病前肥胖或父母肥胖相关[16]，在一些研究里，与人格障碍也有相关[17-20]。一个关于神经性贪食症自然病程的研究（102名女性）发现31%的人15个月内，15%的人5年内，仍有这种障碍[21]。仅28%在随访期内接受了治疗。在一项评估认知行为治疗ⓖ疗效的研究中，早期获得的进步（6次治疗内）能最好地预测结局[22]。随后的一篇系统综述对结局研究的文献进行回顾，没有发现一致性的证据支持早期干预与良好预后的关系。一篇更近期的系统综述评估了各种治疗的成本效益与预后指标，发现只有4种治疗前因素与神经性贪食症治疗结局不佳稳定相关：边缘性人格障碍的特征、合并物质滥用、改变的动机弱、肥胖史[24]。

治疗目的 减轻神经性贪食症的症状；改善一般精神症状；提高社会功能和生活质量。

结局 暴食的频率，暴食行为的戒除，以减轻体重和对抗暴食后果为目的的行为的频率，关于体重与体型的先占观念的严重程度，一般精神症状的严重程度，抑郁的严重程度，社会与适应功能的提高，缓解率，复发率，退出率。

方法 采用《临床证据》2005年6月的文献检索和评价方案。

问题 成人神经性贪食症治疗的效果如何？

治疗选择1 神经性贪食症的认知行为治疗

在一篇系统综述引用的一项随机对照试验中发现，与等待治疗或不治疗的对照组相比，神经性贪食症的认知行为治疗（CBT-BN）提高了贪食症的临床疗效。有一项随机对照试验发现，认知行为治疗与暴露反应预防法的联合治疗与单用CBT-BN相比在贪食症的缓解率或症状变化方面差异无显著性。有两项随机对照试验发现，指导下的自助式认知行为治疗与CBT-BN相比，患者在1年后暴食呕吐的缓解方面差异无显著性。一篇引用了两个随机对照试验的系统综述发现，治疗结束时，CBT-BN组的患者能克制暴食和清除行为的显著多于人际心理治疗组，但这一差异在1年后随访到的患者中消失了。有一项随机对照试验发现，催眠行为治疗与CBT-BN在贪食行为症状的疗效上没有明显差异，但这两组的基线水平不平衡。在一项随机对照试验中，没有发现动机强化治疗与CBT-BN在改善暴食频率上有具临床意义的差异。有两项随机对照试验发现，CBT-BN与氟西汀治疗在贪食症缓解率或症状变化上无明显差异。两项比较三环类抗抑郁剂与CBT-BN的随机对照试验有不同结果，一项发现与丙咪嗪相比，CBT-BN能提高缓解率。而另一项发现，CBT-BN与地昔帕明在贪食症缓解率上没有明显差异。两项随机对照试验发现，CBT-BN与CBT-BN联合三环类抗抑郁剂在贪食症缓解率或症状变化方面没有明显差异。两项随机对照试验发现，CBT-BN与CBT-BN联合氟西汀在贪食症缓解率或症状变化方面没有明显差异。

益处 神经性贪食症的认知行为治疗（CBT-BN）与等待治疗组、不治疗组、安慰剂组比较：我们找到1篇系统综述（检索日期2004年）[25]。虽然这个综述中大多数研究是关于神经性贪食症ⓖ患者的，但它还包括了其他暴食障碍ⓖ的随机对照试验（其中18个随机对照试验的研究对象是以清除行为为特征的神经性贪食症患者）。它单独报告了神经性贪食症的数据。该综述中的一个随机对照试验比较了4个组：认知行为治疗ⓖ组、等待治疗组、"自我监控"组、CBT-BN联合暴露反应预防组（见下面的评论）[26]。结果发现，经过4个月的治疗，与等待治疗组相比，CBT-BN提高了暴食的缓解率ⓖ，改善了贪食症状和抑郁（77例女性神经性贪食症患者；暴食缓解率：CBT-BN组46%，对照组5%；RR 0.58，95% CI 0.39～0.86；贪食症状：SMD －1.19，95%CI －1.92～－0.47；抑郁：SMD －1.43，95%CI －2.18～－0.67）。**CBT-BN与CBT-BN联合暴露反应预防法比较**：见CBT-BN联合暴露反应预防法的益处。**CBT-BN与单纯自助式CBT比较**：我们没有发现相关随机对照试验。**CBT-BN与指导下的自助式CBT比较**：见指导下的自助式CBT的益处。**CBT-BN与认知定向治疗比较**：见认知定向治疗的益处。**CBT-BN与人际心理治疗比较**：见人际心理治疗的益处。**CBT-BN与催眠行为治疗比较**：见催眠行为治疗的益处。**CBT-BN与辩证行为治疗比较**：见辩证行为治疗的益处。**CBT-BN与动机强化治疗比较**：见动机强化治疗的益处。**CBT-BN与三环类抗抑郁剂比较**：见三环类抗抑郁剂的益处。**CBT-BN与氟西汀比较**：见5-HT再摄取抑制剂的益处。**CBT-BN与其他药物治疗比较**：我们没有发现比较CBT与单胺氧化酶抑制剂、米氮平、5-HT拮抗剂、文拉法辛的随机对照试验。**CBT-BN与联合治疗比较**：见联合治疗的益处。

害处 CBT-BN与等待治疗组、不治疗组、安慰剂组比较：该综述中的随机对照试验没有关于不良反应的详细报告[25]。该综述发现各治疗组的完成率没有明显差异，说明在接受程度上没有大的差异[CBT与等待治疗组相比：RR 1.98，95%CI 0.83～4.30；CBT与其他心理治疗（"自我监控"组与CBT联合暴露反应预防组）：RR 1.0，95%CI 0.63～1.58][25]。但是，它不能排除罕见的严重不良反应。一个观察性研究发现，在患者就诊后很快给予集体心理治疗有时候会被视为具有威胁性[12]。

评论 这个系统综述[25]定义的CBT是使用了由Wilson和Fairburn细化的技术和模式的心理治疗[27]。但它没有说明治疗师的专业资格、会谈次数或内容（经典的CBT-BN规定在20周内进行19次单独会谈，由经过训练的治疗师进行，包括具体的结构与内容）[27]。CBT的作用的大小（effect size）范围很宽，但治疗结束时超过50%的患者仍有暴食行为[25]，需要进一步的研究来评估CBT或其他心理治疗的特异性或非特异性疗效，探察可能预测治疗反应的个体特征（例如是否做好了改变的准备），以及研究治疗的远期效果。因为不可能对患者的分组实行盲法，以等待治疗组或延迟治疗组为对照会引起误差。很难说明具统计学显著意义的抑郁评分上的差异有何临床意义。该系统综述引用的试验的质量各异（例如57%没有采用盲法，而且样本量通常都较小）[25]。该综述在做附加分析时使用了更严格的纳入标准，将之前包括了其他贪食障碍的随机对照试验去掉了[25]。在这些对贪食的附加分析中，仅包括了经典CBT-BN与其他治疗进行比较的结果。第1项随机对照试验报告入组的患者中12.9%（10/77）没有完成治疗[26]，其结果未使用维持原随机分组分析。两个进一步的观察性研究发现了有限的证据，说明动机和依从性可能影响治疗结局[28, 29]。一个研究对一项比较了CBT-BN与人际心理治疗的随机对照试验进行了附加分析[30]，发现"转变的阶段"、动机、改变的准备度与中断治疗并不相关，但在完成了人际心理治疗的患者中，这些因素与更好的疗效相关。第2个研究检验了依从性对治疗结局的影响，62例患者被随机分配到指导下的自助式认知行为治疗Ⓖ组或完整的CBT组治疗16周[29]。在6个月后的随访中，而不是在治疗结束时，发现完成两种或更多CBT练习的患者暴食行为的戒除率更高（$P = 0.04$；CI没有报告）。我们找到的另一个系统综述（检索日期2002年）使用了比我们在此定义的CBT-BN更为宽泛的定义，包括了使用更短治疗周期的研究[24]。它发现，与等待治疗组或安慰剂组相比，CBT-BN能提高暴食行为的戒除率，减少暴食与清除行为的频率，减轻抑郁（暴食的戒除：RR 1.34，95%CI 1.64～1.14；平均暴食频率：SMD－0.75，95%CI－1.05～－0.44；平均清除频率：SMD－1.00，95%CI－1.63～－0.36；抑郁：SMD－1.19，95%CI－1.99～－0.39）。

治疗选择2　认知行为治疗联合暴露反应预防法

一项随机对照试验发现，与等待治疗组相比，暴露反应预防法虽然能改善抑郁评分，但在呕吐频率上认知行为治疗联合暴露预防法与等待治疗组没有明显差异。一篇系统综述引用的一项随机对照试验发现，认知行为治疗联合暴露反应预防法与CBT-BN在贪食症缓解率或症状变化方面没有明显差异。

益处 **认知行为治疗联合暴露反应预防法与等待治疗组比较**：我们找到一个随机对照试验，它设了4个治疗组：神经性贪食症的认知行为治疗组（CBT-BN）、认知行为治疗联合对呕吐的暴露反应预防Ⓖ（CBT-ERP）组、热量摄入及呕吐行为的自我监控组、等待治疗组[26]。结果发现，经过4个月的治疗，CBT-ERP组与等待治疗组在呕吐频率上未见显著性差异（77例具有清除行为特点的神经性贪食症女患者；每周呕吐频率距基线的SMD：CBT-ERP组6.4，等待治疗组0.2；P值没有报告）。但是，这个随机对照试验发现，与等待治疗组相比，CBT-ERP能明显改善抑郁评分（贝克抑郁量表评分距基线的SMD：CBT-ERP组9.9，等待治疗组0.7；$P<0.05$）[26]。**CBT-ERP与CBT-BN比较**：我们发现一篇系统综述（检索日期2004年）[25]，其中引用了一项相关的随机对照试验。这个随机对照试验发现，在4个月的治疗期末，CBT-ERP与CBT-BN在暴食缓解率、贪食症状、抑郁评分上没有显著性差异 [77例女患者（具体情况如前所述），暴食行为缓解Ⓖ率：CBT-BN组46%，CBT-ERP组29%；RR 0.77，95%CI 0.47～1.26；贪食症状：SMD－0.35，95%CI－1.03～＋0.34；抑郁：SMD－0.27，95%CI－0.96～＋0.41]。**CBT-ERP与药物治疗或联合治疗比较**：我们没有发现相关随机对照试验。

害处 **CBT-ERP与等待治疗组比较**：该随机对照试验没有有关害处的报告[26]。尽管可信区间很宽，可能缺乏检测到显著差异的把握度，该试验还是发现CBT-ERP与等待治疗组在退出率上没有明显差异（退出率：CBT-ERP组23%，等待治疗组5%；RR 3.86，95%CI 0.50～30.06）。这个随机对照试验试验没有报告其他缺点。**CBT-ERP与单用CBT比较**：该综述引用的那项随机对照试验[25]发现了相似的结果，CBT-ERP组与CBT-BN组在退出率上没有显著性差异（RR 1.03，95%CI 0.35～3.13）。

评论 无。

治疗选择3　单纯或无指导的自助式认知行为治疗

两项随机对照试验发现单纯或无指导的自助式认知行为治疗在缓解率或暴食清除频率的减少上与等待治疗组没有明显差异。一项随机对照试验发现无指导的自助式认知行为治疗和氟西汀治疗单用或二者合用比较，在缓解率上均无明显差异。

益处 **单纯或无指导的自助式认知行为治疗与等待治疗组、不治疗组或安慰剂组比较**：我们找到一篇系统综述（检索日期2004年）[25]，里面引用了一项相关随机对照试验[31]，我们还另外找到一项随机对照试验[32]。该综述引用的随机对照试验比较了两种自助治疗与等待治疗组：一种自助使用的是专为神经性贪食症修订的手册（自助式CBTⒼ），另一种使用的是帮助女性提高自主性的非特异性手册（非特异自助）[31]。等待治疗组的基线清除频率显著高于其他两组。结果发现，8周后任一自助治疗组和等待治疗组之间降低了50%暴食❻或清除频率的患者比例都没有显著性差异（85例神经性贪食症❻女患者；见下面的评论；达到降低50%暴食或清除频率的AR值：自助式CBT组15/28 [53.6%]，等待治疗组9/29 [31.0%]，P＝0.10；非特异性自助组14/28 [50%]，等待治疗组9/29 [31.0%]，P=0.08）。另外单独的一项随机对照试验比较了4种治疗：单纯使用氟西汀每天60mg、氟西汀联合无指导的自助式CBT、安慰剂联合无指导的自助式CBT、单纯使用安慰剂[32]。结果发现，16周以后安慰剂联合无指导的自助式CBT组与单纯使用安慰剂组在缓解❻率上没有显著性差异（91例神经性贪食症女患者；缓解率的AR值：安慰剂联合无指导的自助式CBT组5/22 [24%]，安慰剂组2/22 [9%]；RR 2.50，95%CI 0.54～11.54）。**单纯或无指导的自助式认知行为治疗与CBT-BN比较**：我们没有发现相关随机对照试验。**单纯或无指导的自助式认知行为治疗与指导下的自助式认知行为治疗比较**：我们没有发现相关随机对照试验。**单纯或无指导的自助式认知行为治疗与氟西汀治疗比较**：我们找到一项随机对照试验，它比较了4种治疗方法（见上文）[32]。结果发现，16周后安慰剂联合无指导的自助式CBT组与单独使用氟西汀组在缓解率上没有显著性差异（91例神经性贪食症女患者；缓解率的AR值：安慰剂联合无指导的自助式CBT组5/22 [24%]，氟西汀组4/26 [16%]，RR 1.48，95%CI 0.45～4.84）。**单纯或无指导的自助式认知行为治疗与联合治疗比较**：见联合治疗的益处。

害处 这些随机对照试验均未见有关害处的报告。

评论 **单纯或无指导的自助式认知行为治疗与等待治疗组、不治疗组或安慰剂组比较**：在该综述里，单纯自助式CBT可能被视为与无指导的自助式CBT同义。在设了药物治疗组的试验中，被随机分到自助联合安慰剂治疗组的受试者会规律地与卫生专业人员会面，因此试验结果就可能无法推广到那些跟专业人员无联系的真正的自助群体。因此该综述引用的这个随机对照试验的结果应该被谨慎对待[31]。我们找到了另一个系统综述（检索日期2002年），它对单纯或无指导的自助式认知行为治疗的定义比我们在此使用的广泛[24]。结果发现单纯自助式CBT和等待治疗组在戒除暴食或清除行为上没有显著性差异（暴食的戒除：RR 0.96，95%CI 0.85～1.09；停止清除行为：RR 0.97，95%CI 0.87～1.07）。

治疗选择4　指导下的自助式认知行为治疗

一项随机对照试验发现，面谈或通过电话提供指导的自助式认知行为治疗与等待治疗相比在行为症状的改善方面没有显著性差异。有两项随机对照试验发现，指导下的自助式认知行为治疗组与CBT-BN组治疗1年后的暴食呕吐缓解率无明显差异。

益处 **指导下的自助式认知行为治疗与等待治疗比较**：我们找到一项随机对照试验，它比较了4种治疗：自助式CBT❻手册加上少量指导（参加者接受一名治疗师关于怎样使用自助手册的简短说明）、自助式CBT手册加面谈指导❻（参加者在4个月中接受4次指导性会谈）、自助式CBT手册加电话指导（参加者通过电话接受与面谈组一样的指导）、等待治疗组[33]。结果发现，4个月后任何一个指导组与等待治疗组相比，好转[进食障碍关键行为症状变化的百分数，用进食障碍评估量表（Eating Disorder Examination）总分及暴食和诱吐次数的客观评分来评估]的受试者比例无显著性差异[121例受试者，71例（59%）神经性贪食症患者；见随后评论；好转的受试比例：少量指导组25%，面谈组50%，电话指导组36%，等待治疗组19%；P值没有报告]。**指导下的自助式认知行为治疗与CBT-BN比较**：我们找到两项随机对照试验（发表在3篇文章上）[29,34,35]，第1项随机对照试验比较了16次一周一次的CBT-BN与8次两周一次的指导下的自助式认知行为治疗[29-34]。它发现与指导下的自助式认知行为治疗相比，CBT-BN能提高16周时暴食呕吐的缓解❻率，虽然差异的显著性不清楚（62例经DSM-Ⅲ-R诊断的神经性贪食症患者；缓解率的AR值：CBT-BN组54.8%，指导下的自助式CBT组12.9%；P值没有报告）。但是，治疗结束后平均43周的随访结果发现，两组暴食呕吐的缓解率不再有明显差异（CBT-BN组的AR值70.8%，指导下的自助式CBT组60.9%；ARR＋10%，95%CI－17%～＋37%）。该随机对照试验的长期随访发现，尽管差异的显著性不明，4年后的缓解率能保持甚至增加（CBT-BN组的AR值61.5%，指导下的自助式CBT组66.7%；P值没有报告）[36]。第2项随机对照试验发现在治疗结束或1年后，两组的暴食❻行为戒除率没有明显差异（81例符合DSM-Ⅳ神经性贪食症诊断标准的患者：治疗结束时的戒除率：指导下的自助式CBT组7.5%，CBT-BN组12.2%；RR 1.05，95%CI 0.91～1.22；1年后的戒除率：指导下的自助式CBT组9%，CBT-BN组14.6%；RR 1.05，95%CI 0.74～1.12）。**指导下的自助式CBT与无指导的自助式CBT比较**：我们没有发现相关的随机对照试验。

害处 **指导下的自助式认知行为治疗与等待治疗比较**：这些随机对照试验没有害处方面的报告[33]。**指导下的自助式认知行为治疗与CBT-BN比较**：这些随机对照试验没有害处方面的报告[29,34,35]。

评论 **指导下的自助式CBT与等待治疗比较**：这个随机对照试验可能缺乏检验具临床意义的疗效的把握度[33]。**指导下的自助式CBT与CBT-BN比较**：第2项随机对照试验报告的戒除率比其他研究报告低（通常报告的CBT-BN戒除率在40%左右）。指导下的自助式CBT持续时间相同（16周），但会谈次数不同（指导下的自助式CBT 8次会谈，CBT-BN 16次会谈）。两种干预方式的治疗师是同一个人。

治疗选择5　认知定向治疗

我们没有找到神经性贪食症患者认知定向治疗的随机对照试验。

益处 认知定向治疗与不治疗组、安慰剂组或等待治疗组比较：我们没有发现符合纳入标准的随机对照试验。**认知定向治疗与认知行为治疗、药物治疗或联合治疗组比较**：我们没有发现相关随机对照试验。

害处 认知定向治疗与不治疗组、安慰剂组或等待治疗组比较：我们没有发现相关随机对照试验。**认知定向治疗与认知行为治疗、药物治疗或联合治疗组比较**：我们没有发现相关随机对照试验。

评论 无。

治疗选择 6 人际心理治疗

我们没有找到人际心理治疗与不治疗组、等待治疗组或安慰剂组做比较的随机对照试验。一篇系统综述中的两项随机对照试验发现，治疗结束时，经过人际心理治疗能克制暴食及清除行为的人明显比经CBT-BN治疗后能克制的人少，但这种差别在1年后的随访中消失了。

益处 **人际心理治疗（IPT）与不治疗组、安慰剂组或等待治疗组比较**：我们没有发现相关随机对照试验。**IPT与药物治疗或联合治疗组比较**：我们没有发现相关随机对照试验。**IPT与CBT-BN比较**：我们找到一篇系统综述（检索日期2002年）[24]，它发现治疗结束时，CBT-BN组戒除暴食Ⓖ与清除行为者显著多于IPTⒼ组，但这一差异在1年后随访时消失了（治疗结束时暴食的戒除：2项随机对照试验，295例受试者；RR 1.29，95%CI 1.15～1.49；治疗结束时清除行为的戒除：1项随机对照试验，RR 1.32，95%CI 1.15～1.49；1年后随访时暴食与清除行为的戒除率：2项随机对照试验，295例受试者；RR 1.08，95%CI 0.94～1.22）[24]。但是，治疗结束两组间暴食频率没有明显差异（暴食频率：SMD － 0.24，95%CI － 0.480～＋0.001；随访时的暴食频率：SMD － 0.04，95%CI － 0.29～＋0.20）。

害处 一篇引用了相同随机对照试验的系统综述（检索日期2004年）发现里面没有详细报告不良反应[25]。它发现各治疗组的完成率没有显著性差异，提示在接受度上没有大的差异。但是，它不能排除罕见的严重不良反应。一个观察性研究发现，在患者就诊后很快给予集体治疗有时候会让患者感到一种威胁[12]。

评论 无。

治疗选择 7 催眠行为治疗

一项随机对照试验发现的有限证据表明，与等待治疗组相比，催眠行为治疗在短期内改善了对暴食或清除行为的控制。同一个随机对照试验发现，催眠行为治疗与CBT-BN在对贪食行为症状的疗效上没有明显差异，但这两组的基线状态不平衡。

益处 **催眠行为治疗（HBT）与不治疗组、安慰剂组或等待治疗组比较**：我们找到一项随机对照试验，它比较了3个治疗组：HBTⒼ组、CBT-BNⒼ组及等待治疗组[37]。结果发现，虽然差异的显著性不清楚，经过HBT治疗的患者在治疗后的1周里戒除暴食与清除行为的比等待治疗组多（神经性贪食症Ⓖ的女患者78例；见下面的评论；戒除暴食的AR值：HBT组43.0%，等待治疗组4.5%，P值没有报告；戒除清除行为的AR值：HBT组33.3%，等待治疗组4.5%，P值没有报告）。**HBT组与CBT-BNⒼ组比较**：我们找到一项随机对照试验，发现与等待治疗组相比，HBT组与CBT-BN组之间在治疗后1周戒除暴食与清除行为的受试者比例上没有明显差异（神经性贪食症的女患者78例；见下面的评论；戒除暴食的AR值：等待治疗组4.5%，CBT-BN组50%，HBT组43%，P值没有报告；戒除清除行为的AR值：等待治疗组4.5%，CBT-BN组40%，HBT组33.3%，P值没有报告）[37]。**HBT与药物治疗、联合治疗或安慰剂比较**：我们没有发现相关的随机对照试验。

害处 这个随机对照试验没有关于害处的报告[37]。

评论 这3个治疗组在基线时不平衡：CBT-BN组的受试者入组前贪食症状的持续时间明显长于HBT组（P<0.05）。

治疗选择 8 辩证行为治疗

我们从一项小型的随机对照试验中得到有限的证据显示，与等待治疗组相比，辩证行为治疗增加了停止暴食及清除行为的比例，改善了贪食症状，但在抑郁评分上没有明显差异。

益处 **辩证行为治疗与不治疗组、安慰剂组或等待治疗组比较**：我们找到一篇系统综述（检索日期2002年）[28]，其中引用了一项随机对照试验[38]。该随机对照试验发现，治疗20周时与等待治疗组相比，辩证行为治疗Ⓖ明显提高了暴食或清除症状的消除率（31例女患者；暴食或清除症状的消除率：辩证行为治疗组4/14 [28.6%]，等待治疗组0/15 [0%]；P<0.05）[38]，显著减少了贪食症状的评分与节制症状的评分（贪食症状评分：SMD － 1.35，95%CI － 2.17～－ 0.53；节食症状评分：SMD － 0.80，95%CI － 1.56～－ 0.04）；但是，辩证行为治疗组与等待治疗组在抑郁评分上无明显差异（SMD － 0.33，95%CI － 1.07～＋0.40）。**辩证行为治疗与CBT-BN、药物治疗或联合治疗比较**：我们没有发现相关的随机对照试验。

害处 **辩证行为治疗与不治疗组、安慰剂组或等待治疗组比较**：该随机对照试验发现，辩证行为治疗组与等待治疗组的退出率无显著性差异（辩证行为治疗组12.5%，等待治疗组7%；RR 1.88，95%CI 0.19～18.6）。

评论 无。

治疗选择 9　动机强化治疗

我们没有找到动机强化治疗与不治疗组、等待治疗组或安慰剂组做对照的随机对照试验。有一项随机对照试验发现，动机强化治疗组与 CBT-BN 组在 4 周的治疗结束时暴食频率没有具临床意义的差异。

益处　**动机强化治疗与不治疗组、安慰剂组或等待治疗组比较**：我们没有发现相关的随机对照试验。**动机强化治疗与CBT-BN比较**：我们找到一项随机对照试验，它比较了动机强化治疗与CBT-BNⓖ的疗效[39]。结果发现4周后两治疗组中达到有临床意义的暴食频率减少的患者比例（定义为症状评分至少下降 1 个评分点）并无显著性差异（神经性贪食症患者125例；CBT-BN组17/25 [68%]，动机强化治疗组23/43 [53%]；RR 1.3，95%CI 0.9～1.9）。**动机强化治疗与药物治疗、其他心理治疗或联合治疗比较**：我们没有找到相关的随机对照试验。

害处　这个随机对照试验没有害处方面的报告[39]。

评论　无。

治疗选择 10　选择性 5-HT 再摄取抑制剂（氟西汀、氟伏沙明、帕罗西汀、舍曲林、西酞普兰）

一篇系统综述中引用的 3 项随机对照试验发现，与安慰剂对照，每天 60mg 氟西汀增加了临床好转的人数，但不是缓解。另外 2 项随机对照试验发现，CBT-BN 与氟西汀治疗在贪食症缓解率或症状变化方面没有明显差异。我们没有找到关于其他选择性 5-HT 再摄取抑制剂（氟伏沙明、帕罗西汀、舍曲林、西酞普兰）的随机对照试验。一项随机对照试验发现，氟西汀与单纯自助式认知行为治疗相比或单用氟西汀与联合治疗相比在贪食症缓解率上没有明显差异。

益处　**选择性 5-HT 再摄取抑制剂（SSRIs）与安慰剂或不治疗组比较**：我们找到一篇系统综述（检索日期 2003 年），它比较了选择性 5-HT 再摄取抑制剂氟西汀与安慰剂（见表1）[40]。该综述没有找到关于其他选择性 5-HT 再摄取抑制剂的随机对照试验，我们也没有找到后续的随机对照试验。该综述发现，与安慰剂组相比，每天60mg氟西汀治疗组的缓解ⓖ率没有显著性的增加，但临床好转率有显著性的增加，且未完成率降低 [未缓解率：3 项随机对照试验，467 例受试者；RR 0.89，95%CI 0.67～1.03；临床未好转（临床好转定义为暴食ⓖ次数减少≥50%）：3 项随机对照试验，706 例受试者；RR 0.68，95%CI 0.59～0.79；试验完成率：3 项随机对照试验，706 例受试者；RR 0.82，95%CI 0.68～0.99]。但是，氟西汀治疗组与安慰剂组在抑郁方面没有显著性差异（一项随机对照试验，46 例受试者；SMD－0.44，95%CI－1.03～＋0.14）。**SSRIs 与 CBT-BN 比较**：我们找到一篇系统综述（检索日期 2003 年）[41]，它引用了一项相关的随机对照试验[42]，我们还找到了其后的一项随机对照试验[43]。该综述引用的随机对照试验对比了 3 种治疗：单用 CBT-BNⓖ、单用氟西汀治疗、CBT-BN 联合氟西汀治疗[42]。结果发现治疗 16 周后氟西汀组与 CBT-BN 组在暴食缓解率、贪食症状及抑郁症状上没有显著性差异（76 例受试者；暴食缓解率：两组都是13%；RR 0.99，95%CI 0.80～1.24；贪食症状均分：SMD＋0.29，95%CI－0.29～＋0.88；抑郁：SMD＋0.10，95%CI－0.47～＋0.67）。其后的随机对照试验比较了为期 4 个月的 3 种治疗：集体的 CBT-BN、氟西汀治疗、CBT-BN 联合氟西汀治疗[43]。剔除失访分析发现，在治疗结束前 1 个月，CBT-BN 组和氟西汀治疗组在暴食和诱吐行为的消除率上没有显著性差异（53 例受试者；暴食行为消除率：CBT-BN 组 5/19 [26.3%]，氟西汀组 2/16 [12.5%]；RR 2.11，95%CI 0.47～9.43；诱吐行为消除率：CBT-BN 组 7/19 [36.8%]，氟西汀组 1/16 [6.3%]；RR 5.90，95%CI 0.81～42.99）[43]。**SSRIs 与其他抗抑郁药比较**：我们没有发现 SSRIs 与其他抗抑郁剂相比较的随机对照试验。**SSRIs 与联合治疗比较**：见联合治疗的益处。**SSRIs 与单纯自助式 CBT 比较**：见单纯或无指导的自助式 CBT 的益处。

害处　**选择性5-HT再摄取抑制剂与安慰剂或不治疗组比较**：该综述发现尽管氟西汀治疗组的受试中断治疗者显著少于安慰剂组，两组因负性事件而导致的治疗退出率却并无差异（3 项随机对照试验，706 例受试者；治疗退出率：氟西汀组 37%，安慰剂组 40%；RR 0.82，95%CI 0.68～0.99；因负性事件导致的治疗退出率：RR 1.52，95%CI 0.83～2.75）[40]。**SSRIs 与 CBT-BN 比较**：该综述[41]中的随机对照试验[42]发现氟西汀治疗和 CBT-BN 的退出率差异无显著性（氟西汀组 39%，CBT-BN 组 33%，RR 1.17，95%CI 0.55～2.51）。其后的随机对照试验发现氟西汀治疗与 CBT-BN 及联合治疗的退出率均无显著性差异（CBT-BN 组 42%，氟西汀组 25%，RR 1.68，95%CI 0.62～4.57）[43]。**SSRIs 与其他抗抑郁剂比较**：我们没有发现 SSRIs 与其他抗抑郁剂相比较的随机对照试验。**SSRIS 与联合治疗比较**：见联合治疗的害处。**SSRIs 与单纯自助式 CBT 比较**：见单纯或无指导的自助式 CBT 的害处。

评论　我们没有发现能够预测治疗反应的一致性的预测因子。**SSRIs 与安慰剂或不治疗组比较**：我们找到的另一篇系统综述（检索日期 2002 年）[20]引用了同一试验，它得出的结论是 SSRIs 提高缓解率或改善抑郁的证据不足，但是没有报告相关的数据。

治疗选择 11　单胺氧化酶抑制剂

一篇系统综述中的随机对照试验发现，与安慰剂相比，单胺氧化酶抑制剂提高了贪食症的缓解率，但是在贪食症状或抑郁评分的改善上没有明显差异。

益处 单胺氧化酶抑制剂与安慰剂或不治疗组比较：我们找到一篇系统综述（检索日期2003年，其中引用了4项相关随机对照试验，见表1）[40]。它发现与安慰剂相比，单胺氧化酶抑制剂显著提高了缓解ⓖ率，但是贪食症状或抑郁评分的改善无明显差异（缓解率：2项随机对照试验，98例受试者；RR 0.81，95%CI 0.68～0.96；贪食症状的改善：3项随机对照试验，138例受试者；SMD +0.22，95%CI −0.94～+1.37；抑郁评分：4项随机对照试验，156例受试者；SMD −0.14，95%CI −0.50～+0.22）。**单胺氧化酶抑制剂与其他心理治疗比较**：我们没有找到相关的随机对照试验。**单胺氧化酶抑制剂与联合治疗比较**：我们没有找到相关的随机对照试验。

害处 单胺氧化酶抑制剂与安慰剂或不治疗组比较：该综述发现单胺氧化酶抑制剂与安慰剂组相比因不良反应导致的退出率没有显著性差异（3项随机对照试验；单胺氧化酶抑制剂组15/88 [17%]，安慰剂组7/87 [8%]；RR 2.06，95%CI 0.45～9.53）。

评论 单胺氧化酶抑制剂与安慰剂或不治疗组比较：我们找到的另一篇系统综述（检索日期2002年）[24]没有报告数据，但与上面的综述做出的结论是一样的。

治疗选择12　三环类抗抑郁剂

一篇系统综述发现，与安慰剂相比，三环类抗抑郁剂（地昔帕明与丙咪嗪）能改善贪食症状，减少暴食。两项比较三环类抗抑郁剂与CBT-BN的随机对照试验得出不同结果。其中一个发现丙咪嗪在提高贪食症缓解率上不如CBT-BN，而另一个发现CBT-BN与地昔帕明治疗在贪食症缓解率上没有明显差异，两项随机对照试验均未发现三环类抗抑郁剂单用与联合治疗之间有显著差异。

益处 **三环类抗抑郁剂与安慰剂比较**：我们找到一篇系统综述[检索日期2003年，3项相关的随机对照试验（2项关于地昔帕明，1项关于丙咪嗪），共132例受试者，见表1][40]。它发现在临床好转率（暴食ⓖ事件减少≥50%）和贪食症状的改善方面，三环类抗抑郁剂明显优于安慰剂（临床好转：2项随机对照试验，44例受试者，RR 0.29，95%CI 0.13～0.64；贪食症状：3项随机对照试验，121例受试者，SMD −0.75，95%CI −1.12～−0.38），但在临床缓解ⓖ率和抑郁症状的改善上两者差异无显著性（缓解率：RR 0.90，95%CI 0.79～1.04；关于抑郁症状改善方面的数据没有报告）。**三环类抗抑郁剂与CBT-BN比较**：我们找到一篇系统综述（检索日期2003年）[41]，其中有2项符合《临床证据》纳入标准的随机对照试验[44,45]。第1项随机对照试验比较了3种治疗：丙咪嗪治疗200～300mg/d、集体为基础的CBT-BNⓖ、丙咪嗪治疗联合CBT-BN[44]。结果发现在第10周时，CBT-BN组较丙咪嗪组的暴食缓解率更高（140例受试者；暴食缓解率：CBT-BN组50%，丙咪嗪组16%；RR 1.67，95%CI 1.17～2.38）。第2项随机对照试验比较了3种治疗：地昔帕明治疗（平均167mg/d）、CBT-BN（16次每周一次的会谈加上2次随访会谈）、CBT-BN联合地昔帕明治疗[45]。结果发现地昔帕明组与CBT-BN组在暴食缓解率及贪食症状上无显著性差异（71例受试者；缓解率：地昔帕明组42%，CBT-BN组57%，RR 1.34，95%CI 0.69～2.62；贪食症状：SMD −0.02，95%CI −0.72～+0.68）。**三环类抗抑郁剂与联合治疗比较**：见联合治疗的益处。

害处 **三环类抗抑郁剂与安慰剂比较**：该系统综述发现与安慰剂相比，因为任何原因导致的治疗退出更多发生在三环类抗抑郁剂治疗组[6项随机对照试验（2项关于地昔帕明，4项关于丙咪嗪），277例受试者；因为任何原因导致的治疗退出：三环类抗抑郁剂组29%，安慰剂组14%；RR 1.93，95%CI 1.15～3.25][40]。我们找到一项研究特定不良反应的随机对照试验[46]，它发现与安慰剂相比，地昔帕明显著增加了卧位和立位心率、卧位收缩压与舒张压，对直立位血压变化的影响更大（没有相关数据报告）；心血管系统的变化较易耐受，因为这些不良反应而退出试验的很少。**三环类抗抑郁剂与CBT-BN比较**：第1项随机对照试验发现三环类抗抑郁剂治疗组与CBT-BN组在退出率上无显著性差异，虽然可信区间太宽，且有一个效应（effect）不能排除（RR 5.75，95%CI 0.67～49.50）[44]。第2项随机对照试验发现三环类抗抑郁剂治疗组的退出率明显比CBT-BN组高（三环类抗抑郁剂组43%，CBT-BN组15%，RR 2.9，95%CI 1.22～6.89）[45]。**三环类抗抑郁剂与联合治疗比较**：见联合治疗的危害。

评论 我们没有发现关于治疗反应性的可靠预测因子。我们找到的另外一篇系统综述（检索日期2002年）[24]与这篇引用了同样的试验并且得出了相似的结果。

治疗选择13　米氮平

我们没有发现相关的随机对照试验。

益处 我们没有发现相关的随机对照试验。

害处 我们没有发现相关的随机对照试验。

评论 米氮平是一种肾上腺素能与特异性5-羟色胺能的抗抑郁剂。

治疗选择14　瑞波西汀

我们没有发现相关的随机对照试验。

益处 我们没有发现相关的随机对照试验。
害处 我们没有发现相关的随机对照试验。
评论 瑞波西汀是一种肾上腺素能抗抑郁剂。

治疗选择 15　奈法唑酮

我们没有发现相关的随机对照试验。
益处 我们没有发现相关的随机对照试验。
害处 我们没有发现相关的随机对照试验。
评论 奈法唑酮是一种肾上腺素能与特异性5-羟色胺能的抗抑郁剂。

治疗选择 16　文拉法辛

我们没有发现相关的随机对照试验。
益处 我们没有发现相关的随机对照试验。
害处 我们没有发现相关的随机对照试验。
评论 文拉法辛是一种5-羟色胺肾上腺素能再摄取抑制剂。

治疗选择 17　联合治疗

两项随机对照试验发现，CBT-BN联合三环类抗抑郁剂与单独使用这两种治疗在贪食症缓解率或症状变化方面没有明显差异。一篇系统综述中的一项随机对照试验发现，CBT-BN联合氟西汀治疗和单独使用CBT-BN或氟西汀治疗在贪食症缓解率或症状变化方面没有明显差异。一项随机对照试验发现，无指导的自助式认知行为治疗联合氟西汀治疗和单独使用这两种治疗之一在贪食症缓解率上没有明显差异。

益处 **CBT-BN联合三环类抗抑郁剂与单独使用三环类抗抑郁剂比较**：我们找到一篇系统综述（检索日期2003年）[41]，其中有2项符合《临床证据》纳入标准的随机对照试验。第1项随机对照试验比较了4种治疗：丙咪嗪治疗200～300mg/d、集体为基础的CBT-BN、丙咪嗪联合CBT-BN、安慰剂治疗。结果发现联合治疗组的暴食率明显低于单用丙咪嗪治疗组（171例受试者；每周暴食的平均次数：联合治疗组0.7次，丙咪嗪组3.7次；P值未报告）[44]。第2项随机对照试验比较了3种治疗：地昔帕明治疗（平均167mg/d），CBT-BN（16次每周一次的会谈加上2次随访会谈），CBT-BN联合地昔帕明治疗。结果发现24周时联合治疗组与单用三环类抗抑郁剂组在暴食缓解率及贪食症状上无显著性差异（71例受试者；缓解率：三环类抗抑郁剂组42%，联合治疗组67%；RR 1.75, 95%CI 0.69～4.44；贪食症状：SMD + 0.10, 95%CI − 0.70～+ 0.90）[45]。**CBT-BN联合三环类抗抑郁剂与单用CBT-BN比较**：我们找到一篇系统综述[41]，其中有2项符合《临床证据》纳入标准的随机对照试验[44,45]。第1项随机对照试验（如上所述）发现联合治疗组与CBT-BN联合安慰剂组在暴食率（每周的暴食次数）上没有明显差异（171例受试者；每周暴食的平均次数：联合治疗组7.7次，CBT-BN联合安慰剂组8.2次；P = 0.67）[44]。第2项随机对照试验发现24周时联合治疗组与单用CBT-BN组在暴食缓解率及贪食症状上无显著性差异（71例受试者；缓解率：CBT-BN组44%，联合治疗组67%；RR 1.70, 95%CI 0.71～4.07；贪食症状：SMD + 0.09, 95%CI − 0.61～+ 0.79）[45]。**CBT-BN联合氟西汀治疗与单用氟西汀治疗比较**：我们找到一篇系统综述[41]，其中引用了一项相关随机对照试验[42]，结果发现在暴食缓解率、贪食症状及抑郁评分上，联合治疗与单用氟西汀治疗之间没有明显差异（76例受试者；缓解率：氟西汀治疗15%，联合治疗21%，RR 1.10, 95%CI 0.86～1.40；贪食症状：SMD + 0.09, 95%CI − 0.46～+ 0.63；抑郁：SMD 0, 95%CI − 0.55～+ 0.54）[42]。**CBT-BN联合氟西汀治疗与单用CBT-BN比较**：我们找到一篇系统综述[41]，其中的一项相关的随机对照试验[42]，对比了3种治疗：单用CBT-BN、单用氟西汀、CBT-BN联合氟西汀治疗。结果发现联合治疗组与氟西汀治疗组在暴食缓解率、贪食症状及抑郁评分上没有显著性差异（76例受试者；缓解率：CBT-BN组12%，联合治疗组21%；RR1.10, 95%CI 0.87～1.40；贪食症状：SMD − 0.09, 95%CI − 0.74～+ 0.36；抑郁：SMD − 0.19, 95%CI − 0.74～+ 0.36）。**无指导的自助式CBT联合氟西汀治疗与单用氟西汀治疗比较**：我们找到一项相关的随机对照试验，它比较了4种治疗：单用氟西汀治疗60mg/d、氟西汀治疗联合自助式CBT手册、安慰剂联合自助式CBT手册、单用安慰剂[32]。结果发现自助式CBT联合氟西汀治疗与单用氟西汀治疗的缓解率相近（91例神经性贪食症女患者；缓解率：自助式CBT联合氟西汀治疗组6/21[26%]，氟西汀组4/26[16%]；RR 1.86, 95%CI 0.60～5.73；数据通过与作者的个人沟通获得）。**单纯无指导的自助式CBT联合氟西汀治疗与单用自助或CBT比较**：我们找到一项相关的随机对照试验，它比较了4种治疗：单用氟西汀治疗60mg/d、氟西汀治疗联合自助式CBT手册、安慰剂联合自助式CBT手册、单用安慰剂[32]。结果发现在治疗的最后两周，联合治疗组与自助式CBT手册联合安慰剂治疗组在缓解率上没有显著性差异（91例神经性贪食症的女患者；缓解率：联合治疗组26%，自助式CBT联合安慰剂组24%，P>0.15）。

害处 **CBT-BN联合三环类抗抑郁剂治疗与单用三环类抗抑郁剂治疗比较**：第1项随机对照试验发现，虽然差异无显著性，单用三环类抗抑郁剂的治疗退出率高于联合治疗（三环类抗抑郁剂组43%，联合治疗组25%；RR 1.70，95%CI 0.97～2.99）。第2项随机对照试验发现联合治疗与单用三环类抗抑郁剂在治疗退出率上没有明显差异（两组都是25%，RR 1.00，95%CI 0.25～4.00）[45]。**CBT-BN 联合三环类抗抑郁剂治疗与单用 CBT-BN 比较**：第1项随机对照试验发现，联合治疗与单用 CBT-BN 在治疗退出率上没有显著性差异（CBT-BN 组 15%，联合治疗组 25%，RR 0.59，95%CI 0.23～1.50）[44]。第2项随机对照试验也未发现两组间在治疗退出率上有显著性差异（CBT-BN组4%，联合治疗组25%，RR 0.17，95%CI 0.02～1.50）[45]。**CBT-BN 联合氟西汀治疗与单用氟西汀治疗比较**：该篇综述中的随机对照试验未发现联合治疗组与单用氟西汀治疗组之间在治疗退出率上有显著性差异（氟西汀组39%，联合治疗组55%，RR 0.71，95%CI 0.39～1.30）[42]。**CBT-BN联合氟西汀治疗与单用CBT-BN比较**：该综述中的随机对照试验未发现联合治疗组与单用CBT-BN组之间在治疗退出率上有显著性差异（CBT-BN 组 33%，联合治疗组 55%，RR 0.60，95%CI 0.31～1.16）[42]。**自助式 CBT 联合氟西汀治疗与单用氟西汀比较**：该随机对照试验没有关于害处方面的报告[32]。**自助式 CBT 联合氟西汀治疗与单用自助 CBT 比较**：该随机对照试验没有关于害处方面的报告。

评论 这些分析的中等作用的大小（modest effect size）可能具有临床相关性，但是试验规模小、数量少，使结论受限。

问 题 中止治疗对已获临床缓解的患者有何影响？

治疗选择 中断抗抑郁剂治疗

一项随机对照试验发现，在最初使用8周氟西汀治疗反应较好的患者中，继续使用氟西汀 60mg/d 比换用安慰剂能更有效地维持呕吐频率的降低。

益处 我们找到一项随机对照试验，它将氟西汀 60mg/d 维持治疗和安慰剂治疗进行了对照研究。结果发现1年内与安慰剂治疗组相比，氟西汀治疗组出现复发（连续两周呕吐频率回到基线）的时间显著后延 [150名治疗有效者（8周氟西汀治疗后在结束前2周内至少有1周暴食事件比基线减少≥50%）随机分组；至出现复发时的间隔时间没有报告；$P<0.02$][47]。

害处 该随机对照试验发现氟西汀维持治疗组与安慰剂组在主要不良反应和因复发导致研究中止上没有明显差异 [因复发导致研究中断的 AR：氟西汀组 17/76 [22%]，安慰剂组 22/74 [30%]；显著性检验数据没有报告)[47]。但是，鼻炎在氟西汀组比在安慰剂组更多见（氟西汀组 31.6%，安慰剂组 16.2%；$P<0.04$）。

评论 我们没有找到在暴食完全缓解的人群中评估中断治疗影响的随机对照试验。

词汇表

暴食（binge eating）：定义改编自DSM-Ⅳ[1]。指在一段时间内 [如几个小时（译者注：通常不到2个小时）] 吃下大量的食物，同时伴有一种对进食行为的失控感。

神经性贪食症（bulimia nervosa）：美国精神病学协会（APA）DSM-Ⅳ的标准包括反复发作的暴食；反复使用不恰当的补偿性行为来防止体重增加；暴食和不恰当的补偿性行为都有发生，其频率为平均每周至少两次，持续至少3个月；自我评价过于受体型和体重的影响；上述问题不仅见于神经性厌食阶段。神经性贪食症的类型包括清除型（使用自我诱吐、导泻、利尿或灌肠等方法）和非清除型（节食、运动，但无清除型里提到的诱吐或其他清除形式的滥用）（改编自 DSM-Ⅳ）[1]。但很多评估疗效的研究样本可能包括了神经性贪食症的阈下型或贪食障碍患者，只要可能，本综述只报告神经性贪食症受试者的数据。

认知行为治疗（cognitive behavioural therapy）：是专门为神经性贪食症制订的一种认知行为治疗形式（CBT-BN）[48]。在20周的时间里进行19次治疗，使用相互重叠的三阶段法：第一阶段的目的是为患者提供关于神经性贪食症的教育，帮助患者增加进食的规律性，从而抵抗暴食与清除的冲动；第二阶段向患者引入减少饮食限制的程序（例如，扩展食物选择谱），另外，通过配合一些行为实验的认知程序来帮助患者识别和纠正病态的态度、信念及回避行为；第三阶段是维持阶段，预防复发的策略要教给患者以防备今后可能出现的退步和反复[27,48]。虽然使用各种不同形式的CBT治疗神经性贪食症的研究有很多，鉴于本综述的目的，只引用那些使用了与 CBT-BN 相似形式的研究（除非有特殊标明）。所以，这里的 CBT-BN 指的是所有与 CBT-BN 非常接近的治疗形式。

认知定向治疗（cognitive orientation therapy）：认知定向理论旨在打造一个系统化的程序来探讨围绕某些主题的行为的意义，如避免某种情绪。行为矫正治疗的重点在于系统地改变那些与主题相关的信念，而非直接指向进食行为的那些信念。治疗中不会试图劝患者相信自己的信念是错误或适应不良的[49]。

辩证行为治疗（dialectical behavioural therapy）：是一种行为治疗，它认为情绪失调是神经性贪食症的核心问题，而暴食和清除行为被理解为影响、改变或控制痛苦的情绪状态的一种尝试。在治疗中要教给患者一整套替代上述功能不良行为的技巧[38]。

暴露治疗（exposure therapy）：对神经性贪食症而言，这是从治疗强迫障碍的暴露与反应预防治疗改良而来的治疗形式。包括暴露于诸如食物之下，然后对诸如食后诱吐的控制体重行为使用心理预防策略，直到诱吐的冲动消退[50]。

指导下的自助式认知行为治疗（guided self help cognitive behavioural therapy）：是认知行为治疗的一种改良形式，通常是由一名非专业或专业（但并非进食障碍专家）人士为患者提供一本治疗手册，并提供相关支持。Williams曾经对自助式治疗的发展和种类做过精彩的阐述和讨论（参见 Williams，2003）[51]。

催眠行为治疗（hypohehavioural psychotherapy）：本治疗是行为技术和催眠技术的结合，行为技术如自我监控用来改变适应不良的进食行为，催眠技术用于强化和鼓励行为的改变。

人际心理治疗（interpersonal psychotherapy，IPT）：对神经性贪食症而言，这是一个三阶段的治疗。第一阶段深入分析进食障碍的人际背景，从而对患者的人际关系问题有了详尽的了解，这一了解就成了第二阶段的工作重点；第二阶段的目的是帮助患者做出人际方面的改变；第三阶段则致力于推动患者进步，并探讨处理今后人际困难的方法。这种治疗的任何阶段都不关注患者的进食习惯或对身体的态度[30]。

动机强化治疗（motivational enhancement therapy，MET）：这种治疗以一种改变模式理论为基础，治疗焦点集中在改变的阶段上。患者从带着某种问题到通过一些行动来解决问题的过程中，会相继表现出几组意向和行为，由此组成了改变的各个阶段。在"前沉思期"患者表现为没有改变的意愿；在"沉思期"患者承认自己存在问题，也想到改变，但尚未对此做出承诺；在第三个阶段"行动期"患者积极地投入到克服自身问题的行动中；在"保持期"患者则致力于防止复发。阶段之间的过渡是连续的，但并非直线性的。MET的目的就是帮助患者从早期的阶段向"行动期"过渡，运用的是认知的和情绪的策略。治疗中特别强调治疗联盟的重要性，对处于"前沉思期"的患者，治疗师要与其探讨其行为的积极层面和消极层面，用开放性的问题引导患者的表达，并据此做出解释以强化那些表达出动机的关键点。在完成定式评估后的一个治疗时段里，大部分时间都用于向患者解释评估的结果。之后，注意力就放到制定和巩固改变计划上了[52]。

单纯自助式认知行为治疗（pure self help cognitive behavioural therapy）：是认知行为治疗的一种改良形式，通过提供一本治疗手册来帮助病人进行自我治疗，除此之外不提供其他支持（例如把手册邮寄给患者）。无指导的自助式治疗可视为单纯自助式治疗的一种变形，这种自助式治疗是不提供指导的，但患者与治疗者有接触（例如当患者被随机分配到联合安慰剂或药物治疗的单纯自助式治疗组时就被称作无指导的自助式治疗）。Williams曾经对自助式治疗的发展和种类做过精彩的阐述和讨论（参见 Williams，2003）。

缓解（remission）：指暴食行为的持续戒断（超过1个月）。

参考文献

1. American Psychiatric Association. *Diagnostic and statistical manual of mental disorders*, 4th ed. Washington DC: American Psychiatric Press, 1994.
2. Bushnell JA, Wells JE, Hornblow AR, et al. Prevalence of three bulimic syndromes in the general population. *Psychol Med* 1990;20:671–680.
3. Garfinkel PE, Lin B, Goering P, et al. Bulimia nervosa in a Canadian community sample: prevalence, co-morbidity, early experiences and psychosocial functioning. *Am J Psychiatry* 1995;152:1052–1058.
4. Gard MCE, Freeman CP. The dismantling of a myth: a review of eating disorders and socioeconomic status. *Int J Eat Disord* 1996;20:1–12.
5. Hay PJ. Quality of life and bulimic eating disorder behaviours: Findings from a community-based sample. *Int J Eat Disord* 2003;33:434–442.
6. Hoek HW, van Hoeken D. Review of the prevalence and incidence of eating disorders. *Int J Eat Disord* 2003;34:383–396.
7. Hall A, Hay PJ. Eating disorder patient referrals from a population region 1977–1986. *Psychol Med* 1991;21:697–701.
8. Kendler KS, Maclean C, Neale M, et al. The genetic epidemiology of bulimia nervosa. *Am J Psychiatry* 1991;148:1627–1637.
9. Choudry IY, Mumford DB. A pilot study of eating disorders in Mirpur (Pakistan) using an Urdu version of the Eating Attitude Test. *Int J Eat Disord* 1992;11:243–251.
10. Striegel-Moore RH, Wifley DE, Caldwell MB, et al. Weight-related attitudes and behaviors of women who diet to lose weight: a comparison for black dieters and white dieters. *Obes Res* 1996;4:109–116.
11. Fairburn CG, Welch SL, Doll HA, et al. Risk factors for bulimia nervosa. A community-based case-control study. *Arch Gen Psychiatry* 1997;54:509–517.
12. Collings S, King M. Ten year follow-up of 50 patients with bulimia nervosa. *Br J Psychiatry* 1994;164:80–87.
13. Keel PK, Mitchell JE, Davis TL, et al. Long-term impact of treatment in women diagnosed with bulimia nervosa. *Int J Eat Disord* 2002;31:151–158.
14. Keel PK, Mitchell JE. Outcome in bulimia nervosa. *Am J Psychiatry* 1997;154:313–321.
15. Keel PK, Mitchell JE, Miller KB, et al. Long-term outcome of bulimia nervosa. *Arch Gen Psychiatry* 1999;56:63–69.
16. Fairburn CG, Norman PA, Welch SL, et al. A prospective study of outcome in bulimia nervosa and the long-term effects of three psychological treatments. *Arch Gen Psychiatry* 1995;52:304–312.
17. Coker S, Vize C, Wade T, et al. Patients with bulimia nervosa who fail to engage in cognitive behaviour therapy. *Int J Eat Disord* 1993;13:35–40.
18. Fahy TA, Russell GFM. Outcome and prognostic variables in bulimia. *Int J Eat Disord* 1993;14:135–146.
19. Rossiter EM, Agras WS, Telch CF, et al. Cluster B personality disorder characteristics predict outcome in the treatment of bulimia nervosa. *Int J Eat Disord* 1993;13:349–358.
20. Johnson C, Tobin DL, Dennis A. Differences in treatment outcome between borderline and nonborderline bulimics at 1-year follow-up. *Int J Eat Disord* 1990;9:617–627.
21. Fairburn C, Cooper Z, Doll H, et al. The natural course of bulimia nervosa and binge eating disorder in young women. *Arch Gen Psychiatry* 2000;57:659–665.
22. Agras WS, Crow SJ, Halmi KA, et al. Outcome predictors for the cognitive behavior treatment of bulimia nervosa: data from a multisite study. *Am J Psychiatry* 2000;157:1302–1308.
23. Reas DL, Schoemaker C, Zipfel S, et al. Prognostic value of duration of illness and early intervention in bulimia nervosa: a systematic review of the outcome literature. *Int J Eat Disord* 2001;30:1–10. Search date 1999; primary sources not reported.
24. National Institute for Clinical Excellence. Eating disorders: core interventions in the treatment and management of anorexia nervosa, bu-

limia nervosa and related disorders. London: National Institute for Clinical Excellence (NICE), 2004:35.

25. Hay PJ, Bacaltchuk J. Psychotherapy for bulimia nervosa and binging (Cochrane Review). In: The Cochrane Library, Issue 2, 2005. Chichester, UK: John Wiley & Sons, Ltd. Search date 2004; primary sources Medline, Extramed, Embase, Psychlit, Current Contents, Lilacs, Scisearch, Cochrane Controlled Trials Register 1997, Cochrane Collaboration Depression and Anxiety Trials Register, hand searches of *Int J Eat Disord* since its first issue, citation lists in identified studies and reviews, and personal contacts.

26. Agras WS, Schneider JA, Arnow B, et al. Cognitive-behavioral and response-prevention treatments for bulimia nervosa. *J Consult Clin Psychol* 1989;57:215–221.

27. Wilson GT, Fairburn CG. Treatments for eating disorders. In: Nathan PE, Gorman JM, eds. *A guide to treatments that work*. New York: Oxford University Press, 1998:501–530.

28. Wolk SL, Devlin MJ. Stage of change as a predictor of response to psychotherapy for bulimia nervosa. *Int J Eat Disord* 2001;30:96–100.

29. Thiels C, Schmidt U, Troop N, et al. Compliance with a self-care manual in guided self-change for bulimia nervosa. *Eur Eat Disord Rev* 2001; 9:115–122.

30. Agras WS, Walsh BT, Fairburn CG, et al. A multicenter comparison of cognitive-behavioral therapy and interpersonal psychotherapy. *Arch Gen Psychiatry* 2000;54:459–465.

31. Carter JC, Olmsted MP, Kaplan AS, et al. Self-help for bulimia nervosa: a randomized controlled trial. *Am J Psychiatry* 2003;160:973–978.

32. Mitchell JE, Fletcher L, Hanson K, et al. The relative efficacy of fluoxetine and manual-based self-help in the treatment of outpatients with bulimia nervosa. *J Clin Psychopharmacol* 2001;21:298–304.

33. Palmer RL, Birchall H, McGrain L, et al. Self-help for bulimic disorders: a randomised controlled trial comparing minimal guidance with face-to-face or telephone guidance. *Br J Psychiatry* 2002;181: 230–235.

34. Thiels C, Schmidt U, Treasure J, et al. Guided self-change for bulimia nervosa incorporating use of a self-care manual. *Am J Psychiatry* 1998; 155:947–953.

35. Bailer U, DeZwaan M, Leisch F, et al. Guided self-help versus cognitive-behavioural therapy in the treatment of bulimia nervosa. *Int J Eat Disord* 2004;35:522–537.

36. Thiels C, Schmidt U, Treasure J, et al. Four-year follow-up of guided self-change for bulimia nervosa. *Eat Weight Disord* 2003;8:212–217.

37. Griffiths RA, Hadzi-Pavlovic D, Channon-Little L. A controlled evaluation of hypnobehavioural treatment for bulimia-nervosa: immediate pre-post-treatment effects. *Eur Eat Disord Rev* 1994;2:202–220.

38. Safer DL, Telch CF, Agras WS. Dialectical behavior therapy for bulimia nervosa. *Am J Psychiatry* 2001;158:632–634.

39. Treasure JL, Katzman M, Schmidt U, et al. Engagement and outcome in the treatment of bulimia nervosa: first phase of a sequential design comparing motivation enhancement therapy and cognitive behavioural therapy. *Behav Res Ther* 1999;37:405–418.

40. Bacaltchuk J, Hay P. Antidepressants versus placebo for people with bulimia nervosa (Cochrane Review). In: The Cochrane Library Issue 2, 2005. Chichester, UK: John Wiley & Sons, Ltd. Search date 2003; primary sources Medline, Extramed, Embase, Psychlit, Current Contents, Lilacs, Scisearch, Cochrane Controlled Trials Register, Cochrane Collaboration Depression and Anxiety Trials Register, hand searches of citation lists in identified studies and reviews, and personal contacts.

41. Bacaltchuk J, Hay P, Trefiglio R. Antidepressants versus psychological treatments and their combination for people with bulimia nervosa (Cochrane Review). In: The Cochrane Library Issue 2, 2005. Chichester, UK: John Wiley & Sons, Ltd. Search date 2003; primary sources Medline, Extramed, Embase, Psychlit, Current Contents, Lilacs, Scisearch, Cochrane Controlled Trials Register, Cochrane Collaboration Depression and Anxiety Trials Register, hand searches of *Int J Eat Disord* since its first issue, citation lists of identified studies and reviews, and personal contacts.

42. Goldbloom DS, Olmsted M, Davies R, et al. A randomized controlled trial of fluoxetine and cognitive behavioural therapy for bulimia nervosa: short-term outcome. *Behav Res Ther* 1997;35:803–811.

43. Jacobi C, Dahme B, Dittman R. Cognitive-behavioural, fluoxetine and combined treatment for bulimia nervosa: shortand long-term results. *Eur Eat Disord Rev* 2002;10:179–198.

44. Mitchell JE, Pyle RL, Eckert ED, et al. A comparison study of antidepressants and structured intensive group psychotherapy in the treatment of bulimia nervosa. *Arch Gen Psychiatry* 1990;47:149–157.

45. Agras WS, Rossiter EM, Arnow B, et al. Pharmacologic and cognitive-behavioral treatment for bulimia nervosa: a controlled comparison. *Am J Psychiatry* 1992;149:82–87.

46. Walsh BT, Hadigan CM, Wong LM. Increased pulse and blood pressure associated with desipramine treatment of bulimia nervosa. *J Clin Psychopharmacol* 1992;12:163–168.

47. Romano SJ, Halmi KA, Sarkar NP, et al. A placebo-controlled study of fluoxetine in continued treatment of bulimia nervosa after successful acute fluoxetine treatment. *Am J Psychiatry* 2002;159:96–102.

48. Fairburn CG, Marcus MD, Wilson GT. Cognitive-behavioral therapy for binge eating and bulimia nervosa: a comprehensive treatment manual. In: Fairburn CG, Wilson GT, eds. *Binge eating: nature, assessment, and treatment*. New York: Guilford Press, 1993:361–404.

49. Bachar E, Latzer Y, Kreitler S, et al. Empirical comparison of two psychological therapies. Self psychology and cognitive orientation in the treatment of anorexia and bulimia. *J Psychother Pract Res* 1999;8: 115–128.

50. Leitenberg H, Rosen J, Gross J, et al. Exposure plus response-prevention treatment of bulimia nervosa. *J Consult Clin Psychol* 1988;56: 535–541.

51. Williams C. New technologies in self-help: another effective way to get better? *Eur Eat Disord Rev* 2003;11:170–182.

52. Schmidt U, Treasure J, eds. *Clinician's guide to getting better bit(e) by bit(e)*. Hove: Psychology Press, 1997.

原作者

Phillipa J Hay
Psychiatrist
James Cook University, Townsville, Australia

Josue Bacaltchuk
Psychiatrist
Federal University of Sao Paulo, Sao Paulo, Brazil

利益冲突：PH 曾因参加研讨会而由 Solvay 药业、Bristol-Myers Squibb、Pfizer 制药公司报销费用，因接受家庭医生的培训由 Bristol-Myers Squibb、Pfizer 制药、Lundbeck 药业公司报销费用，曾接受 Jansenn-Cilag 公司的赞助参加研讨会，曾接受 Astra Zeneca 的赞助在医学会议上发言。JB 没有相关声明。

表1 不同种类抗抑郁剂治疗缓解率与安慰剂的对照比较（见正文）[40]

药物种类	RCT 数目	受试人数	绝对缓解率	RR（95%CI）
TCA：去甲丙咪嗪，丙咪嗪	3	132	21% vs 9%	0.90（0.79～1.04）
SSRI：氟西汀	3	467	81% vs 89%	0.89（0.76～1.03）
MAOI：苯乙肼，isocarboxacid	2	98	24% vs 6%	0.81（0.68～0.96）

MAOI，单胺氧化酶抑制剂；SSRI，5-HT 再摄取抑制剂；TCA，三环类抗抑郁剂

故意自伤（与自杀未遂）

检索时间：2004年10月
原作者：G Mustafa Soomro　李雪霓 译　于欣 校

问　题

青少年和成年人故意自伤与自杀未遂的治疗效果如何？

治疗措施及其效果

故意自伤的治疗

效果不明
全程治疗
辩证行为治疗
急诊卡
氟哌噻吨长效针剂注射
住院
强化式门诊随访并主动出击式服务
手册自助的认知行为治疗
米安色林
由护士进行的个案管理

帕罗西汀
问题解决治疗
心理动力人际治疗
电话联系

不太可能有效
根据指南进行的全科医疗

将在新版中加入
儿童的干预治疗措施及其效果

见词汇表 **G**

主要信息

◆ 在故意自伤的人群中所作的随机对照干预试验很少，多数的随机对照试验以及小样本随机对照试验的Meta分析都没有足够把握度在各项干预治疗措施之间发现有临床意义的差异。

故意自伤的治疗

◆ **全程治疗**：在一篇系统综述中的一项随机对照研究的有限证据提示，住院患者在出院后3个月内，由住院时的同一名治疗师随访的患者比由不同于住院时的治疗师随访的患者重复自伤的更多见。但是，这一差异也可能由于由同一名治疗师随访的那组患者重复自伤的危险因素水平更高所致。

◆ **辩证行为治疗**：在一篇包括一项随机对照试验的系统综述里，有限且不确定的证据提示，在12个月的随访中，相比常规治疗，辩证行为治疗可能减少故意自伤者的比例。

◆ **急诊卡**：一篇系统综述发现在随访的12个月内获权使用急诊卡（可以急诊入院或直接联系某位医生）者和接受常规治疗者的重复自伤的比例无显著性的差异。

◆ **氟哌噻吨长效针剂注射**：一篇包括了1项小型随机对照试验的系统综述发现，与安慰剂相比，氟哌噻吨长效针剂可以减少6个月内重复自伤的比例。但是，从这个小型试验中无法得出可靠的结论。而像氟哌噻吨这样的典型抗精神病药还有着很多的不良反应。

◆ **住院**：一篇系统综述发现，自伤后住院治疗与处理后立刻离院者相比，在16周内重复自伤的比例没有显著性差异。

◆ **强化式门诊随访并主动出击式服务**：一篇系统综述发现，强化式门诊随访并主动出击式服务与常规治疗相比，4～12个月内自伤者重复自伤的比例无显著性差异。

◆ **手册自助的认知行为治疗**：一项随机对照试验发现，使用手册自助的认知行为治疗与使用常规治疗（问题解决治疗、心理动力治疗、短期咨询、转诊给全科医生或志愿者团体）相比，自伤者在1年内的重复自伤率无显著性差异。

◆ **米安色林**：一篇系统综述提供了对米安色林疗效评估的不够充分的证据。

◆ **由护士进行的个案管理**：一项随机对照试验发现，由护士进行的个案管理与常规治疗相比，在12个月内因自伤而收治入急诊部的患者比例无显著性差异。

◆ **帕罗西汀**：在一篇系统综述中，一个对有自伤史的患者所做的随机对照试验里，在同时合并心理治疗的情况下，帕罗西汀治疗和安慰剂治疗相比，12个月内重复自伤的比例差异无显著性，而帕罗西汀可增加腹泻和震颤的发生率。与其他5-HT再摄取抑制剂（SSRIs）相似，帕罗西汀也与自杀意念相关。在儿童和青少年抑郁症的临床试验中，使用帕罗西汀者自杀相关事件发生率较高。SSRIs类药物应避免突然撤药。撤药反应可有头痛、恶心、感觉异常、眩晕、焦虑。锥体外系反应（包括口面部肌张力障碍）和撤药反应在帕罗西汀使用中的报告要比其他SSRIs类药多见。

◆ **问题解决治疗**：包含一项小型随机对照试验的系统综述发现，问题解决治疗与常规治疗相比，在6~12个月内自伤者重复自伤的比例差异无显著性。另一篇系统综述中则发现与常规治疗相比，问题解决治疗减少了自伤者的抑郁、焦虑及无望症状，缓解了问题。

◆ **心理动力人际治疗**：一项随机对照试验发现，与常规治疗相比，为期4周的短期心理动力人际治疗减少了6个月内自伤、抑郁、自杀意念的重复出现率。然而，单凭这一项随机对照试验我们无法得出可靠结论。

◆ **电话联系**：一项随机对照试验发现，在第4个月和第8个月与患者电话联系，与常规治疗相比，12个月内在患者重复自伤、整体功能及自杀观念方面差异无显著性。

◆ **根据指南进行的全科医疗**：一项大型的整群随机试验把使用全科医师指南处理自伤患者与常规治疗进行了比较，在12个月内重复自伤的比例或再次发生自伤行为的时间未见显著性差异。

定义 故意自伤是一种急性的、非致命性的自伤行为，是由个体在不同动机的驱使下故意采取的一种激烈的行为[1]。结束生命的意向可有可无，程度也有轻重不同。其他用于描述这一现象的术语有"自杀未遂"、"自杀姿态"。根据本章的目的，将一律使用故意自伤这一术语。用于故意自伤的常见方法有切割和服毒，如过量服药。有些自伤行为以高度自杀意向为特征，计划周密（包括如何防止被发现），自伤方法的致死性高。另外一些自伤行为则以无或低自杀意向为特征，行为缺乏计划性、不隐蔽，方法的致死性也低。相关的术语"自杀"指的是个体在知晓或期待其行为的致死性的情况下故意实施的以致死为结局的行为[1]。本综述重点针对的是最近发生的故意自伤行为，对象为所有年龄组，且故意自伤是个体目前的主要问题，排除了那些将故意自伤作为其他诸如抑郁症或边缘人格障碍的相关结局之一来进行评估的随机对照试验。故意自伤未在精神障碍诊断统计手册（DSM-Ⅳ）[2]或国际精神行为障碍分类（ICD-10）[3]中定义。

发病率/患病率 根据1989~1992年来自16个欧洲国家的数据，在医院或其他医疗机构，包括全科门诊接受治疗的故意自伤者的终身患病率大约在女性为3%，男性2%[4]。过去50年来，英国的故意自伤发生率呈上升趋势[4]。较为合理的现况估计大约为每年400/10万[5]。美国的两个社区研究显示，应答者中有3%~5%的人承认在一生中的某个时候曾试图故意自伤[6]。服用有机磷自伤在发展中国家尤其常见[7]。在斯里兰卡一家覆盖90万人口的大型医院，两年内报告因服用有机磷故意自伤的成年住院病例2559例，而重症监护床的占用率为41%[8]。一项使用了有代表性的社区成年人样本（18~64岁）的国际调查显示，自我报告的自杀未遂终身患病率在加拿大为3.28%，在波多黎各为5.93%，在法国为4.95%，在西德为3.44%，在黎巴嫩为0.72%，在中国台湾为0.75%，在韩国为3.2%，在新西兰为4.43%[6]。

病因/危险因素 家族因素、生物学因素及心理社会因素均可能对自伤行为的发生有作用。遗传因素的证据有家族的高自杀风险，故意自伤在单卵双生子中的共病多于双卵双生子[9]。生物学的证据有脑脊液里5-羟吲哚乙酸浓度降低，对芬氟拉明刺激试验的反应迟钝，提示中枢神经系统5-羟色胺功能的降低[10]。故意自伤和自杀企图者同时还显示出冲动和攻击特质，认知模式上的僵化和冲动，以及决策和解决问题能力受损[11]。故意自伤更多见于女性、成年早期、单身或离婚、教育水平低、失业、残疾，或患有精神障碍[12]（尤以抑郁症[13]、物质滥用[14]、边缘和反社会型人格障碍[15]、严重的焦虑障碍为多[16]）、躯体疾病的群体中[17]。

预后 故意自伤发生后的1年内自杀成功率最高[18]。一篇系统综述发现故意自伤后1年内自伤行为再发率的中位数是16%［四分位区间（interquartile range，IQR）12%~25%］，1~4年内再发率的中位数是21%（IQR 12%~30%），在4年或更长的时间里再发率的中位数是23%（IQR 11%~32%）。故意自伤后1年内自伤致死率的中位数是1.8%（IQR 0.8%~2.6%），1~4年内是3.0%（IQR 2.0%~4.4%），5~10年内是3.4%（IQR 2.5%~6.0%），9年或更长的时间里自杀致死率的中位数是6.7%（IQR 5.0%~11.0%）[18]。重复自伤多见于25~49岁的失业、离婚、较低社会阶层，或有物质滥用、抑郁症、无望、无力、人格障碍、生活无着或独居、有犯罪记录、有精神科治疗史、有创伤性生活事件史、幼时家庭破裂或有家庭暴力史的群体[12]。故意自伤后发生自杀的相关危险因素有年龄超过45岁、男性、失业、退休、分居、离婚、寡（鳏）居、独居、躯体健康状况差、有精神障碍（尤其是抑郁症、酒瘾、精神分裂症、反社会型人格障碍）、自伤当时的自杀意向强烈（包括留有遗书、自伤使用的手法激烈）、既往有故意自伤史[19]。

治疗目的 减少故意自伤的再发；减少自我伤害的欲望；预防自杀；改善社会功能和生活质量；将干预措施的不良反应降到最低。

结局 故意自伤行为的再发，自杀的发生，入院，基础精神症状的改善，应对方法、生活质量、及不良反应的改善。一些经过验证可用于评估精神症状和自伤行为的量表有症状自评量表SCL-90（Symptom Checklist-90），这是一个自评工具，用于评估9个方面的精神症状（包括躯体化、强迫、人际敏感、抑郁、焦虑、敌意、恐怖性焦虑、偏执观念、精神病性症状）[20-22]、贝克抑郁问卷（Beck Depression Inventory）[21个条目，自评表（Likert scale），用于评估抑郁症状的严重程度][23]、医院焦虑抑郁量表（Hospital Anxiety Depression Scale）[14个条目，自评表（Likert scale），用于评估焦虑和抑郁][24]、贝克自杀意念量表（Beck Scale for Suicidal Ideation）[21个条目，自评表（Likert scale），询问自杀想法和计划，目的在于评估未来自杀企图的风险][25]、贝克无望量表（Beck Hopelessness Scale）[20个条目，是非型题，自评表（Likert scale），目的在于评估对未来的无望感][26]、总体严重指数（Global Severity Index）（GSI；是SCL-90所有条目分的均数）[21]。

方法 采用《临床证据》2004年10月的文献检索及评价方案。

问　题　青少年及成年人故意自伤与自杀未遂的治疗效果如何？

治疗选择1　帕罗西汀

在一篇系统综述中，一个对有自伤史的患者所做的随机对照试验里，在同时合并心理治疗的情况下，帕罗西汀治疗和安慰剂治疗相比，12个月内重复自伤的比例差异无显著性，而帕罗西汀可增加腹泻和震颤的发生率。与其他5-HT再摄取抑制剂（SSRIs）相似，帕罗西汀也与自杀意念相关。在儿童和青少年抑郁症的临床试验中，使用帕罗西汀者自杀相关事件发生率较高。SSRIs类药物应避免突然撤药。撤药反应可有头痛、恶心、感觉异常、眩晕、焦虑。锥体外系反应（包括口面部肌张力障碍）和撤药反应在帕罗西汀使用中的报告要比其他SSRIs类药多见。

益处　我们找到了一篇系统综述（检索日期是1999年）[27]，该综述中的一个随机对照试验[28]（91例18岁以上的门诊病人，之前曾因故意自伤而被收入院，目前没有抑郁，同时接受心理治疗）使用帕罗西汀40mg/d与安慰剂对照治疗12个月。在这12个月内，帕罗西汀组和安慰剂组的故意自杀再发率差异无显著性（帕罗西汀组15/46 [33%]，安慰剂组21/45 [47%]；RR 0.70，95%CI 0.40～1.18）。

害处　该系统综述发现，与安慰剂相比，帕罗西汀组腹泻（帕罗西汀组10/46 [22%]，安慰剂组1/45 [2%]；$P=0.007$）、震颤（帕罗西汀组8/46 [17%]，安慰剂组1/46 [2%]；$P=0.03$）和高潮延迟（帕罗西汀组9/46 [19%]，安慰剂组0/45 [0%]；$P=0.003$）发生的比例显著增加[27]。还有2个病人的帕罗西汀与大块瘀伤相关。与其他5-HT再摄取抑制剂相似，帕罗西汀与自杀意念也有关联。在儿童和青少年抑郁症的临床试验中，使用帕罗西汀者自杀相关事件发生率较高[29]。SSRIs类药物应避免突然撤药。撤药反应可有头痛、恶心、感觉异常、眩晕、焦虑[30]。锥体外系反应（包括口面部肌张力障碍）和撤药反应在帕罗西汀使用中的报告要比其他SSRIs类药多见[30]。

评论　该系统综述未报告其他的结局指标[27]。很多随机对照试验都是由制药公司资助的，而这种资助关系被认为可能成为影响试验结局的潜在因素[31]。已经发现了SSRIs类药物的随机对照试验存在发表偏倚的证据，而目前这类药物的疗效和安全性正在被几个国家的权威管理机构进行复核。

治疗选择2　米安色林

在一篇系统综述中提供了评估米安色林的部分证据。

益处　我们找到了1篇系统综述（检索日期1999年）[27]，该综述中有2个随机对照试验[32,33]。第1个试验（38例边缘性或表演性人格障碍的患者，有故意自伤史，在一次自伤后收入院，平均年龄37.5岁）使用米安色林30mg/d与安慰剂对照治疗6个月，结果两组故意自伤再发率差异无显著性（米安色林组8/17 [47%]，安慰剂组12/21 [57%]；RR 0.82，95%CI 0.44～1.54）。但是这个试验的样本量太小，难以发现有临床意义的差异[32]。第2个试验（114例故意服毒后收入院的患者，之前没有故意自伤史，年龄16～65岁）使用米安色林30～60mg/d或诺米芬辛75～150mg/d与安慰剂对照治疗6周（评论见下栏）[33]。该试验没有单独将米安色林治疗组与安慰剂组进行比较，结果是使用米安色林或诺米芬辛治疗组与安慰剂组在12周内故意自伤再发率差异无显著性（米安色林或诺米芬辛治疗组16/76 [21%]，安慰剂组5/38 [13%]；RR 1.60，95%CI 0.63～4.04）。也可能是由于这个试验的样本太小不足以发现有临床意义的差异。

害处　该综述[27]没有提供任何有关米安色林不良反应的信息。而诺米芬辛在20世纪80年代就因与免疫溶血性贫血的相关性而在世界范围内被禁用了[34]。

评论　该综述没有报告任何其他结局指标[27]。

治疗选择3　氟哌噻吨长效针剂

一篇包括了一项小型随机对照试验的系统综述发现，与安慰剂相比，氟哌噻吨长效针剂可以减少6个月内反复自伤的比例。但是，从这个小型试验中无法得出可靠的结论。而像氟哌噻吨这样的典型抗精神病药还有着很多的不良反应。

益处　我们找到了一篇系统综述（检索日期1999年），其中的一项随机对照试验（37名18～68岁有过故意自伤史的人，其中

30人完成了试验，评论见下面）在氟哌噻吨癸酸酯治疗（20mg，每4周肌注一次）和安慰剂之间进行了为期6个月的比较[27]。结果发现与安慰剂相比，氟哌噻吨在6个月内显著降低了重复自伤的比例（氟哌噻吨治疗组3/14 [21%]，安慰剂组12/16 [75%]；RR 0.29，95%CI 0.10～0.81）。

害处 该综述没有给出不良反应方面的任何信息（见下面的评论）[27]。而该项随机对照试验发现氟哌噻吨治疗组在用药1个月时有2/18（11%）报告有类帕金森症的不良反应[35]。

评论 在该综述引用的那项随机对照试验中，氟哌噻吨治疗组的退出率是4/18（22%），安慰剂组是3/19（16%）[35]。安慰剂组退出的原因及氟哌噻吨治疗组里的2名退出者的退出原因都未说明。在那些故意自伤者中有关氟哌噻吨不良反应的证据并不充分。像氟哌噻吨这样的典型抗精神病药与很多不良反应相关[36]。该综述中并未涉及其他的结局指标[27]。

治疗选择 4　问题解决治疗

一篇包含小型随机对照试验的系统综述发现，问题解决治疗与常规治疗相比，在6～12个月内自伤者重复自伤的比例差异无显著性。另一篇系统综述则发现与常规治疗相比，问题解决治疗减少了自伤者的抑郁、焦虑及无望症状，改善了问题。

益处 我们找到两篇系统综述，其中一篇（检索日期1999年）[27]评估问题解决治疗ⓖ对重复故意自伤的疗效，另一篇（检索日期未报告[37]）评估其对抑郁、焦虑和无望感的疗效。**对重复故意自伤率的疗效**：第一篇综述共找出5项相关随机对照试验（共571人，15岁以上），将问题解决治疗与常规治疗 [标准医疗（由精神科医师、社区精神科护士或社会工作者提供），婚姻咨询，或由全科医生提供咨询] 进行比较[27]。其中4项试验的对象来自因故意服毒自伤而入院的患者，包括有故意自伤史的自伤者和首次自伤者；另外一项试验纳入的对象是自伤后入院的患者，同时之前1年内还有至少1次的自伤史。其中4项试验的干预为2～8次治疗，另一项试验的干预为期3个月；随访的时间是6～12个月。该综述未发现问题解决治疗组与常规治疗组的重复自伤比例在随访的6～12个月里有显著性差异（问题解决治疗组45/290 [15%]，常规治疗组54/281 [19%]；RR 0.77，95%CI 0.55～1.08）[27]。对精神症状的疗效：第2篇综述（引用6项随机对照试验，其中5项就是上面的综述[27]所包含的）发现，与常规治疗相比，问题解决治疗显著减少了患者的抑郁（用贝克抑郁问卷和医院焦虑抑郁量表评估，共4项随机对照试验，158人，SMD －0.36，95%CI －0.61～－0.11）和无望（用贝克无望量表评估，0～20评分，20分为无望感的最严重分值，共3项随机对照试验，63人，WMD －2.97，95%CI －4.81～－1.13），并"改善了问题所在"（共2项随机对照试验，211人，OR 2.31，95%CI 1.29～4.13；见下面评论）[37]。

害处 这两篇综述都没有不良反应方面的信息[27,37]。

评论 第2篇综述中没有说明问题的改善是如何评估的[37]。两篇综述都没有就其他结局指标进行评估[27,37]。

治疗选择 5　辩证行为治疗

一篇系统综述中的一项随机对照试验发现了有限且不确定的证据提示在12个月的随访中，相比常规治疗，辩证行为治疗可能减少重复自伤的比例。

益处 我们找到一篇系统综述（检索时间1999年）[27]，其中的一项随机对照试验（39名18～45岁的女性，患有边缘人格障碍，有故意自伤史，加入试验前8周内有自伤行为）比较了辩证行为治疗ⓖ和常规治疗（提供可选择的治疗转诊）的疗效。结果发现与常规治疗组相比，辩证行为治疗显著降低了该组女性1年内重复自伤的比例（辩证行为治疗组5/19 [26%]，常规治疗组12/20 [60%]；OR 0.24，95%CI 0.06～0.93；见下面的评论）[27]。

害处 该综述未给出任何不良反应方面的信息[27]。

评论 该随机对照试验的结果对所使用的统计计算方法很敏感，如果计算RR的话就会使辩证行为治疗ⓖ与常规治疗的统计差异的显著性消失（RR0.44，95%CI 0.19～1.01）[27]。该综述也没有评估其他结局指标。

治疗选择 6　手册自助的认知行为治疗

一项随机对照试验发现，使用手册自助的认知行为治疗与使用常规治疗（问题解决法、心理动力治疗、短期咨询、转诊给全科医生或志愿者团体）相比，自伤者在1年内的重复自伤率差异无显著性。

益处 我们没找到有关的系统综述，但找到一项随机对照试验（受试者480人，平均年龄32岁，有反复自伤行为）比较了手册自助的认知行为治疗ⓖ和常规治疗的疗效[38]。手册自助的认知行为治疗包括一本70页的治疗手册，是认知疗法和辩证行为治疗ⓖ技术的结合，外加7次认知行为治疗，由一名治疗师在研究的前3个月进行。然而，被分配到手册自助认知治疗组的受试者90/239（38%）根本未参加治疗师提供的认知行为治疗，也就是说他们的治疗仅包含了一本自助手册。常规治疗包括问题解决方法、心理动力治疗、短程咨询、转诊给全科医生或志愿组织。手册自助的认知治疗组在1年内的重复自伤比例与常规治疗组相比差异无显著性（手册自助的认知治疗组84/213 [39%]，常规治疗组99/217 [46%]；OR 0.78，95% CI 0.53～1.14）。在第12个月时，各组的生活质量或社会功能无差异 [EuroQol指数差异：0；CI和P值未报告；总体功能评定量表（社会分量表）：－1.7；CI和P值未报告]。

害处 该随机对照试验没有给出不良反应方面的信息[38]。

机对照试验（133人）发现，与氟伏沙明相比，氯丙咪嗪明显增加了口干（38% vs 10%）和便秘（26% vs 10%）的不良反应（$P<0.05$）[28]。第3项随机对照试验（227人）比较了氯丙咪嗪和氟伏沙明，发现更多的患者提前停用氯丙咪嗪（氯丙咪嗪组退出率为16%，氟伏沙明组为8%；CI未报告），同时发现氯丙咪嗪明显提高了出现抗胆碱能不良反应的患者比例（口干：氯丙咪嗪组43% vs 氟伏沙明组10%；便秘：25% vs 9%；震颤：22% vs 9%；头晕：18% vs 7%；氯丙咪嗪组和氟伏沙明组所有的抗胆碱能不良反应发生的频率相比 $P=0.05$）[29]。第4项随后的随机对照试验发现，舍曲林和氟西汀的不良反应没有明显差异[29]。第5项随后的随机对照试验没有给出不良反应的相关信息。一个关于对照和非对照性研究的系统综述（检索日期1997年）发现，由于不良反应造成的退出率为：氯丙咪嗪 11%、氟西汀 10%、氟伏沙明 13%、舍曲林 9%、帕罗西汀 11%[36]。一篇关于3个前瞻性队列研究和5个调查的非系统性综述发现，怀孕期间服用氟西汀不增加流产或致畸的危险性（未提供数值）[38]。一篇关于1个前瞻性队列研究（174人）和3个调查的综述发现，其他选择性5-羟色胺再摄取抑制剂（舍曲林、帕罗西汀、氟伏沙明）所得到的结果类似。一项对55位曾在宫内暴露于氟西汀的学龄前儿童进行的前瞻性队列研究发现，在总体智商、语言或行为方面，他们与未暴露儿童无明显差异。该研究没有包括关于其他选择性5-羟色胺再摄取抑制剂长期服用有害的信息。关于孕期药物反应的非系统性综述未描述文章是怎样被选择的[38]。**与三环类抗抑郁剂和单胺氧化酶抑制剂比较**：系统综述未提供有关不良反应的信息[21]。第2项随后的随机对照试验（165人）发现，由于药物的不良反应，地昔帕明组比舍曲林组中断治疗的患者明显多（26% vs 10%；$P=0.009$）[33]。一篇关于选择性5-羟色胺再摄取抑制剂和三环类抗抑郁剂害处比较的系统综述发现，选择性5-羟色胺再摄取抑制剂的抗胆碱能不良反应少见，但是恶心、腹泻、焦虑、激越、失眠和头痛多见[39]。**与文拉法辛比较**：第1项随机对照试验（73人）发现，服用氯丙咪嗪有不良反应的患者明显多于服用文拉法辛（氯丙咪嗪组43/47 [92%] vs 文拉法辛组16/26 [62%]；$P=0.002$）[34]。该试验还发现，与文拉法辛相比，氯丙咪嗪明显使更多的患者感到口干（氯丙咪嗪组 16/47 [34%] vs 文拉法辛组3/26 [12%]；$P=0.036$）和便秘（17/47 [36%] vs 2/26 [8%]；$P=0.008$）。第2项随机对照试验（150人）发现最常见的不良反应包括嗜睡、多汗、便秘、失眠和恶心（嗜睡：帕罗西汀组41% vs 文拉法辛组44%；多汗：帕罗西汀组28% vs 文拉法辛组32%；便秘：帕罗西汀组11% vs 文拉法辛组23%；失眠：帕罗西汀组17% vs 文拉法辛组39%；恶心：帕罗西汀组27% vs 文拉法辛组27%；显著性未描述，P值未报告）[35]。

评论 其中的一篇综述发现，舍曲林比安慰剂更有效[21]，同时，另外的一篇综述却发现并非如此[22]。这可能是因为采用了不同Meta分析的结果。这些综述发现，在随机对照试验中，存在着入组者的选择和疗程的不一致情况；第1篇综述发现[21]，在关于氯丙咪嗪和安慰剂的随机对照试验中，这种不一致性达到显著的程度。在第1篇综述中，有两项关于氯丙咪嗪和安慰剂的随机对照试验，包括73位儿童，但是综述并未对随机对照试验进行分别分析[21]。综述中的一些随机对照试验中包括了强迫障碍伴发抑郁的患者，第1篇系统综述对强迫障碍不伴抑郁的患者进行了亚组分析，发现与安慰剂相比，氯丙咪嗪能改善强迫障碍不伴抑郁患者的症状（5项随机对照试验，594人，SMD 1.37，95%CI 1.19～1.55）[21]。这提示5-羟色胺再摄取抑制剂对强迫障碍的疗效独立于其对抑郁症状的疗效。在其后第1项关于舍曲林和氯丙咪嗪相比较的随机对照试验发现，接受氯丙咪嗪治疗的患者服用剂量很低（平均90mg/d），这使得试验结果难以解释。**预测结果的因子**：4项随机对照试验发现，那些对5-羟色胺再摄取抑制剂无效的患者是：发病年龄早、病程更长、症状出现的频率更高、同时存在人格障碍，更可能有过住院史。疗效好的因子是：发病年龄晚、有过缓解史、以前未接受过药物治疗、强迫障碍更严重、汉密尔顿抑郁量表得分偏高或偏低[40-43]。两项关于强迫障碍患者的队列研究发现，可预测对5-羟色胺再摄取抑制剂疗效差的因素有：伴有分裂型人格障碍、抽动障碍❻，以及伴仪式化清洁的严重的强迫障碍（RR 4.9，95%CI 1.1～21.2）[44,45]。

治疗选择 2　行为治疗

我们没有找到行为治疗与不治疗比较的随机对照试验。有一篇系统综述和其后的随机对照试验发现，与放松疗法相比，行为治疗能改善症状。另外的一篇综述和其后的随机对照试验发现，在经过行为治疗和认知治疗4～16周后症状没有显著区别。一项随机对照试验发现有限的证据表明，12周后，与小组认知行为治疗相比较，小组行为治疗可以改善症状。

益处　**与不治疗比较**：我们没有找到系统综述或随机对照试验。**与放松治疗比较**：我们找到一篇系统综述（检索日期1995，2项随机对照试验，121人），该综述发现，经过4～16周治疗，与采用放松方法比较，行为治疗❻能明显改善症状（SMD 1.18，未报告 CI；$P<0.01$）[37]。其后一项随机对照试验（符合DSM-Ⅳ强迫障碍的218人，其中49%服用5-羟色胺再摄取抑制剂），对3种方法进行了对比：计算机指导下的行为治疗、治疗师指导下的行为治疗、放松治疗[46]。该试验发现，10周后与放松治疗相比，两种形式的行为治疗均显著改善耶鲁-布朗强迫量表❻得分（平均减分：计算机指导下的行为治疗5.6 vs 治疗师指导下的行为治疗8.0 vs 放松治疗1.7；放松治疗 vs 任何形式的行为治疗的$P=0.001$；治疗师指导下的行为治疗 vs 计算机指导下的行为治疗的$P=0.035$；分析没有采用维持原随机分组分析法）[46]。**与认知治疗或认知行为治疗比较**：我们找到一篇系统综述和两项随后的随机对照试验[47,48]。系统综述（检索日期1995年，4项随机对照试验，92人）发现，4～16周后，行为治疗和认知治疗❻对症状的影响没有显著差异（SMD -0.19；据报告$P>0.05$，没有进一步的数据报告）[37]。第1项随后的随机对照试验（76人）发现，12周的治疗后即刻评定，小组行为治疗（有预防出现反应的暴露方法）和小组认知行为治疗❻的痊愈率（定义为耶鲁-布朗强迫量表得分减分率≥6并且总分≤12）无显著差异（绝对危险：行为治疗12/32［38%］ vs 认知行为治疗5/31［16%］；P=0.09），但是发现在3个月随访时评定，与认知行为治疗相比，行为治疗痊愈率显著提高（绝对危险：行为治疗14/31［45%］ vs 认知行为治疗4/31［13%］；P=0.01；没有用维持原随机分组分析)[47]。第2项随后的随机对照试验（63人）发现，在16周的治疗后，行为治疗和认知治疗组耶鲁-布朗强迫量表得分改善至少25%的患者比率没有显著差异（OR 0.7，95%CI 0.2～2.0)[48]。**与5-羟色胺再摄取抑制剂比较**：见5-羟色胺再摄取抑制剂的益处。**合并5-羟色胺再摄取抑制剂**：见行为治疗或认知治疗合并5-羟色胺再摄取抑制剂。

害处 我们没有找到有关行为治疗不良反应证据的随机对照试验或队列研究。病例报告中描述了一些接受行为治疗的患者出现难以耐受和接受的焦虑。

评论 **预测结果的因子**：我们发现关于行为治疗预测结果因子的两项随机对照试验（共计96人，分别持续2.5个月和32周）和两项回顾性队列研究（共计346人，分别持续1年和11周)[49-52]。这些研究发现，结果差的预测因素是：最初的严重性、抑郁、持续时间长、动机不足、对治疗关系不满意；结果好的预测因素是：早期依从于暴露家庭作业ⓖ、在职、和家人生活在一起、先前未接受过治疗、害怕污染、明显的仪式化行为和没有抑郁[49-51]。女性有一位协同治疗者可以预测好的结果（通常是与患者有关系的人，参与进来帮助常规治疗部分之外的治疗；OR 19.5，95%CI 2.7～139)[52]。有关药物、行为治疗、认知治疗和联合治疗的两个系统综述正在准备之中。**维持疗效**：一项对经过6个月行为治疗的随机对照试验进行的前瞻性随访研究（20位强迫障碍患者，未提供特别的诊断标准）发现，2年随访时，79%的人保持了强迫症状的改善[53]。一项对21位强迫障碍患者（未提供特别的诊断标准）采用行为治疗的非开端（non-inception）前瞻队列研究发现，经过2周的治疗，68%～79%的患者在随访3个月时其症状的改善得以完全保持或大部分保持。两项随机对照试验中均有一些患者在随访期接受了额外的行为治疗。

治疗选择3　认知治疗或认知行为治疗

我们没有找到认知治疗与不治疗相比较的随机对照试验。有一项随机对照试验发现，12周后，与未经治疗者比较，认知行为小组治疗能改善症状和提高生活质量。有一篇系统综述和随后的随机对照试验发现，4～16周后，行为治疗和认知治疗组的症状无显著差异。一项随机对照试验发现有限的证据表明，12周后，与小组认知行为治疗相比较，小组行为治疗能改善症状。

益处 **与不治疗比较**：我们找到一项随机对照试验（47位符合DSM-IV的强迫障碍患者，其中的45%患者同时服用一种5-羟色胺再摄取抑制剂），该试验对小组认知行为治疗ⓖ和未经治疗者进行了比较[55]，试验发现治疗12周后，与未经治疗者比较，小组行为治疗患者耶鲁-布朗强迫量表ⓖ得分改善至少35%的比率明显提高；与未经治疗者比较，生活质量也显著改善（小组认知行为治疗16/23［69.6%］ vs 未经治疗1/24［4.2%］；OR 16.7，95%CI 2.2～115.9；耶鲁-布朗强迫量表平均减分：小组认知行为治疗11.6 vs 未经治疗1.5，未报告P值；生活质量差异性：认知行为治疗效果好，P<0.04)[55]。**与行为治疗比较**：见行为治疗。**合并5-羟色胺再摄取抑制剂**：见行为治疗或认知治疗合并5-羟色胺再摄取抑制剂。

害处 **与不治疗相比**：随机对照试验报告一位患者由于在反应防止和暴露家庭作业ⓖ练习中出现严重焦虑而退出试验[55]。

评论 无。

治疗选择4　行为或认知治疗合并5-羟色胺再摄取抑制剂

一些随机对照试验所提供的有关行为或认知治疗合并5-羟色胺再摄取抑制剂的疗效评估证据不充分。

益处 我们找到一篇系统综述[36]和两项随后的随机对照试验[56,57]，系统综述（检索日期1997年，77项研究，未报告人数）未对治疗进行直接比较[36]。除病例对照研究外，该综述包括了所有类型的研究，从间接的比较中发现各疗法的症状减少是相似的，包括：单独采用行为治疗与安慰剂对照；行为治疗合并5-羟色胺再摄取抑制剂（氯丙咪嗪、氟西汀、氟伏沙明、帕罗西汀、舍曲林）与安慰剂对照；单独采用5-羟色胺再摄取抑制剂与安慰剂对照。第1项随后的随机对照试验（在门诊的99人）比较了4种干预方法：行为治疗、认知治疗ⓖ、行为治疗合并氟伏沙明（一种选择性5-羟色胺再摄取抑制剂），及认知治疗合并氟伏沙明，该试验发现治疗16周后，各干预方法的症状无显著差异（耶鲁-布朗强迫量表ⓖ得分平均下降：行为治疗17.1 vs 认知治疗13.5 vs 行为治疗合并氟伏沙明12.6 vs 认知治疗合并氟伏沙明15.6，报告无显著差异，没有进一步的数据报告)[56]。第2项随后的随机对照试验（在病房的49人）发现治疗9周后，与行为治疗合并安慰片剂相比，行为治疗合并氟伏沙明组症状改善的患者比率明显提高（耶鲁-布朗强迫量表得分改善＞35%的患者数为：21/24［88%］ vs 15/25［60%］；RR 1.46，95%CI 1.02～2.08)[57]。

害处 系统综述和一项随后的随机对照试验没有关于害处的报告[36,57]，我们没有从随机对照试验或队列研究中找到关于行为治疗的不良反应的证据。个案报告描述，在一些接受行为治疗的患者中有难以耐受和难以接受的焦虑出现。见5-羟色胺再摄取抑制剂的害处。见认知治疗的害处。

评论 无。

强迫障碍

| 治疗选择 5 | 电痉挛治疗 |

我们没有找到电痉挛治疗强迫障碍患者的随机对照试验。

益处 我们没有找到系统综述或随机对照试验。

害处 我们没有找到随机对照试验。

评论 强迫障碍同时有抑郁的患者可以用电痉挛治疗，电痉挛对抑郁的疗效方面的证据在《临床证据》中另有总结（见成人抑郁症）。

| 问 题 | 在成年人中，维持治疗的最佳形式是什么？ |

| 治疗选择 | 5-羟色胺再摄取抑制剂维持治疗的最适宜持续时间 |

随机对照实验不能提供充分的证据以确定 5-羟色胺再摄取抑制剂维持治疗的最适宜持续时间。

益处 我们找到了 3 项随机对照试验，对治疗有效的患者进行了 5-羟色胺再摄取抑制剂维持治疗，对效果进行了评估[26, 58, 59]。第 1 项随机对照试验（70 位经过 20 周氟西汀治疗有效的患者）发现，经过 1 年的氟西汀维持治疗和用 1 年安慰剂比较，1 年的复发率无显著差异（氟西汀组 21% vs 安慰剂组 32%；$P=0.137$）[58]。第 2 项随机对照试验对 223 位经过 1 年舍曲林治疗有效（"有效"的定义是耶鲁-布朗强迫量表ⓖ得分比基线下降至少 25%）的强迫障碍患者进行了舍曲林和安慰剂的比较[59]，患者继续服用过去处方剂量的舍曲林（平均 183mg）。该试验发现，24 周后，与安慰剂相比，舍曲林明显减少了由于复发或临床疗效欠佳而退出的患者比率（舍曲林组 9% vs 安慰剂组 24%；$P=0.006$）；还发现与安慰剂相比，舍曲林减少了症状恶化的患者比率（舍曲林组 12% vs 安慰剂组 35%；$P=0.001$），但是发现 24 周后复发率无明显差异（舍曲林组 2.7% vs 安慰剂组 4.4%；$P=0.34$）[59]。第 3 项随机对照试验对 105 位曾参加过 12 周帕罗西汀（20mg、40mg 或 60mg/d）和安慰剂对照的试验，并且对随后 6 个月的帕罗西汀治疗（服用剂量灵活：起始剂量 20mg/d，最大剂量 60mg/d）都有效的强迫障碍患者进行了继续帕罗西汀和安慰剂的对照研究[26]。患者被随机分配到帕罗西汀组（继续前 6 个月服用的帕罗西汀剂量）和安慰剂组（立即换服安慰剂）。该试验发现与安慰剂相比，6 个月后，帕罗西汀显著降低了复发的风险（帕罗西汀组 20/53 [37.7%] vs 安慰剂组 30/51 [58.8%]；$P \leq 0.033$）[26]。

害处 第 1 项随机对照试验发现，氟西汀和安慰剂的所有不良反应无显著差异（报告为无显著性，不良反应无特异性，绝对数值和 CI 未报告），52 周后由于各种原因从试验退出的患者比率与安慰剂相比无显著差异（氟西汀组 16/36 [44%] vs 安慰剂组 23/35 [66%]；$P=0.072$）。第 2 项随机对照试验发现服用舍曲林 ≥10% 患者报告有上呼吸道感染、头痛和萎靡，安慰剂组患者有头晕和抑郁（无进一步的数据报告）[59]，该试验发现，舍曲林组由于不良反应而退出的患者比安慰剂组少（舍曲林组 5/109 [5%] vs 安慰剂组 12/114 [11%]；P 值未报告）。第 3 项随机对照试验发现 3 位（5.7%）患者从帕罗西汀组退出，而 20 位 [38.5%] 患者从对照的安慰剂组退出，最常见的不良反应有头晕、恶心、失眠，以及强迫症状增多（头晕：帕罗西汀组 5/53 [9%] vs 安慰剂组 18/52 [35%]；恶心：帕罗西汀组 5/53 [9%] vs 安慰剂组 14/52 [27%]；失眠：帕罗西汀组 4/53 [8%] vs 安慰剂组 14/52 [27%]；神经症性症状：帕罗西汀组 7/53 [13%] vs 安慰剂组 17/52 [33%]；见评论）[26]。

评论 大多数治疗强迫障碍的随机对照试验是观察 8~12 周[60]，这样观察长度的试验不能提供有关最佳维持治疗和预防治疗的证据。证实这些，需要更长观察时间的、改换为安慰剂的随机对照试验。最近有少数这样的试验，结果总结在上述益处部分。一个进行了 1 年的前瞻性研究发现，在 40 周开放的扩展期（open label extention）之后，病情还有进一步的改善，同时也有不良反应[61]。一项观察性研究发现，用安慰剂代替氯丙咪嗪后的 7 周内，有 16/18（89%）的患者复发[62]。在第 3 项随机对照试验中，突然以安慰剂代替帕罗西汀可以造成不良反应[26]。

| 问 题 | 对那些最初用 5-羟色胺再摄取抑制无效的成年人，治疗效果何在？ |

| 治疗选择 | 5-羟色胺再摄取抑制剂合并抗精神病性药物 |

在对 5-羟色胺再摄取抑制剂无效的患者中，3 项小规模随机对照试验发现，与 5-羟色胺再摄取抑制剂合并安慰剂相比，加上抗精神病性药物能改善症状。然而，一项小规模随机对照试验发现，6 周后，氟西汀合并安慰剂和氟西汀合并奥氮平比较并无显著差异。

益处 我们找到 4 项对单独用 5-羟色胺再摄取抑制剂无效的患者，采用 5-羟色胺再摄取抑制剂合并抗精神病性药物的小规模随机对照试验[63-66]。第 1 项随机对照试验（34 位经过 8 周氟伏沙明治疗无效的强迫障碍患者）对氟伏沙明合并哌啶醇（最大剂量 10mg/d）和氟伏沙明合并安慰剂进行了比较[63]。疗效评价用以下标准：耶鲁-布朗强迫量表ⓖ得分减分率 ≥35%，并且耶鲁-布朗强迫量表最后得分<16 分；临床总体印象量表ⓖ最后得分为"明显改善"或"好转"；以及临

床医生和两个调查者一致认为患者的情况有所改善。该试验发现与氟伏沙明合并安慰剂相比，氟伏沙明合并氟哌啶醇组符合上述3项不同有效标准中两项的患者比率显著提高（11/17 [65%] vs 0/17 [0%]；NNT 2，95%CI 2～3；P<0.0002）。第3项随机对照试验（36位经过12周5-羟色胺再摄取抑制剂治疗无效的强迫障碍患者）发现，与合并安慰剂相比，在继续先前所用的5-羟色胺再摄取抑制剂基础上合并6周的抗精神病性药物利培酮能显著改善强迫障碍的症状（耶鲁-布朗强迫量表减分率36% vs 9%；P=0.001），包括抑郁（汉密尔顿抑郁量表减分率35% vs 20%；P=0.002）和焦虑（汉密尔顿焦虑量表减分率31% vs 12%；P=0.007）[64]。服用利培酮组符合上述3项不同有效标准中两项的患者比率似乎更多（5-羟色胺再摄取抑制剂合并利培酮组8/18 [44%] vs 5-羟色胺再摄取抑制剂合并安慰剂；NNT 2，95%CI 2～3；P<0.005）。第3项随机对照试验（27位经过3个月帕西汀、氟伏沙明、氯丙咪嗪开放试验治疗无效的患者）进行了8周5-羟色胺再摄取抑制剂合并喹硫平（一种非典型抗精神病性药物50～200mg/d）治疗和5-羟色胺再摄取抑制剂合并安慰剂的比较[65]。患者在随机对照试验阶段服用的5-羟色胺再摄取抑制剂与开放试验阶段相同。该试验发现，与5-羟色胺再摄取抑制剂合并安慰剂相比，5-羟色胺再摄取抑制剂合并喹硫平显著提高有效患者的比率（"有效"被定义为耶鲁-布朗强迫量表减分率至少为30%；5-羟色胺再摄取抑制剂合并喹硫平组10/14 [71%] vs 5-羟色胺再摄取抑制剂合并安慰剂组0/14 [0%]；P<0.0001）。第4项随机对照试验（44位经过8周氟西汀治疗后仍然有症状，并且临床总体印象量表得分为中度的患者）对合并奥氮平治疗10mg的最大剂量和合并安慰剂进行了6周的对照比较[66]。该试验发现，在6周时，耶鲁-布朗强迫量表减分率无显著差异（氟西汀合并奥氮平组5.1 vs 氟西汀合并安慰剂组3.8；未报告显著性）。

害处 锥体外系不良反应常见于氟哌啶醇，此药也可导致泌乳。5-羟色胺再摄取抑制剂合并利培酮的随机对照试验发现，5-羟色胺再摄取抑制剂合并利培酮组中至少10%的患者有镇静、不安、食欲增加、口干、耳鸣的体验，而合并服用安慰剂组中至少10%的患者有视物模糊、多汗、头痛、食欲增加、头晕眼花、不安和镇静的体验[64]。利培酮常常与低血压和高泌乳素血症有关。5-羟色胺再摄取抑制剂合并喹硫平的随机对照试验发现，5-羟色胺再摄取抑制剂合并喹硫平组患者有恶心（6/14）、镇静（3/14）和头晕眼花（1/14）发生，5-羟色胺再摄取抑制剂合并安慰剂组患者有镇静（2/13）、头痛（1/13）和紧张感（1/13）[65]。第4项随机对照试验比较了氟西汀合并奥氮平和氟西汀合并安慰剂，该试验发现5位患者从氟西汀合并奥氮平组退出 [3例失访（未述原因），1例由于体重增加退出，1例由于颤抖退出]；2位患者从氟西汀合并安慰剂组退出（1例由于焦虑加重，1例由于情感麻木）[66]。

评论 无。

词汇表

行为治疗（behavioural therapy）：（用于治疗强迫时）由暴露于引起焦虑的刺激和防止出现仪式化行为两部分组成。

临床总体印象量表（Clinical Global Impression Scale）：是单条目的评定量表，由观察者评定病情严重程度，已经有信度和效度的研究，评分为0（正常）到7（疾病最严重）。

持续性强迫障碍（chronic obssessive compulsive disorder）：首次发作后，为无缓解期的持续性病程。

认知治疗（cognitive therapy）：旨在通过思辨提问（苏格拉底式诘问）、逻辑推理和假设检验以纠正扭曲的思维（如夸大伤害感和个人责任）。

认知行为治疗（cognitive behavioural therapy）：这是一种结合了认知治疗和行为治疗技术的组合疗法。

发作性强迫障碍（episodic obsessive compulsive disorder）：首次发作后，有缓解期的发作性病程。

暴露家庭作业（exposure homework）：在常规心理治疗部分之外进行的任务，包括接触引起焦虑的环境。

汉密尔顿焦虑量表（Hamilton Anxiety Rating Scale）：14个条目的观察评定量表，用于评估焦虑严重程度。已经有信度和效度的研究，每个条目从0分（无症状）到4分（严重或很影响功能的症状）进行5级评定。总分范围从0到56，14分或14分以上提示有临床意义的焦虑。

汉密尔顿抑郁量表（Hamilton Depression Rating Scale）：21个条目的观察评定量表，用于评估抑郁严重程度。汉密尔顿推荐前17项仅用于此目的，而后4项并非用于抑郁严重程度的评定。已经有信度和效度的研究，条目评定以0～4分或0～2分来评定（评分越高提示症状越严重）。总分范围从0～50分，8分或8分以上提示有临床意义的抑郁。

分裂型人格障碍（schizotypal personality disorder）：特点是对亲密关系感到不适、认知和感觉扭曲，及古怪的行为。

抽动障碍（tic disorder）：特点是运动性抽动、发声抽动，或两者兼有。

耶鲁-布朗强迫量表（Yale-Brown Obsessive Compulsive Scale）：是一个有效的观察评估量表，用于评估症状。它对强迫思维和强迫行为二者从5个维度方面进行评估（占据的时间、对功能的影响、造成的痛苦、抵抗和控制），每项从0～4分进行5级评定（0分意味着不存在该维度的问题，4分意味着该维度的问题非常严重）。包括强迫思维和强迫行为的总分范围是0～40分（得分越高，疾病越严重）。大多数的试验用耶鲁-布朗强迫量表比基线分数下降25%或35%作为有临床意义改善的指标。

参考文献

1. American Psychiatric Association. *Diagnostic and statistical manual of mental disorders,* 4th ed. Washington, DC: APA, 1994:669–673.
2. World Health Organization. *The ICD-10 classification of mental and behavioural disorders*. Geneva: World Health Organization, 1992.
3. Bebbington PE. Epidemiology of obsessive-compulsive disorder. *Br J Psychiatry* 1998;35(suppl):2–6.
4. Singleton N, Bumpstead R, O'Brien M, et al. *Psychiatric morbidity among adults living in private households 2000*. London: The Stationary Office, 2001.
5. Horwath E, Weissman MM. The epidemiology and cross-national presentation of obsessive-compulsive disorder. *Psychiatr Clin North Am* 2000;23:493–507.
6. Baer L, Minichiello WE. Behavior therapy for obsessive-compulsive disorder. In: Jenike MA, Baer L, Minichiello WE, eds. *Obsessive-compulsive disorders*. St Louis: Mosby, 1998: 337–367.
7. Steketee GS, Frost RO, Rheaume J, et al. Cognitive theory and treatment of obsessive-compulsive disorder. In: Jenike MA, Baer L, Minichiello WE, eds. *Obsessive-compulsive disorders*. St Louis: Mosby, 1998: 368–399.
8. Alsobrook JP, Pauls DL. The genetics of obsessive-compulsive disorder. In: Jenike MA, Baer L, Minichiello WE, eds. *Obsessive-compulsive disorders*. St Louis: Mosby, 1998: 276–288.
9. Rauch SL, Whalen PJ, Dougherty D, et al. Neurobiologic models of obsessive-compulsive [query: should there be a hyphen here?] disorder. In: Jenike MA, Baer L, Minichiello WE, eds. *Obsessive-compulsive disorders*. St Louis: Mosby, 1998: 222–253.
10. Delgado PL, Moreno FA. Different roles for serotonin in anti-obsessional drug action and the pathophysiology of obsessive-compulsive disorder. *Br J Psychiatry* 1998;35(suppl):21–25.
11. Saxena S, Brody AL, Schwartz JM, et al. Neuroimaging and frontal–subcortical circuitry in obsessive-compulsive disorder. *Br J Psychiatry* 1998;35(suppl):26–37.
12. Rauch SL, Baxter LR Jr. Neuroimaging in obsessive-compulsive disorder and related disorders. In: Jenike MA, Baer L, Minichiello WE, eds. *Obsessive-compulsive disorders*. St Louis: Mosby, 1998: 289–317.
13. Lochner C, Stein DJ. Heterogeneity of obsessive-compulsive disorder: a literature review. *Harv Rev Psychiatry* 2003;11:113–132.
14. Nestadt G, Samuels J, Riddle M, et al. A family study of obsessive-compulsive disorder. *Arch Gen Psychiatry* 2000;57:358–363.
15. Pauls DL, Alsobrook JP II, Goodman W, et al. A family study of obsessive-compulsive disorder. *Am J Psychiatry* 1995;152:76–85.
16. Black DW, Noyes R, Goldstein RB, et al. A family study of obsessive-compulsive disorder. *Arch Gen Psychiatry* 1992;49:362–368.
17. Hattema JM, Neale MC, Kendler KS. A review and meta-analysis of the genetic epidemiology of anxiety disorders. *Am J Psychiatry* 2001; 158:1568–1578.
18. Yaryura-Tobias JA, Neziroglu FA. *Obsessive-compulsive disorder spectrum*. Washington, DC: American Psychiatric Press, Inc., 1997.
19. Skoog G, Skoog I. A 40-year follow up of patients with obsessive-compulsive disorder. *Arch Gen Psychiatry* 1999;56:121–127.
20. Ravizza L, Maina G, Bogetto F. Episodic and chronic obsessive-compulsive disorder. *Depress Anxiety* 1997;6:154–158.
21. Piccinelli M, Pini S, Bellantuono C, et al. Efficacy of drug treatment in obsessive-compulsive disorder. A meta-analytic review. *Br J Psychiatry* 1995;166:424–443. Search dates 1994; primary sources Medline and Excerpta Medica-Psychiatry.
22. Ackerman DL, Greenland S. Multivariate meta-analysis of controlled drug studies for obsessive-compulsive disorder. *J Clin Psychopharmacol* 2002;22:309–317. Search date not reported; primary sources Medline, PsycINFO, and hand searches of bibliographies of published reviews and previous meta-analyses.
23. Tollefson GD, Rampey AH, Potvin JH, et al. A multicenter investigation of fixed-dose fluoxetine in the treatment of obsessive-compulsive disorder. *Arch Gen Psychiatry* 1994;51:559–567.
24. Montgomery SA, Kasper S, Stein DJ, et al. Citalopram 20 mg, 40 mg and 60 mg are all effective and well tolerated compared with placebo in obsessive-compulsive disorder. *Int Clin Psychopharmacol* 2001; 16:75–86.
25. Hollander E, Koran LM, Goodman WK, et al. A double-blind, placebo-controlled study of the efficacy and safety of controlled-release fluvoxamine in patients with obsessive-compulsive disorder. *J Clin Psychiatry* 2003;64:640–647.
26. Hollander E, Allen A, Steiner M, et al. Acute and long-term treatment and prevention of relapse of obsessive-compulsive disorder with paroxetine. *J Clin Psychiatry* 2003;64:1113–1121.
27. Bisserbe JC, Lane RM, Flament MF. A double blind comparison of sertraline and clomipramine in outpatients with obsessive-compulsive disorder. *Eur Psychiatry* 1997;12:82–93.
28. Mundo E, Maina G, Uslenghi C. Multicentre, double-blind, comparison of fluvoxamine and clomipramine in the treatment of obsessive-compulsive disorder. *Int Clin Psychopharmacol* 2000;15:69–76.
29. Mundo E, Rouillon F, Figuera L, et al. Fluvoxamine in obsessive-compulsive disorder: Similar efficacy but superior tolerability in comparison with clomipramine. *Hum Psychopharmacol* 2001;16:461–468.
30. Bergeron R, Ravindran AV, Chaput Y, et al. Sertraline and fluoxetine treatment of obsessive-compulsive disorder: results of a double-blind, 6-month treatment study. *J Clin Psychopharmacol* 2002;22:148–154.
31. Mundo E, Bianchi L, Bellodi L. Efficacy of fluvoxamine, paroxetine, and citalopram in the treatment of obsessive-compulsive disorder: a single-blind study. *J Clin Psychopharmacol* 1997;17:267–271.
32. Jenike MA, Baer L, Minichiello WE, et al. Placebo-controlled trial of fluoxetine and phenelzine for obsessive-compulsive disorder. *Am J Psychiatry* 1997;154:1261–1264.
33. Hoehn-Saric R, Ninan P, Black DW, et al. Multicenter double-blind comparison of sertraline and desipramine for concurrent obsessive-compulsive and major depressive disorders. *Arch Gen Psychiatry* 2000; 57:76–82.
34. Albert U, Aguglia E, Maina G, et al. Venlafaxine versus clomipramine in the treatment of obsessive-compulsive disorder: a preliminary single-blind, 12-week, controlled study. *J Clin Psychiatry* 2002;63:1004–1009.
35. Denys D, van der Wee N, van Megen HJGM, et al. A double blind comparison of venlafaxine and paroxetine in obsessive-compulsive disorder. *J Clin Psychopharmacol* 2003;23:568–575.
36. Kobak KA, Greist JH, Jefferson JW, et al. Behavioral versus pharmacological treatments of obsessive-compulsive disorder: a meta-analysis. *Psychopharmacology (Berl)* 1998;136:205–216. Search date 1997; primary sources Medline, PsycINFO, Dissertations, and Abstracts International databases.
37. Abramowitz JS. Effectiveness of psychological and pharmacological treatments for obsessive-compulsive disorder: a quantitative review. *J Consult Clin Psychol* 1997;65:44–52. Search date 1995; primary

38. Goldstein DJ, Sundell K. A review of safety of selective serotonin reuptake inhibitors during pregnancy. *Hum Psychopharmacol Clin Exp* 1999;14:319–324.
39. Trindade E, Menon D. Selective serotonin reuptake inhibitors differ from tricyclic antidepressants in adverse events [abstract]. Selective serotonin reuptake inhibitors for major depression. Part 1. Evaluation of clinical literature. Ottawa: Canadian Coordinating Office for Health Technology Assessment, August 1997, Report 3E. *Evid Based Ment Health* 1998;1:50.
40. Ravizza L, Barzega G, Bellino S, et al. Predictors of drug treatment response in obsessive-compulsive disorder. *J Clin Psychiatry* 1995;56:368–373.
41. Cavedini P, Erzegovesi S, Ronchi P, et al. Predictive value of obsessive-compulsive personality disorder in antiobsessional pharmacological treatment. *Eur Neuropsychopharmacol* 1997;7:45–49.
42. Ackerman DL, Greenland S, Bystritsky A. Clinical characteristics of response to fluoxetine treatment of obsessive-compulsive disorder. *J Clin Psychopharmacol* 1998;18:185–192.
43. Ackerman DL, Greenland S, Bystritsky A, et al. Predictors of treatment response in obsessive-compulsive disorder: multivariate analyses from a multicenter trial of clomipramine. *J Clin Psychopharmacol* 1994;14:247–254.
44. Mundo E, Erzegovesi S, Bellodi L. Follow up of obsessive-compulsive patients treated with proserotonergic agents [letter]. *J Clin Psychopharmacol* 1995;15:288–289.
45. Alarcon RD, Libb JW, Spitler D. A predictive study of obsessive-compulsive disorder response to clomipramine. *J Clin Psychopharmacol* 1993;13:210–213.
46. Greist JH, Marks IM, Baer L, et al. Behavior therapy for obsessive-compulsive disorder guided by a computer or by a clinician compared with relaxation as a control. *J Clin Psychiatry* 2002;63:138–145.
47. McLean PD, Whittal ML, Thordarson DS, et al. Cognitive versus behavior therapy in the group treatment of obsessive-compulsive disorder. *J Consult Clin Psychol* 2001;69:205–214.
48. Cottraux J, Note I, Yao SN, et al. A randomized controlled trial of cognitive therapy versus intensive behavior therapy in obsessive-compulsive disorder. *Psychother Psychosom* 2001;70:288–297.
49. Keijsers GP, Hoogduin CA, Schaap CP. Predictors of treatment outcome in the behavioural treatment of obsessive-compulsive disorder. *Br J Psychiatry* 1994;165:781–786.
50. De Araujo LA, Ito LM, Marks IM. Early compliance and other factors predicting outcome of exposure for obsessive-compulsive disorder. *Br J Psychiatry* 1996;169:747–752.
51. Buchanan AW, Meng KS, Marks IM. What predicts improvement and compliance during the behavioral treatment of obsessive-compulsive disorder? *Anxiety* 1996;2:22–27.
52. Castle DJ, Deale A, Marks IM, et al. Obsessive-compulsive disorder: prediction of outcome from behavioural psychotherapy. *Acta Psychiatr Scand* 1994;89:393–398.
53. Marks IM, Hodgson R, Rachman S. Treatment of chronic obsessive-compulsive neurosis by in-vivo exposure. A two-year follow up and issues in treatment. *Br J Psychiatry* 1975;127:349–364.
54. Foa EB, Goldstein A. Continuous exposure and complete response prevention in obsessive-compulsive neurosis. *Behav Ther* 1978;9:821–829.
55. Cordioli AV, Heldt E, Bochi DB, et al. Cognitive-behavioral group therapy in obsessive-compulsive disorder: a randomized clinical trial. *Psychother Psychosom* 2003;72:211–216.
56. van Balkom AJ, de Haan E, van Oppen P, et al. Cognitive and behavioral therapies alone versus in combination with fluvoxamine in the treatment of obsessive-compulsive disorder. *J Nerv Ment Dis* 1998;186:492–499.
57. Hohagen F, Winkelmann G, Rasche-Ruchle H, et al. Combination of behaviour therapy with fluvoxamine in comparison with behaviour therapy and placebo. Results of a multicentre study. *Br J Psychiatry* 1998;35(suppl):71–78.
58. Romano S, Goodman W, Tamura R, et al. Long-term treatment of obsessive-compulsive disorder after an acute response: a comparison of fluoxetine versus placebo. *J Clin Psychopharmacol* 2001;21:46–52.
59. Koran LM, Hackett E, Rubin A, et al. Efficacy of sertraline in the long-term treatment of obsessive-compulsive disorder. *Am J Psychiatry* 2002;159:88–95.
60. Rauch SL, Jenike MA. Pharmacological treatment of obsessive-compulsive disorder. In: Nathan PE, Gorman JM, eds. *Treatments that work*. New York: Oxford University Press, 1998: 359–376.
61. Rasmussen S, Hackett E, DuBoff E, et al. A 2-year study of sertraline in the treatment of obsessive-compulsive disorder. *Int Clin Psychopharmacol* 1997;12:309–316.
62. Pato MT, Zohar-Kadouch R, Zohar J, et al. Return of symptoms after discontinuation of clomipramine in patients with obsessive-compulsive disorder. *Am J Psychiatry* 1988;145:1521–1525.
63. McDougle CJ, Goodman WK, Leckman JF, et al. Haloperidol addition in fluvoxamine-refractory obsessive-compulsive disorder. A double-blind, placebo-controlled study in patients with and without tics. *Arch Gen Psychiatry* 1994;51:302–308.
64. McDougle CJ, Epperson CN, Pelton GH, et al. A double-blind, placebo-controlled study of risperidone addition in serotonin reuptake inhibitor-refractory obsessive-compulsive disorder. *Arch Gen Psychiatry* 2000;57:794–801.
65. Atmaca M, Kuloglu M, Tezcan E, et al. Quetiapine augmentation in patients with treatment resistant obsessive-compulsive disorder: a single-blind, placebo-controlled study. *Int Clin Psychopharmacol* 2002;17:115–119.
66. Shapira N, Ward HE, Mandoki M, et al. A double-blind, placebo-controlled trial of olanzapine addition in fluoxetine-refractory obsessive-compulsive disorder. *Biol Psychiatry* 2004;550:553–555.

原作者

G Mustafa Soomro
Honorary Research Fellow
Section of Community Psychiatry, St George's Hospital Medical School, London, UK

利益冲突：没有声明。

表1 26~64岁人群中，强迫障碍的年龄和性别标化年患病率和终生患病率的国际性调查[5]

国　家	调查规模（人数）	年患病率	终生患病率
加拿大	2200	1.4%	2.3%
波多黎各	1200	1.8%	2.5%
德国	4811	1.6%	2.1%
中国台湾	7400	0.4%	0.7%
韩国	4000	1.1%	1.9%
新西兰	1200	1.1%	2.2%

表2 5-羟色胺再摄取抑制剂（氯丙咪嗪、西酞普兰、氟西汀、氟伏沙明、帕罗西汀、舍曲林）和安慰剂比较（见正文）

治疗措施及参考文献	研究设计	症状改善
西酞普兰 **		
24	RCT（401人）	AR：20mg 西酞普兰组 57% vs 40mg 西酞普兰组 52% vs 60mg 西酞普兰组 65% vs 安慰剂组 37%；20mg 西酞普兰组 vs 安慰剂组的 NNT 为 5；95%CI 为 3~14
氯丙咪嗪 *¶		
21	SR（9RCTs；668人）	SMD 1.31（95%CI 1.15~1.47）
22	SR（7RCTs；808人）	SMD －8.19（95%CI －10.53~－5.85）
氟西汀 †¶		
21	SR（1RCT；287人）	SMD 0.57（95%CI 0.33~0.81）
22	SR（3RCTs；329人）	SMD －1.61（95%CI －2.18~－1.04）
23	RCT（350人）	平均减分：20mg 氟西汀组 4.6 vs 40mg 氟西汀组 5.5 vs 60mg 氟西汀组 6.5 vs 安慰剂组 0.9（安慰剂和所有剂量组比较的 $P<0.001$）
氟伏沙明‡		
21	SR	SMD 0.57（95%CI 0.37~0.77）
22	SR（4RCTs；264人）	SMD －4.84（95%CI －7.78~－1.83）（评估的是耶鲁-布朗量表的粗分变化）
25	RCT（253人）	平均减分：100~300mg 氟伏沙明缓释剂组 8.5 vs 安慰剂组 5.6（$P=0.001$）
帕罗西汀¶		
22	SR（1RCT；300人）	SMD －3.00（95%CI －4.91~－1.09）
舍曲林§¶		
21	SR（3RCTs；270人）	SMD 0.52（95%CI 0.27~0.77）
22	SR（4RCTs；598人）	SMD －2.57 [95%CI －6.13~＋1.20（NS）]

＊不同的相关随机对照试验总数为 11；† 不同的相关随机对照试验总数为 5；‡ 不同的相关随机对照试验总数为 6；§ 不同的相关随机对照试验总数为 4；¶ 症状由耶鲁-布朗量表评估；** 耶鲁-布朗量表得分减分>25%。NS：无显著性。SR：系统综述；RCT：随机对照试验；SMD：标化均数差；AR：绝对危险；NNT：需治人数

表3 5-羟色胺再摄取抑制剂之间的比较（见正文）

研究类型及参考文献	人数	比较	结果
SR（3RCTs）[21]	85	氯丙咪嗪 vs 氟西汀或氟伏沙明	SMD −0.04，95%CI −0.43～+0.35
SR[22]	氯丙咪嗪 vs 氟伏沙明（4 RCTs，175人）	氯丙咪嗪 vs 氟伏沙明或氟西汀或帕罗西汀	氯丙咪嗪 vs 氟伏沙明，耶鲁-布朗强迫量表评分改变：SMD +1.23，95%CI −1.11～+3.56
	氯丙咪嗪 vs 氟西汀（1 RCT，55人）		氯丙咪嗪 vs 氟西汀，耶鲁-布朗强迫量表评分改变：SMD +1.40，95%CI −5.47～+2.94
	氯丙咪嗪 vs 帕罗西汀（1 RCT，300人）		氯丙咪嗪 vs 帕罗西汀，耶鲁-布朗强迫量表评分改变：SMD 0.00，95%CI −1.94～+1.94
RCT[27]	170	舍曲林 vs 氯丙咪嗪	耶鲁-布朗强迫量表平均减分：8%；$P=0.036$
RCT[28]	133	氯丙咪嗪 vs 氟伏沙明	耶鲁-布朗强迫量表评分改变：氯丙咪嗪组12.6，氟伏沙明组12.3，报告为无显著性，未提供其他数据
RCT[29]	227	氯丙咪嗪（150～300mg） vs 氟伏沙明（150～300mg）	耶鲁-布朗强迫量表平均减分：两组均为约12分，未报告P值；耶鲁-布朗强迫量表评分减分至少35%的比例：氯丙咪嗪组65%，氟伏沙明组62%；报告未无显著性
RCT[30]	150	舍曲林（50～200mg） vs 氟西汀（20～80mg）	耶鲁-布朗强迫量表减分：舍曲林组9.6，氟西汀组9.7；未报告CI
RCT[31]	30	氟伏沙明 vs 帕罗西汀 vs 西酞普兰	耶鲁-布朗强迫量表评分平均减少：氟伏沙明组36%，帕罗西汀组29%，西酞普兰组32%；报告无显著性；未报告CI

惊恐障碍

检索时间：2004年7月
原作者：Shailesh Kumar, Mark Oakley-Browne 胜利 译 于欣 校

问 题

各种治疗对惊恐障碍有哪些效果？

治疗措施及其效果

治疗

肯定有效
认知行为治疗
选择性5-羟色胺再摄取抑制剂
三环类抗抑郁剂（丙咪嗪）

很可能有效
放松疗法
咨客中心疗法
认知重构
内感性和外感性暴露疗法

益害相当
苯二氮䓬类药物

效果不明
呼吸再训练
丁螺环酮
夫妇治疗
内省导向的治疗
单胺氧化酶抑制剂
心理教育

将在新版中加入
有氧运动
读书疗法
可乐定

见词汇表 **G**

主要信息

治疗

◆ **认知行为治疗**：一个系统综述中的某个随机对照试验发现，与安慰剂相比，在3个月和6个月后，认知行为治疗改善了症状。其后的两个随机对照试验随访6个月，得出了相似的结果。两个随机对照试验发现，与最低水平接触对照相比，10～12周后，认知行为治疗改善了症状，并且改善的程度与放松疗法的结果相当。3个随机对照试验比较放松疗法和认知行为治疗，得出的结果不同。一个随机对照试验发现，经过12周后，放松疗法对症状改善的程度大于认知行为治疗。两个随机对照试验发现，经过12周后，放松疗法对症状改善的程度不及认知行为治疗。一项小型随机对照试验比较了附加呼吸再训练的认知行为治疗与单独采用认知行为治疗，发现在治疗结束时或在12个月时两者对症状的改善情况无显著区别。一项随机对照试验比较了认知行为治疗和丙咪嗪或认知行为治疗加上丙咪嗪与单用认知行为治疗，结果发现，在6个月时对症状的改善没有显著区别。一项随机对照试验发现，与单用认知行为治疗相比，认知行为治疗加用帕罗西汀在2周时使不再有惊恐发作的患者比例升高。一项随机对照试验，同样以安慰剂作对照，采用氟伏沙明150mg、氟伏沙明加上认知行为治疗和单用认知行为治疗，同样经过3个月，对症状的改善没有显著区别；但是，与安慰剂组和单用氟伏沙明相比，接受过认知行为治疗的患者中有更多的人可以保持改善效果。我们发现没有足够的证据比较丁螺环酮与认知行为治疗在治疗惊恐障碍上的不同。

◆ **选择性5-羟色胺再摄取抑制剂**：系统综述和额外的一个随机对照试验发现，与安慰剂相比，选择性5-羟色胺再摄取抑制剂使惊恐障碍的症状得到改善。随后的一个随机对照试验发现，在反应良好的病人，若中断舍曲林会使症状加重。这个随机对照试验采用对药物反应良好者作为样本，可能造成倾向于该药物的偏倚。第2个有方法学缺陷的随机对照试验发现，与安慰剂加认知行为治疗相比，帕罗西汀加上认知行为治疗使症状得到改善。一个随机对照试验发现，氟伏沙明150mg、氟伏沙明加认知行为治疗、单独采用认知行为治疗和安慰剂四者对症状的改善没有显著差别，但是，与使用了认知行为治疗的患者相比，单

独使用氟伏沙明或安慰剂的患者6个月时症状的改善得以维持的比例低。

- ◆ **三环类抗抑郁剂（丙咪嗪）**：一个系统综述、随后的两个随机对照试验和一个额外的随机对照试验发现，与安慰剂或候诊名单上的对照相比，丙咪嗪使惊恐障碍患者的症状得以改善。此后的一个随机对照试验发现，与安慰剂相比，在12个月后丙咪嗪使复发率下降。
- ◆ **放松疗法**：两个随机对照试验发现，与最低接触对照相比，经过10~12周，放松疗法使症状得以改善，改善的程度与认知行为治疗相同。进一步比较放松疗法与认知行为治疗有3个随机对照试验，得出了不同的结果。一个随机对照试验发现，经过12周后，放松疗法比认知行为治疗对症状的改善程度更大。两个随机对照试验发现，经过12周后，放松疗法比认知行为治疗对症状的改善程度小。
- ◆ **咨客中心疗法**：我们没有找到将咨客中心疗法与安慰剂或无治疗进行比较的随机对照试验。两个随机对照试验发现，单独使用咨客中心疗法或与暴露疗法合用，经过14周后使症状得以改善。一个随机对照试验发现，与单独使用咨客中心疗法相比，加上暴露疗法在3个月时使场所恐惧症的症状得以改善。然而，一个随机对照试验发现，与加上暴露疗法的咨客中心疗法相比，单独使用咨客中心疗法的患者有更大的比例感到较少依赖于他人的期盼，所感受到的压力更小。
- ◆ **认知重构**：我们没有找到比较认知重构与安慰剂或无治疗的随机对照试验。一个随机对照试验发现，治疗15周后，认知重构和内感性加上外感性暴露相比，在改善症状上没有显著区别。
- ◆ **内感性和外感性暴露疗法**：一个随机对照试验发现，与推迟治疗的对照相比，在10周时暴露疗法使症状得以改善。随访6个月改善得以保持。一个随机对照试验发现，在10周时暴露疗法和认知重构在改善症状上没有显著差异。一个随机对照试验发现，与基线测量相比，暴露加上阿普唑仑，阿普唑仑加上放松，安慰剂加上暴露，以及安慰剂加上放松在8周时都使症状得以改善。然而，在随访6个月时，暴露加上安慰剂组的患者比其他组患者维持疗效的比例更高。
- ◆ **苯二氮䓬类药物**：一个系统综述和一个另外的随机对照试验发现，与安慰剂相比，阿普唑仑使惊恐发作次数减少、症状减轻。然而，苯二氮䓬类药物与多种不良反应有关，在治疗期间和治疗后都是如此。
- ◆ **呼吸再训练**：一个小型随机对照试验发现，与推迟治疗的对照相比，认知行为治疗加上呼吸再训练和单独使用认知行为治疗使症状得以改善。在治疗结束时或12个月时，认知行为治疗加上呼吸再训练和单独使用认知行为治疗对症状的改善没有显著区别。
- ◆ **丁螺环酮**：我们没有找到足够的证据来评价丁螺环酮对惊恐障碍患者的作用。
- ◆ **夫妇治疗**：我们没有找到将夫妇治疗和安慰剂或无治疗进行比较的随机对照试验。一个随机对照试验发现，经过6周后，以丈夫为合作治疗者的行为治疗对症状的改善程度与以女性朋友为合作治疗者的行为治疗对症状的改善程度相同。一个随机对照试验发现，经过8周后，夫妇交流训练比夫妇放松训练更能改善症状。一个随机对照试验发现，经过4周，有朋友或配偶陪伴的逐级暴露疗法对症状的改善程度与有朋友或配偶陪伴的问题解决方法相同。
- ◆ **内省导向的治疗**：我们没有找到将内省导向治疗与安慰剂或无治疗进行比较的随机对照试验。一个随机对照试验发现，在住院病人焦虑治疗项目中，经过14周，采用咨客中心疗法加上内省导向治疗比单独使用咨客中心疗法更能改善症状。
- ◆ **单胺氧化酶抑制剂**：我们没有找到研究单胺氧化酶抑制剂对惊恐障碍作用的随机对照试验。
- ◆ **心理教育**：我们没有找到心理健康教育治疗惊恐障碍的系统综述或随机对照试验。

定义 惊恐发作时，突然发生强烈的害怕，充满恐惧或惊骇，经常伴有厄运即将临头的感觉。当反复发生不可预期的发作，而且随后有不止1个月持续存在对再次发作的担心，担忧惊恐发作可能引起并发症或不好的结果，或者存在与发作相关的显著的行为改变，可判断为发生惊恐障碍[1]。惊恐障碍这个术语除外由全科医疗情况、某种物质或另一种精神障碍的直接生理效应造成的惊恐发作。有时把惊恐障碍分类为伴有/不伴有场所恐惧两类[1]。另一种分类方法是从恐惧焦虑障碍出发，以是否伴有惊恐障碍来指定场所恐惧[2]。**诊断**：虽然惊恐发作是诊断惊恐障碍的必要特征，但只有惊恐发作不足以下惊恐障碍的诊断。惊恐发作可以发生在特殊情境背景下，如社交恐惧症或特异性恐惧症，这些情况不同于惊恐障碍[1]。诊断惊恐障碍要存在反复发作的不可预期的惊恐发作，随后至少1个月持续存在再次发作的担心[1]。

发病率／患病率 惊恐障碍经常始于20岁（在青春期后期和30多岁之间）[3]。终生患病率为1%~3%，女性中比男性中更常见[4]。澳大利亚的一项社区研究发现，采用疾病国际分类第10版（ICD-10）诊断标准，惊恐障碍的月患病率为0.4%，而采用诊断统计手册第四版（DSM-Ⅳ）的诊断标准，月患病率为0.5%[5]。

病因／危险因素 在惊恐障碍发作之前倾向于存在应激性生活事件[6,7]，虽然对这些事件的消极解释与事件的发生本身都是重要的原因[8]。惊恐障碍与重性抑郁有关[9]，与社交恐惧、广泛性焦虑障碍及强迫障碍有关[10]，而且，是毒品和酒精滥用的重要的危险因素[11]。它还与回避性人格障碍、表演性人格障碍和依赖性人格障碍有关[10]。

预后 惊恐障碍患者症状的严重程度波动明显，而且患者通常经历到没有症状的时期，或者只有少量症状的轻微发作。在症状初次发作与就诊寻求治疗之间常有一个相当长时间的延搁。反复发作可以持续数年，特别是当与场所恐惧相伴时。不同的惊恐障碍患者社会功能和职业功能下降的程度有所不同，伴有场所恐惧的惊恐障碍患者情况更糟。惊恐障碍还与自杀未遂比例增高有关[12]。对随机对照试验的数据进行再分析的一个研究和系统综述发现，随访12年，与治疗单纯的惊恐障

惊恐障碍

碍相比,同时存在焦虑和抑郁特征对治疗反应有不利影响[13]。

治疗目的　减少惊恐发作的严重程度和发作频率,减少恐惧性回避和预支的焦虑;改善社会功能和职业功能,而同时追求治疗的不良反应最少。

结局　使用针对惊恐障碍的一般或特殊量表(如焦虑和场所恐惧量表、场所恐惧变化问卷)测评惊恐发作、场所恐惧以及与它们相关的残疾(患者自己报告或由医生评定,治疗前后评定,以及长期随访评定)。

方法　采用《临床证据》2004年7月的文献检索和评价方案。凡样本小于20人和随访期不足6个月的研究被剔除。

问题　各种治疗对惊恐障碍有哪些效果?

治疗选择1　认知行为治疗

一个系统综述找到的一个随机对照试验发现,与安慰剂相比,在3和6个月后,认知行为治疗时症状得以改善。随后的两个随机对照试验随访6个月,得出了相似的结果。两个随机对照试验发现,与以最低接触作为对照相比,认知行为治疗在10~12周后使症状得以改善,改善的程度与放松疗法相同。比较放松疗法和认知行为治疗的3个随机对照试验得出了不同的结果。一个随机对照试验发现,经过12周,放松疗法比认知行为治疗对症状的改善程度大。另两个随机对照试验发现,经过12周,放松疗法对症状的改善程度不及认知行为治疗。一个小型随机对照试验,在治疗结束时或12个月后,认知行为治疗加上呼吸再训练与单独采用认知行为治疗对症状的改善没有显著差别。一个随机对照试验发现,在6个月时,认知行为治疗和丙咪嗪相比,或认知行为治疗加上丙咪嗪和单独采用认知行为治疗相比,对症状的改善没有显著区别。一个随机对照试验发现,在2周时,与单独采用认知行为治疗相比,认知行为治疗加上帕罗西汀使不再有惊恐发作的患者比例增高。一个随机对照试验发现,经过3个月,与安慰剂相比,氟伏沙明150mg、氟伏沙明加上认知行为治疗,以及单独采用认知行为治疗对症状的改善没有显著差异,但是,随访到6个月时发现,接受过认知行为治疗的患者保持疗效的比例高于单独使用安慰剂或氟伏沙明的患者。关于丁螺环酮与认知行为治疗效果的比较,我们没有找到足够的证据。

益处　**认知行为治疗和安慰剂比较**:我们找到了一个系统综述(检索日期1996年,其中只有一个随机对照试验质量足够好)[14][15],还找到了其后的两个随机对照试验[16,17]。系统综述纳入的那个随机对照试验(190人,按DSM-Ⅲ-R诊断为惊恐障碍和场所恐惧症)有5个分支[14],比较了每天进行认知行为治疗❻、氟伏沙明固定剂量150mg、氟伏沙明150mg加上认知行为治疗、药理安慰剂,以及药理安慰剂加上认知行为治疗。结果发现,在84天,与药理安慰剂相比,认知行为治疗增加了有统计学意义和临床意义的症状改善的比例,各种测评症状的方法结果一致[有临床意义的变化定义为汉密尔顿焦虑量表评分和Sheffield症状评价试验(Sheffield Symptom Rating Test)得分落在治疗前功能障碍人群均值2个标准差以外。同时还定义为场所恐惧症恐惧问卷(Fear Questionnaire Agoraphobia Scale)得分达到有效的分界值;P值没有报告](见表1)。这个随机对照试验发现,随访6个月,与安慰剂相比,认知行为治疗组惊恐症状改善的比例显著增高,症状的改善既有统计学意义也有临床意义(报告为有意义;P值未报告)(见表2)。系统综述后的第1个随机对照试验(312人),比较了5个治疗组:认知行为治疗、口服丙咪嗪(最大日剂量300mg)、安慰剂、认知行为治疗加上口服丙咪嗪(最大日剂量300mg)和认知行为治疗加上安慰剂[16]。结果发现,在6个月时,与安慰剂相比,认知行为治疗显著增加被判定为治疗有效的患者比例[采用的是惊恐障碍严重程度量表(Panic Disorder Severity Scale)](好转率:认知行为治疗组40%,安慰剂组13%,绝对数值未报告,$P = 0.02$)。综述后的第2个随机对照试验发现,与候诊名单上的患者相比,认知行为治疗显著改善惊恐症状(参见放松疗法的益处部分)。**认知行为治疗和放松疗法比较**:见放松疗法的益处部分。**认知行为治疗与呼吸再训练比较**:见呼吸再训练的益处部分。**认知行为治疗与选择性5-羟色胺再摄取抑制剂比较**:系统综述[15]中的随机对照试验[14]结果已报告如上,即在84天或随访6个月时,单独使用认知行为治疗和氟伏沙明150mg对症状的改善没有显著区别(见表1和表2)(只是报告没有显著性;P值未报告)[14]。**认知行为治疗加上选择性5-羟色胺再摄取抑制剂与单独使用认知行为治疗比较**:见选择性5-羟色胺再摄取抑制剂的益处部分。**认知行为治疗与三环类抗抑郁剂比较**:随后的那项随机对照试验报告如上,即6个月时,认知行为治疗和丙咪嗪在治疗有效率上没有显著区别(采用惊恐障碍严重程度量表,绝对数值未报告,$P = 0.87$)[16](见放松疗法的益处部分)。**认知行为治疗加上三环类抗抑郁剂与单独采用认知行为治疗比较**:随后的随机对照试验报告如上,发现在6个月时,认知行为治疗加上丙咪嗪与单独采用认知行为治疗的治疗有效率没有显著区别(采用惊恐障碍严重程度量表,认知行为治疗加上丙咪嗪组57.1%,认知行为治疗加上安慰剂组46.8%;$P = 0.28$)[16]。**认知行为治疗加上丁螺环酮与单独采用认知行为治疗比较**:见丁螺环酮的益处部分。

害处　随机对照试验没有报告害处。

评论　无。

治疗选择2　选择性5-羟色胺再摄取抑制剂

系统综述和一个额外的随机对照试验发现，与安慰剂相比，选择性5-羟色胺再摄取抑制剂使惊恐障碍的症状得以改善。随后的一项随机对照试验发现，在效果良好的患者，如果中断舍曲林，加剧了症状的恶化。这个随机对照试验所用的是治疗有效的患者，可能结果会存在有利于药物的偏倚。随后的第2个有方法学缺陷的随机对照试验发现，与安慰剂加上认知行为治疗相比，帕罗西汀加上认知行为治疗使症状得以改善。一个随机对照试验发现，经过3个月，氟伏沙明150mg、氟伏沙明加上认知行为治疗、单独采用认知行为治疗，以及安慰剂在改善症状上没有显著区别，但是在6个月时，只使用氟伏沙明或安慰剂的患者保持疗效的比例低于接受过认知行为治疗的患者。

益处　**选择性5-羟色胺再摄取抑制剂与安慰剂比较**：我们找到了两个系统综述（见三环类抗抑郁剂的益处部分，以及苯二氮䓬类药物的益处部分）[18,19]，一个额外的随机对照试验[20]和随后的一个随机对照试验[21]。第1个系统综述（检索日期没有报告，包括27个随机对照试验，共2348人）发现，与安慰剂相比，选择性5-羟色胺再摄取抑制剂（SSRIs；帕罗西汀、氟伏沙明、齐美利定和氯丙咪嗪，见下面的评论）显著提高症状改善患者的比例（$P < 0.0001$；见下面的评论）[18]。第2个系统综述（检索日期没有报告，包括12个随机对照试验，共1741人）发现，选择性5-羟色胺再摄取抑制剂与安慰剂比较的加权后平均作用的大小（0.47）和丙咪嗪单独一个药与安慰剂比较的平均作用的大小（0.48）几乎一样。Meta分析只报告了这些综合的结果，没有报告统计学显著性[19]。那项额外的随机对照试验（279人）比较了5个组：口服西酞普兰每日10或15mg、口服西酞普兰每日20或30mg、口服西酞普兰每日40或60mg、口服氯丙咪嗪每日60或90mg、安慰剂组[20]。结果发现，与安慰剂相比，在12个月后，西酞普兰（所有剂量组）都使有效率增高（"有效"被定义为没有惊恐发作，并且在特定的诱发事件或活动下，没有发作性的焦虑增高或只有轻微增高）（西酞普兰10或15mg与安慰剂比较，$P = 0.05$；西酞普兰20或30mg与安慰剂比较，$P = 0.001$；西酞普兰40或60mg与安慰剂比较，$P = 0.003$；数据结果以图示）。随后的一个随机对照试验（182人，开放的舍曲林治疗52周，这182人是有效人群），比较舍曲林和双盲安慰剂（等于中断了舍曲林）28周[21]。结果发现，舍曲林组症状加重的比例明显低于安慰剂组（舍曲林组13%，安慰剂组33%，未报告P值）。此研究用治疗有效者作为样本，可能会带来利于药物的偏倚。**选择性5-羟色胺再摄取抑制剂加上认知行为治疗与单独采用认知行为治疗比较**：我们找到了一个系统综述（检索日期1996年，纳入了一个质量足够好的随机对照试验[14]）[15]。系统综述中的这个随机对照试验发现，在84天或随后6个月时，氟伏沙明150mg加上认知行为治疗和单独采用认知行为治疗相比，对症状的改善并无显著差异（见表1和表2，只是报告没有显著性，未报告P值）[14]。我们找到了一个方法学上有缺陷的随机对照试验（43位惊恐障碍患者，伴有或不伴有场所恐惧症，这些患者单独接受了按手册指导的认知行为治疗 G 15次，但不成功），比较了帕罗西汀40mg加上认知行为治疗与安慰剂加上认知行为治疗（见下面的评论）[22]。治疗成功被定义为持续2周没有惊恐发作或惊恐障碍量表得分下降到界值或以下。结果发现，与安慰剂加上认知行为治疗相比，联合治疗显著增加成功率（帕罗西汀加上认知行为治疗组成功率12/19 [63%]，安慰剂加上行为治疗组成功率5/19 [26%]；RR 2.4，95%CI 1.1～5.6；NNT 3，95%CI 2～21）。

害处　额外的那个随机对照试验报告了与西酞普兰相关的害处，包括头痛、震颤、口干和嗜睡（见治疗成人抑郁的处方抗抑郁药物的害处部分）[20]。第1个随后的随机对照试验发现，舍曲林在研究最初的12周不良事件的发生率最高，对药物的耐受性似乎随着时间的推移而增强[21]。经过52周试验期，最常见的不良事件有头痛、不适、失眠、上呼吸道感染、腹泻、恶心和头晕。随后的第2个随机对照试验没有报告不良事件[22]。

评论　第1个系统综述将氯丙咪嗪作为一种选择性5-羟色胺再摄取抑制剂，虽然，这个药物通常被归为三环类抗抑郁剂[18]。这个综述还纳入了选择性5-羟色胺再摄取抑制剂齐美利定，这个药物现在已经很少使用了。而且，这个系统综述以好转作为结局测评的指标，却没有清楚地定义何谓好转。在额外的随机对照试验中，只有52%的患者（28/54）最终完成了临床试验；采用了维持原随机分组分析，退出的患者作为治疗失败计[20]。这个随机对照试验根据耐受性和治疗需要采用了灵活的剂量方式。选择性5-羟色胺再摄取抑制剂最初会增加焦虑，这会加重关注内在身体感觉和逃避诱发这些感觉的处境的倾向（灾难化的躯体感觉）。就此进行健康教育会改进服药的依从性。第2个系统综述发现，随机对照试验越是规模小，作用的大小反而越大，提示存在发表偏倚的可能[19]。比较选择性5-羟色胺再摄取抑制剂加上认知行为治疗和单独使用认知行为治疗加安慰剂的随机对照试验只让患者用药8周，而不是更常用的12周；只采用了临床医师的评价作为结局，而无论是帕罗西汀组还是安慰剂组，医师往往猜中了大部分人所接受的到底是什么治疗（安慰剂组62%，帕罗西汀组79%）[22]。**三环类抗抑郁剂与选择性5-羟色胺再摄取抑制剂比较**：见三环类抗抑郁剂的评论部分。

治疗选择3　三环类抗抑郁剂

一个系统综述、随后的两个随机对照试验和一个额外的随机对照试验发现，与安慰剂或候诊名单上的对照相比，丙咪嗪使惊恐障碍患者的症状得以好转。随后的一个随机对照试验发现，与安慰剂相比，在12个月后，丙咪嗪降低惊恐障碍患者的复发率。

益处　**三环类抗抑郁剂与安慰剂比较**：我们找到一个系统综述（检索日期没有报告，共27个随机对照试验，2348人参加）[18]，一个额外的随机对照试验[23]，3个随后的随机对照试验[16,17,24]。系统综述比较了丙咪嗪、选择性5-羟色胺再摄取抑制剂（帕罗西汀、氟伏沙明、齐美利定和氯丙咪嗪；见下面的评论）、阿普唑仑和安慰剂，以及药物间两两比较（见选择性5-羟色胺再摄取抑制剂的益处部分和苯二氮䓬类的益处部分）[18]。结果发现，与安慰剂相比，氯丙咪嗪显著增加被判定为好转的患者比例（$P < 0.0001$，见下面的评论）。此研究还发现，与氯丙咪嗪相比，选择性5-羟色胺再摄取抑制剂显著增加被判定为好转的患者比例（$P = 0.0004$），而且发现，阿普唑仑和氯丙咪嗪的疗效没有显著差别（$P = 0.11$）。额外的随机对照试验（181位惊恐障碍患者，伴有或不伴有场所恐惧）比较了3种治疗：口服丙咪嗪（最大剂量225mg；见下面的评论）、口服阿普唑仑（最大剂量10mg；见下面的评论）和安慰剂（参见苯二氮䓬类药物的益处部分）[23]。结果发现，与安慰剂相比，8个月后，丙咪嗪使惊恐发作的次数减少（结果以图示，未计算显著性）。随后的第一个随机对照试验（56位惊恐障碍合并场所恐惧的成年患者，在口服丙咪嗪治疗24周后稳定地处于缓解状态）比较了口服丙咪嗪每日2.25mg/kg体重和安慰剂[24]。结果发现，与安慰剂组相比，服用丙咪嗪12个月后复发的比例显著降低（见下面的评论；丙咪嗪组复发率1/29 [3%]，安慰剂组复发率10/27 [37%]；RR 0.09，95%CI 0.01～0.68；NNT 5，95%CI 3～14）。随后的第2个随机对照试验（312人）比较了5种治疗：口服丙咪嗪（最大剂量300mg/d，见下面的评论）、认知行为治疗Ⓖ、安慰剂、认知行为治疗加上口服丙咪嗪（最大剂量300mg/d，见下面的评论），以及认知行为治疗加上安慰剂[16]。这个随机对照试验使用了已明确用药有效的患者，可能会造成偏向药物的偏倚。结果发现，与安慰剂相比，6个月后，丙咪嗪显著增加被判定为有效的患者比例（采用惊恐障碍严重程度量表，丙咪嗪组有效率38%，安慰剂组有效率13%；未报告绝对数值，$P = 0.02$）。第3个随机对照试验发现，与候诊名单上的对照相比，丙咪嗪显著改善惊恐症状（见放松疗法的益处部分）。

害处 与丙咪嗪治疗相关的不良反应包括：视物模糊、心动过速、心悸、血压改变、失眠、神经质、不适感、头晕、头痛、恶心、呕吐和食欲降低（见成人抑郁症情况下处方抗抑郁剂的害处）[23,25]。

评论 系统综述把丙咪嗪作为选择性5-羟色胺再摄取抑制剂纳入。而这个药物还常被归为三环类抗抑郁剂[18]。这个综述把好转作为结局测评，但没有明确定义何为好转。在额外的随机对照试验[23]中和第2个随机对照试验中[16]，根据耐受性和治疗需要采用了灵活剂量。**短期效果**：我们找到了一个系统综述（检索日期1999年，共43个研究，其中包括34个随机对照试验，共2367人，退出率24%，以完成了试验的患者数据为基础进行分析），比较了选择性5-羟色胺再摄取抑制剂（氟西汀、氟伏沙明、帕罗西汀、西酞普兰和舍曲林）和三环类抗抑郁剂（丙咪嗪、地昔帕明、去甲替林和氯丙咪嗪），数据分析以治疗组内的作用的大小为指标，而没有采用分析各个研究内的作用的大小[26]。结果发现，按6～10周时没有惊恐发作的比例计，不同治疗间没有显著差异，但是发现三环类抗抑郁剂使退出率显著增加（没有惊恐发作的比例，三环类抗抑郁剂60%，选择性5-羟色胺再摄取抑制剂55%；未报告P值；三环类抗抑郁剂退出率31%，选择性5-羟色胺再摄取抑制剂脱落率18%；$P < 0.001$）。解释这些结果时需要小心，因为其中9个随机对照试验是开放的，而且所有随机对照试验均未说明随访时间的长度。

治疗选择4　放松疗法

两个随机对照试验发现，与最低接触对照比较，经过10～12周，放松疗法使症状好转，好转的程度与认知行为治疗相同。进一步有3个随机对照试验，在比较放松疗法和认知行为治疗时得出了不同的结果。一个发现，经过12周，放松疗法使症状好转的程度好于认知行为治疗。另两个随机对照试验发现，经过12周，放松疗法使症状好转的程度不及认知行为治疗。

益处 我们找到5个随机对照试验[17,27-30]。第1个随机对照试验（38人，符合DSM-Ⅲ-R惊恐障碍诊断标准，没有或只有轻微的回避）比较了放松疗法Ⓖ和认知行为治疗Ⓖ[27]。结果发现，与基线测量结果相比，12周时，放松疗法和认知行为治疗都显著改善独立评估者的评分、自我报告量表的得分以及自我观察惊恐发作的情况。12周时，两组患者惊恐发作的次数（基于患者的自我观察）都显著下降，并且保持到1年随访结束（38位患者，符合DSM-Ⅲ-R惊恐发作诊断标准，没有或仅轻微回避，每周一次共12次治疗；结果以图示，$P < 0.0001$）。治疗后或随访1年，放松疗法组和认知行为治疗组所有测评结果均无显著差异（报告为无显著性，未报告P值）。第2个随机对照试验（45人，符合DSM-Ⅲ-R惊恐发作伴有场所恐惧的诊断标准）比较了放松疗法、内感性暴露疗法Ⓖ和认知行为治疗（每周一次，共12次）[28]。结果发现，与基线测量结果相比，在12周时，3种疗法都显著改善自我报告测评法体现的场所恐惧情况（$P < 0.0001$），而且在随访1年时，疗效得以维持或进一步好转。各组都给予了自我暴露指导，而这在治疗场所恐惧上显然有独立的效果，因而使得对结果的解释更加困难。这个随机对照试验发现，与认知行为治疗相比，放松疗法显著改善治疗师评定的场所恐惧行为测验（Behavioural Agoraphobia Test）后测（post-test）时的平均分（结果以图示，$P < 0.05$），但这个优势在随访中未能得以保持。第3个随机对照试验（符合DSM-Ⅲ-R惊恐障碍不伴回避或轻微回避的诊断标准，36人为试验组，18人为对照组）比较了放松疗法、认知行为治疗（均每周一次，共12次），以候诊名单上的患者为对照[29]。在12周时，与候诊名单上的对照相比，放松疗法和认知行为治疗都显著降低惊恐发作的频率（结果以图示；两组与对照比较均$P < 0.001$）。与候诊名单患者比较在解释时应当小心谨慎，因为候诊名单组是在治疗完成后形成的，因此治疗组和候诊名单组的分派不是随机的。上述研究结果发现，在12周时，放松疗法对惊恐发作频率的降低作用不及认知行为治疗（$P = 0.01$）。随

机对照试验的结果是，在为期6个月的随访中，惊恐发作频率在放松疗法组比认知行为组高（$P < 0.00035$）。另外，与放松疗法组和候诊名单上的对照相比，后测之后进行随访4周和6个月时，认知行为治疗组没有惊恐发作的比例明显高（$P = 0.04$）。第4个随机对照试验（55位患者，符合DSM-Ⅲ-R中惊恐障碍伴有轻或中度场所恐惧的诊断标准，9人没有回避）比较了认知行为治疗、放松疗法（每周一次，共10次）和最低接触对照[30]。这个随机对照试验发现，在10周时，与最低接触对照相比，认知行为治疗和放松疗法均降低惊恐发作的频率；然而，只有认知行为治疗达到统计学显著（$P < 0.02$）。以没有惊恐发作的比例计，10周时两个治疗组与最低接触组比较差异均无显著性（认知行为治疗组11/17 [65%]，放松疗法组9/19 [47%]，最低接触组8/22 [36%]）。与随访6个月时情况相比，10周时各组间的惊恐症状没有显著差异。第5个随机对照试验（64位患者，符合DSM-Ⅲ-R中惊恐发作的诊断标准，不伴场所恐惧，或伴有轻或中度场所恐惧）比较了认知行为治疗、放松疗法（头3个月12次，接下来3个月有3次加强治疗）、丙咪嗪（平均剂量233mg/d；3个月后逐渐减量），以及候诊名单上的对照（后续措施是3个月时给予分配治疗）[17]。结果发现，与候诊名单上的对照相比，在3个月时，所有3种积极治疗都显著改善综合的惊恐/焦虑评分（3种治疗与候诊名单对照比较均$P < 0.001$）。认知行为治疗对惊恐症状的改善程度显著好于放松疗法和丙咪嗪（无惊恐发作的比例：认知行为治疗组90%，放松疗法组50%，丙咪嗪组55%；认知行为治疗组与另外两组比较均$P < 0.01$）。随访6个月时，认知行为治疗组和丙咪嗪组没有显著区别，但两组在改善惊恐发作症状上都好于放松疗法组（无惊恐发作的比例：认知行为治疗组75%，放松疗法组40%，丙咪嗪组70%；认知行为治疗组与放松疗法组比较$P < 0.01$，丙咪嗪组与放松疗法组比较$P < 0.05$）。

害处 这些随机对照试验没有报告害处。

评论 第5个随机对照试验发现，在治疗结束时进行认知测评的结果对随访的结局有显著预测作用[17]。

治疗选择5　咨客中心疗法

我们没有找到将咨客中心疗法和安慰剂或无治疗比较的随机对照试验。两个随机对照试验发现，经过14周，单独采用咨客中心疗法或与暴露疗法联合使用均能改善症状。一个随机对照试验发现，与单独采用咨客中心疗法相比，在3个月时，咨客中心疗法加上暴露疗法使场所恐惧症状得以改善。然而，一个随机对照试验发现，与咨客中心疗法加上暴露疗法相比，单独采用咨客中心疗法的患者中，感到较少依赖他人期望和压力较小的比例更高。

益处 我们找到了两个随机对照试验（分别为40人和68人），比较了纯粹的咨客中心疗法Ⓖ和咨客中心疗法加上额外的行为暴露疗法Ⓖ[31,32]。这两个随机对照试验在入院时、出院时（10~14周），以及随访3个月、6个月和12个月时采用多种量表对患者的惊恐情况进行了评估。两个随机对照试验都发现，与基线测评结果相比，无论单独使用咨客中心疗法还是咨客中心疗法附加暴露疗法都能显著降低惊恐症状和回避症状（结果以图示，未报告P值）。第1个随机对照试验发现，与单独使用咨客中心疗法相比，加上暴露疗法，在随访3个月时，场所恐惧症状显著改善；在随访6个月时，更能准备好积极地将自己暴露于引起恐惧的情境（结果以图示，未报告P值）[31]。在随访到1年时，两者对焦虑、抑郁症状的减低没有进一步差异。第2个随机对照试验发现，与咨客中心疗法加上暴露疗法相比，单独接受咨客中心疗法的患者感到明显更少依赖他人的期望，明显压力更小，而且心身主诉也少（结果以图示，未报告P值）[32]。与单独的咨客中心治疗患者相比，接受附加暴露治疗的患者更早感到被他的社会环境所接纳（结果以图示，未报告P值）。

害处 随机对照试验都没有报告害处。

评论 第1个随机对照试验采用了惊恐和场所恐惧严重的住院病人，他们中有的人接受过药物治疗但不成功[31]。第2个随机对照试验同时采用了ICD-10和DSM-Ⅲ-R诊断标准[32]。

治疗选择6　认知重构

我们没有找到将认知重构与安慰剂或无治疗进行比较的随机对照试验。一个随机对照试验发现，经过15周，认知重构和内感性暴露加上外感性暴露疗法在改善症状上没有显著区别。

益处 我们找到一个随机对照试验（28位患者，符合DSM-Ⅲ-R诊断中的惊恐障碍伴场所恐惧）比较了内感性加上外感性暴露疗法Ⓖ与认知重构Ⓖ，两者均15次，每周一次[33]。结果发现，与基线测评结果比较，两组的惊恐发作频率从10周起都显著下降，直到治疗后和随访30周时（$P<0.001$）。结果还发现，在暴露疗法组和认知重构组间惊恐发作频率没有显著区别（报告说没有显著性，未报告P值）。另外，两组间在行为改变和认知变量的改变等方面的评价没有显著区别。

害处 该随机对照试验没有报告害处。

评论 无。

治疗选择7　内感性和外感性暴露疗法

一个随机对照试验发现，与推迟治疗的对照相比，在10周时，暴露疗法使症状得以改善。这种改善在随访6个月时仍旧得以保持。一个随机对照试验发现，在10周时，暴露疗法和认知重构对症状的改善没有显著区别。一个随机对照试验发现，与基线测评结果相比，8周时，暴露加上阿普唑仑、阿普唑仑加上放松、安慰剂加暴露以及安慰剂加放松都能改善症状。然而，随访6个月，暴露加安慰剂组症状改善得以维持的比例最高，高于其他各治疗组。

益处 在暴露疗法 G 治疗惊恐障碍方面，我们找到一个系统综述[34]和随后的两个随机对照试验[35, 36]。我们剔除了这个系统综述，因为它纳入了非随机对照试验，而且没有提供 Meta 分析所纳入的各研究的方法学细节，这样就难以解释其结果。随后的第1个随机对照试验（154位患者，符合DSM-Ⅲ诊断惊恐障碍伴场所恐惧）比较了阿普唑仑加暴露（联合治疗）、阿普唑仑加放松、安慰剂加暴露和安慰剂加放松，为期8周[35]。结果发现，与基线测评结果相比，到8周时，所有4组各种惊恐测评结果都显著改善（8周时无惊恐发作：阿普唑仑加暴露组62%，阿普唑仑加放松组47%，安慰剂加暴露组43%，安慰剂加放松组47%；报告为有统计学显著性，未报告数字）。在43周时，接受安慰剂加暴露的患者比其他治疗组维持改善和保持状态良好无复发的比例高（阿普唑仑加暴露36%，阿普唑仑加放松29%，安慰剂加暴露62%，安慰剂加放松18%；4种治疗间比较，$P < 0.0000$）。阿普唑仑的剂量高达5mg/d。随后的第2个随机对照试验（80位患者，诊断为惊恐障碍伴场所恐惧）比较了外感性自我暴露、内感性自我暴露、内感-外感联合自我暴露，以及对照（告诉他们症状会改善而没有给予治疗，他们将等待10周视症状是否改善决定下一步干预措施）[36]。结果发现，与推迟治疗的对照组相比，所有积极治疗都显著改善惊恐和场所恐惧测评结果[汉密尔顿焦虑量表、临床总体印象评价量表（Clinical Global Impression Rating Scale）、场所恐惧认知量表（Agoraphobic Cognitions Scale）]（结果以图示，各种治疗与推迟治疗对照组相比均 $P < 0.001$，3个量表的结果都是这样）。组间两两比较差异无统计学意义（未报告P值）。与对照组相比，惊恐和场所恐惧症状的改善在随访中能够维持（62周），组间两两比较差异仍无统计学意义（结果以图示，没有报告P值）。**暴露疗法与认知重构比较：** 见认知重构的益处部分。

害处 这些随机对照试验没有报告害处。

评论 与过去质量较差的临床试验相比，第1个随机对照试验[35]有3个新特点：设了一个暴露疗法对比组，有6个月无治疗的随访，安慰剂早期退出率低（"不可评估"）。暴露包括最初的教育，每周坚持记日记，每周和治疗师就日记进行讨论，以及每周有2小时暴露于一个或多个恐惧目标。

治疗选择 8　呼吸再训练

一个小型随机对照试验发现，与推迟治疗的对照相比，认知行为治疗加上呼吸再训练和单独采用认知行为治疗都可以改善症状。而无论在治疗结束时还是12个月时，认知行为治疗加上呼吸再训练与单独采用认知行为治疗对症状的改善没有显著差异。

益处 我们找到了一个系统综述（检索日期未报告，纳入了一个质量足够好的随机对照试验[37]）[38]。这个被系统综述纳入的随机对照试验（45位患者，按DSM-Ⅳ诊断为惊恐障碍，伴或不伴场所恐惧）比较了认知行为治疗 G 加上呼吸再训练 G（腹式呼吸指导加上第4次和第5次时回家练习）、单独采用认知行为治疗（12周12次），推迟治疗为对照[37]。结果发现，与推迟治疗的对照相比，两种积极治疗都显著提高了最终功能状态好的比例[最终功能状态好定义为惊恐发作频率=0，Sheehan 患者自评焦虑量表（Sheehan Patient Rated Anxiety Scale）所评的焦虑 < 30，以及活动范围问卷（Mobility Inventory Scale）所评出的恐惧性回避 < 1.5，按这个标准，认知行为治疗加上呼吸再训练组处于最终功能状态好的比例21%，对照组0%，$P < 0.01$；单独采用认知行为治疗组这一比例38%，对照组0%，$P < 0.0001$]。在治疗结束时，两个积极治疗组间没有显著差异（$P > 0.10$），随访12个月也是这样（最终功能状态好的比例，认知行为治疗加上呼吸再训练组37%，单独采用认知行为治疗组57%，$P > 0.10$）。

害处 这个随机对照试验没有报告害处。

评论 呼吸再训练依据的原理是低碳酸血症和呼吸不规则是发生惊恐的潜在因素。系统综述推荐，应当用生理学方法监测这些因素并贯穿治疗始终，而且在呼吸再训练中教授的技术在调节血气（二氧化碳分压）时必须考虑呼吸频率和潮气量[38]。

治疗选择 9　丁螺环酮

我们没有找到足够证据说明丁螺环酮在治疗惊恐障碍中的作用。

益处 我们没有找到系统综述，只找到两个随机对照试验[39, 40]。第1个随机对照试验（48人）比较了口服丁螺环酮（最大剂量60mg/d）加上认知行为治疗 G 和安慰剂加上认知行为治疗，为期16周[39]。结果发现，1年后，口服丁螺环酮加上认知行为治疗显著改善自评的惊恐和场所恐惧得分（使用了90项症状清单，其中每个症状的评分从 0 = 不存在，到 4 = 严重；$P = 0.03$；绝对数值未报告）[39]。第2个随机对照试验（41位惊恐障碍和场所恐惧患者）比较了口服丁螺环酮每天30mg加上认知行为治疗与安慰剂加上认知行为治疗，为期16周[40]。结果发现，68周后场所恐惧症状减少至少50%的比例两组间没有显著差别（丁螺环酮加认知行为治疗组的比例44%，安慰剂加认知行为治疗组68%，未报告绝对数值；未报告P值）。

害处 这些随机对照试验没有报告害处（见广泛性焦虑障碍一章中丁螺环酮的害处部分）[39, 40]。

评论 第1个随机对照试验根据耐受性和治疗需求采用了灵活的剂量疗法，最高剂量进行了相应调整[39]。

治疗选择 10　夫妇治疗

我们没有找到将夫妇治疗和安慰剂或无治疗比较的随机对照试验。一个随机对照试验发现，经过6周，将丈夫作为协同治疗者的行为治疗与以女性朋友作为协同治疗者的行为治疗对症状的改善程度相同。一个随机对照试验发现，经过8周，夫妇交流训练比夫妇放松训练更能改善症状。一个随机对照试验发现，经过4周，在朋友或配偶陪伴下进行逐步暴露与在朋友或配偶陪伴下采取问题解决治疗对症状的改善程度相同。

益处　我们找到一个系统综述（检索日期2001年，包括3个质量足够好的随机对照试验[41-43]）[44]。综述里的第1个随机对照试验（30位已婚妇女，按DSM-Ⅲ诊断为惊恐障碍伴有场所恐惧）比较了在家有女性朋友陪伴下进行行为治疗和在家由自己丈夫陪伴作为协同治疗者的行为治疗（夫妇治疗Ⓖ），历时6个月[41]。结果发现，与基线测评结果相比，6个月时，两种治疗都使行为条目平均分（$P<0.001$）和Leeds焦虑评分明显改善（$P<0.01$），而且这些效果随访6个月仍能维持。两组之间差异没有显著性（结果以图示，未报告P值）。综述里的第2个随机对照试验（24位女性，按DSM-Ⅲ诊断为场所恐惧伴惊恐发作）比较了夫妇放松训练和夫妇交流技能训练，历时8周[42]。结果发现，与基线测评结果相比，两种治疗都显著改善行为途径测验（Behavioural Approach Test）平均分（$P<0.001$）和无人陪伴的平均出门次数（$P<0.001$）。结果还发现，与夫妇放松训练相比，夫妇交流技能训练显著增加无陪伴出门者的比例（$P<0.01$），而且改善行为途径测验的评分（$P<0.03$）。两组之间的这种差距随访8个月时仍保持着（行为途径测验$P<0.02$，无陪伴出门$P<0.01$）。综述中的第3个随机对照试验（28个患场所恐惧症的妇女，她们的主诉是害怕离家和进入公共场所）比较了在家有计划的练习（逐步暴露Ⓖ）和在家接受问题解决治疗，两种都是在愿意帮忙的朋友或配偶陪伴下进行的，历时4周[43]。结果发现，与基线测评结果相比，两种治疗都显著降低医生和参与者评估的治疗后恐惧焦虑评分（医生评估的恐惧焦虑：两组均$P<0.001$；参与者评估的恐惧焦虑：有计划练习组$P<0.001$，问题解决组$P<0.01$）。在6个月随访期间，两组都持续进步。与基线测评结果相比，治疗后6个月时，两种治疗间，医生和参与者评估的恐惧焦虑评分都没有显著差异（结果以图示；报告为没有显著性）。

害处　我们没有找到在治疗场所恐惧或惊恐障碍上，"夫妇参与"有不良反应的证据。

评论　有些认知行为治疗师鼓励配偶参与的理由是，有配偶参与，患者对布置的、在家进行暴露作业的依从性会增加。然而，这方面的证据是矛盾的。一个系统综述（这个综述纳入的研究质量都不够好）发现，回顾的许多研究都是小样本的，所有测评方法的心理测量学数据都没有公开发表过，不同研究采用的参数存在很大范围的变异[45]。

治疗选择 11　内省导向的治疗

我们没有找到将内省导向的治疗与安慰剂或无治疗进行比较的随机对照试验。一个随机对照试验发现，在一个住院焦虑治疗计划中，经过14周，咨客中心疗法加上内省导向的治疗对症状的改善好于单独使用咨客中心疗法。

益处　我们找到一个随机对照试验（40位患者，按DSM-Ⅲ-R诊断为惊恐障碍和场所恐惧，病情严重，且有抗药性，参加了住院病人焦虑治疗计划）比较了咨客中心疗法Ⓖ加上内省导向的治疗Ⓖ和单独使用咨客中心疗法，历时14周[31]。使用了咨客中心和场所恐惧行为学手册。结果发现，与基线测评结果相比，出院时，联合治疗和单独采用咨客中心疗法都显著降低惊恐、回避和抑郁等临床特征，评价分别采用了汉密尔顿焦虑量表评价焦虑，为DSM-Ⅲ-R设计的定式临床访谈（Structured Clinical Interview for DSM-Ⅲ-R, SCID）和惧怕调查一览表（Fear Survey Schedule）评价场所恐惧，以及汉密尔顿抑郁量表评价抑郁（结果以图示，未报告P值）。结果还发现，与单独采用咨客中心疗法相比，联合治疗在3个月时显著降低场所恐惧，并且在随访3个月和6个月时，联合治疗组的患者准备好将自己积极地暴露于引起恐惧的处境（结果以图示，未报告P值）。经过1年，与基线测评结果相比，平均作用的大小两组间没有显著差异（结果以图示，$P=0.18$）。

害处　这个随机对照试验没有报告害处。

评论　需要进行更多的随机对照试验。目前对于内省导向的治疗对惊恐障碍是否有用存在广泛的怀疑。

治疗选择 12　单胺氧化酶抑制剂

我们没有找到研究单胺氧化酶抑制剂对惊恐障碍作用的随机对照试验。

益处　我们没有找到这方面的系统综述或随机对照试验。

害处　我们没有找到这方面的随机对照试验。

评论　我们的检索策略除外了随访不足6个月的研究。

治疗选择 13　心理教育

我们没有找到心理教育治疗惊恐障碍的系统综述或随机对照试验。

益处　我们没有找到心理教育Ⓖ在治疗惊恐障碍中作为基本干预措施的系统综述或随机对照试验。

害处　我们没有找到这方面的随机对照试验。

评论 我们没有找到将心理教育作为惊恐障碍基本干预措施进行评价的随机对照试验。多数认知行为治疗 **G** 一般以教育/信息传播作为开始几次的内容，讲述惊恐发作时体验到的症状到底属于什么性质，惧怕、回避以及灾难化的错误解释在惊恐症状的发作和持续存在中到底扮演了什么角色。这些信息构成了解释惊恐障碍疾病模式的基础，并且是后面研究中用到的特殊干预措施的理论基础。

治疗选择14　苯二氮䓬类药物

一个系统综述和一个额外的随机对照试验发现，与安慰剂相比，阿普唑仑减少惊恐发作的次数并使症状得到改善。然而，苯二氮䓬类药物与很多不良反应有关，在治疗中和治疗后都可能出现。

益处 我们找到一个系统综述（没有报告检索日期，共27个随机对照试验，2348人；参见三环类抗抑郁剂的益处部分和选择性5-羟色胺再摄取抑制剂的益处部分）[18]和一个额外的随机对照试验[23]。系统综述发现，与安慰剂相比，阿普唑仑显著增加被判定为好转的比例（$P<0.0001$；见下面的评论）[18]。额外的随机对照试验（181人，患惊恐障碍，伴有或不伴有场所恐惧）比较了3种治疗：口服阿普唑仑（最大剂量 10mg/d，见下面的评论）、口服丙咪嗪（最大剂量 225mg/d，见下面的评论），以及安慰剂（参见三环类抗抑郁剂的益处部分和选择性5-羟色胺再摄取抑制剂的益处部分）[23]。结果发现，8个月后，与安慰剂相比，阿普唑仑组较少惊恐发作（结果以图示，未计算显著性）。

害处 这个系统综述没有报告害处[18]。与阿普唑仑相关的不良反应包括：镇静、失眠、记忆错误、神经质、易激惹、口干、震颤、共济失调、便秘、尿潴留、性欲改变和食欲下降（见广泛性焦虑章节中苯二氮䓬类药物的害处部分）[23]。我们找到一篇非系统性的综述，总结了有物质滥用或依赖病史的焦虑障碍患者中苯二氮䓬类药物的作用[46]。这篇综述报告，长期使用苯二氮䓬类药物的患者的死亡率并不比配对的对照组高。多数明显的不良反应是在突然撤药之后出现，包括耳鸣、麻木、视觉障碍、人格解体、惊厥、戒断精神病和持续的撤药综合征。

评论 这篇综述采用好转作为结局指标，但没有明确定义何为好转[18]。额外的随机对照试验根据耐受性和治疗需要采用了灵活的给药剂量[23]。许多心理和药物治疗的随机对照试验（即便那些没有涉及苯二氮䓬类药物的）在研究中允许患者使用少量抗焦虑药物，因为苯二氮䓬类药物的滥用在罹患惊恐障碍的人中非常广泛。

词汇表

放松疗法（applied relaxation）：一种包括了放松技能训练和症状自我监测的技术，不需要挑战当事人的信念。

呼吸再训练（breathing retraining）：鼓励过度通气的患者通过控制膈肌（腹式呼吸）放慢他们的呼吸频率的一种干预方法。

咨客中心疗法（client centered therapy）：是一个心理治疗体系，其基本观点是：咨客拥有改善自己的内在资源，他本人处于解决自己人格失用的最佳位置。这一派别来源于精神分析但以更积极主动的角色来看待来访者（咨客）。

认知行为治疗（cognitive behavioural psychotherapy, CBT）：是一种有固定模式的短期治疗，采用放松和暴露等方法，旨在改变造成功能障碍的信念和消极的自动思维（典型情况下20次治疗，历时12～16周）。

认知重构（cognitive restructuring）：此干预通过提问，帮助当事人挑战增加自己恐惧感的僵化和重复的想法与想像。

夫妇治疗（couple therapy）：此干预通过利用当事人的重要关系人帮助他改变以前持续存在的僵化行为模式。

暴露疗法（exposure）：行为治疗的一种，包括故意暴露于先前回避的处境或感到害怕的刺激（包括想法）。可以采用让当事人想像处于那样的情景，特别是直接暴露不可行或很困难时（如当事人害怕坐飞机），这种方式叫内感性暴露 [in vivo（译者注：原文为in vitro), interoceptive] 或想像暴露法（imaginal exposure）。也可以交替采用内感性和外感性（exteroceptive）暴露，后者是暴露于真实的生活处境或刺激。

内省导向的治疗（insight orientated therapy）：本干预是基于罗杰斯的（Rogerian）处理心理障碍的咨客中心疗法的不一致模型。本法特别关注心灵和内省（自我了解）对人类行为和心理功能的重要性。本治疗让当事人完全意识到先前处于潜知觉的想法和感受，与精神分析治疗中将无意识部分整合起来的作法相似。

心理教育（psychoeducation）：本干预旨在教给当事人关于精神障碍某些方面的知识，这些内容是为治疗和康复目标服务的。

参考文献

1. American Psychiatric Association. *Diagnostic and statistical manual of mental disorders*, 4th ed. Washington, DC: American Psychiatric Association, 1994.
2. World Health Organization. *The ICD-10 classification of mental and behavioural disorders*. Geneva: World Health Organization, 1992.
3. Robins LN, Regier DA, eds. *Psychiatric disorders in America: the epidemiologic catchment area study*. New York, NY: Free Press, 1991.
4. Weissman MM, Bland MB, Canino GJ, et al. The cross-national epidemiology of panic disorder. *Arch Gen Psychiatry* 1997;54:305–309.
5. Andrews G, Henderson S, Hall W. Prevalence, comorbidity, disability and service utilisation. Overview of the Australian National Mental Health Survey. *Br J Psychiatry* 2001;178:145–153.
6. Last CG, Barlow DH, O'Brien GT. Precipitants of agoraphobia: role of stressful life events. *Psychol Rep* 1984;54:567–570.
7. De Loof C, Zandbergen H, Lousberg T, et al. The role of life events in the onset of panic disorder. *Behav Res Ther* 1989;27:461–463.
8. Rapee RM, Mattick RP, Murrell E. Impact of life events on subjects with panic disorder and on comparison subjects. *Am J Psychiatry* 1990;

147:640–644.
9. Hirschfield RMA. Panic disorder: diagnosis, epidemiology and clinical course. *J Clin Psychiatry* 1996;57:3–8.
10. Andrews G, Creamer M, Crino R, et al. *The treatment of anxiety disorders*. Cambridge: Cambridge University Press, 1994.
11. Page AC, Andrews G. Do specific anxiety disorders show specific drug problems? *Aust N Z J Psychiatry* 1996;30:410–414.
12. Gorman JM, Coplan JD. Comorbidity of depression and panic disorder. *J Clin Psychiatry* 1996;57:34–41.
13. Tyrer P, Seivewright H, Simmonds S, et al. Prospective studies of cothymia (mixed anxiety-depression): how do they inform clinical practice? *Eur Arch Psychiatry Clin Neurosci* 2001;251:II53–II56.
14. Sharp DM, Power KG, Simpson RJ, et al. Fluvoxamine, placebo, and cognitive behaviour therapy used alone and in combination in the treatment of panic disorder and agoraphobia. *J Anxiety Disord* 1996;10:219–242.
15. Oei TPS, Llamas M, Devilly GJ. The efficacy and cognitive processes of cognitive behaviour therapy in the treatment of panic disorder with agoraphobia. *Behav Cogn Psychotherapy* 1999;27:63–88.
16. Barlow DH, Gorman J, Shear MK, et al. Cognitive-behavioral therapy, imipramine, or their combination for panic disorder: a randomized controlled trial. *JAMA* 2000;283:2529–2536.
17. Clark DM, Salkovskis PM, Hackmann A, et al. A comparison of cognitive therapy, applied relaxation and imipramine in the treatment of panic disorder. *Br J Psychiatry* 1994;164:759–769.
18. Boyer W. Serotonin uptake inhibitors are superior to imipramine and alprazolam in alleviating panic attacks: a meta-analysis. *Int Clin Psychopharmacol* 1995;10:45–49. Search date not reported; primary sources Medline, Embase, Psychlit, and sponsoring agencies of two trials contacted for supplementary statistical information.
19. Otto M, Tuby K, Gould R, et al. An effect-size analysis of the relative efficacy and tolerability of serotonin selective reuptake inhibitors for panic disorder. *Am J Psychiatry* 2001;158:1989–1992. Search date not reported; primary sources Medline, Psychlit, and hand searches of references.
20. Lepola UM, Wade AG, Leinonen EV, et al. A controlled, prospective, 1-year trial of citalopram in the treatment of panic disorder. *J Clin Psychiatry* 1998;59:528–534.
21. Rapaport M, Wolkow R, Rubin A, et al. Sertraline treatment of panic disorder: results of a long term study. *Acta Psych Scand* 2001;104:289–298.
22. Kampman M, Keijsers GP, Hoogduin CA, et al. A randomized, double-blind, placebo-controlled study of the effects of adjunctive paroxetine in panic disorder patients unsuccessfully treated with cognitive-behavioral therapy alone. *J Clin Psychiatry* 2002;63:772–777.
23. Curtis GC, Massana J, Udina C, et al. Maintenance drug therapy of panic disorder. *J Psychiatr Res* 1993;27:127–142.
24. Mavissakalian MR, Perel JM. Long-term maintenance and discontinuation of imipramine therapy in panic disorder with agoraphobia. *Arch Gen Psychiatry* 1999;56:821–827.
25. Cassano GB, Toni C, Petracca A, et al. Adverse effects associated with the short-term treatment of panic disorder with imipramine, alprazolam or placebo. *Eur Neuropsychopharmacol* 1994;4:47–53.
26. Bakker A, van Balkom AJLM, Spinhoven P. SSRIs vs TCAs in the treatment of panic disorder: a meta-analysis. *Acta Psychiatr Scand* 2002;106:163–167. Search date 1999; primary sources Medline, Embase, PsychInfo, and hand searches of reference lists of articles obtained.
27. Ost LG, Westling BE. Applied relaxation vs cognitive behavior therapy in the treatment of panic disorder. *Behav Res Ther* 1995;33:145–158.
28. Ost LG, Westling BE, Hellstrom K. Applied relaxation, exposure in vivo and cognitive methods in the treatment of panic disorder with agoraphobia. *Behav Res Ther* 1993;31:383–394.
29. Arntz A, van den Hout M. Psychological treatments of panic disorder without agoraphobia: cognitive therapy versus applied relaxation. *Behav Res Ther* 1996;34:113–121.
30. Beck JG, Stanley MA, Baldwin LE, et al. Comparison of cognitive therapy and relaxation training for panic disorder. *J Consult Clin Psychol* 1994;62:818–826.
31. Teusch L, Bohme H, Gastpar M. The benefit of an insight-oriented and experiential approach on panic and agoraphobia symptoms. Results of a controlled comparison of client-centered therapy alone and in combination with behavioral exposure. *Psychother Psychosom* 1997;66:293–301.
32. Teusch L, Bohme H, Finke J. Conflict-centered individual therapy or integration of psychotherapy methods. Process of change in client-centered psychotherapy with and without behavioral exposure therapy in agoraphobia with panic disorder. *Nervenarzt* 2001;72:31–39. [In German]
33. Bouchard S, Gauthier J, Laberge B, et al. Exposure versus cognitive restructuring in the treatment of panic disorder with agoraphobia. *Behav Res Ther* 1996;34:213–224.
34. Cox BJ, Endler NS, Lee PS, et al. A meta-analysis of treatments for panic disorder with agoraphobia: imipramine, alprazolam, and in vivo exposure. *J Behav Ther Exp Psychiatry* 1992;23:175–182.
35. Marks IM, Swinson RP, Basoglu M, et al. Alprazolam and exposure alone and combined in panic disorder with agoraphobia. A controlled study in London and Toronto. *Br J Psychiatry* 1993;162:776–787.
36. Ito LM, de Araujo LA, Tess VL, et al. Self-exposure therapy for panic disorder with agoraphobia: randomised controlled study of external v. interoceptive self-exposure. *Br J Psychiatry* 2001;178:331–336.
37. Schmidt NB, Woolaway-Bickel K, Trakowski J, et al. Dismantling cognitive-behavioral treatment for panic disorder: questioning the utility of breathing retraining. *J Consult Clin Psychol* 2000;68:417–424.
38. Meuret AE, Wilhelm FH, Ritz T, et al. Breathing training for treating panic disorder: useful intervention or impediment? *Behav Modif* 2003;27:731–754.
39. Bouvard M, Mollard E, Guerin J, et al. Study and course of the psychological profile in 77 patients expressing panic disorder with agoraphobia after cognitive behaviour therapy with or without buspirone. *Psychother Psychosom* 1997;66:27–32.
40. Cottraux J, Note ID, Cungi C, et al. A controlled study of cognitive behaviour therapy with buspirone or placebo in panic disorder with agoraphobia. *Br J Psychiatry* 1995;167:635–641.
41. Oatley K, Hodgson D. Influence of husbands on the outcome of their agoraphobic wives' therapy. *Br J Psychiatry* 1987;150:380–386.
42. Arnow BA, Taylor CB, Agras WS, et al. Enhancing agoraphobia treatment outcome by changing couple communication patterns. *Behav Ther* 1985;16:452–467.
43. Jannoun L, Munby M, Catalan J, et al. A home-based treatment program for agoraphobia: replication and controlled evaluation. *Behav Ther* 1980;11:294–305.
44. Byrne M, Carr A, Clark M. The efficacy of couples-based interventions for panic disorder with agoraphobia. *J Fam Therapy* 2004;26:

105–125.
45. Daiuto AD, Baucom DH, Epstein N, et al. The application of behavioral couples therapy to the assessment and treatment of agoraphobia: implications of empirical research. *Clin Psychol Rev* 1998;18:663–687.
46. Posternak M, Mueller T. Assessing the risks and benefits of benzodiazepines for anxiety disorders in patients with a history of substance abuse or dependence. *Am J Addict* 2001;10:48–68.

原作者
Shailesh Kumar
Division of Psychiatry
Auckland Medical School, Auckland, New Zealand

Mark Oakley-Browne
Professor of Rural Psychiatry
Monash University, Gippsland, Victoria, Australia

利益冲突： SK曾在Eli-Lilly公司［百忧解（氟西汀）的制造商］报销数次会议的费用。GlaxoSmithKline公司曾资助MOB参与针对全科执业医师的系列培训。该项目的主题是识别和处理广泛性焦虑障碍。MOB曾在Pfizer公司报销参加研讨会的费用。

表1 84天时接受认知行为治疗、氟伏沙明、氟伏沙明加认知行为治疗和认知行为治疗加安慰剂与安慰剂组比较的结果［获得临床显著改变的例数（%），见正文］[14, 15]

评价惊恐的量表	安慰剂	氟伏沙明 150mg	氟伏沙明 150mg + 认知行为治疗	安慰剂 + 认知行为治疗	认知行为治疗
汉密尔顿焦虑量表（HAM-A）	13（46.4）	24（82.8）	25（88.2）	29（87.8）	28（93.3）
症状评价测验（SRT）	5（17.8）	8（27.6）	16（55.2）	14（42.4）	12（40.0）
恐惧问卷-场所恐惧量表（FQ-AG）	24（50.0）	24（82.8）	14（82.8）？	24（72.7）	23（76.7）

84天结束时评估显示，与安慰剂相比，所有积极治疗都使各种测评得到改善，具有统计学显著性和临床显著性。不同的积极治疗组间没有显著差异（未报告 *P* 值）

表2 随访6个月，参加随访但没有接受进一步治疗且获得临床显著改变的例数（%）（见正文）[14,15]

	安慰剂	氟伏沙明 150mg	氟伏沙明 150mg + 认知行为治疗	安慰剂 + 认知行为治疗	认知行为治疗
样本资料完全例数	28	29	29	33	30
参加随访的例数	21（75.0）	23（79.3）	24（82.8）	30（90.9）	28（93.3）
参加随访但没有进一步治疗的例数	8（28.6）	12（41.4）	18（62.1）	20（60.6）	15（50.0）
参加随访，没有进一步治疗且获得临床显著改变的例数					
汉密尔顿焦虑量表（HAM-A）	8（28.6）	11（37.9）	18（62.1）	18（54.5）	15（50.0）
症状评价测验（SRT）	4（14.3）	4（13.8）	10（34.5）	11（33.3）	11（36.7）
恐惧问卷-场所恐惧量表（FQ-AG）	7（25.0）	10（34.5）	16（55.2）	17（51.5）	15（50.0）

与安慰剂组相比，随访6个月时各种测评结果显示改善有统计学显著性和临床意义的比例，认知行为治疗组较高（有统计学显著性，未报告 *P* 值）

创伤后应激障碍

检索时间：2004年12月
原作者：Jonathan Bisson　田成华 译　于欣 校

问题

预防性治疗的作用是什么？
各种治疗的作用是什么？

治疗措施及其效果

预防性治疗措施

很可能有效
对急性应激障碍病人进行多次认知行为治疗（与支持性心理咨询比较，减少了PTSD）

效果不明
氢化可的松
对所有暴露于创伤事件的人进行多次认知行为治疗
多次合作性创伤支持
多次教育
普萘洛尔
单次小组汇报
替马西泮

不太可能有效
单次个别汇报
支持性心理咨询

治疗措施

肯定有效
认知行为治疗
眼动脱敏和再加工

很可能有效
氟西汀
帕罗西汀

舍曲林

效果不明
情感管理
苯二氮䓬类药物
溴法罗明
卡马西平
戏剧治疗
小组治疗
催眠治疗
住院治疗项目
基于互联网的心理治疗
米氮平
奈法唑酮
奥氮平
苯乙肼
普萘洛尔
精神动力治疗
利培酮
支持性心理治疗
三环类抗抑郁剂

不太可能有效
文拉法辛

见词汇表 **G**

主要信息

预防性治疗措施

◆ **对急性应激障碍病人进行多次认知行为治疗（与支持性心理咨询比较，减少了PTSD）**：两项小样本随机对照试验发现，在创伤事件（道路交通事故或非强奸类攻击）之后，急性应激障碍病人经过5次认知行为治疗，6个月后发生创伤后应激障碍（PTSD）的比例低于接受支持性心理咨询者。

◆ **氢化可的松**：在因感染性休克进行重症监护的病人中，进行了一项小样本随机对照试验，结果表明以氢化可的松预防创伤后应激障碍的证据不充分。

◆ **对所有暴露于创伤事件的人进行多次认知行为治疗**：一项随机对照试验发现，在躯体损伤后出现心理应激的病人中，与没有心理干预相比，4次认知行为治疗减轻了第13个月的创伤后应激症状。但是，该试验发现符合DSM-Ⅳ创伤后应激障碍诊断标准的病人比例没有显著差异。另一项随机对照试验发现，在过去5个月内遭到攻击的公共汽车司机中，与标准治疗相比，认知行为治疗更多地改善了6个月时的焦虑和闯入性症状。但是，该研究发现在抑郁或回避症状方面，两种治疗措施的效果没有显著差异。关于认知行为治疗联合心理教育对预防创伤后应激障碍的作用，在道路交通事故幸存者中进行了一项随机对照试验，结果表明证据不充分。关于记忆构建与支持性倾听技术在道路交通事故幸存者中的作用比较，另一项小样本随机对照试验的结果表明证据不充分。

◆ **多次合作性创伤支持**：在过去24小时到1周内遭遇创伤事件的人中，关于包括情绪、社交和实际支持在内的多次合作性创伤支持的作用，两项随机对照试验结果表明证据不充分。

◆ **多次教育**：我们没有发现评价单独使用多次教育的系统综述或随机对照试验。有一项随机对照试验在道路交通事故幸存者中，研究了教育合并认知行为治疗对于创伤后应激障碍的预防作用，结果表明证据不充分。

◆ **普萘洛尔**：一项小样本随机对照试验在创伤事件后出现创伤后应激障碍早期症状者中，评价了普萘洛尔预防创伤后应激障碍的作用，结果表明证据不充分。

◆ **单次小组汇报**：一篇系统综述发现，没有随机对照试验将单次小组汇报与没有汇报的作用进行过比较。一项随机对照试验发现，与延期小组汇报（48小时以后）相比，早期小组汇报（创伤事件之后10小时之内）减少了2周时的创伤后应激障碍。

◆ **替马西泮**：一项小样本随机对照试验在道路交通事故、工业事故或非强奸类攻击后有急性应激障碍或创伤后应激障碍早期症状的人中，评价了替马西泮预防创伤后应激障碍的作用，结果表明证据不充分。

◆ **单次个别汇报**：对几项随机对照试验进行的一篇系统综述发现，在前1个月遇到创伤事件的人中，无论是进行单次个别心理汇报，还是没有汇报，3~6个月时创伤后应激障碍的发生率都没有显著差异。该综述发现，与没有进行汇报者相比，个别心理汇报增加了第13个月时创伤后应激障碍的发生率。

◆ **支持性心理咨询**：两项随机对照试验发现，在创伤事件（道路交通事故或非强奸类攻击）之后出现急性应激障碍的人中，在减少6个月后创伤后应激障碍者比例方面，支持性心理咨询的效果不如5次认知行为治疗。

治疗措施

◆ **认知行为治疗**：一篇系统综述发现，与无治疗、应激管理、支持性心理治疗、精神动力治疗、支持性心理咨询或催眠治疗相比，认知行为治疗降低了创伤后应激障碍的发生率。该综述发现，在认知行为治疗组与眼动脱敏和再加工组之间，创伤后应激障碍的发生率没有显著差异。

◆ **眼动脱敏和再加工**：一篇系统综述发现，与无治疗或使用一般治疗相比，眼动脱敏和再加工改善了症状。该综述发现，在眼动脱敏和再加工组与应激管理或认知行为治疗组之间，创伤后应激障碍的发生率没有显著差异。

◆ **氟西汀**：一篇系统综述发现，与安慰剂相比，氟西汀减轻了3个月时创伤后应激障碍的症状。

◆ **帕罗西汀**：一篇系统综述发现，与安慰剂相比，帕罗西汀改善了创伤后应激障碍病人在3个月时的症状。

◆ **舍曲林**：一篇系统综述发现，与安慰剂相比，舍曲林改善了3~7个月时创伤后应激障碍的症状。

◆ **情感管理**：关于情感管理在改善创伤后应激障碍症状方面的作用，一项随机对照试验结果表明证据不充分。

◆ **苯二氮䓬类药物**：一篇系统综述发现，在创伤后应激障碍病人中，未进行过具有足够质量的苯二氮䓬类药物随机对照试验。

◆ **溴法罗明**：关于溴法罗明在改善创伤后应激障碍症状方面的作用，一篇系统综述中的一项随机对照试验结果表明证据不充分。

◆ **卡马西平**：关于在创伤后应激障碍病人中卡马西平的作用，我们未找到系统综述或随机对照试验。

◆ **戏剧治疗**：关于戏剧治疗改善创伤后应激障碍症状的作用，我们未找到系统综述或随机对照试验。

◆ **小组治疗**：关于小组治疗改善创伤后应激障碍症状的作用，一篇系统综述中的几项随机对照试验结果表明证据不充分。

◆ **催眠治疗**：关于催眠治疗改善创伤后应激障碍症状的作用，一篇系统综述中的一项随机对照试验结果表明证据不充分。

◆ **住院治疗项目**：关于住院治疗项目改善创伤后应激障碍症状的作用，我们未发现系统综述或随机对照试验。

◆ **基于互联网的心理治疗**：关于基于互联网的心理治疗改善创伤后应激障碍症状的作用，一项随机对照试验结果表明证据不充分。

◆ **米氮平**：关于米氮平改善创伤后应激障碍症状的作用，一项随机对照试验结果表明证据不充分。

◆ **奈法唑酮**：关于奈法唑酮改善创伤后应激障碍症状的作用，我们未发现充分的证据。

◆ **奥氮平**：一篇系统综述发现，没有质量良好的随机对照试验可以评价奥氮平对创伤后应激障碍病人的作用。

◆ **苯乙肼**：关于苯乙肼改善创伤后应激障碍症状的作用，一篇系统综述中的一项随机对照试验结果表明证据不充分。

◆ **普萘洛尔**：关于普萘洛尔改善创伤后应激障碍症状的作用，我们未发现系统综述或随机对照试验。

◆ **精神动力治疗**：关于精神动力治疗改善创伤后应激障碍症状的作用，一篇系统综述中的一项随机对照试验结果表明证据不充分。
- **利培酮**：关于利培酮改善创伤后应激障碍症状的作用，一篇系统综述中的一项随机对照试验结果表明证据不充分。
- **支持性心理治疗**：关于支持性心理治疗改善创伤后应激障碍症状的作用，一项随机对照试验结果表明证据不充分。
- **三环类抗抑郁剂**：关于丙米嗪或阿米替林对创伤后应激障碍病人的作用，一篇系统综述中的几项随机对照试验结果表明证据不充分。
- **文拉法辛**：一篇系统综述中的一项大样本随机对照试验发现，在第12周时，创伤后应激障碍病人的症状严重程度在文拉法辛组与安慰剂组之间没有显著差异。

定义 创伤后应激障碍（PTSD）可在任何重大的创伤事件之后发生。其症状包括有关创伤事件的令人难受的想法和梦魇、回避行为、整体反应麻木、更易激惹、警觉过度[1]。若符合精神障碍诊断与统计手册第四版（DSM-Ⅳ）PTSD的诊断标准，病人必须接触创伤事件；至少有1次闪回体验、3次回避行为、2次觉醒过度ⓖ现象；这些症状持续至少1个月；这些症状必须导致具有临床意义的痛苦或日常功能减退[1]。亚综合征ⓖ性PTSD病人除了缺少闪回体验、回避或觉醒过度中的一个症状以外，符合PTSD的全部标准。**急性应激障碍**发生在重大创伤事件之后1个月内，且至少2天存在症状。它与PTSD类似，但是做出诊断需要有分离症状ⓖ。不论引起PTSD的创伤事件是什么，PTSD的治疗措施均可能起类似的作用。但是，从一类创伤推广到另一类创伤时，应该非常慎重。

发病率/患病率 在美国进行的一项大样本横断面研究发现，1/10（10%）女性和1/20（5%）男性在一生中某个阶段出现PTSD[2]。

病因/危险因素 危险因素包括重大创伤（如强奸）、患过精神障碍、创伤后出现急性应激和抑郁、缺少社会支持和人格因素[3]。

预后 在美国进行的一项大样本横断面研究发现，患过PTSD的病人在首次诊断以后第6年时，1/3以上仍然符合PTSD的标准[2]。但是，关于预后，横断面研究提供的证据微不足道。

治疗目的 减轻创伤事件之后的早期痛苦；预防PTSD和其他精神障碍；降低长期的痛苦水平；改善功能和生活质量；减轻不良反应。

结局 有无PTSD，采用连续指标评定症状的严重程度。评定症状变化的连续指标包括事件影响量表（Event Scale）（范围0～75）、创伤后应激诊断量表（Post-traumatic Stress Diagnostic Scale）（范围0～51）、医生用PTSD量表（Clinician Administered PTSD Scale）（范围0～136）、创伤症状清单40项（Trauma Symptom Checklist 40）（范围0～160）、创伤后应激障碍清单（PTSD Checklist）（17项，评分从"1=一点没有"到"5=极为严重"）和临床总体印象量表（症状和日常功能的复合指标；范围从明显加重到明显改善）。所评定的症状包括焦虑、抑郁、闯入和回避。连续指标的变化往往以作用的大小表示。很难根据临床意义解释作用的大小。有人将作用的大小进行分类，<0.5为小，0.5～0.8为中，>0.8为大。

方法 采用《临床证据》2004年12月的文献检索和评价方案。

问题 预防性治疗的作用是什么？

治疗选择1 单次汇报

对几项随机对照试验所做的一篇系统综述发现，在过去1个月内经历过创伤事件的人中，是否进行过单次个别汇报者之间，第3~6个月时创伤后应激障碍的发病率差异不显著。该综述发现，与未进行单次个别汇报者相比，进行单次个别汇报者在第13个月时，创伤后应激障碍的发病率升高。该综述未找到比较单次小组汇报与无汇报的随机对照试验。该综述发现，相对于晚期小组汇报（48小时以后），早期小组汇报（创伤事件10小时之内）可减少2周时的创伤后应激障碍。

益处 **个别汇报与无汇报比较**：我们发现一篇系统综述（检索时间2004年，5项随机对照试验，356人）[4]。该综述发现，在是否进行过单次个别汇报ⓖ者之间，第3~6个月时创伤后应激障碍的发病率没有显著差异（2项随机对照试验，238人；RR 1.2, 95% CI 0.84～1.71）[4]。该综述发现，与未进行单次个别汇报者相比，进行单次个别汇报者在第13个月时，创伤后应激障碍的发病率显著升高（1项随机对照试验，133人；RR 1.87, 95% CI 1.12～3.12）。**小组汇报与无汇报比较**：该系统综述未发现随机对照试验[4]，之后也没有随机对照试验。**早期与晚期汇报比较**：系统综述发现[4]，相对于晚期小组汇报（48小时之后），早期小组汇报（10小时之内）显著减轻了2周时以创伤后应激诊断量表评定的症状的严重程度（1项随机对照试验，77人；早期汇报平均分数6.94，晚期汇报平均分数33.10，P<0.001）。

害处 该综述中的2项随机对照试验发现，接受该种干预措施者以后发生心理问题的危险性增加[4]。但是，这些人在早期接触创伤的程度也较高。

评论 随机对照试验的整体质量为中等。方法学问题包括未描述失访情况，没有进行维持原随机分组分析，退出率高。这种治疗不可能对病人采取盲法，但是非盲法可影响结果。

治疗选择 2　多次认知行为治疗

一项随机对照试验发现，在躯体损伤后有心理应激的人中，与不进行心理干预相比，4次认知行为治疗可减少第13个月的创伤后应激症状。但是，该试验发现，符合DSM-Ⅳ创伤后应激障碍诊断标准的病人比例在二者之间没有显著差异。另外一项随机对照试验调查了过去5个月内受到攻击的公共汽车司机，发现与接受标准治疗者相比，认知行为治疗改善了焦虑和闯入症状的程度。但是，该试验发现在抑郁或回避症状上，二者没有显著差异。关于认知行为治疗加教育预防道路交通事故幸存者发生创伤后应激障碍的作用，一项随机对照试验结果表明证据不充分。关于记忆构建与支持性倾听技术对道路交通事故幸存者的作用比较，另一项小样本随机对照试验结果表明证据不充分。在创伤事件（道路交通事故或非强奸类攻击事件）之后发生急性应激障碍的病人中，进行了两项小样本随机对照试验，结果发现与支持性心理咨询相比，5次认知行为治疗可减少6个月后发生创伤后应激障碍的病人比例。

益处　**与无治疗或标准治疗比较**：我们未找到系统综述，只发现2项随机对照试验[5,6]。第1项随机对照试验（132名在过去几天内受到攻击的公共汽车司机）比较了1～6次认知行为治疗ⓖ与标准治疗的作用[5]。该试验发现，与标准治疗相比，认知行为治疗显著改善了6个月时的焦虑和闯入症状，但是在抑郁或回避ⓖ症状上差异不显著[5]。在第2项随机对照试验（152名躯体损伤后有心理应激者，其中116人在第13个月进行随访）中，对损伤后5～10周内进行认知行为治疗与不进行心理干预加以比较[6]，发现与没有心理干预相比，认知行为治疗降低了第13个月时符合DSM-Ⅳ创伤后应激障碍标准的病人比例，但是降低的幅度不显著（治疗组10/61 [16%]，非治疗组15/55 [27%]；RR 0.6，95%CI 0.3～1.5，依方案分析）。该试验发现，与无治疗者相比，治疗显著减轻了第13个月时的PTSD症状（事件影响量表平均减分值：治疗组20.7，无治疗组11.2；校正均数差8.4，95% CI 2.4～14.4，维持原随机分组分析）[6]。**认知行为治疗加教育与无治疗比较**：一项随机对照试验（151名在过去1个月内遇到道路交通事故者）对3～6次认知行为治疗加教育与无心理干预进行了比较（见下面评论）[7]。该试验发现，治疗组受试者在治疗初期发生PTSD的风险显著较大，因而结果难以解释。该试验发现，6个月时两组之间PTSD发生率无显著差异。**与支持性心理咨询比较**：我们找到2项随机对照试验[8,9]。第1项随机对照试验（24名道路交通事故或工业事故2周后出现急性应激障碍者）比较了5次认知行为治疗与5次支持性心理咨询ⓖ的作用[8]。该试验发现，与支持性心理咨询相比，认知行为治疗显著降低了治疗后近期及6个月时符合PTSD诊断标准的病人比例（治疗后近期认知行为治疗组 AR 8%，支持性心理咨询组 AR 83%，$P < 0.001$；6个月时认知行为治疗组 AR 17%，支持性心理咨询组 AR 67%，$P < 0.05$）。第2项随机对照试验（在道路交通事故或非强奸类攻击2周后出现急性应激障碍者45名）比较了3种治疗方法：单用迁延暴露治疗（见词汇表）、迁延暴露治疗加焦虑管理、支持性心理咨询ⓖ，均为治疗5次，每次90分钟[9]。结果发现，刚一完成治疗，与支持性心理咨询相比，单用迁延暴露治疗和迁延暴露治疗加焦虑管理可以显著降低PTSD发生率（采用医生用PTSD量表评定：迁延暴露治疗组 AR 14% [2/14]，迁延暴露治疗加焦虑管理组 AR 20% [3/15]，支持性心理咨询组 AR 56% [9/16]，各组与支持性心理咨询组相比 $P < 0.05$）。这种差异到第6个月随访时仍然显著（迁延暴露治疗组 AR 15% [2/13]，迁延暴露治疗加焦虑管理组 AR 23% [3/13]，支持性心理咨询组 AR 67% [10/15]，各组与支持性心理咨询组相比 $P < 0.05$）。**记忆构建与支持性倾听比较**：一项随机对照试验（过去24～48小时内道路交通事故的幸存者17名）将2次记忆构建与支持性倾听进行了比较[10]。结果发现，与支持性倾听相比，记忆构建显著减少了3个月时的创伤后应激诊断量表评分（平均分数：记忆构建组8.1，支持性倾听组18.5，$P < 0.05$）[10]。

害处　这些随机对照试验均未报告不良反应方面的信息[5-10]。

评论　这些随机对照试验的整体质量较差[5,7-10]。存在的问题包括未介绍失访情况，尽管退出率高但未做维持原随机分组分析。这种类型的治疗无法采取盲法，但是没有盲法会影响结果。在将认知行为治疗加教育与无心理干预进行比较的随机对照试验中，治疗组包括多种治疗方法（帮助、提供信息、支持和现实检验或面对）[7]。

治疗选择 3　多次合作性创伤支持

2项随机对照试验对过去24小时到1周内经历创伤事件的人进行了多次合作性创伤支持治疗，包括情绪、社交和实际支持，结果均未提供足够的证据。

益处　我们未发现系统综述，但是找到2项随机对照试验[11,12]。第1项随机对照试验（过去1周内因道路交通事故住院者70名）比较了3种治疗方法：多次合作性创伤支持治疗（在前3个月内给予2～10小时的情绪、实践和社交支持）、即刻回顾（单次汇报ⓖ治疗）和无治疗[11]。结果发现，与即刻回顾相比，多次合作性创伤支持治疗显著降低了发生不良结局（基于创伤性神经症症状）的风险，而且两种治疗方法与无治疗相比，均降低了发生不良结局的风险（发生不良结局的AR：多次合作性创伤支持治疗 30%，即刻回顾 60%，无治疗 87%；多次合作性创伤支持治疗比无治疗的ARR为57%，即刻回顾比无治疗的ARR为27%；各治疗组与无治疗组相比均 $P < 0.001$；两个治疗组间比较 $P < 0.05$）。第2项随机对照试验（过去24小时内道路交通事故或攻击行为幸存者34名）将4个月的多次合作性创伤支持治疗（创

伤支持专家提供的情绪、实践和社会支持）与无治疗进行比较[12]。4个月以后，在发生创伤后应激障碍的风险上，多次合作性创伤支持治疗组低于无治疗组，但是差异不显著（以创伤后应激障碍清单评定的创伤后应激障碍AR：多次合作性创伤支持治疗组17%，无治疗组43%，CI未报告，$P>0.1$）。该项随机对照试验可能缺乏把握度来检测结局上具有临床意义的差异。

害处 这些随机对照试验未提供不良反应方面的信息[11, 12]。

评论 这些随机对照试验的整体质量不佳[11, 12]。存在的问题有未描述失访情况、退出率高但未进行维持原随机分组分析。对于以这种类型治疗的人，不可能采取盲法，但是非盲法会影响结果。

治疗选择4　多次教育

关于只进行多次教育的作用，我们未发现系统综述或随机对照试验。关于教育合并认知行为治疗在预防道路交通事故幸存者发生创伤后应激障碍方面，一项随机对照试验结果表明证据不充分。

益处 **仅用多次教育**：我们未发现系统综述或随机对照试验。**多次教育合并认知行为治疗**：见多次认知行为治疗的益处。

害处 **仅用多次教育**：我们未发现系统综述或随机对照试验。**多次教育合并认知行为治疗**：见多次认知行为治疗的害处。

评论 无。

治疗选择5　支持性心理咨询

两项随机对照试验发现，在创伤事件（道路交通事故或非强奸类攻击）之后出现急性应激障碍的病人中，支持性心理咨询在降低6个月后创伤后应激障碍病人的比例上，效果不如5次认知行为治疗。

益处 **与无治疗比较**：我们未发现系统综述或随机对照试验对支持性心理咨询**G**与无治疗进行过比较。**与认知行为治疗比较**：见认知行为治疗的益处。

害处 **与无治疗比较**：我们未发现随机对照试验。**与认知行为治疗比较**：见认知行为治疗的害处。

评论 无。

治疗选择6　氢化可的松

在因感染性休克接受重症监护的病人中，关于氢化可的松预防创伤后应激障碍的作用，一项小样本随机对照试验的结果表明证据不充分。

益处 我们未发现系统综述，但是发现一项小样本随机对照试验（因感染性休克接受重症监护的病人20名）将静脉注射氢化可的松与生理盐水进行过比较[13]。该试验发现，在第31个月时，与生理盐水相比，氢化可的松显著降低了创伤后应激障碍病人的比例（采用DSM-IV创伤后应激障碍标准的定式临床访谈评估：氢化可的松组1/9 [11%]，安慰剂组7/11 [64%]；RR 0.07，95%CI 0.01～0.80）。该随机对照试验的结果可能无法推广到非感染性休克引起的创伤。

害处 这项随机对照试验未提供不良反应方面的信息[13]。

评论 在推荐将氢化可的松用于临床常规治疗之前，需要进行更多的研究，但是这些结果提示有必要做进一步的工作。

治疗选择7　普萘洛尔

关于在创伤事件后出现创伤后应激障碍早期症状的病人中，普萘洛尔预防创伤后应激障碍的作用，一项小样本随机对照试验结果表明证据不充分。

益处 我们未发现系统综述，但是发现一项随机对照试验（在创伤事件后6小时出现创伤后应激障碍早期症状的病人41名）将普萘洛尔40 mg、4次/日与安慰剂进行了10天的比较[14]。该试验发现，1个月时有创伤后应激障碍的病人比例普萘洛尔组与安慰剂组之间没有显著差异（以医生用创伤后应激障碍量表评定：普萘洛尔组2/11 [18%]，安慰剂组6/20 [30%]；RR 0.52，95%CI 0.09～3.16）；3个月时也没有显著差异（普萘洛尔组1/11 [9%]，安慰剂组2/15 [13%]；RR 0.65，95%CI 0.05～8.23；结果没有经过维持原随机分组分析）。

害处 该项随机对照试验未提供不良反应方面的信息[14]。

评论 该项随机对照试验的退出率高，但结果没有经过维持原随机分组分析，因而难以解释[14]。

治疗选择8　替马西泮

在道路交通事故、工业事故或非强奸类攻击后出现急性应激障碍或者创伤后应激障碍早期症状的病人中，关于替马西泮预防创伤后应激障碍的作用，一项小样本随机对照试验的结果表明证据不充分。

益处 我们未发现系统综述，但是发现一项随机对照试验（道路交通事故、工业事故或非强奸类攻击平均14天后，出现创伤后应激障碍症状和入睡困难的22名病人，其中7人有急性应激障碍）。在该试验中，替马西泮30mg/d使用5天后改为

15 mg/d 使用 2 天，将其与安慰剂进行了比较[15]。试验发现，在替马西泮和安慰剂之间，第 6 周时创伤后应激障碍病人的比例没有显著差异（以DSM-Ⅳ创伤后应激障碍标准定式临床访谈进行评估：替马西泮组6/11 [54%]，安慰剂组3/11 [27%]）。该试验发现，与安慰剂相比，一夜之后替马西泮显著改善睡眠（$P < 0.04$），但是1周之后整体睡眠模式相似（未报告 P 值）。该随机对照试验可能统计把握度偏低，不能检测出具有临床意义的结果差异。

害处 该项随机对照试验未提供不良反应方面的信息[15]。

评论 该随机对照试验发表在读者来信中[15]。

问 题 各种治疗的作用是什么?

治疗选择 1　认知行为治疗

一篇系统综述发现，与无治疗、应激管理、支持性心理治疗、精神动力治疗、支持性心理咨询或催眠疗法相比，认知行为治疗降低了创伤后应激障碍的发生率。该综述发现，在创伤后应激障碍的发生率上，认知行为治疗组与眼动脱敏和再加工组之间没有显著差异。

益处 我们发现一篇系统综述（检索时间 2004 年，24 项随机对照试验，未报告总病人数）[4]。**与无治疗比较**：该综述发现，与等候治疗的对照相比，针对创伤的认知行为治疗⑥降低了创伤后应激障碍的发生率（14项随机对照试验，716名病人；RR 0.47，95% CI 0.37～0.59）[4]。**与应激管理比较**：该综述发现，与应激管理相比，针对创伤的认知行为治疗显著降低了创伤后应激障碍的发生率（6 项随机对照试验，284 名病人；RR 0.78，95%CI 0.61～0.99）[4]。**与支持性心理治疗、精神动力治疗、支持性心理咨询或催眠疗法比较**：该综述发现，与支持性心理治疗、精神动力治疗或催眠治疗⑥相比，针对创伤的认知行为治疗降低了创伤后应激障碍的发生率（5项随机对照试验，286 名病人；RR 0.71，95% CI 0.56～0.89）[4]。**与眼动脱敏和再加工比较**：见眼动脱敏和再加工的益处。

害处 该系统综述[4]未发现有关不良反应的信息。该综述发现，与等候治疗的对照组相比，在针对创伤的认知行为治疗组中，各种原因导致退出的比率明显较高（14项随机对照试验，814病人，RR 1.47，95%CI 1.07～2.02）。这提出了需要进一步研究耐受性的问题，其原因不仅仅是一些病例报告发现一些接受想像性满灌法治疗的病人症状加重[16]。

评论 无。

治疗选择 2　眼动脱敏和再加工

一篇系统综述发现，与无治疗或常规治疗相比，眼动脱敏和再加工治疗可以改善症状。该综述发现，在创伤后应激障碍的发生率上，眼动脱敏和再加工组与应激管理或认知行为治疗组之间没有显著差异。

益处 我们发现一篇系统综述（检索时间 2004 年，11 项随机对照试验，未报告病人总数）[4]。**与无治疗或等待治疗者比较**：该综述发现，与无治疗相比，眼动脱敏和再加工（EMDR）⑥显著降低了创伤后应激障碍的发生率（5项随机对照试验，169 名病人，RR 0.51，95%CI 0.28～0.95）[4]。**与常规治疗比较**：该综述发现，与常规治疗相比，EMDR 显著降低了 PTSD 发生率（1 项随机对照试验，67 名病人；RR 0.4，95% CI 0.19～0.84）[4]。常规治疗可包括药物或心理治疗。**与应激管理比较**：该综述发现，EMDR 和应激管理之间 PTSD 的发生率没有显著差异（3 项随机对照试验，84 名病人；RR 0.69，95% CI 0.46～1.04）[4]。**与认知行为治疗比较**：该综述发现，EMDR 与针对创伤的认知行为治疗⑥之间 PTSD 的发生率没有显著差异（6 项随机对照试验，220 名病人，95%CI 0.64～1.66）[4]。

害处 该系统综述[4]未发现有关不良反应的信息。该综述发现，在各种原因导致的退出率方面，EMDR与针对创伤的认知行为治疗之间没有显著差异（7 项随机对照试验，240 名病人；RR 0.83，95%CI 0.54～1.27）。

评论 无。

治疗选择 3　情感管理

关于在创伤后应激障碍病人中情感管理对症状的改善作用，一项随机对照试验结果表明证据不充分。

益处 我们未发现系统综述，但是发现有一项随机对照试验（48名女性）（除了药物治疗以外）将情感管理⑥治疗15周的作用与等待治疗的对照组进行了比较[17]。该综述发现，与等待治疗的对照组相比，情感管理改善了基线后的创伤后应激障碍的症状[以 Davidson 创伤量表（Davidson Trauma Scale）评估：情感管理组平均 45.8，对照组平均 73.1，$P = 0.02$]和分离症状[以分离体验量表（Dissociative Experiences Scale）评估：情感管理组平均 11.9，对照组平均 25.2，$P = 0.02$]。

害处 该随机对照试验未提供不良反应方面的信息[17]。

评论 无。

治疗选择 4　戏剧治疗

关于戏剧治疗改善创伤后应激障碍症状的作用，我们未发现系统综述或随机对照试验。

益处　关于戏剧治疗对创伤后应激障碍病人的作用，我们未发现系统综述或随机对照试验。

害处　我们未发现随机对照试验。

评论　无。

治疗选择 5　小组治疗

关于小组治疗在改善创伤后应激障碍症状中的作用，一篇系统综述中的随机对照试验结果表明证据不充分。

益处　我们发现一篇系统综述（检索时间2004年，4项随机对照试验，未报告病人总数）[4]。该综述发现，治疗以后，在创伤后应激障碍的发生率上，小组认知行为治疗组与等待治疗的对照组没有显著差异（1项随机对照试验，48名病人；RR 0.56，95%CI 0.31～1.01）。它发现，在第7个月创伤后应激障碍的发生率上，针对创伤的小组治疗Ⓖ与针对现状的小组治疗Ⓖ之间没有显著差异（1项随机对照试验，360名病人；RR 0.98，95%CI 0.83～1.16）。

害处　该系统综述未提供不良反应方面的信息[4]。

评论　无。

治疗选择 6　催眠治疗

关于催眠治疗改善创伤后应激障碍症状的作用，一篇系统综述中的一项随机对照试验结果表明证据不充分。

益处　我们发现一篇系统综述（检索时间2004年）[4]，其中有一项分为4组的随机对照试验（见精神动力治疗的益处）[19]。该随机对照试验（112名病人）发现，在4个月时，与等待治疗的对照组相比，催眠治疗显著改善了闯入和回避Ⓖ症状的评分（闯入或回避评分在基线后的改善幅度：催眠治疗组19.1，对照线4.6，$P<0.05$）[19]。

害处　该系统综述未提供不良反应方面的信息[4]。

评论　无。

治疗选择 7　住院治疗项目

关于住院治疗项目在改善创伤后应激障碍症状中的作用，我们未发现系统综述或随机对照试验。

益处　我们未发现有关住院治疗项目的系统综述或随机对照试验。

害处　我们未发现随机对照试验。

评论　无。

治疗选择 8　基于互联网的心理治疗

关于基于互联网的心理治疗在改善创伤后应激障碍症状中的作用，一项随机对照试验的结果表明证据不充分。

益处　我们未发现系统综述，但是发现一项随机对照试验（25名病人）将基于互联网的心理治疗Ⓖ与等待治疗的对照组进行了5周的比较[20]。该试验发现，与对照组相比，基于互联网的心理治疗在基线后第5周时显著改善了闯入症状的评分（平均减分值：基于互联网的心理治疗组11.0，对照组3.6，$P<0.04$），降低了回避Ⓖ评分（平均减分值：基于互联网的心理治疗组9.6，对照组2.9，$P<0.03$）。

害处　该随机对照试验未提供不良反应方面的信息[20]。

评论　无。

治疗选择 9　精神动力治疗

关于精神动力治疗在改善创伤后应激障碍症状中的作用，一项随机对照试验结果表明证据不充分。

益处　我们发现一篇系统综述（检索时间2004年）[4]，它找到一项随机对照试验[19]。该试验（112名病人）比较了4种治疗方法：精神动力治疗、创伤脱敏、催眠治疗Ⓖ和对照治疗。结果发现，在4个月时，精神动力治疗对闯入和回避Ⓖ症状评分的改善程度显著大于对照组（闯入或回避分数在基线后的变化值：精神动力治疗组19.3，对照组4.6，$P<0.05$）[19]。

害处　该随机对照试验未提供不良反应方面的信息[19]。

评论　无。

治疗选择 10　支持性心理治疗

关于支持性心理治疗在改善创伤后应激障碍症状中的作用,一项随机对照试验结果表明证据不充分。

益处　**支持性心理治疗**:我们发现一篇系统综述(检索时间 2004 年)[4],它找到一项随机对照试验。该试验发现,治疗后,在减少创伤后应激障碍的发生率上,支持性心理治疗组与对照组之间没有显著差异(51名病人;RR 0.81,95%CI 0.56~1.17)。该试验还发现,治疗以后,支持性心理治疗组与针对创伤的认知行为治疗❻组之间没有显著差异(73 名病人;RR 0.74,95%CI 0.47~1.18)。

害处　该系统综述未提供不良反应方面的信息[4]。

评论　无。

治疗选择 11　选择性 5- 羟色胺再摄取抑制剂和相关抗抑郁剂

一篇系统综述发现,与安慰剂相比,帕罗西汀在3个月时改善了创伤后应激障碍的症状。该综述发现,与安慰剂相比,氟西汀和舍曲林在 3~7 个月时改善了症状。该综述发现,在症状严重程度上,文拉法辛与安慰剂之间没有显著差异。关于米氮平与安慰剂的比较,以及舍曲林与奈法唑酮比较,我们未发现足够的证据。

益处　**帕罗西汀与安慰剂比较**:我们发现一篇系统综述(检索时间 2004 年,4 项随机对照试验,1086 名病人)[4]。该综述发现,与安慰剂相比,帕罗西汀显著减轻了医生评定的PTSD症状(3项随机对照试验,1070名病人;SMD-0.42,95%CI-0.55~-0.30)。**舍曲林与安慰剂比较**:我们发现一篇系统综述(检索时间 2004 年,8 项随机对照试验,1505 名病人)[4]。该综述发现,与安慰剂相比,舍曲林显著减轻了医生评定的PTSD症状(6项随机对照试验,1123 名病人;SMD-0.26,95%CI-0.51~0.00)。该研究发现,与安慰剂相比,舍曲林显著减少了PTSD诊断(2项随机对照试验,747 名病人;RR 0.91,95%CI 0.85~0.98)。**氟西汀与安慰剂比较**:我们发现一篇系统综述(检索时间 2004 年,5 项随机对照试验,3 项试验中有 363 名病人,2 项试验未报告样本量)[4]。该综述发现,与安慰剂相比,氟西汀显著减轻了第 12 周医生评定的 PTSD 症状的程度(1 项随机对照试验,301 名受试者;SMD-0.28,95% CI-0.54~-0.02)。**米氮平与安慰剂比较**:我们发现一篇系统综述(检索时间 2004 年,1 项随机对照试验,29 名受试者)[4]。该综述发现,与安慰剂相比,米氮平显著减轻了医生评定的 PTSD 症状的程度(1 项随机对照试验,21 名受试者;SMD-1.89,95% CI-3.00~-0.78)。但是,解释这项随机对照试验的结果时应该慎重,因为分配到米氮平组的病人在基线时症状较轻,且退出率为 31%。**文拉法辛与安慰剂比较**:我们发现一篇系统综述(检索时间 2004 年,1 项随机对照试验,358 名受试者)[4]。该综述发现,在第12周医生评定的PTSD症状严重程度的下降值上,文拉法辛与安慰剂之间没有显著差异(1 项随机对照试验,358 名受试者;SMD-0.14,95%CI-0.35~0.06)。**药物之间比较**:我们发现一项随机对照试验比较了舍曲林 50~100mg/d 与奈法唑酮 200~400 mg/d 的作用[21]。该试验发现,在第 5 个月时,两组之间症状没有显著差异 [8 个条目的 PTSD 量表(TOP-8)平均总分:舍曲林组 5.23,奈法唑酮组 4.35,P = 0.36]。但是,解释这项随机对照试验时应该慎重,因为虽然是随机分组,但是服用舍曲林的病人在基线时的 TOP-8 评分显著高于服用奈法唑酮者。

害处　选择性 5-羟色胺再摄取抑制剂已知的不良反应包括恶心和头痛(见抑郁症标题下面抗抑郁剂的害处)。**帕罗西汀与安慰剂比较**:该综述发现,帕罗西汀组与安慰剂组的退出率没有显著差异(3项随机对照试验,1196名受试者;RR 0.95,95%CI 0.79~1.15)[4]。该综述中的一项随机对照试验对帕罗西汀与安慰剂进行了比较,发现帕罗西汀组下列不良反应的发生率≥10%,且为安慰剂组 2 倍以上:恶心(帕罗西汀组 19.2%,安慰剂组 8.3%)、嗜睡(帕罗西汀组 17.2%,安慰剂组3.8%)、口干(帕罗西汀组13.9%,安慰剂组4.5%)、无力(帕罗西汀组13.2%,安慰剂组5.2%)、射精异常(帕罗西汀组 11.8%,安慰剂组 3.7%)[22]。**舍曲林与安慰剂比较**:该综述发现,舍曲林组与安慰剂组的退出率没有显著差异(6 项随机对照试验,1148 名受试者;RR 1.10,95% CI 0.90~1.33)[4]。该综述中的一项随机对照试验发现,与安慰剂相比,舍曲林显著增加了失眠(舍曲林组35%,安慰剂组22%;P=0.04)、腹泻(舍曲林组28%,安慰剂组11%;P = 0.003)、恶心(舍曲林组 23%,安慰剂组 11%;P = 0.03),明显降低了食欲(舍曲林组 12%,安慰剂组 1%;P = 0.001)[23]。**氟西汀与安慰剂比较**:该综述发现,氟西汀组与安慰剂组的退出率没有显著差异(1 项随机对照试验,131 名受试者;RR 0.51,95% CI 0.28~0.96)[4]。该综述中的一项随机对照试验(65 名受试者)对氟西汀治疗 PTSD 的害处进行了评定,发现氟西汀组恶心、腹泻和口渴的发生率显著高于安慰剂组(所有结果均 P < 0.05)[24]。**米氮平与安慰剂比较**:该综述发现,米氮平组与安慰剂组的退出率没有显著差异(1项随机对照试验,29 名受试者,RR 1.20,95% CI 0.29~2.82)[4]。该综述中的一项随机对照试验发现,3 名服用米氮平的受试者因不良反应退出,这些不良反应包括镇静、惊恐发作、焦虑增强和易激惹[25]。3名服用安慰剂的受试者因疼痛或无效退出。该随机对照试验发现,服用安慰剂者出现心悸的比例较高(安慰剂组3/9 [33%],米氮平组0/17 [0%];P=0.03),服用米氮平者食欲和体重增加的比例较高(食欲增加:米氮平组6/17 [35%],安慰剂组1/9 [11%];体重增加:米氮平组3/17 [18%],安慰剂组1/9 [11%];两项比较均未报告 P 值)。**文拉法辛与安慰剂比较**:该综述发现,文拉法辛组与安慰剂组的退出率没有显著差异(1 项随机对照试验,358 名受试者;RR 0.83,95%CI 0.62~1.12)[4]。

评论　无。

治疗选择 12　三环类抗抑郁剂

关于丙米嗪或阿米替林对创伤后应激障碍的作用，一篇系统综述找到的几项随机对照试验均未提供充分的证据。

益处　我们发现一篇系统综述（检索时间 2004 年，2 项随机对照试验，81 名受试者）将三环类抗抑郁剂与安慰剂进行了比较[4]。该综述发现，第 8 周时，阿米替林显著降低了自评创伤后应激障碍症状的程度（1 项随机对照试验，33 名受试者；SMD − 0.90，95% CI − 1.62 ~ − 0.18）。该综述发现，第 8 周时，在减轻自评创伤后应激障碍症状的程度上，丙米嗪组与安慰剂组没有显著差异（1 项随机对照试验，41 名受试者；SMD − 0.24，95% CI − 0.86 ~ + 0.38）。

害处　该系统综述未提供不良反应方面的信息[4]。该综述发现，阿米替林组与安慰剂的退出率没有显著差异（1 项随机对照试验，46 名受试者；RR 1.34，95%CI 0.52 ~ 3.49），丙米嗪组与安慰剂组也没有显著差异（1 项随机对照试验，41 名受试者；RR 0.78，95% CI 0.47 ~ 1.3）。三环类抗抑郁剂已知的不良反应包括抗胆碱能作用（见成年人抑郁症标题下抗抑郁剂的害处）。

评论　无。

治疗选择 13　单胺氧化酶抑制剂

关于溴法罗明或苯乙肼对创伤后应激障碍的作用，一篇系统综述找到的两项随机对照试验结果表明证据不充分。

益处　我们发现一篇系统综述（检索时间 2004 年，2 项随机对照试验，83 名受试者）[4]。该综述发现，在第 8 周时，与安慰剂相比，苯乙肼显著减轻了自评创伤后应激障碍症状的严重程度（1 项随机对照试验，37 名受试者；SMD − 1.06，95%CI − 1.75 ~ − 0.36）。该综述发现，在第 8 周自评创伤后应激障碍症状的严重程度上，溴法罗明组与安慰剂组没有显著差异（1 项随机对照试验，45 名受试者；SMD − 0.58，95%CI − 1.18 ~ + 0.02）。

害处　该系统综述未提供不良反应方面的信息[4]。该综述发现，第 12 周时，溴法罗明组与安慰剂组的退出率没有显著差异（1 项随机对照试验，66 名受试者；RR 1.44，95%CI 0.69 ~ 3.01）。该综述发现，苯乙肼组的退出率显著低于安慰剂组（1 项随机对照试验，37 名受试者；RR 0.32，95%CI 0.12 ~ 0.80）。单胺氧化酶抑制剂已知的不良反应包括可能出现高血压危象。服用单胺氧化酶抑制剂可能需要限制饮食（见成年人抑郁症标题下抗抑郁剂的害处）。

评论　溴法罗明是一种单胺氧化酶抑制剂，未在英国上市。

治疗选择 14　卡马西平

关于卡马西平在创伤后应激障碍中的作用，我们未发现系统综述或随机对照试验。

益处　我们未发现系统综述或随机对照试验。

害处　我们未发现随机对照试验。

评论　无。

治疗选择 15　利培酮

关于利培酮在改善创伤后应激障碍症状中的作用，一篇系统综述找到的一项随机对照试验未提供充分的证据。

益处　我们发现一篇系统综述（检索时间 2004 年，1 项随机对照试验，37 名受试者）[4]。该综述发现一项随机对照试验将辅助使用利培酮与安慰剂进行了比较。所有受试者继续使用原来的抗精神病药、抗抑郁剂、苯二氮䓬类药物或催眠药。该随机对照试验发现，第 5 周时，在医生评定创伤后应激障碍症状的严重程度上，辅助使用利培酮组与安慰剂组的降低幅度没有显著差异（SMD + 0.10，95%CI − 0.55 ~ + 0.74）。解释该研究时应该慎重，因为受试者服用的其他药物变动较大。

害处　该综述发现，辅助使用利培酮组与安慰剂组的退出率没有显著差异（1项随机对照试验，40 名受试者；RR 0.50，95%CI 0.05 ~ 5.08）[4]。

评论　无。

治疗选择 16　苯二氮䓬类药物

关于苯二氮䓬类药物在创伤后应激障碍病人中的作用，有一篇系统综述，它未找到质量良好的随机对照试验。

益处　我们发现一篇系统综述（检索时间 1999 年），它未找到质量良好的随机对照试验[26]。

害处　我们未发现随机对照试验。

评论　无。

治疗选择 17	普萘洛尔

关于普萘洛尔在创伤后应激障碍中的作用，我们未发现系统综述或随机对照试验。
益处 我们未发现系统综述或随机对照试验。
害处 我们未发现随机对照试验。
评论 无。

治疗选择 18	奥氮平

关于奥氮平对创伤后应激障碍的作用，一篇系统综述未找到质量良好的随机对照试验。
益处 我们发现一篇系统综述（检索时间 2004 年，2 项随机对照试验）[4]。该综述发现一项小样本的随机对照试验（15 名创伤后应激障碍病人，其中 4 人退出），该试验不符合《临床证据》的纳入标准，因为样本量小，退出率高[27]。该综述发现，一项随机对照试验在使用 5-羟色胺再摄取抑制剂头 12 周无效的病人中，对奥氮平和安慰剂进行了比较。该试验发现，第 10 周时，在医生评定的创伤后应激障碍症状上，两组之间没有显著差异（1 项随机对照试验，19 名受试者；SMD − 0.92，95% CI − 1.88 ~ + 0.04）。
害处 该系统综述未报告不良反应[4]。
评论 无。

词汇表

情绪管理（affect management）：一种专注于情绪管理的小组治疗。

焦虑管理（anxiety management）：包括讲授如何降低焦虑水平的技巧。例如肌肉放松，传授如何交替收缩和放松特定的肌群以及呼吸训练，以避免过度呼吸。

回避（avoidance）：创伤后应激障碍的一个特征性症状，指回避能使人想起创伤的提醒物、想法或处境。

认知行为治疗（cognitive behavioural therapy）：包括许多技术。**想像性暴露**要求暴露于所发生事件的详细描述或想像。**现实性暴露**包括面对已经与创伤相关、导致恐惧和痛苦的现实生活处境。**认知治疗**要求质疑受到扭曲的有关创伤、自我和世界的观念。**折衷心理治疗**是针对创伤的认知行为治疗与精神动力治疗的结合。**想像性满灌**包括强烈地重新体验创伤经历。**记忆构建**包括倾听并澄清个体的叙述，重新构建后供其向亲友复述。**迁延暴露**要求反复暴露于创伤的回忆，以及因创伤相关的恐惧而回避的没有危险的现实处境。**应激培养**要求指导应对技术及一些认知技术，如重建技术。**支持性倾听**即主动倾听个体的叙述，澄清事实、感觉和情感上的细节。

认知加工治疗（cognitive processing therapy）：包括认知治疗的不同成分，书写和阅读与创伤事件有关的内容。

分离症状（dissociative symptoms）：指对环境的记忆或知觉的瓦解；例如不能回忆创伤事件的细节，无法用普通的遗忘或头部外伤等器质性原因加以解释。

戏剧治疗（drama therapy）：使用戏剧作为表达和沟通的形式。

眼动脱敏和再加工（eye movement desensitisation and reprocessing，EMDR）：要求病人专注于创伤事件、与其相关的负面认知和伴随的情绪[28]。然后，要求病人将目光随着治疗师的手指从一侧转向另一侧。

觉醒过度（hyperarousal）：创伤后应激障碍的一组特征性症状，包括兴奋性增强、睡眠困难、警觉过度、惊吓增加和注意减退。

催眠治疗（hypnotherapy）：利用催眠让病人克服创伤事件。

想像性复述治疗（imagery rehearsal therapy）：鼓励进行愉快的想像练习，并利用认知行为工具处理不愉快的想像。

住院治疗项目（inpatient treatment programmes）：病人住院接受一套预先制定的治疗，通常以小组形式参加。这些项目可能包括多种技术，包括认知行为治疗、小组治疗和药物治疗。

基于互联网的心理治疗（internet based psychotherapy）：按照方案通过互联网进行的治疗，包括心理教育和认知重新评价。进一步的信息参见 http://www.interapy.com/Public2/。

多次合作性创伤支持（multiple session collaborative trauma support）：出院后进行的咨询、联络和治疗协作。

针对现状的小组治疗（present focused group therapy）：一种集体治疗措施，找出并矫正既往创伤体验后出现的行为模式。

精神动力治疗（psychodynamic psychotherapy）：对防御机制、解释和创伤前的经历进行分析。

心理汇报（psychological debriefing）：详尽地考虑创伤事件，将心理反应正常化。

放松治疗（relaxation treatment）：想像令人放松的处境，诱导肌肉和精神放松。

亚综合征 PTSD（sub-syndromal PTSD）：该术语有时用于描述有创伤后应激症状但不符合全部 DSM-IV 或 ICD-10 创伤后应激障碍诊断标准的个体。

支持性咨询（supportive counselling）：一种处理当前问题而不是创伤本身的间接治疗措施。

支持性心理治疗（supportive psychotherapy）：一种间接的治疗措施，包括帮助个体探索其想法、情感和行为，目的是更清楚地了解自己，以及培养更有效应对各种处境的能力。

针对创伤的小组治疗(trauma focused group therapy): 一种小组治疗措施,包括重新构建既往的创伤事件,找出并矫正与其相关的负面自我形象,将对该事件的记忆整合到个体对自己和他人的有意识的知觉中。

参考文献

1. American Psychiatric Association. D*iagnostic and statistical manual of mental disorders*, 4th ed. Washington, DC: American Psychiatric Association, 1994.
2. Kessler RC, Sonnega A, Bromet E, et al. Posttraumatic stress disorder in the national comorbidity survey. *Arch Gen Psychiatry* 1995;52:1048-1060.
3. O'Brien S. *Traumatic events and mental health*. Cambridge: Cambridge University Press, 1998.
4. National Institute for Clinical Excellence. Post traumatic stress disorder: the management of PTSD in primary and secondary care, 2005.
5. Brom D, Kleber RJ, Hofman MC. Victims of traffic accidents: incidence and prevention of post-traumatic stress disorder. *J Clin Psychol* 1993;49:131-140.
6. Bisson JI, Shepherd JP, Joy D, et al. Early cognitive-behavioural therapy for post-traumatic stress symptoms after physical injury. Randomised controlled trial. *Br J Psychiatry* 2004;184:63-69.
7. Andre C, Lelord F, Legeron P, et al. Controlled study of outcomes after 6 months to early intervention of bus driver victims of aggression. *Encephale* 1997;23:65-71. [In French]
8. Bryant RA, Harvey AG, Basten C, et al. Treatment of acute stress disorder: a comparison of cognitive behavioural therapy and supportive counselling. *J Consult Clin Psychol* 1998;66:862-866.
9. Bryant RA, Sackville T, Dang ST, et al. Treating acute stress disorder: an evaluation of cognitive behavior therapy and supportive counselling techniques. *Am J Psychiatry* 1999;156:1780-1786.
10. Gidron Y, Gal R, Freedman S, et al. Translating research findings to PTSD prevention: results of a randomised controlled pilot study. *J Trauma Stress* 2001;14:773-780.
11. Bordow S, Porritt D. An experimental evaluation of crisis intervention. *Soc Sci Med* 1979;13A:251-256.
12. Zatzick DF, Roy-Byrne P, Russo JE, et al. Collaborative interventions for physically injured trauma survivors: a pilot randomized effectiveness trial. *Gen Hosp Psychiatry* 2001;23:114-123.
13. Schelling G, Briegel J, Roozendaal B, et al. The effect of stress doses of hydrocortisone during septic shock on posttraumatic stress disorder in survivors. *Biol Psychiatry* 2001;50:978-985.
14. Pitman RK, Sanders KM, Zusman RM, et al. Pilot study of secondary prevention of posttraumatic stress disorder with propranolol. *Biol Psychiatry* 2002;51:189-192.
15. Mellman TA, Bustamante V, David D, et al. Hypnotic medication in the aftermath of trauma. *J Clin Psychiatry* 2002;63:1183-1184.
16. Pitman RK, Altman B, Greenwald E, et al. Psychiatric complications during flooding therapy for posttraumatic stress disorder. *J Clin Psychiatry* 1991;52:17-20.
17. Zlotnick C, Shea T, Rosen K, et al. An affect-management group for women with posttraumatic stress disorder and histories of childhood sexual abuse. *J Trauma Stress* 1997;10:425-436.
18. Gersons BPR, Carlier IVE, Lamberts RD, et al. Randomised clinical trial of brief eclectic psychotherapy for police officers with posttraumatic stress disorder. *J Trauma Stress* 2000;13:333-348.
19. Brom D, Kleber RJ, Defares PB. Brief psychotherapy of posttraumatic stress disorders. *J Consult Clin Psychol* 1989;57:607-612.
20. Lange A, Van de Ven JP, Schrieken B, et al. Interapy, treatment of posttraumatic stress through the Internet: a controlled trial. *J Behav Ther Exp Psychiatry* 2001;32:73-90.
21. Saygin MZ, Sungur MZ, Sabol EU, et al. Nefazodone versus sertraline in treatment of posttraumatic stress disorder. *Bull Clin Psychopharmacol* 2002;12:1-5.
22. Tucker P, Zaninelli R, Yehuda R, et al. Paroxetine in the treatment of chronic posttraumatic stress disorder: results of a placebo-controlled, flexible-dosage trial. *J Clin Psychiatry* 2001;62:860-868.
23. Davidson JR, Rothbaum BO, van der Kolk BA, et al. Multicenter, double blind comparison of sertraline and placebo in the treatment of posttraumatic stress disorder. *Arch Gen Psychiatry* 2001;58:485-492.
24. Barnett SD, Tharwani HM, Hertzberg MA, et al. Tolerability of fluoxetine in posttraumatic stress disorder. *Prog Neuropsychopharmacol Biol Psychiatry* 2002;26:363-367.
25. Davidson JRT, Weisler RH, Butterfield MI, et al. Mirtazapine vs. placebo in posttraumatic stress disorder: a pilot trial. *Biol Psychiatry* 2003;53:188-191.
26. Stein DJ, Zungu-Dirwayi N, Van der Linden GJ, et al. Pharmacotherapy for posttraumatic stress disorder. In: The Cochrane Library, Issue 1, 2004. Chichester, UK: John Wiley & Sons, Ltd. Search date 1999; primary sources Medline; Psychlit; Pilots Traumatic Stress Database; Dissertation Abstracts; trials register of the Cochrane Depression, Anxiety and Neurosis Controlled Group; hand searches of reference lists; and personal contact with post-traumatic stress disorder researchers and pharmaceutical companies.
27. Butterfield MI, Becker ME, Connor KM, et al. Olanzapine in the treatment of post-traumatic stress disorder: a pilot study. *Int Clin Psychopharmacol* 2001;16:197-203.
28. Shapiro F. Eye movement desensitisation: a new treatment for post-traumatic stress disorder. *J Behav Ther Exp Psychiatry* 1989;20:211-217.

原作者

Jonathan Bisson
Consultant Liaison Psychiatrist
Cardiff and Vale NHS Trust, Cardiff, UK

利益冲突:没有声明。

精神分裂症

检索时间：2004年9月
原作者：Zia Nadeem, Andrew McIntosh, Stephen Lawrie　田成华 译　于欣 校

问题

药物治疗对阳性和阴性症状有什么作用？
哪些治疗措施可以降低复发率？
对于标准抗精神病药治疗无效的病人，哪些治疗措施有效？
哪些治疗措施可以改善对抗精神病药的依从性？

治疗措施及其效果

药物治疗

益害相当
氨磺必利 *
氯丙嗪 *
氯氮平 *
长效溴哌利多癸酸酯 *
长效氟哌啶醇癸酸酯 *
氟哌啶醇 *
洛沙平 *
吗茚酮 *
奥氮平 *
匹莫齐特 *
喹硫平 *
利培酮 *
舒必利 *
硫利达嗪 *
齐拉西酮 *
佐替平 *

效果不明
培拉嗪

预防复发

肯定有效
急性期后继续抗精神病药治疗至少6个月
多次家庭治疗
心理教育

效果不明
认知行为治疗
社会技能训练

难治性疾病

肯定有效
氯氮平（与标准抗精神病药比较）

效果不明
奥氮平

依从性

很可能有效
行为治疗
依从性治疗
心理教育

效果不明
多次家庭治疗

将在新版中加入

抗精神病药治疗的强化
早期干预的作用
治疗急性行为紊乱
治疗精神分裂症的抑郁

*这些药物对精神分裂症均肯定有效，但是有明显的害处，其中可能有帕金森综合征、肌张力障碍、胆碱能作用和体重增加

见词汇表 **G**

主要信息

药物治疗

◆ **氨磺必利***：两篇系统综述发现，氨磺必利对症状的改善作用优于标准抗精神病药。与所有抗精神病药一样，氨磺必利的害处可能有帕金森综合征、肌张力障碍、胆碱能作用和体重增加。但是，一篇系统综述发现，氨磺必利产生锥体外系不良反应的可能性小于标准抗精神病药。一项随机对照试验发现，氨磺必利组与奥氮平组的症状没有显著差异。一篇系统综述发现，氨磺必利组与利培酮组的症状没有显著差异。

◆ **氯丙嗪***：一篇系统综述发现，根据一个精神科医生评定量表的评定结果，在治疗6个月后病情没有进步或病情加重的病人比例上，氯丙嗪组低于安慰剂组。该综述发现，与安慰剂相比，氯丙嗪的不良反应较多，如镇静、急性肌张力障碍和帕金森综合征。

◆ **氯氮平***：一篇系统综述发现，与标准抗精神病药（主要是氟哌啶醇和氯丙嗪）相比，氯氮平治疗4～10周对症状的改善幅度较大，引起药源性运动障碍的可能性较小。关于氯氮平与其他新型抗精神病药的比较，几项随机对照试验的结果表明依据不足。几项随机对照试验发现，氯氮平可引起恶病质。

◆ **长效溴哌利多癸酸酯***：一篇系统综述复习了3项小样本随机对照试验，发现在6～12个月内需要加用其他药物、提前退出试验或出现运动障碍的病人比例上，长效溴哌利多癸酸酯与长效氟哌啶醇癸酸酯或长效氟奋乃静癸酸酯之间没有显著差异。该综述可能缺乏统计学把握度，检测不到具有临床意义的差异。

◆ **长效氟哌啶醇癸酸酯***：一篇系统综述中的一项小样本随机对照试验发现，治疗4个月时在总体临床状态上，长效氟哌啶醇癸酸酯与口服氟哌啶醇之间没有显著差异，但是其样本量太小，无法检测出具有临床意义的差异。氟哌啶醇可引起急性肌张力障碍、静坐不能和帕金森综合征。

◆ **氟哌啶醇***：一篇系统综述发现，与安慰剂相比，氟哌啶醇增加了6个月和24个月时医生评定的总体进步评分，但是它可以引起急性肌张力障碍、静坐不能和帕金森综合征。

◆ **洛沙平***：一篇系统综述发现，在症状改善和不良事件方面，新型抗精神病药洛沙平与标准抗精神病药之间没有显著差异。与所有抗精神病药一样，其害处可能包括帕金森综合征、肌张力障碍、胆碱能作用和体重增加。

◆ **吗茚酮***：一篇系统综述发现，在4～12周内总体临床改善或出现不良反应的病人比例上，吗茚酮组与标准抗精神病药组之间没有显著差异，吗茚酮的害处包括帕金森综合征、肌张力障碍、胆碱能作用和体重增加。

◆ **奥氮平***：一篇系统综述发现，在持续存在的精神病性症状上，奥氮平与标准抗精神病药之间没有显著差异。与所有抗精神病药一样，奥氮平可有帕金森综合征、肌张力障碍、胆碱能作用和体重增加。但是，该综述和后来的一项随机对照试验发现，奥氮平引起的锥体外系不良反应比标准抗精神病药少。几项随机对照试验发现，奥氮平、氨磺必利、利培酮和氯氮平之间在症状或不良反应上均没有显著差异。

◆ **匹莫齐特***：一篇系统综述发现，在临床总体印象上匹莫齐特与标准抗精神病药之间没有显著差异，匹莫齐特引起的镇静较少，震颤较多。该综述发现，在心血管不良反应方面（如血压升高或降低、头晕），匹莫齐特与标准抗精神病药之间整体上没有差异。匹莫齐特剂量超过20mg/d时可引起心源性猝死。

◆ **喹硫平***：一篇系统综述发现，在精神状态上，喹硫平与标准抗精神病药（主要是氟哌啶醇）之间没有显著差异。与所有抗精神病药一样，喹硫平可引起肌张力障碍、胆碱能作用和体重增加。但是，该综述发现，喹硫平减少了静坐不能、帕金森综合征的发生率和提前退出试验的病人比例。

◆ **利培酮***：一篇系统综述发现，治疗12周和26周时，在症状出现具有临床意义的改善的病人比例上，利培酮优于标准抗精神病药（主要是氟哌啶醇）。该综述发现，与标准抗精神病药相比，利培酮引起的锥体外系症状较少，对抗帕金森综合征药的需要较少，但是体重增加较多。还有一项小样本随机对照试验发现，利培酮组与氟哌啶醇组在8周时的有效率上没有显著差异。几篇系统综述发现，利培酮与其他新型抗精神病药（奥氮平、舒必利、氯氮平）在症状上没有显著差异。

◆ **舒必利***：几篇系统综述发现，在症状的改善程度上，新型抗精神病药舒必利与标准抗精神病药之间没有显著差异，不良反应特点各异。但是，与所有抗精神病药一样，舒必利的害处有帕金森综合征、肌张力障碍、胆碱能作用和体重增加。

◆ **硫利达嗪***：一篇系统综述发现，与安慰剂相比，硫利达嗪在3～12个月内改善了整体的精神状态。与所有抗精神病药一样，硫利达嗪的害处可能包括帕金森综合征、肌张力障碍、胆碱能作用和体重增加。硫利达嗪可引起室性心律失常，作为精神分裂症的二线治疗药物限制使用。

◆ **齐拉西酮***：一篇系统综述发现，在齐拉西酮与标准抗精神病药（主要是氟哌啶醇）之间，症状没有显著差异。与所有抗精神病药一样，齐拉西酮的害处可能包括帕金森综合征、胆碱能作用和体重增加。但是，一篇早期的系统综述发现，与氟哌啶醇相比，齐拉西酮引起的静坐不能和急性肌力障碍较少，恶心和呕吐较多。

◆ **佐替平***：一篇系统综述发现，有微弱的证据表明，与标准抗精神病药相比，佐替平增加了具有临床意义的症状改善的病人比例。该结果的说服力不强，因为从分析中删除一项随机对照试验后，佐替平与标准抗精神病药之间的差异不再具有显著性。与所有抗精神病药一样，佐替平的害处可能包括帕金森综合征、胆碱能作用和体重增加。一篇系统综述发现，佐替平减少了静坐

Simon Wessely
Professor of Epidemiological and Liaison
Psychiatry
Guy's
King's and St Thomas' School of Medicine and
Institute of Psychiatry
London
UK

利益冲突：没有声明。

表1 慢性疲劳综合征的诊断标准（见正文）

CDC 1994	英国牛津
至少持续 6 个月的，经临床评估，而医学上不能解释的疲劳，并符合以下标准： －新发生的 －非持续性劳累所致 －休息后不能达到实质上的缓解 －比以前的活动水平有实质上的降低	至少持续 6 个月的严重影响正常能力的疲劳，并符合以下标准： －同时影响身体和精神的功能 －半数以上时间出现症状
出现以下其中 4 种或更多的症状： －主观记忆的损害 －淋巴结触痛 －肌肉痛 －关节痛 －头痛 －无法恢复精神的睡眠 －劳累后的不适（>24 小时）	可能出现其他症状，特别是肌痛、睡眠和情绪波动
排除标准	
－可能引起疲劳的进展性、不能缓解的或可疑性疾病 －精神病、忧郁症或双向抑郁（而不是非复杂性严重抑郁） －精神障碍 －痴呆 －厌食症或神经性贪食症 －酒精或其他物质滥用 －严重肥胖	－可能引起疲劳的进展性、不能缓解的或可疑性疾病 －精神病、忧郁症或双向抑郁（而不是非复杂性严重抑郁） －精神障碍 －痴呆 －厌食症或神经性贪食症

CDC，美国疾病预防与控制中心

绝经后妇女的骨折预防

检索时间：2005年1月
原作者：Leif Mosekilde, Peter Vestergaard, Bente Langdahl　汤小东 译　郭卫 校　党耕町 审

问　题

对绝经后妇女骨折预防的治疗效果如何？

治疗措施及其效果

骨折的预防

肯定有效
阿伦膦酸盐
甲状旁腺激素
雷洛昔芬
利塞膦酸盐
雷尼酸锶

很可能有效
降钙素
钙和维生素 D 或维生素 D 类似物
氯膦酸盐
依替膦酸盐
髋关节保护肢具
伊班膦酸盐
帕米膦酸盐
维生素 D 类似物（Alphacalcidol 或骨化三醇）

效果不明
单用钙剂
环境改善
锻炼
多因素的非药物干预

不太可能有效
单用维生素 D

很可能无效甚至有害
激素替代疗法

将在新版中加入
饮食治疗的作用
头盔的作用
病理性骨折的预防

见词汇表 **G**

主要信息

骨折的预防

◆ **阿伦膦酸钠**：一篇对绝经后妇女的系统综述研究结果显示，与对照组相比，阿伦膦酸钠在1年时间内明显降低了脊柱骨折和非脊柱骨折的发生率。另一篇系统综述研究显示，阿伦膦酸钠在 1～4 年减少了脊柱和髋关节骨折的发生率。还有一篇系统综述研究发现，在因不良反应而停止阿伦膦酸钠治疗的妇女中，试验组和安慰剂组比较没有显著性差异。

◆ **甲状旁腺素**：一项有关既往脊柱骨折妇女的随机对照试验发现，与安慰剂组相比，甲状旁腺素能降低妇女脊柱骨折和其他部位骨折的发生率。一项有关骨质疏松妇女的小规模随机对照试验发现，使用甲状旁腺素联合雌二醇3年后，比单独使用雌二醇更能减少脊柱骨折的发生。甲状旁腺素可以引起暂时性的恶心和头痛。

◆ **雷洛昔芬**：一项关于绝经后骨质疏松妇女的大规模随机对照试验发现，雷洛昔芬与安慰剂相比可以减少脊柱骨折的发生，但在非脊柱部位却未能发现显著性差异。另一项较小规模的随机对照试验显示雷洛昔芬与安慰剂在减少骨折方面的作用没有显著性差异。我们发现没有随机对照试验对其他选择性雌激素受体调节剂的效果进行评价。一项大规模随机对照试验发现，与安慰剂相比雷洛昔芬可以增加妇女静脉栓塞的发生。

◆ **利塞膦酸盐**：一篇对绝经后妇女的系统综述显示，在4年时间中，与对照组（安慰剂，钙剂或钙剂联合维生素D）相比，利塞膦酸盐可以减少脊柱和非脊柱部位骨折的发生。另一篇系统综述也发现，与安慰剂相比利塞膦酸盐可以降低脊柱和髋关节骨折的发生率。而另一篇系统综述发现，服用利塞膦酸盐、安慰剂、钙剂或钙剂联合维生素D的过程中因副反应而退出的妇女，

其骨折发生率没有显著性差异。

- ◆ 雷尼酸锶：一项有关绝经后妇女骨质疏松的大规模随机对照试验发现，与安慰剂相比雷尼酸锶可以减少脊柱骨折的发生。而另一项大规模随机对照试验没有发现该药能够减少非脊柱部位的骨折。随机对照试验还发现在雷尼酸锶治疗的头三个月，发生腹泻的病例明显增加。
- ◆ 降钙素：一篇系统综述发现，与安慰剂组相比，在降钙素治疗后的1~5年中，绝经后妇女的脊柱骨折发生有所降低，但非脊柱部位骨折发生率没有显著性差异。另一篇系统综述发现，每日给予50~400IU降钙素可以减少脊柱骨折的发生，但不能减少非脊柱骨折的发生。前一项研究显示，降钙素可以加重头痛和更年期症状。
- ◆ 钙剂联合维生素D或维生素D类似物：一篇大规模系统综述研究发现，与安慰剂或无干预组相比，钙剂联合维生素D减少了非脊柱部位和髋部的骨折发生，但两者差异不是非常明显。另一篇系统综述发现，当钙剂用量超过700IU（17.5μg）时，联合应用维生素D与安慰剂或单独使用钙剂相比，能够减少非脊柱部位和髋部的骨折发生。一篇系统综述研究发现，钙剂联合维生素D与安慰剂或钙剂相比，可以降低脊柱骨折的发生率，但无论是钙剂联合羟基维生素D或钙剂联合维生素D都未能显著降低非脊柱骨折的发生。系统综述研究发现，维生素D或其衍生物增加了高钙血症的危险。
- ◆ 氯膦酸盐：一项小规模的随机对照试验发现，氯膦酸盐与安慰剂相比，可以减少脊柱骨折，但不能减少非脊柱部位的骨折。研究没有给出不良反应的相关信息。
- ◆ 依替膦酸盐：一篇关于绝经后妇女的系统综述发现，依替膦酸盐与安慰剂、钙剂或钙剂联合维生素D相比，可以在2年以上的时间减少脊柱骨折的发生。一篇小规模的系统综述发现，依替膦酸盐与安慰剂比较对预防脊柱骨折没有显著性差异。一篇系统综述发现，几组病例在非脊柱部位骨折发生率上没有显著性差异。一篇系统综述没有对药物害处进行特殊的报道，但其发现依替膦酸盐与安慰剂的病人试验中途退出率没有差别。
- ◆ 髋关节保护肢具：一篇系统综述研究发现，虽然差异不是很显著，但在养老院的老人中，采用髋关节保护肢具的比未用者，髋部骨折发生率低。但在对其他骨折的研究中，二者没有显著性差异。
- ◆ 伊班膦酸盐：一项大规模随机对照试验发现，伊班膦酸盐与安慰剂比较，能够减少脊柱骨折的发生，但是不能减少非脊柱部位骨折的发生，二者副作用没有差别。
- ◆ 帕米膦酸盐：一项小规模随机对照试验发现，虽然非脊柱部位骨折的结果没有达到显著性差异，但帕米膦酸盐与安慰剂相比能够降低骨折的发生率。另一项小规模随机对照试验的结果也证实了这一点。在副作用方面二者没有显著性差异。
- ◆ 维生素D类似物（α-骨化醇或骨化三醇）：在一篇包括多性别和病理状态人群的系统综述研究中发现，维生素D类似物与安慰剂相比，能够减少骨折的发生。一篇系统综述研究发现，在绝经后妇女中，维生素D类似物比维生素D能更好地预防脊柱骨折。一篇系统综述发现维生素D类似物比维生素D有更高的高钙血症发生率。
- ◆ 单用钙剂：一篇有关绝经后妇女的系统综述研究发现，在1.5~4年的时间中，补充钙剂同安慰剂比较在防止脊柱或非脊柱部位的骨折上没有显著性差异。
- ◆ 环境改善：我们没有发现有关独立的环境改善的系统综述或随机对照试验。
- ◆ 锻炼：5项在不同人群（包括老年病人）的小规模随机对照试验结果显示，在8个月至2年的时间中，锻炼（每周三次快走，平衡和力量练习加行走，或者低强度的练习）与对照组比较在外周骨骨折或外伤所致外周骨骨折上没有显著性差异。一项小规模随机对照试验显示，在绝经后妇女，2年的背部力量练习计划和10年以上的脊柱骨折常规护理比较没有显著性差异。
- ◆ 多因素的非药物干预：三项有关多因素非药物干预骨折作用的随机对照试验，得出了相互矛盾的结果。一项随机对照试验发现，多因素的非药物干预与安慰剂组比较可以减少股骨骨折的发生，而另两项随机对照试验却发现二者比较没有显著性差异。
- ◆ 单用维生素D：一篇系统综述发现，维生素D（剂量高达每天800IU）和安慰剂对于预防骨折没有显著性差异。另一篇系统综述发现，维生素D与其类似物（α-骨化醇和骨化三醇）相比，增加了脊柱骨折的发生率。还有一篇系统综述研究发现，与安慰剂相比，维生素D可以增加高钙血症的发生率。
- ◆ 激素替代治疗：两篇系统综述随后的两项大型随机对照试验发现激素替代治疗与安慰剂、无治疗、钙剂和／或维生素D治疗相比，减少了非脊柱部位和脊柱部位的骨折发生。另一篇系统综述研究发现，激素替代治疗与安慰剂比较在预防骨折方面没有显著性差异。综合四项大型随机对照试验和一项随后的随机对照试验，以及另一项大范围观察研究的结果显示，激素替代治疗与安慰剂相比可以增加乳腺癌的发生。其中四项随机对照试验结果显示激素替代治疗还可能增加中风及肺栓塞的可能。一项小型随机对照试验结果发现骨质疏松妇女单独应用雌二醇来预防骨折的效果比合用甲状旁腺素的效果差。

定义 这篇文章的内容主要涉及绝经后妇女骨折的预防措施。骨折是骨或软骨的折断或碎裂，可以有症状或无症状。症状和体征包括活动受限、疼痛、触痛、麻木、碰伤、关节畸形、关节肿胀、肢体畸形和肢体短缩[1]。**诊断**：诊断骨折通常需要有以上所述的各种典型临床特征，并结合适当的影像技术结果。通常在骨质疏松的试验中，绝经是指最后一次月经12个月以后[2]。

发病率／患病率 白人女性一生的骨折发生率为，脊柱20%，腕关节15%，髋关节18%[3]。绝经后骨折的发生可能随年龄的增加而升高[4]。观察研究发现，50岁以后，年龄特异性的绝经后髋部骨折发生率呈指数增长。人种不同，骨折的发生率也有所不同。髋部骨折的发生率在高加索人最高，其后是西班牙人、亚洲人和非洲裔的美国人[5]。

病因/危险因素 当骨所承受应力超过骨的生物机械强度时，就会发生骨折。骨折常见的原因是创伤，但没有明显的外伤也可以发生骨折。危险因素是指增加创伤危险，以及降低骨生物机械强度的因素。增加创伤危险的因素如视力受损、身体平衡能力的下降或神经系统紊乱（共济失调、中风、癫痫）。环境因素如药物、酒精摄入以及松软的地毯都可以增加骨折的风险。降低骨骼生物机械强度并导致骨质疏松的因素包括年龄的增长、体重减少、遗传、疾病（如甲亢、甲旁亢、类风湿性关节炎）、药物（如皮质激素）、环境因素（如吸烟）[5]。由于与激素相关的骨丢失，绝经后妇女比绝经前妇女及各年龄的男性都更容易发生骨折。

预后 骨折可导致疼痛、短期或长期的运动障碍、出血、血栓栓塞性疾病（参见血栓栓塞相关章节）、休克和死亡。脊柱骨折可导致疼痛、运动损害、肌肉萎缩、身体外形的改变、运动功能的丧失、生活质量下降[6]。有20%的妇女死于髋部骨折后的第一年，与同年龄无髋部骨折的女性相比，死亡率增加了12%～20%。髋部骨折后，近半数原先能够生活自理的老年女性丧失了部分自理能力。三分之一完全丧失自理能力。

治疗目的 通过最小不良反应的治疗来预防骨折的发生。

结局 髋部、腕部、非脊柱部位和脊柱部位的骨折发生率（我们没有报道间接结果，如骨密度或摔伤）。

方法 采用《临床证据》2005年1月的文献检索和评价方案。作者手工查找了1966年以后出版、有关骨病的期刊和文献中的综述。其中一些随机对照试验对全部的骨折每人每年发生情况进行概括。这些结果提供了干预措施的整体效果，但不是针对个体的骨折发生可能。一个个体发生多发骨折的数据，很明显与多个个体发生单发骨折的不同。多数学术机构建议应当在新发骨折病例中评估研究新的治疗措施[6]。这篇文章评估绝经后妇女的骨折预防问题。但在某些部分，我们将其他一些人群的随机对照试验结果也包括了进来（男性、绝经前女性），是因为这些试验结果对绝经后妇女可能起到帮助。这些试验在文章中有明确的标明。在这一研究进展的总结中，经过系统检索后，我们又将一篇系统综述和一项随机对照试验包括了进来[21,50]。

问题 绝经后妇女骨折预防的效果怎样？

治疗选择 1　阿伦膦酸盐

一篇对绝经后妇女的系统综述研究显示，与对照组相比，阿伦膦酸钠在1年时间内明显降低了脊柱骨折和非脊柱骨折的发生率。另一篇系统综述研究显示，阿伦膦酸钠在1～4年减少了脊柱和髋关节骨折的发生率。还有一篇系统综述研究发现，在因不良反应而停止阿伦膦酸钠治疗的妇女中，试验组和安慰剂组比较没有显著性差异。

益处 **脊柱骨折**：我们发现了两篇系统综述[8,9]。第一篇系统综述（检索时间2003年）[9]发现，经过1～4年的治疗，与安慰剂相比，阿伦膦酸盐显著减少了妇女脊柱骨折的发生（4项随机对照试验，7637名女性；RR 0.52, 95%CI：0.42～0.64；结果以图形显示）[10]。第二篇系统综述（检索时间1999年，11项随机对照试验，12855名绝经后妇女）[8]发现，与安慰剂相比，阿伦膦酸盐（≥5mg）显著降低了妇女发生脊柱骨折的可能（8项随机对照试验至少随访1年，9360名妇女；RR 0.52, 95%CI：0.43～0.65）。**非脊柱骨折**：我们发现了一篇系统综述（检索日期1999年，11项随机对照试验，12855名绝经后妇女）[8]。该研究发现阿伦膦酸盐（≥10mg）与安慰剂相比，在1年内显著降低了非脊柱骨折的发生（6项随机对照试验，3723名妇女；RR 0.51, 95%CI：0.38～0.69）。这一综述未说明是如何诊断骨折的。**髋部骨折**：我们发现了一篇系统综述（检索时间2003年）[9]。该综述发现，与安慰剂相比，阿伦膦酸盐治疗1～4年后，显著降低了妇女发生髋部骨折的可能性（3项随机对照试验，7453名妇女；RR 0.61, 95%CI：0.36～0.93；结果以图形显示）。**阿伦膦酸盐与依替膦酸盐或利塞膦酸盐比较**：见下面的评论。

害处 观察证据表明口服阿伦膦酸盐与食管侵蚀和溃疡性食管炎有关[10]。一篇系统综述[8]发现≥5mg的阿伦膦酸盐与安慰剂比较，在因各种不良反应或因胃肠道反应而退出治疗的妇女中无显著性差异（9项随机对照试验，因不良反应而停止阿伦膦酸盐治疗：RR1.15, 95%CI：0.93～1.42；7项随机对照试验，因胃肠道反应而停止阿伦膦酸盐治疗：RR1.03, 95%CI：0.80～1.30；P=0.83）。在持续接受治疗的病例中，阿伦膦酸盐和安慰剂在胃肠道副反应方面没有差异（10项随机对照试验；RR1.03, 95%CI：0.98～1.07；P=0.23）。在meta分析包括的许多随机对照试验中，有消化性溃疡或食管疾病的妇女被排除在外。这可能去掉了最容易发生胃肠道副反应的那部分人群。

评论 有一篇系统综述发表在我们的系统检索之后（检索时间2004年，6项随机对照试验，9023例年龄39～91岁的绝经后妇女），它包括了一些随机对照试验，随即将绝经后妇女分配至阿伦膦酸盐和安慰剂组，并随访1～4.5年[11]。它发现阿伦膦酸盐（≥5mg）与安慰剂相比，显著减少了髋部骨折的发生（RR 0.55, 95%CI：0.36～0.84）。**阿伦膦酸盐与依替膦酸盐或利塞膦酸盐的比较**：一篇系统综述集合了几项随机对照试验的结果（没有报道所包括研究的详细内容），进行了阿伦膦酸盐、依替膦酸盐、利塞膦酸盐、降钙素、雷洛昔芬和雌二醇几种药物之间的间接比较[12]。该综述发现，阿伦膦酸盐与降钙素、雌二醇、雷洛昔芬相比，显著减少了非脊柱部位骨折的发生；但选择标准的不同、研究时限、使用剂量的区别阻碍了进一步的比较。

治疗选择 2　依替膦酸盐

一篇关于绝经后妇女的系统综述发现，与两年以上的安慰剂、钙剂或钙剂加维生素 D 比较，依替膦酸盐减少了脊柱骨折的发生。一篇小规模系统综述发现，依替膦酸盐和安慰剂比较在脊柱骨折上没有显著性差异。一篇系统综述发现，与2年以上的安慰剂、钙剂或钙剂加维生素D比较，在非脊柱骨折方面没有显著性差异。一篇系统综述虽然没有报道特殊的害处，但是发现依替膦酸盐和安慰剂在中途退出率上没有显著性差异。

益处　**脊柱骨折**：我们发现了两篇系统综述[9, 13]。第一篇系统综述（检索时间 1998 年，13 项随机对照试验，1010 例绝经后妇女）比较依替膦酸盐和安慰剂，钙剂，或钙剂加维生素 D[13]。结果发现，与安慰剂比较，依替膦酸盐显著地减少了2年以上发生脊柱骨折的妇女数量（9 项随机对照试验；间断周期服用 400 mg/d，持续 14～20 天，而后服用钙剂和/或维生素 D；2 年以上脊柱骨折：32/538 [6%] 依替膦酸盐 v 54/538 [10%] 安慰剂；RR 0.60，95% CI：0.41～0.88）。综述没有详细说明是如何诊断骨折的。第二篇小规模综述（检索时间 2003 年，2 项随机对照试验，174 例受试者）[9]发现，依替膦酸盐和安慰剂比较在脊柱骨折的妇女数量上没有显著性差异（RR 0.83，95% CI：0.45～1.52）。这一综述比上一个规模要小的多，而且不能被归于同样的加权。**非脊柱骨折**：我们发现了一篇系统综述（检索时间 1998 年，13 项随机对照试验，1010例绝经后妇女）比较依替膦酸盐和安慰剂、钙剂或钙剂加维生素D[13]。结果发现，依替膦酸盐和安慰剂比较在非脊柱骨折妇女数量上没有显著性差异（7 项随机对照试验；间断周期服用 400 mg/d，持续 14～20 天，而后服用钙剂和/或维生素D；2年以上非脊柱骨折：48/433 [11%] 依替膦酸盐 v 49/434 [11%] 安慰剂；RR 0.98，95%CI：0.68～1.42）。**依替膦酸盐与阿伦膦酸盐或利塞膦酸盐比较**：见阿伦膦酸盐的评论。

害处　一篇系统综述没有特别报道害处，但发现依替膦酸盐和安慰剂比较在中途退出的妇女数量上没有显著性差异（8项随机对照试验，RR 1.30，95% CI：0.58～2.93；$P=0.53$）[14]。

评论　无。

治疗选择 3　利塞膦酸盐

一篇关于绝经后妇女的系统综述发现，与对照比较（安慰剂、钙剂或钙剂加维生素 D），利塞膦酸盐在 4 年时减少了脊柱和非脊柱骨折。一篇系统综述发现，与安慰剂比较，利塞膦酸盐减少了脊柱和髋部骨折。一篇系统综述发现，利塞膦酸盐和安慰剂、钙剂或钙剂加维生素 D 比较在因不良反应而退出的妇女数量上没有显著性差异。

益处　**脊柱骨折**：我们发现了2篇系统综述[9, 15]。第一篇系统综述（检索时间2001年，8项随机对照试验）比较利塞膦酸盐和安慰剂、钙剂或钙剂加维生素 D）[15]。结果发现，与 4 年的安慰剂、钙剂或钙剂加维生素 D 比较，利塞膦酸盐（2.5 或5 mg）显著地减少了脊柱骨折的妇女数量（脊柱骨折，5项随机对照试验，2604例绝经后妇女：RR 0.64，95% CI：0.52～0.77）。综述没有清楚描述骨折是如何诊断的。第二篇系统综述（检索时间 2001 年，3 项随机对照试验，7900 例绝经后妇女）[9]发现，与安慰剂比较，5 mg 利塞膦酸盐显著地减少了脊柱骨折妇女的数量（RR 0.62，95% CI：0.50～0.79，结果以图表示）。**非脊柱骨折**：我们发现了一篇系统综述（检索时间 2001 年，8 项随机对照试验）比较利塞膦酸盐和安慰剂、钙剂或钙剂加维生素 D）[15]，结果发现，与安慰剂、钙剂或钙剂加维生素 D 比较，在 4 年时，利塞膦酸盐（2.5或5 mg）显著地减少了非脊柱骨折妇女的数量（7项随机对照试验，12958例绝经后妇女；RR 0.73，95% CI：0.61～0.87）。综述没有清楚描述如何诊断骨折。**髋部骨折**：我们发现了一篇系统综述（检索时间 2001 年，3 项随机对照试验，7900 例绝经后妇女）[9]。综述发现，与安慰剂比较，利塞膦酸盐（2.5 或 5 mg）显著地减少了髋部骨折（RR 0.64，95% CI：0.43～0.86；结果以图表示）。单独的 5 mg 利塞膦酸盐没有显著减少髋部骨折（RR 0.71，95% CI：0.46～1.21；结果以图表示）。**利塞膦酸盐与阿伦膦酸盐或依替膦酸盐比较**：见阿伦膦酸盐评论。

害处　一篇系统综述发现，利塞膦酸盐（2.5 或 5 mg）和安慰剂、钙剂或钙剂加维生素 D 比较在因任何副作用或胃肠道作用、腹痛而退出试验的妇女数量上没有显著性差异（因任何副作用而退出，8项随机对照试验，13998例绝经后妇女；RR 0.94，95% CI：0.84～1.06；因胃肠道作用而退出，4 项随机对照试验，12313 例妇女；RR 0.97，95% CI：0.91～1.04；腹痛，5 项随机对照试验，12835 例妇女；RR 0.93，95% CI：0.83～1.05）[15]。一项平行组随机对照试验（235 例男性或绝经后妇女，年龄 45～80 岁，经内镜检查上消化道正常）发现，持续 28 天治疗后，大剂量阿伦膦酸盐 40 mg/d 与大剂量利塞膦酸盐 30 mg/d比较，发生胃溃疡或胃腐蚀的妇女数量相同（3% 阿伦膦酸盐 v 3% 利塞膦酸盐；未进行显著性评估）[16]。

评论　系统综述指出，所有包括的随机对照试验数据维持原随机分组分析，但其中 5 项随机对照试验的中途退出率大于 25%。但是，作者指出治疗作用的强度与失随访无关[15]。一项随后的小规模随机对照试验（549例绝经后妇女，比较服用阿伦膦酸盐和利塞膦酸盐的绝经后妇女的骨吸收）发现，阿伦膦酸盐和利塞膦酸盐比较在胃肠道副作用上没有显著性差异[17]。

治疗选择 4　伊班膦酸盐

一项大规模随机对照试验发现，与安慰剂比较，伊班膦酸盐减少脊柱但不减少非脊柱骨折。结果发现，二组在副作用方面没有显著性差异。

益处 **脊柱骨折**：我们发现了一项随机对照试验[18]。该随机对照试验（2946例绝经后妇女，脊柱T-评分**G**≤-2，和至少1～4节段脊柱骨折超过3年）对每日口服伊班膦酸盐（2.5 mg）和间断口服伊班膦酸盐（每隔一天20mg，每3个月12个剂量）与安慰剂进行比较。结果发现，与安慰剂比较，每日和间断服用伊班膦酸盐可减少发生新的临床脊柱骨折（根据症状鉴别，然后通过放射学确认）的妇女数量（每日服用伊班膦酸盐发生新的临床脊柱骨折：RR 0.48，95% CI：0.32～0.72；间断服用伊班膦酸盐发生新的临床脊柱骨折：RR 0.50，95% CI：0.34～0.74）。**非脊柱骨折**：我们发现了一项随机对照试验[18]。随机对照试验（2946例绝经后妇女，脊柱T-评分≤-2，和3年以上至少4节段脊柱骨折）发现伊班膦酸盐和安慰剂比较，在3年后的临床非脊柱骨折的妇女数量上没有显著性差异[18]。

害处 一项随机对照试验发现，伊班膦酸盐和安慰剂比较在发生任何副作用的妇女数量上没有显著性差异（88.9/975 [9.1%] 安慰剂 v 90.9/977 [9.3%] 每日伊班膦酸盐2.5 mg v 91.9/977 [9.4%] 间断服用伊班膦酸盐20 mg（报告为显著；CI 没有报道）[18]。

评论 无。

治疗选择5　帕米膦酸盐

一项小规模随机对照试验发现，与安慰剂比较，帕米膦酸盐可减少骨折的发生，虽然非脊柱骨折的结果未能达到显著性差异。另一项小规模随机对照试验发现了相同的脊柱骨折结果。结果发现，在副作用方面二者没有显著性差异。

益处 **脊柱骨折**：我们发现了2项小规模随机对照试验[19, 20]。第一项随机对照试验发现，与安慰剂比较，帕米膦酸盐显著减少了新发脊柱骨折的妇女数量（68例绝经后妇女和23例男性随机口服帕米膦酸盐150 mg/d或安慰剂，持续3年；新发脊柱骨折：RR 0.33，95% CI：0.14～0.77）[19]。第二项随机对照试验发现，帕米膦酸盐和安慰剂比较在脊柱骨折的妇女数量上没有显著性差异（48例绝经后妇女，口服帕米膦酸盐150 mg/d或安慰剂，并且持续2年后≥1个节段的脊柱骨折；脊柱骨折：RR 0.44，95% CI：0.13～1.48）[20]。**非脊柱骨折**：我们发现了一项小规模随机对照试验[19]。结果发现，帕米膦酸盐和安慰剂比较在非脊柱骨折的妇女数量上没有显著性差异（RR 0.31，95% CI：0.03～2.82）[19]。

害处 随机对照试验发现，在任何副作用包括胃肠道副作用上没有显著性差异。第一项随机对照试验发现，在每个组中各有3例（6%）病人因胃肠道副作用而停止治疗[19]。第二项随机对照试验发现，胃肠道症状是最常见的副作用（15/31 帕米膦酸盐 v 12/30 安慰剂；未进行显著性评估）[20]。

评论 无。

治疗选择6　氯膦酸盐

一项小规模随机对照试验发现，与安慰剂比较，氯膦酸盐减少脊柱骨折但不减少非脊柱骨折。随机对照试验未给出不良反应信息。

益处 **脊柱骨折**：我们发现了一项随机对照试验[21]。结果发现，与安慰剂比较，800 mg 氯膦酸盐显著减少脊柱骨折的妇女数量（593例绝经后妇女，≥1节段脊柱骨折和脊柱T-评分≤-2.5；483例存在绝经后骨质疏松，110例存在继发性骨质疏松，持续3年；脊柱骨折可能性：RR 0.54，95% CI：0.37～0.80）。**非脊柱骨折**：我们发现了一项随机对照试验[21]。结果发现，氯膦酸盐和安慰剂比较在非脊柱骨折的妇女数量上没有显著性差异（RR 0.7，95% CI：0.3～1.3）[21]。

害处 随机对照试验没有给出明显的临床不良反应信息[21]。结果发现，与基础值比较，氯膦酸盐显著减少血清钙和显著增加血清肌酐；但是，这种变化仍在正常范围（没有报道数字；作为显著性报道）。

评论 无。

治疗选择7　单用钙剂

一篇关于绝经后妇女的系统综述发现，钙剂补充和安慰剂比较在1.5～4年的脊柱或非脊柱骨折上没有显著性差异。

益处 **脊柱骨折**：我们发现了一篇系统综述（检索时间1998年，15项随机对照试验，1806例绝经后妇女；见下面评论），比较钙剂和安慰剂[22]，结果发现，钙剂（600～2000mg）和安慰剂比较在1.5～4年的脊柱骨折上没有显著性差异（脊柱骨折，5项随机对照试验，576例妇女：RR 0.79，95% CI：0.54～1.09）。**非脊柱骨折**：我们发现了一篇系统综述（检索时间1998年，15项随机对照试验，1806例绝经后妇女；见下面评论），比较钙剂和安慰剂[22]。系统综述发现，钙剂（600～2000 mg）和安慰剂比较在1.5～4年的非脊柱骨折上没有显著性差异（2项随机对照试验，222例妇女：RR 0.86，95% CI：0.43～1.72）。需要注意的是，2项随机对照试验仅报道了少量非脊柱骨折病例，而且集合可信区间较大（没有报道绝对值）。

害处 系统综述没有给出关于不良反应的信息[22]。

评论 一篇系统综述[22]发现，15项随机对照试验中有13项随机对照试验的中途退出率在5%～20%，另2项随机对照试验大于20%。

治疗选择 8　单用维生素 D

一篇系统综述发现,维生素 D(剂量大于 800 IU/d)和安慰剂在骨折上比较没有显著性差异。一篇系统综述发现,与维生素 D 类似物(alfacalcidol 和骨化三醇)比较,维生素 D 增加脊柱骨折。一篇系统综述发现,与安慰剂比较,维生素 D 有增加高钙血症的危险。

益处　我们发现了一篇系统综述[23],**维生素 D 与安慰剂比较**：系统综述(检索时间 2005 年,38 项随机对照试验)[23]发现,单用维生素 D 和安慰剂或无治比较在 1～5.2 年骨折的妇女数量上没有显著性差异(36 项随机对照试验 400～800 IU,2 项随机对照试验 300000 IU/年,平均 822 IU/d [20.6μg/d];任何新发骨折,8 项随机对照试验,18903 例病人:RR 0.99,95% CI：0.91～1.09;髋部骨折,7 项随机对照试验,18668 例病人:RR 1.17,95% CI：0.98～1.41;脊柱骨折,4 项随机对照试验,5698 例病人:RR 1.13,95% CI：0.50～2.55)。没有进行剂量换算。综述指出,还需要在缺少阳光照射的高危人群如养老院的居民中进行剂量 ≥ 800 IU 的进一步试验。**维生素 D 与维生素 D 类似物(α 骨化醇和骨化三醇)比较**：见维生素 D 类似物(α 骨化醇和骨化三醇)的益处。

害处　系统综述[23]发现,与安慰剂比较,维生素 D 或其类似物显著增加高钙血症的危险(14 项随机对照试验,8035 例参与者;高钙血症：51/4086 [1.2%] 维生素 D 或类似物 v 25/3949 [0.6%] 安慰剂;RR 2.4,95% CI：1.5～3.7)。维生素 D 或类似物和安慰剂比较在胃肠道症状或肾病(结石或机能不全)方面没有显著性差异(7 项随机对照试验,10188 例病人,胃肠道症状：RR 1.03,95% CI：0.79～1.36;9 项随机对照试验,1007 例病人,肾病：RR 0.80,95% CI：0.34～1.87)[23]。

评论　虽然一些随机对照试验包括男性和女性的髋部骨折危险,但似乎其结果总体上适用于绝经后妇女[23]。

治疗选择 9　维生素 D 类似物(α 骨化醇或骨化三醇)

一篇关于混合性别和多种疾病的系统综述发现,与安慰剂比较,维生素 D 类似物可以减少骨折。一篇系统综述发现,与维生素 D 比较,维生素 D 类似物减少绝经后妇女的脊柱骨折。一篇系统综述发现,与天然维生素 D 比较,维生素 D 类似物可增加高钙血症的危险。

益处　我们发现了 2 篇系统综述[24, 25]。**维生素 D 类似物(α 骨化醇或骨化三醇)与安慰剂比较**：第一篇系统综述比较 α 骨化醇或骨化三醇(检索时间 2002 年,17 项随机对照试验,其中 8 项随机对照试验是关于绝经后妇女的;其他随机对照试验包括患有风湿和结缔组织病进行心脏移植后的两种性别的病人)与钙剂或安慰剂比较[24]。结果发现,与钙剂或安慰剂比较,α 骨化醇或骨化三醇减少 24 个月的骨折病人数量(α 骨化醇或骨化三醇与钙剂或安慰剂比较：任何骨折：RR 0.52,95% CI：0.46～0.59;脊柱骨折：RR 0.53,95% CI：0.47～0.60;非脊柱骨折,4 项随机对照试验：RR 0.34,95% CI：0.16～0.71)。综述发现,α 骨化醇和骨化三醇比较,在总体减少骨折病人数量上没有显著性差异(α 骨化醇 RR 0.52,95% CI：0.45～0.59;骨化三醇：RR 0.52,95% CI：0.41～0.66)。**维生素 D 与维生素 D 类似物(α 骨化醇或骨化三醇)比较**：我们发现了一篇系统综述(检索时间 2003 年,33 项随机对照试验,14523 例妇女;其中包括针对 13945 例绝经后妇女的 24 项随机对照试验),对维生素 D 类似物(α 骨化醇或骨化三醇)或天然维生素 D 与安慰剂或钙剂进行比较[25]。综述包括一个小规模的氢化可的松治疗病例亚组。维生素 D 类似物与天然维生素 D 比较,在大多数妇女可以整体上减少骨折的发生(维生素 D 类似物与安慰剂的危险度差别比较：RD 10%,95% CI：2%～17%;维生素 D 与安慰剂的危险度差别比较：RD 2%,95% CI：1%～3%;P < 0.01 维生素 D v 维生素 D 类似物)。维生素 D 类似物(RD 15%,95% CI：10%～20%)的脊柱骨折危险度差别也大于天然维生素 D(RD 1.6%,95% CI：0.4%～2.6%;P < 0.01)。维生素 D 类似物(RD 8%,95% CI：2%～13%)也比天然维生素 D(RD 2%,95% CI：1%～3%;P < 0.05 维生素 D v 维生素 D 类似物)显著降低非脊柱骨折的发生。

害处　见维生素 D 的害处。

评论　无。

治疗选择 10　钙剂加维生素 D 或维生素 D 类似物

一篇大规模系统综述发现,与安慰剂或无治疗比较,钙剂加维生素 D 减少了非脊柱和髋部骨折,但结果只具有边界显著性。一篇系统综述发现,与安慰剂或单用钙剂比较,当钙剂剂量超过 700 IU(17.5μg)时钙剂加维生素 D 可减少非脊柱和髋部骨折。一篇系统综述发现,与安慰剂或钙剂比较,钙剂加维生素 D 可减少脊柱骨折,而钙剂加羟基维生素 D 和钙剂加维生素 D 却均未能显著减少非脊柱骨折。系统综述发现,维生素 D 或其类似物有增加高钙血症的危险。

益处　**钙剂加维生素 D 或维生素 D 类似物与安慰剂比较**：我们发现了 3 篇系统综述[23, 26, 27]。第一篇系统综述(检索时间 2005 年,38 项随机对照试验)[23]比较钙剂(500～1200 mg)加维生素 D3(700～800 IU [17.5～20.0 g],1 个试验,300000 IU 维生素 D2 肌注,持续 1 年,平均剂量 822 IU/d [20.6 g/d] 维生素 D3)与无治疗或安慰剂比较,持续 1.0～5.2 年。结果发现,与安慰剂比较,在减少非脊柱和髋部骨折的妇女数量上只有边界显著性,而在脊柱骨折的妇女数量上没有显著性差异(7 项随机对照试验,10376 例病人,非脊柱骨折：RR 0.87,95% CI：0.78～0.97;7 项随机对照试验,10376

例病人，髋部骨折：RR 0.81，95% CI：0.68～0.96；2项随机对照试验，2708例病人，脊柱骨折：RR 0.34，95% CI：0.01～8.34）。第二篇系统综述（检索时间2005年，8项随机对照试验也由第一篇综述收录）发现，与安慰剂或钙剂比较，口服维生素D并补充钙剂治疗1～5年，可以显著减少非脊柱和髋部骨折的妇女数量（13090例病人，其中9929例为老年妇女，绝经1～5年后，口服维生素D［700 IU即17.5 g］；非脊柱骨折，5项随机对照试验，4项补充钙剂500～1200 mg，6098例病人；RR 0.77，95% CI：0.68～0.87；髋部骨折，3项随机对照试验，2项补充钙剂500～1200 mg，5572例病人；RR 0.74，95% CI：0.61～0.88）。结果发现，当每日剂量为400 IU（10 g），持续24～41个月时，口服维生素D加钙剂和安慰剂或钙剂比较在非脊柱骨折或髋部骨折的妇女数量上没有显著性差异（非脊柱骨折，2项随机对照试验，3722例病人；RR 1.03，95% CI：0.86～1.24；髋部骨折：RR 1.15，95% CI：0.88～1.50）。第三篇系统综述（检索时间2002年，25项随机对照试验）发现，与安慰剂比较，维生素D加钙剂显著减少1～5年之间的脊柱骨折妇女数量（8114例绝经后妇女；脊柱骨折，8项随机对照试验，5个补充钙剂［240 mg即1 g］，1130例病人，RR 0.63，95% CI：0.45～0.88）。结果发现，维生素D和安慰剂或钙剂比较在非脊柱骨折的妇女数量上没有显著性差异（6项随机对照试验，4个补充钙剂［300 mg即1.2 g］，6187例病人，RR 0.77，95% CI：0.57～1.04）。提供的数据对标准维生素D和羟基维生素D的相对作用没有说明。

害处 钙剂加维生素D3或维生素D类似物（骨化三醇）与安慰剂或钙剂比较：见维生素D的害处。

评论 虽然一些随机对照试验包括男女两性的髋部骨折危险，但其结果总体上适用于绝经后妇女[23]。第一篇综述发表于2005年1月。它包括以前系统综述未曾检索的2项大规模随机对照试验[28,29]。两项随机对照试验（8606例年龄大于70岁具有骨折风险的妇女）发现，钙剂加维生素D和安慰剂比较在各种骨折的妇女数量上没有显著性差异。

治疗选择11　降钙素

一篇系统综述发现，在治疗后1～5年，与安慰剂比较，降钙素可减少绝经后妇女的脊柱骨折，但降钙素和安慰剂比较在非脊柱骨折上没有显著性差异。一篇系统综述发现，每日50～400 IU剂量的降钙素可以减少脊柱骨折，但不减少非脊柱骨折。第一篇系统综述发现，降钙素增加头痛和更年期症状。

益处 **降钙素与安慰剂比较：脊柱骨折**：我们发现了2篇系统综述[9,30]。第一系统综述[30]（检索时间2000年，30项至少1年期限的随机对照试验，3993例绝经后妇女）比较降钙素和安慰剂或钙剂和（或）维生素D。结果发现，与安慰剂或钙剂和（或）维生素D比较，降钙素显著减少治疗后1～5年的脊柱骨折（4项随机对照试验，1404例妇女；RR 0.46，95% CI：0.25～0.87；见下面评论）。**非脊柱骨折**：第一篇系统综述[30]发现，与安慰剂或钙剂和（或）维生素D比较，降钙素没有减少非脊柱骨折（3项随机对照试验，1481例妇女；RR 0.52，95% CI：0.22～1.23）。**不同剂量的降钙素与安慰剂比较**：第二篇系统综述（检索时间2001年，5项随机对照试验持续时间1～5年，999例参与者）[9]对不同剂量降钙素（50～400 IU/d）和安慰剂或钙剂和（或）维生素D进行比较。所有的随机对照试验均由第一篇系统综述收录。结果发现，与安慰剂比较，降钙素200 IU/d可显著减少脊柱骨折（RR 0.67，95% CI：0.48～0.90，结果以图表示）。当降钙素剂量范围扩展到50～400 IU/d（RR 0.68，95% CI：0.54～0.88）时也发现有相同结果。结果还发现，降钙素和安慰剂比较在非脊柱骨折上没有显著性差异（RR 0.61，95% CI：0.14～1.61）。**降钙素与阿伦膦酸盐比较**：见阿伦膦酸盐的评论。

害处 第一篇系统综述发现，与安慰剂比较，降钙素显著增加头痛和更年期症状（头痛，1项随机对照试验：RR 0.57，95% CI：0.34～0.93；更年期症状，1项随机对照试验：RR 0.20，95% CI：0.05～0.77）[30]。需要指出的是，在总体上，这些试验很少报道不良反应。

评论 第一篇系统综述建议在混和评估时应小心解释降钙素巨大作用[30]。脊柱骨折的混和评估是以三项小规模随机对照试验和第四项大规模随机对照试验为基础的，它们之间的结果存在很大差异。四项随机对照试验的失随访率分别为18.7%，21%，45%和59.3%[30]。在非脊柱骨折的混和评估上也提出了同样的问题[30]。

治疗选择12　激素替代治疗

2篇系统综述和2项随后的大规模随机对照试验发现，与安慰剂、无治疗或钙剂和（或）维生素D比较，激素替代治疗减少了非脊柱和脊柱骨折。一篇系统综述发现，激素替代治疗和安慰剂比较在骨折上没有显著性差异。四项大规模随机对照试验的混和评估，一项随后的随机对照试验和一项大规模观察研究发现，与安慰剂比较，激素替代治疗可增加乳腺癌的患病率，而且四项随机对照试验发现，与安慰剂比较，激素替代治疗还增加中风和肺栓塞的危险。一项关于妇女骨质疏松的小规模随机对照试验发现，与甲状旁腺素加雌二醇比较，单独使用雌二醇并不能有效减少骨折。

益处 我们发现了3篇系统综述[31-33]和2项随后的随机对照试验[34,35]。**脊柱骨折**：第一篇系统综述（检索时间1999年，57项随机对照试验，持续时间≥1年，9957例绝经后妇女）[31]比较激素替代治疗（HRT）和安慰剂或钙剂和（或）维生素D。结果发现，HRT和安慰剂，或钙剂和（或）维生素D比较，在1～5年脊柱骨折的妇女数量上没有显著性差异（脊柱骨折，5项随机对照试验，3385例绝经后妇女：RR 0.66，95% CI：0.41～1.07）。第二篇系统综述（检索时间2001年，13项随机对照试验持续时间>1年，6723例绝经后妇女）比较HRT和无治疗，安慰剂或钙剂和（或）维生素D。其中

9项随机对照试验被第三篇系统综述收录。第二篇系统综述发现，与无治疗、安慰剂或钙剂和（或）维生素D比较，1～5年以上的HRT显著减少了脊柱骨折的妇女数量（RR 0.67，95% CI：0.45～0.98)[33]。第三篇系统综述没有将脊柱骨折作为衡量结果的指标。我们发现2项随后的随机对照试验[34, 35]。第一项随后的随机对照试验（16608例绝经后妇女）发现，与安慰剂比较，共轭的马雌二醇（0.625 mg/d）加甲羟孕酮（2.5 mg/d）在超过平均5.2年的时间里显著减少了各种部位骨折和脊柱骨折的妇女数量（年龄50～79岁，未进行子宫切除的妇女；各种骨折：RR 0.76，95% CI：0.63～0.92；脊柱骨折：RR 0.66，95% CI：0.44～0.98)[34]。第二项随后的随机对照试验（10739例绝经后妇女）发现，与安慰剂比较，共轭的马雌二醇（0.625 mg/d）在平均6.8年的时间里显著减少了骨折或脊柱骨折的妇女数量（各种骨折：RR 0.70，95% CI：0.50～0.83，脊柱骨折：RR 0.62，95% CI：0.42～0.93)[35]。**非脊柱骨折**：第一项系统综述[31]，对HRT和安慰剂或钙剂和（或）维生素D进行比较。结果发现，HRT和安慰剂或钙剂和（或）维生素D比较在超过1～5年的非脊柱骨折的妇女数量上没有显著性差异（6项随机对照试验，5383例绝经后妇女：RR 0.87，95% CI：0.71～1.08）。第三篇系统综述（检索时间2000年，22项随机对照试验，4项被第一篇综述收录，8项持续时间>1年，774例绝经后妇女)[32]比较HRT和无治疗，安慰剂或钙剂和（或）维生素D。结果发现，超过1～10年的HRT与安慰剂、无治疗或钙剂和（或）维生素D比较显著地减少了非脊柱骨折的妇女数量（RR 0.73，95% CI：0.56～0.94）。骨折的减少在<60岁的妇女比≥60岁的更显著（妇女<60岁的骨折，14项随机对照试验：RR 0.67，95% CI：0.46～0.98，$P = 0.03$；妇女≥60岁的骨折，8项随机对照试验：RR 0.88，95% CI：0.71～1.08，$P=0.22$。**髋部骨折**：我们发现了2项随后的随机对照试验[34, 35]。第一项随后的随机对照试验（16608例绝经后妇女）发现，与安慰剂比较，共轭的马雌二醇（0.625 mg/d）加甲羟孕酮（2.5 mg/d）在超过平均5.2年的时间显著减少了髋部骨折的妇女数量（妇女年龄50～79岁，未行子宫切除；髋部骨折：RR 0.66，95% CI：0.45～0.98)[34]。第二项随后的随机对照试验（10739例绝经后妇女）发现，与安慰剂比较，共轭的马雌二醇（0.625 mg/d）在超过6.8年的时间显著地减少了髋部骨折的妇女数量（髋部骨折：RR 0.61，95% CI：0.41～0.91)[35]。**HRT与阿伦膦酸盐比较**：见阿伦膦酸盐的评论部分。**HRT与甲状旁腺素加雌二醇比较**：见甲状旁腺素的益处。

害处 一篇包括4项随机对照试验的非系统综述（超过20000名妇女，2项由以前的系统综述收录）报道关于HRT在绝经后妇女的长期作用[36]。结果发现，与安慰剂比较，HRT显著地增加了乳腺癌、中风和肺栓塞的妇女数量（乳腺癌：RR 1.27，95% CI：1.03～1.56；中风：RR1.27，95% CI：1.06～1.51；肺栓塞：RR 2.16，95% CI：1.47～3.18）。HRT和安慰剂比较在冠心病或子宫内膜癌上没有显著性差异（冠心病：RR 1.11，95% CI：0.96～1.30；子宫内膜癌：RR 0.76，95% CI：0.45～1.31）。随后的随机对照试验发现了矛盾的结果。第一项随后的随机对照试验[34]发现，与安慰剂比较，共轭的马雌二醇加甲羟孕酮显著增加了乳腺癌妇女的数量（RR 1.26，95% CI：1.00～1.59），但是第二项随后的随机对照试验发现，共轭的马雌二醇加甲羟孕酮和安慰剂比较在乳腺癌妇女的数量上没有显著性差异（RR 0.77，95% CI：0.59～1.01）。一项大规模的观察研究[37]发现，与那些从未使用者比较，使用HRT（雌二醇和雌二醇加孕激素）显著增加了乳腺癌妇女的数量（雌二醇有关的乳腺癌：RR 1.30，95% CI：1.22～1.38；雌二醇加孕激素有关的乳腺癌：RR 2.00，95% CI：1.91～2.09)[37]。第一项随后的随机对照试验[34]发现，与安慰剂比较，共轭的马雌二醇加孕激素显著增加了冠心病妇女的数量（RR 1.29，95% CI：1.02～1.63）。第二项随机对照试验[35]发现，单用共轭的马雌二醇和安慰剂比较在冠心病上没有显著性差异（非致命性心肌梗死和死亡）。见继发预防缺血性心脏事件中的HRT。

评论 在系统检索后，作者又发现了一篇进一步的系统综述，但这一综述仅对文献进行了叙述性回顾。结果发现，与安慰剂比较，HRT减少结直肠癌的危险（RR 0.64，95% CI：0.45～0.92）。

治疗选择13　甲状旁腺素

一项关于脊柱骨折前妇女的随机对照试验发现，与安慰剂比较，甲状旁腺素减少了脊柱和非脊柱骨折的妇女数量。一项关于骨质疏松妇女的小规模随机对照试验发现，在3年后与单用雌二醇比较，甲状旁腺素加雌二醇可减少脊柱骨折。甲状旁腺素增加暂时性恶心和头痛。

益处 我们发现了2项随机对照试验[39, 40]。**脊柱骨折**：第一项随机对照试验（1637例脊柱骨折前妇女）发现，与安慰剂比较，经过平均21个月，20μg和40μg甲状旁腺素显著地减少了脊柱骨折妇女的数量（AR：22/444 [5%] 20μg v 19/434 [4%] 40μg v 64/448 [14%] 安慰剂；RR 20μg v 安慰剂 0.35，95% CI：0.22～0.55；RR 40μg v 安慰剂 0.31，95% CI：0.19～0.50)[39]。第二项随机对照试验（34例正在接受激素替代治疗的骨质疏松妇女）发现，与单用雌二醇比较，经过3年后，甲状旁腺素加雌二醇显著地减少了脊柱骨折（诊断为脊柱高度减少15%）妇女的数量（2/17 [12%] 甲状旁腺素加雌二醇 v 7/17 [41%] 单用雌二醇；$P = 0.04$)[40]。**非脊柱骨折**：与安慰剂比较，平均21个月后，甲状旁腺素还减少了新发非脊柱骨折的妇女数量（AR：34/541 [6%] 20μg v 32/552 [6%] 40μg v 53/544 [10%] 安慰剂；20μg v 安慰剂的 $P = 0.04$；40μg v 安慰剂的 $P = 0.02$)[39]。

害处 第一项随机对照试验发现，与安慰剂比较，每日40μg甲状旁腺素增加了暂时性恶心和头痛的妇女数量（恶心：18% 40μg/d 甲状旁腺素 v 8% 安慰剂；$P < 0.001$；头痛：13% 40μg/d 甲状旁腺素 v 8% 安慰剂；$P = 0.01$)[39]。在第二项随机对照试验中，有两位妇女因为甲状旁腺素治疗而退出。第一例是因为背痛，第二例是因为在注射部位出现皮下结节。在单用雌

二醇组未见退出情况[40]。

评论 由于不是所有妇女都拥有足够的放射学证据，因此在第一项随机对照试验中未维持脊柱骨折的原随机分组分析[39]。两项随机对照试验都应用甲状旁腺素（1～34）[39,40]。在第二项随机对照试验中的妇女未接受盲法治疗[40]。在第一项随机对照试验中，大于90%的妇女随后又进行了另外18个月的观察研究，接受标准临床实践。与以前接受安慰剂治疗的妇女的标准临床实践比较，在以前接受甲状旁腺素治疗的妇女进行标准临床实践显著减少脊柱骨折的妇女数量（AR：52/373 [11%] 20μg v 36/345 [10%] 40μg v 67/353 [19%] 安慰剂；20μg v 安慰剂的RR 0.59，95% CI：0.42～0.85；40μg v 安慰剂的 RR 0.55，95% CI：0.38～0.80)[41]。

1555 治疗选择14　选择性雌二醇受体调节剂

一项关于绝经后骨质疏松妇女的大规模随机对照试验发现，与安慰剂比较，雷洛昔芬减少脊柱骨折，但发现在非脊柱骨折上没有显著性差异。一项很小规模的随机对照试验发现，雷洛昔芬和安慰剂比较在骨折方面没有显著性差异。我们发现没有随机对照试验检测其他选择性雌二醇受体调节剂的作用。一项大规模随机对照试验发现，与安慰剂比较，雷洛昔芬增加发生静脉血栓栓塞事件的妇女数量。

益处 我们发现了一篇系统综述（检索时间2000年，7项随机对照试验，10199例病人）[42]。将2项关于骨折的随机对照试验数据进行混合似乎并不恰当，因为其中一项试验病例数量多出50倍，随访时间长2年，而且具有矛盾的结果。**脊柱骨折**：综述收录的第一项随机对照试验[43]（7705例绝经后骨质疏松妇女，年龄31～80岁，平均67岁）发现，与安慰剂比较，36个月后，每日60 mg和每日120 mg雷洛昔芬显著地减少了脊柱骨折的妇女数量（6.6% 60 mg/d v 5.4% 120 mg/d v 10.1% 安慰剂；RR 60 mg/d v 安慰剂 0.7，95% CI：0.5～0.8；RR 雷洛昔芬 120 mg/d v 安慰剂 0.6，95% CI：0.4～0.7）[43]。与安慰剂比较，1年后，每日60 mg雷洛昔芬可减少新发临床骨折的妇女数量（雷洛昔芬 6/2259 [0.27%] 骨折 v 安慰剂 19/2292 [8.29%] 骨折；RR 0.32，95% CI：0.13～0.79)[44]。在相同人群的一项随访研究发现，与安慰剂比较，4年后治疗组的脊柱骨折妇女数量仍显著较低（RR 60 mg/d v 安慰剂 0.64，95% CI：0.53～0.76；RR 雷洛昔芬 120 mg/d v 安慰剂 0.57，95% CI：0.48～0.69)[45]。**非脊柱骨折**：综述收录的第一项随机对照试验（7705例绝经后骨质疏松妇女，年龄31～80岁，平均67岁）发现，36个月后，每日60 mg雷洛昔芬和每日120 mg雷洛昔芬比较在非脊柱骨折的妇女数量上没有显著性差异（8.5% 雷洛昔芬 60 mg 或 120 mg/d v 9.3% 安慰剂；RR 0.9，95% CI：0.8～1.1）[43]。经过4年的随访，得出了相同的结果（10.7% 雷洛昔芬 60 mg 或 120 mg/d v 11.5% 安慰剂；RR 0.93，95% CI：0.81～1.06 雷洛昔芬)[45]。综述收录的第二项小规模随机对照试验（143例绝经后妇女，年龄68±5岁）发现，每日60 mg或120 mg雷洛昔芬和安慰剂比较，在各种骨折的病人数量上没有显著性差异（RR 1.16，95% CI：0.77～1.76)[46]。我们发现没有随机对照试验检测其他选择性雌二醇受体调节剂的作用。**雷洛昔芬与阿伦膦酸盐比较**：见阿伦膦酸盐评论部分。

害处 综述收录的大规模随机对照试验发现，与安慰剂比较，雷洛昔芬显著地增加了发生静脉血栓栓塞事件的妇女数量（1.0% 60 mg/d v 1.0% 120 mg/d v 0.3% 安慰剂；安慰剂 v 联合雷洛昔芬 RR 3.1，95% CI：1.5～6.2)[43]，结果发现，与安慰剂比较，超过8年以上，雷洛昔芬仍可显著地增加热潮红和小腿痉挛的妇女数量（热潮红：342/2725 [12.6%] 雷洛昔芬 v 89/1286 [6.9%]，RR 2.4，95% CI：1.9～3.0；小腿痉挛：407/2725 [14.9%] v 152/1281 [11.8%]，RR 1.3，95% CI：1.1～1.6）。在进一步的随机对照试验中，接受每日60 mg或120 mg雷洛昔芬的妇女被指定接受每日60mg剂量（3510例绝经后妇女），而被指定接受安慰剂的妇女仍服用安慰剂（1703例妇女）。雷洛昔芬和安慰剂比较在静脉血栓栓塞事件的病例数上没有显著性差异（47/2725 [1.7%] 雷洛昔芬 v 13/1286 [1.0%] 安慰剂，RR 1.1，95% CI：0.9～3.2)[47]。结果发现，雷洛昔芬和安慰剂比较，在4年的时间里，发生心脑血管事件（心肌梗死、不稳定型心绞痛、冠脉缺血、中风或一过性脑缺血发作）上没有显著性差异（心脑血管事件：82/2557 [3.2%] 雷洛昔芬 60 mg/d v 94/2572 [3.7%] 雷洛昔芬 120 mg/d v 96/2576 [3.7%] 安慰剂；RR 0.86，95% CI：0.64～1.15）[48]。

评论 一项随机对照试验发现，与安慰剂比较，在8年以上，雷洛昔芬可减少66%的侵袭性乳腺癌的妇女数量（HR 0.34，95% CI：0.22～0.50），以及减少76%的雌二醇受体阳性的侵袭性乳腺癌（HR 0.24，95% CI：0.15～0.40)[47]。

1556 治疗选择15　雷尼酸锶

一项关于绝经后骨质疏松妇女的大规模随机对照试验发现，与安慰剂比较，雷尼酸锶可减少脊柱骨折。一项大规模随机对照试验没能显示减少非脊柱骨折的效果。随机对照试验发现，在治疗的头3个月中，雷尼酸锶显著地增加了腹泻的妇女数量。

益处 **脊柱骨折**：我们发现了一项大规模随机对照试验[49]，结果发现，与安慰剂比较，36个月后，雷尼酸锶（2 g/d）显著地减少了脊柱骨折的妇女数量（1442例绝经后骨质疏松妇女，并至少有一处脊柱骨折，年龄69±7（SD）岁；脊柱骨折：20.9%雷尼酸锶 v 32.8% 安慰剂，RR 0.59，95% CI：0.48～0.73。两组均接受补充钙剂和维生素D）。第一年显著地减少了52% 有症状的骨折（RR 0.48，95% CI：0.29～0.80），而3年可减少38%（RR 0.62，95% CI：0.47～0.83）。**非脊柱骨折**：我们发现了一项大规模随机对照试验[49]。结果发现，3年后，雷尼酸锶和安慰剂比较在非脊柱骨折的妇女数量上没有显著性差异（RR 0.90，95% CI：0.69～1.17）。

害处	随机对照试验发现，与安慰剂比较，在首次3个月内，雷尼酸锶显著地增加了腹泻的危险（6.1%雷尼酸锶 v 3.6% 安慰剂；$P < 0.02$）[49]。
评论	发表于系统检索之后的一项大规模随机对照试验（5091例骨密度减低的老年绝经后妇女）发现，与安慰剂比较，3年后，雷尼酸锶显著地减少了非脊柱骨折的妇女数量（RR = 0.84，95% CI：0.70 ~ 1.00）[50]。这一研究将在随后的更新中做详细描述。

治疗选择 16　环境改善

我们发现没有系统综述和随机对照试验单独对环境改善❻进行评估。

益处	我们发现没有系统综述和随机对照试验单独对环境改善❻导致的骨折危险进行评估。
害处	我们发现没有系统综述和随机对照试验单独对环境改善导致的骨折危险进行评估。
评论	我们发现了3项随机对照试验评估不同的多因素治疗措施的作用，其中包括环境改善（见多因素的非药物干预）。

治疗选择 17　锻炼

包括许多老年病人在内的不同人群的5项小规模随机对照试验发现，锻炼（建议每周快走3次，平衡和力量锻炼加行走，或低强度锻炼加失禁护理）和对照比较，在8个月至2年时间的外周骨折或摔倒所致的外周骨折上没有显著性差异。一项关于绝经后妇女的小规模随机对照试验发现，一项2年的背部力量锻炼计划和10年以上的脊柱骨折常规护理比较没有显著性差异。

益处	我们发现了5项小规模随机对照试验[51-55]。综述收录的第一项随机对照试验（165例绝经后妇女，生活在2年内发生上肢骨折的人群社区中）比较每周3次40分钟以上的快走练习和展开上肢锻炼练习[51]，结果发现，1年后在摔倒所致骨折上两组比较没有显著性差异（2/81 [2%] 快走在 g v 3/84 [4%] 上肢锻炼；RR 0.69，95% CI：0.12 ~ 4.03）。第二项随机对照试验（93 例女性和男性，年龄>65 岁，居住在社区；见下面评论）比较一项以家庭为基础的锻炼计划（平衡和力量锻炼加行走）和14周的无锻炼计划，结果发现，两组比较在超过44周的摔倒所致骨折方面没有显著性差异（1/45 [2%] 锻炼 v 0/48 [0%] 无锻炼；RR 3.20，95% CI：0.13 ~ 76.48）[52]。第三项随机对照试验（162 例女性和 78 男性，年龄>75年；见下面评论）发现，与一年以上的常规护理比较，家庭锻炼计划（平衡和力量锻炼加行走）在摔倒所致骨折方面没有显著性差异（2/121 [2%] 家庭锻炼 v 7/119 [6%] 常规护理；RR 0.28，95% CI：0.06 ~ 1.33）[53]。第四项随机对照试验（50例绝经后妇女）比较2年的背肌力量锻炼计划和常规护理[54]，结果发现，力量锻炼和常规护理比较，在10年的时间里对于脊柱骨折的病人数量上没有显著性差异（由放射影像证实的骨折：3/27 [11.1%] 锻炼 v 7/23 [30.4%] 常规护理；$P = 0.085$）。第五项随机对照试验（190例不能自理的多病老年男性和女性，全部为养老院的居民）比较8个月以上的锻炼加失禁处理和常规护理[55]。结果发现，各种治疗比较，8个月时在摔倒导致的骨折上没有显著性差异（4/92 [4%] 锻炼和失禁处理 v 1/98 [1%] 常规护理；RR 4.26，95% CI：0.49 ~ 37.42）。
害处	一项随机对照试验[51]发现，与对照比较，快走显著增加了发生摔倒的几率（每年15.0/100人次，95% CI：1.4/100人年 ~ 29.0/100 人年 − 见方法部分）[51]。因为摔倒的报道具有回忆偏差，所以对这一结果应进行谨慎解释。
评论	我们发现了一篇系统综述[56]（检索时间2000年，18项随机对照试验）比较锻炼（行走、健美操、力量练习等）和标准治疗（常规活动、安慰剂伴有或没有药物消耗）在预防和治疗骨质疏松方面的作用[56]。综述没有评估在随机对照试验中骨折危险降低或如何诊断骨折[56]（见髋部保护肢具的评论部分）。这些研究中的确切情况比较复杂，而且也许在临床实践中难以再次重复。这阻碍了研究结果的比较和再现。

治疗选择 18　多因素的非药物干预

三项随机对照试验发现，骨折的多因素非药物干预作用具有矛盾的结果。一项随机对照试验发现，与安慰剂比较，多因素的非药物干预减少股骨骨折。而另外2项随机对照试验发现，多因素的非药物干预和对照比较，在骨折上没有显著性差异。

益处	我们发现了3项随机对照试验[57-59]。第一项随机对照试验[57]（439例>65岁的病人，居住在护理机构中）比较多因素干预（员工教育、髋部保护肢具、环境改善、医学治疗的修正、锻炼）和无治疗。结果发现，与无治疗比较，多因素干预显著地减少了发生摔倒和骨折的病人数（3/194 [1.6%] 多因素干预 v 12/208 [5.8%] 无治疗；RR 0.23，95% CI：0.06 ~ 0.94）[57]。第二项随机对照试验（674 例男性和女性，年龄 > 70 岁）比较健康探望者护理（目标为评估营养缺乏，减少吸烟和酒精摄入，提高肌肉紧张度和适应性，评估医疗情况和药物使用，以及提高家庭环境，例如阳光）和对照（非特异性）[58]。结果发现，健康探望者护理和对照比较，在4年以上的新发骨折上没有显著性差异（16/350 [4.5%] 健康探望者护理 v 14/324 [4.3%] 对照；RR 1.06，95% CI：0.52 ~ 2.13）。随机对照试验没有介绍骨折是如何诊断的[58]。第三项随机对照试验（981 例>60岁的个人，居住在养老院中）发现，与排对等待的对照人群比较，多因素干预（员工教育、环境改善、训练和使用髋部保护肢具）显著地减少了摔倒，但在骨折风险方面没有显著性差异[59]。虽然全部随机对照试验包括具有髋部骨折危险的男性和女性，但其结果似乎更适用于绝经后妇女。
害处	没有对可能的害处进行评估[57-59]。

评论 一篇系统综述对老年病人预防摔倒的干预进行评估[60]。没有收录有关的随机对照试验，但其中包括的5项试验均报道可以减少摔倒发生的频率，而且其中三个研究报道有减少骨折发生的倾向。这些研究中的确切情况比较复杂，而且也许在临床实践中难以再次重复。这会阻碍研究内容的重复和比较。

治疗选择 19　髋部保护肢具

一篇系统综述发现，与无髋部保护肢具比较，在养老院的居民中，髋部保护肢具可以减少髋部骨折的发生，虽然结果仅具有边缘显著性。髋部保护肢具和无髋部保护肢具比较在其他骨折上没有显著性差异。

益处 我们发现了一篇系统综述（检索时间 2005 年，15 项随机对照试验，11145 人，主要为妇女）比较髋部保护肢具和没有髋部保护肢具对于髋部骨折的作用[61]。结果发现，与没有髋部保护肢具比较，髋部保护肢具显著地减少了养老院或其他居住护理机构中髋部骨折的病例数（11 项随机对照试验，9859 例个体；RR 0.77，95% CI：0.62～0.97）。在 11 项随机对照试验中，5 项为个体随机分组（1426 例个体），六项为整群随机分组（8433 例个体）。在五项个体随机分组试验中，髋部保护肢具和没有髋部保护肢具比较在髋部骨折上没有显著性差异（RR 0.86，95% CI：0.54～1.34），但是在六项整群随机分组试验中却发现了骨折的显著减少（RR 0.75，95% CI：0.58～0.97）。结果还发现，髋部保护肢具和没有髋部保护肢具比较，在社区居住个体的髋部骨折上没有显著性差异（3 项随机对照试验，5135 例个体；髋部骨折：RR 1.16，95% CI：0.85～1.59）。系统综述[61]发现髋部保护肢具和没有髋部保护肢具比较，在各种骨折方面上没有显著性差异（142/2654 [5.4%] 髋部保护肢具 v 262/3836 [6.8%] 对照；RR 0.85，95% CI：0.70～1.05）。

害处 系统综述报道皮肤刺激是髋部保护肢具的唯一副作用（没有数据报道；显著性没有报道）[61]。

评论 综述发现，髋部保护肢具和没有髋部保护肢具比较，在死亡率上没有显著性差异（RR＝0.95，95% CI：0.82～1.09）[61]。髋部保护肢具的顺应性在多数研究中均较低（20%～70%）[61]。这一系统综述是在系统检索后加入的。

词汇表

环境改善（environmental manipulation）：是指改善个人环境，去除危险，减少摔倒或摔倒所致的骨折。

T-评分（T-score）：这一评分代表测量到的个人骨密度高于或低于正常骨密度峰值的标准差数值。T-评分低于－2.5 且有一处或多处骨折则被认为具有骨质疏松。

重要更新和修订

阿伦膦酸盐：增加了 2 篇系统综述[8,9]，增加了益处和害处的数据；未改变分类（肯定有效）。

依替膦酸盐：增加了一篇系统综述[9]，未改变分类。

利塞膦酸盐：增加了一篇系统综述[9]，增加了益处的数据；未改变分类（肯定有效）。

单独应用钙剂：证据再评估；分类改变为作用不明。

单用维生素 D：增加了一篇系统综述[32]，增加了益处的数据；未改变分类（不太可能有效）。

维生素 D 类似物（α骨醇或骨化三醇）：增加了一篇系统综述[24]，增加了益处的数据；未改变分类（不太可能有效）。

钙剂加维生素 D：增加了三篇系统综述[23,26,27]，增加了益处的数据；未改变分类（很可能有效）。

降钙素：增加了一篇系统综述[9]，增加了益处的数据；未改变分类（很可能有效）。

激素替代治疗：增加了一篇系统综述，一项随机对照试验和一项观察研究[32,34,37]，增加了益处和害处的数据；未改变分类（很可能无效甚至有害）。

选择性雌二醇受体调节剂：增加了一项随机对照试验[46]，增加了益处和害处的数据；未改变分类（雷洛昔芬：肯定有效）。

髋部保护肢具：增加了一篇系统综述[61]，增加了益处和害处的数据；分类改变为很可能有效。

参考文献

1. Cooper C. The crippling consequences of fractures and their impact on quality of life. *Am J Med* 1997;103:12S-17S.
2. Greendale GA, Lee NP, Arriola ER. The menopause. *Lancet* 1999;353:571-580.
3. Grady D, Rubin SM, Petitti DB, et al. Hormone therapy to prevent disease and prolong life in postmenopausal women. *Ann Intern Med* 1992;117:1016-1037.
4. Riggs BL, Melton LJ, III. Involutional osteoporosis. *N Engl J Med* 1986;314:1676-1686.
5. Fang J, Freeman R, Jeganathan R, et al. Variations in hip fracture hospitalization rates among different race/ethnicity groups in New York City. *Ethn Dis* 2004;14:280-284.
6. Vestergaard P. Fracture risk secondary to disease [Thesis]. 1.ed. Fællestrykkeriet for Sundhedsvidenskab(http://home20.inet.tele.dk/p-vest/DISP91.pdf), Aarhus, 2003.
7. Leidig-Bruckner G, Minne HW, Schlaich C, et al. Clinical grading of spinal osteoporosis: quality of life components and spinal deformity in women with chronic low back pain and women with vertebral osteoporosis. *J Bone Miner Res* 1997;12:663-675.
8. Cranney A, Wells G, Willan A, et al. Meta-analysis of alendronate for the treatment of postmenopausal women. *Endocr Rev* 2002;23:508-516.

9. Haäuselmann HJ, Rizzoli R. A comprehensive review of treatments for postmenopausal osteoporosis. *Osteoporos Int* 2003;14:2-12.
10. de Groen PC, Lubbe DF, Hirsch LJ, et al. Esophagitis associated with the use of alendronate. *N Engl J Med* 1996;335:1016-1021.
11. Papapoulos SE, Quandt SA, Liberman UA, et al. Meta-analysis of the efficacy of alendronate for the prevention of hip fractures in postmenopausal women. *Osteoporos Int* 2005;16:468-474.
12. Wehren LE, Hosking D, Hochberg MC. Putting evidence-based medicine into clinical practice: comparing anti-resorptive agents for the treatment of osteoporosis. *Curr Med Res Opin* 2004;20:525-531.
13. Cranney A, Welch V, Adachi JD, et al. Etidronate for treating and preventing postmenopausal osteoporosis (Review). In: The Cochrane Library: Issue 4, 2004. Chichester: John Wiley &Sons.
14. Cranney A, Guyatt G, Krolicki N, et al. A meta-analysis of etidronate for the treatment of postmenopausal osteoporosis.*Osteoporos Int* 2001; 12:140-151.
15. Cranney A, Adachi JD, Guyatt G, et al. Risedronate for the prevention and treatment of postmenopausal osteoporosis.(Review) In: The Cochrane Library: Issue 4, 2004. Chichester:John Wiley & Sons.
16. Lanza F, Schwartz H, Sahba B, et al. An endoscopic comparison of the effects of alendronate and risedronate on upper gastrointestinal mucosae. *Am J Gastroenterol* 2000;95:3112-3117.
17. Hosking D, Adami S, Felsenberg D, et al. Comparison of change in bone resorption and bone mineral density with once-weekly alendronate and daily risedronate: a randomised,placebo-controlled study. *Curr Med Res Opin* 2003;19:383-394.
18. Chesnut CH, III, Skag A, Christiansen C, et al. Effects of oral ibandronate administered daily or intermittently on fracture risk in postmenopausal osteoporosis. *J Bone Miner Res* 2004;19:1241-1249.
19. Brumsen C, Papapoulos SE, Lips P, et al. Daily oral pamidronatein women and men with osteoporosis: a 3-year randomized placebo-controlled clinical trial with a 2-year open extension. *JBone Miner Res* 2002;17:1057-1064.
20. Reid IR, Wattie DJ, Evans MC, et al. Continuous therapy with pamidronate, a potent bisphosphonate, in postmenop-ausal osteoporosis. *J Clin Endocrinol Metab* 1994;79:1595-1599.
21. McCloskey E, Selby P, Davies M, et al. Clodronate reducesvertebral fracture risk in women with postmenopausal or secondary osteoporosis: results of a double-blind,placebo-controlled 3-year study. *J Bone Miner Res* 2004;19:728-736.
22. Shea B, Wells G, Cranney A, et al. Calcium supplementation on bone loss in postmenopausal women (Review). In: TheCochrane Library: Issue 4, 2004. Chichester: John Wiley &Sons.
23. Avenell A, Gillespie WJ, Gillespie LD, et al. Vitamin D and vitamin D analogues for preventing fractures associated with involutional and post-menopausal osteoporosis (Review). In:The Cochrane Library: Issue 4, 2004. Chichester: John Wiley &Sons.
24. Richy F, Ethgen O, Bruyere O, et al. Efficacy of alphacalcidol and calcitriol in primary and corticosteroid-induced osteoporosis: a meta-analysis of their effects on bone mineral density and fracture rate. *Osteoporosis Int* 2004;15:301-310.
25. Richy F, Schacht E, Bruyere O, et al. Vitamin D analogs versus native vitamin D in preventing bone loss and osteoporosis-related fractures: a comparative meta-analysis. *Calcif Tissue Int* 2005;76:176-186.
26. Bischoff-Ferrari HA, Willett WC, Wong JB, et al. Fracture prevention with vitamin D supplementation: a meta-analysis of randomized controlled trials. *JAMA* 2005;293:2257-2264.
27. Papadimitropoulos E, Wells G, Shea B, et al. Meta-analysis of the efficacy of vitamin D treatment in preventing osteoporosis in postmenopausal women. *Endocr Rev* 2002;23:560-569.
28. Grant AM, Avenell A, Campbell MK, et al. Oral vitamin D3 and calcium for secondary prevention of low-trauma fractures in elderly people (Randomised Evaluation of Calcium Or vitamin D,RECORD): a randomised placebo-controlled trial. *Lancet* 2005;365:1621-1628.
29. Porthouse J, Cockayne S, King C, et al. Randomised controlled trial of calcium and supplementation with cholecalciferol(vitamin D3) for prevention of fractures in primary care. *BMJ* 2005;330:1003-1009.
30. Cranney A, Tugwell P, Zytaruk N, et al. Meta-analysis of calcitonin for the treatment of postmenopausal osteoporosis. *Endocr Rev* 2002;23: 540-551.
31. Wells G, Tugwell P, Shea B, et al. Meta-analysis of the efficacy of hormone replacement therapy in treating and preventing osteoporosis in postmenopausal women. *Endocr Rev* 2002;23:529-539.
32. Torgerson DJ, Bell-Syer SEM. Hormone replacement therapy and prevention of nonvertebral fractures. A meta-analysis of randomized trials. *JAMA* 2001;285:2891-2897.
33. Torgerson DJ, Bell-Syer SEM. Hormone replacement therapy and prevention of vertebral fractures: a meta-analysis of randomised trials. BMC Musculoskeletal *Disorders* 2001;2:7-10.
34. Risks and benefits of estrogen plus progestin in healthy postmenopausal women: principal results from the Women's Health Initiative randomized controlled trial. *JAMA* 2002;288:321-333.
35. The Women's Health Initiative Steering Committee. Effects of conjugated equine estrogen in postmenopausal women with hysterectomy: The Women's Health Initiative RandomizedContr-olled Trial. *JAMA* 2004;291:1701-1712.
36. Beral V, Banks E, Reeves G. Evidence from randomised trials on the long-term effects of hormone replacement therapy. *Lancet* 2002;360:942-944.
37. Beral V; Million Women Study Collaborators. Breast cancer and hormone-replacement therapy in the Million Women Study.*Lancet* 2003;362:419-427.
38. Farquhar CM, Marjoribanks J, Lethaby A, et al. Long term hormone therapy for perimenopausal and postmenopausal women (Review). In: The Cochrane Library: Issue 4, 2004.Chichester: John Wiley & Sons.
39. Neer RM, Arnaud CD, Zanchetta JR, et al. Effect of parathyroidhormone (1-34) on fractures and bone mineral density inpostmenopausal women with osteoporosis. *N Engl J Med* 2001;344:1434-1441.
40. Lindsay R, Nieves J, Formica C, et al. Randomised controlled study of effect of parathyroid hormone on vertebral-bone mass and fracture incidence among postmenopausal women on oestrogen with osteoporosis. *Lancet* 1997;350:550-555.
41. Lindsay R, Scheele WH, Neer R, et al. Sustained vertebralfracture risk reduction after withdrawal of teriparatide in postmenopausal women with osteoporosis. *Arch Intern Med* 2004;164:2024-2030.
42. Cranney A, Tugwell P, Zytaruk N, et al. Meta-analysis ofraloxifene for the prevention and treatment of postmenopausal osteoporosis. *Endocr Rev* 2002;23:524-528.
43. Ettinger B, Black DM, Mitlak BH, et al. Reduction of vertebral fracture risk in postmenopausal women with osteoporosis treated with raloxifene: results from a 3-year randomized clinical trial. *JAMA* 1999;282:637-645.
44. Maricic M, Adachi JD, Sarkar S, et al. Early effects of raloxifeneon clinical vertebral fractures at 12 months in postmenopausalwomen with osteoporosis. *Arch Intern Med* 2002;162:1140-1143.
45. Delmas PD, Ensrud KE, Adachi JD, et al. Efficacy of raloxifeneon vertebral fracture risk reduction in postmenopausal womenwith osteoporosis: four-year results from a randomized clinicaltrial. J Clin

Endocrinol Metab 2002;87:3609-3617.
46. Lufkin EG, Whitaker MD, Nickelsen T, et al. Treatment of established postmenopausal osteoporosis with raloxifene: a randomized trial. *J Bone Miner Res* 1998;13:1747-1754.
47. Martino S, Cauley JA, Barrett-Connor E, et al. Continuing outcomes relevant to Evista: breast cancer incidence in postmenopausal osteoporotic women in a randomized trial of raloxifene. *J Natl Cancer Inst* 2004;96:1751-1761.
48. Barrett-Connor E, Grady D, Sashegyi A, et al. Raloxifene and cardiovascular events in osteoporotic postmenopausal women:four-year results from the MORE (Multiple Outcomes ofRaloxifene Evaluation) randomized trial. *JAMA* 2002;287:847-857.
49. Meunier PJ, Roux C, Seeman E, et al. The effects of strontiumr anelate on the risk of vertebral fracture in women with postmenopausal osteoporosis. *N Engl J Med* 2004;350:459-468.
50. Reginster JY, Seeman E, de Vernejoul MC, et al. Strontium ranelate reduces the risk of nonvertebral fractures inpostmenopausal women with osteoporosis: Treatment of Peripheral Osteoporosis (TROPOS) study. *J Clin EndocrinolMetab* 2005;90:2816-2822.
51. Ebrahim S, Thompson PW, Baskaran V, et al. Randomized placebo-controlled trial of brisk walking in the prevention of postmenopausal osteoporosis. *Age Ageing* 1997;26:253-260.
52. Campbell AJ, Robertson MC, Gardner MM, et al. Psychotropic medication withdrawal and a home-based exercise program to prevent falls: a randomized, controlled trial. *J Am Geriatr Soc* 1999;47:850-853.
53. Robertson MC, Devlin N, Gardner MM, et al. Effectiveness and economic evaluation of a nurse delivered home exercise programme to prevent falls. 1: Randomised controlled trial. *BMJ* 2001;322:697-701.
54. Sinaki M, Itoi E, Wahner HW, et al. Stronger back muscles reduce the incidence of vertebral fractures: a prospective10 year follow-up of postmenopausal women. *Bone* 2002;30:836-841.
55. Schnelle JF, Alessi CA, Simmons SF, et al. Translating clinical research into practice: a randomized controlled trial of exercise and incontinence care with nursing home residents. *J AmGeriatr Soc* 2002; 50:1476-1483.
56. Bonaiuti D, Shea B, Lovine R, et al. Exercise for preventing and treating osteoporosis in postmenopausal women (Review). In:The Cochrane Library: Issue 4, 2004. Chichester: John Wiley &Sons.
57. Jensen J, Lundin-Olsson L, Nyberg L, et al. Fall and injury prevention in older people living in residential care facilities. Acluster randomized trial. *Ann Intern Med* 2002;136:733-741.
58. Vetter NJ, Lewis PA, Ford D. Can health visitors prevent fractures in elderly people? *BMJ* 1992;304:888-890.
59. Becker C, Kron M, Lindemann U, et al. Effectiveness of a multifaceted intervention on falls in nursing home residents. *J Am Geriatr Soc* 2003;51:306-313.
60. McClure R, Turner C, Peel N, et al. Population-based interventions for the prevention of fall-related injuries in olderpeople (Review). In: The Cochrane Library: Issue 4, 2004.Chichester: John Wiley & Sons.
61. Parker MJ, Gillespie WJ, Gillespie LD. Hip protectors for preventing hip fractures in older people (Review). In: TheCochrane Library: Issue 4, 2004. Chichester: John Wiley &Sons.

原作者

Leif Mosekilde
Faculty of Health sciences
University of Aarhus and Department of Endocrinology and Metabolism
Aarhus University Hospital,
Aarhus C
Denmark

Peter Vestergaard
The Osteoporosis Clinic
Aarhu Amtssygehus
Aarhus C
Denmark

Bente Langdahl
Faculty of Health sciences
University of Aarhus and Department of Endocrinology and Metabolism
Aarhus C
Denmark

利益冲突：LM 曾接受 Eli Lilly，Merck Sharp & Dome，Proctor & Gamble 公司的旅行费，以及为 Merck Sharp & Dome 公司演讲的费用和服务。PV 曾接受 Eli Lilly，GSK 和 Roche 公司的飞机旅行费用，参加了 2 个药物会议。

痛 风

检索时间：2005年6月
原作者：Martin Underwood　贾园 译　栗占国 校

问　题

急性痛风的疗效如何？
在既往曾有急性发作的患者中预防痛风再次的疗效如何？

治疗措施及其效果

治疗

效果不明
秋水仙碱
皮质激素
非甾体抗炎药

预防复发

效果不明
减轻体重

减少酒精摄入量
低嘌呤饮食
别嘌呤醇
秋水仙碱
苯磺唑酮

将在新版中加入
促皮质素

主要信息

治疗

- **秋水仙碱**：一项小型的随机对照试验提示秋水仙碱可以减轻痛风患者的疼痛。由于秋水仙碱的不良反应发生率很高，限制了它在临床上的常规应用。
- **皮质激素**：尚缺乏经关节内、胃肠道外或口服皮质激素对痛风治疗有效的随机对照试验。
- **非甾体抗炎药**：一项随机对照试验提示替诺昔康（tenoxicam）与安慰剂比较可以短期减轻痛风 1838 患者的疼痛和压痛。但是，该研究样本量太小，不能据此定论。尚缺乏在痛风患者中进行的有关其他非甾体抗炎药与安慰剂比较的随机对照试验。五项随机对照试验发现在不同的非甾体抗炎药之间疗效没有显著性差异。但是，这些研究尚不足以区分不同药物在临床应用时所具有的差异性。有两项研究发现，艾托考昔（etoricoxib）和吲哚美辛（indometacin）在止痛效果方面没有差异，但吲哚美辛的不良反应更为明显。非甾体抗炎药的不良反应包括胃肠道溃疡和出血，并且，有些COX-II抑制剂还可能增加心血管疾病的危险性。

预防复发

- **减轻体重**：未发现有关减轻体重可以预防痛风再次发作的随机对照试验。
- **减少酒精摄入量**：未发现有关减少酒精摄入可以预防痛风再次发作的随机对照试验。
- **低嘌呤饮食**：未发现有关减少饮食中的嘌呤摄入量可以预防痛风再次发作的随机对照试验。
- **别嘌呤醇**：未发现有关别嘌呤醇可以预防痛风再次发作的随机对照试验。
- **秋水仙碱**：一项随机对照试验提供了有限证据提示当患者开始服用别嘌呤醇时，秋水仙碱可以减少痛风的复发率。
- **苯磺唑酮**：未发现有关苯磺唑酮可以预防痛风再次发作的随机对照试验。

定义　痛风是由尿酸结晶沉积所导致的一组综合征[1]。典型的痛风表现为突发的急性单关节炎。最常受累的关节为第一跖趾关节，其他关节还包括足部、踝、膝、腕、手指及肘关节。结晶沉积物（痛风石）可见于手部、足部、肘部及耳部。诊

断：痛风常为临床诊断。美国风湿病学会（ACR）的痛风诊断标准如下：（1）关节液中找到特异性的尿酸盐结晶；（2）有尿酸盐结晶所形成的痛风石；（3）满足六条或以上的临床实验室和 X 线表现（见表1）[2]；被我们纳入研究的患者包括满足 ACR 标准的患者，根据临床表现予以诊断的患者以及用其他标准进行研究的患者。

发病率／患病率 痛风在老年人和男性中更为常见[3]。65～74 岁的英国男性，痛风患病率约为 50/1000，女性约为 9/1000[4]。50 岁以上的美国人，痛风的年发病率男性为 1.6/1000，女性为 0.3/1000[5]。一项长达 12 年的随访追踪研究显示，在既往没有痛风病史的 47150 位男性中，年龄 40～44 岁之间者，痛风的年发病率为 1/1000，而 55～64 岁之间为 1.8/1000[6]。由于人类寿命的增长、肥胖的发生率增高、进食鱼和肉以及利尿剂应用的增加导致痛风的发病率越来越高[7]。痛风可能在某些非白种人中更为常见[3]。两项在以往的医学生中进行的队列研究发现，黑人男性痛风的年发病率为 3.1/1000，而白人男性为 1.8/1000[8]。在对黑人男性高血压（痛风的危险因素之一）的高患病率进行校正之后，黑人男性相比白人男性痛风的相对危险性为 1.30（95%CI：0.77～2.19）。

病因／危险因素 当血清尿酸浓度超过 0.42mmol/L 时，就会形成尿酸盐结晶[9]。血清尿酸的浓度升高是痛风首次急性发作的重要危险因素[10]，虽然有 40% 的患者在痛风急性发作期间血尿酸正常[9, 11-13]。包括 2046 名男性在内的一项长达 15 年的随访研究发现，尿酸浓度介于 0.42～0.47mmol/L 之间者年发病率约为 0.4%，当尿酸浓度升至 0.45～0.59mmol/L 时，发病率上升为 4.3%[14]。一项 5 年的随访追踪研究结果显示，在 223 位无症状的高尿酸血症男性中，基础血清尿酸介于 0.42～0.47mmol/L 之间者，5 年内痛风的总发病率为 10.8%，基础血尿酸介于 0.48～0.53mmol/L 之间者，5 年总发病率达 27.7%，而当基础血尿酸在 0.54mmol/L 以上时，发病率升至 61.1%[10]。此研究发现，基础血尿酸每升高 0.6mmol/L，痛风的发作几率升高 1.8 倍（对其他危险因素进行校正后的 OR 为 1.84，95%CI：1.24～2.72）。一项长达 12 年的随访追踪研究对以往无痛风史的 47150 位男性进行调查，结果显示，痛风的患病危险性（RR）与每日（海产品每周）进食的食物有关，具体如下：

肉类 1.21（95%CI：1.04～1.41）；

海产品（鱼、龙虾和贝类）1.07（95% CI：1.01～1.12）；

高嘌呤蔬菜 0.97（95% CI：0.79～1.19）；

低脂奶制品 0.79（95% CI：0.71～0.87）；

高脂奶制品 0.99（95% CI：0.89～1.10）[6, 15]。

当每日的酒精消耗超过 14.9g 时，痛风的风险相比无酒精摄入者显著升高（当酒精摄入 15.0～29.9 克/天时，RR 1.49，95%CI：1.14～1.94；当酒精摄入 30.0～49.9 克/天时，RR 1.96，95%CI：1.48～2.60；当酒精摄入超过 50 克/天时，RR 2.53，95%CI：1.73～3.70）[15]。这项研究同时提示痛风的相对危险性还与啤酒、葡萄酒和白酒有关：饮用啤酒 355ml，酒精摄入量为 12.8 克；饮用葡萄酒 118ml，酒精摄入量为 11.0 克；饮用白酒 44ml，酒精摄入量为 14.0 克。由此显示摄入啤酒（355 ml/d，RR 1.49，95%CI：1.32～1.70）和白酒（44 ml/d，RR 1.15，95%CI：1.04～1.28）与痛风显著相关，而葡萄酒（118 ml/d，RR 1.04，95%CI：0.88～1.22）则不具有相关性。其他和痛风相关的危险因素还包括肥胖、胰岛素抵抗、血脂异常、高血压和心血管疾病[16, 17]。

预后 关于痛风预后和并发症的研究数据很少。一项研究发现，以第一跖趾关节受累为表现的、未治疗的痛风患者有 3/11（27%）在 7 天后病情可以自行缓解[18]。在 614 例未接受降尿酸治疗的痛风患者中进行痛风复发间隔时间的研究，所有患者都能回忆起痛风首次和二次发作的间隔时间。结果显示，痛风复发于 1 年后的为 62%，2 年后的为 78%，3 年后的为 84%[19]。两项前瞻性的队列研究入选了 371 例黑人男性以及 1181 例白人男性，均为以往的医学生，随访 30 年后发现，发展为痛风者其冠心病的危险性并没有显著升高（RR 0.85，95%CI：0.40～1.81）[20]。

治疗目的 痛风的治疗目的是减轻患者疼痛程度，缩短疼痛的持续时间，避免功能丧失，同时将药物的不良反应降到最低程度。预防痛风复发的目的是减少发作的频率以及减轻反复发作所带来的严重后果，同时也应尽量减少治疗所带来的不良反应。

结局 治疗发作：症状的严重程度包括疼痛评分、症状得到改善的患者比例，以及治疗中出现的不良反应。预防复发（超过 6 个月）：1 年中发作的次数、严重程度及治疗中出现的不良反应。

方法 采用《临床证据》2005 年 6 月的文献检索和评价方案。只选择随访 6 个月及以上的预防痛风反复发作的文章。以下研究不被纳入：非随机的、分组后每个治疗组不足 10 人的、失访率大于 20% 的、在交换前没有结果的交叉试验、没有发表全文的（如会议摘要，其质量难以保证）以及没有涉及临床内容的结果如只涉及血清尿酸水平的研究。

| 问 题 | 急性痛风的治疗效果如何？ |

治疗选择1　非甾体抗炎药

一项小型的随机对照试验提示替诺昔康与安慰剂比较可以短期减轻痛风患者的疼痛和压痛。但是，该研究样本量太小，不能据此定论。还没有在痛风患者中进行有关其他非甾体抗炎药与安慰剂比较的随机对照试验。五项随机对照试验发现不同的非甾体抗炎药比较疗效没有显著性差异。但是，这些研究尚不足以区分不同药物在临床应用时所具有的差异性。有两项研究发现，艾托考昔和吲哚美辛在止痛效果方面没有差异，但吲哚美辛的不良反应更为明显。非甾体抗炎药的不良反应包括胃肠道溃疡和出血，并且，有些 COX-2 抑制剂还可能增加心血管疾病的危险性。

益处 　**非甾体抗炎药（NSAIDS）与安慰剂比较**：我们没有发现这方面的系统综述。在一项随机对照试验中，30 例 21～70 岁的痛风患者入选，受累关节包括膝、踝、腕、大足趾或肘关节。研究中将替诺昔康（40mg，每日一次）与安慰剂进行比较[21]，结果显示，给予治疗 1 天后，替诺昔康可以使更多痛风患者的疼痛和压痛减轻至少 50%（疼痛和压痛由四点量表进行评价：分别为完全缓解、改善 ≥ 50%、没有变化或改善程度 < 50%、以及病情加重。疼痛缓解 ≥ 50% 者，替诺昔康组为 10/15 [67%]，安慰剂组为 4/15 [26%]，$P < 0.05$；压痛缓解 ≥ 50% 者，替诺昔康组为 6/15 [40%]，安慰剂组为 1/15 [7%]，$P < 0.05$；活动性疼痛缓解 ≥ 50% 者，替诺昔康组为 4/15 [27%]，安慰剂组为 1/15 [7%]，$P < 0.05$）。但治疗 4 天后，再进行疗效评价时，替诺昔康与安慰剂比较没有显著差异性（医师评估有效性为"良好或优秀"者：替诺昔康组为 7/15 [47%]，安慰剂组为 4/15 [26%]，P 值没有报道）。**不同 NSAIDs 药物比较**：7 项随机对照试验对不同的 NSAIDs 疗效进行了评价[22-28]。两项试验[22, 23]发现，艾托考昔和吲哚美辛在止痛效果方面没有差异。其余的 5 项随机对照试验发现，不同的 NSAIDs 比较疗效没有显著性差异[24-28]。然而，仅凭这些研究尚不足以阐明不同药物之间所具有的真正差别（见表 2）。**NSAIDs 与皮质激素比较**：我们没有发现相关的系统综述或随机对照试验。**NSAIDs 与口服秋水仙碱比较**：我们没有发现相关的系统综述或随机对照试验。

害处 　NSAIDs 的危害在"临床证据"的其他章节有具体介绍，常见的不良反应包括胃肠道溃疡和出血，以及某些环氧化酶-2 抑制剂可能导致心血管疾病的危险性增加（见非甾体抗炎药）。**不同 NSAIDs 药物比较**：见表 2。**NSAIDs 与皮质激素比较**：我们没有发现相关的系统综述或随机对照试验。**NSAIDs 与口服秋水仙碱比较**：我们没有发现相关的系统综述或随机对照试验。

评论 　**NSAIDs 与安慰剂比较**：将替诺昔康与安慰剂进行比较的那项随机对照试验采用了多样的显著性检验但没有对之进行校正[21]。**不同 NSAIDs 药物比较**：保泰松（Phenylbutazone）和吲哚美辛被确定为治疗痛风的药物是根据非对照研究的结果得来的。只有艾托考昔和吲哚美辛在两项研究中显示他们的疗效相当[21, 23]。共有 5 项随机对照试验将保泰松和其他 NSAIDs 进行了比较。由于保泰松可以引起再生障碍性贫血和其他严重的不良反应[29]，因此，很多国家限制将其用于痛风治疗当中，也因此，对保泰松无法更进一步研究。一项将美洛昔康和双氯芬酸与罗非昔布进行比较的随机对照试验共有 62 例患者参加[30]，但该研究没有直接将美洛昔康和双氯芬酸进行比较，也没有纳入以往对 NSAIDS 治疗无效的患者。研究者不知用药，而试验参与者清楚用药。该研究未维持原随机分组分析，结果也没有以多元分析进行校正。罗非昔布由于心血管不良事件退出了全球市场。因此，我们不再纳入此项研究。**临床指导**：艾托考昔作为一个选择性的 COX-2 抑制剂，与传统的 NSAIDs 相比，对胃肠道不良反应发生危险性高的患者来说是一个有益的选择。

治疗选择 2	皮质激素

尚缺乏有关关节内、胃肠外以及口服皮质激素治疗痛风的随机对照试验。

益处 　我们没有发现相关的系统综述或随机对照试验。

害处 　我们没有发现相关的随机对照试验。口服皮质激素潜在的危害在"临床证据"的其他章节有介绍（见类风湿关节炎（见网络版）和哮喘）。

评论 　无。

治疗选择 3	秋水仙碱

一项小样本的随机对照试验提供了有限证据提示秋水仙碱可以减轻痛风患者的疼痛。然而，从这项小规模的随机对照试验中不能得到可靠的结论。由于秋水仙碱的不良反应发生率很高，限制了它在临床上的常规应用。

益处 　**秋水仙碱与安慰剂比较**：我们没有发现相关的系统综述，但有一项小样本的随机对照试验（纳入了 43 例急性发作的痛风住院患者，由关节液检查证实诊断，年龄 55～91 岁，其中男性 40 例，女性 3 例）将秋水仙碱（先服 1mg，后每 2 小时 0.5mg，直到患者不能耐受或症状完全缓解）与安慰剂进行比较[31]，结果发现，48 小时后，秋水仙碱可以显著减轻疼痛（疼痛评估依据 10cm 视觉模拟评分，疼痛缓解 ≥ 50% 的患者比例：秋水仙碱组为 73%，安慰剂组为 36%，$P < 0.05$）。**秋水仙碱与非甾体抗炎药比较**：我们没有发现相关的系统综述或随机对照试验。**秋水仙碱与皮质激素比较**：我们没有发现相关的系统综述或随机对照试验。

害处 　**秋水仙碱与安慰剂比较**：随机对照试验发现服用秋水仙碱的患者 24 小时内均出现腹泻或呕吐，甚至两者都有；5/21（24%）服用安慰剂的患者出现恶心（没有进行差异显著性的评估）[31]。9/22（40%）的患者在出现腹泻和呕吐之前疼痛缓解已达到 50%，12/22（55%）的患者在出现腹泻和呕吐之后疼痛缓解达 50%，同时出现者为 1/22（5%）。**秋水仙碱与非甾体抗炎药比较**：我们没有发现相关的系统综述或随机对照试验。**秋水仙碱与皮质激素比较**：我们没有发现相关的系统综述或随机对照试验。

评论 　**临床指导**：秋水仙碱被用于治疗痛风已是历史悠久。大量的观察性研究支持其应用。尽管可能有效，但高发的毒性反应限制了秋水仙碱在痛风患者中的应用[32]。

| 问　题 | 在既往曾有急性发作的患者中预防痛风再发的疗效如何？ |

治疗选择 1　秋水仙碱

一项随机对照试验提示当患者开始服用别嘌呤醇时，秋水仙碱可以减少痛风的复发率。

益处　**秋水仙碱与安慰剂比较**：我们没有发现相关的系统综述，但有一项随机对照试验[33]。这项试验在应用别嘌呤醇治疗的慢性痛风性关节炎患者中比较了秋水仙碱（0.6mg Bid）与安慰剂在预防痛风复发时的效果。治疗持续3个月，在血清尿酸达到正常水平后停止。在肾功能不全或是有胃肠道不良反应的患者中秋水仙碱的剂量减为每日一次。试验结果发现，6个月时，秋水仙碱组患者痛风复发的比例显著少于安慰剂组（秋水仙碱组痛风复发至少一次的患者比例为 7/21[33%]，所有患者共发作次数为12次；而安慰剂组痛风复发至少一次的患者比例为17/22[77%]，所有患者共发作次数为65次）。作者认为研究结果的差异具有显著性意义（$P = 0.008$），但统计分析的基础不明。试验发现秋水仙碱与安慰剂比较可以显著减轻发作严重程度，但在发作持续时间上却没有显著性差异（视觉模拟评分的中位数为：秋水仙碱组3.64，安慰剂组5.08，$P = 0.018$；发作持续时间为：秋水仙碱组6.0天，安慰剂组5.56天，$P = 0.566$）[33]。**秋水仙碱与减轻体重比较**：我们没发现相关的系统综述或随机对照试验。**秋水仙碱与减少酒精摄入比较**：我们没有发现相关的系统综述或随机对照试验。**秋水仙碱与低嘌呤饮食比较**：我们没有发现相关的系统综述或随机对照试验。**秋水仙碱与别嘌呤醇比较**：我们没有发现相关的系统综述或随机对照试验。**秋水仙碱与苯磺唑酮比较**：我们没有发现相关的系统综述或随机对照试验。

害处　**秋水仙碱与安慰剂比较**：随机对照试验发现秋水仙碱与安慰剂相比发生腹泻的几率显著增加（秋水仙碱38%，安慰剂5%，$P = 0.009$）。但是，秋水仙碱并没有因为引起腹泻而被停用，所有患者在减少用药剂量后症状缓解[33]。**秋水仙碱与减轻体重比较**：我们没有发现相关的系统综述或随机对照试验。**秋水仙碱与减少酒精摄入比较**：我们没有发现相关的系统综述或随机对照试验。**秋水仙碱与低嘌呤饮食比较**：我们没有发现相关的系统综述或随机对照试验。**秋水仙碱与别嘌呤醇比较**：我们没有发现相关的系统综述或随机对照试验。**秋水仙碱与苯磺唑酮比较**：我们没有发现相关的系统综述或随机对照试验。

评论　**秋水仙碱与安慰剂比较**：研究发现，秋水仙碱对预防别嘌呤醇诱发的痛风急性发作有特殊意义，而在其他情况下应用价值不大[33]。

治疗选择 2　减轻体重

我们没有发现有关减轻体重可以有效预防痛风患者再次复发的随机对照试验。

益处　我们没有发现相关的系统综述或随机对照试验。

害处　我们没有发现相关的随机对照试验。

评论　无。

治疗选择 3　减少酒精摄入量

我们没有发现有关减少酒精摄入可以预防痛风患者再次复发的有效性的随机对照试验。

益处　我们没有发现相关的系统综述或随机对照试验。

害处　我们没有发现相关的随机对照试验。

评论　一项在47 150名既往没有痛风病史的男性中进行的长达12年的大型健康调查研究发现，增加啤酒或酒精饮用量可使痛风发生的几率显著增加[15]。但试验同时发现，饮用葡萄酒并没有使痛风发生的风险显著增加（见病因学）。

治疗选择 4　低嘌呤饮食

我们没有发现有关低嘌呤饮食可以预防痛风患者再次复发的有效性的随机对照试验。

益处　我们没有发现相关的系统综述或随机对照试验。

害处　我们没有发现相关的随机对照试验。

评论　一项在47 150名既往没有痛风病史的男性中进行的大型健康调查研究发现，增加肉类或海产品类的摄入量可使痛风发生的几率显著增加[6]。但试验同时发现，增加富含嘌呤的蔬菜的摄入量对痛风没有显著影响。研究还发现增加低脂牛奶的饮用量可以显著减少痛风的发生几率（见病因学）。

治疗选择 5　别嘌呤醇

我们没有发现有关别嘌呤醇可以预防痛风患者再次复发的有效性的随机对照试验。

益处　我们没有发现相关的系统综述或随机对照试验。

害处 未见相关的随机对照试验。

评论 很多专家都相信在痛风发作期间不应常规应用别嘌呤醇。有一项半随机试验（37例有痛风病史的男性患者入选，年龄27～78岁）将丙磺舒（probenecid，1～2g/d）与别嘌呤醇（300～600 mg/d）进行了比较[34]，两组患者都在治疗的前几个月预防性服用了秋水仙碱。患者分组由医院编号的最后一个数字决定。该试验发现在平均随访18.6个月后，丙磺舒和别嘌呤醇治疗组的患者在痛风复发率方面没有显著性差异（未复发：丙磺舒组为8/17[47%]，别嘌呤醇组为9/20[45%]，未进行差异显著性评估）。但是，由于不是随机治疗分组，其中还有5例丙磺舒组患者改为苯磺唑酮治疗，因此研究结果可能存在偏倚。丙磺舒不再容易得到。

治疗选择6　苯磺唑酮

我们没有发现有关苯磺唑酮可以预防痛风患者再次复发的有效性的随机对照试验。

益处 我们没有发现相关的系统综述或随机对照试验。

害处 我们没有发现相关的随机对照试验。

评论 无。

重要更新和修订

秋水仙碱　增加了一项随机对照试验[33]，分类仍然为效果不明。

参考文献

1. Emmerson BT. The management of gout. *N Engl J Med* 1996;334:445-451.
2. Wallace SL, Robinson H, Masi AT, et al. Preliminary criteria for the classification of the acute arthritis of primary gout. *Arthritis Rheum* 1977;20:895-900.
3. Kim KY, Schumacher HR, Hunsche E, et al. A literature review of the epidemiology and treatment of acute gout. *Clin Ther* 2003;25:1593-1616.
4. Harris CM, Lloyd DC, Lewis J. The prevalence and prophylaxis of gout in England. *J Clin Epidemiol* 1995;48:1153-1158.
5. Abbott RD, Brand FN, Kannel WB, et al. Gout and coronary heart disease: the Framingham Study. *J Clin Epidemiol* 1988;41:237-242.
6. Choi HK, Atkinson K, Karlson EW, et al. Purine-rich foods, dairy and protein intake, and the risk of gout in men. *N Engl J Med* 2004;350: 1093-1103.
7. Bieber JD, Terkeltaub RA. Gout: on the brink of novel therapeutic options for an ancient disease. *Arthritis Rheum* 2004;50:2400-2414.
8. Hochberg MC, Thomas J, Thomas DJ, et al. Racial differences in the incidence of gout. The role of hypertension. *Arthritis Rheum* 1995;38: 628-632.
9. McGill NW. Gout and other crystal-associated arthropathies. *Baillieres Best Pract Res Clin Rheumatol* 2000;14:445-460.
10. Lin KC, Lin HY, Chou P. The interaction between uric acid level and other risk factors on the development of gout among asymptomatic hyperuricemic men in a prospective study. *J Rheumatol* 2000;27:1501-1505.
11. Schlesinger N, Baker DG, Schumacher HR Jr. Serum urate during bouts of acute gouty arthritis. *J Rheumatol* 1997;24:2265-2266.
12. Logan JA, Morrison E, McGill PE. Serum uric acid in acute gout. *Ann Rheum Dis* 1997;56:696-697.
13. Stewart OJ, Silman AJ. Review of UK data on the rheumatic diseases - 4. Gout. *Br J Rheumatol* 1990;29:485-488.
14. Campion EW, Glynn RJ, DeLabry LO. Asymptomatic hyperuricemia. Risks and consequences in the Normative Aging Study. *Am J Med* 1987;82:421-426.
15. Choi HK, Atkinson K, Karlson EW, et al. Alcohol intake and risk of incident gout in men: a prospective study. *Lancet* 2004;363:1277-1281.
16. Culleton BF. Uric acid and cardiovascular disease: a renal-cardiac relationship? *Curr Opin Nephrol Hypertens* 2001;10:371-375.
17. Bryan, E. Are gout and increased uric acid levels risk factors for cardiac disease? Centre for Clinical Effectiveness, Monash University. 2002. http://www.med.monash.edu/healthservices/cce/evidence/pdf/b/ 805.pdf (last accessed 5 January 2005).
18. Bellamy N, Downie WW, Buchanan WW. Observations on spontaneous improvement in patients with podagra: implications for therapeutic trials of non-steroidal anti-inflammatory drugs. *Br J Clin Pharmacol* 1987;24:33-36.
19. Yu TF, Gutman AB. Efficacy of colchicine prophylaxis in gout. *Ann Intern Med* 1961;55:179-192.
20. Gelber AC, Klag MJ, Mead LA, et al. Gout and risk for subsequent coronary heart disease. The Meharry-Hopkins Study. *Arch Intern Med* 1997;157:1436-1440.
21. Garcia de la Torre I. Double-blind parallel study comparing tenoxicam and placebo in acute gouty arthritis. *Invet Med Int* 1987;14:92-97. [In Spanish]
22. Schumacher HR Jr, Boice JA, Daikh DI, et al. Randomised double blind trial of etoricoxib and indometacin in treatment of acute gouty arthritis. *BMJ* 2002;324:1488-1492.
23. Rubin BR, Burton R, Navarra S, et al. Efficacy and safety profile of treatment with etoricoxib 120 mg once daily compared with indomethacin 50 mg three times daily in acute gout: a randomized controlled trial. *Arthritis Rheum* 2004;50:598-606.
24. Fraser RC, Davis RH, Walker FS. Comparative trial of azapropazone and indomethacin plus allopurinol in acute gout and hyperuricaemia. *J R Coll Gen Pract* 1987;37:409-411.
25. Maccagno A, Di Giorgio E, Romanowicz A. Effectiveness of etodolac ("Lodine) compared with naproxen in patients with acute gout. *Curr Med Res Opin* 1991;12:423-429.
26. Lederman R. A double-blind comparison of Etodolac (LodineTM) and high doses of naproxen in the treatment of acute gout. *Adv Ther* 1990; 7:344-354.
27. Altman RD, Honig S, Levin JM, et al. Ketoprofen versus indomethacin in patients with acute gouty arthritis: a multicenter, double blind comparative study. *J Rheumatol* 1988;15:1422-1426.

28. Lomen PL, Turner LF, Lamborn KR, et al. Flurbiprofen in the treatment of acute gout. A comparison with indomethacin. *Am J Med* 1986;80:134-139.
29. Non-steroidal anti-inflammatory drugs. In: Royal Pharmaceutical Society of Great Britain, eds. *British national formulary*. Wallingford: Pharmaceutical Press, 2003:478-506.
30. Cheng TT, Lai HM, Chiu CK, et al. A single-blind, randomized, controlled trial to assess the efficacy and tolerability of rofecoxib, diclofenac sodium, and meloxicam in patients with acute gouty arthritis. *Clin Ther* 2004;26:399-406.
31. Ahern MJ, Reid C, Gordon TP, et al. Does colchicine work? The results of the first controlled study in acute gout. *Aust N Z J Med* 1987;17:301-304.
32. Schlesinger N, Schumacher HR Jr. Gout: can management be improved? *Curr Opin Rheumatol* 2001;13:240-244.
33. Borstad GC, Bryant LR, Abel MP, et al. Colchicine for prophylaxis of acute flares when initiating allopurinol for chronic gouty arthritis. *J Rheumatol* 2004;31:2429244.
34. Scott JT. Comparison of allopurinol and probenecid. *Ann Rheum Dis* 1966;25:623-626.

原作者

Martin Underwood
Professor of General Practice
Institute of Community Health Sciences
Barts and the London
Queen Mary's School of Medicine and Dentistry
University of London
London
UK

利益冲突：Martin Underwood 曾接受过辉瑞（Pfizer）制药公司（伐地昔布、塞来昔布的制造厂商）和 Menarini Pharmaceuticals（酪洛芬和右酮洛芬的制造厂商）给予的讲课酬劳。Martin Underwood正在申请基金额度超过￡100,000的研究项目，项目由 NHS Health Technology Assessment Programme、Arthritis Research Campaign 和 UK Medical Research Council 资助。

表1 美国风湿病学会急性痛风的分类标准（患者须满足6条或以上标准，见正文）[2]。

1	急性关节炎发作一次以上
2	在1天内炎症进展达高峰
3	单关节炎发作
4	关节发红
5	第一跖趾关节疼痛或肿胀
6	单侧第一跖趾关节炎发作
7	单侧跗骨关节炎发作
8	痛风石（已证明或是怀疑）
9	高尿酸血症
10	X线片显示非对称性的关节肿胀
11	X线片显示皮质骨下的囊性变而无骨侵蚀
12	发作时关节液生物学培养为阴性

表2 非甾体抗炎药（NSAID）治疗痛风患者效果彼此间比较的随机对照试验（见正文）

比较对象	例数	评价	结果	不良事件
吲哚美辛(50 mg 3 次/day)对照艾托考昔(120 mg/day)，等价研究[23]	189 例，痛风发作时间＜48 小时，以前对非甾体类抗炎药物治疗有反应，93% 为男性，平均年龄 52 岁	第 2～5 天对疼痛评价采用利克特量表：0 分代表没有疼痛，至 4 分代表极度疼痛；超过 ± 0.5 评价为有差异	差异：0.08 95% CI −0.29 to +0.13	报告出现 1 件或 1 件以上不良事件的例数：艾托考昔为 45/103 [44%]，吲哚美辛为 49/86 [57%]，$P = 0.08$；药物相关不良事件：17/103 [17%]，吲哚美辛为 32/86 [37%]，$P = 0.002*$
吲哚美辛(50 mg 3 次/day)对照艾托考昔(120 mg/day)，等价研究[22]	150 例男性患者，痛风发作时间＜24 小时，平均年龄 49 岁	第 2～5 天对疼痛评价采用利克特量表：0 分代表没有疼痛，至 4 分代表极度疼痛；超过 ± 0.5 评价为有差异	差异：+0.11 95% CI −0.14 to +0.35	出现不良事件的比例：艾托考昔为 17/75 [23%]，对照吲哚美辛为 35/75 [47%]，$P = 0.003$
吲哚美辛(第一天采用分份剂量 200 mg，继之以减轻剂量使用 28 天)对照阿扎丙宗(600 mg 每日 3 次，使用 4 天；继之以 600 mg 每日 2 次，使用 28 天)[24]	93 例	四天后，以被报告为"治疗适于该患者"的患者所占比例作为评价	使用吲哚美辛有效的患者为 35/47 [74%]对照使用阿扎丙宗有效的患者为 40/46 [87%]，差异无显著性	研究报告：重要不良事件发生率无差异
依托度酸(300 mg 每日两次)对照甲氧萘丙酸(500 mg 每日两次)[25]	61 例，18–75 岁	治疗后第 2、4、7 天进行评价，平均疼痛采用 0–5 分（高分值代表疼痛程度较重）	第二天：依托度酸 2.6 分，对照甲氧萘丙酸 2.8 分，差异无显著性；第四天：依托度酸 2.0 分，对照甲氧萘丙酸 1.8 分，差异无显著性；第七天：依托度酸 1.4 分，对照甲氧萘丙酸 1.4 分，差异无显著性	研究报告无严重不良反应
依托度酸(300 mg 每日两次)对照甲氧萘丙酸(500 mg 每日两次)[26]	60 例，18–75 岁	治疗后第 1、2、4、7 天进行评价，疼痛评分采用 5 分阶梯评价：1 分代表没有疼痛，5 分代表其严重的疼痛	研究报告酸分别应用依托度酸和甲氧萘丙酸治疗第 1、2、4、7 天，两者疼痛评分无显著性差异；结果以图形式呈现，未报告 AR 或 P 值	研究报告无严重不良反应
吲哚美辛(第一天采用分份剂量每日 225 mg，继之以 50 mg 每日三次对照酮基布洛芬(第一天采用分份剂量 450 mg，继之以 100 mg 每日三次)[27]	59 例，痛风发作时间＜48 小时，35–88 岁	治疗后第 2、5、8 天进行评价，平均疼痛评分采用 4 分阶梯评价：0 分代表没有疼痛，3 分代表极度疼痛	第二天：吲哚美辛 0.9 分，对照酮基布洛芬 1.1 分，P 值无显著意义；第五天：吲哚美辛 0.8 分，对照酮基布洛芬 1.3 分，P 值无显著意义；第八天：吲哚	该研究未发现重要不良事件发生率之间存在显著性差异

(续表)

比较对象	例数	评价	结果	不良事件
吲哚美辛(50 mg 每日四次，应用 4 天；继之以 25 mg 每日四次，应用 5 天)对照氟吡洛芬(100 mg 每日四次应用一天；继之以 50 mg 每日四次，应用五天)[28]	29 例	以治疗两天后静息痛仍进展的患者比例进行评价	美辛 0.3 分、对照酮基布洛芬 0.4 分，P 值无显著性意义 使用吲哚美辛有效的患者为 11/12 [92%]，对照使用氟吡洛芬有效的患者为 11/12 [92%]，P 值未报告	该研究未发现重要不良事件发生率之间存在显著性差异

*随机对照试验没有给出严重的药物相关不良事时间下定义

腰椎间盘突出

检索时间：2005年5月

原作者：Jo Jordan, Kika Konstantinou, Tamara Shawːer Morgan, James Weinstein　汤小东 译　郭卫 校　党耕町 审

问　题

药物治疗的效果如何？
非药物治疗的效果如何？
手术治疗的效果如何？

治疗措施及其效果

药物治疗

效果不明
止痛剂
镇静剂
皮质类固醇（硬膜外注射）
肌松药

不太可能有效
非甾体抗炎药

非药物治疗

很可能有效
脊柱推拿术

效果不明
针刺疗法
建议维持活动
运动治疗
热敷或冷敷
按摩

不太可能有效
卧床休息
牵引

手术治疗

很可能有效
微创切除（与标准切除术效果相同）
标准切除（短期有效）

效果不明
经皮自动切除
激光切除

将在新版中加入
人工椎间盘
肿瘤坏死因子抗体

请参考其他有关章节
急性非特异性腰背部疼痛
慢性腰背部疼痛
见词汇表 **G**

主要信息

药物治疗

- ◆ **止痛剂**：没有发现使用止痛剂治疗有症状的腰椎间盘突出的系统综述和随机对照试验。
- ◆ **抗抑郁药**：没有发现使用抗抑郁药治疗有症状的腰椎间盘突出人群的系统综述和随机对照试验。
- ◆ **皮质类固醇（硬膜外注射）**：一篇系统综述提供了有限的资料提示与安慰剂相比，硬膜外注射皮质类固醇改善了总体腰椎间盘突出的状况。然而，随后有项随机对照试验发现使用硬膜外注射皮质类固醇联合保守治疗与单纯保守治疗在治疗疼痛患者活动性以及 6 个月后继续工作的能力等方面无显著性差异。随后另一项随机对照试验发现和对照注射组比较，使用 35 天硬脑膜外注射皮质类固醇在改善疼痛、残疾或自我评估等方面无显著性差异。一项随机对照试验提供了有限的证据证明硬膜外注射皮质类固醇在第 1～3 个月改善腿痛和功能方面没有标准切除有效，但在第 2～3 年时没有发现显著性差异。
- ◆ **肌松药**：没有发现有关使用肌松药治疗有症状的腰椎间盘突出的系统综述和随机对照试验。

- **非甾体抗炎药**：一篇系统综述发现非甾体抗炎药与安慰剂组比较在改善由腰椎间盘突出导致的坐骨神经痛整体效果方面没有显著性差异。

非药物治疗

- **脊柱推拿术**：一篇系统综述收录的一项随机对照试验发现与安慰剂和低频红外热疗相比，脊柱推拿治疗由腰椎间盘突出引起的坐骨神经痛2周后使得患者自我感觉改善更加明显。此综述收录的另一项随机对照试验，对比了脊柱推拿、手工牵引、锻炼和佩戴腰围，发现这些组在治疗1个月后患者自我感觉是否有所改进方面没有显著性差异。一项随后的随机对照试验发现与牵引相比，脊柱推拿增加了症状改善病人的比例。准备手术治疗病人存有对脊柱推拿可能导致椎间盘更加突出的焦虑。
- **针刺疗法**：一篇系统综述没有发现对腰椎间盘突出病人进行针刺疗法效果的充分证据。
- **建议保持活动**：一篇关于腰椎间盘突出导致坐骨神经痛保守治疗的系统综述没有发现有关建议保持活动的随机对照试验。
- **运动疗法**：没有发现系统综述和随机对照试验对比了运动治疗组与安慰剂组或无治疗组。一篇系统综述收录的小型随机对照试验发现：对由腰椎间盘突出导致的坐骨神经痛的病人进行人工牵拉和肌肉等容收缩训练在改变整体效果方面上没有显著差异。此综述收录的另一项随机对照试验对比了脊柱推拿术、人工牵引、锻炼以及佩戴腰围，发现这几组在1个月后患者自我感觉症状的改善方面没有显著性差异。
- **热敷和冷敷**：系统综述没有发现关于热敷和冷敷治疗腰椎间盘突出导致坐骨神经痛的随机对照试验。
- **按摩**：系统综述没有发现关于按摩治疗腰椎间盘突出导致坐骨神经痛的随机对照试验。
- **卧床休息**：一篇保守治疗的系统综述没有发现有关卧床治疗有症状腰椎间盘突出的随机对照试验。一项随后的有关坐骨神经痛的随机对照试验发现12周后，卧床休息治疗组与密切观察治疗2周组对于患者自我感觉症状，平均疼痛评分，平均残疾评分以及平均满意度评分没有显著性差异。
- **牵引治疗**：一篇系统综述发现对于改善总体坐骨神经痛以及腰椎间盘突出病人的症状，牵引组与安慰剂组没有显著性差异。一篇系统综述收录的小型随机对照试验发现人工牵引组与肌肉等长收缩组在改善坐骨神经痛以及腰椎间盘突出病人全面评估方面没有显著性差异。此综述收录的另一项随机对照试验对比了脊柱推拿组、人工牵引组、锻炼组以及腰围组，发现1个月的治疗对于自我感觉症状改善没有显著性差异。此综述收录一项小型随机对照试验发现自动牵引组与人工牵引组在全面改善患者自我感觉症状方面没有显著性差异。此综述收录的另一项随机对照试验发现与被动牵引相比，自动牵引组提高了接受治疗后即见效的病人的比例，并提供了有限的证据。

外科治疗

- **显微椎间盘切除（与标准椎间盘切除术效果相同）**：没有发现有关微创切除与保守治疗相对比的随机对照试验。3项随机对照试验发现微创切除与标准切除的临床结果比较没有显著性差异。一项随机对照试验发现关节内镜下微创切除组与标准切除组在第30个月时患者满意程度以及疼痛缓解程度方面没有显著性差异，虽然术后恢复与标准切除一样慢。一篇系统综述收录的2项随机对照试验没有提供与微创切除相比，自动经皮切除效果的充分证据。
- **标准切除（短期好处）**：一项随机对照试验发现与保守治疗（物理疗法）相比，标准切除增加了患者1年时自我感受症状改善的比例，但4年与10年时无显著性差异。一项随机对照试验提供了与硬膜外注射皮质类固醇激素组相比，标准切除组在1~3个月时改善患者腿疼痛与功能的有限证据，没有发现各治疗组间在2~3年时有显著性差异。3项随机对照试验发现标准切除组与微创切除组的临床结果没有显著性差异。不良反应两组类似。一项随机对照试验发现关节内镜下微创切除组与标准切除组在第30个月时患者满意程度以及疼痛缓解程度方面没有显著性差异，虽然术后恢复与标准切除组一样慢。
- **自动经皮椎间盘切除术**：发现没有随机对照试验比较自动经皮椎间盘切除术与保守治疗或标准椎间盘切除术。系统综述收录的2项随机对照试验未能提供自动经皮椎间盘切除术与显微椎间盘切除临床效果比较的足够证据。
- **激光椎间盘切除术**：发现没有关于使用激光椎间盘切除术治疗有症状的腰椎间盘突出病例的系统综述或随机对照试验。

定义 腰椎间盘突出是指椎间盘内组织（髓核或纤维环）移位，超出椎间盘的空间[1]。可以通过放射学检查来确定诊断；但是MRI检查发现椎间盘突出时并不总是伴有临床症状[2, 3]。本综述包括治疗所有经过证实或怀疑椎间盘突出，具有临床症状的病例。它不包括治疗脊髓压迫或马尾综合征这些需要急诊干预的病例。非特异性急性腰背部疼痛和慢性腰背部疼痛，在《临床证据》的其他部分叙述。

发病率/患病率 在芬兰和意大利，有症状的腰椎间盘突出的患病率约为1%~3%，不同年龄和性别的数据有所不同[4]。年龄30~50岁的人群患病率最高[5]，男女比例为2∶1[6]。在25岁至55岁之间的病例，大约95%的椎间盘突出发生于下腰部脊柱（L4-L5节段）；高于这个节段的椎间盘突出多见于55岁以上的年龄[7, 8]。

病因/危险因素 椎间盘突出的放射学证据不能可靠预测将来出现的腰背部疼痛或症状；19%~27%没有症状的人在影像检查上可见椎间盘突出[2, 9]。椎间盘突出的危险因素包括吸烟（OR 1.7，95% CI：1.0~2.5），负重运动（例如举重，投掷铅球等）以及某些较弱的活动，例如反复提升、驾驶机动车被认为是椎间盘突出的一个危险因素，虽然证据并不是结论性的（OR 1.7, 95% CI 0.2～2.7）[6,10,11]。可能的解释是脊柱的共振频率可能与某些车辆的相似。

预后 很难确定椎间盘突出的自然病史，这是因为大多数人都曾接受过某种形式的针对背部疼痛的治疗，并且没有正式确诊[6]。多数人会获得临床症状的缓解，仅有大约10%的病人6周后疼痛仍然较重而考虑手术。序列MRI影像显示突出的椎间盘部分经过一段时间后有复原的趋势，2/3的病例6个月后可以得到部分至全部的缓解[12]。

治疗目的 缓解疼痛；增加活动度和功能；并且提高生活质量。

结局 基本结局：疼痛，功能或活动度；个人觉察到的总体改善；生活质量以及治疗的副作用。次要结局：恢复工作；止痛药的使用；住院持续时间。

方法 采用《临床证据》2005年5月的文献检索和评价方案。

问 题 药物治疗的作用是什么？

治疗选择1 非甾体抗炎药

一篇系统综述发现，非甾体抗炎药和安慰剂比较在椎间盘突出导致坐骨神经痛病人的总体改善上没有显著性差异。

益处 **非甾体抗炎药与安慰剂比较：**发现了一篇关于治疗椎间盘突出所致坐骨神经痛的系统综述[13]。随机对照试验比较非甾体抗炎药（NSAIDs；吡罗昔康40 mg/d，共2天或20 mg/d，共12天；吲哚美辛75～100 mg 每天3次；保泰松1200 mg/天，共3天或600 mg/d，共2天）和安慰剂。综述发现NSAIDs和安慰剂，在5～30天的总体改善上没有显著性差异（检索时间1998年，3项随机对照试验，321例病人；疼痛改善的混合AR：80/172 [46.5%] NSAIDs；57/149 [38.3%] 安慰剂；总体改善的OR 0.99，95% CI：0.60～1.70；见下面评论部分）[13]。

害处 系统综述没有报道NSAIDs的不良反应[13]。NSAIDs可以导致胃肠道并发症（见非甾体抗炎药章节）。最近还发现，环氧化酶2（Cox 2）抑制剂可以增加心血管病变的危险度，从而导致罗非考昔在2004年9月撤市[14,15]。

评论 随机对照试验中的绝对数与改善疼痛（3项随机对照试验）和恢复工作（1项随机对照试验）的结果有关[13]。但是，meta分析使用的是评估总体改善的结果。这些评估之间的关系尚不清楚。

治疗选择2 镇痛药

我们没有发现使用镇痛药治疗有症状的腰椎间盘突出病例的系统综述或随机对照试验。

益处 我们没有发现系统综述或随机对照试验。

害处 我们没有发现随机对照试验。

评论 无。

治疗选择3 抗抑郁药

我们没有发现使用抗抑郁药治疗有症状的腰椎间盘突出病例的系统综述或随机对照试验。

益处 我们没有发现系统综述或随机对照试验。

害处 我们没有发现随机对照试验。

评论 无。

治疗选择4 肌松药

我们没有发现使用肌松药治疗有症状的腰椎间盘突出病例的系统综述或随机对照试验。

益处 我们没有发现系统综述或随机对照试验。

害处 我们没有发现随机对照试验。

评论 无。

治疗选择5 皮质激素（硬膜外注射）

一篇系统综述提供了有限的证据提示硬膜外皮质类固醇注射与安慰剂比较，可以增加总体改善。但是，随后的各项随机对照试验发现，硬膜外皮质类固醇注射加保守治疗和单独保守治疗比较，在6个月时的疼痛、活动度或恢复工作方面没有显著性差异。另一项随后的随机对照试验发现硬膜外皮质类固醇注射和对照注射在35天后的疼痛、残障或症状改善的自我评估上没有显著性差异。一项随机对照试验提供的有限证据显示，硬膜外皮质类固醇注射在1～3个月时，对于减轻腿痛和改善功能方面的作用比标准椎间盘切除术差，但其发现治疗2～3年后，二者之间却没有显著性差异。

益处 **硬膜外皮质激素注射与安慰剂或保守治疗比较：**我们发现了一篇关于治疗椎间盘突出所致坐骨神经痛的系统综述[13]和两项随

后的随机对照试验[16, 17]。综述比较四种不同剂量的硬膜外皮质类固醇注射治疗（8ml 甲基强的松龙 80mg；2 ml 甲基强的松龙 80mg；10ml 甲基强的松龙 80mg 以及 2ml 甲基强的松龙醋酸盐 80mg）与安慰剂（生理盐水或利多卡因 2ml），随访期为第 2，21 和 30 天[13]。综述发现有限的证据显示，与安慰剂比较，硬膜外皮质类固醇注射增加了自我感觉总体症状改善的病例数（没有相关定义）。结果为边界性显著（检索日期 1998 年，4 项硬膜外皮质类固醇的随机对照试验，265 例病人；73/160 [45.6%] 皮质激素 v 56/172 [32.5%] 安慰剂；OR 2.2，95% CI：1.0～4.7）。第一项随后的随机对照试验比较硬膜外皮质类固醇（100mg 甲基强的松龙溶于 10ml 0.25% 布比卡因中，在住院的头两周内注射 3 次）加保守非手术治疗与单独保守治疗比较[16]。保守治疗包括开始的卧床休息和止痛药使用，而后进行分级的康复（脱水治疗，电针镇痛，姿势训练课程）以及物理治疗。结果发现，各组之间在 6 周和 6 个月时进行视觉模拟评分的平均疼痛评分没有显著性差异（36 例由 MRI 确诊的椎间盘突出病人；在 6 个月时：32.9 [range 0～85.0] 皮质激素 v 39.2 [range 0～100.0] 保守治疗）。还发现，在平均活动度评分（Hannover 功能活动度调查表：61.8 [range 25.0～88.0] 皮质激素 v 57.2 [range 13.0～100.0] 保守治疗），需要进行手术的病例数（2/17 [12%] 皮质激素 v 4/19 [21%] 保守治疗；RR 0.56，95% CI：0.09～2.17）或 6 个月时恢复工作的病例数（15/17 [88%] 皮质激素 v 14/19 [74%] 保守治疗；RR 1.19，95% CI：0.75～1.33）方面没有显著性差异[16]。第二项随后的双盲随机对照试验比较硬膜外皮质类固醇注射（间隔 2 天注射 2ml 甲基强的松龙醋酸盐，总共注射 3 次）与对照比较（注射 2ml 等张盐水）[17]。结果发现，35 天后，各组之间在自我评估治疗成功方面没有显著性差异（85 例由椎间盘突出导致坐骨神经痛的病人；病人评估症状改善为"康复"或"显著改善" v 21/43 [49%] 皮质类固醇 v 20/42 [48%] 对照；P = 0.91）。随机对照试验还发现，皮质类固醇注射和对照注射比较，在 35 天后的疼痛评分（非特异的视觉模拟评分测定的自基线的平均改变：- 30.3mm 皮质类固醇 v - 25.2 mm 对照治疗作用 - 5.1，95% CI - 18.7～+ 8.4）或残障／功能（Roland Morris 残障调查表评分自基线的平均改变：- 5.3 皮质类固醇 v - 3.2 对照；治疗作用 - 2.1，95% CI - 5.0～+ 0.8）方面没有显著性差异[17]。**硬膜外皮质类固醇注射与标准椎间盘切除术比较**：我们发现了一项随机对照试验比较硬膜外类固醇注射（10～15 mg 倍他米松，1 周最多注射 3 次直至成功）与标准椎间盘切除术（没有进一步报道详细内容）治疗曾接受 6 周不成功的非侵入性治疗的病例（物理治疗，按摩疗法，休息或各种方法联合应用）[18]。结果发现，与硬膜外注射比较，椎间盘切除术在随访的最初 1～3 个月中，显著地改善了腿痛和功能（100 例腰椎间盘突出占椎管横截面积 > 25% 的病人；11 点的视觉模拟评分显示的不同程度疼痛，结果以图形表示；P = 0.001；Oswestry 残障指数显示不同的功能，结果以图形表示；P = 0.015）。随访 2～3 年难以获得各种治疗方法之间的差异（结果以图形表示；见下面评论部分）。

害处 **硬膜外皮质激素注射与安慰剂或保守治疗比较**：系统综述中的随机对照试验报道没有严重的不良反应，但是有 26 例病人诉暂时性头痛或暂时性坐骨神经痛加重[13]。第一项随后的随机对照试验没有报道硬膜外注射的不良作用[16]。第二项随后的随机对照试验报道 2/43（5%）的皮质类固醇组病例出现了明显的临床不良反应，对照组为 3/42（7%）（P = 0.676）[17]。每组中各有 2 例病人出现头痛，对照组中 1 例病人出现胸部疼痛。**硬膜外皮质类固醇注射与椎间盘切除术比较**：随机对照试验发现硬膜外注射组中有 2 例（2/50 [4%]）发生了偶然的硬膜破损，有 3 例（6%）在随访的 2～3 年中出现了椎间盘突出的复发[18]。

评论 **硬膜外皮质类固醇注射与椎间盘切除术比较**：随机对照试验中 27 例硬膜外注射未能缓解症状（自我评估）的病人接受了椎间盘切除术[18]。这组病例作为硬膜外类固醇注射失败病例，同时也作为一组单独的病例进行分析。各组中还有 2 例病人进行了完全交换并接受其他组的治疗，根据其接受的干预不同进行了分析。其中似乎有多种假设测验，但没有考虑任何意向调整分析，同时也没有试图对结果评估采取盲法，因此应小心解释这些结果。

问 题	非药物治疗的作用是什么？

治疗选择 1　卧床休息

一篇关于保守治疗的系统综述发现，没有关于有症状椎间盘突出病例进行卧床休息的随机对照试验。一项随后的关于坐骨神经痛的随机对照试验发现，2 周的卧床休息和等待观察之间，在 12 周后的病人自觉症状改善，平均疼痛评分，平均残障评分或平均满意度方面没有显著性差异。

益处 我们发现了一篇系统综述[13]和一项随后的随机对照试验[19]。对椎间盘突出导致坐骨神经痛进行保守治疗的系统综述（检索日期 1998 年）发现，没有关于卧床休息治疗有症状的椎间盘突出的随机对照试验[13]。随后的随机对照试验比较 2 周时间的在家卧床休息（建议头下单枕平卧或侧卧）和等待观察对照（建议可能的情况下下床活动）[19]。多数病例在 MRI 上可见神经根受压（109/161 [68%] 接受 MRI 检查的病例）。结果发现，卧床休息和对照组 12 周后在感觉症状改善的病例上没有显著性差异（183 例坐骨神经痛病人，症状强度适合于以 2 周卧床休息作为治疗；87% 卧床休息 v 87% 对照；OR 1.0，95% CI：0.4～2.9；以回归分析为基础；见以下的评论），平均疼痛评分（McGill 疼痛调查表：8 分 卧床休息 v 7 分 对照；差异 -0.6，95% CI：- 3.3～+ 2.1；以回归分析为基础），平均残障评分（更新的 Roland Morris 残障调查表：15.2 分 卧床休息 v 15.7 分 对照；差异 - 0.5，95% CI：- - 2.6～+ 1.6；以回归分析为基础），或平均满意度评分（7 分卧床休息 v 8 分对照；差异 - 0.1，95% CI：0.6～+ 0.3；以回归分析为基础）。

害处	随后的随机对照试验没有报道卧床休息的害处[19]。	
评论	随机对照试验中的回归分析调整不同治疗之间的许多不同因素优势比和差别,包括年龄、性别、存在或不存在麻痹、病程长短和坐骨神经痛病史的基线差异[19]。我们发现一篇进一步的系统综述(检索时间1996年)是有关在急性腰背部疼痛卧床休息和建议保持活动的,发现3项包括坐骨神经痛或放射痛病例的随机对照试验[20]。但是,综述中没有进一步详细给出关于这些椎间盘突出的随机对照试验的病例资料。综述推断,虽然随机对照试验结果对卧床休息缓解坐骨神经痛的作用提出质疑,但仍有少量证据显示卧床休息特别适用于腰椎间盘突出[20]。	

治疗选择 2 建议保持活动

一篇保守治疗椎间盘突出导致坐骨神经痛的系统综述发现,没有关于建议保持活动的随机对照试验。

益处 一篇保守治疗椎间盘突出导致坐骨神经痛的系统综述(检索时间1998年)发现,没有关于建议保持活动的随机对照试验[13]。我们发现没有随后的随机对照试验。

害处 我们没有发现随机对照试验。

评论 无。

治疗选择 3 按摩

一篇系统综述发现,没有关于按摩治疗有症状的腰椎间盘突出的随机对照试验。

益处 一篇保守治疗椎间盘突出导致坐骨神经痛的系统综述(检索时间1998年)发现,没有关于按摩的随机对照试验[13]。也没有发现随后的随机对照试验。

害处 我们没有发现系统综述或随机对照试验。

评论 无。

治疗选择 4 热敷或冷敷

一篇系统综述没有发现关于热敷或冷敷治疗引起坐骨神经痛的腰椎间盘突出的随机对照试验。

益处 一篇关于保守治疗椎间盘突出导致坐骨神经痛的系统综述(检索时间1998年)发现,没有随机对照试验研究使用热敷或冷敷治疗腰椎间盘突出[13]。没有发现随后的随机对照试验。

害处 我们没有发现随机对照试验。

评论 无。

治疗选择 5 脊柱推拿术

系统综述收录的一项关于椎间盘突出导致坐骨神经痛的随机对照试验发现,与偶尔的红外热疗的安慰剂比较,脊柱推拿2周后增加了自我感觉的症状改善。综述收录的另一项随机对照试验比较脊柱推拿、人工牵引、锻炼和围腰,发现1个月后各组病例在自我感觉症状改善上没有显著性差异。一项随后的随机对照试验发现,与牵引比较,脊柱推拿增加了症状改善的病人数量。但由于适于手术治疗的病例有可能因为脊柱推拿导致椎间盘的进一步突出,因此存在一定的顾虑。

益处 **脊柱推拿与安慰剂比较:** 我们发现一篇系统综述收录的一项随机对照试验比较了脊柱推拿(如果需要,每天进行)与安慰剂(红外线热疗每周3次)[13]。结果发现,与安慰剂比较,脊柱推拿在2周时可以增加总体上的自我感觉症状改善(检索时间1998年,1项随机对照试验,207例病人;98/123 [80%] 脊柱推拿 v 56/84 [67%] 安慰剂;RR 1.19,95% CI:1.01 ~ 1.32;NNT 8,95% CI:5 ~ 109)[13]。**脊柱推拿与锻炼治疗比较:** 我们发现系统综述收录的一项随机对照试验[13]。随机对照试验用析因设计比较四种治疗方法:脊柱推拿,人工牵引Ⓖ,锻炼治疗和围腰[13]。结果发现,各种治疗方法之间在28天后的总体自我感觉症状改善上没有显著性差异(检索时间1998年,1项随机对照试验,322例病人;没有报道定量结果)。**脊柱推拿与牵引比较:** 我们发现一篇系统综述(检索时间1998年,1项随机对照试验,322例病人)[13]和一项随后的随机对照试验[21]。综述收录的随机对照试验应用析因分析方法比较四种治疗干预(详见上面),发现各种治疗比较在28天后的总体自我感觉症状改善上没有显著性差异。随后的随机对照试验比较牵拉和翻转推拿和牵引[21],结果发现与牵引比较,接受脊柱推拿的病例症状明显"改善"(腰部疼痛消失,腰部运动功能的改善)或"治愈"(腰部疼痛消失,直腿抬高>70°,能够恢复工作)(112例病人 有症状的腰椎间盘突出;54/62 [87%] 脊柱推拿 v 33/50 [66%] 牵引;RR 1.32,95% CI:1.06 ~ 1.65;NNT 5,95% CI:4 ~ 16;没有报道时间量程)。

害处 **脊柱推拿与安慰剂比较:** 系统综述(检索时间1998年)对益处部分而没有对不良反应进行报道[13]。我们发现3篇遗漏的系统综述评估脊柱推拿的危险[22-24]。第一篇遗漏的系统综述 发现,在1950 ~ 1980年间,报道有135例脊柱推拿后发生严重并发症[22]。但是,这些不良反应的发生频率并不清楚。病例综述将这些并发症归咎于颈椎推拿、误诊、凝血障碍、以髓核突出为表现或不正确的技术。第二篇遗漏的系统综述(检索时间2001年,5项前瞻性观察研究检验脊柱推拿相关危险的证据)[23]。综述中包括的最大规模研究(1058例病人进行了4712次脊椎和腰椎脊柱推拿治疗)发现最常见的反应是局部不适（53%），头痛（12%），疲倦（11%），放射痛（10%），头晕（5%），恶心（4%），皮肤灼热（2%）以及其他并发症（2%）。严重的不良反应很少发生，根据系列病例报道估计发生率为1/百万～2/百万。这些严重并发症中最常见的脑血管意外（由于没有报道进行推拿治疗的总人数，因此无法估计这一不良反应的发生率）。但是，很难确定这一并发症与治疗直接有关。第三篇遗漏的系统综述（检索时间未报道；8篇综述，9项前瞻性/回顾性研究，2个横断层测量）检测脊柱推拿对腰椎间盘突出的安全性[24]。据估计在美国腰椎间盘突出的病例，脊柱推拿导致进一步的椎间盘突出或马尾综合征❻的危险三百七十万分之一（见下面评论）。**脊柱推拿与锻炼治疗比较：** 系统综述（检索时间1998年）没有报道不良反应[13]。**脊柱推拿与牵引比较：** 系统综述（检索时间1998年）没有报道不良反应[13]。随后的随机对照试验发现在2/60（3%）接受牵引的病例中出现晕厥；在接受推拿的病例中没有不良反应的报道[21]。

评论 在第二篇遗漏的综述中检测脊柱推拿的危险，其中颈椎和腰椎脊柱推拿的危险率被放在了一起，这可能导致腰椎脊柱推拿的危险被过高估计[23]。综述的作者建议，因为有些结果是推测的和以假设的推拿例数和未报道的病例为基础的，所以应当谨慎解释这些结果。第三篇遗漏的系统综述中估计的危险性计算结果是以粗略的文献估计（最好能够得到）为基础的，使用作者认为是最准确、最新或保守的数值[24]。由于很多椎间盘突出或马尾综合征的病例未进行报道，所以这一估计也存在错误的可能。脊柱推拿后的轻微症状未包括在这些统计中。有关脊柱推拿特殊的危险发生率还需要更加可靠的数据支持。随机对照试验中研究的病例是否包括适于手术的椎间盘突出患者尚不清楚。

治疗选择6　锻炼治疗

我们没有发现系统综述或随机对照试验比较锻炼治疗与安慰剂或无治疗。系统综述收录的一项小规模随机对照试验发现，对椎间盘突出导致的坐骨神经痛病例进行静力训练和人工牵引比较，在总体症状改善上没有显著性差异。综述收录的另一项随机对照试验发现，比较脊柱推拿、人工牵引、锻炼和围腰在1个月后的自我感觉症状改善上没有显著性差异。

益处 **锻炼治疗与安慰剂或无治疗比较：** 我们发现了一篇系统综述（检索时间1998年），关于保守治疗椎间盘突出导致的坐骨神经痛[13]。结果发现没有随机对照试验比较锻炼治疗和无治疗或安慰剂。也没有发现随后的随机对照试验。**锻炼治疗与脊柱推拿比较：** 我们发现了一篇系统综述收录了一项随机对照试验[13]。随机对照试验采用析因设计比较四种治疗干预方法：脊柱推拿、人工牵引❻、锻炼治疗和围腰[13]。结果发现，28天后各种治疗在总体上的自我感觉症状改善方面没有显著性差异（检索时间1998年，1项随机对照试验，322例病人；未报道定量结果）。**锻炼治疗与牵引比较：** 我们发现两篇系统综述（检索时间均为1998年）[13, 25]，每篇综述各收录了一项不同的随机对照试验。第一篇综述收录的随机对照试验采用析因设计比较四种治疗干预方法：脊柱推拿、人工牵引❻、锻炼和围腰[13]。结果发现，各种治疗在28天后的总体自我感觉症状改善上没有显著性差异（322例病人；未报道定量结果）。第二篇综述收录的随机对照试验比较静力训练（20分钟/天，共5～7天；侧卧弯曲位或仰卧位，腹部、背部、髋部及大腿肌肉持续收缩6～8秒，每组肌肉重复5～10次）和人工牵引（每天10分钟静止牵引，共5～7天；力量300 N）[25]。结果发现，各组之间治疗结束时，在总体症状改善上没有显著性差异（椎管造影证实，50例病人可能适合腰椎间盘突出手术；无疼痛或减轻：10/24 [38%] 牵引 v 10/26 [42%] 锻炼；报道差异不显著，见下面的评论）。

害处 综述和其中的随机对照试验均没有对锻炼的害处进行报道[13, 25]。

评论 随机对照试验使用的总体症状改善测量由一位神经学家进行评估（对接受的治疗干预采用盲法），以1～4分表示"无症状"至"无变化"[25]。症状改善标准如下：直腿抬高试验增加≥15cm；腰椎在矢状位平面活动度增加≥2cm；疼痛强度（视觉模拟评分0～10cm）和疼痛分布（疼痛图）测量显示疼痛减轻≥25%；或日常生活活动能力的提高（根据Roland Morris残障调查问卷检查分级）。只评估了短期结果，长期效果未进行评估。

治疗选择7　针刺

一篇系统综述发现，针刺对于腰椎间盘突出病人作用的证据并不充足。

益处 **针刺：** 我们发现一篇关于背部和颈部疼痛病人的系统综述（检索时间1998年），收录了一项小规模随机对照试验研究针刺对坐骨神经痛病人的作用[26]。随机对照试验（30个急性坐骨神经痛病人；见下面评论部分）对在电子测量而非传统针刺点的部位针刺与假针刺作了比较。综述报道随机对照试验发现，与假针刺比较，针刺可以显著提高3项结果，而且报道随机对照试验确信针刺治疗可以获得总体上的益处[26]。但是，综述却不同意随机对照试验关于总体益处的结论，并声明它仅仅发现不同治疗组之间，3/12（25%）的结果存在显著性差异，而且针刺和假针刺在5天后的休息时疼痛强度与临床最相关的结局方面比较没有显著性差异（未报道绝对值和P值）[26]。综述发现一项关于颈部和腰部疼痛病人的小规模交叉随机对照试验（见下面的评论）。

害处 系统综述中的2项随机对照试验中没有不良反应的报道[26]。

评论 在急性坐骨神经痛病人的随机对照试验中，急性坐骨神经痛可能不是由椎间盘突出引起的[26]。综述还收录了一项小规模交换随机对照试验（42例病人，椎管狭窄或椎间盘突出所致颈椎和腰椎根性或假根性疼痛，或两者都有）比较在传统部位进行激光针刺和假激光针刺。综述发现，虽然激光针刺组比对照组在15分钟、1小时和6小时的疼痛症状均显著改善，但是24小时后各组比较在疼痛减轻上没有显著性差异。综述中的两项随机对照试验均为小规模，仅为针刺治疗腰椎间盘突出病例的作用提供了很少的证据。

治疗选择 8　牵引

一篇系统综述发现，对坐骨神经痛和腰椎间盘突出病例进行牵引和安慰剂治疗比较，在总体症状改善上没有显著性差异。综述收录的一项小规模随机对照试验发现，对腰椎间盘突出病例进行人工牵引和静力训练治疗比较，在总体症状改善上没有显著性差异。综述收录的另一项随机对照试验比较脊柱推拿、人工牵引、锻炼和围腰，发现1个月后各组之间在自我感觉症状改善上没有显著性差异。综述收录的一项小规模随机对照试验发现自动牵引和人工牵引在总体症状改善上没有显著性差异。综述收录的另一项小规模随机对照试验提供的有限证据发现，与被动牵引比较，自动牵引增加治疗后即刻反应的病人数量。

益处　**牵引与安慰剂或无治疗比较：** 我们发现一篇系统综述（见下面的评论）[13]。综述比较牵引和"安慰剂"对照组的总体症状改善情况（包括疼痛强度，腰椎活动度，直腿抬高试验和功能）。结果发现，牵引和对照组在总体症状改善上没有显著性差异（检索时间1998年，4项随机对照试验，329例坐骨神经痛病人；OR 1.2，95% CI：0.7～2.0）。**牵引与锻炼治疗比较：** 见锻炼治疗的益处。**牵引与脊柱推拿比较：** 见脊柱推拿的益处。**自动牵引与被动牵引比较：** 综述收录了2项随机对照试验比较自动牵引Ⓖ和被动牵引Ⓖ[13]。综述收录的第一项随机对照试验比较自动牵引（使用Lind技术；坚持几秒钟至几分钟，使用牵引力量在1/3至全部体重之间，治疗过程持续1小时）和人工牵引，（由治疗人员提供的力量可达到30 kg的2次静力牵引，每次牵引时间5分钟）[27]。随机对照试验发现，自动牵引和人工牵引之间，在神经学家不同时间的总体评估中（以Laseque征Ⓖ为基础，结合功能能力以及病人的意见），即治疗后即刻、2周后、3个月后（49例确诊椎间盘突出的住院病人；2周时"无效"的AR：21/26 [81%] 自动牵引 v 16/23 [70%] 人工牵引；3个月：结果与2周时的相同；未报道P值和CIs）均没有显著性差异。第2项随机对照试验比较3部分的自动牵引（采用Natche技术，使用特殊设计的牵引台）与5部分被动牵引（由连接在牵引台上的锁链提供35%体重重量的静力牵引，每日一次45分钟，共5天）[28]。在随机对照试验中，病人将自己的情况分为"有反应的"（全部恢复或改善）、"未变化的"或"变坏的"。随机对照试验发现，自动牵引增加治疗后即刻有反应的病人数量（44例经CT或MRI确定椎间盘突出的病人；17/22 [77%] 自动牵引 v 4/22 [18%] 被动牵引；P < 0.001；见下面的评论）[28]。

害处　系统综述和随机对照试验没有报道不良反应[13, 25]。

评论　**牵引与安慰剂或无治疗比较：** 综述收录的随机对照试验对使用不同牵引技术的治疗和不同"安慰剂"的治疗进行比较（比较：持续牵引，约45 kg重量，30分钟/天，持续3周 v 红外线热疗3次/周；1/3体重的间断动力牵引，20分钟/天，持续5～7天 v 7 kg模拟牵引；40～70 kg动力牵引，20分钟/天，持续5～7天：模拟牵引 [未报道牵引力]；1/3至全部体重的自动牵引持续1小时加上过伸肢具 v 单用肢具）。综述包括的随机对照试验中的坐骨神经痛病人，可能并没有腰椎间盘突出[13]。一篇早期的系统综述（检索时间1992年[29]）和其后的综述均收录全部4个安慰剂对照的随机对照试验[13]，但在后一篇综述中，认为其中2项随机对照试验是"急性腰背部疼痛"而不是腰椎间盘突出。在2篇系统综述中均被认为是关于腰椎间盘突出病例的2项随机对照试验，没有发现牵引和安慰剂之间存在任何显著性差异。**自动牵引与被动牵引比较：** 随机对照试验中比较自动牵引与"被动"牵引，它只可能在治疗后即刻决定结果，因为两组中的无反应者接受了另一组的治疗，并且没有维持原随机分组分析。

问　题　手术的效果如何？

治疗选择 1　标准椎间盘切除术

一项随机对照试验发现，与保守治疗（理疗）比较，标准椎间盘切除术仅增加1年后的自我报告症状改善，而非4年和10年后。一项随机对照试验提供有限的证据显示，与硬膜外皮质类固醇注射比较，在1～3个月时，标准椎间盘切除术可以改善腿部疼痛和功能；而在2～3年后则没有显著性差异。3项随机对照试验发现，标准椎间盘切除术和显微椎间盘切除比较，在临床结果上没有显著性差异。两种治疗的不良反应相似。一项随机对照试验发现，标准椎间盘切除术和电视辅助的关节镜显微椎间盘切除比较，在约30个月时的满意度或疼痛上没有显著性差异，但是标准椎间盘切除术术后的康复时间较长。

益处　**标准椎间盘切除术与保守治疗比较：** 我们发现了2篇系统综述（检索时间一篇为1999年[30]，另一篇没有报道[31]）包括了相同的随机对照试验[32]，比较标准椎间盘切除术Ⓖ和保守治疗（6周物理治疗）。每例病人的症状改善均根据疼痛和功能情况进行评估和分级，共分为4级："良好"（完全满意）、"一般"、"较差"和"很差"（因为疼痛，完全不能忍受一周时间）。随机对照试验发现，与保守治疗比较，椎间盘切除术显著增加了1年后报告症状改善为"良好"的病人数量（126例有症状的L5/S1椎间盘突出病人维持原随机分组分析：39/60 [65.0%] 手术 v 24/66 [36.4%] 保守治疗；RR 1.79，95% CI：1.30～2.18；NNT 3，95% CI：2～9）。但是，在4年和10年时，在同样的结果上却没有显著性差异（在4年时，"良好"改善的AR：40/60 [66.7%] 手术：34/66 [51.5%] 保守治疗；RR 1.29，95% CI：0.96～1.56，在10年时：35/60 [58.3%] 手术：37/66 [56.1%] 保守治疗；RR 1.04，95% CI：0.73～1.32）。**标准椎间盘切除术与硬膜外皮质类固醇注射比较：** 见硬膜外皮质类固醇注射益处。**标准椎间盘切除术与显微椎间盘切除比较：** 一篇系统综述（检索时间1999

年)[30]收录了3项随机对照试验（219例病人）比较标准椎间盘切除术和显微椎间盘切除Ⓖ。因为结果不能进行比较，所以没有进行meta分析。综述中的第一项随机对照试验发现，标准椎间盘切除术和显微椎间盘切除比较，在1年后自我评价手术结果为"良好"，"基本恢复"或"全部恢复"的病人数量上没有显著性差异（60例腰椎间盘突出病人；维持原随机分组分析：26/30 [87%] 标准椎间盘切除术 v 24/30 [80%] 显微椎间盘切除；RR 1.08，95% CI：0.78～1.20)[33]。结果还发现，两种治疗在术前和术后疼痛评分改变（视觉模拟评分，未报道P值）或恢复工作的时间（两组均为10周）上没有差异。综述中的第二项随机对照试验发现，显微椎间盘切除和标准椎间盘切除术比较，在腿部、背部疼痛（视觉模拟评分，非特异性的）或随访6周中使用止痛药（79例腰椎间盘突出病例；未报道绝对值）方面没有显著性差异[34]。第三项随机对照试验（80例病人）发现，15个月时的临床结果和病假时间是相同的，但是综述没有提供进一步的详细数据[30]。标准椎间盘切除术与电视辅助关节镜显微椎间盘切除比较：见显微椎间盘切除的益处。

害处 **标准椎间盘切除术与保守治疗比较：**两篇系统综述中包括的随机对照试验没有报道标准椎间盘切除术的并发症[32]。**标准椎间盘切除术与硬膜外皮质类固醇注射比较：**见硬膜外皮质类固醇注射的害处。**标准椎间盘切除术与显微椎间盘切除比较：**一篇系统综述报道标准椎间盘切除术和显微椎间盘切除比较，在围手术期出血、住院时间或瘢痕组织（未报道数量）方面没有显著性差异[30]。综述中的第一项随机对照试验报道，每组中各有1例神经根撕裂，显微椎间盘切除的病例中还有1例脑脊液漏和1例可疑性椎间盘炎[33]。综述中的第二项随机对照试验没有报道两种治疗方法的并发症[34]。由于各个研究中的并发症发生率报道不一致，使得统计各种结果总体上的发生率变得很困难。各种椎间盘切除术并发症的发生率已汇编成表（见表1）[31]。

评论 **标准椎间盘切除术与保守治疗比较：**随机对照试验比较标准椎间盘切除术和保守治疗，在两个治疗组之间有相当多的交叉[32]。66例随机接受保守治疗的病例中，17例接受了手术；60例随机接受手术的病例中，1例拒绝手术[32]。以上的结果维持原随机分组分析。**标准椎间盘切除术与硬膜外类固醇注射比较：**见硬膜外皮质类固醇注射的评论部分。**血管并发症：**一篇关于已发表报告的系统综述（未报道检索时间）发现，自1965年以来，每1万例椎间盘手术发生血管并发症的可能是1～5例[35]。报告的血管并发症的危险因素包括：既往椎间盘或腹部手术导致的粘连；前侧纤维环、前纵韧带退变或断裂，椎间盘周围纤维化等慢性椎间盘病变；病人不正确的姿势；腹膜后血管与手术的椎间盘邻近；以及脊柱异常，例如增生的骨赘在手术时压迫血管。系统综述没有指出99例并发症来自于多少手术，因此我们不能估计椎间盘切除术的血管事件不良反应的发生率[35]。

治疗选择2　显微椎间盘切除

我们没有发现随机对照试验比较显微椎间盘切除和保守治疗。3项随机对照试验发现，显微椎间盘切除和标准椎间盘切除术比较，在临床结果上没有显著性差异。一项随机对照试验发现，在大约30个月时，电视辅助关节镜显微椎间盘切除和标准椎间盘切除术比较在满意度或疼痛方面没有显著性差异，虽然标准椎间盘切除术的术后康复较慢。系统综述收录的2项随机对照试验未提供充足的证据比较自动经皮椎间盘切除术与显微椎间盘切除的作用。

益处 **显微椎间盘切除与保守治疗比较：**我们没有发现系统综述或随机对照试验。**显微椎间盘切除与标准椎间盘切除术比较：**见标准椎间盘切除术的益处。**电视辅助关节镜显微椎间盘切除与标准椎间盘切除术比较：**我们发现一项随机对照试验比较电视辅助关节镜显微椎间盘切除Ⓖ与标准椎间盘切除术Ⓖ[36]。结果发现，电视辅助关节镜椎间盘切除术和标准椎间盘切除术比较，在31个月后的4点满意度评分得到"非常满意"的病人数量上没有显著性差异（60例经证实为腰椎间盘突出的病人，且保守治疗失败，存在神经根病；22/30 [73%] 显微椎间盘切除 v 20/30 [67%] 标准椎间盘切除术；RR 1.10，95% CI：0.71～1.34）。在平均疼痛评分（视觉模拟评分从0 [无疼痛] 至10分 [严重和不能忍受的疼痛]；1.2 显微椎间盘切除 v 1.9 标准椎间盘切除术）上也没有显著性差异。但是，开放手术的平均术后恢复时间几乎是显微椎间盘切除的2倍（27天 显微椎间盘切除 v 49天标准椎间盘切除术；未报道P值）。**显微椎间盘切除与自动经皮椎间盘切除术比较：**见自动经皮椎间盘切除术的益处。

害处 **显微椎间盘切除与保守治疗比较：**我们没有发现系统综述或随机对照试验。**显微椎间盘切除与标准椎间盘切除术比较：**见标准显微椎间盘切除的害处。**电视辅助关节镜显微椎间盘切除与开放椎间盘切除术比较：**随机对照试验报告1例接受开放椎间盘切除术患者，术后2周出现了脑脊液漏[36]。在标准椎间盘切除术或显微椎间盘切除组，没有观察到其他的术后并发症或神经血管损伤。不同研究中的并发症发生率不一致，这使得汇总所有的结果确定总体上的发生率变的困难。各种类型椎间盘切除术的并发症发生率已汇编成表（见表1）[31]。**显微椎间盘切除与自动经皮椎间盘切除术比较：**见自动经皮椎间盘切除术的害处。

评论 无。

治疗选择3　自动经皮椎间盘切除术

我们没有发现随机对照试验比较自动经皮椎间盘切除术与保守治疗或标准椎间盘切除术。系统综述收录的2项随机对照试验未提供足够的证据比较自动经皮椎间盘切除术与显微椎间盘切除的临床作用。

益处 **自动经皮椎间盘切除术与保守治疗比较：**我们没有发现系统综述或随机对照试验。**自动经皮椎间盘切除术与标准椎间盘

切除术比较: 一篇系统综述(未报道检索时间)没有发现随机对照试验比较自动经皮椎间盘切除术(APD)**G**与标准椎间盘切除术[31]。**自动经皮椎间盘切除术与显微椎间盘切除比较:** 我们发现了一篇系统综述(检索时间1999年)收录了2项随机对照试验,由于所使用仪器不同,因此不能进行直接比较[30]。第一项随机对照试验在进行6个月的中间分析后过早地停止了,结果发现APD的成功率明显低于显微椎间盘切除(71例放射学证实的椎间盘突出病人;总体上的结果被医生和盲法下的观察者分为"成功"或"失败"[未报道具体资料];"成功"的AR:9/31 [29%] APD v 32/40 [80%] 显微椎间盘切除; P<0.001)[37]。但是,其他的随机对照试验报道了在2年时相同的APD和显微椎间盘切除的组合临床评分(评分0~10,包括背部和腿部疼痛,感觉和运动不足)改善(40例放射学确认的椎间盘突出病人;术前评分:4.55 APD v 4.20 显微椎间盘切除;2年时的评分:8.23 APD v 7.67 显微椎间盘切除)[38]。与显微椎间盘切除相比,更多的APD组病人评价自己的手术2年后的结果为"优秀"或"良好"(14/20 [70%] APD v 11/20 [55%] 显微椎间盘切除; P=0.33)。

害处 **自动经皮椎间盘切除术与保守治疗比较:** 我们没有发现系统综述或随机对照试验。**自动经皮椎间盘切除术与标准椎间盘切除术或显微椎间盘切除比较:** 系统综述发现,APD与标准椎间盘切除术相比,因复发或持续椎间盘突出而对前次手术节段再手术的比例较高(83%,95% CI:76%~88% APD;49%,95% CI:38%~60% 标准椎间盘切除术)[31]。**自动经皮椎间盘切除术与显微椎间盘切除比较:** 总体上,系统综述发现APD比显微椎间盘切除更常见到复发或持续椎间盘突出而对前次手术相同节段再手术的情况(83%,95% CI:76%~88% APD v 64%,95% CI:48%~78% 显微椎间盘切除)[31]。第一项随机对照试验没有报道不良反应[37]。第二项随机对照试验报道APD中没有并发症,但没有评论显微椎间盘切除组是否存在并发症[38]。显微椎间盘切除与APD比较,术后恢复平均时间较长(术后恢复的平均周数[范围]:22.9周[4周至1年] 显微椎间盘切除;7.7周[1周至26周] APD)。不同研究中的并发症发生率不一致,这使得汇总所有的结果确定总体上的发生率变的困难。各种类型椎间盘切除术的并发症发生率已汇编成表(见表1)[31]。

评论 无。

治疗选择 4 激光椎间盘切除术

我们没有发现系统综述或随机对照试验是关于使用激光椎间盘切除术治疗有症状的腰椎间盘突出的。

益处 三篇系统综述(检索时间1999年[30],没有报告[31]和2000年[39])没有发现随机对照试验观察激光椎间盘切除术**G**的作用。

害处 我们没有发现随机对照试验。

评论 无。

词汇表

自动经皮椎间盘切除术(automated percataneous discectomy):这项技术采用皮肤小切口(通常多个切口,全部<3~5 mm),插入小型器械,并通过X线影像定位,使用撑开器来达到手术部位,避免了组织的分离。

自动牵引(autotraction):病人通过推动牵引台头端的手柄,来提供牵引力,同时骨盆被束带固定并与牵引台下端相连。

马尾(cauda equina):来自脊髓下部的神经根的集合,占据脊髓以下的椎管位置。

马尾综合征(cauda equina syndrome):马尾受压并产生症状,包括会阴部感觉改变(鞍区麻木),以及括约肌失控。

Laseque征(Laseque's sign):仰卧位直腿抬高受限,通常与腰神经根压迫有关。在坐骨神经痛也可见到,在直腿抬高位进一步足背屈可加重疼痛。

激光椎间盘切除术(laser discectomy):外科医生通过放射影像引导置入器械,将激光聚集在椎间盘上,切除椎间盘组织,其技术与自动经皮椎间盘切除术有很多类似。

手工牵引(manual traction):一种被动牵引。病人仰卧位躺在治疗台上,髋和膝关节呈不同角度屈曲。牵引力来自治疗人员,用一根皮带套在治疗人员的背上或髋部,另一端与病人的膝关节后下方部位相连。治疗人员根据病人的症状调整牵引力,根据皮带上的测量传感器测定,最大牵引力量约为30kg。

显微椎间盘切除(microdiscectomy):使用手术显微镜引导手术切除突出的椎间盘组织。

Oswestry残障指数(Oswestry disability index):自己报告的,有关背部运动和社会活动的疼痛和功能问卷调查。评分范围0分(没有残障)至100分(最大残障)。

被动牵引(passive traction):病人仰卧位平躺在牵引台上,在膝关节下放置枕头,使大腿屈曲。由治疗人员人工调整牵引力量,大约为病人体重的35%,由测力计测量,而后通过与床脚相连的链条保持牵引。在治疗过程中可规律地调节牵引力。

Roland Morris残障调查问卷(Roland Morris disability questionnaire):24项自己报告的与背部疼痛相关的残障情况,建议在基本护理和机构研究中使用。衡量受到背部疼痛的完成日常活动的功能。评分范围0分(没有残障)至24分(严重残障)。

标准椎间盘切除术(standard discectomy):手术切除部分或全部椎间盘,通常在放大镜下进行(例如,目镜)。

重要更新和修订

皮质激素(硬膜外注射) 增加了一项随机对照试验[18]。增加了益处和害处的数据。通过对证据的再评估,分类由不太可能有效改变为效果不明。

脊柱推拿 增加了一篇系统综述[24]；增加了害处的数据，未改变分类。

锻炼治疗 增加了原有的一项随机对照试验的具体内容[25]。增加了益处。未改变分类。

标准椎间盘切除术 增加了一项随机对照试验[18]；增加了益处和害处的数据。未改变分类。

参考文献

1. Fardon DF, Milette PC. Nomenclature and classification of lumbar disc pathology: recommendations of the Combined TaskForces of the North American Spine Society, American Society of Spine Radiology, and American Society of Neuroradiology.Spine 2001;26:E93-E113.
2. Boden SD. The use of radiographic imaging studies in the evaluation of patients who have degenerative disorders of the lumbar spine. J Bone Joint Surg Am 1996;78:114-125.
3. Borenstein DG, O'Mara JW Jr, Boden SD, et al. The value ofmagnetic resonance imaging of the lumbar spine to predictlow-back pain in asymptomatic subjects. J Bone Joint Surg Am2001;83-A:1306-1311.
4. Andersson G. Epidemiology of spinal disorders. In: Frymoyer JW, Ducker TB, Hadler NM, et al, eds. The adult spine: principlesand practice. New York, NY: Raven Press, 1997:93-141.
5. Heliovaara M. Epidemiology of sciatica and herniated lumbarintervertebral disc. Helsinki, Finland: The Social InsuranceInstitution, 1988.
6. Postacchini F, Cinotti G. Etiopathogenesis. In: Postacchini F, ed. Lumbar disc herniation. New York: Spring-Verlag, 1999.
7. Friberg S, Hirsch C. Anatomical and clinical studies on lumbardisc degeneration. Acta Orthop Scand 1949;19:222-242.
8. Schultz A, Andersson G, Ortengren R, et al. Loads on thelumbar spine. J Bone Joint Surg Am 1982;64:713-720.
9. Jensen MC, Brant-Zawadzki MN, Obuchowski N, et al. Magneticresonance imaging of the lumbar spine in people without backpain. N Engl J Med 1994;331:69-73.
10. Kelsey JL, Githens P, O'Connor T, et al. Acute prolapsed lumbarintervertebral disc: an epidemiologic study with specialreference to driving automobiles and cigarette smoking. Spine1984;9:608-613.
11. Pedrini-Mille A, Weinstein JN, Found ME, et al. Stimulation of dorsal root ganglia and degradation of rabbit annulus fibrosus.Spine 1990;15:1252-1256.
12. Deyo RA, Weinstein JN. Low back pain. N Engl J Med2001;344:365-370.
13. Vroomen PC, de Krom MC, Slofstra PD, et al. Conservativetreatment of sciatica: a systematic review. J Spinal Disord2000;13:463-469. Search date 1998; primary sourcesMedline and Embase/Excerpta Medica.
14. Solomon SD, McMurray JJ, Pfeffer MA, et al. Cardiovascular risksassociated with celecoxib in a clinical trial for colorectaladenoma prevention. N Engl J Med 2005;352:1071-1080.
15. Bresalier RS, Sandler RS, Quan H, et al. Cardiovascular eventsassociated with rofecoxib in a colorectal adenomachemoprevention trial. N Engl J Med 2005;352:1092-1102.
16. Buchner M, Zeifang F, Brocai DR, et al. Epidural corticosteroidinjection in the conservative management of sciatica. ClinOrthop 2000;375:149-156.
17. Valat JP, Giraudeau B, Rozenberg S, et al. Epiduralcorticosteroid injections for sciatica: a randomised, doubleblind, controlled clinical trial. Ann Rheum Dis2003;62:639-643.
18. Buttermann GR. Treatment of lumbar disc herniation: epiduralsteroid injection compared with discectomy. A prospective,randomized study. J Bone Joint Surg Am 2004;86-A:670-679.
19. Vroomen PC, de Krom MC, Wilmink JT, et al. Lack ofeffectiveness of bed rest for sciatica. N Engl J Med1999;340:418-423.
20. Waddell G, Feder G, Lewis M. Systematic reviews of bed restand advice to stay active for acute low back pain. Br J Gen Prac1997;47:647-652. Search date April 1996; primary sourcesMedline and Embase, checked abstracts of all back pain RCTs,citation tracking by hand and using ISI Science and SocialSciences Citation indices, and consulted experts andresearchers.
21. Liu J, Zhang S. Treatment of protrusion of lumbar intervertebraldisc by pulling and turning manipulations. J Tradit Chin Med2000;20:195-197.
22. Shekelle PG, Adams AH, Chassin MR, et al. Spinal manipulation for low-back pain. Ann Intern Med 1992;117:590-598. Searchdate not reported; primary sources Medline and Index Medicus1952 onwards, reference lists, and consulted experts.
23. Stevinson C, Ernst E. Risks associated with spinal manipulation.Am J Med 2002;112:566-570. Search date 2001; primarysources Medline, Embase, The Cochrane Library, authors' files,consulted experts, and reference lists.
24. Oliphant D. Safety of spinal manipulation in the treatment oflumbar disk herniations: a systematic review and riskassessment. J Manipulative Physiol Ther 2004;27:197-210.Search date not reported; primary sources Medline and Mantisfrom 1966 onwards, reference lists and contents lists ofunspecified journals.
25. Ljunggren AE, Walker L, Weber H, et al. Manual traction versusisometric exercises in patients with herniated intervertebrallumbar discs. PhysiotherTheory Pract 1992;8:207-213.
26. Smith LA, Oldman AD, McQuay HJ, et al. Teasing apart qualityand validity in systematic reviews: an example fromacupuncture trials in chronic neck and back pain. Pain2000;86:119-132. Search date 1998; primary sourcesMedline, Embase, Cinahl, Psychlit, Pubmed, The CochraneLibrary, Oxford Pain Relief Database, and reference lists.
27. Ljunggren AE, Weber H, Larsen S. Autotraction versus manualtraction in patients with prolapsed lumbar intervertebral discs.Scan J Rehabil Med 1984;16:117-124.
28. Tesio L, Merlo A. Autotraction versus passive traction: an opencontrolled study in lumbar disc herniation. Arch Phys MedRehabil 1993;74:871-876.
29. van der Heijden GJ, Beurskens AJ, Koes BW, et al. The efficacyof traction for back and neck pain: a systematic, blinded reviewof randomized clinical trial methods. Phys Ther1995;75:93-104. Search date 1992; primary sources Medlineand Embase, screened journals not indexed in these databases,Index to Chiropractic Literature from 1980 to 1992,Physiotherapy Index from 1986 to 1992.
30. Gibson JN, Grant IC, Waddell G. Surgery for lumbar discprolapse. In: The Cochrane Library, Issue 2, 2004. Chichester,UK: John Wiley & Sons, Ltd. Search date 1999; primarysources Medline, Embase, Biosis, dissertation abstracts, Indexto UK Theses, Cochrane Controlled Trials Register, referencelists, personal bibliographies, and hand searches of Spine1975-1997.
31. Hoffman RM, Wheeler KJ, Deyo RA. Surgery for herniatedlumbar discs: a literature synthesis. J Gen Intern Med1993;8:487-496. Search date not reported; primary sourcesMedline, reference lists, book

32. Weber H. Lumbar disc herniation: a controlled, prospectivestudy with ten years of observation. Spine 1983;8:131-140.
33. Tullberg T, Isacson J, Weidenhielm L. Does microscopic removalof lumber disc herniation lead to better results than thestandard procedure? Results of a one-year randomized study.Spine 1993;18:24-27.
34. Henriksen L, Schmidt V, Eskesen V, et al. A controlled study ofmicrosurgery versus standard lumbar discectomy. Br JNeurosurg 1996;10:289-293.
35. Papadoulas S, Konstantinou D, Kourea HP, et al. Vascular injurycomplicating lumbar disc surgery. A systematic review. Eur JVasc Endovasc Surg 2002;24:189-195. Search date notreported; primary source Medline 1965 onwards.
36. Hermantin FU, Peters T, Quartararo L, et al. A prospective,randomized study comparing the results of open discectomywith those of video-assisted arthroscopic microdiscectomy. JBone Joint Surg Am 1999;81: 958-965.
37. Chatterjee S, Foy PM, Findlay GF. Report of a controlled clinicaltrial comparing automated percutaneous lumbar discectomy and microdiscectomy in the treatment of contained lumbar discherniation. Spine 1995;20:734-738.
38. Mayer HM, Brock M. Percutaneous endoscopic discectomy:surgical technique and preliminary results compared tomicrodiscectomy. J Neurosurg 1993;78:216-225.
39. Boult M, Fraser RD, Jones N, et al. Percutaneous endoscopiclaser discectomy. Aust N Z J Surg 2000;70:475-479. Searchdate 2000; primary sources Medline, Current Contents,Embase, and The Cochrane Library.

原作者

Jo Jordon
Research assistant: Systematic reviews
Primary Care Sciences research centre
Keele University
Keele
UK

Kika Konstantinou
Research Physiotherapist/Spinal Physiotherapy Specialist
Primary Care Sciences Research Centre
Keele University,
Staffordshire
UK

Tamara Shawver Morgan
Research Associate
Dartmouth Medical School
Hanover
NH
USA

James Weinstein
Chair of Orthopaedics
Dartmouth Medical School; Director
The Spine Center and the Center for Shared Decision-Making
Dartmouth-Hitchcock Medical Center;
Co-Director
Dartmouth Clinical Trials Center
Dartmouth Medical School
Hanover
NH
USA

利益冲突：没有声明。

表1 报道的外科手术并发症（见正文）[31]

并发症	标准椎间盘切除 平均 (%[95%CI])	研究例数*	显微椎间盘切除 平均 (%[95%CI])	研究例数*	经皮椎间盘切除 平均 (%[95%CI])	研究例数*
手术死亡率	0.15 (0.09-0.24)	25	0.06 (0.01-0.42)	8	—	3
总体伤口感染	1.97 (1.97-2.93)	25	1.77 (0.92-3.37)	16	—	2
深部伤口感染	0.34 (0.23-0.50)	17	0.06 (0.01-0.23)	8	—	2
椎间盘炎	1.39 (0.97-2.01)	25	0.67 (0.44-1.02)	20	1.43 (0.42-4.78)	8
硬膜撕裂	3.65 (1.99-6.65)	17	3.67 (2.03-6.58)	16	0.00	2
总体神经根损伤	3.45 (2.21-5.36)	8	0.84 (0.24-2.92)	12	0.30 (0.11-0.79)	6
永久性神经根损伤	0.78 (0.42-1.45)	10	0.06 (0.00-0.26)	8	—	6
血栓性静脉炎	1.55 (0.78-1.30)	13	0.82 (0.49-1.35)	4	未报道	0
肺栓塞	0.56 (0.29-1.07)	14	0.44 (0.20-0.98)	5	未报道	0
脑脊膜炎	0.30 (0.15-0.60)	5	未报道	0	未报道	0
马尾综合征	0.22 (0.13-0.39)	3	未报道	0	未报道	0
腰大肌血肿	未报道	0	未报道	0	4.65 (1.17-5.5)	5
输血	0.70 (0.19-0.58)	6	0.17 (0.08-0.39)	11	未报道	0

*包括81项研究；2项随机对照试验，7项非随机对照试验，10项对照试验，以及62项系列研究。

髋部骨折

检索时间：2004年8月
原作者：Helen Horoll, Martyn Parker 汤小东 译 郭卫 校 党耕町 审

问　题

外科治疗髋部骨折的作用是什么？
围手术期治疗对于手术效果和预防并发症的作用是什么？
髋部骨折后康复治疗和计划的作用是什么？

治疗措施及其效果

手术

益害相当
髋关节内骨折的内固定与关节置换比较

效果不明
关节囊外骨折的关节置换与内固定比较
髋关节内骨折内固定器械的选择
髋关节内骨折关节置换的不同类型
关节囊外骨折的外固定
关节囊外骨折，髓外内固定器械而不是老式的钉板系统与滑动髋螺钉比较

不太可能有效
各种类型髋部骨折，保守治疗与手术治疗比较
髋关节囊外骨折，短的头髁钉（如Gamma钉）与滑动髋螺钉比较

很可能无效甚至有害
关节外骨折，髓内固定的髁头钉（如Ender钉）与髓外固定比较
关节外骨折，髓外固定中老式的钉板固定与滑动髋螺钉的比较

围手术期护理

肯定有效
术前预防应用抗生素

很可能有效
足和小腿的周期性压迫泵减少静脉血栓的发生
髋关节骨折后口服多种营养食物对营养的补充
围手术期预防性应用抗血小板药物

益害相当
围手术期预防应用肝素以减少静脉血栓

效果不明
阶段性弹性挤压预防静脉血栓栓塞
低分子与普通肝素在减少髋关节骨折术后静脉血栓栓塞上的作用比较
髋关节骨折后的鼻饲营养供应
髋关节骨折前后疼痛的神经阻滞
手术当天（<24小时）与长期多种剂量抗生素的使用
髋关节骨折手术的局部与全麻比较
抗生素单剂（长效）与多次给药比较

不太可能有效
术前患肢牵引

康复策略

很可能有效
老年住院病人的多学科协同康复

效果不明
以家庭康复为基础的早期支持性出院
髋关节骨折术后尽早活动的策略
系统的多学科家庭康复

请参考其他有关章节
骨折的预防
褥疮

见词汇表 **G**

主要信息

手术

- **内固定与关节置换在髋关节内骨折的比较**：有关老年病人移位的关节内骨折的两篇系统综述和两项随后的随机对照试验研究结果显示，内固定与关节置换相比增加了其后翻修手术的机会。但内固定手术创伤较小，出血和输血较少，减少了深部的伤口感染。在死亡率和长期功能效果方面没有显著性差异。
- **关节置换与内固定在髋关节外骨折的比较**：系统综述收录的一项随机对照试验由于方法问题未能提供足够的证据来比较关节外骨折病例中关节置换和内固定的差别。
- **髋关节内骨折内固定器械的选择**：一篇系统综述未能提供足够的证据证明哪种内固定方法最适合于关节内骨折。
- **不同的人工关节置换方法治疗髋关节内骨折**：一篇系统综述未能提供足够的证据证明对于关节内骨折病例最佳的人工关节置换方法（骨水泥与非骨水泥假体；单极和双极半髋置换；或半髋置换与全髋置换）。
- **关节囊外骨折的外固定**：一项随机对照试验未能提供足够的证据证明关节囊外骨折病例中使用外固定与滑动髋螺钉的区别。
- **除老式钉板系统以外的髓外内固定器械与滑动髋螺钉比较治疗关节囊外骨折**：一篇系统综述未能提供足够证据证明，在髋关节囊外骨折的病例中，滑动髓外固定器械与除老式钉板系统以外的其他非滑动固定器械的区别。
- **保守治疗与手术在各种髋部骨折中的比较**：系统综述收录的一项小规模随机对照试验仅发现有限的证据证明，与内固定治疗相比，在无移位的关节内骨折病例采用保守治疗，可能增加骨折不愈合的可能。该综述还发现有限的证据证明，与内固定治疗相比，对关节外骨折采用保守治疗，可能增加12周以后的病人住院人数，以及肢体短缩、外翻畸形的比例。综述未能发现有关移位的关节囊内骨折的随机对照试验。综述未能提供足够的证据对保守和手术治疗的并发症、病死率、长期疼痛或失去自理能力进行评估。
- **短的头髓钉（如Gamma钉）与滑动髋螺钉治疗髋关节囊外骨折的比较**：一篇系统综述发现采用短的头髓钉（如Gamma钉）进行髓内固定，与滑动髋螺钉的髓外固定，在病死率、随访中的疼痛，回到原来住处的能力，以及3～12周后的行走能力方面没有显著性差异。该综述还发现两者的伤口感染或内固定取出率没有显著性差异。但头髓髓内固定增加了术中和术后股骨骨折和再手术率。
- **髁头钉髓内固定（如Ender钉）与髓外固定治疗关节外骨折的比较**：一篇系统综述发现，与髓外固定相比，采用髁头钉进行髓内固定增加了再手术率、肢体不等长的可能和外旋畸形，但采用髁头钉（如Ender钉）减少了手术时间、伤口深部感染和失血量。
- **关节外骨折，髓外固定中老式的钉板固定与滑动髋螺钉的比较**：一篇系统综述发现，老式固定钉板系统和滑动髋螺钉固定在死亡率、随访中的疼痛或行动能力损害方面没有显著性差异。滑动髋螺钉在髋关节囊外骨折的病例减少了内固定失败的几率。

围手术期的护理

- **围手术期预防性应用抗生素**：一篇系统综述发现，与对照或无抗生素组比较，围手术期多次给予抗生素和术前单次预防性给药减少了髋关节术后的深部和表浅伤口感染。
- **足和小腿的周期性压迫泵减少静脉血栓栓塞的发生**：一篇系统综述发现，周期性压迫的方式（足或小腿静脉泵）可以减少深静脉血栓和肺栓塞的发生，但有时会出现病人难以耐受或皮肤破损。
- **髋关节骨折后口服多种营养食物对营养的补充**：一篇关于髋部骨折手术病人的系统综述发现，有限的证据表明与对照组比较，经口的蛋白质和能量摄入营养供应可以减少不良预后的发生（术后并发症或死亡）。
- **围手术期预防性应用抗血小板药物**：一篇系统综述及随后的一项大规模随机对照试验发现，与安慰剂组或无预防组比较，围手术期和术后预防性应用抗血小板药物可以减少深静脉血栓和肺栓塞的发生率。但对死亡率没有明显影响。这些研究还发现很多接受抗血小板治疗的病人出现了出血性并发症。
- **围手术期预防应用肝素以减少静脉血栓栓塞**：一篇系统综述发现，与安慰剂或无治疗相比，围手术期预防应用肝素或低分子肝素降低了深静脉血栓的发生率。综述发现，没有充足的证据证明肝素可以减少肺栓塞或降低死亡率。也没有证据表明肝素增加出血或其他的并发症。但另一篇有关非小分子肝素在普通外科、骨科、泌尿外科应用的系统综述却发现，与对照组比较，肝素会增加整体出血和输血的情况。
- **连续的弹性挤压预防静脉血栓栓塞**：我们没有发现关于髋关节骨折病人应用弹力袜预防栓塞并发症发生的随机对照试验。两篇关于选择性全髋关节置换的系统综述发现，与对照相比，阶段性弹性挤压降低了深静脉血栓的发生危险。
- **低分子与普通肝素在减少髋关节骨折术后静脉血栓栓塞上的作用比较**：一篇系统综述收录了5项随机对照试验，但未能提供足够的证据来证明低分子肝素比普通肝素更能够减少深静脉血栓。另一篇关于骨科手术的系统综述发现，没有证据表明低分子肝素与普通肝素之间存在出血并发症方面的差异。
- **髋关节骨折后的鼻饲营养供应**：一篇系统综述发现，与对照相比，没有证据显示多种营养成分的鼻饲供应可以降低死亡率。但是其中的四项随机对照试验规模较小,方法上也存在一定缺陷,并包括了不同营养状态的病人。没有足够的证据去评价其他的结局。

◆ **髋关节骨折前后疼痛的神经阻滞**：一篇收录了几项小规模随机对照试验的系统综述发现,与未进行神经阻滞相比,神经阻滞可以减少总的镇痛药物剂量。

◆ **手术当天（<24小时）与长期多种剂量抗生素的使用**：两篇相似的系统综述,分别总结了两项或三项随机对照试验。它们提供的有限证据表明,在接受髋关节手术的病人中,预防性长期使用和手术当天使用多种剂量抗生素的伤口感染率没有显著性差异。

◆ **髋关节骨折手术的局部与全麻比较**：一篇关于髋关节骨折术后病人的系统综述发现有限的证据表明,局部麻醉与全身麻醉相比,可以降低急性术后昏迷的危险。该综述发现没有足够证据可以对死亡率或其他结局做出判断。

◆ **抗生素单剂（长效）与多次给药比较**：两篇系统综述提供的有限证据表明,在接受髋关节手术的病人中,某些单剂和多次给药抗生素治疗的伤口感染率没有显著性差异。

◆ **术前患肢牵引**：一篇系统综述发现,常规术前牵引和对照相比,在术前疼痛缓解,以及随后手术的骨折复位难度和质量上没有显著性差异。

康复策略

◆ **老年住院病人的多学科协同康复**：一篇系统综述对老年住院病人的协同多学科护理和普通护理（常是骨科护理）进行比较,发现二者在死亡率以及死亡与常规护理或死亡与功能状态的损害,或死亡与再次入院的复合结局方面没有显著性差异。但接受多学科护理的病人似乎有更好的结局,有限的证据表明其并发症较少。综述提示,在不同的模式下界定最佳的多学科护理方法是不可能的。

◆ **以家庭康复为基础的早期支持性出院**：两项随机对照试验发现,对于家庭状况较好且活动障碍较轻的患者,早期有支持的出院并进行以家庭为基础的康复和以医院为基础的康复在总体的生活质量、死亡率、摔倒情况或再次住院方面没有显著性差异。其中一项随机对照试验发现,早期支持性出院康复与以医院为基础的康复相比,在12个月内减轻了护理负担。两项随机对照试验均发现,早期支持性出院减少了病人住院时间,但延长了整体康复护理过程。

◆ **髋关节骨折术后尽早活动的策略**：一篇系统综述和一项随后的随机对照试验未能提供足够的证据证明各种髋关节骨折术后早期开始活动策略的效果。

◆ **系统的多学科家庭康复**：一项随机对照试验对系统的多学科家庭康复计划和常规护理进行比较,发现在12个月内,二者在恢复骨折前自理水平、家庭管理、社会活动、平衡及下肢力量方面没有显著性差异。

定义 髋部或股骨近端骨折是指任何位于髋关节关节软骨和小粗隆远侧5cm以内的股骨骨折。股骨头骨折没有被包括在这个定义中[1]。根据与髋关节囊的关系,髋部骨折被分为两类。关节囊内骨折发生于髋关节囊股骨附着点的近端部分,并可以进一步分为移位和非移位骨折[2]。非移位骨折包括嵌插骨折和内收骨折。移位的关节囊内骨折可能会因影响股骨头血供而导致缺血性坏死。关节囊外骨折发生在髋关节囊远侧[1]。在股骨近端的远段（小粗隆以下）的骨折,多称为"粗隆下"骨折。还有许多更进一步的关节囊内和囊外骨折分型方法[1,2]。

发病率／患病率 髋部骨折可以发生于任何年龄,但最常见于老年人（这里定义为年龄＞65岁的人群）。在工业社会,髋部骨折的平均年龄是80岁,其中80%发生于女性。在美国,50岁后发生髋部骨折的终生危险,白人女性为17%,白人男性为6%[3]。一项美国的研究报告显示,65～74岁女性的患病率为3/100,85岁及以上女性的患病率则增加至12.6/100[4]。在一些社会中,年龄分层的趋势也有所增加。这不仅仅是因为人类寿命的延长,而且是因为每个年龄段的骨折风险均有增加造成的[3]。据估计,1990年的髋部骨折病例数为126万,而到2050年有可能增加到730万～2130万[5]。

病因／危险因素 髋部骨折通常是由于自站立或更低的高度摔倒后造成的。易患因素包括摔倒危险性的增加、防御反射机制的缺失、骨质疏松引起的骨骼强度降低。这些危险因素都随年龄的增加而提高。

预后 有关成人髋部骨折死亡率的报道数据有很多不同。一年死亡率从12%～37%[6]不等,其中9%的死亡病例与髋部骨折有直接关系[7]。髋部骨折后,进行日常活动的能力可以降低15%～25%,10%～20%的幸存者将更多依靠照顾[8]。

治疗目的 提高生存率和生活质量；用最小不良反应的方法来减少与髋部骨折有关的并发症、残疾和独立生活能力的丧失。

结局 死亡；部分病人恢复了以往的生活和活动能力；采取措施后可以恢复日常生活活动能力；仍有一定的疼痛,需采取措施来提高与健康有关的生活质量,术前、术中、术后医疗及骨折固定、愈合并发症的发生（包括感染、静脉血栓栓塞、压迫性褥疮、围手术期疼痛、内固定失败、在骨折、内植物的取出**G**、内植物的移位、不愈合、缺血性坏死）；肢体畸形；再次入院和手术。

方法 采用《临床证据》2004年8月的文献检索评价方案。这里涵盖的多数Cochrane综述包括来自随机和类随机分组对照试验的证据,这些试验均被称为随机对照试验。Cochrane的评审人员在可能的方面进行了敏感性分析,来评估在meta分析中包括类随机试验是否会对结论产生影响。我们对关节囊内骨折和关节囊外骨折的数据予以分开报道。当决定是否采取外科治疗时，会面临两个关键型的临床问题。第一个问题，是否应进行手术？第二个，如果有手术指征，应采取骨折复位固定，还是股骨头置换（关节成形术Ⓖ）？应该明确的是，滑动髋螺钉Ⓖ是关节囊外骨折的标准或对照方法。这一点与Cochrane综述及多数随机对照试验的结果一致，但也意味着，滑动髋螺钉在治疗方法中不会像其他"实验性"方法那样被特别重点突出。下面所述的各种数据均来自65岁或65岁以上的人群。各综述和随机对照试验的原始数据均来源于这些人群。

问 题 外科治疗髋部骨折的效果如何？

治疗选择1　髋部骨折的保守治疗与手术治疗比较

一篇系统综述收录的小规模随机对照试验发现有限的证据表明，与骨折内固定方法相比，对无移位的关节囊内骨折采取保守治疗增加了不愈合的危险。综述还发现，有限的证据证明，与手术治疗相比，对关节囊外骨折采取保守治疗增加了12周后的仍住院人数、肢体短缩的发生和内翻畸形。综述没有发现有关移位的关节囊内骨折病例的随机对照试验。综述没有提供足够的证据来评估保守治疗和手术治疗在治疗并发症、死亡率、长期疼痛或失去自理能力方面是否存在显著性差异。

益处　我们发现了一篇比较保守治疗和手术治疗的系统综述（检索时间2001年，5项随机对照试验，428例年龄通常＞60岁的病人）[9]。综述发现，随机对照试验中的多数病例为关节外骨折；只有一项随机对照试验是关于23例无移位关节囊内骨折的，没有有关移位关节囊内骨折的随机对照试验。在综述中，只有一项随机对照试验（106例）对关节囊外骨折采用了当代的动力加压固定方法（滑动钉板系统Ⓖ）。综述发现，没有充足证据证明，保守治疗和手术治疗在治疗并发症、死亡率、长期疼痛或失去自理能力方面是否存在显著性差异。这些结局分别由各项随机对照试验独立报道。

害处　综述中一项有关无移位关节囊内骨折的随机对照试验（23例）发现，尽管没有达到显著性差异（10/16 [63%] 保守治疗：0/7 [0%] 内固定；RR 9.88，95% CI：0.66～148.48；没有报道随访时间长短），但是与内固定Ⓖ相比，保守治疗还是增加了不愈合的危险[9]。随机对照试验似乎难以为不同组别的临床重要差异提供足够的依据。在不愈合的10例病人中，接受保守治疗的9例因骨折二次移位而进行了手术；另一例接受内固定治疗的病人因股骨头缺血性坏死而再次手术。另一项随机对照试验（106例关节囊外骨折）是关于保守治疗与滑动钉板（流行的标准内固定方法）的比较，发现保守治疗与外科治疗相比，显著增加了12周以后的仍住院人数（20/51 [39%] 保守治疗：11/55 [20%] 外科治疗；RR 1.96，95% CI：1.04～3.68）。这项随机对照试验还发现保守治疗与外科治疗相比，显著增加了6个月后肢体短缩的病例数（29/39 [74%] 保守治疗：11/37 [30%] 外科治疗；RR 2.50，95% CI：1.47～4.24）及6个月后的内翻畸形Ⓖ例数（19/39 [49%] 保守治疗：3/35 [9%] 外科治疗；RR 5.68，95% CI：1.84～17.58）[9]。

评论　髋部骨折的外科治疗开始于20世纪50年代，其目的是提高功能预后和减少与长期制动和卧床有关的并发症。在采用随机对照试验来评估不同治疗效果之前，外科治疗已经成为髋部骨折的常规治疗方法。通过对保守治疗历史的描述和髋部骨折治疗的详细的系列病例结果报道，答案已经比较清楚，似乎不需要在这一问题上进行更多的随机对照试验。特别是对于移位的关节囊内骨折，没有随机对照试验对保守治疗和外科治疗进行比较，所有骨科医生都建议对这种骨折进行外科治疗。尽管有少量的证据显示一些不确定性，关于无移位关节囊内骨折的单一随机对照试验结果支持外科治疗。虽然我们从随机对照试验中仅发现少量有关关节囊外骨折的证据，但结果仍显示外科治疗与保守治疗相比可以提高治疗效果。

治疗选择2　髋关节囊内骨折内固定治疗与关节成形的比较

两项关于老年移位的关节囊内骨折病例系统综述及随后的随机对照试验发现，内固定治疗与关节成形术相比，增加了二次手术的机会。但内固定治疗可以减少手术创伤，包括手术失血量和输血量，以及深部伤口感染。二者在死亡率或长期功能结果方面没有显著性差异。

益处　我们发现了关于比较内固定Ⓖ和关节成形术Ⓖ的3篇系统综述[10-12]和2项随后的随机对照试验[13,14]。因为已经过时，我们排除了一项检索时间为1990年的综述[10]。虽然另两篇综述（分别为检索时间2002年，14项随机对照试验，1933例病人[11]；检索时间2002年，13项随机对照试验，2091例病人[12]）中包括的随机对照试验和评估标准有所不同，但二者均针对相同的人群，并得出了相同的结论。我们选择了最大规模的综述来进行详细报道[12]。综述发现内固定和关节成形相比，在6个月（10项随机对照试验：103/782 [13%] 内固定：109/710 [15%] 关节成形；RR 0.86，95% CI：0.67～1.11）或12个月（9项随机对照试验：RR 0.96，95% CI：0.80～1.15）及以后的死亡率方面没有显著性差异。综述发现，与关节成形相比，内固定显著减少了手术时间（3项随机对照试验：加权均数差 固定比较关节成形－22.2分钟，95% CI：－24.1分钟～－20.34分钟），手术失血量（3项随机对照试验：加权均数差 固定比较关节成形－153 mL，95% CI：－168 mL～－138 mL），输血量（4/274 [1.4%] 内固定：62/277 [22.0%] 关节成形；RR 0.07，95% CI：0.03～0.19），以及深部伤口感染（4/897 [0.4%] 内固定：20/1003 [2.0%] 关节成形；RR 0.27，95% CI：0.11～0.69）[12]。从综述中还可以得到其他一些有限的数据（每种结果仅根据2～4项随机对照试验进行评估），发现在住院时间、疼痛、活动能力恢复、自理能力恢复和功能结果方面二者没有显著性差异。另两项随后的随机对照试验对内固定和半髋关节成形[13]Ⓖ或全髋关节置换[14]Ⓖ在202例老年移位关节囊内骨折的治疗进行了比较。两项随机对照试验均发现内固定的手术时间和失血量较少，但关节成形的术后功能较好（术后4个月的活动能力，第一项随机对照试验中，17/40 [43%] 内固定：31/44 [70%] 双动半髋置换，P = 0.02；第二项随机对照试验中，15% 内固定：33% 全髋关节置换，P < 0.001）[13, 14]。

害处 最大规模的综述发现，总体上，内固定与关节成形相比，显著增加了再手术例数（13项随机对照试验，331/990 [33%] 内固定：123/1102 [11%] 关节成形，RR 3.09，95% CI：2.55 ~ 3.75）[12]。它还发现内固定与骨不愈合（11 项随机对照试验，225/786 [29%]）及股骨头缺血性坏死（8项随机对照试验，60/721 [8%]）有关[12]。关节成形中，半髋关节置换（7 项随机对照试验，26/697 [4%]）或全髋关节置换与假体脱位有关（5项随机对照试验，42/266 [16%]）。半髋关节置换还与假体松动（4项随机对照试验，15/327 [5%]）和髋臼磨损（4项随机对照试验，9/290 [3%]）有关。综述发现在表浅伤口感染、肺炎、充血性心衰、心梗、脑血管意外、胃肠道出血、血栓栓塞并发症及压迫性褥疮方面没有显著性差异。两项随后的随机对照试验也报道，内固定治疗有较高的手术并发症和再手术率（再手术方面，第一项随机对照试验中随访 5 年，34/53 [64%] 内固定：7/47 [15%] 双动关节成形，P < 0.001；第二项随机对照试验中随访 2 年，22/53 [42%] 内固定：2/49 [4%] 全髋关节置换，P < 0.001）[13, 14]。

评论 在两篇综述总结的随机对照试验中对较大范围的植入物进行了评估。许多随机对照试验在方法上存在不足，例如没有实行盲法分组，以及未能维持原随机分组分析。尽管如此，两种基本的治疗方法各有优缺点及不同的特殊并发症。现有的证据仍不能明确不同治疗方法在死亡率和最终功能结果上的差异。由于内固定术后可能发生不愈合、缺血性坏死等骨折愈合并发症，导致再手术率明显升高，所以多数骨科医生倾向于对老年病人采用关节成形术。对于年龄较小的病人（年龄<60岁)，因为预计生存期较长，通常要保留股骨头，以避免关节成形术后的翻修。这里提供的随机对照试验没有对青年病人的比较进行研究。

治疗选择3 髋关节内骨折内固定器械的选择

一篇系统综述未能提供足够证据确定关节囊内骨折的最佳内固定器械。

益处 我们发现了一篇系统综述（检索时间2003年，包括28项随机对照试验，5547例髋关节囊内骨折病例）对不同类型的内固定器械❻进行比较[15]。作者收集数据对18种内固定器械进行比较评估；这反映了随机对照试验中测试器械的多样性。在每种不同比较中，参加病例数均较少，不足以对各种内固定器械的相关表现进行准确评估。

害处 采用 2 ~ 3 根螺丝钉进行固定和滑动髋螺钉❻比较，手术时间和失血量均较少[15]。

评论 虽然综述中的随机对照试验未能显示不同器械的骨折愈合并发症存在任何临床重要意义上的差别，但许多随机对照试验报道，骨折愈合并发症通常可以反映出手术时骨折复位或内固定位置不佳。

治疗选择4 髋关节囊内骨折关节成形术的类型

一篇系统综述未能提供足够的证据决定对于关节囊内骨折病例，什么是最好的关节成形术（水泥与非水泥型假体；单极和双极半髋置换；半髋和全髋置换）。

益处 我们发现了一篇比较不同类型关节成形术❻（单极半髋关节成形术❻，双极半髋关节成形术❻，全髋关节置换术❻，使用骨水泥或非骨水泥固定）的系统综述（检索时间 2003 年，包括 15 项随机对照试验，1670 例老年髋部骨折的病人）[16]。**水泥型假体与非水泥型假体比较**：综述中有 5 项随机对照试验（482 例病人）比较了水泥和非水泥型假体[16]。综述发现，某些证据显示，接受水泥型假体置换的病人，术后可以更好地恢复骨折前运动能力（未能恢复活动能力的比例：3项随机对照试验显示，33/89 [37%] 水泥型：40/58 [69%] 非水泥型，RR 0.60，95% CI：0.44 ~ 0.82），而且术后 1 年或更长时间的髋部疼痛比例明显降低（疼痛比例：2项随机对照试验显示，16/52 [31%] 水泥型：28/45 [62%] 非水泥型；RR 0.51，95% CI：0.31 ~ 0.81）[16]。综述还发现，水泥和非水泥型假体置换术在以下方面没有显著性差异：1 ~ 3 个月死亡率（3项随机对照试验显示：27/159 [17%] 水泥型：20/149 [13%] 非水泥型，RR 1.29，95% CI：0.76 ~ 2.20）；手术和医疗并发症（1 项随机对照试验：8/27 [30%] 水泥型：5/26 [19%] 非水泥型；RR 1.54，95% CI：0.58 ~ 4.10）；深部伤口感染（3项随机对照试验显示：1/169 [0.6%] 水泥型：1/136 [0.7%] 非水泥型；RR 0.94，95% CI：0.13 ~ 6.91）；再手术（涉及翻修、内植物的取出或开放手术的主要手术，1 项随机对照试验显示：3/37 [8%] 水泥型：1/13 [8%] 非水泥型，RR 1.05，95% CI：0.12 ~ 9.26）。**单极和双极半髋关节成形术比较**：综述中收录了 7 项随机对照试验（857 例），比较单极和双极半髋关节成形术后 1 ~ 2 年时间，发现在死亡率（3项随机对照试验显示，49/228 [21%] 单极：49/205 [24%] 双极；RR 0.90，95%CI：0.64 ~ 1.26），伤口深部感染（3项随机对照试验显示，8/318 [2.5%] 单极：5/303 [1.7%] 双极；RR 1.34，95%CI：0.50 ~ 3.62），深静脉血栓（1项随机对照试验显示，0/15 [0%] 单极：1/33 [3%] 双极，RR 0.71，95% CI：0.03 ~ 16.45）或行动能力恢复失败（1项随机对照试验显示，8/31 [26%] 单极：8/29 [27%] 双极；RR 0.94，95% CI：0.40 ~ 2.16）方面二者没有显著性差异。**半髋关节成形术与全髋关节置换比较**：综述中概括了 2 项随机对照试验（269 例）比较半髋关节成形术与全髋关节置换，一项随机对照试验采用水泥型双极半髋关节成形，另一项随机对照试验采用非水泥型单极半髋关节成形[16]。综述半髋关节成形术和全髋关节置换比较在1年死亡率（1项随机对照试验显示，27/100 [27%] 非水泥单极半髋关节置换术：18/80 [23%] 全髋关节置换；RR 1.20，95% CI：0.71 ~ 2.02），或活动能力恢复失败（2项随机对照试验显示，17/110 [15%] 任何形式的半髋关节成形：20/101 [20%] 全髋关节置换术，RR 0.78，95% CI：0.43 ~ 1.40）方面没有显著性差异。一项随机对照试验发现，非水泥型单极半髋关节成形与全髋置换相比，可能有较明显的疼痛，常需要止痛治疗（20/73 [27%] 非水泥单极半髋关节成形：0/62 [0%] 水泥型全髋置换；RR 34.91，95% CI：2.15～565.58）[16]。

害处 **水泥与非水泥假体比较**：应用骨水泥有导致术中死亡的病例[16]。**单极与双极半髋成形术比较**：综述发现单极和双极半髋成形在关节脱位（5项随机对照试验显示，6/333 [1.8%] 单极：6/335 [1.8%] 双极，RR 1.09，95% CI：0.36～3.31），髋臼磨损（3项随机对照试验显示，7/258 [2.7%] 单极：1/247 [0.4%] 双极；RR 3.83；95% CI：0.81～18.15），或再手术（3项随机对照试验显示，10/186 [5%] 单极：7/184 [4%] 双极，RR 1.41，95% CI：0.54～3.69）方面没有显著性差异[16]。**半髋关节成形术与全髋置换比较**：二者在假体脱位（2项随机对照试验显示，13/137 [9%] 半髋关节成形术：17/119 [14%] 全髋关节置换；RR 0.66，95% CI：0.33～1.32）方面无显著性差异。一项随机对照试验报道非水泥半髋关节成形术的再手术率较高（13/100 [13%] 非水泥单极半髋关节成形：3/80 [4%] 水泥型全髋置换；RR 3.47，95% CI：1.02～11.75）[16]。

评论 在3项主要的比较中，由于假体、手术技术的不同，研究病例数的限制，方法上的缺限（特别是没有盲法分组和维持原随机分组分析），随访时间不足，以及随机对照试验报道的不完整，妨碍了对不同类型关节成形术存在或不存在区别做出判断。

治疗选择5　关节囊外骨折的关节成形术与内固定的比较

系统综述收录的一项方法上存在不足的随机对照试验未能提供足够证据来比较关节囊外骨折关节成形术与内固定的效果。

益处 我们发现了一篇系统综述（检索时间2001，1项随机对照试验，90例不稳定的髋关节囊外骨折）比较关节成形术**G**和滑动髋螺钉内固定[17]**G**。随机对照试验的方法存在一定不足（见后面评论）。综述收录的随机对照试验发现关节成形术和内固定在12个月的死亡率上没有显著性差异（10/43 [23%] 关节成形术：10/47 [21%] 内固定；RR 1.09，95% CI：0.50～2.37）。它还发现关节成形术和内固定在病人出院时的失去独立行走能力方面没有显著性差异（12/30 [40%] 关节成形术：14/28 [50%] 内固定；RR 0.80，95% CI：0.45～1.42）。

害处 综述收录的随机对照试验发现关节成形术与内固定相比，显著增加了输血400ml 以上的病例数（34/43 [79%] 关节成形术：27/47 [57%] 内固定；RR 1.38，95% CI：1.03～1.84）[17]。它还发现二者在局部伤口并发症方面没有显著性差异（3/41 [7%] 关节成形术：5/43 [12%] 内固定；RR 0.63，95% CI：0.16～2.47）。在关节成形术和内固定治疗中，分别有1例和2例病人因内固定并发症而再次手术。关节成形术病例中主要的并发症还包括1例注射骨水泥时发生的严重低血压，导致病人在4天后死亡。

评论 综述收录的随机对照试验没有报道随机方法，没有盲法分组，未维持原随机分组分析，而且结果的测定没有明确的标准，影响了结果的总体可靠性[17]。

治疗选择6　髋关节囊外骨折的髓外固定方式

一篇系统综述发现，滑动髋螺钉和老式固定钉板系统在死亡率、随访疼痛或活动能力损害方面没有显著性差异。它发现滑动髋螺钉降低了内固定失败的风险。它还发现其他滑动或固定形式的髓外固定器械，或外固定与髋滑动螺钉相比，没有足够的证据证明它们之间存在效果差异。

益处 **不同的髓外固定器械**：我们发现了一篇系统综述（检索时间2002年，包括8项随机对照试验，1180例病人，多数年龄≥65岁）对钉板系统（主要是固定式钢板）与滑动髋螺钉**G**进行了比较[18]。滑动髋螺钉被作为对照或标准方法。虽然其他结果存在差异，但没有任何一项随机对照试验发现在任何类型的钉板系统和滑动髋螺钉的死亡率存在显著性差异[18]。**老式的钉板系统**：综述收录的三项随机对照试验（355例病人）对Jewett 或 McLaughlin 固定钉板系统**G**和滑动髋螺钉进行了比较，为 meta 分析提供了有限的数据。没有任何一项随机对照试验报道固定的钉板系统和滑动髋螺钉在死亡率（一项随机对照试验提供了定量数据：11/47 [23%] 固定的钉板系统：9/51 [18%] 滑动髋螺钉；RR 1.33，95% CI：0.60～2.91）或运动能力损害（1随机对照试验：15/36 [42%] 固定的钉板系统：11/42 [26%] 滑动髋螺钉；RR 1.59，95%CI：0.84～3.01）方面存在显著性差异[18]。两项随机对照试验报道，固定的钉板系统术后不会增加疼痛的可能；第三项随机对照试验提供的数据发现，固定的钉板系统和滑动髋螺钉固定在随访疼痛方面没有显著性差异（一项随机对照试验：7/36 [19%] 固定的钉板系统：4/42 [10%] 滑动髋螺钉；RR 2.04，95% CI：0.65～6.42）。**其他髓外固定器械**：综述收录的2项随机对照试验（433例病人）对RAB固定钉板系统**G**和滑动髋螺钉进行了比较。综述发现固定的钢板和滑动髋螺钉在死亡率上没有显著性差异（2项随机对照试验：25/211 [12%] RAB 钢板：36/222 [16%] 滑动髋螺钉，RR 0.73；95% CI：0.46～1.18）。2 项随机对照试验在手术并发症、固定失败、再手术以及肢体畸形上常给出相反的结果。个别随机对照试验结果或混合结果均未发现 RAB 固定钉板系统和滑动髋螺钉在手术并发症（很少报道），固定失败（2项随机对照试验：21/173 [12%] RAB钢板：22/179 [12%] 滑动髋螺钉，RR 0.99；95% CI：0.56～1.74），再手术（2项随机对照试验：21/173 [12%] RAB 钢板：26/179 [15%] 滑动髋螺钉，RR 0.84；95% CI：0.49～1.43）或内翻畸形**G**（2项随机对照试验：6/173 [3%] RAB 钢板：10/179 [6%] 滑动髋螺钉，RR 0.62；95% CI：0.23～1.67）存在显著性差异。一项随机对照试验发现 RAB 钢板显著降低了肢体短缩的危险（RR 0.14，95% CI：0.03～0.59），但其他结果发现在平均肢体短缩方面并无显著性差异（2.6 mm RAB 钢板：2.4 mm 滑动髋螺钉；$P = 0.65$）。综述收录的一项随机对照试验（100例病人）对Pugh钉板系统和滑动髋螺钉进行比较，发现二者在死亡率、固定失败或随访疼痛上没有显著性差异（死亡率：10/50 [20%] Pugh 钉板系统：5/50 [12%] 滑动髋螺钉；RR 1.67, 95% CI：0.66～4.24；固定失败：2/40 [5%]：4/44 [9%]；RR 0.55, 95% CI：0.11～2.84；中度到严重疼痛的病例：3/40 [8%] Pugh 钉板系统：4/44 [9%] 滑动髋螺钉；RR 0.83, 95% CI：0.20～3.46）。综述发现，与滑动髋螺钉比较，Medoff（滑动）钢板显著地减少了固定失败的危险（2 项随机对照试验，292 例病人，2/123 [2%] Medoff 钢板：14/151 [9%] 滑动髋螺钉；RR 0.20, 95% CI：0.05～0.74）。它还发现植入物之间在死亡率上没有显著性差异（1 项随机对照试验提供定量数据：6/54 [11%] Medoff 钢板：10/60 [17%] 滑动髋螺钉；RR 0.67, 95% CI：0.26～1.71）。综述发现 Gotfried 经皮加压钢板和滑动髋螺钉在死亡率上没有显著性差异（2 项随机对照试验，226 例病人，19/108 [18%] Gotfried 钢板：21/118 [18%] 滑动髋螺钉；RR 1.00, 95% CI：0.57～1.75）。它发现 Gotfried 钢板可以显著减少输血量（2 项随机对照试验，226 例病人，191 例进行了评估：加权均数差－0.46 单位，95% CI：－0.82 单位～－0.09 单位）[18]。**外固定架比较髓外固定**：综述收录的一项随机对照试验（100例病人）对外固定架❺和滑动髋螺钉髓外固定进行比较。随机对照试验发现，与髓外固定❺比较，外固定架显著地减少了手术的创伤（输血：1/50 [2%] 外固定架或：14/50 [28%] 滑动髋螺钉；RR 0.07, 95% CI：0.01～0.52）和减少了康复时间（例如住院时间：8.0 天 外固定架：16.7 天 滑动髋螺钉；平均差异－8.7 天, 95% CI：－9.4 天～－8.0 天）。随机对照试验发现二者在死亡率，恢复以往生活状态的病例数或行走能力的降低上没有显著性差异（6个月时的死亡率：7/50 [14%] 外固定架：8/50 [16%] 滑动髋螺钉；RR 0.88, 95% CI：0.34～2.23；没有恢复以往生活状态的病例数（生存者）8/43 [19%] 外固定架：10/42 [24%] 滑动髋螺钉；RR 0.78, 95% CI：0.34～1.79；行走能力的降低（生存者）：22/43 [51%] 外固定架：23/42 [55%] 滑动髋螺钉；RR 0.93, 95% CI：0.63～1.40）[18]。

害处 **老式钉板系统进行髓外固定**：综述发现，与滑动髋螺钉比较，Jewett 或 McLaughlin 固定的钉板系统显著增加了固定失败的危险（2项随机对照试验：38/62 [61%] 固定的钉板系统：12/83 [14%] 滑动髋螺钉；RR 4.27, 95% CI：2.44～7.45）[18]。三项随机对照试验没有直接给出术后并发症的比较结果。**其他髓外固定植入物**：正如在益处中提到的，两项随机对照试验比较 RAB 固定钉板系统和滑动髋螺钉，经常给出相反的结果。其中一项发现，与滑动髋螺钉比较，RAB 钢板显著增加了输血病人的比例（46/82 [56%] RAB 钢板：33/84 [39%] 滑动髋螺钉；RR 1.43, 95% CI：1.03～1.98）。另一项随机对照试验报道两组有相同的平均失血量（400 ml）。随机对照试验比较Pugh钉板系统和滑动髋螺钉，发现每组中各有 1 例出现静脉血栓，滑动髋螺钉组有 1 例发生深部伤口感染。比较 Medoff 钢板和滑动髋螺钉的两项随机对照试验中的一项发现，Medoff钢板显著增加了手术的时间和失血量，但另一项随机对照试验却未发现二者在这些结果上存在显著性差异。两项随机对照试验发现，与滑动髋螺钉比较，Gotfried经皮加压钢板显著增加了固定失败率（11/108 [10%] Gotfried 钢板：4/118 [3%] 滑动髋螺钉；RR 3.03, 95% CI：1.00～9.17）。**外固定与髓外固定比较**：随机对照试验发现，与使用滑动髋螺钉的髓外固定比较，外固定显著增加了表浅感染（15/50 [30%] 外固定：3/50 [6%] 滑动髋螺钉；RR 5.00, 95% CI：1.54～16.21）[18]。

评论 **不同的髓外固定器械比较**：虽然来自三项质量较差的随机对照试验的证据不足以确定滑动髋螺钉总体上在死亡率和长期功能上的优势，但传统的固定钉板系统已经被机械和其他临床评估证明有较高的固定失败率，因此不应再使用这种固定方法。综述中两项有缺陷的随机对照试验对RAB 固定钉板系统和滑动髋螺钉进行了比较，其显示出的多样性结果意味着RAB 钢板仍未被证明具有较高价值。Medoff钢板具有较好的固定效果，但应注意到这组随机对照试验中内固定失败率、特别是滑动髋螺钉的切割❺显著增高。在评估Gotfried钢板的两项随机对照试验中，有一项遇到了严重的维持原随机分组分析的问题，并且总体上缺乏长期功能结果数据。**外固定与髓外固定比较**：虽然短期结果显示外固定架比滑动髋螺钉效果更好，但仍需要进一步的证据来证明这一点，并决定长期结果。

治疗选择 7 髋关节囊外骨折短髓头髁钉内固定与滑动髋螺钉的比较

一篇系统综述发现，短头髁钉髓内固定（如Gamma钉）和滑动髋螺钉的髓外固定比较在死亡率、随访中的疼痛、恢复以前生活能力以及3～12个月后的行走能力方面没有显著性差异。综述还发现，二者在伤口感染或内植物切割上没有显著性差异，但头髁髓内固定增加了手术中和术后的股骨骨折和再手术率。

益处 我们发现了一篇系统综述（检索时间 2003 年，24 项随机对照试验，3404 例关节囊外骨折病人）对短头髁钉❺（Gamma钉，髓内髋螺钉，以及股骨近端螺钉）和滑动髋螺钉❺进行了比较[19]。综述发现，头髁钉和滑动髋螺钉在3～12个月的随访中疼痛（7 项随机对照试验：113/364 [31%] 钉：106/370 [29%] 滑动髋螺钉；RR 1.10, 95% CI：0.89～1.37），未能恢复以前的生活状态（8 项随机对照试验：204/468 [44%] 钉：213/498 [43%] 滑动髋螺钉；RR 1.02, 95% CI：0.88～1.18），或行走能力损害方面（7 项随机对照试验：250/580 [43%] 钉：259/585 [44%] 滑动髋螺钉；RR 0.98, 95% CI：0.86～1.10）没有显著性差异[19]。综述还发现，二者在3～12 个月的死亡率上没有显著性差异（20 项随机对照试验：257/1280 [20%] 钉：277/1319 [21%] 滑动髋螺钉；RR 0.96, 95% CI：0.83～1.11）。

害处 综述发现，短头髁钉和滑动髋螺钉在可能的深部伤口感染（12项随机对照试验：11/910 [1.2%] 钉：9/912 [1.0%] 滑动髋螺钉；RR 1.20，95% CI：0.54～2.64）或切割Ⓖ（21项随机对照试验；40/1521 [2.6%] 钉；37/1569 [2.4%] 滑动髋螺钉；RR 1.14，95% CI：0.74～1.75）方面没有显著性差异[19]。但综述发现，与滑动髋螺钉比较，短头髁钉显著地增加了手术操作中股骨骨折的危险（20项随机对照试验：27/1512 [1.8%] 钉；4/1546 [0.3%] 滑动髋螺钉；RR 3.44，95% CI：1.68～7.05），其他综述也证实了这点（20项随机对照试验：36/1325 [2.7%] 钉；2/1337 [0.15%] 滑动髋螺钉；RR 5.38，95% CI：2.53～11.45）。它还发现，与滑动髋螺钉比较，短头髁钉显著地增加了再手术率（17项随机对照试验：76/1318 [5.8%] 钉；47/1357 [3.5%] 滑动髋螺钉；RR 1.64，95% CI：1.16～2.32）。综述发现使用头髁钉导致了33例病人中出现1例股骨再骨折（95% CI：1/25～1/50）和50例病人中出现1例额外的再手术（95% CI：1/25～1/100）[19]。

评论 尽管理论上手术采用髓内头髁固定治疗髋关节囊外骨折存在机械上的优势，但现有的证据显示这种内固定比滑动髋螺钉有较高的骨折固定并发症。这些证据适用于粗隆间区的髋关节囊外骨折。现有证据尚不能确定这些结论是否适用于小粗隆骨折、"反向"骨折线类型和粗隆下骨折。

治疗选择8　髋关节囊外骨折的髁头钉髓内固定与髓外固定比较

一篇系统综述发现，与髓外固定比较，虽然髁头钉（如Ender氏钉）可以减少手术时间，手术失血量及深部伤口感染可能性，但髁头钉髓内固定增加了再手术率和肢体短缩、外旋畸形的可能性。

益处 我们发现了一篇系统综述（检索时间2002年，11项随机对照试验，1667例病人），比较髓内固定和髁头钉Ⓖ（Ender氏钉：10项随机对照试验；Harris钉：1项随机对照试验）与髓外固定Ⓖ（滑动髋螺钉Ⓖ：8项随机对照试验；固定的钉板系统Ⓖ：3项随机对照试验）[20]。综述发现，在髁头钉和髓外植入物（7项随机对照试验：129/550 [23%] 髁头钉：126/540 [23%] 髓外固定；RR 1.02，95% CI：0.82～1.27）在死亡率上没有显著性差异。综述发现，髁头钉显著地减少了手术时间（326例病人：加权均数差－22.8分钟，95% CI：－27.7分钟～－17.8分钟），手术的失血量（326例病人：加权均数差－208 ml，95% CI：－262～－154 ml），和深部伤口感染的可能性（7项随机对照试验：5/554 [<1%] 髁头钉；23/549 [4%] 髓外固定；RR 0.26，95% CI：0.11～0.62）。

害处 综述发现，髁头钉显著增加了固定失败再手术的危险（8项随机对照试验：118/564 [21%] 髁头钉；31/566 [5%] 髓外固定；RR 3.72，95% CI：2.54～5.44），肢体短缩的可能性（6项随机对照试验：44/401 [11%] 髁头钉：19/442 [4%] 髓外固定；RR 2.71，95% CI：1.60～4.59），和外旋畸形（5项随机对照试验：86/345 [25%] 髁头钉；28/396 [7%] 髓外固定；RR 3.73，95% CI：2.47～5.64）[20]。特别是髁头钉需要在膝部打入固定钉，引起额外的膝部疼痛，在30%的病例需要进行再次手术。

评论 髁头钉（例如Enders钉）由膝部插入，经髓腔通过骨折部位而达到股骨头。其优点是创伤小，而且减少了手术时间、手术失血量和伤口感染，但这些通常被可能显著增加的骨折固定并发症所抵消。这反应在更大的肢体畸形和4倍增加的再手术率。长期功能结果报道不一致，但有限的证据表明更大的肢体畸形和与髁头钉有关的膝关节疼痛使恢复行走功能变得困难。

问　题 围手术期医学治疗对手术效果和并发症的预防的作用如何？

治疗选择1　髋部骨折的术前临时牵引

一篇系统综述发现，常规术前牵引和对照比较，在缓解围手术期疼痛，及其后手术时骨折复位的难度和质量上没有显著性差异。

益处 我们发现了一篇系统综述（检索时间2003年，8项随机对照试验，1349例近期髋部骨折病人）评价常规术前牵引[21]。**牵引与无牵引比较**：综述收录了七项随机对照试验，比较皮肤牵引和对照（没有牵引），对其中应用不同结果的评价和不完全的数据预先进行了排除[21]。综述发现，总体上的证据表明牵引并不能使疼痛缓解。综述收录的单一随机对照试验发现，二者在入院后24小时需要止痛（1项随机对照试验：54/101 [53%] 牵引；71/151 [47%] 对照，RR 1.14，95% CI：0.89～1.46）或术前需要止痛的病人数量（1项随机对照试验：45/50 [90%] 牵引；39/50 [78%] 对照，RR 1.15，95% CI：0.97～1.37）方面没有显著性差异。也没有证据表明术前牵引可以降低手术时骨折复位的难度（1项随机对照试验：5/45 [11%] 牵引；7/64 [11%] 对照；RR 1.02，95% CI：0.34～3.00）和骨折复位的质量（1项随机对照试验：2/60 [3%] 牵引；3/60 [5%] 对照，RR 0.67，95% CI：0.12～3.85）。**骨骼牵引与皮肤牵引比较**：综述收录的两项随机对照试验对骨骼和皮肤牵引进行了比较（其中一项前面已经报道过，还对皮肤牵引和没有牵引进行了比较）。一项随机对照试验发现，骨骼牵引可以增加止痛药的用量，而其他的随机对照试验则发现骨骼牵引可以显著地减少止痛药的使用，但这一点并无临床重要性。综述发现骨骼和皮肤牵引在手术时间上（一项随机对照试验的定量数据：平均差：+10.00分钟，95% CI：－3.65～+23.65 min）没有显著性差异。

害处 综述收录的四项随机对照试验发现，牵引组和对照组在发生褥疮的病人数量上没有显著性差异（数据来自一项关于术前1级褥疮的随机对照试验：5/60 [8%] 牵引；0/60 [0%] 对照；RR 11.00，95% CI：0.62～194.63）。一项随机对照试验中报了三项轻微的直接与牵引有关的并发症（1例病人出现大腿暂时性感觉改变，2例出现表浅皮肤水疱）。一项随机对照试验发现，骨骼牵引比皮肤牵引有更多的病人出现开始时的牵引痛（50% 骨骼：20% 皮肤；P = 0.03）[21]。

评论 除了一项随机对照试验外，多数试验参加者的术前牵引时间大约为24小时，这反映了当前流行的趋势和最佳的指导性术前牵引时间。

治疗选择 2　髋部骨折手术的局部与全身麻醉比较

一篇关于髋部骨折病人术后的系统综述的有限证据表明，局部麻醉比全身麻醉能够减少急性术后昏迷的危险。但综述没有发现关于死亡率或其他结果的足够证据以得出结论。

益处 我们发现了一篇系统综述（检索时间 2004 年，22 项随机对照试验，2567 例病人）比较局部和全身麻醉[22]。综述发现，虽然 meta 分析使用固定的效果模型显示局部麻醉后1个月的死亡率显著降低（8项随机对照试验：56/811 [7%] 局部麻醉：86/857 [10%] 全身麻醉；RR 0.69，95% CI：0.50～0.95），但当使用随机效果模型时却没有得到这一结果（RR 0.68，95% CI：0.44～1.05）或排除了以前试验的数据（见下面评论部分）。1年随访时，很少有病人可以确定得到了长期的益处。综述发现，与全身麻醉比较，局部麻醉显著减少了深部静脉血栓（4项随机对照试验；39/129 [30%] 局部麻醉：61/130 [47%] 全身麻醉；RR 0.64，95% CI：0.48～0.86，见下面评论部分）和术后急性昏迷的危险（5 项随机对照试验：11/117 [9%] 局部麻醉：23/120 [19%] 全身麻醉；RR 0.50，95% CI：0.26～0.95）。其他结果尚缺乏足够证据来进行评估是否在各组病人间存在临床重要差异。

害处 综述中的试验对与麻醉方法有关的麻醉失败和并发症报道较少[22]。

评论 最新资料综述（检索时间2004年）的结论发生了改变（开始注意术后昏迷和对死亡率的数据解释），反映了综述中包括了新的随机对照试验，特别是增加了急性术后昏迷的证据。这说明来自相对过时试验的证据既不能代表当代的临床实践，也不能为安全麻醉提供依据，因此应对这些结果进行再考虑。虽然综述显示局部麻醉的深部静脉血栓危险显著降低，但这一结果可能因为各组病人选择上的偏差而不准确[22]。

治疗选择 3　髋部骨折前后的神经阻滞疼痛对照

一篇收录了小规模随机对照试验的系统综述发现，与未进行神经阻滞比较，神经阻滞减少了止痛药的总摄入量。

益处 我们发现了一篇系统综述（检索时间 2001 年，8 项随机对照试验，328 例近期髋部骨折病人）[23]和一项随后进行的随机对照试验（80例病人）[24]。综述中的随机对照试验规模较小，并且是在不同时间使用了不同类型的神经阻。综述收录的 3 项随机对照试验和随后的随机对照试验对术前神经阻滞和无神经阻滞进行了比较。其他的 5 项随机对照试验对围手术期的神经阻滞和无神经阻滞进行了比较。与骨折、手术、术中疼痛比较，神经阻滞可以减少安泰乐或口服止痛药的使用。综述发现，与对照组比较，神经阻滞显著减少了术后24小时需要止痛治疗的病例数（术中外侧皮神经阻滞，2项随机对照试验：19/26 [73%] 神经阻滞：25/25 [100%] 对照；RR 0.73，95% CI：0.58～0.92；3 in 1术中阻滞，1项随机对照试验：7/17 [41%] 神经阻滞：16/16 [100%] 无神经阻滞；RR 0.41，95% CI：0.23～0.73；3 in 1 术中阻滞和肋缘下阻滞，1 项随机对照试验：13/25 [52%] 神经阻滞：22/24 [92%] 对照，RR 0.57，95% CI：0.38～0.84）。止痛药物用量的减少是否有益于临床尚不清楚。与术前阻滞比较，入院时进行腰大肌神经阻滞可以显著减少术前对难以忍受疼痛的主诉（视觉模拟评分 3 分或以上）；评分范围 0～10 分，其中 10 分是最严重的疼痛对照（1 项随机对照试验：3/20 [15%] 神经阻滞：12/20 [60%] 对照；RR 0.25，95% CI：0.08～0.75）和术后主诉（1 项随机对照试验：1/20 [5%] 神经阻滞：10/20 [50%] 对照，RR 0.10，95% CI：0.01～0.71）。综述中的一项随机对照试验发现，与对照组比较，入院时进行股神经阻滞显著减少了呼吸道感染的可能性（2/25 [8%] 神经阻滞：11/25 [44%] 对照，RR 0.18，95% CI：0.04～0.74）。随后的随机对照试验发现，接受术前神经阻滞的病人比没有进行神经阻滞的病人相比，术后疼痛评分显著降低，并可进行早期活动（活动的平均差异：－9.9 小时；95% CI：－12.4～－7.4 小时）。它发现术前神经阻滞和没有神经阻滞，在术后昏迷方面，没有显著性差异（6/40 [15%] 神经阻滞：12/40 [30%] 没有神经阻滞；RR 0.43，95% CI：0.15～1.21）。

害处 综述中的一项随机对照试验发现，在接受神经阻滞的病人中，出现了3例置管部位的局部水肿[23]。其他的随机对照试验报道没有与神经阻滞有关的不良反应，或未给出不良反应的信息[23, 24]。

评论 在髋部骨折，进行神经阻滞与其他止痛方法比较，其对临床的益处尚不清楚（口服和 安泰乐）。减少术后昏迷，促进早期活动，以及降低呼吸道感染发生方面的作用值得进一步研究。

治疗选择 4　预防性抗生素

一篇系统综述发现，与对照组或未使用抗生素组比较，围手术期多次和术前单次预防性抗生素给药可以减少髋部手术后深部和表浅伤口的感染。两篇系统综述提供的有限证据显示，对髋部手术病人单次和多次抗生素给药在伤口感染上没有显著性差异。在同样的两篇系统综述中，来源于两项或三项随机对照试验的数据提供了有限的证据表明，髋部手术当天多次抗生素给药和术后进一步给药在伤口感染方面没有显著性差异。

益处 **抗生素与安慰剂或无抗生素病例比较**：我们发现了2篇系统综述（检索时间2000年，15项随机对照试验[25]；检索时间2000年，22项随机对照试验[26]）。两篇综述中有14项相同的随机对照试验。第二篇综述还包括了其他闭合长骨骨折的病例[26]。各篇综述中对随机对照试验的分析方法有所不同。第一篇综述发现，与没有抗生素相比（安慰剂或对照），任何剂量或使用时间的抗生素都显著减少了外科伤口的感染（10项随机对照试验，2417例病人；OR 0.55，95% CI：0.35～0.85）[25]。深部和表浅伤口感染的独立结果没有达到显著性（深部感染，6项随机对照试验：OR 0.53，95% CI：0.20～1.38；表浅感染，7项随机对照试验：OR 0.67，95% CI：0.44～1.01）[25]。第二篇综述对独立分析比较抗生素围手术期多次剂量给药和术前单次剂量给药与安慰剂或没有预防给药（对照）进行了报道[26]。其发现，与对照比较，多次抗生素给药显著减少了深部伤口感染的可能性（11项随机对照试验：12/961 [1%] 抗生素：40/935 [4%] 对照，RR 0.29，95% CI：0.15～0.65），表浅伤口感染（7项随机对照试验：22/705 [3%] 抗生素：38/661 [6%] 对照，RR 0.48，95% CI：0.28～0.81），和泌尿系感染的发生（2项随机对照试验：31/259 [12%] 抗生素：44/241 [18%] 对照，RR 0.66，95% CI：0.43～1.00）[26]。但是，它发现，抗生素围手术期多次给药和对照在呼吸道感染的可能性方面没有显著性差异（14/259 [5%] 抗生素：16/241 [7%] 对照；RR 0.81，95% CI：0.41～1.63）。关于术前单次抗生素给药，综述发现，与对照比较，抗生素显著减少了伤口感染（7项随机对照试验：深部伤口感染：20/1745 [1%] 抗生素：51/1755 [3%] 对照，RR 0.40，95% CI：0.24～0.67，表浅伤口感染：59/1745 [3%] 抗生素：87/1755 [5%] 对照，RR 0.69，95% CI：0.50～0.95），泌尿系感染（4随机对照试验：131/1493 [9%] 抗生素：212/1482 [14%] 对照，RR 0.63，95% CI：0.53～0.76），和呼吸道感染（41/1493 [3%] 抗生素：92/1482 [6%] 对照，RR 0.46，95% CI：0.33～0.65）[26]。**抗生素预防性单次给药和多次给药比较**：两篇综述根据总体上质量评分较低（分组隐匿和盲法评估）的随机对照试验，提供了有限的证据来进行抗生素单次和多次给药的直接比较[25]。一篇综述发现，多次给药（范围＞1～14天）和单次给药（术前即刻给药）在总体伤口感染（多次与单次给药比较，4项随机对照试验：OR0.93，95% CI：0.39～2.24），深部伤口感染（4项随机对照试验：OR 0.79，95% CI：0.24～2.62），或表浅伤口感染（4项随机对照试验：OR；1.10，95% CI：0.39～3.08）方面没有显著性差异[25]。第二篇综述进行了两种比较[26]发现，短效抗生素的单次给药比多次给药，显著降低了抵抗伤口感染的作用（深部伤口感染，2项随机对照试验：9/465 [1.9%] 单次给药：1/456 [0.2%] 多次给药，RR 7.89，95% CI：1.01～61.98，表浅伤口感染，1项随机对照试验：RR 4.82，95% CI：1.08～21.61，泌尿系感染，1项随机对照试验：RR 1.81，95% CI：1.01～3.23）[26]。综述还发现，单次长效抗生素给药与多次短效抗生素给药相比则没有显著性差异（深部伤口感染，3项随机对照试验：4/596 [0.7%] 单次给药：14/1151 [1.2%] 多次给药；RR 0.57，95% CI：0.20～1.64，表浅伤口感染，2项随机对照试验：RR 1.01，95% CI：0.35～2.93；泌尿系感染，1项随机对照试验：RR 0.69，95% CI：0.37～1.32，呼吸道感染，1项随机对照试验：RR 0.31，95% CI：0.04～2.48）[26]。**手术当天与长期多次抗生素预防的比较**：两篇综述是有关这一题目的，但选择标准有轻微的不同；在两篇综述中，均包括两项随机对照试验。在这两项随机对照试验中，长时间用药组使用抗生素的时间是7天。第一篇综述发现，抗生素长期用药组（＞24小时）和手术当天用药组（＜24小时），在整体的伤口感染上没有显著性差异（3项随机对照试验：OR 1.15，95% CI：0.58～2.25）[25]。两篇综述发现，有限的证据显示，抗生素长期用药组和手术当天用药组在深部伤口感染上没有显著性差异（第一篇综述[25]：3项随机对照试验：OR 0.99，95% CI：0.36～2.69）；第二篇综述[26]：2项随机对照试验：3/124（2.4%）抗生素应用＜24小时：2/100（2.0%）长时间使用：RR 1.10，95% CI：0.22～5.34。相同地，两篇综述均发现，抗生素长期用药组和手术当天用药组在表浅伤口感染上没有显著性差异（抗生素长期用药：小于24小时，3项随机对照试验：OR 1.31，95% CI：0.53～3.22）[25]；1项随机对照试验：4/65 [6%] 使用抗生素小于24小时：6/56 [11%] 长时间使用；RR 0.57，95% CI：0.17～1.93）[26]。

害处 抗生素与安慰剂或未用抗生素比较：一篇综述发现，很少有关抗生素不良反应（过敏、皮疹、胃肠道不适）的报道[26]。综述还发现，虽然围手术期多次抗生素给药的病人不良反应比对照组常见，但差异并不显著（4项随机对照试验：24/520 [5%] 抗生素：12/362 [3%] 对照；RR 1.83，95% CI：0.96～3.50）[26]。

评论 对许多不同的抗微生物药物进行的研究（全部是抗金色葡萄球菌的药物）表明，除了短效单次用药以外，间接和直接比较均表明，单次给药同多次给药具有相同的作用。

治疗选择5 普通肝素和低分子肝素

一篇系统综述发现，与安慰剂或没有治疗比较，围手术期预防性应用普通肝素或低分子肝素可以减少深部静脉血栓的可能性。我们发现，没有足够的证据确认肝素在肺栓塞、死亡率或出血和其他并发症方面的作用。综述收录了5项较差的随机对照试验，未能提供足够证据证明低分子肝素与普通肝素相比是否能够减少深部静脉血栓的发生。第二篇有关骨科手术病人的系统综述发现，没有证据显示低分子肝素和普通肝素在出血并发症上存在差异。

益处 我们发现了一篇系统综述（检索时间2002年，20项随机对照试验，1843例老年病人，主要为女性，行髋部骨折手术）[27]。总体上来说，试验质量较差。**肝素与安慰剂或无治疗相比**：综述中包括10项随机对照试验（826例病人）比较普通肝素与安慰剂或无治疗组，以及5项随机对照试验（373例病人）比较低分子肝素（LMWH）与安慰剂或无治疗组[27]。结果发现，与安慰剂或无治疗比较，肝素显著减少了下肢深部静脉血栓的发生（13项随机对照试验：124/474 [26%] 肝素：219/519 [42%] 对照；RR 0.60，95% CI：0.50～0.71；NNT 5.9，95% CI：4.3～8.3）。结果还发现，肝素和安慰剂或没有治疗相比，在肺栓塞（10项随机对照试验：13/404 [3%] 肝素：14/454 [3%] 对照；RR 1.00，95% CI：0.49～2.02）或在髋部骨折后的整体死亡率（8项随机对照试验：42/356 [12%] 肝素：38/374 [10%] 对照；RR 1.16，95% CI：0.77～1.74）上没有显著性差异[27]。**LMWH与普通肝素比较**：综述收录了5项随机对照试验（644例病人）比较LMWH与普通肝素。结果发现，有证据表明使用LMWH的病人可以显著减少深部静脉血栓的发生（47/252 [19%] LMWH：64/227 [28%] 普通肝素；RR 0.67，95% CI：0.48～0.94），但当敏感分析集中于3项较好质量的随机对照试验或检测随机排除后的潜在作用时，却发现这一结果不是很可靠（RR 0.91，95% CI：0.61～1.36）[27]。根据有限的病例数，综述发现，LMW和普通肝素比较，在肺栓塞或死亡率上没有显著性差异（3项随机对照试验：6/122 [5%] LMWH：7/120 [6%] 普通肝素；RR 0.95，95% CI：0.31～2.36）。

害处　我们发现了3篇系统综述[27-29]。**肝素与安慰剂或没有治疗比较**：第一篇关于髋部骨折病人的综述中，有限的证据发现，肝素和安慰剂比较，在伤口血肿（2项随机对照试验：3/39 [8%] 肝素：3/42 [7%] 对照，RR 1.10，95% CI：0.23～5.29），伤口感染（2项随机对照试验：RR 1.13，95% CI：0.30～4.27），失血量（2项随机对照试验：加权均数差 +47.21 ml，95% CI：−32.74～+127.16 ml）和接受输血的病例数（3项随机对照试验：RR 0.90，95% CI：0.66～1.21）方面没有显著差异[27]。对于静脉炎后小腿（一种严重的血栓形成后并发症，以慢性静脉回流不足、特征性水肿、皮肤炎和小腿溃疡为表现）。第二篇综述（未报道检索时间）概括了70项或更多关于普通外科、骨科或泌尿外科手术病人预防性应用皮下注射普通肝素的随机对照试验，对出血危险或需要输血的情况进行分析[28]。结果发现，总体上，与对照组比较，肝素显著增加了额外的出血或需要输血病的例数（419/7027 [6%] 肝素：244/6504 [4%] 对照；OR 1.66，报道有显著性差异，CI没有进行报道）。**LMWH与普通肝素比较**：第一项关于髋部骨折病例的综述发现，有限的证据表明，二者在伤口血肿形成方面没有显著性差异（2项随机对照试验：3/39 [8%] 肝素：3/42 [7%] 对照，RR 1.10，95% CI：0.23～5.29）[27]。第三篇综述（检索时间1991年）包括了比较LMWH和普通肝素的27个骨科手术病例的随机对照试验，结果报道各组间出血并发症没有显著性差异[29]。

评论　多数随机对照试验的随访并不充分，包括随访时间过短，治疗结束后监测即停止，深静脉血栓和肺栓塞的诊断方法不够理想。对于所造成的损害缺乏数据支持，特别是出血、伤口并发症和静脉炎后小腿。

治疗选择6　抗血小板药物

一篇系统综述和一项随后的大规模随机对照试验发现，与安慰剂或没有预防比较，围手术期和术后的预防性抗血小板药物可以减少深部静脉血栓和肺栓塞的可能性，但对于死亡率没有显著作用。综述和随后的随机对照试验都发现，接受抗血小板治疗的病人发生出血并发症较多。

益处　我们发现了一篇系统综述（检索时间1990年，53项随机对照试验，8400例病人），对手术和医学高危病例的预防性抗血小板药物与安慰剂或没有预防相比较[30]。我们还发现一项 随后的多中心随机对照试验（13356例髋部骨折手术病人）对阿司匹林和安慰剂进行比较[31]。这项试验的参与者被允许接受其他形式的预防血栓治疗，例如肝素。综述包括11项随机对照试验，病例涉及创伤或矫形外科手术：964例病人中多数接受髋部骨折手术[30]。综述发现，与对照组比较，预防性抗血小板治疗显著减少了深部静脉血栓（10项随机对照试验：163/454 [36% 预防性抗血小板治疗：186/444 [42%] 对照，百分比优势减少31%；$P = 0.02$）和肺栓塞的可能性（11项随机对照试验：14/504 [3%] 预防性抗血小板治疗：34/494 [7%] 对照，百分比优势减少60%；$P < 0.005$）。综述中没有报道11项骨科创伤随机对照试验关于死亡率的独立结果[30]。在随后的大规模 随机对照试验中，术前即开始治疗（阿司匹林或安慰剂）并持续35天[31]。随机对照试验发现，与安慰剂比较，阿司匹林显著减少了有症状的深部静脉血栓（69/6679 [1.0%] 阿司匹林：97/6677 [1.5%] 安慰剂；RR 0.71，95% CI：0.52～0.97），近端深部静脉血栓（26/6679 [0.4%] 阿司匹林：43/6677 [0.6%] 安慰剂；RR 0.60，95% CI：0.37～0.98；RR 由《临床证据》撰稿人计算），静脉血栓栓塞（有症状的深部静脉血栓或非致命性肺栓塞，87/6679 [1.3%] 阿司匹林：122/6677 [1.8%] 对照；RR 0.71，95% CI：0.54～0.94），和致命的肺栓塞的可能性（18/6679 [0.3%] 阿司匹林：43/6677 [0.6%] 安慰剂；RR 0.42，95% CI：0.24～0.73）[31]。随机对照试验发现，总体上阿司匹林和安慰剂相比，在死亡率上没有显著性差异（447/6679 [7%] 阿司匹林：461/6677 [7%] 安慰剂；RR 0.97，95% CI：0.85～1.10）[31]。

害处　系统综述发现，在所有外科治疗过程中，有两例与抗血小板治疗有关的致命性出血[30]。综述发现，与安慰剂比较，在所有外科治疗过程中，抗血小治疗显著增加了需要输血治疗的病例数（45项随机对照试验：28/3798 [0.7%] 抗血小板治疗：15/3808 [0.4%] 安慰剂；$P = 0.04$）。随后的随机对照试验也发现，致命的出血很少见（13/6679 [0.2%] 阿司匹林：15/6677 [0.2%] 对照），但与安慰剂比较，阿司匹林显著增加了因术后出血而需要输血的病例数（197/6679 [2.9%] 阿司匹林：157/6677 [2.4%] 对照；RR 1.25，95% CI：1.02～1.54），以及发生不需要输血的非致命胃肠道出血的病例数（182/6679 [2.7%] 阿司匹林：122/6677 [1.9%] 对照；RR 1.49，95% CI：1.19～1.87）[31]。随机对照试验发现，二者在血肿排空（24/6679 [0.4%] 阿司匹林：33/6677 [0.5%] 对照；RR 0.73，95% CI：0.43～1.23）或伤口感染

髋部骨折

方面没有显著性差异（98/6679 [1.5%] 阿司匹林；84/6677 [1.3%] 对照；RR 1.17，95% CI：0.87～1.56；所有 RR 值由《临床证据》撰稿人计算）[31]。

评论 预防性阿司匹林的大规模随机对照试验表明，阿司匹林在当前的应用中既有益处又有一定并发症[31]。在这一试验中，允许使用其他预防血栓药物，如肝素。对接受普通肝素，低分子肝素或血栓栓塞抑制剂的病例进一步分析发现，阿司匹林对抑制静脉血栓栓塞有持续的作用。但是试验没有提供证据证明阿司匹林和其他栓塞预防方法的相对作用。

治疗选择7　持续性弹力加压（抗血栓栓塞袜）

我们发现，没有有关髋部骨折病人应用抗血栓栓塞袜预防栓塞并发症的随机对照试验。两篇有关选择性全髋关节置换手术病人的系统综述发现，与对照比较，持续性弹力加压减少了深部静脉血栓的危险。

益处 我们发现了两篇有关的系统综述（检索时间1998年[32]和2003年[33]），但没有发现任何随机对照试验是针对髋部骨折病人的。两篇综述各包括4项骨科随机对照试验，其中只有2项随机对照试验是相同的。虽然试验的人群、提供的数据和分析方法不同，但两篇综述对于深部静脉栓塞中等或高危病例（多数接受了手术）得出了相同结果。最近的综述发现，与没有预防相比，持续性弹力加压显著减少了深部静脉血栓的发生（7项随机对照试验：81/536 [15%] 弹力袜；144/491 [29%] 对照；Peto OR 0.36，95% CI：0.26 ～ 0.49)[33]。综述对持续加压弹力袜联合其他抗血栓药物治疗（阿司匹林，右旋糖酐70，肝素，连续加压）与单独药物治疗分别进行了比较。结果还发现，与单用其他抗血栓药相比，持续性弹力加压与其他抗血栓药物联合应用可以显著减少深部静脉血栓的发生（9项随机对照试验：18/589 [3%] 弹力袜；84/595 [14%] 对照；Peto OR 0.22，95% CI：0.15～ 0.34）。早期的综述（检索时间1998年）对髋关节置换病例进行了独立分析，结果与上面的相同[32]。反映出总体上缺少关于死亡率或肺栓塞的随机对照试验证据和综述。

害处 综述提供了很少的关于弹力袜并发症或顺应性或舒适度的信息[32,33]。早期的综述报告，弹力袜的制造者建议，不要在踝肱压力指数小于0.7的病例使用该产品[32]。考虑有外周动脉疾病或糖尿病和神经病变的病人可能会出现缺血加重的情况，但我们发现，没有随机对照试验的证据来评估这一危险[32]。近期的综述建议，因为考虑不适当的穿戴持续加压弹力袜，可能抵消相应的益处，所以需要对骨科病人的并发症做进一步检查[33]。

评论 尚没有充足证据来明确膝上和膝下的相对作用。综述检索到的多数随机对照试验是对膝上大腿长度的弹力袜进行评估[32,33]。在普通外科或选择性髋关节置换得出的研究结果是否可以外推适用于髋部骨折尚无定论。而综述发现，碘125摄取试验的图像显示，抗血栓栓塞袜能够减少深部静脉血栓的可能性。对于临床上有症状的静脉血栓栓塞的作用尚不清楚。

治疗选择8　足或踝部的周期性压迫

一篇系统综述发现，与没有挤压比较，周期性压迫仪器（足踝泵）可以减少深部静脉血栓和肺栓塞的发生，但会导致不能耐受和皮肤擦伤。

益处 我们发现了一篇系统综述（检索时间2002年，5项随机对照试验，487例病人）比较使用机械泵周期性挤压小腿或足和没有挤压[27]。综述发现，与没有挤压比较，周期性压迫显著减少了深部静脉血栓（16/221 [7%] 挤压；52/229 [23%] 对照；RR 0.31，95% CI：0.19～0.51）和肺栓塞（5/238 [2%] 挤压；16/249 [6%] 对照；RR 0.40，95% CI：0.17～0.96）的危险。综述发现，在致命肺栓塞的可能性或总体上的死亡率方面没有显著性差异，但根据这些数据尚不足以做出肯定的结论（4项随机对照试验：总体死亡率：7/128 [5%] 挤压；15/128 [12%] 对照；RR 0.50，95% CI：0.22～1.14）。

害处 综述收录的有关周期性压迫仪器的5项随机对照试验中，有4项提到了皮肤擦伤和耐受性的问题（没有进一步的数据报道）[27]。

评论 综述收录报道的试验质量较差[27]。特别是分组隐匿不足和没有维持原随机分组分析。而综述发现，通过静脉图像扫描检查显示，周期性压迫可以减少深部静脉血栓的可能性。周期性压迫对于有临床症状的静脉血栓栓塞的作用尚不清楚。

治疗选择9　髋部骨折后的营养供应

一篇关于髋部骨折手术病人的系统综述发现，有限的证据显示，与对照比较，包括口服蛋白质和能量饮食的营养供应可以减少髋部骨折术后不良结果的发生（术后并发症或死亡）。系统综述收录的四项随机对照试验发现，鼻饲多种营养饮食和对照组比较，在死亡率上没有显著性差异。但是对这一结果应予以谨慎解释，因为随机对照试验包括了具有不同特点的病人。

益处 我们发现了一篇系统综述（检索时间2003年，17项随机对照试验，1266例病人）[34]。**口服多种营养饮食与对照组比较：** 综述收录了7项随机对照试验（408例病人）比较口服多种营养饮食（提供非蛋白质能量，蛋白质，一些维生素和矿物质）和无食品添加物。综述发现，口服多种营养饮食显著减少了不良结果的发生（术后并发症或结合死亡率：3项随机对照试验：14/66 [21%] 多种营养饮食；26/73 [36%] 无营养供应；RR 0.52，95% CI：0.32～0.84）。但综述发现，口服多种营养饮食和没有食品添加物在单独评估死亡率时，没有显著性差异（5项随机对照试验：12/91 [14%] 多种营养饮食；14/97 [14%] 没有 营养供应；RR 0.85，95% CI：0.42～1.70）。**鼻饲多种营养饮食与对照组比较：** 综述收录了四项随机对照试验（377例病人）比较鼻饲饮食和对照。结果发现，鼻饲多种营养饮食和对照比较，在死亡率上没有显著性差异（3项随机对照试验：RR 0.99，95% CI：0.50～1.97），但随机对照试验包括了具有不同特点的病人，特别是营养状态。**口服饮食的蛋白质供应和其他营养供应比较**：综述收录的三项随机对照试验（325例病人）评估口服饮食的蛋白质供应。综述发现，与没有蛋白质供应相比，通过口服饮食给予蛋白质可以显著减少不良结果（术后并发症或结合死亡率）（2项随机对照试验：66/113 [58%] 蛋白质：82/110 [75%] 没有蛋白质；RR 0.78，95% CI：0.65～0.95），但在单独的死亡率上没有显著的作用（3项随机对照试验：RR 1.38，95% CI：0.82～2.34）。综述收录的两项随机对照试验（1项评估静脉应用维生素 B_1 和其他水溶性维生素，1项评估 α 骨化醇）发现，没有证据显示任何维生素供应有何益处。

害处 综述发现，有关营养供应的不良反应证据很少[34]。病人有时难以忍受鼻饲饮食。鼻饲管饮食的并发症包括胃胀和厌食。综述发现，没有有关食物导致的腹泻或吸入性肺炎的报道。

评论 综述中报道的试验质量较差[34]。缺点包括病例数不足，方法学问题（分组隐匿不足，未应用评估盲法和维持原随机分组分析）和有限的结果评估。《临床证据》收录的一项随后的随机对照试验，在考虑包括之前首先要求澄清，并可考虑用于《临床证据》未来的编写[35]。

问 题 髋部骨折后的康复治疗选择和计划的效果如何？

治疗选择 1 髋部骨折术后的早期活动策略

一篇系统综述和一项随后的随机对照试验，未能提供足够证据确定各种髋部骨折术后早期活动策略的作用。

益处 我们发现了一篇系统综述（检索时间2002年，6项随机对照试验，608例病人）[36]和一项随后的随机对照试验[37]评估6种不同的髋部骨折术后早期活动策略。随机对照试验的比较不够相似从而不能用于meta分析。综述收录的第一项随机对照试验（273例病人）比较关节内囊内移位骨折内固定术ⓖ后2周开始负重与12周以后负重[36]。它没有报道活动度和功能。结果发现两组的1年死亡率（19/141 [13%] 早期负重：24/132 [18%] 晚期负重；RR 0.74，95% CI：0.43～1.29）没有显著性差异。综述中收录的第二项和第三项随机对照试验只提供了有限的数据比较加强的和未加强的物理治疗。第二项随机对照试验（100例病人，平均年龄73岁）发现两组住院时间长短方面没有显著性差异（每天2次物理治疗与每天1次物理治疗比较：平均差－2.76天，95% CI：－11.92～+6.40天），且报告在9周的恢复和死亡率方面缺乏"可论证的"差异。第三项随机对照试验（88例女性，年龄61～89岁）也发现加强（>6小时／周）和没有加强的（15～30分钟/周末）物理治疗，在住院时间上（平均：加强治疗32天：34天未加强治疗，报告没有显著性差异，没有报告CI）没有显著性差异。同时在这些即将结束的研究中，活动能力也没有差异（未维持原随机分组分析：两组中90%可以拄拐行走）。综述收录的第四项随机对照试验（80例病人，平均年龄80岁）比较增加股四头肌力量练习计划的常规物理治疗和单独普通物理治疗。结果发现增加股四头肌力量练习显著提高了活动能力评分（$P < 0.05$）和16周时的伸腿力量（骨折腿：平均差11.80瓦，95% CI：2.93～20.67瓦）。它发现在死亡率（4/40 股四头肌力训练：4/40 没有肌力训练），日常生活活动的 Barthel 指数ⓖ，住院时间（平均：39天股四头肌力训练：40天没有肌力训练）或其他结果（所有结果均报告没有显著性差异，没有进一步的数据报道）上没有显著性差异。综述收录的第五项随机对照试验（40例女性，年龄69～97岁）比较踏车步态再训练计划与普通步态训练计划。结果发现，对未能恢复骨折前活动能力的女性进行踏车和常规训练没有显著性差异（7/20 [35%] 踏车：12/20 [60%] 对照，RR 0.58，95% CI：0.29～1.17）。随机对照试验还发现，在平均住院时间上没有显著性差异（54天 踏车：67天 对照，报告为没有显著性，没有进一步的数据报道）。随机对照试验没有报道关于死亡的情况。综述收录的第六项随机对照试验（27例女性，年龄79～87岁）发现，与安慰剂比较，股四头肌神经肌肉刺激显著增加了术后3个月恢复骨折前活动能力的女性病人数量（未能重新获得活动能力：3/12 [25%] 肌肉刺激：9/12 [75%] 安慰剂 刺激；RR 0.33，95% CI：0.12～0.94）。随后的随机对照试验（80例病人，年龄64～98岁）比较了两周负重计划和非负重练习[37]。结果发现，在两周时显著的，少数接受负重练习的病人不能无辅助行走或只使用拐杖行走（33/41 [80%] 负重：39/39 [100%] 没有负重；RR 0.85，95% CI：0.72～1.00），或不用手或单手支撑进行骨折腿侧的加压（18/40 [45%] 负重：30/37 [81%] 未负重；RR 0.56，95% CI：0.38～0.81；全部RR值由《临床证据》撰稿人计算）。两组间在其他客观衡量活动和功能的指标上（步态参数，总体上的身体表现和活动评分，力量和平衡）没有显著性差异。负重和非负重练习在住院时间上没有显著性差异（平均差－2.3天，95% CI：－8.9～+4.3天）。

害处 综述收录的第一项随机对照试验发现，移位的关节囊内骨折内固定术后2周负重与12周负重比较显著减少了股骨头缺血坏死（3/116 [3%] 早期负重：9/96 [9%] 晚期负重；RR 0.28，95% CI：0.08～0.99）[36]。结果发现，早期和晚期负重在术后1年不愈合或总体上不良结果（死亡，固定失败或感染）方面没有显著性差异（42/141 [30%] 早期负重：50/132 [38%] 晚期负重；RR 0.79，95% CI：0.56～1.10）。第二和第三项随机对照试验对比加强的物理治疗和未加强物理治疗在骨科／机械并发症，如再移位进行评估[36]。第二项随机对照试验没有单独报道每个治疗组的骨科并发症或伤口感染数据。第三项随机对照试验发现，加强和未加强物理治疗组在骨科并发症的发生方面没有显著性差异（6/44 [14%] 加强组：4/44 [9%] 未加强组；RR 1.50，95% CI：0.45～4.95）；所有的10例并发症病例被从试验中撤除。结果还发现，明显的，越多进行加强物理治疗的病例越不能完成他们的训练计划（24/44 [55%] 加强组；13/44 [30%] 未加强组；RR：1.85，95% CI：1.09～3.14）。综述中的其他 3 项随机对照试验未给出不良反应的信息，如骨折愈合并发症[36]。随后的随机对照试验比较 2 周负重计划和非负重练习发现，感觉训练困难或非常困难的参与者数量（14/40 [35%] 负重；12/37 [32%] 没有负重；RR：1.08，95% CI：0.58～2.02），及训练中经历中度或严重疼痛的病例数没有显著性差异（17/40 [43%] 负重；18/37 [47%] 没有负重；RR 0.87，95% CI：0.54～1.43；全部 RR 值由《临床证据》撰稿人计算）[37]。

评论 检索到的全部七项随机对照试验均是小规模试验，方法学上也存在不足，特别是随访不足[36,37]。综述收录的第一项随机对照试验比较早期和晚期负重，是在 1968 年开始的，可能不能反映当前的临床实践。

治疗选择 2　老年住院病人的多学科协同康复

一篇系统综述比较住院病人多学科协同康复护理与常规（经常是骨科）老年病人护理，发现在死亡率、死亡联合结果、机构护理，死亡或功能状态的损害，死亡或再住院方面没有显著性差异。但是经多学科护理后，更多的病人可能得到较好的结果，而且有限证据显示并发症较少。在综述中不同的多学科护理模式中，明确最佳模式是不可能的。

益处 我们发现了两篇系统综述（检索时间2003年，9项随机对照试验，1887例老年病人[38]；检索时间1998年[39]）比较老年住院病人的多学科协同康复和普通骨科护理。我们在这里展示了大多数最近的和复杂的综述结果（见下面评论）[38]。综述发现，协同多学科康复和常规护理在死亡率上没有显著性差异（8项随机对照试验；163/909 [18%] 多学科护理；188/951 [20%] 常规护理；RR 0.91，95% CI：0.75～1.10）[38]。结果还发现，在死亡联合结果或需要机构护理（316/908 [35%] 多学科护理；356/947 [38%] 常规护理；RR 0.93，95% CI：0.83～1.05），死亡或功能状态的损害（376/908 [41%] 多学科护理；427/947 [45%] 常规护理；RR 0.91，95% CI：0.83～1.01），及死亡或再住院（4 项随机对照试验；123/450 [27%] 多学科护理；142/457 [31%] 常规护理；RR 0.89，95% CI：0.73～1.09）方面没有显著性差异。多学科护理和常规护理在住院时间上没有显著性差异；但是，七项随机对照试验的结果明显是多种多样的并且没有在这里展示。根据各组分析的"死亡或功能状态的损害"结果，综述检测了治疗措施的特性（结合老年病的骨科护理和加强康复的比较），代表功能损害结果评估的时间（在出院和随访结束比较）和随机的隐藏治疗定位（隐藏和不确定或未隐藏比较）的广泛差异作用。现在没有证据显示治疗干预类型、结果的确定或试验方法可以显著改变结果[38]。

害处 综述收录的一项随机对照试验发现，与常规护理比较，协同多学科护理显著减少了褥疮可能性（1项随机对照试验；27/103 [26%] 多学科护理；43/103 [42%] 常规护理；RR 0.63，95% CI：0.43～0.93）。综述收录的另一项随机对照试验发现，协同多学科护理显著减少了肺部感染、心脏问题或褥疮（1项随机对照试验；6/38 [16%] 多学科护理；13/33 [39%] 常规护理；RR 0.40，95% CI：0.17～0.94）[38]。没有随机对照试验发现两组间其他名称的并发症（例如心肌供血不足、中风和血栓）存在显著性差异。综述收录的第三项随机对照试验发现，多学科和常规护理在总体并发症上没有显著性差异（61/120 [51%] 多学科护理；56/123 [46%] 常规护理；RR 1.12，95% CI：0.86～1.45）。综述收录了两项随机对照试验评估护理员的负担，没有任何一项发现与协同多学科护理有关的临床重要差异（没有进一步的数据报道）。综述报道，另一项随机对照试验发现，多学科和常规护理在家庭护理、食物供应或得到其他人帮助方面没有临床重要差异（没有进一步数据报道）[38]。

评论 第二篇综述定义了两类住院病人康复[39]。老年病人骨科康复（4项随机对照试验，3 个群组研究）和老年髋部骨折计划（3项随机对照试验，2个群组研究）[39]。这些分类在这章前面部分组成两个独立治疗选择的基础。在这一最近的解释中，作为一项治疗选择，我们从最新的综述中获得证据，这些综述包括了来自老式综述没有涉及的随机对照试验的证据。综述中的9项随机对照试验对说明协同多学科方法有着相当的不同[38]。虽然总体上缺少对照组护理特征的信息，但可以明确的是"常规"护理也是不同的。这种区别是复杂治疗的固有特点，而且研究人群、结果评估和其他试验方法方面伴随的差异使得应谨慎将目标集中于总体问题。从现有可以得到的信息，在综述中进行的各组分析决定了，将多学科治疗干预相关作用的每一方面特点分离是不可能的。总体结果可以显示，但并不确定，接受协同多学科 住院病人康复治疗的病人有更好结果的趋势。理想的结构，设施和护理强度并不清楚[38]。

治疗选择 3　以家庭康复为基础的早期支持性出院

两项随机对照试验发现，对于家庭条件良好、残障并不严重的病人，以家庭康复为基础的早期支持性出院和医院为基础的康复在总体生活质量、死亡率、摔倒或再住院方面没有显著性差异。一项随机对照试验发现，与医院为基础的康复相比，早期支持性出院在 12 个月时减少了护理人员的负担。两项随机对照试验发现，早期支持性出院减少了住院时间，但增加了总体上的康复护理时间。

益处 我们发现了一篇系统综述（检索时间1998年[39]，1项随机对照试验[40]，5个非随机比较研究）和两项随后的随机对照试验[41-43]，比较早期支持性出院（ESD）与对照。综述收录的随机对照试验（241例病人，31%存在髋部骨折）比较早期出院或"家庭医院"与常规医院护理[40]。结果发现早期支持性出院和常规医院护理在死亡率（12/160 [8%] ESD；6/81 [7%] 对照；RR 1.01，95% CI：0.39～2.60），功能（调整 Barthel 指数ⓖ评分：平均差异－0.17，95% CI：－1.10～

全面状况的疗效与NSAIDs有显著差距。第三篇系统综述比较了NSAIDs和对乙酰氨基酚（检索日期2001年，3组随机对照试验，204名膝关节骨性关节炎患者）[48]。两项随机对照试验通过VAS检测发现NSAIDs可以显著减轻疼痛感。第三项随机对照试验只报道了NSAID或对乙酰氨基酚的"病人倾向"（NSAID 59%，对比对乙酰氨基酚29%，对比无倾向性12%）。随后的随机对照试验发现，服用双氯芬酸2周后与服用对乙酰氨基酚2周后相比，其WOMAC评分有显著改善（$P<0.001$）[27]。但12周后两组间则无显著差异（P值未报道）。

害处 与安慰剂相比：第一篇系统综述和随后的随机对照试验没有报道不良反应[26,27]。第二篇综述发现对乙酰氨基酚组和安慰剂组比较，不良反应出现的几率没有显著性差异，并且没有病人由于药物副作用而中途停止试验[47,49]。**与口服NSAIDs比较**：第二篇系统综述发现对乙酰氨基酚组和NSAIDs组比较，出现不良反应的几率和由于药物副作用而退出试验的人数均没有显著性差异。然而，服用NSAIDs的病人更易由于胃肠道反应而中途退出试验[47]。第三篇系统综述及其随后随机对照试验没有报道不良反应[48]。

评论 第二篇系统综述的作者指出，该临床试验时程较短，严格选择了少量骨关节炎患者。这就排除了在试验中查出发生率小，但是更加重要的不良反应的可能[32]。

治疗选择13　锻炼和物理治疗

系统综述和其随后的随机对照试验发现，在膝关节骨性关节炎患者中，锻炼和物理治疗可以减轻疼痛和功能损失。

益处 我们找到了3篇系统综述[50-22]，两项随后的随机对照试验[53,54]，和两项综述遗漏的随机对照试验[55,56]。第一篇系统综述（检索日期2002年，17项随机对照试验，2562名膝关节骨性关节炎患者）比较了陆上治疗性锻炼和非锻炼的情况[50]。锻炼内容包括有氧运动、对抗练习、伸展、力量和一系列的运动锻炼。锻炼程序由教练与单个病人单独进行，或按照小组锻炼，病人也可在家练习。综述发现陆上治疗性锻炼与对照组相比，对病人疼痛情况和关节功能均有一定改善作用。用病人对疼痛（标化均数差0.39，95%CI：0.3~0.47）和关节功能改善情况（标化均数差0.31，95%CI：0.23~0.39）的描述进行统计。小组活动和单一教学活动的疗效并无区别。第二篇系统综述（检索日期2002年，1项随机对照试验，39名膝关节骨性关节炎患者）比较了不同强度有氧锻炼的效果[51]。研究发现，高强度和低强度有氧锻炼对疼痛的缓解（用目的评价关节炎生活质量测量量表2 [AIMS2]进行评估：加权均数差为-0.11，95%CI：-1.32~1.10）和功能改善（记录从椅子上站起的所用时间：加权均数差为0.30，95%CI：-4.09~4.69秒；6分钟步行测试：加权均数差为13.68米，95%CI：-60.12~87.48米）的疗效上并无显著性差异。第三篇系统综述（检索日期2002年，6项随机对照试验[其中4项在第一篇系统综述中已经报道]，560名膝关节骨性关节炎患者）主要研究了选择性干涉康复过程的情况中，物理治疗所体现的作用。研究发现在膝关节患有骨性关节炎的病人中，治疗性锻炼可以显著加强疼痛缓解（4项随机对照试验，用10cm VAS评估，结果通过图表显示，$P<0.05$）和病人的全面康复（2项随机对照试验，结果通过图表显示）[52]。第一项随后的随机对照试验（50人，65岁或以上年龄的膝关节骨性关节炎患者）比较了物理治疗师指导下锻炼与不锻炼的患者的康复情况[53]。研究发现，治疗3个月和6个月后（锻炼组对比不锻炼组，$P<0.01$），Lequesne指数ⓖ，HAQ评估结果，和SF-36ⓖ评估结果（不包括情绪评估部分）均有明显改善。第二项随后的随机对照试验（132名患有对称性膝关节骨性关节炎的患者，Altman分级IIⓖ）比较了4组之间的区别：等速肌肉力量练习组、等张肌肉力量练习组、等容肌肉力量练习组和对照组（不进行任何锻炼）[54]。研究发现治疗组患者在治疗8周后以及1年后的随访中，其疼痛缓解，功能恢复和步行速度与基线相比均有显著提高（$P<0.05$）。第一项综述遗漏的随机对照试验（316名膝关节骨性关节炎患者，60岁以上，体重指数为28kg/m²或更高）比较了4组之间的区别：单纯锻炼、单纯通过饮食减肥、锻炼和饮食减肥同时进行和健康生活方式对照组（包括小组发言和有关骨性关节炎、肥胖和锻炼的演讲）。试验进行了18个月[55]。18个月后，随机对照试验没有发现各组间病人综合精神状况有显著性差异（由SF-36评估结果决定）。研究发现与健康生活方式对照组相比，通过SF-36评估结果，可以看出锻炼和饮食减肥结合可以显著改善综合健康状况（$P<0.01$）。研究发现与健康生活方式对照组相比，锻炼结合饮食减肥组以及单纯锻炼组都明显提高了病人对其身体功能的满意度（任意治疗组与对照组比较，$P<0.01$）。第二项综述遗漏的随机对照试验（23名患有对称性膝关节骨性关节炎的患者，Kellgren和Lawrenceⓖ标准中2级或3级骨性关节炎，45岁到75岁）比较了3组之间的区别：同心等速对抗性练习组ⓖ、复合同心-非同心等速对抗性练习组ⓖ和对照组（无训练）[56]。该试验发现，训练8周后，与对照组相比两个训练组的病人肌体功能均得到了明显改善（任意训练组与对照组比较，$P<0.01$），并且病人疼痛症状得到了明显缓解（任意训练组与对照组比较，$P<0.01$）。肌体功能评估包括步行、站立、从椅子上起立和上下楼梯。

害处 系统综述和随机对照试验均没有报道相关的不良反应[50-56]。

评论 无。

> **问 题** 膝关节骨性关节炎的外科治疗效果如何？

治疗选择1 截骨术

我们发现没有随机对照试验比较截骨术和保守治疗的差别，两项随机对照试验发现截骨术和关节置换相比，功能结果相似。

益处 **与保守治疗相比**：我们没有发现相关的系统综述及随机对照试验（参见下面的评论）。**与其他外科治疗相比**：我们发现有两项随机对照试验比较了截骨术和其他外科治疗[57,58]。对第一项随机对照试验进行亚组分析（100名随机的年龄在55~70岁的中度膝关节骨性关节炎患者，Ahlback Ⓖ 1－3级，对59名严格的单侧疼痛的患者进行亚组分析），比较了胫骨高位截骨和单髁置换术(UKA)[57]。在术前和术后一年进行评估，发现BOA评分Ⓖ、行走时疼痛情况及上下楼能力两组都比基线有明显临床改善，但两组之间没有显著性差异（BOA评分截骨术＋8，UKA＋7；行走时疼痛[Borg评分]－2.5 v－2.8；无显著性差异）。第二项随机对照试验（60人，60岁以上中度单侧膝关节骨性关节炎）比较了胫骨高位截骨与单髁置换的效果[58]。在最近一次的随访结果（7－10年）比较膝关节评分没有显著性差异（平均截骨术76分而单髁置换74分，膝关节学会临床评分系统Ⓖ，分数越高，结果越差，$P = 0.77$）。功能评分也没有显著性差异（平均截骨术71分而单髁置换59分，$P = 0.22$）。

害处 我们在这些研究中没有发现危害的证据

评论 我们也查阅了一些观察性研究（非对照性队列和病例研究）。在这些研究中仅有一个比较了截骨术和其他外科技术（截骨术对UKA）。发现UKA比截骨术好，而且这个结果在术后较长的时间内成立。其它观察性研究发现截骨术对适当部位的骨性关节炎是有效地，可以有效改变疾病的严重程度和身体活动度。

治疗选择2 全膝关节置换术

一项随机对照试验发现有限的证据证明在5年随访时，单髁置换比全膝关节置换更有效。

益处 我们发现了两篇系统综述[65,66]和一项随后的随机对照试验[60]。**单髁与全膝假体**：这项随后的随机对照试验（92名膝关节骨性关节炎患者）比较了单髁置换和全膝关节置换术，发现在5年随访时，单髁置换比全膝关节置换更有效[60]。两组疼痛都明显缓解，但是单髁置换后屈曲超过120°的人数明显增多（$P < 0.001$）。而且评分优秀（90－100分，Bristol膝关节评分Ⓖ）的也比全膝多（34/45 [76%] v 26/46 [57%]；相对危险度1.3，95% CI：0.99~1.8）。**全膝假体**：我们发现一篇混合样本的系统综述，膝关节骨性关节炎的数据没有单独提供（见下面的评论）[65]。**单髁或双髁假体**：我们发现了一篇混合样本的系统综述，膝关节骨性关节炎的数据没有单独提供（见下面的评论）[66]。

害处 **死亡**：在一个6年的队列研究中，338 736名美国患者，膝关节置换术后30天内住院期间死亡2147人（0.63%）[61]。这个研究还报道平均年死亡率为1.5%（无可比数据存在）。平均随访时间6年（0~20年）的观察性研究发现，膝关节置换术后男性（标化死亡率1.14，95% CI：0.68~1.80）或女性（标化死亡率1.03，95% CI：0.76~1.37）的死亡风险无明显增加[62]。**血栓**：我们发现了一项临床对照试验[63]和一项随机对照试验[64]。他们都发现24%的患者膝关节置换术后出现深静脉血栓。**翻修和感染**：这被认为是一个主要的长期风险。第一篇综述发现全膝置换有3.8%患者在平均4.1年时行翻修手术[65]。第二篇综述发现单髁置换有9.2%患者在平均4.6年时行翻修手术，双髁置换有7.2%患者在平均3.6年时行翻修手术。瑞典基于大量病人等级系统的资料显示由于感染而在10年内翻修的几率已降到1%以下[67]，绝大多数翻修是无菌性松动造成的。对于单间室的骨性关节炎，单髁置换与全膝关节置换一样都是有效的选择[68,69]。**术后疼痛**：很少报道，对于大多数人可能不存在或者是程度较轻。**伤口感染**：在感染几率方面目前没有好的证据，但是大规模的回顾性研究显示治疗程序越繁杂，并发症越低[70]。

评论 我们发现了数以百计的观察性研究报道了假体失败和翻修的时间，但是较少关心疼痛和功能结果。研究已经显示全膝关节置换术是非常有效的治疗膝关节骨性关节炎的措施，但是没有随机对照试验关注手术的选择标准。我们发现对肥胖病人行膝关节置换术的效果，只有一些观察性研究得出的不充分证据[71-73]。目前仅有部分通过观察性研究得出的证据支持膝关节置换对于高龄患者有效[74,75]。**全膝关节假体**：一篇系统综述收录了154个研究（4项随机对照试验，130个队列研究，20个无法确定类型），9879名患者（63%骨性关节炎，平均随访时间4.1年）使用了37种不同的假体[65]。89%的患者结果为好或是优秀（术后5年功能改善、术后5年疼痛缓解、30天和1年的死亡率、术后30天内血栓栓塞、无假体失败）。**单髁或双髁假体**：一篇系统综述收录了18个有关双髁假体的队列研究（884人，31%骨性关节炎），和46个单髁假体的队列研究（2391人，75%骨性关节炎）[66]。综述发现根据一个全球的包括疼痛、功能和活动度的膝关节评分，单髁和双髁假体都是有效的（79.7%的单髁置换和73%的双髁置换都得到了好或优秀的结果，随访时间分别为4.6年和3.6年）。尽管随访时间明显延长，1987年以后发表的有关单髁置换的研究结果优秀率显著高于1987年以前（1987年前74.8%，1987年后83.8%，$P < 0.05$）。

词汇表

Ahlback's 分类系统(Ahlback's classificaton)：用于描述膝关节骨性关节炎病变程度的分类系统（最初将关节间隙减少作为关节软骨损伤丢失的间接征象）。将病变分为I-V级，I级代表关节间隙变窄（关节间隙＜3mm），V级指严重的骨缺损（>10mm）。

Altman 分级(Altman grades)：一个膝关节骨性关节炎的分级体系，以临床、影像和实验室检查作为依据进行分级。

Arthritis Self-Efficacy（ASE）：包括两部分内容，一方面是评价疼痛症状的（共5条），另一方面内容是评价其他症状的（共6条）。每条评分均从0（非常不确定）至10分（非常确定）。最后将各项评分求和，ASE 疼痛评分5～50不等，ASE 其它症状评分6～60不等。

Bristol 膝关节评分(Bristol knee score)：包含三部分内容：疼痛，膝关节和功能。

等张对抗锻炼(concentric-eccentric isokinetic resistance training)：一系列同心伸膝、非同心伸膝动作，接着一系列同心屈膝、非同心屈膝动作，角速度为30°/s 至180°/s。

同心等张对抗锻炼(concentric isokinetic resistance training)：一系列连续模式下同心屈伸运动训练。

汉密顿抑郁评分(Hamilton depression rating scale)：一个用来评价抑郁程度的量表。

健康评定问卷(health assessment questionnaine)：一个自助量表，广泛应用于风湿类疾病患者功能（残疾）状态的评价。改进后的版本包括20个条目涵盖8类内容，最后用0～3表示残疾程度。

Kellgren-Lawrence 评分(Keugren and Lawrence criteria)：一个评价膝关节骨性关节炎的评分（主要根据骨赘及关节间隙狭窄程度评价）。评分为0～4分，0代表正常膝关节，4代表重度骨性关节炎。

膝关节学会临床评分系统(knee society clinical rating system)：美国膝关节学会发布了两个评分，膝关节评分和功能评分。膝关节评分内容包括疼痛，活动度，稳定性。功能评分包括行走功能，上下楼梯。满分100分代表功能良好，没有疼痛的膝关节（膝关节评分），患者行走距离没有明显受限并可以自由上下楼（功能评分）。

Lequesne 指数(Lequesne index)：包括了疼痛（包括5个问题），行走距离（包括1个问题），日常生活活动（包括4个问题）三方面内容，有膝关节和髋关节不同版本。所有分数求和表示疾病程度。1～4分代表轻度骨性关节炎，5～7分代表中度，8～10分代表重度，11～13分代表非常重，14分代表最严重病变。

Likert 评分(Likert scale)：一个评价患者态度的方法，询问受试者对某一陈述同意和不同意的程度。比如，受试者将被询问评价疼痛程度：0代表无，1代表轻，2代表中度，3代表重度，4代表十分重。

SF-36：一个通过生活质量评价健康状态的评分，涵盖生活中8个方面：身体活动受限程度（物理方面）；社会活动受限程度；由于身体物理方面问题影响社会活动；疼痛；心理压力和健康状态（精神健康方面）；日常生活由于心理问题产生的影响；体力和疲劳；总的健康状况。

改良膝关节学会评分(modified knee society score)：包含三方面主要内容（疼痛，功能和关节状态）。功能（如行走功能，上下楼梯功能）占50%，疼痛和关节状态（稳定性和畸形程度）各占25%[77]。

英国骨科学会评分（The British Orthopaedic Association score,BOA）：一种临床评分系统，满分39分。

Western Ontario and McMaster osteoarthritis (WOMAC) 评分：这是一个评价下肢（髋、膝）骨性关节炎的评分体系，特别是对于疾病变化较为敏感。该评分系统是自助式量表，问题包括疼痛，僵硬，物理功能（如行走功能）。WOMAC是疾病特异性较高的量表，并可以用于评价任何关于骨性关节炎的干预措施[78-80]。问题 A1 主要是询问平地行走时疼痛情况。

参考文献

1. Fitzgerald GK, Piva SR, Irrgang JJ. Reports of joint instability in knee osteoarthritis: its prevalence and relationship to physical function. Arthritis Rheum 2004;51:941-946.
2. Barker K, Lamb SE, Toye F, et al. Association between radiographic joint space narrowing, function, pain and muscle power in severe osteoarthritis of the knee. Clin Rehabil 2004;18:793-800.
3. Petersson IF. Occurrence of osteoarthritis of the peripheral joints in European populations. Ann Rheum Dis 1996;55:659-661.
4. Felson DT. Epidemiology of hip and knee osteoarthritis. Epidemiol Rev 1988;10:1-28.
5. Gaffney KL. Intra-articular triamcinolone hexacetonide in knee osteoarthritis: factors influencing the clinical response. Ann Rheum Dis 1995;54:379-381.
6. Pavelka JKS. Glycosaminoglycan polysulfuric acid (GAGPS) in osteoarthritis of the knee. Osteoarthritis Cartilage 1995;3:15-23.
7. Bedson J, Jordan K, Croft P. The prevalence and history of knee osteoarthritis in general practice: a case-control study. Fam Pract 2005;22:103-108.
8. Hart DJ, Doyle DV, Spector TD. Incidence and risk factors for radiographic knee osteoarthritis in middle-aged women: the Chingford Study. Arthritis Rheum 1999;42:17-24.
9. Manek NJ, Hart D, Spector TD. The association of body mass index and osteoarthritis of the knee joint: an examination of genetic and environmental influences. Arthritis Rheum 2003;48:1024-1029.
10. Wolfe F, Lane NE. The longterm outcome of osteoarthritis: rates and predictors of joint space narrowing in symptomatic patients with knee osteoarthritis. J Rheumatol 2002;29:139-146.
11. Dieppe PA, Cushnaghan J, Shepstone L. The Bristol 'OA500' study: progresstion of osteoarthritis (OA) over 3 years and the relationship between clinical and radiographic changes at the knee joint. Osteoarthritis Cartilage 1997;5:87-97.
12. Dieppe P, Cushnaghan J, Tucker M. The Bristol 'OA500 study': progression and impact of the disease after 8 years. Osteoarthritis Cartilage 2000;8:63-68.

13. Ezzo J, Hadhazy V, Birch S, et al. Acupuncture for osteoarthritis of the knee: a systematic review. Arthritis Rheum 2001; 44: 819-825. Search date 1999; primary sources Embase, Psychlit, Mantis, Science Citation Index, Campain, Cochrane Controlled Trials Registry, and Cochrane Collaboration Complementary Medicine Field Trials Registry.
14. Markow MJ, Secor ER. Acupuncture for the pain management of osteoarthritis of the knee. Techniques in Orthopaedics 2003;18:33-36. Search date 2003; primary sources Cinahl, Medline, Alt. Med, and Cochrane database.
15. McAlindon TE, LaValley MP, Gulin JP, et al. Glucosamine and chondroitin for treatment of osteoarthritis: a systematic quality assessment and meta-analysis. JAMA 2000;283:1469-1475. Search date 1999; primary sources Medline and Cochrane Controlled Trials Register.
16. Richy F, Bruyere O, Ethgen O, et al. Structural and symptomatic efficacy of glucosamine and chondroitin in knee osteoarthritis: a comprehensive meta-analysis. Arch Intern Med 2003;163:1514-1522. Search date 2002; primary sources Medline, Premedline, Embase, Cochrane Database of Systematic Reviews, Current Contents, Biosis Previews, Healthstar, EBM Reviews, manual review of the literature and congressional abstracts, and contact with authors and manufacturers of glucosamine and chondroitin.
17. Godwin M, Dawes M. Intra-articular steroid injections for painful knees. Systematic review with meta-analysis. Can Fam Physician 2004; 50:241-248. Search date 2002; primary souces PubMed, Cochrane Library, Embase, and Google.
18. Raynauld JP, Buckland-Wright C, Ward R, et al. Safety and efficacy of long-term intraarticular steroid injections in osteoarthritis of the knee: a randomized, double-blind, placebo-controlled trial. Arthritis Rheum 2003;48:370-377.
19. Leopold SS, Redd BB, Warme WJ, et al. Corticosteroid compared with hyaluronic acid injections for the treatment of osteoarthritis of the knee. A prospective, randomized trial. J Bone Joint Surg Am 2003;85:1197-1203.
20. Caborn D, Rush J, Lanzer W, et al. A Randomized, Single-Blind Comparison of the Efficacy and Tolerability of Hylan G-F 20 and Triamcinolone Hexacetonide in patients with Osteoarthritis of the Knee. J Rheumatol 2004;31:333-343.
21. Superio-Cabuslay E, Ward MM, Lorig KR. Patient education interventions in osteoarthritis and rheumatoid arthritis: a meta-analytic comparison with non-steroidal anti-inflammatory drug treatment. Arthritis Care Res 1996;9:292-301. Search date 1993; primary source Medline.
22. Towheed TE, Anastassiades TP, Shea B, et al. Glucosamine therapy for treating osteoarthritis. In: The Cochrane Library, Issue 2 2004. Chichester, UK: John Wiley & Sons, Ltd. Search date 1999; primary sources Medline, Embase, Current Contents, and Cochrane Controlled Trials Register.
23. Wang CT, Lin J, Chang CJ, et al. Therapeutic Effects of Hyaluronic Acid on Osteoarthritis of the Knee. A Meta-Analysis of Randomized Controlled Trials. J Bone Joint Surg Am 2004;86:538-545. Search date 2001; primary sources Medline, Embase, Cochrane Controlled Trials Register, and hand searching of journals.
24. Aggarwal A, Sempowski IP. Hyaluronic acid injections for knee osteoarthritis. Systematic review of the literature. Can Fam Physician 2004;50:249-256. Search date 2002; primary sources Medline, Premedline, and Cochrane databases.
25. Lo GH, LaValley M, McAlindon T, et al. Intra-articular hyaluronic acid in treatment of knee osteoarthritis: a meta-analysis. JAMA 2003; 290:3115-3121. Search date 2003; primary souces Medline, Cochrane Controlled Trials Register, and hand searching.
26. Towheed TE, Hochberg MC. A systematic review of randomized controlled trials of pharmacological therapy in osteoarthritis of the knee, with an emphasis on trial methodology. Semin Arthritis Rheum 1997; 26:755-770. Search date 1994; primary source Medline.
27. Case JP, Baliunas AJ, Block JA. Lack of efficacy of acetaminophen in treating symptomatic knee osteoarthritis: a randomized, double-blind, placebo-controlled comparison trial with diclofenac sodium. Arch Intern Med 2003;163:169-178.
28. Huskisson EC, Berry H, Gishen P, et al. Effects of antiinflammatory drugs on the progression of osteoarthritis of the knee. J Rheumatol 1995;22;1941-1946.
29. Henry D, Lim LL, Garcia Rodriguez LA, et al. Variability in risk of gastrointestinal complications with individual non-steroidal anti-inflammatory drugs: results of a collaborative meta-analysis. BMJ 1996; 312:1563-1566.
30. Galli G, Panzetta G. Do non-steroidal anti-inflammatory drugs and COX-2 selective inhibitors have different renal effects? J Nephrol 2002; 15:480-488.
31. Langman MJ. Non-steroidal anti-inflammatory drugs and peptic ulcer. Hepatogastroenterology 1992;39(suppl 1):37-39.
32. Garcia Rodriguez LA, Williams R, Derby LE, et al. Acute liver injury associated with non-steroidal anti-inflammatory drugs and the role of risk factors. Arch Intern Med 1994;154:311-316.
33. Hippisley-Cox J, Coupland C. Risk of myocardial infarction in patients taking cyclo-oxygenase-2 inhibitors or conventional non-steroidal anti-inflammatory drugs: population based nested case-control analysis. BMJ 2005;330:1366-1369.
34. Brandt KD. Nonsurgical management of osteoarthritis, with an emphasis on nonpharmacologic measures. Arch Fam Med 1995;4:1057-1064.
35. Wollheim FA. Current pharmacological treatment of osteoarthritis. Drugs 1996;52(suppl 3):27-38.
36. Grace D, Rogers J, Skeith K, et al. Topical diclofenac versus placebo: a double blind, randomized clinical trial in patients with osteoarthritis of the knee. J Rheumatol 1999;26:2659-2663.
37. Ottillinger B, Michel BA, Pavelka K, et al. Efficacy and safety of eltenac gel in the treatment of knee osteoarthritis. Osteoarthritis Cartilage 2001; 9:273-280.
38. Rovensk J, Mie`ekova‰ D, Gubzova‰ Z, et al. Treatment of knee osteoarthritis with a topical non-steroidal antiinflammatory drug. Results of a randomized, double-blind, placebo-controlled study on the efficacy and safety of a 5% ibuprofen cream. Drugs Exp Clin Res 2001; 27:209-221.
39. Dickson DJ. A double-blind evaluation of topical piroxicam gel with oral ibuprofen in osteoarthritis of the knee. Curr Ther Res Clin Exp 1991;49:199-207.
40. Sandelin J, Harilainen A, Crone H, et al. Local NSAID gel (eltenac) in the treatment of osteoarthritis of the knee. A double blind study comparing eltenac with oral diclofenac and placebo gel. Scand J Rheumatol 1997;26:287-292.
41. Fleischmann RM, Caldwell JR, Roth SH, et al. Tramadol for the treatment of joint pain associated with osteoarthritis: A randomized, double-blind, placebo-controlled trial. Curr Ther Res Clin Exp 2001;62:113-128.
42. Kirkley A, Webster-Bogaert S, Litchfield R, et al. The effect of bracing on varus gonarthrosis. J Bone Joint Surg Am 1999;81:539-548.

43. Hinman RS, Crossley KM, McConnell J, et al. Efficacy of knee tape in the management of osteoarthritis of the knee: blinded randomised controlled trial. BMJ 2003;327:135.
44. Toda Y, Segal N, Kato A, et al. Effect of a novel insole on the subtalar joint of patients with medial compartment osteoarthritis of the knee. J Rheumatol 2001;28:2705-2710.
45. Maillefert JF, Hudry C, Baron G, et al. Laterally elevated wedged insoles in the treatment of medial knee osteoarthritis: a prospective randomized controlled study. Osteoarthritis Cartilage 2001;9:738-745.
46. Pham T, Maillefert JF, Hudry C, et al. Laterally elevated wedged insoles in the treatment of medial knee osteoarthritis. A two-year prospective randomized controlled study. Osteoarthritis Cartilage 2004;12:46-55.
47. Towheed TE, Judd MJ, Hochberg MC, et al. Acetaminophen for osteoarthritis. (Cochrane Review). In: The Cochrane Library, Issue 2, 2004. Chichester, UK: John Wiley & Sons, Ltd. Search date 2002; primary sources Cochrane Controlled Trials Register, Medline, and Current Contents.
48. Wegman A, Van Der Windt D, Van Tulder M, et al. Nonsteroidal Anti-inflammatory Drugs or Acetaminophen for Osteoarthritis of the Hip or Knee? A Systematic Review of Evidence and Guidelines. J Rheumatol 2004;31:344-354. Search date 2001; primary sources Medline, Embase, and Cochrane Database.
49. Amadio P, Cummings DM. Evaluation of acetaminophen in the management of osteoarthritis of the knee. Curr Ther Res Clin Exp 1983;34:59-66.
50. Fransen M, McConnell S, Bell M. Exercise for osteoarthritis of the hip or knee (Cochrane Review). In: The Cochrane Library, Issue 2 2004. Chichester, UK: John Wiley & Sons, Ltd. Search date 2002; primary sources Cochrane Controlled Trials Register, Cochrane Musculoskeletal Group Trials Register, Medline, Cinahl, and Pedro.
51. Brosseau L, MacLeay L, Robinson V, et al. Intensity of exercise for the treatment of osteoarthritis. (Cochrane Review). In: The Cochrane Library, Issue 2, 2004. Chichester, UK: John Wiley & Sons, Ltd. Search date 2002; primary sources Medline, Embase, Pedro, Current Contents, Sports Discus, Cinahl, Cochrane Field of Rehabilitation and Related Therapies, and Cochrane Musculoskeletal Review Group.
52. Philadelphia Panel. Philadelphia panel evidence-based clinical practice guidelines on selected rehabilitation interventions for knee pain. Phys Ther 2001;81:1675-1700. Search date 2000; primary sources Medline, Embase, Current Contents, Cinahl, and Cochrane Controlled Trials Register.
53. Dias RC, Dias JM, Ramos LR. Impact of an exercise and walking protocol on quality of life for elderly people with OA of the knee. Physiother Res Int 2003;8:121-130.
54. Huang MH, Lin YS, Yang RC, et al. A comparison of various therapeutic exercises on the functional status of patients with knee osteoarthritis. Semin Arthritis Rheum 2003;32:398-406.
55. Rejeski WJ, Focht BC, Messier SP, et al. Obese, older adults with knee osteoarthritis: weight loss, exercise, and quality of life. Health Psychol 2002;21:419-426.
56. Gu°ßr H, Cqak? ‰on N, Akova B, et al. Concentric versus combined concentric-eccentric isokinetic training: effects on functional capacity and symptoms in patients with osteoarthrosis of the knee. Arch Phys Med Rehabil 2002;83:308-316.
57. Weidenhielm L, Olsson E, Brostrom LA, et al. Improvement in gait one year after surgery for knee osteoarthrosis: a comparison between high tibial osteotomy and prosthetic replacement in a prospective randomized study. Scand J Rehabil Med 1993;25:25-31.
58. Stukenborg-Colsman C, Wirth CJ, Lazovic D, et al. High tibial osteotomy versus unicompartmental joint replacement in unicompartmental knee joint osteoarthritis: 7-10-year follow-up prospective randomised study. Knee 2001;8:187-194.
59. Broughton NS, Newman JH, Baily RAJ. Unicompartmental replacement and high tibial osteotomy for osteoarthritis of the knee. A comparative study after 5-10 years' follow up. J Bone Joint Surg Br 1986;68:447-452.
60. Newman JH, Ackroyd CE, Shah NA. Unicompartmental or total knee replacement? Five-year results of a prospective, randomised trial of 102 osteoarthritic knees with unicompartmental arthritis. J Bone Joint Surg Br 1998;80:862-865.
61. Freund DA. Assessing and improving outcomes: total knee replacement: patient outcomes research team (PORT): final report. Maryland: Agency for Health Care Policy and Research, 1997.
62. Bo°ßhm P, Holy T, Pietsch-Breitfeld B, et al. Mortality after total knee arthroplasty in patients with osteoarthrosis and rheumatoid arthritis. Arch Orthop Trauma Surg 2000;120:75-78.
63. Kim YH. The incidence of deep vein thrombosis after cementless and cemented knee replacement. J Bone Joint Surg Br 1990;72:779-783.
64. Faun? P, Suomalainen O, Rehnberg V, et al. Prophylaxis for the prevention of venous thromboembolism after total knee arthroplasty. A comparison between unfractionated and low-molecular-weight heparin. J Bone Joint Surg Am 1994;76:1814-1818.
65. Callahan CM, Drake BG, Heck DA, et al. Patient outcomes following tricompartmental total knee replacement: a meta-analysis. JAMA 1994;271:1349-1357. Search date 1992; primary sources Medlars and hand searched references.
66. Callahan CM, Drake BG, Heck DA, et al. Patient outcomes following unicompartmental or bicompartmental knee arthroplasty: a meta-analysis. J Arthroplasty 1995;10:141-150. Search date 1992; primary sources Medlars and hand searched references.
67. Robinson AH, Palmer CR, Villar RN. Is revision as good as primary hip replacement? A comparison of quality of life. J Bone Joint Surg Br 1999;81:42-45.
68. Knutson K, Lewold S, Robertsson O, et al. The Swedish knee arthroplasty register. A nation-wide study of 30 003 knees. Acta Orthop Scand 1994;65:375-386.
69. Robertsson O, Borgquist L, Knutson K, et al. Use of unicompartmental instead of tricompartmental prostheses for unicompartmental arthrosis of the knee is a cost-effective alternative. 15 437 primary tricompartmental prostheses were compared with 10 624 primary medical or lateral unicompartmental prostheses. Acta Orthop Scand 1999;70:170-175.
70. Norton EC, Garfinkel SA, McQuay LJ, et al. The effect of hospital volume on the in-hospital complication rate in knee replacement patients. Health Serv Res 1998;33:1191-1210.
71. De Leeuw JM, Villar RN. Obesity and quality of life after primary total knee replacement. Knee 1998;5:119-23.
72. Lubitz R, Dittus R, Robinson R, et al. Effects of severe obesity on health status 2 years after knee replacement. J Gen Intern Med 1996;11:145.
73. Winiarsky R, Barth P, Lotke P. Total knee arthroplasty in morbidly obese patients. J Bone Joint Surg Am 1998;80;1770-1774.
74. Donnell ST, Neyret P, Dejour H, et al. The effect of age on the quality of life after knee replacement. Knee 1998;5:125-112.
75. Laskin RS. Total knee replacement in patients older than 85 years.

76. Lequesne M, Mery C, Samson M, et al. Indexes of severity for osteoarthritis of the hip and knee. Indexes of severity for osteoarthritis of the hip and knee. Validation - value in comparison with other assessment tests. Scand J Rheumatol Suppl 1987;65:85-89.
77. Insall JN, Dorr LD, Scott RD, et al. Rationale of the Knee Society clinical rating system. Clin Orthopaed Rel Res 1988;248:13-14.
78. Bellamy N, Buchanan WW, Goldsmith CH, et al. Validation study of WOMAC: a health status instrument for measuring clinically important patient relevant outcomes to anti-rheumatic drug therapy in patients with osteoarthritis of the hip or knee. J Rheumatol 1988;15:1833-1840.
79. Dougados M, Devogelaer JP, Annefeldt M, et al. Recommendations for the registration of drugs used in the treatment of osteoarthritis. Ann Rheum Dis 1996;55:552-557.
80. Altman R, Brandt K, Hochberg M, et al. Design and conduct of clinical trials in patients with osteoarthritis: recommendations from a task force of the Osteoarthritis Research Society. Osteoarthritis Cartilage 1996;4:217-243.
81. Towheed TE, Maxwell L, Anastassiades TP, et al. Glucosamine therapy for treating osteoarthritis. In The Cochrane Library, Issue 3, 2005. Chichester, UK: John Wiley & Sons Ltd. Search date 2005; primary sources Medline, Premedline, Embase, Amed, ACP Journal Club, Dare, CDSR, CCTR, letters to experts, and hand searching of reference lists.

原作者
Jiri Chard
MRC-HSRC
Department of Social Medicine
University of Bristol
Bristol
UK

Stefan Lohmander
Department of Orthopaedics
Lund University Hospital
Lund
Sweden

Claire Smith
Department of Rheumatology
King's College London
London
UK

David Scott
King's College Medical School
London
UK

表1 非甾体抗炎药胃肠道不良反应风险估计（综合12项相关研究）[46]。Henry D, Lim LL-Y, Garcia Rodriguez LA, et al. Variability in risk of gastrointestinal complications with individual non-steroidal ant-inflammatory drugs: results of a collaborative meta-analysis. *BMJ* 1996;312:1563-1566.

药物	相对危险度	95% CI
布洛芬（小剂量）	1*	ND
非诺洛芬	1.6	1.0-2.5
阿司匹林	1.6	1.3-2.0
双氯芬酸	1.8	1.4-2.3
舒林酸	2.1	1.6-2.7
二氟尼柳	2.2	1.2-4.1
萘普生	2.2	1.7-2.9
吲哚美辛	2.4	1.9-3.1
托吗叮	3.0	1.8-4.9
吡罗昔康	3.8	2.7-5.2
酮洛芬	4.2	2.7-6.4
阿扎丙宗	9.2	4.0-21.0

* 进行统计学比较时使用小剂量布洛芬作为对照参考进行相对危险度的计算。
ND：没有数据。

足跟痛及筋膜炎

检索时间：2004年8月
原作者：Fay Crawford 姬涛 译 郭卫 校 党耕町 审

问 题

足跟痛治疗效果如何？

治疗措施及其效果

效果不明
矫形铸造（常规制作鞋底）
皮质类固醇注射（短期内）
皮质类固醇注射联合短期局部麻醉剂注射（使用或不使用非甾体抗炎药或足跟垫）
体外震波疗法
足跟垫与踵杯
激光治疗
局部麻醉剂注射
夜间夹板联合非甾体抗炎药
伸展训练
外科治疗

超声波治疗

有可能无效甚至有害
中长期皮质类固醇注射（使用或不使用足跟垫）
中长期皮质类固醇注射联合局部麻醉剂注射（使用或不使用非甾体抗炎药或足跟垫）

将在新版中加入
口服止疼剂
防止足跟痛

见词汇表 **G**

主要信息

◆ **矫形（定制鞋垫）**：一篇系统综述没有发现随机对照试验将安慰剂组或未予治疗组与矫形铸造组就治疗效果进行对比。一项随机对照试验发现足跟垫联合矫形治疗组与皮质类固醇注射联合局部麻醉剂注射联合非甾体抗炎药组在缓解疼痛方面无显著性差异。一项随机对照试验发现与足跟垫联合扑热息痛组相比，8周矫形联合足跟垫组减轻了疼痛。一项随机对照试验发现与单独伸展练习相比，8周伸展练习联合足跟垫（混入硅油，橡胶或毡制品）更好地改善了症状。一项随机对照试验发现，8周的矫形联合伸展练习（跟腱伸展与足底筋膜伸展）与单独伸展练习在改善疼痛方面无显著性差异。一项随机对照试验对比了矫形与夜间夹板并提供了不充分的证据。

◆ **短期皮质类固醇注射**：系统综述没有发现将皮质类固醇注射组与安慰剂组、矫形组、足跟垫组、服用止痛剂组和皮质类固醇注射联合局部使用麻醉剂组，在短期疗效方面进行对比的随机对照试验。观察研究发现：对于某些人类固醇激素注射导致高的足底筋膜撕裂与其它并发症几率并导致慢性残疾。

◆ **皮质类固醇注射联合短期局部麻醉剂注射（使用或不使用非甾体抗炎药或足跟垫）**：一篇系统综述没有发现将皮质类固醇注射联合短期局部麻醉剂注射组与安慰剂组或无治疗组短期疗效相对比的随机对照试验。随机对照试验提供了与其它治疗组相比，使用皮质类固醇注射联合短期局部麻醉剂注射临床重要的短期疗效不充分的证据（单独治疗或联合非甾体抗炎药或联合足跟垫治疗）。观察研究发现：对于某些人类固醇激素注射导致高的足底筋膜撕裂与其它并发症几率并导致慢性残疾。

◆ **体外震波疗法**：关于治疗脚跟痛的体外震波疗法的一篇系统综述与随后的4项随机对照试验对比了体外震波疗法组与安慰剂组，没有发现充足的评估治疗疼痛疗效的证据。两项随机对照试验发现了有限的证据证明与安慰剂组相比，大剂量体外震波治疗组降低了压力痛与行走痛评分。然而，这些效果的临床重要性还不清楚。

◆ **脚跟垫和踵杯**：一篇系统综述没有发现与安慰剂组、无治疗组和皮质类固醇注射组相比，脚跟垫和踵杯治疗效果的随机对照试验。一项随机对照试验发现单纯脚跟垫组与脚跟垫联合皮质类固醇组在缓解疼痛方面没有显著性差异。一项随机对照试验提供了跟皮质类固醇联合局部麻醉剂组（单独治疗或联合非甾体抗炎药）相比，脚跟垫组临床重要效果不充分的证据。一项随机对照试验发现与单独伸展练习相比，8周的伸展练习联合脚跟垫（内含硅油，橡胶或毡制品）能更好地改善症状。一项随机对照试验发现与常规矫形联合伸展练习相比，8周的脚跟垫联合伸展练习减轻了患者的疼痛。一项随机对照试验发现与足跟垫联合扑热息痛组相比，足跟垫联合矫形组更好地减轻了疼痛。

- ◆ **激光治疗**：一篇系统综述收录的小型随机对照试验发现激光治疗组与安慰剂组相比在疗效上没有显著性差异。
- ◆ **局部注射麻醉剂**：一篇系统综述没有发现对比局部注射麻醉剂组与安慰剂组和无治疗组的随机对照试验。一项随机对照试验发现与单独局部注射麻醉剂组相比，1个月时局部注射麻醉剂联合皮质类固醇注射组轻微地改善了疼痛评分，而1个月后两组则没有显著性差异。这项结果的临床重要性还不清楚。
- ◆ **夜间夹板联合非甾体抗炎药**：一项随机对照试验发现3个月时，夜间夹板联合非甾体抗炎药与单独使用非甾体抗炎药相比，在改善疼痛方面无显著性差异。此随机对照试验对比了夜间夹板与矫形并提供了不充足的证据。
- ◆ **伸展练习**：一篇系统综述没有收录对比了足跟痛人群中伸展练习组与无治疗组的随机对照试验。一项随机对照试验发现8周时单独伸展练习组（跟腱伸展与足底筋膜伸展）与伸展练习联合矫形组在改善疼痛方面无显著性差异。一项随机对照试验发现8周时伸展练习联合足跟垫（内含硅油，橡胶或毡制品）与单独伸展练习组相比更好地改善了症状。一项随机对照试验发现持续跟腱伸展锻炼与间断跟腱伸展锻炼在改善疼痛方面无显著性差异。一项随机对照试验发现足底筋膜伸展联合足跟垫组与跟腱伸展联合足跟垫组相比，在改善晨起足跟痛方面更加有效。
- ◆ **外科治疗**：一篇系统综述没有发现有关外科治疗足跟痛的随机对照试验。
- ◆ **超声波治疗**：一篇系统综述收录的随机对照试验没有发现超声波组以及假超声波组对于改善疼痛有显著性差异。
- ◆ **中长期注射皮质类固醇激素（联合或不联合足跟垫）**：一篇系统综述没有收录对比了中长期注射皮质类固醇激素组与安慰剂组、矫形组、足跟垫组、止疼剂组和皮质类固醇激素注射联合局部麻醉剂注射组的随机对照试验。一项小型随机对照试验提供了关于皮质类固醇注射联合足跟垫组与安慰剂联合足跟垫组长期效果对比不充分的证据。观察研究发现：对于某些人类固醇激素注射导致高的足底筋膜撕裂与其它并发症几率高发，这些并导致慢性残疾。
- ◆ **中长期注射皮质类固醇激素联合局部麻醉剂注射（联合或不联合非甾体抗炎药）**：一篇系统综述没有发现对比了中长期注射皮质类固醇激素联合局部麻醉剂注射组与安慰剂组和无治疗组的随机对照试验。这篇综述收录的随机对照试验提供了与其他治疗组相比，中长期注射皮质类固醇激素联合局部麻醉剂注射（单独或不联合非甾体抗炎药或足跟垫）组临床重要的长期效果不充分的证据。观察研究发现：对于某些人类固醇激素注射导致高的足底筋膜撕裂与其它并发症几率并导致慢性残疾。

定义 足跟痛是局限于足底跟部的痛苦或敏感，它常从足跟垫Ⓖ中心或跟骨结节中间放射沿着足底筋膜至脚弓的中央。其严重性可以从轻至足底筋膜起源的只有休息后才被发觉的刺痛，重至无可忍受的疼痛。这篇综述排除了临床显著性的根本功能障碍，比如：感染、跟骨骨折和跟骨神经压迫，这些很显然在临床上会导致疼——跟骨骨折会在创伤后出现，跟骨神经压迫会导致枪击痛并在脚跟中心部位感到烧灼感与针刺感。

发病率／患病率 足跟痛的流行病学还不清楚，主要影响中老年人的生活[1]。

病因／危险因素 不清楚。

预后 一篇系统综述发现几乎所有包括在内的试验报道了不适症状有所改善，至少部分自我局限，无论是否受到干预（比如安慰剂）[1]。电话随访了100位保守治疗的人（平均随访47个月）发现有82人症状完全改善，15人仍有症状但活动工作不受限，3人仍有双重症状并限制活动与工作[2]。31人在没有药物治疗时已经很慎重地考虑了手术治疗。

治疗目的 用最小的不良反应改善疼痛与活动障碍。

结局 疼痛减轻（通常使用视觉模拟评分）：行走距离。

方法 采用《临床证据》2004年8月的文献检索和评价方案。

问 题	足跟痛治疗的效果如何？

选择治疗1　皮质类固醇注射

一篇系统综述没有收录对比了短、长期皮质类固醇注射组与安慰剂组、矫形组、足跟垫组、镇痛剂治疗组和皮质类固醇注射联合局部麻醉治疗组效果差异的随机对照试验。一项小型随机对照试验提供了与安慰剂联合足跟垫组相比，皮质类固醇注射联合足跟垫组长期治疗效果不充分的证据。观察研究发现：对于某些人类固醇激素注射导致高的足底筋膜撕裂与其它并发症几率并导致慢性残疾。

益处 **与安慰剂组或无治疗组比较**：我们发现了一篇系统综述（检索日期2002年）但综述没有发现相应的随机对照试验[1]。**皮质类固醇注射联合足跟垫与安慰剂联合足跟垫比较**：我们发现了一篇系统综述（检索日期2002年，1项随机对照试验）[1]。此项随机对照试验（19人[共22足跟]足跟反复疼痛但无关节炎）发现皮质类固醇注射联合足跟垫Ⓖ组与盐水注射联合制跟垫组相比在减轻足跟疼痛比率上没有显著性差异。注射后6～18个月（氢化可的松：3/13[23%]的足跟，安慰剂：4/9[44%]的足跟；RR 0.52, 95%CI：0.15 – 01.79）[1]。然而，此研究也许缺乏发现各治疗组间临床重要区别的把握度。**与矫形组比较**：我们发现了一篇系统综述（检索日期 2002 年），但综述没有发现相应的随机对照试验[1]。**与足跟垫比较**：我们发现了一篇系统综述（检索日期 2002 年），但综述没有发现相应的随机对照试验[1]。**与单独使用止疼剂组比较**：我们发现了一篇系统综述（检索日期 2002 年），但综述没有发现相应的随机对照试验[1]。**皮质类固醇注射联合局部麻醉剂注射**：我们发现了一篇系统综述（检索日期 2002 年）但综述没有发现相关的随机对照试验[1]。

害处 此综述收录的随机对照试验没有给出有关害处的随机对照试验[1]。皮质类固醇注射可能会痛。观察局部注射皮质类固醇发现全身其它的并发症有感染，皮下脂肪堆积肥胖，皮肤色素沉着，面部破溃，外周神经损伤和肌肉损伤[3]。观察研究报道了对于某些人类固醇激素注射导致高的足底筋膜撕裂的发生。一个122个足跟的研究报道发现有10%的机会发生足底筋膜撕裂[5]。另一个研究检查了37个推测诊断为足底筋膜断裂的病人，发现他们都有足底筋膜断裂并且之前都注射过皮质类固醇。此项研究中报道的13/37（35%）的撕裂是突发事件，另一方面剩下的人看上去是逐渐发展而成的。这项研究报道到大部分人的症状在 6～12 周时都缓解了。足底筋膜断裂会缓解最初的足跟痛，但会导致足弓与足中部损伤，足底外侧神经功能异常，应力性骨折，畸形和肿胀，这所有的一切都将持续。

评论 观察研究中提供证据还无法使我们确定足底筋膜破裂是否就是由皮质类固醇注射导致，还是是个巧合。从目前研究中提供的数据同样很难定义足底筋膜破裂的临床重要性。足底筋膜破裂不一定就是有害的症状，它对于某些人也可能没有症状。

选择治疗 2　局部麻醉剂注射

系统综述没有提供对比了局部注射麻醉剂组和安慰剂组或无治疗组的随机对照试验。一项随机对照试验发现与单独注射麻醉剂组相比，1 个月局部注射麻醉剂联合皮质类固醇注射组轻微地改善了疼痛评分。然而，一个月后两项组没有显著性差异。这项结果的临床重要性还不清楚。

益处 **与安慰剂组或无治疗组比较**：我们发现了一篇系统综述（检索日期 2002 年），但综述没有发现相应的随机对照试验[1]。
与皮质类固醇联合局部麻醉组比较：见皮质类固醇联合局部麻醉。

害处 见皮质类固醇注射联合局部麻醉。

评论 在累及肢体的病例里，不推荐在局麻中使用肾上腺素，因为有缺血坏死的风险。

选择治疗 3　皮质类固醇注射联合局部麻醉剂注射

系统综述没有收录对比了皮质类固醇注射联合局部麻醉剂注射组与安慰剂组对比的随机对照试验。系统综述收录的随机对照试验没有提供关于与其它治疗组相比，皮质类固醇联合局部麻醉剂注射（单独或与非甾体抗炎药或足跟垫合用）组临床重要效果的充足的证据。观察研究发现：对于某些人类固醇激素注射导致高的足底筋膜撕裂与其它并发症几率并导致慢性残疾。

益处 **与安慰剂组或无治疗组比较**：我们发现了一篇系统综述（检索日期2002年），但综述没有发现相关的随机对照试验[1]。**与单独使用皮质类固醇激素比较**：我们发现了一篇系统综述（检索日期 2002 年），但综述没有发现相关的随机对照试验[1]。**与单独局部注射麻醉剂比较**：我们发现一篇系统综述（搜索日期 2002 年，1 项随机对照试验）[1]。此随机对照试验（91项病人[106 个足跟，根据足跟随机分配]）对比了 25mg/ml 醋酸利多卡因 1ml 联合 2% 盐酸利多卡因 1ml 组与单独使用 2%盐酸利多卡因2ml组，发现实施1个月的混合注射组轻度改善了疼痛评分，但是这个结果的临床重要性还不清楚（10cm 视觉模拟评分：平均差－0.8cm，95%CI：－1.5～－0.2cm），但是 1 个月后对于改善疼痛效果两组无显著性差异（3 个月时平均差 0.1cm；6 个月时为 0.5cm，95%CI：－0.8－1.7cm）[7]。**与足跟垫比较**：我们发现了一篇系统综述（检索日期2002年，2项随机对照试验）[1]第一项随机对照试验（80人）包括足跟底部疼痛的病人，不包括服用消炎药的病人，已使用皮质类固醇注射治疗 6 个月的病人、有风湿性关节炎的病人和疼痛沿着足底筋膜放射到远处的病人[8]。它对比了 3 种治疗：单独使用足跟垫 G 组；皮质类固醇联合局部注射麻醉剂组（己酸丙炎松 20mg 联合 2% 利多卡因[利诺卡因]）组和注射联合足跟垫（抗旋前垫）。没有维持原随机分组分析，4 个人（5%）随访丢失。此随机对照试验发现与足跟垫相比，1 个月的皮质类固醇联合局部麻醉剂注射显著性改进了疼痛症状（100mm视觉模拟评分：平均差：－45mm，95%CI：－59～－31mm）。24周时，单独注射与单独使用足跟垫相比更好地改善了疼痛的症状，但差异性不是很显著性（单独注射组：85%；单独足跟垫治疗组：75%）。系统综述收录的第二项随机对照试验（17人）对比了氟羟泼尼松龙20mg联合2%利多卡因注射组与足跟垫（定制硅胶型）组[9]。虽然足跟垫治疗12周时大部分病人症状得到改善（单独注射组33%，足跟垫组 66%），在第 1，2 或 12 周时对于疼痛改善的差异却不是很显著。**与皮质类固醇联合局部麻醉联合足跟垫治疗比较**：我们发现一篇系统综述（检索日期 2002 年，1 项随机对照试验，80 人）[2]。此随机对照试验（随机对照试验的细节见上文足跟垫组）发现与混合注射联合足跟垫治疗组相比，皮质类固醇注射联合局部麻醉组治疗1个月时显著性改善了疼痛症状，虽然这些结果的临床重要性还不清楚（100mm视觉模拟评分：平均差：16mm，95%CI：0.7～31.2mm）[8]。24周时，与单独注射组相比，足跟垫联合注射组的病人疼痛更轻，但这点差异报道认为无显著性差异（足跟垫联合注射组为94%，单独注射组为85%；P＞0.05）。**联合足跟垫组与单独使用足跟垫组比较**：我们发现一篇系统综述（检索日期 2002 年，1 项随机对照试验，80 人）[2]。此随机对照试验（随机对照试验的细节见上文足跟垫组）发现与单独只用足跟垫治疗组相比，4周和12周时皮质类固醇注射联合局部麻醉剂注射联合足跟垫治疗组显著性减轻了疼痛（100mm视觉模拟评分：4 周时平均差：－29mm，95%CI：－44mm～－14mm），但 24周时则不明显（平均差：－10.7mm，

95%CI：－25.5mm～4.1mm；疼痛减轻的AR：注射联合足跟垫为94%,单独足跟垫为75%）。然而这些结果的临床重要性还不清楚。**联合非甾体抗炎药组与足跟垫联合扑热息痛组比较**：我们发现了一篇系统综述（检索日期2002年，1项随机对照试验，103人）[1]。它对比了三种干预：皮质类固醇的三种注射联合麻醉剂局部注射联合非甾体抗炎药（抗炎治疗）；按规定给予足跟垫联合扑热息痛（对乙酰氨基酚）；调试好石膏管型Ⓖ前使用足跟垫。抗炎治疗组包括依托度酸600mg 联合 0.5ml 4mg/ml的地塞米松磷酸钠联合 1ml 0.5%的不含肾上腺素（肾上腺素）的盐酸布比卡因[10]。如果没有效果，再加入 0.2ml 16mg/ml的醋酸地塞米松，直到第二周和第三周（第四周）。没有维持原随机分组分析，而且18人（17.5%）随访失败。此随机对照试验发现注射联合抗炎治疗组与足跟垫组在3个月时无显著性差异（10cm视觉模拟评分；平均差－1.2cm、95%CI：－2.8～0.4cm）。**联合非甾体抗炎药组与足跟垫联合矫形组比较**：我们发现了一篇系统综述（检索日期2002年，1项随机对照试验，103人）[1]。此随机对照试验（有关随机对照见上面联合非甾体抗炎药组与足跟垫联合扑热息痛组对比）发现无论抗炎治疗（皮质类固醇注射联合局麻联合非甾体抗炎药）还是机械治疗（足跟垫+矫形）在3个月时均能改善疼痛，但差异性不大（10cm视觉模拟评分：平均差为－1.0cm，95%CI：－2.5～0.5cm）[10]。

害处 综述收录的随机对照试验中[1]，穿过足跟垫内侧向足跟注射[7]。106项随分分配的足跟中有一半给予了胫神经阻断，另一半只给予了局部注射治疗。此随机对照试验发现在这些组中疼痛在注射时间上没有显著性差异[7]。另一项随机对照试验没有报道害处。见注射皮质类固醇的危害。

评论 这些随机对照试验有不少缺点（没有维持原随机分组分析，缺乏力度,高退出率，缺乏安慰剂对照）。这些现有证据的限制使得对足跟疼痛病人注射皮质类固醇难以根据益处和危害分类。干预的异质性阻止了数据汇集。一项对英国风湿病的调查发现,皮质类固醇的注射是治疗足跟痛最常用的治疗方法，被用于98%的英国风湿病病人身上（Crawford F个人通信、2000），确定了类似研究的结果[3]。我们从两项观察研究中找到证据证明这种治疗会导致高几率的中重度损害（见皮质类固醇注射害处）。这同样符合了皮质类固醇注射导致其他方面危害的证据[3]。这些害处相关性非常强，因为益处的证据很少，并且使得自发解决症状很常见。

选择治疗4　伸展练习

一篇系统综述没有收录对比了伸展练习组与无治疗组治疗足跟痛病人效果的随机对照试验。一项随机对照试验发现单独伸展治疗（足底筋膜及跟腱伸展）组与伸展联合矫形组在治疗第8周时对于改善疼痛无显著性差异。一项随机对照试验发现与单独伸展练习组相比，伸展练习联合足跟垫（混入硅油，橡胶或毡制品）组第8周时更加改善了症状。一项随机对照试验发现跟腱持续伸展练习组与间断伸展练习组比较，二者在改善疼痛方面没有显著性差异。一项随机对照试验发现足底筋膜伸展练习联合足跟垫治疗组对于减轻晨足跟痛比跟腱伸展练习联合足跟垫治疗组相比更加有效。

益处 **与无治疗组比较**：我们发现了一篇系统综述（检索日期2002年），综述没有发现随机对照试验[1]。**与矫形联合伸展练习组比较**：我们发现了一篇系统综述（检索日期2002年，1项随机对照试验，236人）[1]。此随机对照试验对比了四个治疗组：单独伸展练习组（每日跟腱伸展Ⓖ与足底筋膜伸展Ⓖ10分钟,一天两次）；石膏管型Ⓖ（常规制造）联合伸展运动；还有三种足跟垫（混入硅油或毡制品的垫插入定制的鞋中）联合伸展练习[11]，发现单独伸展治疗组与矫形联合伸展治疗组比较，在第8周时对于改善疼痛没有显著性差异（100mm视觉模拟评分：平均差为－3.2cm，95%CI：－17.4～+11mm，见下面评论）[11]。**与足跟垫联合伸展练习组比较**：我们发现了一篇系统综述（检索日期2002年，1项随机对照试验）[1]。此随机对照试验（随机对照试验细节见上面与矫形联合伸展练习组对比）对比了四个治疗组[11]，与单独伸展练习相比，8周时伸展练习组联合足跟垫（混入硅油，橡胶或毡制品）组显著性改善了症状（混入硅油95%，混入橡胶88%，混入毡制品81%，单独伸展治疗72%；所有结果混合在一起；$P=0.022$）[11]。**持续与间断跟腱伸展比较**：我们发现了一项随机对照试验（94人[122项足跟]）[12]，发现持续跟腱伸展练习（练习4个月，每天至少3次，每次3分钟）与间断跟腱伸展练习（每日5*20次重复持续4个月；疼痛评分没有进一步结果；$P=0.31$）[12]对比对于改善脚与踝的疼痛评分没有显著性差异。**足底筋膜伸展练习联合足跟垫治疗组与足跟腱伸展练习联合足跟垫治疗组比较**：我们发现了一项随机对照试验（101个慢性足底筋膜炎至少10个月病史的人）发现与足跟腱伸展练习（每天练习3遍，每遍练习10次）联合定制全长软垫相比，8周时，足底筋膜伸展练习（每天练习3遍，每遍练习10次）联合定制全长足跟垫（软垫）组减轻了休息后走第一步疼痛（WMD在休息后第一步疼痛：－17.9，95%CI：－19.8～－15.9）。此随机对照试验没有报道任何与治疗有关的数据。

害处 此随机对照试验没有报道害处[11-13]。

评论 随机对照试验中的亚组分析了五个治疗亚组发现，每天站立大于8小时的人中，与常规矫形联合伸展练习组相比，单独伸展练习组更好地降低了疼痛[11]。对于每天站立小于8小时的人没有显著性差异。这种假设需要随机对照试验中测试的初始结果。亚组分析中只有一半的人回答了关于疼痛的问卷。

选择治疗5　石膏管型（常规鞋垫）

一篇系统综述没有发现对比石膏管型组与安慰剂组或无治疗组治疗效果的随机对照试验。一项随机对照试验没有发现足跟垫联合矫形组与皮质类固醇注射组和局部麻醉及注射联合非甾体抗炎药治疗组之间关于疼痛的改善有显著性差异。一项随机对照试验发现与足跟垫联合扑热息痛组相比，第8周时矫形联合足跟垫治疗组更加缓解了疼痛。一项随机对照试验发现与常规矫形联合伸展治疗组相比，第 8 周时足跟垫联合伸展练习组更好地减轻了疼痛。一项随机对照试验发现与单独伸展练习组相比，第8周时伸展练习联合足跟垫（混入硅油，橡胶或毡制品）更好地治疗改善了症状。一项随机对照试验发现在第8时，矫形联合伸展练习组（足跟腱伸展与足底筋膜伸展）和单独伸展练习组二者在改善疼痛上无显著性差异。一项随机对照试验提供了矫形组与夜间夹板组不充足的证据。

益处 **与安慰剂组或无治疗组比较**：我们发现一篇系统综述（检索日期2002年），综述没有发现随机对照试验[1]。**矫形联合足跟垫组与皮质类固醇联合局麻联合非甾体抗炎药比较**：见皮质类固醇注射的益处。**矫形联合足跟垫组与足跟垫联合疼痛药物治疗组比较**：我们发现了一篇系统综述（检索日期2002年，1 项随机对照试验，103 项人）[1]。此随机对照试验对比了3种干预治疗：三种皮质类固醇注射联合足跟局麻联合非甾体抗炎药（抗炎治疗），足跟垫（粘贴性）联合扑热息痛（对乙酰氨基酚）的规定（调节治疗）；石膏管形固定（机械治疗）前行4周的足跟垫治疗。没有维持原随机分组分析，18 人（17.5%）丢失随访。发现与足跟垫联合扑热息痛治疗组相比，3 个月时足跟垫联合矫形治疗组明显减轻了疼痛（10cm 视觉模拟评分；差别：2.2cm，95%CI：－ 3.8 ~ － 0.5cm）。**矫形联合伸展练习组与足跟垫联合伸展治疗组比较**：我们发现了一篇系统综述（检索日期2002年，1 项随机对照试验，236 人）[1]。此随机对照试验对比了4 个治疗组：单独伸展练习组；足跟腱伸展练习与足底筋膜伸展练习组（10分钟每天两次）；常规矫形联合伸展练习组；3 种不同种类型的硅油或足跟垫（定制鞋垫）联合伸展练习组，发现与常规矫形联合伸展练习组相比，足跟垫联合伸展练习组显著降低了疼痛（将所有数据混合：$P = 0.007$）[11]。**矫形联合伸展练习组与单独伸展练习组比较**：见伸展练习的益处。**与夜间夹板比较**：我们发现了一篇系统综述（检索日期2002年，1 项随机对照试验，255 人）[1]。此随机对照试验对比了常规矫形组与夜间夹板组。结果很难解释因为两组的退出率有很大不同（夜间夹板组26%，矫形组7%），并且我们无法报告维持原随机分组分析[14]。

害处 没有随机对照试验报道有关害处。

评论 我们发现一项随机对照试验对比了足跟垫组与石膏管形组（常规制造）[15]。然而，在基础体重组（8.6kg）与足跟痛严重性相关组间的平均体重方面有显著性差异。这使得结果很难解释。

选择治疗 6　足跟垫与足跟杯组

一篇系统综述没有发现随机对照试验对比了足跟垫与足跟杯组与安慰剂组、无治疗组或皮质类固醇注射组的治疗效果。一项随机对照试验发现足跟垫组与足跟杯联合皮质类固醇组对于缓解疼痛没有显著性差异。一项随机对照试验提供了足跟垫组与皮质类固醇联合局麻（单独使用或与非甾体抗炎药联合应用）组相比临床重要性不够充分的证据。一项随机对照试验发现与单独伸展练习组相比，第8周时伸展练习联合足跟垫（混入硅油，橡胶或毡制品）更加改善了症状。一项随机对照试验发现与常规矫形联合伸展练习组相比，第8周时足跟垫联合伸展练习组更加减轻了疼痛。一项随机对照试验发现与足跟垫联合扑热息痛相比，第 8 周时足跟垫联合矫形组更加减轻了疼痛。

益处 **与安慰剂组或无治疗组比较**：我们发现了一篇系统综述（检索日期2002年）[1]，综述没有发现随机对照试验[1]。**与皮质类固醇注射组比较**：我们发现了 一篇系统综述（检索日期2002年）[1]，综述没有发现随机对照试验[1]。**与足跟垫联合皮质类固醇注射组比较**：见皮质类固醇注射益处。**与皮质类固醇注射联合局麻比较**：见皮质类固醇注射联合局麻的益处。**足跟垫联合疼痛治疗组与皮质类固醇联合局麻联合非甾体抗炎药组比较**：见皮质类固醇注射联合局麻的益处。**鞋跟足跟垫联合伸展练习组与单独伸展练习组比较**：见拉伸练习的益处。**足跟垫联合伸展练习组与矫形器联合伸展练习组比较**：石膏管型（定制的鞋内垫）的益处。**足跟垫联合矫形器组与足跟垫联合疼痛药物治疗组比较**：见铸型矫形器（定制的鞋内垫）的益处。**足跟垫联合矫形器组与皮质类固醇激素注射联合局麻联合非甾体抗炎药组比较**：见皮质类固醇激素注射＋局麻的益处。**足跟垫联合皮质类固醇激素注射联合局麻组与皮质类固醇激素注射联合局麻组较**：见：皮质类固醇激素注射联合局麻的益处。

害处 随机对照试验中没有一项报告害处。

评论 足跟杯G和足跟垫G可以用不同的材料来制作，但是橡胶，粘弹性物和硅树脂可以当作预制的鞋垫购进。足底病医生或者矫正器修配者有时使用毡和泡沫塑料来制造足跟垫。我们发现一项随机对照试验比较了足跟垫和矫形器，但是结果很难解释。见石膏管型（定制的鞋内垫）的评论。

选择治疗 7　体外冲击波疗法

一篇系统综述和后来四项关于在足跟痛患者中体外冲击波疗法的随机对照试验没有提供足够的证据来评定体外冲击波疗法和安慰剂在疼痛上的效果。两项随机对照试验发现有限的证据：高剂量的体外冲击波疗法与低剂量的体外冲击波疗法比起来能够减低压痛和行走痛的积分，但是这些效果的临床重要性不清楚。

益处 **与安慰剂相比**：我们发现了一篇系统综述[1]（检索日期2002年，有 4 项随机对照试验[20, 25]）和四项随后的随机对照试验比较了体外冲击波疗法G(ESWT)和安慰剂或者伪治疗（见表1）[16-19]。随机对照试验没有提供足够的证据来评价体外冲击波疗法的临床效果。**不同的剂量比较**：我们发现了一篇系统综述（检索日期2002年，两项随机对照试验）。第一项被综述收录的随机对照试验（50人）在有顽固足跟疼痛的患者中比较了三次500脉冲（赫兹）和3次100脉冲（能量密度都为0.08MJ/mm^2）。6周时在压痛上没有发现有显著性差异（10cm视觉模拟评分：平均差－0.4cm，95%CI：－2.0～1.2cm），12周时亦同（平均差－1.4cm，95%CI：－3.0～0.2cm）。在6周时也发现在行走疼痛上没有显著性差异（平均差－0.8cm，95%CI：－2.4～0.7cm），12周亦同（平均差－0.9cm，95%CI：－2.5～0.7cm），12个月时行走痛积分提示较高剂量的体外冲击波治疗有少量的长期效果（100mm视觉模拟评分法：平均差－2.0cm，95%CI：－3.7～－0.2cm）。第二项随机对照试验（119位有顽固足跟痛的患者）比较了0.08mj/mm^2 1000脉冲和10脉冲。每周这些治疗给予3次。发现压痛在较高剂量的治疗上在0～12周内有很大的改善（100mm视觉模拟评分：平均差－4.7cm，95%CI：－5.4～－4cm）。

害处 没有局麻的体外冲击波治疗是很痛苦的。一项随机对照试验报告两位患者在接受体外冲击波治疗时有热或者麻木的感觉或者皮肤有瘀伤，一位接受安慰剂的患者在足跟和踝部有灼热的感觉。一项随机对照试验报告体外冲击波治疗比伪治疗有显著的不良反应（OR 2.26，95%CI：1.02～5.18）。不良反应包括：皮肤变红、疼痛和局部水肿，及相对较少出现的头晕、睡眠障碍、血肿、恶心和脱发等。

评论 体外冲击波治疗的有效性是有限的。与体外冲击波治疗有关的疼痛和程序上的差异提示第一项安慰剂控制的随机对照试验可能没有维持单盲。一项大的随机对照试验报告了接受体外冲击波治疗的人群中不使用疼痛药物的人数有很大的增加（通过在10和12周之间的使用来计算：体外冲击波治疗组70% v 伪治疗组35%）[25]。对一项随机对照试验的长期随访（78/119[包括了66%的人]）发现5年时高剂量人工加压组与低剂量体外冲击波治疗组相比显著性减轻了疼痛（100mm视觉模拟评分:平均差－20cm，95%CI：－28～11cm）。然而在两组中给对于治疗无反应的人们额外治疗会导致潜在的不确定反应[23]。

选择治疗 8　手术治疗

一篇系统综述没有发现报道外科治疗足跟痛随机对照试验。

益处 我们发现了一篇系统综述（检索日期2002年），综述没有发现手术治疗足跟痛的随机对照试验[1]。

害处 我们发现了一篇系统综述（检索日期2002年），综述没有发现手术治疗足跟痛的随机对照试验[1]。

评论 此系统综述收录了很多关于手术治疗慢性足跟痛的观察研究。其中一项最大的观察研究（76人）对比了内镜下筋膜切开术与传统足底筋膜切开术术后并发症的发生率[26]。发现与传统手术治疗相比，内镜筋膜切除术的严重并发症（疼痛复发，神经炎与感染）要少得多（每项步骤的严重事故：内镜筋膜切除术为11/66[17%]，传统外科治疗为9/26[35%]）。

选择治疗 9　激光治疗

一篇系统综述收录的小型随机对照试验发现激光治疗组与安慰剂组比较没有显著性差异。

益处 **与安慰剂比较**：我们发现了一篇系统综述（检索日期2002年，1项随机对照试验，32人）。此随机对照试验包括了疼痛至少1个月的病人；足底筋膜原位有压痛；跟骨中前下方边缘疼痛；刀割样痛；活动后或晨起时局部或双侧或脚前方疼痛[1]。它对比了低强度激光治疗（30mW连续二极管激光）组与安慰剂组（无效激光治疗），但没有发现在效果上有显著性差异的证据（没有报道数据）。

害处 此随机对照试验报道了96%的人没有不良反应，4%的人在治疗过程中或治疗后有"轻微反应"[1]。

评论 无。

选择治疗 10　超声波

一篇系统综述收录的随机对照试验发现超声波组与伪超声波组比较在改善疼痛方面没有显著性差异。

益处 **与安慰剂比较**：我们发现了一篇系统综述（检索日期2002年）收录的一项随机对照试验（19人，其中7人有双侧足跟痛）[1]。它对比了超声波组（4周内采取8种治疗：剂量0.5W/cm^2，脉冲1：4，8分钟3MHz）与同样数量的伪超声（只有机器上的时间表被激活）组。包含的标准为：晨起负重或按压引起的从足跟内侧结节发出的放射性疼痛。它发现超声波组与伪超声波组比较没有显著性差异（100mm视觉模拟评分：平均差0.1cm，95%CI：－1.8～2.1cm）[1]。

害处 此随机对照试验没有评估害处[1]。

评论 无。

选择治疗 11　夜间夹板固定

一项随机对照试验发现，夜间夹板固定联合非甾体抗炎药组与单独使用非甾体抗炎药组在三个月以后，疼痛改善没有显著性差异。一项随机对照试验来比较夜间夹板固定和矫形器没有提供充足的证据。

益处 **夜间夹板固定加用非甾体抗炎药与单独使用非甾体抗炎药比较**：我们发现了一篇系统综述（检索日期2002年，1项随机对照试验）。该试验（116人有顽固的足跟痛）比较了两种治疗方法，一种是用一个夜间夹板，使踝关节背屈5°，每晚都使用共3个月；一种是不使用夜间夹板。所有参与者都接受了踝背屈的训练以及非甾体抗炎药（吡罗昔康20mg/d共30天）。该试验发现用或不用夜间夹板，疼痛没有显著性差异（RR 1.0，95%CI：0.8～1.3）。**矫形器**：见铸型矫形器（定制的鞋内垫）的好处。

害处 随机对照试验没有评定害处[1]。

评论 第一项随机对照试验仅研究了大多数具有双侧症状性主诉的人足，因为同时使用两项夜间夹板会有潜在的不便和很差的依从性[2]。

词汇表

跟腱伸展（achilles tendon stretching）：将前脚掌站立于台阶使足跟部下垂一个台阶距离，保持膝关节伸直。或面向墙站立，前倾使跟腱伸展，并将患侧腿置于健侧腿后方。对于扁平足患者采取前一种方法。

石膏管型（casted orthoses）：用聚氨酯或者类似材料为足部做负铸型。

体外冲击波治疗（extracorporeal shock wave therapy, ESWT）：冲击波是脉冲的声波，可以消耗不同声阻抗的两项物体界面上的机械能。

足跟杯（heel cups）：预制的橡胶足跟杯（比粘弹性的足跟垫结实）可以向上伸展足跟的两边并围住纤维脂肪性的跟垫。

足跟垫（heel pads）：预制的粘弹性的足跟垫是用延展性材料制作的。跟垫也可以由半压缩毡、海绵、橡胶和硅树脂构成。

足底筋膜伸展（plantar fascia stretching）：坐位将受累的腿交叉在另一条腿上，把受累侧手指交叉与足趾底部（跖趾关节远端），并向背侧拉足趾直到足弓可以感受到伸展，从而完成伸展。

参考文献

1. Crawford F, Thomson C. Interventions for treating plantar heel pain (Cochrane Review). In: The Cochrane Library, Issue 3, 2004. Chichester, UK: John Wiley & Sons, Ltd. Search date 2002; primary sources Medline, Embase, the Cochrane Library, hand searches of four podiatry journals to 1998 plus contact with UK schools of podiatry to identify dissertations on the management of heel pain, and investigators in the field to identify unpublished data or research in progress.
2. Wolgin M, Cook C, Graham C, et al. Conservative treatment of plantar heel pain: long term follow up. *Foot Ankle Int* 1994;15:97–102.
3. Fadale PD, Wiggins MD. Corticosteroid injections: their use and abuse. *J Am Acad Orthop Surg* 1994;2:133–140.
4. Sellman JR. Plantar fascial rupture associated with corticosteroid injection. *Foot Ankle Int* 1994;15:376–381.
5. Acevedo JI, Beskin JL. Complications of plantar fascial rupture associated with steroid injection. *Foot Ankle Int* 1998;19:91–97.
6. McCauley WA, Gerace RV, Scilley C. Treatment of accidental digital injection of epinephrine. *Ann Emerg Med* 1991;6:665–668.
7. Crawford F, Atkins D, Young P, et al. Steroid injection for heel pain: evidence of short term effectiveness. A randomised controlled trial. *Rheumatology* 1999;38:974–977.
8. Kriss S. Heel pain: an investigation into its etiology and management [thesis]. London: University of Westminster, 1990.
9. Black AJ. A preliminary study of the comparative effects of steroid injection versus orthosis (Viscoheel sofspot) on plantar fasciitis [dissertation]. Belfast: Queen's University, 1996.
10. Lynch DM, Goforth WP, Martin JE, et al. Conservative treatment of plantar fasciitis. A prospective study. *J Am Podiatr Assoc* 1998;88:375–380.
11. Pfeffer G, Bacchetti P, Deland J, et al. Comparison of custom and prefabricated orthoses in the initial treatment of proximal plantar fasciitis. *Foot Ankle Int* 1999;20:214–221.
12. Porter D, Barrill E, Oneacre K, et al. The effects of duration and frequency of Achilles tendon stretching on dorsiflexion and outcome in painful heel syndrome: a randomized, blinded, controlled study. *Foot Ankle Int* 2002;23:619–624.
13. DiGiovanni BF, Nawoczenski DA, Lintal ME, et al. Tissue-specific plantar fascia stretching exercises enhances outcomes in patients with chronic heel pain. *J Bone Joint Surg* 2003;85A:1270–1277.
14. Martin J, Hosch J, Goforth W, et al. Mechanical treatment of plantar fasciitis. A prospective study. *J Am Podiatr Med Assoc* 2001;91:55–62.
15. Turlik M, Donatelli T, Veremis M. A comparison of shoe inserts in relieving mechanical heel pain. *Foot* 1999;9:84–87.
16. Haake M, Buch M, Scvhoellener C, et al. Extracorporeal shock wave therapy for plantar fasciitis: randomized controlled multicentred trial. *BMJ* 2003;327:75.
17. Rompe J, Decking J, Schollner C, et al. Shockwave application for chronic plantar fasciitis in running athletes. *Am J Sports Med* 2003;31:268–275.
18. Buch M, Knorr U, Fleming L, et al. Extracorporeal shock wave therapy in the treatment of symptomatic heel spur — a review. *Orthopade* 2002;31:637–644.
19. Abt T, Hopfenmukker W, Mellerowicz H. Shock wave therapy for recalcitrant plantar fasciitis with heel spur: a prospective randomized placebo-controlled double-blind study. *Z Orthop* 2002;140:548–554. [In German]
20. Speed CA, Nichols D, Wies J, et al. Extracorporeal shock wave therapy for plantar fasciitis. A double blind randomised controlled trial. *J Orthop Res* 2003;21:937–940.
21. Rompe JD, Hopf C, Nafe B, Burger R. Low-energy extracorporeal shock wave therapy for painful heel: a prospective controlled single blind study. *Archives Orthopaedic Trauma Surgery* 1996;115:75–79.
22. Krischeck O, Rompe JD, Herbsthrofer B, et al. Symptomatic low-energy shockwave therapy in heel pain and radiologically detected plantar heel spur. *Z Orthop Ihre Grenzgeb* 1998;136:169–174. [In German]
23. Rompe JD, Kulmer K, Riehle HM, et al. Effectiveness of low-energy extracorporeal shockwaves for chronic plantar fasciitis. *Foot Ankle Surg* 1996;2:215–221.
24. Buchbinder R, Ptasnik R, Gordon J, et al. Ultrasound-guided extra corporeal shock wave therapy for plantar fasciitis. A randomized controlled trial. *JAMA* 2002;288:1364–1372.
25. Odgen J, Alvarex R, Levitt R, et al. Shock wave therapy for chronic

proximal plantar fasciitis. *Clin Orthop Related Res* 2001;1:47–59.
26. Kinley S, Frascone S, Calderone D, et al. Endoscopic plantar fasciotomy versus traditional heel spur surgery: a prospective study. *J Foot Ankle Surg* 1993;32:595–603.
27. Probe RA, Baca M, Adams R, et al. Night splint treatment for plantar fasciitis. *Clin Orthop* 1999;368:191–195.

原作者
Fay Crawford
Senior Research Fellow
Tayside Centre for General Practice
Dundee
UK

利益冲突：没有声明。

表1 体外震波治疗（ESWT）与安慰剂组随机对照试验结果（参见正文）

参考文献	试验人数	EWST 剂量	结果
16	272	3 × 4000 次；0.08mJ/mm^2；每2周一次	ESWT组与安慰剂组在治疗后6周和12周时的晨间痛和压痛症状方面无明显差异（6周时 WMD：+0.03，95%CI －0.45～+1.05；12周时 WMD：－0.50，95%CI －1.30～+0.30）
17	45	6300 次；0.16mJ/mm^2；4Hz；每3周一次	治疗后6个月时ESWT组较安慰剂组明显减轻晨间痛症状（10分疼痛评分 WMD：－2.6, 95%CI －3.7～－1.4）
18	150	单次治疗，300次；强度递增；后行3500次；0.36mJ/mm^2, 240Hz	治疗后3个月时ESWT组和安慰剂组无明显差别（10分 VAS：－0.70, 95%CI －1.66～+0.26）
19	32	1000 次；0.8mJ/mm^2	在治疗后48周时，ESWT组较安慰剂组显著减轻静息痛（10cmVAS平均得分[0cm=无痛，10cm=剧痛]：ESWT组0.7cm，安慰剂组1.8cm；$P=0.01$）。在48周时ESWT组较安慰剂组显著提高活动耐受能力（ESWT组行走>60分钟 AR:15/17[88%]，安慰剂组 8/15[53%] 没有报告两者显著性差异）
20	88	1500 次；0.12mJ/mm^2	治疗后6个月 ESWT组与安慰剂组差异没有显著性差异（100mm的 VAS平均缩短距离：ESWT 39mm，安慰剂组41mm；p值没有统计学差异）
21	36（6人退出试验）	1000 次；0.06mJ/mm^2	治疗后6周时 ESWT组较安慰剂组显著减轻疼痛症状，延长无痛行走时间。（$P<0.005$）
24	166	1000 次；0.08mJ/mm^2 每3周一次	治疗后12周 ESWT组与安慰剂组没有显著性差异（ESWT与安慰剂组 100mmVAS平均差异 + 0.6mm, 95%CI －10.3mm～+11.5mm）
25	260	1500 次；18kv	缓解疼痛达到>基线50% 且 10cmVAS>4cm，ESWT和安慰剂组无显著性差异（ESWT组 71/119[60%]，安慰剂组 56/116[48%]；RR 1.24, 95%CI 0.97～1.57；《临床证据》重新进行统计学分析）

EWST, 体外震波治疗；VAS, 视觉模拟量表

原发性雷诺现象

检索时间:2004年10月
原作者:Janet pope   姬涛 译   郭卫 校   党耕町 审

问 题

对于原发性雷诺现象的治疗效果如何?

治疗措施及其效果

治疗

益害相当
硝苯地平

效果不明
氨氯地平
地尔硫䓬
运动
烟酸肌醇酯
保暖

莫西赛利(百里胺)
草酸萘呋胺
尼卡地平
哌唑嗪

将在新版中加入
生物反馈
其他药物治疗
继发性雷诺现象
戒烟

主要信息

治疗

- **硝苯地平**:6项随机对照试验发现,经过4~12周的治疗,硝苯地平组的病人在发作频率和严重程度上较安慰剂组都有所降低。与安慰剂组相比,硝苯地平组病人症状改善更明显。但同时也发现,硝苯地平组病人更容易出现不良反应,包括面部潮红、头痛、水肿和心动过速。
- **氨氯地平**:目前还未找到报道氨氯地平疗效的满意的随机对照试验。
- **地尔硫䓬**:目前还未找到报道地尔硫䓬疗效的满意的随机对照试验。
- **运动**:目前还未找到关于运动疗效的随机对照试验。
- **烟酸肌醇酯**:没有足够的证据来确切评估它的疗效。
- **保暖**:目前还未发现关于保暖疗效满意的随机对照试验。
- **莫西赛利**:(百里胺)我们没有找到满意的随机对照试验。
- **草酸萘呋胺**:一项持续2个月的随机对照试验发现,与安慰剂组相比,草酸萘呋胺可以减低雷诺现象发作的持续时间和强度,同时可以降低疾病发作对日常生活的影响。但是,仅仅通过一项随机对照试验,我们还不能对它的疗效做出确切的定论。
- **尼卡地平**:一项持续8周的随机对照试验发现,与安慰剂组相比,它能降低雷诺病发作的频率,但在发作强度的改善上与对照组无显著性差异。另一项随机对照试验发现尼卡地平在发作的频率、强度和持续时间上与对照组无显著性差异,考虑是由于该组试验的样本量太小。
- **哌唑嗪**:一项持续6周的交叉随机对照试验发现与安慰剂组相比,它能减少发作的次数和持续时间,但不能明显降低发作的强度。但是我们也不能依此对它的疗效下定论。

定义 雷诺现象是一种突发性的外周血管痉挛,皮肤出现苍白、发绀和潮红,伴有疼痛和麻木。有很少一部分病人可出现手指和足趾的皮肤破溃(也有病变在耳朵和鼻子)。原发性或特发性雷诺现象(雷诺病)是指单独发病,而继发性雷诺现象(雷诺综合征)是继发于其他基础疾病——多是结缔组织疾病如硬皮病,系统性红斑狼疮,风湿性关节炎或多肌炎。在本文中不包括继发性雷诺现象。

发病率/患病率 原发性雷诺现象的发病率与性别、地区有关。美国的一份大样本研究（4182人）发现9.6%的女性和8.1%男性有症状的患者中，81%患有雷诺现象[1]。在西班牙的一份小样本研究估计该病的发病率在3.7%～4.0%，其中有90%是原发性的[2,3]。一份日本的样本（332男性，731女性）研究发现有3.4%的女性和3.0%男性患有原发性雷诺现象[4]。

病因/危险因素 病因不明[5]，有证据表明该病与基因有关[6,7]，尤其是那些早期发病者（年龄小于40岁）[8]。一项前瞻性的研究（424例雷诺现象患者）发现有73%的人可以在40岁前出现症状[8]。性别方面，女性较男性更易患病（OR：3.0，95% CI：1.2～7.8，来自美国的一项对照研究，235个病例）[9]。日本的一项研究还发现，长期接触产生震动的工具的人，该病的发病率也会增加[10,11]，肥胖病人不易患病[9]。寒冷和情绪激动都会加重症状。

预后 本病发作时症状持续数分钟到数小时不等。一篇系统综述发现13%的长期患病者随后会出现基础性疾病，例如硬皮病[12]。

治疗目的 减少发作的次数和强度；预防组织损伤；最大可能地降低治疗引起的不良反应。

结局 患者每天将发作的频率和强度记录；进行视觉模拟评分。

方法 采用《临床证据》2004年10月的文献检索和评价方案。我们搜集了所有有关氨氯地平、地尔硫䓬、烟酸肌醇酯、莫西赛利、草酸萘呋胺、尼卡地平、硝苯地平以及哌唑嗪的随机对照试验。这些试验有的是与安慰剂对照，有的是将患有雷诺病的患者相互做对比。许多试验中包括了原发和继发性雷诺现象，我们舍去了原发性患者比率小于50%以及出现溃疡的试验组，舍去了试验诱导发作的病例（例如将手泡在冷水中）。一些试验组是将每一种治疗方法的效果相比较，而不是比较不同治疗方法的效果，这些试验将会在评论部分描述。

问 题 对于原发性雷诺现象的治疗效果如何？

治疗选择1 硝苯地平

6项随机对照试验发现，经过4～12周的治疗，硝苯地平组的病人在发作频率和严重程度上较安慰剂组都有所降低。与安慰剂组相比，硝苯地平组病人症状改善更明显。但同时也发现，硝苯地平组病人更容易出现不良反应，包括面部潮红、头痛、水肿和心动过速。

益处 与安慰剂比较：我们找到了6项随机对照试验（457例，451例为原发性，2项平行对照，4项交叉对照，具体见表1）[14-19]。所有的试验均发现硝苯地平较安慰剂可以显著降低平均发病频率[14-19]。另外一项随机对照试验发现它可以降低发作强度[18]，但也有另一项试验硝苯地平与安慰剂相比在发作强度的影响上并无显著性差异[15]。三组试验表明大部分患者反映硝苯地平可以有效改善临床症状[14,15,19]。

害处 共有5项随机对照试验表明大部分使用硝苯地平的患者出现了不良反应[14-17,19]。第一项试验发现与安慰剂相比，绝大多数服用硝苯地平的患者出现了水肿（硝苯地平组24%，安慰剂组0%；$P<0.01$）及潮红（硝苯地平组8%，安慰剂组0%；$P<0.01$）[14]。两位患者在服用了硝苯地平后出现了心动过速。第二项试验发现10/22（45%）患者服用硝苯地平10mg，16/22（72%）服用硝苯地平20mg，6/22（27%）服用安慰剂后会出现副作用[15]。第三项随机对照试验发现硝苯地平组和安慰剂组总体来讲在副作用的发生率上没有显著性差异，但同时发现硝苯地平会增加心悸发生的几率（硝苯地平组7/18 [38.8%]，安慰剂组1/18 [5.5%]；$P<0.05$）[16]。第四项是一项为期8周的硝苯地平组和安慰剂组的交叉对照试验。结果发现，硝苯地平组多数患者出现了显著性差异，包括头痛，潮红，足踝水肿（硝苯地平组14/23 [61%]，安慰剂组2/23 [9%]；$P=0.05$）[17]。第五项试验发现硝苯地平组中，有16/21（76%）的患者出现了显著性差异，而安慰剂组则没有出现[18]。第六项试验（34例）发现硝苯地平组多数患者出现了显著性差异，包括头痛，潮红，足踝水肿（硝苯地平组26/34 [76%]，安慰剂组5/34 [15%]；P值未报道）[19]。

评论 其中一项随机对照试验所包括的6例病例是继发性雷诺现象[19]。

治疗选择2 尼卡地平

一项持续8周的随机对照试验发现，与安慰剂组相比，它能降低雷诺病发作的频率，但在发作强度的改善上与对照组无显著性差异。另一项随机对照试验发现尼卡地平在发作的频率、强度和持续时间上与对照组无显著性差异，考虑是由于该组试验的样本量太小。

益处 我们找到了两项随机对照试验[20,21]。第一项（69个样本，均是原发性雷诺病）发现与对照组相比，尼卡地平能显著降低发作的频率（发作次数/周：4.9 [尼卡地平]，5.8 [安慰剂]；$P=0.02$），同时能够改善总的病残情况（视觉模拟评分；0代表无病残，10cm为完全病残），但是它对于发作强度的改善上没有显著性差异（也是通过量表评估，范围1～4；1代表轻度，4代表重度；[尼卡地平]：1.36，[安慰剂] 1.55，P值无显著性差异）。第二组为期6周的随机对照试验（25人，16例为原发性），尼卡地平组病人服用药物30mg，每天两次，结果发现与安慰剂相比，在发作的频率、强度和持续时间上没有显著性差异（对16例原发性进行了分析；平均发病频率：[尼卡地平] 4.4次/天，[安慰剂] 4.4次/天；平均发作强度，通过最高为10分的疼痛量表评估，0为不痛：[尼卡地平] 3.5，[安慰剂] 3.7；平均发病时间：[尼卡地平] 13分钟，[安慰剂] 11分钟)[21]。该项随机对照试验可能是由于样本量太小导致不能找到尼卡地平与安慰剂的区别。

害处 第一项随机对照试验有7/16（10%）病人因为副作用而退出试验，其中尼卡地平组5个，安慰剂组2个。在第二组临床试验中，3个人由于副作用（潮红、头疼和心悸）而被迫退出，尼卡地平组2个，安慰剂组1个。

评论 在第二项随机对照试验中，有9个是继发性雷诺现象[21]。对于交叉试验的结果应该更仔细的观察，因为不进行交叉分组的试验结果我们并不知道。结果也许没有考虑一些对试验结果有影响的因素，例如：样本量的不足和疾病本身的易变性[20, 21]。

治疗选择3 氨氯地平

目前还未找到报道氨氯地平疗效的满意的随机对照试验。

益处 我们目前还没有找到关于氨氯地平和安慰剂的随机对照试验（见下面评论部分）。

害处 没有找到有说服力的随机对照试验（见下面评论部分）。

评论 我们找到了一项包括24名患者的随机对照试验，其中15个原发性雷诺现象，对服药前后的改变进行观察[22]。结果发现，氨氯地平能显著降低每周的急性发作次数（[服药前]：11.8次/周，[服药后]：8.6；$P<0.001$），同时减轻发作时症状的严重程度（不适程度分数评估，[服药前]：7.8；[服药后]：5.1）。但是该项随机对照试验并没有对组间的疾病发作频率和强度进行分析。同时还发现氨氯地平与足踝部水肿、潮红、头疼相关（[氨氯地平]：10%~20%，[安慰剂]：0%)[22]。该项随机对照试验中包括有继发性雷诺现象，所以它的结果对于原发性雷诺现象也许不适用[22]。

治疗选择4 地尔硫䓬

目前还未找到报道地尔硫䓬疗效满意的随机对照试验。

益处 没有发现满意的随机对照试验（见下面评论部分）。

害处 没有发现满意的随机对照试验（见下面评论部分）。

评论 一项交叉随机对照试验（30人，19名原发性）通过8周的观察发现地尔硫䓬能显著降低发作的次数（[地尔硫䓬]：降低22.9次/月，[安慰剂]：降低4.6次/月；$P=0.01$）。同时，它能减少发作时的持续时间（[地尔硫䓬]：减少444分钟/月，[安慰剂]：较少160分钟/月；$P<0.01$）。该项随机对照试验需要向参加人仔细解释，因为试验是观察用药前后的结果，并不光是临床治疗（8/30 [27%] 的人因此而退出）。两名患者因为服用地尔硫䓬出现了副作用（头疼和潮红）而退出试验。这项随机对照试验包括了继发性雷诺现象，所以它的结果对于原发性雷诺现象也许不完全适用。

治疗选择5 草酸萘呋胺

一项持续2个月的随机对照试验发现，与安慰剂组相比，才可以减低雷诺现象发作持续的时间和强度，同时可以降低疾病发作对日常生活的影响。但是，仅仅通过一项试验，我们还不能对它的疗效做出确切的定论。

益处 我们找到了一组临床试验（102人，87名原发性），对服用草酸萘呋胺600mg/d的患者和安慰剂组进行为期2个月的比较。[24]结果发现，草酸萘呋胺能显著降低发作的强度（$P<0.001$）和症状的持续时间（$P<0.05$），同时还能减少发作时对日常生活的影响（$P<0.05$)[24]。

害处 该组临床试验没有发现草酸萘呋胺的不良反应[24]。

评论 这项随机对照试验包括了继发性雷诺现象，所以它的结果对于原发性雷诺现象也许不完全适用。

治疗选择6 烟酸肌醇酯

随机对照试验没有找到足够的证据来确切评估它的疗效。

益处 我们找到了2项随机对照试验。第一项（23名原发性）是在冬天进行的，它将每天服用4g烟酸肌醇酯的患者与安慰剂组进行为期84天的观察[25]。结果发现，烟酸肌醇酯的患者在发作的次数和强度都少于对照组，但是区别并不具备统计学差异。可能是由于改组样本量较小的缘故。第二项随机对照试验（65人，54名原发）发现，多数服用了烟酸肌醇酯（2g，2次/天）的患者症状有改善（通过一个满分为5分的量表评估，0=[无症状]，5=[严重]），但是区别并不具备统计学差异（[烟酸肌醇酯]：19/34 [56%] 评分在0~1之间；[安慰剂]：11/33 [33%] 评分在0~1之间）。

害处 第一项随机对照试验没有发现烟酸肌醇酯的副作用[25]。在第二组中，有3名患者因为服用烟酸肌醇酯而出现了副作用，被迫退出试验，包括胃肠道紊乱和头晕眼花，在服用安慰剂的患者中也出现了1名因为副作用而退出的[26]。

评论 第二项随机对照试验包括了继发性雷诺现象，所以它的结果对于原发性雷诺现象也许不完全适用[26]。

治疗选择7 哌唑嗪

一项持续6周的交叉随机对照试验发现与安慰剂组相比，它能减少发作的次数和持续时间，但不能明显降低发作的强度。

但是我们也不能依此对它的疗效下定论。

益处 我们找到了一项哌唑嗪（1mg，2次/天）和安慰剂比较的随机对照试验（24人，14名原发）[27]。通过6周的研究发现，与安慰剂相比，哌唑嗪能显著降低发作的平均次数（[哌唑嗪]：2.5次/天，[安慰剂]：4.1次/天；$P=0.03$）和症状的持续时间（[哌唑嗪]：21.9分钟，[安慰剂]：29.9分钟；$P=0.02$）。但是二者在缓解强度上没有显著性差异（通过一个满分10分的量表评估，0=无痛，[哌唑嗪]：4.1，[安慰剂]：4.8；$P=0.11$）。

害处 该项随机对照试验中，服用哌唑嗪的患者50%出现了不良反应，包括头晕眼花、心悸，而安慰剂组有29%的患者出现了不良反应。

评论 对于交叉试验的结果应该更仔细地观察，因为不进行交叉分组的试验结果我们并不知道。结果也许没有考虑一些对试验结果有影响的因素，例如：样本量的不足和疾病本身的易变性[27]。该项随机对照试验包括了继发性雷诺现象，所以它的结果对于原发性雷诺现象也许不完全适用。

治疗选择8　莫西赛利（百里胺）

我们没有找到满意的随机对照试验。

益处 没有找到报道莫西赛利临床结局的随机对照试验。
害处 没有找到满意的随机对照试验。
评论 无。

治疗选择9　保暖

我们没有找到满意的保暖疗效的随机对照试验。

益处 没有找到符合我们标准的随机对照试验。
害处 没有找到随机对照试验。
评论 无。

治疗选择10　锻炼

目前还未发现关于运动疗效的满意的随机对照试验。

益处 没有找到随机对照试验。
害处 没有找到随机对照试验。
评论 无。

参考文献

1. Brand FN, Larson MG, Kannel WB, et al. The occurrence of Raynaud's phenomenon in a general population: the Framingham Study. *Vasc Med* 1997;2:296–301.
2. Rodriguez Garcia JL, Sabin Ruiz J. [Raynaud's phenomenon.] *Rev Clin Esp* 1989;184:311–321.
3. Riera G, Vilardell M, Vaque J, et al. Prevalence of Raynaud's phenomenon in a healthy Spanish population. *J Rheumatol* 1993;20:66–69.
4. Inaba R, Maeda M, Fujita S, et al. Prevalence of Raynaud's phenomenon and specific clinical signs related to progressive systemic sclerosis in the general population of Japan. *Int J Dermatol* 1993;32:652–655.
5. Wigley FM. Raynaud's phenomenon. *Curr Opin Rheumatol* 1993;5:773–784.
6. Smyth AE, Hughes AE, Bruce IN, et al. A case-control study of candidate vasoactive mediator genes in primary Raynaud's phenomenon. *Rheumatology (Oxford)* 1999;38:1094–1098.
7. Freedman RR, Mayes MD. Familial aggregation of primary Raynaud's disease. *Arthritis Rheum* 1996;39:1189–1191.
8. Planchon B, Pistorius Ma, Beurrier P, et al. Primary Raynaud's phenomenon. Age of onset and pathogenesis in a prospective study of 424 patients. *Angiology* 1994;45:677–686.
9. Keil JE, Maricq HR, Weinrich MC, et al. Demographic, social and clinical correlates of Raynaud phenomenon. *Int J Epidemiol* 1991;20:221–224.
10. Komura Y, Yoshida H, Nagata C, et al. Differences in the prevalences of Raynaud's phenomenon in general; populations living in a mountain area and in a plain area. [in Japanese] *Nippon Koshu Eisei Zasshi* 1992;39:421–427.
11. Mirbod SM, Inaba R, Iwata H. A study on the vibration-dose limit for Japanese workers exposed to hand-arm vibration. *Ind Health* 1992;30:1–22.
12. Spencer-Green G. Outcomes in primary Raynaud phenomenon: a meta-analysis of the frequency, rates, and predictors of transition to secondary diseases. *Arch Intern Med* 1998;158:595–600. Search date 1996; primary sources Medline and hand searches of bibliographies of articles retrieved.
13. Merkel PA, Herlyn K, Martin RW, et al. Measuring disease activity and functional status in patients with scleroderma and Raynaud's phenomenon. *Arthritis Rheum* 2002;46:2410–2420.
14. Raynaud's Treatment Study Investigators. Comparison of sustained-release nifedipine and temperature biofeedback for treatment of primary Raynaud phenomenon. Results from a randomized clinical trial with 1-year follow-up. *Arch Intern Med* 2000;160:1101–1108.
15. Challenor VF, Waller DG, Hayward RA, et al. Vibrotactile sensation and response to nifedipine dose titration in primary Raynaud's phenomenon. *Angiology* 1989;40:122–128.
16. Sarkozi J, Bookman AA, Mahon W, et al. Nifedipine in the treatment of idiopathic Raynaud's syndrome. *J Rheumatol* 1986;13:331–336.
17. Corbin DO, Wood DA, Macintyre CC, et al. A randomized double

blind cross-over trial of nifedipine in the treatment of primary Raynaud's phenomenon. *Eur Heart J* 1986;7:165–170.
18. Gjorup T, Kelbaek H, Hartling OJ, et al. Controlled double-blind trial of the clinical effect of nifedipine in the treatment of idiopathic Raynaud's phenomenon. *Am Heart J* 1986;111:742–745.
19. Waller DG, Challenor VF, Francis DA, et al. Clinical and rheological effects of nifedipine in Raynaud's phenomenon. *Br J Clin Pharmacol* 1986;22:449–454.
20. French Cooperative Multicenter Group for Raynaud Phenomenon. Controlled multicenter double-blind trial of nicardipine in the treatment of primary Raynaud phenomenon. *Am Heart J* 1991;122:352–355.
21. Wollersheim H, Thien T. Double-blind placebo-controlled crossover study of oral nicardipine in the treatment of Raynaud's phenomenon. *J Cardiovasc Pharmacol* 1991;18:813–818.
22. La Civita L, Pitaro N, Rossi M, et al. Amlodipine in the treatment of Raynaud's phenomenon. A double-blind placebo-controlled crossover study. *Clin Drug Invest* 1997;13:126–131.
23. Rhedda A, McCans J, Willan AR, et al. A double blind controlled crossover randomized trial of diltiazem in Raynaud's phenomenon. *J Rheumatol* 1985;12:724–727.
24. Davinroy M, Mosnier M. Double-blind clinical-evaluation of naftidrofuryl in Raynaud's phenomenon. *Sem Hop Paris* 1993;69:1322–1326. [In French]
25. Sunderland GT, Belch JJF, Sturrock RD, et al. A double blind randomised placebo controlled trial of Hexopal in primary Raynaud's disease. *Clin Rheumatol* 1988;7:46–49.
26. Murphy R. The effect of inositol nicotinate (Hexopal) in patients with Raynaud phenomenon- a placebo-controlled study. *Clin Trials J* 1985;22:521–529.
27. Wollershiem H, Thien T, Fennis J, et al. Double-blind, placebo-controlled study of prazosin in Raynaud's phenomenon. *Clin Pharmacol Ther* 1986;40:219–225.

原作者

Janet Pope
Rheumatologist
St Joseph's Health Care Rheumatology Centre
London
Ontario
Canada

利益冲突：没有声明。

表1 硝苯地平与安慰剂的随机对照试验[14-19]

标号	干预措施	人数	试验设计	持续时间/周	结果	评论
14	硝苯地平（30mg/天，连续2周逐渐调整到按周服用，可以2次/周或依据不良反应情况适当调整）；与安慰剂；生物反馈或假生物反馈比较	313个原发性	水平	56	发作频率：[硝苯地平] 0.07次/天，[安慰剂] 0.21次/天，$P<0.001$ 主观评价：[硝苯地平] 51/70（73%）人认为有改善，[安慰剂] 54/164（33%）人认为有改善，$P<0.001$	发作频率：与前一次发作间隔至少30分钟并且出现了一系列与雷诺现象相符的症状时被定义为一次发作。主观评价：没有进行意向分析；没有提到中途退出
15	硝苯地平（10mg，每天2次，持续3周，然后20mg，每天2次，持续3周）；与安慰剂比较	22名原发性	交叉	6	发作频率：[硝苯地平] 4.4次/周，[安慰剂] 7.3次/周，$P<0.01$；发作强度：[硝苯地平] 1.7，[安慰剂] 1.9，P值无显著性差异；主观评价：[硝苯地平] 12/22（54%）人认为较安慰剂更有效，$P<0.01$	强度：1~3量表评定：1=轻度，2=中度，3=重度；主观评价：用5分量表评定
16	硝苯地平（10mg，每天3次，5周后增加到20mg，每天3次，如果没有增长）；与安慰剂比较10周	39名原发性	平行	10	发作频率：[硝苯地平] 平均减少率48%，[安慰剂] 25%，$P<0.05$	没有直接关于硝苯地平和安慰剂的对比，试验结果是基于治疗前后的变化
17	硝苯地平（5mg，3次/天，持续1周；接着10mg，3次/天，持续1周；然后15mg，3次/天，持续1周）；与安慰剂比较	23名女性原发性	交叉	8	在治疗的最后两周内，发作频率：[硝苯地平] 2.3次/周，[安慰剂] 5.0次/周，$P<0.01$；	交叉前的结果未知*
18	硝苯地平（20 mg，2次/天，持续1周；如果没有不良反应出现，可以加至40 mg，2次/天，持续1周）；与安慰剂比较	26名原发性	交叉	4	发作频率：[硝苯地平] 0~3.64次/天，[安慰剂] 0.57-5.71次/天，$P<0.01$；发作强度：最严重时[硝苯地平] 0~7.00级，[安慰剂] 1.00-8.14级，$P<0.01$	强度：通过10分量表评估，0=最小，0=最大；交叉前的结果未知*
19	硝苯地平（20mg，2次/天，持续8周）；安慰剂（与服用2周	34人，28名原发性	交叉	12	发作频率：[硝苯地平] 7.5次/周，	主观评价：由5分量表衡量；交叉前的结果未知

(续表)

标号	干预措施	人数	试验设计	持续时间/周	结果	评论
	后退出)比较				[安慰剂] 10.0 次/周，$P<0.001$；**主观评价**：[硝苯地平] 20/29（69%）人认为较安慰剂更有效，$P<0.001$	*；试验包括了继发性雷诺现象，所以结果对于原发性雷诺现象也许不完全适用

*结果没有考虑到一些对试验结果有影响的因素，例如：样本量的不足和雷诺现象本身的易变性。

肩 痛

检索时间：2005年2月
原作者：Cathy Speed　姬涛 译　郭卫 校　党耕町 审

问 题

治疗效果如何？

治疗措施及其效果

治疗

很可能有效
体外震波治疗
激光治疗
"冰冻肩"患者麻醉下推拿联合关节囊内注射
物理治疗（手法治疗，锻炼）
外科关节镜下减压

效果不明
关节镜下激光肩峰下减压
电刺激
冰敷
关节内注射激素
关节内注射胍乙啶
关节内注射非甾体抗炎药（NSAID）
多学科的生物心理社会康复训练

阿片类止疼药
口服皮质激素
口服非甾体抗炎药（NSAID）
对乙酰氨基酚
超声药物透入疗法
肩峰下激素注射
局部外用非甾体抗炎药（NSAID）
经皮硝酸甘油疗法
超声治疗

将在新版中加入
针刺
肌筋膜激发点注射
区域神经阻滞
特殊肩关节疾病的外科治疗

见词汇表 G

主要信息

　　肩痛不是具体的诊断名称。对于某种肩关节疾病的治疗，疗效研究需要进行设计完善双盲的随机对照试验。系统综述发现大多数随机对照试验设计欠佳，研究样本和疗效评价存在明显的异质性。对非特异性肩痛的大多数治疗方法疗效评价尚缺乏充分的证据。

治疗

◆ **体外震波治疗**：随机对照试验发现高能和低能体外震波较安慰剂组能减轻疼痛，改善肩关节功能，减轻钙化。高能震波疗效可能好于低能震波。

◆ **激光治疗**：一篇系统综述发现3项关于激光治疗的随机对照试验。其中2项发现与安慰剂组比较激光治疗后2～3周疼痛减轻，另外一项随机对照试验发现治疗后8周时无显著性差异，尽管该差异缺乏统计学意义。另外一项随机对照试验发现与安慰剂组比较激光治疗在治疗后1个月时会加快恢复速度。

◆ **"冰冻肩"患者麻醉下推拿联合关节囊内注射**：一项随机对照试验发现，对于"冰冻肩"患者，麻醉下推拿联合关节囊内注射氢化可的松与仅进行关节内注射氢化可的松在3个月时比较会明显加快恢复速度。另一项随机对照试验发现有限的证据支持较仅进行推拿或推拿联合关节内注射甲强龙的患者比较，接受麻醉下推拿联合关节内注射生理盐水患者关节活动度改善，疼痛缓解和恢复正常活动的机会要多。

◆ **物理治疗（手法治疗，锻炼）**：一项关于混合型肩痛患者的随机对照试验发现物理疗法与未予以任何治疗患者症状于治疗第4周时比较明显缓解。另一项关于肩袖相关疾病的随机对照试验发现保护下锻炼行为疗法联合疼痛治疗在第6个月和2.5年时较假激光疗法更能改善疼痛症状和肢体功能。另一项较弱的随机对照试验比较Maitland活动，皮质醇，冰敷疗法和无任何治疗措施的证据不够充分。第四项随机对照试验研究未提供充足的证据比较家庭锻炼联合口服皮质醇疗法与单独家庭疗法。第六项随机对照试验发现物理疗法和外科关节镜减压治疗在第6个月和2.5年时就疼痛缓解和功能恢复方面没有显著性差异。第七项随机对照试验发现物理治疗与肩峰下注射皮质醇加用利多卡因比较没有显著性差异，该评价是在这些患者治疗后6个月再次就诊时明确的，再次就诊的原因是单侧肩痛，但是该研究发现理疗可以减少重复就诊的可能。随机对照试验发现理疗较关节内注射皮质醇在减轻疼痛症状改善功能方面在6～7周时效果欠佳，但在12个月时不再有显著性差异。

- ◆ **外科关节镜下减压**：一项随机对照试验发现对于肩袖疾病患者有经验的外科医生进行关节镜下肩峰减压手术，并在术后进行物理治疗在6个月及2.5年时较假激光疗法可以明显减轻疼痛改善功能，但较保护下的锻炼无显著性差异。一项小型随机对照试验发现在肩袖修复后进行关节镜下肩峰下减压并不会改善功能。
- ◆ **关节镜下激光肩峰下减压**：一篇系统综述发现关于关节镜下肩峰下减压没有相关的随机对照试验。
- ◆ **电刺激**：一篇系统综述收录了3项不够严格的随机对照试验结果发现对于肩痛患者进行电刺激治疗没有足够的证据证明其有效性。
- ◆ **冰敷**：一项小规模的随机对照试验并未提供充分的证据来评价冰敷疗效。
- ◆ **关节内注射激素**：两项随机对照试验提供了不充分的证据来评价关节内激素治疗的效果，治疗联合或不联合局部麻醉或理疗与安慰剂组或单用局部麻醉患者比较。随机对照试验发现关节内注射皮质醇联合理疗会在6～7周时缓解疼痛改善功能，但两组在12个月时无显著性差异。
- ◆ **关节内注射胍乙啶**：我们没有发现关于非关节炎性肩痛利用该疗法疗效的系统综述和随机对照试验。
- ◆ **关节内注射非甾体抗炎药（NSAID）**：我们没有发现关于关节内非甾体抗炎药在肩痛治疗方面的系统综述和随机对照试验。
- ◆ **多学科的生物心理社会康复训练**：一篇系统综述发现没有高质量的随机对照试验就肩痛患者进行多学科生物心理社会康复疗法进行研究。
- ◆ **阿片类止疼药**：我们没有发现关于阿片类止痛药在肩痛治疗方面的系统综述和随机对照试验。
- ◆ **口服皮质激素**：三项随机对照试验提供了不充分的证据评价口服皮质醇激素在肩痛治疗中的疗效。皮质醇的不良反应被明确指出。
- ◆ **口服非甾体抗炎药（NSAID）**：我们发现口服非甾体抗炎药在肩痛治疗中的作用效果仅有非决定性的证据。一篇收录了两项弱随机对照试验的系统综述发现肩痛患者口服非甾体抗炎药组和安慰剂组在第4周时无显著性差异。但是3项随机对照试验发现口服氟比洛芬，塞来考昔和萘普生较安慰剂组在急性肌腱炎和（或）肩峰下滑囊炎减轻疼痛方面均有着更明显的效果。
- ◆ **对乙酰氨基酚**：我们没有发现关于对乙酰氨基酚在肩痛治疗方面的系统综述或随机对照试验。
- ◆ **超声药物透入疗法**：我们没有发现超声药物透入疗法在肩痛治疗方面的系统综述和随机对照试验。
- ◆ **肩峰下皮质激素注射**：我们没有发现肩峰下注射激素和安慰剂对比的随机对照试验，三项针对肩袖肌腱炎患者的小规模随机对照试验和两项肩峰下撞击症人群中的小型随机对照试验不能提供足够的证据以比较利多卡因或布比卡因加用激素对于单用利多卡因或布比卡因的临床疗效。一项随机对照试验发现，在由于初发单侧肩痛而就诊的患者中，在6个月时，肩峰下皮质激素加利多卡因注射治疗与物理治疗在功能或理想疗效方面没有显著性差异，但是激素注射需要更多的重复就医或其他医学干涉。
- ◆ **局部外用非甾体抗炎药（NSAID）**：我们没有发现关于肩痛患者局部应用外用非甾体抗炎药物疗效方面的系统综述和随机对照试验。
- ◆ **经皮硝酸甘油疗法**：我们没有发现高质量的随机对照试验评价经皮硝酸甘油疗法治疗肩痛的疗效。
- ◆ **超声治疗**：一项由系统综述收录的随机对照试验显示，在钙化性肌腱炎的人群中，超声治疗在治疗结束时（6周）可以缓解疼痛并改善生活质量，但在9个月时没有显著性差异。其他四项由综述收录的随机对照试验显示，超声和假超声治疗没有显著性差异，不过也有可能是由于规模过小而不能发现显著的临床差异。

定义 肩痛源于肩关节内部或肩部周围，包括盂肱关节、肩锁关节、胸锁关节、"肩峰下"和胸肩胛关节，以及周围的软组织。无论何种肩部疾病，疼痛都是就医的最常见原因，在粘连性关节囊炎（冰冻肩），疼痛会伴有显著的活动受限。对于绝大多数肩部疾病，诊断依靠临床表现，对某些患者影像学检查有一定作用。卒中后肩痛不在本章阐述。

发病率/患病率 在英国每年的初诊病例中，45岁以上的成年人中约有1%存在初发的肩部疼痛[1]，患病率尚不明确，估计在4%～20%之间[2-6]。一项社区调查（392例）显示1个月内肩痛患病率为34%[7]，另一项社区调查（644例，年龄大于等于70岁）报告肩痛点患病率为21%，女性频数高于男性（25%/17%)[8]。70%的肩痛病例累及肩袖，一项基于临床风湿病学的134例的社区调查发现65%的病例是肩袖损伤；11%是由于关节囊周围肌肉组织的局部压痛；10%是肩锁关节疼痛；3%是盂肱关节关节炎；另有5%是源自颈部的牵涉[9]。另一项调查显示，在成年人中，冰冻肩的年发病率约为2%，那些40～70岁的人群最常受累[10]。特定的肩痛在整体人群中的年龄分布尚不清楚。

病因/危险因素 肩袖疾病与过度负重、盂肱关节和肩锁关节不稳定、肌肉失调、解剖结构不良（喙突肩峰弓狭窄和钩状肩峰）、老年性肩袖退变、局部缺血以及导致肩袖肌劳损的肌肉骨骼疾病有关[11-14]。冰冻肩的危险因素包括女性、高龄、肩部创伤、外科手术、糖尿病、心肺疾病、脑血管事件、甲状腺疾病和偏瘫等[10,15,16]。盂肱关节关节炎可以多种形式出现，包括原发和继发性骨性关节炎、类风湿关节炎以及晶体性关节炎[11]。肩痛也可以是源于其他部位的牵涉痛，特别是颈椎，但牵涉痛不在本章讨论。

预后 一项在老年人群中进行的调查发现，大多数肩痛患者在最初的调查之后的3年中将持续受累[17]。一项针对122例成年初诊病例的前瞻性队列研究显示，25%的肩痛患者报告之前曾有肩痛发作，而49%的患者报告在18个月的随访中完全康复。

治疗目的 以最小的不良反应为前提，减轻疼痛并改善关节活动范围及功能。

结局 疼痛评分（整体评分、活动状态、夜间、静息状态、日间及无痛时间）；活动范围测定；整体严重程度评估（自我评估或由不知情的评估员进行评估）；功能评分；全面好转评分（自我评估或由不知情的评估员进行评估）；压痛；力量；僵硬；退出试验率及不良反应治疗。肩痛和功能障碍量表（SPADI）**G**是一种有效的评估肩部相关疼痛及功能障碍的问卷[19-24]，其他相关的有效的功能障碍分级评分也很完善[20]。

方法 采用《临床证据》2005年2月的文献检索和评价方案。

问题 各种治疗方法的疗效如何？

治疗选择1 口服非甾体抗炎药

我们没有发现关于肩痛患者应用口服非甾体抗炎药（NSAIDs）治疗疗效的明确证据。一篇收录了两项弱随机对照试验的系统综述发现，非特异性肩痛患者，应用口服NSAIDs和安慰剂，疼痛在4周时没有显著性差异。不过，另有3项随机对照试验显示，对于急性肌腱炎和/或肩峰下滑囊炎的患者，与安慰剂相比，口服氟布洛芬（flurbiprofen）、塞来昔布（celecoxib）及萘普生（naproxen）均可缓解疼痛。

益处 口服非甾体抗炎药与安慰剂比较：我们找到了一篇系统综述（检索日期1998年，4项小型的随机对照试验，151例肩痛长于72小时的患者）[25]，一项综述遗漏的随机对照试验[26]和一项随后的随机对照试验[27]。该综述汇集了几项数据充分的随机对照试验的结果（两项随机对照试验[28,29]，90例肩袖肌腱炎患者），发现口服非甾体抗炎药（NSAIDs—双氯芬酸（diclofenac）、萘普生（naproxen））对于安慰剂在治疗4周后疼痛无明显缓解，外展功能无明显改善（疼痛：视觉模拟评分，加权均数差（WMD）+3%，95%CI：-19%~+25%，正值代表疼痛加重；外展功能：WMD +26°，95%CI：-9°~+61°，正值代表功能改善）[25]。综述遗漏的随机对照试验（69例急性肩痛患者，疼痛持续时间短于96小时）发现，相较于安慰剂，在14天中口服氟布洛芬（flurbiprofen，300mg/d）显著促进了疼痛的缓解，缓解与否由调查者判定（调查者全面评估：NSAID组30/35[86%]疼痛缓解相对于安慰剂组19/32[59%]；绝对危险减少（ARR）26%，95%CI：5%~46%；需治人数（NNT）4，95%CI：3~20）[26]。随后的随机对照试验（306例突发急性肩部肌腱炎和/或肩峰下滑囊炎患者）比较了三种药物干预：塞来昔布（celecoxib，首剂400mg，8小时后加用200mg，之后改为200mg每日两次），萘普生（naproxen，500mg每日两次）或者安慰剂（每日两次），连用14日[27]，最后共计254人完成了本试验，结果进行意向治疗分析。该随机对照试验发现，相对于安慰剂，塞来昔布（celecoxib）在第7和第14天时显著缓解了疼痛（以静息时最大疼痛强度为基准水平计算的平均缓解程度，通过视觉模拟评分进行测量，这里0mm=无痛而100mm=最严重的疼痛；在第7天时：塞来昔布（celecoxib）组为-27.7mm相对安慰剂组的-18.4mm，$P<0.05$；在第14天时：塞来昔布（celecoxib）组为-35.5mm相对安慰剂组的-25.5mm，$P<0.05$）；同时还发现相对于安慰剂，萘普生（naproxen）在第7天时显著缓解了疼痛（以静息时最大疼痛强度为基准水平计算的平均缓解程度，通过视觉模拟评分进行测量，这里0mm=无痛而100mm=最严重的疼痛；在第7天时：萘普生（naproxen）组为-26.4mm相对安慰剂组的-18.4mm，$P<0.05$），但在第14天时两组在疼痛程度上无显著性差异（报道即为无显著性差异，没有报告明确的结果）。间接的有效性衡量标准，比如医师对肩部肌腱炎和/或滑囊炎的全面评估，也发现塞来昔布（celecoxib）和萘普生（naproxen）治疗显著优于安慰剂。

害处 上述系统综述没有从单一随机对照试验中找到足够的证据以评估口服NSAIDs相对于安慰剂的不良反应[25]，同时也没有证据显示不同NSAIDs（萘普生（naproxen）、双氯芬酸（diclofenac）、氟布洛芬（flurbiprofen）、吲哚美辛（indometacin）、依托度酸（etodolac）、布洛芬（ibuprofen）、芬替酸（Fentiazac）、保泰松（phenylbutazone）、吡罗昔康（piroxicam））之间，不良反应的发生率或类型存在差异。不良反应主要是胃肠道症状、皮疹、头痛或眩晕。上述综述遗漏的随机对照试验发现服用氟布洛芬（flurbiprofen）的患者有8/35（23%）出现了不良反应，相对于服用安慰剂患者的3/34（9%）；几乎所有的不良反应均为胃肠道症状；该随机对照试验没有对组间差异的显著性进行判断[26]。随后的随机对照试验发现服用塞来昔布（celecoxib）的患者有36.7%、萘普生（naproxen）组36.0%、安慰剂组29.6%出现了不良反应，主要为头痛、消化不良和恶心；该随机对照试验没有判断组间差异的显著性[27]。我们没有发现肩痛病人应用环氧化酶2型（COX-2）选择性制剂不良反应的系统综述（该类制剂与NSAIDs的差别参见NSAIDs章节），在非随机对照研究中，由于不良事件退出试验的患者少于10%，而在随机对照试验中为20%。

评论	由于缺乏标准化的方法，应用NASIDs治疗肩痛疾病疗效的证据非常有限：按照统一的名词肩痛来思考不同的肩部疾病，使用了不同类型的NSAIDs，而且在不同的随机对照试验中，结局的衡量尺度和随访期也是多样的，另外，疼痛是一种症状，所以靠调查者为疼痛分级也可能是不正确的。

治疗选择 2　局部外用非甾体抗炎药物

我们没有发现有关局部外用非甾体抗炎药物在肩痛人群中治疗效果的系统综述或随机对照试验。

益处　我们没有发现明确的有关局部外用非甾体抗炎药物在肩痛人群中治疗效果的系统综述或随机对照试验。

害处　我们没有发现明确的针对肩痛人群的系统综述或随机对照试验。

评论　参见非甾体抗炎药章节的局部外用非甾体抗炎药。

治疗选择 3　关节内注射非甾体抗炎药

我们没有发现评价关节内注射非甾体抗炎药在肩痛人群中治疗效果的系统综述或随机对照试验。

益处　我们没有发现评价关节内注射非甾体抗炎药物疗效的系统综述或随机对照试验。

害处　我们没有发现相关的随机对照试验。

评论　无。

治疗选择 4　对乙酰氨基酚或阿片类止疼药

我们没有发现评价对乙酰氨基酚或阿片类止疼药在肩痛人群中治疗效果的系统综述或随机对照试验。

益处　我们没有发现评价对乙酰氨基酚或阿片类止疼药在肩痛人群中治疗效果在肩痛人群中治疗效果的系统综述或随机对照试验。

害处　我们没有发现相关的随机对照试验。

评论　无。

治疗选择 5　肩峰下皮质激素注射

我们没有发现肩峰下注射激素和安慰剂比较的随机对照试验，三项关于肩袖肌腱炎患者的小规模随机对照试验和两项关于肩峰下撞击症人群中的小型随机对照试验不能提供足够的证据以比较利多卡因或布比卡因加用激素对于单用利多卡因或布比卡因的临床疗效。一项随机对照试验发现，在由于初发单侧肩痛而就诊的患者中，在6个月时，肩峰下皮质激素加利多卡因注射治疗与物理治疗在功能或理想疗效方面没有显著性差异，但是激素注射需要更多的重复就医或其他医学治疗。

益处　**肩峰下皮质激素注射与安慰剂比较**：我们找到了一篇没有收录随机对照试验的系统综述[30]。**肩峰下皮质激素注射加用利多卡因与单独应用利多卡因比较**：我们找到了一篇系统综述（检索日期2002年，4项随机对照试验）[30]，该综述收录的第一项随机对照试验（50例肩袖肌腱炎患者）比较了三种治疗方式：肩峰下注射曲安西龙（氟羟强的松龙，Triamcinolone）加利多卡因（80mg/ml 曲安西龙1ml 加 0.5% 利多卡因2ml）；肩峰下注射利多卡因（0.5% 利多卡因3ml）；以及口服双氯酚酸加肩峰下注射利多卡因（双氯酚酸50mg/每日三次加 0.5% 利多卡因3ml）。该随机对照试验发现，在4周时，相对于单独使用利多卡因，关节下注射曲安西龙加利多卡因显著提高了临床应答率，但在疼痛方面，二者无显著性差异（临床应答定义为全面疼痛强度评分、外展活动范围及功能受限的共同改善；曲安西龙加利多卡因为70%相对于单用利多卡因的0%，$P<0.001$；疼痛缓解：WMD +7%，95%CI：−33% ∼ +47%）。上述系统综述收录的第二项随机对照试验（55例肩袖肌腱炎患者）发现在治疗12周时，肩峰下注射甲强龙（methylprednisolone，40mg）加利多卡因（1% 利多卡因1ml）与单独使用利多卡因在疼痛或好转率方面没有显著性差异（疼痛使用视觉模拟评分0-30分；积极治疗组疼痛中值增加8分相对安慰剂组也为8分，P值未报道；好转定义为疼痛评分为0，主动的外展、屈曲及外旋；合用激素组32%好转，相对于安慰剂组的26%，P值未报道）。综述收录的第三项随机对照试验（仅以摘要形式发表；52例患者伴有肩袖肌腱炎或者肩袖部分撕裂，其中有41例存在部分撕裂）发现在6个月时，利多卡因（2%，4ml）加倍他米松（betamethasone，6mg/ml，1ml）与单独使用利多卡因（2%，5ml）在临床应答方面没有显著性差异（通过美国肩肘医师学会评分（ASES评分）标准评定应答率；$P=0.77$，未报道更详细的数据）。上述综述收录的第四项随机对照试验（40例接受物理治疗的肩峰下撞击症患者）发现在平均随访30周后，曲安奈德（triamcinolone acetonide，40mg/ml，2ml）加利多卡因（1%，4ml）与单独使用利多卡因相比可以显著缓解疼痛，但在日常生活的活动方面二者没有显著性差异（中或重度疼痛：皮质激素加利多卡因组为3/19[16%]相对于单用利多卡因组的15/21[71%]，P值未报道），失访情况不清，而且也不清楚进行了意向分析，随访时间介于 12 ∼ 55 周之间。**肩峰下皮质激素注射加用布比卡因与单独应用布比卡因比较**：我们找到了一项随机对照试验（98例创伤后持续性肩关节撞击症患者），比较了肩峰下注射甲强龙（40mg）加布比卡因（0.5%，2ml）相对于单独使用布比卡因的治疗效果[31]。该随机对照试验发现在治疗3、6或12周时，两组在疼痛评分上没有显著性差异（在12周时通过10cm视觉模拟评分衡量疼痛：两组均为1.38，$P=0.99$），还发现在3、6或

12周时，两组在肩关节主动外展方面没有显著性差异（在12周时的平均主动外展角度：皮质激素加布比卡因组为168.9°相对于单用布比卡因组的170.3°，P=0.8）。**关节内及肩峰下皮质激素联合注射比较**：我们发现了一篇系统综述（检索日期2002年，2项随机对照试验[29, 32]）[30]。第一项随机对照试验（100例在之前3个月内存在冈上肌疼痛或压痛的患者）比较了4种治疗方式：关节内及肩峰下联合注射曲安西龙加利多卡因合用口服萘普生；关节内及肩峰下联合注射曲安西龙加利多卡因；关节内及肩峰下联合注射利多卡因合用口服萘普以及对照组（关节内及肩峰下联合注射利多卡因）[29]，该研究所用的药物剂量为：曲安西龙（40mg/ml，1ml），利多卡因（1%，3~4ml），萘普生（500mg）。该随机对照试验发现在治疗4周时，与安慰剂组相比，关节内及肩峰下联合注射曲安西龙加利多卡因可以提高好转率（好转定义为主动外展、疼痛及活动受限方面的理想评分：合用曲安西龙组为28%相对于对照组的8%，P值未报道）[29]。综述中的第二项随机对照试验（42例粘连性关节囊炎伴夜间痛患者）比较了4种治疗方式：肩峰下及关节内联合注射激素治疗（两种途径均给予甲强龙20mg加1%利多卡因0.5ml）；活动，冰敷治疗及不特殊处理，该随机对照试验发现在治疗6个月时各治疗组比较没有显著性差异（数据未报道）[32]。**肩峰下注射皮质激素加利多卡因与物理治疗比较**：我们找到了一项随机对照试验（207例由于初发单侧肩痛就医患者）[33]，该随机对照试验发现在6个月时，肩峰下注射甲强龙（40mg）加利多卡因（1%，4ml）与物理治疗（8个疗程，持续6周）在功能或理想疗效方面没有显著性差异（功能，通过有效的肩关节功能问卷进行评估，从0[无障碍]至23[严重受限]：均数差+1.4%，95%CI：-0.2~+3.0；理想疗效定义为功能评分从初始值下降50%：注射组为53%相对于物理治疗组的60%，差值+7%，95%CI：-6.8~+20.4%）。该随机对照试验同时发现，与物理治疗相比，激素注射有显著增加重复就医的需求或肩痛其他治疗的额外效果（57% v 40%，差值17%，95%CI：4%~31%）。

害处 **肩峰下皮质激素注射与安慰剂比较**：我们找到了一篇没有收录随机对照试验的系统综述[30]。**肩峰下皮质激素注射加用利多卡因与单独应用利多卡因比较**：综述收录的第一项随机对照试验（50例肩袖肌腱炎患者）发现与单独使用利多卡因相比，肩峰下注射皮质激素加利多卡因除了轻微不适外没有不良反应[30]。**关节内及肩峰下皮质激素联合注射**：综述[30]收录的一项随机对照试验[29]（50例接受针对性治疗的肩袖肌腱炎患者）发现肩峰下及关节内联合注射皮质激素的不良事件率与安慰剂相似（皮质激素注射组：3/25[12%，轻微胃肠道症状，注射2天后出现玫瑰糠疹，排尿频率增加]；相对于安慰剂组：3/25[12%，轻微胃肠道症状，腹泻，血管迷走神经反应]）。

评论 活动范围作为衡量功能的替代标准并不令人满意。我们没有发现关于肩峰下注射精确部位的证据。

治疗选择6 关节内皮质激素注射

两项随机对照试验不足以提供足够的证据以评估关节内激素注射，伴或不伴局部麻醉或物理治疗，对于肩痛病人相较于安慰剂或单独应用局部麻醉的疗效。随机对照试验发现在6~7周时，与物理治疗相比，关节内皮质激素注射能缓解疼痛并改善功能，但在12个月时，各组间不再存在显著性差异。

益处 **关节内注射皮质激素与安慰剂比较**：我们没有找到系统综述，但找到了一项随机对照试验[34]。该随机对照试验（93例粘连性关节囊炎患者）比较了4种治疗方式：关节内激素注射（己曲安奈德[己酸丙炎松triamcinolone hexacetonide] 40mg，透视下给药）加物理治疗；单纯激素注射；生理盐水注射加物理治疗以及单纯生理盐水注射[34]，发现在6周时，与安慰剂相比，关节内激素注射（伴或不伴物理治疗）可以显著缓解疼痛并改善功能，但在12个月时，二者没有显著性差异（6周时肩痛和功能障碍量表（SPADI）**G**评分改善情况：激素加物理治疗组46.5，单纯激素组36.7，相对于安慰剂组的18.9，两个激素治疗组相对于安慰剂组P=0.0004；12个月时：激素加物理治疗组48.3，单纯激素组50.1，相对于安慰剂组的47.2，P值未报道）。**关节内注射皮质激素加利多卡因与单独应用利多卡因比较**：我们找到了一篇系统综述（检索日期2002年，2项随机对照试验）[30]。综述收录的第一项随机对照试验（48例冰冻肩患者）比较了4种治疗方式：关节内注射甲强龙加利多卡因；关节内注射利多卡因；囊内注射甲强龙加利多卡因以及囊内注射利多卡因[35]。该随机对照试验发现，在治疗24周时，关节内注射甲强龙加利多卡因与单独应用利多卡因在疼痛评分或肩关节活动方面没有显著性差异（疼痛依据6点疼痛分级法[0=无痛；5=最严重疼痛]：两组分级均改善1分左右[两组绝对评分均为3分左右]，P>0.05；肩关节活动：两组均提高约50°[两组绝对活动范围均为350°左右]，P>0.05）[35]。综述收录的第二项随机对照试验（60例肩袖损伤患者，每个治疗组12例）比较了5种治疗方式：托美汀（tolmetin）加甲强龙加利多卡因；甲强龙加利多卡因；针刺；超声治疗以及安慰剂，该随机对照试验发现在4周时，关节内注射与安慰剂相比在疼痛或理想治疗方面没有显著性差异（疼痛依据100mm视觉模拟评分尺：关节内注射组为29.2mm相对于安慰剂组的22.0mm，P值未报道）。这两项随机对照试验可能规模过小以至于不能发现临床上的显著差异。**关节内及肩峰下皮质激素联合注射与安慰剂比较**：见肩峰下皮质激素注射的益处。**关节内皮质激素注射与物理治疗比较**：上述系统综述收录了一项随机对照试验并且我们找到了一项随后的随机对照试验[30, 34]，综述收录的随机对照试验（109例粘连性关节囊炎患者）对比了在6周中至多3次的关节内注射曲安奈德40mg和12疗程物理治疗，发现与物理治疗相比，激素注射在7周时显著提高了治疗成功率，但在52周时，二者在严重程度评分上的差异不再显著（在7周时治疗成功定义为完全康复或明显好转：激素组为40/52[77%]相对于物理治疗组的26/56[46%]，相对危险度[RR]1.66，95%CI：1.21~2.28；52周时严重程度评分的平均改善：激素组为70相对于物理治疗组的59，差值11，95%CI：1~23）。随后的随机对照试验（93例粘连性关节囊炎患者）比较了4种治疗方式：透视下关节内注射已曲安奈德40mg加物理治疗；单纯激素注射；生理盐水注射加物理治疗以及单纯生理盐水注射[34]，该随机对照试验发现与单纯物理治疗相比，单纯激素注射在6周时可以显著缓解疼痛并改善功能，但在12个月时二者没有显著性差异（6周时肩痛和功能障碍量表（SPADI）Ⓖ评分改善情况：单纯激素治疗组为36.7相对于单纯物理治疗组的22.2，$P<0.05$；12个月时：单纯激素治疗组为50.1相对于单纯物理治疗组的45.5，P值未报道）。

害处 关节内注射极少合并感染（估计每14,000~50,000次注射出现1例）[37,38]。有报道，高达2%的患者出现急性自限性滑膜炎，在局部注射皮质激素后，肌腱断裂，包括二头肌腱和肩袖断裂的患病率低于1%[37]。皮下脂肪坏死或皮肤萎缩的出现低于1%，皮质激素性关节病和骨坏死非常罕见（<0.8%），而且似乎主要累及承重关节[28]。**关节内及肩峰下皮质激素联合注射与安慰剂比较**：见肩峰下皮质激素注射的害处。**关节内皮质激素注射与物理治疗比较**：系统综述[30]收录的一项随机对照试验比较了在疼痛性凝肩治疗中应用皮质激素注射和物理治疗，并报道皮质激素治疗合并了更多的面部潮红（皮质激素注射治疗患者为9/52[17%]相对于物理治疗组的1/56[2%]），以及更多新发的月经失调（局部皮质激素注射治疗患者为6/52[12%]相对于物理治疗组的0/56[0%]）[36]。两种治疗方式在治疗过程中均合并发热（皮质激素注射组为7%相对于物理治疗组的2%），局部皮肤激惹（皮质激素组2%相对于物理治疗组的3.5%）以及刺痛、沿上肢向下的放射痛或治疗后轻度水肿（皮质激素组10.5%相对于物理治疗组的7%）。激素注射伴和不伴物理治疗与安慰剂对比的随机对照试验没有提供不良反应相关的信息[34]。

评论 几乎没有关于肩痛治疗的随机对照试验采用了高质量的研究方法，一病例对照研究发现临床结局与注射的精确性有关[39]，另一项病例对照研究发现哪怕是有经验的操作者，也仅有10%的关节内注射位于正确部位[40]，注射的精确部位可以通过透视或超声检查确定。**不同剂量**：我们找到了一项随机对照试验（57例冰冻肩患者）[41]，该随机对照试验发现在6周时，注射大剂量曲安西龙（40mg）与小剂量（10mg）相比可以显著缓解疼痛（100mm视觉模拟评分：小剂量组为31mm相对于大剂量组的49mm，CI未报道，$P<0.01$），减轻活动受限并改善自测的功能受损（4点顺序尺度改变量：小剂量组为0.7相对于大剂量组的1.3，CI未报道，$P=0.03$），但对睡眠紊乱的改善并不明显。该随机对照试验还发现在6个月后，不同治疗的结局均没有显著性差异。

治疗选择7　口服皮质激素

三项随机对照试验不能提供足够的证据以评价口服皮质激素在肩痛患者中的治疗效果，而皮质激素的不良反应有据可依。

益处 **口服皮质激素与安慰剂比较**：我们没有找到系统综述，但找到了两项随机对照试验[42,43]。第一项随机对照试验（32例冰冻肩患者）对比了口服皮质激素（醋酸可的松[cortisone acetate]，首3日200mg/日，随后减至100mg/日至第14日，之后变为每2日12.5mg用至第4周）与安慰剂[42]，该随机对照试验没有找到相关证据证明在18周时，口服皮质激素比安慰剂在缓解疼痛方面更有效，但组间对比未报道（4点分级量表平均改善情况[0=无痛，3=重度疼痛]：口服皮质激素组从初始值1.4降为0.5，相对安慰剂组从初始值1.4降为0.6，P值未报道）[42]。第二项随机对照试验（50例粘连性关节囊炎患者）对比了在3周内口服强的松龙（prednisolone，30mg/日）和安慰剂，该随机对照试验发现在3周时，口服强的松龙与安慰剂相比可以显著缓解总体疼痛（通过0-10标尺测量自初始疼痛的改变量，0=无痛：强的松龙组为4.1相对于安慰剂组的1.4；方法学校正误差：2.4，95%CI：1.1~3.8），并且口服强的松龙组在功能、主动活动范围及参与者自评的改善程度方面均有较大改善（报告显著或中等程度总体改善的参与者比例：强的松龙组为22/23[96%]相对于安慰剂组的11/23[48%]，相对危险度2.0，95%CI 1.3~3.1）。在6周时，对于大多数结果，分析仍然有利于强的松龙组，但所有的差异不再显著。在12周时，尽管对于大多数结果，组间差异仍不显著，但分析开始倾向于安慰剂组。**口服皮质激素加家庭练习与单纯家庭练习比较**：我们找到了一项小型的随机对照试验（40例冰冻肩患者）[44]，两组患者均服用非水杨酸类镇痛药并在夜间按需服用地西泮（5mg）。该随机对照试验发现在8个月时，口服皮质激素（4周10mg/日及后续的2周5mg/日）加医生建议的家庭摆动练习与单纯的练习在缓解疼痛方面没有显著性差异（没有相关的数据）[44]。

害处 皮质激素的不良反应证据充分（见哮喘部分的临床证据章节）。一项随机对照试验（40例冰冻肩患者）报道了2例轻度消化不良，在将口服皮质激素剂量减至10mg以下后症状消失[44]，其他不良反应未见报道。另一项随机对照试验没有报道不良反应[42]。

评论 无。

治疗选择8　物理治疗（手法治疗，锻炼）

一项关于混合型肩痛患者的随机对照试验研究发现物理疗法较未予以任何治疗患者症状于治疗第4周时明显缓解。另一项关于肩袖相关疾病随机对照试验研究发现保护下锻炼行为疗法联合疼痛治疗在第6个月和2.5年时较假激光疗法更能改善疼痛症状和肢体功能。另一项较弱的随机对照试验研究提供的证据不够充分来比较Maitland活动，皮质醇，冰敷疗法和无任何治疗措施。第四项随机对照试验研究未提供充足的证据比较家庭锻炼联合口服皮质醇疗法与单独家庭疗法之间的区别。第六项随机对照试验研究发现物理疗法和外科关节镜减压治疗在第6个月和2.5年时就疼痛缓解和功能恢复方面没有显著性差异。第七项随机对照试验研究物理治疗与肩峰下注射皮质醇加用利多卡因比较没有显著性差异，该评价是在这些患者治疗后6个月时再次就诊时明确的，再次就诊的原因是单侧肩痛，但是该研究发现理疗可以减少重复就诊的可能。随机对照试验研究发现理疗较关节内注射皮质醇在减轻疼痛症状改善功能方面在6～7周时效果欠佳，但在12个月时不再有显著性差异。

益处 **物理治疗与安慰剂或无任何治疗比较**：我们找到了一篇系统综述（检索日期2002年，3项随机对照试验）[45]。综述收录的第一项随机对照试验（66例混合型肩部疾病患者）发现在4周时，物理治疗加家庭练习与无任何治疗相比可以显著提高康复率并改善功能（康复率相对危险度7.74，95%CI：1.97～30.32；功能改善相对危险度1.53，95%CI：0.98～2.39）[46]。综述收录的第二项随机对照试验（125例肩袖疾病患者）比较了3种治疗方式：经验丰富的物理治疗师监督下的功能锻炼加家庭练习加疼痛对症治疗，关节镜下减压手术加物理治疗以及持续6周的假激光治疗[47]。该随机对照试验发现在6个月时，物理治疗与假激光治疗相比显著提高了Neer评分❻（物理治疗组Neer评分中值为86相对于假激光组的66；$P < 0.001$）。长期随访该随机对照试验中的110名参加者发现在2.5年时，物理治疗与假激光治疗相比显著提高了治愈率（治愈定义为Neer评分>80；物理治疗组为27/44[61%]相对于假激光治疗组的7/28[25%]，$P < 0.01$）[48]。综述收录的第三项小型的随机对照试验（42例粘连性关节囊炎伴夜间痛患者）比较了4种治疗方式：肩峰下及关节内皮质激素联合注射，Maitland活动❻，冰敷治疗以及无任何治疗，发现在3个月时，各治疗组之间在疼痛及活动范围方面没有显著性差异（数据未报道），该随机对照试验在揭示显著临床差异方面可能还缺乏足够的说服力[32]。**物理治疗与外科关节镜下减压手术治疗比较**：见外科关节镜下减压手术的益处。**物理治疗与关节内注射皮质激素比较**：见关节内皮质激素注射的益处。**家庭练习加口服皮质激素与单纯家庭练习比较**：见口服皮质激素的益处。**物理治疗与肩峰下皮质激素注射比较**：见肩峰下皮质激素注射的益处。

害处 **物理治疗与安慰剂或无任何治疗比较**：上述系统综述[45]和几项随机对照试验[32, 46-48]没有提供不良反应的相关信息。**物理治疗与外科关节镜下减压手术治疗比较**：见外科关节镜下减压手术的害处。**物理治疗与关节内注射皮质激素比较**：见关节内皮质激素注射的害处。**口服皮质激素加家庭练习与单纯家庭练习比较**：见口服皮质激素的害处。**物理治疗与肩峰下皮质激素注射比较**：见肩峰下皮质激素注射的害处。

评论 关于物理治疗对肩部疾病治疗效果的研究由于缺乏标准化的方法而受到限制。按照统一的名词肩痛来考虑不同的肩部疾病，同时评估了不同的物理治疗方式，而且结局的衡量尺度和随访期长短也是不一致的。

治疗选择9　麻醉下手法治疗

一项随机对照试验研究发现，对于"冰冻肩"患者，麻醉下手法治疗联合关节囊内注射氢化可的松较仅进行关节内注射氢化可的松在3个月时会明显加快恢复速度。另一项随机对照试验试验发现有限的证据支持较仅进行推拿或推拿联合关节内注射甲强龙的患者相比，接受麻醉下推拿联合关节内注射生理盐水患者关节活动度改善，疼痛缓解和恢复正常活动的机会要多。

益处 我们找到了2项随机对照试验[49, 50]。**手法治疗联合关节内氢化可的松注射与单纯关节内氢化可的松注射比较**：第一项随机对照试验（30例冰冻肩患者）发现在3个月时，麻醉下手法治疗联合关节内氢化可的松注射与单纯关节内氢化可的松注射相比显著提高了康复率（康复定义为没有功能障碍：有效手法治疗组为7/15[47%]相对于对照组的2/15[13%]，绝对危险增加33%，95%CI：1%～65%）[49]。我们还找到了另一项质量较低的随机对照试验（98例冰冻肩患者），比较了三种干预手段：单纯麻醉下手法治疗，麻醉下手法治疗联合关节内注射甲强龙以及麻醉下手法治疗联合关节内注射生理盐水[50]，所有参加试验者在手法治疗后接受了物理治疗。由于随机化的细节没有报道，所以不清楚试验是否进行了随机化，10名患者（12例肩关节）失访且结果没有维持原随机分组分析，另外试验没有对各组结果之间差异的显著性进行评估。良好结果（观察者评定）定义为主动活动范围的改善，疼痛缓解及恢复日常活动，该随机对照试验发现在6～8个月时，经过麻醉下手法治疗联合关节内注射生理盐水治疗的肩关节出现的良好结果明显多于其他治疗方式（88例肩关节：麻醉下手法治疗联合关节内注射生理盐水组为25/29[86%]，麻醉下手法治疗联合关节内注射甲强龙组14/28[50%]，相对单纯麻醉下手法治疗组为13/29[45%]，组间差异显著性未进行评估）。

害处 第一项随机对照试验没有提供不良反应的相关信息[49]。在第二项随机对照试验中，2/88（2%）的接受了麻醉下手法治疗的患者出现了肱骨外科颈部位的非移位骨折，而另有2/88（2%）的患者出现了盂肱关节的前脱位[50]。

评论 无。

治疗选择10　超声治疗

一项系统综述确认的随机对照试验显示，在钙化性肌腱炎的人群中，超声治疗在治疗结束时（6周）可以缓解疼痛并改善生活质量，但在9个月时没有显著性差异。其他四综述收录的随机对照试验显示，超声和假超声治疗没有显著性差异，不过也有可能是由于规模过小而不能发现显著的临床差异。

益处 **超声治疗与安慰剂或无任何治疗比较**：我们找到了一篇系统综述（检索日期2002年，5项随机对照试验）[45]，综述中包含的研究针对了不同疾病状况患者。综述中的第一项随机对照试验（180例活动时三角肌区疼痛或者肩关节活动范围减少的患者，他们已经经历了6个疗程的功能练习而没有反应）比较了5种治疗方式：脉冲超声治疗，假超声治疗，双极干扰电刺激治疗❻，假电刺激治疗以及假电刺激和假超声联合治疗[51]。该随机对照试验通过7点Likert量表对康复情况进行评估，评分从"明显好转，包括完全康复"到"明显加重"，试验发现在6周时，自评为"明显好转"的患者比例在超声治疗组与无任何治疗或假超声治疗组之间没有显著性差异（超声治疗组为26%相对于假超声治疗组的19%，差值+7%，95%CI：−7%～+20%；超声治疗组为26%相对于无任何治疗组的20%，差值+6%，95%CI：−16%～+17%）。与此类似，试验还发现在12个月时，超声治疗组与对照组在功能状态、疼痛或活动范围方面没有显著性差异。综述中的第二项随机对照试验（63例钙化性肌腱炎患者共70个肩关节）比较了位于钙化区域的脉冲超声治疗（频率890Hz，强度2.5W/cm^2，脉冲模式：1：4）和假超声治疗[52]，首15次治疗为每日一次（每周5次），其余的为每周3次持续3周，接受训练的治疗师对于治疗方式的分配是不知情的，有9名患者（9个肩关节）没有完成治疗：超声治疗组3人，假超声治疗组6人，后者中有2人是因为疼痛。该随机对照试验发现在治疗结束时（6周），超声治疗可以显著缓解疼痛并改善生活质量，但在9个月时没有显著性差异（6周：15点疼痛评分平均改善情况在超声治疗组为6.4相对于假超声治疗组的1.6，$P < 0.001$；10点生活质量评分平均改善情况在超声治疗组为2.6相对于假超声治疗组的0.4，$P=0.002$；9个月时：15点疼痛评分平均改善情况在超声治疗组为5.7相对于假超声治疗组的4.0，$P=0.23$；10点生活质量评分平均改善情况在超声治疗组为2.4相对于假超声治疗组的1.9，$P=0.52$）[52]。综述中的第三项随机对照试验（60例肩袖损伤患者）比较了5种治疗方式：超声治疗（细节未报道），托美汀加甲强龙加利多卡因，甲强龙加利多卡因，针刺以及安慰剂治疗，试验发现在4周时，超声治疗和安慰剂治疗在疼痛或理想治疗方面没有显著性差异，不过该研究在揭示显著的临床差异上可能还缺乏足够的说服力（100mm视觉模拟评分尺平均疼痛评分，从初始值到治疗4周：超声治疗组从48.2到41.2相对于安慰剂组从52.2到22.0，P值未报道）[53]。综述中的第四项随机对照试验（20例肩痛及活动受限时间长于1个月的患者）发现在治疗4周后超声治疗（1MHz，1.2W/cm^2，持续6分钟）组轻微疼痛或无痛患者的比例与假超声治疗组相似，不过该研究在揭示显著的临床差异上可能还缺乏足够的说服力（超声治疗组为7/11[64%]相对于安慰剂组的4/9[44%]，P值未报道）[54]。综述中的第五项随机对照试验（61例肩袖疾病不包括撕裂的患者）发现在治疗12个月后，脉冲超声治疗组（1.0MHz，开关比1:4，强度1.0W/cm^2，10分钟）与安慰剂组在疼痛或功能方面没有显著性差异（采用1～5级量表为疼痛评分可得到组间差异，没有更多的细节：+0.1，95%CI：−0.1～+0.3；采用日常生活活动能力量表为功能评分可得到组间差异，评分范围2～10，没有更多的细节：−0.2，95%CI：−0.5～+0.1）[55]，不过，该随机对照试验在揭示临床上显著的组间差异时说服力可能还不够。

害处 综述中包含的所有随机对照试验均没有评价超声治疗的不良反应[45]。

评论 在大部分随机对照试验中，除了最新的一项（综述中的第二项随机对照试验[52]），随机对照试验中所涉及的分组，干预手段及随访期均存在相当大的异质性。超声治疗的仪器在使用前是否进行了适当的校准也不清楚。

治疗选择11 激光治疗

一篇系统综述发现3个关于激光治疗的随机对照试验。其中2项发现较安慰剂组相比激光治疗后2～3周疼痛减轻，另外一项随机对照试验发现治疗后8周时无显著性差异，尽管该差异缺乏统计学意义。另外一项随机对照试验发现与安慰剂组比较激光治疗在治疗后1个月时会加快恢复速度。

益处 **激光治疗与安慰剂比较**：我们找到了一篇系统综述[45]（检索日期2002年，4项随机对照试验）和一项附加的随机对照试验[56]。综述中的第一项随机对照试验（35例肩袖肌腱炎患者）发现在8周时，持续照射激光治疗与假激光治疗（每疗程10分钟，每周2次，持续8周）在疼痛或关节外展方面没有显著性差异（通过10cm视觉模拟评分尺衡量疼痛：激光治疗组减少3.6cm相对于安慰剂组的1.2cm，$P=0.34$；激光治疗组活动范围提高了36°相对于安慰剂组的29°，$P=0.23$）[57]。综述中的第二项随机对照试验（20例肩袖肌腱炎患者）比较了3种治疗方式：低水平的红外激光治疗（5分钟，每周3次，持续2周），假激光治疗及萘普生，试验发现在2周时，激光治疗与假激光治疗相比可以显著缓解疼痛（10cm视觉模拟评分疼痛组间差异2.5%，95%CI：2.0%～3.0%）[58]。综述中的第三项随机对照试验（24例冈上肌肌腱炎患者）发现在3周时，低水平激光治疗（3周内9次治疗）与假激光治疗相比可以显著缓解疼痛（疼痛缓解：激光治疗组为80%相对于假激光组的20%，$P < 0.05$）[59]。综述中的第四项随机对照试验（40例肩关节周围炎患者）对比了15次激光治疗与假激光治疗，而现在正在翻译中[60]。综述遗漏的随机对照试验（91例肩袖肌腱炎）发现在1个月时，激光治疗与安慰剂相比可以显著提高康复率（42/47[89%]对18/44[41%]，绝对危险减少48%，95%CI：31%～65%）[56]。

害处 综述中包含的所有随机对照试验均没有评价激光治疗的害处[45]。

评论 由于缺乏标准化的方法，关于激光治疗肩部疾病疗效的研究质量有限。

治疗选择12 电刺激治疗

一篇系统综述收录了3项不够严格的随机对照试验结果发现对于肩痛患者进行电刺激治疗没有足够的证据证明其有效性。

益处 **电刺激治疗与假电刺激治疗比较**：我们找到了一篇系统综述（检索日期2002年，3项随机对照试验）[45]。综述中的第一项随机对照试验（180例三角肌区疼痛或活动受限在6个疗程功能练习之后仍无改善的患者）在盲的2×2多因子试验设计中对比了电刺激治疗 **G**（双极干扰电刺激）和假电刺激治疗，还对比了脉冲超声治疗和假超声治疗（见超声治疗的益处），试验发现在6周时，报告"明显改善"的患者比例在组间没有显著性差异（电刺激治疗组绝对危险17/73[23%]相对于对照组的16/72[22%]，绝对危险减少+1%，95%CI：−13%～+15%）。综述中的第二项随机对照试验（60例有如果规律服用此类药物常常会产生不良反应。

◆ **肉毒杆菌毒素**：一个系统综述没有提供证据说明：与安慰剂相比，肉毒杆菌毒素是否能够缓解头痛症状。不过，发现肉毒杆菌毒素与一些重要的不良反应有关。

◆ **规律应用缓解急性疼痛的药物**：没有发现相关的系统综述或随机对照试验。一个观察性研究的非系统综述没有提供足够证据说明普通镇痛药对慢性紧张性头痛的效果。该综述发现长期频繁地服用镇痛药可引起慢性头痛，并可减弱预防性用药的效果。

定义 慢性紧张性头痛（chronic tension-type headache，CTTH）是由发作性紧张性头痛发展而来的疾病，每日发作头痛或者频繁发作头痛，每次持续时间数分钟至数天[1]。2004年国际头痛协会给CTTH制定的诊断标准为：每月头痛15天或以上（1年头痛时间不少于180天），持续至少3个月；疼痛性质为双侧、压迫性或紧箍性而非搏动性的轻度头痛，不随日常体力活动比如走路、爬楼梯而加重；头痛以外的其他临床特点不多于一个（轻度恶心、畏光或畏声），不伴中重度的恶心呕吐[1]。CTTH应该与需要不同治疗方案的、引起慢性每日头痛的其他原因相鉴别（例如新发的每日持续头痛、药物过量导致的头痛、慢性偏头痛及偏头痛持续状态）。与CTTH不同，发作性紧张性头痛每次持续30分钟至7天，1年头痛时间少于180天。研究紧张性头痛的最大障碍是对此病缺乏一个被证实了的、可靠而且特异的临床或生物学定义的疾病特征。基于假定机制的术语（头部肌肉收缩，紧张性头痛）不是可操作的定义。以前的有关"慢性紧张性头痛"的研究可能包括了多种不同类型的头痛患者。

发病率/患病率 美国一个人群调查显示慢性每日头痛的患病率是4.1%，其中半数患者符合国际头痛协会定义的CTTH[2]。在美国对2500名大学生调查显示CTTH的患病率是2%[3]。在丹麦对975人进行的调查显示CTTH患病率为2.5%[4]。新加坡一项社区调查（总人口中抽取2096名）发现：女性此病的患病率为1.8%，男性为0.9%[5]。

病因/危险因素 紧张性头痛女性患病率高（一项调查显示占65%）[6]，15%的CTTH患者在10岁之前开始出现症状。患病率随年龄下降[7]。尽管有一项关于双胞胎的研究发现同卵及异卵双生人群中CTTH患病率相似[9]，但40%的慢性紧张性头痛患者有头痛家族史[8]。

预后 CTTH患病率随年龄下降[7]。

治疗目的 通过治疗减少发作频率、严重程度及头痛持续时间，同时尽量减少不良反应。

结局 头痛发作频率、严重程度及持续时间。

方法 采用《临床证据》2004年7月的文献检索和评价方案。由于缺少随机对照试验证据，所以我们纳入了综述中提到的观察性研究。

问 题	慢性紧张性头痛的治疗效果如何？

治疗选择1　规律应用缓解急性疼痛的药物

我们没有发现系统综述或随机对照试验。一个观察性研究的非系统综述没有提供足够的证据说明慢性紧张性头痛患者使用普通止痛药的效果。该综述发现长期频繁服用某些镇痛药可引起慢性头痛，并可减弱预防性用药的效果。

益处 我们没有发现系统综述或随机对照试验，但找到一个包括了29个观察性研究的非系统综述（2612人），该综述没有发现普通镇痛药对慢性紧张性头痛有效的证据（见下面"害处"）[10]。

害处 29个观察性研究的非系统综述（2612人）发现发作性头痛患者长期频繁（每周2～3次）应用某些普通镇痛药可引起慢性头痛并可减弱预防性用药的疗效[10]。许多（但并非全部）患者在停用急性镇痛药后1～6个月均有缓解（1101人中的73%，并非所有患者均为慢性紧张性头痛）。

评论 观察性研究很难解释结果。

治疗选择2　苯二氮䓬类药物

两个随机对照试验没有提供足够的证据说明：与安慰剂或者其他药物相比，苯二氮䓬类药物的效果如何。规律服用苯二氮䓬类药物通常会产生不良反应。

益处 我们没有找到系统综述，但找到两个随机对照试验[11,12]。第一个随机对照试验（16人）发现：与安慰剂相比，应用地西泮12周可以中度缓解头痛[11]。其中地西泮的剂量未陈述，且未严格使用国际头痛协会的标准。第二个随机对照试验（62人，交叉试验）比较了使用阿普唑仑（250μg，每日三次）或安慰剂16周的效果，发现前者可使头痛指数（一种检测平均头痛程度的方法）中度短期改善（$P < 0.05$）[12]。14名患者在试验不同阶段退出，其中6名在试验开始前退出。未报道该结果是否为维持原随机分组分析。

害处 研究发现苯二氮䓬类药物的害处包括：增加机动车事故，坠落及骨折，致命毒性，抑郁，依赖性，功能状态下降，认知功能减退，意识模糊，行为怪异及遗忘[13]。

评论 无。

治疗选择 3 5-羟色胺再摄取抑制剂

两个随机对照试验没有提供足够的证据说明 5-羟色胺再摄取抑制剂对慢性紧张性头痛症状的效果。

益处 **5-羟色胺再摄取抑制剂类抗抑郁药与安慰剂的比较**：没有发现系统综述，但发现两个随机对照试验[14, 15]。第一个随机对照试验（50 人）比较了舍曲林与安慰剂的效果[14]。发现在症状缓解方面差异无显著性（测定头痛频率及头痛指数，即对头痛发作频率、严重程度及持续时间的综合评定；未报道组间比较的数据及 P 值）。第二个随机对照试验（34 人）比较了 3 种干预措施：5-羟色胺再摄取抑制剂、三环类抗抑郁药及安慰剂[15]。在头痛发作频率、严重程度及持续时间方面西酞普兰与安慰剂间差异无显著性。**5-羟色胺再摄取抑制剂与三环类抗抑郁药的比较**：该随机对照试验比较了 3 种干预措施，发现西酞普兰在改善头痛持续时间、频率、严重程度方面效果显著差于阿米替林[15]。

害处 **5-羟色胺再摄取抑制剂与安慰剂的比较**：一个小规模的队列研究发现服用氟伏沙明的 8 人中有 4 人并发有短暂恶心、2 人出现厌食、3 人出现易激惹现象[16]。一个比较了舍曲林及安慰剂的随机对照试验报道：服用舍曲林者有 6 人而服用安慰剂者有 4 人发生恶心症状（未报道更多数据）[14]。

评论 一个队列研究发现氟伏沙明有显著效果，但是参与人群为非随机分配，并且该研究排除了安慰剂治疗有效者。

治疗选择 4 三环类抗抑郁药

一个系统综述和三个小规模、短期的随机对照试验发现：与安慰剂相比，阿米替林可减少慢性紧张性头痛的持续时间及发作频率。一个随机对照试验发现阿米替林在改善头痛持续时间、频率及严重程度方面比西酞普兰更有效。另一个随机对照试验发现尽管阿米替林与一定的不良反应相关，但是与米氮平治疗效果相当。一个随机对照试验发现：阿米替林或认知行为疗法治疗 6 个月，两组在头痛评分及临床明显改善频率方面差异无显著性。我们没有发现足够的证据说明阿米替林以外的三环类抗抑郁药的效果。

益处 **阿米替林与安慰剂的比较**：我们找到一个系统综述[17]（检索日期为 1994 年，纳入一个随机对照试验）及 3 个随后的随机对照试验[15, 19, 20, 23, 24]比较了阿米替林与安慰剂的效果（治疗剂量 10~150mg；持续 4~32 周）。除一个随机对照试验以外，所有其他的随机对照试验均发现阿米替林可以显著缓解中重度、诊断明确的慢性紧张性头痛的持续时间及发作频率（见表1）。**阿米替林与 5-羟色胺再摄取抑制剂类抗抑郁药的比较**：见 5-羟色胺再摄取抑制剂类抗抑郁药的"益处"。**阿米替林与米氮平的比较**：我们找到一个随机对照试验（60 人）比较了米氮平（每日 30mg）与阿米替林（每日 25mg）治疗 6 个月[26]。尽管两组治疗之间差异没有显著性（P < 0.1），但与治疗初期相比两者均显著减少了头痛发作的频率及严重程度（视觉模拟评分法；P < 0.001）。相对治疗初期两种治疗措施均减少了止痛药的摄入量。**阿米替林与认知行为治疗的比较**：见认知行为治疗的"益处"。**阿米替林以外的其他三环类抗抑郁药与安慰剂的比较**：关于米安色林、马普替林、氯丙咪嗪与安慰剂的比较，我们没有找到系统综述，但找到两个随机对照试验[21, 22]。其中一个试验发现马普替林比安慰剂更有效，另外两个试验发现马普替林或者氯丙咪嗪与安慰剂相比无明显差异。**阿米替林以外的三环类抗抑郁药与其他治疗的比较**：我们没有找到系统综述或随机对照试验对阿米替林以外的三环类抗抑郁药与其他治疗进行比较。

害处 一个随机对照试验（53 人）发现口干（阿米替林 75mg/d 组发生率为 54%，安慰剂组为 17%；P < 0.05）、嗜睡（阿米替林组 62%，安慰剂组 27%；P < 0.05）及体重增加（阿米替林组 16%，安慰剂组 0%；P 值报告为无显著）的比率增大[19]。有关阿米替林[15]和别的三环类抗抑郁药物[16, 21]的其他的研究也发现了类似的结果。

评论 大多数近期的随机对照试验均为小规模、短期的，并使用不同的结局检测方法。观察性数据很难解释。例如，一个队列研究排除了试验前使用安慰剂有效的人群[16]。此试验发现阿米替林的益处是短期的。目前，阿米替林仅用于诊断明确的中重度慢性紧张性头痛患者，而不用于较轻程度头痛患者。尚不清楚单独使用苯二氮䓬类药物是否对每日头痛有效。两个小规模随机对照试验发现的苯二氮䓬类药物有限的益处与长时间使用该药所带来的依赖性风险相比，使得获益不太可能。

治疗选择 5 去甲肾上腺素能及特异性 5-羟色胺能类的抗抑郁药

一个小规模的随机对照试验发现：与安慰剂相比，米氮平减少慢性紧张性头痛的持续时间、发作频率及强度。另一个随机对照试验发现尽管米氮平有比较明显的不良反应，但它与阿米替林在治疗慢性紧张性头痛方面疗效相当。

益处 **米氮平与安慰剂的比较**：我们找到一个小规模的随机交叉对照试验（24 人），比较了米氮平（每日 30mg）与安慰剂治疗 8 周的效果[25]。该试验发现米氮平能显著改善慢性紧张性头痛患者的发作频率、持续时间及强度（见表2）。**米氮平与阿米替林的比较**：见三环类抗抑郁药的"益处"。

害处 **米氮平与安慰剂的比较**：在一个随机对照试验[26]中多次提到米氮平的不良反应，尤其是口干及嗜睡。米氮平的不良反应显著少于阿米替林（P < 0.001）。一个随机对照试验（24 人）发现：与安慰剂组相比，米氮平组头晕、嗜睡及体重增加更常见，尽管差异无显著性[25]。

评论　无。

治疗选择 6　松弛疗法及肌电生物反馈疗法

两个系统综述及一个随后的随机对照试验均没有提供足够证据说明松弛疗法及肌电生物反馈疗法对减轻慢性紧张性头痛症状的效果。

益处　**松弛疗法及肌电生物反馈疗法与假仿治疗组、两组之间，以及应激处理组之间的比较**：我们找到两个系统综述（检索日期为1994年[17]，无报道[27]）以及一个随后的随机对照试验[20]。该综述没有区分随机对照试验和观察性研究。该综述提到10个相关的随机对照试验[28~37]。这些随机对照试验总的来说质量较低，包括大量不同的肌电生物反馈疗法Ⓖ和松弛疗法Ⓖ技术。不能得出明确的结论。一个随后的随机对照试验（203名患有慢性紧张性头痛的成人）比较了四种干预措施：应激处理（松弛治疗，认知治疗），三环类抗抑郁药物，应激处理加抗抑郁治疗，安慰剂[20]。研究发现：与安慰剂相比，应激处理治疗6个月明显减少了头痛指数评分（WMD 0.79U，95%CI 0.30U ~ 1.28U），但是临床明显改善的报告频率差异无显著性（头痛指数评分至少减少50%：应激处理组17/49[35%]，安慰剂组14/48[29%]；RR 1.19，95%CI 0.66 ~ 2.13）[20]。**松弛疗法及肌电生物反馈疗法与认知行为疗法的比较**：见认知行为治疗的"益处"。

害处　综述提到的研究没有报道这两种疗法的不良反应。

评论　松弛疗法及肌电生物反馈疗法要求训练有素的医务人员而且需要投入大量时间。应激处理联合松弛疗法及认知心理治疗的随机对照试验在本治疗选择中、认知行为疗法部分及三环类抗抑郁药物部分均已报道[20]。

治疗选择 7　认知行为疗法

一个系统综述及一个随后的随机对照试验发现：尽管证据有限，但与安慰剂相比，6个月的认知行为治疗可以减轻慢性紧张性头痛症状。另一个随机对照试验发现：无论是头痛评分还是临床症状明显改善频率，认知行为治疗或阿米替林治疗6个月后效果差异无显著性。一个系统综述没有提供足够的证据比较认知行为疗法与松弛疗法及肌电生物反馈疗法的效果。

益处　**认知行为疗法与安慰剂的比较**：发现一个系统综述[17]及一个随后的随机对照试验[20]。系统综述（检索日期为1994年，纳入了3个小规模的随机对照试验）发现：与不治疗、假仿治疗及常规治疗组相比，认知行为治疗组的改善作用更明显[17]。随后的随机对照试验（203名慢性紧张性头痛的成人患者）比较了4种干预措施：应激处理（松弛治疗，认知治疗），三环类抗抑郁药物，应激处理加抗抑郁联合治疗，安慰剂[20]。发现与安慰剂相比，应激处理6个月明显降低头痛指数评分（WMD 0.79U，95%CI 0.30U ~ 1.28U），但是临床明显改善的报告频率差异无显著性（头痛指数评分至少减少50%：应激处理组 17/49[35%]，安慰剂组 14/48[29%]；RR 1.19，95%CI 0.66 ~ 2.13）。**认知行为疗法与松弛疗法及肌电生物反馈疗法的比较**：我们发现一个系统综述（检索日期1994年，纳入9个比较研究）[17]。研究比较了松弛疗法或肌电生物反馈疗法Ⓖ或两者联合与单用认知行为疗法（2个研究）或认知行为疗法加松弛疗法或肌电生物反馈疗法两者之一的效果（7个研究）[17]。文献没有进行Meta分析，单个研究的结果不能得出最后结论。**认知行为疗法与三环类抗抑郁药的比较**：我们没有找到系统综述但发现一个随机对照试验（203名CTTH的成人患者）[20]，该试验比较了应激处理（认知治疗，松弛疗法）、抗抑郁药物治疗（阿米替林每日100mg或者去甲替林每日75mg）和应激处理加抗抑郁药联合治疗。该试验发现：无论是6个月头痛指数评分（评分为参与者按疼痛程度每天进行4次评分[0 ~ 10分]的平均分[高分代表疼痛程度严重]；WMD −0.13U，95%CI −0.61U ~ +0.35U）还是6个月临床症状显著改善频率（头痛指数评分至少减少50%：应激处理组 17/49[35%]，抗抑郁药组 20/53[38%]；RR 0.92，95%CI 0.55 ~ 1.54）两组间均没有显著差别。

害处　系统综述提到的随机对照试验没有报道有关认知行为疗法的任何不良反应[17, 20]。

评论　该系统综述提到的这些随机对照试验均为小规模的，每组仅有5个人。尽管随机对照试验发现头痛指数评分减少，但是临床症状明显改善的患者数目没有明显减少。由于证据有限，因此不足以确定认知行为治疗在CTTH中的作用。应激处理联合松弛疗法及认知心理疗法的随机对照试验在本治疗选择中、松弛疗法加肌电生物反馈疗法部分及三环类抗抑郁药部分均有报道[20]。

治疗选择 8　针灸

两个系统综述及一个随机对照试验没有提供足够证据说明：与假仿针灸相比，针灸对发作性或慢性紧张性头痛患者的效果如何。

益处　**针灸与假仿针灸的比较**：我们发现两个系统综述[38, 39]及一个随后的随机对照试验[40]。第一个系统综述（检索日期1998年，纳入6个随机对照试验，182人）发现各试验之间存在明显异质性，难以得出结论。一个Meta分析发现：针灸与假仿针灸的有效率差异无显著性（头痛指数减少33%以上定义为有效）。不过，该Meta分析仅纳入了两个随机对照试验（48人，针灸组 17/24[71%]，假仿针灸组 11/24[46%]；RR 1.49，95%CI 0.96 ~ 2.03）[38]。Meta分析在检测临床主要的差异方面可能缺乏效力。第二个系统综述（检索日期1998年，4个随机对照试验，91人）没有找到足够证据比较针灸与安慰剂的效果。由于所纳入试验的异质性，该综述没进行Meta分析[39]。随后的随机对照试验（47名慢性紧张性头痛患者，

21人有发作性头痛）对针灸与不刺进皮肤的假仿针灸进行了比较[40]。两种治疗均为每周一次，共5周。结果发现：针灸与假仿针灸治疗后，近期头痛频率（针灸组平均每月13.1天，假仿针灸组16.6天）及治疗5个月后头痛频率（针灸组平均每月16.7天，假仿针灸组17.2天）没有显著区别。采用视觉模拟评分法检测发现，两组在疼痛强度上没有显著差异。

害处 该综述及随后的随机对照试验没有报道不良反应[38-40]。

评论 许多随机对照试验质量较低。其中一些可能缺乏检验临床重要差别的效力。

治疗选择9 肉毒杆菌毒素

一个系统综述没有提供证据说明与安慰剂比较，肉毒杆菌毒素能缓解慢性紧张性头痛症状。反而发现肉毒杆菌毒素与严重的不良反应有关。

益处 **肉毒杆菌毒素与安慰剂的比较**：我们发现一个系统综述（检索日期2004年，4个随机对照试验，285人）[41]。因为各研究的异质性，该综述没有进行Meta分析。该综述纳入的四个随机对照试验中有三个发现：肉毒杆菌毒素与安慰剂两种治疗在头痛频率方面，效果没有显著差别[42-44]。尽管没有提供组间比较结果，剩下的那个随机对照试验发现：与治疗初期相比，肉毒杆菌毒素治疗后头痛强度和不头痛天数显著减少（P值未报道）[45]。该系统综述纳入的第一个随机对照试验（59人）发现：经过8周的治疗，肉毒杆菌毒素与安慰剂在疼痛缓解方面没有显著区别（治疗8周时疼痛缓解25%以上：肉毒杆菌毒素组54%，安慰剂组38%；CI未报道，$P > 0.05$）[42]。第二个小规模随机对照试验（21人）发现：经过4、8、12周治疗后，肉毒杆菌毒素组与安慰剂组在头痛强度、持续时间、频率方面差别没有显著性（疼痛强度根据十分制视觉模拟评分法评分[10分最严重]，两组在治疗初期时评分平均为6；治疗12周以后，肉毒杆菌毒素组评分为5，安慰剂组为4.5；结果用图表示）[43]。第三个随机对照试验（41人）发现：与安慰剂相比，肉毒杆菌毒素A能更好地改善头痛评分（AR改善至少25%以上者：肉毒杆菌毒素A组13/22[59%]，安慰剂组2/15[13%]；统计学差异未见报道）[45]。第四个随机对照试验（112人）发现：与治疗初期相比，两种治疗在头痛发作频率及强度方面没有显著差别（两者的曲线下面积[头痛频率和强度的乘积]减少：肉毒杆菌毒素组8%，安慰剂组4%；$P = 0.91$。每周头痛天数：肉毒杆菌毒素组由治疗初期时的6.6降至6.3，安慰剂组由治疗初期时的6.7降至6.5；$P > 0.11$）[44]。

害处 肉毒杆菌毒素可能与面肌无力、吞咽困难及局部感觉障碍有关。尽管纳入的几个随机对照试验提供了不良反应的数据，但系统综述没有报道其危害性[41]。第一个随机对照试验（59人）注意到治疗4周后可出现下列不良反应：眩晕（肉毒杆菌毒素组2人，安慰剂组1人），注射部位疼痛（肉毒杆菌毒素组3名，安慰剂组1名）[42]。8周后上述症状消失。第二个随机对照试验没有报道不良反应[43]。第三个随机对照试验（41人）发现肉毒杆菌毒素与安慰剂治疗的不良反应无显著差别（未报道显著性）[45]。患者反映的问题包括肌肉痉挛、流感样症状以及颈部肌肉无力。该综述纳入的第四个随机对照试验报道仅在肉毒杆菌毒素治疗组有不良反应[44]。7人出现了短暂的眼睑上抬无力，颈部无力，或两者均有（其中一人出现疼痛）。一名参与者出现短暂颈部疼痛，另一名出现颞下颌关节的疼痛。

评论 由于综述纳入的一些随机对照试验规模太小，因此检测肉毒杆菌毒素与安慰剂之间的重要临床区别比较困难。与该系统综述所包括的随机对照试验结果不同，该系统综述包括的大部分开放研究认为肉毒杆菌毒素治疗可以获益[41]。

词汇表

肌电生物反馈疗法（electromyographic biofeedback）：通过耳机及扬声器将放大的、从患者的前额及颈部肌肉获取的肌电信号反馈给患者，使患者能够减轻肌肉收缩。

松弛疗法（relaxation）：包括Jacobson的逐步放松练习、冥想、被动放松、主动训练及功能放松[43]。

参考文献

1. Headache Classification Committee of the International Headache Society. Classification and diagnostic criteria for headache disorders, cranial neuralgias and facial pain. *Cephalalgia* 1988;8:1–96.
2. Schwartz BS, Stewart WF, Simon D, et al. Epidemiology of tension-type headache. *JAMA* 1998;279:381–383.
3. Rokicki LA, Semenchuk EM, Bruehl S, et al. An examination of the validity of the HIS classification system for migraine and tension-type headache in the college student population. *Headache* 1999;39:720–727.
4. Rasmussen BK, Jensen R, Olesen J. A population-based analysis of the diagnostic criteria of the International Headache Society. *Cephalalgia* 1991;11:129–134.
5. Ho KH, Ong BK. A community-based study of headache diagnosis and prevalence in Singapore. *Cephalalgia* 2003;23:6–13.
6. Friedman AP, von Storch TJC, Merritt HH. Migraine and tension headaches: a clinical study of two thousand cases. *Neurology* 1954;4:773–788.
7. Lance JW, Curran DA, Anthony M. Investigations into the mechanism and treatment of chronic headache. *Med J Aust* 1965;2:909–914.
8. Russell MB, Ostergaard S, Bendtsen L, et al. Familial occurrence of chronic tension-type headache. *Cephalalgia* 1999;19:207–210.
9. Svensson DA, Ekbom K, Larsson B, et al. Lifetime prevalence and characteristics of recurrent primary headaches in a population-based sample of Swedish twins. *Headache* 2002;42:754–765.
10. Diener H-C, Tfelt-Hansen P. Headache associated with chronic use of substances. In: Oleson J, Tfelt-Hansen P, Welch KMA, eds. *The headaches*. New York: Raven, 1993:721–727.
11. Paiva T, Nunes JS, Moreira A, et al. Effects of frontalis EMG biofeed-

back and diazepam in the treatment of tension headache. *Headache* 1982;22:216–220.

12. Shukla R, Nag D, Ahuja RC. Alprazolam in chronic tension-type headache. *J Assoc Physicians India* 1996;44:641–644.
13. Holbrook AM, Crowther R, Lotter A, et al. The diagnosis and management of insomnia in clinical practice: a practical evidence-based approach. *CMAJ* 2000;162:216–220.
14. Singh NN, Misra S. Sertraline in chronic tension-type headache. *J Assoc Physicians India* 2002;50:873–878.
15. Bendtsen L, Jensen R, Olesen J. A non-selective (amitriptyline), but not a selective (citalopram), serotonin reuptake inhibitor is effective in the prophylactic treatment of chronic tension-type headache. *J Neurol Neurosurg Psychiatry* 1996;61:285–290.
16. Manna V, Bolino F, Di Cicco L. Chronic tension-type headache, mood depression and serotonin: therapeutic effects of fluvoxamine and mianserine. *Headache* 1994;34:44–49.
17. Bogaards MC, Moniek M, ter Kuile M. Treatment of recurrent tension-type headache: a meta-analytic review. *Clin J Pain* 1994;10:174–190. Search date 1994; primary sources Compact Cambridge, Psychlit, and reference lists of relevant articles.
18. Diamond S, Baltes BJ. Chronic tension headache treated with amitriptyline: a double-blind study. *Headache* 1971;11:110–116.
19. Gobel H, Hamouz V, Hansen C, et al. Chronic tension-type headache: amitriptyline reduces clinical headache-duration and experimental pain sensitivity but does not alter pericranial muscle activity readings. *Pain* 1994;59:241–249.
20. Holroyd KA, O'Donnell FJ, Lipchik GL, et al. Management of chronic tension-type headache with tricyclic antidepressant medication, stress management therapy, and their combination: a randomized controlled trial. *JAMA* 2001;285:2208–2215.
21. Fogelholm R, Murros K. Maprotiline in chronic tension headache: a double-blind cross-over study. *Headache* 1985;25:273–275.
22. Langemark M, Loldrup D, Bech P, et al. Clomipramine and mianserin in the treatment of chronic tension headache. A double-blind, controlled study. *Headache* 1990;30:118–121.
23. Pfaffenrath V, Essen D, Islet H, et al. Amitriptyline versus amitriptyline-N-oxide versus placebo in the treatment of chronic tension-type headache: a multi-centre randomised parallel-group double-blind study. *Cephalalgia* 1991;11:329–330.
24. Lance JW, Curran DA. Treatment of chronic tension headache. *Lancet* 1964;1:1236.
25. Bendtsen L, Jensen R. Mirtazapine is effective in the prophylactic treatment of chronic tension-type headache. *Neurology* 2004;62:1706–1711.
26. Martín-Araguz A, Bustamante Martínez C, de Pedro-Pijoán JM. Treatment of chronic tension-type headache with mirtazapine and amitriptyline. *Rev Neurol* 2003;37:101–105.
27. Holroyd KA, Penzien DB. Client variables and the behavioural treatment of recurrent tension headache: a meta-analytic review. *J Behav Med* 1986;9:515–536. Search date not stated; primary sources Eric, Medlars, Psycinfo, Psycalert, and hand searches of key journals, book reviews, and conference proceedings.
28. Loew T, Sohn R, Martus P, et al. Functional relaxation as a somatopsychotherapeutic intervention: a prospective controlled study. *Altern Ther Health Med* 2000;6:70–75.
29. Reich B. Non-invasive treatment of vascular and muscle contraction headache: a comparative longitudinal clinical study. *Headache* 1988; 29:34–41.
30. Andrasik F, Holroyd K. A test of specific and nonspecific effects in the biofeedback treatment of tension headache. *J Consult Clin Psychol* 1980;48:575–586.
31. Blanchard E, Appelbaum K, Guarnieri P, et al. Placebo-controlled evaluation of abbreviated progressive muscle relaxation combined with cognitive therapy in the treatment of tension headache. *J Consult Clin Psychol* 1990;58:210–215.
32. Blanchard E, Andrasik F, Appelbaum K, et al. The efficacy and cost-effectiveness of minimal-therapist-contact non-drug treatment of chronic migraine and tension headache. *Headache* 1985;25:214–220.
33. Bruhn P, Olesen J, Melgaard B. Controlled trial of EMG feedback in muscle contraction feedback. *Ann Neurol* 1979;6:34–36.
34. Collett L, Cottrauz J, Juenet C. GSR feedback and Schultz relaxation in tension headaches: a comparative study. *Pain* 1986;25:205–213.
35. Gada M. A comparative study of efficacy of EMG biofeedback and progressive muscular relaxation in tension headache. *Indian J Psychiatry* 1984;26:121–127.
36. Holroyd K, Andrasik F, Westbrook T. Cognitive control of tension headache. *Cognit Ther Res* 1977;1:121–133.
37. Larsson B, Carlsson J. A school-based, nurse-administered relaxation training for children with chronic tension-type headache. *J Pediatr Psychol* 1996;21:603–614.
38. Melchart D, Linde K, Fischer P, et al. Acupuncture for recurrent headaches: a systematic review of randomized controlled trials. *Cephalalgia* 1999;19:779–786. Search date 1998; primary sources Medline, Embase, Cochrane Field for Complementary Medicine database, Cochrane Controlled Trials Register, and hand searches of individual trial collections or private databases and bibliographies of articles obtained.
39. Vernon H, McDermaid CS, Hagino C. Systematic review of randomized clinical trials of complementary/alternative therapies in the treatment of tension-type and cervicogenic headache. *Complement Ther Med* 1999;7:142–155. Search date 1998; primary sources Medline, PsycInfo, Cinahl, and hand searches of citations and reference lists from other systematic reviews.
40. Karst M, Reinhard M, Thum P, et al. Needle acupuncture in tension-type headache: a randomized, placebo-controlled study. *Cephalalgia* 2001;21:637–642.
41. Evers S. Botulinum toxin and the management of chronic headaches. *Curr Opin Otolaryngol Head Neck Surg* 2004;12:197–203.
42. Schmitt WJ, Slowey E, Fravi N, et al. Effect of botulinum toxin A injections in the treatment of chronic tension-type headache: a double-blind, placebo-controlled trial. *Headache* 2001;41:658–664.
43. Rollnik JD, Tanneberger O, Schubert M, et al. Treatment of tension-type headache with botulinum toxin type A: a double-blind, placebo-controlled study. *Headache* 2000;40:300–305.
44. Schulte-Mattler WJ, Paul Krack, BoNTTH study group. Treatment of chronic tension-type headache with botulinum toxin A: a randomized, double-blind, placebo-controlled multicenter study. *Pain* 2004;109: 110–114.
45. Smuts JA, Baker MK, Smuts HM, et al. Prophylactic treatment of chronic tension-type headache using botulinum toxin type A. *Eur J Neurol* 1999;6:S99–S102.

原作者
Nicholas Silver
Consultant Neurologist
The Walton Centre for Neurology and Neurosurgery
Liverpool
UK

利益冲突：没有声明。

致谢：在此谨向本章以前版本的作者致谢，他们包括 Anish Bahra 和 Peter Goadsby。

慢性紧张性头痛

表1 评价阿米替林治疗慢性紧张性头痛效果的随机对照试验，包括一个与5-羟色胺再摄取抑制剂的比较研究及一个与去甲肾上腺素能和特异性5-羟色胺能抗抑郁剂的比较研究

参考文献	药物	人数	CTTH定义	除外止痛剂过量	总持续时间与研究类型	结局	与安慰剂相比使用药物的获益情况
19	阿米替林75mg vs 安慰剂	53	IHS标准[1]	是	6周；平行试验	平均每日头痛持续时间减少	6周时，阿米替林组每日减少疼痛时间3.2小时，安慰剂组每日减少疼痛时间0.28小时（$P<0.01$）
15	阿米替林75mg vs 西酞普兰20mg vs 安慰剂	34	IHS标准[1]	是	32周；交叉试验	头痛持续时间与强度的减少	阿米替林：减少止痛药的摄入（$P<0.01$），头痛持续时间及频率（$P=0.002$），但是头痛强度减少方面均无明显区别。西酞普兰：持续时间、频率及强度方面均无明显区别
20	阿米替林100mg vs 去甲替林药物75mg（每日6次）vs 应激处理加安慰剂 vs 应激处理加抗抑郁治疗	203	1962年 Ad Hoc 委员会标准[1]	未提	4周；平行试验	平均头痛评分减少	与安慰剂相比，阿米替林明显减少头痛指数评分（WHD 0.92μ，95%CI 0.44μ～1.41μ）并日显著增加临床患者显著改善报告率（评分减少50%以上：34/53[64%] vs 14/48[29%]；RR 2.19, 95%CI 1.35～3.57）
18	阿米替林25mg vs 阿米替林10mg vs 安慰剂	90	1962年 Ad Hoc 委员会标准[1]	未提	4周；平行试验	平均头痛评分减少	接受阿米替林10mg治疗1周可轻度减少头痛评分（$P<0.001$），但在治疗2周及4周时无显著区别，在治疗1、2、4周后与25mg组无显著区别
23	阿米替林50～75mg vs 阿米替林-N-氧化物60～90mg vs 安慰剂	203	IHS标准[2]	是	16周；平行试验	头痛频率、持续时间及强度减少50%以上	无显著性
24	阿米替林每日75mg vs 安慰剂	27	IHS标准 consistent	不清楚	8周；交叉试验	头痛发作频率及严重程度减少50%以上	$P<0.001$
26	阿米替林每日25mg vs 米氮平30mg	60	IHS标准[1]	是	6个月；平行试验	结合头痛频率与强度的视觉模拟评分减少	没有安慰剂

CTTH，慢性紧张性头痛；IHS，国际头痛协会。

表 2 评价米氮平与安慰剂治疗慢性紧张性头痛效果的随机对照试验，包括一个与阿米替林的比较研究

参考文献	药物	人数	CTTH 定义	排除过量使用镇痛剂者	总持续时间与研究类型	结局	与安慰剂相比使用药物的获益情况
25	米氮平 30mg vs 安慰剂	24	IHS 标准[1]	是	18 周；交叉对比	头痛持续时间与强度减少	米氮平能使头痛持续时间与强度的乘积减少 34%（$P = 0.01$）。米氮平减少头痛发作频率（$P = 0.005$），持续时间（$P = 0.003$），发作强度（$P = 0.03$）。两组在服用镇痛药方面无区别

CTTH，慢性紧张性头痛；IHS，国际头痛协会。

多发性硬化

检索时间：2004年11月
原作者：Helen Ford, Richard Nicholas 郭淮莲 译 李舜伟 审

问 题

旨在降低复发率和残疾的治疗措施的效果如何？
急性复发的治疗效果如何？
疲劳的治疗效果如何？
痉挛的治疗效果如何？
综合治疗的效果如何？

治疗措施及其效果

降低复发率和残疾的治疗

很可能有效
格拉默
干扰素β

益害相当
米托蒽醌

效果不明
硫唑嘌呤
静脉注射免疫球蛋白
甲氨蝶呤

急性复发的治疗

很可能有效
皮质激素（甲泼尼龙或促皮质素）

效果不明
血浆置换

疲劳的治疗

效果不明
金刚烷胺

行为调节
锻炼
匹莫林

痉挛的治疗

效果不明
肉毒杆菌毒素
加巴喷丁
鞘内注射巴氯芬
口服药物治疗
理疗

综合治疗

效果不明
住院康复治疗
院外康复治疗

将在新版中加入
多发性硬化情感障碍的治疗
多发性硬化膀胱功能障碍的治疗
多发性硬化勃起功能障碍的治疗

主要信息

我们没有发现任何随机对照试验证据提示某种治疗能改变多发性硬化的长期预后。

降低复发率和残疾的治疗

◆ **格拉默**：一个在复发缓解型多发性硬化患者中进行的随机对照试验发现：与安慰剂相比，使用格拉默治疗2年，能降低复发率，但没有降低残疾率。一个在进展型多发性硬化患者中进行的随机对照试验发现：使用格拉默或安慰剂治疗2年，病情进展无显著性差异。

- **干扰素β**：两个在首次脱髓鞘患者中进行的随机对照试验发现：与安慰剂相比，使用干扰素β-1a能降低上述患者2～3年内转化为临床确诊的多发性硬化的风险。一个在活动性复发缓解型多发性硬化患者中进行的系统综述发现：尽管证据有限，与安慰剂相比，使用干扰素β-1a/b治疗2年，能减少病情恶化和进展。一个在复发缓解型多发性硬化患者中进行的随后的随机对照试验发现：与每周一次干扰素β-1a相比，隔日一次干扰素β-1b治疗2年，能减少复发患者比例。三个随机对照试验没有提供充分的证据用来评价干扰素β对继发进展型多发性硬化患者疾病进展的作用。
- **米托蒽醌**：一个在恶化、复发缓解或进展型多发性硬化患者中进行的随机对照试验发现：与安慰剂相比，米托蒽醌（mitoxantrone）治疗2年能减缓残疾的发展。一个对活动性多发性硬化患者的小型随机对照试验发现有限的证据提示：与单用甲泼尼龙相比，米托蒽醌加甲泼尼龙治疗6个月能减少复发。不过，米托蒽醌与白细胞减少（leukopenia）、月经紊乱及心律失常有关。
- **硫唑嘌呤**：一个对复发缓解型或进展型多发性硬化患者的系统综述比较了硫唑嘌呤与安慰剂或非治疗组间的效果，发现：硫唑嘌呤治疗2年能中等程度降低复发率，但没有证据证明三组间残疾率存在差异。由于纳入的随机对照试验的临床异质性，无法得出可靠的结论。
- **静脉注射免疫球蛋白**：一个对复发缓解型多发性硬化患者进行的随机对照试验发现：与安慰剂相比，静脉注射免疫球蛋白2年能减少残疾。然而，这种残疾减少的临床意义尚不清楚。一个对继发进展型多发性硬化患者进行的随机对照试验发现：静脉注射免疫球蛋白与安慰剂相比，起病到开始进展的时间及复发率的差异无显著性。
- **甲氨蝶呤**：一个系统综述提到的一个小型随机对照试验没有提供充分的证据用来评价甲氨蝶呤降低多发性硬化患者复发率和残疾率的效果。

急性复发的治疗

- **皮质激素（甲泼尼龙或促皮质素）**：一个在因急性恶化而需要治疗的多发性硬化患者中进行的系统综述发现：与安慰剂相比，使用皮质激素（甲泼尼龙或促皮质素）治疗5周能改善症状。最佳剂量、给药途径及疗程尚不清楚。
- **血浆置换**：一个小型的随机对照试验没有提供充分的证据用来评价血浆置换对急性复发的多发性硬化患者的作用。

疲劳的治疗

- **金刚烷胺**：两个系统综述提到的4个质量欠佳的随机对照试验没有提供充分的证据用来评价金刚烷胺对于多发性硬化相关的疲劳患者的作用。
- **行为调节**：我们没有发现有关行为调节治疗对多发性硬化相关疲劳的作用的随机对照试验。
- **锻炼**：两个方法学上不可靠的随机对照试验没有提供充分的证据用来评价锻炼对多发性硬化相关疲劳的作用。
- **匹莫林**：一个系统综述提到的两个质量欠佳的随机对照试验没有提供充分的证据用来评价匹莫林对于多发性硬化相关疲劳的作用（与安慰剂相比）。

痉挛的治疗

- **肉毒杆菌毒素**：一个小型随机对照试验没有提供充分的证据用来评价肉毒杆菌毒素对多发性硬化所致痉挛患者的功能预后的效果。
- **加巴喷丁**：我们没有发现有关加巴喷丁对痉挛治疗效果的随机对照试验。
- **鞘内注射巴氯芬**：一个小型随机对照交叉试验没有提供充分的证据用来评价鞘内注射巴氯芬（baclofen）对多发性硬化所致痉挛患者的功能治疗效果。
- **口服药物治疗**：一个系统综述没有提供充分的证据用来评价口服巴氯芬、丹曲林（dantrolene）、替扎尼定（tizanidine）对多发性硬化所致痉挛患者功能预后的效果。一个随机对照试验发现：使用大麻素（cannabinoids）或安慰剂治疗对改善痉挛的效果差异无显著性。
- **理疗**：两个小型的随机对照试验没有提供充分的证据用来评价理疗对多发性硬化所致痉挛患者的效果。一个随机对照试验发现：有限的证据说明，与不做理疗相比，住院或院外理疗8周，每周2次，能短暂改善活动能力。另一个随机对照试验，研究对象为进展型多发性硬化患者，发现早期理疗与晚期理疗对活动能力或日常活动方面的效果，差异无显著性。

综合治疗

- **住院康复治疗**：两个小型的随机对照试验提供了不充分的证据评价住院康复治疗对多发性硬化患者的效果。这两个试验发现住院康复治疗对功能恢复的短期益处，但神经损害没有减轻。长期效果尚不清楚。
- **院外康复治疗**：两个小型的随机对照试验提供了不充分的证据评价院外康复治疗对多发性硬化患者的效果。

定义 多发性硬化是中枢神经系统的慢性炎症性疾病。诊断多发性硬化需要有独立的两次发病、两个病灶的证据，并且需除外

可出现类似临床表现的其他炎症性疾病、结构性或遗传性疾病。该病有三种主要形式：复发缓解型多发性硬化，该型特点为间断的神经功能障碍，两次发作之间有稳定期；原发进展型多发性硬化，该型表现为起病即开始的进展性神经功能障碍；继发进展型多发性硬化，该型表现为病程中开始的进展性神经功能障碍。

发病率/患病率 患病率随地理分布及种族而不同，寒冷地区白人发病率最高[1]。在欧洲和北美，人群患病率为1/800，年发病率为2～10/10万，多发性硬化成为年轻人神经性残疾中最常见的原因。发病年龄跨度较大，高发年龄为20～40岁之间[2]。

病因/危险因素 病因不清，尽管目前证据提示多发性硬化是环境因素作用于遗传易感个体所引起的中枢神经系统自身免疫性疾病。目前认为多发性硬化是存在临床变异的单一疾病，但有些证据提示：多发性硬化可能包含具有不同的免疫学、病理学、遗传学特征的几种相关疾病[1, 3]。

预后 90%的多发性硬化患者早期呈复发缓解病程。尽管一些患者数年内呈现相对良性病程，大部分患者发展为继发进展型多发性硬化，通常在起病6～10年后发展为进展型。10%的患者起病即为原发进展型。除少数"恶性型"（aggressive）多发性硬化患者，该病对预期寿命影响不大，病程通常长于30年。

治疗目的 预防或延缓残疾；促进功能恢复；减轻痉挛症状；预防并发症（痉挛，褥疮）；提高生存质量。

结局 神经功能障碍、痉挛、疲劳、总体健康状况、复发率、生存质量。**神经功能障碍**：临床试验中，多发性硬化的残疾通常用疾病特异性扩展残疾状态评分量表来测评，该量表评分范围为0（没有残疾）到10（死于多发性硬化），0.5进制[4]。评分低（0～4）反映特异性神经病学缺损和残疾；较高的评分反映运动水平下降（4～7）及上肢和延髓功能下降（7.0～9.5）。该量表为非线性，因不能很好地反映功能变化、过分强调神经检查和运动功能，不能反映其他功能障碍（如疲劳、性功能障碍等）而受到批评。一些计时临床结局包括：移动试验（走完特殊短距离所需时间）、九孔木钉试验（在一个方块中将木钉放入孔中所需时间）、盒子与方块试验（将方块从一个盒子转移到另一个盒子所需时间）。**持续疾病进展**：因疾病进展造成残疾加重或因复发后恢复不完全持续3～6个月造成残疾加重被认为是为持续疾病进展。3～6个月内完全恢复的复发构成非持续进展。**痉挛**：临床已用过多种检测方法，最常用的是Ashworth量表，该量表用0～4级评分法将肌张力评分，0代表正常肌张力，4代表重度痉挛。从评价痉挛程度来说，Ashworth量表被认为是代表临床结局的合适量表，因而在各种评价痉挛结局的检测方法（如神经生理检测、检查评分）中，Ashworth量表常被选用，而痉挛也是临床结局的代表。**总体健康状况**：已经制定总体健康状况量表，但该量表尚未得到广泛应用[5]。

方法 采用《临床证据》2004年11月的文献检索和评价方案。我们仅纳入了以临床结局（残疾、复发、症状）为研究重点的临床试验。

问 题 旨在降低复发率和残疾的治疗措施的效果如何？

治疗选择1　干扰素β

两个在首次脱髓鞘患者中进行的随机对照试验发现：与安慰剂相比，使用干扰素β-1a治疗2～3年，能降低转为临床确诊的多发性硬化的风险。一个关于活动性复发缓解型多发性硬化患者的系统综述发现：尽管证据有限，但与安慰剂对比，干扰素β-1a/b治疗2年能降低病情恶化及疾病进展。一个在复发缓解型多发性硬化患者中进行的随后的随机对照试验发现：与每周一次干扰素β-1a治疗相比，隔日一次干扰素β-1b治疗2年，能降低复发患者比例。三个随机对照试验没有提供充分的证据用来评价干扰素β对继发进展型多发性硬化患者的作用。

益处 **首次脱髓鞘事件**：我们发现两个在首次脱髓鞘（存在头颅磁共振所示亚临床脱髓鞘证据）患者中进行的随机对照试验，比较了干扰素β-1a与安慰剂的作用[6, 7]。这两个随机对照试验发现干扰素β-1a显著降低再次临床事件的风险，因而降低转变为临床确诊多发性硬化的风险。第一个随机对照试验（383人）发现，与安慰剂相比，使用干扰素β-1a 3年能显著降低转变为临床确诊的多发性硬化的风险（累积转化为临床确诊的可能性：干扰素β-1a组为35%，安慰剂组为50%；HR 0.56，95%CI 0.38～0.81）[6]。第二个随机对照试验（308人）发现，与安慰剂相比，使用干扰素β-1a 2年能显著降低临床确诊多发性硬化的比例（干扰素β-1a组为52/154[34%]，安慰剂组为69/154[45%]；OR 0.61，95%CI 0.37～0.99）[7]。**复发缓解型多发性硬化**：我们发现一个系统综述（检索时间为2000年，观察对象1215人），该综述提到7个随机对照试验，在复发缓解型多发性硬化患者中（此前2～3年中2次复发）比较了干扰素β-1a/b与安慰剂的效果[8]。该综述发现：与安慰剂相比，使用干扰素2年显著降低病情恶化和病情进展的风险（3个随机对照试验，观察919例患者，病情恶化 RR 0.80，95%CI 0.73～0.88；病情进展 RR 0.69，病情进展定义为扩展残疾状态量表评分增加1分并持续超过3～6个月，95%CI 0.55～0.87）。该综述发现：如果敏感度分析假设所有失访患者均为病情恶化或进展（最差病例推断），则病情恶化或进展组间差异无统计学显著性[8]。一个随后的随机对照试验（观察了188例复发缓解型多发性硬化患者）比较了干扰素β-1b（250μg 隔日一次）与干扰素β-1a（30μg 每周一次）[9]的效果。治疗2年后，干扰素β-1b隔日一次组较干扰素β-1a每周一次组不复发比例显著增高（不复发：干扰素β-1b组为49/96[51%]，干扰素β-1a组为

33/92[36%]；RR 0.76，95%CI 0.59～0.99）。分析方法采用维持原随机分组分析，但研究人员对于治疗分组是知晓的（非盲法）。**继发进展型多发性硬化**：我们发现三个随机对照试验[10-12]。第一个随机对照试验（观察了718例患者），在扩展残疾状态量表评分3.0～6.5分的继发进展型多发性硬化患者中比较了干扰素β-1b（8MIU隔日一次）和安慰剂的效果[10]。经过平均30个月的随访，随机对照试验发现，与安慰剂比较，干扰素能推迟残疾的持续进展9～12个月（残疾评分由扩展残疾状态量表检测），显著降低病情进展风险，降低受困于轮椅的风险（推迟持续进展：结果以图表示；病情进展的OR 0.65，95%CI 0.52～0.83；预防一人受困于轮椅的NNT 13，95%CI 8～49）。在所有基线残疾水平的患者中治疗效果均明显。然而，试验中每组均有大量患者丢失（安慰剂组27%，干扰素组25%），该试验未报告生存质量。第二个随机对照试验（观察了618例患者）比较了皮下注射干扰素β-1a（22或44μg，每周三次）与安慰剂的效果[11]。该试验发现，尽管与安慰剂相比干扰素降低复发风险（残疾进展的HR 0.83，95%CI 0.65～1.07；干扰素组1年复发AR 50%，安慰剂组1年复发AR 71%；P<0.001），但是残疾进展无显著性差异。第三个随机对照试验（观察例数436人）发现，与安慰剂相比，使用干扰素β 2年（60μg，每周一次），扩展残疾状态量表评分无显著性差异[12]。不过，扩展残疾状态量表评分是一种二级临床结局检测。随机对照试验还发现，与安慰剂相比，使用干扰素β 2年能降低进展（进展用多发性硬化功能复合评分，包括25英尺计时走，九孔木钉试验，及匀速听觉系列附加试验；组间比较P=0.033）。不过，该临床结局在其他随机对照试验中未评价，其临床意义尚不清楚。

害处 这些随机对照试验没有报告任何严重不良反应[10, 13～15]。轻到中度不良反应包括早期流感样症状（50%患者出现），偶见白细胞减少及无症状性转氨酶升高。皮下注射时80%出现注射位点反应。比较干扰素β-1b与干扰素β-1a效果的随机对照试验发现，大部分不良反应（流感样症状，发热，疲劳，肝酶升高等）最常出现于治疗开始后第1个月，治疗开始6个月后出现频率下降[9]。两组间不良反应出现频率相似。不过，局部皮肤反应更多见于干扰素β-1b组，其中一例出现皮肤坏死，导致治疗中止[9]。

评论 无。

治疗选择 2　格拉默

一个在复发缓解型多发性硬化患者中进行的随机对照试验发现：与安慰剂相比，使用格拉默2年，能降低复发率，但没有降低残疾率。一个在进展型多发性硬化患者中进行的随机对照试验发现：使用格拉默或安慰剂治疗2年，病情进展差异无显著性。

益处　**复发缓解型多发性硬化**：我们发现一个系统综述（检索时间2004年，三个随机对照试验，观察例数407例），该系统综述比较了格拉默与安慰剂的效果[16]。该系统综述提到三个随机对照试验，其中一个符合《临床证据》的纳入标准。这个随机对照试验（观察251例病人，扩展残疾状态量表评分0～5分）发现，与安慰剂对比，使用格拉默（copolymer 1）每日20mg 2年能显著降低复发率（24个月平均复发率：格拉默组1.19，安慰剂组1.68；ARR 29%；P=0.007）。该试验发现格拉默对残疾无显著效果[17]。**进展型多发性硬化**：我们发现一个系统综述（检索时间 2004 年，一个随机对照试验，观察 106 例进展型多发性硬化）[16]。该综述发现使用格拉默或安慰剂治疗 2 年后病情进展差异无显著性（RR 0.69，95%CI 0.33～1.46）。

害处　**复发缓解型多发性硬化**：一个随机对照试验发现：15%的服用格拉默的患者至少出现过一次（最多7次）自限性过敏反应（皮肤充血、胸部发紧、焦虑），过敏反应持续30分钟[17]。**进展型多发性硬化**：一个综述报告格拉默没有较大的不良反应，但是与安慰剂相比，格拉默显著增加局部注射点反应（痒：格拉默组31/51[61%]，安慰剂组9/55[16%]；RR 3.71，95%CI 1.96～7.02。肿胀：格拉默组41/51[80%]，安慰剂组为13/55[24%]；RR 3.40，95%CI 2.08～5.57。发红：格拉默组43/51[84%]，安慰剂组17/55[31%]；RR 2.73，95%CI 1.81～4.12。疼痛：格拉默组42/51[82%]，安慰剂组26/55[47%]；RR 1.74，95%CI 1.28～2.37)[16]。

评论 无。

治疗选择 3　静脉注射免疫球蛋白

一个在复发缓解型多发性硬化患者中进行的随机对照试验发现：与安慰剂相比，静脉注射免疫球蛋白治疗2年能减少残疾。但是这种下降的临床意义尚不清楚。一个在继发进展型多发性硬化患者中进行的随机对照试验发现：在静脉注射免疫球蛋白组与安慰剂组之间，起病到开始进展的时间及复发率的差异无显著性。

益处　我们没有发现系统综述。**复发缓解型多发性硬化**：我们发现一个随机对照试验（观察了150例复发缓解型多发性硬化），该试验比较了静脉注射免疫球蛋白（0.2g/kg，每月一次）与安慰剂的效果[18]。设计最长治疗时间为2年，平均疗程为21个月。该试验发现：与安慰剂相比，静脉注射免疫球蛋白2年能显著改善残疾水平（静脉注射免疫球蛋白组扩展残疾状态评分变化为－0.23，95%CI －0.43～－0.03；安慰剂组上述量表评分变化为＋0.12，95%CI －0.13～＋0.37；P=0.008，见下面"评论"）[18]。该随机对照试验未报告发展为残疾持续进展的时间。**继发进展型多发性硬化**：我们发现一个随机对照试验（观察继发进展型多发性硬化患者318例），比较了静脉注射免疫球蛋白（每月1g/kg）或安慰剂治疗27个月的效果[19]。该试验发现：静脉注射免疫球蛋白组与安慰剂组相比，从起病到开始进展的时间及年复发率之间差异无显著性（起病到开始进展的时间[扩展残疾量表评分加重]：HR 1.11，95%CI 0.80～1.53。年复发率：静脉注射免疫球蛋白组 0.46，安慰剂组 0.46）。

害处 较大剂量的静脉注射免疫球蛋白被认为与非化脓性脑膜炎及其他的全身反应有关[20]。**复发缓解型多发性硬化**：随机对照试验发现接受静脉免疫球蛋白治疗的患者有4人因不良反应（皮疹）退出试验，而安慰剂组有1人退出试验[18]。**继发进展型多发性硬化**：随机对照试验发现：在存在血栓栓塞、深静脉血栓、肺栓塞等危险因素，或同时存在上述两种危险因素的患者中，静脉注射免疫球蛋白比安慰剂更多地出现不良反应（静脉注射免疫球蛋白组出现不良反应比例为 6/159 [4%]，安慰剂组为 1/159[1%]；显著剂未报道）[19]。

评论 静脉注射免疫球蛋白所致的残疾评分下降程度较轻。该试验观察到的残疾评分轻度下降的临床意义尚不清楚[18]。

治疗选择 4　硫唑嘌呤

一个在复发缓解型多发性硬化或进展型多发性硬化患者中进行的系统综述比较了硫唑嘌呤、安慰剂、未治疗三者的效果，发现硫唑嘌呤治疗2年能轻度降低复发率，但是没有证据显示三组间残疾比例存在差异。但是由于纳入的随机对照试验的临床异质性，我们不能得出可靠的结论。

益处 关于硫唑嘌呤我们发现一个系统综述（检索时间1989年，7个随机对照试验，观察了793例复发缓解型多发性硬化或进展型多发性硬化患者；见下面"评论"）[21]。该系统综述发现：与安慰剂及未治疗组相比，使用硫唑嘌呤治疗2年能显著降低复发率（5个随机对照试验；保持未复发的 OR 2.04，95%CI 1.42～2.93），并能降低残疾评分，尽管差异未达显著性意义（4个随机对照试验；扩展残疾状态量表评分平均改变 −0.22，95%CI −0.43～+0.003）。

害处 上述综述发现约10%的患者不能耐受治疗剂量的硫唑嘌呤[21]。详细记录的不良反应包括肝毒性和骨髓抑制[21]。有人担心长期使用硫唑嘌呤存在引发癌症的风险[22]。该综述提到的一个大型的随机对照试验报道：服用硫唑嘌呤1年的患者中21%退出试验，而安慰剂组12%退出试验[22]。

评论 多发性硬化试验方法已经改进了，使得较老的随机对照试验与最近的试验的比较变得困难。上述系统综述提到的试验纳入了不同类型的多发性硬化患者，使用的"复发"定义不同[23]。因此，有关硫唑嘌呤治疗多发性硬化的效果我们不能得出可靠的结论。

治疗选择 5　甲氨蝶呤

一个系统综述提到的一个小型的随机对照试验评价了在多发性硬化患者中甲氨蝶呤对于降低复发率和残疾的效果，该试验提供的证据有限。

益处 我们发现一个系统综述（检索时间2003年，一个随机对照试验，观察60例原发或继发进展型多发性硬化），该综述比较了小剂量甲氨蝶呤（每周7.5mg）与安慰剂的效果[24]。该综述中提到的随机对照试验发现：与安慰剂相比，甲氨蝶呤显著降低疾病进展的风险（AR：甲氨蝶呤组 16/31[51.6%]，安慰剂组 24/29[82.8%]；$P=0.01$），疾病进展根据多种临床结局检测方法来定义，包括扩展残疾状态量表、移动试验、九孔木钉试验、盒子与方块试验。但是这些结果的临床意义尚不清楚（见下面"评论"）。该试验发现：甲氨蝶呤组与安慰剂组相比，起病到初次复发的时间差异无显著性（没有报告绝对数值；$P=0.395$）[25]。

害处 在这个随机对照试验中，未报道明显毒性，但是因使用低剂量甲氨蝶呤可发生骨髓抑制和肝毒性，建议常规监测[25]。

评论 上述随机对照试验主要反映上肢功能的变化[25]。其他药物的随机对照试验未使用多种临床结局检测方法，因此实验之间的比较存在难度。治疗失败的相对风险没有报道。

治疗选择 6　米托蒽醌

一个在恶化、复发缓解型或进展型多发性硬化患者中进行的随机对照试验发现：与安慰剂相比，米托蒽醌治疗2年，能减缓残疾进展。一个在活动性多发性硬化患者中进行的小型随机对照试验发现：与单用甲泼尼龙相比，使用米托蒽醌加甲泼尼龙6个月能减少复发。但是米托蒽醌与白细胞减少、月经紊乱及心律失常有关。

益处 我们没有发现系统综述。我们发现两个随机对照试验[26, 27]。第一个随机对照试验观察了194例恶化、复发缓解型或继发进展型多发性硬化患者，这些患者的扩展残疾状态量表评分为3.0～6.0[26]。该试验比较了使用米托蒽醌（每3个月静脉注射 5＞薄＞ mg/m^2 或 $12mg/m^2$）或安慰剂2年的效果。该试验发现：与安慰剂相比，使用大剂量米托蒽醌2年能显著改善残疾状况（扩展残疾状态量表评分平均变化：$12mg/m^2$ 米托蒽醌组 −0.13，安慰剂组 0.23。两组评分差：0.24，95%CI 0.04～0.44）。该随机对照试验报道：与安慰剂相比，低剂量米托蒽醌同样能改善残疾状况（$P=0.01$；未报道更详细数据）。第二个试验，一个小型的开放随机对照试验（观察了42例活动性多发性硬化患者）比较了每月静脉注射米托蒽醌（20mg）加甲泼尼龙（1g）与单用甲泼尼龙的效果[27]。该试验发现：与单用甲泼尼龙相比，米托蒽醌加甲泼尼龙治疗6个月显著降低疾病活动性（用磁共振表现来评价），并且显著降低年临床复发率（米托蒽醌加甲泼尼龙 0.7，单用甲泼尼龙 3.0；$P<0.01$）[27]。

害处 主要的危险是剂量相关的心脏毒性，但是在治疗多发性硬化的剂量水平上，这种不良反应罕见（见下面"评论"）。常见的不良反应为白细胞减少，恶心和闭经[28]。一个随机对照试验比较了大剂量米托蒽醌、小剂量米托蒽醌与安慰剂的不良反应，结果发现：与安慰剂相比，恶心、脱发、尿道感染、月经紊乱、白细胞减少及心律失常更多见于大剂量米托蒽醌组（恶心：安慰剂组20%，大剂量米托蒽醌组76%；脱发：两组分别为31%和61%；尿道感染：两组分别为13%和32%；月经紊乱：两组分别为26%和61%；白细胞减少：两组分别为0%和19%；心律失常：两组分别为8%和18%）[26]。

评论 一个回顾性病例分析报道了1378例接受米托蒽醌治疗的多发性硬化患者的情况，两例出现心脏毒性[29]，一例出现急性白血病[30]。

| 问 题 | 急性复发的治疗效果如何？ |

治疗选择1　皮质激素

一个在因急性恶化而需要治疗的多发性硬化患者中进行的系统综述发现：与安慰剂相比，使用皮质激素（甲泼尼龙或促皮质素）治疗的最初5周内能改善症状。治疗的最佳剂量，给药途径及疗程尚不清楚。

益处 我们发现一个系统综述（检索时间1999年，观察了377例因病情急性恶化需要治疗的多发性硬化患者，4个关于甲泼尼龙的随机对照试验，2个关于促皮质素与安慰剂相比的随机对照试验）[31]。该系统综述发现：与安慰剂相比，甲泼尼龙或促皮质素显著降低治疗5周内症状加重或未改善患者的比例（5个随机对照试验；5周症状加重或未改善者：甲泼尼龙或促皮质素组63/175[36%]，安慰剂组94/155[60%]；OR 0.37，95%CI 0.24～0.57）。一个小型非直接比较的亚组分析提示：使用甲泼尼龙治疗5天和15天之间没有差异[31]。其中一个随机对照试验（观察了51例患者）发现：使用口服甲泼尼龙或安慰剂一年，在预防复发或残疾状态方面差异无显著性（复发比例：甲泼尼龙组17/26[65%]，安慰剂组13/25[52%]；RR 1.26，95%CI 0.79～2.01）。

害处 上述综述发现：与安慰剂相比，口服大剂量甲泼尼龙的患者发生胃肠综合征的更多（甲泼尼龙组38%，安慰剂组8%；未报道CI）[31]。上述综述发现：与接受安慰剂治疗者相比，口服大剂量甲泼尼龙者出现精神障碍的更多（失眠、情感高涨、精神病或发音困难），尽管差异无显著性（甲泼尼龙组11/50[22%]，安慰剂组5/44[11%]；RR 1.87，95%CI 0.77～4.55）[31]。与接受安慰剂治疗者相比，接受促皮质素治疗者体重增加和水肿更多见（绝对数值及可信区间未报道）[31]。

评论 无。

治疗选择2　血浆置换

一个小型的随机对照试验没有提供充分的证据用来评价血浆置换在多发性硬化急性复发患者中的作用。

益处 我们没有发现系统综述。我们发现一个小型、双盲、随机交叉对照试验（观察了22例患者），该试验在多发性硬化急性复发患者（12人）或其他脱髓鞘病患者（10人；见下面"评论"）中比较了血浆置换与假治疗组之间的疗效[32]。分析交叉前结果，该随机对照试验发现：与假治疗组相比，接受血浆置换的患者神经功能残疾中等或明显改善的比例差异无显著性（交叉前：血浆置换组5/11[46%]，假治疗组1/11[9%]；P=0.074）[32]。

害处 该随机对照试验未报道严重的不良反应[32]。

评论 随机入组时，所有22例患者均已用过标准量的静脉皮质激素，治疗均失败，所有患者均处于急性神经功能障碍发病3个月内[32]。

| 问 题 | 疲劳的治疗效果如何？ |

治疗选择1　金刚烷胺

两个系统综述中提到的四个质量较差的随机对照试验没有提供充分的证据用来评价金刚烷胺在多发性硬化相关疲劳患者中的疗效。

益处 我们发现两个系统综述（检索时间分别为1999年[33]及2002年[34]。两个综述均发现一个随机平行对照试验的和三个随机交叉对照试验（观察了236例多发性硬化患者，见下面"评论"），比较了金刚烷胺与安慰剂治疗1～6周的效果。两个综述均发现：尽管证据有限，但金刚烷胺疗效优于安慰剂。两个综述均发现纳入的随机对照试验存在重要的方法学缺陷（见下面"评论"）[33,34]。综述提到的随机平行对照试验（观察82例患者）发现：与安慰剂相比，根据多发性硬化特异性疲劳量表评价，金刚烷胺治疗6周能显著改善疲劳（P<0.05）[33]。该随机对照试验对那些选择治疗，或不治疗，或不做选择的患者在试验结束两周后询问患者是否感觉疲劳减轻。在选择接受治疗的患者中，认为金刚烷胺治疗能改善疲劳的比例显著高于安慰剂组（金刚烷胺组15/19[79%]，安慰剂组13/25[52%]；RR 1.5，95%CI 1.0～2.4）[33]。但是维持原随机分组分析发现：在金刚烷胺组与安慰剂组之间，表示愿意治疗患者的比例无显著性差异（金刚烷胺组15/39

[38%]，安慰剂组 13/43[30%]；RR 1.3，95%CI 0.7～2.3)[33]。该随机对照试验发现：在"试验结束后愿意治疗"、"疲劳严重程度量表"或"Rand活动指数（Rand Index of Vatality）"方面差异无显著性（CI 未报告)[33]。综述提到的三个随机交叉对照试验使用不同的疲劳检测方法，得出了不同的结果。第一个随机对照试验发现：如果用"最受影响的活动视觉类似物量表（visual analogue scale，VAS）效果"、"日常生活活动效果"、"对上一周期活动的反应"及"喜欢的治疗"等方法检测，金刚烷胺能显著改善疲劳（$P<0.05$），但是用"疲劳 VAS 效果"检测则差异无显著性[33]。第二个随机对照试验发现：用"喜欢的治疗"方法检测，金刚烷胺能显著改善疲劳（$P<0.05$）。第三个随机对照试验发现：用"喜欢的治疗"方法检测，金刚烷胺能显著改善疲劳（$P<0.05$），但是用从1～5打分的疲劳检测方法，金刚烷胺不能改善疲劳（报告为差异无显著性，没有详细报道)[33]。

害处 两个综述均报道：服用金刚烷胺与服用安慰剂的患者出现不良反应的比例相似，不反应包括：睡眠障碍、噩梦、焦虑、头痛及恶心（金刚烷胺组40%，安慰剂组35%；未报道 CI）。

评论 两个综述得出同样的结论，并且报道了同样的绝对值，但是有关两组间差异的显著性第二个综述没有详细报道。因此我们仅仅报道了第一个综述的全部结果[33]。这些随机对照试验用各种方法检测疲劳，用各种量表或检测方法测出的结果差异无显著性[33,34]。两个系统综述均认为：所有这些随机对照试验都存在由于下述原因而引起的偏差：对随机方法、盲法缺乏阐述，随访不完全，缺乏维持原随机分组分析，随机交叉对照试验解释困难。目前没有充足的证据说明金刚烷胺对多发性硬化患者生活质量的效果。

治疗选择 2　匹莫林

一个系统综述提到的两个质量欠佳的随机对照试验没有提供充分的证据用来比较匹莫林与安慰剂对多发性硬化相关疲劳的效果。

益处 我们发现一个系统综述（检索时间1999年)[33]。该综述发现一个随机平行对照试验和一个随机交叉对照试验（观察了126例多发性硬化患者）。该随机平行对照试验发现：使用匹莫林或安慰剂治疗6周，自我报告疲劳在两组间差异无显著性（用疲劳严重程度量表检测，$P=0.394$；用多发性硬化特异性疲劳量表检测，$P=0.394$）。随机交叉对照试验发现：治疗10周后，与安慰剂相比，匹莫林治疗组有更多的患者表示疲劳缓解情况为优秀或良好（匹莫林组19/41[46%]，安慰剂组8/41[20%]，CI 未报道）。

害处 该系统综述发现关于匹莫林的不良反应报道比安慰剂多（睡眠障碍、恶心、情绪变化、心悸、易激惹、失眠、厌食)[33]。

评论 这些随机对照试验用了不同的评价疲劳的方法[33]。该系统综述指出：所有这些随机对照试验都存在偏倚（偏倚可能由下列原因引起：未清楚阐述随机方法及盲法，随访不完全，随机交叉对照试验解释困难)[33]。

治疗选择 3　行为调节

我们没有发现有关行为调节治疗多发性硬化相关疲劳效果的随机对照试验。

益处 我们未发现系统综述或随机对照试验。

害处 我们没有发现随机对照试验。

评论 无。

治疗选择 4　锻炼

两个方法学不可靠的随机对照试验没有提供充分的证据来评估锻炼对多发性硬化相关疲劳的效果。

益处 我们没有发现系统综述，但发现两个随机对照试验（见下面"评论")[35,36]。第一个随机对照试验（观察了46例患者，扩展残疾状态量表评分为0～6分）比较了有氧训练15周与不锻炼之间的差别[35]。通过使用一个用来检测心理和躯体疲劳的量表来检测，随机对照试验发现：锻炼组锻炼10周后疲劳情况显著减轻（$P<0.05$），但15周的锻炼计划结束时疲劳减轻无显著性。一个仅用于检测躯体疲劳的量表的检测结果却是：两组患者疲劳评分保持不变。一个随机对照试验发现：用另一个检测情绪行为和生活质量的量表检测，锻炼组疲劳情况显著改善（该量表反映心境、抑郁与生气评分、疾病影响评分等；$P<0.05$）。第二个随机对照试验（观察了26例参与住院康复计划的临床确诊多发性硬化的患者，扩展残疾状态评分为1～6.5分）比较了常规康复计划加有氧运动（每周5次监督下的训练过程，共3～4周）与单独常规康复计划两组间的效果[36]。试验发现，与研究初期疲劳情况相比，治疗后两组疲劳情况均无显著变化（锻炼组 $P=0.09$，单独住院康复计划组 P 值报告为差别无显著性）。

害处 第一个随机对照试验没有提供有关不良反应的信息[35]。第二个随机对照试验发现：在6%的患者中症状恶化与有氧运动有关（痉挛加重、感觉异常、眩晕）。

评论 中到重度疲劳的患者坚持一项有氧运动可能有困难。解释这些随机对照试验应当谨慎，因为这些结果没有直接的组间比较[35,36]。这些结果表现了干预前后组内疲劳情况的变化，疲劳是用一个公认的疲劳严重程度量表检测的。

问 题	痉挛的治疗效果如何？

治疗选择 1　理疗

两个小型的随机对照试验没有提供充分的证据用来评价理疗对多发性硬化所致痉挛的效果。一个随机对照试验发现有限的证据提示：与不进行理疗相比，每周2次医院理疗或家庭理疗8周能短暂改善活动能力。另一个在进展型多发性硬化的患者中进行的随机对照试验发现：对于活动能力或日常活动来说，早期理疗或延迟理疗之间差异无显著性。

益处　我们没有发现系统综述，但是发现两个随机对照试验[37,38]。第一个随机对照试验（观察了40例患者，单盲，交叉）比较了医院或家庭理疗（每次45分钟，每周2次，共8周）与不做理疗之间的效果[37]。试验发现：与不做理疗相比，不管是医院理疗还是家庭理疗，治疗一周后均能显著改善活动能力（医院理疗与不做理疗相比：Rivermead活动能力指数增高1.4个单位，95%CI 0.6～2.1单位；$P<0.001$；家庭理疗与不做理疗相比：Rivermead活动能力指数增高1.5单位，95%CI 0.7～2.2单位；$P<0.001$）。治疗效果持续时间短，治疗后8周治疗效果大部分消失。第二个随机对照试验（观察了45例进展型多发性硬化患者，没有治疗隐瞒）比较了早期理疗与晚期理疗的效果，均为住院治疗，持续9周[38]。该试验发现在活动能力（计时行走，$P=0.073$；Rivermead活动能力指数，$P=0.054$）或日常活动（用Barthel日常活动能力指数检测，$P=0.770$）方面差别无显著性。该试验发现接受治疗的患者与活动相关的应激显著下降（$P<0.001$）。

害处　这些随机对照试验没有提供关于不良反应的信息[37,38]。

评论　无。

治疗选择 2　口服药物治疗

一个系统综述没有提供充分的证据用来评价巴氯芬、丹曲林、替扎尼定对多发性硬化所致痉挛的功能预后的效果。一个随机对照试验发现使用大麻素（cannabinoids）或安慰剂治疗之间差异无显著性。

益处　我们发现一个系统综述（检索时间2003年，包括了39个疗程大于7天的随机对照试验）[39]和一个随后的随机对照试验[40]。**口服巴氯芬与安慰剂的比较**：上述系统综述[39]提到一个随机交叉对照试验（观察了30例患者）[41]，该试验使用Ashworth量表比较了为期10周的4种干预措施：伸展运动加安慰剂，伸展运动加巴氯芬20mg，单用巴氯芬，单用安慰剂[41]。该试验发现在单用巴氯芬、巴氯芬加运动、安慰剂三组之间痉挛评分无显著差异（联合治疗和安慰剂之间比较$P=0.105$，单用巴氯芬与安慰剂之间比较P值没有报道）。**口服丹曲林与安慰剂之间的比较**：该综述没有发现使用像Ashworth量表这样公认临床结局检测方法的随机对照试验[39]。**口服替扎尼定与安慰剂的比较**：该综述[39]提到两个使用Ashworth量表的随机对照试验[42,43]。第一个随机对照试验（观察了220例患者）发现：使用Ashworth量表评分检测，替扎尼定组与安慰剂组之间肌张力差异无显著性（$P=0.46$），但是该试验发现替扎尼定每天2～36mg治疗12周显著降低自我报告的阵挛及痉挛（$P=0.05$）[42]。第二个随机对照试验（观察了187例患者）发现：与安慰剂相比，替扎尼定每天24～36mg，能显著降低Ashworth量表评分（改善大于1分的患者比例：替扎尼定组71%，安慰剂组50%；$P<0.005$）。因为许多肌群均被检测，该试验的临床意义尚不清楚[43]。**口服大麻素与安慰剂的比较**：一个随后的随机对照试验（观察了630例患者）[40]比较了下列三种治疗：口服大麻提取物、δ-9-四羟大麻酚、安慰剂。该试验发现使用大麻素或安慰剂治疗15周后痉挛评分无显著性差异（平均Ashworth量表评分总分变化：大麻提取物1.24，δ-9-四羟大麻酚1.86，安慰剂0.92；积极治疗与安慰剂组相比$P=0.40$）。**口服巴氯芬与口服替扎尼定的比较**：上述综述提到三个随机对照试验，这三个试验使用Ashworth量表比较了巴氯芬与替扎尼定的效果[39]。第一个随机对照试验（观察了40例患者），发现使用巴氯芬或替扎尼定治疗6周，两组间阵挛或肌肉抵抗出现改善的患者比例无显著差异（阵挛：替扎尼定组7/18[39%]，巴氯芬组9/20[45%]；对快速被动运动的肌肉抵抗：替扎尼定组13/18[72%]，巴氯芬组13/20[65%]；报告为无显著性）[44]。第二个随机对照试验（观察21例患者）发现：使用替扎尼定或巴氯芬治疗6周，两组间肌张力改善患者比例相似（左腿：替扎尼定组8/11[73%]，巴氯芬组9/10[90%]；右腿：替扎尼定组6/11[55%]，巴氯芬组8/10[80%]；左脚：替扎尼定组8/11[73%]，巴氯芬组8/10[80%]；右脚：替扎尼定组8/11[73%]，巴氯芬组8/10[80%]；未报道显著性）[45]。第三个随机对照试验（观察47例患者）发现：使用替扎尼定或巴氯芬进行最长35天的治疗后，两组间肌张力变化差异无显著性（Ashworth量表评分平均肌张力下降：替扎尼定组从2.3到1.7，巴氯芬组从2.6到2.0；报告为无显著性）[46]。

害处　**口服巴氯芬与安慰剂的比较**：一个综述[39]提到的随机对照试验关于不良反应没有提供信息[41]。**口服替扎尼定与安慰剂的比较**：上述综述提到的第一个随机对照试验发现：与安慰剂相比，替扎尼定显著增加无力、口干、嗜睡及头晕（与安慰剂相比，所有结果$P<0.001$）[42]。综述提到的第二个随机对照试验发现：与安慰剂相比，替扎尼定增加轻微不良反应，但未报道严重不良反应（报道不良反应的患者比例：替扎尼定组82/94[87%]，安慰剂组57/93[61%]；未报道显著性）[43]。**口服大麻素与安慰剂的比较**：随后的随机对照试验发现两组主要不良反应例数相似，但是该试验发现大麻素增加轻微不良反应事件（主要不良反应[包括复发、尿道感染、肺炎、气道堵塞、便秘、全面发作]例数：大麻提取物组12例，δ-9-四羟大麻酚组18例，安慰剂组20例；轻微不良反应[包括头晕、口干、腹泻]例数：大麻提取物组1044例，δ-9-四羟大

麻酚组990例，安慰剂组729例；显著性未报道）[40]。**口服巴氯芬与口服替扎尼定的比较**：有关巴氯芬与替扎尼定比较的随机对照试验发现：不良反应（包括肌无力、镇静作用及口干）相似[39]。一个非系统综述提示：与巴氯芬相比，替扎尼定引起肌无力可能性更小[47]。

评论　上述综述提出如下结论：多发性硬化中抗痉挛药物的绝对及相对效果还没有很好的阐述[39]。设计以后的随机对照试验的主要困难是缺乏与功能相关的、公认的检测痉挛的方法。

治疗选择3　鞘内注射巴氯芬

一个小型的随机交叉对照试验没有提供充分的证据用来评价多发性硬化所致痉挛患者鞘内注射巴氯芬的效果。

益处　我们没有发现系统综述。我们发现一个小型的随机交叉对照试验比较了鞘内注射巴氯芬与鞘内注射盐水的效果（观察了19例多发性硬化或脊髓损伤所致不能行走的患者，这些患者的痉挛用口服巴氯芬治疗无效）[48]。该试验发现巴氯芬能显著降低痉挛性及频发痉挛（见下面"评论"）。经过鞘内注射巴氯芬治疗三天，所有患者的平均Ashworth量表评分从研究初期时的平均4.0降至1.2（$P < 0.0001$），所有患者的评分与研究初期相比均有改善[48]。

害处　该随机对照试验进行了开放的扩展试验，经过平均19.2个月的随访，未发现鞘内注射巴氯芬相关的不良反应[48]。潜在的问题包括：心衰、感染及偶见巴氯芬过量。

评论　该随机对照试验结果解释应慎重，因为该试验不是直接组间比较，仅代表了与研究初期的比较。该试验没有报道交叉前的结果，而且该试验包括了脊髓损伤患者[48]。我们没有发现鞘内注射巴氯芬对能行走的患者的作用。

治疗选择4　肉毒杆菌毒素

一个小型的随机对照试验没有提供充分的证据用来评价肉毒杆菌毒素对多发性硬化所致痉挛患者功能结局的效果。

益处　我们没有发现系统综述，但是发现一个随机对照试验[49]。该随机对照试验（74例患者）比较了三种不同剂量的肌肉注射肉毒杆菌毒素（500，1000，1500单位）或安慰剂治疗多发性硬化所致髋内收痉挛的效果。该试验没有检测功能结局。该随机对照试验发现：与安慰剂（16例）相比，1500单位肉毒杆菌毒素（17例）治疗4周显著改善双膝间最大距离（$P =0.02$）[49]。1000单位肉毒杆菌毒素（20例）和1500单位肉毒杆菌毒素（17例）治疗4周能显著改善从研究初期提高的评分的中位值。

害处　肉毒杆菌毒素能引起局部无力。使用肉毒杆菌毒素的患者不良反应事件报告率55%，使用安慰剂的患者不良反应报告率为63%[49]。最常见的不良反应为：肌张力增高（使用肉毒杆菌毒素者发生率22%，使用安慰剂者发生率25%），非注射肌群无力（肉毒杆菌毒素14%，安慰剂6%），疲劳（肉毒杆菌毒素7%，安慰剂13%），尿道感染（肉毒杆菌毒素5%，安慰剂19%），头痛（肉毒杆菌毒素5%，安慰剂13%），尿频（肉毒杆菌毒素5%，安慰剂13%），背痛（肉毒杆菌毒素5%，安慰剂0%），腹泻（肉毒杆菌毒素5%，安慰剂0%）[49]。与500单位肉毒杆菌毒素组（平均每人1.1次）及1000单位肉毒杆菌毒素组（平均每人1.2次）相比，1500单位肉毒杆菌毒素（平均每人2.7次）引起的不良反应事件升高一倍[49]。6例患者出现严重不良反应事件（2例肉毒杆菌毒素组，4例安慰剂组）。一些事件（因腹泻住院，多重感染，肠痉挛，胃轻瘫，肺栓塞，气道堵塞）被认为与所研究的药物没有关系[49]。

评论　无。

治疗选择5　加巴喷丁

关于加巴喷丁对痉挛的效果，我们没有发现随机对照试验。

益处　我们没有发现系统综述，也没有发现随机对照试验。

害处　我们没有发现随机对照试验。

评论　无。

问题　综合治疗的效果如何？

治疗选择1　住院康复治疗

两个小型的随机对照试验没有提供充分的证据用来评价住院康复治疗对多发性硬化患者的效果。两个随机对照试验均发现短期功能疗效，但是神经功能损伤程度没有降低。长期疗效尚不清楚。

益处　我们没有发现系统综述，但发现两个随机对照试验[50, 51]。第一个随机对照试验比较了短期住院康复治疗（平均25天）与66例候床住院对照者的效果，这些候床住院者是进展型多发性硬化患者，被认为是康复治疗的"良好候选人"[50]。该试验发现，与候床住院对照组相比，以功能独立检测（$P < 0.001$）或伦敦残疾量表（$P < 0.01$）为检测指标，住院康复治疗6周能显著改善残疾状态，尽管神经损害水平没有改变（用扩展残疾状态量表检测）。疗效持续达9个月。第二个随

机对照试验在 50 例非卧床多发性硬化患者中比较了住院康复治疗 3 周与家庭锻炼之间的效果（扩展残疾状态量表评分 3～7 分）[51]。该随机对照试验发现：与家庭锻炼相比，住院康复治疗 3 周显著改善残疾状况。残疾状况以功能独立检测为检测指标（$P < 0.004$），随访发现，治疗 9 周后仍有效，15 周后无效。

害处 这些随机对照试验对于不良反应没有提供信息[50, 51]。

评论 无。

治疗选择 2 　院外康复治疗

两个小型的随机对照试验没有提供充分的证据用来评价院外康复治疗对多发性硬化患者的效果。

益处 我们没有发现系统综述，但是发现一个随机对照试验[52]和一个对照临床试验[53]。随机对照试验（观察了 111 例进展型多发性硬化患者）比较了院外单独康复治疗 6 周与不进行康复治疗的效果[52]。该试验发现：与不进行康复治疗组相比，院外康复治疗 12 周显著改善残疾状态（功能独立检测改善 > 2 者：院外康复治疗组 32/58[55%]，不治疗组 4/53[8%]；$P < 0.0001$）。该试验发现：损害方面差异无显著性（扩展残疾状态量表评分改善半步者：院外康复治疗组 5/58[9.0%]，不治疗组 4/53[7.5%]；差异无显著性，CI 未报道）。对照临床试验（观察了 46 例进展型多发性硬化患者）比较了院外康复治疗（每周 5 小时，治疗 1 年）与等待治疗组（无治疗）之间的效果[53]。该试验发现，与不治疗组相比，康复治疗能降低疲劳频率（标化均数差：－0.27）并减轻多发性硬化症状（标化均数差：－0.32），尽管两组神经功能损害均无显著性改变。

害处 上述随机对照试验及对照临床试验没有提供有关不良反应的信息[52, 53]。

评论 需要开展记载残疾、生活质量及损害效果的随机对照试验。

参考文献

1. Compston A. Genetic epidemiology of multiple sclerosis. *J Neurol Neurosurg Psychiatry* 1997;62:553–561.
2. Weinshenker BG, Bass B, Rice GPA, et al. The natural history of multiple sclerosis: a geographically based study. 1. Clinical course and disability. *Brain* 1989;112:133–146.
3. Lucchinetti CF, Bruck W, Rodriguez M, et al. Distinct patterns of multiple sclerosis pathology indicates heterogeneity in pathogenesis. *Brain Pathol* 1996;6:259–274.
4. Kurtzke JF. Rating neurological impairment in multiple sclerosis: an Expanded Disability Status Scale (EDSS). *Neurology* 1983;33:1444–1452.
5. Vickrey BG, Hays RD, Genovese BJ, et al. Comparison of a generic to disease-targeted health-related quality-of-life measures for multiple sclerosis. *J Clin Epidemiol* 1997;50:557–569.
6. Jacobs LD, Beck RW, Simon JH, et al. Intramuscular interferon beta-1a therapy initiated during a first demyelinating event in multiple sclerosis. *N Engl J Med* 2000;343:898–904.
7. Comi G, Fillipi M, Barkhof F, et al. Effect of early interferon treatment on conversion to definite multiple sclerosis: a randomised study. *Lancet* 2001;357:1576–1582.
8. Rice GPA, Incorvaia B, Munari L, et al. Interferon in relapsing-remitting multiple sclerosis. In: The Cochrane Library, Issue 4, 2001. Chichester, UK: John Wiley & Sons Ltd. Search date 2000; primary sources Medline, Embase, hand searches of reference lists, and personal contact with researchers and pharmaceutical companies.
9. Durelli L, Verdun E, Barbero P, et al. Every-other-day interferon beta-1b versus once weekly interferon beta-1a for multiple sclerosis: results of a 2 year prospective randomised multicentre study (INCOMIN). *Lancet* 2002;359:1453–1460.
10. Kappos L, Polman C, Pozzilli C, et al. Placebo-controlled multicentre randomised trial of interferon beta-1b in treatment of secondary progressive multiple sclerosis. *Lancet* 1998;352:1491–1497.
11. King J, McLeod J, Gonsette RE, et al. Randomised controlled trial of interferon beta-1a in secondary progressive MS: clinical results. *Neurology* 2001;56:1496–1504.
12. Cohen JA, Cutter GR, Fischer JS, et al. Benefit of interferon beta-1a on MSFC progression in secondary progressive MS. *Neurology* 2002;59:679–687.
13. Ebers GC, Rice G, Lesaux J, et al. Randomised double-blind placebo-controlled study of interferon beta-1a in relapsing/remitting multiple sclerosis. *Lancet* 1998;352:1498–1504.
14. Duquette P, Girard M, Despault L, et al. Interferon beta-1b is effective in relapsing–remitting multiple sclerosis. Clinical results of a multicenter, randomised, double-blind, placebo-controlled trial. *Neurology* 1993;43:655–661.
15. Jacobs LD, Cookfair DL, Rudick RA, et al. Intramuscular interferon beta-1a for disease progression in relapsing multiple sclerosis. *Ann Neurol* 1996;39:285–294.
16. Munari L, Lovati R, Boiko A. Therapy with glatiramer acetate for multiple sclerosis. In: The Cochrane Library, Issue 4, 2004. Chichester, UK: John Wiley & Sons Ltd. Search date 2004; primary sources Cochrane MS Group Trials Register, the Cochrane Central Register of Controlled Trials, Medline, Embase and hand searching of symposia reports from the neurological Associations and MS Societies in both Europe and USA.
17. Johnson KP, Brooks BR, Cohen JA, et al. Copolymer-1 reduces relapse rate and improves disability in relapsing-remitting multiple sclerosis: results of a Phase III multicenter, double-blind, placebo-controlled trial. *Neurology* 1995;45:1268–1276.
18. Fazekas F, Deisenhammer F, Strasser-Fuchs S, et al. Randomised placebo-controlled trial of monthly intravenous immunoglobulin therapy in relapsing–remitting multiple sclerosis. *Lancet* 1997;349:589–593.
19. Hommes OR, Sorensen PS, Fazekas F, et al. Intravenous immunoglobulin in secondary progressive multiple sclerosis: randomised placebo-controlled trial. *Lancet* 2004;364:1149–1156.
20. Stangel M, Hartung HP, Marx P, et al. Side-effects of high-dose intravenous immunoglobulins. *Clin Neuropharmacol* 1997;20:385–393.
21. Yudkin PL, Ellison GW, Ghezzi A, et al. Overview of azathioprine treatment in multiple sclerosis. *Lancet* 1991;338:1051–1055. Search date 1989; primary sources Medline and hand searches of references.

22. Confavreux C, Saddier P, Grimaud J, et al. Risk of cancer from azathioprine therapy in multiple sclerosis: a case-control study. *Neurology* 1996;46:1607–1612.
23. Hughes RAC. Double-masked trial of azathioprine in multiple-sclerosis. *Lancet* 1988;2:179–183.
24. Gray O, McDonnell GV, Forbes RB. Methotrexate for multiple sclerosis. In:The Cochrane Library, Issue 2, 2004. Chichester, UK: John Wiley & Sons Ltd. Search date 2003; primary sources Cochrane MS Group trials register, Cochrane Central Register of Controlled Trails, Medline, Embase, reference lists of articles, and personal contact with researchers and pharmaceutical companies.
25. Goodkin DE, Rudick RA, VanderBrug Medendorp S, et al. Low-dose (7.5 mg) oral methotrexate reduces the rate of progression in chronic progressive multiple sclerosis. *Ann Neurol* 1995;37:30–40.
26. Hartung H, Gonsette R, Konig N, et al. Mitoxantrone in progressive multiple sclerosis: a placebo-controlled, double blind, randomised, multicentre trial. *Lancet* 2002;360:2018–2025.
27. Edan G, Miller D, Clanet M, et al. Therapeutic effect of mitoxantrone combined with methylprednisolone in multiple sclerosis: a randomised multicentre study of active disease using MRI and clinical criteria. *J Neurol Neurosurg Psychiatry* 1997;62:112–118.
28. MacDonald M, Posner LE, Dukart G, et al. A review of the acute and chronic toxicity of mitoxantrone. *Future Trends Chemother* 1985;6: 443–450.
29. Ghalie RG, Edan G, Laurent M, et al. Cardiac adverse events associated with mitoxantrone (novantrone) therapy in patients with MS. *Neurology* 2002;59:909–913.
30. Ghalie RG, Mauch E, Edan G, et al. A study of therapy-related acute leukaemia after Mitoxantrone therapy for multiple sclerosis. *Mult Scler* 2002;8:441–445.
31. Filippini G, Brusaferri F, Sibley WA, et al. Corticosteroids or ACTH for acute exacerbations in multiple sclerosis. In: The Cochrane Library, Issue 4, 2000. Chichester, UK: John Wiley & Sons Ltd. Search date 2002; primary sources Medline, Cochrane Controlled Trials Register, hand searches of reference lists, main neurology journals, conference abstracts, dissertations, and personal contact with researchers and manufacturers.
32. Weinshenker BG, O'Brien PC, Petterson TM, et al. A randomised trial of plasma exchange in acute central nervous system inflammatory demyelinating disease. *Neurology* 1999;46:878–886.
33. Branas P, Jordan R, Fry-Smith A, et al. Treatments for fatigue in multiple sclerosis: a rapid and systematic review. The National Coordinating Centre for Health Technology Assessment (NCCHTA). 13665278. *Health Technol Assess* 2000;4:27:1–73. Search date 1999; primary sources Medline, Embase, hand searches of reference lists, and personal contact with experts.
34. Taus C, Solari A, D'Amico R, et al. Amantadine for fatigue in multiple sclerosis. In: The Cochrane Library, Issue 2, 2003. Chichester, UK. John Wiley & Sons Ltd. Search date 2002, primary sources Medline, Embase, hand searches of bibliographies of relevant articles and relevant journals, and personal contact with drug companies and researchers in the field.
35. Petajan JH, Gappmaier E, White AT, et al. Impact of aerobic training on fitness and quality of life in multiple sclerosis. *Ann Neurol* 1996; 39:432–441.
36. Mostert S, Kesselring J. Effects of a short-term exercise training program on aerobic fitness, fatigue, health perception and activity level of subjects with multiple sclerosis. *Mult Scler* 2002;8:161–168.
37. Wiles CM, Newcombe RG, Fuller KJ, et al. Controlled randomised crossover trial of the effects of physiotherapy on mobility in chronic multiple sclerosis. *J Neurol Neurosurg Psychiatry* 2001;70:174–179.
38. Fuller KJ, Dawson K, Wiles CM. Physiotherapy in chronic multiple sclerosis: a controlled trial. *Clin Rehabil* 1996;10:195–204.
39. Shakespeare DT, Boggild M, Young C. Anti-spasticity agents for multiple sclerosis. In: The Cochrane Library, Issue 4, 2004. Chichester, UK. John Wiley & Sons Ltd. Search date 2003; primary sources Medline, Cochrane Controlled Trials Register, Cochrane MS Review Group Specialised Trial Registry, National Health Service National Research Register, Medical Research Council Clinical Trials Directory, hand searches of reference lists, main neurology journals, conference abstracts, dissertations, and personal contact with researchers and manufacturers.
40. Zajicek J, Fox P, Sanders H, et al. Cannabinoids for treatment of spasticity and other symptoms related to multiple sclerosis (CAMS study): multicentre randomised placebo-controlled trial. *Lancet* 2003;362: 1517–1526.
41. Brar S, Smith MB, Nelson LM, et al. Evaluation of treatment protocols on minimal to moderate spasticity in multiple sclerosis. *Arch Phys Med Rehabil* 1991;72:186–189.
42. Smith C, Birnbaum G, Carter JL, et al. Tizanidine treatment of spasticity caused by multiple sclerosis: results of a double-blind, placebo-controlled trial. *Neurology* 1994;44:34–42.
43. Barnes MP, Bates D, Corston RN, et al. A double-blind, placebo-controlled trial of tizanidine in the treatment of spasticity caused by multiple sclerosis. *Neurology* 1994;44:S70–S78.
44. Stien R, Nordal HJ, Oftedal SI, et al. The treatment of spasticity in multiple sclerosis: a double-blind clinical trial of a new anti-spastic drug tizanidine compared with baclofen. *Acta Neurol Scand* 1987;75: 190–194.
45. Smolenski-Kautz S. A double-blind comparative trial of new muscle relaxant, tizanidine (DS 103–282), and baclofen in the treatment of chronic spasticity in multiple sclerosis. *Curr Med Res Opin* 1981;7: 374–383.
46. Pellkofer M, Paulig M. Comparative double-blind study of the effectiveness and tolerance of baclofen, tetrazepam and tizanidine in spastic movement disorders of the lower extremities. *Med Klin* 1989;84: 5–8.
47. Groves L, Shellenberger MK, Davis CS. Tizanidine treatment of spasticity: a meta-analysis of controlled, double-blind, comparative studies with baclofen and diazepam. *Adv Ther* 1998;15:241—251. Search date not stated; primary source records of Sandoz (now Novartis).
48. Penn RD, Savoy SM, Corcos D, et al. Intrathecal baclofen for severe spinal spasticity. *N Engl J Med* 1989;320:1517–1521.
49. Hyman N, Barnes M, Bhakta B, et al. Botulinum toxin (Dysport) treatment of hip adductor spasticity in multiple sclerosis: a prospective, randomised, double-blind, placebo controlled, dose ranging study. *J Neurol Neurosurg Psychiatry* 2000;68:707–712.
50. Freeman JA, Langdon DW, Hobart JC, et al. The impact of inpatient rehabilitation on progressive multiple sclerosis. *Ann Neurol* 1997;42: 236–244.
51. Solari A, Fillipini G, Gasco P, et al. Physical rehabilitation has a positive effect on disability in multiple sclerosis patients. *Neurology* 1999; 52:57–62.

52. Patti F, Ciancio MR, Cacopardo M, et al. Effects of a short outpatient rehabilitation treatment on disability of multiple sclerosis: a randomised controlled trial. *J Neurol* 2003;250:861–866.
53. Di Fabio RP, Soderberg J, Choi T, et al. Extended outpatient rehabilitation: its influence on symptom frequency, fatigue and functional status for persons with progressive multiple sclerosis. *Arch Phys Med Rehabil* 1998;79:141–146.

原作者

Helen Ford
Consultant Neurologist
St James's University Hospital
Leeds
UK

Richard Nicholas
Richard Nicholas
Consultant Neurologist
West London Neurosciences Centre
Charing Cross Hospital
London
UK

利益冲突：Helen Ford医生曾接受过雪兰诺（Serono）制药公司、先灵公司（Schering）和倍捷公司（Biogen）提供的出席学术会议的资助。Richard Nicholas 医生没有声明。

致谢：在此谨向本章以前版本的作者 Mike Boggild 致谢。

帕金森病

检索时间：2004年5月
原作者：Carl Clarke, A Peter Moore　孙莉 译　魏岗之 审

问　题

帕金森病早期阶段人群的药物治疗效果如何？
对左旋多巴所致运动并发症的人群补充多巴胺受体激动剂的效果如何？
帕金森病晚期人群的手术效果如何？
帕金森病人群的康复治疗的效果如何？

治疗措施及其效果

帕金森病早期的药物治疗

很可能有效
司来吉兰

益害相当
多巴胺受体激动剂（与左旋多巴*相比，运动障碍和运动波动减少，但是治疗性停药增多，运动记分较差）
多巴胺受体激动剂加左旋多巴*（与单独使用左旋多巴相比，运动障碍减少，但残疾增多）
左旋多巴*（更有效地改善运动记分，但与多巴胺受体激动剂相比，运动障碍和运动波动均有增多）

不太可能有效
缓释左旋多巴*（并不比速释左旋多巴更有效）

左旋多巴加多巴胺受体激动剂

益害相当
在左旋多巴*中添加多巴胺受体激动剂

帕金森病晚期的手术治疗

益害相当
苍白球手术

效果不明
丘脑下部的手术
丘脑手术

康复

效果不明
职业疗法
物理疗法
言语障碍的言语与语言疗法
吞咽困难的吞咽疗法

将在新版中加入
儿茶酚-邻位-甲基转移酶抑制剂

*我们使用的"左旋多巴"一词是指左旋多巴和外周脱羧酶抑制剂的复合物。

见词汇表 **G**

主要信息

帕金森病早期的药物治疗

◆ **司来吉兰（selegiline）**：诸多随机对照试验发现，与安慰剂相比，司来吉兰改善了帕金森病的症状，并延迟了对左旋多巴的需求。其中一个随机对照试验发现用司来吉兰治疗组的死亡率增加，但证据有限。

◆ **多巴胺受体激动剂（与左旋多巴*相比，运动障碍和运动波动减少，但是治疗性停药增多，运动记分较差）**：一项系统综述和一个随后的随机对照试验（仅发表一篇摘要）发现，与左旋多巴（levodopa）单药治疗相比，多巴胺受体激动剂的单药治疗降低了运动障碍和运动并发症的发生率。然而，随后的随机对照试验发现多巴胺受体激动剂单药治疗组的运动记分比左旋多

巴单药治疗组差，并增加了治疗性停药危险。一致的看法是左旋多巴改善了运动功能，而运动障碍和运动症状的波动与长期使用左旋多巴有关，且为不可逆性。

◆ **多巴胺受体激动剂加左旋多巴***（与单独使用左旋多巴相比，运动障碍减少，但残疾增多）：一项系统综述和随后的随机对照试验发现，与单独用左旋多巴相比，多巴胺受体激动剂加左旋多巴减少了运动障碍。然而，有些随机对照试验发现，与多巴胺受体激动剂加左旋多巴相比，单独用左旋多巴改善了运动损害和残疾。一个随后的随机对照试验发现在运动并发症方面，用麦角乙脲（lisuride / lysuride）加左旋多巴治疗5年与单独用左旋多巴之间没有显著差异。一个随机对照试验发现，与单独用左旋多巴相比，普拉克索（pramipexole）加补救性左旋多巴增加了嗜睡和幻觉。一致的看法是左旋多巴改善了运动功能，而运动障碍和运动症状的波动与长期使用左旋多巴有关，且为不可逆性。

◆ **左旋多巴***（更有效地改善运动记分，但与多巴胺受体激动剂相比，运动障碍和运动波动均有增多）：我们没有发现具有安慰剂对照的随机对照试验，虽然经验表明左旋多巴改善了运动功能，但是运动障碍和运动症状的波动与长期使用左旋多巴有关，且为不可逆性。

◆ **缓释左旋多巴***（并不比速释左旋多巴更有效）：两项在帕金森病早期人群中进行的随机对照试验发现在5年后的运动障碍、运动波动和运动损害方面，缓释与速释左旋多巴之间没有显著差异。第一个随机对照试验发现在5年中，两者的UPDRS日常生活活动记分之间没有显著差异。第二个随机对照试验发现缓释复合卡比多巴（co-careldopa）改善了日常生活活动的记分，并且比速释复合卡比多巴具有更好的耐受性。

左旋多巴加多巴胺受体激动剂

◆ **在左旋多巴*中添加多巴胺受体激动剂**：诸多系统综述发现对左旋多巴具有运动波动反应的人群，某些多巴胺受体激动剂缩短了"关"的时间，改善了运动损害和日常生活活动，并减少了左旋多巴的剂量，但也增加了多巴胺的不良反应和运动障碍。

帕金森病晚期的手术治疗

◆ **苍白球手术**：一项系统综述发现，与药物治疗相比，单侧苍白球切断术改善了运动检测结果和日常生活活动。但苍白球切断术不良反应发生率较高。一个随机对照试验发现有关评估苍白球切断术对比脑部深层刺激治疗效果的证据，但并不充分。我们没有发现有关苍白球深层脑部刺激与药物治疗进行对比的随机对照试验。三个随机对照试验发现评估苍白球深层脑部刺激对比丘脑下深层脑部刺激效果的证据尚欠充分。采用苍白球深层脑部刺激治疗比苍白球切断术的不良反应更为少见。

◆ **丘脑下部的手术**：一项系统综述未发现有关丘脑下深层脑部刺激与药物治疗进行对比的随机对照试验。一个小型的随机对照试验，在进行了有关丘脑下深层脑部刺激与苍白球深层脑部刺激比较后发现，在运动记分方面两者没有显著差异。

◆ **丘脑手术**：诸多系统综述未发现有关丘脑手术与药物治疗对比的随机对照试验。一个随机对照试验发现，与丘脑切断术相比，丘脑深层脑部刺激改善了功能状态，且较少引发不良反应。病例系列分析发现在14%~23%的人群中，丘脑切断术合并有永久性并发症，包括言语障碍、失用症或是死亡。

康复

◆ **职业疗法**：一项系统综述提供了并不充分的证据来评估帕金森病晚期职业疗法的效果。

◆ **物理疗法**：两项系统综述和一个随后的小型交叉随机对照试验发现有关帕金森病物理疗法效果的证据并不充分。

◆ **言语障碍的言语与语言疗法**：一项系统综述提供了并不充分的证据来评估帕金森病晚期言语障碍的言语（speech）与语言（language）疗法的效果。

◆ **吞咽困难的吞咽疗法**：我们没有发现与治疗吞咽困难有关的吞咽疗法的随机对照试验。

* 我们使用"左旋多巴"一词是指左旋多巴和外周脱羧酶抑制剂的复合物。

定义 特发性帕金森病是一种与年龄相关的神经变性类疾病，具有非对称性运动徐缓，运动减少与僵硬，有时伴有静止性震颤和姿势改变的综合表现。临床诊断标准与尸检诊断金标准相比，其敏感性是80%，其特异性是30%（likelihood ratio +ve test 1.14, -ve test 0.67）[1]。主要病理改变是脑干内由黑质产生神经递质多巴胺的细胞进行性减少。治疗目的是替代或补充丧失的多巴胺。对治疗的反应良好支持本病诊断，但不能确诊。帕金森病也有个别其他的儿茶酚胺能神经递质系统受累。尚无界定帕金森病早、晚期阶段的一致性定义。在本章中，我们认为疾病早期阶段的人群是指那些长期使用左旋多巴治疗尚未发生运动并发症的人们（例如运动障碍Ⓖ和运动波动Ⓖ，也称为"开/关"波动）。帕金森病晚期阶段意味着长期使用左旋多巴治疗伴有运动并发症的出现。

发病率/患病率 帕金森病广泛见于世界各地，两性发病率相等。5%~10%的帕金森病人群，其症状出现在40岁以前（年轻起病），而起病的平均年龄大约为65岁。校正所有年龄的患病率在全世界为1%，在欧洲为1.6%，从60~64岁的0.6%上升到85~89岁的3.5%[2, 3]。

帕金森病

病因/危险因素 病因不明。帕金森病可以表现各异，而最终结局相同。罹患人群的不同可能是遗传和环境因素（病毒，毒素，1-甲基-4-苯基-1,2,3,6-四氢吡啶，井水，维生素E和吸烟）的综合作用[4~7]。受累人群的第一级亲属发展成为帕金森病的危险比普通人群高出两倍（他们一生中有17%的机会发病）[8~10]。然而，单纯遗传变异可能只影响少数帕金森病人群[11,12]。位于6号染色体上的帕金基因可能与家族性帕金森病（至少有一名成员年轻起病）有关，而多重遗传因素，包括在17q21染色体上的tau基因可能与特异性晚发疾病有关[13,14]。

预后 帕金森病在目前是不能治愈的。进行性的劳动能力丧失，并伴随着死亡率的增加（与相匹配的对照人群比较，死亡的相对危险度范围 1.6~3.0）[15]。治疗可以减轻症状和减慢进展速度，但几乎无法完全有效地控制病情。治疗是否降低死亡率的问题仍然被争论不休[16]。在英国开始使用左旋多巴时曾被认为可减少5年死亡率，然而随着其不良反应被关注后，其总体死亡率又升至以前的水平。这意味着治疗延长生命有限[17]。一项澳大利亚队列研究随访了130名接受治疗长达10年之久的患者[18]。标准化的死亡率比例是1.58（$P < 0.001$）。在10年中，25%的人群住进了护理之家，仅有4人仍被随访。从患病至死亡的平均生存期为9.1年。在一项相似的超过8年的意大利队列研究中，与健康对照组比较，受累人群的死亡相对危险为2.3（95% CI 1.60~3.39）[19]。在最初人口普查资料中，发病年龄是影响预后的主要因素（75岁以下人群的死亡：RR 1.80，95% CI 1.04~3.11；75岁以上人群的死亡：RR 5.61，95% CI 2.13~14.80）。

治疗目的 改善症状和生活质量；减慢疾病进展；限制短暂与长期的治疗不良反应，例如运动波动ⓖ。

结局 疾病的严重性；药物引发的症状或体征的严重性；症状的进展速度；对左旋多巴或其他治疗的需求；治疗的不良反应；撤出治疗；生活质量的评定。尚无通用的评定标准，但通常使用的标准是帕金森病统一分级标准（UPDRS）ⓖ，Hoehn和Yahrⓖ残疾分级量表，韦伯斯特标准ⓖ，脑移植的核心评估纲要[20,21]，帕金森病的生活质量问卷[22]，以及帕金森病问卷39[23]。

方法 采用《临床证据》2004年5月的检索和评估。除非有其他的说明，否则我们使用的"左旋多巴"一词是指左旋多巴和外周多巴脱羧酶抑制剂的复合物。

问题 帕金森病早期阶段人群的药物治疗效果如何？

治疗选择 1 司来吉兰

诸多随机对照试验发现，与安慰剂相比，司来吉兰改善了帕金森病的症状，并延迟了对左旋多巴的需求。其中一个随机对照试验发现用司来吉兰治疗组的死亡率增加，但证据有限。

益处 **司来吉兰与安慰剂的比较**：我们没有发现相关的系统综述，但找到九个有关在帕金森病早期人群中用司来吉兰治疗与安慰剂进行对比的随机对照试验[24~32]。第一个随机对照试验（研究对象为54人）发现，与安慰剂相比，司来吉兰显著延迟了需用左旋多巴的时间（司来吉兰组的左旋多巴需用时间为549天，安慰剂组的左旋多巴需用时间为312天，$P < 0.002$）[24]。第二个随机对照试验（研究对象为800人）发现，与安慰剂相比，司来吉兰将需用左旋多巴的时间显著推迟了9个月（每次需用左旋多巴的期限 HR 0.50，95% CI 0.41~0.62）[25]。第三个随机对照试验（研究对象为101名新近诊断为帕金森病的人群）发现，与安慰剂相比，用司来吉兰治疗12个月和清洗2个月后显著减少了帕金森病统一分级标准（UPDRS）ⓖ总记分的恶化（UPDRS总记分平均增加[高记分意味着重残疾]：司来吉兰组为0.4 vs 安慰剂组为5.8，$P < 0.001$）[26]。第四个随机对照试验（研究对象为782人）发现在残疾方面，用司来吉兰治疗4年后与安慰剂之间没有显著差异（Hoehn和Yahr量表ⓖ：未提供数据；西北大学残疾量表ⓖ：以绘图方式提供结果；改良的12项韦伯斯特分级量表ⓖ[0 = 正常；3 = 最大障碍]：记分的校正差值为0.51，95% CI −0.89~+1.19，$P = 0.95$）[27]。第五个随机对照试验（研究对象为116人）发现，与安慰剂相比，用司来吉兰治疗超过一个5年期，显著降低了左旋多巴需要增量达到或超过50%的人群比例（需要增量的人群比例：司来吉兰组为50% vs 安慰剂组为74%，$P = 0.03$）[28]。第六个随机对照试验（研究对象为163人）发现，与安慰剂相比，用司来吉兰治疗5年后显著改善了运动功能（UPDRS 3的运动记分[高记分表明重残疾]：司来吉兰组为16.6 vs 安慰剂组为23.8，$P < 0.01$）[29]。第七个随机对照试验（研究对象为157人）发现，与用安慰剂相比，司来吉兰显著推迟了需用左旋多巴的时间（需用左旋多巴的时间：司来吉兰组为12.7个月 vs 安慰剂组为8.6个月；$P = 0.028$）[30]。第八个随机对照试验（研究对象为93人）发现，与安慰剂相比，司来吉兰治疗3个月显著改善了整体功能（由UPDRS总记分确定）与运动功能的记分（UPDRS 3），但在日常生活活动记分（UPDRS 2）方面的改善没有统计学的显著意义（UPDRS总记分的改善：司来吉兰组为11.3 vs 安慰剂组为5.6，$P = 0.008$。UPDRS 3运动记分的改善：司来吉兰组为7.0 vs 安慰剂组为1.7，$P = 0.03$。UPDRS 2日常生活活动记分的改善：司来吉兰组为3.1 vs 安慰剂组为2.3，$P = 0.08$）[31]。最后一个随机对照试验（研究对象为44人）发现，与安慰剂相比，司来吉兰显著延迟了需用左旋多巴的时间（需用左旋多巴的平均时间：司来吉兰组为545天 vs 安慰剂组为372天；$P = 0.03$）[32]。**司来吉兰与其他药物的比较**：我们没有发现相关的系统综述，但找到一个随机对照试验（研究对象为475人），有关司来吉兰与左旋多巴，溴隐亭（bromocriptine）和麦角乙脲的比较。这四种药物均改善了机体运动功能，但与所有其他药物治疗相

比，用司来吉兰治疗平均 2 个月后的改善效果明显低于其他药物（UPDRS 2 日常生活活动记分的改善均值：司来吉兰组为 1.4，左旋多巴组为 2.5，溴隐亭组为 1.9，麦角乙脲组为 2.6，$P = 0.03$）[33]。该试验发现在改善运动功能记分方面，用司来吉兰治疗与其他药物之间没有显著差异（UPDRS 3 运动记分的改善均值：司来吉兰组为 2.4，左旋多巴组为 3.4，溴隐亭组为 2.3，麦角乙脲组为 3.2；未报告 P 值）[33]。该随机对照试验未报告司来吉兰分别对比每一种药物的各自统计学意义，因此这些结果的临床意义尚不清楚。

害处 司来吉兰与安慰剂的比较：一项非系统综述（纳入 5 个随机对照试验，研究对象为 589 人）发现在 2.5～4.0 年时，用司来吉兰治疗组的死亡率与安慰剂组之间没有显著差异（司来吉兰组为 15% vs 安慰剂组为 6%；HR 1.02，95% CI 0.44～2.37）[34]。一个大型、扩大随访的随机对照试验[25]发现在 35 个月时，用司来吉兰治疗组的死亡率与安慰剂组之间没有显著差异（未报告进一步数据）[35]。另一个随机对照试验在随访到 5.6 年后的临时分析时发现，司来吉兰治疗组的死亡率比安慰剂组显著增加（HR 1.57，95% CI 1.07～2.31）[27]。因此，这个试验的司来吉兰组在早期阶段即终止了试验。最新分析（包括特殊原因死亡率的盲法评估）发现这种死亡率增加并未完全达到统计学的显著意义（HR 1.30，95% CI 0.99～1.72）[36, 37]。司来吉兰与其他药物的比较：一项在 12 621 名服用抗帕金森药物（排除那些也服用抗精神病药物）的人群中进行的回顾性观察研究发现，司来吉兰处方组的死亡率增加，但这种增加是介于显著意义的边缘（ARI 11%，95% CI 0%～23%）[38]。

评论 一个随机对照试验（研究对象为 163 人）发现鉴于在开始用司来吉兰时已经实施了一个有益的初始清洗，但在 5 年后司来吉兰停药而症状并未加重。这提示在 5 年的治疗后司来吉兰对早期症状的疗效已经消失[29]。其他有关司来吉兰治疗的早期研究不是样本量太小、就是研究时间太短，以至于不能获得有关司来吉兰效能或安全性的结论[34]。一项系统综述和大型的随机对照试验仍在进行（引自 Clarke C，2005 年 personal communication）。

治疗选择 2　缓释左旋多巴（与速释左旋多巴的比较）

两个包括帕金森病早期人群的随机对照试验发现，在运动障碍、运动波动和运动损害方面，缓释与速释左旋多巴组之间在 5 年后没有显著差异。第一个随机对照试验发现在 5 年时，两者的 UPDRS 日常生活活动记分之间没有显著差异。第二个随机对照试验发现缓释复合卡比多巴改善了日常生活活动记分，并比速释复合卡比多巴具有较好的耐受性。

益处 缓释左旋多巴与速释左旋多巴的比较：我们没有发现相关的系统综述，但找到两个随机对照试验[39, 40]。第一个随机对照试验（研究对象为 134 名帕金森病早期的人群）对缓释与速释 co-beneldopa 进行了比较，并发现在 5 年时两者在运动障碍ⓖ发生率方面没有显著差异（缓释左旋多巴组为 41% vs 速释左旋多巴组为 34%；RR 1.21，95% CI 0.59～1.92）。该试验发现在运动波动ⓖ（缓释组为 59% vs 速释组为 57%；RR 1.03，95% CI 0.60～1.39），运动损害（报告为非显著性，但未显示数据），或日常生活活动（帕金森病的统一分级标准[UPDRS]ⓖ的总记分：以绘图形式提供数据，$P = 0.53$）方面的影响，两者也无显著差异[39]。第二个随机对照试验（研究对象为 618 名帕金森病早期人群）对缓释与速释复合卡比多巴进行了比较。结果发现通过 5 年日志资料所看到的运动障碍或运动波动无显著差异，但与速释复合卡比多巴相比，缓释复合卡比多巴显著改善了 UPDRS 2 的日常生活活动（运动障碍或运动波动的联合发生率为：缓释复合卡比多巴组为 22% vs 速释复合卡比多巴组为 21%，无显著性，未报告 P 值。在 5 年时 UPDRS 2 日常生活活动记分的平均改善：缓释复合卡比多巴组为 +0.8 vs 速释复合卡比多巴组为 −0.2，$P = 0.03$）[40]。

害处 第二个随机对照试验发现，与缓释复合卡比多巴相比，采用速释复合卡比多巴的治疗组由于出现了恶心反应致使停药显著增加（未提供数字，$P = 0.007$）[40]。

评论 第一个随机对照试验具有高的停药率（停药率：速释组为 42% vs 缓释组为 54%；数据分析根据每个预定的试验设计）[39]。

治疗选择 3　在疾病早期多巴胺受体激动剂与左旋多巴的比较

一项系统综述和一个随后的随机对照试验（仅发表了一篇摘要）发现，与左旋多巴单药治疗相比，多巴胺受体激动剂降低了运动障碍和运动并发症的发生率。然而，这个随后的随机对照试验发现多巴胺受体激动剂单药治疗的运动记分比左旋多巴单药治疗差，并且增加了停药治疗的风险。一致的看法是左旋多巴改善了运动功能，而运动障碍和运动症状的波动与长期用左旋多巴治疗有关，且为不可逆性。

益处 多巴胺受体激动剂与左旋多巴的比较：我们发现一项系统综述（检索时间为 1999 年，纳入 6 个随机对照试验，研究对象为 1170 人）[41]和一个随后的随机对照试验（仅发表了一篇摘要）[42]。该综述对溴隐亭和左旋多巴进行了比较[41]，并发现与左旋多巴相比（以绘图形式显示数据），溴隐亭延缓了运动并发症和运动障碍ⓖ的发生；而与溴隐亭相比，左旋多巴在治疗的第一年间减少了运动损害。该综述发现在残疾方面各组间无显著差异（以绘图形式显示数据）。这个随后的随机对照试验（研究对象为 294 人）发现与左旋多巴相比，在 3 年时培高利特（pergolide）显著降低了有过一种或多种运动并发症人群的比例（培高利特组为 16% vs 左旋多巴组为 33%，$P < 0.004$），但帕金森病统一分级标准ⓖ的运动记分在培高利特组更差[42]。

害处 多巴胺受体激动剂与左旋多巴的比较：关于溴隐亭与左旋多巴比较的系统综述发现了三个有关报告不良反应发生率的随

机对照试验[41]。第一个随机对照试验报告了恶心反应在左旋多巴治疗组为12/24（50%）vs 溴隐亭组为7/23（30%），第二个随机对照试验发现在每个组内均有一人出现幻觉，而第三个随机对照试验发现在服左旋多巴治疗组中有更多人出现恶心与幻觉（未描述细节）。尚无因这些不良反应而从试验中剔除的病例。该综述的最大型随机对照试验发现，在用溴隐亭治疗组中总退出人数明显多于服用左旋多巴组（RR 2.81，95% CI 2.20～3.58）。比较培高利特与左旋多巴的随机对照试验发现，培高利特组有更多人从治疗中退出（培高利特组为18% vs 左旋多巴组为10%，$P < 0.05$）[42]。

评论 一致的看法是左旋多巴改善了运动功能，但运动障碍Ⓖ和运动症状的波动与长期用左旋多巴治疗有关，且为不可逆性。一个大型、并以英国为基地的随机对照试验正在可能出现运动并发症的人群中调查生活质量与激动剂单药治疗的健康经济投入问题（引自 Clarke C，2005年 personal communication）。一项北美多中心的研究正在调查左旋多巴对多巴胺能细胞死亡的影响[43]。

治疗选择 4　在疾病早期多巴胺受体激动剂加补救性左旋多巴与单独用左旋多巴的对比

一项系统综述和随后的随机对照试验发现，与单独用左旋多巴相比，多巴胺受体激动剂加左旋多巴减轻了运动障碍。然而，有些随机对照试验发现，与多巴胺受体激动剂加左旋多巴相比，单独用左旋多巴改善了运动损害与残疾。一个随后的随机对照试验发现麦角乙脲加左旋多巴与单独用左旋多巴在5年时的运动并发症没有显著差异。一个随机对照试验发现，与单独用左旋多巴相比，普拉克索加补救性左旋多巴组的嗜睡与幻觉增多。一致的看法是左旋多巴改善了运动功能，但其运动障碍和运动症状的波动与长期使用左旋多巴治疗有关，且为不可逆性。

益处 我们发现一项系统综述（检索时间为2000年，纳入5个随机对照试验，研究对象为803人）[44]和5个补充的随机对照试验[45-49]。该综述对溴隐亭加左旋多巴与单独用左旋多巴进行了比较，在运动并发症的出现与严重程度，运动损害与残疾记分方面，并未发现两者不一致的证据（以绘图形式显示数据）[44]。第一个补充的随机对照试验（研究对象为268人）发现，与单独用左旋多巴相比，罗匹尼罗（ropinirole）加补救性左旋多巴治疗5年后显著减少了发生运动障碍Ⓖ人群的比例（运动障碍：罗匹尼罗加补救性左旋多巴组为20% vs 单独用左旋多巴组为45%；RR 0.44，95% CI 0.31～0.64）[45]。该试验发现通过帕金森统一分级标准（UPDRS）的日常生活活动记分评定的残疾，在5年后并没有显著差异（UPDRSⒼ的日常生活活动记分恶化：罗匹尼罗加补救性左旋多巴组为1.6 vs 左旋多巴组为0.0；校正差值为1.53，95% CI －0.14～+3.22；$P = 0.08$）。它还发现单独用左旋多巴组比单独用罗匹尼罗组更有效地提高了运动记分（UPDRS II 运动记分的改善均值：罗匹尼罗加补救性左旋多巴组为0.8 vs 左旋多巴组为4.8 分；治疗校正差值为4.48 分，95% CI 1.25 分～7.72 分，$P = 0.008$）[45]。第二个补充的随机对照试验（研究对象为301人）发现，与单独用左旋多巴相比，普拉克索加补救性左旋多巴治疗2年，显著地减少了出现运动并发症的危险（运动并发症的AR：普拉克索加补救性左旋多巴组为28% vs 单独用左旋多巴组为51%；HR 0.45，95% CI 0.30～0.66）[46]。在UPDRS的运动与日常生活活动记分改善方面，单独用左旋多巴组效果更为明显（运动记分的改善均值：普拉克索加补救性左旋多巴组为3.4 vs 单独用左旋多巴组为7.3，治疗差值为－3.9，95% CI －5.7～－2.1，$P < 0.001$。UPDRS 日常生活活动记分的改善均值：普拉克索加补救性左旋多巴组为1.1 vs 单独用左旋多巴组为2.2，治疗差值－1.4，95% CI －2.2～－0.5，$P = 0.001$）。第三个补充的随机对照试验（研究对象为419人，发表一篇摘要）对卡麦角林（cabergoline）加补救性左旋多巴组与单独用左旋多巴组[47]进行了比较。结果发现与用左旋多巴相比，卡麦角林治疗5年显著减少了运动并发症（卡麦角林组为22% vs 左旋多巴组为34%，$P < 0.05$），但卡麦角林组的日常生活活动记分较差。第四个有关麦角乙脲加补救性左旋多巴组与单独用左旋多巴组对比的补充随机对照试验（研究对象为90人，非盲法）发现，尽管单独用麦角乙脲治疗组的UPDRS运动与日常生活活动记分较差，但4年后在麦角乙脲组的运动并发症事件较少[48]。第五个补充的随机对照试验（研究对象为82人，第一年双盲法和随后的非盲法）发现5年后在运动并发症事件增多方面，用麦角乙脲加补救性左旋多巴组与单独用左旋多巴组之间没有显著差异（UPDRS 4 的记分恶化：单独用左旋多巴组为0.47 vs 左旋多巴加麦角乙脲组为0.41；P值报告为非显著性）[49]。

害处 该综述发现在出现不良反应与停药方面，溴隐亭加左旋多巴组与单独用左旋多巴组之间没有显著差异（幻觉和定向力丧失组纳入5个随机对照试验，研究对象为727人：溴隐亭加左旋多巴组为51/361 [14%] vs 单独用左旋多巴组为62/366 [17%]，OR 0.81，95% CI 0.54～1.22。恶心组纳入5个随机对照试验，研究对象为733人：OR 1.05，95% CI 0.74～1.48。矫形组纳入4个随机对照试验，研究对象为199人：OR 0.92，95% CI 0.13～6.69。停药组纳入5个随机对照试验，研究对象为730人：OR 0.71，95% CI 0.52～0.98）[44]。第一个补充的随机对照试验发现两个治疗组的不良反应，包括恶心、呕吐、头晕、精神错乱、幻觉和谵妄是相似的，虽然罗匹尼罗的幻觉发生率较高（幻觉：罗匹尼罗组为31/179 [17%] vs 左旋多巴组为5/89 [6%]，未报告P值）[45]。第二个补充的随机对照试验发现，与单独使用左旋多巴相比，普拉克索加左旋多巴显著增加了嗜睡和幻觉（嗜睡：普拉克索加补救性左旋多巴组为49/151 [32%] vs 单独用左旋多巴组为26/150 [17%]，$P < 0.01$。幻觉：普拉克索加补救性左旋多巴组为14/151 [9%] vs 单独用左旋多巴组为5/150 [3%]，$P < 0.05$）[46]。

评论 一致的看法是左旋多巴改善了运动功能，而运动障碍Ⓖ和运动症状的波动与长期使用左旋多巴治疗有关，且为不可逆性。这些进行了5年随访的随后的随机对照试验具有大约50%的停药率[45, 47, 49]。第四个补充的随机对照试验使用了低剂量的左旋多巴[48]。我们没有发现有关在帕金森病早期阶段人群中直接比较使用个体化剂量多巴胺受体激动剂的材料。参阅在疾病早期多巴胺受体激动剂与左旋多巴的比较下面的"评论"。

| 问 题 | 对左旋多巴所致运动并发症人群补充多巴胺受体激动剂的效果如何? |

| 治疗选择 | 在左旋多巴中添加多巴胺受体激动剂 |

诸多系统综述发现,对左旋多巴出现反应波动的人群,某种多巴胺受体激动剂缩短了"关"时间,改善了运动损害和日常生活活动,并减少了左旋多巴剂量,但多巴胺的不良反应和运动障碍增多。

益处 **辅佐的多巴胺受体激动剂与安慰剂的比较**:我们发现六项系统综述和一个随后的随机对照试验[50~56]。第一项综述(未报告检索时间,纳入7个随机对照试验,研究对象为396名帕金森病晚期服用左旋多巴的人群)对辅佐药物溴隐亭与安慰剂进行了比较[50]。由于试验设计和结果的异质性,因此很难得出可靠结论。第二项有关麦角乙脲与安慰剂对比的系统综述(未报告检索时间)未确认相关的随机对照试验[51]。第三项综述(检索时间为1998年,纳入1个随机对照试验,研究对象为376名帕金森病服用左旋多巴的人群)发现,与安慰剂相比,用培高利特治疗24周以上显著缩短了每日"关"时间ⓖ("关"时间的平均差值为1.6小时/每日,$P<0.001$),显著减少了每日左旋多巴剂量(减量均值:培高利特组为每日235 mg vs 安慰剂组为每日51 mg,$P<0.001$),并且改善了运动功能和日常生活活动记分(改良的哥伦比亚分级标准ⓖ的运动记分:培高利特组为46.6 vs 安慰剂组为22.3,$P<0.001$。改良的哥伦比亚分级标准的日常生活活动记分:培高利特组为9.7 vs 安慰剂组为2.8,$P<0.001$)[52]。第四项综述(未报告检索时间,纳入4个随机对照试验,研究对象为669名帕金森病晚期服用左旋多巴的人群)发现,与安慰剂相比,普拉克索显著缩短了每日"关"时间(WMD 1.8小时,95% CI 1.2~2.3小时),减少了左旋多巴剂量(WMD 115 mg,95% CI 87~143 mg),改善了日常生活活动记分(以绘图形式提供数据)[53]。第五项综述(未报告检索时间,纳入1个随机对照试验,研究对象为149名帕金森病服用左旋多巴的人群)对罗匹尼罗与安慰剂进行了比较[54]。该综述发现全面比较罗匹尼罗与安慰剂的证据并不充分,尽管罗匹尼罗显著减少了所需左旋多巴的剂量(WMD 180 mg,95% CI 106~253 mg)。未获得有关运动损害和残疾方面的完整信息。第六项综述(未报告检索时间)发现3个随机对照试验(研究对象为268名帕金森病服用左旋多巴的人群)。该试验发现在"关"时间方面(纳入2个随机对照试验,研究对象为61人,WMD +1.14小时,95% CI −0.06~+2.33小时)卡麦角林与安慰剂之间并无显著差异,但卡麦角林显著减少了所需的左旋多巴剂量(纳入1个随机对照试验,研究对象为188人,左旋多巴的减量均值:卡麦角林组为175 mg vs 安慰剂组为25.5 mg;WMD 150 mg,95% CI 94~205 mg)[55]。虽然小样本的证据有限,但在帕金森病统一分级标准(UPDRS)ⓖ的日常生活活动和运动记分方面,卡麦角林的治疗却是明显有益的(日常生活活动记分:以绘图形式提供数据;运动记分纳入2个随机对照试验:以绘图形式提供数据)。随后的随机对照试验(研究对象为313人)发现,与安慰剂相比,普拉克索显著改善了UPDRSⓖ的日常生活活动和运动记分(日常生活活动记分的改善:普拉克索组为3.98 vs 安慰剂组为2.03,$P<0.001$。运动记分的改善:普拉克索组为11.75 vs 安慰剂组为5.55,$P<0.001$),但未报告有关的"关"时间和左旋多巴的变化剂量[56]。**辅佐的多巴胺受体激动剂间的相互比较**:我们发现五项系统综述和一个随后的随机对照试验[56~61]。第一项系统综述(未报告检索时间)发现一个有关麦角乙脲与溴隐亭进行比较的随机对照试验(研究对象为20名帕金森病服用左旋多巴的人群)。这个随机对照试验发现12周后在运动波动ⓖ(未显示数据)或哥伦比亚大学分级标准方面,两组间没有显著差异(哥伦比亚分级标准的总记分改善均值:麦角乙脲组为20.8 vs 溴隐亭组为16.2;无P值或可信区间的报告)[57]。然而,随访时间可能过短而且研究样本量过小,以至于不能检测到重要的临床意义。第二项系统综述(检索时间为1997年,纳入3个随机对照试验,研究对象为293名帕金森病服用左旋多巴的人群)进行了培高利特与溴隐亭的比较[58]。当采用一项7分的临床总体评估标准评定时,结果发现与用溴隐亭相比,培高利特显著提高了"明显或中度改善"人群的比例,但也发现在8~12周后左旋多巴的剂量减少并无显著差异(临床总体评估标准,"明显或中度改善",纳入2个随机对照试验,研究对象为305人:培高利特组的绝对危险为43% vs 溴隐亭组为30%;RR 1.45,95% CI 1.08~1.95。左旋多巴的减量差值,纳入3个随机对照试验:WMD +3 mg/day,95% CI −4~+10 mg/day)。其中两个随机对照试验发现,与溴隐亭相比,培高利特显著改善了运动损害(以绘图形式显示数据)。第三项综述(未报告检索时间,纳入1个随机对照试验,研究对象为163名帕金森病服用左旋多巴的人群)对普拉克索与溴隐亭进行了比较[59]。结果发现与溴隐亭相比,普拉克索缩短了"关"时间("关"时间缩短均值,纳入1个随机对照试验,研究对象为152人:普拉克索组为2.6 vs 溴隐亭组为1.2;WMD 1.4 hours/day,95% CI 0.0~2.8 hours/day)。在UPDRS记分与运动障碍ⓖ方面两者的结果相似(未提供数量资料;未报告P值或可信区间)。第四项系统综述(未报告检索时间,纳入3个随机对照试验,研究对象为482名帕金森病服用左旋多巴的人群)对罗匹尼罗与溴隐亭进行了比较[60]。该综述发现与溴隐亭相比,用罗匹尼罗治疗8~25周后改善了"关"时间,并减少了左旋多巴的剂量,但这些差别并无统计学的显著意义("关"时间缩短,纳入2个随机对照试验,研究对象为201人:WMD +0.8 hours/day,95% CI −0.1~+1.7 hours/day。左旋多巴减量差值,纳入2个随机对照试验,研究对象为203人:+50 mg/day,95% CI −49~+150 mg/day)。该试验发现在运动损害

与残疾分级方面，两者没有显著差异（临床整体印象评分"多"或"非常多"改善，纳入2个随机对照试验，研究对象为332人；OR 1.36，95% CI 0.87 ~ 2.13。UPDRS的运动记分以绘图形式显示数据）。第五项系统综述（未报告检索时间，纳入5个随机对照试验，研究对象为1071名帕金森病服用左旋多巴的人群）对卡麦角林与溴隐亭进行了比较[61]。与溴隐亭相比，卡麦角林在12 ~ 36周后改善了"关"时间，但这种差别并无统计学意义（"关"时间，纳入4个随机对照试验，研究对象为612人；WMD +0.3 hours/day，95% CI − 0.1 ~ +0.7 hours/day）。其中四个随机对照试验发现在运动记分或日常生活活动方面，两者没有显著差异（以绘图形式显示数据）。四个随机对照试验发现在左旋多巴的减量差值方面，两者没有显著差异（左旋多减量，纳入4个随机对照试验，研究对象为909人；WMD 6.00，95% CI − 21.8 ~ +33.8）。这个随后的随机对照试验进行了普拉克索与溴隐亭和安慰剂的比较。结果发现在UPDRS的日常生活活动记分方面，普拉克索与溴隐亭之间没有显著差异，但是没有足够的把握度来检测两者间的意义（UPDRS 2 日常生活活动记分的改善：普拉克索组为4.0 vs 溴隐亭组为3.3，$P = 0.18$；UPDRS 3 运动记分的改善：普拉克索为11.8 vs 溴隐亭为10.0；$P = 0.38$）[56]。

害处 **辅佐的多巴胺受体激动剂与安慰剂的比较**：六项系统综述和一个随后的随机对照试验发现，与安慰剂相比，激动剂治疗显著增加了多巴胺的不良反应❻[50~56]。尤其是运动障碍❻显著增加，用培高利特组（OR 4.6，95% CI 3.1 ~ 7.0），普拉克索组（OR 2.1，95% CI 1.5 ~ 2.9），罗匹尼罗组（OR 2.9，95% CI 1.4 ~ 6.2）[52~54]。用普拉克索治疗组的停药明显低于安慰剂组（OR 0.64，95% CI 0.44 ~ 0.93），而培高利特、罗匹尼罗或卡麦角林则不然（所有原因的停药率：普拉克索组纳入4个随机对照试验，研究对象为669人；OR 0.64，95% CI 0.44 ~ 0.93。培高利特组纳入1个随机对照试验，研究对象为376人；OR 0.88，95% CI 0.51 ~ 1.51。罗匹尼罗组纳入1个随机对照试验，研究对象为149人；OR 0.52，95% CI 0.24 ~ 1.09。卡麦角林组纳入3个随机对照试验，研究对象为268人；OR 0.58，未报告可信区间，$P = 0.13$）[52,54,55]。**辅佐的多巴胺受体激动剂间的相互比较**：四项系统综述发现在培高利特与溴隐亭之间，或普拉克索与溴隐亭之间的不良反应没有显著差异[56,58,59]，但服用罗匹尼罗组的恶心症状明显少于溴隐亭组（OR 0.5，95% CI 0.3 ~ 0.8）[60]。虽然报道运动障碍和精神错乱的不良反应在卡麦角林组比溴隐亭组更为常见，但在其他多巴胺不良反应事件的发生频率方面没有显著差异（运动障碍：OR 1.6，95% CI 1.1 ~ 2.4。精神错乱：OR 2.0，95% CI 1.1 ~ 3.8）[61]。我们没有发现其他多巴胺受体激动剂直接比较的相关研究。

评论 无。

问 题	帕金森病晚期人群的手术效果如何？

治疗选择1 苍白球手术

一项系统综述发现与药物治疗相比，单侧苍白球切断术改善了运动检测结果和日常生活活动。苍白球切断具有更多的不良反应。一个随机对照试验发现评估苍白球切断术的治疗效果与深层脑部刺激进行对比的证据并不充分。我们没有发现有关苍白球深层脑部刺激对比药物治疗的随机对照试验。三个随机对照试验发现评估苍白球深层脑部刺激治疗效果与丘脑下部深层脑部刺激对比的证据并不充分。采用苍白球深层脑部刺激治疗可能比苍白球切断术的不良反应更为少见。

益处 **苍白球切断术与药物治疗的比较**：我们发现一项系统综述（检索时间为1999年，纳入2个随机对照试验），主要针对帕金森病晚期人群的单侧腹后苍白球切断术❻进行评估[62]。这项综述的第一个随机对照试验最初发表的是一篇摘要[63]。随后的完整报告发现在6个月时，与药物治疗相比，苍白球切断术显著改善了帕金森病统一分级标准（UPDRS）❻总记分的结果（UPDRS记分的改善均值：苍白球切断术为 +25.5 vs 药物治疗为 − 3.8，$P < 0.0001$）[64]。该报告还发现与药物治疗相比，苍白球切断术显著改善了对侧震颤、运动徐缓、对侧僵硬、步态、姿势、运动波动❻、运动障碍❻的"关"状态与"关"时间❻（以治疗初始基线为起点记分的平均改善，对侧震颤：苍白球切断术组为0.7 vs 药物治疗组为0.1，$P = 0.0007$。运动障碍：苍白球切断术组为0.8 vs 药物治疗组为 ± 0.0，$P = 0.004$。对侧僵硬：苍白球切断术组为2.0 vs 药物治疗组为0.1，$P = 0.0003$。步态：苍白球切断术组为0.8 vs 药物治疗组为 ± 0.0，$P = 0.0002$。姿势稳定：苍白球切断术组为 +0.6 vs 药物治疗组为 − 0.3，$P = 0.002$。运动波动：苍白球切断术组为 +1.38 vs 药物治疗组为 − 0.02，$P < 0.0001$。运动障碍：苍白球切断术组为1.8 vs 药物治疗组为 − 0.1，$P < 0.0001$）[64]。这项系统综述的第二个随机对照试验（研究对象为37人）进行了单侧苍白球切断术与药物治疗的比较[65]。结果发现在6个月时，苍白球切断术显著改善了关闭期UPDRS 3的运动检测，Barthel指数❻的日常生活活动，UPDRS II 的日常生活活动，以及Schwab和England量表❻中的"关"状态，但不包括疼痛分级（UPDRS III 运动记分的平均改善：苍白球切断术组为 +15 vs 药物治疗组为 − 2，$P = 0.0004$。Barthel指数的日常生活活动平均改善[从0 ~ 20的分级；等级增加提示较高的机能独立]：苍白球切断术组为 +2.5 vs 药物治疗组为 − 0.5，$P = 0.004$。UPDRS 2的平均改善：苍白球切断术组为7 vs 药物治疗组为 − 2，$P = 0.002$。Schwab和England量表的平均改善：苍白球切断术组为 +15 vs 药物治疗组为 − 5，$P = 0.0009$。在一个100毫米视觉模拟量表上显示的疼痛分级：苍白球切断术组从27mm降至14mm vs 药物治疗组从15mm增至22mm；$P = 0.13$，未报告可信区间）[65]。**苍白球切断术与苍白球深层脑部刺激的比较**：我们发现一项系统综述（检索时间为2000年，纳入1个随

机对照试验）[66]。这项系统综述的随机对照试验（研究对象为13人）发现对于症状、日常生活活动和不良反应超过3个月者，苍白球切断术与深层脑部刺激治疗间无显著差异，但有可能因为样本量太小而无法发现临床上的重要差别[67]。**苍白球深层脑部刺激与药物治疗的比较**：我们发现一项系统综述（检索时间为2000年），未确认有关苍白球深层脑部刺激与药物治疗进行比较的随机对照试验[66]。我们也未发现随后相关的随机对照试验。**苍白球深层脑部刺激与丘脑下部深层脑部刺激的比较**：我们发现两个有关双侧苍白球深层脑部刺激对比双侧丘脑下部深层脑部刺激的随机对照试验[1, 68]。第一个随机对照试验（研究对象为10人）发现在12个月后的运动记分方面两者没有不同（UPDRS 3的记分改善：苍白球刺激组为39% vs 丘脑下部刺激组为44%，P值和可信区间均未报道），但也可能由于缺乏把握度而检测不出重要的临床意义[68]。第二个随机对照试验（研究对象为32人，仅有一篇摘要发表）发现在1年时除了苍白球刺激组中的运动障碍减少更为明显外（运动障碍记分减少：苍白球刺激组为63% vs 丘脑下部核刺激组为14%，$P = 0.049$），各组间没有显著差异[1]。**苍白球切断术与丘脑下部深层脑部刺激的比较**：一个随机对照试验（研究对象为34人）进行了单侧苍白球切断术与双侧丘脑下部深层脑部刺激的比较[69]。结果发现在改善帕金森病症状方面，单侧苍白球切断术比双侧丘脑下部刺激的效果要差（6个月后UPDRS记分的平均改善：单侧苍白球切断术组为7 vs 双侧丘脑下部深层脑部刺激组为19，$P = 0.002$。"开"状态的UPDRS运动记分改善：单侧苍白球切断术组为1 vs 双侧丘脑下刺激组为7，$P = 0.02$。运动障碍持续时间的记分：单侧苍白球切断术组无改善 vs 双侧丘脑下部刺激组改善1分，$P = 0.004$）。然而，在运动障碍的严重性方面，两者并无显著差异，$P = 0.7$。

害处 **苍白球切断术与药物治疗的比较**：在这项系统综述中[62]，第一个有关苍白球切断术与药物治疗对比的随机对照试验（研究对象为36人）发现，采用苍白球切断术治疗人群的2/18（11%）出现癫痫发作，1/18（6%）伴有皮质下出血和短暂的言语障碍[64]。在第二个有关苍白球切断术与药物治疗对比的随机对照试验中（研究对象为35人），采用单侧苍白球切断术人群的6/19（31.5%）在术后出现长达6个月之久的不良反应，包括发音困难、语言障碍、面神经麻痹、尿失禁（未报告更多的数据）[65]。我们发现两个随机对照试验，有关苍白球切断术与药物治疗在神经心理学、认知或行为疗效方面的比较[70, 71]。第一个随机对照试验（研究对象为35人）发现左侧、而非右侧的苍白球切断术减弱了言语流畅程度（在流畅目录表中的恶化程度：左侧苍白球切断术后为8.7，右侧苍白球切断术后为3.1，$P = 0.04$，Kruskal-Wallis 检验。对照性口语词汇联想测验的字母流畅程度变化 [负分相当于恶化]：左侧苍白球切断术后为 – 8.0，右侧苍白球切断术后为 +2.6，$P = 0.01$，Kruskal-Wallis 检验）[70]。第二个随机对照试验（研究对象为33人）发现在单侧苍白球切断术后6个月的额叶功能检测出现了细微变化，并且与药物治疗3个月相比，手术（尤其是左侧手术）减弱了字母流畅程度（未报告实际数据，$P = 0.011$）[71]。一项病例系列分析的系统综述（检索时间为1998年）发现单侧苍白球切断术的永久性不良反应发生率是4%～46%，并有3%～10%发生严重并发症（包括死亡）的危险[72]。另一项病例系列分析的系统综述（检索时间为1998年）评估了单侧苍白球切断术的持久性不良反应发生率为10%～15%[73]。**苍白球切断术与苍白球深层脑部刺激的比较**：一项系统综述（纳入1个随机对照试验，研究对象为13人）发现不良反应和手术并发症出现在6/13（38%）的患者，并且是轻微、短暂，与视束损伤无关（不良反应：苍白球切断术组为3/16 [19%] vs 苍白球深层脑部刺激组为3/16 [19%]）[67]。一个随机对照试验（研究对象为6人）进行了双侧苍白球切断术与单侧苍白球切断术加对侧苍白球深层脑部刺激的比较[74]。结果发现采用双侧苍白球切断术的所有3人均出现了严重不良反应，以致该项研究中断。**苍白球深层脑部刺激与药物治疗的比较**：我们发现一项系统综述（检索时间为2000年），并没有找到相关的苍白球深层脑部刺激与药物治疗比较的随机对照试验[66]。也没有发现随后的随机对照试验。**苍白球深层脑部刺激与丘脑下部深层脑部刺激的比较**：我们发现两个随机对照试验，有关双侧苍白球深层脑部刺激与双侧丘脑深层脑部刺激的比较[1, 68]。第一个随机对照试验（研究对象为10人）没有发现在任何组内出现术中或围术期的严重并发症，但两组的术后并发症包括感觉异常、平衡失调、构音障碍、吞咽困难、轻度躁狂，以及由于不经意关闭外部电磁场产生的刺激（未报告数据）[68]。**苍白球切断术与丘脑下核团深层脑部刺激的比较**：一个随机对照试验（研究对象为34人）对单侧苍白球切断术与双侧丘脑下核团深层脑部刺激进行了比较[69]。结果发现不良反应包括了在苍白球切断术组中的1例自杀和在丘脑下核团深层脑部刺激组中的情绪不稳定（情绪不稳定：单侧苍白球深层脑部刺激组为0/14 [0%] vs 丘脑下核团深层脑部刺激组为6/20 [30%]；未报告P值）。

评论 一项队列研究发现在单侧苍白球切断术后所见的疗效改善维持了12个月[75]。一项新近发表的非系统综述和公众认同的说法提出手术治疗对步态，平衡障碍和发音过低的效果不如帕金森病的其他特征那样有效（尚无更多的资料报道）[76]。多巴胺组织的移植或植入尚处在实验阶段。非对照性研究和有限的随机对照试验信息提示，不良反应可能更频繁地出现在手术损伤之后而并非在大脑深部刺激治疗之后，并且更可能是永久性的。双侧损害更可能招致不良反应轴效应的出现。通常情况下，一旦外科医生在苍白球切断术中积累了经验，则并发症的发生率下降[76]。有些外科医生建议如果需要双侧手术时，宁可在一侧实施大脑深部刺激治疗。与大脑深部刺激有关的不良反应包括出血，铅的移位，视觉缺损，言语、运动或感觉障碍，精神病，精神错乱，以及定向障碍。事实上，当必须更换设备或电池时仍然需要再次手术。

帕金森病

治疗选择 2 丘脑手术

诸多系统综述未发现有关丘脑手术与药物治疗对比的随机对照试验。一个随机对照试验发现丘脑深层脑部刺激改善了机体的功能状态，比丘脑切断术引发的不良反应少。病例系列分析发现在14%～23%的人群中，丘脑切断术合并有永久性并发症，包括言语障碍、失用症或是死亡。

益处　**丘脑切断术与药物治疗的比较**：我们发现两项系统综述（检索时间为1999年[62]和1998年[73]），并均未确认丘脑切断术对比药物治疗帕金森病的随机对照试验（参见以下"评论"）。**丘脑深层脑部刺激与药物治疗的比较**：我们发现一项系统综述（检索时间为 2000 年)[66]。该综述没有发现有关丘脑深层脑部刺激ⓖ对比药物治疗的随机对照试验。**丘脑切断术与丘脑深层脑部刺激的比较**：我们发现一项系统综述（检索时间为2000年)[66]。该综述确认一个随机对照试验（研究对象为68名伴有震颤的人群，其中45名患帕金森病），有关丘脑切断术与丘脑深层脑部刺激的对比[77]。帕金森病人群的亚组分析发现，与丘脑切断术相比，丘脑深层脑部刺激在6个月后显著改善了功能状态（采用Frenchay的运动指数分析结果：0 = 最差记分，60 = 最佳记分。记分改善：深层脑部刺激为 5.5 vs 丘脑切断术为 0.8，各组间差异的 95%CI 1.2～8.0)。

害处　**丘脑切断术与药物治疗的比较**：第二项系统综述的病例系列分析发现，丘脑切断术有 36%～61% 的人群合并可逆性并发症（持续时间不足 3 个月)；14%～23% 合并永久的并发症，包括言语障碍[73]、失用症或死亡[73]。双侧丘脑切断术带来高风险的言语障碍[73]。**丘脑深层脑部刺激与药物治疗的比较**：系统综述未发现任何随机对照试验[66]。**丘脑切断术与丘脑深层脑部刺激的比较**：我们发现一项系统综述（检索时间为2000年)[66]。一个随机对照试验发现在 6 个月后，深层脑部刺激组的不良反应，包括嗜睡、认知功能衰退、构音困难、乏力和共济失调显著少于丘脑切断术组（采用丘脑切断术的 AR 47% vs 深层脑部刺激为 18%，P =0.02)[77]。

评论　这些综述从有关丘脑手术对震颤以外的其他帕金森氏病特征的治疗可能不如苍白球或丘脑下部手术ⓖ那样有效的病例系列分析中发现了有限的证据[62, 73]。第二项系统综述并没有完整地描述病例系列分析，而重点只放在"关键研究"的结果方面[73]。参见苍白球手术下面的"评论"。

治疗选择 3 丘脑下部的手术

一项系统综述没有发现有关丘脑下深层脑部刺激对比药物治疗的随机对照试验。一个小型的随机对照试验，在进行了有关丘脑下深层脑部刺激与苍白球深层脑部刺激的比较后发现，在运动记分方面两者没有显著差异。

益处　**丘脑下深层脑部刺激与药物治疗的比较**：我们发现一项系统综述（检索时间为2000年)，尚无确认的丘脑下深层脑部刺激ⓖ对比药物治疗的随机对照试验[66]。我们没有发现随后的随机对照试验。**丘脑下深层脑部刺激与苍白球深层脑部刺激的比较**：参见苍白球手术的"益处"。

害处　**丘脑下深层脑部刺激与药物治疗的比较**：我们发现一项系统综述（检索时间为2000年)，尚无确认的丘脑下深层脑部刺激ⓖ对比药物治疗的随机对照试验[66]。我们没有发现随后的随机对照试验。**丘脑下深层脑部刺激与苍白球深层脑部刺激的比较**：参见苍白球手术下面的"评论"。

评论　需要较大样本和较长期的随机对照试验来比较苍白球与丘脑下部刺激的治疗效果。一个大型的比较生活质量与丘脑下部或苍白球损毁和深层脑部刺激ⓖ与最佳药物治疗疗效及费用对比的随机对照试验目前正在英国进行（引自Clarke C，2002 年 personal communication)。

| 问　题 | 帕金森病人群的康复治疗效果如何? |

治疗选择 1 物理疗法

两项系统综述和随后的小型交叉随机对照试验发现帕金森病物理治疗效果的证据并不充分。

益处　我们发现两项系统综述和一个随后的交叉随机对照试验[78~80]。第一项综述（检索时间为2000年，纳入 11 个随机对照试验，研究对象为280名帕金森病早期或晚期人群）进行了物理疗法对比未治疗或与非活动性物理疗法的比较[78]。该综述未给出帕金森病物理治疗效果的最终结论是因为这些随机对照试验的研究对象数量少，方法学存在缺陷，并采用了不同类型的物理治疗方法和对治疗结果各不相同的评定标准。第二项系统综述（检索时间为 1999 年，纳入 8 个包括在第一项综述中的随机对照试验，4个类随机分组研究）进行了有关物理疗法对比未治疗或其他治疗（职业疗法，有规则运动，非特异的心理治疗）的比较[79]。该综述也发现试验方法的缺陷和试验的异质性以致难以对物理治疗效果得出结论。随后的交叉随机对照试验（研究对象为 17 名帕金森病早期的患者）发现速度依赖踏车训练（STT)ⓖ和循序渐进踏车训练（LTT)ⓖ比常规步态训练（CGT)ⓖ或对照干预能够更有效地改善速度和步幅[80]。然而，由于该研究样本数量少，干预期仅持续一天，以及未包括清洗期，因此尚待进一步验证这些结果。

害处　这些系统综述与随后的随机对照试验未提供有关不良反应的信息[78~80]。

评论　需要进一步、大型、具有良好设计的随机对照试验。

治疗选择 2　职业疗法

一项系统综述提供了并不充分的证据评估帕金森病晚期的职业疗法效果。

益处　我们发现一项系统综述（检索时间为 2000 年，纳入 2 个随机对照试验，研究对象为 84 名帕金森病早期或晚期阶段的人群）[81]。该综述的一个随机对照试验进行了职业疗法与未治疗的比较，而其余的随机对照试验则将职业疗法联合物理疗法治疗与单独物理疗法治疗进行了比较。未得出职业疗法效果的最终结论是由于这些随机对照试验的研究对象数量少，方法学缺陷，试验的异质性，并采用了不同检测标准所致[81]。

害处　系统综述中的随机对照试验未给出有关不良反应的信息[81]。

评论　需要进一步、大型、具有良好设计的随机对照试验。

治疗选择 3　言语障碍的言语与语言疗法

一项系统综述提供了并不充分的证据评估帕金森病晚期言语障碍的言语与语言疗法效果。

益处　我们发现一项系统综述（检索时间为 2003 年，纳入 3 个随机对照试验，研究对象为 63 人），有关言语障碍的言语和语言疗法与未治疗组进行对比[82]。它未能得出言语与语言疗法效果的最终结论是由于这些随机对照试验的研究对象数量少，方法学缺陷，并采用了不同检测标准的结果。

害处　该项系统综述的随机对照试验未提供有关不良反应的信息[82]。

评论　需要进一步、大型、具有良好设计的随机对照试验。

治疗选择 4　吞咽障碍的吞咽疗法

我们没有发现与吞咽困难有关的吞咽疗法的随机对照试验。

益处　我们发现一项与吞咽困难有关的吞咽疗法的系统综述（检索时间为 2000 年），并未确定任何的随机对照试验[83]。

害处　我们发现一项与吞咽困难有关的吞咽疗法的系统综述（检索时间为 2000 年），并未确定任何的随机对照试验[83]。

评论　无。

词汇表

轴效应（axial effects）：变化影响到躯体的轴部位，例如头和躯干，而不是肢体。

Barthel 指数（Barthel index）：采用 14 条不同选项与 0～20 的记分标准，用于评估日常生活活动的能力；高记分意味着较好的独立能力。

哥伦比亚大学分级标准（Columbia University Rating Scale）：依靠 13 项表现评估运动损害与日常生活活动的方法，采用每一项 5 分的记分方法，总记分从 0 为正常至 65 为最重残疾的分级标准。

常规步态训练（conventional gait training，CGT）：根据本体感受性神经肌肉兴奋原理与 Bobath 概念的最新内容设计的物理治疗性步态疗法。

对照性口语词汇联想测验（Controlled Oral Word Association Test，COWAT）：是最常用于评估口语流畅和娴熟程度的检查，受试者能够通过一个特定字母开始想到的词汇，高记分意味着较高的口语流畅程度。这套程序具有不同的形式。

多巴胺不良反应（dopaminergic adverse effects）：包括运动障碍，幻觉和精神异常。

运动障碍（dyskinesias）：是指与震颤截然不同的异常或不自主的扭动或抽筋样运动。

Hoehn 和 Yahr 量表（Hoehn and Yahr scale）：将残疾分为五个级别的量表：1 级 = 程度最轻，5 级 = 程度最重。这个分级系统大多已被更为复杂的帕金森病统一分级标准所替代。

循序渐进踏车训练（limited progressive treadmill training，LTT）：患者最大的地上步行速度在第一次训练期前被确定。训练速度是在大量训练基础上根据初次最大步行速度的百分比增加。

改良的 12 项韦伯斯特分级标准（modified 12 item Webster rating scale）：是判定疾病和临床损害严重程度的方法，采用从 0 为正常至 3 为最重损害的分级标准，并依靠 12 项表现：运动徐缓，僵硬，姿势，上肢摇摆，步态，静止性震颤，面容，皮脂溢出，语言，自理能力，平衡和从椅子上起来。

运动波动（motor fluctuations）：是指在一天中运动症状波动，例如运动徐缓、僵硬和震颤的起伏变化。运动波动有时被称为"开/关"现象。

西北大学残疾标准（North Western University disability scale）：是用来评估六种全面功能的量表：采用 10 分制标准判断 4 项指标（行走，衣着，盥洗，词汇；0= 最大障碍，10= 正常），例如步行"从不能移动"（0～3），"有时可移动"（4～6），"总能移动"（7～10）；采用一个逐渐的 5 分制标准判断两项（食品，膳食）指标。

"关"时间（"Off" time）：是指治疗未发挥作用的时期。"开"时间是指治疗正在发挥作用的时期。"开/关"现象有时是指众所周知的运动波动。

苍白球，丘脑或丘脑下部深层脑部刺激（pallidal, thalamic or sub-thalamic deep brain stimulation）：通过一个立体定向技术植入电极，电刺激局部脑组织。

苍白球切断术（pallidotomy）：通常用热或电的方法，在苍白球内制造一个永久的手术性损害。

反应波动（response fluctuations）：是指一个人对治疗的全部反应在一天中的波动情况。

Schwab 和 England 量表（Schwab and England scale）：判定机能残疾的方法，其标准是 0% 为植物状态至 100% 为完全无依赖（能够正常胜任家务）。

速度依赖踏车训练（speed dependent treadmill training，STT）：患者的最大地上步行速度是在第一次训练期前被确定的。在热身后，与病人交流中增大带速至患者仍能不跌倒地安全步行的最高速度。随后每级训练期的踏车速度（在短暂热身后）被定为前一级训练期内所能完成的最大速度。

丘脑下部手术（subthalamic surgery）：包括丘脑下部切断术或丘脑下部深层脑部刺激，前者是在丘脑下部的核团内造成一个损害，后者是在丘脑下部的核团内放置一个刺激器。

帕金森病统一分级标准（Unified Parkinson's Disease Rating Scale，UPDRS）：用于判定帕金森病严重程度的标准。高记分意味着重残疾。该检查分为六个部分：心理活动，行为与情绪（UPDRS 1）；日常生活活动（UPDRS 2）；运动检测（UPDRS 3）；治疗的并发症（UPDRS 4）；一项全面性残疾等级记分（UPDRS 5）和一项全面性日常生活活动记分（UPDRS 6）。

韦伯斯特分级标准（Webster rating scale）：判定疾病和临床损害严重程度的方法，采用从0为正常至3为最重损害的分级标准，并依靠 10 项表现：运动徐缓，僵硬，姿势，上肢抖动，步态，静止性震颤，面容，皮脂溢出，言语和自理能力。

参考文献

1. Marks W, Chadwick W, Ostrem J, et al. A prospective, randomized trial of globus pallidus vs. subthalamic nucleus deep brain stimulation for Parkinson's disease. *Mov Disord* 2004;19:S318-S319.
2. Zhang Z, Roman G. Worldwide occurrence of Parkinson's disease: an updated review. *Neuroepidemiology* 1993;12:195-208.
3. De Rijk MC, Tzourio C, Breteler MMB, et al. Prevalence of parkinsonism and Parkinson's disease in Europe: the EUROPARKINSON collaborative study. *J Neurol Neurosurg Psychiatry* 1997;62:10-15.
4. Ben-Shlomo Y. How far are we in understanding the cause of Parkinson's disease? *J Neurol Neurosurg Psychiatry* 1996;61:4-16.
5. De Rijk M, Breteler M, den Breeilnen J, et al. Dietary antioxidants and Parkinson's disease: the Rotterdam study. *Arch Neurol* 1997;54:762-765.
6. Hellenbrand W, Seidler A, Robra B, et al. Smoking and Parkinson's disease: a case-control study in Germany. *Int J Epidemiol* 1997;26:328-339.
7. Tzourio C, Rocca W, Breteler M, et al. Smoking and Parkinson's disease: an age-dependent risk effect? *Neurology* 1997;49:1267-1272.
8. Marder K, Tang M, Mejia H, et al. Risk of Parkinson's disease among first degree relatives: a community based study. *Neurology* 1996;47:155-160.
9. Jarman P, Wood N. Parkinson's disease genetics comes of age. *BMJ* 1999;318:1641-1642.
10. Lazzarini A, Myers R, Zimmerman T, et al. A clinical genetic study of Parkinson's disease: evidence for dominant transmission. *Neurology* 1994;44:499-506.
11. Gasser T, Müller-Myhsok B, Wszolek Z, et al. A susceptibility locus for Parkinson's disease maps to chromosome 2p13. *Nat Genet* 1998;18:262-265.
12. Tanner C, Ottman R, Goldman S, et al. Parkinson's disease in twins. An etiologic study. *JAMA* 1999;281:341-346.
13. Scott WK, Nance MA, Watts RL, et al. Complete genomic screen in Parkinson disease: evidence for multiple genes. *JAMA* 2001;286:2239-2244.
14. Martin ER, Scott WK, Nance MA, et al. Association of single-nucleotide polymorphisms of the tau gene with late-onset Parkinson disease. *JAMA* 2001;286:2245-2250.
15. Parkinson Study Group. Mortality in DATATOP: a multicenter trial in early Parkinson's disease. *Ann Neurol* 1998;43:318-325.
16. Rajput A, Uitti J, Offord K. Timely levodopa (LD) administration prolongs survival in Parkinson's disease. *Parkinson Relat Disord* 1997;3:159-165.
17. Clarke CE. Does levodopa therapy delay death in Parkinson's disease? A review of the evidence. *Mov Disord* 1995;10:250-256.
18. Hely MA, Morris JGL, Traficante R, et al. The Sydney multicentre study of Parkinson's disease: progression and mortality at 10 years. *J Neurol Neurosurg Psychiatry* 1999;67:300-307.
19. Morgante L, Salemi G, Meneghini F, et al. Parkinson disease survival. A population-based study. *Arch Neurol* 2000;57:507-512.
20. Fahn S, Elton L, for the UPDRS Development Committee. Unified Parkinson's disease rating scale. In: Fahn S, Marsden C, Calne D, et al, eds. *Recent developments in Parkinson's disease*, Vol. 2. Florham Park: Macmillan Healthcare Information, 1987:153-163.
21. Langston JW, Widner H, Goetz CG, et al. Core Assessment Program for Intracerebral Transplantations (CAPIT). *Mov Disord* 1992;7:2-13.
22. De Boer A, Wijker W, Speelman J, et al. Quality of life in people with Parkinson's disease: development of a questionnaire. *J Neurol Neurosurg Psychiatry* 1996;61:70-74.
23. Peto V, Jenkinson C, Fitzpatrick R, et al. The development and validation of a short measure of functioning and well being for individuals with Parkinson's disease. *Qual Life Res* 1995;4:241-248.
24. Tetrud JW, Langston JW. The effect of deprenyl (selegiline) on the natural history of Parkinson's disease. Science 1989;245:519-522.
25. The Parkinson's Disease Study Group. Effects of tocopherol and deprenyl on the progression of disability in early Parkinson's disease. *N Engl J Med* 1993;328:176-183.
26. Olanow CW, Hauser RA, Gauger L, et al. The effect of deprenyl and levodopa on the progression of Parkinson's disease. *Ann Neurol* 1995;38:771-777.
27. Lees AJ, for the Parkinson's Disease Research Group of the United Kingdom. Comparison of therapeutic effects and mortality data of levodopa and levodopa combined with selegiline in people with early,

mild Parkinson's disease. *BMJ* 1995;311:1602-1607.
28. Przuntek H, Conrad B, Dichgans J, et al. SELEDO: a 5-year long-term trial on the effect of selegiline in early Parkinsonian patients treated with levodopa. *Eur J Neurol* 1999;6:141-150.
29. Larson JP, Boas J, Erdal JE, et al. Does selegiline modify the progression of early Parkinson's disease? Results from a five-year study. *Eur J Neurol* 1999;6:539-547.
30. Palhagen S, Heinonen E, Hagglund J, et al. Selegiline delays the onset of disability in de novo parkinsonian patients. *Neurology* 1998;51:520-525.
31. Allain H, Pollack P, Neukirch H, et al. Symptomatic effect of selegiline in de *novo* parkinsonian patients. *Mov Disord* 1993;8:S36-S40.
32. Myllala V, Sotaniemi K, Hakulinen P, et al. Selegiline as the primary treatment of Parkinson's disease-a long term double-blind study. *Acta Neurol Scand* 1997;95:211-218.
33. The Italian Parkinson Study Group. A multicenter Italian randomised study on early treatment of Parkinson disease: comparison of L-dopa, L-deprenyl and dopaminoagonists. Study design and short term results. *Italian J Neurol* Sci 1992;13:735-739.
34. Olanow CW, Myllyla V, Sotaniemi K, et al. Effect of selegiline on mortality in people with Parkinson's disease: a meta-analysis. *Neurology* 1998;51:825-830.
35. Parkinson Study Group. Impact of deprenyl and tocopherol treatment for Parkinson's disease in DATATOP people requiring levodopa. *Ann Neurol* 1996;39:37-45.
36. Ben-Shlomo Y, Churchyard A, Head J, et al. Investigation by Parkinson's Disease Research Group of United Kingdom into excess mortality seen with combined levodopa and selegiline treatment in people with early, mild Parkinson's disease: further results of randomised trial and confidential inquiry. *BMJ* 1998;316:1191-1196.
37. Counsell C. Effect of adding selegiline to levodopa in early, mild Parkinson's disease. *BMJ* 1998;17:1586.
38. Thorogood M, Armstrong B, Nichols T, et al. Mortality in people taking selegiline: observational study. *BMJ* 1998;317:252-254.
39. Dupont E, Andersen A, Boas J, et al. Sustained-release Madopar HBS compared with standard Madopar in the long-term treatment of de *novo* Parkinsonian patients. *Acta Neurol Scand* 1996;93:14-20.
40. Block G, Liss C, Reines S, et al. Comparison of immediate release and controlled release carbidopa/levodopa in Parkinson's disease. *Eur Neurol* 1997;37:23-27.
41. Ramaker C, van Hilten JJ. Bromocriptine versus levodopa in early Parkinson's disease. In: The Cochrane Library, Issue 3, 2003. Oxford: Update Software. Search date 1999; primary sources Cochrane Movement Disorders Group Specialised Register, Cochrane Controlled Trials Register, Medline, Embase, pharmaceutical companies, experts for unpublished studies, and hand searches of references and selected neurology journals.
42. Oertel WH. Pergolide versus levodopa monotherapy (PELMOPET). *Mov Disord* 2000;15(suppl 3):4.
43. Fahn S. Parkinson's disease, the effect of levodopa and the ELLDOPA trial. *Arch Neurol* 1999;56:529-535.
44. Ramaker C, van Hilten JJ. Bromocriptine/levodopa combined versus levodopa alone for early Parkinson's disease (Cochrane Review). In: The Cochrane Library, Issue 3, 2003. Oxford :Update Software. Search date 2000; primary sources Cochrane Movement Disorders Group Specialised Register, Cochrane Controlled Trials Register, Medline, Embase, pharmaceutical companies, experts for unpublished studies, and hand searches of references and selected neurology journals.
45. Rascol O, Brooks D, Korczyn A, et al. A five-year study of the incidence of dyskinesia in people with early Parkinson's disease who were treated with ropinirole or levodopa. *N Engl J Med* 2000;342:1484-1491.
46. Parkinson Study Group. Pramipexole versus levodopa as initial treatment for Parkinson's disease. *JAMA* 2000;284:1931-1938.
47. Rinne U. A 5-year double-blind study with cabergoline versus levodopa in the treatment of early Parkinson's disease. Parkinsonism *Relat Disord* 1999;5(suppl):84.
48. Rinne U. Lisuride, a dopamine agonist in the treatment of early Parkinson's disease. *Neurology* 1989;39:336-339.
49. Allain H, Destee A, Petit H, et al. Five-year follow-up of early lisuride and levodopa combination therapy versus levodopa monotherapy in de novo Parkinson's disease. *Eur Neurol* 2000;44:22-30.
50. van Hilten JJ, Ramaker C, van de Beek WJT, et al. Bromocriptine for levodopa-induced motor complications in Parkinson's disease. In: The Cochrane Library, Issue 3, 2003. Oxford: Update Software. Search date not reported; primary sources Cochrane Controlled Trials Register, Medline, Scisearch,pharmaceutical companies, experts for unpublished studies, and hand searches of references.
51. Clarke CE, Speller JM. Lisuride for levodopa-induced complications in Parkinson's disease. In: The Cochrane Library, Issue 3, 2003. Oxford: Update Software. Search date not reported; primary sources Medline, Embase, Cochrane Controlled Trials Register, pharmaceutical companies, and hand searches of references.
52. Clarke CE, Speller JM. Pergolide for levodopa-induced complications in Parkinson's disease. In: The Cochrane Library, Issue 3, 2003. Oxford: Update Software. Search date 1998; primary sources Medline, Embase, Cochrane Controlled Trials Register, pharmaceutical companies, and hand searches of references.
53. Clarke CE, Speller JM, Clarke JA. Pramipexole for levodopa-induced complications in Parkinson's disease. In: The Cochrane Library, Issue 3, 2003. Oxford: Update Software. Search date not reported; primary sources Cochrane Movement Disorders Group Specialised Register, Cochrane Controlled Trials Register, Medline, Embase, pharmaceutical companies, experts for unpublished studies, and hand searches of references and selected neurology journals.
54. Clarke CE, Deane KHO. Ropinirole for levodopa-induced complications in Parkinson's disease. In: The Cochrane Library, Issue 3, 2003. Oxford: Update Software. Search date not reported; primary sources Cochrane Movement Disorders Group Specialised Register, Cochrane Controlled Trials Register, Medline, Embase, pharmaceutical companies, experts for unpublished studies, and hand searches of references and selected neurology journals.
55. Clarke CE, Deane KH. Cabergoline for levodopa-induced complications in Parkinson's disease. In: The Cochrane Library, Issue 3, 2003. Oxford: Update Software. Search date not reported; primary sources Medline, Embase, Cochrane Controlled Trials Register, hand searches of references and selected neurology journals, and contact with Pharmacia Upjohn.
56. Mizuno Y, Yanagisawa N, Kuno S, et al., Japanese Pramipexole Study Group. Randomized, double-blind study of pramipexole with placebo and bromocriptine in advanced Parkinson's disease. *Mov Disord* 2003; 18:1149-1156.
57. Clarke CE, Speller JM. Lisuride versus bromocriptine for levodopa-induced complications in Parkinson's disease. In: The Cochrane Library, Issue 3, 2003. Oxford: Update Software. Search date not reported; primary sources Medline, Embase, Cochrane Controlled Trials

Register, hand searches of the neurology literature, reference lists of identified studies, and contact with pharmaceutical companies.

58. Clarke CE, Speller JM. Pergolide versus bromocriptine for levodopa-induced motor complications in Parkinson's disease. In: The Cochrane Library, Issue 3, 2003. Oxford: Update Software. Search date 1997; primary sources Medline, Embase, Cochrane Controlled Trials Register, pharmaceuticals companies, and hand searches of references.

59. Clarke CE, Speller JM, Clarke JA. Pramipexole versus bromocriptine for levodopa-induced complications in Parkinson's disease. In: The Cochrane Library, Issue 3, 2003. Oxford: Update Software. Search date not reported; primary sources Cochrane Movement Disorders Group Specialised Register, Cochrane Controlled Trials Register, Medline, Embase, pharmaceutical companies, experts for unpublished studies, and hand searches of references and selected neurology journals.

60. Clarke CE, Deane KHO. Ropinirole versus bromocriptine for levodopa-induced complications in Parkinson's disease. In: The Cochrane Library, Issue 3, 2003. Oxford: Update Software. Search date not reported; primary sources Cochrane Movement Disorders Group Specialised Register, Cochrane Controlled Trials Register, Medline, Embase, pharmaceutical companies, experts for unpublished studies, and hand searches of references and selected neurology journals.

61. Clarke CE, Deane KD. Cabergoline versus bromocriptine for levodopa-induced complications in Parkinson's disease. In: The Cochrane Library, Issue 3, 2003. Oxford: Update Software. Search date not reported; primary sources Cochrane Movement Disorders Group Specialised Register, Cochrane Controlled Trials Register, Medline, Embase, pharmaceutical companies, experts for unpublished studies, and hand searches of references and selected neurology journals.

62. Development and Evaluation Committee. Report 105. *Pallidotomy, thalotomy and deep brain stimulation for severe Parkinson's disease.* Southampton: Wessex Institute for Health Research and Development, 1999. Search date 1999; primary sources Cochrane Library, Health Technology Assessment atabase, Medline, Science Citation Index, Biosis, Embase, Index to Scientific and Technical Proceedings, Inspec, and Best Evidence.

63. Vitek J, Bakay R, Freeman A, et al. Randomised clinical trial of pallidotomy for Parkinson's disease. *Neurology* 1998;50(suppl 4):A80.

64. Vitek JL, Bakay RA, Freeman A, et al. Randomized trial of pallidotomy versus medical therapy for Parkinson's disease. *Ann Neurol* 2003;53: 558-569.

65. De Bie R, de Haan R, Nijssen P, et al. Unilateral pallidotomy in Parkinson's disease: a randomised, single-blind, multicentre trial. *Lancet* 1999;354:1665-1669.

66. Medical Services Advisory Committee. Deep brain stimulation for Parkinson's disease. Australian Department of Health and Ageing, Canberra, 2001. Search date 2000; primary sources Cochrane library, Medline, Psycinfo, Cinahl, Current Contents, PreMedline, Healthstar, Trip, and Australasian Medical Index.

67. Merello M, Nouzeilles MI, Kuzis G, et al. Unilateral radiofrequency lesion versus electrostimulation of posteroventral pallidum: a prospective randomized comparison. *Mov Disord* 1999;14:50-56.

68. Burchiel K, Anderson V, Favre J, et al. Comparison of pallidal and subthalamic nucleus deep brain stimulation for advanced Parkinson's disease: results of a randomized, blinded pilot study. *Neurosurgery* 1999;45:1375-1384.

69. Esselink R, Bie de R, de Haan R, et al. Unilateral pallidotomy versus bilateral subthalamic nucleus stimulation in PD: A randomized trial. *Neurology* 2004;62:201-207.

70. Schmand B, de Bie R, Koning-Haanstra M, et al. Unilateral pallidotomy in PD. A controlled study of cognitive and behavioural effects. *Neurology* 2000;54:1058-1064.

71. Green J, McDonald W, Vitek J, et al. Neuropsychological and psychiatric sequelae of pallidotomy for PD. Clinical trial findings. *Neurology* 2002;58:858-865.

72. Gregory R. Posteroventral pallidotomy for advanced Parkinson's disease: a systematic review. *Neurol Rev Int* 1999;3:8-12. Search date 1998; primary sources not stated.

73. Hallett M, Litvan I. The Task Force on Surgery for Parkinson's Disease. Evaluation of surgery for Parkinson's disease. A report of the Therapeutics and Technology Assessment Subcommittee of the American Academy of Neurology. *Neurology* 1999;53:1910-1921. Search date 1998; primary sources Medline, Embase, Biosis.

74. Merello M, Starkstein S, Nouzeilles M, et al. Bilateral pallidotomy for treatment of Parkinson's disease induced corticobulbar syndrome and psychic akinesia avoidable by globus pallidus lesion combined with contralateral stimulation. *J Neurol Neurosurg Psychiatry* 2001;71:611-614.

75. De Bie R, Schuurman P, Bosch D, et al. Outcome of unilateral pallidotomy in advanced Parkinson's disease: cohort study of 32 patients. *J Neurol Neurosurg Psychiatry* 2001;71:375-382.

76. Bronstein JM, DeSalles A, DeLong MR. Stereotactic pallidotomy in the treatment of Parkinson's disease. *Arch Neurol* 1999;56:1064-1069.

77. Schuurman P, Bosch D, Bossuyt P, et al. A comparison of continuous thalamic stimulation and thalamotomy for suppression of severe tremor. *N Engl J Med* 2000;342:461-468.

78. Deane KHO, Jones D, Playford ED, et al. Physiotherapy versus placebo or no intervention in Parkinson's disease. In: The Cochrane Library. Issue 3, 2003. Oxford: Update Software. Search date 2000; primary sources Medline, Embase, Cinahl, Isi-Sci, Amed, Mantis, Rehabdata, Rehadat, Gerolit, Pascal, Lilacs, MedCarib, Jicst-EPlus, Aim, IMEMR, Sigle, ISI-ISTP, Dissabs, Conference Papers Index, Aslib Index to Theses, Cochrane Library, the CentreWatch Clinical Trials listing service, the metaRegister of Controlled Trials, ClinicalTrials.gov, Crisp, Pedro, Niddr and NRR, and hand searches of references.

79. de Goede CJ, Keus SH, Kwakkel G, et al. The effects of physical therapy in Parkinson's disease: a research synthesis. Arch Phys *Med Rehab* 2001;2:509-515. Search date 1999; primary sources Medline, Cinahl, and hand searches of references.

80. Pohl M, Rockstroh G, Ruckriem S, et al. Immediate effects of speed-dependent treadmill training on gait parameters in early Parkinson's disease. Arch Phys *Med Rehab* 2003;84:1760-1766.

81. Deane KHO, Ellis-Hill C, Playford ED, et al. Occupational therapy for Parkinson's disease. In: The Cochrane Library. Issue 3, 2003. Oxford: Update Software. Search date 2000; primary sources Medline, Embase, Cinahl, Isi-Sci, Amed, Mantis, Rehabdata, Rehadat, Gerolit, Pascal, Lilacs, MedCarib, Jicst-EPlus, Aim, IMEMR, Sigle, ISI-ISTP, Dissabs, Conference Papers Index, Aslib Index to Theses, Cochrane Library, the CentreWatch Clinical Trials listing service, the metaRegister of Controlled Trials, ClinicalTrials.gov, Crisp, Pedro, Niddr and NRR, and hand searches of references.

82. Deane KHO, Whurr R, Playford ED, et al. Speech and language therapy versus placebo or no intervention for dysarthria in Parkinson's disease. In: The Cochrane Library Issue 3, 2003. Oxford: Update Software. Search date 2000; primary sources Medline, Embase, Cinahl, Isi-Sci, Amed, Mantis, Rehabdata, Rehadat, Gerolit, Pascal, Lilacs, MedCarib,

Jicst-EPlus, Aim, IMEMR, Sigle, ISI-ISTP, Dissabs, Conference Papers Index, Aslib Index to Theses, Cochrane Library, the CentreWatch Clinical Trials listing service, the metaRegister of Controlled Trials, ClinicalTrials.gov, Crisp, Pedro, Niddr and NRR, and hand searches of references.

83. Deane KHO, Whurr R, Clarke CE, et al. Non-pharmacological therapies for dysphagia in Parkinson's disease. In: The Cochrane Library Issue 3, 2003. Oxford: Update Software. Search date 2000; Primary sources Medline, Embase, Cinahl, Isi-Sci, Amed, Mantis, Rehabdata, Rehadat, Gerolit, Pascal, Lilacs, MedCarib, Jicst-EPlus, Aim, IMEMR, Sigle, ISI-ISTP, Dissabs, Conference Papers Index, Aslib Index to Theses, Cochrane Library, the CentreWatch Clinical Trials listing service, the metaRegister of Controlled Trials, ClinicalTrials.gov, Crisp, Pedro, Niddr and NRR, and hand searches of references.

原作者

Carl Clarke
Reader in Clinical Neurology
University of Birmingham
Birmingham
UK

A Peter Moore
Senior Lecturer in Neurology
University of Liverpool
Liverpool
UK

利益冲突：APM曾接受过数家制药公司提供的出席学术会议，在大会中发言和作为顾问的费用。CC曾接受过数家制药公司提供的出席学术会议的费用。

三叉神经痛

检索时间：2005年8月

原作者：Joanna M Zakrzewska，Bejamin C Lopez　李永杰 译　孙莉 校　魏岗之 审

问　题

三叉神经痛患者的治疗效果如何？

治疗措施及其效果

治疗措施

很可能有效
卡马西平

效果不明
巴氯芬
链霉素与利多卡因联合神经阻滞
周围神经冷冻疗法
拉莫三嗪
神经传导阻滞
其他药物（苯妥英、氯硝安定、丙戊酸钠、加巴喷丁、慢心律、奥卡西平、托吡酯）
外周针刺治疗
外周注射乙醇

外周注射苯酚
外周激光治疗
外周神经切除
外周射频消融
立体定向放射外科手术
替扎尼定

不太可能有效
丙美卡因滴眼液（单次用药）

将在新版中加入
微血管减压术

见词汇表 **G**

主要信息

治疗措施

◆ **卡马西平**：一篇含三项随机交叉对照试验的系统综述发现，与安慰剂相比，卡马西平促进疼痛缓解，但也使不良反应增加（困倦、头晕、便秘和共济失调）。一项回顾性队列研究提出，从长期来看（5～16年），在开始觉得卡马西平有效的患者中，只有约1/3发现它持续有效。一项小样本的随机对照试验发现，卡马西平和替扎尼定相比较的证据尚不充分[12]。

◆ **巴氯芬**：我们没有找到关于巴氯芬治疗三叉神经痛患者疗效的系统综述或随机对照试验。

◆ **链霉素联合利多卡因神经阻滞**：小样本的随机对照试验没能提供充分的证据，表明对三叉神经痛的患者，链霉素联合利多卡因周围神经阻滞的效果优于利多卡因单药神经阻滞。

◆ **周围神经冷冻疗法**：我们没有发现关于周围神经冷冻疗法治疗三叉神经痛患者疗效的系统综述或随机对照试验。

◆ **拉莫三嗪**：系统综述中引用的一项证据不太充分的随机对照试验表明，没有充分的证据证明拉莫三嗪治疗三叉神经痛患者有效。

◆ **神经阻滞**：我们没有找到关于神经阻滞治疗三叉神经痛患者疗效的系统综述或随机对照试验。

◆ **其他药物（苯妥英、氯硝安定、丙戊酸钠、加巴喷丁、慢心律、奥卡西平、托吡酯）**：我们没有找到系统综述或随机对照试验，为抗癫痫药物（苯妥英、氯硝安定、丙戊酸钠、加巴喷丁、奥卡西平、托吡酯）和抗心律失常药物（慢心律）治疗三叉神经痛患者提供充分的证据。

◆ **外周针刺治疗**：我们没有找到关于外周针刺治疗三叉神经痛患者疗效的系统综述或随机对照试验。

◆ **外周注射乙醇**：我们没有找到关于周围神经注射乙醇治疗三叉神经痛患者疗效的系统综述或随机对照试验。

◆ **外周注射苯酚**：我们没有找到关于在周围神经注射苯酚来治疗三叉神经痛患者疗效的系统综述或随机对照试验。

1828
- **外周激光治疗**：我们没有找到系统综述或随机对照试验为外周激光治疗三叉神经痛患者提供充分的证据。
- **外周神经切除**：我们没有找到关于外周神经切除治疗三叉神经痛患者疗效的系统综述或随机对照试验。
- **外周射频消融**：我们没有发现关于外周射频消融治疗三叉神经痛患者疗效的系统综述或随机对照试验。
- **立体定向放射外科手术**：3篇系统综述指出，没有将立体定向放射外科治疗与安慰剂或其他治疗方法进行比较的随机对照试验。一项证据不太充分的随机对照试验提供了比较不同放射外科手术治疗效果的证据不充分。
- **替扎尼定**：我们没有找到将替扎尼定和安慰剂对比的系统综述或随机对照试验。一篇对一项小样本随机对照试验的系统综述提供了比较替扎尼定和卡马西平的不充分的证据。
- **丙美卡因滴眼液（单次给药）**：一项随机对照试验发现，痛侧眼内滴入盐酸丙美卡因滴眼液治疗与安慰剂治疗相比，在30天时的疼痛情况无显著性差异。

定义 三叉神经痛是指第5对脑神经的单支或多支分布区域内的特征性疼痛。根据疼痛的典型特征，单靠病史即可做出诊断[1-3]。每次疼痛均呈发作性，持续数秒至2分钟。发作频率差异较大，最多可每日发作数百次，也有缓解期达数年之久者。在发作间期，患者没有任何症状。疼痛很严重，常被描述为剧烈的、急速的、尖锐的、浅表的、针刺样的、放射性的，常类似于电击样发作。任何患者，每次疼痛发作均表现为相同的特点。这种疼痛可由轻轻触摸特定区域诱发，或由进食、说话、洗脸或刷牙诱发。需要除外引起面部疼痛的其他原因[1-3]。在三叉神经痛的患者，神经科检查通常是正常的[1-3]。

发病率/患病率 关于三叉神经痛发病率和患病率方面的证据大多数都来自美国[4]。年发病率（按1980年美国的年龄分布来调整年龄）女性为5.9/10万，男性为3.4/10万。在所有年龄段，女性发病率均略高于男性，发病率随年龄增加而增加。在80岁以上的男性，发病率高达45.2/10万[5]。其他的研究报道都是小样本的。在一个法国农村进行的关于神经科疾病的问卷调查发现，993人中有1人患三叉神经痛[6]。

病因/危险因素 三叉神经痛的病因尚不明确[7, 8]。在多发性硬化患者中更常见（RR 20.0，95%CI 4.1～59.0）[5]。高血压是女性的一个危险因素（RR 2.1，95%CI 1.2～3.4），但在男性患者，证据没有女性明显（RR 1.53，95%CI 0.30～4.50）[5]。美国的一项病例对照研究发现，三叉神经痛患者与对照组相比，较少吸烟，酒精消费相对低，较少经历过扁桃腺切除术，很少是犹太人或外来移民[9]。

预后 一项回顾性队列研究发现，三叉神经痛患者的10年生存率没有下降[10]。我们没有找到关于三叉神经痛患者自然病程的证据。本病以反复的发作和缓解为特点。很多患者在数月或数年的缓解期内没有疼痛[8]。一项未设对照组的研究提出，随着病程的延长，很多患者疼痛逐渐加重，同时对药物治疗反应减弱[11]。大多数三叉神经痛的患者起初用药物治疗，最终有一部分采取手术[8]。尚无很好的证据表明，三叉神经痛患者中有多大比例是为了控制疼痛而接受手术治疗。一项未设对照的研究的证据提示外科手术后，疼痛缓解优于药物治疗[8, 11]。

治疗目的 缓解疼痛，将不良反应控制在最小。

结局 疼痛的频率和严重程度评分；减轻精神痛苦的措施；进行日常活动的能力；不良反应。

方法 采用《临床证据》2005年8月的文献检索与评价方案。2005年7月，JMZ的一位撰稿人对她自己的文献目录进行了另外的手工检索。由于三叉神经痛是一种罕见病，很多药物的专利已经过期，对卡马西平和安慰剂或一些药物（如替扎尼定或丙美卡因）进行进一步的研究可能性非常小。由于三叉神经痛患者的疼痛剧烈，对照组只给予安慰剂治疗的随机试验是不符合伦理的。而设立积极治疗的对照组就受到了严重限制。治疗三叉神经痛的金标准药物是卡马西平，然而，在交叉设计的试验中，相对于其他治疗药物，很难肯定地说其作用能完全排除卡马西平的影响。因为卡马西平对肝酶有影响，而要洗脱这样的作用需要3周的时间。积极治疗的对照药的选择也很有限，因为只有很少的药物被高质量的临床试验使用过。

1829
问题 三叉神经痛患者的治疗效果如何？

治疗选择1　卡马西平

一篇含三项随机交叉对照试验的系统综述发现，与安慰剂相比，卡马西平促进疼痛缓解，但也使不良反应增加（困倦、头晕、便秘和共济失调）。一项回顾性队列研究指出，从长期来看（5～16年），在开始就觉得卡马西平有效的患者中，只有约1/3发现它持续有效。一项小样本的随机对照试验发现，将卡马西平和替扎尼定进行比较的证据尚不充分[12]。

益处 我们找到一篇系统综述（检索日期2004年，1074例患者）[13]。**卡马西平与安慰剂相比**：我们找到一篇系统综述（检索日期2004年，3项随机交叉对照试验，161例三叉神经痛患者），发现与安慰剂相比，卡马西平（治疗5天到2周）能显著增加患者治疗反应中"很好"或"非常好"的比例（卡马西平组57%，安慰剂组18%；OR 4.8，95%CI 3.4～6.9；NNT 3，95%CI 2～4）[13]。**卡马西平与替扎尼定相比**：参见替扎尼定的益处。

害处 **卡马西平与安慰剂对比**：卡马西平使不良反应（困倦、头晕、便秘和共济失调）明显增加（NNH 3，95%CI 2～7）[13]。

另外一篇系统综述（检索日期 1994 年）发现，在因不良反应退出随机对照试验的患者中，服用卡马西平者显著多于服用安慰剂者（退出的 NNH 24，95%CI 14～112）[14]。其他不良反应还包括皮疹、白细胞减少和肝功能检查异常[15]。**卡马西平与替扎尼定相比**：参见替扎尼定的害处。

评论 随机对照试验采用的是交叉设计。一项随机对照试验[16]采用多重交叉。系统综述的分析中剔除了这项研究，因为它报道的是事件，而非个体患者的资料[13]。系统综述中包含的随机对照试验都是小样本的、短期的。所有的随机对照试验都进行了疼痛结局的简易测试，而没有对生活质量进行评定。没有详细陈述诊断标准。既往的治疗和对疼痛的耐受差别非常大。卡马西平的长期效果只在开放性试验中被评价过。我们查到一项关于卡马西平长期益处的回顾性队列研究（三叉神经痛患者 143 例，最长随访 16 年）[17]。最初，99 例参加者（69%）认为卡马西平治疗是成功的，但是，在 5～16 年时，只有 31 例（22%）参加者仍然觉得卡马西平有效，有 63 例（44%）需要加用其他治疗或换另一种治疗。**临床指南**：大多数临床医生相信，卡马西平是治疗三叉神经痛的一线药物。它已经被广泛提倡用于首选治疗[18]。临床医生应该在开始治疗和治疗结束后数日通过逐步改变剂量来减少不良反应，这是很常用的方法。由于肝酶的诱导作用，在治疗开始后约三周时，很有必要调整用药量。

治疗选择 2　替扎尼定

我们没有找到将替扎尼定和安慰剂进行对比的系统综述或随机对照试验。一篇对一项小样本随机对照试验的系统综述提供了关于替扎尼定和卡马西平比较的不充分的证据。

益处 **替扎尼定和安慰剂相比**：我们没有找到系统综述或随机对照试验。**替扎尼定和卡马西平相比**：我们找到一篇系统综述（检索日期 2004 年，一项双盲随机对照试验[12]，12 例患者）[14]。这项随机对照试验样本量太少，以至于很难提示重要的临床效果。研究发现，患者中认为替扎尼定（≤18mg/d）和卡马西平（≤900mg/d）治疗效果"很好"的比例相似（非维持原随机分组分析；1/5[20%]服用替扎尼定，4/6[67%]服用卡马西平；没有做显著性检验）。

害处 **替扎尼定和安慰剂相比**：我们没有找到系统综述或随机对照试验。**替扎尼定和卡马西平相比**：在随机对照试验中没有不良反应的报道，但有两例患者因为疼痛控制不好而退出[12]。

评论 **临床指南**：没有令人满意的证据表明替扎尼定的益处。

治疗选择 3　拉莫三嗪

对一项证据不太充分的随机对照试验的系统综述表明，没有充分的证据证明拉莫三嗪治疗三叉神经痛患者有效。

益处 **拉莫三嗪和安慰剂相比**：我们查到一篇系统综述（检索日期 1999 年，1074 例患者）[19]，其中一项双盲的随机交叉对照试验（14 例正在服用卡马西平或苯妥英的难治性三叉神经痛患者）比较了拉莫三嗪和安慰剂的疗效[20]。然而，这项随机对照试验没有报道交叉前的全面改善的情况。这项研究发现，2 周后，与在目前治疗基础上加用安慰剂治疗相比，加用拉莫三嗪治疗有更多的患者症状得到改善（交叉后结果：拉莫三嗪 10/13[77%]，安慰剂 8/14[57%]；未进行显著性检验）[20]。这种交叉设计，短期治疗和同时合用其他药物都限制了对试验结果的诠释。

害处 **拉莫三嗪和安慰剂相比**：在随机对照试验中[20]，拉莫三嗪引起的不良反应包括头晕、便秘、恶心和困倦。它也可能引起严重的皮疹和过敏反应。服用拉莫三嗪不良反应的患者总数与服用安慰剂者相同（拉莫三嗪组 7/14[50%]，安慰剂组 7/14[50%]）[20]。

评论 **临床指南**：有不太充分的证据表明使用拉莫三嗪有益。然而，临床医生经常给那些不能耐受卡马西平的患者使用拉莫三嗪（例如，因为过敏）。为了预防皮疹，拉莫三嗪的剂量必须慢慢增加，因此它不适用于三叉神经痛患者的急性期治疗。而对中度疼痛的长期控制最为有效。

治疗选择 4　巴氯芬

我们没有找到关于巴氯芬治疗三叉神经痛患者的系统综述或随机对照试验。

益处 **巴氯芬和安慰剂相比**：我们没有找到系统综述或随机对照试验。我们查到一项对照试验（双盲，交叉，10 例患者，4 例服用卡马西平或苯妥英，不是严格随机的）[21]。交叉后的分析发现，与安慰剂相比，在前期治疗的基础上加用巴氯芬 2 周使疼痛缓解患者的比例显著增加（巴氯芬组 7/10[70%]，安慰剂组 1/10[10%]；未报道 CI）[21]。**消旋巴氯芬与左旋巴氯芬相比**：我们没有找到随机对照试验。我们查到一项试验（双盲交叉，15 例患者，不是严格随机的），这项试验比较了消旋巴氯芬（标准的）和左旋巴氯芬治疗 2 周时的疗效[22]。发现两者的反应率无显著性差异（左旋巴氯芬组 9/15[60%]，消旋巴氯芬组 6/15[40%]；ARI + 20%，95%CI − 16%～ + 56%]）。这项研究中的一些患者也同时在服用其他药物，使得对结果的诠释变得困难。

害处 巴氯芬与一过性的镇静状态和肌张力缺失有关。突然停药可引起痛性发作和幻觉。**巴氯芬和安慰剂相比**：双盲交叉研究发现有一患者在双盲试验结束后的 2 周出现困倦，不得不停用巴氯芬和卡马西平[21]。在任何入选患者者均未观察到有严重的副作用或实验室检查异常。**消旋巴氯芬与左旋巴氯芬相比**：一项小样本的、低质量的双盲交叉试验对服用消旋（标准的）巴氯芬和左旋巴氯芬报道的头晕、意识混乱或嗜睡情况进行了比较（6/15[40%]，1/15[7%]；ARI 33%，95%CI 3%～64%）[22]。然而，研究中的有些患者同时也服用其他药物，使其结果难以诠释。

评论　**临床指南**：随机对照试验没有提供很好的证据支持巴氯芬有益。经验导致这样的共识，即如果是多发性硬化的患者出现三叉神经痛，使用巴氯芬可能有效。这组患者经常是已经在服用巴氯芬，并且可能症状得到了很好的控制，不需要再另外加用卡马西平治疗。迄今为止，只有一个研究小组进行左旋巴氯芬的试验，现已停止。

治疗选择 5　丙美卡因滴眼液

一项随机对照试验发现，痛侧眼内滴入盐酸丙美卡因滴眼液治疗与安慰剂治疗相比，在30天时的疼痛情况无显著性差异。

益处　**丙美卡因滴眼液和安慰剂相比**：我们没有发现系统综述，但查到一项双盲随机对照试验（47例三叉神经痛患者），于20分钟内，向三叉神经痛的同侧眼内缓慢滴入丙美卡因滴眼液和安慰剂滴眼液，单次给药[23]。在其后的第3天、10天和30天均未发现疼痛有显著缓解（在第30天：丙美卡因治疗组6/25[24%]，安慰剂组5/22[23%]；ARI + 1.3%，95%CI － 23%～+ 26%）。

害处　随机对照试验没有提供关于不良反应的信息[23]。

评论　**临床指南**：尽管最初的开放性使用提示丙美卡因滴眼液对三叉神经痛有帮助，但迄今为止，随机对照试验没有表明其有效。

治疗选择 6　其他药物（苯妥英、氯硝安定、丙戊酸钠、加巴喷丁、慢心律、奥卡西平、托吡酯）

我们没有找到系统综述和随机对照试验为抗癫痫药物（苯妥英、氯硝安定、丙戊酸钠、加巴喷丁、奥卡西平、托吡酯）和抗心律失常药物（慢心律）治疗三叉神经痛患者提供充分的证据。

益处　我们没有发现检验抗癫痫药物（苯妥英、氯硝安定、丙戊酸钠、加巴喷丁、奥卡西平、托吡酯）和抗心律失常药物（慢心律）治疗三叉神经痛效果的系统综述或高质量的随机对照研究。我们查到一项小样本的双盲交叉随机对照试验（3例三叉神经痛患者），托吡酯治疗12周（25mg/d，逐步加量至600mg/d），比较其与安慰剂组的疗效[24]。逐步加量依赖于电话中对症状的评估。交叉之间的洗脱期是2周。这项试验发现，与安慰剂相比，托吡酯使3例患者的疼痛（通过10分量表评定）全部减轻（$P = 0.04$）[24]。然而，这项研究对效果的提示存在着很高的偶然性。一项扩展的证实性的研究中，2例患者继续服药完成3个周期，每个周期为8周（4周服用安慰剂，4周服用托吡酯，先后次序是随机的），没有发现托吡酯比安慰剂能更显著地减轻疼痛[24]。研究期间，其他药物治疗继续进行，包括1例在服用卡马西平和巴氯芬，1例在服用氯硝安定和三环类抗抑郁药物，1例在服用卡马西平和加巴喷丁[24]。

害处　关于苯妥英、丙戊酸钠、加巴喷丁、奥卡西平、托吡酯的害处，参见癫痫中抗癫痫药物的害处。慢心律的害处包括头晕、恶心、呕吐、意识混乱和震颤[25]。随机交叉对照试验报道，托吡酯的不良反应包括易激惹、腹泻（2例患者发生）、疲劳/镇静、过度兴奋、恶心、腹部痉挛性疼痛、头晕和认知功能受损（每种都有1人发生）[24]。但是，这项研究中的患者同时也在服用其他药物，使得对这些结果的诠释变得困难。

评论　**临床指南**：尽管加巴喷丁表现出对神经痛治疗有效[26]，但目前还没有充分的证据支持用来治疗三叉神经痛。基于观察性研究的结果，其中包括一项历时15年的前瞻性队列研究，大多数临床医生认为奥卡西平有效[11]。在斯堪的纳维亚国家，奥卡西平是治疗三叉神经痛的一线用药，在北美，它是继卡马西平之后的二线治疗药物。

治疗选择 7　周围神经冷冻疗法

我们没有找到关于周围神经冷冻疗法治疗三叉神经痛患者的系统综述或随机对照试验。

益处　我们没有发现系统综述或随机对照试验。

害处　我们没有发现随机对照试验。

评论　我们发现很多文献报告的研究，其可靠性有限，资料重复，或者涉及的病例疼痛类型也不一致。**临床指南**：由于考虑到伦理问题，外周手术治疗的随机对照试验不大可能进行。目前，有充分的证据表明这些技术缓解疼痛只能维持数月，而在三叉神经节水平施行的其他切除手术更为有效[8, 27]。

治疗选择 8　神经阻滞

我们没有查到有关神经阻滞治疗与安慰剂或未治疗的三叉神经痛患者的疗效对比的系统综述或随机对照试验。关于链霉素和利多卡因联合神经阻滞与利多卡因单独神经阻滞之间效果的比较，小样本的随机对照研究提供的证据尚不充分。

益处　**神经阻滞与安慰剂或无治疗相比**：我们没有发现有系统综述或随机对照试验。**局部麻醉与链霉素加局部麻醉相比**：我们查到2项随机对照试验，对注射链霉素1g加上利多卡因（2%溶液2ml）与单独注射利多卡因（每周1次，连续5周）的效果进行比较[28, 29]。第一项随机对照试验有18例三叉神经痛患者，他们先前单独注射利多卡因疗效不好（单用利多卡因疼痛缓解≤24h）。1例患者因为给予治疗后疼痛无缓解而被剔除（参见下面评论）。结果发现，与单独注射利多卡因相比，末次注射一周后，链霉素联合利多卡因注射使无疼痛的可能性显著增加（无疼痛的绝对危险：联合注射89%，单独注射利多卡因38%；绝对风险减少51%，未报道可信区间，$P = 0.04$）。30个月以后，这项随机对照试验中两组间的差异无显著性（无疼痛的绝对危险：联合注射33%，单独注射利多卡因25%；绝对风险减少8%，没报道可信区间，$P = 0.38$）[28]。第二项随机对照交叉试验，包括20例特发性三叉神经痛或外伤性三叉神经痛的患者，链霉素1g加上利多卡因（2%溶液3ml）每周一次注射和单独注射链霉素相比，试验进行5周。交叉结束后，用不同临床测试方法如直观模拟量表（visual analogue scale）等临床测试和疼痛日记来评估，发现在短期内疼痛严重程度或发作频率方面，两组间都没有显著性差异[29]。

害处 **神经阻滞与安慰剂或无治疗相比**：我们没有查到随机对照试验。**局部麻醉与链霉素加局部麻醉相比**：一项随机对照试验发现，2例（2/20[10%]）感觉注射疼痛，一些患者拒绝继续注射[29]。没有感觉改变或其他不良反应的报道。

评论 两项试验都没有报道随机的方法。由于选择性偏倚的存在，第一项随机对照试验结果的可靠性有限[28]，第二项随机对照试验随访期较短[29]（参见上面的益处）。使用链霉素是基于假定它能引起长期的周围神经阻滞的基础之上。

治疗选择 9　外周注射乙醇

我们没有找到关于周围神经注射乙醇治疗三叉神经痛患者疗效的系统综述或随机对照试验。

益处 我们没有找到系统综述或随机对照试验。
害处 我们没有找到随机对照试验。
评论 无。

治疗选择 10　外周神经切除

我们没有找到关于外周神经切除治疗三叉神经痛患者疗效的系统综述或随机对照试验。

益处 我们没有找到系统综述或随机对照试验。
害处 我们没有找到随机对照试验。
评论 无。

治疗选择 11　外周射频消融

我们没有找到关于外周射频消融治疗三叉神经痛患者疗效的系统综述或随机对照试验。

益处 我们没有找到系统综述或随机对照试验。
害处 我们没有找到随机对照试验。
评论 无。

治疗选择 12　立体定向放射外科手术

三篇系统综述指出，没有将立体定向放射外科手术和安慰剂或其他治疗方法进行比较的随机对照试验。一项证据不太充分的随机对照试验比较不同放射外科手术治疗效果提供的证据不充分。

益处 3篇系统综述指出，没有随机对照试验对立体定向放射外科手术和安慰剂或其他治疗的效果进行比较[28, 30, 31]。一项证据不太充分的随机对照试验（87例三叉神经痛患者）比较了用一个等中心和两个等中心的放射外科手术的效果，后一种治疗方法用于治疗三叉神经较长者[32]。这一研究发现疼痛最大限度控制的比率相似（服药或不服药无疼痛：一个等中心29/44[66%]，两个等中心28/43[65%]），随访终点时，两组疼痛的控制情况相似（服药或不服药无疼痛：一个等中心20/44[45%]，两个等中心23/43[53%]）[32]。平均随访26个月（从1～36个月）[32]。这项随机对照试验中的患者还另外服用非指定的止痛药物。该研究报道两个等中心治疗组的并发症较多（参见上面的害处），但两组的疼痛结局相似[32]。

害处 这项随机对照试验对两种不同的放射外科手术方法治疗的不良事件发生情况进行了比较：麻木（两个等中心8/43[19%]，一个等中心3/44[7%]）；轻度感觉异常（两个等中心5/43[12%]，一个等中心4/44[9%]）；严重感觉异常（两个等中心1/43[2%]，一个等中心0/44[0%]）。参见下面评论[32]。

评论 典型的放射外科手术所致的疼痛缓解不是即刻产生的。**临床指南**：因为考虑到伦理的问题，还没有随机对照试验用于比较放射外科手术的效果，也不太可能有这样的试验。国立临床显效研究院（National Institute for Clinical Excellence）对其资料的一篇综述中提出[31]，放射外科手术常规用于三叉神经痛的证据不充分。观察性资料也显示，它缓解疼痛的性质与其他三叉神经节切除治疗相似[28]。

治疗选择 13　外周注射苯酚

我们没有找到关于周围神经注射苯酚治疗三叉神经痛患者疗效的系统综述或随机对照试验。

益处 我们没有找到系统综述或随机对照试验。

害处　我们没有找到随机对照试验。
评论　无。

治疗选择 14　外周针刺治疗

我们没有找到关于外周针刺治疗三叉神经痛患者疗效的系统综述或随机对照试验。

益处　我们没有找到系统综述或随机对照试验。
害处　我们没有找到随机对照试验。
评论　无。

治疗选择 15　外周激光治疗

我们没有找到系统综述或随机对照试验用外周激光治疗三叉神经痛患者提供充分的证据。

益处　我们没有找到系统综述或高质量的随机对照试验。我们查到一项证据不太充分的随机对照试验（35例三叉神经痛患者），比较氦氖激光治疗组（1mW、632.5nm、20Hz照射三叉神经上面的皮肤20秒，照射面部疼痛区域30秒，每周治疗3次，共10周）和用不发光的装置的假治疗组的疗效[33]。这项试验没有对两组进行直接比较。但发现在第6周和第7周时，激光治疗组平均疼痛评分与基线相比显著改善；而假治疗组在治疗后任何一周与基线水平相比，都没有显著改变。该分析的可靠性有限。

害处　随机对照试验没有提供关于不良反应的信息[33]。
评论　无。

词汇表

冷冻疗法（cryotherapy）：外科手术暴露三叉神经后，在局麻下及必要时可行镇静进行3个周期的冻融。

外周激光治疗（peripheral laser treatment）：激光照射位于三叉神经之上的皮肤。

参考文献

1. Classification Subcommittee of the International Headache Society. The international classification of headache disorders. *Cephalalgia* 2004;24(suppl 1):1–160.
2. Katusic S, Williams DB, Beard CM, et al. Epidemiology and clinical features of idiopathic trigeminal neuralgia and glossopharyngeal neuralgia: similarities and differences, Rochester, Minnesota, 1945–1984. *Neuroepidemiology* 1991;10:276–281.
3. Zakrzewska JM. Diagnosis and differential diagnosis of trigeminal neuralgia. *Clin J Pain* 2002;18:14–21.
4. Zakrzewska JM, Hamlyn PJ. Facial pain. In: Crombie IKCPR, Linton SJ, LeResche L, et al, eds. *Epidemiology of pain*. Seattle: IASP, 1999: 171–202.
5. Katusic S, Beard CM, Bergstralh E, et al. Incidence and clinical features of trigeminal neuralgia, Rochester, Minnesota, 1945–1984. *Ann Neurol* 1990;27:89–95.
6. Munoz M, Dumas M, Boutros-Toni F, et al. A neuro-epidemiologic survey in a Limousin town. *Rev Neurol (Paris)* 1988;144:266–271.
7. Devor M, Amir R, Rappaprot ZH. Pathophysiology of trigeminal neuralgia: the ignition hypothesis. *Clin J Pain* 2002;18:4–13.
8. Zakrzewska JM. Trigeminal neuralgia. In: Zakrzewska JM, Harrison SD, eds. *Assessment and management of orofacial pain*, 1st ed. Amsterdam: Elsevier Sciences; 2002:267–370.
9. Rothman KJ, Monson RR. Epidemiology of trigeminal neuralgia. *J Chronic Dis* 1973;26:3–12.
10. Rothman KJ, Monson RR. Survival in trigeminal neuralgia. *J Chronic Dis* 1973;26:303–309.
11. Zakrzewska JM, Patsalos PN. Long term cohort study comparing medical (oxcarbazepine) and surgical management of infractable trigeminal neuralgia. *Pain* 2002; 95:259–266.
12. Vilming ST, Lyberg T, Latase X. Tizanidine in the management of trigeminal neuralgia. *Cephalalgia* 1986;6:181–182.
13. Wiffen PJ, McQuay HJ, Moore RA. Carbamazepine for acute and chronic pain. In: The Cochrane Library, Issue 3, 2005. Chichester, UK: John Wiley & Sons, Ltd. Search date: November 2004. Primary sources searched: MEDLINE (1966–2004), EMBASE (1994–2004), SIGLE (1980–2004) and the Cochrane Controlled Trials Register (CENTRAL/CCTR) (Cochrane Library Issue 3, 2003). In addition, 41 medical journals were hand searched for a previous version of this review. Additional reports were identified from the reference list of the retrieved papers, and by contacting investigators.
14. McQuay H, Carroll D, Jadad AR, et al. Anticonvulsant drugs for management of pain: a systematic review. *BMJ* 1995;311:1047–1052.
15. Sweetman SC (Ed). *Martindale: the complete drug reference*. 33rd ed. London: Pharmaceutical Press, 2002.
16. Campbell FG, Graham JG, Zilkha KJ. Clinical trial of carbamazepine (Tegretol) in trigeminal neuralgia. *J Neurol Neurosurg Psychiatry* 1966; 29:265–267.
17. Taylor JC, Brauer S, Espir MLE. Long-term treatment of trigeminal neuralgia with carbamazepine. *Postgrad Med J* 1981;57:16–18.
18. Guidelines on trigeminal neuralgia for GPs http://www.prodigy.nhs.uk/guidance.asp?gt=Trigemi (last accessed 14 November 2005).
19. Wiffen P, Collins S, McQuay H, et al. Anticonvulsant drugs for acute and chronic pain. In: The Cochrane Library, Issue 3, 2005. Chichester, UK: John Wiley & Sons, Ltd. Search date: September 1999. Primary sources: MEDLINE (1966–1999), EMBASE (1994–1999), SIGLE (1980–1999) and the Cochrane Controlled Trials Register (CENTRAL/CCTR) (Cochrane Library Issue 3, 1999). In addition, 41 medical journals were hand searched. Additional reports were identified from the

reference list of the retrieved papers, and by contacting investigators.
20. Zakrzewska JM, Chaudhry Z, Patton DW, et al. Lamotrigine in refractory trigeminal neuralgia: results from a double-blind placebo controlled crossover study. *Pain* 1997;73:223–230.
21. Fromm GH, Terrence CF, Chattha AS. Baclofen in the treatment of trigeminal neuralgia: double-blind study and long-term follow-up. *Ann Neurol* 1984;15:240–244.
22. Fromm GH, Terrence CF. Comparison of L-baclofen and racemic baclofen in trigeminal neuralgia. *Neurology* 1987;37:1725–1728.
23. Kondziolka D, Lemley T, Kestle JR, et al. The effect of single-application topical ophthalmic anesthesia in patients with trigeminal neuralgia. A randomized double-blind placebo-controlled trial. *J Neurosurg* 1994;80:993–997.
24. Gilron I, Booher SL, Rowan JS, et al. Topiramate in trigeminal neuralgia: a randomized, placebo-controlled multiple crossover pilot study. *Clin Neuropharmacol* 2001;24:109–112
25. Wooten, JM, Earnest J, Reyes J. Review of common adverse effects of selected antiarrhythmic drugs. *Crit Care Nurs Q* 2000;22:23–38.
26. Rice AS, Maton S. Gabapentin in postherpetic neuralgia: a randomised, double blind, placebo controlled study. *Pain* 2001;94:215–224.
27. Lopez BC, Hamlyn PJ, Zakrzewska JM. Systematic review of ablative neurosurgical techniques for the treatment of trigeminal neuralgia. *Neurosurgery* 2004:54:973–982.
28. Stajcic Z, Juniper RP, Todorovic L. Peripheral streptomycin/lidocaine injections versus lidocaine alone in the treatment of idiopathic trigeminal neuralgia. A double blind controlled trial. *J Craniomaxillofac Surg* 1990;18:243–246.
29. Bittar GT, Graff-Radford SB. The effects of streptomycin/lidocaine block on trigeminal neuralgia: a double blind crossover placebo controlled study. *Headache* 1993;33:155–160.
30. Lopez BC, Hamlyn PJ, Zakrzewska JM. Systematic review of ablative neurosurgical techniques for the treatment of trigeminal neuralgia. *Neurosurgery* 2004;54:973–982. Search date: March 2003. Primary sources: MEDLINE, EMBASE, BIDS, and the Cochrane Library, as well as the references of reported studies.
31. Lim JNW, Ayiku L. The clinical efficacy and safety of stereotactic radiosurgery (gamma knife) in the treatment of trigeminal neuralgia. 2004 h]ttp://www.nice.org.uk/pdf/ip/173systematicreview.pdf). Search date May 2004 (MEDLINE: June 15, 2003). Primary Sources: BIOSIS, Cochrane Controlled Trials Register (CCTR), Cochrane Database of Systematic Reviews (CDSR), CRD Databases (DARE, NHS EED, HTA), Current Controlled Trials, EMBASE, Medical Research Council (MRC) Clinical Trials Register, Medline, National Research Register, PreMedline, Science Citation Index, Tripdatabase.
32. Flickinger JC, Pollock BE, Kondziolka D, et al. Does increased nerve length within the treatment volume improve trigeminal neuralgia radiosurgery? A prospective double-blind, randomized study. *Int J Radiat Oncol Biol Phys* 2001;51:449–454.
33. Walker JB, Akhanjee LK, Cooney MM, et al. Laser therapy for pain of trigeminal neuralgia. *Clin J Pain* 1988;3:183–187.

原作者

Joanna M Zakrzewska

Barts and the London Queen Mary's School of Medicine and Dentistry
London，UK

Benjamin C Lopez

Barts and the London Queen Mary's School of Medicine and Dentistry
London，UK

利益冲突：没有声明。

复发性阿弗他溃疡

检索时间：2004年4月
原作者：Stephen Porter, Crispian Scully CBE 李智 译 高承志 校 刘宏伟 审

问 题

复发性阿弗他溃疡的治疗效果如何？

治疗措施及其效果

治疗

很可能有效
氯己定

效果不明
局部用肾上腺皮质类固醇

不太可能有效
海克替定

将在新版中加入
隔层技术
激光
低强度超声
新型牙膏
其他的药物治疗

主要信息

治疗

◆ **氯己定**：随机对照试验发现葡萄糖酸氯己定漱口水可以减轻溃疡每次发作的严重程度，但对发病率没有影响。一个来自随机对照试验的有限证据表明，与对照组制剂相比，0.2%氯己定凝胶能降低溃疡的发病率和病程持续时间。随机对照试验发现与无效制剂相比，氯己定可以降低溃疡的平均疼痛程度。

◆ **局部用肾上腺皮质类固醇**：小型随机对照试验发现与对照制剂相比，局部用肾上腺皮质类固醇可以减少溃疡持续天数。比较局部使用肾上腺皮质类固醇和对照制剂对新溃疡的发病率影响的随机对照试验得出的结论并不一致。试验发现一些微弱的证据表明局部用肾上腺皮质类固醇可以在不导致局部或全身显著不良反应的前提下减少溃疡的病程持续时间和疼痛程度，加快疼痛缓解速度。

◆ **海克替定**：从随机对照试验得出有限证据表明在任何报道结果中都没有发现海克替定漱口水、商品抗菌漱口水以及对照漱口水间有显著性差异别。

定义　复发性阿弗他溃疡是一种表浅、圆形且伴疼痛症状的口腔溃疡，通常间隔数天至数月发作一次。[1]

发病率／患病率　据报道瑞典成人中复发性阿弗他溃疡的患病率为2%[1]。一些儿童群体中患病率约为5%～10%。达66%的年轻人曾有复发性阿弗他溃疡史。

病因／危险因素　复发性阿弗他溃疡的病因未明。它与贫血、感染、谷蛋白敏感性肠病、食物过敏、精神压力的关系很少被确证。类似的溃疡还可见于Behçet综合征。局部物理创伤可引发易感人群出现溃疡。复发性阿弗他溃疡很少发生于角化的口腔黏膜表面，如果人们终止吸食烟草的习惯，复发性阿弗他溃疡的发病率会降低。

预后　约80%的复发性阿弗他溃疡患者溃疡直径小于1cm，5～14天内可愈合且不留瘢痕（这种类型称为轻型阿弗他溃疡）。典型的复发通常在1～4个月的间歇期之后。有1/10的复发性溃疡患者可出现多发的小溃疡（疱疹样阿弗他溃疡）。同样，另有1/10的患者可出现更严重的类型（重型阿弗他溃疡），其病损范围超过1cm，复发间歇期更短，且可留下瘢痕。综述中的大部分试验均聚焦于轻型阿弗他溃疡的治疗。

治疗目的 在最小的不良反应下,减少发病的严重性、发病率、病程持续时间以及溃疡的疼痛程度。

结局 **溃疡日指数**:一个发病周期中每天的溃疡数量的总和,通常为 4 ~ 8 周,它可以表示发病的严重程度并反映平均患病率和溃疡持续时间;在一段特定时间内无溃疡的天数;**新溃疡的发病率**:在一段特定时间内新发生的溃疡数目,通常为4~8周;**溃疡的持续时间**:单个溃疡的平均持续时间(由于很难明确检测到溃疡彻底消退的时点,该指标很难被确定);**疼痛的严重程度**:通过调查问卷(例如从 0 ~ 3,包含从无疼痛到严重疼痛)或 10cm 视觉模拟量表记录主观疼痛程度来对症状评分;**使用者偏好**:患者对某一种治疗方式的偏爱胜于其他方式;**病损直径**,是溃疡发病临床严重性的代表测量。

方法 采用《临床证据》2004 年 4 月的文献检索和评价方案。

问题 复发性阿弗他溃疡的治疗效果如何?

治疗选择 1 局部用肾上腺皮质类固醇

小型随机对照试验发现与对照制剂相比,局部用肾上腺皮质类固醇可以减少溃疡持续天数。比较局部用肾上腺皮质类固醇与对照制剂对新溃疡的发病率影响的随机对照试验得出的结论并不一致。试验发现一些微弱的证据表明局部用皮质类固醇可以在不导致局部或全身显著不良反应的前提下减少溃疡的病程持续时间和疼痛程度,加快疼痛缓解速度。

益处 我们没有发现相关的系统综述,但发现 9 项报道了复发性阿弗他溃疡的临床转归(见表1)的随机对照试验[2~9]。总的来说,其中有一个随机对照试验发现了比其他试验更大的作用效果[2]。**溃疡日指数**:我们发现 4 个随机对照试验报道了溃疡日数量的数据[2,4,5,7]。结果发现局部用肾上腺皮质类固醇与对照组相比可以减少溃疡日数量,尽管只有其中 2 个随机对照试验显示这种减少具有显著性。**新溃疡发病率**:5 个交叉随机对照试验(102 人)在局部用肾上腺皮质类固醇对新溃疡发病率的影响问题上的报道不一致[2,4,5,8]。其中一随机对照试验发现在随访期中,治疗组和对照组在降低溃疡复发频率方面都没有效果[8]。**溃疡持续时间**:我们发现 6 个随机对照试验报道了溃疡持续时间的数据,其中 3 个是交叉设计[3,4,6-9]。4个随机对照试验报告了局部使用肾上腺皮质类固醇与对照组相比较的平均溃疡持续时间,但是结果并不一致。[3,4,7,9]一个随机对照试验发现与对照组相比,局部使用肾上腺皮质类固醇可以显著增加平均溃疡持续时间≤ 6 天的人群的百分比例[6]。另有一个随机对照试验发现与对照组相比,局部使用肾上腺皮质类固醇可以显著降低总的溃疡天数[8]。**疼痛的严重程度**:4 个随机对照试验(其中 3 个有交叉设计)比较了局部使用肾上腺皮质类固醇与对照组对疼痛严重程度的影响,但均采用不同的方式来描述结果[6-9]。其中一个随机对照试验发现与对照组相比,局部用肾上腺皮质类固醇可以显著增加疼痛缓解人群的百分比例[6]。第一个交叉随机对照试验发现与对照制剂相比,局部用皮质类固醇可以减小溃疡疼痛程度,但差异没有显著性[7]。第二个交叉随机对照试验发现与对照组相比,局部用肾上腺皮质类固醇可以显著增加疼痛程度减低的人群的百分比例[8]。第三个交叉随机对照试验发现随着时间推移,试验组和对照组的疼痛评分均有降低(参见下面的评论),但局部使用肾上腺皮质类固醇后疼痛的降低速率显著快于对照组($P < 0.0001$)[9]。**使用者偏好**:3个交叉随机对照试验发现与对照制剂相比,更多患者偏好于使用局部用肾上腺皮质类固醇,但是还没有发现两者间差异具有显著性的资料[4-7]。

害处 9 项随机对照试验中有 5 个没有发现不良反应[2,3,6-8]。一项随机对照试验报道了一个使用倍他米松膦酸二钠(betamethasone disodium phosphate)后出现肾上腺抑制的病例[5]。然而,对肾上腺功能的有限研究并没有发现使用 0.05% 氟轻松软膏和倍他米松(betamethasone-17-valerate)漱口水会导致肾上腺抑制的证据[8,10]。另有2项随机对照试验没有给出不良反应的信息[4,9]。

评论 相关的试验有许多不同之处:人群的选择、局部用肾上腺皮质类固醇的类型和使用剂型、对照制剂的选择(通常对照制剂与试验制剂相比仅仅是不含肾上腺皮质类固醇)、治疗的时间、报道的结果以及设计(双盲或单盲、平行设计或交叉设计,洗脱期的出现和时间)。在一个交叉随机对照试验中,试验期间疼痛评分的降低与接受何种治疗方式无关[9]。该研究没有表明交叉序列的效应是否被考虑到。试验研究的退出率很高。试验中大多数人复发溃疡的严重程度高于人群的平均水平。

治疗选择 2 氯己定及类似制剂

随机对照试验发现葡萄糖酸氯己定漱口水可以减轻溃疡每次发作的严重强度,但对发病率没有影响。来自一个随机对照试验的有限证据表明,与对照制剂相比,0.2%氯己定凝胶能降低溃疡的发病率和病程持续时间。随机对照试验发现与无效制剂相比,氯己定可以降低溃疡的平均疼痛程度。从随机对照试验得出有限证据表明在任何报道结果中都没有发现海克替定漱口水、商品抗菌漱口水以及对照漱口水间有显著性差异。

益处 我们没有发现相关的系统综述,但发现 5 项随机对照试验(203 例复发性阿弗他溃疡患者)将葡萄糖酸氯己定或类似制剂与无效的对照制剂进行了比较(见表1)[11-15]。其中4个随机对照试验采用了随机交叉设计,比较了1%氯己定凝胶[11]、0.2%氯己定凝胶[12]、0.2%氯己定漱口水[13]、0.1%海克替定漱口水[14]与对照制剂。另一项随机对照试验将一种商品抗菌漱口水与一种含水酒精对照制剂进行了比较[15]。**溃疡日指数**:3 项随机对照试验报道了溃疡日指数[12-14]。有 2 项试验发现与对照制剂相比，氯己定与可以显著降低溃疡日指数[12,13]，其中的一项试验发现与无作用的对照组相比，使用氯己定可以显著增加治疗期间每6周的无溃疡天数[13]。第三项试验显示海克替定与对照组相比，对溃疡日指数无显著性影响[14]。

溃疡发病率：所有的5项随机对照试验都报道了溃疡的数量，包括溃疡总数以及各治疗组每周新发的溃疡数量[11-15]。只有一项随机对照试验发现，使用0.2%氯己定凝胶可显著降低新发溃疡的数量（参见下面的评论）[12]。**溃疡的持续时间**：4项随机对照试验报道了单个溃疡平均持续时间[11,13-15]，均发现使用有治疗作用的试验组药物可以降低单个溃疡平均持续时间，但只有一项随机对照试验的差异有显著性（使用1%氯己定凝胶）[11]，在其余试验中两组间平均差异小于1天。3项随机对照试验发现无论接受何种治疗方式，在试验观察期间受试者的溃疡数量均有减少（参见下面的评论）[13-15]。**疼痛的严重程度**：所有的5项随机对照试验均报道了溃疡疼痛程度[11-15]。2项随机对照试验发现与无效制剂相比，氯己定可以显著降低溃疡平均疼痛程度[11,12]。一项随机对照试验将一种商品抗生素漱口水与含酒精的对照制剂进行比较，发现两个治疗组间在疼痛严重程度上无显著性差异，但与基线水平相比，两个治疗组均取得了显著的临床疗效（见下面评论）[15]。

使用者偏好：一项交叉随机对照试验表明0.1%海克替定漱口水与对照漱口水相比，在使用偏好上无显著性差异，但是更多人偏好接受第二种治疗方法[14]。

害处 一项随机对照试验发现氯己定味苦，可使牙齿与舌面着褐色，且会导致恶心[12]。另一项随机对照试验报道了一位患者在使用0.1%海克替定漱口水进行治疗的过程中，出现了牙龈的重度炎症[14]。有3项随机对照试验没有给出关于不良反应的相关信息[11,13,15]。

评论 4项随机对照试验使用了交叉设计，并报道了较高的退出率。观察的一致性在于无论接受何种治疗方式，在试验期间均可取得一定疗效。其中一个交叉设计的研究没有表明其所报道的结果是否考虑到干扰因素的效应的影响，如洗脱期不够长，及两个治疗组在治疗期间失访人数的不同（26名被纳入试验的受试者中只有12个人的数据）[12]。平行设计的试验退出率相对较低：106名阿弗他溃疡患者被纳入试验，有96名完成了研究。但其分析未采用维持原随机分组分析，没有明确的随机化方法。纳入试验的人群不是典型的平均水平以下的复发性阿弗他溃疡患者。

参考文献

1. Porter SR, Scully C, Pedersen A. Recurrent aphthous stomatitis. *Crit Rev Oral Biol Med* 1998;9:306–321.
2. Cooke BED, Armitage P. Recurrent Mikulicz's aphthae treatment with topical hydrocortisone hemisuccinate sodium. *BMJ* 1960;1:764–766.
3. McFall WT Jr. Effect of flurandrenolone on oral aphthae. *J Periodontol* 1968;39:364–365.
4. Browne RM, Fox EC, Anderson RJ. Topical triamcinolone acetonide in recurrent aphthous stomatitis. *Lancet* 1968;1:565–567.
5. MacPhee IT, Sircus W, Farmer ED, et al. Use of steroids in treatment of aphthous ulceration. *BMJ* 1968;2:147–149.
6. Merchant HW, Gangarosa LP, Glassman AB, et al. Betamethasone-17-benzoate in the treatment of recurrent aphthous ulcers. *Oral Surg Oral Med Oral Pathol* 1978;45:870–875.
7. Pimlott SJ, Walker DM. A controlled clinical trial of the efficacy of topically applied fluocinonide in the treatment of recurrent aphthous ulceration. *Br Dent J* 1983;154:174–177.
8. Thompson AC, Nolan A, Lamey P-J. Minor aphthous oral ulceration: a double-blind cross-over study of beclomethasone diproprionate aerosol spray. *Scot Med J* 1989;34:531–532.
9. Miles DA, Bricker SL, Razmus TF, et al. Triamcinolone acetonide versus chlorhexidine for treatment of recurrent stomatitis. *Oral Surg Oral Med Oral Pathol* 1993;75:397–402.
10. Lehner T, Lyne C. Adrenal function during topical oral corticosteroid treatment. *BMJ* 1969;4:138–141.
11. Addy M, Carpenter R, Roberts WR. Management of recurrent aphthous ulceration — a trial of chlorhexidine gluconate gel. *Br Dent J* 1976;141:118–120.
12. Addy M. Hibitane in the treatment of recurrent aphthous ulceration. *J Clin Periodontol* 1977;4:108–116.
13. Hunter L, Addy M. Chlorhexidine gluconate mouthwash in the management of minor aphthous stomatitis. *Br Dent J* 1987;162:106–110.
14. Chadwick B, Addy M, Walker DM. Hexetidine mouthrinse in the management of minor aphthous ulceration and as an adjunct to oral hygiene. *Br Dent J* 1991;171:83–87.
15. Meiller TF, Kutcher MJ, Overholser CD, et al. Effect of an antimicrobial mouthrinse on recurrent aphthous ulcerations. *Oral Surg Oral Med Oral Pathol* 1991;72:425–429.

原作者

Stephen Porter
Professor of Oral Medicine,
Crispian Scully CBE
Dean and Professor of Special Needs Dentistry
Eastman Dental Institute for Oral Health Care Sciences UCL
University of London, London, UK

利益冲突：没有声明。

表1 治疗效果：随机临床试验的结果（参见正文）

治疗措施　　结局	参考文献	参与者	治疗持续时间(周)	结果 试验组	对照组	临床效果(%)*（显著性）
局部用肾上腺皮质类固醇与无效制剂比较溃疡日指数(定义见下)	2	17	8	26.3	65.9	$-60\%(P<0.01)$
	4	26	8	58.3	71.3	-18%(NS)
	5	25	4	24.0	30.7	-22%(NS)
	7		6	48.3	70.6	$-32(P<0.05)$
新溃疡发病率	2	17	8	0.51	1.15	$-55\%(P<0.05)$
	4	26	8	0.84	0.94	-11%(NS)
每周新溃疡的数量	5	8	4	2.07	1.85	$+12\%$(NS)
	5	31†	4	0.73	0.82	-11%(NS)
	5	20	6	1.27	1.92	$+6\%$(NS)
随访中溃疡复发频率降低的效果	8	15	26	无效	无效	未给出
溃疡持续时间						
溃疡持续的平均天数	3	50	UCH	6.00	6.00	0(NS)
	4	26	8	8.07	8.94	-10%(NS)
	7	20	6	4.93	7.83	$-37\%(P<0.001)$
	9	19	12	5.93	5.92	0(NS)
溃疡持续天数<6天的人群比例	6	63	UCH	23/33	14/30	$P<0.05$
使用药物后总溃疡天数减少的人群比例	8	15	4	13/15	未给出	$P<0.001$
疼痛严重程度						
疼痛缓解的人群比例	6	63	UCH	29/33	18/30	$P<0.01$
溃疡期间平均疼痛程度评分	7	20	6	2.77	3.54	NS
疼痛程度减轻的人群比例	8	15	4	11/15	未给出	$P<0.05$
使用者偏好						
两种治疗方式都能接受的人群比例	4	26	8	113/26		N/A
偏好选择治疗组药物的人群比例	6,7	17	UCH	10/13		N/A
		20	6	18/20		N/A
不良反应	2	17	8	未发现	未发现	
	5	31	4	1**	未给出	
	6	63	UCH	未发现	未发现	
	7	20	6	未发现	未发现	
	8	15	4	未发现	未发现	
局部用抗生素与无效制剂比较						
发病严重性						
溃疡日指数(定义见下)	11	12	5	9.5	17.0	$P<0.05$
	12	38	6	42.8	52.3	$P<0.05$
	13	37	6	79.7	65.7	NS
无溃疡天数	12	38	6	22.9	17.5	$P<0.02$
溃疡发病率						
每周新溃疡发病率	10	20	5	1.04	1.4	NS
	11	12	5 6	0.60	1.02	$P<0.05$
	12	38	6 26	1.26	1.38	NS
	13	37		1.48	1.39	NS
	14	96		0.09	0.13	NS

(续表)

治疗措施	结局	参考文献	参与者	治疗持续时间(周)	结果 试验组	结果 对照组	临床效果(%)*（显著性）
	溃疡持续时间						
	平均溃疡持续天数	10	20	5	4.8	7.80	$P<0.01$
		12	38	6	5.02	5.78	NS
		13	37	6	6.64	6.80	NS
	从试验开始到结束溃疡持续天数中位数的降低	14	96 26	26	2.42	1.58	NS
	疼痛严重程度						
	平均疼痛程度评分	10	20	5	0.93	1.22	$P<0.05$
	平均总体疼痛程度评分	11	12	5	约49(图)	约24(图)	$P<0.05$
		12	38	6	16.31	16.35	NS
		13	37	6	16.9	17.8	NS
不良反应		11	12	5	味苦,牙着色	未给出	未给出
		13	37	6	1/37***	0/37	未给出

*定义为治疗组和对照组之间结局的差异，表示为对照组的一部分。** 使用倍他米松膦酸酯二钠的受试者出现一例肾上腺抑制。*** 一例使用0.1%海克替定的受试者出现严重的牙龈炎症。

†每个受试者接受一种治疗4周，经过口腔洗脱期，使用另一种药物进行治疗。试验比较了一种无效制剂、两种局部用肾上腺皮质类固醇和其他的两种制剂。这里给出的数据是肾上腺皮质类固醇和无效制剂在治疗期间的。NS, 无显著性; ref, 参考文献；N/A 不适用; UCH: 直到完全治愈。

灼口综合征

检索时间：2005年2月
原作者：John Buchanan, Joanna Zakrzewska 李智 译 高承志 校 刘宏伟 审

问题

灼口综合征的治疗效果如何？

治疗措施及其效果

治疗

很可能有效
认知行为治疗

效果不明
抗抑郁药

盐酸苄达明
饮食补充剂
激素替代治疗在绝经后妇女中的应用

见词汇表 **G**

主要信息

治疗

- ◆ **认知行为治疗** 一个在有持续性灼口综合征的患者中进行的小型随机对照试验发现，与安慰剂治疗组相比，6个月的认知行为治疗能减轻症状的程度。然而，此项研究在方法学上存在很大问题。
- ◆ **抗抑郁药** 一个方法上存在缺点的随机对照试验发现，经过6周以上的治疗，氯米帕明、米安色林与安慰剂在缓解疼痛方面并没有显著性差异。另一个随机对照试验发现，经过8周的治疗，与安慰剂相比，曲唑酮在缓解疼痛和其他相关症状方面并没有显著性差异。一个小型的随机对照试验发现经过8周的治疗，含舍曲林、帕罗西汀和氨磺必利具有相近的缓解疼痛程度的作用。然而，此次试验的样本量过小，以至于未能发现具有临床意义的重要差异。
- ◆ **盐酸苄达明** 我们没有发现关于盐酸苄达明治疗作用的足够证据。
- ◆ **饮食补充剂** 从3个小型的在方法上存在缺点的随机对照试验中，我们没能获得足够的证据来证明硫辛酸对灼口综合征患者具有可靠的治疗作用。我们从一个小型的存在方法学缺点的随机对照试验中获得有限的证据表明，经过6个月的治疗，与谷维素加维生素E相比，替勃龙能改善症状。
- ◆ **激素替代治疗在绝经后妇女中的应用** 我们从一个小型的存在方法学缺点的随机对照试验中获得有限的证据表明，经过6个月的治疗，与谷维素加维生素E相比，替勃龙能改善症状。

定义 灼口综合征是排除了全身和口腔局部病因的一种原发性或精神性的烧灼样不适或疼痛的综合征，患者口腔黏膜临床表现正常[1-3]。灼口综合征以前也被称之为舌痛、舌灼痛、口痛、口腔灼热或口腔感觉迟钝[4]。一个对从48 500名20~69岁人群中随机选取的669男性和758女性的调查表明，罹患口腔烧灼的患者同时具有自觉干燥（64%）、服用某些药物（64%）、患有其他系统疾病（57%）和味觉的改变（11%）[5]。在很多对有灼口症状的患者的研究中，没有将灼口综合征（也就是原发性病变）与其他情况（如维生素B的缺乏）区分开来，从而导致结果的不可靠。在对灼口综合征进行诊断之前，应排除可能引起口腔烧灼症状的局部及系统性因素（如感染、变态反应、义齿不密合[6]、过敏[7]、激素和维生素的缺乏[8-10]）。

发病率/患病率 灼口综合征主要发生于女性[11-13]，特别是在绝经之后，绝经后女性发病率约为18%~33%[14]。一项在瑞典的研究表明，临床上有灼口症状但口腔黏膜无异常的比例为4%（男性11/669[2%]，平均年龄59岁；女性42/758 [6%]，平均年龄57岁），在60~69岁女性中有最高的患病率（12%）[5]。在一般人群中报道的患病率从1%[14]到15%[11]。发病

率和患病率随诊断标准差异而不同[4]，很多研究也将那些具有灼口症状、但不符合根据上述灼口综合征定义的患者包含其中。

病因/危险因素 灼口综合征病因未明，我们也没有发现较好的病因研究。可能的原因包括与停经相关的内分泌紊乱[12-14]、心理因素（包括焦虑、抑郁、压力、生活事件、异常人格、恐癌症）[6,15,16]，以及所谓的超级味道敏感者❼中的神经病变[17]。对精神病因学的支持源自研究表明灼口综合征患者的感觉和疼痛阈值的改变[18]。两项研究使用瞬目反射和热定量感知试验表明灼口综合征患者有神经病变的征兆[19,20]。

预后 我们没有发现前瞻性队列研究或其他可靠的证据来揭示灼口综合征的自然病史[21]。我们发现的病例报告表明大约50%的灼口综合征患者在6～7年内至少有部分的自发缓解[15]。

治疗目的 在最小不良反应的前提下减轻症状。

结局 自我报告症状（灼口、味觉改变、口干）缓解；焦虑和抑郁发生的频率和强度；使用有效的顺序量表测定的生活质量。

方法 采用《临床证据》2005年2月的文献检索和评价方案。

问 题 灼口综合征的治疗效果如何？

治疗选择 1 认知行为治疗

一个在有持续性灼口综合征的患者中进行的小型随机对照试验发现，与安慰剂相比，6个月的认知行为治疗能减轻口腔烧灼的症状的程度。然而，此项研究有很大的方法学上的问题。

益处 我们发现一篇系统综述[22]（检索时间：2000年，一个随机对照试验，样本为30人）。这篇系统综述收入的一个小型的随机对照试验比较了接受认知行为治疗（12～15次，每周1小时）的30名具有顽固性灼口综合征的患者与接受同样关注而没有进行认知行为治疗的对照组[23]。结果发现认知行为治疗能显著缓解症状的强度（通过视觉模拟量表进行测量，范围从1=可以忍受到7=不可忍受；治疗前的平均值：认知行为治疗组5.0 vs 对照组4.3；治疗6个月后平均值的改变：认知行为治疗组－3.6 vs 对照组+0.4；$P < 0.001$；治疗6个月后症状完全消失的比例：认知行为治疗组4/15[27%] vs 对照组0/15[0]；没有报道差异的显著性）。

害处 该随机对照试验没有提供关于不良反应的信息[23]。

评论 这项试验规模较小并且没有描述两组人群的个性特征；所以组别之间可能并不具有可比性[23]。视觉模拟量表用于灼口的评价并非十分有效。

治疗选择 2 激素替代治疗在绝经后妇女中的应用

我们从一个小型的存在方法学缺点的随机对照试验中获得有限的证据表明，经过6个月的治疗，与谷维素加维生素E相比，替勃龙能改善灼口症状。

益处 我们发现一个系统综述（检索时间：2000年），其中没有高质量的随机对照试验[22]。我们发现了随后的一个随机对照试验（56名绝经后女性），其比较了每日口服2.5mg替勃龙与谷维素（30mg 每天3次；参见下面的评论）加维生素E（100mg 每天3次）。这项研究有几个方法学的缺陷（参见下面的评论）[22]。结果发现与谷维素加维生素相比，在治疗的第3个月及第6个月的时候，替勃龙能显著改善症状（治疗3个月时症状改善的AR：替勃龙 84.6% vs 谷维素+维生素E 13.3%；$P < 0.005$；治疗6个月时症状改善的AR：替勃龙 88.5% vs 谷维素+维生素E 16.7%；$P < 0.005$）。

害处 使用激素替代治疗的不良反应已有充分记录（参见雌激素在绝经后症状中的作用）。

评论 谷维素主要提取于米糠油，并常用为食品添加剂。我们发现的三个非随机干预试验没有明确的诊断或结果测量标准[24-26]。随后的随机对照试验（中国报道）有几个设计上的缺陷，这就使解释其结果时应谨慎[22]，该试验没有给出灼口综合征的明确诊断标准；没有明确随机化的方法；试验未使用盲法；用于评价症状改善的标准并非十分有效；各组的基线有重要差异。

治疗选择 3 饮食补充剂

从3个小型的方法学有缺点的随机对照试验中，我们没能获得足够的证据来证明硫辛酸对灼口综合征患者具有可靠的治疗作用。我们从一个小型的存在方法学缺点的随机对照试验中获得有限的证据表明，经过6个月的治疗，与谷维素加维生素E相比，替勃龙能改善灼口症状。

益处 **营养补充剂与安慰剂比较**：我们发现一个系统综述（检索时间：2000年，一个随机对照试验，样本为42人）[22]及随后的两个随机对照试验[27,28]。这三个随机对照试验都使用5分量表（症状"更糟"、"未改变"、"稍有改善"、"很大改善"或"解决"）来评估治疗结果。系统综述中的随机对照试验比较了硫辛酸（前20天600 mg/d，后10天200 mg/d）与安慰剂[30]。结果发现与安慰剂相比，硫辛酸能显著改善症状（"稍有改善"和"很大改善"的概率为 16/21[76%] vs 对照组为 3/14 [21%]，RR 3.6，95%CI 1.6 ~ 7.7；NNT 2，95%CI 1 ~ 3；随访期不明）。系统综述之后的第一个随机对照试验（样本为60人）发现与安慰剂相比，硫辛酸治疗2个月（200mg，1日3次）能显著改善症状（"稍有改善"，"很大改善"和"缓解"的概率为：硫辛酸组 29/30[97%] vs 对照组 12/30 [40%]；P < 0.0001）[27]。系统综述之后的第二个随机对照试验（样本为80人）比较了硫辛酸（200mg，1日3次）、乳过氧化物酶漱口水（5 ~ 6次/天）、贝胆碱（5 mg，3次/天）和安慰剂[28]。结果发现与其他三组相比，在第60天硫辛酸组报告症状改善的比例较高（硫辛酸组 18/20 [90%] vs 0/20[0] 乳过氧化物酶组 vs 2/20 [10%] 贝胆碱组 vs 0/20 [0] 安慰剂组；报告未指明 P < 0.0001 是针对哪些比较）。**营养补充剂与激素替代治疗比较**：参见激素替代治疗在绝经后妇女中的应用中的益处／害处／评论。

害处 **营养补充剂与安慰剂比较**：在系统综述之后的第二个随机对照试验中，硫辛酸组中报告有4例胃灼热，而通过服用雷尼替丁获得了解决。4 例使用贝胆碱的受试者报告有不良反应，包括恶心、眩晕、冷汗或腹痛[28]。**营养补充剂与激素替代治疗比较**：参见激素替代治疗在绝经后妇女中的应用中的益处／害处／评论。

评论 **营养补充剂与安慰剂比较**：硫辛酸的三个随机对照试验由同一研究组完成，并且在试验时间上有重叠[28, 28, 30]。因此我们不能排除报告中的数据重复使用的可能性。其中的两个试验没有明确表明使用了盲法。对非盲法评估的主观性结果的解释应该谨慎。**营养补充剂与激素替代治疗比较**：参见激素替代治疗在绝经后妇女中的应用中的益处／害处／评论。

治疗选择4　抗抑郁药

一个方法学上存在缺点的随机对照试验发现，经过6周以上的治疗，氯米帕明、米安色林与安慰剂在缓解疼痛方面并没有显著性差异。另一个随机对照试验发现，经过8周的治疗，与安慰剂相比曲唑酮在缓解疼痛和其他症状方面并没有显著性差异。一个小型的随机对照试验发现经过8周的治疗，舍曲林、帕罗西汀和氨磺必利具有相近的缓解疼痛程度的作用。然而，此次试验的样本含量过小，以至于未能发现具有临床意义的重要差异。

益处 我们发现一个系统综述[22]（检索时间：2000年，2 个随机对照试验，样本为290 人，其中 114 人为灼口综合征患者）及随后的一个小的随机对照试验[29]。**氯米帕明与米安色林比较**：一个短期的随机对照试验（253 例慢性原发性疼痛综合征患者，包括77例灼口综合征患者）比较了氯米帕明、米安色林与安慰剂（参见下面的评论）。这项研究有几个明显的方法学缺陷（参见下面的评论）[22, 32]。结果发现在6个月后三种治疗方法在疼痛改善方面的差异不具有显著性没有进行维持原随机分组分析，疼痛改善被界定为通过视觉模拟量表和临床综合印象量表评估的疼痛值减少50%；结果以图表示；$P=0.11$。**曲唑酮**：一个双盲的随机对照试验（样本为37名灼口综合征的妇女）比较了曲唑酮（200 mg/d）与安慰剂[22, 33]。结果发现经过8周治疗，曲唑酮和安慰剂在疼痛和其他相关症状缓解方面（使用视觉模拟量表测量，0mm = 最佳分数，100mm = 最差分数）的差异不具有显著性（− 4.8 mm，95%CI − 20.3 mm ~ +10.7 mm）。**选择性5-羟色胺再吸收抑制剂与氨磺必利比较**：我们发现了一个小型的随机对照试验（样本为 76 人），其发现使用舍曲林 50mg/d、帕罗西丁 20mg/d、氨磺必利 50mg/d 在治疗第8周时疼痛缓解程度相近（使用一个10点的视觉模拟量表来评估疼痛程度，分数越高表示疼痛越严重）（疼痛降低平均值：舍曲林 4.4 vs 帕罗西丁 3.7 vs 氨磺必利 4.0；未报告 P 值）[29]。然而该实验也可能缺少足够的把握度以检测出治疗组之间的有临床意义的显著性差异，并且缺少与安慰剂组的比较。

害处 **氯米帕明与米安色林比较**：氯米帕明、米安色林和其他的抗抑郁药的不良反应已有明确记录（参见抑郁症）。**曲唑酮**：随机对照试验发现由于不良反应导致曲唑酮组有7/18（39%）退出了试验，而在安慰剂组为2/19（10%）[22]。曲唑酮组感到眩晕与困倦的人数明显要高于对照组（眩晕：曲唑酮组 11/18 vs 对照组 1/19；P < 0.001；困倦：曲唑酮组 9/18 vs 对照组 2/19；P < 0.05）。**选择性5-羟色胺再吸收抑制剂与氨磺必利比较**：随机对照试验没有报告任何治疗组有严重的不良反应[29]。

评论 由于在系统综述中的比较氯米帕明、米安色林与安慰剂的试验样本量太小而不能排除可能实际存在的治疗作用，并且没有使用适当的诊断标准，持续时间过短，缺少足够的随访[22]。而且系统综述也未弄清楚分配了多少灼口综合征患者到各个治疗组。因此，该试验缺少足够的证据来判断抗抑郁药物在灼口综合征治疗中的作用。虽然比较曲唑酮与安慰剂的试验实施良好，结果的测量方法使用恰当，并且包含了一些心理学方法，但是由于试验样本过小而未能检测出有临床意义的效果[22]。在比较选择性 5-羟色胺再吸收抑制剂与氨磺必利的随机临床试验中，34 名受试者同时伴有精神病学的诊断[29]。在灼口综合征中的抗抑郁药物的广泛使用可能是基于其在缓解神经性疼痛方面的作用[31]，以及与灼口综合征相联系的全身焦虑障碍、压抑以及负面的生活事件[34]。

治疗选择5　盐酸苄达明

我们没有发现关于盐酸苄达明治疗作用的足够证据。

益处 我们发现了一个系统综述[22]（检索时间：2000年）。其发现一个小型的随机对照试验（样本为30名灼口综合征患者）比较了盐酸苄达明漱口水（0.15% 15ml 含漱 1 分钟，每日 3 次，持续 4 周）、安慰剂与非治疗组。结果发现在治疗4周时在症状的改善程度上的差异不具有显著性（改善的 AR：盐酸苄达明组 10% vs 对照组 20% vs 非治疗组 10%；未报告 P 值）。然而由于试验过小而不能排除可能存在的具有临床意义的重要差异[22]。

害处 没有关于不良反应的报告。

保护措施时，洗胃很容易发生不良反应。

评论 一篇非系统综述指出没有发现调查洗胃对有机磷中毒病人的特殊效果的研究[15]。在其他形式的中毒人群中，也没有发现洗胃获益的证据[15]。有机磷中毒时洗胃可能会耽误使用活性炭或其他特殊的治疗方法。在吞服有机磷杀虫剂后，毒物在胃内残留的时间还不清楚。如果研究能表明在患者入院时胃内有机磷的残留仍相当多，则可能需要进行一项随机对照试验来评价气道保护之后的洗胃。

治疗选择6　活性炭（单次或多次给药）

我们没有发现有关评价活性炭治疗急性有机磷中毒病人的系统综述、随机对照试验或足够质量的观察研究（不管是单次或多次给药）。

益处　我们没有发现有关的系统综述、随机对照试验或足够质量的观察研究。

害处　我们没有发现有关的系统综述、随机对照试验或队列研究来评价急性有机磷中毒者使用活性炭的不良反应，也没有大样本、高质量的随机对照试验在任何一种可以估计不良反应发生率的中毒方式中来比较活性炭与安慰剂的不良反应。活性炭的不良反应包括误吸、肺炎、呕吐、腹泻、便秘、肠梗阻和减少口服药物的吸收[16-18]。一个大样本病例的回顾研究（878例病人多次给予活性炭）提示多次（>2次）给予活性炭的不良反应发生率可能要低（明显的误吸发生率是6/878[0.6%]，95% CI 0.1% ~ 1.1%）[19]。

评论　**单次给予**：动物研究表明活性炭能够结合有机磷杀虫剂[20]。然而，一个非系统综述没有发现单次给予活性炭对有机磷中毒病人的特殊效果[16]。在其他形式的中毒，没有发现单次给予活性炭获益的证据[16]。**多次给予**：我们没有发现关于有机磷中毒患者多次给予活性炭的研究[17]。一个非系统综述没有发现多次给予活性炭对有机磷中毒病人的特殊效果[17]。在其他形式的中毒中，没有发现多次给予活性炭获益的证据[17]。活性炭可能会减少口服药物的治疗功效。2002年，斯里兰卡进行了一项大样本的随机对照试验，它将急性有机磷杀虫剂中毒的病人单次或多次给予活性炭与安慰剂进行比较，结果将在2005年报告[21]。

治疗选择7　阿托品

阿托品被认为是有机磷中毒治疗的支柱，许多病例研究都表明阿托品能够逆转急性有机磷中毒引起的早期毒蕈碱效应。我们没有发现有关阿托品与安慰剂比较的随机对照试验，但是目前认为进行这一随机对照试验有违伦理。一个小样本的随机对照试验发现阿托品和格隆溴铵治疗有机磷中毒时，在死亡或机械通气率上没有显著性差异，但它可能缺少足够的把握度以检测出有临床意义的重要差异。

益处　**与安慰剂比较**：我们没有发现一项相关的系统综述、随机对照试验或队列研究（见下面的评论）。许多病例都表明阿托品能够逆转急性有机磷中毒引起的早期毒蕈碱效应[22]。**与格隆溴铵比较**：见格隆溴铵的益处。

害处　我们没有发现一项相关的系统综述、随机对照试验或足够质量的观察研究来评价在急性有机磷中毒者使用阿托品治疗的不良反应。过量的使用阿托品会引起中毒，表现为精神错乱和心动过速[22]。病人缺氧时，吸氧可能会减轻由心动过速引起的毒性。

评论　阿托品和过量的乙酰胆碱竞争毒蕈碱样乙酰胆碱受体。我们没有发现相关的随机对照试验，但多数意见坚持阿托品的有效性现在不是问题，因此设计一项将阿托品与安慰剂比较的随机对照试验将有违伦理。**阿托品的剂量和用法**：阿托品治疗没有一个明确的最佳剂量[23]。由于吞服毒物多少不等和可能同时使用肟类药物（肟类已经被认为在大剂量时具有抗胆碱能作用；见肟类），因此中毒人群中使用阿托品的剂量差别很大[24]。首剂为快速静推以逆转毒蕈碱表现。当前推荐的方法是随后使用阿托品静脉输注[24]。最近在印度进行的使用肟类药物随机对照试验中，静脉输注时阿托品的剂量要保持瞳孔在中度大小、心率稍快于100次/分、肠鸣音正常、双肺呼吸音清晰和无支气管分泌物[25-28]。没有将这种剂量方案与其他不同的阿托品化Ⓖ的剂量方案进行过比较。

治疗选择8　格隆溴铵

我们没有发现有关格隆溴铵与安慰剂比较的随机对照试验。但是这一试验也被认为是不太可能合乎伦理，除非是格隆溴铵或安慰剂与阿托品一起使用。一项小样本的随机对照试验发现阿托品和格隆溴铵治疗有机磷中毒时，在死亡或机械通气率上没有显著性差异，但它缺少足够的把握度以检测出有临床意义的重要差异。临床上使用格隆溴铵代替阿托品是因为前者引起的中枢神经系统性不良反应更少。

益处　**与安慰剂比较**：我们没有发现一项系统综述或随机对照试验将格隆溴铵与安慰剂比较（见下面的评论）。**与阿托品比较**：我们发现了一个小样本的随机对照试验（39人）比较了格隆溴铵与阿托品[29]。结果发现阿托品和格隆溴铵在死亡、机械通气或呼吸系统感染率上没有显著性差异（死亡率：阿托品组 1/22 [5%] *vs* 格隆溴铵组 2/17 [12%]；RR 0.39，95%CI 0.04 ~ 3.91；机械通气：阿托品组 8/22 [36%] *vs* 格隆溴铵组 6/17 [35%]；RR 1.03，95%CI 0.44 ~ 2.41；呼吸系统感染率：阿托品组 12/22 [55%] *vs* 格隆溴铵组 5/17 [29%]；RR 1.86，95% CI 0.81 ~ 4.25）。但这一研究缺少足够的把握度来检测出有临床意义的重要差异。

害处 我们没有发现一项系统综述、随机对照试验或足够质量的观察研究来评价格隆溴铵治疗急性有机磷中毒患者时的不良反应。格隆溴铵治疗可能会引起外周抗胆碱能效应，如心动过速、口干和肠梗阻[30]。一旦出现这些症状就认为达到了治疗剂量。

评论 设计比较格隆溴铵与安慰剂的随机对照试验几乎不可能合乎伦理，除非格隆溴铵与安慰剂和阿托品联合使用。格隆溴铵对人体的作用与阿托品相似，但是其对外周的胆碱能突触更具选择性，心动过速和精神错乱等症状比阿托品要少[30]。动物研究发现在治疗有机磷中毒引起的心动过缓和中枢神经系统并发症方面，格隆溴铵的效果不如阿托品。格隆溴铵还没有被广泛应用并且价格更贵。我们没有发现比较阿托品和格隆溴铵的大规模随机对照试验。在一些地区，人们将格隆溴铵与阿托品合用以减少阿托品引起的中枢不良反应。

治疗选择 9　肟类

一篇系统综述并没有为在急性有机磷中毒病人中使用肟类药物提供足够的证据。

益处 我们发现一篇在有机磷中毒人群使用肟类药物的系统综述[31]（检索时间：2002年），其中有两项随机对照试验明确使用了解磷定（182 人）（有 4 个出版物的报道）[25-28]。但没有一项随机对照试验发现解磷定有任何益处。第一项随机对照试验表明，与静推 1g 的解磷定相比，静脉输注 12g 的解磷定（无负荷剂量，给药时间大于 4 天）可增加死亡、中间综合征和机械通气的比率。但是可信区间大并且无显著性差异（死亡率：12g 的解磷定组 8/36 [22%] vs 1g 的解磷定组 5/36 [14%]；OR 1.77，95%CI 0.52～6.0；中间综合征：12g 的解磷定组 20/36 [56%] vs 1g 的解磷定组 13/36 [14%]；OR 值没有报道；机械通气：12g 的解磷定组 24/36 [67%] vs 1g 的解磷定组 17/36 [47%]；OR 2.04，95%CI 0.78～5.3)[25, 26]。第二项随机对照试验（纳入 110 个人群）表明与安慰剂相比，在 3 天中给予 12g 的解磷定可增机体死亡、中间综合征和机械通气的比率（死亡率：解磷定组 16/55 [29%] vs 安慰剂组 3/55 [5%]；RR 5.3，95%CI 1.7～17.3；中间综合征：解磷定组为 36/55 [65%] vs 安慰剂组 19/55 [35%]；RR 1.9，95%CI 1.3～2.9；机械通气：解磷定组 36/55 [67%] vs 安慰剂组 22/55 [40%]；RR 1.7，95%CI 1.1～2.4)[27, 28]。

害处 没有一项随机对照试验报道急性有机磷中毒使用肟类药物治疗时的不良反应发生率[25-28]。肟类药物的不良反应包括高血压、心律失常（包括给药速度过快会导致心搏骤停）、头痛、视物模糊、眩晕和上腹部不适[32]。解磷定的这些不良反应的报告只见于给药速度过快或静推剂量大于 30mg/kg。从有机磷中毒效应中识别这些不良反应可能很困难。一项对另外一个肟类药物—双复磷的观察性的临床研究中，大剂量给药（8mg/kg，快速静注，然后以 2mg/[kg·h] 的速度静脉输注）在 12 个病人中有 3 个引起肝炎。7 死亡的 6 个病人中有 2 人死于肝衰竭。在同一研究中使用解磷定（30mg/kg，快速静注，然后以 8mg/[kg·h] 的速度静脉输注）的 8 个病人并没有发生肝炎。一个最近新出现的肟类药物（HI-6）也已经用于人体，还没有不良反应的报道[33]。我们没有发现一项研究评价氨基甲酸酯类中毒时（也表现为类似的胆碱能危象，但预后要好）使用肟类药物的对人类的害处。

评论 肟类药物（解磷定、双复磷和HI-6）能够使有机磷抑制的乙酰胆碱酯酶Ⓖ复活[8, 24]。乙酰胆碱酯酶的复活要受乙酰胆碱酯酶的老化速率Ⓖ和杀虫剂浓度高的限制。二乙基有机磷要比二甲基有机磷使乙酰胆碱酯酶的老化时间更长。因此在二乙基有机磷中毒的 120 小时内和二甲基有机磷中毒的 12 小时内给予肟类药物可能有效。由于杀虫剂浓度下降至活化速率大于抑制速率的浓度水平以下可能需要数天，因此对有中毒症状的患者持续给肟类药物治疗都会有所益处[8]。这两个随机对照试验[26, 28]使用解磷定的剂量都与现在 WHO 目前所推荐治疗方法（至少静推 30mg/kg，快速静注，然后以 8mg/[kg·h] 的速度静脉输注）不同。报告中对方法的说明很少，并且第二项随机对照试验基线差异提示那些更为严重的中毒病人可能被随机分组到治疗组[31]。第一项随机对照试验的事后制订的分析提示，在第一个 12 小时之内使用 1g 解磷定的病人发生的中间综合征比在第一个 12 小时之内使用解磷定小于 1g 的病人要少（29% vs 51%；RR 0.58，95%CI 0.27～1.26)[25]。对中毒人群的研究表明，肟类可以使乙酰胆碱酯酶复活但并未证实有临床益处[34]。活体研究也表明了肟类药物可能有害的机制[35]。2004 年在斯里兰卡开始进行了一项大规模随机对照试验，结果有望在 2007 年报告[36]。

治疗选择 10　有机磷水解酶

我们没有发现有关评价有机磷水解酶治疗急性有机磷中毒病人的随机对照试验或足够质量的观察研究。

益处 我们没有发现相关的系统综述、随机对照试验或足够质量的观察研究。

害处 我们没有发现评估有机磷水解酶不良反应的系统综述、随机对照试验或足够质量的观察研究。

评论 高浓度杀虫剂通常会限制肟类的作用，能够使复活的乙酰胆碱酯酶Ⓖ再失活[31]。快速减少杀虫剂浓度的方法能够使肟类药物更好地发挥疗效。动物研究表明，有机磷水解酶（如哺乳动物的副环氧乙烷酶或从假单胞菌分离的细菌水解酶）能够清除有机磷，降低血液和组织中的有机磷浓度[37, 38]。用该方法治疗杀虫剂或有机磷神经性毒气中毒的病人可能有益。

治疗选择 11　碳酸氢钠

我们没有发现有关评价碳酸氢钠治疗急性有机磷中毒病人的随机对照试验或足够质量的观察研究。

益处 我们没有发现有关的系统综述、随机对照试验或足够质量的观察研究。

害处 我们没有发现一个系统综述、随机对照试验或足够质量的观察研究来评价碳酸氢钠治疗急性有机磷中毒病人的不良反应。碳酸氢钠的不良反应与其剂量相关，包括水钠潴留和减少氧的输送[39]。

评论 动物研究表明碳酸氢钠升高pH，能够减少死亡率[40, 41]。由于在动物实验时并没有酸中毒，因此这一结果与酸中毒的矫正无关。在巴西[41]和伊朗[42]进行的研究宣称在无对照组的研究中获得很好的结果。有机磷中毒时碳酸氢钠的作用机制还不清楚。然而，是否在活体中pH有限的升高足以使有机磷的水解率产生显著性差异还并不清楚。一项考科蓝综述目前正在进行之中[43]。

治疗选择12　苯二氮䓬类

地西泮被认为是有机磷中毒诱发癫痫发作的标准治疗。我们没有发现有关地西泮或其他苯二氮䓬类药物与安慰剂或其他抗惊厥药物对比的随机对照试验。在癫痫发作的病人中进行有关苯二氮䓬类药物与安慰剂比较的随机对照试验可能有违伦理。

益处 我们没有发现一篇系统性综述、随机对照试验或队列研究。许多病例报道地西泮能够控制有机磷中毒诱发的癫痫发作[44, 45]。

害处 我们没有发现一篇系统性综述、随机对照试验或足够质量的观察研究来评价有机磷中毒的病人使用地西泮的不良反应。过量使用地西泮可能会导致呼吸抑制而需要气管插管和机械通气。但是这也可能为有机磷中毒的并发症，而且两者很难鉴别[44]。

评论 苯二氮䓬类药物如地西泮、劳拉西泮和咪唑安定在有机磷中毒诱发的癫痫发作中得到了广泛的应用。但是，癫痫发作被认为是由于乙酰胆碱酯酶ⓖ被抑制导致大脑内乙酰胆碱过多所致，后者随后又被谷氨酸和儿茶酚胺等其他神经递质系统所破坏。苯二氮䓬类药物作用于γ氨基丁酸受体。其他治疗可能因此会有益处。充分的阿托品化ⓖ可能有助于治疗有机磷中毒所致的癫痫发作。已经有动物模型报道在癫痫发作之前常规使用苯二氮䓬类药物，但是没有发现在人类进行的研究[46]。

治疗选择13　α₂肾上腺素能受体激动剂（可乐定）

我们没有发现有关评价可乐定治疗急性有机磷中毒病人的随机对照试验或足够质量的观察研究。

益处 我们没有找到一篇有关的系统综述、随机对照试验或足够质量的观察研究。

害处 我们没有找到一篇有关的系统综述、随机对照试验或足够质量的观察研究来评价可乐定治疗急性有机磷中毒病人的不良反应。可乐定的不良反应包括镇静、低血压、心动过缓和反跳性高血压（在长期使用时）[47]。

评论 可乐定抑制乙酰胆碱从胆碱能神经元的释放，并且有α₂肾上腺素能受体的激动作用。动物研究表明使用可乐定进行预治疗可以提高有机磷中毒的存活率；与阿托品合用提高得更多[48]。还没有关于这一治疗方法在人类有机磷中毒病人的研究。

治疗选择14　N-甲基-D-天门冬氨酸（NMDA）受体拮抗剂

我们没有发现有关评价 N-甲基-D-天门冬氨酸（NMDA）受体拮抗剂治疗急性有机磷中毒病人的随机对照试验或足够质量的观察研究。

益处 我们没有找到一篇有关的系统综述、随机对照试验或足够质量的观察研究。

害处 我们没有找到一篇有关的系统综述、随机对照试验或群组研究来评价 N-甲基-D-天门冬氨酸（NMDA）受体拮抗剂治疗急性有机磷中毒病人的不良反应。在临床研究所应用的剂量范围内，N-甲基-D-天门冬氨酸（NMDA）受体拮抗剂的不良反应包括眩晕、呕吐、恶心、昏迷、焦虑和幻觉[49]。

评论 对灵长类动物的研究表明使用 N-甲基-D-天门冬氨酸（NMDA）受体拮抗剂如环利定治疗有机磷中毒能够改善患者的恢复、降低神经系统导致的死亡以及提高脑电图的活动。

词汇表

乙酰胆碱酯酶（acetylcholinesterase）： 一种水解乙酰胆碱的酶。

老化（ageing）　酯酶（如乙酰胆碱酯酶和神经毒酯酶）经有机磷毒物磷酰化而被抑制。被抑制的乙酰胆碱酯酶自发复活的速度非常慢，肟类可以加速这一复活过程。然而，磷酸化的乙酰胆碱酯酶可能会非酶促地失去一个烃基侧链，在其位置残留一个羟基（"老化"）。老化的酯酶不能再次恢复活性。

阿托品化（atropinisation）： 阿托品的给药剂量达到临床上抑制胆碱能症状的足够的血药浓度水平。

毒物前体（pro-poisons）： 有些有机磷杀虫剂在体内需要活化后才有毒性。

老化速率（rate of ageing）： 老化速率依赖于各种有机磷毒物烃基侧链的不同，二甲基毒物比二乙基的毒物老化快，因此对肟类药物无效的时间要早。

参考文献

1. Lotti M. Clinical toxicology of anticholinesterase agents in humans. In: Krieger RI, Doull J, eds. Handbook of Pesticide toxicology. San Diego: Academic press, 2001:1043-1085.
2. Karalliedde L, Eddleston M, Murray V. The global picture of organophosphate insecticide poisoning. In: Karalliedde L, Feldman F, Henry J, et al, eds. Organophosphates and health. London: Imperial Press, 2001:432-471.
3. Eddleston M. Patterns and problems of deliberate self-poisoning in the developing world. Q J Med 2000;93:715-731.
4. Roberts D, Karunarathna A, Buckley N, et al. Influence of pesticide regulation on acute poisoning deaths in Sri Lanka. Bull WHO 2003;81:789-798.
5. Wesseling C, McConnell R, Partanen T, et al. Agricultural pesticide use in developing countries: health effects and research needs. Int J Health Serv 1997;27:273-308.
6. World Health Organization in collaboration with the United Nations Environment Programme. Public health impact of pesticides used in agriculture. Geneva: World Health Organization, 1990.
7. Balali-Mood M, Shariat M. Treatment of organophosphate poisoning. Experience of nerve agents and acute pesticide poisoning on the effects of oximes. J Physiol Paris 1998;92:375-378.
8. Eyer P. The role of oximes in the management of organophosphorus pesticide poisoning. Toxicol Rev 2003; 22:165-190.
9. Riviere JE, Chang SK. Transdermal penetration and metabolism of organophosphate insecticides. In: Chambers JE, Levi PE, eds. Organophosphates: chemistry, fate and effects. San Diego: Academic Press, 1992:241-253.
10. Wester RC, Sedik L, Melendres J, et al. Percutaneous absorption of diazinon in humans. Food Chem Toxicol 1993;31:569-572.
11. Krieger RI, Dinoff TM. Malathion deposition, metabolite clearance, and cholinesterase status of date dusters and harvesters in California. Arch Environ Contam Toxicol 2000;38:546-553.
12. Griffin P, Mason H, Heywood K, et al. Oral and dermal absorption of chlorpyrifos: a human volunteer study. Occup Environ Med 1999;56:10-13.
13. American Academy of Clinical Toxicology, European Association of Poison Centres and Clinical Toxicologists. Position statement: ipecac syrup. J Toxicol Clin Toxicol 1997;35:699-709.
14. American Academy of Clinical Toxicology and European Association of Poison Centres and Clinical Toxicologists. Position statement: cathartics. J Toxicol Clin Toxicol 1997;35:743-752.
15. American Academy of Clinical Toxicology, European Association of Poison Centres and Clinical Toxicologists. Position statement: gastric lavage. J Toxicol Clin Toxicol 1997;35:711-719.
16. American Academy of Clinical Toxicology, European Association of Poison Centres and Clinical Toxicologists. Position statement: single-dose activated charcoal. J Toxicol Clin Toxicol 1997;35:721-741.
17. American Academy of Clinical Toxicology, European Association of Poison Centres and Clinical Toxicologists. Position statement and practice guidelines on the use of multi-dose activated charcoal in the treatment of acute poisoning. J Toxicol Clin Toxicol 1999;37:731-751.
18. Mauro LS, Nawarskas JJ, Mauro VF. Misadventures with activated charcoal and recommendations for safe use. Ann Pharmacother 1994;28:915-924.
19. Dorrington CL, Johnson DW, Brant R, and the Multiple Dose Activated Charcoal Complication Study Group. The frequency of complications associated with the use of multiple-dose activated charcoal. Ann Emerg Med 2003;41:370-377.
20. Tuncok Y, Gelal A, Apaydin S, et al. Prevention of oral dichlorvos toxicity by different activated charcoal products in mice. Ann Emerg Med 1995;25:353-355.
21. University of Oxford. Acute organophosphate pesticide poisoning in Sri Lanka - management, complications and pharmacogenetics. ISRCTN02920054 allocated July 2002. http://www.controlled-trials.com/isrctn/trial/ 02920054/0/02920054.html (last accessed 28 January 2004).
22. Heath AJW, Meredith T. Atropine in the management of anticholinesterase poisoning. In: Ballantyne B, Marrs TC, eds. Clinical and experimental toxicology of organophosphates and carbamates. Oxford: Butterworth Heinemann, 1992:543-554.
23. Eddleston M, Buckley N, Checketts H, et al. Speed of initial atropinisation in significant organophosphorus pesticide poisoning - a systematic comparison of recommended regimens. J Toxicol Clin Toxicol 2004;42:865-875.
24. Johnson MK, Jacobsen D, Meredith TJ, et al. Evaluation of antidotes for poisoning by organophosphorus pesticides. Emerg Med 2000;12:22-37.
25. Samuel J, Thomas K, Jeyaseelan L, et al. Incidence of intermediate syndrome in organophosphorus poisoning. J Assoc Physic India 1995;43:321-323.
26. Samuel J, Peter JV, Thomas K, et al. Evaluation of two treatment regimens of pralidoxime (1gm single bolus dose vs 12gm infusion) in the management of organophosphorus poisoning. J Assoc Physicians India 1996;44:529-531.
27. Cherian AM, Jeyaseelan L, Peter JV, et al. Effectiveness of pralidoxime in the treatment of organophosphorus poisoning - a randomised, double-blind, placebo-controlled clinical trial. INCLEN Monograph series on Critical International Health Issues No. 7, 1997.
28. Cherian AM, Peter JV, Samuel J, et al. Effectiveness of P2AM (PAM - pralidoxime) in the treatment of organophosphorus poisoning. A randomised, double-blind, placebo-controlled trial. J Assoc Physicians India 1997;45:22-24.
29. Bardin PG, van Eeden SF. Organophosphate poisoning: grading the severity and comparing treatment between atropine and glycopyrrolate. Crit Care Med 1990;18:956-960.
30. Ali-Melkkila T, Kanto J, Iisalo E. Pharmacokinetics and related pharmacodynamics of anticholinergic drugs. Acta Anaesthesiol Scand 1993;37:633-642.
31. Eddleston M, Szinicz L, Eyer P, et al. Oximes in acute organophosphorus pesticide poisoning: a systematic review of clinical trials. Q J Med 2002;95:275-283. Search date 2002; primary sources Medline, Embase, The Cochrane Library, checking of reference lists, contact with experts, and a web search using Google.
32. Bismuth C, Inns RH, Marrs TC. Efficacy, toxicity and clinical uses of oximes in anticholinesterase poisoning. In: Ballantyne B, Marrs TC, eds. Clinical and experimental toxicology of organophosphates and carbamates. Oxford: Butterworth Heinemann, 1992:555-577.
33. Kusic R, Jovanovic D, Randjelovic S, et al. HI-6 in man: efficacy of the oxime in poisoning by organophosphorus insecticides. Hum Exp Toxicol 1991;10:113-118.
34. Worek F, Backer M, Thiermann H, et al. Reappraisal of indications and limitations of oxime therapy in organophosphate poisoning. Hum Exp

Toxicol 1997;16:466-472.
35. Worek F, Eyer P, Kiderlen D, et al. Effect of human plasma on the reactivation of sarin-inhibited human erythrocyte acetylcholinesterase. Arch Toxicol 2000;74:21-26.
36. University of Oxford. Acute organophosphate pesticide poisoning in Sri Lanka - management, complications and pharmacogenetics. ISRCTN55264358 allocated July 2002. http://www.controlled-trials.com/isrctn/trial/%20/0/ 55264358.html (last accessed 27 January 2004).
37. Sogorb MA, Vilanova E, Carrera V. Future applications of phosphotriesterases in the prophylaxis and treatment of organosporus insecticide and nerve agent poisonings. *Toxicol Lett* 2004;151:219-233.
38. Raushel FM. Bacterial detoxification of organophosphate nerve agents. Curr Opin Microbiol 2002;5:288-295.
39. Forsythe SM, Schmidt GA. Sodium bicarbonate for the treatment of lactic acidosis. Chest 2000;117:260-267.
40. Cordoba D, Cadavid S, Angulo D, et al. Organophosphate poisoning: modifications in acid base equilibrium and use of sodium bicarbonate as an aid in the treatment of toxicity in dogs. Vet Hum Toxicol 1983; 25:1-3.
41. Wong A, Sandron CA, Magalhaes AS, et al. Comparative efficacy of pralidoxime vs sodium bicarbonate in rats and humans severely poisoned with O-P pesticide. *J Toxicol Clin Toxicol* 2000;38:554-555.
42. Balali-Mood M, Ayati MH, Ali-Akbarian H. Effects of high doses of sodium bicarbonate in acute organophosphate pesticide poisoning [abstract]. J Toxicol Clin Toxicol 2003;41:383.
43. Roberts DM, Buckley NA. Alkalinisation for treating organophosphorus pesticide poisoning. Cochrane Database of Systematic Reviews. In press protocol 2005.
44. Sellstrom A. Anticonvulsants in anticholinesterase poisoning. In: Ballantyne B, Marrs TC, eds. *Clinical and experimental toxicology of organophosphates and carbamates.* Oxford: Butterworth Heinemann, 1992:578-586.
45. Marrs TC. Diazepam in the treatment of organophosphorus ester pesticide poisoning. Toxicol Rev 2003; 22:75-81.
46. Murphy MR, Blick DW, Dunn MA, et al. Diazepam as a treatment for nerve agent poisoning in primates. Aviat Space Environ Med 1993;64: 110-115.
47. van Zwieten PA. Centrally acting antihypertensive drugs. Present and future. *Clin Exp Hypertens* 1999;21:859-873.
48. Liu WF. A symptomatological assessment of organophosphate-induced lethality in mice: comparison of atropine and clonidine protection. Toxicol Lett 1991;56:19-32.
49. Lees KR, Dyker AG, Sharma A, et al. Tolerability of the low-affinity, use-dependent NMDA antagonist AR-R15896AR in stroke patients: a dose-ranging study. *Stroke* 2001;32:466-472.
50. Lallement G, Baubichon D, Clarencon D, et al. Review of the value of gacyclidine (GK-11) as adjuvant medication to conventional treatments of organophosphate poisoning: primate experiments mimicking various scenarios of military or terrorist attack by soman. Neurotoxicology 1999;20:675-684.

原作者

Michael Eddleston
Centre for Tropical Medicine
University of Oxford
Osford
UK

Surjit Singh
Department of Internal Medicine
Postgraduate Institute of Medical Education and Research
Chandigarh India

Nick Buckley
Department of Clinical Pharmacology and Toxicology
Canberra Hospital, Canberra, Australia

利益冲突：没有声明。

扑热息痛（对乙酰氨基酚）中毒

检索时间：2005年3月
原作者：Nick Buckley, Michael Eddleston 余剑波 译 朱继红 校 邱泽武 审

问 题

急性扑热息痛中毒的治疗效果如何？

治疗措施及其效果

扑热息痛中毒治疗

肯定有效
乙酰半胱氨酸

很可能有效
蛋氨酸

效果不明
活性炭（单次或多次给药）
洗胃
吐根

见词汇表 **G**

主要信息

扑热息痛中毒的治疗措施

◆ **乙酰半胱氨酸**：一项系统综述收入的随机对照试验发现，与安慰剂相比，乙酰半胱氨酸减少扑热息痛所致的肝衰竭人群的21天后的死亡率。一项观察研究发现，与未经治疗的历史对照组相比，早期给予乙酰半胱氨酸治疗不容易发生肝损伤。我们没有发现乙酰半胱氨酸与蛋氨酸之间比较的随机对照试验。

◆ **蛋氨酸**：一项系统综述收入的小型随机对照试验发现，蛋氨酸治疗和支持治疗的死亡率没有显著性差异，虽然缺少足够的把握度以检测出具有临床意义的重要差异。该综述中有限的证据显示，蛋氨酸比支持治疗更能减少肝毒性。我们没有发现乙酰半胱氨酸与蛋氨酸比较的随机对照试验。

◆ **活性炭（单次或多次给药）**：一篇系统综述没有发现评价活性炭在扑热息痛中毒人群中临床效果的随机对照试验，不论是单次还是多次给药。一项大规模病例系列研究发现，多次给予活性炭时，临床上很少发生重要的并发症。

◆ **洗胃**：一篇系统综述没有发现随机对照试验来研究洗胃在扑热息痛中毒人群中的临床效果。

◆ **吐根**：一篇系统综述没有发现随机对照试验来研究吐根在扑热息痛中毒人群中的临床效果。

定义 偶然误服或故意吞服过量的扑热息痛（对乙酰氨基酚）就会发生扑热息痛中毒。

发病率/患病率 扑热息痛在英国是自己服毒的最常见药物[1]，也是欧洲、北美和澳大利亚自己服毒的常用药物。英格兰和威尔士地区在1989～1990年发生大约41 200例因服用含有扑热息痛成分药物的中毒病例，死亡率0.40%（95%CI 0.38%～0.46%）。每年在英格兰和威尔士，单独由扑热息痛过量所导致的死亡大约有150～200例，15～20例需要肝移植。最近越来越多的研究表明，扑热息痛中毒至少当前在英国非常普遍，虽然有限的证据表明，自从1998年开始对药品包装限制以来，大剂量用药、肝移植和死亡发生情况已有中度的减少[2]。

病因/危险因素 在英国的绝大多数案例都是青少年冲动之下的自我伤害[1,3]。在一份对80名扑热息痛过量患者的研究中，42名患者获取药物是为了过量服用，33名患者是在服药之前1小时之内得到药物的[3]。

预后 血液中扑热息痛浓度在标准治疗基线（英国规定为半对数图上4小时后200mg/L和15小时后30mg/L的连线）之上的患者如果不能及时得到治疗，则预后不良（如图1）[4~6]。在一份对57名血清扑热息痛浓度高于上述标准治疗基线之上但未经治疗患者的研究中，33人发展为严重肝衰竭，3人死亡[5]。有慢性酒精滥用史、酶诱导剂使用史、饮食失调或多次扑热息痛过量的人群，血清浓度可能在上述连线之下时就有肝损伤的危险[7]。在美国则采用更低的线作为治疗指征，但

我们没有找到与该基线值相关的预后结果资料[8]。**剂量效应**：吞服的剂量也能提示肝毒性的风险。摄入量低于125mg/kg的人群没有明显的肝毒性，而在此剂量之上则会有密切的剂量依赖现象[9]。儿童急性吞服之后的中毒阈值可能要更高，还没有单次摄入少于200mg/kg致死的报道，也很少出现肝毒性[10]。儿童中毒阈值高可能与代谢途径不同或其肝体积相对大有关[11]。对于服药大于24小时或服药时间不明的人群，建议使用一些其他的预后指标，包括凝血酶原时间和检查肝功能的异常[12, 13]。这些尚未得到前瞻性的验证。

治疗目的 预防肝衰竭、肝移植或死亡，减小不良反应。

结局 死亡，肝中毒（主要有客观的血液检验指标，即血冬氨酸转氨酶 AST > 1000U/L），肝衰竭或肝移植。

方法 采用《临床证据》2005年5月的文献检索和评价方案。

问题 急性扑热息痛中毒的治疗效果如何？

治疗选择1 乙酰半胱氨酸

一项系统综述收入的随机对照试验发现，与安慰剂相比，乙酰半胱氨酸减少扑热息痛所致的肝衰竭人群的21天后的死亡率。一个观察研究发现，与未经治疗的历史对照组相比，早期给予乙酰半胱氨酸治疗较不易发生肝损伤。我们没有发现乙酰半胱氨酸与蛋氨酸之间比较的随机对照试验。

益处 **乙酰半胱氨酸与安慰剂比较**：我们发现一篇系统综述（检索时间：2001年）[14]，它含有1个比较了静脉输注乙酰半胱氨酸（15分钟给予150mg/kg，4小时后50mg/kg，随后16小时为100mg/kg，溶于5%葡萄糖溶液中，持续至死亡或康复）和输注5%葡萄糖作为安慰剂的随机对照研究[15]。该研究发现，乙酰半胱氨酸与安慰剂相比能显著降低21天后的死亡率（1个随机对照试验；50名已经发生扑热息痛导致肝衰竭的患者；死亡率：乙酰半胱氨酸组 13/25 [52%] vs 安慰剂组 20/25 [80%]；RR 0.65，95%CI 0.43 ~ 0.99；NNT 4，95%CI 2 ~ 16）。**乙酰半胱氨酸与蛋氨酸比较**：见蛋氨酸的益处部分。

害处 **乙酰半胱氨酸与安慰剂比较**：该系统综述没有报道不良反应[14]。该系统综述收入的随机对照试验没有专门地评估不良反应，也没有不良反应的报道[15]。6个病例分析发现，静脉输注乙酰半胱氨酸的不良反应发生率为4% ~ 23%[16-21]。主要表现为出疹、荨麻疹，偶尔在给予负荷剂量时发生更严重的过敏反应。在大多数甚至所有病例中，不良反应都对临时停药和对症治疗有反应，并且重新开始治疗之后不会再次发生。曾报道过3例死亡案例，2名死于乙酰半胱氨酸用量计算失误（至正常10倍），1例死于严重哮喘[22, 23]。不良反应更常见于哮喘和扑热息痛非中毒浓度的患者[18]。呕吐常见于口服乙酰半胱氨酸之后，在1项研究中有63%的患者发生，尽管之前已经使用胃复安治疗[19]。口服乙酰半胱氨酸也能导致过敏和变态反应[24]。**乙酰半胱氨酸与蛋氨酸比较**：见蛋氨酸的害处部分。

评论 在随机对照试验中，虽然分配方法隐蔽但治疗却并不是盲法[15]。治疗组与采用其他治疗方法组在预后变量（凝血酶原时间、昏迷分级）上有些差别，但由于该研究的样本小，没有充分地评估一些可能的混杂因素。一个观察研究评价了静脉输注乙酰半胱氨酸在早期就医人群中的作用[5]。该研究发现，在服药之后10小时内接受治疗的人群比没有接受治疗的历史对照组发生的肝损伤要少（治疗组 1/62 [2%] vs 未治疗组 33/57 [58%]）。由此带来的结果是，以后进行的随机对照试验被认为不符合伦理规范。一篇包括众多案例的系统综述发现乙酰半胱氨酸在扑热息痛中毒治疗中有益的证据[16]。对口服和静脉输注的乙酰半胱氨酸而言，如果治疗延迟到8 ~ 10小时之后，总的肝毒性都会加重（8小时内治疗组 1% vs 16小时之后治疗组 46%）[5, 16]。我们没有发现关于不同治疗方案的随机对照试验，也没有显示口服和静脉输注这两种不同给药途径之间差别的证据[16]。最佳剂量、给药途径和治疗持续时间尚不明确。最近的两项比较静脉[25]和口服[26]乙酰半胱氨酸治疗方案的观察研究在结局上都没有发现显著性差异。

治疗选择2 活性炭（单次和多次给药）

一篇系统综述没有发现评价活性炭在扑热息痛中毒人群中临床效果的随机对照试验，不论是单次还是多次给药。一个大规模病例研究发现，多次给予活性炭时，临床上很少发生重要的并发症。

益处 我们发现一篇系统综述（检索时间：2001年），但没有发现评价活性炭在扑热息痛中毒人群中临床效果的随机对照试验[14]。

害处 该系统综述没有发现扑热息痛中毒人群接受单次给予活性炭后并发症的大规模试验[14]。已报道的活性炭害处可能包括吸入性肺炎、呕吐、腹泻、便秘、肠梗阻和干扰常规给药[27]。一项大规模回顾性病例分析显示，多次给药时临床上重要的不良反应的发生率可能很低（878名患者接受多次给予活性炭；明显的肺部误吸为 6/878 [0.6%] vs 95%CI 0.1% ~ 1.1%）[28]。

评论 **活性炭单次给药**：该系统综述包括了对志愿者的模拟过量研究，发现摄入扑热息痛2小时内给予活性炭可不同程度减少扑热息痛吸收量，但使用活性炭越晚，减少量越少[14]。一份对连续450名摄入 ≥ 10g 扑热息痛患者的大样本队列研究发现，给予活性炭治疗的患者比未给予的患者出现扑热息痛高危血液浓度的人数明显要少（OR 0.36，95%CI 0.23 ~ 0.58）[4]。该效应仅见于2小时内得到治疗的患者，该研究也并没有足够大的样本来评估很多潜在的混杂因素[4]。一份有关活性炭在所有中毒类型中作用的非系统综述还没有发现活性炭能够改善中毒患者结局的证据[27]。**活性炭多次给药**：该综述没有发现有关评价多次给予活性炭方案治疗扑热息痛中毒效果的模拟过量研究[14]。一份包括病例分析和在所有中毒类型当中报道多次给药方案效果的非系统综述没有发现该方案能够改善中毒患者结局的证据[29]。扑热息痛在人体内的快速吸收和短半衰期也提示多次给予活性炭不太可能有好的效果。

治疗选择3　洗胃

一篇系统综述没有发现随机对照试验来研究洗胃在扑热息痛中毒人群中的临床效果。

益处　我们发现一篇系统综述（检索时间：2001年），但没有发现报道临床结果的随机对照试验和队列研究[14]。

害处　该系统综述发现，尚无对扑热息痛中毒后接受洗胃的人群中并发症的大规模研究[14]。一项随机对照试验（包括876名急性口服各种药物过量的患者）发现，促进胃排空（吐根所致 [209名] 或洗胃 [220名]）联合活性炭与单纯只给予活性炭治疗（胃排空组13% vs 未排空组8%；P = 0.43）之间没有显著性差异[30]。该随机对照试验没有单独分析洗胃或吐根的害处。任何一种胃排空加活性炭方法的危害包括误吸17/459（3.7%）、腹泻（3人）、肠梗阻（3人）、呕吐时发生心律失常（2人）、胃复安治疗呕吐导致的肌张力障碍（1人）和呕血（2人）。这些害处并不全都是洗胃所致，因为大约50%的患者使用了吐根治疗。

评论　这个系统综述包括在人类志愿者进行的模拟药物过量研究，发现1小时内进行的洗胃清理出的扑热息痛药片数量不等，药片的数量随时间的延长而减少[14]。一个队列研究（如前所述）（见活性炭的评论）发现，给予活性炭治疗的患者比未给予的患者出现扑热息痛高危血液浓度的人数明显要少（OR 0.36, 95%CI：0.23 ～ 0.58）[4]。联合洗胃的活性炭治疗并不能进一步降低危险（OR 1.12, 95%CI 0.57 ～ 2.20）[4]。一篇关于在各种不同形式中毒患者中进行洗胃治疗的非系统综述没有发现洗胃能够明显改善中毒患者结局的证据[31]。

治疗选择4　吐根

一篇系统综述没有发现随机对照试验研究吐根在扑热息痛中毒人群中的临床效果。

益处　我们发现一篇系统综述（检索时间：2001年），但没有发现检测吐根用于扑热息痛中毒患者中的临床效果的随机对照试验[14]。

害处　该系统综述没有发现将吐根在扑热息痛中毒患者中害处进行量化的大规模研究[14]。我们发现一项随机对照试验（876名不同药物过量的患者）比较了胃排空治疗（吐根或洗胃）加活性炭与单纯给予活性炭治疗的效果[30]。但是该随机对照试验并未单独地分析吐根的作用（见洗胃的害处）。

评论　人类模拟药物过量研究提示，在1小时内给予吐根治疗能够减少扑热息痛的吸收，但是还没有研究显示能改变临床结局[32]。一个关于吐根用于所有各种形式中毒的非系统综述没有发现吐根能够改善中毒患者结局的证据[32]。使用吐根可能延迟活性炭和口服解毒剂的使用。

治疗选择5　蛋氨酸

一项系统综述收入的小型随机对照试验发现，蛋氨酸治疗和支持治疗的死亡率没有显著性差异，虽然它缺少足够的把握度来检测出具有临床上意义的重要差异。该综述中有限的证据显示，蛋氨酸比支持治疗更能减少肝毒性。我们没有发现乙酰半胱氨酸与蛋氨酸比较的随机对照试验。

益处　**蛋氨酸治疗与支持疗法比较**：我们发现了一个收入了一项随机对照试验[33]的系统综述（检索时间：2001年）[14]。该随机对照试验比较了三种疗法：口服蛋氨酸（每4小时2.5g，共4次）、静脉输注疏乙胺（曾用名半胱胺，20小时内3.6g）和支持疗法。该随机对照试验发现蛋氨酸和支持疗法之间在死亡率上的没有显著性差异（40名患者的扑热息痛血液浓度高于英国治疗标准浓度 [见图1]；死亡率：蛋氨酸组 0/13 [0] vs 支持治疗组 1/13 [7.7%]；报道没有显著性差异）[33]。只有27名患者进行了肝活检。使用蛋氨酸治疗发展到Ⅲ级肝坏死的患者比支持疗法更少（蛋氨酸组 0/9 [0] vs 支持疗法组 6/10 [60%]；P < 0.05），天冬氨酸转氨酶峰值超过1000U使用蛋氨酸治疗时（1/13 [8%] vs 支持疗法为 8/13 [62%]；RR 0.13, 95%CI 0.02 ～ 0.86，NNT 2, 95%CI 2 ～ 6）。**蛋氨酸与乙酰半胱氨酸比较**：我们发现一篇系统综述（检索时间：2003年），但没有收入随机对照试验[34]。

害处　**蛋氨酸治疗与支持疗法比较**：该系统综述没有报告使用蛋氨酸治疗的不良反应[14]。包括随机对照试验在内都没有报道在治疗时出现的严重不良反应，但是使用蛋氨酸后有8/13人（62%）发生了呕吐[33]。对照组中还没有发生不良反应的报道。**蛋氨酸治疗与乙酰半胱氨酸治疗比较**：该系统综述没有关于蛋氨酸不良反应的报道[34]。

评论　**蛋氨酸治疗与支持疗法比较**：从随机对照试验来分析肝活检结果非常困难，因为不是所有的患者都接受检测，不可能进行维持原分组分析[33]。

参考文献

1. Gunnell D, Hawton K, Murray V, et al. Use of paracetamol for suicide and non-fatal poisoning in the UK and France: are restrictions on availability justified? J Epidemiol Community Health 1997;51:175-179.
2. Camidge DR, Wood RJ, Bateman DN. The epidemiology of self-poisoning in the UK. Br J Clin Pharmacol 2003;56:613-619.
3. Hawton K, Ware C, Mistry H, et al. Paracetamol self-poisoning. Characteristics, prevention and harm reduction. Br J Psychiatry 1996;168:43-48.
4. Buckley NA, Whyte IM, O'Connell DL, et al. Activated charcoal reduces the need for N-acetylcysteine treatment after acetaminophen (paracetamol) overdose. J Toxicol Clin Toxicol 1999;37:753-757.
5. Prescott LF, Illingworth RN, Critchley JAJH, et al. Intravenous N-acetylcysteine: the treatment of choice for paracetamol poisoning. BMJ 1979;2:1097-1100.
6. Rumack BH, Matthew H. Acetaminophen poisoning and toxicity. Pediatrics 1975;55:871-876.
7. Vale JA, Proudfoot AT. Paracetamol (acetaminophen) poisoning. Lancet 1995;346:547-552.
8. Smilkstein MJ, Knapp GL, Kulig KW, et al. Efficacy of oral N-acetylcysteine in the treatment of acetaminophen overdose. Analysis of the National Multicentre Study (1976-1985). N Engl J Med 1988;319:1557-1562.
9. Prescott LF. Paracetamol overdosage. Pharmacological considerations and clinical management. Drugs 1983;25:290-314.
10. Caravati EM. Unintentional acetaminophen ingestion in children and the potential for hepatotoxicity. J Toxicol Clin Toxicol 2000;38:291-296.
11. Bond GR. Reduced toxicity of acetaminophen in children: It's the liver. J Toxicol Clin Toxicol 2004;42:149-152.
12. Schiodt FV, Ott P, Christensen E, et al. The value of plasma acetaminophen half-life in antidote-treated acetaminophen overdosage. Clin Pharmacol Ther 2002;71:221-225.
13. James LP, Wells E, Beard RH, et al. Predictors of outcome after acetaminophen poisoning in children and adolescents. J Pediatr 2002;140:522-526.
14. Brok J, Buckley N, Gluud C. Interventions for paracetamol (acetaminophen) overdoses. In: The Cochrane Library, Issue 1, 2005. Chichester, UK: John Wiley & Sons, Ltd. Search date 2001; primary sources Cochrane Hepato-Biliary Group Controlled Trials Register, Cochrane Controlled Trials Register, Medline, Embase, and hand searches of reference lists from RCTs, textbooks, review articles and meta-analyses, and personal contact with authors of relevant RCTs.
15. Keays R, Harrison PM, Wendon JA, et al. Intravenous acetylcysteine in paracetamol induced fulminant hepatic failure: a prospective controlled trial. BMJ 1991;303:1026-1029.
16. Buckley NA, Whyte IM, O'Connell DL, et al. Oral or intravenous N-acetylcysteine: which is the treatment of choice for acetaminophen (paracetamol) poisoning? J Toxicol Clin Toxicol 1999;37:759-767.
17. Chan TY, Critchley JA. Adverse reactions to intravenous N-acetylcysteine in Chinese patients with paracetamol (acetaminophen) poisoning. Hum Exp Toxicol 1994;13:542-544.
18. Schmidt LE, Dalhoff K. Risk factors in the development of adverse reactions to N-acetylcysteine in patients with paracetamol poisoning. Br J Clin Pharmacol 2001;51:87-91.
19. Wright RO, Anderson AC, Lesko SL, et al. Effect of metoclopramide dose on preventing emesis after oral administration of N-acetylcysteine for acetaminophen overdose. J Toxicol Clin Toxicol 1999;37:35-42.
20. Sanaei-Zadeh H, Taghaddosinejad F, Jalali N, et al. Adverse effects of intravenous N-acetylcysteine. Clin Drug Invest 2003;23;129-133.
21. Kao LW, Kirk MA, Furbee RB, et al. What is the rate of adverse events after oral N-acetylcysteine administered by the intravenous route to patients with suspected acetaminophen poisoning? Ann Emerg Med 2003;42:741-750.
22. Mant TG, Tempowski JH, Volans GN, et al. Adverse reactions to acetylcysteine and effects of overdose. BMJ 1984;289:217-219.
23. Appelboam AV, Dargan PI, Jones AL, et al. Fatal anaphylactoid reaction to N-acetylcysteine: caution in asthmatics. J Toxicol Clin Toxicol 2002;40:366-367.
24. Perry HE, Shannon MW. Efficacy of oral versus intravenous N-acetylcysteine in acetaminophen overdose: results of an open-label, clinical trial. J Pediatr 1998;132:149-152.
25. Dougherty T, Greene T, Roberts JR. Acetaminophen overdose: comparison between continuous and intermittent intravenous N-acetylcysteine 48-hour protocols. Ann Emerg Med 2000;36:S83.
26. Woo OF, Mueller PD, Olson KR, et al. Shorter duration of oral N-acetylcysteine therapy for acute acetaminophen overdose. Ann Emerg Med 2000;35:363-368.
27. Chyka PA, Seger D. Position statement: single-dose activated charcoal. American Academy of Clinical Toxicology; European Association of Poisons Centres and Clinical Toxicologists. J Toxicol Clin Toxicol 1997;35:721-741.
28. Dorrington CL, Johnson DW, Brant R. The frequency of complications associated with the use of multiple-dose activated charcoal. Ann Emerg Med 2003;41:370-377.
29. American Academy of Clinical Toxicology, European Association of Poison Centres, and Clinical Toxicologists. Position statement and practice guidelines on the use of multi-dose activated charcoal in the treatment of acute poisoning. J Toxicol Clin Toxicol 1999;37:731-751.
30. Pond SM, Lewis-Driver DJ, Williams GM, et al. Gastric emptying in acute overdose: a prospective randomised controlled trial. Med J Aust 1995;163:345-349.
31. Vale JA. Position statement: gastric lavage. American Academy of Clinical Toxicology, European Association of Poisons Centres, and Clinical Toxicologists. J Toxicol Clin Toxicol 1997;35:711-719.
32. Krenzelok EP, McGuigan M, Lheur P. Position statement: ipecac syrup. American Academy of Clinical Toxicology and European Association of Poisons Centres and Clinical Toxicologists. J Toxicol Clin Toxicol 1997;35:699-709.
33. Hamlyn AN, Lesna M, Record CO, et al. Methionine and cysteamine in paracetamol (acetaminophen) overdose, prospective controlled trial of early therapy. J Int Med Res 1981;9:226-231.
34. Alsalim W, Fadel M. Oral methionine compared with intravenous N-acetyl cysteine for paracetamol overdose. Emerg Med J 2003;20:366-367. Search date 2003; primary source Medline.

原作者

Nick Buckley
Consultant Clinical Pharmacologist and Toxicologist
Canberra Hospital, Canberra, Australia

Michael Eddleston
Wellcome Trust Career Development Fellow, Centre for Tropical Medicine, University of Oxford, Oxford, UK

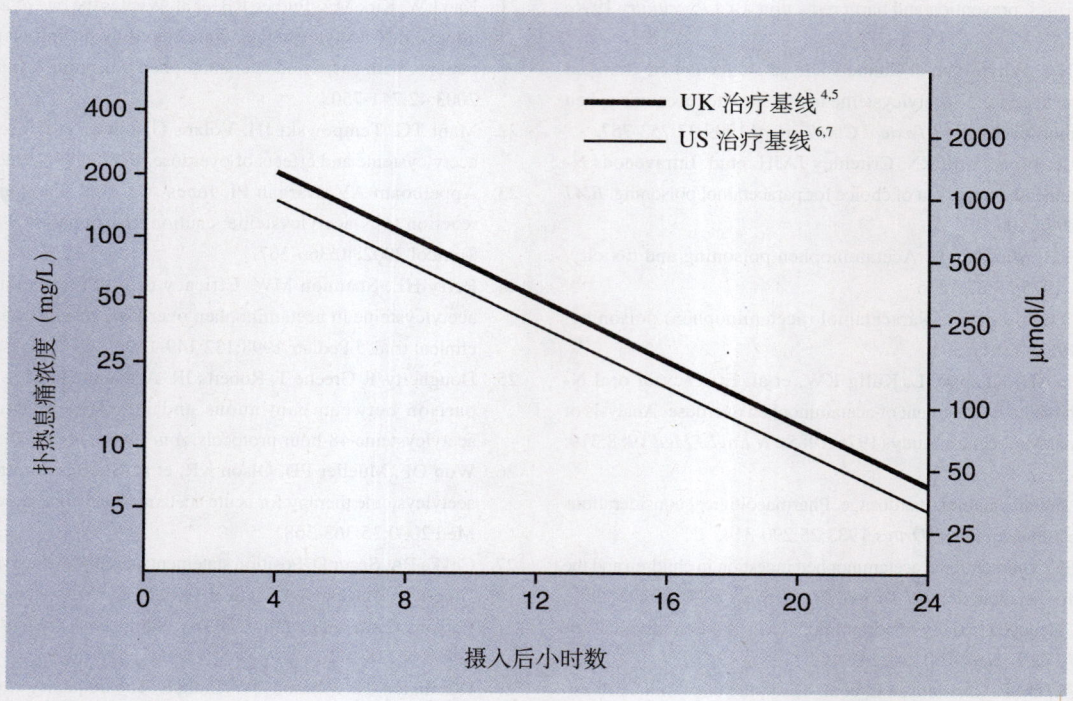

图1 根据摄入扑热息痛4小时和24小时间的血液浓度确定乙酰半胱氨酸或蛋氨酸治疗的线条图，允许发表（参见正文）。

会阴保护

检索时间：2005年4月
原作者：Chris Kettle　黄振宇 译　沈浣 校

问　题

产时手术预防会阴裂伤的效果如何？
产时非手术方法预防会阴裂伤的效果如何？
不同手术方法及缝线对Ⅰ度和Ⅱ度会阴裂伤及会阴侧切术的一期愈合有什么影响？
不同手术方法及缝线对Ⅲ度和Ⅳ度会阴裂伤的一期愈合有什么影响？

治疗措施及其效果

产时手术干预

肯定有效
限制使用会阴切开术（与常规行会阴切开相比降低了会阴后部损伤的风险）

益害相当
胎吸（与产钳相比，降低发生会阴裂伤的风险，但增加发生新生儿颅内出血的风险）

不太可能有效
会阴正中切开术（与会阴侧切术比较增加发生会阴Ⅲ度和Ⅳ度裂伤的风险）

很可能无效甚至有害
硬膜外麻醉（增加手术助产机会，进而增加发生会阴裂伤的风险）

产时非手术干预

肯定有效
分娩时的持续支持（减少手术助产机会，进而降低会阴裂伤发生的风险）

益害相当
"hands poised" 分娩法（与hands on分娩法比较，较少需要行会阴切开术，但疼痛较重，需要人工剥离胎盘的机会增加）
直立位分娩（与仰卧位或截石位比较，较少需要行会阴切开术，但发生会阴Ⅱ度裂伤的风险增加）

效果不明
第二产程胎儿被动下降

分娩时使用持续憋气法（Valsalva法）用力

会阴Ⅰ度和Ⅱ度裂伤修补

肯定有效
使用人工合成可吸收缝线缝合Ⅰ度和Ⅱ度会阴裂伤或会阴切开伤口（与肠线比较可减少短效止痛药的使用）
连续缝合Ⅰ度和Ⅱ度会阴裂伤或会阴切开伤口（与间断缝合比较，减轻了短期内的疼痛）

很可能有效
Ⅰ度和Ⅱ度会阴裂伤或会阴切开术时不缝合皮肤（与常规缝合比较可减少性交困难）

很可能无效甚至有害
Ⅰ度和Ⅱ度会阴裂伤或会阴切开术时不缝合肌肉和皮肤（与缝合比较伤口愈合差）

Ⅲ度和Ⅳ度会阴裂伤的修补

效果不明
使用不同手术方法和缝线缝合Ⅲ度和Ⅳ度会阴裂伤

将在新版中加入
产后降低会阴裂伤相关疾病的干预措施
妊娠晚期和产时会阴按摩
水中分娩

见词汇表 **G**

主要信息

1905 产时手术干预

◆ **限制使用会阴切开术（与常规行会阴切开术相比降低了会阴后部损伤的风险）**：一篇系统综述发现，与产时常规进行会阴切开术相比，根据母儿情况有指征地限制使用会阴切开术，能减少会阴后部损伤的发生，从而不需要缝合伤口，减少发生伤口并发症；虽然阴道前壁和阴唇损伤有所增加，但发生率极低；而严重阴道或会阴裂伤、性交困难以及尿失禁的发生率没有显著性差异。随后的一项随机对照试验发现与广泛使用的常规会阴切开术相比较，根据胎儿情况有指征地限制会阴切开术，会阴完整的产妇比率有所增加，但两者会阴前部裂伤或Ⅲ度裂伤的发生率没有显著性差异。

◆ **胎吸（与产钳相比较，降低发生会阴裂伤的风险，但增加发生新生儿颅内出血的风险）**：一篇系统综述及随后的一些随机对照试验发现，与产钳相比较，胎吸助产降低了发生会阴裂伤的风险，但增加发生新生儿颅内出血和视网膜出血的风险。

◆ **会阴正中切开术（与会阴侧切术比较增加发生会阴Ⅲ度和Ⅳ度裂伤的风险）**：我们尚未发现证据证实会阴正中切开术比侧切术能减轻会阴疼痛或增加伤口裂开。在一项类随机研究中有限的证据提示会阴正中切开与侧切术比较可增加Ⅲ度和Ⅳ度会阴裂伤的风险。

◆ **硬膜外麻醉（增加手术助产机会，进而增加发生会阴裂伤的风险）**：一篇系统综述发现尚没有直接证据证实硬膜外麻醉比其他麻醉会对会阴裂伤发生率产生影响。该综述中的一些随机对照试验发现如在第一产程使用硬膜外麻醉并持续至第二产程时，可增加手术助产的风险，而手术助产可增加发生会阴裂伤的风险。另两项随机对照试验则发现如仅在第一产程中使用硬膜外麻醉，与不使用麻醉镇痛相比，两者手术助产的风险没有显著性差异。

产时非手术干预

◆ **分娩时的持续支持（减少手术助产机会，进而降低会阴裂伤发生的风险）**：一篇系统综述发现在分娩时为孕妇提供持续的支持比常规处理方式能减少阴道手术助产（胎吸或产钳）的机会。两组在会阴切开或需要缝合的会阴裂伤发生率上没有显著性差异。

◆ **"hands poised"分娩法（与hands on分娩法比较，较少需要行会阴切开术，但疼痛较重，需要人工剥离胎盘的机会增加）**：一项多中心的随机对照试验和一项类随机发现"hands poised"分娩法（不接触胎头或不保护会阴）比常规使用的"hands on"分娩法（对胎头施加压力或保护会阴）减少了会阴切开术。以上两项研究都没有证据证实两种方法在需要缝合的会阴裂伤的发生风险中能产生作用，一项随机对照试验还发现采用"hands poised"的分娩手法组中，人工剥离胎盘和产后短期内疼痛人数有所增加。

◆ **直立位分娩（与仰卧位或截石位比较，较少需要行会阴切开术，但发生会阴Ⅱ度裂伤的风险增加）**：一篇系统综述发现有限的资料证据表明，与平卧位或截石位比较，分娩时任何一种直立体位减少了会阴切开术，同时会阴Ⅱ度裂伤的发生增加。在直立位组手术助产率有轻度减少。

◆ **第二产程胎儿被动下降**：一项随机对照试验显示胎儿被动下降与主动用力比较会阴裂伤的发生没有显著性差异。

◆ **分娩时使用持续憋气法（Valsalva法）用力**：收入了两项低质量的临床对照试验的系统综述发现，与自然呼吸组相比较，第二产程用力时采用Valsaval呼吸法会阴裂伤发生的程度和发生率均没有显著性差异。

1906 会阴Ⅰ度和Ⅱ度裂伤修补

◆ **使用人工合成可吸收缝线缝合Ⅰ度和Ⅱ度会阴裂伤或会阴切开伤口（与肠线比较可减少短效止痛药的使用）**：一篇较大的系统综述发现，人工合成可吸收缝线与肠线比较可减少产后10天内止痛药的使用。但随后的两项随机对照试验发现使用两种缝线在产后3天内会阴疼痛情况以及产后24～48小时或10～14天使用止痛剂情况没有显著性差异，然而尚缺乏足够的把握度以确定其是否有临床上重要的意义。一篇系统综述和随后的随机对照试验发现，人工合成可吸收缝线与肠线比较，在产后3个月内的疼痛和性交痛方面没有显著性差异。但综述收入的一项随机对照试验发现，12个月随访后人工合成可吸收缝线组性交痛的发生率低。两项随机对照试验发现，快速可吸收缝线和标准可吸收缝线在会阴疼痛、坐疼、性交痛发生率上没有显著性差异。这些随机对照试验也发现使用快速可吸收缝线可减轻行走时的会阴疼痛，并不用拆除缝线。

◆ **连续缝合Ⅰ度和Ⅱ度会阴裂伤或会阴切开伤口（与间断缝合比较，减少了短期内的疼痛）**：一篇系统综述发现，与会阴皮肤间断缝合相比，连续皮内缝合可减轻产后的短期疼痛，并不用拆除缝线，但是两者在产后3个月内会阴疼痛和性交痛方面没有显著性差异。一项随机对照试验发现，比间断缝合相比，在全层修补时采用连续疏松的缝合方式能改善产后3个月内会阴疼痛和减少缝线拆除。

◆ **Ⅰ度和Ⅱ度会阴裂伤或会阴切开术时不缝合皮肤（与常规缝合比较可减少性交困难）**：一项大样本的随机对照试验发现，不缝合皮肤（但缝合阴道黏膜和会阴肌肉）与常规缝合方法比较，在产后10天内疼痛没有显著性差异。另一项随机对照试验发现不缝合皮肤可减轻产后3个月内的疼痛。两项随机对照试验都发现不缝合皮肤可减轻产后3个月内的性交痛。

◆ **Ⅰ度和Ⅱ度会阴裂伤或会阴切开术时不缝合肌肉和皮肤（与缝合比较伤口愈合差）**：两项小样本的随机对照试验发现，Ⅰ度和Ⅱ度会阴裂伤时，不缝合肌肉皮肤与缝合在产后短期会阴疼痛上没有显著性差异。其中的一项存在方法学上的缺陷的研究提示两者在伤口愈合方面没有显著性差异,但第二项随机对照试验发现不缝合组中产后6周内伤口愈合不良的比例增加。

Ⅲ度和Ⅳ度会阴裂伤的修补

◆ **使用不同手术方法和缝线缝合Ⅲ度和Ⅳ度会阴裂伤**:一项小样本的随机对照试验采用重叠缝合和端端缝合方法缝合一期Ⅲ度会阴裂伤,发现两组间会阴部不适没有显著性差异,与端端缝合方法比较,重叠缝合没有明显减少便急和大便失禁。

定义 会阴裂伤是指产时自然或由手术(会阴切开术)造成的生殖道损伤。会阴前部裂伤可涉及阴唇、阴道前壁、尿道或阴蒂,其发生率往往较低。会阴后部的裂伤包括阴道后壁、会阴肌肉或者肛门括约肌。自然Ⅰ度会阴裂伤仅有皮肤裂伤,Ⅱ度会阴裂伤包括会阴肌肉,Ⅲ度会阴裂伤包括部分或全部的肛门括约肌撕裂,Ⅳ度会阴裂伤包括全部的肛门内外扩约肌和直肠黏膜撕裂[1]。

发病率/患病率 约有85%经阴道分娩的孕妇有不同形式的会阴裂伤[2],其中60%~70%的人接受了缝合,此数据相当于1997年在英国有400 000名妇女[2,3]。在不同国家会阴切开率有很大的差异:荷兰有8%,英国有14%,美国有50%,东欧国家有99%[4-6]。据报道在美国[6]和英国[7]自然产裂伤的缝合率有1/3,由于报道的差异和裂伤分类方法的不同,还有可能低估了这一数据。肛门括约肌损伤的发生率也有很大不同,在英国是0.5%,丹麦是2.5%,加拿大是7%[8]。

病因/危险因素 会阴裂伤发生在自然分娩或阴道助产过程中,尤其在第一次阴道分娩后更常见[1],相关的危险因素包括:胎儿大小、分娩方式、先露异常和胎位不正。其他会加重会阴裂伤范围和程度的母体因素有:种族(白种人比黑种人的危险性增加)、高龄、异常的胶原合成以及低营养状态[9],临床医师的经验以及产时干预方案的选择也会影响会阴裂伤的发生率及严重程度。

预后 会阴裂伤可以影响孕妇产后短时间内及今后很长时期里生理、心理和社会健康状态,另外它也能中断母乳喂养,影响家庭生活甚至破坏性生活。在英国,有23%~42%的妇女在产后10~12天有持续疼痛或不适,7%~10%的妇女有长时期的疼痛(产后3~18个月)[2,3,10];23%的妇女产后3个月有表浅的性交困难;3%~10%有大便失禁[11,12];24%以上的妇女有排尿问题[2,3];并发症的发生受会阴裂伤的严重程度和治疗有效性的影响。

治疗目的 降低会阴裂伤的发生率和严重性,改善与会阴裂伤和修补相关的母体各种长短期疾病。

结局 生活质量;会阴裂伤的发生率和严重性;会阴切开率;阴道助产(间接增加了会阴切开术和会阴裂伤的危险性,尤其是产钳助娩);心理创伤;短时和长期的会阴部疼痛;失血;感染;伤口裂开;表浅的性交困难;压力性尿失禁;大便失禁;治疗的不良反应。

方法 采用2005年4月《临床证据》的文献检索和评价方法。必要之处还翻译了非英文的参考书目,收入了所有的高质量的随机对照试验。如果一种治疗措施有不止一篇的系统综述,我们只报道最近期的综述。

问 题 产时手术预防会阴裂伤的效果如何?

治疗选择1 限制会阴切开和常规会阴切开比较

一篇系统综述发现,与产时常规进行会阴切开术相比,根据母儿情况有指征地限制使用会阴切开术,能减少会阴后部损伤的发生,从而不需要缝合伤口,减少发生伤口并发症;虽然阴道前壁和阴唇损伤有所增加,但发生率极低;而在严重阴道或会阴裂伤、性交困难以及尿失禁的发生率上没有显著性差异。随后的一项随机对照试验发现与广泛使用的常规会阴切开术相比较,根据胎儿情况限制会阴切开术,会阴完整的产妇比率有所增加,但两者会阴前部裂伤或Ⅲ度裂伤的发生率没有显著性差异。

益处 我们发现一篇系统综述[13]和随后的一项随机对照试验[14]比较了限制性会阴切开术和常规会阴切开术。系统综述(没有报道检索日期,6项随机对照试验,4850名妇女),常规会阴切开组1752/2409 [73%] 行会阴切开术;限制会阴切开组673/2441 [28%] 行会阴切开术[13]。研究发现比起常规会阴切开术,限制使用会阴切开术可以显著降低会阴后部的裂伤,减轻出院后的疼痛,更少需要缝合,并且伤口愈合的并发症少(会阴后部裂伤:4项随机对照试验,2079名妇女,限制组744/1039 [72%] vs 常规组849/1040 [82%],RR 0.88,95%CI 0.84~0.92,NNT 10,95%CI 8~16;出院后会阴疼痛:1项随机对照试验,2422名妇女,分为2组,限制组371/1207 [31%] vs 常规组516/1215 [42%],RR 0.72,95%CI 0.65~0.81,NNT 9,95%CI 7~12;缝合率:5项随机对照试验,共4133名妇女,限制组1327/2080 [64%] vs 常规组1768/2053 [86%],RR 0.74,95%CI 0.71~0.77,NNT 4,95%CI 4~5;伤口愈合的并发症:1项随机对照试验,1119名妇女,限制组114/555 [21%] vs 常规组168/564 [30%],RR 0.69,95%CI:0.56~0.85,NNT 11,95%CI 7~23)。该综述发现两组在严重的阴道和会阴裂伤、产后3个月内及3年内的性交困难、产后3个月尿失禁的发生上没有显著性差异(严重的阴道和会阴裂伤发生率:3项随机对照试验,4284名妇女,限制组87/2155 [4%] vs 常规组77/2129 [3.6%],RR 1.11,95%CI 0.83~1.50。3个月内性交困难:1项随机对照试验,895名妇女,限制组96/438 [22%] vs 常规组82/457 [18%],RR 1.22,95%CI 0.94~1.59。3年的内性交痛:1项随机对照试验,674名妇女,限制组 52/329 [16%] vs 常规组 45/345 [13%]，RR 1.21，95%CI 0.84～1.75。产后 3 个月尿失禁发生率：2 项随机对照试验，1569 名妇女，限制组 140/775 [18%] vs 常规组 147/794 [19%]，RR 0.98，95%CI 0.79～1.20）。随后的随机对照试验报道了常规组 46/60 [77%] 会阴切开，限制组 20/49 [41%] 会阴切开[14]。与常规会阴切开比较，根据胎儿特殊情况限制会阴切开术能增加会阴的完整性，但两者在会阴前部裂伤或Ⅲ度裂伤的发生率上没有显著性差异（109 名妇女，会阴完整的妇女：限制组 14/49 [29%] vs 常规组 6/60 [10%]，RR 2.9，95%CI 1.2～6.9。会阴前部损伤：限制组 27/49 [55%] vs 常规组 25/60 [42%]，RR 1.1，95%CI 0.8～1.8。Ⅲ度会阴裂伤：限制组 2/49 [4%] vs 常规组 5/60 [8%]，RR 0.43，95%CI 0.1～2.1）。

害处 限制使用会阴切开术除了会阴前部损伤的发生率较高外，我们没有发现其他与之有关的严重不良反应的报道，其会阴前部损伤的发生率也很低（4 项随机对照试验，4342 名妇女，限制组 425/2144 [20%] vs 常规组 243/2198 [11%]，RR 1.79，95%CI 1.55～2.07，NNH 11，95%CI 9～16）[13]。随后的一项随机对照试验没有关于限制性会阴切开术严重不良反应的报道[14]。

评论 这项综述中的6项随机对照试验质量不同[13]，其中一项试验的随机抽样方法不明确。所有研究采用维持原随机分组分析。进行研究的地方有：英国、加拿大、阿根廷。研究中采用会阴切开术的方式中 5 项是会阴侧切，1 项是会阴正中切开。随后的一项随机对照试验在德国进行，采用了质量较高的方法学，比较了会阴侧切术[14]。

治疗选择 2 会阴正中切开和会阴侧切术比较

我们尚未发现证据证实会阴正中切开术比侧切术能减轻会阴疼痛或增加伤口裂开。在一项类随机研究中有限的证据提示会阴正中切开与侧切术比较可增加Ⅲ度和Ⅳ度会阴裂伤的风险。

益处 我们没有关于会阴侧切和正中切开术比较的系统综述。关于这方面只有一项类随机试验（407名初产妇，24%退出试验）[15]和一篇摘要（没有具体的数据）比较了会阴侧切和正中切开术[16]。文章质量低，且无证据证实在会阴疼痛或伤口裂开上有差异。采用会阴正中切的妇女会阴青肿的发生明显减少，并且恢复性生活的时间早。

害处 类随机试验发现会阴正中切开显著增加Ⅲ度和Ⅵ度会阴裂伤的发生（会阴正中切开39/163 [24%] vs侧切组22/244 [9%]，RR 2.7，95%CI 1.6～4.3，NNH 6，95%CI 4～13）[15]。但由于研究的局限性影响到它的准确性和可靠度，需慎重看待研究结果。两项回顾性队列研究（包括 5376 名初产妇和 341 名经产妇）经多因素分析后，发现会阴正中切开术使Ⅲ度和Ⅵ度会阴裂伤的危险性增加了 4 倍（没有提供 CI）[17, 18]。

评论 有报道称会阴正中切开术缝合简单，失血少，愈合快，痛苦小，并且恢复性生活的时间早。但我们没有发现可靠的证据支持这一观点。一项试验因为采用类随机治疗分组所以存在选择偏倚的危险，而且没有进行维持原随机分组分析[15]。其他试验没有描述治疗分组的方法。

治疗选择 3 硬膜外麻醉

一篇系统综述发现尚没有直接证据证实硬膜外麻醉比其他麻醉会对会阴裂伤发生率产生影响。然而，该综述中的一些随机对照试验发现如在第一产程使用硬膜外麻醉并持续至第二产程，可增加手术助产的风险，而手术助产可增加发生会阴裂伤的风险。该综述收入的另两项随机对照试验则发现如仅在第一产程中使用硬膜外麻醉，与不使用麻醉镇痛相比，两者手术助产的风险没有显著性差异。

益处 我们发现一项系统综述（未报道检索日期，11 项随机对照试验，3157 名妇女，比较了硬膜外麻醉和其他麻醉方式）[19]。这些随机对照试验没有报道会阴裂伤的发生率。6项随机对照试验（1252名妇女）报道了第一产程使用硬膜外阻滞并持续至第二产程时手术助产的发生率。系统综述发现与不使用硬膜外麻醉相比，持续硬膜外麻醉至第二产程会显著增加手术助产的风险（6 项随机对照试验：硬膜外麻醉组 168/628 [26.8%] vs 无硬膜外麻醉组 102/624 [16.3%]，OR 2.03，95%CI 1.51～2.73）[19]。2 随机对照试验（131 名妇女）报道了仅在第一产程使用硬膜外麻醉时手术助产的发生率。该文章发现仅在第一产程使用硬膜外麻醉比没有使用硬膜外麻醉在机械助产方面没有显著性差异（2 项随机对照试验，硬膜外麻醉组 18/67 [27%] vs 无硬膜外麻醉组 14/64 [22%]，OR 1.30，95%CI 0.59～2.88）。

害处 分析观察到的证据发现硬膜外阻滞与慢性背部疼痛、慢性头痛、膀胱问题、麻刺感和麻木感以及"感觉混乱"的发生增加有关[20]。

评论 试验的质量变化较大，系统综述中有 5 项试验没有明确描述随机分组方法。

治疗选择 4 胎吸和产钳比较

一篇系统综述及随后的一些随机对照试验发现，与产钳相比较，胎吸助产降低了发生会阴裂伤的风险，但增加了发生新生儿颅内出血和视网膜出血的风险。

益处 我们发现一篇系统综述[21]和 3 项随后的随机对照试验[22-24]。这项系统综述（检索时间：1999 年，10 项随机对照试验，2885 名妇女）发现与产钳相比，使用胎吸的妇女会阴裂伤和产后 24 小时剧烈会阴疼痛的发生率减少（严重会阴裂伤：

7项随机对照试验，2582名妇女，胎吸组127/1296 [10%] vs 产钳组261/1286 [20%]，RR 0.46，95%CI 0.38～0.56，NNT 10，95%CI 8～12；剧烈会阴疼痛：1项随机对照试验，495名妇女，胎吸组21/247 [9%] vs 产钳组37/248 [15%]，RR 0.57，95%CI 0.34～0.94，NNT 16，95%CI 10～119)[21]。随后的2个随机对照试验发现与产钳比较，胎吸的严重会阴裂伤[22,23]和Ⅲ度裂伤发生少[24]，但差异没有显著性（会阴裂伤：胎吸组2/70 [2.8%] vs 产钳组4/70 [5.7%]，RR 0.50，95%CI 0.10～2.64[22]；另一项随机对照试验：胎吸组2/204 [1.0%] vs 产钳组4/238 [1.7%]，RR 0.58，95%CI 0.19～3.15[23]；Ⅲ度裂伤：胎吸组5/69[7%]vs 产钳组10/61 [16%]，RR 0.44，95%CI 0.16～1.22)[24]。3项随后的随机对照试验也发现与产钳比较，胎吸组中产后3个月有大便失禁现象的妇女显著减少（维持原随机分组分析：胎吸组23/69 [33%] vs 产钳组36/61 [59%]，RR 0.35，95%CI 0.17～0.71)[24]。

害处 这篇系统综述和2项随后的随机对照试验发现胎吸助产娩出的新生儿颅内出血的危险更高[21](6项随机对照试验，1966名妇女：胎吸组98/995 [10%] vs 产钳组40/971 [59%]，RR 2.34，95%CI 1.64～3.347，NNT 17，95%CI：10～35；第1项随机对照试验[22]：胎吸组6/70 [8.6%] vs 产钳组2/70 [2.8%]，RR 3.0，95%CI 0.63～14.36；第2项随机对照试验[23]：胎吸组2/204 [15.9%] vs 产钳组2/238 [0.8%]，RR 7.00，95%CI 1.59～30.91）。这项系统综述还发现与产钳比较，胎吸显著增加胎儿视网膜出血和手术助产失败率（视网膜出血：5项随机对照试验，445名妇女，胎吸组109/224 [49%] vs 产钳组74/221 [34%]，RR 1.46，95%CI 1.17～1.83，NNT 7，95%CI 4～17；手术助产失败率：9项随机对照试验，2849名妇女，胎吸组166/1436 [12%] vs 产钳组7% [102/1413]，RR 1.60，95%CI 1.27～2.02；NNT 23，95%CI：14～51)[21]。

评论 系统综述的试验质量差异很大，有些采用了类随机分组[21]。在出生后的评估中没有一项试验在治疗上尝试使用盲法分组。试验在不同的国家进行（英国、美国、南非、丹麦、瑞典和希腊），研究程序与日常需要阴道助产程序相同。虽然有些研究在教学医院进行，但以临床实用为主，纳入标准很宽。这些证据看来具有普遍性。随后的随机对照试验也是在墨西哥[22]、印度[23]和爱尔兰[24]的教学医院进行。其中一项试验有70例自然阴道分娩作为对照组[22]。最近的随机对照试验没能得到充分的证据证实胎吸和产钳发病率上有20%的差异[24]。

问 题 产时非手术方法预防会阴裂伤的效果如何？

治疗选择1 分娩时的持续支持

一篇系统综述发现在分娩时为孕妇提供持续的支持比常规处理方式能减少阴道手术助产的机会（胎吸或产钳）。两组在会阴切开或需要缝合的会阴裂伤发生率上没有显著性差异。

益处 我们发现一篇系统综述（检索时间：2003年，15个随机对照试验，超过12791名妇女）对比了分娩期由专业护士、助产士或陪产人员提供的持续的一对一的看护和常规护理的不同[25]。发现分娩期持续支持Ⓖ比起常规护理能显著减少阴道助产（胎吸或产钳）的机会（14项随机对照试验，12 757名妇女；持续支持组1039/6344 [16%] vs 常规护理组1159/6413 [18%]，RR 0.89，95%CI 0.83～0.96）。此综述发现两者在会阴切开术和会阴裂伤发生率上没有显著性差异（会阴切开术：1项随机对照试验，6915名妇女；持续支持组894/3454 [25.9%] vs 常规护理组919/3461 [26.5%]，RR 0.97，95%CI 0.90～1.05。会阴裂伤定义为会阴切开术或需要缝合的会阴撕裂伤：2项随机对照试验，7328名妇女；持续支持组1996/3663 [54%] vs 常规护理组2026/3665 [55%]，RR 0.99，95%CI 0.95～1.03）。

害处 我们没有发现有害影响的证据。这些综述中的试验评估了大量的结局，但没有一项提示有害影响[25]。

评论 系统综述中的试验设计合理，其中一项使用了中心计算机随机抽样模式，12项使用不透明密封信封，2项使用的是由中心控制但未采用隐匿治疗分组的方法[25]。虽然试验性干预经常被描述为一对一的支持，但其实施过程、与产妇的关系、开始的时间和持续时间在这些试验中都是不同的。试验在不同国家的机构中进行（澳大利亚、比利时、博茨瓦纳、加拿大、芬兰、法国、希腊、危地马拉、墨西哥、南非和美国）。

治疗选择2 直立位分娩

一项系统综述发现有限的资料证据表明，与平卧位或截石位比较，分娩时任何一种直立体位减少了一些会阴切开术，同时会阴Ⅱ度裂伤的发生增加。在直立位组手术助产率有轻度减少。

益处 我们发现一项系统综述（检索时间：2003年，19项随机对照试验，5764名妇女）对各种直立位分娩（产椅、凳子、垫子和蹲坐）与仰卧或截石位进行了比较[26]。发现与仰卧位或截石位相比，直立位能够显著减少会阴侧切术的发生，但是会阴Ⅱ度裂伤的发生相应增加（会阴侧切术：12项随机对照试验，4081名妇女；直立组742/2039 [36.4%] vs 仰卧位或截石位组870/2042 [42.6%]，RR 0.84，95%CI 0.79～0.91，NNH 17，95%CI 12～35；会阴Ⅱ度裂伤：11项随机对照试验，4492名妇女；直立组405/2225 [18.2%] vs 仰卧位或截石位组352/2267 [15.5%]，RR 1.23，95%CI 1.09～1.39，NNH 40，95%CI 20～574）。直立组阴道手术助产的发生率轻度增加，有显著统计差异，而会阴Ⅲ度和Ⅳ度裂伤的发生没有显著性差异（阴道手术助产：18项随机对照试验，5506名妇女，直立组277/2737 [10%] vs 仰卧位或截石位组326/2769

[12%]，RR 0.84，95%CI 0.73～0.98；会阴Ⅲ和Ⅳ度裂伤：4项随机对照试验，1478名妇女；直立组 5/719 [0.7%] vs 仰卧或截石位组 6/759 [0.8%]，RR 0.91，95%CI 0.31～2.68）。

害处 该综述发现直立位分娩的产妇估计超过500ml的产后出血危险有轻微增加，但在输血方面没有显著性增加（出血>500ml：11项随机对照试验，4542名妇女；直立组：160/2256 [7%] vs 仰卧位或截石位组 96/2286 [4%]，RR 1.68，95%CI 1.32～2.15，NNH 36，95%CI 21～82；需输血：2项随机对照试验，1747名妇女；直立组 14/891 [2%] vs 仰卧位或截石位组 8/856 [1%]，RR 1.66，95%CI 0.70～3.94）[26]。

评论 应该慎重解释这项系统综述的结果，因为试验质量各异，治疗有多样性（蹲位、跪位、Gardosi垫 ⓖ、产椅）[26]。综述作者提到在一些随机对照试验中由于在随机抽样后排除了部分参与者，因此可能影响了主要结果的测定，而且一些分到直立位分娩组的产妇很难接受。需要进一步设计合理的试验，特别要注意方法学及临床特异性、观察偏倚、维持原随机分组分析和失血量的客观测量。

治疗选择3 向下用力的方法选择

两个低质量的临床对照试验的系统综述发现，第二产程用力时采用Valsaval呼吸法，与自然呼吸组相比较，会阴裂伤发生的程度和发生率均没有显著性差异。另一项随机对照试验显示胎儿被动下降与主动用力对会阴裂伤的发生没有显著性差异。

益处 **持续憋气法（Valsalva法）用力**：我们发现一篇系统综述（检索时间：1993年，5项试验，其中2项是随机对照试验，471名妇女）对Valsalva用力法与自然或呼气法用力进行了比较[27]，只有2项试验提供了会阴裂伤需要缝合的数据，两组之间没有显著性差异（2项随机对照试验，338名妇女；持续Valsalva用力法：57/172 [33%] vs 呼气法用力组 66/166 [40%]，RR 0.83，95%CI 0.61～1.10）。这项系统综述的电子版本现已被考科蓝图书馆收回，但是可以通过以前出版的CD获取资料。**第二产程的被动下降**：我们发现另外一项随机对照试验（252名妇女），对从第二产程开始胎儿被动下降 ⓖ 与主动下降进行了比较[28]，发现两种促使胎儿下降的方法之间会阴裂伤或手术助产的发生率没有显著性差异（初产妇会阴裂伤发生率：被动下降组 46.9% vs 主动用力组 46.2%，P = 0.94；经产妇会阴裂伤：被动下降组 36.4% vs 主动用力组 33.3%，P = 0.73；初产妇手术助产率：被动下降组 22.6% vs 主动用力组 29.7%，P = 0.36；经产妇手术助产率：被动下降组 3.1% vs 主动用力组 12.7%，P = 0.078，没有报道可信区间）。

害处 在第二产程中不同的用力方法是否对会阴有不良影响尚不明确。

评论 综述包括了发表或未发表的试验[27]。三项试验样本小，质量低。其中2项试验发现自然呼吸用力组会阴裂伤有减少，但随后的两项更有力度的对照试验的数据不支持这一发现。

治疗选择4 分娩时"hands poised"和"hands on"方法比较

一项多中心的随机对照试验和一项类随机发现"hands poised"分娩法（不保护会阴）比常规使用的"hands on"分娩法（保护会阴）减少了会阴切开术。以上两项研究都没有证据证实两种分娩方法对需要缝合的会阴裂伤能产生作用，一项随机对照试验还发现采用不保护会阴分娩法组中，人工剥离胎盘和产后短期内疼痛人数有所增加。

益处 我们没有发现有关的系统综述。但发现了一项随机和一项类随机试验比较了不保护会阴和保护会阴两种分娩方法[2, 29]。两个试验都发现与保护会阴法相比，不保护会阴法能减少会阴侧切术。随机对照试验（5471名妇女）发现不保护会阴法比起保护会阴法能显著减少会阴侧切术（不保护会阴组 280/2740 [10%] vs 保护会阴组 351/2731 [13%]，RR 0.79，95%CI 0.65～0.96，NNH 38，95%CI 23～106）[2]。两组在需要缝合的会阴裂伤发生率或会阴Ⅲ度、Ⅳ度裂伤的危险性方面没有显著性差异（需要缝合：不保护会阴组 1636/2740 [60%] vs 保护会阴组 1605/2731 [59%]，RR 1.02，95%CI 0.97～1.06，会阴Ⅲ度、Ⅳ度裂伤：不保护会阴组 40/2740 [1.5%] vs 保护会阴组 31/2731 [1.2%]，RR 1.3，95%CI 0.81～2.05）。另一项类随机试验（1161名妇女）发现不保护会阴方法明显降低会阴切开术和会阴Ⅲ度裂伤的发生（会阴切开：不保护会阴组 51/502 [10%] vs 保护会阴组 103/574 [18%]，RR 0.57，95%CI 0.41～0.78。Ⅲ度会阴裂伤：不保护会阴组 5/502 [1.0%] vs 保护会阴组 16/574 [2.8%]，RR 0.36，95%CI 0.13～0.97）[29]。两组会阴Ⅰ度和Ⅱ度裂伤没有显著性差异（不保护会阴组 175/502 [35%] vs 保护会阴组 171/574 [30%] vs RR 1.17，95%CI 0.98～1.39）。

害处 一项随机对照试验发现采用不保护会阴法需要人工剥离胎盘的风险和产后10天会阴疼痛的人数明显增加（人工剥离胎盘：不保护会阴组 71/2740 [2.6%] vs 保护会阴组 42/2731 [1.5%]，RR 1.69，95%CI 1.16～2.46，NNH 95，95%CI 45～417；会阴疼痛：不保护会阴组 910/2669 [34%] vs 保护会阴组 823/2647 [31%]，RR 1.10，95%CI 1.02～1.19，NNH 33，95%CI 18～212）[2]。

评论 该随机对照试验是在英国进行的一项大规模的、有力度的、多中心的研究，结果可能具有普遍性[2]。类随机研究是在维也纳大学医院进行的，使用了以分娩日期决定的分组方式：双数日为保护会阴组，单数日为不保护会阴组[29]。不保护会阴组 45例数据丢失，保护会阴组 40例数据丢失。

会阴保护

> **问 题** 不同手术方法及缝线对Ⅰ、Ⅱ度会阴裂伤及会阴侧切术的一期愈合有什么影响？

治疗选择1　不缝合伤口

两项小样本的随机对照试验发现，Ⅰ度和Ⅱ度会阴裂伤时，不缝合肌肉皮肤与缝合在产后短期会阴疼痛上没有显著性差异。其中的一项研究存在方法学缺点，提示两者在伤口愈合方面没有显著性差异，但是第二项随机对照试验发现，不缝合组中产后6周内伤口愈合不良的比例增加。一项大样本的随机对照试验发现，不缝合皮肤（但缝合阴道黏膜和会阴肌肉）与常规缝合方法比较，在产后10天内疼痛没有显著性差异。另一项随机对照试验发现不缝合皮肤可减轻产后3个月内的疼痛。这两项随机对照试验都发现不缝合皮肤可减轻产后3个月内的性交痛。

益处　我们没有发现有关的系统综述。**不缝合会阴的肌肉和皮肤**：我们发现2个小样本的随机对照试验比较了会阴Ⅰ度和Ⅱ度裂伤时缝合和不缝合的效果[30,31]。应该慎重看待第一个小样本的随机对照的结果（瑞典，78名初产妇）（见下文的评论）[30]。研究发现和缝合组相比，不缝合组灼热感和产后2~3天疼痛的发生率较高，但没有显著性差异（灼热感：不缝合组9/40 [23%] vs 缝合组4/38 [11%]，RR 0.47，95%CI 0.16~1.39；疼痛：不缝合组3/40 [8%] vs 缝合组1/38 [3%]；RR 0.35，95%CI 0.04~3.23）。两组间产后2~3天和8周伤口愈合没有显著性差异（见下文的评论）。第二个随机对照试验（苏格兰，74名初产妇）发现在产后10天和6周的McGill疼痛评分上不缝合组和缝合组没有显著性差异（在10天和6周时P值均等于0.8），但是不缝合组在分娩后到6周内的伤口愈合情况明显不良（伤口完全愈合的比例：不缝合组16/36 [44%] vs 缝合组26/31 [84%]，RR 0.53，95%CI 0.36~0.79）[31]。**单纯不缝合会阴皮肤**：我们发现2项随机对照试验比较了只缝合阴道和会阴的肌层但不缝合皮肤和传统的三层都缝合的方式[32,33]。这些随机对照试验发现的会阴疼痛的结果是不同的。第一个随机对照试验（英国单中心，1780名初产妇和经产妇，Ⅰ度及Ⅱ度会阴裂伤或会阴切开术，阴道自然分娩或阴道助产）发现产后10天会阴疼痛的比例没有显著性差异（不缝合皮肤组221/886 [25%] vs 缝合皮肤组244/885 [28%]，RR 0.91，95%CI 0.77~1.06）[32]。第二个随机对照试验是尼日利亚的多中心试验（823名产妇，均为会阴Ⅱ度裂伤或会阴切开术）[33]。研究发现不缝合皮肤组产后48小时、14天、6周及3个月时会阴疼痛的比例显著减少（产后48小时：不缝合皮肤237/417 [57%] vs 缝合皮肤265/406 [65%]，RR 0.87，95%CI 0.78~0.97；产后14天：不缝合皮肤93/417 [22%] vs 缝合皮肤117/406 [29%]，RR 0.77，95%CI 0.61~0.98；产后6周：不缝合皮肤41/417 [10%] vs 缝合皮肤62/406 [15%]，RR 0.64，95%CI 0.44~0.93；产后3个月：不缝合皮肤4/417 [1%] vs 缝合皮肤21/406 [5%]，RR 0.19，95%CI 0.06~0.54）。两项随机对照试验均发现不缝合皮肤组在产后3个月的性交困难比例上显著减少（第一项研究[32]：不缝合皮肤：128/828 [16%] vs 缝合皮肤：162/836 [19%]，RR 0.80，95%CI 0.64~0.99，NNT26，95%CI 14~345；第二项研究[33]：不缝合皮肤26/417 [6%] vs 缝合皮肤：49/406 [12%]；RR 0.52，95%CI 0.33~0.81）。

害处　**不缝合会阴肌肉和皮肤**：见上所述益处。涉及的两个随机对照试验中没有报道其他的害处[30,31]。**单纯不缝合会阴皮肤**：见上述益处。两项随机对照试验发现与缝合皮肤比较，不缝合皮肤但对合皮肤48小时发生皮肤伤口裂缝增加（不缝合皮肤组203/885 [23%] vs 缝合皮肤组40/889 [4%]，RR 5.10，95%CI 3.68~7.06）[32]。另一项研究结果：不缝合皮肤组107/417 [26%] vs 缝合组21/406 [5%]，RR 4.96，95%CI 3.17~7.76）[33]。一项随机对照试验发现不缝合皮肤在产后10天发生伤口裂缝增加，但是第二项随机对照试验发现在产后14天伤口裂缝的发生没有显著性差异（产后10天：不缝合皮肤组227/886 [26%] vs 缝合皮肤组145/885 [16%]，RR 1.56，95%CI 1.30~1.88[32]；产后14天：不缝合皮肤组86/417 [21%] vs 缝合皮肤组67/406 [17%]，RR 1.25，95%CI 0.94~1.67）[33]。在第二个随机对照试验中没有更长时间结果的报道）[33]。第二项随机对照试验定义伤口裂缝为伤口边缘分离大于0.5cm[33]。研究发现两族间产后14天伤口完全裂开的发生没有显著性差异（不缝合皮肤组13/417 [3%] vs 缝合皮肤组10/406 [2%]，RR 1.27，95%CI：0.56~2.85）。

评论　**不缝合会阴皮肤和肌肉**：由于研究的局限性可造成结果差异，应当谨慎看待不缝合和缝合皮肤的小样本病例随机对照试验结果[30]。由于对伤口愈合的定义和评估不确定，以及样本例数不够多，因此不足以检测出临床上重要的差异。较宽的可信区间提示各研究分组间的发病率存在很大的差异。第二个小样本评估不缝合和缝合的随机对照试验方法学是合理的，并且使用了密封不透明的信封去分组[31]。由于不可能做到对评估者进行盲法分组，因此可能造成结果有偏倚。**仅仅不缝合皮肤**：两个评价不缝合皮肤的随机对照试验是有实用性的试验，并且结果很可能具有普遍性[32,33]。第二个随机对照试验试验中募集了1077名妇女，但是在产后3个月仅有823名妇女有随诊并被纳入到本分析中[33]。

治疗选择2　可吸收缝线

一个大的系统综述发现，人工合成可吸收缝线与肠线比较可减少产后10天内止痛药的使用。但随后的两项随机对照试验发现使用两种缝线在产后3天内会阴疼痛情况以及产后24~48小时或10~14天使用止痛剂情况没有显著性差异，然而尚缺乏足够的把握度以发现其重要的临床效果。一篇系统综述和随后的随机对照试验发现，人工合成可吸收缝线与肠线比较，在产后3个月内的疼痛和性交痛方面没有显著性差异。但综述收入的一项随机对照试验发现，12个月随访后人工合成可吸收缝线组性交痛的发生率低。两项随机对照试验发现，快速可吸收缝线和标准可吸收缝线在会阴疼痛、坐疼、性交痛发生率上没有显著性差异。这些随机对照试验也发现使用快速可吸收缝线可减轻行走时的会阴疼痛，并能减少缝线的拆除。

益处 **可吸收合成线和肠线比较**：我们发现一项系统综述（检索时间：1999年，包括在欧洲和美国进行的8个随机对照试验，共3681名初产妇和经产妇）[34]，还有两个随后分别在澳大利亚[35]和美国[36]进行的随机对照试验。这个系统性回顾研究发现人工合成的可吸收缝线可明显减少产后10天止痛药物的使用（止痛药物使用：5个随机对照试验，2820名妇女；AR：可吸收线组262/1422 [18%] vs 肠线组338/1398 [24%]，RR 0.74，95%CI 0.65～0.85，NNT 18，95%CI 13～35)[34]。可吸收线合成组和肠线组在产后3个月会阴疼痛和性较困难方面没有显著性差异（会阴疼痛：2个随机对照试验；AR：可吸收线组92/1061 [9%] vs 肠线组112/1068 [11%]，RR 0.86，95%CI 0.64～1.08；性交困难：3个随机对照试验：AR：可吸收线组171/1086 [16%] vs 肠线组180/1089 [17%]，RR 0.95，95%CI 0.79～1.15）。分娩后12个月（1个随机对照试验，793名妇女）[37]，可吸收肠线组性交疼痛的发生率比铬肠线组低（AR：可吸收线组30/395 [8%] vs 铬肠线组51/398 [13%]，RR 0.59，95%CI: 0.39～0.91，NNT 20，95%CI 11～106)[38]。第一个随后的随机对照试验比较了用人工合成可吸收线（标准乳酸聚酯910或者聚己醇酸）和肠线修补会阴的效果[35]。研究发现两者在产后3天和3个月的会阴疼痛方面没有显著性差异，虽然它可能缺乏足够的把握度以发现重要的临床意义（391名妇女，自然阴道分娩后Ⅰ度或Ⅱ度会阴裂伤或会阴切开术后；产后3天会阴疼痛：可吸收线组112/187 [60%] vs 铬肠线组124/188 [66%]，RR 0.91，95%CI 0.78～1.06；产后3个月会阴疼痛发生率：可吸收线组17/167 [10%] vs 铬肠线组14/174 [8%]，RR 1.26，95%CI 0.64～2.48）。随机对照试验发现可吸收线组产后3个月和6个月性交困难或产后6个月会阴疼痛率要高于肠线组，但没有统计学显著性差异（产后3个月性交困难：可吸收线组35/132 [27%] vs 铬肠线组27/144 [19%]，RR1.41，95%CI 发生率0.91～2.20；产后6个月会阴疼痛：人工合成可吸收线组9/158 [6%] vs 铬肠线组5/159 [3%]，RR 1.81，95%CI 发生率0.62～5.28；产后6个月性交困难：人工合成可吸收线组24/148 [16%] vs 铬肠线组19/147 [13%]，RR 1.25，95%CI 发生率0.72～2.19)[35]。第二个随后的随机对照试验比较了使用人工合成快速可吸收线（快速可吸收的乳酸聚酯910）和铬肠线修补会阴[36]。研究发现两组间产后24～48小时和10～14天止痛药物的使用没有显著性差异（908名妇女，经历了会阴撕裂伤或会阴切开术，24～48小时止痛药使用：快速吸收线组375/459 [81.7%] vs 铬肠线组383/449 [85.3%]，$P = 0.14$；10～14天止痛药使用：快速吸收线组81/430 [18.8%] vs 铬肠线组88/416 [21.1%]，报道差异没有显著性，但没有提及P值和可信区间）。没有关于会阴疼痛发生率的报道。**人工合成可吸收线的不同缝合方式**：我们没有发现相关的系统综述。我们发现3个随机对照试验比较了使用快速可吸收乳酸聚酯910和普通乳酸聚酯910线的效果[39-41]。第一个随机对照试验没有报道适合入组的具体资料（153名妇女，爱北尔兰）[39]。其他两个随机对照试验都发现快速可吸收缝线比标准的可吸收线能明显降低产后2周行走时的疼痛（在Demark完成的包括308名初产妇的研究：AR：快速吸收线组46/138 [33.3%] vs 常规吸收线组65/134 [48.5%]，RR 0.69，95%CI 0.51～0.92[40]；在英国完成的包括1542名妇女的研究：AR：快速吸收线组259/769 [33.7%] vs 普通吸收线组314/770 [40.8%]，RR 0.83，95%CI 0.73～0.94[41]）。研究发现两组间所有会阴疼痛、坐时的疼痛或性交困难的发生率没有显著性差异。

害处 **可吸收合成线与肠线**：系统综述[34]发现分娩后3个月，与肠线组比较，使用可吸收线组更易出现缝线移位，差异有显著性（2个随机对照试验，2129名妇女：可吸收合成线组191/1061 [18%] vs 铬肠线组108/1068 [10%]；RR 1.78，95%CI 1.44～2.20；NNH 13，95%CI 8～22)[30, 38]。第一个随后的随机对照试验发现，与使用肠线比较，使用可吸收合成线的妇女有更多人在6周后出现与缝合线有关的异常，但差异无显著性（可吸收合成线组8/184 [4.4%] vs 铬肠线组3/184 [1.6%]；OR 2.61，95%CI 0.59～12.41)[35]。第二个随后的随机对照试验未发现不良反应[36]。**不同类型的人工合成可吸收合成线**：第一个和第二个随机对照试验未发现不良反应[39, 40]。第三个随机对照试验发现产后3个月中，与标准可吸收线比较，快速可吸收线出现缝线移位的几率显著减少（快速可吸收线组22/769 [2.7%] vs 标准可吸收线组98/770 [12.7%]；RR 0.23，95%CI 0.14～0.35)[41]。

评论 **可吸收合成线与肠线**：系统综述中所涉及的研究在质量、手术者的技巧及训练等方面有所不同[34]。由于缝合方法和所用缝线明显不同，因此不可能做到盲法评价。多数试验采用了维持原随机分组分析。随后的随机对照试验使用了密封的不透明的信封进行分组，并采用了维持原随机分组分析[35]。由于缝线材料的明显不同，对手术者不可能做到盲法分组。住院期间对病人的随访是面对面进行，出院后则电话随访。第一个随后的随机对照试验有足够的把握度检测到短期疼痛从60%降至45%[35]。第二个随后的随机对照试验比较了乳酸聚酯910线与铬肠线的快速吸收的效果，试验使用密封的不透明的信封进行分组，并采用维持原随机分组分析[36]。由于不同缝线的外观和操作方法的明显不同，不可能做到让参加者、手术者和试验处理分配者做到全盲法。这个随机对照试验报道了随访6～8周后的随访结果，但由于随访率太低我们没有采用这个结果（随访率：快速可吸收线组175/459 [35.3%] vs 铬肠线组134/449 [29.8%]）。这个随机对照试验有足够的把握度检测到产后24～48小时两组间阴道或子宫疼痛有8%的区别，但此试验未评估会阴区疼痛且没有对麻醉药的应用进行有力度的统计分析[36]。**不同类型的人工合成可吸收合成线**：第三个随机对照试验比较了不同类型可吸收线以及对全层进行连续或间断缝合法的不同（见连续缝合法）[41]。缝线材料制作成同种规格以便让参加者、手术者和评估者对试验分配处理全"盲"。这是一个大型的、可信度较高的试验，其结果有一定普遍性。

会阴保护

治疗选择 3　连续缝合法

一篇系统综述发现，与会阴皮肤间断缝合相比，连续皮内缝合可减轻产后的短期疼痛，并减少缝线拆除，但是两者在产后 3 个月内会阴疼痛和性交痛方面没有显著性差异。一项随机对照试验发现，比间断缝合相比，在全层修补时采用连续疏松的缝合方式能改善产后 3 个月内会阴疼痛和减少缝线拆除的发生。

益处　**会阴皮肤修复**：我们发现一篇系统综述（检索时间：1999 年，包括 4 个在欧洲和英国进行的随机对照试验，1864 个初产妇和经产妇）比较了会阴皮肤的连续皮内缝合和间断皮下缝合方法[42]。试验发现与间断缝合比较，连续缝合较可显著降低发生产后 10 天会阴疼痛的人数（3 个随机对照试验，1588 名妇女）；连续缝合组 160/789 [20%] vs 间断缝合组 218/799 [27%]，RR 0.75，95%CI 0.63～0.89；NNT 14，95%CI 10～34）。但发生产后 3 个月疼痛的妇女比例无显著性差异（1 个随机对照试验，961 名妇女：连续缝合组 58/465 [13%] vs 间断缝合组 51/451 [11%]，RR 1.10，95%CI 0.77～1.57)[42]。**全层修复**：我们未发现相关的系统综述。我们发现一个随机对照试验（英国 1542 例会阴 Ⅱ 度裂伤或行会阴侧切术的妇女）比较了疏松连续全层缝合和间断缝合[41]。发现连续缝合可减少产后 10 天疼痛的妇女比例：连续缝合组 204/770 [26.5%] vs 间断缝合组 338/769 [44.0%]，OR 0.70，95%CI 0.38～0.58）。未发现产后 3 个月疼痛的妇女比例有显著性差异，连续缝合组 70/751 [9%] vs 间断缝合组 95/741 [13%]，OR 0.70，95%CI 0.54～1.47），产后 12 个月疼痛的妇女比例亦无显著性差异（连续缝合组 31/700 [4%] vs 间断缝合组 7/689 [7%]，OR 0.64，95%CI 0.35～1.16）。该试验还发现产后 3 个月或 12 个月应用局部麻醉的比例无显著性差异（产后 3 个月：连续缝合组 98/581 [17%] vs 间断缝合组 102/593 [17%]，OR 0.98，95%CI 0.72～1.33；12 个月：连续缝合组 94/658 [14%] vs 间断缝合组 91/667 [14%]，OR 1.05，95%CI 0.77～1.43)[41]。

害处　**会阴皮肤修复**：综述中的一项随机对照试验发现，与连续缝合比较，间断缝合在产后 3 个月更易发生需要缝线拆除，差异有显著性（间断缝合组 166/451 [37%] vs 连续缝合组 121/465 [26%]，RR 1.41，95%CI 1.16～1.72)[42]。**全层修复**：这个随机对照试验发现与连续缝合相比，间断缝合在产后 3 个月更易需要进行缝线拆除，差异有显著性（间断缝合组 96/769 [12%] vs 连续缝合组 24/770 [3%]；RR 4.01，95%CI 2.59～6.19)[41]。

评论　**全层修复**：随机对照试验比较了全层连续缝合和间断缝合，以及不同的可吸收缝线（见可吸收缝线）。这是一个大型的、可信度较高的试验，其结果有普遍性。

问　　题　使用不同手术方法及缝线对 Ⅲ 度和 Ⅳ 度会阴裂伤的一期愈合有什么影响？

治疗选择 1　不同手术方法及缝线修复Ⅲ度、Ⅳ度会阴裂伤

一个小样本的随机对照试验比较了会阴 Ⅲ 度裂伤时重叠缝合法和端端缝合法，发现两者减少会阴区不适和尿急、大便失禁的发生率无显著性差异。

益处　我们未发现相关的系统综述。我们发现一个小样本随机对照试验（爱尔兰的 112 名初产妇）比较了使用重叠缝合法Ⓖ和端端缝合法Ⓖ修补 Ⅲ 度肛门括约肌裂伤[43]。发现两组间会阴部不适和尿急、大便失禁的发生率无显著性差异（会阴部不适：重叠缝合组 20/55 [36%] vs 端端缝合组 22/57 [39%]，RR 0.94，95%CI 0.58～1.52；尿急：重叠缝合组 11/55 [20%] vs 端端缝合组 17/57 [30%]，RR 0.67，95%CI 0.35～1.30，大便失禁：重叠缝合组 2/55 [4%] vs 端端缝合组 5/57 [9%]，RR 0.42，95%CI 0.08～2.05）。

害处　随机对照试验用超声检查评估了肛门括约肌的后遗症损伤，在两组间未发现差别。三分之二（74/112 [66.0%]）的行一期裂伤修补的妇女在产后 3 个月出现了肛门外括约肌的全层异常（重叠缝合法Ⓖ组 34/55 [62.0%] vs 端端缝合法Ⓖ组 40/57 [70.0%]，RR 0.88，95%CI 0.67～1.15）。未报道其他的损伤，这一发现的临床意义不清楚。

评论　一个随机对照试验比较了重叠缝合法Ⓖ和端端缝合法Ⓖ修补 Ⅲ 度肛门括约肌裂伤，此研究有待于发表（Fernando R，个人交流，2005 年）。

词汇表

分娩期持续支持（continuous support during cabor）：指为分娩期妇女提供持续支持的陪伴者（如外行陪床或卫生保健工作者）；社会支持包括提供建议、信息、援助或精神支持。

端端缝合法（end-to-end technigue）：用于产妇肛门括约肌 Ⅲ 度裂伤的一期修补，将肛门外括约肌撕裂端对合后行间断缝合。

Gardosi 垫：在第二产程中使用，用于产妇在采取下蹲体位时用大腿承受大部分体重而避免双足承重。

重叠缝合法（overlap technique）：用于产妇肛门括约肌 Ⅲ 度裂伤的一期修补，将撕裂处肛门外括约肌断端重叠后行间断缝合。

胎儿被动下降（passive fetal descent）：分娩过程中的一种替代方法，即在增加腹压帮助胎儿娩出之前给予产妇一段休息时间等待胎儿被动下降。

异（见非指导性咨询的评论部分）[41, 42]。**个体认知行为治疗与非指导性咨询比较**：见非指导性咨询的益处。**个体认知行为治疗与精神动力学治疗**：我们发现一个系统综述（没有报告文献检索时间[37]，包括1个随机对照试验，但发表在2篇文章上[41, 42]）。对该试验的详细描述及关于其研究方法的一些评论见非指导性咨询部分。试验发现在产后4.5个月，个体认知行为治疗组与精神动力学治疗⑥组相比，非抑郁患者所占比例较低，但从更长时间来看两组非抑郁患者所占比例相似（产后4.5个月，非抑郁患者所占比例：认知行为治疗组 57% vs 精神动力学治疗组 71%，没有报告显著性差异；产后18个月非抑郁患者所占比例：认知行为治疗组 71% vs 精神动力学治疗组 71%，没有报告显著性差异）[41, 42]。**个体认知行为治疗与抗抑郁药物比较**：我们没有发现相关的随机对照试验。

害处 上述随机对照试验没有报告相关的不良反应[41-43]。

评论 随机对照试验样本较小，可能没有足够的把握度比较改良的认知行为治疗与理想的标准治疗的疗效，有趋势表明认知行为治疗更有效。在多因素分析中调整爱丁堡抑郁量表基础评分（认知行为治疗组基础分值更高）对任何时间点的研究结果没有影响[43]。

治疗选择 4　群体认知行为治疗

一项小型随机对照试验对筛查出的有显著产后抑郁症状的患者采用了群体认知行为治疗，发现与常规基础治疗相比，群体认知行为治疗能够在6个月内改善抑郁症状。

益处 **群体认知行为治疗与常规基础治疗比较**：我们发现一个系统综述（没有报告文献检索时间[37]，有1个随机对照试验[44]）。该随机对照试验研究对象为45名来自社区筛查出的产后不足1年的妇女，怀疑有产后抑郁，爱丁堡抑郁量表⑥基础评分 > 12。群体认知行为治疗是由2名健康施访者提供每周2小时的教育和放松疗法，共8周，其余健康施访者提供常规基础治疗[44]。结果发现群体认知行为治疗与常规基本治疗相比在第6个月时显著降低了抑郁评分（爱丁堡抑郁量表评分 > 13 所占比例：群体认知行为治疗组 15/23 [65%] vs 常规基本治疗组 8/22 [36%]，$P=0.05$）[44]。该随机对照试验没有报告婴儿结局。

害处 该随机对照试验没有报告相关的不良反应[44]。

评论 该试验设定的入组标准（爱丁堡抑郁量表评分 > 12）和治疗有效标准（爱丁堡抑郁量表评分 < 13）差距很小，意味着较小的评分变化即可视为治疗有效。

治疗选择 5　同配偶接受心理教育

一项小型的随机对照试验发现，与单独接受心理教育相比，与配偶共同接受心理教育能够在10周时降低患者的抑郁评分，且配偶的心理疾病患病率也减少。

益处 **与配偶同时接受心理教育和单独接受心理教育比较**：我们发现一个系统综述（没有报告文献检索时间[37]，有1个随机对照试验[45]）。试验对象为29名产后不足12个月、因为明显的抑郁症状到医院就诊的妇女，完成了7次就诊，对其评估其情绪变化，调整药物并给予心理教育⑥[45]。治疗组妇女在其中4次就诊中与配偶同时就诊。结果发现随访10周，与配偶同时就诊的妇女较单独就诊的妇女抑郁评分有显著下降（爱丁堡产后抑郁量表⑥平均分值：与配偶同时就诊组 8.6 vs 单独就诊组 14.7，$P=0.01$）[45]。同时发现与配偶同时就诊组的妇女其配偶心理疾病的患病率显著降低，平均一般健康调查问卷评分：与配偶同时就诊组 18.4 vs 单独就诊组 43.0，$P=0.01$）。该随机对照试验没有报告婴儿的结局。

害处 该随机对照试验没有报告相关不良反应[45]。

评论 在此随机对照试验中，包括了服用精神类药物的患者，但是没有对可能发生的药物影响进行调整。

治疗选择 6　人际心理治疗

一个随机对照试验发现，与期待治疗的对照组相比，人际心理治疗能够在12周时改善产后抑郁。

益处 **人际心理治疗与期待治疗比较**：我们发现一篇系统综述（没有报告文献检索时间[37]，有一项随机对照试验[46]）。试验研究对象为120名来自爱荷华州四个县之一的产后10个月的妇女，有明显的抑郁表现，符合 DSM-IV 诊断标准且汉密尔顿抑郁分级量表 HDRS⑥ > 11，平均持续时间7个月[26]。由经验丰富的心理治疗师提供每周1小时的人际心理治疗，连续12周。结果发现治疗组较期待组能够显著增加抑郁康复者所占比例（抑郁康复的定义为 HDRS < 7，抑郁康复者比例：人际心理治疗组 19/60 [31%] vs 期待治疗组 9/60 [15%]，RR 2.11，95%CI 1.04 ~ 4.28）。与期待治疗相比，人际心理治疗更能改善社交适应性（社交调整量表 - 自我报告（Social Adjustment Scale-Self Report, SAS-SR）⑥[47]的平均评分：人际心理治疗组 1.93 vs 期待治疗组 2.35，$P < 0.001$）。SAS-SR 子表的调查结果显示人际心理治疗能够改善其与配偶（$P < 0.001$）、与2岁以上子女（$P < 0.05$）及与直系亲属的关系（$P=0.002$；没有列出绝对数字）。产后调整调查问卷 ⑥[48]结果也显示人际心理治疗对产后的自我调整有显著改善（该调查问卷评分在人际心理治疗组平均下降了0.30 vs 在期待治疗组平均下降了0.12，$P=0.001$）。衡量夫妻关系的双向调整量表 ⑥[49]评分在两组间无显著性差异。此随机对照试验没有报告婴儿的结局状况。

害处 该随机对照试验没有报告不良反应[46]。

评论 该随机对照试验在研究对象入组方面存在一定问题（132名妇女拒绝参加该试验），但是随访率达到80%（治疗组20% vs 对照组15%，P=0.47）。退出试验者与继续参加试验者在临床和人口统计学方面没有显著性差异。

治疗选择7　心理动力学治疗

一项随机对照试验提供的有限证据表明，精神动力学治疗与常规基础治疗相比能够在短期内（治疗后立即起效）改善抑郁症状，但与常规的基础治疗、非指导性咨询及个体认知行为治疗相比，精神动力学治疗产后9个月到5年的长期疗效并不明确。

益处 **精神动力学治疗与常规基础治疗比较**：我们发现了一个系统综述（没有报告文献检索时间）[37]，有1个随机对照试验[41,42]）。对该试验的详细描述及关于其研究方法的一些评论见非指导性咨询部分。该试验研究对象是来自社区的193名产后8周之内的妇女，有明显抑郁表现（按照DSM-III-R分类）。结果发现，与全科医生和健康访视者提供的常规基础治疗相比，精神动力学治疗在短时间（产后4.5个月）显著降低了抑郁患者所占比例（非抑郁患者比例：精神动力学治疗组32/45 [71%] vs 常规基础治疗组20/50 [40%]，RR 1.89，95%CI 1.33～2.33）[41]。同时精神动力学治疗较常规基础治疗降低了抑郁评分（平均爱丁堡产后抑郁量表❻评分：精神动力学治疗组8.9 vs 常规基础治疗组11.3，治疗后精神动力学治疗组平均分值下降2.6，95%CI －4.4～－0.9，P=0.003）[42]。另一方面精神动力学治疗还降低了母婴交流困难的妇女所占比例（治疗前对已存在的母婴关系困难者进行调整后，治疗后存在母婴交流困难的妇女所占比例：精神动力学治疗组20/43 [47%] vs 常规基本治疗组26/35 [74%]，RR 0.57，95%CI 0.28～0.92）[42]。对两组间的基线差异进行调整后，精神动力学治疗与常规基础治疗相比，在改善行为管理和母婴交流方面没有显著性差异。从长期来看（产后9个月、18个月和产后5年），心里动力学治疗除了在产后18个月较对照组能够显著改善婴儿情感和行为发育外（P=0.03），两组在其他治疗结局方面均无显著性差异。但是此治疗结局仅仅来自参加试验的母亲对调查问卷的回答（见非指导性咨询中的评论部分）。**精神动力学治疗与非指导性咨询比较**：见非指导性咨询的益处。**精神动力学治疗与认知行为治疗比较**：见个体认知行为治疗的益处。**精神动力学治疗与抗抑郁药物比较**：我们没有发现比较精神动力学治疗与抗抑郁药物的随机对照试验。

害处 该随机对照试验没有有关不良反应的报告[41,42]。

评论 关于该随机对照试验方法的评论见非指导性咨询中的评论部分[41,42]。

治疗选择8　母婴交流培训

一项随机对照试验发现，母婴相互交流培训与常规治疗相比，没有明显降低产后抑郁评分，但是在开始治疗的10周内改善了母亲对婴儿的应答反应。

益处 **母婴交流培训与常规治疗比较**：我们发现了一个系统综述（没有报告文献检索日期）[37]，有1个随机对照试验[50]）。该随机对照试验研究对象为122名来自社区的妇女，产后4～8周爱丁堡产后抑郁量表评分❻＞10分。母婴交流培训❻每次15分钟，根据母亲和婴儿需要培训次数不等，常规治疗则采用标准的产后基础治疗和根据需要结合额外的心理治疗。经6～10周后，治疗组和对照组在抑郁评分上没有显著性差异。由1名随机分组不明的研究者根据录像对母婴交流状况进行评价，并使用双向调整量表❻[51]后认为，母婴交流培训能够提高母亲对婴儿的应答反应（6周时平均评分：交流培训组9.73 vs 常规治疗组8.77，P=0.02；10周时平均评分：交流培训组9.55 vs 常规治疗组8.80，P=0.03）。两组的基线评分没有显著性差异。该试验没有对婴儿结局状况进行调研。

害处 该随机对照试验没有报告不良反应[50]。

评论 根据需要对部分妇女采用了针对抑郁的额外心理治疗。

治疗选择9　以电话为基础的同伴支持（母亲与母亲）

1个小型的随机对照试验发现，与常规治疗相比，以电话为基础的同伴支持能够在4个月时降低抑郁评分。

益处 **以电话为基础的同伴支持与常规治疗比较**：我们发现了1个检索时间为2003年的系统综述[52]，包括1项随机对照试验[53]。该随机对照试验研究对象为42名来自社区的妇女，年龄主要在25～34岁，有产后抑郁高危因素，产后8周时其爱丁堡产后抑郁量表❻评分＞9。个体化的母亲间电话交流支持由经过培训的有产后抑郁病史的志愿者提供，常规治疗由标准的产后社区服务提供。试验发现与常规治疗相比，电话支持显著降低了产后4周时的抑郁评分（爱丁堡产后抑郁量表评分＞12的妇女所占比例：电话支持组3/20 [15%] vs 常规治疗组11/21 [52%]，RR 0.29，95%CI 0.09～0.88）[53]。该试验没有对婴儿结局进行研究。

害处 该随机对照试验没有报告不良反应[53]。

评论 报名参加试验者符合入组标准的比例为67%。超过1/3（38%）的同龄志愿者推荐母亲进行专业的医疗服务，而且试验没有对此设立对照。样本量较少，试验的持续时间包括随访时间均较短[53]。

词汇表

Ainswoth 陌生情景方法（Ainsworth Strange Situation Procedure）：是一个用来评估婴儿归属类型的实验室方法。该方法预先指定让父母离开婴儿然后再返回婴儿身边。婴儿对父母回归表现出的行为是对婴儿归属感分类的基础（如安全的和不安全的）。

行为筛送检查问卷（Behavioural Screening Questionnaire）：是一项通过与母亲的会谈，了解婴儿出现的问题如睡眠障碍、喂养困难、分离问题和过分的脾气暴躁。该检查问卷被认为能够区别产后抑郁母亲的婴儿与没有产后抑郁母亲的婴儿。

临床综合印象量表（Clinical Global Impressions Scale）：是由临床医生对疾病严重程度进行评级的量表。

修订版临床会谈方案（clinical interview schedule-revised, CIS-R）：是一个半结构性访谈，涉及了非精神症状特别是和抑郁及焦虑相关的非精神症状。

认知行为咨询（congnitive behavioural counselling）：来自于认知行为治疗，由专业人员如健康访视者但不是精神卫生专家完成。有时也称作 CREST，即包括了儿童保健、心灵安慰、娱乐、他人的支持和目标。

认知行为治疗（cognitive behavioural therapy）：采用一系列技巧，包括检查和挑战无助想法、帮助改变行为、检查潜在的功能失调。

双向交流编码评分（Dyadic Adjustment Scale）：是一项专业衡量在夫妻关系中做出调整的自我调查报告。有四个分表，包括双向满意度、双向意见一致性、双向凝聚力和爱意表达。

双向调整量表（Dyadic Mutuality Code, DMC Score）：是基于现场或通过录像观察母婴面对面交流的状况。DMC 可反映母婴关系中的应答水平，即母亲通过调节自身行为以适应婴儿行为的能力。DMC 包括 6 个主要的应答交流部分：相互关注、正向影响、注意转向、母亲停顿、婴儿线索表达清晰和母亲的敏感性。

爱丁堡产后抑郁量表（Edinburgh Postnatal Depression Scale, EPDS）：是一种筛查性调查问卷，用来确认在临床或研究背景下可能存在的抑郁表现。EPDS对确认产后抑郁有很高的敏感性（95%）和特异性（93%），许多健康访视者和产后抑郁的临床调查研究都在使用该量表。EPDS 由 10 个问题组成，根据对问题的回答用 4 个范围来评价症状的严重程度。评分范围在 0～30 分，超过 12 分提示可能存在抑郁。

群体认知行为治疗（group cognitive behavioural therapy）：该试验提到的群体认知行为治疗由健康访视者在基础治疗中进行的每周会谈组成。包括教育、提供关于产后抑郁的信息、处理婴儿护理困难的策略、寻求社会支持、采用认知行为方法解决妇女对母亲角色的错误认识、解决焦虑的方法如放松疗法。

汉密尔顿抑郁分级量表（Hamilton Depression Rating Scale）：从 17 个方面衡量抑郁症状，评分范围 0～54（评分越高抑郁程度越严重）。

交流培训（interaction coaching）：针对的是存在高危因素的父母和子女，由6个主要的治疗单元组成，用于增强父母和子女的密切关系。它包括指导母亲发现婴儿的行为迹象并通过调整应答方式，运用停顿、模仿、顺序、联合运用面部表情、声音和抚摸来配合婴儿的喜好。

人际心理治疗（interpersonal psychotherapy）：是通过回顾个人目前和既往的人际关系，将存在问题的人际关系归因于抑郁表现而进行治疗。

McCarthy 儿童能力量表（McCarthy Scales of Children Abilities）：是总体衡量婴儿认知发育的量表。

Bayley 婴儿发育量表中的精神发育指数（Mental Development Index of the Bayley Scales of Infant Development）：提供关于儿童语言发育和解决问题能力的信息。非指导性咨询给妇女提供一个自由诉说她们当前最关心问题的机会，例如婚姻问题或财政困难，以及关于婴儿的诸种问题。

产后调整调查问卷（Postpartum Adjustment Questionnaire）：是以自我报告形式衡量妇女产后进行调整的专业问卷。采用分表衡量妇女从事家务情况、与配偶的关系、与子女的关系、与朋友的关系、在外工作情况、与其他家庭成员的关系以及与新生婴儿的关系。

学龄前行为检查表（Preschool Behaviour Checklist）：是由学龄前和入学后的班级老师完成的调查问卷，用以发现明显的儿童行为问题。

精神动力学治疗（psychodynamic therapy）：通过探寻母亲自身的早期归属感来促进母亲对婴儿及其对与婴儿关系的理解。

心理教育（psychoeducation）：是采用教育方式让妇女了解其存在的心理问题，并对存在的心理问题进行监测和治疗。

Rutter A2 量表（Rutter A2 Scale）：是由母亲完成的一项可靠而有效的调查问卷，用来发现儿童在 5 岁时存在的有临床意义的行为问题。

社交调整量表-自我报告（Social Adjustment Scale-self Report, SAS-SR）：是一个调查问卷，采用分表衡量家务劳动情况、外出工作情况、与配偶的关系、与 2 岁以上子女的关系、与直系家庭的关系以及与朋友的关系。

结构化临床会谈的 DSM-Ⅲ诊断标准（Structured Clinical Interview for DSM-Ⅲ-R, SCID）：是一项结构化的会谈，用来获得可操作性的能够满足 DSM-Ⅲ-R 标准的诊断。

重要更新和修订

抗抑郁药物：增加一个关于帕罗西汀的随机对照试验[29]。对选择性5羟色胺再摄取抑制剂类抗抑郁药物的分类没有改变（后者很可能有效）。

参考文献

1. National Institute for Clinical Excellence, Scottish Executive Health Department, Department of Health, Social Services and Public Safety, Northern Ireland. *Why mothers die 1997–1999*. The fifth report of the confidential enquiries into maternal *deaths in the United Kingdom*. London: RCOG Press, 2001.
2. World Health Organization. *Tenth revision of the international classification of diseases and related health problems. Clinical descriptions and diagnostic guidelines*. Geneva: WHO, 1992.
3. American Psychiatric Association. *Diagnostic and statistical manual of mental disorders, fourth edition*. New York: American Psychiatric Association, 1994.
4. Evans J, Heron J, Francomb H, et al. Cohort study of depressed mood during pregnancy and after childbirth. *BMJ* 2001;323:257–260.
5. Larsson C, Sydsjo G, Josefsson A. Health, sociodemographic data, and pregnancy outcome in women with antepartum depressive symptoms. *Obstet Gynecol* 2004;104:459–466.
6. Murray L, Carothers AD. The validation of the Edinburgh Post-natal Depression Scale on a community sample. *Br J Psychiatry* 1990;157:288–290.
7. Cox JL, Holden JM, Sagovsky R. Detection of postnatal depression. Development of the 10-item Edinburgh Postnatal Depression Scale. *Br J Psychiatry* 1987;150:782–786.
8. Cox JL, Murray D, Chapman G. A controlled study of the onset, duration and prevalence of postnatal depression. *Br J Psychiatry* 1993;163:27–31.
9. O'Hara MW, Swain AM. Rates and risks of postpartum depression: a meta-analysis. *Int Rev Psychiatry* 1996;8:37–54.
10. Patel V, Rodrigues M, DeSouza N. Gender, poverty, and postnatal depression: a study of mothers in Goa, India. *Am J Psychiatry* 2002;159:43–47.
11. Cooper PJ, Tomlinson M, Swartz L, et al. Post-partum depression and the mother–infant relationship in a South African peri-urban settlement. *Br J Psychiatry* 1999;175:554–558.
12. Beck CT. A meta-analysis of predictors of postpartum depression. *Nurs Res* 1996;45:297–303.
13. Wilson LM, Reid AJ, Midmer DK, et al. Antenatal psychosocial risk factors associated with adverse postpartum family outcomes. *CMAJ* 1996;154:785–799.
14. Robertson E, Grace S, Wallington T, et al. Antenatal risk factors for postpartum depression: a synthesis of recent literature. *Gen Hosp Psychiatry* 2004;26:289–295.
15. Chandran M, Tharyan P, Muliyil J, et al. Post-partum depression in a cohort of women from a rural area of Tamil Nadu, India. Incidence and risk factors. *Br J Psychiatry* 2002;181:499–504.
16. Cooper PJ, Murray L. Course and recurrence of postnatal depression. Evidence for the specificity of the diagnostic concept. *Br J Psychiatry* 1995;166:191–195.
17. Kumar R, Robson KM. A prospective study of emotional disorders in childbearing women. *Br J Psychiatry* 1984;144:35–47.
18. *The fifth report of the confidential enquiries into maternal deaths in the United Kingdom*. London: Royal College of Obstetricians and Gynaecologists, 2001.
19. Lindahl V, Pearson JL, Colpe L. Prevalence of suicidality during pregnancy and the postpartum. *Arch Women Mental Health* 2005;8:77–87.
20. Martins C, Gaffan EA. Effects of early maternal depression on patterns of infant–mother attachment: a meta-analytic investigation. *J Child Psychol Psychiatry* 2000;41:737–746.
21. Murray L, Cooper PJ. The impact of postpartum depression on child development. *Int Rev Psychiatry* 1996;8:55–63.
22. Carter AS, Garrity-Rokous EF, Chazan-Cohen R, et al. Maternal depression and comorbidity: predicting early parenting, attachment security, and toddler social-emotional problems and competencies. *J Am Acad Child Adolesc Psychiatry* 2001;40:18–26.
23. Hay DF, Pawlby S, Sharp D, et al. Intellectual problems shown by 11-year-old children whose mothers had postnatal depression. *J Child Psychol Psychiatry* 2001;42:871–889.
24. Goodman JH. Postpartum depression beyond the early postpartum period. *J Obstet Gynecol Neonatal Nurs* 2004;33:410–420.
25. Campbell SB, Cohn JF, Meyers T. Depression in first-time mothers: mother–infant interaction and depression chronicity. *Dev Psychol* 1995;31:349–357.
26. Hamilton M. A rating scale for depression. *J Neurol Neurosurg Psychiatry* 1960;23:56–62.
27. Dennis CL, Stewart DE. Treatment of postpartum depression, part 1: a critical review of biological interventions. *J Clin Psychiatry* 2004;65:1242–1251. Search date not reported.
28. Appleby L, Warner R, Whitton A, et al. A controlled study of fluoxetine and cognitive-behavioural counselling in the treatment of postnatal depression. *BMJ* 1997;314:932–936.
29. Misri S, Reebye P, Corral M, et al. The use of paroxetine and cognitive-behavioural therapy in postpartum depression and anxiety: a randomized controlled trial. *J Clin Psychiatry* 2004;65:1236–1241.
30. Spitzer RL, Endicott J, Robins E. Research diagnostic criteria: rationale and reliability. *Arch Gen Psychiatry* 1978;35:773–782.
31. Lewis G, Pelosi AJ, Arya R, et al. Measuring psychiatric disorder in the community: a standardised assessment for use by lay interviewers. *Psychol Med* 1992;22:465–486.
32. Weissman AM, Levy BT, Hartz AJ, et al. Pooled analysis of antidepressant levels in lactating mothers, breast milk, and nursing infants. *Am J Psychiatry* 2004;161:1066–1078.
33. Gentile S. The safety of newer antidepressants in pregnancy and breastfeeding. *Drug Saf* 2005;28:137–152.
34. Wyatt KM, Dimmock PW, O'Brien PM. Selective serotonin reuptake inhibitors for premenstrual syndrome. In: The Cochrane Library, Issue 3, 2002. Oxford: Update Software.
35. Dennis CL, Ross LE, Herxheimer A. Oestrogens and progestins for preventing and treating postpartum depression. *The Cochrane Database of Systematic Reviews* 1999, Issue 2. Search date 2004; primary sources Cochrane Pregnancy and Childbirth Group trials register, Cochrane Depression Anxiety and Neurosis Group trials register, Cochrane Central Register of Controlled Trials, MEDLINE, EMBASE, CINAHL, reference scan and contact with experts.

36. Gregoire AJ, Kumar R, Everitt B, et al. Transdermal oestrogen for treatment of severe postnatal depression. *Lancet* 1996;347:930–933.
37. Dennis CL. Treatment of postpartum depression, part 2: a critical review of nonbiological interventions. *J Clin Psychiatry* 2004;65:1252–1265. Search date not reported.
38. Corral M, Kuan A, Kostaras D. Bright light therapy's effect on postpartum depression. *Am J Psychiatry* 2000;157:303–304.
39. Holden JM, Sagovsky R, Cox JL. Counselling in a general practice setting: controlled study of health visitor intervention in treatment of postnatal depression. *BMJ* 1989;28;298:223–226.
40. Spitzer RL, Williams JBW, Gibbon M, et al. *Structured Clinical Interview for DSM-III-R – outpatient version (with psychotic screen)*. New York: New York State Psychiatric Institute, Biometrics Research Department; 1989.
41. Cooper PJ, Murray L, Wilson A, et al. Controlled trial of the short and long-term effect of psychological treatment of postpartum depression. I. Impact on maternal mood. *Br J Psychiatry* 2003;182:412–419.
42. Murray L, Cooper PJ, Wilson A, et al. Controlled trial of the short and long-term effect of psychological treatment of postpartum depression: 2: impact on the mother–child relationship and child outcome. *Br J Psychiatry* 2003;182:420–427.
43. Prendergast J, Austin MP. Early childhood nurse-delivered cognitive behavioural counselling for postnatal depression. *Australas Psychiatry* 2001;9:255–259.
44. Honey K, Bennet P, Morgan M. A brief psycho-educational group intervention for postnatal depression. *Br J Clin Psychol* 2002;41:405–409.
45. Misri S, Kostaras X, Fox D, et al. The impact of partner support in the treatment of postnatal depression. *Can J Psychiatry* 2000;45:554–558.
46. O'Hara MW, Stuart S, Gorman, L, et al. Efficacy of interpersonal psychotherapy for postpartum depression. *Arch Gen Psychiatry* 2000;57:1039–1045.
47. Weissman MM, Bothwell S. Assessment of social adjustment by patient self-report. *Arch Gen Psychiatry* 1976;33:1111–1115.
48. O'Hara MW, Hoffman JG, Phillips LHC, et al. Adjustment in childbearing women: the Postpartum Adjustment Questionnaire. *Psychol Assess* 1992;4:160–169.
49. Spanier GB. Measuring dyadic adjustment: new scales for assessing the quality of marriage and similar dyads. *J Marriage Fam* 1976;38:15–28.
50. Horowitz JA, Bell M, Trybulski J, et al. Promoting responsiveness between mothers with depressive symptoms and their infants. *J Nurs Scholarsh* 2001;33:323–329.
51. Censullo M, Bowler R, Lester B, et al. An instrument for the measurement of infant–adult synchrony. *Nurs Res* 1987;36:244–248.
52. den Boer PC, Wiersma D, Russo S, et al. Paraprofessionals for anxiety and depressive disorders. In: The Cochrane Library, Issue 2, 2005. Chichester, UK: John Wiley & Sons, Ltd. Search date 2003.
53. Dennis C. The effect of peer support on postpartum depression: a pilot randomized controlled trial. *Can J Psychiatry* 2003;48:115–124.

原作者
Louise Howard
Senior Lecturer, Health Services Research Department, Institute of Psychiatry, London, UK

利益冲突：没有声明。

表1 产后抑郁的诊断标准

精神病学分类	产后抑郁的标准
WHO 第 10 版国际分类	一天中大部分都处于消沉状态 在一般快乐的活动中如与宝宝在一起感受不到高兴 疲劳，精力下降，容易疲乏，另外可出现以下症状的任意一种： 缺乏信息和自我尊重 有罪恶感和自我谴责 不时出现自杀和死亡的念头，包括对婴儿 专心有困难 激动或昏睡 睡眠障碍 食欲不振
DSM Ⅳ - 产后抑郁	抑郁发作必须在产后 4 个周内
发作特点	症状与非产后情绪无差别 发作或可能包括： 情绪波动 对婴儿的健康过度关注 严重焦虑 有惊恐发作 害怕与婴儿单独呆在一起

产后出血的预防

检索时间：2005年5月
原作者：David Chelmow and Barbara O'Brien 杨晶晶 译 沈浣 校

问题

预防原发性产后出血的治疗措施及其效果如何？

治疗措施及其效果

预防产后出血

肯定有效
积极处理第三产程
催产素

很可能有效
有控制的牵引脐带

益害相当
麦角复合物
注射用前列腺素
催产素和麦角新碱联合使用

效果不明
子宫按摩

不太可能有效
早开奶

很可能无效甚至有害
米索前列醇

将在新版中加入
按照 Dublin 模式积极处理分娩以预防处理产后出血
高危分娩后持续静滴催产素
产后出血的治疗

见词汇表 **G**

重要信息

预防产后出血

◆ **积极处理第三产程**：一项系统综述发现积极处理第三产程包括控制性牵引脐带、尽早钳夹脐带及引流脐带血、预防性使用催产素，可以减少500或1000ml以上的出血量，降低相关发病率的发生包括平均失血量、产后血红蛋白小于9 g/dl、输血、产后需补充铁剂以及第三产程的延长。该综述收入的一项随机对照试验发现，尽管积极的处理可能增加恶心、呕吐和头痛等不良反应，但产妇不满意的可能性不大。

◆ **催产素**：一项系统综述发现，与安慰剂相比，使用催产素能减少需要进一步药物治疗的机会，除产后贫血外，可减少大部分由于产后出血造成的后果。另一项系统综述发现，与催产素和麦角新碱联合使用相比，催产素单独使用组产后出血发生率增高，需进一步治疗的比例轻度升高。然而，单独使用催产素组舒张期高血压、恶心、呕吐等不良反应发生率较低，两种用药方法的严重产后出血及需要输血的发生率没有显著性差异。第一个系统综述和另外一项随机对照研究发现使用催产素和使用麦角新碱相比，产后失血的结局没有显著性差异，使用催产素组发生恶心的情况比较少，但可能降低胎盘滞留和高血压发生的风险。一项系统综述发现与口服米索前列醇相比，催产素能减少产后出血的发生，不良反应的比例更少，尤其是发热、寒战和腹泻。一项随机对照试验得到有限的证据表明催产素与注射用前列腺素（$PG\ E_2$）相比较也有类似的结果。

◆ **有控制的牵引脐带**：一项随机对照试验发现，与给予最低限度的干预相比，有控制的牵引脐带降低了胎盘滞留和需进一步药物治疗的风险，然而，由于两组催产素给药时间不同，有可能影响结果。两种治疗措施的休克和需输血的发生率无显著性差异。另一项随机对照试验发现，与期待疗法比较，有控制的牵引脐带加上立即引流脐带血产后血色素下降幅度较小。但两种治疗措施的产后血色素水平、需输血或需手取胎盘的发生率无显著性差异。

◆ **麦角复合物**：一项随机对照试验得到有限的证据发现，与安慰剂相比，口服麦角新碱组严重产后出血、需进一步治疗或输血的发生率无显著性差异。一项系统综述发现，与催产素相比，使用麦角新碱组产后出血的结局没有显著性差异，但更易有恶心，并增加发生胎盘滞留和高血压的风险。另外一项随机对照试验也发现了同样的结果。一项系统综述及另外一项随机对照试验发现单纯使用麦角复合物和麦角新碱与催产素联合使用相比，产后出血量和需要手取胎盘的比例没有显著性差异。有三项随机对照试验发现应用麦角复合物和前列腺素类似物比较，两组的产后出血量没有显著性差异，麦角新碱组寒战或发热的不良反应较少。

◆ **注射用前列腺素**：另一项随机对照试验的有限的证据表明，注射前列腺素和催产素比较，产后出血量没有显著性差异。多项随机对照试验发现，前列腺素类似物和麦角新碱比较，产后出血量没有显著性差异，但前列腺素组寒战和发热的不良反应增多。多项随机对照研究发现，注射前列腺素和催产素与麦角新碱联合使用比较，产后出血量没有显著性差异，但前列腺素增加发生腹泻的危险。有两项随机对照研究在早期终止，其中一项使用前列腺素后出现了不可接受的、较多的胃肠道反应。

◆ **催产素与麦角新碱联合使用**：一项系统综述发现，与单独使用催产素比较，催产素与麦角新碱联合使用能减少产后出血的发生率，需要进一步治疗的比例轻度减少，但不良反应如舒张期高血压、恶心、呕吐等增加。该综述发现两种治疗措施的严重产后出血以及需要输血的发生率没有显著性差异。一项系统综述发现，和单独使用麦角复合物比较，催产素与麦角新碱联合使用组产后出血量和需手取胎盘的比例没有显著性差异。一项系统综述发现，与口服米索前列醇比较，催产素与麦角新碱联合使用组需要进一步治疗的比例减少，同时较少出现寒战。一项随机对照试验比较了催产素与麦角新碱联合用药和米索直肠给药，发现两种治疗措施没有差异；而同时另一项随机对照试验发现，与米索前列醇直肠用药相比较，催产素与麦角新碱联合用药减少了产后出血、严重产后出血、需要输血以及发生寒战的风险。多项随机对照试验比较了催产素与麦角新碱联合用药和注射用前列腺素，发现两种治疗措施的效果无差异，联合用药较少发生腹泻。两项随机对照研究在早期终止，其中一项在使用前列腺素后出现了不可接受的、较多的胃肠道反应。

◆ **子宫按摩**：我们没有发现有关子宫按摩预防产后出血效果的随机对照试验。

◆ **早开奶**：一项类随机试验发现，与常规处理比较，第三产程后早开奶产后出血的发生率及出血量没有显著性差异。

◆ **米索前列醇**：一项系统综述发现，与安慰剂或没有治疗措施相比，使用前列腺素产后出血量没有显著性差异，但口服米索前列醇组严重产后出血的发生率增高。同时还发现口服米索前列醇的不良反应尤其是发热和寒战增加。一项系统综述发现，与催产素相比，口服米索前列醇增加产后出血发生率，不良反应如发热、寒战和腹泻的比例增高。另一项系统综述发现，和催产素与麦角新碱联合用药相比，口服米索前列醇增加了需进一步治疗的比例，也增加了发生寒战的风险。还有一项随机对照试验比较了米索前列醇直肠用药和催产素联合麦角新碱的效果，发现两者没有差异，而另一随机对照研究则发现米索前列醇直肠用药增加了发生产后出血、严重产后出血、需要输血以及发生寒战的风险。

定义　产后出血是指估计产后出血量大于500ml。首要原因是宫缩乏力，即胎盘娩出后子宫不能收缩。产后出血分为早期（原发）和晚期（继发）两种。早期产后出血发生在产后24小时内，晚期产后出血发生在产后24小时至产后6周。以下将讨论在低危和高危产妇阴道产后预防产后出血的治疗对策的效果，特别是预防宫缩乏力的效果。将来的更新将检验预防和治疗由其他原因引起的产后出血的治疗策略。

发病率/患病率　全球范围内产后出血发生率约10.5%，造成132 000名产妇的死亡，病死率为1%[1]。在贫穷国家，产后出血是孕产妇死亡的首要直接病因，最多的是在非洲和亚洲[1]。可能有多种因素造成了发达国家和发展中国家之间的不平衡：危险因素增加（如多产妇）、缺乏安全血库、没有常规预防产后出血、缺乏治疗宫缩乏力的药物和外科手段等。

病因/危险因素　除宫缩乏力以外，早期产后出血常由于胎盘组织残留ⓖ，损伤如会阴、阴道或宫颈裂伤，子宫破裂或凝血障碍引起。宫缩乏力的危险因素包括全麻，子宫张力过大，尤其是双胎、巨大胎儿或羊水过多，产程延长，急产，使用催产素ⓖ引产或增强宫缩，多产妇，绒毛膜羊膜炎，既往分娩有宫缩乏力史或胎盘组织残留。

预后　大多数产妇能够耐受产后出血，尤其是在欧洲和美国。然而在资源贫乏地区，妇女在孕期可能已经有明显贫血，因而当失血大于500ml时情况即可非常严重。尽管美国的孕产妇死亡率极低，产后出血仍占孕产妇死亡率的29%[2]。在发展中国家孕产妇死亡率是美国的50～100倍，产后出血也占同样很大比例。其他死亡原因包括肾衰竭、呼吸衰竭、多器官功能衰竭，需要输血、需要手术包括常见的刮宫和少见的子宫切除术。一些大出血的产妇日后可能发展为Sheehan综合征ⓖ。

治疗目的　预防孕产妇死亡，减少失血量，减少需手取胎盘的比例，减少输血，减少需要内科或外科治疗的产后出血。

结局　主要的结局包括孕产妇病死率，严重的孕产妇发病率，包括需入住监护病房、肾衰竭、呼吸衰竭、多器官衰竭、需其他药物或外科治疗（如催产素等药物、输血、子宫切除）。次要的结局包括母亲不能照顾婴儿、不能母乳喂养、病人满意度、失血量（通过估计血红蛋白或红细胞比容下降，或直接收集）。不良反应包括胎盘组织残留、贫血、Sheehan综合征、子宫内翻等。

方法　采用《临床证据》2005年5月的文献检索及评价方案。资料来源于以下文献检索系统：Medline 1966年至2005年5月，Embase 1980年至2005年5月，考科蓝图书馆2005年第2期，并搜集了在此检索日期之后新发表的一篇考科蓝综述，以及于2005年5月又追加了从NHS综述及传播中心（NHS Centre of Reviews and Dissemination，NHS CRD）数据库和"由研究到实践（Turning Research into Practice，TRIP）"网站检索到的4个研究。两名信息分析专家对研究摘要进行了独立评估。所有收入的研究均通过了预设标准筛选。研究设计标准包括系统综述及随机对照试验，包括开放性研究，其中有一个是40例的小样本研究（每组20例）。我们只检索了催产素和麦角新碱/麦角碱复合物（而不是其他的衍生药物或复合物）用来进行所有的（如与安慰剂比较或与其他宫缩药比较）比较。

| 问 题 | 预防原发性产后出血的治疗措施及其效果如何？ |

治疗选择1　积极处理第三产程

一项系统综述发现积极处理第三产程包括控制性牵引脐带、尽早钳夹及引流脐带、预防性使用催产素，可以减少500ml或1000ml或以上的出血量，降低相关发病率的发生包括平均失血量、产后血红蛋白小于9 g/dl、输血、产后需补充铁剂以及第三产程延长。该综述收入的一项随机对照试验发现，尽管积极的处理可能增加恶心、呕吐和头痛等不良反应，但产妇不满意的可能性不大。

益处　我们发现一项检索日期为2000年的系统综述，收入了5项随机对照研究，包括6477名产妇。其中4个随机对照试验在英国的妇产科医院、一个在阿拉伯联合酋长国进行。3项研究在低风险人群中完成，其余2项未限定风险状态[3]。积极处理组的所有产妇都接受了有控制的脐带牵引Ⓖ、早期脐带钳夹并促其排出，以及预防性使用催产素Ⓖ（参见下文的评论）。有4项随机对照试验对积极处理和期待处理Ⓖ两种方法进行了比较，但其中有1项随机对照试验是以胎盘娩出后单纯应用静脉注射催产素Ⓖ作为对照组。除一项研究外，其余所有的研究都以单胎头位分娩作为收入标准。该综述发现，与期待处理或单用催产素比较，积极处理明显降低了产后出血的风险（4项随机对照试验，6284名产妇，积极处理组163/3126 [5.2%] vs 期待处理组428/3158 [13.5%]，RR 0.38，95%CI 0.32～0.46）；降低了严重产后出血（临床估计失血量≥1000 ml，4项随机对照试验，6284名产妇，积极处理组27/3126 [0.9%] vs 期待处理组83/3158 [2.6%]，RR 0.33，95%CI 0.21～0.51）；减少了产后血色素低于9 g/dl的患者的比例（4项随机对照试验，4255名产妇，积极处理组52/2108 [2.5%] vs 期待处理组132/2147 [6.1%]，RR 0.40，95% CI 0.29～0.55）；减少了需输血的比例（5项随机对照试验，6477名产妇，积极处理组25/3229 [0.8%] vs 期待处理组75/3248 [2.3%]；RR 0.34，95% CI 0.22～0.53）；减少了需其他药物治疗的比例（5项随机对照试验，6477名产妇，积极处理组112/3229 [3.5%] vs 期待处理组555/3248 [17.1%]；RR 0.20，95% CI 0.17～0.25）。两组间手取胎盘Ⓖ的比例无显著性差异（3项随机对照试验，4636名产妇，积极处理组22/2299 [1.0%] vs 期待处理组30/2337 [1.3%]；RR 0.74，95% CI 0.43～1.28）；晚期产后出血发生率无差异（2项随机对照试验，3124名产妇），积极处理组20/1551 [1.3%] vs 期待处理组23/1573 [1.5%]，RR 0.88，95% CI 0.49～1.60）。一项随机对照试验排除了对高危产妇进行的亚组分析也得出了类似的结果。该综述发现，总体上两组间手取胎盘Ⓖ比例无显著性差异（5项随机对照试验，6477名产妇，积极处理组54/3229 [1.7%] vs 期待处理组45/3248 [1.4%]，RR 1.21，95%CI 0.82～1.78）。其中4项随机对照试验发现两种治疗措施之间没有显著性差异，但1项使用静脉注射麦角新碱作为宫缩剂的随机对照试验发现积极处理组需手取胎盘的比例大大高于对照组，这造成了与对照组比较时总体评价发生了偏移。尽管不良反应有所增加（参见下文的害处），积极处理组对第三产程处理不满意的产妇明显减少（1项随机对照试验，1466名产妇，积极处理组27/748 [3.6%] vs 期待处理组46/718 [6.4%]，RR 0.56，95%CI 0.35～0.90）。

害处　该系统综述发现，与期待处理或单用催产素相比较，通常积极处理第三产程明显增加了不良反应的发生（呕吐，3项随机对照试验，3407名产妇，积极处理组159/1680 [9.5%] vs 期待处理组74/1727 [4.3%]，RR 2.19，95% CI 1.68～2.86；恶心，3个随机对照试验，3407名产妇，积极处理组247/1680 [14.7%] vs 期待处理组139/1727 [8.0%]，RR 1.83，95% CI 1.51～2.23；头痛，3个随机对照试验，3407名产妇，积极处理组24/1678 [1.4%] vs 期待处理组13/1727 [0.8%]，RR 1.97，95% CI 1.01～3.82)[3]。一项随机对照试验发现与期待处理相比，积极处理组的产妇由于出血须再次入院或使用抗生素的比例增高，由于增高明显，或中等下降，因此可信区间很宽（1429名产妇，积极处理组5/705 [0.7%] vs 期待处理组0/724 [0]，RR 11.30，95%CI 0.63～203.92）。另一项随机对照试验发现两种干预措施在产后6周母亲疲劳的发生率方面没有显著性差异（1个随机对照试验，1557名产妇，积极处理组105/745 [14.1%] vs 期待处理组113/752 [15.0%]，RR 0.95，95% CI 0.74～1.22）。

评论　随机对照试验使用了宫缩剂作为积极处理的一部分，1项随机对照试验使用了催产素，1项随机对照试验使用了麦角新碱，另3项随机对照试验同时使用了催产素和麦角新碱[3]。

治疗选择2　催产素

一篇系统综述发现，与安慰剂相比，使用催产素能减少需要进一步药物治疗的机会，除产后贫血外，可减少大部分由于产后出血造成的后果。另一项系统综述发现，与催产素和麦角新碱联合使用相比，催产素单独使用组产后出血发生率增高，需进一步治疗的比例轻度升高，单独使用催产素组舒张期高血压、恶心、呕吐等不良反应发生率较低，两种用药方法的严重产后出血及需要输血的发生率没有显著性差异。第一篇系统综述和另外一项随机对照研究发现使用催产素和使用麦角新碱相比，产后失血的结局没有显著性差异，使用催产素组发生恶心的情况比较少，但可能降低胎盘组织残留和高血压发生的风险。一项系统综述发现与口服米索前列醇相比，催产素能减少产后出血的发生，不良反应的比例更少，尤其是发热、寒战和腹泻。一项随机对照试验得到有限的证据表明催产素与注射用前列腺素（PG E$_2$）相比较也有类似的结果。

益处 **催产素与安慰剂或无治疗措施比较**：我们发现一项系统综述（检索日期：2004 年），它收入了 5 项随机对照试验，2 项半随机对照试验，对催产素ⓖ与安慰剂或无治疗措施进行了比较，催产素以不同途径（2 个随机对照试验和 1 个半随机对照试验以肌内注射方式，3 个随机对照试验和 1 个半随机对照试验以静脉注射方式）和不同剂量（3～10 IU）的差异。2 个随机对照试验中催产素在期待处理ⓖ组使用，另一个随机对照试验催产素在积极处理ⓖ组使用，其余研究中催产素的使用情况未做说明。2 个随机对照试验在美国、3 个随机对照试验在欧洲（瑞典、法国、芬兰）、1 个随机对照试验在新加坡进行。其中 2 项随机对照试验选定入组对象为低危者，其他研究未做规定。该综述发现，催产素与安慰剂或无治疗措施比较，显著降低了需进一步药物治疗的产后出血的比例（4 个随机对照试验和 1 个半随机对照试验，2327 名妇女，RR 0.50，95% CI 0.39～0.64，未报道具体数据）。同样，该综述发现催产素减少产后失血量，如低产后出血率（定义为临床估计出血量大于 500 ml，5 项随机对照试验和 1 项半随机试验，3193 名产妇；催产素 188/1582 [11.9%] vs 无干预措施组 391/1611 [24.3%]，RR 0.50，95% CI 0.43～0.59）；降低严重产后出血率（定义为临床估计出血量大于 1000 ml，3 项随机对照试验和 1 项半随机试验，2243 名产妇；催产素组 48/1107 [4.3%] vs 安慰剂或无干预措施组 83/1136 [7.3%]，RR 0.61，95%CI 0.44～0.87）；减少平均失血量（3 项随机对照试验和 1 项半随机试验，1373 名产妇；-102 ml，95%CI -135 ml～-59 ml）；减少产后血色素小于 9 g/dl 的比例，虽然差异没有达到统计学意义（1 项随机对照试验，933 名产妇；催产素组 20/485 [4.1%] vs 安慰剂或无干预措施组 30/458 [6.6%]，RR 0.63，95%CI 0.36～1.09）。一个亚组分析比较了期待处理后加用催产素和不用催产素，发现催产素显著降低了产后出血的危险（加用催产素组 129/591 [21.8%] vs 不用催产素组 230/630 [36.5%]，RR 0.61，95% CI 0.51～0.73），并且减少了需进一步处理宫缩乏力的比例（加用催产素组 54/591 [9.2%] vs 不用催产素组 93/630 [14.8%]，RR 0.66，95%CI 0.48～0.90）。催产素也降低了严重产后出血的风险（加用催产素组 39/591 [6.6%] vs 不用催产素组 59/630 [9.4%]，RR 0.73，95%CI 0.49～1.07），并且减少了产后血红蛋白低于 9 g/dl 的比例（加用催产素组 20/485 [4.1%] vs 不用催产素组 30/458 [6.6%]；RR 0.63，95%CI 0.36～1.09），尽管差异没有达到显著性。该综述发现需输血的患者比例无差异（加用催产素组 9/591 [1.5%] vs 安慰剂或无干预措施组 8/630 [1.3%]，RR 1.30，95%CI 0.50～3.39），并且需手取胎盘ⓖ的比例无显著性差异，加用催产素组 19/619 [3.1%]，安慰剂或无干预措施组 11/654 [1.7%]，RR 1.67，95%CI 0.82～3.41）。该综述未报道需其他外科治疗的情况、孕产妇病死率、孕产妇严重病率、Sheehan 综合征ⓖ或子宫内翻。**催产素和麦角复合物比较**：我们发现一项系统综述（检索时间：2004 年）[4]和另一项小样本的随机对照试验[5]比较了催产素和麦角新碱。该系统综述收入了 5 个随机对照试验和一项系统综述遗漏的小型随机对照试验，共包括 2869 名产妇，使用不同剂量的催产素（2～10 IU），经不同途径给药（1 项随机对照试验以肌内注射方式，3 项随机对照试验和 1 项半随机试验以静脉注射方式，1 项随机对照试验以静脉注射与肌内注射结合的方式）。有两种不同的麦角新碱（麦角新碱和马来酸甲基麦角新碱，至少 4 种不同剂量，0.2～4 mg）。3 项随机对照试验在美国、2 项在欧洲（荷兰和瑞典）、1 项在新加坡进行。1 项随机对照试验规定了入组标准低危人群，4 项未规定，另 1 项没有设剔除标准。该综述发现，与麦角新碱相比，催产素显著减少了手取胎盘的比例（2 项随机对照试验和 1 项半随机对照试验，1747 名产妇：催产素组 66/908 [7.3%] vs 麦角新碱组 70/838 [8.4%]，RR 0.57，95%CI 0.41～0.79）。然而，两组间需进一步药物治疗的产后出血的比例无显著性差异（2 项随机对照试验，984 名产妇：催产素组 35/557 [6.3%] vs 麦角新碱组 46/651 [7.1%]，RR 1.02，95%CI 0.67～1.55），两组间失血量无显著性差异，如产后出血率（4 项随机对照试验和 1 项半随机试验，2719 名产妇：催产素组 88/1383 [6.4%] vs 麦角新碱组 127/1336 [9.5%]，RR 0.90，95%CI 0.70～1.16）；严重产后出血率无显著性差异（2 项随机对照试验和 1 项半随机对照试验，1746 名产妇：催产素组 20/908 [2.2%] vs 麦角新碱组 27/838 [3.2%]，RR 0.99，95%CI 0.56～1.74），平均失血量无显著性差异（2 项随机对照试验，1373 名产妇；-29 ml，95%CI -69 ml～+1 ml）。然而，综述中收入的 1 项随机对照试验发现催产素组需输血比例增高，这类事件例数很少，由于增加明显或缓和降低，因此可信区间宽，有较大的上升和缓和下降（1 项随机对照试验：催产素组 2/78 [2.6%] vs 麦角新碱组 1/146 [0.7%]；RR 3.74，95%CI 0.34～40.64）。这一综述未提到需外科手术的比例、孕产妇病死率、严重孕产妇病率、贫血、Sheehan 综合征、子宫内翻或胎盘组织残留ⓖ。另一项随机对照试验（英国 88 名初产妇，危险因素未确定，枕先露）比较了静脉内 10 IU 催产素和静脉内 0.5 mg 麦角新碱[5]，同样也发现两组失血量相同（催产素组 208 ml vs 麦角新碱组 201 ml，未做统计性分析）。该综述没有报道输血、需进一步药物治疗的比例、胎盘组织残留或严重孕产妇病率。**催产素和催产素与麦角新碱联合使用比较**：我们没有发现相关的系统综述（检索时间：2004 年）[6]。见催产素与麦角新碱联合用药的益处。**催产素和前列腺素比较**：我们发现了 2 项综述比较了催产素和前列腺素[7,8]，见前列腺素的优点。

害处 **催产素和安慰剂或无干预措施比较**：系统综述发现两种治疗措施比较需手取胎盘的比例无显著性差异（3 项随机对照试验和 1 项半随机试验，2243 名产妇；催产素组 51/1107 [4.6%] vs 安慰剂或无干预措施组 43/1136 [3.8%]；RR 1.17，95%CI 0.79～1.73）；需输血的比例无显著性差异（2 项随机对照试验，1221 名产妇；催产素组 9/591 [1.5%] vs 安慰剂或无干预措施组 8/630 [1.3%]，RR 1.30，95%CI 0.50～3.39）；分娩后至出产房前出现恶心的比例无显著性差异（1 项随机对照试验，52 名产妇；催产素组 0/28 [0] vs 安慰剂或无干预措施组 1/24 [4%]；RR 0.29，95%CI 0.01～6.74）[4]。

催产素和麦角复合物比较：系统综述发现两种治疗措施间产后高血压（分娩后至出产房前舒张压 > 100 mm Hg）的发生率无显著性差异（1 项随机对照试验，150 名产妇；催产素组 8% [4/50] vs 麦角新碱组 15/100 [15%]；RR 0.53，95%CI 0.19～1.52）[4]。另外一项随机对照试验发现使用催产素比麦角新碱出现恶心的比例显著减少（催产素组 0/44 [0] vs 麦角新碱组 6/44 [13%]；$P < 0.01$）[5]。**催产素和催产素与麦角新碱联合使用比较**：催产素与麦角新碱联合使用的害处见相关内容。**催产素和前列腺素比较**：前列腺素的害处见相关内容。

评论 临床指南：不论是单独使用催产素还是催产素与麦角新碱联合使用均可应用于产后出血的预防。单用催产素优于催产素与麦角碱复合物Ⓖ联合使用，因疗效差异很小，单用催产素看来不良反应更小。两种药物都不贵，可肌内注射，在任何资源环境下都适用。但催产素和麦角新碱，尤其是麦角新碱在热带环境下都会迅速变质。

治疗选择 3　有控制的脐带牵引

一项随机对照试验发现有控制的脐带牵引比几乎不干预能够减少胎盘组织残留的危险，进一步减少其他治疗；然而催产素给药的时机在两组是不同的，有可能影响结果。研究发现两种治疗措施间休克或需输血的比例无显著性差异。一项随机对照试验发现，与期待处理比较，有控制的脐带牵引并立即引流脐带血产后血色素有轻度下降，而在产后血色素水平、需输血的比例或手取胎盘的比例方面无显著性差异。

益处 我们没有发现有关的系统综述，但是发现了 2 项随机对照试验[9, 10]。**有控制的牵引脐带和基本不干预比较**：第一项随机对照试验（在阿联酋 Abu Dhabi 市的妇产医院完成，共有 1648 名第三产程中的低危产妇），比较了有控制的牵引脐带Ⓖ组和基本不干预[9]。两组都早期钳夹脐带和使用催产素Ⓖ，但给药时间不同（见下文的评论）。研究发现两种干预措施间需输血的比例无显著性差异（牵引脐带组 1 例 vs 基本不干预组 2 例；OR 0.25，95%CI 0.01～2.33），休克发生率无差异（牵引脐带组 0.24% vs 不干预 0.97%；OR 0.25，95%CI 0.04～1.25）。该随机对照试验发现与基本无干预相比，牵引脐带组显著降低了 30 分钟内胎盘组织残留的风险（牵引脐带组 1.58% vs 基本不干预组 4.50%；OR 0.31，95%CI 0.15～0.63）；尽管差异没有达到统计学意义，也发现了在 60 分钟内胎盘组织残留的发生有相似的趋势（牵引脐带组 0.36% vs 基本无干预组 1.10%，OR 0.33，95%CI 0.07～1.32）。同样，脐带牵引也减少了需要进一步治疗的比例（牵引脐带组 2.3% vs 基本不干预组 5.1%；OR 0.44，95%CI 0.24～0.78）。对这些结果的解释需慎重，因催产素在两组间给药的时机和方式是不同的（见下文的评论）。**有控制的牵引脐带并立即引流脐带血与期待处理比较**：第二项随机对照试验（法国，477 名低危产妇）对有控制的牵引脐带并立即引流脐带血Ⓖ与期待处理Ⓖ进行了比较[10]。两组均不用催产素。研究发现，与期待处理比较，有控制的牵引脐带并立即引流脐带血显著减少了血红色素的下降程度（血色素下降中位数：牵引脐带并立即引流脐带血组 0.95 g/dl vs 期待处理 1.40 g/dl，$P = 0.0002$）。然而，两种干预措施之间产后血色素水平没有显著性差异（牵引脐带并娩出组 11.2 g/dl vs 期待处理 10.9 g/dl，$P = 0.09$），产后血色素低于 10 g/dl 的产妇数无显著性差异（牵引脐带并引流脐带血组 51 例 vs 期待处理组 56 例，$P = 0.07$），需手取胎盘的例数无显著性差异（牵引脐带并引流脐带血组 18 例 vs 期待处理 20 例；$P = 0.61$），需输血者例数无显著性差异（牵引脐带并引流脐带血组 0 例 vs 期待处理 1 例，$P = 0.50$）。

害处 没有有关对母体的不良反应的研究报道[9, 10]。

评论 **有控制的脐带牵引与最少的干预比较**：牵引脐带组在胎儿前肩娩出时肌内注射 10IU 催产素，对照组胎盘娩出后持续静滴催产素[9]。**有控制的牵引脐带并立即引流脐带血和期待处理比较**：积极处理组脐带血引流的时间未规定[10]。**临床指南**：有控制的牵引脐带可在任何医疗资源情况下应用。

治疗选择 4　麦角复合物

一项随机对照试验得到有限的证据发现，与安慰剂相比，口服麦角新碱组严重产后出血、需进一步治疗或输血的发生率无显著性差异。一项系统综述发现，与催产素相比，使用麦角新碱组产后出血的结局没有显著性差异，但更易有恶心，并增加发生胎盘组织残留和高血压的风险。另外一项随机对照试验也发现了同样的结果。一项系统综述及另外一项随机对照试验发现单纯使用麦角复合物和麦角新碱与催产素联合使用对产后出血量和需要手取胎盘的比例没有显著性差异。有三项随机对照试验发现应用麦角复合物和前列腺素类似物，两组的产后出血量没有显著性差异，麦角新碱组寒战或发热的不良反应较少。

益处 **麦角复合物和安慰剂/无干预措施比较**：我们没有发现有关比较麦角复合物Ⓖ和安慰剂/无干预措施的系统综述，但发现一项随机对照试验（荷兰，289 名低危产妇）比较了口服麦角新碱 0.4 mg 和安慰剂[11]。发现两种治疗措施比较产后出血的发生率无显著性差异（出血 ≥ 500 ml，麦角新碱组 37% vs 安慰剂组 38%，$P = 0.79$），严重产后出血的发生率无显著性差异（出血量 ≥ 1000 ml，麦角新碱组 8% vs 安慰剂组 11%，$P = 0.39$）。同样，需进一步治疗的比例无显著性差异（麦角新碱组 21/146 [14%] vs 安慰剂组 26/143 [18%]，RR 0.90，95%CI 0.53～1.53）；需输血的比例无显著性差异（麦角新碱组 1/146 [0.7%] vs 安慰剂组 3/143 [2.1%]，RR 0.33，95%CI 0.03～3.10）；需手取胎盘Ⓖ的比例无显著性差异（麦角新碱组 2/146 [1.4%] vs 安慰剂组 0/143 [0]，$P = 0.50$）。该研究未报道其他结局如孕产妇病率、病死率和子宫内翻。**麦角复合物和催产素比较**：见催产素的益处。**麦角复合物和催产素与麦角新碱联合使用比较**：见催产素与

害处 麦角复合物和安慰剂/无干预措施比较：随机对照试验没有有关不良反应或害处的报道[11]。**麦角复合物和催产素比较**：见催产素的害处。**麦角复合物和催产素与麦角新碱联合使用比较**：见催产素和麦角新碱联合使用的害处。**麦角复合物和前列腺素比较**：见前列腺素的害处。

评论 无。

治疗选择5 前列腺素类似物

一项随机对照研究得到有限的证据表明，注射前列腺素和催产素比较，产后出血量没有显著性差异。多项随机对照研究发现，前列腺素类似物和麦角新碱比较，产后出血量没有显著性差异，但前列腺素组寒战和发热的不良反应增多。多项随机对照研究发现，注射前列腺素和催产素与麦角新碱联合使用比较，产后出血量没有显著性差异，但前列腺素增加发生腹泻的危险。有两项随机对照研究在早期终止，其中一项使用前列腺素后出现了不可接受的、较多的胃肠道反应。一项系统综述发现，与安慰剂或没有治疗措施相比，使用前列腺素产后出血量没有显著性差异，但口服米索前列醇组严重产后出血的发生率增高。同时还发现口服米索前列醇的不良反应尤其是发热和寒战增加。一项系统综述发现，与催产素相比，口服米索前列醇增加产后出血发生率，不良反应如发热、颤抖和腹泻的比例增高。另一项系统研究发现，和催产素与麦角新碱联合用药相比，口服米索前列醇增加了需进一步治疗的比例，也增加了发生寒战的风险。还有一项随机对照研究比较了米索前列醇直肠用药和催产素联合麦角新碱的效果，发现两者没有显著性差异，而另一随机对照研究则发现米索前列醇直肠用药增加了发生产后出血、严重产后出血、需要输血以及发生寒战的风险。

益处 **前列腺素和安慰剂/无干预措施比较**：我们发现一项系统综述（检索时间：2004年）对前列腺素类似物和安慰剂/无干预措施进行了比较，同时包括了对口服米索前列醇的亚组分析（6项随机对照试验，3项口服400μg，4项口服600μg，[其中一项分别使用了两种剂量]）、直肠用米索前列醇（1项随机对照试验）和注射用前列腺素（1项随机对照试验）[8]。4个研究在南非、1个在瑞士、1个在法国完成。有3项试验看来入选者是低危人群，另3项试验人群风险状况不明。综述发现口服米索前列醇和与安慰剂/无干预措施两组产后出血发生率无显著性差异（＞500 ml，2项随机对照试验，600μg，471名产妇：米索组54/217 [24.9%] vs 安慰剂/无干预措施组65/254 [25.6%]，RR 0.98，95%CI 0.72～1.33）；需进一步治疗的比例无显著性差异（3项随机对照试验，600μg，1065名产妇：米索组79/531 [14.9%] vs 安慰剂/无干预措施组90/534 [16.9%]，RR 0.89，95% CI 0.67～1.17；2项随机对照试验，400μg，900名产妇：米索组49/450 [10.9%] vs 安慰剂/无干预措施组56/450 [12.4%]，RR 0.88，95%CI 0.61～1.26）；需输血患者的比例无显著性差异（2项随机对照试验，600μg，999名妇女：米索组1/499 [0.2%] vs 安慰剂/无干预措施组3/500 [0.6%]，RR 0.43，95%CI 0.06～2.90；2项随机对照试验，400μg，900名产妇：米索组1/450 [0.2%] vs安慰剂/无干预措施组2/450 [0.4%]，RR 0.60，95%CI 0.08～4.52）；手取胎盘Ⓖ比例无差异（2项随机对照试验，600μg，1000名产妇：米索前列醇组4/500 [0.8%] vs 安慰剂/无干预措施组3/500 [0.6%]，RR 1.33，95%CI 0.30～5.93；2项随机对照试验，400μg，共900名产妇：米索前列醇组1/450 [0.2%] vs 安慰剂/无干预措施组3/450 [0.7%]，RR 0.43，95%CI 0.06～2.89）。但发现与安慰剂/无干预措施组比较，口服米索前列醇严重产后出血（出血＞1000 ml）的发生率明显增高（5项随机对照试验，2105名产妇：米索组16/200 [8%] vs 安慰剂/无干预措施组6/200 [3%]，RR 2.67，95%CI 1.07～6.68）。该综述收入的另一项随机对照试验则发现，与安慰剂比较，直肠给米索前列醇400μg与安慰剂对照组比较，严重产后出血[＞1000ml 发生率无显著性差异]，南非542名产妇中，米索前列醇组13/270 [4.8%] vs 安慰剂组19/272 [7.0%]，RR 0.69，95%CI 0.35～1.37）；需进一步治疗的比例无显著性差异（米索组9/271 [3.3%] vs 安慰剂组13/275 [4.7%]，RR 0.70，95%CI 0.31～1.62）。然而，与安慰剂对照组相比，直肠给米索前列醇组需手取胎盘的比例增高，但差异没有统计学意义（米索组1/271 [0.4%] vs 安慰剂 0/275 [0]，RR 3.04，95%CI 0.12～74.40）。该综述收入的另一项荷兰的共有46名产妇的随机对照试验对注射用前列腺素（前列腺素E_2 500μg 肌内注射）和安慰剂进行了比较，发现两种治疗措施的产后出血发生率无显著性差异（定义为估计产后出血量＞500 ml，PG E_2 组25/22 [22.7%] vs 安慰剂对照组10/24 [41.7%]，RR 0.55，95%CI 0.22～1.35）；严重产后出血的发生率无显著性差异（定义为估计失血量＞1000 ml，PG E_2 组1/22 [4.5%] vs 安慰剂组2/24 [8.3%]，RR 0.36，95%CI 0.04～3.24）；需进一步治疗的比例无显著性差异（PG E_2 组0/22 [0] vs 安慰剂组2/24 [8.3%]，RR 0.22，95%CI 0.01～4.29）。**前列腺素和麦角复合物比较**：我们没有发现相关的综述，但发现了4个随机对照试验对前列腺素类似物和麦角复合物进行了比较[14-17]。第一个随机对照试验（比利时，200名正常妊娠的产妇）比较了米索前列醇600 μg和甲基麦角新碱200μg[14]，发现尽管差异没有达到统计学意义，但接受米索前列醇治疗的产妇产后出血率更高（定义为估计失血量＞500 ml：米索前列醇组8.3% vs 甲基麦角新碱组4.3%，P=0.057）；需进一步治疗比例更高（米索前列醇组12.8% vs 甲基麦角新碱组4.4%，P=0.065）。严重产后出血发生率无显著性差异（失血量＞1000 ml，米索前列醇组1例vs甲基麦角新碱0例）；需输血比例无显著性差异（两组各有1例），手取胎盘的比例无显著性差异（米索组4% vs 甲基麦角新碱组3%）[14]。第二项随机对照试验（印度，120名低危产妇）对米索400μg舌下含服和甲基麦角新碱200μg肌内注射进行了比较。发现两种治疗措施间产后出血发生率无显著性差异（≥500ml 米索组2/60 [3.3%] vs 甲基麦角新碱组0/60 [0]，P=0.50）；严重产后出血发生率无显著性差异，两组均为 0；需输血的比例无显著性差异，两组均 0；需进一步治疗的比例无显著性差异（米索前列腺组 5/60 [8.3%] vs 甲基麦角新碱组 3/60 [3.3%]，P = 0.71），手取胎盘比例无显著性差异（米索组 0/60 [0] vs 甲基麦角新碱组 1/60 [1.7%]，P = 1.0）[15]。第三项随机对照试验（埃及，150 例低危产妇）对卡前列甲酯 250μg 肌内注射和甲基麦角新碱 0.2 mg 静滴进行了比较，发现两种干预均无产后出血（估计失血量> 500 ml）发生[16]。第四个随机对照试验（80 例孕 28 周后分娩产妇，至少有 1 个产后出血的高危因素）对肌内注射卡前列甲酯 25mg 和静滴甲基麦角新碱 0.2 mg 进行了比较[17]，发现卡前列甲酯显著减少第三产程后出血量（卡前列甲酯组 113 ml vs 甲基麦角新碱组 202 ml，P < 0.001；减少第四产程出血量：卡前列甲酯组 47 ml vs 甲基麦角新碱组 67 ml，P < 0.001）。该研究发现两种治疗措施间产后出血发生率无显著性差异（卡前列甲酯组 2/40 [5.0%] vs 甲基麦角新碱组 3/40 [7.5%]，P = 1.0）。**前列腺素和催产素比较**：我们发现一个检索时间为 2002 年的系统综述[7]和另一项系统综述遗漏的比较了前列腺素类似物和催产素的随机对照试验G[12]。该综述收入了 8 项比较了口服米索前列醇和催产素的随机对照试验[7]。米索前列醇剂量 400 ~ 600μg，除一项研究催产素剂量为 2.5 IU 外，其他均为 10 IU。6 项试验采用肌内注射催产素，2 项采用静滴催产素。3 项试验是多中心的，2 项在非洲（加纳和津巴布韦）、1 项在美国、2 项在欧洲（英国和法国）进行。该综述未规定入组者的高危因素。该综述发现与催产素相比，米索前列醇组产后出血的发生率（出血≥500 ml）明显增加（6 项随机对照试验，21 125 名产妇：米索组 1962/10 087 [19.5%] vs 催产素组 388/10 119 [13.7%]；OR 1.51，95%CI 1.25 ~ 1.82）；尽管差异没有达到统计学意义，但米索前列醇与需要进一步使用其他宫缩剂相关（4 项随机对照试验，20 293 例产妇：米索组 1451/9764 [14.9%] vs 催产素组 1020/9785 [10.4%]；OR 2.14，95%CI 0.93 ~ 4.91）。该综述收入的最大的随机对照试验是 WHO 组织的，在全球多中心 18 350 例产妇中比较了米索前列醇 600μg 和催产素 10 IU[13]。发现随机分组使用米索前列醇的产妇再次使用宫缩剂的可能性显著增高（米索前列醇组 1398/9225 [15%] vs 催产素组 1002/9228 [11%]，RR 1.40，95%CI 1.29~1.51）；严重产后出血（临床估计失血量≥1000 ml）发生率显著增高（米索前列醇组 366/9214 [4%] vs 催产素组 263/9228 [3%]，RR 1.34，95%CI 1.16 ~ 1.55）。尽管差异没有完全达到统计学意义，然而使用米索前列醇组有相对低的输血比例的趋势（米索前列醇组 72/9221 [0.8%] vs 催产素组 97/9226 [1.0%]，RR 0.80，95%CI 0.62 ~ 1.04）。这一随机对照试验报道每组均有 2 名孕产妇死亡，两组治疗措施间全麻下宫腔探查、入住 ICU 病房、子宫切除（未报道数字）的比例无显著性差异。该综述不包括比较米索直肠给药和催产素静脉给药的亚组分析。一项系统综述遗漏的在荷兰进行的随机对照试验比较了将注射用前列腺素（前列腺素 E_2 500μg）和催产素 5 IU 用于 51 名阴道分娩的低危产妇[12]，发现两种治疗措施间产后失血量没有显著性差异（前列腺素 E_2 组 324 ml vs 催产素组 374 ml；未做显著性检验）。两组中均有 1 例产妇需其他药物治疗或手取胎盘。**前列腺素和催产素与麦角新碱联合使用比较**：我们发现了 2 个系统综述[7,8]和一项系统综述遗漏的随机对照试验[18]，以及另一项随后的比较了前列腺素和催产素G与麦角新碱联合使用的随机对照试验。没有一篇系统综述对注射用前列腺素和催产素与麦角新碱联合使用进行正式分析。第一篇系统综述（检索时间：2002 年）收入了 3 项比较了口服米索前列醇 400 ~ 600μg 和催产素与麦角新碱联合使用的随机对照试验[7]。发现与催产素相比，米索前列醇显著增加了需其他治疗的比例（见表1）。该综述没有给出一些分娩结局的信息，如输血、孕产妇病死率、严重孕产妇病率、需外科治疗的情况、Sheehan 综合征G以及有症状的贫血或子宫内翻等。第二篇综述（检索时间：2004 年）收入了 2 项随机对照试验[20,21]，它们比较了直肠用米索前列醇和催产素与麦角新碱联合使用，另两项随后的随机对照试验比较了注射用前列腺素和催产素与麦角新碱联合使用[22,23]，但没有进行 Meta 分析[8]。该综述收入的第一项随机对照试验比较了每次直肠给米索 400μg 和催产素与麦角新碱联合使用（1 安瓿肌内注射）[20]。发现两种治疗措施的产后失血量或血色素变化无显著性差异；需进一步治疗的比例无显著性差异（米索前列醇组 4 例 vs 催产素与麦角新碱联合使用组 1 例），需输血的比例无显著性差异（两组均 0）；手取胎盘率无显著性差异（米索前列醇组 0 vs 催产素与麦角新碱联合使用组有 1 例），（见表 1）。第二项随机对照试验分 4 组，其中包括米索直肠给药 400μg 和甲基麦角新碱 1 ml 加催产素 10 IU[21]。发现与催产素与甲基麦角新碱联合使用比较，直肠用米索前列醇显著增加了产后出血的危险、增加了严重产后出血发生率、增加了需另外使用催产素和甲基麦角新碱的风险和增加了需要输血的风险（见表 1）。该研究未报道死亡病例或其他严重孕产妇病率。第三项随机对照试验比较了肌内注射 15 甲 - 前列腺素 F2α 125μg 和催产素 0.5 mg 加麦角新碱混合制剂[22]。发现两种治疗措施间产后出血量、产后血色素变化、需再次使用催产素的比例及手取胎盘的比例没有显著性差异。该综述收入的第四项随机对照试验（荷兰 69 例有产后出血病史的产妇）比较了肌内注射前列腺素 E_2 和催产素与麦角新碱混合制剂[23]，发现前列腺素 E_2 有减少产后出血和需要输血的趋势，由于在该研究以外发现了心血管并发症，前列腺素制造商在接到报告后，对肌内注射前列腺素提出了警告，因此，在早期终止了试验。一项系统综述遗漏的随机对照试验（英国 529 名产妇）比较了 15 甲 - 前列腺素 F2α 250μg 肌内注射和催产素与麦角新碱混合制剂（1 安瓿）[18]。发现两种治疗方法的产后出血发生率相似（前列腺素组 43/263 [16.3%] vs 催产素与麦角新碱混合制剂组 30/266 [11.3%]，未做显著性检验）。因在前列腺素组有出现了较多的不可接受的胃肠道不良反应，该试验在中期的早期终止。见下述害处。终止时分析两组间疗效无显著性差异。随后的随机对照试验（中国香港，60 名产妇）比较了舌下含服米索 600μg 和催产素与麦角新碱混合制剂 1ml[19]。没有发现两组间产后失血量和需进一步治疗的比例有显著性差异，虽然未做显著性检验（见表 1）。米索前列醇组有一名产妇出血 4L 需切除子宫。

害处 **前列腺素和安慰剂/无治疗措施比较**：系统综述发现，与安慰剂比较，口服米索前列醇显著增加了不良反应（所有不良反应，1项随机对照试验，用量为400μg，500名妇女：米索前列醇组54/250 [21.6%] vs 安慰剂组26/250 [10.4%]，RR 2.08，95%CI 1.35～3.20），尤其是增加了寒战的发生率（4项口服米索前列醇600μg的随机对照试验，1479例产妇：米索前列醇组226/716 [31.6%] vs 安慰剂组64/753 [8.5%]，RR 3.53，95%CI 2.75～4.53；2项口服米索前列醇400μg的随机对照试验，998例产妇：米索前列醇组113/449 [25.2%] vs 安慰剂组43/449 [9.6%]，RR 2.63，95%CI 1.90～3.63），明显增加了发热的发生率（3项口服米索前列醇600μg的随机对照试验，1404例产妇：米索前列醇组145/685 [21.2%] vs 安慰剂组18/719 [2.5%]，RR 7.91，95%CI 4.95～12.64；1项口服米索前列醇400μg的随机对照试验，400例产妇：米索前列醇组28/200 [14.0%] vs 安慰剂组5/200 [2.5%]，RR 5.60，95%CI 2.21～14.21）。尽管大多数差异没有达到统计学意义，该综述发现，口服米索前列醇增加了恶心的发生率（2项口服米索前列醇600μg的随机对照试验，998例产妇：米索前列醇组6/499 [1.2%] vs 安慰剂组1/499 [0.2%]，RR 4.33，95%CI 0.74～25.46；1项口服米索前列醇400μg的随机对照试验，398例产妇：米索前列醇组1/199 [0.5%] vs 安慰剂组0/199 [0]，RR 3.00，95%CI 0.12～73.21)，增加了呕吐的发生率（3项口服米索前列醇600μg的随机对照试验，1404例产妇：米索前列醇组212/685 [1.8%] vs 安慰剂组4/719 [0.6%]，RR 3.21，95%CI 1.06～9.75；1项口服米索前列醇400μg的随机对照试验，398例产妇：米索前列醇组1/199 [0.5%] vs 安慰剂组1/199 [0.5%]，RR 1.00，95%CI 0.06～15.88)，增加了头痛的发生率（2项口服米索前列醇600μg的随机对照试验，998例产妇：米索前列醇组5/499 [1.0%] vs 安慰剂组2/499 [0.4%]，RR 2.20，95%CI 0.50～9.77；1项口服米索前列醇400μg的随机对照试验，398例产妇：米索前列醇组2/199 [1%] vs 安慰剂组0/199 [0]，RR 5.00，95%CI 0.24～103.50），增加了腹痛的发生率（2项口服米索前列醇600μg的随机对照试验，998例产妇：米索前列醇组59/499 [11.8%] vs 安慰剂组33/499 [6.6%]，RR 1.79，95%CI 1.20～2.67；2项口服米索前列醇400μg的随机对照试验，998例产妇：米索前列醇组10/449 [2.2%] vs 安慰剂组9/449 [2.0%]，RR 1.11，95%CI 0.45～2.72）；该综述发现治疗间腹泻的发生率无显著性差异（1项口服米索前列醇600μg的随机对照试验，998例产妇：米索前列醇组1/499 [0.2%] vs 安慰剂组1/499 [0.2%]，RR 1.00，95%CI 0.06～15.91）。一项随机对照试验比较了米索前列醇直肠给药和安慰剂，发现两种治疗措施的呕吐的发生率无显著性差异（米索前列醇组1/271 [0.4%] vs 安慰剂组1/275 [0.4%]，RR 1.01，95%CI 0.06～16.14）；寒战的发生率无显著性差异（米索前列醇组1/34 [2.9%] vs 安慰剂组4/36 [11.1%]，RR 0.26，95%CI 0.03～2.25）。然而尽管差异没有统计学意义，米索前列醇直肠给药腹泻发生率高（米索前列醇组1/271 [0.4%] vs 安慰剂组0/275 [0]，RR 3.04，95%CI 0.12～74.40）。该研究未报道恶心、腹泻、头痛或发热。一项随机对照试验比较了注射用前列腺素和安慰剂，发现两组间的总的不良反应无显著性差异（米索前列醇组0/22 [0] vs 安慰剂组1/24 [4.2%]，RR 0.36，95%CI 0.02～8.46），恶心的发生率无显著性差异（米索前列醇组0/22 [0] vs 安慰剂组1/24 [4.2%]，RR 0.36，95%CI 0.02～8.46）。未报道有关呕吐、腹泻、头痛、寒战或发热的数据。**前列腺素和麦角复合物比较**：第一个随机对照试验发现，与甲基麦角新碱比较，米索前列醇显著增加了寒战发生的风险（米索前列醇组42% vs 甲基麦角新碱组8.5%，$P=0.0001$），显著增加了发热的风险（体温>38℃：米索前列醇组34% vs 甲基麦角新碱组3%，$P=0.00001$），恶心发生率无显著性差异（米索前列醇组23% vs 甲基麦角新碱组32%，$P=0.15$），呕吐发生率无显著性差异（米索前列醇组15% vs 基麦角新碱组19%，$P=0.44$），头痛发生率无显著性差异（米索前列醇组11% vs 基麦角新碱组13%，$P=0.78$)[14]。第二项随机对照试验发现，与甲基麦角新碱比较，米索前列醇显著增加了寒战发生的风险（米索前列醇组22% vs 甲基麦角新碱组0，$P=0.0001$)[15]。还发现尽管差异没有达到统计学意义，米索前列醇增加了发热的比例（米索前列醇组6.6% vs 甲基麦角新碱组0，$P=0.057$），增加了恶心的发生率（米索前列醇组13.3% vs 甲基麦角新碱组6.6%，RR 2.00，95%CI 0.64～6.29），增加了呕吐的发生率（米索前列醇组6.6% vs 甲基麦角新碱组3.3%，RR 2.00，95%CI 0.38～10.51），增加了头痛的发生率（米索前列醇组6.6% vs 甲基麦角新碱组5.0%，RR 1.33%，95%CI 0.31～5.70）。第三项随机对照试验发现，与麦角合物比较，注射用前列腺素增加了呕吐发生率（注射用前列腺素组16.4% vs 麦角复合物组1.3%，RR 12.7，95%CI 1.7～94.9)[16]。发现注射用前列腺素与较高的腹痛发生的风险有关（注射用前列腺素组8.2% vs 麦角复合物组0，RR 13.70，95%CI 0.79～239.00），并增加了腹泻发生率（注射用前列腺素组2.7% vs 麦角复合物组0，RR 5.27，95%CI 0.26～108.00)；后两者的可信区间都很宽，与上升幅度较大有关。第四项随机对照试验也发现卡前列甲酯比甲级麦角新碱更可能出现腹泻，尽管差异没有达到统计学意义（卡前列甲酯17% vs 甲基麦角新碱0，$P=0.01$)[17]。**前列腺素和催产素比较**：第一篇系统综述发现，与催产素相比，米索前列醇显著增加了寒战的发生率（5项随机对照试验，20 262例产妇：米索前列醇组1864/10229 [18.2%] vs 催产素组579/10 060 [5.8%]，RR 2.97，95%CI 1.83～4.84）；显著增加发热的发生率（5项随机对照试验，20 262名产妇：米索前列醇组614/10186 [6.0%] vs 催产素组90/10008 [0.9%]，RR 4.72，95%CI 1.89～11.79)[7]。另外，一项大的WHO组织的随机对照试验发现米索比催产素显著增加了腹泻的危险（18 350例产妇：米索前列醇组35/9227 [0.4%] vs 催产素组8/9232 [0.1%]，RR 4.38，95%CI 1.67～4.18)[13]。第二篇综述[8]收入的随机对照试验[12]比较了注射用前列腺素和催产素，除报道两组均无产妇出现恶心以外，没有给出关于其他不良反应的信息。**前列腺素和催产素与麦角新碱联合用药比较**：第一篇综述发现和催产素与麦角新碱联合用药比较，口服米索前列醇显著增加了寒战的风险（3项试验，3921例产妇：米索前列醇组708/1895 [37.4%] vs 催产素与麦角新碱联合用药组280/1872 [15.0%]，OR 3.93，95%CI 3.31～4.66)[7]。还发现口服米索前列醇与发热率增高相关（2项研究，2921名产妇：米索前列醇组 144/1397 [10.3%] vs 催产素与麦角新碱联合用药组 50/1415 [3.5%]，OR 3.46，95%CI 0.81～14.73）。可信区间很宽，与升高幅度大或轻微下降一致。第二篇系统综述[8]收入的第一项随机对照试验发现米索前列醇直肠用药和催产素与麦角新碱联合用药相比，收缩期高血压的发生没有显著性差异（米索前列醇组 35/236 [14.8%] vs 催产素与麦角新碱联合用药组 46/246 [18.7%]；RR 0.79，95%CI 0.53～1.20）。发现口服米索前列醇后舒张期血压显著下降（口服米索前列醇组[11/235]4.6% vs 催产素与麦角新碱联合用药组 31/246 [12.6%]；RR 0.37，95%CI 0.19～0.72）[20]。该研究没有给出寒战或发热的信息。该综述收入的第二项随机对照试验发现，与催产素和甲基麦角新碱联合用药相比，米索前列醇直肠给药显著增加了寒战的发生率（米索前列腺组 11.8% vs 催产素和甲基麦角新碱组 3.9%，P<0.001），增加了发热的发生率（体温≥38.0℃：米索前列醇组 4.0% vs 催产素与甲基麦角新碱联合用药组 1.4%，P=0.02）[21]。第二篇综述收入的第三项随机对照试验发现，与催产素与甲基麦角新碱混合制剂相比，注射用前列腺素显著增加了发生腹泻的风险（前列腺素组 16/54 [29.6%] vs 催产素与甲基麦角新碱混合制剂组 1/58 [1.6%]，P < 0.005）[22]。第四项随机对照试验没有给出不良反应的信息[23]。一项系统综述遗漏的随机对照试验在早期终止，因注射用前列腺素出现了胃肠道不良反应（前列腺素组 27% vs 催产素加麦角新碱 5.6%），尤其是腹泻（前列腺素组 21% vs 催产素加麦角新碱组 0.8%）和恶心（前列腺素组 3.8% vs 催产素加麦角新碱组 0.8%）[18]。对这些结果没有做显著性检验。随后的一项随机对照试验发现舌下含服米索比催产素加麦角新碱显著增加了寒战和发热的发生率（米索前列醇组 33% vs 催产素加麦角新碱组 0，P= 0.001）[19]。

评论　临床指南：目前对米索前列醇的研究兴趣较大，因它较便宜，可口服或直肠给药，理论上是资源贫乏地区的理想用药。不幸的是米索前列醇的效果低于任何一种治疗措施，似乎不比安慰剂更有效，又有显著的不良反应。注射用前列腺素的数据更有限，但很清楚，前列腺素不比催产素、麦角新碱或联合用药更有效，并且不良反应更多。口服米索前列醇没有注册产科处方药，通常在非洲和其他国家没有销售；注射用前列腺素 E_2 在许多资源贫乏的国家是没有的。

选择 6　催产素与麦角新碱联合使用

一项系统综述发现，与单独使用催产素比较，催产素与麦角新碱联合使用能轻度减少需要进一步治疗的产后出血的比例，但不良反应如舒张期高血压、恶心、呕吐等增加。两种治疗措施在严重产后出血以及需要输血的发生率上没有显著性差异。一项系统综述发现，和单独使用麦角复合物比较，催产素与麦角新碱联合使用组产后出血量和需手取胎盘的比例没有显著性差异。一项系统综述发现，与口服米索前列醇比较，催产素与麦角新碱联合使用组需要进一步治疗的比例减少，同时较少出现寒战。一项随机对照研究比较了催产素与麦角新碱联合用药和米索直肠给药，发现两种治疗措施没有显著性差异；而同时另一项随机对照研究发现，与米索前列醇直肠用药相比较，催产素与麦角新碱联合用药减少产后出血、严重产后出血、需要输血以及发生寒战的风险。多项随机对照研究比较了催产素与麦角新碱联合用药和注射用前列腺素，发现两种治疗措施的效果无显著性差异，联合用药较少发生腹泻的风险。两项随机对照研究在早期终止，其中一项在使用前列腺素后出现了不可接受的、较多的胃肠道反应。

益处　**催产素与麦角新碱联合使用和麦角复合物比较**：我们发现一项系统综述（检索时间：2004年），它比较了催产素Ⓖ与麦角新碱联合使用和单用麦角新碱[4]。这一综述收入了 4 项随机对照试验和一项对照试验，共有 2891 例产妇。联合用药包括催产素 5IU 和麦角新碱 0.5 mg（除 1 项随机对照试验静脉给药外，其余均肌内注射）。做对照的麦角制剂包括：3 项随机对照试验使用麦角新碱，1 项随机对照试验使用马来酸麦角新碱，1 项对照试验使用甲基麦角新碱，剂量从 0.1～0.5 mg。给药方式：一项随机对照试验和一项对照试验静脉给药，一项随机对照试验肌内注射，2 项随机对照试验同时使用肌内注射和静脉给药。2 项研究在英国、1 项在澳大利亚、1 项在新加坡、1 项在芬兰完成。综述报告 2 项研究针对低危产妇，另 3 项研究未规定产妇风险状态。该综述发现两种治疗措施间在产后出血的各种结局上均没有显著性差异，如产后出血（估计失血量> 500 ml，4 项随机对照试验和 1 项对照试验，2891 名产妇：催产素与麦角新碱联合使用组 66/1427 [4.6%] vs 麦角复合物Ⓖ组 52/1464 [3.6%]，RR 1.29，95%CI 0.90～1.84）或严重产后出血（估计失血量> 1000 ml，1 项对照试验，1120 名产妇：催产素与麦角新碱联合使用组 5/560 [0.9%] vs 麦角复合物组 3/560 [0.5%]，RR 1.67，95%CI 0.40～6.94）或需输血的比例（1 项对照试验，1120 例产妇：催产素与麦角新碱联合使用组 5/560 [0.9%] vs 麦角复合物组 7/560 [1.3%]，RR 0.71，95%CI 0.23～2.24）。同样，需手取胎盘的比例没有显著性差异（1 项随机对照试验和 1 项对照试验，1927 名产妇：催产素与麦角新碱联合使用组 13/951 [1.4%] vs 麦角复合物组 13/976 [1.3%]，RR 1.02，95%CI 0.48～2.20）。该综述未给出如孕产妇死亡率、严重的孕产妇发病率、需外科治疗的比例、Sheehan 综合征Ⓖ、有症状的贫血或子宫内翻等方面的信息。**催产素与麦角新碱联合使用和催产素比较**：我们发现一篇系统综述（检索时间：2004年）比较了催产素和催产素与麦角新碱联合使用[6]。该综述收入了 5 项随机对照试验和一项对照试验，共有 9332 名产妇。催产素组催产素剂量 5 IU（2 项研究）或 10 IU（4 项研究），而联合用药组均为催产素 5IU 加麦角新碱 0.5 mg 肌内注射。另外，所有产妇均积极处理Ⓖ第三产程。1 项研究在阿联酋、1 项在澳大利亚、2 项在中国香港、1 项在瑞典完成。4 项研究看来是针对低危产妇，另 2 项未规定风险状态。该综述发现，与单用催产素相比，联合用药显著降低发生产后出血的风险（各种剂量的催产素，5 项随机对照试验和 1 项对照试验，9332 例产妇：催产素与麦角新碱联合使用组 392/4661 [8.4%] vs 催产素组 469/4671 [10.0%]，OR 0.82，95%CI 0.71～0.95；使用催产素 5IU，1 项随机对照试验和 1 项对照试验，1839 例产妇：联合用药组 11/919 [1.2%] vs 催产素组 26/920 [2.8%]，OR 0.43，95%CI 0.23～0.83；使用催产素 10IU，4 项随机对照试验 7493 例产妇：联合用药组 372/3742 [9.9%] vs 催产素组 432/3751 [11.5%]，OR 0.85，

95%CI 0.73～0.98)，尽管差异没有达到统计学意义，严重产后出血的风险也下降（5 项随机对照试验和 1 对照试验，共 9332 例产妇：联合用药组 86/3972 [2.2%] vs 催产素组 111/3982 [2.8%]，OR 0.78，95%CI 0.58～1.03)。另外，该综述发现，与单用催产素比较，催产素与麦角新碱联合使用显著降低了产后出血需进一步治疗的比例（3 项使用催产素 10IU 的随机对照试验，5465 名产妇：联合用药组 397/2726 [14.6%] vs 催产素组 466/2739 [17.0%]，OR 0.83，95%CI 0.72～0.96)。然而，不同的随机对照试验研究之间结局存在显著的异质性，当以随机模式分析这些研究结果时，不同治疗措施间没有显著性差异（OR 0.87，95%CI 0.58～1.32，未报道具体数据)。该综述还发现两种治疗措施间需手取胎盘的比例无显著性差异（5 项使用催产素 10 IU 的随机对照试验和 1 项对照试验，9332 例产妇：联合用药组 130/4661 [2.8%] vs 催产素组 127/4671 [2.7%]，OR 1.03，95%CI 0.80～1.33)，需输血的比例无显著性差异（4 项使用催产素 10 IU 的随机对照试验，7482 例产妇：联合用药组 49/3725 [1.3%] vs 催产素组 36/3747 [0.9%]，OR 1.37，95%CI 0.89～2.10)。该综述没有报道以下结局：需外科治疗、孕产妇病死率、严重孕产妇发病率、有症状的贫血、Sheehan 综合征、子宫内翻或胎盘组织残留❻。**催产素与麦角新碱联合用药和前列腺素比较**：我们发现 2 项系统综述[7,8]、1 项随后的随机对照试验[19]和一项系统综述遗漏的比较了催产素与麦角新碱联合用药和前列腺素的随机对照试验[18]。前列腺素的益处见相关内容。

害处 **催产素与麦角新碱联合使用和麦角复合物比较**：系统综述未报道不良反应[4]。**催产素与麦角新碱联合使用和催产素比较**：系统综述发现联合用药比单用催产素显著增加了舒张期高血压的发生（OR 2.81，95%CI 1.17～6.73，未报道具体数据)[6]。同样，该综述发现联合用药比单用催产素显著增加了呕吐的风险（3项随机对照试验，5458例产妇：联合用药组 373/2721 [13.7%] vs 催产素组 66/2737 [2.4%]，OR 4.92，95%CI 4.03～6.00)，增加了恶心的发生率（3 项随机对照试验，5458 例产妇：联合用药组 487/2721 [17.9%] vs 催产素组 128/2737 [4.6%]，OR 4.07，95%CI 3.43～4.84)，增加了恶心及呕吐的发生率（4 项随机对照试验，7477 例产妇：联合用药组 874/3737 [23.4%] vs 催产素组 198/3749 [5.3%]，OR 5.71，95%CI 4.97～6.57)。**催产素与麦角新碱联合用药和前列腺素比较**：前列腺素的害处见相关内容。

评论 所有研究使用每安瓿含催产素 5IU 和麦角新碱 0.5 mg 的混合制剂。**催产素加麦角新碱混合制剂和催产素比较**：所有 4 项随机对照试验研究（7477 名产妇）均报道了使用催产素 10IU 后血压升高[6]。尽管血压升高的定义不同，不同研究之间有显著异质性，但以随机模式分析后仍然发现其有显著的作用。

治疗选择 7　子宫按摩

我们发现没有有关子宫按摩对预防产后出血效果的随机对照试验。

益处 我们没有发现有关的系统综述或随机对照试验。

害处 我们没有发现有关的随机对照试验。

评论 胎盘娩出后经常立即进行子宫按摩❻。通常可以帮助子宫收缩，减少产后出血。可能产妇会感觉不舒服，但是没有相关的随机对照试验。

治疗选择 8　早开奶

一项半随机对照试验发现，与单纯期待处理比较，第三产程期待处理后早开奶产后出血的发生率及平均出血量没有显著性差异。

益处 我们没有发现相关的系统综述，但发现一项随机对照试验（马拉威，4271例低危产妇）比较了在期待处理❻后早开奶和单纯期待处理[24]。研究发现两种处理间产后出血的比例（期待处理后早开奶组 7.9% vs 单纯期待处理组 8.4%，P>0.6）或平均失血量（期待处理后早开奶组 258ml vs 单纯期待处理组 256 ml；P 值未报道）无显著性差异。每组均有 2 名产妇发生胎盘残留，早开奶组有 1 例产妇死亡。研究没有给出其他主要孕产妇并发症、输血及子宫内翻等的信息。

害处 该研究未提到不良反应[24]。

评论 由传统的接生员随机选择，他们中半数会指导产妇分娩后立即使婴儿接触乳房，另一半没有做这样的指导[24]。作者指出他们没有考虑到对照组中的母亲的早开奶。该研究没有使用宫缩剂或任何积极处理❻。**临床指导**：在医疗资源较少的机构，早开奶是一个有吸引力的治疗选择，可减少新生儿病死率[25]。然而有证据表明其对降低产后出血的风险无效。

词汇表

积极处理（active management)：采用各种干预措施积极处理第三产程，通常包括：立即钳夹脐带、断脐、引流脐带血、有控制的牵引脐带；使用宫缩剂（催产素、催产素和麦角新碱混合制剂、麦角复合物等)。

有控制的牵引脐带（controlled cored traction)：即子宫开始收缩时牵引脐带。可以持续或间断的，通常几分钟即可。

麦角复合物（ergot compounds)：可导致子宫收缩的天然生物碱。可用于临床的有麦角新碱、甲基麦角新碱。

期待处理（expectant management)：以被动的方式处理第三产程。没有积极的干预措施如使用催产素或牵拉脐带。通常在重力和子宫自然收缩的力量下胎盘可以娩出，有时与刺激乳头有关联。

立即引流脐带血（immediate cord drainage）：使胎盘血液在钳夹切断脐带后从脐带断端流出。

手取胎盘（manual placenta removal）：经阴道自宫腔手取胎盘。通常在胎盘残留或胎盘娩出前发生产后出血时进行。

催产素（oxytocin）：下丘脑合成的内源性肽类激素（视上核和室旁核），经垂体后叶释放，对子宫收缩非常重要。在引产或加速产程时可肌注或静滴，预防和治疗产后出血。

宫缩剂（oxytoci agent）：任何可引起子宫收缩的制剂。

胎盘组织残留（retained placental tissue）：胎盘在一段特定时间未娩出，通常指胎儿娩出后 30 分钟内。

子宫按摩（uterine massage）：分娩后经腹壁按摩宫体。

Sheehan 综合征（Sheehan's syndrome）：由于严重产后出血并发垂体坏死导致的垂体功能低下。尽管产后即刻可导致低血压和休克，但大多数起病缓慢，在数天、数周或数年以后。常见特征为产后泌乳少、闭经、阴毛减少、体重减轻和嗜睡。尽管西方国家已很少见，在资源匮乏的国家仍是垂体功能低下的最主要病因。

参考文献

1. World Health Report 2005. Make every mother and child count. (Available online at http://who.int/whr/2005/whr2005_en.pdf; last accessed 26 January 2006).
2. Koonin LM, MacKay AP, Berg CJ, et al. Pregnancy-related mortality surveillance – United States, 1987–1990. *MMWR CDC Surveill Summ* 1997;46:17–36.
3. Prendiville WJ, Elbourne D, McDonald S. Active versus expectant management in the third stage of labour. In: The Cochrane Library Issue 2, 2005. Chichester, UK: John Wiley & Sons, Ltd. Search date 2000; primary source Cochrane Pregnancy and Childbirth Group trials register.
4. Cotter A, Ness A, Tolosa J. Prophylactic oxytocin for the third stage of labour. In: The Cochrane Library Issue 3, 2005. Chichester, UK: John Wiley & Sons, Ltd.
5. Moir DD, Amoa AB. Ergometrine or oxytocin? Blood loss and side-effects at spontaneous vertex delivery. *Br J Anaesth* 1979;51:113–117.
6. McDonald S, Abbot JM, Higgins SP. Prophylactic ergometrine-oxytocin versus oxytocin for the third stage of labour. In: The Cochrane Library Issue 2, 2005. Chichester, UK: John Wiley & Sons, Ltd. Search date 2003; primary source Cochrane Pregnancy and Childbirth Group trials register.
7. Joy SD, Sanchez-Ramos L, Kaunitz AM. Misoprostol use during the third stage of labor. *Int J Gynaecol Obstet* 2003;82:143–152.
8. Gulmezoglu AM, Forna F, Villar J, et al. Prostaglandins for the prevention of postpartum haemorrhage. In: The Cochrane Library Issue 2, 2005. Chichester, UK: John Wiley & Sons, Ltd. Search date 2003, primary source Cochrane Pregnancy and Childbirth Group trials register.
9. Khan GQ, John IS, Wani S, et al. Controlled cord traction versus minimal intervention techniques in delivery of the placenta: a randomized controlled trial. *Am J Obstet Gynecol* 1997;177:770–774.
10. Giacalone PL, Vignal J, Daures JP, et al. A randomised evaluation of two techniques of management of the third stage of labour in women at low risk of postpartum haemorrhage. *Br J Obstet Gynaecol* 2000;107:396–400.
11. de Groot AN, van Roosmalen J, van Dongen PW, et al. A placebo-controlled trial of oral ergotamine to reduce postpartum hemorrhage. *Acta Obstet Gynecol Scand* 1996;75:464–468.
12. Poeschmann RP, Doesburg WH, Eskes TK. A randomized comparison of oxytocin, sulprostone and placebo in the management of the third stage of labour. *Br J Obstet Gynaecol* 1991;98:528–530.
13. Gulmezoglu AM, Villar J, Ngoc TN, et al. WHO multicentre randomised trial of misoprostol in the management of the third stage of labour. *Lancet* 2001;358:689–695.
14. Amant F, Spitz B, Timmerman D, et al. Misoprostol compared with methylergometrine for the prevention of postpartum haemorrhage: a double-blind randomised trial. *Br J Obstet Gynaecol* 1999;106:1066–1070.
15. Vimala N, Mittal S, Kumar S, et al. Sublingual misoprostol versus methylergometrine for active management of the third stage of labor. *Int J Gynaecol Obstet* 2004;87:1–5.
16. Abdel-Aleem H, Abol-Oyoun EM, Moustafa SA, et al. Carboprost trometamol in the management of the third stage of labor. *Int J Gynaecol Obstet* 1993;42:247–250.
17. Reddy R, Shenoy JV. Active management of third stage of labour, A comparative study in high risk patents for atonic postpartum haemorrhage. *J Obstet Gynecol India* 2001;51:44–47.
18. Lamont RF, Morgan DJ, Logue M, et al. A prospective randomised trial to compare the efficacy and safety of hemabate and syntometrine for the prevention of primary postpartum haemorrhage. *Prostaglandins Other Lipid Mediat* 2001;66:203–210.
19. Lam H, Tang OS, Lee CP, et al. A pilot-randomized comparison of sublingual misoprostol with syntometrine on the blood loss in the third stage of labor. *Acta Obstet Gynecol Scand* 2004;83:647–650.
20. Bamigboye AA, Merrell DA, Hofmeyr J, et al. Randomized comparison of rectal misoprostol with Syntometrine for the management of third stage of labor. *Acta Obstet Gynecol Scand* 1998;77:178–181.
21. Caliskan E, Meydanli MM, Dilbaz B, et al. Is rectal misoprostol really effective in the treatment of the third stage of labor? A randomized controlled trial. *Am J Obstet Gynecol* 2002;187:1038–1045.
22. Chua S, Chew SL, Yeoh CL, et al. A randomized controlled study of prostaglandin 15-methyl F2 alpha compared with syntometrine for prophylactic use in the third stage of labour. *Aust N Z J Obstet Gynaecol* 1995;35:413–416.
23. Van Selm M, Kanhai HH, Keirse MJ. Preventing the recurrence of atonic postpartum hemorrhage: a double-blind trial. *Acta Obstet Gynecol Scand* 1995;74:270–274.
24. Bullough CH, Msuku RS, Karonde L. Early suckling and postpartum haemorrhage: controlled trial in deliveries by traditional birth attendants. *Lancet* 1989;2:522–525.
25. Betran AP, de Onis M, Lauer JA, et al. Ecological study of effect of breast feeding on infant mortality in Latin America. *BMJ* 2001;323:303–306.

原作者
David Chelmow
Barbara O'Brien
New England Medical Center
Boston, USA

利益冲突：没有声明。

表1 前列腺素和催产素加麦角新碱联合用药预防产后出血效果比较的随机对照试验

治疗措施	证据	人群	结局和结果
口服前列腺素（米索前列醇）			
米索前列醇 400～600μg 和催产素与麦角新碱联合使用比较	一个系统综述[17]收入了3项随机对照试验	3921 例产妇风险状态未明；1 项是多中心随机对照试验；1 项在中国香港，1 项在英国进行。	产后出血风险：OR 1.68, 95% CI 0.94～3.0；需其他治疗：OR 1.79, 95% CI 1.49～2.15；寒战：OR 3.93, 95% CI 3.31～4.66；发热：OR 3.46, 95% CI 0.81～14.73
直肠用前列腺素（米索前列醇）			
米索前列醇 400μg 和麦角新碱加催产素 1 安瓿比较	1 项随机对照试验[20]	491 例南非产后低危产妇	产后出血风险：米索前列醇 2/231 [0.9%] vs 麦角新碱加催产素 1/233 [0.4%], RR 2.02, 95% CI 0.18～22.10
米索前列醇 400μg 断脐时，断脐后 4 和 8 小时各一次和甲基麦角新碱 1ml 肌内注射加催产素 10IU	1 项随机对照试验[21]	803 例 > 孕 32 周产妇	失血量：187ml vs 183 ml，平均差 +4.0 ml，95% CI − 10.73 ml～+ 18.73 ml；产后出血危险：米索前列醇 39/396 [10%] vs 甲基麦角新碱加催产素 14/402 [3.5%], P < 0.05；严重产后出血风险：17/396 [4%] vs 7/402 [1.7%], P < 0.05；需另加催产素：33/396 [8.3%] vs 9/402 [2.2%], P < 0.05；需另外加甲基麦角新碱：18/396 [4.5%] vs 6/402 [1.4%], P < 0.05；需输血：12/396 [3%] vs 4/402 [1.0%], P < 0.05；呕吐：2/396 [0.5%] vs 1/402 [0.2%]; P < 0.05；腹泻：11/396 [3%] vs 10/402 [2.4%]; P > 0.05；所有寒战：47/396 [12%] vs 19/402 [4.7%]; P < 0.05；发热（体温 ≥ 38.0℃）：16/396 [4%] vs 6/402 [1.4%]; P < 0.05
舌下合前列腺素（米索前列醇）			
米索前列醇 600μg 前列腺素和催产素加麦角新碱混合制剂	1 项随机对照试验[19]	中国香港，60 例产妇	出血量：米索前列醇 280 ml vs 催产素加麦角新碱 226 ml, P = NS；血红蛋白差值：0.50 g/dl vs 0.85 g/dl, P = NS；需其他药物：3/30 [10%] vs 0/30 (0), P = NS；寒战和发热：10/30 (33%) vs 0/30 (0); P = 0.001
注射用前列腺素			
15 甲-PGF2α 125μg 和催产素加麦角新碱混合制剂 0.5 mg	1 项随机对照试验[22]	新加坡，115 例低危产妇	产后 2 小时出血量中位数：15 甲-PGF2α 170 ml vs 催产素加麦角新碱 169 ml, P = NS；平均血红蛋白变化：0.9 ml vs 0.9 Ml, P = NS；需另加催产素：1/54 [1.9%] vs 1/58 [1.7%], P = NS；需手取胎盘：1/54 [1.9%] vs 0/58 [0], P = NS；腹泻：16/54 (29.6%) vs 1/58 (1.7%), P < 0.005
前列腺素 E₂ 0.5 mg 和麦角新碱 0.2 mg	1 项随机对照试验[23]	荷兰，69 例既往有产后出血史的产妇	由于在研究以外发生了心血管并发症而在早期终止
15 甲-PGF2α 250μg 肌内注射和联合催产素加麦角新碱混合制剂	1 项随机对照试验[18]	英国，529 例产妇	由于不可接受的胃肠道不良反应在早期终止；产后出血危险：中期结果：15甲-PGF2α 43/263 [16.3%] vs 催产素加麦角新碱 30/266 [11.2%]；平均失血量：中期结果：336 ml vs 351 ml，中期结果：27.0% vs 5.6%；胃肠道反应：中期结果：21.0% vs 0.8%；腹泻，中期结果：3.8% vs 0.8，结果：3.8% vs 4.1%；恶心，中期结果

子痫前期和高血压

检索时间：2004年11月
作者：Lelia Duley 魏俊 鹿群 译 沈浣 校

问 题

对有子痫前期危险因素的妇女采用预防性治疗效果如何？
对有轻至中度妊娠期高血压的妇女治疗效果如何？
对重度子痫前期或妊娠期重度高血压的妇女的治疗效果如何？
哪种抗惊厥药是子痫患者的最佳选择？

治疗措施及其效果

预防

肯定有效
抗血小板药物
补钙

效果不明
抗氧化剂
阿替洛尔（β受体阻滞药）
鱼油、夜来香油或两者联合使用
硝酸甘油
补镁
限制盐摄入

高血压的治疗

效果不明
降压药治疗轻至中度高血压
卧床休息/住院治疗与日间护理比较

重度子痫的治疗

肯定有效
对重度子痫前期预防性使用硫酸镁

很可能有效
使用降压药治疗重度高血压

效果不明
抗氧化剂治疗重度子痫前期
重度子痫前期分娩时麻醉方式的选择
早发型重度子痫前期提前分娩
重度子痫前期扩容治疗

子痫：抗惊厥药

肯定有效
硫酸镁治疗子痫（较其他抗惊厥药好更有效、更安全）

将在新版中加入
妊娠前已有高血压女性的治疗
产后高血压的治疗

＊目前一致认为在妊娠期患重度高血压者应采用降压治疗。安慰剂对照试验是不符合伦理的。

见词汇表 **G**

主要信息

预防

◆ **抗血小板药物**：一篇系统综述和一个项随后的随机对照试验发现，与安慰剂或不治疗相比，对有子痫前期高危因素的妇女采用抗血小板药物治疗（主要是阿司匹林）能减少患子痫前期、婴儿的死亡和早产的风险。这项随机对照试验在其他重要结局方面没有发现有显著性差异。系统综述发现没有证据表明阿司匹林较安慰剂增加母儿出血的风险。

◆ **补钙**：一篇系统综述发现补钙（主要指2g/d）较安慰剂降低发生子痫前期的风险，并能降低体重低于2500g婴儿出生的风险。它发现在剖宫产、早产、死产或出院前婴儿的死亡风险方面，补钙和安慰剂之间无显著性差异。

◆ **抗氧化剂**：两项随机对照试验的有限的证据表明，抗氧化剂（维生素C+维生素E、番茄红素）较安慰剂能降低发生子痫前期风险。在其他重要的临床结局方面未提供充分的证据。

- **阿替洛尔**：一项随机对照试验比较了安慰剂和阿替洛尔效果，但是样本量太小，无法得出可信的结论。
- **鱼油、夜来香油或两者联用**：我们发现6个小型的随机对照试验对鱼油、夜来香油或两者联合使用以及安慰剂在子痫前期或早产治疗中的作用进行了比较，但得到的证据不足。一项小型随机对照试验对补充蛋白质、鱼油、钙剂加左侧卧位休息与补充铁剂在子痫前期或早产治疗中的作用进行了比较，但得到的证据不足。
- **硝酸甘油**：两项随机对照试验比较了硝酸甘油和安慰剂或期待疗法的效果，另外一项随机对照试验则比较硝酸甘油与阿司匹林、双嘧达莫的效果，提示硝酸甘油有效的证据不足。
- **补镁**：系统综述发现补镁对降低子痫前期发生或并发症有效，但证据不足。
- **限制盐摄入**：一项系统综述的有限证据表明，低盐饮食与正常饮食人群子痫前期发生的风险无显著性差异。

高血压的治疗

- **降压药治疗轻至中度高血压**：两篇系统综述发现，降压药物可以使重度高血压发生风险减半，但其在其他重要结局上的作用仍不清楚。系统综述发现孕期使用血管紧张素转换酶抑制剂与胎儿肾衰竭有关，而β受体阻断剂增加小于孕龄胎儿的风险。与不治疗相比，使用降压药物治疗孕期轻、中度高血压是否值得，目前仍没有定论。
- **卧床休息/住院治疗与日间护理比较**：我们发现有限的证据对住院治疗或卧床休息与门诊随诊、日间护理或住院期间正常活动进行了比较。

重度子痫的治疗

- **对重度子痫前期预防性使用硫酸镁**：一篇系统综述发现，与安慰剂比较，重度子痫前期预防使用硫酸镁使子痫发生风险减半。发现与安慰剂相比，硫酸镁能降低产妇死亡率，但差异无显著性，两组间死产或新生儿死亡发生风险无显著性差异。该综述同样发现与苯妥英或尼莫地平相比，硫酸镁能降低子痫发生的风险。据报道四分之一使用硫酸镁的患者出现不良反应（主要为面色潮红），而安慰剂组仅占百分之五。该综述比较了地西泮与硫酸镁治疗重度子痫前期的效果，但证据不足。
- **使用降压药治疗重度高血压**[*]：目前一致认为在妊娠期患重度高血压者应采用降压治疗，因此安慰剂对照试验是不合伦理的。一篇系统综述及随后的随机对照试验以严重高血压需立即治疗的女性为研究对象，发现所有降压药物均有效降低血压，但未发现这类药物在控制血压的作用上有显著性差异。这些研究的样本量太小，无法得出不同降压药物作用可能有差异的结论。酮色林、二氮嗪可能分别比肼屈嗪及拉贝洛尔的不良反应更大。
- **抗氧化剂治疗重度子痫前期**：一项随机对照试验发现VitE、VitC联合别嘌呤醇较安慰剂对控制重度子痫前期的效果证据不足。
- **重度子痫前期分娩时麻醉方式的选择**：两项随机对照试验发现，对重度子痫前期或妊娠期高血压妇女采用硬膜外麻醉尽管使第二产程延长、产褥期发热及产钳助产风险增加，但与静脉麻醉相比，能有效地减轻产时疼痛。
- **早发型重度子痫前期提前分娩**：收入了两项随机对照试验的一个系统综述发现，与期待疗法相比，没有证据表明产科干预能降低早发型子痫前期妇女的死产及围产儿死亡的发生率。然而，它发现产科干预较期待疗法增加了新生儿转入新生儿重症监护室的发生率及坏死性小肠结肠炎、呼吸窘迫的发生风险。综述没有发现充分的证据证明期待疗法与产科干预对母体的影响。
- **重度子痫前期扩容治疗**：一项系统综述比较了扩容与不扩容的治疗效果，没有足够的证据得出可信的结论。

子痫：抗惊厥药

- **硫酸镁治疗子痫（较其他惊厥药物更有效、更安全）**：系统综述及随后的随机对照试验发现，硫酸镁较苯妥英、地西泮或冬眠合剂能降低子痫发作的风险。一篇系统综述发现，硫酸镁较地西泮降低母体死亡率。另外两篇系统综述发现，与地西泮及冬眠合剂相比，硫酸镁治疗组的母体死亡率低，但差异未达到显著统计学意义。

[*]目前一致认为在妊娠期患重度高血压者应采用降压治疗，因此安慰剂对照试验是不合伦理的。

定义 妊娠期高血压疾病包括以下几种情况。妊娠期高血压即指孕20周后出现血压升高，无蛋白尿。子痫前期是孕期特发的多系统功能障碍的疾病，常表现为高血压及蛋白尿，孕20周前很少发生。子痫指在子痫前期基础上出现单次或反复发作的惊厥。妊娠合并高血压（本章未介绍）即指孕前有高血压病史或孕20周前出现血压升高，可能是原发性高血压，少数继发于其他疾病[1]。

发病率/患病率 10%的孕妇患妊娠期高血压疾病，2%～8%的孕妇患子痫前期[2]。发达国家中子痫的发生率大约为1/2000[3]，发展中国家的子痫发生率在1/1700～1/100[4,5]。

病因/危险因素 目前子痫前期的病因不明，可能与多种因素相关，也可能与妊娠早期胎盘植入障碍相关[6]。子痫前期易发生在胎盘偏大的孕妇，如多胎妊娠时以及合并糖尿病、高血压、胶原病等微血管病变的病理状态时[7,8]。其他危险因素包括遗传易感性、多产、高龄[9]等。吸烟可能降低发生子痫前期的风险，但更易导致低出生体重、胎盘早剥及围产儿死亡的发生[10]。

预后 单纯的妊娠期高血压患者的妊娠结局与孕期血压正常孕妇相似[7,11]。但一旦发展为子痫前期，母婴的发病率及死亡率均会升高。如重度子痫前期患者的围产期死亡率是正常怀孕女性的2倍[7]。高血压出现越早，妊娠结局越差[7,9,11]。严重原发性高血压妇女的围产期死亡率升高[12]。

治疗目的 预防或延缓子痫前期及子痫的发生，改善母婴的预后。一旦发生了子痫前期，应将母婴的患病率及死亡率降至最低，并应保证医疗资源得到合理运用。

结局 孕产妇结局：子痫前期（高血压及蛋白尿）、子痫、死亡、严重并发症（如肾衰竭、凝血功能障碍、心脏衰竭、肝衰竭及中风）、胎盘早剥的发生率、剖宫产；医疗资源的使用（如透析、机械通气、入住ICU、长期住院治疗）；治疗的不良反应。胎婴儿结局：死亡、胎儿宫内发育迟缓、早产及严重并发症（如脑室出血、呼吸窘迫综合征及窒息）的发生率；婴幼儿发育评估指标（如脑瘫、明显的学习障碍）；医疗资源的使用情况（如特殊监护、机械通气、长期住院治疗及对社区的特殊需求）；治疗的不良反应。

方法 采用《临床证据》2004年11月的文献检索及评价方案。包括了各种规模的系统综述及随机对照试验，当没有大的系统综述或大样本随机对照试验时，才采用小样本随机对照试验的数据。

问 题 对有子痫前期危险因素的妇女采用预防性治疗的效果如何？

治疗选择1　抗血小板药物

　　一个系统综述和随后的一项随机对照试验发现，与安慰剂或不治疗相比，对有子痫前期高危因素的妇女采用抗血小板药物治疗（主要是阿司匹林）能减少患子痫前期、婴儿的死亡和早产的风险。这项随机对照试验在其他重要的结局方面没有发现有显著性差异。系统综述发现没有证据表明阿司匹林较安慰剂增加母儿出血的风险。

益处 我们发现一个系统综述（检索时间：2003年，51项随机对照试验，共36 500名妇女)[13]和一个随后的随机对照试验[14]。**与安慰剂或不用抗血小板药物比较**：系统综述发现，和对照组比（安慰剂或不治疗），有子痫前期高危因素的妇女使用抗血小板药物能明显降低子痫前期的发生（43项随机对照试验：抗血小板药物组1040/16 792 [6.2%] vs 对照组1274/16 647 [7.7%]；RR 0.81，95% CI 0.75～0.88；NNT 69，95% CI 51～109)、早产（28项随机对照试验：抗血小板药物组2574/15 950 [16.1%] vs 对照组2743/15 895 [17.3%]；RR 0.93，95% CI 0.89～0.98；NNT 83，95% CI 50～238）和婴儿死亡率（38项随机对照试验：抗血小板药物组401/17 040 [2.4%] vs 对照组470/16 970 [2.8%]，RR 0.84，95% CI 0.74～0.96，NNT 227，95% CI 128～909)[13]。对其他重要结局没有确切效果。在妊娠20周前开始服用抗血小板药物并不比在妊娠后期开始服用更有益处，并且在降低高危和低危患者子痫前期及其并发症的相对危险度上无显著性差异（19项随机对照试验：抗血小板药物组323/2114 [15.3%] vs 对照组443/2108 [21.0%]，RR 0.73，95% CI 0.64～0.83）及其并发症的发生（24项随机对照试验：抗血小板药物组717/14 678 [4.9%] vs 对照组831/14 539 [5.7%]，RR 0.85，95% CI 0.77～0.94）在高风险妇女和低危妇女之间没有显著性差异。每天口服阿司匹林75mg以上才有显著益处（子痫前期的发生率：服用阿司匹林＞75 mg/d、19项随机对照试验：抗血小板药物组71/2556 [2.8%] vs 对照组133/2409 [5.5%]，RR 0.49，95%CI 0.38～0.65；阿司匹林≤75 mg/d，22项随机对照试验：抗血小板药物组961/14 194 [6.8%] vs 对照组1120/14 210 [7.9%]；RR 0.86，95% CI 0.79～0.93）。随后的小样本的随机对照试验（35名妇女）[14]得出的结果和系统综述一致。

害处 系统综述没有发现阿司匹林增加母儿出血风险的证据[13]。两项研究对参加试验的母亲的婴儿进行了12～18个月的随访[15,16]，发现阿司匹林与安慰剂组在住院访视时的先天畸形、运动缺陷、发育迟缓、呼吸异常、出血问题、婴儿身高或体重低于正常值的第三百分位数的发生率以及治疗组母亲的婴儿的出血率等方面均无显著性差异。

评论 绝大部分随机对照试验采用的是每天低剂量阿司匹林（50～75mg/d），多数设有安慰剂作为对照。试验包括了有各种高危因素的孕妇，包括了既往有早期妊高征发作史、糖尿病、慢性高血压等，试验在不同的发达国家或发展中国家进行。没有对不同人群直接计算NNT，而是对所有随机对照试验参加者计算了NNT以估计发生子痫前期风险。在有子痫前期高危因素的人群中绝对益处更高，因为NNT更低。

治疗选择2　补钙

　　一篇系统综述发现补钙（主要指2g/d）较安慰剂减少发生子痫前期的风险，并能减少体重小于2500g婴儿出生的风险。但在需要剖宫产、早产、死产或出院前婴儿的死亡的风险方面无显著性差异。

益处 **与安慰剂比较**：我们发现了一个系统综述（检索时间：2001年，11个随机对照试验，7203妇女，见下文的评论）[17]。它发现补钙（主要指2g/d）较安慰剂显著减少子痫前期的风险（11项随机对照试验）：补钙组197/3427 [6%] vs 安慰剂组294/3452 [9%]，RR 0.68，95%CI 0.57～0.81，NNT 38，95%CI 26～67）。亚组分析发现受益最大的是低钙饮食的妇女（低钙饮食人群中子痫前期发生率：补钙组27/907 [3%] vs 安慰剂90/935 [10%]；而在正常含钙饮食人群中子痫前期的发生率则为：补钙组 169/2505 [7%] vs 安慰剂组 197/2517 [8%]）。综述发现与安慰剂相比，补钙能减少体重小于 2500g 婴儿出生的风险（补钙组 234/3230 [7.2%] vs 安慰剂组 283/3261 [8.7%]；RR 0.83，95%CI 0.71～0.98，NNT 67，95%CI 36～1000）。但是两组在剖宫产风险（RR 0.94，95% CI 0.84～1.05）、早产（RR 0.95，95% CI 0.82～1.10）、死产或出院前婴儿的死亡（RR 1.04，95% CI 0.65～1.66）方面无显著性差异。

害处 对 518 个儿童随访至 7 岁，没有发现母亲补钙有害处[17]。

评论 系统综述中的大部分试验质量较高且包括了范围较广大的妇女。试验主要在美国和南美洲进行。参加者以正常钙摄入的低危人群为主，因此从补钙中能获得最大益处的妇女所占比例较小。一些研究报道参加者完成了治疗的 60%～90%。完成 90%～100% 治疗的妇女所占比例较低（在 1 个研究中只占 20%）[17]。

治疗选择 3 鱼油、夜来香油或两者联用

我们发现 6 个小型的随机对照试验对鱼油、夜来香油、两者联合使用以及安慰剂在子痫前期或早产治疗中的作用进行了比较，但得到的证据不充分。一项小型随机对照试验对补充蛋白质、鱼油、钙剂加左侧卧位休息与补充铁剂在子痫前期或早产治疗中的作用进行了比较，但得到的证据不充分。

益处 鱼油、夜来香油或两者联合使用：我们没有发现相关的系统综述。仅发现了 6 个关于鱼油、夜来香油或两者联合使用的随机对照试验，因样本量太小无法得出可信的结论[18-23]。蛋白质、鱼油、钙质及左侧卧位休息：我们发现了一项随机对照试验（74 名妊娠 28～29 周翻身试验Ⓖ阳性的孕妇）[24]。它对每周服蛋白质 25mg、鱼油 300mg、钙 300mg 三次加上每天两次左侧卧位休息 15min 与每周三次口服硫酸亚铁 105mg 进行了比较，发现前者较补铁能降低子痫前期的发生（补充多种营养素组 2/37 [5%] vs 补铁组 16/37 [46%]；RR 0.12，95% CI 0.03～0.51，NNT 3，95%CI 2～6）。但在其他结局方面无显著性差异。

害处 鱼油、夜来香油或两者联合使用：一项随机对照试验（533 名妇女）发现口服鱼油、橄榄油或不补充营养组过期妊娠（RR 1.19，95% CI 0.73～1.93）和产后出血（RR 1.21，95% CI 0.76～1.92）的发生率无显著性差异[25]。这些结果没有在其他的小样本的研究中报道[22]。在服油治疗组中，呕吐很常见，但未报道具体数据[22]。未报道其他不良反应。

评论 由于鱼油的特殊的味道，很难进行鱼油的盲法随机对照试验。一项研究发现，橄榄油制成的安慰剂较无油安慰剂更易伪装[25]。很快就会有一项最新的关于鱼油预防子痫前期的综述[26]。

治疗选择 4 限制盐摄入

一项系统综述发现有限的证据表明，低盐饮食与正常饮食人群子痫前期发生的风险无显著性差异。

益处 我们发现了一个系统综述（检索时间：1999 年，2 项随机对照试验，600 名妇女）比较了低盐和正常饮食对子痫前期发生的影响[27]，发现两者的子痫前期发生率无显著性差异，尽管这一试验缺乏足够的把握度以检测出重要的临床意义（RR 1.11，95% CI 0.46～2.66）。

害处 我们没有在这些试验中发现相关害处的证据[27]。

评论 限盐试验是在荷兰进行的，多年来建议妊娠期限制盐的摄入在荷兰已成为常规。但在其他地区没有推广这个建议。

治疗选择 5 补镁

一项系统综述发现补镁对治疗子痫前期或其并发症上发现了不充分的证据。

益处 我们发现一篇系统综述（检索时间：2001 年，2 项随机对照试验，474 名妇女）比较了补充镁剂和安慰剂对子痫前期发生的影响，两者无显著性差异（补充镁剂组 34/235 [14.5%] vs 安慰剂组 40/239 [16.7%]；RR 0.87，95% CI 0.57～1.32）[28]。

害处 文献报道的不良反应率在各组间无显著性差异（RR 0.84，95% CI 0.65～1.08）[28]。

评论 无。

治疗选择 6 抗氧化剂

两项随机对照试验发现与安慰剂相比，有限的证据表明抗氧化剂（VitC+VitE、番茄红素）较安慰剂能降低发生子痫前期风险。在其他重要的临床结局方面未提供充分的证据。

益处 我们发现一项随机对照试验（包括 283 名高危女性），它发现每天口服 VitC 1000mg 加 VitE 400 IU 较对照组能显著降低子痫前期发生的风险（维生素组 11/141 [8%] vs 对照组 24/142 [17%]；RR 0.46，95% CI 0.24～0.91，NNT 11，95% CI 8～61）[29]。另一项随机对照试验（包括 251 初产妇）发现，每天口服番茄红素 4mg/d 较安慰剂能显著降低子痫前期发生的风险，番茄红素 10/116 [8.6%] vs 安慰剂 24/135 [17.7%]；RR 0.48，95% CI 0.24～0.97）[30]。但这两项随机对照试验的样本量太小，因而不能为其他重要的临床结局提供可信的证据[29,30]。

害处 我们几乎没有发现这些随机对照试验中所用剂量的 Vit C、Vit E 或番茄红素的安全性问题的证据[29,30]。

评论 无。

治疗选择 7 阿替洛尔

一项随机试验比较了安慰剂和阿替洛尔的治疗效果，但是样本量太小，无法得出可信的结论。

益处 我们发现一项小型的随机对照试验（68名无高血压但心输出量>7.4 L/min的妇女）发现阿替洛尔100mg/d不能显著降低子痫前期的发生风险（阿替洛尔组 1/28 [4%] vs 安慰剂组 5/28 [18%]；RR 0.20，95% CI 0.02 ~ 1.60)[31]。

害处 随机对照试验发现，初产妇口服阿替洛尔的婴儿平均出生体重显著较低（平均低 440 g，$P = 0.02$)[31]。

评论 尽管阿替洛尔预防发生子痫前期的作用尚不明确，但其能减轻胎儿体重的作用则可能是真实的。关于阿替洛尔可能对胎儿体重和生长发育的有害作用已在其他章节讨论（见降压药的害处)[32,33]。

治疗选择 8 硝酸甘油

两项随机对照试验比较了硝酸甘油贴剂和安慰剂或无治疗的效果，另外一项随机对照试验则比较了硝酸甘油与阿司匹林、双嘧达莫的治疗效果，对硝酸甘油的疗效提供了不充分的证据。

益处 **与安慰剂或无治疗比较**：我们没有发现相关系统综述，但发现 2 项随机对照试验[34]。第一项随机对照试验（40名妇女）发现，硝酸甘油贴剂和安慰剂组的子痫前期发生风险无显著性差异（RR 1.13, 95% CI 0.35 ~ 3.60），但可信区间范围较大[34,35]。第二项随机对照试验（68 名女性）报道了类似的结果（RR 1.35, 95% CI 0.61 ~ 3.01)[35]。**与阿司匹林和双嘧达莫比较**：我们发现了一项随机对照试验（76 名女性），但样本量太小不足以得出可信的结论[36]。

害处 **与安慰剂或无治疗比较**：第一项随机对照试验发现硝酸甘油贴剂和安慰剂的不良反应相似（皮肤潮热：硝酸甘油组4/21 [19%] vs 安慰剂组 4/19 [21%]；头痛：硝酸甘油组 2/21 [10%] vs 安慰剂组 1/19 [5%]，未报道统计学差异)[34]。第二项随机对照试验未报道不良反应[35]。与阿司匹林和双嘧达莫比较：随机对照试验的样本量太小不足以得出可信的结论[36]。

评论 无。

问题 对有轻至中度妊娠期高血压的妇女治疗效果如何？

治疗选择 1 卧床休息或住院

我们发现了关于对住院治疗或卧床休息与门诊随诊、日间护理或住院期间正常活动进行比较的充分证据。

益处 **和不住院比较**：我们发现两个关于住院治疗的系统综述[37, 38]和一个随后的随机对照试验[39]。该系统综述的网络版现在已从考科蓝图书馆撤出，但是可从以前的CD上获得。第一个系统综述（检索时间：1993年，3个试验，408名妇女）对无蛋白尿的高血压孕妇住院治疗和门诊治疗进行了临床评估，发现其主要结局无显著性差异[37]。第二个系统综述（检索时间：1993年，2项随机对照试验，145例出现蛋白尿的高血压孕妇）比较了住院卧床休息和住院正常活动的效果，但因样本量太小不能得出可靠结论[38]。随后的随机对照试验（90 名女性）也因样本量太小无法得出可靠结论[39]。**和产前日间护理病房比较**：我们发现一项系统综述（检索时间：2001年，1项随机对照试验，54名妇女)[40]，也因样本量太小而无法得出可靠的结论。

害处 一般认为住院会增加静脉血流淤滞、血栓性疾病或感染的风险，但在这些资料中我们未发现有关证据。在有关产前日间护理的试验中，孕妇不愿意住院[40]。我们没有从其他试验中发现有关产妇和家人的意见的证据。

评论 在日间护理评估病房广泛开展前，试验中普遍采用住院治疗及住院卧床休息的方法。患妊娠期高血压的孕妇现在经常在日间护理病房观察，但只有一个小型试验比较了日间护理评估和门诊治疗评估。一个最新的关于住院或不住院卧床休息治疗的系统综述正在进行中[41]。

治疗选择 2 降压治疗

两篇系统综述发现，降压药物可以使重度高血压发生风险减半，但其在其他重要的结局方面的作用仍不清楚。该系统综述还发现孕期使用血管紧张素转换酶抑制剂与胎儿肾衰竭有关，而β受体阻断剂增加小于孕龄胎儿的风险。与不治疗相比，使用降压药物治疗孕期轻、中度高血压是否值得，目前仍没有定论。

益处 我们发现两篇系统综述[42,43]和两个随后的小型随机对照试验[44,45]。第一个系统综述（检索时间：2000年，40项随机对照试验，超过3797名轻至中度妊娠期高血压妇女）比较了任意一种降压药物与安慰剂或不同降压药物之间的治疗效果[42]。第二篇系统综述（检索时间：2002年，29 项随机对照试验，2500 名轻至中度妊娠期高血压妇女）仅对β受体阻滞剂与不用降压药物或与其他降压药物进行了比较[43]。**与安慰剂或不使用降压药物比较**：第一篇综述发现，与不使用降压药相比，使用降压药能显著降低发展成重度高血压的风险，但子痫前期和围产儿死亡率无显著性差异（重度高血压，17项随机对照试验：RR 0.52, 95% CI 0.41 ~ 0.64，NNT 12, 95% CI 9 ~ 17；子痫前期：RR 0.99, 95% CI 0.84 ~ 1.18；围产儿死亡：RR 0.71, 95% CI 0.46 ~ 1.09)[42]。第二篇系统综述发现，与不用药相比，使用β受体阻滞剂能显著降低发展成重度高血压的风险（11 项随机对照试验，1128 名女性：RR 0.37, 95% CI 0.26 ~ 0.53)[43]。综述发现的其他有关母体结局的证据不充分。第一个随后的小型随机对照试验（70名初产妇）也发现与不治疗相比，抗高血压治疗显著降低了发展成重度高血压的风险（降压治疗组 3/34 [8.8%] vs 不治疗组 18/36 [50%]）[44]。**和其他降压药物比较**：没有一篇系统综述发现不同降压药物对发展成重度高血压或子痫前期的风险有明显的差异[42, 43]。第一个综述发现甲基多巴可能较其他降压药物能增加胎儿的死亡危险，但随机对照试验的样本量太小，并且采用的方法不可靠，所以这种差异可能是随机分组错误或偏倚所致（胎婴儿死亡，14项随机对照试验：RR 0.49, 95% CI 0.24～0.99）[42]。随后的第二项小型随机对照试验（33名女性）比较了各种降压药物对子痫前期发生风险的影响，发现各组无显著性差异[45]。

害处 系统综述中提到的降压药物[42, 43]似乎都能在妊娠期耐受，但许多随机对照试验没有提到不良反应。所有的降压药物都会通过胎盘，只有少数试验报道了可能对胎儿的不良作用。第二篇综述发现β受体阻滞剂可显著增加小于胎龄儿的风险（13项随机对照试验，854名女性，RR 1.34, 95% CI 1.01～1.79）[43]。一篇系统综述中的多元回归分析指出降低轻至中度妊娠期高血压妇女的血压可能会增加小于胎龄儿发生的风险[46]。一篇系统综述（检索时间：1999年，13项小型的关于合并慢性高血压的随机对照试验）发现，在妊娠中期、后期使用血管紧张素转换酶抑制剂和胎儿肾衰竭有关[47, 48]。

评论 随机对照试验的样本量太小，不能排除使用降压药物的益处。试验方法本身可能存在问题。许多没有使用安慰剂做对照，几乎没有试验尝试对血压测量采用盲法。许多重要结局仅在少数的研究有报道。我们几乎没有发现有关治疗依从性的证据。一项系统综述发现，对合并慢性高血压的妇女采取降压和上述妊娠期高血压降压的治疗效果类似。该综述没有确定或排除治疗的益处[47, 48]。

问 题 对重度子痫前期或妊娠期重度高血压的妇女治疗效果如何？

治疗选择 1　使用降压药治疗重度高血压

目前一致认为在妊娠期患重度高血压者应采用降压治疗，因此安慰剂对照试验是不合伦理的。一项系统综述及随后的随机对照试验以重度高血压需要立即治疗的女性为研究对象，发现所有降压药物均有效降低血压，但未发现不同药物在控制血压的作用上有显著性差异。这些研究的样本量太小，无法得出不同降压药物作用可能有差异的结论。酮色林、二氮嗪可能比肼屈嗪及拉贝洛尔的不良反应更大。

益处 我们发现一项系统综述（检索时间：2002年，20项随机对照试验，1637名女性）[49]和一个随后的小型随机对照试验[50]，主要比较了许多降压药（如拉贝洛尔、硝苯地平、甲基多巴、二氮嗪、前列环素、乌拉地尔、硫酸镁、哌唑嗪、尼莫地平、酮色林）和肼屈嗪的效果[49]。发现所有的降压药物都能降低血压，但是没有证据表明一种药物比另一种效果好。随后的随机对照试验（126名女性）比较了硝苯地平 8 mg 舌下含化和肼屈嗪 5mg 静脉注射再后续 10mg 的效果[50]，发现硝苯地平能显著延缓发展成为高血压危象的时间（发展成高血压危象的中位时间：硝苯地平 3.1 小时 vs 肼屈嗪 2.1 小时；$P = 0.005$）。

害处 和肼屈嗪比，使用酮色林易出现持续高血压（RR 8.44, 95% CI 2.05～34.70），而拉贝洛尔较二氮嗪出现需治疗的低血压少（RR 0.06, 95% CI 0～0.99）[49]。低血压会危及胎儿胎盘的血供。几乎没有随机对照试验报道不良反应，发生率为 5%～50%。降压药会通过胎盘，但是我们发现很少有证据证实对胎儿的影响。

评论 目前一致认为在妊娠期患重度高血压者应采用降压治疗，因此安慰剂对照试验是不合伦理的。这些研究中的患者血压很高，需要及时治疗，很多人合并蛋白尿或"重度子痫前期"。这些试验的样本量太小，除了报道控制血压外，几乎没有报道结局。在许多试验中，在试验入选时没有采用盲法。一个小型随机对照试验（60名重度高血压的女性）发现，静脉注射拉贝洛尔和尼卡地平后一小时的治疗成功率上无显著性差异（血压下降20%：拉贝洛尔组 63% vs 尼卡地平组 70%，$P = 0.58$）[51]。

治疗选择 2　扩容治疗

一篇系统综述比较了扩容与否治疗的效果，发现无充分证据得出可靠结论。

益处 我们发现一篇系统综述（检索时间：2000年，3项随机对照试验，61名女性；见下文的评论）[52]比较了胶体扩容与安慰剂或无治疗的效果，因样本量太小不能得出可靠结论，但提示扩容治疗没有益处[52]。

害处 随机对照试验发现扩容治疗与安慰剂或无治疗相比，剖宫产或需要其他治疗的风险无显著性差异（剖宫产：RR 1.5, 95% CI 0.8～2.9；需其他治疗：RR 1.5, 95% CI 0.7～3.1）[52]。

评论 在综述中收入的一项随机对照试验中，所有患者均为重度子痫前期，而在另两项随机对照试验中，试验入组的患者无蛋白尿，且剔除了重度高血压的患者[52]。这三项随机对照试验全部采用胶体扩容而不是晶体液。两项（检索时间：2002年[53,54]）的关于病危男性和非妊娠女性患者扩容的系统综述发现，采用白蛋白（胶体）扩容较不扩容或晶体扩容增加死亡率。

治疗选择 3　抗氧化剂

一项随机对照试验比较了 VitE、VitC 联合别嘌呤醇与安慰剂对控制重度子痫前期的治疗效果，但证据不充分。

益处	我们没有发现有关的系统综述，但发现一项随机对照试验（56名妊娠24～32周的重度子痫前期妇女）比较了VitC及VitE加别嘌呤醇和安慰剂的治疗效果[55]。因样本太小不能得出可靠结论。
害处	我们没有充分证据能得出可靠结论。
评论	无。

治疗选择 4　预防性抗抽搐治疗重度子痫前期妇女

一项系统综述发现，与安慰剂比较，对重度子痫前期妇女预防使用硫酸镁妇女子痫发生风险减半。该综述发现硫酸镁能降低产妇死亡率，但差异没有达到显著性。两组间死产或新生儿死亡发生风险无显著性差异。同样发现与苯妥英或尼莫地平相比，硫酸镁能降低子痫发生的风险。据报道四分之一使用硫酸镁的患者出现不良反应（主要为面色潮红），而安慰剂组仅占5%。该综述比较了地西泮与硫酸镁治疗重度子痫前期的效果，但证据不充分。

益处	我们发现一项系统综述（检索时间：2002年，13项随机对照试验，15 558名妇女）[56]。**硫酸镁和安慰剂或不用抗惊厥药比较**：该综述中有6项随机对照试验（共11 444名女性）比较了硫酸镁和安慰剂的效果。预防性使用硫酸镁较安慰剂能显著降低子痫的发生（硫酸镁组43/5722 [0.8%] vs 安慰剂组107/5722 [1.9%]，RR 0.41，95% CI 0.29～0.58，NNT 100，95% CI 50～100）。虽然结果没达到显著统计学差异，但硫酸镁较安慰剂降低了母亲死亡率（2项随机对照试验；硫酸镁组11/5400 [0.2%] vs 安慰剂21/5395 [0.4%]，RR 0.54，95% CI 0.26～1.10）。在分娩前将孕妇随机分组，发现两组在死产或新生儿死亡风险上无显著性差异（3项随机对照试验结果：硫酸镁组634/5003 [13%] vs 安慰剂组611/4958 [12%]，RR 1.04，95% CI 0.93～1.15）[56]。**硫酸镁和苯妥英、尼莫地平或地西泮**：综述收入的两项随机对照试验（2241名妇女）发现硫酸镁较苯妥英显著降低了子痫发生的风险（硫酸镁组0/1109 [0] vs 苯妥英组10/1132 [0.8%]，RR 0.05，95% CI 0.00～0.84）[56]。另一项随机对照试验（1650名妇女）发现硫酸镁较尼莫地平显著降低子痫发生的风险（硫酸镁组7/831 [0.8%] vs 尼莫地平组21/819 [2.6%]，RR 0.33，95% CI 0.14～0.77）[56]。关于硫酸镁与安定的比较，没有充分的证据能得出可靠结论（2项随机对照试验，66名妇女）[56]。
害处	综述中一个大型的安慰剂对照试验详细报道了不良反应[57]。在这项随机对照试验中，25%使用硫酸镁的妇女出现了不良反应（硫酸镁组1201/4999 [24%] vs 安慰剂组228/4993 [5%]）[57]。特殊的不良反应包括潮红（2项随机对照试验；硫酸镁组1032/5066 [20%] vs 安慰剂组110/5061 [2%]）[56]。呼吸抑制很少见（2项随机对照试验；硫酸镁组52/5344 [1.0%] vs 安慰剂组26/5333 [0.5%]）[56]。和安慰剂比，硫酸镁略微增加剖宫产风险（硫酸镁组2528/5082 [50%] vs 安慰剂组2370/5026 [47%]；RR 1.05，95%CI 1.01～1.10，NNH 34，95% CI 25～100）。综述还发现，和苯妥英比，硫酸镁增加了剖宫产率（RR 1.21，95% CI 1.05～1.41，NNH 21，95% CI 12～83）[56]。和尼莫地平比，硫酸镁增加了呼吸系统疾病的发生（硫酸镁组11/831 [1.0%] vs 尼莫地平组3/819 [0.4%]；RR 3.61，95% CI 1.01～12.91）[56]。一个小型的随机对照试验观察了硫酸镁在无子痫前期患者中的预防和治疗早产的作用，发现婴儿死亡率的增加，并且许多婴儿为极低体重儿（<1500 g）[58]。
评论	试验中的大多数资料来自重度子痫前期妇女。仅一个小型研究收入了轻度子痫前期的妇女。一个大型的比较硫酸镁和安慰剂对妇女和出生孩子作用的长期随访的随机对照试验正在进行中[57]。两个病例对照研究提示硫酸镁可能降低体重小于1500g婴儿发生脑瘫的风险，但证据说服力较弱[59,60]。一个大型随机对照试验正在验证这种假说[61]。随机对照试验还发现，硫酸镁和安慰剂相比，两组发生死亡或脑瘫的总结局无显著性差异（硫酸镁组123/629 [20%] vs 安慰剂组149/626 [24%]；RR 0.83，95% CI 0.66～1.03）[61]。

治疗选择 5　早发型重度子痫前期提前分娩

一个基于两个小型随机对照试验的系统综述发现，与期待疗法相比，没有证据表明产科干预能降低重度早发型子痫前期妇女的死产及围产儿死亡的发生率。然而，它发现产科干预较期待疗法增加了新生儿转入新生儿重症监护室的发生率及坏死性小肠结肠炎、呼吸窘迫的发生风险。综述没有发现充分的证据证明期待疗法与产科干预对母体的影响。

益处	我们发现了一个系统综述（检索时间：2002年，2项随机对照试验，共133名妊娠28～34周的女性）比较了对重度子痫前期患者采取的两种治疗措施：干预性治疗，即根据产科情况选择引产或剖宫产的早期选择性终止妊娠；期待治疗，即尽量延长孕周使胎儿成熟[62]。发现干预性措施组与期待治疗组的死产或分娩后新生儿死亡的发生无显著性差异（RR 1.50，95% CI 0.42～5.41）。干预治疗组比期待治疗组小于胎龄儿的发生似乎要少（RR 0.36，95% CI 0.14～0.90）。该综述没有发现足够的有关对母体作用的证据。
害处	综述发现对重度子痫前期患者，干预性治疗会增加婴儿呼吸窘迫综合征、坏死性小肠结肠炎、入住新生儿重症监护室的发生率（呼吸窘迫综合征：干预治疗组34/66 [52%] vs 期待治疗组15/67 [22%]；RR 2.30，95% CI 1.39～3.81；坏死性小肠结肠炎：RR 5.5，95% CI 1.04～29.56；入住新生儿重症监护室：RR 1.32，95% CI 1.13～1.55）[62]。我们发现期待治疗对母亲发病率的影响的证据不足，无法得出可靠的结论。
评论	无。

治疗选择6　分娩过程中麻醉方式的选择

两项随机对照试验发现，对重度子痫前期或妊娠期高血压妇女采用硬膜外麻醉尽管使第二产程延长、产褥期发热及产钳助产风险增加，但与静脉麻醉相比，硬膜外麻醉能有效地减轻产时疼痛。

益处　我们发现了两项随机对照试验比较了硬膜外麻醉和病人自控的静脉麻醉的镇痛效果[63,64]，第一项随机对照试验（包括105名重度子痫前期妇女）发现，硬膜外麻醉能显著减少疼痛评分，但临床上重要差别尚不清楚。该试验样本量太小，在其他结局方面不能得出可靠结论[63]。第二项随机对照试验（包括738名妊娠期高血压妇女）发现，硬膜外麻醉比静脉麻醉更能减轻疼痛（疼痛缓解的比例：硬膜外麻醉组54% vs 静脉麻醉组19%)[64]。我们未发现其他对该类妇女产时镇痛的随机对照试验。

害处　在第一项随机对照试验中，硬膜外麻醉增加了因血压过低需要静脉使用麻黄素的机会（硬膜外麻醉组5/56 [9%] vs 静脉麻醉组0/60 [0]）[63]。在静脉麻醉则增加了新生儿使用纳洛酮的机会（硬膜外麻醉组 5/56 [9%] vs 静脉麻醉组31/60 [54%]；RR 5.71, 95% CI 2.39 ~ 13.60；NNH 3，95% CI 2 ~ 4)。该试验的样本量太小，无法对其他结局得出可靠结论。第二项随机对照试验中，硬膜外麻醉使第二产程的时间增加（平均时间：硬膜外麻醉组53分钟 vs 静脉麻醉组40分钟）；分娩期发热的风险增加（硬膜外麻醉组76/372 [22%] vs 静脉麻醉组26/366 [8%]；RR 2.88,，95% CI 1.89 ~ 4.38)，使用产钳的风险增加（硬膜外麻醉组51/372 [14%] vs 静脉麻醉组27/366 [7%]；RR 1.86, 95% CI 1.19 ~ 2.90)，因血压过低需治疗比例增加（硬膜外麻醉组40/372 [11%] vs 静脉麻醉组0/366 [0]，$P < 0.001$)。静脉麻醉使新生儿使用纳洛酮的机会增加（硬膜外麻醉组2/372 [1%] vs 静脉麻醉组40/366 [12%])[64]。

评论　第一项随机对照试验中未提及病人自控静脉麻醉所用的药物[63]。第二项随机对照试验中用的是哌替啶[64]。

问题　哪种抗惊厥药是子痫患者最佳的选择？

治疗选择1　子痫患者抗抗惊厥药

一项系统综述及随后的随机对照试验发现，硫酸镁较苯妥英、地西泮或冬眠合剂能降低子痫发作的风险。一项系统综述发现，硫酸镁较地西泮更能降低母体死亡率。另外两项系统综述发现，与地西泮及冬眠合剂相比，硫酸镁治疗组的母体死亡率低，但差异未达到显著统计学意义。

益处　**硫酸镁和安定比较**：我们发现一个系统综述（检索时间：2002年，7项随机对照试验，1441名妇女)[65]发现硫酸镁比安定能显著降低母亲死亡率和子痫再发作（母亲死亡率，6项随机对照试验：硫酸镁组26/677 [3.8%] vs 安定组42/659 [6.4%]；RR 0.59, 95% CI 0.37 ~ 0.94；子痫再发作，7项RCT：硫酸镁组71/737 [10%] vs 安定组162/704 [23%]；RR 0.44, 95% CI 0.34 ~ 0.57)。孕妇其他结局无显著性差异。对新生儿结局而言，硫酸镁比安定能显著减少5分钟Apgar评分小于7分的比例（2项随机对照试验：硫酸镁组69/309 [22%] vs 安定组90/288 [31%]；RR 0.72, 95% CI 0.55 ~ 0.94) 和显著减少婴儿入住特殊护理病房超过7天的比例（3项随机对照试验：硫酸镁组42/329 [13%] vs 安定组59/302 [20%]；RR 0.66, 95% CI 0.46 ~ 0.95)[65]。**硫酸镁和苯妥英比较**：我们发现一项系统综述（检索时间：2002年，6项随机对照试验，897名妇女)[66]和随后的一项随机对照试验[67]。系统综述发现，和苯妥英比，硫酸镁能显著降低再发子痫的风险（5项随机对照试验：硫酸镁组25/448 [6%] vs 苯妥英组83/447 [19%]；RR 0.31, 95%CI 0.20 ~ 0.47)，减少肺炎发生（1项随机对照试验，775名妇女：RR 0.44, 95% CI 0.24 ~ 0.79)，减少机械通气的需求（1项随机对照试验，775名妇女：RR 0.66, 95% CI 0.49 ~ 0.90) 以及减少入住重症监护病房几率（1项随机对照试验，775名女性：RR 0.67, 95% CI 0.50 ~ 0.89)[66]。该综述还发现和苯妥英相比，硫酸镁还能显著降低婴儿的死亡或在特殊护理病房超过7天的总体比例（1项随机对照试验，643名婴儿：RR 0.77, 95% CI 0.63 ~ 0.95)。和苯妥英相比，使用硫酸镁后母亲死亡率的降低虽无统计学意义，但CI较宽，不能除外有重要的临床意义（2项随机对照试验：硫酸镁组10/399 [2.5%] vs 苯妥英组20/398 [5.0%]；RR 0.50, 95% CI 0.24 ~ 1.05)[66]。我们发现一个随后的随机对照试验（包括77名女性)[67]，尽管报道的结果和系统综述一致，但因样本量小无法得出可靠结论。**硫酸镁和冬眠合剂比较**：我们发现一项系统综述（检索时间：2000年，2项随机对照试验，199名妇女)[68]，发现和冬眠合剂相比，硫酸镁能显著减少子痫再发作、肺炎、呼吸抑制和胎儿或新生儿死亡（子痫再发作：硫酸镁组4/96 [4%] vs 冬眠合剂组49/102 [48%]；RR 0.09, 95% CI 0.03 ~ 0.24；肺炎：硫酸镁组1/51 [2%] vs 冬眠合剂组11/57 [19%]，RR 0.08, 95% CI 0.02 ~ 0.42；呼吸抑制：硫酸镁组0/96 [0] vs 冬眠合剂组8/102 [8%]；RR 0.12, 95% CI 0.02 ~ 0.91；胎儿或婴儿死亡率：硫酸镁组14/89 [16%] vs 冬眠合剂组30/88 [34%]；RR 0.45, 95% CI 0.26 ~ 0.79)。母亲死亡率的下降两组无显著性差异（硫酸镁组1/96 [1%] vs 冬眠合剂6/102 [6%]；RR 0.25, 95% CI 0.04 ~ 1.43)。

害处　系统综述提示，和地西泮、苯妥英或冬眠合剂比，硫酸镁对母亲来说是安全的，至少在短期应用时是如此。和苯妥英或冬眠合剂比，硫酸镁对婴儿来说似乎也更安全[65,66,68]。在随机对照试验中，我们没有发现硫酸镁对母儿的长期不良反应的证据。

评论 大部分硫酸镁与地西泮和苯妥英比较的信息来源于一个大型的多中心研究，病人中坚持治疗者占99%。大部分资料来源于包括了产前和产后子痫患者的试验。

词汇表

冬眠合剂(lytic cocktail)：指哌替啶、氯丙嗪、异丙嗪的混合物。

翻身试验(roll over test)：女性左侧卧位15min测量血压后，仰卧5min再测血压。如果仰卧位舒张期血压升高超过20 mm Hg被认为是异常的。这个试验的价值尚有争议。

参考文献

1. Gifford RW, August P, Chesley LC, et al. National high blood pressure education program working group report on high blood pressure in pregnancy. *Am J Obstet Gynecol* 1990;163(5 Pt 1):1691–1712.
2. WHO international collaborative study of hypertensive disorders of pregnancy. Geographic variation in the incidence of hypertension in pregnancy. *Am J Obstet Gynecol* 1988;158:80–83.
3. Douglas K, Redman C. Eclampsia in the United Kingdom. *BMJ* 1994; 309:1395–1400.
4. Crowther CA. Eclampsia at Harare maternity hospital. An epidemiological study. *S Afr Med J* 1985;68:927–929.
5. Bergström S, Povey G, Songane F, et al. Seasonal incidence of eclampsia and its relationship to meteorological data in Mozambique. *J Perinat Med* 1992;20:153–158.
6. Roberts JM, Redman CWG. Pre-eclampsia: more than pregnancy-induced hypertension. *Lancet* 1993;341:1447–1451.
7. Taylor DJ. The epidemiology of hypertension during pregnancy. In: Rubin PC, ed. *Hypertension in pregnancy*. Amsterdam: Elsevier Science, 1988:223–240.
8. Sibai BM, Caritis S, Hauth J. Risks of preeclampsia and adverse neonatal outcomes among women with pregestational diabetes mellitus. National Institute of Child Health and Human Development Network of Maternal-Fetal Medicine Units. *Am J Obstet Gynecol* 2000;182: 364–369.
9. MacGillivray I. *Pre-eclampsia. The hypertensive disease of pregnancy*. London: WB Saunders, 1983.
10. Conde-Agudelo A, Althabe F, Belizan JM, et al. Cigarette smoking during pregnancy and risk of preeclampsia: a systematic review. *Am J Obstet Gynecol* 1999;181:1026–1035. Search date 1998; primary sources Medline, Embase, Popline, Cinahl, Lilacs, and hand searches of proceedings of international meetings on pre-eclampsia and reference lists of retrieved articles.
11. Chamberlain GVP, Philip E, Howlett B, et al. *British births*. London: Heinemann, 1970.
12. Sibai B, Lindheimer M, Hauth J, et al. Risk factors for preeclampsia, abruptio placentae, and adverse neonatal outcomes among women with chronic hypertension. *N Engl J Med* 1998;339:667–671.
13. Duley L, Henderson-Smart DJ, Knight M, et al. Antiplatelet agents for preventing pre-eclampsia and its complications. In: The Cochrane Library, Issue 4, 2003. Chichester, UK: John Wiley & Sons, Ltd. Search date 2003; primary sources Cochrane Pregnancy and Childbirth Group Trials Register, Embase, and conference proceedings.
14. Chiaffarino F, Parazzini F, Paladini D, et al. A small randomised trial of low-dose aspirin in women at high risk of pre-eclampsia. *Eur J Obstet Gynecol Reprod Biol* 2004;112:142–144.
15. Grant A, Farrell B, Heineman J, et al. Low dose aspirin in pregnancy and early childhood development: follow up of the collaborative low dose aspirin study in pregnancy. *Br J Obstet Gynaecol* 1995;102:861–868.
16. Parazzini F, Bortolus R, Chatenoud L, et al. Follow-up of children in the Italian study of aspirin in pregnancy. *Lancet* 1994;343:1235.
17. Atallah AN, Hofmeyr GJ, Duley L. Calcium supplementation during pregnancy for preventing hypertensive disorders and related problems. In: The Cochrane Library, Issue 1, 2002. Oxford: Update Software. Search date 2001; primary source Cochrane Pregnancy and Childbirth Group Trials Register.
18. Salvig JD, Olsen SF, Secher NJ. Effects of fish oil supplementation in late pregnancy on blood pressure: a randomised controlled trial. *Br J Obstet Gynaecol* 1996;103:529–533.
19. Onwude JL, Lilford RJ, Hjartardottir H, et al. A randomised double blind placebo controlled trial of fish oil in high risk pregnancy. *Br J Obstet Gynaecol* 1995;102:95–100.
20. Bulstra-Ramakers MTE, Huisjes HJ, Visser GHA. The effects of 3 g eicosapentaenoic acid daily on recurrence of intrauterine growth retardation and pregnancy induced hypertension. *Br J Obstet Gynaecol* 1995;102:123–126.
21. Laivuori H, Hovatta O, Viinikka L, et al. Dietary supplementation with primrose oil or fish oil does not change urinary excretion of prostacyclin and thromboxane metabolites in pre-eclamptic women. *Prostaglandins Leukot Essent Fatty Acids* 1993;49:691–694.
22. D'Almeida A, Carter JP, Anatol A, et al. Effects of a combination of evening primrose oil (gamma linolenic acid) and fish oil (eicosapentaenoic + docahexaenoic acid) versus magnesium, and versus placebo in preventing pre-eclampsia. *Women Health* 1992;19:117–131.
23. Moodley J, Norman RJ. Attempts at dietary alteration of prostaglandin pathways in the management of pre-eclampsia. *Prostaglandins Leukot Essent Fatty Acids* 1989;37:145–147.
24. Herrera JA. Nutritional factors and rest reduce pregnancy-induced hypertension and pre-eclampsia in positive roll-over test primigravidas. *Int J Gynaecol Obstet* 1993;41:31–35.
25. Olsen SF, Sorensen JD, Secher NJ, et al. Randomised controlled trial of effect of fish oil supplementation on pregnancy duration. *Lancet* 1992;339:1003–1007.
26. Makrides M, Duley L, Olsen SF. Fish oil and other prostaglandin precursor supplementation during pregnancy for reducing pre-eclampsia, preterm birth, low birth weight and intrauterine growth restriction. (Protocol) In: The Cochrane Library, Issue 4, 2001. Oxford: Update Software.
27. Duley L, Henderson-Smart D. Reduced salt intake compared to normal dietary salt, or high intake, in pregnancy. In: The Cochrane Library, Issue 3, 1999. Oxford: Update Software. Search date 1999; primary source Cochrane Pregnancy and Childbirth Group Trials Register.
28. Makrides M, Crowther CA. Magnesium supplementation in pregnancy. In: The Cochrane Library, Issue 4, 2001. Oxford: Update Software.

Search date 2001; primary source Cochrane Pregnancy and Childbirth Group Trials Register.

29. Chappell LC, Seed PT, Briley AL, et al. Effect of antioxidants on the occurrence of pre-eclampsia in women at increased risk: a randomised trial. *Lancet* 1999;354:810–816.

30. Sharma JB, Kumar A, Kumar A, et al. Effect of lycopene on pre-eclampsia and intra-uterine growth retardation in primigravidas. *Int J Gynecol Obstet* 2003;81:257–262.

31. Easterling TR, Brateng D, Schucker B, et al. Prevention of preeclampsia: a randomized trial of atenolol in hyperdynamic patients before onset of hypertension. *Obstet Gynecol* 1999;93:725–733.

32. Butters L, Kennedy S, Rubin PC. Atenolol in essential hypertension during pregnancy. *BMJ* 1990;301:587–589.

33. Churchill D, Bayliss H, Beevers G. Fetal growth restriction. *Lancet* 2000;355:1366–1367.

34. Lees C, Valensise H, Black R, et al. The efficacy and fetal-maternal cardiovascular effects of transdermal glycerol trinitrate in the prophylaxis of pre-eclampsia and its complications: a randomized double blind placebo controlled trial. *Ultrasound Obstet Gynaecol* 1998;12:334–338.

35. Picciolo C, Roncaglia N, Neri I, et al. Nitric oxide in the prevention of pre-eclampsia. *Prenat Neonatal Med* 2000;5:212–215.

36. Zozulia OV, Rogov VA, Piatakova NV, et al. Nitric oxide: its role in the development of pregnancy complications and in their prevention in women with hypertension and chronic glomerulonephritis. *Ter Arkh* 1997;69:17–20. [In Russian]

37. Duley L. Hospitalisation for non-proteinuric pregnancy hypertension. In: Keirse MJNC, Renfrew MJ, Neilson JP, et al, eds. *Pregnancy and childbirth module*. In: The Cochrane Library, Issue 2, 1995. Oxford: Update Software. Search date 1993; primary source Cochrane Pregnancy and Childbirth Group Trials Register. [Withdrawn]

38. Duley L. Strict bed rest for proteinuric hypertension in pregnancy. In: Keirse MJNC, Renfrew MJ, Neilson JP, et al, eds. *Pregnancy and childbirth module*. In: The Cochrane Library, Issue 4, 1995. Oxford: Update Software. Search date 1993; primary source Cochrane Pregnancy and Childbirth Group Trials Register. [Withdrawn]

39. Leung KY, Sum TK, Tse CY, et al. Is in-patient management of diastolic blood pressure between 90 and 100 mm Hg during pregnancy necessary? *Hong Kong Med J* 1998;4:211–217.

40. Kro¨ner C, Turnbull D, Wilkinson C. Antenatal day care units versus hospital admission for women with complicated pregnancy. In: The Cochrane Library, Issue 4, 2001. Oxford: Update Software. Search date 2001; primary sources Cochrane Pregnancy and Childbirth Group Trials Register, Cochrane Controlled Trials Register, Cinahl, Current Contents, and conference proceedings.

41. Abalos E, Carroli G. Bed rest with or without hospitalisation for hypertension during pregnancy. (Protocol) In: The Cochrane Library, Issue 1, 2002. Oxford: Update Software.

42. Abalos E, Duley L, Steyn DW, et al. Antihypertensive drug therapy for mild to moderate hypertension during pregnancy. In: The Cochrane Library, Issue 1, 2001. Oxford: Update Software. Search date 2000; primary sources Cochrane Pregnancy and Childbirth Group Trials Register, Cochrane Controlled Trials Register, Medline, and Embase.

43. Magee LA, Duley L. Oral beta-blockers for mild to moderate hypertension during pregnancy. In: The Cochrane Library, Issue 3, 2003. Oxford: Update Software. Search date 2002; primary sources Cochrane Pregnancy and Childbirth Group Trial Register, Medline, and hand searches of reference lists.

44. Elhassan EM, Mirghani OA, Habour AB, et al. Methyldopa versus no drug treatment in the management of mild pre-eclampsia. *East Afr Med J* 2002;79:172–175.

45. Rudnicki M, Frolich A, Pilsgaard K, et al. Comparison of magnesium and methyldopa for the control of blood pressure in pregnancies complicated with hypertension. *Gynecol Obstet Invest* 2000;49:231–235.

46. Von Dadelszen P, Ornstein MP, Bull SB, et al. Fall in mean arterial pressure and fetal growth restriction in pregnancy hypertension: a meta-analysis. *Lancet* 2000;355:87–92. Search date 1997; primary sources Medline, Embase, hand searches of reference lists, *Hypertension and Pregnancy* 1992–1997, and a standard toxicology text.

47. Ferrer RL, Sibai BM, Mulrow CD, et al. Management of mild chronic hypertension during pregnancy: a review. *Obstet Gynecol* 2000;96:849–860. Search date 1999; primary sources 16 electronic databases, textbook references, and contact with experts.

48. Mulrow CD, Chiquette E, Ferrer RL, et al. Management of chronic hypertension during pregnancy. Evidence Report/Technology Assessment No 14 (prepared by the San Antonio Evidence-based Practice Center based at the University of Texas Health Science Center at San Antonio under Contract No 290–97-0012). AHRQ Publication No 00-E011. Rockville, MD: Agency for Healthcare Research and Quality. August 2000. Search date 1999; primary sources 16 electronic databases, textbook references, and experts. Available at: www.ahrq.gov/clinic/epcsums/pregsum.htm. (Last assessed 19 July 2005)

49. Duley L, Henderson-Smart DJ. Drugs for treatment of very high blood pressure during pregnancy. In: The Cochrane Library, Issue 4, 2002. Oxford: Update Software. Search date 2002; primary source Cochrane Pregnancy and Childbirth Group Trials Register.

50. Aali BS, Nejad SS. Nifedipine or hydralazine as a first-line agent to control hypertension in severe preeclampsia. *Acta Obstet Gynecol Scand* 2002;81:25–30.

51. Elatrous S, Nouira S, Ouanes Besbes L, et al. Short-term treatment of severe hypertension of pregnancy: prospective comparison of nicardipine and labetalol. *Intensive Care Med* 2002;28:1281–1286.

52. Duley L, Williams J, Henderson-Smart DJ. Plasma volume expansion for treatment of pre-eclampsia. In: The Cochrane Library, Issue 4, 1999. Oxford: Update Software. Search date 1999; primary source Cochrane Pregnancy and Childbirth Group Trials Register.

53. The Albumin Reviewers (Alderson P, Bunn F, Lefebvre C, et al). Human albumin solution for resuscitation and volume expansion in critically ill patients. In: The Cochrane Library, Issue 4, 2004. Chichester, UK: John Wiley & Sons, Ltd. Search date 2002; primary sources Cochrane Injuries Group Trials Register, Cochrane Controlled Trials Register, Medline, Embase, Bids Scientific and Technical Proceedings, hand searches of reference lists of trials and review articles, and personal contact with authors of identified trials.

54. Roberts I, Alderson P, Bunn F, et al. Colloids versus crystalloids for fluid resuscitation in critically ill patients. In: The Cochrane Library, Issue 4, 2004. Chichester, UK: John Wiley & Sons, Ltd.. Search date 2002; primary sources Cochrane Clinical Trials Register, Medline, Embase, Bids Index to Scientific and Technical Proceedings, and reference lists of trials and review articles.

55. Gülmezoglu AM, Hofmeyr GJ, Oosthuizen MMJ. Antioxidants in the treatment of severe preeclampsia: a randomized explanatory study. *Br J Obstet Gynaecol* 1997;104:689–696.

56. Duley L, Gülmezoglu AM, Henderson-Smart D. Magnesium sulphate and other anticonvulsants for women with pre-eclampsia. In: The Cochrane Library, Issue 2, 2003 Oxford: Update Software. Search date

57. The Magpie Trial Collaborative Group. Do women with pre-eclampsia, and their babies, benefit from magnesium sulphate? The Magpie Trial: a randomised placebo-controlled trial. *Lancet* 2002;359:1877–1890.
58. Mittendorf R, Covert R, Boman J, et al. Is tocolytic magnesium sulphate associated with increased total paediatric mortality? *Lancet* 1997; 350:1517–1518.
59. Nelson K, Grether JK. Can magnesium sulfate reduce the risk of cerebral palsy in very low birthweight infants? *Pediatrics* 1995; 95:263–269.
60. Schendel DE, Berg CJ, Yeargin-Allsopp M, et al. Prenatal magnesium sulfate exposure and the risk of cerebral palsy or mental retardation among very low-birth-weight children aged 3 to 5 years. *JAMA* 1996; 276:1805–1810.
61. Crowther CA, Hiller JE, Doyle LW, et al. Effect of magnesium sulfate given for neuroprotection before preterm birth. A randomized controlled trial. *JAMA* 2003;290:2669–2676.
62. Churchill D, Duley L. Interventionist versus expectant care for severe pre-eclampsia before term. In: The Cochrane Library, Issue 3, 2002. Oxford: Update Software. Search date 2002; primary sources Cochrane Pregnancy and Childbirth Group Trials Register and Cochrane Controlled Trials Register.
63. Head BB, Owen J, Vincent Jr RD, et al. A randomized trial of intrapartum analgesia in women with severe preeclampsia. *Obstet Gynecol* 2002;99:452–457.
64. Lucas MJ, Sharma SK, McIntire DD, et al. A randomized trial of labor analgesia in women with pregnancy-induced hypertension. *Am J Obstet Gynecol* 2001;185:970–975.
65. Duley L, Henderson-Smart D. Magnesium sulphate versus diazepam for eclampsia. In: The Cochrane Library, Issue 3, 2003. Oxford: Update Software. Search date 2002; primary source Cochrane Pregnancy and Childbirth Group Trials Register.
66. Duley L, Henderson-Smart D. Magnesium sulphate versus phenytoin for eclampsia. In: The Cochrane Library, Issue 3, 2003. Oxford: Update Software. Search date 2002; primary source Cochrane Pregnancy and Childbirth Group Trials Register.
67. Neto JD, Bertini AM, Taborda WC, et al. Treatment of eclampsia: comparative study on the use of magnesium sulfate and phenytoin. *Rev Brasil Ginecol Obstet* 2000;22:543–549. [In Portuguese]
68. Duley L, Gulmezoglu AM. Magnesium sulphate versus lytic cocktail for eclampsia. In: The Cochrane Library, Issue 3, 2000. Oxford: Update Software. Search date 2000; primary sources Cochrane Pregnancy and Childbirth Group Trials Register and Cochrane Controlled Trials Register.

原作者
Lelia Duley
Obstetric Epidemiologist, Institute of Health Sciences
Oxford, UK

利益冲突：没有声明。

早 产

检索日期:2005年6月
原作者:David M Haas 刘国莉 鹿群 译 沈浣 校

问 题

对有早产高危因素的妇女采取的预防性治疗措施的效果如何?
为了改善胎膜早破者的预后所采取的治疗措施的效果如何?
为了消除早产中的宫缩所采取的治疗措施的效果如何?
早产妇女与非择期剖宫产比较,择期剖宫产的效果如何?
为了改善早产的结局所采取的治疗措施的效果如何?

治疗措施及其效果

预防早产

很可能有效
对有早产高危因素但尚未确定有宫颈病变者行预防性宫颈环扎

不太可能有效
提高对于社会经济差的人群或高危人群的产前保健项目
对有早产高危因素者且已经确定有宫颈变化时行预防性宫颈环扎

改善胎膜早破者的结局

很可能有效
对胎膜早破者抗生素的应用(延长了孕周且可能会降低感染,但对于围产儿死亡率的影响不确定)

效果不明
对胎膜早破者行羊膜腔输液

在早产时抑制宫缩

很可能有效
钙通道阻滞剂

效果不明
催产素受体拮抗剂(阿托西班)
前列腺素抑制剂(吲哚美辛)

不太可能有效
硫酸镁

很可能无效甚至有害
β受体激动剂

被选择性与非择期剖宫产的比较

不太可能有效
在早产中择期剖宫产而不是非择期剖宫产

改善早产的结局

有效
产前应用肾上腺皮质激素

很可能无效甚至有害
对胎膜完整的早产者抗生素的应用
在早产前促甲状腺激素释放激素和肾上腺皮质激素的应用

将在新版中加入
卧床休息
单胎和多胎妊娠中为预防早产的发生行子宫活动的监测

请参考其他有关章节
为预防早产的发生应用抗生素治疗细菌性阴道病:参见细菌性阴道病

见词汇表 **G**

主要信息

预防早产

◆ **对有早产高危因素但尚未确定有宫颈病变者行预防性宫颈环扎**：5个对尚未确定有宫颈病变者研究的随机对照试验发现有不同的结果。一项大型的随机对照试验发现对以前发生过早产或做过宫颈手术者在妊娠9～29周行宫颈环扎者较未环扎者在33周前分娩的几率降低，但产褥病率的发生增加。其他四个较小型的随机对照试验对有发生早产各种高危因素者在妊娠10～30周行宫颈环扎者与未环扎者比较，两者在34周前分娩的发生率无显著性差异。

◆ **对社会经济差的人群或高危人群的产前保健项目**：在一定范围的国家内进行的随机对照试验发现，为了降低早产的风险，增强的产前保健和通常的保健比较没有显著性差异。

◆ **对有早产高危因素者且已经确定有宫颈变化时行预防性宫颈环扎**：当确定已有宫颈变化时，5个随机对照试验得出不同的结果。在环扎组和未环扎组比较，三个随机对照试验发现在33、34、35周前分娩的发生率无显著性差异。一随机对照试验发现，与仅仅卧床比较，环扎加卧床休息显著降低34周前早产的发生，但在环扎加卧床休息组和未环扎组比较，新生儿的存活率无显著性差异。一项小型的随机对照试验发现，与卧床休息比较，在突出的羊膜囊已达到或超过宫颈内口时行急诊宫颈环扎可降低早产的发生并改善新生儿的发病率。

改善胎膜早破者的结局

◆ **对胎膜早破者抗生素的应用（延长了孕周且可能会降低感染，但对于围产儿死亡率的影响不确定）**：对胎膜早破者所进行的一项系统综述发现与安慰剂比较，抗生素可延长孕周并降低新生儿病率，如新生儿感染、需要氧气治疗和异常的脑部超声。并发现与安慰剂比较，阿莫西林复合物（阿莫西林-克拉维酸）增加了新生儿坏死性小肠结肠炎的风险。

◆ **对胎膜早破者行羊膜腔输液**：一项系统综述发现在改善胎膜早破者的新生儿预后上，对羊膜腔输液者与无羊膜腔输液者进行比较的一项小型的随机对照试验提供的证据不充分。

在早产时抑制宫缩

◆ **钙通道阻滞剂**：我们未发现钙通道阻滞剂与安慰剂比较的系统综述或随机对照试验。一项系统综述发现与其他宫缩抑制剂（主要是β受体激动剂）比较，钙离子通道阻滞剂显著降低了48小时内分娩的发生、新生儿发病率和与其由母体不良反应导致的退出。

◆ **催产素受体拮抗剂（阿托西班）**：一系统综述收入了两个比较阿托西班和安慰剂的随机对照试验并有不同的结果。较大型的随机对照试验发现与安慰剂比较，阿托西班可延长孕周，但阿托西班较安慰剂增加了28周以前的胎儿死亡率，但该发现的统计学意义未报道。另一项随机对照试验发现阿托西班较安慰剂比较可增加48小时内的分娩发生，但该发现的统计学意义没有被报道。

◆ **前列腺素抑制剂（吲哚美辛）**：一篇收入了三个小型的随机对照试验的系统综述发现与安慰剂比较，吲哚美辛减少48小时和7天内及37周前分娩的证据有限。然而，它发现吲哚美辛、安慰剂或无治疗组在围产儿死亡率、呼吸窘迫综合征、支气管肺发育不良、坏死性小肠结肠炎、新生儿败血症和低出生体重儿的发生上无显著性差异。该综述可能缺少足够的把握度来发现临床上重要的不良反应。

◆ **硫酸镁**：一项系统综述发现硫酸镁和安慰剂或无治疗组在36周前分娩、围产儿死亡率或呼吸窘迫综合征的发生上无显著性差异。第二个系统综述发现硫酸镁和其他宫缩抑制剂（β受体激动剂、钙通道阻滞剂、前列腺素合成酶抑制剂、硝酸甘油、酒精和右旋糖酐输注）在48小时内的分娩无显著性差异，尽管结果有统计学的异质性。同时，该研究也发现和其他宫缩抑制剂比较，硫酸镁增加了胎儿、新生儿和婴儿的死亡率。

◆ **β受体激动剂**：一篇系统综述发现与安慰剂或无治疗组比较，β受体激动剂在围产儿死亡率或呼吸窘迫综合征的发生上无显著性差异；但是，与安慰剂或无治疗组比较β受体激动剂降低了48小时内分娩的发生。该综述发现β受体激动剂较安慰剂或无治疗组增加了胎儿心动过速和母体不良反应如胸痛、心悸、呼吸困难、震颤、恶心、呕吐、头痛、高血糖和低血钾的发生。

择期剖宫产与非择期剖宫产的比较

◆ **在早产中择期剖宫产而不是非择期剖宫产**：一项系统综述发现与非择期剖宫产相比，择期剖宫产增加了母体发病率，在新生儿发病率或死亡率方面无显著性差异。该随机对照试验可能在发现临床上重要的新生儿益处方面欠缺把握度。

改善早产的结局

◆ **产前应用肾上腺皮质激素**：一项系统综述发现与安慰剂或无治疗组比较，产前应用肾上腺皮质激素显著降低了呼吸窘迫综合征、脑室内出血和新生儿的死亡率。

◆ **对胎膜完整的早产抗生素的应用**：一个系统综述发现抗生素组和未用抗生素组在48小时、7天分娩或围产儿死亡率上均无显著性差异。它发现抗生素较未用抗生素者降低了母体感染的发生。一项随后的随机对照试验发现抗生素和未用抗生素者在7天内或37周前分娩无差异。

◆ **在早产前促甲状腺激素释放激素和肾上腺皮质激素的应用**：一项系统综述发现促甲状腺激素释放激素和肾上腺皮质激素与单独应用肾上腺皮质激素在改善新生儿结局方面无显著性差异。该综述发现促甲状腺激素释放激素和肾上腺皮质激素较单独应用肾上腺皮质激素增加了母儿不良反应。

定义 WHO将37周前婴儿的分娩定义为早产[1]。该定义的低限未规定，但23～24周被广泛接受[1]，这时平均胎儿体重近似500克。

发病率/患病率 在发达国家早产占全部生产的5%～10%[2-4]，但是近年来在一些国家，尤其是美国早产的发生率在增加[5]。在欠发达国家（使用上述早产定义）我们发现早产发生率的可靠的证据很少。在Ethiopia西北部报道根据所研究的母亲的年龄/早产的发生率波动在11%～22%，在十几岁的母亲中的发生率最高[6]。

病因/危险因素 大约30%的早产是自发的并且无法解释的[4, 7, 8]。早产临产通常导致早产。一项系统综述（研究日期未报道）对宫缩抑制剂和安慰剂进行比较，发现约27%的早产临产自行消失而70%进展为早产[9]。自发早产的两个最强的危险因素是社会经济地位低和早产史。多胎导致了另外30%的早产[4, 7]。其他已知的危险因素包括生殖道感染、胎膜早破G、产前出血、宫颈机能不全和先天性子宫异常，总的占早产病例的20%～25%。剩余的病例（15%～20%）归因于继发于妊娠高血压疾病、胎儿宫内生长受限、先天异常、外伤和妊娠内科疾患而行的可选择性早产[4, 5, 7, 8]。

预后 早产是导致新生儿死亡和婴儿死亡的首位原因，通常是胎肺不成熟造成的呼吸窘迫综合征的结果[10]。存活的儿童是神经功能缺陷的高危者[11]。观察研究发现一例早产会显著增加随后妊娠的再次发生早产的风险[12]。

治疗目的 为了预防早产、延长先兆早产和分娩的时间间隔；在准备分娩时使胎儿的状况最佳以此来改善新生儿结局；将母体发病率最小化。

结局 围产期G死亡率、新生儿死亡率和患病率（呼吸窘迫综合征、脑室内出血、坏死性小肠结肠炎、新生儿败血症和新生儿抽搐的发生率）；母体不良反应如感染。代替性结局包括妊娠的时间、分娩发动至生产的小时或天数和早产的发生率。

方法 采用《临床证据》2005年6月的文献检索和评价方案。

问 题 对有早产高危因素的妇女采取的预防性治疗措施的效果如何？

治疗选择 1　提高对于社会经济地位低的人群或高危人群的产前保健项目

在一定范围的国家内进行的随机对照试验发现，增强的产前保健和通常的保健相比在降低早产的风险方面没有显著性差异。

益处 我们未发现相关的系统综述。我们发现了11个随机对照试验[13-23]。所有的随机对照试验（在欧洲、美国、拉丁美洲进行，高危妇女的数量从150～2200不等）发现，增强的产前保健G和通常的保健相比在降低早产的风险方面没有显著性差异（见表1）。增强的产前保健的概念在研究中有差异[13-23]，例如包括产前检查的次数增加、助产士家庭访视、每周宫颈检查、两周一次社会工作者的咨询训练、营养教育、同龄人的群体教育和心理学家的咨询。

害处 这些随机对照试验未给出有关不良反应的信息[13-23]。

评论 有早产高危因素的一些妇女在门诊检查的间隔时间延长，而许多按照常规间隔检查但受到的有关早产警告信号的教育增加了。有高危因素的妇女通常被咨询来修正其他的危险行为如吸烟和避免性传播疾病。这些研究的一个方法学问题是增强的产前保健的概念有差异。因为有概念的差异，这些数据显示在社会经济地位低的人群或高危人群中为了降低早产的发生所采用的治疗与安慰剂比较无显著性差异。

治疗选择 2　对于有早产高危因素者行预防性宫颈环扎

尚未收入的对有宫颈变化的妇女进行的5个随机对照试验得出了不同的结果。一项大型的随机对照试验发现在妊娠9～29周行宫颈环扎较未环扎者可降低有早产史或宫颈手术史的妇女33周前分娩的发生，但增加了产褥发病率。其他四个小型的随机对照试验发现具有早产各种高危因素的妇女在妊娠10～30周行宫颈环扎和未环扎者在34周前分娩的发生率无显著性差异。在尚未确定有宫颈变化的妇女中进行的5个随机对照试验得出不同的结果。环扎组和未环扎组比较，三个随机对照试验发现在33、34、35周前分娩的发生率无显著性差异。一随机对照试验发现，与仅仅卧床比较，环扎加卧床休息显著降低34周前早产的发生，但在环扎加卧床休息组和未环扎组比较，新生儿的存活无显著性差异。一项小型的随机对照试验发现，与卧床比较，在突出的羊膜囊已达到或超过宫颈内口时行急诊宫颈环扎可降低早产的发生并改善新生儿的发病率。

益处 **当尚未确定有宫颈变化时**：我们发现一系统综述（检索时间：2002年，5项随机对照试验）[24]。在随机对照试验的性质和质量方面的差异该综述没有收集数据。随机对照试验包括单胎或双胎妊娠；有过孕中期流产或早产的妇女；以前宫颈手术者；32周前的胎膜早破；孕中期超声显示宫颈内口扩张的妇女以及在促排卵后原发或继发不孕的妇女。宫颈缝扎的时间为从13～30周。该综述收入的第一个随机对照试验发现在妊娠9～29周行宫颈环扎较未环扎者显著降低了33周前分娩的发生，但在37周前分娩发生率无显著性差异（1292名妇女，其中产科医生并不明确是否建议宫颈环扎 Ⓖ ；33周前早产的发生：环扎组83/647 [13%] vs 未环扎组110/645 [17%]；OR 0.72，95% CI 0.53～0.97；NNT 24，95% CI 14～275；平均早产的发生率：环扎组26% vs 未环扎组31%；OR 0.80，95% CI 0.63～1.02）[25]。该随机对照试验包括曾有一次或多次孕中期流产或早产的妇女（71%）、以前宫颈手术者（11%）、以前终止妊娠者（31%）、以前孕早期流产者（31%）、体检时宫颈异常者（9%）、子宫异常（2%）和双胎妊娠（2%）。因为临床医生仅将不能确定宫颈环扎益处的妇女纳入该试验，多数高危者被排除在外。该综述收入的第二个随机对照试验发现在妊娠15～21周行宫颈环扎较未环扎者在34周前分娩的发生无显著性差异（194名妇女，具有既往2～4次早产史或至少1次的孕中期胎儿丢失；34周前早产的发生环扎组12/96 [13%] vs 未环扎组10/98 [10%]；OR 1.29，95% CI 0.53～3.15）[26]。该综述收入的第三个随机对照试验发现在妊娠10～28周行宫颈环扎较未环扎者在34周前分娩的发生无显著性差异（506名妇女由于以前在妊娠29～36周活产史、既往早产、晚期流产而被判断为发生早产的中度危险；34周前早产的发生率环扎组14/268 [1.5%] vs 未环扎组1/238 [0.4%]；OR 0.88，95% CI 0.36～2.16）[27]。临床医生应用一种危险因素评分系统再次剔除了最高危的妇女。该综述收入的第四个随机对照试验发现在妊娠13周行宫颈环扎和未环扎者在34周前分娩的发生无显著性差异（50名促排卵后双胎妊娠的妇女，并除外宫颈机能不全；34周前早产的发生率环扎组6/25 [24%] vs 未环扎组5/25 [20%]；OR 1.26，95% CI 0.33～4.84）[28]。由于小样本和人群的差异导致做出普遍的结论很困难。该综述收入的第五个随机对照试验发现在妊娠21～30周行宫颈环扎和未环扎者在34周前分娩的发生无显著性差异（71%的妇女有既往孕早期或中期流产史，21% 有既往早产史，在研究中未注明所研究的妇女的数量；OR 0.70，95% CI 0.33～1.48）[29]。**当确定有宫颈病变时**：我们发现两个系统综述（检索时间：2002年，2个随机对照试验，148名妇女[30]；检索时间：2002年，2个随机对照试验，3个观察研究和1个回顾队列研究，357名妇女超声提示缩短的宫颈≤2.5cm，内口扩张<2cm或漏斗形成>25%但未超过宫颈外口）[31]和3个随后的关于经阴道超声检测到宫颈变化而行宫颈环扎的随机对照试验[32-34]。第一篇系统综述由于结果彼此间有显著性差异而没有给出34周前分娩的详细数据[30]。该综述收入的第一个随机对照试验发现宫颈环扎加卧床休息较单纯卧床休息显著降低了34周前分娩的发生（35名宫颈长度小于25mm和孕周小于27周的妇女；34周前早产的发生宫颈环扎加卧床休息组0/19 [0] vs 单纯卧床组7/16 [44%]，NNT 3，95% CI 2～5）。该研究发现在新生儿的存活率上宫颈环扎加卧床休息组和单纯卧床组间无显著性差异（宫颈环扎加卧床休息组19/19 [100%] vs 单纯卧床组13/16 [81%]；ARR +0.19，95% CI −0.02～+0.43）[35]。该综述收入的第二个随机对照试验发现宫颈环扎加卧床休息组和单纯卧床休息组间在34周前分娩的发生、围产 Ⓖ 死亡、胎盘早剥、绒毛膜羊膜炎的发生上均无显著性差异（113名妊娠16～24周和宫颈长度<2.5cm或羊膜突向颈管内至少占宫颈长度的25%的妇女；34周前早产的发生：宫颈环扎加卧床休息组35% vs 单纯卧床组36%，P = 0.80；围产儿死亡：宫颈环扎加卧床休息组13% vs 单纯卧床组12%，P = 0.90；胎盘早剥：宫颈环扎加卧床休息组11% vs 单纯卧床组14%，P = 0.80；绒毛膜羊膜炎：宫颈环扎加卧床休息组20% vs 单纯卧床组10%，P = 0.20）[36]；第二个系统综述[31]从两个随机对照试验和观察研究进行数据的汇总，但也仅对两个随机对照试验进行了亚组分析（149名妇女）。它发现在环扎组和未环扎组间小于34周分娩的发生（RR 0.31，95% CI 0.02～6.09）、新生儿死亡率（RR 0.55，95% CI 0.07～4.10）、早产（RR 0.95，95% CI 0.67～1.36）、新生儿发病率（RR 0.41，95% CI 0.04～4.58）或分娩的孕周（WMD 2.25周，95% CI −2.45～6.94）上均无显著性差异。但是，该研究注意到汇总的结果在小于34周分娩的发生（P = 0.03）、新生儿病率（P = 0.02）和分娩时的孕周（P = 0.01）方面存在显著的异质性。我们发现3个随后的关于经阴道超声检测到宫颈变化而行宫颈环扎的随机对照试验[32-34]。第一个随后的随机对照试验发现在Shirodkar环扎组和未环扎组间早产、新生儿死亡率和发病率上均无显著性差异（253名妇女，在妊娠22～24周宫颈长度<5 mm，33周前分娩：环扎组28/127 [22%] vs 未环扎组33/126 [26%]，P = 0.44；围产儿死亡：环扎组7/127 [6%] vs 未环扎组10/126 [8%]；P = 0.44）[32]。第二个随后的随机对照试验发现在环扎组和未环扎组间小于35周的早产、新生儿死亡、组成的新生儿发病率上均无显著性差异（61名妇女，在妊娠14周、23周和6天间宫颈长度<25 mm或漏斗形成>25%，35周前分娩：环扎组45% vs 未环扎组47%，P = 0.91；新生儿死亡：环扎组26% vs 未环扎组13%；P = 0.22；复合新生儿发病率：环扎组26% vs 未环扎组26%，P = 0.80）[33]。第三个随后的随机对照试验发现与卧床比较，在突出的羊膜囊已达到或超过宫颈内口时行急诊宫颈环扎可显著降低34周前早产的发生并改善了新生儿的发病率（23名妇女在妊娠27周前羊膜囊已达到或超过扩张的宫颈内口，34周前的分娩：宫颈环扎组7/13 [54%] vs 卧床组10/10 [100%]，P = 0.02；复合新生儿发病率：宫颈环扎组10/16 [54%] vs 卧床组14/14 [100%]，RR 1.6，95% CI 1.1～2.3）[34]。在新生儿存活方面无显著性差异（宫颈环扎组9/16 [54%] vs 卧床组4/14 [28%]，被报道无差异，未给出P值）。

害处 **当尚未确定有宫颈病变时**：该综述收入的第一个随机对照试验（1292名妇女）给予预防性宫颈环扎，结果发现宫颈缝扎者较未缝扎者显著增加了产褥发热 Ⓖ 的发生（缝扎组24/415 [6%] vs 未缝扎组11/405 [3%]，RR 2.13，95% CI 1.06～4.15；NNH 33，95% CI 12～607）[25]。对该结果解释时应注意到它是仅在360名妇女已经参与到该研究中时才收集的产褥发热，而且子宫感染仅在环扎组的13/24（54%）和未环扎组的6/11（55%）被认为是发热的可能原因。该综述收入的第二个小型的随机对照试验（194名妇女）发现宫颈环扎增加了产褥发热，但无统计学差异（环扎组10% vs 未环扎组3%；P = 0.07）[26]。**当确定有宫颈病变时**：系统综述（检索时间：2002年）发现宫颈环扎组和未环扎组间胎膜早破、胎盘早剥和绒毛膜羊膜炎的发生均无显著性差异（胎膜早破，一项随机对照试验：RR 1.23，95% CI 0.67～2.27；胎盘早剥，1项随机对照试验：RR 0.79，95%CI 0.29～2.13；绒毛膜羊膜炎，一项随机对照试验：RR 1.93，95% CI 0.77～4.87%）[31]。1项随后的随机对照试验发现与期待治疗比较，宫颈环扎显著增加了有症状的阴道排液（环扎组 8/127[6%] vs 期待组 1/126[1%]，RR 7.87，95% CI 1.00～62.04；P = 0.036）[32]。

评论 尽管两个随机对照试验[34, 35]发现当宫颈病变存在时环扎降低了早产的发生，系统综述在患者人群中未发现环扎的益处[30, 31]。当入选的标准选择更短的宫颈时（妊娠22～24周超声显示仅15mm）该结论也是正确的[32]。目前的证据表明当宫颈变化已存在时宫颈环扎和安慰剂在早产的发生率、新生儿死亡率或发病率上无显著性差异，突出的羊膜已达或超过宫颈的情况除外[34]。

问题 为了改善胎膜早破者的预后所采取的治疗措施的效果如何？

治疗选择1 对胎膜早破抗生素的应用

对胎膜早破的妇女进行的一项系统综述发现抗生素较安慰剂延长了妊娠并降低了新生儿发病率，如新生儿感染、需要氧气治疗和异常的脑部超声。并发现与安慰剂比较，阿莫西林-克拉维酸复合物（阿莫西林加克拉维酸）增加了新生儿坏死性小肠结肠炎的发生率。

益处 一篇系统综述（检索时间：2003年，19个随机对照试验，在37周前胎膜早破的6000多名妇女）发现抗生素（包括红霉素、阿莫西林-克拉维酸、青霉素G、氨苄西林、哌拉西林或克林霉素）在胎膜早破后较安慰剂显著降低了48小时和7天内婴儿出生的比例（48小时内，7个随机对照试验：RR 0.71，95% CI 0.58～0.87；7天内，6个随机对照试验：RR 0.80，95% CI 0.71～0.90）[37]。它发现抗生素较安慰剂显著降低了新生儿感染、需要氧气治疗和异常的脑部超声（新生儿感染，11个随机对照试验：RR 0.68，95% CI 0.53～0.87；需要氧气治疗，1个随机对照试验：RR 0.88，95% CI 0.81～0.96；异常的脑部超声，12个随机对照试验：RR 0.82，95% CI 0.68～0.98）。当收入了5个随机但没有安慰剂对照的研究时发现抗生素和安慰剂在围产儿死亡率方面无显著性差异（18个试验，6951个婴儿：RR 0.87，95% CI 0.72～1.05）。**青霉素（除外阿莫西林–克拉维酸）**：该综述发现青霉素（除外阿莫西林-克拉维酸）较安慰剂显著降低了48小时和7天内婴儿出生的比例（48小时内，3个随机对照试验，220个婴儿：RR 0.41，95% CI 0.25～0.66；7天内，3个随机对照试验，220个婴儿：RR 0.68，95% CI 0.56～0.82）[37]。它发现青霉素显著降低了出院前的新生儿感染和大的异常脑部超声（新生儿感染，4个随机对照试验，416个婴儿：RR 0.33，95% CI 0.14～0.81；大的异常脑部超声，3个随机对照试验，267个婴儿：RR 0.49，95% CI 0.25～0.97）。**阿莫西林–克拉维酸**：该综述发现阿莫西林-克拉维酸较安慰剂显著降低了48小时和7天内婴儿出生的比例（48小时内，1个随机对照试验，2430个婴儿：0.75，95% CI 0.67～0.84；7天内，1个随机对照试验，2430个婴儿：RR 0.91，95% CI 0.85～0.97）。它发现阿莫西林-克拉维酸较安慰剂显著降低了需要氧疗的婴儿比例（1项随机对照试验，4809个婴儿：RR 0.80，CI 0.71～0.90）[37]。**红霉素**：该综述发现红霉素显著降低了48小时婴儿出生的比例（2个随机对照试验，2635名婴儿：RR 0.84，95% CI 0.76～0.93）[37]。

害处 **阿莫西林–克拉维酸**：该综述发现阿莫西林-克拉维酸较安慰剂显著增加了坏死性小肠结肠炎婴儿出生的比例（2个随机对照试验，2492个婴儿：RR 4.60，95% CI 1.98～10.72）[37]。

评论 该综述中的多数随机对照试验未包括产前应用激素，但在一项大的随机对照试验中77%的妇女接受了激素治疗[38]。该综述中除一随机对照试验外均给出了退出的比例，通常小于20%[37]。该综述中的多数妇女（>4800）来自同一项随机对照试验，即ORACLE试验[38]。

治疗选择2 对胎膜早破者行羊膜腔输液

一篇系统综述发现为改善胎膜早破者的新生儿预后，对羊膜腔输液者与无羊膜腔输液者所进行比较的一项小型的随机对照试验提供了不充分的证据。

益处 我们发现一篇系统综述（检索时间：2001年，1项随机对照试验，66名妇女）将羊膜腔内灌输G者与无羊膜腔内灌输者进行了比较[39]。它发现羊膜腔内灌输者与无羊膜腔内灌输者在剖宫产率、低Apgar评分G、新生儿死亡率和子宫内膜异位症的发生上无显著性差异。

害处 该综述所收入的随机对照试验中未报道不良反应[39]。

评论 该随机对照试验规模太小以至于不能在这些结局中发现到临床上重要的变化（剖宫产率、新生儿死亡率和感染性疾病发病率），并且在使用的方法上有缺陷（随机安排妇女时采用了非特异的方法，不可能使用盲法）[39]。

问 题	为了消除早产中的宫缩所采取的治疗措施的效果如何？

治疗选择 1　β 受体激动剂

一篇系统综述发现在围产儿死亡率或呼吸窘迫综合征的发生上 β 受体激动剂与安慰剂或无治疗组无显著性差异；但是，与安慰剂或无治疗组比较 β 受体激动剂显著降低了 48 小时内分娩的发生。该综述发现 β 受体激动剂较安慰剂或无治疗组增加了胎儿心动过速和母体不良反应如胸痛、心悸、呼吸困难、震颤、恶心、呕吐、头痛、高血糖和低血钾的发生。

益处　我们发现一项系统综述（检索时间：2003 年，11 个随机对照试验，1332 名妇女）[40]。该系统综述发现 $β_2$ 受体激动剂（8 个关于利托君的随机对照试验，2 个特布他林的随机对照试验，1 个苯丙酚胺、非诺特罗和海索那林的随机对照试验）和安慰剂或无治疗比较在围产儿死亡率、新生儿死亡率、呼吸窘迫综合征或其他发病率结局方面均无显著性差异（围产儿死亡率：$β_2$ 受体激动剂 16/712 [2%] vs 安慰剂或无治疗组 20/620 [3%]；RR 0.84，95% CI 0.46～1.55；新生儿死亡率，6 个随机对照试验：$β_2$ 受体激动剂 19/620 [3%] vs 安慰剂或无治疗组 12/545 [2%]；RR 1.00，95% CI 0.48～2.09；呼吸窘迫综合征，8 个随机对照试验：$β_2$ 受体激动剂 123/664 [18%] vs 安慰剂或无治疗组 136/575 [24%]；RR 0.87，95% CI 0.71～1.08）[40]。研究发现与安慰剂或无治疗比较，$β_2$ 受体激动剂显著降低了 48 小时内分娩的发生，在敏感性分析后发现 7 天内出生或孕 37 周前分娩的几率无显著性差异（48 小时内分娩，10 个随机对照试验：$β_2$ 受体激动剂 151/652 [23%] vs 安慰剂或无治疗组 218/557 [39%]；RR 0.63，95% CI 0.53～0.75；7 天内出生，5 个随机对照试验：$β_2$ 受体激动剂 184/454 [40%] vs 安慰剂或无治疗组 238/457 [52%]；敏感性分析：RR 0.67，95% CI 0.48～1.01；孕 37 周前分娩，10 个随机对照试验：$β_2$ 受体激动剂 404/654 [62%] vs 安慰剂或无治疗组 383/558 [69%]；RR 0.95，95% CI 0.88～1.03）[40]。

害处　该系统综述发现 $β_2$ 受体激动剂较安慰剂或无治疗组显著增加了母体不良反应如胸痛、心悸、呼吸困难、震颤、恶心、呕吐、头痛、高血糖和低血钾的发生（胸痛，2 个随机对照试验：$β_2$ 受体激动剂 39/406 [10%] vs 安慰剂或无治疗组 3/408 [1%]，RR 11.3，95% CI 3.8～33.5；心悸，4 个随机对照试验：$β_2$ 受体激动剂 213/570 [37%] vs 安慰剂或无治疗组 19/472 [4%]，RR 10.1，95% CI 6.5～15.6；心动过速，2 个随机对照试验：$β_2$ 受体激动剂 65/165 [39%] vs 安慰剂或无治疗组 19/64 [30%]，RR 4.1，95% CI 1.6～10.7；呼吸困难，2 个随机对照试验：$β_2$ 受体激动剂 55/406 [14%] vs 安慰剂或无治疗组 14/408 [3%]，RR 3.9，95% CI 2.2～6.7；震颤，1 个随机对照试验：$β_2$ 受体激动剂 138/352 [39%] vs 安慰剂或无治疗组 13/356 [4%]，RR 10.7，95% CI 6.2～18.6；恶心/呕吐，3 个随机对照试验：$β_2$ 受体激动剂 107/516 [21%] vs 安慰剂或无治疗组 50/416 [12%]]，RR 1.8，95% CI 1.3～2.4；头痛，3 个随机对照试验：$β_2$ 受体激动剂 98/516 [19%] vs 安慰剂或无治疗组 22/420 [5%]，OR 4.1，95% CI 2.6～6.4；高血糖，1 个随机对照试验：$β_2$ 受体激动剂 106/352 [30%] vs 安慰剂或无治疗组 37/356 [10%]，RR 2.9，95% CI 2.0～4.1；低血钾，1 个随机对照试验：$β_2$ 受体激动剂 138/352 [39%] vs 安慰剂或无治疗组 23/356 [6%]，RR 6.1，95% CI 4.0～9.2）[40]。这些不良反应与对照组比较显著增加了治疗的不持续性（5 个随机对照试验：$β_2$ 受体激动剂 77/590 [13%] vs 安慰剂或无治疗组 5/491 [1%]，RR 11.4，95% CI 5.2～24.9）[40]。同时发现与对照组比较显著增加了胎儿心动过速的发生（1 个随机对照试验：$β_2$ 受体激动剂 12/15 [80%] vs 安慰剂或无治疗组 5/15 [33%]，RR 2.4，95% CI 1.1～5.1）[40]。

评论　该综述中所收入的一个随机对照试验发现与安慰剂比较，利托君产生了一种轻微的但非显著地改善 Bayley 心理运动和精神发育指数评分的倾向[41]。

治疗选择 2　钙通道阻滞剂

我们未发现比较钙通道阻滞剂和安慰剂比较的系统综述或随机对照试验。一系统综述发现与其他宫缩抑制剂比较（主要是 β 受体激动剂），钙通道阻滞剂可显著降低了 48 小时内的分娩、新生儿发病率和由于母体不良反应导致的退出。

益处　**钙通道阻滞剂和安慰剂比较**：我们未发现比较钙通道阻滞剂和安慰剂的系统综述或随机对照试验。**钙通道阻滞剂和其他宫缩抑制剂比较**：我们发现了一个系统综述（检索时间：2002 年，12 个随机对照试验，1029 名妇女）比较了早产中（妊娠 20～36 周）钙通道阻滞剂（在两个随机对照试验中硝苯地平和尼卡地平）和其他宫缩抑制剂 ❻（10 个关于利托君的随机对照试验，1 个沙丁胺醇 vs 硫酸镁的随机对照试验）[42]。该综述发现钙通道阻滞剂较其他宫缩抑制剂显著降低了 48 小时和 7 天内的分娩，并减少了 34 周前的生产（48 小时的分娩，9 个随机对照试验，761 名妇女：钙通道阻滞剂组 74/383 [19%] vs 其他宫缩抑制剂 87/378 [23%]；RR 0.8，95% CI 0.61～1.0；7 天内的分娩，4 个随机对照试验，453 名妇女：钙通道阻滞组 71/229 [31%] vs 其他宫缩抑制剂 86/224 [38%]；RR 0.76，95% CI 0.60～0.97；34 周前的生产，6 个随机对照试验，619 名妇女：钙通道阻滞剂组 107/311 [34%] vs 其他宫缩抑制剂组 122/308 [40%]；RR 0.83，95% CI 0.69～0.99）。该研究发现钙通道阻滞剂显著降低了新生儿发病率，包括呼吸窘迫综合征、坏死性小肠结肠炎和脑室内出血（呼吸窘迫综合征，9 个随机对照试验，763 名新生儿：钙通道阻滞剂组 48/386 [12%] vs 其他宫缩抑制剂组 72/377 [19%]；RR 0.63，0.46～0.88；坏死性小肠结肠炎，3 个随机对照试验，323 名新生儿：钙通道阻滞剂组 1/166 [1%] vs 其他宫缩抑制剂组 8/157 [5%]，RR 0.21，95% CI 0.05～0.96；脑室内出血，3 个随机对照试验，340 名新生儿：钙通道阻滞剂组 19/173 [11%] vs 其他宫缩抑制剂组 31/167 [19%]，RR 0.59，95% CI 0.36～0.98）。在围产儿死亡方面未发现显著性差异（10 个随机对照试验，810 名新生儿：钙通道阻滞剂组 13/400 [3%] vs 其他宫缩抑制剂组 7/410[2%]，RR 1.65，95% CI 0.74 ~ 3.64）。

害处 **钙通道阻滞剂与其他宫缩抑制剂比较**：该系统综述（检索时间：1998年）发现钙通道阻滞剂较其他宫缩抑制剂显著降低了由于母体不良反应导致的治疗中断（10 个随机对照试验，833 名妇女：钙通道阻滞剂组 1/419 [0.2%] vs 其他宫缩抑制剂组 29/414 [7.0%]；RR 0.14，95% CI 0.05 ~ 0.36）[42]。该系统综述未报道钙通道阻滞剂特异的不良反应。

评论 无。

治疗选择3　硫酸镁

一篇系统综述发现硫酸镁和安慰剂或无治疗组在 36 周前分娩、围产儿死亡率或呼吸窘迫综合征的发生上无显著性差异。第二篇系统综述发现硫酸镁和其他宫缩抑制剂（β₂受体激动剂、钙通道阻滞剂、前列腺素合成酶抑制剂、硝酸甘油、酒精和右旋糖酐输注）在 48 小时内的分娩无显著性差异，尽管结果有统计学的异质性。同时，该研究也发现和其他宫缩抑制剂比较，硫酸镁增加了胎儿、新生儿和婴儿的死亡率。

益处 **硫酸镁和安慰剂比较**：我们发现了一篇系统综述（检索时间：1998 年，4 个随机对照试验）和随后的一项随机对照试验[43]。该系统综述发现硫酸镁和安慰剂或无治疗组在 36 周前分娩的发生上无显著性差异（2 个随机对照试验，191 名妇女：硫酸镁组 61/92 [66%] vs 安慰剂或无治疗组 74/99 [75%]；OR 0.67，95% CI 0.36 ~ 1.26）[44]。研究发现硫酸镁和安慰剂或无治疗组比较围产期Ⓖ死亡率和呼吸窘迫综合征的发生无显著性差异（围产期死亡率，4 个随机对照试验：硫酸镁组 11/169 [6.5%] vs 安慰剂或无治疗组 7/182 [3.8%]；OR 1.83，95%CI 0.70 ~ 4.77；呼吸窘迫综合征，3 个随机对照试验：硫酸镁组 22/139 [16%] vs 安慰剂或无治疗组 22/153 [14%]；OR 1.19，95% CI 0.61 ~ 2.31）[44]。该研究也发现硫酸镁和安慰剂或无治疗组比较新生儿体重小于 2500 克、动脉导管未闭、坏死性小肠结肠炎、脑室内出血、惊厥、低血糖和新生儿败血症的发生无显著性差异。用于评估这些结局的新生儿的数量很小。随后的随机对照试验发现，与安慰剂比较，硫酸镁显著降低了大的运动功能障碍和复合的运动功能障碍或死亡（1062 名妇女，其胎儿孕周小于 30 周且预计在 24 小时内分娩；相当大的肉眼可见的运动功能障碍：硫酸镁组 18/529[3.4%] vs 安慰剂组 34/513 [6.6%]；RR 0.51，95% CI 0.29 ~ 0.91；死亡或相当大的肉眼运动功能障碍：硫酸镁组 105/616 [17%]vs 安慰剂组 141/620 [23%]；RR 0.75，95% CI 0.59 ~ 0.96）。**硫酸镁和其他宫缩抑制剂比较**：第二个系统综述（检索时间：2002 年）比较了硫酸镁、安慰剂、无治疗组和其他宫缩抑制剂（β₂受体激动剂、钙通道阻滞剂、前列腺素合成酶抑制剂、硝酸甘油、酒精和右旋糖酐输注）[45]。该研究中所包括的比较了硫酸镁、安慰剂、无治疗组和镇静剂，这同第一个系统综述中收入的研究是一样的，除了一项额外的研究比较了硫酸镁和巴比妥及卧床休息[46]。该综述发现硫酸镁和其他治疗在 48 小时内的分娩无显著性差异，尽管结果有统计学的异质性（11 个随机对照试验，881 名妇女：RR 0.85，95% CI 0.58 ~ 1.25）。

害处 **硫酸镁和安慰剂比较**：该系统综述发现与安慰剂或无治疗组比硫酸镁显著增加了终止妊娠的几率（3 个随机对照试验：硫酸镁 10/137 [7%] vs 安慰剂或无治疗组 0/144 [0]；OR 8.36，95% CI 2.36 ~ 29.61）[44]。随后的随机对照试验发现与安慰剂比较，硫酸镁显著增加了母体较小的不良反应，包括心动过速、恶心和眩晕（心动过速：硫酸镁组 56/535 [10.5%] vs 安慰剂组 36/527 [6.8%]；RR 1.53，95%CI 1.03 ~ 2.29；恶心：硫酸镁组 137/535 [25.6%] vs 安慰剂组 55/527[10.4%]；RR 2.45，95% CI 1.84 ~ 3.28；眩晕：硫酸镁组 83/535 [15.5%] vs 安慰剂组 37/527 [7%]；RR 2.21 95% CI 1.53 ~ 3.19）。该随机对照试验发现硫酸镁较安慰剂显著增加了终止妊娠的几率（硫酸镁组 78/535 [15%] vs 安慰剂组 28/527 [5%]；RR 2.74，95% CI 1.81 ~ 4.15）[43]。一随机对照试验（2005 年，分娩了 165 个婴儿的 149 名妇女被调查与豆状核纹状体血管病变Ⓖ有关的高危因素）发现与安慰剂比较，硫酸镁显著增加了暴露于硫酸镁后发生豆状核纹状体血管病变的风险——其累积剂量超过 50 克的新生儿（校正 OR 8.3，95% CI 1.5 ~ 45.0）。在没有脐炎的婴儿中应用多因素回归分析来预测豆状核纹状体血管病变。**硫酸镁和其他宫缩抑制剂比较**：第二个系统综述显著增加了胎儿、新生儿和婴儿死亡率（7 个随机对照试验，727 个婴儿：硫酸镁组 18/340[5%] vs 其他宫缩抑制剂组 6/387 [2%]；RR 2.82，95% CI 1.20 ~ 6.62）[45]。

评论 无。

治疗选择4　催产素受体拮抗剂（阿托西班）

一篇系统综述收入了两个比较阿托西班和安慰剂的随机对照试验并且发现了不同的结果。较大的一项随机对照试验发现阿托西班较安慰剂延长了妊娠，但是发现阿托西班较安慰剂增加了孕 28 周前胎儿的死亡率，该发现的统计学显著性未加以报道。另一项随机对照试验发现阿托西班较安慰剂增加了 48 小时内分娩的发生，但未报道该发现的统计学显著性。

益处 **阿托西班和安慰剂比较**：我们发现了一篇系统综述（检索时间：1998 年，2 个随机对照试验）[44]。该综述收入的第一个随机对照试验发现与安慰剂比较，阿托西班（300μg/min 持续 2h）增加了 48 小时内分娩的发生，但未报道统计学显著性（120 名妊娠 20 ~ 36 周的妇女，宫缩大于 4 次 / 小时，且没有宫颈变化，分娩 114 例；24 小时内分娩：阿托西班组 5/56 [8.9%] vs 安慰剂组 2/56 [3.6%]；未报道显著性）[48]。该综述收入的第二个随机对照试验发现在未用其他宫缩抑制剂Ⓖ

时阿托西班显著增加了在 24 小时、48 小时和 7 天内未分娩的妇女的比例（501 名在妊娠 20～33 周通过宫缩和宫颈变化诊断的早产❻的妇女；24 小时内未分娩：阿托西班组 73% vs 安慰剂组 58%；OR 1.93，95% CI 1.30～2.86；48 小时内未分娩：阿托西班组 67% vs 安慰剂组 36%；OR 1.62，95% CI 1.10～2.37；7 天内未分娩：阿托西班组 62% vs 安慰剂组 49%；OR 1.70，95% CI 1.17～2.46）。研究发现阿托西班和安慰剂两组分娩的中位数时间无显著性差异（阿托西班组 25.6d vs 安慰剂组 21.0d，无显著性，未报道数字）。对超过 28 周妊娠（424 次妊娠）的研究发现与安慰剂比较，阿托西班显著延长了妊娠达 24 小时、48 小时和 7 天（延长达 24 小时：阿托西班组 150/203 [74%] vs 安慰剂组 128/221 [58%]；RR 1.28，95% CI 1.11～1.47；NNT 7，95%CI 4～15；延长达 48 小时：阿托西班组 140/203 [69%] vs 安慰剂组 122/221 [55%]，RR 1.25，95% CI 1.08～1.45；NNT 8，95% CI 5～23；延长达 7 天：阿托西班组 131/203 [65%] vs 安慰剂组 105/220 [48%]；RR 1.35，95% CI 1.14～1.60；NNT 6，95% CI 4～14）[49]。

害处 **母体的害处**：该系统综述发现与安慰剂比较，阿托西班增加了恶心，但在呕吐方面无显著性差异（恶心，2 个随机对照试验：阿托西班组 33/306 [11%] vs 安慰剂组 15/307 [5%]；OR 2.3，95% CI 1.3～4.1；呕吐，2 个随机对照试验：阿托西班组 10/306 [3%] vs 安慰剂组 13/307 [4%]；OR 0.8，95%CI 0.3～1.8）[44]。阿托西班较安慰剂显著降低了胸痛和呼吸困难（胸痛，2 个随机对照试验：阿托西班组 3/306 [1%] vs 安慰剂组 13/307 [4%]；OR 0.3，95% CI 0.1～0.8；呼吸困难，1 个随机对照试验：阿托西班组 1/250 [0.4%] vs 安慰剂组 7/251 [3%]；OR 0.22，95% CI 0.05～0.89）。随后的所包含的其中一个随机对照试验的全篇报道发现阿托西班在延长使用后显著增加了注射部位的反应并且显著增加了由于不良反应引起的停药（注射部位的反应：阿托西班组 110/250 [44%] vs 安慰剂组 58/251 [23%]；RR 1.90，95% CI 1.46～2.48；NNH 4，95% CI 3～7；停药：阿托西班组 16% vs 安慰剂组 4%）[49]。**新生儿的害处**：该系统综述发现阿托西班较安慰剂显著增加了婴儿死亡（阿托西班组 13/288 [4.5%] vs 安慰剂组 5/295 [1.7%]；未报道显著性）[49]。住院时的孕周分析发现与阿托西班相关的所有额外的死亡率发生在妊娠小于 26 周（妊娠小于 26 周的死亡率：阿托西班组 10/27 [37%] vs 安慰剂组 0/16[0]；见下面的评论；26～28 周，阿托西班组 0/26 [0] vs 安慰剂组 1/26 [4%]；28～32 周：阿托西班组 2/126 [2%] vs 安慰剂组 2/125 [2%]；≥32 周：阿托西班组 1/109 [1%] vs 安慰剂组 2/128 [2%]）[49]。

评论 在该系统综述所收入的第一个随机对照试验，有两人终止了输液（每一治疗组有一人），这些人未包括在本研究中[48]。在第二个随机对照试验中应用利托君这类宫缩抑制剂与阿托西班和安慰剂进行了比较[49]。在这个随机对照试验中小于 26 周入组的 24/246（10%）的妇女随机接受了阿托西班治疗，13/255（5%）随机接受了安慰剂。这可能是导致阿托西班组中小于 26 孕周的胎儿死亡率较高的原因。

治疗选择 5　前列腺素抑制剂（吲哚美辛）

收入了三个小型的随机对照试验的一篇系统综述发现吲哚美辛较安慰剂减少了 48 小时和 7 天内及 37 周前分娩的证据有限。然而，它发现吲哚美辛、安慰剂或无治疗组在围产儿死亡率、呼吸窘迫综合征、支气管肺发育不良、坏死性小肠结肠炎、新生儿败血症和低出生体重儿的发生上无显著性差异。该综述可能缺少发现临床上重要的不良反应的把握度。

益处 我们发现一篇比较了吲哚美辛和安慰剂的系统综述（检索时间：1998 年，3 个随机对照试验，100 名妇女）[44]。与安慰剂比较，吲哚美辛显著减少了 48 小时、7 天内及 37 周前分娩的发生，但是所研究的妇女的数量很小（48 小时内，2 个随机对照试验：吲哚美辛组 4/34 [12%] vs 安慰剂组 22/36 [61%]；OR 0.12，95% CI 0.05～0.32；7 天内，1 个随机对照试验：吲哚美辛组 3/18 [17%] vs 安慰剂组 15/18 [83%]；OR 0.07，95%CI 0.02～0.27；37 周前分娩，1 个随机对照试验：吲哚美辛 3/18 [17%] vs 安慰剂组 14/18 [78%]；OR 0.09，95% CI 0.03～0.24）。它发现吲哚美辛和安慰剂组在围产儿死亡率、呼吸窘迫综合征、支气管肺发育不良、坏死性小肠结肠炎、新生儿败血症和低出生体重儿的发生上无显著性差异[44]。评估这些结果的新生儿数目太少而不能排除临床上重要的差异。

害处 该系统综述发现，与安慰剂比较，吲哚美辛显著增加了产后出血的发生率，但是恶心或绒毛膜羊膜炎的发生无显著性差异（出血，1 个随机对照试验：吲哚美辛组 7/16 [44%] vs 安慰剂或无治疗组 2/18 [11%] vs OR 5.1，95% CI 1.1～22.9；恶心，1 个随机对照试验：吲哚美辛组 2/18 [11%] vs 安慰剂或无治疗组 0/18 [0]；OR 7.8，95%CI 0.5～130.5；绒毛膜羊膜炎，1 个随机对照试验：吲哚美辛组 2/15 [13%] vs 安慰剂或无治疗组 0/15；OR 7.9，95% CI 0.5～133.3）[44]。评估这些结果的妇女的数目可能太少而不能排除临床上重要的差异。

评论 无。

| 问　题 | 与非择期剖宫产比较，早产妇女行非择期剖宫产的效果如何？ |

治疗选择 1　择期和非择期剖宫产

一系统综述发现与非择期剖宫产比较，择期剖宫产增加了母体发病率，在新生儿发病率或死亡率方面无显著性差异。该随机对照试验可能缺乏发现临床上重要的新生儿益处的把握度。

益处 我们发现一篇系统综述（研究未报道检索时间，6 个随机对照试验，122 名妇女）[50]。它发现在新生儿发病率或死亡率方面择期剖宫产⑥与非择期剖宫产⑥间无显著性差异（包括在每种治疗中的6个随机对照试验；5分钟Apgar评分⑥低：OR 0.68，95% CI：0.29～1.60；需要新生儿插管：OR 0.58，95% CI 0.26～1.31；颅内出血：OR 0.86，95% CI 0.20～3.67；围产期⑥死亡：OR 0.32，95% CI 0.07～1.36）。每组中约1/6分娩的方式是可代替的，但是采用了维持原随机分组分析。研究中有3例胎儿是臀位。

害处 该综述发现7/84（8%）的妇女被报道有较大的母体并发症，均在剖宫产分娩后，尽管这些妇女的一名被分配为期待疗法[50]。与非择期剖宫产比较，择期剖宫产组中母体的并发症显著升高（4个随机对照试验，84名妇女：择期剖宫产组6/44 [14%] vs 非择期剖宫产组1/40 [3%]；OR 6.18，95% CI：1.27～30.10）。择期剖宫产可能偶尔导致不必要的早产；入选非择期剖宫产组的两名妇女直到入组后数周才分娩。

评论 系统综述中的可信区间表明随机对照试验的把握度不够，得出的择期剖宫产的新生儿效果的结论是无意义的[50]。这些试验的样本较小，大部分由于参与的困难而终止。

1978 问题 为了改善早产的结局所采取的治疗措施的效果如何？

治疗选择1 早产前应用肾上腺皮质激素

一系统综述发现与安慰剂或无治疗组相比，产前肾皮质激素显著降低了呼吸窘迫综合征、脑室内出血和新生儿的死亡率。

益处 我们发现了一关于经历了期待早产的妇女的系统综述（检索时间：1996年，18个随机对照试验，≥3700名婴儿），它比较了肾上腺皮质激素（倍他米松、地塞米松或氢化可的松）和安慰剂或无治疗[51]。该综述综合了结果并且发现产前肾上腺皮质激素较安慰剂或无治疗组显著降低了呼吸窘迫综合征的发生（18个随机对照试验，3735名新生儿：肾上腺皮质激素组292/1885 [15%] vs 安慰剂或无治疗组439/1850 [24%]；OR 0.52，95%CI 0.44～0.62）。该综述收入的三个随机对照试验（48名新生儿）发现产前肾上腺皮质激素和安慰剂或无治疗组在妊娠28周前分娩的新生儿发生呼吸窘迫综合征的几率无显著性差异（肾上腺皮质激素组7/17 [41%] vs 安慰剂或无治疗组18/31 [58%]；OR 0.64，95% CI 0.16～2.50）。该综述收入的6个随机对照试验（349名新生儿）发现产前肾上腺皮质激素和安慰剂或无治疗组在相应的初始治疗后24小时内分娩的新生儿发生呼吸窘迫综合征的几率无显著性差异（肾上腺皮质激素组45/176 [26%] vs 安慰剂或无治疗组57/173 [33%]；OR 0.70，95%CI 0.43～1.16）。该综述收入的1个随机对照试验（42名新生儿）发现产前肾上腺皮质激素和安慰剂或无治疗组在相应的初始治疗后48小时内分娩的新生儿发生呼吸窘迫综合征的几率无显著性差异（肾上腺皮质激素组3/23 [13%] vs 安慰剂或无治疗组6/19 [32%]；OR 0.34，95%CI 0.08～1.47）。该综述发现倍他米松和地塞米松均显著降低了呼吸窘迫综合征，但氢化可的松没有这种效果（在综述中未报道数据）。来自双胎的可靠的新生儿的数量很少以至于不能得出关于多胎妊娠治疗效果的可靠结论。产前肾上腺皮质激素显著降低了新生儿死亡率和脑室内出血（新生儿死亡率，14个随机对照试验：肾上腺皮质激素组129/1770 [7%] vs 安慰剂或无治疗组204/1747 [12%]；OR 0.60，95% CI 0.48～0.75；脑室内出血[尸检诊断]：肾上腺皮质激素组7/446 [1.6%] vs 安慰剂或无治疗组23/417 [5.5%]；OR 0.29，95% CI 0.14～0.61；超声诊断的脑室出血：肾上腺皮质激素组47/300 [16%] vs 安慰剂或无治疗组77/296 [26%]；OR 0.48，95% CI 0.32～0.72）。产前肾上腺皮质激素和安慰剂组在坏死性小肠结肠炎或慢性肺病的发生率方面无显著性差异（坏死性小肠结肠炎：肾上腺皮质激素组17/587 [3%] vs 安慰剂或无治疗组27/567 [5%]；OR 0.59，95% CI 0.32～1.09；慢性肺病：肾上腺皮质激素组38/204 [19%] vs 安慰剂或无治疗组25/207 [12%]；OR 1.57，95% CI 0.87～2.84)[51]。

害处 综述中的随机对照试验没有发现任何肾上腺皮质激素不良反应的有力证据[51]。综述中的一随机对照试验亚组分析发现与安慰剂比较，肾上腺皮质激素显著增加了高血压妇女的死亡率（肾上腺皮质激素组13/47 [28%] vs 安慰剂组4/43 [7%]；OR 3.75，95% CI 1.24～11.30），但在该综述的其他三个随机对照试验可得到的数据发现未观察到高血压妇女的死亡。该综述收入的一个小型的随机对照试验发现与安慰剂比较，肾上腺皮质激素显著增加了分娩前胎膜早破超过24小时的妇女感染的几率（肾上腺皮质激素组8/19 [42%] vs 安慰剂组2/23 [9%]；OR 5.04，95% CI 1.47～24.71），但在该综述的其他三个随机对照试验可得到的数据未观察到肾上腺皮质激素和安慰剂组母体感染有显著性差异（肾上腺皮质激素组36/154 [21.6%] vs 安慰剂组24/154 [15.6%]；OR 1.26，95%CI 0.69～2.28）。

1979 评论
小于妊娠28周应用肾上腺皮质激素对呼吸窘迫综合征的效果缺乏显著性可能与在该妊娠阶段所分析的数量少有关[51]。如一项回顾队列研究（在24～31周分娩的883名婴儿）所提示的，该综述中没有一项随机对照试验揭示重复产前应用肾上腺皮质激素的潜在效应及某一类型的肾上腺皮质激素是否比另一类型更有害。

治疗选择2 在早产前促甲状腺激素释放激素加肾上腺皮质激素的应用

一篇系统综述发现促甲状腺激素释放激素和肾上腺皮质激素与单独应用肾上腺皮质激素在改善新生儿结局方面无显著性差异。该综述发现促甲状腺激素释放激素加肾上腺皮质激素较单独应用肾上腺皮质激素增加了母儿不良反应。

益处 我们发现一项系统综述（检索时间：2003年，13个随机对照试验，有早产高危因素且平均孕周为32周的＞4600名妇女）比较了促甲状腺激素释放激素（TRH）加肾上腺皮质激素与单独应用肾上腺皮质激素的效果。[10]它发现TRH加肾上腺皮质激素与单独应用肾上腺皮质激素两组间在分娩时的孕周、呼吸窘迫综合征、脑室周围或脑室内出血、坏死性小肠结肠炎或出院前死亡的发生上均无显著性差异（呼吸窘迫综合征：TRH 加肾上腺皮质激素组 712/1917 [37%] vs 单独应用肾上腺皮质激素组 667/1916 [35%]；RR 1.07，95% CI 0.98～1.16；脑室周围或脑室内出血：TRH 加肾上腺皮质激素组 282/1819 [16%] vs 单独应用皮质激素组 262/1826 [14%]；RR 1.08，95% CI 0.93～1.26；坏死性小肠结肠炎：TRH 加肾上腺皮质激素组 56/1555 [4%] vs 单独应用肾上腺皮质激素组 61/1548 [4%] vs RR 0.91，95% CI 0.64～1.30；出院前死亡：TRH 加肾上腺皮质激素组 185/1842 [10%] vs 单独应用肾上腺皮质激素组 177/1852 [9%]；RR 1.05，95% CI 0.86～1.27）。按照分娩的时间随机化后进行亚组分析发现与单独应用肾上腺皮质激素比较，TRH 加肾上腺皮质激素有显著效果（更少的呼吸窘迫综合征），仅在随机化后的 24 小时和 10 天内（3 个随机对照试验，874 名婴儿，呼吸窘迫综合征的严重性：RR 0.65，95% CI 0.49～0.85）。在该时期后发生数量较大（49%）的分娩并且结局更差（见下文的危害）。另一亚组分析发现在 TRH 加肾上腺皮质激素和 1618 名适当应用肾上腺皮质激素（1618 名在分娩前适当应用至少全量肾上腺皮质激素的孕妇）在死亡、出生 28 天需要氧疗、呼吸窘迫综合征和需要呼吸支持方面无显著性差异。出院前死亡：TRH 加肾上腺皮质激素组 80/587[14%] vs 单纯应用肾上腺皮质激素组 85/563 [15%]；OR 0.90，95% CI 0.68～1.19；呼吸窘迫综合征：TRH 加肾上腺皮质激素组 335/778 [43%] vs 单纯应用肾上腺皮质激素组 355/757 [47%]；OR 0.91，95% CI 0.82～1.02；在出生 28 天需要氧疗：TRH 加肾上腺皮质激素组 141/503 [28%] vs 单独应用肾上腺皮质激素组 140/478 [29%]；OR 0.96，95% CI 0.79～1.17；需要呼吸支持：TRH 加肾上腺皮质激素组 177/266 [66%]，单纯应用肾上腺皮质激素组 149/240 [62%]，OR 1.07，95% CI 0.94～1.22）[10]。

害处 该综述发现 TRH 加肾上腺皮质激素组较单纯应用肾上腺皮质激素组显著增加了出生 5 分钟低 Apgar 评分 Ⓖ 的风险和辅助通气的需要（低 Apgar 评分：OR 1.80，95% CI 1.14～1.92；辅助通气：OR 1.16，95% CI 1.02～1.29）[10]。该综述收入的一项随机对照试验发现与单纯应用肾上腺皮质激素比较，TRH 加肾上腺皮质激素组显著增加了运动迟缓、运动功能障碍、感觉障碍和 12 个月后的社会能力落后（运动迟缓：RR 1.31，95%CI 1.09～1.56，运动功能障碍：RR 1.51，95% CI 1.02～2.24；感觉障碍：RR 1.97，95% CI 1.10～3.53；社会能力落后：RR 1.25，95% CI 1.03～1.51）[10]。TRH 加肾上腺皮质激素较单纯应用皮质激素组显著增加了母体高血压的发生（1 个随机对照试验：收缩压增加 25mm Hg 的风险：TRH 加肾上腺皮质激素组 36/506 [7%] vs 单纯应用肾上腺皮质激素组 20/505 [4%]；RR 1.80，95%CI 1.05～3.06；舒张压增加 15mm Hg 的风险：TRH 加肾上腺皮质激素组 115/506[23%] vs 单纯应用肾上腺皮质激素组 71/505 [14%]；RR 1.62，95% CI 1.24～2.12）。该综述也发现 TRH 加肾上腺皮质激素组较单纯应用肾上腺皮质激素组显著增加了母体其他的不良反应，包括恶心、呕吐、轻度头痛、尿急和面部发红（恶心：3 个随机对照试验：TRH 加肾上腺皮质激素组 303/1175 [26%] vs 单纯应用肾上腺皮质激素组 77/1195 [6%]；RR 3.92，95% CI 3.13～4.90；呕吐：1 个随机对照试验：TRH 加肾上腺皮质激素组 40/506 [8%] vs 单纯应用肾上腺皮质激素组 17/505 [3%]；RR 2.35，95% CI 1.35～4.09；轻度头疼：1 个随机对照试验：TRH 加肾上腺皮质激素组 139/506[27%] vs 单纯应用皮质激素组 80/505 [16%]；RR 1.73，95% CI 1.36～2.20；尿急：1 个随机对照试验：TRH 加肾上腺皮质激素组 115/506 [23%] vs 单纯应用肾上腺皮质激素组 48/505[10%]；RR 2.39，95% CI 1.75～3.27；面部发红：3 个随机对照试验：TRH 加肾上腺皮质激素组 397/1252 [32%] vs 单纯应用肾上腺皮质激素组 149/1271 [12%]；RR 2.67，95% CI 2.26～3.16）[10]。从随机化到分娩的时间进行亚组分析，约半数（49%）的婴儿出生于初次用药后 10 天或更久。这分析发现与单纯应用肾上腺皮质激素比较，应用 TRH 治疗的一组显著增加了在 28 天时需要氧疗或死亡和呼吸窘迫综合征的发生（5 个随机对照试验，1685 名妇女；28 天时需要氧疗或死亡：RR 1.35，95% CI 1.02～1.78；4 个随机对照试验，1515 名妇女；呼吸窘迫综合征：RR 1.33，95% CI 1.05～1.68）[10]。

评论 该综述所收入的随机对照试验的 TRH 方案有差异[10]。9 个随机对照试验采用了维持原随机分组分析。

治疗选择 3　对胎膜完整的早产者抗生素的应用

一系统综述发现抗生素组和未用抗生素组间在 48 小时、7 天分娩或围产儿死亡率均无显著性差异。它发现抗生素较未用抗生素者降低了母体感染的发生。一项随后的随机对照试验发现抗生素和未用抗生素者在 7 天内或 37 周前分娩无显著性差异。

益处 我们发现一篇系统综述（检索时间：2002 年，11 个随机对照试验）[53]和一项随后的随机对照试验[54]比较了在胎膜完整早产 Ⓖ 的妇女中单独应用抗生素或抗生素和安慰剂联合应用或无抗生素治疗[53]。综述发现抗生素和无抗生素两组在 48 小时或 7 天内出生的几率无显著性差异（在 48 小时内分娩：4 个随机对照试验，6800 名妇女：抗生素 509/4959 [10%] vs 未用抗生素组 183/1841 [10%]，OR 1.04，95% CI 0.89～1.23；7 天内分娩：7 个随机对照试验，6957 名妇女：抗生素组 813/5044 [16%] vs 未用抗生素组 337/1913 [18%]；OR 0.98，95% CI 0.87～1.10）[53]。研究发现抗生素组和未用抗生素组在新生儿发病率、呼吸窘迫综合征、坏死性小肠结肠炎、脑室内出血或围产期 Ⓖ 死亡率方面无显著性差异（呼吸窘迫综合征，8 个随机对照试验，7104 名新生儿：抗生素组 460/5112 [9%] vs 未用抗生素组 194/1992 [10%]；RR 0.99，95% CI 0.84～1.16，坏死性小肠结肠炎：6 个随机对照试验，6880 名新生儿：抗生素组 62/5004 [1.2%] vs 未用抗生素组 25/1876 [1.3%]，RR 1.06，95% CI 0.64～1.73；脑室内出血：4 个随机对照试验，6717 名新生儿：抗生素组 59/4921 [1.2%] vs 未用抗生素组 30/1796 [1.7%]，RR 0.76，95%CI 0.48～1.19；围产期死亡，9 个随机对照试验，7208 名新生儿：抗生素组 140/5166 [2.7%] vs 未用抗生素组 42/2042 [2.1%]；RR 1.22，95% CI 0.88～1.70）。研究发现抗生素组较未用抗生素显著降低了母体感染，即绒毛膜羊膜炎和子宫内膜异位症的发生（9个随机对照试验，7242名妇女：抗生素组 456/5185 [9%] vs 未用抗生素组 230/2057 [11%]；RR 0.74，95% CI 0.64～0.87）。它发现β内酰胺单独或与甲硝唑联合应用抗生素组较未用抗生素者显著降低了绒毛膜羊膜炎和子宫内膜异位症的发生（β内酰胺单独应用，3个随机对照试验：单独应用β内酰胺组 144/1635 [9%] vs 未用抗生素组 70/621 [11.3%]；RR 0.75，95% CI 0.56～0.98；β内酰胺加甲硝唑联合应用组，4个随机对照试验：β内酰胺加甲硝唑联合应用组 165/1790 [9%] vs 未用抗生素组 97/773 [13%]；RR 0.75，95%CI 0.59～0.95）。研究发现单独应用甲硝唑或其他抗生素来治疗厌氧菌与未用抗生素组比较无显著性差异（单独应用甲硝唑，2个随机对照试验：单独应用甲硝唑组 157/1653 [9%] vs 未用抗生素组 64/569 [11%]；RR 0.81，95% CI 0.62～1.07；抗生素来治疗厌氧菌，3个随机对照试验：应用抗厌氧的抗生素组 5/155 [3%] vs 未用抗生素组 6/139 [4%]；RR 0.76，95%CI 0.25～2.34）。第一个随后的随机对照试验发现在抗生素组和安慰剂组在7天或37周前分娩和呼吸窘迫综合征的发生无显著性差异（7天内分娩：抗生素组 4/47 [8%] vs 安慰剂组 5/49 [10%]；RR 0.83，95% CI 0.24～2.92；37周前分娩：抗生素组 16/47 [34%] vs 安慰剂组 16/49 [32%]；RR 1.04，95%CI 0.59～1.84；呼吸窘迫综合征：抗生素组 3/47 [6%] vs 安慰剂组 3/49 [6%]；RR 1.04，95% CI 0.22～4.91）[54]。在一组中有一例胎死宫内，在另一组中无新生儿死亡[54]。

害处 该系统综述发现在接受抗生素治疗组较未用抗生素组在新生儿死亡方面有增加的趋势，但无统计学上的显著升高（7个随机对照试验，6877名新生儿：应用抗生素组 99/5005 [2.0%] vs 未用抗生素组 24/1872 [1.3%]；RR 1.52，95% CI 0.99～2.34）[53]。

评论 该综述中的大多数妇女应用ORACLE试验[55]，因为它比以前全部的随机对照试验的数目大六倍。它与其他的随机对照试验不同，因为早产的诊断是由每个临床医生做出的（与其他研究使用相似的包括宫缩和颈管扩张的早产的定义有本质的区别），而且它是在综述中仅有的两篇口服抗生素且一些妇女纳入在34周后入选的试验中的一篇。综述中11个随机对照试验中的9个和随后的随机对照试验中应用了宫缩抑制剂（占ORACLE随机对照试验的56%），30%～100%的妇女接受了肾上腺皮质激素治疗。[53-55]预防性应用β内酰胺减少了母体的绒毛膜羊膜炎和子宫内膜异位症的发生，88%的先兆早产且胎膜完整的妇女对于很容易诊断和治疗的感染可能接受了不必要的抗生素治疗。

词汇表

羊膜腔内灌输（amnioinfusion）：指通过腹部或宫颈将导管放入羊膜腔中输入生理性盐水或乳酸林格液。
Apgar评分（Apgar score）：指在分娩后立即根据新生儿的心率、呼吸、肌张力、颜色和反射进行的临床评分方法。
宫颈环扎（cervical cerclage）：指使用非吸收性的缝合线围绕宫颈缝合1周。可以经过阴道或腹部操作。
择期剖宫产（elective caesarean section）：通常在38周后，在分娩开始之前在选定的时间行的手术。
增强的产前保健（enhanced antenatal care）：包括在妊娠期间各种各样的项目来增加内科、产科的心理、社会和营养的支持。
围产期（perinatal）：指妊娠24周后至新生儿分娩7天内的期间。
早产（preterm cabour）：在早产期间分娩发动（规律宫缩伴宫颈的消失和颈管扩张）。
胎膜早破（preterm rupture of membranes）：在早产期间由于胎膜破裂致羊水从羊膜腔漏出。
产褥发热（puerperal pyrexia）：在分娩后的最初14天内母体发热至少38℃。它是感染的结果。包括几种原因：泌尿系感染、深静脉血栓、乳腺炎和生殖道感染。
非择期剖宫产（selective caesarean section）：在分娩开始后所做的手术。
宫缩抑制剂（tocolytics）：抑制子宫收缩的药物。
豆状核纹状体血管病变（lenticulostriate vasculopathy）：在下丘脑的基底节存在明亮的、线性排列的血管。尚未很好地确定新生儿豆状核纹状体血管病变明确的神经指征。

重要更新和修订

对已明确有宫颈变化的有宫颈机能不全危险因素的妇女行预防性宫颈环扎术：一篇系统综述[31]和三个增加的随后的随机对照试验[32-34]；分类未变。

β受体激动剂：增加了系统综述[40]；分类未变，但是增加了有害的数据。

硫酸镁和安慰剂比较：增加了两个随机对照试验[43,47]；分类未变但是增加了有益和有害的数据。

产前肾上腺皮质激素：未增加新的随机对照试验，但是增加了有害的数据；分类未变。

早产前促甲状腺素释放激素加肾上腺皮质激素：增加了一篇系统综述[10]；分类未变，但是有益和有害的数据增加了。

胎膜完整的早产抗生素的应用：增加了一篇随机对照试验[54]；分类未变但是有益的章节增加了。

参考文献

1. Morrison JJ, Rennie JM. Clinical, scientific and ethical aspects of fetal and neonatal care at extremely preterm periods of gestation. *Br J Obstet Gynaecol* 1997;104:1341–1350.

2. Rush RW, Keirse MJNC, Howat P, et al. Contribution of preterm delivery to perinatal mortality. *BMJ* 1976;2:965–968.

3. Creasy RK. Preterm birth prevention: where are we? *Am J Obstet*

Gynecol 1993;168:1223–1230.
4. Burke C, Morrison JJ. Perinatal factors and preterm delivery in an Irish obstetric population. *J Perinat Med* 2000;28:49–53.
5. Goldenberg RL, Rouse DJ. Prevention of premature birth. *N Engl J Med* 1998;339:313–320.
6. Kumbi S, Isehak A. Obstetric outcome of teenage pregnancy in northwestern Ethiopia. *East Afr Med J* 1999;76:138–140.
7. Iannucci TA, Tomich PG, Gianopoulos JG. Etiology and outcome of extremely low-birth-weight infants. *Am J Obstet Gynecol* 1996;174:1896–1902.
8. Main DM, Gabbe SG, Richardson D, et al. Can preterm deliveries be prevented? *Am J Obstet Gynecol* 1985;151:892–898.
9. King JF, Grant A, Keirse MJNC, et al. Beta mimetics in preterm labour: an overview of the randomised controlled trials. *Br J Obstet Gynaecol* 1988;95:211–222. Search date not reported; primary sources Oxford Database of Perinatal Trials, hand searches of reference lists, and personal contacts.
10. Crowther CA, Alfirevic Z, Haslam RR. Thyrotropin-releasing hormone added to corticosteroids for women at risk of preterm birth for preventing neonatal respiratory disease. In: The Cochrane Library, Issue 3, 2004. Chichester, UK: John Wiley & Sons, Ltd. Search date July 2003; primary sources Cochrane Pregnancy and Childbirth Group Trials Register.
11. Hack M, Horbar JD, Malloy MH, et al. Very low birthweight outcomes of the National Institute of Child Health and Human Development Neonatal Network. *Paediatrics* 1991;87:587–597.
12. Keirse MJNC, Rush RW, Anderson AB, et al. Risk of preterm delivery and/or abortion. *Br J Obstet Gynaecol* 1978;85:81–85.
13. Spencer B, Thomas H, Morris J. A randomized controlled trial of the provision of a social support service during pregnancy; the South Manchester Family Worker project. *Br J Obstet Gynaecol* 1989;96:281–288.
14. Mueller-Heubach E, Reddick D, Barrett B, et al. Preterm birth prevention: evaluation of a prospective controlled randomized trial. *Am J Obstet Gynecol* 1989;160:1172–1178.
15. Goldenberg R, Davis R, Copper R, et al. The Alabama birth prevention project. *Obstet Gynecol* 1990;75:933–939.
16. Blondel B, Breart G, Glado J, et al. Evaluation of the home-visiting system for women with threatened preterm labour. Results of a randomized controlled trial. *Eur J Obstet Gynaecol Reprod Biol* 1990;34:47–58.
17. Villar J, Farnot U, Barros F, et al. A randomized trial of psychosocial support during high-risk pregnancies. *N Engl J Med* 1992;327:1266–1271.
18. Collaborative Group on Preterm Birth Prevention. Multicenter randomized controlled trial of a preterm birth prevention program. *Am J Obstet Gynecol* 1993;169:352–366.
19. Moore ML, Meis PJ, Ernest JM, et al. A randomized trial of nurse intervention to reduce preterm and low birth weight births. *Obstet Gynecol* 1998;91:656–661.
20. Olds DL, Henderson CR Jr, Tatelbaum R, et al. Improving the delivery of prenatal care and outcomes of pregnancy: a randomized trial of nurse home visitation. *Pediatrics* 1986;77:16–28.
21. Koniak-Griffin D, Anderson NL, Verzemnieks I, et al. A public health nursing early intervention program for adolescent mothers: outcomes from pregnancy through 6 weeks postpartum. *Nursing Res* 2000;49:130–138.
22. Heins HC, Nance NW, McCarthy BJ, et al. A randomised trial of nurse–midwifery prenatal care to reduce low birth weight. *Obstet Gynecol* 1990;75:341–345.
23. Klerman LV, Ramey SL, Goldenberg RL, et al. A randomised controlled trial of augmented prenatal care for multiple-risk Medicaid eligible African American women. *Am J Public Health* 2001;91:105–111.
24. Bachmann LM, Coomarasamy A, Honest H, et al. Elective cervical cerclage for prevention of preterm birth: a systematic review. *Acta Obstet Gynecol Scand* 2003;82:9–404. Search date 2002; primary sources Medline, Embase, Cochrane Library, Science Citation Index, reference lists, and reviews.
25. MRC/RCOG Working party on cervical cerclage. Final report of the Medical Research Council/Royal College of Obstetricians and Gynaecologists multicentre randomised trial of cervical cerclage. *Br J Obstet Gynaecol* 1993;100:516–523.
26. Rush RW, Isaacs S, McPherson K, et al. A randomised controlled trial of cervical cerlage in women at high risk of spontaneous preterm delivery. *Br J Obstet Gynaecol* 1984;91:724–730.
27. Lazar P, Gueguen S, Dreyfus J, et al. Mulitcentred controlled trials of cervical cerclage in women at moderate risk of preterm delivery. *Br J Obstet Gynaecol* 1984;91:731–735.
28. Dor J, Shalev J, Mashiach S, et al. Elective cervical suture of twin pregnancies diagnosed ultrasonically in the first trimester following induced ovulation. *Gynecol Obstet Invest* 1982;13:55–60.
29. Szeverenyi M, Chalmels J, Grant A, et al. Surgical cerclage in the treatment of cervical incompetence during pregnancy (determining the legitimacy of the procedure). *Orv Hetil* 1992;133:1823–1826.
30. Drakeley AJ, Roberts D, Alfirevic Z. Cervical stitch (cerclage) for preventing pregnancy loss in women. In: The Cochrane Library, Issue 3, 2004. Chichester, UK: John Wiley & Sons, Ltd. Search date 2002; primary sources Cochrane Pregnancy and Childbirth Group Trials Register, congress proceedings of International and European Society meetings of feto-maternal medicine, recurrent miscarriage and reproductive medicine, and contact with researchers.
31. Belej-Rak T, Okun N, Windrim R, et al. Effectiveness of cervical cerclage for a sonographically shortened cervix: A systematic review and meta-analysis. *Am J Obstet Gynecol* 2003;189:1679–1687. Search date 2002; primary sources Medline, Embase, the Cochrane Library and handsearches of reference lists of relevant articles.
32. To MS, Alfirevic Z, Heath VCF, et al. Cervical cerclage for prevention of preterm delivery in women with short cervix: randomised controlled trial. *Lancet* 2004;363:1849–1853.
33. Berghella V, Odibo AO, Tolosa JE. Cerclage for prevention of preterm birth in women with a short cervix found on transvaginal ultrasound examination: a randomized trial. *Am J Obstet Gynecol* 2004;191:1311–1317.
34. Althuisius SM, Dekker GA, Hummel P, et al. Cervical incompetence prevention randomized cerclage trial: Emergency cerclage with bed rest versus bed rest alone. *Am J Obstet Gynecol* 2003;189:907–910.
35. Althuisius SM, Dekker GA, Hummel P, et al. Final results of the Cervical Incompetence Prevention Randomised Cerclage Trial (CIPRACT): therapeutic cerclage with bed rest versus bed rest alone. *Am J Obstet Gynecol* 2001;185:1106–1112.
36. Rust OA, Atlas RO, Reed J, et al. Revisiting the short cervix detected by transvaginal ultrasound in the second trimester: why cerclage therapy may not help. *Am J Obstet Gynecol* 2001;185:1098–1105.
37. Kenyon S, Boulvain M. Antibiotics for preterm premature rupture of membranes. In: The Cochrane Library, Issue 3, 2004. Chichester, UK:

John Wiley & Sons, Ltd. Search date 2003; primary source Cochrane Pregnancy Childbirth Group Trials Register and 2002; Cochrane Central Register of Controlled Trials.
38. Kenyon SL, Taylor DJ, Tarnow-Mordi W. Broad-spectrum antibiotics for preterm, prelabour rupture of fetal membranes: the ORACLE I randomised trial. *Lancet* 2001;357:979–988.
39. Hofmeyr GJ. Amnioinfusion for preterm rupture of membranes. In: The Cochrane Library, Issue 3, 2004. Chichester, UK: John Wiley & Sons, Ltd. Search date 2001; primary sources Cochrane Pregnancy and Childbirth Group Trials Register and Cochrane Register of Controlled Trials.
40. Anotayanonth S, Subhedar NV, Garner P, et al. Betamimetics for inhibiting preterm labour. In: The Cochrane Library, Issue 2, 2005. Chichester, UK: John Wiley & Sons, Ltd. Search date May 2003; primary sources Cochrane Pregnancy and Childbirth Group Trials Register.
41. Canadian Preterm Labor Investigators Group. Treatment of preterm labor with beta-adrenergic agonist ritodrine. *N Engl J Med* 1992;327:308–312.
42. King JF, Flenady VJ, Papatsonis DNM et al. Calcium channel blockers for inhibiting preterm labour. In: The Cochrane Library, Issue 3, 2004. Chichester, UK: John Wiley & Sons, Ltd. Search date 2002; primary sources Cochrane Controlled Trials Register, Medline, Embase, Current Contents, hand searched relevant references, and contact with experts.
43. Crowther CA, Hiller JE, Doyle LW, et al. Effect of magnesium sulphate given for neuroprotection before preterm birth: a randomized controlled trial. *JAMA* 2003;290:2669–2676.
44. Gyetvai K, Hannah ME, Hodnett ED, et al. Tocolytics for preterm labor: a systematic review. *Obstet Gynecol* 1999;94:869–877. Search date 1998; primary sources Medline and Cochrane Register of Controlled Trials.
45. Crowther CA, Hiller JE, Doyle LW. Magnesium sulphate for preventing preterm birth in threatened preterm labour. In: The Cochrane Library, Issue 3, 2004. Oxford: Update Software. Search date 2002.
46. Ma L. Magnesium sulfate in prevention of preterm labour (translation). *Chung Hua I Hsueh Tsa Chih Taipei* 1992;72:158–161.
47. Mittendorf R, Kuban K, Pryde PG, et al. Antenatal risk factors associated with the development of lenticulostriate vasculopathy (LSV) in neonates. *J Perinatol* 2005;25:101–107.
48. Goodwin TM, Paul R, Silver H, et al. The effect of the oxytocin antagonist atosiban on preterm uterine activity in the human. *Am J Obstet Gynecol* 1994;170:474–478.
49. Romero R, Sibai BM, Sanchez-Ramos L, et al. An oxytocin receptor antagonist (atosiban) in the treatment of preterm labor: a randomized, double-blind, placebo-controlled trial with tocolytic rescue. *Am J Obstet Gynecol* 2000;182;1173–1183.
50. Grant A, Penn ZJ, Steer PJ. Elective or selective caesarean delivery of the small baby? A systematic review of the controlled trials. *Br J Obstet Gynaecol* 1996;103:1197–1200. Search date not reported; primary sources not reported.
51. Crowley P. Prophylactic corticosteroids for preterm birth. In: The Cochrane Library, Issue 3, 2004. Chichester, UK: John Wiley & Sons, Ltd. Search date 1996; primary sources Cochrane Pregnancy and Childbirth Group Trials Register.
52. Baud O, Foix-L'Helias L, Kaminski M, et al. Antenatal glucocorticoid treatment and cystic periventricular leukomalacia in very premature infants. *N Engl J Med* 1999;341:1190–1196.
53. King J, Flenady V. Prophylactic antibiotic for inhibiting preterm labour with intact membranes. In: The Cochrane Library, Issue 3, 2004. Chichester, UK: John Wiley & Sons, Ltd. Search date 2002; primary sources Cochrane Pregnancy and Childbirth Group Trials Register, personal contacts, and hand searches of reference lists.
54. Keuchkerian SE, Sosa CG, Fernandez A, et al. Effect of amoxicillin sulbactam in threatened preterm labour with intact membranes: a randomised controlled trial. *Eur J Obstet Gynecol Reprod Biol* 2005;119:21–26.
55. Kenyon SL, Taylor DJ, Tarnow-Mordi W. Broad-spectrum antibiotics for spontaneous preterm labour: the ORACLE II randomised trial. *Lancet* 2001;357:989–994.

原作者

David M Haas

Deptartment of Obstetrics and Gynaecology, Wishard Memorial Hospital
Indianapolis，USA

利益冲突：没有声明。

表1　与常规产前保健比较增强的保健对早产率影响的随机对照试验的总结

文献	治疗干预措施	小于3个周的早产		
		治疗组	对照组†	结果
11	从妊娠20周前登记至出生在诊所由没有接受正规训练的基层工作者每周家庭访视1～2次	6/60(10%)	5/54(9%)	$P>0.05$
12	从20～37周由接受训练的护士每周家庭访视1次，行宫颈检查并对早产的症状和体征进行教育	143/1024(14%)	168/1197(14%)	$P>0.05$
13	从22周至出生由接受训练的护士每周门诊检查1次，行宫颈检查并对早产的症状和体征进行教育	78/491(16%)	68/478(14%)	$P>0.05$
14	从26周至出生由接受训练的助产士每1～2周家庭访视1次，辅助助产士电话咨询完成血压测量、尿糖和蛋白测定、监测宫底、胎心和胎动	12/79(15%)	13/73(18%)	$P>0.05$
15	由接受训练的社会工作者或产科护士在接近22、26、30和34周时行4次家庭访视。随时由个人或打电话进行额外的支持。目标是加强社会网络、提供释放焦虑的策略及包括营养、吸烟、酒精和药物使用的健康教育。在妊娠36周、40周和产后进行评估	123/1115(11%)	140/1120(12.5%)	OR 0.88，95% CI 0.67～1.16
16	从20～24周至出生由接受训练的护士每周家庭访视1次，行关于早产的症状和体征的常规产科保健教育。所有人员均为低收入者	192/1200(16%)	185/1195(15.5%)	$P>0.05$
17	从22～32周至37周由接受训练的护士每周打电话1次，评估健康状态，讨论其他关于母亲的问题	72/718(10%)	79/715(11%)	RR 0.87，95%CI 0.62～1.22, $P=0.415$
18	由接受训练的护士每两周家庭访视1次，行父母健康教育和关于早产的症状和体征的认识，加强非正规的支持系统并将父母与社区服务联系起来。每位母亲平均接受9次家庭访视	12/166(7%)	10/142(7%)	$P>0.05$
19	从早、中孕期至产后1年行17次家庭访视(1～2次产前访视)，为孕晚期的孕妇课准备	2/62(1%)	5/59(3%)	NS (没有说明P值)
20	从登记至出生由接受训练的助产士每1～2周家庭访视1次，行轻柔的宫颈检查，如果可能的话推荐减少体力活动	107/667(16%)	122/679(18%)	$P>0.05$
21	从妊娠26周至出生由接受训练的护士每2周临床访视1次，讨论全组教育定向、社会支持的增强、必要时戒烟项目、问题的讨论、健康教育、需要时额外的预约和临床医生延长的诊治时间三个中的一个年结果，与对照组比较在整个研究期间未发现显著性差异。*在随机对照研究中高危的定义彼此不同。†在门诊的产前保健。	33/318(10.5%)	42/301(14%)	$P=0.22$

习惯性流产

检索时间：2003年10月
原作者：Kirsten Duckitt, Aysha Qureshi 韩红敬 译 沈浣 校

问　题

对不明原因习惯性流产的治疗效果如何？
对抗磷脂综合征引起的习惯性流产治疗效果如何？

治疗措施及其效果

不明原因习惯性流产

效果不明
卧床休息
肾上腺皮质激素
下次妊娠早期筛查
人绒毛膜促性腺激素
改变生活方式（停止吸烟，减少酒精摄入，减轻体重）
低剂量阿司匹林
孕酮
胎盘滋养层制剂免疫治疗
补充维生素

不太可能有效
静脉免疫球蛋白治疗

父系白细胞免疫治疗

很可能无效甚至有害
雌激素

抗磷脂综合征

效果不明
低剂量阿司匹林
低剂量阿司匹林加肝素

很可能无效甚至有害
肾上腺皮质激素

主要信息

不明原因习惯性流产

◆ **卧床休息**：我们没有发现有关不明原因习惯性流产妇女卧床休息的系统综述或随机对照试验。

◆ **肾上腺皮质激素**：我们没有发现在不明原因习惯性流产妇女中应用肾上腺皮质激素（无论单独应用或联合肝素或低剂量阿司匹林）的系统综述或随机对照试验。

◆ **下次妊娠早期筛查**：我们没有发现有关不明原因习惯性流产妇女下次妊娠早期筛查的系统综述或随机对照试验。

◆ **人绒毛膜促性腺激素**：一个包括4个小样本的方法学有缺陷的随机对照试验的系统综述表明，与安慰剂相比，尚缺乏充分证据证明人绒毛膜促性腺激素治疗不明原因习惯性流产的有效性。

◆ **改变生活方式（停止吸烟，减少酒精摄入，减轻体重）**：我们没有发现有关不明原因习惯性流产妇女改变生活方式（停止吸烟，减少酒精摄入，减轻体重）的系统综述或随机对照试验。

◆ **低剂量阿司匹林**：一个小样本的随机对照试验发现，与安慰剂相比，阿司匹林50mg/d不能提高活产率。然而，这个随机对照试验缺乏区分各组间差别的把握度。

◆ **孕酮**：一个包括3个方法学有缺陷的随机对照试验的系统综述表明，与安慰剂或没有治疗组相比，尚缺乏充分证据证明孕酮治疗不明原因习惯性流产的有效性。

◆ **胎盘滋养层制剂免疫治疗**：在一个系统综述中收入的一个小样本的随机对照试验发现，与安慰剂相比，尚缺乏充分证据证明胎盘滋养层制剂免疫治疗不明原因习惯性流产妇女的有效性。

◆ **补充维生素**：我们没有发现有关不明原因习惯性流产妇女补充维生素的系统综述或随机对照试验。

- **静脉免疫球蛋白治疗**：一个系统综述发现，与安慰剂相比，静脉免疫球蛋白治疗不明原因习惯性流产不能提高活产率。
- **父系白细胞免疫治疗**：一个系统综述发现，与安慰剂相比，父系白细胞免疫治疗不能提高活产率。
- **雌激素**：我们没有发现有关不明原因习惯性流产妇女补充雌激素的系统综述或随机对照试验。一个系统综述发现，在未限定不明原因习惯性流产的患者中，与安慰剂相比，补充雌激素（已烯雌酚）增加了流产的风险。这项研究还发现，宫内暴露于已烯雌酚的环境，在女性后代增加了原发不孕和阴道腺病或宫颈息肉的风险，在男性后代增加了睾丸异常的风险。

抗磷脂综合征

- **低剂量阿司匹林**：一篇收入了3个小样本的随机对照试验的系统综述发现，在流产患者中应用低剂量阿司匹林、安慰剂或常规处理间没有显著性差异。一个收入了2个小样本的随机对照试验的系统综述发现，与低剂量阿司匹林加普通肝素相比，单独应用低剂量阿司匹林增加了流产的机会。然而，随后一个随机对照试验表明单独应用低剂量阿司匹林与低剂量阿司匹林加低分子肝素在活产率方面没有显著性差异。一个系统综述中收入的一个小样本的随机对照试验发现，单独应用低剂量阿司匹林与低剂量阿司匹林加泼尼松流产率相同；低剂量阿司匹林加肾上腺皮质激素组早产率增加，同时婴儿出生体重下降。
- **低剂量阿司匹林加肝素**：我们没有发现有关在抗磷脂综合征导致的习惯性流产妇女中应用低剂量阿司匹林加肝素与安慰剂相比较的系统综述或随机对照试验。一个收入了两个小样本随机对照试验的系统综述发现与单独应用低剂量阿司匹林相比，低剂量阿司匹林加肝素减少了流产的几率，然而，随后的另一个随机对照试验发现两种治疗方法在提高活产率方面没有显著性差异。
- **肾上腺皮质激素**：我们没有发现有关在抗磷脂综合征导致的习惯性流产妇女中单独应用肾上腺皮质激素的系统综述或随机对照试验。在一个系统综述中收入的两个随机对照试验发现，泼尼松加低剂量阿司匹林与安慰剂或低剂量阿司匹林相比没有增加活产率。与安慰剂或低剂量阿司匹林相比，泼尼松加阿司匹林增加了妊娠糖尿病、妊高征、早产和新生儿入住监护病房的几率。

定义	习惯性流产通常定义为与同一个性伴侣连续发生3次或3次以上在孕12周内的自然流产[1]。也可能继发于成功分娩之后。大约一半的习惯性流产原因不明[2]。这一章包括了不明原因习惯性流产。**抗磷脂综合征**（antiphospholipid syndrome）是早孕、中孕期习惯性流产的已知原因之一。抗磷脂综合征的定义为体内存在抗心磷脂抗体或狼疮抗凝抗体，与3次或3次以上的孕10周以内的连续流产、1次或1次以上不明原因的大于孕10周的胎死宫内、1次或1次以上因重度子痫前期或胎儿宫内生长受限而导致小于孕34周的早产有关[3]。这一章包括了抗磷脂综合征妇女发生的早孕和中孕期习惯性流产。
发病率/患病率	在西方国家，习惯性流产占育龄妇女的1%～2%，大约一半原因不明[1,2]。抗磷脂综合征占习惯性流产的15%[4]。
病因/危险因素	年龄及流产次数的增加增加了再次流产的风险[5]。抗磷脂综合征没有已知的独立危险因素。
预后	平均来说，不明原因习惯性流产妇女再次妊娠的活产率为75%，妊娠9周以内的流产率为20%，妊娠9周以上的流产率为5%[5]。然而，预后因母亲的年龄、既往流产的次数而不同。继发于3次不明原因流产后的成功妊娠的几率从45岁妇女的54%到20岁妇女的90%不等[5]。一位30岁妇女两次不明原因流产后成功妊娠的几率为84%，然而同样年龄的妇女5次以上不明原因流产后成功妊娠的几率下降到71%。
治疗目的	预防流产和活胎分娩。
结局	活产率，流产率，不良事件。
方法	采用《临床证据》2003年10月的文献检索及评价方案。我们纳入了不明原因习惯性流产的相关研究，习惯性流产通常定义为与同一个性伴侣连续发生3次或3次以上在孕12周内的自然流产。由于临床上很难确定，绝大部分的研究没有明确的流产孕周，或者是否是与同一个性伴侣。当有些研究的定义不同于通常的定义时，我们会指出来。

问 题	对不明原因习惯性流产的治疗效果如何？

治疗选择1　卧床休息

我们没有发现有关不明原因习惯性流产妇女卧床休息的系统综述或随机对照试验。

益处　我们没有发现有关不明原因习惯性流产妇女卧床休息的系统综述或随机对照试验。
害处　我们没有发现有关的随机对照试验。
评论　无。

治疗选择2　下次妊娠早期筛查

我们没有发现有关不明原因习惯性流产妇女下次妊娠早期筛查的系统综述或随机对照试验。

益处　我们没有发现有关不明原因习惯性流产妇女下次妊娠早期检查的系统综述或随机对照试验。

害处　我们没有发现有关的随机对照试验。

评论　下次妊娠早期筛查可能会减轻习惯性流产妇女的焦虑。推测减轻焦虑可能减少对胎儿早期宫内发育有害的免疫因素。

治疗选择3　人绒毛膜促性腺激素

一篇收入了4个小样本的方法学有缺陷的随机对照试验的系统综述表明，与安慰剂相比，尚缺乏充分证据证明人绒毛膜促性腺激素治疗不明原因习惯性流产的有效性。

益处　我们发现一篇系统综述（检索时间：1998年，4个随机对照试验，180例妇女，见下文的评论）对不明原因习惯性流产妇女应用人绒毛膜促性腺激素（HCG）与安慰剂进行了比较[6]。这项研究发现，与安慰剂相比，HCG显著降低了流产率（AR：HCG组 13/95 [13.7%] vs 安慰剂组 34/85 [40.0%]，RR：0.35，95%CI 0.20～0.63，见下文的评论）。然而，这项研究可能因为试验方法学上有缺陷而使结果不可信。

害处　该综述没有关于害处的数据[6]。

评论　该综述包括了2次或以上的连续发生的不明原因流产妇女[6]。4项随机对照试验中有3项没有提到任何随机化或分组方法的数据，一项研究有遗漏数据，另一个在随机化后仍有几项除外情况。综述的作者指出由于在很大程度上依赖于两项陈旧且方法学有缺陷的研究，对流产率的下降应该慎重解释。

治疗选择4　静脉免疫球蛋白治疗

一篇系统综述发现，与安慰剂相比，静脉免疫球蛋白治疗不能提高不明原因习惯性流产妇女的活产率。

益处　我们发现一篇系统综述（检索时间：2002年，8个随机对照试验，303例妇女）在不明原因习惯性流产患者中应用静脉注射免疫球蛋白与安慰剂或无治疗对照组相比较[7]。该综述发现两组相比没有显著性差异（AR：免疫球蛋白治疗组 92/159 [57.9%] vs 对照组 85/144 [59.0%]；RR 0.99，95%CI 0.83～1.19）。

害处　该综述没有有关害处的报道[7]。一篇非系统综述报道了在接受静脉免疫球蛋白治疗中轻微的不良反应如发热、头痛、恶心、血压变化、轻度心动过速的发生率为1%～15%[8]。罕见的严重不良反应包括：过敏性反应、溶血性贫血、病毒感染（因为免疫球蛋白受污染）、肾衰竭以及血栓性疾病[8]。大多数严重不良反应倾向于发生在抗免疫球蛋白A抗体阳性的患者。

评论　无。

治疗选择5　改变生活方式（停止吸烟，减少酒精摄入，减轻体重）

我们没有发现有关不明原因习惯性流产妇女改变生活方式（停止吸烟，减少酒精摄入，减轻体重）的系统综述或随机对照试验。

益处　我们没有发现有关不明原因习惯性流产妇女改变生活方式（停止吸烟，减少酒精摄入，减轻体重）的系统综述或随机对照试验。

害处　我们没有发现有关的随机对照试验。

评论　无。

治疗选择6　低剂量阿司匹林

一个小样本的随机对照试验发现，与安慰剂相比，阿司匹林 50mg/d 不能提高活产率。然而，这个随机对照试验缺乏区分各组间差别的把握度。

益处　我们没有发现相关系统综述，但是发现一项包括了66例不明原因习惯性流产患者的随机对照试验（见下文的评论），它比较了低剂量阿司匹林（从妊娠试验阳性直到分娩，50mg/d）与安慰剂的效果[9]。两组活产率相同（69.7% [23/33]，没有报道显著性）。两组流产率相似（阿司匹林组 9/33 [27.3%] vs 安慰剂组 7/33 [21.2%]，没有报道显著性分析）。

害处　该随机对照试验发现低剂量阿司匹林组与安慰剂组相比较，子痫前期（AR：阿司匹林组 1/23[4.3%] vs 安慰剂组 3/23[13.0%]）、胎儿宫内发育迟缓（两组均为 3/23[13%]），以及分娩时出血量（阿司匹林组 695.7ml vs 安慰剂组 500ml，P值均无显著性差异）均无显著性差异[9]。两组都没有发生胎盘早剥。一项包括了9364例患者的随机对照试验用低剂量阿司匹林预防和治疗子痫前期以及胎儿宫内发育迟缓，与安慰剂对照组比较，胎盘早剥的发生率无显著性差异（阿司匹林组 86/4659 [1.8%] vs 安慰剂组 71/4650 [1.5%]）；其他产前出血的发生率无显著性差异（阿司匹林组 48/4659 [1.0%] vs 安慰剂组 54/4650 [1.2%]）[10]；新生儿心室内出血无显著性差异（阿司匹林组 33/4810 [0.7%] vs 安慰剂组 45/4821 [0.9%]）；新生儿其他部位的出血没有显著性差异，（阿司匹林组 45/4810[1.0%] vs 安慰剂组 45/4821 [0.9%]），因出血导致的新生儿死亡没有显著性差异（阿司匹林组 20/4810[0.4%] vs 安慰剂组 32/4821[0.7%]）。所有组间 P 值均无显著性差异）[10]。

评论　这项随机对照试验缺乏区分组间差异的把握度[9]。尽管该研究报道没有发现既往流产的病因，但有12例妇女（每组6例）抗心磷脂抗体升高，提示她们有抗磷脂综合征。每组中各有1例抗心磷脂抗体阳性的妇女有一次活胎分娩。

治疗选择 7　雌激素

我们没有发现有关不明原因习惯性流产妇女补充雌激素的系统综述或随机对照试验。一篇系统综述发现，在未限定不明原因习惯性流产的患者中，与安慰剂相比，补充雌激素（己烯雌酚）增加了流产的风险。这项研究还发现，宫内暴露于己烯雌酚的环境，在女性后代增加了原发不孕和阴道腺病或宫颈息肉的风险，在男性后代增加了睾丸异常的风险。

益处　我们没有发现有关不明原因习惯性流产妇女补充雌激素的系统综述或随机对照试验。

害处　我们没有发现在不明原因习惯性流产妇女中补充雌激素的随机对照试验。我们发现一个系统综述（检索时间：2002年，7个随机对照试验），它比较了使用雌激素（主要是己烯雌酚）和安慰剂预防流产的作用，并不是在特定的不明原因的习惯性流产患者[11]。发现与安慰剂相比，己烯雌酚增加了流产的风险（5个随机对照试验，AR：己烯雌酚组：117/1220 [9.6%] vs 安慰剂组 69/1159 [6.0%]，RR 1.37，95%CI 1.08～1.74），增加了38周以前早产的风险（3个随机对照试验，AR：己烯雌酚组 161/1100 [14.6%] vs 安慰剂组 100/1073 [9.3%]，RR 1.61，95%CI 1.28～2.02），增加了分娩体重小于2500g婴儿的风险（2个随机对照试验，AR：己烯雌酚组 94/988 [9.5%] vs 安慰剂组 64/978 [6.5%]；RR 1.48，95%CI 1.09～2.00）。研究发现暴露于宫内己烯雌酚的环境，女性后代发生阴道腺病和宫颈息肉的风险增加（1个随机对照试验，AR：己烯雌酚组 153/229 [66.8%] vs 安慰剂组 5/136 [3.7%]，RR 18.17，95%CI 7.65～43.17），原发不孕的风险增加（1个随机对照试验，AR：己烯雌酚组 69/408 [16.9%] vs 安慰剂组 28/388 [7.2%]；RR 2.34，95%CI 1.55～3.55），生殖道肿瘤的风险增加，但没有达到统计学意义（1个随机对照试验，AR：己烯雌酚组 14/693 [2.0%] vs 安慰剂组 9/668 [1.3%]，RR 1.50，95%CI 0.65～3.44）。暴露于宫内己烯雌酚环境男性后代发生睾丸异常（没有进一步分类）的风险显著增加（2个随机对照试验，AR：己烯雌酚组 119/434 [27.4%] vs 安慰剂组 53/445 [11.9%]；RR 2.32，95%CI 1.71～3.13）[11]。

评论　无。

治疗选择 8　父系白细胞免疫治疗

一篇系统综述发现，与安慰剂相比，父系白细胞主动免疫治疗不能提高活产率。

益处　我们发现一个系统综述（检索时间：2002年，11个随机对照试验，596例妇女）对父系白细胞主动免疫治疗不明原因习惯性流产妇女的疗效与安慰剂进行了比较[7]。发现两组在活产率方面没有显著性差异（AR：免疫治疗组 184/291[63.2%] vs 安慰剂组 189/305[62.0%]；RR 1.02，95%CI 0.90～1.15）[7]。

害处　该综述没有报道害处[7]。应用血液制品如单核细胞进行主动免疫有携带传染病如乙肝和艾滋病的风险。非系统综述提示白细胞免疫会引起如注射部位疼痛、红肿的过敏反应，以及发热、母体血小板同种异体免疫、血型致敏和表皮的移植物抗宿主反应[12, 13]。

评论　无。

治疗选择 9　孕酮

一篇包括3个小样本的方法学有缺陷的随机对照试验的系统综述表明，与安慰剂或无治疗对照组相比，应用孕酮治疗不明原因习惯性流产的有效性尚缺乏充分的证据。

益处　我们发现一个系统综述（检索时间：2003年）对孕酮预防流产的作用与安慰剂或无治疗对照组进行了比较[14]。该综述收入的3个随机对照试验报道了93例连续发生3次以上流产妇女的治疗结果，研究发现，与对照组相比，孕酮能显著减少习惯性流产患者再次发生流产的机会（AR：孕酮组 12/48[25%] vs 对照组 21/45[47%]；RR 0.53，95%CI 0.29～0.95）。

害处　该综述没有报道有关对不明原因习惯性流产患者的害处[14]。总体来讲，孕酮组和安慰剂组相比，新生儿死亡无显著性差异（2个随机对照试验；AR：孕酮组 2/79[2.5%] vs 安慰剂组 0/72[0]；RR 2.8，95%CI 0.3～26.2），生殖道异常无显著性差异（2个随机对照试验，AR：孕酮组 2/12[16.7%] vs 安慰剂组 0/8[0]，RR 2.45，95% CI 0.34～17.71）。一个回顾研究观察了经不孕症治疗后妊娠的患者（913例患者的1016次妊娠），发现接受甲羟孕酮治疗组和未接受治疗组相比，新生儿先天异常的发生率没有显著性差异（AR：甲羟孕酮组 4.1% vs 对照组 3.5%，P 值没有显著性）[15]。

评论　综述中关于不明原因习惯性流产妇女的随机对照试验方法学上有缺陷[14]。它们没有提供随机化或类随机方法的细节。分组方法是不恰当或不清楚的。一个随机对照试验在随机化之后剔除了大量的（26/56[46%]）病例，其他的随机对照试验没有描述退出的情况[14]。

治疗选择 10　肾上腺皮质激素

我们没有发现不明原因习惯性流产妇女应用肾上腺皮质激素（无论单独应用或联合肝素或低剂量阿司匹林）的系统综述或随机对照试验。

益处 我们没有发现不明原因习惯性流产妇女应用肾上腺皮质激素（无论单独应用或联合肝素或低剂量阿司匹林）的系统综述或随机对照试验。

害处 我们没有发现有关的随机对照试验。

评论 无。

治疗选择 11 胎盘滋养层制剂免疫治疗

在一篇系统综述中收入的一个小样本的随机对照试验发现，与安慰剂相比，尚缺乏充分证据证明胎盘滋养层制剂免疫治疗不明原因习惯性流产的有效性。

益处 我们发现一个收入了一个小样本的随机对照试验（37例患者）的系统综述比较了胎盘滋养层制剂免疫治疗与安慰剂治疗习惯性流产妇女的结果[7]。发现两组间活产率没有显著性差异，但缺乏区分组间差异的把握度（AR：胎盘滋养层制剂免疫治疗 8/17[47%] vs 安慰剂组 14/20[70%]；RR 0.67，95%CI 0.38～1.20)[7]。

害处 该综述没有有关害处的报道[7]。

评论 无。

治疗选择 12 补充维生素

我们没有发现有关不明原因习惯性流产妇女补充维生素的系统综述或随机对照试验。

益处 我们没有发现有关不明原因习惯性流产妇女补充维生素的系统综述或随机对照试验。

害处 我们没有发现有关的随机对照试验。

评论 无。

问题 对抗磷脂综合征引起的习惯性流产的治疗效果如何？

治疗选择 1 低剂量阿司匹林

一篇收入了3个小样本的随机对照试验的系统综述发现，在流产患者中应用低剂量阿司匹林组与安慰剂组或常规处理组没有显著性差异。一篇收入了2个小样本的随机对照试验的系统综述发现，与低剂量阿司匹林加普通肝素相比，单独应用低剂量阿司匹林增加了流产的机会。然而，随后一个随机对照试验表明单独应用低剂量阿司匹林与低剂量阿司匹林加低分子肝素相比，两者在活产率方面没有显著性差异。在一篇系统综述中收入的一个小样本的随机对照试验发现，低剂量阿司匹林与低剂量阿司匹林加泼尼松相比，流产率相同；低剂量阿司匹林加皮质激素组早产率增加，同时婴儿出生体重下降。

益处 **低剂量阿司匹林与安慰剂或常规处理比较**：我们发现一篇系统综述（检索时间：1999年，3个随机对照试验，135例患者；阿司匹林50～81mg/d)[16]对阿司匹林与安慰剂或常规处理组进行了比较，发现两组间流产率没有显著性差异（3个随机对照试验，71例患者，AR：阿司匹林组 10/37[27.0%] vs 对照组 8/34[23.5%]，RR 1.05，95%CI 0.66～1.68）。**低剂量阿司匹林和低剂量阿司匹林加肝素比较**：我们发现一篇系统综述（检索时间：1999年，2个随机对照试验，140位妇女，阿司匹林剂量 76～81mg/d)[16]和一个随后的随机对照试验[17]。该综述发现，与使用低剂量阿司匹林加普通肝素（肝素5000U bid）相比，单独使用低剂量阿司匹林组显著增加了流产率（AR：单独阿司匹林组 40/70[57.1%] vs 阿司匹林加肝素组 18/70[25.7%]，RR 2.17，95%CI 1.41～3.45)[16]。随后的一个随机对照试验（98例患者）发现，单独应用阿司匹林组75mg/d和低剂量阿司匹林加低分子肝素（5000U/d）相比，两组活产率没有显著性差异（AR：低剂量阿司匹林组 34/47 [72%] vs 阿司匹林加肝素组 40/51 [78%]，OR 0.72，95%CI 0.29～1.82)[17]。**低剂量阿司匹林和肾上腺皮质激素加低剂量阿司匹林比较**：见皮质激素的益处。

害处 **低剂量阿司匹林与安慰剂或常规处理比较**：该综述发现低剂量阿司匹林和对照组比较，早产发生率无显著性差异（1个随机对照试验，40例患者，阿司匹林组 2/20[10%] vs 对照组 0/20[0]，RR 5.0，95%CI 0.3～98.0）；胎儿宫内发育迟缓发生率无显著性差异（3个随机对照试验，125例患者，阿司匹林组 4/64 [6.3%] vs 对照组 8/61 [13.1%]，RR 0.55，95% 0.17～1.72)[16]。然而，这些分析可能缺乏区分组间差异的把握度。大剂量阿司匹林（如300～600mg，每6～8h一次）与支气管痉挛、胃肠出血和皮肤过敏反应有关，然而低剂量阿司匹林出现的不良反应则有所不同。一个包括有9364名有子痫前期高危因素的孕妇的大型随机对照试验发现，与安慰剂相比，低剂量阿司匹林 60mg/d 没有显著增加孕妇出血或胎儿以及新生儿的并发症[10]。**单独应用低剂量阿司匹林与低剂量阿司匹林加肝素比较**：综述中收入的随机对照试验发现，两组间早产和胎儿宫内发育迟缓的发生率没有显著性差异（早产发生率：第一个随机对照试验，50例患者：RR 3.0，95%CI 0.3～26.9，第二个随机对照试验 90例患者，RR 2.0，95%CI 0.7～6.2。胎儿宫内发育迟缓的发生率：第一个随机对照试验：RR 3.0，95%CI 0.3～26.9；第二个随机对照试验：RR 3.0，95%CI 0.3～27.8)[16]。然而，这些分析可能缺乏区分组间差异的把握度。该综述收入的一个随机对照试验（90例患者）报道两组均无孕妇血小板减少症，或新生儿先天畸形发生[18]。但发现肝素加阿司匹林组孕妇腰椎骨密度降低，平均降低 5.4%（-8.6%～+1.7%），但无椎骨骨折发生（没有关于单用阿司匹林组的数据，见下文的评论）。这种下降类似于正常哺乳6个月后的改变。随后的一个随机对照试验（98例患者）发现单独应用低剂量阿司匹林与低剂量阿司匹林加肝素组相比，两组间早产的发生率没有显著性差异（AR：阿司匹林组 4/47 [8.5%] vs 阿司匹林加肝素组 2/51 [3.9%]；P 值无显著性差异），妊高征发生率没有显著性差异（没有进一步报道具体数据）[17]。**低剂量阿司匹林和肾上腺皮质激素加低剂量阿司匹林比较**：见肾上腺皮质激素的害处。

评论 低剂量阿司匹林与低剂量阿司匹林加肝素组比较：随后的一项随机对照试验是唯一的一个用低分子肝素而不是普通肝素[17]。这个试验可能过高估计了活产率，因为有些妇女直到孕12周才入组（平均6.7周，范围4.0~12.0周），而此时抗磷脂综合征相关的流产可能已经发生[17]。肝素组的骨密度下降在某种程度上一旦停用肝素是可逆转的，而且使用低分子肝素骨密度的改变会更不明显[19]。

治疗选择 2　低剂量阿司匹林加肝素

我们没有发现有关在抗磷脂综合征导致的习惯性流产妇女中应用低剂量阿司匹林加肝素与安慰剂相比较的系统综述或随机对照试验。一篇收入了两个小样本的随机对照试验的系统综述发现与单独应用低剂量阿司匹林相比，低剂量阿司匹林加肝素减少了流产的几率，然而，另一个随后的随机对照试验发现两种治疗方法在提高活产率方面没有显著性差异。

益处 **低剂量阿司匹林加肝素与安慰剂比较**：我们没有发现有关的系统综述或随机对照试验。**低剂量阿司匹林加肝素与单纯应用低剂量阿司匹林比较**：见低剂量阿司匹林的益处。

害处 一个病例系列分析（150名抗磷脂综合征孕妇）发现肝素加低剂量阿司匹林与腰椎骨密度中位数下降有关，平均减少3.4%（-11.7%~+9.0%）[20]。一个队列研究了123例接受低剂量阿司匹林加肝素治疗的抗磷脂综合征妇女，发现接受普通肝素和接受低分子肝素治疗组间骨密度丢失没有显著性差异（腰椎丢失：低分子肝素组 $0.044 g/cm^2$ vs 普通肝素组 $0.049 g/cm^2$，$P=0.6$）[21]。**低剂量阿司匹林加肝素和安慰剂比较**：我们没有发现有关的随机对照试验。**低剂量阿司匹林加肝素和单纯低剂量阿司匹林比较**：见低剂量阿司匹林的害处。

评论 见低剂量阿司匹林的评论。

治疗选择 3　肾上腺皮质激素

我们没有发现有关在抗磷脂综合征导致的习惯性流产妇女中单独应用肾上腺皮质激素的系统综述或随机对照试验。在一个系统综述中收入的两个随机对照试验发现，泼尼松加低剂量阿司匹林与安慰剂或低剂量阿司匹林相比没有增加活产率。与安慰剂或低剂量阿司匹林相比，泼尼松加阿司匹林增加了妊娠糖尿病、妊高征、早产和新生儿入住监护病房的几率。

益处 **单纯应用肾上腺皮质激素**：我们没有发现有关单独应用肾上腺皮质激素在抗磷脂综合征引起的习惯性流产妇女的系统综述或随机对照试验。**肾上腺皮质激素加低剂量阿司匹林与安慰剂比较**：我们发现一篇系统综述[16]（检索时间：1999年）收入了一个随机对照试验（202例患者）[22]的系统综述（检索时间：1999年）[16]，发现泼尼松加低剂量阿司匹林（100mg/d）治疗组和安慰剂对照组之间活产率没有显著性差异（AR：泼尼松加低剂量阿司匹林组 66/101 [65%] vs 安慰剂组 57/101 [56%]，$P=0.19$）[22]。**肾上腺皮质激素加低剂量阿司匹林和单独应用低剂量阿司匹林比较**：我们发现一篇收入了一个随机对照试验（39例患者）[23]的系统综述（检索时间：1999年）[16]，它比较了泼尼松加低剂量阿司匹林和单独应用阿司匹林，两组均无流产发生（泼尼松加阿司匹林组 0/12 vs 单独应用阿司匹林组 0/22；没有做维持原随机分组分析）[23]。

害处 **单独应用肾上腺皮质激素**：我们没有发现有关的随机对照试验。**肾上腺皮质激素加低剂量阿司匹林和安慰剂比较**：系统综述收入的随机对照试验发现，与安慰剂相比，泼尼松加阿司匹林增加了高血压的风险（AR：泼尼松加阿司匹林组13% vs 安慰剂组5%；$P=0.05$）；增加了妊娠糖尿病的风险（AR：泼尼松加低剂量阿司匹林组15% vs 安慰剂5% vs $P=0.02$）[22]；增加了早产的风险（AR：泼尼松加低剂量阿司匹林组 41/101 vs 安慰剂组 7/101；RR 5.86，95%CI 2.76~12.43）；增加了新生儿入住 ICU 的机会（AR：泼尼松加低剂量阿司匹林组 18/101 [17.8%] vs 安慰剂组 2/101 [2.0%]，RR 9.0，95%CI 2.1~37.8）[16]。**泼尼松加低剂量阿司匹林和单独应用低剂量阿司匹林比较**：该综述发现泼尼松加阿司匹林和单独应用低剂量阿司匹林相比增加了早产的风险（1个随机对照试验；39名妇女，泼尼松加低剂量阿司匹林组 8/12 [67%] vs 单独应用阿司匹林组 3/22[14%]，RR 4.89，95%CI 1.59~15.06）[16]。与单独应用阿司匹林相比，泼尼松加阿司匹林与新生儿低出生体重显著相关（34个新生儿平均出生体重：泼尼松加阿司匹林组 2800 g vs 单独应用阿司匹林组 3352 g；平均体重下降 552 g，95%CI 1064~39 g）[16]。然而，两组新生儿出生时均没有宫内发育迟缓（小于第10百分位数）[23]。均未发生孕妇和新生儿围产期死亡和大出血。

评论 该综述[16]收入的一个随机对照试验对泼尼松加低剂量阿司匹林和肝素加低剂量阿司匹林进行了比较[24]。尽管这个随机对照试验包括了45名妇女，原始文献报道仅有20名妇女被随机分到了治疗组，并且只有8例被随机分配到泼尼松加阿司匹林组[24]。所以，这个随机对照试验不符合《临床证据》一书要求的至少10例随机分组的纳入标准。

参考文献

1. Coulam CB. Epidemiology of recurrent spontaneous abortion. *Am J Reprod Immunol* 1991;26:23-27.
2. Clifford K, Rai R, Watson H, et al. An informative protocol for the investigation of recurrent miscarriage: preliminary experience of 500 consecutive cases. *Hum Reprod* 1994;9:1328-1332.
3. Wilson WA, Gharavi AE, Koike T, et al. International consensus statement on preliminary classification criteria for definite antiphospholipid syndrome: report of an international workshop. *Arthritis Rheum* 1999;42:1309-1311.
4. Rai RS, Regan L, Clifford K, et al. Antiphospholipid antibodies and beta 2-glycoprotein-I in 500 women with recurrent miscarriage: results of a comprehensive screening approach. *Hum Reprod* 1995;10:2001-2005.
5. Brigham SA, Conlon C, Farquharson RG. A longitudinal study of pregnancy outcome following idiopathic recurrent miscarriage. *Hum Reprod* 1999;14:2868-2871.
6. Scott JR, Pattison N. Human chorionic gonadotrophin for recurrent miscarriage. In: The Cochrane Library, Issue 4, 2003. Chichester, UK: John Wiley & Sons, Ltd. Search date 1995; primary sources Cochrane Pregnancy and Childbirth Group trial register, Medline, Embase, Cinahl, Cochrane Central Register of Controlled Trials, NHMRC Clinical Trials Register, Meta-Register, contact with experts, and hand searches of reference lists.
7. Scott JR. Immunotherapy for recurrent miscarriage. In: The Cochrane Library, Issue 4, 2003. Chichester, UK: John Wiley & Sons, Ltd. Search date 2002; primary sources Medline, Cochrane Central Register of Controlled Trials, and hand searches of tables of contents of relevant journals.
8. Duhem C, Dicato MA, Ries F. Side-effects of intravenous immune globulins. *Clin Exp Immunol* 1994;97(Suppl 1):79-83.
9. Tulppala M, Marttunen M, Soderstrom-Anttila V, et al. Low-dose aspirin in prevention of miscarriage in women with unexplained or autoimmune related recurrent miscarriage: effect on prostacyclin and thromboxane A2 production. *Hum Reprod* 1997;12:1567-1572.
10. CLASP (Collaborative Low-dose Aspirin Study in Pregnancy) Collaborative Group. CLASP: a randomised trial of low-dose aspirin for the prevention and treatment of pre-eclampsia among 9364 pregnant women. *Lancet* 1994;343:619-629.
11. Bamigboye AA, Morris J. Oestrogen supplementation, mainly diethylstilbestrol, for preventing miscarriages and other adverse pregnancy outcomes. In: The Cochrane Library, Issue 4, 2003. Chichester, UK: John Wiley & Sons, Ltd. Search date 2002; primary sources Cochrane Pregnancy and Childbirth Group trial register, Medline, Cochrane Central Register of Controlled Trials, and hand searches of relevant journals.
12. Clark DA, Daya S. Trials and tribulations in the treatment of recurrent spontaneous abortion. *Am J Reprod Immunol* 1991;25:18-24.
13. Recurrent Miscarriage Immunotherapy Trialists Group. Worldwide collaborative observational study and meta-analysis on allogenic leukocyte immunotherapy for recurrent spontaneous abortion. *Am J Reprod Immunol* 1994;32:55-72. [Erratum in: *Am J Reprod Immunol* 1994;32:255]
14. Oates-Whitehead RM, Haas DM, Carrier JA. Progestogen for preventing miscarriage. In: The Cochrane Library, Issue 4, 2003. Chichester, UK: John Wiley & Sons, Ltd. Search date 2003; primary sources Cochrane Pregnancy and Childbirth Group trial register, Medline, Embase, Cinahl, Cochrane Central Register of controlled trials, NHMRL Clinical Trials Register, Meta Register, hand search of reference lists and conference abstracts, and contact with experts.
15. Yovich JL, Turner SR, Draper R. Medroxyprogesterone acetate therapy in early pregnancy has no apparent fetal effects. *Teratology* 1988;38:135-144.
16. Empson M, Lassere M, Craig JC, et al. Recurrent pregnancy loss with antiphospholipid antibody: a systematic review of therapeutic trials. *Obstet Gynecol* 2002;99:135-144. Search date 1999.
17. Farquharson RG, Quenby S, Greaves M. Antiphospholipid syndrome in pregnancy: a randomized, controlled trial of treatment. *Obstet Gynecol* 2002;100:408-413. [Erratum in: *Obstet Gynecol* 2002;100:1361]
18. Rai R, Cohen H, Dave M, et al. Randomised controlled trial of aspirin and aspirin plus heparin in pregnant women with recurrent miscarriage associated with phospholipid antibodies (or antiphospholipid antibodies). *BMJ* 1997;314:253-257.
19. Pettila V, Leinonen P, Markkola A, et al. Postpartum bone mineral density in women treated for thromboprophylaxis with unfractionated heparin or LMW heparin. *Thromb Haemost* 2002;87:182-186.
20. Backos M, Rai R, Baxter N, et al. Pregnancy complications in women with recurrent miscarriage associated with antiphospholipid antibodies treated with low dose aspirin and heparin. *Br J Obstet Gynaecol* 1999;106:102-107.
21. Backos M, Rai R, Thomas E, et al. Bone density changes in pregnant women treated with heparin: a prospective, longitudinal study. *Hum Reprod* 1999;14:2876-2880.
22. Laskin CA, Bombardier C, Hannah ME, et al. Prednisolone and aspirin in women with autoantibodies and unexplained recurrent fetal loss. *N Engl J Med* 1997;337:148-153.
23. Silver RK, MacGregor SN, Sholl JS, et al. Comparative trials of prednisolone plus aspirin versus aspirin alone in the treatment of anticardiolipin antibody-positive obstetric patient. *Am J Obstet Gynecol* 1993;169:1411-1417.
24. Cowchock FS, Reece EA, Balaban D, et al. Repeated fetal losses associated with antiphospholipid antibodies: a collaborative randomized trial comparing prednisolone with low-dose heparin treatment. *Am J Obstet Gynecol* 1992;166:1318-1323.

原作者

Kirsten Duckitt
Consultant Obstetrician and Gynecologist, John Radcliffe Hospital
Oxford, UK

Aysha Qureshi
Specialist Registrar in Obstetrics and Gynecology, Stoke Mandeville Hospital
Aylesbury, UK

利益冲突：没有声明。

急性支气管炎

检索时间：2005年7月
原作者：Peter Wark 穆新林 译 高占成 校 白春学 审

问 题

在没有慢性呼吸系统疾病的人群中，急性支气管炎的治疗效果如何？

治疗措施及其效果

治疗

益害相当
抗生素与安慰剂及其他治疗的比较

效果不明
阿莫西林、头孢菌素、大环内酯类抗生素之间的比较（临床治愈率在不同抗生素间没有显著性差异；关于不良反应没有足够的证据）
抗组胺药
止咳药
β_2受体激动剂（吸入）
β_2受体激动剂（口服）

祛痰药

不太可能有效
阿莫西林－克拉维酸（与头孢菌素相比，治愈率无显著性差异，但不良反应增加）

请参考其他有关章节
哮喘
哮喘和其他儿童期喘息性疾病
慢性阻塞性肺病
上呼吸道感染

主要信息

治疗

◆ **抗生素与安慰剂及其他治疗的比较**：一个系统综述发现抗生素（多西环素、红霉素、头孢呋辛、阿莫西林－克拉维酸、甲氧苄氨嘧啶＋磺胺甲基异噁唑）与安慰剂相比在随访中可以适当减轻咳嗽。然而症状改善程度的临床重要性值得怀疑。1～2周咳嗽患者的比例稍有减少，咳嗽平均天数减少（约半天），随访中夜间咳嗽患者的比例减少，经治医师判断为症状改善患者的比例增加。接受抗生素治疗患者的活动受限以及感觉有病的平均天数均较安慰剂治疗的患者少，但组间差异无统计学意义。抗生素和安慰剂治疗在随访中对咳嗽咳痰和生活质量评分的影响无显著性差异。尽管和使用安慰剂相比，组间差异无统计学意义，但使用抗生素的患者出现较多不良反应，如恶心、呕吐、皮疹、头痛和阴道炎等。抗生素的广泛使用可能导致细菌对抗生素耐药。

◆ **阿莫西林、头孢菌素和大环内酯类抗生素之间的比较**（临床治愈率在不同抗生素之间没有显著性差异；关于不良反应没有足够的证据）：随机对照试验显示阿莫西林、头孢呋辛和罗红霉素之间在临床改善或痊愈率上没有显著性差异。随机对照试验发现大环内酯类阿奇霉素和克拉霉素、不同类型头孢菌素、或头孢呋辛和阿莫西林－克拉维酸之间的临床改善或痊愈率无显著性差异。然而，2个随机对照试验发现头孢呋辛的不良反应比阿莫西林－克拉维酸少见。一个系统综述收入的一项小规模随机对照试验显示的有限证据表明，红霉素减少咳嗽的作用比β_2受体激动剂差，但较少引起手抖和震颤。抗生素的广泛使用可能导致细菌对抗生素耐药。

◆ **抗组胺药**：与安慰剂相比，一项系统综述收入的随机对照试验并未提供足够的证据表明抗组胺药对急性支气管炎有效。

◆ **止咳药**：系统综述收入了3个随机对照试验，1个为治疗儿童急性支气管炎，2个为治疗成人急性支气管炎，其结果发现可待因或右美沙芬和安慰剂在缓解儿童和成人急性支气管炎咳嗽的严重程度方面无显著性差异。在成人组中，与安慰剂相比，莫吉司坦（Moguisteine）可在一定程度上减轻咳嗽的严重性，但其胃肠道不良反应较多。

◆ **β_2受体激动剂（吸入）**：一个系统综述综合了吸入和口服β_2受体激动剂的资料，结果发现成人急性支气管炎患者应用β_2受体激动剂和安慰剂在缓解咳嗽严重程度和恢复工作能力方面无显著性差异。尚未发现评价吸入β_2受体激动剂治疗儿童急性支气管炎的随机对照试验。一项小规模随机对照试验中显示的有限证据表明，与红霉素相比，吸入β2受体激动剂可以减轻咳嗽。这一综述中发现与安慰剂或口服抗生素（红霉素）相比，β2受体激动剂（口服或吸入）更常见手抖和震颤。

◆ **β2受体激动剂（口服）**：一项系统综述收入的随机对照试验发现口服沙丁胺醇和安慰剂对治疗急性支气管炎儿童的咳嗽无显著性差异。这一综述在评价成人支气管炎时综合了口服和吸入β2受体激动剂的资料，发现β2受体激动剂和安慰剂在减轻咳嗽或恢复工作能力方面无显著性差异。这篇综述发现，与安慰剂相比，口服或吸入β2受体激动剂更容易发生手抖和震颤。

◆ **祛痰药**：一篇系统综述没有收入有关祛痰药物治疗急性支气管炎患者的疗效观察的随机对照试验。

◆ **阿莫西林－克拉维酸（与头孢菌素相比，治愈率无显著性差异，但不良反应增加）**：2个随机对照试验发现阿莫西林－克拉维酸与头孢呋辛相比，临床改善或治愈率无显著性差异，但其不良反应比头孢呋辛更常见。尚无证据支持阿莫西林－克拉维酸用于急性支气管炎患者的治疗。

定义 急性支气管炎是气管和主支气管的一过性炎症。临床上，根据咳嗽、偶尔咳痰、呼吸困难和喘息等诊断。这一综述仅局限于发生急性支气管炎的人群（吸烟或不吸烟者），既往无呼吸系统疾病如哮喘或慢性支气管炎、不可逆气流阻塞证据或两者同时存在，并排除有肺炎临床或X线影像学证据的患者。然而，依据急性支气管炎的临床定义，意味着可能有个别一过性／轻度哮喘或轻度慢性阻塞性肺病患者纳入了一些报道的研究中，故这一定义的可靠性仍需斟酌。

发病率／患病率 在英国急性支气管炎每年影响44/1000成人（>16岁），其中82%病例发生在秋季或冬季[1]。在澳大利亚的一项调查发现，急性支气管炎占全科医师处求诊的所有年龄段就诊人群常见病因的第五位[2]。

病因／危险因素 众所周知，感染仍是急性支气管炎的触发因素，然而，能鉴定出感染病原体的患者不足55%[1]。社区研究发现，从急性支气管炎患者痰液中分离的病原体中，病毒占8%～23%，典型细菌（肺炎链球菌、流感嗜血杆菌、卡他莫拉菌）占45%，不典型病原体（支原体、衣原体、百日咳杆菌）占0～25%[1,3,4]，但吸烟是否为急性支气管炎发生的危险因素仍待明确。

预后 急性支气管炎被认为是一种轻型的自限性疾病，但有关其预后和并发症的资料有限，如慢性咳嗽或发展为慢性支气管炎或肺炎。一项前瞻性纵向研究观察了653名既往健康成年人12个月内因急性下呼吸道感染症状在郊区全科医生处就诊的情况[1]。结果发现在发病第一个月中，20%的患者因症状持续存在或复发而复诊，最常见症状是咳嗽持续存在。一项前瞻性研究对138名既往健康成人进行了观察，结果显示34%患者3年前初发急性支气管炎的症状和慢性支气管炎或哮喘相一致[5]，但尚不确定急性支气管炎是否在发展为慢性支气管炎具有病因学的作用或者仅为发生慢性肺病的倾向性标志。虽然吸烟被认为是慢性支气管炎最主要的危险因素[6,7]，但吸烟所致的炎症效应和引起急性支气管炎的感染是否有导致慢性气道炎症改变的叠加效应尚不明确。在儿童，暴露于双亲吸烟环境可增加0～2岁儿童社区下呼吸道感染的危险性以及加重5～16岁儿童咳嗽和黏痰症状[8]。

治疗目的 改善急性支气管炎相关症状；减少并发症和不良反应。

结果 症状持续时间，尤其是咳嗽、痰量和发热；生活质量评分；治疗的不良反应；并发症，特别是慢性咳嗽、肺炎和慢性支气管炎。

方法 采用《临床证据》2005年7月的文献检索和评价方案。我们的研究纳入了所有年龄或性别的急性支气管炎患者，排除了在患有慢性呼吸系统疾病或其他急性呼吸系统疾病的人群中进行的试验。排除非系统综述、非随机试验，以及非双盲、少于4天疗程或随访时间短于2周的随机对照试验。对规律性更新的系统综述，我们仅纳入最新版的综述；对结论有改变的综述，我们将对以前的版本进行标注。当关于治疗选择有不止一篇综述时，核查所有综述，并对其结果进行评论。根据综述纳入资料的方法、对文献（发表和未发表）的评价以及任何可能的利益冲突等，考察综述的质量。如果认为综述已经过时，并且已有更新的版本或者出现新的随机对照试验并改变了综述的结论，那么将报告这一结论，并决定纳入或排除这篇综述。

问 题 在没有慢性呼吸系统疾病的人群中，急性支气管炎的治疗效果如何？

治疗选择1 抗生素之间相互比较

随机对照试验显示阿莫西林、头孢呋辛或罗红霉素之间的临床改善或痊愈率没有显著性差异。随机对照试验发现大环内酯类中阿奇霉素和克拉霉素、不同种类头孢菌素或头孢呋辛和阿莫西林－克拉维酸之间的临床改善或痊愈率无显著性差异，但2个随机对照试验发现阿莫西林－克拉维酸的不良反应比头孢呋辛更常见。系统综述收入的一项小规模随机对照试验发现的有限证据表明，红霉素减少咳嗽的作用比β2受体激动剂差，但较少引起手抖和震颤。抗生素的广泛使用可能导致细菌产生抗生素耐药。

益处 我们没有发现相关系统综述。**阿莫西林与头孢菌素比较**：我们发现一个随机对照试验比较了阿莫西林250mg每天3次与头孢呋辛250mg每天2次治疗7天的疗效（296例临床诊断为急性支气管炎的既往无肺部疾病的成年患者）[9]。结果发现治疗72小时后，阿莫西林和头孢呋辛的临床治愈率没有显著性差异（阿莫西林123/153 [80%] vs 头孢呋辛为 109/143 [76%]；$P=0.8$）。**阿莫西林与大环内酯类抗生素比较**：我们发现一个随机对照试验比较了阿莫西林 500mg 每天 3 次和罗红霉素 150 mg 每天 1 次治疗 10 天的疗效（196 例临床诊断为急性支气管炎的既往无肺部疾病的成年患者）。研究发现由医生评价的阿莫西林和罗红霉素症状改善或痊愈率没有显著性差异（罗红霉素 89/96 [93%] vs 阿莫西林 88/96 [92%]；$P=0.8$）。**头孢菌素类与青霉素类抗生素比较**：我们发现 2 个随机对照试验[11, 12]。第一个随机对照试验（312 例临床诊断为急性支气管炎的既往无肺部疾病的成年患者）比较了头孢呋辛 250mg 每天 2 次与阿莫西林 875 mg + 克拉维酸 125mg 每天 2 次治疗 5 天的疗效[11]。结果发现头孢呋辛和阿莫西林-克拉维酸在 10~14 天自我评价的临床改善上无显著性差异（头孢呋辛 114/133 [86%] vs 阿莫西林-克拉维酸 128/142 [90%]；$P=0.27$）。第二个随机对照试验（537 例年龄 ≥ 12 岁临床诊断为急性支气管炎的既往无肺部疾病的患者）比较了 3 项治疗措施及其效果：头孢呋辛 250 mg 每天 2 次治疗 5 天，头孢呋辛 250 mg 每天 2 次治疗 10 天，阿莫西林 500mg + 克拉维酸 125mg 每天 3 次治疗 10 天[12]。结果发现结束治疗后 1~3 天各试验组的痊愈率无显著性差异（头孢呋辛治疗 5 天 84/177 [47%] vs 头孢呋辛治疗 10 天 100/177 [56%] vs 阿莫西林-克拉维酸 116/183 [63%]；头孢呋辛治疗 5 天与头孢呋辛治疗 10 天比较，$P=0.41$；头孢呋辛治疗 5 天与阿莫西林-克拉维酸治疗比较，$P=0.91$；头孢呋辛治疗 10 天与阿莫西林-克拉维酸治疗比较，$P=0.45$）。**大环内酯类抗生素相互比较**：我们发现一项随机对照试验，阿奇霉素 500 mg 每天 1 次治疗 2 天，序贯 250mg 每天 1 次治疗 3 天，与克拉霉素 250mg 每天 1 次治疗 5 天进行比较（214 例临床诊断为急性支气管炎的既往无肺部疾病的成年患者）[13]。结果发现 6~7 天后阿奇霉素和克拉霉素的临床痊愈率或复发率无显著性差异（痊愈率：阿奇霉素 55/103 [53%] vs 克拉霉素 70/108 [65%]；$P=0.4$，复发率：阿奇霉素 2/95 [2.1%] vs 克拉霉素 1/101 [1.0%]；$P=0.5$）。**头孢菌素间相互比较**：我们发现了 2 个随机对照试验[14, 15]。第一个随机对照试验（465 例年龄 <12 岁临床诊断为急性支气管炎的既往无肺部疾病的儿童）比较了头孢呋辛 250 mg 每天 2 次和头孢克肟每天 400 mg 治疗 10 天的疗效[14]。结果发现 14 天后头孢呋辛和头孢克肟的临床结果没有显著性差异（根据参与治疗的全科医生评价临床满意的比例：头孢呋辛 130/148 [88%] vs 头孢克肟 217/238 [91%]；$P=0.8$），但未提及"临床满意结局"的范围。第二个随机对照试验（196 例临床诊断为急性化脓性支气管炎并且既往没有肺部疾病的老年患者）比较了头孢呋辛 250mg 每天 2 次和头孢泊肟 200mg 每天 2 次治疗 5 天的疗效，结果由医生确认的临床疗效满意率在头孢呋辛和头孢泊肟之间无显著性差异（头孢呋辛 86/95 [91%] vs 头孢泊肟 87/92 [95%]；$P=0.76$）[15]，但未提及"临床满意结局"的范围。

害处 **阿莫西林与头孢菌素比较**：随机对照试验无有关不良反应的信息[9]。**阿莫西林与大环内酯类**：随机对照试验无有关不良反应的信息[10]。**头孢菌素类与青霉素类**：第 1 个随机对照试验发现头孢呋辛的不良反应比阿莫西林-克拉维酸少（头孢呋辛 16/133 [12%] vs 阿莫西林-克拉维酸 45/142 [32%]，$P=0.001$）[11]，大多数是胃肠道反应。第 2 个随机对照试验发现使用头孢呋辛出现胃肠道症状的患者的比例显著低于阿莫西林-克拉维酸（头孢呋辛治疗 5 天 24/157 [15%] vs 阿莫西林-克拉维酸 48/130 [37%]，$P<0.01$）[12]。**头孢菌素之间相互比较**：无头孢呋辛与头孢克肟不良反应比较的随机对照试验信息[14]。头孢呋辛和头孢泊肟的随机对照试验发现两者的不良反应发生率相似（头孢呋辛 4/95 [4.2%] vs 头孢泊肟 6/92 [6.5%]，未报道 CI）[15]。**大环内酯类之间相互比较**：随机对照试验发现阿奇霉素与克拉霉素之间的不良反应无显著性差异（阿奇霉素 17/105 [16%] vs 克拉霉素 13/109 [12%]，$P=0.56$）[13]。

评论 阿莫西林-克拉维酸与单用阿莫西林相比未见更多的益处，但不良反应反而增加。也无证据支持对急性支气管炎患者使用广谱抗生素如喹诺酮类或阿莫西林-克拉维酸。参见抗生素与安慰剂和其他治疗指南。

治疗选择 2　抗生素与安慰剂和其他治疗的比较

一项系统综述发现抗生素（多西环素、红霉素、头孢呋辛、阿莫西林-克拉维酸、甲氧苄氨嘧啶+磺胺甲基异噁唑）与安慰剂相比在随访中可以适当减轻咳嗽，然而症状改善的程度是一个有争议的临床问题。治疗后，在 1~2 周内咳嗽患者的比例稍有减少，咳嗽平均天数减少（约半天），随访中夜间咳嗽患者的比例减少，经治医生判断症状改善者的比例增加。接受抗生素治疗的患者活动受限以及感觉有病的平均天数均较安慰剂治疗的患者减少，但组间尚未达到统计学显著性差异。抗生素和安慰剂之间在随访中对咳嗽、咳痰和生活质量评分的影响无差异。与使用安慰剂相比，使用抗生素的患者有较多的不良反应，如恶心、呕吐、皮疹、头痛和阴道炎等，虽然组间差异没有统计学意义。广泛使用抗生素可能导致细菌对抗生素耐药。

益处 **任何抗生素与安慰剂比较**：我们发现一篇系统综述对抗生素和安慰剂进行比较（检索时间：2004 年，13 个随机对照试验；1914 名患者，年龄 8 岁到 >65 岁，包括吸烟者，但排除慢性支气管炎患者）[16]。急性支气管炎定义为咳嗽、咳痰或医师的诊断。使用的抗生素是多西环素（4 个随机对照试验）、红霉素（4 个随机对照试验）、阿奇霉素（1 个随机对照试验）、头孢呋辛（1 个随机对照试验）、阿莫西林-克拉维酸（阿莫克拉，1 个随机对照试验）、甲氧苄氨嘧啶+磺胺甲基异噁唑（复方磺胺甲基异噁唑，1 个随机对照试验）和地美环素（1 个随机对照试验）。这篇综述发现，与安慰剂相比，抗生素可中度改善治疗结果（但有统计学意义）。综述发现，与安慰剂相比，在 1~2 周后抗生素可显著降低患者咳嗽的比例（咳嗽患者：4 个随机对照试验，抗生素 47/143 [33%] vs 安慰剂 67/132 [51%]，RR 0.64，95%CI 0.49~0.85）。综述还发现，与安慰剂比较，抗生素可显著降低报道咳嗽的平均天数（5 个随机对照试验，WMD −0.58 天，95%CI −1.16~−0.01 天）。与安慰剂相比，在 1~2 周后抗生素可显著降低患者夜间咳嗽的比例（夜间咳嗽患者：4 个随机对照试验，抗生素 80/271 [30%] vs 安慰剂 119/167 [71%]，RR 0.67，95%CI 0.54~0.83）。根据医生的整体评价,接受抗生素治疗的患者更可能在1~2周改善(评价无改善的患者:5个随机对照试验,抗生素32/413 [5%] vs 安慰剂71/503 [14%],RR 0.44,95%CI 0.30~0.65)。接受抗生素治疗的患者比接受安慰剂患者活动受损的平均天数以及感觉有病的天数少,但尚未达统计学差异(活动受损天数:5个随机对照试验,393例,WMD -0.48天,95%CI -0.96~+0.01天;感觉有病天数:4个随机对照试验,435例,WMD -0.58天,95%CI -1.16~+0.00天)。这篇综述发现,与安慰剂相比,抗生素可中度减少有痰咳嗽的持续时间(有统计学意义)(5个随机对照试验,535例,WMD -0.52天,95%CI -1.03~-0.01)[16]。这一结果的临床重要性尚不清楚。特殊类型抗生素与安慰剂之间的分析见下文。**阿莫西林与安慰剂比较:**我们发现一篇系统综述(检索时间:2004年),综述没有收入比较阿莫西林和安慰剂的随机对照试验[16]。**大环内酯类与安慰剂比较:**我们发现一篇系统综述(检索时间:2004年),综述收入了4个关于红霉素的随机对照试验和1个关于阿奇霉素的随机对照试验(见网络版表A)[16]。这篇综述没有对大环内酯类抗生素和安慰剂的比较进行Meta分析。综述中参与者的年龄在8~65岁和65岁以上,包括吸烟者但排除慢性支气管炎。急性支气管炎定义为咳嗽、咳痰或医生诊断。这篇综述收入的1个随机对照试验(91例,年龄≥8岁)发现,与安慰剂相比,红霉素可以显著减少活动受损的平均天数。但与和安慰剂相比,在这篇综述收入的4个随机对照试验中,红霉素在改善咳嗽、夜间咳嗽、咳痰、工作/活动受限或肺部检查异常方面,以及在随访临床尚未改善患者比例及咳嗽、咳痰或感觉有病的平均天数等方面,均未发现存在显著性差异。与之相似,随机对照试验发现阿奇霉素和维生素C对比治疗1周后,在活动受损患者的比例之间无显著性差异。在这个随机对照试验的原始报道中也有关于生活质量的报告,并发现第3天和第7天与健康相关的生活质量在阿奇霉素和维生素C之间并无显著性差异[17]。**四环素类与安慰剂比较:**我们发现1篇系统综述(检索时间:2004年),综述收入了4个比较多西环素与安慰剂的随机对照试验和1个比较地美环素与安慰剂的随机对照试验(见网络版表A)[16]。这篇综述没有对四环素类与安慰剂之间的比较进行Meta分析。参与者的年龄在8~65岁和该年龄以上,包括吸烟者,但排除了慢性支气管炎。急性支气管炎定义为咳嗽、咳痰或医生诊断[16]。其中综述收入的2个随机对照试验发现,与安慰剂相比,在随访中多西环素可以显著减少咳嗽患者的人数。一个随机对照试验发现,与安慰剂相比,多西环素可显著减少咳嗽的平均天数。和安慰剂相比,在这些随机对照试验中多西环素对有痰咳嗽、夜间咳嗽、工作/活动受限、肺部检查异常的患者数,对在随访中临床上未改善患者的比例,以及痰咳嗽或感觉有病的平均天数等,均未显出其有效性。地美环素随机对照试验中,地美环素和安慰剂之间对有痰咳嗽的患者比例无显著性差异。**头孢菌素类与安慰剂比较:**我们发现1篇系统综述(检索时间:2004年),综述收入了1个比较头孢呋辛和安慰剂的随机对照试验[16],结果显示,与安慰剂相比,头孢呋辛可显著改善夜间咳嗽(抗生素63/234 [27%] vs 安慰剂96/232 [41%];RR 0.65,95%CI 0.51~0.82)。**青霉素类与安慰剂比较:**我们发现1篇系统综述(检索时间:2004年),综述收入了1个比较阿莫西林-克拉维酸与安慰剂的随机对照试验[16],结果显示5~7天后症状持续或恶化患者的比例在阿莫西林-克拉维酸和安慰剂之间没有显著性差异(抗生素30/67 [45%] vs 安慰剂30/68 [44%],RR 1.03,95%CI 0.82~1.29)。**抗生素与吸入或口服β₂受体激动剂:**见口服β₂受体激动剂和吸入β₂受体激动剂益处的有关章节。

害处 **抗生素与安慰剂比较:**在系统综述中,与安慰剂相比,使用抗生素的患者发生不良反应较多,包括恶心、呕吐、头痛、皮疹和阴道炎,但两组间的差异无显著性(9个随机对照试验,抗生素105/595 [18%] vs 安慰剂85/580 [15%],RR 1.22,95%CI 0.94~1.58)[16]。**阿莫西林与安慰剂比较:**没有发现随机对照试验。**大环内酯类与安慰剂比较:**1篇综述中的一个随机对照试验显示与安慰剂相比,使用红霉素患者发生不良反应较多(见网络版表A)[16],而另外3个随机对照试验未显示红霉素和安慰剂所致不良反应之间的差异[16]。**抗生素与吸入或口服β₂激动剂比较:**见口服β₂受体激动剂和吸入β₂受体激动剂害处的有关章节。

评论 **临床指南:**与不吸烟患者相比,医生更易于给吸烟的急性支气管炎患者使用抗生素(吸烟者90% vs 不吸烟者75%,$P<0.05$)[18]。然而,系统综述中的7个试验结果发现吸烟状态并不影响抗生素的疗效[16]。上述所有的随机对照试验均根据临床症状诊断支气管炎并且不依赖痰培养结果开始治疗。痰培养中分离出的单株细菌可更好地确定那些细菌性支气管炎的患者,使其在抗菌治疗中受益。然而,急性支气管炎通常不做痰培养,治疗取决于急性支气管炎的临床诊断,但是随机对照试验所纳入患者的疾病谱较广[16],并未根据症状的严重性或持续时间对患者加以区分,由于一般不做胸部影像检查,有些患者甚至患有轻度肺炎而未予剔除。因此,可能确实存在更严重的亚组患者,显然这些患者会从抗生素治疗中获益。根据试验结果,抗生素可适当改善急性支气管炎的治疗结果,但其改善程度较轻,而且一项根据生活质量评分评价客观疗效的试验未发现其有显著性差异[17]。这意味着要防止1位患者在随访中发生咳嗽,则需要对6位患者进行治疗(95%CI 3~14)。与安慰剂相比,治疗使症状减少平均不足1天,这可能与大多数患者临床的自限性有关,虽然缓解稍慢,但大多数患者可自行缓解。相对而言,对改善由于急性支气管炎引起的严重咳嗽限制了工作或活动,则需要治疗的人数为20人(95%CI 14~23)。相反,急性支气管炎抗生素治疗导致不良事件危险的害处的患者数量也十分相似,为33人(95%CI 21~35)。另外,必须在抗生素治疗可能仅有较少患者获益与广泛抗生素应用可能增加细菌耐药性产生的社会效应之间权衡利弊[19]。阿莫西林-克拉维酸没有表现出比单用阿莫西林有更多的获益,并且存在更多不良反应,也没有证据支持对急性支气管炎患者使用广谱抗生素如喹诺酮类或阿莫西林-克拉维酸。

治疗选择3　抗组胺药

益处　一篇系统综述收入的一项随机对照试验显示,与安慰剂治疗相比,抗组胺药治疗急性支气管炎患者的效果并无充足证据。
我们发现一篇关于非处方药治疗急性支气管炎的系统综述(检索时间:2004年)[20]。这篇综述收入的一项随机对照试验(100例成人不吸烟者)符合我们的入选标准[21]。试验对特非那定(100mg,每天2次)治疗4天或5天与安慰剂进行比较,特非那定治疗第4天与安慰剂的平均咳嗽评分无显著性差异。

害处　这一随机对照试验报道的不良反应发生率低,但未详细说明之[21]。

评论　**临床指南**:这一系统综述声称其研究的是"上呼吸道感染"患者的疗效,而非"急性支气管炎"[20],但对所研究人群定义的临床标准却与急性支气管炎的定义一致。

治疗选择4　止咳药

系统综述收入了3个随机对照试验,1个关于儿童急性支气管炎,2个随机对照试验被收入在一个成人急性支气管炎的系统综述内,结果发现儿童或成人支气管炎的咳嗽严重性在可待因或右美沙芬与安慰剂之间无显著性差异。与安慰剂相比,莫吉司坦可以适当减少成人咳嗽的严重性,但胃肠道不良反应较多。

益处　**在儿童中**:我们发现2篇系统综述(检索时间:2004年[20],2003年[22]见下面的评论)。第一综述在儿童急性咳嗽中比较了非处方药与安慰剂[20]。综述中收入的一个随机对照试验(57名儿童)符合我们的入选标准[23]。这一随机对照试验比较了3种治疗措施:右美沙芬15mg每天1次,可待因10mg每天1次,安慰剂睡前服用,连续3个晚上。结果发现3天后不同治疗组间咳嗽平均评分没有显著性差异(咳嗽评分平均减少[范围0~4,高分表示咳嗽更严重]:右美沙芬为2.1 vs 可待因为2.2 vs 安慰剂为2.2;右美沙芬与安慰剂比较 $P = 0.4$;可待因与安慰剂比较 $P = 0.7$)。第2篇综述[22]比较了β_2受体激动剂与安慰剂在儿童急性支气管炎中的作用,并收入了另一项含有止咳药的随机对照试验(急性支气管炎或急性咳嗽的75名儿童)[24]。这项随机对照试验比较了3种治疗措施:右美沙芬(<7岁儿童7.5 mg每天一次,≥7岁儿童15mg每天一次),右美沙芬+沙丁胺醇(沙丁胺醇<7的儿童1mg每天一次,≥7岁的儿童2mg每天一次),安慰剂每天一次用3天。结果发现,在治疗第1、2或3天,右美沙芬与安慰剂之间的咳嗽症状平均咳嗽评分并无显著性差异(平均咳嗽评分:第1天,右美沙芬1.30 vs 安慰剂1.44;第2天,右美沙芬0.93 vs 安慰剂1.06;第3天,右美沙芬为0.60 vs 安慰剂0.76;所有报告的无显著性差异);或一般状况评分也无差异(平均一般状况评分:第1天,右美沙芬为1.0 vs 安慰剂1.4;第2天,右美沙芬1.48 vs 安慰剂1.64;第3天,右美沙芬2.0 vs 安慰剂2.08;所有报告的差异无显著性)。超过一半的患者经治疗有部分或明显的减轻(右美沙芬16/24 [66%] vs 安慰剂19/26 [73%]),但组间无显著性差异,其数据结果在文中均未见图示。在成人中:我们发现一篇系统综述(检索日期:2004年[20],2个随机对照试验符合我们的入选标准,见下面的评论)[25, 26]。综述收入的第1个随机对照试验(81名成人)为可待因30mg每天4次,治疗4天,与安慰剂比较治疗效果[25]。5天后,可待因和安慰剂之间咳嗽严重性的平均评分(评分越高表示咳嗽越重,评分级别终点不清楚)没有显著性差异(咳嗽严重性平均评分:可待因17.2 vs 安慰剂18.0,$P = 0.5$)。综述收入的第2个随机对照试验(108名成人)为莫吉司坦200mg每天3次,治疗5天,与安慰剂比较治疗效果[26]。结果显示,与安慰剂相比,莫吉司坦可适当降低咳嗽严重性评分(咳嗽评分平均差异从0~9级为0.5[评分越高表示咳嗽越重],$P < 0.05$)。

害处　**儿童**:在第1篇综述中收入的随机对照试验中,与安慰剂相比,治疗组中未记录额外的不良反应(各组均未报道事件发生率)[23]。第2篇综述中收入的随机对照试验发现所有治疗组有少数发生严重不良反应,但右美沙芬和安慰剂之间无显著性差异(发生严重不良反应的儿童:右美沙芬3/24 [13%] vs 安慰剂1/26 [4%],无显著性差异)[24]。**成人**:系统综述收入的第一个随机对照试验没有提供不良反应治疗[25]。第2个随机对照试验发现,与安慰剂相比,莫吉司坦可增加恶心、呕吐和腹痛等症状(莫吉司坦13/58 [22%] vs 安慰剂5/58 [9%],$P < 0.05$)[26]。

评论　**临床指南**:由于治疗时间不到4天,在系统综述收入的6个成人随机对照试验,剔除了4个随机对照试验[20]。第1篇系统综述声明观察"上呼吸道感染"患者的疗效,而非"急性支气管炎",但用于定义这部分人群的临床标准与文中急性支气管炎的定义是一致的。莫吉司坦在英国不需要处方。第1篇综述(检索日期:2004年)收入了24个各种非处方药治疗的随机对照试验:其中9个随机对照试验全部或部分由制药公司资助,而且这9个随机对照试验中的6个随机对照试验显示阳性结果;但在12个独立进行的随机对照试验中,仅有3项研究显示出阳性结果[20]。

治疗选择5　β_2受体激动剂(吸入)

1篇系统综述综合了吸入和口服β_2受体激动剂的资料,结果发现成人急性支气管炎患者在咳嗽或恢复工作的能力方面,β_2受体激动剂和安慰剂之间无显著性差异。在儿童中未发现评价吸入β_2受体激动剂的随机对照试验。来自一项小规模随机对照试验的有限证据表明,与红霉素相比,吸入β_2受体激动剂可以减轻咳嗽。这篇综述发现,与安慰剂或口服抗生素(红霉素)相比,β_2受体激动剂(口服或吸入)常易发生手抖和震颤。

益处　我们发现1篇系统综述(检索时间:2000年;125名成人中有2项随机对照试验,包括吸烟者和不吸烟者,患有急性支气管炎或急性咳嗽）[22]，剔除以前存在肺部疾病、伴有其他急性呼吸疾病或年龄小于 24 个月的患者，比较吸入 β_2 受体激动剂（沙丁胺醇和非诺特罗）和安慰剂之间的疗效。**吸入 β_2 受体激动剂与安慰剂之间的比较**：这一综述综合了成人口服和吸入抗生素的数据，结果发现7天后仍存在咳嗽的成人患者的比例在两者之间无显著性差异（220名成人，73名吸入 β_2 受体激动剂；抗生素 70/110 抗生素 [64%] vs 安慰剂 78/110 [71%]，RR 0.86，95%CI 0.63～1.18）。与之相似，治疗4天后仍不能工作的成人患者的比例在口服或吸入 β_2 受体激动剂与安慰剂之间无显著性差异（2 个随机对照试验，149名成人，其中45名吸入 β_2 受体激动剂；β_2 受体激动剂 22/76 [29%] vs 安慰剂 23/76 [30%]；RR 0.82，95%CI 0.28～2.34）。无评价儿童吸入 β_2 受体激动剂的随机对照试验。**吸入 β_2 受体激动剂与抗生素的比较**：这一系统综述[22]收入了一项小规模随机对照试验，比较吸入沙丁胺醇（β_2 受体激动剂）和口服红霉素7天的疗效[27]，结果发现，与红霉素相比，沙丁胺醇治疗7天后可以显著减少成人咳嗽的比例（吸入 β_2 受体激动剂 7/17 [41%] vs 红霉素 15/17 [88%]，RR 0.47，95% CI 0.26～0.85）。

害处　**吸入 β_2 受体激动剂与安慰剂比较**：系统综述显示，与安慰剂相比，应用 β_2 受体激动剂（口服或吸入）组中有手抖和颤抖成人患者的比例明显增多（3 个随机对照试验，211 名成人；β_2 受体激动剂 58/105 [55%] vs 安慰剂 12/106 [11%]；OR 7.94，95%CI 1.17～53.94）。**吸入 β_2 受体激动剂与抗生素比较**：综述收入的 1 个随机对照试验显示，与红霉素相比，吸入 β_2 受体激动剂常发生手抖和颤抖（β_2 受体激动剂 6/17 [35%] vs 红霉素 0/17；RR 13.0，95%CI 0.8～214.0），但尚无显著性差异[22, 27]。这一随机对照试验发现在其他不良反应方面，β_2 受体激动剂和红霉素之间无显著性差异（β_2 受体激动剂 2/23 [8.7%] vs 红霉素 2/23 [8.7%]；RR 1.00，95%CI 0.15～1.51）。

评论　无。

治疗选择6　β_2 受体激动剂（口服）

2004

系统综述收入的一个随机对照试验显示，儿童急性支气管炎的咳嗽在沙丁胺醇和安慰剂之间无显著性差异。该综述在评价成人患者时综合了口服和吸入 β_2 受体激动剂的资料，结果发现，与安慰剂相比，β_2 受体激动剂对咳嗽或恢复工作能力无显著性差异。综述发现与安慰剂相比，口服或吸入 β_2 受体激动剂更常出现手抖和颤抖。

益处　我们发现一篇系统综述（检索时间：2000年；109名儿童中2个随机对照试验，250名成人中2个随机对照试验，既有吸烟者，也有不吸烟者，患急性支气管炎或急性咳嗽）[22]，剔除既往存在肺部疾病、其他急性呼吸系统疾病或年龄小于24个月的患者。所有随机对照试验均在口服沙丁胺醇与安慰剂之间进行比较，其中2个随机对照试验含有2个以上研究内容[24, 28]，且分别对儿童和成人的结果进行分析。**口服 β_2 受体激动剂与安慰剂比较**：综述发现，与安慰剂相比，口服 β_2 受体激动剂治疗7天后咳嗽患儿的比例并无显著性减少（1 个随机对照试验，59 名儿童；β_2 受体激动剂 11/30 [37%] vs 安慰剂 12/29 [41%]；RR 0.89，95%CI 0.47～1.65）[22]。综述综合了成人口服和吸入抗生素的结果，与安慰剂相比，口服 β_2 受体激动剂治疗7天后仍存在咳嗽的成人患者的比例在两者之间无显著性差异（220名成人，101名口服 β_2 受体激动剂；抗生素 70/110 [64%] vs 安慰剂 78/110 [71%]，RR 0.86，95%CI 0.63～1.18）。与之相似，治疗 4 天后不能工作的成人所占比例，在口服或吸入 β_2 受体激动剂与安慰剂之间无显著性差异（2 个随机对照试验，149 名成人，103 人口服 β_2 受体激动剂；β_2 受体激动剂 22/76 [29%] vs 安慰剂 23/76 [30%]；RR 0.82，95%CI 0.28～2.34）。**口服 β_2 受体激动剂与抗生素比较**：系统综述未发现随机对照试验[22]。

害处　**口服 β_2 受体激动剂与安慰剂比较**：系统综述发现，与安慰剂比较，儿童中口服 β_2 受体激动剂易发生手抖和颤抖，但差异无显著性（2 个随机对照试验，108 名儿童；β_2 受体激动剂 6/55 [11%] vs 安慰剂 0/53 [0]；未确定 RR）[22]。与安慰剂相比，成人 β_2 受体激动剂（口服或吸入）治疗报道手抖和颤抖发生的比例较高（3 个随机对照试验，211 名成人；β_2 受体激动剂 58/105 [55%] vs 安慰剂 12/106 [11%]；OR 7.94，95%CI 1.17～53.94）。

评论　无。

治疗选择7　祛痰药

一篇系统综述没有收入急性支气管炎患者中祛痰药疗效的随机对照试验。

益处　我们发现一篇关于非处方药治疗急性支气管炎患者急性咳嗽的系统综述（检索时间：2004年），综述没有发现评价祛痰药对急性支气管炎患者疗效的随机对照试验[20]。我们没有发现随后的随机对照试验。

害处　我们未发现相关的随机对照试验。

评论　系统综述阐述其研究"上呼吸道感染"患者的治疗效果而非"急性支气管炎"[20]，但综述中用于定义这类人群的临床标准却与急性支气管炎的定义一致。

重要更新和修订

抗生素与安慰剂和其他治疗的比较：更新了 1 篇系统综述[16]；分类无改变。

止咳药：更新了 2 篇系统综述[20, 22]；分类无改变。

参考文献

1. Macfarlane J, Holmes W, Gard P, et al. Prospective study of the incidence, aetiology and outcome of adult lower respiratory tract illness in the community. *Thorax* 2001;56:109–114.
2. Meza RA. The management of acute bronchitis in general practice results from the Australian morbidity and treatment survey. *Aust Fam Physician* 1994;23:1550–1553.
3. Boldy DAR, Skidmore SJ, Ayres JG. Acute bronchitis in the community: clinical features, infective factors, changes in pulmonary function and bronchial reactivity to histamine. *Respir Med* 1990;84:377–385.
4. Grayston JT, Aldous MB, Easton A, et al. Evidence that *Chlamydia pneumoniae* causes pneumonia and bronchitis. *J Infect Dis* 1993;168:1231–1235.
5. Jonsson JS, Gislason T, Gislason D, et al. Acute bronchitis and clinical outcome three years later: prospective cohort study. *Thorax* 1998;317:1433.
6. Whittemore AS, Perlin SA, DiCiccio Y. Chronic obstructive pulmonary disease in lifelong nonsmokers: results from NHANES. *Am J Public Health* 1995;85:702–706.
7. Brunekreef B, Fischer P, Remijn B, et al. Indoor air pollution and its effects on pulmonary function of adult non-smoking women: III passive smoking and pulmonary function. *Int J Epidemiol* 1985;14:227–230.
8. Cook DG, Strachan DP. Summary of effects of parental smoking on the respiratory health of children and implications for research. *Thorax* 1999;54:357–366.
9. Shah SH, Shah IS, Turnbull G, et al. Cefuroxime axetil in the treatment of bronchitis: comparison with amoxicillin in a multicentre study in general practice patients. *Br J Clin Pract* 1994;48:185–189.
10. Hopstaken RM, Nelemans P, Stobberingh EE, et al. Is roxithromycin better than amoxicillin in the treatment of acute lower respiratory tract infections in primary care? A double blind randomised controlled trial. *J Fam Pract* 2002;51:329–336.
11. Henry DC, Ruoff GE, Noonan M, et al. Comparison of the efficacy and tolerability of short-course cefuroxime axetil and amoxicillin clavulanic acid in the treatment of secondary bacterial infections of acute bronchitis. *Clin Drug Invest* 1999;18:335–344.
12. Henry DC, Ruoff GE, Noonan M, et al. Effectiveness of short course therapy (5 days) with cefuroxime axetil in treatment of secondary bacterial infections of acute bronchitis. *Antimicrob Agents Chemother* 1995;39:2528–2534.
13. Vincken W, Yernault JC. Efficacy and tolerability of clarithromycin versus azithromycin in the short course treatment of acute bronchitis. *Drug Invest* 1993;3;170–175.
14. Arthur M, McAdoo M, Guerra J, et al. Clinical comparison of cefuroxime axetil with cefixime in the treatment of acute bronchitis. *Am J Ther* 1996;3:622–629.
15. Camus P, Beraud A, Phillip-Joet F, et al. Five days treatment of acute purulent bronchitis in the elderly with cefpodoxime proxetil. *Med Maladies Infect* 1994;24:681–685.
16. Smucny J, Fahey T, Becker L, et al. Antibiotics for acute bronchitis. In: The Cochrane Library, Issue 2, 2005. Chichester: John Wiley & Sons. Search date 2004; primary sources Medline, Embase (to 2000), Scisearch, Cochrane controlled trials register, hand searches of reference lists, and contact with study authors and drug manufacturers.
17. Evans AT, Husain S, Durairaj L, et al. Azithromycin for acute bronchitis: a randomised, double blind, controlled trial. *Lancet* 2002;359:1648–1654.
18. Oeffinger KC, Snell LM, Foster BM, et al. Treatment of acute bronchitis in adults. A national survey of family physicians. *J Fam Pract* 1998;46:469–475.
19. Wise R, Hart T, Cars O, et al. Antimicrobial resistance is a major threat to public health [Editorial]. *BMJ* 1998;317:609–610.
20. Schroeder K, Fahey T. Over the counter medications for acute cough in children and adults in ambulatory settings. In: The Cochrane Library, Issue 2, 2005. Chichester: John Wiley & Sons. Search date 2004; primary sources Cochrane library, Medline, Embase, UK Dept Health National Research Register, and contact with study authors and pharmaceutical companies.
21. Berkowitz RB, Tinkelman DG. Evaluation of oral terfenadine for treatment of the common cold. *Ann Allergy* 1991;67:593–597.
22. Smucny J, Flynn C, Becker L, et al. Beta$_2$ agonists for acute bronchitis. In: The Cochrane Library, Issue 2, 2005. Chichester: John Wiley & Sons. Search date 2000; primary sources Cochrane library, Medline, Embase, conference proceedings, and Science Citation Index.
23. Taylor JA, Novack AH, Almquist JR, et al. Efficacy of cough suppressants in children. *J Pediatr* 1993;122:799–802.
24. Korppi M, Laurikainen K, Pietikainen M, et al. Antitussives in the treatment of acute transient cough in children. *Acta Pediatr Scand* 1991;80:969–971.
25. Eccles R, Morris S, Jawad M. Lack of effect of codeine in the treatment of cough associated with acute upper respiratory tract infection. *J Clin Pharmacol Ther* 1992;17:175–180.
26. Adams R, Hosie J, James I, et al. Antitussive activity and tolerability of moguisteine in patients with acute cough: a randomised double blind placebo controlled study. *Adv Ther* 1993;10:263–271.
27. Hueston W. A comparison of salbuterol and erythromycin for the treatment of acute bronchitis. *J Fam Pract* 1991;33:476–480.
28. Tukiainen J, Karttunen P, Silvasti M, et al. The treatment of acute transient cough: a placebo-controlled comparison of dextromethorphan and dextromethorphan-beta$_2$- sympathomimetic combination. *Eur J Respir Dis* 1986;69:95–99.

原作者

Peter Wark

Consultant Respiratory Physician, Brooke Laboratories
University of Southampton, Southampton, UK

利益冲突：没有声明。

普通感冒

检索时间：2005年5月
原作者：Bruce Arroll 卢冰冰译 高占成 校 白春学 审

问题

治疗普通感冒的效果如何？

治疗措施及其效果

治疗措施

很可能有效
抗组胺药（能够减轻流涕和打喷嚏，但总体症状上没有显著性差异）
鼻用减充血剂（去甲肾上腺素、氧甲唑啉或伪麻黄碱）能够在短时间内（3～10小时）缓解鼻塞症状

效果不明
解热镇痛药或抗炎药
鼻用减充血剂（目前尚无充分证据证明此类药物能够在较长时间内［＞10小时］缓解鼻塞症状）
紫锥花属植物药材
吸入蒸汽
维生素C
锌剂（鼻内凝胶或糖锭）

很可能无效甚至有害
抗生素

将在新版中加入
预防普通感冒的措施

请参考其他有关章节
急性鼻窦炎
急性支气管炎
咽喉痛

主要信息

治疗措施

◆ **抗组胺药（能够减轻流涕和打喷嚏，但总体症状上没有显著性差异）**：一篇系统综述发现，与安慰剂相比，氯苯那敏和多西拉敏能够在用药2天后显著减轻普通感冒患者的流涕和打喷嚏症状，但临床益处微弱。另外一篇综述对多种抗组胺药进行了评价，结果显示，在感冒第1～10天，总体症状在各种抗组胺药之间以及它们与安慰剂之间并没有显著性差异；而且第一代抗组胺药增加了不良反应，包括镇静。

◆ **鼻用减充血剂（去甲肾上腺素、氧甲唑啉或伪麻黄碱）能够在短时间内（3～10小时）缓解鼻塞症状**：一篇系统综述发现，与安慰剂相比，成年感冒患者在使用单剂量鼻用减充血剂（去甲肾上腺素、氧甲唑啉或伪麻黄碱）后，其鼻塞症状能够在3～10小时内得到改善。该系统综述没有收入关于此类药物中其他药物的随机对照试验。一项病例对照研究显示苯丙醇胺能增加出血性脑卒中的风险，但该结论的证据并不充分。

◆ **解热镇痛药或抗炎药**：我们没有发现任何关于解热镇痛药或抗炎药治疗普通感冒的随机对照试验。

◆ **鼻用减充血剂（目前尚无充分证据证明此类药物能够在较长时间内［＞10小时］缓解鼻塞症状）**：一篇系统综述评价了感冒患者较长时间使用此类药物的疗效，该系统综述所提供的临床证据尚不充分。

◆ **紫锥花属植物药材**：系统综述收入的证据级别较弱的随机对照试验显示紫锥花属植物药材治疗感冒的疗效并不一致。随后的一项随机对照试验结果显示，紫锥花属植物药材和安慰剂之间在控制感冒症状严重程度或持续时间方面没有显著性差异。

◆ **吸入蒸汽**：一篇系统综述评价了感冒患者吸入蒸汽的疗效，该综述所提供的临床证据不够充分。

◆ **维生素C**：一篇系统综述评价了感冒症状初起后使用维生素C的疗效，结果显示维生素C与安慰剂在控制感冒的持续时间和严重程度上没有显著性差异。

◆ **锌剂（鼻内凝胶或糖锭）**：一篇系统综述以有限的证据显示，葡萄糖酸锌或醋酸锌与安慰剂相比，能够在用药后7天缩短感冒症状的持续时间。另一篇系统综述没有发现锌剂与安慰剂在影响感冒的病程上有显著性差异。上述两篇系统综述均显示在应用锌剂后3天内或5天内感冒症状未见改善。第三篇系统综述收入了两项随后的随机对照试验，其中一项小规模随机对照试

验显示，锌的糖锭丸较安慰剂能显著缩短感冒病程；而其后较大规模的随机对照试验发现在感冒症状和严重程度上组间没有显著性差异。两项随机对照试验发现与安慰剂相比锌剂鼻内凝胶能够显著缩短感冒的平均病程，而第三项随机对照试验显示锌剂鼻内凝胶在缩短感冒病程方面与安慰剂并无显著性差异。

◆ **抗生素**：几篇系统综述和系统综述未收入的1项随机对照试验显示，抗生素组应用 6～14 天时在感冒治愈和感冒总体症状改善两方面与安慰剂组没有显著性差异。其他随机对照试验显示，20% 的感冒患者鼻咽拭子培养阳性，包括流感嗜血杆菌、卡他莫拉汉菌、肺炎链球菌，这部分患者在使用抗生素后第5天与安慰剂组相比，恢复比例较高。但目前我们还没有办法在首诊时就能明确某名感冒患者是否属于此类人群。

定义 普通感冒定义为主要影响鼻黏膜的急性上呼吸道感染。既然上呼吸道感染能累及任何部位的呼吸道黏膜，因此无论将上呼吸道感染称为"感冒"还是"咽喉痛"（咽炎或扁桃体炎）、鼻窦炎、急性中耳炎、支气管炎都不免武断（参见咽喉痛章节图1）。有时几乎所有部位的呼吸道黏膜可能同时或先后受累。普通感冒的症状包括打喷嚏、流涕、头痛、周身不适等。除了鼻部症状外，半数患者感觉咽喉痛，40%的患者出现咳嗽[1]。本综述不包括急性鼻窦炎（见急性鼻窦炎章节）、急性支气管炎（见急性支气管炎章节）或咽喉痛（见咽喉痛章节）的治疗。

发病率/患病率 在澳大利亚，全科门诊中有11%的患者是因为上呼吸道感染、鼻塞、咽喉不适、咳嗽而就诊[2]。每年患感冒的次数，儿童为5次，成人为 2～3 次[2-4]。挪威一项横断面调查显示，4～5 岁的儿童中有48% 每年至少患两次感冒[5]。

病因/危险因素 普通感冒的主要传播途径是通过不清洁的手接触了鼻孔或眼睛，而不像人们所通常认为的是通过空气中的悬浮微粒传播[1]。普通感冒的主要病原体是病毒（典型者为鼻病毒，还包括冠状病毒和呼吸道合胞病毒，或肺炎病毒及其他）。许多感冒的病原未明。

预后 普通感冒通常病程较短，症状持续若干天，有些症状可能持续较长时间，尤其是咳嗽。主要的感冒症状通常在 1～3 天达高峰，1周内完全消失，但咳嗽症状可能持续[1]。普通感冒不会增加死亡率或导致严重的并发症，但会引起患者不适、导致误工，增加医疗费用。

治疗目的 缓解症状、缩短病程、减少并发症、降低传染性。同时尽量控制治疗措施的不良反应。

结局 治愈率；症状持续时间、误工或误学时间；并发症的发病率；治疗措施的不良反应。

方法 采用《临床证据》2005年5月的文献检索和评价方案。我们尽可能剔除那些试验方法诱发感冒的随机对照实验，虽然在系统综述中进行 Meta 分析时也收入了这类随机对照试验。我们也剔除了那些仅评价细菌学清除结果的随机对照试验。我们广泛检索了任何关于评价减轻鼻部充血的药物、镇痛药及抗炎药治疗感冒疗效的随机对照试验，而且所收入的是高质量的随机对照试验。

问 题 治疗普通感冒的效果如何？

治疗选择 1　维生素 C

一篇系统综述发现在感冒症状初起后使用维生素 C 与安慰剂在感冒严重程度和持续时间方面均无显著性差异。

益处 **维生素 C 和安慰剂比较**：我们发现一篇系统综述（检索时间：2004 年）[6]。这篇综述收入了所有关于感冒患者每天应用维生素 C 至少 200mg 或安慰剂的随机对照研究[6]。结果显示感冒症状初起后应用维生素 C 较安慰剂在持续时间上没有显著性差异（相对于对照组标化的平均每次感冒症状的持续时间：7项随机对照试验，11个不同的试验组，3294次成人感冒发作，WMD − 2.54 天，95%CI − 10.09 ～ +5.02 天）[6]。该综述所收入的随机对照试验使用了不同的治疗方案，包括从感冒症状初起时使用单剂量到不同剂量维生素 C 持续应用4天。该综述所收入的随机对照试验显示，每天应用维生素 C 4g 作为治疗并未显示任何益处；但一项大规模随机对照试验显示感冒症状初起时每天应用大剂量维生素 C 8g 的效果模棱两可[6]。这篇综述发现维生素 C 与安慰剂在控制感冒严重程度方面没有显著性差异（感冒严重程度的评价指标包括平均在家休息时间或平均误工时间或平均症状严重程度评分：4项随机对照试验，8 个不同的试验组，2753 例成人患者，SMD − 0.07，95%CI − 0.016 ～ +0.02）[6]。同样，所收入的随机对照试验包括了不同的用药方案。

害处 该综述没有报告任何关于用维生素 C 治疗感冒的不良反应[6]。然而，该综述还收入了关于用维生素 C 预防感冒的随机对照试验。共有7项随机对照试验阐述了不良反应。在这些随机对照试验中，2490 人每日服用维生素 C 至少 1g 以预防感冒，2066 例患者服用安慰剂。该综述显示未报道有严重的症状[6]。服用维生素 C 的试验组中出现与用药相关症状的比例为 5.8%，但这种情况在安慰剂组中为 6%（文中并未详细论述）[6]。

评论 无。

治疗选择 2　锌剂

一篇系统综述以有限的证据显示，与安慰剂相比，葡萄糖酸锌或醋酸锌能够在用药后7天缩短感冒症状的持续时间。另一篇系统综述未发现锌剂和安慰剂在影响感冒的病程上有显著性差异。上述两篇系统综述均显示在应用锌剂后3天内或5天内感冒症状未见改善。第三篇系统综述收入了一项随后的一项小型随机对照试验，发现锌的糖锭丸较安慰剂能缩短感冒病程；而该综述收入的随后较大规模的随机对照试验未得出上述相同结论。2项随机对照试验发现锌剂鼻内凝胶能够缩短感冒的平均病程，而第3项随机对照试验显示锌剂鼻内凝胶与安慰剂在缩短感冒病程方面并无显著性差异。

益处 **锌的糖锭丸和安慰剂比较**：我们检索到三篇系统综述（检索时间：1997年，7项随机对照试验[7]；检索时间：1998年，8项随机对照试验[8]；检索时间：2003年，12项随机对照试验[9]是关于锌的糖锭丸（包括葡萄糖酸锌或醋酸锌）与安慰剂治疗自然获得感冒的对照研究。这几篇系统综述采用了不同的收入和排除标准。前两篇综述发现感冒症状在服药后3天和5天没有得到改善。第一篇系统综述（7项随机对照试验，包含了因收入试验诱发的感冒患者而被第二篇系统综述所剔除的2项随机对照试验，681名自然获得的感冒患者和73试验诱发的感冒患者）发现，与安慰剂相比，锌的糖锭丸能在用药后7天显著减轻持续的感冒症状（随机效应模型：锌剂14/93 [15%] vs 安慰剂46/94 [49%]；RR 0.31，95%CI 0.18～0.52）[7]。但是，第二篇系统综述（8项随机对照试验，包括被第一篇系统综述所收入的5项随机对照试验和因方法学质量差而被排除的1项随机对照试验，所有试验对象都是自然获得感冒患者）发现，与安慰剂相比，锌的糖锭丸在用药后7天不能显著改善感冒持续症状（OR 0.52，95%CI 0.25～1.20，绝对值见图示）[8]。上述用药后7天的结果存在统计学异质性，其可能原因包括：各项随机对照试验所使用的锌剂不同，各项随机对照试验收入的感冒患者感染的病毒种类不同，或由于其他未知因素。第三篇系统综述为阐述性而没有进行数据汇总分析[9]。该综述收入了被第一、二篇系统综述引用过的10项随机对照试验（包括前两篇系统综述均引用的随机对照试验，因方法学质量较差而被第一篇系统综述剔除的1项随机对照试验，因收入的是试验诱发的感冒患者而被第二篇系统综述所剔除的2项随机对照试验）。另外，该篇系统综述还包含后来开展的2项随机对照试验，第1项随机对照试验（48例自然感冒患者）发现，锌的糖锭丸与安慰剂相比能显著缩短感冒的平均病程（锌的糖锭丸组4.5天 vs 安慰剂组8.1天，$P<0.01$）[9]。第2项随机对照试验（281例自然感冒患者）显示锌的糖锭丸并不能显著影响感冒症状的持续时间或严重程度[9]。**锌剂鼻内凝胶和安慰剂比较**：我们发现一篇系统综述（检索时间：2003年）[9]，它收入了3项关于锌剂鼻内凝胶和安慰剂治疗自然获得性感冒的随机对照试验[10-12]。该系统综述为阐述性，没有进行数据汇总分析。两项随机对照试验研究了较高剂量的锌剂，结果显示锌剂具有治疗益处；另一项随机对照试验研究了较低剂量的锌剂，结果未显示锌剂具有治疗益处。第一项随机对照试验（213例自然感冒患者，病程<24小时）发现锌的鼻喷剂（每日剂量2.1mg）较安慰剂能显著缩短感冒症状的持续时间（平均病程：锌剂组2.3天 vs 安慰剂组9.0天，$P<0.05$）[10]。第二项随机对照试验（80例自然感冒患者）的结果也显示锌的鼻喷剂（每日剂量2.1mg）较安慰剂能显著缩短感冒症状的持续时间（中位数病程：锌剂组4.3天 vs 安慰剂组6.0天，$P=0.002$）[11]。第三项随机对照试验（160例自然感冒患者，病程<24小时）发现锌的鼻喷剂组（每日剂量0.044mg）和安慰剂组之间在总的症状持续时间方面没有显著性差异（平均病程：两组均为7.0天，$P=0.45$）[12]。

害处 **锌的糖锭丸**：第一篇系统综述中提到，在若干随机对照试验中，与安慰剂组相比，锌的糖锭丸组有较高比例的患者出现恶心、味觉改变、口干、腹痛、头痛等不适，但并未说明这一差异是否具有显著性[7]。第二篇综述未提供关于药物不良反应的信息[8]。**锌剂鼻内凝胶**：第一项随机对照试验发现锌剂鼻内凝胶组和安慰剂组患者感到鼻腔刺痛或烧灼感的比例近似（锌剂组45/108 [42%] vs 安慰剂组39/105 [37%]，CI未见报告）[10]。在第二项随机对照试验中，尽管锌剂组患者出现至少一种不良反应的比例几乎达安慰剂组的两倍（锌剂鼻内凝胶组12/40 [30%] vs 安慰剂组5/38 [14%]，$P=0.10$）[11]，但两组之间发生一种或多种不良反应的比例不存在显著性差异。这项随机对照研究报告两组中最常见的不良反应是鼻腔刺痛和烧灼感[11]。第三项随机对照试验发现，锌剂鼻内凝胶组中出现不良反应包括恶心、口鼻刺痛、腹痛或头痛的患者比例与安慰剂组近似（任何不良反应：锌剂鼻内凝胶组41/81 [51%] vs 安慰剂组40/78 [52%]）[12]。

评论 无。

治疗选择3　紫锥花属植物药材

根据质量较弱的随机对照试验所总结的系统综述发现紫锥花属植物治疗感冒的疗效证据并不统一。随后的一项随机对照试验发现，紫锥花属植物和安慰剂之间在控制感冒严重程度或缩短症状持续时间方面没有显著性差异。

益处 **紫锥花属植物药材和安慰剂比较**：我们检索到3篇系统综述（检索时间：1998年，8项随机对照试验[13]；检索时间：1999年，5项随机对照试验，包括被第一篇系统综述收入的3项试验[14]；检索时间：2003年，9项随机对照试验，包括被第一篇系统综述收入的2项试验）[15]和随后的一项是关于紫锥花属植物的不同制剂与安慰剂治疗感冒的对照研究[16]（见以下评论）。这些系统综述的纳入标准和排除标准都不相同。因为试验存在异质性，所以试验结果没有综合分析。第一篇系统综述所包含的随机对照试验中，紫锥花属植物为单独用药，或者与从其他植物中所提取的药材联合用药（见下面评论）。第一篇系统综述中有5项随机对照试验的结果均显示紫锥花属植物较安慰剂能显著缩短病程，减轻流涕或降低总体症状评分。1项只发表了摘要的随机对照试验报告，紫锥花属植物仅用于感染早期的感冒患者中才显示出优于安慰剂的显著疗效。2项随机对照试验的结果显示紫锥花属植物组和安慰剂组之间的感冒症状没有显著性差异，虽然在其中1项随机对照试验中，紫锥花属植物组患者的基线病情更重[13]。紫锥花属植物影响感冒症状的定量评价结果包括：2项随机对照试验关于紫锥花属对病程的影响、3项随机对照试验关于紫锥花属对流涕的影响、5项随机对照试验关于紫锥花属对总体症状评分的影响。第二篇系统综述也发现各项随机对照试验存在异质性,且质量较差,所得结论与第一篇综述相同[14]。最近期的系统综述剔除了那些将紫锥花属和其他活性成分联合应用治疗感冒的随机对照试验,也剔除了以维生素作对照的临床试验[15]。该综述共包括9项随机对照试验,其中2项也被第一篇系统综述收入。被纳入的随机对照试验都经过方法学质量评价(选择11条标准评价试验设计是否充分,根据0~11个等级评分)。该综述报告,质量级别最高的2项随机对照试验(11分)未发现紫锥花属植物治疗感冒优于安慰剂的显著益处(包括症状持续时间和严重程度,文章未提供结果和绝对数据)[15]。其余7项随机对照试验(3~10分)中,1项没有发现紫锥花属植物治疗感冒的显著益处(结果包括病程、严重程度、症状,具体数据没有报告),而其他6项则发现紫锥花属植物较安慰剂有效(结果包括病程、症状、疗效、总体改善情况,具体结果和数据没有报告)[15]。该综述提示9项随机对照试验中有7项缺乏盲法的证据。因此该篇综述得出结论,紫锥花属植物对感冒的疗效尚不能肯定,有待于设计良好的临床试验进一步研究。后来开展的双盲随机对照试验(128例成人患者,感冒症状出现24小时内)发现紫锥花属植物组与安慰剂组相比,两组在用药7天内症状评分没有显著性差异(按照症状严重程度的级别0~3进行症状评分:0= 没有症状;3= 症状严重;人均症状评分,紫锥花属植物组 vs 安慰剂组,$P=0.09~0.93$;总体症状评分,紫锥花属植物组 vs 安慰剂组,$P= 0.29~0.90$)[16]。感冒症状恢复所需时间在两组之间也没有显著性差异(Kaplan-Meier,$P=0.73$)[16]。

害处 3项随机对照试验报告了紫锥花属植物的不良反应,通常包括胃肠道不良反应、头痛或眩晕[13,14]。不良反应并不多见,发生率在紫锥花属植物组及安慰剂组之间没有显著性差异。1项随机对照试验发现紫锥花属植物组及安慰剂组患者的胃肠道不良反应的发生率(包括恶心、烧心、便秘,紫锥花属植物组13% vs 安慰剂组11%)及其他不良反应的发生率(包括瘙痒、灼热、麻木,紫锥花属植物组13% vs 安慰剂组11%,P 值均没有报告)之间不存在显著性差异[17]。另外1项随机对照试验发现,紫锥花属植物组的患儿皮疹的发生率显著高于安慰剂组(紫锥花属植物组7% vs 安慰剂组3%,$P=0.008$)[18]。随后的随机对照试验显示头痛和口干是两个治疗组中最主要的不良反应(结果表示为图表,绝对数据没有报告)[16]。除临床试验外,还有关于紫锥花属植物引起过敏反应的报道[16]。

评论 紫锥花属植物并非单一制剂。从不同植物及植物的不同部位(根、药草、整个植物)可以提取200多种不同制剂。临床试验方法的不完善和干预措施不相同导致目前很难对紫锥花属植物治疗感冒的效果予以定论。由于紫锥花属植物没有获得专利,每个生产商占有小股市场份额,因此开展大规模的随机对照试验可能很困难。系统综述的作者获得了若干关于该药物尚未发表的研究结果,但没有包含在该系统综述中。

治疗选择4 吸入蒸汽

1篇系统综述以不够充分的证据评价了感冒患者吸入蒸汽的疗效。

益处 **蒸汽吸入和假仿吸入**:我们检索到1篇系统综述(检索时间:2003年,6项随机对照试验,319例患者;其中4项随机对照试验的对象是自然获得感冒患者,2项随机对照试验的对象是试验诱发的感冒患者)对吸入40~47°C蒸汽和假仿吸入≥30°C空气进行了对比研究[20]。由于各项随机对照试验的纳入人群、症状的评价方法存在异质性,并且有些试验的结果报告不够详尽,因此该系统综述没有进行Meta分析(见以下评论)。2项对症状的评价方法近似的随机对照试验(146例感冒患者,自然获得或试验诱发)的结果经过汇总分析后,以有限的证据显示蒸汽吸入较假仿吸入可显著降低有症状的感冒患者比例:1项试验显示蒸汽吸入后有症状的患者比例立刻降低,另1项试验显示蒸汽吸入后4天有症状的患者比例降低(蒸汽吸入组29/77 [38%] vs 假仿吸入组46/99 [68%];RR 0.56,95%CI 0.40~0.79;见以下评论)。该系统综述中的另1项随机对照试验(20例试验诱发的感冒患者)以不同的症状评价方法发现在治疗终点,症状改善的患者比例在蒸汽吸入组和假仿吸入组之间没有显著性差异(症状计分没有改善的比例:蒸汽吸入组23/45 [51%] vs 假仿吸入组26/39 [67%];RR 0.77,95%CI 0.53~1.10),但由于该研究的样本量太少,因而不能排除临床上重要差异[20]。

害处 该系统综述所收入的随机对照试验没有发现不良反应的证据[20]。但喷出的热水可能有一定的危险性,加湿器也可能增加院内感染的机会。

评论 该系统综述认为各随机对照试验应用了不同的症状评分指标,但并没有特别指明究竟应用了何种指标[20]。假仿吸入是否能作为有效的对照也未明确。

治疗选择5 鼻用解充血剂

1篇系统综述发现,与安慰剂相比,成年感冒患者在使用一次鼻用解充血药(包括去甲肾上腺素、氧甲唑啉或伪麻黄碱)后,其鼻塞症状能够在3~10小时内得到改善。该系统综述没有检索到其他药物的随机对照试验。1项病例对照研究以微弱的证据发现苯丙醇胺能增加出血性脑卒中的风险。

益处 **鼻用解充血剂和安慰剂比较**:我们检索到1篇系统综述(检索时间:1999年,4项随机对照试验,246例自然获得的成人感冒患者)[21]。该综述发现与安慰剂相比,单一剂量的此类药物(去甲肾上腺素、氧甲唑啉或伪麻黄碱)能够在3~10小时内使鼻塞症状得到中等程度的显著缓解(3项随机对照试验,155例成人患者;鼻塞症状严重程度分级0~1;WMD −0.13,95%CI −0.19~−0.06)。尚无充分证据评价此类药物重复使用数天的疗效。该综述没有检索到关于其他鼻用解充血药随机对照试验。

74. Takada M, Fukuoka M, Kawahara M, et al. Phase III study of concurrent versus sequential thoracic radiotherapy in combination with cisplatin and etoposide for limited-stage small-cell lung cancer: results of the Japan Clinical Oncology Group study 9104. *J Clin Oncol* 2002;20:3054–3060.
75. Coy P, Hodson I, Payne DG, et al. The effect of dose of thoracic irradiation on recurrence in patients with limited stage small cell lung cancer. Initial results of a Canadian multicentre randomized trial. *Int J Radiat Oncol Biol Phys* 1988;14:219–226.
76. Turrisi AT, Kim K, Blum R, et al. Twice-daily compared with once-daily thoracic radiotherapy in limited small-cell lung cancer treated concurrently with cisplatin and etoposide. *N Engl J Med* 1999;340:265–271.
77. Bonner JA, Sloan JA, Shanahan TG, et al. Phase III comparison of twice-daily split-course irradiation versus once-daily irradiation for patients with limited stage small-cell lung carcinoma. *J Clin Oncol* 1999;17:2681–2691.
78. Kumar P. The role of radiotherapy in the management of limited-stage small cell lung cancer: past, present, and future. *Chest* 1997;112(suppl):259–265.
79. Murray N, Coy P, Pater JL, et al. Importance of timing for thoracic irradiation in the combined modality treatment of limited-stage small-cell lung cancer. *J Clin Oncol* 1993;11:336–344.
80. Prophylactic Cranial Irradiation Overview Collaborative Group. Cranial irradiation for preventing brain metastasis of small cell lung cancer in patients in complete remission. In: The Cochrane Library, Issue 3, 2004. Chichester, UK: John Wiley & Sons, Ltd. Search date 2000; primary sources Medline, Cancerlit, Excerpta Medica, Biosis, hand searches of meeting proceedings, the Physician Data Query clinical trial registry, and personal contact with investigators and experts.
81. Arriagada R, Le Chevalier T, Riviere A. Patterns of failure after prophylactic cranial irradiation in small-cell lung cancer: analysis of 505 randomized patients. *Ann Oncol* 2002;13:748–754.

原作者

Alan Neville
Professor
McMaster University
Hamilton
Canada

利益冲突：没有声明。

表1 癌症分期

非小细胞肺癌		
期	定义*	5年生存率
I	T1~T2，N0，M0	55~75
II	T1~T2，N1，M0	25~50
IIIA	T3~T0，N1，M0	20~40
IIIB	T4~T0，任意N，M0 或I，任意N3，M0	<5
4	任意M1	<5
小细胞肺癌		
期	定义	中位生存时间
局限性疾病	局限于一侧胸部的肿瘤，锁骨上淋巴结，或两者都有	18~24个月†
广泛性疾病	定义是任何超过局限期的疾病	10~12个月‡

*M，转移；N，淋巴结；T，肿瘤。†化疗和局部放疗相结合。‡姑息性化疗。

细菌性阴道病

检索时间：2004年4月
原作者：M Riduan Joesoef, George Schmid 赵彦 译 王建六 校 戴钟英 审

问　题

不同抗菌治疗方案对非妊娠妇女有症状的细菌性阴道病治愈率和症状缓解的效果如何？
抗菌治疗妊娠妇女以减少妊娠的不良结果和预防新生儿合并发症的效果如何？
治疗男性伴侣可以预防复发吗？
在妇科处理之前对细菌性阴道病治疗的效果如何？

治疗措施及其效果

治疗非妊娠妇女

肯定有效
应用甲硝唑或者克林霉素的抗菌治疗（短期有效）

妊娠期治疗

很可能有效
对有早产史的妊娠妇女的抗菌治疗[不包括阴道内使用克林霉素]

效果不明
对低危妊娠的抗菌治疗

很可能无效甚至有害
阴道内使用克林霉素霜

治疗伴侣

很可能无效甚至有害
用甲硝唑或克林霉素治疗女性的男性性伴侣（不会降低女性复发的危险性）

妇科处理前的治疗

很可能有效
手术流产前口服或阴道内用抗菌治疗

疗效不明
非流产的妇科其他处理之前的抗菌治疗

将在新版中加入
复发性细菌性阴道病

主要信息

细菌性阴道病可能自愈。

治疗非妊娠妇女

◆ **应用甲硝唑或者克林霉素的抗菌治疗（短期疗效）**：一项系统综述发现，应用抗菌素治疗的妇女（阴道内克林霉素霜或者阴道内甲硝唑凝胶）比应用安慰剂的妇女治愈率更高。一项系统综述发现阴道给予克林霉素5~10天或者4周与口服甲硝唑相比治愈率或不良反应无显著性差异。然而，对比交叉随机对照试验的结果发现阴道用克林霉素比口服甲硝唑更少发生念珠菌性外阴阴道炎。非妊娠妇女阴道内使用克林霉素很少发生轻度至重度的结肠炎和阴道假丝酵母菌。另一项系统综述发现甲硝唑每日口服2次的7日疗程与单剂量2g给药相比会提高治愈率；没有说明不良反应。随机对照试验有限的证据发现口服克林霉素的治愈率与口服甲硝唑的治愈率无显著性差异，只发现与这两种药物相关的恶心和感到金属味道。一项随机对照试验发现在35天的观察期内应用3日疗程的阴道给予克林霉素胶囊和7日疗程的阴道内给予克林霉素霜相比治愈率无显著性差异，还发现两组发生不良反应的人数的比例相似，应用胶囊的人出现阴道痛和头痛的发生率更高，而应用霜剂的人更容易有流感样综合征。还有一项随机对照试验发现每日一次和两次阴道用甲硝唑凝胶治愈率和不良反应无显著性差异。尚未得到长期观察结果的证据。一项小型的随机对照试验提示50%以上的妇女在抗生素治疗后的2个月有复发细菌性阴道病。

妊娠期治疗

◆ **对有早产史的妊娠妇女的抗生素治疗(不包括阴道内使用克林霉素)**：一项系统综述发现尽管各种试验间早产的结果变异很大，但是抗生素可以降低有早产史并患有细菌性阴道病妇女分娩低体重儿的危险。一项随后的随机对照试验发现与安慰剂相比，在中期妊娠的早期给以口服克林霉素可以降低既往有晚期流产和早产的妇女流产和早产的发生。

◆ **对低危妊娠的抗生素治疗**：一项对一般人群妊娠妇女的系统综述发现，与给予安慰剂或者不治疗相比，应用抗生素(口服或者阴道给药)发生早产、低体重儿、新生儿败血症或产前死亡的危险无显著性差异。然而，一项随后的随机对照试验发现与安慰剂相比，对患有细菌性阴道病或者异常生殖道菌丛疾病的妇女(可以包括或不包括细菌性阴道病)在中期妊娠早给予口服或者阴道给予克林霉素会减少流产和早产的发生。

◆ **阴道内使用克林霉素霜**：3项随机对照试验发现，参与试验的患有细菌性阴道病的妇女，不管既往有无早产史，与安慰剂相比，用克林霉素霜治疗后早产和低体重儿的发生无显著增加。然而，一项后续的随机对照试验发现，与安慰剂相比，对有异常生殖道菌群的妇女(可能包括或不包括细菌性阴道病)为减少早产的发生，于中期妊娠的早期给予阴道内克林霉素仍然证据有限。

治疗伴侣

◆ **用甲硝唑或克林霉素治疗女性的男性性伴侣(不会降低女性复发的危险性)**：一项系统综述发现，在接受抗生素治疗的妇女中，如果其有一个固定的男性性伴侣，用口服抗生素治疗这个伴侣并不降低女性复发的危险性。

妇科处理之前的治疗

◆ **手术流产前给予口服或者阴道用抗生素治疗**：3项随机对照试验发现，与安慰剂组对比，对准备接受手术流产的合并细菌性阴道病的妇女给予口服或阴道用抗生素治疗，术后盆腔炎性疾病的发生率低，但是显著性差异只出现在数量最大的那一项随机对照试验中。这几个随机对照试验没有报道不良反应。在随机对照试验中患有细菌性阴道病的非妊娠妇女，使用阴道内克林霉素，很少发生轻度至重度的结肠炎和阴道假丝酵母菌感染。口服甲硝唑会有恶心和感到有金属气味。

◆ **非流产的其他妇科处理之前的抗生素治疗**：我们尚未见到对患细菌性阴道病妇女在除流产以外妇科处理之前抗生素疗效的随机对照报道。

定义　细菌性阴道病是一种微生物性疾病，其特征为由乳酸杆菌为主的阴道内菌群，变为高浓度的厌氧菌。50%的受感染妇女无症状。有症状的妇女表现为白带过多，呈白色或者灰白色，或有恶臭的阴道分泌物，或两种现象同时存在；异常气味在性交时可能会引起特别注意。通常临床诊断需要以下四种表现中的三种：镜下出现线索细胞；同源性分泌物黏附于阴道壁；阴道分泌物pH>4.5；以及加入10%氢氧化钾前后有"鱼腥"味。有的专家更愿意用其他方法(例如，阴道分泌物Gram染色)，特别是在研究单位。使用Nugent标准[1]的Gram染色将阴道内菌群分为3类——正常、中间型和与细菌性阴道病相一致的菌群。异常阴道菌群包括中间型菌群和细菌性阴道病菌群。

发病率 / 患病率　细菌性阴道病是最常见的阴道炎感染原因，大约是假丝酵母菌感染的2倍[2]。在无选择范围的妇女中患病率约为10%～61%[3]。虽然有关发病率资料有限，但是一项研究发现大约50%使用宫内节育器的妇女在2年左右的时间内有一次发病，而口服避孕药的妇女有20%发病一次[4]。同性恋是细菌性阴道病的好发人群。

病因 / 危险因素　细菌性阴道病的原因不完全清楚。危险因素包括有新的或者有多个性伴侣[2,4,6]和性交年龄早[7]，但是没有显示性伴侣之间传播微生物。也有报道指出使用宫内节育器[4]和阴道冲洗[6]是危险因素。看来感染最常见于围绕月经期的时间[8]。

预后　细菌性阴道病的病程变化各有不同，人们对此知之甚少。如不治疗，妊娠和非妊娠妇女的症状可持续存在或自行缓解。大约有1/3的妇女治疗后复发。有细菌性阴道病史的妇女妊娠并发症的发生率增加：低体重儿[7]和早产儿(收集来自10项队列研究的OR 1.8，95% CI 1.5～2.6)；早产，胎膜早破[7]，晚期流产，绒毛膜炎[10]，正常产后的子宫内膜炎(8.2% vs 1.5%；OR 5.6, 95% CI 1.8～17.2)[11]，剖宫产后的子宫内膜炎(55% vs 17%; OR 5.8, 95% CI 3.0～10.9)[12]；以及生殖道手术。既往有早产者特别容易有妊娠并发症的危险，早产的危险增加7倍(所有妇女的发生率为24/428[5.6%]，而以往有早产的妇女的发生率为10/24[41.7%])[15]。细菌性阴道病也可能增加HIV感染和传播的危险。

治疗目的　减轻症状和预防与分娩有关的并发症，在最低不良反应的前提下终止妊娠，进行妇科手术，减少新生儿的不良结局。

结局　早产；其他妊娠并发症；产褥期和新生儿患病率和病死率；临床或者微生物学治愈率，在治疗后的1～2周或4周时；复发率。

方法　采用2004年3月《临床证据》的文献检索和评价方案。此外，作者获得的信息来自于药品制造商。

临床证据 —— 性健康

| 问 题 | 不同抗菌方案对非妊娠妇女有症状的细菌性阴道病治愈率和症状缓解的效果如何？ |

| 治疗选择 | **抗菌治疗** |

一项系统综述发现，应用抗菌治疗的妇女（阴道用克林霉素霜或阴道内甲硝唑凝胶）比应用安慰剂治疗的妇女可达到更高的治愈率。一项系统综述发现阴道给予克林霉素 5~10 天或 4 周与口服甲硝唑相比治愈率或不良反应无显著性差异。然而，对比经过随机对照试验的结果发现阴道用克林霉素比口服甲硝唑更少发生念珠菌性外阴阴道炎。非妊娠妇女阴道内使用克林霉素很少发生轻度至重度的结肠炎和阴道真菌病。另一项系统综述发现甲硝唑每日口服 2 次、疗程为 7 日与单剂量 2g 给药相比会提高治愈率；没有给出不良反应的信息。随机对照试验的有限证据发现口服克林霉素的治愈率与口服甲硝唑的治愈率之间无显著性差异，并发现这两种药物都伴有恶心和金属味。一项随机对照试验发现应用阴道给予 3 日疗程的克林霉素胶囊和阴道内给予 7 日疗程的克林霉素霜相比在第 35 天时间的治愈率无显著性差异，还发现两组发生不良反应的人数相似，但是应用胶囊的人出现阴道痛和头痛的发生率更高，而应用霜剂的人更容易有流感样综合征。系统综述遗漏的一项随机对照试验发现每日一次和两次阴道用甲硝唑凝胶在治愈率和不良反应上无显著性差异。尚未得到长期观察结果的证据。一项小型的随机对照试验提示 50% 以上的妇女在抗生素治疗后的 2 个月复发细菌性阴道病。

益处 **阴道内用抗菌治疗与安慰剂比较**：我们发现一项系统综述（检索时间：1996年，4项随机对照试验，406例妇女）将抗菌治疗与安慰剂项比较[17]。结果发现，阴道用克林霉素霜和甲硝唑凝胶的妇女比用安慰剂能达到更高的治愈率（在完成治疗的 25~39 天后，阴道用克林霉素霜的累积治愈率 82% vs 安慰剂 35%；2 项随机对照试验没有报告 P 值和 CI；在完成治疗的 28~32 天，阴道用甲硝唑凝胶的累积治愈率 71% vs 安慰剂 50%，2 项随机对照试验，未报告 P 值）。安慰剂治疗有相当高的累积治愈率，说明细菌性阴道病不治疗常常可以自愈[17]。**口服抗菌治疗与安慰剂比较**：没有相应的随机对照试验。**阴道内给药与口服抗菌治疗比较**：我们发现一项系统综述（检索日期：1996年，5项随机对照试验，741例妇女）[17]和一项随后续的随机对照试验[18]，以对比甲硝唑和克林霉素的阴道制剂和口服制剂。其中3项随机对照试验是观察有症状的非妊娠妇女，2项是观察有症状和无症状的非妊娠妇女[17]。综述发现完成治疗后的 5~10 天累积治愈率无显著性差异（克林霉素霜 5g，睡前阴道内用，共 7 天，累积治愈率 85%，甲硝唑凝胶 5g，每日阴道给药 2 次，共 5 天，累积治愈率为 81%，口服甲硝唑 500mg，每日 2 次，共 7 天，累积治愈率 86%，未报告 P 值和 CI）。完成治疗后 4 周内累积治愈率，克林霉素阴道霜为 82%，甲硝唑阴道凝胶为 71%，口服甲硝唑为 78%（未报告P值）。随后的随机对照试验（399 例妇女）是比较阴道用克林霉素霜与口服甲硝唑，结果也显示治愈率无显著性差异（克林霉素 68% vs 口服甲硝唑 67%；P = 0.81）[18]。然而，由于疗效分析中没有包括大数量妇女 [166/399（42%）] 的资料，所以在分析结果时出现困难（结果只报告了 233 例妇女，其他人由于不同原因被排除）。**不同口服抗生素方案**：有一项系统综述（检索日期：1993年[19]，更新至 1996 年[17]）与另外 4 项随机对照试验结果相一致。这 4 项随机对照试验是比较口服甲硝唑 500mg，每日 2 次，共 7 天，与单剂量 2g 甲硝唑的比较。还发现 2 项系统综述遗漏的随机对照试验比较了甲硝唑 500mg，每日 2 次，共 7 天，与克林霉素 300mg，每日 2 次，共 7 天[20, 21]。系统综述发现在完成治疗后的 3~4 周，7 日甲硝唑治疗的累积治愈率明显高于单剂量甲硝唑治疗（7 日甲硝唑治疗的累积治愈率 82%，而单剂量甲硝唑 62%，P ＜ 0.05）[19]。这个结论真至现今仍然相同[17]。第一项系统综述遗漏的随机对照试验（143例有症状的非妊娠妇女）发现，在开始治疗的 7~10 天内，用克林霉素的治愈率 [46/49（94%）] 和用甲硝唑的治愈率 [48/50（96%），RR 0.98，95%CI 0.89~1.07)] 之间无显著性差异[20]。有1/4的人失访。第二个随机对照试验（96例非妊娠妇女）发现克林霉素与甲硝唑的治愈率无显著性差异 [克林霉素 39/41[95%]vs 甲硝唑 41/44[93%]，ARI 2%，RR 1.00，95%CI 0.92~1.14][21]。**不同的阴道的给药方案**：仅发现 2 项随机对照试验但没有发现系统综述。第 1 项随机对照试验（514 例妇女）发现每日 1 次和每日 2 次阴道用甲硝唑之间治愈率无显著性差异（每日 1 次：118/207[57%] vs 每日 2 次 129/209[62%]，RR 0.92，95% CI 0.79~1.08)[22]。第 2 项随机对照试验（662 例妇女）对比了阴道用 3 日克林霉素胶囊与 7 日阴道用克林霉素霜[23]。结果发现在 35 天的评估期内，治愈率无显著性差异（3 日胶囊 134/238[56%] vs 7 日 133/224 [50%]；ARI 6%；RR 1.10，95%CI 0.94~1.30)。

害处 **阴道内用抗生素与安慰剂比较**：综述无不良反应的报道[17]。**口服抗生素治疗与安慰剂比较**：没有发现相关随机对照试验。**阴道内与口服抗生素治疗比较**：随机对照试验发现，阴道用克林霉素和口服甲硝唑之间发生不良反应的频率无显著性差异（阴道内用克林霉素 10.3%vs 口服甲硝唑 16.3%；P=0.104)[18]。两种治疗组中味觉改变有差异（阴道内用克林霉素 0 vs 口服甲硝唑 3.1% 未报告 P 值）和恶心（阴道内用克林霉素 1% vs 口服甲硝唑 5.6%，未报告 P 值）。阴道假丝酵母菌感染率两组相似（口服甲硝唑 3.1%vs 阴道内用克林霉素 3.4%，未报告 P 值）。比较随机对照试验的结果发现阴道用甲硝唑比口服甲硝唑可能更少发生念珠菌性外阴阴道炎（阴道用 4%[24] vs 口服 8%~22%)[25]。阴道内用克林霉素很少与轻度至重度结肠炎[26]和阴道假丝酵母菌病[27]有关（治疗 7 日后的假丝酵母菌性阴道炎：妊娠期妇女 13.3% vs 非妊娠妇女 10.4%）。**不同的口服抗生素方案**：这些综述没有关于7日甲硝唑或单日口服甲硝唑不良反应的报告[17]。第一项随机对照试验是比较口服克林霉素与口服甲硝唑的恶心反应（口服克林霉素 7/49[14%] vs 口服甲硝唑 10/50 [20%]，未报告差异）和金属气味（口服克林霉素 0/49 [0] vs 口服甲硝唑 3/50 [6%]，未报告差异）。**不同的阴道内用抗生素方案**：一项随机对照试验发现，每日 1 次或 2 次阴道内用甲硝唑凝胶发生不良反应的人数无显著性差异(每日1次38% vs 每日2次39%；报告无显著性，未报告CI)[22]。每日1次或2次阴道用甲硝唑，每组约有7%的人出现胃肠道症状，7%有外阴阴道假丝酵母病，11%有阴道异常分泌物[22]。另一项随机对照试验发现，3日克林霉素胶囊和7日克林霉素霜所出现的不良反应率相似，除了阴道痛(3日胶囊3.4% vs 7日霜剂0.9%，未报告P值)、流感样综合征(3日胶囊0.9% vs 7日霜剂2.7%，未报告P值)以及头痛(3日胶囊6.7% vs 7日霜剂3.6%，未报告P值)[23]。大多数不良反应程度为轻度至中度(轻度至中度副反应的比例为：3日胶囊177/186 [95%] vs 7日霜剂149/171 [87%]；重度不良反应率：3日胶囊9/186[5%] vs 7日霜剂19/171 [11%]，未报告P值)。

评论 阴道内用药可减少全身吸收和全身的不良反应。有些妇女可能更愿意口服用药，因为这样更方便。多数随机对照试验是短期随访病人(大约4周)，因此，不可能全面评估长期不良反应和复发率。**复发**：我们发现一项随机对照试验(61例妇女，19例退出试验)，随访有细菌性阴道病曾经用克林霉素阴道霜或口服甲硝唑治疗的妇女[28]。发现在治疗后的2个月内两组各有超过50%的人出现细菌性阴道病的复发(没有报告准确的数字和统计分析)。

| 问 题 | 抗菌治疗妊娠妇女以减少妊娠的不良结果和预防新生儿并发症的效果如何？ |

| 治疗选择 | 抗菌治疗妊娠妇女以降低妊娠的不良后果和新生儿并发症 |

一项系统综述对患细菌性阴道病的一般人群的妊娠妇女使用抗生素(口服或阴道)与安慰剂进行了比较，发现在早产、低出生体重、新生儿脓毒症或早产儿死亡的危险无显著性差异。然而，对曾经有早产史的患有细菌性阴道病的妇女，抗生素可以降低低出生体重儿的危险。这组病人出现早产的结果在各个试验中变化很大。一项随后的随机对照试验发现，与安慰剂相比较，对所有妇女和有晚期流产或早产史的妇女来说，在中期妊娠的早期给口服克林霉素可以减少流产或早产的发生。在评估不论是否有早产史的妇女的随机对照试验中，有3项随机对照试验发现与安慰剂相比较，阴道内用克林霉素霜治疗细菌性阴道病妇女在早产和低出生体重儿的发生上无显著性差异。然而，一项后来的随机对照试验发现有限的证据表明，与安慰剂相比较，有异常阴道菌丛的妇女(可包括或不包括细菌性阴道病)在中期妊娠早给阴道内克林霉素霜会降低早产的发生。

益处 我们发现一项系统综述(检索日期：2002年，10项随机对照试验，4249名妇女)比较了抗生素治疗与安慰剂[29]，以及2项后来的随机对照试验。**所有妊娠妇女，不考虑危险性**：综述分别分析了不同的抗生素、口服抗生素或阴道抗生素与安慰剂的比较，或者与不治疗相比较。结果发现抗菌治疗与安慰剂之间或与不治疗之间无显著性差异[29]。总之，综述发现对患有细菌性阴道病的妊娠妇女的一般人群，抗菌治疗与安慰剂相比或与不治疗相比，发生早产、低出生体重儿、早产儿死亡或新生儿脓毒症的危险性无显著性差异(<37周妊娠为早产，8项随机对照试验，4062名妇女：OR 0.93，95% CI 0.78~1.12；低出生体重儿，4项随机对照试验，3131名妇女：OR 0.97，95% CI 0.76~1.23；早产儿死亡，2项随机对照试验，749名妇女：OR 2.26，95% CI 0.68~7.46；新生儿脓毒症，2项随机对照试验，428例妇女：OR 0.95，95% CI 0.06~15.32)[29]。同样，此研究发现口服抗生素与安慰剂和不治疗相比，结果无显著性差异(<37周妊娠为早产，5项随机对照试验，2996名妇女：OR 0.88，95% CI 0.72~1.09；低出生体重儿，3项随机对照试验，2459名妇女：OR 0.90，95% CI 0.69~1.17；围产儿死亡，2项随机对照试验，739例妇女：OR 2.03，95% CI 0.67~6.13；新生儿脓毒症，1项随机对照试验，406名妇女：0.95，95% CI 0.06~15.28)。此研究也发现阴道内用抗生素与安慰剂和不治疗相比，结果无显著性差异(<37周妊娠为早产，2项随机对照试验，1056例妇女：OR 1.16，95% CI 0.78~1.72；低出生体重儿，1项随机对照试验，672例妇女：OR 1.35，95% CI 0.77~2.36；围产儿死亡，无随机对照试验，OR和CI无法评估；新生儿脓毒症，1项随机对照试验，22名妇女：OR 1.01，95% CI 0.33~3.06)[28]。第一项随后续的随机对照试验(485例无症状的患细菌性阴道病妇女)发现，与安慰剂相比，妊娠中期早给口服克林霉素可降低流产和早产的发生率[克林霉素13/244(5.3%) vs 安慰剂38/241(15.8%)；ARR 10.4%，95% CI 5.0%~15.8%][30]。第二项后续的随机对照试验(409例无症状的有异常菌群妇女)发现，与安慰剂相比，妊娠20周或20周前阴道用克林霉素霜3天与安慰剂相比可明显降低早产的发生率[阴道用克林霉素8/208(4%) vs 安慰剂19/201(10%)，OR 0.38，95% CI 0.16~0.90]。**有早产史的妇女**：综述发现，与安慰剂相比，对既往有早产史的妇女抗生素治疗可明显降低低出生体重儿的危险(有114名妇女参加的2项随机对照试验：OR 0.31，95% CI 0.13~0.75)[29]。但是，抗生素不会明显降低早产和围产儿死亡的危险(<37周妊娠为早产，5项随机对照试验，662名妇女：OR 0.83，95% CI 0.59~1.17；围产儿死亡，2项随机对照试验，155例妇女：OR 3.64，95% CI 0.86~15.45)，虽然早产的结果在各随机对照试验中有显著性差异(见下面的评论)。对参加第一项后来的随机对照试验的有晚期流产和早产史的妇女的亚分组分析发现，口服克林霉素比安慰剂组更少发生晚期流产和早产(晚期流产或早产：克林霉素7/36[19%] vs 安慰剂16/38[42%]；未报告RR和CI)[30]。第二项随机对照试验没有根据妇女是否有高危(既往早产)因素分析结果[31]。

害处 **一般的不良反应**：总而言之，系统综述发现抗生素不良反应不常见(虽然不是所有的RCT均给予了不良反应的信息)[29]。综述发现任何抗生素和安慰剂以及不治疗之间的不良反应无显著性差异(不良反应终止治疗，2项随机对照试验，965名妇女：OR 1.31，95% CI 0.68~2.49；有不良反应不足以终止至治疗，3项随机对照试验，1340名妇女：OR 1.33，95% CI 0.73~2.45)。然而，该综述中一项大型的随机对照试验(1953名妇女)发现，与安慰剂组比较，口服甲硝唑的不良反应更为明显，特别是胃肠症状(甲硝唑 20% vs 安慰剂 7.5%；未报告 CI)[32]。第一项随后的随机对照试验发现，与安慰剂相比，阴道内用克林霉素出现不良反应的比率无显著性差异，包括胃肠道不适、恶心、呕吐、外阴阴道假丝酵母菌感染和头痛［阴道内用克林霉素 17/239[7%] vs 安慰剂 8/239[3%]；P = 0.10)[30]。第二项随后的随机对照试验没有报告不良反应[31]。**妊娠的不良结局和新生儿并发症**：3项随机对照试验发现，与安慰剂相比，所有患细菌性阴道病危险的妇女，阴道内用克林霉素霜与安慰剂比较没有显著增加早产的发生（第一项随机对照试验，271 名妇女：克林霉素 9/60 [15%] vs 安慰剂 5/69[7.2%]；报告无显著性差异，RR 和 CI 未报告；第二项随机对照试验，681 名妇女：克林霉素 51/340[15.0%] vs 安慰剂 46/341[13.5%]；OR 1.1, 95% CI 0.7～1.7；第三项随机对照试验，375 名妇女：克林霉素 9/187[5%] vs 安慰剂 7/188[4%]；OR 1.3, 95%CI 0.5～3.5][33-35]。两项随机对照试验发现患有细菌性阴道病的妇女，阴道内用克林霉素比用安慰剂者分娩低出生体重儿的人数更多，尽管这种差异无显著性(第一项随机对照试验，271名妇女：克林霉素霜 8159 [13.6%] vs 安慰剂 3169 [4.4%] 第二项随机对照试验，681 名妇女：克林霉素霜 30/334[9%] vs 安慰剂 23/338[6.8%]；OR 1.3, 95% CI 0.8～2.4, 报告无显著性，未报告 RR)[34]。

评论　在系统综述中随机对照试验的通常质量是好的[29]。全部试验的失访率因各个治疗组不同，为1%～17%。除了阴道用克林霉素发生早产和低出生体重儿的危险增加以外，一项随机对照试验发现在用克林霉素治疗的具有高危早产危险的妇女中，阴道菌群由正常转变为与细菌性阴道病相一致的菌群。报告的这种变化是有显著性的[36]。综述发现在高危妇女中，口服药治疗细菌性阴道病有两组不同的结果。这种疗效的差异可能是由于治疗方案的剂量、治疗方案或治疗的时期不同造成的[29]。**口服治疗方案的差异**：综述中的 3 项随机对照试验发现[29]，抗生素治疗降低早产的发生，其中 2 项[37, 38]是在美国疾病控制和预防中心（CDC）治疗妊娠期细菌性阴道病(口服甲硝唑 250mg，每日 3 次，共 7 天)。另一项[15]是低剂量口服甲硝唑(400mg，每日 2 次，共 2 天)，结果发现在一小的亚组人中减少早产的发生(每组 17 人)。一项随机对照试验没有发现早产降低，也是用口服低剂量甲硝唑(2g单次口服，48小时以后重复一次)[32]。一项随后的随机对照试验也从治疗中发现口服克林霉素的益处，它与甲硝唑相比有更广的抗细菌性阴道病病原体的活性(特别是对Mobiluncus 菌属)。**不同的治疗时间**：治疗时间的差异（早期妊娠与晚期妊娠相比）可能也会造成随机对照试验中不同的治疗结果。2项随机对照试验[32, 39]发现，在大约24孕周时开始抗生素治疗，不会降低早产的发生。但是，一项随后的随机对照试验发现，在妊娠早期(大约16周) 开始抗生素治疗会降低早产的发生[30]。另一项随后的随机对照试验发现，在妊娠20周或20周之前使用阴道内克林霉素，可以降低早产的发生[31]。然而，这种治疗使阴道菌群出现中度至重度紊乱。与重度菌群紊乱不同，中度菌群紊乱不会改变细菌性阴道病的微生物学诊断[1]。从其他方面看，参加研究人数的差异(有症状与无症状）和细菌性阴道病诊断方法的差异（临床诊断与 Gram 染色诊断）也会出现不同的结果。**诊断标准和筛查**：细菌性阴道病是在阴道菌群改变的条件下致病的。由于妇女携带的阴道菌群不断变化，细菌性阴道病的定义也可能会随着所使用的诊断标准而有些差异。由于这种不确定性，筛查细菌性阴道病可能会造成一些没有细菌性阴道病的妇女接受治疗。因此，对不肯定的细菌性阴道病妇女的治疗害处进行评估是很重要的。随机对照试验的亚组分析提示，对这组病人实施抗生素治疗很可能有害，包括早产和低出生体重儿的增加[37, 40]。

问　题　治疗男性伴侣可以预防复发吗？

治疗选择　**为预防复发治疗性伴侣**

一项系统综述发现接受抗生素治疗的妇女，如果她有一个固定的性伴侣，用口服抗生素治疗这个性伴侣不会降低女性病人复发的危险性。

益处　我们发现一项系统综述(未报告检索日期，6项随机对照试验）是对患有细菌性阴道病妇女的男性伴侣进行治疗来评估对她们复发的影响[41]。综述中的所有随机对照试验发现用甲硝唑或克林霉素治疗男性伴侣，对采用相同治疗的细菌性阴道病妇女来说预防复发无效(该综述未报告对显著性的评估)。该综述中的随机对照试验评估了种治疗方案和病人的效果，但是，试验中不包括妊娠妇女或合并阴道感染的患者。这项系统综述不是为了检验随机对照试验之间的异质性或者汇总结果。

害处　该综述发现治疗男性伴侣很少造成生理性不良反应。然而，作者提示可以发生心理的不良作用由于认为细菌性阴道病是一种性传播疾病[41]。甲硝唑和克林霉素（口服或阴道用）的不良反应在相关主题的其他部分报告(见抗生素治疗的害处)。

评论　甲硝唑和克林霉素缺乏疗程上的效性提示厌氧菌不太可能是与性交有关的细菌性阴道病的唯一病原菌。

问　题　妇科处理之前对细菌性阴道病治疗的效果如何？

治疗选择　**妇科处理之前的抗生素治疗**

3项随机对照试验发现，与安慰剂组对比，对准备接受流产手术的合并细菌性阴道病的妇女进行口服或阴道用抗生素治疗，术后盆腔炎性疾病的发生率低。但是差异只在最大的那个随机对照试验中有显著性。无不良反应的报道。在随机对照试验中患有细菌性阴道病的非妊娠妇女，使用阴道内克林霉素很少发生轻度至重度的结肠炎和阴道真菌感染。口服甲硝唑会有恶心和金属气味。我们尚未发现有关对细菌性阴道病妇女在接受除了流产妇科处理手术前抗生素疗效的随机对照试验。

益处 我们没有发现系统综述。**流产手术前**：有3项随机对照试验[13,40,41]。第一项随机对照试验（174例妇女患细菌性阴道病）是与安慰剂比较，手术流产之前口服甲硝唑500mg 每日3次，共10天[13]。虽然差异未达到显著性，但是口服甲硝唑妇女出现盆腔炎性疾病少于安慰剂组（甲硝唑3/84[4%] vs 安慰剂11/90[12%]；RR 0.29, 95%CI 0.08～1.01）。第二项随机对照试验（1655例妇女）是与安慰剂比较手术流产前阴道内用克林霉素[42]。结果发现阴道内用克林霉素霜的妇女流产后感染率显著减少（克林霉素3/181[1.7%] vs 安慰剂12/181[6.6%]；RR 0.24, 95%CI 0.07～0.86）。第三项随机对照试验是与安慰剂比较单剂量甲硝唑栓2mg的效果[43]。结果发现，虽然差异无显著性，但是，用甲硝唑栓的妇女术后上生殖道感染的例数少（甲硝唑12/142[8%] vs 安慰剂21/123[16%]；RR 0.52, 95%CI 0.27～1.02）。可信区间宽，说明随机对照试验无法除外临床上重要的差异。**妇科手术前**：队列研究显示，细菌性阴道病与剖宫产术后子宫内膜炎的危险性增加和经腹子宫全切术后阴道断端蜂窝织炎的危险性增加有关[12,14]，但是，没有发现对接受这样手术的妇女术前给予抗生素治疗的随机对照试验。**放置宫内节育器之前**：观察证据显示细菌性阴道病与妇女使用宫内节育器引起的盆腔炎性疾病有关[4]（见盆腔炎性疾病）[4]，但是，我们没有发现有关细菌性阴道病妇女在放置宫内节育器之前接受抗生素治疗的随机对照试验。

害处 随机对照试验没有关于不良反应的报告[13,42,43]。甲硝唑和克林霉素（口服或阴道）的不良反应在本主题的其他部分报道（见抗生素治疗非妊娠妇女的害处）。

评论 尽管流产后和其他手术后感染情况尚无有意义的发现，但是所有试验都倾向于对接受抗生素治疗的妇女降低感染机会。这些倾向需要在有足够样本量的试验结论中得到证实。

参考文献

1. Nugent RP, Krohn MA, Hillier SL. Reliability of diagnosing bacterial vaginosis is improved by a standardized method of Gram stain interpretation. *J Clin Microbiol* 1991;29:297-301.
2. Barbone F, Austin H, Louv WC, et al. A follow-up study of methods of contraception, sexual activity, and rates of trichomoniasis, candidiasis, and bacterial vaginosis. *Am J Obstet Gynecol* 1990;163:510-514.
3. Mead PB. Epidemiology of bacterial vaginosis. *Am J Obstet Gynecol* 1993;169:446-449.
4. Avonts D, Sercu M, Heyerick P, et al. Incidence of uncomplicated genital infections in women using oral contraception or an intrauterine device: a prospective study. *Sex Transm Dis* 1990;17:23-29.
5. Berger BJ, Kolton S, Zenilman JM, et al. Bacterial vaginosis in lesbians: a sexually transmitted disease. *Clin Infect Dis* 1995;21:1402-1405.
6. Hawes SE, Hillier SL, Benedetti J, et al. Hydrogen peroxide-producing lactobacilli and acquisition of vaginal infections. *J Infect Dis* 1996;174:1058-1063.
7. Hillier SL, Nugent RP, Eschenbach DA, et al. Association between bacterial vaginosis and preterm delivery of a low-birth-weight infant. *N Engl J Med* 1995;333:1737-1742.
8. Schwebke JR, Morgan SC, Weiss HL. The use of sequential self-obtained vaginal smears for detecting changes in the vaginal flora. *Sex Transm Dis* 1997;24:236-239.
9. Flynn CA, Helwig AL, Meurer LN. Bacterial vaginosis in pregnancy and the risk of prematurity: a meta-analysis. *J Fam Pract* 1999;48:885-892.
10. Hillier SL, Martius J, Krohn MA, et al. Case-control study of chorioamnionic infection and chorioamnionitis in prematurity. *N Engl J Med* 1988;319:972-975.
11. Newton ER, Prihoda TJ, Gibbs RS. A clinical and microbiologic analysis of risk factors for puerperal endometritis. *Obstet Gynecol* 1990;75:402-406.
12. Watts D, Krohn M, Hillier S, et al. Bacterial vaginosis as a risk factor for postcesarean endometritis. *Obstet Gynecol* 1990;75:52-58.
13. Larsson PG, Platz-Christensen JJ, Dalaker K, et al. Treatment with 2% clindamycin vaginal cream prior to first trimester surgical abortion to reduce signs of postoperative infection: a prospective, double-blinded, placebo-controlled, multicenter study. *Acta Obstet Gynecol Scand* 2000;79:390-396.
14. Soper DE, Bump RC, Hurt WG. Bacterial vaginosis and trichomoniasis vaginitis are risk factors for cuff cellulitis after abdominal hysterectomy. *Am J Obstet Gynecol* 1990;163:1016-1021.
15. McDonald HM, O'Loughlin JA, Vigneswaran R, et al. Impact of metronidazole therapy on preterm birth in women with bacterial vaginosis flora (Gardnerella vaginalis): a randomised, placebo controlled trial. *Br J Obstet Gynaecol* 1997;104:1391-1397.
16. Schmid G, Markowitz L, Joesoef R, et al. Bacterial vaginosis and HIV infection [editorial]. *Sex Transm Infect* 2000;76:3-4.
17. Joesoef MR, Schmid GP. Bacterial vaginosis: review of treatment options and potential clinical indications for therapy. *Clin Infect Dis* 1999;28(suppl 1):S57-S65. Search date 1996; primary sources Medline, hand searches of text books about sexually transmitted diseases and meeting abstracts, and contact with drug manufacturers.
18. Paavonen J, Mangioni C, Martin MA, et al. Vaginal clindamycin and oral metronidazole for bacterial vaginosis: a randomized trial. *Obstet Gynecol* 2000;96:256-260.
19. Joesoef MR, Schmid GP. Bacterial vaginosis: review of treatment options and potential clinical indications for therapy. *Clin Infect Dis* 1995;20(suppl 1):S72-S79. Search date 1993; primary sources Medline, hand searches of text books about sexually transmitted diseases and meeting abstracts, and contact with drug manufacturers.
20. Greaves WL, Chungafung J, Morris B, et al. Clindamycin versus metronidazole in the treatment of bacterial vaginosis. *Obstet Gynecol* 1988;72:799-802.
21. Aubert JM, Oliete S, Leira J. Treatment of bacterial vaginosis:

clindamycin versus metronidazol. *Prog Obst Gin* 1994;37:287-292.
22. Livengood CH, Soper DE, Sheehan KL, et al. Comparison of once daily and twice daily dosing of 0.75% metronidazole gel in the treatment of bacterial vaginosis. *Sex Transm Dis* 1999;26:137-142.
23. Sobel J, Peipert JF, McGregor JA, et al. Efficacy of clindamycin vaginal ovule (3-day treatment) versus clindamycin vaginal cream (7-day treatment) in bacterial vaginosis. *Infect Dis Obstet Gynecol* 2001;9:9-15.
24. Hillier SL, Lipinski C, Briselden AM, et al. Efficacy of intravaginal 0.75% metronidazole gel for the treatment of bacterial vaginosis. *Obstet Gynecol* 1993;81:963-967.
25. Schmitt C, Sobel JD, Meriwether C. Bacterial vaginosis: treatment with clindamycin cream versus oral metronidazole. *Obstet Gynecol* 1992;79:1020-1023.
26. Trexler MF, Fraser TG, Jones MP. Fulminant pseudomembranous colitis caused by clindamycin phosphate vaginal cream. *Am J Gastroenterol* 1997;92:2112-2113.
27. CLEOCIN Clindamycin phosphate vaginal cream (product information). *Physicians' desk reference*, 56 Edition. Kalamazoo, MI: Pharmacia & UpJohn Company, 2002,2788-2789.
28. Sobel JD, Schmitt C, Meriwether C. Long-term follow-up of patients with bacterial vaginosis treated with oral metronidazole and topical clindamycin. *J Infect Dis* 1993;167:783-784.
29. McDonald H, Brocklehurst P, Parsons J, et al. Antibiotics for treating bacterial vaginosis in pregnancy. In: The Cochrane Library, Issue 1, 2004. Chichester, UK: John Wiley &Sons Ltd. Search date 2002; primary sources Cochrane Pregnancy and Childbirth Group trials register.
30. Ugwumadu A, Manyonda I, Reid F, et al. Effect of early oral clindamycin on late miscarriage and preterm delivery in asymptomatic women with abnormal vaginal flora and bacterial vaginosis: a randomised controlled trial. *Lancet* 2003;361:983-988.
31. Lamont RF, Duncan SL, Mandal D, et al. Intravaginal clindamycin to reduce preterm birth in women with abnormal genital tract flora. *Obstet Gynecol* 2003;101:516-522.
32. Carey JC, Klebanoff MA, Hauth JC, et al. Metronidazole to prevent preterm delivery in pregnant women with asymptomatic bacterial vaginosis. *N Engl J Med* 2000;342:534-540.
33. McGregor JA, French JI, Jones W, et al. Bacterial vaginosis is associated with prematurity and vaginal fluid mucinase and sialidase: results of a controlled trial of topical clindamycin cream. *Am J Obstet Gynecol* 1994;170:1048-1059.
34. Joesoef MR, Hillier SL, Wiknjosastro G, et al. Intravaginal clindamycin treatment for bacterial vaginosis: effect on preterm delivery and low birth weight. *Am J Obstet Gynecol* 1995;173:1527-1531.
35. Kekki M, Kurki T, Pelkonen J, et al. Vaginal clindamycin in preventing preterm birth and peripartal infections in asymptomatic women with bacterial vaginosis: a randomized, controlled trial. *Obstet Gynecol* 2001;97:643-648.
36. Vermeulen GM, van Swet AA, Bruinse HW. Changes in the vaginal flora after two percent clindamycin vaginal cream in women at high risk of spontaneous preterm birth. *Br J Obstet Gynaecol* 2001;108:697-700.
37. Hauth JC, Goldenberg RL, Andrews WW, et al. Reduced incidence of preterm delivery with metronidazole and erythromycin in women with bacterial vaginosis. *N Engl J Med* 1995;333:1732-1736.
38. Morales WJ, Schorr S, Albritton J. Effect of metronidazole in patients with preterm birth in preceding pregnancy and bacterial vaginosis: a placebo-controlled, double-blind study. *Am J Obstet Gynecol* 1994;171:345-349.
39. Odendaal HJ, Popov I, Schoeman J, et al. Preterm labour: is bacterial vaginosis involved? *S Afr Med J* 2002;92:231-234.
40. Vermeulen GM, Bruinse HW. Prophylactic administration of clindamycin 2% vaginal cream to reduce the incidence of spontaneous preterm birth in women with an increased recurrence risk: a randomized placebo-controlled double-blind trial. *Br J Obstet Gynaecol* 1999;106:652-657.
41. Hamrick M, Chambliss ML. Bacterial vaginosis and treatment of sexual partners. *Arch Fam Med* 2000;9:647-648. Search date not reported; primary sources Medline and the Cochrane Library.
42. Larsson PG, Platz-Christensen JJ, Thejls H, et al. Incidence of pelvic inflammatory disease after first-trimester legal abortion in women with bacterial vaginosis after treatment with metronidazole: a double-blind, randomized study. *Am J Obstet Gynecol* 1992;166:100-103.
43. Crowley T, Low N, Turner A, et al. Antibiotic prophylaxis to prevent post-abortal upper genital tract infection in women with bacterial vaginosis: randomised controlled trial. *BJOG* 2001;108:396-402.

原作者

M Riduan Joesoef

Medical Epidemiologist National Center for HIV STD and TB Prevention
Atlanta, USA

George Schmid

Medical Epidemiologist, Department of HIV/AIDS
World Health Organization
Geneva, Switzerland

利益冲突：没有声明。

单纯性生殖器衣原体感染

检索时间：2005年1月
原作者：Nicola Low 赵彦译 王建六校 戴钟英 审

问 题

抗生素治疗男性和非妊娠妇女单纯性生殖器衣原体感染的效果如何？
对妊娠妇女合并单纯性生殖器衣原体感染治疗的效果如何？

治疗措施及其效果

治疗男性/非妊娠妇女

肯定有效
阿奇霉素（单剂量）
多西环素、四环素（多剂量方案）

很可能有效
红霉素（多剂量方案）

效果不明
阿莫西林、氨苄西林、克拉霉素、赖甲环素、米诺环素、氧氟沙星、匹氨西林、利福平、罗红霉素，司帕沙星，曲伐沙星（多剂量方案）

不太可能有效
环丙沙星（多剂量方案）

妊娠期治疗

很可能有效
阿奇霉素（单剂量）
红霉素、阿莫西林（多剂量方案）

效果不明
克林霉素（多剂量方案）

将在新版中加入
非淋球菌性尿道炎和黏液脓性宫颈炎
为生殖系统衣原体感染的结果提供筛查效果

请参考其他有关章节
对淋球菌和衣原体感染的双重治疗（见淋球菌）
同伴告知
盆腔感染性疾病

主要信息

应用单剂量和多剂量抗生素方案治疗单纯性衣原体感染可能达到短期的微生物学治愈。我们没有发现随机试验的证据证明有关抗生素的效果能够达到长期根除衣原体感染、预防盆腔炎性疾病的发生或降低衣原体传播的目的。

治疗男性/非妊娠女性

◆ **阿奇霉素（单剂量）**：一项收入了12项单盲法的开放性随机对照试验的系统综述发现，单剂量阿奇霉素和7日疗程的多西环素治疗可以达到微生物学的高治愈率。科学研究发现在沙眼衣原体微生物学治愈率方面单剂量阿奇霉素和7日疗程的多西环素相比无显著性差异。不良反应发生率相似。

◆ **多西环素、四环素（多剂量方案）**：四环素（多西环素、四环素）多剂量方案治疗患生殖器衣原体感染的病人可达到至少95%的微生物学治愈率。这些随机对照试验多为小型，有短期随访和高退出率。一项系统综述收入了12项包括双盲开放性随机对照试验，结果发现应用7日疗程多西环素与单剂量阿奇霉素相比在沙眼衣原体的微生物学治愈率上无显著性差异。不良反应发生率相似。由 CE 提供的两项随机对照试验的资料发现多西环素联合环丙沙星可降低微生物学的失败率。

◆ **红霉素（多剂量方案）**：三项小型的随机对照试验发现红霉素的微生物学治愈率能达到77%～100%，红霉素每日2g比1g有更高的治愈率。

◆ **阿莫西林、氨苄西林、克拉霉素、赖甲环素、米诺环素、氧氟沙星、匹氨西林、利福平、罗红霉素、司帕沙星、曲伐沙星（多剂量方案）**：对这些药物的治疗效果我们发现了有限的证据。

◆ **环丙沙星（多剂量方案）**：两项随机对照试验发现环丙沙星的治愈率为63%～92%。Meta分析这两项随机对照试验发现，与多西环素比较，环丙沙星治疗的微生物学失败率会增加。

妊娠期治疗

◆ **阿奇霉素（单剂量）**：一项系统综述发现，单剂量阿奇霉素会增加微生物学治愈率，并且降低因为红霉素7日疗程所致不良反应而停药的危险。两项随后的的开放性随机对照试验发现，单剂量的阿奇霉素与多剂量的阿莫西林相比，在治愈率上无显著性差异。如果没有适当的选择，阿奇霉素仅用于妊娠期患者的治疗。

◆ **红霉素、阿莫西林（多剂量方案）**：一篇系统综述收入的一项小型随机对照试验发现，红霉素与安慰剂相比增加了微生物学治愈率。该综述发现与单剂量阿奇霉素相比，7日疗程的红霉素微生物学治愈率降低，而且不良反应危险性增加，因此而停止治疗的危险。两项随后的开放性随机对照试验研究发现，多剂量阿莫西林和单剂量阿奇霉素的治愈率无显著性差异。该综述收入的其他随机对照试验发现红霉素和阿莫西林治愈率高，在微生物学治愈率方面两药之间无显著性差异。

◆ **克林霉素（多剂量方案）**：一项小型随机对照试验发现克林霉素和红霉素之间治愈率无显著性差异。

定义 生殖器衣原体感染是一种发生在男性尿道和女性子宫颈内膜或/和尿道的性传播感染。如果这种感染没有发展到上生殖器，则定义为**单纯性**。女性感染可有80%的病例无症状，但是也可以引起非特异性症状，包括阴道分泌物增多和月经间期出血。男性感染可引起尿道分泌物、尿道刺激症状或者尿痛。但也可以有半数以上的病例无症状。[1]**复杂性**衣原体感染是感染扩散到上生殖器（引起女性盆腔炎性疾病［见盆腔炎性疾病］和男性附睾-睾丸炎）和生殖器以外的感染，例如眼部感染。对复杂性衣原体感染的治疗不属于本章范畴。

发病率/患病率 生殖器衣原体感染是发达国家[1]中最常见的细菌性性传播感染性疾病。而且在2000～2002年[2,3]在英国和美国的报告率增加约20%[2,3]。女性的感染最常发生在16～19岁。在这个年龄组中每年在英国新增感染病例为1 300/100 000[2]，瑞典为1900/100 000[4]，美国为2 536/100 000[3]。男性发病的高峰年龄组为20～24岁。英国和美国新感染病例为1000/100 000，瑞典为1200/100 000[2-4]。发病率随年龄增加明显下降。报告的发病率高度依赖检测水平。在英国16～24岁人群中单纯性衣原体感染的人口患病率男性和女性分别为2%和6%[5,6]。

病因/危险因素 感染主要是由沙眼衣原体血清型D～K引起。最初经性交传播，也可以在出生前后经眼－生殖器直接或者间接接触传染[1]。

预后 在女性，未治疗的衣原体感染会上行至上生殖器引起盆腔炎性疾病（见盆腔炎性疾病）[7]。有过一次盆腔炎性疾病的妇女，大约11%发生输卵管性不孕，宫外孕的危险性增加6～7倍。[8]如果男性发生上行感染可引起附睾炎，但是由此引起的男性不孕证据不足[9]。母婴传播能导致新生儿结合膜炎和肺炎[1]。衣原体可以与其他生殖器感染同时存在，而且，容易传播并获得HIV感染[1]。未治疗的衣原体感染可在大多数女性体内至少存在60天，而在男性体内存在时间较短[10]。约有5%的患者在一个月内自然好转[11]。

治疗目的 根除沙眼衣原体；预防发展成为上生殖器感染；防止进一步性传播；选用治疗反应最小的治疗以预防围产期的传播。

结局 在大多数试验中所评估的最初结局是短期内微生物学治愈率（在结束抗生素治疗后至少1周未随访参加治疗的沙眼衣原体检测阴性人数计算百分比）。这可能不意味着根除了沙眼衣原体，因为这种微生物的生命周期较长。尚没有进行长期治愈率的研究，是因为假阴性率高和很难区分持续感染与再感染。然而，研究已经发现在用抗生素成功治疗后没有感染持续超过20周的[10]。其他结局包括治疗的不良反应、对胎儿的影响、盆腔炎性疾病的发病率和不孕症。我们目前的妊娠妇女治愈率不同于男性病人和非妊娠妇女，因为两类重要的药物，即四环素类和喹诺酮类是妊娠禁忌的。

方法 采用2005年1月《临床证据》的文献检索和评价方案。包括所有系统综述和双盲临床随机对照试验。治疗生殖器衣原体感染的随机对照试验通常是将新的抗生素与已经存在的方案相对比，因为在随机对照试验中使用安慰剂被认为是不合伦理的。单药试验常常不足以建立对照资料以进行统计分析，但是，Meta分析又不适合，因为在抗生素的使用方面有差异。因此，我们采用了每一种抗生素的绝对治愈率，并结合交叉试验结果。我们使用治愈率范围（用准确的双向可信区间），或者如果在随机对照试验之间没有异质性统计证据，总的治愈率（95% CI）由标准误来衡量。总治愈率不包括100%的治愈率，因为如果没有治疗失败，标准误就无法计算。在一种情况下（环丙沙星），2项随机对照试验比较了相同的治疗方案而没有统计学异质性的证据，我们用固定疗效Meta分析，计算总的可能发生率和95%CI。试验的质量控制是随机、盲法和从分析中获取数值[12]。系统综述收入了有方法学限制的随机对照试验，但相关的问题也在文章中述及。**分类方法**：如前所述，如果来自2项或更多随机对照试验的总治愈率≥95%[12]，而且可信限也在90%以上，我们认为此方案有效。我们发现还没有充分的资料区分再感染与持续感染。我们根据2项或多个随机对照试验的阳性结果判断治疗方案很可能（或很不可能）有效；如果只有一项随机对照试验结果或者结果冲突，即认为该治疗方案效果不明。

问 题	抗生素治疗男性和非妊娠妇女单纯性生殖器衣原体感染效果如何？

治疗选择1　多剂量抗生素

　　四环素类（多西环素、四环素）多剂量方案可以使至少95%的生殖器衣原体感染者达到微生物学治愈。这些随机对照试验多为小型，有短期随访和高退出率。一项系统综述收入了12项双盲开放性随机对照试验，结果发现7日疗程的多西环素和单剂量阿奇霉素对沙眼衣原体的微生物治愈率无显著性差异。不良反应率相似。三项小型随机对照试验发现红霉素可以使77%～100%的患者达到微生物学治愈，每日用2g较每日1g可以有更高的治愈率。2项随机对照试验发现环丙沙星治愈率是63%～92%。对这2项随机对照试验进行的Meta分析发现环丙沙星与多西环素相比增高微生物学失败率。有关其他大环内酯类、喹诺酮类和青霉素类的疗效我们得到的证据有限。

益处　**多剂量抗生素与安慰剂比较**：我们发现一项小型的随机对照试验显示甲氧苄啶－磺胺嘧啶优于安慰剂（见以下评论）[14]。**多剂量抗生素与单剂量抗生素比较**：见单剂量抗生素治疗男性和非妊娠妇女。**多剂量抗生素之间比较**：我们没有发现对多剂量抗生素之间进行比较的系统综述。我们发现了22项随机对照试验用双盲或盲法评估和比较了19种多剂量抗生素方案。其中4项是与单剂量阿奇霉素比较，这是这一节中唯一报道有关与多剂量抗生素比较的资料（见网络版表A）[15-35]。由于结果显示男性和女性在参加人数被证实怀疑感染的情况方面相似，所以资料可以综合在一起。**多西环素**：我们发现了11项随机对照试验（1434例男性和女性，比较多西环素与其他抗生素）[15-17, 19-26]。随机对照试验中的5项治愈率都是100%[15, 19-21, 23]，其他6项的治愈率平均为98%（95%CI 96%～99%）[16, 17, 22, 24-26]。我们没有发现比较多西环素的不同方案的随机对照试验，但是，最多的方案（6项随机对照试验中）是100mg，每日2次，共7日[15, 16, 19-21, 23]（比较和结果见网络版表A）。**四环素**：在4项随机对照试验中201名男性和女性盐酸四环素（500mg，每日4次，共7天）与其他抗生素比较，总治愈率为97%（95%CI 94%～99%）[27-30]（比较和结果见网络版表格A）。**红霉素**：红霉素硬脂酸酯每日1g，共7天（3项随机对照试验，191人）治愈率达77%～95%[33-35]，用红霉素每日2g，共7天（2项随机对照试验，40人）治愈率为94%～100%[32, 35]（比较和结果见网络版表A）。**环丙沙星**：在2项随机对照试验中（190例男性和女性）环丙沙星的治愈率为63%～92%[23, 24]。《临床证据》收集的资料发现与多西环素相比，用环丙沙星治疗的微生物学治愈后失败的情况更显著发生（OR 5.0, 95% CI 1.2～10.0）。**其他抗生素**（包括大环内酯类、喹诺酮类和青霉素类）：氧氟沙星、司帕沙星、曲伐沙星、米诺环素、赖甲环素、克拉霉素、氨苄西林、匹苄西林、利福平和罗红霉素都是在单项随机对照试验中研究（比较和结果见网络版表A）。没有随机对照试验检测抗生素治疗盆腔炎性疾病或不孕症的效果。

害处　在随机对照试验中报告的不良反应多种多样，但是最常见的是胃肠道反应（见网络版表A）。不良反应严重时常常需要终止治疗。特别与四环素相关的光敏感性也发生于司帕沙星（司帕沙星3/231 [1.3%] vs 多西环素 1/230 [0.4%]）[22]。

评论　**多剂量抗生素与安慰剂比较**：以单一用安慰剂作为对照的试验开始于1978年，当时治疗非淋球菌性尿道炎受到争论[14]。这种试验由于在安慰剂组发生很高的并发症而终止。**多剂量抗生素之间相互比较**：大多数随机对照试验是在性传播疾病的门诊中研究，临床随访很困难；7/14项随机对照试验获得了可利用的资料，多于15%的随机参加者没有包括在分析中[14, 18, 25, 32-35]。大多数随机对照试验是小型的（3项用克林霉素的试验，少于40人参加）[19, 27, 32]，并且是许多抗生素方案进行比较研究，所以很难得到相关疗效的结论。只有5项随机对照试验是关于伴侣参加治疗的报道。阿莫西林和氨苄西林不适用于评估治疗生殖器衣原体感染（见网络版表A），因为体外试验提示阿莫西林不能去除沙眼衣原体[36]，反而在体内试验中会使有些感染持续存在或反复发作。氨苄西林也有相似的作用。

治疗选择2　单剂量抗生素

　　一项系统综述收入了12项盲法和开放性随机对照试验，结果发现不论单剂量阿奇霉素还是7日疗程的多西环素都有很高的微生物治愈率。科学研究发现单剂量阿奇霉素与7日疗程的多西环素之间对沙眼衣原体的微生物学治愈率无显著性差异。不良反应相似。

益处　**单剂量抗生素与安慰剂比较**：我们没有发现相关的系统综述和随机对照试验。**单剂量抗生素与其他单剂量抗生素比较**：我们没有发现相关的系统综述和随机对照试验。**单剂量抗生素与多剂量抗生素比较**：我们发现一项系统综述研究（检索日期：2001年，12项盲法和开放性随机对照试验，1543人）是将阿奇霉素（1g单剂量）与多西环素（100mg每日2次，共7天）相比较[37]。结果发现两药之间对沙眼衣原体微生物学治愈率无显著性差异（单剂量阿齐霉素的治愈率为81%～100%，多剂量多西环素为92%～100%；阿奇霉素 vs 多西环素在微生物学治愈的疗效总差异为 +0.008，95% CI −0.007～+0.022；$P = 0.296$）。

害处　阿奇霉素和多西环素的短期不良反应表现轻微而且相似[37]。

评论　当直接观察治疗情况时，单剂量阿奇霉素因其依从性有保证从而比多剂量抗生素有更多优点。

问 题 对妊娠妇女合并单纯性生殖器衣原体感染治疗的效果如何?

治疗选择 1 多剂量抗生素

一项系统综述研究收入的一项小型的随机对照试验显示,与安慰剂相比,红霉素或者克林霉素增加微生物学治愈率。这项综述发现,与单剂量阿奇霉素相比,7日疗程的红霉素会降低微生物学治愈率,并增加由于严重不良反应导致终止治疗的危险。两项随后的开放性随机对照试验发现多剂量阿莫西林和单剂量阿奇霉素治愈率无显著性差异。综述中的另一项随机对照试验发现红霉素和阿莫西林在微生物学治愈率方面无显著性差异,两药的治愈率都很高。这项综述中的一项小型随机对照试验发现克林霉素与红霉素之间的治愈率无显著性差异。

益处 **多剂量抗生素与安慰剂比较**:我们发现一项系统综述(检索日期:1998年,一项随机对照试验,135名妇女)[38]。结果发现使用红霉素或者克林霉素治疗比安慰剂更有效(治疗的失败率OR 0.06,95% CI 0.03~0.12)。没有其他信息报告。**多剂量抗生素与单剂量抗生素比较**:见妊娠妇女患单纯性生殖器衣原体感染抗生素治疗的益处。**多剂量抗生素之间相互比较**:我们发现一项系统综述(检索日期:1998年,11项盲法开放性随机对照试验,1449人)[38]这项综述收入了3项随机对照试验,它们比较了阿莫西林每日 1.5g 共 7 天与红霉素每日 2g 共 7 天之间的微生物学治愈率。这些随机对照试验发现这两种药物的微生物学治愈率均高,但是,阿莫西林比红霉素微生物学治愈率高,但未达到显著性(阿莫西林 17/199 [9%] vs 红霉素 28/191 [15%];阿莫西林与红霉素比较治疗失败的 RR 0.59,95% CI 0.34~1.03)。这项收入的一项小型随机对照试验发现克林霉素与红霉素之间的治愈率无显著性差异(治愈率:克林霉素 3/41 [7%] vs 红霉素 6/37 [16%];治疗失败的 RR 0.45,95% CI 0.12~1.7)[38]。

害处 克林霉素与红霉素的不良反应率相似,但是,由不良反应所致终止治疗的情况阿莫西林比红霉素更少发生(OR 0.16,95% CI 0.09~0.30)[38]。随机对照试验没有提供其他临床不良结局的信息。

评论 1982~1997年进行的3项随机对照试验是比较了抗生素与安慰剂间的治疗效果。只有一项报道了女性治愈率[38]。

治疗选择 2 单剂量抗生素

一项系统综述发现,单剂量阿奇霉素增加微生物学治愈率,并减少了由7日疗程红霉素治疗引起的不良反应而终止治疗的危险。2 项随后的开放性随机对照试验发现,单剂量阿奇霉素和多剂量阿莫西林之间治愈率无显著性差异。

益处 **单剂量抗生素与安慰剂比较**:我们没有发现相关的系统综述和随机对照试验。**单剂量抗生素与其他单剂量抗生素比较**:我们没有发现相关的系统综述和随机对照试验。**单剂量抗生素与多剂量抗生素比较**:我们发现一项系统综述研究(检索日期:1998年,4项非盲法随机对照试验,290 名妊娠妇女)[38]和 2 项随后的随机对照试验[39,40]。该综述比较了单剂量阿奇霉素 1g 与红霉素 500mg 每日 4 次、共 7 天[38]。在治疗后 2~3 周的第一次随访中,在微生物学治疗失败率上阿奇霉素显著低于红霉素(失败率:阿奇霉素 11/145 [8%] vs 红霉素 27/145 [19%];RR 0.42,95% CI 0.22~0.80)。在一项随机对照试验中早产率无显著性差异(OR 0.75,95% CI 0.28~2.04)。有 2 项随后的随机对照试验都是比较了单剂量阿奇霉素 1g vs 阿莫西林 7 日疗程每日 500mg。第一项随机对照试验(39 名妇女)发现两药的微生物学治愈率无显著性差异(失败率:阿奇霉素 1/19 [5%] vs 阿莫西林 3/15 [20%];OR 0.260,95% CI 0.005~3.790)[39]。第 2 项随机对照试验(110名妇女)发现,在微生物学检测阴性和完成全部治疗上,两药无显著性差异(阿莫西林32/55 [58%] vs 阿奇霉素 35/55 [63%],RR 0.9,95% CI 0.7~1.2)[40]。

害处 系统综述发现,与红霉素相比,阿奇霉素可以降低由于不良反应而终止治疗的危险(阿奇霉素 4/254 [1.6%] vs 红霉素 40/249 [16.6%];RR 0.11,95% CI 0.04~0.28)[38]。每组各有一例胎儿异常(没有更具体的细节)。第一项随后的的随机对照试验发现阿奇霉素与阿莫西林比较出现妇女不良反应率无显著性增加(阿奇霉素 10/19 [52.6%] vs 阿莫西林 5/17 [29.4%];RR 1.8,95%CI 0.8~4.2)[39]。同样,第二项随机对照试验发现阿奇霉素与阿莫西林相比不良反应没有显著性增加(阿奇霉素 6/55 [10.9%] vs 阿莫西林 3/55 [5.5%];RR 0.5,95% CI 0.1~1.9)[40]。我们发现很少有好的证据是关于阿奇霉素对妊娠结局的影响。

评论 红霉素比阿奇霉素更容易有胃肠道不良反应而终止治疗。因此,阿奇霉素作为单剂量抗生素适合于直接观察疗效并且依从性有保证。但是,阿奇霉素还没有被批准用于妊娠。

参考文献

1. Holmes KK, Sparling PF, Mardh PA, et al, eds. *Sexually transmitted diseases*. 3rd ed. New York: McGraw Hill Inc, 1999.
2. Health Protection Agency. Chlamydia (*Chlamydia trachomatis*). http://www.hpa.org.uk/infections/topics_az/hiv_and_sti/stichlamydia/chlamydia.htm (last accessed 3 October 2005).
3. Centers for Disease Control and Prevention. Sexually transmitted disease surveillance, 2001. Atlanta, GA: US Department of Health and Human Services, September 2002.
4. Communicable diseases in Sweden 2000. The Annual Report of the Department of Epidemiology. 2000, Stockholm, Swedish Institute for Infectious Disease Control.
5. Fenton K, Korovessis C, Johnson AM, et al. Sexual behaviour in Britain: sexually transmitted infections and prevalent *Chlamydia trachomatis* infection. *Lancet* 2001;358:1851–1854.
6. Macleod J, Salisbury C, Low N, et al. Coverage and uptake of systematic postal screening for genital *Chlamydia trachomatis* and prevalence of infection in the United Kingdom general population: cross-sectional study. *BMJ* 2005;330:940–942.
7. Cates W Jr, Rolfs RT Jr, Aral SO. Sexually transmitted diseases, pelvic inflammatory disease, and infertility: an epidemiologic update. *Epidemiol Rev* 1990;12:199–220.
8. Westrom L, Bengtsson LP, Mardh PA. Incidence, trends, and risks of ectopic pregnancy in a population of women. *BMJ* 1981;282:15–18.
9. Ness RB, Markovic N, Carlson CL, et al. Do men become infertile after having sexually transmitted urethritis? An epidemiologic examination [review]. *Fertil Steril* 1997;68:205–213.
10. Golden MR, Schillinger JA, Markowitz L, et al. Duration of untreated genital infections with *Chlamydia trachomatis*: a review of the literature. *Sex Transm Dis* 2000;27:329–337.
11. Morré SA, van den Brule AJC, Rozendaal L, et al. The natural course of asymptomatic *Chlamydia trachomatis* infections: 45% clearance and no development of clinical PID after one-year follow up. *Int J STD AIDS* 2002;13(Suppl 2):12–18.
12. Chalmers I, Adams M, Dickersin K, et al. A cohort study of summary reports of controlled trials. *JAMA* 1990;263:1401–1405.
13. Clinical Effectiveness Group. National guideline for the management of *Chlamydia trachomatis* genital tract infection. *Sex Transm Infect* 1999;75(Suppl 1):4–8.
14. Paavonen J, Kousa M, Saikku P, et al. Treatment of nongonococcal urethritis with trimethoprim-sulphadiazine and with placebo. A double-blind partner-controlled study. *Br J Venereal Dis* 1980;56:101–104.
15. Nilsen A, Halsos A, Johansen A, et al. A double blind study of single dose azithromycin and doxycycline in the treatment of chlamydial urethritis in males. *Genitourin Med* 1992;68:325–327.
16. Steingrimsson O, Olafsson JH, Thorarinsson H, et al. Single dose azithromycin treatment of gonorrhea and infections caused by *C trachomatis* and *U urealyticum* in men. *Sex Transm Dis* 1994;21:43–46.
17. Stamm WE, Hicks CB, Martin DH, et al. Azithromycin for empirical treatment of the nongonococcal urethritis syndrome in men. A randomized double-blind study. *JAMA* 1995;274:545–549.
18. Brihmer C, Mardh PA, Kallings I, et al. Efficacy and safety of azithromycin versus lymecycline in the treatment of genital chlamydial infections in women. *Scand J Infect Dis* 1996;28:451–454.
19. Stein GE, Mummaw NL, Havlichek DH. A preliminary study of clarithromycin versus doxycycline in the treatment of nongonococcal urethritis and mucopurulent cervicitis. *Pharmacotherapy* 1995;15:727–731.
20. Romanowski B, Talbot H, Stadnyk M, et al. Minocycline compared with doxycycline in the treatment of nongonococcal urethritis and mucopurulent cervicitis. *Ann Intern Med* 1993;119:16–22.
21. Boslego JW, Hicks CB, Greenup R, et al. A prospective randomized trial of ofloxacin vs. doxycycline in the treatment of uncomplicated male urethritis. *Sex Transm Dis* 1988;15:186–191.
22. Phillips I, Dimian C, Barlow D, et al. A comparative study of two different regimens of sparfloxacin versus doxycycline in the treatment of non-gonococcal urethritis in men. *J Antimicrob Chemother* 1996;37(Suppl A):123–134.
23. Hooton TM, Rogers ME, Medina TG, et al. Ciprofloxacin compared with doxycycline for nongonococcal urethritis. Ineffectiveness against *Chlamydia trachomatis* due to relapsing infection. *JAMA* 1990;264:1418–1421.
24. Jeskanen L, Karppinen L, Ingervo L, et al. Ciprofloxacin versus doxycycline in the treatment of uncomplicated urogenital *Chlamydia trachomatis* infections. A double-blind comparative study. *Scand J Infect Dis Suppl* 1989;60:62–65.
25. McCormack WM, Dalu ZA, Martin DH, et al. Double-blind comparison of trovafloxacin and doxycycline in the treatment of uncomplicated chlamydial urethritis and cervicitis. Trovafloxacin Chlamydial Urethritis/Cervicitis Study Group. *Sex Transm Dis* 1999;26:531–536.
26. Lassus AB, Virrankoski T, Reitamo SJ, et al. Pivampicillin versus doxycycline in the treatment of chlamydial urethritis in men. *Sex Transm Dis* 1990;17:20–22.
27. Lassus A, Juvakoski T, Kanerva L. Comparison between rifampicin and tetracycline in the treatment of nongonococcal urethritis in males with special reference to *Chlamydia trachomatis*. *Eur J Sex Transm Dis* 1984;2:15–17.
28. Lassus A, Allgulander C, Juvakoski T. Efficacy of rosaramicin and tetracycline in chlamydia-positive and -negative nongonococcal urethritis. *Eur J Sex Transm Dis* 1982;1:29–31.
29. Juvakoski T, Allgulander C, Lassus A. Rosaramicin and tetracycline treatment in *Chlamydia trachomatis*-positive and -negative nongonococcal urethritis. *Sex Transm Dis* 1981;8:12–15.
30. Brunham RC, Kuo CC, Stevens CE, et al. Therapy of cervical chlamydial infection. *Ann Intern Med* 1982;97:216–219.
31. Batteiger BE, Zwickl BE, French ML, et al. Women at risk for gonorrhea: comparison of rosaramicin and ampicillin plus probenecid in the eradication of *Neisseria gonorrhoeae*, *Chlamydia trachomatis* and genital mycoplasmas. *Sex Transm Dis* 1985;12:1–4.
32. Robson HG, Shah PP, Lalonde RG, et al. Comparison of rosaramicin and erythromycin stearate for treatment of cervical infection with *Chlamydia trachomatis*. *Sex Transm Dis* 1983;10:130–134.
33. Worm AM, Hoff G, Kroon S, et al. Roxithromycin compared with erythromycin against genitourinary chlamydial infections. *Genitourin Med* 1989;65:35–38.
34. Worm AM, Avnstorp C, Petersen CS. Erythromycin against *Chlamydia trachomatis* infections. A double blind study comparing 4- and 7-day treatment in men and women. *Dan Med Bull* 1985;32:269–271.
35. Linnemann CCJ, Heaton CL, Ritchey M. Treatment of *Chlamydia trachomatis* infections: comparison of 1- and 2-g doses of erythromy-

cin daily for seven days. *Sex Transm Dis* 1987;14:102–106.
36. Kuo CC, Wang SP, Grayston JT. Antimicrobial activity of several antibiotics and a sulfonamide against *Chlamydia trachomatis* organisms in cell culture. *Antimicrob Agents Chemother* 1977;12:80–83.
37. Lau CY, Qureshi AK. Azithromycin versus doxycycline for genital chlamydial infections: a meta-analysis of randomised clinical trials. *Sex Transm Dis* 2002;29:497–502. Search date 2001; primary sources Medline, Healthstar, Ovid, Best Evidence, Cochrane Database of Abstracts and Reviews of Effectiveness.
38. Brocklehurst P, Rooney G. Interventions for treating genital *Chlamydia trachomatis* infection in pregnancy. In: The Cochrane Database of Systematic Reviews 1998, Issue 4. Art No: CD000054. DOI 10.1002./14651858. CD000054.
39. Jacobson GF, Autry AM, Kirby RS, et al. A randomized controlled trial comparing amoxicillin and azithromycin for the treatment of *Chlamydia trachomatis* in pregnancy. *Am J Obstet Gynecol* 2001;184: 1352–1356.
40. Kacmar J, Cheh E, Montagno A, et al. A randomized trial of azithromycin versus amoxicillin for the treatment of *Chlamydia trachomatis* in pregnancy. *Infect Dis Obstet Gynecol* 2001;9:197–202.

原作者

Nicola Low
Department of Social Medicine, University of Bristol
Bristol, UK

利益冲突：没有声明。

致谢：我们感谢本章的前作者，包括 France Cowan。

生殖器疱疹

检索时间：2004年12月
原作者：Eva Jungmann　周蓉译　王建六 校　戴钟英 审

问　题

防止单纯疱疹病毒性传播的干预措施的效果如何？
防止单纯疱疹病毒母婴传播的干预措施的效果如何？
抗病毒治疗对于患生殖器疱疹第一阶段患者的治疗效果如何？
为减少复发而采取的干预措施的效果如何？
对艾滋病患者的生殖器疱疹的治疗效果如何？

治疗措施及效果

防止避免性传播

很可能有效

对已感染的性伴侣进行抗病毒治疗（以减少对未感染的性伴侣的传播）
使用男用避孕套来避免已感染的男性向未感染的性伴侣的性传播

效果不明

使用女用避孕套
使用男用避孕套来避免已感染女性向未感染男性的性传播
使用疫苗而不是重组糖蛋白疫苗

不太可能有效

给感染高风险人群应用重组糖蛋白疫苗（gB2和gD2）（没有效果，除非是那些在疫苗接种前已知HSV-1和HSV-2阴性的妇女）

防止母亲至婴儿的传播

效果不明

对孕期患有生殖器病变的妇女足月妊娠时施实行剖宫产
在妊娠晚期（≥36周），给既往有生殖器疱疹感染史的妇女口服维持量的抗病毒药物
四清筛查及咨询来避免妊娠晚期获得单纯疱疹病毒

第一阶段治疗

肯定有效

在生殖器疱疹的第一阶段口服抗病毒药物

效果不明

生殖器疱疹的第一阶段口服不同种类的抗病毒药物

减少复发

肯定有效

给高复发率人群口服维持量抗病毒药物
在复发开始时口服抗病毒药物

效果不明

为减少复发的心理治疗

艾滋病患者的治疗

很可能有效

口服维持量抗病毒药物，以避免生殖器疱疹的复发
在生殖器疱疹急性复发期口服抗病毒药物（与不治疗相比）
在生殖器疱疹的第一阶段口服抗病毒药物

效果不明

不同种类的口服抗病毒药物治疗（相对益处不明）

*分类是基于观测到的或非随机的证据，或是随机对照试验研究中关于实践和伦理学问题的舆论趋向。

见词汇表**G**

主要信息

避免性传播

◆ **对已感染的性伴侣进行抗病毒治疗（以减少对未感染的性伴侣的性传播）**：一项随机对照试验发现，与安慰剂相比，每日服用泛昔洛韦可以减少HSV-2向对未感染的性伴侣的传播。

临床证据 —— 性健康

- **使用男用避孕套以避免已感染的男性向未感染的性伴侣的性传播***：一个前瞻性队列研究发现了一些有限的证据，即感染了生殖器疱疹的男性使用避孕套减少了HSV-2向他们未感染的性伴侣传播。
- **使用女用避孕套**：尚没有找到有关女用避孕套在避免性传播疾病中作用的系统综述或随机对照试验。
- **使用男用避孕套来避免已感染女性向未感染男性的性传播**：一个前瞻性队列研究的组分析发现：当HSV-2从已感染的女性向未感染男性的传播时，使用和不使用男用避孕套无显著性差异。
- **除了重组扩蛋白疫苗外的HSV-2疫苗**：没有发现有关方面的系统综述或随机对照试验。
- **给感染高风险人群应用重组糖蛋白疫苗（gB2和gD2）（没有效果，除非是那些在疫苗接种前已知HSV-1和HSV-2阴性的妇女）**：一项随机对照试验发现，当防止感染高风险人群中HSV-2无感染时，注射重组糖蛋白疫苗（gB2和gD2）与注射安慰剂相比无显著性差异。第二个随机对照试验亚组分析发现，与安慰剂相比，对于HSV-1血清阴性而HSV-2抗体在基线水平的妇女和有固定的、临床确诊患有生殖器疱疹的性伴侣的妇女，使用重组HSV-2糖蛋白-D辅助疫苗减少了生殖器疱疹感染的风险。亚组分析同时发现，在HSV-1血清阳性并有固定的患生殖器疱疹性伴侣的男性和女性的感染率方面，疫苗组和安慰剂组没有显著性差异。

防止母亲至新生儿的传播

- **对孕期患有生殖器病变的妇女足月妊娠实行剖宫产**：我们没有发现对患有生殖器疱疹的足月妊娠妇施行剖宫产分娩是否对母婴之间传播生殖器疱疹有作用的系统综述或随机对照试验。而剖宫产本身可增加母亲发病率和死亡率。
- **在妊娠晚期（≥36周），给既往有生殖器疱疹感染史的孕妇口服维持量的抗病毒药物**：关于孕期使用口服抗病毒药物是否对感染向新生儿传播起作用，有一个系统综述为此提供了不充分的证据。这项综述发现如果孕期妇女是生殖器单纯疱疹病毒感染的第一阶段或复发阶段，阿昔洛韦可以减少孕妇感染的复发，并可以减少由于生殖器疱疹而采取的剖宫产。
- **血清筛查和咨询来以防止妊娠晚期获得单纯疱疹病毒**：无论是血清学筛查还是咨询，对于避免妊娠晚期获得单纯疱疹病毒的作用，没有发现相关的系统综述和随机对照试验。

第一阶段治疗

- **生殖器疱疹的第一阶段口服抗病毒药物治疗**：三项随机对照试验发现与安慰剂相比，口服阿昔洛韦治疗减少了病损的持续时间，减轻了症状，减少了病毒的释放。
- **在第一阶段应用不同类型的口服抗病毒药物治疗**：有一项随机对照试验表明，口服阿昔洛韦和伐昔洛韦在疾病的临床结局上没有显著性差异。

减少复发

- **给高复发率人群口服维持量抗病毒药**：随机对照试验发现每日口服维持量的抗病毒药（伐昔洛韦、阿昔洛韦或泛昔洛韦）可以降低复发率，并且与口服安慰剂相比，口服阿昔洛韦、泛昔洛韦可以改善生活质量。
- **在复发开始时口服抗病毒药物治疗**：一项系统综述、一项非系统综述和一项随机对照试验发现：当复发的开始时，给复发的生殖器疱疹患者口服抗病毒药物（伐昔洛韦、阿昔洛韦或泛昔洛韦），与安慰剂相比，会减少病损持续时间，减少了病毒的释放，并增加了疾病复发的突然中止率。随机对照试验发现，伐昔洛韦、阿昔洛韦或泛昔洛韦在减少症状持续时间、病损愈合时间、病毒释放方面，与安慰剂具有相似的效果。两项随机对照试验的研究表明服用伐昔洛韦3天与服用5天的效果没有显著性差异。
- **为减少复发的心理治疗**：在一项系统综述考察了一些低质量的研究，它为心理-社会治疗的介入以避免生殖器疱疹的复发，提供了不够充分的证据。

艾滋病患者的治疗

- **口服维持量抗病毒药物，以防止生殖器疱疹的复发**：一项随机对照试验研究发现，与安慰剂相比，泛昔洛韦在防止单纯疱疹病毒感染上更有效。还有一项随机对照试验发现，在防止超过48周的单纯疱疹病毒复发中，泛昔洛韦和阿昔洛韦没有显著性差异。
- **在生殖器疱疹急性复发期口服抗病毒药物***（与不治疗相比）：我们没有发现对于艾滋病患者使用安慰剂对照的随机对照试验。但是基于那些无艾滋病的无免疫受损的患者及有免疫受损的患者的证据，关于使用抗病毒治疗意见趋向于可以有效治疗艾滋病患者生殖器疱疹的复发。
- **在生殖器疱疹的第一阶段口服抗病毒药物***：我们尚未发现有关治疗艾滋病患者的生殖器疱疹的第一阶段方面的随机对照试验。近来公认的是口服抗病毒药物可以有效治疗艾滋病患者的生殖器疱疹的第一阶段。
- **不同类型的口服抗病毒药物治疗（相对益处不明）**：两项随机对照试验研究显示，伐昔洛韦、泛昔洛韦和阿昔洛韦在治疗急性复发的生殖器疱疹第一阶段时，对病损持续时间和症状改善均无显著性差异。一项随机对照试验认为，在避免48周后的单纯疱疹病毒复发感染时，维持量的泛昔洛韦和阿昔洛韦没有显著差别。

*该类型基于观到的或非随机的证据，或是随机对照试验研究中关于实践环境和伦理学问题的舆论趋向。

定义	生殖器疱疹是一种 HSV-1 或 HSV-2 引起的感染。典型的临床特征包括疼痛的肛门生殖器浅溃疡。单纯疱疹病毒感染可以由病毒学和血清学检测而确诊。感染类型包括**初期感染第一阶段**：当患者先前的 HSV-1 或 HSV-2 抗体是阴性，可确诊单纯疱疹病毒感染；**非初期感染第一阶段**：患者先前 HSV-1 抗体阳性，而此时证实有 HSV-2 感染，反之亦然；**首次确认复发**：此时有 HSV-1（或 HSV-2）感染，先前也发现 HSV-1（或 HSV-2）抗体阳性；**复发性生殖器疱疹**，是由于潜伏的单纯疱疹病毒再次激活导致的。HSV-1 也可以导致龈口炎和口唇溃疡；HSV-2 也可以造成其他类型的疱疹感染，如眼部疱疹。两种病毒都可以引起中枢神经系统的感染（如脑炎）。
发病率/患病率	生殖器疱疹感染是最常见的性传播疾病。血清患病率的研究表明在美国 22% 的成年人带有 HSV-2 抗体[1]。一项英国的研究发现，伦敦性病门诊中有 23% 的成人患者和 7.6% 的献血者带有 HSV-2 抗体[2]。在 1976～1980 年，1988 年～1994 年，HSV-2 血清阳性率升高了 30.0%（95%CI 15.8%～45.8%）[1]。然而，应当注意的是尽管抗体水平显示现时和早先感染的事实，但它们不能区分可能存在的 HSV-2 感染的表现（如：生殖器的或是眼部的）。因此，但仅应用生殖器疱疹时这些数字应加以处理。
病因/危险因素	HSV-1 和 HSV-2 都能导致生殖器感染的第一阶段，但 HSV-2 更容易引起感染复发[3]。很多感染了 HSV-2 的人仅有轻度的症状，甚至不知道他们已经患有生殖器疱疹。但是他们仍然可以将疾病传染给性伴侣和新生儿[4, 5]。
预后	单纯疱疹病毒感染的后遗症包括新生儿单纯疱疹病毒感染、免疫受损者的机会感染、复发的生殖器溃疡和精神社会性疾病。HSV-2 感染增加艾滋病获得与传播的高风险[6]。最常见的神经系统并发症是无菌性脑膜炎（有报道说，初次感染的女性患者的 25% 有此症）和尿潴留（有报道占初次感染妇女的 15%）[5]。那些临近分娩时感染的妇女产下的新生儿的绝对感染风险是高的（41%，95%CI 26%～56%），而已经感染的妇女，即使是孕期复发的妇女，产下的新生儿的感染风险是低的（＜3%）[7, 8]。大约有 15% 的新生儿感染来自出生后亲属或医院中的工作人员口腔病变的传播[5]。
治疗目标	防止传播；减少第一阶段的发病率；在治疗不良反应最小的前提下，减少第一阶段后的疾病复发风险。
结局	传播率（根据研究，表现为临床、病毒学和血清学的变化）；与症状相关的血清转化，症状的严重程度，症状的持续时间；愈合时间；病毒释放时间（尽管它和疾病传播风险之间的直接关联并不清楚，但它仍是反映感染传播风险的一个手段）；复发率；精神社会问题的发病率；治疗的不良反应。
方法	《临床证据》2004 年 12 月的文献检索和评价方案。还包括那些发表在抗微生物科学和药物治疗会议的摘要以及国际性传播疾病学会研究的临床试验的初步结果

问 题	防止单防止纯疱疹病毒性传播的干预措施效果如何？

治疗选择 1	疫苗

一项随机对照试验发现，与安慰剂相比，在防止高危人群生殖器 HSV-2 感染时，重组糖蛋白疫苗（gB2 和 gD2）与安慰剂没有显著性差别。在第二个随机对照试验的亚组分析发现：在某些血清 HSV-1 抗体阴性（-），并且 HSV-2 抗体在基线水平的妇女和那些拥有固定的、已经确诊为生殖器疱疹患者性伴侣的妇女，使用重组 HSV-2 糖蛋白-D-辅助疫苗减少了生殖器疱疹感染的风险。亚组分析也发现，在那些 HSV-1 血清学阳性并有固定的患生殖器疱疹性伴侣的男性和女性的感染率方面，疫苗组和安慰剂组没有显著性差异。没有发现有关其他类型疫苗的系统综述和随机对照试验研究。

益处 重组糖蛋白疫苗对比安慰剂没有发现有关重组糖蛋白疫苗和安慰剂的系统综述[9, 10]。但有两项随机对照试验研究。第一项随机对照试验研究比较了蛋白疫苗（gB2 和 gD2）与安慰剂，发现单纯疱疹病毒感染比例或生殖器单纯疱疹病毒培养阳性都没有显著性差别（糖蛋白疫苗接种者：安慰剂 = 4.2 例/100 人年：4.6 例/100 人.年 $P = 0.58$）。同样，在最初的生殖器疱疹持续时间方面，两者也没有差异（使用糖蛋白疫苗者 7.1 天 vs 使用安慰剂者 6.5 天；$P = 0.45$）。或在发生殖器 HSV-2 感染中再次复发的频次并无明显显著差异（糖蛋白疫苗复发病变率 13/24 [54%] vs 安慰剂 21/33 [64%]，$P=0.47$，第二项随机对照试验研究比较了重组 HSV-2 糖蛋白-D 辅助疫苗和安慰剂[10]（研究包含 2 项内容，研究了那些具有从性伴侣获得传播风险的病例，这些病例性伴侣是固定的，并且已经临床确诊患有生殖器疱疹。研究 1 是 847 例血清 HSV-1 和 HSV-2 阴性的病例，研究 2 是 1867 例血清 HSV-2 阴性病例）。两个研究都表明，与安慰剂相比，对于那些早先没有感染 HSV-1 和 HSV-2 的妇女，重组 HSV-2 糖蛋白疫苗减少了她们感染生殖器疱疹的风险（感染是有临床的、病毒学或血清学证据，感染的 RR 在研究 1 和研究 2 中分别是 0.27，95%CI 0.09～0.81；0.26，95%CI 0.07～0.91）。但是，对那些已经感染了 HSV-1 在基线水平的女性和男性，疫苗与安慰剂的效果没有显著性差异（带有 HSV-1 的女性中，感染的 RR 2.06，95%CI 0.51～8.03；研究 1 中带有 HSV-1 的男性中，感染的 RR 1.11，95%CI 0.47～2.61；研究 2 中，感染的 RR 1.10，95%CI 0.53～2.27）。**其他形式的疫苗**：没有找到关于其他类型疫苗的系统综述或随机对照试验研究。

害处 在第一个随机对照试验研究中报道了疫苗是安全而且是可以耐受的，而且在局部和全身所产生的反应与文献中描述的是一致的[9]。在第二个随机对照试验研究中，疫苗注射部位的疼痛程度(5%)高于安慰剂注射部位（研究 1 中为 3%，研究 2 中为 1%；没有报道 P 值）[10]。研究没有发现两组所报道的症状发生频率和类型以及停药率有大的差别（没有报道统计学数值）。

评论 糖蛋白疫苗的差别不只在于选择重组单纯疱疹病毒分子，而且在于所使用的佐剂（比如：使用了稳定疫苗成分的物质）。不同的佐剂的使用可以解释其他同样糖蛋白疫苗产生的不同结果。

治疗选择 2　避孕套

一个前瞻性队列研究发现了有限的证据显示：感染了生殖器疱疹的男性使用避孕套可以减少（HSV-2）向未感染的性伴侣传播。但是，该队列研究的亚组分析没有发现使用或不使用男用避孕套，在阻止已感染的女伴向未感染的男性传播HSV-2方面存在显著性差异。我们没有发现系统综述或随机对照试验在使用女性避孕套以防止性传播的作用的

益处　**使用男用避孕套以避免已感染男性向未感染性伴侣的性传播**：我们没有发现相关系统综述研究或随机对照试验研究。一个前瞻性的队列研究（528对［98%异性恋］血清不一致Ⓖ的感染了HSV-2的血浆，随访18个月，见下评论），研究发现已感染了生殖器疱疹的男性在25%以上的性行为中使用避孕套后，使得他们的性伴侣感染HSV-2的风险较低（调整 HR 为 0.09，95%CI 0.01～0.67）[11]。**使用男用避孕套防止已感染女性向未感染男性的性传播**：前瞻性队列研究的亚组分析没有发现使用或不使用男用避孕套，在阻止已感染的女伴向未感染的男性传播HSV-2方面不存在显著性差异（调整 HR 2.02，95%CI 0.32～12.50）[11]。**女性避孕套**：我们没有发现有关女用避孕套在避免性传播方面的系统综述性研究和随机对照试验研究。

害处　研究没有给出不良反应的信息[11]。

评论　研究中只有61%的性伙伴总是使用避孕套[11]，只有8%一直使用它。为防止HSV-2的传播而使用避孕套的对照研究是不切实际的。即使经常劝告，许多性伴侣仍不能常规使用避孕套。可以设计一些不同的方法来建议人们使用避孕套或提供避孕套供人们使用。

治疗选择 3　抗病毒药物以避免性传播

我们没有发现系统综述一项随机对照试验发现，与使用安慰剂相比，每日使用泛昔洛韦可以降低HSV-2向未感染的性伴侣传播的风险。

益处　没有发现有相关的系统综述。有一项随机对照试验研究了1484份血清不一致伴侣Ⓖ[12]。与服用安慰剂相比，服用泛昔洛韦（已感染性伴每日一次服用500mg）8个月后，可以显著降低HSV-2的传播风险（服用泛昔洛韦和服用安慰剂时，性传播的总风险分别为：14/743[1.9%]和27/741[3.6%]，HR 0.52，95%CI 0.27～0.99；HSV-2症状风险分别为：0.5%和2.2%；HR 0.24，95%CI 0.08～0.75）。亚组分析显示：如果未感染的性伴侣为女性而且生殖器 HSV-2 感染的传播者感染时间少于2年，感染风险将升高（女性获得的风险为3.30，95%CI 1.31～8.28；如传播者有较短的生殖器疱疹感染史，则传播风险为 2.89，95%CI 1.12～7.49）。

害处　见每个抗病毒药物（参看每日维持量抗病毒治疗的害处。）

评论　随机对照试验研究表明每日抗病毒治疗减少了临床和亚临床的病毒释放（参看复发初起时的抗病毒治疗和结局）。

问　题　防止单纯疱疹病毒母亲至新生儿传播的干预措施的效果如何？

治疗选择 1　妊娠晚期的抗病毒治疗

有一项系统综述研究提供了妊娠期口服抗病毒药物对传染给新生儿的效果的不充分证据。该综述发现当孕期妇女为生殖器单纯疱疹病毒感染的第一阶段或复发病例时，阿昔洛韦可以减少妊娠期感染的复发，并减少由于生殖器疱疹而引发的剖宫产分娩。

益处　**新生儿疱疹发生率**：在一项系统综述（检索时间：2003年，5项随机对照试验研究，799名妇女）报道，不论对照组还是干预组中都未发现新生儿单纯疱疹病毒感染病例[13]。**妊娠期单纯疱疹的复发率**：一项关于孕期生殖器疱疹复发率的系统综述研究报道生殖器单纯疱疹病毒感染的第一阶段或复发病例的怀孕妇女（检索时间：2003年，5项随机对照试验研究，799名36孕周妇女）。发现与安慰剂相比，口服阿昔洛韦（800～1200mg/d）可显著降低分娩时单纯疱疹病毒的复发（OR 0.25，95%CI 0.15～0.40；参见下述评论）[13]。**生殖器疱疹的剖宫产率**：研究发现，与安慰剂相比，口服阿昔洛韦（800～1200mg/d）显著降低剖宫产率（AR：口服阿昔洛韦17/424［4.0%］vs 安慰剂85/375［22.6%］；OR 0.30，95%CI 0.13～0.67；参见下述评论）[13]。

害处　综述研究没有给出不良反应的信息[13]。两项随机对照试验没有发现任何出生前暴露于阿昔洛韦的新生儿，或出生后使用阿昔洛韦预防性治疗的新生儿，存在短期不良反应[14, 15]。一项随机对照试验显示：母亲接受治疗的新生儿与对照组的结局没有显著性差异[16]。但是，研究低估了所检测出的少的不良事件，例如与阿昔洛韦相关的新生儿梗阻性尿路疾病发生率的升高。该综述一项的随机对照试验研究没有发现阿昔洛韦导致血液病或生化毒性的证据；母亲接受治疗组的副作用与对照组没有显著性差异[12]。

评论　综述中涉及的试验对象的阿昔洛韦使用的剂量、时间以及参选的人群都是不一致的[14, 17]。这些研究对药物的少见效果低估了所检测出的罕见的作用，例如无症状的病毒释放或新生儿感染的增加。患单纯疱疹病毒母亲的剖宫产指征主要依靠

妊娠期的足月妊娠时临床诊断（出现前驱症状或可疑生殖器疱疹的生殖器病变）。但是一个综述中的随机对照试验认为，如果母亲的疱疹在妊娠 38 周后复发，应当实施选择性剖宫产。在该综述中的另一个随机对照试验认为某位妇女在足月妊娠时没有临床复发，仍然因生殖器疱疹实施了剖宫产分娩，而 2 位有生殖器病变的妇女通过阴道分娩了[15]。综述中的一个随机对照试验提到，安慰剂组中的 3 位妇女和阿昔洛韦组中的 1 位妇女，由于病灶远离产道，没有剖宫产分娩[16]。

治疗选择 2　血清学预查和咨询，以防止晚期妊娠的发生单纯疱疹病毒感染

没有发现有关妊娠晚期的进行血清学检测和个别咨询可以避免母亲感染单纯疱疹病毒的系统综述研究或随机对照试验。

益处　我们发现不论是使用特异性分析进行血清学检测来确定妊娠晚期妇女是否具有获得单纯疱疹病毒感染风险，还是个别咨询来避免妊娠晚期生殖器 - 生殖器、口腔 - 生殖器接触，没有发现相关的系统综述研究或随机对照试验。

害处　没有相关的随机对照试验。

评论　无。

治疗选择 3　剖宫产分娩防止新生儿疱疹

没有发现对患有生殖器病变的母亲实施剖宫产在向新生儿传播生殖器疱疹中所起作用的系统综述研究或随机对照试验。剖宫产增加了母亲患病率和病死率的风险。

益处　我们没有发现有关评估剖宫产分娩在母亲向小孩传播单纯疱疹病毒中作用的系统综述研究或随机对照试验。

害处　剖宫产分娩与母亲患病率（28.5% 的妇女曾作剖宫产）和死亡率（超过 15 人/10 0000 次分娩）显著相关。一项研究搜集了不同研究的很多数据，并估计，每防止了 2 个新生儿死于单纯疱疹病毒感染，这种剖宫产分娩的政策或能导致一个母新死亡[18]。

评论　可获得的事实提示，防止新生儿单纯疱疹病毒感染的努力应当集中在防止晚期妊娠的感染。临近分娩时感染的产妇，其所产下的新生儿感染的绝对风险高（AR 41%，95%CI 26%～56%），而已有感染的，即使是孕期复发的产妇，产下的新生儿感染的绝对风险低（AR < 3%）[7, 8]。多数获得感染的妇女直到妊娠结束也没有被诊断。同时，多数新生儿单纯疱疹病毒感染是来自没有生殖器疱疹感染史的妇女。病例研究表明：HSV-2 可以不依靠剖宫产分娩而传播[16]。各国对于妊娠期妇女复发性生殖器疱疹的产科处理有所不同。在美国和英国，这些妇女被建议接受剖宫产分娩，伴随而来的是母亲的风险。在荷兰，自 1987 年以来，允许分娩时患有复发性生殖器疱疹的妇女阴道分娩。这项方法处理原则导致了新生儿疱疹的增加（1981～1986 年间的 26 例，和 1987～1991 年间的 19 例）[8]。

问　题　抗病毒治疗对于生殖器疱疹第一阶段患者的干预效果如何？

治疗选择 1　口服抗病毒药物与安慰剂比较

三项随机对照试验研究发现，与安慰剂相比，口服抗病毒药物减少病变持续时间，减轻症状和减少病毒释放。

益处　**口服抗病毒药物与安慰剂比较**：我们没有发现系统综述。但有三个随机对照试验[19-21]。最大的一项随机对照试验（180 例患者，其中 119 例为生殖器疱疹的第一阶段）比较了阿昔洛韦（每次 200mg，5 次/日，10 天/疗程）与安慰剂[20]。分析了这 119 例生殖器疱疹第一阶段的患者发现：与安慰剂相比，阿昔洛韦能够缩短病变痊愈的时间，减少新病变的形成，减少疼痛的持续时间和病毒释放（阿昔洛韦治疗后的痊愈时间 12 天，安慰剂 14 天；$P = 0.005$；阿昔洛韦治疗后约 18% 形成了新病变 vs 使用安慰剂 62%；$P = 0.001$；阿昔洛韦治疗后的中位疼痛持续时间 5 天 vs 安慰剂 7 天；$P = 0.05$；阿昔洛韦治疗后的中位病毒释放时间 2 天 vs 安慰剂 9 天；$P < 0.001$）。第二个随机对照试验（31 例生殖器疱疹的第一阶段的患者）比较了阿昔洛韦（每次 200mg，5 次/日，5 天/疗程）与安慰剂[19]。研究发现阿昔洛韦减少了病毒释放的持续时间，缩短病程和疼痛持续时间（阿昔洛韦治疗后的病毒释放中位时间 1 天 vs 安慰剂 13 天，$P < 0.01$；阿昔洛韦治疗后的中位病程持续时间 6 天 vs 安慰剂 11 天；$P = 0.06$；阿昔洛韦治疗后的中位疼痛持续时间 4 天 vs 安慰剂 8 天；$P < 0.05$）。第三个随机对照试验（48 例患者，31 例女性和 17 例男性）比较了阿昔洛韦（每次 200mg，5 次/日，治疗 10 天）与安慰剂[21]。研究发现，阿昔洛韦可以明显病毒释放持续时间和结痂时间（在女性，阿昔洛韦治疗后的中位病毒释放时间 4.9 天 vs 安慰剂 17.7 天，$P = 0.001$；男性分别为 6 天和 15 天；$P = 0.02$；在女性，阿昔洛韦治疗后的中位结痂时间 8.8 天 vs 安慰剂 15.0 天，$P = 0.01$；男性分别是 5 天和 15 天；$P = 0.01$）。

害处　不良反应几乎没有，并且在安慰剂组和治疗组是相同的[19, 21]。

评论　由于研究病例数目较少，不能得到对于药物效果的准确评价。样本量最大的一项随机对照试验在分析前就去掉了 30/180（17%）患者，10 例是由于研究数据不完整，12 例是由于可疑既往感染，另外 8 例是由于单纯疱疹病毒并未被分离出来[20]。

| 临床证据 —— 性健康 |

治疗选择 2　不同类型的口服抗病毒药物

一项随机对照试验发现，口服阿昔洛韦和泛昔洛韦后的临床结局没有区别。

益处　没有发现关于泛昔洛韦和阿昔洛韦的系统综述。有一项随机对照试验（643例）比较了口服泛昔洛韦（每次100mg，2次/日，治疗10日）和阿昔洛韦（每次200mg，5次/日，治疗10日）[22]。没有发现这两种治疗在病毒释放持续时间、痊愈时间和症状持续时间上存在显著性差异（病毒释放持续时间的 HR 1.00，95%CI 0.84～1.18；痊愈时间的 HR 1.08，95%CI 0.92～1.27；症状持续时间的 HR 1.02，95%CI 0.85～1.22）。

害处　阿昔洛韦治疗的病例中11.5%出现头痛，5.9%出现恶心[22]。应用泛昔洛韦和阿昔洛韦治疗的两组中所发生的不良反应没有差异（没有给出泛昔洛韦组的百分比）。

评论　无。

问题　为减少复发而采取的干预措施的效果如何？

治疗选择 1　在复发开始时口服抗病毒药物

一篇系统综述、一篇非系统综述和一个随机对照试验发现：与口服安慰剂相比，生殖器疱疹的复发者在复发初起时，口服抗病毒药物治疗（阿昔洛韦、伐昔洛韦、泛昔洛韦）可以减少病变持续时间和病毒释放，增加阻止复发的几率。随机对照试验发现，与安慰剂相比，在减少症状持续时间、病变愈合时间、病毒释放方面，阿昔洛韦、伐昔洛韦和泛昔洛韦三者的作用相同。两项随机对照试验没有发现服用泛昔洛韦3日和5日之间有区别。

益处　**阿昔洛韦与安慰剂比较**：没有发现相关系统综述。我们发现一项非系统综述性研究（659例，没有说明研究中随机对照试验的数量）[23]和一个随后的随机对照试验研究[24]。综述研究中的随机对照试验对比了复发一开始即服用阿昔洛韦（200mg 每日5次，或800mg 每日2次，共5日）和安慰剂。该综述发现：与安慰剂相比，阿昔洛韦减少了病毒释放的过程和病损持续时间（相对于安慰剂的2天，服用阿昔洛韦时病毒释放时间只有1天；服用阿昔洛韦时，病变持续时间只有5天，而安慰剂有6天）[23]。随后的随机对照试验（131 例患者在过去12个月中至少出现3次复发，观察到至少有1次复发）发现：与安慰剂相比，使用阿昔洛韦（每次800mg，每日3次，用2日）可以减少病损持续时间、病变的过程和病毒释放（服用阿昔洛韦时，中位病变持续时间4天 vs 服用安慰剂6天；P=0.001；服用阿昔洛韦时，中位病程持续时间4天，服用安慰剂为6天；P<0.001；服用阿昔洛韦时，中位病毒释放时间25.0小时 vs 服用安慰剂58.5小时，P=0.04）[24]。**伐昔洛韦与安慰剂比较**：我们发现一项系统综述（没有标明检索时间，一项随机对照试验，467例患者）[25]。这项随机对照试验发现：与安慰剂相比，口服伐昔洛韦（每次125～500mg，每日2次，共5天）可以减少病变持续时间和病毒释放（服用伐昔洛韦时，中位病变持续时间5天 vs 服用安慰剂4天；未报道 P 值；服用伐昔洛韦时，中位病毒释放持续时间3天 vs 服用安慰剂2天；未报道 P 值）。**泛昔洛韦与安慰剂比较**：有一项系统综述（是没有标明检索时间，一项随机对照试验，987例）[25]。该综述中的随机对照试验研究比较了口服泛昔洛韦（每次500～1000mg，每日2次，共5天）和安慰剂。研究发现，与口服安慰剂相比，单独服用泛昔洛韦可以减少病程持续时间和病毒释放，增加了阻止复发的几率（服用泛昔洛韦时，中位病程持续时间4天 vs 安慰剂6天；HR 1.9，95%CI 1.6～2.3；服用泛昔洛韦时，中位病毒释放时间2天 vs 安慰剂4天，HR 2.9，95%CI 2.1～3.9；服用泛昔洛韦时，病毒阻止率为31%，安慰剂为21%；HR 1.5，95%CI 1.1～1.9）。**伐昔洛韦与阿昔洛韦比较**：我们发现了一项包含 204 例的随机对照试验，发现口服伐昔洛韦或阿昔洛韦时，病变愈合时间没有差别（服用伐昔洛韦时，中位病变愈合时间5.1 天 vs 阿昔洛韦5.4 天；中位差 +0.3 天，95%CI －0.3～+0.8 天）[26]。**泛昔洛韦与阿昔洛韦比较**：我们发现一项系统综述（没有标明检索时间，一项随机对照试验，739例患者）。该随机对照试验比较了口服泛昔洛韦（每次500mg，每日2次，共5天）和阿昔洛韦（每次200mg，每日5次，共5天）的治疗结果。发现这两种抗病毒药物在病变愈合时间、症状持续时间和病毒释放方面没有区别（病变愈合时间的 HR 0.96，95%CI 0.80～1.14；症状持续时间的 HR 0.93，95%CI 0.79～1.08；病毒释放时间的 HR 0.98，95%CI 0.75～1.27）。**泛昔洛韦3日疗法和5日疗法比较**：我们找到了2项随机对照试验[27, 28]。第一项研究没有发现口服泛昔洛韦的3日疗法和5日疗法（每次500mg，每日2次）在病程持续时间和阻止复发方面有差别（3日疗法和5日疗法的平均病程持续时间分别为4.7天和4.6天，没有报告显著；3日疗法和5日疗法阻止病毒复发率分别为27%和21%，RR 1.23，95%CI 0.92～1.65）[27]。在症状初起的6小时内开始治疗的患者较6小时以后用药更可能阻止病变进展（OR 1.93，95%CI 1.28～2.9）。第二项随机对照试验（每年生殖器疱疹发作至少4次的 800例患者）没有发现口服泛昔洛韦的3日疗法和5日疗法（每次500mg，每日2次）在病变愈合时间和阻止复发方面有差别（3日疗法和5日疗法的平均病变愈合时间分别为4.4天和4.7天，HR 0.95，95%CI 0.81～1.13；3日疗法和5日疗法的病变阻止率分别为25.4%和26.6%，HR 1.04，95%CI 0.83～1.32）[28]。

害处　不良反应（多数是头痛和恶心）罕见。服用阿昔洛韦、伐昔洛韦、泛昔洛韦和安慰剂的发生频率是一样的（该综述没有报道数字）[25]。

评论　如果患者的复发疱疹在一开始出现症状或迹象时就接受治疗，效果更为显著[27, 29]。

治疗选择 2　　每日口服抗病毒药物

随机对照试验发现，与安慰剂相比，持续每日服用抗病毒药物（泛昔洛韦、阿昔洛韦或伐昔洛韦）可以减少复发频率，口服阿昔洛韦和口服泛昔洛韦可以提高生活质量。

益处　**泛昔洛韦与安慰剂比较**：我们发现一个系统综述（没有标明检索时间，两项随机对照试验，1861例患者）在生殖器疱疹的复发频率上对泛昔洛韦和安慰剂进行了比较[25]。另外有一项随机对照试验（1479例患者）比较了口服泛昔洛韦（每日1~2次）和安慰剂在一个生殖器疱疹患者生活质量尺度上的作用[30]。第一项随机对照试验（382例）发现泛昔洛韦（每日口服500mg，共16周）可以延长无复发间期（HR 0.10，95%CI 0.11~0.21）[25]。第二项随机对照试验对比了服用泛昔洛韦（250mg，每日4次；250mg，每日2次；500mg，每日4次；1000mg，每日4次）、阿昔洛韦(400mg，每日2次)和安慰剂使用一年的情况。研究发现与安慰剂相比，使用泛昔洛韦时存在一个剂量依赖的无复发间期（无复发间期在使用泛昔洛韦 250mg，每日4次；500mg，每日4次；1000mg，每日4次和安慰剂时分别为：22%、40%、48%~50%和5%）[25]。另外的那项随机对照试验发现：与服用安慰剂相比，服用泛昔洛韦3个月后可显著改善与健康相关的生活质量（使用最近的生殖器疱疹生活质量调查问卷评价，$P < 0.05$）。**伐昔洛韦与安慰剂比较**：我们找到一个系统综述（没有标明检索时间，两项随机对照试验研究，830例患者）[25]。综述中提到的第一个随机对照试验（455例）比较了伐昔洛韦（250mg，每日2次；125mg，每日3次，或250mg，每日3次，共1年）与安慰剂。研究发现，与安慰剂相比，伐昔洛韦明显增加了平均首次复发的时间（250mg，每日2次为11个月；250mg，每日3次为10个月；125mg，每日3次为8个月；安慰剂为1.5个月）。综述中提到的第二个随机对照试验（375 例）与安慰剂相比，伐昔洛韦（125mg，每日2~4次；250mg，每日2~4次；或500mg，每日4次，治疗4个月）显著增加无复发患者的比率（250mg 每日2次无复发率78% vs 安慰剂42%）。研究还同时发现口服伐昔洛韦250mg、每日2次是最有效的减少复发的方法[25]。**阿昔洛韦与安慰剂比较**：有一个非系统综述（两项随机对照试验，107例患者）[23]和四项随后的随机对照试验[30-34]。非系统综述提到的第一项随机对照试验（32例）发现：与安慰剂相比，每日服用阿昔洛韦800mg 2年时，可以减少复发（服用阿昔洛韦的无复发率28% [5/18例] vs 安慰剂是 0 [0/14例]；ARR 28%，95%CI 1%~51%）[23]。非系统综述提到的第二项随机对照试验（75例）发现：与安慰剂相比，口服阿昔洛韦（每日400mg）一年时减少了复发率（服用阿昔洛韦的无复发率是44% [21/48例] vs 安慰剂是 0 [0/28例]；ARR 44%，95%CI 26%~56%）。第一项随后的随机对照试验（1479例）发现：与安慰剂相比，口服阿昔洛韦（400mg，每日2次）一年时，可以减少复发率（服用阿昔洛韦的无复发率49% vs 安慰剂5%；HR 0.21，95%CI 0.16~0.27）[32]。第二项随后的随机对照试验（1146例）也发现：与安慰剂相比，口服阿昔洛韦（400mg，每日2次）一年时，可以减少复发率（服用阿昔洛韦的复发率1.7% vs 安慰剂12.5%；$P < 0.0001$）[33]。研究中 210名成人，连续服用阿昔洛韦（400mg，每日2次）5年，每年有53%~70%的人无复发。第三项随机对照试验（34例新近获得生殖器HSV-2的妇女）发现：与安慰剂相比，口服阿昔洛韦（400mg，每日2次，共70天）可以减少病毒释放[34]。研究还发现，与安慰剂相比，阿昔洛韦减少了病毒释放占有报道病变存在天数的95%，占无报道病变存在天数的94%。第四项随机对照试验（1479例）比较了口服阿昔洛韦（每日1~2次）和安慰剂在生殖器疱疹生活质量的作用[30, 31]。研究发现，与安慰剂相比，每日使用阿昔洛韦3个月后，可以显著改善与健康相关的生活质量（$P < 0.05$）[30]。

害处　每日使用阿昔洛韦、伐昔洛韦和泛昔洛韦治疗是可以耐受的[35]。服用阿昔洛韦的患者的随访时间超过7年，服用伐昔洛韦和泛昔洛韦的随访时间超过1年。恶心和头痛不常见，服药者几乎没有因此停止服药。没有发现有关评估每日药物治疗是否会增加性行为的高风险的研究。我们没有发现健康成年人在停止每日阿昔洛韦治疗时和治疗后出现急性抗阿昔洛韦的单纯疱疹病毒的证据[35]。

评论　无。

治疗选择 3　　心理治疗

一个含有低质量研究的系统综述为避免生殖器疱疹复发的心理社会干预的作用提供了不充分的证据。

益处　有一个系统综述（检索时间：1991年）调查了对69例患者的6项质量不高的心理治疗干预（4项研究少于10个调查对象）[36]。干预包括催眠术和递进的肌肉松弛认知疗法和多方面的干预。最大的一项随机对照试验（31例患者每年至少复发4次）比较了心理社会干预和社会支持或社会观望[37]。心理社会干预包括了解单纯疱疹病毒的信息、放松训练、压力控制指导和想象技术。患者在与他人谈论他们有关单纯疱疹病毒感染的感受和经历时，得到了社会的支持。得到心理社会干预后的患者复发率较干预前、社会支持、社会观望者降低（心理社会干预后每年的复发率为6例，干预前、社会支持和社会观望者总和则为11例；$P < 0.001$）。但是由于样本量小、不恰当的对照、主观性和低水平地对复发频率的回顾性的估计对于复发频率回顾的客观性和回顾性较低，限制了这些研究的实用性[36]。

害处　综述[36]和随机对照试验[37]没有提到不良反应。

评论　还需要前瞻性的疾病临床评估的对照研究。

问 题	对艾滋病患者的生殖器疱的治疗效果如何？

治疗选择 1	在生殖器疱疹的第一阶段口服抗病毒药物

没有发现有关艾滋病患者患生殖器疱疹第一阶段治疗的随机对照试验。近来一致认为：口服抗病毒药物对于治疗艾滋病患者的生殖器疱疹第一阶段有效。

益处 没有找到有关艾滋病患者患生殖器疱疹第一阶段治疗的系统综述和随机对照试验。

害处 没有找到相关的随机对照试验。

评论 意见趋向于口服抗病毒药物对于治疗艾滋病患者的生殖器疱疹第一阶段有效。

治疗选择 2	在生殖器疱疹的急性复发期口服抗病毒药物

没有发现艾滋病患者的安慰剂对照的随机对照试验。但是，基于无免疫受损的患者和未患艾滋病而有免疫受损患者的事实，意见趋向于抗病毒治疗对于治疗艾滋病患者的复发有效。两项随机对照试验调查了分别使用伐昔洛韦、泛昔洛韦和阿昔洛韦的患者，没有发现他们在对症状持续时间和病变持续时间上存在显著性差异。

益处 **口服抗病毒药物与安慰剂比较**：我们没有发现相关的系统综述和随机对照试验。**伐昔洛韦与阿昔洛韦比较**：有一项随机对照试验（接受了稳定的抗逆转录病毒治疗的193例患者），它对比了使用伐昔洛韦（500mg，每日2次）和阿昔洛韦（400mg，每日2次）1周的结果[38]。研究没有发现它们在愈合时间、病毒释放时间和症状消失时间上有显著性差异（中位愈合时间在两种治疗中都是7天；HR 1.01，95%CI 0.79～1.29；中位病毒释放时间在两种治疗中都是2天，HR 0.93，95%CI 0.68～1.27；中位症状消失时间在两种治疗中都是4天，HR 0.99，95%CI 0.75～1.30）。在治疗期间的新病变进展风险上，研究也没有发现这两种治疗间有显著性差异（伐昔洛韦16.7% vs 而阿昔洛韦13.3%；ARI +3.4%，95%CI −4.8～+11.5）。**泛昔洛韦与阿昔洛韦比较**：我们发现了一项比较泛昔洛韦（1000mg，每日2次）和阿昔洛韦（200mg，每日5次）5日疗法的随机对照试验（467例）[39]。研究发现：它们在病变愈合时间或病变持续时间上没有显著性差异（病变愈合 HR 0.98，95%CI 0.79～1.22；病变持续 HR 0.93，95%CI 0.75～1.14）。

害处 **伐昔洛韦与阿昔洛韦比较**：一项随机对照试验研究报道了不良反应。不论服用伐昔洛韦还是阿昔洛韦，超过5%的患者出现了药物不良反应，主要是头痛、恶心、腹泻和腹痛（服用伐昔洛韦和阿昔洛韦时，头痛的出现率分别为16.7%和15.4%；恶心的出现率分别是10.7%和12.6%；腹泻的出现率分别为6.7%和10.5%；腹痛的出现率分别为3.3%和5.6%）[38]。没有关于溶血性尿毒综合征和血栓性血小板减少性紫癜的报道。**泛昔洛韦与阿昔洛韦比较**：随机对照试验报道，不论服用泛昔洛韦还是阿昔洛韦，少于10%的患者出现了药物不良反应。主要是头痛、恶心和腹泻[39]。

评论 尽管没有发现有关艾滋病患者的安慰剂对照的随机对照试验，但是，基于无免疫受损的患者（参看复发初起时口服毒治疗）和未患艾滋病的有免疫受损患者的事实，意见趋向于抗病毒治疗对于治疗艾滋病患者的复发有效。一项前瞻性研究发现单纯疱疹病毒释放率在感染了艾滋病的患者中有升高[40]。在生殖器疱疹病损中可以找到艾滋病毒，这个事实提示单纯疱疹病毒感染可能增加性传播艾滋病毒的风险[41]。

治疗选择 3	每日口服抗病毒药物治疗以避免生殖器疱疹的复发

一项随机对照试验发现泛昔洛韦比安慰剂更能有效避免单纯疱疹病毒感染。一项随机对照试验研究发现，对于避免48周后的单纯疱疹病毒感染复发，泛昔洛韦和阿昔洛韦没有显著性差异。

益处 **泛昔洛韦与安慰剂比较**：我们发现一项随机对照试验（239例有单纯疱疹病毒复发史的艾滋病患者）[42]。该随机对照研究发现，与安慰剂相比，服用泛昔洛韦（500mg，每日2次）6个月时，可显著降低疾病复发，并延长了到初次复发的中位时间（无复发发生率在服用泛昔洛韦和安慰剂组中分别为：65%、26%；RR 2.5，95%CI 1.8～3.5；中位复发时间在服用泛昔洛韦和安慰剂组中分别为：>180天、59天；HR 16.7，95%CI 7.3～33.3）。**泛昔洛韦与阿昔洛韦比较**：我们发现一项随机对照试验，它比较了三种治疗：泛昔洛韦（500mg，每日2次）、泛昔洛韦（1000mg，每日1次）和阿昔洛韦（400mg，每日2次），连续使用48周[39]。研究发现：在复发时间上，两种剂量的泛昔洛韦和阿昔洛韦之间没有显著性差异（HR：泛昔洛韦[500mg，2次/日] vs 阿昔洛韦 0.73，95%CI 0.50～1.06；HR 泛昔洛韦[1000mg，1次/日] vs 阿昔洛韦 1.31，95% CI 0.94～1.82）。

害处 **泛昔洛韦与安慰剂比较**：随机对照试验发现，与安慰剂相比，泛昔洛韦增加了头痛、疲乏、流行性感冒、鼻咽炎、皮疹的发生风险，但是腹泻和恶心的发生率没有区别（服用泛昔洛韦时，头痛的发生率是13%，安慰剂是8%；疲乏的发生率：泛昔洛韦8% vs 安慰剂5%；流行性感冒发生率：泛昔洛韦8% vs 安慰剂3%；鼻咽炎的发生率：泛昔洛韦8% vs 安慰剂2%；皮疹的发生率：泛昔洛韦8% vs 安慰剂1%；腹泻在两组中均为12%，恶心均为8%）[42]。随机对照试验没有给出服用泛昔洛韦6个月以上时出现的不良反应。**泛昔洛韦与阿昔洛韦比较**：随机对照试验显示，两种药物由于不良反应而停用的比率一样（由于包括恶心、头痛的不良反应而停药的发生率：泛昔洛韦11% vs 阿昔洛韦9%）[39]。

评论 泛昔洛韦显著降低了生殖器疱疹的复发率。但是，35%的被治者在6个月内复发[42]。一项随机对照试验发现，每日服用一次泛昔洛韦1000mg的患者比每日服用500mg两次的患者更易复发（HR者1.80，95%CI 1.26～2.57；48周后仍然没有复发的，每日服用泛昔洛韦1000mg一次者为71%，每日服用500mg两次为82%；$P < 0.05$）[39]。

词汇表

* **血清不一致伴侣**（serodiscordant couple）：性伴侣中的一人感染了单纯疱疹病毒，而另一人没有。

参考文献

1. Fleming DT, McQuillan GM, Johnson RE, et al. Herpes simplex virus type 2 in the United States, 1976 to 1994. *N Engl J Med* 1997; 337:1105–1111.
2. Cowan FM, Johnson AM, Ashley R, et al. Antibody to herpes simplex virus type 2 as serological marker of sexual lifestyle in populations. *BMJ* 1994;309:1325–1329.
3. Benedetti J, Corey L, Ashley R. Recurrence rates in genital herpes after symptomatic first-episode infection. *Ann Intern Med* 1994;121:847–854.
4. Mertz GJ, Schmidt O, Jourden JL, et al. Frequency of acquisition of first-episode genital infection with herpes simplex virus from symptomatic and asymptomatic source contacts. *Sex Transm Dis* 1985;12:33–39.
5. Whitley RJ, Kimberlin DW, Roizman B. Herpes simplex viruses. *Clin Infect Dis* 1998;26:541–553.
6. Wald A, Link K. Risk of HIV infection in HSV-2 seropositive persons: a meta-analysis. *J Infect Dis* 2002;185:45–52.
7. Brown ZA, Selke SA, Zeh J, et al. Acquisition of herpes simplex virus during pregnancy. *N Engl J Med* 1997;337:509–515.
8. Smith J, Cowan FM, Munday P. The management of herpes simplex virus infection in pregnancy. *Br J Obstet Gynaecol* 1998;105:255–268. Search date 1996; primary source Medline.
9. Corey L, Langenberg AG, Ashley R, et al. Recombinant glycoprotein vaccine for the prevention of genital HSV-2 infection: two randomised controlled trials. *JAMA* 1999;282:331–340.
10. Stanberry LR, Sprunace SL, Cunningham AL, et al. Glycoprotein-D-adjuvant vaccine to prevent genital herpes. *N Engl J Med* 2002;347:1652–1661.
11. Wald A, Langenberg A, Link K, et al. Effect of condoms on reducing the transmission of herpes simples virus type 2 from men to women. *JAMA* 2001;285:3100–3106.
12. Corey L, Wald A, Patel R, et al. Once-daily valaciclovir to reduce the risk of transmission of genital herpes. *N Engl J Med* 2004;350:11–20.
13. Sheffield JS, Hollier LM, Hill JB, et al. Aciclovir prophylaxis to prevent herpes simplex virus recurrence at delivery: a systematic review. *Obstet Gynecol* 2003;102:1396–1403. Search date 2003. Primary sources Medline, Embase, Lilacs, Register of Controlled Trials in Perinatal Medicine compiled by the National Perinatal Epidemiology Unit at Oxford University and handsearches of conference proceedings, abstracts from scientific forums and bibliographies of relevant published articles.
14. Scott LL, Sanchez PJ, Jackson GL, et al. Acyclovir suppression to prevent Cesarean delivery after first-episode genital herpes. *Obstet Gynecol* 1996;87:69–73.
15. Scott LL, Hollier LM, McIntire D, et al. Acyclovir suppression to prevent recurrent genital herpes at delivery. *Inf Dis Obstet Gynecol* 2002;10:71–77.
16. Watts DH, Brown ZA, Money D, et al. A double-blind, randomized, placebo-controlled trial of aciclovir in late pregnancy for the reduction of herpes simplex virus shedding and cesarean delivery. *Am J Obstet Gynecol* 2003;188:836–843.
17. Brocklehurst P, Kinghorn G, Carney O, et al. A randomised placebo controlled trial of suppressive acyclovir in late pregnancy in women with recurrent genital herpes infection. *Br J Obstet Gynaecol* 1998; 105:275–280.
18. Randolph A, Washington A, Prober C. Cesarean delivery for women presenting with genital herpes lesions. *JAMA* 1993;270:77–82.
19. Nilsen AE, Aasen T, Halsos AM, et al. Efficacy of oral acyclovir in treatment of initial and recurrent genital herpes. *Lancet* 1982;2:571–573.
20. Mertz G, Critchlow C, Benedetti J, et al. Double-blind placebo-controlled trial of oral acyclovir in the first episode genital herpes simplex virus infection. *JAMA* 1984;252:1147–1151.
21. Bryson YJ, Dillon M, Lovett M, et al. Treatment of first episodes of genital herpes simplex virus infections with oral acyclovir: a randomized double-blind controlled trial in normal subjects. *N Engl J Med* 1983;308:916–921.
22. Fife KH, Barbarash RA, Rudolph T, et al. Valaciclovir versus acyclovir in the treatment of first-episode genital herpes infection: results of an international, multicenter, double-blind randomized clinical trial. *Sex Transm Dis* 1997;24:481–486.
23. Stone K, Whittington W. Treatment of genital herpes. *Rev Infect Dis* 1990;12(Suppl 6):610–619.
24. Wald A, Carrell D, Remington M, et al. Two-day regimen of acyclovir for treatment of recurrent genital herpes simplex virus type 2 infection. *Clin Infect Dis* 2002;34:944–948.
25. Wald A. New therapies and prevention strategies for genital herpes. *Clin Infect Dis* 1999;28:S4–S13. Search date not reported; primary source Medline.
26. Chosidow O, Drouault Y, Leconte-Veyriac F, et al. Famciclovir versus aciclovir in immunocompetent patients with recurrent genital herpes infections: a parallel-groups, randomised, double-blind clinical trial. *Br J Dermatol* 2001;144:818–824.
27. Strand A, Patel R, Wulf H C, et al. Aborted genital herpes simplex virus lesions: findings from a randomised controlled trial with valaciclovir. *Sex Transm Infect* 2002;78:435–439.
28. Leone PA, Trottier S, Miller JM. Valaciclovir for episodic treatment of genital herpes: a shorter 3-day treatment course compared with 5-day treatment. *Clin Infect Dis* 2002;34:958–962.
29. Reichman RC, Badger GJ, Mertz GJ, et al. Treatment of recurrent genital herpes simplex infections with oral acyclovir: a controlled trial. *JAMA* 1984;251:2103–2107.
30. Patel R, Tyring S, Strand A, et al. Impact of suppressive antiviral therapy on the health related quality of life of patients with recurrent genital herpes infection. *Sex Transm Infect* 1999;75:398–402.
31. Doward LC, McKenna SP, Kohlmann T, et al. The international de-

velopment of the RGHQoL: a quality of life measure for recurrent genital herpes. *Qual Life Res* 1998;7:143–153.
32. Reitano M, Tyring S, Lang W, et al. Valaciclovir for the suppression of recurrent genital herpes simplex virus infection: a large-scale dose range finding study. *J Infect Dis* 1998;178:603–610.
33. Goldberg L, Kaufman R, Kurtz T, et al. Continuous five-year treatment of patients with frequently recurring genital herpes simplex virus infection with acyclovir. *J Med Virol* 1993(Suppl1);45–50.
34. Wald A, Zeh J, Barnum G, et al. Suppression of subclinical shedding of herpes simplex virus type 2 with acyclovir. *Ann Intern Med* 1996;124:8–15.
35. Fife KH, Crumpacker CS, Mertz GJ. Recurrence and resistance patterns of herpes simplex virus following stop of ≥ 6 years of chronic suppression with acyclovir. *J Infect Dis* 1994;169:1338–1341.
36. Longo D, Koehn K. Psychosocial factors and recurrent genital herpes: a review of prediction and psychiatric treatment studies. *Int J Psychiatry Med* 1993;23:99–117. Search date 1991; primary sources Psychological Abstracts, Medline, and hand searches of reference lists.
37. Longo DJ, Clum GA, Yaeger NJ. Psychosocial treatment for recurrent genital herpes. *J Consult Clin Psychol* 1988;56:61–66.
38. Romanowski B, Aoki FY, Martel AY, et al. Efficacy and safety of famciclovir for treating mucocutaneous herpes simplex infection in HIV-infected individuals. Collaborative Famciclovir HIV Study Group. *AIDS* 2000;14:1211–1217.
39. Conant MA, Schacker TW, Murphy RL, et al. International Valaciclovir HSV Study Group. Valaciclovir versus aciclovir for herpes simplex virus infection in HIV-infected individuals: two randomized trials. *Int J STD AIDS* 2002;13:12–21.
40. Schacker T, Zeh J, Hu HL, et al. Frequency of symptomatic and asymptomatic HSV-2 reactivations among HIV-infected men. *J Infect Dis* 1998;178:1616–1622.
41. Schacker T, Ryncarz A, Goddard J, et al. Frequent recovery of HIV from genital herpes simplex virus lesions in HIV infected persons. *JAMA* 1998;280:61–66.
42. DeJesus E, Wald A, Warren T, et al. Valaciclovir for the suppression of recurrent genital herpes in human immunodeficiency virus-infected subjects. *J Infect Dis* 2003;188:1009–1016. [Erratum in: *J Infect Dis* 2003;188:1404]

原作者
Eva Jungmann
Camden PCT London，UK

利益冲突：没有声明。

致谢：我们感谢本章的前作者，包括 Anna Wald。

生殖器疣

检索时间：2004年9月
原作者：Henry W Buck, Jr　冯静 译　王建六 校　董悦 审

问　题

外生殖器疣的治疗效果如何？
预防人乳头瘤病毒或外生殖器疣传播的治疗措施及其效果是什么？

治疗措施及其效果

治疗

肯定有效
未感染HIV的患者中应用咪喹莫特（Imiquimod）
局部应用干扰素
鬼臼毒素（Podophyllotoxin）

很可能有效
二氯醋酸和三氯醋酸（效果等同于冷冻疗法）
冷冻疗法（效果等同于三氯醋酸，强于鬼臼脂）
电外科手术（效果至少等同于冷冻疗法，强于鬼臼脂）
激光手术（效果等同于外科手术切除）
鬼臼脂（效果可能等同于鬼臼毒素或外科手术切除）*
外科手术切除（清除疣体效果等同于激光手术或鬼臼脂，预防复发效果强于鬼臼脂）

效果不明
感染HIV的患者中应用咪喹莫特

很可能有效
全身应用干扰素

预防传播

效果不明
避孕套

将在新版中加入
消融疗法加咪喹莫特
冷冻疗法加干扰素
教育
激光手术加干扰素
生活方式的改变
疫苗

*未发现安慰剂作为对照的随机对照试验；分类基于共识。

见词汇表 G

主要信息

治 疗

◆ **未感染HIV的患者中应用咪喹莫特**：一项系统综述以及一项随后的随机对照试验发现，在未感染HIV的患者中，与安慰剂相比，5%或1%浓度的咪喹莫特乳剂提高了生殖器疣的清除并减少复发。一项在未感染HIV的妇女中进行的随机对照试验发现，在治疗20周后，与每日使用一次及每周使用三次5%咪喹莫特相比，每日使用两次的剂量未能提高疣的清除率，但是发现增加了皮肤红斑的发生。一项在未感染HIV的人群中做的随机对照试验发现，与1%的咪喹莫特或安慰剂相比，使用5%的咪喹莫特增加中度到重度红斑、腐蚀、表皮脱落、水肿以及搔抓的发生。

◆ **局部应用干扰素**：3个随机对照试验发现，在治疗后4周，与安慰剂相比，局部应用干扰素提高了疣的清除。其中的一项随机对照试验发现，与鬼臼毒素相比，在治疗后4周，局部应用干扰素也提高了疣的清除。

◆ **鬼臼毒素**：随机对照试验发现，在16周的时间内，与安慰剂相比，鬼臼毒素提高了疣的清除。6个随机对照试验都未能提供关于鬼臼毒素与鬼臼脂在疣的清除与复发方面区别的一致的证据。一项随机对照试验发现在4周时间内鬼臼毒素清除疣的效果弱于局部使用干扰素。

◆ **二氯醋酸和三氯醋酸（效果等同于冷冻疗法）**：我们没有发现比较二氯醋酸及三氯醋酸与安慰剂效果的随机对照试验。2个随机对照试验发现三氯醋酸与冷冻疗法比较，治疗6～10周后对疣体的清除没有显著性差异。其中一项随机对照试验发现治疗结束2个月后疣的复发没有显著性差异。一项随机对照试验发现在治疗3个月时，与单独应用鬼臼脂方案相比，三氯醋酸联合鬼臼脂的方案对疣的清除没有显著性差异。

- **冷冻疗法（效果等同于三氯醋酸，强于鬼臼脂）**：目前尚没有随机对照试验比较冷冻疗法与安慰剂或不治疗的效果。2个随机对照试验发现经过6～10周的治疗，冷冻疗法与三氯醋酸对疣的清除没有显著性差异。其中的一项随机对照试验发现在治疗结束后2个月，疣的复发无显著性差异。一项随机对照试验发现有限的证据显示经过6周治疗后，冷冻疗法对疣的清除效果弱于电外科切除。然而，对成功清除疣的患者进行的随访显示在治疗后3～5个月时，不同治疗方法疣复发患者的比例没有显著性差异。另一项随机对照试验发现，冷冻疗法与电外科切除方法在治疗后3个月时疣的清除上无显著性差异。一项随机对照试验发现与鬼臼脂相比，冷冻疗法在6周的治疗后提高了疣的清除，对这些成功清除疣的患者进行随访表明接受冷冻疗法的患者在治疗后3～5个月时几乎没有疣复发。

- **电外科手术（效果至少等同于冷冻疗法，强于鬼臼脂）**：一项随机对照试验发现，与未治疗患者比较，电外科手术在治疗后6个月时提高了疣的清除。一项随机对照试验发现，与全身应用干扰素比较，电外科手术在治疗后6个月时提高疣的清除，但这种提高无显著性差异。一项随机对照试验发现，与冷冻疗法相比，电外科手术在治疗后6周提高了疣的清除率。然而，经过对成功清除疣的患者的随访显示，在治疗后3～5个月时，复发患者的比例没有显著性差异。该试验也发现与鬼臼脂相比，电外科手术在治疗6周后提高了疣的清除，对成功清除疣的患者进行随访显示这种差异在治疗后3～5个月仍然保持。另一项随机对照试验发现电外科手术治疗与冷冻疗法比较，治疗后3个月时两者对疣的清除没有显著性差异。

- **激光手术（效果等同于外科手术切除）**：我们没有发现随机对照试验对激光手术治疗与未治疗进行比较。一项随机对照试验发现激光手术与外科手术切除进行比较，在治疗36周后疣的清除与复发上没有显著性差异。

- **鬼臼脂（效果可能等同于鬼臼毒素或外科手术切除）***：我们没有发现对鬼臼脂与安慰剂进行比较的随机对照试验，但是一致的意见认为鬼臼脂对清除生殖器疣有效。6个随机对照试验没有提供关于鬼臼毒素与鬼臼脂对疣清除与复发的区别的一致证据。随机对照试验发现手术切除（剪除）与鬼臼脂对于疣的清除没有显著性差异。然而，发现手术切除在预防治疗后6～12个月疣复发方面较鬼臼脂更为有效。1个随机对照试验发现在6周的治疗时间中鬼臼脂清除疣的效果弱于冷冻疗法或者电外科手术治疗，对于已经成功清除疣的患者进行随访显示，接受鬼臼脂治疗的患者在治疗后3～5个月时复发的人数更多。1个随机对照试验发现鬼臼脂联合三氯醋酸和单独应用鬼臼脂比较，在治疗后3个月时疣的清除率没有显著性差异。一项随机对照试验发现在治疗后3个月时鬼臼脂较全身应用干扰素对于疣的清除更为有效。

- **外科手术切除（清除疣体效果等同于激光手术或鬼臼脂；预防复发效果强于鬼臼脂）**：我们没有发现随机对照试验对手术切除与没有治疗进行比较。随机对照试验发现手术切除（剪除）、激光手术或鬼臼脂对疣的清除没有显著性差异。然而，发现在治疗后6～12个月，手术切除较鬼臼脂对于预防疣的复发更有效。

- **感染HIV的患者中应用咪喹莫特**：一项在患HIV的患者中进行的随机对照试验发现，经过16周的治疗，咪喹莫特乳剂和安慰剂对于疣的清除没有显著性差异。一项在未患HIV的患者中的随机对照试验发现，与1%的咪喹莫特或安慰剂相比，使用5%的咪喹莫特增加中度到重度红斑、腐蚀、表皮脱落、水肿以及搔抓的发生。

- **全身应用干扰素**：我们发现有5个随机对照试验比较了全身应用干扰素与安慰剂或未治疗的不同。其中2个随机对照试验发现全身应用干扰素与安慰剂或未治疗相比提高了疣的清除；而3个随机对照试验发现对于疣的完全清除或部分清除，干扰素与安慰剂没有显著性差异。全身应用干扰素与重要的不良反应有关，包括过敏反应、血液系统疾病、流感样症状、头痛、疲劳、肌痛、发热和体重下降。一项随机对照试验发现，在治疗后6个月时，电外科手术治疗与全身应用干扰素清除疣的效果没有显著性差异。一项随机对照试验发现，在治疗3个月后，全身应用干扰素清除疣的效果弱于鬼臼脂。

预防传播

- **避孕套**：观察研究应用避孕套评估人乳头瘤病毒传播所起作用的证据并不充分。病毒的传播可通过外生殖器的相互接触或手-生殖器接触而不需要进入性的性交。一项病例对照研究以及一项横断面研究提示，总是使用避孕套的人较从不使用避孕套或偶尔使用的人不易患生殖器疣。一项在患有宫颈上皮内瘤变妇女中进行的随机对照试验提示，避孕套可能对预防人乳头瘤病毒的传播有作用。该试验发现规律性使用避孕套可以提高宫颈上皮内瘤变的消退，这些妇女的男性性伴侣可以在更短时间内清除阴茎上的扁平状疣病变。

*没有发现安慰剂对照的随机对照试验；分类基于共识。

定义　外生殖器疣是生长于外生殖器周围以及肛周区域的良性表皮生长物。有四种生长类型：尖锐湿疣、角化型疣、普通型疣以及扁平状疣。

发病率／患病率　在1996年，在美国因外生殖器与内生殖器疣而于私人医生处首次就诊的人数超过180 000人，较1995年的报道[1]减少了60 000人。在美国，预计1% 8～49岁的性活跃的男性与女性患有生殖器疣[2]。人们认为由人乳头瘤病毒引起的外生殖器与宫颈病变是18～25岁人群中最主要的性传播疾病。在美国，50%～60% 18～25岁的女性HPV DNA

检测阳性，但是不超过 10%～15% 的女性曾患有生殖器疣[3]。

病因/危险因素 外生殖器疣由 HPV 病毒引起，是性传播疾病。它们在免疫功能受损的患者中更常见[3]。虽然已经确认超过 100 种以上的 HPV 病毒，大部分免疫耐受的人群中外生殖器疣是由 HPV6 型与 11 型引起的[4,5]。

预后 清除并避免外生殖器疣感染是细胞免疫的一种功能[6]。在有免疫活性的人群中，清除疣并避免复发的预后良好[7]，但是在细胞免疫受损的人中（如感染 HIV 及患 AIDS 病的人），在避免疣感染并保持疣的清除状态上具有很大困难[3]。如不进行治疗，外生殖器疣可能不会变化，可能体积增大或数量增加，或可能完全缓解。临床试验发现可能会复发并可能需要重复治疗。外生殖器疣几乎不会进展成为癌[8]。青少年喉部乳头瘤病是一种少见且可能在某些情况下威胁生命的疾病，发生在母亲有生殖器疣病史的儿童中。这种疾病少见，使得设计评估在妊娠妇女中进行治疗是否改变该种疾病风险的研究变得困难[9,10]。

治疗目的 清除外生殖器疣，预防复发，在减少不良反应的同时避免后遗症。

结局 疣清除，通常认为是将治疗区域的疣完全清除而不是清除 HPV 病毒；复发；治疗的不良反应；生活质量；传播。

方法 采用《临床证据》2004 年 9 月的文献检索和评价方案。

| 问 题 | 外生殖器疣的治疗效果如何？ |

治疗选择 1 二氯醋酸和三氯醋酸

我们没有发现随机对照试验比较二氯醋酸与三氯醋酸与安慰剂的区别。2 个随机对照试验发现经过 6～10 周的治疗，三氯醋酸和冷冻疗法在清除疣的能力上没有显著性差异。其中的一项随机对照试验发现在治疗结束后 2 个月，疣的复发没有显著性差异。一项随机对照试验发现三氯醋酸联合鬼臼脂与单独应用鬼臼脂之间对 3 个月时疣的清除没有显著性差异。

益处 我们没有发现相关系统综述。我们没有发现有关二氯醋酸及三氯醋酸与安慰剂的随机对照试验。**三氯醋酸与冷冻疗法**：两项随机对照试验发现三氯醋酸和冷冻疗法在 6 或 10 周的治疗后对疣的清除无显著性差异（6 周，1 个随机对照试验[11]，86 名患者：三氯醋酸 21/33[64%] vs 冷冻疗法 37/53[70%]；RR 0.91，95%CI 0.67～1.25；10 周，1 个随机对照试验[12]，130 名男性：三氯醋酸 43/49[89%] vs 冷冻疗法 46/57[81%]；RR 1.08，95%CI 0.92～1.24）。其中一项随机对照试验发现在 10 周的治疗结束后 2 个月，不同治疗方法复发情况没有显著性差异（三氯醋酸 14/39[36%] vs 冷冻疗法 15/38[40%]，RR 0.91，95%CI 0.51～1.61)[12]。**三氯醋酸联合鬼臼脂与单独应用鬼臼脂**：一项随机对照试验（73 名患者）发现三氯醋酸联合鬼臼脂与单独应用鬼臼脂在治疗后 3 个月时对疣的清除没有显著性差异（三氯醋酸联合鬼臼脂 10/35[28%] vs 单独应用鬼臼脂为 9/38[24%]；报道的 P 值无显著性，CI 未报道）[13]。**三氯醋酸与其他治疗方法比较**：我们没有发现有关的随机对照试验。

害处 在妊娠期间的安全性尚不可知。**二氯醋酸及三氯醋酸与安慰剂比较**：未发现相关的随机对照试验，**三氯醋酸与冷冻疗法**：第 1 个随机对照试验并未明确不良反应问题[11]。第 2 个随机对照试验发现冷冻疗法与三氯醋酸在不适、溃疡以及搔抓方面并无显著性差异（三氯醋酸 29/57[51%] vs 冷冻疗法 19/43[44%]）[12]。**三氯醋酸联合鬼臼脂与单独应用鬼臼脂比较**：随机对照试验发现三氯醋酸联合鬼臼脂治疗与 3 例患者治疗部位的溃疡及 2 例患者的疼痛有关[13]。在单独应用鬼臼脂的患者中未发现不良反应。

评论 由于患者人数少以及不充分的试验设计，因此很难评价治疗的有效性。目前在妊娠妇女中仅能得到病例系列报道；应用三氯醋酸治疗的 31/32（97%）妊娠妇女清除了疣，有 2/31（6%）人发生了复发[14]。

治疗选择 2 冷冻疗法

我们没有发现对冷冻疗法与安慰剂或无治疗进行对比的随机对照试验。2 个随机对照试验发现 6～10 周的治疗后，冷冻疗法与三氯醋酸对疣的清除没有显著性差异。其中的一项随机对照试验发现在治疗结束后 2 个月，疣的复发没有显著性差异。一项随机对照试验发现有限的证据显示在 6 周的治疗后，冷冻疗法对疣的清除效果弱于电外科手术治疗。然而，对成功清除疣的患者进行随访提示在治疗后 3～5 个月时，疣复发患者的比例没有显著性差异。另一项随机对照试验发现，在治疗后 3 个月时冷冻疗法和电外科手术治疗对疣的清除没有显著性差异。一项随机对照试验发现在 6 周的治疗后与应用鬼臼脂治疗比较，冷冻疗法提高了疣的清除。对成功清除疣的患者进行随访发现，接受过冷冻疗法的患者在治疗后 3～5 个月时疣的复发更低。

益处 尚未见相关醋酸系统综述。**冷冻疗法和安慰剂比较**：我们没有发现随机对照试验对冷冻疗法与安慰剂或无治疗进行比较。**冷冻疗法与二氯醋酸及三氯醋酸**：见二氯醋酸及三氯醋酸的益处。**冷冻疗法与电外科手术治疗**：我们发现有两个随机对照试验[15,16]。第 1 个随机对照试验（450 人）比较了三种不同治疗措施及其效果：冷冻疗法、电外科手术治疗❺，以及鬼臼脂（见下面的评论）[15]。它发现在经过 6 周的治疗后，冷冻疗法对疣的清除效果明显弱于电外科治疗（冷冻疗法 68/86[79%] vs 电外科手术治疗 83/88[94%]，P = 0.003）。随机对照试验随访 6 周治疗后成功清除疣的患者（117 人），发现在治疗后 3～5 个月冷冻疗法与电外科手术治疗疣的复发比例相似（冷冻疗法 9/42[21%] vs 电外科手术治疗 10/46

[22%]，$P = 0.09$）。第 2 个随机对照试验（42 人）比较了每 2 周给予必要的冷冻疗法和电外科手术治疗直到疣完全清除[16]。它发现冷冻疗法和电外科手术治疗在 3 个月时的随访中对疣的清除没有显著性差异（冷冻疗法 10/18[56%] vs 电外科手术治疗 10/24[42%]，RR 1.33，95%CI 0.71～2.50）。**冷冻疗法与鬼臼脂比较**：我们发现一项随机对照试验（450 人）比较了三种不同治疗措施及其效果：冷冻疗法、电外科手术治疗及鬼臼脂（见下面的评论）[15]。发现在 6 周的治疗后冷冻疗法与鬼臼脂相比能显著提高疣的清除（冷冻疗法 68/86[79%] vs 鬼臼脂 26/63[41%]，$P < 0.0001$）。该随机对照试验随访经过 6 周治疗后成功清除疣的患者（177 人），发现冷冻疗法与鬼臼脂比较能够显著降低治疗后 3～5 个月时疣复发患者的比例（冷冻疗法 9/42[22%] vs 鬼臼脂 7/16[44%]；$P < 0.0001$）[15]。**冷冻疗法与其他治疗方法比较**：没有发现相关随机对照试验。

害处 **冷冻疗法与安慰剂比较**：没有发现相关随机对照试验。一个对接受 3 周或更短时间冷冻疗法的 34 名妊娠妇女的病例报道未发现有感染或胎膜早破的发生[17]。**冷冻疗法与二氯醋酸及三氯醋酸比较**：见二氯醋酸及三氯醋酸的害处。**冷冻疗法与电外科手术治疗或鬼臼脂比较**：一项随机对照试验报道接受冷冻疗法的患者发生局部感染比例为 1/86（1%），接受电外科手术治疗或鬼臼脂为 0/149（0）[15]。

评论 比较冷冻疗法与电外科手术治疗或鬼臼脂的随机对照试验结果的解释应该谨慎，该研究没有采用维持原随机分组分析，有 213/450（47%）的患者退出试验[15]。

治疗选择 3　电外科手术

一项随机对照试验发现与无治疗比较，电外科手术治疗提高了 6 个月时疣的清除。一项随机对照试验发现电外科手术治疗与全身应用干扰素比较能提高治疗后 6 个月时疣的清除，但是这种提高没有显著性。一项随机对照试验发现在 6 周的治疗后，与冷冻疗法比较，电外科手术治疗提高疣的清除。然而，在治疗后 3～5 个月对成功清除疣的患者的随访提示患者复发比例没有显著性差异。试验也发现与鬼臼脂相比，电外科手术治疗提高了 6 周治疗后的疣的清除。在治疗后 3～5 个月对成功清除疣的患者的随访提示这种差异仍然维持。另一项随机对照试验发现在治疗后 3 个月，电外科手术治疗与冷冻疗法对疣的清除没有显著性差异。

益处 我们没有发现系统综述。**电外科手术治疗与无治疗比较**：有一项随机对照试验（203 名妇女）比较了几种方法：电外科手术治疗Ｇ（透热疗法）；肌肉或表皮下注射重组干扰素α-2b；以及无治疗[18]。试验发现与无治疗比较，透热疗法显著提高了治疗后 6 个月时疣的清除（透热疗法 82% vs 未治疗 8%；$P < 0.001$）。**电外科手术治疗与冷冻疗法比较**：见冷冻疗法的益处。**电外科手术治疗与全身应用干扰素比较**：发现与干扰素比较，电外科手术治疗提高了治疗后 6 个月时疣的清除，但是这种提高无显著性（透热疗法 35% vs 肌肉或皮下注射干扰素 20%，报道的 P 值无显著性差异）[18-23]。**电外科手术治疗与鬼臼脂比较**：有一项随机对照试验（450 人）比较了三种治疗措施及其效果：电外科手术治疗、鬼臼脂以及冷冻疗法）[15]。试验发现在 6 周的治疗后，与鬼臼脂比较，电外科手术治疗能够显著提高疣的清除（电外科手术治疗 83/88[94%] vs 鬼臼脂 26/63[41%]；$P < 0.05$）。这项随机对照试验随访经过 6 周治疗后成功清除疣的患者（177 人），发现电外科手术治疗显著提高治疗后 3～5 个月时无疣生长的患者的比例（电外科手术治疗 10/46[22%] vs 鬼臼脂 7/16[44%]；$P < 0.0001$）。**电外科手术治疗与其他治疗方法比较**：没有发现随机对照试验。

害处 **电外科手术治疗与无治疗比较**：一项随机对照试验（203 名妇女）发现电外科手术治疗后最常见的不良反应是缓慢的瘢痕形成，9/51（18%）的患者发生，持续 30～50 天[18]。透热治疗后其他的不良反应包括中度局部水肿与疼痛（17/51[17%]）、性交困难（2/51[4%]），可持续 1～8 周（中位数为 2 周）。**电外科手术治疗与冷冻疗法比较**：见冷冻疗法的害处。**电外科手术治疗与全身应用干扰素比较**：这项比较透热疗法与干扰素的随机对照试验没有比较不同组间的不良反应[18]。同样的害处也可见于全身应用干扰素。**鬼臼脂**：在第 1 个随机对照试验，疼痛和局部刺激见于 17% 接受电外科手术治疗的患者[15]。

评论 **电外科手术治疗与鬼臼脂比较**：对这项随机对照试验结果解释时需谨慎，因为它没有采用维持原随机分组分析，有 213/450（47%）的患者退出试验[15]。

治疗选择 4　咪喹莫特

一项系统综述以及一项随后的随机对照试验发现 5% 或 1% 浓度的咪喹莫特乳剂与安慰剂相比，在未感染 HIV 的患者中增加疣的清除并减少复发。该综述中的一个在感染 HIV 的人群中进行的随机对照试验发现，在 16 周的治疗后咪喹莫特乳剂和安慰剂对疣的清除没有显著性差异。该综述中的一个在未感染 HIV 的人群中进行的随机对照试验发现，与 1% 浓度乳剂或安慰剂相比，5% 浓度的咪喹莫特乳剂增加中度至重度红斑、腐蚀、表皮脱落、水肿以及搔抓的发生。一项在未感染 HIV 的妇女中进行的随机对照试验发现一天应用 2 次 5% 浓度的咪喹莫特乳剂与每天应用 1 次或每周应用 3 次的剂量相比，在治疗 20 周后不增加疣的清除，但是增加了皮肤红斑的发生。

益处 **咪喹莫特与安慰剂比较**：一个系统综述（检索时间：2000年，588 名未感染 HIV 的生殖器疣患者中进行的 5 个随机对照试验，100 名感染 HIV 的患者中进行的 1 个随机对照试验）[24]以及一个随后的随机对照试验[25]。这项综述发现，在未感染 HIV 的人群中，与安慰剂相比，1%～5% 浓度的咪喹莫特乳剂在 16 周的治疗时间内显著提高疣的清除率（5 个随机对照试验；清除的反应率：咪喹莫特 51%，安慰剂为 6%；RR 8.3，95%CI 5.2～13.0，NNT 3，95% CI 2～3)[24]。随后的随机对照试验（60 名未感染 HIV 的男性）发现相似的结果（在 4 周时疣清除的 AR：咪喹莫特 70% vs 安慰剂 10%；$P = 0.0001$)[25]。这项综述发现，在未感染 HIV 病毒的患者中，与安慰剂相比，1% 或 5% 浓度的咪喹莫特乳剂显著增加治疗后 10～16 周无复发患者的比例（清除疣后无复发的 AR：5% 浓度的咪喹莫特 37% vs 1% 浓度的咪喹莫特 28% vs 安慰剂 4%～5%。5% 浓度的咪喹莫特与安慰剂的 RR 9.0，95%CI 4.9～17.0，NNT 3，95%CI 3～4；1% 浓度的咪喹莫特与安慰剂的 RR 2.9，95%CI 1.5～5.9，NNT 10，95%CI 3～91)[24]。**感染 HIV 的人群中**：包含在综述中的一项随机对照试验（100 名感染 HIV 病毒的患者）发现 5% 浓度的咪喹莫特乳剂与安慰剂比较，在治疗后 16 周时未发现疣清除有显著性差异（咪喹莫特 11% vs 安慰剂 6%，$P = 0.48$)[24]。**不同剂量的咪喹莫特**：我们发现一个开放性随机对照试验（90 名未感染 HIV 病毒的妇女）比较每天 2 次、每天 1 次或每周 3 次局部应用 5% 浓度的咪喹莫特的区别[26]。试验发现在 20 周后不同剂量组的咪喹莫特对疣的清除率没有显著性差异（每日应用 2 次 63% vs 每日 1 次 72% vs 每周 3 次为 62%；$P > 0.3$）。**咪喹莫特与其他治疗方法比较**：没有发现相关的随机对照试验。

- **害处** **咪喹莫特与安慰剂比较**：系统综述发现由于不良反应而从研究中退出的应用咪喹莫特和安慰剂的患者没有显著性差异（4 个随机对照试验；应用咪喹莫特的 AR 为 1.8%，应用安慰剂 AR 为 0；RR 1.7，95%CI 0.4～9.9)[24]。最大的随机对照试验发现，应用 5% 的咪喹莫特的病人中，中度到重度的红斑、腐蚀、表皮脱落、水肿以及搔抓较 1% 的咪喹莫特或安慰剂更常见（红斑：5% 咪喹莫特 40%，1% 咪喹莫特 4% vs 安慰剂 3%；腐蚀：10% vs 1% vs 2%；表皮脱落：7% vs 0 vs 0；水肿：2% vs 0 vs 0；搔抓：5% vs 0 vs 0；没有更深入的资料报道）。随后的随机对照试验发现 18% 使用咪喹莫特的患者出现轻度红斑、腐蚀或水肿[25]。**不同剂量的咪喹莫特**：随机对照试验发现与每日使用 1 次咪喹莫特或者每周使用 3 次的方法比较，每日使用 2 次咪喹莫特能够显著增加发生严重红斑的患者比例（每日使用 2 次 25% vs 每日 1 次 10% vs 每周使用 3 次为 4%，$P = 0.01$)[26]。

- **评论** 一项对系统综述收入的随机对照试验中的一个试验进行的再二次分析[24]（209 名未患 HIV 的患者）发现不考虑性别、疣的最初大小、目前发生疣的时间、前次疣的治疗以及吸烟情况，与安慰剂相比，咪喹莫特显著增加疣的清除。

治疗选择 5　　全身应用干扰素

有 5 个随机对照试验比较了不同形式的全身应用干扰素与安慰剂或无治疗的差别。其中的 2 个随机对照试验发现，与安慰剂或无治疗比较，全身应用干扰素增加疣的清除，而 3 个随机对照试验发现干扰素和安慰剂在疣的完全清除与部分清除上无显著性差异。全身应用干扰素与重要的不良反应相关，包括过敏反应、血液系统疾病、流感样症状、头痛、疲倦、肌痛、发热和体重下降。1 个随机对照试验发现，在电外科手术与全身应用干扰素间，治疗后 6 个月疣的清除没有显著性差异。1 个随机对照试验发现，在治疗后 3 个月时，全身应用干扰素对疣的清除效果弱于鬼白脂。

- **益处** 我们没有发现系统综述。**全身应用干扰素与安慰剂或无治疗比较**：有 5 个随机对照试验比较了全身应用干扰素的不同形式与安慰剂或无治疗的差异。2 个随机对照试验发现与安慰剂或没有治疗比较，干扰素显著增加疣的清除[18, 21]。3 个随机对照试验发现干扰素与安慰剂在疣完全或部分清除上没有显著性差异（病灶面积至少清除 75%)[19, 20, 22]。**全身应用干扰素与电外科手术治疗比较**：见电外科手术治疗的益处。**全身应用干扰素与鬼白脂比较**：1 个随机对照试验（154 名患尖锐湿疣病程 < 6 个月的患者）发现与鬼白脂比较，全身应用干扰素在治疗后 3 个月的效果显著低于鬼白脂（干扰素疣清除的 AR 为 23%，鬼白脂 45%，$P = 0.003$)[52]。**不同干扰素制剂比较**：3 个随机对照试验比较了不同制剂的干扰素之间的差异，发现在不同的制剂中，没有一致的差异[18, 19, 22]。**全身应用干扰素联合消融疗法与单独应用消融疗法比较**：1 个随机对照试验（250 名患者）发现在干扰素联合消融疗法与单独应用消融疗法之间在 38 周的持续反应情况上没有显著性差异[23]。

- **害处** **全身应用干扰素与安慰剂比较**：有 2 个随机对照试验发现应用干扰素后的不良反应较安慰剂更常见[19, 22]。但是，这种差异的显著性并没有经常被报道（网络版表示 2 个随机对照试验发现在应用干扰素组与安慰剂组有相似的不良反应发生率[20, 21]，1 个随机对照试验没有对安慰剂组的不良反应进行报道[18]。应用干扰素最常见的不良反应是流感样症状，应用者的发生率在 2%[21]～100%[18]。通常观察到的干扰素的其他不良反应包括头痛、疲倦、乏力、肌痛、发热、神经精神症状（嗜睡、无精打采、头脑不清）以及体重减轻，在参加者中占 5.9%～96%。在 1 个随机对照试验中，接受干扰素肌肉注射的患者中过敏反应的发生率为 2%[18]；另 1 个随机对照试验报道在 6% 的患者中发生白斑病，4% 患者中发生血小板减少症，7.7% 的患者肝酶升高[20]。1 个开放性剂量反应研究也发现肌内注射 γ 干扰素可使肝酶升高[28]。**全身应用干扰素与电外科治疗比较**：见电外科治疗的害处。**干扰素的不同制剂**：3 个随机对照试验比较了 3 种不同干扰素制剂间相互的差异[18, 19, 22]。1 个随机对照试验发现，与肌肉注射干扰素比较[18]，皮下注射干扰素显著升高神经精神问题（嗜睡、无精打采、头脑不清）以及头痛。1 个随机对照试验发现，与低剂量的干扰素（3MIU）比较，高剂量的干扰素（9MIU）显著增加流感样症状[19]。1 个随机对照试验对三种不同剂型的干扰素与安慰剂进行比较，但是没有比较干扰素的害处[22]。**联合应用干扰素与消融治疗与单独应用消融治疗比较**：1 个随机对照试验发现与单独应用消融治疗比较，联合应用干扰素与消融治疗增加不良反应发生，但是没有报道统计学显著性差异[23]。

- **评论** 无。

蜂窝织炎和丹毒

检索时间：2005年5月
原作者：Andrew Morris 李厚敏 译 张建中 校 马圣清 审

问 题

蜂窝织炎和丹毒治疗的疗效如何？

治疗措施及其效果

蜂窝织炎和丹毒的治疗

很可能有效
抗生素

效果不明
不同抗生素的疗效比较

抗生素的疗程
口服与静脉应用抗生素比较
治疗易患因素以预防蜂窝织炎和丹毒的复发

将在新版中加入
预防性抗生素应用以预防蜂窝织炎及丹毒的复发

主要信息

蜂窝织炎和丹毒的治疗

◆ **抗生素**：我们没有发现比较抗生素及安慰剂的高质量随机对照试验与观察性研究。观察不同抗生素疗效的随机对照试验发现其临床治愈率在50%～100%之间。

◆ **不同抗生素的疗效比较**：随机对照试验对于各种疗法的差异未提供充足的信息。但是，大部分随机对照试验仅有少数蜂窝织炎或丹毒患者，它们被设计用来证实治疗的等价性，而不是抗生素之间临床治愈率之间的重要差异。

◆ **抗生素的疗程**：我们发现一项随机对照试验，比较了无并发症的蜂窝织炎的疗程为5天及10天的抗生素的治疗，该试验发现在第14天时临床治愈率并没有显著性差异，而且在第28天未见复发。

◆ **口服与静脉应用抗生素比较**：我们没有发现将二者疗效进行比较的高质量随机对照试验与观察性研究。

◆ **治疗易患因素以预防蜂窝织炎和丹毒的复发**：我们没有发现对治疗易患因素以预防蜂窝织炎和丹毒复发的疗效进行研究的高质量系统综述、随机对照试验与观察性研究。

定义 蜂窝织炎是一种真皮以及皮下组织广泛的细菌感染。它可导致局部的炎症表现，如局部皮温升高、红斑、疼痛、淋巴管炎以及系统性症状如发热、白细胞升高等。**丹毒**是另一种形式的蜂窝织炎，其特征是明显的浅表性炎症。下肢是最常见的发病部位，也可见于其他任何部位。当面部受累时，常用丹毒这个术语。

发病率/患病率 我们没有找到世界范围内近期有效的蜂窝织炎与丹毒的发病率，但是蜂窝织炎一直被认为是一种常见的疾病。根据1991年英国的资料[1]，蜂窝织炎及脓肿感染在10 000例患者中有158例。1985年英国因皮肤以及皮下组织感染收入院的病例共有29 820例，平均每日占有664张床位[2]。英国在2002～2003年间，蜂窝织炎的平均住院日为9.3天[3]。

病因/危险因素 成人蜂窝织炎以及丹毒的最常见的感染微生物是链球菌（尤其是化脓性链球菌）与金黄色葡萄球菌[4]。在儿童，流感嗜血杆菌是最常见的病因，其次可见于流感嗜血杆菌B型疫苗的注射。一项病例对照研究阐明了几种蜂窝织炎以及丹毒的易患因素（病例167人，对照294人）：淋巴水肿（OR 71.2, 95%CI 5.6～908.0），小腿溃疡（OR 62.5, 95%CI 7.0～556.0），趾间擦烂（OR 13.9, 95%CI 7.2～27.0），以及外伤性创伤（OR 10.7, 95%CI 4.8～23.8）[5]。

预后 蜂窝织炎可以通过血液与淋巴系统播散。一项对于蜂窝织炎住院患者的回顾性病例研究发现大约42%的患者会出现发热与白细胞升高等系统症状[6]。淋巴管受累会导致淋巴系统堵塞以及损伤，并成为蜂窝织炎复发的易患因素[7]。复发可以很迅速或在数月、数年以后发生，一项前瞻性队列研究发现29%丹毒患者在3年内复发[8]。可出现局部坏死与脓肿形成[7]。丹毒和蜂窝织炎的预后是否不同目前并不知晓。我们未发现预知复发，预后较好或较坏的因素。目前没有不治疗蜂窝织炎预后的资料。

治疗目的 减轻感染的严重性以及缩短病程；减轻疼痛及系统症状；使皮肤恢复到发病前的状态；预防复发；使治疗的不良反应降至最低。

结局 病程以及症状的严重程度（疼痛、肿胀、红斑以及发热）；临床治愈（定义为疼痛、红斑、肿胀消失）；复发；治疗的不良反应。对于蜂窝织炎及丹毒的严重程度我们没有发现标准的评价方法。

方法 采用《临床证据》2005年5月的文献检索和评价方案。

问题 蜂窝织炎和丹毒治疗的效果如何？

治疗选择1 抗生素

未发现比较抗生素及安慰剂的随机对照试验和比较口服与静脉应用抗生素的高质量随机对照试验与观察性研究。一项随机对照试验比较了无并发症的蜂窝织炎5天以及10天抗生素疗程的疗效，临床治愈率及复发率均无显著性差异。观察不同抗生素疗效的随机对照试验发现其临床治愈率在50%~100%之间，但对于不同抗生素治疗的差异并未提供充足信息。而且大部分随机对照试验仅包括了少数的蜂窝织炎与丹毒患者，它们被设计用来证实治疗的等价性，而不是用来发现抗生素间临床治愈率的显著性差异。

益处 未发现系统综述。**抗生素与安慰剂比较**：未发现高质量的随机对照试验与观察性研究。**口服与静脉应用抗生素比较**：未发现高质量的随机对照试验与观察性研究。一项小样本的类随机试验（73例体温大于38.5℃，排除了临床上有败血症症状的丹毒住院病人；交替分配设计）通过直接测量某些指标如体温下降、住院日及离开工作时间的长短等比较了口服与静脉应用青霉素的疗效，发现二者临床疗效无差异[9]。提供的资料对于复发率很难有定论。**不同抗生素之间比较**：我们一共找到9项比较不同抗生素治疗皮肤感染的随机对照试验（见表1）[10-18]，其中两项在中至重度的蜂窝织炎患者间进行[10,11]；一项在丹毒患者间进行[12]，其余六项在一定范围的皮肤感染中进行，对蜂窝织炎与丹毒的患者进行了亚组分析[13~18]。8项随机对照试验及其亚组分析发现4~30天后不同抗生素治疗的临床治愈率无显著性差异[10,12~18]。但是，大部分随机对照试验仅包括了较少的蜂窝织炎与丹毒患者，它们被设计用来证实治疗的等价性，而不是用来发现抗生素间临床治愈率的重要差异。一项在蜂窝织炎患者中进行的随机对照试验（58例中至重度的蜂窝织炎患者）发现静脉应用头孢曲松与氟氯西林相比，能在4~6天后显著增加临床治愈率[10]。这项研究的结果必须慎重对待，因为仅有45例（78%）患者完成了试验，并且似乎未维持原随机分组分析[10]。**抗生素的疗程**：一项随机对照试验（87例无并发症的蜂窝织炎患者，5天左氧氟沙星治疗后病情改善）比较了10天左氧氟沙星以及5天左氧氟沙星加5天安慰剂治疗的疗效，发现在第14天时临床治愈率没有显著性差异，而且在第28天未见复发（第28天无复发时的第14天时临床治愈率：10天左氧氟沙星治疗组42/43[98%]，5天左氧氟沙星治疗组43/44[98%]；$P>0.05$）[19]。大部分患者口服左氧氟沙星治疗。

害处 **抗生素与安慰剂比较**：未发现高质量的随机对照试验与观察性研究。**口服与静脉应用抗生素比较**：一项比较口服与静脉应用青霉素的小样本的类随机试验（73例丹毒病人）在15例口服青霉素的患者中报告的不良反应包括皮疹4例、腹泻7例、脓肿4例；静脉应用青霉素组发生的不良反应10例，其中皮疹2例、腹泻4例、注射处静脉炎4例[9]。**不同抗生素疗法比较**：在不同抗生素治疗时，多项随机对照试验没有证据证实在不良反应发生率之间存在差异。一项比较氟氯西林以及头孢曲松的随机对照试验（58例中至重度蜂窝织炎患者）发现两组中发生腹泻、恶心、呕吐、腹痛以及阴道念珠菌病等不良反应的比例并没有显著性差异（氟氯西林组6/22[27%]，头孢曲松组3/22[14%]；RR 2.00，95%CI 0.57~7.00）[10]。另一项比较头孢唑啉加丙磺舒与头孢曲松加安慰剂的随机对照试验（134例中至重度蜂窝织炎患者）发现二者发生不良反应的几率无显著性差异，包括恶心、呕吐、腹泻、头痛以及头晕（头孢唑啉加丙磺舒组14/27[21%]，头孢曲松加安慰剂组7/67[10%]；RR 2.00，95%CI 0.86~4.64）[11]。还有一项比较青霉素以及罗红霉素（69例丹毒患者）的随机对照试验发现两组药物相关性皮疹不良反应的发生率（青霉素组2/38[5%]，罗红霉素组0/31[0%]）无显著性差异[12]。多项比较不同抗生素治疗不同皮肤感染的随机对照试验中对于蜂窝织炎患者治疗中不良反应发生的情况并没有相关信息[13-18]。**抗生素不同疗程的比较**：随机对照试验比较了左氧氟沙星治疗10天，左氧氟沙星治疗5天加安慰剂治疗5天的疗效，没有报告严重的不良反应。但是，在121例入选的病人中有3例因不良反应停止了治疗（胃肠道不适：2/121[2.4%]，皮疹1/121[1.2%]；显著性未报告）[19]。

评论 无。

治疗选择2 治疗易患因素以预防蜂窝织炎和丹毒的复发

对于治疗易患因素以预防蜂窝织炎和丹毒复发的效果，未发现高质量的系统综述、随机对照试验和观察性研究。

益处 对于治疗易患因素以预防蜂窝织炎和丹毒复发的效果，我们没有发现高质量的系统综述、随机对照试验与观察性研究。

害处 对于治疗易患因素以预防蜂窝织炎和丹毒复发的效果，我们没有发现高质量的系统综述、随机对照试验与观察性研究。

评论 尽管成功治疗一些易患因素，如淋巴水肿、小腿溃疡、趾间擦烂与外伤性创伤，会减少蜂窝织炎以及丹毒的发生，这一情况已经得到了大家的一致认可，但我们并未发现支持与反对这种观点的随机对照试验与观察研究。

重要更新和修订

抗生素：加入一篇新综述[19]；分类未改变。

参考文献

1. Office of Population Censuses and Surveys. *Morbidity statistics from general practice*. Fourth National Study. London: HMSO (series MB5), 1992, 272.
2. Department of Health, Department of Health and Social Security. *Hospital in-patient enquiry*. London: HMSO (series MB4), 1985, 16, 28.
3. Hospital Episode Statistics, Department of Health, England 2002–3.
4. Bernard P, Bedane C, Mounier M, et al. Streptococcal cause of erysipelas and cellulitis in adults. *Arch Dermatol* 1989;125:779–782.
5. Dupuy A, Benchikhi H, Roujeau J-C, et al. Risk factors for erysipelas of the leg (cellulitis): case-control study. *BMJ* 1999;318:1591–1594.
6. Aly AA, Roberts NM, Seipol K, et al. Case survey of management of cellulitis in a tertiary teaching hospital. *Med J Aust* 1996;165:553–556.
7. Burns ST, Breathnach SM, Cox N, et al, eds. *Rooks textbook of dermatology*, 7th ed. Oxford: Blackwell Scientific Publications, 2004.
8. Jorup-Ronstrom C, Britton S. Recurrent erysipelas: predisposing factors and costs, of prophylaxis. *Infection* 1987;15:105–106.
9. Jorup-Ronstrom C, Britton A, Gavlevik K, et al. The course, costs and complications of oral versus intravenous penicillin therapy of erysipelas. *Infection* 1984;12:390–394.
10. Vinen J, Hudson B, Chan B, et al. A randomized comparative study of once-daily ceftriaxone and 6-hourly flucloxacillin in the treatment of moderate to severe cellulitis. Clinical efficacy, safety and pharmacoeconomic implications. *Clin Drug Invest* 1996;12:221–225.
11. Grayson ML, McDonald M, Gibson K, et al. Once-daily intravenous cefazolin plus oral probenecid is equivalent to once-daily ceftriaxone plus oral placebo for the treatment of moderate-to-severe cellulitis in adults. *Clin Infect Dis* 2002;34:1440–1448.
12. Bernard P, Plantin P, Roger H, et al. Roxithromycin versus penicillin in the treatment of erysipelas in adults: a comparative study. *Br J Dermatol* 1992;127:155–159.
13. Daniel R, Austad J, Debersaques J, et al. Azithromycin, erythromycin and cloxacillin in the treatment of infections of skin and associated soft tissues. *J Int Med Res* 1991;19:433–445.
14. Kiani R. Double-blind, double-dummy comparison of azithromycin and cephalexin in the treatment of skin and skin structure infections. *Eur J Clin Microbiol Infect Dis* 1991;10:880–884.
15. Tack KJ, Littlejohn TW, Mailloux G, et al. Cefdinir versus cephalexin for the treatment of skin and skin-structure infections. *Clin Ther* 1998; 20:244–255.
16. Tassler H. Comparative efficacy and safety of oral fleroxacin and amoxicillin/clavulanate potassium in skin and soft tissue infections. *Am J Med* 1993;94:159S–165S.
17. Parish LC, Jungkind DL. Systemic anti-microbial therapy for skin and skin structure infections: comparison of fleroxacin and ceftazidime. *Am J Med* 1993;94:166S–173S.
18. Chan JC. Ampicillin-sulbactam versus cefazolin or cefoxitin in the treatment of skin and skin-structure infections of bacterial etiology. *Adv Ther* 1995;12:139–146.
19. Hepburn MJ, Skidmore PJ, Starnes WF. Comparison of short-course (5 days) and standard (10 days) treatment for uncomplicated cellulitis. *Arch Intern Med* 2004;164:1669–1674.

原作者

Andrew Morris
Specialist Registrar in Dermatology
University Hospital of Wales
Cardiff
UK

利益冲突：没有声明。

表1 不同抗生素疗法：随机对照试验结果比较

参考文献	抗生素疗法	参与者	临床治愈率（显著性）
10	静脉注射头孢曲松1g、每日1次、共7天与氟罗沙星1g、每日4次、共9天比较	58例蜂窝织炎患者	4~6天后21/23（92%）v 14/22（64%）（RR 1.43，95%CI 1.02~2.02；NNT 4，95%CI 2~17）
11	每日静脉注射头孢唑啉2g同时口服丙磺舒1g与头孢曲松1g加安慰剂口服比较，疗程平均6~7天	132例蜂窝织炎患者	6~7天后51/67（76%）v 55/67（82%）（RR 0.93，95%CI 0.78~1.10）
12	静脉注射青霉素2.5MU、每日8次，然后口服6MU、每日一次，与口服罗红霉素150mg、每日两次比较，平均用药13天	69例丹毒患者	30天后29/38（76%）v 26/31（84%）（RR 0.91，95%CI 0.72~1.15）
13	口服阿奇霉素5天、总剂量1.5g与口服红霉素500mg、每日4次、疗程7天比较	在128例蜂窝织炎患者中进行了亚组分析	4~11天后52/72（72%）v 37/50（74%）（RR 0.97，95%CI 0.78~1.21）
13	口服阿奇霉素5天、总剂量1.5g与口服红霉素500mg、每日4次、疗程7天比较	在62例蜂窝织炎患者中进行了亚组分析	4~9天后27/41（66%）v 11/21（52%）（RR 1.26，95%CI 0.79~2.00）
14	口服阿奇霉素5天、总剂量750mg与口服头孢氨苄500mg、每日2次、疗程10天比较	在95例疑似蜂窝织炎患者中进行了亚组分析，其中47例经微生物学证实为蜂窝织炎	11天后12/24（50%）v 14/23（61%）（RR 0.82，95%CI 0.49~1.38）
15	头孢地尼300mg、每日2次与头孢氨苄500mg、每日4次、疗程10天比较	在78例疑似蜂窝织炎患者中进行了亚组分析，其中34例经微生物学证实为蜂窝织炎	在34例经微生物学证实为蜂窝织炎的患者中：7~16天后13/17（76%）v 14/17（82%）（RR 0.93，95%CI 0.66~1.31）
16	口服阿莫西林/克拉维酸钾125~500mg、每日3次与氟罗沙星400mg、每日1次比较	在11例蜂窝织炎与丹毒患者中进行了亚组分析	3~9天后7/7（100%）v 4/4（100%）
17	静脉注射氟罗沙星400mg、每日1次与静脉头孢他啶0.52g、每日2次与3次比较	在39例蜂窝织炎患者中进行了亚组分析	21天后26/27（96%）v 9/12（75%）（RR 1.28，95%CI 0.92~1.78）
18	静脉用药，氨苄西林/舒巴坦0.5~1g、每日4次与头孢唑啉500mg、每日4次比较，疗程6~7天	在20例蜂窝织炎患者中进行了亚组分析	10天后8/8（100%）v 9/12（75%）

趾甲真菌感染

检索时间：2005年6月
原作者：Fay Crawford, Jill Ferrari 李厚敏 译 张建中 校 马圣清 审

问　题

趾甲真菌感染治疗的疗效如何？

治疗措施及其效果

趾甲真菌感染

肯定有效
口服伊曲康唑（较安慰剂更有效，但疗效可能低于特比萘芬）
口服特比萘芬

很可能有效
口服氟康唑（尽管疗效中等，甚至在服用很长时间以后）
外用环吡酮（尽管疗效中等，甚至在应用很长时间以后）

效果不明
口服灰黄霉素

口服酮康唑
外用阿莫罗芬
外用布替萘芬
外用氟康唑
外用酮康唑
外用特比萘芬
外用噻康唑

将在新版中加入
用机械方法清除病甲

主要信息

趾甲真菌感染

◆ **口服伊曲康唑（较安慰剂更有效，但疗效可能低于特比萘芬）**：一篇系统综述发现与安慰剂比较，伊曲康唑的临床治愈率高，同时发现其临床治愈率低于特比萘芬。不管是伊曲康唑的连续还是间歇冲击疗法，其与灰黄霉素在临床治愈率上无显著性差异。没有发现伊曲康唑与酮康唑与氟康唑比较的随机对照试验。

◆ **口服特比萘芬**：一篇系统综述发现特比萘芬的治愈率高于伊曲康唑、灰黄霉素以及安慰剂。未发现其与酮康唑与氟康唑比较的随机对照试验。

◆ **口服氟康唑（尽管疗效中等，甚至在服用很长时间以后）**：一篇系统综述发现，尽管疗效中等，与安慰剂相比氟康唑能增加趾甲真菌感染的治愈率。未发现其与灰黄霉素、特比萘芬、伊曲康唑或与酮康唑比较的随机对照试验。

◆ **外用环吡酮（尽管疗效中等，甚至在应用很长时间以后）**：一项随机对照试验发现与安慰剂相比尽管疗效中等，外用环吡酮48周后能增加治愈率。

◆ **口服灰黄霉素**：一篇系统综述发现与特比萘芬相比，灰黄霉素的治愈率较低，而与伊曲康唑及酮康唑的治愈率无显著性差异。未发现与安慰剂或氟康唑比较的随机对照试验。

◆ **口服酮康唑**：一篇系统综述发现酮康唑与灰黄霉素相比，趾甲真菌感染的治愈率无显著性差异。未发现与安慰剂、特比萘芬、伊曲康唑与氟康唑比较的随机对照试验。

◆ **外用阿莫罗芬**：未发现外用阿莫罗芬治疗趾甲真菌感染疗效的随机对照试验。
◆ **外用布替萘芬**：未发现外用布替萘芬治疗趾甲真菌感染疗效的随机对照试验。
◆ **外用氟康唑**：未发现外用氟康唑治疗趾甲真菌感染疗效的随机对照试验。
◆ **外用酮康唑**：未发现外用酮康唑治疗趾甲真菌感染疗效的随机对照试验。
◆ **外用特比萘芬**：未发现外用特比萘芬治疗趾甲真菌感染疗效的随机对照试验。
◆ **外用噻康唑**：未发现外用噻康唑治疗趾甲真菌感染疗效的随机对照试验。

定义 趾甲真菌感染（甲真菌病）表现为部分与全部的趾甲单位包括甲板、甲床以及甲母质被感染[1-3]。随着时间的推移，感染可以导致部分与全部的趾甲单位变色、变形[4]。趾甲下面以及周边的组织都可以增厚。这章主要讨论皮肤癣菌导致的趾甲感染（见病因学），不涉及念珠菌与酵母菌的感染。

发病率/患病率 根据皮肤科就诊患者的统计，真菌感染占足病的23%以及甲病的50%，在总人口中较少，仅占3%～5%[3]。其患病率在人群中各异，可能与筛查技术的差异有关。在欧洲的一个大型项目中（13 695例足部情况调查），35%通过镜检与培养诊断为真菌感染[5]。但是，西班牙的一项横向研究（10 007位年龄大于等于15岁的成人）报告患病率为2.6%[6]，而一项在苏格兰进行的研究（9 332名年龄大于等于16岁的成人）报告患病率为2.1%[7]。在过去的几年里，霉菌性甲感染有所增加，可能与系统性抗生素应用的增加、免疫抑制治疗、更先进的外科技术以及HIV感染增加有关[8]。但是这与在东克罗地亚门诊病人中进行的一项比较两个时期（1986～1988年，47 823人；1997～2001年，75 697人）甲真菌感染患病率的研究结果相矛盾[9]。这项研究发现近十年真菌感染的患病率大大增加，但是累及甲的真菌感染降低了1%（真菌感染：1986～1988年0.26%，1997～2001年0.73%；甲的感染：1986～1988年10.31%，1997～2001年9.31%）。

病因/危险因素 甲真菌感染常由嗜人真菌即皮肤癣菌引起，以表皮癣菌属、毛癣菌属以及小孢子菌属多见[1]，最常见的有红色毛癣菌、须癣毛癣菌趾间变种以及絮状表皮癣菌。也可见其他真菌，丝状菌与酵母菌的感染，如短帚霉、曲霉、镰刀菌与白色念珠菌[3]。红色毛癣菌是目前世界公认的最常见的甲真菌病病原菌[10]。某些因素增加了甲真菌感染的危险性。一项调查发现26%的糖尿病患者有甲真菌病，糖尿病增加了感染的危险性，但是糖尿病的类型以及严重性与感染无关（OR 2.77，95%CI 2.15～3.57）[11]。另一项调查发现外周血管疾病和免疫抑制可以增加感染的风险（外周血管疾病 OR 1.78，95%CI 1.68～1.88，免疫抑制 OR 1.19，95%CI 1.01～1.40）[11]。这些因素可以解释老年人甲真菌病患病率增加的原因[12]。危险因素还包括环境因素，如密不透气的鞋袜、温暖潮湿的条件与外伤[2,12]。皮肤的真菌感染也是危险因素[3,10,12]。但是另一项包含5413例真菌学阳性的观察性研究发现仅有小部分（21.3%）人同时有皮肤和甲的感染[12]。

预后 甲真菌病在健康人中并不会引起严重的后果，但是Achilles的一项研究（846例趾甲真菌感染患者）发现许多人有行走不适感（51%）、疼痛（33%）以及对工作与其他行为的限制（13%）[5]。严重变形以及甲营养不良可引起邻近皮肤的创伤，导致继发性细菌感染。在免疫受损的人群，这种感染还有播散的危险性。最近针对甲真菌病患者制定了生活质量量表，据此进行的研究证实甲真菌病对于患者的身体以及心理都没有影响[13-15]。

治疗目的 为了根除趾甲单位（甲床、甲板以及甲母质）的真菌；如果甲母质未发生永久性损伤，可使正常的甲得到生长。

结局 镜检和培养阴性；对治疗满意；治疗的不良反应，尤其是肝损伤。

方法 按2005年6月《临床证据》文献检索和评价方案。益处中我们调查了随访期限在3个月以上的系统综述以及随机对照试验。排除了念珠菌及酵母菌感染和指甲感染治疗的随机对照试验。由于可能存在潜在严重的不良反应（肝衰竭），害处中包含了所有系统综述、随机对照试验以及观察性研究。

问题 趾甲真菌感染治疗的疗效如何？

治疗选择1 口服灰黄霉素

一篇系统综述发现与特比萘芬相比，灰黄霉素的治愈率较低，而与伊曲康唑及酮康唑的治愈率无显著性差异。未发现与安慰剂或氟康唑比较的随机对照试验。

益处 **口服灰黄霉素与安慰剂比较**：发现一篇系统综述（检索时间2000年，无随机对照试验）[16]。未见随机对照试验。**口服灰黄霉素与伊曲康唑比较**：发现一篇系统综述（检索时间2000年，3项随机对照试验）[16]。随机对照试验均未发现灰黄霉素与伊曲康唑在治愈率上有显著性差异。第一项随机对照试验发现灰黄霉素每日500mg与伊曲康唑每日100mg，治疗24周后治愈率无显著性差异（19例趾甲真菌感染患者；治愈率：灰黄霉素组 AR 0%，伊曲康唑组 AR 0%；ARR 0%，95%CI -17%～+18%）。第二项随机对照试验发现灰黄霉素每日500mg与伊曲康唑每日100mg，治疗24～36周，40周后治愈率无显著性差异（61例趾甲真菌感染患者；治愈率：灰黄霉素组 AR 30%，伊曲康唑组 AR 37%；ARR +5%，95%CI -18%～+28%）。第三项随机对照试验发现灰黄霉素每日660mg、灰黄霉素每日990mg与伊曲康唑每日100mg，治疗72周，77周后治愈率无显著性差异（108例趾甲真菌感染患者；治愈率：灰黄霉素660mg组 AR 6%，伊曲康唑100mg组 AR 8%；ARR +2%，95%CI -8%～+10%；灰黄霉素990mg组 AR 6%，伊曲康唑100mg组 AR 8%；ARR +2%，95%CI -8%～+10%）。**口服灰黄霉素与特比萘芬比较**：发现一篇系统综述（检索时间2000年，3项随机对照试验）[16]。第一项随机对照试验发现灰黄霉素每日1000mg治疗52周较特比萘芬每日250mg治疗52周治愈率显著降低（120例趾甲真菌感染患者；治愈率：灰黄霉素组 AR 63%，特比萘芬组 AR 75%；ARR 12%，95%CI 4%～28%）。第二项随机对照试验发现灰黄霉素每日1000mg治疗24周较特比萘芬每日250mg治疗24周，在治疗72周后治愈率显著降低（171例趾甲真菌感染患者；治愈率：灰黄霉素组 AR 47%，特比萘芬组 AR 62%；ARR 15%，95%CI 0%～30%）。

第三项随机对照试验发现治疗 52 周后，灰黄霉素每日 500mg 治疗 52 周较特比萘芬每日 250mg 治疗 16 周治愈率明显降低（84 例趾甲真菌感染患者；治愈率：灰黄霉素组 AR 46%，特比萘芬组 AR 84%；ARR 37%，95%CI 17%～55%）。**口服灰黄霉素与酮康唑比较**：发现一篇系统综述（检索时间 2000 年，2 项随机对照试验）[16]。随机对照试验均未发现灰黄霉素与酮康唑在治愈率上有显著性差异。第一项随机对照试验发现与酮康唑相比灰黄霉素治疗平均 49 周在治疗结束时治愈率无显著性差异（16 例趾甲真菌感染患者；治愈率：灰黄霉素组 AR 0%，酮康唑组 AR 11%；ARI +11%，95%CI －25%～+43%）。第二项随机对照试验发现灰黄霉素每日 1000mg 与酮康唑每日 200mg 治疗 24 周相比，治疗结束时治愈率无显著性差异（26 例趾甲真菌感染患者；治愈率：灰黄霉素组 AR 42%，酮康唑组 AR 36%；ARR －6%，95%CI －38%～+27%）。**口服灰黄霉素与氟康唑比较**：发现一篇系统综述（检索时间 2000 年，无随机对照试验）[16]。未见随机对照试验。**口服灰黄霉素与外用治疗比较**：未发现系统综述与随机对照试验。发现一项纵向研究比较了口服抗真菌药物以及外用治疗（见评论）。

害处 该综述并没有分别描述不同口服抗真菌药物的不良反应[16]，其中关于口服抗真菌药物的 32 项随机对照试验中共有 31 项报告了不良反应。最常见的不良反应包括胃肠道不适（如腹泻）、皮疹以及呼吸道不适。尽管治疗有可能中断，很少有人因此而退出随机对照试验。该综述发现与安慰剂对比，口服抗真菌药物不良反应的发生率无显著性差异（报告无显著性差异，未见具体数字）。

评论 该综述[16]包括 32 项随机对照试验，其中 22 项由制药公司资助。所有 22 项随机对照试验的结果支持资助者的产品。综述作者强调综述结论可能存在发表偏倚。该综述还发现临床治愈的定义在各随机对照试验中很不一致以至于不能将所有随机对照试验中的临床治愈率进行有意义的比较。**口服抗真菌药与外用治疗比较**：我们找到了一项包含 150 例甲真菌病的纵向研究[17]，进行了机械性（甲清创术）、外用药物（克霉唑、Fungi-Nail）以及口服药物（特比萘芬、伊曲康唑、氟康唑）的治疗。治疗 9 个月以后，与非口服治疗组相比，口服抗真菌药物治疗的患者甲真菌病相关的问题，如窘迫、在意与被别人认为不清洁的情况明显减少，满意度明显提高。

治疗选择 2　口服伊曲康唑

一篇系统综述发现与安慰剂比较，伊曲康唑增加了趾甲真菌感染的临床治愈率，同时发现其临床治愈率低于特比萘芬。不管是伊曲康唑的连续或间歇冲击疗法，与灰黄霉素在临床治愈率上无显著性差异。没有发现伊曲康唑与酮康唑或氟康唑比较的随机对照试验。

益处　**口服伊曲康唑与安慰剂比较**：发现一篇系统综述（检索时间 2000 年，3 项随机对照试验）[16]。该综述发现与安慰剂相比，伊曲康唑每日 200mg 治疗 12 周能显著增加临床治愈率（433 例趾甲真菌感染患者；治愈率：伊曲康唑组 AR 63%，安慰剂组 AR 4%；ARR 60%，95%CI 54%～67%）。**口服伊曲康唑与灰黄霉素比较**：见口服灰黄霉素益处。**口服伊曲康唑与特比萘芬比较**：发现一篇系统综述（检索时间 2000 年，4 项随机对照试验）[16]。第一项及第二项随机对照试验发现伊曲康唑每日 200mg 治疗 12 周较特比萘芬每日 250mg 治疗 12 周，在 1 年后治愈率显著降低（501 例趾甲真菌感染患者；治愈率：特比萘芬组 AR 69%，伊曲康唑组 AR 48%；ARR 21%，95%CI 13%～29%）。第三项随机对照试验比较了为期 16 周的三种治疗：伊曲康唑间歇冲击治疗（每日 400mg，每四个星期服药一个星期）；特比萘芬间歇冲击治疗（每日 500mg，每四个星期服药一个星期）以及特比萘芬连续治疗（每日 250mg）。发现伊曲康唑间歇冲击治疗与特比萘芬连续治疗在 43 周时其治愈率无显著性差异（60 例趾甲真菌感染患者；治愈率：伊曲康唑组 AR 75%，特比萘芬连续治疗组 AR 84%；ARR +9%，95%CI －34%～+16%）。第四项随机对照试验比较了四种治疗方法：伊曲康唑间歇冲击治疗 12 周（每日 400mg，每四个星期服药一个星期）；伊曲康唑间歇冲击治疗 16 周（服药方法与 12 周的治疗相同）；特比萘芬连续治疗 12 周（每日 250mg）以及特比萘芬连续治疗 16 周（每日 250mg）。发现不管疗程的长短，在 72 周时伊曲康唑间歇冲击治疗的治愈率显著性低于特比萘芬连续治疗（250 例趾甲真菌感染患者；治疗 12 周的治愈率：伊曲康唑组 AR 33%，特比萘芬组 AR 65%；ARR 33%，95% CI 21%～44%；246 例趾甲真菌感染患者，治疗 16 周的治愈率：伊曲康唑组 AR 53%，特比萘芬组 AR 80%；ARR 25%，95%CI 13%～37%）。**口服伊曲康唑与酮康唑比较**：发现一篇系统综述（检索时间 2000 年，无随机对照试验）[16]。未见随机对照试验。**口服伊曲康唑与氟康唑比较**：发现一篇系统综述（检索时间 2000 年，无随机对照试验）[16]。未见随机对照试验。**伊曲康唑间歇冲击治疗与连续治疗比较**：发现一篇系统综述（检索时间 2000 年，3 项随机对照试验）[16]。第一项随机对照试验发现伊曲康唑 12 周的连续治疗（每日 200mg）与 12 周的间歇冲击治疗（每日 400mg，每四个星期服药一个星期），在 52 周时治愈率无显著性差异（121 例趾甲真菌感染患者；治愈率：连续治疗组 AR 66%，间歇冲击治疗组 AR 69%；ARR +3%，95%CI －10%～+20%）。第二项随机对照试验发现 3 个月与 4 个月的伊曲康唑间歇冲击治疗（每日 400mg，每四个星期服药一个星期），24 周后治愈率无明显差异（50 例趾甲真菌感染患者；治愈率：三个月 AR 64%，四个月 AR 72%；ARR +8%，95% CI －20%～+30%）。第三项随机对照试验发现 12 或 16 周伊曲康唑连续治疗（每日 200mg）与 12 或 16 周伊曲康唑间歇冲击治疗（每日 400mg，每四个星期服药一个星期）相比，在 48 周时治愈率无显著差异（64 例趾甲真菌感染患者；治疗 12 周后治愈率：连续治疗组 AR 68%，间歇冲击治疗组 AR 50%；ARI +18%，95%CI －50%～+40%；治疗 16 周后治愈率：连续治疗组 AR 64%，间歇冲击治疗组 AR 64%；ARR 0%，95%CI －34%～+34%）。**口服伊曲康唑与外用治疗比较**：

未发现系统综述与随机对照试验。发现一项比较口服抗真菌药物以及外用治疗的纵向研究（见口服灰黄霉素的评论）。

害处 见口服灰黄霉素的害处。

评论 见口服灰黄霉素的评论。在伊曲康唑与安慰剂比较的随机对照试验中，结果在第12周进行评定。因为趾甲完全再生需要至少6个月的时间，所以结果最好在9个月以后进行评定，这样得到的结果有更好的临床相关性。

治疗选择 3	口服特比萘芬

一篇系统综述发现与伊曲康唑、灰黄霉素以及安慰剂相比，特比萘芬能增加趾甲真菌感染的治愈率。未发现其与酮康唑或与氟康唑比较的随机对照试验。

益处 **口服特比萘芬与安慰剂比较**：发现一篇系统综述（检索时间2000年，4项随机对照试验）[16]。该综述发现与安慰剂相比，口服特比萘芬 250mg/d，疗程12周，在治疗结束时能显著增加临床治愈率（3项随机对照试验，337例趾甲真菌感染患者；治愈率：特比萘芬组 AR 63%，安慰剂组 AR 20%；ARR 43%，95%CI 34%～53%）。该综述还发现另两项随机对照试验由于观察了不同的特比萘芬疗法，未进行Meta分析。其中一项发现与安慰剂相比，口服特比萘芬 250mg/d，疗程12周与24周，在48周时能显著增加临床治愈率（353例趾甲真菌感染患者；治疗12周后治愈率：特比萘芬组 AR 70%，安慰剂组 AR 8%；ARR 62%，95%CI 52%～72%。治疗24周后治愈率：特比萘芬组 AR 87%，安慰剂组 AR 8%；ARR 79%，95%CI 70%～87%）。另一项随机对照试验发现与安慰剂相比，口服特比萘芬 250mg/d，疗程12周、16周与24周，在72周时能显著增加临床治愈率（109例趾甲真菌感染患者；治疗12周后治愈率：特比萘芬组 AR 38%，安慰剂组 AR 0%；ARR 38%，95%CI 20%～50%。治疗16周后治愈率：特比萘芬组 AR 37%，安慰剂组 AR 0%；ARR 37%，95%CI 21%～56%。治疗24周后治愈率：特比萘芬组 AR 65%，安慰剂组 AR 0%；ARR 65%，95%CI 46%～81%）。**口服特比萘芬与灰黄霉素比较**：见口服灰黄霉素的益处。**口服特比萘芬与伊曲康唑比较**：见口服伊曲康唑的益处。**口服特比萘芬与酮康唑比较**：发现一篇系统综述（检索时间2000年，无随机对照试验）[16]。未见随机对照试验。**口服特比萘芬与氟康唑比较**：发现一篇系统综述（检索时间2000年，无随机对照试验）[16]。未见随机对照试验。**口服特比萘芬与外用治疗比较**：未见系统综述与随机对照试验。发现一项比较口服抗真菌药物以及外用治疗的纵向研究（见口服灰黄霉素的评论）。

害处 见口服灰黄霉素的害处。特比萘芬独特的不良反应包括感觉的丧失，如味觉、嗅觉与听力的障碍。**肝毒性**：有报告描述了一名48岁甲真菌病女性患者服药后发生了暴发性肝衰竭。该患者服用特比萘芬 250mg，每日一次，服用5日后出现暴发性肝衰竭，历时4周，最后进行了肝移植治疗。其组织病理学显示组织的状态与药物相关性疾病一致。该患者同时还服用了二苯庚庚英 75mg/d，普萘洛尔 40mg，每日两次[18]。观察特比萘芬的随机对照试验常检测转氨酶的水平，发现可有无症状性转氨酶升高，一旦停药可恢复正常。**高危人群**：多项前瞻性队列研究考察了在高危人群中特比萘芬治疗甲真菌感染的安全性。一篇综述报告了多项研究的结果，其中三项在糖尿病人群中，两项在HIV感染的人群中，另两项研究在器官移植受者中进行[19]。这篇综述发现在糖尿病人群中，特比萘芬未发现明显的不良反应。在接受特比萘芬治疗的人群中未见药物相互作用，血糖水平在治疗的过程中未改变（207例患者接受特比萘芬 250mg/d 的治疗，疗程12周）。在HIV感染的人群中，特比萘芬的治疗未见严重不良反应发生（10例患者接受12周特比萘芬治疗，250mg/d；21例患者接受为期16周的特比萘芬治疗，250mg/d）。在器官移植的患者中，服用特比萘芬后血中环孢素水平明显降低，但不引起明显的临床改变与导致器官排斥。肾功能保持正常（11例患者，特比萘芬 250mg/d，治疗12周；4例患者特比萘芬 250mg/d，治疗4～24周）。一项开放标记的前瞻性研究检验了特比萘芬治疗年龄大于60岁并通过真菌培养确诊的甲真菌病患者的安全性[20]。共发生18例不良反应，均为轻中度，而且时间短暂。没有患者因此而退出研究（30例患者，特比萘芬 250mg/d，治疗12周）。这项研究同时认为服药的患者（n = 16）是通过细胞色素酶 P-450 同工酶 2D6 进行代谢的，因为特异性体外资料提示特比萘芬与通过此同工酶代谢的药物之间存在潜在的药物相互作用。在这些病例中未见特比萘芬的药物相互作用。

评论 见口服灰黄霉素的评论。在特比萘芬与安慰剂比较的随机对照试验中，结果在第12周进行评定。因为趾甲完全再生需要至少6个月的时间，所以结果最好在9个月以后进行评定，这样得到的结果有更好的临床相关性。

治疗选择 4	口服酮康唑

一篇系统综述发现酮康唑与灰黄霉素相比，趾甲真菌感染的治愈率无明显差异。未发现与安慰剂、特比萘芬、伊曲康唑或与氟康唑比较的随机对照试验。

益处 **口服酮康唑与安慰剂比较**：发现一篇系统综述（检索时间2000年，无随机对照试验）[16]。未见随机对照试验。**口服酮康唑与灰黄霉素比较**：见口服灰黄霉素的益处。**口服酮康唑与伊曲康唑比较**：发现一篇系统综述（检索时间2000年，无随机对照试验）[16]。未见随机对照试验。**口服酮康唑与特比萘芬比较**：发现一篇系统综述（检索时间2000年，无随机对照试验）[16]。未见随机对照试验。**口服酮康唑与氟康唑比较**：发现一篇系统综述（检索时间2000年，无随机对照试验）[16]。未见随机对照试验。**口服酮康唑与外用治疗比较**：未见系统综述与随机对照试验。发现一项比较口服抗真菌药物和外用治疗的纵向研究（见口服灰黄霉素的评论）。

害处 见口服灰黄霉素的害处。**肝毒性**：发现一篇1983年某制药公司进行的包括3600病例的临床病例综述[21]。在酮康唑治疗过程中共发生77例症状性肝毒性，男女发病受累相等，仅有一名女性患者死亡。该例致命性肝炎发生在既往健康的67岁女性，服用酮康唑200mg，每日一次，服用2个月。我们还发现一篇报告[22]，38岁的女性服用酮康唑200mg，每日一次，服用103天后发生致命性肝细胞坏死，停止治疗后，发生肝衰竭的症状体征，最终死亡。

评论 见口服灰黄霉素的评论。

治疗选择 5　口服氟康唑

发现一篇系统综述，尽管疗效中等，与安慰剂相比氟康唑能增加趾甲真菌感染的治愈率。未发现其与灰黄霉素、特比萘芬、伊曲康唑或与酮康唑比较的随机对照试验。

益处 **口服氟康唑与安慰剂比较**：发现一篇系统综述（检索时间2000年，2项随机对照试验）[16]。第一项随机对照试验发现与安慰剂相比，口服氟康唑每周150mg，用药16、26以及39周，治疗结束时治愈率明显增加（331例趾甲真菌感染；16周后治愈率：氟康唑组AR 31%，安慰剂组AR 7%；ARR 24%，95%CI 12%～35%；26周后治愈率：氟康唑组AR 48%，安慰剂组AR 7%；ARR 40%，95%CI 28%～52%；39周后治愈率：氟康唑组AR 53%，安慰剂组AR 7%；ARR 46%，95%CI 34%～58%）。第二项随机对照试验发现与安慰剂相比，氟康唑（每周150、300、450mg，治疗最长时间达12个月）在治疗结束时能明显增加治愈率（361例趾甲真菌感染；治愈率：每周150mg氟康唑组AR 43%，安慰剂组AR 13%；ARR 30%，95%CI 17%～42%；每周300mg氟康唑组AR 47%，安慰剂组AR 13%；ARR 35%，95%CI 22%～47%；每周450mg氟康唑组AR 51%，安慰剂组AR 13%；ARR 38%，95%CI 25%～50%；）。**口服氟康唑与灰黄霉素比较**：发现一篇系统综述（检索时间2000年，无随机对照试验）[16]。未见随机对照试验。**口服氟康唑与伊曲康唑比较**：发现一篇系统综述（检索时间2000年，无随机对照试验）[16]。未见随机对照试验。**口服氟康唑与特比萘芬比较**：发现一篇系统综述（检索时间2000年，无随机对照试验）[16]。未见随机对照试验。**口服氟康唑与酮康唑比较**：发现一篇系统综述（检索时间2000年，无随机对照试验）[16]。未见随机对照试验。**口服氟康唑与外用治疗比较**：未见系统综述与随机对照试验。发现一项比较口服抗真菌药物以及外用治疗的纵向研究（见口服灰黄霉素的评论）。

害处 见口服灰黄霉素的害处。

评论 见口服灰黄霉素的评论。

治疗选择 6　外用酮康唑

未发现外用酮康唑治疗趾甲真菌感染疗效的随机对照试验。

益处 发现一篇系统综述（检索时间1997年，无随机对照试验）[23]。未发现外用酮康唑或安慰剂与其他外用抗真菌药物比较的随机对照试验。

害处 未发现观察外用酮康唑不良反应的随机对照试验与病例研究。

评论 无。

治疗选择 7　外用氟康唑

未发现外用氟康唑治疗趾甲真菌感染疗效的随机对照试验。

益处 发现一篇系统综述（检索时间1997年，无随机对照试验）[23]。未发现外用氟康唑与安慰剂或其他外用抗真菌药物比较的随机对照试验。

害处 未发现观察外用氟康唑不良反应的随机对照试验与病例研究。

评论 无。

治疗选择 8　外用阿莫罗芬

未发现外用阿莫罗芬治疗趾甲真菌感染疗效的随机对照试验。

益处 发现一篇系统综述（检索时间1997年，无随机对照试验）[23]。未发现外用阿莫罗芬与安慰剂或其他外用抗真菌药物比较的随机对照试验。

害处 未发现观察外用阿莫罗芬不良反应的随机对照试验与病例研究。

评论 无。

治疗选择 9　外用特比萘芬

未发现外用特比萘芬治疗趾甲真菌感染疗效的随机对照试验。

益处 发现一篇系统综述（检索时间1997年，无随机对照试验）[23]。未发现外用特比萘芬与安慰剂或其他外用抗真菌药物比较

害处 未发现观察外用特比萘芬不良反应的随机对照试验与病例研究。
评论 无。

治疗选择 10 外用噻康唑

未发现外用噻康唑治疗趾甲真菌感染疗效的随机对照试验。

益处 发现一篇系统综述（检索时间1997年，无随机对照试验）[23]。未发现外用噻康唑与安慰剂或其他外用抗真菌药物比较的随机对照试验。
害处 未发现观察外用噻康唑不良反应的随机对照试验与病例研究。
评论 无。

治疗选择 11 外用布替萘芬

未发现外用布替萘芬治疗趾甲真菌感染疗效的随机对照试验。

益处 发现一篇系统综述（检索时间1997年，无随机对照试验）[23]。未发现外用布替萘芬与安慰剂或其他外用抗真菌药物比较的随机对照试验。
害处 未发现观察外用布替萘芬不良反应的随机对照试验与病例研究。
评论 无。

治疗选择 12 外用环吡酮

一项随机对照试验发现与安慰剂相比，尽管疗效中等，外用环吡酮48周后能增加治愈率。

益处 **外用环吡酮与安慰剂比较**：发现一篇系统综述（检索时间1997年，无随机对照试验）[23]以及一项随后的随机对照试验[24]。这项随机对照试验发现对比安慰剂，趾甲外用8%环吡酮48周（见以下的评论），在14个月时能显著增加治愈率（211例趾甲真菌感染患者；治愈率：外用环吡酮组 AR* 34%，安慰剂组 AR 10%；$P<0.001$）。**外用环吡酮与外用其他抗真菌药物比较**：未发现外用环吡酮与其他外用抗真菌药物比较的随机对照试验。**外用环吡酮与口服治疗比较**：未见系统综述与随机对照试验。发现一项比较口服抗真菌药物以及外用治疗的纵向研究（见口服灰黄霉素的评论）。
害处 一项随后的随机对照试验[24]发现与安慰剂相比，环吡酮的不良反应发生率增加（环吡酮组 AR 11%，安慰剂组 AR 7%，未报告显著性）。不良反应包括局部麻刺感、甲形状、颜色改变以及限局性红斑。
评论 在随机对照试验[24]中，患者被建议用涂液覆盖整个趾甲，包括全甲板以及周边5mm的皮肤。并建议参与者涂药后8小时才能冲洗趾甲，再次涂布趾甲时，不必除去前一天的涂液，而直接在其上用药。每7天用异丙醇棉签去除趾甲上的涂液。

重要更新和修订

口服特比萘芬：其中加了一篇系统综述[19]以及一项前瞻性研究[20]。分类未改变，但增加了"害处"资料。

参考文献

1. Hay RJ. The future of onychomycosis therapy may involve a combination of approaches. *Br J Dermatol* 2001;145(suppl 60):3–8.
2. Williams HC. The epidemiology of onychomycosis in Britain. *Br J Dermatol* 1993;129:101–109.
3. Evans EGV. The rational for combination therapy. *Br J Dermatol* 2001;145 (suppl 60):9–13.
4. Zaias N. Onychomycosis. *Arch Dermatol* 1972;105:263–274.
5. Roseeuw D. Achilles foot screening project: preliminary results of patients screened by dermatologists. *J Eur Acad Dermatol Venereol* 1999;12:S6–S9.
6. Sais G, Jucgla A, Peyri J. Prevalence of dermatophyte onychomycosis in Spain: a cross-sectional study. *Br J Dermatol* 1995;132:758–761.
7. Roberts DT. Prevalence of dermatophyte onycomycosis in the United Kingdom: results of an omnibus survey. *Br J Dermatol* 1992;126 (suppl 39):23–37.
8. Trepanier EF, Amsden GW. Current issues in onychomycosis. *Ann Pharmacother* 198;32:204–214.
9. Barisic-Drusko V, Rucevic I, Biljan D, et al. Epidemiology of dermatomycosis in Eastern Croatia — today and yesterday. *Coll Antropol* 2003;27(suppl 1):11–17.
10. Heikkila H, Stubbs S. The prevalence of onychomycosis in Finland. *Br J Dermatol* 1995;133:699–703.
11. Gupta AK, Konnikov N, MacDonald P, et al. Prevalence and epidemiology of toenail onychomycosis in diabetic subjects: a multicentre survey. *Br J Dermatol* 1998;139:665–671.
12. Burzykowski T, Molenberghs G, Abeck D, et al. High prevalence of foot diseases in Europe: results of the Achilles Project. *Mycoses* 2003;46:496–505.
13. Elewski BE. Onychomycosis. Treatment, quality of life, and economic issues. [Review] *Am J Clin Dermatol* 2000;1:19–26.
14. Shaw JW, Joish VN, Coons SJ. Onychomycosis: health-related quality of life considerations. *Pharmacoeconomics* 2002;20:23–36.

15. Firooz A, Khamesipour A, Dowlati Y. Itraconazole pulse therapy improves the quality of life of patients with toenail onychomycosis. *J Dermatol Treat* 2003;14:95–98.
16. Crawford F, Young P, Godfrey C, et al. Oral treatments for onychomycosis. A systematic review. *Arch Dermatol* 2002;138:811–816. Search date 2002.
17. Stier DM, Gause D, Joseph WS, et al. Patient satisfaction with oral versus nonoral therapeutic approaches in onychomycosis. *J Am Podiatr Med Assoc* 2001;91:521–527.
18. Agarwal K, Manas, DM, Hudson M. Terbinafine and fulminant hepatic failure. *N Engl J Med* 1999;340:1292–1293.
19. Cribier BJ, Bakshi R. Terbinafine in the treatment of onychomycosis: a review of its efficacy in high-risk populations and in patients with non-dermatophyte infection. *Br J Dermatol* 2004;150:414–420.
20. Smith EB, Stein LF, Fivenson DP, et al. The safety of terbinafine in patients over the age of 60 years: a multicenter trial of onychomycosis in the feet. *Int J Dermatol* 2000;39:861–864.
21. Duarte PA, Chow CC, Simmonds F, et al. Fatal hepatitis associated with ketoconazole therapy. *Arch Intern Med* 1984;144:1069–1070.
22. Bercoff E, Bernuan J, Degott C, et al. Ketoconazole-induced fulminant hepatitis. *Gut* 1985;26:639–641.
23. Crawford F, Hart R, Bell-Syer S, et al. Topical treatments for fungal infections of the skin and nails of the foot. In: The Cochrane Library, Issue 3, 2004. Chichester, UK: John Wiley & Sons, Ltd. Search date 1997.
24. Gupta AK, Joseph WS. Ciclopirox 8% nail lacquer in the treatment of onychomycosis of the toenails in the United States. *J Am Podiatr Med Assoc* 2000;90:495–501.

原作者
Fay Crawford
NHS R&D fellow
The University of Dundee
Dundee
UK

Jill Ferrari
Senior Lecturer
The University of East London
London
UK

利益冲突：没有说明。

头 虱

检索时间：2004年10月
原作者：Ian Burgéss 陈雪 译 张建中 校 马圣清 审

问 题

头虱的治疗效果如何？

治疗措施及其效果

治疗

很可能有效
马拉硫磷
扑灭司林

效果不明
联合使用杀虫剂

草药和基础油剂
林丹
通过梳头机械去除虱子或活卵
苯氧司林
除虫菊

见词汇表 **G**

主要信息

治疗

- **马拉硫磷**：一篇系统综述发现在根除虱子方面，马拉硫磷优于安慰剂或用护发素湿梳。一项随机对照试验发现，与苯氧司林洗剂相比，马拉硫磷洗剂的虱子根除率更高。没有发现马拉硫磷与草药制剂、扑灭司林、除虫菊或林丹比较的随机对照试验。
- **扑灭司林**：一项随机对照试验发现，与安慰剂相比扑灭司林能够提高头虱的根除率。一篇系统综述显示扑灭司林对头虱的根除率优于林丹。没有发现将扑灭司林与其他杀虫剂、机械去虱法或草药制剂比较的随机对照试验。
- **联合使用杀虫剂**：没有发现联合使用杀虫剂与安慰剂的随机对照试验。一项随机对照试验发现在头虱根除率方面，联合使用杀虫剂（扑灭司林和马拉硫磷，用胡椒丁醚作增强剂）的疗效与一种草药制剂（椰子、茴香和依兰）没有显著性差异。不过，该项试验没有总结不同浓度或不同草药配方的疗效。
- **草药和精油**：没有发现草药制剂与安慰剂、马拉硫磷、扑灭司林、苯氧司林、除虫菊或林丹的随机对照试验。一项随机对照试验发现在头虱根除率方面，一种草药制剂（椰子、茴香和依兰）的疗效与联合应用杀虫剂（扑灭司林和马拉硫磷，用胡椒丁醚作增强剂）的疗效没有显著性差异。不过，该项试验没有总结不同浓度或不同草药配方的疗效。
- **林丹**：一篇系统综述显示林丹根除头虱的疗效不及扑灭司林。没有发现林丹与安慰剂、其他杀虫剂、机械去虱法或草药制剂的随机对照试验。
- **通过梳头机械去除虱子或活卵**：一项随机对照试验发现在根除头虱方面，马拉硫磷优于用护发素梳头。一项随机对照试验比较了用护发素沾湿后梳头与苯氧司林的疗效，但方法较差，所以该试验结果证据不足。另一项随机对照试验显示，无论是否将梳头作为辅助疗法，扑灭司林对头虱的根除率没有差异。没有发现将机械去虱法与不治疗、扑灭司林、除虫菊或林丹比较的随机对照试验。
- **苯氧司林**：没有发现苯氧司林与安慰剂、扑灭司林、除虫菊或林丹比较的随机对照试验。一项随机对照试验比较了苯氧司林与用护发素梳头的疗效，但方法较差，所以该试验结果证据不足。另一项随机对照试验显示马拉硫磷的虱子根除率高于苯氧司林。
- **除虫菊**：没有发现将除虫菊与安慰剂、其他杀虫剂、机械去虱法或草药制剂比较的随机对照试验。

定义   头虱是专门寄生于社会活动人群的体外寄生虫。它们在头皮上寄生，并将虫卵粘附在毛干上。虱子叮咬所导致的瘙痒并不能作为诊断依据，但是会增加怀疑指数。粘附在毛发上的虫卵，无论是否孵化（孵化为虮），都不是存在活虱感染的证据，因为虱卵可以在死后数周仍然保留活着的外观。只有找到活虱才是唯一的诊断依据。一项观察性研究比较了两组儿童，他们均在初次评估时仅有虱卵，没有虱子[1]。14天后，按照距离头皮6毫米以内的毛发上虱卵数进行分组，虱卵数≥5个的儿童组发生头虱的较<5个的儿童组更多。足够的随访检查可能比去除虱卵更有效地预防头虱再感染。

发病率/患病率 没有发现发达国家的头虱发病率的研究，也没有近期发表的患病率结果。某些报告提示近年来在英国和美国的一些社区头虱的患病率有所上升。

病因/危险因素 虽然没有证据显示头虱与入学存在关联，但是有些观察性研究仍提示在校儿童是易感人群[2,3]。没有查到清洁头发或肮脏头发是头虱的危险因素的证据。

预后 头虱感染几乎没有危害。对虱子唾液和粪便的过敏反应可以表现为局部的刺激症状和红斑。搔抓可能导致继发感染。目前已经认定虱子是头皮脓皮病ⓖ的主要传播媒介，脓皮病是由常见于皮肤的葡萄球菌和链球菌引起[4]。

治疗目的 通过杀死或去除所有头虱和虱卵来消除感染。

结局 治疗成功率为完全清除头虱的患者所占的百分率。没有标准准则判断治疗是否成功。各项试验采用不同的方法，许多病例甚至没有提及采用何种标准。几乎没有实效试验ⓖ。

方法 采用《临床证据》2004年10月的文献检索和评价方案。首次检索后系统综述是由利物浦热带医学院Cochrane感染疾病组承担的，于1998年7月编辑完成[5]。

问题 头虱的治疗效果如何？

治疗选择1 马拉硫磷

一篇系统综述发现在根除虱子方面，马拉硫磷优于安慰剂或用护发素沾湿后梳头。一项随机对照试验发现，与苯氧司林洗剂相比，马拉硫磷洗剂的虱子根除率更高。没有发现马拉硫磷与草药制剂、扑灭司林、除虫菊或林丹的随机对照试验。

益处 **与安慰剂比较**：找到一篇系统综述（检索日期2001年，1项随机对照试验，115个儿童和成人；见评论）[5]。这项随机对照试验比较了马拉硫磷（0.5%酒精洗剂）和安慰剂[5]。试验显示治疗1周后，与安慰剂比较，马拉硫磷能够显著提高头虱根除率（马拉硫磷62/65 [95%]，安慰剂21/47 [45%]；RR 2.1，95%CI 1.5～2.9；NNT 2，95%CI 1～3）。**与苯氧司林比较**：没有发现系统综述，不过查到一篇随机对照试验[6]。该试验（193个在校儿童）比较了0.5%马拉硫磷和0.3%右旋苯氧司林洗剂，发现治疗1天后马拉硫磷的头虱根除率优于苯氧司林（根除头虱：马拉硫磷87/95 [92%]，苯氧司林39/98 [40%]；RR 2.3，95%CI 1.7～2.9）。治疗7天后，两种药物的疗效差异更明显（马拉硫磷90/95 [95%]，苯氧司林38/98 [39%]；RR 2.4，95%CI 1.8～3.2；详见下面评论）[6]。**与扑灭司林、除虫菊或林丹比较**：没有发现将马拉硫磷与扑灭司林、除虫菊或林丹比较的系统综述和随机对照试验。**与机械去虱法比较**：查到一篇系统综述（检索日期2001年，1项随机对照试验，72个在校儿童）[5]。该篇综述中的这项随机对照试验比较了"碎虱疗法"（用护发素沾湿后梳头）和0.5%马拉硫磷（每隔7天用1次，连续应用2次）的疗效（详见评论）[7]。该试验显示治疗14天后，马拉硫磷的虱子根除率明显优于"碎虱疗法"（"碎虱疗法"的虱子根除率为12/32 [38%]，马拉硫磷的虱子根除率为31/40 [78%]；RR 0.48，95%CI 0.30～0.78；NNT 3，95%CI 2～5）。**与草药比较**：没有发现比较马拉硫磷与草药的系统综述和随机对照试验。

害处 系统综述显示马拉硫磷没有严重的不良反应[5]。有1个受试者因为局部刺痛感从比较马拉硫磷和"碎虱疗法"的随机对照试验（115个受试者）中退出，这种刺痛是药酒精基质所致[7]。

评论 许多头虱治疗方面的研究没有被综述者纳入，因为虱卵孵化时间为7天，而这些研究仅随访6天。多数学者赞同有必要在治疗后14天进行体检，以判定疗效。最近的系统综述纳入了发展中国家进行的三项头虱治疗试验，在这些国家不常规推荐杀虫剂治疗头虱[5]。由于虱子没有接触杀虫剂的历史，可能导致药物对头虱的疗效更好。体外试验显示这类药物的其他成分（如萜类化合物和溶剂）与杀虫剂本身相比，是一种效果更好的灭虱药ⓖ[9]。现在头虱对一种或多种杀虫剂耐药的情况比较多见[10-12]。比较马拉硫磷和苯氧司林的随机对照试验发现两组均有部分患儿在治疗后1天仍有头虱，但是治疗后7天他们的头虱能够完全被清除，提示这可能是某些父母干预的结果[6]。这项随机对照试验也推断约60%的治疗可能受头虱对合成除虫菊酯类杀虫剂耐药性的影响。体外试验证实头虱对苯氧司林耐药[6]。关于"碎虱疗法"的随机对照试验ⓖ设计得实效性很强，实际生活中容易操作[7]。

治疗选择2 扑灭司林

一项随机对照试验发现，与安慰剂相比，扑灭司林能够提高头虱的根除率。一篇系统综述显示扑灭司林根除头虱的疗效优于林丹。没有发现扑灭司林和其他杀虫剂、机械去虱法或草药制剂比较的随机对照试验。

益处 **与安慰剂比较**：查到一篇系统综述（检索日期2001年，1项随机对照试验，63人）比较了扑灭司林和安慰剂的疗效[5]。该研究发现扑灭司林（1%乳膏冲洗）在治疗后7天和14天头虱根除率明显高于安慰剂（7天：扑灭司林组29/29 [100%]，安慰剂组3/34 [9%]；OR 36，95%CI 14～97；14天：扑灭司林组28/29 [97%]，安慰剂组2/24 [8%]；OR 36，95%CI

13～96）。**与马拉硫磷、苯氧司林或除虫菊比较**：没有发现扑灭司林与这些杀虫剂比较的系统综述或随机对照试验。**与林丹比较**：查到一篇系统综述（7项随机对照试验，726人，检索日期1995年）[8]。该篇系统综述发现治疗后14天，扑灭司林（1%乳膏冲洗）根除头虱的疗效优于林丹（1%香波）[8]（2项随机对照试验；不能清除头虱的RR 15.2，95%CI 8.0～28.8）。**与机械去虱法比较**：没有发现相关的系统综述或随机对照试验。**与草药比较**：没有发现相关的系统综述或随机对照试验。

害处　**与安慰剂比较**：有一篇综述报告应用扑灭司林治疗头虱没有不良反应[5]。

评论　详见马拉硫磷下文评论部分。

治疗选择3　苯氧司林

没有发现苯氧司林与安慰剂、扑灭司林、除虫菊或林丹作比较的随机对照试验。一项质量较差的随机对照试验比较了苯氧司林与用护发素湿梳的疗效，但该试验结果证据不足。另一项随机对照试验显示马拉硫磷的头虱根除率高于苯氧司林。

益处　**与安慰剂比较**：没有发现比较苯氧司林与安慰剂的系统综述和随机对照试验。**与马拉硫磷比较**：见马拉硫磷益处部分。**与扑灭司林、除虫菊或林丹比较**：没有发现将苯氧司林与这些杀虫剂作比较的系统综述和随机对照试验。**与机械去虱法比较**：没有发现系统综述。有一篇随机对照试验（30人）比较了"碎虱疗法"和苯氧司林洗剂（每隔7天用1次，共用2次，未注明药物浓度）联合梳头的方法对头虱的疗效。结果显示与苯氧司林比较，"碎虱疗法"在治疗后14天的虱子根除率更高（虱子根除率："碎虱疗法" 8/15 [53%]，苯氧司林 2/15 [13%]；RR 4.0，95%CI 1.0～15.8；NNT 3，95%CI 2～17）。不过，该试验结果是令人困惑的，因为两组患者其他方面的比较有差异（详见评论）[13]。**与草药比较**：没有发现苯氧司林与草药比较的系统综述和随机对照试验。

害处　**与机械去虱法比较**：几个随机对照试验报告在研究期间，苯氧司林没有不良反应[13]。

评论　详见马拉硫磷的评论部分。在比较"碎虱疗法"与苯氧司林的随机对照试验中，由培训过的护士对患者进行治疗。"碎虱疗法"组使用不同规格的梳子和指定的护发素，而苯氧司林组使用同一规格的梳子和非指定的护发素。两组的随访方案也不同[13]。这一差异可能产生偏倚和混杂。

治疗选择4　除虫菊

没有发现将除虫菊与安慰剂、其他杀虫剂、机械去虱法或草药比较的随机对照试验。

益处　**与安慰剂、其他杀虫剂、机械去虱法或草药比较**：没有发现除虫菊与这些疗法比较的系统综述或随机对照试验。

害处　目前没有关于使用除虫菊不良反应的报道。

评论　详见马拉硫磷的评论部分。

治疗选择5　林丹

一篇系统综述显示林丹根除头虱的疗效不及扑灭司林。没有发现林丹与安慰剂、其他杀虫剂、机械去虱法或草药制剂比较的随机对照试验。

益处　**与安慰剂、马拉硫磷、苯氧司林、除虫菊、机械去虱法或草药比较**：没有发现将林丹与这些疗法比较的系统综述或随机对照试验。**与扑灭司林比较**：详见扑灭司林益处部分。

害处　有许多与林丹过量应用（治疗疥疮）和系统吸收（治疗头虱）相关的中枢神经系统不良反应的报告。林丹治疗头虱时能够穿透皮肤[14]，不过没有发现因此导致不良反应的报告。

评论　详见马拉硫磷的评论部分。

治疗选择6　联合使用杀虫剂

没有发现联合使用杀虫剂与安慰剂比较的随机对照试验。有一项随机对照试验显示在头虱根除率方面，联合使用杀虫剂（扑灭司林和马拉硫磷，用胡椒丁醚作增强剂）的疗效与一种草药制剂（椰子、茴香和依兰）没有显著性差异。不过，该项试验没有总结不同浓度或不同草药配方的疗效。

益处　**与安慰剂比较**：没有发现联合应用杀虫剂与安慰剂比较的系统综述或随机对照试验。**与机械去虱法比较**：详见梳头去除虱子或活卵的益处部分。**与草药比较**：详见草药益处部分。

害处　**与草药比较**：这篇比较草药油剂（椰子、茴香和依兰的混合物）与喷洒杀虫剂（扑灭司林和马拉硫磷，用胡椒丁醚作增强剂）疗效的随机对照试验[15]没有观察到这两种治疗临床可见的不良反应。不过有几种精油的潜在毒性作用已经被注意到[16]。

评论　无。

治疗选择 7 　通过梳头机械去除虱子或活卵

一项随机对照试验发现在根除头虱方面，马拉硫磷优于用护发素沾湿后梳头。另一项随机对照试验比较了用护发素沾湿后梳头与苯氧司林的疗效，但方法较差，故该试验结果证据不足。还有一项随机对照试验显示，无论是否配合梳头，扑灭司林对头虱的根除率没有差异。没有发现将机械去虱与不治疗、扑灭司林、除虫菊或林丹作比较的随机对照试验。

益处　**与不治疗比较**：没有发现这两种疗法的系统综述或随机对照试验。**与马拉硫磷比较**：见马拉硫磷益处部分。**与扑灭司林比较**：没有发现这两种疗法的系统综述或随机对照试验。**与苯氧司林比较**：见苯氧司林益处部分。**与除虫菊比较**：没有发现比较这两种疗法的系统综述或随机对照试验。**与林丹比较**：没有发现比较这两种疗法的系统综述或随机对照试验。**梳头联合杀虫剂的方法与单独使用杀虫剂比较**：找到一个随机对照试验（95个患者，包括儿童和成人），该试验比较了用金属虱/虮梳子联合1%扑灭司林乳膏与单独使用扑灭司林乳膏冲洗的疗效[17]。两组患者均由社区开业医生应用扑灭司林，如果治疗后7天发现仍有虱子，则再次应用扑灭司林或扑灭司林联合梳头。试验结果显示在初次治疗后2天、8天和15天，无论是否配合梳头作为辅助疗法，扑灭司林对头虱的根除率相同（初次治疗后2天的虱子根除率：单独使用扑灭司林组为49/59 [83%]，而联合梳头组为24/33 [73%]；RR 1.14，95%CI 0.90～1.50；初次治疗后8天未重复治疗时的虱子根除率：单独使用扑灭司林组为27/59 [46%]，而联合梳头组为11/33 [33%]；RR 0.92，95%CI 0.60～1.40；初次治疗后15天的虱子根除率：单独使用扑灭司林组为47/60 [78%]，而联合梳头组为24/33 [73%]；RR 1.08，95%CI 0.80～1.40）。**联合应用杀虫剂并辅以梳头**：找到三个比较不同灭虱药ⓖ联合虱卵梳子梳头的随机对照试验，但是这些试验中都没有单独梳头或单独杀虫剂治疗的对照组[18-20]。

害处　除不适外，没有发现梳头的其他不良反应。用护发素沾湿后梳头可能有不良反应，这在正常化妆品应用过程中曾经出现[21-25]。

评论　**与马拉硫磷比较**：比较"碎虱疗法"与马拉硫磷的随机对照试验设计得很实用，可以在实践中开展[7]。**与苯氧司林比较**：在第二个"碎虱疗法"与苯氧司林疗效比较的随机对照试验中，治疗是由经过训练的护士实施的。"碎虱疗法"组患者用不同规格的梳子和指定的护发素，而苯氧司林组患者使用同一类型梳子和未指定的护发素。两组患者的随访方案也不同[13]。这一差异可能导致了偏倚和混杂。

治疗选择 8 　草药和精油

没有发现草药制剂与安慰剂、马拉硫磷、扑灭司林、苯氧司林、除虫菊或林丹比较的随机对照试验。一项随机对照试验发现在头虱根除率方面，一种草药制剂（椰子、茴香和依兰）的疗效与联合应用杀虫剂（扑灭司林和马拉硫磷，用胡椒丁醚作增强剂）没有显著性差异。不过，该项试验没有总结不同浓度或不同草药配方的疗效。

益处　**与安慰剂比较**：没有发现比较草药制剂与安慰剂的系统综述或随机对照试验。**与马拉硫磷、扑灭司林、苯氧司林、除虫菊或林丹比较**：没有发现将草药与这些疗法比较的系统综述或随机对照试验。**与联合应用杀虫剂比较**：没有发现相关的系统综述。有一项随机对照试验（143个患儿）比较了草药油剂喷雾（椰子、茴香和依兰，未标明浓度）与杀虫剂喷雾（0.5%扑灭司林和0.25%马拉硫磷，用2%胡椒丁醚作增强剂）的疗效[15]。草药组患儿外用草药喷雾3次，间隔5日用1次，杀虫剂组患儿外用2次杀虫剂，间隔10日用1次。结果显示在头虱根除率方面，草药与杀虫剂没有显著性差异（草药组为60/70 [86%]，杀虫剂组为59/73 [81%]）。

害处　**与联合应用杀虫剂比较**：比较草药油剂（椰子、茴香和依兰）与杀虫剂（扑灭司林和马拉硫磷，用胡椒丁醚作增强剂）疗效的随机对照试验显示两组均未出现明显的不良反应[15]。有几种精油的潜在毒性作用已经被注意到[16]。

评论　没有总结不同浓度草药成分或不同配方草药制剂疗效的试验结果。

词汇表

灭虱药（pediculicide）：任何能够杀死虱子的化合物或物质（可能是杀虫剂）。该词汇代替"杀虫剂"，因为并非所有的灭虱药都是杀虫剂。灭虱药与"杀卵剂"（能够杀死虱卵）也不同，尽管某种物质可能既能杀死虱子，也能杀死虱卵。

实效随机对照试验（pragmatic RCT）试验设计中的治疗方案可直接应用于临床的随机对照试验（与之比较的是旨在阐明理想情况下疗效的解释性的试验）。实效随机对照试验招募能够代表常规治疗的受试者，允许患者对治疗方案的正常依从（避免鼓励，建议患者根据药物的说明书用药），然后分析维持原随机分组的结果，而不是"治疗"方法的结果。

头皮脓皮病（scalp pyoderma）头皮脓皮病包括脓疱疮样细菌感染，是由患者搔抓导致的。多数病例是链球菌感染所致，也有部分病例是葡萄球菌感染所致。这种类型的头皮脓皮病与虱子的长期寄生密切相关。

参考文献

1. Williams LK, Reichert A, MacKenzie WR, et al. Lice, nits, and school policy. *Pediatrics* 2001;107:1011–1015.
2. Burgess IF. Human lice and their management. *Adv Parasitol* 1995; 36:271–342.
3. Gratz NG. *Human lice. Their prevalence, control and resistance to insecticides*. Geneva: World Health Organization, 1997.
4. Taplin D, Meinking TL. Infestations. In: Schachner LA, Hansen RC, eds. *Pediatric dermatology*, Vol 2. New York: Churchill Livingstone,

1988:1465–1493.
5. Dodd CS. Interventions for treating head lice (Cochrane Review). In: The Cochrane Library, Issue 3, 2004. Chichester, UK: John Wiley & Sons, Ltd. Search date 2001; primary sources Cochrane Infectious Diseases Group Trials Register, Cochrane Controlled Trials Register, Medline, Embase, Science Citation Index, Biosis, Toxline, hand searches of reference lists from relevant articles, and personal contact with pharmaceutical companies and UK and US Regulatory Authorities.
6. Chosidow O, Chastang C, Brue C, et al. Controlled study of malathion and *d*-phenothrin lotions for *Pediculus humanus* var *capitis*-infested schoolchildren. *Lancet* 1994;344:1724–1727.
7. Roberts RJ, Casey D, Morgan DA, et al. Comparison of wet combing with malathion for treatment of head lice in the UK: a pragmatic randomised controlled trial. *Lancet* 2000;356:540–544.
8. Vander Stichele RH, Dezeure EM, Bogaert MG. Systematic review of clinical efficacy of topical treatments for head lice. *BMJ* 1995;311: 604–608. Search date 1995; primary sources Medline, International Pharmaceutical Abstracts, and Science Citation Index.
9. Burgess I. Malathion lotions for head lice: a less reliable treatment than commonly believed. *Pharm J* 1991;247:630–632.
10. Burgess IF, Brown CM, Peock S, et al. Head lice resistant to pyrethroid insecticides in Britain [letter]. *BMJ* 1995;311:752.
11. Pollack RJ, Kiszewski A, Armstrong P, et al. Differential permethrin susceptibility of head lice sampled in the United States and Borneo. *Arch Pediatr Adolesc Med* 1999;153:969–973.
12. Lee SH, Yoon KS, Williamson M, et al. Molecular analyses of *kdr*-like resistance in permethrin-resistant strains of head lice, *Pediculus capitis*. *Pestic Biochem Physiol* 2000;66:130–143.
13. Plastow L, Luthra M, Powell R, et al. Head lice infestation: bug busting vs. traditional treatment. *J Clin Nurs* 2001;10:775–783.
14. Ginsburg CM, Lowry W. Absorption of gamma benzene hexachloride following application of Kwell shampoo. *Pediatr Dermatol* 1983;1: 74–76.
15. Mumcuoglu KY, Miller J, Zamir C, et al. The *in vivo* pediculicidal efficacy of a natural remedy. *Isr Med Assoc J* 2002;4:790–793.
16. Veal L. The potential effectiveness of essential oils as a treatment for headlice, *Pediculus humanus capitis*. *Complement Ther Nurs Midwifery* 1996;2:97–101.
17. Meinking TL, Clineschmidt CM, Chen C, et al. An observer-blinded study of 1% permethrin creme rinse with and without adjunctive combing in patients with head lice. *J Pediatr* 2002;141:665–670.
18. Bainbridge CV, Klein GI, Neibart SI, et al. Comparative study of the clinical effectiveness of a pyrethrin-based pediculicide with combing versus a permethrin-based pediculicide with combing. *Clin Pediatr (Phila)* 1998;37:17–22.
19. Clore ER, Longyear LA. A comparative study of seven pediculicides and their packaged nit combs. *J Pediatr Health Care* 1993;7:55–60.
20. Hipolito RB, Mallorca FG, Zuniga-Macaraig ZO, et al. Head lice infestation: single drug versus combination therapy with one percent permethrin and trimethoprim/sulfamethoxazole. *Pediatrics* 2001;107: E30.
21. Korting JC, Pursch EM, Enders F, et al. Allergic contact dermatitis to cocamidopropyl betaine in shampoo. *J Am Acad Dermatol* 1992;27: 1013–1015.
22. Niinimaki A, Niinimaki M, Makinen-Kiljunen S, et al. Contact urticaria from protein hydrolysates in hair conditioners. *Allergy* 1998;53: 1070–1082.
23. Schalock PC, Storrs FJ, Morrison L. Contact urticaria from panthenol in hair conditioner. *Contact Dermatitis* 2000;43:223.
24. Pasche-Koo F, Claeys M, Hauser C. Contact urticaria with systemic symptoms caused by bovine collagen in hair conditioner. *Am J Contact Dermatol* 1996;7:56–57.
25. Stadtmauer G, Chandler M. Hair conditioner causes angioedema. *Ann Allergy Asthma Immunol* 1997;78:602.

原作者

Ian Burgess
Director
Insect Research & Development Limited
Cambridge
UK

利益冲突：Ian Burgess 曾经担任过虱病治疗相关药品、替代疗法和梳子等公司的顾问。

口唇疱疹

检索时间：2005年4月
原作者：Graham Worrall 陈雪 译 张建中 校 马圣清 审

问 题

初发口唇疱疹的抗病毒治疗的效果如何？
旨在预防口唇疱疹复发的治疗措施的效果如何？
复发性口唇疱疹的治疗效果如何？

治疗措施及其效果

治疗初发口唇疱疹

很可能有效
口服抗病毒药物（阿昔洛韦）

效果不明
外用抗病毒制剂

预防口唇疱疹复发

很可能有效
口服抗病毒药物（阿昔洛韦）
遮光剂

效果不明
外用抗病毒制剂

治疗复发性口唇疱疹

很可能有效
口服抗病毒药物（阿昔洛韦和伐昔洛韦）

效果不明
外用麻醉剂
外用抗病毒制剂（阿昔洛韦或喷昔洛韦能够略微缩短愈合时间，对缩短疼痛持续时间的效果有限）
氧化锌乳膏

主要信息

治疗初发口唇疱疹

- **口服抗病毒药物（阿昔洛韦）**：一个儿童的小型随机对照试验显示，与安慰剂相比口服阿昔洛韦能够缩短平均疼痛持续时间。另一项儿童小型随机对照试验显示，与安慰剂相比口服阿昔洛韦能够缩短皮损的中位愈合时间。
- **外用抗病毒制剂**：没有发现外用抗病毒制剂疗效的随机对照试验。

预防口唇疱疹复发

- **口服抗病毒药物（阿昔洛韦）**：有六项随机对照试验发现了与安慰剂相比预防性口服抗病毒药物可能减少复发次数、减轻病情的有限证据，但是理想的治疗时机和疗程并不确定。
- **遮光剂**：有两项小型交叉随机对照试验显示了与安慰剂相比，外用紫外线遮光剂可能减少疱疹复发的有限证据。
- **外用抗病毒制剂**：没有发现关于预防性外用抗病毒制剂疗效的随机对照试验。

治疗复发性口唇疱疹

- **口服抗病毒药物（阿昔洛韦和伐昔洛韦）**：有四项随机对照试验发现了与安慰剂相比，口服阿昔洛韦和伐昔洛韦（如果早期服用）能够略微缩短病程、缓解疼痛的有限证据。有两项大型随机对照试验显示口服伐昔洛韦1天和2天疗程间无显著性差异，与安慰剂相比口服伐昔洛韦的患者组头痛的比例较高。
- **外用麻醉剂**：有一项小型随机对照试验发现有限证据，该证据发现与安慰剂相比，外用丁卡因能够缩短脱痂的平均时间，增加主观上认为治疗有效的患者的比例。不过，这些结果的临床意义尚不清楚。

◆ **外用抗病毒制剂（阿昔洛韦或喷昔洛韦能够略微缩短皮损愈合时间，对缩短疼痛持续时间的效果有限）**：有8项随机对照试验显示与安慰剂相比，阿昔洛韦或喷昔洛韦能够略微缩短皮损愈合时间。有4项随机对照试验显示阿昔洛韦组与安慰剂组患者的疼痛持续时间没有显著性差异，但是有1项随机对照试验显示与安慰剂相比，喷昔洛韦能够缩短疼痛持续时间。

◆ **氧化锌乳膏**：有一项小型随机对照试验发现了与安慰剂相比氧化锌乳膏缩短皮损愈合时间的有限证据，但是该试验亦提示氧化锌乳膏会增加皮肤刺激的风险。

定义 口唇疱疹是由1型单纯疱疹病毒感染导致的轻微的自限性疾病。会使患者的唇部和口周出现疼痛和水疱（冷疮）；发热和全身症状罕见。多数患者没有前驱症状，部分患者有可识别的前驱症状。

发病率/患病率 英国每年初级护理咨询中约1%的患者是因为口唇疱疹来就诊的；20%～40%的人曾经患过口唇疱疹[1]。

病因/危险因素 口唇疱疹是由1型单纯疱疹病毒引起。原发感染多见于儿童，目前认为感染后病毒可潜伏在三叉神经节[2]。包括日晒、疲劳或心理应激的多个因素能够促使疱疹复发。

预后 多数患者的口唇疱疹是轻微的、自限的。一般而言，复发疱疹比原发疱疹的病程短，症状轻。皮损通常7～10天痊愈，愈后不留瘢痕[3]。病毒的复发率无法估计。免疫抑制患者的口唇疱疹通常较严重。

治疗目的 减少疱疹复发频率，减轻病情，加快皮损愈合；缓解疼痛，将不良反应降至最低。

结局 症状的严重程度；症状持续的时间；皮损结痂的时间；皮损痊愈的时间；复发率；治疗的不良反应。

方法 采用《临床证据》2005年4月的文献检索和评价方案。

问题　初发口唇疱疹的抗病毒治疗的效果如何？

治疗选择1　口服/外用抗病毒药物

一个儿童的小型随机对照试验显示，与安慰剂相比口服阿昔洛韦能够缩短平均疼痛持续时间。另一项儿童的小型随机对照试验显示，与安慰剂相比口服阿昔洛韦能够缩短皮损的中位愈合时间。没有发现外用抗病毒制剂对初发疱疹疗效的随机对照试验。

益处 没有发现相关的系统综述。**外用抗病毒药物与安慰剂比较**：没有发现外用抗病毒药物与安慰剂或不治疗相比的随机对照试验。**口服抗病毒药物与安慰剂比较**：发现两项儿童的小型随机对照试验[4, 5]。其中一项随机双盲对照试验（20个疱疹性龈口炎患儿，平均年龄2岁，病程不足4天）显示口服阿昔洛韦（200mg，每日5次）能够缩短疼痛持续时间（阿昔洛韦4.3天，而安慰剂5.0天，$P=0.05$）[4]。另一项随机对照试验（72个疱疹性龈口炎患儿，年龄1～6岁，病程不足3天）显示，与安慰剂相比口服阿昔洛韦（15mg/kg，每日5次，口服7天）能够明显缩短皮损愈合的中位数时间（阿昔洛韦4天，而安慰剂10天；中位数差异6天，95%CI 4～8天）[5]。没有发现成人口唇疱疹抗病毒治疗的随机对照试验。

害处 **外用抗病毒药物与安慰剂比较**：临床试验显示外用阿昔洛韦后，部分患者会出现皮疹、瘙痒和刺激，但是安慰剂组有相同比例的患者会出现这些反应[6~8]。**口服抗病毒药物与安慰剂比较**：两个随机对照试验显示治疗组没有出现明显的药物不良反应[4, 5]。口服阿昔洛韦可进入乳汁。阿昔洛韦可用于治疗妊娠妇女的生殖器疱疹，有一篇系统综述（1996年检索，3个随机对照试验）显示妇女和新生儿用药后没有出现药物不良反应（见妊娠期生殖器疱疹的治疗部分）[8]。不过，表现轻微而具有临床重要的不良反应不能排除。

评论 关于口唇疱疹的研究很困难，因为只有反复发作几次疱疹，患者才会就医。

问题　旨在预防口唇疱疹复发的治疗措施的效果如何？

治疗选择1　口服/外用抗病毒药物

有六项随机对照试验发现了与安慰剂相比预防性口服抗病毒药物可能减少复发次数、减轻病情的少量证据，但是理想的治疗时机和疗程并不确定。没有发现关于预防性外用抗病毒制剂疗效的随机对照试验。

益处 没有发现相关的系统综述。**外用抗病毒药物与安慰剂比较**：没有发现将外用抗病毒药物与安慰剂或不治疗进行比较的高质量的随机对照试验。**口服抗病毒药物与安慰剂比较**：发现四项随机对照试验[9~12]和一项包含两项进一步随机对照试验的汇总分析[13]。第一项随机对照试验（147个美国滑雪者，有紫外线照射后诱发的口唇疱疹病史）发现与安慰剂相比，预防性口服阿昔洛韦（400mg，每日2次，暴露于紫外线前12小时服用）能够减少复发频率，并缩短病程（$P<0.05$）[9]。第二项随机对照试验（239个加拿大滑雪者，有复发性口唇疱疹病史）发现与口服安慰剂相比，口服阿昔洛韦（800mg，每日2次，当天暴露于紫外线前服用，共服用3～7天不等）在改善皮疹复发方面没有显著性差异（阿昔洛韦21/93[23%]，

而安慰剂21/102[21%]；$P = 0.92$)[10]。第三项随机对照试验（20个有复发性口唇疱疹病史的患者）发现与安慰剂相比，口服阿昔洛韦（400mg，每日2次，连续4个月）可减少53%的临床复发（$P=0.05$)[11]。第四项随机对照试验（248个有日光诱发复发性口唇疱疹病史的患者）比较了三种不同剂量的泛昔洛韦（125mg，250mg和500mg）与安慰剂的差别[12]。人工紫外线灯照射后48小时，患者开始治疗，每日3次，连续5日。结果显示四组患者的皮损数量没有显著性差异（原文为皮损数量没有显著性；没有说明P值）。不过，结果还显示增加泛昔洛韦的剂量，能够显著减小皮疹的大小，缩短皮疹病程，皮疹大小和病程呈剂量反应关系。与安慰剂相比，500mg剂量能够显著减小皮疹的平均大小，并使皮疹愈合的平均时间缩短2天（皮疹平均大小：$P = 0.04$，平均愈合时间：$P = 0.01$；没有提及具体愈合时间），但是其他剂量在这两个方面与安慰剂没有差异。包含两个进一步随机对照试验的汇总分析（每年发作疱疹4次及以上病史的成人98例）显示与安慰剂相比，口服伐昔洛韦（500mg/d）在4个月内能够明显减少疱疹复发的次数，明显延长复发的间隔期（4个月未复发的患者比例：口服伐昔洛韦组62%，而安慰剂组40%；$P = 0.041$；复发的平均间隔期：口服伐昔洛韦组13.1周，而安慰剂组9.6周；$P = 0.016$)[13]。

害处 外用抗病毒药物与安慰剂比较：见抗病毒治疗对原发性疱疹的疗效的害处部分。口服抗病毒药物与安慰剂比较：第一项随机对照试验显示治疗组与安慰剂组的轻中度中枢神经系统或胃肠道不良事件的发生率没有显著性差异（阿昔洛韦组7/77[10%]，而安慰剂组3/76[4%]；$P = 0.34$)[9]。与之类似的，第二项随机对照试验也显示治疗组与安慰剂组的不良事件的发生率没有显著性差异（阿昔洛韦组58/115[50%]，而安慰剂组59/124[48%]；$P = 0.68$)[10]。报道的最常见的不良反应是头痛和恶心。该项试验报告了阿昔洛韦组发生35例严重不良反应（膝盖抽动、便秘、唇疱疹不适、胃痛和抑郁）和安慰剂组的6例严重不良反应（失眠、腹泻和4例患者的头痛）。第三项随机对照试验没有报告不良反应[11]。第四项随机对照试验显示各治疗组之间最常见的不良反应（头痛或恶心）的发生率没有显著性差异（没有报告具体数据）[12]。该试验显示口服泛昔洛韦组停药后30日内没有发生严重不良反应。包含两个进一步随机对照试验的汇总分析显示与安慰剂组比较，伐昔洛韦组的不良反应略少，最常见的不良反应为轻度头痛（口服伐昔洛韦组22个，发生比例为33%，而安慰剂组29个，发生比例为39%)[13]。不过，伐昔洛韦组没有肯定与研究药物有关的不良反应，而安慰剂组仅有3个。请阅读抗病毒治疗对原发性疱疹的疗效的害处部分。

评论 第二项随机对照试验允许所有受试者使用扑热息痛（对乙酰氨基酚），并鼓励他们使用遮光剂[10]。

治疗选择2 遮光剂

有两项小型交叉随机对照试验显示了与安慰剂相比，外用紫外线遮光剂可能减少疱疹复发的有限证据。

益处 没有发现相关的系统综述，而是找到两项小型交叉随机对照试验[14,15]。前者（38个有复发性疱疹病史的患者）显示与安慰剂相比，在治疗后第6天遮光剂能够显著减少疱疹复发（复发比例：遮光剂0/35[0%]，安慰剂27/38[71%]；$P<0.001$)[14]。后者（19个患者，在实验室内经设定剂量的紫外线灯照射）显示与安慰剂相比，在治疗后第6天遮光剂能够显著减少复发（复发比例：遮光剂组1/19[5%]，安慰剂组11/19[58%]；$P<0.01$；见下文评论部分）[15]。

害处 这两项随机对照试验都没有描述遮光剂治疗的不良反应[14,15]。

评论 这两项随机对照试验的结论应该谨慎考虑[14,15]。交叉研究本身有重要的限制性，而且后一个随机对照试验是在设定的人工条件下进行的[15]。

问题 复发性口唇疱疹的治疗效果如何？

治疗选择1 口服/外用抗病毒药物

有四项随机对照试验的有限证据显示与安慰剂相比，口服阿昔洛韦和伐昔洛韦（如果发疹初期口服药物）能够略微缩短病程、缓解疼痛。有两项大型随机对照试验显示口服伐昔洛韦1天和2天疗程间无显著性差异，与安慰剂相比口服伐昔洛韦的患者组头痛的比例较高。有12个随机对照试验发现了与安慰剂相比，外用喷昔洛韦或阿昔洛韦缩短疼痛周期和减轻症状的有限证据，不过外用喷昔洛韦或阿昔洛韦缩短皮损愈合时间的证据更有力。

益处 没有发现相关的系统综述。外用抗病毒药物与安慰剂比较：发现12项随机对照试验（见于11篇已发表的论文）比较了外用喷昔洛韦或阿昔洛韦与安慰剂的疗效（见表1）[6,7,16-24]。有7项随机对照试验显示与安慰剂比较，外用阿昔洛韦能够缩短皮损愈合时间[7,16,19-22]。其中6项随机对照试验显示这种缩短皮损愈合时间的差异有显著性，但是绝对益处很小[7,16,21-23]。有1项随机对照试验显示在皮损愈合时间方面，阿昔洛韦与安慰剂没有显著性差异[17]。有2项随机对照试验显示喷昔洛韦能够显著缩短皮损愈合时间[18,21]。有4项随机对照试验显示在疼痛周期方面，阿昔洛韦与安慰剂没有显著性差异[6,16,17,19]，但是一项大型随机对照试验显示与安慰剂相比，喷昔洛韦能够显著缩短疼痛周期[18]。口服抗病毒药物：查到4项随机对照试验（见于3篇已发表的文章）[25-27]。第一项随机对照试验（174个有复发性口唇疱疹的成人患者）显示与安慰剂相比，在发疹早期（当患者最先有局部麻刺感时）口服阿昔洛韦（400mg，每日5次，连续5天）能够显著缩短症状的持续时间（阿昔洛韦组为8.1天，而安慰剂组为12.5天；$P = 0.02$)[25]。第二项随机对照试验（149

毛细血管扩张（telangiectasiae）：皮肤小血管的永久性扩张。
着色性干皮病（xeroderma pigmentosum）：一种遗传病，紫外线辐射造成 DNA 损伤，可导致早年发生日光相关性皮肤癌。

参考文献

1. Buettner PG, Raasch BA. Incidence rates of skin cancer in Townsville, Australia. *Int J Cancer* 1998;78:587–593.
2. Green A, Battistutta D, Hart V, et al, the Nambour Study Group. Skin cancer in a subtropical Australian population: incidence and lack of association with occupation. *Am J Epidemiol* 1996;144:1034–1040.
3. English DR, Armstrong BK, Kricker A, et al. Demographic characteristics, pigmentary and cutaneous risk factors for squamous cell carcinoma: a case-control study. *Int J Cancer* 1998;76:628–634.
4. Kraemer KH, Lee MM, Andrews AD, et al. The role of sunlight and DNA repair in melanoma and nonmelanoma skin cancer. The xeroderma pigmentosum paradigm. *Arch Dermatol* 1994;130:1018–1021.
5. Bouwes Bavinck JN, Claas FH, Hardie DR, et al. The risk of skin cancer in renal transplant recipients in Queensland, Australia: a follow-up study. *Transplantation* 1996;15:715–721.
6. Johnson TM, Rowe DE, Nelson BR, et al. Squamous cell carcinoma of the skin (excluding lip and oral mucosa). *J Am Acad Dermatol* 1992;26:467–484.
7. Rowe DE, Carroll RJ, Day CL. Prognostic factors for local recurrence, metastasis, and survival rates in squamous cell carcinoma of the skin, ear, and lip. *J Am Acad Dermatol* 1992;26:976–990.
8. Green A, Williams G, Neale R, et al. Daily sunscreen application and betacarotene supplementation in prevention of basal-cell and squamous-cell carcinomas of the skin: a randomised controlled trial. *Lancet* 1999;354:723–729. [Erratum in: *Lancet* 1999;354:1038]
9. Darlington S, Williams G, Neale R, et al. A randomized controlled trial to assess sunscreen application and beta carotene supplementation in the prevention of solar keratoses. *Arch Dermatol* 2003;139:451–455.
10. Thompson SC, Jolley D, Marks R. Reduction of solar keratoses by regular sunscreen use. *N Engl J Med* 1993;329:1147–1151.
11. Foley P, Nixon R, Marks R, et al. The frequency of reactions to sunscreens: results of a longitudinal population-based study on the regular use of sunscreens in Australia. *Br J Dermatol* 1993;128:512–518.
12. Autier P, Dore JF, Negrier S, et al. Sunscreen use and duration of sun exposure: a double blind randomised trial. *J Natl Cancer Inst* 1999;15:1304–1309.
13. Brodland DG, Zitelli JA. Surgical margins for excision of primary cutaneous squamous cell carcinoma. *J Am Acad Dermatol* 1992;27:241–248.
14. Thomas DJ, King AR, Peat BG. Excision margins for nonmelanotic skin cancer. *Plast Reconstr Surg* 2003;112:57–63.
15. de Visscher JGAM, Botke G, Schakenradd JACM, et al. A comparison of results after radiotherapy and surgery for stage 1 squamous cell carcinoma of the lower lip. *Head Neck* 1999:526–530.
16. Ashby MA, Smith J, Ainslie J, et al. Treatment of nonmelanoma skin cancer at a large Australian Center. *Cancer* 1989;6:1863–1871.
17. Eroglu A, Berberoglu U, Berreroglu S. Risk factors related to locoregional recurrence in squamous cell carcinoma of the skin. *J Surg Oncol* 1996;61:124–130.
18. McCombe D, MacGill, Ainslie J, et al. Squamous cell carcinoma of the lip: a retrospective review of the Peter MacCallum Cancer Institute experience 1979–88. *Aust NZ J Surg* 2000;70:358–361.
19. Yoon M, Chougule P, Dufresne R, et al. Localised carcinoma of the external ear is an unrecognised aggressive disease with a high propensity for local regional recurrence. *Am J Surg* 1992;164:574–577.
20. Zitsch RP, Park CW, Renner GJ, et al. Outcome analysis for lip carcinoma. *Otolaryngol Head Neck Surg* 1995;113:589–596.
21. Glass RL, Perez-Mesa C. Management of inadequately excised epidermoid carcinoma. *Arch Surg* 1974;108:50–51.
22. Glass RL, Spratt JS, Perez-Mesa C. The fate of inadequately excised epidermoid carcinoma of the skin. *Surg Gynaecol Obstet* 1966;122:245–248.
23. Shimm DS, Wilder RB. Radiation therapy for squamous cell carcinoma of the skin. *Am J Clin Oncol* 1991;14:381–386.
24. McCord MW, Mendenhall WM, Parsons JT, et al. Skin cancer of the head and neck with clinical perineural invasion. *Int J Radiat Oncol Biol Phys* 2000;47:89–93.
25. Williams LS, Mancuso AA, Mendenhall WM. Perineural spread of cutaneous squamous and basal cell carcinoma: CT and MR detection and its impact on patient management and prognosis. *Int J Radiat Oncol Biol Phys* 2001;49:1061–1069.
26. Holmkvist KA, Roenigk RK. Squamous cell carcinoma of the lip treated with Mohs' micrographic surgery: outcome at 5 years. *J Am Acad Dermatol* 1998;38:960–966.

原作者

Adéle Green
Professor
Queensland Institute of Medical Research
Brisbane
Australia

Robin Marks
Professor
University of Melbourne
Melbourne
Australia

利益冲突：Adéle Green 是参考文献 2、4、9、10 的共同作者。Robin Marks 正在与 3M 制药公司联合进行一项研究，探讨在日光性角化和基底细胞癌患者的治疗中外用咪喹莫特的价值。

疣

检索时间：2004年8月
原作者：Michael Bigby, Sam Gibbs　沈佚葳 译　张建中 校

问 题

疣的治疗方法效果如何？

治疗措施及其效果

治疗

肯定有效
水杨酸（局部外用）

很可能有效
接触免疫疗法（二硝基氯苯）
冷冻疗法
封包疗法

效果不明
博来霉素（皮损内注射）
二氧化碳激光
西咪替丁
远距离治疗
催眠暗示疗法
异丙肌苷
α干扰素（系统用药）

左旋咪唑
光动力疗法
脉冲染料激光
外科治疗
硫酸锌（口服）

不太可能有效
顺势疗法

将在新版中加入
5-氟尿嘧啶
甲醛
咪喹莫特
皮损内注射α干扰素
鬼臼脂
系统性维生素A

见词汇表 **G**

主要信息

治疗

- **水杨酸**：一篇系统综述发现，与安慰剂比较单纯在疣局部外用水杨酸可以在6~12周可增加疣的完全治愈率和有效率（清除一个或多个疣）。此篇文献中的两项随机对照试验比较了局部外用水杨酸与冷冻治疗的疗效，发现两种方法在3~6个月内对疣的治愈率无显著性差异。一项随机对照试验比较局部外用水杨酸与口服西咪替丁的疗效，但提供的证据不足。此篇综述没有关于复发的信息。

- **接触免疫疗法（二硝基氯苯）**：一篇系统综述发现，与安慰剂比较使用二硝基氯苯进行接触免疫疗法可增加疣的治愈率。此篇综述没有关于复发的信息。

- **冷冻疗法**：一篇包括两个小样本随机对照试验的系统综述发现，冷冻治疗与安慰剂或不使用任何治疗比较，2~4个月内疣治愈率无显著性差异。但是，可能由于样本量过少，这两项随机对照试验导致结果无显著性差异。这篇综述发现，冷冻疗法与外用水杨酸比较3~6个月内疣的治愈率无显著性差异。一项随机对照试验发现冷冻治疗在4~6周内减少疣的数量较光动力疗法疗效差。另一项随机对照试验表明，接受冷冻疗法者在2个月内疣的完全治愈率不及封包疗法。第三项随机对照试验比较了冷冻疗法与口服西咪替丁的疗效，但提供的证据不足。这篇系统综述发现，1~3个月后深度冷冻与浅度冷冻比较疣治愈率增加，本试验未提供复发的信息。

- **封包疗法**：一项随机对照试验发现封包疗法在2个月内疣的完全治愈率较冷冻治疗高。此项试验没有评价复发。

- **博来霉素（皮损内注射）**：关于博来霉素皮损内注射治疗疣的疗效，几项随机对照试验有矛盾。两项随机对照试验发现，

与安慰剂比较，皮损内注射博来霉素 6 周可增加疣的治愈率。一项随机对照试验发现，博来霉素与安慰剂比较 30 天内疣的治愈率并无显著性差异；另一项随机对照试验以微弱的证据显示，博来霉素与安慰剂比较，3 个月内疣的治愈率还低一些。没有任何一项试验评估复发。第五项随机对照试验表明，使用不同浓度的博来霉素，3 个月内治愈率和无复发率并无显著性差异。

- ◆ **二氧化碳激光**：一篇系统综述没有发现关于用二氧化碳激光治疗非生殖器疣疗效的随机对照试验。
- ◆ **西咪替丁**：三项小样本的随机对照试验比较了西咪替丁与安慰剂治疗疣的疗效，但提供的证据不太充足，一项小样本随机对照试验比较了西咪替丁与局部治疗（冷冻治疗或局部外用水杨酸）治疗疣的疗效，但提供的证据不太充足。一项小样本随机对照试验表明，12 周内西咪替丁与左旋咪唑联合使用较单独使用西咪替丁对疣的治愈率高。没有任何一项试验评估复发。
- ◆ **远距离治疗**：一项随机对照试验提供的远距离治疗非生殖器疣的证据不充足。
- ◆ **催眠暗示疗法**：没有任何随机对照试验证明催眠疗法对清除疣有效。
- ◆ **异丙肌苷**：一项随机对照试验提供了异丙肌苷对疣的疗效，但证据不足。
- ◆ **α 干扰素（系统使用）**：未发现关于系统使用 α 干扰素治疗非生殖器疣的系统综述和随机对照试验。
- ◆ **左旋咪唑**：两项随机对照试验和一项临床对照试验比较了左旋咪唑与安慰剂的疗效，但证据不足。一项随机对照试验发现左旋咪唑与西咪替丁合用在 12 周内疣的治愈率较单独使用西咪替丁高。没有任何一项试验评估复发。
- ◆ **光动力疗法**：多项分析方法存在异质性的随机对照试验对多种光动力疗法治疗疣进行了评价，但提供的证据不足，不能得出任何治愈率或复发率的结论。
- ◆ **脉冲染料激光**：一项随机对照试验提供了使用脉冲染料激光治疗非生殖器疣的疗效，但提供的证据不足。
- ◆ **外科手术**：一篇系统综述发现还没有关于外科手术治疗疣的随机对照试验。
- ◆ **硫酸锌（口服）**：一项随机对照试验发现口服硫酸锌与安慰剂比较 2 个月内提高了疣的完全清除率，但证据不够充足。在随后的 2～6 个月内每 2 周随诊一次，没有发现复发。
- ◆ **顺势疗法**：两项随机对照试验发现顺势疗法与安慰剂比较 8～18 周内疣治愈率无显著差异。没有任何一项试验评估复发。

定义 非生殖器疣（寻常疣）是一种常见良性皮肤病，通常可以自愈。此病由于表皮细胞感染人乳头瘤病毒（HPV）造成细胞增殖，导致皮肤上出现肥厚性疣状丘疹。HPV 的种类超过 100 种。疣的外观决定于病毒的种类和感染的部位。皮肤任何部位都可感染，但最常见于手部和足部。生殖器疣在此章不做叙述（参见生殖器疣）。疣一般表现为表面粗糙的疣状皮色丘疹。扁平疣常见于手背和腿部，表现为轻微隆起的一个皮色或浅棕色斑块。跖疣通常生长在足底，很像厚茧。

发病率/患病率 有关非生殖器疣的发病率和患病率的可靠的人群资料非常有限。患病率可能由于不同年龄、不同人群和不同时段而异。两项样本量较大的试验表明，本病在美国的患病率为 0.84%[1]，而俄罗斯为 12.9%[2]。患病率最高的人群是儿童和青年人，两项在学龄期人群的研究表明，英国 4～6 岁人群的患病率为 12%[3]，澳大利亚 16～18 岁人群患病率为 24%[4]。

病因/危险因素 疣的病因为 HPV 感染，HPV 有 100 多种。它们容易在外伤部位形成感染，如手和足，可由表皮微小损伤部位接种而感染。赤脚在其他人走过的地方行走也可能造成感染。一项观察性研究（146 名青春期人群）发现，使用公用浴室的人群，跖疣的患病率为 27%，而使用更衣室的患病率仅为 1.3%[5]。屠夫和接触肉类者手部易患疣。一项横断面调查（1086 人）发现屠宰场工人手部疣的患病率为 33%，肉类零售商为 34%，工程装配工为 20%，办公室职员为 15%[6]。免疫抑制是另一个重要的危险因素，一项研究发现肾移植患者在移植 5 年以后患疣的危险性为 90%[7]。

预后 在免疫正常的人群中，非生殖器疣是无害的，可在数月至数年后由免疫系统自然消除。治愈率差异很大，影响治愈率的因素包括宿主免疫、年龄、HPV 种类、感染部位等。一项队列研究（1000 名儿童）发现 2/3 的疣在 2 年内自然缓解[8]。一篇系统综述（检索日期为 2000 年，17 项随机对照试验）比较了局部外用治疗和安慰剂的疗效，发现约 30% 使用安慰剂的人群（0～73%）10 周（4～24 周）后疣消失[9]。

治疗目的 在不良反应最小的前提下清除疣。

结局 疣的清除（治疗部位疣的彻底去除），治疗的不良反应，复发。

方法 采用《临床证据》2004 年的文献检索和评价方案。尽可能报道疣的治愈，但一些随机对照试验报道的结局是疣的减少和单个疣的清除。对于未采用治愈率的随机对照试验我们也在评论部分进行报道。

问题　疣的有效治疗方法效果如何？

治疗选择 1　博来霉素（皮损内注射）

几项随机对照试验关于博来霉素皮损内注射治疗疣的疗效有矛盾。两项随机对照试验发现，与安慰剂比较皮损内注射博来霉素 6 周可增加疣的治愈率。一项随机对照试验发现，博来霉素与安慰剂比较 30 天内疣的治愈率并无显著性差异；另一项随机对照试验以微弱的证据显示，3 个月内博来霉素对疣的治愈低于安慰剂。没有任何一项试验评估复发。第五项随机对照试验表明，3个月内使用不同浓度的博来霉素对于疣的治愈率和无复发率无显著性差异。

益处 我们发现一篇系统综述（检索日期2003年，5项随机对照试验，159人）[9]。由于试验的异质性，这篇系统综述没有采用Meta分析。**皮损内注射博来霉素与安慰剂比较**：综述中收入的四项随机对照试验（133人）比较了皮损内注射博来霉素与安慰剂的疗效[10-13]。第一项随机对照试验（成人患者24人，治疗无效3个月以上）比较疣内注射0.1%博来霉素与安慰剂（盐水）的疗效。身体左、右侧成对的疣分别注射博来霉素和盐水。结果发现博来霉素治疗6周后有效率为21/24（88%），而安慰剂组为3/241（3%），$P<0.001$。6周后博来霉素组疣的治愈率为34/59（58%），而安慰剂组仅为6/59（10%），$P<0.001$[10]。另一项小样本的随机对照试验（16人）发现在6周评估时，0.1%博来霉素治疗疣的治愈率为31/38（82%），而安慰剂组仅为16/46（34%），$P<0.001$[11]。第三项随机对照试验（62个成人）分为四组：0.1%博来霉素盐水，0.1%博来霉素油剂，盐水安慰剂及芝麻油安慰剂[12]。结果表明每组之间无显著差异，但是若将博来霉素组和安慰剂组比较，发现3个月后博来霉素组疣治愈数比安慰剂组少 [0.1%博来霉素盐水组为4/22（18%），0.1%博来霉素油剂组为5/22（23%），盐水安慰剂组为8/19（42%），芝麻油安慰剂组为5/11（46%），组间差异$P=0.018$]。第四项随机对照试验（31人），比较了0.1%博来霉素与安慰剂，发现在30天后，疣完全清除的人数两组无显著性差异 [博来霉素15/16（94%），安慰剂组11/15（73%），RR 1.28，95%CI 0.92～1.78][13]。没有任何一项试验评估复发。**皮损内注射不同浓度的博来霉素**：一项随机对照试验（26个成人）发现分别使用0.25%、0.5%与1.0%的博来霉素，3个月后治愈率无显著性差异 [0.25%的为11/15（73%），0.5%的为26/30（86%），1.0%的为25/34（74%），组间差异$P>0.05$][14]。治愈的定义为疣经过1～3次治疗后消失，且在治疗后3个月无复发。

害处 **皮损内注射博来霉素与安慰剂比较**：第一项随机对照试验中一位患者因注射时疼痛而退出，另一位因注射后疼痛退出[10]。第三项随机对照试验报告了19/62（31%）的参与者有疼痛、迟钝、肿胀或出血，但没有详细记录使用的治疗方法[12]。另一项随机对照试验发现大多数人有疼痛感（没有进一步的数据报告）[12]。其中的两项随机对照试验在注射博来霉素前常规进行局部麻醉[11, 13]。**皮损内注射不同浓度的博来霉素**：不同浓度博来霉素的随机对照试验报告，不管剂量如何，大多数人们在注射部位都有疼痛感（无进一步数据）[14]。

评论 两项随机对照试验的结果要谨慎分析，因为它们是以人群进行随机分组，但分析的是治愈的疣的个数而不是治愈的人数[11, 12]。在比较不同浓度博来霉素的随机对照试验中，试验中每组疣的数目差异较大，原因可能与如下因素有关，一是自愈的疣已从分析中排除，一是0.25%博来霉素组退出率高[14]。

治疗选择2　二氧化碳激光

一篇系统综述没有发现关于二氧化碳激光治疗非生殖器疣疗效的随机对照试验。

益处 我们发现一篇系统综述（检索日期2003年），其中没有随机对照试验[9]。

害处 没有随机对照试验。

评论 无。

治疗选择3　西咪替丁

三项小样本的随机对照试验比较了西咪替丁与安慰剂治疗疣的疗效，但提供的证据不充足。一项小样本随机对照试验比较了西咪替丁与局部治疗（冷冻治疗或外用水杨酸），提供的证据也不够充足。一项小样本随机对照试验表明，12周内西咪替丁与左旋咪唑联用疣的治愈率比单独使用西咪替丁高。没有任何一项试验评估复发。

益处 未检索到系统综述。**西咪替丁与安慰剂比较**：有三项小样本随机对照试验[15-17]。第一项随机对照试验（39人，年龄>15岁）比较了西咪替丁每日2400mg与安慰剂的疗效，发现12周后治愈率（人）两组无显著性差异（西咪替丁组5/19[26%]，安慰剂组1/20[5%]，RR 3.14，95%CI 0.75～5.66）[15]。第二项随机对照试验（54人）比较了西咪替丁（400mg 3次/日）与安慰剂的疗效，发现12周后治愈率两组无显著性差异 [西咪替丁组10/36（27%），安慰剂组4/18（22%），RR 1.3，95%CI 0.5～3.4][16]。第三项随机对照试验（70名妇女和儿童）比较了西咪替丁25～40mg/kg与安慰剂的疗效，发现3个月后治愈率两组无显著性差异（西咪替丁组9/35 [26%]，安慰剂组8/35 [23%]，RR 1.1，95%CI 0.5～2.6）[17]。没有任何一项试验评估复发。**西咪替丁与局部治疗比较**：一项小样本随机对照研究（13人），比较了西咪替丁30～40mg/kg与局部治疗（冷冻疗法ⓖ，水杨酸或其他疗法）的疗效[18]。发现8周后西咪替丁组与局部治疗组治愈率无显著性差异（西咪替丁组2/6 [33%]，局部治疗组3/7 [42%]，RR 0.78，95%CI 0.19～3.21）。此项试验未评估复发。**西咪替丁与左旋咪唑比较**：参见左旋咪唑的益处。

害处 **西咪替丁与安慰剂比较**：两项西咪替丁与安慰剂比较的随机对照试验未发现西咪替丁相关的不良反应[16, 17]。第三项西咪替丁与安慰剂比较的随机对照试验发现胃肠道症状、疲乏、呼吸困难或毛发变细的出现率两组无显著性差异（西咪替丁组5/19 [26%]，安慰剂组5/21 [24%]）[15]。**西咪替丁与局部治疗比较**：在西咪替丁与局部治疗比较的随机对照试验中，西咪替丁组1/6（17%）的人出现绿色水样腹泻，1/6（17%）的人出现皮疹和腹痛[18]。**西咪替丁与左旋咪唑比较**：见左旋咪唑的害处。

评论 这些随机对照试验的样本量太小，无法确定各种治疗方法之间的差异[15-18]。

治疗选择 4　冷冻疗法

一篇系统综述收入了两个小样本随机对照试验，发现在冷冻治疗与使用安慰剂或不使用任何治疗比较，2～4个月内治愈率无显著性差异。这两项随机对照试验的差异均无显著性可能与样本量过小有关。这篇综述发现使用冷冻疗法与外用水杨酸的病人3～6个月内治愈率无显著性差异。一项随机对照试验发现冷冻治疗4～6周内疣的减少不及光动力疗法。另一项随机对照试验发现，冷冻疗法组2个月内疣的完全治愈率不及封包疗法组。第三项随机对照试验比较了冷冻疗法与西咪替丁的疗效，但提供的证据不足。这篇系统综述发现，1～3个月后深度冷冻较浅度冷冻的治愈率高，没有提供复发的信息。

益处　检索到一篇系统综述（检索日期2003年，13项随机对照试验，1389人）[9]。**冷冻疗法与安慰剂或不治疗之间的比较**：这篇综述发现冷冻疗法 G、安慰剂或不治疗组之间疣的治愈率无显著性差异（2项随机对照试验，69人，冷冻疗法组为11/31 [35%]，安慰剂或不使用任何治疗措施组为13/38 [34%]，RR 0.95，95%CI 0.49～1.84）[9]。**冷冻疗法与光动力疗法比较**：系统综述[9]收入的一项随机对照试验[19]（28名成人外用水杨酸）比较了冷冻疗法与四种不同的光动力疗法 G（白光照射3次、白光照射1次、红光照射3次、绿光照射3次）。发现冷冻疗法组疣的减少远不及使用白光或红光进行光动力疗法3次组（冷冻疗法组20%；白光进行光动力疗法3次照射组73%，组间差异P<0.01；白光进行光动力疗法1次组71%，无P值；红光进行光动力疗法组42%，组间差异P = 0.03）。此试验未评估复发。**冷冻疗法与西咪替丁比较**：参见西咪替丁的益处。**冷冻疗法与外用水杨酸比较**：该综述发现冷冻疗法与局部外用水杨酸3～6个月内疣的治愈率无显著性差异（2项随机对照试验，320人，冷冻疗法组107/165 [65%]，局部外用水杨酸组96/155 [62%]，RR 1.04，95%CI 0.88～1.22）[9]。**冷冻疗法与封包疗法比较**：参见封包疗法的益处。**深度冷冻与浅度冷冻比较（冷冻时间）**：此篇综述收入的4项随机对照试验发现1～3个月后，深度冷冻疣的治愈率较浅度冷冻的高（深度冷冻组159/304 [52%]，浅度冷冻组89/288 [31%]，RR 1.68，95%CI 1.37～2.06）[9]。对于深度和浅度冷冻，定义不尽相同，有些试验中还包括耐受治疗的疣，而有些则不包括。**冷冻时间的间隔**：此篇综述收入的3项随机对照试验发现（313人），在试验结束后，冷冻间隔分别为2、3、4周时疣的治愈率无显著性差异（无详细信息）[9]。**冷冻的次数**：一项随机对照试验（115人，每隔3周冷冻一次，且3个月后仍未治愈）发现，不继续治疗与继续冷冻治疗3个月疣的治愈率无显著性差异（6个月后，不继续治疗组的治愈率为43%，延长治疗组的为38%，未进一步计算RR）[9]。此篇综述没有关于复发的信息。

害处　**冷冻疗法与安慰剂或不治疗比较**：此篇综述无不良反应的信息[9]。**冷冻疗法与光动力疗法比较**：在比较冷冻疗法与光动力疗法的随机对照试验中，一位接受冷冻治疗的患者因疼痛而退出[19]。接受光动力疗法的全部患者，在治疗的最初几分钟均有烧灼感和瘙痒感，整个过程会有轻微的不适感。**冷冻疗法与西咪替丁比较**：参见西咪替丁的害处。**冷冻疗法与外用水杨酸比较**：此篇综述没有给出不良反应的信息[9]。**冷冻疗法与封包疗法比较**：参见封包疗法的害处。**深度冷冻与浅度冷冻比较**：一项随机对照试验发现深度冷冻治疗较浅度冷冻治疗明显增加疼痛或形成水疱（深度冷冻治疗64/100 [64%]，浅度冷冻治疗44/100 [44%]，RR 1.44，95%CI 1.14～1.75，NNH 5，95%CI 3～16）[20]。深度冷冻组的5名患者和浅度冷冻组的1名患者因疼痛和水疱退出。**冷冻时间的间隔**：此篇综述的一项随机对照试验发现冷冻间隔为1周的患者出现疼痛或水疱，或两者都有的比例为29%，间隔2周的为7%，间隔3周的为0（无进一步数据）[21]。**冷冻的次数**：试验中没有不良反应的信息[9]。

评论　这些随机对照试验中得出的结论既有限又不一致。研究设计、方法学、研究人群的异质性导致很难得出肯定的结论[9]。例如，有些随机对照试验包含了各年龄段人群手部及足部的所有种类的疣，而另一些则仅研究手部疣，而排除了耐受治疗的跖疣。另外值得注意的是这些随机对照试验中人群的临床特征随着时代的不同也发生变化，如英国20世纪70年代基于医院的研究人群大部分从未治疗过，治愈率和自发缓解率及两者均有的几率也较大。20世纪80年代和90年代大部分患者已经过治疗，因此，基于医院的研究人群多表现出耐受治疗和治愈率低。

治疗选择 5　远距离治疗

一项随机对照试验提供的关于远距离治疗非生殖器疣的证据不充足。

益处　未发现系统综述。一项随机对照试验（84人）比较了远距离治疗 G（参见评论）与不进行治疗的疗效，未报告疣的治愈率[22]。发现远距离治疗与不治疗组在6周时疣的治愈率方面无显著性差异（远距离治疗疣的数量增加了0.2，不治疗组则减少了1.1，组间差异P=0.25）。同时挑取3个疣进行比较，发现两组疣的大小变化也无差异。此试验未评估复发。

害处　此试验没有不良反应的信息[22]。

评论　在该随机对照试验中，10名治疗者为居住在150英里之内的患者进行了6周的远距离治疗[22]。

治疗选择 6　封包疗法

一项随机对照试验发现封包疗法在2个月内疣的完全治愈率较冷冻治疗高。此项试验没有评价复发。

益处　**封包疗法与安慰剂或不治疗的比较**：没有随机对照试验。**封包疗法与冷冻疗法比较**：有一篇系统综述（检索日期2003年）[9]，其中一项随机对照试验（61人，年龄3～22岁）比较了封包疗法与冷冻疗法[23]。在此试验中，每周封包疣6天，每次更换封包胶带时轻轻清除疣体（用浮石或金刚砂板），治疗持续8周时间。冷冻疗法为每2～3周冷冻一次，每次

10 秒，最多冷冻 6 次，每次冷冻之后轻轻清除疣体。51 名患者完成了试验。此随机对照试验发现在封包疗法 2 个月内疣体完全治愈率较冷冻治疗高，尽管两组间的差异很微弱 [完全消退率：封包疗法为 22/26 [85%]，冷冻疗法为 15/25 [60%]，组间差异 P=0.05）。封包疗法治愈率为 22/30 [73%]，冷冻疗法为 15/31 [48%]；没有评价组间差异的显著性。此项试验没有评价复发。

害处 此项随机对照试验发现封包疗法可刺激皮肤，并且保持封包有一定难度。所有的参加者显示冷冻治疗有中重度疼痛（具体数字未报告）。

评论 尽管研究遵循了严格的随机化和盲态，但样本量太小[23]。一些结果是通过电话询问得到的，而且不清楚这些结果是治疗后多久得出的[23]。但这项随机对照试验表明此种疗法至少与冷冻疗法疗效相当。

治疗选择 7　顺势疗法

两项随机对照试验发现顺势疗法 8～18 周内疣的治愈率与安慰剂比较无显著性差异。没有任何一项试验评估复发。

益处 未见系统综述，但有两篇比较顺势疗法与安慰剂疗效的随机对照试验[24,25]。第一项随机对照试验（174 人）比较了口服顺势疗法（金钟柏 30CH + 粗锑 7CH + nitricium acidum 7CH 共 6 周）与安慰剂的疗效，两组间疣治愈率无显著性差异 [顺势疗法组 16/80（20%），安慰剂组 20/82（24%），ARR + 4%，95%CI − 8%～+ 17%]。第二项随机对照试验（67 人）发现口服顺势疗法 8 周内疣的治愈率与安慰剂比较无显著性差异（顺势疗法组 5/34 [15%]，安慰剂组 1/33 [3%]，RR 4.85，95%CI 0.60～39.35）[25]。没有任何一项试验评估复发。

害处 第一项随机对照试验发现顺势疗法和安慰剂比较，在胃痛、腹泻、疲劳和痤疮方面无显著差异（顺势疗法组为 2/86 [2%]，安慰剂组 4/88 [5%]，RR 0.51，95%CI 0.10～2.72）[24]。第二项随机对照试验无不良反应的信息[25]。

评论 实施顺势疗法的随机对照试验非常困难，源于顺势疗法需因人而异。一项随机对照试验克服了这种困难，即允许医师在随机分组之前评价患者，并选择适当的顺势疗法[25]。然后患者被随机分到适宜的治疗组（10 种方法）或安慰剂组。

治疗选择 8　催眠暗示疗法

没有随机对照试验发现催眠暗示疗法对清除疣有效。

益处 没有任何系统综述或随机对照试验发现催眠暗示疗法对疣的清除有效。有 3 项随机对照试验（其中 2 项发表在 1 篇文章中）评价了催眠暗示疗法对单个疣的作用（参见下文的评论）[26,27]。

害处 没有关于不良反应的信息[26,27]。

评论 3 项随机对照试验（其中 2 项发表在 1 篇文章中）评价了催眠暗示疗法对单个疣的清除作用[26,27]。**催眠暗示疗法与外用水杨酸、外用安慰剂或不使用任何治疗的比较**：第一项随机对照试验（40 人）比较了四种治疗方法：催眠暗示疗法、局部外用水杨酸、局部外用安慰剂以及不用任何治疗[26]。首先给受试者 10 分钟的催眠暗示疗法，包括诱导睡眠和进入催眠状态，接下来的 2 分钟暗示受试者疣体消失，30 秒后重复一次，然后唤醒受试者。指导受试者每天进行疣消失想象的练习 2 次，坚持 6 周[26]。结果发现催眠暗示疗法与其他方法相比 6 周内单个疣消除率显著增加（催眠暗示疗法组 6/10 [60%]，外用水杨酸组 0/10 [0%]，外用安慰剂组 1/10 [10%]，不使用任何治疗组 3/10 [30%]，组间差异 P<0.05）。**催眠暗示疗法与假激光或不治疗的比较**：第二项随机对照试验（64 人）比较了三种治疗方法：催眠暗示疗法、假激光以及不使用任何治疗[27]。此试验使用的催眠程序为受试者给予 5 分钟的催眠诱导，其他程序与第一项试验相同[27]。假激光安慰剂组给予 4 分钟治疗两次，并告知受试者每天计数疣的数量，评价疣是否有任何感觉。结果发现在 6 周后催眠暗示疗法疗效较不使用任何治疗为好（催眠暗示疗法组为 11/22 [50%]，不使用任何治疗组 2/17 [12%]，组间差异 P<0.01）。结果还显示催眠暗示疗法较假激光组好，但差异无显著性（催眠暗示疗法组 11/22 [50%]，假激光组 6/24 [25%]，组间差异 P=0.06）。数目较多的受试者清除的疣的数目也较多（组间差异 P<0.01）[27]。此试验没有评价复发。**催眠暗示疗法与催眠暗示疗法加放松或不使用任何治疗的比较**：第三项随机对照试验（76 人）比较了四组间疗效：催眠暗示疗法、催眠暗示疗法加放松、单纯暗示、不使用任何治疗[27]。此试验催眠过程同第二项随机对照试验。催眠暗示疗法加放松组还给予受试者 5 分钟相关放松与舒服的信息，单纯暗示组只给予疣消失的暗示，但无催眠过程[27]。结果显示 6 周后，催眠暗示疗法组有效者人数明显高于不使用任何治疗组（催眠暗示疗法组 4/19 [21%]，不使用任何治疗组 0/19 [0%]，组间差异 P<0.05）。但是，催眠暗示疗法加放松组与不使用任何治疗组之间的差异无显著性（催眠暗示疗法加暗示 2/19 [11%]，不使用任何治疗组 0/19 [0%]，没有报告进一步的数据）。此试验没有评价复发。

治疗选择 9　接触免疫疗法

一篇系统综述发现，与安慰剂比较使用二硝基氯苯进行接触免疫疗法可增加疣的治愈率。此篇综述没有关于复发的信息。

益处 有一篇系统综述（检索日期 2003 年，2 项随机对照试验，80 人）[9]发现与安慰剂相比，先用 2% 二硝基氯苯溶液致敏，随后用 1% 该溶液进行激发的接触免疫疗法 ⓖ 可增加疣的治愈率（二硝基氯苯组为 32/40 [80%]，安慰剂组 15/40 [38%]，RR 1.88，95%CI 1.27～2.79）。一项试验为期 4 个月，另一项未说明[9]。此篇综述没有关于复发的信息。

害处	此篇系统综述没有不良反应的信息[9]。其中一项随机对照试验发现6/20（30%）的受试者在使用2%二硝基氯苯溶液时出现炎症反应，这些患者在随后使用1%二硝基氯苯溶液时都有局部刺激，有的表现为水疱，有的没有[28]。没有退出试验者。
评论	无。

治疗选择 10　异丙肌苷

一项随机对照试验提供了有关异丙肌苷对于疣的疗效，但证据不足。

益处	未发现系统综述。发现一项随机对照试验（50人，年龄>12岁，接受局部水杨酸与冷冻治疗），比较了异丙肌苷（每天3次，一次1g，连续1个月）与安慰剂的疗效[29]。结果发现二者的疣体治愈率没有显著差异（异丙肌苷组9/24 [38%]，安慰剂组9/26 [35%]，RR 1.08，95%CI 0.52～2.27)[29]。由于此试验样本量太小，无法进行不同疗法间疗效差异的比较。此试验没有评价复发。
害处	一名服用异丙肌苷的患者出现咽痛[29]。
评论	无。

治疗选择 11　α干扰素（系统使用）

未发现关于系统使用α干扰素治疗非生殖器疣的系统综述和随机对照试验。

益处	未发现系统综述或随机对照试验。
害处	未发现系统综述。
评论	无。

治疗选择 12　左旋咪唑

两项随机对照试验和一项临床对照试验比较了左旋咪唑与安慰剂的疗效，但证据不足。一项随机对照试验发现左旋咪唑与西咪替丁合用在12周内疣的治愈率较单独使用西咪替丁高。没有任何一项试验评估复发。

益处	未发现系统综述。**左旋咪唑与安慰剂比较**：有两项随机对照试验[30,31]和一项临床对照试验（参见评论部分）[32]。第一项随机对照试验（60人）比较了左旋咪唑（每周3次，每次150mg，维持10周）与安慰剂的疗效，发现3个月后两组有效者人数无显著性差异（左旋咪唑组5/29 [17%]，安慰剂组6/31 [19%]，RR 0.89，95%CI 0.30～2.61)[30]。第二项随机对照试验（32人）比较了左旋咪唑（每周2次，2.5mg/kg）与安慰剂的疗效，发现8周后两组有效人数无显著性差异（左旋咪唑组7/14 [50%]，安慰剂组10/18 [55%]，RR 0.90，95%CI 0.46～1.75)[31]。没有任何一项试验评估复发。**左旋咪唑与西咪替丁联合疗法与单用西咪替丁比较**：一项随机对照试验（48人）发现左旋咪唑（每周2次，150mg）加西咪替丁（30mg/kg/d，分三次服用）在12周内疣治愈率较单用西咪替丁组（每天30mg/kg）明显增加（左旋咪唑加西咪替丁组15/24 [62%]，西咪替丁组8/24 [33%]，RR 1.78，95%CI 1.01～2.49)[33]。此项试验没有评价复发。
害处	**左旋咪唑与安慰剂**：两项比较左旋咪唑与安慰剂疗效的随机对照试验[30,31]和一项临床对照试验[32]没有不良反应的信息。**左旋咪唑与西咪替丁联合疗法与单用西咪替丁比较**：在比较左旋咪唑联合西咪替丁与单独应用西咪替丁的试验中，左旋咪唑与西咪替丁合用组有2名受试者因严重恶心而退出[33]。左旋咪唑与西咪替丁合用组1人和西咪替丁组1人出现味觉改变与身体症状（疲劳，虚弱和肌痛）[33]。
评论	这些随机对照试验由于样本量太小，无法进行不同治疗方法之间差异的比较[30,31]。一项临床对照试验（40人），比较了左旋咪唑（每2周使用3天，5mg/kg）与安慰剂的疗效，发现左旋咪唑在5个月内有效者人数明显增加（左旋咪唑组12/20 [60%]，安慰剂组1/20 [5%]，RR 12.0，95%CI 1.7～83.8)[32]。由于试验的随机性不好，结果需慎重解释[32]。

治疗选择 13　光动力疗法

多项分析方法存在异质性的随机对照试验对多种光动力疗法进行了评价，但提供的证据不足，不能得出任何疣体清除率或复发率的结论。

益处	未发现系统综述（检索日期2003年，5随机对照试验[19,34,35,37]，316人)[9]。**光动力疗法与安慰剂比较**：此篇综述由于研究的异质性无法进行Meta分析；其中一项随机对照试验评价的是疣的完全清除，另一项评价的是治愈人数[9]。第一项随机对照试验（45个经3个月治疗未治愈者）发现氨基菊芋糖酸光动力疗法18周内疣治愈率较安慰剂光动力疗法明显增加（氨基菊芋糖酸光动力疗法组为64/114 [56%]，安慰剂光动力疗法组47/113 [42%]，组间差异 $P<0.05$)[36]。没有评价复发。第二项随机对照试验（67个用角质松解性油膏封包疗法7天而12个月未治愈者）发现氨基菊芋糖酸光动力疗法3次治疗4个月后疣的治愈数较安慰剂光动力疗法显著增加（氨基菊芋糖酸光动力疗法组48/64 [75%]，安慰剂光动力疗法组13/57 [23%]，组间差异 $P<0.01$)[34]。没有评价复发。**不同的光动力疗法之间的比较**：一项随机对照试验（56人）比较了普罗黄素光动力疗法或中性红光动力疗法❻与安慰剂的疗效。左、右手的疣分别使用光动力疗法与安

慰剂[35]。结果发现普罗黄素光动力疗法8周后疣治愈率与中性红光动力疗法无显著性差异（普罗黄素组10/27 [37%]，中性红组10/23 [43%]，RR 0.85，95%CI 0.43~1.68）。在治疗有效果的患者中，使用安慰剂一侧的疣也有缓解。此项随机对照试验没有评价复发。**光动力疗法与冷冻疗法比较**：参见冷冻疗法的益处[19]。**光动力疗法与水杨酸联合杂酚油比较**：一项随机对照试验（120人）发现使用甲基硫堇氯（亚甲基蓝）/二甲基亚砜（亚甲基亚砜）光动力疗法与水杨酸联合杂酚油8周内疣清除人数无显著性差异 [甲基硫堇氯（亚甲基蓝）/二甲基亚砜（亚甲基亚砜）光动力疗法组为5/65 (8%)，水杨酸联合杂酚油组8/55 (15%)，RR 0.54，95%CI 0.19~1.55)[37]。此项试验没有评价复发。

害处 **光动力疗法与安慰剂比较**：第一项随机对照试验发现氨基菊芋糖酸光动力疗法的疼痛发生率较安慰剂光动力疗法明显增加（从轻微疼痛到难以忍受)[36]。有些患者表现出长达48小时的灼热感和痒感，3/30 (10%) 的患者由于治疗时的疼痛而退出试验。第二项随机对照试验发现接受氨基菊芋糖酸光动力疗法的患者在治疗中有灼热感或轻微的疼痛，且在24小时内治疗部位有轻微渗出和红斑[34]。**不同的光动力疗法之间的比较**：未发现相关的不良反应[35]。**光动力疗法与冷冻疗法比较**：参见冷冻疗法的害处。**光动力疗法与水杨酸联合杂酚油比较**：没有不良反应的信息[37]。

评论 由于分析方法的异质性使得很难得出结论[9]。随后的随机对照试验的未发表数据显示22个月后的治愈率光动力疗法组为45/64 (71%)，安慰剂组为13/57 (23%)，若以患者数作为分析单位，则光动力疗法组为26/34 (76%)，安慰剂组为13/33 (42%)。

治疗选择14 脉冲染料激光

一项随机对照试验提供了使用脉冲染料激光对于非生殖器疣的疗效，但提供的证据不足。

益处 发现一篇系统综述（检索日期2003年，一项随机对照试验)[9]。此项随机对照试验（40人，每日外用水杨酸，194个疣）比较了脉冲染料激光与冷冻疗法或斑蝥素外用的疗效[38]。每月治疗一次，最多治疗4次。结果发现4个月后两组疣完全治愈率无显著性差异 [脉冲染料激光组为66%，冷冻疗法或斑蝥素外用组70%，未报告P值]。35个受试者中的15人是用电话联系的，联络时间是在治疗后11个月左右。两种治疗方法在11个月后的复发率也无显著性差异（脉冲染料激光组3/30 [30%]，冷冻疗法或斑蝥素组2/5 [40%]，RR 0.75，95%CI 0.18~3.14)[38]。

害处 此项随机对照试验发现治疗组中没有严重的不良反应[38]。

评论 无。

治疗选择15 水杨酸（外用）

一篇系统综述发现，与安慰剂组比较单纯外用水杨酸6~12周可增加疣的完全治愈率和有效率（去除一个以上疣）。此篇文献中的两项随机对照试验比较了局外用部水杨酸与冷冻治疗的疗效，发现两种方法在3~6个月内疣的治愈率无显著性差异。一项随机对照试验比较了外用水杨酸与口服西咪替丁的疗效，但提供的证据不足。此篇综述没有关于复发的信息。

益处 有一篇关于局部外用水杨酸的系统综述（检索日期2003年，9项随机对照试验，816人)[9]。此篇综述没有复发的信息。**局部外用水杨酸与安慰剂或不使用任何治疗的比较**：该篇系统综述（6项随机对照试验，376人）发现，与安慰剂比较单纯外用水杨酸6~12周内疣的治愈率和有效率明显提高（水杨酸组144/191 [75%]，安慰剂组89/185 [48%]，RR 1.55，95%CI 1.32~1.82，NNT 4，95%CI 3~6，参加评论部分)[9]。**局部外用水杨酸与口服西咪替丁比较**：参见西咪替丁的益处。**局部外用水杨酸与冷冻疗法比较**：参见冷冻疗法的益处。**局部外用水杨酸联合杂酚油与光动力疗法比较**：参见光动力疗法的益处。

害处 综述中的一些随机对照试验发现水杨酸外用会引起皮肤轻微的刺激[9]。

评论 由于试验的异质性及质量较差，结果的分析应谨慎[9]。但是，敏感性分析发现，即使除去两项没有使用疣治愈率的试验，其结果也无显著改变。**局部外用水杨酸与催眠诱导比较**：参见催眠诱导的评论部分。

治疗选择16 外科手术

一篇系统综述发现没有关于外科手术治疗疣的随机对照试验。

益处 有一篇系统综述（检索日期2003年），没有发现随机对照试验[9]。

害处 没有随机对照试验。

评论 无。

治疗选择17 硫酸锌（口服）

一项的随机对照试验发现在2个月内，口服硫酸锌与安慰剂比较，提高了疣的完全清除率。该试验在随后的2~6个月内每2周随诊一次，没有发现复发。

益处 未发现系统综述。有一项开放性随机对照试验（80人），比较了口服硫酸锌（100mg/kg/d，分三次服用，最大剂量600mg/d）

与安慰剂（葡萄糖溶液每日 3 次）[39]。治疗持续到疣缓解或服用最多 2 个月。发现口服硫酸锌与安慰剂比较，2 个月内疣的治愈率明显提高（维持原随机分组分析：硫酸锌组20/40 [50%]，安慰剂组0/40 [0%]，RR 0.50，95%CI 0.35～0.66，NNT 2.95%，95% CI 2～3）。该试验没有评价维持原随机分组各组间人数的差异，硫酸锌组有 17/40（43%）受试者失访，安慰剂组 20/40（50%）的受试者失访，维持原随机分组人数的评估参见评论部分。该试验在随后的 2～6 个月内，每 2 周随诊一次，未发现复发。

害处 试验发现硫酸锌可导致轻微恶心（100%受试者）、呕吐（22%）以及上消化道疼痛（13%）[39]。安慰剂组未见不良反应。

评论 此项试验设计上存在一些缺陷，包括随机化措施不完善（应用的表格为假随机性）、样本量小、退出率高、观察者盲化的缺乏等[39]。对照组事件发生率（疣缓解率为 0%）较其他试验安慰剂对照组低很多。作者使用的计算工具是 Tanberg, Dan，采用两组间及需治人数（NNT）的改良可信区间。版本为 1.45，网站为 tandbergsalud.unm.edu。

词汇表

接触免疫疗法（contact immunotherapy）：接触敏感剂，例如二硝基氯苯、丁酸二丁基酯，可引起过敏性皮炎，这样可以刺激疣局部产生免疫反应。

冷冻疗法（cryotherapy）：是一种使用液氮、二甲基乙醚丙烷或干冰造成组织冷冻的损毁性治疗。液氮的温度最低，目前使用最普遍。

远距离治疗（distant healing）：治疗设备与受试者在远距离通过能量输注/发射进行治疗。

光动力疗法（photodynamic treatment）：在疣局部外用光敏感物质（通常使用氨基酮戊酸），然后用可被光敏物质吸收的特定波长的光波照射，达到破坏组织的作用。

参考文献

1. Johnson ML, Roberts J. Skin conditions and related need for medical care among persons 1–74 years. *US Department of Health Education and Welfare Publication* 1978;1660:1–26.
2. Beliaeva TL. The population incidence of warts. *Vestn Dermatol Venerol* 1990;2:55–58.
3. Williams HC, Pottier A, Strachan D. The descriptive epidemiology of warts in British schoolchildren. *Br J Dermatol* 1993;128:504–511.
4. Kilkenny M, Merlin K, Young R, et al. The prevalence of common skin conditions in Australian school students: 1. Common, plane and plantar viral warts. *Br J Dermatol* 1998;138:840–845.
5. Johnson LW. Communal showers and the risk of plantar warts. *J Fam Pract* 1995;40:136–138.
6. Keefe M, al-Ghamdi A, Coggon D, et al. Cutaneous warts in butchers. *Br J Dermatol* 1995;132:166–167.
7. Leigh IM, Glover MT. Skin cancer and warts in immunosuppressed renal transplant recipients. *Recent Results Cancer Res* 1995;139:69–86.
8. Massing AM, Epstein WL. Natural history of warts. *Arch Dermatol* 1963;87:303–310.
9. Gibbs S, Harvey I, Sterling J, et al. Local treatments for cutaneous warts: systematic review. In: The Cochrane Library, Issue 3, 2004. *Chichester, UK:* John Wiley & Sons Ltd. Search date 2003; primary sources Medline, Embase, Cochrane Controlled Trials Register, Cochrane Skin Group trials register, hand searches of references, and contact with pharmaceutical companies and experts.
10. Bunney MH, Nolan MW, Buxton PK, et al. The treatment of resistant warts with intralesional bleomycin: a controlled clinical trial. *Br J Dermatol* 1984;111:197–207.
11. Rossi E, Soto JH, Battan J, et al. Intralesional bleomycin in *Verruca vulgaris*. Double-blind study. *Dermatol Rev Mex* 1981;25:158–165.
12. Munkvad M, Genner J, Staberg B, et al. Locally injected bleomycin in the treatment of warts. *Dermatologica* 1983;167:86–89.
13. Perez Alfonzo R, Weiss E, Piquero Martin J. Hypertonic saline solution vs intralesional bleomycin in the treatment of common warts. *Dermatol Venez* 1992;30:176–178.
14. Hayes ME, O'Keefe EJ. Reduced dose of bleomycin in the treatment of recalcitrant warts. *J Am Acad Dermatol* 1986;15:1002–1006.
15. Rogers CJ, Gibney MD, Siegfried EC, et al. Cimetidine therapy for recalcitrant warts in adults: is it any better than placebo? *J Am Acad Dermatol* 1999;41:123–127.
16. Karabulut AA, Sahin S, Eksioglu M. Is cimetidine effective for nongenital warts: a double-blind, placebo-controlled study [letter]. *Arch Dermatol* 1997;133:533–534.
17. Yilmaz E, Alpsoy E, Basaran E. Cimetidine therapy for warts: a placebo-controlled, double-blind study. *J Am Acad Dermatol* 1996;34:1005–1007.
18. Bauman C, Francis JS, Vanderhooft S, et al. Cimetidine therapy for multiple viral warts in children [see comments]. *J Am Acad Dermatol* 1996;35:271–272.
19. Stender IM, Lock-Anderson J, Wulf HC. Recalcitrant hand and foot warts successfully treated with photodynamic therapy with topical 5-aminolaevulinic acid: a pilot study. *Clin Exp Dermatol* 1999;24:154–159.
20. Connolly M, Basmi K, O'Connell M, et al. Cryotherapy of viral warts: a sustained 10-s freeze is more effective than the traditional method. *Br J Dermatol* 2001;145:554–557.
21. Bourke JF, Berth-Jones J, Hutchinson PE. Cryotherapy of common viral warts at intervals of 1, 2 and 3 weeks. *Br J Dermatol* 1995;132:433–436.
22. Harkness EF, Abbot NC, Ernst E. A randomized trial of distant healing for skin warts [see comments]. *Am J Med* 2000;108:448–452.
23. Focht DR, Spicer C, Fairchok MP. The efficacy of duct tape vs cryotherapy in the treatment of *Verruca vulgaris* (the common wart). *Arch Pediatr Adolesc Med* 2002;156:971–974.
24. Labrecque M, Audet D, Latulippe LG, et al. Homeopathic treatment of plantar warts [see comments]. *CMAJ* 1992;146:1749–1753.
25. Kainz JT, Kozel G, Haidvogl M, et al. Homoeopathic versus placebo therapy of children with warts on the hands: a randomized, double-blind clinical trial [see comments]. *Dermatology* 1996;193:318–320.
26. Spanos NP, Williams V, Gwynn MI. Effects of hypnotic, placebo, and salicylic acid treatments on wart regression. *Psychosom Med* 1990;52:

109–114.
27. Spanos NP, Stenstrom RJ, Johnston JC. Hypnosis, placebo, and suggestion in the treatment of warts. *Psychosom Med* 1988;50:245–260.
28. Rosado-Cancino MA, Ruiz-Maldonado R, Tamayo L, et al. Treatment of multiple and stubborn warts in children with 1-chloro-2,4-dinitrobenzene (DNCB) and placebo. *Dermatol Rev Mex* 1989;33:245–252.
29. Benton EC, Nolan MW, Kemmett D, et al. Trial of inosine pranobex in the management of cutaneous viral warts. *J Dermatol Treat* 1991;1:295–297.
30. Morales-Caballero HG, Ruiz MR, Tamayo L. Levamisole in the treatment of warts (double blind study). *Dermatologia* 1978;22:20–25.
31. Saul A, Sanz R, Gomez M. Treatment of multiple viral warts with levamisole. *Int J Dermatol* 1980;19:342–343.
32. Amer M, Tosson Z, Soliman A, et al. Verrucae treated by levamisole. *Int J Dermatol* 1991;30:738–740.
33. Parsad D, Saini R, Negi KS. Comparison of combination of cimetidine and levamisole with cimetidine alone in the treatment of recalcitrant warts. *Australas J Dermatol* 1999;40:93–95.
34. Fabbrocini G, Di Constanzo MP, Riccardo AM, et al. Photodynamic therapy with topical delta-aminolaevulinic acid for the treatment of plantar warts. *J Photochem Photobiol* 2001;61:30–34.
35. Veien NK, Genner J, Brodthagen H, et al. Photodynamic inactivation of *Verrucae vulgares*. II. *Acta Derm Venereol* 1977;57:445–447.
36. Stender IM, Na R, Fogh H, et al. Photodynamic therapy with 5-aminolaevulinic acid or placebo for recalcitrant foot and hand warts: randomised double-blind trial. *Lancet* 2000;355:963–966.
37. Stahl D, Veien NK, Wulf HC. Photodynamic inactivation of virus warts: a controlled clinical trial. *Clin Exp Dermatol* 1979;4:81–85.
38. Robson KJ, Cunningham NM, Kruzan KL. Pulsed dye laser versus conventional therapy for the treatment of warts: a prospective randomized trial. *J Am Acad Dermatol* 2000;43:275–280.
39. Al-Guraira FT, Al-Waiz M, Sharquie KE. Oral zinc sulphate in the treatment of recalcitrant warts: randomized placebo-controlled clinical trial. *Br J Dermatol* 2002;146:423–431.

原作者
Michael Bigby
Associate Professor of Dermatology
Harvard Medical School
Boston
Massachusetts
USA

Sam Gibbs
Consultant Dermatologist
Ipswich Hospital NHS Trust
Ipswich
UK

利益冲突：没有声明。

皮肤皱纹

检索时间：2004年12月

原作者：Miny Samuel, Rebecca Brooke, Christopher Griffiths　　王艳 译　张建中 校

问　题

预防皮肤产生皱纹的措施有何效果？
皮肤皱纹的治疗措施有何效果？

治疗措施及其效果

预防

效果不明
遮光剂
维生素 C 或维生素 E（外用）

治疗

肯定有效
他扎罗汀（改善细小皱纹）
全反式维 A 酸（改善细小皱纹）

益害相当
异维 A 酸

效果不明
二氧化碳激光
化学剥脱
皮肤磨削术

整形除皱
口服天然软骨多聚糖
视黄酯
外用天然软骨多聚糖
可调脉冲铒：钇铝石榴石激光
维生素 C 或维生素 E（外用）

将在新版中加入
α 和 β 羟基酸
避免阳光暴晒
硅胶酸
皮肤内注射
保护性的衣物
戒烟

见词汇表**G**

主要信息

预防

- ◆ **遮光剂**：未发现关于遮光剂预防皮肤皱纹形成的随机对照试验。
- ◆ **维生素 C 或维生素 E（外用）**：未发现有关外用维生素 C 或维生素 E 预防皮肤皱纹形成的随机对照试验。

治疗

- ◆ **他扎罗汀（改善细微小皱纹）**：两项以中度皮肤光损伤的人群为受试者的随机对照试验发现，与安慰组比较他扎罗汀乳膏治疗24周能够改善皮肤细小皱纹。一项随机对照试验发现，24周后他扎罗汀乳膏和全反式维 A 酸乳膏在改善皮肤细小皱纹方面没有显著差异。但另一项随机对照试验发现，尽管在最初的一周内他扎罗汀会增加皮肤烧灼感，但与全反式维A酸比较，可以改善皮肤细小皱纹和粗大皱纹。
- ◆ **全反式维 A 酸（改善细小皱纹）**：对轻至中度皮肤光损伤的人群进行的随机对照试验发现，与基质比较外用 12 个月的全反式维A酸可以改善皮肤的细小皱纹，但对于粗大皱纹的效果各有不同。对中度至重度皮肤光损伤的人群进行了四项随机对照试验，发现与基质比较，外用6个月的全反式维A酸可以改善面部皮肤的细小皱纹及粗大皱纹。所有药物浓度较高（全反式维 A 酸 0.1%，0.05%，0.02%）的随机对照试验均表明，全反式维 A 酸与基质乳膏比较可以改善轻、中、重度皮肤光损伤个体的细小皱纹。全反式维A酸常见的短期不良反应包括瘙痒、皮肤烧灼感和皮肤红斑。皮肤脱屑是最常见的持久性不良反应，在应

用12～16周最常出现且最为严重。一项随机对照试验发现应用全反式维A酸或他扎罗汀24周对于皮肤细小皱纹的改善没有显著性差异。但另外一项随机对照试验表明，尽管全反式维A酸在治疗的最初一周产生的皮肤烧灼感较他扎罗汀轻，但与全反式维A酸相比他扎罗汀改善皮肤细小皱纹以及粗大皱纹的效果更明显。

◆ **异维A酸**：对轻至重度皮肤光损伤人群进行的两项随机对照试验显示，与基质相比异维A酸36周后能够改善皮肤细小皱纹和粗大皱纹。使用异维A酸的人群中，有5%～10%发生了严重的面部皮肤刺激反应。

◆ **二氧化碳激光**：未发现与二氧化碳激光以及安慰剂或无比较治疗皮肤皱纹的随机对照试验。两组小型的随机对照试验表明，二氧化碳激光与皮肤瘢磨削术治疗口周皱纹比较，4～6个月后皮肤皱纹的改善没有显著性差异。第三项随机对照试验表明激光与皮肤磨削术比较改善皮肤皱纹的效果稍好一些。不良反应普遍都有。在三项随机对照试验中均有红斑的报告，其中两组试验表明激光治疗组红斑的发生较磨削术组更普遍。有关二氧化碳激光与化学剥脱或与其他激光治疗比较的小样本随机对照试验尚缺乏足够证据。

◆ **化学剥脱**：有几个小样本随机对照试验对于化学剥脱与二氧化碳激光比较的证据尚不充足。

◆ **皮肤磨削术**：未见皮肤磨削术与安慰剂或无治疗比较的随机对照试验。两组小型的随机对照试验表明，皮肤磨削术治疗妇女口周皱纹与二氧化碳激光治疗口周皱纹4～6个月后所取得的效果没有显著性差异。但第三项随机对照试验表明皮肤磨削术在改善皮肤皱纹方面稍逊于二氧化碳激光术。不良反应普遍有报告。红斑在三项随机对照试验中均有报告，其中两组试验表明红斑在激光治疗中较磨削术更普遍。

◆ **整形除皱**：未见整形除皱疗效的随机对照试验。

◆ **口服天然软骨多糖**：一项随机对照试验表明与安慰剂组比较，口服软骨多糖3个月对于皱纹的形成并没有显著差异。小型随机对照试验发现与安慰剂组比较，口服天然软骨多糖能够减轻轻、中或重度的皮肤皱纹。但是这些研究规模小且可靠性有限。仅发现了有限的证据表明某些天然软骨多糖的预防措施比其他的更有效。

◆ **视黄酯**：没有发现有关视黄酯对皮肤皱纹具有可评价的临床疗效的随机对照试验。

◆ **外用天然软骨多糖**：一组小型随机对照试验表明与安慰剂组比较，局部预防性外用天然软骨多糖120天后可以减轻皮肤细小皱纹及粗大皱纹。但未能从中得出可靠的结论。

◆ **可调脉冲铒：钇铝石榴石激光**：关于可调脉冲铒：钇铝石榴石激光与二氧化碳激光的小型随机对照试验提供的证据不够充分。

◆ **外用维生素C或维生素E** 一组低质量的随机对照试验发现了有限的证据，表明面部每天外用含维生素C酸性成分的乳膏3个月，与基质乳膏组比较具有改善皮肤细小皱纹和粗大皱纹的作用。皮肤针刺感及红斑反应在治疗中较为常见，但轻重不一。由于方法学上的差异，不能通过这个研究作出可靠的结论。

定义 皱纹是皮肤上可以看得到的折痕或褶皱。将皱纹宽度和深度小于1毫米的定义为细小皱纹，大于1毫米的定义为粗大皱纹。绝大多数的随机对照试验研究了面部、前臂和手部的皮肤皱纹。

发病率/患病率 未见皱纹的单独发病率的相关信息，仅有皮肤光损伤的发病率的相关信息，包括特征性光谱造成的光损伤 Ⓖ，如皱纹、色素沉着、皮肤粗糙以及毛细血管扩张。紫外线造成的皮肤损害随着年龄的增长而增加，该过程发生在数十年间。澳大利亚学者对1539位年龄从20～50岁的居住在昆士兰州的居民进行研究，发现中至重度的皮肤光损伤在30岁以下的人群中，男性为72%，女性为47%[1]。严重的光损伤随着年龄的增长而明显加剧，并且与日光性角化（$P<0.01$）和皮肤癌（$P<0.05$）不相关。白肤色的皮肤通常更容易产生皱纹，特别是在1型和2型皮肤。一项研究报告，在欧洲和北美洲Fitzpatrick皮肤分型 Ⓖ 为1、2和3型的人群中，皮肤光损伤的发病率为80%～90%[2]。而几乎未见黑肤色皮肤（5型和6型皮肤）发生光损伤的相关报道。

病因/危险因素 皱纹原因有内因（如年龄、荷尔蒙状况、伴发疾病）和外因（如紫外线照射和吸烟）。这些因素可造成表皮变薄，失去弹性，皮肤变脆以及皱纹形成。光损伤的严重程度随皮肤类型的不同而不同，皮肤类型包括皮肤的颜色和日晒后颜色可加深的程度[3]。一篇综述分析了五项观察研究，结果表明吸烟男女的面部皱纹要多于不吸烟者。并且发现，终生吸烟者产生中至重度皮肤皱纹的危险性要高于目前正在吸烟者的两倍（RR 2.57，95%CI 1.83～3.06）[4]。绝经后的妇女由于雌激素缺乏可能导致皱纹产生[5]。

预后 尽管皱纹不是一种疾病，也不需要进行干预，但老化可以影响生活质量。地域、文化以及个人价值取向的不同都可以影响到衰老与生活质量之间的联系。有时候外观可影响人际交往、职业以及个人的自信心[6]。目前人口已趋于老龄化，年轻的外表对个体来讲也十分重要，在这样的社会中人们更多地倾向于选择一些干预措施，从而改善衰老迹象。

治疗目的 防止皮肤皱纹形成；改善成年人皮肤的细小皱纹以及粗大皱纹；使治疗的不利影响最小化；改善生活质量。

结局 医生和病人对皮肤质地和皮肤可见皱纹减少的评价，以及治疗引起的不良反应。对一些以非临床结果为指标的随机对照试验，如组织学评估、照相术或视觉检测等均不予列入，在所有试验中也未报告生活质量。

方法 采用《临床证据》2004年12月的文献检索和评价方案。绝大部分随机对照试验对象为有中至重度皮肤光损伤与皱纹的人群，而非单独出现皮肤皱纹的人群。

问 题	预防皮肤产生皱纹的措施有何效果？

选择 1　遮光剂

未发现遮光剂预防皮肤皱纹形成的随机对照试验。

益处　未见系统综述或随机对照试验。
害处　未见随机对照试验。
评论　两篇非系统综述报告了遮光剂对于皮肤光损伤❻和皮肤癌发病率的影响，但未评估遮光剂对于皮肤皱纹的疗效[7, 8]。

选择 2　维生素（外用）

未发现外用维生素 C 或维生素 E 预防皮肤皱纹形成的随机对照试验。

益处　未见系统综述或随机对照试验。
害处　未见随机对照试验。
评论　无。

问 题	皮肤皱纹的治疗措施有何效果？

选择 1　维生素 C 或维生素 E（外用）

一项质量不高的随机对照试验发现了有限的证据，表明面部每天外用含维生素C酸性成分的乳膏3个月，与基质乳膏组比较具有改善皮肤细小皱纹和粗大皱纹的作用。皮肤针刺感及红斑反应在治疗中较为常见，但轻重不一。由于方法学上的差异，不能通过这个研究作出可靠的结论。

益处　**维生素C**：没有发现系统综述，但有一项随机双盲对照试验。在该试验中（28名受试者，年龄在36～72岁之间，轻至中度的皮肤光损伤❻，将同一名受试者的面部分成左右两侧进行试验），一组外用维生素 C （0.5ml），另一组应用单纯的基质，两组均每日给药一次，持续 12 周，进行对比[9]。只有 19 名受试者完成了该试验。受试者面部随机接受维生素C或基质。研究人员参照受试者治疗前的照片评价治疗效果，疗效分为"明显改善"，"改善"，"无变化"，或"恶化"几个等级。未维持原随机分组的分析结果表明，大多数受试者在使用维生素 C 12 周后，皮肤细小皱纹和粗大皱纹得到了改善（细小皱纹改善：维生素C组16/19 [84%]，基质组 3/19 [16%]；$P=0.02$；粗大皱纹改善：维生素C组13/19 [68%]，基质组6/19 [32%]；$P=0.01$）。该随机对照试验还发现有报告应用维生素C且皮肤皱纹得到改善的受试者的数量要明显多于单纯应用基质的受试者的数量（报告的受试者中被划分为"轻度改善"，"改善"，或"明显改善"者所的比例：维生素 C 组 16/19 [84%]，基质组 3/19 [16%]；RR 5.33，95% CI 1.85～15.34）。**维生素 E**：未发现随机对照试验

害处　随机对照试验中维生素C的不良反应在报告的治疗措施中未被量化（忽略不良反应的严重性），针刺感11个人（55%），红斑5人（24%），皮肤干燥1人（0.05%）[9]。这些症状可以通过增加皮肤水分而得到缓解，并且通常在治疗最初的 2 个月内消退。

评论　这些随机对照试验因为样本小、试验为期短、退出率高（9/28 [32%]），结果有限。这些都会影响试验结果有效性的判断[9]。

选择 2　全反式维 A 酸

对轻至中度皮肤光损伤的人群进行的随机对照试验发现，与基质比较，外用全反式维A酸12个月可以改善皮肤细小皱纹，但对粗大皱纹的效果各有不同。对中至重度皮肤光损伤的人群进行了四项随机对照试验，发现与基质比较，外用6个月全反式维A酸可以改善面部的细小皱纹和粗大皱纹。所有药物浓度较高（0.1%，0.05%，和0.02% 全反式维A 酸）的随机对照试验均表明，与基质比较全反式维A酸能够改善轻、中、重度皮肤光损伤个体的细小皱纹。全反式维A酸常见的短期不良反应表现为瘙痒，皮肤烧灼感和皮肤红斑。最常见的持续存在的不良反应是脱屑，在 12～16 周最常出现，且表现最为严重。一项随机对照试验发现，应用全反式维A酸或他扎罗汀24周后对皮肤细小皱纹的改善并没有显著性差异。但另有一项随机对照试验表明，虽然全反式维A酸在治疗的最初一周里产生的皮肤烧灼感要比他扎罗汀轻，但他扎罗汀与全反式维A酸比较，改善皮肤细小皱纹和粗大皱纹的效果更明显。

益处　未发现系统综述。**与基质比较**：有 13 项与基质比较的随机双盲对照试验（参见网络版表格 A）[10-21]。7 项试验的受试者为轻至中度的皮肤光损伤❻，Fitzpatrick 皮肤分型❻为1～3型[11-15, 17, 18]。在 3 篇已发表的文章中提及的 4 项随机对照试

验，受试者为中至重度的皮肤光损伤[19-21]。其余两项随机对照试验未明确受试者的皮肤光损伤程度[10, 16]。在试验中，应用不同浓度的全反式维A酸（0.1%，0.05%，0.025%，0.02%，0.01%，0.001%）每日一次，每周三次，或一周一次，持续12～48周，与单纯应用基质的疗效进行对比。浓度较高的全反式维A酸（0.1%，0.05%和0.02%）的试验均表明，对于皮肤轻、中、重度光损伤的人群，全反式维A酸与基质比较，能够显著改善皮肤的细小皱纹[10-21]。在进行的三项随机对照试验中，有两项表明，浓度逐渐降低的全反式维A酸（0.01%和0.001%）与基质比较，能够显著减轻轻至中度皮肤光损伤人群的皮肤细小皱纹[15, 18]。一项随机对照试验表明，较低浓度的全反式维A酸与基质相比，改善皮肤皱纹的效果没有显著性差异。尽管试验皮肤纹理改善的程度有所不同，但受试者与研究者对于皮肤纹理改善情况的评估是一致的。所有的四项随机对照试验均表明，伴有中至重度皮肤光损伤的受试者，在应用0.02%的全反式维A酸24周后，面部的粗大皱纹也得到了改善（参见网络版表格A）[19-21]。对轻至中度皮肤光损伤受试者皮肤的粗大皱纹，治疗效果并不一致[11-15, 17, 18]。**与他扎罗汀比较**：参见他扎罗汀的益处。

害处 有报告称在应用全反式维A酸后，最常出现且最严重的不良反应是皮肤干燥/表皮剥脱，通常在应用的12～16周时出现，并趋向于持续存在；还有瘙痒，皮肤烧灼感/针刺感和皮肤红斑，这些症状在治疗的最初两周达到高峰，并随着时间的延长而减轻。一项随机对照试验表明，发生皮肤红斑与结痂在应用0.1%全反式维A酸的受试者的比例要明显高于应用0.025%全反式维A酸的受试者的比例（0.1%全反式维A酸组16/36 [44%]，0.025%全反式维A酸组5/39 [13%]；RR 3.47, 95% CI 1.41～8.49）[19]。一篇报道中描述的两组随机试验表明，应用全反式维A酸发生皮肤刺激反应的受试者人数多于基质组，但这种刺激反应通常都是轻度的，可以忍受（皮肤刺激反应：其中一项试验表明：全反式维A酸的发生率为20%，而基质的发生率为7%。另外一项试验表明：全反式维A酸的发生率为38%，而基质的发生率为11%）[20]。皮肤刺激反应的体征和症状（红斑，表皮剥脱，干燥，烧灼感和针刺感）往往在试验最初的四周内达到高峰。个别病人报告在怀孕的最初三个月内外用全反式维A酸导致了胎儿的先天缺陷[22, 23]。一组观察性研究表明，215例在怀孕初期的三个月内因痤疮而外用过全反式维A酸乳膏的妇女，与在同家医院生产的年龄相当的未外用过维A酸的妇女比较，重度先天畸形的发病率没有显著性差异（应用全反式维A酸组1.9%，未用维A酸组2.6%，RR 0.7, 95% CI 0.2～2.3）[24]。**与他扎罗汀比较**：参见他扎罗汀的害处。

评论 这些随机对照试验由于样本量小，为期短以及受试者与研究者的评价不一致性，因此其临床意义有限[10-21]。

选择3	视黄酯

没有发现视黄酯对皮肤皱纹具有可评价的临床疗效的随机对照试验。

益处 没有发现有关视黄酯临床疗效的系统综述或随机对照试验。
害处 没有发现相关随机对照试验。
评论 无。

选择4	异维A酸

对轻至重度皮肤光损伤的人群进行的两项随机对照试验表明，与基质比较异维A酸乳膏36周后可以改善皮肤细小皱纹和粗大皱纹。5%～10%的人在使用异维A酸后发生了严重的面部皮肤刺激反应。

益处 没有发现相关的系统综述。有两项随机双盲对照试验（参见网络版表格B）[25, 26]。第一项随机对照试验（776名受试者，来自美国17个中心，年龄在20～76岁，面部皮肤轻至中度光损伤Ⓖ），将以下两组受试人群的疗效进行了比较。一组受试者外用0.05%的异维A酸每日一次，持续12周后，改为外用0.1%的异维A酸持续24周；另一组单纯应用基质36周[25]。一位医生用100mm视觉模拟量表法对皮肤光损伤进行了评估（0=与治疗开始时比较无改变；+50mm=改善；−50mm=恶化）。将治疗开始时呈现的图像与12周、24周、和36周之后呈现的图像相对比。仅有613名受试者（79%）完成了36周的试验，试验未维持原随机分组分析。医生在36周时的评估结果表明，与基质组比较，异维A酸能够显著改善全部皮肤状况以及皮肤的细小皱纹（参见附加网页的表格B）。另有五位皮肤科专家对治疗前后的照片进行了评估，得出的所有结论均表明异维A酸能够显著改善皮肤的细小皱纹（参见附加网页的表格B）。第二项随机对照试验（800名受试者，来自欧洲20个中心，平均年龄为53.5岁，FitzpatrickⒼ皮肤分型为1～4型，面部皮肤中至重度光损伤，前臂及手部皮肤轻至重度光损伤）比较了外用0.1%异维A酸36周与外用基质乳膏的疗效。试验方法与第一项随机试验中使用的方法相同。医生以及受试者在试验36周时进行的评估表明，与基质乳膏比较异维A酸乳膏能够显著改善所有的皮肤表现、面部细小及粗大皱纹，以及前臂和手部的皮肤细小皱纹（参见附加网页的表格B）。研究组的评估也得到了相似的结论，但未评价受试组间差异的显著性。

害处 第一项随机对照试验报告了严重的不耐受反应，但未具体说明，该反应发生在"5%以下使用异维A酸的受试人群中"[25]。与基质组比较，异维A酸组由于局部皮肤刺激而退出试验的受试者较多（异维A酸组5人，基质组1人）。第二项随机对照试验表明应用异维A酸的受试者的面部不良反应较应用基质的更常见（红斑：异维A酸组65%，基质组26%；表皮剥脱：异维A酸组54%，基质组8%；烧灼感：异维A酸组64%，基质组16%；瘙痒：异维A酸组45%，基质组13%）[26]。5%～10%的人发生了严重的面部皮肤刺激反应，从而使3.6%的人放弃继续治疗。皮肤刺激反应通常发生在治疗最初的几周内，并可以通过使用润肤剂或短暂停用异维 A 酸而使症状减轻。

评论 无。

选择 5　他扎罗汀

两项以中度皮肤光损伤的人群为受试者的随机对照试验显示，与安慰剂相比外用他扎罗汀乳膏 24 周能够改善皮肤细小皱纹。一项随机对照试验发现，他扎罗汀乳膏与全反式维 A 酸乳膏使用 24 周后，对皮肤细小皱纹的改善没有显著性差异。另一项随机对照试验发现，尽管他扎罗汀在治疗的最初一周中会增加皮肤的烧灼感，但与全反式维 A 酸相比，他扎罗汀改善皮肤细小皱纹以及粗大皱纹的效果更明显。

益处 未见系统综述，但有三项随机对照试验[27-29]。第一项随机对照试验（349 位男女受试者，年龄 ≥ 18 岁，Fitzpatrick 皮肤分型 ⓖ 为 1 ~ 4 型）对比了三组疗效：他扎罗汀（0.1%，0.05%，0.025% 和 0.01%），安慰剂乳膏和全反式维 A 酸（0.05%），每日一次，持续 24 周[27]。研究者和受试者都明确被分配到各组，但由一名不知分配情况的研究者来进行效果评价。第二项随机对照试验（563 名男女受试者，年龄 ≥ 18 岁，Fitzpatrick 皮肤分型为 1 ~ 4 型，双盲法）比较 0.1% 他扎罗汀乳膏每日一次持续 24 周与安慰剂的效果[28]。第三项随机对照试验（173 名受试者，平均年龄 55 岁，Fitzpatrick 皮肤分型为 1 ~ 4 型）比较每晚外用一次 0.1% 他扎罗汀乳膏持续 24 周与应用 0.5% 维 A 酸乳膏的疗效[29]。**与基质乳膏比较**：第一项随机对照试验表明，与安慰剂比较，所有不同浓度的他扎罗汀乳膏（0.1%、0.05%、0.025% 和 0.01%）均能在 24 周后显著改善皮肤细小皱纹（以 6 级评分评价皮肤的细小皱纹，至少改善了一个级别的人数比例为：用 0.025% 他扎罗汀改善者 40%；用 0.01% 他扎罗汀改善者 45%；用 0.05% 他扎罗汀的改善者 55%；用 0.1% 他扎罗汀改善者 55%；用安慰剂改善者 18%；$P<0.05$）[27]。第二项随机对照试验表明与安慰剂比较，用他扎罗汀 24 周能更有效地改善皮肤细小皱纹和粗大皱纹，两组疗效具有显著性差异（以 5 级评分评价皮肤的细小皱纹和粗大皱纹，24 周后至少改善了一个级别的比例为：用 0.1% 他扎罗汀受试者皮肤细小皱纹改善者为 42%；而用安慰剂的仅为 18%，$P<0.001$；用 0.1% 他扎罗汀皮肤粗大皱纹改善者为 15%，而用安慰剂的仅 8% 改善，$P<0.001$）[28]。**与全反式维 A 酸比较**：第一项随机对照试验表明，在 24 周的疗程内，每个月对全反式维 A 酸组与任何浓度的他扎罗汀组进行改善皮肤细小皱纹的评估，两组间并没有显著性差异（以 6 级评分评价皮肤的细小皱纹和粗大皱纹，24 周后皮肤细小皱纹至少改善一个级别的比例为：用维 A 酸的受试者皮肤细小皱纹得以改善者为 58%，用他扎罗汀者皮肤细小皱纹改善者 40% ~ 55%；未报告显著性）[27]。第三项随机对照试验表明与全反式维 A 酸比较，用他扎罗汀 24 周能够显著改善皮肤细小皱纹和粗大皱纹的形成（以 5 级评分评价皮肤情况，至少改善了 1 个级别的比例为：细小皱纹：他扎罗汀组 70/88 [80%]，全反式维 A 酸组 53/85 [62%]，$P<0.01$；粗大皱纹：他扎罗汀组 34/88 [39%]，全反式维 A 酸组 29/85 [32%]，$P<0.05$）[29]。

害处 第一项随机对照试验中的绝大部分受试者出现了皮肤的不良反应（249/349 [71.3%]）[27]。大部分与治疗相关。最常见的不良反应为局部皮肤的刺激反应，如轻至中度的剥脱、烧灼感、红斑、瘙痒以及皮肤干燥。有报告 3% 以下应用 0.1%，0.05%，0.01% 他扎罗汀组的受试者和 5% 的应用 0.05% 全反式维 A 酸的受试者发生了与治疗相关的"严重"不良反应。第二项随机对照试验报告了不良反应主要出现在疗程的最初两周[28]。主要的不良反应为皮肤脱屑（他扎罗汀组 105/283 [37%]，安慰剂组 8/280 [3%]），红斑（他扎罗汀组 84/283 [30%]，安慰剂组 6/280 [2%]），烧灼感（他扎罗汀组 82/283 [29%]，安慰剂组 1/280 [0.4%]）。在第三项随机对照试验中，与治疗相关的不良反应表现为轻至中度的皮肤变硬，并且主要出现在疗程的最初一周。他扎罗汀组与维 A 酸组不良反应的结果没有显著性差异，但他扎罗汀能够显著地增强皮肤烧灼感（刺激反应：他扎罗汀组 18/88 [21%]，全反式维 A 酸组 30/85 [35%]；皮肤干燥：他扎罗汀组 8/88 [9%]，全反式维 A 酸组 13/85 [15%]；表皮剥脱：他扎罗汀组 10/88 [12%]，全反式维 A 酸组 9/85 [11%]；皮肤发红：他扎罗汀组 9/88 [10%]，全反式维 A 酸组 6/85 [7%]；红斑：他扎罗汀组 3/88 [3%]，全反式维 A 酸组 4/85 [4%]；针刺感：他扎罗汀组 3/88 [3%]，全反式维 A 酸组 5/85 [6%]；瘙痒：他扎罗汀组 3/88 [3%]，全反式维 A 酸组 4/85 [4%]；烧灼感：他扎罗汀组 14/88 [15%]，全反式维 A 酸组 0/85 [0%]；$P<0.001$）[29]。

评论 无。

选择 6　外用天然软骨多糖

一组小型随机对照试验表明，与安慰剂比较局部预防性外用软骨多糖 120 天能够减轻皮肤细小和粗大皱纹。但是未能从这项研究中得出可靠结论。

益处 未见相关的系统综述。**与安慰剂比较**：有一项随机双盲对照试验（30 位妇女，年龄在 40 ~ 60 岁之间，伴有中度至重度的面部皱纹）。该试验在受试者的一侧面部持续 120 天应用软骨多糖每日两次，在另外一侧应用安慰剂。结果发现在经过 120 天的积极治疗后，面部没有浅纹（<1mm）、没有中度皱纹（1mm）、没有深度皱纹（>1mm）的受试者的比例显著提高（治疗侧没有浅纹的为 30/30 [100%]，而安慰剂侧没有浅纹的为 0/30 [0%]；治疗侧没有中度皱纹为：27/30 [90%]，安慰剂侧 0/30 [0%]；治疗侧没有深度皱纹为 5/30 [17%]，安慰剂侧 2/30 [7%]；所有 $P<0.001$）。该结果的临床重要性尚不清楚（参见下文的评论）。

害处 在该随机对照试验中，无受试者发生不良反应的报告[29]。

评论 该随机对照试验样本小，病例分配上有潜在的困难，因此意义有限[29]。在两侧脸部应用不同乳膏的时候可能会造成污染（一侧面部接受治疗会波及另一侧）。

选择7　口服天然软骨多糖

一项随机对照试验表明，与安慰剂比较口服三个月软骨多糖对于皱纹的形成没有显著性差异。小型随机对照试验表明，口服软骨多糖与口服安慰剂比较，能够减轻皮肤轻、中或重度皱纹。但是这些研究项目规模小且可靠性有限。发现有限的证据表明一些天然软骨多糖的预防措施可能会比另外一些更有效。

益处　未见相关的系统综述。**与安慰剂比较**：有三项随机对照试验。第一项为随机双盲对照试验（144名受试者，年龄在35～50岁之间，Fitzpatrick皮肤分型 🅖 为2或3型，并伴有轻至中度的皮肤光损伤）将口服软骨多糖（Imedeen®，400mg/d或200mg/d）3个月与口服安慰剂进行对照。结果10cm的视觉模拟评量表和皮科专家对照片的评定均显示3个月后不同剂量治疗组对面部或眼部皮肤皱纹的改善与安慰剂组之间都没有显著性差异（未报告可信区间）。第二项也是项随机双盲对照试验（30名年龄在40～60岁之间的妇女为受试者，伴有中至重度的皱纹），口服不同品牌的软骨多糖（Vivida®，500mg/d）治疗开始时90天，与安慰剂进行比较[32]。研究者以3级评分法对皮肤皱纹进行评价（0=没有，1=中等程度，2=严重）。治疗组在45天和90天时分别与安慰剂组比较，结果治疗组中伴中至重度皱纹受试妇女的比例显著减少（45天$P<0.01$，90天$P<0.001$）。第三项随机对照试验（30名年龄在35～60岁之间的妇女，Fitzpatrick皮肤分型为2或3型，并伴有轻至中度的皮肤光损伤）在8周后对预防措施与安慰剂进行了比较（预防组每日口服750mg的海鱼软骨和抗氧化物混合物[银杏叶，类黄酮，亚细亚簕臼]，安慰剂对照组[口服大豆油]）[33]。由一名经过培训的研究者用0～9等级的标准对临床结果进行评价（0～9级，0=无症状；9=重症；分别对皮肤干燥、色素沉着、皮肤质地以及浅表皱纹的评价）。尚不清楚结果是否直接在组之间进行了比较。但是此随机对照试验报告，经过8周的治疗，治疗组表浅皱纹情况与治疗开始时比较有显著改善而安慰组则没有改善（结果以图示：皱纹评分：治疗组治疗开始时为5.5分，8周后变为4.5分；安慰剂组治疗开始时为5.4分，8周后为5.1分）。**不同种类软骨多糖的组间比较**：有一项随机双盲对照试验（30名年龄在40～60岁之间的妇女作为受试者，伴有中至重度的皱纹）比较两种不同软骨多糖商业制品[34]。受试者服用Vivida®500mg/d，或口服Imedeen®380mg/d，持续90天。试验表明，与Imedeen®比较Vivida®能够显著增加无皱纹的受试妇女的比例（Vivida®组为10/15[66%]，Imedeen®组3/15[20%]），并能够使有重度皱纹的受试妇女的比例降低（Vivida®组为0/15[0%]，Imedeen®组7/15[47%]；所有$P<0.01$）。受试者中伴有中度皮肤皱纹的妇女的比例在两组没有显著性差异（Vivida®组5/15[33%]，Imedeen®组5/15[33%]；RR 1.0；95% CI 0.4～2.7）。

害处　**与安慰剂比较**：第一项随机对照试验表明Imedeen®组与安慰剂组在不良反应方面没有显著性差异（Imedeen®组23/96[24%]，安慰剂组10/48[21%]；$P>0.05$）[31]。痤疮与皮脂溢出是最常见的皮肤反应（24/38[63%]），水肿与体重增加是最常被报告的非皮肤反应（18/47[38%]），但未见由治疗药物或安慰剂所致的皮肤或非皮肤不良反应的报告。第二项随机对照试验报告"有些"服用Vivida®的人在治疗的最初3～4周内出现了轻度的丘疹[32]。第三项随机对照试验报告一些人发生了上腹部不适的症状（发生数量以及治疗用药未报告），但未见其他不良反应的报告[33]。**不同种类的软骨多糖组间比较**：在随机对照试验中，与Imedeen®组比较，33%的使用Vivida®的人在治疗的最初3～4周内出现了轻度的面部丘疹，而Imedeen®则未见不良反应[34]。

评论　在对比Vivida®与安慰剂的随机对照试验中，皱纹的分级分为重度、中度和无，不存在"轻度"的级别[32]。而受试者原以为皱纹可以由中度/重度减少为轻度而不是消失。随机对照试验的样本小，且不能排除分布的偏差。含抗氧化成分的深海鱼软骨的随机对照试验是否为盲态尚不能确定[33]。可利用的证据不足以评价口服软骨在预防皱纹形成过程中的效果。

选择8　皮肤磨削术

未见皮肤磨削术与安慰剂或无治疗比较的随机对照试验。在两项小型的随机对照试验中，受试者为伴有口周皱纹的妇女，一组进行皮肤磨削术除皱，另一组进行二氧化碳激光除皱，试验表明4～6个月后两组结果没有显著性差异。但第三项随机对照试验发现皮肤磨削术与二氧化碳激光比较，在改善皱纹方面轻度不如激光治疗。不良反应普遍有报道。在所有进行的随机对照试验中，普遍报告有皮肤红斑，其中有两项试验表明激光治疗组比磨削术组发生的红斑更多。

益处　**与安慰剂比较**：未见有关随机对照试验。**与二氧化碳激光比较**：有三项随机对照试验将皮肤磨削术与二氧化碳激光除皱进行了对比[35-37]。第一项试验（20名年龄在48～76岁之间的妇女作为受试者，伴有中度/重度的上唇皱纹，Fitzpatrick皮肤分型 🅖 为1～3型）比较了粗制钻石探头进行的皮肤磨削术与二氧化碳激光的疗效，在受试者两侧的皮肤进行上述两种不同的治疗（参见下文的评论）[35]。由一个不参与该试验的研究人员对治疗前以及治疗6个月后受试者上唇皱纹进行5级评分，0（无），5（严重）。激光治疗一侧皱纹的治疗前积分为4.3分，皮肤磨削治疗一侧为4.4分。发现治疗后6个月左右皱纹的评分没有显著性差异（治疗处皱纹评分降低4/5的皮肤磨削术组为1/19[5%]，激光组为2/19[11%]；$P=0.22$）。第二项随机对照试验（15名年龄在46～73岁之间的伴有口周皱纹的妇女作为受试者，Fitzpatrick皮肤分型 🅖 为1～3型）比较了皮肤磨削术与二氧化碳激光治疗的两侧皮肤[36]。治疗前口周受试皮肤两侧皱纹评分的平均积分为 3.73 分（1 分 = 轻度，5 分 = 重度）。研究者与受试者明确治疗方法的分配，但由两位独立的熟悉激光除皱、不知治疗组如何分配的试验助手对试验结果进行评定。结果两组 4 个月后的平均皱纹评分没有显著性差异（激光治疗组为 2.64，皮肤磨削术组 2.79；$P=0.35$）。第三项随机对照试验（20 名年龄在 44～74 岁，伴有口周皮肤皱纹的妇女作为受试者，中至重度的皮肤光损伤❺，皮肤分型未报告）比较了皮肤磨削术和二氧化碳激光对受试者皮肤左右两侧分别治疗[37]。在开始治疗后的第 1 和第 6 个月皮肤皱纹改善的过程中，由整形外科专家对受试者的照片进行评定（0～5 级，0= 无改善，5= 最大程度的改善）。研究者与受试者明确治疗组的分配情况，但对结果进行评定的整形外科专家小组不知道治疗组的分配情况。该随机对照试验发现，与皮肤磨削术比较，激光治疗 1 个月后能够显著改善皱纹的评分情况（激光治疗组 2.33，皮肤磨削术组 2.01；$P=0.016$）。该试验还发现 6 个月后，激光组皮肤皱纹得到显著改善的受试人数要明显多于皮肤磨削术组（激光组 13/20 [65%]，磨削术组 3/20 [15%]；$P=0.001$；有 4 名受试妇女报告无变化）[37]。

害处 　**与二氧化碳激光比较**：在第一项随机对照试验中，治疗 1 个月后，85% 的受试妇女的上唇出现了红斑，但接受二氧化碳激光治疗的一侧，红斑要小于磨削术的一侧。10% 的受试者激光治疗一侧的红斑更严重，5% 的受试者磨削术治疗的一侧红斑更重[35]。两侧红斑持续的平均时间为 2.5 个月。有一名受试妇女接受皮肤磨削术的局部皮肤出现了肥厚性瘢痕，三名受试者在治疗后几天出现了疱疹样皮损，尽管应用了缬昔洛维进行了预防。其他并发症如疼痛、水肿、湿疹以及粟粒疹可以自行缓解或经简单治疗便可缓解。第二项随机对照试验显示，治疗 1 个月后二氧化碳激光治疗侧的红斑明显多于磨削术的一侧（$P=0.003$），但治疗 4 个月后则不然（$P=0.15$）[36]。第三项随机对照试验表明治疗后 1 个月二氧化碳激光治疗侧的红斑明显多于磨削术的一侧（$P<0.001$）[37]。而且，与磨削术组比较，激光治疗组受试者治疗后渗液较多（激光组 10/20 [50%]，皮肤磨削术组 2/20 [10%]；$P=0.002$）。

评论 　随机对照试验的结果不一致，样本小，不能很好地验证治疗组间的重要差异[35-37]。第一项随机对照试验是否为盲态也不确定[35]。各随机对照试验的分级方式不同，受试者与研究者的评价也不同。没有足够的有效证据对皮肤磨削术治疗皱纹的效果下结论。

选择 9　二氧化碳激光

　　未见二氧化碳激光与安慰剂或无治疗比较的皮肤皱纹的随机对照试验。两项小型随机对照试验表明，二氧化碳激光与皮肤磨削术治疗口周皱纹比较，4～6 个月后皮肤皱纹的改善没有显著性差异。第三项随机对照试验显示，激光改善皮肤皱纹的效果稍好于皮肤磨削术。治疗的不良反应普遍都有。在三项随机对照试验中都有红斑发生，其中两项试验表明激光治疗比磨削术更易出现红斑。一些小型随机对照试验对于二氧化碳激光与化学剥脱或其他激光治疗数的比较，提供的证据不充足。

益处 　未见相关的系统综述。**与安慰剂组／无治疗组比较**：未见相关的随机对照试验。**与皮肤磨削术比较**：参见皮肤磨削术的益处。**与化学剥脱相比**：有两项随机对照试验[38,39]。第一项随机对照试验（20 名年龄在 52～71 岁的妇女作为受试者，伴有上唇皱纹，皮肤分型为 1～3 型，为双盲试验），比较二氧化碳激光术与石炭酸化学剥脱的疗效[38]。在试验的起初，独立的研究者对每个受试者的照片进行上唇皮肤皱纹分级（0～5 级，0= 无，5= 严重），受试者被随机分配，一侧受试皮肤接受激光治疗，另一侧接受化学剥脱治疗。该项随机对照试验显示，二氧化碳激光治疗 6 个月后不如化学剥脱治疗的效果明显（激光组皮肤皱纹积分由 4.30 分减少为 1.11 分，而化学剥脱组皮肤皱纹积分由 4.20 分减少为 0.47 分，治疗后平均的积分改变为 0.54 分；$P<0.03$；参见下文的评论）。第二项随机对照试验（24 名男女受试者，年龄在 43～73 岁之间，皮肤 Fitzpatrick 分级为 1～3 型）在受试者面部皮肤两侧分别进行二氧化碳激光除皱和三氯乙酸化学剥脱，并将两组疗效进行比较[39]。因为研究者与受试者明确治疗的分配方案，由一位独立的不知方案分配情况的研究者对结果进行评估。该随机对照试验显示，二氧化碳激光治疗 6 个月后眼眶周围皱纹的减少比化学剥脱更有效（5 级评分评价皮肤皱纹的严重程度 [0= 无，5= 严重]；激光治疗组皮肤评分由 4 分降至 1.75 分，化学剥脱组皮肤评分由 4.13 分降至 3.29 分；$P<0.001$）。**与铒：钇铝石榴石激光比较**：有三项随机对照试验。在第一项随机对照试验中（21 名年龄在 39～74 岁之间的妇女作为受试者，伴有上唇皱纹，皮肤 Fitzpatrick 分型为 1～4 型），受试者上唇皮肤的左右两侧分别进行可调脉冲铒：钇铝石榴石激光❺与二氧化碳激光的除皱治疗，在治疗前和治疗开始后每隔 2 个月分别对受试者进行照相[40]。研究者与受试者明确治疗方案的分配，由不知方案分配情况的评估小组对结果进行评估，小组成员由整形外科医生和经过培训的研究助手组成。该随机对照试验发现，与铒：钇铝石榴石激光治疗组比较，二氧化碳激光治疗组受试皮肤得到了更好的改善（未下定义）（皮肤改善：二氧化碳激光组为 63%，铒：钇铝石榴石激光治疗组为 54%；未报告显著性）。第二项随机对照试验（12 名女性受试者和 1 名男性受试者，年龄在 30～80 岁之间，伴有口周和眶周皱纹，皮肤分型为 1～3 型）比较了单一脉冲二氧化碳激光治疗组和四种脉冲的铒：钇铝石榴石激光治疗组治疗口周或眶周皱纹的疗效[41]。每名受试者左右两侧的受试皮肤随机接受二氧化碳激光治疗或铒：钇铝石榴石激光治疗。按照受试者的照片所示，将皮肤皱纹分为 9 级，0（消失）至 8（严重）。研究者与受试者明确治疗方案，由不知方案分配的评估小组对结果进行评估，小组成员由熟悉激光的专家组成。该试验发现两组之间在皮肤皱纹的改善方面并没有显著性差异（受试时间未报告；两组皮肤皱纹改善的评分均为 1～2 分；未报告有无显著性差异；P 值也未报告）。由于样本量太小，不能确定两组间临床差异的显著性。第三项随机对照试验（19 名女性受试者和 2 名男性受试者，年龄在 18～90 岁之间，伴有口周或眶周皮肤皱纹，皮肤 Fitzpatrick 分型为 1～3 型）将受试者左右两侧的受试皮肤交替地分配到可调脉冲铒：钇铝石榴石激光

除皱治疗组与二氧化碳激光除皱治疗组[42]。在治疗开始前、开始后1周、2周、2个月和6个月时分别对受试者进行拍照。研究者与受试者明确治疗方案，由不知分配方案的皮肤科专家对结果进行评估。随机对照试验发现，6个月后二氧化碳激光治疗比铒：钇铝石榴石激光疗效更显著（根据研究者、受试者、评估小组对结果的综合评估而定；$P<0.03$；参见下文的评论）。**与二氧化碳激光联合可调脉冲铒：钇铝石榴石激光比较**：有一项随机双盲对照试验[43]（20名受试者，年龄在42～72岁之间，伴有上唇皱纹，皮肤Fitzpatrick分型为1～3型），二氧化碳激光与二氧化碳激光加可调脉冲铒：钇铝石榴石激光对左右两侧上唇的皮肤皱纹的疗效进行对比。照片纪录了治疗前和治疗开始后4个月时受试者的皮肤皱纹情况，并由研究者进行评定分级，但未提供详细的分级标准。该随机对照试验显示，4个月后口周皱纹的改善并没有显著性差异（单纯激光治疗组为67.5%，联合治疗组为68.5%，未报告显著性）。

害处 **与皮肤磨削术比较**：参见皮肤磨削术的害处。**与化学剥脱比较**：第一项随机对照试验发现55%的受试者出现皮肤红斑、上唇凝结物，或两者都有；35%受试者的不良反应在化学剥脱治疗的一侧更为严重，10%受试者在激光治疗的一侧更严重[38]。一名受试者在苯酚治疗的一侧出现了一个8毫米的肥厚性瘢痕。有三名受试者出现了单纯疱疹病毒感染，缬昔洛韦治疗有效（治疗组一侧未见报道）。第二项随机对照试验发现，激光治疗后红斑平均持续4.5个月，化学剥脱治疗后持续2.5个月[39]。激光治疗组13/24（52%）的受试者出现皮肤瘢痕，化学剥脱组3/24（12.5%）的受试者出现皮肤瘢痕。在经过外用硅霜或皮质类固醇封包后，所有的瘢痕均得到了改善或治愈。4名受试者在使用杆菌肽-多黏菌素B后出现了相关性皮炎。通过使用凡士林油和低浓度的皮质类固醇霜剂后消除。色素减退在二氧化碳激光治疗组的发生率为6/24（25%），但在研究结束时即恢复或改善（未见更多的资料报告）。粟粒疹形成在延迟愈合病例中常有报告，经过维A酸或人工挤除可治愈或改善（无资料报告）。**与铒：钇铝石榴石激光比较**：第一项随机对照试验中两组治疗后均出现了皮肤红斑，但无显著性差异（未报告显著性）[40]。仅有一人在铒：钇铝石榴石激光治疗4周后出现了轻度的色素沉着，但3个月后消失。第二项随机对照试验发现治疗两周后，二氧化碳激光组比铒：钇铝石榴石激光组红斑的发生率要低（$P<0.04$），但在2个月与6个月时的发生率相似[41]。该试验表明色素沉着的发生率两组间并无显著性差异。第三项随机对照试验发现两种治疗均会出现皮肤红斑（2周时的AR：铒：钇铝石榴石激光组为67%，二氧化碳激光组为95%；2个月时的AR：铒：钇铝石榴石激光组为24%，二氧化碳激光组为62%；6个月时轻度红斑AR：铒：钇铝石榴石激光组为0%，二氧化碳激光组为10%）[42]，色素减退（铒：钇铝石榴石激光组5%，二氧化碳激光治疗组43%；$P<0.05$）和色素沉着（铒：钇铝石榴石激光组24%，二氧化碳激光组29%）。在所有的病例中，色素沉着经过6个月后可自行缓解，而色素减退仍然存在。**与二氧化碳激光联合可调脉冲铒：钇铝石榴石激光比较**：一项随机对照试验报告在皮肤红斑与疼痛的不良反应方面，两组间无显著性差异（两组间没有显著性差异，结果以图示）[43]。

评论 化学剥脱和二氧化碳激光除皱纹的效果评定依靠皮肤外科专家的鉴定，因此结论不可以推广到一般的人群[38]。结果的差异不能以二分法来表达，二氧化碳激光组与铒：钇铝石榴石激光组之间皱纹积分的平均"0.54单位"的差异在临床上究竟有多大意义难以解释。已有的证据质量太差，不足以确定二氧化碳激光除皱的疗效[38]。第三项随机对照试验比较了二氧化碳激光与铒：钇铝石榴石激光的疗效，对此结果的解释也应谨慎，因为受试者与研究者明确治疗方案的分配情况[42]。

选择10　化学剥脱

一些小型随机对照试验对化学剥脱与二氧化碳激光除皱效果的比较提供的证据不足。

益处 **与安慰剂组/无治疗组比较**：未见相关的随机对照试验。**与二氧化碳激光比较**：参见二氧化碳激光的益处。

害处 **与安慰剂组/无治疗组比较**：未见相关的随机对照试验。**与二氧化碳激光比较**：参见二氧化碳激光的害处。

评论 **与二氧化碳激光比较**：参见二氧化碳激光的评论。

选择11　可调脉冲铒：钇铝石榴石激光

对于可调脉冲铒：钇铝石榴石激光与二氧化碳激光比较的几个小型随机对照试验提供的证据不够充分。

益处 **与安慰剂组/无治疗比较**：未见相关的随机对照试验。**与二氧化碳激光比较**：参见二氧化碳激光的益处。

害处 **与安慰剂组/无治疗比较**：未见相关的随机对照试验。**与二氧化碳激光比较**：参见二氧化碳激光的害处。

评论 **与二氧化碳激光比较**：参见二氧化碳激光的评论。

选择12　整形除皱

未见整形除皱疗效的随机对照试验。

益处 未见相关的系统综述和随机对照试验。

害处 未见相关的随机对照试验。

评论 整形除皱手术的有效性和安全性有赖于外科专家的经验。

词汇表

铒:钇铝石榴石激光(erbium:YAG laser):一种铒、铝的石榴石激光。

Fitzpatrick 皮肤分型(Fitzpatrick skin phototype classification):1= 易晒伤,无肤色变黑;2= 易晒伤,轻度肤色变黑;3= 中度晒伤,肤色逐渐变黑(轻度棕色);4=轻度晒伤,肤色发黑(棕色);5=不易晒伤,肤色易变黑(黑棕色);6=从不晒伤,深度色沉(黝黑)。

轻度/中度/重度皮肤光损伤(mild/moderate/severe photodamage):一组皮肤损害的渐进性表现,包括皱纹、色素沉着、触觉减退以及毛细血管扩张。通常以 0~9 个级别进行评估(0= 无,1~3= 轻度,4~6= 中度,7~9= 重度)。

参考文献

1. Green AC. Premature ageing of the skin in a Queensland population. *Clin Exp Dermatol* 1991;155:473–478.
2. Maddin S, Lauharanta J, Agache P, et al. Isotretinoin improves the appearance of photodamaged skin: results of a 36-week, multicenter, double-blind, placebo-controlled trial. *J Am Acad Dermatol* 2000;42:56–63.
3. Nagashima H, Hanada K, Hashimoto I. Correlation of skin phototype with facial wrinkle formation. *Photodermatol Photoimmunol Photomed* 1999;15:2–6.
4. Grady D, Ernster V. Does cigarette smoking make you ugly and old? *Am J Epidemiol* 1992;135:839–842.
5. Affinito P, Palomba S, Sorrentino C, et al. Effects of postmenopausal hypoestrogenism on skin collagen. *Maturitas* 1999;15:239–247.
6. Gupta MA, Gupta AK. Photodamaged skin and quality of life: reasons for therapy. *J Dermatol Treat* 1996;7:261–264.
7. Alsarraaf R. Outcomes research in facial plastic surgery: a review and new directions. *Aesthetic Plast Surg* 2000;24:192–197.
8. Boyd AS, Naylor M, Cameron GS, et al. The effects of chronic sunscreen use on the histologic changes of dermatoheliosis. *J Am Acad Dermatol* 1995;33:941–946.
9. Traikovich SS. Use of topical ascorbic acid and its effects on photodamaged skin topography. *Arch Otolaryngol Head Neck Surg* 1999;125:1091–1098.
10. Weiss JS, Ellis CN, Headington JT, et al. Topical tretinoin improves photoaged skin. *JAMA* 1988;259:527–532.
11. Leyden JJ, Grove GL, Grove MJ, et al. Treatment of photodamaged facial skin with topical tretinoin. *J Am Acad Dermatol* 1989;21:638–644.
12. Lever L, Kumar P, Marks R. Topical retinoic acid for treatment of solar damage. *Br J Dermatol* 1990;122:91–98.
13. Barel AO, Delune M, Clarys P, et al. Treatment of photodamaged facial skin with topical tretinoin: a blinded, vehicle-controlled half-side study. *Nouv Dermatol* 1995;14:585–591.
14. Lowe PM, Woods J, Lewis A, et al. Topical tretinoin improves the appearance of photo damaged skin. *Australas J Dermatol* 1994;35:1–9.
15. Weinstein GD, Nigra TP, Pochi PE, et al. Topical tretinoin for treatment of photodamaged skin. *Arch Dermatol* 1991;127:659–665.
16. Salagnac V, Leonard F, Lacharriere Y, et al. Topical treatment of actinic aging with vitamin A acid at various concentrations. *Rev Fr Gynecol Obstet* 1991;86:458–460.
17. Olsen EA, Katz HI, Levine N, et al. Tretinoin emollient cream: a new therapy for photodamaged skin. *J Am Acad Dermatol* 1992;26:215–224.
18. Andreano J, Bergfeld WF, Medendorp SV. Tretinoin emollient cream 0.01% for the treatment of photoaged skin. *Cleve Clin J Med* 1993;60:49–55.
19. Griffiths CEM, Kang S, Ellis CN, et al. Two concentrations of topical tretinoin (retinoic acid) cause similar improvement of photoaging but different degrees of irritation. *Arch Dermatol* 1995;131:1037–1044.
20. Nyirady J, Bergfeld W, Ellis C, et al. Tretinoin cream 0.02% for the treatment of photodamaged facial skin: a review of 2 double-blind clinical studies. *Cutis* 2001;68:135–143.
21. Nyirady J, Gisslen H, Lehmann P, et al. Safety and efficacy of long-term use of tretinoin cream 0.02% for treatment of photodamage: review of clinical trials. *Cosmet Dermatol* 2003;3:49–57.
22. Lipson AH, Collins F, Webster WS. Multiple congenital defects associated with maternal use of topical tretinoin. *Lancet* 1993;341:1352–1353.
23. Camera G, Pregliasco P. Ear malformation in baby born to mother using tretinoin cream. *Lancet* 1992;339:687.
24. Jick SS, Terris BZ, Jick H. First trimester topical tretinoin and congenital disorders. *Lancet* 1993;341:1181–1182.
25. Sendagorta E, Lesiewicz J, Armstrong RB. Topical isotretinoin for photodamaged skin. *J Am Acad Dermatol* 1992;27:S15–S18.
26. Maddin S, Lauharanta J, Agache P, et al. Isotretinoin improves the appearance of photodamaged skin: results of a 36-week, multicenter, double blind, placebo-controlled trial. *J Am Acad Dermatol* 2000;42:56–63.
27. Kang S, Leyden JJ, Lowe NJ, et al. Tazarotene cream for the treatment of facial photodamage. *Arch Dermatol* 2001;137:1597–1604.
28. Phillips TJ, Gottlieb AB, Leyden JJ, et al. Efficacy of 0.1% tazarotene cream for the treatment of photodamage. *Arch Dermatol* 2002;138:1486–1493.
29. Lowe NJ, Gifford M, Tanghetti E, et al. Tazarotene 0.1% cream versus tretinoin 0.05% emollient cream in the treatment of photodamaged facial skin: a multicenter, double-blind, randomized, parallel-group study. *J Cosmet Laser Ther* 2004;6:79–85.
30. Lassus A, Eskelinen A, Santalahti J. The effect of Vivida cream as compared with placebo cream in the treatment of sun-damaged or age-damaged facial skin. *J Int Med Res* 1992;20:381–391.
31. Kieffer ME, Efsen J. Imedeen in the treatment of photoaged skin: an efficacy and safety trial over 12 months. *J Eur Acad Dermatol Venereol* 1998;11:129–136.
32. Eskelinen A, Santalahti J. Special natural cartilage polysaccharides for the treatment of sun-damaged skin in females. *J Int Med Res* 1992;20:99–105.
33. Distante F, Scalise F, Rona C, et al. Oral fish cartilage polysaccharides in the treatment of photoageing: biophysical findings. *Int J Cosmet Sci* 2002;24:81–87.
34. Eskelinen A, Santalahti J. Natural cartilage polysaccharides for the treatment of sun-damaged skin in females: a double-blind comparison

of Vivida and Imedeen. *J Int Med Res* 1992; 20:227–233.

35. Gin I, Chew J, Rau KA, et al. Treatment of upper lip wrinkles: a comparison of the 950 μsec dwell time carbon dioxide laser to manual tumescent dermabrasion. *Dermatol Surg* 1999;25:468–474.
36. Holmkvist KA, Rogers GS. Treatment of perioral rhytides. *Arch Dermatol* 2000;136:725–731.
37. Kitzmiller WJ, Visscher M, Page DA, et al. A controlled evaluation of dermabrasion versus CO_2 laser resurfacing for the treatment of perioral wrinkles. *Plast Reconstr Surg* 2000;106:1366–1372.
38. Chew J, Gin I, Rau KA, et al. Treatment of upper lip wrinkles: a comparison of 950 μsec dwell time carbon dioxide laser with unoccluded baker's phenol chemical peel. *Dermatol Surg* 1999; 25:262–266.
39. Reed JT, Joseph AK, Bridenstine JB. Treatment of periorbital wrinkles. A comparison of the SilkTouch carbon dioxide laser with a medium-depth chemical peel. *Dermatol Surg* 1997;23:643–648.
40. Newman JB, Lord JL, Ash K, et al. Variable pulse erbium:YAG laser skin resurfacing of perioral rhytides and side-by-side comparison with carbon dioxide laser. *Lasers Surg Med* 2000;26:208–214.
41. Ross EV, Miller C, Meehan K, et al. One-pass CO_2 versus multiple-pass Er:YAG laser resurfacing in the treatment of rhytides: a comparison side-by-side study of pulsed CO_2 and Er:YAG lasers. *Dermatol Surg* 2001;27:709–715.
42. Khatri KA, Ross V, Grevelink LM, et al. Comparison of Erbium:YAG and carbon dioxide lasers in resurfacing of facial rhytides. *Arch Dermatol* 1999;135:391–397.
43. McDaniel DH, Lord J, Ash K, et al. Combined CO_2/Erbium:YAG laser resurfacing of peri-oral rhytides and side-by-side comparison with carbon dioxide laser alone. *Dermatol Surg* 1999;25:285–293.

原作者

Miny Samuel
EBM Analyst
NMRC Clinical Trials & Epidemiology Research Unit Singapore

Rebecca Brooke
Research Fellow
Dermatology Centre
University of Manchester School of Medicine
Manchester
UK

Christopher Griffiths
Professor of Dermatology
University of Manchester
Manchester
UK

利益冲突：Miny Samuel 和 Rebecea Brooke 没有说明。 Christopher Griffiths 是 Johnson & Johnson 公司的顾问（Johnson & Johnson 是全反式维 A 酸的制造商），他同时为 Johnson&Johnson 代言而获得酬劳。

失 眠

检索时间：2004年2月
原作者：Bazian Ltd　王丽 译　韩芳 校　陈宝元 审

问 题

非药物疗法对老年患者的治疗效果如何？

治疗措施及其效果

效果不明
认知行为疗法
锻炼
定时光疗

将在新版中加入
药物治疗

见词汇表 **G**

主要信息

老年患者的治疗

◆ **认知行为疗法**：一篇系统综述发现了一项小规模随机对照试验，研究表明，与未治疗组相比个体或集体进行认知行为治疗在疗程结束即刻和3个月时均可改善睡眠质量，但在3个月时不管治疗与否患者的平均睡眠质量评分仍属持续失眠。

◆ **锻炼**：一篇系统综述发现了一项小规模的随机对照试验，发现经每周4次、持续16周的中等强度的规律锻炼，患者的睡眠质量较未治疗组显著改善。但锻炼和未锻炼组的平均睡眠质量评分仍属持续失眠。

◆ **定时光疗**：一篇系统综述报道未找到比较定时光照与其他治疗方法或不予任何治疗的随机对照试验。

定义　美国国立卫生研究院（NIH）将失眠定义为一种睡眠质量不好的体验，表现为入睡困难或难以维持持续睡眠、早醒或睡后不解乏。如每周至少有三个晚上失眠，持续时间超过一个月则称为慢性失眠[1]。除外特定的内科疾患或精神障碍，如睡眠呼吸暂停、抑郁、痴呆等导致的慢性失眠，则称为原发性失眠。本章仅阐述原发性失眠。

发病率/患病率　在各年龄段的成人中，患失眠者高达40%[2]，但患病率随年龄增加而增加，18~64岁人群的患病率约为31%~38%，65~79岁的患病率约为45%[3]。

病因/危险因素　失眠的病因不确定。原发性失眠的危险性随年龄增加而增加，可能与年龄相关的昼夜节律改变有关。心理因素和生活方式的变化可能会加重年龄相关的睡眠结构改变所致的影响，导致对睡眠的满意度降低[4]。在各个年龄段都存在的其他危险因素还包括过度觉醒状态、慢性应激和白天小憩[1,5]。

预后　少有关于原发性失眠患者远期并发症和死亡率的可靠数据。原发性失眠是一种慢性且易复发的疾病[6]。可能引起的后果包括生活质量下降，白天犯困致意外事故发生率增加。原发性失眠患者对安眠药的依赖、发生抑郁、痴呆和摔伤的危险性增加，而且可能更需要居家照顾[6,7]。

治疗目的　提高患者对睡眠的满意度；防止白天嗜睡并改善白天的身体机能状态。

结局　生活质量；对睡眠满意度的自我报告；睡眠质量评分量表，如匹兹堡睡眠质量指数（Pittsburgh Sleep Quality Index，PSQI **G**）；注意力集中度测试；白天机能评分量表，如斯坦福嗜睡量表（Stanford Sleepiness Scale，SSS）和爱泼沃斯嗜睡量表（Epworth Sleepiness Scale，ESS）。我们在评论中排除了只记录睡眠和醒觉时间或时程的方法，因为这些指标与症状可能无直接相关性。

方法　采用《临床证据》2004年2月的文献检索和评价方案。只包括了评价慢性原发性失眠疗效的人体研究。

临床证据——睡眠障碍

> **问 题** 非药物疗法对老年患者的治疗效果如何？

治疗选择 1　认知行为疗法

一篇系统综述发现了一项小规模的随机对照试验，研究表明，与未治疗组相比个体或集体进行认知行为治疗在疗程结束即刻和3个月时均可改善睡眠质量，但在3个月时不管治疗与否患者的平均睡眠质量评分仍属持续失眠。

益处　我们找到一篇系统综述（检索日期2002年，包括6项随机对照试验，282例原发性失眠患者，至少80%的人为60岁以上）[8]。其中只有一项随机对照试验（36例）报告了与本综述相应的结局，试验发现与未治疗组相比，个体或集体进行认知行为疗法Ⓖ（包括讲究睡眠卫生、减少刺激、限制睡眠时间、放松肌肉和睡眠教育）在治疗过程结束时和治疗3个月后匹兹堡睡眠质量指数评分Ⓖ均显著改善（治疗过程结束时平均得分：治疗组7.8，未治疗组10.6；WMD －2.80，95%CI －5.44～－0.16；治疗3个月后平均得分：治疗组6.20，未治疗组10.20；WMD －4.00，95% CI －6.62～－1.38）。

害处　该综述未报道[8]。

评论　在上述随机对照试验中，进行PSQI评分的研究者并不知道治疗分组情况[8]。在随后的一项随机对照试验中（75例成人），45%的研究对象超过55岁[9]，它比较了认知行为疗法（包括睡眠教育、减少刺激、限制躺在床上的时间）、放松疗法和安慰剂治疗（包括上床睡觉前听一些中性活动的东西）三种方案的效果。该试验未对不同年龄受试者的结果进行分组比较，总体来讲，各种治疗方案改善失眠症状的效果无显著差异（采用百分制的失眠症状调查表）[9]。一项原先未收入的随机对照试验比较了认知行为疗法和标准疗法[10]的效果，在多个随机抽取的诊所完成，分析的是单个病人的数据，这导致结果很难解释。该报道的结果表明认知行为疗法在治疗3个月和6个月时均显著改善了PSQI评分。

治疗选择 2　锻炼

一篇系统综述发现了一项小规模的随机对照试验，发现经每周4次、持续16周的中等强度的规律锻炼，患者的睡眠质量较未治疗组显著改善。但锻炼和未锻炼组的平均睡眠质量评分仍属持续失眠。

益处　我们找到一篇系统综述（检索日期2002年，1项随机对照试验，43例原发性失眠患者，至少80%的人超过60岁）[11]，其包含的随机对照试验比较了持续16周的中等强度的规律锻炼（步行30～40分钟或低强度的有氧运动，每周4次）和未锻炼组的效果，发现疗程结束时锻炼组的PSQIⒼ评分显著改善（治疗结束时平均得分：治疗组5.4，未治疗组8.8；治疗组比未治疗组得分改善，平均值为3.4，95% CI 1.9～5.4）[11]。未再发现随后的相关的随机对照试验。

害处　该综述未报道[11]。

评论　无。

治疗选择 3　定时光照

一篇系统综述报道未找到比较定时光照与其他治疗方法或不予任何治疗的随机对照试验。

益处　我们发现一篇系统综述比较了定时光照与其他治疗方法和不予任何治疗对60岁以上老人失眠的疗效（检索时间2001年）[12]。并未发现相关的随机对照试验研究。我们也没有检索到在该综述之后有相关的随机对照试验发表。

害处　该综述未报道[12]。

评论　无。

词汇表

认知行为疗法（cognitive behavioural therapy）：在本综述中认知行为疗法包括减少刺激、睡眠卫生教育、肌肉放松、限制睡眠时间及认知疗法。减少刺激包括减少影响睡眠的各种刺激手段，如按时醒来、很长时间还不能入睡时离开床铺、杜绝白天睡觉。睡眠卫生教育告诉患者生活方式改变可能影响或促进睡眠，如睡觉前不要饮酒、不要吃得过饱、不要剧烈运动，力求使患者改变对正常睡眠时长的期望。肌肉放松包括连续地绷紧和放松肌肉。限制睡眠时间通过减少躺在床上的时间来增加睡眠时间占床上时间的比例。认知疗法旨在识别和改变患者对睡眠和入睡的认知与期望（如关于"必需"的睡眠时长的认知）。认知行为疗法可以一对一（个体治疗）或一对多（集体治疗）进行。

匹兹堡睡眠质量指数（Pittsburgh Sleep Quality Index, PSQI）：经过可靠性验证的用来对睡眠质量进行主观评价的21分量表（0 = 最好，21 = 最差），得分大于5提示患有失眠。

参考文献

1. National Heart, Lung and Blood Institute Working Group on Insomnia. Insomnia: assessment and management in primary care. *Am Fam Physician* 1999;59:3029-3038.
2. Liljenberg B, Almqvist M, Hetta J, et al. Age and the prevalence of insomnia in adulthood. *Eur J Psychiatry* 1989;3:5-12.
3. Mellinger GD, Balter MB, Uhlenhuth EH. Insomnia and its treatment. *Arch Gen Psychiatry* 1985;42:225-232.
4. Bliwise DL. Sleep in normal aging and dementia. *Sleep* 1993;16:40-81.
5. National Center on Sleep Disorders Research Working Group. Recognizing problem sleepiness in your patients. *Am Fam Physician* 1999;59:937-944.
6. Reynolds CF, Buysse DJ, Kupfer DJ. Treating insomnia in older adults: taking a long term view. *JAMA* 1999;281:1034-1035.
7. Cricco M, Simonsick EM, Foley DJ. The impact of insomnia on cognitive functioning in older adults. *J Am Geriatr Soc* 2001;49:1185-1189.
8. Montgomery P, Dennis J. Cognitive behavioural interventions for sleep problems in adults aged 60+ (Cochrane Review). In: The Cochrane Library, Issue 1, 2004. Chichester, UK: John Wiley & Sons Ltd. Search date 2002; primary sources Medline, Embase, Cinahl, Psychinfo, The Cochrane Library, National Research Register, hand searches of references and trial reports, and contacts with experts.
9. Edinger JD, Wohlgemuth WK, Radtke RA, et al. Cognitive behavioural therapy for treatment of chronic primary insomnia: a randomized controlled trial. *JAMA* 2002;285:1856-1864.
10. Morgan K, Dixon S, Mathers N, et al. Psychological treatment for insomnia in the management of long-term hypnotic use: a pragmatic randomised controlled trial. *Br J Gen Pract* 2003;53:923-928.
11. Montgomery P, Dennis J. Physical exercise for sleep problems in adults aged 60+ (Cochrane Review). In: The Cochrane Library, Issue 1, 2004. Chichester, UK: John Wiley & Sons Ltd. Search date 2002; primary sources Medline, Embase, Cinahl, Psychinfo, The Cochrane Library, National Research Register, hand searches of references and trial reports, and contacts with experts.
12. Montgomery P, Dennis J. Bright light therapy for sleep problems in adults aged 60+ (Cochrane Review). In: The Cochrane Library, Issue 1, 2004. Chichester, UK: John Wiley & Sons Ltd. Search date 2001; primary sources Medline, Embase, Cinahl,Psychinfo, The Cochrane Library, National Research Register, hand searches of references and trial report, and contacts with experts.

原作者
Bazian Ltd
London,UK

利益冲突：没有声明。

时差综合征

检索时间：2004年11月
原作者：Andrew Herxheimer　董霄松 译　韩芳 校　陈宝元 审

问 题

预防或最大限度地减轻时差综合征的干预措施的效果如何？

治疗措施及其效果

治疗

很可能有效
褪黑素*

益害相当
促眠药物

效果不明
生活方式改变和环境适应（包括饮食调整，戒酒，忌饮咖啡，讲究睡眠卫生，白天光照，维持觉醒等）

*其不良反应尚待进一步研究

主要信息

治疗

◆ **褪黑素***：有一篇系统综述表明与安慰剂相比，褪黑素可以降低东向和西向飞行导致的时差综合征评分的均值。该综述还发现了有关褪黑素可能不良反应的病例报告，建议除非在医学监督情况下，癫痫病人、正在服用华法林（或其他口服抗凝药物）的患者不应使用褪黑素。该文的结论认为，褪黑素的药理和毒理学尚需进一步系统研究，对褪黑素类产品必须常规进行药品质量控制。

◆ **促眠药物**：三项小规模随机对照试验提供的有限证据表明，与安慰剂相比促眠药物（佐匹克隆，唑吡坦）可延长睡眠时间、提高睡眠质量或改善时差综合征。已报道的不良反应包括头痛、头晕、恶心、迷糊和健忘。在权衡短期应用促眠药物的益处时，必须顾及其潜在的不良反应。

◆ **生活方式改变和环境适应（包括饮食调整，戒酒，忌饮咖啡，讲究睡眠卫生，白天光照，维持觉醒等）**：我们并没有发现有关上述措施对时差综合征干预效果的随机对照试验，此类随机对照试验不太可能实施。

*褪黑素的不良反应尚待进一步研究。

定义　时差综合征是指一组与快速跨越几个时区的长途飞行有关的临床综合征，以睡眠紊乱、白天疲劳、工作效率降低、胃肠系统不适及浑身不舒服[1]为特点。与其他大多数的临床综合征一样，并非上述所有的症状必须在任一具体病例中全部表现。时差综合征是由于"机体生物钟"依旧延续起飞地点的昼夜节律所致，这种节律会在明暗变换的影响下逐渐适应新的环境。该过程由松果体分泌的褪黑素所介导，黑暗会触发褪黑素分泌，而强光照射则终止其分泌。

发病率／患病率　大多数飞行距离跨越5个时区以上的旅行者都会受时差的影响，其发生率和严重程度均随跨越时区数目的增加而增加。

病因／危险因素　曾有时差体验的人肯定会再次发生类似的情况。数天之内经由一个或一系列航班飞越的时区越多，时差症状会越严重。由于延长内在昼夜节律周期比缩短这一周期更容易，西向旅行通常比东向旅行受时差的影响小[2]。

预后　时差综合征在旅行刚结束时最严重，随着人体对当地时间的逐渐适应，症状在4～6天之内慢慢缓解[2]。跨越的时区越多，症状消失所需的时间越长。

治疗目的　以最小的不良反应为前提，预防或最大限度地减轻时差症状。

结局　时差综合征的主观评分，睡眠时间和质量，白天警觉程度。

部接受放射面积增大而增大。除乳房和胸壁范围的肺部之外，治疗还照射肺尖部。后期放射损伤可能包括臂丛疾病ⓖ，但如果放射总剂量不超过50Gy，每次剂量被限制到2Gy或更低，并且防止范围交界重叠，该疾病不应超过1.8%[56,72]。晚期肺尖部纤维化较常见，一般无重要临床意义。放射性颈神经束脱髓是极少见的并发症。

评论 无。

治疗选择 8　全淋巴结放疗

一篇系统综述发现乳房切除术加全淋巴结放疗可减少局部复发，还发现乳房切除术加放疗可提高接受乳房切除术加腋窝淋巴结活检患者的生存率，但不提高单纯乳房切除术或乳房切除术加腋窝清扫的患者的生存率。

益处　我们发现一篇系统综述（检索日期不详，34项关于术后放疗的随机对照试验），包括27项对内乳区、锁骨上窝和腋窝进行全淋巴结放疗ⓖ的随机对照试验[45]。发现术后放疗与局部复发的显著性降低有关。但放疗只提高接受乳房切除术加腋窝淋巴结活检的患者的生存率，不增高单独乳房切除术或乳房切除术加腋窝清扫ⓖ的患者的生存率。见乳房切除术加放疗的益处。解释这些结果应该注意，因为这里包括一些没有进行全淋巴结放疗的随机对照试验。

害处　见对内乳区放疗的害处；见对同侧锁骨上窝放疗的害处；见腋窝处理的害处。三项综述中的随机对照试验发现，没有因放疗增高心脏的死亡率[58-60,63]。

评论　无。

治疗选择 9　辅助联合化疗

一篇系统综述观察到，辅助联合化疗与不用化疗相比，可减少复发并提高10年的生存率。虽然对淋巴结阳性患者，尤其是年轻的患者，可以明显从中获益，但其疗效与淋巴结的状态或患者是否绝经无关。一项系统综述观察到，含蒽环类药物的辅助疗法与标准的联合化疗相比，可减少复发并提高5年生存率。随机对照试验并未发现增强剂量的辅助联合化疗在提高生存率方面有任何优势。一项系统综述观察到，将辅助化疗周期从4~6个月延长到8~12个月，并不能提高生存率。化疗的不良反应包括乏力，恶心和呕吐，脱发，骨髓抑制，神经毒性，胃肠疾病。化疗可能会减低生育力和卵巢功能。

益处　**与不用化疗比较**：我们发现一篇系统综述（检索日期不详，47项随机对照试验，18 000例女性患者），比较了延长的联合化疗ⓖ与不用化疗[73]。化疗可显著降低复发率与总死亡率（复发：年龄<50岁女性，OR 0.65，95% CI 0.61~0.69；50~69岁女性，OR 0.80，95% CI 0.72~0.88；总死亡率：年龄<50岁女性，OR 0.73，95% CI 0.68~0.78；50~69岁女性，OR 0.89，95% CI 0.86~0.92）。对淋巴结阴性和淋巴结阳性的女性患者，受益比例相似。根据淋巴结和年龄分组所得10年生存率结果（见表1）。**疗程**：我们发现一篇系统综述（如上，检索日期不详，11项随机对照试验，6104例女性患者）比较了长疗程（将疗程从4~6个月延长至8~12个月）与短疗程[73]。发现长疗程的治疗不能显著提高生存率或降低复发率（复发：长疗程754/1747 [43.2%]；短疗程778/1702 [45.7%]；P=0.06，死亡率：长疗程541/1747 [31.0%]；短疗程526/1702 [30.9%]；无显著性差异）[73]。**不同剂量**：我们没有发现系统综述，但发现了两项随机对照试验比较了增强剂量与标准剂量的化疗。第一项随机对照试验（2305例原发性乳腺癌的女性患者）比较了4个周期的标准阿霉素-环磷酰胺与两个周期相同剂量的环磷酰胺与成倍剂量的环磷酰胺。发现治疗组之间的无病生存率ⓖ或总生存率无显著性差异（P=0.30，P=0.95）[74]。第二项随机对照试验（1572例淋巴结阳性，Ⅱ期乳腺癌的女性患者）比较了环磷酰胺（400mg/m²）、阿霉素（40mg/m²，2次/28日）、氟尿嘧啶（400mg/m²，2次/28日）6个周期与增加50%剂量的这三种药物（分别为600mg，60mg和600mg），但只用4个周期以及剂量为其他两组总剂量的一半加第二组1/2的剂量[75]。结果发现尽管中等或高剂量的用药相比低剂量用药显著增高了无病生存率和总生存率，但中、高剂量在生存率上并没有显著性差异[75]。**含蒽环类药物的方案与标准CMF方案**：我们发现了一篇系统综述（如上检索日期不详，11项随机对照试验，5942例女性患者），比较了含蒽环类药物（包括阿霉素或4-表柔比星）的化疗方案与标准CMFⓖ（环磷酰胺，甲氨蝶呤和氟尿嘧啶）的化疗方案[73]。发现使用含蒽环类药物的方案化疗可显著低复发率（P=0.006），使5年生存率逐渐提高（含蒽环类药物方案的化疗72%，CMF方案的化疗69%；P=0.02）。

害处　**急性不良反应**：不良反应包括乏力，恶心和呕吐，脱发，骨髓抑制，神经毒性，胃肠疾病。化疗时间的延长极有可能与嗜睡和血液毒性（贫血和中性粒细胞减少症）的出现有关，蒽环类药物可引起完全性脱发。**长期不良反应**：尽管对于一些激素依赖性肿瘤的女性患者，降低卵巢功能会带来辅助治疗ⓖ的益处，尤其是大于40岁的女性。但化疗会对生育力与卵巢功能产生永久性影响，其他长期的潜在危险因素包括诱发二次癌（特别是血液恶性肿瘤，尽管危险性较低）和蒽环类药物累积剂量所造成的心脏损伤。若阿霉素的累积剂量不超过300~500mg/m²，充血性心力衰竭的危险就会低于1%。

评论　这些治疗方案的绝对益处需通过对不同患者的毒性反应进行平衡评价。同时也正在观察新的具有高活性的细胞毒药物（如紫杉类）与蒽环类药ⓖ联合或序贯使用的疗效。交替序贯使用细胞毒药物可防止产生耐药而提高疗效，如米兰的单用蒽环类药的序贯标准CMF方案ⓖ[76]。

治疗选择 10 辅助他莫昔芬

一篇系统综述观察到，他莫昔芬辅助治疗5年后，无论年龄大小、是否绝经、淋巴结受累与否或是否联用化疗，都可减少雌激素受体阳性的肿瘤患者复发和死亡的危险。5年的治疗要比短期疗程有效，但现有的证据并未发现超过五年后治疗效果会随着治疗时间的延长而更加显著。他莫昔芬轻度增加了患子宫内膜癌和血栓形成等并发症的危险，但是没有证据表明会增加非乳腺癌死亡率。

益处 **与安慰剂比较**：我们发现一篇系统综述（检索日期不详，55项随机对照试验，37 000例女性患者），比较了辅助他莫昔芬与安慰剂[77]。综述发现，中位期为5年的他莫昔芬与安慰剂相比，显著降低了复发和死亡率（复发的RR：0.58；死亡率的RR：0.78，CI以图示；两组对比 $P < 0.00001$）[77]。这些益处似乎与年龄，绝经状态，他莫昔芬日用量（大致 20～40mg）以及是否在两组中给予化疗无关。**雌激素受体和淋巴结状态**：系统综述的亚组分析（如上，检索日期不详，55项随机对照试验，37 000例女性患者）[77]在五年之后发现，与受体阴性的女性患者相比，他莫昔芬使雌激素受体阳性的女性患者的复发率明显降低（复发的 RR：雌激素受体阳性0.5；雌激素受体阴性0.94），与淋巴结阴性的患者相比，淋巴结阳性的患者 10 年复发的绝对危险略有降低（淋巴结阳性 ARR 15.2%，阴性为14.9%）。他莫昔芬治疗5年也显示使淋巴结阳性的患者较阴性患者的10年生存率有绝对提高（见表2）[77]。**疗程**：综述发现，延长疗程的辅助他莫昔芬治疗可以显著减少复发（复发的 RR：他莫昔芬用药 5 年 0.74，他莫昔芬用药 1 年 0.88；$P < 0.0001$）[77]。一项综述中的随机对照试验（3887例女性患者）比较了2年和5年的治疗，结果相似[78]。一项随机对照试验观察到他莫昔芬辅助治疗5年较治疗2年可提高无病生存率和总生存率（无病生存率：HR 0.82，95% CI 0.71～0.96；总生存率：HR 0.82，95% CI 0.69～0.99）。超过5年的治疗效果尚未明确。系统综述中最大型的随机对照试验（1153例接受了他莫昔芬治疗5年的患者）将安慰剂与他莫昔芬治疗超过5年进行比较[79]。在进一步的4年随访期后发现，尽管两组的总死亡率无显著性差异，但相比延长的他莫昔芬治疗，安慰剂提高了无病生存率 G（延长的他莫昔芬治疗86%；安慰剂92%；$P = 0.03$）。另一项综述中的随机对照试验观察到，安慰剂与超过5年的他莫昔芬治疗无差异[80]。**与放疗比较**：对原发性可手术的乳腺癌患者使用辅助他莫昔芬与放疗 G 比较，我们没有发现任何系统综述或随机对照试验。

害处 一篇系统综述观察到，使用他莫昔芬可使子宫内膜癌增多（平均 HR 2.58，95% CI 2.23～2.93）[77]。他莫昔芬的治疗为5年，超过10年会导致危险积累，其死亡率为2/1000（95%CI 0～4 死亡例/1000 例女性患者）。尽管5000例使用多年他莫昔芬的女性中，有一例死亡是因为肺部栓塞，但没有证据证明与其他癌症或非乳腺癌性的死亡相关（如心源性或血管性）。另外发现绝经前的女性患者出现骨质疏松（每年有1.4%的骨丢失），但在绝经后的女性患者中没有发现。这是由他莫昔芬的部分激动功效所致[81]。对于心血管的危险存在着混合的作用，一些研究表明低密度脂蛋白胆固醇的显著减少与心肌梗死发病率的减少有关，但又与血栓危险的增高有关。总之，目前尚没有发现增加非乳腺癌死亡率的证据（HR 0.99，95% CI 0.88～1.16）[77]。**与放疗比较**：见他莫昔芬加放疗的害处。造成先天性畸形及成年后畸形的危险尚不清楚，但要让女性患者对关于继续妊娠与否进行选择。那些经过认真思考后，一旦选择试图妊娠的女性患者，则应停止服用他莫昔芬。

评论 危险：女性患者的获益比率是不同的，对雌激素受体阴性的女性患者有很少的益处。即使是雌激素受体阳性的患者，对于乳腺癌的辅助他莫昔芬治疗的益处也可由于超长的治疗（>5年）、耐药性、对子宫内膜的不良反应等因素停止。两项有关他莫昔芬用药疗程的多中心随机对照试验正在进行（Cancer Research Campaign，personal communication，2000）。由于他莫昔芬有长期毒性（见上述害处），缺乏明确性文献，最近临床实践推荐他莫昔芬只用5年[82]。对雌激素受体完全阴性的女性患者，辅助他莫昔芬的益处还需进一步研究。

治疗选择 11 大剂量化疗

一篇系统综述观察到，大剂量化疗加自体骨髓移植与传统化疗比较对于早期、预后不良患者5年生存率未见显著性差异。该综述还发现大剂量化疗加自体骨髓移植与传统化疗相比，增加了与治疗和非癌性相关的死亡。

益处 我们发现一篇系统综述（检索日期2002年，9项随机对照试验，3525例预后不良的早期乳腺癌患者，多个腋窝淋巴结阳性，无远处转移），对大剂量化疗加骨髓或外周血干细胞的自体移植与传统化疗进行了比较（见下述评论）[83]。发现两种治疗的3年或5年总生存率无显著性差异（3年：RR 1.02，95% CI 0.98～1.06；5年：RR 0.98，95% CI 0.93～1.05）。大剂量化疗与传统化疗相比，3年无病生存率显著提高，而5年则未见提高（3年：RR 1.11，95% CI 1.05～1.18；5年：RR 1.00，95% CI 0.92～1.08）[83]。大剂量化疗后，生活质量迅速并显著地降低，但两种治疗在1年内没有显著性差异（3项随机对照试验，无更进一步的数据报道）。

害处 系统综述观察到，与传统化疗相比大剂量化疗显著增加了治疗相关的死亡率和非癌性相关的死亡（治疗相关的死亡率，5项随机对照试验：大剂量40/1075 [3.7%]；传统化疗0/1087 [0%]；RR 17.05，95%CI 4.75～61.22；非癌性相关的死亡：大剂量组48例死亡；传统化疗组4例死亡；RR 7.74，95% CI 3.43～17.50）[83]。

评论 大多数系统综述中的随机对照试验是以摘要的形式发表的，随访的报道亦不完整[83]，正在等待进一步的结果。综述中提供的总生存率主要是基于得出结果的日期而得到，因而在总生存率上没有差异。生活质量的评分在1年内没有差异，但是在大剂量组中有过多的非癌性死亡，这表明这项治疗就算是对预后不良的原发病也不太可能从中得到益处。

治疗选择12　联合化疗加他莫昔芬

一项随机对照试验观察到，他莫昔芬加化疗可提高淋巴结阴性而雌激素受体阳性的早期乳腺癌患者的5年生存率。试验还发现他莫昔芬加联合化疗可导致一些不良反应，如恶心、中性粒细胞减少症、秃发症、血栓栓塞和静脉炎。

益处　我们没有发现系统综述，但发现了一项随机对照试验。这项随机对照试验（2306例淋巴结阴性，雌激素受体阳性的早期乳腺癌患者）比较了单独使用他莫昔芬和他莫昔芬加 CMF🅖（环磷酰胺，甲氨蝶呤和氟尿嘧啶）化疗[84]。5 年后发现，他莫昔芬加化疗较单独使用他莫昔芬提高了无病生存率🅖和总生存率（无病生存率：他莫昔芬加化疗90%，单独使用他莫昔芬 85%；$P=0.006$；总生存率：他莫昔芬加化疗 97%，单独使用他莫昔芬 94%；$P=0.03$）[84]。

害处　他莫昔芬加CMF化疗与较多不良反应有关，如增加3/4级的中性粒细胞减少症的发病率（他莫昔芬加化疗9%，单独使用他莫昔芬0%），2级或更高级的恶心（他莫昔芬加化疗35%，单独使用他莫昔芬4%），中等/严重的脱发（他莫昔芬加化疗 35.6%，单独使用他莫昔芬 0.4%）和血栓栓塞/静脉炎（他莫昔芬加化疗 7.5%，单独使用他莫昔芬 2.1%）[84]。

评论　无。

治疗选择13　辅助芳香化酶抑制剂（阿那曲唑，来曲唑，依西美坦）

一项随机对照试验观察到，与安慰剂相比，来曲唑可减少术后服用5年他莫昔芬治疗的绝经后患者乳腺癌的发生，并可提高无病生存率，但在总生存率方面无显著性差异。两项随机对照试验观察到，与绝经后早期乳腺癌患者服用他莫昔芬比较，辅助芳香化酶抑制剂（阿那曲唑和依西美坦）可减少乳腺癌的发生，并显著提高无病生存率。辅助芳香化酶抑制剂（来曲唑，阿那曲唑和依西美坦）与安慰剂或他莫昔芬相比，会导致更高的关节痛及骨折的发病率，但与他莫昔芬相比可减少血栓栓塞和子宫内膜的疾病。

益处　**与安慰剂比较**：我们未发现系统综述但有一项随机对照试验（5187例绝经术后服用5年他莫昔芬的患者；见下述评论）[85]。来曲唑（2.5mg/d，口服）和安慰剂比较，4年总生存率无显著性差异，但来曲唑组4年无病生存率🅖更高（无病生存率：来曲唑 92.8%；安慰剂 86.8%；ARR 6.0，95% CI 2.0～10.1；总生存率：来曲唑 96.0%；安慰剂 93.6%；ARR 2.4，95%CI － 0.9～＋5.6）[85]。**与他莫昔芬比较**：我们没有发现系统综述，但有两项随机对照试验（4篇报道），比较了辅助芳香化酶抑制剂与他莫昔芬[86-89]。第一项随机对照试验（3篇报道，9366例已完成早期手术和化疗的可手术的浸润性非转移性乳腺癌的绝经后患者；见后面评论）比较了单用阿那曲唑与单用他莫昔芬以及与阿那曲唑加他莫昔芬的联合用药[86-88]。发现阿那曲唑与单独使用他莫昔芬相比，在所有的随访点都提高了无病生存率（3 年 HR 0.83，95%CI 0.71～0.96；$P=0.013$[87]；4 年 HR 0.86，95%CI 0.76～0.99；$P=0.03$[86]；5 年 HR 0.87，95%CI 0.78～0.97；$P=0.01$[88]）。阿那曲唑延迟了5年复发的时间，并且缩短了远处转移的时间（复发时间：阿那曲唑402天；他莫昔芬498天；HR 0.87，95%CI 0.78～0.97，$P=0.01$；远处转移：阿那曲唑324天；他莫昔芬375天；RR 0.79，95%CI 0.70～0.90，$P=0.0005$）[88]。此外，阿那曲唑与他莫昔芬相比，减少了对侧乳腺癌的发生（阿那曲唑35例，他莫昔芬 59例；$P=0.01$）[88]。3年或4年间阿那曲唑和他莫昔芬的联合使用，相比单独使用他莫昔芬，其结果并没有显著改善（3年：HR 1.02，95%CI 0.89～1.18，$P=0.8$[87]；4年：HR 1.08，95%CI 0.98～1.24，$P=0.3$[86]）。第二项随机对照试验（4742 例雌激素受体阳性的原发性乳腺癌，经术后 2～3 年他莫昔芬治疗，且无复发的绝经后女性患者）比较了依西美坦与继续 5 年（推荐的）他莫昔芬治疗[89]。31 个月的中位随访期后发现，依西美坦与他莫昔芬相比，显著提高了无病生存率以及无乳腺癌生存率，并减少了对侧乳腺癌的发生危险（无病生存率：HR 0.68，95%CI 0.56～0.82；$P<0.001$；见后面评论；无乳腺癌生存率：HR 0.63，95%CI 0.51～0.77，$P=0.00001$；对侧乳腺癌减少的危险：HR 0.44，95%CI 0.20～0.98，$P=0.04$）[89]。但同时发现，各治疗组的总生存率之间没有显著性差异（HR 0.88，95%CI 0.67～1.16，$P=0.41$）[89]。

害处　**与安慰剂比较**：比较来曲唑与安慰剂的随机对照试验观察到，来曲唑组中发生热潮红、关节炎、关节痛和肌肉痛更常见（每种病 $P<0.05$）。阴道出血则多见于安慰剂组（$P=0.01$）[85]。这项随机对照试验观察到，来曲唑与安慰剂相比，患骨质疏松症和骨折率增高（患骨质疏松症：来曲唑 5.8%，安慰剂 4.5%；$P=0.07$；骨折率：来曲唑 3.6%；安慰剂 2.9%；$P=0.24$）[85]。**与他莫昔芬比较**：阿那曲唑与他莫昔芬相比，减少了子宫内膜癌、血栓栓塞、缺血性脑血管疾病、阴道出血、热潮红和阴道分泌物的发病率，但是增高了骨折率和关节痛的发生率（子宫内膜癌：OR 0.29，95% CI 0.11～0.80；$P=0.02$，血栓栓塞：OR 0.61，95% CI 0.47～0.80；$P=0.0004$；缺血性脑血管疾病：OR 0.70，95% CI 0.50～0.97，$P=0.03$；阴道出血：OR 0.50，95% CI 0.41～0.61；$P<0.0001$；热潮红：OR 0.80，95% CI 0.73～0.89，$P<0.0001$；阴道分泌物：OR 0.24，95% CI 0.19～0.30；$P<0.0001$；骨折：OR 1.49，95% CI 1.25～1.77；$P<0.0001$；关节痛：OR 1.32，95% CI 1.19～1.47；$P<0.001$）[88]。对于肌肉与骨骼疾病的增多，最好的解释是由于低水平的雌激素诱导的"第二绝经期"所致，与正常绝经期所致的疼痛极其相似。一项308例女性患者的亚组分析发现，阿那曲唑使用2年后的骨丢失中位值，在腰椎段为4.1%，髋部为3.9%；而他莫昔芬则使骨密度略微增高。68个月的中位随访期后发现，骨折率已经从 7.7% 增长到 11.0%（或是 50% 的相对增长）[90]。同样，依西美坦与他莫昔芬

相比，减少了血栓栓塞、阴道出血和肌肉痉挛，但是使关节痛与腹泻的发生明显增多（血栓栓塞：依西美坦1.0%，他莫昔芬1.9%；$P=0.003$；阴道出血：依西美坦4.0%，他莫昔芬5.5%；$P=0.05$；肌肉痉挛：依西美坦2.8%，他莫昔芬4.4%；$P<0.001$；关节痛：依西美坦5.4%，他莫昔芬3.6%；$P=0.01$；腹泻：依西美坦4.3%，他莫昔芬2.3%；$P<0.001$）[89]。

评论 **与安慰剂比较**：一项比较来曲唑与安慰剂的随机对照试验，在2.4年的中位随访期后出于安全考虑被终止[85]。**与他莫昔芬比较**：在一些国家，判定激素受体的状态并不是常规进行的，所以一些激素受体阴性的女性患者也出现在阿曲唑与他莫昔芬的比较随机对照试验中[86-88]。在比较继续服用他莫昔芬与依西美坦的随机对照试验中，对雌激素受体的状态、淋巴结状态、化疗和激素替代治疗的使用等入组条件进行了调整，但没有影响结果[89]。阿那曲唑、来曲唑、依西美坦，所有这些第三代芳香化酶抑制剂与他莫昔芬相比，显现出它优越的特点，但也伴随一些骨骼和心血管方面的不良反应，这些还需要更进一步的观察来证实。一项小型随机对照试验（426例，30个月的随访）表明，对于已经接受了辅助他莫昔芬治疗的女性患者，阿那曲唑要优于他莫昔芬[91]。BIG-1-98研究将女性患者随机分为接受2年来曲唑治疗和2年他莫昔芬治疗，然后随机分为继续服用或换药的3年附加治疗。该结果正在等待发表。

治疗选择14　去势疗法

一篇系统综述发现随访15年后，绝经前早期乳腺癌患者进行卵巢切除术者，比不切除者能提高生存率。

益处　**与不切除卵巢比较**：一篇系统综述（搜寻日期不详，至少有15年随访期的12项随机对照试验，2102例患早期乳腺癌的绝经前患者）比较了放射或手术的卵巢去势Ⓖ与不去势疗法[92]。15年后发现，放射去势较仅行手术，显著提高了总生存率和无复发生存率（总生存率：去势52%，不去势46%；$P=0.001$；无病生存率Ⓖ：去势45%，不去势39%；$P=0.0007$），受益情况与淋巴结状态无关。

害处　我们没有发现有关长期不良反应的良好证据。卵巢切除的晚期后遗症，主要是对骨密度和心血管方面的影响。早期不良反应则是绝经症候群症状。

评论　5项随机对照试验比较了卵巢切除加化疗与单独化疗[92]。其中，卵巢切除的绝对益处较单独卵巢切除Ⓖ的微小。或许是细胞毒药物抑制了卵巢功能，使其在联合的随机对照试验中很难检测到切除的影响。在未接受化疗的绝经前女性患者中，无复发生存率提高了27%。利用促性腺激素释放激素类似物的可逆性卵巢去势术（对较年轻的雌激素受体阳性肿瘤患者的生育能力进行保护）的随机对照试验正在进行中。

治疗选择15　腋窝处理

腋窝处理比不对腋窝采取措施可减少局部的复发已达到共识。随机对照试验观察到，腋窝清扫与腋窝淋巴结活检（淋巴结阳性的患者随后行腋窝放疗）或腋窝放疗（不考虑腋窝淋巴结状态）5～10年的生存率无显著性差异。一项系统综述观察到，腋窝放疗与腋窝清扫相比，可减少局部复发，但差异不显著。还指出，腋窝放疗与腋窝清扫的10年生存率无显著性差异。一项随机对照试验观察到，腋窝清扫与腋窝淋巴结活检（淋巴结阳性患者随后腋窝放疗）的5年生存率无显著性差异。一项主要包含质量不高的随机对照试验的系统综述观察到，上肢淋巴性水肿的发生率在腋窝清扫加腋窝放疗后最高，腋窝淋巴结活检加腋窝放疗后略低，而单独腋窝淋巴结活检后最低。

益处　**腋窝清扫与腋窝淋巴结活检**：我们未发现相关系统综述，一项随机对照试验（466例保乳手术Ⓖ的患者[93]）比较了腋窝清扫（Ⅰ、Ⅱ、Ⅲ级清扫）与4个淋巴结活检后腋窝放疗Ⓖ（若淋巴结受累）。发现腋窝淋巴结活检相比腋窝清扫生存率稍有改善，但差异不显著（总生存率以图示；$P=0.2$，估计5年生存率：腋窝淋巴结活检88.6%，腋窝清扫82.1%）。两组淋巴结阳性率相似。**腋窝清扫与腋窝放疗**：我们发现一篇系统综述（检索日期不详，8项随机对照试验，4370例女性）比较了腋窝清扫（Ⅰ、Ⅱ、Ⅲ级清扫）与腋窝放疗（不考虑腋窝淋巴结的状态）[28]。超过10年的统计发现，每年的死亡率或复发的危险没有显著性差异（死亡率：OR 0.96，CI 以图示；$P=0.3$；复发：OR 1.01，CI 不详）。另外发现，放疗Ⓖ与局部复发减少有关，差异不显著（OR 0.85，CI 不详；$P=0.06$）[28]。**单独腋窝清扫与腋窝清扫加放疗**：我们没有发现有关腋窝清扫（Ⅰ、Ⅱ或Ⅰ、Ⅱ、Ⅲ级清扫）加放疗对局部疾病控制的系统综述和随机对照试验。**前哨淋巴结活检**：见前哨淋巴结的益处。

害处　**腋窝清扫与腋窝淋巴结活检**：腋窝手术的不良反应包括血肿的形成，上肢水肿，肋间臂神经的损害和肩强直。我们发现一项随机对照试验，比较了不同腋窝术式的发病率[93]。比较了完全腋窝清扫（Ⅰ、Ⅱ、Ⅲ级清扫）和4个腋窝淋巴结活检后（如果淋巴结受累加）放疗。发现无论患者是否接受术后放疗，清扫比淋巴结活检后的上肢水肿发生率高（3年后观察，清扫后的前臂周长显著大于单独淋巴结活检后的前臂周长[$P=0.005$]，淋巴结活检加放疗后的前臂周长[$P=0.04$]大于前两者）。接受了Ⅰ、Ⅱ水平，或Ⅰ、Ⅱ和Ⅲ水平腋窝清扫的女性患者，去腋窝引流之后，有25%～50%发生淋巴积液，需要穿刺处理。随机对照试验观察到，接受腋窝清扫或腋窝淋巴结活检加放疗（不包含肩关节）的女性患者，与接受单独腋窝淋巴结活检的患者相比，6个月后显著性地出现了肩关节活动受限（清扫与单独淋巴结活检；$P=0.003$；淋巴结活检加放疗与单独淋巴结活检；$P=0.004$）。但3年后，腋窝清扫组有所改善，与单独淋巴结活检组无显著性差异（$P=0.1$）[93]。**上肢淋巴性水肿**：澳大利亚的一项关于淋巴性水肿的高发生率及其危险性和相关处理的系统综述（检索日期1996年）认为，尽管现有信息的质量不高，但是腋窝清扫（Ⅱ或Ⅱ以上水平）加腋窝放疗与12%~60%的淋巴性水肿出现的危险性有关，更多的研究表明至少有1/3的女性患者出现淋巴性水肿[94]。对腋窝淋巴结活检后进行放疗的研究，提示了淋巴性水肿发生率较低（6%~32%），而单独腋窝淋巴结活检的发生率最低（0~21%）。水平Ⅰ以上清扫的淋巴水肿的发生率0~42%，而大多数研究报道，手术1年后的发生率是20%~30%[94]。在腋窝单独放疗而未作腋窝手术的患者中，总的淋巴水肿发病率约为8%。

评论 腋窝分期：清扫和淋巴结活检都提供了关于决定局部和全身治疗的重要预后信息。选择什么方法处理腋窝，取决于腋窝淋巴结受累的危险性（与肿瘤大小、病理分级和血管/淋巴浸润与否有关）及所选择的腋窝处理方法是否与相关并发症的发病率有关。两项回顾性研究，一项提出若要准确地评价淋巴结的状况，至少应在第Ⅰ水平取出10个淋巴结[95-96]。另一项随机对照试验提出，4个淋巴结标本的组织学检查已足够提供判定腋窝淋巴结有无转移的信息[97]。Ⅰ和Ⅱ清扫水平或腋静脉下的全部淋巴结（Ⅰ、Ⅱ、Ⅲ水平）可以准确地评价腋窝淋巴结的分期[95-96]。

治疗选择16　前哨淋巴结活检

一项随机对照试验观察到，前哨淋巴结活检与腋窝清扫比较虽然在生存率上没有显著性差异，但前者可减缓术后疼痛并提高活动度。

益处　**与腋窝处理（淋巴结活检或清扫）比较**：未发现系统综述，1项随机对照试验（见后面评论）[98]（516例女性患者，年龄：45~70岁，原发肿瘤<2cm，接受了肿瘤广泛切除术）比较了前哨淋巴结活检Ⓖ加腋窝清扫与单独的前哨淋巴结活检（只有在前哨淋巴结有转移时，进行腋窝清扫），两组术后都接受8周放疗。结果前哨淋巴结活检较腋窝淋巴结清扫改善了术后疼痛和上肢活动度，并减少了乳腺癌相关事件（24个月内无痛：前哨淋巴结活检92/100；腋窝切除61/100；P值不详；80~100%上肢活动度：前哨淋巴结活检100/100；腋窝切除79/100，P值不详；乳腺癌事件：前哨淋巴结活检13/259；腋窝切除21/257；P=0.13；见后面评论）[98]。治疗组之间的总生存率无显著性差异（P=0.15）[98]。

害处　一组前瞻性研究发现在前哨淋巴结检测中使用的蓝染标记液导致了一些过敏反应（31/1728[1.8%]）。这项研究发现一种倾向，蓝染液的使用量越少，过敏反应亦越少（但不显著）[99]。**与腋窝处理比较**：这项随机对照试验并未说明前哨淋巴结活检特有的害处[99]。

评论　我们没有发现有关前哨淋巴结特殊技术之间比较的随机对照试验。**与腋窝处理（淋巴结活检或清扫）比较**：2项随机对照试验中有三篇最初文献比较了淋巴结活检与腋窝处理[100-102]。第一项随机对照试验（只有摘要，5611例淋巴结阴性的乳腺癌患者）比较了前哨淋巴结切除加腋窝淋巴结清扫与单独前哨淋巴结切除。初步的技术结果认为，治疗组之间前哨淋巴结验证结果相似[100]。第二项随机对照试验（ALMANAC研究只有初步结果，淋巴结阴性的浸润性乳腺癌患者）比较了前哨淋巴结活检与传统的腋窝治疗。随机分组阶段的结果还未完全发表，但初步的结果表明，前哨淋巴结活检与标准腋窝治疗（清扫或放疗Ⓖ）相比，治疗后18个月显著减少了淋巴性水肿（上肢周经测量法）并且改善了局部皮肤感觉不适（两组结果：$P<0.0001$）[101]。这项随机对照试验观察到，在肩关节的屈曲和外展、内旋和外旋方面，治疗组间无显著性差异[101]。这项随机对照试验的阶段性结果表明，不加选择的腋窝淋巴结清扫，可能使前哨淋巴结活检的检出率受到影响[101]。在比较前哨淋巴结活检与前哨淋巴结活检加腋窝清扫的随机对照试验中，前哨淋巴结活检组中36%的患者由于前哨淋巴结的阳性状态，同样接受了腋窝淋巴结清扫。这些患者被列入与前哨淋巴结活检组进行比较分析[98]。

问　题　对局部晚期乳腺癌（ⅢB期）的治疗措施及其效果如何？

Alan Rodger

治疗选择1　对局部晚期乳腺癌的局部治疗

两项随机对照试验观察到，对乳房切除术后接受全身治疗（化疗或激素疗法）的患者，术后放疗可提高总生存率和无病生存率（5年和10年）。一项小型随机对照试验的结果显示，并未发现可靠证据证实术后接受全身治疗的患者进行术后放疗可改善其预后。一项随机对照试验观察到，没有证据可以证明对乳房切除术后未接受全身治疗的患者，进行放疗比不进行放疗可降低复发率和提高生存率。两项对局部晚期乳腺癌患者（ⅢB期）的小样本随机对照试验观察到，对术前化疗的手术病例，单独使用放疗或手术治疗作为局部疗法，在缓解率、缓解期和生存率方面的效果相似。一项小样本随机对照试验观察到，对局部晚期乳腺癌的患者，使用低剂量放疗（40Gy，15次）和使用他莫昔芬相比，在缓解或生存率上没有区别。

益处　**术后放疗**：我们未发现系统综述，但发现了4项随机对照试验[59,63,103,104]。第一项随机对照试验（184例患者，包括ⅢB期患者，接受了乳房切除术前和术后的化学激素治疗）对术后的胸壁和局部淋巴结放疗Ⓖ（5周，45~50Gy）与不放疗进行了比较[103]。但是，由于184例女性患者中43%的病例被排除，并且在放疗组中有更多的患者被排除，从而无法确定ⅢB期患者的比例。化疗引起许多并发症，包括一例死亡。这项随机对照试验观察到，局部复发或远处转移无显著性差异。但是发现，不放疗的总自然生存率显著高于放疗的总自然生存率（不化疗28.7个月；放疗组21.7个月；$P<0.05$）[103]。

由于研究质量不高，这项随机对照试验并不能得出结论。第二项随机对照试验（332例可手术的局部晚期乳腺癌患者ⓖ，接受了改良根治术和6个周期化学激素疗法且无复发；T4 38%和N2 14%）[104]对术后放疗与否进行了比较。发现复发时间或总生存率的中位值没有显著性差异（复发时间：放疗4.7年；无放疗5.2年；$P=0.68$；总生存率中位值：放疗8.3年；无放疗8.1年；$P=0.94$）[104]。放疗减少了9%的局部首次复发。第三项随机对照试验（1708例接受了乳房切除术的绝经前Ⅱ或Ⅲ期乳腺癌患者）比较了8个周期的CMFⓖ（环磷酰胺，甲氨蝶呤和氟尿嘧啶）化疗加胸壁和局部淋巴结放疗与单独化疗[59]。10年后发现，术后辅助化疗加放疗与单独化疗相比，显著减少了局部复发，并且改善了总生存率和无病生存率（复发：RR 0.27，95%CI 0.21～0.34；总生存率：放疗加化疗54%；单独化疗45%；无病生存率：放疗加化疗48%；单独化疗34%；全部对比都有显著性）[59]。第四项随机对照试验（1375例绝经后患者接受辅助他莫昔芬治疗，全部具有高危因素的乳腺癌）在123个月的中位随访期后发现，术后放疗与无放疗相比，显著减少了局部复发，并且改善了无病生存率（复发：放疗52/689 [8%]；无放疗242/686 [35%]；$P<0.001$；无病生存率：放疗36%；无放疗24%；$P<0.001$）[63]。发现放疗相比无放疗，还改善了10年总生存率（生存率：放疗45%；无放疗36%；$P=0.03$）。189例侵犯到皮肤的绝经后女性患者的亚组分析表明，放疗加莫昔芬减少了局部复发，且提高了5年和10年的总生存率和无病生存率ⓖ（复发：放疗8%；单独使用他莫昔芬34%；未述及显著性；5年无病生存率：放疗41%；他莫昔芬37%；10年无病生存率：放疗23%；他莫昔芬22%；5年生存率：放疗51%；他莫昔芬61%；10年生存率：放疗31%；他莫昔芬27%；P值不详）。但这项研究使用的是小样本的回顾性亚组分析，故结论不确定。**单独手术与单独放疗比较**：未见系统综述，但有两项随机对照试验，比较了单独手术与单独放疗的局部疗法[105,106]。第一项随机对照试验中（113例Ⅲ乳腺癌患者，67%为ⅢB期），患者接受化疗后81%可手术；将87例患者随机分为了手术或放疗两组[105]。局部治疗后，进一步给予为期2年的化疗。两组的疾病控制时间相似（手术29.2个月；放疗24.4个月；$P=0.5$），总生存率中位值相似（手术39.3个月；放疗39.0个月），首次局部复发部位也相似[105]。第二项随机对照试验（132例女性患者，91%ⅢB期，9%ⅢA期），所有患者接受化疗后，随机分为手术和放疗两组[106]。每组的总有效率是75%。两组的无复发持续时间无显著性差异（手术15个月；放疗22个月；$P=0.58$）。4年生存率相似（手术49.1个月，放疗52个月）[106]。**低剂量放疗与他莫昔芬**：未见系统综述，一项小样本随机对照试验（143例局部晚期乳腺癌的患者）比较了低剂量放疗（40Gy，15次）与他莫昔芬（20mg，每日两次）[107]。复发时改换交替治疗。这项随机对照试验表明，在有效率（$P=0.34$）、缓解时间（$P=0.76$）或生存率（$P=0.38$）方面无显著性差异[107]。

害处 局部晚期乳腺癌的放疗害处，与乳房切除术或保乳手术ⓖ后的放疗相似（见保乳手术后放疗的害处）。但是，在ⅢB期伴随皮肤受累（T4b, c, d）时，通常给予支肤更高剂量的放疗。另外，对较大的乳房通常给予更高剂量放疗（60Gy）。发生急性皮肤损害（包括潮湿性脱皮）和后期皮肤损害（色素沉着和毛细血管扩张）比没有皮肤受累的患者发生得多。

评论 关于放疗在ⅢB期乳腺癌治疗中的作用的大样本的随机对照试验，由于缺乏较高的质量，难以做出结论。已经发表的随机对照试验样本很小且处理方法不同。总结两项随机对照试验[105-106]的结果：无论单独手术还是单独放疗，在总有效率（包括对局部治疗，如手术、放疗，或二者皆有的反应以及任何最初全身治疗的效果）、缓解时间以及总生存率方面，都没有明显的优势。对那些接受全身治疗之后使局部晚期乳腺癌成为可手术的病例，以及已经进行了手术（通常是改良根治术）的患者，更难详述其术后放疗可能带来的益处。这种术后放疗有可能会减少局部（区域，如淋巴结区域被放射）复发，但不能得出会影响生存率的结论。

治疗选择2　对局部晚期乳腺癌的全身治疗

一项随机对照试验观察到，局部晚期乳腺癌患者的激素疗法（他莫昔芬或去势疗法）加放疗比单独放疗可以延迟局部复发，并提高8年生存率。一项随机对照试验观察到，与综合治疗（术前化疗、手术、放疗、他莫昔芬）相比，使用他莫昔芬加序贯解救疗法，不能改善6个月后肿瘤的进展状态。三项随机对照试验没有足够的证据能说明放疗加化疗（环磷酰胺加甲氨蝶呤加氟尿嘧啶或含蒽环类药物的方案）比单独使用放疗，更能改善局部晚期乳腺癌的生存率、无病生存率或长期局部控制。一项随机对照试验认为，辅助化疗患者与使用新辅助化疗加辅助化疗的患者，两组间无显著性差异。

益处 **全身治疗加放疗与单独放疗**：未发现系统的综述，但有三项随机对照试验[108-110]比较了放疗ⓖ与放疗加全身治疗（激素疗法，化疗，或两者皆有）。第一项随机对照试验（410例女性患者，大多数为ⅢB期）在析因设计中比较了四种治疗：放疗；放疗加化疗（12个周期的CMFⓖ[环磷酰胺，甲氨蝶呤和氟尿嘧啶]）；放疗加激素疗法（绝经前的卵巢去势，绝经后使用他莫昔芬）；还有放疗加化疗加激素疗法。放疗加化疗（$P=0.0002$）或激素疗法（$P=0.0007$）显著延迟了局部复发，而化疗和激素疗法在延迟局部复发方面有最好的效果（$P=0.0001$）。放疗加化疗或激素治疗减少了6年的局部复发（单独放疗的AR约为60%；放疗加化疗或激素治疗的AR约为50%）。放疗加化疗或激素治疗在远处转移的治疗效果上是相似的，但缺乏显著性。放疗加激素疗法显著提高了生存率中位值，但加化疗并未显著提高生存率（平均生存率：加激素疗法：4.3年；无激素疗法8年后：3.3年；HR死亡0.75，95%CI 0.59～0.96；生存率中位值：化疗3.8年；无化疗3.6年；HR死亡0.84，95%CI 0.66～1.08）。第二项随机对照试验（118例ⅢB期女性乳腺癌患者）[109]比较了三种治疗：放疗；放疗加化疗（12个周期的CMF）加他莫昔芬；还有化疗（CMF交替用阿霉素或长春新碱）之后放疗和同样的化疗加他莫昔芬。第三种治疗当中的放疗，到达皮肤的剂量和总放射量低于另外两组。经最少14年的随访，随机对照试验观察到各组间在生存率、无病生存率ⓖ，或是首次复发类型方面未见显著性差异（数据以图示；生存率：$P=0.38$；无病生存率：$P=0.26$；首次复发：$P=0.4$）[109]。第三项随机对照试验（52例T4乳腺癌患者）对放疗前使用含蒽环类药物的联合化疗与单独放疗进行了比较[110]。化疗加放疗与单独放疗相比，显著提高了局部控制率（完全缓解定义：在乳房或局部淋巴结区域无可触及的、可视的或放射学的证据）（完全缓解：化疗加放疗78.6%；单独放疗45.8%；$P=0.03$）。但是，死亡或最终随访时，无局部扩散的患者的比例是相似的（化疗加放疗57%；单独放疗50%）。两组的总生存率和远处复发时间的差异不显著。**辅助化疗与新辅助化疗加辅助化疗比较**：我们没有发现系统综述，一项随机对照试验[111]（101例可手术的T4bN0-2女性乳腺癌患者）比较了手术（标准或改良根治ⓖ）治疗后六个周期的辅助CEF（环磷酰胺，表柔比星，5-氟尿嘧啶）化疗与三个周期新辅助CEF化疗后再进行手术加三个周期的辅助CEF化疗；两组都接受了胸壁和全淋巴结的放疗[111]。25个月的中位随访期后发现，在总生存率或无病生存率之间没有显著性差异（总生存率：辅助化疗组82%；新辅助加辅助化疗组76%，$P=0.42$；无病生存率：辅助化疗组76%，而新辅助加辅助化疗组61%；$P=0.18$）[111]。**综合治疗与激素疗法**：未发现系统综述，一项随机对照试验（两个出版物[112, 13]，108例女性患者）比较了综合疗法（术前化疗，手术，放疗和他莫昔芬）与伴有最初激素疗法加后序补救治疗对进展期肿瘤的疗效[112, 113]。6个月后的客观缓解率，综合疗法高于单独使用他莫昔芬加后序补救治疗（综合治疗31/54 [57%]；单独他莫昔芬19/53 [36%]；OR 2.4, 95%CI 1.1～5.0）[112]。但是，52个月的中位随访期后发现，在生存率、转移、转移出现时间、或失控的局部疾病方面没有显著性差异。雌激素受体阳性患者有较高的总客观有效率ⓖ（雌激素受体阳性49%；雌激素受体阴性7%；P值不详）和较高的生存率（数据没有报道）[113]。

害处 许多随机对照试验中，并未说明治疗的害处（见辅助联合化疗的害处）。

评论 缺乏大样本随机对照试验以及出现局部晚期疾病（T3），即局部晚期乳腺癌ⓖ（这里定义为ⅢB期）的频率较少，因此很难作出一个结论。但是，使用CMF化疗或不同疗法结合蒽环类药物ⓖ的研究中，没有证据可以证明细胞毒化疗可提高生存率、无病生存率或对ⅢB期乳腺癌长期局部控制。尽管缺少可评价益处的证明，但化疗通常被用在对局部浸润性乳腺癌（正如上文定义的那样）的治疗上。缺乏证据的部分原因可能是与随机对照试验中的样本数量太少有关。

词汇表

辅助治疗（adjuvant treatment）：通常是指以杀伤残存的微小转移癌细胞，达到防止复发的目的，对切除原发肿瘤（在这种情况下是指对早期乳腺癌的手术）后的患者进行全身化疗、激素治疗，或二者皆有。

蒽环类药物（anthracyclines）：也称为细胞毒抗生素，与放疗一起应用于辅助治疗。蒽环类药物有阿柔比星，柔毛霉素，阿霉素，表柔比星和伊达比星。

腋窝清扫（axillary clearance）：是指对Ⅰ，Ⅱ级还有Ⅲ级腋窝淋巴结的清扫。Ⅰ级淋巴结在胸小肌外侧，Ⅱ级淋巴结在胸小肌之下，而Ⅲ级淋巴结在胸小肌内侧，位于腋尖部。

腋窝放疗（axillary radiotherapy）：通常包括对锁骨上窝的放疗。对该区域的放疗常波及其下面的肺组织，增加了放射性肺炎的危险。与胸壁或乳房进行单纯放疗相比，患急性肺炎的危险随着肺部受照射的范围增大而增高。

腋窝淋巴结活检（axillary sampling）：为了进行组织学检查，摘除四个最大的、最易触及的腋窝淋巴结。

臂丛疾病（brachial plexopathy）：臂丛的损害（通常是永久性和进展性的）。可由放疗引起，作为延迟的或晚期的事件，也可由肿瘤浸润引起。

保乳手术（breast conserving surgery）：包括乳房肿瘤切除术（最小限度的无癌切缘），扩大的局部切除（更大范围的无癌切缘）区或象限切除术（通常是大范围的无癌切缘）。

CMF（经典方案）（classical）：包括环磷酰胺，甲氨蝶呤和氟尿嘧啶（5-FU）的化疗方案。

联合化疗（combination chemotherapy）：静脉内给药，两种或多种细胞毒药物，每3～4周，共4～6个月。

无病生存率（disease free survival）：是指无局部或远处复发或无对侧疾病状态的生存。

早期浸润性乳腺癌（early invasive breast cancer）：（Ⅰ或Ⅱ期）是伴有T1或T2（肿瘤直径≤5cm，无皮肤或胸壁受累）和N0或N1（活动的腋窝淋巴结）和M0；或是伴有T3（肿瘤直径>5cm，无皮肤或胸壁受累），而只有N0和M0。

FAC：包括氟尿嘧啶（5-FU），阿霉素和环磷酰胺的化疗方案。

局部晚期乳腺癌（locally advanced breast cancer）：可手术的局部晚期乳腺癌（ⅢA期）是T3（肿瘤直径>5cm）和N1（非融合的受累的腋窝淋巴结）。局部晚期乳腺癌（ⅢB期）是伴有T4（肿瘤对皮肤和胸壁的侵犯），N2（融合的腋窝淋巴结）/N3（内乳区淋巴结受累），或两者皆有和M0，未被归类为非浸润性或早期浸润性的乳腺癌。转移性乳腺癌（Ⅳ期）是合并任何肿瘤和淋巴结的M1（任何锁骨上窝淋巴结受累或向骨、肺、肝等部位的远处转移）。

乳房肿瘤切除术（lumpectomy）：在可触及肿瘤的周围边缘1cm（肉眼可见的）的肿瘤切除。

米兰方案（Milan regimen）：一个序贯的治疗方案，单独使用蒽环类药物后序贯CMF治疗。

改良根治切除术（modified radical mastectomy）：改良根治术是乳房全切，并切除全部腋窝淋巴结，Ⅰ级到胸小肌外缘，Ⅱ级到胸小肌后上至腋尖部，Ⅲ级淋巴结到胸小肌内侧，腋窝静脉以下，直到第一肋骨。传统的改良根治术包括切除胸小肌，但如今大多数外科医生在行改良根治术时，都保留胸小肌。

新辅助化疗（neoadjuvant chemotherapy）：（又称早期药物治疗）对较大的原发肿瘤进行局部治疗（手术和/或放疗）前的化疗，使其降期（为了提高生存率，则需要乳房切除术）。

非浸润性乳腺癌（non-invasive breast cancer）：（0 期）是 Tis（原位癌，导管原位癌，小叶原位癌，或不伴有肿瘤的乳头 Paget 病）；N0（无腋窝淋巴结受累）；M0（无转移）。

卵巢去势（ovarian ablation）：使用手术，药物或放射方法抑制绝经前妇女的卵巢功能。

总客观反应率（overall objective response rate）：接受治疗的患者中出现完全缓解（所有已知的病灶，经两个方向测量完全消失至少 4 周），或部分缓解（病灶缩小>50%）的比例。

肿瘤广泛切除术（quadrantectomy）：包括肿瘤周围≥2cm 的正常乳房组织，和从外周到乳头的乳腺组织部分一并切除。

根治性乳房切除术（radical mastectomy）：乳房、胸大肌、胸小肌和腋窝内容物的切除。

放疗（radiotherapy）：是最初局部治疗的一部分。在疾病早期，放疗可以是手术的辅助治疗；对于局部晚期疾病（T4，N2），放疗可以是唯一的局部治疗。放疗可以针对乳腺或乳房切除术后的胸壁，还有腋窝的淋巴结区域、锁骨上窝或内乳区淋巴结。

前哨淋巴结活检（sentinel node biopsy）：切除淋巴引流中的第一站淋巴结，并进行病理学的癌细胞检测。

单纯乳房切除术（simple mastectomy）：乳房组织的切除，通常采用梭形皮肤切口，包括乳头和乳晕。并向下切至胸肌筋膜，但通常不包括胸肌筋膜。手术还包括乳腺尾叶的切除。除特殊情况，一般不切除淋巴结。

乳腺癌的分期（staging of breast cancer）：在一个特定时期，根据肿瘤、淋巴结和转移（TNM）诸因素进行的详细描述。将这些因素合并分类，称之为分期（0～Ⅳ）。这些病期也可在综合后更进一步明确分类（非浸润性，早期浸润性和进展期乳腺癌）。

超根治乳房切除术（supraradical mastectomy）：是指乳腺，胸大肌和胸小肌，腋窝内容物和内乳区淋巴结的切除。

全身治疗（systemic therapy）：经口或静脉内给药，并可作用于全身的治疗。

TNM 分期系统（TNM staging system）：见上面"乳腺癌的分期"。

全乳房切除术（total mastectomy）：切除全部乳房的手术。

全淋巴结放疗（total nodal irradiation）：对局部淋巴结，包括锁骨上、锁骨下和腋窝淋巴结，以及位于上部肋间的内乳区淋巴结的放疗。

UICC：国际抗癌联盟。

重要更新和修订

保乳手术后的放疗：与保乳手术加他莫昔芬比较：增加了两项随机对照试验[52,53]，分类分开。保乳手术后的放疗（减少了局部复发，并且与只进行保乳手术有相似的生存率）被分类为肯定有效。保乳手术后的放疗加他莫昔芬（减少了局部复发率）被分类为很可能有效。

参考文献

1. UICC International Union Against Cancer. *TNM classification of malignant tumours*, 6th ed. Sobin LH, Wittekind CH, eds. New York: Wiley-Liss, 2002.
2. Office for National Statistics. 2005. http://www.statistics.gov.uk/CCI/nugget.asp?ID=575&Pos=&ColRank=1&Rank=374 (last accessed 9 August 2005).
3. Easton D, Ford D. Breast and ovarian cancer incidence in BRCA-1 mutation carriers. *Am J Hum Genet* 1995;56:265–271.
4. Carter CL, Allen C, Henson DE. Relation of tumour size, lymph node status and survival in 24 740 breast cancer cases. *Cancer* 1989;63:181–187.
5. Hortobagyi GN, Ames FC, Buzdar AU, et al. Management of stage III primary breast cancer with primary chemotherapy, surgery and radiation therapy. *Cancer* 1988;62:2507–2516.
6. Rutqvist LE, Rose C, Cavallin-Stahl E. A systematic overview of radiation therapy effects in breast cancer. *Acta Oncol* 2003;42:532–545.
7. Fisher B, Dignam J, Wolmark N, et al. Lumpectomy and radiation therapy for the treatment of intraductal breast cancer: findings of the National Surgical Adjuvant Breast and Bowel Project B-17. *J Clin Oncol* 1998;16:441–452.
8. Julien JP, Bijker N, Fentiman IS, et al. Radiotherapy in breast-conserving treatment for ductal carcinoma *in situ*; first results of EORTC randomised Phase III trial 10853. *Lancet* 2000;355:528–533.
9. Houghton J, George WD, Cuzick J, et al. Radiotherapy and tamoxifen in women with completely excised ductal carcinoma in situ of the breast in the UK, Australia, and New Zealand: randomised controlled trial. *Lancet* 2003;362:95–102.
10. Fisher B, Dignam J, Wolmark N, et al. Tamoxifen in treatment of intraductal breast cancer: National Surgical Adjuvant Breast and Bowel Project B-24 randomised controlled trial. *Lancet* 1999;353:1993–2000.
11. Allred D, Bryant J, Land S, et al. Estrogen receptor expression as a positive marker of the effectiveness of tamoxifen in the treatment of DCIS: findings from NSABP Protocol B-24 [conference abstract]. San Antonio Breast Cancer Symposium, 2002.
12. Mauriac L, Durand M, Avril A, et al. Effects of primary chemotherapy in conservative treatment of breast cancer patients with operable tumours larger than 3 cm: results of a randomised trial in a single centre. *Ann Oncol* 1991;2:347–354.
13. Scholl SM, Fourquet A, Asselain B, et al. Neoadjuvant versus adjuvant chemotherapy in premenopausal patients with tumours considered too large for breast conserving surgery: preliminary results of a randomised trial. *Eur J Cancer* 1994;30A:645–652.
14. Powles TJ, Hickish TF, Makris A, et al. Randomized trial of chemoendocrine therapy started before or after surgery for treatment of primary breast cancer. *J Clin Oncol* 1995;13:547–552.
15. Fisher B, Bryant J, Wolmark N, et al. Effect of preoperative chemo-

therapy on the outcome of women with operable breast cancer. *J Clin Oncol* 1998;16:2672–2685.

16. Van der Hage JA, van de Velde CJ, Julien JP, et al. Pre-operative chemotherapy in primary operable breast cancer: results from the European Organisation for Research and Treatment of Cancer Trial 10902. *J Clin Oncol* 2001;19:4224–4237.

17. Mauriac L, MacGrogan G, Avril A, et al. Neoadjuvant chemotherapy for operable breast carcinoma larger than 3 cm: a unicentre randomized trial with a 124-month median follow-up. Institut Bergonie Bordeaux Groupe Sein (IBBGS). *Ann Oncol* 1999;10:47–52.

18. Broet P, Scholl S, De la Rochrfordiere A, et al. Short and long term effects on survival in breast cancer patients treated by primary chemotherapy: an updated analysis of a randomised trial. *Breast Cancer Res Treat* 1999;58:151–156.

19. Makris A, Powles TJ, Ashley SE, et al. A reduction in the requirements for mastectomy in a randomized trial of neoadjuvant chemoendocrine therapy in primary breast cancer. *Ann Oncol* 1998;9:1179–1184.

20. Avril A, Faucher A, Bussieres E, et al. Results of 10 years of a randomized trial of neoadjuvant chemotherapy in breast cancers larger than 3 cm. *Chirurgie* 1998;123:247–256. [In French]

21. Therasse P, Mauriac L, Welnicka-Jaskiewicz M, et al. Final results of a randomized phase III trial comparing cyclophosphamide, epirubicin, and fluorouracil with a dose-intensified epirubicin and cyclophosphamide + filgrastim as neoadjuvant treatment in locally advanced breast cancer: an EORTC-NCIC-SAKK multicenter study. *J Clin Oncol* 2003; 21:843–850.

22. Buzdar AU, Singletary SE, Theriault RL, et al. Prospective evaluation of paclitaxel versus combination chemotherapy with fluorouracil, doxorubicin, and cyclophosphamide as neoadjuvant therapy in patients with operable breast cancer. *J Clin Oncol* 1999;17:3412–3417.

23. Cocconi G, Bisagni G, Ceci G, et al. Three new active cisplatin-containing combinations in the neoadjuvant treatment of locally advanced and locally recurrent breast carcinoma: a randomized Phase II trial. *Breast Canc Res Treat* 1999;56:125–132.

24. Smith IC, Heys SD, Hutcheon A, et al. Neoadjuvant chemotherapy in breast cancer: significantly enhanced response with docetaxel. *J Clin Oncol* 2002;20:1456–1466.

25. D'Orazio AI, O'Shaughnessy J, Seidman AD. Neoadjuvant docetaxel augments the efficacy of preoperative docetaxel/cyclophosphamide in operable breast cancer: first results of NSABP-27. *Clin Breast Cancer* 2002;2:266–268.

26. Takatsuka Y, Yayoi E, Kobayashi T, et al. Neoadjuvant intra-arterial chemotherapy in locally advanced breast cancer: a prospective randomised study. *Jpn J Clin Oncol* 1994;24:20–25.

27. Webb A, Smith IE, Ahern R. A randomised Phase II trial of pre-operative navelbine/epirubicin (NE) versus navelbine/mitozantrone (NM) versus adriamycin/cyclophosphamide (AC) for early breast cancer. *Eur J Cancer* 2001;37:174.

28. Early Breast Cancer Trialists' Collaborative Group. Effects of radiotherapy and surgery in early breast cancer: an overview of the randomised trials. *N Engl J Med* 1995;333:1444–1455. Search date not reported; primary sources individual patient data from trials that began before 1985, trials identified from lists from national cancer bodies, the International Cancer Research Data Bank, hand searches of conference proceedings and reference lists, and personal contact with investigators.

29. Fisher B, Jeong JH, Anderson S, et al. Twenty-five year follow-up of a randomized trial comparing radical mastectomy, total mastectomy, and total mastectomy followed by irradiation. *N Engl J Med* 2002;347:567–575.

30. Morris AD, Morris RD, Wilson JF, et al. Breast conserving therapy versus mastectomy in early stage breast cancer: a meta-analysis of 10 year survival. *Cancer J Sci Am* 1997;3:6–12. Search date 1995, primary source Medline.

31. Veronesi U, Cascinelli N, Mariani L, et al. Twenty-year follow-up of a randomised study comparing breast-conserving surgery with radical mastectomy for early breast cancer. *N Engl J Med* 2002;347:1227–1232.

32. Fisher B, Anderson S, Bryant J, et al. Twenty-year follow-up of a randomised trial comparing total mastectomy, lumpectomy and lumpectomy plus irradiation for the treatment of invasive breast cancer. *N Engl J Med* 2002;347:1233–1241.

33. Poggi MM, Danforth DN, Sciuto LC, et al. Eighteen-year results in the treatment of early breast carcinoma with mastectomy versus breast conservation therapy: the National Cancer Institute randomised trial. *Cancer* 2003;98:697–702.

34. Sacchini V, Luini A, Tana S, et al. Quantitative and qualitative cosmetic evaluation after conservative treatment for breast cancer. *Eur J Cancer* 1991;27:1395–1400.

35. Smitt NC, Nowels KW, Zdeblick MJ, et al. The importance of the lumpectomy surgical margin status in long-term results of breast conservation. *Cancer* 1995;76:259–267.

36. Wazer DE, DiPetrillo T, Schmidt-Ullrich R, et al. Factors influencing cosmetic outcome and complication risk after conservative surgery and radiotherapy for early-stage breast carcinoma. *J Clin Oncol* 1992; 10:356–363.

37. Abner AL, Recht A, Vicini FA, et al. Cosmetic results after surgery, chemotherapy and radiation therapy for early breast cancer. *Int J Radiat Oncol Biol Phys* 1991;21:331–338.

38. Dewar JA, Benhamou S, Benhamou E, et al. Cosmetic results following lumpectomy axillary dissection and radiotherapy for small breast cancers. *Radiother Oncol* 1988;12:273–280.

39. Rochefordiere A, Abner A, Silver B, et al. Are cosmetic results following conservative surgery and radiation therapy for early breast cancer dependent on technique? *Int J Radiat Oncol Biol Phys* 1992;23:925–931.

40. Sneeuw KA, Aaronson N, Yarnold J, et al. Cosmetic and functional outcomes of breast conserving treatment for early stage breast cancer 1: comparison of patients' ratings, observers' ratings and objective assessments. *Radiother Oncol* 1992;25:153–159.

41. Ash DV, Benson EA, Sainsbury JR, et al. Seven year follow-up on 334 patients treated by breast conserving surgery and short course radical postoperative radiotherapy: a report of the Yorkshire Breast Cancer Group. *Clin Oncol* 1995;7:93–96.

42. Lindsey I, Serpell JW, Johnson WR, et al. Cosmesis following complete local excision of breast cancer. *Aust N Z J Surg* 1997;67:428–432.

43. Touboul E, Belkacemi Y, Lefranc JP, et al. Early breast cancer: influence of type of boost (electrons vs iridium-192 implant) on local control and cosmesis after conservative surgery and radiation therapy. *Radiother Oncol* 1995;34:105–113.

44. Halyard MY, Grado GL, Schomber PJ, et al. Conservative therapy of breast cancer: the Mayo Clinic experience. *Am J Clin Oncol* 1996;19:445–450.

45. Early Breast Cancer Trialists' Collaborative Group. Favourable and unfavourable effects on long-term survival of radiotherapy for early breast cancer: an overview of the randomised trials. *Lancet* 2000;355:

1757–1770. Search date not reported; primary sources individual patient data from trials that began before 1990, trials identified from lists from national cancer bodies, the International Cancer Research Data Bank, hand searches of conference proceedings and reference lists, and personal contact with investigators.

46. Malmstrom P, Holmberg L, Anderson H, et al. Breast conservation surgery, with and without radiotherapy, in women with lymph node-negative breast cancer: a randomised clinical trial in a population with access to public mammography screening. *Eur J Cancer* 2003;39:1690–1697.

47. Veronesi U, Marubini E, Mariani L, et al. Radiotherapy after breast-conserving surgery in small breast carcinoma: long-term results of a randomized trial. *Ann Oncol* 2001;12:997–1003.

48. Liljegren G, Holmberg L, Adami HO, et al, for the Uppsala–cörebro Breast Cancer Study Group. Sector resection with or without postoperative radiotherapy for stage I breast cancer: five year results of a randomised trial. *J Natl Cancer Inst* 1994;86:717–722.

49. Liljegren G, Holmberg J, Bergh, J, et al, and the Uppsala-Orebro Breast Cancer Study Group. 10-year results after sector resection with or without postoperative radiotherapy for stage I breast cancer: a randomized trial. *J Clin Oncol* 1999;17:2326–2333.

50. Lee HD, Yoon DS, Koo JY, et al. Breast conserving therapy in stage I & II breast cancer in Korea. *Breast Cancer Res Treat* 1997;44:193–199.

51. Fisher B, Bryant J, Dignam JJ, et al. Tamoxifen, radiation therapy, or both for prevention of ipsilateral breast tumor recurrence after lumpectomy in women with invasive breast cancers of one centimeter or less. *J Clin Oncol* 2002;20:4141–4149.

52. Fyles AW, McCready DR, Manchul LA, et al. Tamoxifen with or without breast irradiation in women 50 years of age or older with early breast cancer. *N Engl J Med* 2004;351:963–970.

53. Hughes KS, Schnaper LA, Berry D, et al; Cancer and Leukemia Group B; Radiation Therapy Oncology Group; Eastern Cooperative Oncology Group. Lumpectomy plus tamoxifen with or without irradiation in women 70 years of age or older with early breast cancer. *N Engl J Med* 2004;351:971–977.

54. Whelan TJ, Levine M, Julian J, et al. The effects of radiation therapy on quality of life of women with breast carcinoma: results of a randomized trial. *Cancer* 2000;88:2260–2266.

55. Rayan G, Dawson LA, Bezjak A, et al. Prospective comparison of breast pain in patients participating in a randomized trial of breast-conserving surgery and tamoxifen with or without radiotherapy. *Int J Radiat Oncol Biol Phys* 2003;55:154–161.

56. Steering Committee on Clinical Practice Guidelines for the Care and Treatment of Breast Cancer. A Canadian consensus document. *Can Med Assoc J* 1998;158(suppl 3):1–84.

57. Cuzick J, Stewart H, Rutqvist L, et al. Cause-specific mortality in long term survivors of breast cancer who participated in trials of radiotherapy. *J Clin Oncol* 1994;12:447–453. Search date not reported; primary source cause specific mortality data from unconfounded randomised trials began before 1975 (trial identification methods not reported).

58. Ragaz J, Jackson SM, Le N, et al. Adjuvant radiotherapy and chemotherapy in node-positive premenopausal women with breast cancer. *N Engl J Med* 1997;337:956–962.

59. Overgaard M, Hansen PS, Overgaard J, et al. Postoperative radiotherapy in high-risk premenopausal women with breast cancer who receive adjuvant chemotherapy. *N Engl J Med* 1997;337:949–955.

60. Hojris I, Overgaard M, Christensen JJ, et al. Morbidity and mortality of ischaemic heart disease in high-risk breast-cancer patients after adjuvant postmastectomy systemic treatment with or without radiotherapy: analysis of DBCG 82b and 82c randomised trials. Radiotherapy Committee of the Danish Breast Cancer Cooperative Group. *Lancet* 1999;354:1425–1430.

61. Winzer KH, Sauer R, Sauerbrei W, et al; German Breast Cancer Study Group. Radiation therapy after breast-conserving surgery: first results of a randomised clinical trial in patients with low risk of recurrence. *Eur J Cancer* 2004;40:998–1005.

62. Ghersi D, Simes J. Draft report of effectiveness of postmastectomy radiotherapy and risk factors for local recurrence in early breast cancer. Report to NHMRC National Breast Cancer Centre, Sydney, 1998.

63. Overgaard M, Jensen MB, Overgaard J, et al. Postoperative radiotherapy in high risk postmenopausal breast cancer patients given adjuvant tamoxifen: Danish Breast Cancer Cooperative Group DBCG 82c randomised trial. *Lancet* 1999;353:1641–1648.

64. O'Rourke S, Gaba MH, Morgan D, et al. Local recurrence after simple mastectomy. *Br J Surg* 1994;81:386–389.

65. Fowble B, Gray R, Gilchrist K, et al. Identification of a subset of patients with breast cancer and histologically positive nodes who may benefit from postoperative radiotherapy. *J Clin Oncol* 1988;6:1107–1117.

66. Houghton J, Baum M, Haybittle JL. Role of radiotherapy following total mastectomy in patients with early breast cancer: the closed trials working party of the CRC breast cancer trials group. *World J Surg* 1994;18:117–122.

67. Kaija H, Maunu P. Tangential breast irradiation with or without internal mammary chain irradiation: results of a randomised trial. *Radiother Oncol* 1995;36:172–176.

68. Gyenes G, Rutqvist LE, Liedberg A, et al. Long-term cardiac morbidity and mortality in a randomized trial of pre- and postoperative radiation therapy versus surgery alone in primary breast cancer. *Radiother Oncol* 1998;48:185–190.

69. Handley R. Carcinoma of the breast. *Ann R Coll Surg Engl* 1975;57:59–66.

70. Veronesi U, Cascinelli NM, Bufalino R, et al. Risk of internal mammary lymph node metastases and its relevance on prognosis in breast cancer patients. *Ann Surg* 1983;198:681–684.

71. Veronesi U, Valagussa P. Inefficacy of internal mammary node dissection in breast cancer surgery. *Cancer* 1981;47:170–175.

72. Bates T, Evans RGB. Report of the Independent Review commissioned by The Royal College of Radiologists into brachial plexus neuropathy following radiotherapy for breast cancer. London: Royal College of Radiologists, 1995.

73. Early Breast Cancer Trialists' Collaborative Group. Polychemotherapy for early breast cancer: an overview of the randomised trials. *Lancet* 1998;352:930–942. Search date not reported; primary sources individual patient data from trials that began before 1990, trials identified from lists from national cancer bodies, the International Cancer Research Data Bank, hand searches of conference proceedings and reference lists, and personal contact with investigators.

74. Fisher B, Anderson S, Wickerham DL, et al. Increased intensification and total dose of cyclophosphamide in a doxorubicin-cyclophosphamide regimen for the treatment of primary breast cancer: findings from national surgical adjuvant breast and bowel project B-22. *J Clin Oncol* 1997;15:1858–1869.

75. Wood WC, Budman DR, Korzun AH. Dose and dose intensity of adju-

vant chemotherapy for stage II, node-positive breast carcinoma. *N Engl J Med* 1994;330:1253–1259.
76. Bonadonna G, Zambeti M, Valagussa P. Sequential or alternating doxorubicin and CMF regimens in breast cancer with more than three positive nodes. *JAMA* 1995;273:542–547.
77. Early Breast Cancer Trialists' Collaborative Group. Tamoxifen for early breast cancer: an overview of the randomised trials. *Lancet* 1998;351:1451–1467. Search date not reported; primary sources individual patient data from trials that began before 1990, trials identified from lists from national cancer bodies, the International Cancer Research Data Bank, hand searches of conference proceedings and reference lists, and personal contact with investigators.
78. Swedish Breast Cancer Cooperative Group. Randomised trial of two versus five years of adjuvant tamoxifen for post-menopausal early stage breast cancer. *J Natl Cancer Inst* 1996;88:1543–1549.
79. Fisher B, Dignam J, Bryant J, et al. Five versus more than five years of tamoxifen therapy for breast cancer patients with negative lymph nodes and estrogen receptor-positive tumours. *J Natl Cancer Inst* 1996;88:1529–1542.
80. Stewart HJ, Forrest AP, Everington D, et al. Randomised comparison of 5 years of adjuvant tamoxifen with continuous therapy for operable breast cancer. *Br J Cancer* 1996;74:297–299.
81. Powles TJ, Hickish T, Kanis JA, et al. Effect of tamoxifen on bone mineral density measured by dual-energy x-ray absorptiometry in healthy premenopausal and postmenopausal women. *J Clin Oncol* 1996;14:78–84.
82. Swain SM. Tamoxifen: the long and short of it. *J Natl Cancer Inst* 1996;88:1510–1512.
83. Farquhar C, Marjoribanks J, Basser R and Lethaby A. High dose chemotherapy and autologous bone marrow or stem cell transplantation versus conventional chemotherapy for women with early poor prognosis breast cancer. *Cochrane Database Syst Rev* 2005, Jul 20;(3):CD003139.
84. Fisher B, Dignam J, Wolmark N, et al. Tamoxifen and chemotherapy for lymph node-negative, estrogen receptor-positive breast cancer. *J Natl Cancer Inst* 1997;89:1673–1682.
85. Goss PE, Ingle JN, Martino S, et al. A randomized trial of letrozole in postmenopausal women after five years of tamoxifen therapy for early-stage breast cancer. *N Engl J Med* 2003;349:1793–1802.
86. Baum M, Buzdar A, Cuzick J, et al. Anastrozole alone or in combination with tamoxifen versus tamoxifen alone for adjuvant treatment of postmenopausal women with early-stage breast cancer: Results of the ATAC (Arimidex, Tamoxifen Alone or in Combination) trial efficacy and safety update analyses. *Cancer* 2003;98:1802–1810.
87. Baum M, Buzdar AU, Cuzick J, et al. Anastrozole alone or in combination with tamoxifen versus tamoxifen alone for adjuvant treatment of postmenopausal women with early breast cancer: first results of the ATAC randomised trial. *Lancet* 2002;359:2131–2139.
88. Howell A, Cuzick J, Baum M, et al. Results of the ATAC (Arimidex, Tamoxifen, Alone or in Combination) trial after completion of 5 years' adjuvant treatment for breast cancer. *Lancet* 2005;365:60–62.
89. Coombes RC, Hall E, Gibson LJ, et al. A randomized trial of exemestane after two to three years of tamoxifen therapy in postmenopausal women with primary breast cancer. *N Engl J Med* 2004;350:1081–1092.
90. Howell A. Effect of anastrozole of bone mineral density: 2-years results of the 'Arimidex' (anastrozole), tamoxifen, alone or in combination (ATAC) trial. *Breast Cancer Res Treat* 2003;82:S27 (abstr 129).
91. Boccardo F, Rubagotti A, Amoroso D, et al. Anastrozole appears to be superior to tamoxifen in women already receiving adjuvant tamoxifen treatment. *Breast Cancer Res Treat* 2003;82:S6 (abstr 3).
92. Early Breast Cancer Trialists' Group. Ovarian ablation in early breast cancer: overview of the randomised trials. *Lancet* 1996;348:1189–1196. Search date not reported; primary sources individual patient data from trials that began before 1990, trials identified from lists from national cancer bodies, the International Cancer Research Data Bank, hand searches of conference proceedings and reference lists, and personal contact with investigators.
93. Chetty U, Jack W, Prescott RJ, et al. Management of the axilla in operable breast cancer treated by breast conservation: a randomised controlled trial. *Br J Surg* 2000;87:163–169.
94. Browning C, Redman S, Pillar C, et al. NHMRC National Breast Cancer Centre, Sydney 1998. Lymphoedema: prevalence risk factors and management: a review of research. Search date 1996; primary sources Medline, hand searches of article references, personal contact with key resources of article references, and personal contact with key resources.
95. Axelsson CK, Mouridzsen HT, Zedeler K. Axillary dissection at level I and II lymph nodes is important in breast cancer classification. *Eur J Cancer* 1992;28A:1415–1418.
96. Kiricuta CI, Tausch J. A mathematical model of axillary lymph node involvement based on 1446 complete axillary dissections in patients with breast carcinoma. *Cancer* 1992;69:2496–2501.
97. Steele RJC, Forrest APM, Gibson R, et al. The efficacy of lower axillary sampling in obtaining lymph node status in breast cancer: a controlled randomised trial. *Br J Surg* 1985;72:368–369.
98. Veronesi U, Paganelli G, Viale G, et al. A randomized comparison of sentinel-node biopsy with routine axillary dissection in breast cancer. *N Engl J Med* 2003;349:546–553.
99. King TA, Fey JV, Van Zee KJ, et al. A prospective analysis of the effect of blue-dye volume on sentinel lymph node mapping success and incidence of allergic reaction in patients with breast cancer. *Ann Surg Oncol* 2004;11:535–541.
100. Julian TB, Krag D, Brown A, et al. Preliminary technical results of NSABP B-32, a randomized phase III clinical trial to compare sentinel node resection to conventional axillary dissection in clinically node-negative breast cancer patients. *Proc SABCS* 2004 (abstr 14). http://www.abstracts2view.com/sabcs/ view.php?nu=BCS4L_253 (last accessed: 23 August 2005)
101. Mansel RE, Goyal A, Necombe RG, et al. Objective assessment of lymphedema, shoulder function and sensory deficit after sentinel node biopsy for invasive breast cancer: ALMANAC trial. *Breast Cancer Res Treat* 2004;88:S12 (abstr 15).
102. Goyal A, Newcombe RG, Mansel RE. Axillary Lymphatic Mapping Against Nodal Axillary Clearance (ALMANAC) Trialists Group. Clinical relevance of multiple sentinel nodes in patients with breast cancer. *Br J Surg* 2005;92:438–442.
103. Papaioannou A, Lissaios B, Vasilaros S, et al. Pre- and post-operative chemoendocrine treatment with or without post-operative radiotherapy for locally advanced breast cancer. *Cancer* 1983;51:1284–1290.
104. Olson JE, Neuberg D, Pandya KJ, et al. The role of radiotherapy in the management of operable locally advanced breast carcinoma: results of a randomised trial by the Eastern Co-operative Oncology Group. *Cancer* 1997;79:1138–1149.
105. Perloff M, Lesnick GJ, Korzun A, et al. Combination chemotherapy with mastectomy or radiotherapy for stage III breast carcinoma: a Cancer and Leukaemia Group B Study. *J Clin Oncol* 1988;6:261–269.

106. De Lena M, Varini M, Zucali R, et al. Multimodal treatment for locally advanced breast cancer. Results of chemotherapy–radiotherapy versus chemotherapy–surgery. *Cancer Clin Trials* 1981;4:229–236.
107. Willsher PC, Robertson JF, Armitage NC, et al. Locally advanced breast cancer: long term results of a randomised trial comparing primary treatment with tamoxifen or radiotherapy in post-menopausal women. *Eur J Surg Oncol* 1996;22:34–37.
108. Bartelink H, Rubens RD, Van der Schueren E, et al. Hormonal therapy prolongs survival in irradiated locally advanced breast cancer: a European Organisation for Research and Treatment of Cancer randomised Phase III trial. *J Clin Oncol* 1997;15:207–215.
109. Koning C, Hart G. Long term follow up of a randomised trial on adjuvant chemotherapy and hormonal therapy in locally advanced breast cancer. *Int J Rad Oncol Biol Phys* 1998;41:397–400.
110. Rodger A, Jack WJL, Hardman PDJ, et al. Locally advanced breast cancer: report of a Phase II study and subsequent Phase III trial. *Br J Cancer* 1992;65:761–765.
111. Deo SV, Bhutani M, Shukla NK, et al. Randomized trial comparing neo-adjuvant versus adjuvant chemotherapy in operable locally advanced breast cancer (T4 b N0–2 M0) *J Surg Oncol* 2003;84:192–197.
112. Willsher PC, Robertson JF, Chan SY, et al. Locally advanced breast cancer: early results of a randomised trial of multimodal therapy versus initial hormone therapy. *Eur J Cancer* 1997;33:45–49.
113. Tan SM, Cheung KL, Willsher PC, et al. Locally advanced primary breast cancer: medium term results of a randomised trial of multimodal therapy versus initial hormone therapy. *Eur J Cancer* 2001;37:2331–2338.

原作者

Alan Rodger
Professor
Beatson Oncology Centre and University of Glasgow
Glasgow
Department of Surgery and Molecular Oncology
Ninewells Hospital and Medical School
University of Dundee
Dundee
UK

Justin Stebbing
MRC Clinical Training Fellow
Chelsea and Westminister Hospital
London
UK

Alistair Thompson
Professor of Surgical Oncology
Department of Surgery and Molecular Oncology
Ninewells Hospital and Medical School
University of Dundee
Dundee
UK

利益冲突：去年有两家制药公司为 AR 出席一些会议提供了费用。这些公司生产一系列用于乳腺癌治疗的药品。AR 也是下列被引文献的作者，45（试验组成员），76～78（悉尼国立乳腺癌中心顾问，非共同作者），AR 也是参考文献 89 的第一作者。Astra Zeneca（阿那曲唑的生产商）；Novartis（来曲唑的生产商）；Pfizer（依西美坦的生产商）；Poche（赫赛汀的生产商）为 AT 出席研讨会提供了费用，并提供了一次演讲者费用。AT 对一些临床试验，包括对这些公司的一些产品和随之的一些出版物（本章节的一些证据源于此）等都给与了帮助。JS 的情况没有说明。

致谢：我们还要感谢原先本章的作者 J Michael Dixon。

表1 依据淋巴结和年龄/更年期状态，联合化疗与安慰剂比较的十年生存率：一篇系统综述的随机对照试验结果

	对照组（%）	化疗组（%）	绝对益处（%）	SD（%）	显著性（双侧）
年龄＜50岁					
淋巴结+	41.4	53.8	+12.4	2.4	$P<0.0001$
淋巴结-	71.9	77.6	+5.7	2.1	$P=0.01$
年龄50～69岁					
淋巴结+	46.3	48.6	+2.3	1.3	$P=0.001$
淋巴结-	64.8	71.2	+6.4	2.3	$P=0.0025$

SD（standard deviation）：标准差

表2 接受5年他莫昔芬与对照组治疗（无他莫昔芬）的女性患者的10年生存率：一篇系统综述的结果

	对照组（%）	他莫昔芬组（%）	绝对益处（%）	SD（%）	显著性（双侧）
淋巴结+	50.5	61.4	+10.9	2.5	$P<0.00001$
淋巴结-	73.3	78.9	+5.6	1.3	$P<0.00001$

SD（standard deviation）：标准差

表3 乳腺癌的分期（个别词汇在词汇表中已解释）

	TNM			分期
非浸润性	Tis	N0	M0	0
早期浸润性	T1～2	N0～1	M0	Ⅰ，ⅡA或B
	T3	N0	M0	ⅡB
进展期				
局部进展期	任何	N2	M0	ⅢA
	T3	N1～2	M0	ⅢA
	T4	N0～3	M0	ⅢB
	任何	N3	M0	ⅢB
转移性	任何	任何	M1	Ⅳ

乳腺痛

检索时间：2005年1月

原作者：Nigel Bundred　郭嘉嘉 译　佟富中　张嘉庆 校　李金锋 审

问 题

乳腺痛的治疗效果如何？

治疗措施及其效果

治疗

很可能有效
局部非甾体类抗炎药

益害相当
达那唑
孕三烯酮
促性腺激素释放激素林类似物（促黄体激素释放激素类似物）
他莫昔芬

效果不明
抗生素
饮食（低脂、高碳水化合物）
利尿剂
麦角乙脲
维生素 B_6

替勃龙
维生素 E

不太可能有效
溴隐亭
激素替代疗法（雌激素）
孕激素

很可能无效甚至有害
月见草油

将在新版中加入
其他非药物治疗（植物性雌激素，羊荆）

请参考其他有关章节
月经前期综合征

主要信息

治疗

◆ **局部非甾体类抗炎药**：一项随机对照试验发现，与安慰剂相比，局部使用双氯芬酸治疗6个月能够减轻乳腺疼痛。已有广泛共识认为局部使用非甾体类抗炎药治疗乳腺疼痛是有效和安全的，可以在药店购买。

◆ **达那唑**：一项随机对照试验发现，与安慰剂相比，使用达那唑12个月能够减轻周期性乳腺疼痛，但是增加了不良反应（体重增加、声音变低、月经过多和肌肉痉挛）。使用达那唑和他莫昔芬在减轻乳腺疼痛方面没有显著区别。

◆ **孕三烯酮**：一项随机对照试验发现，与安慰剂相比，使用孕三烯酮3个月能够减轻乳腺疼痛，但是增加了不良反应（皮肤脂溢、多毛、痤疮、乳房变小、头痛和情绪低落）。

◆ **促性腺激素释放激素类似物（促黄体激素释放激素类似物）**：一项随机对照试验发现，与安慰剂相比，注射促性脉激素释放激素能够减轻乳腺疼痛，但是增加了不良反应（阴道干燥、潮热、性欲减低、皮肤/头发脂溢、乳房变小、易怒）。

◆ **他莫昔芬**：三项随机对照试验发现的有限证据表明，与安慰剂相比使用他莫昔芬治疗乳腺疼痛更为有效。其中两项随机对照试验对药物不良反应报道，与安慰剂相比，使用他莫昔芬发生了更多的潮热和阴道分泌物，虽然两组间的差异未达到统计学意义。一项随机对照试验发现 10mg 他莫昔芬比 20mg 他莫昔芬不良反应小，治疗效果相似。一项随机对照试验发现，使用他莫昔芬和达那唑治疗乳腺疼痛，效果没有显著区别。对四个大规模乳腺癌预防试验结果进行的 Meta 分析发现，长期使用他莫昔芬增加静脉血栓栓塞形成的风险。在英国和美国，他莫昔芬不允许用于治疗乳腺疼痛。

◆ **抗生素**：我们没有发现证据充分的有关抗生素治疗乳腺疼痛效果的随机对照试验或系统综述。

◆ **饮食（低脂、高碳水化合物）**：一项小型随机对照试验提供了有限证据，表明与正常饮食组相比，摄取6个月低脂肪、高碳水化合物饮食能够减少月经前乳腺肿胀和乳腺触痛的自觉症状。但是6个月的观察中经前期乳腺肿胀，乳腺触痛的自觉症状和体检发现的乳腺结节，在两组间没有显著差异。

- ◆ **利尿剂**：我们没有发现随机对照试验或系统综述对利尿剂治疗乳腺疼痛的效果提供充分的证据。
- ◆ **麦角乙脲**：一项方法当较差的随机对照试验提供了有限证据，与对照组相比使用2个月马来酸麦角乙脲（多巴胺激动剂）能够减轻乳腺疼痛。
- ◆ **维生素 B_6**：我们没有发现证据充分的有关维生素 B_6 治疗乳腺疼痛效果的随机对照试验或系统综述。
- ◆ **替勃龙**：一项随机对照试验发现，与安慰剂组相比使用替勃龙12个月对于减轻乳腺疼痛没有显著区别。
- ◆ **维生素 E**：我们没有发现证据充分的有关维生素 E 治疗乳腺疼痛效果的随机对照试验或系统综述。
- ◆ **溴隐亭**：一项退出率较高的随机对照试验和一项小规模交叉设计随机对照试验提供有限证据表明，与安慰剂相比溴隐亭（多巴胺激动剂）能够减轻乳腺疼痛。两项试验发现溴隐亭与安慰剂相比，不良反应的发生率明显增加。不良反应包括：恶心、呕吐、眩晕、体位性低血压和便秘。其中一项随机对照试验发现，与安慰剂相比溴隐亭组因不良反应而停药退出试验的患者更多。虽然这种差异并没有达到统计学意义。因为不良反应发生率较高并且令患者难以忍受，溴隐亭目前很少应用，美国食品和药物管理局（FDA）已经撤销溴隐亭用于此项治疗的许可。
- ◆ **激素替代疗法（雌激素）**：我们没有发现有安慰剂对照组的有关激素替代疗法治疗乳腺疼痛的随机对照试验。激素替代疗法与乳腺癌发病风险增加、静脉血栓栓塞和胆囊疾病相关。
- ◆ **孕激素**：两项小规模的交叉设计随机临床试验发现，孕激素乳霜、醋酸甲孕酮片和安慰剂相比，治疗乳腺疼痛效果没有显著差异。
- ◆ **月见草油**：一项随机对照试验发现，使用6个月月见草油与安慰剂相比，两者在减轻乳腺疼痛的效果方面没有显著差异。因为月见草油没有明确效果，英国药物安全委员会已经取消了其处方许可，但是仍然允许在非处方药店购买。

定义 乳腺疼痛可以分为周期性乳腺痛（月经前疼痛加重）和非周期性乳腺痛（与月经周期无关）[1,2]。周期性痛通常为双侧，外上象限症状最重，并且有可能牵涉到上肢内侧[1-3]。非周期性痛可能由真正的乳腺疼痛或胸壁肋软骨痛引起[1,2,4]。特殊乳腺病理改变和与乳腺无关的牵引痛不在本节进行总结。

发病率/患病率 70%的妇女在一生中会出现乳腺疼痛症状[1,2]。在美国，1171名就诊于妇科诊所的女性中，69%有周期性乳腺不适，11%症状严重，36%曾经因乳腺疼痛就诊[2]。

病因/危险因素 乳腺疼痛在 30～50 岁女性中最常见[1,2]。

预后 20%～30%患者在乳腺疼痛出现后的3个月内临床症状自然缓解[5]。疼痛症状容易复发并且时轻时重，60%患者在接受治疗后2年内出现症状复发[1]。非周期性疼痛治疗效果不佳，但是50%患者可以自然缓解[1]。

治疗目的 以最小的不良反应为前提，减少乳腺疼痛和提高生活质量。

结局 乳腺疼痛评分基于每个月乳腺严重疼痛（2分）和轻度疼痛（1分）的天数；乳腺疼痛、乳腺沉重或乳腺触痛视觉模拟评分；调查表。

方法 采用《临床证据》2005年1月的文献检索和评价方案。总体证据显得不足，在没有获得高质量证据之前，一些质量较差的方法学证据也被包括在内（已在文中注明）。本文包含了所有具有质量较好的系列试验，并且我们已经将其中有意义的非英语文章进行了翻译。研究包含所有定义的乳腺疼痛，并且在文中注明。

问题　乳腺痛的治疗效果如何？

治疗选择 1　饮食（低脂、高碳水化合物）

一项小型随机对照试验提供了有限证据，表明与正常饮食组相比，摄取6个月低脂肪、高碳水化合物饮食能够减少月经前乳腺肿胀和乳腺触痛的自觉症状。但是6个月的观察中经前期乳腺肿胀，乳腺触痛的自觉症状和体检发现的乳腺结节在两组间没有显著差异。

益处 我们没有发现相关系统综述。一项小型随机对照试验（21名因严重周期性乳腺疼痛5年以上而就诊于加拿大某诊所的女性），对6个月低脂肪饮食（脂肪占全部热量的15%，同时增加复杂碳水化合物维持总热量摄入）与常规饮食（依照《加拿大饮食指南》的健康饮食原则，不特殊限制脂肪摄入量）进行比较[6]。两组中各有一名女性退出试验，不在统计分析之内。此项实验发现，6个月后低脂肪、高碳水化合物组女性主诉经期前乳腺肿胀与常规饮食组相比明显减少（6个月后乳腺肿胀：低脂肪饮食组 5/10[50%]，常规饮食组 9/9[100%]；NNT 2，95%CI 2～9）。同时发现，6个月低脂饮食的女性，主诉经期前乳腺疼痛与常规饮食组相比明显减少（低脂饮食组6/10[60%]，常规饮食组9/9[100%]；NNT 3，95%CI 2～9）但是6个月试验结果表明，经前期乳腺肿胀和乳腺触痛的自觉症状和体检发现的乳腺结节在两组间没有显著差异（低脂肪饮食组 6/10[60%]，常规饮食组 2/9[22%]；RR 2.7，95%CI 0.8～4.1）[6]。

害处 我们没有发现相关的随机对照试验[6]。

评论 低脂饮食可能会难以长时间坚持。

治疗选择 2　月见草油

一项随机对照试验发现,与安慰剂相比使用月见草油6个月对于减轻乳腺疼痛效果方面没有显著差异。因为月见草油没有明确效果,英国药物安全委员会已经取消其处方许可,但是仍然允许其在非处方药店购买。

益处 与安慰剂相比较:我们发现两项相关随机对照试验[7,8],其中一项质量较差[8],将在下文中提到(见评论)。高质量的随机对照试验(112名每个月乳腺疼痛至少5天的女性患者)采用析因设计比较四种不同治疗方法的效果:月见草油与安慰剂组;鱼油与安慰剂组;鱼油与月见草油组;单独安慰剂组[7]。6个月时观察乳腺疼痛程度和频率,没有发现月见草油与安慰剂之间有显著差异(乳腺疼痛天数减少的百分比:月见草油 12%,安慰剂 14%;$P=0.73$;治疗前乳腺疼痛严重程度减轻的百分比:月见草油 0.06%,安慰剂 0.08%;$P=0.83$)。

害处 随机对照试验表明月见草油不良反应与安慰剂相似(50%的不良反应为胃肠道不良反应,所有不良反应的绝对危险:月见草油 14/30(47%),安慰剂 13/30(43%);P值没有报道)[7]。一项质量较差的随机对照试验和一项随机开放观察试验表明,月见草油和安慰剂引起的不良反应主要为腹胀,二者由不良反应引起的治疗中止的发生率相似(3%)[5,8]。

评论 一项质量较差的随机对照试验观察了72名女性,使用3个月月见草油或安慰剂后续贯使用3个月月见草油[8]。该试验报道,经治疗后周期性乳腺疼痛在乳腺痛、乳腺触痛和乳腺结节方面有所好转,而非周期性乳腺疼痛没有改善。但是此项试验的方法不十分科学,而后修改了入组标准、亚组分析和排除条件,并且使用了基线比较的方法(该试验中治疗反应最好的患者基础症状最重)。我们发现一项相关的随机开放观察试验,但该试验是以总结形式进行的报道,因此难以得到准确的数据资料[5]。英国药物安全委员会因为月见草油没有明确效果,已经取消其处方许可,但是仍然允许其在非处方药店购买[9]。一项在《临床证据》搜索时间之后发表的随机对照试验比较了四种治疗方案的效果:月见草油和抗氧化剂;月见草油;单用抗氧化剂;单用安慰剂[10]。此项试验结果支持了药物安全委员会的结论:月见草油用于治疗乳腺疼痛是无效的(N Bundred,个人信息)。《临床证据》将会在后期正式对这篇文章进行综述。

治疗选择 3　达那唑

一项随机对照试验发现,与安慰剂相比,使用达那唑12个月能够减轻周期性乳腺疼痛,但是增加了不良反应(体重增加、声音变粗、月经过多和肌肉痉挛)。使用达那唑和他莫昔芬在减轻乳腺疼痛方面没有显著区别。

益处 我们没有发现相关系统综述。我们发现了一项以门诊病人为对象的高质量随机对照试验,从中选择93名具有严重周期性乳腺疼痛症状的女性作为试验对象[11]。**与安慰剂比较**:此随机对照试验比较三种不同方案治疗6个月的效果:达那唑 200mg/d,他莫昔芬 10mg/d和安慰剂。结果表明治疗结束时,达那唑组疼痛减轻50%以上的患者明显多于安慰剂组(疼痛缓解:达那唑组 21/32[66%],安慰剂组 11/29[38%];RR 1.7,95%CI 1.0~2.9;NNT 4,95%CI 2~29)。治疗12个月后发现,两组间治疗效果的差异仍然具有统计学意义(1年后疼痛缓解:达那唑组12/32[38%],安慰剂组 0/29[0%];NNT 3,95%CI 2~5)。**与他莫昔芬比较**:上述试验在6个月治疗结束时发现,达那唑和他莫昔芬缓解乳腺疼痛的效果方面没有统计学差异(达那唑组 21/32[66%],他莫昔芬组 23/32[72%];RR 0.9,95% CI 0.7~1.3)[11]。

害处 达那唑组的不良反应明显高于安慰机组[11]。达那唑的不良反应包括:具有统计学意义的体重增加(达那唑组10/32[31%],安慰剂组 1/29[3%];$P=0.006$);没有统计学意义的声音变低(达那唑组 4/32[13%],安慰剂组 0/29[0%];$P=0.11$),月经过多(达那唑组 4/32[13%],安慰剂组 0/29[0%];$P=0.11$)和肌肉痉挛(达那唑组 3/32[9%],安慰剂组 0/29[0%];$P=0.24$)[11]。

评论 虽然我们没有发现直接证据,但是目前共识认为,出现不良反应后,减少达那唑用量至100mg/d并且将用药时间限制在月经前2周内,能够避免出现不良反应[11,12]。服用达那唑时应采取非激素性避孕措施,因为达那唑有促胎儿男性化发育的副作用[13]。

治疗选择 4　溴隐亭

一项退出率较高的随机对照试验和一项小规模交叉设计随机对照试验提供有限证据表明,与安慰剂相比溴隐亭(多巴胺激动剂)能够减轻乳腺疼痛。两项试验发现溴隐亭较安慰剂相比,不良反应的发生率明显增加。不良反应包括:恶心、呕吐、眩晕、体位性低血压和便秘。其中一项随机对照试验发现,与安慰剂相比溴隐亭组因不良反应而停药退出试验的患者更多。虽然这种差异并没有达到统计学意义。因为不良反应发生率较高并且令患者难以忍受,溴隐亭目前很少应用,美国食品和药物管理局(FDA)已经撤销溴隐亭用于此项治疗的许可。

益处 我们没有发现相关系统综述,但是检索到两项随机对照试验[14,15]。欧洲随机对照试验以门诊病人为对象(272患有乳腺弥漫性纤维囊性病变的绝经前女性),对溴隐亭(2.5mg,2次/天)与安慰剂治疗效果进行了比较[14]。治疗3个月和6个月后发现,以视觉模拟自我评分为标准对乳腺疼痛、乳腺触痛和乳房沉重感进行自我评估(结果以图示),溴隐亭缓解乳腺疼痛的效果明显优于安慰剂。但是此试验结果很可能被较高的出组率所影响（见下文）。第二项交叉设计随机对照试验（10名女性），同样发现溴隐亭在减轻乳腺疼痛方面明显优于安慰剂（交叉后：$P<0.02$；交叉前结果没有报道）[15]。

害处 上述大规模的随机对照试验发现溴隐亭的不良反应发生率明显高于安慰剂（溴隐亭61/135[45%]；安慰剂41/137[30%]，RR 1.5，95% CI 1.1～1.9；NNH 7，95% CI 4～29）[14]。溴隐亭组因为不良反应退出试验的比例明显高于安慰剂组（溴隐亭15/135[11%]；安慰剂8/137[6%]，RR 1.9，95% CI 0.8～4.3）。不良反应包括恶心（溴隐亭32%，安慰剂13%），眩晕（溴隐亭12%，安慰剂7%），体位性低血压和便秘。总之，该试验的退出率很高（详见下文）。第二项随机对照试验发现，溴隐亭组恶心和呕吐的发生率为8/10（80%），而安慰剂组的发生率为0/10（0%）[15]。曾经有使用溴隐亭回乳引发卒中和死亡的报道，美国食品和药物管理局已经取消了溴隐亭用于回乳的许可[16]。

评论 治疗剂量溴隐亭带来的不良反应发生率过高并且难以忍受，已经超过其治疗作用，因而这种药物现在已经很少应用。上述大规模的一项临床对照试验并没有维持原随机对照分组进行分析，并且试验总退出率较高（退出率：溴隐亭49/135[36%]，安慰剂36/137[26%]；RR 1.4，95% CI 1.0～2.0）[14]。

治疗选择5　麦角乙脲

一项方法学较差的随机对照试验提供了有限证据，与对照组相比使用2个月马来酸麦角乙脲（多巴胺激动剂）能够减轻乳腺疼痛。我们没有发现有关他汀类药物在低危人群中预防冠心病的随机对照试验。

益处 一项双盲随机对照试验（60名有乳腺疼痛症状的绝经前女性）对马来酸麦角乙脲（200μg/d）和安慰剂2个月治疗进行比较发现，马来酸麦角乙脲明显提高了乳腺疼痛视觉模拟评分分数（马来酸麦角乙脲27/30[90%]，安慰剂10/3[33%]；RR 2.7，95% CI 1.6～4.5，NNT 2，95%CI 2～3；详见下文）[17]。

害处 治疗第一个月中，马来酸麦角乙脲组恶心的发生率高于安慰剂组，但是没有统计学差异（马来酸麦角乙脲5/30[17%]，安慰剂3/30[10%]；RR 1.7，95% CI 0.4～6.4）[17]。

评论 此项试验以每十个连续患者为一组，治疗药物和安慰剂的编号不同，将各种治疗效果混杂在一起。以第一个月内症状减轻＞25%或第二个月内减轻＞50%为治疗有效[17]。

治疗选择6　激素替代疗法

我们没有发现有安慰剂对照组的有关激素替代疗法治疗乳腺疼痛的随机对照试验。激素替代疗法与乳腺癌发病风险增加、静脉血栓栓塞和胆囊疾病相关。

益处 我们没有发现研究激素替代疗法治疗乳腺疼痛的相关系统综述或随机对照试验。

害处 见心肌缺血事件二级预防一节中激素替代疗法的害处。

评论 一项随机对照试验（44名有或没有乳腺疼痛症状的绝经后女性）发现，激素替代疗法（经皮吸收雌激素涂剂50μg，2次/周，3周/月；加孕激素5mg/d，每周期12天/月）与替勃龙相比（2.5mg/d，使用1年），明显增加了乳腺疼痛的发生率（问卷调查表评估：激素替代疗法53%，替勃龙5%；$P<0.02$）[18]。

治疗选择7　局部非甾体类抗炎药

一项随机对照试验发现，与安慰剂相比，局部使用双氯芬酸治疗6个月能够减轻乳腺疼痛。已有广泛共识认为局部使用非甾体类抗炎药治疗乳腺疼痛是有效和安全的，可以在药店购买。

益处 我们发现一项随机对照试验，其研究对象为108名有周期性或非周期性乳腺疼痛的女性。该研究发现使用双氯芬酸6个月与安慰剂相比能够明显减轻乳腺疼痛（视觉模拟量表评分评价乳腺疼痛减轻程度，0分[没有疼痛]到10分[无法忍受的疼痛]）。周期性疼痛患者：双氯芬酸5.87，安慰剂1.30；$P=0.0001$；非周期性疼痛患者：双氯芬酸6.33，安慰剂1.12；$P=0.0001$。疼痛完全缓解患者的比例：周期性疼痛患者：双氯芬酸14/30 [47%]，安慰剂0/30 [0%]；$P=0.0001$；非周期性疼痛患者：双氯芬酸12/24 [50%]，安慰剂0/24 [0%]；$P=0.0001$）[19]。

害处 该试验没有发现局部使用双氯芬酸有相关不良反应[19]。

评论 目前已经广泛共识，非甾体类抗炎药在治疗乳腺疼痛方面是有效且耐受性良好。这一类药物很容易在药店买到[19]。

治疗选择8　替勃龙

一项随机对照试验发现，和安慰剂组相比，使用替勃龙12个月对于减轻乳腺疼痛没有显著区别。

益处 **与安慰剂相比**：我们没有发现相关系统综述，但是发现一项随机对照试验，其研究对象为64名使用激素替代疗法继发乳腺疼痛的女性[20]。该研究发现，替勃龙治疗12个月与安慰剂相比，对于乳腺疼痛或乳腺触痛症状的改善没有明显差别。两项症状均以视觉模拟量表评分衡量：0分（没有症状）到10分（非常严重）；乳腺触痛症状平均评分：使用替勃龙12个月前后平均评分分别为7.9和4.1，使用安慰剂组12个月前后平均评分分别为7.4和3.8，P值没有报道；乳腺疼痛症状评分：使用替勃龙12个月前后平均评分分别为6.1和2.9，使用安慰剂组12个月前后平均评分分别为5.7和2.7，

P 值没有报道。**与激素替代疗法相比**：我们没有发现相关随机对照试验。

害处 **与安慰剂相比**：该随机对照试验发现，替勃龙和安慰剂 2 个月相比阴道出血发生的风险相似：替勃龙 6/31 [19%]，安慰剂 4/30 [13%]。该试验没有发现其他不良反应[20]。

评论 替勃龙是一种人工合成类固醇，具有雌激素、孕激素和弱的雄性激素作用，可以作为激素替代疗法药物[21]。详见激素替代疗法一节。

治疗选择 9　他莫昔芬

三项随机对照试验发现的有限证据表明，与安慰剂相比使用他莫昔芬治疗乳腺疼痛更为有效。其中两项随机对照试验对药物不良反应报道，与安慰剂相比，使用他莫昔芬发生更多的潮热和阴道分泌物，虽然两组间的差异未达到统计学意义。一项随机对照试验发现 10mg 他莫昔芬比 20mg 他莫昔芬不良反应小，治疗效果相似。一项随机对照试验发现，使用他莫昔芬和达那唑治疗乳腺疼痛，效果没有显著区别。对四个大规模乳腺癌预防试验结果进行的 Meta 分析发现，长期使用他莫昔芬增加静脉血栓栓塞形成的风险。在英国和美国，他莫昔芬不允许用于治疗乳腺疼痛。

益处 我们没有发现相关系统综述。**与安慰剂相比**：我们发现三项随机对照试验[11, 22, 23]。一项以 60 名有乳腺周期性疼痛的绝经前女性为研究对象的双盲随机对照试验发现，3 个月时以视觉模拟量表评分评估，他莫昔芬（20mg/d）组乳腺疼痛缓解率明显高于安慰剂组（他莫昔芬 22/31 [71%]，安慰剂 11/29 [38%]，RR 1.9，95% CI 1.1～3.1；NNT 3，95% CI 2～13)[23]。第二项随机对照试验研究对象为 93 名女性，比较他莫昔芬、达那唑和安慰剂的效果[11]。该试验发现他莫昔芬组在治疗结束时、6 个月后和 12 个月后效果良好（疼痛评分减少 50% 以上）的比例明显高于安慰剂组（治疗结束 6 个月后疼痛缓解：他莫昔芬 23/32 [72%]，安慰剂 11/29 [38%]，RR 1.9，95%CI 1.1～3.2；NNT 3，95%CI 1～10）。第三项随机对照试验以 88 名 22～44 岁女性为研究对象[22]，该试验发现使用他莫昔芬 8 个月能够明显增加疼痛完全缓解的比例。他莫昔芬完全缓解为 40/44（90%），安慰剂 0/44（0%)[22]，但是该试验没有对疼痛缓解评价方法进行清楚的定义。**剂量反应**：一项随机对照试验以 301 名有周期性乳腺疼痛症状超过 6 个月的女性为研究对象[24]。在月经周期的第 15～25 天给予他莫昔芬 10mg/d 和 20mg/d，共 3 个月。该试验发现二者缓解疼痛的效果没有显著性差异（他莫昔芬 10mg 组：127/155（82%），他莫昔芬 20mg 组：107/142（75%），RR 1.09，95%CI 0.96～1.18）。另一项随机对照试验以 60 名女性为研究对象，比较他莫昔芬 10mg/d 和 20mg/d，3 个月和 6 个月，对周期性和非周期性乳腺疼痛治疗效果进行比较[25]。该试验 3 个月结果没有发现两组间反应率有显著性差异（疼痛缓解：他莫昔芬 10mg 组：12/14（86%），他莫昔芬 20mg 组：14/15（93%），RR 0.9，95%CI 0.4～1.1）。**与达那唑相比较**：见达那唑益处。

害处 前两项随机对照试验发现他莫昔芬 20mg 组发生潮热和阴道分泌物增多的不良反应发生率比安慰剂组高，但是并没有统计学意义[11, 23]。第一项随机对照试验发现他莫昔芬组潮热和阴道分泌物增多的发生率高于安慰剂组[23]。潮热发生率：他莫昔芬 8/31 [26%]，安慰剂 3/29 [10%]，RR 2.5，95%CI 0.7～8.5；阴道分泌物增多：他莫昔芬 5/31 [16%]，安慰剂 2/29 [7%]，ARI 9.2%，RR 2.3，95%CI 0.5～11.0[23]。第二项随机对照试验发现他莫昔芬 20mg 与安慰剂比，潮热和阴道分泌物增多的不良反应发生率显著增加[11]（潮热发生率：他莫昔芬组 8/32 [25%]，安慰剂组 3/29 [10%]，RR 2.4，95%CI 0.7～8.3；阴道分泌物增多：他莫昔芬组 5/32（16%），安慰剂组 2/29（7%），RR 2.3，95%CI 0.5～10.8）。见乳腺癌治疗一节中他莫昔芬的不良反应。第三项随机对照试验没有报道有明显的不良反应[22]。对四个最大的乳腺癌预防试验进行的 Meta 分析发现，长期应用他莫昔芬 20mg/d 与静脉血栓栓塞相关[26]。**剂量反应**：月经周期第 15～25 天应用他莫昔芬 20mg/d 与 10mg/d 比较，前者不良反应发生率更高[24, 25]。最大一项随机对照试验发现，使用 20mg/d 他莫昔芬不良反应发生率明显高于 10mg/d[24]（他莫昔芬 20mg/d：94/142 [66%]，他莫昔芬 10mg/d：80/155 [52%]，RR 1.28，95%CI 1.06～1.56；NNT 6，95%CI 3～28）。不良反应主要为潮热和胃肠道功能紊乱，潮热：他莫昔芬 20mg/d：绝对风险 54/142（38%），他莫昔芬 10mg/d：绝对风险 33/155（21%），RR 1.79，95%CI 1.24～2.58；NNT 6，95%CI 3～16；胃肠道功能紊乱：他莫昔芬20mg/d：AR 54/142（38%），他莫昔芬 10mg/d：AR 30/155（19%），RR 1.79，95%CI 1.34～2.88；NNT 6，95%CI 4～12。

评论 他莫昔芬在英国和美国是不允许应用于治疗乳腺疼痛的。由于不良反应发生率过高，目前达成共识认为，他莫昔芬的使用应该在医学监测下不超过 6 个月，同时应该采取适当的非激素类避孕措施。孕期妇女应该避免使用他莫昔芬，因为其有可能致胎儿畸形[27]。

治疗选择 10　促性腺激素释放激素类似物（促黄体激素释放激素类似物）

一项随机对照试验发现，与安慰剂相比注射促性腺激素释放激素能够减轻乳腺疼痛，但是增加了不良反应（阴道干燥，潮热，性欲减低，皮肤 / 头发脂溢，乳房变小，易激惹）。

益处 我们发现一项随机对照试验，以 147 名具有乳腺疼痛症状的绝经前女性为研究对象[28]。该试验发现促性腺激素释放激素皮下注射 6 个月与安慰剂相比，能够明显减轻乳腺疼痛。乳腺疼痛程度以 Cardiff 乳腺疼痛量表评估，每个月经周期严重乳腺疼痛的平均天数：促性腺激素释放激素从 17.6 天降至 5.9 天（从治疗开始起降低 67%），安慰剂从 18.4 天降至 12.0 天（从治疗开始起降低 35%）；$P=0.0001$[28]。

乳腺痛

害处	该项试验发现，促性腺激素释放激素皮下注射组阴道干燥、潮热、性欲下降、头发皮肤脂溢、乳房体积减小和易怒不良反应的发生率高于安慰剂组；而情绪低落、紧张、头痛、多毛、痤疮和踝关节水肿的发生率与安慰剂组相似或略少于安慰剂组（没有报道相关统计学意义）[28]。阴道干燥发生率：促性腺激素释放激素22%，安慰剂13%；潮热发生率：促性腺激素释放激素58%，安慰剂16%；性欲减低发生率：促性腺激素释放激素28%，安慰剂7%；头发和皮肤脂溢发生率：促性腺激素释放激素18%，安慰剂9%；乳房体积减小发生率：促性腺激素释放激素16%，安慰剂9%；易怒发生率：促性腺激素释放激素24%，安慰剂17%；情绪低落发生率：促性腺激素释放激素16%，安慰剂18%；紧张发生率：促性腺激素释放激素18%，安慰剂20%；头痛发生率：促性腺激素释放激素50%，安慰剂52%；多毛发生率：4%，安慰剂0%；痤疮发生率：促性腺激素释放激素14%，安慰剂11%；踝关节水肿发生率：促性腺激素释放激素14%，安慰剂22%；不良反应的显著性来报道[28]。
评论	目前达成广泛共识，促性腺激素释放激素可以限制性用于治疗不能忍受的严重的难治性乳腺疼痛。同时应用替勃龙或激素替代疗法可以减轻多数不良反应。

治疗选择 11　孕三烯酮

一项随机对照试验发现，与安慰剂相比，使用孕三烯酮3个月能够减轻乳腺疼痛，但是增加了不良反应（皮肤脂溢，多毛，痤疮，乳房变小，头痛和情绪低落）。

益处	**与安慰剂比较：**我们没有发现相关系统综述。但是我们检索到一项双盲随机对照试验，该试验研究对象为145名门诊就诊的具有周期性乳腺疼痛症状的绝经前女性患者[29]。此试验发现，与安慰剂比较，孕三烯酮3个月治疗能够明显减轻乳腺疼痛。使用视觉模拟量表评价乳腺疼痛程度：0分＝没有疼痛，10分＝最严重疼痛；乳腺疼痛严重程度平均分：孕三烯酮由59.5分降至11.0分，安慰剂由58.2分降至36.7分；$P<0.0001$。
害处	**与安慰剂相比：**此项随机对照试验发现孕三烯酮不良反应发生率明显高于安慰剂，至少出现一项不良反应：孕三烯酮组44%而安慰剂组仅为14%，RR 2.96，95%CI 1.70～4.40。药物不良反应包括：皮肤脂溢：孕三烯酮组13例，安慰剂组2例；多毛：孕三烯酮组10例，安慰剂组3例；痤疮：孕三烯酮组9例，安慰剂组2例；月经间阴道出血：孕三烯酮组7例，安慰剂组0例；声音改变：孕三烯酮组5例，安慰剂组1例；性欲减低：孕三烯酮组5例，安慰剂组3例；乳房体积减小：孕三烯酮组3例，安慰剂组0例；头痛：孕三烯酮组4例，安慰剂组0例；情绪低落：孕三烯酮组2例，安慰剂组0例；乏力：孕三烯酮组2例，安慰剂组0例[27]。
评论	孕三烯酮是一种人工合成类固醇，具有雄性激素和抗雌、孕激素的作用[21]。

治疗选择 12　孕激素

两项小规模的交叉设计随机临床试验发现，孕激素乳霜、醋酸甲孕酮片和安慰剂相比，治疗乳腺疼痛效果没有显著差异。

益处	我们发现两项相关随机对照试验[30,31]。第一项随机对照试验以26名周期性乳腺疼痛症状持续超过6个月的女性为研究对象，进行交叉设计试验。所有患者给予醋酸甲基孕酮片剂20mg/d，6个月，观察2个月后仍然有乳腺疼痛症状的患者随机分为两组，在月经周期第10～26天口服醋酸甲基孕酮片剂20mg/d或安慰剂，3个月后两组进行交换继续治疗3个月[30]。该试验发现在交叉试验前后，两组症状视觉模拟量表评分均没有显著差异（数据以图示），试验总退出率为15%。第二项随机对照试验以80名乳腺疼痛持续2个月以上的女性为研究对象，进行交叉设计试验[31]。将研究对象随机分为两组，月经周期第10天至下一个月经周期开始，每天使用1%孕激素乳霜或安慰剂，连续治疗3个月。以视觉模拟量表为评分标准，每天对症状严重程度进行记录。交叉试验前统计学分析没有发现两组治疗效果间有显著性差异（具体数字资料没有报道，见下文）。
害处	第一项随机对照试验发现，5名女性服用醋酸甲基孕酮组时出现不良反应，5名服用安慰剂时出现不良反应，1名女性服用两种药物时均出现不良反应[30]。不良反应症状主要为形容不清的月经前症状，文章没有进一步具体描述。第二项试验没有对不良反应情况进行报道。
评论	第二项随机对照试验提供的统计分析资料不够充足，且退出率为7/32（22%）[31]。两项随机对照试验均为小样本试验，退出率较高，选择期，因而限制了其临床证据的可推广性[30,31]。

治疗选择 13　维生素 B_6

我们没有发现证据充分的有关维生素 B_6 治疗乳腺疼痛效果的随机对照试验或系统综述。

益处	我们没有发现相关系统综述或高质量的随机对照试验。
害处	我们没有发现相关随机对照试验。
评论	无。

治疗选择 14　利尿剂

我们没有发现证据充分的有关利尿剂治疗乳腺疼痛效果的随机对照试验或系统综述。

益处　我们没有发现相关系统综述或高质量的随机对照试验。
害处　我们没有发现相关随机对照试验。
评论　无。

治疗选择 15　抗生素

我们没有发现证据充分的有关抗生素治疗乳腺疼痛效果的随机对照试验或系统综述。

益处　我们没有发现相关系统综述或高质量的随机对照试验。
害处　我们没有发现相关随机对照试验。
评论　无。

治疗选择 16　维生素 E

我们没有发现证据充分的有关维生素 E 治疗乳腺疼痛效果的随机对照试验或系统综述。

益处　我们没有发现相关系统综述或高质量的随机对照试验。
害处　我们没有发现相关随机对照试验。
评论　无。

参考文献

1. Gateley CA, Mansel RE. Management of the painful and nodular breast. *Br Med Bull* 1991;47:284-294.
2. Ader DN, Shriver CD. Cyclical mastalgia: prevalence and impact in an outpatient breast clinic sample. *J Am Coll Surg* 1997;185:466-470.
3. Harding C, Osundeko O, Tetlow L, et al. Hormonally-regulated proteins in breast secretions are markers of target organ sensitivity. *Br J Cancer* 2000;2:354-360.
4. Maddox PR, Harrison BJ, Mansel RE, et al. Non-cyclical mastalgia: improved classification and treatment. *Br J Surg* 1989;76:901-904.
5. Pye JK, Mansel RE, Hughes LE. Clinical experience of drug treatments for mastalgia. *Lancet* 1985;1:373-377.
6. Boyd NF, McGuire V, Shannon P, et al. Effect of a low-fat high-carbohydrate diet on symptoms of cyclical mastopathy. *Lancet* 1988;2:128-132.
7. Blommers J, de Lange-De Klerk ES, Kuik DJ, et al. Evening primrose oil and fish oil for severe chronic mastalgia: a randomized, double-blind, controlled trial. *Am J Obstet Gynecol* 2002;187:1389-1394.
8. Preece PE, Hanslip JI, Gilbert L, et al. Evening primrose oil (Efamol) for mastalgia. In: Horrobin D, ed. *Clinical uses of essential fatty acids*. Montreal: Eden Press, 1982:147-154.
9. What's new: Epogam and Efamast (gamolenic acid) withdrawal of marketing authorisations. www.mca.gov.uk/whatsnew/epogam.htm (last accessed 15 September 2004).
10. Goyal A, Mansel RE, on behalf of the Efamast Study Group. A Randomized multicenter study of gamolenic acid (Efamast) with and without antioxidant vitamins and minerals in the management of mastalgia. *Breast J* 2005;11:41-47.
11. Kontostolis E, Stefanidis K, Navrozoglou I, et al. Comparison of tamoxifen with danazol for treatment of cyclical mastalgia. *Gynecol Endocrinol* 1997;11:393-397.
12. Maddox PR, Harrison BJ, Mansel RE. Low-dose danazol for mastalgia. *Br J Clin Pract* 1989;68:43-47.
13. Anonymous. Danazol. In: *The ABPI compendium of data sheets and summaries of product characteristics*. London: Datapharm Publications, 1999-2000:1395.
14. Mansel RE, Dogliotti L. European multicentre trial of bromocriptine in cyclical mastalgia. *Lancet* 1990;335:190-193.
15. Blichert-Toft M, Anderson AN, Henrikson OB, et al. Treatment of mastalgia with bromocriptine: a double blind crossover study. *BMJ* 1979;1:237.
16. Arrowsmith-Lowe T. Bromocriptine indications withdrawn. *FDA Med Bull* 1994;24:2.
17. Kaleli S, Aydin Y, Erel CT, et al. Symptomatic treatment of premenstrual mastalgia in premenopausal women with lisuride maleate: a double-blind placebo-controlled randomized study. *Fertil Steril* 2001;75:718-723.
18. Colacurci N, Mele D, De Franciscis P, et al. Effects of tibolone on the breast. *Eur J Obstet Gynecol Reprod Biol* 1998;80:235-238.
19. Colak T, Ipek T, Kanik A, et al. Efficacy of topical nonsteroidal anti-inflammatory drugs in mastalgia treatment. *J Am Coll Surg* 2003;196:525-530.
20. Palomba S, Di Carlo C, Morelli M, et al. Effect of tibolone on breast symptoms resulting from postmenopausal hormone replacement therapy. *Maturitas* 2003;45:267-273.
21. Parfitt K, ed. *Martindale. The complete drug reference*, 32nd ed. London: Pharmaceutical Press, 1999:1447-1448.
22. Grio R, Cellura A, Geranio R, et al. Clinical efficacy of tamoxifen in the treatment of premenstrual mastodynia. *Minerva Ginecol* 1998;50:101-103.
23. Fentiman IS, Caleffi M, Brame K, et al. Double-blind controlled trial of tamoxifen therapy for mastalgia. *Lancet* 1986;1:287-288.
24. GEMB Group. Tamoxifen therapy for cyclical mastalgia: dose randomised trial. *Breast* 1997;5:212-213.
25. Fentiman IS, Hamed H, Caleffi M, et al. Dosage and duration of tamoxifen treatment for mastalgia: a controlled trial. *Br J Surg* 1988;75:845-846.
26. Cuzick J, Powles T, Veronesi U, et al. Overview of the main outcomes in breast cancer prevention trials. *Lancet* 2003;361:296-300.

27. Anonymous. Nolvadex. In: *The ABPI compendium of data sheets and summaries of product characteristics*. London: Datapharm Publications Ltd, 1999-2000:1799.
28. Mansel RE, Goyal A, Preece P, et al. European randomized, multicenter study of goserelin (Zoladex) in the management of mastalgia. *Am J Obstet Gynecol* 2004;191:1942-1949
29. Peters F. Multicentre study of gestinone in cyclical breast pain. *Lancet* 1992;339:205-208.
30. Maddox PR, Harrison BJ, Horobin JM, et al. A randomised controlled trial of medroxyprogesterone acetate in mastalgia. *Ann R Coll Surg Engl* 1990;72:71-76.
31. McFadyen IJ, Raab GM, Macintyre CC, et al. Progesterone cream for cyclic breast pain. *BMJ* 1989;298:931.

原作者

Nigel Bundred

Professor in Surgical Oncology

University of Manchester Department of Surgery

South Manchester University Hospital

Manchester

UK

利益冲突：Nigel Bundred 医生曾接受过研制他莫昔芬的阿斯利康（AstraZeneca）制药公司提供的参加会议和举行教育培训有关的报酬。Nigel Bundred 医生还曾经接受西尔制药公司提供的参加座谈会和作为讲者的报酬。

外阴阴道念珠菌病

检索时间：2004年11月
原作者：Des Spence　梁旭东 译　王建六 校　石一复 审

问　题

非妊娠妇女急性外阴阴道念珠菌病的治疗效果如何？
非妊娠妇女复发性外阴阴道念珠菌病的治疗效果如何？

治疗措施及其效果

治疗

肯定有效
阴道用咪唑制剂
口服氟康唑
口服伊曲康唑

很可能有效
阴道用制霉菌素

效果不明
阴道冲洗
大蒜素
阴道用硼酸制剂
阴道用茶树油
含乳酸杆菌的酸乳酪

不太可能有效
口服酮康唑
通过治疗男性性伴侣来解除女性的症状及预防症状复发

预防复发

很可能有效
口服氟康唑

口服伊曲康唑

效果不明
阴道冲洗
大蒜素
阴道用硼酸制剂
阴道用咪唑制剂
阴道用茶树油
含乳酸杆菌的酸乳酪

不太可能有效
口服酮康唑
通过治疗男性性伴侣来解除女性的症状及预防症状复发

将在新版中加入
补充及选择性治疗
绝经后妇女的治疗
妊娠期妇女的治疗
糖尿病妇女的治疗
艾滋病感染妇女的治疗

见词汇表 **G**

主要信息

治疗

◆ **阴道用咪唑制剂**：五项随机对照试验发现，同安慰剂相比阴道内使用咪唑制剂（布康唑，克霉唑，咪康唑，噻康唑，特康唑）1～5周后可减少外阴阴道念珠菌病的持续症状。研究还发现各种阴道咪唑制剂的有效性没有显著性的差异。随机对照试验没有明确的证据显示短期及长期治疗（1～14天）症状持续性有任何差别。随机对照试验显示使用阴道咪唑制剂与口服氟康唑，伊曲康唑或酮康唑在症状缓解上也无显著性差异。随机对照试验显示阴道使用咪唑制剂较少出现恶心、头痛及腹痛，但是外阴刺激及阴道排液比口服氟康唑及酮康唑多。两项随机对照试验在对比阴道用咪康唑及阴道用制霉菌素时提供的证据不充分。

◆ **口服氟康唑**：没有发现口服氟康唑与安慰剂或不治疗或经阴道用制霉菌素相比的随机对照试验。一篇系统综述显示口服氟康唑或口服伊曲康唑及阴道用咪唑类相比，经过1～12周治疗，外阴阴道念珠菌病的持续症状无显著性差异。其显示口服氟康唑同阴道用咪唑类相比较多出现恶心、头痛及腹痛，较少出现外阴刺激及阴道排液。一项质量较差的随机对照试验比较口服氟康唑及伊曲康唑的证据不充分。一篇系统综述显示口服氟康唑及口服酮康唑在外阴阴道念珠菌病持续症状或不良反应上无显著性差异。

- ◆ **口服伊曲康唑**：一项随机对照试验显示治疗1周后同安慰剂相比口服伊曲康唑可减少外阴阴道念珠菌病的持续症状。一篇系统综述显示口服氟康唑或口服伊曲康唑及阴道用咪唑制剂，经过1～12周外阴阴道念珠菌病的持续症状无显著性差异。一项方法学较差的随机对照试验比较口服伊曲康唑及氟康唑的证据不充分。
- ◆ **阴道用制霉菌素**：一项随机对照试验显示同安慰剂相比，阴道使用制霉菌素14天后可减少部分妇女的症状。两项比较阴道用制霉菌素及阴道用咪唑制剂的随机对照试验提供的证据不充分。一项随机对照试验显示4周时，阴道用制霉菌素并不比硼酸治疗增加临床的治愈率，但没有给出阴道用制霉菌素同阴道用硼酸相比的不良反应的信息。没有发现比较阴道用制霉菌素、口服氟康唑、伊曲康唑或酮康唑的随机对照试验。
- ◆ **阴道冲洗**：没有发现对于复发性外阴阴道念珠菌病妇女阴道冲洗的随机对照试验。阴道冲洗可以出现严重的后遗症，包括盆腔炎症疾病、子宫内膜炎、异位妊娠、淋病及衣原体感染。
- ◆ **大蒜素**：没有发现在急性外阴阴道假丝酵母菌的妇女应用大蒜素治疗的随机对照试验。
- ◆ **阴道用硼酸制剂**：一项随机对照试验显示，同阴道使用制霉菌素相比，4周后阴道用硼酸增加临床治愈率。但没有给出阴道用硼酸与阴道用制霉菌素不良反应方面的信息。阴道用硼酸可引起皮肤刺激。
- ◆ **阴道用茶树油**：没有发现对于急性外阴阴道假丝酵母菌感染的妇女阴道内使用茶树油的随机对照试验。
- ◆ **含乳酸杆菌的酸乳酪**：没有发现对于急性外阴阴道假丝酵母菌感染的妇女使用含乳酸杆菌的酸乳酪的随机对照试验。
- ◆ **口服酮康唑**：没有发现比较口服酮康唑和安慰剂或不进行治疗的随机对照试验。一篇系统综述及两项随机对照试验显示口服酮康唑与阴道用咪唑类在持续症状上无显著性差异，同时显示口服酮康唑可引起更多的恶心、疲劳及头痛，但外阴刺激较少。一项随机对照试验显示口服酮康唑与阴道用益康唑相比，更多的妇女在4周后出现持续的症状。一项随机对照试验显示口服酮康唑与氟康唑相比，在持续性症状及不良反应方面没有显著性差异。病例报道酮康唑有引起暴发性肝炎的风险（1/12 000的治疗由于口服酮康唑引起），一致认为在外阴阴道念珠菌病的妇女使用酮康唑弊大于利。
- ◆ **通过治疗男性性伴侣来解除女性的症状及预防症状复发**：随机对照试验显示治疗或不治疗男性性伴侣，对于急性外阴阴道念珠菌病妇女在治疗1～4周后症状解除及治疗4~5周后的症状复发方面无显著性差异。

预防复发

- ◆ **口服氟康唑**：一项随机对照试验显示，同使用安慰剂相比氟康唑治疗6个月后能减少症状的复发，增加临床治愈率。
- ◆ **口服伊曲康唑**：一项随机对照试验显示同使用安慰剂相比，每月预防性口服伊曲康唑6个月后可减少外阴阴道念珠菌病症状的复发。一项方法学较差的开放性随机对照试验在比较每两周预防性使用口服伊曲康唑及阴道用克霉唑提供的证据不充分。
- ◆ **阴道冲洗**：没有发现在复发外阴阴道念珠菌病妇女关于阴道冲洗的随机对照试验。阴道冲洗可引起严重的后遗症，包括盆腔炎症疾病、子宫内膜炎、异位妊娠、淋病及衣原体感染。
- ◆ **大蒜素**：没有发现在复发性外阴阴道念珠菌病使用大蒜素的随机对照试验。
- ◆ **阴道用硼酸制剂**：没有发现在复发性外阴阴道念珠菌病阴道内使用硼酸制剂的随机对照试验。
- ◆ **阴道用咪唑制剂**：有两项随机对照试验比较了规律性使用安慰剂及阴道用克霉唑来预防外阴阴道念珠菌病症状复发，但提供的证据不充分。一项随机对照试验显示在每个月预防性阴道内使用克霉唑与需要时进行治疗相比，6个月后阴道炎症状复发的次数没有显著性的差异，虽然每个月进行预防性治疗的妇女发作次数少一些。随机对照试验不足以判断临床重要的差别。更多的妇女愿意需要时进行治疗。一项随机对照研究比较预防性规律性阴道用克霉唑同口服伊曲康唑作用的证据不充分。
- ◆ **阴道用茶树油**：没有发现在复发性外阴阴道念珠菌病阴道用茶树油的随机对照试验。
- ◆ **含乳酸杆菌的酸乳酪**：一篇系统综述收入了2项质量较差的交叉性随机对照试验，在复发性外阴阴道念珠菌病妇女饮食中含有乳酸杆菌的酸乳酪的治疗作用提供的证据不充分。口服酸乳酪对于乳糖不耐受的妇女可以引起胃肠道功能的紊乱。没有关于阴道用乳酸杆菌的随机对照试验。
- ◆ **口服酮康唑**：一项随机对照试验显示与使用安慰剂相比，在月经期口服5天酮康唑（每日400mg）或持续性小剂量使用6个月，可减少外阴阴道念珠菌病症状的复发。这些益处和增加的害处相关，包括罕见的暴发性肝炎的病例（1/12 000治疗是由于口服酮康唑引起的），公认为在外阴阴道念珠菌病的妇女使用酮康唑弊大于利。
- ◆ **通过治疗男性性伴侣来解除女性的症状及预防症状复发**：一项随机对照试验显示其男性性伴侣是否治疗，对接受酮康唑治疗的妇女在12个月后症状的复发率方面没有显著性的差异。

定义   **外阴阴道念珠菌病**：定义为症状性阴道炎（阴道感染），常累及外阴，由念珠菌属感染引起。主要的症状是外阴瘙痒及异常的阴道排液（可以是小的奶酪样物质或水样分泌物）。同其他形式阴道炎的鉴别需要在显微镜下找到阴道分泌物的酵母菌。**复发性外阴阴道念珠菌病**：通常定义为1年出现4次或更多次的症状发作[1]。研究应排除无症状的阴道念珠菌属的定居。

发病率/患病率 外阴阴道念珠菌病是除细菌性阴道病外第二种最常见的阴道炎。其发生率的评估受到限制，经常可从医院临床工作中获得。有报道无症状的患病率可达到10%[2]，妇女主述的病史中一生中至少患一次外阴阴道念珠菌病的比例可高达72%[3]。复发的症状较常见，但由念珠菌引起的病例仅占1/3[4]。

病因/危险因素 白色念珠菌占到念珠菌性阴道炎病例的85%～90%。发展成为有症状的外阴阴道念珠菌病可能表示先前定居在阴道内的不引起症状的念珠菌增加了。外阴阴道念珠菌病的危险因素包括妊娠、糖尿病及全身应用抗生素。不同类型的避孕药在危险因素方面是矛盾的。外阴阴道念珠菌病在性生活开始时发生率增高，但是没有发现直接的证据显示外阴阴道念珠菌病是性传播性疾病[5,6,7]。

预后 发现仅有很少的关于未治疗的外阴阴道念珠菌病的自然病史。主要的并发症是不适，有排尿或性交时疼痛。在患假丝酵母菌性阴道炎的妇女的性伴侣中可发生龟头炎，但是较罕见。

治疗目的 以最小的不良反应为前提，通过治疗减轻症状。

结局 **急性外阴阴道念珠菌病：** 治疗后计算短期（5～15天）或中期（3～6周）临床治愈率。临床治愈的定义在随机对照试验中是变化的，但通常包括症状完全解除及念珠菌培养阴性。在治疗男性性伴侣的选择方面，我们通过培养阳性来证实症状的复发。**复发性外阴阴道念珠菌病：** 通过培养阳性来确定不良反应，生活质量及症状的复发。

方法 采用《临床证据》2004年11月文献检索及评估方案，通过与施贵宝公司的信息部门联系检索制霉菌素的随机对照试验[8]。这些随机对照试验的大多数参与者来自于目标人群（例如，回答关于非妊娠妇女的问题，搜索排除妊娠妇女的随机对照试验或妊娠妇女所占比例<20%）。研究排除了感染HIV的妇女。许多随机对照试验排除了患有糖尿病的妇女。随机对照试验仅限于妇女有念珠菌性阴道病的症状及实验室确定念珠菌感染。

问题 非妊娠妇女急性外阴阴道念珠菌病的治疗效果如何？

治疗选择1 阴道用咪唑制剂

五项随机对照试验发现，同安慰剂相比阴道内使用咪唑制剂（布康唑，克霉唑，咪康唑，噻康唑，特康唑）1～5周后可减少外阴阴道念珠菌病的持续症状。研究还发现各种阴道咪唑制剂的有效性没有显著性的差异。随机对照试验没有明确的证据显示短期及长期治疗（1～14天）症状持续性有任何差别。随机对照试验显示使用阴道咪唑制剂与口服氟康唑，伊曲康唑或酮康唑在症状缓解上也无显著性差异。随机对照试验显示阴道使用咪唑制剂较少出现恶心、头痛及腹痛，但是外阴刺激及阴道排液比口服氟康唑及酮康唑多。两项随机对照试验在对比阴道用咪康唑及阴道用制霉菌素时提供的证据不充分。

益处 **同安慰剂相比：** 一篇系统综述（检索的时间为1993年[9]，3项随机对照试验[10,12]）和另外3项随机对照试验（见网络版表格A）[13,14,15]。系统综述没有进行Meta分析。5项随机对照试验显示，同安慰剂相比阴道用咪唑类（布康唑，克霉唑，咪康唑，噻康唑，特康唑）治疗1～5周后可显著减少外阴阴道念珠菌病的持续症状[10,11,12,14,15]。但是，仅有两项随机对照试验[14,15]维持原随机对照分析。第六项随机对照试验（95名妇女）显示使用克霉唑及安慰剂治疗5周，症状上没有显著性差异，但是结果没有维持原随机对照分析，随访率较低（62/95 [65%]）[13]。**相互之间对比：** 一篇系统综述（检索日期为1993年[9]，12项随机对照试验[10,11,16-25]）及24项额外的随机对照试验（见网络版表格B）[26-49]。许多随机对照试验样本太小以至于不能判断临床结果的重要差别。按影响预后的风险因子的患病率，每一项随机对照试验选择的人群不同（例如，先前有糖尿病或有复发性外阴阴道念珠菌病病史），对一系列的结果进行了评估。随机对照试验没有证据显示各种咪唑类制剂在有效性方面有任何差异。**治疗时间：** 我们发现一篇系统综述（检索日期为1993年[9]，14项随机对照试验[11,16-18,22,50,58]）及7项另外的随机对照试验[59-65]比较了使用相同的阴道咪唑类制剂，持续不同的时间（1～14天）。这些随机对照试验在有持续性症状的部分妇女的差别不一致，但试验样本太小以至于不能判断临床结果的重要差别。**同口服氟康唑或伊曲康唑相比：** 一篇系统综述（检索日期为2000年，7项随机对照试验，1247名妇女）显示在口服氟康唑或伊曲康唑及阴道用咪唑类（克霉唑，咪康唑，益康唑）症状持续5～15天（口服氟康唑或伊曲康唑124/627 [20%]，阴道用咪唑制剂121/620 [20%]；RR 1.00，95% CI 0.95～1.06）或2～12周（口服氟康唑或伊曲康唑74/432 [17%]，阴道用咪唑制剂71/404 [18%]；RR 1.04，95% CI 0.95～1.07，见下面的评论）没有显著性差异[66]。**同口服酮康唑相比：** 见口服酮康唑的益处。**同阴道用制霉菌素相比：** 没有发现系统综述。有两项随机对照试验[26,27]。第一项随机对照试验（70名妇女）在部分有持续症状的妇女使用克霉唑（100mg，14天）及高浓度制霉菌素阴道乳剂（100万单位，每日一次，连用7天），4周后没有显著性差异（制霉菌素2/33 [6%]，克霉唑1/37 [3%]，OR 2.24，95% CI 0.23～22.40）[26]。第二项随机对照试验（292名妇女）比较6项治疗措施及效果：阴道用克霉唑，阴道用益康唑，阴道用咪康唑，口服咪康唑加阴道用制霉菌素，口服制霉菌素加阴道用制霉菌素，阴道单独用制霉菌素[67]。结果显示经过6个月比较各项治疗措施症状的复发没有显著性差异（阴道用克霉唑18/53 [34%]，阴道用益康唑16/34 [47%]，阴道用咪康唑18/80 [22%]，口服咪康唑加阴道用制霉菌素6/31 [19%]，口服制霉菌素加阴道用制霉菌素14/49 [28%]，阴道单独用制霉菌素26/45 [58%]，报告没有显著性，CI没有报告），随机对照试验可能在各种治疗间无法判断临床重要的差别[26, 67]。

害处 有在使用阴道咪康唑治疗时造成意外怀孕的病例报道,阴道用药物具有潜在损坏橡胶避孕套及隔膜的风险,这主要是由于脂肪赋形剂可用作载体[68]。**同安慰剂相比**:比较安慰剂及阴道用咪唑制剂的随机对照试验没有报道有任何不良反应[10-15]。最常见的不良反应是外阴刺激。大多数随机对照试验没有报道服用安慰剂的妇女特异性不良反应发生的频率。在一项随机对照试验,口服安慰剂的妇女比使用阴道咪唑类制剂更常见不良反应(不良反应:口服安慰剂9/22,主要是恶心、头痛;阴道使用咪唑类:1/23,外阴刺激)[12]。**与口服氟康唑或伊曲康唑比较**:综述收入的两项大的随机对照试验显示[66]口服氟康唑同阴道用咪唑类制剂相比[69, 70]增加恶心、头痛及腹痛的发生。第一项随机对照试验(429名妇女)显示单剂量口服150mg氟康唑超过14天同阴道用克霉唑每日100mg连用7天相比显著增加不良反应(口服氟康唑59/217 [27%],阴道用克霉唑37/212 [17%];OR 1.75,95%CI 1.11~2.75;NNH 11,95%CI 6~54)[69]。口服氟康唑更易发生的个别事件是头痛(口服氟康唑12%,阴道用克霉唑9%),腹痛(口服氟康唑7%,阴道用克霉唑3%),恶心(口服氟康唑4%,阴道用克霉唑0%)。第二项随机对照试验(235名妇女)显示同阴道用益康唑相比,口服氟康唑显著增加恶心及其他胃肠道症状(口服氟康唑9/121 [7%],阴道用益康唑2/114 [2%];OR 3.55,95%CI 1.06~11.90),但是阴道用益康唑显著增加外阴局部的烧灼感及阴道排液(口服氟康唑3/121 [2%],阴道用益康唑25/114 [22%];OR 0.16,95%CI 0.07~0.35)[70]。第三项随机对照试验(369名妇女)通过回顾性研究显示无论口服氟康唑或克霉唑,不良反应很小(口服氟康唑8/188 [4%],口服克霉唑9/181 [5%])[71]。综述收入的第四项随机对照试验(双盲,81名妇女)显示口服伊曲康唑及阴道用益康唑的妇女不良反应没有显著性差异(口服伊曲康唑4/40 [10%],阴道用益康唑8/41 [20%];OR 0.48,95%CI 0.14~1.61)[72]。**阴道用制霉菌素**:第一项随机对照试验显示阴道用克霉唑或阴道用制霉菌素无不良反应[26]。第二项随机对照试验没有给出关于不良反应的信息[67]。

评论 大多数随机对照试验样本较少,其中许多试验方法较差(随机性较差,不能做到隐蔽或双盲,治愈的标准基于真菌学结果而不是症状)。排除了所有仅根据真菌学结果来判断治愈的随机对照试验,并需要阴道用咪唑类的试验。**与口服氟康唑或口服伊曲康唑比较**:综述并没有报告单独口服氟康唑或伊曲康唑的结果[66]。

治疗选择 2　口服氟康唑

没有发现比较口服氟康唑与安慰剂及不治疗的随机对照试验。一篇系统综述显示在使用口服氟康唑或伊曲康唑及阴道用咪康唑相比治疗外阴阴道念珠菌病后1~12周,在持续症状上没有显著性差异。这项研究显示口服氟康唑同阴道用咪唑制剂相比,较多出现恶心、头痛及腹痛,但较少出现外阴刺激及阴道排液。一项比较口服氟康唑及口服伊曲康唑质量较差的随机对照试验提供的证据不充分。一篇系统综述显示口服氟康唑及口服酮康唑治疗外阴阴道念珠菌病的持续性症状及不良反应方面没有显著性差异。

益处 **同安慰剂相比**:没有发现系统综述或随机对照试验。**同阴道用咪康唑相比**:见阴道用咪唑类的益处。**同口服伊曲康唑相比**:没有发现系统综述,但发现一项随机对照试验(86名妇女)[73]。这项随机对照试验显示单一剂量口服氟康唑150mg同口服伊曲康唑200mg连用3天在部分妇女的治愈率没有显著性差异(7天时口服氟康唑13/38 [34%],伊曲康唑16/32 [50%];P=0.18)(21天时口服氟康唑18/38 [47%],伊曲康唑17/32 [53%],P=0.63,见下面的评论)。**同口服酮康唑相比**:见口服酮康唑的益处。**同阴道用制霉菌素相比**:没有发现系统综述或随机对照试验。

害处 **同阴道用咪唑类制剂相比**:见阴道用咪唑类制剂的害处。**同口服伊曲康唑相比**:随机对照试验显示口服氟康唑及口服伊曲康唑不良反应的发生率相似,包括胃肠道功能紊乱、盆腔痛、失眠、焦虑及皮疹[73]。**同口服酮康唑相比**:见口服酮康唑的害处。

评论 **同阴道用咪唑类制剂相比**:见阴道用咪唑类制剂的评论。**同口服伊曲康唑相比**:在这项随机对照试验中,接受口服氟康唑的妇女基线症状评分显著高于口服伊曲康唑的妇女(口服氟康唑为9.03,口服伊曲康唑7.03;P=0.003);这使得这项结果很难解释[73]。

治疗选择 3　口服伊曲康唑

一项随机对照试验显示同安慰剂相比口服伊曲康唑治疗一周后可减少外阴阴道念珠菌病的持续症状。一篇系统综述显示经过1~12周,口服伊曲康唑或口服氟康唑及阴道用咪唑制剂持续性症状没有显著性差异。一项方法学较差的随机对照试验比较口服伊曲康唑及口服氟康唑的证据不充分。

益处 **同安慰剂相比**:发现一篇系统综述(检索日期为2000年)[66],其中一项随机对照试验(90名妇女)比较了三种治疗措施及其效果:口服伊曲康唑,阴道用克霉唑及安慰剂[12]。这项随机对照试验显示口服伊曲康唑(200mg/d,连用3天)同安慰剂相比,治疗一周后可显著减少部分妇女的持续症状(口服伊曲康唑13/48 [27%],口服安慰剂12/22 [55%];P<0.05)。**同阴道用咪唑类制剂相比**:见阴道用咪唑类制剂的益处。**同口服氟康唑相比**:没有发现系统综述或随机对照试验。**同阴道用制霉菌素相比**:没有发现系统综述或随机对照试验。

害处 **同安慰剂相比**:这篇系统综述[66]收入的随机对照试验显示同阴道用克霉唑相比,伊曲康唑显著增加部分妇女的不良反应(伊曲康唑17/50 [34%],克霉唑1/23 [4%];OR 4.83,95%CI 1.55~15.1),发生率增加的不良反应有恶心(14%)、头痛（12%）、头晕（6%）及肿胀（6%）[12]。**同阴道用咪唑类制剂相比**：见阴道用咪唑类制剂的害处。

评论　**同阴道用咪唑类制剂比较**：见阴道用咪唑类制剂的评论。

治疗选择 4　口服酮康唑

没有发现口服酮康唑与安慰剂或不进行治疗的随机对照试验。一篇系统综述与两项随机对照试验显示口服酮康唑与阴道用咪唑制剂在持续症状上没有显著性差异，同时发现口服酮康唑可引起更多的恶心、疲劳、头痛，但较少出现外阴刺激。一项随机对照试验显示同阴道用益康唑相比口服酮康唑4周后，更多的妇女有持续性症状。一项随机对照试验显示口服酮康唑与口服氟康唑相比，在持续性症状或不良反应上没有显著性差异。病例报道酮康唑与暴发性肝炎的风险相关（1/12 000治疗与口服酮康唑相关）；一致认为在外阴阴道念珠菌病妇女使用酮康唑弊大于利。

益处　没有发现口服酮康唑与安慰剂相比的系统综述或随机对照试验。**同阴道用咪唑类制剂相比**：发现一篇系统综述（在1993年[9]检索，4项随机对照试验[74-77]，280名妇女）和三项其他的随机对照试验[78,79,80]（见网络版表格C）。系统综述的结论是口服治疗在消除念珠菌感染同局部治疗一样有效，但没有比较临床结局[9]。这篇系统综述包括的4项随机对照试验[74-77]及两项附加的随机对照试验[78,79]显示在口服酮康唑与阴道用克霉唑、咪康唑、噻康唑在治疗1～4周后的持续症状没有显著性差异。一项随机对照试验显示口服酮康唑同阴道用益康唑相比治疗4周后有更多的妇女有持续性症状。**与口服伊曲康唑相比**：没有发现系统综述或随机对照试验。**与口服氟康唑相比**：发现一篇系统综述（检索时间1993年[9]，1项随机对照试验[81]，183名妇女）。这项随机对照试验显示在口服酮康唑（400mg/d，连用5天）及口服氟康唑（单次剂量150mg）治疗后部分妇女持续症状没有显著性差异（治疗5～16天：酮康唑17/72 [24%]，氟康唑17/80 [21%]；OR 1.15，95%CI 0.53～2.45）（治疗27～62天：酮康唑14/72 [19%]，氟康唑14/76 [18%]；OR 1.07，95%CI 0.47～2.43）[81]。**同阴道用制霉菌素相比**：没有发现系统综述或随机对照试验。

害处　观察性研究发现无症状的肝酶升高常见于口服酮康唑者，其中大约1/12 000的暴发性肝炎由此引起[82]。**与阴道用咪唑类制剂相比**：大多数随机对照试验给出的不良反应的信息较少[74-78,80]。在这些随机对照试验中，13名口服酮康唑的妇女出现恶心、疲劳、头痛或腹痛，2名使用阴道克霉唑的妇女有外阴刺激或阴道出血。一项随机对照试验（151名妇女）同阴道使用克霉唑相比[79]，口服酮康唑更易出现头痛（口服酮康唑23%，阴道用克霉唑4%）、恶心（口服酮康唑22%，阴道用克霉唑1%）、腹部不适（口服酮康唑14%，阴道用克霉唑7%）、疲劳（口服酮康唑7%，阴道用克霉唑2%；CI未报道）。**与口服氟康唑相比**：随机对照试验（183名妇女）显示口服酮康唑与口服氟康唑恶心的发生率相近（氟康唑9/92 [10%]，13/91 [14%]；可信区间未报道）[81]。

评论　出现严重肝炎的可能性比较罕见，但一致认为在外阴阴道念珠菌病的妇女口服酮康唑可能弊大于利。

治疗选择 5　阴道用制霉菌素

一项随机对照试验显示治疗14天后，同安慰剂相比阴道用制霉菌素可减少部分妇女的症状。两项比较阴道用制霉菌素及阴道用咪唑类的随机对照试验提供的证据不充分。一项随机对照试验显示治疗4周后，同硼酸相比阴道用制霉菌素不增加临床治愈率。这项研究没有给出同阴道用硼酸相比，阴道用制霉菌素的不良反应。没有发现比较阴道用制霉菌素、口服氟康唑、伊曲康唑或酮康唑的随机对照试验。

益处　**同安慰剂相比**：没有发现系统综述，但有一项随机对照试验比较了阴道用制霉菌素及安慰剂[8]。这项随机对照试验（50名妇女）显示，同安慰剂相比阴道用制霉菌素（500 000IU，每日2次，连用14天）显著减少症状缓解被划分为"较差"的妇女的比例（制霉菌素2/25 [8%]，安慰剂10/25 [40%]，ARR 32%，95%CI 8%～56%；OR 0.18，95%CI 0.05～0.65；NNT 3，95%CI 2～12）。**同阴道用咪唑类制剂相比**：见阴道用咪唑类制剂的益处。**同口服氟康唑，伊曲康唑或酮康唑相比**：没有发现系统综述或随机对照试验。**同硼酸相比**：见阴道用硼酸的益处。

害处　**同安慰剂相比**：随机对照试验在使用阴道制霉菌素的50名妇女中未发现不良反应的报道[8]。

评论　无。

治疗选择 6　含乳酸杆菌的酸乳酪：口服或阴道使用

没有发现用含乳酸杆菌的酸乳酪治疗急性外阴阴道念珠菌病的随机对照试验。

益处　发现一篇系统综述（检索时间2002年），没有随机对照试验[83]。

害处　这篇综述说明对于乳糖不耐受的妇女口服酸乳酪可引起胃肠道的功能失调[83]。

评论　无。

治疗选择 7　阴道冲洗

没有发现在复发性外阴阴道念珠菌病的妇女进行阴道冲洗的随机对照试验。阴道冲洗可出现严重的后遗症，包括盆腔炎症性疾病、子宫内膜炎、异位妊娠、淋病及衣原体感染。

益处　发现两项系统综述（检索时间为2002年），但没有随机对照试验[83, 84]。
害处　通过回顾性病例对照研究显示，阴道冲洗与严重的后遗症相关，虽然仅有很有限关于不良反应发生频率的数据。严重的后遗症包括盆腔感染性疾病（阴道冲洗≥3次/月，同不冲洗相比盆腔炎症疾病的风险增加超过3倍），子宫内膜炎，异位妊娠，淋病及衣原体感染[83, 84]。大型设计良好的研究有必要进一步探查严重结局发生的频率及在阴道冲洗与其不良反应间可疑的剂量反应联系[84]。
评论　无。

治疗选择8　大蒜素

没有发现在急性外阴阴道念珠菌病妇女应用大蒜素进行治疗的随机对照试验。

益处　发现一篇系统性综述（检索时间2002年），没有收入随机对照试验[83]。
害处　综述阐明口服大蒜素可引起胃灼热，恶心，腹泻，胃肠胀气，发出令人作呕的气味[83]。局部延长使用大蒜素可引起过敏反应或化学灼热感。
评论　无。

治疗选择9　阴道用茶树油

在急性外阴阴道念珠菌病的妇女，没有发现阴道用茶树油的随机对照试验。

益处　发现一篇系统综述（检索日期2002年），没有收入随机对照试验[83]。
害处　这篇综述阐明局部应用茶树油可引起皮肤刺激及严重的过敏性皮疹[83]。一项病例报告显示局部应用茶树油与系统性超敏反应相关。[85]
评论　无。

治疗选择10　阴道用硼酸制剂

一项随机对照试验显示，同阴道用制霉菌素相比，阴道用硼酸治疗4周增加临床治愈率。但没有给出阴道用硼酸与阴道用制霉菌素不良反应的信息。阴道用硼酸可引起皮肤刺激。

益处　发现一篇系统综述（检索日期为2002年）[83]，有一项比较阴道每日用600mg硼酸同阴道每日用100 000IU制霉菌素连用14天的随机对照试验[86]。这项随机对照试验显示，同制霉菌素相比4周后硼酸显著增加临床治愈率（硼酸36/50 [72%]，制霉菌素26/52 [50%]；P=0.02）。
害处　这篇系统综述阐明阴道用硼酸可引起皮肤刺激[83]。这项随机对照试验没有给出任何同阴道用制霉菌素相比，使用硼酸的不良反应的信息[86]。综述称没有发现同硼酸相关的毒性证据，但样本量太小以致不能排除临床重要的不良反应。一项病例研究发现口服硼酸可增加毒性反应，可引起呕吐、腹痛、腹泻、昏睡、头痛、头晕，但是罕见严重的并发症[87]。
评论　无。

治疗选择11　治疗男性性伴侣

随机对照试验显示是否治疗男性性伴侣对于急性外阴阴道念珠菌病治疗1～4周后症状解除或治疗4～5周后症状的复发方面没有显著性的差异。

益处　没有发现系统综述，但有三项随机对照试验[88, 89, 90]。在第一项随机对照试验中（40名患急性外阴阴道念珠菌病的妇女及她们的性伴侣），所有的妇女接受口服伊曲康唑100mg/d，连用5天[88]。她们的男性性伴侣随机接受口服伊曲康唑100mg/d，连用5天或安慰剂。随机对照试验发现在以伊曲康唑治疗或口服安慰剂治疗男性性伴侣的妇女，30天后持续的症状没有显著性的差异（性伴侣接受伊曲康唑治疗2/19 [11%]，性伴侣接受安慰剂治疗4/18 [22%]；OR 0.43，95%CI 0.08～2.43）[88]。第二项随机对照试验（117名患急性或复发性外阴阴道念珠菌病的妇女及她们的男性性伴侣）中所有接受治疗的妇女口服酮康唑200～600mg/d，连用3天[89]。她们的男性性伴侣随机口服酮康唑400mg/d或安慰剂，连用3天。这项随机对照试验显示治愈1周的妇女（性伴侣接受酮康唑治疗48/57 [84%]，性伴侣接受安慰剂治疗53/60 [88%]；OR 0.71，95%CI 0.25～2.02）[88]同治愈4周后复发的妇女没有显著性差异（性伴侣接受酮康唑治疗13/48 [27%]，性伴侣接受安慰剂治疗19/53 [36%]；OR 0.67，95%CI 0.29～1.54，见下面的评论）[89]。在第三项随机对照试验（42名患急性外阴阴道念珠菌病及她们的男性性伴侣），所有的妇女都接受局部的那他霉素，连用10天[90]。她们的性伴侣随机接受那他霉素或安慰剂，连用10天。随机对照试验显示治疗8天局部应用那他霉素或安慰剂在症状改善方面（性伴侣局部接受那他霉素1/16 [6%]，性伴侣接受安慰剂2/17 [12%]）或在39天症状复发方面（性伴侣局部接受那他霉素6/16 [37%]，性伴侣接受安慰剂6/17 [35%]，报道两者结果没有显著性差异；没有报道可信区间）[90]没有显著性差异。
害处　随机对照试验没有给出有害的信息[88, 89, 90]。

评论　在第二项随机对照试验中"治愈"和"复发"的定义不清楚，但看起来是结合症状改善和培养阴性[89]。在随机对照试验中仅有一小部分男性的阴茎有一些症状，在口服酮康唑及安慰剂组中分布几乎相等。

问　题　非妊娠妇女复发性外阴阴道念珠菌病的治疗效果如何？

治疗选择 1　阴道用咪唑制剂

两项随机对照试验在比较复发性外阴阴道念珠菌病的妇女规律性应用阴道克霉唑与安慰剂预防症状复发方面提供的证据不充分。一项随机对照试验显示在每个月预防性阴道应用克霉唑或在需要时进行治疗相比，6个月后阴道炎症状的复发的数量没有显著性的差异，虽然每个月预防性用药的妇女发生的次数少一些。这项随机对照试验尚不足以判断临床重要性的差别。许多妇女更愿意需要时进行治疗。一项随机对照试验对于规律性预防性应用阴道克霉唑与口服伊曲康唑的作用进行比较的证据不充分。

益处　**同安慰剂相比**：发现一篇系统综述（检索时间 1993 年[9]，两项随机对照试验[91, 92]，89 名复发性外阴阴道念珠菌病的妇女），比较了每月阴道用克霉唑 500mg 及阴道用安慰剂，连用 6 个月。两项随机对照试验同使用安慰剂相比，6 个月后阴道用克霉唑减少了部分妇女症状的复发。在第一项随机对照试验中，这种差别有显著性（62 名妇女：使用克霉唑组 30%，使用安慰剂组 79%；$P < 0.001$）[91]，而在另一项随机对照试验结果则不同（42 名妇女，使用克霉唑 53%，使用安慰剂 67%；差异不显著；没有报道可信区间）[92]。**规律性预防应用与需要时治疗相比**：我们没有发现系统综述。我们发现一项交叉随机对照试验（开放性试验，23 名复发性念珠菌性阴道病）比较了每个月规律性预防应用阴道克霉唑 500mg 及 12 个月中出现症状时阴道用克霉唑 500mg[93]。12 个月后，在规律性用克霉唑与有阴道炎症时使用克霉唑的妇女没有显著性差异，虽然规律性使用克霉唑的妇女很少发生症状（每个规律使用克霉唑妇女发生 2.2 次，需要时使用克霉唑发生 3.7 次；$P=0.05$）。这项随机对照试验判断临床重要性的差异的力度不足。该试验显示出同预防性治疗相比妇女更愿意在需要时进行治疗（规律性克霉唑治疗 17/23 [74%]，需要时进行克霉唑治疗 4/23 [17%]；$P=0.001$）。**同口服伊曲康唑相比**：见口服伊曲康唑的益处。

害处　见治疗非妊娠妇女急性外阴阴道念珠菌病阴道用咪唑制剂的害处。

评论　无。

治疗选择 2　口服氟康唑

一项随机对照试验显示同使用安慰剂相比，氟康唑治疗 6 个月后能减少症状的复发，增加临床治愈率。

益处　**同安慰剂相比**：没有发现系统综述。我们发现一项随机对照试验（387例复发性外阴阴道念珠菌病）比较了氟康唑同安慰剂对临床症状减轻的作用[94]。这项研究显示治疗 6 个月后，同安慰剂相比，口服氟康唑（每周 150mg）可显著减轻症状并增加临床治愈率（治疗 6 个月后症状减轻：口服氟康唑 128/141 [90.8%]，口服安慰剂 51/142 [35.9%]；症状减轻的 RR 2.53，95%CI 2.02 ~ 3.17；6 个月后临床治愈率：氟康唑 54/126 [42.9%]，安慰剂 30/137 [21.9%]；$P < 0.001$）[94]。**规律性预防同需要时进行治疗相比**：我们没有发现系统综述或随机对照试验。

害处　**同安慰剂相比**：这项随机对照试验发现服用氟康唑有 5 例病人（2.9%），使用安慰剂有 2 例病人（1.2%）因不良反应而终止试验（3 例服用氟康唑者意外妊娠，1 例口服安慰剂者发生头痛、前庭炎）。1 例病人转氨酶水平升高，但没有终止试验（未报道治疗组）[94]。

评论　这项随机对照试验仅 75% 的参与者随访达 12 个月。

治疗选择 3　口服伊曲康唑

一项随机对照试验显示同口服安慰剂相比，每月预防性口服伊曲康唑 6 个月后减少外阴阴道念珠菌病症状的复发。一项方法学较差的开放性随机对照试验，在比较每两周预防性应用口服伊曲康唑及阴道用克霉唑提供的证据不充分。

益处　**同安慰剂相比**：没有发现系统综述。一项随机对照试验（单盲，114 名患复发性外阴阴道念珠菌病的妇女）显示同安慰剂相比，口服伊曲康唑（每月 400mg）显著减少外阴阴道念珠菌病的复发症状（6 个月随访复发：伊曲康唑 20/55 [36%]，安慰剂 34/53 [64%]；ARR 28%，95%CI 9% ~ 47%；OR 0.33，95%CI 0.16 ~ 0.71；NNT 4，95%CI 3 ~ 11）[95]。停止使用口服伊曲康唑，复发率相似。**同阴道用咪唑制剂相比**：没有发现系统综述。我们发现一项随机对照试验（开放性的，44 名妇女）比较口服伊曲康唑（每两周 200mg）及阴道用克霉唑（每两周 200mg），连用 6 个月[96]。口服伊曲康唑组有 1 名妇女终止治疗，克霉唑组有 5 名妇女终止治疗。随机对照试验显示 6 个月后同阴道用克霉唑相比口服伊曲康唑显著增加部分妇女症状的复发（剔除失访病例分析：伊曲康唑 7/21 [33%]，克霉唑 0/17 [0%]；$P=0.02$；见下面的评论）。**规律性预防用药同需要时治疗相比**：没有发现系统综述或随机对照试验。

害处　**同安慰剂相比**：这项随机对照试验没有给出任何有关不良反应方面的信息[95]，见非妊娠妇女急性外阴阴道念珠菌病口服伊曲康唑的害处。**同阴道用咪唑制剂相比**：这项随机对照试验显示口服伊曲康唑同阴道用克霉唑相比显著增加不良反

外阴阴道念珠菌病

应，包括恶心、腹泻、头痛及眩晕（伊曲康唑 7/22 [32%]，克霉唑 0/22 [0%]；$P=0.02$）[96]。

评论 **阴道用克霉唑**：随机对照试验的结果很难解释，因为其为开放性试验，从随机对照试验中不均衡的剔除可以解释不同组间的差异[96]。

治疗选择4　口服酮康唑

一项随机对照试验显示同安慰剂相比，在月经期口服5天酮康唑（每天400mg）或持续性给予小剂量的酮康唑治疗6个月后，可减少外阴阴道念珠菌病症状的复发。这些益处是和害处增加的风险相关，包括罕见的暴发性肝炎（1/12 000治疗由口服酮康唑引起），公认为外阴阴道念珠菌病的妇女使用酮康唑弊大于利。

益处 **同安慰剂相比**：我们发现一篇系统综述（检索至1993年[9]）收入了一项随机对照试验[97]。这项随机对照试验（74名妇女）比较了三项治疗措施及其效果：周期性口服酮康唑（每个月经周期用酮康唑400mg/d，连用5天），持续性低剂量口服酮康唑（100mg/d，连用6个月）及口服安慰剂6个月[97]。同使用安慰剂相比，6个月后周期性口服酮康唑组显著减少症状的复发（周期性口服酮康唑的复发率6/21 [29%]，口服安慰剂的复发率15/21 [71%]；OR 0.19，95%CI 0.06～0.62）。试验同时显示同使用安慰剂相比，6个月后持续性低剂量口服酮康唑可减少症状的复发（持续性口服酮康唑的复发率1/21 [5%]，口服安慰剂的复发率15/21 [71%]，OR 0.06，95%CI 0.02～0.22）。**同阴道用咪唑制剂相比**：没有发现系统综述或随机对照试验。**规律性预防性应用同需要时治疗相比**：没有发现系统综述或随机对照试验。

害处 酮康唑与增加的胃肠道不良反应相关，病例报道有罕见的暴发性肝炎。见治疗非妊娠妇女急性外阴阴道念珠菌病口服酮康唑治疗的害处。

评论 虽然罕见，但是由于可导致严重的肝炎，一致认为在治疗女性外阴阴道念珠菌病时使用酮康唑的风险弊大于利。

治疗选择5　含乳酸杆菌的酸乳酪：口服或阴道使用

一篇系统综述收入了两项质量较差的交叉性随机对照试验，其在复发性外阴阴道念珠菌病的妇女饮食中含有乳酸杆菌的酸乳酪的作用提供的证据不充分。在乳糖不耐受的妇女，口服酸乳酪可引起胃肠道功能紊乱。该综述没有收入阴道应用乳酸杆菌的随机对照试验。

益处 一篇系统综述（检索到2002年[83]）收入了两项关于口服酸乳酪的随机交叉试验[98,99]。第一项随机对照试验（33名妇女）比较饮食中每天口服8盎司（200g）含有乳酸菌的酸乳酪与不含有酸乳酪的饮食在治疗6个月后的结果[98]。1年后随访显示含乳酸菌的酸乳酪治疗6个月显著减少症状的复发（平均感染的数量：酸乳酪0.38，不含酸乳酪2.54；$P=0.001$；见下面的评论）。第二项随机对照试验（46名妇女，18例患复发性外阴阴道念珠菌病，20例患细菌性阴道病，8例两种感染均有）交叉设计比较每日口服乳酸杆菌150ml及巴斯德酸乳酪150ml治疗两个月[99]。随机对照试验显示6个月后在使用乳酸杆菌及巴斯德酸乳酪的病人症状的复发没有显著性差异（感染的数量就诊超过14次：口服乳酸杆菌酸乳酪3例，口服巴斯德酸乳酪5例；$P=0.67$；见下述评论）。这项综述显示没有阴道用乳酸杆菌酸乳酪的随机对照试验。

害处 综述显示对于乳糖不耐受的人群口服酸乳酪可引起胃肠道功能紊乱[83]。

评论 对第一项随机对照试验应持谨慎态度，因为在交叉设计前没有得出结果，33例病人中有20例病人（61%）没有完成试验[98]。第二项随机对照试验判断组间的临床差异力度不足，因为在交叉设计前没有结果，46例病人中39病人（85%）没有完成试验[99]。

治疗选择6　阴道冲洗

在复发性外阴阴道念珠菌病，我们没有发现关于阴道冲洗的随机对照试验。阴道冲洗可引起严重的并发症，包括盆腔炎症性疾病、子宫内膜炎、异位妊娠、淋病及衣原体感染。

益处 两篇系统综述（检索日期2002年），但没有显示有随机对照试验[83,84]。

害处 综述的病例对照研究显示阴道冲洗与严重的并发症相关，虽然仅有限的数据显示不良反应的发生频率。严重的并发症包括盆腔炎症性疾病（同不冲洗相比，每月阴道冲洗超过3次增加盆腔炎症性疾病的风险），子宫内膜炎，异位妊娠，淋病及衣原体感染[83,84]。需要大型、设计良好的试验来进一步研究严重结果的发生频率以及冲洗次数与不良反应间可疑的剂量反应关系[84]。

评论 无。

治疗选择7　大蒜素

在复发性外阴阴道念珠菌病没有发现关于大蒜素的随机对照试验。

益处 发现一篇系统综述（检索日期为2002年），没有显示有随机对照试验[83]。

害处 这项综述显示口服大蒜素可引起胃灼热，恶心，腹泻，胃肠胀气及令人作呕的气味[83]。局部延长使用大蒜素可导致过敏性反应或化学灼热感。

评论 无。

治疗选择 8　阴道用茶树油

在复发性外阴阴道念珠菌病没有发现阴道用茶树油的随机对照试验。

益处　一篇系统综述（检索日期为 2002 年），显示没有随机对照试验[83]。

害处　这项综述显示局部使用茶树油可引起皮肤刺激及严重的过敏性皮疹[83]。一项病例报告显示局部使用茶树油与系统性超敏反应有关[85]。

评论　无。

治疗选择 9　阴道用硼酸制剂

在复发性外阴阴道念珠菌病的妇女，没有发现阴道用硼酸制剂的随机对照试验。

益处　一篇系统综述（检索日期为 2002 年），显示没有随机对照试验[83]。

害处　这项综述表明阴道使用硼酸可引起皮肤刺激[83]。口服吸收可引起毒性反应，如恶心、呕吐、腹痛、腹泻、昏睡、头痛及头晕，但是严重的并发症罕见[87]。

评论　无。

治疗选择 10　治疗男性性伴侣

一项随机对照试验显示治疗或不治疗男性性伴侣对接受酮康唑治疗的妇女 12 个月内症状的复发没有显著性的差异。

益处　发现一项随机对照试验（在过去的一年中，54 名妇女发生 4 次阴道念珠菌病）[100]。所有的妇女均接受酮康唑 400mg/d，连用 7 天。她们的性伴侣随机接受酮康唑 200mg/d，连用 5 天或不进行治疗。这项随机对照试验没有临床治愈率的结果。这项研究显示男性性伴侣使用或不使用酮康唑进行治疗 1 个月时的复发率没有显著性差异（性伴侣接受酮康唑 8/26 [31%]，性伴侣不接受治疗 9/28 [32%]；$P=0.85$），3 个月时（17/26 [65%]，17/28 [61%]；$P=0.94$），6 个月时（17/26 [65%]，20/28 [71%]；$P=0.55$），或 12 个月时（22/26 [85%]，23/28 [82%]；$P=0.55$）。

害处　这项随机对照试验显示口服酮康唑的妇女 28% 出现不良反应，包括恶心、轻微头痛及腹泻[100]。

评论　无。

词汇表

龟头炎（balanitis）：是一种阴茎的炎症，包皮常受到累及（龟头包皮炎）。

参考文献

1. Sobel JD. Vulvovaginal candidiasis. In: Holmes KK MP-A, Sparling PF, Lemon SM, et al, eds. *Sexually transmitted diseases*. New York: McGraw-Hill, 1999:629–639.
2. de Oliveira JM, Cruz AS, Fonseca AF, et al. Prevalence of *Candida albicans* in vaginal fluid of asymptomatic Portuguese women. *J Reprod Med* 1993;38:41–42.
3. Sobel JD, Faro S, Force RW, et al. Vulvovaginal candidiasis: epidemiologic, diagnostic, and therapeutic considerations. *Am J Obstet Gynecol* 1998;178:203–211.
4. Weissenbacher S, Witkin SS, Tolbert V, et al. Value of *Candida* polymerase chain reaction and vaginal cytokine analysis for the differential diagnosis of women with recurrent vulvovaginitis. *Infect Dis Obstet Gynecol* 2000;8:244–247.
5. Foxman B. The epidemiology of vulvovaginal candidiasis: risk factors. *Am J Public Health* 1990;80:329–331.
6. Geiger AM, Foxman B, Sobel JD. Chronic vulvovaginal candidiasis: characteristics of women with *Candida albicans*, *C glabrata* and no *Candida*. *Genitourin Med* 1995;71:304–307.
7. Geiger AM, Foxman B, Gillespie BW. The epidemiology of vulvovaginal candidiasis among university students. *Am J Public Health* 1995;85:1146–1148.
8. Isaacs JH. Nystatin vaginal cream in monilial vaginitis. *Illinois Med J* 1973;3:240–241.
9. Reef SE, Levine WC, McNeil MM, et al. Treatment options for vulvovaginal candidiasis, 1993. *Clin Infect Dis* 1995;20:S80–S90. Search date 1993; primary sources Medline and hand searches of two textbooks.
10. Thomason JL, Gelbart SM, Kellett AV, et al. Terconazole for the treatment of vulvovaginal candidiasis. *J Reprod Med* 1990;35:992–994.
11. Brown D Jr, Henzl MR, LePage ME, et al. Butoconazole vaginal cream in the treatment of vulvovaginal candidiasis: comparison with miconazole nitrate and placebo. *J Reprod Med* 1986;31:1045–1048.
12. Stein GE, Mummaw N. Placebo-controlled trial of itraconazole for treatment of acute vaginal candidiasis. *Antimicrob Agents Chemother* 1993;37:89–92.
13. Bro F. Single-dose 500-mg clotrimazole vaginal tablets compared with placebo in the treatment of *Candida vaginitis*. *J Fam Pract* 1990;31:148–152.
14. Fleury F, Hodgson C. Single-dose treatment of vulvovaginal candidiasis with a new 500mg clotrimazole vaginal tablet. *Adv Ther* 1984;1:349–356.
15. Guess EA, Hodgson C. Single-dose topical treatment of vulvovaginal

candidiasis with a new 500 mg clotrimazole vaginal tablet. *Adv Ther* 1984;1:137–145.

16. Franklin R. Seven-day clotrimazole therapy for vulvovaginal candidiasis. *South Med J* 1978;71:141–143.
17. Corson SL, Kapikian RR, Nehring R. Terconazole and miconazole cream for treating vulvovaginal candidiasis. *J Reprod Med* 1991;36:561–567.
18. Kjaeldgaard A. Comparison of terconazole and clotrimazole vaginal tablets in the treatment of vulvovaginal candidosis. *Pharmatherapeutica* 1986;4:525–531.
19. Stein GE, Gurwith D, Mummaw N, et al. Single-dose tioconazole compared with 3-day clotrimazole treatment in vulvovaginal candidiasis. *Antimicrob Agents Chemother* 1986;29:969–971.
20. Kaufman RH, Henzl MR, Brown D Jr, et al. Comparison of three-day butoconazole treatment with seven-day miconazole treatment for vulvovaginal candidiasis. *J Reprod Med* 1989;34:479–483.
21. Droegemueller W, Adamson DG, Brown D. Three-day treatment with butoconazole nitrate for vulvovaginal candidiasis. *Obstet Gynecol* 1984;64:530–534.
22. Jacobson JB, Hajman AJ, Wiese J. A new vaginal antifungal agent — butoconazole nitrate. *Acta Obstet Gynecol Scand* 1985;64:241–244.
23. Hajman AJ. Vulvovaginal candidosis: comparison of 3-day treatment with 2% butoconazole nitrate cream and 6-day treatment of 1% clotrimazole cream. *J Int Med Res* 1988;16:367–375.
24. Adamson GD, Brown D Jr, Standard JV, et al. Three-day treatment with butoconazole vaginal suppositories for vulvovaginal candidiasis. *J Reprod Med Obstet Gynecol* 1986;31:131–132.
25. Bradbeer CS, Mayhew SR, Barlow D. Butaconazole and miconazole in treating vaginal candidiasis. *Genitourin Med* 1985;61:270–272.
26. Cassar NL. High-potency nystatin cream in the treatment of vulvovaginal candidiasis. *Curr Ther Res* 1983;34:305–310.
27. Glasser A. Single-dose treatment of vaginal mycoses. Effectiveness of clotrimazole and econazole. *Fortschr Med* 1986;104:259–262.
28. Gastaldi A. Treatment of vaginal candidiasis with fenticonazole and miconazole. *Curr Ther Res Clin Exp* 1985;38:489–493.
29. Gabriel G, Thin RN. Clotrimazole and econazole in the treatment of vaginal candidosis. A single-blind comparison. *Br J Ven Dis* 1983;59:56–58.
30. Amrouni B, Pereiro M, Florez A, et al. A Phase III comparative study of the efficacies of flutrimazole versus clotrimazole for the treatment of vulvovaginal candidiasis. *J Mycol Med* 2000;10:62–65.
31. Arendt J. Terconazole versus clotrimazole cream in vulvovaginal candidiasis. *Adv Ther* 1989;6:287–294.
32. Gouveia DC, Jones Da Silva C. Oxiconazole in the treatment of vaginal candidiasis: single dose versus 3-day treatment with econazole. *Pharmatherapeutica* 1984;3:682–685.
33. Brewster E, Preti PM, Ruffmann R, et al. Effect of fenticonazole in vaginal candidiasis: a double-blind clinical trial versus clotrimazole. *J Int Med Res* 1986;14:306–310.
34. Balsdon M-J. Comparison of miconazole-coated tampons with clotrimazole vaginal tablets in the treatment of vaginal candidosis. *Br J Ven Dis* 1981;57:275–278.
35. Bradbeer CS, Thin RN. Comparison of econazole and isoconazole as single dose treatment for vaginal candidosis. *Genitourin Med* 1985;61:396–398.
36. Brown D Jr, Binder CL, Gardner HL, et al. Comparison of econazole and clotrimazole in the treatment of vulvovaginal candidiasis. *Obstet Gynecol* 1980;56:121–123.
37. Brown D, Henzl MR, Kaufman RH, et al. Butoconazole nitrate 2% for vulvovaginal candidiasis. *J Reprod Med* 1999;44:933–938.
38. Cohen L. Single dose treatment of vaginal candidosis: comparison of clotrimazole and isoconazole. *Br J Ven Dis* 1984;60:42–44.
39. Dellenbach P, Thomas J-L, Guerin V, et al. Topical treatment of vaginal candidosis with sertaconazole and econazole sustained-release suppositories. *Int J Gynecol Obstet* 2000;71:S47–S52.
40. Wiest W, Azzollini E, Ruffmann R. Comparison of single administration with an ovule of 600 mg fenticonazole versus a 500 mg clotrimazole vaginal pessary in the treatment of vaginal candidiasis. *J Int Med Res* 1989;17:369–372.
41. Palacio-Hernanz A, Sanz-Sanz F, Rodriquez-Noriega A. Double-blind investigation of R-42470 (terconazole cream 0.4%) and clotrimazole (cream 1%) for the topical treatment of mycotic vaginitis. *Chemioterapia* 1984;3:192–195.
42. Lolis D, Kanellopoulos N, Liappas I, et al. Double-blind evaluation of miconazole tampons, compared with clotrimazole vaginal tablets, in vaginal candidiasis. *Clin Ther* 1981;4:212–216.
43. Studd JW, Dooley MM, Welch CC, et al. Comparative clinical trial of fenticonazole ovule (600 mg) versus clotrimazole vaginal tablet (500 mg) in the treatment of symptomatic vaginal candidiasis. *Curr Med Res Opin* 1989;11:477–484.
44. Herbold H. Comparative studies to the clinical efficacy of two 1-dose-therapies of vaginal candidosis. *Med Welt* 1985;36:255–257.
45. Lappin MA, Brooker DC, Francisco CA, et al. Effect of butoconazole nitrate 2% vaginal cream and miconazole nitrate 2% vaginal cream treatments in patients with vulvovaginal candidiasis. *Infect Dis Obstet Gynecol* 1996;4:323–328
46. Lebherz TB, Goldman L, Wiesmeier E, et al. A comparison of the efficacy of two vaginal creams for vulvovaginal candidiasis, and correlations with the presence of *Candida* species in the perianal area and oral contraceptive use. *Clin Ther* 1983;5:409–416.
47. Stettendorf S, Benijts G, Vignali M, et al. Three-day therapy of vaginal candidiasis with clotrimazole vaginal tablets and econazole ovules: a multicenter comparative study. *Chemotherapy* 1982;28:87–91.
48. Clark C, Cooper CL, Gordon SF, et al. A multicenter comparison of one-dose tioconazole ointment with three-dose terconazole cream in vulvovaginal candidiasis. *J Womens Health* 1993;2:189–196.
49. Perera J, Seneviratne HR. Econazole and clotrimazole in the treatment of vaginal candidiasis: a double blind comparative study. *Ceylon Med J* 1994;39:132–134.
50. Wolfson N, Samuels B, Hodgson C, et al. One-day management of vulvovaginal candidiasis. *J La State Med Soc* 1987;139:27–29.
51. Lebherz T, Guess E, Wolfson N. Efficacy of single- versus multiple-dose clotrimazole therapy in the management of vulvovaginal candidiasis. *Am J Obstet Gynecol* 1985;152:965–968.
52. Fleury F, Hughes D, Floyd R. Therapeutic results obtained in vaginal mycoses after single-dose treatment with 500 mg clotrimazole vaginal tablets. *Am J Obstet Gynecol* 1985;152:968–970.
53. Loendersloot EW, Goormans E, Wiesenhaan PE, et al. Efficacy and tolerability of single-dose versus six-day treatment of candidal vulvovaginitis with vaginal tablets of clotrimazole. *Am J Obstet Gynecol* 1985;152:953–955.
54. Wolfson N, Samuels B, Riley J. A three-day treatment regimen for vulvovaginal candidiasis. *J La State Med Soc* 1982;134:28–31.
55. Oates JK, Davidson F. Treatment of vaginal candidiasis with clotrimazole. *Postgrad Med J* 1974;50:99–102.
56. Lebherz TB, Ford LC, Kleinkopf V. A comparison of a three-day and

seven-day clotrimazole regimen for vulvovaginal candidiasis. *Clin Ther* 1981;3:344–348.

57. Robertson WH. Vulvovaginal candidiasis treated with clotrimazole cream in seven days compared with fourteen day treatment with miconazole cream. *Am J Obstet Gynecol* 1978;132:321–323.

58. Pasquale SA, Lawson J, Sargent EC Jr, et al. A dose–response study with Monistat cream. *Obstet Gynecol* 1979;53:250–253.

59. Floyd R, Hodgson C. One-day treatment of vulvovaginal candidiasis with a 500-mg clotrimazole vaginal tablet compared with a three-day regimen of two 100-mg vaginal tablets daily. *Clin Ther* 1986;8:181–186.

60. Hughes D, Kriedman T, Hodgson C. Treatment of vulvovaginal candidiasis with a single 500-mg clotrimazole vaginal tablet compared with two 100-mg tablets daily for three days. *Curr Ther Res Clin Exp* 1986;39:773–777.

61. Mizuno S, Cho N. Clinical evaluation of three-day treatment of vaginal mycosis with clotrimazole vaginal tablets. *J Int Med Res* 1983;11:179–185.

62. Milsom I, Forssman L. Treatment of vaginal candidosis with a single 500-mg clotrimazole pessary. *Br J Ven Dis* 1982;58:124–126.

63. Westphal J. Treatment of *Candida mycoses* of the vulva and vagina with clotrimazole. Comparison of single-dose and six-day therapy. *Fortschr Med* 1988;106:445–448.

64. Upmalis DH, Cone FL, Lamia CA, et al. Single-dose miconazole nitrate vaginal ovule in the treatment of vulvovaginal candidiasis: two single-blind, controlled studies versus miconazole nitrate 100 mg cream for 7 days. *J Women's Health Gend Based Med* 2000;9:421–429.

65. Wiest W, Ruffmann R. Short-term treatment of vaginal candidiasis with fenticonazole ovules: a three dose schedule comparative trial. *J Int Med Res* 1987;15:319–325.

66. Watson MC, Grimshaw JM, Bond CM, et al. Oral versus intra-vaginal imidazole and triazole anti-fungal treatment of uncomplicated vulvovaginal candidiasis (thrush). In: The Cochrane Library, Issue 4, 2001. Oxford: Update Software. Search date 2000; primary sources Cochrane Library, Medline, Embase, Cochrane Collaboration Sexually Transmitted Disease Group Specialised Register of Controlled Trials, hand searches of reference lists, and UK manufacturers of antifungal drugs.

67. Dennerstein GJ, Langley R. Vulvovaginal candidiasis: treatment and recurrence. *Aust N Z J Obstet Gynaecol* 1982;22:231–233.

68. Meyboom RH, Havinga JS, Lastdrager CJ, et al. Damage to condoms caused by vaginally administered drug. *Ned Tijdschr Geneeskd* 1995;139:1602–1605. [In Dutch]

69. Sobel JD, Brooker D, Stein GE, et al. Single oral dose fluconazole compared with conventional clotrimazole topical therapy of *Candida vaginitis*. *Am J Obstet Gynecol* 1995;172:1263–1268.

70. Osser S, Haglund A, Weström L. Treatment of vaginal candidiasis: a prospective randomized investigator-blind multicenter study comparing topically applied econazole with oral fluconazole. *Acta Obstet Gynecol Scand* 1991;70:73–78.

71. Anonymous. A comparison of single-dose oral fluconazole with 3-day intravaginal clotrimazole in the treatment of vaginal candidiasis. *Br J Obstet Gynaecol* 1989;96:226–232.

72. Timonen H, Hartikainen-Vahtera P, Kivijarvi A, et al. A double-blind comparison of the effectiveness of itraconazole oral capsules with econazole vaginal capsules in the treatment of vaginal candidosis. *Drug Invest* 1992;4:515–520.

73. De Punzio C, Garutti P, Mollica M, et al. Fluconazole 150 mg single dose versus itraconazole 200 mg per day for 3 days in the treatment of acute vaginal candidiasis: a double-blind randomized study. *Eur J Obs Gynecol Reprod Biol* 2003;106:193–197.

74. Puolakka J, Tuimala R. Comparison between oral ketoconazole and topical miconazole in the treatment of vaginal candidiasis. *Acta Obstet Gynecol Scand* 1983;62:575–577.

75. Rohde-Werner H. Topical tioconazole versus systemic ketoconazole treatment of vaginal candidiasis. *J Int Med Res* 1984;12:298–302.

76. Bingham JS. Single blind comparison of ketoconazole 200 mg oral tablets and clotrimazole 100 mg vaginal tablets and 1% cream in treating acute vaginal candidosis. *Br J Ven Dis* 1984;60:175–177.

77. Miller PI, Humphries M, Grassick K. A single-blind comparison of oral and intravaginal treatments in acute and recurrent vaginal candidosis in general practice. *Pharmatheraapeutica* 1984;3:582–587.

78. Comninos A, Kapellakis I, Pikouli-Giannopoulou P, et al. Double-blind evaluation of ketoconazole comparatively with clotrimazole in vaginal candidiasis. *Curr Ther Res* 1984;36:100–104.

79. Sobel JD, Schmitt C, Stein G, et al. Initial management of recurrent vulvovaginal candidiasis with oral ketoconazole and topical clotrimazole. *J Reprod Med* 1994;39:517–520.

80. Farkas B, Simon N. Comparative study of an orally and a locally administered antifungal agent in vaginal mycoses. *Mykosen* 1984;27:554–561. [In German]

81. Kutzer E, Oittner R, Leodolter S, et al. A comparison of fluconazole and ketoconazole in the oral treatment of vaginal candidiasis: report of a double-blind multicentre trial. *Eur J Obstet Gynecol Reprod Biol* 1988;29:305–313.

82. Lake-Bakaar G, Scheuer PJ, Sherlock S. Hepatic reactions associated with ketoconazole in the United Kingdom. *BMJ* 1987;294:419–422.

83. Van Kessel K, Assefi N, Marrazzo J, et al. Common complementary and alternative therapies for yeast vaginitis and bacterial vaginosis: a systematic review. *Obstet Gynecol Surv* 2003;58:351–358. Search date 2002; primary sources Pubmed, Cochrane Library, Embase, Cinahl, Lilacs, Natural Medicines Comprehensive Database, Longwood Herbal Taskforce, and Alternative Medicine Alert.

84. Martino JL, Vermund SH. Vaginal douching: evidence for risks or benefits to women's health *Epidemiol Rev* 2002;24:109–124. Search date 2002; primary source Medline, and contact with medical and nursing organisations for policy and education documents and with the US Food and Drug Administration to obtain minutes of a meeting of the Nonprescription Drug Advisory Committee held on 15 April 1997.

85. Mozelsio NB, Harris KE, McGrath KG, et al. Immediate systemic hypersensitivity reaction associated with topical application of Australian tea tree oil. *Allergy Asthma Proc* 2003;24:73–75.

86. Van Slyke K, Michel VP, Rein M. Treatment of vulvovaginal candidiasis with boric acid powder *Am J Obstet Gynecol* 1981;141:145–148.

87. Litovitz TL, Klein-Schwartz W, Oderda GM, et al. Clinical manifestations of toxicity in a series of 784 boric acid ingestions. *Am J Emerg Med* 1988;6:209–213.

88. Calderon-Marquez JJ. Itraconazole in the treatment of vaginal candidosis and the effect of treatment of the sexual partner. *Rev Inf Dis* 1987;9:S143–S145.

89. Bisschop MP, Merkus JM, Scheygrond H, et al. Co-treatment of the male partner in vaginal candidosis: a double-blind randomized control study. *Br J Obstet Gynaecol* 1986;93:79–81.

90. Buch A, Skytte Christensen E. Treatment of vaginal candidosis with natamycin and effect of treating the partner at the same time. *Acta Obstet Gynecol Scand* 1982;61:393–396.

91. Roth AC, Milsom I, Forssman L, et al. Intermittent prophylactic treat-

ment of recurrent vaginal candidiasis by postmenstrual application of a 500 mg clotrimazole vaginal tablet. *Genitourin Med* 1990;66:357–360.
92. Sobel JD. Clotrimazole treatment of recurrent and chronic and chronic candida vulvovaginitis. *Obstet Gynecol* 1989;73:330–334.
93. Fong IW. The value of prophylactic (monthly) clotrimazole versus empiric self-treatment in recurrent vaginal candidiasis. *Genitourin Med* 1994;70:124–126.
94. Sobel JD, Wiesenfeld HC, Martens M, et al. Maintenance fluconazole therapy for recurrent vulvovaginal candidiasis. *N Engl J Med* 2004; 351:876–883.
95. Spinillo A, Colonna L, Piazzi G, et al. Managing recurrent vulvovaginal candidiasis. Intermittent prevention with itraconazole. *J Reprod Med* 1997;42:83–87.
96. Fong IW. The value of chronic suppressive therapy with itraconazole versus clotrimazole in women with recurrent vaginal candidiasis. *Genitourin Med* 1992;68:374–377.
97. Sobel JD. Recurrent vulvovaginal candidiasis. A prospective study of the efficacy of maintenance ketoconazole therapy. *N Engl J Med* 1986; 315:1455–1458.
98. Hilton E, Isenberg HD, Alperstein P, et al. Ingestion of yoghurt containing *Lactobacillus acidophilus* as prophylaxis for candidal vaginitis. *Ann Intern Med* 1992;116:353–357.
99. Shalev E, Battino S, Weiner E, et al. Ingestion of yoghurt containing *Lactobacillus acidophilus* as prophylaxis for recurrent candidal vaginitis and bacterial vaginosis. *Arch Fam Med* 1996;5:593–596.
100. Fong IW. The value of treating the sexual partners of women with recurrent vaginal candidiasis with ketoconazole. *Genitourin Med* 1992; 68:174–176.

原作者
Des Spence
General Practice
Glasgow University
Glasgow
Scotland

利益冲突：没有声明。

妇女家庭暴力侵犯

检索时间： 2004年12月
原作者： Joanne Klevens, Laura Sadowski　李小平 译　王建六 校　石一复 审

问 题
医疗保健专业人员在预防女性再次成为家庭暴力侵犯的受害者时采取干预措施的效果如何?

治疗措施及其效果

治疗和鼓励

很可能有效
鼓励
创伤的认知疗法
安全计划

效果不明
不同类型的咨询（相对益处不清）
互助团体

庇护

不太可能有效
咨询（类型未报道）

将在新版中加入
干预重点是目击过亲密伴侣暴力的男性和子女

见词汇表 **G**

主要信息

治疗和鼓励

鼓励：一个随机对照试验和一个非随机对照试验发现，与未治疗相比较鼓励可减少虐待。随机对照试验也发现与未治疗相比，鼓励可以改善妇女生活质量。一个对照试验发现咨询和单独指导（类似鼓励）和咨询卡之间的虐待率无明显差异，但发现与单独无限制咨询相比，前者可轻微减少虐待发生。

创伤的认知疗法：一个随机对照试验有限证据显示，与未治疗组比较，创伤的认知疗法在 6 周时可以减少创伤后精神障碍（PTSD）和抑郁症。

安全计划：一个与日常关心比较的随机对照试验显示，除日常关心外，提供有关安全行为的咨询电话较日常关心可以在18个月内增加安全行为。我们从孕妇的非随机对照试验的有限证据发现，在12个月内帮助试验者制定安全计划可减少配偶的虐待，并增加安全行为。

不同类型的咨询（相对益处不清）：一个对照试验显示，克服悲伤的咨询可以提高自尊心和自我效能，而男女平等寻向咨询无效。然而研究并未比较直接干预的效果。相似地，一个随机试验发现认知行为治疗可以改善妇女的自信，减少虐待，而无特殊支持组无改善。一个随机对照试验并未发现集体或个别夫妇咨询后身体暴力和虐待及心理状况改善有差异，而另一个随机对照试验发现集体夫妇咨询较未咨询在6个月后可减少虐待发生，但个别夫妇咨询则无差异。一个随机对照试验和非随机对照试验比较性特异咨询或夫妻双咨询可以减少夫妇间随后的暴力，但两种类型的咨询无差异。

互助团体：我们未检索到有关受家庭暴力妇女接受来自互助团体支持的系统综述、随机对照试验、非随机对照试验及队列研究。

庇护：我们未检索到可信的对照试验。一个质量有限的队列研究显示选择庇护的妇女较未进行庇护的妇女可以在庇护数周后降低暴力发生。但对妇女的益处有限，尚须在其他地方寻求帮助。

咨询（类型未报道）：两个对照试验和一个比较队列研究发现，与未治疗比较，医学咨询（类型未报道）对求助医疗保健、受到暴力或暴力威胁、抑郁症、焦虑状态和自尊心无影响。

定义　家庭暴力也称亲密伴侣暴力，是指目前或以前配偶或约会伴侣（包括同性恋）对其进行身体威胁和性暴力，或感情或心理上虐待（包括强制策略）[1]。其他通常用于描述家庭暴力的术语包括家庭虐待、配偶虐待、暴力婚姻和打架。

发病率／患病率 基于世界上48个国家参与观察研究妇女的群体资料报道，妇女在一生中受到来自伴侣的身体暴力发生率在10%～69%[2]，其中女性受到伴侣身体暴力较男性高4.3倍[3]。据调查报道结果，约25%的美国妇女在一生中的某阶段受到来自目前或以前配偶或约会伴侣（包括同性恋）对其进行的身体威胁和性暴力，1.5%的妇女在近12个月中受到过暴力[3]。对孕妇的暴力为0.9%～20%[4]。在过去的几年中，11.7%～24.5%临床产前保健孕妇及5.5%的初次保健和17%流动保健妇女受到伴侣的虐待[9-12]。

病因／危险因素 系统综述发现妇女受到家庭身体暴力与教育文化水平低、失业、家庭收入低、婚姻不和谐、伴侣职业水平低、童年时代经历过虐待、见证过父母间暴力、易怒、抑郁、喝酒多或嗜酒、吸毒、嫉妒心理、对配偶缺乏信心有关[13]。一个有关心理攻击的类似综述性研究采用的方法存在着严重局限，其发现人口统计和心理变量分析极少与家庭心理暴力不一致，或与家庭心理暴力一致[14]。

预后 有关记载家庭暴力过程和结果的前瞻性研究很少。交叉研究提示至少2/3以上妇女受到过持续性家庭暴力[15,16]。在黑人和西班牙人中，持续性家庭暴力似乎与初次暴力的严重程度有关[17]。对于不同种族，据报道在随访5年中，半数以上受到过中度家庭暴力的未再出现家庭暴力；但对黑人和西班牙人在5年随访时发现，受到过严重家庭暴力的仅1/3未再发生家庭暴力。一项对中产阶级职业妇女进行病例对照研究中发现，受伴侣虐待的妇女与未受过虐待妇女比较，在9年中明显具有头痛（48% vs 35%）、背痛（40% vs 25%）、性传播性疾病（6% vs 2%）、阴道流血（17% vs 6%）、阴道炎（30% vs 21%）、盆腔痛（17% vs 9%）、性交痛（13% vs 7%）、尿道感染（22% vs 12%）、食欲差（9% vs 3%）、消化不良（35% vs 19%）、腹部疼痛（22% vs 11%）、面部受伤（8% vs 1%）[18]。校正年龄、种族、保险状况、吸烟等条件后，交叉研究发现经历心理虐待的妇女更有可能出现身体和心理精神差、残疾不能工作、关节炎、慢性痛、周期性偏头痛，其他习惯性头痛、性传播性疾病、慢性盆腔痛、胃溃疡、经常性消化不良、结肠痉挛、腹泻和便秘（见表1）[19]。

治疗目的 旨在改善生活质量，提高身心健康，减少心理和身体疾病、创伤及死亡。

结局 包括家庭暴力自我报告率，死亡率，非致命性损伤，妇科和生育/产科并发症（如：慢性盆腔痛、流产、复发性阴道炎），身心疾病有关的慢性疾病（如：慢性痛、失眠或食欲差、高血压），与亲密伴侣暴力、生活质量、身体和功能状态、治疗不良反应有关的心理性疾病（如：抑郁、自杀、厌食、焦虑、自尊心和自我效能低、自负）。家庭暴力服务通常认为是调停，常采用评分包括：妇女遭受暴力严重程度量表ⓖ，Spielberger 20项状态特质焦虑问卷ⓖ，Hudson自尊量表ⓖ，自我效能评分ⓖ，改良的冲突策略量表ⓖ，Beck抑郁问卷ⓖ和配偶虐待量表ⓖ。

方法 按《临床证据》2004年12月文献检索和评价方案，Medline检索时间自1966年开始，Embase始于1980年，Psychinfo始于1985年，ASSIA始于1987年，Cinahl始于1982年，MIDIRS开始于1990年，Cochrane数据库开始于2004年4期以及TRIP数据库。检索有关的系统综述、随机对照试验、其他对照试验及使用下列关键词的观察性研究，如亲密伴侣暴力、家庭暴力、被打妇女、受虐待妇女、打架妇女、家庭暴力、丈夫对妻子的暴力、婚姻暴力、挨打的妻子、夫妻间暴力、配偶虐待、对妇女暴力或虐待的预防、处理和干预。排除公共教育，系统水平干预，城市保护条例，家庭暴力筛选或有关判断家庭暴力受害者的程序，以及干预的目标仅仅是男性（如：创伤治疗）。配偶干预仅限于定期参加干预的妇女和再次发生暴力或在参与研究时发生其他结果的妇女。即使研究少，也无人因方法学所限而排除。但如果未参加者多、耗费大、失访率高，这将会在评论中加以指出。作者系统回顾了由美国预防专项工作组[20]领导的对亲密伴侣暴力筛查效果和急诊室内筛查效果的两篇系统综述[21]。美国预防专项工作组[20]引用的两个干预研究并未进行组间比较。急诊室内筛查的系统综述[21]未对健康结果和干预结果前后分析，即未采用庇护ⓖ和咨询ⓖ进行综述，未满足本章排除标准。

问题 医疗保健专业人员在预防女性再次成为家庭暴力侵犯的受害者时采取的干预措施的效果如何？

治疗选择1　咨询与未治疗相比

一个随机对照试验有限证据显示，与未治疗组比较，创伤认知疗法治疗6周可以减少创伤后情感障碍（PTSD）和抑郁症。两个对照试验和一个比较队列研究发现，与未治疗比较，医学咨询（类型未报道）对医疗保健、受到暴力或暴力威胁、抑郁症、焦虑状态和自尊心无影响。

益处 有三篇系统性综述（检索时间是1997年[22]，2001年[23,24]），其中包括一篇队列研究[25]，一个对照试验[26]。检索发现一个附加的随机对照试验[27]和一个附加的对照试验[28]。回顾其中的一个队列研究（研究对象为117名妇女），评价了由心理学家和社会工作者组成的急诊室咨询ⓖ干预效果，即使无受伤也住院一日，咨询后推荐她们到专为遭受暴力妇女的社会和法律服务部门[25]。治疗后5年间，接受咨询的妇女的身体和心理的受益与那些治疗少或中止治疗的妇女相比结果类似，但数量和服务类型并未报道。系统综述收入的一个对照试验（290名西班牙孕妇）对无限制的咨询、无限制咨询加私人指导、便携式信息卡[26]三种临床基本干预措施进行对比，在分娩干预时临床上随机交替分配入组（见下面评论）。产后两个月随访结果显示，三组妇女受到的暴力及暴力威胁均下降，且在 6、12 和 18 个月随访中保持该水平。试验发现在接受咨询和信息卡组的妇女，发生严重家庭暴力者无差异，其中妇女遭受暴力严重程度量表ⓖ：咨询加私人指导组为 34.7 分，无限制咨询 39.5 分，信息卡为 38.2 分。身体暴力及暴力威胁评分也是一致的，虽然咨询加私人指导组每次随访评分低，但差异无意义。然而单独咨询组妇女评分总是高于信息卡组。另外一个随机对照试验，（研究对象为 125 名创伤后应激障碍的夏威夷妇女），进行 8～17 周，每周两次的认知疗法（CTT）并与对照组比较[27]。治疗组妇女在初次评价后即刻接受 CTT 治疗，但对照组在接受 CTT 后 6 周进行评价。随机对照试验并未进行组间直接比较，但在 6 周时发现，即刻 CTT 组 PTSD 的症状和抑郁水平明显改善，但未接受 CTT 组的 PTSD 的症状或抑郁水平并未明显改善（即刻 CTT 评分：在治疗前为 72.9；治疗后为 15.8，$P<0.001$；Beck 抑郁问卷ⓖ：治疗前为 25.1，治疗后为 4.6，$P<0.001$）[27]。附加的对照试验，研究对象为 33 名两次受庇护的韩国妇女ⓖ，比较了解决问题/工作组干预和未干预效果[28]。采用 Spielberger 20 项状态 - 特质焦虑问卷[31]，结果与对照组相比，干预明显改善焦虑倾向评分ⓖ（测试前和测试后变化，治疗组为 − 11.81，对照组 − 0.35，$P<0.01$）。两组目前焦虑水平（治疗组 − 9.88，对照组 − 9.35，$P=0.91$），自尊心水平（采用 Rosenberg 自尊心量表ⓖ测量：治疗组为 1.56，对照组 1.29，$P=0.84$），或抑郁水平（采用 CES-Dⓖ进行评分，治疗组 − 13.31，对照组 − 5.76，$P=0.13$），差异无显著性。

害处 尚无个体或群体咨询有害的报道。

评论 综述收入的对照研究中，对妇女进行干预主要依赖于她们哪个月就诊的诊所[26]。轮转分配可能增加组间干扰。在韩国进行解决问题或工作干预与不干预的比较试验中，退出率高（干预组 47%，未干预组 43%）[28]。在比较创伤认知疗法和对照的随机对照试验中，作者维持原随机对照分组分析，虽然样本量小，但结果是类似的。

治疗选择 2　不同类型的咨询与其他治疗方法比较

一个对照试验显示克服悲伤的咨询可以提高自尊心和自我能效，而男女平等的咨询无效。研究并未比较直接干预的效果。相似地，一个随机试验发现认知行为治疗可以改善妇女的自信，减少虐待，但无特殊支持组无改善。一个随机对照试验并未发现在集体或个别夫妇咨询后身体暴力和虐待及心理状况改善有差异，而另一个随机对照试验发现集体夫妇咨询较未咨询在 6 个月后可以减少再次虐待发生，但个别夫妇咨询无差异。一个随机对照试验和非随机对照试验发现性特异性指导和夫妻共同治疗可以减少夫妇间以后的暴力，但两种类型的咨询无差异。

益处 **克服悲伤咨询与男女平等咨询的比较**：我们发现一篇系统综述（检索时间 2001 年，一个半随机试验，20 名妇女）[24]。综述的一项试验要求咨询ⓖ的受害妇女随机分配到克服悲伤咨询组或男女平等咨询组，共 8 周（见下详述）。两组妇女采用 Hudson 自尊量表ⓖ和自我效能评分ⓖ。仅克服悲伤咨询组的自尊心评分和男女平等咨询组评分在试验前后有显著性改善（自尊心评分在治疗前后分别为 66.9 分和 53.5 分，$P<0.01$；自我效能评分治疗前后分别为 63.3 分和 74.7 分，$P<0.01$），而男女平等咨询组的自尊心、自我效能评分与治疗前比较差异无显著性（自尊心评分在治疗前后分别为 45.7 分和 39.5 分；自我效能评分治疗前后分别为 68.4 分和 77.7 分，P 值无差异），但未报道两治疗组间差异。**认知行为咨询**：我们未找到系统综述和随机对照试验，仅发现一个有关认知行为改变的对照试验（20 名哥伦比亚妇女，年龄 19～50 岁），比较了每周两次、3 小时一次、共 20 次的认知行为疗法与非结构性互助团体的两组差异[30]。在开始干预治疗后，认知行为治疗组的 2 名妇女和非结构性互助团体组 4 名妇女都发生了家庭暴力。与治疗开始时比较，试验发现认知行为治疗法可明显改善自信水平（干预前后改变 $P<0.05$），但对照组并无此变化[30]。治疗组间差异并未报道（见下评论）。**集体咨询与个别夫妇咨询比较**：我们检索到一篇系统综述（检索日期 1997 年，一个对照试验，68 对夫妇）[22]和一个随后的随机对照试验[31]。系统综述收入的对照试验发现，在集体咨询与个别夫妇咨询两组间的干预未明显减少身体暴力或心理状况，而在研究中退出率相当高[22]。序列随机对照试验（在轻到中等暴力后仍生活在一起 42 对夫妇）比较了集体咨询组与个别夫妇咨询组（12 个）干预与未干预[31]。随机试验发现 6 个月后集体咨询组较未咨询组间虐待发生率明显减少，但个别夫妇咨询组虐待率并未明显减少（6 个月再次虐待率：未咨询组 67%，个别夫妇咨询组 43%，集体咨询组 25%；个别夫妇咨询组与未咨询组间 $P>0.25$，集体咨询组与未咨询组 $P<0.05$）[31]。随机对照试验并未报道集体咨询组与个别夫妇咨询的组间分析结果。**性特异询咨与夫妇咨询**：我们未发现系统综述，但检索到一篇随机对照试验（49 对夫妇）[33]，一个非随机对照试验（研究对象为 124 对夫妇）[33]，旨在比较性特异集体咨询与夫妇集体咨询的差异。随机对照试验中，那些希望仍维持目前夫妻关系的夫妇随机分到性特异集体咨询与夫妇集体咨询组[32]。6 个月随访后随机对照试验显示：不同类型咨询报道的身体暴力受害者差异无显著性（受害结果：性特异治疗组为 7.1%，夫妇治疗组为 8.3%，$P=0.91$）[32]。在非随机对照试验中，75 对已婚和家庭完整但丈夫至少对妻子有两次以上身体暴力的自愿者，除外酒精依赖夫妇、精神病患者和严重外伤或那些害怕他们伴侣的女性，随机分配到夫妇治疗组或性特异治疗组[33]。研究发现两种类型的咨询明显可减少丈夫对妻子的暴力倾向达 12 个月以上（其中改良的冲突策略量表ⓖ：治疗前为 100%，治疗后为 74%，$P<0.01$）。两组类型咨询 12 个月可明显减少丈夫对妻子心理攻击评分，轻度、重度身体暴力和妻子的抑郁（心理攻击：治疗前后分别为 93.37 分和 44.79 分，$P<0.005$；轻度身体暴力治疗前后分别为 19.31 分和 8.63 分，$P<0.001$；重度身体暴力治疗前后分别为 3.34 分和 1.71 分，$P<0.05$；Beck 抑郁量表ⓖ显示妻子抑郁治疗前后分别为 12.39 分和 8.79 分，

$P<0.005$)[33]。两种治疗方法间无差异（见下面评论）。

害处 未见有个别夫妇咨询和集体咨询的危害报道，然而任何对家庭暴力受害者干预的潜在危害是由于报复而使暴力升级。每周质量分析报道并不支持这个观点，即接受夫妇咨询的妇女会较参加个体治疗的妇女受到进一步危害[32]。比较性特异集体咨询与夫妇集体咨询的非随机对照试验发现，在夫妇治疗组2%身体暴力来自于讨论内容，但两组治疗无差异[33]。

评论 在比较克服悲伤咨询和男女平等咨询的半随机试验中，评分范围不清，作者也未表明是否采用14项Lickert量表[29]。在比较性特异干预与夫妇干预的试验中，2/3测试者不愿参加试验。另外，67%参加者在开始时或治疗期间或随访前退出。

治疗选择3 鼓励

一个随机对照试验和一个非随机对照试验发现，与未治疗相比较鼓励可减少虐待。随机对照试验也发现与未治疗相比，鼓励可改善妇女生活质量。一个对照试验发现咨询和单独指导（类似鼓励）和咨询卡之间在虐待率上无明显差异，但发现与单独无限制咨询相比，前者可轻微减少虐待发生。

益处 **与未治疗相比较**：我们检索到一篇系统综述[34]（检索时间2002年，一个随机对照试验[35]，278名离开庇护所🅖妇女）和一个附加的非随机对照试验[36]。综述收入的随机对照试验将一个未毕业的心理系学生作为鼓励者（每周6.4小时，共10周）与对照组进行比较[35]。随机对照试验发现与开始治疗时比较，在6、12、18、24个月随访时心理虐待明显减少，生活质量提高，但也发现抑郁水平无明显改变。随机对照试验发现两组间心理虐待或抑郁无明显改善，但与对照组比较发现在24个月，鼓励🅖可明显改善生活质量（$P=0.01$）并减少虐待（虐待率：鼓励组76%，对照组89%，$P<0.01$）。附加的非随机对照试验（寻求法律临时强制性法令的81名妇女，不接受律师代理）中，有22名妇女被分配到法律学校进行鼓励，59名妇女被分配到法院服务处但无鼓励（见下面评论）[36]。6个月时随访发现，有鼓励者帮助的妇女与接受标准法院服务组妇女比较，较少发生身体和心理虐待（身体虐待：鼓励组为5%，无鼓励组为25%，$P=0.05$；心理虐待：鼓励组为10%，无鼓励组为47%，$P=0.002$）。**与咨询比较**：我们检索到一篇系统综述，（检索时期2001年，一个对照试验[28]，290名西班牙孕妇）[24]。对照试验比较了无限咨询🅖加私人指导咨询（其角色可被认为是鼓励者），无限咨询及资料信息卡咨询组间的差异[26]。在产后两个月随访时，三组试验参加者暴力和暴力威胁水平均降低。对照试验发现接受无限咨询加私人指导的妇女发生身体暴力明显少于无限咨询组（改良妇女遭受暴力严重程度量表🅖，入组时无限咨询加私人指导组评分为34.7分，无限咨询组为39.5分，$P<0.05$），在随访6、12、18个月三组的差异无显著性。

害处 无危害报道。然而任何对家庭暴力受害者干预的潜在危害是由于报复而使暴力升级。

评论 **与治疗比较**：在附加的对照试验中（寻求法律临时强制性法令的81例妇女），41%不愿参加[36]，13%未参加第一次调查。分配到干预组是基于妇女对于法律系学生作为免费法律代表的接受性。随机对照试验对那些乐于庇护妇女的鼓励效果进行评价[35]，对照试验的研究对象是那些按法律程序，在法律学校寻求强制性法令的妇女（干预不能在保健措施中采用）[36]。虽然鼓励在任何时候被认为是由医疗保健专业人员对受害者进行的干预措施（通常在社区由亲密伴侣暴力服务机构进行），但其对那些乐于接受庇护的妇女或那些在其他情况下寻求法律临时强制法令的妇女的影响程度是不清楚的。

治疗选择4 庇护

我们未检索到可信的对照试验。一个质量有限的队列研究显示选择采用庇护的妇女较未进行庇护的妇女可在庇护数周后降低暴力发生。但对妇女的益处有限，尚须在其他地方寻求帮助。

益处 我们检索到一篇系统综述（检索日期1997年），但是研究缺乏可信度[22]。

害处 我们未检索到随机对照试验（见下列评论）。

评论 我们检索到一个队列研究（由检察官办公室提供的自愿寻求庇护🅖或其他帮助的243名妇女），旨在比较留在庇护所（1～30天）与那些未选择留在庇护所的结局[37]。研究发现留在庇护所妇女和至少接受一种以上类型庇护的妇女新发暴力较未选择庇护妇女危险性低（OR 0.6；$P<0.05$）。那些不寻找任何庇护的妇女在离开庇护所6周后容易再次受到暴力（OR 1.8；$P=0.13$；校正初次暴力、庇护所外时间和消耗之后）。研究中，寻找庇护行为的定义为在初次会面前6个月，接受不同种类数量帮助活动，包括以前在庇护所、报警、寻求强制性法令、寻找法院进行犯罪起诉、寻求咨询🅖和试图受到法律帮助或私人律师帮助。

治疗选择5 互助团体

我们未检索到有关遭受家庭暴力妇女接受来自互助团体支持的系统综述、随机对照试验、非随机对照试验及队列研究。

益处 未检索到有关遭受家庭暴力妇女接受来自互助团体支持🅖的系统综述，随机对照试验，非随机对照试验及队列研究。

害处 未发现有关的系统性综述，随机对照试验和非随机对照试验或队列对照研究。

评论 无。

治疗选择 6 安全计划

一个与日常关心比较的对照试验显示，除日常关心外，提供有关安全行为的电话咨询在 18 个月内较日常关心可以增加安全行为。我们从一项有关孕妇的非随机对照试验的有限证据发现，在 12 个月内帮助试验者制定安全计划可减少配偶的虐待并增加安全行为。

益处 我们检索一篇系统综述（检索时间 2002 年，包括 2 个非随机试验）[34]。其中的一个对照试验（研究对象来自一家市区律师所记载的 150 名讲英语和西班牙语的受家庭暴力侵犯妇女，共有两篇发表的论文），比较了市区律师所标准服务与市区律师所标准服务加 6 次电话指导安全行为的效果[38, 39]。对照试验发现在 3 个月、6 个月、12 个月和 18 个月，与日常关心比较额外的安全措施可以增加安全行为（$P<0.01$，安全行为是通过分析 15 项安全行为检查表，并对相关因素进行调整 [例如：假如在家中无灭火器，则采用无灭火器的安全行为检查表，且不再分析。与日常关心比较，有电话指导的在 3 个月时均增加 2 个安全行为，在 18 个月时可平均增加 1.5 个安全行为，而效果分值在 3 个月时为 0.91，在 18 个月时 0.56）[39]。综述中另一个非随机对照试验（199 个参加医院产前保健孕妇，她们既往几年里曾受到性伴侣身体或性攻击）比较了标准产前保健（67 个孕妇）和安全计划ⓖ（132 名孕妇）[40]。在标准保健组每人收到一个有关公共安全信息的手册，而在安全计划由受过培训的护士帮助参加者建立安全计划，并向她们提供有关法律保护的申请、填写犯罪起诉书以及公共电话号码。这些信息在孕期三个周期均可提供，并在每个周期末发个小册子给予强化。校正入组暴力水平后，根据配偶虐待量表ⓖ，在 12 个月时安全计划组妇女很少受到来自配偶的身体和非身体虐待，其中安全计划干预组评分 37.6 分，日常关心组 56.9 分（$P=0.007$）。研究还发现在 6 个月和 12 个月，根据妇女遭受暴力严重程度量表ⓖ，与日常关心组比较安全计划也可降低受威胁和实际暴力人群的数量（其中 6 个月威胁评分：计划组 27.3 分，日常关心组 33.4 分；6 个月实际暴力评分：计划组 33.1 分，日常关心组 35.9 分；12 个月威胁评分：计划组 27.0 分，日常关心组 33.6 分；12 个月实际暴力评分：计划组 32.6 分，日常关心组 37.1 分，$P=0.052$），虽然仍不清楚统计学比较所代表的意义。但在 12 个月时安全计划组较对照组妇女相对行为明显安全（$P<0.001$）[40]。

害处 该综述未报道任何危害，但潜在的不足之处是干预措施可能增加暴力报复而使暴力升级。在市区律师所指导过程试验中，一位妇女 3 周后自杀，该研究未报道对她进行的治疗措施，也不清楚自杀是否与治疗有关[38, 39]。

评论 这是第一个来自区律师所注册者参加的对照试验，医疗保健人员可以给曾经历过家庭暴力的人员提供指导[40]。少于 3% 的合格受试者拒绝参加试验（4/145），几乎所有妇女完成 18 个月研究（149/150）。在试验开始时的水平，试验组妇女安全较对照组增加 0.8 分。试验中亲密伴侣暴力行为未分析，干预在第 8 周停止，在随后 3～18 个月的分析显示效果评分下降。作者注意到这也许反映了最大效应或需要其他强化干预措施。在非随机对照试验中，干预组在产前保健计划中招募，然而对照组是产后[40]，不同时期招募对暴力回忆的影响无法考证。

词汇表

鼓励（advocacy）：包括提供给委托人有关法律、医学和财务方面的意见，促使她接受或利用公共资源，如庇护、咨询和法律保护；促进并动员她的支持群体；帮助她确立目标和进行选择；摆脱受害的束缚，并提供感情的帮助和支持[6]。

Beck 抑郁问卷（Beck depression inventory）：包括 21 条抑郁症状的顺序量表。量表少于 10 分被认为正常或极轻微抑郁，10～18 分表明轻到中度抑郁，19～29 分表明中到重度抑郁，大于 30 分表明严重抑郁。简明版本包括 13 条，大于 4 分表明抑郁程度增加。

CSE-D 评分（centers for epidemiological studies depression）：包括 4 个条款的 20 项 Lickert 评分，分值范围 0～60 分，高分表明抑郁症状严重。

咨询（counselling）：咨询通常包括解决委托人问题的职业化的指导。咨询服务重点是提供信息而非使用心理治疗。但在上述对照试验中采用的咨询还包括服务和可以提供的帮助（与鼓励有交叉）。

Hudson 自尊量表（Hudson's index of self-esteem）：分值范围 0～100 分，高分表明自尊低。

配偶虐待量表（index of spouse abuse scale）：包括 30 项，采用自我评分测量填表者经历男配偶实施的 11 种身体虐待和 19 种非身体虐待。在评分测量中，基于严重程度给予权重评分。每种类型的分值范围 0～100 分，高分表明虐待严重和频率高，低分表明虐待相对少。

改良的冲突策略量表（modified conflict tactics scale）：包括 78 条测量伴侣相互给予的身体和心理的攻击（8 项条款评分：0～20 分）。

互助团体（peer support groups）：有时由专业人员提供，互助团体认为通过隔离或提供鼓励或支持等帮助受暴力妇女，使她们感到不再孤独，处境得以改善。

Rosenberg 自尊评分（Rosenberg's self-esteem scale）：包括 4 个条款的 10 项评分表格，分值范围 10～40 分，高分表明自尊度高。

安全计划（safety planning）：帮助受试者判定何种行为可能是危险的信号，提前准备与家人或朋友的联系方式及必要文件、钥匙、衣服，必要时迅速脱离。

自我效能评分（self-efficacy scale）：评分包括 23 项，分值范围 14～322 分，平均 233±39 分，高分表明自我效能高[30]。

妇女遭受暴力严重程度量表（severity of violence against women scale）：是指对身体暴力评分，分值范围 27～108 分，27 分表明从未遭受暴力侵犯，108 分表明多次受到调查表中列举的暴力侵犯。

庇护（shelters）：通常指使受害者及其 12 岁以下子女离开施虐者，并为其提供其住房、食物和衣服 30～90 天。许多庇护者也可提供集体或个体治疗或咨询，并进行鼓励，照顾子女，进行职业培训及帮助寻找临时住房。

Spielberger 20 项状态－特质焦虑问卷（Spielberger's 20 item state-trait anxiety inventory）：评分范围 20～80，20 分表明从未有状态焦虑或特质焦虑，80 分表明有严重的状态焦虑或特质焦虑。

参考文献

1. National Center for Injury Prevention and Control. *Injury fact book 2001-2002.* Atlanta, GA: Centers for Disease Control and Prevention, 2001.
2. Krug EG, Dahlberg LL, Mercy JA, et al. *World report on violence and health.* Geneva: World Health Organization, 2002.
3. Tjaden P, Thoennes N. *Full report of the prevalence, incidence, and consequences of violence against women.* Washington, DC: National Institute of Justice, 2000.
4. Gazmarian JA, Lazorick S, Spitz AM, et al. Prevalence of violence against pregnant women. *JAMA* 1996;275:1915-1920.
5. Savona-Ventura C, Savona-Ventura M, Dregsted-Nielsen S, et al. Domestic abuse in a central Mediterranean pregnant population. *Eur J Obstet Gynecol Reprod Biol* 2001;98:3-8.
6. Purwar MB, Jeyaseelan L, Varhadpande U, et al. Survey of physical abuse during pregnancy GMCH, Nagpur, India. *J Obstet Gynaecol Res* 1999;25:165-171.
7. Lueng WC, Lueng TW, Lam YY, et al. The prevalence of domestic violence against pregnant women in a Chinese community. *Int J Gynaecol Obstet* 1999;66:23-30.
8. Hedin LW, Grimstad H, Moller A, et al. Prevalence of physical and sexual abuse before and during pregnancy among Swedish couples. *Acta Obstet Gynecol Scand* 1999;78:310-315.
9. Bauer H, Rodriguez MA, Perez-Stable EJ. Prevalence and determinants of intimate partner abuse among public hospital primary care patients. *J Gen Intern Med* 2000;15:811-817.
10. Richardson J, Coid J, Petruckevitch A, et al. Identifying domestic violence: cross-sectional study in primary care. *BMJ* 2002;324:271-277.
11. McCauley J, Kern DE, Kolodner K, et al. The "battering syndrome": prevalence and clinical characteristics of domestic violence in primary care internal medicine practices. *Ann Intern Med* 1995;123:737-746.
12. Gin NE, Ruker L, Frayne S, et al. Prevalence of domestic violence among patients in three ambulatory care internal medicine clinics. *J Gen Intern Med* 1991;6:317-322.
13. Schumacher JA, Felbau-Kohn S, Smith-Slep AM, et al. Risk factors for male to female physical abuse. *Aggress Violent Behav* 2001;6:281-352.
14. Schumacher JA, Smith-Slep AM, Heyman RE. Risk factors for male-to-female psychological abuse. *Aggress Violent Behav* 2001;6:255-268.
15. Gelles RJ. *Intimate violence in families*, 3rd ed. Thousand Oaks, California: Sage, 1997.
16. Rand MR, Saltzman LE. The nature and extent of recurring intimate partner violence against women in the United States. *J Comp Fam Stud* 2003;34:137-149.
17. Caetano R, Schafer J, Fals-Stewart W. Stability and change in intimate partner violence and drinking among white, black, and Hispanic couples over a 5-year interval. *Alcohol Clin Exp Res* 2003;27:292-300.
18. Campbell J, Jones AS, Dienemann, et al. Intimate partner violence and physical health consequences. *Arch Intern Med* 2002;162:1157-1163.
19. Coker AL, Smith PH, Bethea L, et al. Physical health consequences of physical and psychological intimate partner violence. *Arch Fam Med* 2000;9:451-457.
20. Nelson HD, Nygren P, McInerney Y, et al. Screening women and elderly adults for family and intimate partner violence: a review of the evidence for the U. S. Preventive Services Task Force. *Ann Intern Med* 2004;140:387-396.
21. Anglin D, Sachs C. Preventive care in the emergency department: screening for domestic violence in the emergency department. *Acad Emerg Med* 2003;10:1118-1127.
22. Chalk R, King PA (ed). *Violence in families. Assessing prevention and treatment programs.* Washington, DC: National Academy Press, 1998. Search date 1997; primary sources National Criminal Justice Reference Section, National Child Abuse and Neglect Data System, Medline, Legal Resource Index, Criminal Justice Periodical Index, ERIC, Social Scisearch, Psychinfo, Dissertation Abstracts Online, A-V Online, PAIS Online, IAC- Business, ARTS, US Political Science Documents, British Education Index, Ageline, Religion Index, Public Opinion Online, National Center on Child Abuse and Neglect Clearinghouse, Family Violence and Sexual Assault Institute, National Clearinghouse for the Defense of Battered Women, National Resource enter on Domestic Violence, and Family Violence Prevention Fund.
23. Ramsay J, Richardson J, Carter Y, et al. Should health professionals screen women for domestic violence? Systematic review. *BMJ* 2002;325:314-327. Search date 2001; primary sources Medline, Embase, and Cinahl.
24. Centre for Clinical Effectiveness. *Is therapy/counseling/group work more effective than no treatment for women who are victims of domestic violence?* Melbourne: Southern Health/Monash Institute of Public Health, 2001. Search date 2001; primary sources Cochrane Library, Best Evidence, Medline, Cinahl, Current Contents, Premedline, Psychinfo, SocioFile, Journals OVID, National Guideline Clearinghouse, and Australasian Medical Index.
25. Bergman B, Brismar B. A 5-year follow-up of 117 battered women. *Am J Public Health* 1991;81:1486-1489.
26. McFarlane J, Soeken K, Wiist W. An evaluation of interventions to decrease intimate partner violence to pregnant women. *Public Health Nurs* 2000;17:443-451.
27. Kubany ES, Hill EE, Owens JA, et al. Cognitive trauma therapy for battered women with PTSD (CTT-BW). *J Consult Clin Psychol* 2004;72:3-18.
28. Kim S, Kim J. The effects of group intervention for battered women in Korea. *Arch Psychiatr Nurs* 2001;15:257-264.

29. Mancoske RJ, Standifer D, Cauley C. The effectiveness of brief counseling services for battered women. Res Soc Work Pract 1994;4:53-63.
30. Laverde DI. Effects of cognitive-behavioural therapy in controlling wife abuse. Revista de Analisis del Comportamiento 1987;3:193-200. [In Spanish]
31. Stith SM, Rosen KH, McCollum EE, et al. Treating intimate partner violence within intact couple relationships: outcomes of multi-couple versus individual couple therapy. J Marital Fam Ther 2004;30:305-318.
32. Brannen SJ, Rubin A. Comparing the effectiveness of gender-specific and couples groups in court-mandated spouse abuse treatment program. Res Soc Work Pract 1996;6:405-424.
33. O'Leary KD, Heyman RE, Neidig PH. Treatment of wife abuse: a comparison of gender-specific and conjoint approaches. Behav Ther 1999; 30:475-505.
34. Wathen C, MacMillan H. Interventions for violence against women: scientific review. JAMA 2003;289:589-600. Search date 2002; primary sources Medline, Psychinfo, Cinahl, Healthstar, Sociological Abstracts, and hand searches of reference lists from key articles.
35. Sullivan CM, Bybee DI. Reducing violence using community based advocacy for women with abusive partners. J Consult Clin Psychol 1999;67:43-53.
36. Bell ME, Goodman LA. Supporting battered women involved with the court system: an evaluation of a law school-based advocacy intervention. Violence Women 2001;7:1377-1404.
37. Berk RD, Newton PJ, Berk SF. What a difference a day makes: an empirical study of the impact of shelters for battered women. J Marriage Fam 1986;48:481-490.
38. McFarlane J, Malecha A, Gist J, et al. An intervention to increase safety behaviours of abused women: results of a randomised clinical trial. Nurs Res 2002;51:347-354.
39. McFarlane J, Malecha A, Gist J, et al. Increasing the safety-promoting behaviours of abused women. Am J Nurs 2004;104:40-50.
40. Parker B, McFarlane J, Soeken K, et al. Testing an intervention to prevent further abuse to pregnant women. Res Nurs Health 1999;22:59-66.

原作者

Joanne Klevens
Epidemiologist
Centers for Disease Control
National Center for Injury Prevention and Control
Division of Violence Prevention
Atlanta
USA

Laura Sadowski
Co-Director/Associate Professor
Collaborative Research Unit
Cook County Hospital/Department of Internal
Medicine
Rush Medical College
Chicago
USA

利益冲突：没有声明。

表1 已报道经历心理虐待妇女的危险因素[19]

主诉	RR (95% CI)
心理健康差	1.69 (1.20 ~ 2.29)
精神健康差	1.74 (1.07 ~ 2.73)
残疾不能工作	1.49 (1.06 ~ 2.14)
关节炎	1.67 (0.20 ~ 2.22)
慢性疼痛	1.91 (1.49 ~ 2.36)
周期性偏头痛	1.54 (1.16 ~ 1.93)
其他原因导致的经常性头痛	1.41 (1.05 ~ 1.82)
性传播性疾病	1.82 (1.19 ~ 2.68)
慢性盆腔痛	1.62 (1.03 ~ 2.48)
胃溃疡	1.72 (1.02 ~ 2.84)
结肠痉挛	3.62 (1.63 ~ 7.50)
经常性消化不良，腹泻或便秘	1.30 (1.03 ~ 1.63)

痛 经

检索时间：2005年6月
原作者：Michelle L Proctor, Cynthia M Farquhar　孙秀丽 译　王建六 校　石一 复审

问 题

痛经治疗的效果如何？

治疗措施及其效果

治疗痛经

肯定有效
非甾体类抗炎药（不包括阿司匹林）

很可能有效
阿司匹林，对乙酰氨基酚和复合镇痛药
维生素 B_1
Toki–shakuyaku–san（草药疗法）
局部热疗（约39℃）
经皮电刺激神经疗法（仅高频刺激有效，低频刺激还不清楚）
维生素 E

效果不明
针刺疗法
行为干预
复合口服避孕药
鱼油
草药疗法（不包括 toki-shakuyaku-san）
镁
骨盆神经阻断术
维生素 B_{12}

不太可能有效
脊柱推拿术

见词汇表 **G**

主要内容

治疗痛经

非甾体类抗炎药（不包括阿司匹林）：一篇系统综述及四个随后的随机对照试验发现非甾体类抗炎药（NSAIDs，包括环氧化酶－2抑制剂，尼氟酸除外）与安慰剂组相比可以减少中到重度原发痛经妇女的疼痛。这篇综述同时发现非甾体类抗炎药（除了环氧化酶－2抑制剂）与安慰剂组相比可以减少对日常活动的限制，减少不能工作或学习的时间，及对额外的镇痛药物的需要。但是哪种非甾体类抗炎药更有效或更安全还不清楚。综述的一个小型随机对照试验发现在减轻疼痛上非甾体类抗炎药物（甲氧萘丙酸）对乙酰氨基酚没有明显的差异。综述发现甲氧萘丙酸与co-proxamol（对乙酰氨基酚＋右丙氧芬）相比，不良反应更少，同时也发现甲芬那酸与co-proxamol相比减轻症状更明显。另一篇系统综述收入的一个小型随机对照试验发现在减轻疼痛方面单独应用布洛芬与同时加用维生素E没有显著差别。关于非甾体类抗炎药包括环氧化酶－2（COX－2）的危害在其他的临床资料中有详细的描述（参见非甾体类抗炎药），如在传统非甾体抗炎药治疗中胃肠道的溃疡和出血，并且有一些环氧化酶2抑制剂可以增加心血管意外的风险。co-proxamol在有些国家已经被禁用，原因是有证据表明这种药物在正常治疗剂量多次应用可引起致命的毒性，还有一部分死于不慎药物过量。罗非考昔和伐地考昔都是COX－2抑制剂药物，由于对心血管系统的不良反应，在全球范围内已停止使用。

阿司匹林，对乙酰氨基酚和复合镇痛药：一篇系统的综述发现对原发痛经的妇女阿司匹林与安慰剂相比可明显减轻疼痛。有两篇系统综述发现在减轻疼痛方面对乙酰氨基酚和安慰剂、阿司匹林或甲氧萘丙酸无明显不同，但是有些随机对照试验可能因为规模太少未能得出有临床意义的显著差异。第一篇综述发现了有限的证据表明co-proxamol减轻疼痛的作用好于安慰剂。而另一个小型随机对照试验中二者却无显著差别。一篇系统综述发现甲氧萘丙酸与co-proxamol相比不良反应更小。同时发现甲芬那酸与co-proxamol相比能在更大程度上减轻症状。co-proxamol因正常治疗剂量多次应用可引起致命的毒性而在一些国家已经被禁用，药物不慎过量可能是导致一部分死亡的原因。

维生素B_1：一篇系统综述收入的一个大型随机对照试验中发现，在原发性痛经的妇女中应用维生素B_1 60天与安慰剂组相比可减轻疼痛。

Toki-shakuyaku-san（草药疗法）：一篇系统综述发现有限的证据表明，与安慰剂相比toki-shakuyaku-san应用6个月后可减轻原发痛经的妇女的疼痛，同时减少额外的药物应用。

局部热疗（约39℃）：一项随机对照试验发现局部热疗与安慰剂相比可明显减轻原发痛经妇女的疼痛，效果可能同布洛芬。另一个临床对照试验发现，局部热疗比对乙酰氨基酚能更有效减轻疼痛。

经皮电刺激神经疗法（仅高频刺激有效，低频刺激还不清楚）：一篇系统综述从较小的临床对照试验中发现有限的证据表明，高频经皮电刺激神经与假经皮电刺激神经相比可减轻疼痛，但是对原发痛经的妇女疼痛缓解的效果不如布洛芬。小型的随机对照试验没有提供足够的证据支持低频经皮电刺激神经比任何一种安慰剂或高频经皮电刺激神经更有效。

维生素E：一篇系统综述和一个随后型随机对照试验发现维生素E与安慰剂相比可减轻原发痛经妇女的疼痛。第二篇系统综述收入的一个随机对照试验发现在疼痛减轻方面服用维生素E加布洛芬与单独服用布洛芬没有显著差异。

针刺疗法：一篇系统综述收入的小型随机对照试验没有提供足够的证据表明在原发痛经妇女中针刺比安慰剂甚至不治疗更有效。

行为干预：两个低质量采用放松及有氧运动的随机对照试验没有提供足够的证据支持行为干预对原发痛经妇女有效。

复合口服避孕药：一篇系统综述和一个随后的随机对照试验没有提供足够的证据表明复合口服避孕药与安慰剂相比对原发痛经妇女有效。

鱼油：一篇系统综述中的一个小型交叉对照研究和一个附加的随机对照试验提供了有限的证据表明鱼油（加或不加用维生素B_{12}）与安慰剂相比可以减轻原发痛经妇女1～3个月后的疼痛及症状。

草药疗法：（不包括toki-shakuyaku-san）除了toki-shakuyaku-san外，并没有相关的草药治疗妇女原发痛经的随机对照试验。

镁：一篇系统综述收入的三个小型随机对照试验中有两个提供了有限的证据，表明镁应用5～6个月后与安慰剂相比可以减轻原发痛经妇女的疼痛。而第三个随机对照试验发现二者无显著不同。

骨盆神经阻断术：一篇系统综述收入的三个小型随机对照试验对采用外科手术阻断神经是否对原发痛经妇女有效提供的证据不足。

维生素B_{12}：没有发现维生素B_{12}与安慰剂治疗原发妇女痛经的研究。一个小型的随机对照试验比较了维生素B_{12}和低脂素食，但提供了不充足的证据。一个随机对照试验提供了有限的证据表明维生素B_{12}加鱼油1～3个月与安慰剂相比可以减轻疼痛和症状。

脊柱推拿术：一篇系统综述中的一个高质量的随机对照试验发现脊柱推拿术和安慰推拿术一个月后对痛经妇女的疼痛缓解无显著差别。这篇综述中的两个小型低质量的随机对照试验发现脊柱推拿、安慰推拿及不治疗的有效性并不确定。

定义 痛经是一种子宫源性经期痉挛疼痛。通常分为原发性痛经（无器官病理改变的疼痛）和继发性痛经（明显的病理状态的盆腔疼痛，如子宫内膜异位症[参阅子宫内膜异位症]或卵巢囊肿）。通常原发性痛经的第一次发作在月经后不久（6～12个月），即排卵周期建立的时候。疼痛的时间通常为月经来潮的8～72个小时。继发性痛经可以发生在初潮后任何时候，但多在妇女40～50岁时在致病因素作用下发作，成为一个新的症状[1]。这一章主要讨论原发性痛经和继发性痛经。不仅如此，还要注意大多数随机对照试验与原发性痛经有关。可以引起继发性痛经的子宫内膜异位症在一个独立的章节中描述[参阅子宫内膜异位症]。

发病率/患病率 由于在痛经定义上的不同，因此很难准确知道的痛经患病率。一般报道多为青春期女孩的患病率，并且痛经的类型也没有特别说明。青春期女孩与育龄妇女相比原发性痛经患病率更高，原发性痛经可以随着年龄的增长而不断减轻（参阅预后）。由于潜在的发病因素还没有发作，继发性痛经发生率在青春期较低。因此，来自于青春期患病率的研究不能用于推断育龄妇女，并且不能准确估计继发性痛经的患病率。而且，不同类型的研究表明不同年龄及国籍的妇女有着持续的高患病率。一篇关于慢性盆腔痛的系统综述（检索日期1996年）综合了发达国家公众和医院的调查，估计患病率为45%～95%[2]。第二篇在发展中国家进行的系统研究综述（检索日期2002年）发现25%～50%的成年妇女和75%的青春期女孩经历过经期疼痛，5%～20%报告痛经严重或因疼痛使患者不能参加日常的活动[3]。另外的患病率的研究总结见表1（参见表1）。

病因/危险因素 1962年出生于瑞典哥德堡的有代表性的妇女样本的纵向调查，发现痛经的严重程度与月经持续时间（月经平均持续时间5天的妇女没有痛经，平均5.8天的妇女有严重的痛经，严重的痛经被定义为疼痛对药物治疗反应差，并且明显限制了日常活动，$P < 0.001$；WMD -0.80，95% CI -1.36～-0.24），初潮年龄过早（13.1岁的妇女没有痛经而12.6岁的妇女有严重的痛经，$P < 0.01$；WMD 0.50，95% CI 0.09～0.91）和吸烟（41%的吸烟者和26%的不吸烟者有中度或重度的痛经）有明显的关系[4]。还有一些证据表明痛经和被动吸烟有剂量依赖有关，它增加了痛经的发病率。

预后 原发性痛经是一种慢性复发性的疾病，可影响多数年轻妇女。很少有人研究这种疾病的自然史。一个在Scandinavia的纵向调查发现原发性痛经通常在妇女的生育年龄的第三个十年减轻，并且生孩子后也会减轻[4]。并没有相关可信的研究

	验证继发性痛经的预后与潜在病理改变的严重程度相关,如子宫内膜异位症[5]。
治疗目的	减少疼痛,同时使不良反应最小。
结局	疼痛的减轻程度可通过视觉模拟评分,或者疼痛分级(如疼痛完全缓解得分 [TOPAR]**G**,疼痛完全缓解-8 [TOPAR-8]**G**,或疼痛强度差异之和-8 [SPID-8]**G**),或者两值变量判定(是否减轻疼痛)。整个痛经的症状改善通过自己描述或观察痛经症状改变,生活质量,或其他相关的方法如月经痛苦或月经症状调查问卷来测量。一部分妇女需要镇痛药外加指定的疗法;部分妇女活动受限制,不能工作或上学,根据受影响时间的长短,决定选择治疗措施。
方法	按《临床证据》在2005年7月的文献检索和方案评价。作者也检索了2005年第四期的Cochrane数据库,得到升级版的关于骨盆神经阻断术治疗原发和继发性痛经的系统综述[6]。

问题 痛经治疗的效果如何?

治疗选择1 针刺疗法

一篇系统综述的一个小型随机对照试验没有提供充分的证据表明原发性痛经的妇女进行针刺比安慰剂及不治疗更有效。

益处 我们发现了一篇关于针刺治疗原发性痛经的系统综述(检索日期2001年,1个随机对照试验,43个妇女)[7]。这个系统综述收入的随机对照试验比较了在一个月经周期中针刺治疗3周(治疗三个月),每周(30~40分钟)与其他三种疗法:安慰针刺**G**,每月就诊一次和就诊。在三个月后通过未被确认的疼痛分级和症状问卷进行结果的评价,改善定义为超过一半的入院妇女疼痛减轻。这个试验发现针刺疗法与其他疗法相比,可明显增加疼痛减轻的妇女比例(根据治疗时的评分,采用针刺减轻疼痛妇女的比例超过一半:采用针刺10/11 [91%],安慰针刺有4/11 [36%],每月一次就诊1/10 [10%],没有就诊2/11 [18%],针刺治疗与其他治疗相比 $P < 0.05$)。

害处 这篇综述的随机对照试验没有提供任何不良反应的信息[8]。

评论 在随机对照试验中采用的这种评分方法似乎并没有得到验证。在出版的文章中没有发现多重比较的统计学调整证据(如Bonferroni's校正)[8]。

治疗选择2 阿司匹林,对乙酰氨基酚和复合镇痛药

一篇系统综述发现与安慰剂相比阿司匹林可有效地减轻原发痛经妇女的疼痛。两篇系统综述在减轻疼痛方面发现对乙酰氨基酚和安慰剂、阿司匹林或甲氧萘丙酸没有明显的不同,但是其中的一些随机对照试验规模太小,可能检验不出临床重要的差异。第一篇综述发现有限的证据证实co-proxamol(对乙酰氨基酚+右丙氧芬)与安慰剂相比可减轻疼痛。一篇系统综述收入的一个小随机对照试验发现在疼痛减轻方面对乙酰氨基酚与其他非甾体抗炎药(甲氧萘丙酸)没有显著不同。一篇系统综述发现甲氧萘丙酸与co-proxamol相比不良反应更少。同时还发现甲芬那酸与co-proxamol相比可以更大程度地减轻症状。由于有证据表明co-proxamol以正常治疗剂量多次服用有致命毒性而在一些国家被禁止使用,一部分死亡病例是由于药物不慎过量。

益处 **阿司匹林与安慰剂比较**:我们发现了两篇系统综述[9, 10],第一篇(检索日期1997年,8个随机对照试验,486名妇女)发现阿司匹林(650 mg,每日四次)与安慰剂相比可明显增加减轻疼痛妇女的比例(至少中等程度的疼痛减轻,参阅表2)。同时还发现阿司匹林和安慰剂在需要额外的药物治疗或者限制日常活动和脱离工作上没有显著不同(额外药物治疗,3个随机对照试验:RR 0.79,95% CI 0.58~1.08;限制活动,3项随机对照试验:RR 0.82,95% CI 0.64~1.04;脱离工作,1项随机对照试验:RR 1.28,95% CI 0.24~6.76)[9]。第二篇系统综述(检索日期2003年,2个随机对照试验,143名妇女),只有双盲随机对照试验,失访率少于20%[10]。综述发现没有随机对照试验的结果适合痛经的定量分析。但是同时发现阿司匹林(经期650mg/d)和安慰剂在需要额外的药物治疗方面没有显著区别(1项随机对照试验,36名妇女;RR 0.86,95% CI 0.46~1.60)。**对乙酰氨基酚和安慰剂比较**:找到一篇系统综述(检索日期1997年,1项随机对照试验,35名妇女)[9]。综述发现在疼痛减轻方面对乙酰氨基酚(500mg,每日四次)和安慰剂无显著不同(参阅表2)。**co-proxamol和安慰剂**:一篇系统综述(检索日期1997年,1个随机对照试验,72名妇女)[9]。综述发现co-proxamol与安慰剂相比可明显增加至少中等程度疼痛减轻妇女的比例(参阅表2)[9]。**对乙酰氨基酚和阿司匹林**:一篇系统综述(检索日期1997年,1个随机对照试验,35名妇女)[9]。综述发现阿司匹林(500mg,每日四次)与对乙酰氨基酚(500mg,每日四次)在减轻疼痛方面没有显著不同(参阅表2)。**阿司匹林或对乙酰氨基酚或co-proxamol和非甾体类抗炎药比较**:参见非甾体类抗炎药的益处。

害处 **阿司匹林和安慰剂比较**:第一篇系统综述发现阿司匹林和安慰剂在不良反应方面没有显著差异(参阅表2)[9]。同时发现阿司匹林和安慰剂在恶心、眩晕和头痛方面没有显著差异(恶心:RR 1.66,95% CI 0.59~4.67;眩晕:RR 1.29,95% CI 0.28~5.89;头痛:RR 0.60,95% CI 0.18~2.04)。第二篇系统综述也发现阿司匹林和安慰剂在不良反应方面没有显著差异(见表2)[10]。同时也发现阿司匹林和安慰剂比较在胃肠道不良反应和神经系统不良反应的发生率上没有显著

差异（胃肠道不良反应：OR 1.91，95% CI 0.39～9.26；神经系统不良反应 OR 3.66，95% CI 0.75～17.71）。**对乙酰氨基酚和安慰剂比较**：系统综述发现对乙酰氨基酚和安慰剂在不良反应发生频率上没有显著差异（对乙酰氨基酚和安慰剂的各种不良反应参阅表2)[9]。**co-proxamol 和安慰剂比较**：这个综述没有报告这两者之间的不良反应。co-proxamol 在正常治疗剂量多次服用有致命毒性而在一些国家被禁止使用，一部分死亡原因是由于药物不慎过量引起[9]。**对乙酰氨基酚和阿司匹林比较**：综述没有报告相关不良反应。**阿司匹林或对乙酰氨基酚或 co-proxamol 和非甾体类抗炎药比较**：参阅非甾体类抗炎药的害处。

评论 第一篇系统综述包括的大多数随机对照试验时间短（通常每次治疗仅仅1个月经周期）、规模小，采用交叉设计而无大段时间间隔[9]。所有的随机对照试验（除了 co-proxamol 和甲氧萘丙酸的一篇综述）都采用双盲。所有的随机对照试验都采用药片或胶囊形式口服给药。阴性随机对照试验因为规模太小以至于不能检验阿司匹林、对乙酰氨基酚、复合镇痛药和安慰剂有无重要的临床差异。

治疗选择3　行为干预

两个低质量的随机对照试验评价了放松和有氧运动，对行为干预治疗对原发性妇女痛经的作用提供了不充分的证据。

益处 没发现系统综述。有两个关于行为干预❻治疗的随机对照试验。一个对充血或痉挛性痛经❻的妇女采用放松和想象[11]，另一个为有氧运动治疗原发痛经妇女[12]。**放松治疗**：第一个随机对照试验（69名妇女）将月经期的放松治疗加积极想象与关于月经的自我指导讨论组和候诊对照相比较。这些组的妇女用月经症状问卷被分为充血或阵发痉挛痛经组。试验发现，放松疗法与候诊对照相比可明显改善痉挛或充血痛经的妇女的症状（$P < 0.01$）。但是，放松治疗与讨论组及候诊对照组相比可明显减轻有痉挛性痛经经历妇女的疼痛（$P < 0.001$）[11]。**有氧运动**：第二个随机对照试验（36名妇女）比较了训练组（参加一周三天，每次30分钟运动）与静坐对照组，发现有氧运动可明显降低月经症状询问表评分（$P < 0.05$；绝对值以图示）[12]。

害处 这些随机对照试验没有有关不良反应的描述[11, 12]。

评论 两个随机对照试验都是小规模的，方法性较差[11, 12]。在第一个随机对照试验中，痉挛性痛经定义为主要在腹部的痉挛疼痛，充血性痛经定义为在下腹和其他部位的钝痛[11]。但是这种将痛经分为痉挛和充血性现在已经不被普遍采用，并且没有什么意义[12]。比较有氧运动和静坐对照的随机对照试验（36名妇女）分析结果来自完成了试验的26名妇女（72%）（11名在运动组，15名在对照组）[12]。还有一篇系统综述正在进行中。

治疗选择4　复合口服避孕药

一篇系统综述和一个随后的随机对照试验证明复合口服避孕药与安慰剂相比可减轻原发痛经妇女的疼痛，提供的证据不充足。

益处 发现了复合口服避孕药治疗原发性痛经的系统综述（检索日期1999年，5个随机对照试验，379名妇女）[13]和一个随后随机对照试验[14]。这篇系统综述发现中等剂量的使用雌二醇（>35μg）加第一代或第二代孕激素1～3个月与安慰剂相比对疼痛的减轻没有明显差别（4个随机对照试验，320名妇女；RR 1.40，95% CI 0.58～3.42；参阅下面的评论）。同时发现复合避孕药与安慰剂相比可减少妇女不能工作和学习的比例，但是这种差异位于显著性差异的交界处，因此它的临床重要性还不清楚（1个随机对照试验，服用避孕药19/39[39%]，服用安慰剂24/40[60%]；RR 0.65，95% CI 0.42～1.00）[13]。随后的随机对照试验（77名妇女）比较了低剂量的复合口服避孕药包括去氧孕烯（第三代孕激素）加小剂量乙炔雌二醇与安慰剂（在4个连续月经周期）[14]，发现复合口服避孕药与安慰剂相比明显减轻了月经痉挛痛的程度（在月经痛苦问卷表上平均减少月经痉挛痛分数：复合口服避孕药1.4，安慰剂0.3，$P < 0.01$），同时发现复合口服避孕药与安慰剂相比对整个月经期的疼痛没有明显差别，但是服用复合避孕药的妇女疼痛更轻（在月经痛苦问卷表上平均减少的分数，口服避孕药13.7，安慰剂6.2，$P = 0.074$）。这个随机对照试验发现因病不能上班或上学的妇女比例口服复合避孕药与安慰剂没有明显差异[14]。

害处 这个综述没有发现复合口服避孕药与安慰剂在不良反应如恶心、呕吐、抑郁和腹痛有显著差异（1个随机对照试验，89名妇女：服用避孕药 15/49 [31%]，服用安慰剂 8/40[20%]，RR 1.53，95% CI 0.72～3.24）[13]。两个随机对照试验的结果很难解释，并且不能被综述纳入不良反应的 Meta 分析，原因在于这些随机对照试验月经周期是随机的，而妇女不是随机选择的[16]。一篇系统综述收入的一个小型随机对照试验（18名妇女）比较了复合口服避孕药和安慰剂，发现很多服用口服避孕药的妇女经历过突破性出血（服用避孕药 2/12 [17%]，安慰剂组 0/6 [0%]，没有显著性差异检验）。一篇系统综述收入的另一个随机对照试验（59名妇女）发现复合口服避孕药与安慰剂相比明显增加体重、恶心、呕吐。随后的随机对照试验发现小剂量服用复合口服避孕药与安慰剂相比有同样比例的不良反应，如头痛、恶心、腹部疼痛、胃胀、焦虑、孤独感、体重增加和粉刺（没有更进一步的报告）。最常见的不良反应是头痛（服用复合避孕药的有9/38[24%]，服用安慰剂的有3/35[9%]；没有进行显著性检验）。各组均没有因不良反应而退出试验的。

评论 大多数的综述收入的随机对照试验的方法学很差[13]。由于试验和参与者数目很少，一篇系统综述的结果用统计学方法计算太过敏感。综述收入的一个随机对照试验由于报告的数据很少，不能纳入 Meta 分析[16]。综述收入的所有随机对照试验中采用的复合口服避孕药现在已经不常规应用，因此这种结果可能不能被现在服用其他药物的妇女采用[13]。由于疼痛数据来自于单个病人的资料，所以来自于这些随机对照试验的综述能进行疼痛的Meta分析。但是，不良反应却不一样，因此不良反应不能进行 Meta 分析。

治疗选择 5	鱼油

一篇系统综述收入的一个小型交叉随机对照试验和一个附加的随机对照试验提供了有限的证据，表明鱼油（加或不加维生素 B_{12}）与安慰剂相比可减轻原发痛经妇女 1～3 个月后的疼痛和症状。

益处 **鱼油与安慰剂比较**：一篇系统综述（检索日期 2000 年，1 个随机对照试验，交叉设计，42 名妇女）[17]和一个附加的随机对照试验[18]进行了鱼油和安慰剂的比较。综述收入的随机对照试验比较了鱼油和安慰剂一天两次，共用一个月的效果。与安慰剂相比鱼油可明显降低月经期的症状得分（$P = 0.04$），但是，这些结果的解释应慎重（看下面的评论）[17]。鱼油组可减少其他药物的治疗（布洛芬 200mg）（鱼油组平均 4.7 片，安慰剂组 10.1 片，$P = 0.015$）。另外的随机对照试验（78 名原发痛经妇女）比较了四种治疗方式：鱼油（0.5～1.0 g，5 次 / 天）；鱼油加维生素 B_{12}；海豹油（饱和脂肪酸高于鱼油）；安慰剂，最少三个月[18]。试验发现鱼油与安慰剂相比在采用10cm视觉模拟评分法⑥进行的疼痛测量上没有显著性差异（鱼油组平均减少得分 0.15cm，安慰剂组减少 0.19cm，$P = 0.62$）。**鱼油加维生素 B_{12}**：另一项随机对照试验（78 例妇女）发现通过视觉模拟评分法测量疼痛，只有鱼油加维生素 B_{12} 组有明显减轻（10cm视觉模拟评分法：鱼油组平均得分减少 0.15cm，鱼油加维生素 B_{12} 平均得分减少 0.73cm，海豹油组平均得分减少 0.2cm，安慰剂组平均得分减少 0.19cm；鱼油加维生素 B_{12} 组与安慰剂相比 $P = 0.015$）[18]。但是所有三种积极的治疗方法在其他经期的症状和日常活动的干扰程度均有显著改变（$P < 0.05$）。

害处 **鱼油和安慰剂比较**：综述收入的随机对照试验（42 例妇女）发现其中 2 名妇女服用鱼油后有恶心症状，1 名妇女报告产生粉刺[17]。在安慰剂组没有不良反应的报告。另外比较鱼油，鱼油加维生素 B_{12}，海豹油和安慰剂的随机对照试验都没有报告有不良反应[18]。**鱼油加维生素 B_{12}**：另外的随机对照试验没有报告不良反应[18]。

评论 两个随机对照试验都包括痛经妇女和没有健康问题的对照[17, 18]。妇女可能是原发或继发性痛经。综述收入的来自于随机对照试验的结果是指两组治疗交叉后的均值，由于治疗作用在交叉后可能持续存在，应该谨慎地解释[17]。

治疗选择 6	草药疗法

一篇系统综述发现有限的证据表明，toki-shakuyaku-san应用6个月后与安慰剂相比可减少原发痛经妇女的疼痛，减少额外的药物治疗。我们没有发现关于其他草药疗法的随机对照试验。

益处 一篇系统综述（1个随机对照试验，检索日期2000年，50例妇女）比较了草药疗法、饮食疗法和安慰剂对照[17]。发现使用日本草药疗法（参阅下面的评论）toki-shakuyaku-san（2.5g，3 次 / 天）6 个月后，通过视觉模拟评分法⑥与安慰剂相比可以明显减轻疼痛（$P < 0.005$），并明显减少额外药物治疗（双氯芬酸钠）（$P < 0.01$，结果以图示）。没有发现其他草药疗法的随机对照试验。

害处 这个随机对照试验没有关于不良反应的信息[17]。

评论 Toki-shakuyaku-san是6种草药的混合物，包括白芷、芍药根等。药物的配比方法在随机对照试验种没有详细的描述。《中国中草药杂志》上关于原发性痛经的一篇系统综述正在进行中，并将于 2006 年发表[17, 19]。

治疗选择 7	镁

一篇系统综述发现有限的证据来自于三个小规模的随机对照试验中的两个，镁与安慰剂相比可以减少原发痛经妇女5～6个月后的疼痛。第三个随机对照试验认为二者没有显著差异。

益处 **镁和安慰剂比较**：我们发现一篇系统综述（检索日期 2000 年，3 个随机对照试验）[17]。综述收入的第一个随机对照试验（50 名妇女）使用天冬氨酸镁（20mmol，3 次 / 天）和安慰剂。试验发现 6 个月后天冬氨酸镁与安慰剂相比明显增加了没有痛经妇女的比例（天冬氨酸镁 21/25 [84%]，对照组 7 /25 [28%]；RR 3.0，95% CI 1.6～5.8；NNT 2，95% CI 2～3）。这篇综述收入的第二项随机对照试验（27 名妇女）发现镁（5 mmol，3 次 / 天）与安慰剂比较，在减轻疼痛上通过视觉模拟评分法⑥的疼痛得分或在四个月后服用布洛芬的数量上没有显著差异（$P=0.07$，进一步数据未报道）。这篇综述收入的第三个随机对照试验（21 名妇女）发现 5 个月后镁（在月经期 500mg/d）与安慰剂相比明显减轻疼痛 3 项评分（绝对数没有报告；$P < 0.01$）[17]。

害处 **镁和安慰剂比较**：综述收入的第一个随机对照试验发现镁与安慰剂相比可以明显增加肠道不适和其他小的不良反应的比例（镁 5/25 [20%]，安慰剂 0/25 [0%]；NNH 5，95% CI 2～38），当药物的剂量从 3 片 / 日减小到 2 片 / 日时这些症状才会减轻[17]。

评论 无。

治疗选择 8　非甾体类抗炎药（不包括阿司匹林）

一篇系统综述和四个随后的随机对照试验发现非甾体类抗炎药（NSAIDs，包括环氧化酶2 [COX-2] 抑制剂，除尼氟酸以外）与安慰剂相比可以减少中到重度原发痛经妇女的疼痛。综述也发现非甾体类抗炎药（除COX-2抑制剂以外）与安慰剂相比可以减少对日常活动的限制，减少不能上班和工作的时间及对其他止痛药的需要。但是通过直接比较仍不清楚哪种药物更有效、更安全。综述收入的一个小的随机对照试验发现非甾体类抗炎药物（甲氧萘丙酸）和对乙酰氨基酚在疼痛减轻方面没有显著差异。综述也发现甲氧萘丙酸与co-proxamol相比不良反应更少，甲氧萘丙酸与co-proxamol相比可以更好的减轻症状。另一篇系统综述收入的一个小的随机对照试验发现在疼痛减轻方面单独应用布洛芬与布洛芬加维生素E没有显著性差异。非甾体类抗炎药物引起包括环氧化酶2抑制剂家族的危害在《临床证据》中有详细的描述（参阅非甾体类抗炎药），包括传统非甾体类抗炎药物引起的胃肠道溃疡和出血，并且有一些环氧化酶2抑制剂增加了心血管病的风险。co-proxamol由于有证据表明这种药物在正常治疗剂量多次应用可引起致命的毒性，因此在一些国家已经被禁用，致命的原因可能是药物不慎过量。罗非考昔和伐地考昔都是环氧化酶2抑制剂家族成员，由于心血管上的不良反应已经在世界范围内禁用。

益处　**非甾体抗炎药和安慰剂比较**：我们发现一篇系统综述和四个随后的随机对照试验（其中的两个被发表在同一篇文章中）[10]。第一篇系统综述（检索日期2003年）仅包括一个双盲随机对照试验，失访率少于20%，并且检验了一些非甾体类抗炎药的效果（除了环氧化酶2选择性抑制剂）[20-22]。综述发现除了尼氟酸，每一种非甾体类抗炎药与安慰剂相比均可减少中到重度的疼痛（14个随机对照试验，599名妇女，RR 3.43，95% CI 2.70～4.35）[10]。非甾体类抗炎药与安慰剂相比还能明显缩短因痛经而耽误工作和学习的时间，同时会减少额外服用镇痛药的剂量（额外的镇痛药：10个随机对照试验，667名女性；RR 0.57，95%CI 0.47～0.69；关于日常活动受限：3篇随机对照试验，216名女性；RR 0.65，95%CI 0.51～0.83；关于耽误工作或缺课的时间：4个随机对照试验，229名女性；RR 0.46，95%CI 0.34～0.61；见下面的评论。）[10]。第一个随机对照试验对比了精氨酸布洛芬（200mg或400mg）、布洛芬（200mg或400mg）及安慰剂治疗5个月经周期后的效果[20]。结果发现与安慰剂相比，精氨酸布洛芬和布洛芬可明显减轻痛经（8～12小时后疼痛完全缓解分数 [TOTPAR Ⓖ]、疼痛缓解时间及需再次服用药物的时间，P<0.05）。第二和第三个随机对照试验研究收入在同一篇系统综述中[21]。其中的一个随机对照试验（研究对象为84名中度至重度原发性痛经妇女）比较了另一种选择性环氧化酶2（COX-2）抑制剂的效果：lumiracoxib（400mg，1次/日）、罗非考普（50mg，1次/日）和安慰剂（见下面的评论）。这两个随机对照试验均发现，与安慰剂相比积极的治疗（lumiracoxib、甲氧萘丙酸、罗非考普）可明显缓解疼痛（SPID-8 Ⓖ 评分，第一天的0～8小时：积极治疗与安慰剂相比，P<0.001，结果以图示；第2～12小时疼痛程度：积极治疗与安慰剂比较，P<0.05）。第四个随机对照试验（交叉给药设计，73名中重度原发性痛经妇女）研究了另一种选择性COX-2抑制剂的效果，在月经刚来潮痛经时服用艾托考普（120 mg）、甲氧萘丙酸（550mg）及安慰剂[22]。结果发现8小时后艾托考普和甲氧萘丙酸与安慰剂相比均能明显减轻疼痛（TOPAR-8 Ⓖ 评分法：艾托考普 20.0，甲氧萘丙酸 21.5，安慰剂 12.6，两种药物与安慰剂比较P<0.001）。**非甾体抗炎药物的对照研究**：我们发现了一篇系统综述[10]和5个随后的随机对照试验（其中2篇发表在同一期杂志上）[20-23]。这篇系统综述共包括26篇随机对照试验，分别对比了不同种类非甾体类抗炎药物的效果[10]，但其中只有3篇研究中的资料可供Meta分析。这三篇随机对照试验分别比较了甲芬那酸（500mg，3次/日）与托芬那酸（200mg，3次/日）的疗效，双氯芬酸（50mg，按需服用可增加至3次/日）与尼美舒利（100mg，按需服用，最多3次/日）的疗效，甲氧萘丙酸（每日最大剂量660mg）与布洛芬（每日最大剂量1200mg）的疗效。这些综述发现在各治疗组之间疼痛的缓解没有显著性差异（甲芬那酸与托芬那酸比较，有一项随机对照试验，73名女性：WMD + 0.23，95%CI - 0.64～+1.10；双氯芬酸与尼美舒利比较，一项随机对照试验，304名女性：OR 0.69，95%CI 0.38～1.25；布洛芬与甲氧萘丙酸比较，一项随机对照试验，81名女性：OR 0.57，95%CI 0.23～1.38）。第一个随后的随机对照试验（104名妇女，交叉给药设计；见评论）比较了精氨酸布洛芬（200mg或400mg）、传统布洛芬（200mg或400mg）及安慰剂治疗5个月经周期后痛经缓解的情况[20]。结果发现无论哪个剂量方案，高剂量的精氨酸布洛芬都比传统的布洛芬能更快地解除疼痛（8小时和12小时的TOTPAR分数，P<0.05；疼痛缓解时间：精氨酸布洛芬 56分钟，200mg 布洛芬 90分钟，400mg 布洛芬 86分钟，每组之间的P<0.05）。这篇随机对照试验发现，在需要再次服药的时间方面各组之间没有差异（P>0.05）。第二个和第三个随机对照试验（183名中重度原发性痛经妇女，交叉给药设计）在同一篇Meta分析中[21]。每篇都有三个治疗组（2种不同的非甾体类抗炎药与安慰剂；见上面）。结果发现12小时后不同的非甾体类抗炎药之间在疼痛缓解方面没有明显差异（SPID-8：lumiracoxib 与甲氧萘丙酸比较，P=0.159，全部结果都以图示；服后2～12小时疼痛强度的差别：lumiracoxib与甲氧萘丙酸及罗非考普之间比较，P值没有统计学意义，未报具体数据）。第四个随后的随机对照试验（交叉给药设计，73名中重度原发性痛经妇女，见上）发现用药8小时后艾托考普与甲氧萘丙酸之间没有明显差异（平均TOTPAR-8 评分：艾托考普 20.0 单位，甲氧萘丙酸 21.5 单位，P=0.326）[21]。第五个随后的随机对照试验（研究对象为337名原发性痛经妇女）对三组治疗方案进行比较：美洛昔康 7.5mg/d，美洛昔康 15mg/d 和甲芬那酸（500mg，3次/日）。发现每个经期治疗3～5天，经过3个周期治疗后，每组之间的治疗效果没有明显差异（疗效好的比率：美洛昔康 7.5mg：43/100 [43%]；美洛昔康 15mg：44/104 [42%]；甲芬那酸 37/104 [35%]，各个组之间的P值无显著性差异，具体数据未报)[23]。**非甾体类抗炎药物与阿司匹林或对乙酰氨基酚比较**：发现两篇系统综述（检索日期 1997 年[9]，2003 年[10]）。第二篇综述中没有发现适合做 Meta 分析的比较非甾体类抗炎药与阿司匹林的随机对照试验。这两篇综述中包括有两个临床随机对照试验，它发现非甾体类抗炎药（布洛芬或甲氧萘丙酸）与对乙酰氨基酚在缓解疼痛方面没有显著性差异（见表2）。**非甾体类抗炎药与 co-proxamol 比较**：发现一篇系统综述（检索日期 1997 年，包括 3 篇随机对照试验[24-26]），对照研究了非甾体类抗炎药与 co-proxamol 的效果[9]。第一个随机对照试验（56 名女性）对比了甲芬那酸（500mg，3 次/日）与 co-proxamol（650mg/65mg，3 次/日）的效果[24]。它发现与 co-proxamol 相比，甲芬那酸能够显著减轻痛经相关症状（见表2）。另外，与 co-proxamol 相比，甲芬那酸能够减少额外服用止痛药剂量（平均额外需要的药量：甲芬那酸 2.6，co-proxamol 6.8；未报是否有显著性差异）。这篇随机对照试验发现两组因痛经而不能工作或学习的时间相似（总的缺课或旷工的天数：甲芬那酸组 10.5 天，co-proxamol 15.25 天；未报统计学结果）。综述收入的两篇随机对照试验（研究对象为 98 名女性）对比了甲氧萘丙酸（275mg，3 次/日）与 co-proxamol（650mg/65mg，3 次/日）的效果。两篇均发现两组患者的疼痛没有明显差异（见表2）[25,26]。**布洛芬与布洛芬加维生素 E 比较**：见维生素 E 的益处章节。

害处 非甾体类抗炎药（包括 COX-2 抑制剂类药物）的害处详见《临床证据》的其他章节（见非甾体类抗炎药章），主要包括由传统的非甾体类抗炎药引起的消化道溃疡和出血及部分 COX-2 抑制剂引起的心血管疾病的风险。在一些国家 co-proxamol 已退出临床，因为常规剂量多次服用可引起少部分人的致命毒性，而过量应用会有生命危险。罗非考昔和伐地考昔，COX-2 抑制剂类的非甾体类抗炎药物，由于心血管不良反应已在世界范围内停止使用。**非甾体类抗炎药与安慰剂比较**：第一篇综述中提到的随机对照试验中报道最多的不良反应是轻微的神经及消化系统症状[10]。这篇综述中未发现任何一种非甾体类抗炎药物在不良反应方面与安慰剂有显著性差异。然而，总体来说，非甾体类抗炎药物与安慰剂相比不良反应还是明显增加（RR 1.29，95%CI 1.05～1.59）。第一个随后的随机对照试验发现精氨酸布洛芬、布洛芬及安慰剂在头痛、恶心和眩晕方面没有明显差异（报告说没有明显差异，无具体数据）[20]。没有研究对象因为不良反应而中断用药。第二和第三个随机对照试验表明，药物治疗组与安慰剂组相比在不良反应发生率方面结果相似（第一个随机对照试验：lumiracoxib 21.3%，安慰剂 25%，无统计学结果）[21]。第四个随机对照试验发现药物治疗组与安慰剂组的不良反应发生率相似[22]。最常见的不良反应是头痛和恶心。没有报道严重的不良反应（不良反应发生率：艾托考普 12%，甲氧萘丙酸钠 25%，安慰剂 15%；头痛：艾托考普 1.5%，甲氧萘丙酸钠 7.5%，安慰剂 4.5%；恶心：艾托考普 3%，甲氧萘丙酸钠 3%，安慰剂 1.5%，无统计学结果）。**不同非甾体类抗炎药物之间比较**：第一篇系统综述[10]中提到的临床随机对照试验都显示在不同种类的非甾体类抗炎药之间不良反应的发生率没有显著差异（所有的不良反应：布洛芬与非诺洛芬，1 个临床随机对照试验，111 名女性：OR 1.51，95%CI 0.72～3.18；甲氧萘丙酸与其他非甾体类抗炎药，2 个随机对照试验，323 名女性：OR 1.09，95%CI 0.54～2.22）。第一个随后的随机对照试验（上面提过的）发现精氨酸布洛芬、布洛芬和安慰剂之间在头痛、恶心和眩晕方面没有明显差别[20]。从第二篇和第三篇的随机对照试验得出的结论是 lumiracoxib、罗非考昔和甲氧萘丙酸的不良反应发生率相似（第一个随机对照试验中不良反应发生率：lumiracoxib 21.3%，罗非考昔 19.5%，第二个随机对照试验中不良反应发生率：lumiracoxib 15.7%，罗非考昔 19.1%，未报统计学结果）[21]。第四个随机对照试验也发现艾托考昔和甲氧萘丙酸钠的临床不良反应发生率相似。最常见的不良反应是头痛和恶心。未发现有严重的不良反应（临床不良反应的发生率：艾托考普 12%，甲氧萘丙酸钠 25%；头痛：艾托考普 1.5%，甲氧萘丙酸钠 7.5%；恶心：艾托考普 3%，甲氧萘丙酸钠 3%，未报统计学结果）[22]。第五个随机对照试验发现，无论在哪个治疗剂量上，甲芬那酸的胃肠道不适的发生率都高于美洛昔康（甲芬那酸 25/110，7.5mg 美洛昔康 11/113，15mg 美洛昔康 13/114；统计学差异有显著性，具体数值未报）[23]。**非甾体类抗炎药与阿司匹林或安慰剂比较**：综述发现甲氧萘丙酸[9,10]、布洛芬和安慰剂在胃肠道及神经系统不良反应方面有显著性差异（见表2）[9]。**布洛芬与布洛芬甲维生素 E 比较**：见维生素 E 的害处。

评论 所有的随机对照试验均为口服用药[10,20-23]。非甾体类抗炎药（NSAIDs）可以是栓剂形式给药，其缓解疼痛的效果与口服给药途径相似而不良反应更少[27]。在第一篇系统综述收入[10]的随机对照试验中只有 5 篇详细描述了随机和分组的方法。这些随机对照试验中至少有一半是由合作者共同完成或由医药公司提供经济赞助的；另一半中除了一个研究是由一个学术研究机构提供赞助外，其余资金来源均不明。每篇随机对照试验文章中对药物不良反应的测定和报告的标准都过于简单，即使我们将痛经表现的差异和药物疗效的差异考虑进去后仍是如此。收集信息的方法不同：大约 1/3 的随机对照试验中采用前瞻性的自我整理表或日志，另 1/3 评估不良反应的方法是回顾性记录（通过随访），其余的没有提及方法。在一些研究中，药物的不良反应的报告是来自于实验研究者们认定的与药物有关的反应。很少有文章提供的关于药物不良反应的资料适合于 Meta 分析，还有许多文章中根本就没有提供关于不良反应的数字资料。虽然有大量的相关实验研究，但到底哪种非甾体类抗炎药物是治疗痛经的最有效的药物还不清楚。这是因为大多数试验规模都很小，它们提供了大量的关于不同对照的数字，但多数资料都不适合于 Meta 分析（只有 14/36 随机对照试验可用于 Meta 分析）。24 篇关于 12 种不同的非甾体类抗炎药与安慰剂的对照研究中，19 篇发现 NSAIDs 能显著缓解疼痛（$P < 0.05$），3 篇认为与安慰剂相比没有显著性差异（阿司匹林，双氯芬酸和布洛芬），还有 2 篇没有提供统计学结果。以评价日常活动是否受限及是否需要额外服用安替比林[10]的一项 Meta 分析结果包括了一项随机对照试验研

究中的一个分支（85名妇女；4个治疗组），这组资料对比了阿司匹林与安慰剂对疼痛的缓解情况。然而，这些资料并不能影响以往结果的实用性。第一个随机对照试验研究使用了无清除期的交叉给药方式，是与一家医药公司合作完成的。

治疗选择 9　脊柱推拿术

一篇系统综述收入了一个高质量的随机对照试验，该试验的结果显示与安慰推拿相比，对原发性痛经妇女进行1个月的脊柱推拿术后对疼痛的缓解没有明显的差别。这篇综述中还包括2篇质量不高的小规模的随机对照试验，它认为与安慰推拿或不治疗相比，脊柱推拿的效果不确定。

益处　我们发现了一篇系统综述（检索日期2000年，3个符合《临床证据》选择标准的随机对照试验），对脊柱推拿与安慰推拿或无治疗措施进行了对照研究[28]。由于这些试验在脊柱推拿方法、部位及治疗时间等方面的不均一性，使得系统综述无法采用 Meta 分析。综述中最大的随机对照试验（包括138名妇女）结果显示，通过一个周期的治疗发现，高速低振幅的脊柱推拿（HVLA）Ⓖ与安慰推拿比较，在疼痛（用视觉模拟评分法来测定疼痛范围）的缓解方面没有显著差异（WMD ＋ 2.08，95%CI -3.20 ～ ＋ 7.36）。综述中提到的第二个随机对照试验（44名妇女）结果表明，经过一个周期的治疗，与安慰组相比HVLA可明显减轻疼痛的强度（用10cm视觉模拟评分法测定）（WMD － 1.41，95% CI － 2.55 ～ － 0.27）。综述中的第三个随机对照试验（包括26名女性）结果显示，经过3个月的 Toftness 推拿法Ⓖ，与对照组相比可减轻疼痛的强度，但这种差异在第六个月时才有显著性（在第3个月时无显著性）（第6个月的WMD － 1.40，95% CI － 2.21 ～ － 0.59；第3个月的 WMD 2.20，95%CI 1.38 ～ 3.02）。[28]

害处　一项随机对照试验（138名妇女）结果显示，治疗48小时后HVLAⒼ组与对照组相比，患者出现腰骶部酸痛的比率无显著性差异（HVLA组：3/69 [4%]，对照组 2/69 [3%]，RR 1.50，95% CI 0.26 ～ 8.70）[28]。酸痛在 24 小时之内缓解。其余的随机对照试验中没有提供不良反应的资料。

评论　综述收入的3个研究中的2个样本量少，方法上有缺陷，如随机分配方案隐蔽不足，对结果的分析未采用盲法。一个研究的样本量大，并采用最高级的方法学，因而也最可信。

治疗选择 10　骨盆神经阻断术

一篇包括三个小型随机对照试验的系统综述评价骨盆神经阻断术治疗原发性痛经的效果提供的证据不充分。

益处　发现一篇系统综述（检索日期 2004 年 9 月），它针对骨盆神经阻断术治疗原发性及继发性痛经的效果进行分析总结[6]。9 个随机对照试验（136名妇女）中的 3 个研究对象为原发性痛经的女性。其他的研究对象为由因子宫内膜异位症或子宫肌瘤引起的继发性痛经的妇女，这些不在本章中进行论述。**腹腔镜下子宫神经切除术（LUNA）Ⓖ与诊断性腹腔镜比较**：2 个随机对照试验对用 LUNA 方法治疗原发性痛经进行研究，对照组为诊断性腹腔镜。结果发现在术后12个月时，与对照组相比 LUNA 明显减轻痛经症状（2 个随机对照试验，68 名妇女，RR 3.94，95%CI 1.45 ～ 10.66），但在第六个月时差异没有显著性（2 个随机对照试验，68 名妇女，RR 1.33，95%CI 0.60 ～ 2.94）。在术后 12 个月时两组的满意率没有显著性差异（LUNA组18人中有15人满意，对照组32人中22人满意，P>0.05）。**LUNA 与腹腔镜下骶前神经切除术比较**：第三个随机对照试验（68名妇女）对比了LUNA和腹腔镜下骶前神经切除术（LPSN）Ⓖ缓解疼痛的效果，随访3个月时发现二者无显著性差异（RR 0.94，95%CI 0.77 ～ 1.15），然而随访12个月后LPSN组的效果明显好于LUNA组（RR 0.38，95%CI 0.23 ～ 0.64）[6]。

害处　**LUNA 与诊断性腹腔镜比较**：综述没有提供有关不良反应的信息[6]。**LUNA 与 LPSN 比较**：综述中的一个随机对照试验提示，与 LUNA 相比 LPSN 增加便秘比率（LPSN组 31/33 [94%]，LUNA 组 0/35 [0%]；RR 0.01，95%CI 0.00 ～ 0.24）[6]。

评论　一项大型的关于 LUNA 的随机对照试验正在进行。资料将包括在最新的系统综述中[29]。我们还发现一篇系统综述，但由于其文献水平不高（包括有个案报道），所以未将它列入。

治疗选择 11　维生素 B_1

一个系统综述中的大型随机对照试验表明，维生素 B_1 治疗 60 天后与安慰剂相比可明显减轻原发痛经妇女的疼痛。

益处　**维生素 B_1 与安慰剂对比**：我们发现一篇系统综述（检索日期为2000年，1个随机对照试验）[17]。综述中提到的随机对照试验采用交叉给药设计，研究对象为556名印度护理学校的青少年，治疗组每日服用100mg维生素B_1，对照组每日给安慰剂，治疗 3 个月。结果发现 60 天后与对照组相比治疗组无疼痛的比率明显高于治疗前（维生素组 142/277 [51%]，安慰剂组 0/279 [0%]；NNT 2，95%CI 2 ～ 3）。当随机对照试验完成时，有87% 的女性已无疼痛[17]。

害处　这篇综述中没有提供有关维生素 B_1 的不良反应的信息[17]。

评论　无。

治疗选择 12　局部热疗（约 39℃）

一个随机对照试验发现与对照组相比，局部热疗能明显减轻原发性痛经患者的疼痛，其效果与布洛芬相似。另一项随机对照试验发现局部热疗缓解疼痛的效果优于对乙酰氨基酚。

益处　**局部热疗与安慰剂、对乙酰氨基酚或布洛芬比较：** 我们没有发现系统综述但发现两篇临床随机对照试验[31, 32]。第一篇是一个关于局部热疗有效性的临床对照研究，研究对象为84名中度或中度以上确诊为原发性痛经的妇女，在最近的6个月经周期中至少有4个月经周期伴有痛经，服用非处方类镇痛药后她们的痛经可缓解。实验为双盲设计 G：加热或常温腹带加口服布洛芬或安慰剂[31]。从月经刚来潮时起每天带腹带（加热腹带38.9℃与常温腹带比较）12小时，共2天。另外，每天服药（安慰剂与布洛芬400mg比较）3次，共两天。共有4个治疗组：热腹带＋安慰剂；热腹带＋布洛芬；常温腹带＋安慰剂；常温腹带＋布洛芬。疼痛缓解效果用0～5的分值来表示：0为无缓解，5为完全缓解。经过两天的治疗后，与常温腹带＋安慰剂组（平均疼痛缓解分数为1.95）相比，其余3组都能明显缓解疼痛（热腹带＋安慰剂组的分数为3.27，$P<0.001$；热腹带＋布洛芬组的分数为3.55，$P<0.001$；常温腹带＋布洛芬组的分数为3.07，$P=0.001$）。加热腹带＋布洛芬组与常温腹带＋布洛芬组在缓解疼痛方面没有显著性差异（$P=0.09$）。但是加热腹带＋布洛芬组疼痛缓解时间明显短于常温腹带＋布洛芬组（加热腹带＋布洛芬组中位数时间1.50小时，常温腹带＋布洛芬组中位数时间2.79小时，$P=0.01$，没有进一步的资料）。疼痛的强度用101个数字来测定（0～100），0为没有疼痛，100为最严重的疼痛。经过2天治疗，与常温腹带＋安慰剂组相比，所有治疗组患者的疼痛都明显缓解（平均疼痛缓解分数：加热腹带＋安慰剂组40.4，常温腹带＋布洛芬组39.0，加热腹带＋布洛芬组43.8，常温腹带＋安慰剂组21.9；各治疗组与常温腹带＋安慰剂组之间的 $P<0.003$）。在治疗的第二天，加热腹带＋安慰剂组与常温腹带＋布洛芬组的疼痛强度缓解分数没有显著性差异（$P=0.80$）[31]。第二个临床随机对照试验（344个原发性痛经妇女）分为四组：加热腹带组（月经来潮的第一个早晨开始用40℃腹带8小时），常温腹带组（与加热组相同的时间），大剂量对乙酰氨基酚组（1000mg，4次/d），安慰剂组[32]。疼痛缓解程度用1～6来表示（可转化为疼痛完全缓解分数 TOTPAR G）。这项临床随机对照试验发现，用加热腹带治疗8小时后，患者的疼痛与对乙酰氨基酚相比明显减轻（加热腹带组平均分数2.48，对乙酰氨基酚组2.17，$P=0.015$）。没有关于安慰剂组的资料。

害处　第一个临床随机对照试验发现，经过每天连续使用12小时、共2天的治疗后，加热腹带组与不加热腹带组相比，更容易有局部皮肤变粉或红的表现（加热腹带组23/40 [58%]，不加热腹带组5/41 [12%]，OR 9.74，95%CI 3.16～30.04）[31]。所有患者在开始治疗后的第3～7天皮肤颜色恢复正常。第二个临床随机对照试验发现有两位使用加热腹带的患者有不良反应（结膜炎和皮肤变红），四位服用对乙酰氨基酚的患者有不良反应（头痛、鼻炎、上呼吸道感染和焦虑），安慰剂组中一例有头痛[32]。这项临床随机对照试验表明除了皮肤粉红外，其他的不良反应都与加热腹带无关；在去除加热腹带1小时后皮肤颜色恢复正常。

评论　第一项临床随机对照试验中的研究对象中包括志愿者[31]。这些志愿者疼痛的方式及对治疗的反应可能会与主动求治的痛经妇女不同。

选择治疗 13　经皮电刺激神经疗法

一篇系统综述收入的一项临床随机对照试验发现，高频的经皮电刺激神经疗法与假经皮电刺激神经疗法相比，可以减轻原发性痛经患者的疼痛，但疼痛缓解程度的效果不如布洛芬，由于样本量小，其可信度有限。还有一项小样本的临床随机对照试验评价了低频经皮电刺激神经疗法与安慰剂、高频经皮电刺激神经疗法缓解痛经的效果，但提供的证据不充足。

益处　发现了一篇研究对象为原发性痛经妇女的系统综述（检索日期2001年，包括8个临床随机对照试验，共172名妇女）[7]。
高频经皮电刺激神经疗法（TENS G 与假 TENS 比较： 系统综述发现高频 TENS 与假 TENS 相比，可以显著增加疼痛缓解程度，疼痛缓解的判断用主观评定法或视觉模拟评分法 G（疼痛缓解用主观评定来判断的有2篇临床随机对照试验，共53名妇女：OR 7.2，95%CI 3.1～16.5；疼痛缓解以视觉模拟评分法 [0～100] 来判定 [0为疼痛无缓解，100为疼痛完全缓解]，有一项临床随机对照试验，包括18名妇女：WMD 45.0，95%CI 22.5～67.5）。这篇综述发现高频 TENS 组与假 TENS 组中需要额外加服镇痛药的比例没有明显差别（1个临床对照研究，包括64名妇女：OR 0.3，95%CI 0.1～1.1）。另外，高频 TENS 组与假 TENS 组中患者需要的镇痛药的剂量也没有显著性差异（1个临床随机对照试验，包括24名妇女，平均每天需要的镇痛药的剂量：高频 TENS 组为6.92 片，假 TENS 组为6.78 片，WMD ＋0.1 片，95%CI －2.1～＋2.4 片）。高频 TENS 组与假 TENS 组患者因痛经不能工作或上学的时间没有显著性差异，测定方法为每个月经周期不能工作或学习的小时数（1项临床随机对照试验，包括24名女性：WMD ＋0.04小时，95%CI －0.4～＋0.5小时）。**低频 TENS 与假 TENS 比较：** 这篇综述发现在痛经缓解程度方面低频 TENS 组与假 TENS 组之间没有明显差异（以主观评定法判断痛经缓解程度，2个临床随机对照试验，共包括29名女性：OR 1.3，95%CI 0.4～4.1；以视觉模拟评分法 [0～100] 来判定痛经缓解程度，有1项临床随机对照试验，包括18名女性：WMD ＋24.1，95%CI －2.9～＋51.1）。另外有一项包括24名女性的临床随机对照试验由于回报结果的方法有缺陷而没有纳入 Meta 分析，这个随机对照试验结果显示,与安慰性TENS相比低频TENS可明显提高疼痛缓解率($P<0.05$)。与假TENS组相比,低频TENS组患者需要服用镇痛药的人数少(一项临床随机对照试验,包括24位女性;WMD −3.1片,95%CI −5.5〜−0.7片),但两组患者因痛经而不能工作或上学的时间没有显著性差异(一项临床随机对照试验,有24名女性;WMD −0.2小时,95%CI −0.6〜+0.2小时)。**低频TENS与安慰药片相比**:这篇综述发现低频TENS组与安慰药片组在疼痛缓解方面没有显著性差异(一项临床随机对照试验,研究对象为21位女性;OR 2.9,95%CI 0.4〜24.4)。另有一项研究对象为20名妇女的临床随机对照试验发现,与安慰药片组相比,低频TENS组的疼痛缓解分数明显增高($P<0.05$),但这项随机对照试验没有纳入Meta分析中。**高频TENS组与低频TENS组比较**:这篇综述发现高频TENS在缓解疼痛方面明显优于低频TENS,这里疼痛程度的判定采用的是主观评定法(一项临床随机对照试验,有21名研究对象;OR 3.9,95%CI 1.1〜13.0),但是以视觉模拟评分法判定疼痛时,二者缓解疼痛的效果没有明显异差(一项包括18名女性的临床随机对照试验:WMD +21,95%CI −4.4〜+46)。另有一项未被纳入Meta分析的临床随机对照试验结果显示,低频TENS较高频TENS更能缓解疼痛($P<0.05$)。这篇综述发现与高频TENS比较,低频TENS能减少需要额外服用镇痛药量(WMD 3.2片,95%CI 0.5〜5.9片)。两组中因疼痛而缺课或旷工的时间没有差异(WMD +0.2小时,95%CI −0.2〜+0.6小时)。**高频TNES与非类固醇类抗炎药物相比**:一篇比较TENS与非类固醇类抗炎药物治疗痛经的效果方面的综述[7]中包括了两个临床随机对照试验[33,34]。第一个临床随机对照试验(交叉给药设计,研究对象为32位妇女)对比了高频TENS、布洛芬及安慰剂对痛经的作用。发现高频TENS缓解痛经的效果明显低于布洛芬(疼痛缓解的比例:TENS组 14/32 [44%],布洛芬组 24/32 [75%]; OR 0.26,95%CI 0.09〜0.75)[33]。第二个临床随机对照试验(采用开放标签交叉给药方式,研究对象为12妇女)发现甲氧萘丙酸与高频/高强度TENS在缓解疼痛方面没有明显差异(资料以图示,没有提供统计学是否有显著性差异)[34]。

害处 **高频经皮电神经刺激(TENS)与假TENS比较**:高频TENS组中有4位患者出现肌肉震颤、僵直、头痛和轻微的皮肤发红或灼热感,而安慰剂组中无一例有类似症状(RR 9.00,95%CI 0.50〜160.59)[7]。**低频TENS与安慰药片比较**:没有关于低频TENS和安慰药片的不良反应的报道。**高频TENS与非类固醇类抗炎药比较**:综述中的第二个临床随机对照试验[34]对比了高频TENS与甲氧萘丙酸的作用,它认为高频TENS组患者的发生不良反应的人数高于甲氧萘丙酸组(OR26.7,95%CI 5.5〜130.9)[7]。高频TENS组中有10人诉疼痛,而甲氧萘丙酸组无一例有类似症状。高频TENS组中有疼痛不良反应的患者说,如果痛经能够完全缓解,她们愿意用这种由高频TENS带来的短期疼痛作为代价[7,34]。

评论 无。

治疗选择 14　维生素 B_{12}

我们没有发现关于维生素B_{12}与安慰剂治疗原发性痛经的临床随机对照试验。一项小型随机对照试验对比了维生素B_{12}与低脂素食对痛经的治疗效果,但因样本量小,提供的证据有限。还有一项小型随机对照试验提供的有限证据表明,服用维生素B_{12}加鱼油 1〜3个月,与安慰剂相比可减轻痛经症状。

益处 **维生素 B_{12} 与安慰剂比较**:没有发现相关的系统综述或临床随机对照试验。**维生素 B_{12} 与改变饮食方式的比较**:我们没有发现系统综述,发现一项随机对照试验(交叉给药设计,研究对象为33名女性)比较了维生素B_{12}(0.02mg/d)与低脂素食的效果[35]。然而,由于在此之前没有类似的交叉实验的结果,所以对这项研究的结果较难解释。**维生素 B_{12} 加鱼油**:我们发现一项随机对照试验(研究对象为78名妇女),共分为4组(见鱼油的益处):鱼油组(0.5〜1.0g,5次/天);鱼油加维生素B_{12}组;海豹油组(比鱼油饱和脂肪含量高);安慰剂组,共治疗3个月[18]。用视觉模拟评分法Ⓖ测定疼痛程度,发现只有鱼油加维生素B_{12}组患者的疼痛明显减轻(疼痛缓解的平均分数:鱼油组 0.15;鱼油加维生素B_{12}组 0.73;海豹油组 0.2;安慰剂组 0.19,鱼油加维生素B_{12}组与安慰剂组之间的$P=0.015$)。但是,三个治疗组患者的经期不适症状及日常活动受干扰的程度都明显减轻($P<0.05$)。

害处 给予维生素B_{12}和低脂饮食治疗后,有8名患者诉胃部不适、轻微恶心、嗳气和味觉不好[35]。这项实验中没有报告有其他的不良反应。

评论 对比维生素B_{12}与饮食改变的随机对照试验由于样本量太小,不能为临床提供重要的证据。

治疗选择 15　维生素 E

一篇系统综述及随机对照试验发现,与安慰剂相比维生素E可减轻原发性痛经患者的疼痛。另一篇系统综述中提到的一项随机对照试验发现维生素E加布洛芬与单用布洛芬相比,对患者痛经程度的缓解没有明显差异。

益处 **维生素 E 与安慰剂相比**:发现一篇系统综述(检索日期2002年,2项随机对照试验)和一个随后的随机对照试验[36,37]。综述中的第一个随机对照试验(研究对象为100名16〜18岁女性),对比了维生素E(500U/d [相当于333mg],从月经来潮前两天开始至月经第三天)与安慰剂治疗两个月经周期后患者痛经的缓解情况。它发现维生素E与安慰剂相比可明显缓解疼痛(用10cm视觉模拟评分法Ⓖ测定疼痛强度。维生素E组 3.5cm,安慰剂组 4.3cm;$P=0.02$)[38]。综述中第二个随机对照试验研究对象为100名18〜21岁女性,维生素E组从经前10天开始服用维生素E(500mg,3次/日,至月经来潮后第4天结束),对照组为安慰剂,共治疗3个月经周期。发现与安慰剂相比,维生素E可提高疼痛缓解率

(疼痛缓解率：维生素组 34/50 [68%]，安慰剂组 9/50 [18%]，未提供是否有显著性差异)[36]。还有一项随后的随机对照试验，研究对象为 278 名年龄 15～17 岁的原发性痛经的患者。治疗组从月经前两天开始服用维生素 E（200U/d），至月经第三天结束，共治疗 4 个月经周期，对照组服用安慰剂[37]。结果显示，经过 4 个周期的治疗后，维生素 E 组患者的疼痛严重程度明显减轻，疼痛时间也明显缩短（疼痛严重程度用 0～10 来表示，0～3 为轻度疼痛，3.1～6 为中度疼痛，6.1～10 为重度疼痛。中位数疼痛程度：维生素 E 组 0.5，安慰剂组 6；$P<0.001$；平均疼痛持续时间：维生素 E 组 1.6 小时，安慰剂组 17 小时，$P<0.0001$)[37]。**维生素 E 加布洛芬与单独布洛芬比较**：我们发现了一篇系统综述（检索日期 2000 年，1 项随机对照试验）[36]。这篇系统综述中的随机对照试验为交叉给药设计，研究对象为 50 名女性，比较了维生素 E 组（100mg/d，月经前服用 20 天）加布洛芬组（400mg，3 次/天，在月经刚来潮疼痛时服用）与单用布洛芬（400mg，3 次/天，月经刚来时用）。结果发现两组对疼痛的缓解没有明显差异（疼痛缓解患者的比率：维生素 E 加布洛芬组 23/26 [88%]，布洛芬组 17/24 [71%]；RR 1.25，95%CI 0.93～1.67)[17]。

害处 这些随机对照试验中都没有提及不良反应[17, 36, 37]。
评论 无

词汇表

行为干预（behavioural interventions）：是指为改变对一些症状和疼痛的想法和认识而进行的治疗，或为改变对疼痛及其他症状的行为及生理反应而采取的治疗措施。

co-proxamol：是盐酸右丙氧芬和对乙酰氨基酚的复合制剂，常用的含量为盐酸右丙氧芬 32.5mg，对乙酰氨基酚 325mg。

充血性痛经（congestive dysmenorrhoea）：是指从月经来潮前出现的下腹部闷痛，身体其他部位无此种疼痛，可能伴有其他一些经前症状如易怒等。[39]

双盲设计（double dummy）：是为对比多项治疗措施的效果而设计的随机对照试验方案（通常会与安慰剂对照），这些治疗措施的效果可能会不同。每个治疗组中的每位参与者都可能既接受治疗又接受安慰剂。由于能进行多项治疗措施之间的对照，所以既可以通过与安慰剂的对照得到治疗的效果，又可以获得这些治疗措施累加的效果。

有效性的随机对照试验（efficacy RCT）：为验证试验的研究是否是在理想状态下进行的而设计的试验（例如：试验对象是否完全按照预定的方案接受的治疗）。与之对应的效力试验（effectiveness trials）则是用来评估治疗在"实际生活条件下"的效果。有效性试验的对象通常是那些能对治疗方案有完好依从性者。有效性试验结果的实用性有限，原因在于其试验条件是人为的，而实际的生活环境与人工的环境会有不同。

高速低振幅推拿（high velocity, low amplitude manipulation, HVLA）：是一种采用高速度、低振幅推拿脊柱连接部位的方法。这种推拿技术的目的是恢复受限关节的活动，改善功能。医生让患者处于活动受限的姿势，然后对着受限的部位快速准确地推拿以解除受限，提高活动度。

腹腔镜下骶前神经切除术（laparoscopic presacral neurectomy, LPSN）：是指全部切除位于髂三角内的骶前神经。通过切除骶前神经可以阻断宫颈的感觉神经纤维的传导，从而解除子宫的疼痛。

腹腔镜下子宫神经切除术（laparoscopic uterine nerve ablation, LUNA）：指在腹腔镜下在近宫颈部切断子宫骶骨韧带（通常包括切断术和电烙术）。这种手术可以阻断大部分宫颈的感觉神经，可用以减轻子宫疼痛。

安慰性针灸治疗（placebo acupuncture）：又称假针灸，通常用来作为对照，是指用针灸针刺经络外的非针灸部位。这些部位是由点探测器确定的，它不会像针灸穴位那样会有皮肤的生物电活动。有一些不同的观点认为，虽然不在选定的穴位，但任意部位的针灸也会引出一些生物反应从而会影响试验结果的解释。

安慰性推拿（placebo manipulation）：也称假推拿，是对照研究的一种方法。主要的原则是采用非治疗性的推拿动作。有两种常用的假推拿，一种是虽然有类似推拿的动作，但实际的推拿力度很弱。另一种是使用一种活动调节器，放置后使脊柱连接部位通过弹力作用将推拿力弹回，所以实际上脊柱部位并未受力。

痉挛性痛经（spasmodic dysmenorrhoea）：从月经的第一天开始出现的急性痉挛性疼痛[34]。

疼痛强度差异之和 -8（SPID-8）：通过药学试验得到的测定疼痛程度的结果。测定从治疗开始的疼痛强度至服药 8 小时后疼痛的强度的差异。SPID-8 是从服药起 8 小时疼痛强度的总和。任何一绝对的标尺均可用来测定疼痛强度，分数越高表示疼痛越重。

Toftness 推拿法（Toftness manipulation）：是使用一种感觉器来探测异常部位、确定需要调整的部位而实施的一种低力度的脊柱按摩方法。通过使用测量式手持压力电极来传递调节。

疼痛完全缓解分数（TOTPAR 或 TOPAR score）：是一种通过药学试验测定的疼痛的结果。服药后研究对象在不同时间点的疼痛缓解分数求和后再取平均数。在任何点上都可测定疼痛缓解分数。典型的结果是，分数越低表示疼痛的缓解越少，而分数越高表示疼痛缓解的越多。

疼痛完全缓解 -8（TOPAR-8）：与 TOTPAR 一样（见上面），但测量到用药后 8 小时。

经皮电刺激神经疗法（transcutaneous electrical nerve stimulation, TENS）：在皮肤上放置点传导器，然后使用不同的电脉冲率和强度来刺激。低频 TENS（也指针灸样的 TENS）通常使用的脉冲为 1～4 赫兹、高强度，可引起可见的肌纤维的收缩。高频 TENS（传统的 TENS）通常采用的脉冲为 50～120 赫兹、低强度，无肌肉的收缩。

视觉模拟评分法(visual analogue scale):是一种常用的测量疼痛的评分法。一根水平的或垂直的长10cm的线,在一端做标记,如"不疼痛"和"最疼痛"。让研究对象在这条线上做标记来表示她们疼痛的强度。从"无疼痛"端起用0~10cm或0~100mm这样的刻度将疼痛强度转变为长度。

重要更新和修订

非甾体类抗炎药(除外阿司匹林):补充了一个随机对照试验[23];分类没有改变。
骨盆神经阻断术:补充了一篇系统综述[6];分类没有改变。
局部热疗(约39℃):加入了一个随机对照试验[32];分类没有改变。
维生素E:补充了一项随机对照试验[37]。分类没有改变。

参考文献

1. Fraser I. Prostaglandins, prostaglandin inhibitors and their roles in gynaecological disorders. *Bailliere's Clinical Obstet Gynaecol* 1992; 6: 829-857.
2. Zondervan KT, Yudkin PL, Vessey MP, et al. The prevalence of chronic pelvic pain in the United Kingdom: a systematic review. *Br J Obstet Gynaecol* 1998; 105: 93-99. Search date 1996; primary sources Medline, Embase, and Psychlit.
3. Harlow SD, Campbell OM. Epidemiology of menstrual disorders in developing countries: a systematic review. *BJOG* 2004; 111: 6-16.
4. Sundell G, Milsom I, Andersch B. Factors influencing the prevalence and severity of dysmenorrhoea in young women. *Br J Obstet Gynaecol* 1990; 97: 588-594.
5. Chen C, Cho SI, Damokosh AI, et al. Prospective study of exposure to environmental tobacco smoke and dysmenorrhea. *Environ Health Perspect* 2000; 108: 1019-1022.
6. Proctor ML, Latthe P, Farquhar CM, et al. Surgical interruption of pelvic nerve pathways for primary and secondary dysmenorrhoea. In: The Cochrane Library, Issue 4, 2005. Chichester: John Wiley & Sons. Search date 2004; primary sources Medline, Embase, Cinahl, Cochrane Central Register of Controlled Trials, and hand searches of citation lists and conference proceedings.
7. Proctor ML, Smith CA, Farquhar CM, et al. Transcutaneous electrical nerve stimulation and acupuncture for primary dysmenorrhoea. In: The Cochrane Library, Issue 2, 2005. Chichester: John Wiley & Sons. Search date 2001; primary sources Cochrane Central Register of Controlled Trials, Medline, Embase, Cinahl, Bio extracts, Psychlit, SportDiscus, Cochrane Complementary Medicine Field's Register of Controlled Trials (CISCOM), and hand searches of citation lists.
8. Helms JM. Acupuncture for the management of primary dysmenorrhea. *Obstet Gynecol* 1987; 69: 51-56.
9. Zhang WY, Li Wan Po A. Efficacy of minor analgesics in primary dysmenorrhoea: a systematic review. *Br J Obstet Gynaecol* 1998; 105: 780-789. Search date 1997; primary sources Medline, Embase, and Science Citation Index.
10. Marjoribanks J, Proctor ML, Farquhar C. Nonsteroidal anti-inflammatory drugs for primary dysmenorrhoea. In: The Cochrane Library, Issue 2, 2005. Chichester: John Wiley & Sons. Search date 2003; primary sources Cochrane Menstrual Disorders and Subfertility Group Trials Register, Cochrane Controlled Trials Register, Medline, Embase, National Research Register, and hand searches of citation lists and conference proceedings.
11. Chesney MA, Tasto DL. The effectiveness of behavior modification with spasmodic and congestive dysmenorrhea. *Behav Res Ther* 1975; 13: 245-253.
12. Israel RG, Sutton M, O'Brien KF. Effects of aerobic training on primary dysmenorrhea symptomatology in college females. *J Am Coll Health* 1985; 33: 241-244.
13. Proctor ML, Roberts H, Farquhar C. Combined oral contraceptives as treatment for primary dysmenorrhoea. In: The Cochrane Library, Issue 2, 2005. Chichester: John Wiley & Sons. Search date 1999; primary sources Medline, Embase, Cinahl, Cochrane Register of Controlled Trials, and hand searches of citation lists.
14. Hendrix SL, Alexander NJ. Primary dysmenorrhea treatment with a desogestrel-containing low-dose oral contraceptive. *Contraception* 2002: 66; 393-399.
15. Nakano R, Takemura H. Treatment of function dysmenorrhoea: a double-blind study. *Acta Obstet Gynaecol Jpn* 1971; 18: 41-44.
16. Matthews AE, Clarke JE. Double-blind trial of a sequential oral contraceptive (Sequens) in the treatment of dysmenorrhoea. *J Obstet Gynaecol Br Commonw* 1968; 75: 1117-1122.
17. Proctor ML, Murphy PA. Herbal and dietary therapies for primary and secondary dysmenorrhoea. In: The Cochrane Library, Issue 2, 2005. Chichester: John Wiley & Sons. Search date 2000; primary sources Medline, Embase, Cinahl, Psychlit, Bioabstracts, Cochrane Controlled Trials Register, and hand searches of citation lists.
18. Deutch B, Jorgensen EB, Hansen JC. Menstrual discomfort in Danish women reduced by dietary supplements of omega-3 PUFA and B12 (fish oil or seal oil capsules). *Nutr Res* 2000; 20: 621-631.
19. Zhu X, Smith C, Bensoussan A. Chinese herbal medicine for primary dysmenorrhoea (Cochrane protocol). In: The Cochrane Library, Issue 2, 2005. Chichester: John Wiley & Sons.
20. Mehlisch DR, Ardia A, Pallotta T. Analgesia with ibuprofen arginate versus conventional ibuprofen for patients with dysmenorrhea: a cross-over trial. *Curr Ther Res* 2003: 64; 327-337.
21. Bitner M, Kattenhorn J, Hatfield C, et al. Efficacy and tolerability of lumiracoxib in the treatment of primary dysmenorrhoea. *Int J Clin Pract* 2004; 58: 340-345.
22. Malmstrom K, Kotey P, Cichanowitz N, et al. Analgesic efficacy of etoricoxib in primary dysmenorrhea: results of a randomized, controlled trial. *Gynecol Obstet Invest* 2003; 56: 65-69.
23. de Mello NR, Baracat EC, Tomaz G, et al. Double-blind study to evaluate efficacy and safety of meloxicam 7.5 mg and 15 mg versus mefenamic acid 1500 mg in the treatment of primary dysmenorrhea. *Acta Obstet Gynecol Scand* 2004; 83: 667-673.
24. Anderson ABM, Haynes PJ, Fraser IS, et al. Trial of prostaglandin-sythetase inhibitors in primary dysmenorrhoea. *Lancet* 1978; 1: 345-348.
25. Langrick AF, Gunn ADG. A comparison of naproxen sodium and a

26. dextropropoxyphene/paracetamol combination in the treatment of primary dysmenorrhoea in university health centres. *Br J Clin Pract* 1982; 36: 181-184.
26. Williams AA, Backhouse CI. A general practice study of naproxen sodium and a dextropropoxyphene-paracetamol combination in primary dysmenorrhoea. *Br J Clin Pract* 1982; 36: 383-385.
27. Ylikorkala O, Puolakka J, Kauppila A. Comparison between naproxen tablets and suppositories in primary dysmenorrhea. *Prostaglandins* 1980; 20: 463-468.
28. Proctor ML, Hing W, Johnson TC, et al. Spinal manipulation for primary and secondary dysmenorrhoea. In: The Cochrane Library, Issue 2, 2005. Chichester: John Wiley & Sons. Search date 2004; primary sources Medline, Embase, Cinahl, Psychlit, AMED, Bioabstracts, SportDiscus, Cochrane Central Register of Controlled Trials, and hand searches of citation lists.
29. Birmingham Women's Health Care NHS Trust. An RCT to assess the efficacy of laparoscopic uterosacral nerve ablation (LUNA) in the treatment of chronic pelvic pain. The *National Research Register* 2002; 4: N0047063419.
http://www.update-software.com/national/provUpdate.htm (last accessed 8 July 2003).
30. Khan KS, Khan SF, Nwosu CR, et al. Laparoscopic uterosacral nerve ablation in chronic pelvic pain: an overview. *Gynaecol Endosc* 1999; 8: 257-265. Search date 1997; primary sources Medline, Embase, and Science Citation Index.
31. Akin MD, Weingand KW, Hengehold DA, et al. Continuous low-level topical heat in the treatment of dysmenorrhea. Obstet *Gynecol* 2001; 97: 343-349.
32. Akin M, Price W, Rodriguez G Jr, et al. Continuous, low-level, topical heat wrap therapy as compared to acetaminophen for primary dysmenorrhea. *J Reprod Med* 2004; 49: 739-745.
33. Dawood MY, Ramos J. Transcutaneous electrical nerve stimulation (TENS) for the treatment of primary dysmenorrhea: a randomized crossover comparison with placebo TENS and ibuprofen. *Obstet Gynecol* 1990; 75: 656-660.
34. Hedner N, Milsom I, Eliasson T, et al. TENS is effective in painful menstruation. *Lakartidningen* 1996; 93: 1219-1222. [In Swedish]
35. Barnard ND, Scialli AR, Hurlock D, et al. Diet and sex-hormone binding globulin, dysmenorrhea, and premenstrual symptoms. *Obstet Gynecol* 2000; 95: 245-250.
36. Fugh-Berman A, Kronenberg F. Complementary and alternative medicine (CAM) in reproductive-age women: a review of randomized controlled trials. *Reprod Toxicol* 2003: 17; 137-152. Search date 2002; primary sources Medline, Alternative and Complementary Database, and hand searches of citation lists.
37. Ziaei S, Zakeri M, Kazemnejad A. A randomised controlled trial of vitamin E in the treatment of primary dysmenorrhoea. *BJOG* 2005; 112: 466-469.
38. Ziaei S, Faghihzadeh S, Sohrabvand F, et al. A randomised placebo-controlled trial to determine the effect of vitamin E in treatment of primary dysmenorrhoea. *BJOG* 2001; 108: 1181-1183.
39. Rosenwaks Z, Jones GS, Henzl MR, et al. Naproxen sodium, aspirin, and placebo in primary dysmenorrhoea. Reduction of pain and blood levels of prostaglandin-F2-alpha metabolite. *Am J Obstet Gynecol* 1981: 140; 592-598.

原作者

Michelle L Proctor
Cochrane Review Group Co-ordinator
Cochrane Menstrual Disorders and Subfertility Group
Department of Obstetrics and Gynaecology
University of Auckland
Auckland
New Zealand

Cynthia M Farquhar
School of Medicine
University of Auckland
Auckland
New Zealand

利益冲突：没有声明。

表1 痛经的流行病学调查：社区及医院的调查结果[4-8]

研究人群	人数（人）	国家	年份	流行病学
大学生（17～19岁）[4]	165	美国	1996年	72%（13% 严重痛经）
高中生（14～21岁）[5]	291	加拿大	1997年	93%（5% 严重痛经）
参与城市家庭门诊计划的青少年[6]	308	美国	1992年	80%（18% 严重痛经）
一个城市中19岁的女性[7]	596	瑞典	1982年	73%（15% 严重痛经）
12～17岁的青少年[8]	2699	美国	1981年	60%（14% 严重痛经）

表2 阿司匹林、对乙酰氨基酚及复合止痛药物治疗痛经的效果：两篇系统综述的结果[9-10]

试验	常用剂量	随机对照试验数量	人数	疼痛缓解程度	不良反应	结论
阿司匹林与安慰剂比较	650mg，4次/日	8	486	RR 1.60（95% CI 1.12～2.29，NNT 10，95%CI 5～50）	无显著性差异（阿司匹林7%～17%，安慰剂3%～17%，RR 1.3，95%CI 0.79～2.17）[9]。无显著性差异（阿司匹林50%，安慰剂33%；OR 1.93，95% CI 0.49～7.62）	与安慰剂相比，司匹林更有效
阿司匹林与对乙酰氨基酚比较	650mg v 500mg，4次/日	1	35	中位疼痛缓解：对乙酰氨基酚1.6（95% CI 0.4～3.3）；阿司匹林1.2（95% CI 0～2.7）	无相关报道	无显著性差异
阿司匹林与甲氧萘丙酸比较	650mg v 275mg，4次/日	1	32	RR 2.29（95% CI 1.09～4.79）	无相关报道	甲氧萘丙酸比阿司匹林更有效
对乙酰氨基酚与甲氧萘丙酸比较	1000mg v 220mg，3次/日	1	117	RR 1.68（95% CI 0.86～3.26）	胃肠道不良反应无显著性差异，RR 1.00，95% CI 0.06～15.43	无显著性差异
阿司匹林与布洛芬比较	650mg v 400mg，4次/日	1	56	RR 1.9（95% CI 1.13～2.78）	无相关报道	布洛芬比阿司匹林更有效
对乙酰氨基酚与安慰剂比较	500mg，4次/日	1	35	RR 1.00（95% CI 0.28～3.63）	无显著性差异（RR 1.00，95% CI 0.36～2.75）	无显著性差异
对乙酰氨基酚与布洛芬比较	1000mg v 400mg，3次/日	1	67	RR 0.86（95% CI 0.68～1.10）	无显著性差异：胃肠道OR 1.00，95% CI 0.06～16.58，神经系统OR 1.54，95% CI 0.24～9.78	无显著性差异
Co-proxamol与安慰剂比较	650 mg/65 mg，4次/日	1	72	RR 3.72（95% CI 2.13～6.52）	无相关报道	co-proxamol比安慰剂有效
Co-proxamol与甲氧萘丙酸比较	650 mg/65 mg v 275 mg，3次/日	2	98	P>0.05（无其他资料）	Co-proxamol不良反应更多（Co-proxamol 23%～58%，甲氧萘丙酸15%～25%；RR 1.94，95% CI 1.11～3.41）	无显著性差异
Co-proxamol与甲芬那酸比较	650 mg/65 mg v 500 mg，3次/日	1	30	P<0.01（无其他资料）	无相关报道	甲芬那酸比co-proxamol有效

子宫内膜异位症

检索时间：2005年3月
原作者：Neil Johnson, Cynthia Farquhar 王悦 译 王建六 校 石一复 复审

问 题

子宫内膜异位症诊断后给予激素治疗的效果如何？
子宫内膜异位症手术前给予激素治疗的效果如何？
子宫内膜异位症手术治疗的效果如何？
子宫内膜异位症保守性手术治疗后给予激素治疗的效果如何？
子宫内膜异位症卵巢切除术（切除或保留子宫）后激素治疗的效果如何？
卵巢子宫内膜异位囊肿的治疗效果如何？

治疗措施及其效果

诊断后给予激素治疗

肯定有效
复合口服避孕药或醋酸甲羟孕酮

益害相当
达那唑，孕三烯酮或促性腺激素释放激素类似物

效果不明
地屈孕酮

手术前应用激素

效果不明
手术前激素治疗

手术

很可能有效
腹腔镜下子宫内膜异位症病灶切除并破坏子宫神经

效果不明
单纯腹腔镜手术切除子宫内膜异位症病灶

单纯腹腔镜破坏子宫神经

保守性手术后激素治疗

很可能有效
保守性手术后应用激素治疗

卵巢切除术后激素治疗

效果不明
卵巢切除术后应用激素治疗

治疗卵巢子宫内膜异位囊肿

很可能有效
腹腔镜囊肿切除术治疗卵巢子宫内膜异位囊肿（与引流和囊壁电手术破坏相比可减轻疼痛）

请参考其他有关章节
有子宫内膜异位症的妇女的生育力低（见不孕和低生育力[只见于网络版]）

见词汇表 **G**

主要信息

没有找到随机对照试验（随机对照试验）对比药物治疗和手术治疗。

诊断后给予激素治疗

复合口服避孕药或醋酸甲羟孕酮（MPA）：随机对照试验发现在诊断子宫内膜异位症后给予激素（包括复合口服避孕药，达那唑，孕三烯酮，促性腺激素释放激素类似物或MPA）治疗超过3～6个月，与安慰剂比较可减轻由子宫内膜异位症导致的疼痛，这些药物的效果相似。两个随机对照试验发现与复合口服避孕药相比，促性腺激素释放激素类似物可减轻痛经、盆腔痛和性交痛。但一个随机对照试验比较单用复合口服避孕药和复合口服避孕药合用促性腺激素释放激素类似物，发现在缓解疼痛方

面没有发现有显著性差异。激素治疗的不良反应较常见。两个随机对照试验发现复合口服避孕药在骨矿物质浓度的丢失、潮热、失眠和阴道干燥方面与促性腺激素释放激素类似物相比要轻。

达那唑，孕三烯酮或促性腺激素释放激素类似物：随机对照试验发现在诊断子宫内膜异位症后应用激素（复合口服避孕药，达那唑，孕三烯酮，促性腺激素释放激素类似物或MPA）治疗3~6个月，与安慰剂比较可减轻由子宫内膜异位症导致的疼痛，这些药物的效果都相似。两个随机对照试验发现对比复合口服避孕药，促性腺激素释放激素类似物可减轻痛经、盆腔痛和性交痛。但一个随机对照试验对比单用复合口服避孕药和复合口服避孕药合用促性腺激素释放激素类似物，在缓解疼痛方面没有发现有显著性差异。激素治疗的不良反应较常见，包括促性腺激素释放激素类似物或孕三烯酮的潮热、骨质丢失，达那唑的雄激素不良反应。两个随机对照试验发现复合口服避孕药在骨矿物质浓度的丢失、潮热、失眠和阴道干燥方面与促性腺激素释放激素类似物相比要轻。一项随机对照试验发现与促性腺激素释放激素类似物相比，达那唑由于其不良反应可使患者停药增加。一篇系统综述中收入的一项随机对照试验发现促性腺激素释放激素类似物加反向添加雌激素或雌、孕激素合用比单用促性腺激素释放激素类似物可减少短期的骨矿物质浓度的丢失。

地屈孕酮 比较地屈孕酮和安慰剂的一项小型随机对照试验提供的证据不太充分。

手术前应用激素

手术前激素治疗：对由于子宫内膜异位症引起疼痛的妇女手术前应用激素治疗效果方面，四项随机对照试验提供的证据不太充分。

手术

腹腔镜下子宫内膜异位症病灶切除并破坏子宫神经：一项随机对照试验发现的有限证据表明腹腔镜切除子宫内膜异位病灶加腹腔镜子宫神经破坏比单纯诊断性腹腔镜手术在术后6个月时可减轻疼痛，并且疼痛减轻在半数的妇女中可持续到手术后5年。一篇系统综述中收入的两项小型随机对照试验和随后的两项随机对照试验发现腹腔镜切除子宫内膜异位症病灶加腹腔镜子宫神经破坏比单纯腹腔镜去除病灶在手术后6个月到3年其痛经的复发率没有显著性差异。一项随后的随机对照试验发现在这两种治疗方式相比，患者手术后1年的满意度没有显著差异。但是，这些随机对照试验病例数较少，不能发现临床重要的差异。

单纯腹腔镜切除子宫内膜异位症病灶：一项随机对照试验发现的有限证据表面单纯腹腔镜切除子宫内膜异位症病灶比诊断性腹腔镜在手术后6个月可改善疼痛症状和生活质量。在系统综述中收入的两项小型随机对照试验和随后的两项随机对照试验发现腹腔镜切除子宫内膜异位症病灶加腹腔镜子宫神经破坏和单纯腹腔镜病灶切除在手术后6个月到3年在痛经的复发率上没有显著性差异。其中一项随后的随机对照试验发现两种治疗方式相比，患者在治疗后1年对整体治疗满意度没有显著性差异。但是，这些随机对照试验可能规模太小，不能发现重要的临床差异。与处理卵巢的子宫内膜异位囊肿的患者不同，我们没有找到对比激光和电手术切除子宫内膜异位症的随机对照试验，也没有比较切除和破坏子宫内膜异位症的随机对照试验。两项随机对照试验发现腹腔镜囊肿切除术比腹腔镜引流和囊肿壁电手术破坏可减少盆腔痛的复发，手术并发症发生率相似。

单纯腹腔镜破坏子宫神经：没有找到系统综述或随机对照试验评估单纯腹腔镜破坏子宫神经治疗女性内膜异位症引起的疼痛。一项随机对照试验发现了有限的证据证实，腹腔镜破坏子宫神经加病灶切除术比行诊断性腹腔镜可在术后6个月减轻疼痛，并且一半以上的妇女疼痛减轻可持续5年。一篇系统综述中收入的两项小型随机对照试验和两项随后的随机对照试验发现腹腔镜破坏子宫神经加腹腔镜子宫内膜异位症病灶切除术和单独行腹腔镜病灶切除在手术后6个月到3年的痛经复发率没有显著性差异。其中一项随后的随机对照试验发现两种治疗方式相比，患者在治疗后1年在整体治疗满意度方面没有显著性差异。但是，这些随机对照试验规模可能太小不能发现临床重要的差异。

保守性手术后激素治疗

保守性手术后应用激素治疗：一篇系统综述发现保守性手术后应用激素治疗与安慰剂或期待处理比较可改善子宫内膜异位症的美国生育协会评分（AFS），但术后12个月和24个月组间相比在疼痛方面没有发现显著性差异。随机对照试验发现，与安慰剂或期待处理相比，手术后应用达那唑或促性腺激素释放激素类似物治疗6个月，可在术后12个月和24个月减轻疼痛和延缓疼痛复发。达那唑或促性腺激素释放激素类似物治疗3个月或复合口服避孕药治疗6个月似乎没有效果。一项随机对照试验发现醋酸环丙孕酮和复合口服避孕药对中度和重度疼痛的妇女有相似的效果。一项小型随机对照试验发现手术后放置18甲基炔诺酮释放宫内节育器对比单纯手术在术后1年可缓解痛经。一项随机对照试验发现达那唑和曲普瑞林相比，在控制疼痛和AFS评分方面没有显著性差异，虽然达那唑能增加突破性出血。激素治疗的不良反应常见，包括促性腺激素释放激素类似物引起的潮热和骨质丢失及达那唑引起的雄性化。两项随机对照试验比较了手术后激素治疗、手术前激素治疗和手术前后都用激素治疗，提供的证据不太充足。

卵巢切除术后激素治疗

卵巢切除术后应用激素治疗：一项针对卵巢切除术后妇女的随机对照试验发现，应用激素替代治疗与未应用激素替代治疗相比

治疗选择6　口服孕激素

未发现比较口服孕激素和安慰剂的随机对照试验。一篇系统综述发现仅在黄体期口服孕激素与非甾体类抗炎药相比，在减少月经量方面无明显差异，但是在临床上用这种比较来除外各种治疗间差异的重要性可能缺乏力度。一篇系统综述发现仅在黄体期口服孕激素在减少平均月经量的疗效上，比氨甲环酸或达那唑差。两篇系统综述中收入的随机对照试验未能提供足够的证据来比较口服和宫腔内放置孕激素的疗效。一项系统综述引用的随机对照试验发现，长周期口服孕激素和宫腔内放置缓释左旋-18-甲基炔诺孕酮节育器相比，在控制月经量方面无显著差异。另一篇系统综述中收入的一个随机对照试验发现药物治疗（包括口服孕激素）在随访四个月和两年时，比子宫内膜去除术疗效差，而且在用药超过四个月的妇女中出现不良反应的比例增加。

益处 　**与安慰剂比较**：未发现随机对照试验。**与非甾体类抗炎药比较**：见非甾体类抗炎药的益处。**与氨甲环酸比较**：见氨甲环酸的益处。**与酚磺乙胺比较**：我们未发现随机对照试验。**与达那唑比较**：发现一篇系统综述（检索日期未报道，2个随机对照试验，51例妇女），结果口服孕激素的疗效不如达那唑（WMD − 56ml，95%CI − 96ml ~ − 15ml）[18]。这篇综述同时发现仅在黄体期口服孕激素比达那唑组能增加妇女自我评估月经失血量的比例（2个随机对照试验：黄体期口服孕激素组19/28[68%]，达那唑组 8/26[31%]，RR 2.2，95%CI 1.2 ~ 4.1；NNH 2，95%CI 1 ~ 9)。**与复方口服避孕药比较**：未发现随机对照试验。**与宫腔内含孕激素节育器比较**：见宫腔内含孕激素节育器的益处。**长周期治疗**：发现一篇系统综述（未报道检索日期）[18]。这篇系统综述引用了一个随机对照试验（44例妇女），结果发现口服更长时间孕激素（炔诺酮，每周期21天）与宫腔内左炔诺孕酮缓释节育器在治疗3个周期后疗效没有区别（宫腔内左炔诺孕酮缓释节育器组平均月经失血量减少104ml，炔诺酮组94ml，P=0.56）。**与子宫内膜去除术比较**：见子宫内膜去除术的益处。

害处　系统综述发现接受口服孕激素的1/3 ~ 1/2妇女出现以下不良反应：头痛、乳腺触痛、月经前综合征以及胃肠道紊乱[18]。**与达那唑比较**：系统综述发现口服孕激素比达那唑不良反应小[18]（OR 4.05，95%CI 1.60 ~ 10.20）。**长周期疗法**：在一个比较长周期口服孕激素和宫腔内左炔诺孕酮节育器效果的随机对照试验中，56%口服孕激素者没有感觉"有效"或"非常有效"，只有22%妇女在3个月后选择继续口服孕激素[18]。**与子宫内膜去除术比较**：见子宫内膜去除术的害处。

评论　无。

治疗选择7　宫腔内含孕激素节育器

未发现比较宫腔内含孕激素节育器与安慰剂的随机对照试验。数项系统综述中收入的随机对照试验未能提供足够的证据来比较宫腔内孕激素证据与其他药物的疗效。两篇系统综述中收入的随机对照试验未能提供足够的证据来比较宫腔内孕激素节育器与口服孕激素的疗效。一篇系统综述发现随访超过1年，宫腔内含孕激素节育器在减少月经量方面的疗效不如子宫切除术或内膜去除术，但比子宫切除术的不良反应轻微。

益处　未发现比较宫腔内含孕激素节育器和安慰剂的系统综述或随机对照试验。有3篇系统综述（检索日期1999年，5项随机对照试验）[24]；检索日期1999年，5项随机对照试验，包括第一篇系统综述引用的4项随机对照试验[25]；检索日期2002年，5项随机对照试验，包括被前面综述引用的1项随机对照试验[26]）和一项随后的随机对照试验[27]比较了宫腔内含孕激素节育器和其他药物或手术治疗的效果。**孕激素缓释宫腔内节育器与其他药物比较**：第一篇系统综述引用了一项随机对照试验，比较了4种干预措施：孕激素缓释宫腔内节育器（65μg/d）、甲芬那酸、达那唑或炔诺酮的效果[24]。这项随机对照试验没有进行各种治疗相互间的比较，但是发现所有治疗措施与治疗前水平相比都能减少月经失血量。**左炔诺孕酮与其他药物比较**：前两篇系统综述引用了3项随机对照试验进行了比较[24,25]。第一项随机对照试验（44例妇女）发现左炔诺孕酮节育器与炔诺酮（15mg/d，每周期用5 ~ 26天）治疗3个周期后，在减少月经失血量方面的疗效无差异（左炔诺孕酮节育器组平均月经减少量104ml，口服炔诺酮组94ml；P=0.56）；在患者满意比例上也无差异（RR 1.43，95%CI 0.78 ~ 2.62）。第二项随机对照试验（35例妇女）比较了3种干预措施（左炔诺孕酮节育器、氟比洛芬和氨甲环酸）的效果。发现左炔诺孕酮组治疗12月后在减少月经失血量方面的疗效显著优于其他两种措施（减少平均失血量：左炔诺孕酮组96%，氟比洛芬组21%，P < 0.001；左炔诺孕酮组96%，氨甲环酸组44%，P < 0.01）。第3项随机对照试验（56例准备切除子宫的妇女）比较了左炔诺孕酮节育器和现有药物持续治疗的效果。未报道具体的药物治疗细节。结果发现左炔诺孕酮节育器在治疗6个月后能显著减少切除子宫妇女比例，提高所有的生活质量评分（左炔诺孕酮组取消子宫切除比例8/28[64%]，其他药物组 4/28 [14%]；RR 4.5，95%CI 1.7 ~ 11.6；生活质量评分未报道）。**左炔诺孕酮节育器与手术比较**：第3篇系统综述包括4项随机对照试验（438例妇女），比较了左炔诺孕酮节育器和子宫内膜去除术（两个随机对照试验）、热球内膜切除❻（1个随机对照试验）或子宫切除术（1个随机临床所有）的效果[26]。这个综述没有比较左炔诺孕酮节育器和子宫切除术组的月经失血量，因为切除子宫后患者就没有月经了。结果发现左炔诺孕酮节育器组和保守手术组（子宫内膜去除术或热球内膜切除）的失血量评估图❻评分较基础水平都显著降低（没有报道具体数据）。然而，在治疗1年后，这个评分在保守手术组比节育器组要显著增高（3个随机对照试验，WMD 44.07，95%CI 33.01 ~ 55.12）。所有比较左炔诺孕酮节育器和手术效果的随机对照试验，在治疗6个月（2项随机对照试验，可信区间未报道）和1年（2项随机对照试验，可信区间未报道）时，其血红蛋白较治疗前水平都显著增加。3个比较

左炔诺孕酮节育器和保守手术效果的随机对照试验,未发现血红蛋白水平有差异。比较左炔诺孕酮节育器和子宫切除术效果的随机对照试验没有比较二者的差异性。系统综述发现,患者的满意度在节育器组和保守手术组没有差异(2项随机对照试验,手术组 59/71 [83%],节育器组 51/70 [73%]; RR 1.14, 95%CI 0.96~1.35)。随后的随机对照试验(50例妇女)发现在随访6个月后,左炔诺孕酮节育器组和热球内膜切除组患者的月经失血量较基础水平的减少量没有差异($P=0.689$)[27]。热球内膜切除组患者治疗前的月经量评分要显著高于节育器组(热球组 122, 节育器组 107, $P=0.025$)。

害处 有担心孕激素缓释节育器增加异位妊娠的顾虑,虽然系统综述所引用的随机对照试验没有报道这个不良反应[24, 25]。关于左炔诺孕酮节育器在年轻妇女中避孕效果的随机对照试验中发现,绝大多数妇女在初次使用后的几个月内月经期时间会延长(包括月经期出血、月经间期出血以及点滴出血)[28]。但是绝大多数妇女每个月仅有一天轻微出血,约15%的妇女在使用12个月后闭经[29]。**左炔诺孕酮节育器与其他药物比较**:第一篇系统综述发现使用左炔诺孕酮节育器妇女出现的绝大多数不良反应是孕激素的典型不良反应(胃胀气、体重增加和乳腺触痛)[24]。另一个临床试验发现治疗3个月后,左炔诺孕酮节育器比炔诺酮组的闭经率显著增加(节育器组 32%,炔诺酮组 0%)[30]。其他左炔诺孕酮节育器的主要不良反应是不规则阴道出血,虽然一般量不大[24]。**左炔诺孕酮节育器与手术比较**:第3篇系统综述发现,手术引起不良反应的几率显著低于左炔诺孕酮节育器组(4项随机对照试验;OR 0.24, 95%CI 0.11~0.49)[26]。然而,子宫切除术不良反应的严重程度要显著高于节育器组。子宫切除术组的主要不良反应包括膀胱和肠管的穿孔、膀胱阴道瘘、尿潴留、肠梗阻、术后出血、严重的术后疼痛、腹膜炎、发热、伤口感染、伤口裂开和感染性盆腔血肿。节育器组不良反应包括放置失败、月经间期出血和激素相关症状。

评论 第二篇系统综述引用的随机对照试验(35例妇女)中,开始的20例给予左炔诺孕酮节育器,随后的15例随机交叉设计接受氟比洛芬或氨甲环酸[25]。长期随访需要评价患者坚持治疗的比率、满意度、是否能延缓或避免手术。临床试验中采用的长期出血模式主要是见于40岁以下的妇女。这导致试验得出的结论不知能否适用于年龄更大的妇女。**左炔诺孕酮节育器与手术的比较**:随访了5年的一个比较左炔诺孕酮节育器和子宫切除术的随机对照试验发现,在117/119例随机使用节育器的妇女中,50例(42%)又进行了子宫切除术,57例(48%)仍在原位发现了节育器,10例(8%)节育器脱落(1例接受了热球内膜切除)[31]。

治疗选择8　促性腺激素释放激素类似物

我们未发现使用促性腺激素释放激素类似物治疗月经过多的随机对照试验。

益处 我们未发现系统综述或随机对照试验。

害处 我们未发现随机对照试验。

评论 一些小样本非随机研究观察了促性腺激素释放激素类似物治疗月经过多的疗效。另一些研究调查了有子宫肌瘤或在子宫内膜切除术或热球内膜切除前使用促性腺激素释放激素类似物进行预处理的疗效。不良反应主要包括雌激素减低相关症状。激素添加治疗已被用于缓解低雌激素导致的潮热,取得了有限的疗效[32]。在促性腺激素释放激素类似物治疗6个月后,绝大多数妇女会出现骨质丢失,但在治疗停止后可逆[33]。在使用促性腺激素释放激素类似物期间不保证能避孕[34]。

问题　手术治疗的效果如何?

治疗选择1　刮宫术

未发现评价刮宫术效果的随机对照试验。

益处 我们未发现系统综述或随机对照试验。

害处 观察性证据显示刮宫术可能出现的不良反应包括子宫穿孔、宫颈裂伤以及静脉麻醉通常有的风险[35]。

评论 刮宫术在月经过多的研究中仍有作用。我们发现一个非对照的队列研究(50例妇女)分析了刮宫术前后月经量的变化[36]。结果发现虽然在手术后可以立即减少月经量,但是第二个周期的月经量就会恢复甚至更多。

治疗选择2　子宫切除术

一篇系统综述发现随访超过1年,手术(子宫切除术或子宫内膜去除术)与宫腔内含孕激素节育器相比能减少月经量;但是子宫切除术相关的严重不良反应比孕激素多。两篇系统综述发现子宫切除术能减少月经量,需要进一步手术的妇女数量也少;与子宫内膜去除术相比能提高患者的满意率。5个小型随机对照试验发现不同术式的子宫切除术,尽管手术时间和恢复时间有差异,但是在疗效上没有差异。一个大型队列研究报道大约1/3接受子宫切除术的妇女出现不同程度的并发症。

益处 **与宫腔内含孕激素节育器比较**:见宫腔内含孕激素节育器节。**与子宫内膜去除术比较**:我们发现两篇系统综述(检索日期1996年[3],检索日期未报道[37])和随后的一个随机对照试验[38]。两篇系统综述引用了相同的5项随机对照试验(708例绝经前妇女),比较了子宫切除术和子宫内膜去除术(经宫颈内膜切除术❻或激光内膜切除术❻)的效果[3, 37]。结果发现子宫切除术能显著减少月经失血量,并能显著提高治疗12个月后月经量达到减少效果的妇女的比例(3个随机对照试验：子宫切除组 220/220 [100%]，子宫内膜切除术组 191/220 [87%]；NNT 8，95%CI 6～13）。然而，综述报道随着随访时间的延长，两组失血量差异变窄，可能是因为子宫内膜切除术组患者接受了再治疗或自然绝经。综述同时发现，子宫切除术组妇女似乎比子宫内膜切除术组患者满意率高，随访12个月（RR 0.93，95%CI 0.89～0.99），随访2年（中等程度或非常满意率，子宫内膜切除术组与子宫切除术比较，RR 0.87，95%CI 0.81～0.94）[3,37]。综述中包含的两个随机对照试验发现在治疗后3和4年时，两组患者的满意度没有差异。综述发现子宫内膜切除术组患者接受再次手术的比例显著高于子宫切除术组（随访12个月后，5个随机对照试验：子宫切除组 1/320[0.3%]，子宫内膜切除术组 54/386[14%]；RR 44.8，95%CI 6.2～321.8。4年后，1个随机对照试验：子宫切除组 1/95[1%]，子宫内膜切除术组 39/102[38%]；RR 36.3，95%CI 5.1～259.2）。结果发现子宫内膜切除术组患者能显著缩短手术时间（-23分钟），缩短住院时间（-5天）和缩短恢复工作的时间（-4.5周）。随后发表的随机对照试验（181例妇女）比较了腹腔镜下子宫次全切除术⊕与经宫颈子宫内膜切除术的效果[38]。结果发现两种术式患者的手术失血量、出院时间和恢复工作时间没有差异（未报告具体数据）。结果还发现子宫切除术组患者在出院时的疼痛评分（P＜0.01）、手术时间（子宫切除术组平均71.5分钟，内膜切除术组41.7分钟；P＜0.01）都高于子宫内膜切除术组。然而，随访到两年，子宫内膜切除术组患者复发率显著高于子宫切除术组（子宫切除术 0/92[0%]，内膜切除术组 11/89 [12%]；P＜0.01），子宫切除组患者能改善情绪和活力（P＜0.01）[38]。**不同术式的比较**：我们未发现系统综述。5个小型随机对照试验（共 334 例妇女）比较了经腹、经阴道或腹腔镜子宫切除术的效果[39-43]。结果未发现在疗效或并发症上有差异的证据。然而，手术和恢复时间有差异。

害处 一个大型的以人群为基础的、以年龄为分层的研究发现，50 岁以下非恶性疾病切除子宫后死亡率大约 1/2000[44]。**与宫腔内孕激素节育器比较**：见孕激素节育器的害处。**与子宫内膜切除术比较**：系统综述发现，子宫切除术与子宫内膜切除术相比，在出院前败血症、输血、尿潴留、贫血、发热、穿窿和伤口血肿、肉芽烧灼的风险显著增加[3,37]。随后的随机对照试验未发现两种手术方式术中和术后并发症有显著差异[38]。**不同技术的比较**：一个大型前瞻性队列研究显示，因非恶性疾病行子宫切除术的并发症（主要是感染发病率）在阴式子宫切除术为25%，而经腹子宫切除术为43%[45]。这个结果的差异可能归因于阴式子宫切除组普遍和有效地预防性应用抗生素。预防性应用抗生素现在已经越来越成为两组术式的常规。一项英国的研究（37 928 例良性疾病的妇女）比较了在 1994～1995 年间经腹（24 722 例）、阴式（11 122 例）或腹腔镜（1154 例）子宫切除术的效果。结果总死亡率是 0.38/1000（95%CI 0.25/ 1000～0.64/1000），手术并发症 3.5%，术后并发症 9%。阴式手术的死亡率和手术并发症几率低于经腹手术，但术后并发症发生率高于经腹手术（死亡率：阴式 0.75/ 1000，95%CI 0.31 /1000～1.80/1000，经腹 0.25/1000，95%CI 0.08/1000～0.79/1000；手术并发症：OR 0.85，95%CI 0.75～0.97；术后并发症：OR1.13，95%CI 1.05～1.22）[46]。腹腔镜组没有死亡病例。腹腔镜组手术并发症高于经腹手术组（OR 1.75，95%CI 1.36～2.24），术后并发症没有差异（OR 0.96，95%CI 0.77～1.99）。

评论 无。

治疗选择3　子宫内膜去除术（切除术或去除术）

一篇系统综述发现随访超过1年，手术（子宫切除术或子宫内膜去除术）与宫腔内含孕激素节育器相比能减少月经。一篇系统综述中收入的一个随机对照试验发现在随访四个月和两年时，子宫内膜去除术比药物治疗的疗效好，而且能降低用药超过四个月的妇女中出现不良反应的比例。两篇系统综述发现子宫内膜去除术能增加月经量，而且需要进一步手术，与子宫切除术相比患者满意率低。一篇系统综述发现宫腔镜下内膜去除术与非宫腔镜手术相比，在术后12个月时闭经率要高。我们没有发现不同的宫腔镜术式间的闭经率或患者满意度差异一致性的证据。这篇系统综述引用的随机对照试验发现子宫内膜去除术患者约15%出现并发症，如感染、出血以及子宫穿孔。

益处 **与宫腔内含孕激素节育器比较**：见宫腔内含孕激素节育器的益处。**与其他药物比较**：发现一篇系统综述（检索日期2002年，1个随机对照试验，187例妇女）比较了子宫内膜切除术（93例）与氨甲环酸（22例）、达那唑（15例）、复方口服避孕药（24例）、口服孕激素（31例）或激素替代疗法加非甾体类抗炎药（2例）的效果[26]。结果手术组在随访四个月和两年时比药物治疗组能显著减少月经量（4个月时内膜切除组：77/93[83%]，药物组 29/93[31%]；RR 2.66，95%CI 1.94～3.64）[26]。随访5年后二者的月经量没有差异，但是77%随机分在药物组的患者进行了手术。**与子宫切除术比较**：见子宫切除术的益处。**宫腔镜下切除术或去除术与非宫腔镜技术比较**：我们发现一篇系统综述（检索日期2001年，5个随机对照试验，1106例绝经前妇女）[47]以及后续发表的两个随机对照试验[48,49]。综述中宫腔镜手术包括激光内膜切除术⊕、内膜滚球切除术⊕、经宫颈内膜切除术⊕和汽化电极内膜切除术⊕。非宫腔镜手术包括热球治疗⊕、多管电极内膜热球切除术⊕、微波内膜切除术⊕以及热盐水。所有治疗方法与治疗前水平比较都能减少月经量。系统综述发现宫腔镜手术在随访12个月时闭经率高于非宫腔镜手术组（OR 0.76，95%CI 0.60～0.90）[47]。综述发现随访12个月，两种术式在患者满意度（OR 0.74，95%CI 0.54～1.63）、丧失工作力（OR 0.81，95%CI 0.33～2.01）或需要额外手术治疗（OR 0.83，95%CI 0.45～1.58）方面没有差异。随后发表的第一项随机对照试验（82例）发现在随访两年后，经宫颈子宫内膜切除术组患者的复发出血率和再手术率都高于热球切除术组（68例进行了分析；内膜切除组复发出血率24.2%，热球组8.5%；再手术率：内膜切除组15.1%，热球组5.7%）[48]。同时还发现热球组患者在随访一年和两年时的满意率高（两年时健康处于"优秀"或"好"：内膜切除组60.5%，热球组79.9%）。随后发表的第二个随机对照试验（265

例）比较了NovaSure内膜切除术G和经宫颈内膜切除加滚球内膜切除术的效果[49]。结果术后12个月二者成功率相似（"成功"指月经量评估表G评分≤75：NovaSure内膜切除术组 136/154 [88%]，经宫颈内膜切除加滚球内膜切除术 67/82 [82%]；CI 未报道）。同时发现二者闭经率相似（NovaSure内膜切除术组 63/154 [41%]，经宫颈内膜切除加滚球内膜切除术组 29/82 [35%]；CI未报道），患者满意度无差异（分别是 92.8% 和 93.3%）。结果还发现经宫颈内膜切除加滚球内膜切除术组术后12个月痛经发生率高于NovaSure内膜切除组（$P=0.02$）。**宫腔镜技术之间比较**：发现一篇系统综述（检索日期2001年，3个随机对照试验，489例）[47]以及随后发表的两个随机对照试验[50, 51]。综述未发现经宫颈子宫内膜切除术和激光内膜切除术术后的闭经率有差异（OR 1.67，95%CI 0.63～1.83）。综述还发现汽化电极内膜切除术和经宫颈子宫内膜切除术后12个月的闭经率（OR 0.95，95%CI 0.35～2.60）、患者满意率（OR 1.65，95%CI 0.26～10.35）没有差异[47]。随后发表的第一个随机对照试验（120例妇女，113例随访5年）发现随访5年，经宫颈内膜切除术和滚球内膜切除术组在减少月经量、子宫切除率或患者满意率方面没有差异（3个月内出血时间的中位数：内膜切除组 18d，滚球组 16d；子宫切除率：内膜切除组 8/59[14%]，滚球组 10/61[16%]；$P > 0.05$；妇女向朋友推荐这个术式的比例：内膜切除组46例，滚球组49例，$P > 0.05$）[50]。随后发表的第二个随机对照试验（262例妇女，203例随访3年）发现随访3年，水热球内膜切除术G和滚球内膜切除术比较，在闭经率、月经量减少到正常水平或更少，患者满意度、子宫切除率方面效果相似，（闭经率：AR：热球组 53%，滚球组 46%；月经量减少：AR：热球组 94%，滚球组 91%；满意度：AR：热球组 98%，滚球组 97%；子宫切除率：AR：热球组 9%，滚球组 6%，显著性未报道）[51]。

害处 子宫内膜切除术术中并发症包括子宫穿孔、出血和膨宫介质导致的液体超负荷。术后短期并发症包括感染、出血和极少情况下出现的肠损伤。英国的一项大型前瞻研究调查了10 686例子宫内膜切除术的妇女，术后短期并发症发生率是4%[52]。术中紧急意外发生率1%，其中2例导致死亡。**与宫腔内含孕激素节育器比较**：见宫腔内含孕激素节育器的害处。**与其他药物比较**：随机对照试验发现随访4个月时，子宫内膜切除术比药物治疗能显著减低出现不良反应的比例（内膜切除术组：12/93[13%]，药物治疗组：46/93 [49%]；RR 0.26，95%CI 0.15～0.46）[27]。**与子宫切除术比较**：见子宫切除术的害处。**宫腔镜与非宫腔镜下内膜切除术比较**：上述系统综述中收入的随机对照试验报道的并发症发生率在0～15%[47]。新型的非宫腔镜下内膜切除仅有小样本的评估报告，虽然在这些随机对照试验中报道的并发症看起来要少，仍需要常规应用前补充安全数据。第一个随后发表的随机对照试验（82例）发现经宫颈内膜切除术组妇女比热球内膜切除术G组的短期和长期并发症要多（术中并发症：内膜切除组 5/42 [12%]，热球组 0/40 [0%]，CI 未报道）[48]。内膜切除组术中的并发症包括了两例妇女因子宫穿孔而开腹切除子宫。第二个随后发表的随机对照试验报道，NovaSure内膜切除术组不良反应发生率 23/154（13%），滚球切除术组为 23/82（25%）[49]。这个随机对照试验没有比较两组间的差异性。**宫腔镜下不同术式的比较**：第一个随后发表的随机对照试验发现随访5年，经宫颈子宫内膜切除术组和滚球内膜切除术组的术后感染率相似（电切组 6/59[10%]，滚球组 9/61[15%]；CI 未报道）[50]。子宫内膜切除组预防性使用抗生素的比例是48/74（65%），滚球组是35/61（57%）。随后发表的第二个随机对照试验未报道害处[51]。

评论 宫腔镜下内膜切除术与非宫腔镜式比较：系统综述发现宫腔镜下切除手术能显著延长手术时间（WMD 8.4分钟，95%CI 6.～10.1分钟）；需要全麻的患者比例增加（OR 6.8，95%CI 4.5～10.4）。然而，非宫腔镜组的器械失败率要高（OR 4.1，95%CI 1.1～15.0）[47]。综述发现二者的并发症发生率没有差异。在宫腔镜的各种术式中，激光内膜切除术比经宫颈内膜切除术的手术时间要显著延长（WMD 9.15分钟，95%CI 7.20～11.10分钟），器械失败率要高（OR 6.0，95%CI 1.7～20.9），液体超负荷几率要高（OR 5.2，95%CI 1.5～18.4）[52]。这个综述发现汽化电极内膜切除术比经宫颈内膜切除术手术时间要明显缩短（WMD 1.50分钟，95%CI 0.35～2.65分钟）。随后发表的第二个随机对照试验发现NovaSure内膜切除术比滚球内膜切除术的手术时间明显缩短（NovaSure内膜切除术平均 4.2分钟，经宫颈内膜切除加滚球术 24.2分钟；$P < 0.0001$），在恢复室的时间也明显缩短（NovaSure 内膜切除术 85分钟，经宫颈内膜切除加滚球术 135分钟；$P < 0.0001$）[50]。

治疗选择4　子宫肌瘤切除术

未发现关于子宫肌瘤切除术效果的随机对照试验。

益处 未发现系统综述。**开腹与腹腔镜下子宫肌瘤切除术的比较**：未发现随机对照试验或其他研究比较了月经过多妇女的月经量。**宫腔镜下子宫肌瘤切除术**：未发现随机对照试验。

害处 宫腔镜下子宫肌瘤切除术的术中并发症与使用宫腔镜进行子宫内膜切除术相似。开腹进行子宫肌瘤切除术的主要并发症是出血、可能需要切除子宫。

评论 一个非对照研究（15例合并月经过多的妇女，10例合并其他症状）报道了子宫肌瘤切除术后月经量的客观测量值[53]。术前和术后3个月、6个月相比，月经量显著减少（基础水平 261ml，术后3个月 76ml，术后6个月 57ml；$P < 0.05$）。这个研究发现，尽管有些切除的肌瘤只有1～4cm，患者术后的疼痛评分和月经量都显著减少（$P < 0.001$）。还需要随机对照试验来客观评价月经量。因为盲法更为困难，客观评价月经量对于评估手术效果就特别重要。

问 题	子宫内膜去除术前内膜的预处理效果如何？

治疗选择1　促性腺激素释放激素类似物

一篇系统综述发现术前使用促性腺激素释放激素类似物与安慰剂或未作预处理相比，能减少术后6～12个月内月经中到大量失血的情况、增加术后24个月内的闭经率。未发现术后12个月内促性腺激素释放激素类似物与达那唑引起的闭经率有显著差异。

益处　一篇系统综述（检索日期2001年，11个随机对照试验，998例妇女）[54]。**与安慰剂或未治疗比较**：8个随机对照试验（618例）比较了术前使用促性腺激素释放激素类似物与安慰剂或未治疗的效果。综述发现，促性腺激素释放激素类似物能显著增加术后24个月内的闭经率，并能显著降低术后6～12个月内月经中到大量失血的情况（闭经：2个随机对照试验，RR 1.62，95%CI 1.04～2.52；中到大量月经失血量：4个随机对照试验，RR 0.74，95%CI 0.59～0.92）。这个综述发现患者的满意率或接受进一步手术的可能性没有差异。**与达那唑比较**：3个随机对照试验（340例）比较了促性腺激素释放激素类似物和达那唑的效果。结果二者在术后12个月的闭经率没有差异（RR 1.18，95%CI 0.18～1.57）[54]。**与其他药物治疗比较**：2个随机对照试验（140例）比较了4种干预措施的效果：术前用促性腺激素释放激素类似物、达那唑、孕激素或未治疗。这个临床试验样本太小，不能得出严格的结论[54]。

害处　**与安慰剂或未治疗比较**：综述发现术中子宫穿孔率没有差异（促性腺激素释放激素类似物组：2/266[0.8%]，安慰剂或未治疗组：1/275[0.4%]；RR 2.01，95%CI 0.19～22.67）[54]。**与达那唑比较**：促性腺激素释放激素类似物能显著增加潮热、抑郁、阴道干燥、性欲降低的发生率。达那唑组更多出现皮肤油腻、多毛、体重增加。综述发现达那唑组的患者因为上述不良反应而放弃治疗的比例高于促性腺激素释放激素类似物组（达那唑组：11/139[8%]，促性腺激素释放激素类似物组：1/566[0.2%]，RR 44.80，95%CI 5.83～344.00）。

评论　**与安慰剂或未治疗比较**：所有的随机对照试验都没有采用客观的术后月经量的评估[54]。所有随机对照试验中放弃治疗或失访的患者都很少。一篇系统综述发现促性腺激素释放激素类似物比安慰剂或未治疗的患者手术时间明显缩短，手术难度明显降低（手术时间：3个随机对照试验：WMD －4.8分钟，95%CI －6.5～－3.0分钟；手术难度，2个随机对照试验：RR 0.32，95%CI 0.22～0.46）[54]。**与达那唑比较**：综述发现促性腺激素释放激素类似物组手术时间明显缩短（3个随机对照试验：WMD －3.9分钟，95%CI －6.1～－1.7分钟）。二者手术难度没有差异（RR 0.68，95%CI 0.31～1.51）[54]。

治疗选择2　达那唑

一篇系统综述引用的两个小型随机对照试验以及一个随后的随机对照试验，都未能提供足够的证据来比较术前使用达那唑与安慰剂或不做术前预处理的效果。一篇系统综述未发现术后12个月内达那唑与促性腺激素释放激素类似物引起的闭经率有显著差异。一篇系统综述中收入的两个随机对照试验未能提供足够的证据来比较达那唑和其他药物治疗的效果。

益处　一篇系统综述（检索日期2001年，3个随机对照试验，110例妇女）[54]以及随后发表的一个随机对照试验[55]。**与安慰剂比较**：系统综述[54]引用了两个小型随机对照试验，以及随后发表的一个随机对照试验[52]。这些随机对照试验在随访12个月和24个月时，都未能发现达那唑与安慰剂引起闭经率的差异（1个随机对照试验，50例：RR 1.31，95%CI 0.82～2.08；1个随机对照试验，20例：RR 3.00，95%CI 0.79～11.44）。随后的随机对照试验（132例）经随访1年，达那唑组与安慰剂组的闭经率无差异（129例，闭经率：达那唑组49%，安慰剂组52%；CI 和 P 值未报道）[55]。但是达那唑组能明显缩短手术时间（达那唑组25.7分钟，安慰剂组33.6分钟；$P < 0.001$）。**与促性腺激素释放激素类似物比较**：见促性腺激素释放激素类似物的益处。**与其他药物比较**：综述所引用的两个随机对照试验（140例）比较了4种干预措施的效果：术前用达那唑、促性腺激素释放激素类似物、孕激素、未治疗[54]。这些临床试验由于样本太小，不能得出严格的结论。

害处　**与安慰剂比较**：综述[54]和随后的随机对照试验[55]没有给出不良反应的信息。**与促性腺激素释放激素类似物比较**：见促性腺激素释放激素类似物的害处。

评论　无。

治疗选择3　口服孕激素

一篇系统综述中收入的3个随机对照试验未能提供足够的证据来比较口服孕激素与安慰剂、术前不做预处理或其他药物治疗的效果。

益处　一篇系统综述（检索日期2001年，3个随机对照试验，110例）[54]。**与未治疗比较**：2个随机对照试验（70例）比较了术前口服孕激素和未治疗的区别。经随访两年，未发现二者的闭经率有差异（RR 0.75，95%CI 0.36～1.54）[54]。**与其他药物治疗比较**：综述所引用的2个随机对照试验（140例）比较了4种干预措施的效果：术前用孕激素、促性腺激释放激素类似物、达那唑、未治疗。这些临床试验由于样本太小，不能得出严格的结论[54]。

害处 系统综述未给出不良反应的信息[54]。

评论 无。

词汇表

水热球子宫内膜切除术（HydroThermAblator）：一种宫腔镜设备，可以持续在直视下通过加热盐水来破坏子宫内膜。

腹腔镜下子宫次全切除术（laparoscopic supracervical hysterectomy）：一种腹腔镜手术，保留宫颈而切除子宫。

激光内膜切除术（laser ablation）：一种宫腔镜设备，可以在直视下通过激光束来破坏子宫内膜。

微波内膜切除术（microwave endometrial ablation）：一种将微波探针通过宫颈放置到子宫腔内的设备，开启设备后缓慢地在整个宫腔内膜表面从一侧移动到另一侧，目的是破坏子宫内膜。

多管电极内膜热球切除术（multielectrode balloon ablation）：一种通过宫颈插入到宫腔的设备，具有外设电极的可充气球囊。电极可以与子宫内膜紧密接触，导致内膜的坏死。

NovaSure 内膜切除术（NovaSure endometrial ablation）：一种一次性的，均一的双极芯片，安装在可张开的支架上，可以使子宫内膜干燥并凝固。

失血量评估图（pictorial blood loss assessment chart，PBAC）：一种半定量的评估月经失血量的图表，由患者将卫生巾的数量和外观，以及血块的大小填写在图表上。评分 100 或以上，代表月经失血量 80ml 或以上。

内膜滚球切除（rollerball ablation）：一种宫腔镜设备，在直视下使用滚球电极破坏子宫内膜。

宫腔热球治疗或内膜热球切除（thermal uterine balloon therapy/thermal ablation）：一种通过宫颈把球状导管放置在宫腔内，球囊内加入液体，液体被加热到 87 ℃持续 8 分钟，使得内膜坏死。

经宫颈内膜切除术（transcervical endometrial resection）：一种宫腔镜手术，在直视下使用电切环切除子宫内膜。

汽化电极内膜切除（vaporising electrode ablation）：一种宫腔镜手术，使用一种圆桶状、波状的电极，使内膜汽化。该连接杆有 3 个凹槽提供了 8 个边缘，使得接触后电流集中迅速汽化。

参考文献

1. Hallberg L, Hogdahl A, Nilsson L, et al. Menstrual blood loss – a population study: variation at different ages and attempts to define normality. *Acta Obstet Gynecol Scand* 1966;45:320–351.
2. Vessey MP, Villard-Mackintosh L, McPherson K, et al. The epidemiology of hysterectomy: findings in a large cohort study. *Br J Obstet Gynaecol* 1992;99:402–407.
3. Working Party of the National Health Committee New Zealand. *Guidelines for the management of heavy menstrual bleeding*. Wellington: Ministry of Health, 1998. (Available from The Ministry of Health, 133 Molesworth Street, PO Box 5013, Wellington, New Zealand.) Search date 1996; primary sources Medline, Embase, Current Contents, Biological Abstracts, Social Sciences Index, Psychlit, and Cinahl.
4. Smith SK, Abel MH, Kelly RW, et al. A role for prostacyclin (PGI_2) in excessive menstrual bleeding. *Lancet* 1981;1:522–524.
5. Rybo G, Leman J, Tibblin R. Epidemiology of menstrual blood loss. In: Baird DT, Michie EA, eds. *Mechanisms of menstrual bleeding*. New York: Raven Press, 1985:181–193.
6. Alexander DA, Naji AA, Pinion SB, et al. Randomised trial comparing hysterectomy with endometrial ablation for dysfunctional uterine bleeding: psychiatric and psychosocial aspects. *BMJ* 1996;312:280–284.
7. Coulter A, Peto V, Jenkinson C. Quality of life and patient satisfaction following treatment for menorrhagia. *Fam Pract* 1994;11:394–401.
8. Coulter A, McPherson K, Vessey M. Do British women undergo too many or too few hysterectomies? *Soc Sci Med* 1988;27:987–994.
9. Pokras R, Hufnagel VG. Hysterectomies in the United States. *Vital Health Stat Series 13* 1987;92:1–32.
10. Coulter A, Kelland J, Long A. The management of menorrhagia. *Effective Health Care Bull* 1995;9:1–14.
11. Clarke A, Black N, Rowe P, et al. Indications for and outcome of total abdominal hysterectomy for benign disease: a prospective cohort study. *Br J Obstet Gynaecol* 1995;102:611–620.
12. Lethaby A, Augood C, Duckitt K. Nonsteroidal anti-inflammatory drugs for heavy menstrual bleeding In: The Cochrane Library, Issue 3, 2004. Chichester, UK: John Wiley & Sons, Ltd. Search date 2001; primary sources Cochrane Menstrual Disorders and Subfertility Group trials register, Medline, Embase, Psychlit, Current Contents, Biological Abstracts, Social Sciences Index, Cinahl, reference lists, and drug companies.
13. Beaumont H, Augood C, Duckitt K, et al. Danazol for heavy menstrual bleeding (Cochrane Review). In: The Cochrane Library, Issue 3, 2004. Chichester, UK: John Wiley & Sons, Ltd. Search date 2001; primary sources Medline, Embase, Current Contents, Cinahl, National Research Register, Menstrual Disorders and Subfertility Group Specialised Register, reference lists, and contact with authors.
14. Lethaby A, Farquhar C, Cooke I. Antifibrinolytics for heavy menstrual bleeding (Cochrane review). In: The Cochrane Library, Issue 3, 2004. Chichester, UK: John Wiley & Sons, Ltd. Search date 1997; primary sources Cochrane Menstrual Disorders and Subfertility Group trials register, Medline, Embase, hand searches of reference lists from experts, and contact with drug companies.
15. Preston JT, Cameron IT, Adams EJ, et al. Comparative study of tranexamic acid and norethisterone in the treatment of ovulatory menorrhagia. *Br J Obstet Gynaecol* 1995;102:401–406.
16. Coulter A, Kelland J, Peto V, et al. Treating menorrhagia in primary care. An overview of drug trials and a survey of prescribing practice. *Int J Technol Assess Health Care* 1995;11:456–471. Search date not reported; primary sources Medline and Embase.
17. Bonnar J, Sheppard BL. Treatment of menorrhagia during

menstruation: randomised controlled trial of etamsylate, mefenamic acid, and tranexamic acid. *BMJ* 1996;313:579–582.
18. Lethaby A, Irvine G, Cameron I. Cyclical progestogens for heavy menstrual bleeding (Cochrane review). In: The Cochrane Library, Issue 3, 2004. Chichester, UK: John Wiley & Sons, Ltd. Search date not reported; primary sources Cochrane Menstrual Disorders and Subfertility Group trials register, Medline, Embase, Psychlit, Current Contents, Biological Abstracts, Social Sciences Index, Cinahl, and reference lists.
19. Rybo G. Tranexamic acid therapy is effective treatment in heavy menstrual bleeding: clinical update on safety. *Ther Adv* 1991;4:1–8.
20. Iyer V, Farquhar C, Jepson R. Oral contraceptive pills for heavy menstrual bleeding. In: The Cochrane Library, Issue 3, 2004. Chichester, UK: John Wiley & Sons, Ltd. Search date 1997; primary source Cochrane Register of Controlled Trials.
21. Nilsson L, Rybo G. Treatment of menorrhagia. *Am J Obstet Gynecol* 1971;5:713–720.
22. Ramcharan S, Pellegrin FA, Ray MR, et al. The Walnut Creek contraceptive drug study — a prospective study of the side effects of oral contraceptives. Vol III. An interim report: a comparison of disease occurrence leading to hospitalization or death in users and nonusers of oral contraceptives. *J Reprod Med* 1980;25:345–372.
23. Royal College of General Practitioners. *Oral contraceptives and health*. London: Pitman Medical, 1974.
24. Lethaby AE, Cooke I, Rees M. Progesterone/progestogen intrauterine releasing systems for heavy menstrual bleeding (Cochrane review). In: The Cochrane Library, Issue 3, 2004. Chichester, UK: John Wiley & Sons, Ltd. Search date 1999; primary sources Cochrane Menstrual Disorders and Subfertility Group trials register, Medline, Embase, and contact with experts.
25. Stewart A, Cummins C, Gold L, et al. The effectiveness of the levonorgestrel-releasing intrauterine system in menorrhagia: a systematic review. *Br J Obstet Gynaecol* 2001;108:74–86. Search date 1999; primary sources Medline, Cinahl, Embase, Cochrane Library, Best Evidence, BMJ website archive facility, various internet search engines, hand searches of the *J Family Plan* and *The Diplomate*, and personal contact with Schering Health Care Ltd and the Royal College of Obstetricians and Gynaecologists Audit Unit.
26. Marjoribanks J, Lethaby A, Farquhar C. Surgery versus medical therapy for heavy menstrual bleeding (Cochrane Review). In: The Cochrane Library, Issue 3, 2004. Chichester, UK: John Wiley & Sons, Ltd. Search date 2002, primary sources Cochrane Menstrual Disorders and Subfertility Group Trials Register, Cochrane Controlled Trials Register, Medline, Embase, Current Contents, Biological Abstracts, Psychinfo, Cinahl, hand searches of reference lists of articles, and personal contact with experts in the field.
27. Barrington J, Arunkalaivanan A, Abdel-Fattah M. Comparison between the levonorgestrel intrauterine system and thermal balloon ablation in the treatment of menorrhagia. *Eur J Obstet Gynaecol Reprod Biol* 2003;108:72–74.
28. Anonymous. Long-acting progestogen-only contraception. *Drug Ther Bull* 1996;34:93–96.
29. Luukkainen T. The levonorgestrel-releasing IUD. *Br J Fam Plann* 1993;19:221–224.
30. Irvine GA, Campbell-Brown MB, Lumsden MA, et al. Randomised comparative study of the levonorgestrel intrauterine system and norethisterone for the treatment of idiopathic menorrhagia. *Br J Obstet Gynaecol* 1998;105:592–598.
31. Hurskainen R, Teperi J, Rissanen P, et al. Clinical outcomes and costs with the levonorgestrel-releasing intrauterine system or hysterectomy for treatment of menorrhagia: randomized trial 5-year follow-up. *JAMA* 2004;291:1456–1463.
32. Thomas EJ, Okuda KJ, Thomas NM. The combination of a depot gonadotrophin releasing hormone agonist and cyclical hormone replacement therapy for dysfunctional uterine bleeding. *Br J Obstet Gynaecol* 1991;98:1155–1159.
33. Eldred JM, Haynes PJ, Thomas EJ. A randomized double blind placebo controlled trial of the effects on bone metabolism of the combination of nafarelin acetate and norethisterone. *Clin Endocrinol* 1992;37:354–359.
34. Pickersgill A, Kingsland CR, Garden AS, et al. Multiple gestation following gonadotrophin releasing hormone therapy for the treatment of minimal endometriosis. *Br J Obstet Gynaecol* 1994;101:260–262.
35. Smith JJ, Schulman H. Current dilatation and curettage practice: a need for revision. *Obstet Gynecol* 1985;65:516–518.
36. Haynes PJ, Hodgson H, Anderson AB, et al. Measurement of menstrual blood loss in patients complaining of menorrhagia. *Br J Obstet Gynaecol* 1977;84:763–768.
37. Lethaby A, Sheppers S, Cooke I, et al. Endometrial resection and ablation versus hysterectomy for heavy menstrual bleeding. In: The Cochrane Library, Issue 3, 2004. Chichester, UK: John Wiley & Sons, Ltd. Search date not reported; primary sources Cochrane Menstrual Disorders and Subfertility Group trials register, Medline, Embase, Psychlit, Current Contents, Biological Abstracts, Social Sciences Index, and Cinahl.
38. Zupi E, Zullo F, Marconi D, et al. Hysteroscopic endometrial resection versus laparoscopic supracervical hysterectomy for menorrhagia: a prospective randomized trial. *Am J Obstet Gynecol* 2003;188:7–12.
39. Phipps JH, John M, Nayak S. Comparison of laparoscopically assisted vaginal hysterectomy and bilateral salpingo-oophorectomy with conventional abdominal hysterectomy and bilateral salpingo-oophorectomy. *Br J Obstet Gynaecol* 1993;100:698–700.
40. Raju KS, Auld BJ. A randomised prospective study of laparoscopic vaginal hysterectomy versus abdominal hysterectomy each with bilateral salpingo-oophorectomy. *Br J Obstet Gynaecol* 1994;101:1068–1071.
41. Richardson RE, Bournas N, Magos AL. Is laparoscopic hysterectomy a waste of time? *Lancet* 1995;345:36–41.
42. Summitt RL Jr, Stovall TG, Lipscomb GH, et al. Randomized comparison of laparoscopy-assisted vaginal hysterectomy with standard vaginal hysterectomy in an outpatient setting. *Obstet Gynecol* 1992;80:895–901.
43. Langebrekke A, Eraker R, Nesheim B, et al. Abdominal hysterectomy should not be considered as primary method for uterine removal. *Acta Obstet Gynecol Scand* 1996;75:404–407.
44. Carlson KJ. Outcomes of hysterectomy. *Clin Obstet Gynecol* 1997;40:939–946.
45. Dicker RC, Greenspan JR, Strauss LT, et al. Complications of abdominal and vaginal hysterectomy among women of reproductive age in the United States. The Collaborative Review of Sterilization. *Am J Obstet Gynecol* 1982;144:841–848.
46. Maresh MJ, Metcalfe MA, McPherson K, et al. The VALUE national hysterectomy study: description of the patients and their surgery. *Br J Obstet Gynaecol* 2002;109:302–312.
47. Lethaby A, Hickey M. Endometrial destruction techniques for heavy menstrual bleeding (Cochrane Review). In: The Cochrane Library,

Issue 3, 2004. Chichester, UK: John Wiley & Sons, Ltd. Search date 2001; primary sources Cochrane Controlled Trials Register, Medline, Embase, Current Contents, Biological Abstracts, Psychlit, Cinahl, Register of Cochrane Menstrual Disorders and Subfertility Group, reference lists of articles, and contact with pharmaceutical companies and experts in the field.

48. Pellicano M, Guida M, Acunzo G, et al. Hysteroscopic transcervical endometrial resection versus thermal destruction for menorrhagia: a prospective randomized trial on satisfaction rate. *Am J Obstet Gynecol* 2002;187:545–550.

49. Cooper J, Gimpelson R, Laberge P, et al. A randomized, multicenter trial of safety and efficacy of the NovaSure system in the treatment of menorrhagia. *J Am Assoc Gynecol Laparosc* 2002;9:418–428.

50. Boujida VH, Philipsen T, Pelle J, et al. Five-year follow-up of endometrial ablation: endometrial coagulation versus endometrial resection. *Obstet Gynecol* 2002;99:988–992.

51. Goldrath MH. Evaluation of HydroThermAblator and rollerball endometrial ablation for menorrhagia 3 years after treatment. *J Am Assoc Gynecol Laparosc* 2003;10:505–511.

52. Overton C, Hargreaves J, Maresh M. A national survey of the complications of endometrial destruction for menstrual disorders: the MISTLETOE study. Minimally invasive surgical techniques – laser, endothermal or endoresection. *Br J Obstet Gynaecol* 1997;104:1351–1359.

53. Broadbent JAM, Magos AL. Menstrual blood loss after hysteroscopic myomectomy. *Gynaecol Endoscop* 1995;4:41–44.

54. Sowter MC, Singla AA, Lethaby A. Pre-operative endometrial thinning agents before endometrial destruction for heavy menstrual bleeding (Cochrane review). In: The Cochrane Library, Issue 3, 2004. Chichester, UK: John Wiley & Sons, Ltd. Search date 2001; primary sources Cochrane Menstrual Disorders and Subfertility Group trials register, Medline, Embase, Psychlit, Biological Abstracts, Cinahl, reference lists, authors of conference abstracts, Zeneca Pharmaceuticals, and Sanofi Winthrop.

55. Kriplani A, Manchanda R, Nath J, et al. A randomized trial of danazol pretreatment prior to endometrial resection. *Eur J Obstet Gynecol Reprod Biol* 2002;103:68–71.

56. Higham JM, O'Brien PM, Shaw RW. Assessment of menstrual blood loss using a pictorial chart. *Br J Obstet Gynaecol* 1990;97:734–739.

原作者

Kirsten Duckitt

Consultant Obstetrician and Gynaecologist

Keri McCully

Specialist Registrar Obstetrics and Gynaecology
John Radcliffe Hospital
Oxford
UK

利益冲突：没有声明。

多囊卵巢综合征

检索时间：2004年10月
原作者：Hesham Al-Inany 田莉 译 沈浣 校 石一复 审

问　题

多囊卵巢综合征的治疗效果如何？

治疗措施及其效果

治疗

很可能有效
非那雄胺（减轻多毛症状的疗效可能与氟他胺和螺内酯相同）
氟他胺（减轻多毛症状的疗效可能与非那雄胺和螺内酯相同）
二甲双胍（与安慰剂相比能改善月经周期的模式；与醋酸环丙氯地孕酮-炔雌醇相比能减轻多毛症状）
螺内酯（可能与氟他胺疗效相同，而比非那雄胺更有效）

益害相当
醋酸环丙氯地孕酮-炔雌醇（co-cyprindiol，可减轻多毛症状；对月经稀发的疗效未明）

效果不明
减轻体重的措施
酮康唑
机械性脱毛

将在新版中加入
多囊卵巢综合征患者胰岛素抵抗的治疗

请参考其他有关章节
对多囊卵巢综合征所致不孕的治疗措施及其效果见不孕和不育章节（仅有网络版）

见词汇表 **G**

主要信息

治疗

◆ **非那雄胺（减轻多毛症状的疗效可能与氟他胺和螺内酯相同）** 一些随机对照试验发现，与安慰剂相比，使用非那雄胺治疗6个月可减轻多毛症状。而在一些将特发性多毛症患者纳入的小型随机对照试验中，比较非那雄胺和氟他胺的疗效则未能得到明确的证据。在三个直接比较非那雄胺和氟他胺疗效的随机对照试验中，有两个研究发现两种药物治疗多毛症的效果没有显著性差异，而第三个研究发现，治疗12个月后非那雄胺减轻多毛症的效果要差于氟他胺。一个随机对照试验发现，使用螺内酯100mg/d治疗多毛症12个月要比使用非那雄胺5mg/d更有效。另一个随机对照试验发现，与单独使用醋酸环丙氯地孕酮-炔雌醇相比，如与非那雄胺联合用药治疗6个月，可减轻多毛症状。还有一个随机对照试验发现，非那雄胺和螺内酯联合用药比单独使用螺内酯能更有效地减少多毛，但证据有限。我们没有发现评估非那雄胺治疗月经稀发效果的随机对照试验。

◆ **氟他胺（减轻多毛症状的疗效与非那雄胺和螺内酯相同）** 一些包括特发性多毛症患者的小型随机对照试验没有提供比较非那雄胺、氟他胺和螺内酯相对疗效的充足证据。其中一个随机对照试验发现，与安慰剂相比氟他胺能改善多毛症状，而其他三个试验发现有限的证据表明使用氟他胺前后，多毛症状有所改善。在三个直接对比疗效的随机对照试验中，有两个没有发现三种药物在治疗多毛症方面的效果有显著性差异，而第三个试验发现使用氟他胺治疗12个月要比非那雄胺更有效。有一个随机对照试验发现，单独使用氟他胺和氟他胺与醋酸环丙氯地孕酮-炔雌醇联合用药治疗6个月时，比较二者减轻多毛症的效果并无显著性差异，然而联合用药可减少患者月经稀发的数量。

◆ **二甲双胍（与安慰剂相比能改善月经周期的模式；与醋酸环丙氯地孕酮-炔雌醇相比能减轻多毛症）** 一个随机对照试验得到有限的证据，与安慰剂相比使用二甲双胍治疗3个月可调整月经周期。另一个试验发现，与安慰剂相比使用二甲双胍配合低热量饮食治疗6个月可改善月经稀发，同时有限的证据表明也可减轻多毛症状。第三个试验表明，使用二甲双胍治疗多毛症12个月比醋酸环丙氯地孕酮-炔雌醇更有效。

◆ **螺内酯（可能与氟他胺疗效相同，而比非那雄胺更有效）** 一篇系统综述发现，对特发性多毛症或多囊卵巢综合征所致的多毛，与安慰剂相比使用螺内酯治疗6个月可减轻多毛症状。一个随机对照试验发现，使用螺内酯100mg/d治疗多毛症12个月要比使用非那雄胺5mg/d更有效。一个小型随机对照试验得到的有限证据表明，使用螺内酯6个月治疗多毛的效果要差于酮康唑。我们没有发现评估螺内酯治疗月经稀发效果的随机对照试验。

◆ **醋酸环丙氯地孕酮-炔雌醇**（co-cyprindiol；**可减轻多毛症状；对月经稀发的疗效未明**） 一个小型的随机对照试验发现有限的证据表明，与安慰剂相比使用醋酸环丙氯地孕酮-炔雌醇治疗12个月可减缓毛发生长。还有一个试验发现，尽管醋酸环丙氯地孕酮-炔雌醇可减轻多毛，但效果不如酮康唑。有些随机对照试验比较醋酸环丙氯地孕酮-炔雌醇与去氧孕烯-炔雌醇，或者与促性腺激素释放激素激动剂的治疗效果，但得到的证据不充分。有一个试验发现，使用醋酸环丙氯地孕酮-炔雌醇12个月治疗多毛症的效果不如二甲双胍；另一个试验发现，醋酸环丙氯地孕酮-炔雌醇与非那雄胺联合用药治疗多毛症要比单独使用醋酸环丙氯地孕酮-炔雌醇更有效。关于该药治疗月经稀发的效果的随机对照试验没有得出充分的证据。醋酸环丙氯地孕酮-炔雌醇可增加发生静脉血栓栓塞的危险。

◆ **减轻体重的措施**：我们没有发现有关评价减轻体重对多囊卵巢综合征临床结局影响的系统综述或随机对照试验。在一个随机对照试验中，分别使用高蛋白质和低蛋白质饮食减轻体重16周，评价组间差异后得到一些有限的证据，表明减轻体重可能改善月经周期。

◆ **酮康唑**：一个随机对照试验发现有限的证据，表明使用酮康唑治疗多毛6个月比使用小剂量的醋酸环丙氯地孕酮-炔雌醇或螺内酯更有效。我们没有发现有关评估酮康唑治疗月经稀发效果的随机对照试验。

◆ **机械性脱毛**：我们没有发现有关机械性脱毛治疗多囊卵巢综合征所致多毛的随机对照试验。

定义 多囊卵巢综合征（PCOS; Stein-Leventhal syndrome, sclerocystic ovarian disease）定义为由于慢性不排卵导致的卵巢中堆积了多量发育不完全的卵泡，常伴有卵巢雄激素合成的增加。

发病率/患病率 在发达国家，多囊卵巢综合征占妇科门诊患者的4%～10%[1,2]，但由于没有基于特定人群进行研究，且现行的诊断标准各异，这个数据也许不能真实反映其患病率。大多数妇女在30多岁发病。

病因/危险因素 该病病因未明。遗传因素可能是病因之一，但是确切的机制尚不清楚。两个研究发现的一些证据表明，在PCOS妇女的一级亲属中存在高雄激素血症（伴有或不伴有月经稀发Ⓖ）的家族聚集现象[2,3]。第一个研究发现PCOS妇女的姐妹中有22%符合多囊卵巢综合征的诊断标准[2]。第二个研究对78个母亲和50个姐妹进行临床评估，发现有19个母亲（占24%）和16个姐妹（占32%）患有多囊卵巢综合征[3]。

诊断 诊断PCOS需除外其他继发原因，例如合成雄激素的肿瘤，高泌乳素血症及成年后起病的先天性肾上腺增生症[1]。其临床特征包括：月经周期不规则，月经稀发或闭经，卵巢含有多个小卵泡（即多囊卵巢），轻度多毛症Ⓖ及不育。许多妇女还伴有胰岛素抵抗，痤疮及体重增加。直到最近，关于PCOS的诊断尚缺少统一的标准。一些研究仍将超声发现卵巢多囊状态作为诊断标准，而非以临床表现为诊断标准。现在，国际公认的PCOS诊断标准是至少必须符合以下三条中的两条：少排卵或不排卵；雄激素过度分泌的临床和/或生化证据；卵巢多囊状态（至少12个直径大于2～9mm的卵泡，和/或卵巢体积大于10ml）[2]。此外，必须除外其他病因（包括先天性肾上腺增生症，分泌雄激素肿瘤，库欣综合征）[4]。

预后 有证据表明，相对于非PCOS女性，PCOS患者发生2型糖尿病和继发于高脂血症的心血管疾病的风险增加[5]。月经稀发和闭经的患者发生子宫内膜增生，进而发生子宫内膜癌的风险亦增加[6]。

治疗目的 减轻多毛症状，恢复规律的月经周期，且患者的不良反应最轻。

结局 **多毛症患者**：Ferriman-Gallwey评分法客观评估多毛症状的减轻程度，按9个解剖分区对毛发生长的程度进行测量，从0分（无毛发生长）到4分（生长最旺盛），最高分为36分；个人主观评估多毛症减轻的程度；治疗的不良反应。**月经稀发患者**：评价月经频率及治疗的不良反应。

方法 采用《临床证据》2004年10月的文献检索及评价方案。我们同时检索了1997～2004年WHO药物制剂时事通讯中关于本文所涉及药物的安全性评价。

问题　多囊卵巢综合征的治疗效果如何？

治疗选择1　醋酸环丙氯地孕酮-炔雌醇（co-cyprindiol）

一个小型随机对照试验发现有限的证据表明，与安慰剂相比使用醋酸环丙氯地孕酮-炔雌醇治疗12个月可减缓毛发生长。还有一个试验发现，尽管醋酸环丙氯地孕酮-炔雌醇可减轻多毛，但效果不如酮康唑。有些随机对照试验比较醋酸环丙氯地孕酮-炔雌醇与去氧孕烯-炔雌醇，或者与促性腺激素释放激素激动剂的治疗效果，但得到的证据不充分。有一个试验发现，使用醋酸环丙氯地孕酮-炔雌醇12个月治疗多毛症的效果不如二甲双胍，另一个试验发现醋酸环丙氯地孕酮-炔雌醇与非那雄胺联合用药治疗多毛要比单独使用醋酸环丙氯地孕酮-炔雌醇更有效。关于该药治疗月经稀发的效果的随机对照试验没有得出充分的证据。醋酸环丙氯地孕酮-炔雌醇可增加发生静脉血栓栓塞的危险。

益处 **与安慰剂比较**：我们检索到一篇比较醋酸环丙氯地孕酮-炔雌醇和安慰剂疗效的系统综述（检索时间2002年，1个随机对照试验）[7]。该随机对照试验（20例PCOS多毛患者，年龄17～31岁）发现，相对于安慰剂，使用醋酸环丙氯地孕酮-炔雌醇治疗12个月可显著减缓毛发生长（OR 45，95%CI 2～1006；详见下述评论）[7]。**与酮康唑或螺内酯比较**：我们检索到一篇系统综述（检索日期2002年，1个随机对照试验）[7]。该试验（非盲法，141例女性）比较了四种治疗措施及其效果：口服螺内酯100mg～200mg/d，6个月；口服酮康唑400mg/d，6个月；单用醋酸环丙氯地孕酮-炔雌醇21天；口服醋酸环丙氯地孕酮-炔雌醇21天，在用药周期的前10天每日加用醋酸环丙氯地孕酮100mg[9]。研究结果显示，使用酮康唑治疗6个月在减轻多毛症状方面的效果要比醋酸环丙氯地孕酮-炔雌醇和螺内酯更显著（Ferriman-Gallwey评分法客观评估多毛症状的减轻程度：酮康唑为-34.6，醋酸环丙氯地孕酮-炔雌醇为-18.0，醋酸环丙氯地孕酮-炔雌醇加用醋酸环丙氯地孕酮为-20.1，螺内酯为-12.8。酮康唑与其他三种治疗措施相比组间差异$P<0.001$）[9]。然而，醋酸环丙氯地孕酮-炔雌醇加用醋酸环丙氯地孕酮在治疗多毛症方面并没有比单独使用更有效（尚未有更新的资料报道）[9]。该随机对照试验没有直接比较醋酸环丙氯地孕酮-炔雌醇和螺内酯的疗效，也没有评估其治疗月经稀发的效果。**与复合口服避孕药比较**：我们没有发现系统综述，但有一个随机对照试验[8]。该试验（28例青春期PCOS女性）比较了醋酸环丙氯地孕酮-炔雌醇（炔雌醇35μg/d + 醋酸环丙氯地孕酮2mg/d）与炔雌醇30μg/d + 去氧孕烯0.15mg/d两种治疗方案。均连用21天，停药7天，治疗12个月[8]。该试验没有直接比较二者的疗效，但是报道了各组内治疗前后的变化。结果发现，使用两种方案治疗6个月均能显著减轻多毛症状（Ferriman-Gallwey评分法评价毛发减少的平均程度；$P<0.05$，原始数据详见图解）[8]。该试验没有评估对月经稀发的疗效。**与促性腺激素释放激素激动剂比较**：我们没有发现系统综述，但有一个随机对照试验（45例15～18岁的青春期女性）比较了醋酸环丙氯地孕酮-炔雌醇和曲普瑞林的疗效[10]。该试验虽然未直接对两组的临床结局作组间比较，但是报道了各组内治疗前后的改变。结果发现，分别使用两种药物治疗6个月后多毛症状与治疗前相比均有显著的减轻：Ferriman-Gallwey评分法评价毛发减轻的程度，醋酸环丙氯地孕酮-炔雌醇组下降了4.1%（$P<0.001$），曲普瑞林组下降了3.1%（$P<0.01$）。该试验同时发现所有使用醋酸环丙氯地孕酮-炔雌醇的女性都恢复了规律的月经[10]。**与二甲双胍比较**：我们没有发现系统综述，但有一个随机对照试验(52例Ferriman-Gallwey评分>8分的PCOS患者)比较了两个治疗方案的疗效：醋酸环丙氯地孕酮-炔雌醇（醋酸环丙氯地孕酮2mg/d+炔雌醇35μg/d）和二甲双胍500mg，每日三次，均连续治疗12个月[11]。结果发现，尽管两者均能减轻多毛症状，治疗前后对比有显著性差异（醋酸环丙氯地孕酮-炔雌醇组$P<0.005$；二甲双胍组$P<0.0001$），但醋酸环丙氯地孕酮-炔雌醇对多毛症的疗效明显差于二甲双胍：Ferriman-Gallwey评分法评价毛发减轻程度，醋酸环丙氯地孕酮-炔雌醇组下降了5%，二甲双胍组下降了25%，$P<0.001$。该试验未评估对月经稀发的疗效[11]。**比较醋酸环丙氯地孕酮-炔雌醇单独使用与联合使用非那雄胺的疗效**：我们没有发现系统综述，但有一个随机对照试验[12]。该试验（50例女性，20例为PCOS患者）对比了醋酸环丙氯地孕酮-炔雌醇与非那雄胺联合使用（方法为在每一醋酸环丙氯地孕酮-炔雌醇治疗周期中，同时服用两周非那雄胺）和单独使用的效果。[12]结果发现，联合用药组在治疗3个月和6个月后，减轻PCOS患者多毛症状方面的效果均好于单独用药组（两个时间点的组间差异$P<0.05$，原始数据详见图解）。该试验未评估对月经稀发的疗效。

害处 醋酸环丙氯地孕酮-炔雌醇增加了发生静脉血栓的风险[13]。此风险可能高于其他复合口服避孕药。**与醋酸环丙氯地孕酮，酮康唑，螺内酯比较**：有系统综述报道醋酸环丙氯地孕酮和螺内酯的不良反应没有差别，但尚缺乏醋酸环丙氯地孕酮与酮康唑的比较资料[7]。**与复合口服避孕药比较**：随机对照试验未涉及不良反应的信息[8]。**与促性腺激素释放激素激动剂比较**：随机对照试验未报道使用醋酸环丙氯地孕酮-炔雌醇后的不良反应[10]。但有结果显示，有3例在使用促性腺激素释放激素激动剂后发生了萎缩性阴道炎。所有用药患者均出现闭经[10]。**与二甲双胍比较**：随机对照试验发现，治疗12个月后二甲双胍组患者的食欲下降的发生率显著高于醋酸环丙氯地孕酮-炔雌醇组（二甲双胍组食欲下降的发生率为33%，醋酸环丙氯地孕酮-炔雌醇组为0%；$P=0.001$）[11]。**醋酸环丙氯地孕酮－炔雌醇单独用药与和非那雄胺联合用药比较**：在治疗3个月和6个月后，联合用药组性欲下降的发生率显著高于单独用药组（治疗6个月后，联合用药组性欲下降的发生率为20%，单独用药组为10%，$P<0.05$）[12]。

评论 上述随机对照试验均没有评估患者的满意度或依从性。

治疗选择2　非那雄胺

一些随机对照试验发现，与安慰剂相比，使用非那雄胺治疗6个月可减轻多毛症状。而在一些将特发性多毛症患者纳入的小型随机对照试验中，比较非那雄胺和氟他胺的疗效则未能得到明确的证据。在三个直接比较非那雄胺和氟他胺的随机对照试验研究中，有两个研究发现两种药物治疗多毛症的效果没有显著性差异，而第三个研究发现，治疗12个月后，非那雄胺减轻多毛症的效果要差于氟他胺。一个随机对照试验发现，使用螺内酯100mg/d治疗多毛症12个月要比使用非那雄胺5mg/d更有效。另一个随机对照试验发现，与单独使用醋酸环丙氯地孕酮-炔雌醇相比，如与非那雄胺联合用药治疗6个月，可减轻多毛症状。还有一个随机对照试验发现，非那雄胺和螺内酯联合用药比单独使用螺内酯能更有效地减少多毛，但证据有限。我们没有发现评估非那雄胺治疗月经稀发效果的随机对照试验。

益处 **与安慰剂及其他治疗比较**：我们没有发现系统综述，但有5个随机对照试验[14-18]。我们没有发现评价对月经稀发治疗作用的随机对照试验。第一个随机对照试验（24位妇女，其中14例PCOS患者）与安慰剂相比，非那雄胺5mg/d治疗6个月能明显减少多毛症状（采用Ferriman-Gallway评分，非那雄胺平均降低6.7分，安慰剂平均降低10.6；$P<0.01$）[14]。第2个随机对照试验（40位妇女，其中21例PCOS）比较了四种治疗措施，分别为非那雄胺5mg/d，螺内酯100mg/d，氟他胺250mg/d及安慰剂各6个月，发现与安慰剂相比，非那雄胺、螺内酯、氟他胺能明显减少多毛症状（平均降低Ferriman-Gallway评分：安慰剂与所有治疗组比较均$P<0.01$，具体数值见图表），尽管各个用药组都减少了多毛（CI没有报道，结果见图表），但在各个用药组之间没有显著性差异（P值没有说明）。该试验可能没有足够的力度确定不同治疗方案间的重要临床差异[15]。第3个随机对照试验（44例PCOS患者）比较了非那雄胺5mg/d和氟他胺250mg每天2次，均治疗6个月，发现二者均可以明显减少多毛症状，平均减少Ferriman-Gallwey评分两组治疗前后均有显著差异，$P<0.05$。但两组之间对多毛症的疗效无显著差异（两组的平均Ferriman-Gallwey评分无显著性差异：非那雄胺25%，氟他胺20%，未报道CI）[16]。第4个随机对照试验（70妇女，36位PCOS患者，34特发性多毛患者，平均年龄25岁）对使用非那雄胺5mg/d与氟他胺250mg/d进行了比较[18]，该研究没有直接比较两个药物，而是比较了使用12个月后两组治疗前后多毛症状的改变情况，发现二者明显减少了多毛症状（平均减少Ferriman-Gallwey评分的百分比：非那雄胺为41%，氟他胺为71%，与安慰剂比较两组均有显著差异$P<0.01$）[18]。第5个随机对照试验（包括了100名妇女，年龄18～29岁，其中有64例PCOS患者）发现在PCOS患者中，尽管使用非那雄胺和氟他胺12个月较治疗前均可以减少多毛，但是非那雄胺的作用弱于氟他胺（与治疗前相比平均减少Ferriman-Gallwey评分，非那雄胺为5，氟他胺为9.3，二者比较$P<0.01$）[17]。**与螺内酯相比较**：见螺内酯的益处。**和醋酸环丙氯地孕酮－炔雌醇联合应用与醋酸环丙氯地孕酮－炔雌醇单独应用比较**：见醋酸环丙氯地孕酮-炔雌醇的益处。**和螺内酯联合应用与螺内酯单独应用比较**：没有发现系统性综述，只有一个小样本的随机对照试验[19]，该试验（65例多毛妇女）比较了使用螺内酯100mg/d联合非那雄胺5mg/d，与单独使用螺内酯100mg/d，发现使用一年后，联合用药组较单独用药组能更明显的减少多毛症状（与治疗前相比平均减少Ferriman-Gallwey评分，联合用药组为51.3%，单独用药组为36.6%，$P<0.005$）[19]。

害处 **与安慰剂及其他治疗相比较**：第1个随机对照试验发现非那雄胺组有3/12（25%）出现头晕，而安慰剂组只有1/12（8%）出现头晕[14]。第5个随机对照试验发现，皮肤干燥发生率非那雄胺组为13/55（24%），氟他胺组为37/55（67%）；性欲降低发生率非那雄胺组为6/55(11%)，氟他胺组为9/55（16%）[18]。第4个随机对照试验发现有4例服用非那雄胺后出现胃部不适[17]。研究表明氟他胺可能有肝毒性，但每天服用氟他胺250mg时其肝毒性低于非那雄胺。其他随机对照试验没有涉及不良反应[15,16]。**加醋酸环丙氯地孕酮－炔雌醇**：见醋酸环丙氯地孕酮-炔雌醇的害处。

评论 尽管随机对照试验包括了特发性多毛的妇女（多毛妇女，月经周期正常，雄激素水平正常），但研究结果对于PCOS多毛的妇女也适用的。

治疗选择3 氟他胺

一些包括特发性多毛症患者的小型随机对照试验没有提供比较非那雄胺、氟他胺和螺内酯相对疗效的充足证据。其中一个随机对照试验发现，与安慰剂相比氟他胺能改善多毛症状，而其他三个试验发现有限的证据表明使用氟他胺前后，多毛症状有所改善。在三个直接对比疗效的随机对照试验中，有两个没有发现三种药物在治疗多毛症方面的效果有显著性差异，而第三个试验发现使用氟他胺治疗12个月要比非那雄胺更有效。有一个随机对照试验发现，单独使用氟他胺和氟他胺与醋酸环丙氯地孕酮-炔雌醇联合用药治疗6个月时，二者减轻多毛症的效果比较并无显著性差异，然而联合用药可减少月经稀发的患者数量。

益处 **与安慰剂、非那雄胺和螺内酯比较**：见非那雄胺的益处。**与氟他胺加醋酸环丙氯地孕酮－炔雌醇比较**：我们没有发现系统综述，但有一个小样本的随机对照试验[20]，该研究（84例中重度多毛症⑥妇女）比较了氟他胺250mg/d单独用药或与醋酸环丙氯地孕酮－炔雌醇联合用药（醋酸环丙氯地孕酮2mg/d+炔雌醇35μg/d）。研究发现，服药6个月后，两种治疗方法均可减轻多毛症状，治疗效果没有差异（Ferriman-Gallwey评分：氟他胺单独用药组降低了14.46，联合用药组降低了15.58，$P>0.05$）[20]。该研究没有直接比较治疗月经稀发⑥的效果，但是发现联合用药组治疗前后月经稀发的情况有所改善（$P<0.05$），而单用氟他胺则没有此作用($P>0.05$)[20]。

害处 **与安慰剂及非那雄胺相比较**：见非那雄胺的害处。

评论 无。

治疗选择4 减轻体重的措施

我们没有发现有关评价减轻体重对多囊卵巢综合征临床结局影响的系统综述或随机对照试验。在一个随机对照试验中，分别使用高蛋白质和低蛋白质饮食减轻体重16周，评价组间差异后得到一些有限的证据表明，减轻体重可能改善月经周期。

益处 **与无治疗措施比较**：我们没有发现有关评估临床结果的系统综述或随机对照试验（见下文的评论）。**不同的饮食**：我们发现一个随机对照试验（28例PCOS患者），比较了两种不同饮食的减轻体重作用：高蛋白饮食（40%碳水化合物，30%的蛋白质）和低蛋白饮食（55%的碳水化合物，15%蛋白质）[21]。16周后综合两组的结果，评估两组患者的变化，44%（11/25）妇女月经得到改善，但对多毛没有影响，平均Ferriman-Gallwey评分从19.5增加到19.7，未报道P值[21]。

害处 该随机对照试验没有关于不良反应的报道[21]。

评论 肥胖和高胰岛素血症在PCOS发病中起了关键作用，因此减轻体重有助于疾病的治疗。我们发现另一个随机对照试验评估了在减肥饮食中加用二甲双胍的作用[22]，遗憾的是，它没有评估减肥的临床结果。二甲双胍减肥的临床结果见二甲双胍的益处。需要更多的随机对照试验来评估使PCOS患者减肥的治疗措施。

治疗选择5　酮康唑

1个随机对照试验发现有限的证据，在使用酮康唑6个月后，较小剂量的醋酸环丙氯地孕酮－炔雌醇或螺内酯更能减少多毛。我们没有发现其对PCOS月经稀发的作用评估的随机对照试验。

益处 与安慰剂相比较：我们没有发现有关的系统综述和随机对照试验。**与醋酸环丙氯地孕酮－炔雌醇或螺内酯比较**：见醋酸环丙氯地孕酮－炔雌醇的益处。

害处 与醋酸环丙氯地孕酮－炔雌醇或螺内酯比较：见醋酸环丙氯地孕酮－炔雌醇的害处。**与螺内酯比较**：见螺内酯的害处。

评论 无。

治疗选择6　机械性脱毛

我们没有发现有关PCOS多毛患者机械性脱毛的随机对照试验。

益处 系统综述中没发现有随机对照试验。

害处 没有发现随机对照试验。

评论 《临床证据》检索的机械性脱毛方法包括脱毛器、脱毛霜或洗液、上蜡、电子和激光治疗。系统综述涉及的病例系列研究没有提供有关激光治疗与其他脱毛方法如上蜡和机械法相比较的证据。

选择治疗7　二甲双胍

一个随机对照试验得到有限的证据，与安慰剂相比使用二甲双胍治疗3个月可调整月经周期。另一个试验发现，与安慰剂相比使用二甲双胍配合低热量饮食治疗6个月可改善月经稀发，同时有限的证据表明也可减轻多毛症状。第三个试验表明，使用二甲双胍治疗多毛症12个月比醋酸环丙氯地孕酮－炔雌醇更有效。

益处 与安慰剂相比较：我们没有发现系统综述，但有两个随机对照试验[22,24]，第一个随机对照试验（23个PCOS患者）患者使用二甲双胍500mg（每日2次）治疗26周[24]。与安慰剂比较二甲双胍明显提高了月经得到"实质性改善"超过3个月的比例（二甲双胍组为5/11[45%]，安慰剂组为0/12[0%]，OR 12.88，95%CI 85～89.61；见下文的评论）[21]。该文章没有关于月经"实质性改善"的定义。第二个病例对照研究（包括40名妇女，其中20例为PCOS患者，所有MBI>28）经二甲双胍治疗6个月，并与安慰剂比较[223]。所有妇女在使用二甲双胍前一个月给予低碳水化合物饮食（1200～1400kcal/d），研究发现，二甲双胍明显改善了月经周期（与治疗前相比六个月的月经频率：二甲双胍组为3.5，安慰剂组为2.2，$P<0.05$）。该研究没有直接比较二甲双胍与安慰剂对多毛症❻的作用，但评估了每组患者用药前后的变化，发现二甲双胍组多毛症状明显改善（Ferrman-Gallwey评分从14.8降到12.9，$P<0.05$）；安慰剂组没有明显改善（Ferrman-Gallwey评分从11.5降到10.5；P值无显著性，未报道可信区间）[22]。**与醋酸环丙氯地孕酮－炔雌醇比较**，见醋酸环丙氯地孕酮－炔雌醇的益处。

害处 与安慰剂相比较：随机对照试验发现二甲双胍组有5例、安慰剂组有2例患者有轻度不良反应，包括恶心、腹泻、胃灼烧感[24]。**与醋酸环丙氯地孕酮－炔雌醇比较**，见醋酸环丙孕酮－炔雌醇的害处。

评论 在第一个随机对照试验中，安慰剂对照组的妇女治疗前的体重指数明显高于二甲双胍组（$P<0.05$），同时空腹胰岛素也明显高于二甲双胍组，但报道P值无显著意义，而胰岛素敏感性相同。这可能使二甲双胍的结果向有益的方向发生偏移[24]。

治疗选择8　螺内酯

一篇系统综述发现，对特发性多毛症或多囊卵巢综合征所致的多毛，与安慰剂相比使用螺内酯治疗6个月可减轻多毛症状。一个随机对照试验发现，使用螺内酯100mg/d治疗多毛症12个月要比使用非那雄胺5mg/d更有效。一个小型随机对照试验得到的有限证据表明，使用螺内酯6个月治疗多毛的效果要差于酮康唑。我们没有发现评估螺内酯治疗月经稀发效果的随机对照试验。

益处 与安慰剂相比较：我们发现一篇检索时间为2003年的系统综述（2个病例随机对照试验，78名妇女，其中21例PCOS患者），使用螺内酯100mg/d治疗6个月，并与安慰剂相比较[25]，结果发现螺内酯较安慰剂明显减少了多毛（主观感觉毛发减少的妇女：螺内酯组为12/21 [57%]，安慰剂组为3/21 [14%]，OR 7.18，95%CI 1.96～26.28；Ferriman-Gallwey评分的WMD －7.20，95% CI －10.98～－3.42）[25]。这个研究没有评估对月经稀发❻的作用。**与醋酸环丙氯地孕酮－炔雌醇或酮康唑比较**，见醋酸环丙氯地孕酮－炔雌醇益处。**与非那雄胺比较**：我们发现一篇检索时间为2003年的系统综述，包括一个随机对照试验，该研究使用三种治疗方法治疗41例多毛患者：螺内酯100mg/d，非那雄胺5mg/d，醋酸环丙氯地孕酮 12.5mg/d。经过 12 个月的治疗，螺内酯较非那雄胺明显减轻多毛症状。平均降低 Ferrman-Gallwey 评分，非那雄胺组为 24.8%，螺内酯组为 39.9%，$P=0.0007$[26]。见非那雄胺的益处。

害处 **与安慰剂相比较**：在综述涉及的一个随机对照试验中，3 位服用螺内酯的患者因月经过多退出试验[25]。螺内酯的不良反应包括多尿症、疲劳、恶心、头痛、性欲降低、性功能障碍，但综述未报道这些不良反应[25]。**与醋酸环丙氯地孕酮–炔雌醇比较**：见醋酸环丙氯地孕酮–炔雌醇的害处。**与非那雄胺比较**，见非那雄胺的害处。

评论 这些试验样本小，可信区间宽，不能得出治疗有效性的可靠结论。尽管随机对照实验包括了特发性多毛的妇女（多毛妇女、月经周期正常、雄激素水平正常），但研究结果对于 PCOS 多毛的妇女也适用。

词汇表

多毛症（hirsutism）：是指在女性的面部、胸、腹白线或背部下方生长有过多的，类似男性分布的毛发。通常出现在患有 PCOS 的妇女中，但在有规律月经和正常雄激素水平的妇女可以出现"特发性多毛"。

月经稀发（oligomenorrhoea）：是指月经周期延长或月经量过少。

参考文献

1. Dunaif A. Insulin resistance and the polycystic ovary syndrome: mechanism and implications for pathogenesis. *Endocr Rev* 1997;18:774-800.
2. Legro RS, Driscoll D, Strauss JF 3rd, et al. Evidence for a genetic basis for hyperandrogenemia in polycystic ovary syndrome. *Proc Natl Acad Sci U S A* 1998;95:14956-14960.
3. Kahsar-Miller MD, Nixon C, Boots LR, et al. Prevalence of polycystic ovary syndrome (PCOS) in first-degree relatives of patients with PCOS. *Fertil Steril* 2001;75:53-58.
4. The Rotterdam ESHRE/ASRM-sponsored PCOS consensus workshop group. Revised 2003 consensus on diagnostic criteria and long-term health risks related to polycystic ovary syndrome (PCOS). *Hum Reprod* 2004;19:41-47.
5. Legro RS, Kunselman AR, Dunaif A. Prevalence and predictors of dyslipidemia in women with polycystic ovary syndrome. *Am J Med* 2001;111:607-613.
6. Hardiman P, Pillay OS, Atiomo W. Polycystic ovary syndrome and endometrial carcinoma. *Lancet* 2003;361:1810-1812.
7. Van der Spuy ZM, le Roux PA. Cyproterone acetate for hirsutism. In: The Cochrane Library, Issue 4, 2003. Chichester, UK: John Wiley & Sons, Ltd. Search date 2002.
8. Mastorakos G, Koliopoulos C, Creatsas G. Androgen and lipid profiles in adolescents with polycystic ovary syndrome who were treated with two forms of combined oral contraceptives. *Fertil Steril* 2002;77:919-927.
9. Gokmen O, Senoz S, Gulekli B, et al. Comparison of four different treatment regimes in hirsutism related to polycystic ovary syndrome. Gynecol Endocrinol 1996;10:249-255.
10. Creatsas G, Hassan E, Deligeoroglou E, et al. Treatment of polycystic ovarian disease during adolescence with ethinylestradiol/cyproterone acetate versus a D-Tr-6-LHRH analog. *Int J Gynaecol Obstet* 1993;42:147-153.
11. Harborne L, Fleming R, Lyall H, et al. Metformin or antiandrogen in the treatment of hirsutism in polycystic ovary syndrome. *J Clin Endocrinol Metab* 2003;88:4116-4123.
12. Tartagni M, Schonauer LM, De Salvia MA, et al. Comparison of Diane 35 and Diane 35 plus finasteride in the treatment of hirsutism. *Fertil Steril* 2000;73:718-723.
13. World Health Organization. WHO Pharmaceuticals Newsletter 2003; 3:5.
14. Lakryc EM, Motta ELA, Soares JM Jr, et al. The benefits of finasteride for hirsute women with polycystic ovary syndrome or idiopathic hirsutism. *Gynecol Endocrinol* 2003;17:57-63.
15. Moghetti P, Tosi F, Tosti A, et al. Comparison of spironolactone, flutamide, and finasteride efficacy in the treatment of hirsutism: a randomized, double blind, placebo-controlled trial. *J Clin Endocrinol Metab* 2000;85:89-94.
16. Falsetti L, De Fusco D, Eleftheriou G, et al. Treatment of hirsutism by finasteride and flutamide in women with polycystic ovary syndrome. *Gynecol Endocrinol* 1997;11:251-257.
17. Falsetti L, Gambera A, Legrenzi L, et al. Comparison of finasteride versus flutamide in the treatment of hirsutism. *Eur J Endocrinol* 1999;141:361-367.
18. Muderris II, Bayram F, Guven M. A prospective, randomized trial comparing flutamide (250 mg/d) and finasteride (5 mg/d) in the treatment of hirsutism. *Fertil Steril* 2000;73:984-987.
19. Kelestimur F, Everest H, Unluhizarci K, et al. A comparison between spironolactone and spironolactone plus finasteride in the treatment of hirsutism. *Eur J Endocrinol* 2004;150:351-354.
20. Taner C, Inal M, Basogul O, et al. Comparison of the clinical efficacy and safety of flutamide versus flutamide plus an oral contraceptive in the treatment of hirsutism. *Gynecol Obstet Invest* 2002;54:105-108.
21. Moran LJ, Noakes M, Clifton PM, et al. Dietary composition in restoring reproductive and metabolic physiology in overweight women with polycystic ovary syndrome. *J Clin Endocrinol Metab* 2003;88:812-819.
22. Pasquali R, Gambineri A, Biscotti D, et al. Effect of long-term treatment with metformin added to hypocaloric diet on body composition, fat distribution, and androgen and insulin levels in abdominally obese women with and without the polycystic ovary syndrome. *J Clin Endocrinol Metab* 2000;85:2767-2774.
23. Ball C. Laser treatment for unwanted hair. In: Bazian Ltd (Ed) STEER: Succinct and Timely Evaluated Evidence Reviews 2003; 3. Southampton: Wessex Institute for Health Research & Development, University of Southampton. [Available on request from Bazian Ltd]
24. Moghetti P, Castello R, Negri C, et al. Metformin effects on clinical features, endocrine and metabolic profiles, and insulin sensitivity in polycystic ovary syndrome: a randomized, double-blind, placebo-controlled 6-month trial, followed by open, long-term clinical evaluation. *J Clin Endocrinol Metab* 2000;85:139-146.
25. Farquhar C, Lee O, Toomath R, et al. Spironolactone versus placebo or in combination with steroids for hirsutism and/or acne. In: The Cochrane Library, Issue 4, 2003. Chichester, UK: John Wiley & Sons,

Ltd. Search date 2003, primary sources Medline, Bioabstracts, Psychlit, Cinahl, Social Sciences Index, Dissertation Abstracts, Current Contents, Embase, hand searches of reference lists of relevant trials, and personal contact with drug companies.

26. Lumachi F, Rondinone R. Use of cyproterone acetate, finasteride, and spironolactone to treat idiopathic hirsutism. *Fertil Steril* 2003;79:942-946.

原作者
Hesham Al-Inany
Cairo University
Cairo
Egypt

利益冲突：没有声明。

非妊娠女性肾盂肾炎

检索时间：2005年2月

原作者：Ignacio Neumann, M Fernanda Rojas, Philippa Moore   蔡美顺 译   王梅 校   王海燕 审

问题

急性肾盂肾炎的治疗效果如何？

治疗措施及其效果

急性肾盂肾炎的治疗

很可能有效
静脉应用抗生素治疗住院妇女非复杂性感染*
口服抗生素治疗妇女非复杂性感染*

效果不明
静脉抗生素加口服抗生素与单用口服抗生素比较
不同静脉抗生素制剂的相对有效性
不同口服抗生素制剂的相对有效性
住院病人与门诊病人治疗的相对有效性
口服与静脉治疗的相对有效性

将在新版中加入
最适当的治疗疗程

*分类并非基于安慰剂作对照的随机对照试验，因为这样可能被认为不符合伦理。

见词汇表 **G**

主要信息

急性肾盂肾炎的治疗

◆ **静脉应用抗生素治疗住院妇女非复杂性感染***：我们没有发现有关静脉应用抗生素与不用抗生素比较的系统综述及随机对照试验，一致认为静脉应用抗生素是有效的，目前有安慰剂对照的随机对照试验是不可能的。

◆ **口服抗生素治疗妇女非复杂性感染***：我们没有发现有关口服抗生素与不用抗生素比较的系统综述及随机对照试验，然而一致认为口服抗生素治疗是有效的，目前进行这样的随机对照试验是不可能的。

◆ **静脉抗生素加口服抗生素与单用口服抗生素比较**：一项随机对照试验发现静脉抗生素加口服抗生素与单用口服抗生素相比疗效无显著性差异。

◆ **不同静脉抗生素制剂的相对有效性**：一项随机对照试验发现静脉应用氨苄青霉素加庆大霉素与复方磺胺甲基异噁唑加庆大霉素相比在第28天时减轻症状及菌尿的复发方面无显著性差异。不同静脉抗生素制剂的临床效果的比较尚没有充足证据。

◆ **不同口服抗生素制剂的相对有效性**：一篇系统综述及其随后的两项随机对照试验都一致发现复方阿莫西林制剂和喹诺酮类药物（环丙沙星、诺氟沙星、左氧氟沙星、洛美沙星或加替沙星）治疗妇女非复杂性肾盂肾炎（其中一些为住院病人）在细菌学和临床治愈率方面没有差异。然而，观察得到的资料显示广谱抗生素如喹诺酮类药物，比窄谱抗生素如阿莫西林及甲氧苄氨嘧啶-磺胺甲基异噁唑在对这些药物耐药的高患病率地区更有效。

◆ **住院病人与门诊病人治疗的相对有效性**：我们没有发现有关急性非复杂性急性肾盂肾炎妇女住院和门诊治疗比较的系统综述或随机对照试验。

◆ **口服与静脉治疗的相对有效性**：我们没有发现有关急性肾盂肾炎妇女采用口服或静脉抗生素治疗比较的系统综述或随机对照试验。

*分类并非基于安慰剂作对照的随机对照试验，因为这样可能被认为不符合伦理。

定义   急性肾盂肾炎或者称为上尿路感染，是以尿痛、发热、寒战、腰痛、恶心及呕吐为特点的肾脏感染。尿中几乎总存在白细胞，也常发现脓细胞；尿显微镜检查偶可见到白细胞管型。关于疾病的严重性分级还没有达成一致性意见。然而急性肾盂肾炎患者可分为能口服抗生素、没有败血症体征、可在家中治疗的患者以及需要在医院静脉应用抗生素的患者。

男性患者及非妊娠女性患者的治疗没什么区别。

发病率／患病率 在美国[1]及韩国[2]估计每年的发病率分别为每10 000人中27.6例及35.7例。世界范围内的患病率及发病率还不清楚。

病因／危险因素 肾盂肾炎常由于膀胱中的细菌上行到输尿管及侵入肾引起。有一些病例是由于细菌进入血液并繁殖所引起。最常见的微生物是大肠杆菌（56%～85%）[1,3,4]。具有尿路结构及功能异常的患者较易患肾盂肾炎，而且口服药物治疗常常无效或者并发菌血症。健康妇女患肾盂肾炎的危险因素：性交、应用杀精子剂、在前一年内曾患尿路感染、母亲有尿路感染史、糖尿病以及尿失禁[1]。耐药性微生物的发生率随不同的地理区域而不同，近期住院、近期应用抗生素及免疫抑制剂、反复的肾盂肾炎、肾结石增加了耐药的危险性[3]。

预后 并发症包括尿路脓毒症、肾损害及肾脓肿。死亡的近期独立危险因素包括：年龄大于65岁、败血症性休克、久病体弱者及应用免疫抑制剂者[3]。存在基础性肾病、糖尿病及应用免疫抑制剂可使预后恶化，但是我们没有发现在这样的病人中有关脓毒症或死亡发生的远期证据。

治疗目的 减少病程及症状的严重性，预防或尽量减少潜在的并发症，也使药物的不良反应最小化。

结局 治疗后的尿培养、感染的症状及体征、感染的并发症的发生率及治疗的不良反应。

方法 按《临床证据》2005年2月的文献检索及评价方案。我们首先排除了那些主要研究对象为男性、妊娠妇女和复杂性肾盂肾炎的患者，以及由于留置尿管或存在解剖学、功能上膀胱异常而易患肾盂肾炎患者的研究。大多数研究的研究对象同时包括男性及女性患者，在可能的情况下我们会说明包括了多少名女性患者。

| 问 题 | 急性肾盂肾炎的治疗效果如何？ |

治疗选择1　口服抗生素治疗妇女非复杂性感染

我们没有发现有关口服抗生素治疗与不用抗生素治疗比较的系统综述及随机对照试验，然而一致认为这些药物是有效的，现在进行这样的随机对照试验是不可能的。一篇系统综述及其随后的两项随机对照试验一致发现复方阿莫西林制剂和喹诺酮类药物（环丙沙星、诺氟沙星、左氧氟沙星、洛美沙星或加替沙星）治疗妇女非复杂性肾盂肾炎（其中一些为住院病人）在细菌学及临床治愈率方面没有差异。然而，观察得到的资料显示广谱抗生素如喹诺酮类药物，比窄谱抗生素如阿莫西林及甲氧苄氨嘧啶-磺胺甲基异噁唑在对这些药物耐药的高患病率地区更有效。我们没有发现有关急性肾盂肾炎妇女口服及静脉应用抗生素治疗比较的随机对照试验。

益处 与安慰剂比较：我们没有发现有关的系统综述及随机对照试验（见下面的评论）。**口服抗生素之间的比较**：我们发现一篇系统综述（检索日期1991年，9个随机对照试验，470名男性及非妊娠女性）（见表1）[5]及其随后的两个随机对照试验[6,7]对比了不同的口服抗生素治疗急性肾盂肾炎的疗效。综述收入的5个随机对照试验在门诊病人中进行、4个在住院病人中进行，这些研究是在美国、欧洲及秘鲁进行的。综述中所有随机对照试验研究对象女性均多于男性。大部分研究都排除了存在的复杂因素，如：尿路的结构异常、患有其他疾病、妊娠及可能有脓毒症体征的患者。综述中除一项随机对照试验外其他均发现不同的抗生素治疗之间在早期治愈率（7～10天内尿培养阴性）无明显差异，其中6个试验发现在晚期治愈率（停止治疗后2～4周甚至更长时间尿培养阴性）也无明显差异。然而入选中的几个随机对照试验规模太小，不能发现不同抗生素治疗之间的重要临床区别。随后的第一个随机对照试验（186名在家中治疗的非复杂性肾盂肾炎患者）对口服左氧氟沙星（250mg/d，共10天）与环丙沙星（500mg，每天2次，共10天）或与洛美沙星（400mg/d，共14天）治疗做了比较，发现三种抗生素临床治愈率相似（左氧氟沙星：92%，环丙沙星：88%，洛美沙星：80%，显著性未报道）[6]。随后的第二个随机对照试验（1122名肾盂肾炎及复杂性尿路感染患者）比较了口服环丙沙星（500mg，每天2次）、加替沙星（400mg，每天1次）及加替沙星（200 mg，每天1次）三种治疗5～14天的效果，在亚组（肾盂肾炎患者）分析中三种治疗有相似的细菌学反应率（251名，82%为女性，有并发症者小于10%，细菌学反应率：环丙沙星组为86%，加替沙星400mg/d组为80%，加替沙星200mg/d组为90%。显著性未报道），临床治愈率没有报道，但是总体说来三组的临床治愈率相似[7]。**口服与静脉应用抗生素的对比**：我们没有发现相关的随机对照试验。

害处 随后的第一项随机对照试验报道了不良反应：口服左氧氟沙星者为3/124（2%），口服环丙沙星者为6/80（8%），口服洛美沙星者为3/55（5%）[6]。左氧氟沙星和环丙沙星最常见的不良反应是胃肠道症状，而洛美沙星的最常见不良反应为皮疹，186例患者中有1例因不良反应而终止治疗（洛美沙星）。随后的第二项随机对照试验并没有单独报道肾盂肾炎亚组的害处，总体来说加替沙星400 mg/d组与环丙沙星组及加替沙星200 mg/d组相比，不良事件发生率及退出率增加（不良事件发生率：环丙沙星组为64/366[17%]，加替沙星200 mg/d组为78/374[21%]，加替沙星400 mg/d组为143/382 [37%]；退出率：环丙沙星组为7/366[1.9%]，加替沙星200 mg/d组为7/374[1.9%]，加替沙星400 mg/d组为15/382 [3.9%]，显著性未报道）。

评论　缺乏安慰剂对照的随机对照试验不符合伦理学。**治愈率**：根据系统综述中比较口服抗生素制剂所计算出的治愈率可能高估了在临床实践中所能达到的治愈率，因为许多患者被排除在研究之外，包括出现不良反应、初始细菌培养显示为耐药菌、或者无法坚持治疗的患者[5]。**细菌的耐药性**：一致不推荐应用氨苄青霉素或者阿莫西林，因为考虑到增加的细菌耐药性。一项英国的多中心研究（108名患者，其中87名女性）发现大肠杆菌是最常见的微生物（68.5%），其次是肺炎克雷伯杆菌（6.5%）及粪肠球菌（6.5%）[4]。该研究发现氨苄青霉素有高的细菌耐药率（40%）。大肠杆菌是肾盂肾炎最常见的病原菌，它对四环素、磺胺甲基异噁唑、甲氧苄氨嘧啶低敏感，但对环丙沙星及呋喃坦丁有95%的敏感性[4]。然而肺炎克雷伯杆菌对呋喃坦丁高度耐药。由于未能根据尿路感染的类型区分易感性，很难解释肾盂肾炎患者的结果。美国感染性疾病协会及欧洲临床微生物及感染性疾病协会最近警告不要在细菌耐药率达10%～20%的地方经验性使用磺胺甲基异噁唑-甲氧苄氨嘧啶[8]。这些推荐是建立在两个研究的基础之上的。第一个研究是临床随机对照试验（255名健康、绝经前、非妊娠的肾盂肾炎妇女），对比了环丙沙星和磺胺甲基异噁唑-甲氧苄氨嘧啶的疗效，在磺胺甲基异噁唑-甲氧苄氨嘧啶组，那些对磺胺甲基异噁唑-甲氧苄氨嘧啶敏感的大肠杆菌感染者在4～11天的治愈率较高（磺胺甲基异噁唑-甲氧苄氨嘧啶敏感的大肠杆菌感染者为92%，磺胺甲基异噁唑-甲氧苄氨嘧啶不敏感的大肠杆菌感染者为35%；$P<0.01$）[9]。第二个研究是前瞻性队列研究（544名健康、绝经前、非妊娠的下尿路感染妇女），调查研究了磺胺甲基异噁唑-甲氧苄氨嘧啶的治疗，得出的结论和第一个研究一样，对磺胺甲基异噁唑-甲氧苄氨嘧啶敏感的大肠杆菌感染者的治愈率较高（磺胺甲基异噁唑-甲氧苄氨嘧啶敏感的大肠杆菌感染者为88%，磺胺甲基异噁唑-甲氧苄氨嘧啶不敏感的大肠杆菌感染者为54%；$P<0.01$）[10]。

治疗选择2　静脉应用抗生素（氨苄青霉素，复方磺胺甲基异噁唑）治疗住院妇女非复杂感染

我们没有发现有关静脉抗生素治疗与不使用抗生素比较的系统综述或随机对照试验。一致认为静脉抗生素治疗是有效的，现在进行有安慰剂做对照的随机对照试验是不可能的。一个随机对照试验发现静脉应用氨苄青霉素加庆大霉素与静脉应用复方磺胺甲基异噁唑加庆大霉素比较在28天时减轻症状及菌尿复发方面无显著性差异。不同静脉制剂的临床效果的比较尚没有充足的证据。我们没有发现有关急性肾盂肾炎妇女静脉及口服抗生素治疗对比的随机对照试验。

益处　**与安慰剂比较**：我们没有发现相关的系统综述和随机对照试验（见下面的评论）。**静脉应用抗生素之间的比较**：我们没有发现相关的系统综述。我们发现了一项随机对照试验（85名非复杂性肾盂肾炎的住院妇女，见下面的评论），该试验对比研究了静脉应用氨苄青霉素（每6小时1g）及静脉应用复方磺胺甲基异噁唑（160 mg/800mg，每天2次）的疗效，在尿培养结果出来之前即开始治疗[11]。两组均同时与静脉庆大霉素合用，随后采用口服氨苄青霉素或口服复方磺胺甲基异噁唑治疗。研究发现所有完成试验患者的感染症状均缓解，28天后氨苄青霉素组及复方磺胺甲基异噁唑组在菌尿的复发方面没有显著性差异（氨苄青霉素组为1/20[5%]，复方磺胺甲基异噁唑组为2/27[7%]；RR0.70，95%CI 0.07~6.94）。我们没有发现其他可靠的关于静脉应用喹诺酮类、头孢菌素、广谱β内酰胺类或复方磺胺甲基异噁唑对比治疗的随机对照试验。**静脉及口服抗生素的比较**：我们没有发现相关的随机对照试验。

害处　**静脉应用抗生素之间的比较**：上述比较不同静脉制剂的随机对照试验发现不良反应无显著性差异（氨苄青霉素组为10/32 [32%]，复方磺胺甲基异噁唑组为13/39 [33%]；RR 0.90，95% CI 0.48～1.85）[12]。氨苄青霉素常见的不良反应包括皮疹、腹泻及阴道炎，而复方磺胺甲基异噁唑则包括恶心、呕吐及阴道炎。

评论　进行抗生素与安慰剂对比治疗妇女非复杂性肾盂肾炎的随机对照试验被认为是不符合伦理的。一项比较静脉应用抗生素制剂的随机对照试验中47/85 (55%)的妇女完成试验并追踪至第28天，14/42 (33%)接受氨苄青霉素治疗的妇女因为耐氨苄青霉素菌而退出了该研究[11]。所得出的一致观点是经验性抗生素选择应该考虑地点、病史、尿细菌的革兰染色、既往感染菌及抗生素的敏感性。我们发现两个有关静脉应用厄他培南（ertapenem）及头孢三嗪治疗比较的随机对照试验（258名复杂性尿路感染或者非复杂或复杂性肾盂肾炎的成年人，58%为妇女；592名成年人，70%为妇女）[13, 14]。虽然第一个随机对照试验的有效性由于仅有四分之三的参加者纳入了最终的分析而受到限制[14]，但两个试验发现两种治疗在微生物学及临床治愈率方面都没有显著性差异。

治疗选择3　静脉应用抗生素加口服抗生素

一项随机对照试验发现静脉应用抗生素加口服抗生素与单独应用口服抗生素相比疗效无显著性差异。

益处　**静脉应用抗生素加口服抗生素与单独应用口服抗生素的比较**：我们发现一项随机对照试验（118名急性非复杂性肾盂肾炎的住院妇女），对单剂量的静脉妥布霉素（2mg/kg）加口服环丙沙星（500mg 每天两次，共10天）与口服环丙沙星加静脉应用安慰剂（0.9%的盐水）进行比较[12]。临床疗效评价包括成功或失败，失败的定义为治疗48小时后发热或疼痛仍持续；成功则缺乏上述症状。该试验发现在临床疗效成功方面无显著性差异（静脉妥布霉素加口服环丙沙星组为58/60[97%]，口服环丙沙星加安慰剂组为54/58 [93%]；RR 1.04，95% CI 0.95～1.13）。

害处　**静脉应用抗生素加口服抗生素与单独应用口服抗生素的比较**：静脉妥布霉素加口服环丙沙星与口服环丙沙星加静脉应用安慰剂比较的随机对照试验报道："没有观察到不期望的不良反应"[12]。进一步的详细情况没有报道。

评论　无。

治疗选择 4　住院及门诊治疗比较

我们没有发现有关急性非复杂性肾盂肾炎妇女住院与门诊治疗比较的系统综述及随机对照试验。

益处　我们没有发现有关的系统综述及随机对照试验。

害处　我们没有发现有关的随机对照试验。

评论　住院治疗或许比门诊治疗能提供更密切的监护及观察，然而没有随机对照试验讲明住院治疗在预后上是否优于院外治疗，以及住院治疗是否有增加害处的危险。因为我们是根据感染程度的临床判断来决定是否住院，因此将患者随机分为住院或门诊治疗的随机对照试验是困难的、也是不符合伦理的。

参考文献

1. Scholes D, Hooton TM, Roberts PL, et al. Risk factors associated with acute pyelonephritis in healthy women. *Ann Intern Med* 2005;142:20–27. [Summary for patients in: *Ann Intern Med* 2005;142:134; PMID: 15630102]
2. Ki M, Park T, Choi, B, et al. The epidemiology of acute pyelonephritis in South Korea, 1997–1999. *Am J Epidemiol* 2004;160:985–993.
3. Efstathiou SP, Pefanis AV, Tsioulos DI, et al. Acute pyelonephritis in adults: prediction of mortality and failure of treatment. *Arch Intern Med* 2003;163:1206–1212.
4. Farrell DJ, Morrissey I, De Rubeis D, et al. A UK multicentre study of the antimicrobial susceptibility of bacterial pathogens causing urinary tract infection. *J Infect* 2003;46:94–100.
5. Pinson AG, Philbrick JT, Lindbeck GH, et al. Oral antibiotic therapy for acute pyelonephritis: a methodologic review of the literature. *J Gen Intern Med* 1992;7:544–553. Search date 1991; primary sources Medline and Current Contents.
6. Richard GA, Klimberg IN, Fowler CL, et al. Levofloxacin versus ciprofloxacin versus lomefloxacin in acute pyelonephritis. *Urology* 1998;52:51–55.
7. Naber KG, Bartnicki A, Bischoff W, et al. Gatifloxacin 200 mg or 400 mg once daily is as effective as ciprofloxacin 500 mg twice daily for the treatment of patients with acute pyelonephritis or complicated urinary tract infections. *Int J Antimicrob Agents* 2004;23(suppl. 1): S41–S53.
8. Guidelines for antimicrobial treatment of uncomplicated acute bacterial cystitis and acute pyelonephritis in women. Infectious Diseases Society of America (IDSA). *Clin Infect Dis* 1999;29:745–758.
9. Talan DA, Stamm WE, Hooton TM, et al. Comparison of ciprofloxacin (7 days) and trimethoprim–sulfamethoxazole (14 days) for acute uncomplicated pyelonephritis in women: a randomized trial. *JAMA* 2000;283:1583–1590.
10. Raz R, Chazan B, Kennes Y, et al. Empiric use of trimthoprim–sulfamethoxazole (TMP–SMX) in the treatment of women with uncomplicated urinary tract infections, in a geographical area with high prevalence of TMP–SMX-resistant uropathogens. *Clin Infect Dis* 2002;34:1165–1169.
11. Johnson JR, Lyons MF, Pearce W, et al. Therapy for women hospitalized with acute pyelonephritis: a randomized trial of ampicillin versus trimethoprim–sulfamethoxazole for 14 days. *J Infect Dis* 1991;163:325–330.
12. Le Conte P, Simon N, Bourrier P, et al. Acute pyelonephritis. Randomized multicentre double-blind study comparing ciprofloxacin with combined ciprofloxacin and tobramycin. *Presse Med* 2001;30:11–15. [In French]
13. Jimenez-Cruz F, Jasovich A, Cajigas J, et al. A prospective, multicenter, randomized, double-blind study comparing ertapenem and ceftriaxone followed by appropriate oral therapy for complicated urinary tract infections in adults. *Urology* 2002;60:16–22.
14. Tomera KM, Burdmann EA, Reyna OG, et al. Ertapenem versus ceftriaxone followed by appropriate oral therapy for treatment of complicated urinary tract infections in adults: results of a prospective, randomized, double-blind multicenter study. *Antimicrob Agents Chemother* 2002;46:2895–2900.

原作者

Ignacio Neumann

M Fernanda Rojas

Philippa Moore

Pontificia Universidad Católica de Chile

Chile

利益冲突：没有声明。

致谢：在此谨向本章以前版本的作者致谢，他们包括 Adriana Wechsler，Lisa Chew，Stephan Finn, Ruth Jepson，Bruce Cooper 和 Bazian Ltd。

表 1 口服抗生素治疗急性肾盂肾炎比较：来自随机对照试验的结果

一线抗生素	患者总数*	早期治愈率 %*	晚期治愈率 %	进行比较的药物	早期治愈/总数 (%)	晚期治愈/总数 (%)	P值
阿莫西林 500mg，每日 3 次，共 14 天	28	NA	94	复方磺胺甲基异噁唑 (160 mg/800 mg)，每日 2 次，共 14 天	NA	92	NS
诺氟沙星 400mg，每日 2 次，共 10 天	24	100	86	复方磺胺甲基异噁唑 (160 mg/800 mg)，每日 2 次，共 10 天	100	90	NS
氨苄青霉素 500mg，每日 4 次，共 10 天	14	88	NA	头孢克洛 250mg，每日 2 次，共 10 天	67	NA	NS
诺氟沙星 400mg，每日 2 次，共 7 天或更长	15	67	NA	复方磺胺甲基异噁唑 (160 mg/800 mg)，每日 2 次，共 7 天或更长	92	NA	NS
阿莫西林 + 棒酸 (250 mg/125mg)，每日 3 次，共 10 天	104	94	85	复方磺胺甲基异噁唑 (160 mg/800 mg)，每日 2 次，共 10 天	82	64	晚期治愈率，P=0.02；早期治愈率：NS
氨苄青霉素 500mg，每日 4 次，共 2 周或 6 周	39	100	47	复方磺胺甲基异噁唑 (160 mg/800 mg)，每日 2 次，共 2 周或 6 周	100	91	晚期治愈率，P=0.004；早期治愈率：NS
阿莫西林 2000mg，单剂量，然后 1000mg 每日 2 次，共 9 天	45	100	100	阿莫西林 750mg，每日 2 次，共 12 天	96	87	NS
头孢他美酯 2000mg，每日 1 次，或 1000mg 每日 2 次；共 10～15 天	50	93	79	头孢羟氨苄 1000mg，每日 3 次；共 10～15 天	73	52	NS
诺氟沙星 400mg，每日 2 次，共 14 天	151	91	82	头孢羟氨苄 1000mg，每日 3 次，共 14 天	59	44	晚期及早期治愈率均 P < 0.0001

* 早期治愈率：开始治疗 7～10 天后尿培养阴性；晚期治愈率：停止治疗 2～4 周或更长时间尿培养阴性。NA：没有；NS：无差异；TMP：甲氧苄氨嘧啶。Pinson AG, Philbrick JT, Lindbeck GH, et al. Oral antibiotic therapy for acute pyelonephritis; a methodologic review of the literature. *J Gen Intern Med* 1992;7: 544-553. Reprinted by permission of Blackwell Science,InC.

非妊娠女性复发性膀胱炎

检索时间：2005年5月
原作者：Ayan Sen　武蓓 译　王梅 校　王海燕 审

问 题

每年至少发生两次膀胱炎的女性应该给予怎样的治疗措施以预防再次感染？

治疗措施及其效果

预防

肯定有效
持续预防应用抗生素［甲氧苄氨嘧啶（trimethoprim）、复方磺胺甲基异噁唑（co-trimoxazole）、呋喃妥英（nitrofurantoin）、头孢克洛（cefaclor）或一种喹诺酮类（quinolone）药物］
性交后预防应用抗生素（复方磺胺甲基异噁唑、呋喃妥英或一种喹诺酮类药物）

很可能有效
酸果蔓（Cranberry）果汁和酸果蔓产品

效果不明
持续预防应用马尿酸乌洛托品（methenamine hippurate）
性交后排尿
自行使用单剂量复方磺胺甲基异噁唑

将在新版中加入
激素治疗（局部应用）

见词汇表 **G**

主要信息

预防

◆ **持续预防应用抗生素**（甲氧苄氨嘧啶、复方磺胺甲基异噁唑、呋喃妥英、头孢克洛或一种喹诺酮类药物）：一篇系统综述发现，持续使用头孢氨苄、复方磺胺甲基异噁唑、呋喃妥英、诺氟沙星或一种喹诺酮类药物6～12个月作为预防用药期间，较使用安慰剂可降低复发性膀胱炎的发生率，而几种不同的预防药物的复发率无差异。然而，综述中的两个随机对照试验提示，完成预防用药6个月后，药物组与安慰剂组复发率无显著差别。比较持续每日抗生素预防用药和性交后抗生素预防用药的随机对照试验显示，两者的复发率无显著差异。随机对照试验就持续预防应用抗生素与持续应用马尿酸乌洛托品的比较还不能提供足够的证据。关于何时开始持续抗生素预防用药以及持续多长时间目前也没有明确的一致意见。

◆ **性交后预防应用抗生素**（复方磺胺甲基异噁唑、呋喃妥英或一种喹诺酮类药物）：一项系统综述收入的随机对照试验发现，性交后2小时内服用复方磺胺甲基异噁唑较安慰剂可减少复发性膀胱炎的临床发生率。而另一个关于持续每日抗生素预防用药和性交后抗生素预防用药对比的随机对照试验发现两者在微生物学复发率上没有差异。

◆ **酸果蔓果汁和酸果蔓产品**：一篇系统综述发现，与安慰剂相比酸果蔓产品（果汁或胶囊）在为期12个月的观察中可减少膀胱炎症状的复发。

◆ **持续预防应用马尿酸乌洛托品**：随机对照试验没有提供足够的证据来评价持续应用马尿酸乌洛托品（六亚甲基四胺马尿酸盐）预防用药与安慰剂或持续抗生素预防用药在预防女性复发性膀胱炎效果的差异。

◆ **性交后排尿**：没有发现有关性交后排尿在预防女性复发性膀胱炎方面作用的系统综述和随机对照试验。

◆ **自行使用单剂量复方磺胺甲基异噁唑**：一项小型随机对照试验发现，在为期一年的观察中，相对于持续使用复方磺胺甲基异噁唑，在膀胱炎症状刚出现时自行使用单剂量复方磺胺甲基异噁唑预防膀胱炎复发的效果要差。然而，这项证据非常有限，以至于不能得出肯定的结论。女性作为膀胱炎的高发人群，因为治疗仅仅是开始于出现症状之后，使用单剂量预防用药是被期望的。我们没有发现单剂量使用其他抗生素的随机对照试验。

定义　在多数情况下，膀胱炎是指下尿路的细菌感染，可引起排尿时疼痛、尿频、尿急、血尿和与排尿无关的耻骨上区疼痛。

尿中经常出现白细胞和细菌。复发性尿路感染是指一般早期的感染经治疗（但非必需）临床症状消失后，再次出现尿路感染的临床症状[1]。在文献中，复发性膀胱炎常常被定义为过去12个月内发生3次或过去6个月内发生2次尿路感染。复发性尿路感染一方面会给患病女性带来严重的不适感觉，另一方面，因为门诊量、诊断性检查和处方药量的增加，对医疗费用造成了很大的影响。

发病率/患病率 复发性膀胱炎多发于健康年轻女性，尽管在解剖和生理上她们的尿路一般都没有异常。一项研究发现，近一半的女性非复杂性尿路感染在一年内可自行发展为复发性尿路感染[2]。在一项观察大学女生首次尿路感染的研究中，在首次感染后6个月内，27%的被访者都经历了至少一次由培养证实的复发感染，而2.7%的女性在相同时间段内甚至出现第二次复发[3]。在芬兰，一项纳入了17～82岁的患大肠杆菌膀胱炎女性的研究中，1年内44%的女性出现复发，其中，大于55岁女性复发率为53%，而年轻女性复发率为36%[4]。目前还没有可帮助我们了解尿路感染女性发生高频率复发的大样本量研究。少数情况下，复发是由于一个持续存在的感染灶，但是我们认为，绝大多数情况下，复发是由于出现了再感染[1]。复发性膀胱炎又可分为再发和再感染两类：再发指由初次感染的同一菌种引起，在治疗后两周内发病；而再感染指在初次感染治疗后两周以上再次发生感染[1]。多数女性都能通过症状自己诊断出复发性膀胱炎的一次发作（一项随机对照试验的阳性预测值是92%）[5]。

病因/危险因素 膀胱炎是由于粪便菌丛迁移至阴道和尿道开口，逆尿道上行进入膀胱引起的感染。性交、使用隔膜杀精剂以及复发性尿路感染史都是膀胱炎的重要独立危险因素[6]。使用被覆杀精剂的安全套可能也会增加尿路感染的危险[7, 8]。给动物或人使用抗菌药对阴道菌落都有相反的作用[9]，近期使用抗生素也与膀胱炎的危险增加强烈相关[10]。但是，关于女性复发性膀胱炎特殊的危险因素的研究还很少。在一项大型的女性病例对照研究中，共入选有复发性尿路感染史病例229例，无复发性尿路感染史的对照253例，多因素分析显示性交频率是复发的最强危险因素[11]。其他的危险因素包括，过去1年内使用过杀精剂、过去1年内有新性伴侣、在15岁或15岁之前发生初次尿路感染以及母亲有尿路感染史。排尿功能异常，如脱垂、多发性硬化症、膀胱肿瘤、膀胱结石也会增加感染的机会[11]。同时，尿路感染还与性交前后排尿、排尿频率、延迟排尿的习惯、冲洗以及体重指数有关。吸烟（与膀胱肿瘤强相关）与复发性膀胱炎之间可能的关系还没有被评价。这些行为方式还从来没能通过前瞻性的随机试验得到评估。资料显示骨盆解剖结构的差异可能可以部分解释某些年轻女性易患复发性尿路感染的原因，特别是对那些没有其他危险因素的女性[12]。健康的绝经后女性，雌激素水平的减少也可致复发性膀胱炎的发生。雌激素对阴道、膀胱、尿道都有影响，当体内激素水平下降时，这些器官的组织变得单薄、脆弱并且干燥。膀胱和尿道组织的这些变化以及缺乏对致感染病原体的保护作用都使得绝经后女性尿道感染的危险增加。由于尿道的改变，膀胱炎更多发于妊娠期女性。随着子宫的增大、增重，它可以阻碍尿液由膀胱的排出，从而引起感染。从孕6～24周，女性发生复发性膀胱炎的危险大大增加。

预后 关于未治疗的膀胱炎长期预后的资料很少[2]。一项研究发现，膀胱炎很少进展为肾盂肾炎，并且虽然症状可以持续数月，但大多数膀胱炎可以自行缓解。然而，妊娠女性的菌尿比非妊娠女性菌尿发展为肾盂肾炎的危险性要大得多（28% vs 1%），而且可能带来严重的后果[2]。

治疗目的 用最小不良反应的治疗来预防在过去12个月内发生3次或过去6个月内发生2次尿路感染的女性发生复发性膀胱炎。复发性膀胱炎在临床上可分为再发和再感染两类：再发指由初次感染的同一菌种引起，在治疗后2周内发病，而再感染指在初次感染治疗后2周以上再次发生感染。两者都在我们的治疗范围之内。

结局 复发感染的比率，依据症状和尿培养而定。

方法 按《临床证据》2005年5月的文献检索和评价方案。我们分析了所有的系统综述及随机对照试验，以大于14岁有复发性膀胱炎病史的非妊娠女性为研究对象，比较了不同预防方法或某种预防方法同安慰剂的差异。排除了以男性或妊娠期女性为主要研究对象的研究。

问 题	每年至少发生两次膀胱炎的女性应该给予怎样的治疗措施以预防再次感染？

治疗选择1	持续预防应用抗生素（甲氧苄氨嘧啶、复方磺胺甲基异噁唑、呋喃妥英、头孢克洛或一种喹诺酮类药物）

一篇系统综述发现，持续使用6～12个月头孢氨苄（cefalexin）、复方磺胺甲基异噁唑、呋喃妥英、诺氟沙星（norfloxacin）或一种喹诺酮类药物作为预防用药，较使用安慰剂可降低复发性膀胱炎的发生率，而几种不同的预防药物的复发率之间无差别。然而，综述中的两个随机对照试验提示，完成预防用药6个月后，药物组与安慰剂组复发率无显著差别。比较持续每日预防应用抗生素和性交后应用抗生素的随机对照试验显示，两者的复发率无显著差异。目前随机对照试验还不能提供足够的资料以比较持续应用抗生素与持续应用马尿酸乌洛托品作为预防用药的差别。关于何时开始持续应用抗生素作为预防用药以及持续多长时间目前没有明确的一致意见。

益处 持续预防应用抗生素与安慰剂比较：有一篇系统综述（检索于2004年，包括10个随机对照试验，共430名年龄大于14

岁的过去1年内至少发生两次非复杂性膀胱炎的非妊娠女性）评价了预防性持续应用抗生素2个月（两项随机对照试验）或6个月（8个随机对照试验）的作用[13]。其中使用的抗生素包括：头孢氨苄每日125mg、复方磺胺甲基异噁唑每日40mg～200mg、呋喃妥英每日50mg～100mg、一种喹诺酮类药物（诺氟沙星每日200mg、西诺沙星每日250mg～500mg或环丙沙星每日500mg）和性交后复方磺胺甲基异噁唑每日40mg～200mg（见后评论）。这篇综述发现在用药的2～6个月中，持续应用抗生素作为预防用药比安慰剂可明显减少临床上女性膀胱炎的复发（7项随机对照试验，使用抗生素的136例发生10例[13%]，使用安慰剂的121例发生62例[51%]；发生至少一次复发的RR 0.15，95%CI 0.08～0.28；NNT 3，95%CI 2～3）。持续使用抗生素使每人每年临床复发率更低（4个随机对照试验，共包括136名女性：使用抗生素每人每年0～0.27次感染，使用安慰剂每人每年1.12～3.6次感染）。综述还发现在预防用药期间，预防性持续应用抗生素比安慰剂可明显减少女性膀胱炎的微生物学证据的复发率（10项随机对照试验，使用抗生素的195例发生24例[12%]，使用安慰剂的177例发生116例[65%]；发生至少一次复发的RR 0.21，95%CI 0.13～0.33；NNT 2，95%CI 2～3）。持续使用抗生素作为预防用药使每人每年微生物学证据的复发率也更低（8项随机对照试验：使用抗生素每人每年0～0.9次感染，使用安慰剂每人每年0.8～3.6次感染）。综述还发现，6个月后的微生物学证据的复发率在持续应用抗生素治疗组（西诺沙星、复方磺胺甲基异噁唑或呋喃妥英）和安慰剂组之间无明显差异（使用抗生素的44例发生23例[52%]，使用安慰剂的26例发生15例[58%]；RR 0.82，95%CI 0.44～1.53）。还没有随机对照试验评价预防用药的临床复发率。**持续应用抗生素作为预防用药期间，性交频率对感染发生率的影响**：综述中一个随机对照试验进行了亚组分析，将女性按性交的频率分为3组（≤2次/周，2～3次/周，≥3次/周），然后计算各组的感染率[13]。结果发现，随着性交频率的增加，有微生物学证据的复发率略有升高；但在接受安慰剂的女性中，这种升高是明显的（$P=0.004$）。**预防治疗中持续应用不同抗生素间的比较**：共有6项质量不高的随机对照试验（共458位女性），其中3项试验是开放的[13]。各个试验所比较的药物都不同。有5项随机随机试验是比较呋喃妥英和另一种抗生素，包括：头孢克洛250mg/d、诺氟沙星200mg/d或400mg/d、甲氧苄氨嘧啶40mg/d或100mg/d，或磺胺甲基异噁唑200mg/d）。另一项试验比较的是甲氧苄氨嘧啶和西诺沙星。由于试验本身和评价临床结局的方式存在很大不同，所以各试验资料不能累加。这些试验的结果都没有得出某种抗生素优于其他抗生素的结果。**持续应用抗生素与持续应用马尿酸乌洛托品的比较**：有两项随机对照试验（共177位女性）[13]。第一项试验（67位女性）比较了3种治疗措施：甲氧苄氨嘧啶100mg/d、马尿酸乌洛托品1g（每天2次）和聚烯吡酮碘溶液，结果发现，在1年内至少1次临床或微生物学证据复发的女性比例在甲氧苄氨嘧啶组与马尿酸乌洛托品组无明显差别（临床复发：甲氧苄氨嘧啶组20例复发11例[55%]，马尿酸乌洛托品组25例复发18例[72%]；RR 0.76，95%CI 0.48～1.22；微生物学证据的复发：甲氧苄氨嘧啶组20例复发8例[40%]，马尿酸乌洛托品组25例复发10例[40%]；RR 1.00，95%CI 0.49～2.05）。第二项试验则发现，呋喃妥英50mg（每天2次）比马尿酸乌洛托品1g（每天2次）可显著降低1年时间的临床和微生物学证据的复发率（临床复发：甲氧苄氨嘧啶43例复发18例[42%]，马尿酸乌洛托品56例复发41例[73%]；RR 0.57，95%CI 0.39～0.84；微生物学证据的复发：甲氧苄氨嘧啶组43例复发4例[9%]，马尿酸乌洛托品组56例复发19例[34%]；RR 0.27，95%CI 0.10～0.75）。**持续应用抗生素与性交后预防用药的比较**：见性交后预防的益处。

害处 **持续使用抗生素预防与安慰剂比较**：综述发现服用抗生素的女性较服用安慰剂的女性更多的因为不良反应而要求撤药，但是这种差别还不具有统计学意义（用抗生素的225例要求撤药9例[4%]，用安慰剂的195例要求撤药4例[2%]；RR 1.58，95%CI 0.47～5.28)[13]。撤药的女性数量很低。导致要求撤药的不良反应最多的是皮疹和严重恶心。综述还发现，抗生素较安慰剂可显著增加出现不太严重的不良反应（如阴道瘙痒、轻度恶心）女性的比例（用抗生素的225例出现34例[15%]，用安慰剂的195例出现15例[8%]；RR 2.36，95%CI 1.22～4.54）。**持续应用抗生素与持续应用马尿酸乌洛托品比较**：第一项随机对照试验中用马尿酸乌洛托品的有4位女性因为严重不良反应，包括恶心、呕吐、消化不良和外阴皮疹而撤药；用甲氧苄氨嘧啶的无人撤药[13]。第二项试验发现呋喃妥英组12位女性和马尿酸乌洛托品组8位女性出现不良反应，包括恶心、呕吐、头痛、消化不良、排尿困难、尿急、尿频和眩晕。**持续应用抗生素与性交后用药的比较**：见性交后预防的害处。

评论 **持续预防应用抗生素与安慰剂比较**：综述中所有的随机对照试验当复发时则停止预防用药[13]。综述中的Meta分析包括了一个性交后用复方磺胺甲基异噁唑作为预防的随机对照试验，这个试验在评价性交后预防治疗时还将选用。**临床指导**：随机对照试验显示，治疗期间持续应用抗生素作为预防用药比安慰剂可减少临床和微生物学证据的复发；各试验的结果在方向和强度方面都比较一致，而且试验的质量也可以接受。但是，在两个评价了这方面结局的随机对照试验中，一旦停止使用抗生素，膀胱炎的复发率与安慰剂组无差别。这些资料使我们确认，抗生素对尿路感染的作用只是短期的。综述没有评价服药前膀胱炎复发的次数与抗生素治疗效果之间的关系。服用抗生素女性膀胱炎复发率的减少一定要与不良反应增加的益害相当。因为各试验以不同方式报道不良反应，无法收集资料，而且没有试验评价复发性膀胱炎女性对抗生素的耐受性，使得这种益害的权衡更加困难。临床医生需做的另一个决定是：持续预防用药应该维持多久？不幸的是，综述[14]没有对超过12个月的预防用药给予评价。开始预防用药的标准也存在争议；有的专家提倡1年内2次尿路感染即给予预防用药，而另一些专家则认为1年内6次尿路感染才给予预防用药。

治疗选择 2　性交后预防应用抗生素

一篇系统综述的随机对照试验发现，性交后两小时内服用复方磺胺甲基异噁唑较安慰剂可减少复发性膀胱炎的临床发生率。另一个比较持续每日抗生素预防用药和性交后抗生素预防用药的随机对照试验没有发现两者在微生物学证据的复发率上有显著差异。

益处　有一篇系统综述（检索于2004年，包括两个随机对照试验，共162位每年至少发生两次尿路感染的女性）比较了性交后（两小时内）使用抗生素预防和使用安慰剂或持续抗生素预防之间的差异[13]。**性交后抗生素预防与安慰剂或无预防比较**：第一个随机对照试验（27位女性）显示性交后预防用药比用安慰剂可明显降低女性膀胱炎的临床复发率（性交后预防用药的16例复发2例[12%]，使用安慰剂的11例复发9例[82%]；RR 0.15，95%CI 0.04～0.58）。**性交后抗生素预防与持续抗生素预防比较**：综述的第二个随机对照试验（135位女性）比较了性交后口服环丙沙星125mg与每日口服环丙沙星125mg的差别[13]。发现两者的每人每年有微生物学证据的复发次数无显著差异（性交后用药每人每年复发0.46次，每日用药则每人每年复发0.42次；$P = 0.80$）。

害处　**性交后抗生素预防与安慰剂或无预防比较**：综述的第一个随机对照试验发现服用复方磺胺甲基异噁唑的女性有4位出现恶心、阴道念珠菌感染和阴道症状（非特异）；而使用安慰剂的女性没有不良反应发生[13]。**性交后抗生素预防与持续抗生素预防比较**：综述的第二个随机对照试验发现持续使用环丙沙星和性交后使用环丙沙星在出现不良反应方面无差异（性交后使用组70例出现4例[6%]，持续使用组65例出现9例[14%]；RR 0.40，95%CI 0.13～1.24）[13]，这些不良反应包括胃肠道功能失调、头痛、皮疹和阴道念珠菌感染。

评论　比较性交后应用抗生素预防与安慰剂的试验是在大学学生中进行的，而且仅入选25人，这可能会影响试验结果的普遍性。

治疗选择 3　自行使用单剂量复方磺胺甲基异噁唑

一项小型随机对照试验发现，在膀胱炎症状刚出现时自行使用单剂量复方磺胺甲基异噁唑比持续使用复方磺胺甲基异噁唑预防对于减少膀胱炎复发的效果要差（1年的时间）。然而，这一证据非常有限，以至于不能得出肯定的结论。女性作为膀胱炎的高发人群，使用单剂量预防用药是被期待的，因为治疗仅仅是开始于出现症状之后。我们没有发现单剂量使用其他抗生素的随机对照试验。

益处　我们没有找到系统综述，但发现一项交叉随机对照试验（38名非妊娠女性，均在过去12个月内有两次或两次以上尿培养证实的尿路感染）[5]。这项随机对照试验比较了出现膀胱炎症状时自行服用单剂量复方磺胺甲基异噁唑（40mg或200mg）和持续使用复方磺胺甲基异噁唑（40mg或200mg）的差别。结果是单剂量复方磺胺甲基异噁唑比持续复方磺胺甲基异噁唑减少膀胱炎复发的效果差（出现症状时治疗组每人每年复发2.2次，持续治疗预防组每人每年复发0.22次；$P < 0.001$）。我们没有找到使用其他单剂量抗生素的随机对照试验。

害处　3位服用单剂量复方磺胺甲基异噁唑的女性和5位服用持续复方磺胺甲基异噁唑的女性出现不良反应，包括轻微恶心、腹痛、皮疹、口腔溃疡和酵母菌外阴阴道炎（未进行显著性评价）[5]。

评论　本随机对照试验报道38名女性中10名（26%）未完成全部试验设计，而且也不清楚是否在进行结果分析时带有治疗目的倾向性[5]。本试验发现女性在大多数情况下可依据症状诊断自己的膀胱炎发作（阳性预测值92%）。女性作为膀胱炎的高发人群，使用单剂量预防用药是被期待的，因为治疗仅仅是开始于出现症状之后。

治疗选择 4　酸果蔓果汁和酸果蔓产品

一篇系统综述发现酸果蔓产品（果汁或胶囊）较安慰剂在为期12个月的观察中可减少膀胱炎症状的复发率。

益处　有一篇系统综述（包括两个随机对照试验，共511位女性）比较了酸果蔓果汁或其他酸果蔓产品与安慰剂的差别[14]。综述发现与安慰剂相比，在为期12个月的随访中酸果蔓产品（果汁或胶囊）可显著降低症状性膀胱炎的复发（两个随机对照试验，共300名女性：服用酸果蔓的146名复发31名[21%]，服用安慰剂的95名复发35名[37%]；RR 0.61，95%CI 0.40～0.91）。这两项随机试验都没有评价微生物学证据的复发率。

害处　综述的一项随机对照试验中有两名服用酸果蔓果汁的女性因反流的症状而停止服用[14]。服用酸果蔓胶囊的女性也有轻微恶心和肠蠕动频率的增加。然而，服用安慰剂的女性中也有头痛和轻微恶心的主诉。

评论　综述的两项随机对照试验使用酸果蔓的剂量不同：Meta分析中的第一项随机对照试验每日使用7.5g酸果蔓浓缩剂（在50ml中），而第二个随机对照试验按照1:30浓缩剂的比例，给予250ml果汁或以药片形式给予。两个试验都没有解释为什么给予受试者这样的剂量，而且给予的剂量（即浓度）也没有标准化。**临床指导**：基于这两个完整实施的随机对照试验，有一些证据推荐使用酸果蔓果汁用于预防复发性膀胱炎的发生。但是，需要使用的酸果蔓果汁浓度和剂量，以及治疗使用多长时间最为有效目前还没有明确的证据。

治疗选择 5　持续预防应用马尿酸乌洛托品

随机对照试验没有提供足够的证据来评价持续应用马尿酸乌洛托品（六亚甲基四胺马尿酸盐）作为预防用药与安慰剂或持续应用抗生素对女性复发性膀胱炎的效果差异。

益处　**使用马尿酸乌洛托品预防与安慰剂比较**：一篇系统综述（检索于2000年，3个随机对照试验[15-17]，372名女性）比较了使用马尿酸乌洛托品6～12个月与安慰剂的差别[18]。所有随机对照试验在方法上存在重要问题，主要是每位受试者都被进行了一次以上关于复发率的评价。这样，可能高估了治疗效果，而且综述中报道的资料很少。所有的随机对照试验均显示，马尿酸乌洛托品较安慰剂可减少膀胱炎的复发。更小型的随机对照试验（分别入选30名和52名复发性下尿路感染女性）都发现马尿酸乌洛托品较之安慰剂可减少感染的复发（用马尿酸乌洛托品组每月复发率0.03～0.08次，用安慰剂组每月复发率0.25～0.34次；可信区间未报道）[15, 16]。随机对照试验中最大规模的一个试验（290位[92% 为女性]复发性尿路感染者）还包括了慢性肾盂肾炎的女性。它比较了四种干预措施：马尿酸乌洛托品1g、呋喃妥英75mg、甲氧苄氨嘧啶100mg和安慰剂[17]。结果发现马尿酸乌洛托品组比安慰剂组在1年后可减少膀胱炎的复发（服用马尿酸乌洛托品女性34%复发，安慰剂63.2%；可信区间未报道）。**持续预防应用马尿酸乌洛托品与持续应用抗生素比较**：见持续应用抗生素治疗的益处。

害处　**使用马尿酸乌洛托品作为预防与安慰剂比较**：在一个小型随机对照试验（52名女性）中，1名使用马尿酸乌洛托品的女性出现严重膀胱疼痛[16]。另一个小型随机对照试验（30名女性）中，每组各有两人因不良反应，包括皮疹、恶心和腹痛而停药[15]。最大规模的随机对照试验发现服用马尿酸乌洛托品的女性中有1名出现恶心和皮疹，服用安慰剂的女性中有1名出现便秘[17]。**持续预防应用马尿酸乌洛托品与持续应用抗生素比较**：见持续应用抗生素治疗的害处。

评论　无。

治疗选择 6　性交后排尿

没有发现有关性交后排尿在预防女性复发性膀胱炎方面作用的系统综述和随机对照试验。

益处　没有发现系统综述或随机对照试验。

害处　没有发现随机对照试验。

评论　用性交后排尿来预防尿路感染复发的概念来基无对照的证据和生物学上的合理性，但我们没有找到这种干预措施的随机对照试验。

重要更新和修订

持续应用抗生素作为预防用药（甲氧苄氨嘧啶、复方磺胺甲基异噁唑、呋喃妥英、头孢克洛或一种喹诺酮类药物）：增加了一篇系统综述[13]；分类仍然为肯定有效。

参考文献

1. Hooton TM. Recurrent urinary tract infection in women. *Int J Antimicrob Agents* 2001;17:259–268.
2. Mabeck CE. Treatment of uncomplicated urinary tract infection in non-pregnant women. *Postgrad Med J* 1972;48:69–75.
3. Foxman B. Recurring urinary tract infection: incidence and risk factors. *Am J Public Health* 1990;80:331–333.
4. Ikaheimo R, Sutonen A, Heiskanen T, et al. Recurrence of urinary tract infection in a primary care setting: analysis of a 1-year follow-up of 179 women. *Clin Infect Dis* 1996;22:91–99.
5. Wong ES, McKevitt M, Running K, et al. Management of recurrent urinary tract infections with patient-administered single-dose therapy. *Ann Intern Med* 1985;102:302–307.
6. Hooton TM, Scholes D, Hughes JP, et al. A prospective study of risk factors for symptomatic urinary tract infection in young women. *N Engl J Med* 1996;335:468–474.
7. Fihn SD, Boyko EJ, Normand EH, et al. Association between use of spermicide-coated condoms and *Escherichia coli* urinary tract infection in young women. *Am J Epidemiol* 1996;144:512–520.
8. Fihn SD, Boyko EJ, Chen CL, et al. Use of spermicidal-coated condoms and other risk factors for urinary tract infection caused by *staphylococcus saprophyticus* use. *Arch Intern Med* 1998;158:281–287.
9. Hooton TM, Stamm WE. *The vaginal flora and UTIs: molecular pathogenesis and clinical management*. Washington, DC: ASM Press, 1996: 67–94.
10. Smith HS, Hughes JP, Hooton TM, et al. Antecedent antimicrobial use increases the risk of uncomplicated cystitis in young women. *Clin Infect Dis* 1997;25:63–68.
11. Scholes D, Hooton TM, Roberts PL, et al. Risk factors for recurrent UTI in young women. *J Infect Dis* 2000;182:1177–1182.
12. Hooton TM, Stapleton AE, Roberts PL, et al. Perineal anatomy and urine-voiding characteristics of young women with and without recurrent urinary tract infections. *Clin Infect Dis* 1999;29:1600–1601.
13. Albert X, Huertas I, Pereiró I, et al. Antibiotics for preventing recurrent urinary tract infection in non-pregnant women. In: The Cochrane Library, Issue 2, 2005. Chichester: John Wiley & Sons. Search date 2004; primary sources Medline, Embase, Cochrane Central Register of Controlled Trials, and hand searches of reference lists of retrieved articles.
14. Jepson RG, Mihaljevic L, Craig J. Cranberries for preventing urinary tract infections. In: The Cochrane Library, Issue 2, 2005. Chichester:

15. Gundersen R, Hoivik HO, Osmundsen K. Frequent cystitis in elderly women. A double-blind comparison of hiprex and placebo in general practice. [In Norwegian]. *Tidsskr Nor Laegeforen* 1986;106:2048–2049.
16. Hoivik HO, Gundersen R, Osmundsen K, et al. Prevention of recurrent cystitis in fertile women. A double-blind comparison of hiprex and placebo in general practice. *Tidsskr Nor Laegeforen* 1984;104: 1150–1152.
17. Kasanen A, Junnila SY, Kaarsalo E, et al. Secondary prevention of recurrent urinary tract infections. Comparison of the effect of placebo, methenamine hippurate, nitrofurantoin and trimethoprim alone. *Scand J Infect Dis* 1982;14:293–296.
18. Lee B, Bhuta T, Craig J, et al. Methenamine hippurate for preventing urinary tract infections. In: The Cochrane Library, Issue 2, 2005. Chichester: John Wiley & Sons. Search date 2000; primary sources Cochrane Controlled Trials Register, Medline, Embase, Cinahl, Current Contents, reference lists of review articles and retrieved trials, and personal contact with manufacturers of methenamine salts and known investigators in the area.

原作者

Ayan Sen
Senior house officer trainee
Manchester
UK

利益冲突：没有声明。

致谢：在此谨向本章以前版本的作者致谢，他们包括 Lisa Chew, Bruce Cooper, Stephan Finn, Ruth Jepson, Adriana Wechsler, Bazian Ltd。

压力性尿失禁

检索时间：2004年11月
原作者：Joseph Onwude 张晓红 译 王建六 校 石一复 审

问题

女性压力性尿失禁非手术治疗的效果如何？
女性压力性尿失禁手术治疗的效果如何？

治疗措施及其效果

非手术治疗

肯定有效
5-羟色胺重吸收抑制剂（度洛西汀）

很可能有效
肾上腺素受体激动剂
雌激素补充（仅限于短期治疗，长期治疗的有效性尚不明确；其作用如不予拮抗，卒中及子宫内膜癌的风险可能升高；如联合应用孕激素，乳腺癌、冠心病、肺栓塞的风险可能升高）
盆底电刺激
盆底肌肉训练
阴道锤

手术治疗

肯定有效
腹腔镜膀胱颈悬吊术（与开腹耻骨后悬吊术及无张力吊带手术治愈率相似）
开腹耻骨后悬吊术（治愈率高于非手术治疗、阴道前壁修补术或针式悬吊术，但较非手术治疗不良反应更多）
无张力吊带手术（与开腹耻骨后悬吊术及腹腔镜膀胱颈悬吊术治愈率相似）

益害相当
除无张力吊带手术外的尿道下方吊带术（与开腹耻骨后悬吊术、针式悬吊术的治愈率相似，但比针式悬吊术的围手术期并发症更多）

不太可能有效
阴道前壁修补术（治愈率低于开腹耻骨后悬吊术）
针式悬吊术（治愈率低于开腹耻骨后悬吊术，且手术并发症更多）

将在新版中加入
通过产前和产后盆底肌肉训练预防产后压力性尿失禁的发生

见词汇表 **G**

主要信息

非手术治疗

◆ **5-羟色胺重吸收抑制剂（度洛西汀）**：随机对照试验发现经过12周的治疗，度洛西汀与安慰剂相比可降低尿失禁的发作频率并提高患者的生活质量。

◆ **肾上腺素受体激动剂**：两项随机对照试验发现在主观治愈率或改善率方面，苯丙醇胺和安慰剂无显著性差异。然而，另两项综述中收入的随机对照试验发现米多君和克仑特罗与安慰剂相比，可提高主观治愈率或改善率。有一项随机对照试验发现苯丙醇胺与盆底肌肉训练相比可获得较高的主观治愈率或改善率。然而，一项随机对照试验发现克仑特罗与盆底肌肉训练治疗效果无显著性差异。另一项综述中的随机对照试验发现在主观治愈率或改善率方面，苯丙醇胺与阴道雌激素无显著性差异。且由于血栓性卒中的风险度升高，苯丙醇胺已经从美国市场上撤出。

◆ **雌激素补充（仅限于短期治疗，长期治疗的有效性尚不明确；其作用如不予拮抗，卒中及子宫内膜癌的风险可能升高；如联合应用孕激素，乳腺癌、冠心病、肺栓塞的风险可能升高）**：一篇系统综述认为雌激素补充短期应用与安慰剂相比可获得治愈率或改善率的提高。综述认为盆底肌肉训练与雌激素短期替代相比，提高了治愈率或改善率。并且发现盆底电刺激和雌激素短期替代治疗效果无显著性差异，但还缺乏力度来发现临床的重要差异。雌激素长期应用的安全性也得到了关注。一项随机对照试验发现在绝经后有子宫的妇女中联合口服雌孕激素替代5年，浸润性乳腺癌、冠心病、卒中、肺栓塞的风险升高。另一项随机对照试验发现在绝经后无子宫的妇女口服雌激素6年增高卒中的风险。有限的证据认为在有子宫的妇女中，无拮抗的雌激素应用与子宫内膜癌发病风险升高有关。

◆ **盆底电刺激**：随机对照试验发现盆底电刺激与不进行治疗或假盆底电刺激相比，可减轻症状。一篇系统性的综述发现12个月的盆底电刺激和盆底肌肉训练相比，在治愈率或改善率方面无显著性差异；同时发现盆底电刺激与少量病例有阴道刺激和难以保持主动治疗有关。随机对照试验发现盆底电刺激和阴道锤治疗在自我评价的治愈率和改善率、4周至12个月的漏尿方面无显著性差异，但尚缺乏足够的资料证实临床的重要不同。一篇系统的综述发现盆底电刺激和雌激素补充治疗在治愈率和改善率方面无显著性差异，但尚缺乏足够资料证实临床的重要不同。

◆ **盆底肌肉训练**：一篇系统综述发现与无治疗和安慰剂相比，3~6个月的盆底肌肉训练可提高治愈率或改善率、降低日漏尿量。同时发现12个月的盆底肌肉训练和盆底电刺激在治愈率或改善率方面无显著性差异。在治疗6个月时与阴道锤相比，盆底肌肉训练降低日漏尿的发作，但在治疗12个月时的治愈率和改善率无显著性差异。一篇系统综述研究发现盆底肌肉训练与雌激素补充相比可提高治愈率或改善率。

◆ **阴道锤**：一篇系统综述性研究提示阴道锤与对照组相比在6~12个月治疗后，可提高自我评价治愈率或改善率；但在日漏尿发作方面无显著性差异。随机对照试验发现治疗12个月后，阴道锤和盆底肌肉训练在自我评价治愈率或改善率方面无显著性差异；经6个月的治疗，阴道锤与盆底肌肉训练相比，在降低日漏尿发作方面效果较差。另一项随机对照试验也发现经治疗4周至12个月，阴道锤与盆底电刺激治疗相比，在自我评价治愈率或改善率、漏尿指数改善方面无显著性差异；但缺乏足够的力度证实临床的重要不同。阴道锤应用的最为常见的不良反应是很难保持患者的主动应用，但更为严重的少量事件，如阴道炎和腹痛，也见报道。

手术治疗

◆ **腹腔镜膀胱颈悬吊术（与开腹耻骨后悬吊术及无张力吊带手术治愈率相似）**：没有发现腹腔镜膀胱颈悬吊术与对照（无治疗）、非手术治疗、阴道前壁修补、尿道下方吊带或针式悬吊术方面的随机对照试验。一篇系统综述研究发现开腹膀胱颈悬吊术在1年后的客观治愈率方面要高于腹腔镜膀胱颈悬吊术。然而，在5年客观治愈率和在1年或5年的主观治愈率方面，二者无显著性差异。一篇系统综述收入的随机对照试验发现无张力阴道吊带术与腹腔镜膀胱颈悬吊术相比，经6个月至2年的随访，有更高的治愈率；然而，两项随后的随机对照试验发现，经6周至1年的随访，二者无显著性差异。

◆ **开腹耻骨后悬吊术（治愈率高于非手术治疗、阴道前壁修补术或针式悬吊术，但较非手术治疗的不良反应更高）**：目前无开腹耻骨后悬吊术与对照（无治疗或假治疗）的随机对照试验。一篇系统综述研究发现开腹耻骨后悬吊术与非手术治疗、阴道前壁修补或针式悬吊术相比，经1~5年的随访，有较高的治愈率。开腹耻骨后悬吊术与非手术治疗相比有较多的不良反应，但手术并发症较针式悬吊术少。开腹耻骨后悬吊术与腹腔镜膀胱颈悬吊术相比，1年的客观治愈率较高；但5年的客观治愈率、1年或5年的主观治愈率方面无显著性差异。开腹耻骨后悬吊术和尿道下吊带术，1年的治愈率方面无显著性差异。一篇系统性综述研究发现无张力吊带术和开腹膀胱颈悬吊术相比2年治愈率无显著性差异。然而，试验尚缺乏力度来排除治愈率方面的临床重要性差异。综述收入的随机对照试验发现开腹耻骨后悬吊术膀胱穿孔并发症较无张力吊带术低，但有更多的术后发热。

◆ **无张力吊带手术（与开腹耻骨后悬吊术及腹腔镜膀胱颈悬吊术有相似的治愈率）**：没有发现无张力吊带术与对照（无治疗）、假治疗、非手术治疗、阴道前壁修补、针式悬吊术方面的随机对照试验。一项随机对照试验发现无张力吊带与尿道下方吊带的12个月治愈率无显著性差异。一篇系统综述研究发现无张力吊带术和开腹膀胱颈悬吊术相比两年治愈率无显著性差异。综述收入的随机对照试验发现无张力吊带术膀胱穿孔并发症较开腹耻骨后悬吊术高，但术后发热更少。一项随机对照试验发现无张力阴道吊带术与腹腔镜膀胱颈悬吊术相比，经6个月至两年的随访，有更高的治愈率；然而，两项随后的随机对照试验发现，经6周至1年的随访，二者无显著性差异。

◆ **除无张力吊带手术外的尿道下方吊带术（与开腹耻骨后悬吊术、针式悬吊术治愈率相似，但比针式悬吊术的围手术期并发症更多）**：没有发现尿道下方悬吊术与对照（无治疗）、非手术治疗、阴道前壁修补、腹腔镜膀胱颈悬吊术方面的随机对照试验。5项随机对照试验发现，尿道下方吊带术与开腹耻骨后悬吊术相比，6年治愈率无显著性差异，尽管这些研究缺乏足够的力度证实临床的重要差异。1篇综述中的小规模随机对照试验发现尿道下方吊带术和针式悬吊术相比1年治愈率无显著性差异，但缺乏足够的力度证实临床的重要差异。一项随机对照试验发现尿道下方悬吊术与针式悬吊相比增加了围手术期并发症。另一项随机对照试验发现无张力吊带术和尿道下方吊带术1年主观治愈率方面无显著性差异。

◆ **阴道前壁修补术（治愈率低于开腹耻骨后悬吊术）**：没有发现阴道前壁修补术与对照（无治疗）、尿道下方吊带术、无张力吊带术、腹腔镜膀胱颈悬吊术方面的随机对照试验。一项随机对照试验比较阴道前壁修补术和非手术治疗的证据不太充分。一篇系统性综述研究发现阴道前壁修补术在12个月或5年治愈率方面，有效性不高于开腹耻骨后悬吊术；并且发现两者总体手术并发症无显著性差异。阴道前壁修补术和针式悬吊12个月的治愈率无显著性差异。

◆ **针式悬吊术（治愈率低于开腹耻骨后悬吊术，且手术并发症更多）**：没有发现针式悬吊术与对照（无治疗）、非手术治疗、无张力吊带术、腹腔镜膀胱颈悬吊术方面的随机对照试验。一篇系统性综述研究发现针式悬吊术和阴道前壁修补术或尿道下方悬吊术相比，治愈率无显著性差异，但针式悬吊术较尿道下方吊带术有较少的围手术期并发症。另一篇系统综述分析发现开腹耻骨后悬吊术较针式悬吊术 5 年治愈率较高，且有更少的手术并发症。

定义 压力性尿失禁是用力、咳嗽或打喷嚏时尿液不可控制的流出[1]。压力性尿失禁主要影响女性，并且引起相关的社会和卫生学问题。典型的发作是在没有排尿的预感而出现漏尿。在尿动力试验中，动力性压力性尿失禁可以通过膀胱内压高于最大尿道压时有可证实的漏尿，且无膀胱逼尿肌收缩而诊断。明确动力性压力性尿失禁的诊断在外科治疗之前是非常重要的，尤其是压力性尿失禁的症状可发生在有膀胱逼尿肌过度收缩的患者中，此类患者的尿动力学检查可发现膀胱逼尿肌不可抑制地收缩。一般来讲，此类情况与压力性尿失禁不同。

发病率/患病率 压力性尿失禁是一个常见病。流行病学统计在高收入群体成年妇女中发病率为17%～45%[2]。一项横向研究（15 308名65岁以下挪威女性）发现在未生育女性压力性尿失禁发病率为4.7%；仅行剖宫产女性中发病率为6.9%；仅有阴道分娩女性中发病率为12.2%[3]。2000～2001 年，在英格兰大约进行了 10 000 例针对女性膀胱出口的手术[4]。约4000例为开腹手术，约3000例为经阴式手术，约1500例为内镜手术，其余被归为其他类。

病因/危险因素 发病因素包括妊娠、阴道分娩或剖宫产、吸烟以及肥胖[3,5-7]。一项横向研究（15 308 名 65 岁以下挪威女性）发现与未生育妇女相比，剖宫产妇女压力性尿失禁风险率上升（年龄调整 OR1.4，95%CI 1.0～2.0），阴道分娩风险率更高（年龄调整 OR3.0，95%CI 2.5～3.5）[3]。风险率在阴道分娩妇女高于剖宫产妇女（年龄调整 OR 2.4，95%CI 1.7～3.2）。一项病例对照研究（606例）发现原发的（现称为动力性）压力性尿失禁风险在以前吸烟者中升高（调整 OR 2.20，95%CI 1.18～4.11），在日常吸烟者中更高（调整 OR 2.48，95%CI 1.60～3.84）[7]。目前尚未发现与肥胖有关的发病风险的可靠数据。

预后 尚未发现有关压力性尿失禁自然病程的可靠资料。目前认为未治疗的压力性尿失禁是永久性的、终生携带的疾病。

治疗目的 目的是提高患者的生活质量和社会功能；降低患者的困窘感；用最小的不良反应降低不自主溢尿的频率和数量。

结局 **原发结果**：生活质量、社会功能、主观漏尿降低以及治疗的不良反应。**继发结果**：减少尿动力学检查的漏尿，尿垫试验Ⓖ等漏尿的客观证据。**剔除替代的结果**：如盆底力量、张力、收缩力、生理学测量、会阴收缩力测量。

方法 按《临床证据》2004 年 11 月的文献检索和评价方案。剔除了在单一的治疗方式内比较不同技术的研究（如比较高密度和低密度盆底肌训练效果，或比较 Burch 和 Marshall-Marchetti-Krantsz 尿道悬吊术）。也剔除了只在组内比较的随机对照试验。只包括了半数以上参加者有压力性尿失禁症状的随机对照试验。理想的随访时间是 5～10 年，但大多数研究报道的结果在 1 年以内。并没有基于随访的时间剔除研究结果。

问 题　女性压力性尿失禁非手术治疗的效果如何？

治疗选择 1　肾上腺素受体激动剂

两项随机对照试验发现在主观治愈或改善率方面，苯丙醇胺和安慰剂无显著性差异。然而，另两项综述中收入的随机对照试验发现米多君和克仑特罗与安慰剂相比，可提高主观治愈率或改善率。有一项随机对照试验发现苯丙醇胺与盆底肌肉训练相比可获得较高的主观治愈率或改善率。然而，一项随机对照试验发现克仑特罗与盆底肌肉训练治疗效果无显著性差异。另一项综述中的随机对照试验发现在主观治愈率或改善率方面，苯丙醇胺与阴道雌激素无显著性差异。且由于血栓性卒中的风险度升高，苯丙醇胺已经从美国市场上撤出。

益处 有一篇系统综述（检索日期 2002 年）[8]。**与无治疗或安慰剂相比**：综述收入的四项随机对照试验比较肾上腺素受体激动剂和安慰剂；两项随机对照试验比较苯丙醇胺和安慰剂，一项随机对照试验比较米多君和安慰剂，另一随机对照试验比较克仑特罗和安慰剂。综述发现在主观治愈率和改善率方面，苯丙醇胺和安慰剂无显著性差异（2 项随机对照试验，63 例患者；AR 苯丙醇胺 15/30 [50%]，安慰剂 10/33 [30%]；RR 1.58，95%CI 为 0.87～2.85）。综述中的第三项随机对照试验（48 例患者）发现米多君较安慰剂明显增加主观治愈率和改善率（米多君 AR 22/26 [84.6%]；安慰剂 AR 12/22 [54.6%]；RR 1.55，95%CI 为 1.02～2.35）。综述中的第四项随机对照试验（165 例患者）发现克仑特罗较安慰剂明显增加主观治愈率和改善率（克仑特罗 AR 36/77 [46.8%]；安慰剂 AR 21/88 [23.9%]；RR 1.96，95%CI 为 1.26～3.05）。**与非手术治疗相比**：系统综述发现两项随机对照试验比较肾上腺素受体激动剂和非手术治疗[8]。综述中的第一项随机对照试验（157 例患者）比较了苯丙醇胺和盆底肌肉训练（PFME）Ⓖ，发现苯丙醇胺较 PFME 明显增加主观治愈率和改善率（苯丙醇胺 AR 54/75 [72%]；安慰剂 AR 42/82 [51%]；RR 1.41，95%CI 1.09～1.81）。第二项随机对照试验（34例患者）比较了克仑特罗和盆底肌肉训练（PFME），发现克仑特罗和PFME在主观治愈率和改善率方面无显著性差异（克仑特罗 AR 10/15 [66.7%]；PFME AR 10/19 [52.6%]；RR 1.27，95%CI 为 0.73～2.21）。**与其他药物治疗相比**：综述收入的一项随机对照试验（20例患者）比较苯丙醇胺和阴道雌激素应用。发现在主观治愈率和改善率方面无显著性差异（苯丙醇胺 AR 8/10 [80%]；阴道雌激素用药 AR 4/10 [40%]；RR 2.00，95%CI 为 0.88～4.54）。**与手术治疗相比**：综述未发现相关性随机对照试验[8]。

临床证据 —— 女性健康

害处 苯丙醇胺由于血栓性卒中风险增高已经从美国市场中撤出[9]。**与安慰剂相比**：综述发现在不良反应方面肾上腺素受体激动剂和安慰剂无显著性差异（4项随机对照试验；不良反应：苯丙醇胺22/77 [28.6%]，安慰剂13/78 [16.7%]；RR 1.72，95%CI 0.92～3.20；1项随机对照试验：米多君16/26 [61.5%]，安慰剂8/24 [33.3%]，RR 1.85，95%CI 0.97～3.51；1项随机对照试验：克仑特罗13/82 [15.9%]，安慰剂12/93 [12.9%]；RR 1.23，95%CI 0.59～2.54)[8]。最常见的不良反应是失眠、疲乏和血管舒缩刺激[8]。**与非手术治疗相比**：一项综述收入的随机对照试验发现克仑特罗与PFME的不良反应无显著性差异（不良反应：克仑特罗2/15 [13.3%]，PFME 0/19 [0%]；RR 6.25，95%CI 0.32～121.14)。**与其他形式的药物治疗相比**：综述中的随机对照试验未能提供关于害处的相关资料[8]。

评论 克仑特罗具有促代谢的类固醇作用，没有被美国食品药品管理局（FDA）批准[10]。

治疗选择2 5-羟色胺重吸收抑制剂（度洛西汀）

随机对照试验发现经过12周的治疗，度洛西汀与安慰剂相比可降低尿失禁的发作频率并提高患者的生活质量。

益处 一篇系统综述（检索日期2003年）[10]。**与无治疗或安慰剂相比**：综述收入了一项随机对照试验[11]并且我们接下来发现了三项随机对照试验[12-14]。综述中的随机对照试验（553例患者）提到了三种不同剂量的度洛西汀（20，40或80 mg/d）和安慰剂的比较[11]。发现经12周的治疗，高剂量的度洛西汀（40和80 mg/d）与安慰剂相比降低尿失禁的发作频率（中位尿失禁频率降低：安慰剂40%，20 mg度洛西汀44% [与安慰剂比较 $P = 0.6$]，40 mg度洛西汀59% [与安慰剂比较 $P = 0.02$]，80 mg度洛西汀58% [与安慰剂比较 $P = 0.04$])[11]。随机对照试验也发现经12周的治疗，80 mg度洛西汀与安慰剂相比提高患者的生活质量评分（平均尿失禁生活质量评分提高，评分从0 [最坏]到100 [最好的可能生活质量]：安慰剂为+5.8，20 mg度洛西汀为+5.3 [与安慰剂比较 $P = 0.6$]，40 mg度洛西汀为+7.8 [与安慰剂比较 $P = 0.16$]，80 mg度洛西汀为+9.3 [与安慰剂比较 $P = 0.03$])[11]。第一项附加的随机对照试验（683例患者）发现度洛西汀（40mg，2次/日）治疗12周与安慰剂相比明显降低漏尿频率并提高患者生活质量（漏尿频率降低中位数：度洛西汀50%，安慰剂27%；$P < 0.001$；平均生活质量评分提高，评分从0 [最坏]到100 [最好]：度洛西汀为+11.1，安慰剂为+6.8；$P < 0.001$)[12]。第二项附加的随机对照试验（494例患者）发现度洛西汀（40mg，2次/日）与安慰剂相比明显降低漏尿频率（漏尿频率降低中位数：安慰剂为29.3%，度洛西汀为50.0%；$P = 0.002$)。然而，同时发现在生活质量评分改善方面二者无显著性差异（平均生活质量评分提高，评分从0 [最坏]到100 [最好]：安慰剂+4.1，度洛西汀+5.5；$P = 0.127$)[13]。第三项附加的随机对照试验（458例患者）发现度洛西汀（40 mg，2次/日）治疗12周与安慰剂相比明显降低漏尿频率并提高患者生活质量（漏尿频率中位数降低：度洛西汀54%，安慰剂40%，$P = 0.05$；平均生活质量评分提高，评分从0 [最坏]到100 [最好]：度洛西汀+10.3，安慰剂+6.4；$P = 0.007$)。**与非手术治疗或其他形式的药物治疗相比**：没有随机对照试验。

害处 **与安慰剂相比**：四项随机对照试验均报道恶心是治疗中断的最常见原因（中断率：安慰剂5%，20 mg度洛西汀9%，40 mg度洛西汀12%，80 mg度洛西汀15%，总 $P = 0.04$[11]；度洛西汀 [40 mg，2次/日] 24%，安慰剂4%；$P < 0.001$[12]；40 mg度洛西汀22%，安慰剂5%；$P < 0.001$[13]；度洛西汀 [40 mg，2次/日] 17.2%，安慰剂1.7%；$P = 0.001$)[14]。度洛西汀最常见的不良反应为恶心、腹泻、头痛、困倦和口干[11-14]。

评论 无。

治疗选择3 盆底肌肉训练

一篇系统综述发现与无治疗和安慰剂相比，3～6个月的盆底肌肉训练可提高治愈率或改善率、降低日漏尿量。同时发现12个月的盆底肌肉训练和盆底电刺激在治愈率或改善率方面无显著性差异。治疗6个月时与阴道锤相比，盆底肌肉训练降低日漏尿的发作，但在治疗12个月时的治愈率和改善率无显著性差异。一篇系统综述研究发现盆底肌肉训练与雌激素补充相比可提高治愈率或改善率。

益处 有一篇系统综述（检索日期2001年）[15]。**与无治疗相比**：综述收入了7项随机对照试验（816例患者）比较盆底肌肉训练 G 和无治疗[15]，发现PFME 3～6个月与无治疗相比明显提高自我评价治愈率和自我评价治愈率或改善率（治愈率：2项随机对照试验，PFME 18/108 [17%]，无治疗为2/108 [2%]；RR 7.25，95%CI 1.99～26.49；治愈率或改善率：2项随机对照试验，PFME 62/78 [79%]，无治疗3/86 [3%]；RR 23.04，95%CI 7.56～70.22)。同时发现PFME治疗3～6个月明显降低日漏尿量（3项随机对照试验；$P < 0.00001$；没有报道绝对数值，加权均数差以图示)。**与安慰剂比较**：综述收入3项随机对照试验（284例患者）比较PFME和安慰剂（假PFME，假盆底电刺激 [PFES] G，或安慰剂药片)[15]。发现PFME治疗3～6个月与安慰剂相比明显提高自我评价治愈率或改善率（治愈率：2项随机对照试验，PFME 28/85 [33%]，安慰剂8/82 [10%]；RR 3.12，95%CI 1.56～6.23；治愈率或改善率：3项随机对照试验，PFME 85/107 [79%]，安慰剂54/107 [50%]；RR 1.53，95%CI 1.26～1.87)。同时发现PFME治疗3～6个月明显降低日漏尿量（1项随机对照试验；平均漏尿间期：PFME 0.4，安慰剂1.17，$P < 0.0007$)。**与盆底电刺激相比**：综述收入了6项随机对照试验（382例患者）比较PFME和盆底电刺激（PFES)[15]。发现两者治疗12个月在治愈率和自我评

价治愈率和改善率方面无显著性差异（治愈率：4项随机对照试验；PFME 11/63 [17%]，PFES 4/69 [6%]；RR 2.94，95%CI 0.99～8.67；治愈率或改善率：4随机对照试验；PFME 47/63 [75%]，PFES 41/69 [60%]；RR 1.24，95%CI 0.97～1.57）。同时发现两者治疗6个月日漏尿量无显著性差异（1随机对照试验，57例患者，平均日常漏尿量：PFME 0.27，PFES 0.56；$P=0.06$）。这些随机对照试验确定临床重要差异的力度不足。**与阴道锤相比**：一篇系统综述（检索日期2003年）总结了7项比较PFME和阴道锤的随机对照试验（661例）[16]。发现两者治疗12个月在治愈率和自我评价治愈率或改善率方面无显著性差异（未治愈：3项随机对照试验；PFME 41/63 [65%]，阴道锤46/66 [70%]；RR 0.93，95%CI 0.72～1.16；未治愈或改善：4随机对照试验；PFME 30/90 [33%]，阴道锤35/92 [38%]；RR 0.87，95%CI 0.58～1.28）。同时发现PFME治疗6个月与阴道锥相比明显降低日漏尿量（2随机对照试验；$P=0.008$；没有报道绝对数值，加权均数差以图示）。**与雌激素补充相比**：一篇系统综述（检索日期2002年，2项随机对照试验，69例患者）发现PFME治疗9个月与雌激素补充相比明显提高客观治愈率或改善率（PFME 21/34 [61.7%]，雌激素 3/35 [8.6%]；RR 5.9，95%CI 2.2～16.7）[17]。

害处 **与无治疗相比**：一项综述收入的随机对照试验报道了一例进行PFME患者在收缩盆底肌肉时感到疼痛，三例患者有不适感，两例患者治疗依从性差[15]。**与安慰剂相比**：一项综述收入的随机对照试验发现PFME与安慰剂药片相比口干感觉更少见（绝对数值未报道；$P=0.03$）[15]。**与盆底电刺激相比**：一项综述收入的随机对照试验发现两例接受盆底电刺激患者有阴道刺激感觉，两例有泌尿系感染，两例有大腿麻刺感[15]。同时发现PFME无不良反应。综述中的第二项随机对照试验也发现两例接受盆底电刺激治疗患者报道有阴道"疼痛"，8例患者不能应用电刺激治疗和保持主动治疗。**与阴道锤相比**：综述中的三项随机对照试验提供了不良反应的信息，所有的不良反应均发生于阴道锥治疗患者[15]。在一项随机对照试验中（29例患者），14例患者（48%）应用阴道锤困难、不能保持主动治疗，2例患者（7%）发生阴道炎，1例患者（3%）发生下腹痛，1例患者（3%）发生出血。第二项随机对照试验（30例患者）发现5例阴道锤患者（17%）有不适觉感，3例患者（10%）主诉阴道锤耗费时间，2例患者（7%）主诉着急或匆忙时阴道锤难以插入阴道，2例患者（7%）主诉阴道锤干扰月经，2例患者（7%）肌肉疲劳。**与雌激素补充相比**：系统综述未报道害处相关资料[17]。

评论 无。

治疗选择4　盆底电刺激

随机对照试验发现盆底电刺激与不进行治疗或假盆底电刺激相比，可减轻症状。一篇系统综述发现12个月的盆底电刺激和盆底肌肉训练相比，在治愈率或改善率方面无显著性差异；同时发现盆底电刺激与少量病例有阴道刺激和难以保持治疗的主动性有关。随机对照试验发现盆底电刺激和阴道锤治疗在自我评价的治愈率和改善率、4周至12个月的漏尿方面无显著性差异，但尚缺乏足够的资料证实临床的重要差异。一篇系统综述发现盆底电刺激和雌激素补充治疗在治愈率和改善率方面无显著性差异，但同样缺乏力度证实临床的重要差异。

益处 **与无治疗或假治疗相比**：有一篇系统综述（检索日期1998年，1项随机对照试验）[18]，三项附加的随机对照试验[19-21]，和两项序列随机对照试验[22,23]。综述收入的随机对照试验（52例患者）发现盆底电刺激（PFES）与假PFES相比，可明显降低每周漏尿量（PFES每周漏尿量平均下降4.1，假PFES每周漏尿量平均上升6.9；$P=0.009$）[18]。第一项附加的随机对照试验（121例患者；60 [49.5%] 例压力性尿失禁，28 [23.2%] 例急迫性尿失禁，33 [27.3%] 例混合性尿失禁）发现PFES治疗6周与假治疗相比明显增加自我症状评价改善的患者的比例（PFES 35%，假治疗17%；$P=0.03$；结果没有维持原随机分组分析，详见结果分析）[19]。第二项附加的随机对照试验（33例有压力性尿失禁的男性和女性患者，详见结果分析）发现PFES明显增加自我症状评价改善的患者的比例和降低漏尿量（通过1小时尿垫试验测量，4周的治疗与假治疗相比；主观改善的比例：PFES 60%，假PFES 8%；$P=0.005$；漏尿量降低的比例：绝对比例未见报道；$P=0.008$）[20]。第三项附加的随机对照试验（43例女性患者）发现更多接受PFES治疗患者与无治疗组相比感觉改善或治愈（PFES 27%，未治疗组0%；P值未见报道）[21]。第一项随后的随机对照试验（60例女性患者）发现PFES治疗6周与无治疗组相比，明显降低尿失禁的频率和程度（每一症状评分应用Bristol泌尿症状问卷评分，1 [没问题] ～5 [问题非常严重]；频率评分的下降平均值：PFES为0.97，未治疗组为0；$P<0.01$；程度评分的下降平均值：PFES为1.2，未治疗组为0；$P<0.01$）[22]。第二项随后的随机对照试验（27例女性患者）发现PFES治疗8周与假PFES相比，明显降低泌尿生殖系统疾病量表问卷评分（评分0～100，评分越高提示疾病越明显）（PFES评分下降31%，假PFES评分下降9%；$P=0.01$）[23]。**与盆底肌肉训练相比**：见盆底肌肉训练益处。**与阴道锤相比**：有一篇系统综述（检索日期2003年，4项随机对照试验，274例女性患者）[16]。发现PFES和阴道锤治疗4周至12个月，治愈率，自我评价治愈率或改善率，日漏尿间期或日漏尿量方面无显著性差异（未治愈：PFES 50/55 [91%]，阴道锤47/51 [92%]；RR 0.99，95%CI 0.88～1.12；未治愈或未改善：PFES 18/61 [30%]，阴道锤24/60 [40%]；RR 0.74，95%CI 0.45～1.22；日漏尿间期：1随机对照试验；PFES 0.57，阴道锤 1.17；$P=0.1$；6个月后日漏尿量：1项随机对照试验；PFES 0.8，阴道锤0.6；$P=0.6$）。综述可能缺乏足够的力度证实临床的重要差异。**与雌激素补充相比**：一篇系统综述（检索日期2002年，1项随机对照试验，49例女性患者）[17]。发现PFES治疗6周与雌激素治疗相比在客观治愈率或改善率相比无显著性差异（PFES 8/25 [32.0%]，雌激素治疗 3/24 [12.5%]；RR 2.56，95%CI 0.77～8.33）[17]。这项随机对照试验

45. Flemming K, Cullum N. Therapeutic ultrasound for venous leg ulcers. In: The Cochrane Library, Issue 4, 2000. Oxford: Update Software. Search date 1999; primary source Wounds Group Specialised Register and hand searches of citation lists.
46. Peschen M, Vanscheidt W. Low frequency ultrasound of chronic venous leg ulcers as part of an out-patient treatment [abstract]. In: Cherry GW, Gottrup F, Lawrence JC, et al. *Fifth European Conference on Advances in Wound Management*. Macmillan, 1996.
47. Weichenthal M, Mohr P, Stegmann W, et al. Low-frequency ultrasound treatment of chronic venous ulcers. *Wound Repair Regen* 1997; 5:18–22.
48. De Sanctis MT, Belcaro G, Cesarone MR, et al. Treatment of venous ulcers with pentoxfylline: a 12-month double-blind placebo controlled trial. Microcirculation and healing. *Angiology* 2002;53:S49–S51.
49. Belcaro G, Cesarone MR, Nicolaides AN, et al. Treatment of venous ulcers with pentoxifylline: a 6-month randomized double-blind placebo controlled trial. *Angiology* 2002;53:S45–S47.
50. Guilhou JJ, Dereure O, Marzin L, et al. Efficacy of Daflon 500 mg in venous leg ulcer healing: a double-blind, randomized, controlled versus placebo RCT in 107 patients. *Angiology* 1997;48:77–85.
51. Glinski W, Chodynicka B, Roszkiewicz J, et al. The beneficial augmentative effect of micronised purified flavonoid fraction (MPFF) on the healing of leg ulcers: an open, multicentre, controlled randomised study. *Phlebology* 1999;14:151–157.
52. Kucharzewski M, Franek A, Koziolek H. Treatment of venous leg ulcers with sulodexide. *Phlebologie* 2003;32:115–120.
53. Arosio E, Ferrari G, Santoro F, et al. A placebo-controlled, double blind study of mesoglycan in the treatment of chronic venous ulcers. *Eur J Vasc Endovas Surg* 2001;22:365–372.
54. Lyon RT, Veith FJ, Bolton L, et al. Clinical benchmark for healing of chronic venous ulcers. Venous Ulcer Study Collaborators. *Am J Surg* 1998;176:172–175.
55. Wilkinson EAJ, Hawke CI. Does oral zinc aid the healing of chronic leg ulcers? A systematic literature review. *Arch Dermatol* 1998;134:1556–1560. Search date 1997; primary sources Medline, Embase, Cinahl, Science Citation Index, Biosis, British Diabetic Association Database, Ciscom, Cochrane Controlled Register of Clinical RCTs, Dissertation Abstracts, Royal College of Nursing Database, electronic databases of ongoing research, hand searches of wound care journals and conference proceedings, and contact with manufacturer of zinc sulphate tablets.
56. Layton AM, Ibbotson SH, Davies JA, et al. Randomised RCT of oral aspirin for chronic venous leg ulcers. *Lancet* 1994;344:164–165.
57. Schultz–Ehrenburg U, Müller B. Two multicentre clinical trials of two different dosages of O-β-hydroxyethyl)-rutosides in the treatment of leg ulcers. *Phlebology* 1993;8:29–30.
58. Warburg FE, Danielsen L, Madsen SM, et al. Vein surgery with or without skin grafting versus conservative treatment for leg ulcers. *Acta Dermatol Venereol* 1994;74:307–309.
59. Zamboni P, Cisno C, Marchetti F, et al. Minimally invasive surgical management of primary venous ulcers vs. compression treatment: a randomized clinical trial. *Eur J Vasc Endovasc Surg* 2003;25:313–318.
60. Barwell JR, Davies CE, Deacon J, et al. Comparison of surgery and compression with compression alone in chronic venous ulceration (ESCHAR study): randomised controlled trial. *Lancet* 2004;363:1854–1859.
61. Tenbrook JA Jr, Iafrati MD, O'Donnell TF Jr, et al. Systematic review of outcomes after surgical management of venous disease incorporating subfascial endoscopic perforator surgery. *J Vasc Surg* 2004;39: 583–589. Search date 2003, primary sources Medline (restricted to English studies), reference lists of review articles and retrieved studies, and consultation with local experts.
62. Pierik EG, van Urk H, Hop WC, et al. Endoscopic versus open subfascial division of incompetent perforating veins in the treatment of venous leg ulceration: a randomized trial. *J Vasc Surg* 1997;26:1049–1054.
63. Ghauri AS, Nyamekye I, Grabs AJ, et al. Influence of a specialised leg ulcer service and venous surgery on the outcome of venous leg ulcers. *Eur J Vasc Endovasc Surg* 1998;16:238–244.
64. Navratilova Z, Slonkova V, Semradova V, et al. Cryopreserved and lyophilized cultured epidermal allografts in the treatment of leg ulcers: a pilot study. *J Eur Acad Dermatol Venereol* 2004;18:173–179.
65. Mostow EN, Haraway GD, Dalsing M, et al. Effectiveness of an extracellular matrix graft(OASIS Wound Matrix) in the treatment of chronic leg ulcers: a randomized clinical trial. *J Vasc Surg* 2005;41:837–843.
66. Krishnamoorthy L, Harding K, Griffiths D, et al. The clinical and histological effects of Dermagraft in the healing of chronic venous leg ulcers. *Phlebology* 2003;18:12–22.
67. Enoch S, Shaaban H, Dunn KW. Informed consent should be obtained from patients to use products (skin substitutes) and dressings containing biological material. *J Med Ethics* 2005;31:2–6.
68. Flemming K, Cullum N. Laser therapy for venous leg ulcers. In: The Cochrane Library, Issue 1, 1999. Oxford: Update Software. Search date 1998; primary sources 19 electronic databases and hand searches of journals, conference proceedings, and bibliographies.
69. Schneider WL, Hailey D. *Low level laser therapy for wound healing*. Alberta Heritage Foundation Report 1999. Search date 1999; primary sources Medline, Healthstar, Embase, Dissertation Abstracts, Current Contents, Cinahl, Cochrane Library, and the Internet.
70. Lagan KM, McKenna T, Witherow A, et al. Low-intensity laser therapy/combined phototherapy in the management of chronic venous ulceration: a placebo-controlled study. *J Clin Laser Med Surg* 2002; 20:109–116.
71. Franek A, Krol P, Kucharzewski M. Does low output laser stimulation enhance the healing of crural ulceration? Some critical remarks. *Med Eng Phys* 2002;24:607–615.
72. Cullum N, Nelson EA, Flemming K, et al. Systematic reviews of wound care management: (5) beds; (6) compression; (7) laser therapy, therapeutic ultrasound, electrotherapy and electromagnetic therapy. *Health Technol Assess* 2001;5;1–221. Search date 2000; primary sources Cochrane Wounds Group specialised register, 19 electronic databases (up to 1999); hand searches of relevant journals, conference proceedings, and bibliographies of retrieved publications; and personal contact with manufacturers and an advisory panel of experts.
73. Vandongen YK, Stacey MC. Graduated compression elastic stockings reduce lipodermatosclerosis and ulcer recurrence. *Phlebology* 2000; 15:33–37.
74. Cullum N, Fletcher A, Semlyen A, et al. Compression therapy for venous leg ulcers. *Qual Health Care* 1997;6:226–231. Search date 1997; primary sources 18 databases, including Medline, Embase, Cinahl with no restriction on date, hand searches of relevant journals, conference proceedings, and correspondence with experts to obtain unpublished papers.
75. Taylor HM, Rose KE, Twycross RG. A double-blind clinical RCT of

hydroxyethylrutosides in obstructive arm lymphoedema. *Phlebology* 1993;8:22–28.
76. Sybrandy JE, van Gent WB, Pierik EG, et al. Endoscopic versus open subfascial division of incompetent perforating veins in the treatment of venous leg ulceration: long-term follow-up. *J Vasc Surg* 2001;33: 1028–1032.

原作者

E Andrea Nelson
Senior Research Fellow, Centre for Evidence Based Nursing
Department of Health Sciences, University of York, York, UK

Nicky Cullum
Professor, Centre for Evidence Based Nursing, Department of Health Sciences
University of York, York, UK

June Jones
Clinical Nurse Specialist, Southport and Formby PCT, Southport, UK

利益冲突：E Andrea Nelson 和 Nicky Cullum 是 Beirsdorf 英国公司向一个压力绷带随机对照试验中进行相关健康教育的申请者。EAN, NC 和 JJ 是本综述中系统综述的作者。EAN 是本章提到的一些研究论文的作者（参考文献 21 和 22）。JJ 得到了参加 Activia Healthcare 研讨会的支持。

表 1　下肢溃疡的 NNT

介质	NNT	95%CI
多层弹力加压绷带 *vs* 非弹力加压绷带[5]	5	3～12
多层强力加压绷带 *vs* 单层加压绷带[5]	6	4～18
己酮可可碱 400mg，3 次/天 *vs* 安慰剂（同时使用加压治疗）[8]	6	4～14
溃疡周围注射 GM～CSF*（400μg）*vs* 安慰剂[9]	2	1～7
双层培养异体皮肤更换 *vs* 非黏性敷料[10]	7	4～41
舒洛地希加压治疗 *vs* 仅加压治疗[11, 12]	4	3～9

*GM-CSF：粒细胞-巨噬细胞集落刺激因子

索 引

注：页码为英文原版索引中的页码，并与中文版正文中标注的页边码相对应。

α 骨化醇，绝经后妇女的骨折预防 Alfacalcidol, fracture prevention in postmenopausal women, 1544, 1550-1551

α 硫辛酸 Alpha lipoic acid
不良反应，1845
灼口综合征的治疗，1843, 1845-1846

$α_1$ 抗胰蛋白酶，慢性阻塞性肺疾病的治疗 Alpha$_1$ antitrypsin, chronic obstructive pulmonary disease and, 2078, 2091-2092

α 受体阻滞剂 Alpha blockers
不良反应，1216-1217, 1258
降压治疗，186, 189
　糖尿病患者，614, 619-620
良性前列腺增生的治疗，1213, 1215-1217
　与 5α 还原酶抑制剂比较，1217
慢性前列腺炎的治疗，1252, 1253, 1256, 1257-1258
心血管疾病的二级预防，214

β 谷甾醇植物提取物 Beta-sitosterol plant extract
不良反应，1223
良性前列腺增生的治疗，1214, 1223

β 内酰胺 Beta lactams
肺炎的治疗，2016, 2019
早产的治疗，1980

β 受体激动剂 β agonists
另见特定药物
不良反应，1973, 2003, 2004, 2043, 2052, 2053, 2083-2084, 2085
哮喘的治疗，2040-2041, 2042-2045, 2052-2054, 2066-2069
　儿童，307, 308, 311-312, 321-322
　给药方法，307, 309, 312, 324, 2041, 2050, 2052-2053
　预防，308, 319
　规律治疗与按需治疗比较，2042-2043, 2052
　与皮质激素比较，316, 2043
　与白三烯受体拮抗剂比较，2045
　与茶碱比较，2049
　与皮质激素合用，308, 312-313, 321-322
　与吸入皮质激素合用，2040, 2044-2045
　与异丙托溴铵合用，307, 311-312, 324, 2041, 2053-2054
　与白三烯受体拮抗剂合用，2040, 2045-2047
　伴有喘息，309, 323-324, 326
支气管扩张的治疗，2070, 2074
支气管炎的治疗，1997, 2003-2004
　与抗生素比较，2003

慢性阻塞性肺疾病的治疗，2078, 2082-2086
　与抗胆碱能药物比较，2078, 2085-2086
　与抗胆碱能药物合用，2078, 2084
　与糖皮质激素合用，2078, 2088-2089
哮吼的治疗，381, 391-392
早产的治疗，1968, 1973

β 受体阻滞剂 β blockers
另见特定药物
不良反应，75, 128, 150, 188, 472, 618, 912, 1958
心绞痛的治疗
　稳定型心绞痛，60, 62-63
　与钙通道阻滞剂比较，62-63
降低血压，188, 189
　妊娠期，1952, 1958
　卒中的预防，246, 247-248
　与利尿剂比较，189
糖尿病患者，614, 618-619, 628-630
特发性震颤的治疗，1773, 1774, 1775-1777
心力衰竭的治疗，119, 127-128
儿童偏头痛的预防，469, 472
心肌梗死的治疗，140, 149-150
　早期治疗和延迟治疗比较，150
心血管疾病的二级预防，197, 204-205
　卒中的预防，246, 247-248
卒中的治疗，233
不稳定型心绞痛的治疗，68, 74

γ-氨基丁酸抑制剂 Gamma-aminobutyric acid agonists
不良反应，237
卒中的治疗，230, 236

1 秒用力呼气量 Forced expiratory volume in 1 second (FEV_1), 327, 2058, 2098

5-HT_1 受体拮抗剂 5HT_1 antagonist
另见特定药物
不良反应，471
儿童偏头痛的治疗，469, 471-472

5-HT_3 受体拮抗剂，肠易激综合征的治疗 5HT_3 receptor antagonist, irritable bowel syndrome treatment, 758, 762

5-HT_4 受体激动剂，肠易激综合征的治疗 5HT_4 receptor agonists, irritable bowel syndrome treatment, 758, 761

5-氨基水杨酸 Mesalazine
不良反应，671
憩室病的治疗，667, 671

5α 还原酶抑制剂 5 alpha-reductase inhibitors

不良反应，1218
良性前列腺增生的治疗，1213，1217-1219
　与α受体阻滞剂比较，1217
慢性前列腺炎的治疗，1253，1258-1259
5-羟色胺再摄取抑制剂 Serotonin reuptake inhibitors（SRIs）
另见选择性5-羟色胺再摄取抑制剂
不良反应，1427-1428
慢性紧张性头痛的治疗，1785，1787
强迫障碍的治疗，1424-1425，1436-1437
　联合治疗，1425，1430-1431，1432-1433
　持续时间，1425，1431-1432
　与行为疗法比较，1427
　与其他抗抑郁药比较，1426-1427
压力性尿失禁的治疗，2565，2569-2570
5-羟色胺综合征 Serotonin syndrome，874

A

Acipomix
　不良反应，566
　糖尿病血脂异常的治疗，566
Ainswoth 陌生情景方法 Ainsworth Strange Situation Procedure，1929
Akin 截骨术 Akin osteotomy，1503，1510-1511，1512
　不良反应，1511
Alefacept
　不良反应，2273
　银屑病的治疗，2251，2271-2272
AOFAS 评分 AOFAS score，1512
Apgar 评分 Apgar score，518，1981
Atazanavir
　不良反应，947
　HIV 感染的治疗，946
阿巴卡韦，HIV 的治疗 Abacavir, HIV treatment，945，946，950-951
阿贝卡奈 Abecarnil
　不良反应，1413
　广泛性焦虑障碍的治疗，1408，1413-1414
阿达帕林 Adapalene
　痤疮的治疗，2183，2188
　不良反应，2188
阿尔维林，肠易激综合征的治疗 Alverine, irritable bowel syndrome treatment，758，760
阿耳茨海默病 Alzheimer's disease
　另见痴呆
　病因/危险因素，1346
　定义，1345
　药物治疗，1343-1345，1345，1347-1355，1357-1362
　　卡马西平，1345，1359
　　多奈哌齐，1343-1344，1345，1347-1349，1361
　　加兰他敏，1344，1345，1349-1350，1361

　　氟哌啶醇，1357
　　美金刚，1344，1354
　　非甾体抗炎药，1344，1352
　　雌二醇，1344，1353
　　奥氮平，1345，1358
　　毒扁豆碱，1344，1351
　　利培酮，1345，1358-1359
　　利凡斯的明，1344，1350，1362
　　司来吉兰，1344，1353-1354
　　丙戊酸钠，1359-1360
　　他克林，1344，1351-1352
　　曲唑酮，1360
　　银杏叶提取物治疗，1344，1355
　发病率/患病率，1346
　预后，1346
阿伐斯汀 Acrivastine
　不良反应，825
　季节性变应性鼻炎的治疗，822，824
　　与伪麻黄碱合用，822，827
阿夫唑嗪 Alfuzosin
　不良反应，1216，1217，1258
　良性前列腺增生的治疗，1215，1216
　慢性前列腺炎的治疗，1256，1257，1258
阿加曲班，不稳定型心绞痛的治疗 Argatroban, unstable angina treatment，73
阿伦膦酸盐 Alendronate
　不良反应，1546
　绝经后妇女的骨折预防，1543，1546
阿洛司琼 Alosetron
　不良反应，762
　肠易激综合征的治疗，758，762
　　与美贝维林比较，762
阿霉素 Adriamycin
　另见多柔比星
　肺癌的治疗，2104
　非转移性乳腺癌的治疗，2367，2368，2386
阿米巴痢疾 Amoebic dysentery，1007-1010
　病因/危险因素，1008
　定义，1008
　发病率/患病率，1008
　预后，1008
　治疗，1007-1008，1009-1010
　　依米丁，1007，1010
　　甲硝唑，1007，1008-1009，1012-1013
　　奥硝唑，1007，1009-1010
　　巴龙霉素，1007，1010
　　塞克硝唑，1007，1009
　　替硝唑，1007，1010，1012-1013
阿米巴瘤 Amoeboma，1010
阿米卡星，慢性前列腺炎的治疗 Amikacin, chronic prostatitis treatment，1252，1255

索引

阿米替林 Amitriptyline
  不良反应，1155，1156，1289，1788
  神经性厌食症的治疗，1285，1288-1289
  慢性紧张性头痛的治疗，1785，1787-1788，1793
    与米氮平比较，1788
  抑郁症的治疗，1372
    儿童和青少年，401
  肠易激综合征的治疗，758，759-760
  腰背痛的治疗，1637
  创伤后应激障碍的治疗，1455，1464
  带状疱疹后神经痛，1151，1155
  耳鸣的治疗，841，843
阿莫地喹 Amodiaquine
  不良反应，1100，1123
  旅行者疟疾的预防，1090，1100
  疟疾的治疗，1119，1122-1124
    与磺胺多辛-乙胺嘧啶加阿莫地喹比较，1122-1123
    与青蒿琥酯合用，1119，1125
    与磺胺多辛-乙胺嘧啶合用，1119，1122-1124，1132-1133
阿莫克拉 Co-amoxiclav
  急性中耳炎的治疗，500，502-503，505-506
  不良反应，504，816，836，838，1972，1999，2020
  支气管炎的治疗，1996，1997，1998，2000-2001
  慢性前列腺炎的治疗，1255
  慢性化脓性中耳炎的治疗，778
  普通感冒的治疗，2012
  肺炎的治疗，2016，2019-2020
  胎膜早破的治疗，1967，1972
  肾盂肾炎的治疗，2552
  鼻窦炎的治疗，834-835，836，837-838，839
  儿童尿路感染的治疗，531-532
阿莫罗芬，趾甲真菌感染的治疗 Amorolfine, fungal toenail infection treatment, 2212
阿莫西林 Amoxicillin
  另见阿莫克拉
  急性中耳炎的治疗，500，502-505
    预防，501，507
  不良反应，779，816，836，837，2134
  支气管炎的治疗，1996，1998
  衣原体感染的治疗，2130
    妊娠妇女，2130，2133-2134
  慢性化脓性中耳炎的治疗，778，779
  淋病的治疗，2162，2164-2165
  幽门螺杆菌根除治疗，727，735-737
  分泌性中耳炎的治疗，817
  肾盂肾炎的治疗，2552
  鼻窦炎的治疗，834-835，836，837，839
  儿童尿路感染的治疗，529，531-532
阿莫西林-克拉维酸钾，见阿莫克拉 Amoxicillin-clavulanate see Co-amoxiclav
阿那曲唑 Anastrozole
  不良反应，2339，2341，2380-2381
  转移性乳腺癌的治疗，2332，2333，2339，2340
  非转移性乳腺癌的治疗，2361，2380-2381
阿尼普酶，心肌梗死的治疗 Anistreplase, myocardial infarction management, 146, 147
阿片类药物 Opioids
  膝关节骨性关节炎的治疗，1685，1692
  腰背痛的治疗，1619，1623-1624，1636-1637
  颈部疼痛的治疗，1667
  带状疱疹后神经痛的治疗，1152，1157-1158
  肩痛的治疗，1722，1725
阿片受体拮抗剂，围产期窒息的治疗 Opiate antagonists, perinatal asphyxia treatment, 511, 516-517
阿朴吗啡 Apomorphine
  不良反应，1235
  勃起功能障碍的治疗，1227，1234-1235
阿普唑仑 Alprazolam
  不良反应，843，1450
  特发性震颤的治疗，1774，1779
  广泛性焦虑障碍的治疗，1408，1410-1411
  惊恐障碍的治疗，1439，1449-1450
  耳鸣的治疗，841，843
阿奇霉素 Azithromycin
  不良反应，838，839，942，970，972，1140，2020，2134，3164
  支气管炎的治疗，1996，1998-2000
  衣原体感染的治疗，2129，2131，2132
    妊娠妇女，2130，2133-2134
  腹泻的治疗，1039
  淋病的治疗，2162，2164
  HIV 感染的预防，938，941
  脑膜炎球菌病的预防，1140
  HIV 感染者对鸟分枝杆菌复合体感染的预防，966，972
    与利福布汀合用
  HIV 感染者对肺孢子虫肺炎的预防，966，970-971
  肺炎的治疗，2020
  鼻窦炎的治疗，834，835，836，837-839
  沙眼的预防，924，926-927
    与四环素比较，927
阿司咪唑 Astemizole
  不良反应，825
  季节性变应性鼻炎的治疗，823-824
阿司匹林 Aspirin
  另见抗血小板药物
  不良反应，69，134，166，200，232，250，251，634-635，1603，1989，1992-1993，2433
  心房颤动的治疗，81
  痛经的治疗，2439，2432，2448
    与非甾体抗炎药比较，2438
    与对乙酰氨基酚比较，2433
  心力衰竭的治疗，119，134-135

与华法林比较，134
下肢溃疡的治疗，2608，2618
心肌梗死的治疗，140，143
　　与硝酸酯类药合用，151
外周动脉疾病的治疗，164，166-167
子痫前期的预防，1951，1954
髋部骨折手术者的预防性使用，1603
习惯性流产的治疗，1986，1989-1990
　　伴随抗磷脂综合征，1987，1992-1993
　　与肝素合用，1987，1993
心血管疾病的二级预防，196，199-200
　　小剂量与大剂量比较，245，250-251
　　卒中的预防，245，250-251，259
　　与糖蛋白Ⅱb/Ⅲa受体抑制剂比较，203
　　与噻氯吡啶比较，203
　　与抗凝剂合用，201-202
　　糖尿病患者，625，634-635
　　与糖蛋白Ⅱb/Ⅲa受体抑制剂合用，201
　　与噻氯吡啶合用，201
镰状细胞危象的治疗，46，53
卒中的治疗，230，232
不稳定型心绞痛的治疗，67，69

阿糖腺苷，眼部单纯疱疹的治疗 Vidarabine, ocular herpes simplex treatment, 917, 919
阿替加奈，卒中的治疗 Aptiganel, stroke management, 237
阿替洛尔 Atenolol
　不良反应，166，618，629，1777，1956
　心绞痛的治疗，63
　特发性震颤的治疗，1774，1776
　子痫前期的预防，1952，1956
　卒中的治疗，233
　糖尿病患者，624，629
　　降压治疗，613，614，618
阿替洛尔 Atenolol
　不良反应，1777
　特发性震颤的治疗，1777
阿托伐醌 Atovaquone
　不良反应，970，985，1099-1100，1101
　旅行者疟疾的预防，1089，1099-1100
　　儿童，1101
　合并HIV感染的肺孢子虫肺炎，966，970
　　与氨苯砜比较，966，970
　　与戊烷脒比较，970
　肺孢子虫肺炎的治疗，982，984-985
　　与戊烷脒比较，984
　　与增效磺胺甲基异噁唑比较，984
阿托伐他汀 Atorvastatin
　不良反应，169-170，561，633
　糖尿病患者血脂异常的治疗，556，559-560
　　与依泽替米贝合用，562
　外周动脉疾病的治疗，164，168-169

心血管疾病的二级预防，212
卒中的预防，250
糖尿病患者，624，633
阿托品 Atropine
　不良反应，1891
　支气管扩张的治疗，2075
　有机磷中毒的治疗，1886，1890-1891
阿托品化 Atropinisation，1894
阿托西班 Atosiban
　不良反应，1976
　早产的预防，1967，1975-1976
阿托西汀 Atomoxetine
　不良反应，333
　注意缺陷多动障碍的治疗，331，332-333，344
阿西美辛，腰背痛的治疗 Acemetacin, low back pain treatment, 1622
阿昔单抗 Abciximab
　不良反应，149，636，641
　糖尿病患者心血管疾病的预防，625，636
　　冠状动脉内支架置入术，641
　急性心肌梗死的治疗，141，147-149
　不稳定型心绞痛的治疗，70
阿昔洛韦 Aciclovir
　不良反应，922，1019，1154，1748，2143，2145，2146，2228，2229
　Bell麻痹的治疗，1745，1747-1748
　　与泼尼松龙比较，1747-1748
　　与泼尼松龙合用，1748
　水痘的治疗，1015，1018-1019
　　预防，1015，1017-1018
　HIV感染者巨细胞病毒的预防，967，975
　生殖器疱疹的治疗，2138，2142-2143，2144，2145
　　母婴传播的预防，2137，2141
　　与泛昔洛韦比较，2144，2146
　　与伐昔洛韦比较，2143，2144，2146
　　HIV感染者，2138，2146-2147
　口唇疱疹的治疗，2227，2228-2229，2230
　　预防，2227，2229
　HIV感染者单纯疱疹病毒的预防，967，975
　眼部单纯疱疹的治疗，917，919，921-923
　　预防，918，922-923
　　实质性角膜炎，918，921-922
　　角膜移植后，918，922-923
　带状疱疹后神经痛的预防，1151，1153
　　与碘苷比较，1154
　　与皮质激素合用，1154-1155
　HIV感染者水痘带状疱疹病毒的预防，967，975
阿昔曲丁，银屑病的治疗 Acitretin, psoriasis treatment, 2252, 2266-2267
　与依曲替酯比较，2266-2267
　与光疗合用，2276

阿扎他定，季节性变应性鼻炎的治疗，Azatadine, seasonal allergic rhinitis treatment, 822, 824
　　与伪麻黄碱合用，822, 828
艾考糊精 Icodextrin, 1179
　　不良反应，1174
　　终末期肾病的治疗，1171, 1173-1174
艾美拉唑 Esomeprazole
　　不良反应，703, 705
　　胃食管反流病的治疗，697, 701, 702
　　　　维持治疗，704-705
艾托考昔 Etoricoxib
　　不良反应，1638-1639, 2438-2439
　　痛经的治疗，2437
　　痛风的治疗，1563
　　腰背痛的治疗，1638
爱丁堡产后抑郁量表 Edinburgh Postnatal Depression Scale（EPDS），1929
安非拉酮 Diethylpropion
　　不良反应，867
　　肥胖症的治疗，861, 867
　　　　与芬特明比较，866
安泼那韦，HIV 感染的治疗 Amprenavir, HIV treatment, 943
安全计划 Safety planning, 2126
　　家庭暴力，2419, 2425-2426
安他乐 Hydroxyzine
　　不良反应，1413
　　广泛性焦虑障碍的治疗，1407, 1412-1413
　　　　与地西泮比较，1413
　　　　与丁螺环酮比较，1413
安慰器，婴儿猝死综合征的危险 Pacifiers, sudden infant death syndrome risk and, 520, 524
氨苯喋啶，梅尼埃病的预防 Triamterene, Menière's disease prophylaxis, 797, 799
氨苯砜 Dapsone
　　另见氯丙胍-氨苯砜；甲氧苄啶-氨苯砜
　　不良反应，969, 1100
　　麻风的治疗，1079-1080, 1082-1084, 1086-1087
　　　　多种药物联合治疗，1079-1080, 1082-1083, 1084, 1086-1087
　　旅行者疟疾的预防，1090, 1100
　　HIV 感染者肺孢子虫肺炎的预防，969, 970
　　　　与阿托伐醌比较，970
　　　　与甲氧苄啶-磺胺甲基异噁唑比较，969
氨苄西林 Ampicillin
　　急性中耳炎的治疗，500, 502-503, 504
　　不良反应，2555
　　衣原体感染的治疗，2130, 2132
　　新生儿感染的预防，478
　　胎膜早破的治疗，1972
　　肾盂肾炎的治疗，2552, 2555
氨茶碱 Aminophylline, 327

　　急性肾衰竭的预防，1192, 1200-1201
氨磺必利 Amisulpride
　　不良反应，1475-1476
　　灼口综合征的治疗，1846
　　精神分裂症的治疗，1468, 1475-1476
　　　　与奥氮平比较，1475
　　　　与利培酮比较，1475
氨基导眠能，转移性乳腺癌的治疗 Aminoglutethimide, metastatic breast cancer treatment, 2333, 2341
氨基酸口服补液盐 Amino acid oral rehydration solution, 1032, 1043
氨基糖苷类药 Aminoglycosides
　　急性肾衰竭的预防，1192, 1203
　　不良反应，801
　　梅尼埃病的预防，797, 801
　　盆腔感染性疾病的治疗，2176, 2178
氨己烯酸 Vigabatrin
　　不良反应，1760
　　癫痫的治疗，1752, 1760
氨甲环酸 Tranexamic acid
　　不良反应，2529
　　月经过多的治疗，2525, 2528-2529
　　　　与酚磺乙胺比较，2528
　　　　与非甾体抗炎药比较，2528
　　　　与孕激素比较，2529
氨力农，心源性休克的治疗 Amrinone, cardiogenic shock treatment, 154
氨硫脲 Thiacetazone
　　不良反应，1000-1001
　　HIV 感染者结核病的治疗，996, 997, 999, 1000-1001
氨氯地平 Amlodipine
　　不良反应，64-65
　　心绞痛的治疗，60, 64
　　降压治疗，189
　　　　糖尿病患者，614, 619
　　心力衰竭的治疗，129
　　雷诺现象的治疗，1713, 1716
氨曲南，慢性化脓性中耳炎的治疗 Aztreonam, chronic suppurative otitis media treatment, 783
按摩 Massage, 1631, 1647
　　慢性前列腺炎的治疗，1253, 1260-1261
　　腰椎间盘突出的治疗，1571, 1576
　　婴儿腹痛的治疗，439, 443
　　腰背痛的治疗，1620, 1628, 1635, 1646-1647
　　子宫，产后出血的预防，1933, 1946
胺碘酮 Amiodarone
　　不良反应，82-83, 131, 208, 297
　　心房颤动的治疗，79, 80, 82-83, 90
　　　　与地高辛比较，82
　　　　与氟卡尼比较，84-85
　　　　与普罗帕酮比较，88

与维拉帕米比较，82
心脏骤停的治疗，295，296-297
与利多卡因比较，297
心力衰竭的治疗，119，130-131
心血管疾病的二级预防，196，208
暗点 Scotoma, 915
奥氮平 Olanzapine
不良反应，1302，1358，1433，1477-1478
双相障碍
躁狂，1295，1301-1302
痴呆的治疗，1345，1358
强迫障碍的治疗，1425，1433
创伤后应激障碍的治疗，1455，1465-1466
精神分裂症的治疗，1469，1477-1478
标准治疗无效的患者，1470，1485
与氨磺必利比较，1475
与氯氮平比较，1474
与利培酮比较，1477
奥芬那君，腰背痛的治疗 Orphenadrine, low back pain treatment, 1623
奥卡西平 Oxcarbazepine
癫痫的治疗，1752，1760
三叉神经痛的治疗，1827，1831
奥利司他 Orlistat
不良反应，869
肥胖症的治疗，862，868-869
与西布曲明比较，865
与氟伐地汀合用，868-869
与西布曲明合用，862，865
奥美拉唑 Omeprazole
不良反应，703
胃食管反流病的治疗，697，702
儿童，437
维持治疗，704-705
幽门螺杆菌的根除，730，731，735，737
非甾体抗炎药的不良反应，1680-1681
奥匹哌醇，广泛性焦虑障碍的治疗 Opipramol, generalised anxiety disorder treatment, 1407, 1414
奥塞米韦 Oseltamivir
不良反应，1077
流感的治疗，1073，1077
奥替溴铵，肠易激综合征的治疗 Otilonium bromide, irritable bowel syndrome treatment, 758, 760
奥西那林 Orciprenaline
儿童哮喘的治疗，312
奥昔布宁 Oxybutynin
不良反应，492
夜间遗尿症的治疗，487，492
奥硝唑 Ornidazole
不良反应，1009
阿米巴痢疾的治疗，1007，1009-1010
与塞克硝唑比较，1009
与替硝唑比较，1009

B

Barthel 指数 Barthel index, 1610, 1823
Bayley 婴儿发育量表中精神发育指数 Mental Development Index of the Bayley Scales of Infant Development, 1929
BCOP 方案 BCOP, 38
非霍奇金淋巴瘤的治疗，32
BEAC 方案 BEAC, 38
Bell 麻痹 Bell's palsy, 1745-1749
病因/危险因素，1746
定义，1746
发病率/患病率，1746
预后，1746
治疗，1745-1749
抗病毒治疗，1745，1747-1748
皮质激素，1745，1746-1747
面神经减压术，1745，1748-1749
Bernardi 术式结扎 Bernardi ligation technique, 1283
Boyarsky 综合征评分 Boyarsky Symptom Score, 1224
Breslow 厚度 Breslow thickness, 2244
B 细胞淋巴瘤，幽门螺杆菌 B cell lymphoma, *Helicobacter pylori* and, 727, 732-733
巴比妥类药 Barbiturates
不良反应，1778
特发性震颤的治疗，1777-1778
围产期窒息的治疗，512，517
巴龙霉素，阿米巴痢疾的治疗 Paromomycin, amoebic dysentery treatment, 1007, 1010
巴氯芬 Baclofen
不良反应，1805，1830
腰背痛的治疗，1623
多发性硬化中痉挛的治疗，1796，1804-1805
鞘内注射，1796，1806
耳鸣的治疗，841，845
三叉神经痛的治疗，1827，1830-1831
白蛋白 Albumin
急性肾衰竭的治疗，1193，1208
新生儿黄疸的治疗，480，484
白内障 Cataract, 889-892
发病率/患病率，890
定义，890
发病率/患病率，890
预后，890
手术治疗，889，890-892
不良反应，891，892
囊内摘除，889，892
人工囊外摘除，889-891
超声乳化摘除，889，891-892

白三烯受体拮抗剂 Leukotriene receptor antagonist
  不良反应，2047，2048
  哮喘的治疗，2040，2045-2049
    与β受体激动剂比较，2045
    与皮质激素比较，2046-2047
    与茶碱比较，2049
    与皮质激素合用，2040，2047-2049
  支气管扩张的治疗，2070，2074
  儿童哮喘的治疗，308，320-321
    与皮质激素合用，308，323
  季节性变应性鼻炎的治疗，822，829-830
    与抗组胺药合用，822，830
败血病 Septicaemia，1145
败血症 Sepsis，1144-1145
半侧面部痉挛 Hemifacial spasm，1749
半关节成形术 Hemiarthroplasty，1610
  另见关节成形术
膀胱颈悬吊手术 Colposuspension
  腹腔镜下，2566，2579，2580
    不良反应，2579
  针式，2567，2579-2580
    不良反应，2580
  开腹耻骨后，2566-2567，2578-2579，2580
    不良反应，2578-2579
膀胱输尿管反流 Vesicoureteric reflux，536-537
  分级，539
  外科治疗，529，536-537
膀胱炎 Cystitis，2558-2564
  病因/危险因素，2559
  抗生素预防，2558，2560-2562
    持续使用，2558，2560-2561
    性交后使用，2558，2562
    自行使用剂量，2558，2562
  酸果蔓果汁，2558，2563
  定义，2559
  发病率/患病率，2559
  马尿酸乌洛托品预防，2558，2563-2564
  通过性交后排尿预防，2558，2564
  预后，2559
胞磷胆碱 Citicoline
  围产期窒息的治疗，513
  卒中的治疗，230，236
保护率 Protective efficacy，1059
保泰松 Phenylbutazone
  痛风的治疗，1563
  腰椎间盘突出的治疗，1572
报警器，夜间遗尿症的治疗，见遗尿报警器 Alarms, nocturnal enuresis management see Enuresis alarms
暴露家庭作业 Exposure homework，1433
暴露疗法 Exposure therapy，1329，1450
  神经性贪食症，1316，1319-1320
  惊恐障碍，1439，1446-1447
暴食 Binge eating，1328
  另见神经性贪食症
贝克抑郁量表 Beck Depression Inventory，1766，2426
贝特类药 Fibrates
  降低糖尿病患者心血管事件的风险，624，631-632
  糖尿病患者血脂异常的治疗，556，562-564，575
    与他汀类药合用，562
  冠心病一级预防：血脂异常，177，178，179，180，182
  心血管疾病的二级预防，197，210-211
倍氯米松 Beclomethasone
  不良反应，316-317，321
  哮喘的治疗，2043
    儿童哮喘，309，315，321
    与沙美特罗比较，316，319
  伴有喘息，325，327
  支气管扩张的治疗，2073
倍他洛尔，青光眼的治疗 Betaxolol, glaucoma treatment，912
倍他米松 Betamethasone
  前葡萄膜炎的治疗，932，933
  腕管综合征的治疗，1515，1518-1519
  儿童哮喘的预防，315
  慢性化脓性中耳炎的治疗，777
  腰椎间盘突出的治疗，1574
  膝关节骨性关节炎的治疗，1688
  分泌性中耳炎的治疗，817
  早产，1978
  银屑病的治疗，2257-2258，2260
  肩痛的治疗，1726
倍他司汀 Betahistine
  不良反应，801
  梅尼埃病的治疗，797，798，799，800-801
    与曲美他嗪比较，800
苯巴比妥 Phenobarbital
  不良反应，419，1778
  癫痫的治疗，1752，1755-1757，1758
  特发性震颤的治疗，1774，1777-1778
  热性惊厥的治疗，415，419
    继发癫痫的风险，416，420
  围产期窒息的预防，517
苯丙醇胺 Phenylpropanolamine
  不良反应，2011，2569
  普通感冒的治疗，2006，2011
  压力性尿失禁的治疗，2565，2568-2569
苯丙醇胺，普通感冒的治疗 Norephedrine, common cold treatment，2006，2011
苯丙酚胺，早产的治疗 Isoxuprine, preterm labour management，1973
苯丙香豆素，卒中的预防 Phenprocoumarin, stroke prevention，254
苯达莫司汀 Bendamustine

不良反应, 10
多发性骨髓瘤的治疗, 3, 9
苯二氮䓬类药 Benzodiazepines
 不良反应, 843, 1411, 1450, 1779, 1787
  妊娠期／哺乳期, 1411
 慢性紧张性头痛的治疗, 1786, 1787
 抑郁症的治疗, 1377, 1379
 特发性震颤的治疗, 1774, 1779
 广泛性焦虑障碍的治疗, 1408, 1410-1411
  与抗抑郁药比较, 1414
  与丁螺环酮比较, 1412
  与安他乐比较, 1413
 腰背痛的治疗, 1619, 1622-1623, 1639
 梅尼埃病的治疗, 797, 799
 颈部疼痛的治疗, 1667
 有机磷中毒的治疗, 1886, 1893-1894
 惊恐障碍的治疗, 1439, 1449-1450
 创伤后应激障碍的治疗, 1454, 1465
 耳鸣的治疗, 841, 843
苯甲酸苄酯 Benzyl benzoate
 不良反应, 2286
 疥疮的治疗, 2284, 2285-2286
  与双氢除虫菌素比较, 2289
  与硫磺软膏比较, 2285-2286
苯噻啶, 儿童偏头痛的预防 Pizotifen, migraine headache prophylaxis in children, 469, 473
苯妥英 Phenytoin
 子痫前期的治疗, 1953, 1962
  预防, 1960
 癫痫的治疗, 1752, 1756, 1758-1759
 压迫性溃疡的治疗, 2594, 2601
 三叉神经痛的治疗, 1827, 1831
苯氧甲基青霉素, 脑膜炎球菌病的预防 Phenoxymethylpenicillin, meningococcal disease prophylaxis, 1139
苯氧司林, 头虱的治疗 Phenothrin, head lice treatment, 2221, 2223-2224
苯乙肼 Phenelzine
 不良反应, 1532
 慢性乏力综合征的治疗, 1532
 强迫障碍的治疗, 1426
 创伤后精神障碍的治疗, 1455, 1464
苯茚二酮, 卒中的预防 Phenindione, 254
苯扎贝特 Bezafibrate
 糖尿病血脂异常的治疗, 562-563
 糖尿病患者的降血脂治疗, 624, 631
 心血管疾病的二级预防, 197, 210
 卒中的预防, 249
绷带缠绕 Taping
 不良反应, 1693
 膝关节骨性关节炎的治疗, 1685, 1692
鼻出血（复发性特发性鼻出血）Nosebleeds (recurrent idiopathic epistaxis), 496-498
 病因／危险因素, 497
 定义, 497
 发病率／患病率, 497
 预后, 497
 治疗, 496, 497-498
  抗菌乳剂, 496, 497-498
  石油凝胶, 496, 498
  硝酸银烧灼法, 496, 498
鼻窦炎 Sinusitis, 834-839
 病因／危险因素, 835
 定义, 835
 发病率／患病率, 835
 预后, 835
 咽喉痛的治疗, 2030
 治疗, 834-835, 836-839
  抗生素, 834-835, 836, 837-839
  抗组胺药, 834, 835, 836, 839
  减充血剂, 834, 835, 836, 839
  类固醇, 834, 835, 836, 839
鼻结膜炎生活质量问卷评分 Rhinoconjunctivitis Quality of Life Questionnaire, 830
鼻饲, 髋部骨折后 Nasogastric feeds, following hip fracture, 1589, 1605
鼻炎, 见季节性变应性鼻炎 Rhinitis see Seasonal allergic rhinitis
比伐卢定, 不稳定型心绞痛的治疗 Bivalirudin, unstable angina treatment, 73
比沙可啶, 便秘的治疗 Bisacodyl, constipation management, 688, 694-695
比索洛尔, 心血管疾病的二级预防 Bisoprolol, secondary prevention of CVD, 204
吡哆醇 Pyridoxine
 不良反应, 1520
 孤独症的治疗, 346, 351-352
 乳腺痛的治疗, 2394, 2401
 腕管综合征的治疗, 1516, 1520
吡拉西坦 Piracetam
 不良反应, 237
 镰状细胞危象的预防, 46, 50
 卒中的治疗, 236
吡罗昔康 Piroxicam
 腰椎间盘突出的治疗, 1572
 腰背痛的治疗, 1622
吡嗪酰胺 Pyrazinamide
 不良反应, 1163-1164
 HIV 感染者结核病的预防, 971, 972
 结核病的治疗, 1161, 1163
  HIV 感染者, 996, 998-999
庇护 Shelters, 2426
 家庭暴力, 2419, 2424

铋剂 Bismuth, 738
  不良反应, 729
  幽门螺杆菌的根除, 730-731, 735, 736-737
避光剂 Sunscreen
  不良反应, 2236, 2293
  口唇疱疹的预防, 2227, 2230
  黑素瘤的预防, 2234, 2236-2237
  鳞状细胞癌的预防, 2291, 2292-2293
  皱纹的预防, 2309, 2311
避孕套 Condoms
  生殖器疱疹传播的预防, 2137, 2140
    女用避孕套, 2137, 2140
  生殖器疣传播的预防, 2151, 2158-2159
臂丛疾病 Brachial plexopathy, 2387
扁桃体切除术 Tonsillectomy
  不良反应, 852
  扁桃体炎的治疗, 850, 851-853
    儿童, 850, 851-853
扁桃体炎 Tonsillitis, 850-853
  病因/危险因素, 851
  抗生素治疗, 850, 851-853
  定义, 851
  发病率/患病率, 851
  预后, 851
  扁桃体切除术, 850, 851-853
扁桃体周脓肿, 咽喉痛的治疗 Peritonsillar abscess, sore throat treatment and, 2030
扁桃体周脓肿, 咽喉痛的治疗 Quinsy, sore throat treatment and, 2030
苄氟噻嗪 Bendrofluazide
  腕管综合征的治疗, 1520
  卒中的治疗, 247
苄普地尔, 心绞痛的治疗 Bepridil, angina management, 60, 64
变力剂 Inotropic agents
  另见正性肌力药物
  围产期窒息的治疗, 511, 515-516
    与硫酸镁合用, 516
变形菌, 儿童尿路感染 Proteus, urinary tract infection in children, 530
便秘 Constipation, 687-695
  病因/危险因素, 376, 689
  定义, 376, 688
  诊断标准, 695
  儿童, 375-378
  发病率/患病率, 376, 688-689
  生活方式建议, 687, 689-690
    锻炼, 687, 689
    增加液体摄入, 687, 689
    高纤维素膳食, 687, 689-690
  预后, 376, 689

  治疗, 375, 376-378, 687-688, 690-695
    生物反馈训练, 375, 378
    西沙必利, 375, 376-377
    膳食纤维, 375, 377, 687
    缓泻药, 375, 377-378, 688, 691-695
    大便软化剂, 688, 691
便潜血试验, 结直肠癌筛查 Faecal occult blood test, colorectal cancer screening, 681, 684
  联合可屈性乙状结肠镜检查
辨证行为治疗 Dialectical behavior therapy, 1329, 1340
  神经性贪食症, 1316, 1323
  故意自伤, 1332, 1336-1337
表柔比星 Epirubicin
  不良反应, 22, 2343-2344
  肺癌的治疗, 2113
  转移性乳腺癌的治疗, 2333, 2334, 2342-2343, 2345-2346
    与单克隆抗体合用, 2348
  多发性骨髓瘤的治疗, 21
  非转移性乳腺癌的治疗, 2367, 2368, 2386
别嘌呤醇 Allopurinol
  慢性前列腺炎的治疗, 1253, 1260
  痛风的治疗, 1561, 1565-1566
  围产期窒息的治疗, 513
  子痫前期的治疗, 1952, 1959-1960
冰冻肩, 见肩痛 Frozen shoulder see Shoulder pain
冰敷 Ice
  腰椎间盘突出的治疗, 1571, 1576
  腰背痛的治疗, 1620, 1628
  肩痛的治疗, 1722, 1732-1733
丙吡胺, 心血管疾病的二级预防 Disopyramide, secondary prevention of CVD, 197, 207-208
丙磺舒 Probenecid
  妊娠妇女的淋病治疗, 2162, 2164-2165
  盆腔感染性疾病的治疗, 2176, 2177, 2178
丙美卡因滴眼液, 三叉神经痛的治疗 Proparacaine hydrochloride drops, trigeminal neuralgia treatment, 1828, 2831
丙米嗪 Imipramine
  不良反应, 401-402, 1377, 1415, 1443
  神经性贪食症的治疗, 1316, 1325
    联合治疗, 1327
  抑郁症的治疗, 1368-1369, 1372, 1376-1377
    儿童和青少年, 400
  广泛性焦虑障碍的治疗, 1407, 1414
  腰背痛的治疗, 1637
  夜间遗尿症的治疗, 487, 492-493
  强迫障碍的治疗, 1426
  惊恐障碍的治疗, 1439, 1443-1444
  创伤后应激障碍的治疗, 1455, 1464
丙戊酸钠 Sodium valproate
  另见丙戊酸
  不良反应, 419-420, 1360

痴呆的治疗，1345，1359-1360
热性惊厥的治疗，415，419
癫痫的治疗，1752，1756-1757，1759
三叉神经痛的治疗，1827，1831
丙戊酸盐 Valproate
另见丙戊酸钠
儿童失神发作的治疗，301，302-303
与乙琥胺比较，302-303
不良反应，303，1300，1310
双相障碍的治疗
双相抑郁，1296，1306
躁狂，1295，1299-1300
预防复发，1296，1310
丙烯胺，足癣的治疗 Allylamine, athlete's foot treatment, 2202，2203-2204
与唑类药比较，2204-2205
丙型肝炎，1061，1062，1063-1065，1068-1070
α 干扰素，1062，1068-1069，1070
初始患者的治疗，1061，1063-1065
无效患者的治疗，1062，1068-1069
复发患者治疗，1062，1069-1070
与利巴韦林合用，1061，1062，1064-1065，1068-1069，1070
恶性黑素瘤，2235，2239-2242
大剂量，2239-2241
小剂量，2241-2242
与疫苗比较，2240
多发性硬化，1795，1797-1799
多发性骨髓瘤，3，10，19-20
挽救治疗，21
眼部单纯疱疹，917，920-921
与抗病毒药比较，920
与抗病毒药合用，920
疣，2297，2304
丙型肝炎 Hepatitis C, 1061-1071
病因/危险因素，1062
定义，1062
诊断，1063
发病率/患病率，1062
治疗，1061-1062，1063-1071
干扰素，1061，1062，1063-1065，1068-1070
初始患者的治疗，1061，1063-1068
无效患者的治疗 1062，1068-1069
聚乙二醇干扰素，1061，1062，1065-1068，1069
复发患者的治疗，1062，1069-1071
病毒学应答，1071
丙种球蛋白 Immune serum globulin（ISG），1020
水痘的预防，1018
病例交叉研究 Case crossover study, 465
病期迁移偏倚 Stage migration bias, 770
病灶切除术 Lesionectomy, 1767

癫痫的治疗，1753，1766
玻璃膜疣 Drusen, 885
年龄相关性黄斑变性的预防，877，879-880
玻璃体出血 Vitreous hemorrhage, 905
治疗，901，904-905
玻璃体切除术 Vitrectomy, 901，904-905
不良反应，904
玻璃体脱出 Vitreous loss, 893
剥脱术 Stripping
不良反应，292-293
静脉曲张的治疗，286，292
勃起功能障碍 Erectile dysfunction, 1227-1249
病因/危险因素，1229
定义，1229
发病率/患病率，1229
预后，1229
治疗，1227-1249
前列地尔，1227-1233
阿朴吗啡，1227，1234-1235
治疗评估，1249
认知行为治疗，1229，1248-1249
人参，1228，1243
罂粟碱，1228，1247-1248
阴茎假体，1228，1243-1244
酚妥拉明，1229，1247-1248
性心理咨询，1228，1244
西地那非，1228，1236-1239
他地那非，1228，1239-1241
负压吸引装置，1228，1245
伐地那非，1228，1241-1243
育亨宾，1228，1245-1246
博来霉素 Bleomycin
不良反应，2299
精原细胞瘤的治疗，1265，1272-1273，1274
疣的治疗，2297，2298-2299
补骨脂素加长波紫外线 PUVA（psoralen plus ultraviolet A）
不良反应，2265
银屑病的治疗，2251，2264-2265
与卡泊三醇合用，2253，2275
与类视黄醇，2252
补骨脂素，见补骨脂素加长波紫外线 Psoralen see PUVA（psoralen plus ultraviolet A）
补钾 Potassium supplementation
不良反应，192
冠心病一级预防：高血压，186，191-192
补液治疗 Rehydration therapy
另见静脉补液
不良反应，425，426
腹泻，1032，1037
氨基酸口服补液盐，1032，1043
碳酸氢盐口服补液盐，1032，1042，1043

清水，423，424
发展中国家，1032-1033，1042，1043-1044
儿童，423，424-426
经鼻胃管补液，423，425-426
口服补液，423，424-425，429
低渗口服补液盐，1032，1043
谷物基础口服补液盐，1033，1043
旅游性腹泻，1032，1041
镰状细胞危象的治疗，46，54
不含酪蛋白的饮食，孤独症的治疗 Casein free diet, autism management, 346, 350
不尿床训练 Dry bed training, 493
夜间遗尿症的治疗，486，487，489-490
与遗尿报警器比较，489
联合遗尿报警器，486，489-490
不透放射线结石 Radio-opaque calculus, 1190
不稳定型心绞痛，见心绞痛 Unstable angina see Angina
不孕症，见女性不孕症 Infertility see Female infertility
布比卡因，肩痛的治疗 Bupivacaine, shoulder pain treatment, 1726
布地奈德 Budesonide
不良反应，317
哮喘的治疗，2047，2048
细支气管炎的治疗，360-361
儿童哮喘的治疗，307，313-314，315，330
与白三烯受体拮抗剂合用，308，322-323
伴有喘息，309，325，327
慢性阻塞性肺疾病，2087，2089
哮吼的治疗，381，387-388
与地塞米松比较，381，389
与地塞米松合用，382，389
外耳道炎的治疗，807，811
布康唑，外阴阴道念珠菌病的治疗 Butoconazole, vulvovaginal candidiasis treatment, 2403, 2406-2407
布洛芬 Ibuprofen
急性中耳炎的治疗，500，502
不良反应，502，1690，1691
痛经的治疗，2429，2437，2438
与维生素E合用，2444
热性惊厥的治疗，415，418
子宫平滑肌瘤的治疗，2495
膝关节骨性关节炎的治疗，1691
腰背痛的治疗，1622
月经过多的治疗，2527
偏头痛的治疗
儿童，471
镰状细胞危象的治疗，46，54
布舍瑞林 Buserelin
不良反应，2492
子宫平滑肌瘤的治疗，2489，2492
布新洛尔，心力衰竭的治疗 Bucindolol, heart failure management, 127, 128
步态障碍，麻风腮三联疹疫苗接种 Gait disturbance, MMR vaccination and, 456
部分饮食替代计划 Partial meal replacement plan, 111

C

CES-D 评分 CES-D Scale, 2426
CHEOPS 标准 CHEOPS scale, 57
CHOP14 方案 CHOP14, 38
不良反应，35-36
非霍奇金淋巴瘤的治疗，30，35-36
CHOP 21 方案 CHOP 21, 38
不良反应，33-34
非霍奇金淋巴瘤的治疗，30-31，32-35
对照，30，32，35-36，42-44
与放疗合用，30-31，33-34
与利妥昔单抗合用，31，34-35
CHOP-R 方案 CHOP-R, 38
Co-careldopa
不良反应，1814
帕金森病的治疗，1814
Cogan 综合征 Cogan's syndrome, 802
Conners 教师量表 Conners Teacher Rating Scale, 340
Crown Crisp 经验指数 Crown Crisp Experiential Index, 1767
CT 结肠成像，结直肠癌的筛查 Computed tomography colography, colorectal cancer screening, 681, 683
苍白球切开术 Pallidotomy, 1823
不良反应，1819-1820
帕金森病的治疗，1811，1818-1819
苍白球深层脑部刺激 Pallidal deep brain stimulation
不良反应，1820
帕金森病的治疗，1811，1819
草酸萘呋胺，雷诺现象的治疗 Naftidrofuryl oxalate, Raynaud's phenomenon treatment, 1713, 1716
茶碱 Theophyllines
急性肾衰竭的预防，1192，1200-1201
不良反应，315，320，322，1201，2049-2050，2086
哮喘的治疗，2040，2049-2050
儿童，307，314-315，322
预防，308，319-320
与β受体激动剂比较，2049
与皮质醇激素比较，315
与白三烯受体拮抗剂比较，2049
与皮质醇激素合用，308，322
慢性阻塞性肺疾病的治疗，2078，2086
下肢痉挛的预防，1613，1615
茶树油 Tea tree oil
不良反应，2410，2414
外阴阴道念珠菌病的治疗，2404，2410
预防复发，2405，2415

产后出血 Postpartum haemorrhage, 1932-1946
　　病因/危险因素，1934
　　定义，1933-1934
　　发病率/患病率，1934
　　预防，1932-1933，1934-1936
　　　　积极处理第三产程，1932，1934-1936
　　　　有控制的牵引脐带，1933，1938，1947
　　　　麦角复合物，1933，1939
　　　　早开奶，1933，1946
　　　　催产素，1932，1933，1936-1938，1949-1950
　　　　前列腺素，1933，1939-1944，1949-1950
　　　　子宫按摩，1933，1946
　　预后，1934
产后调整调查问卷 Postpartum Adjustment Questionnaire, 1930
产后抑郁 Postnatal depression, 1919-1929
　　病因/危险因素，1921
　　定义，1920
　　诊断标准，1931
　　发病率/患病率，1920
　　预后，1921
　　治疗，1919-1920，1921-1929
　　　　抗抑郁药，1919，1921-1922
　　　　认知行为治疗，1920，1925-1926
　　　　激素治疗，1919，1922-1923
　　　　人际心理治疗，1920，1927
　　　　光疗，1920，1923
　　　　母婴交流培训，1920，1928
　　　　非指导性咨询，1920，1923-1925
　　　　精神动力治疗，1920，1927-1928
　　　　同配偶接受心理教育，1920，1926
　　　　以电话为基础的同伴支持，1920，1928-1929
产前保健 Antenatal care
　　增强的产前保健，1967，1969，1981
　　早产的预防，1967，1969，1984-1985
产钳助产，会阴损伤 Forceps delivery, perineal trauma and, 1905, 1909-1910
产褥期发热 Puerperal pyrexia, 1981
长波紫外线 Ultraviolet A
　　不良反应，2262
　　银屑病的治疗，2251，2262
长春花碱 Vinca alkaloids
　　不良反应，2350
　　转移性乳腺癌的治疗，2334，2349-2350
长春碱 Vinblastine
　　不良反应，1273
长春瑞滨 Vinorelbine
　　不良反应，2111，2350
　　肺癌的治疗，2109-2110
　　转移性乳腺癌的治疗，2334，2343，2349-2350
长春瑞滨，非转移性乳腺癌的治疗 Navelbine, non-metastatic breast cancer treatment, 2368

长春酰胺 Vindesine
　　肺癌的治疗，2113
　　非转移性乳腺癌的治疗，2367
长春新碱 Vincristine
　　不良反应，10，22-23
　　肺癌的治疗，2104，2112
　　多发骨髓瘤的治疗，2，9，10，11-12
　　　　挽救治疗，21，22
　　非转移性乳腺癌的治疗，2367，2368，2386
肠道细菌，慢性前列腺炎 Enterobacteriaciae, chronic prostatitis, 1253
肠易激综合征 Irritable bowel syndrome, 758-763
　　病因/危险因素，759
　　定义，759
　　诊断标准，764
　　发病率/患病率，759
　　预后，759
　　治疗，758-763
　　　　阿洛司琼，758
　　　　抗抑郁药，758，759-760
　　　　膳食纤维补充剂，759，762-763
　　　　5-HT$_4$ 受体激动剂，758，761
　　　　5-HT$_3$ 受体拮抗剂，758，762
　　　　平滑肌松弛剂，758，760-761
常规步态训练 Conventional gait training（CGT），1823
常压氧 Normobaric oxygen, 1884
超级味道敏感者 Supertaster, 1847
超滤 Ultrafiltration, 1179
超声 Ultrasound
　　不良反应，2617
　　踝扭伤的治疗，1494，1498
　　腰背痛的治疗，1620，1628
　　腕管综合征的治疗，1516，1522
　　足跟痛的治疗，1702，1709
　　下肢溃疡的治疗，2608，2617
　　压迫性溃疡的治疗，2594，2602-2603
　　肩痛的治疗，1723，1730-1731
　　治疗性超声，2604，2624
超声刀 Harmonic scalpel, 723
超声乳化摘除 Phaco extracapsular extraction, 893
　　不良反应，891-892
　　白内障的治疗，889，891-892
超声药物透入疗法 Phonophoresis, 1736
　　肩痛的治疗，1722，1733-1734
痴呆 Dementia, 1343-1362
　　病因/危险因素，1346
　　定义，1345-1346
　　发病率/患病率，1346
　　路易体体痴呆，1215
　　预后，1346
　　行为和心理症状的治疗效果，1345，1357-1362

卡马西平，1345，1359
多奈哌齐，1345，1361
加兰他敏，1345，1361
氟哌啶醇，1345，1357-1358
奥氮平，1345，1358
现实定向，1345，1362
利培酮，1345，1358-1359
丙戊酸钠，1345，1359-1360
曲唑酮，1345，1360
认知症状的治疗效果，1343-1344，1347-1356
多奈哌齐，1343-1344，1347-1349，1365
加兰他敏，1344，1349-1350，1365
银杏叶提取物，1344，1355
美金刚，1344，1354-1355
音乐治疗，1344，1355-1356
非甾体抗炎药，1344，1352-1353
雌二醇，1344，1353
毒扁豆碱，1344，1351
现实定向，1344，1356
怀旧疗法，1344，1356
利伐斯的明，1344，1345，1350-1351，1362，1365
司来吉兰，1344，1353-1354
他克林，1344，1351-1352
维生素 E，121，1226
血管性痴呆，1345-1346
持续低压支持 Constant low pressure supports，2604
压迫性溃疡的预防，2593，2595-2596
压迫性溃疡的治疗，2593，2599
持续性肾脏替代治疗 Continous renal replacement therapy（CRRT），1209
急性肾衰竭的治疗，1193，1205
高剂量与低剂量比较，1193，1206
尺神经功能麻痹 Ulnar nerve neuropraxia，1527
抽出术 Avulsion，293
静脉曲张的治疗，286，292
抽动障碍 Tic disorder，1434
出血 Haemorrhage
另见颅内出血；产后出血
结肠镜检查并发症，682-683
重大出血，283
玻璃体，905
治疗，901，904-905
使用抗凝剂，202，234，254，259，261-262，272
计算机决策支持的效果，281-283
治疗时间，273
抗血小板治疗，69，70，134，166-167，200，232，250，251，259，1603
应用糖蛋白Ⅱb/Ⅲa受体抑制剂，70，71，149，203
经皮冠状动脉血管成形术，152
使用溶栓剂，145，281
初始跛行距离 Initial claudication distance，174

除虫菊，头虱的治疗 Pyrethrum, head lice treatment, 2221, 2224
储雾罐，哮喘的治疗 Metered dose inhalers, asthma treatment, 2041, 2050
儿童，307，312
伴有喘息，309，324
穿刺抽气 Needle aspiration
不良反应，2034
气胸的治疗，2032，2033-2034
与胸管引流比较，2033-2034
传统痔切除术 Milligan-Morgan haemorrhoidectomy, 712, 715-717
创伤的认知疗法，家庭暴力 Cognitive trauma therapy, domestic violence and, 2419
创伤后应激障碍 Post-traumatic stress disorder, 1453-1466
病因/危险因素，1455
定义，1455
药物治疗，1454，1463-1466
抗抑郁药，1454，1455，1463-1465
抗精神病药，1455，1465-1466
苯二氮䓬类药，1454，1465
普萘洛尔，1455，1465
发病率/患病率，1455
预防，1453-1454，1456-1460
认知行为治疗，1453-1454，1456-1458
心理咨询，1454，1458-1459
氢化可的松，1453，1459
患者教育，1454，1458
普萘洛尔，1454，1459
心理汇报，1454，1456
替马西泮，1454，1459-1460
创伤支持，1454，1458
预后，1455
心理治疗，1454，1455，1460-1463
认知行为治疗，1455，1460
戏剧疗法，1455，1461
眼动脱敏和再加工，1455，1460-1461
催眠疗法，1455，1461-1462
精神动力治疗，1455，1462
亚综合征，1467
创伤支持 Trauma support
创伤后应激障碍的预防，1454，1458
垂体下调 Pituitary downregulation, 2484
磁铁，耳鸣的治疗 Magnets, tinnitus treatment, 841, 846
雌二醇 Oestrogen
另见激素替代治疗
不良反应，209-210，1291，1923，1990，2514，2515-2516，2522，2573-2574
神经性厌食症的治疗，1286，1291
痴呆的治疗，1344，1353
绝经后妇女的骨折预防，1545，1552-1553

盆腔脏器脱垂的治疗，2506，2508-2509
绝经期综合征的治疗，2511，2512-2514
　　植物雌激素，2511，2517-2518
　　与孕激素合用，2512，2514-2516
产后抑郁，1919，1922-1923
习惯性流产的治疗，1987，1990
心血管疾病的二级预防，197，209-210
压力性尿失禁的治疗，2565-2566，2573-2574
刺激性缓泻药，便秘的治疗 Stimulant laxative, constipation management, 694-695
　　另见特定缓泻药
　　儿童，375，378
促甲状腺激素释放激素 Thyrotropin releasing hormone
　　不良反应，1979-1980
　　早产，1968，1973-1977，1979-1980
促滤泡素 Follitropin
　　不良反应，2472
　　不孕症的治疗，2466，2471，2477
促眠药物，时差综合征的预防 Hypnotics, jet lag prevention, 2326，2328-2329
促肾上腺皮质激素 Corticotrophin
　　不良反应，1802
　　多发性硬化的治疗，1796，1801-1802
促性腺激素 Gonadotrophins
　　不良反应，2471-2472
　　不孕症的治疗，2466，2471-2472
　　　　子宫内膜异位症相关性不孕，2467，2482
　　　　成熟前体外启动卵母细胞发育，2466，2477
　　　　与腹腔镜卵巢打孔比较，2474
促性腺激素释放激素 Gonadotrophin releasing hormone
　　不孕症的治疗，2466，2475-2476
　　脉冲式，2485
促性腺激素释放激素激动剂 Gonadotrophin releasing hormone agonists
　　不良反应，2472-2473
　　不孕症的治疗，2466，2472-2473
促性腺激素释放激素拮抗剂，不孕症的治疗 Gonadotrophin releasing hormone antagonists, infertility treatment, 2466, 2473-2474
促性腺激素释放激素类似物 Gonadorelin analogues, 2355
　　不良反应，2399-2400，2453-2454，2455，2460，2496-2497，2538
　　乳腺痛的治疗，2393，2399-2400
　　子宫内膜异位症的治疗，2449-2450，2452-2453
　　　　手术后，2450-2451，2458，2459-2460
　　　　手术前，2455
　　子宫平滑肌瘤的治疗，2489，2492-2495
　　　　手术前治疗，2489，2495-2497
　　　　联合激素治疗，2493-2494
　　月经过多的治疗，2525，2533-2534
　　　　宫腔镜手术前子宫内膜的预处理，2526，2538-2539

转移性乳腺癌的治疗，2332，2338-2339
醋丁洛尔，心血管疾病的二级预防 Acebutolol, secondary prevention of CVD, 204
醋酸 Acetic acid
　　不良反应，812
　　外耳道炎的治疗，808，812
醋酸甲羟孕酮 Medroxyprogesterone acetate
　　不良反应，2454，2460
　　子宫内膜异位症的治疗，2449-2450，2452，24530
　　　　术后，2459
　　绝经期综合征的治疗，2515，2516
醋酸可的松，Bell 麻痹的治疗 Cortisone acetate, Bell's palsy treatment, 1745, 1746-1747
醋酸亮丙瑞林 Leuprolide
　　不良反应，2460
　　子宫内膜异位症的治疗，2453，2459
醋酸铝 Aluminium acetate
　　慢性化脓性中耳炎，773，775，782
　　外耳道炎的治疗，807，811-812
醋硝香豆素 Acenocoumarol
　　不良反应，272
　　深静脉血栓的治疗，269，271-272
　　卒中的预防，254
催产素 Oxytocin, 1947
　　不良反应，1937-1938，1946
　　产后出血的预防，1932，1936-1938
　　与前列腺素比较，1941
　　　　与麦角新碱合用，1933，1941-1942，1944-1946，1949-1950
催产素受体抑制剂 Oxytocin receptor antagonists
　　不良反应，1976
　　早产的预防，1967，1975-1976
催眠疗法 Hypnotherapy, 1329, 1466
　　神经性贪食症，1316，1322-1323
　　创伤后应激障碍，1455，1461-1462
　　耳鸣，841，847
　　疣，2297，2302-2303
存腹时间 Dwell, 1179
痤疮 Acne vulgaris, 2183-2199
　　病因/危险因素，2186
　　定义，2185-2186
　　发病率/患病率，2186
　　口服药治疗，2184-2185，2193-2199
　　　　多西环素，2184，2195-2196
　　　　红霉素，2185，2195-2196
　　　　赖甲环素，2185，2196
　　　　米诺环素，2185，2196-2198
　　　　土霉素，2185，2198-2199
　　　　四环素，2185，2198-2199
　　预后，2186
　　外用药治疗，2183-2184，2186-2193

阿达帕林，2183，2188
　　壬二酸，2183，2186-2187
　　过氧苯甲酰，2183，2187-2188
　　克林霉素，2184，2190-2191
　　红霉素，2184，2191-2192
　　异维甲酸，2184，2188-2189
　　甲氯环素，2184，2192-2193
　　四环素，2184，2192-2193
　　维甲酸，2184，2190
　　锌，2184，2191-2192

D

DHAP 方案 DHAP，38
DMSA 闪烁显像 DMSA scintigraphy，537
Downes 及 Raphaely 哮吼评分 Downes and Raphaely croup score，397
达贝汀 Darbepoetin
　　不良反应，1177
　　终末期肾病并发症的预防，1172，1176-1177
达那唑 Danazol
　　不良反应，2396，2454，2460-2461，2530
　　乳腺痛的治疗，2393，2396
　　　　与他莫昔芬比较，2396
　　子宫内膜异位症的治疗，2449-2450，2452，2453
　　　　子宫内膜异位症相关性不孕，2467，2481
　　　　术后，2450-2451，2458-2460
　　月经过多的治疗，2524，2525，2529-2530
　　　　宫腔镜绝育术前子宫内膜的预处理，2526，2539
　　　　与非甾体抗炎药比较，2527
　　　　与孕激素比较，2531
大便失禁 Encopresis，376
大肠杆菌 Escherichia coli
　　慢性前列腺炎，1253
　　腹泻，1033
　　胃肠炎，424
　　儿童尿路感染，530
大豆面粉，绝经期综合征的治疗 Soy flour, menopausal symptom，2517-2518
大观霉素 Spectinomycin
　　不良反应，2164
　　淋病的治疗，2162，2164
　　　　妊娠妇女，2162，2164-2165
大环内酯类药 Macrolides
　　另见抗生素治疗
　　支气管炎的治疗，1996，1998-1999，2000
　　衣原体感染的治疗，2132
　　肺炎的治疗，2016，2019
　　早产的治疗，1980
　　鼻窦炎的治疗，834-835，837-839
大麻 Cannabis
　　不良反应，1805
　　多发性硬化中痉挛的治疗，1805
大蒜 Garlic
　　不良反应，2410，2414
　　外阴阴道念珠菌病的治疗，2404，2410
　　　　预防复发，2404，2414
代偿期肝病 Compensated liver disease，1071
带状疱疹 Herpes zoster，1152
　　另见水痘；带状疱疹后神经痛；水痘-带状疱疹病毒
　　Bell 麻痹，1746
带状疱疹后神经痛 Postherpetic neuralgia，1151-1158
　　病因/危险因素，1152
　　定义，1152
　　发病率/患病率，1152
　　预防，1151，1153-1155
　　　　阿米替林，1151，1155
　　　　皮质激素，1151，1154-1155
　　　　口服抗病毒药，1151，1153-1154
　　　　局部抗病毒药，1151，1154
　　预后，1152
　　治疗，1151-1152，1155-1158
　　　　加巴喷丁，1151，1157
　　　　口服阿片类药，1152，1157-1158
　　　　局部麻醉，1152，1156-1157
　　　　局部抗刺激剂，1152，1156
　　　　三环类抗抑郁药，1151，1155-1156
带状疱疹免疫球蛋白 Zoster immune globulin（ZIG），1020
　　水痘的预防，1015，1017
　　　　免疫功能低下的人群，1015，1018
　　　　出生前暴露的儿童，1015，1017
丹参，围产期窒息的治疗 Miltiorrhizae, perinatal asphyxia treatment，513
丹毒 Erysipelas，2207-2209
　　病因/危险因素，2208
　　抗生素治疗，2207，2208-2209，2211
　　定义，2208
　　预后，2208
　　易患因素的治疗，2207，2209-2210
丹曲林，多发性硬化中痉挛的治疗 Dantrolene, spasticity treatment in multiple sclerosis，1796，1804-1805
单胺氧化酶抑制剂 Monoamine oxidase inhibitors（MAOIs）
　　另见特定药物
　　不良反应，1381
　　双相障碍的治疗，1296，1304-1305
　　神经性贪食症的治疗，1316，1325
　　抑郁症的治疗，1367-1368，1372-1374，1381
　　　　儿童和青少年，399，402
　　　　与三环类抗抑郁药比较，1381
　　惊恐障碍的治疗，1439，1449
单胺氧化酶抑制剂 Monoamine oxidase inhibitors
　　不良反应，1464-1465

强迫障碍的治疗，1426-1427
创伤后应激障碍的治疗，1464-1465
单层培养异体皮肤更换 Cultured allogenic single layer skin replacement
　下肢溃疡的治疗，2608，2620
单纯疱疹病毒 Herpes simplex virus, 968, 2138
　另见生殖器疱疹；口唇疱疹；眼部单纯疱疹
　Bell 麻痹，1746
　HIV 感染者的预防，967，975
单纯自助式认知行为疗法 Pure self help cognitive behavioural therapy, 1329-1330
　神经性贪食症，1317，1320-1321
单克隆抗体治疗，见免疫球蛋白治疗 Monoclonal antibody therapy see Immunoglobulin therapy
单向活瓣面罩 Non-re-breather mask, 1884
单硝酸异山梨酯 Isosorbide mononitrate
　不良反应，64-65
　心绞痛的治疗，60，64，65
　心肌梗死的治疗，151
单乙基延胡索酸酯，银屑病的治疗 Monoethylfumaric acid ester, psoriasis treatment, 2273
胆结石 Gallstones, 661
　另见急性胆囊炎
胆囊切除术 Cholecystectomy
　不良反应，662-663，664，665
　早期与延期比较，660，664-665
　腹腔镜，660，661-663，665-666
　微型腹腔镜，661，664，666
　开腹的，660，663-664，666
胆胰分流术 Biliopancreatic diversion, 874
　肥胖症的治疗，863，873
胆脂瘤 Cholesteatoma, 784
蛋氨酸 Methionine
　不良反应，1901
　扑热息痛中毒，1897，1900-1901，1903
蛋白酶抑制剂 Protease inhibitors
　不良反应，946-948
　HIV 感染，938-939，945-950
　　增强蛋白酶抑制剂为基础的治疗方案，938，948-950，952
　　三联治疗方案，938-939，945-948
氮卓斯汀，季节性变应性鼻炎的治疗 Azelastine, seasonal allergic rhinitis treatment, 823, 826
导管原位癌 Ductal carcinoma in situ (DCIS), 2361, 2364, 2365-2367
　他莫昔芬辅助治疗，2361，2366-2367
　放疗，2361，2365-2366
导泻药 Cathartics
　不良反应，1889
　有机磷中毒的治疗，1887，1889
倒睫 Trichiasis, 929

眼睑手术，924，926-929
登革出血热 Dengue haemorrhagic fever, 1025
　严重程度，1025，1030
登革热 Dengue fever, 1024-1029
　病因/危险因素，1025
　定义，1025
　发病率/患病率，1025
　预后，1025
　治疗，1024-1025，1026-1029
　　卡络磺钠，1024，1029
　　胶体液，1025，1026
　　皮质激素，1024，1027-1028
　　静脉补液，1024-1025，1026-1029
　　静脉用免疫球蛋白，1024，1028
登革热休克综合征 Dengue shock syndrome, 1025
等级行为活动 Behavioural graded activity, 1647
等渗造影剂 Iso-osmolar contrast media, 1192, 1209
低过敏饮食 Hypoallergenic diet, 446
低钠血症 Hyponatraemia, 1044
低乳糖奶，婴儿腹痛的治疗 Low lactose milk, infantile colic management, 439, 443-444
低渗造影剂 Low osmolarity contrast media, 1209
　急性肾衰竭的治疗，1191，1204
低温 Hypothermia
　不良反应，515
　围产期窒息的治疗，511，514-515
低压床 Low air loss beds, 2604
　压迫性溃疡的预防，2592，2593，2596-2597
　压迫性溃疡的治疗，2593，2599-2600
低盐饮食，见限盐 Low salt diet see Salt restriction
低脂饮食 Low fat diet
　乳腺痛的治疗，2394，2395
　降低胆固醇，97，107-108
　冠心病一级预防：血脂异常，178，183
　心血管疾病的二级预防，198，216
低转运 Low transporters, 1179
抵抗吸烟策略，见戒烟 Antismoking strategies see Smoking cessation
　与维生素 D 衍生物比较，2259
地尔硫䓬 Diltiazem
　不良反应，91，152，629，649
　肛裂的治疗，647，649
　　与局部使用硝酸甘油比较，648
　心房颤动的治疗，79，91
　　与地高辛比较，91
　　与维拉帕米比较，93
　心力衰竭的治疗，129
　雷诺现象的治疗，1713，1716
　糖尿病患者，624，629
地芬诺辛，腹泻的治疗 Difenoxin, diarrhea treatment, 1036
地芬诺酯-阿托品，腹泻的治疗 Diphenoxylate-atropine, diar-

rhea treatment, 1032, 1035-1036
地高辛 Digoxin
　　不良反应, 83, 90, 126
　　心房颤动的治疗, 79, 83, 90-91
　　　　与胺碘酮比较, 82
　　　　与地尔硫䓬比较, 91
　　　　与普罗帕酮比较, 87-88
　　　　与奎尼丁合用, 89
　　心力衰竭的治疗, 119, 125-126
地氯雷他定, 季节性变应性鼻炎的治疗 Desloratadine, seasonal allergic rhinitis treatment, 822, 824, 825
　　与伪麻黄碱合用, 827-828
地美环素, 支气管炎的治疗 Demeclocycline, bronchitis treatment, 2000
地屈孕酮, 子宫内膜异位症的治疗 Dydrogesterone, endometriosis treatment, 2450
地塞米松 Dexamethasone
　　不良反应, 10, 22-23, 389-390, 1115, 1742
　　高空病的治疗, 1739, 1742, 1743
　　前葡萄膜炎的治疗, 935
　　儿童哮喘的治疗, 307, 313
　　哮吼的治疗, 380-382, 384, 388-390, 394
　　　　肌注与口服地塞米松比较, 382, 389
　　　　轻度哮吼, 380, 384
　　　　中重度哮吼, 381, 388-390
　　　　与布地奈德比较, 381, 389
　　　　与布地奈德合用, 382, 389
　　足跟痛的治疗, 1705
　　疟疾的治疗, 1108, 1115-1116
　　脑膜炎球菌病的治疗, 1142, 1143
　　多发性骨髓瘤的治疗, 3, 9, 12
　　　　挽救治疗, 21, 22
　　分泌性中耳炎的治疗, 817
　　早产, 1978
　　镰状细胞危象的治疗, 46, 56
　　咽喉痛的治疗, 2025, 2028
　　脊髓转移的治疗, 2353
地图样萎缩 Geographic atrophy, 885
地西泮 Diazepam
　　不良反应, 417, 421, 1411, 1893
　　慢性紧张性头痛的治疗, 1787
　　子痫前期的治疗, 1953, 1962
　　　　预防, 1960
　　热性惊厥的治疗, 415, 417-418
　　　　继发癫痫的风险, 416, 420
　　广泛性焦虑障碍的治疗, 1410-1411, 1414
　　腰背痛的治疗, 1623
　　颈部疼痛的治疗, 1667
　　有机磷中毒的治疗, 1886, 1893-1894
地昔帕明 Desipramine
　　不良反应, 1326

　　神经性贪食症的治疗, 1316, 1325-1326
　　抑郁的治疗, 1368, 1373, 1376-1377
　　　　联合认知行为治疗, 1390
　　肠易激综合征的治疗, 758, 759-760
　　腰背痛的治疗, 1637
　　夜间遗尿症的治疗, 487, 492-493
　　强迫障碍的治疗, 1426, 1427
　　带状疱疹后神经痛的治疗, 1155
地中海饮食, 心血管疾病的二级预防 Mediterranean diet, secondary prevention of CVD, 198, 216
癫痫 Epilepsy, 1751-1766
　　病因/危险因素, 1753
　　定义, 1753
　　发病率/患病率, 1753
　　热性惊厥的预防, 416, 420-421
　　预后, 1754
　　治疗, 1752-1753
　　　　行为矫正, 1753, 1764
　　　　认知行为治疗, 1753, 1762-1763
　　　　单药治疗, 1753, 1754-1760
　　　　撤药, 1753, 1761, 1772
　　　　教育课程, 1753, 1763-1764
　　　　脑电图生物反馈, 1753, 1762
　　　　家庭咨询, 1753, 1765
　　　　放松疗法, 1753, 1761
　　　　二线药物, 1752, 1760, 1770-1771
　　　　单次癫痫发作, 1752, 1754
　　　　手术治疗, 1753, 1765-1766
　　　　瑜伽, 1753, 1761-1762
癫痫综合征 Epileptic syndrome, 305
碘苷（疱疹净）Idoxuridine
　　眼部单纯疱疹的治疗, 917, 919
　　带状疱疹后神经痛的预防, 1151, 1154
碘塞罗宁, 甲状腺功能减退症的治疗 Liothyronine, hypothyroidism treatment, 855, 857-858
电磁刺激, 耳鸣的治疗 Electromagnetic stimulation, tinnitus treatment, 841, 846
电动压型床, 压疮的预防 Electric profiling beds, pressure sore prevention, 2593, 2595
电痉挛治疗 Electroconvulsive therapy
　　不良反应, 1385-1386
　　抑郁症的治疗, 1367, 1385-1386
　　　　儿童和青少年, 400, 409
　　强迫障碍的治疗, 1425, 1431
电疗法 Electrotherapy, 2604
　　颈部疼痛, 1656, 1660
　　压迫性溃疡, 2593, 2602
　　肩痛, 1722, 1732
　　压力性尿失禁的治疗, 2566, 2571-2572
　　挥鞭伤, 1656, 1669-1670
电外科治疗 Electrosurgery, 2159

不良反应，2153
生殖器疣的治疗，2150，2153
电子束 CT Electron beam tomography，1179
叠氮胸苷 Zidovudine
不良反应，942，944，952，959-960
HIV 感染的预防，937，942-943
母婴传播的预防，955，956-959，960，964
HIV 感染的治疗，943-944
二联治疗，943-944
早期治疗和延期治疗比较，939，951-952
三联治疗，946，950-951
丁氨苯丙酮 Bupropion
不良反应，102，104
戒烟，97，102，104
慢性阻塞性肺疾病患者，2093，2094
丁卡因，口唇疱疹的治疗 Tetracaine, herpes labialis treatment, 2227, 2231-2232
丁螺环酮 Buspirone
不良反应，1412
广泛性焦虑障碍的治疗，1407，1412
与抗抑郁药比较，1414
与地西泮比较，1412
与安他乐比较，1413
惊恐障碍的治疗，1439，1447
丁溴东莨菪碱，肠易激综合征的治疗 Hyoscine butyl bromide, irritable bowel syndrome treatment, 758, 760
耵聍 Ear wax, 788-791
病因/危险因素，789
定义，789
发病率/患病率，789，792
手法清除，788，790-791
预后，789
耵聍软化剂，788，789-791，793-796
冲洗前使用，788，791，795-796
定位立体放射外科手术 Stereotactic radiosurgery
不良反应，1833
三叉神经痛的治疗，1828，1833
冬眠合剂 Lytic cocktail, 1963
子痫的治疗，1953，1962-1963
动机强化治疗 Motivational enhancement therapy (MET), 1329
神经性贪食症，1316，1323-1324
动机性会谈 Motivational interviewing, 111, 1341
动力性静脉切除术 Powered phlebectomy, 293
不良反应，293
静脉曲张的治疗，287，292
动力药物，胃食管反流病的治疗 Motility stimulants, gastro-oesophageal reflux management, 697, 700
维持治疗，698，703-704
豆奶 Soya milk, 446
儿童腹痛的治疗，440，444
豆状核纹状体血管病变 Lenticulostriate vasculopathy, 1981

毒扁豆碱 Physostigmine
不良反应，1351
痴呆的治疗，1344，1351
毒物前体 Pro-poisons, 1894
度硫平 Dosulepin
不良反应，1393
抑郁症的治疗，1372，1379，1389，1392
度洛西汀 Duloxetine
不良反应，1375，2570
抑郁症的治疗，1373，1374
压力性尿失禁的治疗，2565，2569-2570
度他雄胺，良性前列腺增生的治疗 Dutasteride, benign prostatic hyperplasia treatment, 1218
端端缝合技术 End-to-end technique, 1917
短波透热疗法，腰背痛的治疗 Short wave diathermy, low back pain treatment, 1620, 1628
短程督导治疗 Directly observed therapy, 1005, 1170
结核病，1161，1167-1168
HIV 感染者，1004-1005
短杆菌肽，外耳道炎的治疗 Gramicidin, otitis externa treatment, 809
短暂性脑缺血发作 Transient ischaemic attack (TIA), 245
锻炼 Exercise
不良反应，1557，1804
对老年女性的建议，98，106-107
支气管扩张的治疗，2070，2071-2072
腕管综合征的治疗，1516，1521-1522
慢性疲劳综合征的治疗，1530，1534-1535
慢性阻塞性肺疾病的治疗，2079，2095-2097
便秘的治疗，687，689
建议，98，105-106
抑郁症，1369，1390-1391
痛经的治疗，2433
多发性硬化中疲劳的治疗，1796，1803-1804
绝经后妇女的骨折预防，1544，1556-1557
心力衰竭的治疗，118，122-123
足跟痛的治疗，1702，1706
腰椎间盘突出的治疗，1571，1577-1578
失眠的治疗，2322，2324
膝关节骨性关节炎的治疗，1684，1694-1695
腰背痛的治疗，1620，1629-1630，1635，1640-1641
颈部疼痛的治疗，1654-1655，1658-1659
挥鞭伤，1656，1669
联合推拿，1655，1663
盆底肌肉训练，2509
不良反应，2571
盆腔脏器脱垂的治疗，2506，2508
压力性尿失禁的治疗，2566，2570-2571
外周动脉疾病的治疗，164，167-168
雷诺现象的治疗，1713，1718
心血管疾病的二级预防，198，215

肩痛的治疗，1722，1729
镰状细胞病，46，51
戒烟，98，101-102
减轻体重，108-109
维持，98，109-110
对不履行者的行为 Defaulter actions, 1170
结核病治疗的依从性，1161
对立违抗障碍 Oppositional defiant disorder, 340
对乙酰氨基酚-右丙氧芬 Co-proxamol
不良反应，2433，2438
痛经的治疗，2432-2433，2449-2450
与非甾体抗炎药比较，2429，2438
对照性口语词汇联想测试 Controlled Oral Word Association Test (COWAT), 1823
多巴胺 Dopamine
急性肾衰竭的治疗，1193，1207
病危患者，1193，1207
预防，1193，1197-1198
不良反应，1197，1207
心源性休克的治疗，154
围产期窒息的治疗，511，516
与硫酸镁合用，516
多巴胺不良反应 Dopaminergic adverse effects, 1823
多巴胺受体激动剂，帕金森病 Dopamine agonists, Parkinson's disease, 1810-1811
不良反应，1815，1816，1818
与左旋多巴比较，1814-1815
与左旋多巴合用，1815-1818，2653
多巴酚丁胺 Dobutamine
心源性休克的治疗，154
心力衰竭的治疗，126
多动，见注意缺陷障碍 Hyperactivity see Attention deficit disorder
多发性骨髓瘤 Myeloma (multiple), 1-25, 28-29
病因/危险因素，5
定义，4-5
发病率/患病率，5
预后，5
分期，28-29
治疗，2-4，5-25
进展期多发性骨髓瘤，2-4，6-20
硼替佐米，20，21
化疗，2-4，5-15，19-20
皮质类固醇，2-3，5-6，8-12
早期多发性骨髓瘤，2，5-6
挽救治疗，4，21-23
干细胞治疗，2-4，12-19
支持治疗，4，23-25
沙利度胺，4，20
多发性硬化 Multiple sclerosis, 1795-1807
病因/危险因素，1797

定义，1797
疲劳的治疗，1796，1802-1804
行为调节，1796，1804
药物治疗，1796，1802-1803
锻炼，1796，1803-1804
发病率/患病率，1797
多学科治疗，1796-1797，1807
患者康复，1796-1797，1807
预后，1797
痉挛的治疗，1796，1804-1806
药物治疗，1796，1804-1806
理疗，1796，1804
治疗，1795-1796，1797-1801
急性复发，1796，1801-1802
硫唑嘌呤，1796，1800
皮质激素，1796，1801-1802
格拉默，1795，1799
免疫球蛋白，1796，1799-1800
β干扰素，1795，1797-1799
甲氨蝶呤，1796
米托蒽醌，1796，1801
血浆置换，1796，1802
多管电极热球子宫内膜消融 Multielectrode balloon ablation, 2540
月经过多的治疗，2536
多库酯钠，便秘的治疗 Docusate, constipation management, 688, 695
与卵叶车前果壳比较，690-691
多毛 Hirsutism, 2550
治疗，2543-2544，2545-2550
醋酸氯地孕酮-炔雌醇，2544，2545-2546
非那雄胺，2543，2546-2547
氟他胺，2543，2548
酮康唑，2544，2548
机械性脱毛，2544，2549
二甲双胍，2544，2549-2550
螺内酯，2544，2550
多奈哌齐 Donepezil
不良反应，1348-1349
痴呆的治疗，1343-1344，1345，1347-1349，1361，1365
与加兰他敏比较，1348
与利伐斯的明比较，1348
多囊卵巢综合征 Polycystic ovary syndrome (PCOS), 2484, 2543-2550
病因/危险因素，2544
定义，2544
诊断，2544
发病率/患病率，2544
预后，2544
治疗，2543-2544，2545-2550
环丙孕酮-炔雌醇，2544，2545-2546

非那雄胺，2543, 2546-2547
氟他胺，2543, 2548
酮康唑，2544, 2548-2549
机械性脱毛，2544, 2549
二甲双胍，2544, 2549-2550
螺内酯，2544, 2550
减轻体重，2544, 2548

多黏菌素-杆菌肽，细菌性结膜炎的治疗 Polymyxin-bacitracin, bacterial conjunctivitis treatment, 895, 897

多黏菌素-新霉素-氢化可的松 Polymyxin-neomycin-hydrocortisone
不良反应，777, 810
外耳道炎的治疗，807, 809

多潘立酮 Domperidone
不良反应，436
胃食管反流的治疗，700
儿童，432, 435-436

多培沙明，心力衰竭的治疗 Dopexamine, heart failure management, 126

多器官功能不全综合征 Multiple organ dysfunction syndrome, 1209

多柔比星 Doxorubicin
另见阿霉素
不良反应，22-23, 2343-2344
肺癌的治疗，2112
转移性乳腺癌的治疗，2333, 2334, 2342-2343, 2347, 2350
与单克隆抗体合用，2348
多发性骨髓瘤的治疗，9, 12
挽救治疗，21, 22
非转移性乳腺癌的治疗，2367, 2377

多塞平 Doxepin
不良反应，1289
抑郁症的治疗，1372
肠易激综合征的治疗，758, 759-760
腰背痛的治疗，1637

多沙唑嗪 Doxazosin
不良反应，629, 1216, 1217
降压治疗，189
糖尿病患者，614, 619-620
良性前列腺增生的治疗，1215-1216
慢性前列腺炎的治疗，1258

多西环素 Doxycycline
寻常痤疮的治疗，2184, 2193-2195
与红霉素比较，2194
与米诺环素比较，2197
与土霉素比较，2194
不良反应，1097, 1103, 2179, 2194
支气管炎的治疗，1996, 2000
衣原体感染的治疗，2129, 2131, 2132
旅行者疟疾的预防，1089, 1097
飞行员，1103

妊娠女性，1090, 1103
盆腔感染性疾病的治疗，2176, 2177, 2178-2179
放置宫内节育器前的预防，2177, 2180

多西拉敏，普通感冒的治疗 Doxylamine, common cold treatment, 2006, 2011-2012

多西他赛 Docetaxel
不良反应，2111, 2346, 2350
肺癌的治疗，2102, 2109, 2110
转移性乳腺癌的治疗，2334, 2345, 2349
非转移性乳腺癌的治疗，2368

多学科治疗 Multidisciplinary treatment, 1631, 1647, 1673, 1736
孤独症，346, 347-348
心力衰竭，118, 121-122
髋部骨折的家庭康复，1590, 1607-1608
腰背痛的治疗，1620, 1625, 1635, 1641-1642
多发性硬化，1796, 1807
颈部疼痛，1656, 1665-1666
挥鞭伤，1656, 1670, 1671
肩痛，1722, 1736

多重干预，糖尿病患者的血脂异常 Multiple intervention, dyslipidaemia in diabetes, 556, 564

厄贝沙坦，糖尿病肾病的治疗 Irbesartan, diabetic nephropathy treatment, 542, 549, 551-552

E

Ender 钉，髋部骨折的治疗 Ender nails, hip fracture management, 1588

ESHAP 方案 ESHAP
非霍奇金淋巴瘤的治疗，36

恶性黑素瘤 Melanoma, malignant, 2234-2242
辅助治疗，2235, 2239-2243
α-干扰素，2235, 2239-2242
疫苗，2235, 2242-2243
病因/危险因素，2235
定义，2235
选择性淋巴结切除，2235, 2238-2239
发病率/患病率，2235, 2245
遮光剂预防，2234, 2236-2237
切除边缘，2234, 2237-2238, 2247-2248
预后，2235-2236
前哨淋巴结活检，2235, 2238
分期，2246
监测复发，2235, 2243

恩卡尼 Encainide
不良反应，208
心血管疾病的二级预防，197, 207-208

蒽环类药物 Anthracyclines, 2387
不良反应，2343, 2368-2369
转移性乳腺癌的治疗，2333, 2342-2343

非转移性乳腺癌的治疗，2361，2368，2377
　　局部晚期乳腺癌，2364
　　耐药，2354-2355
蒽林，银屑病的治疗 Dithranol, psoriasis treatment, 2250, 2256-2257
儿童 Children
　　失神发作，301-305
　　阑尾炎，655，656
　　哮喘，306-327
　　　　伴有喘息，309，323-327
　　注意缺陷多动障碍，331-339
　　孤独症，345-352
　　Bell 麻痹，1746-1749
　　细支气管炎，355-362
　　跖囊炎的治疗，1502，1504
　　心肺骤停，368-372
　　水痘，1014-1015，1016-1019
　　腹痛，439-446
　　便秘，375-378
　　哮吼，380-395
　　登革热，1024-1028
　　抑郁症，398-410
　　热性惊厥，415-421
　　胃食管反流，432-437
　　胃肠炎，423-427
　　乙型肝炎免疫接种，1049，1050，1051-1055，1057-1058
　　　　高流行国家，1049，1051-1055
　　　　低流行国家，1050，1057-1058
　　旅行者疟疾的预防，1090，1101
　　脑膜炎球菌病的治疗，1137，1141-1142
　　　　脑膜炎球菌性败血病，1137-1138，1143-1144
　　航空旅行时中耳疼痛的治疗，804，805
　　偏头痛，469-473
　　夜间遗尿症，486-493
　　鼻出血，496-498
　　口咽念珠菌病，1850，1855-1856
　　中耳炎
　　　　急性，500-509
　　　　慢性化脓性，773，780-783
　　　　渗出性，814-820
　　镰状细胞危象的预防，45，46，48
　　扁桃体切除术，850-854
　　尿路感染，528-537
儿童失神发作 Absence seizure in children，301-305
　　定义，302
　　发病率/患病率，302
　　预后，302
　　治疗，301，302-305
　　　　乙琥胺，301，303-304
　　　　加巴喷丁，301，304-305
　　　　拉莫三嗪，301，304

　　　　丙戊酸盐，301，302-303
儿童注意缺陷多动障碍 Attention deficit hyperactivity disorder（ADHD），331-339
　　病因/危险因素，332
　　核心症状，340
　　定义，332
　　发病率/患病率，332
　　预后，332
　　儿童注意缺陷障碍评定量表（ADHD-RS），339，340
　　治疗，331-339
　　　　阿托西汀，331，332-333，344
　　　　可乐定，332，337-338
　　　　联合治疗，331，336-337
　　　　硫酸右苯丙胺，331，334
　　　　哌甲酯，331，334-337，341-343
　　　　心理/行为治疗，331，332，336-337，339
耳部清理 Aural toilet，813
　　另见耳部清洗
耳部清洗 Ear cleansing，784
　　慢性化脓性中耳炎，773，774-775
　　儿童，773，780-781
　　外耳道炎的治疗，808，812
耳耵聍，见耵聍 Wax in ear see Ear wax
耳鸣 Tinnitus，841-848
　　病因/危险因素，842
　　定义，842
　　发病率/患病率，842
　　梅尼埃病的预防，799
　　预后，842
　　治疗，841-848
　　　　针刺，841，845-846
　　　　巴氯芬，841，845
　　　　苯二氮䓬类药，841，843
　　　　卡马西平，842，843-844
　　　　桂利嗪，841，844-845
　　　　电磁刺激，841，846
　　　　银杏，841，847-848
　　　　高压氧，841，848
　　　　催眠，841，847
　　　　拉莫三嗪，842，844
　　　　激光治疗，842，847
　　　　掩蔽装置，842，847
　　　　烟酰胺，842，844
　　　　心理治疗，842，846
　　　　耳鸣习服训练，842，848
　　　　三环类抗抑郁药，841，843
　　　　锌，842，845
耳鸣所致不适评分 Tinnitus handicap inventory，848
二氮嗪 Diazoxide
　　不良反应，1959
　　妊娠期高血压的治疗，1952，1959

二氟尼柳 Diflunisal
　　不良反应，54
　　腰背痛的治疗，1634, 1636-1637, 1638
　　镰状细胞危象的治疗，46, 54
二甲硅油，见西甲硅泊 Dimeticone see Simethicone
二甲基延胡索酸酯，银屑病的治疗 Dimethylfumaric acid ester, psoriasis treatment, 2273
二甲双胍 Metformin
　　不良反应，600-601, 608-609, 638, 2470, 2549
　　心血管疾病的发生风险，625, 637
　　女性不孕症的治疗，2466, 2470
　　　　与腹腔镜卵巢打孔比较，2474
　　　　与克罗米芬合用，2469
　　肥胖症的治疗，865
　　多囊卵巢综合征的治疗，2544, 2549-2550
　　2型糖尿病的治疗，596, 607-609
　　　　联合药物治疗，597, 599-600
二膦酸盐 Bisphosphonates, 2355
　　不良反应，24, 2351-2352
　　骨转移癌的治疗，2334, 2350-2352
　　绝经后妇女的骨折预防，1543-1544, 1546-1549
　　多发性骨髓瘤的治疗，4, 23-24
二氯醋酸，生殖器疣的治疗 Bichloroacetic acid, genital wart treatment, 2150, 2151-2151
二氢吡啶 Dihydropyridine
　　另见钙通道阻滞剂
　　特发性震颤的治疗，1774, 1780
　　心力衰竭的治疗，120, 129
　　心肌梗死的治疗，141, 151-152
　　心血管疾病的二级预防，197, 207
二氢青蒿素 Dihydroartemisinin
　　不良反应，1114
　　疟疾的治疗，1108, 1113-1114
二硝基氯苯 Dinitrochlorobenzine
　　不良反应，2303
　　疣的治疗，2296, 2303-2304
二乙基甲苯酰胺，旅行者疟疾的预防 DEET, malaria prevention in travelers, 1089, 1095
　　不良反应，1095
　　儿童，1090, 1101
　　妊娠女性，1102-1103

F

Fitzpatrick皮肤分型 Fitzpatrick skin phototype classification, 2319
Fontaine分级 Fontaine's classification, 174
发育倒退 Developmental regression, 465
　　麻风腮三联疫苗接种，457-458
发育商 Developmental quotient, 518
发作 Seizures, 1766-1767
　　另见儿童失神发作；癫痫；热性惊厥
伐地考昔 Valdecoxib, 2438
伐地那非 Vardenafil
　　不良反应，1242
　　勃起功能障碍的治疗，1228, 1241-1243
　　合并糖尿病，1242
伐昔洛韦 Valaciclovir
　　不良反应，975, 2145, 2146, 2230, 2231
　　Bell麻痹的治疗，1748
　　HIV感染者巨细胞病毒的预防，967, 975
　　生殖器疱疹的治疗，2137, 2138, 2143-2144
　　　　传播的预防，2137, 2140
　　　　与阿昔洛韦比较，2143, 2144, 2146
　　　　HIV感染者，2138, 2146-2147
　　口唇疱疹的治疗，2227, 2230-2231
　　　　预防，2229
　　带状疱疹后神经痛的治疗，1151, 1153
　　　　与泛昔洛韦比较，1153-1154
法律定义盲 Legal blindness, 885
番茄红素，子痫前期的治疗 Lycopene, pre-eclampsia management, 1952, 1956
番泻叶，便秘的治疗 Senna, constipation management, 688, 695
　　儿童，378
翻身试验 Roll over test, 1963
翻身，压迫性溃疡的预防 Turning, pressure sore prevention, 2593, 2598
反应波动 Response fluctuations, 1823
泛昔洛韦 Famciclovir
　　不良反应，2145, 2146
　　单纯疱疹病毒
　　　　生殖器疱疹的治疗，2137, 2138, 2143, 2144-2145
　　　　口唇疱疹的预防，2229
　　　　HIV感染者的预防，967, 975
　　带状疱疹后神经痛的预防，1151, 1153
　　　　与伐昔洛韦比较，1153-1154
芳香化酶抑制剂 Aromatase inhibitors, 2355
　　另见选择性芳香化酶抑制剂
　　非转移性乳腺癌的治疗，2361, 2380-2381
防腐剂 Antiseptics
　　不良反应，777
　　慢性化脓性中耳炎的治疗，773, 777
　　　　儿童，773, 782
　　　　与抗生素比较，777
　　鼻出血的治疗，496-498
放疗 Radiotherapy, 2388
　　不良反应，677-678, 881, 1268-1269, 1271, 2106, 2107-2108, 2114-2115, 2295, 2353, 2354, 2366, 2372-2373
　　年龄相关性黄斑变性，878, 881, 888
　　骨转移，2334, 2350-2352
　　脑转移，2335, 2353

脉络膜转移，2335，2354
结直肠癌，675，677-678
　　与手术比较，677
肺癌的治疗
　　超分割放疗，2102，2107-2108
　　非小细胞肺癌，2102，2106-2108
　　小细胞肺癌，2102，2113-2115
　　联合化疗，2106-2107，2113-2114
多发性骨髓瘤，21
非霍奇金淋巴瘤，30-31，33-34
　　联合 CHOP 方案，21，30-31，33-34
非转移性乳腺癌，2363，2370-2376
　　保乳手术后，2363，2365-2367，2370-2374
　　乳房切除术后，2363，2364，2374-2375
　　腋窝放疗，2362，2382
　　导管原位癌，2361，2365-2366
　　局部晚期乳腺癌，2364，2384-2385
　　对内乳区放疗，2363，2375
　　对同侧锁骨上窝放疗，2363，2375-2376
　　全淋巴结放疗，2363，2376
　　联合他莫昔芬，2361，2363，2366-2367
口咽念珠菌病，1850，1852-1853，1854-1855
　　预防，1852-1853
　　治疗，1850，1854-1855
精原细胞瘤，1264，1265，1268，1270-1271，1273-1274
　　非Ⅰ期，1265，1273-1274
　　方案，1270-1271
　　Ⅰ期，1264，1268-1269，1270-1271
　　与化疗比较，1268
脊髓转移，2334，2353
鳞状细胞癌，2291，2294
胃癌，765，769-770
放射性皮炎 Radiodermatitis，22958
放松疗法 Applied relaxation，1450
　　广泛性焦虑障碍的治疗，1408，1410
　　惊恐障碍的治疗，1439，1444-1445
放松疗法 Relaxation therapy，1466，1791
　　慢性疲劳综合征，1539
　　慢性紧张性头痛，1785，1789
　　痛经的治疗，2430，2433
　　癫痫，1753，1761
　　　　联合行为矫正，1753，1764
　　广泛性焦虑障碍，1408，1410
　　儿童偏头痛的预防，473
　　强迫障碍，1429
　　惊恐障碍，1439，1444-1445
　　耳鸣，846
飞蚊症 Masquerade syndromes，935
非格司亭 Filgrastim
　　不良反应，17
　　多发性骨髓瘤的治疗，4，16-17

非转移性乳腺癌的治疗，2368
非核苷类逆转录酶抑制剂 Non-nuclease reverse transcriptase inhibitors，952
　　HIV 感染的治疗，938-939，943-946，950-951
非霍奇金淋巴瘤 Non-Hodgkin's lymphoma，30-38
　　病因/危险因素，32
　　侵袭性疾病，38
　　分类/分期，31，38，40-41
　　完全反应/缓解，38
　　定义，31
　　发病率/患病率，31
　　部分缓解，38
　　预后，32
　　治疗，30-31，32-38
　　　　CHOP14 方案，14，30，35-36
　　　　CHOP21 方案，21，30-31，32-35，42-44
　　　　一线治疗，30，32-36
　　　　复发疾病，31，36-38
非洛地平 Felodipine
　　糖尿病患者的降压治疗，630
　　心力衰竭的治疗，129
非那雄胺 Finasteride
　　不良反应，1218，1259，2547
　　良性前列腺增生的治疗，1213，1217-1218
　　慢性前列腺炎的治疗，1258-1259
　　多囊卵巢综合征的治疗，2543，2546-2547
非诺贝特 Fenofibrate
　　不良反应，632
　　糖尿病患者心血管事件的预防，624，631
　　糖尿病血脂异常的治疗，562
非诺多泮 Fenoldopam
　　急性肾衰竭的治疗，1192，1198-1199
　　不良反应，1199
非诺特罗 Fenoterol
　　支气管炎的治疗，2003
　　儿童哮喘的治疗，307
　　　　给药方法，307，312
　　早产的治疗，1973
非索非那定，季节性变应性鼻炎的治疗 Fexofenadine, seasonal allergic rhinitis treatment，822，823-825
　　与伪麻黄碱合用，822，827
非甾体抗炎药 Non-steroidal anti-inflammatory drugs（NSAIDs），1676-1682
　　不良反应，1352-1353，1622，1638-1639，1678-1679，1690-1691，1700，1724，2438-2439，2528
　　　　幽门螺杆菌的根除，725，730-732
　　　　胃肠道反应的预防，1676-1677，1679-1681
　　前葡萄膜炎的治疗，932，934-935
　　乳腺痛的治疗，2393，2398
　　腕管综合征的治疗，1515，1519
　　　　与皮质激素比较，1518

与利尿剂比较，1520
　慢性前列腺炎的治疗，1252，1253，1256，1259
　　定义，1677
　　痴呆的治疗，1344，1352-1353
　　相互比较，1676，1678-1679
　　剂量反应关系，1676
　　痛经的治疗，2429，2436-2439
　　　与镇痛药比较，2429，2438
　　　与 TENS 比较，2443
　　子宫平滑肌瘤的治疗，2489，2495
　　痛风的治疗，1561，1563，1568-1569
　　足跟痛的治疗，1701，1702
　　腰椎间盘突出的治疗，1570，1572-1573
　　膝关节骨性关节炎的治疗，1684，1685，1690-1692
　　　口服，1684，1690-1691
　　　局部应用，1685，1691-1692
　　　与葡糖胺比较，1689
　　　与扑热息痛比较，1693-1694
　　腰背痛的治疗，1619，1621-1622，1634，1638-1639
　　　联合辅助治疗，1622
　　　与镇痛药比较，1623-1624，1638
　　月经过多的治疗，2524，2527-2528
　　　与达那唑比较，2527
　　　与酚磺乙胺比较，2527，2529
　　　与孕激素比较，2527
　　　与氨甲环酸比较，2528
　　儿童偏头痛的治疗，469，470-471
　　颈部疼痛的治疗，1655，1667
　　　挥鞭伤，1656，1670
　　　伴有神经根疼痛，1657，1672
　　使用率，1677
　　肩痛的治疗，1722，1723，1724-1725
　　　关节内注射，1722，1725
　　　局部使用，1723，1725
　　咽喉痛的治疗，2025，2027-2028
　　外用非甾体抗炎药，1677，1681-1682，1723，1725
　　　不良反应，1682
非指导性的支持疗法 Non-directive supportive therapy，410
非指导性咨询 Non-directive counseling，1397，1929
　　抑郁症的治疗，1388
　　　产后抑郁，1920，1923-1925
非转移性皮肤鳞状细胞癌 Squamous cell carcinoma of the skin, non-metastatic，2291-2294
　　病因／危险因素，2292
　　定义，2292
　　发病率／患病率，2292
　　预后，2292
　　放疗，2291，2294
　　遮光剂预防，2291，2292-2293
　　手术治疗，2291，2293-2294
　　　显微控制的切除与原位切除比较，2291，2294

　　　理想的切除范围，2291，2293-2294
非转移性乳腺癌 Breast cancer, non-metastatic，2360-2387
　　辅助治疗，2361，2362，2376-2381
　　　芳香化酶抑制剂，2361，2380-2381
　　　联合化疗，2361，2362，2376-2377，2392
　　　他莫昔芬，2361，2377-2378，2392
　　病因／危险因素，2364-2365
　　腋窝处理，2362，2382-2383
　　定义，2364
　　导管原位癌（DCIS），2361，2365-2367
　　　放疗，2361，2365-2366
　　　他莫昔芬，2361，2366-2367
　　大剂量化疗联合自体骨髓移植，2362，2379
　　发病率／患病率，2364
　　局部晚期乳腺癌的手术治疗，2364，2384-2387
　　新辅助化疗，2362，2367-2369
　　　不同方案的效果，2362，2368-2369
　　　乳房切除率，2367
　　切除卵巢，2362，2381
　　预后，2365
　　放疗，2363，2365-2367，2370-2376
　　　保乳手术后，2363，2365-2367，2370-2374
　　　乳房切除术后，2363，2374-2375
　　　导管原位癌，2361，2365-2366
　　　对内乳区，2363，2375
　　　对同侧锁骨上窝，2363，2375-2376
　　　全淋巴结，2363，2376
　　前哨淋巴结活检，2363，2383
　　疾病分期，2392
　　手术治疗，2362，2363，2369-2370
非转移性乳腺癌的腋窝处理 Axilla management in non-metastatic breast cancer，2362，2382-2383
　　不良反应，2382
　　腋窝清扫，2362，2382，2387
　　腋窝放疗，2362，2382，2387
　　腋窝淋巴结活检，2362，2382，2387
肥胖症 Obesity，861-874
　　另见体重减轻
　　病因／危险因素，863
　　定义，863
　　药物治疗，861-862，864-869
　　　安非拉酮，861，867
　　　氟西汀，861，867-868
　　　马吲哚，862，866-867
　　　奥利司他，862，868-869
　　　芬特明，862，866
　　　西布曲明，862，864-866
　　发病率／患病率，863
　　生活方式建议，98
　　预后，863-864
　　手术治疗，862-863，869-874

减肥手术，862-863，869-870
　　　胆胰分流术，863，872
　　　胃束带术，863，870-871，873
　　　胃旁路术，862，871-872，873
　　　胃成形术，863，872，873
肺癌 Lung cancer，2101-2115
　　病因/危险因素，2103
　　定义，2102
　　发病率/患病率，2102
　　非小细胞肺癌的治疗，2101，2103-2112
　　　化疗，2101，2103-2105
　　　姑息性化疗，2101，2108-2112
　　　放疗，2102，2106-2108
　　预后，2103
　　小细胞肺癌的治疗，2102，2112-2115
　　　化疗，2102，2112-2113
　　　放疗，2102，2113-2115
　　分期，2118
肺孢子虫肺炎 *Pneumocystis carinii* pneumonia（PCP），966，982-992
　　病因/危险因素，983
　　定义，983
　　发病率/患病率，983
　　预后，983
　　HIV 感染的预防，966，968-971
　　　在接受 HAART 的患者中停止预防，967，977-978
　　HIV 感染的治疗，982-992，993-994
　　　皮质激素辅助治疗，983，990-991
　　　一线药物治疗失败后，983，991-992
　　　阿托伐醌，982，984-985
　　　克林霉素-伯氨喹，982，985-986
　　　戊烷脒，982-983，986-988
　　　甲氧苄啶-氨苯砜，983，988-989
　　　甲氧苄啶-磺胺甲基噁唑，983，989-990
　　肺孢子虫肺炎的治疗，983，990-991
　　带状疱疹后神经痛的预防，1151，1154-1155
　　　与阿昔洛韦合用，1154-1155
　　早产，1968，1978-1979
　　　与促甲状腺素释放激素合用，1968，1979-1980
　　银屑病的治疗，2250-2251，2257-2258
　　　与维生素 D 衍生物比较，2259
　　　与类视黄醇合用，2253，2276
　　　与维生素 D 衍生物合用，2259-2260
　　习惯性流产的治疗，1986，1991
　　　伴随抗磷脂综合征，1987，1993-1994
　　肩痛的治疗，1722，1723，1725-1729
　　　不良反应，1726-1727，1728
　　　关节内注射，1722，1727-1728
　　　口服，1722，1728-1729
　　　肩峰下注射，1723，1725-1727
　　镰状细胞危象的治疗，46，56-57

　　咽喉痛的治疗，2025，2028
　　　与抗生素合用，2028
　　脊髓转移的治疗，2334，2353
　　实质性眼部单纯疱疹的治疗，918，921
肺动脉导管插入术 Pulmonary artery catheterisation
　　不良反应，155
　　心源性休克的治疗，142，155
肺康复，慢性阻塞性肺疾病 Pulmonary rehabilitation, chronic obstructive pulmonary disease treatment，2079，2094-2095
肺气肿 Emphysema，2079
肺栓塞 Pulmonary embolism
　　抗凝治疗，234，270，279-281
　　　低分子量肝素，270
　　定义，271
　　发病率/患病率，271
　　预后，271
　　溶栓，270，281
肺炎链球菌 *Streptococcus pneumoniae*
　　急性中耳炎，502
　　细菌性结膜炎，896
　　普通感冒，2007，2012
　　肺炎，2016
　　鼻窦炎，835
　　咽喉痛，2026
肺炎球菌 *Pneumococcus*
　　另见肺炎球菌疫苗
　　镰状细胞病，47
肺炎球菌疫苗 Pneumococcal vaccine
　　不良反应，52，2018
　　肺炎球菌结合疫苗，52，58
　　肺炎的预防，2015，2017-2018
　　多糖肺炎球菌疫苗，51-52，58
　　镰状细胞病的治疗，46，51-52
肺炎支原体，哮吼 *Mycoplasma pneumoniae*, croup，383
分程，超分割放疗 Split-course, hyperfractionated radiotherapy，2115
分离症状 Dissociative symptoms，1466
分裂型人格障碍 Schizotypal personality disorder，1433
分泌性中耳炎 Otitis media with effusion，814-820
　　病因/危险因素，815
　　定义，815
　　发病率/患病率，815
　　预后，815
　　预防，814，816
　　治疗，814-815，816-820
　　　抗生素，815，816-817
　　　抗组胺药，815，817
　　　咽鼓管吹张法，814，815，818-819
　　　皮质类固醇，815，817
　　　减充血剂，815，817-818
　　　黏液溶解剂，815，818

手术，814，819-820
分娩 Childbirth
　　另见分娩时会阴裂伤；产后出血
　　积极处理第三产程，1932，1934-1936，1947
　　　　不良反应，1935
　　分娩时持续保护，1905，1910，1917
　　期待处理，1947
　　"hands poised"分娩法与"hands on"分娩法，1905，1911-1912
　　单纯疱疹病毒传播，2137，2142
　　HIV的传播，955，960-961
　　直立位分娩，1905，1910-1911
　　向下用力，1905，1911
分娩时会阴裂伤 Perineal trauma during childbirth, 1904-1916
　　病因/危险因素，1906
　　定义，1906
　　发病率/患病率，1906
　　产时非手术干预，1905，1910-1912
　　　　分娩时的持续保护，1905，1910
　　　　"hands poised"分娩法与"hands on"分娩法比较，1905，1911-1912
　　　　直立位分娩，1905，1910-1911
　　　　向下用力，1905，1911
　　产时手术干预，1905，1907-1910
　　　　硬膜外麻醉，1905，1908-1909
　　　　会阴切开术，1905，1907-1908
　　　　产钳助产，1905，1909-1910
　　　　胎吸，1905，1909-1910
　　修补，1906，1912-1916
　　　　可吸收缝线缝合，1906，1914-1915
　　　　连续缝合，1906，1915-1916
　　　　不缝合，1906，1912-1913
　　　　Ⅲ度和Ⅳ度会阴裂伤，1906，1916
　　预后，1907
分娩时使用胎吸 Vacuum extractor use during childbirth
　　不良反应，1909
　　会阴裂伤，1905，1909-1910
分析性心理治疗 Analytical psychotherapy, 1416
分枝杆菌疫苗，HIV感染者结核的治疗 Mycobacterium vaccae immunisation, tuberculosis management with HIV, 997, 1003-1004
分枝杆菌疫苗 Mycobacterium w vaccine, 1079, 1081
分组隔离 Cohort segregation, 362
　　不良反应，358
　　医院内细支气管炎传播的预防，355，358
芬特明 Phentermine
　　不良反应，866
　　肥胖症的治疗，862，866
　　　　与安非拉酮比较，866
酚苄明，慢性前列腺炎的治疗 Phenoxybenzamine, chronic prostatitis treatment, 1257

酚磺乙胺 Etamsylate
　　不良反应，2529
　　月经过多的治疗，2525，2529
　　　　与非甾体抗炎药比较，2527，2529
　　　　与氨甲环酸比较，2528
酚妥拉明 Phentolamine
　　不良反应，1248
　　勃起功能障碍的治疗，1229，1247-1248
　　　　与前列地尔比较，1230-1231
风湿热，咽喉痛的治疗 Rheumatic fever, sore throat treatment and, 2029
风疹 Rubella
　　病因/危险因素，450
　　定义，449
　　发病率/患病率，450
　　预后，451
　　疫苗接种，449，462-464
　　麻风腮三联疫苗，449，462-464
　　单价疫苗，449，462-464
封包疗法 Duct tape occlusion
　　不良反应，2302
　　疣的治疗，2296，2301-2302
蜂窝织炎 Cellulitis, 2207-2209
　　病因/危险因素，2208
　　抗生素治疗，2207，2208-2209，2211
　　定义，2208
　　发病率/患病率，2208
　　眶，840
　　预后，2208
　　易患因素的治疗，2207，2209-2210
缝线法 Eversion splinting, 929
夫妇治疗 Couple therapy, 1450
　　惊恐障碍，1439，1448
夫西地酸 Fusidic acid
　　不良反应，898
　　细菌性结膜炎的治疗，895，897，898
呋喃妥因 Nitrofurantoin
　　不良反应，534，2561
　　膀胱炎的预防，2558，2560，2561
　　儿童尿路感染的治疗，531-532
　　预防，529，534
呋塞米，急性肾衰竭的治疗 Furosemide, acute renal failure management, 1196
麸，憩室病的治疗 Bran, diverticular disease management, 667，668-669
敷料 Dressings, 2590-2591
　　不良反应，2601，2615
　　下肢溃疡的治疗，2608，2609，2613-2615
　　轻度热烧伤，2583，2585-2589
　　压迫性溃疡，2593，2598
　　治疗，2593，2600-2601

氟比洛芬 Flurbiprofen
  不良反应，1724
  肩痛的治疗，1722, 1724
氟吡丁，腰背痛的治疗 Flupirtine, low back pain treatment, 1634, 1639
氟伐他汀 Fluvastatin
  糖尿病患者血脂异常的治疗，556, 559-560
    与贝特类药合用，562
  肥胖症的治疗，868-869
氟奋乃静 Fluphenazine
  带状疱疹后遗神经痛的治疗，1155
  精神分裂症的治疗，1470
氟伏沙明 Fluvoxamine
  不良反应，1379, 1427-1428, 1787
  孤独症的治疗，351
  神经性贪食症的治疗，1316, 1324
  抑郁症的治疗，399, 403
  强迫障碍的治疗，1424-1425, 1426
    联合治疗，1430-1431, 1432, 1433
  惊恐障碍的治疗，1439, 1442, 1452
氟桂利嗪 Flunarizine
  不良反应，237, 1780
  特发性震颤的治疗，1774, 1780
氟卡尼 Flecainide
  不良反应，85-86, 208
  心房颤动的治疗，78, 84-86
    与胺碘酮比较，84-85
    与普罗帕酮比较，84-85
    与奎尼丁比较，85
  心血管疾病的二级预防，197, 207-208
氟康唑 Fluconazole
  不良反应，976, 1854, 1859, 2408, 2412
  义齿性口炎的治疗，1857
  趾甲真菌感染的治疗，2212, 2217-2218
    口服，2212, 2217-2218
    外用，2212, 2218
  口咽念珠菌病，1854
    婴儿/儿童，1850, 1855, 1856
    预防，1850, 1852, 1853
  耐药，1851, 1861
  外阴阴道念珠菌病的治疗，2404, 2407-2408
    预防复发，2404, 2412
    与咪唑制剂比较，2406
    与依曲康唑比较，2408
    与酮康唑比较，2409
  HIV 感染者，1851, 1860
    隐球菌性脑膜炎的复发，967, 977
    预防性使用，967, 976, 977, 1851, 1858-1859
氟喹诺酮类药 Fluoroquinolones
  不良反应，2164
  淋病的治疗，2164
  耐药，2164
氟氯西林 Flucloxacillin
  不良反应，2209
  蜂窝织炎和丹毒的治疗，2209
氟罗沙星 Fleroxacin
  不良反应，1039
  腹泻的治疗，1038-1039
氟尼缩松，儿童哮喘的预防 Flunisolide, childhood asthma prophylaxis, 315
氟尿嘧啶 Fluorouracil
  不良反应，677, 2350
  结直肠癌的治疗，675, 676-677
  转移性乳腺癌的治疗，2334, 2345, 2349
  非转移性乳腺癌的治疗，2364, 2367, 2368, 2377, 2386
氟哌啶醇 Haloperidol
  不良反应，1290, 1357-1358, 1433, 1472-1473, 1474
  双相障碍中躁狂的治疗，1295, 1301
  痴呆的治疗，1345, 1357-1358
    与利培酮比较，1357
    与曲唑酮比较，1360
  强迫障碍的治疗，1432
  精神分裂症的治疗，1469, 1472-1473
    长效溴哌利多癸酸酯，1469, 1473-1474
    降低复发率，1470, 1482
氟哌噻吨，故意自伤的治疗 Flupentixol, deliberate self harm management, 1332, 1335-1336
氟氢可的松 Fludrocortisone
  不良反应，1533
  慢性疲劳综合征的治疗，1532-1533
氟他胺 Flutamide
  深静脉血栓的治疗，269, 271-272
  多囊卵巢综合征的治疗，2543, 2548
氟替卡松 Fluticasone
  不良反应，314, 316, 2088, 2089
  哮喘的治疗，2043
  支气管扩张的治疗，2070, 2073
  儿童哮喘的治疗，307, 313, 314, 315-316
    伴有喘息，326-327
  慢性阻塞性肺疾病的治疗，2083, 2087, 2089
氟维司群 Fulvestrant
  子宫平滑肌瘤的治疗，2492
  转移性乳腺癌的治疗，2333, 2340
氟西汀 Fluoxetine
  不良反应，404, 868, 1379, 1427-1428, 1464, 1532, 1922
  神经性厌食症的治疗，1289
  孤独症的治疗，351
  神经性贪食症的治疗，1316, 1324-1325
    联合治疗，1316, 1327-1328
    中断，1317, 1328
    与认知行为疗法比较，1320, 1324
  慢性疲劳综合征的治疗，1531-1532

抑郁症的治疗，1368, 1378, 1379, 1392
    联合治疗，398, 399, 404-405
    儿童和青少年，398, 399, 402-403, 404-405
    产后抑郁，1919, 1921-1922
    联合认知疗法，1394
肥胖症的治疗，861, 867-868
强迫障碍的治疗，1424-1425, 1426, 1431
    联合治疗，1430-1431, 1432-1433
创伤后应激障碍的治疗，1454, 1463
自杀风险，1380
停药反应，1379

氟茚二酮，卒中的预防 Fluindione, stroke prevention, 261
福莫特罗 Formoterol
  哮喘的治疗，2045
    儿童哮喘，308, 322
  慢性阻塞性肺疾病的治疗，2082, 2084, 2085, 2089
福辛普利，糖尿病患者的降压治疗 Fosinopril, antihypertensive treatment with diabetes, 613, 615
辅助治疗 Adjuvant therapy, 770, 1276, 2354, 2387
  阑尾炎，653, 654-655
  结直肠癌，675, 676-677
  疟疾，1108, 1114-1116
  恶性黑素瘤，2235, 2239-2243
  非转移性乳腺癌，2361, 2376-2381
    芳香化酶抑制剂，2361, 2380-2381
    联合化疗，2361, 2362, 2376-2377, 2392
    大剂量化疗联合自体骨髓移植，2362, 2379
    他莫昔芬，2361, 2377-2378, 2392
  肺孢子虫肺炎，990-991
  精原细胞瘤，1264-1265, 1267-1269, 1270-1272
  胃癌，765, 768-770
  HIV 感染者中的结核病，997, 1003-1004
父系白细胞免疫治疗 Paternal white cell immunization
  不良反应，1990
  习惯性流产的治疗，1987, 1990
负压吸引装置 Vacuum devices
  不良反应，1245
  勃起功能障碍的治疗，1228, 1245
  与前列地尔比较，1231
妇女遭受暴力严重程度量表 Severity of Violence Against Women Scale, 2426
复发 Relapse, 1312
复发性阿弗他溃疡 Aphthous ulcers, recurrent, 1836-1839
  病因/危险因素，1837
  定义，1837
  发病率/患病率，1837
  预后，1837
  治疗，1836, 1837-1839, 1840-1842
    氯己定漱口水，1836, 1838-1839
    海克替定漱口水，1836, 1838-1839
    局部用皮质类固醇，1836, 1837-1838

复发性特发性鼻出血 Recurrent idiopathic epistaxis, 497
  另见鼻出血
复方新诺明 Co-trimoxazole
  另见甲氧苄啶-磺胺甲基异噁唑（TMP-SMX）
  急性中耳炎的治疗，500, 502-503, 504
    预防，507
  不良反应，532, 534, 839, 2555, 2562
  支气管炎的治疗，1996, 2000
  膀胱炎的预防，2558, 2560-2562
    持续使用，2558, 2560-2561
    性交后使用，2558, 2562
    自行使用单剂量，2558, 2562
  外耳道炎的治疗，807, 808-809
  肾盂肾炎的治疗，2552, 2554, 2555
  鼻窦炎的治疗，834, 835, 836, 839
  儿童尿路感染的治疗，532
    预防，529, 534
复合阿米洛利，糖尿病患者的降压治疗 Co-amiloride, antihypertensive treatment with diabetes, 613, 616
复苏 Resuscitation
  复苏失败，518
  空气复苏，围产期窒息，512, 517-518
副流感病毒 Parainfluenza virus
  细支气管炎，356
  哮吼，383
腹股沟疝 Inguinal hernia, 740-756
  病因/危险因素，744
  定义，743-744
  发病率/患病率，744
  双侧疝，742, 750-753
    期待疗法，742, 750-751
    开放式疝成形术，742, 751
    开放式疝修补术，742, 751-752
    全腹膜外腹腔镜疝修补术，742, 752
    经腹腔腹膜前腹腔镜疝修补术，742, 752-753
  单侧疝，741-742, 744-750
    期待疗法，742, 744
    开放式疝成形术，741, 744-746
    开放式疝修补术，741-742, 746
    全腹膜外腹腔镜疝修补术，741, 746-748
    经腹腔腹膜前腹腔镜疝修补术，741, 749-750
  预后，744
  复发疝，743, 753-756
    期待疗法，743, 753
    开放式疝成形术，743, 753-754
    开放式疝修补术，743, 754-755
    全腹膜外腹腔镜疝修补术，743, 755
    经腹腔腹膜前腹腔镜疝修补术，743, 755-756
腹膜肌酐清除率 Peritoneal creatinine clearance, 1179
腹膜平衡试验 Peritoneal equilibration test（PET），1179
腹腔镜 Laparoscopy

腹腔镜去除子宫内膜异位症病灶，2450，2455-2457，2462
  不良反应，2457
阑尾炎的治疗，653，655-657
胆囊切除术，660，661-663，665-666
  不良反应，662-663，664
  微型腹腔镜胆囊切除术，661，664，666
子宫平滑肌瘤的治疗，2490
  子宫切除术，2490，2498-2500
  子宫肌瘤切除术，2490，2500-2501
胃食管反流病的治疗，698，706
  与开放手术比较，706
不孕症的治疗
  不良反应，2475，2483
  子宫内膜异位症相关性不孕，2467，2482-2483
  卵巢打孔，2466，2474-2475，2484
  腹腔镜二次探查，2485
腹股沟疝修补术
  双侧疝，742，752-753
  复发疝，743，755-756
  单侧疝，741，746-750
肥胖症的治疗，862，873-874
子宫内膜异位囊肿的治疗，2451，2461-2462
腹腔镜下骶前神经切除术（LPSN），2445
  不良反应，2440
  痛经的治疗，2440
压力性尿失禁的治疗，2566
腹腔镜下子宫神经切除术（LUNA），2445，2462
  不良反应，2457
  痛经的治疗，2440
  子宫内膜异位症的治疗，2450，2457
腹泻 Diarrhoea，1031-1044
  另见阿米巴痢疾；胃肠炎
  病因/危险因素，424，1033
  抗生素治疗，1031，1033-1035
    发展中国家，1032，1041，1042
    旅游性腹泻，1032，1037-1039，1047-1048
  抗动力药治疗，1032，1035-1037
    发展中国家，1032，1042
    旅游性腹泻，1032，1040-1041
  定义，1033
  儿童，423-427
    无乳糖食物，423，427，431
    补液治疗，423，424-426
  发病率/患病率，424，1033
  预后，424，1033
  补液治疗，423，424-426，1032，1037
    清水，423，424
    发展中国家，1032-1033，1042，1043-1044
    经鼻胃管补液，423，425-426
    口服补液，423，424-425
    旅游性腹泻，1032，1041

G

Gamma 钉，髋部骨折的治疗 Gamma nail, hip fracture management，1588
Gardosi 垫 Gardosi cushion，1917
Goeckerman 疗法 Goeckerman treatment，2277
  银屑病的治疗，2253，2274
改良的冲突策略量表 Modified Conflict Tactics Scale，2426
钙 Calcium
  终末期肾病的治疗，1177-1178
  绝经后妇女的骨折预防，1544，1549-1550
    与维生素 D 合用，1544，1551-1552
  下肢痉挛的治疗，1613，1618
  辅助治疗
    子痫前期的预防，1951，1954-1955
    冠心病一级预防：高血压，187，192
钙通道阻滞剂 Calcium channel blockers
  另见特定药物
  急性肾衰竭的预防，1193，1201-1202
  不良反应，75，129，152，188，190，1201，1974
  心绞痛的治疗
    稳定型心绞痛，60，64-65
    与 β 受体阻滞剂比较，62-63
    与硝酸酯类比较，64
    不稳定型心绞痛，68，74
  降压治疗
    与 ACEI 比较，189-190
    糖尿病患者，614，619，624，628-629
  特发性震颤的治疗，1774，1780
  心力衰竭的治疗，120，129
  心肌梗死的治疗，141，151-152
  围产期窒息的治疗，511，513
  早产的预防，1967，1974
  心血管疾病的二级预防，197，207，214
  卒中的治疗，230，236
  卒中的预防，248
干扰电刺激 Interferential electrical stimulation，1736
干扰素治疗 Interferon therapy，1071
  不良反应，20，22，882，1064，1065，1068，1070，1538-1539，1798-1799，2155，2156，2240-2241，2242
  年龄相关性黄斑变性，878，882
  慢性疲劳综合征，1538
  生殖器疣，2149，2150，2154-2156
    全身应用，2150，2154-2155
    局部应用，2149，2155-2156
干细胞因子 Stem cell factor（CSF）
  不良反应，17
  多发性骨髓瘤的治疗，16-17
干细胞治疗 Stem cell therapy
  不良反应，14

多发性骨髓瘤，2-4，12-19
  异基因干细胞移植，4，18-19
  自体干细胞移植，3，12-19
  双次与单次自体干细胞移植比较，15
  美法仑预处理方案，3，16
  外周血干细胞，15-16
  动员方案，4，16-17
  非霍奇金淋巴瘤，31，36-38
甘氨酸拮抗剂，卒中的治疗 Glycine antagonists, stroke management，230，236
甘露醇 Mannitol
  急性肾衰竭的治疗，1192，1196-1197
  围产期窒息的预防，511，516
甘罗溴铵，梅尼埃病的治疗 Glycopyrrolate, Menière's disease treatment，799
甘油/丙三醇栓剂，便秘的治疗 Glyceryl /glycerin suppositories, constipation management，688，695
肝素 Heparin
  另见抗凝剂
  不良反应，72，234，275-276，281，1602，1993
    低分子量肝素，275-276，281
  心房颤动的治疗，81
  糖尿病患者心血管病的预防，625，636
  心肌梗死的治疗，141，146-147
    低分子量肝素，141，146-147
    普通肝素，141，146-147
  习惯性流产的治疗，1987，1993
  卒中的治疗，230，234
    预防，254
  血栓栓塞的治疗，269，270，272
    深静脉血栓，269，274-277
    家庭治疗，277
    孤立的腓静脉血栓，270，278
    低分子量肝素，269，270，274-277，280-281
    髋部骨折手术者的预防，1589，1601-1602
    肺栓塞，270，279，280-281
    治疗方案，276-277
    与溶栓比较，281
    与醋硝香豆素合用，272
  不稳定型心绞痛的治疗，68，272
    低分子量肝素，68，72-73
    普通肝素，68，71-72
肝素类似物，卒中的治疗 Heparinoids, stroke management，230，234
感冒，见普通感冒 Cold see Common cold
刚地弓形虫 Toxoplasma gondii，968，1022
肛裂 Anal fissure，646-651
  病因/危险因素，647
  定义，647
  发病率/患病率，647
  预后，647

  治疗，646-651
    肛前徙瓣，646，651
    括约肌伸展术，646，651
    肉毒杆菌毒素A-血细胞凝集素复合体，647，649-651
    地尔硫䓬，647，649
    吲哚拉明，647，649
    肛门内括约肌切开术，646，651
    硝酸异山梨酯，647，650
    局部使用硝酸甘油软膏，646，647-648
肛门内括约肌切开术 Internal anal sphincterotomy，652
  不良反应，651
  肛裂的治疗，646，651
    与肛前徙瓣比较，651
    与括约肌伸展术比较，651
    与肉毒杆菌毒素A-血细胞凝集素复合体比较，650
    与局部使用硝酸甘油软膏比较，648
肛前徙瓣 Anal advancement flap，652
  肛裂的治疗，646，651
高胆红素血症，见新生儿黄疸 Hyperbilirubinaemia see Jaundice, neonatal
高空病 Altitude sickness，1739-1743
  病因/危险因素，1740
  定义，1740
  发病率/患病率，1740
  预防，1739，1741-1742
    环境适应，1739，1740-1741
    乙酰唑胺，1739，1741-1742
    地塞米松，1739，1742
  预后，1740
  治疗，1739-1740，1743
    乙酰唑胺，1739，1743
    降低高度，1739，1743
    地塞米松，1739，1743
高钠血症 Hypernatraemia，1044
高乳酸血症，抗逆转录病毒治疗 Hyperlactataemia, antiretroviral treatment and，945
高渗性药物，支气管扩张的治疗 Hyperosmolar agents, bronchiectasis management，2070，2073
高危免疫策略 High risk immunisation strategy，1059
高纤维饮食 High fibre diet
  便秘的治疗，687，689-690
    儿童，375，377
  憩室病，667，668-669
    预防并发症，667，671
    与乳果糖比较，669-670
  肠易激综合征的治疗，759，762-763
  心血管疾病的二级预防，198，216
高效抗逆转录病毒治疗 HAART，952，1005
  停止预防，967，977-978
    巨细胞病毒，967，978，981
    鸟型分枝杆菌复合体，967，978

肺孢子虫肺炎，967，977-978
　　弓形虫病，967，977
　HIV 感染者结核病的治疗，1004
高血压 Hypertension
　另见降低血压
　病因/危险因素，187，614
　定义，187，614
　妊娠期高血压
　　另见子痫前期
　　定义，1953
　　发病率/患病率，1953
　　治疗，1952，1957-1962
　　预后，1953
　糖尿病患者，613-621
　　降压治疗，613-614，615-620
　　血压控制目标，614，620-621
　　发病率/患病率，614
　　预后，614-615
　发病率/患病率，187
　一级预防，186-193
　　降压治疗，186，187-190
　　饮食干预，186-187，190-193
　预后，187
高压氧 Hyperbaric oxygen，583，1884
　不良反应，583，1882-1883
　一氧化碳中毒的治疗，1876，1877，1880-1883
　糖尿病足溃疡的治疗，576，577，582-583
　耳鸣的治疗，841，848
高转运 High transporters，1179
睾酮，绝经期综合征的治疗 Testosterone, menopausal symptom treatment，2511，2519
睾丸癌 Testicular cancer
　另见精原细胞瘤
　分期系统，1278
睾丸切除术 Orchidectomy，1276
戈舍瑞林 Goserelin
　不良反应，2399-2400，2492，2538
　乳腺痛的治疗，2399
　子宫内膜异位症的治疗，2452，2455，2459
　子宫平滑肌瘤的治疗，2489，2492
　　手术前治疗，2496
　月经过多的治疗，2538
哥伦比亚大学分级标准 Columbia University Rating Scale，1823
格拉默 Glatiramer acetate
　不良反应，1799
　多发性硬化的治疗，1795，1799
格列本脲 Glibenclamide
　不良反应，600，610
　2 型糖尿病的治疗，596，597，599，609，610
　　与胰岛素比较，603-604

格列吡嗪 Glipizide
　不良反应，610
　2 型糖尿病的治疗，596，610
　　与胰岛素比较，603-604
格列美脲 Glimepiride
　不良反应，600，610
　2 型糖尿病的治疗，596，597，599-600，609-610
格林巴利综合征，麻风腮三联疫苗接种 Guillain-Barré syndrome, MMR vaccination and，456
格林绝经期量表 Greene Climacteric Scale，2520
格隆溴铵 Glycopyrronium bromide
　不良反应，1891
　有机磷中毒的治疗，1886，1891
隔离危象 Sequestration crisis，58
个案管理 Case management，1340，1397
跟腱伸展练习 Achilles tendon stretching，1710
更生霉素，精原细胞瘤的治疗 Dactinomycin, seminoma treatment，1272，1273
更昔洛韦 Ganciclovir
　不良反应，975
　HIV 感染者巨细胞病毒感染的预防，967，974-975
工作效率和活力损害指数调查表 Work productivity and activity impairment instrument，831
弓形虫病 Toxoplasmosis
　病因/危险因素，1022
　先天性，1021-1023
　　抗寄生虫治疗，1021，1022-1023
　　预后，1022
　定义，1022
　发病率/患病率，1022
　艾滋病患者的预防，966，969-970
　　在接受 HAART 的患者中停止预防，967，977
功能治疗 Functional treatment
　不良反应，1500
　踝扭伤，1493，1496-1497
　　与制动比较，1494-1495
　　与手术比较，1496
宫颈环扎 Cervical cerclage，1981
　不良反应，1971
　早产的预防，1967，1969-1971
宫腔镜子宫内膜切除术，子宫平滑肌瘤的治疗 Hysteroscopic resection, fibroid treatment，2502-2503
宫缩抑制剂 Tocolytics，1981
　早产的预防，1967-1968
巩固治疗 Continuation treatment，1398
　抑郁症，1370，1392-1393
枸橼酸钠灌肠剂，便秘的治疗 Sodium citrate enemas, constipation management，688，694
枸橼酸盐口服补液盐 Citrate oral rehydration solutions，1042
姑息治疗，肺癌 Palliative care, lung cancer，2101，2108-2112
孤独症 Autism，345-352

病因/危险因素，346
定义，346
诊断标准，354
发病率/患病率，346
多学科治疗，345，347-348
　孤独症的学前干预，345，347，352
　Lovaas 疗法，345，347-348
　Rutger 孤独症训练，345，348
　孤独症和相关交流障碍儿童的治疗和教育（TEACCH），345，348
预后，346
治疗，345-346，348-352
　听觉统合训练，345，350
　不含麸质和酪蛋白的饮食，346，350
　哌甲酯，345，348-349
　ω_3（鱼油），346，350-351
　利培酮，345，349-350
　选择性5-羟色胺再摄取抑制剂，346，351
　维生素 A，346，351
　维生素 B_6 加镁剂，346，351-352
　维生素 C，346，352
孤独症和相关交流障碍儿童的治疗和教育 TEACCH，352
　孤独症的治疗，345，348
孤独症样异常 Autistic spectrum disorders，464
　麻风腮三联疫苗接种，457-458
谷物基础口服补液盐 Rice based oral rehydration solution，1033，1043
骨化三醇，绝经后妇女的骨折预防 Calcitriol, fracture prevention in postmenopausal women，1544，1550-1551
骨性关节炎 Osteoarthidtis
　非甾体抗炎药治疗，1677，1678，1681-1682
　膝关节，见膝关节骨性关节炎
骨折 Fractures
　另见髋部骨折
　病因/危险因素，1545
　定义，1545
　发病率/患病率，1545
　绝经后妇女的预防，1543-1558
　　二磷酸盐，1543-1544，1546-1549
　　降钙素，1544，1552
　　钙，1544，1549-1550，1551-1552
　　环境改善，1544，1556
　　锻炼，1544，1556-1557
　　髋关节保护支具，1544，1558
　　激素替代疗法，1545，1552-1554
　　多因素干预，1544，1557-1558
　　甲状旁腺素，1543，1554
　　雷洛昔芬，1543，1555
　　雷奈酸锶，1544，1556
　　维生素 D，1544，1550，1551-1552
　　维生素 D 类似物，1544，1550-1551

　　神经性厌食症患者的预防，1286，1291
　　预后，1545
鼓励 Advocacy，1130
　家庭暴力，2419，2423-2424
　与咨询比较，2424
鼓膜切开术 Myringotomy，509
　急性中耳炎的治疗，501，506-507
　不良反应，507
鼓膜造孔术 Tympanostomy，509
　急性中耳炎的预防，501，508-509
　不良反应，509
鼓膜置管 Ventilation tubes
　另见鼓膜造孔术
　分泌性中耳炎的治疗，814，819-820
　　不良反应，821
　　与腺样体切除比较，820
　　联合腺样体切除，814，819-820
鼓室成形术 Tympanoplasty，784
　另见通气管
　慢性化脓性中耳炎的治疗，773，780
　儿童，773，783
固定钉板系统 Fixed nail plates，1610
　髋部骨折的治疗，1588，1595
　不良反应，1596
故意自伤 Deliberate self harm，1332-1340
　病因/危险因素，1333-1334
　定义，1333
　发病率/患病率，1333
　预后，1334
　治疗，1332-1333，1334-1340
　　全程治疗，1332，1337-1338
　　急诊卡，1332，1339
　　根据指南进行的全科医疗，1333，1339-1340
　　住院，1332，1339
　　强化式门诊随访并主动出击服务，1332，1338
　　药物治疗，1332，1333，1334-1336
　　由护士进行的个案管理，1333，1340
　　心理/行为治疗，1332，1333，1336-1337，1338
　　电话联系，1333，1340
胍乙啶，肩痛的治疗 Guanethidine, shoulder pain treatment，1722，1733
关节撑开牵引术 Joint distraction，1513
　跚囊炎的治疗，1509
关节成形术 Arthroplasty，1610
　不良反应，1592-1593，1595
　髋部骨折的治疗，1588，1592-1595
　　关节成形术的类型，1593-1594
　　与内固定比较，1592-1593，1594-1595
　Keller-Lelievre 关节成形术，1503，1510
　Keller 关节成形术，1503，1509
关节融合术 Arthrodesis，1513

不良反应，1505
蹈囊炎的治疗，1503，1505-1506
关节痛，麻风腮三联疫苗接种 Arthralgia, MMR vaccination and, 455
关节支具，膝关节骨性关节炎的治疗 Joint bracing, knee osteoarthritis treatment, 1685, 1692
冠状动脉疾病，见冠心病；缺血性心脏事件 Coronary artery disease see Cardiovascular disease (CVD); Ischaemic cardiac events
冠状动脉内支架置入术 Intracoronary stents
　不良反应，222
　心血管疾病的二级预防，198-199，221-222
　糖尿病患者，626，640-641
　　联合糖蛋白Ⅱb/Ⅲa受体抑制剂，625，626，640-641
冠状动脉旁路移植术 Coronary artery bypass grafting (CABG)
　另见旁路手术
　不良反应，219，640
　心源性休克的治疗，153
　心血管疾病的二级预防，198，199，218-219
　　与经皮冠状动脉腔内血管成形术比较，199，219-220
　糖尿病患者，626，639-640
灌洗 Douching
　不良反应，2410，2414
　外阴阴道念珠菌病的治疗，2404，2410
　预防复发，2404，2414
光动力治疗 Photodynamic therapy, 885, 2308
　不良反应，882-883，2305-2306
　年龄相关性黄斑变性，877，882-883
　疣，2297，2305-2306
　　与冷冻疗法比较，2300
　　与水杨酸比较，2305
光疗 Light therapy
　失眠，2322，2324
　产后抑郁，1920，1923
光疗 Phototherapy
　另见激光治疗
　不良反应，483，2262-2265
　新生儿黄疸，480，481-484
　　家庭光疗和住院光疗比较，480，484
　银屑病，2251，2262-2266
　　联合治疗，2252-2253，2274-2276
　　联合浴疗法，2251，2265-2266
光凝固法 Photocoagulation
　痔的治疗，712，718-719
光损伤 Photodamage, 2319
广泛性焦虑障碍 Generalised anxiety disorder, 1407-1416
　病因/危险因素，1408
　认知行为治疗，1407，1409-1410，1419-1420
　定义，1408
　药物治疗，1407-1408，1410-1416
　　阿贝卡奈，1408，1413-1414

　　抗抑郁药，1407，1414-1416，1421-1423
　　苯二氮䓬类药，1408，1410-1411
　　丁螺环酮，1407，1412
　　安他乐，1407，1412-1413
　　三氟拉嗪，1408，1416
　发病率/患病率，1408
　预后，1408-1409
　放松疗法，1408，1410
龟头炎 Balanitis, 2415
规定的日剂量 Defined daily dose, 1682
硅胶覆盖的尼龙敷料 Silicone coated nylon
　不良反应，2679-2680
　轻度热烧伤的治疗，2583，2589-2590
鬼白毒素 Podophyllotoxin
　不良反应，2157
　生殖器疣的治疗，2149，2157-2158
鬼白树脂 Podophyllin
　不良反应，2158
　生殖器疣的治疗，2150，2158
桂利嗪，耳鸣的治疗 Cinnarizine, tinitus treatment, 841, 844-845
滚球内膜切除 Rollerball ablation, 2503, 2540
　子宫平滑肌瘤的治疗，2490，2501，2502
　月经过多的治疗，2536
国际标准化比值 International normalised ratio (INR), 76, 223, 263, 283
国际勃起功能指数 International Index of Erectile Function, 1249
国际前列腺症状评分 International Prostate Symptom Score (IPSS)，1224
过度换气试验 Hyperventilation test, 305
过度通气，围产期窒息的治疗 Hyperventilation, perinatal asphyxia treatment, 511, 515
过缓性心搏停止 Bradyasystole, 372
过敏反应，麻风腮三联疫苗接种 Anaphylaxis, MMR vaccination and, 455
过敏性鼻炎，见季节性变应性鼻炎 Allergic rhinitis see Seasonal allergic rhinitis
过氧苯甲酰 Benzoyl peroxide
　痤疮的治疗，2183，2187-2188
　不良反应，2187

H

H_2受体拮抗剂 H_2 antagonists
　胃食管反流病的治疗，697，701
　　儿童，432，436
　维持治疗，698，704
　与抗酸药比较，700
　与质子泵抑制剂比较，701-702，704
　非甾体抗炎药的不良反应，1676，1680-1681

与质子泵抑制剂比较，1680-1681
HbA1c 检测 HbA1c test, 641
Hoehn 和 Yahr 量表 Hoehn and Yahr scale, 1823
Hohmann 截骨术 Hohmann osteotomy, 1513
HOP 方案 HOP, 38
　　非霍奇金淋巴瘤的治疗，32
Hudson 自尊量表 Hudson's Index of Self-esteem, 2426
海克替定漱口水，阿弗他溃疡的治疗 Hexitidine mouthwash, aphthous ulcer treatment, 1836, 1838-1839
海索那林，早产的治疗 Hexoprenaline, preterm labour management, 1973
海藻酸钠，儿童胃食管反流的治疗 Sodium alginate, gastro-oesophageal reflux management in children, 432, 435
氦氧混合气 Helium-oxygen mixture
　　哮喘的治疗，2041
　　哮吼的治疗，382，390-391
　　　　即将发生呼吸衰竭，382，394
　　　　与肾上腺素比较，386
　　　　与吸氧比较，390-391
汉密尔顿焦虑量表 Hamilton Anxiety Rating Scale, 1433
汉密尔顿抑郁量表 Hamilton Depression Rating Scale, 1433, 1697, 1929
航空旅行时中耳疼痛 Middle ear, pain during air travel, 804-806
　　病因/危险因素，805
　　减充血剂，804，805-806
　　　　儿童，804，805
　　　　口服减充血剂，804，805-806
　　　　局部使用鼻黏膜减充血剂，804，806
　　定义，805
　　发病率/患病率，805
　　预后，805
蒿甲醚 Arteether
　　不良反应，1112
　　疟疾的治疗，1107，1112
蒿甲醚 Artemether
　　不良反应，1110
　　疟疾的治疗，1107，1109-1110
蒿甲醚-本芴醇 Artemether-lumefantrine
　　不良反应，1130
　　疟疾的治疗，1120，1128，1129-1130
合约式介绍转诊 Contract referral, 2174
核苷类逆转录酶抑制剂 Nucleoside reverse transcriptase inhibitors, 952
　　不良反应，944-945
　　HIV 感染的治疗，938，939，943-951
　　　　二联治疗方案，938，943-945
　　　　三联治疗方案，938-939，945-948，950-951
核黄疸 Kernicterus, 1023
黑麦草花粉提取物 Rye grass pollen extract
　　不良反应，1223
　　良性前列腺增生的治疗，1214，1223
红霉素 Erythromycin
　　寻常痤疮的治疗，2184，2185，2191-2192，2195-2196
　　　　口服，2185，2195-2196
　　　　外用，2184，2191
　　　　与多西环素比较，2194
　　　　与四环素比较，2195
　　　　与锌合用，2184，2191-2192
　　急性中耳炎的治疗，500，502-505
　　不良反应，2001，2019，2133，2192，2195-2196
　　支气管炎的治疗，1996，2000
　　衣原体感染的治疗，2129，2131-2132
　　　　妊娠妇女，2130，2133
　　脑膜炎球菌病的预防，1139
　　肺炎的治疗，2015，2018，2020
　　胎膜早破的治疗，1972
　　鼻窦炎的治疗，834，836，837，839
红外线凝结法 Infrared coagulation, 723
　　不良反应，719
　　痔的治疗，712，718-719
红细胞生成素 Erythropoietin
　　不良反应，1177
　　终末期肾病并发症的预防，1172，1176-1177
虹膜后粘连 Posterior synechiae, 935
虹膜睫状体炎 Iridocyclitis, 935
虹膜切除术 Iridotomy, surgical, 915
　　不良反应，915
　　青光眼的治疗，909，914-915
虹膜炎 Iritis, 935
后囊浑浊 Posterior capsule opacification, 893
呼吸道合胞病毒 Respiratory syncytial virus（RSV）
　　细支气管炎，356
　　　　预防，355
　　医院内传播的预防，355，358，365-366
呼吸再训练 Breathing retraining, 1450
　　惊恐障碍的治疗，1439，1447
弧菌 Vibrio, 1033
胡椒丁醚，头虱的治疗 Piperonyl butoxide, head lice treatment, 2224
花生油，便秘的治疗 Arachis oil, constipation management, 688, 691
花生油/氯丁醇/对二氯苯 Arachis oil/chlorobutanol/p-dichlorobenzene
　　不良反应，790
　　耵聍软化，788，789-791，793-796
华法林 Warfarin
　　另见抗凝剂
　　不良反应，74，133，202，259，261-262，272
　　　　治疗时间，273
　　心房颤动的治疗，81
　　心力衰竭的治疗，119，133-134

与阿司匹林比较，134
　心血管疾病的二级预防，201
　卒中的预防，254
　　房颤患者，245，258-261
　血栓的治疗，269，270，271-272
　　深静脉血栓，269，271-272
　　停药，274
　　治疗时间，272-273，278-280
　　计算机决策支持的效果，282-283
　　治疗强度，274
　　孤立的腓静脉血栓，270，278
　　肺栓塞，270，279
　不稳定型心绞痛的治疗，68，73-74
华盛顿社会心理学量表 Washington Psychosocial Inventory，1767
滑动钉板系统 Sliding nail plate，1610
滑动髋螺钉 Sliding hip screw，1610
　髋部骨折的治疗，1588，1595-1596，1597
化疗 Chemotherapy，2355，2387
　不良反应，12-14，769，1267-1268，1274-1275，2103，2105，2110-2111，2343-2344，2347，2377，2379
　脑转移，2335，2354
　水痘，1019
　结直肠癌，675，676-677
　肺癌
　　非小细胞肺癌，2101，2103-2105
　　姑息化疗，2101，2108-2112
　　手术后，2101，2104-2105
　　手术前，2101，2103-2104
　　小细胞肺癌，2102，2112-2113
　　联合放疗，2106-2107，2113-2114
　转移性乳腺癌，2333-2334，2342-2350
　　大剂量与标准剂量比较，2334，2347
　　二线化疗，2334，2349-2350
　　与激素治疗比较，2343，2344
　　与单克隆抗体合用，2334，2348
　多发性骨髓瘤，2-4，5-15
　　联合化疗，2，8，11-12
　　早期化疗，2，5-6
　　高剂量化疗，2，12-13
　　挽救治疗，21-23
　　单药化疗，3，6-11
　　与皮质类固醇合用，2，3，5-6，8-12
　　与干扰素合用，19-20
　　与干细胞治疗合用，2-3，12-17
　非霍奇金淋巴瘤，30-31，32-38
　　复发疾病，31，36-38
　　与自体干细胞移植合用，31，36-38
　非转移性乳腺癌，2361，2362，2376-2377，2379，2392
　　大剂量化疗联合自体骨髓移植，2362，2379
　　局部晚期乳腺癌，2364，2385-2386

　　新辅助化疗，2362，2367-2369
　　与他莫昔芬合用，2362，2379
　口咽念珠菌病，1850，1852-1853，1854-1855
　　预防，1850，1852-1853
　　治疗，1850，1854-1855
　精原细胞瘤，1264-1266，1267-1268，1271-1273，1274-1276
　　预后中等的精原细胞瘤，1266，1276
　　维持化疗，1266，1275-1276
　　非Ⅰ期，1265，1272-1273，1274-1275
　　Ⅰ期，1264-1265，1267-1268，1271-1272
　　与放疗比较，1268
　胃癌，765，768-769
　结核病，1161，1163-1165
　　少于6个月的化疗，1161，1164-1165
　　间歇短程化疗，1161，1163-1164
　　HIV感染者，996-997
化脓性链球菌，蜂窝织炎 Streptococcus pyogenes，cellulitis，2208
化学换肤，皱纹的治疗 Chemical peel，wrinkle treatment，2310，2319
怀旧治疗 Reminiscence theraphy，1362
　痴呆，1344，1356
踝肱指数 Ankle brachial index（ABI），174，583
踝关节分离调整 Mortise separation adjustment，1500
踝扭伤 Ankle sprain，1493-1500
　病因/危险因素，1494
　定义，1494
　发病率/患病率，1494
　预后，1494
　治疗，1493-1500
　　冷敷，1494，1498-1499
　　透热疗法，1493，1499
　　功能治疗，1493，1496-1497
　　顺式治疗药膏，1493，1500
　　制动，1493，1494-1496
　　手术，1493，1497-1498
　　超声，1494，1498
环孢素 Ciclosporin
　不良反应，2269-2270
　多发性骨髓瘤的治疗，22
　银屑病的治疗，2252，2268-2270
　　与依曲替酯比较，2267
　　与甲氨蝶呤比较，2267-2268
　　与外用维生素D衍生物合用，2253，2276-2277
环苯扎林 Cyclobenzaprine
　腰背痛的治疗，1623，1639
　颈部疼痛的治疗，1667
环吡酮 Ciclopirox
　不良反应，2219
　趾甲真菌感染的治疗，2212，2219
环丙沙星 Ciprofloxacin

不良反应，777，810，898，1035，1140，1254-1255，2554，2562
细菌性结膜炎的治疗，895，897，898
衣原体感染的治疗，2130，2132
慢性前列腺炎的治疗，1252，1254，1257
慢性化脓性中耳炎的治疗，775，778，779
膀胱炎的预防，2560，2562
腹泻的治疗，1031，1033-1035
　旅游性腹泻，1032，1038，1039，1040
淋病的治疗，2162，2164
HIV 的预防，941
脑膜炎球菌病的预防，1139，1140
外耳道炎的治疗，809
肾盂肾炎的治疗，2552，2554，2555
耐药，1035
结核病的治疗，1164

环丙孕酮 Cyproterone acetate
不良反应，2460
子宫内膜异位症的治疗，2451，2459

环丙孕酮-炔雌醇 Cyproterone acetate-ethinylestradiol
不良反应，2546
多囊卵巢综合征的治疗，2544，2545-2546

环芬尼，不孕症的治疗 Cyclofenil, infertility treatment, 2465, 2470-2471

环境改善 Enviromental manipulation, 1558
绝境后妇女的骨折预防，1544，1556

环境适应，高空病的治疗 Acclimatisation, altitude sickness management, 1739, 1740-1741

环磷酰胺 Cyclophosphamide
不良反应，7，22-23
肺癌的治疗，2112
转移性乳腺癌的治疗，2333，2342-2343，2347
　与单克隆抗体合用，2348
多发性骨髓瘤的治疗，2-4，6-7，8，10，11-12
　白细胞采集，16-17
　挽救治疗，21，22
　与美法仑加泼尼松龙比较，9
非转移性乳腺癌的治疗，2364，2367，2368，2377，2386
精原细胞瘤的治疗，1272，1273

环氧化酶-2 抑制剂 COX 2 inhibitors, 1676, 1678-1679
不良反应，1563，1678-1679
痛经的治疗，2429，2437
痛风的治疗，1563
腰背痛的治疗，1634，1638
类风湿性关节炎的治疗，1678

缓泻药 Laxative
不良反应，378
便秘的治疗，688，691-695
　儿童，375，377-378

换血 Exchange transfusion
疟疾的治疗，1108，1114-1115

新生儿黄疸的治疗，480，484

患者教育 Patient education
哮喘的治疗，2040，2056-2057
糖尿病足溃疡的治疗，576，578-579
癫痫的治疗，1753，1763-1764
糖尿病的血糖控制，586，592-593，596，601-603
　青少年，585，588-589
膝关节骨性关节炎的治疗，1685，1688
颈部疼痛的治疗，1656，1666
创伤后应激障碍的预防，1454，1458
双相障碍复发的预防，1296，1297，1308
提高患者介绍转诊的有效性，2170，2174
耳鸣的治疗，846
结核病治疗的依从性，1161，1167

黄斑病变 Maculopathy, 905
另见年龄相关性黄斑变性
激光光凝，900-901，903-904

黄斑囊样水肿 Cystoid macular oedema, 893

黄斑水肿 Macular oedema, 905

黄斑下手术 Submacular surgery, 883-884
不良反应，883-884

黄卡片 Yellow cards, 465

黄酮类药 Flavonoids
不良反应，2619
下肢溃疡的治疗，2608，2618

磺胺醋酰，细菌性结膜炎的治疗 Sulfacetamide, conjunctivitis treatment, 898

磺胺多辛 Sulfadoxine
不良反应，1100
旅行者疟疾的预防，1090，1100

磺胺多辛-乙胺嘧啶 Sulfadiazine-pyrimethamine
不良反应，1123
疟疾的治疗，1119，1121-1124
　与氯丙胍-氨苯砜比较，1124
　与阿莫地喹合用，1119，1122-1124，1132-1133
　与青蒿琥酯合用，1119，1125-1127
　与氯喹合用，1119，1121-1122

磺胺甲噁唑，急性中耳炎的预防 Sulfamethoxazole, acute otitis media prophylaxis, 507

磺胺类药 Sulphonamides
急性中耳炎的治疗，500，502-503
不良反应，897
慢性阻塞性肺疾病的治疗，2090-2091
先天性弓形虫病的治疗，1022-1023
耐药性，2164
儿童尿路感染的治疗，532

磺胺嘧啶 Sulfadiazine
不良反应，1139
脑膜炎球菌病的预防，1137，1139

磺胺嘧啶银乳膏 Silver sulfadiazine cream
不良反应，2590

轻度热烧伤的治疗，2584, 2590
磺胺异噁唑 Sulfisoxazole
　急性中耳炎的预防，501, 507
　分泌性中耳炎的治疗，817
磺吡酮，痛风的治疗 Sulfinpyrazone, gout management, 1561, 1566
磺脲类药 Sulphonylureas
　另见特定药物
　不良反应，600, 610
　2 型糖尿病的治疗，596, 609-611
　　联合药物治疗，597, 599-600
　　与胰岛素比较，603-604
　　与氯茴苯酸比较，606-607
灰黄霉素，指甲真菌感染的治疗 Griseofulvin, fungal nail infection treatment, 2212, 2214-2215
　与酮康唑比较，2214
　与特比萘芬比较，2214
挥鞭伤 Whiplash injury, 1656, 1667-1671
　另见颈部疼痛
　急性，1656, 1667-1670
　慢性，1656, 1670-1671
　预后，1657
汇报 Debriefing, 1466
　不良反应，1456
　创伤后应激障碍的预防，1454, 1456
会阴切开术 Episiotomy
　会阴裂伤，1905, 1907-1908
　　限制使用与常规会阴切开术比较，1905, 1907-1908
　　切开种类，1905, 1908
　修补，1906, 1912-1916
　　可吸收缝线缝合，1906, 1914-1915
　　连续缝合，1906, 1915-1916
　　非缝合，1906, 1912-1913
　　Ⅲ度及Ⅳ度会阴裂伤，1906, 1916
活动 Mobilisation, 1673
　不良反应，1665
　髋部骨折手术后，1590, 1605-1607
　颈部疼痛的治疗，1655, 1664-1665
　　与推拿比较，1663
　肺炎的治疗，2016, 2021
　挥鞭伤的治疗，1656, 1667-1668
活性炭 Activated charcoal
　不良反应，1890, 1899
　有机磷中毒的治疗，1886, 1890
　扑热息痛中毒，1897, 1899

I

ICRC 疫苗 ICRC vaccine, 1079, 1081, 1084
Ingram 疗法 Ingram regimen, 2277
　银屑病的治疗，2252, 2274

IVAC 方案 IVAC, 38
　非霍奇金淋巴瘤的治疗，36
Ivanissevich 术式结扎 Ivanissevich ligation technique, 1283

J

Jadad 评分 Jadad Scale, 446
机会感染，见 HIV 感染 Opportunistic infections see HIV infection
肌电生物反馈 Electromyographic biofeedback, 1631, 1647, 1791
　慢性紧张头痛的治疗，1785, 1789
　腰背痛的治疗，1620, 1627, 1635, 1646
肌腱固定术 Tenodesis, 1500
肌腱滑动练习 Tendon gliding exercises, 1521-1522, 1527
肌松药 Muscle relaxants
　不良反应，1623, 1639, 1667
　腰椎间盘突出的治疗，1570, 1573
　肠易激综合征的治疗，758, 760-761
　腰背痛的治疗，1619, 1622-1623, 1634, 1639
　颈部疼痛的治疗，1655, 1667
　　挥鞭伤，1656, 1670
　　伴有神经根疼痛，1657, 1672
肌张力障碍 Dystonia, 1488
基于互联网的精神疗法 Internet based psychotherapy, 1466
　创伤后应激障碍，1455, 1462
基于家庭治疗的疗法 Attachment based family therapy, 410
激光虹膜造孔术 Iridotomy, laser, 915
　不良反应，915
　青光眼的治疗，909, 914-915
激光小梁成形术，青光眼的治疗 Trabeculoplasty, laser, glaucoma treatment, 908, 909, 910-911, 915
　不良反应，911
　与药物治疗比较，911
　与小梁切除术，909, 913
激光治疗 Laser therapy
　不良反应，880, 885, 902-903, 904, 2318-2319
　年龄相关性黄斑变性，877, 884-885, 888
　　玻璃膜疣的预防性应用，877, 879-880
　糖尿病视网膜病变，900-901, 902-904
　　黄斑区，900, 901, 903-904
　　周边，900-901, 902-903, 907
　子宫平滑肌瘤，2490, 2502
　生殖器疣的治疗，2150, 2156-2157
　青光眼，908, 909, 910-911, 914-915
　　虹膜造孔术，909, 914-915
　　小梁成形术，908, 909, 910-911, 915
　足跟痛，1702, 1709
　腰椎间盘突出，1572, 1582-1583
　穴位激光，夜间遗尿症，487, 493
　　与去氨加压素比较，493

下肢溃疡，2608，2621
压迫性溃疡，2593，2603
肩痛，1721，1722，1731-1732，1736
耳鸣，842，847
三叉神经痛，1828，1834
结核病，1161，1165
疣，2297，2299，2306
　　二氧化碳激光，2297，2299
　　脉冲激光，2297，2306
皱纹，2310，2317-2319
　　与化学换肤比较，2317
　　与皮肤磨削术比较，2316-2317
激励呼吸量法 Incentive spirometry，1874
　术后肺部感染，1871，1874
激素替代治疗 Hormone replacement therapy（HRT）
　另见激素治疗
　不良反应，209-210，1553-1554，2515-2516
　阿耳茨海默病，1344，1353
　乳腺痛的治疗，2394，2397
　灼口综合征，1843，1845
　与促性腺激素释放激素类似物合用，2489，2493-2494
　骨折的预防，1545，1552-1554
　　神经性厌食症患者，1286，1291
　绝经期综合征，2512，2514-2516
　心血管疾病的二级预防，197，209-210
激素治疗 Hormonal therapy
　另见他莫昔芬
　子宫内膜异位症，2449-2450，2452-2455，2464
　　手术后，2450-2451，2458-2461
　　手术前，2450，2454-2455
　转移性乳腺癌，2332-2333，2336-2341，2359
　　一线治疗，2332-2333，2336-2339
　　二线治疗，2333，2340-2341
　　与化疗比较，2343，2344
　产后抑郁，1919，1922-1923
吉非贝齐 Gemfibrozil
　不良反应，180
　冠心病一级预防：血脂异常，177，180
　糖尿病血脂异常的治疗，562，563
　心血管疾病的二级预防，197，210，211
　　卒中的预防，249
　糖尿病患者，624，631
吉西他滨 Gemcitabine
　不良反应，2111
　肺癌的治疗，2109-2110
急迫性尿失禁 Urge incontinence，2580
急性胆管炎 Cholangitis, acute，661
急性胆囊炎 Cholecystitis, acute，660-665
　病因/危险因素，661
　定义，661
　发病率/患病率，661

　预后，661
　治疗，660-665
　　早期与延期胆囊切除术比较，660，664-665
　　腹腔镜胆囊切除术，660，661-663
　　微型腹腔镜胆囊切除术，661，664
　　单纯观察，660，662
　　开腹胆囊切除术，660，663-664
急性前葡萄膜炎 Uveitis, acute anterior，932-935
　病因/危险因素，933
　皮质激素类眼药水治疗，932，933-934
　定义，933
　发病率/患病率，933
　非甾体消炎类（NSAID）眼药水治疗，932，934-935
　预后，933
　利福布汀，973
急性肾衰竭 Acute renal failure，1191-1209
　病因/危险因素，1194，1212
　定义，1193-1194
　发病率/患病率，1194
　预防，1191-1193，1195-1205
　　氨基糖苷类药，1192，1203
　　氨茶碱，1192，1200-1201
　　脂质体两性霉素 B，1192，1203
　　钙通道阻滞剂，1193，1201-1202
　　多巴胺，1193，1197-1198
　　菲诺多泮，1192，1198-1199
　　补液，1192，1195-1196
　　袢利尿剂，1193，1196
　　低渗造影剂与标准造影剂比较，1191，1204
　　甘露醇，1192，1196-1197
　　N-乙酰半胱氨酸，1192，1202
　　利钠肽，1193，1199-1200
　　肾脏替代治疗，1192，1204-1205
　　胆茶碱，1192，1200-1201
　预后，1194
　病危患者的治疗，1193，1205-1209
　　利尿剂，1193，1207-1208
　　多巴胺，1193，1207
　　利钠肽，1193，1208-1209
　　肾脏替代治疗，1193，1205-1206
　　合成透析膜，1193，1206-1207
急性胸部综合征 Acute chest syndrome，57
急性腰背痛 Low back pain, acute，1619-1631
　另见腰椎间盘突出
　病因/危险因素，1621
　定义，1620-1621
　硬膜外注射类固醇，1620，1624
　发病率/患病率，1621
　非药物治疗，1620，1624-1631
　　建议保持活动，1620，1624-1625
　　针刺，1620，1626

腰背锻炼，1620，1626-1627
　　卧床休息，1620，1630-1631
　　行为治疗，1620，1627
　　脑电生物反馈，1620，1627
　　锻炼，1620，1629-1630
　　腰部支具，1620，1627-1628
　　按摩，1620，1628
　　多学科治疗，1620，1625
　　脊柱推拿，1620，1625-1626
　　温度治疗，1620，1628
　　牵引，1620，1628
　　经皮电刺激神经疗法，1620，1628
　口服药物治疗，1619，1621-1624
　　镇痛药，1619，1623-1624
　　肌松药，1619，1622-1623
　　非甾体抗炎药，1619，1621-1622
　预后，1621
急性肢体缺血 Acute limb ischaemia，174
急性中耳炎 Acute otitis media（AOM），500-509
　病因/危险因素，502
　定义，501
　发病率/患病率，501
　预后，502
　预防，501，507-509
　　抗生素，501，507-508
　　鼓膜造孔术，501，508-509
　　木糖醇口香糖/糖浆，501，508
　咽喉痛的治疗，2029
　治疗，500-507
　　镇痛药，500，502
　　抗生素，500-501，502-506
　　鼓膜切开术，501，506-507
急诊卡，故意自伤的治疗 Emergency card, deliberate self harm management，1332，1339
己酮可可碱 Pentoxifylline
　不良反应，174，2619
　下肢溃疡的治疗，2608，2618
　外周动脉疾病的治疗，165，173-174
　　与西洛他唑比较，174
脊髓转移 Spinal cord metastasis
　转移性乳腺癌，2334，2353
　放疗，2334，2353
　　与皮质激素合用，2334，2353
脊柱推拿术 Spinal manipulation
　另见推拿
　不良反应，1577，1626，1645
　痛经的治疗，2430，2439-2440
　腰椎间盘突出的治疗，1571，1576-1577
　高速低振幅推拿，2444-2445
　儿童腹痛的治疗，440，444-445
　　与西甲硅油比较，444

　腰背痛的治疗，1620，1625-1626，1635，1645
　安慰性推拿，2445
　Toftness 推拿法，2445
脊椎骨折，见骨折 Vertebral fractures see Fractures
计算机决策支持系统 Computerised decision support system，283
　口腔抗凝治疗，270，281-283
记忆构建，创伤后应激障碍的预防 Memory structuring, post-traumatic tress disorder prevention，1457
季节性变应性鼻炎 Seasonal allergic rhinitis，822-830
　病因/危险因素，823
　定义，823
　发病率/患病率，823
　预后，823
　治疗，822-830
　　抗组胺药，822-826
　　减充血剂，822，823，827-828
　　异丙托溴铵，823，828-829
　　白三烯受体拮抗剂，822，829-830
继发散光 Induced Astigmatism，893
寄生虫清除时间 Parasite clearance time（PCT），1116
加巴喷丁 Gabapentin
　儿童失神发作的治疗，301，304-305
　不良反应，305，1157，1303，1781
　双相障碍中躁狂的治疗，1295，1303
　癫痫的治疗，1752，1760
　特发性震颤的治疗，1774，1781
　带状疱疹后神经痛的治疗，1151，1157
　多发性硬化中痉挛的治疗，1796，1806
　三叉神经痛的治疗，1827，1831
加兰他敏 Galantamine
　不良反应，1349-1350
　痴呆的治疗，1344，1345，1349-1350，1361，1365
　　与多奈哌齐比较，1348
加速计记录 Accelerometer recording，1783
加替沙星 Gatifloxacin
　不良反应，2554
　淋病的治疗，2162，2164
　肾盂肾炎的治疗，2552，2554
加维斯替奈，卒中的治疗 Gavestinel, stroke management，236
加压 Compression
　不良反应，2611-2612，2622
　下肢溃疡的治疗，2607，2610-2613
　　间断充气加压治疗，2608，2613
　　预防复发，2609，2621-2612
　弹力袜
　　深静脉血栓的治疗，268，277
　　下肢痉挛，1613，1614
　　下肢溃疡的治疗，2607，2610-2612
　　髋部骨折手术后的预防性使用，1589，1603-1604
　　静脉曲张的治疗，286，288

髋部骨折手术后静脉血栓栓塞的预防，1589, 1603-1604
 持续性加压，1589, 1604
夹膜组织胞浆菌 Histoplasma capsulatum, 968
家庭暴力 Domestic violence, 2419-2426
 鼓励，2419, 2423-2424
 病因/危险因素，2420, 2428
 创伤的认知疗法，2419
 咨询，2419, 2420, 2421-2423
 定义，2420
 发病率/患病率，2420
 互助团体，2419, 2425
 预后，2420
 安全计划，2419, 2425-2426
 庇护，2419, 2424
家庭治疗 Family therapy
 基于，410
 儿童和青少年抑郁症的治疗，400, 407-408
 精神分裂症，1470, 1483-1484
  提高治疗的依从性，1471, 1487
 系统性的行为，410
甲氨蝶呤 Methotrexate
 不良反应，1801, 2268
 多发性硬化的治疗，1796, 1800-1801
 非转移性乳腺癌的治疗，2364, 2367, 2368, 2377, 2386
 银屑病的治疗，2252, 2267-2268
  与环孢素比较，2267-2268
甲地孕酮，转移性乳腺癌的治疗 Megestrol, metastatic breast cancer treatment, 2333, 2340, 2341
甲芬那酸 Mefenamic acid
 不良反应，2439
 痛经的治疗，2429, 2437-2438
 月经过多的治疗，2524, 2527
甲氟喹 Mefloquine
 不良反应，1098-1099, 1103, 1128
 旅行者疟疾的预防，1089, 1098-1099
  飞行员，1103
  妊娠女性，1090, 1103
 疟疾的治疗，1119-1120, 1127-1128
甲磺酸去铁胺 Desferrioxamine mesylate
 不良反应，1114
 疟疾的治疗，1108, 1114
甲基多巴 Methyldopa
 高血压的治疗，188
 妊娠期高血压的治疗，1958
甲基黄嘌呤，支气管扩张的治疗 Methyl-xanthines, bronchiectasis treatment, 2070, 2074
甲基麦角胺 Methylergotamine
 不良反应，1943
 产后出血的预防，1940-1941
甲基强的松，腕管综合征的治疗 Methylprednisone, carpal tunnel syndrome treatment, 1515, 1518-1519

甲基纤维素，憩室病的治疗 Methylcellulose, diverticular disease management, 667, 669
甲氯芬那酸，月经过多的治疗 Meclofenamic acid, menorrhagia treatment, 2527
甲氯环素，寻常痤疮的治疗 Meclocycline, acne vulgaris treatment, 2184, 2192
甲泼尼龙 Methylprednisolone
 不良反应，881, 991, 1802
 Bell 麻痹的治疗，1745, 1746-1747
 儿童哮喘的治疗，313
 哮吼的治疗，394
 登革热的治疗，1027
 腰椎间盘突出的治疗，1573-1574
 脑膜炎球菌性败血病的治疗，1144
 多发性硬化的治疗，1796, 1801-1802
 肺孢子虫肺炎的治疗，990
 肩痛的治疗，1726, 1727
 镰状细胞病的治疗，46, 56
甲泼尼龙-新霉素 Methylprednisolone-neomycin
 外耳道炎的治疗，807, 809
甲羟孕酮 Medroxyprogesterone
 不良反应，2337, 2400
 乳腺痛的治疗，2394, 2400
 子宫平滑肌瘤的治疗，2489
 转移性乳腺癌的治疗，2333, 2337
甲酰唑胺，特发性震颤的治疗 Methazolamide, essential tremor treatment, 1774, 1779
甲硝唑 Metronidazole
 不良反应，729, 1009, 2122-2123, 2124, 2179
 阿米巴痢疾的治疗，1007, 1008-1009
  与替硝唑比较，1008, 1012-1013
 细菌性阴道病的治疗，2119-2120, 2121-2124
  妇科处理前，2126
  男性性伴侣，2120, 2125-2126
  非妊娠妇女，2119-2120, 2121-2124
  妊娠妇女，2125
 慢性化脓性中耳炎的治疗，779
 幽门螺杆菌的根除，727, 730-731, 736-737
 HIV 感染的预防，941
 盆腔感染性疾病的治疗，2178
 耐药，736
甲氧苄啶 Trimethoprim
 慢性阻塞性肺疾病的治疗，2090-2091
 膀胱炎的预防，2558, 2560, 2561
 儿童尿路感染的治疗，531-532
 预防，529, 534
甲氧苄啶-氨苯砜 Trimethoprim-dapsone（TMP-dapsone）
 不良反应，989
 肺孢子虫肺炎的治疗，983, 988-989
  与克林霉素-伯氨喹比较，988
  与甲氧苄啶-磺胺甲基异噁唑比较，988

甲氧苄啶-多黏菌素，细菌性结膜炎的治疗 Trimethoprim-polymyxin, bacterial conjunctivitis treatment, 898

甲氧苄啶-磺胺甲基异噁唑 Trimethoprim-sulfamethoxazole (TMP-SMX)

另见复方新诺明

不良反应，25，969，989，1035

慢性前列腺炎的治疗，1255

腹泻的治疗 1031，1033-1035

发展中国家，1041

旅游性腹泻，1032，1038

HIV 感染者肺孢子虫肺炎的预防，966，968-970

剂量，969

与氨苯砜比较，969

与戊烷脒比较，969

肺孢子虫肺炎的治疗，983，989-990

与阿托伐醌比较，984

与克林霉素-伯氨喹比较，985

与戊烷脒比较，986，987-988

与甲氧苄啶-氨苯砜比较，988

多发性骨髓瘤的治疗，4，24-25

耐药，1035

HIV 感染者弓形虫病的预防，966，969-970

甲氧补骨脂素，见补骨脂素加长波紫外线 Methoxypsoralen see PUVA (psoralen plus ultraviolet A)

甲氧氯普胺，胃食管反流的治疗 Metoclopramide, gastro-oesophageal reflux management, 700

儿童，432，436

甲真菌病 Onychomycosis, 2213

另见趾甲真菌感染

甲状旁腺素 Parathyroid hormone

不良反应，1554

女性绝经后的骨折预防，1543，1554

甲状腺功能减退症 Hypothyroidism, 855-859

病因/危险因素，856

临床（显性），856

定义，856

发病率/患病率，856

原发性，856

预后，856

继发性，856

亚临床，856

治疗，855，856-859

临床（显性）甲状腺功能减退症，855，856-858

亚临床甲状腺功能减退症，855，858-859

钾通道开放剂，心绞痛的治疗 Potassium channel openers, angina management, 61, 65

假单胞菌，慢性前列腺炎 Pseudomonas, chronic prostatitis, 1253

尖端扭转型室性心动过速 Torsades de pointes, 93, 296

间断充气加压 Intermittent pneumatic compression, 2623

下肢溃疡的治疗，2608，2613

间断正压呼吸 Intermittent positive pressure breathing, 1875

术后肺部感染，1871，1874

间歇性跛行 Intermittent claudication, 174

另见外周动脉疾病

间歇性肾脏替代治疗 Intermittent renal replacement therapy (IRRT), 1209

另见肾脏替代治疗

肩痛 Shoulder pain, 1721-1736

病因/危险因素，1723

定义，1723

功能障碍量表，1736

发病率/患病率，1723

预后，1723

治疗，1721-1723，1724-1736

镇痛药，1722，1725

关节镜下减压，1722，1735-1736

皮质激素，1722，1723，1725-1729

电刺激，1722，1732

体外冲击波治疗，1721，1734-1735

硝酸甘油，1723，1733

胍乙啶，1722，1733

冰敷，1722，1732-1733

激光治疗，1721，1722，1731-1732，1736

推拿，1721，1730

多学科生物心理社会康复，1722，1736

非甾体抗炎药，1722，1723，1724-1725

超声药物透入疗法，1722，1733-1734

物理治疗，1722，1729-1730

手术，1722，1735-1736

超声，1723，1730-1731

减充血剂 Decongestants

另见特定药物

不良反应，805-806，818

普通感冒的治疗，2006，2011

哮吼的治疗，380，382，385，392

空中旅行时中耳疼痛的治疗，804，805-806

儿童，804，805

口服减充血剂，804，805-806

局部使用鼻黏膜减充血剂，804，806

分泌性中耳炎的治疗，815，817-818

季节性变应性鼻炎的治疗，823，827-828

鼻窦炎的治疗，834，835，836，839

减肥手术 Bariatric surgery

不良反应，870，873-874

肥胖症的治疗，862-863，869-870

腹腔镜减肥手术，863，873-874

减压 Pressure off-loading, 583

不良反应，580

糖尿病足溃疡的治疗，576，577，579-580

睑板前徙翻转 Tarsal advance and rotation

不良反应，928，931

沙眼的治疗，924, 927-929
睑板楔形切除 Tarsal grooving, 929
睑内翻 Entropion, 929
　　眼睑手术，927-929
健康保障机构 Health maintenance organisation（HMO），465
健康评定问卷 Health Assessment Questionnaire, 1697
健康相关生活质量 Health related quality of life, 885
渐进性肌肉放松训练 Progressive muscle relaxation, 474
　　儿童偏头痛的预防，469, 473
降低胆固醇 Cholesterol reduction
　　另见血脂异常
　　忠告，97, 107-108
　　冠心病一级预防：血脂异常, 177-178, 179-183
　　效果，185
　　心血管疾病的二级预防, 197, 210-213
　　　卒中的预防, 244, 248-250
　　糖尿病患者，624
降低血压 Blood pressure reduction
　　另见降压药；高血压
　　不良反应，233
　　糖尿病肾病的治疗
　　　1型糖尿病，541, 545-546, 547-548
　　　2型糖尿病，542, 543, 550, 553
　　妊娠期，1952
　　糖尿病患者，613-614, 615-620, 624, 628-630
　　　血压控制目标，614, 620-621, 624, 630
　　生活方式改变
　　　饮食干预，97, 108
　　　限盐，97, 108
　　冠心病一级预防：高血压, 186-193
　　心血管疾病的二级预防, 198, 213-214
　　　卒中的预防, 243, 244, 246-248
　　卒中的治疗, 230, 233
降钙素 Calcitonin
　　不良反应，1552
　　绝经后妇女的骨折预防，1544, 1552
降钙素基因相关肽，下肢溃疡的治疗 Calcitonin gene related peptide, leg ulcer treatment, 2608, 2615-2616
降压药 Antihypertensive drugs
　　另见降低血压
　　不良反应，188, 1958
　　妊娠期，1952, 1957-1959
　　　子痫前期的治疗，1952
　　冠心病一级预防：高血压, 186, 187-190
　　心血管疾病的二级预防, 213-214
　　卒中的二级预防, 243, 244, 246-248
　　卒中的治疗，233
　　糖尿病患者，613-614, 615-620, 624, 628-629
降脂药 Lipid lowering agents
　　另见胆固醇降低；血脂异常
　　糖尿病患者，624, 631-633

交叉试验 Crossover trial, 474
交流培训 Interaction coaching, 1929
交替泡沫床垫（与常规泡沫床垫比较），压迫性溃疡的治疗 Foam alternatives to standard mattresses, pressure ulcer prevention, 2592, 2594-2595
交替压力治疗 Alternating pressure therapy, 2604
　　压迫性溃疡的预防，2593, 2596
　　压迫性溃疡的治疗，2593, 2599
交通支血管结扎法 Perforator ligation, 2624
胶体液，登革热的治疗 Colloids, dengue fever treatment, 1025, 1026
焦痂 Eschar, 2590
焦虑管理 Anxiety management, 1466
焦虑障碍 Anxiety disorder, 339
　　另见广泛性焦虑障碍
焦油 Tars
　　不良反应，2256
　　银屑病的治疗，2251, 2255-2256
　　　与维生素D衍生物比较，2259
角豆胶面粉，儿童胃食管反流的治疗 Carob flour, childhood gastro-oesophageal reflux management, 432, 434
角化过度 Hyperkeratosis, 2295
角膜内皮减少 Endothelial cell loss, 893
角膜移植 Keratoplasty, 923
角膜移植，眼部单纯疱疹的预防 Corneal graft, ocular herpes simplex prevention and, 918, 922-923
角质剥脱剂，银屑病的治疗 Keratolytics, psoriasis treatment, 2255
角质化细胞溶胞产物 Keratinocyte lysate
　　不良反应，2617
　　下肢溃疡的治疗，2609, 2616
角质化细胞生长因子 Keratinocyte growth factor
　　不良反应，2617
　　下肢溃疡的治疗，2609, 2616
接触免疫疗法 Contact immunotherapy, 2307
　　不良反应，2303
　　疣的治疗，2296, 2303-2304
结肠镜检查 Colonoscopy
　　不良反应，682-683
　　结直肠癌筛查，681, 682-683
结肠憩室病，见憩室病 Colonic diverticular disease see Diverticular disease
结肠造口术 Defunctioning colostomy, 673
结缔组织病 Connective tissue disorders, 1058
结核病 Tuberculosis, 1160-1170
　　病因／危险因素，998, 1162
　　定义，997, 1162
　　提高依从性，1161-1162, 1165-1169
　　　现金鼓励，1161, 1165-1166
　　　社区健康顾问，1161, 1166
　　　签订合约，1162, 1169-1170

对不履行者的行为，1161，1166-1167
全程督导治疗，1161，1167-1168
健康教育，1161，1167
提示，1162，1169
惩罚，1162，1169
全体职员的培训，1162，1169
发病率/患病率，997-998，1162
预后，1162
预防，1160，1162-1163
　　HIV 感染者，966，971-972
治疗，996-997，998-1005，1161，1163-1165
　　辅助免疫治疗，997，1003-1004
　　少于6个月的化疗，1161，1164-1165
　　间歇短程化疗，1161，1164
　　激光治疗，1161，1165
　　耐多药结核病，1161，1165
　　喹诺酮类药，998-999，1001-1002，1161，1164
　　短疗程化疗，997，1161，1163-1164
　　HIV 感染者，996-1005
　　　一线治疗，996-997，998-1005
　　　发病率/患病率，997-998
　　　预后，998
　　　二线治疗，997，1005
结核分枝杆菌 Mycobacterium tuberculosis，968，1162
　　另见结核病
　　HIV 感染者，997-998
结膜炎 Conjunctivitis
　　病因/危险因素，896
　　细菌性，895-898
　　　抗生素治疗，895，896-898
　　定义，896
　　预后，896
结扎术 Ligation，293
结直肠癌 Colorectal cancer，675-679
　　病因/危险因素，676，682
　　定义，676，682
　　Dukes' 分期，679，686
　　发病率/患病率，676，682
　　预后，676，682
　　筛查，681-686
　　　结肠镜检查，681，682-683
　　　CT 结肠成像，681，683
　　　定义，682
　　　双重对比钡灌肠，681，683-684
　　　便潜血试验，681，683，684
　　　可屈性乙状结肠镜检查，681，683，685-686
　　治疗，675，676-679
　　　辅助化疗，675，676-677
　　　术前化疗，675，677-678
　　　密切随访，675，679，680
截骨术 Osteotomy，1503，1507-1508，1510-1511，1513

另见"V"形截骨术
　　不良反应，1508，1510
　　膝关节骨性关节炎的治疗，1685，1695
解磷定 Pralidoxime
　　不良反应，1892
　　有机磷中毒的治疗，1892
解剖重建 Anatomic reconstruction，1500
介入性心脏血运重建术 Invasive cardiac revascularization
　　另见冠状动脉旁路移植术；经皮冠状动脉腔内成形术
　　不良反应，75-76，153
　　心源性休克的治疗，142，153，160
　　不稳定型心绞痛的治疗，68，75-76
戒烟 Smoking cessation，97-98，99-105
　　针刺，99，101
　　忠告，97，98，99-100
　　抗抑郁治疗，97，102
　　抗焦虑治疗，97，102
　　慢性阻塞性肺疾病，2079，2092-2094
　　忠告，97，99-100
　　培训专业人员的效果，99，104-105
　　锻炼，98，101-102
　　患病高危人群，98，103-104
　　妊娠妇女，98，102-103
　　尼古丁替代治疗，98，100-101
　　外周动脉疾病，165，171-172
　　术后肺部感染，1871，1872
　　习惯性流产的治疗，1989
　　心血管疾病的二级预防，198，217-218
　　自助资料，98，100
　　糖尿病患者，624，628
疥疮 Scabies，2284-2289
　　病因/危险因素，2285
　　定义，2285
　　发病率/患病率，2285
　　口服双氢除虫菌素治疗，2285
　　预后，2285
　　局部治疗，2284，2285-2289
　　　苯甲酸苄酯，2284，2285-2286
　　　克罗米通，2284，2286
　　　林旦，2284，2286-2287
　　　马拉硫磷，2284，2287
　　　扑灭司林，2284，2288
　　　硫化物，2284，2288-2289
疥螨 Sarcoptes scabiei，2285
　　另见疥疮
金刚烷胺 Amantadine
　　不良反应，1075，1803
　　多发性硬化中疲劳的治疗，1796，1802-1803
　　流感的治疗，1073-1075
金刚乙胺 Rimantadine
　　不良反应，1075

流感的治疗，1073，1075
金丝桃属，见圣·约翰草 Hypericum perforatum see St John's wort
筋膜下经内镜交通支静脉结扎手术 Subfascial endoscopic perforator surgery (SEPS)，2624
筋膜炎，见足跟痛 Fasciitis see Plantar heel pain
近端跖骨截骨术 Proximal metatarsal osteotomy，1511
 不良反应，1511
经鼻胃管补液治疗 Nasogastric rehydration therapy
 不良反应，426
 儿童胃肠炎，423，425-426
经腹腔腹膜前腹腔镜疝修补术 Transabdominal preperitoneal (TAPP) laparoscopic repair，756
 不良反应，750，753，756
 双侧腹股沟疝，742，752-753
 复发疝，743，755-756
 单侧腹股沟疝，741，749-750
经腹全子宫切除术 Total abdominal hysterectomy，2462
经宫颈子宫内膜切除术 Transcervical endometrial resection，2540
 月经过多的治疗，2536
经尿道前列腺切除术 Transurethral resection of the prostate (TURP)，1224
 不良反应，1220
 良性前列腺增生的治疗，1214，1219-1220
 慢性前列腺炎的治疗，1253，1256
经尿道微波热疗术 Transurethral microwave thermotherapy (TUMT)，1224
 不良反应，1221，1260
 良性前列腺增生的治疗，1213，1220-1221
 慢性前列腺炎的治疗，1253，1260
经尿道针射频消融术 Transurethral needle ablation (TUMA)，1224
 不良反应，1222
 良性前列腺增生的治疗，1214，1221-1222
经皮电刺激神经疗法 Transcutaneous electrical nerve stimulation (TENS)，2445
 不良反应，2443
 痛经的治疗，2430，2442-2443
  与非甾体抗炎药比较，2443
 腰背痛的治疗，1620，1628，1635，1647
 颈部疼痛的治疗，1656，1661
经皮冠状动脉腔内血管成形术 Percutaneous transluminal coronary angioplasty (PTCA)
 不良反应，152，221，640
 心源性休克的治疗，153
 心肌梗死的治疗，140，152-153
  卒中的风险，152
  与溶栓治疗比较，152-153
  联合糖蛋白Ⅱb/Ⅲa受体抑制剂，148
 心血管疾病的二级预防，198，199，219-222

  与冠状动脉旁路移植术比较，199，219-220
  与冠脉内支架比较，198-199，221-222
 糖尿病患者，626
  与冠状动脉旁路移植术比较，626，639-640
  与溶栓治疗比较，626，640
经皮腔内颈动脉血管成形术 Carotid percutaneous transluminal angioplasty (PTA)
 不良反应，258
 卒中的预防，244，257-258
经皮腔内颈动脉血管成形术，卒中的预防 Vertebral artery percutaneous transluminal angioplasty (PTA), stroke prevention，244，258
经皮腔内血管成形术 Percutaneous transluminal angioplasty (PTA)
 不良反应，171
 外周动脉疾病的治疗，164-165，170-171
  与旁路手术比较，165，173
 卒中的预防，244，257-258
经皮射频神经切断术，挥鞭伤的治疗 Percutaneous radiofrequency neurotomy, whiplash injury treatment，1656，1670-1671
经皮肾镜取石术 Percutaneous nephrolithotomy (PCNL)
 不良反应，1187
 肾结石的清除，1182，1183，1186-1187
  无症状性肾/输尿管结石，1182，1185
经皮自动椎间盘切除术 Automated percutaneous discectomy，1572，1582
 不良反应，1582
经验性治疗 Empirical treatment，1044
惊恐障碍 Panic disorder，1438-1450
 病因/危险因素，1440
 定义，1440
 发病率/患病率，1440
 预后，1440
 治疗，1438-1439，1440-1450
  阿普唑仑，1439，1449-1450
  放松疗法，1439，1444-1445
  呼吸再训练，1439，1447
  丁螺环酮，1439，1447
  咨客中心疗法，1439，1445
  认知行为疗法，1438，1440-1441
  认知重构，1439，1446
  夫妇治疗，1439，1448
  暴露疗法，1439，1446-1447
  丙米嗪，1439，1443-1444
  内省导向的治疗，1439，1448-1449
  单胺氧化酶抑制剂，1439，1449
  心理教育，1439，1449
  选择性5-羟色胺再摄取抑制剂，1438-1439，1441-1443
精神动力治疗 Psychodynamic therapy，410，1341，1398，1466，1930
 故意自伤的治疗，1333，1338

儿童和青少年抑郁症，399，408，409
创伤后应激障碍，1455，1462
产后抑郁，1920，1927-1928
精神分裂症 Schizophrenia，1468-1488
　病因/危险因素，1471
　定义，1471
　药物治疗，1468-1471，1472-1483
　　氨磺必利，1468，1475-1476
　　氯丙嗪，1469，1472
　　氯氮平，1469，1474-1475
　　长效溴哌利多癸酸酯，1469，1473
　　氟哌啶醇，1469，1472-1473
　　氟哌啶醇癸酸酯，1469，1473-1474
　　洛沙平，1469，1476
　　吗茚酮，1469，1476-1477
　　奥氮平，1469，1477-1478
　　标准治疗无效的患者，1470，1485-1486
　　培拉嗪，1470，1478
　　匹莫齐特，1469，1479
　　喹硫平，1469，1479-1480
　　利培酮，1469，1480
　　舒必利，1469，1481
　　硫利达嗪，1470，1473
　　齐拉西酮，1470，1481
　　佐替平，1470，1481-1482
　提高治疗依从性，1471，1486-1488
　　行为治疗，1471，1486
　　依从性治疗，1471，1476-1487
　　家庭治疗，1471，1487
　　心理教育治疗，1471，1487-1488
　发病率/患病率，1471
　阴性症状，1488
　阳性症状，1488
　预后，1471
　降低复发率，1470，1482-1484
　　认知行为治疗，1470，1483
　　继续抗精神病药物治疗，1470，1482-1483，1491-1492
　　家庭治疗，1470，1483-1484
　　心理教育治疗，1470，1484
　　社会技能训练，1470，1484
精索静脉曲张 Varicocele，1279-1282
　病因/危险因素，1280
　定义，1280
　发病率/患病率，1280
　预后，1280
　治疗，1279，1280-1282
　　栓塞，1279，1282
　　等待治疗，1279，1280-1281
　　硬化治疗，1279，1283
　　手术结扎，1279，1281-1282
精油，头虱的治疗 Essential oils, head lice treatment，2221，2225-2226
精原细胞瘤 Seminoma，1263-1276
　病因/危险因素，1266
　定义，1266
　发病率/患病率，1266
　预后，1266
　预后中等的精原细胞瘤的治疗，1266，1276
　非I期精原细胞瘤的治疗，1265，1272-1275
　　化疗，1265，1272-1273，1274-1275
　　维持化疗，1266，1275-1276
　　放疗，1265，1273-1274
　I期精原细胞瘤的治疗，1264-1265，1267-1272
　　辅助化疗，1264-1265，1267-1268，1271-1272
　　辅助放疗，1264，1268-1269，1270-1271
　　密切随访，1264，1269-1270
　精原细胞瘤的治疗，1265，1273
　　维持化疗，1266，1275-1276
肼屈嗪 Hydralazine
　心力衰竭的治疗，134
　妊娠期高血压的治疗，1952，1959
颈部残疾指数 Neck disability Index（NDI），1673
颈部疼痛 Neck pain，1654-1657
　病因/危险因素，1657
　定义，1657
　发病率/患病率，1657
　预后，1657
　神经根疼痛，1657，1671-1672
　　保守治疗与手术治疗比较，1657，1671-1672
　　药物治疗，1657，1672
　治疗，1654-1672
　　针刺，1655，1660-1661
　　生物反馈，1655，1661
　　药物治疗，1655，1667
　　锻炼，1654-1655，1658-1659
　　热疗或冷敷，1655，1661
　　推拿，1655，1662-1664
　　活动，1655，1664-1665
　　多学科治疗，1656，1665-1666
　　患者教育，1656，1666
　　脉冲电磁场，1656，1660
　　软式围领和特殊枕头，1656，1666-1667
　　喷雾和伸展锻炼，1656，1662
　　牵引，1656，1659-1660
　　经皮神经电刺激，1656，1661
　挥鞭伤，1656，1667-1670
　　急性，1656，1667-1670
　　慢性，1656，1670-1671
颈动脉内膜切除术 Carotid endarterectomy，263
　不良反应，256
　外翻式颈动脉动脉内膜切除术，255-256，263
　卒中的预防，244，245，255-257

2023

痉挛，见多发性硬化 Spasticity see Multiple sclerosis
静脉补液 Intravenous fluids
 另见补液治疗
 急性肾衰竭的预防，1195
 不良反应，425，1026-1027
 登革热的治疗，1024-1025，1026-1029
  与卡络磺钠合用，1024，1029
  与皮质激素合用，1024，1027-1028
  与免疫球蛋白合用，1024，1028
 腹泻的治疗，1032，1043-1044
  儿童，425，429
静脉曲张 Varicose veins, 286-293
 病因／危险因素，287
 定义，287
 发病率／患病率，287
 预后，287
 治疗，286-287，288-293
  弹力袜，286，288
  注射硬化治疗，286-287
  手术治疗，286，287，291-293
静脉血栓栓塞，见血栓栓塞；血栓 Venous thromboembolism see Thromboembolism; Thrombosis
静坐不能 Akathisia, 1488
酒精摄入 Alcohol intake
 痛风的预防，1561，1565
 习惯性流产的预防，1989
局部负压 Topical negative pressure, 2604, 2624
 不良反应，2617
 下肢溃疡的治疗，2609，2616
 压迫性溃疡的治疗，2594，2603
巨细胞病毒 Cytomegalovirus (CMV), 968
 在接受 HAART 的患者中停止预防，967，978，981
 HIV 感染的预防，967，974-975
锯叶棕 Pygeum africanum
 不良反应，1224
 良性前列腺增生的治疗，1214
锯叶棕提取物 Saw palmetto extracts
 不良反应，1222
 良性前列腺增生的治疗，1214，1222-1223
聚氨基甲酸酯薄膜 Polyurethane film, 2590, 2591
 不良反应，2588-2589
 轻度热烧伤的治疗，2583，2588-2589
聚乙二醇 Macrogols
 不良反应，694
 便秘的治疗，688，693-694
  与卵叶车前果壳比较，690
  与乳果糖比较，692-693
聚乙二醇单十二醚 Polidocanol
 不良反应，291
 静脉曲张的治疗，286-287，289，290
聚乙二醇干扰素 Peginterferon
 不良反应，1066，1067
 丙型肝炎的治疗，1061，1062，1065-1068，1069
  初始患者的治疗 1061，1065-1068
  无效患者的治疗，1062，1069
  复发患者的治疗，1062，1070-1071
  与利巴韦林合用，1061，1062，1066-1068，1069，1070-1071
觉醒过度 Hyperarousal, 1466
绝对跛行距离 Absolute claudication distance, 174
绝对大气压 ATA, 1884
绝经期 Menopause, 2512
绝经期综合征 Menopausal symptoms, 2511-2519
 病因／危险因素，2512
 定义，2512
 发病率／患病率，2512
 预后，2512
 治疗，2511-2519
  抗抑郁药，2511，2519
  可乐定，2511，2518-2519
  雌激素，2511，2512，2512-2514
  植物雌激素，2511，2517-2518
  孕激素，2511，2512，2516，2523
  睾酮，2511，2519
  替勃龙，2511，2517

K

K/DOQI 肾脏病转归质量指导 Kidney Disease Outcomes Quality Initiative, 1179
Keller-Lelievre 关节成形术 Keller-Lelievre arthroplasty, 1503, 1510, 1513
 不良反应，1510
Keller 关节成形术 Keller's arthroplasty, 1503, 1509, 1513
 不良反应，1509
Killip 分级 Killip class, 156, 161
Kirschner 针 Kirschner wire, 1513
Kupperman 指数 Kupperman index, 2520
卡泊三醇 Calcipotriol
 不良反应，2080
 银屑病的治疗，2250，2258-2261
  联合光疗，2253，2275
  联合系统性治疗，2253，2276-2277
卡铂 Carboplatin
 不良反应，1275，2111
 肺癌的治疗，2110
 转移性乳腺癌的治疗，2334，2346
 精原细胞瘤的治疗，1265，1275
卡介苗 Bacillus Calmette Guerin (BCG) vaccine, 1079, 1081
卡立普多，腰背痛的治疗 Carisoprodol, low back pain treatment, 1623
卡络磺钠 Carbazochrome sodium sulfonate (AC-17)

不良反应，1029
　　登革热的治疗，1024，1029
卡马西平 Carbamazepine
　　不良反应，844，1359，1755，1829
　　双相障碍的治疗
　　　　双相抑郁，1296，1306
　　　　躁狂，1295，1303
　　　　预防复发，1297，1311
　　痴呆的治疗，1345，1359
　　癫痫的治疗，1752，1754-1755，1757-1758
　　创伤后应激障碍的治疗，1455，1465
　　耳鸣的治疗，842，843-844
　　三叉神经痛的治疗，1827，1829
　　　　与替扎尼定比较，1829
卡麦角林 Cabergoline
　　不良反应，1818
　　帕金森病的治疗，1816，1817-1818
卡莫司汀 Carmustine
　　不良反应，22-23
　　多发性骨髓瘤的治疗，2-3，7-8，10，11-12
　　　　挽救治疗，21，22
卡培他滨 Capecitabine
　　不良反应，2350
　　转移性乳腺癌的治疗，2334，2350
卡托普利 Captopril
　　不良反应，629
　　糖尿病患者的降压治疗，613，615，629
　　糖尿病肾病的治疗，540，541，544，546
　　心力衰竭的治疗，136
　　心血管疾病的二级预防，205
卡维地洛 Carvedilol
　　心力衰竭的治疗，127，128
　　心肌梗死的治疗，150
　　心血管疾病的二级预防，204
开放式疝成形术 Open mesh repair，756
　　不良反应，745，754
　　双侧腹股沟疝，742，751
　　复发腹股沟疝，743，753-754
　　单侧腹股沟疝，741，744-746
开放式疝修补术 Open suture repair
　　双侧腹股沟疝，742，751-752
　　复发腹股沟疝，743，754-755
　　单侧腹股沟疝，741-742，746
坎地沙坦 Candesartan
　　不良反应，136
　　心力衰竭的治疗，136-137
　　　　舒张性心力衰竭，120，136-137
　　心血管疾病的二级预防，206
康复治疗 Rehabilitation
　　心脏康复治疗，心血管疾病的二级预防，198，215
　　髋部骨折，1590，1605-1609

　　多发性硬化的治疗，1796-1797，1807
　　　　住院康复，1796，1807
　　　　院外康复，1797，1807
　　帕金森病，1811，1821-1822
　　肺康复，慢性阻塞性肺疾病，2079，2094-2095
　　肩痛，1722
　　卒中的专业康复，229，231-232
　　前庭康复，802
　　　　梅尼埃病，798，802
抗病毒药物 Antiviral drugs
　　Bell 麻痹的治疗，1745，1747-1748
　　　　与皮质激素比较，1747-1748
　　　　与皮质激素合用，1745，1748
　　生殖器疱疹的治疗，2137，2142-2145
　　　　复发之初，2138，2143-2144
　　　　日常维持治疗，2137，2144-2145
　　　　妊娠期，2137，2141
　　　　第一阶段，2137，2142-2143
　　　　预防传播，2137，2140-2141
　　　　HIV 感染者，2138，2146-2147
　　口唇疱疹的治疗，2227-2229，2230-2231
　　　　初发，2227，2228-2229
　　　　预防，2227，2229-2230
　　　　复发性，2227-2228，2230-2231，2233
　　流感的治疗，1073，1074-1077
　　眼部单纯疱疹的治疗，917，919，921-923
　　　　与干扰素比较，920
　　　　与清创术合用，920
　　　　与干扰素合用，920
　　带状疱疹后神经痛的预防，1151，1153-1154
抗胆碱能药物 Anticholinergics
　　另见特定药物
　　支气管扩张的治疗，2070，2075
　　慢性阻塞性肺疾病的治疗，2077-2078，2080-2082，2084-2086
　　　　与 β 受体激动剂比较，2078，2085-2086
　　　　与吸入 β 受体激动剂合用，2078，2084
　　梅尼埃病的治疗，797，798-799
　　夜间遗尿症的治疗，487，492
抗癫痫药 Antiepileptics
　　另见特定药物
　　癫痫的治疗，1752-1753，1754-1761
　　　　撤药，1753，1761，1772
　　　　下肢痉挛的治疗，1613，1616
抗动力药 Antimotility agents
　　不良反应，1037
　　腹泻的治疗，1032，1035-1037
　　　　发展中国家，1032，1042
　　　　旅游性腹泻，1032，1040-1041
抗分泌治疗 Antisecretory treatment，738
抗焦虑药 Anxiolytics

不良反应，102
神经性厌食症的治疗，1285，1290
戒烟，99，102
抗惊厥药 Anticonvulsants
　另见特定药物
　不良反应，1960
　子痫的治疗，1953，1962-1963
　　预防，1952，1960-1961
　热性惊厥的治疗，415，417-418，419-421
　　继发癫痫的风险，416，420-421
　围产期窒息的预防，512，517
抗精神病药 Antipsychotic drugs
　另见精神分裂症
　强迫障碍的治疗，1425，1432-1433
　创伤后应激障碍的治疗，1455，1465-1466
抗磷脂综合征 Antiphospholipid syndrome，1987
　发病率/患病率，1987
　治疗，1987，1992-1994
　　阿司匹林，1987，1992-1993
　　皮质激素，1987，1993-1994
抗逆转录病毒药物，见 HIV 感染 Antiretroviral drugs see HIV infection
抗凝剂 Anticoagulants
　另见特定药物
　不良反应，202，234，254，259，261-262，272
　　治疗时间，273
　心力衰竭的治疗，119，133-134
　心肌梗死的治疗，146-147
　心血管疾病的二级预防，196，201-202
　　卒中的预防，245，253-255，258-263
　　与抗小板治疗合用，196，201-202
　卒中的治疗，230，234
　血栓栓塞的治疗，269，270，271-277
　　深静脉血栓，269，271-277
　　停药，274
　　治疗时间，272-273，278-280
　　计算机决策支持的效果，270，281-283
　　治疗的强度，274，280
　　孤立的腓静脉血栓，270，278-279
　　肺栓塞，270，279-281
抗生素治疗 Antibiotic treatment
　另见特定药物
　急性中耳炎，500-501，502-506
　　即刻应用与延迟应用，501，505
　　长期应用与短期应用，501，505-506
　　预防，501，507-508
　　不良反应，503-504，532，534，776，779，816，852-853，2013，2561
　　耳毒性，776
　阑尾炎，653，654-655，657
　　辅助治疗，653，654-655

　　与手术治疗比较，653，657
　细菌性结膜炎，895，896-898
　细菌性阴道病，2119-2120，2121-2126
　　妇科处理前治疗，2120，2126
　　流产手术前治疗，2120，2126
　　非妊娠妇女，2119-2120，2121-2123
　　妊娠妇女，2120，2123-2125
　　早产，2120，2123-2124
　　治疗男性性伴侣，2120，2125-2126
　乳腺痛，2393，2401
　支气管炎，1996，1998-2001
　　与 β 受体激动剂比较，2003
　蜂窝织炎，2207，2208-2209，2211
　衣原体感染，2129-2130，2131-2134，2162，2166
　　妊娠妇女，2130，2133-2134
　　多剂量方案，2129-2130，2131-2132，2133
　　单剂量方案，2129，2130，2132，2133-2134
　慢性阻塞性肺疾病，2079，2090-2091
　慢性前列腺炎，1252，1253，1254--1255，1257
　　局部注射，1252，1255
　慢性化脓性中耳炎，772-773，775-777，778-780，786-787
　　儿童，773，781-783
　　与防腐剂比较，777
　　与皮质类固醇合用，772，773，776-777，781-782
　普通感冒，2007，2012-2013
　哮吼，381，385，392
　　即将发生呼吸衰竭，382，393
　膀胱炎的预防，2558，2560-2562
　　持续使用，2558，2560-2561
　　性交后使用，2558，2562
　　自行使用单剂量，2558，2562
　腹泻，1031，1033-1035
　　发展中国家，1032，1041，1042
　　旅游性腹泻，1032，1037-1039，1047-1048
　憩室病，667，670，671-672
　丹毒，2207，2208-2209，2211
　淋病，2162，2164-2166，2167
　　播散性，2162，2165
　　妊娠妇女，2162，2164-2165
　幽门螺杆菌的根除，726-737
　髋部骨折围手术期的预防应用，1588，1589，1600-1601
　下肢溃疡，2608，2616
　脑膜炎球菌病的预防，1136-1137，1139-1140
　　接触者，1137，1139
　　咽喉部携带者，1136，1139-1140，1148-1149
　　住院前使用抗生素，1137，1140-1141，1150
　轻度热烧伤，2583，2584-2585
　新生儿感染的预防，476，478-479
　外耳道炎，807，808-811
　分泌性中耳炎，815，816-817
　　与皮质类固醇合用，817

盆腔感染性疾病，2176-2179，2181-2182
　　放置宫内节育器前的预防，2177，2180
肺炎，2015-2016，2018-2020，2021-2022
　　在重症监护病房使用，2016，2022
　　静脉用药与口服比较，2016，2021-2022
　　立即治疗与延迟治疗比较，2022
胎膜早破，1967，1971-1972
早产，1968，1980-1981
肾盂肾炎，2552，2253-2556
　　静脉抗生素，2552，2555-2556
　　口服抗生素，2552，2253-2254，2255-2256，2557
耐药，736，1035，2164，2168，2554
镰状细胞危象的预防，48
鼻窦炎，834-835，836，837-839
　　不同剂量，835，839
　　长期使用，835，838-839
咽喉痛，2025，2027
　　并发症的预防，2026，2029-2030
　　与皮质激素合用，2028
扁桃体炎，与扁桃体切除术比较，850，851-853
沙眼的预防，924，926-927
儿童尿路感染，528-529，531-534
　　口服抗生素与静脉抗生素比较，528，533
　　预防，529，534
　　用药方案，529，531-534
阴道用药，HIV 母婴传播的预防，956，961
抗酸药 Antacids
　　不良反应，700
　　胃食管反流病的治疗，469-470，697
　　　　维持治疗，698，703
　　　　与 H_2 受体阻滞剂比较，700
抗心律失常治疗 Antiarrhythmic treatments
　　另见特定药物
　　不良反应，131，208
　　心脏骤停，295，296-298，300
　　心力衰竭的治疗，119-120，130-131
　　心血管疾病的二级预防，196，197，207-208
抗旋前支具 Antipronatory orthoses，1502，1504-1505，1512
　　见支具
　　儿童，1502，1504
抗血小板药物 Antiplatelet drugs
　　另见特定药物
　　不良反应，69，70，166-167，250，259，1603
　　心力衰竭的治疗，119，134-135
　　　　与华法林比较，134
　　心肌梗死的治疗，143，162
　　外周动脉疾病的治疗，164，166-167
　　子痫前期的预防，1951，1954
　　髋部骨折手术者的预防性使用，1589，1602-1603
　　心血管疾病的二级预防，196，199-201
　　　　与抗凝药合用，196，201-202

卒中的预防，243，244，250-253，259，261，267
不稳定型心绞痛的治疗，67，69-71
糖尿病患者，625，634-636
抗炎药 Anti-inflammatory drugs
　　另见非甾体抗炎药
　　普通感冒的治疗，2006，2012
抗氧化剂 Antioxidants
　　另见特定抗氧化剂
　　年龄相关性黄斑变性的预防，877，879
　　围产期窒息的治疗，511，513
　　子痫前期的治疗，1952，1959-1960
　　　　预防，1952，1956
　　心血管疾病的二级预防，198，214-215，227-228
抗抑郁药 Antidepressants
　　另见特定药物
　　不良反应，1374-1376，1414-1415，1637，1922，2519
　　　　妊娠期，1377
　　神经性厌食症的治疗，1285，1288-1290
　　双相障碍的治疗
　　　　双相抑郁，1295-1296，1304-1305
　　　　预防复发，1296，1311-1312
　　神经性贪食症的治疗，1316-1317，1324-1327
　　　　联合治疗，1316，1327-1328
　　　　维持治疗，1317，1328
　　　　与心理治疗比较，1324，1325-1326
　　灼口综合征的治疗，1843，1846
　　慢性疲劳综合征的治疗，1530，1531-1532
　　慢性紧张性头痛的治疗，1785-1786，1787-1788
　　抑郁症的治疗，1367-1369，1370，1372-1384
　　　　儿童和青少年，398-400，401-405
　　　　巩固/维持治疗，1370，1392-1393
　　　　产后抑郁，1919，1921-1922
　　　　与苯二氮䓬类药物合用，1377，1379
　　　　与心理治疗合用，1369，1389-1390
　　广泛性焦虑障碍的治疗，1407，1414-1416，1421-1423
　　　　与地西泮合用，1414
　　　　与丁螺环酮合用，1414
　　腰椎间盘突出的治疗，1570，1573
　　肠易激综合征的治疗，758，759-760
　　腰背痛的治疗，1634，1637-1638
　　绝经期综合征的治疗，2511，2519
　　颈部疼痛的治疗，1655，1667
　　　　挥鞭伤，1656，1670
　　创伤后应激障碍的治疗，1454，1455，1463-1465
　　戒烟，97，102
抗真菌药 Antifungal drugs
　　另见口咽念珠菌病；特定药物；外阴阴道念珠菌病
　　不良反应，1853-1854，1860-1861
　　足癣的治疗，2202，2203-2205
　　外耳道炎的治疗，808，810
　　耐药，1851，1861

抗组胺药 Antihistamines
　　参见特定药物
　　不良反应，818，825，2012
　　支气管炎的治疗，1996，2001-2002
　　普通感冒的治疗，2006，2011-2012
　　分泌性中耳炎的治疗，815，817-818
　　季节性变应性鼻炎的治疗，822-826
　　　　鼻腔用，826
　　　　口服，822，823-825
　　　　与孟鲁司特合用，822，829-830
　　　　与伪麻黄碱合用，822，824，827-828
　　鼻窦炎的治疗，834，835，836，839
考来替泊，糖尿病血脂异常的治疗 Colestipol, dyslipidaemia treatment in diabetes，567
考来烯胺 Cholestyramine
　　冠心病一级预防：血脂异常，177，180
　　糖尿病患者，624
考来烯胺，糖尿病血脂异常的治疗 Colestyramine, dyslipidaemia treatment in diabetes，567
髁头钉 Condylocephalic nails，1610
　　髋部骨折的治疗，1588，1597-1598
　　　　不良反应，1598
咳嗽的治疗 Cough treatment，2002-2003
可待因 Codeine
　　支气管炎的治疗，1997，2002
　　镰状细胞危象的治疗，46，53
可乐定 Clonidine
　　不良反应，338，1780，1894
　　注意缺陷多动障碍的治疗，332，337-338
　　　　与哌甲酯比较，338
　　特发性震颤的治疗，1774，1780-1781
　　　　与普萘洛尔比较，1775
　　绝经期综合征的治疗，2511，2518-2519
　　有机磷中毒的治疗，1887，1894
可屈性乙状结肠镜检查 Flexible sigmoidoscopy
　　不良反应，685-686
　　结直肠癌筛查，681，685-686
　　　　联合便潜血试验，683
克拉霉素 Clarithromycin
　　不良反应，729，973，2019
　　支气管炎的治疗，1996，1998-1999
　　衣原体感染的治疗，2130，2132
　　幽门螺杆菌的根除，727，735-737
　　HIV 感染者分枝杆菌复合感染的预防，966，973
　　　　联合治疗，967，973，974
　　肺炎的治疗，2015，2018
　　鼻窦炎的治疗，837
克林霉素 Clindamycin
　　寻常痤疮的治疗，2184，2190-2191
　　不良反应，672，2122，2124，2191
　　细菌性阴道病的治疗，2119-2120，2121-2126

　　　　妇科处理前，2126
　　　　男性性伴侣，2120，2125-2126
　　　　非妊娠妇女，2119-2120，2121-2123
　　　　妊娠妇女，2120，2124，2125
　　　　早产，2124
　　衣原体感染的治疗，2130，2133
　　慢性前列腺炎的治疗，1255
　　憩室炎的治疗，668，672
　　盆腔感染性疾病的治疗，2176，2178
　　胎膜早破的治疗，1972
克林霉素-伯氨喹 Clindamycin-primaquin
　　不良反应，985-986
　　肺孢子虫肺炎的治疗，982，985-986
　　　　一线治疗失败后，983，991-992
　　　　与甲氧苄啶-氨苯砜比较，988
　　　　与甲氧苄啶-增效磺胺甲基异噁唑比较，985
克仑特罗，压力性尿失禁的治疗 Clenbuterol, stress incontinence management，2565，2568
克罗米芬 Clomifene
　　不良反应，2469
　　不孕症的治疗，2465，2468-2470
　　　　与他莫昔芬比较，2469
　　　　与二甲双胍合用，2469
　　　　与他莫昔芬合用，2469
克罗米通，疥疮的治疗 Crotamiton, scabies treatment，2284，2286
　　与林旦比较，2286
　　与扑灭司林比较，2288
克霉唑 Clotrimazole
　　不良反应，2205
　　足癣的治疗，2204-2205
　　口咽念珠菌病，1854
　　　　预防，1850，1852，1853
　　外阴阴道念珠菌病的治疗，2403，2406-2407
　　　　预防复发，2411-2412
　　HIV 感染者，1851，1860
　　　　预防，976
口臭 Halitosis，1864-1867
　　病因/危险因素，1865
　　定义，1865
　　发病率/患病率，1865
　　治疗，1864，1865-1867
　　　　人工唾液，1864，1867
　　　　刷牙，1864，1865-1866
　　　　无糖口香糖，1864，1867
　　　　舌部的清洁、刷牙或刮治，1864，1865
　　　　含锌牙膏，1864，1867
口唇疱疹 Herpes labialis，2227-2232
　　病因/危险因素，2228
　　定义，2228
　　发病率/患病率，2228

预防，2227，2229-2230
　　抗病毒药，2227，2229-2230
　　遮光剂，2227，2230
预后，2228
治疗，2227-2228，2228-2232
　　初发，2227
　　复发，2227-2228，2230-2232，2233
　　外用麻醉剂，2227，2231-2232
　　氧化锌乳膏，2228，2232

口服避孕药 Oral contraceptives
不良反应，2434，2454，2531
痛经的治疗，2430，2434-2435
子宫内膜异位症的治疗，2449-2450，2452-2453
　　术后，2451，2458
月经过多的治疗，2525，2530-2531

口服补液盐 Oral rehydration solutions（ORS），1032，1037，1044
不良反应，1044
氨基酸口服补液盐，1032，1043
碳酸氢盐口服补液盐，1032，1042，1043
儿童，423，424-425
　　清水，423，424
　　与静脉补液比较，423，425，429
柠檬酸盐口服补液盐，1042
发展中国家，1032-1033，1042，1043-1044
低渗口服补液盐，1032，1043
谷物基础口服补液盐，1033，1043
旅游性腹泻，1032，1041

口咽念珠菌病 Oropharyngeal candidiasis，1849-1861
病因/危险因素，1851
降低抗药性，1851，1861
定义，1851
婴儿/儿童，1850，1855-1856
　　抗真菌预防，1850，1855
　　抗真菌治疗，1850，1855-1856
发病率/患病率，1851
预后，1851
义齿性口炎患者，1850，1856-1858
　　抗真菌药物，1850，1856-1857
　　义齿卫生，1850，1857-1858
糖尿病患者，1850，1856
HIV 感染者，1851，1858-1861
　　抗真菌预防，967，976-977，1851，1858-1860
　　抗真菌治疗，1851，1860-1861
免疫功能低下的成年人，1850，1852-1855
　　癌症治疗中进行抗真菌预防，1850，1852-1853
　　在组织移植患者中进行抗真菌预防，1850，1853-1854
　　抗真菌治疗，1850，1854-1855

快速室性心律失常 Ventricular tachyarrhythmias，295-298
另见心脏停搏
病因/危险因素，296

定义，296
发病率/患病率，296
预后，296

髋部骨折 Hip fracture，1587-1609
另见骨折
病因/危险因素，1590
保守治疗，1591-1592
定义，1590
发病率/患病率，1590
围手术期药物治疗，1588-1589，1598-1605
　　术前预防应用抗生素，1588，1589，1600-1601
　　神经阻滞，1589，1599-1600
　　营养补充，1589，1605
　　局部麻醉与全身麻醉比较，1589，1599
　　牵引，1589，1598-1599
　　静脉血栓栓塞的预防，1589，1601-1604
预后，1590
康复，1590，1605-1609
　　早期支持性出院，1590，1608-1609
　　以家庭康复为基础，1590，1609
　　活动策略，1590，1605-1607
　　多学科家庭康复，1590，1607-1608
手术治疗，1588，1591-1598
　　关节成形术，1588，1592-1595
　　器械的选择，1588，1593
　　外固定，1588
　　髓外固定，1588，1595-1596
　　内固定，1588，1592-1593，1594-1595
　　髓内固定，1588，1597-1598

髋关节保护支具，绝经后妇女骨折的预防 Hip protectors, fracture prevention in postmenopausal women，1544，1558

眶蜂窝织炎 Orbital cellulitis，840

奎尼丁 Quinidine
不良反应，89
心房颤动的治疗，79，89
　　与氟卡尼比较，85
　　与地高辛合用，89
心血管疾病的二级预防，197，207-208

奎宁 Quinine
不良反应，1110，1111，1614，1615
下肢痉挛的预防，1613，1614-1615
　　与茶碱合用，1613，1615
疟疾的治疗，1107，1108，1109-1113
　　剂量，1107，1111
　　肌注与静脉注射比较，1107，1111
　　与蒿甲醚（arteether）比较，1112
　　与蒿甲醚（artemether）比较，1108，1109-1110
　　与青蒿素衍生物比较，1107，1108，1112-1114

喹硫平 Quetiapine
不良反应，1303，1433，1479-1480
双相障碍中躁狂的治疗，1295-1296，1302-1303

强迫障碍的治疗, 1433
精神分裂症的治疗, 1469, 1479-1480
喹诺酮类药 Quinolones
 衣原体感染的治疗, 2132
 慢性前列腺炎的治疗, 1252, 1255
 慢性化脓性中耳炎的治疗, 772-773, 775, 779
 膀胱炎的预防, 2558, 2560
 淋病的治疗, 2162, 2165
 外耳道炎的治疗, 807, 809
 肺炎的治疗, 2016, 2020
 肾盂肾炎的治疗, 2552
 结核病的治疗, 1161, 1164
  HIV 感染者, 996, 997, 998-999, 1001-1002
溃疡, 见阿弗他溃疡; 糖尿病足溃疡; 十二指肠溃疡; 胃溃疡; 下肢溃疡; 压迫性溃疡 Ulcers see Aphthous ulcers; Diabetic foot ulcers; Duodenal ulcers; Gastric ulcers; Leg ulcers; Pressure ulcers
扩大的预防免疫计划 Expanded program immunization, 1059
扩张宫颈和刮宫术 Dilatation and curettage
 不良反应, 2535
 月经过多的治疗, 2526, 2534-2535
括约肌伸展术 Anal stretch, 646
 不良反应, 651
 与肛门内括约肌切开术比较, 651

L

Lapidus 术式 Lapidus procedure, 1513
Laseque 征 Laseque's sign, 1583
Lequesne 指数 Lequesne Index, 1697
Likert 评分 Likert scale, 1697
logMAR 视力表 logMAR chart, 905
Lovaas 疗法 Lovaas therapy, 352
 孤独症, 345, 347-348
Lumiracoxib
 不良反应, 2438
 痛经的治疗, 2437
拉贝洛尔, 妊娠期高血压的治疗 Labetalol, hypertension treatment in pregnancy, 1952, 1959
拉克替醇 Lactitol
 不良反应, 692
 便秘的治疗, 688, 691-692
  儿童, 375, 377-378
  与乳果糖比较, 692
拉米非班, 不稳定型心绞痛的治疗 Lamifiban, unstable angina treatment, 70
拉米夫定 Lamivudine
 不良反应, 959
 HIV 感染的治疗, 943, 944, 946, 948, 950-951
 HIV 母婴传播的预防, 955, 957-958
拉莫三嗪 Lamotrigine

儿童失神发作的治疗, 301, 304
不良反应, 304, 844, 1305, 1306, 1311, 1760, 1830
双相障碍的治疗
 双相抑郁, 1296, 1306
 躁狂, 1295, 1304
 预防复发, 1296, 1311
癫痫的治疗, 1752, 1760
耳鸣的治疗, 842, 844
三叉神经痛的治疗, 1827, 1830
拉姆齐·亨特综合征 Ramsay Hunt syndrome, 1749
辣椒辣素 Capsaicin
 不良反应, 1156
 膝关节骨性关节炎的治疗, 1685, 1687
 带状疱疹后神经痛的治疗, 1152, 1156
来氟米特, 银屑病的治疗 Leflumomide, psoriasis treatment, 2252, 2270
来曲唑 Letrozole
 不良反应, 2339, 2341, 2380
 转移性乳腺癌的治疗, 2332, 2333, 2339, 2341
 非转移性乳腺癌的治疗, 2361, 2380-2381
赖甲环素 Lymecycline
 寻常痤疮的治疗, 2185, 2196
 衣原体感染的治疗, 2130, 2132
 与米诺环素比较, 2197
赖诺普利 Lisinopril
 不良反应, 124, 629
 降压治疗, 189
  糖尿病患者, 613, 615
 糖尿病肾病的治疗, 540, 544
 心力衰竭的治疗, 123
兰索拉唑 Lansoprazole
 不良反应, 702-703, 705
 胃食管反流病的治疗, 701, 702
  维持治疗, 698, 704-705
 幽门螺杆菌的根除, 737
 非甾体抗炎药的不良反应, 1680
阑尾切除术 Appendicectomy
 阑尾炎的治疗, 654, 657
  残端内翻, 654, 658
  与抗生素比较, 653, 657
  与腹腔镜手术比较, 655-657
 阴性, 658
阑尾炎 Appendicitis, 653-658
 病因/危险因素, 654
 复杂性, 658
 定义, 654
 发病率/患病率, 654
 预后, 654
 单纯性, 658
 治疗, 653-658
  辅助治疗, 653, 654-655

抗生素，653，654-655，657
腹腔镜，653，655-657
残端内翻，654，658
手术，653，654，655-658
莨菪碱，夜间遗尿症的治疗 Hyoscyamine, nocturnal enuresis treatment, 487，492
劳拉西泮，带状疱疹后神经痛的治疗 Lorazepam, postherpetic neuralgia treatment, 1155，1157，1158
老化 Ageing, 1894
老化速率，1894
老年人机能的下降，体育锻炼 Falls in elderly people, physical activity and, 98，106-107
老年性聋 Presbycusis, 848
雷贝拉唑，胃-食管反流的治疗 Rabeprazole, gastro-oesophageal reflux management, 702
维持治疗，704，705
雷洛昔芬 Raloxifene
不良反应，1555，2495
子宫平滑肌瘤的治疗，2489，2494
绝经后妇女的骨折预防，1543，1555
雷米普利 Ramipril
不良反应，247，549
糖尿病患者的降压治疗，613，615
糖尿病肾病的治疗，540，541，544，548-549
心血管疾病的二级预防，205
糖尿病患者，629
雷莫司汀，多发性骨髓瘤的治疗 Ranimustine, multiple myeloma treatment, 2
雷奈酸锶 Strontium ranelate
不良反应，1556
绝经期妇女的骨折预防，1544，1556
雷尼替丁 Ranitidine
胃食管反流病的治疗，697，701
维持治疗，698，704
与抗酸药比较，700
幽门螺杆菌的根除，727，736
非甾体抗炎药的不良反应，1680-1681
雷诺现象 Raynaud's phenomenon, 1713-1718
病因/危险因素，1714
定义，1714
发病率/患病率，1714
预后，1714
治疗，1713，1714-1718
氨氯地平，1713，1716
地尔硫䓬，1713，1716
锻炼，1713，1718
烟酸肌醇酯，1713，1717
保暖，1713，1717-1718
莫西赛利，1713，1717
草酸萘呋胺，1713，1716
尼卡地平，1713，1715

硝苯地平，1713，1714-1715，1719-1720
哌唑嗪，1713，1717
类风湿性关节炎，非甾体抗炎药治疗 Rheumatoid arthritis, NSAID treatment, 1678
类固醇 Steroids
另见皮质激素
支气管扩张的治疗，2070-2071，2073-2074
吸入，2070，2073
口服，2071，2074
腰背痛的治疗，1620，1624，1635，1639-1640
硬膜外注射，1620，1624，1635，1639-1640
小关节注射，1635，1640
局部注射，1635，1640
伴有神经根疼痛的颈部疼痛的治疗，1657，1672
外耳道炎的治疗，807，811
鼻窦炎的治疗，834，835，836，839
类视黄醇 Retinoids
不良反应，2267
银屑病的治疗，2250，2252，2261-2262，2266-2267
与皮质类固醇合用，2253，2276
联合光疗，2252，2275-2276
与外用维生素D衍生物合用，2253，2276-2277
冷冻疗法 Cryotherapy, 1834，2307
不良反应，2153，2301
生殖器疣，2150，2152-2153
三叉神经痛，1827，1832
疣，2296，2300-2301
与光动力疗法比较，2300
与水杨酸比较，2300
冷敷，足踝扭伤的治疗 Cold pack compression, ankle sprain treatment, 1494，1498-1499
离子导入疗法 Iontophoresis, 2623
里急后重 Tenesmus, 695
理疗 Physiotherapy
不良反应，1730
帕金森病，1811
术后肺部感染，1871，1873-1874
肩痛的治疗，1722，1729-1730
多发硬化中痉挛的治疗，1796，1804
锂 Lithium
不良反应，409，1299，1310
双相障碍的治疗
双相抑郁，1296，1305-1306
躁狂，1294，1297-1298
预防复发，1297，1308-1310
抑郁症的治疗，1370，1391
儿童和青少年，400，409-410
利巴韦林 Ribavirin
不良反应，361，1065，1067
细支气管炎的治疗，356，361
丙型肝炎的治疗，1061-1062，1064-1069，1070-1071

初始患者的治疗，1061，1064-1065，1066-1068
　　无效患者的治疗，1062，1068-1069
　　复发患者的治疗，1062，1070-1071
　　与干扰素合用，1061，1062，1064-1065，1068-1069，1070
　　聚乙二醇干扰素，1061，1062，1066-1068，1069，1070-1071

利达胩，腹泻的治疗 Lidamidine, diarrhea treatment, 1036, 1042

利多卡因 Lidocaine
　不良反应，298
　心脏骤停的治疗，295，298
　　与胺碘酮比较，297
　　与溴苄胺比较，298
　足跟痛的治疗，1704-1705
　带状疱疹后神经痛的治疗，1152，1156-1157
　肩痛的治疗，1725-1726，1727
　三叉神经痛的治疗，1827，1832

利凡斯的明 Rivastigmine
　不良反应，1350-1351
　痴呆的治疗，1344，1345，1350-1351，1362，1365
　　与多奈哌齐比较，1348

利福布汀 Rifabutin
　不良反应，973，1000
　HIV 感染者鸟分枝杆菌复合体的预防，967，973，974
　HIV 感染者肺孢子虫肺炎的预防，966，970
　HIV 感染者结核病的预防，996，997，998-1000

利福平 Rifampicin
　不良反应，1083，1139
　衣原体感染的治疗，2130，2132
　麻风的治疗，1079-1080，1082-1084，1086-1087
　　多种药物联合治疗，1079-1080，1082-1083，1086-1087
　脑膜炎球菌病的预防，1139-1140
　HIV 感染者结核的预防，971，972
　结核病的治疗，1161，1163
　　HIV 感染者，996，997，998-999，1002，1003

利福昔明 Rifaximin, 673
　不良反应，670，1039
　腹泻的治疗，1038
　憩室病的治疗，667，670

利美索龙 Rimexolone
　不良反应，934
　前葡萄膜炎的治疗，932，933-934

利钠肽 Atrial natriuretic peptide
　急性肾衰竭的治疗，1193，1199-1200，1208-1209
　不良反应，1200，1209

利钠肽 Natriuretic peptides
　急性肾衰竭的治疗，1193，1208-1209
　　病危患者，1193，1208-1209
　　预防，1193，1199-1200
　不良反应，1200，1209

利尿药 Diuretics
　另见特定药物
　急性肾衰竭的治疗，1193，1207-1208
　　持续注射与单次大剂量注射比较，1193，1208
　　病危患者，1193，1207-1208
　　预防，1193，1196
　　与白蛋白合用，1193，1208
　不良反应，188，617，1196，1208
　降血压，188，189
　　卒中的预防，246，247-248
　　与 β 受体阻滞剂比较，189
　　糖尿病患者，613，616-617，624，628，629，630
　乳腺痛的治疗，2394，2401
　腕管综合征的治疗，1516，1519-1520
　　与皮质激素比较，1520
　　与非甾体抗炎药比较，1520
　梅尼埃病的预防，797，799

利培酮 Risperidone
　不良反应，349-350，1359，1433，1480
　孤独症的治疗，345，349-350
　双相障碍中躁狂的治疗，1295，1301
　痴呆的治疗，1345，1358-1359
　　与氟哌啶醇比较，1357
　强迫障碍的治疗，1432
　创伤后应激障碍的治疗，1455，1465
　精神分裂症的治疗，1469，1480
　　降低复发率，1482
　　与氨磺必利比较，1475
　　与氯氮平比较，1474
　　与奥氮平比较，1477

利塞膦酸盐 Risedronate
　不良反应，1548
　绝经后妇女的骨折预防，1543，1547-1548

利托君，早产的治疗 Ritodrine, preterm labour management, 1973

利托那韦 Ritonavir
　不良反应，949
　HIV 感染的治疗，938，939，948-949

利妥昔单抗 Rituximab
　不良反应，34
　非霍奇金淋巴瘤的治疗，31，34-35

利血平，降压治疗 Reserpine, antihypertensive treatment, 187-188

利扎曲普坦 Rizatriptan
　不良反应，471
　偏头痛的治疗
　　儿童，469，471，472

粒细胞-巨噬细胞集落刺激因子 Granulocyte-macrophage colony stimulating factor
　不良反应，2616-2617
　下肢溃疡的治疗，2608，2615

痢疾，见阿米巴痢疾 Dysentery see Amoebic dysentery

连续被动运动，踇囊炎（踇指外翻）的术后康复 Continuous passive motion, bunion (hallux valgus) postoperative care, 1503, 1511, 1513
连续超分割加速放疗 Continuous, hyperfractionated, accelerated radiotherapy (CHART), 2115
联苯苄唑，足癣的治疗 Bifonazole, athlete's foot treatment, 2204, 2205
联带运动 Motor synkinesis, 1749
镰状细胞病 Sickle cell disease, 45-57
　病因/危险因素，47
　定义，47
　发病率/患病率，47
　疼痛的治疗，46-47, 52-57
　　针刺，46, 53
　　阿司匹林，46, 53
　　可待因，46, 53
　　皮质激素，46, 56-57
　　二氟尼柳，46, 54
　　水合作用，46, 54
　　布洛芬，46, 54
　　酮咯酸，47, 55
　　吗啡，46, 57
　　氧疗，47, 55-56
　　扑热息痛，47, 56
　　病人自控镇痛术，46, 52-53
　危象的预防，45-46, 48-52
　　避免寒冷的环境，46, 51
　　羟基脲，45, 48-49
　　限制体育锻炼，46, 51
　　疟疾化学药物预防，46, 49-50
　　儿童青霉素预防，45, 46, 48
　　吡拉西坦，46, 50
　　肺炎球菌疫苗，46, 51-52
　　硫酸锌，46, 50-51
　预后，47
镰状细胞性状 Sickle cell trait, 47
链激酶 Streptokinase
　不良反应，145, 154, 235
　心源性休克的治疗，154
　心肌梗死的治疗，144, 146-147, 152, 159-160
　卒中的治疗，230, 234-235
链霉素 Streptomycin
　三叉神经痛的治疗，1827, 1832
　结核病的治疗，1163
链球菌喷雾剂，咽喉痛的治疗 Streptococcus bacteriological spray, sore throat treatment, 2029
良性前列腺增生 Benign prostatic hyperplasia, 1213-1224
　病因/危险因素，1214
　定义，1214
　植物类药物治疗，1214, 1222-1224
　　β-谷甾醇植物提取物，1214, 1223

　　非洲臀果木，1214, 1223-1224
　　黑麦草花粉提取物，1214, 1223
　　锯叶棕提取物，1214, 1222-1223
　发病率/患病率，1214
　药物治疗，1213, 1215-1219
　　α受体阻滞剂，1213, 1215-1217
　　5α还原酶抑制剂，1213, 1217-1219
　预后，1214
　外科手术治疗，1213-1214, 1219-1222
　　经尿道微波热疗（TUMT），1213, 1220-1221
　　经尿道射频消融术（TUNA），1214, 1221-1222
　　经尿道前列腺切除术（TURP），1214, 1219-1220
两性霉素 B Amphotericin B
　急性肾衰竭的预防，1192, 1203
　不良反应，1854
　义齿性口炎的治疗，1857
　脂质体，1192, 1203, 1209
　口咽念珠菌病，1854
　　婴儿和儿童，1850, 1855
　　预防，1850, 1852, 1853
亮丙瑞林 Leuprorelin
　不良反应，2495, 2505
　子宫平滑肌瘤的治疗，2489, 2493-2494
林旦 Lindane
　不良反应，2224, 2287
　头虱的治疗，2221, 2224
　疥疮的治疗，2284, 2286-2287
　　与克罗米通比较，2286
　　与双氢除虫菊素比较，2286-2287
　　与扑灭司林比较，2288
　　与硫磺软膏比较，2287
临床总体印象量表 Clinical Global Impression Scale, 1433
临界肢体缺血 Critical limb ischaemia, 174
淋巴管炎性多癌症 Lymphangitis carcinomatosis, 2355
淋巴结切除术 Lymphadenectomy, 770
　不良反应，768
　恶性黑素瘤，2235, 2238-2239
　胃癌，765, 768
淋病 Gonorrhoea, 2162-2166
　病因/危险因素，2163
　定义，2163
　发病率/患病率，2163
　同伴告知，2169, 2170, 2172
　预后，2163
　治疗，2162, 2164-2166, 2167
　　播散性淋病，2162, 2165
　　衣原体感染的双重治疗，2162, 2166
　　妊娠妇女，2162, 2164-2165
淋病奈瑟菌 Neisseria gonorrhoeae, 2163, 2177
　另见淋病
　抗生素耐药，2164, 2168

磷结合剂，终末期肾病的治疗 Phosphate binders, end stage renal disease management, 1177-1178
磷酸可待因 Codein phosphate
　不良反应, 471
　儿童偏头痛的治疗, 469, 471
磷酸盐灌肠剂，便秘的治疗 Phosphate enemas, constipation management, 688, 694
流鼻涕 Rhinorrhoea, 840
流动的空气支持, 2604
　压迫性溃疡的治疗, 2593, 2598-2599
流感嗜血杆菌 Haemophilus influenzae
　急性中耳炎, 502
　细菌性结膜炎, 896
　蜂窝织炎, 2208
　普通感冒, 2007, 2012
　镰状细胞病, 47
　鼻窦炎, 835
　咽喉痛, 2026
流感疫苗，肺炎的预防 Influenza vaccine, pneumonia prevention, 2015, 2017
流行性感冒（流感） Influenza, 1073-1077
　病因/危险因素, 1074
　抗病毒治疗, 1073, 1074-1077
　　金刚烷胺, 1073, 1074-1075
　　奥塞米韦, 1073, 1077
　　金刚乙胺, 1073, 1075
　　扎那米韦, 1073, 1076
　定义, 1074
　发病率/患病率, 1074
　预后, 1074
硫化物 Sulphur compounds
　不良反应, 2288
　疥疮的治疗, 2284, 2288-2289
　　与苯甲酸苄酯比较, 2285-2286
　　与林旦比较, 2287
硫利达嗪 Thioridazine
　不良反应, 1290, 1473
　精神分裂症的治疗, 1470, 1473
硫喷妥钠，围产期窒息的预防 Thiopental, perinatal asphyxia prophylaxis, 517
硫酸镁 Magnesium sulphate
　不良反应, 1960, 1975
　哮喘的治疗, 2041, 2054-2055
　子痫前期的治疗, 1953, 1962-1963
　　预防, 1952, 1960
　妊娠期高血压的治疗, 1952, 1960
　围产期窒息的治疗, 511, 516
　　联合正性肌力药支持, 516
　早产的治疗, 1967, 1974-1975
硫酸锌 Zinc sulfate
　镰状细胞危象的治疗, 46, 50-51
　疣的治疗, 2297, 2307
硫酸右苯丙胺 Dexamfetamine sulphate
　不良反应, 334
　儿童注意缺陷多动障碍的治疗, 331, 334
　与哌甲酯比较, 335
硫唑嘌呤 Azathioprine
　不良反应, 1800
　多发性硬化的治疗, 1796, 1800
六氯酚洗剂，压迫性溃疡的预防 Hexachlorophene lotion, pressure ulcer prevention, 2598
卢帕他定，季节性变应性鼻炎的治疗 Rupatadine, seasonal allergic rhinitis treatment, 822, 824, 825
芦贝鲁唑 Lubeluzole
　不良反应, 237
　卒中的治疗, 230, 236-237
芦丁 Rutoside
　不良反应, 2622
　下肢溃疡的治疗, 2608, 2618-2619
　预防复发, 2609, 2622
颅内出血 Intracranial haemorrhage
　另见出血
　抗凝剂, 234, 254, 259
　抗血小板治疗, 232
　阿司匹林/抗血小板治疗, 200, 250, 251, 254, 259
　糖蛋白Ⅱb/Ⅲa受体抑制剂, 149
　预测因素, 145
　溶栓剂, 145, 235
　经皮血管冠状腔内动脉成形术, 152
路易体痴呆 Lewy body dementia, 1346
　另见痴呆
旅游性腹泻 Travellers' diarrhea, 1044
　另见腹泻
氯巴占 Clobazam
　不良反应, 417
　热性惊厥的治疗, 415, 417
氯贝丁酯 Clofibrate
　心血管疾病的二级预防, 197, 210, 211
　卒中的预防, 249
氯倍他松丁酸盐，前葡萄膜炎的治疗 Clobetasone butyrate, anterior uveitis treatment, 932, 933
氯苯那敏，普通感冒的治疗 Chlorpheniramine, common cold treatment, 2006, 2011-2012
氯吡格雷 Clopidogrel
　不良反应, 70, 203, 252-253, 635
　外周动脉疾病的治疗, 164, 166-167
　心血管疾病的二级预防, 196, 200-201, 203
　　卒中的预防, 244, 251-253
　　与阿司匹林比较, 203
　不稳定型心绞痛的治疗, 67, 70
　糖尿病患者, 625, 635
氯丙胍-氨苯砜 Chlorproguanil-dapsone

不良反应，1124-1125
疟疾的治疗，1119, 1124-1125, 1128
　　与磺胺多辛-乙胺嘧啶比较，1124
　　与青蒿琥酯合用，1120, 1128-1129
氯丙咪嗪 Clomipramine
　不良反应，1427-1428
　灼口综合征的治疗，1846
　慢性疲劳综合征的治疗，1532
　抑郁症的治疗，1372
　　儿童和青少年，401
　肠易激综合征的治疗，758, 759-760
　强迫障碍的治疗，1424-1425, 1426, 1427
　　联合治疗，1430-1431, 1433
　惊恐障碍的治疗，1442
氯丙嗪 Chlorpromazine
　不良反应，1290, 1472
　双相障碍中躁狂的治疗，1295, 1300
　精神分裂症的治疗，1469, 1472
　　降低复发率，1482
氯氮平 Clozapine
　不良反应，1474-1475, 1485
　精神分裂症的治疗，1469, 1474-1475
　　标准治疗无效的患者，1470, 1485
　　降低复发率，1470, 1483
　　与奥氮平比较，1474
　　与利哌酮比较，1474
氯法齐明 Clofazimine
　不良反应，974, 1082
　麻风病的治疗，1082, 1084, 1086
　HIV 感染者鸟型分枝杆菌复合体感染的预防，967, 974
氯胍 Proguanil
　不良反应，1096-1097, 1101
　旅行者疟疾的预防，1089, 1096-1097
　　儿童，1101
　　与阿托伐醌合用，1089, 1099-1100, 1101
　　与氯喹合用，1089, 1096-1097, 1101
氯化钠，下肢痉挛的治疗 Sodium chloride, leg cramp management, 1614, 1617
氯磺丙脲 Chlorpropamide
　不良反应，600, 610
　2 型糖尿病的治疗，596, 597, 599, 609
　　与胰岛素比较，603
氯茴苯酸类药 Meglitinides
　不良反应，600-601, 607
　2 型糖尿病的治疗，597, 600, 606-607
　　与磺脲类药比较，606-607
氯吉兰，强迫障碍的治疗 Clorgiline, obsessive compulsive disorder treatment, 1426
氯己定 Chlorhexidin
　轻度热烧伤的治疗，2583, 2585-2586
　口腔念珠菌病的预防，1850, 1852, 1853

HIV 母婴传播的预防，961
氯己定漱口水 Chlorhexidine mouthwash
　不良反应，1839, 1866
　阿弗他溃疡的治疗，1836, 1838-1839
　口臭的治疗，1864, 1865-1866
氯己定/新霉素乳膏 Chlorhexidine/neomycin cream
　不良反应，498
　鼻出血的治疗，496, 497-498
　　与烧灼法比较，496, 497
　　与烧灼法合用，498
氯喹 Chloroquine
　不良反应，23, 1096, 1101
　旅行者疟疾的预防，1089, 1090, 1096
　　儿童，1101
　　妊娠女性，1090, 1103
　　与氯胍合用，1089, 1096-1097, 1101
　疟疾的治疗，1119, 1121-1122
　　与磺胺多辛-乙胺嘧啶合用，1119, 1121-1122
　多发性骨髓瘤的治疗，22
　镰状细胞危象的预防，49-50
氯雷他定，季节性变应性鼻炎的治疗 Loratadine, seasonal allergic rhinitis treatment, 822, 823, 825
　与孟鲁司特合用，830
　与伪麻黄碱合用，822, 827-828
氯膦酸盐 Clodronate
　不良反应，1549
　绝经后妇女的骨折预防，1544, 1549
　多发性骨髓瘤的治疗，4, 23-24
氯霉素 Chloramphenicol
　不良反应，779, 897
　细菌性结膜炎的治疗，895, 897, 898
　慢性化脓性中耳炎的治疗，778, 779
氯美噻唑 Clomethiazole
　不良反应，237
　卒中的预防，236
氯噻酮 Chlorthalidone
　不良反应，617
　降压治疗，189
　　糖尿病患者，613
　　心血管疾病的发生风险
　　　糖尿病患者，624, 629
氯沙坦 Losartan
　不良反应，552
　糖尿病患者的降压治疗，613, 617
　糖尿病患者心血管疾病的预防，629
　糖尿病肾病的治疗，542, 551
氯替泼诺 Loteprednol
　不良反应，934
　前葡萄膜炎的治疗，932, 934
氯硝西泮 Clonazepam
　双相障碍中躁狂的治疗，1295, 1303

抑郁症的治疗，1379
特发性震颤的治疗，1779
三叉神经痛的治疗，1827，1831
氯唑西林，慢性化脓性中耳炎的治疗 Cloxacillin, chronic suppurative otitis media treatment, 778
挛缩 Contracture, 1749
卵巢过度刺激综合征 Ovarian hyperstimulation syndrome (OHSS), 2484
卵巢切除 Ovarian ablation, 2388
　　不良反应，2338，2381
　　转移性乳腺癌的治疗，2333，2338
　　　　与他莫昔芬比较，2333，2338
　　非转移性乳腺癌的治疗，2362，2364，2381
　　　　局部晚期乳腺癌，2385-2386
卵巢楔形活检，不孕症的治疗 Ovarian wedge biopsy, infertility treatment, 2466, 2474
卵巢抑制 Ovarian suppression
　　不良反应，2481-2482
　　子宫内膜异位症相关性不孕的治疗，2467，2481-2482
卵巢子宫内膜异位囊肿 Endometrioma, ovarian, 2451
　　囊肿切除术，2451，2461-2462
卵巢子宫内膜异位囊肿 Ovarian endometrioma, 2451
　　囊肿切除术，2451，2461-2462
卵泡刺激素 Human menopausal gonadotrophin
　　不良反应，2471-2472
　　不孕症的治疗，2466，2471
卵叶车前子 Ispaghula
　　不良反应，691
　　便秘的治疗，687，690-691
　　　　与多库酯钠比较，690-691
　　　　与乳果糖比较，690
　　　　与聚乙二醇比较，690
　　憩室病的治疗，667，668-669
　　肠易激综合征的治疗，762
轮状病毒 Rotavirus, 424
罗非考昔 Rofecoxib, 1678, 2438
　　不良反应，1352-1353，1678-1679，1690，1691
　　阿耳茨海默病的治疗，1352
罗红霉素 Roxithromycin
　　不良反应，2209
　　支气管炎的治疗，1996，1998
　　衣原体感染的治疗，2130，2132
　　鼻窦炎的治疗，837
罗匹尼罗 Ropinirole
　　不良反应，1816
　　帕金森病的治疗，1815，1817
螺内酯 Spironolactone
　　不良反应，130，2550
　　心力衰竭的治疗，119，129-130
　　多囊卵巢综合征的治疗，2544，2550
螺旋霉素 Spiramycin

不良反应，1023
先天性弓形虫病的治疗，1022-1023
鼻窦炎的治疗，837
洛伐他汀 Lovastatin
　　冠心病一级预防：血脂异常，178，180-181
　　糖尿病患者血脂异常的治疗，556，559-560
　　心血管疾病的二级预防，212
　　糖尿病患者，624，632
洛非帕明，抑郁症的治疗 Lofepramine, depression treatment, 1372
洛美沙星 Lomefloxacin
　　不良反应，898，1254，2554
　　细菌性结膜炎的治疗，897
　　慢性前列腺炎的治疗，1252，1254
　　肾盂肾炎的治疗，2552，2554
洛莫司汀 Lomustine
　　肺癌的治疗，2104
　　多发性骨髓瘤的治疗，2，3，7-8，12
洛哌丁胺 Loperamide
　　不良反应，426
　　腹泻的治疗
　　　　儿童，423，426，430
洛匹那韦，HIV感染的治疗 Lopinavir, HIV treatment, 948
洛沙平，精神分裂症的治疗 Loxapine, schizophrenia treatment, 1469, 1476

M

MACOP-B方案 MACOP-B, 38
　　非霍奇金淋巴瘤的治疗，32
Maitland活动 Maitland mobilisation, 1736
m-BACOD方案 m-BACOD, 38
　　非霍奇金淋巴瘤的治疗，32
McCarthy儿童能力量表 McCarthy Scales of Children's Abilities, 1929
McKenzie治疗 McKenzie treatment, 1672
Mesoglycan
　　不良反应，2619
　　下肢溃疡的治疗，2608，2616，2618
Minnesota编码 Minnesota code, 567
Mitchell截骨术 Mitchell osteotomy, 1513
Moccasin型足癣 Moccasin type tinea pedis, 2205
Mondini畸形 Mondini dysplasia, 802
麻风 Leprosy, 1079-1084
　　病因/危险因素，1080
　　定义，1080
　　免疫接种，1079，1081-1082
　　发病率/患病率，1080
　　预后，1080
　　治疗，1079-1080，1082-1084
　　　　多菌型麻风，1079-1080，1082，1086

少菌型麻风，1080，1083，1087
单发皮损麻风，1080，1083-1084
麻风杆菌 Mycobacterium leprae，1080
麻风结节性红斑 Erythema nodosum leprosum（ENL），1084
麻风腮三联疫苗 MMR vaccine，448-449，451-464，465
另见麻疹
不良反应，453-459，460
麻疹 Measles
病因/危险因素，450
定义，449
发病率/患病率，450
预后，450
疫苗接种，448-449，451-460
麻风腮三联疫苗，448-449，451-460
单价疫苗，448-449，451-460
麻疹疫苗接种后亚急性硬化性全脑炎 Subacute sclerosing pan-encephalitis（SSPE），following measles vaccination，453
麻醉 Anaesthesia
另见硬膜外麻醉
髋部骨折手术，1589，1599
术后肺部感染，1871，1873
马尔尼菲青霉 Penicillium marneffei，979
HIV 感染的预防，967，976-977
马拉硫磷 Malathion
头虱的治疗，2221，2222-2223
疥疮的治疗，2284，2287
马来酸麦角乙脲 Lisuride maleate
不良反应，2397
乳腺痛的治疗，2394，2397
马尿酸乌洛托品 Methenamine hippurate
不良反应，2561，2563
膀胱炎的预防，2558，2561，2563-2564
马普替林 Maprotiline
不良反应，1289
腰背痛的治疗，1634，1637
马沙骨化醇，银屑病的治疗 Maxacalcitol, psoriasis treatment，2259
马蹄内翻足 Pes cavo-varus，1500
马尾 Cauda equine，1583
马尾综合征 Cauda equine syndrome，1583
马吲哚 Mazindol
不良反应，867
肥胖症的治疗，862，866-867
吗啡 Morphine
不良反应，53，57
带状疱疹后神经痛的治疗，1152，1157
镰状细胞危象的治疗，46，57
病人自控镇痛术，46，52-53
与皮质类固醇合用，46，56-57
与酮咯酸合用，55
吗氯贝胺 Moclobemide
慢性疲劳综合征的治疗，1532
儿童和青少年抑郁症的治疗，399，402
戒烟，97，102
吗茚酮 Molindone
不良反应，1476
精神分裂症的治疗，1469，1476-1477
埋藏式心脏除颤器 Implantable cardiac defibrillators
不良反应，132
心力衰竭的治疗，119，131-132
麦角胺，产后出血的预防 Ergotamine, postpartum haemorrhage prevention，1933，1939
麦角复合物 Ergot compounds，1947
产后出血的预防，1933，1939
与前列腺素比较，1940-1941
麦角新碱 Ergometrine
不良反应，1946
产后出血的预防，1933，1941-1942，1944-1946，1949-1950
麦角乙脲，帕金森病的治疗 Lisuride, Parkinson's disease treatment，1815，1816
脉冲电磁场治疗 Pulsed electromagnetic field（PEMF）therapy
颈部疼痛，1656，1660
挥鞭伤，1656，1669-1670
脉络膜新生血管 Choroidal neovascularisation，885
出血性，885
脉络膜转移 Choroidal metastases，2335，2354
曼托试验记录的重新加入人数 Mantoux test reading reattendance，1162，1169-1170
慢性呼吸病问卷 Chronic Respiratory（disease）Questionnaire（QRD），2075
慢性化脓性中耳炎 Chronic suppurative otitis media，772-783
病因/危险因素，774
定义，773-774
发病率/患病率，774
预后，774
治疗，772-773，774-783
成人，772-773，774-780
抗生素，772-773，775-780，781-783，786-787
儿童，773，780-783
皮质类固醇，772，773，776-777，778，781-782
耳部清洗（耳部清理），773，774-775，780-781
乳突根治术，773，780，783
局部使用防腐剂，773，777，782
鼓室成形术，773，780，783
慢性紧张性头痛 Headache, chronic tension-type，1785-1791
另见偏头痛；三叉神经痛
病因/危险因素，1786
定义，1786
发病率/患病率，1786
预后，1786
治疗，1785-1791
针刺，1785，1790

抗抑郁药，1785-1786，1787-1788
　　苯二氮䓬类药，1786，1787
　　肉毒杆菌毒素，1786，1790-1791
　　认知行为治疗，1785，1789-1790
　　规律服用缓解急性疼痛药物，1786-1787
　　放松和肌电图生物反馈，1785，1789
慢性疲劳综合征 Chronic fatigue syndrome，1530-1539
　定义，1531
　诊断标准，1542
　发病率/患病率，1531
　预后，1531
　治疗，1530，1531-1539
　　抗抑郁药，1530，1531-1532
　　认知行为疗法，1530，1538-1539
　　皮质激素，1530，1532-1533
　　膳食补充剂，1530，1536
　　月见草油，1530，1536-1537
　　锻炼，1530，1534-1535
　　免疫治疗，1530，1537-1538
　　镁肌肉注射，1530，1536
　　烟酰胺腺嘌呤二核苷酸，1530，1533-1534
　　休息，1530，1535
慢性前列腺炎 Prostatitis, chronic，1252-1261
　非细菌性的，1253，1257-1261
　　别嘌呤醇治疗，1253，1260
　　α受体阻滞剂治疗，1253，1257-1258
　　5α还原酶抑制剂治疗，1253，1258-1259
　　抗菌治疗，1253，1257
　　生物反馈，1253，1261
　　定义，1253
　　非甾体抗炎药，1253，1259
　　多硫戊聚糖，1253，1259-1260
　　预后，1254
　　前列腺按摩，1253，1260-1261
　　坐浴，1253，1261
　　经尿道微波热疗，1253，1260
　细菌性的，1252-1253，1254-1256
　　病因/危险因素，1253-1254
　　α受体阻滞剂治疗，1252，1256
　　抗菌治疗，1252，1254-1255
　　定义，1253
　　非甾体抗炎药治疗，1252，1256
　　预后，1254
　　根治性前列腺切除术，1252，1256
　　经尿道切除术，1253，1256
　发病率/患病率，1253
慢性腰背痛 Low back pain, chronic，1634-1647
　病因/危险因素，1636
　定义，1635-1636
　发病率/患病率，1636
　注射疗法，1635，1639-1640

　　硬膜外注射类固醇，1635，1639-1640
　　小关节注射，1635，1640
　　局部注射，1635，1640
　非药物治疗，1635，1640-1647
　　针刺，1635，1642-1643
　　腰背训练，1635，1643-1644，1651-1653
　　行为疗法，1635，1644
　　肌电生物反馈，1635，1646
　　锻炼，1635，1640-1641
　　腰部支具，1635，1646
　　按摩，1635，1646-1647
　　多学科治疗，1635，1641-1642
　　脊柱推拿，1635，1645
　　牵引，1635，1647
　　经皮神经电刺激疗法，1635，1647
　口服药物治疗，1634，1636-1639
　　镇痛药，1634，1636-1637
　　抗抑郁药，1634，1637-1638
　　肌松药，1634，1639
　　非甾体抗炎药，1634，1638-1639
　预后，1636
慢性阻塞性肺疾病 Chronic obstructive pulmonary disease（COPD），2077-2097
　病因/危险因素，2080
　定义，2079
　发病率/患病率，2079
　预后，2080
　治疗，2077-2079，2080-2097
　　α_1抗胰蛋白酶，2078，2091-2092
　　抗生素，2079，2090-2091
　　抗胆碱能药物，2077-2078，2080-2082，2084-2086
　　β受体激动剂，2078，2082-2086
　　糖皮质激素，2078，2079，2086-2089
　　吸气肌训练，2079，2095
　　黏液溶解剂，2078，2090
　　营养补充，2079，2097
　　氧疗，2078，2091
　　外周肌训练，2079，2095-2096
　　体育活动，2079，2096-2097
　　肺康复，2079，2094-2095
　　戒烟，2079，2092-2094
　　茶碱，2078，2086
毛细血管扩张 Telangiectasiae，293，2295
矛盾呼吸 Paradoxical breathing，395
梅毒，同伴告知 Syphilis, partner notification，2169，2170，2173
梅尼埃病 Menière's disease，797-802，848
　病因/危险因素，798
　定义，798，803
　发病率/患病率，798
　预后，798

预防性治疗，797-798，799-802
　　氨基糖苷类药，797，801
　　倍他司汀，797，798，800-801
　　饮食调整，797，801
　　利尿剂，797，799
　　心理治疗，797，801
　　曲美他嗪，797，799-800
　　前庭康复，798，802
急性发作的治疗，797，798-799
　　抗胆碱能药物，797，798-799
　　苯二氮䓬类药，797，799
　　倍他司汀，797，799

美法仑 Melphalan
　不良反应，6，7，10，16
　多发性骨髓瘤的治疗，2，3，5-12，14
　　自体干细胞移植前的预处理方案，3，16
　　挽救治疗，22
　　与卡莫司汀比较，7-8
　　与联合化疗比较，8，9-10
　　与环磷酰胺比较，6-7，9
　　与洛莫司汀比较，7-8
　　与泼尼松龙合用，2，8-11

美国国立卫生研究院-慢性前列腺炎症状评分 NIH-CPSI（National Institute of Health-Chronic Prostatitis Symptom Index），1261

美国泌尿协会症状索引 American Urological Association Symptom Index（AUASI），1224

美金刚，痴呆的治疗 Memantine, dementia treatment, 1344, 1354-1355

美洛西林，慢性化脓性中耳炎的治疗 Mezlocillin, chronic suppurative otitis media treatment, 773, 782-783

美洛昔康 Meloxicam
　痛经的治疗，2437-2438
　痛风的治疗，1563

美沙酮，带状疱疹后神经痛的治疗 Methadone, postherpetic neuralgia treatment, 1152, 1157

美沙唑仑，广泛性焦虑障碍的治疗 Mexazolam, generalised anxiety disorder treatment, 1408, 1410-1411

美托洛尔 Metoprolol
　不良反应，1777
　心绞痛的治疗，62-63
　特发性震颤的治疗，1774，1776-1777
　心力衰竭的治疗，128
　心肌梗死的治疗，140，150
　心血管疾病的二级预防，204
　不稳定型心绞痛的治疗，74

美西律 Mexiletine
　不良反应，1831
　三叉神经痛的治疗，1827，1831

镁 Magnesium
　慢性疲劳综合征的治疗，1530，1536
　卒中的治疗，230，237
　补充
　　不良反应，2436
　　孤独症的治疗，346，351-352
　　痛经的治疗，2430，2436
　　冠心病一级预防：高血压，187，192-193
　　下肢痉挛的治疗，1613，1616-1617
　　子痫前期的预防，1952，1956

镁盐 Magnesium salts
　便秘的治疗，688，694
　　儿童，375，377
　胃食管反流的治疗，700

孟鲁司特 Montelukast
　不良反应，2047，2048
　哮喘的治疗，2046-2047，2048
　儿童哮喘的治疗，308，320-321
　　与皮质激素比较，316
　　与皮质激素合用，308，323
　季节性变应性鼻炎的治疗，822，829-830
　　与氯雷他定合用，822，830

咪康唑 Miconazole
　不良反应，1856，1861
　足癣的治疗，2204
　义齿性口炎的治疗，1857
　口咽念珠菌病，1854
　　婴儿/儿童，1850，1855-1856
　　预防，1850，1852
　　HIV 感染者，1851，1860
　外阴阴道念珠菌病的治疗，2403，2406-2407

咪喹莫特 Imiquimod
　不良反应，2153
　生殖器疣的治疗，2149，2150，2153
　　HIV 感染者，2150

咪唑斯汀，季节性变应性鼻炎的治疗 Mizolastine, seasonal allergic rhinitis treatment, 822, 824, 825

咪唑制剂 Imidazoles
　另见特定药物
　不良反应，2407
　外阴阴道念珠菌病的治疗，2403，2406-2407
　　预防复发，2405，2411-2412
　　与氟康唑比较，2406
　　与伊曲康唑比较，2406，2413
　　与酮康唑比较，2409
　　与制霉菌素比较，2406-2407

米安色林 Mianserin
　不良反应，760
　灼口综合征的治疗，1846
　故意自伤的治疗，1332，1335
　肠易激综合征的治疗，758，759-760

米贝拉地尔 Mibefradil
　不良反应，129

心力衰竭的治疗，129
米氮平 Mirtazapine
　　不良反应，1379-1380，1464，1783，1788
　　神经性贪食症的治疗，1316，1326
　　慢性紧张性头痛的治疗，1785，1788，1794
　　　　与阿米替林比较，1788
　　抑郁症的治疗，1368，1392
　　　　与选择性5-羟色胺再摄取抑制剂比较，1378-1379
　　　　与文拉法辛比较，1382
　　特发性震颤的治疗，1774，1782-1783
　　创伤后应激障碍的治疗，1455，1463
米多君，压力性尿失禁的治疗 Midodrine, stress incontinence management, 2565, 2568
米力农，心力衰竭的治疗 Milrinone, heart failure management, 120, 125, 126
米那普仑 Milnacipran
　　不良反应，1377
　　抑郁症的治疗，1369，1374
　　　　与丙咪嗪比较，1377
米诺环素 Minocycline
　　寻常痤疮的治疗，2185，2196-2198
　　　　与多西环素比较，2197
　　　　与赖甲环素比较，2197
　　　　与土霉素比较，2197
　　　　与四环素比较，2197
　　不良反应，1140，2197-2198
　　衣原体感染的治疗，2130，2132
　　麻风的治疗，1080，1083
　　脑膜炎球菌病的预防，1139，1140
　　鼻窦炎的治疗，837
米索前列醇 Misoprostol
　　不良反应，1352，1681，1942-1944
　　阿耳茨海默病的治疗，1344，1352
　　非甾体抗炎药的不良反应，，1676，1679-1680
　　　　与质子泵抑制剂比较，1680
　　产后出血的预防，1933，1939-1942
米托蒽醌 Mitoxantrone
　　不良反应，10-11，1801
　　转移性乳腺癌的治疗，2343，2347
　　多发性骨髓瘤的治疗，9，12，22
　　多发性硬化的治疗，1796，1801
　　非转移性乳腺癌的治疗，2367
密切随访 Surveillance, 1276
　　恶性黑素瘤的治疗，2243
　　精原细胞瘤的治疗，1264，1269-1270
免疫接种 Immunisation
　　治疗恶性黑素瘤的辅助性疫苗
　　　　治疗，2235，2242-2243
　　　　　　不良反应，2243
　　　　　　与干扰素治疗比较，2240
　　抗疟疾疫苗，1090，1101
　　　　不良反应，1101
　　乙型肝炎，1049-1050
　　　　青少年，1050，1056-1057
　　　　不良反应，1054
　　　　高流行国家，1049，1051-1055
　　　　低流行国家，1049-1050，1055-1058
　　　　高危人群，1049，1050，1051-1052，1055-1056
　　　　婴儿，1049，1050，1051-1055
　　　　普遍预防免疫政策，1049，1050
　　　　慢性肝病患者，1050，1058
　　单纯疱疹的预防，2137，2139-2140
　　流感，2015，2017
　　麻风，1079，1081-1082
　　　　卡介苗，1079，1081
　　　　ICRC疫苗，1079，1081
　　　　分枝杆菌疫苗，1079，1081
　　水痘减毒活疫苗，1014，1015，1016-1017，1018
　　麻疹，448-449，451-460
　　　　不良反应，453-459，460
　　麻风腮三联疫苗，448-449，451-464
　　　　不良反应，453-459，460
　　腮腺炎，449，460-462
　　　　不良反应，462
　　肺炎球菌疫苗，2015，2017-2018
　　　　镰状细胞病的治疗，46，51-52
　　习惯性流产的治疗，1987，1990
　　风疹，449，462-464
　　　　不良反应，464
　　HIV感染者结核病的治疗，997，1003-1004
　　疫苗覆盖，465
　　疫苗效果，465
免疫球蛋白治疗 Immunoglobulin therapy, 537
　　不良反应，25，357，362，1538，1800，1989
　　细支气管炎，356，362
　　　　预防，355，357
　　水痘的预防，1015，1017，1018
　　慢性疲劳综合征，1530，1537-1538
　　登革热，1024，1028
　　转移性乳腺癌，2334，2348
　　多发性骨髓瘤的治疗，4，24-25
　　多发性硬化，1796，1799-1800
　　HIV母婴传播的预防，955，961
　　银屑病，2252
　　习惯性流产，1986，1988-1989
　　儿童尿路感染，529，535
免疫治疗 Immunotherapy
　　不良反应，535，1538
　　慢性疲劳综合征，1530，1537-1538
　　接触免疫疗法，2296，2303-2304
　　HIV感染者结核病的治疗，997，1003-1004
　　儿童尿路感染，529，535

疣，2296，2303-2304

面神经减压术 Facial nerve decompression surgery，1745，1748-1749

 不良反应，1749

明尼苏达多相人格调查表 Minnesota Multiphasic Personality Inventory，1767

明尼苏达心力衰竭生活调查问卷 Minnesota Living with Heart Failure Questionnaire，137

模拟坐车法，婴儿腹痛的治疗 Car ride simulation, infantile colic treatment，439，441

膜通量 Membrane flux，1179

摩根拉塞尔量表 Morgan Russell scales，1292

莫吉司坦 Moguisteine

 不良反应，2003

 支气管炎的治疗，1997，2002，2003

莫雷西嗪，心血管疾病的二级预防 Moracizine, secondary prevention of CVD，197，207-208

莫美他松，哮喘的治疗 Mometasone, asthma treatment，2043

莫西赛利，雷诺现象的治疗 Moxisylyte, Raynaud's phenomenon treatment，1713，1717

莫西沙星 Moxifloxacin

 不良反应，2020

 细菌性结膜炎，895，898

 肺炎的治疗，2020

母乳喂养 Breast feeding

 HIV 传播，955，960

 产后出血的预防，1933，1946

 婴儿猝死综合征的危险，520，523-524

母婴交流培训，产后抑郁的治疗 Mother-infant Interaction coaching, postnatal depression treatment，1920，1928

跚囊炎（跚指外翻）Bunions（hallux valgus），1502-1512

 病因/危险因素，1504

 保守治疗，1502，1504-1505

  夜间夹板，1502，1504

  支具，1502，1504-1505

 定义，1503-1504

 发病率/患病率，1504

 术后康复，1503，1511-1512

  连续的被动运动，1503，1511

  早期负重，1503，1512

  石膏管型拖鞋，1503，1512

 预后，1504

 手术治疗，1502-1503，1505-1511

  关节融合术，1503，1505-1506

  关节成形术，1503，1509-1510

  骨固定方法，1503，1506

  截骨术，1502-1503，1507-1508，1510-1511

跚趾外翻 Hallux valgus，1503-1504

 另见跚囊炎

木糖醇糖浆/口香糖 Xylitol syrup/gum

 急性中耳炎的预防，501，508

 不良反应，508

N

Neer 评分 Neer score，1736

Nissen 胃底折叠术 Nissen fundoplication

 不良反应，706

 胃食管反流病的治疗，698，705-706

  与腹腔镜手术比较，706

N-甲基-D-天门冬氨酸受体拮抗剂 N-methyl-D-aspartate（NMDA）antagonists，238

 不良反应，237，1894

 有机磷中毒的治疗，1887，1894

 卒中的治疗，230，237

N-乙酰半胱氨酸，见乙酰半胱氨酸 N-Acetylcysteine see Acetylcysteine

那法瑞林 Nafarelin

 不良反应，2455，2460，2492，2493

 子宫内膜异位症的治疗，2455，2459

 子宫平滑肌瘤的治疗，2489，2492

那非那韦，HIV 感染的治疗 Nelfinavir, HIV treatment，946，948

那格列奈 Nateglinide

 不良反应，601，607

 2 型糖尿病的治疗，597，600，606-607

那他霉素 Natamycin

 口咽念珠菌病，1850，1852

 外阴阴道念珠菌病的治疗，2411

纳多洛尔 Nadolol

 不良反应，63

 心绞痛的治疗，62

 特发性震颤的治疗，1774，1776

纳洛酮，围产期窒息的治疗 Naloxone, perinatal asphyxia treatment，517

奈多罗米 Nedocromil

 不良反应，319

 儿童哮喘的预防，308，318-319，330

  与皮质激素比较，316

奈法唑酮 Nefazodone

 神经性贪食症的治疗，1317，1326

 抑郁症的治疗，1392

 创伤后应激障碍的治疗，1455，1463

奈替芬，足癣的治疗 Naftifine, athlete's foot treatment，2202，2203-2204

奈替夫定，带状疱疹后神经痛的预防 Netivudine, postherpetic neuralgia prevention，1151，1153

奈替米星，细菌性结膜炎的治疗 Netilmicin, bacterial conjunctivitis treatment，895，898

奈韦拉平 Nevirapine

 不良反应，959-969

 HIV 感染的治疗，938，943-944，946，950

HIV 母婴传播的预防, 955, 957, 958-959, 960
萘啶酸, 儿童尿路感染的治疗 Nalidixic acid, urinary tract infection treatment in children, 531-532
萘普生 Naproxen
 不良反应, 1352-1353, 1724, 2438-2439
 阿耳茨海默病的治疗, 1344, 1352
 痛经的治疗, 2429, 2437, 2438
 子宫平滑肌瘤的治疗, 2495
 腰背痛的治疗, 1638
 月经过多的治疗, 2524, 2527
 肩痛的治疗, 1722, 1724
囊内摘除 Intracapsular extraction, 893
 不良反应, 892
 白内障的治疗, 889, 892
囊肿切除术, 卵巢子宫内膜异位囊肿 Cystectomy, ovary endometrioma, 2451, 2461-2462
脑电图生物反馈 Electroencephalographic feedback, 1767
 癫痫的治疗, 1753, 1762
脑膜炎 Meningitis, 1144
 麻风腮三联疫苗接种, 455
脑膜炎球菌病 Meningococcal disease, 1136-1144
 病因/危险因素, 1138, 1147
 抗生素预防, 1136-1137, 1139-1140
  对咽喉部携带者的效果, 1136, 1139-1140, 1148-1149
  接触者的治疗, 1137, 1139
 定义, 1138
 发病率/患病率, 1138
 预后, 1138
 治疗, 1137-1138, 1141-1144
  加入皮质激素, 1137, 1141-1144
  儿童, 1137, 1141-1142
  脑膜炎球菌性败血病, 1137-1138, 1143-1144
  入院前抗生素治疗, 1137, 1140-1141, 1150
脑膜炎双球菌 *Meningococcus*
 另见脑膜炎球菌病
 镰状细胞病的治疗, 47
脑膜炎双球菌 *Neisseria meningitidis*, 1138
 另见脑膜炎球菌病
脑血肿手术治疗 Haematoma, cerebral/cerebellar, surgical treatment, 230, 238
 不良反应, 238
脑转移 Cerebral metastases, 2335, 2353-2354
内翻足 Crus varum, 1500
内固定 Internal fixation, 1610
 髋部骨折, 1588, 1592-1593, 1594-1595
  不良反应, 1592-1593, 1595
  器械的选择, 1593
  与关节成形术比较, 1592-1593, 1594-1595
内省导向的治疗 Insight oriented therapy, 1450
 惊恐障碍, 1439, 1448-1449
内收肌肌腱切断术, 蹞囊炎的治疗 Adductor tenotomy, bunion treatment, 1503, 1508
尼古丁替代治疗 Nicotine replacement therapy, 98, 100-101
 不良反应, 101, 2094
 妊娠妇女, 98, 103
 慢性阻塞性肺疾病患者, 2093
尼卡地平 Nicardipine
 不良反应, 1715, 1780
 特发性震颤的治疗, 1774, 1780
 早产的预防, 1974
 雷诺现象的治疗, 1713, 1715
尼美舒利 Nimesulide
 痛经的治疗, 2437
 腰背痛的治疗, 1622, 1638
尼莫地平 Nimodipine
 不良反应, 1780
 子痫的预防, 1960
 特发性震颤的治疗, 1774, 1780
 妊娠期高血压的治疗, 1960
 卒中的治疗, 233
尼索地平 Nisoldipine
 糖尿病患者的降压治疗, 614, 619
 糖尿病心血管疾病的预防, 630
尼扎替丁 Nizatidine
 不良反应, 702-703
 胃食管反流病的治疗, 701-702
年龄相关性黄斑变性 Maculopathy, age related (AMD), 877-885
 病因/危险因素, 878
 定义, 878
 发病率/患病率, 878
 预防, 877, 879-880
  抗氧化剂和锌制剂, 877, 879
  激光治疗, 877, 879-880
 预后, 878
 治疗, 877-878, 881-885
  干扰素治疗, 878, 882
  激光治疗, 877, 884-885, 888
  光动力治疗, 877, 882-883
  放射治疗, 878, 881, 888
  黄斑下手术, 878, 883-884
年龄相关性黄斑病变, 见年龄相关性黄斑变性 Age related maculopathy *see* Macular degeneration, age related
黏膜相关淋巴样组织 Mucosa-associated lymphoid tissue (MALT), 738
黏膜炎莫拉菌 *Moraxella catarrhalis*, 2026
 急性中耳炎, 502
 细菌性结膜炎, 896
 普通感冒, 2007, 2012
 鼻窦炎, 835
黏液溶解剂 Mucolytics
 不良反应, 2090

支气管扩张的治疗，2070，2072
慢性阻塞性肺疾病的治疗，2078，2090
分泌性中耳炎的治疗，815，818
念珠菌病，见口咽念珠菌病；外阴阴道念珠菌病 Candidiasis see Oropharyngeal candidiasis；Vulvovaginal candidiasis
鸟分枝杆菌复合体 Mycobacterium avium complex（MAC），968
  HIV 感染者的预防，966-967，972-974
    阿奇霉素，966，967，972
    克拉霉素，966，967，973
    联合用药，967，973，974
    在接受 HAART 的患者中停止预防，967，978
    既往鸟分枝杆菌复合体病患者，967，974
尿床，见夜间遗尿症 Bedwetting see Nocturnal enuresis
尿促卵泡素 Urofollitropin
  不良反应，2471-2472
  不孕症的治疗，2466，2471
尿道下方吊带术 Suburethral slings，2580
  不良反应，2575-2576
  压力性尿失禁的治疗，2567，2575-2576
尿垫试验 Pad test，2580
尿激酶，卒中的治疗 Urokinase, stroke management，235
尿路感染 Urinary tract infection（UTI）
  另见膀胱炎；肾盂肾炎
  定义，529
  儿童，528-537
    病因/危险因素，530
    抗生素治疗，528-529，531-534
    免疫治疗，529，535
    发病率/患病率，529
    预后，530
    预防，529，534-537
    肾盂肾炎，533-534
    外科治疗，529，535-537
尿嘧啶，肺癌的治疗 Uracil, lung cancer treatment，2104-2105
尿石病 Urolithiasis，1183-1184
  另见肾结石
尿素软膏，银屑病的治疗 Urea cream, psoriasis treatment，2255
颞叶切除术 Temporal lobectomy，1767
  不良反应，1765-1766
  癫痫的治疗，1753，1765-1766
凝血酶抑制剂 Thrombin inhibitors
  卒中的治疗，234
  不稳定型心绞痛的治疗，68，73
牛奶，有机磷中毒的治疗 Milk, organophosphorus poisoning treatment，1887，1888
纽约心脏病学会功能分级 New York Heart Association class，137
女性不孕症 Female infertility，2465-2484
  病因/危险因素，2468

  定义，2467-2468
  子宫内膜异位症相关性不孕，2467，2481-2484
    体外受精，2467，2483-2484
    宫腔内人工授精，2467，2482
    卵巢抑制，2467，2481-2482
    手术治疗，2467，2482-2483
  发病率/患病率，2468
  排卵障碍，2465-2467，2468-2477，2484
    克罗米芬治疗，2465，2468-2470
    环芬尼治疗，2465，2470-2471
    促性腺激素释放激素激动剂治疗，2466，2472-2473
    促性腺激素释放激素拮抗剂治疗，2466，2473-2474
    促性腺激素治疗，2466，2471-2472，2477
    体外受精，2466，2476
    宫腔内人工授精加控制性促排卵，2466，2477
    腹腔镜卵巢打孔，2466，2474-2475
    二甲双胍治疗，2466，2474
    卵巢楔形活检，2466，2474
    脉冲式促性腺激素释放激素，2466，2475-2476
    他莫昔芬，2467，2470
  预后，2468
  输卵管性不孕，2467，2477-2481，2485
    体外受精，2467，2480-2481
    输卵管造影术，2467，2477-2478
    输卵管导管插入术，2467，2477-2478
    输卵管冲洗，2467，2478-2479
    输卵管手术，2467，2479-2480
疟疾 Malaria，1107-1116，1118-1130
  病因/危险因素，1091，1108，1120
  定义，1090，1108，1120
  发病率/患病率，1090，1108，1120
  旅行者的预防，1088-1104
    蜂鸣器，1089，1093
    喷雾型杀虫剂，1089，1092
    空调和电扇，1089，1092-1093
    飞行员，1090，1103-1104
    生物学控制方法，1089，1092
    儿童，1090，1101
    杀虫剂处理的衣服，1088，1089，1090，1094-1095
    药物预防，1089-1090，1096-1100
    局部（皮肤）使用驱虫剂，1089，1090，1095
    杀虫剂处理的蚊帐，1088，1094
    蚊香和蚊香片，1089，1093
    妊娠女性，1090，1102-1103
    烟雾，1089，1093
    疫苗，1090，1101
  预后，1091，1108，1120
  镰状细胞病的预防，46，49-50
  重症，1107-1116
  治疗失败，1130
  治疗，1107-1108，1109-1116，1118-1120，1121-1130，1132-

1135
阿莫地喹，1119，1122-1124，1132-1133
蒿甲醚 arteether，1107，1112
蒿甲醚 artemether，1107，1112
蒿甲醚-本芴醇，1120，1128，1129-1130
青蒿素衍生物，1108，1112-1114，1119-1120，1125-1130
输血，1108，1114-1115
氯喹，1119，1121-1122
氯丙胍-氨苯砜，1119，1124-1125，1128
甲磺酸去铁胺，1108，1114
地塞米松，1108，1115-1116
经验性治疗，1118，1121
甲氟喹，1119-1120，1127-1128
奎宁，1107，1108，1109-1113
磺胺多辛-乙胺嘧啶，1119，1121-1124，1125-1127，1132-1133
无并发症，1118-1130

疟原虫 Plasmodium
另见疟疾
恶性疟原虫，1090，1108，1120
三日疟原虫，1090，1120
卵形疟原虫，1090，1120
间日疟原虫，1090，1120

诺氟沙星 Norfloxacin
不良反应，897，898，1039
细菌性结膜炎的治疗，895，896，897
慢性前列腺炎的治疗，1255
膀胱炎的预防，2560
腹泻的治疗，1038，1039
口咽念珠菌病，1850，1852
肾盂肾炎的治疗，2552

O

Omega 3
另见鱼油
孤独症的治疗，346，350-351
Oswestry 残障指数 Oswestry Disability Index，1583
Oxitropium，支气管扩张的治疗 Oxitropium, bronchiectasis treatment，2075
欧洲生活质量 5 因次量表 European Quality of Life-5 Dimensions（EuroQol EQ-5D），137

P

PACEBOM 方案 PACEBOM，38
非霍奇金淋巴瘤的治疗，32，36
Palomo 术式结扎 Palomo ligation technique，1283
ProMACE-CytaBOM 方案 ProMACE-CytaBOM，38
非霍奇金淋巴瘤的治疗，32
帕金森病 Parkinson's disease，1810-1822

病因/危险因素，1812
定义，1812
药物治疗，1810-1811，1812-1818
多巴胺受体激动剂，1810-1811
左旋多巴，1811，1814-1818
司来吉兰，1810，1812-1814
发病率/患病率，1812
预后，1812
康复，1811，1821-1822
职业疗法，1811，1822
理疗，1811，1821-1822
言语与语言疗法，1811，1822
吞咽疗法，1811，1822
手术治疗，1811，1818-1821
苍白球手术，1811，1818-1820
丘脑下手术，1811，1821
丘脑手术，1811，1820-1821
帕金森病统一分级标准 Unified Parkinson's Disease Rating Scale（UPDRS），1823
帕利珠单抗 Palivizumab
不良反应，357
细支气管炎的治疗，356，362
预防，355，357
帕罗西汀 Paroxetine
不良反应，404，1335，1375-1376，1379，1415，1427-1428，1432，1463
双相障碍，1307
神经性贪食症的治疗，1316，1324
灼口综合征的治疗，1846
故意自伤的治疗，1333，1334-1335
抑郁症的治疗，1368，1373，1374，1378-1379
儿童和青少年，399，400，403
产后抑郁，1919，1922
广泛性焦虑障碍的治疗，1407，1414
腰背痛的治疗，1637
强迫障碍的治疗，1424-1425，1426，1427，1431
联合治疗，1430-1431
惊恐障碍的治疗，1438-1439，1442
创伤后应激障碍的治疗，1454，1463
帕米膦酸盐 Pamidronate
不良反应，1549
绝经期后妇女骨折的预防，1544，1548-1549
多发性骨髓瘤的治疗，4，23-24
哌甲酯 Methylphenidate
不良反应，336
儿童注意缺陷多动障碍的治疗，331，334-336，341-343
与行为治疗比较，335-336
与可乐定比较，338
与硫酸右苯丙胺比较，335
与非药物治疗比较，335-336
联合行为治疗，331，336-337

孤独症的治疗，345，348-349
哌拉西林，胎膜早破的治疗 Piperacillin, premature rupture of membranes management, 1972
哌替啶 Meperidine
　不良反应，53
　镰状细胞危象的治疗，46，52
　　与酮咯酸比较，55
　　与酮咯酸合用，55
哌唑嗪 Prazosin
　不良反应，1217，1717
　良性前列腺增生的治疗，1216，1223-1224
　妊娠期高血压的治疗，1959
　雷诺现象的治疗，1713，1717
盘尾丝虫病 Onchocerciasis, 2290
泮托拉唑 Pantoprazol
　不良反应，702-703
　胃食管反流病的治疗，701-702
　幽门螺杆菌的根除，736-737
旁路手术 Bypass surgery
　另见冠状动脉旁路移植术（CABG）
　不良反应，173，219
　心源性休克的治疗，153
　外周动脉疾病的治疗，165，173
　　与经皮冠状动脉成形术比较，165，173
　心血管疾病的二级预防，198，199，218-219
　　与经皮冠状动脉腔内血管成形术比较，199
泡沫敷料 Foam dressings, 2590
泡沫硬化治疗 Foam sclerotherapy, 290，293
培哚普利 Perindopril
　不良反应，246-247
　糖尿病肾病的治疗，540，544
　心血管疾病的二级预防，205
　卒中的预防，247
培高利特 Pergolide
　不良反应，1818
　帕金森病的治疗，1816-1817
培拉嗪 Perazine
　不良反应，1478
　精神分裂症的治疗，1470，1478
配偶虐待量表 Index of Spouse Abuse Scale, 2426
喷雾和伸展锻炼，颈部疼痛的治疗 Spray and stretch, neck pain treatment, 1656，1662
喷昔洛韦，唇疱疹的治疗 Penciclovir, herpes labialis treatment, 2228，2230
盆底电刺激 Pelvic floor electrical stimulation, 2580
　压力性尿失禁的治疗，2566，2571-2572
盆底肌肉训练 Pelvic floor muscle exercises, 2509，2580
　不良反应，2571
　盆腔脏器脱垂的治疗，2506，2508
　压力性尿失禁的治疗，2566，2570-2571
盆腔感染性疾病 Pelvic inflammatory disease（PID），2176-2180
　病因/危险因素，2177
　抗生素治疗，2176-2180，2181-2182
　　放置宫内节育器前的预防，2177，2180
　定义，2177
　发病率/患病率，2177
　预防，2176
　预后，2177
盆腔脏器脱垂 Genital prolapse, 2506-2509
　病因/危险因素，2507
　定义，2507
　发病率/患病率，2507
　非手术治疗，2506，2508-2509
　　盆底肌肉训练，2506，2508
　　阴道应用雌激素，2506，2508-2509
　　阴道内子宫托，2506，2508
　预后，2507
　分期，2510
盆腔症状评分尺度 Pelvic symptom score scale, 2503
朋友帮助疗法 Befriending therapy, 1397
　抑郁症，1369，1390
硼酸 Boric acid
　不良反应，2411，2415
　慢性化脓性中耳炎的治疗，773，777，782
　外阴阴道念珠菌病的治疗，2404，2410-2411
　　预防复发，2405，2415
硼替佐米 Bortezomib
　不良反应，21
　多发性骨髓瘤的治疗，4，20
　　挽救治疗，4，21
皮肤病生活质量指数 Dermatology Life Quality Index, 2277
皮肤电反应生物反馈 Galvanic skin response biofeedback, 1767
　癫痫的治疗，1762
皮肤类型 Skin types, 2277
皮肤磨削术 Dermabrasion
　不良反应，2317
　皱纹的治疗，2310，2316-2318
　　与激光治疗比较，2316-2317
皮肤癣菌 Dermatophytes, 2213
　另见趾甲真菌感染
皮质类固醇 Corticosteroids
　另见特定药物；类固醇
　不良反应，57，313，316-317，921，990-991，1142-1143，1155，1703，1838，1978，2043-2044，2088，2258，2353
　生长迟缓，316-317，321
　前葡萄膜炎的治疗，932，933-934
　阿弗他溃疡的治疗，1836，1837-1838
　哮喘的治疗，2040，2041，2043-2044，2050-2052，2063-2065
　　儿童，307，312-314，321-323
　　追加治疗的效果，308-309，321-323
　　预防，307-308，315-318

与β受体激动剂比较，316，2043
　　与白三烯受体拮抗剂比较，2046-2047
　　与孟鲁司特比较，316
　　与奈多罗米比较，316
　　与色甘酸钠比较，315-316
　　与茶碱比较，315
　　与β受体激动剂合用，2040，2044-2045
　　与白三烯受体拮抗剂合用，2040，2047-2049
　　伴有喘息，309，324-325，326-327
　Bell 麻痹的治疗，1745，1746-1747
　　与抗病毒药比较，1747-1748
　　与抗病毒药合用，1745，1748
　细支气管炎的治疗，356，359-361，367
　腕管综合征的治疗，1515，1517-1519
　　局部注射，1515，1518-1519
　　与利尿剂比较，1520
　　与非甾体抗炎药比较，1518
　慢性疲劳综合征的治疗，1530，1532-1533
　慢性阻塞性肺疾病的治疗，2078，2079，2086-2089
　　吸入，2078，2086-2089
　　口服，2079，2086
　　与β受体激动剂合用，2078，2088-2089
　慢性化脓性中耳炎的治疗，772，773，778
　　儿童，773
　　局部使用，772，773，778
　　与抗生素比较，776-777
　　与抗生素合用，772，773，776-777，781-782
　哮吼的治疗，380-382，384，387-390
　　即将发生呼吸衰竭，382，394
　登革热的治疗，1024，1027-1028
　眼药水，932，933-934
　　不良反应，934
　痛风的治疗，1561，1564
　足跟痛的治疗，1701，1702，1703-1705
　　与局部麻醉剂合用，1702，1704-1705
　　与非甾体抗炎药合用，1701，1702
　腰椎间盘突出的治疗，1570，1573-1575
　　与椎间盘切除术比较，1574
　膝关节骨性关节炎的治疗，1685，1687-1688
　　关节内注射，1685，1687-1688
　　与透明质酸比较，1688
　脑膜炎球菌病的治疗，1137，1141-1143
　　儿童，1137，1141-1142
　　脑膜炎球菌性败血症，1137-1138，1143-1144
　多发性骨髓瘤的治疗，2-3，5-6，8-12
　多发性硬化的治疗，1796，1801-1802
　分泌性中耳炎的治疗，815，817
　　与抗生素合用，817
　围产期窒息的治疗，511，513-514
匹氨西林，衣原体感染的治疗 Pivampicillin, chlamydial infection treatment，2130，2132

匹多莫德 Pidotimod
　不良反应，535
　儿童尿路感染的治疗，535
匹罗卡品，青光眼的治疗 Pilocarpine, glaucoma treatment，909，914
匹美西林 Pivmecillinam
　腹泻的治疗，1039
　儿童尿路感染的治疗，531
匹莫林 Pemoline
　不良反应，1802
　多发性硬化中疲乏的治疗，1796，1803
匹莫齐特 Pimozide
　不良反应，1290，1479
　精神分裂症的治疗，1469，1479
匹维溴铵，肠易激综合征的治疗 Pinaverium bromide, irritable bowel syndrome treatment，758，760
匹兹堡睡眠质量指数 Pittsburgh Sleep Quality Index（PSQI），2324
偏头痛 Migraine headache
　病因/危险因素，470
　标准，475
　定义，470
　儿童，469-473
　　预防，469，472-473
　　治疗，469，470-472
　发病率/患病率，470
　预后，470
　治疗，469，470-472
　　止吐药，469，472
　　磷酸可待因，469，471
　　非甾体抗炎药，469，470-471
　　扑热息痛，469，470
　　曲普坦类，469，471-472
品行障碍 Conduct disorder，339
平滑肌瘤，见子宫平滑肌瘤 Leiomyomas see Fibroids
屏气试验 Valsalva manoeuvre，2509
泼尼松 Prednisone
　不良反应，23，1155，1518
　哮喘的治疗，2051
　　儿童哮喘，313
　腕管综合征的治疗，1515，1517
　多发性骨髓瘤的治疗，21-22
　肺孢子虫肺炎的治疗，990
　带状疱疹后神经痛的预防，1154-1155
泼尼松龙 Prednisolone
　不良反应，10-11，934，1747，1994
　前葡萄膜炎的治疗，932，933-934
　哮喘的治疗，2051
　　儿童哮喘，307，313，314
　　伴有喘息，309，324-325
　Bell 麻痹的治疗，1745，1746-1747

与阿昔洛韦比较，1747-1748
　　　与阿昔洛韦合用，1748
　　哮吼的治疗，382，394
　　足跟痛的治疗，1704
　　多发性骨髓瘤的治疗，2-3，5-6，8-12
　　分泌性中耳炎的治疗，817
　　习惯性流产的治疗，1993-1994
　　肩痛的治疗，1728-1729
　　实质性眼部单纯疱疹的治疗，921
剖腹产 Caesarean delivery
　　不良反应，961，1977，2142
　　被选择性，1968，1977，1981
　　单纯疱疹病毒的传播，2137，2142
　　HIV 的传播，955，960-961
　　早产，1968，1977
　　选择性，1968，1977，1981
扑米酮 Primidone
　　不良反应，1778
　　特发性震颤的治疗，1774，1777-1778
扑灭司林 Permethrin
　　不良反应，1094，2288
　　头虱的治疗，2221，2223，2224
　　旅行者疟疾的预防，1088，1094-1095
　　　妊娠女性，1090，1102
　　疥疮的治疗，2284，2288
　　　与克罗米通比较，2288
　　　与双氢除虫菌素比较，2288
　　　与林旦比较，2288
扑热息痛 Paracetamol
　　急性中耳炎的治疗，500，502
　　不良反应，502
　　痛经的治疗，2429-2430，2432，2448
　　　与阿司匹林比较，2433
　　　与非甾体抗炎药比较，2439
　　热性惊厥的治疗，415，418
　　足跟痛的治疗，1705
　　膝关节骨性关节炎的治疗，1684，1693-1694
　　　与非甾体抗炎药比较，1693-1694
　　腰背痛的治疗，1619，1623-1624，1634，1636-1637
　　颈部疼痛的治疗，1667
　　中毒，1897-1901
　　　病因/危险因素，1898
　　　定义，1898
　　　发病率/患病率，1898
　　　预后，1898
　　　治疗，1897，1898-1899，1903
　　肩痛的治疗，1722，1725
　　镰状细胞危象的治疗，47，56
　　咽喉痛的治疗，2025，2026-2027
葡糖胺 Glucosamine
　　不良反应，1689

　　膝关节骨性关节炎的治疗，1685，1689
　　　与非甾体抗炎药比较，1689
葡萄球菌 Staphylococcus
　　细菌性结膜炎，896
　　蜂窝织炎，2208
葡萄球菌类毒素 Staphylococcus toxoid
　　不良反应，1538
　　慢性疲劳综合征的治疗，1538
葡萄糖，终末期肾病的治疗 Dextrose, end stage renal disease management，1171，1173-1174
普遍免疫策略 Universal immunization strategy，1059
普伐他汀 Pravastatin
　　不良反应，169，561
　　冠心病一级预防：血脂异常，178，180-181，182
　　糖尿病血脂异常的治疗，556，559-560
　　糖尿病患者的降血脂治疗，624，633
　　周动脉疾病的治疗，164，168-169
　　心血管疾病的二级预防，197，212，213
普拉克索 Pramipexole
　　不良反应，1816，1818
　　帕金森病的治疗，1815-1816，1817，1818
普鲁卡因胺 Procainamide
　　心脏骤停的治疗，295，298
　　心血管疾病的二级预防，197，207-208
普仑司特 Pranlukast
　　哮喘的治疗，2048
　　季节性变应性鼻炎的治疗，830
普罗帕酮 Propafenone
　　不良反应，88-89
　　心房颤动的治疗，79，86-89，96
　　　与胺碘酮比较，88
　　　与地高辛比较，87-88
　　　与氟卡尼比较，84-85
普罗替林，不良反应 Protriptyline, adverse effects，1289
普萘洛尔 Propranolol
　　不良反应，63，472，1775-1776，1777
　　心绞痛的治疗
　　　稳定型心绞痛，60，62
　　特发性震颤的治疗，1773，1775-1777
　　　与可乐定比较，1775
　　儿童偏头痛的预防，469，472
　　心肌梗死的治疗，150
　　创伤后应激障碍，1455，1465
　　　预防，1454，1459
　　卒中的治疗，233
普通感冒 Common cold，2006-2012
　　病因/危险因素，2007
　　定义，2007
　　发病率/患病率，2007
　　预后，2007
　　治疗，2006-2007，2008-2012

镇痛药，2006，2012
抗炎药，2006，2012
抗生素，2007，2012-2013
抗组胺药，2006，2011-2012
减充血药，2006，2011
紫锥花属植物药，2006，2009-2010
吸入蒸汽，2006，2010-2011
维生素C，2006，2007-2008
锌，2007，2008-2009

Q

期待疗法 Expectant management，756
齐拉西酮 Ziprasidone
    不良反应，1302，1481
    双相障碍中躁狂的治疗，1295，1302
    精神分裂症的治疗，1470，1481
齐美利定，惊恐障碍的治疗 Zimelidine, panic disorder treatment，1442
气单胞菌 Aeromonas，1033
气管插管 Intubation
    不良反应，370
    儿童心肺骤停的治疗，368，370
        与气囊面罩通气比较，369，370-371
气囊面罩通气，儿童心肺骤停的治疗 Bag-mask ventilation, cardiorespiratory arrest management in children，368，370
    与气管插管比较，369，370-371
气胸 Pneumothorax，2032-2037
    病因/危险因素，2033
    定义，2033
    发病率/患病率，2033
    预防复发，2033，2036-2037
        胸膜固定，2033，2036-2037
    预后，2033
    治疗，2032，2033-2036
        胸管引流，2032，2034-2035
        穿刺抽气，2032，2033-2034
气压性损伤 Barotrauma，806
憩室 Diverticulosis，673
    另见憩室疾病
憩室病 Diverticular disease，667-673
    另见憩室炎
    病因/危险因素，668
    定义，668
    发病率/患病率，668
    预防并发症，667，671
    预后，668
    治疗，667-673
        抗生素，667，670
        膳食纤维，667，668-669
        选择性手术，667，670
        乳果糖，667，669-670
        美沙拉秦，667，671
        甲基纤维素，667，669
憩室炎 Diverticulitis，668，671-673
    另见憩室病
    内科治疗，668，671-672
    外科治疗，668，672-673
憩室炎合并腹膜炎 Peritonitis, with diverticulitis，668
牵引 Traction，1583
    不良反应，1599，1628
    腰椎间盘突出的治疗，1571，1578-1579
    髋部骨折的治疗，1589，1598-1599
    腰背痛的治疗，1620，1628，1635，1647
    颈部疼痛的治疗，1656，1659-1660
荨麻疹 Urticaria，293
前列地尔 Alprostadil
    不良反应，1231-1232，1233，1246-1247
    勃起功能障碍的治疗，1227-1233，1246-1247
        海绵体注射，1227，1229-1232
        尿道内给药，1227，1232-1233
        局部给药，1228，1246-1247
        与罂粟碱比较，1230-1231
        与西地那非比较，1237
        与负压吸引装置比较，1231
        与罂粟碱、酚妥拉明合用，1229，1248
前列环素，妊娠期高血压的治疗 Prostacyclin, hypertension treatment during pregnancy，1959
前列腺切除术 Prostatectomy
    不良反应，1256
    慢性前列腺炎的治疗，1252，1256
前列腺素 E_1，见前列地尔 Prostaglandin E_1 see Alprostadil
前列腺素 Prostaglandin
    不良反应，1942-1944
    产后出血的预防，1933，1939-1944，1949-1950
    与麦角复合物比较，1940-1941
    与催产素比较，1941
前列腺素抑制剂 Prostaglandin inhibitors
    不良反应，1976
    早产的治疗，1967，1976-1977
前葡萄膜炎，见急性前葡萄膜炎 Anterior uveitis see Uveitis, acute anterior
前哨淋巴结活检 Sentinal lymph node biopsy，2235，2238，2244，2388
    不良反应，2383
    非转移性乳腺癌的治疗，2363，2383
前庭恢复 Vestibular rehabilitation，802
    梅尼埃病，798，802
腔静脉滤器 Venae cavae filters，283
    深静脉血栓的治疗，269，277-278
强迫思维 Obsessions，1425
强迫行为 Compulsions，1425

另见强迫障碍
强迫障碍 Obsessive compulsive disorder, 1424-1433
  病因/危险因素, 1425
  行为疗法, 1424, 1429-1430
  持续性, 1433
  认知/认知行为疗法, 1424, 1425, 1430
  联合治疗, 1425, 1430-1431
  定义, 1425
  电痉挛治疗, 1425, 1431
  发作性, 1433
  发病率/患病率, 1425, 1435
  维持治疗, 1425, 1431-1432
  预后, 1425
  5-羟色胺重摄取抑制剂, 1424-1425, 1426-1429, 1436-1437
  文拉法辛治疗, 1427
羟基脲 Hydroxyurea
  不良反应, 49
  镰状细胞危象的预防, 45, 48-49
羟甲基戊二酰辅酶 A 抑制剂, 见他汀类药物 HMG-CoA reductase inhibitors see Statins
羟甲唑啉 Oxymetazoline
  不良反应, 806
  普通感冒的治疗, 2006, 2011
  航空旅行时耳疼痛的治疗, 806
羟考酮 Oxycodone
  不良反应, 1158
  带状疱疹后神经痛的治疗, 1152, 1157
青光眼 Glaucoma, 908-915
  急性闭角型青光眼, 909, 910, 914-915
    药物治疗, 909, 914
    手术治疗, 909, 914-915
  病因/危险因素, 910
  定义, 909
  发病率/患病率, 910
  正常眼压青光眼, 910, 913-914
    降低眼压, 909, 913-914
  原发性开角型青光眼, 908-913
    激光小梁成形术, 908, 909, 910-911
    小梁切除术, 909, 912-913
    局部药物治疗, 908-909, 911-912
  预后, 910
青蒿琥酯 Artesunate
  不良反应, 1113-1114, 1127, 1128
  疟疾的治疗, 1108, 1112-1114, 1119-1120, 1125-1128
    与阿莫地喹合用, 1119, 1125
    与氯丙胍-氨苯砜合用, 1120, 1128-1129
    与甲氟喹合用, 1119-1120, 1127-1128
    与磺胺多辛-乙胺嘧啶合用, 1119, 1125-1127
青蒿素衍生物 Artemisinin derivatives
  不良反应, 1113
  疟疾的治疗, 1108, 1113-1114, 1119-1120, 1125-1130

青霉素 G, 胎膜早破的治疗 Benzylpenicillin, premature rupture of membranes management, 1972
青霉素 Penicillin
  急性中耳炎的治疗, 500, 502-503, 504
  不良反应, 48, 478, 1140, 2209
  蜂窝织炎和丹毒的治疗, 2208
  慢性阻塞性肺疾病的治疗, 2090-2091
  脑膜炎球菌病的预防, 1139, 1140
  新生儿感染的预防, 476, 478
  肺炎的治疗, 2019-2020
  胎膜早破的治疗, 1972
  耐药性, 2164
  镰状细胞病并发症的预防, 45, 46, 48
青少年 Adolescents
  抑郁症, 398-410
  1 型糖尿病的血糖控制, 585, 588-589
  乙型肝炎的免疫接种, 1050, 1056-1057
轻度热烧伤 Burns, minor, 2583-2590
  病因/危险因素, 2584
  定义, 2584
  发病率/患病率, 2584
  预后, 2584
  治疗, 2583-2590
    抗生素, 2583, 2584-2585
    氯己定浸泡石蜡纱布敷料, 2583, 2585-2586
    水胶体敷料, 2583, 2586-2588
    石蜡纱布敷料, 2583, 2588
    聚氨基甲酸酯薄膜, 2583, 2588-2589
    硅胶覆盖的尼龙敷料, 2583, 2589-2590
    磺胺嘧啶银乳膏, 2584, 2590
氢化可的松 Hydrocortisone
  不良反应, 1533
  腕管综合征的治疗, 1515, 1518-1519
  儿童哮喘的治疗, 313
  慢性疲劳综合征的治疗, 1533
  慢性化脓性中耳炎的治疗, 776-777, 779
  登革热的治疗, 1024, 1027
  足跟痛的治疗, 1703
  脑膜炎球菌病的治疗, 1143, 1144
  外耳道炎的治疗, 807, 809, 810, 811
  创伤后应激障碍的预防, 1453, 1459
  早产, 1978
氢氯噻嗪 Hydrochlorothiazide
  梅尼埃病的预防, 797, 799
  卒中的预防, 247
氢氧化铝, 胃食管反流的治疗 Aluminium hydroxide, gastro-oesophageal reflux disease management, 700
清创术 Debridement
  下肢溃疡的治疗, 2608, 2616
  眼部单纯疱疹的治疗, 917, 919-920
    与抗病毒药合用, 920

压迫性溃疡的治疗，2593，2601
清髓性治疗，多发性骨髓瘤 Myeloablative therapy, myeloma (multiple)，14
清洗 Washing
　另见洗手
　有机磷中毒的治疗，1886，1888-1889
情绪管理 Affect management，1466
　创伤后应激障碍的治疗，1454
庆大霉素 Gentamicin
　急性肾衰竭的预防，1203
　不良反应，672，898
　细菌性结膜炎的治疗，895，898
　慢性前列腺炎的治疗，1255
　慢性化脓性中耳炎的治疗，775，776-777，778，779
　憩室炎的治疗，668，671-672
　新生儿感染的预防，478
　肾盂肾炎的治疗，2552
丘脑切开术 Thalamotomy
　不良反应，1821
　帕金森病的治疗，1811，1820-1821
丘脑深层脑部刺激 Thalamic deep brain stimulation
　不良反应，1821
　帕金森病的治疗，1811，1820-1821
丘脑下手术 Subthalamic surgery，1823
　帕金森病的治疗，1811，1821
秋水仙碱 Colchicine
　不良反应，1564，1565
　痛风的治疗，1561，1564
　　预防复发，1561，1564-1565
曲安西龙 Triamcinolone
　哮喘的治疗，2043
　足跟痛的治疗，1704
　膝关节骨性关节炎的治疗，1688
　肩痛的治疗，1725-1726，1727-1728
曲安西龙-新霉素，外耳道炎的治疗 Triamcinolone-neomycin, otitis externa treatment，807，809，810
曲伐沙星，衣原体感染的治疗 Trovafloxacin, chlamydial infection treatment，2130，2132
曲马多 Tramadol
　不良反应，1158
　腰背痛的治疗，1634，1636-1637
　膝关节骨性关节炎的治疗，1685，1692
　带状疱疹后神经痛的治疗，1152，1157-1158
曲美布汀，肠易激综合征的治疗 Trimebutine, irritable bowel syndrome treatment，758，760
曲美他嗪，梅尼埃病的预防 Trimetazidine, Menière's disease prophylaxis，797，799-800
　与倍他司汀比较，800
曲米帕明 Trimipramine
　抑郁症的治疗，1372
　肠易激综合征的治疗，758，759-760

曲普利啶，季节性变应性鼻炎的治疗 Triprolidine, seasonal allergic rhinitis treatment，822，827
曲普瑞林 Triptorelin
　不良反应，2460-2461
　子宫内膜异位症的治疗，2455，2459-2460
　子宫平滑肌瘤的治疗，2489，2496
曲普坦类 Triptans
　另见特定药物
　偏头痛的治疗
　　儿童，469，471-472
曲妥珠单抗 Trastuzumab
　不良反应，2348
　转移性乳腺癌的治疗，2334，2348
曲唑酮 Trazodone
　不良反应，1415，1846
　灼口综合征的治疗，1846
　痴呆的治疗，1345，1360
　　与氟哌啶醇比较，1360
　广泛性焦虑障碍的治疗，1414
　腰背痛的治疗，1637
祛痰药，支气管炎的治疗 Expectorants, bronchitis treatment，1997，2004
去氨加压素 Desmopressin
　不良反应，492
　夜间遗尿症的治疗，486，487，490-492
　　与遗尿报警器比较，491
　　与穴位激光比较，493
　　与三环类药物比较，491
　　联合遗尿报警器，487，491
去甲肾上腺素，心源性休克的治疗 Noradrenaline (norepinephrine), cardiogenic shock treatment，154
去甲替林 Nortriptyline
　不良反应，102，1289
　儿童和青少年抑郁症的治疗，401
　腰背痛的治疗，1637
　强迫障碍的治疗，1426
　戒烟，97，102
　耳鸣的治疗，841，843
去羟肌苷，HIV 感染的治疗 Didanosine, HIV treatment，944，945，946
全腹膜外腹腔镜疝修补术 Totally extraperitoneal (TEP) laparoscopic repair，756
　不良反应，748，755
　双侧腹股沟疝，742，752
　复发疝，743，755
　单侧腹股沟疝，741，746-748
全接触模具 Total contact casting，583
　不良反应，580
　糖尿病足溃疡，579-580
全髋置换 Total hip replacement，1610
全淋巴结放疗 Total nodal irradiation，2388

全膝关节置换 Total knee replacement, 1695-1696
醛固酮受体阻滞剂 Aldosterone receptor antagonist
　　不良反应, 130
　　心力衰竭的治疗, 129-130
缺血性心脏事件 Ischaemic cardiac events
　　另见心肌梗死
　　病因/危险因素, 199
　　发病率/患病率, 199
　　预后, 199
　　二级预防, 196-222
　　　　ACEI, 196, 197, 207-208
　　　　血管紧张素Ⅱ受体抑制剂, 196, 197, 206-207
　　　　抗心律失常药, 196, 197, 207-208
　　　　抗血小板治疗, 196, 199-204
　　　　β受体阻滞剂, 197, 204-205
　　　　降低血压, 198, 213-214
　　　　钙通道阻滞剂, 198, 207
　　　　心脏康复治疗, 198, 215
　　　　降低胆固醇, 197, 210-213
　　　　定义, 199
　　　　饮食干预, 198, 215-216
　　　　激素替代疗法, 197, 209-210
　　　　社会心理治疗, 198, 217
　　　　戒烟, 198, 217-218
　　　　索他洛尔, 197, 208-209
　　　　手术治疗, 198-199, 218-222
缺氧缺血性脑病 Hypoxic-ischaemic encephalopathy, 518
群多普利, 心血管疾病的二级预防 Trandolapril, secondary prevention of CVD, 205
群体免疫 Herd immunity, 465

R

RICE 方案 RICE, 38
　　非霍奇金淋巴瘤的治疗, 36
Richman 行为参照表 Richman behaviour check list, 820
Roland Morris 残障调查问卷 Roland Morris Disability Questionnaire, 1583
Rosenberg 自尊评分 Rosenberg's Self-esteem Scale, 2426
Rutger 孤独症训练 Rutger's Autism Programme, 345, 348, 352
Rutter A2 量表 Rutter A2 Scale, 1930
热疗 Heat treatment
　　不良反应, 2441-2442
　　痛经, 2430, 2441-2442
　　椎间盘突出, 1571, 1576
　　腰背痛, 1620, 1628
　　颈部疼痛, 1655, 1661
热球内膜切除 Thermal balloon ablation, 2503, 2540
　　不良反应, 2501
　　子宫平滑肌瘤, 2490, 2501
　　月经过多的治疗, 2536

热性惊厥 Febrile seizures, 415-421
　　病因/危险因素, 415-421
　　抗惊厥治疗, 415-416, 417-418, 419-421
　　　　继发癫痫的风险, 416, 420-421
　　退热药治疗, 415, 418
　　定义, 416
　　发病率/患病率, 416
　　麻风腮三联疫苗接种, 453-455
　　预防复发, 415
　　预后, 416
人参, 勃起功能障碍的治疗 Ginseng, erectile dysfunction treatment, 1228, 1243
人工唾液, 口臭的治疗 Artifical saliva, halitosis treatment, 1864, 1867
人际心理治疗 Interpersonal therapy, 410, 1329, 1398, 1929
　　神经性贪食症, 1316, 1322
　　故意自伤的治疗, 1333, 1338
　　抑郁症, 1367, 1387-1388
　　　　儿童和青少年, 398, 399, 401, 406-407
　　　　产后抑郁, 1920, 1927
　　　　联合药物治疗, 1369, 1389
　　勃起功能障碍, 1244
人类免疫缺陷病毒感染 HIV infection, 937-952
　　病因/危险因素, 939
　　水痘, 1015-1016
　　　　预防, 1015, 1017-1018
　　定义, 939, 962
　　生殖器疣的治疗, 2150
　　发病率/患病率, 939
　　母婴传播, 955-962
　　　　定义, 956
　　　　发病率/患病率, 956
　　　　预防措施, 955-962
　　　　预后, 956
　　机会感染, 965-978
　　　　病因/危险因素, 968
　　　　隐球菌性脑膜炎, 967, 976-977
　　　　巨细胞病毒, 967, 974-975
　　　　定义, 968
　　　　在接受 HAART 的患者中停止预防, 967, 977-978
　　　　真菌感染, 967, 976-977, 1851, 1858-1861
　　　　单纯疱疹病毒, 967, 975, 2138, 2146-2147
　　　　发病率/患病率, 968
　　　　鸟型分枝杆菌病, 966-967, 972-974
　　　　马尔尼菲青霉病, 967, 976-977
　　　　肺孢子虫肺炎, 966, 982-992, 993-994
　　　　预后, 968
　　　　弓形虫病, 966, 969-970
　　　　结核病, 966, 971-972, 996-1005
　　　　水痘带状疱疹病毒, 967, 975
　　　　口咽念珠菌病, 1851, 1858-1861

预防，1851, 1858-1860
治疗，1851, 1860-1861
同伴告知，2169, 2170, 2171-2172
预防，937-938, 940-943
暴露后预防性抗病毒，937, 942-943
群体治疗性传播疾病，938, 941-942
性传播疾病的早期诊断和治疗，937, 940-941
预后，939-940
分期系统，979
治疗，938-939, 943-952
增强蛋白酶抑制剂为基础的治疗方案，938, 948-950, 952
二联治疗方案，938, 943-945
早期治疗与延期治疗比较，939, 951-952
三联治疗方案，938-939, 945-948, 950-951
人年风险 Person years at risk, 1084
人培养皮肤 Human cultured dermis, 583
糖尿病足溃疡的治疗，577, 580-581
人皮肤代用品 Human skin equivalent
足溃疡的治疗，576, 581
人群归因危险度 Population attributable risk, 524
人绒毛膜促性腺激素 Human chorionic gonadotrophin
不孕症的治疗，2466, 2477
习惯性流产的治疗，1986, 1988
人乳头瘤病毒 Human papillomavirus (HPV), 2151, 2297
另见生殖器疣；疣
传播的预防，2151, 2158-2159
壬二酸 Azelaic acid
痤疮的治疗，2183, 2186-2187
不良反应，2187
认知定向疗法 Cognitive orientation therapy, 1329
神经性贪食症，1316, 1322
认知加工治疗 Cognitive processing therapy, 1466
认知疗法 Cognitive therapy, 1312, 1398, 1433
另见认知行为疗法
神经性厌食症，1288
双相障碍，1296, 1307-1308
抑郁症，1367, 1386-1387
儿童和青少年，398, 399
维持治疗，1370, 1393-1394
联合药物治疗，398, 399, 404-405, 1394
手册自助的，1332, 1337, 1341
故意自伤的治疗，1332, 1337
强迫障碍，1424, 1430
联合治疗，1425, 1430-1431
与行为疗法比较，1429
认知行为计划 Cognitive behavioural programme, 111
认知行为疗法 Cognitive behavioural therapy, 410, 1329, 1398, 1416, 1450, 1466, 1631, 1766, 1929, 2324
不良反应，1318-1319, 1460
神经性贪食症，1315-1317, 1318-1321

联合治疗，1316, 1327-1328
指导下的自助式认知行为疗法，1316, 1321
单纯自助式认知行为疗法，1317, 1320-1321
与抗抑郁药比较，1320, 1324, 1325-1326
联合加强暴露反应预防法（CBT-ERP），1316, 1319-1320
灼口综合征，1843, 1844
慢性疲劳综合征，1530, 1538-1539
慢性紧张性头痛的治疗，1785, 1789-1790
抑郁症，1390
儿童和青少年，399, 404-405, 406-407
产后抑郁，1920, 1925-1926
癫痫，1753, 1762-1763
勃起功能障碍，1229, 1248-1249
广泛性焦虑障碍，1407, 1409-1410, 1419-1420
失眠的治疗，2322, 2323-2324
腰背痛的治疗，1620, 1627, 1644
强迫障碍，1424, 1430
与行为疗法比较，1429
惊恐障碍，1438, 1440-1441
创伤后应激障碍，1454, 1460
预防，1453-1454, 1456-1458
与心理咨询比较，1457
与眼动脱敏和再加工比较，1461
精神分裂症，1470, 1483
耳鸣，846
减轻体重，98, 108-109
认知行为咨询 Cognitive behavioural counseling, 1929
认知训练 Cognitive training, 339
认知重构 Cognitive restructuring, 1450
惊恐障碍的治疗，1439, 1446
妊娠 Pregnancy
抗抑郁药，1377
细菌性阴道病的治疗，2120, 2123-2125
衣原体感染的治疗，2130, 2133-2134
淋病的治疗，2162, 2164-2165
单纯疱疹病毒传播的预防，2137, 2141-2142
妊娠期高血压，见高血压；子痫前期
下肢痉挛的治疗，1613, 1616-1618
钙盐，1613, 1618
镁盐，1613, 1616-1617
多种维生素和矿物质补充剂，1613, 1617
氯化钠，1613, 1617
旅行者疟疾的预防，1090, 1102-1103
戒烟，98, 102-103
日光浴，银屑病 Heliotherapy, psoriasis, 2251, 2262
溶栓治疗 Thrombolytic treatment
不良反应，145, 235, 281
心源性休克，142, 154
心肌梗死，141, 143-147, 163
与经皮冠状动脉腔内成形术比较，152-153

糖尿病患者，626，640
与糖蛋白Ⅱb/Ⅲa受体抑制剂合用，148
与肝素合用，141，146-147
与硝酸酯类药合用，141，151
肺栓塞，270，281
卒中的治疗，230，234-236，242
卒中的危险，145
溶组织内阿米巴，阿米巴痢疾 Entamoeba histolytica, amoebic dysentery, 1008
肉毒杆菌毒素 A-血细胞凝集素复合体 Botulinum A toxin-haemagglutinin complex (botulinum A toxin-hc), 652
不良反应，650，1782
肛裂的治疗，647，649-651
与肛门内括约肌切开术比较，650
与局部使用硝酸甘油比较，649-650
与硝酸盐类合用，647，650-651
特发性震颤的治疗，1773，1781-1782
肉毒杆菌毒素 Botulinum toxin
不良反应，1806
慢性紧张性头痛的治疗，1786，1790-1791
多发性硬化中痉挛的治疗，1796，1806
蠕虫病 Helminthiasis, 1010
乳房切除术 Mastectomy, 2387, 2388
不良反应，2370
手术的范围，2362，2369-2370
局部晚期乳腺癌，2384-2385
新辅助化疗，2367
放疗，2363，2374-2375
乳果糖 Lactulose
不良反应，378，670，693
便秘的治疗，688，692-693
儿童，375，377-378
与卵叶车前果壳比较，690
与拉克替醇比较，692
与聚乙二醇比较，692-693
憩室病的治疗，667，669-670
与高纤维饮食比较，669-670
乳酸性酸中毒，抗逆转录病毒治疗 Lactic acidosis, antiretroviral treatment and, 945
乳糖不耐受 Lactose intolerance, 427
乳突根治术 Mastoidectomy, 784
慢性化脓性中耳炎的治疗，773，780
儿童，773，783
乳突炎 Mastoiditis, 509
乳腺痛 Breast pain, 2393-2401
病因/危险因素，2394
定义，2394
饮食干预，2394，2395
发病率/患病率，2394
预后，2394
治疗，2393-2394，2395-2401

抗生素，2393，2401
溴隐亭，2394，2396-2397
达那唑，2393，2396
利尿剂，2394，2401
月见草油，2394，2395-2396
孕三烯酮，2393，2400
促性腺激素释放激素类似物，2393，2399-2400
激素替代疗法，2394，2397
麦角乙脲，2394，2397
非甾体抗炎药，2393，2398
孕激素，2394，2400-2401
维生素 B_6，2394，2401
他莫昔芬，2393，2398-2399
替勃龙，2394，2398
软骨素，膝关节骨性关节炎的治疗 Chondroitin, knee osteoarthritis treatment, 1685, 1687
瑞波西汀 Reboxetine
不良反应，1375，1383
神经性贪食症的治疗，1317，1326
抑郁症的治疗，1368，1369，1373，1382-1384
与选择性5-羟色胺再摄取抑制剂比较，1383
与三环类抗抑郁药比较，1383-1384
瑞格列奈 Repaglinide
不良反应，600-601，607
2型糖尿病的治疗，597，600，606-607
瑞替普酶 Reteplase
糖尿病患者心血管病的预防，625，636
心肌梗死的治疗，144，148
润肤剂，银屑病的治疗 Emollients, psoriasis treatment, 2250, 2255
联合光疗，2253，2274-2275

S

Schwab 和 England 量表 Schwab and England scale, 1823
Seattle Wound 分类 Seattle Wound Classification Scale, 583
SF-36 健康调查量表 SF-36 Health Survey, 830, 1767
Sheehan 综合征 Sheehan's syndrome, 1947
Snellen 视力 Snellen visual acuity, 905
腮腺炎 Mumps
病因/危险因素，450
定义，449
发病率/患病率，450
预后，450-451
免疫接种，449，460-462
麻风腮三联疫苗，449，460-462
单价疫苗，449，460-462
塞福太 Selfotel
不良反应，237
卒中的治疗，237
塞克硝唑，阿米巴痢疾的治疗 Secnidazole, amoebic dysentery

treatment, 1007, 1009
  与奥硝唑比较, 1009
塞来考昔 Celecoxib, 1678
  不良反应, 1679, 1724
  肩痛的治疗, 1722, 1724
噻加宾, 癫痫的治疗 Tiagabine, epilepsy treatment, 1752, 1760
噻康唑 Tioconazole
  足癣的治疗, 2204
  趾甲真菌感染的治疗, 2213, 2219
  外阴阴道念珠菌病的治疗, 2403, 2406-2407
噻氯吡啶 Thienopyridines
  不良反应, 252-253
噻氯匹定 Ticlopidine
  不良反应, 70, 166, 203-204, 252-253
  外周动脉疾病的治疗, 164, 166
  心血管疾病的二级预防, 203
  卒中的预防, 244, 251-253
  不稳定型心绞痛的治疗, 67, 70
噻吗洛尔 Timolol
  不良反应, 92
  心房颤动的治疗, 79, 92
  心肌梗死的治疗, 150
噻替派, 非转移性乳腺癌的治疗 Thiotepa, non-metastatic breast cancer management, 2367
噻托溴铵 Tiotropium
  不良反应, 2081, 2085
  支气管扩张的治疗, 2075
  慢性阻塞性肺疾病的治疗, 2077, 2081, 2082-2083, 2085
赛庚啶 Cyproheptadine
  不良反应, 1291
  神经性厌食的治疗, 1285, 1290-1291
三叉神经痛 Trigeminal neuralgia, 1827-1834
  病因/危险因素, 1828
  定义, 1828
  发病率/患病率, 1828
  预后, 1828
  治疗, 1827-1828, 1829-1834
    针刺, 1827, 1834
    注射乙醇, 1827, 1832
    巴氯芬, 1827, 1830-1831
    卡马西平, 1827, 1832
    冷冻疗法, 1827, 1832
    拉莫三嗪, 1827, 1830
    激光治疗, 1828, 1834
    神经阻滞, 1827, 1832
    外周神经切除, 1828, 1833
    外周射频消融, 1828, 1833
    注射苯酚, 1827, 1833
    丙美卡因滴眼液, 1828, 1831
    立体定向放射外科手术, 1828, 1833

    替扎尼定, 1828, 1829-1830
三氮唑苷, 见利巴韦林 Tribavirin see Ribavirin
三氟拉嗪 Trifluoperazine
  不良反应, 1416
  广泛性焦虑障碍的治疗, 1408, 1416
三氟柳 Triflusal
  不良反应, 253
  卒中的预防, 252
三氟尿苷, 眼部单纯性疱疹的治疗 Trifluridine, ocular herpes simplex treatment, 917, 919
三环类抗抑郁药 Tricyclic antidepressants
  另见特定药物
  不良反应, 401-402, 493, 843, 1156, 1289, 1326, 1374-1375, 1377, 1403
    妊娠期, 1377
  神经性厌食症的治疗, 1285, 1288-1289
  双相障碍的治疗, 1295-1296, 1304-1305
    预防复发, 1311-1312
  神经性贪食症的治疗, 1316, 1325-1326
    联合治疗, 1316, 1327
    与认知行为疗法比较, 1325-1326
  慢性紧张性头痛的治疗, 1786, 1787-1788
  抑郁症的治疗, 1368-1369, 1372-1374, 1376-1377
    儿童和青少年, 400, 401-402
    与米那普仑比较, 1377
    与单胺氧化酶抑制剂比较, 1381
    与瑞波西汀比较, 1383-1384
    与圣·约翰草比较, 1384
    与5-羟色胺再摄取抑制剂比较, 1378
    与文拉法辛比较, 1382
    与苯二氮䓬类药物合用, 1377
  夜间遗尿症的治疗, 487, 492-493
    与遗尿报警器比较, 488
    与去氨加压素比较, 491
  强迫障碍的治疗, 1426-1427
  惊恐障碍的治疗, 1439, 1443-1444
  创伤后应激障碍的治疗, 1455, 1464
  带状疱疹后神经痛的治疗, 1151, 1155-1156
    预防, 1151, 1155
  耳鸣的治疗, 841, 843
三氯醋酸 Trichloroacetic acid
  不良反应, 2152
  生殖器疣的治疗, 2150, 2151-2152
三氯噻嗪 Trichlorimethiazide
  不良反应, 1520
  腕管综合征的治疗, 1516, 1519-1520
色甘酸钠 Sodium cromoglicate
  不良反应, 318
  儿童哮喘的预防, 308, 318
    与皮质激素比较, 315-316
杀虫剂 Insecticides

另见特定杀虫剂
　　头虱的治疗，2221，2222-2224
　　旅行者疟疾的预防，1088，1089，1092，1094
　　　妊娠女性，1090，1102
　　沙眼的预防，924，926
杀虫剂中毒，见有机磷中毒 Pesticide poisoning see Organophosphorus poisoning
杀虱药 Pediculicide，2226
沙丁胺醇 Salbutamol，327，2058
　　不良反应，359，2083-2084
　　哮喘的治疗，2041，2043
　　　与异丙托溴铵合用，2041，2053-2054
　　细支气管炎的治疗，355，358-359
　　支气管炎的治疗，1997，2003，2004
　　儿童哮喘的治疗，307
　　　给药方法，307，312
　　　伴有喘息，309，323-324，326
　　慢性阻塞性肺疾病的治疗，2084
沙奎那韦，HIV 感染的治疗 Saquinavir, HIV treatment，948，949
沙利度胺，多发性骨髓瘤的治疗 Thalidomide, multiple myeloma treatment，4
沙美特罗 Salmeterol
　　哮喘的治疗，2040，2045
　　儿童哮喘的治疗，308，319
　　　与倍氯米松比较，316，319
　　　与皮质激素合用，308，321-323
　　慢性阻塞性肺疾病的治疗，2082-2083，2084，2085，2089
沙门菌 Salmonella，424，1033
　　镰状细胞病，47
沙眼 Trachoma，924-929
　　病因/危险因素，925
　　定义，925
　　手术治疗沙眼瘢痕，924，927-929
　　发病率/患病率，925
　　预防瘢痕形成，924，925-927，930-931
　　　抗生素，924，926-927
　　　洗脸，924，925-926
　　　杀虫剂，924，926
　　　局部使用四环素，924，925-926
　　预后，925
沙眼衣原体 Chlamydia trachomatis，2130，2177
　　沙眼，925
筛查 Screening
　　糖尿病足溃疡，576，577-578
　　妊娠期单纯疱疹病毒，2137，2141-2142
伤残调整生命损失年数 Disability Adjusted Life Year（DALY），784
上皮性角膜炎 Epithelial keratitis，923
　　另见眼部单纯疱疹
上翘畸形 Cock-up deformity，1513

烧灼法 Cautery
　　不良反应，498
　　鼻出血的治疗，496，498
　　　与抗菌乳剂比较，497
　　　与抗菌乳剂合用，498
少尿 Oliguria，1209
舍曲林 Sertraline
　　不良反应，404，1376，1379，1415，1427-1428，1432，1442，1463-1464，1787
　　神经性贪食症的治疗，1316，1324
　　灼口综合征的治疗，1846
　　慢性疲劳综合征的治疗，1532
　　慢性紧张性头痛的治疗，1787
　　抑郁症的治疗，1368，1374，1378-1379，1393
　　　儿童和青少年，400，403
　　　人际心理治疗，1389
　　广泛性焦虑障碍的治疗，1407，1414
　　强迫障碍的治疗，1424-1425，1426-1427，1428，1431
　　　联合治疗，1430-1431
　　惊恐障碍的治疗，1438，1441-1442
　　创伤后应激障碍的治疗，1454，1463
舍吲哚，不良反应 Sertindole, adverse effects，1290
社会技能训练 Social skills training
　　儿童和青少年抑郁症的治疗，408
　　精神分裂症的治疗，1470，1484
社交调整量表-自我报告 Social Adjustment Scale-Self Report，1930
社区获得性肺炎 Pneumonia, community acquired，2015-2022
　　另见肺孢子虫肺炎
　　病因/危险因素，2016，2024
　　定义，2016
　　发病率/患病率，2016
　　预防，2015，2017-2018
　　　流感疫苗，2015，2017
　　　肺炎球菌疫苗，2015，2017-2018
　　预后，2016
　　治疗，2015-2016，2018-2022
　　　抗生素，2015-2016，2018-2020，2021-2022
　　　重症监护，2016，2022
　　　活动，2016，2021
射频消融治疗 Radiofrequency ablation，293
深层脑部刺激 Deep brain stimulation，1823
　　苍白球，1811，1819
　　丘脑下，1821
　　丘脑，1820-1821
深呼吸 Deep breathing，1874
　　术后肺部感染，1871，1874
深静脉血栓形成，见血栓形成 Deep vein thrombosis see Thrombosis
神经毒气中毒，见有机磷中毒 Nerve gas poisoning see Organophosphorus poisoning

神经发育障碍 Neurodevelopmental disability, 518
神经根病，颈部疼痛 Radiculopathy, neck pain and, 1657, 1671-1672
　　药物治疗, 1657, 1672
　　手术治疗与保守治疗比较, 1657, 1671-1672
神经滑动练习 Nerve gliding exercises, 1521-1522, 1527
神经节苷脂GM2疫苗 Ganglioside GM2 vaccine, 2240, 2242-2243
　　不良反应, 2243
神经内松解术 Internal neurolysis, 1527
　　不良反应, 1526
　　腕管综合征的治疗, 1516, 1525-1526
神经失用症 Neuropraxia, 1749
神经痛，见带状疱疹后神经痛；三叉神经痛 Neuralgia see Postherpetic neuralgia; Trigeminal neuralgia
神经性贪食症 Bulimia nervosa, 1315-1329
　　病因/危险因素, 1317
　　抗抑郁药治疗, 1316-1317, 1324-1327
　　　中断, 1317, 1328
　　联合治疗, 1316, 1327-1328
　　定义, 1317
　　发病率/患病率, 1317
　　预后, 1317
　　心理治疗, 1315-1317, 1318-1323
　　　认知行为疗法, 1315-1317, 1318-1321
　　　认知定向疗法, 1316, 1322
　　　辩证行为疗法, 1316, 1323
　　　催眠行为疗法, 1316, 1322-1323
　　　人际心理治疗, 1316, 1322
　　　动机强化治疗, 1316, 1323-1324
神经性厌食症 Anorexia nervosa, 1285-1291
　　病因/危险因素, 1286
　　定义, 1286
　　发病率/患病率, 1286
　　预后, 1286
　　治疗, 1285-1286, 1287-1291
　　　抗抑郁药, 1285, 1288-1290
　　　赛庚啶, 1148, 1153
　　　激素治疗预防骨折, 1286, 1291
　　　住院治疗和门诊治疗比较, 1285, 1287
　　　神经阻滞剂, 1285, 1290
　　　心理治疗, 1285, 1288
　　　锌, 1285, 1290
神经炎 Neuritis, 1084
神经阻滞 Nerve blocks
　　髋部骨折的治疗, 1589, 1599-1600
　　三叉神经痛的治疗, 1827, 1832
神经阻滞剂 Neuroleptics
　　不良反应, 1290
　　神经性厌食症的治疗, 1285, 1290
肾瘢痕，尿路感染 Renal scarring, urinary tract infection and, 530

肾病，见急性肾衰竭；终末期肾病；肾结石 Renal disease see Acute renal failure; End stage renal disease; Kidney stones
肾毒性作用 Nephrotoxicity, 1209
肾结石 Kidney stones, 1182-1190
　　病因/危险因素, 1184
　　定义, 1183-1184
　　发病率/患病率, 1184
　　预后, 1184
　　肾结石的清除, 1183, 1185-1188
　　　无症状结石, 1182-1183, 1185-1186
　　　体外冲击波碎石术, 1182, 1183, 1185, 1186
　　　直视下肾切开取石术, 1183, 1187
　　　经皮肾切开取石术, 1182, 1183, 1185, 1186-1187
　　　输尿管镜术, 1183, 1186, 1187
　　输尿管结石的清除, 1183, 1188-1190
　　　无症状结石, 1182-1183, 1185-1186
　　　体外冲击波碎石术, 1182, 1183, 1185, 1188
　　　输尿管切开取石术, 1183, 1189-1190
　　　输尿管镜术, 1183, 1186, 1188-1189
肾切开取石术 Nephrolithotomy
　　开放手术，肾结石的清除, 1183, 1187
　　经皮肾镜取石术
　　　不良反应, 1187
　　　肾结石的清除, 1183, 1185, 1187
　　　伴随无症状肾/输尿管结石, 1182, 1185
肾上腺素 Adrenaline (epinephrine)
　　不良反应, 359, 387, 393
　　细支气管炎的治疗, 355, 358-359
　　心源性休克的治疗, 154
　　儿童心肺骤停的治疗, 368, 371
　　哮吼的治疗, 381, 382, 385-387
　　　即将发生呼吸衰竭, 382, 392-393
　　　左旋肾上腺素与消旋肾上腺素的比较, 382, 386
　　　与氦氧混合气比较, 386
　　　联合间歇正压通气, 381
肾上腺素受体激动剂，压力性尿失禁的治疗 Adrenergic agonists, stress incontinence management, 2565, 2568-2569
肾石病 Nephrolithiasis, 1183
　　另见肾结石
肾小球滤过率 Glomerular filtration rate (GFR), 1209
肾小球肾炎，咽喉痛的治疗 Glomerulonephritis, sore throat treatment, 2029
肾盂积水 Hydronephrosis, 1190
肾盂肾炎 Pyelonephritis, 537, 2552-2556
　　另见尿路感染
　　病因/危险因素, 2553
　　抗生素治疗, 2552, 2553-2556
　　　儿童, 533-534
　　　静脉抗生素, 2552, 2555-2556
　　　口服抗生素, 2552, 2553-2554, 2555-2556, 2557

定义，2553
发病率/患病率，2553
住院治疗与门诊治疗比较，2552, 2556
预后，2553
肾脏替代治疗 Renal replacement therapy, 1179, 1209
　另见透析
　急性肾衰竭的预防，1192, 1204-1205
　急性肾衰竭的治疗，1193, 1205-1206
　　持续治疗与间断治疗比较，1193, 1205
　　高剂量与低剂量比较，1193, 1206
肾周脓肿 Perinephric abscess, 1190
渗透性缓泻药 Osmotic laxatives
　便秘的治疗，691-694
　　儿童，375, 377-378
生长因子 Growth factors, 583
　糖尿病足溃疡的治疗，577, 581-582
　下肢溃疡的治疗，2608, 2609, 2616
生态制剂 Probiotics
　咽喉痛的治疗，2025, 2029
　外阴阴道念珠菌病的治疗，2404, 2410
　　预防复发，2405, 2414
生物反馈 Biofeedback, 1766
生物反馈训练 Biofeedback training, 1261
　另见温度生物反馈
　慢性前列腺炎，1253, 1261
　儿童便秘的治疗，375, 378
　颈部疼痛的治疗，1655, 1661
　耳鸣的治疗，846
生物相容性 Biocompatibility, 1209
生物学控制 Biological control, 1104
　旅行者疟疾的预防，1089, 1092
生殖器疱疹 Genital herpes, 2136-2147
　病因/危险因素，2138
　定义，2138
　发病率/患病率，2138
　HSV 传播的预防，2137, 2139-2142
　　抗病毒治疗，2137, 2140-2141
　　避孕套的使用，2137, 2140
　　咨询，2137, 2141-2142
　　疫苗，2137, 2139-2140
　　母婴传播，2137, 2141-2142
　　筛查，2137, 2141-2142
　预后，2138-2139
　治疗，2137-2138
　　复发初起时，2138, 2143-2144
　　日常维持治疗，2137, 2144-2145
　　第一阶段，2137, 2142-2143
　　心理治疗，2138, 2145-2146
　　HIV 感染者，2138, 2146-2147
生殖器衣原体感染 Genital chlamydial infection, 2129-2134, 2163

病因/危险因素，2130
抗生素治疗，2129-2130, 2131-2134
　淋病的双重治疗，2162, 2166
　妊娠妇女，2130, 2133-2134
　多剂量方案，2129-2130, 2131-2132, 2133
　单剂量方案，2129, 2130, 2132, 2133-2134
定义，2130
发病率/患病率，2130
同伴告知，2169, 2170, 2172
预后，2130
生殖器疣 Genital warts, 2149-2159
　病因/危险因素，2151
　定义，2151
　发病率/患病率，2151
　预后，2151
　预防传播，2151, 2158-2159
　治疗，2149-2150, 2151-2158
　　二氯/三氯醋酸，2150, 2151-2152
　　冷冻疗法，2150, 2152-2153
　　电外科手术，2150, 2153
　　咪喹莫特，2149, 2150, 2153
　　干扰素，2149, 2150, 2154-2156
　　激光手术，2150, 2156-2157
　　鬼臼树脂，2150, 2158
　　鬼臼毒素，2149, 2157-2158
　　手术切除，2150, 2156
　　HIV 感染者，2150
圣·约翰草 St John's wort
　不良反应，1384
　抑郁症的治疗，1369, 1384-1385
　　儿童和青少年，399, 405
　　与选择性 5-羟色胺再摄取抑制剂比较，1384
　　与三环类抗抑郁药比较，1384
失代偿期肝病 Decompensated liver disease, 1071
失眠 Insomnia, 2322-2325
　病因/危险因素，2323
　定义，2323
　发病率/患病率，2323
　非药物治疗，2322, 2323-2325
　　认知行为疗法，2322, 2323-2324
　　锻炼，2322, 2324
　　定时光疗，2322, 2324
　预后，2323
失血量评估图 Pictorial blood loss assessment chart（PBAC），2540
湿化 Humidification
　不良反应，391
　哮吼的治疗，380, 382, 385, 391
湿疹，麻风腮三联疫苗接种 Eczema, MMR vaccination and, 455-456
十二指肠溃疡，幽门螺杆菌根除治疗 Duodenal ulcer, Helico-

bacter pylori eradication treatment, 725, 728-729
十四烷基硫酸钠 Sodium tetradecyl sulfate
　不良反应, 291
　静脉曲张的治疗, 286-287, 288-290
石膏管型拖鞋, 跚囊炎的术后康复 Slipper cast, bunion (hallux valgus) postoperative care, 1503, 1512
　不良反应, 1512
石街 Steinstrasse, 1190
石蜡纱布敷料, 轻度热烧伤 Paraffin gauze dressing, minor thermal burns, 2583, 2588
石蜡油, 便秘的治疗 Paraffin, constipation management, 688, 691
石油凝胶, 鼻出血的治疗 Petroleum jelly, nosebleed treatment, 496, 498
时差综合征 Jet lag, 2326-2330
　病因/危险因素, 2327
　定义, 2327
　发病率/患病率, 2327
　干预, 2326, 2327-2330
　　促眠药, 2326, 2328-2329
　　生活方式改变/环境适应, 2326, 2329-2330
　　褪黑素, 2326, 2327-2328
　预后, 2327
实用性随机对照试验 Pragmatic RCT, 2226
实质角膜炎 Stomal keratitis, 923
　另见眼部单纯疱疹
　治疗, 918, 921-922
　　阿昔洛韦, 918, 921-922
　　局部用皮质类固醇, 918, 921
食管炎, 见胃食管反流病 Oesophagitis see Gastro-oesophageal reflux disease
食物中血管活性胺 Dietary vasoactive amines, 474
世界卫生组织残疾分级 WHO disability grading, 1084
视黄酯, 皱纹的治疗 Retinyl esters, wrinkle treatment, 2310, 2313
视觉模拟评分法 Visual analogue scale, 2445
视力下降 Vision lose, 885
视网膜病变 Retinopathy, 905
　另见糖尿病视网膜病变
手抖, 见特发性震颤 Hand tremor see Essential tremor
手工囊外摘除 Manual extracapsular extraction, 893
　不良反应, 891
　白内障的治疗, 889, 890-891
　手术治疗, 2490-2491, 2497-2503
　　开腹全子宫切除术, 2490, 2497
　　宫腔镜子宫内膜切除术, 2490, 2502-2503
　　腹腔镜全子宫切除术, 2490, 2498-2500
　　腹腔镜子宫肌瘤切除术, 2490, 2500-2501
　　滚球子宫内膜切除术, 2490, 2501, 2502
　　热球子宫内膜切除术, 2490, 2501
　　激光热量肌溶解, 2490, 2502

　　经阴道全子宫切除术, 2490, 2497-2498
　　子宫动脉栓塞, 2491, 2502
舒必利 Sulpiride
　不良反应, 1481
　精神分裂症的治疗, 1469, 1481
舒洛地希 Sulodexide
　不良反应, 2619
　下肢溃疡的治疗, 2608, 2618
舒马普坦 Sumatriptan
　不良反应, 471
　儿童偏头痛的治疗, 469, 471-472
舒血管肠肽, 下肢溃疡的治疗 Vasoactive intestinal polypeptide, leg ulcer treatment, 2608, 2615-2616
输卵管冲洗 Tubal flushing, 2467, 2478-2479, 2485
　不良反应, 2478
输卵管导管插入术 Tubal catheterization, 2467, 2477-2478
输卵管积水 Hydrosalpinges, 2484
输卵管手术 Tubal surgery, 2467, 2479-2480, 2485
　不良反应, 2479-2480
输卵管通液术 Hydrotubation, 2484
输卵管造影术 Salpingography, 2485
　不良反应, 2478
　输卵管性不孕的治疗, 2467, 2477-2478
输尿管结石, 见肾结石 Ureteric stones see Kidney stones
输尿管镜术 Ureteroscopy
　不良反应, 1189
　肾结石的清除, 1183, 1187
　　无症状肾/输尿管结石, 1183, 1186
　输尿管结石的清除, 1183, 1186, 1188-1189
输尿管切开取石术, 输尿管结石的清除 Ureterolithotomy, ureteric stone removal, 1183, 1189-1190
输血 Blood transfusion
　不良反应, 1115
　换血, 480, 484, 1108, 1114-1115
　疟疾的治疗, 1108, 1114-1115
　新生儿黄疸的治疗, 480, 484
术后肺部感染 Pulmonary infections, postoperative, 1871-1874
　病因/危险因素, 1872
　麻醉, 1871, 1873
　胸部理疗, 1871, 1873-1874
　定义, 1872
　发病率/患病率, 1872
　预后, 1872
　戒烟, 1871, 1872
树脂类药, 冠心病一级预防：血脂异常 Resins, primary prevention of dyslipidaemia, 177, 178, 179, 180, 182-183
栓塞 Embolisation, 1283
　不良反应, 1282
　精索静脉曲张, 1279, 1282
　　与手术结扎比较, 1282
双层睑板翻转 Bilamellar tarsal rotation, 929

不良反应，928，931
沙眼的治疗，924，927-929
双层培养异体皮肤更换 Cultured allogenic bilayer skin replacement，2623
下肢溃疡的治疗，2608，2620
双极半关节成形术 Bipolar hemiarthroplasty，1610
双氯芬酸 Diclofenac
不良反应，1352，1690，1691，1692
阿耳茨海默病的治疗，1344，1352
乳腺痛的治疗，2398
痛经的治疗，2437
痛风的治疗，1563
膝关节骨性关节炎的治疗，1690，1691，1692，1694
腰背痛的治疗，1622，1638
月经过多的治疗，2527
双盲设计 Double dummy，2444
双嘧达莫 Dipyridamole
不良反应，253
外周动脉疾病的治疗，164，166
卒中的预防，252，253
双氢除虫菌素 Ivermectin
不良反应，2289
疥疮的治疗，2285，2289
与苯甲酸苄酯比较，2289
与林旦比较，2286-2287
与扑灭司林比较，2288
双相障碍 Bipolar disorder，1294-1312
病因/危险因素，1297
分类，1297，1314
定义，1297
发病率/患病率，1297
预后，1297
预防复发，1296-1297，1307-1312
抗抑郁药物，1296，1311-1312
卡马西平，1296，1311
教育，1296，1308
拉莫三嗪，1296，1311
锂，1296，1308-1310
认知治疗，1296，1297，1307-1308
丙戊酸盐，1296，1310
双向抑郁的治疗，1295-1296，1304-1297
抗抑郁药，1296，1304-1305
卡马西平，1296，1306
拉莫三嗪，1296，1306
锂，1296，1305-1306
心理治疗，1296，1304
托吡酯，1296，1306-1307
丙戊酸盐，1296，1306
躁狂的治疗，1294-1295，1297-1304
卡马西平，1295，1303
氯丙嗪，1295，1300

氯硝西泮，1295，1303
加巴喷丁，1295，1303
氟哌啶醇，1295，1301
拉莫三嗪，1295，1304
锂，1294，1297-1298
奥氮平，1295，1301-1302
喹硫平，1295-1296，1302-1303
利培酮，1295，1301
托吡酯，1295，1304
丙戊酸盐，1295，1299-1300
齐拉西酮，1295，1302
双向调整量表 Dyadic Adjustment Scale，1929
双向交流编码评分 Dyadic Mutuality Code（DMC）Scores，1929
双重对比钡灌肠，结直肠癌筛查 Double contrast barium enema, colorectal cancer screening，681，683-684
水痘 Chickenpox，1014-1019
病因，1015
定义，1015
发病率/患病率，1015
预防，1014-1015，1016-1018
阿昔洛韦，1014，1015，1017-1018
免疫功能低下的人群，1015，1017-1018
出生前暴露的儿童，1015，1017
水痘疫苗，1014，1015，1016-1017
带状疱疹免疫球蛋白，1015，1017，1018
预后，1015-1016
治疗，1015，1018-1019
水痘-带状疱疹病毒 Varicella zoster virus（VZV），968，1015
另见水痘；带状疱疹后神经痛
HIV 感染者的预防，967，975
水痘带状疱疹免疫球蛋白 Varicella zoster immune globulin（VZIG），1020
水痘的预防，1018
水痘疫苗 Varicella vaccine
不良反应，1016
水痘的预防，1014，1016-1017
免疫功能低下的人群，1015，1017
水合氯醛，哮吼的治疗 Chloral hydrate, croup treatment，395
水胶体敷料 Hydrocolloid dressing，2590
不良反应，2587-2588，2600，2615
下肢溃疡的治疗，2609，2613-2614
轻度热烧伤，2583，2586-2588
压迫性溃疡的治疗，2593，2600-2601
水胶体敷料 Hydrogel dressings，2590-2591
水解酪蛋白奶 Casein hydrolysate milk446
婴儿腹痛的治疗，439，441-442
水解乳清奶 Whey hydrolysate milk，446
婴儿腹痛的治疗，439，440-441
水杨酸 Salicylic acid
银屑病的治疗，2251，2255

疣的治疗，2296，2306-2307
　　与冷冻疗法比较，2300
　　与光动力疗法比较，2305
水蛭素，不稳定型心绞痛的治疗 Hirudin, unstable angina treatment, 73
顺铂 Cisplatin
　　不良反应，1273，1275，2105，2111，2113
　　肺癌的治疗
　　　　非小细胞肺癌，2103，2104-2105
　　　　姑息性化疗，2108，2109
　　　　小细胞肺癌，2112-2113
　　　　联合放疗，2106
　　非转移性乳腺癌的治疗，2368
　　精原细胞瘤的治疗，1265，1272-1273，1274，1275
　　胃癌的治疗，769
顺势疗法 Homeopathic therapy
　　踝扭伤，1493，1500
　　疣，2297，2302
司来吉兰 Selegiline
　　不良反应，1354，1813-1814
　　痴呆的治疗，1344，1353-1354
　　帕金森病的治疗，1810，1812-1814
司帕沙星 Sparfloxacin
　　不良反应，2019，2132
　　衣原体感染的治疗，2130，2132
　　肺炎的治疗，2015，2018
司他夫定 Stavudine
　　不良反应，948
　　HIV感染的治疗，945，946，948
司坦唑醇，下肢溃疡的治疗 Stanozolol, leg ulcer treatment, 2609, 2622
司维拉姆 Sevelamer
　　不良反应，1178
　　终末期肾病并发症的预防，1172，1177-1178
丝裂霉素C，非转移性乳腺癌的治疗 Mitomycin-C, non-metastatic breast cancer treatment, 2367, 2368
丝裂霉素 Mitomycin
　　肺癌的治疗，2103
　　胃癌的治疗，769
四环素 Tetracycline
　　寻常痤疮的治疗，2184，2185，2192-2193，2198-2199
　　　　口服，2185，2198-2199
　　　　外用，2184，2192-2193
　　　　与红霉素比较，2195
　　　　与米诺环素比较，2197
　　不良反应，2193，2199
　　支气管炎的治疗，2000
　　衣原体感染的治疗，2129，2131
　　慢性阻塞性肺疾病的治疗，2090-2091
　　幽门螺杆菌的根除，730-731，736-737
　　气胸的治疗，2036

耐药性，2164
沙眼的预防，924，925-926
　　与阿奇霉素比较，927
四氢西泮，腰背痛的治疗 Tetrazepam, low back pain treatment, 1634, 1639
速度依赖踏车训练 Speed dependent treadmill training (STT), 1823
酸果蔓果汁 Cranberry juice
　　不良反应，2563
　　膀胱炎的治疗，2558，2563
酸乳酪，外阴阴道念珠菌病的治疗 Yoghurt, vulvovaginal candidiasis, 2404, 2410
　　预防复发，2405，2414
髓内固定，髋部骨折 Intramedullary fixation, hip fracture, 1588, 1597-1598
　　不良反应，1597，1598
　　与髓外固定比较，1597-1598
髓外固定 Extramedullary fixation, 1610
　　髋部骨折，1588，1595-1596
　　不良反应，1596
　　与髓内固定比较，1597-1598
羧甲司坦，分泌性中耳炎的治疗 Carbocisteine, otitis media with effusion treatment, 815, 818
羧甲司坦赖氨酸，分泌性中耳炎的治疗 Carbocisteine lysine, otitis media with effusion treatment, 815, 818
索他洛尔 Sotalol
　　不良反应，208
　　心房颤动的治疗，79，80，89-90，92
　　　　与奎尼丁加地高辛比较，89
　　特发性震颤的治疗，1774
　　心血管疾病的二级预防，197，208-209

T

Taussig 哮吼评分 Taussig croup score, 397
Toftness 推拿法 Toftness manipulation, 2445
Toki-shakuyaku-san（草药疗法），痛经的治疗 Toki-shakuyaku-san, dysmenorrhoea treatment, 2430, 2435
T-评分 T-score, 1558
他地那非 Tadalafil
　　不良反应，1240-1241
　　勃起功能障碍的治疗，1228，1239-1241
　　　　与西地那非比较，1240
　　　　合并糖尿病，1240
他卡西醇，银屑病的治疗 Tacalcitol, psoriasis treatment, 2259
他克林 tacrine
　　不良反应，1352
　　阿耳茨海默病的治疗，1344，1351-1352
他莫昔芬 Tamoxifen
　　不良反应，2336-2337，2378，2399
　　乳腺痛的治疗，2393，2398-2399

与达那唑比较，2396
　　不孕症的治疗，2467，2470
　　　　与克罗米芬比较，2469
　　　　与克罗米芬合用，2469
　　转移性乳腺癌的治疗，2332，2336-2337
　　　　与卵巢切除术比较，2333，2338
　　　　与孕激素比较，2337
　　　　与选择性芳香化酶抑制剂比较，2339
　　　　与促性腺激素释放激素类似物合用，2332，2338-2339
　　非转移性乳腺癌，2361，2377-2378，2392
　　　　导管原位癌，2361，2366-2367
　　　　局部晚期乳腺癌，2364，2385-2386
　　　　与联合化疗合用，2362，2379
　　　　与放疗合用，2361，2363，2366-2367
他汀类药 Statins
　　另见特定药物
　　不良反应，169-170，181，249，633
　　心血管事件的发生风险
　　　　糖尿病患者，624，632-633
　　糖尿病血脂异常的治疗，555-556，559-562，570-573
　　　　与依泽替米贝合用，561-562
　　　　与贝特类药合用，562
　　外周动脉疾病的治疗，164，168-170
　　　　联合经皮腔内血管成形术，171
　　冠心病一级预防：血脂异常，177，178，179-182
　　心血管疾病的二级预防，197，211-213
　　卒中的预防，244，248-249
他扎罗汀 Tazarotene
　　不良反应，2262，2314
　　银屑病的治疗，2250，2261-2262，2282-2283
　　皱纹的治疗，2309，2314
胎儿被动下降 Passive fetal descent，1917
胎儿血红蛋白 Fetal haemoglobin（Hb F），58
胎膜早破 Premature rupture of membranes，1967，1971-1972
　　羊膜腔灌注，1967，1972
　　抗生素治疗，1967，1971-1972
胎盘滋养层制剂免疫治疗，习惯性流产的治疗 Trophoblastic membrane infusion, recurrent miscarriage management，1986，1991
泰利霉素 Telithromycin
　　不良反应，838，839，2019
　　肺炎的治疗，2015，2018
　　鼻窦炎的治疗，835，838-839
坦洛新 Tamsulosin
　　不良反应，1216
　　良性前列腺增生的治疗，1215，1216
　　慢性前列腺炎的治疗，1258
碳酸酐酶抑制剂，特发性震颤的治疗 Carbonic anhydrase inhibitors, essential tremor treatment，1774，1779
碳酸氢钠 Sodium bicarbonate
　　急性肾衰竭的治疗，1192，1195
　　不良反应，1893
　　儿童心肺骤停的治疗，368，371
　　有机磷中毒的治疗，1887，1893
碳酸氢盐 Bicarbonate
　　不良反应，1044
　　口服补液，1032，1042，1043
碳氧血红蛋白水平 Carboxyhaemoglobin levels，1877-1878
糖蛋白Ⅱb/Ⅲa受体抑制剂 Glycoprotein Ⅱb/Ⅲa antagonists
　　不良反应，70，149，203，636
　　心肌梗死的治疗，141，147-149
　　外周动脉疾病的治疗，164，166
　　心血管疾病的二级预防，196，203
　　　　与阿司匹林合用，201
　　不稳定型心绞痛的治疗，67，70-71
　　　　静脉给药，67，70-71
　　　　口服，67，71
　　糖尿病患者，625，636
　　　　联合冠脉内支架，625，626，640-641
糖蛋白疫苗，单纯疱疹传播的预防 Glycoprotein vaccine, herpes simplex transmission prevention，2137，2139-2140
糖尿病 Diabetes
　　另见糖尿病足溃疡；糖尿病肾病；糖尿病视网膜病变；血糖控制
　　病因/危险因素，587，598
　　心血管疾病，623-641，645
　　　　另见高血压
　　　　抗血小板药物的益处，625，634-636
　　　　血糖控制，625，636-638
　　　　控制血压，624，628-630
　　　　发病率/患病率，626
　　　　降血脂治疗，624，631-633
　　　　多重危险因素的治疗，626，638-639
　　　　预后，627
　　　　戒烟，624，628
　　　　手术治疗，626，639-641
　　定义，586-587，597-598，626
　　血脂异常，555-567
　　　　病因/危险因素，557
　　　　联合治疗，556，561-562，574
　　　　定义，556-557
　　　　药物治疗，555-556，559-564，566-567，569-575
　　　　发病率/患病率，557
　　　　生活方式干预，555，558
　　　　预后，557
　　勃起功能障碍的治疗，1236-1237，1238，1240，1242
　　高血压，见降低血压；高血压
　　发病率/患病率，587，598
　　麻风腮三联疫苗接种，456
　　口咽念珠菌病，1850，1856
　　预后，587，598
糖尿病截肢的预防 Amputation prevention in diabetes，577

氧疗，576，582
患者教育，576，579
到足病门诊就诊，576，577-578
糖尿病肾病 Diabetic nephropathy，540-543
　病因/危险因素，543
　定义，543
　发病率/患病率，543
　预后，543
　进展分期，543，544
　1型糖尿病的治疗，540-541，544-548
　　血管紧张素转换酶抑制剂，540，544，546
　　血管紧张素Ⅱ受体阻滞剂，541，544-545，546-547
　　血压控制，541，545-546，547-548
　　血糖控制，540，541，545，547
　　限制蛋白质摄入，541，545，547
　2型糖尿病的治疗，541-543，548-553
　　血管紧张素转换酶抑制剂，541-542，548-549，551
　　血管紧张素Ⅱ受体阻滞剂，542，549-550，551-552
　　血压控制，542，543，550，553
　　血糖控制，542，550，552-553
　　限制蛋白质摄入，542，550，552
糖尿病视网膜病变 Diabetic retinopathy，900-905
　病因/危险因素，901
　定义，901
　发病率/患病率，901
　预后，901
　治疗，900-901，902-905
　　激光光凝治疗，900-901，902-904
　　玻璃体切除术，901，904-905
糖尿病足溃疡 Diabetic foot ulcers，576-583
　病因/危险因素，577
　定义，577
　发病率/患病率，577
　预防，576，577-579
　　患者教育，576，578-579
　　到足病门诊就诊，576，577-578
　　筛查的益处，576，577-578
　　治疗性足靴，576，578
　预后，577
　严重程度，577
　治疗，576-577，579-583
　　人培养皮肤，577，580-581
　　人皮肤代用品，576，581
　　氧疗，576，577，582-583
　　减压治疗，576，577，579-580
　　表皮生长因子，577，581-582
特比萘芬 Terbinafine
　不良反应，2204，2205，2216-2217
　足癣的治疗，2202，2203-2204
　趾甲真菌感染的治疗，2212，2213，2216-2217，2218-2219
　　口服，2212，2216

　　外用，2213，2218-2219
　　与灰黄霉素比较，2214
　　与伊曲康唑比较，2215
特布他林 Terbutaline
　儿童哮喘的治疗，307
　　给药方法，307，312，324
　　伴有喘息，324
　早产的治疗，1973
特发性血小板减少性紫癜，麻风腮三联疫苗接种 Idiopathic thrombocytopenic purpura（ITP），MMR vaccination and，455
特发性震颤 Essential tremor，1773-1783
　病因/危险因素，1774
　定义，1774
　药物治疗，1773-1774
　　巴比妥类药，1777-1778
　　苯二氮䓬类药，1774，1779
　　β受体阻滞剂，1773，1774，1775-1777
　　肉毒杆菌毒素A-血细胞凝集素复合体，1773，1781-1782
　　钙通道阻滞剂，1774，1780
　　碳酸酐酶抑制剂，1774，1779
　　可乐定，1774，1780-1781
　　氟桂利嗪，1774，1780
　　加巴喷丁，1774，1781
　　异烟肼，1774，1781
　　米氮平，1774，1782-1783
　　托吡酯，1773，1782
　发病率/患病率，1774
　预后，1774-1775
特非那定 Terfenadine
　不良反应，825
　支气管炎的治疗，2002
　季节性变应性鼻炎的治疗，823，824，825
　　与伪麻黄碱合用，822，827
特康唑，外阴阴道念珠菌病的治疗 Terconazole，vulvovaginal candidiasis treatment，2403，2406-2407
特拉唑嗪 Terazosin
　不良反应，1216-1217，1258
　良性前列腺增生的治疗，1213，1215，1216
　慢性前列腺炎的治疗，1256，1257-1258
特殊感觉试验评分 Organoleptic test scores，1868
疼痛强度差异之和-8 SPID-8，2445
疼痛完全缓解分数 TOTPAR score，2445
体力状态 Performance status，38，2115
体外冲击波碎石术 Extracorporeal shockwave lithotripsy（ESWL）
　不良反应，1185
　肾结石的清除，1182，1183，1186
　　无症状肾/输尿管结石，1182，1185
　输尿管结石的清除，1182，1183，1185，1188
体外冲击波治疗 Extracorporeal shock wave therapy（ESWT），1710

不良反应，1708，1735
足跟痛的治疗，1701，1708-1709，1712
肩痛的治疗，1721，1734-1735
体外受精 In vitro fertilisation（IVF）
不良反应，2480-2481
延迟，2484
子宫内膜异位症相关性不孕，2467，2483-2484
即刻，2484
排卵障碍，2466，2476
输卵管性不孕，2467，2480-2481
体育锻炼，见锻炼 Physical training see Exercise
体重减轻 Weight loss
另见肥胖症
药物治疗，861-862，864-869
培训卫生专业人员的效果，98，111
胃食管反流病的治疗，699
痛风的治疗，1561，1565
生活方式建议，98，108-109，115-117
维持，98，109-110
多囊卵巢综合征的治疗，2544，2548
习惯性流产的治疗，1989
体重增加的预防 Weight gain prevention，98，110-111
体重指数 Body mass index（BMI），874，1292，2277
替勃龙 Tibolone
不良反应，2517
乳腺痛的治疗，2394，2398
灼口综合征的治疗，1843，1845
子宫平滑肌瘤的治疗，2489，2493-2494
绝经期综合征的治疗，2511，2517
替加氟，肺癌的治疗 Tegafur, lung cancer treatment，2104-2105
替加色罗 Tegaserod
不良反应，761
肠易激综合征的治疗，758，761
替拉扎特 Tirilazad
不良反应，237
卒中的治疗，230，237
替罗非班 Tirofiban
糖尿病患者心血管疾病的预防，625，636，641
心肌梗死的治疗，141，148-149
不稳定型心绞痛的治疗，70
替马西泮，创伤后应激障碍的预防 Temazepam, post-traumatic stress disorder prevention，1454，1459-1460
替米沙坦，糖尿病肾病的治疗 Telmisartan, diabetic nephropathy treatment，542，549
替莫西林，儿童尿路感染的治疗 Temocillin, urinary tract infection management in children，533
替奈普酶，心肌梗死的治疗 Tenecteplase, myocardial infarction management，145，146-147，148
替诺昔康 Tenoxicam
不良反应，1519

腕管综合征的治疗，1515，1519
痛风的治疗，1561，1563
替硝唑 Tinidazole
不良反应，729，1009
阿米巴痢疾的治疗，1007，1010
与甲硝唑比较，1008，1012-1013
与奥硝唑比较，1009
急性阑尾炎的治疗，657
替扎尼定 Tizanidine
不良反应，1805
腰背痛的治疗，1623
多发性硬化中痉挛的治疗，1796，1804-1805
三叉神经痛的治疗，1828，1829-1830
与卡马西平比较，1829
天然软骨多糖 Natural cartilage polysaccharide
不良反应，2316
皱纹的治疗，2310，2315-2316
口服，2310，2315-2316
外用，2310，2315
听觉统合训练 Auditory integration training，352
孤独症的治疗，345，350
通畅气道，儿童心肺骤停 Airway management, cardiorespiratory arrest in children，368，370
通气 Ventilation
不良反应，2055
哮喘的治疗，2041，2055-2056
儿童心肺骤停的治疗，368，370
面罩通气与气管插管比较，369，370-371
同伴支持 Peer support，2426
家庭暴力，2419，2425
产后抑郁，1920，1928-1929
同基因移植，多发性骨髓瘤 Syngeneic transplantation, myeloma（multiple），3
同心等张对抗锻炼 Concentric-eccentric isokinetic resistance training，1697
酮康唑 Ketoconazole
不良反应，1861，2217，2409
趾甲真菌感染的治疗，2212，2217，2218
口服，2212，2217
外用，2212，2218
与灰黄霉素比较，2214
口咽念珠菌病，1850，1852，1860
多囊卵巢综合征的治疗，2544，2548-2549
外阴阴道念珠菌病的治疗，2404，2408-2409
男性性伴侣，2411，2415
预防复发，2405，2413-2414
与氟康唑比较，2409
与咪唑制剂比较，2409
酮咯酸 Ketorolac
镰状细胞危象的治疗，47，55
与哌替啶比较，55

与哌替啶合用，55
与吗啡合用，55
挥鞭伤的治疗，1670
酮色林 Ketanserin
　不良反应，1959
　妊娠期高血压的治疗，1952,1959
痛风 Gout，1561-1566
　病因/危险因素，1562
　标准，1562,1567
　定义，1562
　发病率/患病率，1562
　预防复发，1561-1562,1564-1566
　　减少酒精摄入，1561,1565
　　别嘌呤醇，1561,1565-1566
　　秋水仙碱，1561,1564-1565
　　低嘌呤饮食，1561,1565-1566
　　磺吡酮，1561,1566
　　减轻体重，1561,1565
　预后，1562
　治疗，1561,1562-1564
　　秋水仙碱，1561,1564
　　皮质激素，1561,1564
　　非甾体抗炎药，1561,1563,1568-1569
痛经 Dysmenorrhoea，2429-2444
　病因/危险因素，2431
　充血性，2444
　定义，2431
　发病率/患病率，2431,2447
　预后，2431
　痉挛性，2445
　治疗，2429-2430,2432-2444
　　针刺，2430,2432
　　镇痛药，2429-2430,2432-2433,2448
　　行为干预，2430,2433-2434
　　饮食干预，2430,2435,2443-2444
　　草药治疗，2430,2435-2436
　　镁，2430,2436
　　非甾体抗炎药，2429,2436-2439
　　口服避孕药，2430,2434-2435
　　脊柱推拿术，2430,2440
　　外科治疗，2430,2440
　　局部热疗，2430,2441-2442
　　经皮电刺激神经疗法，2430,2442-2443
头孢氨苄 Cefalexin
　慢性化脓性中耳炎的治疗，778
　膀胱炎的预防，2560
头孢泊肟 Cefpodoxime
　不良反应，1999
　支气管炎的治疗，1999
头孢泊肟，急性中耳炎的治疗 Cefpodoxime-proxetil, acute otitis media treatment，506

头孢呋辛 Cefuroxime
　不良反应，839,1999
　支气管炎的治疗，1996,1998,1999,2000
　肺炎的治疗，2020,2021
　鼻窦炎的治疗，835,839
　儿童尿路感染的治疗，532
头孢菌素类药 Cephalosporins
　另见特定药物
　急性中耳炎的治疗，500,502-503,504
　不良反应，838,839,2164
　支气管炎的治疗，1996,1998,1999,2000
　淋病的治疗，2162,2164,2165
　盆腔感染性疾病的治疗，2176,2178
　肺炎的治疗，2016,2019-2020
　鼻窦炎的治疗，834-835,836,837-838,839
　儿童尿路感染的治疗，528,531,533
头孢克洛 Cefaclor
　急性中耳炎的治疗，504
　不良反应，838,839
　膀胱炎的预防，2558,2560
　鼻窦炎的治疗，834,835,838
头孢克肟 Cefixime
　不良反应，503,504,2164
　细菌性结膜炎的治疗，895,897
　支气管炎的治疗，1999
　淋病的治疗，2162,2164
　　妊娠妇女，2162,2164-2165
　分泌性中耳炎的治疗，817
　儿童尿路感染的治疗，531,533
头孢曲松 Ceftriaxone
　不良反应，1140,2165,2209
　阑尾炎的治疗，655
　蜂窝织炎和丹毒的治疗，2209
　淋病的治疗，2162,2164
　　妊娠妇女，2162,2164-2165
　脑膜炎球菌病的预防，1140
　肺炎的治疗，2020
　儿童尿路感染的治疗，533
头孢噻吩 Cefoxitin
　不良反应，672
　憩室炎的治疗，668,671-672
　盆腔感染性疾病的治疗，2177,2179
头孢噻肟 Cefotaxime
　阑尾炎的治疗，657
　儿童尿路感染的治疗，531,533
头孢他啶，慢性化脓性中耳炎的治疗 Ceftazidime, chronic suppurative otitis media treatment，773,778-779,782-783
头孢替安，慢性化脓性中耳炎的治疗 Cefotiam, chronic suppurative otitis media treatment，778
头孢唑啉，不良反应 Cefazolin, adverse effect，2209
头孢唑肟，慢性化脓性中耳炎的治疗 Ceftizoxime, chronic

suppurative otitis media treatment, 772, 778, 779
头髁钉 Cephalocondylic nails, 1610
　髋部骨折的治疗, 1588, 1597
　　不良反应, 1597
头颅按摩 Cranial osteopathy, 446
　婴儿腹痛的治疗, 439, 442
头皮脓皮病 Scalp pyoderma, 2226
头虱 Head lice, 2221-2226
　病因/危险因素, 2222
　定义, 2222
　草药/精油治疗, 2221, 2225-2226
　发病率/患病率, 2222
　杀虫剂, 2221, 2222-2224
　预后, 2222
　梳头清除, 2221, 2225
透明质酸 Hyaluranon
　不良反应, 1690
　膝关节骨性关节炎的治疗, 1685, 1689-1690
　　与皮质激素比较, 1688
透热疗法 Diathermy, 1500
　踝扭伤的治疗, 1493, 1499
透析 Dialysis, 1179
　急性肾衰竭的治疗, 1193, 1205-1207
　　预防, 1192, 1204-1205
　充分性, 1179
　纤维膜为基础, 1209
　血液透析, 1171, 1175-1176
　　高通量膜血透, 1171, 1175-1176
　　增加剂量血透, 1171, 1174-1175, 1176
　腹膜透析, 1171, 1173-1175
　　不良反应, 1174-1175
　　自动腹膜透析（APD）, 1179
　　持续不卧床腹膜透析（CAPD）, 1179
　　艾考糊精, 1171, 1173-1174
　　增加剂量透析, 1171
图像出血判定图表 Pictorial bleeding assessment chart（PBAC）, 2503
土霉素, 寻常痤疮的治疗 Oxytetracycline, acne vulgaris treatment, 2185, 2198
　与多西环素比较, 2194
　与米诺环素比较, 2197
吐根 Ipecacuanha
　不良反应, 1889, 1900
　有机磷中毒的治疗, 1887, 1889
　扑热息痛中毒, 1897, 1900
团体治疗 Group therapy
　抑郁症
　　儿童和青少年, 399, 408
　　产后抑郁, 1920, 1926
　　强迫障碍, 1430
　　创伤后应激障碍, 1455, 1461

推拿 Manipulation, 1672
　另见脊柱推拿
　不良反应, 1664
　冰冻肩, 1721, 1730
　颈部疼痛的治疗, 1655, 1662-1664
　　与药物治疗比较, 1662
　　与活动比较, 1663
　　联合锻炼, 1655, 1663
退热时间 Fever clearance time, 1116
退热药, 热性惊厥 Antipyretic treatments, febrile seizures, 415, 418
褪黑素 Melatonin
　不良反应, 2328, 2330
　时差综合征的预防, 2326, 2327-2328
　　与唑吡坦合用, 2329
吞咽治疗, 帕金森病 Swallowing therapy, Parkinson's disease, 1811, 1822
托吡酯 Topiramate
　不良反应, 1304, 1307, 1782, 1831
　双相抑郁的治疗, 1295, 1296, 1304, 1306-1307
　癫痫的治疗, 1752, 1760
　特发性震颤的治疗, 1773, 1782
　三叉神经痛的治疗, 1827, 1831
托波力农, 心力衰竭的治疗 Toborinone, heart failure treatment, 126
托芬那酸, 痛经的治疗 Tolfenamic acid, dysmenorrhoea treatment, 2437
托美汀, 前葡萄膜炎的治疗 Tolmetin, anterior uveitis treatment, 934-935
托哌酮, 腰背痛的治疗 Tolperisone, low back pain treatment, 1634, 1639
脱水的治疗, 见补液治疗 Dehydration treatment *see* Rehydration therapy
脱髓鞘病 Demyelinating disease
　另见多发性硬化
　麻风腮三联疫苗接种, 456-457
脱氧核糖核酸酶 Deoxyribonuclease
　不良反应, 2072
　支气管扩张的治疗, 2070, 2072
妥布霉素 Tobramycin
　不良反应, 898
　细菌性结膜炎的治疗, 897, 898
　慢性化脓中耳炎的治疗, 773, 775
　肾盂肾炎的治疗, 2555

U

Unna 靴 Unna's boot, 2624

V

"V"形截骨术 Chevron osteotomy, 1502-1503, 1507-1508,

1513
　不良反应，1508
　与内收肌肌腱截断术合用，1503，1508
　与 Akin 截骨术合用，1503

W

Westley 哮吼评分 Westley croup score，397
Wilson 截骨术 Wilson osteotomy，1513
外耳道冲洗法 Ear syringring，788，790
　不良反应，790
外耳道炎 Otitis externa，807-812
　病因/危险因素，808
　定义，808
　发病率/患病率，808
　预后，808
　治疗，807-812
　　醋酸，808，812
　　醋酸铝滴剂，807，811-812
　　抗生素，807，808-811
　　抗真菌药，808，810
　　耳部清洗，808，812
　　皮质类固醇，807，811
外固定 External fixation，1610
　髋部骨折，1588
外阴阴道念珠菌病 Vulvovaginal candidiasis，2403-2415
　病因/危险因素，2405
　定义，2405
　发病率/患病率，2405
　预后，2405
　预防复发，2404-2405，2411-2415
　　阴道硼酸制剂，2405，2415
　　灌洗，2404，2414
　　大蒜素，2404，2414
　　阴道咪唑制剂，2405，2411-2412
　　含乳酸杆菌的酸乳酪，2405，2414
　　口服氟康唑，2404，2412
　　口服依曲康唑，2404，2413
　　口服酮康唑，2405，2413-2414
　　阴道用茶树油，2405，2415
　治疗，2403-2404，2406-2411
　　阴道硼酸制剂，2404，2410-2411
　　灌洗，2404，2410
　　大蒜素，2404，2410
　　阴道咪唑制剂，2403，2406-2407
　　阴道制霉菌素，2404，2409
　　含乳酸杆菌的酸乳酪，2404，2410
　　口服氟康唑，2404，2407-2408
　　口服依曲康唑，2404，2408
　　口服酮康唑，2404，2408-2409
　　阴道用茶树油，2404，2410

　　治疗男性性伴侣，2404，2405，2411，2415
外周动脉疾病 Peripheral arterial disease，164-174
　病因/危险因素，165
　定义，165
　发病率/患病率，165
　预后，165
　戒烟的益处，165，171-172
　治疗，164-165，166-174
　　抗血小板药物，164，166-167
　　旁路手术，165，173
　　西洛他唑，165，172-173
　　锻炼，164，167-168
　　己酮可可碱，165，173-174
　　经皮腔内血管成形术，164-165，170-171
　　他汀类药，164，168-170
外周肌训练，慢性阻塞性肺疾病 Peripheral muscle training, chronic obstructive pulmonary disease，2079，2095-2096
外周射频消融，三叉神经痛的治疗 Peripheral radiofrequency thermocoagulation, trigeminal neuralgia treatment，1828，1833
外周神经切除术，三叉神经痛的治疗 Peripheral neurectomy, trigeminal neuralgia treatment，1828，1833
外周血干细胞，多发性骨髓瘤的治疗 Peripheral blood stem cells, multiple myeloma treatment，3，15-16
弯曲杆菌 Campylobacter，424，1033
　抗生素耐药，1035
腕部夹板 Wrist splints
　不良反应，1521
　腕管综合征的治疗，1516，1521
　　术后，1516，1526
腕管松解术 Carpal tunnel release，1516，1522-1526
　不良反应，1524-1525
　内镜松解，1516，1522-1525
　与神经内松解术合用，1516，1525-1526
腕管综合征 Carpal tunnel syndrome，1515-1526
　病因/危险因素，1517
　定义，1516
　诊断标准，1527
　药物治疗，1515-1516，1517-1521
　　皮质激素，1515，1517-1519
　　利尿剂，1516，1519-1520
　　非甾体抗炎药，1515，1519
　　维生素 B_6，1516，1520
　发病率/患病率，1516-1517
　预后，1517
　手术治疗，1516，1522-1526
　　内镜松解，1516，1522-1524，1525
　　术后治疗，1516，1526
　　联合神经内松解术，1516，1525-1526
　超声治疗，1516，1522
　腕部锻炼，1516，1521-1522

腕部平板，1516，1521
危机干预 Crisis intervention, 1340
微波子宫内膜消融术 Microwave endometrial ablation, 2540
    月经过多的治疗，2536
微型精神评分 Mini-mental score, 1884
韦伯斯特分级标准 Webster rating scale, 1823
    改良的，1823
为 DSM-III-R 设置的结构化临床会谈 Structured clinical interview for DSM-III-R, 1930
围产期窒息 Perinatal asphyxia, 511-518
    病因/危险因素，512
    定义，512
    发病率/患病率，512
    预后，512
    预防性抗惊厥药，512，517
    治疗，511-512，513-518
        抗氧化剂，511，513
        钙通道阻滞剂，511，513
        皮质类固醇，511，513-514
        液体限制，511，514
        头部/全身低温，511，514-515
        过度通气，511，515
        正性肌力药支持，511，515-516
        硫酸镁，511，516
        甘露醇，511，516
        阿片受体拮抗剂，511，516-517
        空气复苏，512，517-518
维持原随机分组治疗 Intention to treat, 1130
维甲酸 Tretinoin
    寻常痤疮的治疗，2184，2190
    不良反应，2190，2312-2313
    皱纹的治疗，2309，2312-2313
维拉帕米 Verapamil
    不良反应，22，93，629
    心绞痛的治疗，63
    心房颤动的治疗，79，80，90，92-93
        与胺碘酮比较，82
        与地尔硫䓬比较，93
    多发性骨髓瘤的治疗，21
    心肌梗死的治疗，141，151-152
    心血管疾病的二级预防，197，207，214
维生素 A Vitamin A
    不良反应，962
    孤独症的治疗，346，351
    HIV 母婴传播的预防，956，961-962
维生素 B_1，痛经的治疗 Thiamine, dysmenorrhoea treatment, 2430，2440-2441
维生素 B 补充 Vitamine B supplementation
    不良反应，2443
    痛经的治疗，2430，2443
    维生素 B_6，见 Pyridoxine

维生素 C Ascorbic acid
    不良反应，2312
    压迫性溃疡的治疗，2602
    皱纹的治疗，2310，2311-2312
维生素 C Vitamine C
    孤独症的治疗，346，352
    普通感冒的治疗，2006，2007-2008
    子痫前期的治疗，1952，1956，1959-1960
    心血管疾病的二级预防，198，214-215
    皱纹的治疗，2310，2311-2312
    预防，2309，2311
维生素 D Vitamine D
    不良反应，1550
    衍生物，银屑病的治疗，2250，2253，2258-2261
        不良反应，2261
        与皮质类固醇比较，2259
        与地蒽酚比较，2259
        与焦油比较，2259
        联合光疗，2253，2275
        联合系统性药物治疗，2276-2277
        联合外用皮质类固醇，2259-2260
    绝经后妇女的骨折预防，1545，1550
        与钙合用，1544，1551-1552
维生素 E Vitamine E
    乳腺痛的治疗，2394，2401
    痛经的治疗，2430，2444
    下肢痉挛的预防，1613，1615
    外周动脉疾病的治疗，167
    子痫前期的治疗，1952，1956，1959-1960
    心血管疾病的二级预防，198，214-215
    皱纹的治疗，2311-2312
    预防，2310，2311
维生素 K 拮抗剂 Vitamine K antagonists
    不良反应，272
    深静脉血栓的治疗，269，271-272
维生素补充剂 Vitamine supplements
    另见特定维生素
    慢性疲劳综合征的治疗，1536
    下肢痉挛的治疗，1613，1617
    HIV 母婴传播的预防，956，961-962
    习惯性流产的治疗，1986，1992
    心血管疾病的二级预防，198，214-215
维司力农，心力衰竭的治疗 Vesnarinone, heart failure management, 120，125，126
维替泊芬 Verteporfin, 885
    不良反应，882-883
    年龄相关性黄斑变性的治疗，877，882-883
伪麻黄碱 Pseudoephedrine
    不良反应，805-806，828
    普通感冒的治疗，2006，2011
    航空旅行时中耳疼痛的治疗，804，805-806

儿童，804，805
　　季节性变应性鼻炎的治疗，822，823
　　　　与抗组胺药合用，822，824，827-828
胃癌 Stomach cancer, 765-770
　　辅助放化疗，765，769-770
　　辅助化疗，765，768-769
　　病因/危险因素，766
　　定义，766
　　幽门螺杆菌，727，733
　　　　B 细胞淋巴瘤，727，732-733
　　发病率/患病率，766
　　预后，766
　　分期，771
　　手术治疗，765
　　　　根治性淋巴结清扫术与保守性淋巴结清扫术比较，765，768
　　　　切除邻近器官，765，767-768
　　　　胃次全切除术与全胃切除术比较，765，766-767
胃肠炎 Gastroenteritis
　　另见腹泻
　　病因/危险因素，424
　　定义，424
　　儿童，423-427
　　发病率/患病率，424
　　预后，424
胃成形术 Gastroplasty, 874
　　肥胖症的治疗，863，872，873
胃底折叠术 Fundolication
　　不良反应，437，706
　　胃食管反流的治疗，698，705-706
　　　　儿童，437
　　　　与腹腔镜比较，706
胃溃疡，幽门螺杆菌根除治疗 Gastric ulcer, *Helicobacter pylori* eradication treatment, 725, 730
胃旁路术 Gastric bypass, 874
　　不良反应，872
　　肥胖症的治疗，862，871-872，873
胃切除术 Gastrectomy, 770
　　不良反应，767
　　胃癌，765，766-767
胃食管反流 Gastro-oesophageal reflux disease, 697-706
　　病因/危险因素，433，698
　　定义，433，698
　　幽门螺杆菌的根除，727
　　儿童，432-437
　　　　药物治疗，432，435-437
　　　　喂养稠厚的食物，432，434-435
　　　　体位喂养，432，433-434
　　　　手术，432，437
　　发病率/患病率，433，698
　　预后，433，698-699

　　治疗，432，433-437，697-698，699-706
　　　　抗酸药/藻酸盐，432，435，697，698，703
　　　　H_2 受体拮抗剂，432，436，697，698，701，704
　　　　腹腔镜手术，698，706
　　　　生活方式建议，697，698，699，703
　　　　维持治疗，698，703-706
　　　　动力药物，432，435-436，697，698，700，703-704
　　　　开腹手术，432，437，698，705-706
　　　　质子泵抑制剂，432，437，697，698，701-703，704-705
胃束带术 Gastric banding, 874
　　不良反应，871
　　肥胖症的治疗，863，870-871，873
胃腺癌 Adenocarcinoma, gastric
　　另见胃癌
　　幽门螺杆菌，727，733，766
喂养稠厚的食物 Feed thickeners
　　不良反应，435
　　儿童胃食管反流的治疗，432，434-435
温度生物反馈 Thermal biofeedback, 474
　　儿童偏头痛的预防，469，473
文拉法辛 Venlafaxine
　　不良反应，405，1305，1382，1415
　　双相障碍的治疗，1305
　　神经性贪食症的治疗，1317，1326-1327
　　抑郁症的治疗，1368，1369，1372，1381-1382，1392
　　　　儿童和青少年，400，405
　　　　与米氮平比较，1382
　　　　与选择性 5-羟色胺再摄取抑制剂比较，1382
　　　　与三环类抗抑郁药比较，1382
　　广泛性焦虑障碍的治疗，1407，1414
　　强迫障碍的治疗，1427
　　　　与 5-羟色胺再摄取抑制剂比较，1427
　　创伤后应激障碍的治疗，1455，1463
稳定型心绞痛，见心绞痛 Stable angina *see* Angina
问题解决治疗 Problem solving theraphy
　　故意自伤的治疗，1333，1336
　　抑郁症，1369-1370，1388-1389
　　腰背痛，1644
肟类 Oximes
　　不良反应，1892
　　有机磷中毒的治疗，1887，1892
卧床休息 Bed rest
　　另见休息
　　不良反应，1631
　　腰背痛的治疗，1620，1630-1631
乌拉地尔，妊娠期间高血压的治疗 Urapidil, hypertension treatment during pregnancy, 1959
乌拉立肽，急性肾衰竭的治疗 Ularitide, acute renal failure management, 1193, 1208-1209
无脉性室性心动过速 Non-pulseless ventricular tachycardia, 296

无脉性室性心动过速 Pulseless ventricular tachycardia, 296, 373

无排卵 Anovulation, 2484

无乳糖食物，儿童腹泻的治疗 Lactose-free feeds, diarrhoea treatment in children, 423, 427, 431

无糖口香糖，口臭的治疗 Sugar free chewing gum, halitosis treatment, 1864, 1867

无张力阴道吊带术 Tension free vaginal tape, 2580
　不良反应，2577
　压迫性尿失禁的治疗，2567, 2576-2577

戊聚硫钠 Pentosan polysulfate sodium
　不良反应，1259-1260
　慢性前列腺炎的治疗，1253, 1259-1260

戊烷脒 Pentamidine
　不良反应，969, 987, 988
　HIV 感染者肺孢子虫肺炎的治疗，968-969
　　与阿托伐醌比较，970
　　与增效磺胺甲基异噁唑比较，969
　肺孢子虫肺炎的治疗，982-983, 986-988
　　气雾剂，982, 986-987
　　静脉注射，983, 987-988
　　与阿托伐醌比较，984
　　与甲氧苄啶-磺胺甲基异噁唑比较，986, 987-988

雾化器 Nebulisers
　不良反应，324
　哮喘的治疗，2041, 2050
　　儿童，307, 312
　　伴有喘息，309, 323-324
　哮吼的治疗，381, 385-388, 389, 391-393

X

Ximelagatran
　不良反应，262
　心血管疾病的二级预防，196, 202
　卒中的预防，261

西北大学残疾标准 North Western University disability scale, 1823

西吡氯铵漱口水 Cetylpyridinium chloride mouthwash
　不良反应，1866
　口臭的治疗，1864, 1865-1866

西布曲明 Sibutramine
　不良反应，865-866
　肥胖症的治疗，862, 864-866
　　与二甲双胍比较，865
　　与奥利司他比较，865
　　与奥利司他合用，862, 865

西地那非 Sildenafil
　不良反应，1237-1239
　勃起功能障碍的治疗，1228, 1236-1239
　　与前列地尔比较，1237
　　与他地那非比较，1240
　　合并糖尿病，1236-1237, 1238
　　合并脊髓损伤，1237, 1238

西甲硅油 Simethicone, 446
　婴儿腹痛的治疗，440, 445-446
　与脊柱推拿术比较，444

西拉非班 Sibrafiban
　不良反应，71
　不稳定型心绞痛的治疗，71

西洛他唑 Cilostazol
　不良反应，172
　外周动脉疾病的治疗，165, 172-173
　　与己酮可可碱比较，174

西咪替丁 Cimetidine
　不良反应，2300
　胃食管反流的治疗，697, 700, 701
　　儿童，436
　疣的治疗，2297, 2299-2300
　　与左旋咪唑合用，2304

西沙必利 Cisapride
　不良反应，377, 700
　儿童便秘的治疗，375, 376-377
　　与氧化镁合用，375, 377
　胃食管反流病的治疗，697, 700
　　维持治疗，698, 703, 709

西酞普兰 Citalopram
　不良反应，404, 1375, 1428, 1442
　神经性厌食症的治疗，1289-1290
　孤独症的治疗，351
　神经性贪食症的治疗，1316, 1324
　慢性紧张性头痛的治疗，1787
　抑郁症的治疗，1373-1374, 1392-1393
　　儿童和青少年，399, 403
　强迫障碍的治疗，1424-1425, 1426
　惊恐障碍，1442

西替利嗪，季节性变应性鼻炎的治疗 Cetirizine, seasonal allergic rhinitis treatment, 822, 824
　与伪麻黄碱合用，822, 827

西托溴铵，肠易激综合征的治疗 Cimetropium bromide, irritable bowel syndrome treatment, 758, 760

吸气肌训练 Inspiratory muscle training（IMT），2075
　慢性阻塞性肺疾病的治疗，2079, 2095

吸入蒸汽，普通感冒的治疗 Steam inhalation, common cold treatment, 2006, 2010-2011

析因设计 Factorial design, 58

膝关节骨性关节炎 Osteoarthritis of the knee, 1684-1696
　病因/危险因素，1686
　分类和分级，1697
　定义，1685
　发病率/患病率，1685
　非外科治疗，1684-1685, 1686-1695

针刺，1684，1686-1687
镇痛药，1684，1685，1692，1693-1694
辣椒素，1685，1687
软骨素，1685，1687
皮质激素，1685，1687-1688
帮助自我管理的教育，1685，1688
锻炼和物理治疗，1684，1694-1695
葡糖胺，1685，1689
透明质酸，1685，1689-1690
非甾体抗炎药，1684，1685，1690-1692
物理帮助，1685，1692-1693
绷带缠绕，1685，1692
预后，1686
外科治疗，1685，1695-1696
膝关节置换，1685，1695-1696
截骨术，1685，1695
膝关节置换 Knee replacement
另见膝关节骨性关节炎
不良反应，1696
骨性关节炎的治疗，1685，1695-1696
习惯性流产 Miscarriage, recurrent, 1986-1994
病因/危险因素，1987
定义，1987
发病率/患病率，1987
预后，1987
治疗，1986-1987，1988-1994
阿司匹林，1986，1989-1990
卧床休息，1986，1988
皮质激素，1986，1991
下次妊娠早期筛查，1986，1988
抗磷脂综合征，1987，1992-1994
人绒毛膜促性腺激素，1986，1988
静脉免疫球蛋白治疗，1986，1988-1989
改变生活方式，1986，1989
雌激素，1987，1990
父系白细胞免疫治疗，1987，1990
黄体酮，1986，1991
滋养膜输注，1986，1991
补充维生素，1986，1992
洗手 Handwashing
不良反应，358
医院内细支气管炎传播的预防，355，358
洗胃 Gastric lavage
不良反应，1890，1900
有机磷中毒的治疗，1887，1889-1890
扑热息痛中毒，1897，1900
戏剧治疗 Drama therapy, 1466
创伤后应激障碍，1455，1461
细胞外液 Extracellular fluid（ECF），1179
细菌性阴道病 Bacterial vaginosis, 2119-2126
病因/危险因素，2121

定义，2120-2121
发病率/患病率，2120-2121
预防复发，2120，2125-2126
预后，2121
治疗，2119-2120，2121-2126
抗菌治疗，2119-2120，2121-2126
妇科处理前，2120，2126
流产手术前，2120，2126
非妊娠妇女，2119-2120，2121-2123
妊娠妇女，2120，2123-2125
男性性伴侣，2120，2125-2126
早产，2120，2123-2124
细菌指数 Bacteriological index, 1084
细支气管炎 Bronchiolitis, 355-362
病因/危险因素，356
定义，356
高危儿童，362
发病率/患病率，356
预防，355，357-358
免疫球蛋白，355，357
护理干预，355，358，365-366
预后，356
严重程度，362
预防在医院中传播，355，358，365-366
治疗，355-356，358-362
支气管扩张剂，355，358-359
皮质激素，356，359-361，367
免疫球蛋白，356，362
利巴韦林，356，361
下肢痉挛 Leg cramps, 1613-1618
病因/危险因素，1614
定义，1614
发病率/患病率，1614
治疗，1613-1618
镇痛药，1613，1615-1616
抗癫痫药，1613，1616
钙盐，1613，1618
弹力袜，1613，1614
妊娠中，1613，1616-1618
镁盐，1613，1616-1617
微量元素和矿物质的补充，1613，1617
奎宁，1613，1614-1615
氯化钠，1614，1617
茶碱，1613，1615
维生素 E，1613，1615
预后，1614
下肢溃疡 Leg ulcers, 2607-2623
病因/危险因素，2609
定义，2609
发病率/患病率，2609
预防复发，2609，2621-2623

弹力袜，2609，2621-2622
药物治疗，2609，2622
浅静脉手术，2609，2623
预后，2609
治疗，2607-2609，2610-2621
加压，2607，2608，2610-2613
敷料，2608，2609，2613-2615
药物治疗，2608，2617-2621
激光治疗，2608，2621
植皮术，2608，2620-2621
局部治疗，2608-2609，2615-2617
超声，2608，2617
浅静脉手术，2608，2619-2620

先兆 Aura，474

显微控制的外科手术 Micrographically controlled surgery，2295
鳞状细胞癌，2291，2294

显微椎间盘切除术 Microdiscectomy，1571，1581-1582，1583
不良反应，1581-1582

现实定向疗法 Reality orientation therapy，1362
痴呆，1344，1345，1356，1362

限盐 Salt restriction
降低血压，97，108
冠心病一级预防：高血压，186，190-191
饮食建议，97，108
子痫前期的预防，1952，1955-1956

限制蛋白质摄入，糖尿病肾病的治疗 Protein restriction, diabetic nephropathy treatment
1 型糖尿病，541，545，547
2 型糖尿病，542，550，552

腺样体切除，分泌性中耳炎的治疗 Adenoidectomy, otitis media with effusion treatment，814，819-820
与鼓膜置管比较，820
与鼓膜置管合用，814，819-820

想象性复述治疗 Imagery rehearsal treatment，1466

橡皮圈套扎法 Rubber band ligation，723
不良反应，717-718
痔的治疗，711，717-718

消化不良，幽门螺杆菌根除治疗 Dyspepsia, Helicobacter pylori eradication treatment，725，727，734-735

硝苯地平 Nifedipine
不良反应，152，1715
糖尿病患者的降压治疗，614，619
心肌梗死的治疗，141，151-152
子痫前期的治疗，1959
早产的预防，1974
雷诺现象的治疗，1713，1714-1715，1719-1720
不稳定型心绞痛的治疗，74

硝呋齐特，腹泻的治疗 Nifuroxazide, diarrhoea treatment，1033-1034

硝基咪唑，幽门螺杆菌的根除 Nitroimidazole, *Helicobacter pylori* eradication，736

硝普钠，急性心肌梗死的治疗 Sodium nitroprusside, acute MI management，151

硝酸甘油 Glyceryl trinitrate
不良反应，648，1733
肛裂的治疗，646，647-648
肉毒杆菌毒素 A-血细胞凝集素复合体，649-650
与地尔硫䓬比较，648
与肛门内括约肌切开术比较，648
心肌梗死的治疗，151
子痫前期的预防，1952，1957
肩痛的治疗，1723，1733
不稳定型心绞痛的治疗，74

硝酸异山梨酯 Isosorbide dinitrate
肛裂的治疗，647，650
心力衰竭的治疗，134

硝酸银烧灼法 Silver nitrate cautery
不良反应，496，498
鼻出血的治疗，496，498
与抗菌乳剂比较，496，497
与抗菌乳剂合用，498

硝酸酯类 Nitrates
不良反应，75
肛裂的治疗，647，650-651
心绞痛的治疗
稳定型心绞痛，60，65
与钙通道阻滞剂比较，64
心源性休克的治疗，154-155
心肌梗死的治疗，141，151
与溶栓治疗比较，151
不稳定型心绞痛的治疗，68，74

硝酯硫康唑，足癣的治疗 Sulconazole nitrate, athlete's foot treatment，2204

硝酯益康唑，足癣的治疗 Econazole nitrate, athlete's foot treatment，2204

小关节注射 Facet joint infections，1635，1640
不良反应，1640

小梁切除术，青光眼的治疗 Trabeculectomy, surgical, glaucoma treatment，909，912-913，915
不良反应，913
与激光小梁成形术比较，909，913
与药物治疗比较，912-913

哮喘 Asthma，2039-2057
病因/危险因素，310，2042
儿童，306-327
急性哮喘的治疗，307，311-315
不能控制的哮喘的追加治疗，308-309，321-323
预防，307-308，315-320
伴随喘息，309，323-327
定义，309-310，2041
昼夜变异率，2058
发病率/患病率，310，2042

致死性哮喘，2058
　　麻风腮三联疫苗接种，455-456
　　预后，310，2042
　　严重程度，327，2062
　　治疗，307-309，311-315，2040-2041，2042-2057
　　　　β受体激动剂，307，308，2040-2041，2042-2045，2052-2054，2066-2069
　　　　规律治疗与按需治疗比较，2042-2043，2052
　　　　皮质激素，307，312-314，2040，2041，2043-2044，2050-2052，2063-2065
　　　　异丙托溴铵，307，311-312，2041，2053-2054
　　　　白三烯受体拮抗剂，320-321，323，2040，2045-2049
　　　　硫酸镁，2041，2054-2055
　　　　机械通气，2041，2055-2056
　　　　吸氧，307，311，2040，2054
　　　　自我管理，2040，2056-2057
　　　　专业人员护理与普通护理，2041，2056
　　　　茶碱，307，308，314-315，322，2040，2049-2050
哮喘生活质量问卷 Asthma Quality of Life Questionnaire（AQLQ），2057
哮吼 Croup，380-395
　　病因/危险因素，383
　　定义，383
　　发病率/患病率，383
　　预后，383-384
　　治疗，380-383，384-395
　　　　肾上腺素，381，382，385-387，392-393
　　　　抗生素，381，382，385，392，393
　　　　β受体激动剂，381，391-392
　　　　皮质激素，380-382，384，387-390，394
　　　　解充血药，380，382，385，392
　　　　氦氧混合气，382，390-391，394
　　　　湿化，380，382，385，391
　　　　即将发生呼吸衰竭，382-383，392-395
　　　　轻度哮吼，380-381，384-385
　　　　中重度哮吼，381-382，385-392
　　　　吸氧，381，382，390，394-395
　　　　镇静药，383，395
携带者 Carrier，1144
鞋垫 Insoles
　　另见支具
　　不良反应，1693
　　膝关节骨性关节炎的治疗，1685，1692-1693
缬沙坦，心血管疾病的二级预防 Valsartan, secondary prevention of CVD，206
心搏停止 Asystole，372
　　初始节律心搏停止，372
心房颤动 Atrial fibrillation，78-93
　　病因/危险因素，80
　　慢性，93
　　定义，80

　　发病率/患病率，80
　　阵发性，93
　　持久性，93
　　持续性，93
　　预后，80
　　卒中的预防，245，258-263
　　治疗，78-80，81-93
　　　　胺碘酮，79，80，82-83，90
　　　　抗血栓治疗，78，81
　　　　直流电复律，79，81-82
　　　　地高辛，79，83，90-91
　　　　地尔硫䓬，79，91
　　　　预防栓塞，78，81
　　　　氟卡尼，78，84-86
　　　　普罗帕酮，79，86-89，96
　　　　奎尼丁，79，89
　　　　索他洛尔，79，80，89-90，92
　　　　噻吗洛尔，79，92
　　　　维拉帕米，79，80，90，92-93
心房扑动 Atrial flutter，93
心肺复苏 Cardiopulmonary resuscitation（CPR）
　　不良反应，372
　　儿童心肺骤停的治疗，368，369，371-372
心肺骤停 Cardiorespiratory arrest，368-372
　　病因/危险因素，369，374
　　定义，369
　　发病率/患病率，369，374
　　预后，369
　　无脉性心搏停止，373
　　治疗，368-369，370-372
　　　　心肺复苏，368，369，371-372
　　　　直流电复律，368，372
　　　　静脉注射肾上腺素，368，371
　　　　静脉注射碳酸氢钠，368，371
　　　　气管插管，368，369，370-371
　　　　通畅气道，368，369，370-371
心肌梗死 Myocardial infarction（MI），140-156，641
　　另见缺血性心脏事件
　　病因/危险因素，142
　　心梗后心源性休克，见心源性休克
　　定义，142
　　发病率/患病率，142
　　预后，142
　　治疗，140-141，143-153
　　　　血管紧张素转换酶抑制剂，140，150-151
　　　　阿司匹林，140，143
　　　　β受体阻滞剂，140，149-150
　　　　钙通道阻滞剂，141，151-152
　　　　糖蛋白Ⅱb/Ⅲa受体抑制剂，141，147-149
　　　　肝素，141，146-147
　　　　硝酸酯类药，141，151

经皮冠状动脉腔内成形术，140，152-153
　　　溶栓治疗，141，143-147，163
心绞痛 Angina
　　稳定型，60-65
　　　病因/危险因素，61
　　　β受体阻滞剂治疗，60，62-63
　　　钙通道阻滞剂治疗，60，64-65
　　　定义，61
　　　发病率/患病率，61
　　　硝酸酯类治疗，60，65
　　　钾通道开放剂治疗，61，65
　　　预后，61
　　不稳定型，67-76
　　　病因/危险因素，68
　　　抗缺血治疗，68，74-75
　　　抗血小板治疗，67，69-71
　　　抗血栓治疗，68，71-74
　　　定义，61，68
　　　发病率/患病率，68
　　　介入治疗，68，75-76
　　　预后，69
心境恶劣 Dysthymia，400
心境恶劣障碍 Dysthymic disorder，1398
　　另见抑郁症
心理汇报，见汇报 Psychological debriefing see Debriefing
心理教育疗法 Psychoeducational therapy，1450，1488，1930
　　双相障碍复发的预防，1296，1297，1308
　　惊恐障碍，1439，1449
　　产后抑郁，1920，1926
　　精神分裂症，1470，1471，1484，1487-1488
　　　与行为疗法比较，1487-1488
心理治疗 Psychotherapy，340，1292
　　另见特定治疗
　　神经性厌食症，1285，1288
　　儿童注意缺陷多动障碍，331，332，339
　　　与药物治疗比较，335-336
　　　联合药物治疗，331，336-337
　　双相障碍，1296，1304
　　　预防复发，1296，1297，1307-1308
　　神经性贪食症，1315-1317，1318-1323
　　　联合治疗，1316，1327-1328
　　　与抗抑郁药比较，1324，1325-1326
　　儿童和青少年抑郁症，399，405-409
　　生殖器疱疹，2138，2145-2146
　　创伤后应激障碍，1455，1460-1463
　　　以互联网为基础的，1455，1462，1466
　　　支持性的，1462-1463，1467
　　银屑病，2250，2255
　　心血管疾病的二级预防，198，217
　　耳鸣，842，846
心理治疗，梅尼埃病 Psychological support, Menière's disease，797，801
心力衰竭 Heart failure，118-137
　　病因/危险因素，120
　　分级，137
　　定义，120
　　发病率/患病率，120
　　预后，121
　　治疗，118-120，121-137
　　　血管紧张素转换酶抑制剂，119，120，123-127
　　　醛固酮受体拮抗剂，129-130
　　　血管紧张素Ⅱ受体阻滞剂，119，120，124-125
　　　抗心律失常药，119，120，130-131
　　　抗凝，119，133-134
　　　抗血小板药物，119，134-135
　　　β受体阻滞剂，119，127-128
　　　钙通道阻滞剂，120，129
　　　心脏再同步治疗，119，132-133
　　　舒张性心力衰竭，120，136-137
　　　锻炼，118，122-123
　　　埋藏式心脏除颤器，119，131-132
　　　多学科联合治疗，118，121-122
　　　正性肌力药物，120，125-127
心室颤动 Ventricular fibrillation，296
　　初始节律，372
心室辅助装置 Ventricular assistance device，156
　　心源性休克的治疗，142，155-156
心血管疾病 Cardiovascular disease（CVD）
　　另见缺血性心脏事件
　　病因/危险因素，626-627
　　定义，626
　　勃起功能障碍，1237，1238-1239
　　甲状腺功能减退症，856
　　糖尿病患者，见糖尿病
　　发病率/患病率，199，626
　　预后，627
　　危险分层，558
　　心血管疾病的二级预防，196，203-204
　　　与阿司匹林比较，203
　　　与阿司匹林合用，201
　　卒中的预防，244，251-253
心源性休克 Cardiogenic shock
　　病因/危险因素，142
　　定义，142
　　发病率/患病率，142
　　预后，142
　　治疗，142，153-156
　　　心脏移植，142，155-156
　　　早期心脏手术，142，156
　　　早期介入性心脏血运重建，142，153，160
　　　主动脉内球囊反搏，142，155
　　　正性肌力药物，142，154

肺动脉导管插入术，142，155
　　溶栓治疗，142，154
　　血管扩张剂，142，154-155
　　心室辅助装置，142，155-156
心脏康复治疗，心血管疾病的二级预防 Cardiac rehabilitation, secondary prevention of CVD, 198, 215
心脏移植，心源性休克的治疗 Cardiac transplantation, cardiogenic shock treatment, 142, 155-156
心脏再同步治疗 Cardiac resynchronisation therapy
　　不良反应，133
　　心力衰竭，119，132-133
心脏直流电复律，儿童心肺骤停的治疗 Direct current cardiac shock, cardiorespiratory arrest management in children, 368, 372
心脏指数 Cardiac index, 156
心脏骤停 Cardiac arrest, 295-298
　　病因/危险因素，296
　　抗心律失常药物治疗，295，296-298，300
　　　胺碘酮，295，296-297
　　　溴苄胺，295，297-298
　　　利多卡因，295，298
　　　普鲁卡因胺，295，298
　　定义，296
　　发病率/患病率，296
　　预后，296
辛伐他汀 Simvastatin
　　不良反应，560-561
　　糖尿病血脂异常的治疗，556，559-560
　　　与依泽替米贝合用，562
　　外周动脉疾病的治疗，164，168-169
　　心血管疾病的二级预防，197，211-212
　　卒中的预防，248-249
锌 Zinc
　　寻常痤疮的治疗，2184，2191-2192
　　不良反应，879，2009
　　年龄相关性黄斑变性的预防，877，879
　　神经性厌食症的治疗，1285，1290
　　普通感冒的治疗，2007，2008-2009
　　口臭的治疗，1864，1867
　　口唇疱疹的治疗，2228，2232
　　下肢溃疡的治疗，2608，2618
　　耳鸣的治疗，842，845
新辅助化疗 Neoadjuvant chemotherapy, 2387
　　另见化疗
　　不良反应，2368-2369
　　非转移性乳腺癌，2362，2367-2369
　　　不同方案的效果，2362，2368-2369
　　　乳房切除率，2367
新霉素 B-短杆菌肽-地塞米松 Framcyetin-gramicidin-dexamethasone
　　不良反应，811

　　外耳道炎的治疗，810
新霉素-地塞米松-醋酸 Neomycin-dexamethasone-acetic acid
　　不良反应，811
　　外耳道炎的治疗，807，810
新霉素-氢化可的松-多黏菌素 B Neomycin-hydrocortisone-polymyxin B
　　不良反应，810
　　外耳道炎的治疗，807，809，810
新生儿 B 族链球菌感染 Group B streptococcal infection, neonates, 476-479
　　病因/危险因素，477，479
　　发病率/患病率，477
　　预后，477
　　预防，476，478-479
新生儿感染 Neonatal infection, 476-479
　　病因/危险因素，477，479
　　定义，477
　　发病率/患病率，477
　　预后，477
　　预防性治疗，476，478-479
新生儿黄疸 Jaundice, neonatal, 480-484
　　病因/危险因素，481
　　定义，481
　　发病率/患病率，481
　　预后，481
　　治疗，480，481-484
　　　输注白蛋白，480，484
　　　换血，480，484
　　　光疗，480，481-484
新型隐球菌 Cryptococcus neoformans, 968
行为动作治疗 Operant behavioural treatments, 1648
行为感应治疗 Respondent behavioural treatment, 1648
行为监测调查问卷 Behavioural Screening Questionnaire, 1929
行为矫正 Behavioural modification, 2444
　　痛经的治疗，2430，2433-2434
　　癫痫的治疗，1753，1764
　　多发性硬化中疲劳的治疗，1796，1803
　　婴儿腹痛的治疗，439，440，442-443，445
行为疗法 Behavioural therapy, 111, 339, 1433
　　儿童注意缺陷多动障碍的治疗，331，332，339
　　　与药物治疗比较，335-336
　　　与药物治疗合用，331，336-337
　　腰背痛的治疗，1620，1627，1635，1644
　　强迫障碍，1424，1429-1430
　　　联合治疗，1430-1431
　　　与认知行为疗法比较，1429
　　　与放松疗法比较，1429
　　　与5-羟色胺再摄取抑制剂比较，1427
　　精神分裂症，1471
　　　与心理教育治疗比较，1487-1488
减轻体重，98，108-109

行为选择治疗 Behavioural choice therapy, 111
杏仁核海马切除术 Amygdalahippocampectomy
　癫痫的治疗, 1753, 1766
　选择性, 1767
性传播疾病 Sexually transmitted diseases (STDs)
　另见特定疾病
　HIV 感染, 937, 938, 940-942
　　早期诊断和治疗, 937, 940-941
　　群体治疗性传播疾病, 938, 941-942
　发病率/患病率, 2170
　同伴告知, 2169-2174
　　定义, 2170
　　提高患者介绍转诊的有效性, 2170, 2173-2174
　　预后, 2170
　　策略, 2169-2170, 2171-2174
性事表问题 Sexual Encounter Profile (SEP), 1249
性心理咨询, 勃起功能障碍 Psychosexual counselling, erectile dysfunction, 1228, 1244
胸腹呼吸不协调 Thoracoabdominal asynchrony, 395
胸管引流 Chest tube drainage
　不良反应, 2034
　气胸的治疗, 2032, 2034-2035
　　胸管单向阀瓣, 2032, 2035
　　细管与标准口径胸管比较, 2032, 2034
　　与穿刺抽气比较, 2033-2034
　　与胸膜固定合用, 2036
　　与负压吸引合用, 2032, 2035
胸膜固定, 气胸的治疗 Pleurodesis, pneumothorax management, 2033, 2036-2037
　不良反应, 2037
　化学性, 2033, 2036
　最佳时机, 2033, 2036
　手术, 2036-2037
胸腺刺激素, 口咽念珠菌病 Thymostimulin, oropharyngeal candidiasis and, 1850, 1852
休息 Rest
　另见卧床休息,
　不良反应, 1535
　慢性疲劳综合征的治疗, 1530, 1535
修订版临床会谈方案 Clinical Interview Schedule-Revised (CIS-R), 1929
溴苯那敏, 季节性变应性鼻炎的治疗 Brompheniramine, seasonal allergic rhinitis treatment, 822, 824
溴苄胺 Bretylium
　不良反应, 297
　心脏骤停的治疗, 295, 297-298
　　与利多卡因比较, 298
溴法罗明, 创伤后应激障碍的治疗 Brofaromine, post-traumatic stress disorder treatment, 1454, 1464
溴己新 Bromhexine
　支气管扩张的治疗, 2070, 2072
　分泌性中耳炎的治疗, 815, 818
溴哌利多 Bromperidol
　不良反应, 1473
　精神分裂症的治疗, 1469, 1473
　　降低复发率, 1470, 1483
溴氰菊酯, 沙眼的预防 Deltamethrin, trachoma prevention, 924, 926
溴西泮, 广泛性焦虑障碍的治疗 Bromazepam, generalised anxiety disorder treatment, 1408, 1410-1411
溴隐亭 Bromocriptine
　不良反应, 1816, 1818, 2397
　乳腺痛的治疗, 2394, 2396-2397
　帕金森病的治疗, 1814-1815, 1816, 1817-1818
溴棕三甲铵洗剂, 压迫性溃疡的治疗 Cetrimide lotion, pressure ulcer prevention, 2598
虚拟的连续性结局检测 Pseudo-continuous outcome measure, 410
嗅觉减退 Hyposmia, 840
选择性5-羟色胺再摄取抑制剂 Selective serotonin reuptake inhibitors (SSRIs)
　另见5-羟色胺再摄取抑制剂；特定药物
　不良反应, 403-404, 868, 1374-1375, 1379-1381, 1403
　神经性厌食症的治疗, 1285, 1289-1290
　孤独症的治疗, 346, 351
　双相障碍的治疗, 1295-1296, 1304-1305
　神经性贪食症的治疗, 1316, 1324-1325
　　与认知行为疗法比较, 1324
　灼口综合征的治疗, 1846
　抑郁症的治疗, 1368, 1372-1374, 1378-1381
　　儿童和青少年, 402-404
　　产后抑郁, 1919, 1921-1922
　　与米氮平比较, 1378-1379
　　与瑞波西汀比较, 1383
　　与圣·约翰草比较, 1384
　　与三环类抗抑郁药比较, 1378
　　与文拉法辛比较, 1382
　　与苯二氮䓬类药比较, 1379
　强迫障碍的治疗, 1426-1429
　惊恐障碍的治疗, 1438-1439, 1441-1443
　创伤后应激障碍的治疗, 1463-1464
　戒烟, 97, 102
　停药反应, 1379
选择性雌二醇受体调节剂 Selective estrogen receptor modulators
　另见特定药物
　绝经后妇女骨折的预防, 1555
选择性芳香化酶抑制剂 Selective aromatase inhibitors
　不良反应, 2339
　转移性乳腺癌的治疗, 2332, 2339
　　一线治疗, 2332, 2339
　　二线治疗, 2333, 2340-2341

与孕激素比较，2340
与他莫昔芬比较，2339
选择性去甲肾上腺素再摄取抑制剂，双相抑郁的治疗 Selective noradrenaline reuptake inhibitors (SNRIs), bipolardepression treatment, 1304-1305
眩晕，见梅尼埃病 Vertigo see Menière's disease
学龄前行为检查表 Preschool Behaviour Checklist, 1930
学校情境问卷 School Situations Questionnaire, 340
血管紧张素Ⅱ受体阻滞剂 Angiotensin-Ⅱ receptor blockers
　另见特定药物
　不良反应，125
　降压治疗，189
　　糖尿病患者，613，617-618
　　心血管疾病的预防，196，206-207
　　　与 ACEI 合用，197，206-207
　　　糖尿病患者，624，628-629
　糖尿病肾病的治疗
　　1型糖尿病，541，544-545，546-547
　　2型糖尿病，542，549-550，551-552
　心力衰竭的治疗，119，120，124-125
　　舒张性心力衰竭，120，136-137
　　与 ACEI 比较，124-125
　　与 ACEI 合用，125
血管紧张素转换酶抑制剂 ACE inhibitors
　另见特定药物
　不良反应，124，136，151，206，546，615-616，1958
　降压治疗，186，188，189
　　妊娠期，1952，1957-1958
　　卒中的预防，246，248
　　与钙通道阻滞剂比较，189-190
　　糖尿病患者，613，615-616，624，628-629，630
　心源性休克的治疗，154-155
　糖尿病肾病的治疗
　　1型糖尿病，540，544，546
　　2型糖尿病，541-542，548-549，551
　心力衰竭的治疗，119，120，123-124，135-136
　　高危人群，120，135-136
　　与血管紧张素Ⅱ受体阻滞剂比较，124-125
　　与血管紧张素Ⅱ受体阻滞剂合用，125
　心肌梗死的治疗，140，150-151
　心血管疾病的二级预防，196，205-206，214
　　与血管紧张素Ⅱ受体阻滞剂合用，197，206-207
　　糖尿病患者，624，628-630
　　血压控制，613，615-616
血管舒张剂，心源性休克的治疗 Vasodilators, cardiogenic shock treatment, 142, 154-155
血管性痴呆 Vascular dementia, 1345-1346
　另见痴呆
血浆伴侣 Serodiscordant couple, 2147
血浆扩容 Plasma volume expansion
　不良反应，1959

子痫前期的治疗，1953，1959
血浆置换，多发性骨髓瘤的治疗 Plasmapheresis, multiple myeloma management, 4, 25
血浆置换，多发性硬化的治疗 Plasma exchange, multiple sclerosis treatment, 1796, 1802
血清转化 Seroconversion, 465
血栓后综合征 Post-thrombotic syndrome, 271
血栓栓塞 Thromboembolism, 268-283
　另见血栓形成
　计算机决策支持的效果，270，281-283
　定义，270-271
　延伸，271
　髋部骨折手术后的预防，1589，1601-1604
　　抗血小板药，1589，1602-1603
　　加压，1589，1603-1604
　　肝素，1589，1601-1602
　复发，271
血栓素 α_2 拮抗剂，下肢溃疡的治疗 Thromboxane α_2 antagonists, leg ulcer treatment, 2608, 2618
血栓形成 Thrombosis
　另见血栓栓塞
　深静脉血栓，268-269，271-278
　　病因/危险因素，271
　　抗凝治疗，269，271-272
　　弹力袜，268，277
　　定义，271
　　发病率/患病率，271
　　预后，271
　　髋部骨折手术后的预防，1589，1601-1604
　　中心型，271
　　腔静脉滤器，269，277-278
　深静脉血栓
　　抗凝治疗，234
　　卒中的预防，234
　孤立的腓静脉血栓，270，278-279
　　抗凝治疗，270，278-279
　预后，271
血糖监测 Blood glucose monitoring
　另见糖尿病；血糖控制
　1型糖尿病，585，586，589，593
　　青少年，585，589
　2型糖尿病，597，601
血糖控制 Glycaemic control
　另见糖尿病
　不良反应，637-638
　心血管疾病的发生风险，625，636-638
　1型糖尿病，585-594
　　青少年，585-594
　　糖尿病肾病的治疗，540，541，545，547
　　教育干预，585，586，588-589，592
　　血糖监测频率，585，586，589，593

胰岛素治疗，585，586，589
强化治疗与传统治疗比较，585，586，588，590-592
2 型糖尿病，596-611
糖尿病肾病的治疗，542，550，552-553
药物治疗，596，597，599-601，606-611
教育干预，596，601-603
血糖监测频率，597，601
胰岛素治疗，597，603-605
强化治疗与传统治疗比较，597，605-606

血小板减少症，肝素治疗 Thrombocytopenia, with heparin treatment, 276

血小板衍生的生长因子 Platelet derived growth factor
不良反应，2617
下肢溃疡的治疗，2608，2616

血液透析 Haemodialysis, 1171, 1175-1176
急性肾衰竭的治疗，1193，1205-1206
预防，1192，1202-1205
不良反应，1175，1176，1205
高通量膜血透，1171，1175-1176
增加剂量血透，1171，1176

血运重建术 Revascularisation, 156
另见冠状动脉旁路移植术；经皮冠状动脉腔内成形术
不良反应，75-76，153
心源性休克的治疗，142，153，160
不稳定型心绞痛的治疗，68，75-76
糖尿病患者，626

血脂异常 Dyslipidaemia
另见降低胆固醇
病因/危险因素，178
定义，178
糖尿病患者，555-567，624，631-633
病因/危险因素，557
联合治疗，556，561-562，574
定义，556-557
药物治疗，555-556，559-564，566-567，569-575
鱼油的效果，565
发病率/患病率，557
生活方式干预，555，558
预后，557
发病率/患病率，178
一级预防，177-183
贝特类药，177，178，179，180，182
高危人群，178，181-183
低脂饮食，178，183
低危人群，177，179-180
中危人群，177-178，180-181
烟酸类药，177，178，179，181，182
树脂类药，177，178，179，180，182-183
他汀类药，177，178，179-182
预后，178-179
慢性肾病患者，1172

循序渐进踏车训练 Limited progressive treadmill training（LTT），1823

Y

压力性尿失禁 Stress incontinence, 2565-2580
病因/危险因素，2568
定义，2567
发病率/患病率，2567-2568
非手术治疗，2565-2566，2568-2574
肾上腺素受体激动剂，2565，2568-2569
盆底电刺激，2566，2571-2572
雌激素补充，2565-2566，2573-2574
骨盆肌肉训练，2566，2570-2571
阴道锥，2566，2572-2573
预后，2568
手术治疗，2566-2567，2574-2580
阴道前壁修补术，2567，2574-2575
腹腔镜膀胱颈悬吊术，2566，2579
针式膀胱颈悬吊术，2567，2579-2580
开腹后耻骨后悬吊术，2566-2567，2578-2579
尿道下方吊带术，2567，2575-2576
无张力吊带术，2567，2576-2577

压迫性溃疡 Pressure ulcers, 2592-2603
病因/危险因素，2594
定义，2594
发病率/患病率，2594
预防，2592-2593，2594-2598
减压平面，2592-2593，2594-2598
重新安置体位，2593，2598
局部洗剂和敷料，2593，2598
预后，2593
治疗，2593-2594，2598-2603

亚叶酸，结直肠癌的治疗 Folinic acid, colorectal cancer treatment, 676-677

咽鼓管吹张法 Autoinflation
分泌性中耳炎的治疗，814，815，818-819

咽喉痛 Sore throat, 2025-2030
另见普通感冒；扁桃体炎
病因/危险因素，2026
定义，2026
发病率/患病率，2026
预防并发症，2026，2029-2030
预后，2026
治疗，2025，2026-2030
抗生素，2025，2027
皮质激素，2025，2028
非甾体抗炎药，2025，2027-2028
扑热息痛，2025，2026-2027
生态制剂，2025，2029

烟酸 Nicotinic acid

不良反应，566
糖尿病患者血脂异常的治疗，556, 566-567
烟酸肌醇酯 Inositol nicotinate
不良反应，1717
雷诺现象的治疗，1713, 1717
烟酸类药 Niacin
冠心病一级预防：血脂异常，177, 178, 179, 181, 182
心血管疾病的二级预防，211
烟雾，旅游者痢疾的预防 Smoke, malaria prevention in travellers, 1089, 1093
烟酰胺 Nicotinamide
不良反应，844
耳鸣的治疗，842, 844
烟酰胺腺嘌呤二核苷酸 Nicotinamide adenine dinucleotide
不良反应，1534
慢性疲劳综合征的治疗，1530, 1533-1534
延胡索酸衍生物 Fumaric acid derivatives
不良反应，2273-2274
银屑病的治疗，2252, 2273-2274
言语疗法，帕金森病 Speech therapy, Parkinson's disease, 1811, 1822
言语治疗，帕金森病 Language therapy, Parkinson's disease, 1811, 1822
炎性肠病，麻风腮三联疫苗接种 Inflammatory bowel disease, MMR vaccination and, 458-459
盐酸苄达明，灼口综合征的治疗 Benzydamine Hydrochloride, burning mouth syndrome treatment, 1843, 1847
盐酸甲苯凡林，肠易激综合征的治疗 Mebeverine hydrochloride, irritable bowel syndrome treatment, 758, 760
与阿洛司琼比较，762
盐酸洛哌丁胺 Loperamide hydrochloride
不良反应，1037
腹泻的治疗，1032, 1035-1036
旅游性腹泻，1032, 1040
掩蔽装置 Masking devices, 848
耳鸣的治疗，842, 847
眼部单纯疱疹 Ocular herpes simplex, 917-923
病因/危险因素，918
定义，918
上皮性角膜炎的治疗，917, 919-921
清创术，917, 919-920
干扰素，917, 920-921
局部抗病毒药，917, 919
发病率/患病率，918
预防，918
角膜移植后，918, 922-923
预后，918
实质性角膜炎的治疗，918, 921-922
阿昔洛韦，918, 921
局部用皮质类固醇，918, 921
眼动脱敏和再加工 Eye movement desensitisation and reprocessing（EMDR），1466
不良反应，1461
创伤后应激障碍的治疗，1454, 1460-1461
与认知行为治疗比较，1461
眼内人工晶状体植入 Intraocular lens implant, 893
眼内压，见青光眼 Intraocular pressure see Glaucoma
眼内炎 Endophthalmitis, 893
眼球痨 Phthisis bulbi, 929
眼药水 Eye drops
三叉神经痛的治疗，1828, 1831
葡萄膜炎的治疗，933-935
不良反应，934, 935
皮质激素类眼药水，933-934
非甾体消炎类（NSAID）眼药水，934-935
羊膜腔灌注 Amnioinfusion, 1981
胎膜早破，1967, 1972
羊皮垫，压迫性溃疡的治疗 Sheepskin, pressure ulcer prevention, 2592, 2597-2598
氧氟沙星 Ofloxacin
不良反应，810, 898
阑尾炎的治疗，657
细菌性结膜炎的治疗，895, 897, 898
衣原体感染的治疗，2130, 2132
慢性化脓性中耳炎的治疗，776, 778, 779
腹泻的治疗，1033-1035, 1038
淋病的治疗，2162, 2164
麻风的治疗，1080, 1083
外耳道炎的治疗，809
盆腔感染性疾病的治疗，2176, 2179
氧疗 Oxygen therapy
不良反应，583, 1880, 1882-1883, 2054
哮喘，2040, 2054
儿童，307, 311
氦-氧混合气，2041
一氧化碳中毒，1876-1877, 1879-1883
高压氧，1876, 1877, 1880-1883
28%氧气，1877, 1879
100%氧气，1876, 1879-1880
慢性阻塞性肺疾病，2078, 2091
哮吼，381, 390
即将发生呼吸衰竭，382, 394-395
与氦氧混合气比较，390-391
糖尿病足溃疡，576, 577, 582-583
围产期窒息，517-518
镰状细胞危象的治疗，47, 55-56
耳鸣，841, 848
氧洛哌丁胺 Loperamide oxide
不良反应，1037
腹泻的治疗，1032, 1035-1037
腰背锻炼 Back schools, 1631, 1647
腰背痛的治疗，1620, 1626-1627, 1635, 1643-1644, 1651-

腰背痛，见腰椎间盘突出；急性腰背痛；慢性腰背痛 Back pain see low back pain, acute; low back pain, chronic

腰部支具 Lumbar supports
    不良反应 1628，1646
    腰背痛的治疗，1620，1627-1628，1635，1646

腰椎间盘突出 Herniated lumbar disc, 1570-1583
    另见腰背痛
    病因/危险因素，1572
    定义，1572
    发病率/患病率，1572
    预后，1572
    治疗，1570-1583
        针刺，1571，1578
        建议保持活动，1571，1575
        卧床休息，1571，1575
        药物治疗，1570，1572-1575
        锻炼，1571，1577-1578
        热敷或冷敷，1571，1576
        激光椎间盘切除术，1572，1582-1583
        按摩，1571，1576
        脊柱推拿术，1571，1576-1577
        手术，1571-1572，1580-1583
        牵引，1571，1578-1579

腰椎间盘突出的治疗，1571，1575
    妊娠期高血压的治疗，1952，1957
    习惯性流产的治疗，1986，1988

耶尔森菌 Yersinia, 1033

耶鲁-布朗强迫量表 Yale-Brown Obsessive Compulsive Scale, 1434

夜间夹板 Night splints
    踇囊炎的治疗，1502，1504
    足跟痛的治疗，1702，1710

夜间遗尿症 Nocturnal enuresis, 486-493
    病因/危险因素，487
    定义，487
    发病率/患病率，487
    预后，487-488
    治疗，486-487，488-493，495
        抗胆碱能药物，487，492
        去氨加压素，486，487，490-492
        不尿床训练，486，487，489-490
        遗尿报警器，486-487，488-489
        穴位激光，487，493
        三环类药物，487，492-493

液体限制，围产期窒息的治疗 Fluid restriction, perinatal asphyxia treatment, 511, 514

液体治疗 Fluid therapy
    另见补液治疗
    急性肾衰竭的预防，1192，1195-1196
    不良反应，1196

液状石蜡浓缩剂，儿童便秘的治疗 Mineral oil concentrate, constipation management in children, 378

一氧化碳中毒 Carbon monoxide poisoning, 1876-1883
    病因/危险因素，1878
    定义，1877
    发病率/患病率，1877-1878
    氧疗，1876-1877，1879-1883
        高压氧，1876，1877，1880-1883
    预后，1878

伊班膦酸盐 Ibandronate
    不良反应，2351-2352
    骨转移的治疗，2351
    绝期后妇女的骨折预防，1544，1548

伊拉地平，急性肾衰竭的预防 Isradipine, acute renal failure prevention, 1193, 1201

伊诺加群，不稳定型心绞痛的治疗 Inogatran, unstable angina treatment, 73

衣原体感染，见生殖器衣原体感染 Chlamydial infection see Genital chlamydial infection

医疗途径 Care pathways
    抑郁症的治疗，1370，1394-1397

医院内感染 Nosocomial infection, 537

依巴斯汀，季节性变应性鼻炎的治疗 Ebastine, seasonal allergic rhinitis treatment, 822, 824

依从性治疗 Compliance therapy, 1488
    精神分裂症，1471，1486-1487

依尔替酸，膝关节骨性关节炎的治疗 Eltenac, knee osteoarthritis treatment, 1691, 1692

依法韦仑 Efavirenz
    不良反应，947
    HIV 感染的治疗，938，943-944，946，950-951

依法珠单抗 Efalizumab
    不良反应，2273
    银屑病的治疗，2252，2272-2273

依非加群，不稳定型心绞痛的治疗 Efegatran, unstable angina treatment, 73

依米丁，阿米巴痢疾的治疗 Emetine, amoebic dysentery treatment, 1007, 1010

依那普利 Enalapril
    不良反应，136，616
    降压治疗
        糖尿病患者，630
    糖尿病患者的降压治疗，613，615
    糖尿病肾病的治疗，540-542，544，548
    心力衰竭的治疗，133-134，135-136

依那西普 Etanercept
    不良反应，2271
    银屑病的治疗，2252，2270-2271

依诺肝素 Enoxaparin
    另见肝素
    心肌梗死的治疗，141，146-147，148

依普利酮 Eplerenone
　　不良反应，130
　　心力衰竭的治疗，119，129-130
依曲康唑 Itraconazole
　　不良反应，976，977，1859-1860，2408，2413
　　趾甲真菌感染的治疗，2212，2215-2216
　　　　与特比萘芬比较，2215
　　口咽念珠菌病，1850，1852，1854
　　外阴阴道念珠菌病的治疗，2404，2408
　　　　男性性伴侣，2411
　　　　预防复发，2404，2413
　　　　与氟康唑比较，2408
　　　　与咪唑制剂比较，2406，2413
　　HIV 感染者，1851，1860
　　　　隐球菌性脑膜炎复发，967，977
　　　　马尔尼菲青霉病复发，967，976-977
　　　　预防性应用，967，976-977，1851，1859
依曲替酯 Etretinate
　　不良反应，2267
　　银屑病的治疗，2252，2266-2267
　　　　与阿昔曲丁比较，2266-2267
　　　　与环孢素比较，2267
　　　　联合光疗，2275-2276
依他普仑 Escitalopram
　　不良反应，1375，1415
　　抑郁症的治疗，1373-1374，1392
　　广泛性焦虑障碍的治疗，1407，1414
依替巴肽 Eptifibatide
　　糖尿病患者心血管疾病的预防，641
　　不稳定型心绞痛的治疗，70
依替磷酸钠，绝经后妇女的骨折预防 Etidronate, fracture prevention in postmenopausal women, 1544, 1547
依托泊苷 Etoposide
　　不良反应，1273，1275，2113
　　肺癌的治疗
　　　　非小细胞肺癌，2104，2109
　　　　小细胞肺癌，2112-2113
　　转移性乳腺癌的治疗，2347
　　非转移性乳腺癌的治疗，2368
　　精原细胞瘤的治疗，1265，1272-1273，1274，1275
依西美坦 Exemestane
　　不良反应，2341，2381
　　转移性乳腺癌的治疗，2333，2340
　　非转移性乳腺癌的治疗，2361，2380-2581
依泽替米贝，糖尿病患者血脂异常的治疗 Ezetimibe, dyslipidaemia treatment in diabetes, 556, 567
胰岛素 Insulin
　　不良反应，591-592，594，604-605
　　血糖控制
　　　　青少年，585，589
　　　　持续皮下注射，586，593-594，597，604

　　　　心血管疾病的发病风险，637
　　　　强化治疗，590-592
　　　　1 型糖尿病，585，586，589-592，593-594
　　　　2 型糖尿病，597，603-605
遗尿报警器 Enuresis alarms, 486-487, 488-489
　　不良反应，489
　　与去氨加压素比较，491
　　与不尿床训练比较，489
　　与三环类药物比较，488
　　与去氨加压素合用，487，491
　　与不尿床训练合用，486，489-490
乙胺丁醇 Ethambutol
　　不良反应，974
　　HIV 感染者鸟型分枝杆菌复合体的预防，967，974
　　结核病的治疗，1163
　　HIV 感染者结核的治疗，996，998-999，1002
乙胺嘧啶 Pyrimethamine
　　另见磺胺多辛-乙胺嘧啶
　　不良反应，1023，1100
　　先天性弓形虫病的治疗，1022-1023
　　旅行者疟疾的预防，1090，1100
　　　　与氨苯砜合用，1090，1100
　　　　与磺胺多辛合用，1090，1100
　　HIV 感染者肺孢子虫肺炎的预防，969
　　镰状细胞危象的预防，50
乙肝表面抗原 HBsAg, 1059
乙琥胺 Ethosuximide
　　儿童失神发作的治疗，301，303-304
　　　　与丙戊酸比较，302-303
　　不良反应，304
乙哌立松，颈部疼痛的治疗 Eperisone, neck pain treatment, 1667
乙酰半胱氨酸 Acetylcysteine
　　急性肾衰竭的预防，1192，1202
　　不良反应，1898-1899，2090
　　慢性阻塞性肺疾病的治疗，2090
　　扑热息痛中毒，1897，1898-1899，1903
乙酰唑胺 Acetazolamide
　　不良反应，1741-1742，1779
　　高空病的治疗，1739，1741-1742，1743
　　特发性震颤的治疗，1774，1779
　　青光眼的治疗，914
乙型肝炎 Hepatitis B, 1049-1058
　　急性乙型肝炎事件，1058
　　病因/危险因素，1050
　　慢性携带状态，1058
　　定义，1050
　　免疫接种，1049-1050
　　　　青少年，1050，1056-1057
　　　　不良反应，1054
　　　　高流行家，1049，1051-1055

低流行国家，1049-1050，1055-1058
　　高危人群，1049，1050，1051-1052，1055-1056
　　婴儿，1049，1050，1051-1055
　　普遍预防免疫政策，1049，1050
　　慢性肝病患者，1050，1058
　发病率/患病率，1050
　预后，1050-1051
乙氧硬化醇，静脉曲张的治疗 Aethoxysklerol, varicose vein treatment, 289
乙状结肠镜检查 Sigmoidoscopy
　不良反应，685-686
　结直肠癌筛查，681，685-686
　　联合粪便潜血试验，683
乙状结肠切除术 Sigmoid colonic resection, 673
　不良反应，673
　憩室炎的治疗，672-673
已烯雌酚 Diethylstilbestrol
　另见雌二醇
　不良反应，1990
已烯雌酚，习惯性流产的治疗 Diethylstilbestrol, recurrent miscarriage management, 1990
义齿性口炎 Denture stomatitis, 1851
　抗真菌治疗，1850，1856-1857
　义齿卫生，1850，1857-1858
异丙肌苷，疣的治疗 Inosine pranobex, wart treatment, 2297, 2304
异丙托铵 Ipratropium
　不良反应，2081
　慢性阻塞性肺疾病的治疗，2077-2078，2080-2081，2084-2085
异丙托溴铵 Ipratropium bromide
　不良反应，3123
　哮喘的治疗，2041，2053-2054
　　儿童，307，311-312
　　与β受体激动剂合用，307，311-312，324
　　伴有喘息，309，324，325
　支气管扩张的治疗，2075
　季节性变应性鼻炎，823，828-829
异波帕胺，心力衰竭的治疗 Ibopamine, heart failure management, 120, 125, 126
异环磷酰胺 Ifosfamide
　肺癌的治疗，2110，2113
　精原细胞瘤的治疗，1275
异黄酮，绝经期综合征的治疗 Isoflavone, menopausal symptom treatment, 2518
异基因干细胞移植 Allogeneic stem cell transplant
　另见干细胞治疗
　不良反应，18
　多发性骨髓瘤，4，18-19
　　非清髓性移植，19
异维甲酸 Isotretinoin

　寻常痤疮的治疗，2184，2188-2189
　不良反应，2189，2313
　皱纹的治疗，2309，2313-2314
异烟肼 Isoniazid
　不良反应，971，1163，1781
　特发性震颤的治疗，1774，1781
　HIV感染者结核的预防，966，971-972
　结核病的治疗，1161
　　预防，1160，1162-1163
　　　HIV感染者，996，998-999，1002
抑郁症 Depression, 340, 1366-1396
　另见双相障碍
　病因/危险因素，401，1371
　抗抑郁治疗，1367-1369，1372-1384
　　巩固/维持治疗，1370，1392-1393
　　儿童和青少年，398-400，401-405
　　预防复发，1370，1394
　　与苯二氮䓬类药物合用，1377，1379
　　联合心理治疗，1369，1389-1390
　朋友帮助治疗，1369，1390
　医疗途径，1370，1394-1397
　认知治疗，1367，1386-1387
　　儿童和青少年，399，404-405，406-407
　　维持治疗，1370，1393-1394
　　联合药物治疗，398，399，404-405，1394
　定义，400，1371
　电痉挛治疗，1367，1385-1386
　　儿童和青少年，400，409
　锻炼，1369，1390-1391
　家庭治疗，400，407-408
　儿童和青少年，398-410
　　结局测量，412-414
　发病率/患病率，1371
　　儿童和青少年，400
　人际心理治疗，1367，1387-1388
　　儿童和青少年，398，399，406-407
　　联合药物治疗，1369
　非指导性咨询，1388
　产后，见产后抑郁症
　问题解决治疗，1369-1370，1388-1389
　预后，401，1371
　心理治疗，1369-1370，1386-1390，1393-1394，1404-1406
　　儿童和青少年，399，405-409
　　联合药物治疗，1369，1389-1390
　难治性抑郁的治疗，1370，1391-1392
　　圣·约翰草，1369，1384-1385
　　儿童和青少年，399，405
疫苗，见免疫接种 Vaccination see Immunisation
阴道病，见细菌性阴道病 Vaginosis see Bacterial vaginosis
阴道内子宫托 Vaginal pessaries, 2509
　不良反应，2508

盆腔脏器脱垂的治疗，2506，2508
阴道前壁修补术 Anterior vaginal repair, 2580
　　不良反应，2574-2575
　　压力性尿失禁的治疗，2567，2574-2575
阴道杀菌剂，HIV 母婴传播的预防 Vaginal microbicides, prevention of mother to child transmission of HIV, 956, 961
阴道锥 Vaginal cones, 2580
　　不良反应，2573
　　压力性尿失禁的治疗，2566，2572-2573
阴茎假体 Penile prostheses
　　不良反应，1243
　　勃起功能障碍的治疗，1228，1243-1244
阴茎异常勃起 Priapism, 1249
阴离子交换树脂，糖尿病患者血脂异常的治疗 Anion exchange resins, dyslipidaemia treatment in diabetes, 556, 567
音乐疗法 Music therapy, 1362
　　痴呆，1344，1355-1356
银屑病 Psoriasis, 2249-2277
　　病因/危险因素，2253
　　定义，2253
　　发病率/患病率，2253
　　非药物治疗，2250，2254-2255
　　预后，2253
　　系统性治疗，2251-2252，2266-2274
　　　　环孢素，2252，2268-2270
　　　　联合治疗，2253，2276-2277
　　　　细胞因子阻滞剂，2252，2270-2271
　　　　延胡索酸衍生物，2252，2273-2274
　　　　来氟米特，2252，2270
　　　　甲氨蝶呤，2252，2267-2268
　　　　口服类视黄醇，2252，2266-2267
　　　　T 细胞靶向治疗，2251-2252，2271-2273
　　外用药治疗，2250-2251，2257-2258
　　　　皮质类固醇，572，576
　　　　地蒽酚，2250，2256-2257
　　　　润肤剂，2250，2255，2274-2275
　　　　角质剥脱剂，2255
　　　　焦油，2251，2255-2256
　　　　他扎罗汀，2250，2261-2262，2282-2283
　　　　维生素 D 衍生物，2250，2258-2261
　　紫外线光疗，2251，2262-2266
　　　　联合方案，2251，2252-2253，2274-2276
　　　　补骨脂素联合长波紫外线，2251，2252，2264-2265
　　　　长波紫外线，2251，2262
　　　　中波紫外线，2251，2252，2262-2264
银屑病皮损面积与严重性指数积分 Psoriasis Area and Severity Index（PASI score），2277
银杏 Ginkgo biloba
　　痴呆的治疗，1344，1355
　　耳鸣的治疗，841，847-848
引流角 Drainage angle, 915

吲达帕胺，卒中的预防 Indapamide, stroke prevention, 247
吲哚拉明 Indoramin
　　不良反应，649
　　肛裂的治疗，647，649
吲哚洛尔 Pindolol
　　抑郁症的治疗，1370，1373，1374，1391-1392
　　特发性震颤的治疗，1774，1776，1777
吲哚美辛 Indometacin
　　不良反应，935，1352，1977
　　阿耳茨海默病的治疗，1344，1352
　　前葡萄膜炎的治疗，935
　　痛风的治疗，1561，1563
　　腰椎间盘突出的治疗，1572
　　早产的治疗，1967，1976-1977
　　类风湿性关节炎的治疗，1678
饮食干预 Dietary intervention, 474
　　孤独症，346，350-352
　　降低血压，97，108
　　　　冠心病一级预防：高血压，186-187，190-193
　　乳腺痛的治疗，2394，2395
　　灼口综合征，1843，1845-1846
　　降低胆固醇，97，107-108
　　慢性疲劳综合征，1530，1536
　　慢性阻塞性肺疾病，2079，2097
　　便秘的治疗，687，689-690
　　　　儿童，375，377
　　糖尿病肾病，545，547，550，552
　　憩室病，667，668-669，671
　　冠心病一级预防：血脂异常，178，183
　　痛经的治疗，2430，2435，2443-2444
　　痛风的治疗，1561，1565-1566
　　婴儿腹痛，439，440-442，443-444
　　肠易激综合征，758，762-763
　　下肢痉挛，1613，1616-1617
　　梅尼埃病，797，801
　　儿童偏头痛的预防，469，473
　　髋部骨折后的营养补充，1589，1605
　　子痫前期的预防，1952，1955-1956
　　心血管疾病的二级预防，198，215-216
　　体重减轻，108-109
饮食咨询 Dietary counselling, 1292
　　神经性厌食症，1288
隐球菌性脑膜炎，HIV 感染的预防 Cryptococcal meningitis, prophylaxis with HIV infection, 967, 976-977
茚地那韦 Indinavir
　　不良反应，949-950
　　HIV 感染的治疗，938，939，943，946，949
应激治疗 Stress management, 474
　　儿童偏头痛的预防，469，474
　　心血管疾病的二级预防，217
应用行为分析疗法，孤独症 Applied Behavioural Analysis, au-

tism, 345, 347-348
英夫利昔单抗 Infliximab
　不良反应, 2271
　银屑病的治疗, 2252, 2271
婴儿按摩, 腹痛的治疗 Infant massage, colic management, 439, 443
婴儿喘息 Wheezing in infancy, 309, 323-327
　定义, 310
　发病率/患病率, 310
　预后, 310
　预防, 309, 325-327
　治疗, 309, 323-325
　　β受体激动剂, 309, 323-324
　　皮质激素, 309, 324-325
　　异丙托溴铵, 309, 324
　病毒性喘息, 327
婴儿猝死综合征 Sudden infant death syndrome (SIDS), 373, 520-524
　病因/危险因素, 521
　定义, 521
　发病率/患病率, 521
　降低危险, 520, 521-524
　　避免与家长共睡一张床, 520, 523
　　避免过度保温/过度包裹, 520, 523
　　避免睡软床垫, 520, 522-523
　　避免香烟烟雾暴露, 520, 522
　　母乳喂养, 520, 523-524
　　睡姿, 520, 521-522, 526-527
　　安慰器, 520, 524
婴儿腹痛 Colic, infantile, 439-446
　病因/危险因素, 440
　定义, 440
　发病率/患病率, 440
　父母行为的调整, 439, 440, 442-443, 445
　预后, 440
　治疗, 439-446
　　模拟坐车法, 439, 441
　　头颅按摩, 439, 442
　　止痛水, 439, 443
　　婴儿按摩, 439, 443
　　西甲硅油, 440, 445-446
　　脊柱推拿术, 440, 444-445
婴儿, 见儿童 Infants see Children
罂粟碱 Papaverine
　不良反应, 1427, 1248
　勃起功能障碍的治疗, 1228-1229, 1247-1248
　　与前列地尔比较, 1230-1231
　　与酚妥拉明合用, 1229, 1247-1248
　　与酚妥拉明加前列地尔合用, 1229, 1248
营养补充, 见饮食干预 Nutritional supplementation see Dietary intervention

硬化剂注射治疗 Injection sclerotherapy, 723
　不良反应, 290-291, 720
　痔, 712, 719-720
　曲张静脉的治疗, 286-287, 288-291
　　与弹性袜比较, 288-289
　　与手术治疗比较, 289
硬化治疗 Sclerotherapy, 1283
　不良反应, 290-291, 720
　痔, 712, 719-720
　精索静脉曲张, 1279, 1283
　　与等待治疗比较, 1281
　静脉曲张的治疗, 286-287
　　与弹力袜比较, 288-289
　　与手术治疗比较, 289
硬膜外麻醉 Epidural anaesthesia
　不良反应, 1873, 1909
　分娩时会阴裂伤, 1905, 1908-1909
　术后肺部感染, 1873
幽门螺杆菌 *Helicobacter pylori*, 725-737
　病因/危险因素, 728
　定义, 728
　根除治疗, 725-737
　　不良反应, 729, 734, 737
　　抗生素耐药, 736
　　治疗时间, 727, 737
　　非甾体抗炎药相关性消化性溃疡, 725, 730-732
　　方案, 727, 735-737
　　十二指肠溃疡患者, 725, 728-729
　　消化不良患者, 725, 727, 734-735
　　胃溃疡患者, 725, 730
　　胃食管反流患者, 727, 732
　发病率/患病率, 728
　预后, 728
　胃癌, 727, 733, 766
　　B细胞淋巴瘤, 727, 732-733
由护士进行的个案管理, 故意自伤的治疗 Nurse led case management, deliberate self harm management, 1333, 1340
疣 Warts, 2296-2307
　另见生殖器疣
　病因/危险因素, 2297-2298
　定义, 2297
　发病率/患病率, 2297
　预后, 2298
　治疗, 2296-2297, 2299-2300
　　博来霉素, 2297, 2298-2299
　　西咪替丁, 2297, 2299-2300
　　接触免疫治疗, 2296, 2303-2304
　　冷冻疗法, 2296, 2300-2301
　　远距离治疗, 2297, 2301
　　封包疗法, 2296, 2301-2302
　　顺势疗法, 2297, 2302

催眠诱导，2297，2302-2303
异丙肌苷，2297，2304
α 干扰素，2297，2304
激光治疗，2297，2299，2306
左旋咪唑，2297，2304-2305
光动力学疗法，2297，2305-2306
水杨酸，2296，2306-2307
外科治疗，2297，2307
硫酸锌，2297，2307
有槽钉板 Grooved peg board，859
有机磷水解酶，有机磷中毒的治疗 Organophosphorus hydrolases, organophosphorus poisoning treatment，1887，1893
有机磷中毒 Organophosphorus poisoning，1886-1894
病因/危险因素，1887
定义，1887
发病率/患病率，1887
预后，1887-1888
治疗，1886-1887，1888-1894
活性炭，1886，1890
阿托品，1886，1890-1891
苯二氮䓬类药，1886，1893-1894
导泻药，1887，1889
可乐定，1887，1894
洗胃，1887，1889-1890
格隆溴铵，1886，1891
吐根，1887，1889
牛奶，1887，1888
N-甲基-D-天门冬氨酸，1887，1894
有机磷水解酶，1887，1893
肟类，1887，1892
碳酸氢钠，1887，1893
清洗，1886，1888-1889
有控制的牵引脐带 Controlled cord traction，1947
产后出血的预防，1933，1938
有效性的试验 Efficacy trial，2444
右美沙芬 Dextromethorphan
不良反应，1158
支气管炎的治疗，1997，2002
带状疱疹后神经痛的治疗，1152，1157-1158
右旋糖酐糊 Dextranomer paste，2604
瘀斑 Ecchymosis，293，1249
鱼油 Fish oil
不良反应，190，2435
孤独症的治疗，346，350-351
糖尿病患者血脂异常的治疗，556，565
痛经的治疗，2430，2435
冠心病一级预防：高血压，186，190
子痫前期的治疗，1952，1955
银屑病的治疗，2250，2254，2281
心血管疾病的二级预防，198，216
瑜伽，癫痫的治疗 Yoga, epilepsy treatment，1753，1761-1762

育亨宾 Yohimbine
不良反应，1246
勃起功能障碍的治疗，1228，1245-1246
浴疗法，银屑病 Balneotherapy, psoriasis，2250，2254
与光疗比较，2251，2265-2266
预激综合征 Wolff Parkinson White syndrome，93
原虫无性体清除时间 Gametocyte clearance time，1130
原虫无性体血症 Gametocytaemia，1130
原始霉素，鼻窦炎的治疗 Pristamycin, sinusitis treatment，837
远端软组织重建 Distal soft tissue reconstruction，1513
远距离治疗 Distant healing，2307
疣，2297，2301
月见草油 Evening primrose oil
乳腺痛的治疗，2394，2395-2396
慢性疲劳综合征的治疗，1530，1536-1537
子痫前期的预防，1952，1955
月经过多 Menorrhagia，2524-2539
病因/危险因素，2526
定义，2526
发病率/患病率，2526
预后，2526-2527
治疗，2524-2526，2527-2539
达那唑，2525，2529-2530
扩张宫颈和刮宫术，2526，2534-2535
子宫内膜切除术，2526，2535-2537
酚磺乙胺，2525，2529
促性腺激素释放激素类似物，2525，2533-2534
子宫切除术，2526，2534-2535
子宫肌瘤切除术，2526，2538
非甾体抗炎药，2524，2527-2528
口服避孕药，2525，2530-2531
手术前子宫内膜的预处理，2526，2538-2539
孕激素，2525，2531-2533
氨甲环酸，2525，2528
孕激素类 Progestins，2355
另见激素替代疗法
不良反应，2337
转移性乳腺癌的治疗，2333，2337-2338
二线治疗，2333，2340
与选择性芳香化酶抑制剂比较，2340，2341
与他莫昔芬比较，2337
孕激素 Progestogens
不良反应，2515-2516，2531-2532
乳腺痛的治疗，2394，2400-2401
子宫平滑肌瘤的治疗，2489，2493，2494
绝经症状的治疗，2511，2516，2523
与雌激素合用，2512，2514-2516
月经过多的治疗，2525，2531-2533
宫腔内，2525，2532-2533
口服，2525，2531-2532
手术前口服，2526，2539

与达那唑比较，2531
　　　与非甾体抗炎药比较，2527
　　　与氨甲环酸比较，2529
孕三烯酮 Gestrinone
　　不良反应，2400，2454
　　乳腺痛的治疗，2393，2400
　　子宫内膜异位症的治疗，2449-2450，2452，2453
孕酮 Progesterone
　　乳腺痛的治疗，2394，2400
　　绝经期综合征的治疗，2515，2516
　　习惯性流产的治疗，1986，1991
运动波动 Motor fluctuations，1823
运动负荷试验 Exercise stress testing，65
运动障碍 Dyskinesia，1823

Z

再生障碍性危象 Aplastic crisis，57
早产 Preterm birth，1966-1981
　　另见胎膜早破
　　病因/危险因素，1968
　　抗生素治疗，1968，1980-1981
　　皮质激素治疗，1968，1978-1979
　　定义，1968
　　被选择性剖宫产分娩，1968，1977
　　发病率/患病率，1968
　　预防，1967-1968，1969-1971，1973-1977
　　　产前保健，1967，1969，1984-1985
　　　细菌性阴道病的抗生素治疗，2120，2123-2124
　　　宫颈环扎，1967-1968，1973-1977
　　　宫缩抑制剂，1967-1968，1973-1977
　　预后，1968
　　促甲状腺素释放激素治疗，1968，1979-1980
藻酸盐，胃食管反流病的治疗 Alginates, gastro-oesophageal reflux management，697，699-700
　　儿童，432，435
　　维持治疗，698，703
造影剂肾病 Contrast nephropathy，1209
增殖腺扁桃体切除术，扁桃体炎的治疗 Adenotonsillectomy, tonsillitis treatment，852-853
扎鲁司特 Zafirlukast
　　不良反应，2047
　　哮喘的治疗，2046
扎那米韦 Zanamivir
　　不良反应，1076
　　流感的治疗，1073，1076
扎西他滨，HIV 感染的治疗 Zalcitabine, HIV treatment，944
粘连 Synechiae，915
粘连松解术 Adhesiolysis，2484
粘连性囊炎 Adhesive capsulitis，1527
针刺治疗 Acupuncture，1631，1647
　　不良反应，1626，1643，1686
　　慢性紧张性头痛的治疗，1785，1790
　　痛经的治疗，2430，2432
　　腰椎间盘突出的治疗，1571，1578
　　膝关节骨性关节炎的治疗，1684，1686-1687
　　穴位激光，夜间遗尿症，487，493
　　　与去氨加压素比较，493
　　腰背痛的治疗，1620，1626，1635，1642-1643
　　颈部疼痛的治疗，1655，1660-1661
　　安慰性针刺治疗，2445
　　银屑病的治疗，2250，2254
　　镰状细胞危象的治疗，46，53
　　戒烟，99，101
　　耳鸣的治疗，841，845-846
　　三叉神经痛的治疗，1827，1834
针对创伤的小组治疗 Trauma focused group therapy，1467
　　创伤后应激障碍的预防，1454
针对现状的小组治疗 Present focused group therapy，1466
针式膀胱颈悬吊术 Needle colposuspension，2580
　　不良反应，2580
　　压迫性尿失禁的治疗，2567，2579-2580
枕骨斜形头伴或不伴骨连结 Occipital plagiocephaly with/without synostosis，524
珍米洛非班，不良反应 Xemilofiban, adverse effects，201
振动幻觉 Oscillopsia，802
震颤，见特发性震颤 Tremor see Essential tremor
镇静药，哮吼的治疗 Sedatives, croup treatment，383，395
镇痛药 Analgesics
　　另见特定药物
　　急性中耳炎的治疗，500，502
　　不良反应，1624，1637
　　分娩过程中麻醉方式的选择，1952，1961-1962
　　慢性紧张性头痛的治疗，1786-1787
　　普通感冒的治疗，2006，2012
　　痛经的治疗，2429-2430，2432-2433，2448
　　腰椎间盘突出的治疗，1570，1573
　　膝关节骨性关节炎的治疗，1684，1685，1692，1693-1694
　　下肢痉挛的治疗，1613，1615-1616
　　腰背痛的治疗，1619，1623-1624，1634，1636-1637
　　　与非甾体抗炎药比较，1623-1624，1638
　　颈部疼痛的治疗，1655，1667
　　　急性挥鞭伤，1656，1670
　　　神经根疼痛，1657，1672
　　带状疱疹后神经痛的治疗，1152，1157-1158
　　肩痛的治疗，1722，1725
　　镰状细胞危象的治疗，46，52-53
　　　患者自控镇痛术，46，52-53
整体护理路径 Integrate care pathway，238
整形除皱 Facelifts，2310，2319
正常甲状腺病态综合征 Euthyroid sick syndrome，856
正性肌力药物 Positive inotropic drugs

不良反应，126, 154
心源性休克的治疗，142, 154
心力衰竭的治疗，120, 125-127
支具 Orthoses, 1512, 1710
蹞囊炎的治疗，1502, 1504-1505
儿童，1502, 1504
足跟痛的治疗，1701, 1706-1707
支气管肺卫生理疗 Bronchopulmonary hygiene physical therapy, 2070, 2072
支气管扩张 Bronchiectasis, 2070-2075
病因/危险因素，2071
定义，2071
发病率/患病率，2071
预后，2071
治疗，2070-2075
抗胆碱能药物，2070, 2075
β受体激动剂，2070, 2074
支气管肺卫生理疗，2070, 2072
锻炼，2070, 2071-2072
高渗性药物，2070, 2073
白三烯受体拮抗剂，2070, 2074
甲基黄嘌呤，2070, 2074
黏液溶解剂，2070, 2072
糖皮质激素，2070-2071, 2073-2074
手术，2071, 2075
支气管扩张剂 Bronchodilators
不良反应，359
细支气管炎的治疗，355, 358-359
支气管炎 Bronchitis, 1996-2004
病因/危险因素，1997
定义，1997
发病率/患病率，1997
预后，1997
治疗，1996-1997, 1998-2004
抗生素，1996, 1998-2001
抗组胺药，1996, 2001-2002
止咳药，1997, 2002-2003
β受体激动剂，1997, 2003-2004
祛痰药，1997, 2004
脂肪营养不良综合征，抗逆转录病毒治疗 Lipodystrophy syndrome, antiretroviral treatment and, 947-948
直肠癌，见结直肠癌 Rectal cancer see Colorectal cancer
直肠镜检查 Proctoscopy, 723
直肠全系膜切除 Total mesorectal excision
不良反应，679
结直肠癌的治疗 675, 679, 680
直流心脏电复律 DC cardioversion
不良反应，81
心房颤动的治疗，79, 81-82
预防栓塞，78, 81
职业疗法，帕金森病 Occupational therapy, Parkinson's disease, 1811, 1822
植皮 Skin replacement, 2623
下肢溃疡的治疗，2608, 2620-2621
植物雌激素，绝经期综合征的治疗 Phyto-oestrogens, menopausal symptom treatment, 2511, 2517-2518
植物类药物治疗 Herbal treatments
良性前列腺增生，1214, 1222-1224
β-谷甾醇植物提取物治疗，1214, 1223
非洲臀果木，1214, 1223-1224
黑麦草花粉提取物治疗，1214, 1223
锯叶棕提取物，1214, 1222-1223
痛经，2430, 2435-2436
头虱，2221, 2225-2226
外阴阴道念珠菌病，2404, 2414-2415
跖腱膜伸展练习 Plantar fascia stretching, 1710
止咳药 Antitussives
不良反应，2002-2003
支气管炎的治疗，1997, 2002-2003
止痛水，婴儿腹痛的治疗 Gripe water, infantile colic management, 439, 443
止吐药，儿童偏头痛的治疗 Antiemetics, migraine headache treatment in children, 469, 472
止血带试验 Tourniquet test, 1029-1030
指导下的自我帮助 Guided self-help, 410
抑郁症的治疗，399, 409
指导下的自助式认知行为疗法 Guided self help cognitive behavioural therapy, 1329
神经性贪食症，1316, 1321
指炎 Dactylitis, 57-58
趾甲真菌感染 Fungal toenail infections, 2212-2218
病因/危险因素，2213
定义，2213
发病率/患病率，2213
预后，2213
治疗，2212-2213, 2214-2218
阿莫罗芬，2212, 2218
布替萘芬，2212, 2219
环吡酮，2212, 2219
氟康唑，2212, 2217-2218
灰黄霉素，2212, 2214-2215
伊曲康唑，2212, 2215-2216
酮康唑，2212, 2217, 2218
特比萘芬，2212, 2213, 2216-2217, 2218-2219
噻康唑，2213, 2219
志贺菌 Shigella, 424, 1033
制动 Immobilisation, 1500
不良反应，1495-1496
踝扭伤的治疗，1493, 1494-1496
与功能治疗比较，1494-1495
与手术比较，1497-1498
制霉菌素 Nystatin

不良反应，1854，1856
义齿性口炎的治疗，1857
口咽念珠菌病，1854
婴儿/儿童，1850，1855-1856
预防，1850，1852，1853
HIV 感染者，1851，1859
外阴阴道念珠菌病的治疗，2404，2409
与咪唑制剂比较，2406-2407
质子泵抑制剂 Proton pump inhibitors, 738
不良反应，702-703，705
胃食管反流病，697，701-703
儿童，432，437
维持治疗，698，704-705，710
与 H_2 受体拮抗剂比较，701-702，704
幽门螺杆菌的根除，727，735-737
非甾体抗炎药的不良反应，1677，1680-1681
与 H_2 受体抑制剂比较，1680-1681
与米索前列醇比较，1680
治疗失败 Treatment failure, 1003
痔 Haemorrhoids, 711-723
病因/危险因素，713
定义，712-713
诊断，713
发病率/患病率，713
预后，713
治疗，711-712，713-723
闭合的痔切除术，711，713-715
痔动脉结扎，712，721
红外线凝结法/光凝固法，712，718-719
硬化剂注射法，712，719-720
开放的痔切除术，712，715-717
橡皮圈套扎法，711，717-718
环形痔切除术，712，721-723
痔动脉结扎 Haemorrhoidal artery ligation, 712, 721, 723
不良反应，721
痔切除术 Haemorrhoidectomy
不良反应，714-715，716-717，722
闭合，711，713-715，723
开放，712，715-717，723
半开放，723
环形，712，721-723
窒息反流 Choke-gag reflex, 437
中波紫外线 Ultraviolet B
不良反应，2263-2264
银屑病的治疗，2251，2262-2264，2262-2266
联合卡泊三醇，2253，2275
联合润肤剂，2253，2274-2275
联合类视黄醇，2252，2275-2276
中毒，见有机磷中毒；扑热息痛中毒 Poisoning see Organophosphorus poisoning; Paracetamol poisoning
中耳炎，见急性中耳炎；慢性化脓性中耳炎；分泌性中耳炎

Otitis media see Acute otitis media; Chronic suppurative otitis media; Otitis media with effusion
终末期肾病 End stage renal disease, 1171-1178
病因/危险因素，1172-1173
定义，1172
血液透析，1171，1175-1176
高通量膜血透，1171，1175-1176
增加剂量血透，1171，1176
发病率/患病率，1172
腹膜透析，1171，1173-1175
艾考糊精，1171，1173-1174
增加剂量透析，1171，1174-1175
预防并发症，1172，1176-1178
达贝汀，1172，1176-1177
红细胞生成素，1172，1176-1177
司维拉姆，1172，1177-1178
预后，1173
肿瘤广泛切除术 Quadrantectomy, 2388
肿瘤闪烁 Tumour flare, 2355
重叠缝合技术 Overlap technique, 1917
重新安置体位，压迫性溃疡的预防 Repositioning, pressure ulcer prevention, 2593, 2598
重性抑郁障碍 Major depressive disorder, 1398
另见抑郁症
重组人肾红细胞生成素 α Epoetin alpha
不良反应，24
多发性骨髓瘤的治疗，4，24
重组人脱氧核糖核酸酶 Recombinant human deoxyribonuclease
不良反应，2072
支气管扩张的治疗，2070，2072
重组糖蛋白疫苗，单纯疱疹传播的预防 Recombinant glycoprotein vaccine, herpes simplex transmission prevention, 2137, 2139-2140
轴效应 Axial effects, 1823
皱纹 Wrinkles, 2309-2319
病因/危险因素，2310
定义，2310
发病率/患病率，2310
预防，2309，2311
遮光剂，2309，2311
维生素，2309，2311
预后，2310-2311
治疗，2309-2310，2311-2319
化学换肤，2310，2319
皮肤磨削术，2310，2316-2318
整形除皱，2310，2319
异维甲酸，2309，2313-2314
激光治疗，2310，2317-2319
天然软骨多糖，2310，2315-2316
视黄酯，2310，2313
他扎罗汀，2309，2314

维甲酸，2309，2312-2313
维生素 C，2310，2311-2312
维生素 E，2311-2312
珠氯噻醇癸酸酯，精神分裂症的治疗 Zuclopenthixol decanoate, schizophrenia treatment, 1483
主动出击式服务 Outreach assistance
　故意自伤的治疗，1332，1338
主动脉内球囊反搏 Intra-aortic balloon counterpulsation, 156
　心源性休克的治疗，142，155
主动随访 Active follow up, 1397
住院 Hospital admission
　另见住院治疗
　故意自伤的治疗，1332，1339
　妊娠期高血压的治疗，1952，1957
住院治疗 Inpatient treatment, 1292, 1466
　神经性厌食症，1285，1287
　多发性硬化的治疗，1796，1807
　盆腔感染性疾病，2179
　创伤后应激障碍，1455，1462
　肾盂肾炎，2552，2556
注射苯酚，三叉神经痛的治疗 Phenol injection, trigeminal neuralgia treatment, 1827, 1833
注射乙醇，三叉神经痛的治疗 Alcohol injection, trigeminal neuralgia treatment, 1827, 1832
柱痛 Pillar pain, 1527
转移性病灶 Transfer lesions, 1513
转移性乳腺癌 Breast cancer, metastatic, 2331-2354
　病因/危险因素，2335
　骨转移的治疗，2334，2350-2352
　　双磷酸盐，2334，2350-2352
　　放疗，2334，2352
　脑转移的治疗，2335，2353-2354
　化疗，2333-2334，2342-2350
　　大剂量与标准剂量比较，2334，2347
　　二线化疗药物，2334，2349-2350
　　与单克隆抗体合用，2334，2348
　脉络膜转移的治疗，2335，2354
　定义，2335
　激素治疗，2332-2333，2336-2341，2359
　　促性腺激素释放激素类似物，2332，2338-2339
　　切除卵巢，2333，2338
　　孕激素，2333，2337-2338
　　二线治疗药物，2333，2340-2341
　　选择性芳香化酶抑制剂，2332，2339
　　他莫昔芬，2332，2336-2337
　发病率/患病率，2335
　预后，2335
　脊髓转移的治疗，2334，2353
　疾病分期，2392
转移性疼痛 Transfer pain, 1513
转躁 Manic switching, 1312

椎间盘切除术 Discectomy, 1583
　不良反应，1580-1582，1586
　腰椎间盘突出的治疗，1571-1572，1580-1583
　　经皮自动椎间盘切除术，1572，1582
　　激光椎间盘切除术，1572，1582-1583
　　微创椎间盘切除术，1571，1581-1582
　与皮质激素比较，1574
锥体外系效应 Extrapyramidal effects, 874
灼口综合征 Burning mouse syndrome, 1843-1847
　病因/危险因素，1844
　定义，1844
　发病率/患病率，1844
　预后，1844
　治疗，1843，1844-1847
　　抗抑郁药，1843，1846
　　盐酸苄达明，1843，1847
　　认知行为疗法，1843，1844
　　营养补充剂，1843，1845-1846
　　激素替代治疗，1843，1845
着色性干皮病 Xeroderma pigmentosum, 2295
咨客中心疗法 Client centred therapy, 1450
　惊恐障碍，1439，1445
咨询 Counselling, 1467, 2426
　不良反应，2423
　神经性厌食症，1288
　抑郁症的治疗，1388
　　产后抑郁，1920，1923-1925
　减少饮食胆固醇，97，107-108
　家庭暴力，2419，2420，2421-2423
　　认知行为咨询，2422
　　配偶咨询，2422-2423
　　克服悲伤咨询，2422
　　与鼓励比较，2424
　癫痫的治疗，1753，1765
　勃起功能障碍的治疗，1228，1244
　单纯疱疹病毒传播的预防，2137，2141-2142
　非指导性咨询，1388，1397
　婴儿腹痛的父母指导，439，442-443
　体育锻炼，98，105-106
　创伤后应激障碍，1454，1458-1459
　　与认知行为治疗比较，1457
　戒烟，97，99-100
　提高患者介绍转诊的有效性，2173-2174
子宫按摩 Uterine massage, 1947
　产后出血的预防，1933，1946
子宫动脉栓塞 Uterine embolisation
　不良反应，2503
　子宫平滑肌瘤的治疗，2491，2502
子宫肌瘤病，见子宫平滑肌瘤 Uterine myomatosis *see* Fibroids
子宫肌瘤切除术 Myomectomy, 2503
　不良反应，2538

子宫平滑肌瘤的治疗，2490，2500-2501
月经过多的治疗，2526，2538
子宫内节育器 Intrauterine contraceptive device（IUCD）
　放置前细菌性阴道病的治疗，2120，2126
　盆腔感染性疾病的预防，2177，2180
　孕激素释放型
　　不良反应，2460，2533
　　子宫内膜异位症的治疗 2451，2459
　　子宫平滑肌瘤的治疗，2489，2495
　　月经过多的治疗，2525，2532-2533
子宫内膜切除术 Endometrial destruction
　不良反应，2537
　子宫平滑肌瘤的治疗，2490，2501-2502
　月经过多的治疗，2526，2535-2537
　　术前进行子宫内膜预处理，2526，2538-2539
　　与子宫切除术比较，2534-2535
子宫内膜异位症 Endometriosis，2449-2462，2484
　病因/危险因素，2451
　定义，2451
　激素治疗，2449-2450，2452-2455，2464
　　术后，2450-2451，2458-2461
　　术前，2450，2454-2455
　发病率/患病率，2451
　不孕症，见女性不孕症
　预后，2451
　严重程度，2451，2462
　手术治疗，2450，2455-2457
　　腹腔镜去除子宫内膜异位症病灶，2450，2455-2457
　　腹腔镜子宫神经去除术，2450，2457
子宫内人工授精 Intrauterine insemination
　不良反应，2482
　子宫内膜异位症相关性不孕的治疗，2467，2482
　排卵障碍的治疗，2466，2477
子宫平滑肌瘤 Fibroids，2488-2503
　病因/危险因素，2491
　定义，2491
　发病率/患病率，2491
　单纯药物治疗，2489，2492-2495
　　促性腺激素释放激素类似物，2489，2492-2495
　　释放左炔诺孕酮的宫内节育器，2489
　　非甾体抗炎药，2489，2495
　术前药物治疗，2489，2495-2497
　　促性腺激素释放激素类似物，2489
　预后，2491
子宫切除术 Hysterectomy，2503
　不良反应，2499，2535
　子宫平滑肌瘤的治疗，2490，2497-2500
　　开腹，2490，2497
　　经腹腔镜，2490，2498-2500
　　经阴道，2490，2497-2499
　月经过多的治疗，2526，2534-2535

与子宫内膜切除术比较，2534-2535
经腹全子宫切除术，2462
子痫 Eclampsia，1953
　另见子痫前期
　抗惊厥治疗，1953，1962-1963
　发病率/患病率，1953
　预防，1953
子痫前期 Pre-eclampsia，1951-1963
　病因/危险因素，1953
　定义，1953
　发病率/患病率，1953
　预防，1951-1952，1954-1957
　　抗血小板药物，1951，1954
　　阿替洛尔，1952，1956
　　补钙，1951，1954-1955
　　饮食干预，1952，1955-1956
　　硝酸甘油，1952，1957
　　补镁，1952，1956
　预后，1953
　治疗，1952
　　抗惊厥药，1952，1960-1961
　　降压药，1952，1957-1959
　　抗氧化剂，1952，1959-1960
　　卧床休息，1952，1957
　　住院，1952，1957
　　产科干预，1953，1961
　　血浆扩容，1953，1959
籽油，便秘的治疗 Seed oils, constipation management，688，691
紫杉醇 Paclitaxel
　不良反应，2111，2113，2346，2369
　肺癌的治疗，2109-2110，2112-2113
　转移性乳腺癌的治疗，2334，2345-2346，2347
　　与单克隆抗体合用，2348
　非转移性乳腺癌的治疗，2368
紫杉类药 Taxanes
　不良反应，2346
　转移性乳腺癌的治疗，2333-2334，2345-2346
　　二线治疗，2349
紫锥花属 Echinacea
　不良反应，2010
　普通感冒的治疗，2006，2009-2010
自动牵引 Autotraction，1583
自杀 Suicide，1333，1380-1381
　另见故意自伤
自身对照病例系列研究 Self controlled case series，465
自体干细胞移植 Autologous stem cell transplant
　另见干细胞治疗
　不良反应，37
　多发性骨髓瘤，3，12-19
　　双次移植与单次移植比较，4，15
　　美法仑预处理方案，3，16

净化，4，17
时序，3，17-18
与异基因干细胞移植比较，18-19
非霍奇金淋巴瘤，31，36-38
自体血小板溶胞产物，下肢溃疡的治疗 Autologous platelet lysate, leg ulcer treatment, 2609, 2616
自我伤害，见故意自伤 Self harm see Deliberate self harm
自我效能评分 Self-efficacy Scale, 2426
自主神经功能障碍 Autonomic dysfunction, 1749
总体症状评分 Global symptom score（GSS），1527
足跟垫和踵杯 Heel pads and cups, 1710
足跟痛的治疗，1702，1705，1707-1708
足跟痛 Plantar heel pain, 1701-1710
定义，1702
发病率/患病率，1702
预后，1702
治疗，1701-1702，1703-1710
皮质类固醇注射，1701，1702，1703-1705
体外冲击波治疗，1701，1708-1709，1712
足跟垫与踵杯，1702，1705，1707-1708
激光治疗，1702，1709
局部麻醉剂，1702，1704-1705
夜间夹板，1702，1710
矫形器，1701，1706-1707
伸展训练，1702，1706
手术，1702，1709
超声，1702，1709
足癣 Athlete's foot, 2202-2205
病因/危险因素，2203
定义，2203
发病率/患病率，2203
预后，2203
治疗，2202，2203-2205
丙烯胺，2202，2203-2204
唑类药，2202，2204-2205，2206
改善足部卫生，2202，2205
卒中 Stroke
病因/危险因素，230，245
定义，230
发病率/患病率，230
治疗，229-238
抗凝剂，230，234
阿司匹林，143，230，232
降低血压，230，233
神经保护剂，230，236-238
卒中的专业康复，229，231-232
手术治疗大脑/小脑血肿，230，238
溶栓治疗，230，234-236，242
预测因素，145
预防，243-263
抗凝剂，245，253-255，258-263

抗血小板治疗，243，244，250-253，259，261，267
降低血压，186，187-190，243，244，246-248
颈动脉内膜切除术，244，245，255-257
降低胆固醇，244，248-250
定义，245
经皮腔内血管成形术，244，257-258
房颤患者，245，258-263
预后，230，245-246
高危人群，263
心房颤动患者，80
联合经皮腔内血管成形术，152
与溶栓剂合用，145
阻生智齿 Wisdom teeth, impacted, 1868-1870
病因/危险因素，1869
定义，1869
发病率/患病率，1869
预后，1869
预防性拔除，1868，1869-1870
不良反应，1869
组分记忆力评分 Composition memory score, 859
组织型纤溶酶原激活物 Tissue plasminogen activator（tPA）
不良反应，145，235
心肌梗死的治疗，144-145，146-147，159-160
卒中的治疗，230，234-235
组织硬化剂 Sclerosant, 293
最大呼气流速 Peak expiratory flow rate（PEFR），327，2058，2098
左卡巴斯汀，季节性变应性鼻炎的治疗 Levocabastine, seasonal allergic rhinitis treatment, 822, 824, 826
左炔诺孕酮释放型宫内节育器 Levonorgestrel releasing IUCD
不良反应，2460，2533
子宫内膜异位症的治疗，2451，2459
子宫平滑肌瘤的治疗，2489，2495
月经过多的治疗，2532-2533
左心室收缩功能障碍 Left ventricular systolic dysfunction（LVSD），120
血管紧张素转换酶抑制剂治疗，135-136
缺血性心脏事件的二级预防，204，205
左旋多巴 Levodopa
不良反应，1815，1816
帕金森病的治疗，1811，1814-1818
缓释与速释左旋多巴比较，1811，1814
与多巴胺受体激动剂比较，1814-1815
与多巴胺受体激动剂合用，1811，1815-1818
左旋甲状腺素 Levothyroxine（L-thyroxine）
不良反应，857，859
甲状腺功能减退症的治疗，855，856-859
临床（显性）甲状腺功能减退症，855，856-858
亚临床甲状腺功能减退症，855，858-859
左旋咪唑 Levamisole
不良反应，677，2305

结直肠癌的治疗，675，676-677
疣的治疗，2297，2304-2305
　　与西咪替丁合用，2304
左氧氟沙星 Levofloxacin
　　不良反应，898，1255，1257，2020，2209，2554
　　细菌性结膜炎的治疗，895，898
　　蜂窝织炎的治疗，2209
　　慢性前列腺炎的治疗，1252，1254，1257
　　慢性化脓性中耳炎的治疗，778
　　肺炎的治疗，2020
　　肾盂肾炎的治疗，2552，2554
　　HIV 感染者结核病的治疗，997，1001
左乙拉西坦，癫痫的治疗 Levetiracetam, epilepsy treatment, 1752，1760
佐吡坦 Zolpidem
　　不良反应，2329，2330
　　时差综合征的预防，2326，2328-2329
　　　　与褪黑素合用，2329
佐匹克隆，时差综合征的预防 Zopiclone, jet lag prevention, 2326，2328-2329

佐替平 Zotepine
　　不良反应，1482
　　精神分裂症的治疗，1470，1481-1482
作用的大小 Effect size, 1398
坐垫，压迫性溃疡 Seat cushions, pressure ulcers and, 2593，2595，2600
坐骨神经痛 Sciatica, 1631, 1648
　　另见腰椎间盘突出
坐浴 Sitz baths, 1261
　　慢性前列腺炎的治疗，1253，1261
唑来膦酸，多发性骨髓瘤的治疗 Zoledronic acid, multiple myeloma management, 4, 23-24
唑类药 Azoles
　　不良反应，976，2205
　　足癣的治疗，2202，2204-2205，2206
　　　　与丙烯胺比较，2204-2205
　　HIV 感染者预防真菌感染，975-976
唑尼沙胺，癫痫的治疗 Zonisamide, epilepsy treatment, 1752，1760

附录1 心血管病一级预防的综合危险策略与危险预测工具

Stacey Sheridan, Assistant Professor of Medicine, University of North Carolina, USA

冠心病（coronary heart disease, CHD）是世界各国的主要死因，全世界13%的死亡是由冠心病引起的[1]。冠心病还是引起伤残的主要原因之一，相关的医疗费用还在不断增加。冠心病主要有以下危险因素：年龄增加、男性、血压升高、血胆固醇升高、吸烟、糖尿病，以及左心室肥大[2]。如果可以降低人们对这些危险因素的暴露，就能够降低未来心脏病死亡的危险。

过去指南中预防心血管病的重点是评估和治疗危险因素。近些年来，人们越来越清楚地认识到，心血管病的一级预防应该从评估一个人未来患心血管病的综合危险开始，治疗应该基于这个综合危险的高低，而不是仅仅基于某个危险因素的高低。一个人的心血管病综合危险是对他所具有的所有危险因素的综合考量[3]。与过去的针对单一危险因素的预防策略比较，综合危险策略有着明显的优势：当多个危险因素中等升高导致综合危险很高时，新的策略会促使医生和病人开始治疗[4,5]；它会帮助医生和病人更好地在治疗的强度和安全性、费用及时间之间作出权衡[6]；更重要的是，研究也证明新的策略具有更好的成本效益[7]。

心血管病综合危险可由现成的广泛使用的多元回归方程式来估计，这些方程式都是基于大规模队列研究或随机对照试验建立的[8-14]。输入一个人的危险因素，方程式会自动计算出他未来5～10年内发生主要心血管事件的概率。目前常用的是基于美国弗明汉心脏研究建立的方程式[14]。很多简化了的心血管病危险估计工具也是基于此方程式制作的。如，弗明汉危险计算表（The Framingham Risk Tables）、新西兰危险计算表（The New Zealand Risk Tables）、新谢菲尔德危险计算表（The Modified Sheffield Tables）、英国多协会危险估计图（The Joint British Societies Risk Prediciton Charts）、欧洲多协会危险估计图（The Joint European Societies Risk Prediciton Charts）、加拿大危险估计图（The Canadian Risk Nomogram）、英国医学杂志心脏危险管理工具（The BMJ Cardio Risk Manager）、美国国家胆固醇教育项目危险计算器（The National Cholesterol Education Programme Risk Calculator），以及美国心脏协会危险计算器（The American Heart Association's Risk Calculator）。对于美国、英国、北欧、澳大利亚和以色列的30～65岁的男性和女性白种人，以及同年龄性别的美国黑人，这些危险计算工具是准确的。但是，对于其他人群，弗明汉危险方程及其衍生工具并不理想，应谨慎使用。这些人群包括：30岁以下或65岁以上的人群、糖尿病人群、美国其他种族的人群（如日本人、西班牙人和美国土著女性）[15-17]、南部欧洲的人群[11,18]，[以及华人人群[29-31]]。南部欧洲国家可以使用由该地区研究结果衍生的计算工具，如七国研究、意大利乡村地区研究，以及罗马工业人群研究[11,12,18,19]。[中国可以参考基于中国人群研究的计算工具[29-31]]。然而，这些当地的计算工具也有它们的缺点。例如，它们包含的危险因素数目往往比较少。此外，当地的计算工具往往还没有在其他人群中得到验证，往往只包括部分中年人群，或者只是男性人群。

大多数危险计算工具所提供的是包括心绞痛、心肌梗死和冠心病死亡在内的综合危险。然而，有些工具计算的危险只是心肌梗死和冠心病死亡两项指标的综合，不包括心绞痛，其数值会偏低一点。一些计算工具还可以估计卒中的危险。值得注意的是，所有这些工具估计的危险，以及依此危险估计的治疗的效果，都不包括非心血管疾病。因此，在进行有关戒烟、体育锻炼、饮食和高血压治疗的决策时，由于它们都具有心血管以外的作用，上述估计的心血管病的危险不能作为这些问题决策的唯一基础。

一个地区应推荐哪种危险计算工具呢？一般来讲，应首先考虑那些容易获得且便于操作的计算工具，同时还应考虑本地区的实践条件和估计危险的人员的水平。具有计算机和网络条件时，可以考虑使用基于计算机或网络的计算工具[19,20]，它们更精确，因此便于与治疗后或其他病人的危险进行比较。假如不同病人关心的结局不完全相同，那么将几种不同的工具结合起来，根据病人的需要来估计病人关心的心血管事件（或结局）的危险，可能是最佳选择。

另外，危险计算工具提供的危险估计最好与当地心血管病预防指南的危险分层一致[20]。比如，美国的指南[21]将危险分为<10%，10%～20%，以及>20%三组，每组的治疗建议不同。因此，美国医生依据未来心血管病危险制定治疗方案时，最好使用危险分组一致或接近的计算工具。又如，使用阿司匹林预防心血管病时，由于阿司匹林治疗的益/害比随着危险的不同而变化，当危险从10%变成3%～5%，治疗可能从益大于害变成害大于益，此时危险计算工具对危险的分层需要更细些[22]。

如何估计糖尿病病人心血管病的危险，目前尚不十分清楚。美国国家胆固醇教育项目和美国心脏协会建议，将糖尿病病人视为必得心血管病的一个群组，即他们的预防方案和心血管病现患病人一样[21,23]。因此，所有糖尿病病人将无需接受心血管病危险的评估，可以直接接受预防心血管病的治疗。其实，很多糖尿病病人（尤其是年轻女性病人）未来10年的心血管病危险远远低于20%的治疗阈值。是治疗所有的糖尿病病人，还是选择性治疗那些危险偏高的病人，孰优孰劣，目前并不清楚。

在估计危险以前，除了选择合适的危险计算工具外，还必须保证收集估计危险时需要的所有资料。关于年龄、性别、吸烟史、糖尿病史的资料，可以在会诊时通过询问获得。关于血压、血脂、左心室肥大的心电图信息，必须在估计危险以前已完成测量。

表1提供了由弗明汉方程衍生的危险预测工具，供医生临床上使用。目前，我们还没有发现基于七国研究、意大利乡村地区研究或罗马工业人群研究的简便的危险计算工具。

表1 由弗明汉方程衍生的危险预测工具及其预测的心血管事件

预测总冠心病事件*的工具
- 弗明汉危险计算表（The Framingham Risk Tables）[14, 24]
- 新谢菲尔德危险计算表（The Modified Sheffield Tables）[25]
- STAT心血管病危险计算软件（STAT Cardiac Clearance）[26]
- 心对心危险估计表（Heart-to-Heart）

预测主要冠心病事件**的工具
- 英国多协会危险估计图（The Joint British Societies Risk Prediciton Charts）[27]
- 美国国家胆固醇教育项目危险计算器（The National Cholesterol Education Program Risk Calculator）[28]
- 美国心脏协会危险计算器（The American Heart Association Risk Calculator）

注：*总冠心病事件包括稳定型和不稳定型心绞痛、心肌梗死以及冠心病死亡；**主要冠心病事件只包括心肌梗死和冠心病死亡

参考文献

1. The World Health Report, 2000. Health Systems-Improving Performance. WHO.
2. Greenland P, Knoll MD, Stamler J, et al. Major risk factors as antecedents of fatal and nonfatal coronary heart disease events. *JAMA* 2003;290:891-897.
3. Jackson R, Lawes C, Bennett D, et al. Treatment with drugs to lower blood pressure and blood cholesterol based on an individual's absolute cardiovascular risk. *Lancet* 2005;365:434-441.
4. Phillips LS, Branch WT, Cook CB, et al. Clinical inertia. *Ann Intern Med* 2001;135:825-834.
5. Oliveria SA, Lapuerta P, McCarthy BD, et al. Physician-related barriers to the effective management of uncontrolled hypertension. *Arch Intern Med* 2002;162:413-420.
6. Pearson 2003. New tools for coronary risk assessment: what are their advantages and limitations? *Circulation* 2002;105:886-892.
7. Murray CJ, Lauer JA, Hutubessy RC, et al. Effectiveness and costs of interventions to lower systolic blood pressure and cholesterol: a global and regional analysis on reduction of cardiovascular-disease risk. *Lancet* 2003;361:717-725.
8. Assmann G, Cullen P, Schulte H. Simple scoring scheme for calculating the risk of acute coronary events based on the 10-year follow-up of the prospective cardiovascular Munster (PROCAM) study. *Circulation* 2002;105:310-315. [Erratum in: *Circulation* 2002;105:900].
9. Tunstall-Pedoe H. The Dundee coronary risk-disk for management of change in risk factors. *BMJ* 1991;303:744-747.
10. ERICA Research Group. Prediction of coronary heart disease in Europe. The 2nd report of the WHO-ERICA Project. *Eur Heart J* 1991;12:291-297.
11. Menotti A, Lanti M, Puddu PE, et al. Coronary heart disease incidence in Northern and Southern European populations: a reanalysis of the seven countries study for a European coronary risk chart. *Heart* 2000;84:238-244.
12. Menotti A, Spagnolo A, Dima F, et al. The prediction of coronary heart disease in different population samples. *Eur J Epidemiol* 1992;8:516-521.
13. Simons LA, Simons J, Friedlander Y, et al. Risk functions for prediction of cardiovascular disease in the elderly Australians: the Dubbo Study. *Med J Aust* 2003;178:113-116.
14. Wilson PW, D'Agostino RB, Levy D, et al. Prediction of coronary heart disease using risk factor categories. *Circulation* 1998;97:1837-1847.
15. Liao Y, McGee DL, Cooper RS, et al. How generalizable are coronary risk prediction models? Comparison of Framingham and two national cohorts. *Am Heart J* 1999;137:837-845.
16. Grundy SM, D'Agostino RB Sr, Mosca L, et al. Cardiovascular risk assessment based on US cohort studies: findings from a National Heart, Lung, and Blood institute workshop. *Circulation* 2001;104:491-496.
17. D'Agostino RB Sr, Grundy S, Sullivan LM, et al. Validation of the Framingham coronary heart disease prediction scores: results of a multiple ethnic groups investigation. *JAMA* 2001;286:180-187.
18. Menotti A, Puddu PE, Lanti M. Comparison of the Framingham risk function-based coronary chart with risk function from an Italian population study. *Eur Heart J* 2000;21:365-370.
19. Menotti A, Puddu PE, Lanti M. The estimate of cardiovascular risk. Theory, tools and problems. *Ann Ital Med Int* 2002:17:81-94.
20. Sheridan S, Pignone M, Mulrow C. Framingham-based tools to measure global risk of coronary heart disease: a systematic review of tools for clinicians. *J Gen Intern Med* 2003;18:1039-1052.
21. Expert Panel on Detection, Evaluation, and Treatment of High Blood Cholesterol in Adults. Executive summary of the third report of the National Cholesterol Education Program (NCEP) Expert Panel on Detection, Evaluation, and Treatment of High Blood Cholesterol in Adults (Adult Treatment Panel III). *JAMA* 2001;285:2486-2497.

22. Hayden M, Pignone M, Phillips C, et al. Aspirin for the primary prevention of cardiovascular events: a summary of the evidence for the U.S. Preventive Services Task Force. *Ann Intern Med* 2002;136:161-172.
23. Grundy SM, Pasternak R, Greenland P, et al. Assessment of cardiovascular risk by use of multiple-risk-factor assessment equations: a statement for healthcare professionals from the American Heart Association and the American College of Cardiology. *Circulation* 1999;100:1481-1492.
24. www.nhlbi.nih.gov/about/framingham/risktmen.pdf (last accessed 5 July 2005).
25. Wallis EJ, Ramsay LE, Ul Haq I, et al. Coronary and cardiovascular risk estimation for primary prevention: validation of a new Sheffield table in the 1995 Scottish health survey population. *BMJ* 2000;320:671-676. [Erratum in: *BMJ* 2000;320:1034].
26. www.statcoder.com (last accessed 5 July 2005).
27. www.hyp.ac.uk/bhs/riskview/resources_prediction_chart.htm (last accessed 5 July 2005).
28. www.nhlbi.nih.gov/guidelines/cholesterol/index.htm (last accessed 5 July 2005).

以下为译者添加的中国人群的相关文献

29. 国家"十五"攻关"冠心病、脑卒中综合危险度评估及干预方案的研究"课题组. 国人缺血性心血管病发病危险的评估方法及简易评估工具的开发研究. 中华心血管病杂志 2003; 31: 893-901.
30. Liu J, Hong YL, D'Agostino RB, Wu ZS, Wang W, et al. Predictive value for the Chinese population of the Framingham CHD risk assessment tool compared with the Chinese multi-provincial cohort study. *JAMA* 2004; 291: 2591-2599.
31. Asia Pacific Cohort Studies Collaboration. Cardiovascular risk prediction tools for populations in Asia. *J Epidemiol Community Health* 2007;61:115-121.

附录 2 估计病人的心血管病危险与治疗的效果

本文改编自 Rod Jackson 撰写的新西兰血脂异常治疗指南[1]和高血压指南[2]

新西兰心血管病危险预测图

本文所附的新西兰心血管病危险预测图（图 1.1- 1.4）是用来预测一个人未来 5 年内的心血管病危险（或发生概率）的大小，以及降血压和降血脂药物治疗 5 年的效果的大小。这里的心血管病包括心肌梗死、新发心绞痛、缺血性卒中、短暂性脑缺血发作、外周血管疾病、充血性心力衰竭，以及与心血管病相关的死亡。

有些病人不必使用这些图表，因为他们的 5 年心血管病危险已经大于20%，按照新西兰的指南，可以直接考虑治疗。这些病人包括：心血管病（包括心绞痛、心肌梗死、充血性心力衰竭、卒中，以及外周血管疾病）患者和心电图显示左心室肥大患者。

估计病人未来 5 年的心血管病发病危险

◆ 首先应根据病人的性别、糖尿病病史（胰岛素治疗、口服降糖药或空腹血糖超过 8mmol/L）、吸烟史和年龄，确定使用哪张危险预测图。图中的年龄是上下 5 年的均数，如 55 ~ 65 岁的病人都应采用 60 岁年龄组的估计危险。

◆ 然后根据病人的血压水平和总胆固醇与高密度脂蛋白胆醇的比值，确定与该病人相对应的方框的颜色。对于初步的危险估计来说，此处的血压应为相隔一定时间的两次测量的均值，此处的胆固醇可以是一次空腹检测的结果，也可以是两次非空腹的 Reflotron 检测结果。但是，若要准确地确定治疗前各危险因素的基线水平，则需要更多次测量的平均结果。当病人的收缩压和舒张压处于不同危险级别时，应将病人划分到较高的危险级别。

◆ 最后根据方框的颜色，按照下图确定该病人的 5 年发病危险。

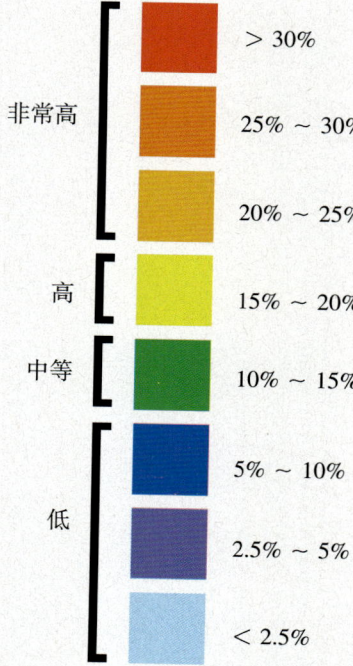

注：

（1）具有明显家族史的病人（男性一级直系亲属在 55 岁以前患心血管病或女性一级直系亲属在 65 岁以前患心血管病）和肥胖的病人（BMI 大于 30）的危险很可能高于上述"危险预测图"所显示的危险，但是这两个危险因素对未来心血管事件危险的独立定量作用尚不清楚，无法纳入该危险预测图。当一个病人的危险刚刚低于治疗的阈值，同时又存在这两个因素时，可以考虑治疗。

（2）当总胆固醇或总胆固醇与高密度脂蛋白胆固醇的比值高于 8 时，病人的 5 年心血管事件危险一定高于 15%。

（3）绝大部分 75 岁以上的病人的 5 年心血管事件的危险会高于 15%。

所附危险预测图已得到新西兰国家心脏学会的准许，读者也可以在以下网站得到该危险预测工具：http://www.nzgg.org.nz/guidelines/0035/CVD_Risk_Full.pdf。

译者附注：

读者可以使用以下任何一种方法估计治疗 5 年预防心血管事件的效果：

◆ 根据该病人未治疗时的初始危险（R）和治疗后的相对危险减少（relative risk reduction，RRR），可以用以下公式估计对病人进行该治疗的需治人数（NNT）：NNT = 1 ÷ （R × RRR）。举例说明，假如某病人的 5 年卒中危险为 10%，降血压药降低卒中的 RRR 为 60%（Wald NJ，Law MR. *BMJ* 2003; 325:1419），则需治人数约等于 17，即 1 ÷ （10% × 60%），就是说每治疗 17 个这样的病人，5 年内可以预防一例卒中事件。

◆ 根据病人的初始危险（R），再根据治疗可能使危险因素改变的大小，用图 1.1-1.4 估计治疗后的危险，依此推测病人在不同治疗方案下的治疗效果。例如，60 岁男性非糖尿病吸烟患者，当血压为 160/95mmHg、TC/HDL 为 6 时，不治疗时他的 5 年危险在 25% ~ 30% 之间，如果他能成功终生戒烟，他的危险将会降到 15% ~ 20% 之间，则治疗效果的 NNT = 10。如果他能把血压再降到 120/75mmHg，他的治疗后危险会降到 5% ~ 10% 之间，则 NNT = 5。

◆ 读者还可以使用需治人数列线图（Nomogram）（附录 3 图 1）估计病人的需治人数。病人"未治疗时的基线危险"与治疗的"相对危险减少（%）"的连接线的延长线与右侧第三条线的交点，就是该病人的需治人数的估计值（详见附录 3）。

◆ 读者还可以根据上述估计的病人的初始危险，用表 1 直接查看降血压药、降血脂药和阿司匹林联合使用时的综合效果。

参考文献

1. Dyslipidaemia Advisory Group. 1996 National Heart Foundation clinical guidelines for the assessment and management of dyslipidaemia. *NZ Med J* 1996; 109:224-232.
2. National Health Committee. Guidelines for the management of mildly raised blood pressure in New Zealand: Ministry of Health National Health Committee Report, Wellington, 1995.

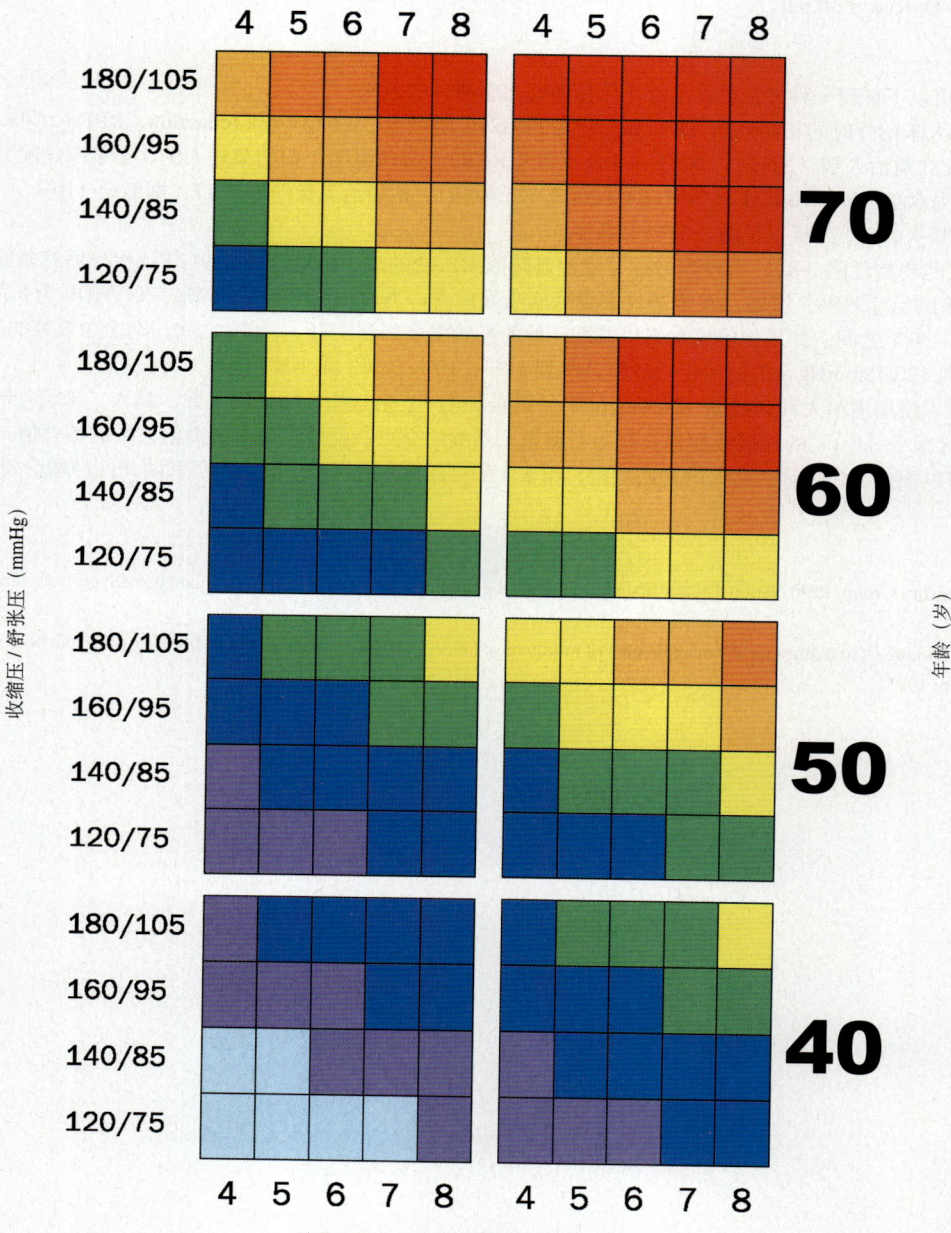

图 1.1 男性非糖尿病患者心血管事件 5 年危险

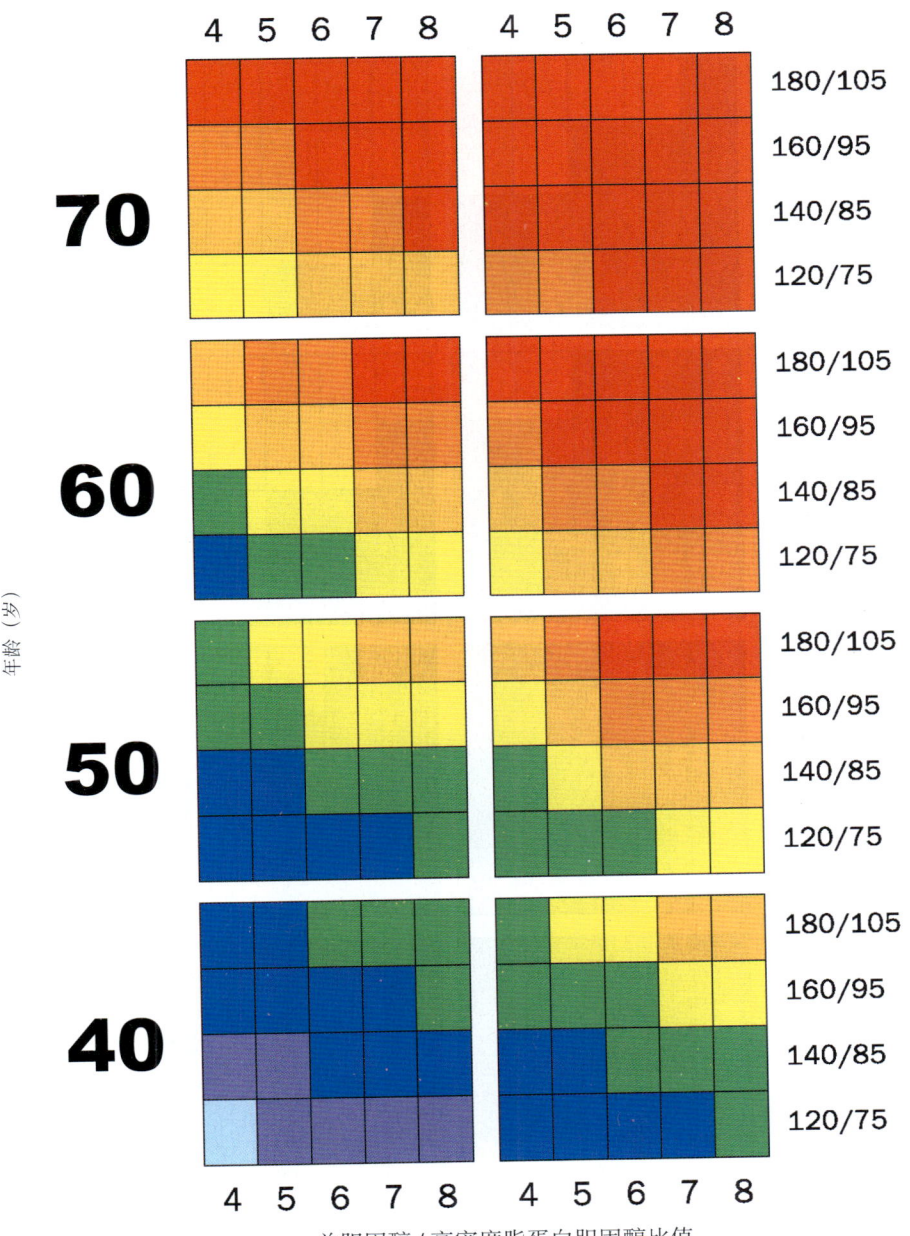

图 1.2　男性糖尿病患者心血管事件 5 年危险

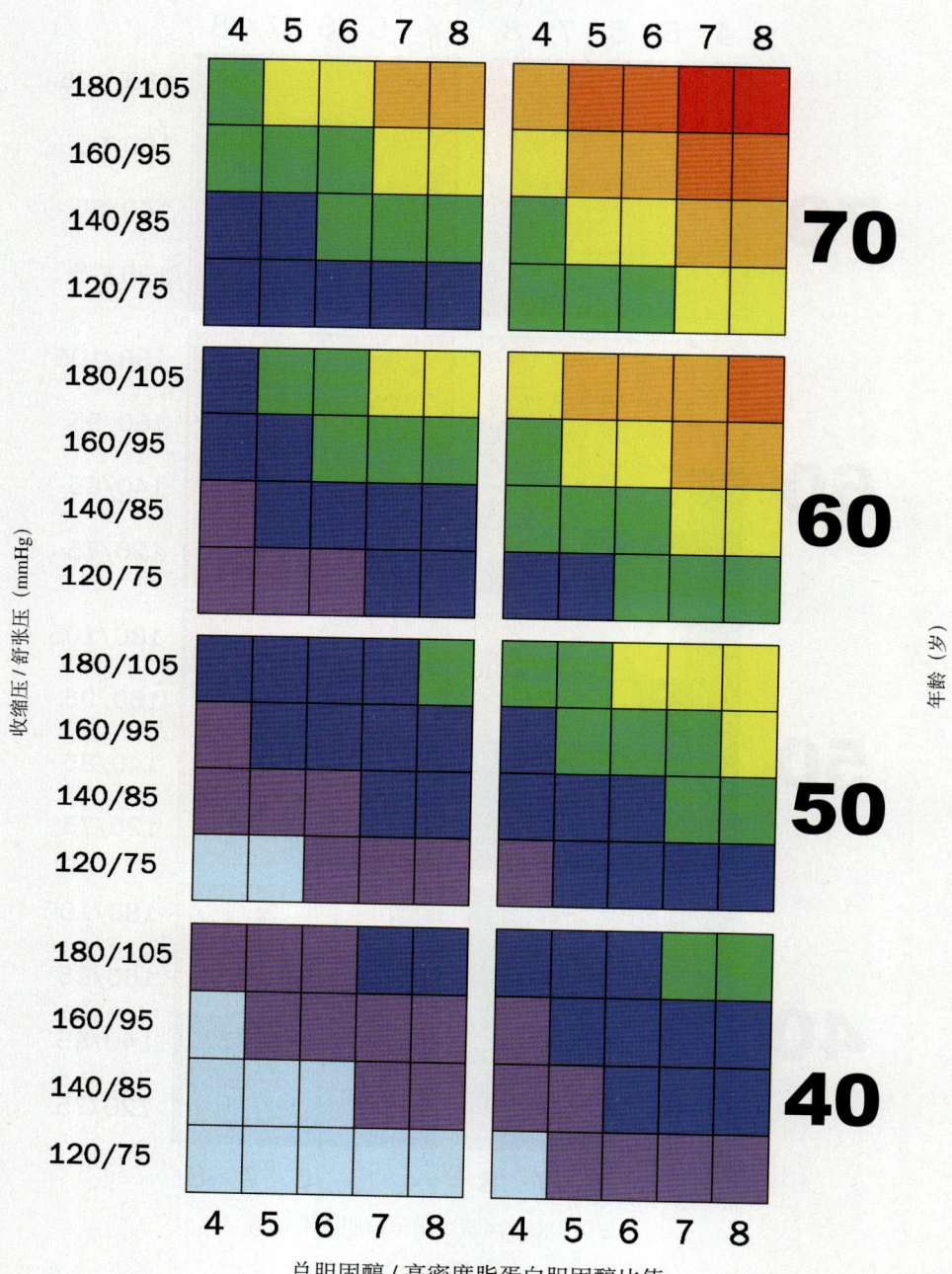

图 1.3 女性非糖尿病患者心血管事件 5 年危险

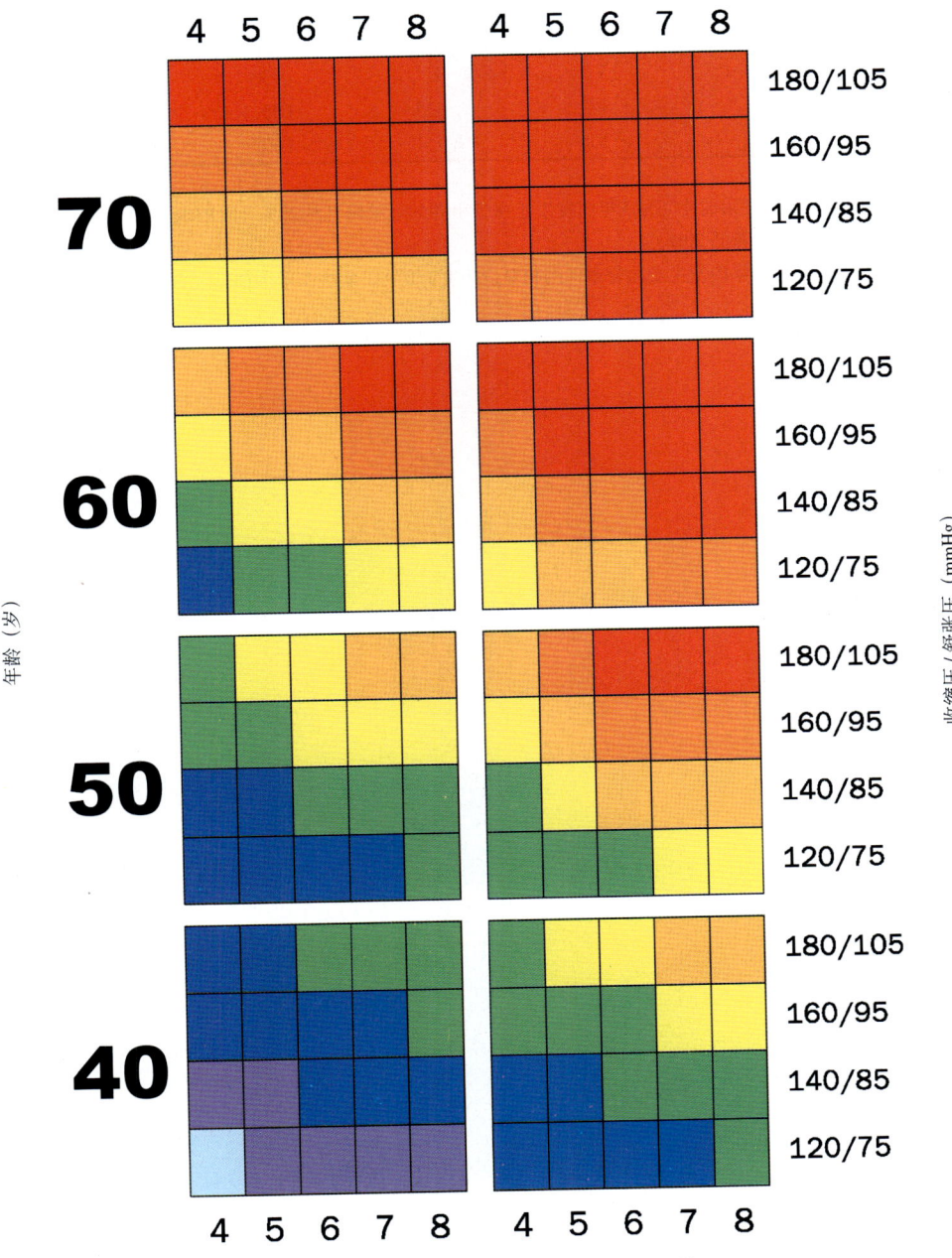

图1.4 女性糖尿病患者心血管事件5年危险

表 1　未来心血管事件危险与治疗效果大小一览表

5年心血管病危险	干预收益的大小：ARR（%） （每治疗100人5年内可预防的心血管事件总数）			干预收益的大小：NNT （5年内预防1例心血管事件的需治人数。NNT = 1/ARR）		
	一项干预 （RRR = 25%）	两项干预 （RRR = 45%）	三项干预 （RRR = 55%）	一项干预 （RRR = 25%）	两项干预 （RRR = 45%）	三项干预 （RRR = 55%）
> 30%	> 8	> 14	> 17	< 13	< 7	< 6
27.5%	7	12	15	15	8	7
22.5%	6	10	12	18	10	8
17.5%	4	8	10	23	13	10
12.5%	3	6	7	32	18	15
7.5%	2	3	4	53	30	24
2.75%	0.7	1.2	1.5	145	81	66
< 2.5%	< 0.6	< 1.1	< 1.4	> 160	> 89	> 73

表中资料的假定与计算：

- 保守估计以下各项干预措施单独使用时均可使5年内发生心血管事件的危险降低约25%（即RRR = 25%）：阿司匹林、降压治疗（收缩压降低10mmHg）和降脂治疗（LDL-C 降低20%）。
- 与不治疗相比，实施一项干预后5年内发生心血管事件的相对危险度为0.75，实施两项干预后则为0.75 × 0.75，实施三项干预后则为0.75 × 0.75 × 0.75（即相对危险度的乘积）。

附录3　如何根据病人的基线危险估计需治人数

获准改编自 Chatellier 等人的论文[1]

背　景

需治人数（number needed to treat，NNT）是欲防止一例有害事件的发生（或产生一例有益事件）所需要治疗的人数，它是临床上十分有用的表达治疗效果的方法，效果指一项治疗相对于其对照治疗的益处的大小。需治人数可以用来总结临床试验和 Meta 分析的结果，也可帮助医生进行决策。

假设在某临床试验中对照组发生有害结局事件的危险为 ARC，治疗组为 ART，则绝对危险减少（ARR）等于（ARC − ART）。而 NNT 即为 ARR 的倒数：

$$NNT = 1/(ARC - ART)$$

又因为相对危险减少（RRR）等于（ARC − ART）/ARC，所以 NNT、RRR 和 ARC 之间有以下关系：

$$NNT \times RRR \times ARC = 1$$

利用该关系式可以估计一项治疗在不同基线危险水平（即不同的ARC水平）的人群中的益处，依此将临床试验或 Meta 分析的结果外推到不同基线危险的人群。在理想情况下，我们应该对每个不同的人群都进行试验，以获得每个人群的 RRR。然而，很多试验的亚组分析表明，不同特征的病人群组的 RRR 近乎相等。就是说，不同人群和个人的 RRR 可能是相同的。因此 Cook 和 Sackett 建议，利用临床试验估计的 RRR 和一个病人未治疗时的基线危险，可以计算出该病人的 NNT，以此指导有关该病人的治疗的决策[2]。

基线危险就是未治疗情况下病人在一定时间内发生相关有害事件的概率，依此估计的需治人数就是在这个特定时间内的需治人数。这个"一定时间"最好与估计 RRR 的研究的观察时间一致，否则需治人数的估计可能不准确。

使用列线图估计需治人数

也可以利用本附录所附的列线图（Nomogram）（图1）估计需治人数，这一方法的优点是不需要任何计算。具体做法如下：在左侧标尺上找到对应病人基线危险（ARC）的数值，在中间标尺上找到对应来自临床试验或 Meta 分析的相对危险减少（RRR）的数值，连接两点成一直线，该直线与右侧标尺的交点所对应的数值就是该病人的需治人数。例如，当病人基线危险（ARC）为 20%、相对危险减少（RRR）为 15% 时，图 1 则显示需治人数（NNT）约在 30～40 之间。另外，根据 RRR 的可信区间的上下限，也可以用同样的方法估计需治人数的可信区间的上下限。

参考文献

1. Chatellier G, Zapletal E, Lemaitre D, et al. The number needed to treat: a clinically useful nomogram in its proper context. *BMJ* 1996;321:426-429.
2. Cook RJ, Sackett DL. The number needed to treat: a clinically useful measure of treatment effect. *BMJ* 1995;310:452-454.

临床证据

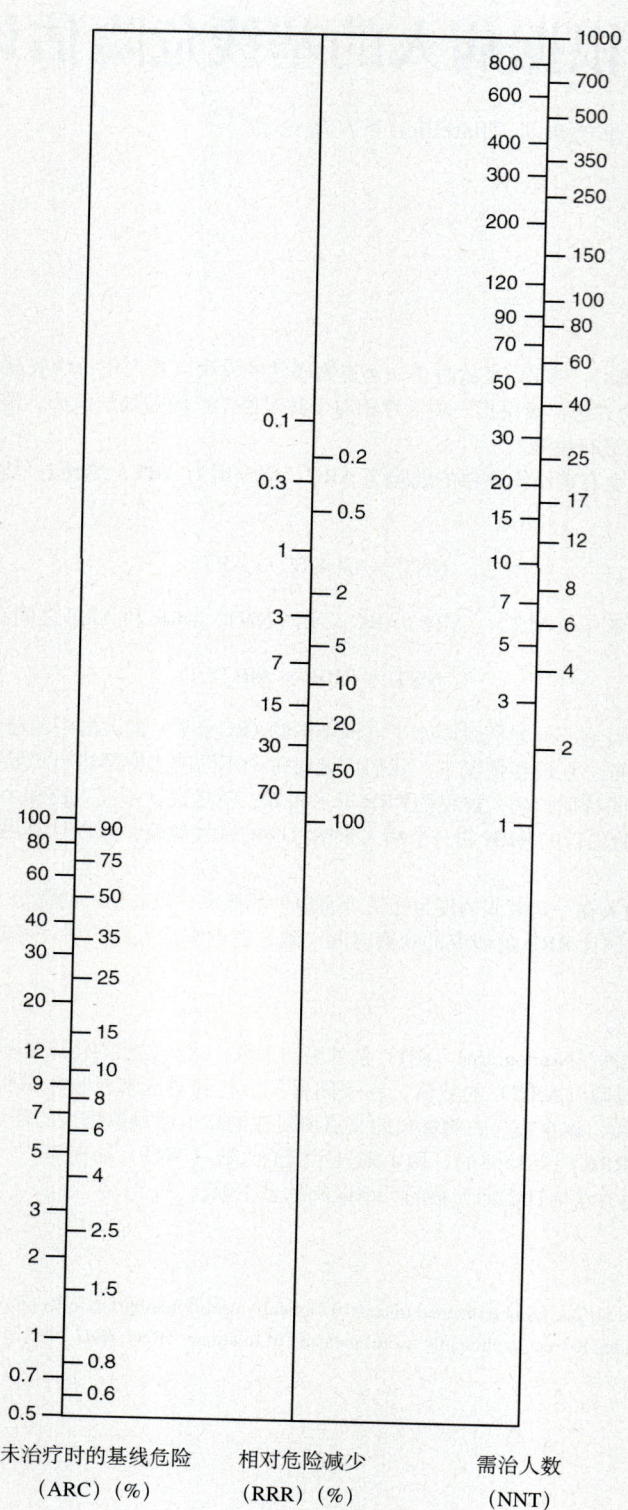

未治疗时的基线危险　相对危险减少　需治人数
（ARC）（%）　　　（RRR）（%）　　（NNT）

图1　估计需治人数的列线图（已获原作者准许[1]）